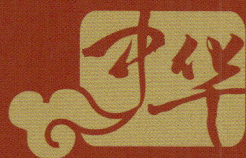

"十四五"时期国家重点出版物出版专项规划项目

CHINESE
OBSTETRICS & GYNECOLOGY

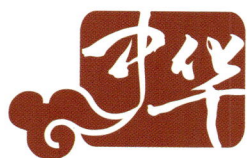

中华

中华妇产科学

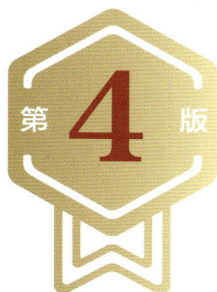

第4版

下册

主 编 曹泽毅 乔 杰

副主编 （按篇章顺序排序）

段 涛 王临虹 郎景和 丰有吉

童晓文 陈子江 黄荷凤 马 丁

人民卫生出版社
·北京·

图书在版编目（CIP）数据

中华妇产科学 . 下册 / 曹泽毅，乔杰主编 . —4 版
. —北京：人民卫生出版社，2023.12
ISBN 978–7–117–35026–6

Ⅰ. ①中… Ⅱ. ①曹… ②乔… Ⅲ. ①妇产科学
Ⅳ. ①R71

中国国家版本馆 CIP 数据核字（2023）第 122917 号

人卫智网	www.ipmph.com	医学教育、学术、考试、健康，购书智慧智能综合服务平台
人卫官网	www.pmph.com	人卫官方资讯发布平台

中华妇产科学
Zhonghua Fuchankexue
（下册）
第 4 版

主　　编：曹泽毅　乔　杰
出版发行：人民卫生出版社（中继线 010-59780011）
地　　址：北京市朝阳区潘家园南里 19 号
邮　　编：100021
E - mail：pmph @ pmph.com
购书热线：010-59787592　010-59787584　010-65264830
印　　刷：人卫印务（北京）有限公司
经　　销：新华书店
开　　本：889×1194　1/16　　印张：63　　插页：24
字　　数：2369 千字
版　　次：1999 年 8 月第 1 版　　2023 年 12 月第 4 版
印　　次：2023 年 12 月第 1 次印刷
标准书号：ISBN 978-7-117-35026-6
定　　价：279.00 元

打击盗版举报电话：010-59787491　E-mail：WQ @ pmph.com
质量问题联系电话：010-59787234　E-mail：zhiliang @ pmph.com
数字融合服务电话：4001118166　　E-mail：zengzhi @ pmph.com

中华妇产科学

吴阶平题

主编简介

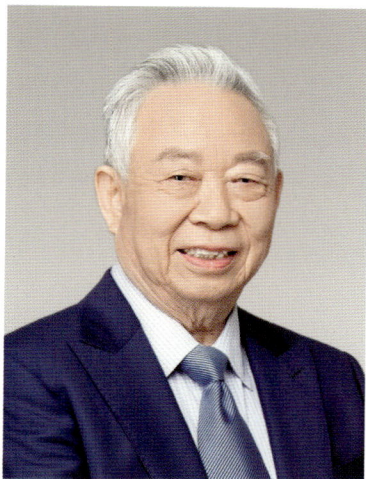

曹泽毅

教授、博士研究生导师,曾任华西医科大学校长,卫生部副部长,中华医学会常务副会长,中华医学会妇产科学分会主任委员、妇科肿瘤学分会主任委员,《中华妇产科杂志》总编辑。现任《中华妇产科杂志》名誉总编辑、《国际妇产科杂志》(中国版)总编辑、《国际妇科肿瘤杂志》(中国版)总编辑、《国际妇科肿瘤杂志》资深编辑。香港大学、香港中文大学名誉教授,国际妇科肿瘤学会会员,瑞士妇产科学会名誉会员,美国哈佛大学医学院客座教授,美国 M.D.Anderson 肿瘤医院客座教授。

1956 年毕业于华西医科大学,获医学学士学位;1968 年毕业于北京医科大学,获妇科肿瘤学硕士学位;1982 年毕业于瑞士巴塞尔大学医学院,获医学博士学位;1982—1983 年在美国休斯敦 M.D.Anderson 肿瘤医院、Memorial Sloan Kettering 肿瘤医院、迈阿密 Jakson Memorial 医院进修,任访问学者。

自 1961 年开始宫颈癌的研究和临床诊断治疗,特别是广泛手术和淋巴转移的治疗方法。1982 年首次报道女性生殖系统生理和肿瘤病理雌、孕激素受体结果。1996 年首次报道通过以腹膜后间隙作为给药途径进行的淋巴结癌转移化疗。1998 年组织全国妇科肿瘤学组的医学专家编写了我国妇科肿瘤的诊断治疗规范。1999 年主编的《妇科肿瘤学》获北京市科学技术进步奖二等奖。1999 年主编的《中华妇产科学》获全国优秀科技图书奖二等奖。2004 年《子宫颈癌基础与临床研究》获四川省科学技术进步奖二等奖。2008 年主编出版研究生教材《妇产科学》。2010 年主编出版《中华妇产科学》(临床版)。2011 年主编出版《中国妇科肿瘤学》。2017 年主编出版《子宫颈癌》。

主编简介

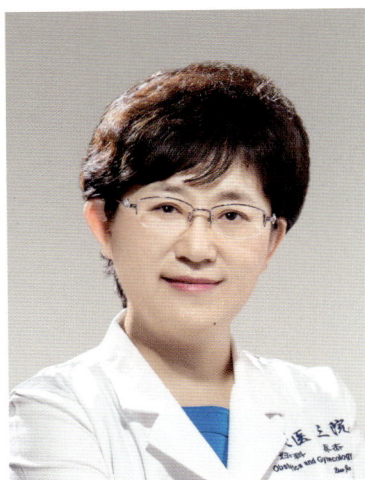

乔 杰

　　中国工程院院士,中国科学技术协会副主席,北京大学常务副校长、医学部主任。美国人文与科学院外籍荣誉院士,英国皇家妇产科学院荣誉院士。现任国家妇产疾病临床医学研究中心主任,中华医学会副会长、中国女医师协会会长等。担任《中华生殖与避孕杂志》主编、《人类生殖医学前沿》及《BMI 医疗质量与安全》杂志主编,《NEIM 医学前沿》杂志特聘顾问等。主编"十二五"普通高等教育本科国家级规划教材《妇产科学》(第 2 版)、国家卫生和计划生育委员会"十二五"规划教材《妇产科学》(第 2 版)、国家卫生健康委员会"十四五"规划教材《女性生殖系统与疾病》(第 2 版),以及《生殖内分泌疾病诊断与治疗》等医学专著 34 部。

　　长期致力于妇产及生殖健康相关临床、基础研究与转化工作,在女性生殖功能障碍疾病病因及诊疗策略、生育力保护保存、人类配子及胚胎发育机制、防治遗传性出生缺陷等方面进行了深入研究,守护妇女、儿童全生命周期健康。作为第一或责任作者发表多项具有国际影响力的成果,入选 2014、2015 年度中国科学十大进展,2019 年度中国生命科学十大进展,并以第一完成人获国家科学技术进步奖二等奖、全国创新争先奖等多项奖励。作为第一或责任作者在 Lancet、JAMA、Cell、Science、Nature、PNAS 等国际知名杂志发表 SCI 文章 305 篇。

第4版编者名单（以姓氏笔画为序）

丁西来　北京美中宜和妇儿医院

丁国莲　复旦大学附属妇产科医院

于学文　西安交通大学第一附属医院

于修成　中国医药生物技术协会

于晓兰　北京大学第一医院

万小平　上海市第一妇婴保健院

万希润　北京协和医院

马　丁　华中科技大学同济医学院附属同济医院

马　翔　南京医科大学第一附属医院

马玉燕　山东大学齐鲁医院

马良坤　北京协和医院

马晓年　清华大学玉泉医院

马润玫　昆明医科大学第一附属医院

马湘一　华中科技大学同济医学院附属同济医院

丰有吉　南通大学附属瑞慈医院

王　丹　海军军医大学第二附属医院

王　平　四川大学华西第二医院

王　冬　重庆大学附属肿瘤医院

王　伟　山西医科大学第二医院

王　丽　西安交通大学第一附属医院

王　波　山东大学齐鲁医院

王　洋　北京大学第三医院

王　姝　北京协和医院

王　艳　东南大学附属中大医院

王　悦　北京大学人民医院

王　萍　上海中医药大学附属曙光医院

王　晨　北京大学第一医院

王　敏　中国医科大学附属盛京医院

王　琦　哈尔滨医科大学附属第一医院

王　翔　中国医学科学院肿瘤医院

王　歆　中国人民解放军总医院

王　颖　北京大学第一医院

王　燕　北京大学公共卫生学院

王小红　福建省人民医院

王子莲　中山大学附属第一医院

王凤玫　中国人民解放军联勤保障部队第九〇〇医院

王功亮　马偕纪念医院

王世军　首都医科大学宣武医院

王世言　北京大学人民医院

王世宣　华中科技大学同济医学院附属同济医院

王卡娜　四川大学华西第二医院

王立杰　山东大学齐鲁医院

王亚平　重庆医科大学

王红静　四川大学华西第二医院

王志坚　南方医科大学南方医院

王志启　北京大学人民医院

王丽娟　中山大学孙逸仙纪念医院

王含必　北京协和医院

王沂峰　南方医科大学珠江医院

王国云　山东省立医院

王国庆　陕西省肿瘤医院

王泽华　华中科技大学同济医学院附属协和医院

王宜生　复旦大学附属妇产科医院

王建六　北京大学人民医院

王临虹　中国疾病预防控制中心

王晓晔　北京大学第三医院

王海燕　北京大学第三医院

王惠兰　河北医科大学第二医院

王谢桐　山东省立医院

王颖梅　天津医科大学总医院

王新宇　浙江大学医学院附属第一医院

韦有生　广西医科大学附属肿瘤医院

韦晓昱　北京大学第一医院

尤志学　南京医科大学第一附属医院

牛　珂　中国人民解放军总医院第四医学中心

方　群　中山大学附属第一医院

尹 玲　北京大学第一医院

尹如铁　四川大学华西第二医院

尹秀菊　北京大学人民医院

孔为民　首都医科大学附属北京妇产医院

邓东锐　华中科技大学同济医学院附属同济医院

邓成艳　北京协和医院

古 航　海军军医大学第一附属医院

左 鹏　北京大学人民医院

左文莉　北京大学第一医院

石一复　浙江大学医学院附属妇产科医院

石玉华　广东省人民医院

石娅萍　成都中医药大学

卢淮武　中山大学孙逸仙纪念医院

卢朝辉　北京协和医院

叶英辉　浙江大学医学院附属妇产科医院

叶明侠　中国人民解放军总医院第七医学中心

田文艳　天津医科大学总医院

田秦杰　北京协和医院

史阳阳　北京大学第一医院

史庭燕　复旦大学附属中山医院

史精华　北京协和医院

白 萍　中国医学科学院肿瘤医院

白文佩　首都医科大学附属北京世纪坛医院

丛 青　复旦大学附属妇产科医院

冯 云　上海交通大学医学院附属瑞金医院

冯 玲　华中科技大学同济医学院附属同济医院

冯力民　首都医科大学附属北京天坛医院

冯瑞梅　山西医科大学

宁 宁　哈尔滨医科大学附属第一医院

邢爱耘　四川大学华西第二医院

朴梅花　北京大学第三医院

毕 蕙　北京大学第一医院

毕 蕊　复旦大学附属肿瘤医院

曲 元　北京大学第一医院

曲芃芃　天津市中心妇产科医院

吕卫国　浙江大学医学院附属妇产科医院

吕淑兰　西安交通大学第一附属医院

朱 兰　北京协和医院

朱伟杰　暨南大学生殖免疫研究所

朱关珍　复旦大学附属妇产科医院

朱秀红　青岛市即墨区人民医院

朱依敏　浙江大学医学院附属妇产科医院

朱笕青　浙江省肿瘤医院

朱锦亮　北京大学第三医院

乔 杰　北京大学第三医院

乔 宠　中国医科大学附属盛京医院

乔友林　中国医学科学院肿瘤医院

乔玉环　郑州大学第一附属医院

任慕兰　东南大学附属中大医院

华人意　上海交通大学医学院附属国际和平妇幼保健院

华克勤　复旦大学附属妇产科医院

向 阳　北京协和医院

全 松　南方医科大学南方医院

庄留琪　上海交通大学医学院附属国际和平妇幼保健院

刘 义　华中科技大学同济医学院附属协和医院

刘 平　北京大学第三医院

刘 达　中国医科大学附属盛京医院

刘 鸣　山东省立医院

刘 彦　复旦大学附属华山医院

刘 娜　上海市第一妇婴保健院

刘 彬　哈尔滨医科大学附属第一医院

刘 铭　同济大学附属东方医院

刘广芝　河南省人民医院

刘从容　北京大学第三医院

刘以训　中国科学院动物研究所

刘江勤　上海市第一妇婴保健院

刘兴会	四川大学华西第二医院	孙海翔	南京大学医学院附属鼓楼医院
刘运明	北京大学第一医院	孙蓬明	福建省妇幼保健院
刘欣燕	北京协和医院	孙路明	上海市第一妇婴保健院
刘学高	暨南大学生殖免疫研究所	阳志军	广西医科大学附属肿瘤医院
刘建华	上海交通大学医学院附属第九人民医院	严　沁	上海市第一妇婴保健院
刘俊涛	北京协和医院	严　杰	北京大学第三医院
刘冠媛	首都医科大学附属北京朝阳医院	芦　莉	青海省妇幼保健院
刘爱军	中国人民解放军总医院第七医学中心	杜　辉	河北医科大学第二医院
刘继红	中山大学附属肿瘤医院	李　力	广西医科大学附属肿瘤医院
刘彩霞	中国医科大学附属盛京医院	李　力	陆军特色医学中心
刘喜红	广州市妇女儿童医疗中心	李　艺	北京大学人民医院
刘朝晖	首都医科大学附属北京妇产医院	李　予	中山大学孙逸仙纪念医院
刘新民	山东省立医院	李　双	华中科技大学同济医学院附属同济医院
刘福军	南昌大学第一附属医院	李　亚	华中科技大学同济医学院附属同济医院
刘嘉茵	江苏省人民医院	李　旭	西安交通大学第一附属医院
闫丽盈	北京大学第三医院	李　芬	西安交通大学第一附属医院
安　宇	复旦大学人类表型组研究院	李　坚	首都医科大学附属北京妇产医院
安　琳	北京大学公共卫生学院	李　林	四川大学华西第二医院
安瑞芳	西安交通大学第一附属医院	李　莉	新疆医科大学附属肿瘤医院
许克新	北京大学人民医院	李　涛	中山大学附属第一医院
许君芬	浙江大学医学院附属妇产科医院	李　萍	南京医科大学附属妇产医院
阮祥燕	首都医科大学附属北京妇产医院	李　梅	山东大学第二医院
孙　瑜	北京大学第一医院	李　敏	北京中日友好医院
孙　赟	上海交通大学医学院附属仁济医院	李　琳	中山大学孙逸仙纪念医院
孙大为	北京协和医院	李　婷	上海交通大学医学院附属第六人民医院
孙正怡	北京协和医院	李　蓉	北京大学第三医院
孙伟杰	北京大学第一医院	李　蓉	重庆大学附属肿瘤医院
孙宇辉	哈尔滨医科大学附属第一医院	李　雷	四川大学华西第二医院
孙秀丽	北京大学人民医院	李　源	北京协和医院
孙建衡	中国医学科学院肿瘤医院	李小平	北京大学人民医院
孙贻娟	复旦大学附属妇产科医院	李广太	应急总医院
孙莹璞	郑州大学第一附属医院	李子庭	复旦大学附属肿瘤医院
孙爱军	北京协和医院	李乐赛	湖南省肿瘤医院

李立安	中国人民解放军总医院第七医学中心	时春艳	北京大学第一医院
李光辉	首都医科大学附属北京妇产医院	吴 丹	上海交通大学医学院附属国际和平妇幼保健院
李宇彬	中山大学附属第三医院	吴 洁	南京医科大学第一附属医院
李怀芳	同济大学附属同济医院	吴 强	江苏省肿瘤医院
李雨聪	重庆大学附属肿瘤医院	吴小华	复旦大学附属肿瘤医院
李奇龙	台湾林口长庚医院	吴久玲	中国疾病预防控制中心妇幼保健中心
李尚为	四川大学华西第二医院	吴玉梅	首都医科大学附属北京妇产医院
李晓燕	北京协和医院	吴令英	中国医学科学院肿瘤医院
李笑天	复旦大学附属妇产科医院	吴志勇	复旦大学附属妇产科医院
李娟清	浙江大学医学院附属妇产科医院	吴克瑾	复旦大学附属妇产科医院
李雪兰	西安交通大学第一附属医院	吴香达	台北荣民总医院
李清丽	四川大学华西第二医院	吴琰婷	复旦大学附属妇产科医院
杨 红	空军军医大学第一附属医院	邱仁宗	中国社会科学院哲学研究所
杨 孜	北京大学第三医院	邱丽华	上海交通大学医学院附属仁济医院
杨 欣	北京大学人民医院	何方方	北京协和医院
杨 雯	中国人民解放军总医院第七医学中心	余艳红	南方医科大学南方医院
杨 瑜	首都医科大学附属北京妇产医院	狄 文	上海交通大学医学院附属仁济医院
杨 蕊	北京大学第三医院	狄江丽	中国疾病预防控制中心妇幼保健中心
杨 毅	北京协和医院	邹 丽	华中科技大学同济医学院附属协和医院
杨 曦	清华大学附属北京清华长庚医院	应 豪	上海市第一妇婴保健院
杨小芸	四川大学华西第二医院	冷金花	北京协和医院
杨开选	四川大学华西第二医院	辛晓燕	空军军医大学第一附属医院
杨文涛	复旦大学附属肿瘤医院	汪希鹏	上海交通大学医学院附属新华医院
杨业洲	四川省人民医院	沈 铿	北京协和医院
杨冬梓	中山大学孙逸仙纪念医院	沈丹华	北京大学人民医院
杨伟红	同济大学附属第十人民医院	沈文洁	中国人民解放军总医院第四医学中心
杨武威	中国人民解放军总医院第五医学中心	沈源明	浙江大学医学院附属妇产科医院
杨隽钧	北京协和医院	宋 亮	四川大学华西第二医院
杨凌云	四川大学华西第二医院	宋 磊	中国人民解放军总医院
杨程德	上海交通大学医学院附属仁济医院	宋岩峰	中国人民解放军联勤保障部队第九〇〇医院
杨慧霞	北京大学第一医院	宋学红	首都医科大学附属北京朝阳医院
肖凤仪	复旦大学附属妇产科医院	宋静慧	内蒙古医科大学附属医院
肖冰冰	北京大学第一医院	初 磊	上海交通大学医学院附属国际和平妇幼保健院

张　丹	四川大学华西第二医院	陈　捷	福建省人民医院
张　巧	北京医院	陈　超	复旦大学附属儿科医院
张　竹	四川大学华西第二医院	陈　辉	北京大学肿瘤医院
张　岩	北京大学第一医院	陈　蓉	北京协和医院
张　岱	北京大学第一医院	陈　璐	浙江大学医学院附属妇产科医院
张　炜	复旦大学附属妇产科医院	陈子江	山东大学附属生殖医院
张　虹	国家药品监督管理局药品审评中心	陈亦乐	湖南省肿瘤医院
张　硕	复旦大学附属妇产科医院	陈春林	南方医科大学南方医院
张　超	北京大学人民医院	陈春玲	北京弘和妇产医院
张　媛	华中科技大学同济医学院附属协和医院	陈俊雅	北京大学第一医院
张　蕾	北京清华长庚医院	陈晓军	复旦大学附属妇产科医院
张卫社	中南大学湘雅医院	陈晓莉	中山大学孙逸仙纪念医院
张旭垠	复旦大学附属妇产科医院	陈递林	深圳市人民医院
张松法	浙江大学医学院附属妇产科医院	陈娟娟	广州医科大学附属第三医院
张欣文	西北大学附属人民医院	陈敦金	广州医科大学附属第三医院
张学红	兰州大学第一医院	陈慧敏	广州市妇女儿童医疗中心
张建平	中山大学孙逸仙纪念医院	邵小光	大连市妇女儿童医疗中心
张建青	青海省康乐医院	苗娅莉	四川大学华西第二医院
张春芳	广州医科大学附属第三医院	范玲	首都医科大学附属北京妇产医院
张荣莲	福建省妇幼保健院	范光升	北京协和医院
张帝开	深圳大学第三附属医院	范余娟	中国科学院大学深圳医院
张洁清	广西医科大学附属肿瘤医院	范建霞	上海交通大学医学院附属国际和平妇幼保健院
张眉花	太原市妇幼保健院	范慧民	首都医科大学附属北京妇产医院
张晓红	北京大学人民医院	林　华	北京中日友好医院
张晓薇	广州医科大学附属第一医院	林　琳	四川大学华西第二医院
张家文	四川大学华西第二医院	林仲秋	中山大学孙逸仙纪念医院
张清学	中山大学孙逸仙纪念医院	林建华	上海交通大学医学院附属仁济医院
张淑兰	中国医科大学附属盛京医院	林海燕	中山大学孙逸仙纪念医院
张敬旭	北京大学公共卫生学院	郁　琦	北京协和医院
张鹏飞	四川大学华西医院	昌晓红	北京大学人民医院
陈　飞	北京协和医院	易　琳	重庆大学附属肿瘤医院
陈　叙	天津市中心妇产科医院	易　棵	四川大学华西第二医院
陈　倩	北京大学第一医院	易　韬	四川大学华西第二医院

易晓芳	复旦大学附属妇产科医院	赵方辉	中国医学科学院肿瘤医院
罗 琼	浙江大学医学院附属妇产科医院	赵扬玉	北京大学第三医院
罗 新	暨南大学附属第一医院	赵君利	宁夏医科大学总医院
罗岚蓉	首都医科大学附属北京妇产医院	赵建国	天津市中心妇产科医院
罗树生	北京大学公共卫生学院	赵晓东	北京医院
罗晓敏	中国疾病预防控制中心妇幼保健中心	赵晓苗	广东省人民医院
季 菲	广州医科大学附属第五医院	赵爱民	上海交通大学医学院附属仁济医院
金 力	北京协和医院	赵敏慧	上海市第一妇婴保健院
金 丽	复旦大学附属妇产科医院	赵慧颖	北京大学人民医院
郄明蓉	四川大学华西第二医院	郝 敏	山西医科大学第二医院
周 红	北京五洲妇儿医院	郝晓莹	山西医科大学第二医院
周 祎	中山大学附属第一医院	胡丽娜	重庆医科大学附属第二医院
周 健	上海市第一妇婴保健院	胡尚英	中国医学科学院肿瘤医院
周 琦	重庆大学附属肿瘤医院	胡娅莉	南京大学医学院附属鼓楼医院
周力学	中山大学孙逸仙纪念医院	钟 梅	南方医科大学南方医院
周先荣	复旦大学附属妇产科医院	段 华	首都医科大学附属北京妇产医院
周应芳	北京大学第一医院	段 涛	上海市第一妇婴保健院
周灿权	中山大学附属第一医院	段瑞岐	四川大学华西第二医院
周奋翮	上海市第一妇婴保健院	保毓书	北京大学公共卫生学院
周鸿鹰	四川大学	侯敏敏	四川大学华西第二医院
郑 文	北京肿瘤医院	姜 伟	复旦大学附属妇产科医院
郑 虹	北京大学肿瘤医院	洪 颖	南京大学医学院附属鼓楼医院
郑 莹	四川大学华西第二医院	祝丽琼	中山大学孙逸仙纪念医院
郑建华	哈尔滨医科大学附属第一医院	祝彼得	成都中医药大学
郑睿敏	中国疾病预防控制中心妇幼保健中心	祝宝让	中国人民解放军总医院第五医学中心
郎景和	北京协和医院	祝洪澜	北京大学人民医院
孟元光	中国人民解放军总医院	姚元庆	中国人民解放军总医院
赵 昀	北京大学人民医院	姚晓英	复旦大学附属妇产科医院
赵 峻	北京协和医院	姚德生	广西医科大学附属肿瘤医院
赵 健	北京大学第一医院	贺 晶	浙江大学医学院附属妇产科医院
赵 涵	山东大学齐鲁医学院	秦莹莹	山东大学附属生殖医院
赵 超	北京大学人民医院	袁 明	山东省立医院
赵 霞	四川大学华西第二医院	袁 萍	中山大学孙逸仙纪念医院

耿 力	北京大学第三医院	黄晓武	首都医科大学附属复兴医院
夏恩兰	首都医科大学附属复兴医院	黄悦勤	北京大学第六医院
顾成磊	中国人民解放军总医院第七医学中心	黄曼妮	中国医学科学院肿瘤医院
顾向应	天津医科大学总医院	曹 云	复旦大学附属儿科医院
顾素娟	首都医科大学附属北京妇产医院	曹云霞	安徽医科大学第一附属医院
徐 阳	北京大学第一医院	曹泽毅	中华医学会
徐丛剑	复旦大学附属妇产科医院	盛修贵	中国医学科学院肿瘤医院深圳医院
徐先明	上海交通大学医学院附属第一人民医院	常 青	陆军军医大学第一附属医院
徐春琳	河北医科大学第二医院	崔 恒	北京大学人民医院
徐艳文	中山大学附属第一医院	崔满华	吉林大学白求恩第二医院
徐晋勋	上海市卫生健康委员会	符绍莲	北京大学公共卫生学院
翁梨驹	首都医科大学附属北京朝阳医院	康 玉	复旦大学附属妇产科医院
凌开建	陆军军医大学第一附属医院	鹿 欣	复旦大学附属妇产科医院
凌 斌	中日友好医院	商 莉	宁夏人民医院
高 军	中山大学附属第一医院	梁立阳	中山大学孙逸仙纪念医院
高 琨	广西医科大学附属肿瘤医院	梁志清	陆军军医大学第一附属医院
高 慧	华中科技大学同济医学院附属协和医院	梁轶珩	北京大学深圳医院
高雨农	北京大学肿瘤医院	梁晓燕	中山大学附属第六医院
高国兰	北京大学国际医院	梁梅英	北京大学人民医院
郭瑞霞	郑州大学第一附属医院	隋 龙	复旦大学附属妇产科医院
眭良蓓	重庆医科大学附属第一医院	彭 婷	复旦大学附属妇产科医院
陶 祥	复旦大学附属妇产科医院	彭书峻	中山大学孙逸仙纪念医院
黄 铄	北京大学第三医院	彭芝兰	四川大学华西第二医院
黄 裕	重庆大学附属肿瘤医院	葛 新	郑州大学第一附属医院
黄 谱	西安交通大学第一附属医院	葛 静	中国人民解放军总医院第四医学中心
黄 薇	四川大学华西第二医院	蒋 芳	北京协和医院
黄元华	海南医学院	惠 宁	海军军医大学第一附属医院
黄永文	中山大学附属肿瘤医院	程 媛	北京大学人民医院
黄丽丽	浙江大学医学院附属妇产科医院	程忠平	同济大学附属第十人民医院
黄启涛	佛山市第一人民医院	程蔚蔚	上海交通大学医学院附属国际和平妇幼保健院
黄国宁	重庆市妇幼保健院	焦 雪	山东大学附属生殖医院
黄胡信	悉尼新南威尔士州立大学医院	舒珊荣	暨南大学附属第一医院
黄荷凤	复旦大学附属妇产科医院	鲁永鲜	中国人民解放军总医院第四医学中心

童晓文　同济大学附属同济医院　　　　　熊　庆　四川大学华西第二医院

曾　新　南京医科大学附属妇产医院　　　熊正爱　重庆医科大学附属第二医院

曾定元　广西医科大学第四附属医院　　　熊承良　华中科技大学同济医学院

温宏武　北京大学第一医院　　　　　　　樊尚荣　北京大学深圳医院

游　珂　北京大学第三医院　　　　　　　颜上惠　台北荣民总医院

谢　冰　北京大学人民医院　　　　　　　颜军昊　山东大学附属生殖医院

谢　锋　复旦大学附属妇产科医院　　　　颜明贤　台北荣民总医院

谢庆煌　佛山市妇幼保健院　　　　　　　颜婉嫦　香港大学玛丽医院

谢红宁　中山大学附属第一医院　　　　　潘兴飞　广州医科大学附属第三医院

谢梅青　中山大学孙逸仙纪念医院　　　　潘晓玉　中日友好医院

靳家玉　首都医科大学附属北京友谊医院　潘凌亚　北京协和医院

雷贞武　四川生殖卫生医院　　　　　　　薛凤霞　天津医科大学总医院

雷瑞鹏　华中科技大学　　　　　　　　　霍　苓　北京肿瘤医院

蔡捍东　首都医科大学附属复兴医院　　　戴　岚　上海交通大学医学院附属仁济医院

臧荣余　复旦大学附属中山医院　　　　　戴　毅　北京协和医院

廖光东　四川大学华西第二医院　　　　　戴姝艳　中国医科大学附属盛京医院

廖秦平　北京清华长庚医院　　　　　　　魏代敏　山东大学附属生殖医院

漆洪波　重庆市妇幼保健院　　　　　　　魏丽惠　北京大学人民医院

编写秘书　胡政丽

第3版编委名单（以姓氏笔画为序）

丁宗一	中国人民解放军北京军区总医院	孔北华	山东大学齐鲁医院
丁晓萍	中国人民解放军第二炮兵总医院	左文莉	北京大学第一医院
于修成	中国医药生物技术协会	石一复	浙江大学医学院附属妇产科医院
万小平	上海交通大学附属第一人民医院	叶鸿瑁	北京大学第三医院
万希润	北京协和医院	田扬顺	第四军医大学第一附属医院西京医院
马 丁	华中科技大学同济医学院附属同济医院	田秦杰	北京协和医院
马玉燕	山东大学齐鲁医院	白 萍	中国医学科学院肿瘤医院
马利国	深圳市人民医院	白文佩	北京大学第一医院
马晓年	清华大学第二附属医院	冯 云	上海交通大学医学院附属瑞金医院
马润玫	昆明医科大学第一附属医院	冯力民	首都医科大学附属北京天坛医院
丰有吉	上海交通大学附属第一人民医院	边旭明	北京协和医院
王 平	四川大学华西第二医院	邢爱耘	四川大学华西第二医院
王 殊	北京大学人民医院	朴梅花	北京大学第三医院
王 翔	中国医学科学院肿瘤医院	曲 元	北京大学第一医院
王 颖	北京大学第一医院	曲芃芃	天津市中心妇产科医院
王 燕	北京大学公共卫生学院	吕卫国	浙江大学医学院附属妇产科医院
王子莲	中山大学附属第一医院	朱 兰	北京协和医院
王功亮	马偕纪念医院	朱伟杰	暨南大学生殖免疫研究所
王世宣	华中科技大学同济医学院附属同济医院	朱丽荣	北京大学第一医院
王红静	四川大学华西第二医院	朱依敏	浙江大学医学院附属妇产科医院
王沂峰	南方医科大学珠江医院	朱笕青	浙江省肿瘤医院
王泽华	华中科技大学同济医学院附属协和医院	朱蓬弟	国家人口计生委科学技术研究所
王建六	北京大学人民医院	乔 杰	北京大学第三医院
王临虹	中国疾病预防控制中心	乔 宠	中国医科大学附属盛京医院
王益夫	哈佛医学院附属布里根妇女医院	乔玉环	郑州大学第一附属医院
王惠兰	河北医科大学第二医院	华克勤	复旦大学附属妇产科医院
王谢桐	山东大学附属省立医院	向 阳	北京协和医院
卜美璐	中日友好医院	全 松	南方医科大学南方医院
文任乾	广东省计划生育专科医院	庄广伦	中山大学附属第一医院
方 群	中山大学附属第一医院	庄依亮	上海申江医院
尹 玲	北京大学第一医院	庄留琪	中国福利会国际和平妇幼保健院
尹如铁	四川大学华西第二医院	刘 彦	复旦大学附属华山医院
孔为民	首都医科大学附属北京妇产医院	刘兴会	四川大学华西第二医院

刘伯宁	上海交通大学附属第六人民医院	李　婷	上海市第一妇婴保健院
刘劲松	美国德州安德森肿瘤医院	李小毛	中山大学附属第三医院
刘学高	暨南大学生殖免疫研究所	李小平	北京大学人民医院
刘建华	上海交通大学医学院附属第九人民医院	李广太	首都医科大学附属北京同仁医院
刘俊涛	北京协和医院	李子庭	复旦大学附属肿瘤医院
刘继红	中山大学附属肿瘤医院	李光平	上海新药研究开发中心
刘彩霞	中国医科大学附属盛京医院	李光仪	中山大学附属佛山医院
刘淑芸	四川大学华西第二医院	李光辉	首都医科大学附属北京妇产医院
刘喜红	广州市儿童医院	李怀芳	同济大学附属同济医院
刘朝晖	北京大学第一医院	李尚为	四川大学华西第二医院
刘嘉茵	江苏省人民医院	李庭芳	新疆医科大学附属肿瘤医院
安瑞芳	西安交通大学第一附属医院	李荷莲	吉林大学第二医院
许可新	北京大学人民医院	李笑天	复旦大学附属妇产科医院
许良智	四川大学华西第二医院	杨　孜	北京大学第三医院
孙　瑜	北京大学第一医院	杨　欣	北京大学人民医院
孙大为	北京协和医院	杨　毅	北京协和医院
孙伟杰	北京大学第一医院	杨开选	四川大学华西第二医院
孙建衡	中国医学科学院肿瘤医院	杨业洲	四川省人民医院
孙莹璞	郑州大学第一附属医院	杨冬梓	中山大学孙逸仙纪念医院
孙爱军	北京协和医院	杨秉炎	中国福利会国际和平妇幼保健院
孙海翔	南京大学医学院附属鼓楼医院	杨佳欣	北京协和医院
孙敬霞	哈尔滨医科大学附属第一医院	杨程德	上海交通大学医学院附属仁济医院
孙路明	上海市第一妇婴保健院	杨慧霞	北京大学第一医院
严仁英	北京大学第一医院	连利娟	北京协和医院
芦　莉	青海红十字医院	肖碧莲	国家人口计生委科学技术研究所
李　力	广西医科大学附属肿瘤医院	时春艳	北京大学第一医院
李　力	第三军医大学大坪医院	吴　洁	江苏省人民医院
李　旭	西安交通大学第一附属医院	吴　强	江苏省肿瘤医院
李　芬	西安交通大学第一附属医院	吴小华	复旦大学附属肿瘤医院
李　坚	首都医科大学附属北京妇产医院	吴玉梅	首都医科大学附属北京妇产医院
李　晖	中国人民解放军总医院	吴令英	中国医学科学院肿瘤医院
李　涛	中山大学附属第一医院	吴连方	首都医科大学附属北京妇产医院
李　斌	首都医科大学附属北京安贞医院	吴尚纯	国家人口计生委科学技术研究所

吴香达	台北荣民总医院	陈 捷	福建省人民医院
吴效科	黑龙江中医药大学	陈 敏	上海市第一妇婴保健院
邱仁宗	中国社会科学院哲学研究所	陈 辉	北京大学肿瘤医院
何方方	北京协和医院	陈子江	山东大学附属省立医院
余加林	重庆医科大学附属儿童医院	陈文祯	福建省妇幼保健院
余艳红	南方医科大学南方医院	陈乐真	中国人民解放军总医院
狄 文	上海交通大学医学院附属仁济医院	陈亦乐	湖南省肿瘤医院
应 豪	上海市第一妇婴保健院	陈春玲	北京中医药大学附属医院
冷金花	北京协和医院	陈晓端	浙江大学医学院附属妇产科医院
辛晓燕	第四军医大学第一附属医院西京医院	陈敦金	广州医科大学附属第三医院
汪希鹏	上海交通大学医学院附属仁济医院	邵小光	大连市妇女儿童医疗中心
沈 铿	北京协和医院	苗娅莉	北京大学人民医院
沈丹华	北京大学人民医院	苟文丽	西安交通大学第一附属医院
宋 磊	中国人民解放军总医院	范光升	北京协和医院
宋岩峰	南京军区福州总医院	范建霞	中国福利会国际和平妇幼保健院
宋学红	首都医科大学附属北京朝阳医院	范慧民	首都医科大学附属北京妇产医院
张 丹	四川大学华西第二医院	林 华	中日友好医院
张 岩	北京大学第一医院	林仲秋	中山大学孙逸仙纪念医院
张 炜	复旦大学附属妇产科医院	林其德	上海交通大学医学院附属仁济医院
张为远	首都医科大学附属北京妇产医院	林金芳	复旦大学附属妇产科医院
张以文	北京协和医院	林建华	上海交通大学医学院附属仁济医院
张学红	兰州大学第一医院生殖医学专科医院	郁 琦	北京协和医院
张建平	中山大学孙逸仙纪念医院	欧 萍	福建省妇幼保健院
张建青	青海红十字医院	罗 新	暨南大学附属第一医院
张荣莲	福建省妇幼保健院	罗丽兰	华中科技大学同济医学院附属同济医院
张晓红	北京大学人民医院	罗来敏	上海交通大学附属第六人民医院
张晓薇	广州医科大学附属第三医院	郗明蓉	四川大学华西第二医院
张家文	四川大学华西第二医院	周 祎	中山大学附属第一医院
张清学	中山大学孙逸仙纪念医院	周 健	上海市第一妇婴保健院
张淑兰	中国医科大学附属盛京医院	周 琦	重庆市肿瘤医院
张蕴璟	西安交通大学第一附属医院	周世梅	北京大学第一医院
陈 叙	天津市中心妇产科医院	周应芳	北京大学第一医院
陈 倩	北京大学第一医院	周灿权	中山大学附属第一医院

周剑萍	上海市卫生和计划生育委员会	高雨农	北京大学肿瘤医院
周素文	首都医科大学宣武医院	高国兰	中国医科大学航空总医院
郑 虹	北京大学肿瘤医院	郭东辉	天津市中心妇产科医院
郑建华	哈尔滨医科大学附属第一医院	唐良萏	重庆医科大学附属第一医院
郎景和	北京协和医院	桑国卫	中国药品生物制品鉴定所
孟元光	中国人民解放军总医院	黄 薇	四川大学华西第二医院
赵 健	北京大学第一医院	黄元华	海南医学院附属医院
赵 霞	四川大学华西第二医院	黄丽丽	浙江大学医学院附属妇产科医院
赵西侠	陕西省肿瘤医院	黄国宁	重庆市妇幼保健院
赵晓东	北京医院	黄明莉	哈尔滨医科大学附属第一医院
郝 权	天津医科大学附属肿瘤医院	黄胡信	悉尼新南威尔士州立大学医院
胡丽娜	重庆医科大学附属第二医院	黄荷凤	浙江大学医学院附属妇产科医院
胡娅莉	南京大学医学院附属鼓楼医院	黄醒华	首都医科大学附属北京妇产医院
钟 梅	南方医科大学南方医院	曹泽毅	北京中医药大学附属医院
段 涛	上海市第一妇婴保健院	盛修贵	山东省肿瘤医院
保毓书	北京大学公共卫生学院	常 青	第三军医大学西南医院
姜彦多	沈阳军区 202 医院	崔 恒	北京大学人民医院
祝彼得	成都中医药大学	崔满华	吉林大学第二医院
姚元庆	中国人民解放军总医院	符绍莲	北京大学公共卫生学院
姚德生	广西医科大学附属肿瘤医院	康 山	河北医科大学第四医院
贺 晶	浙江大学医学院附属妇产科医院	康 红	首都医科大学宣武医院
耿 力	北京大学第三医院	康建中	中国福利会国际和平妇幼保健院
夏恩兰	首都医科大学附属复兴医院	鹿 欣	复旦大学附属妇产科医院
顾美皎	华中科技大学同济医学院附属同济医院	章小维	北京大学第一医院
顾素娟	首都医科大学附属北京妇产医院	商 莉	宁夏人民医院
徐 阳	北京大学第一医院	梁志清	第三军医大学西南医院
徐丛剑	复旦大学附属妇产科医院	梁梅英	北京大学人民医院
徐先明	上海交通大学附属第一人民医院	隋 龙	复旦大学附属妇产科医院
徐克惠	四川大学华西第二医院	彭芝兰	四川大学华西第二医院
徐晋勋	上海市卫生和计划生育委员会	葛秦生	北京协和医院
翁梨驹	首都医科大学附属北京朝阳医院	董 悦	北京大学第一医院
凌 斌	中日友好医院	韩 蓁	西安交通大学第一附属医院
高永良	浙江省肿瘤医院	韩字研	四川大学华西第二医院

惠　宁　上海长海医院

程利南　上海市计划生育科学研究所

程蔚蔚　中国福利会国际和平妇幼保健院

鲁永鲜　中国人民解放军总医院第一附属医院

童传良　上海市计划生育技术指导所

童晓文　同济大学附属同济医院

童新元　中国人民解放军总医院

曾定元　广西医科大学第四附属医院

温宏武　北京大学第一医院

谢　幸　浙江大学医学院附属妇产科医院

谢庆煌　佛山市妇幼保健院

谢梅青　中山大学孙逸仙纪念医院

靳家玉　首都医科大学附属北京友谊医院

雷贞武　四川生殖卫生医院

蔡捍东　首都医科大学附属复兴医院

蔺　莉　首都医科大学附属北京友谊医院

臧荣余　复旦大学附属肿瘤医院

廖秦平　北京大学第一医院

漆洪波　重庆医科大学附属第一医院

熊　庆　四川省妇幼保健院

樊尚荣　北京大学深圳医院

颜上惠　台北荣民总医院

颜明贤　台北荣民总医院

颜婉嫦　香港大学玛丽医院

潘凌亚　北京协和医院

薛凤霞　天津医科大学总医院

薛辛东　中国医科大学附属盛京医院

戴钟英　上海交通大学附属第六人民医院

魏丽惠　北京大学人民医院

秘　书　胡改丽

第 2 版编委名单

编　委：

宋鸿钊	严仁英	张丽珠	葛秦生	郑怀美
司徒亮	苏应宽	江　森	王大琬	肖碧莲
连利娟	张惜阴	李自新	钱和年	顾美皎

（以姓氏笔画为序）

马　丁	丰有吉	乌毓明	卞度宏	孔北华
王世阆	丛克家	乐　杰	田翠华	石一复
冯　捷	邝健全	乔　杰	刘伯宁	刘建立
刘　庸	刘淑云	回允中	孙建衡	孙念怙
庄广伦	庄留琪	成俊芝	朱　兰	朱关珍
朱楣光	邢淑敏	吴令英	吴连方	吴味辛
吴爱如	吴　燕	张以文	张振钧	张颖杰
张蕴璟	李守柔	李孟达	李尚为	李诚信

李　晖	杨秀玉	杨慧霞	沈　铿	谷祖善
陆　清	陆湘云	陈文祯	陈乐真	陈贵安
陈春玲	周剑萍	林守清	林其德	罗丽兰
范娜娣	范慧民	郎景和	祝彼得	胡自正
赵瑞琳	凌萝达	唐素恩	夏恩兰	桑国卫
翁梨驹	高永良	高国兰	高雨农	崔　恒
曹泽毅	曹瓒孙	渠川琰	盖铭英	黄醒华
彭芝兰	焦书竹	董　悦	谢　幸	韩　锐
靳家玉	廖秦平	蔡桂如	戴钟英	魏丽惠

特邀编委：

王益夫	何柏松	吴香达	张明仁	苏聪贤
邱仁宗	骆一凡	黄令翠	黄思诚	黄胡信
颜上惠	颜明贤	颜婉嫦		

秘　书：

王　耘

第2版编者名单（以姓氏笔画为序）

丁西来　北京协和医院
丁宗一　北京儿童医院
万小平　上海市第一人民医院
于学文　北京大学公共卫生学院
马　丁　华中科技大学同济医院
马玉珠　海南医学院
马彦彦　北京大学第一医院
马晓年　清华大学第二附属医院
丰有吉　复旦大学妇产科医院
乌毓明　北京协和医院
卞度宏　重庆医科大学第一附属医院
卞美璐　中日友好医院
孔北华　山东医科大学附属医院
毛中南　上海第二军医大学长海医院
王　文　北京大学肿瘤医院
王　平　西安交通大学第一医院
王　和　四川大学华西第二医院
王　波　山东大学齐鲁医院
王　炜　香港中文大学威尔斯亲王医院
王　燕　北京大学公共卫生学院
王大琬　北京妇产医院
王山米　北京大学人民医院
王友芳　北京协和医院
王世阆　四川大学华西第二医院
王仪生　北京大学第一医院
王光超　北京大学第一医院
王沂峰　广州市第二人民医院
王建六　北京大学人民医院
王临虹　中国疾病预防控制中心妇幼保健中心
王海燕　北京大学第一医院
王益夫　香港中文大学威尔斯亲王医院
王淑兰　北京妇产医院
王淑雯　天津市中心妇产医院

王德芬　上海市第一妇婴保健院
邓　姗　北京协和医院
邓小虹　北京市卫生局
丛克家　北京妇产医院
乐　杰　吉林大学第一附属医院
冯　捷　北京大学人民医院
冯力民　首都医科大学附属北京天坛医院
冯瓒冲　复旦大学妇产科医院
古　航　上海第二军医大学长海医院
叶大风　浙江大学妇产科医院
叶丽珍　中国医学科学院基础医学研究所
田扬顺　第四军医大学西京医院
田秦杰　北京协和医院
田翠华　中华医学会杂志社
白　萍　中国医学科学院肿瘤医院
白文佩　北京大学第一医院
石一复　浙江大学妇产科医院
艾继辉　华中科技大学同济医院
乔　宠　上海第二医科大学仁济医院
乔　杰　北京大学第三医院
乔玉环　郑州医科大学第一附属医院
任自强　首都医科大学附属北京复兴医院
刘　义　华中科技大学同济医院
刘　伟　上海第二医科大学仁济医院
刘　鸣　山东大学齐鲁医院
刘　彦　上海第二军医大学长征医院
刘　陶　首都医科大学附属北京安贞医院
刘　庸　天津医科大学
刘　斌　北京大学医学部
刘以训　中国科学院动物研究所
刘玉洁　北京大学第一医院
刘伯宁　上海市第六人民医院
刘运明　北京大学第一医院

刘学高	广州暨南大学生殖免疫研究中心	邢淑敏	北京中日友好医院
刘建立	解放军总医院	严仁英	北京大学第一医院
刘珠凤	北京协和医院	何柏松	香港大学玛丽医院
刘继红	中山医科大学肿瘤医院	何福仙	华中科技大学同济医院
刘继晓	华中科技大学同济医院	冷金花	北京协和医院
刘淑云	四川大学华西第二医院	吴　燕	北京大学第三医院
刘越璋	北京儿童医院	吴令英	中国医学科学院肿瘤医院
刘新民	山东省立医院	吴北生	北京大学第一医院
刘福元	中山大学肿瘤医院	吴连方	北京妇产医院
刘嘉茵	南京军区总医院	吴味辛	重庆医科大学第一附属医院
向　阳	北京协和医院	吴宜勇	北京医院
吕玉人	北京民航总局医院	吴香达	台北荣民总医院
回允中	北京大学人民医院	吴效科	南京军区总医院
孙　强	北京协和医院	吴爱如	中国医学科学院肿瘤医院
孙大为	北京协和医院	宋　磊	解放军总医院
孙建衡	中国医学科学院肿瘤医院	宋鸿钊	北京协和医院
孙念怙	北京协和医院	张　炜	复旦大学妇产科医院
孙爱军	北京协和医院	张　萍	华中科技大学同济医院
安　琳	北京大学公共卫生学院	张以文	北京协和医院
庄广伦	中山大学第一附属医院	张玉林	香港中文大学妇产科学系
庄依亮	复旦大学妇产科医院	张丽珠	北京大学第三医院
庄留琪	上海市计划生育技术指导所	张明仁	香港中文大学妇产科学系
成俊芝	天津市中心妇产医院	张俊慧	复旦大学妇产科医院
曲　元	北京大学第一医院	张树荣	吉林大学第一附属医院
朱　兰	北京协和医院	张荣莲	福建省妇幼保健院
朱伟杰	广州暨南大学生殖免疫研究中心	张家文	四川大学华西第二医院
朱关珍	复旦大学妇产科医院	张振钧	复旦大学妇产科医院
朱依敏	浙江大学妇产科医院	张致祥	北京大学第一医院
朱楣光	天津市中心妇产医院	张惜阴	复旦大学妇产科医院
朱蓬弟	国家计划生育委员会科学技术研究所	张清学	中山大学第一医院
朱燕宁	北京协和医院	张雅贤	香港大学玛丽医院
江　森	山东大学齐鲁医院	张颖杰	北京妇产医院
纪　彦	上海市第一妇婴保健院	张蕴璟	西安交通大学第一医院

张震宇	首都医科大学附属北京朝阳医院	沈 铿	北京协和医院
李 旭	西安交通大学第一医院	狄 文	上海第二医科大学仁济医院
李 坚	北京妇产医院	肖碧莲	国家计划生育委员会科学技术研究所
李 芬	西安交通大学第一医院	苏延华	南京军区总医院
李 昭	天津医科大学总医院	苏应宽	山东大学齐鲁医院
李 晖	解放军总医院	苏聪贤	台湾马偕医院
李 斌	首都医科大学附属北京安贞医院	谷 炤	国家计划生育委员会科学技术研究所
李广太	首都医科大学附属北京同仁医院	谷祖善	新疆石河子大学第一附属医院
李书闻	首都医科大学附属北京安贞医院	连利娟	北京协和医院
李汉萍	江西省妇幼保健院	邱仁宗	中国社会科学院哲学研究所
李华军	北京协和医院	邵长庚	全国性病防治研究中心
李守柔	吉林大学第二医院	邵浩达	香港中文大学妇产科学系
李克敏	北京大学第一医院	陆 清	海南医学院
李志刚	北京协和医院	陆惠娟	上海市第一妇婴保健院
李孟达	中山大学肿瘤医院	陆湘云	复旦大学妇产科医院
李尚为	四川大学华西第二医院	陈 叙	天津市中心妇产医院
李忠妹	首都医科大学附属北京复兴医院	陈 倩	北京大学第一医院
李美芝	北京大学第三医院	陈 焰	北京妇产医院
李爱玲	中国医学科学院肿瘤医院	陈子江	山东省立医院
李艳芳	香港中文大学威尔斯亲王医院	陈文桢	福建省妇幼保健院
李维敏	四川大学华西第二医院	陈乐真	解放军总医院
李静林	重庆医科大学第二附属医院	陈春玲	北京大学第一医院
杜湘柯	北京大学人民医院	陈贵安	北京大学第三医院
杨 欣	北京大学第一医院	陈晓燕	西安交通大学第一医院
杨冬梓	中山大学第一医院	陈爱萍	青岛医学院第二附属医院
杨业洲	四川省人民医院	陈珠萍	上海第二医科大学仁济医院
杨秀兰	中国福利会国际和平妇幼保健院	周 虹	北京大学公共卫生学院
杨秀玉	北京协和医院	周世梅	北京大学第一医院
杨佳新	北京协和医院	周应芳	北京大学第一医院
杨秉炎	上海市国际和平妇幼保健院	周苏文	首都医科大学附属北京宣武医院
杨艳玲	北京大学第一医院	周易冬	北京协和医院
杨慧霞	北京大学第一医院	周剑萍	上海市计划生育委员会
汪希鹏	上海第二医科大学仁济医院	周羡梅	北京大学第三医院

林本耀	北京大学肿瘤医院	胡永芳	北京大学人民医院
林守清	北京协和医院	胡自正	天津市计划生育研究所
林其德	上海第二医科大学仁济医院	胡丽娜	重庆医科大学第二附属医院
林建华	上海第二医科大学仁济医院	荣荣	深圳市红十字会医院
林金芳	复旦大学妇产科医院	赵彦	北京大学人民医院
欧萍	福建省妇幼保健院	赵耘	北京大学人民医院
罗丽兰	华中科技大学同济医院	赵霞	四川大学华西第二医院
罗树生	北京大学公共卫生学院	赵亚南	上海第二军医大学长海医院
范光升	北京协和医院	赵瑞琳	北京大学第一医院
范迪钧	北京阜外心血管病医院	钟刚	华中科技大学同济医院
范娜娣	天津市第二中心医院	钟国衡	香港大学妇产科学系
范慧民	北京妇产医院	骆一凡	澳门山顶医院
茅枫	北京协和医院	凌萝达	重庆医科大学第二附属医院
郁琦	北京协和医院	唐仪	北京大学公共卫生学院
郎景和	北京协和医院	唐素恩	北京大学医学部
郑文	北京肿瘤医院	夏恩兰	首都医科大学附属北京复兴医院
郑伟	北京妇产医院	夏铁安	北京大学第一医院
郑伟	浙江大学第二医院	徐苓	北京协和医院
郑全庆	西安交通大学第一医院	徐苗厚	山东大学齐鲁医院
郑怀美	复旦大学妇产科医院	徐晋勋	上海市计划生育委员会
金力	北京协和医院	徐蕴华	北京协和医院
金辉	西安交通大学第一医院	桑国卫	中国药品生物制品检定所
保毓书	北京大学公共卫生学院	翁梨驹	首都医科大学附属北京朝阳医院
姚中本	上海市计划生育技术指导所	翁霞云	解放军总医院
姚天一	天津市中心妇产医院	郭亦寿	山东大学医学院
姚先莹	四川大学华西第二医院	郭成秀	天津市中心妇产医院
姚桂梅	北京大学第三医院	郭丽娜	北京协和医院
姜洁	山东大学齐鲁医院	郭燕燕	北京大学第一医院
施永鹏	首都医科大学附属北京复兴医院	钱和年	北京大学人民医院
施波	中国医学科学院药物研究所	顾美皎	华中科技大学同济医院
段华	首都医科大学附属北京复兴医院	顾素娟	北京市计划生育技术研究指导所
段涛	上海市妇幼保健院	高颖	华中科技大学同济医院
段恩奎	中国科学院动物研究所	高永良	浙江省肿瘤医院
祝彼得	成都中医药大学	高国兰	江西省肿瘤医院

高雨农　北京大学肿瘤医院
高雪莲　北京大学第一医院
崔　恒　北京大学人民医院
崔丽侠　西安交通大学第一医院
崔满华　吉林大学第二医院
康楚云　北京大学公共卫生学院
戚庆炜　北京协和医院
曹泽毅　中华妇产科学会　四川大学华西第二医院
曹斌融　复旦大学妇产科医院
曹缵孙　西安交通大学第一医院
梁晓燕　中山大学第一附属医院
梅卓贤　中山大学第一医院
渠川琰　北京大学第一医院
盖铭英　北京协和医院
盛丹菁　上海医科大学妇产科医院
章小维　北京大学第一医院
章文华　中国医学科学院肿瘤医院
章汉旺　华中科技大学同济医院
符绍莲　北京大学公共卫生学院
黄令翠　香港大学玛丽医院
黄汉源　北京协和医院
黄思诚　台湾大学医学院
黄胡信（Felix W）　澳大利亚悉尼新南威尔士州立
　　　　　大学利物浦医院
黄荣丽　北京协和医院
黄荷凤　浙江大学妇产科医院
黄惠芳　北京协和医院
黄醒华　北京妇产医院
傅兴生　江西省妇幼保健院
彭书凌　中山大学第一医院
彭芝兰　四川大学华西第二医院
曾宝元　北京协和医院
温宏武　北京大学第一医院
焦书竹　天津医科大学总医院

焦泽旭　中山大学第一医院
程利南　上海市国际和平妇幼保健院
程蔚蔚　复旦大学妇产科医院
童传良　上海市计划生育技术指导所
童新元　解放军总医院
葛秦生　北京协和医院
董　悦　北京大学第一医院
蒋庆春　上海市中西医结合医院
谢　幸　浙江大学妇产科医院
谢梅青　中山大学第一医院
韩　锐　中国医学科学院药物研究所
韩　蓁　西安交通大学第一医院
韩字研　四川大学华西第二医院
鲁永鲜　解放军304医院
雷贞武　四川省生殖卫生学院
靳家玉　首都医科大学附属北京友谊医院
鲍秀兰　北京协和医院
廖秦平　北京大学第一医院
漆洪波　重庆医科大学第一附属医院
熊　庆　四川省妇幼保健院
蔡挥东　首都医科大学附属北京复兴医院
蔡桂如　华中科技大学同济医院
蔺　莉　首都医科大学附属北京友谊医院
樊尚荣　北京大学深圳医院
潘明明　复旦大学妇产科医院
颜上惠　台北荣民总医院
颜明贤　台北荣民总医院
颜婉嫦　香港大学玛丽医院
黎培毅　四川大学华西第二医院
霍　苓　北京肿瘤医院
戴钟英　上海市第六人民医院
濮德敏　华中科技大学同济医院
魏丽惠　北京大学人民医院
籍孝诚　北京协和医院

第1版编委名单

编　委：

宋鸿钊　严仁英　张丽珠　葛秦生
郑怀美　司徒亮　苏应宽　江　森
王大琬　肖碧莲　连利娟　张惜阴
李自新　钱和年

（以姓氏笔画为序）

乌毓明　卞度宏　王世阆　丛克家
乐　杰　田翠华　石一复　邝健全
刘　庸　刘建立　庄广伦　庄留琪
成俊芝　朱关珍　朱楣光　邢淑敏

秘　书：

王　耘

吴　燕　吴味辛　吴爱如　张振钧
张颖杰　张蕴璟　李守柔　李诚信
杨慧霞　沈　铿　谷祖善　陆　清
陈文祯　周剑萍　罗丽兰　范慧民
胡自正　赵瑞琳　凌萝达　唐素恩
夏恩兰　高永良　崔　恒　曹瓒孙
黄醒华　彭芝兰　焦书竹　靳家玉
戴钟英

特邀编委：

王益夫　张明仁　邱仁宗

第1版编者名单（以姓氏笔画为序）

马玉珠	海南医学院	庄广伦	中山医科大学第一附属医院
乌毓明	北京协和医院	庄依亮	上海医科大学妇产科医院
卞度宏	重庆医科大学第一附属医院	庄留琪	上海市计划生育技术指导所
王大琬	北京市妇产医院	成俊芝	天津市中心妇产科医院
王山米	北京医科大学人民医院	朱伟杰	暨南大学生殖免疫研究中心
王友芳	北京协和医院	朱关珍	上海医科大学妇产科医院
王世阆	华西医科大学第二附属医院	朱楣光	天津市中心妇产科医院
王仪生	北京医科大学第一医院	朱蓬第	国家计划生育委员会科学技术研究所
王益夫	香港中文大学妇产科学系	朱燕宁	海军总医院
王淑雯	天津市中心妇产科医院	朴德敏	同济医科大学附属同济医院
王德芬	上海市妇幼保健院	江 森	山东医科大学附属医院
丛克家	北京市妇产医院	邢淑敏	北京中日友好医院
乐 杰	白求恩医科大学第一临床学院	严仁英	北京医科大学第一医院
冯 捷	北京医科大学人民医院	吴 燕	北京医科大学第三医院
叶丽珍	中国医学科学院基础医学研究所	吴连芳	北京市妇产医院
司徒亮	重庆医科大学第一附属医院	吴味辛	重庆医科大学第一附属医院
田翠华	中华医学会杂志社	吴爱如	中国医学科学院中国协和医科大学肿瘤医院
石一复	浙江医科大学妇产科医院	吴宜勇	北京医院
邝健全	中山医科大学孙逸仙医院	宋鸿钊	北京协和医院
刘 庸	天津医科大学中心实验室	张以文	北京协和医院
刘 斌	北京医科大学组织教研室	张丽珠	北京医科大学第三医院
刘书文	北京医科大学第一医院	张明仁	香港中文大学妇产科学系
刘伯宁	上海市第六人民医院	张振钧	上海医科大学妇产科医院
刘运明	北京医科大学第一医院	张致祥	北京医科大学第一医院
刘学高	暨南大学生殖免疫研究中心	张惜阴	上海医科大学妇产科医院
刘珠风	北京协和医院	张颖杰	北京市妇产医院
刘建立	北京解放军总医院	张蕴璟	西安医科大学第一临床医学院妇幼系
刘淑云	华西医科大学第二附属医院	李 坚	北京市妇产医院
刘越璋	北京市儿童保健所	李 芬	西安医科大学第一临床医学院妇幼系
吕玉人	北京民航局总医院	李 昭	天津医科大学总医院
回允中	北京医科大学人民医院	李 晖	北京解放军总医院统计教研室
孙建衡	中国医学科学院中国协和医科大学肿瘤医院	李守柔	白求恩医科大学第二临床学院
孙念怙	北京协和医院	李自新	北京医科大学人民医院

李孟达	中山医科大学肿瘤医院	郑 伟	北京市妇产医院
李诚信	江西省妇幼保健院	郑全庆	西安医科大学第一临床医学院妇幼系
李维敏	华西医科大学第二附属医院	郑怀美	上海医科大学妇产科医院
杜湘柯	北京医科大学人民医院	金 辉	西安医科大学第一临床医学院妇幼系
杨秀玉	北京协和医院	保毓书	北京医科大学公共卫生学院
杨秉炎	中国福利会国际和平妇幼保健院	姚中本	上海市计划生育技术指导所
杨慧霞	北京医科大学第一医院	姚天一	天津市中心妇产科医院
沈 铿	北京协和医院	祝彼得	成都中医药大学组织胚胎教研室
肖碧莲	国家计划生育委员会科学技术研究所	胡永芳	北京医科大学人民医院
苏延华	解放军南京军区总医院	胡自正	天津计划生育研究所
苏应宽	山东医科大学附属医院	赵亚南	上海第二军医大学长海医院
谷祖善	新疆石河子医学院附属医院	赵瑞琳	北京医科大学第一医院
连利娟	北京协和医院	凌萝达	重庆医科大学第二附属医院
邱仁宗	中国社会科学院哲学研究所	唐 仪	北京医科大学公共卫生学院
陆 清	海南医学院	唐素恩	北京医科大学病理科
陆惠娟	上海市第一妇婴保健院	夏恩兰	首都医科大学附属复兴医院
陆湘云	上海医科大学妇产科医院	夏铁安	北京医科大学第一医院
陈文祯	福建省妇幼保健院	徐 苓	北京协和医院
陈乐真	北京解放军总医院	徐晋勋	上海市计划生育委员会
陈晓燕	西安医科大学第一临床医学院	徐蕴华	北京协和医院
周世梅	北京医科大学第一医院	桑国卫	浙江省医学科学院
周苏文	首都医科大学宣武医院	翁梨驹	北京朝阳医院
周剑萍	上海市计划生育委员会	翁霞云	北京解放军总医院
周羡梅	北京医科大学第三医院	郭亦寿	山东医科大学
林守清	北京协和医院	郭燕燕	北京医科大学第一医院
林其德	上海第二医科大学仁济医院	钱和年	北京医科大学人民医院
林金芳	上海医科大学妇产科医院	顾美皎	同济医科大学附属同济医院
罗丽兰	同济医科大学附属同济医院	顾素娟	北京市计划生育技术研究指导所
范光升	北京协和医院	高永良	浙江省肿瘤医院
范迪钧	上海医科大学妇产科医院	崔 恒	北京医科大学人民医院
范娜娣	天津第二中心医院	崔丽侠	西安医科大学第一临床医学院妇幼系
范慧民	北京市妇产医院	盛丹菁	上海医科大学妇产科医院
郎景和	北京协和医院	曹泽毅	华西医科大学

曹斌融　上海医科大学妇产科医院

曹瓒孙　西安医科大学第一临床医学院

梁晓燕　中山医科大学第一附属医院

渠川琰　北京医科大学第一医院

盖铭英　北京协和医院

章文华　中国医学科学院中国协和医科大学肿瘤医院

黄汉源　北京协和医院

黄尚志　中国医学科学院基础研究所

黄荣丽　北京协和医院

黄醒华　北京妇产医院

符绍莲　北京医科大学公共卫生学院

傅兴生　江西省妇幼保健院

彭芝兰　华西医科大学第二附属医院

焦书竹　天津医科大学总医院

程利南　中国福利会国际和平妇幼保健院

葛秦生　北京协和医院

董　悦　北京医科大学第一医院

韩　锐　中国医学科学院药物研究所

韩字研　华西医科大学第二附属医院

雷贞武　四川生殖卫生学院

靳家玉　首都医科大学附属友谊医院

鲍秀兰　北京协和医院

蔡桂如　同济医科大学附属同济医院

黎培毅　华西医科大学第二附属医院

戴钟英　上海市第六人民医院

籍孝诚　北京协和医院

第4版序言

人民健康是民族昌盛和国家富强的重要标志,医学的发展对我国社会的进步具有最重要的支撑作用。新中国成立74年来,我国的医疗卫生事业取得了突飞猛进的进步,国民健康水平持续提高。中国的人均预期寿命从新中国成立时的35岁增长到2021年的78.2岁。2022年,全国孕产妇死亡率下降到15.7/10万、婴儿死亡率下降到4.9‰,居民主要健康指标总体上优于中高收入国家平均水平,妇幼健康核心指标持续向好,妇女儿童健康状况有了极大的改善与提高。

保障妇女儿童的健康是健康中国战略极为重要的组成部分。在《"健康中国2030"规划纲要》中明确提出要进一步降低产妇死亡率、提高妇女常见病筛查率和早诊早治率、实施妇幼健康和计划生育服务保障工程、提升孕产妇急危重症救治能力的学科要求,并督促全面加强产科、助产等急需紧缺专业人才培养培训。我国妇产科学领域再次迎来了新的发展契机。因此,《中华妇产科学》作为"中华系列"著作的优秀代表之一能够与时俱进,启动传承与修订,恰逢其时,具有突出的时代意义。

《中华妇产科学》是20世纪末出版的妇产科大型专著,在编写过程中,历经4版传承,先后共凝聚了七百余位我国当代老、中、青妇产科学专家,其编写队伍之庞大、编写人员之权威、编写内容之精深,使其雄踞于妇产科学专著的高原阵地,代表着我国妇产科学发展的最高学术水平。从第1版至今24年来,伴随着我国妇产科学事业的蓬勃发展,更是培养了一代又一代的妇产科人才,为全面促进广大妇女、母婴的健康,推动妇产科学事业发展、妇产科医生人才培养及队伍建设做出了巨大贡献。

第4版在汲取既往各版的学术精华和近7年来妇产科学进展的基础上,继续总结完善,开拓创新,从内容到形式,旨在良好继承妇产科学的基本理论、基础知识和基本技能,较全面地反映本领域的新理论、新概念和新技术,更加丰富中国之共识,体现中国之标准,缔造中国之原创。

《中华妇产科学》品牌的树立与不断的传承,离不开曹泽毅主编孜孜不倦的努力工作,正是由于他的不断求索、持之以恒,坚持学术发展、坚持学术总结、坚持学术创新,才最终成就了妇产科学的中华方案、中华故事的出版工程,才取得了《中华妇产科学》今天的成绩。

相信《中华妇产科学》的再版修订工作将对全面提高临床妇产科医生诊治水平、促进母婴健康、推动健康中国战略发展发挥重要的作用。

因此,向大家推荐此书。

中国科学院院士
2023年11月

第 4 版前言

《中华妇产科学》(第 3 版) 出版已 9 年了,在这段时间内,我国医学界和妇产科学界取得了很多令人鼓舞的新进展。一大批中青年骨干已经成长而且成为学科带头人。我国近些年又增加了多个妇产科学术团体,使妇产各学科可以更加协调地深入发展。2017 年乔杰教授和马丁教授当选为中国工程院院士,2017 年黄荷凤教授当选为中国科学院院士,2019 年陈子江教授当选为中国科学院院士,这极大地加强了妇产科学界的学术力量。

9 年来,妇产科学出现了很多重要的进展,在对外交流方面,我国妇产科学界已全面加入国际妇产科学界各领域的各项活动中去,中青年一代不但成长壮大而且已登上国际学术大舞台,紧密结合中国医学发展,加强了国际联系合作,并让国际妇产科学界更全面、正确地了解中国的妇产科现状和发展,促进了国际学术交流。

《中华妇产科学》受到了广大妇产科医师的欢迎,已经成为广大妇产科医师的必备参考书。它之所以受到广大妇产科医师的热爱,不仅因为它是一部最全面、详尽、深入反映国内外最新妇产科成就现状的参考书,也因为它是最能结合中国实际情况来指导广大妇产科医师临床、教学和研究工作的参考书。第 4 版在保留原有篇章基础上,由第 3 版 9 篇 111 章增加为 9 篇 114 章。为更方便妇产科医师应用,第 4 版仍分为上、中、下三册,上册内容为总论、产科、妇女保健;中册为妇科、盆底功能障碍性疾病、妇科内分泌、辅助生殖技术、生育调控;下册为妇科肿瘤。全书既为整体又有分册,更方便读者阅读和使用。

第 4 版编者共 498 人,涵盖来自全国 150 余所高等医学院、省市中心医院经验丰富的资深专家和工作在医、教、研第一线的优秀中青年学者。特别高兴的是,我们还继续邀请到中国台湾省、香港特别行政区、澳门特别行政区的学者参加,使本书充分体现了我国老、中、青妇产科专家学者们的团结和谐、精诚协作的精神,成为我国最高水平的妇产科学经典巨著。

第 4 版虽然保持原书风格,各篇章按统一规格编写,但由于 9 年来妇产科学领域发展迅速,特别是在基础研究和临床研究方面,而且各编者对最新观点介绍重点不同以及有写作风格的差异,所以使得本书在内容和形式上更加丰富多彩,使读者在深入学习的基础上有更多思考、启发的空间。

在这 9 年中,我国又失去了肖碧莲、葛秦生、陈文祯、罗丽兰、高永良、谢幸等妇产科学界的著名专家,他们对我国妇产科学和本书的贡献令我们对他们保持永远的尊敬和怀念。我们将通过《中华妇产科学》每一新版的问世,传承和发扬我国妇产科学界老一辈先驱者们的精神,培养出一代又一代的优秀中青年妇产科医师,不断发展我国的妇产科学事业,使其从中国走向世界。

全体编者经过 2 年多夜以继日的辛勤劳动才使本书能按时完稿,编写秘书胡改丽医生为各篇章稿件的收集和整理工作付出了大量的劳动。特别是人民卫生出版社给予了大力支持,在编写、审稿和出版各阶段,集中大量人力保证了第 4 版的及时问世。对各位编者、编者单位的领导,以及相关工作人员为本书所作出的重要贡献,表示衷心的感谢!

由于编写如此巨大专著的经验和能力有限,书中错误和欠妥之处难免,出版之际恳切希望广大读者在阅读过程中不吝赐教,如有疑问欢迎发送邮件至邮箱 *renweifuer@pmph.com*,或扫描封底二维码,关注"人卫妇产科学",对我们的工作予以批评指正,以期再版修订时进一步完善,更好地为大家服务。

2023 年 11 日

第 3 版序言

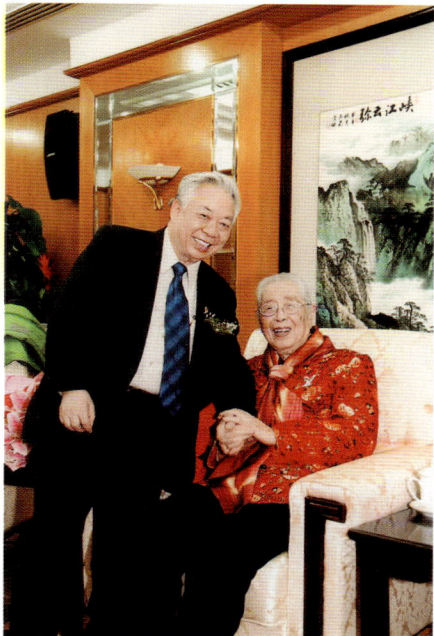

　　《中华妇产科学》是人民卫生出版社 20 世纪末出版的妇产科大型专著，它先后凝聚了 360 多位我国当代老、中、青妇产科学专家，不断总结、发展我国和国际妇产科学的最新经验和成果，也是众多妇产科领域的专家团结合作的结晶，是当代我国最权威的妇产科学巨著。

　　曹泽毅教授 1956 年毕业于华西医科大学，1964 年就读于北京医科大学，是康映蕖教授的硕士研究生，我有幸作为他的导师之一，目睹了他这一代年轻医生的成长。近 50 年来，我国妇产科学界发生了巨大变化，一批又一批的中青年医生成为我国妇产科学的学术带头人，并走上国际舞台，为我国的妇产科学事业作出了很大的贡献，我为此感到非常欣慰。

　　曹泽毅教授主持编写的《中华妇产科学》，得到了广大读者的赞许。两年前在人民卫生出版社的大力支持下，开始了第 3 版的修订工作，由于妇产科学的迅速发展，增加了很多新内容，由原来的上、下册增加为上、中、下三册，历经艰辛努力，终使此书得以圆满完成。曹泽毅教授及其同道们所做的工作，不仅对我国中、青年妇产科医师的成长有很大的帮助，而且对我国妇产科事业的发展都有深远的影响，我希望《中华妇产科学》将会一代一代更新、再版下去，成为我国广大妇产科医生的良师益友，为我国妇产科学事业的发展作出重要贡献。

严仁英

2012 年 11 月

第 3 版前言

《中华妇产科学》(第 2 版)出版已 8 年了,在这段时间内,我国妇产科学界和国际妇产科学界取得了一些令人鼓舞的新进展。中华医学会妇产科学分会经过多年的酝酿和发展,一大批中青年骨干已经成长而且成为学科带头人。中华医学会又于 2005 年成立了中华医学会生殖医学分会。至此,我国现有中华医学会妇产科学分会、中华医学会计划生育学分会、中华医学会围产医学分会、中华医学会妇科肿瘤学分会和中华医学会生殖医学分会五个专科分会,使妇产各学科可以更加协调地深入发展。2011 年,郎景和教授被评选为中国工程院院士,终于结束了长期以来我国妇产科无院士的历史。

在对外交流方面,中华医学会妇产科学分会在 2009 年被选为 FIGO 常务理事单位;中华医学会妇科肿瘤学分会 2010 年参加亚洲妇科肿瘤学会,并被选为常务理事单位;中华医学会妇产科学分会于 2011 年参加亚太妇产科联盟成为常务理事单位。在学术交流方面,先后于 2005 年在北京召开首届 FIGO 中国妇产科学会学术会议,2009 年在上海召开 FIGO 中华妇科肿瘤学术会议。第 72 届 FIGO 常务理事会于 2012 年 5 月在北京召开,届时还举办了 FIGO 中华妇产科现代科学进展学术会议。同年 6 月,中华医学会妇科肿瘤学分会青年委员会和 IGCS 合办首届国际妇科肿瘤学术会议。至此,我国妇产科学界已全面进入国际妇产科学界各领域的各项活动中去,中青年一代不但成长壮大而且已登上国际学术大舞台,紧密结合中国医学发展,加强了国际联系合作,并让国际妇产科学界更全面、正确地了解中国的妇产科现状和发展,促进了国际学术交流。

《中华妇产科学》受到了广大妇产科医师的欢迎,已经成为广大妇产科医师的必备参考书。它之所以受到广大妇产科医师的热爱,不仅因为它是一部最全面、详尽、深入反映国内外最新妇产科成就现状的参考书,也因为它是最能结合中国实际情况来指导广大妇产科医师临床、教学和研究工作的参考书。第 3 版在保留原有篇章基础上由第 2 版 7 篇 116 章增加为 9 篇 111 章,新增 2 篇,其中"盆底功能障碍性疾病"和"不孕症与人类辅助生殖技术"篇是新增。为方便妇产科医师应用,第 3 版分为上、中、下三册:上册内容为绪论、总论、产科、妇女保健;中册为妇科、盆底功能障碍性疾病、妇科肿瘤(部分);下册为妇科肿瘤(部分)、妇科内分泌、不孕症与人类辅助生殖技术、计划生育。全书既为整体又有分册,更方便读者阅读和使用。

第 3 版编者共 400 余人,涵盖来自全国 100 余所高等医学院、省市中心医院和研究所的经验丰富的资深专家教授和工作在医、教、研第一线的优秀中青年学者,特别高兴的是,我们还继续邀请到中国台湾省、香港特别行政区、澳门特别行政区和美国、澳大利亚的中国学者参加,使本书充分体现了我国老、中、青妇产科专家学者们的团结和谐、精诚协作的精神,成为我国最高水平的妇产科学经典巨著。

第 3 版虽然保持原书风格,各篇章按统一规格编写,但由于各编者对最新观点的介绍重点不同及风格各异,使得本书内容和形式更加丰富多彩,使读者在深入学习的基础上有更多思考、启发的空间。

在这 8 年中,我国又失去了江森教授、乐杰教授、李自新教授、丛克家教授、李守柔教授等妇产科学界的老一辈专家,他们对我国妇产科和本书的贡献令我们对他们保持永远的尊敬和怀念。我们将通过《中华妇产科学》每一新版的问世,传承和发扬我国妇产科学界老一辈先驱者们的精神,培养出一代又一代的优秀中青年妇产科医师,不断发展我国的妇产科学事业,使其从中国走向世界。

全体编者 2 年多夜以继日的辛勤劳动才使本书能按时完稿,特别是人民卫生出版社领导的大力支持,在编写、审稿和出版各阶段,集中大量人力保证了第 3 版的及时问世。对各编者单位的领导、出版社编辑为本书所作出的重要贡献,表示衷心的感谢。

本书编委会秘书胡改丽医生在怀孕期间为各篇章的收集、整理工作付出了巨大的劳动;审稿工作得到了各篇长的大力协助,一并致以衷心感谢。

由于编写如此巨大专著的经验和能力有限,本书中错误和欠妥之处难免,望广大读者指正,特此致谢!

2013 年 11 月

第 2 版序言

　　《中华妇产科学》是人民卫生出版社近年来推出的在全国有代表性和权威性的中华系列大型专著之一。它聚集了 250 多位我国当代老、中、青妇产科学专家，总结了我国妇产科学新中国成立以来的经验和成果，包含了国内外妇产科的最新成就。它不仅代表了我国妇产科学术界的最高学术水平，也是众多妇产科领域的精英团结合作的结晶，是国内最具分量的权威性妇产科学巨著。

　　曹泽毅教授从 1995 年开始主持《中华妇产科学》第一版的编写工作，历时 4 年，终于出版，在妇产科学界产生了巨大的反响。应广大读者的强烈要求，同时为了与时俱进地反映妇产科领域内的新进展，在人民卫生出版社的大力支持下，两年前，他组织了一批优秀的妇产科工作者，开始了第二版的修订工作。查漏补缺，历时两载的呕心沥血，终使此书得以圆满完成。

　　曹泽毅教授及其同道们所做的工作，不仅对当前青年一代妇产科医师的成长有很大帮助，而且对我国妇产科学的发展、乃至中国妇产科学事业都会有深远影响，是一项功在当代、利在千秋的事业。这正如老一辈妇产科专家林巧稚、王淑贞教授所做的一样，这就是科学文化的传承精神。我相信在这种精神的感召下，会有更多的专家教授投身于这种事业，让新一代妇产科医师站得更高、走得更远。

吴阶平

中国工程院院士

2004 年 9 月

第 2 版前言

《中华妇产科学》出版已经 5 年了,受到了广大妇产科医师的欢迎。也就在这几年,我国妇产科学界出现一些令人振奋、鼓舞的新进展:经过几代人多年的努力中华医学会妇产科学分会终于被国际妇产科联盟(FIGO)接受为会员,并于 2003 年组团参加在智利召开的第 17 届国际妇产科大会,中国妇产科学界正式走上了国际妇产科讲坛;继 2001 年中美医学大会之后,先后在北京召开中美、中日、中韩妇产科学术会议,一批优秀中、青年妇产科人才脱颖而出,正在从国内舞台走向世界。

《中华妇产科学》之所以受到广大妇产科医师的关爱,是因为它是一部最全面、详尽、深入反映国内外最新妇产科成就及现状的参考书。但在出版后的 5 年间,妇产科学在基础和临床方面又有很多新的发展,这就要求《中华妇产科学》需要对新的内容进行补充和修改,以反映当前最新的成就、现状和观点,才能适合大家的需要。

2002 年在北京参加《中华妇产科学》再版的 200 多位专家研究决定:第 2 版的《中华妇产科学》仍然包括总论、产科、妇女保健、妇科、妇科肿瘤、内分泌、计划生育七篇,但各篇增加了新内容,由原版 100 章增加到 116 章,并对妇产科遗传学、免疫学、医学伦理学、性医学、计算机应用和循证医学等有更深入的介绍,全书仍为上、下两册,共 700 余万字。

在此期间,几位妇产科老一代专家谢世:宋鸿钊、钱和年、郑怀美、康映蕖教授。对他们毕生献身于妇产科学事业及对编写本书第一版中卓越的贡献表示深切的怀念和敬意。第二版编写人员更因内容增加而扩大,由第一版 120 多人增加到 200 多人。他们主要来自全国 40 所高等医学院校及省、市、医院和研究所。特别高兴的是邀请到中国台湾省吴香达、黄思诚、颜明贤、苏聪贤、颜上惠教授,香港大学颜婉嫦、黄令翠、王益夫、何柏松教授,香港中文大学张明仁教授、澳门山顶医院骆一凡教授和澳大利亚黄胡信教授参与编写部分篇章。所有作者都是在临床、教学和科研工作经验丰富的资深专家、知名教授和优秀的中青年学者。因此,本书是 21 世纪集我国当代老、中、青妇产科专家学者们团结合作并代表我国最高水平的妇产科学经典巨著。

本书第 2 版仍然保持原有风格,虽然按统一规格编写,但也不强求绝对一致,各篇章均是结合作者多年的丰富临床经验、研究成果以及教学心得和在国外学习、工作的体会并参阅了大量文献后编写而成。各章内容有所侧重,风格各异,更加体现丰富多彩和百家争鸣的作风,各篇之间虽具独立性但也相互联系,部分内容虽有重复但分述在不同篇章或上、下两册,对读者阅读更为方便也属必要,使读者不仅在阅读本书后得到大量信息资料,还可帮助进行分析和思考。

本书是一部妇产科学高级参考书,读者对象主要是医学院校学生、医院和研究机构的各级妇产科医师和研究生,也可以作为各级医院妇产科的大型工具书。

参加第 2 版编写的专家教授们都是身兼要职或工作在临床第一线的中、青年骨干,在日常医疗、教学研究工作十分繁忙的情况下，不辞艰辛、夜以继日地为本书第 2 版编写倾注了全部心血、付出了巨大的努力。他们所在单位的领导也给予了大力支持，才使得本书再版能在 2 年内顺利完稿，人民卫生出版社的领导对本书第 2 版高度重视，对再版组稿、撰写、审稿和出版集中调配人力、经常给予指导和帮助保证了再版及时问世。对以上各单位、编者和出版社的编辑们为本书再版作出的宝贵贡献，谨在此致以衷心感谢。

本书编委会秘书王耘同志在病中仍为本书各篇章书稿的收集、整理付出巨大的劳动，本书在统稿阶段得到了北京大学高雨农、陈春玲副教授的大力协助，在此致以由衷的感谢。

由于编写如此巨大的专著的经验不足和能力有限，本书中不足和欠妥之处在所难免，敬希广大读者不吝指正，在此致谢。

2004 年 9 月

第 1 版序言

近 50 年以来,医学科学有很大发展,各学科愈益精细,交叉学科也更深入,研究课题更趋广泛。妇产科学也有很多新进展,并出现一些新的分支学科如围产医学、生殖内分泌学、计划生育学和妇科肿瘤学等。而且一些医学现代科技新技术也日益广泛地在妇产科领域得到应用和发展,如分子遗传学、免疫学及内镜、微创外科、计算机的应用等。这些成果的发展,需要从原有妇产科学的观念上更加扩大视野,注意各基础学科、相近学科的发展对妇产科学的影响,以便及时充分利用一切医学新科技的发展和成果,并应用到妇产科领域中来,进一步促进妇产科学的更大发展。

多年来,妇产科学界的老一辈专家为我们留下了丰富的遗产,即多部妇产科著作,如《生理产科》《病理产科和妇科学》《实用妇产科学》《妇产科理论与实践》《妇产科病理学》《林巧稚妇科肿瘤学》等。这些著作,曾经教育、培养了一代又一代妇产科医师的成长。我们永远不忘他们为我国妇产科学事业的发展建立的不朽功绩。

21 世纪即将到来之际,为了更好地总结几十年我国妇产科学的经验和成果,以及当前新技术和学科发展在妇产科内的应用,需要有一部更全面、详尽、系统反映我国妇产科学的成就和国外最新进展相结合的妇产科学著作。这就是编写这本《中华妇产科学》的目的。我国现有妇产科医师近 10 万人,在当前科技飞速发展的今天,他们需要更好地学习和提高,本书的问世将会成为他们的良师益友,将会对医学生、研究生,以及从事基础或临床研究的妇产科医师提供一部有价值的高级参考书。

本书由曹泽毅教授主编,组织了我国 80 多位资深妇产科专家和 70 多位工作在第一线的优秀中青年医师共同编写组成,这些专家几十年来从事临床、教学及科研工作,多数曾到国外交流讲学、考察或进修学习,积累了丰富经验。在编写这部《中华妇产科学》中参考了国内、外最新资料和大量文献。从本书参加编写的专家队伍,内容的全面、系统、广泛和深入精辟,以及反映 20 世纪 90 年代(当今)国内外最新研究成果和水平等各个方面,均足以表明《中华妇产科学》是我国本世纪妇产科学界的一部巨著。

《中华妇产科学》共分七篇,100 章,共约 520 万字,第一篇为总论,包括妇产科学的发展历史,妇产科有关解剖学、免疫学、遗传学、统计学,有关诊断新技术、医学伦理和计算机在妇产科学的应用等;第二篇为产科学;第三篇为妇女保健学;第四篇为妇科学;第五篇为妇科肿瘤学;第六篇为内分泌学;第七篇为计划生育。各篇均有副主编负责。各章、节分别按统一标准、规格要求,但也力求突出编者的特长和风格。最后全书经主编曹泽毅教授统一审核、修改,保证了全书的高质量和高水平。

本书从我国实际情况出发,反映我国 50 年来妇产科学的发展和国外最新进展,具有鲜明特色,对临床医疗、教学和研究工作都会有指导作用,对我国妇产科学的发展一定会作出很大的贡献。我谨对本书的著者和编辑者致以深切的谢意,希望它能对我国妇产科学的进一步发展发挥更大的作用。

虽然我也是本书的编者之一，主编曹泽毅教授要我为本书写几句话，作为一名从医、从教和研究 50 多年的妇产科医师，我认为这是一部值得推荐的妇产科高级参考书。特为序以介绍。

中国工程院院士
1998 年 12 月

第1版前言

半个世纪以来,我国的妇产科学界发生了巨大变化:老一辈专家如林巧稚、王淑贞、柯应夔等教授已经谢世多年,但他们留下了大量珍贵、丰富的财富——学术著作。正是在他们的学术思想培养、指导下,一批批优秀的中青年妇产科专家成长起来。我本人曾有幸亲直接受过他/她们的教诲。然而,如今我们这些当年的青年医生也已年过花甲,又承担着培养青年一代的艰巨任务。一代又一代优秀的中青年妇产科医生的成长,反映了我国妇产科事业不断发展的历史。

随着时代的发展,科学的进步,妇产科学和其他学科都有很多重要发展。广大的妇产科医师需要一部最全面、详尽、深入反映国内外最新妇产科成就及现状的参考书。人民卫生出版社精心规划、组织的"中华临床系列专著"中的《中华妇产科学》正是这样一部妇产科学巨著。全书分为上、下两册,520万字,内容包括总论、产科、妇女保健、妇科、妇科肿瘤、内分泌、计划生育七篇。力求全面反映当前我国妇产科学最高水平,并在系统总结我国妇产科学临床经验和研究成果的同时,尽量介绍国外妇产科学的最新理论和诊疗技术的发展。由于近年来交叉学科的飞速发展,还特别编写了妇产科遗传学、免疫学、计算机的应用以及妇产科伦理学和精神心理方面的内容。

本书除邀请德高望重的宋鸿钊、严仁英等10余名老专家编写外,另有80多位编者分布在全国近40所高等医学院校附属医院及各省、市医院或研究所,他/她们都是经验丰富的资深专家和知名教授。同时,还邀请了70多名在妇产科各领域中学有专长且了解国内外现状的优秀中青年作者参加编写。因此,本书是集我国当代老、中、青妇产科专家们团结合作的本世纪我国妇产科经典巨著。

本书虽要求按统一规格编写,但也不强求绝对一致,各篇章作者结合自己多年临床经验、研究成果以及教学心得和在国外参观、考察或工作的体会而编写。各章内容有所侧重,风格各异,反映本书内容的丰富多彩和百家争鸣的学风。各篇之间具有独立性和特殊性,但也有互相联系和必要的重复,每篇中各章具有系统性、连贯性,不仅为读者提供参考,也可以让读者有思考和分析的余地。

本书是一部妇产科学高级参考书,读者对象主要是医学院校学生、医院和研究机构的各级妇产科医生和研究生,也可以作为各级医院妇产科的大型工具书。

参加本书编写的专家教授们都是身兼要职,在日常医疗、教学、研究工作十分繁忙的情况下,不辞艰辛,夜以继日,为本书编写倾注了全部心血,付出了巨大的努力。他们所在单位的领导也给予了大力支持,才使得本书能在三年内顺利完稿。人民卫生出版社的领导对此书的出版高度重视,自始至终大力支持,在本书组稿、撰写、审稿和出版过程中,经常给予指导和帮助,保证了本书的及时问世。对以上各单位、编者和出版社的编辑们为本书作出的宝贵贡献,谨在此致以衷心感谢。

此外，编委会秘书王耘同志自始至终为本书各篇书稿的收集、整理和打印付出了巨大的劳动。山东医科大学朱丽萍、北京医科大学第一医院郎素慧等同志为本书绘制插图。在此谨对他们致以由衷的感谢。

　　由于编写如此巨大专著的经验不足和能力有限，本书中不足和欠妥之处在所难免，敬希广大读者不吝指正，在此致谢。

1998 年 12 月

获取图书配套增值内容步骤说明

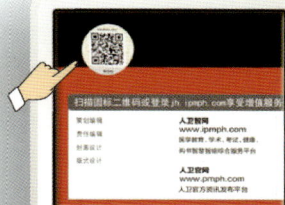

第一步

扫描封底圆形二维码或打开
增值服务激活平台
（ jh.ipmph.com）
注册并登录

第二步

刮开并输入激活码
激活图书增值服务

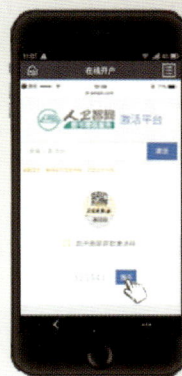

第三步

下载"人卫"APP客户端
或打开人卫图书增值网站

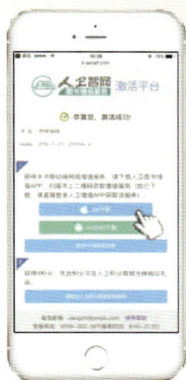

第四步

登录客户端
使用"扫一扫"
扫描书内二维码
即可直接浏览相应资源

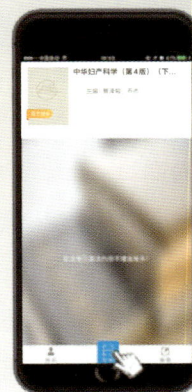

目 录

上 册

中　册

下　册

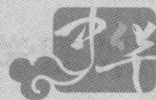

第九篇

妇科肿瘤

第一章
概　论

第一节　妇科肿瘤学的流行病学和病因学

一、流行病学

妇科恶性肿瘤包括子宫内膜癌、卵巢癌、宫颈癌、外阴癌、阴道癌、输卵管癌和妊娠滋养细胞肿瘤等。根据世界卫生组织国际癌症研究署全球癌症观察站(global cancer observatory)数据,全球范围内宫颈癌发病率最高,其次为子宫内膜癌、卵巢癌、外阴癌、阴道癌(表 9-1-1),其他部位妇科恶性肿瘤的发病率都比较低。以下将分别介绍主要妇科肿瘤的流行病学特征。

1. 宫颈癌　2020 年全球估计有 60.4 万宫颈癌新发病例,34.2 万死亡病例,其中 88.1% 的新发病例和 91.4% 的死亡病例发生在中、低收入国家。一些发达国家得益于多年的宫颈癌筛查项目,宫颈癌发病率和死亡率已大幅下降,而在一些发展中国家和地区,宫颈癌仍是影响女性健康的主要恶性肿瘤。

2020 年我国宫颈癌的世标发病率为 10.7/10 万,世标死亡率为 5.3/10 万,新发病例和死亡病例分别占到了全球的

18.2%(10.9 万)和 17.3%(5.9 万);而且近 20 年来发病率和死亡率呈现不同程度的上升,发病年龄也呈现年轻化趋势。据全国肿瘤登记中心报道,2017 年农村地区的发病率和死亡率均略高于城市地区;且均是中部地区最高,西部地区略低,东部最低。近年来我国宫颈癌的 5 年生存率显著提高,由 2003—2005 年的 45.4% 升高到 2012—2015 年的 59.8%,年均增长率达 4.5%。

2. 子宫内膜癌　子宫内膜癌是发生于子宫内膜的上皮性恶性肿瘤,由于原发于子宫体部,故也称为子宫体癌。

发达国家子宫内膜癌较高发,2020 年极高人类发展指数(human development index,HDI)国家女性的子宫内膜癌居女性常见恶性肿瘤的第 4 位,其年龄别发病率(15.9/10 万)是低 HDI 国家(2.9/10 万)的 5 倍多;极高 HDI 国家的子宫内膜癌年龄别死亡率(2.6/10 万)是低 HDI 国家(1.0/10 万)的 2.6 倍。

2020 年我国子宫内膜癌世标发病率为 7.6/10 万,世标死亡率为 1.4/10 万,低于全球平均水平。然而我国子宫内膜癌发病率近 20 年来有上升趋势。与宫颈癌类似,近年来

表 9-1-1　全球和中国 2020 年主要妇科恶性肿瘤的发病率和死亡率(世标)

肿瘤名称	全球				中国			
	发病数/例	发病率(1/10 万)	死亡数/例	死亡率(1/10 万)	发病数/例	发病率(1/10 万)	死亡数/例	死亡率(1/10 万)
宫颈癌	604 127	13.3	341 831	7.3	109 741	10.7	59 060	5.3
子宫内膜癌	417 367	8.7	97 370	1.8	81 964	7.6	16 607	1.4
卵巢癌	313 959	6.6	207 252	4.2	55 342	5.3	37 519	3.3
外阴癌	45 240	0.85	17 427	0.3	3 323	0.29	1 228	0.1
阴道癌	17 908	0.36	7 995	0.16	1 640	0.16	682	0.06

我国子宫内膜癌的 5 年生存率也显著提高,由 2003—2005 年的 55.1% 升高到 2012—2015 年的 72.8%,年均增长率达 5.5%。

3. 卵巢癌 卵巢癌包括卵巢上皮肿瘤、性索间质肿瘤和恶性生殖细胞肿瘤,以及卵巢的非特异性肿瘤和卵巢转移癌。2020 年,全球有近 314 000 例女性被诊断为卵巢癌,近 207 000 例患者死于此病,世标发病率和死亡率分别为 6.6/10 万和 4.2/10 万。2020 年,我国女性卵巢癌新发病例约 55 342 例,世标发病率为 5.3/10 万;死亡 37 519 例,世标死亡率为 3.3/10 万。

因为卵巢癌早期症状少,缺乏有效的筛查手段,2/3 的患者在确诊时已进展至晚期。尽管可以通过化疗和手术对肿瘤进行控制,但是高达 90% 的患者会复发,进而大部分患者死亡,因此病死率较高。近年来我国卵巢癌的 5 年生存率没有明显变化,约为 39%。

4. 外阴癌 超过 75% 的外阴癌为鳞状细胞癌,其他组织学类型包括黑色素瘤、基底细胞癌、前庭大腺腺癌、肉瘤、Paget 病。鳞状细胞癌包括 2 种亚型:①角化型、分化型或单纯型较常见,发生于较年长女性,与 HPV 感染无关,但与外阴营养不良(例如硬化萎缩性苔藓)有关,在发展中国家与慢性性病肉芽肿病变有关。②经典型、疣型或 Bowenoid 型主要与 HPV16、HPV18 和 HPV33 感染有关,见于较年轻女性。2020 年我国外阴癌世标发病率为 0.29/10 万,世标死亡率为 0.10/10 万。尽管近年来全球外阴癌的发病率呈上升和年轻化趋势,但我国尚未呈现增高趋势。

5. 阴道癌 阴道癌大多为鳞状细胞癌,但也可出现黑色素瘤、肉瘤、腺癌以及其他组织学类型,其平均诊断年龄约为 60 岁,但也偶发于二三十岁的女性,其发病率随患者年龄的增加而增加。2020 年阴道癌在全球的世标发病率和死亡率分别为 0.36/10 万和 0.16/10 万,在我国世标发病率和死亡率分别为 0.16/10 万和 0.06/10 万。阴道癌的发病率与外阴癌类似,近年来在全球呈上升和年轻化趋势,但在中国发病和死亡无增高趋势。

6. 妊娠滋养细胞肿瘤 妊娠滋养细胞肿瘤(gestational trophoblastic neoplasia,GTN)是一组由异常增生的滋养层组织构成的恶性肿瘤,可能发生在葡萄胎妊娠或非葡萄胎妊娠之后,包括侵蚀性葡萄胎(invasive mole,IM)、绒毛膜癌(choriocarcinoma,CCA)、胎盘部位滋养细胞肿瘤(placental site trophoblastic tumor,PSTT)和上皮样滋养细胞肿瘤(epithelioid trophoblastic tumor,ETT)等。流行病学调查显示,葡萄胎在中国及亚洲某些地区发病率为 2/1 000 次妊娠;而在欧洲和北美发病率通常小于 1/1 000 次妊娠。CCA 的发病率低,为 1/40 000~9/40 000 次妊娠。PSTT 和 ETT 比绒癌更为罕见,其病例数占所有妊娠滋养细胞肿瘤的 2%~3%。

二、病因学

妇科恶性肿瘤的促癌、抑癌病因是复杂、多因素的,而且病因之间可能存在相互作用;其发病过程也是多步骤、多途径的。下面将分别从遗传因素、个体因素、环境因素 3 个方面进行讨论。

1. 遗传因素

(1)肿瘤家族史:卵巢癌最重要的危险因素是乳腺癌或卵巢癌家族史,高达 25% 的患者具有遗传倾向。遗传性卵巢癌综合征患者中,卵巢癌平均确诊年龄早于散发病例。

(2)林奇综合征:错配修复基因 *MLH1*、*MSH2*、*MSH6* 和 *PMS2* 突变导致的林奇综合征[遗传性非息肉病性结直肠癌(hereditary nonpolyposis colorectal cancer,HNPCC)]患者的卵巢癌平均确诊年龄为 43 岁和 49 岁,*BRCA1* 和 *BRCA2* 携带者的卵巢癌中位确诊年龄分别为 54.0 岁和 59.5 岁。所有子宫内膜癌病例中 2.3% 是由林奇综合征引起的,而在 50 岁以下子宫内膜癌病例中 9% 是由林奇综合征引起的。

(3)种族:白种人女性在所有种族和族裔群体中卵巢癌的发病率最高。与黑种人和西班牙裔女性相比,风险高出 30%~40%。而黑种人发生子宫内膜癌的概率大于其他种族。美洲印第安人与新墨西哥州其他主要族裔群体相比发生葡萄胎的风险更大。

2. 个体因素

(1)年龄:上皮性卵巢癌的发病率随年龄增长而升高。对于年龄 <50 岁的患者,每增长 1 岁,发病风险约增加 2%,而≥50 岁者相应风险增加 11%。年龄对妊娠滋养细胞疾病的发生率也有显著影响,在 40 岁以上高龄孕妇中葡萄胎发病及恶变率明显高于其他年龄段。约 80% 的子宫内膜癌在 55 岁以上的绝经后妇女中诊断出来。

(2)肥胖:子宫内膜癌的危险因素有很多,肥胖是最重要的危险因素之一。体重指数正常的女性罹患子宫内膜癌的终身风险为 3%,当体重指数每增加 5 个单位,风险即增加 50% 以上。

(3)雌激素水平:子宫内膜样癌占子宫内膜腺癌病例的 80%~90%,与过量的雌激素环境密切相关。而当雌激素长期处于较低水平或受孕时雌激素水平较低时,此后再次妊娠发生妊娠滋养细胞瘤的风险增加。

(4)初潮和绝经时间:初潮过早和绝经晚会增加卵巢癌和子宫内膜癌的风险。12 岁后月经初潮的女性发生妊娠滋养细胞瘤的风险增加。

3. 环境因素

(1)感染:超过 99% 的浸润性宫颈癌与高危型人乳头瘤病毒(human papilloma virus,HPV)持续感染有关,HPV 感染是宫颈癌的必要病因。HPV 感染还可导致约 25% 的外阴癌和 78% 的阴道癌。生殖道其他微生物感染,例如沙眼衣原体、单纯疱疹病毒等可能是 HPV 持续感染和进展过程中的协同因素。HIV 感染者往往合并 HPV 感染,HIV 感染者 HPV 感染和宫颈癌的发生率均高于一般女性人群。

(2)吸烟:吸烟是宫颈癌的独立危险因素,也是由 HPV

感染进展为宫颈癌前病变的危险因素。当前或既往吸烟似乎会增加外阴癌和黏液性卵巢癌的风险，但不会增加其他类型上皮性卵巢癌(浆液性、子宫内膜样、透明细胞性)的风险。

（3）性行为：初次性行为年龄过早、多个性伴侣等因素均能增加 HPV 感染的机会，导致宫颈癌的发病风险增加。研究显示，15~16 岁有初始性行为者发生 HPV 感染的危险性是≥21 岁者的 2.55 倍，而不足 15 岁即有初次性行为者 HPV 感染的危险性是≥21 岁者的 3.32 倍。

（4）妊娠次数：再次妊娠发生妊娠滋养细胞瘤的风险明显高于初孕发病者，且发病危险性随着孕次增加而增加，妊娠次数≥3 次的妇女妊娠时发生妊娠滋养细胞瘤的概率明显增加。随着流产次数的增加，妊娠滋养细胞疾病的发病率及恶变率均有所上升。但产次越多，罹患卵巢癌和子宫内膜癌的风险越低。每增加 1 次妊娠，卵巢癌风险下降 8%。风险下降的机制可能是经产女性的终身排卵总数减少。同时，末次妊娠年龄较大(>35 岁)也与风险降低有关。多孕多产可能会增加 HPV 的感染概率，原因可能是多孕、多产影响妇女体内激素水平的变化，降低机体对 HPV 感染的免疫应答，导致 HPV 持续感染或子宫颈病变的进展。

（5）避孕方式：联合口服避孕药使用至少 1 年，可使子宫内膜癌风险降低 30%~50%，可能来自孕激素成分对子宫内膜癌的化学预防作用。含孕激素的宫内节育器也能提供长期的保护。而且通过预防排卵，长期使用复方口服避孕药（combined oral contraceptive,COC）可将卵巢癌的发病风险降低多达 50%。在最后一次使用后，保护持续时间超过 30 年。但曾经使用口服避孕药的妇女发生妊娠滋养细胞瘤的风险增加，同时，在有 HPV 感染的妇女中，宫颈癌的风险随着口服避孕药的使用时间增加而增加。

（6）非对抗性雌激素治疗：非对抗性雌激素治疗是子宫内膜癌另一个重要的潜在诱发因素。美国在 1950—1970 年间，子宫内膜癌发病率稳定于 23.2/10 万水平，但 1975 年美国认识到持续服用雌激素的致癌潜力，子宫内膜癌发病率增加了 43%(33.2/10 万)。随后，美国加强了对雌激素的使用控制，目前联合雌激素加孕激素的激素替代疗法(hormone replacement therapy,HRT)是为绝经后有子宫妇女开出的常规处方，以减少与雌激素相关的子宫内膜癌风险。至 1985 年，美国子宫内膜癌的发病率已经降至 23.4/10 万。他莫昔芬(tamoxifen,TAM)对子宫内膜有适度的非对抗性雌激素的作用，对子宫内膜癌风险的增加几乎只影响绝经后妇女，而且癌症发生率随着他莫昔芬治疗的时间和累积剂量的增加而直线上升。

（7）母乳喂养：母乳喂养对卵巢癌和子宫内膜癌具有保护作用，潜在机制可能是通过延长无排卵时间降低风险。

（8）饮食：食用脂肪含量低，但纤维、胡萝卜素和维生素含量高的食物对卵巢癌可能具有保护作用。

（赵方辉　胡尚英）

第二节　妇科肿瘤生存资料的统计分析

生存资料是通过随访追踪取得的。对病例作随访观察时，一般是从某标准时间开始，如以发病、确诊、入院或手术时间为标准，观察到某个规定时间截止(最好是月末或年末)。所获得的资料可能有以下几种情况：①死于入组时所患的疾病；②死于其他疾病或意外死亡；③至截止日仍存活；④因故(迁居、工作调动)失去联系(失访)。第①种情况观察至研究关注的结局终点，所获得的生存数据是确定的，称为完全数据；其他 3 种情况均未观察到关注的结局终点，称为不完全数据(或删失数据)。在生存资料的分析中，如果简单地删除失访者的信息，则会导致评估结局时的偏倚，如死亡为结局事件时，由于很多失访者是未追踪到但实际上已经死亡的患者，会导致估计的生存率出现虚假偏高。因为失访者在某个失去访问前的时间点及状态仍可贡献一部分信息，故生存分析时可以考虑进来，也就是生存分析中需评估一个结局状态，因此生存资料较为特殊。由于生存时间及其对应的生存结局密不可分，故其结局状态由两者共同组成，同时也因为不完全数据的存在，很多生存分析方法为非参数的估计或检验方法。

对于生存资料的分析，既可以计算生存率，也可以分析生存期的长短；既可以作单因素分析，也可以作多因素分析。根据观察分析的目的、例数的多少，以及观察时间的长短，可以选用不同的方法。本节将针对常见的统计学分析方法进行介绍。

一、生存时间

肿瘤患者的生存时间常呈偏态分布，且含不确定值(不完全数据)，因此，可采用生存时间中位数描述生存时间的长短，而与生存时间中位数的概念截然不同的，中位生存时间则是生存分析中常用且具概括性的专业术语，其定义为：有一半的肿瘤患者出现关注的结局事件时对应的生存时间；而非所有患者生存时间排序后对应的 50% 分位数。如果未出现关注的结局事件者占一半以上时，中位生存时间将无法估计。常见的估计中位生存时间的方法为线性内插法，按照 2 个生存率接近 0.5(最接近 0.5 但大于 0.5 的生存率，最接近 0.5 但小于 0.5 的生存率)对应的生存时间，估计中位生存时间。

如果仅仅考虑肿瘤患者的生存时间分布情况，进行 2 组间生存时间比较时,可以采用常见的非参数检验,如2个独立样本比较的 Wilcoxon 秩和检验(Wilcoxon rank sum test)等,但这仅仅是生存时间分布情况的比较,而中位生存时间是否存在组间差异,需要其他的统计方法进行分析。

二、生存率及生存曲线

常用的估计生存率的方法有2种,Kaplan-Meier 法和寿命表法,前者基于乘积极限法估计累积生存率,大样本、小样本均适用,但是需要确定每个入组对象的生存时间。而当样本量比较大,仅有某些生存时间区间的数据或频数表资料时,可以采用寿命表法进行生存率的估计。生存曲线是以时间 t 为横轴,生存率 P 为纵轴,表示时间与生存关系的函数曲线。由图形可对病例的预期生存时间大于 t 的概率 $P_{(x>t)}$(即生存率)作出估计。

1. Kaplan-Meier 法

(1)生存率及其标准误的计算公式:

$$P_{(x>t)}=\prod[(n-i)/(n-i+1)] \quad (式9-1-1)$$

$$或\ P_{(x>t)}=\prod P_x \quad (式9-1-2)$$

$$S_{P(x>t)}=P_{(x>t)}\sqrt{\sum 1/(n-i)/(n-i+1)} \quad (式9-1-3)$$

$P_{(x>t)}$ 是预期生存时间大于 t 的概率(生存率),$S_{P(x>t)}$ 为与该生存率相应的标准误。式 9-1-1 及式 9-1-3 中,i 为按观察时间由小到大排列的秩次($i=1、2、3、\cdots、n$),n 为总例数。式 9-1-1 右端是指将小于或等于 t 的各个时间段或时间点的生存概率连乘起来。式 9-1-3 根号内则是将相应的 $1/(n-i)/(n-i+1)$ 相加。

(2)生存率及其标准误的计算步骤:

为了便于理解和计算,用列表的方式来进行。

1)将 n 个病例的生存时间 x_i 由小到大排列,并进行秩次编制。当完全数据(如死亡)和删失数据(失访、生存等)对应的生存时间相同时,将死亡者观察值视作最小,排在前面。其中观察时间(生存时间)的单位愈小,精度愈高。如生存期用日计算精度高于用月计算,而用月计算又高于用年计算。

2)列出各时点期初病例数(L_x)。

3)计算各时点的死亡概率(q_x)及生存概率(P_x)。需要注意的是,在生存率计算的时候,由于结局事件(如死亡)

为确定的数据,故先计算每个时间点或时间段的死亡概率,利用死亡概率与生存概率之和为1的原理,估计生存概率,再进行生存概率的连乘,估计累积生存率。其中死亡概率与生存概率的计算公式如下:

$$q_x=\frac{某时点死亡例数}{该时点期初病例数},P_x=1-q_x$$

4)按式 9-1-1 或式 9-1-2 计算活过各时点的生存率 $P_{(x>t)}$。

5)按式 9-1-3 计算生存率的标准误 $S_{P(x>t)}$,以评估其抽样误差。

6)绘制生存率曲线:以随访时间(即死亡者的随访月数)为横轴,所对应的生存率为纵轴,绘制生存率曲线。

【实例说明】 例1:某医生对51例卵巢癌患者进行手术治疗,其中20例行根治术,治疗彻底;31例未能根治,治疗不够彻底(表9-1-2)。两组患者随访结果如下,请计算两组生存率。

表9-1-3是治疗彻底组生存率计算结果。将表9-1-3各栏的计算说明如下:

第(1)栏秩次(i)由 1~n,彻底组 n=20,故由 1~20。

第(2)栏观察月数(X)系将20例随访结果由小到大排列,时间相同的,将死亡者排在前,删失数据(带"+"号标识)排在后。

第(3)栏期初病例数(L_x)系从总例数开始依次递减。如秩次1观察月数为 19^+ 时 L_x=20,因为以后各例均经过了 19^+ 个月;秩次2观察月数为30时,L_x=19,因为秩次1尚未活过30个月。当时间相同时,则其期初病例数相同。如秩次6~9,观察月数均为 61^+,除了秩次 1~5 未过 61^+ 个月,15例均活过此时点,故 L_x=15,秩次 10~11 观察月数均为 69^+,除了秩次 1~9 未活过此时点外,其余11例均活过此时点,故 L_x=11。余类推。最后1个时点期初病例数应为1(如最后2例观察月数相同则为2)。

第(4)栏死亡概率(q_x)的计算方法见表9-1-3,尚生存者(即带 + 号者)死亡概率为0,只计算死亡者对应时点的死亡概率。如秩次2死亡,期初人数为19,故死亡概率为 1/19=0.052 6。同一时点如有多例死亡,则分子应为实际死亡人数。

第(5)栏生存概率(P_x)=1-q_x,即以1减去第(4)栏各相应值获得。如秩次2的 P_x=1-0.052 6=0.947 4。死亡概

表9-1-2 51例卵巢癌不同治疗方案术后随访结果(生存月数)

彻底组(*n*=20)				不彻底组(*n*=31)						
19^+	61^+	69^+	133^+	2^+	7^+	10^+	14^+	20	35	127^+
30	61^+	79^+	169^+	2^+	7^+	11^+	15	21^+	40^+	
31	61^+	81^+	180^+	3	9	12^+	15^+	22	51^+	
41	61^+	113	211^+	4^+	9^+	13^+	15^+	22^+	63	
60^+	69^+	115	304^+	7	10	14	15^+	24	67	

注: + 表示尚生存;无标记为死亡。

表 9-1-3　20 例卵巢癌根治术后生存率的计算

秩次 i	观察月数 X	期初病例数 L_x	死亡病例 q_x	生存概率 P_x	生存率 $P_{(x>t)}$	生存率标准误 $S_{p(x>t)}$
(1)	(2)	(3)	(4)	(5)	(6)	(7)
1	19+	20	0	1	1	
2	30	19	1/19=0.052 6	0.9474	0.947 4	0.051 2
3	31+	18	0	1	0.947 4	
4	41+	17	0	1	0.947 4	
5	60+	16	0	1	0.947 4	
6	61+					
7	61+	15	0	1	0.947 4	
8	61+					
9	61+					
10	69+	11	0	1	0.947 4	
11	69+					
12	79+	9	0	1	0.947 4	
13	81+	8	0	1	0.947 4	
14	113	7	1/7=0.142 9	0.867 1	0.812 0	0.132 8
15	115+	6	0	1	0.812 0	
16	133+	5	0	1	0.812 0	
17	169+	4	0	0	0.812 0	
18	180+	3	0	1	0.812 0	
19	211+	2	0	1	0.812 0	
20	304+	1	0	1	0.812 0	

注: + 表示尚生存;无标记为死亡。

率为 0 时,生存概率即为 1,如秩次 1。

第(6)栏生存率 $P_{(x>t)}$ 按式 9-1-2 计算较为方便。如 $P_{(x>30)}=1 \times 0.947 4=0.947 4$;$P_{(x>113)}=0.947 4 \times 0.857 1=0.812 0$。

第(7)栏生存率标准误 $S_{p(x>t)}$ 系按式 9-1-3 计算。如遇同一时点(观察月数)多例死亡,则秩次 i 取平均秩次。生存者秩次不计算 $S_{p(x>t)}$。

如: $S_{p(x>30)} = 0.947 4 \times \sqrt{1/(20-2)/(20-2+1)} = 0.051 2$

$$S_{P(x>113)} = 0.812 0 \times \sqrt{1/(20-2)/(20-2+1)+1/(20-14)/(20-14+1)}$$
$$= 0.132 8$$

以同样方法将治疗不彻底组的生存率计算结果如表 9-1-4 所示。如:

$P_{(x>3)}=1 \times 0.965 5=0.965 5$

$P_{(x>7)}=0.965 5 \times 0.963 0=0.929 8$

$P_{(x>9)}=0.929 8 \times 0.958 3=0.891 0$

$P_{(x>10)}=0.891 0 \times 0.954 5=0.850 5$

…

$P_{(x>63)}=0.431 2 \times 0.666 7=0.287 5$

$P_{(x>67)}=0.287 5 \times 0.500 0=0.143 7$

第(7)栏生存率标准误 $S_{p(x>t)}$ 按式 9-1-3 计算,在计算器上操作如下:

$S_{P(x>3)}$(秩次 i 为 3),代入式 9-1-3 即(31-3)×(31-3+1)= 0.033 9。

$S_{P(x>7)}$(此例死亡者秩次为 5)=0.047 9。

$S_{P(x>10)}$(下一例死亡为生存 10 个月,秩次为 10)=0.069 3。以此类推。

绘制生存曲线:将表 9-1-3、表 9-1-4 中第(2)栏为横轴,第(6)栏为纵轴,绘制 Kaplan-Meier 生存曲线,如图 9-1-1 所示,可看出根治组生存率高于非根治组。

2. 寿命表法

(1)寿命表法的原理及对中断观察者的处理:

寿命表法的基本原理与 Kaplan-Meier 法相类似,先求出患者在治疗后各时期(如 1 年)的生存概率(P_x),然后根据概率的乘法法则,将各时期生存概率相乘,以求得活过某

表 9-1-4　31 例卵巢癌非根治术后生存率的计算

秩次 i	观察月数 X	期初病例数 L_x	死亡概率 q_x	生存概率 P_x	生存率 $P_{(x>t)}$	生存率标准误 $S_{p(x>t)}$
(1)	(2)	(3)	(4)	(5)	(6)	(7)
1	2^+					
2	2^+	31	0	1	1	
3	3	29	1/29=0.034 5	0.965 5	0.965 5	0.033 9
4	4^+	28	0	1	0.965 5	
5	7					
6	7^+	27	1/27=0.037 0	0.963 0	0.929 8	0.047 9
7	7^+					
8	9					
9	9^+	24	1/24=0.041 7	0.958 3	0.891 0	0.059 6
10	10					
11	10^+	22	1/22=0.045 5	0.954 5	0.850 5	0.069 3
12	11^+	20	0	1	0.850 5	
13	12^+	19	0	1	0.850 5	
14	13^+	18	0	1	0.850 5	
15	14					
16	14^+	17	1/17=0.058 8	0.941 2	0.800 5	0.081 3
17	15					
18	15^+					
19	15^+	15	1/15=0.066 7	0.933 3	0.747 1	0.091 7
20	15^+					
21	20	11	1/11=0.090 9	0.909 1	0.679 2	0.105 6
22	21^+	10	0	1	0.679 2	
23	22	9	1/9=0.111 1	0.888 9	0.603 7	0.117 8
24	22^+					
25	24	7	1/7=0.142 9	0.857 1	0.517 4	0.128 7
26	35	6	1/6=0.166 7	0.833 3	0.431 2	0.133 0
27	40^+	5	0	1	0.431 2	
28	51^+	4	0	1	0.431 2	
29	63	3	1/3=0.333 3	0.666 7	0.287 5	0.147 1
30	67	2	1/2=0.500 0	0.500 0	0.143 7	0.125 4
31	127^+	1	0	1	0.143 7	

注：$^+$ 表示尚生存；无标记为死亡。

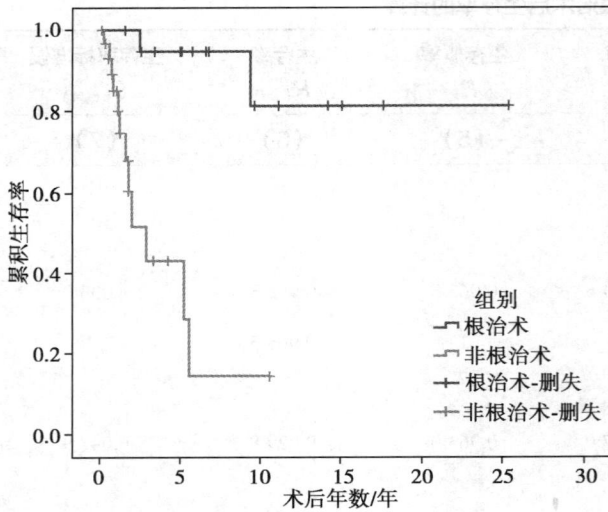

图9-1-1　51例卵巢癌根治组与非根治组术后生存曲线

年后再活过下一时间区间的可能性,即自观察开始到各时点的生存率($_rP_0$)。

如有100例某病术后患者,于第1年内死亡10例,第1年末存活90例,则术后第1年的生存率$_1P_0$=90%;第2年内又死亡5人,第2年末存活85例,则第2年的生存率$_1P_1$=85/90=94.44%,即活过1年再活1年的概率($_1P_1$)为94.44%。若求2年生存率可以由100人中活过2年尚存85例求得$_2P_0$=85/100=85.00%。寿命表法计算时是以各年生存概率相乘求得,即$_2P_0$=90.00%×94.44%=85.00%,获得同样结果。故r年生存率可采用式9-1-4计算。

$$_rP_0 = {_1P_0} \times {_1P_1} \times {_1P_2} \cdots \times {_1P_{r-1}} \qquad (式9-1-4)$$

根据寿命表的原理,计算生存率时要求掌握术后各年末生死情况,但随访数据往往不是整年的,常在一定年限中的某个时点终止观察,如终访、失访和非本病死亡等情况,一律按观察半年看待,即在计算下年度生存概率时,将停止观察人数减去一半。

所谓终访是指统计截止时仍生存的病例,他们的生存期不会正好是整年。如生存超过3年但不足4年的所有例数,其中有的超过3年半,有的不足3年半,把他们一律当观察3年半看待,在计算第4年生存概率时,将第4年中停止观察人数减去一半。失访和非本病死亡者亦按此规定处理。

（2）寿命表法生存率及其标准误计算公式：

式9-1-4亦可写成式9-1-5的形式：

$$_rP_0 = \sum_{x=0}^{r-1} P_x \qquad (式9-1-5)$$

$$P_x = 1 - q_x \qquad (式9-1-6)$$

$$q_x = D_x / L'_x \qquad (式9-1-7)$$

$$L_{x+1} = L_x - D_x - U_x - W_x \qquad (式9-1-8)$$

$$L'_x = L_x - (U_x + W_x)/2 \qquad (式9-1-9)$$

$$_rQ_0 = 1 - {_rP_0} \qquad (式9-1-10)$$

$$S, P_0 = {_rP_0} \times \sqrt{\sum_{x=0}^{r-1} \frac{q_x}{P_x L'_x}} \qquad (式9-1-11)$$

式9-1-5~式9-1-11中各符号的含义如下:

$_rP_0$：由0~r年的生存率(即x+1年的生存率)

$_rQ_0$：由0~r年的病死率(即x+1的死亡率)

P_x：从x到x+1年的一年中生存概率

q_x：从x到x+1年的一年中病死概率

L_x：x年份开始时(期初)的生存人数(观察人数)

L_{x+1}：x+1年开始时的生存人数

D_x：从x到x+1年的一年中死亡人数

U_x：从x到x+1年的一年中失访人数

W_x：从x到x+1年的一年中终访人数

L'_x：从x到x+1年中校正观察人数(或实际观察人年数)

S, P_0：r年生存率的标准误

（3）寿命表法生存率的计算步骤

【实例说明】　例2:某院妇产科1970年1月1日—1991年12月31日住院手术的子宫内膜癌患者150例,统计截止日期为1993年12月31日的随访结果,即全部病例观察2年以上(表9-1-5),请用寿命表法计算其各年生存率。

1）根据资料(表9-1-5)观察时间的长短填写表9-1-6中第（1）栏的组段。本例观察始于1970年1月1日,截至1993年12月31日,共23年,以1年为组段,故从"0~"一直排列"23~"年。

2）根据表9-1-5中的原始记录,先填写表9-1-6中第（2）~（5）栏。按（3）、（4）、（5）、（2）的顺序进行。

第（3）栏病死人数（D_x）即表9-1-5中除外尚生存和失访的病例数（即不带△和＋的病例）。如"1~"(即术后活过1年者)死亡数,从表中数出秩次第1、14、17、50、57、76、100共7例;又如"2~"(即术后过过2年者)死亡数的秩次为第6、19、27、42、58、82、90、114共8例,但秩次第103例不包括在内,因为该例系失访而非死亡。其余各年依此类推。列完后共死亡27例,应与全组死亡总例数相符。

第（4）栏失访人数（U_x）即表9-1-5中带"△"的病例数,共5例,秩次为第21、51、66、103和115,分别于术后生存15、5、4、2、3年失访,分别填入相应的年数内。

第（5）栏终访人数（W_x）即表9-1-5中带"＋"号的病例数,本例由于全部病例均观察在2年以上,（只统计到1991年的病例,未统计1992年和1993年的病例）,故第0和1年无终访例数,第2年以后各组段(年数)的数字可由表9-1-5中由最后1年往前计算。如1991年共手术12例,至统计截止期全部存活(均带＋号),他们至1993年底只观察了2年不足3年,故填入组段"2~"中;又如1990年共手术14例,其中1993年死亡1例,尚存活13例,他们至统计截止期(1993年年底)只观察了3年不足4年,故填入组段"3~"中;再如1989年共手术11例,其中1例于2年后死亡,1例于存活3年后失访,故终访数为9,他们至统计截止期只观

表 9-1-5　某院 1970~1991 年 150 例子宫内膜癌患者术后至 1993 年底随访结果

编号	手术年份/年	死亡年份/年	存活年数/年	编号	手术年份/年	死亡年份/年	存活年数/年	编号	手术年份/年	死亡年份/年	存活年数/年	编号	手术年份/年	死亡年份/年	存活年数/年
1	1970	1971	1	39	1978		15+	77	1984	1989	5	115	1989	1992△	3
2	1970		23+	40	1978		15+	78	1984		9+	116	1989		4+
3	1970		23+	41	1978		15+	79	1984		9+	117	1989		4+
4	1970		23+	42	1979	1981	2	80	1984		9+	118	1989		4+
5	1970		23+	43	1979		14+	81	1984		9+	119	1989		4+
6	1971	1973	2	44	1979		14+	82	1985	1987	2	120	1989		4+
7	1971		22+	45	1979		14+	83	1985		8+	121	1989		4+
8	1971		22+	46	1979		14+	84	1985		8+	122	1989		4+
9	1972	1975	3	47	1979		14+	85	1985		8+	123	1989		4+
10	1972	1976	4	48	1980	1985	5	86	1985		8+	124	1989		4+
11	1972		21+	49	1980		13+	87	1985		8+	125	1990	1993	3
12	1972		21+	50	1981	1982	1	88	1985		8+	126	1990		3+
13	1972		21+	51	1981	1986△	5	89	1985		8+	127	1990		3+
14	1973	1974	1	52	1981		12+	90	1986	1988	2	128	1990		3+
15	1973	1978	5	53	1981		12+	91	1986		7+	129	1990		3+
16	1973		20+	54	1981		12+	92	1986		7+	130	1990		3+
17	1974	1975	1	55	1981		12+	93	1986		7+	131	1990		3+
18	1974		19+	56	1981		12+	94	1986		7+	132	1990		3+
19	1975	1977	2	57	1982	1983	1	95	1986		7+	133	1990		3+
20	1975	1983	8	58	1982	1984	2	96	1986		7+	134	1990		3+
21	1975	1990△	15	59	1982		11+	97	1986		7+	135	1990		3+
22	1975		18+	60	1982		11+	98	1986		7+	136	1990		3+
23	1975		18+	61	1982		11+	99	1986		7+	137	1990		3+
24	1975		18+	62	1982		11+	100	1987	1988	1	138	1990		3+
25	1975		18+	63	1982		11+	101	1987		6+	139	1991		2+
26	1976	1979	3	64	1982		11+	102	1988	1991	3	140	1991		2+
27	1976	1978	2	65	1983	1986	3	103	1988	1990△	2	141	1991		2+
28	1976		17+	66	1983	1987△	4	104	1988		5+	142	1991		2+
29	1976		17+	67	1983		10+	105	1988		5+	143	1991		2+
30	1976		17+	68	1983		10+	106	1988		5+	144	1991		2+
31	1977	1984	7	69	1983		10+	107	1988		5+	145	1991		2+
32	1977		16+	70	1983		10+	108	1988		5+	146	1991		2+
33	1977		16+	71	1983		10+	109	1988		5+	147	1991		2+
34	1977		16+	72	1983		10+	110	1988		5+	148	1991		2+
35	1978	1981	3	73	1983		10+	111	1988		5+	149	1991		2+
36	1978		15+	74	1983		10+	112	1988		5+	150	1991		2+
37	1978		15+	75	1983		10+	113	1988		5+				
38	1978		15+	76	1984	1985	1	114	1989	1991	2				

注:△表示失访时间;+表示尚生存;无标记为死亡。

表 9-1-6　150 例子宫内膜癌术后生存率的计算(寿命表法)

术后年数 $X\sim$	初期生存年数 L_x	病死人数 D_x	失访人数 U_x	终访人数 W_x	校正观察人数 L'_x	病死概率 q_x	生存概率 P_x	X+1年生存率 $_rP_0$	$P_x L'_x$ (6)×(8)	$q_x/P_x L'_x$ (7)/(10)	(11)栏累计数 $\sum_{x=0}^{r-1} q_x/P_x L'_x$	生存率的标准误 $S_r P_0$
(1)	(2)	(3)	(4)	(5)	(6)	(7)	(8)	(9)	(10)	(11)	(12)	(13)
0~	150	0	0	0	15	0	1.000 0	1.000 0	150.00	0	0	0
1~	150	7	0	0	150	0.046 7	0.953 3	0.953 3	143.00	0.000 327	0.000 327	0.017 2
2~	143	8	1	12	136.5	0.058 6	0.941 4	0.897 4	128.50	0.000 456	0.000 783	0.025 1
3~	122	6	1	13	115	0.052 2	0.947 8	0.850 6	109.00	0.000 479	0.001 262	0.030 2
4~	102	1	1	9	97	0.010 3	0.989 7	0.841 8	96.00	0.000 107	0.001 369	0.031 1
5~	91	3	1	10	85.5	0.035 1	0.964 9	0.812 3	82.50	0.000 425	0.001 794	0.034 4
6~	77	0	0	1	76.5	0	1	0.812 3	76.50	0	0.001 794	0.034 4
7~	76	1	0	9	71.5	0.014 0	0.986 0	0.800 9	70.50	0.000 199	0.001 993	0.035 8
8~	66	1	0	7	62.5	0.016 0	0.984 0	0.788 1	61.50	0.000 260	0.002 253	0.037 4
9~	58	0	0	4	56	0	1	0.788 1	56.00	0	0.002 253	0.037 4
10~	54	0	0	9	49.5	0	1	0.788 1	49.50	0	0.002 253	0.037 4
11~	45	0	0	6	42	0	1	0.788 1	42.00	0	0.002 253	0.037 4
12~	39	0	0	5	36.5	0	1	0.788 1	36.50	0	0.002 253	0.037 4
13~	34	0	0	1	33.5	0	1	0.788 1	33.50	0	0.002 253	0.037 4
14~	33	0	0	5	30.5	0	1	0.788 1	30.50	0	0.002 253	0.037 4
15~	28	0	1	6	24.5	0	1	0.788 1	24.50	0	0.002 253	0.037 4
16~	21	0	0	3	19.5	0	1	0.788 1	19.50	0	0.002 253	0.037 4
17~	18	0	0	3	16.5	0	1	0.788 1	16.50	0	0.002 253	0.037 4
18~	15	0	0	4	13.0	0	1	0.788 1	13.00	0	0.002 253	0.037 4
19~	11	0	0	1	10.5	0	1	0.788 1	10.50	0	0.002 253	0.037 4
20~	10	0	0	1	9.5	0	1	0.788 1	9.50	0	0.002 253	0.037 4
21~	9	0	0	3	7.5	0	1	0.788 1	7.50	0	0.002 253	0.037 4
22~	6	0	0	2	5	0	1	0.788 1	5.00	0	0.002 253	0.037 4
23~	4	0	0	4	2	0	1	0.788 1	2.00	0	0.002 253	0.037 4

察了 4 年不足 5 年,故填入组段 "4~" 中;其余组段依此类推。

第(2)栏期初生存人数(L_x),由于本组全部病例均存活在 1 年以上,故前 2 个组段 "0~" 和 "1~" 期初生存人数均为 150,即总观察人数。其他各年 L_x 按式 9-1-5 推算($L_{x+1}=L_x-D_x-U_x-W_x$)。即下一年度的期初人数系由前一年期初人数减去死亡、失访和终访人数而得。如:

L_{1+1}(即 L_2)$=150-7-0-0=143$

L_{2+1}(即 L_3)$=143-8-1-12=122$

L_{3+1}(即 L_4)$=122-6-1-13=102$

……

L_{22+1}(即 L_{23})$=6-0-0-2=4$

3)按式 9-1-9 计算第(6)栏校正观察人数(L'_x),即由期初生存人数减去失访和终访人数的一半。如:

$L'_1=150-1/2(0+0)=150$

$L'_2=143-1/2(1+12)=136.5$

$L'_3=122-1/2(1+13)=115$

……

$L'_{23}=4-1/2(0+4)=2$

4)按式 9-1-7 和式 9-1-6 计算和写出病死概率(q_x)和生存概率(P_x),结果填入第(7)、(8)栏。如:

$q_1=7/150=0.046\ 7$,$P_1=1-0.046\ 7=0.953\ 3$

$q_2=8/136.5=0.058\ 6$,$P_2=1-0.058\ 6=0.941\ 4$

$q_3=6/115=0.052\ 2$,$P_3=1-0.052\ 2=0.947\ 8$

……

$q_{23}=0/2=0$,$P_{23}=1-0=1.000$

5)可按式 9-1-5 ($_rP_0=\prod_{x=0}^{r-1} P_x$) 和 9-1-10 ($_rQ_0=1-_rP_0$)

计算并写出 $X+1$ 年生存率（$_rP_0$）和 $X-1$ 年病死率（$_rQ_0$），将前者填入表9-1-6中第（9）栏，后者可不列入表中。式中 $\prod$ 为相乘符号，P_x 为生存概率，$\prod_{r-1}={}_0P_x$ 意思即为术后开始至某年（r 年）的前一年（$r-1$ 年）的各生存率（P_x）相乘之积。其中第（9）栏第1个生存率系从第（8）栏抄过来的。

$$_1P_0=1.000\ 0\times0.953\ 3=0.953\ 3$$
$$_2P_0=1.000\ 0\times0.953\ 3\times0.941\ 4=0.897\ 4$$
$$_3P_0=1.000\ 0\times0.953\ 3\times0.941\ 4\times0.978\times0.947\ 8=0.850\ 6$$
…

如果不计算生存率的标准误,寿命表生存率的计算即已完成(共9栏);如果要计算生存率的标准误则必须经过第(10)~(12)栏的步骤,方可获得第(13)栏的结果。下面继续介绍生存率标准误的计算。

6）按式9-1-11（$S_rP_0={}_rP_0\times\sqrt{\sum_{x=0}^{r-1}\frac{q_x}{P_xL_x'}}$）计算各年生存率的标准误 S_rP_0。计算时首先求出式中根号内数值,列于表9-1-6中第(10)、(11)和(12)栏,最后以第(12)栏数值开方乘以第(9)栏数值即得。将结果填入第(13)栏。

本例1年内无死亡病例,故不求 S_1P_0。

$$S_2P_0=0.953\ 3\times\sqrt{\frac{0.046\ 7}{0.953\ 3\times150}}=0.953\ 3\times\sqrt{0.000\ 327}=0.017\ 2$$

$$S_3P_0=0.897\ 4\times\sqrt{0.000\ 327+\frac{0.058\ 6}{0.941\ 4\times136.5}}$$
$$=0.897\ 4\times\sqrt{0.000\ 783}=0.025\ 1$$

……

7）绘制生存曲线（图9-1-2）。绘制时各年份生存率应标记在各组段的上界,如"1~"其对应的生存率应标在横轴的"2"对应处,意思是第2年开始时的生存率为95.33%。本例由于术后第1年无死亡,故第1年开始时生存率为100%。

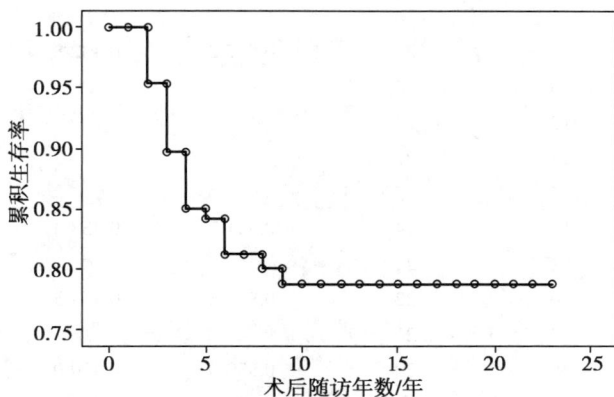

图9-1-2 150例子宫内膜癌术后生存率曲线

三、生存率比较

在进行2个或多个样本生存率的差异性比较,即比较各样本不同时点生存率的差异时,常见的方法包括 Log-rank 检验和 Breslow 检验,前者是 Mantel 提出的,其思想是在两组或多组理论生存函数相等的假设下,根据每组生存数据各个时刻中尚存活的患者数计算理论死亡数,然后将理论死亡数与实际死亡数进行比较,作 χ^2 检验。

1. 列表将两组或多组的生存时间(包括死亡者在内)混合,按由小到大的顺序排列,并标出组号(K),记录死亡人数(δ_x),填入表9-1-8第(1)~(3)栏。

2. 写出各组及合计的各时点期初病例数(即生存数)(L_{xk}),填入表9-1-8第(4)~(6)栏。

3. 根据各时点两组或多组病死率相等的假设,按式9-1-12计算两组或多组各时点的理论死亡人数(d_{xk})。

$$d_{xk}=L_{xk}\times\frac{\delta_x}{L_x} \qquad （式9-1-12）$$

式9-1-12中 d_{xk} 和 δ_x 分别代表各时点(x)理论死亡和实际死亡人数,K 为组别,L_{xk} 代表某组各时点期初病例(生存)人数,L_x 代表各时点各组期初合计的病例数。

4. 求两组或多组总的理论死亡数,即表9-1-8第(7)、(8)栏合计数。按式9-1-13作 χ^2 检验。

$$\chi^2=\sum\frac{(A-T)^2}{T} \qquad （式9-1-13）$$

式9-1-13中 A 为各组总的实际死亡人数,T 为各组总的理论死亡人数。

5. 根据计算的统计量的值,采用查表法,确定 P 的范围;根据统计量的分布,估计 P 值。

【实例说明】 例3:以某医生同期观察的一组卵巢癌(高分化18例,低分化22例)的生存时间为例[表9-1-7第(1)、(3)栏],请用 Log-rank 检验法比较两组的生存期有无差异。

表9-1-8中各栏的计算方法说明如下:

1）第(2)栏为两组观察月数混合按小到大顺序排列。即将表9-1-7中第(1)、(3)栏生存时间混排,共计40例。同一时点,死亡者排在前面。

第(1)栏为第(2)栏各观察月数对应的组别。本例"1"代表高分化组,"2"代表低分化组,分别为18和22例。

第(3)栏为第(2)栏不带"+"号的死亡数,时点相同的合并计算。本例没有相同时点死亡2例及以上者,故均为1。

第(4)栏和第(5)栏分别为高分化和低分化组各时点期初病例数(L_{X1}、L_{X2})。可以依次由上而下或由下而上同时写出,如秩号1、2观察月数相同,均为 2^+ 个月,为2组的病例,在此时点1组18例均存活,故 L_{X1} 均为18,2组22例亦均存活,故 L_{X2} 均为22;秩号3观察月数为 4^+,系2组的病例,此时点1组的18例均存活,L_{X1} 为18,2组由于秩号"1、2两例未进入此阶段,故少2人,L_{X2} 为20;秩号4、5、6观察月数均为7,其中2组2例,1组1例,在此时点1组18例均存活,故 L_{X1} 仍为18,2组在时点7处少了秩号1~3的3例,故为19,时点 7^+ 时,又少了(死亡)秩号4的1例,故 L_{X2} 为18,这是由上往下推算的方法。

表 9-1-7　不同分化程度卵巢癌患者术后生存期

高分化组（n=18）				低分化组（n=22）			
生存月数（1）	秩号（2）	生存月数（1）	秩号（2）	生存月数（3）	秩号（4）	生存月数（3）	秩号（4）
7+	5.5	79+	31	2+	1	21+	18
10	9	115+	34	2+	2	22+	20
11+	10	127+	35	4+	3	24	21
15+	14.5	133+	36	7	4	30	22
19+	16	169+	37	7+	5.5	31+	23
20	17	180+	38	9	7	35	24
22	19	304+	40	9+	8	60+	27
40+	25			13+	11	63	30
41+	26			14	12	81+	32
61+	28			14+	13	113	33
61+	29			15+	14.5	211+	39
秩和			450				370

注：+号表示尚生存；无标记为死亡。

表 9-1-8　高分化和低分化卵巢癌理论病死数的计算

秩号	组别 K	观察月数 X	病死数 δ_x	期初病例生存数			理论死亡数	
				高分化 L_{x1}	低分化 L_{x2}	合计 L_x	高分化 d_1	低分化 d_2
	（1）	（2）	（3）	（4）	（5）	（6）	（7）	（8）
1	2	2+		18	22	40		
2	2	2+		18	22	40		
3	2	4+		18	20	38		
4	2	7	1	18	19	37	0.486 5	0.513 5
5	2	7+		18	18	36		
6	1	7+		18	18	36		
7	2	9	1	17	17	34	0.500 0	0.500 0
8	2	9+		17	16	33		
9	1	10		17	15	32	0.531 2	0.468 8
10	1	11+		16	15	31		
11	2	13+		15	15	30		
12	2	14	1	15	14	29	0.517 2	0.482 8
13	2	14+		15	13	28		
14	1	15+		15	12	27		
15	2	15+		15	12	27		
16	1	19+		14	11	25		
17	1	20	1	13	11	24	0.541 7	0.458 3
18	2	21+		12	11	23		
19	1	22	1	12	10	22	0.545 5	0.454 5
20	2	22+		11	10	21		
21	2	24	1	11	9	20	0.550 0	0.450 0
22	2	30	1	11	8	19	0.578 9	0.421 1
23	2	31+		11	7	18		
24	2	35	1	11	6	17	0.647 1	0.352 9
25	1	40+		11	5	16		
26	1	41+		10	5	15		
27	2	60+		9	5	14		
28	1	61+		9	4	13		

秩号	组别 K	观察月数 X	病死数 δ_x	期初病例生存数			理论死亡数	
				高分化 L_{x1}	低分化 L_{x2}	合计 L_x	高分化 d_1	低分化 d_2
	(1)	(2)	(3)	(4)	(5)	(6)	(7)	(8)
29	1	61^+		9	4	13		
30	2	63	1	7	4	11	0.636 4	0.363 6
31	1	79^+		7	3	10		
32	2	81^+		6	3	9		
33	2	113	1	6	2	8	0.750 0	0.250 0
34	1	115^+		6	1	7		
35	1	127^+		5	1	6		
36	1	133^+		4	1	5		
37	1	169^+		3	2	5		
38	1	180^+		2	1	3		
39	2	211^+		1	1	2		
40	1	304^+		1	0	1		
合计			11				6.284 5	4.715 5

注:$^+$号表示尚生存;无标记为死亡。

如果采用由下往上推算,则可直接计数获得,更为简便。如高分化组秩号 40 时,系 1 组病例,其以上的病例存活均短于此时点,故 L_{x1} 为 1,而 2 组尚无 1 例活过此时点,故 L_{x2} 为 0;秩号 39 处,系 2 组病例,1 组由于下方 1 例生存 304^+ 个月,当然超过了 211^+ 个月,故 L_{x1} 仍为 1,L_{x2} 则为 1;再往上秩号 34~38,均系 1 组的病例,L_{x1} 由下往上递加 1 即可(即 2、3、4、5),L_{x2} 则与其无关,仍为 1;再往上秩号 33 处,系 2 组病例,存活 113 个月后死亡,在此时点 1 组较她存活长的有 6 例,故 L_{x1} 为 6,2 组则为 2 例(即第 33 和 39 两例),故 L_{x2} 为 2;依此类推一一填入。

第(6)栏系第(4)和第(5)栏的和,其数值的规律亦是由上而下递减。如果上方有 2 例或多例数值相同,其下方数值则为递减 2 例或多例。如秩号 1、2 第(6)栏 L_x 均为 40,则秩号 3 处系 40−2=38,符合此规律表示第(4)、(5)栏推算无错。

第(7)和第(8)栏为两组理论死亡人数,只计算与死亡病例对应的时点,按式 9-1-12 进行。两组理论死亡数之和与实际死亡数相等,故只要计算其中之一即可推算出另一组理论数。计算结果一般为小数,为保总计算结果的准确性,小数一般取 4 位。举例说明如下:

秩号 1~3 均尚生存不计算,秩号 4 死亡 1 例,观察月数为 7,故 $d_{7.1}=18\times1/37=0.486\,5$,$d_{7.2}=19\times1/37=0.513\,5$ 或 $d_{7.2}=1-0.486\,5=0.513\,5$($d_{7.1}$、$d_{7.2}$ 分别表示第 7 个月时第 1 和第 2 组的理论死亡数)。

下一例死亡者为秩号 7,观察月数为 9,故 $d_{9.1}=17\times1/34=0.500\,0$,$d_{9.2}=17\times1/34=0.500\,0$。

再下一例死亡者为秩号 9,观察月数为 10,故 $d_{10.1}=17\times1/32=0.531\,2$,$d_{10.2}=15\times1/32=0.468\,8$。

依此类推。

2)求两组总的(合计)理论死亡人数。即第(7)、(8)栏的合计。本例分别为 6.284 5 和 4.715 5,两理论数相加为 11,应与实际死亡数(第 3 栏下方合计数)一致。

3)按式 9-1-13 计算 χ^2 值。本例高分化组实际死亡 3 例(秩号 9、17 和 19),故 A1=3,理论死亡 6.284 5 例(T1);低分化组实际死亡 8 例(秩号 4、7、12、21、22、24、30 和 33),故 A2=8,理论死亡应为 4.715 5 例(T2),代入式 9-1-13 得:

$$\chi^2=\frac{(3-6.284\,5)^2}{6.284\,5}+\frac{(8-4.715\,5)^2}{4.715\,5}=4.004,P<0.05$$

4)经 Log-rank 检验,两组间生存率存在统计学差异,高分化组生存率高于低分化组。

四、Cox 比例风险模型分析

前面介绍的各种生存率的计算和分析方法,均只考虑一个因素,但生存期的长短不仅与治疗措施或病理类型有关,而是同时受诸多因素的影响,如治疗方法、病理分类、临床分期、病情程度、年龄等。把这类因素称为危险因素或伴随变量。常用 Cox 比例风险回归模型(Cox's proportional hazard model)进行分析。

(一)数学原理及思想

用 Cox 回归分析的资料特点及方法如下:设有 n 个病例,与之相关的危险因素有 P 个,即 X_1、$X_2\cdots X_p$(自变量),生存时间为 Time,Y 为生存结局变量(发生了关注的结局事件;未观察到关注的结局事件),数据结构如表 9-1-9 所示。

表 9-1-9 数据结构

例号	X_1	X_2	X_3	……	X_P	Time	Y
1	X_{11}	X_{12}	X_{13}	……	X_{1P}	T_1	Y_1
2	X_{21}	X_{22}	X_{23}	……	X_{2P}	T_2	Y_2
3	X_{31}	X_{32}	X_{33}	……	X_{3P}	T_3	Y_3
…	…	…	…	…	…	…	…
n	X_{n1}	X_{n2}	X_{n3}	……	X_{np}	T_n	Y_n

表中 X 的第 1 个下标表示病例编号,第 2 个下标表示第几个变量,T_1、T_2…表示每个病例的生存时间,Y 则表明生存或死亡。

1. Cox 回归模型 在 P 个因素同时影响生存过程的情况下,在时点 t 的风险率(hazard rate)或风险函数[hazard function h(t)]是其基础风险函数 $h_0(t)$ 与相应伴随变量的函数的乘积,写成数学表达式为:

$$h(t)=h_0(t)\,exp(\beta_1X_1+\beta_2X_2+\cdots+\beta_pX_p) \quad (\text{式 9-1-14})$$

以下为了便于理解,以死亡作为上述风险而对式中符号加以说明:

h(t):表示在时点 t 的死亡率;

$h_0(t)$:表示在时点 t 的基本死亡率(即不存在因素 X_1、$X_2\cdots X_p$ 影响的死亡率);

β_1:回归系数,其意义是:当因素 X_1 每改变 1 个测量单位时所引起的相对危险度的自然对数改变量[即 $HR=exp(\beta_1)$]。若 X_1 对生存无影响,则理论上 $\beta_1=0$,即 $exp(\beta_1X_1)=1$。其他 $\beta_2,\beta_3,\cdots,\beta_p$ 类此。

Cox 比例风险模型是假定 1 名具有一组自变量 X_{i1}、X_{i2}、$X_{i3}\cdots\cdots X_{ip}$ 的患者(下标 i 表示病例号)的风险函数 $h_i(t)$ 与其基本风险函数 $h_0(t)$ 成比例,其比例数为:$exp(\beta_1X_1+\beta_2X_2+\cdots+\beta_pX_p)$。

2. 回归系数的计算原理 Cox 提出了一种构造似然函数的方法称为偏似然函数(partial likelihood function)。设总共观察的 n 名患者的生存时间分别为 t_1、$t_2\cdots\cdots t_n$,将 n 个患者的生存时间按由小到大的顺序重新加以排列,排列后的顺序仍用 t_i 表示,$t_1<t_2<\cdots<t_n$。以时间 t_i 来说,凡是生存时间等于及长于 $t_i(\geq t_i)$ 的所有患者称为在时间 t_i 上的一个危险集,用 $R(t_i)$ 表示。其意义是:这一群患者虽然在 t_i 上尚生存,但处于危险之中,在以后将陆续死亡。例如在 t_1 上这一危险集 $R(t_1)$ 包括所有 n 例患者,顺序化后,当第 1 名患者在时间 t_1 上死亡(或失访)后,则在时间 t_2 上的危险集 $R(t_2)$ 中就只包含 n-1 例患者了。随着患者逐渐退出观察,危险集中所包含的患者数也随之越来越少,到时间 t_n 时,危险集 $R(t_n)$ 中只有 1 例患者(第 n 例),随着最后 1 名患者退出观察,危险集也消失。

偏似然函数 L 的具体构造见有关参考书。根据最大似然估计法的原理,可求得 β_i 的最大似然估计值。

3. Cox 模型的假设检验 无效假设为总体的所有 β_i 为 0,计算出没有协变量时的似然比 L_0 和有 P 个协变量时的似然比 L_1,似然比统计量 $G=2(L_nL_1-L_nL_0)$ 服从自由度为 P 的 χ^2 分布。以上计算可由计算机软件(SAS、STAT、SPSS 等)实现。

4. 模型中各变量间危险度大小的比较 回归系数 β_i 反映了因素 X_i 相对危险度的大小。如果比较不同因素间的相对危险度大小,需要消除变量量纲的影响,为此采用标准化回归系数 β'_i($\beta'_i=\beta_iS_i$)进行比较。β'_i 越大,其因素的相对危险度就越大。

(二)Cox 模型应用举例

例4:某院妇产科从 1960—1985 年间收治卵巢癌患者 51 例,记录了病理诊断、临床分期、组织学分类、手术情况以及生存和死亡时间列于表 9-1-10,试分析上述各因素对生存的影响。

1. 资料的类型及预处理 在 51 例卵巢癌随访资料中,生存时间为定量数据;而病理诊断、临床分期、分化程度、手术情况及生存与否为分类定性数据,必须进行定量化,其方法如下:

生存否为二值型,可赋值为:1= 死亡;0= 生存。

病理诊断为无序多值型,分为浆液癌、黏液癌、浆黏混合癌、子宫内膜样癌、透明细胞癌、乳头腺癌和低分化腺癌共7种。由于透明细胞癌和乳头腺癌人数均较少,姑且合并为一类(亦可视情况合并其他类型),故最后按 6 种划分,可采用 5 个哑变量作分类变量的代号,其赋值为:

X_1 为:1= 浆液癌;0= 其他;

X_2 为:1= 黏液癌;0= 其他;

X_3 为:1= 混合癌;0= 其他;

X_4 为:1= 子宫内膜样癌;0= 其他;

X_5 为:1= 透明细胞或乳头腺癌;0= 其他;

当 $X_1=X_2=X_3=X_4=X_5=0$ 时为低分化腺癌。

临床分期为有序多值型,分Ⅰ、Ⅱ、Ⅲ、Ⅳ 4 种,可用 1 个变量 X_6 表示,其 X_6 赋值为:1=Ⅰ;2=Ⅱ;3=Ⅲ;4=Ⅳ。

分化程度亦为有序多值型,分高分化、中分化和低分化 3 种,可用 1 个变量 X_7 表示,其赋值为:3= 高分化;2= 中分化;1= 低分化。

手术情况为无序二值型,可用 1 个变量 X_8 表示,其赋值为:0= 不彻底;1= 彻底。

T 为生存时间,按数量输入。

表 9-1-10　51 例卵巢癌患者的生存资料

例号	病理诊断	临床分期	分化程度	手术情况	生存时间/月
1	浆液癌	I	中	A	69+
2	浆液癌	I	低	A	60+
3	浆液癌	I	高	A	61+
…	…	…	…	…	…
9	浆液癌	III	低	B	35
10	浆液癌	III	低	B	14
…	…	…	…	…	…
19	黏液癌	I	高	A	61+
20	黏液癌	I	高	A	304+
…	…	…	…	…	…
23	黏液癌	IV	高	B	10
24	黏液癌	III	低	B	7
…	…	…	…	…	…
27	浆黏液混合癌	III	中	B	15
31	子宫内膜样癌	III	低	A	30
32	子宫内膜样癌	III	高	B	20
36	透明细胞癌	I	高	A	115+
…	…	…	…	…	…
41	透明细胞癌	I	中	B	67
42	乳头腺癌	II	低	B	22-
43	乳头腺癌	II	中	B	51-
…	…	…	…	…	…
46	低分化腺癌	II	低	A	113
…	…	…	…	…	…
50	低分化腺癌	III	低	B	9+
51	低分化腺癌	III	低	B	9

注：+表示尚生存；A表示手术彻底，B表示不彻底；无标记为死亡。

2. 数据编码 为了利用统计分析软件（SAS、STAT、SPSS 等）进行统计处理,需要按照上述介绍的赋值数值,将表 9-1-10 中的原始数据（51 例）进行数字类型的变量编码。

3. 统计分析 利用 SAS PROC PHREG 进行分析。Cox 模型的显著性检验显示：不存在协变量时，$-2\log=92.119$；存在协变量时,其判定最大似然函数统计量 $-2\log=51.782$，$P=0.000\ 1$。说明含有 8 个自变量的 Cox 比例模型有统计学差异。表 9-1-11 为 Cox 回归模型中的各变量的参数估计及其统计学显著性检验。变量 X_3（混合癌）、X_6（临床分期）、X_7（分化程度）、X_8（手术彻底与否）达到了统计学的显著性（$P<0.05$）,X_1（浆液癌）、X_2（黏液癌）、X_4（子宫内膜样癌）、X_5（透明细胞癌或乳头腺癌）不显著（$P>0.05$）。

4. 结果解释 混合癌、临床分期、分化程度、手术彻底与否是卵巢癌的独立预后因素。混合癌患者死亡风险是低分化腺癌患者的 15.673 倍。卵巢癌患者临床分期每增一级，其死亡风险增大 15.372 倍。卵巢癌患者的分化程度每增加一等级（由低→中→高）,其死亡风险下降 73.9%。手术彻底治疗的卵巢癌患者比不彻底治疗患者的死亡风险减少了 95.5%。

五、肿瘤干预措施有效性研究中常见的结局指标

世界范围内,抗肿瘤治疗方案优化与药物研发在源源不断的开展中。对于肿瘤患者,延长生命时间是证实干预措施有效的直接证据,故在评估干预措施有效性的临床研究或药物研发临床试验中,总生存期（overall survival,OS）,是迄今为止评价抗肿瘤干预措施效果最可靠的临床试验终点。而 OS 作为评价干预措施的主要结局或终点指标（endpoint）,通常需要对较大样本的受试者人群、长时间的观察方能得到,故缩小研发的周期,干预措施相对应的临床研究策略（评价指标及评价方案）也在不断优化。20 世纪 70 年代,客观缓解率（objective response rate,ORR）被提出,成为某些抗肿瘤药物临床试验中替代性的主要指标,但后续发

表 9-1-11　最大似然估计法分析结果

变量	自由度	参数	标准误	卡方值	P	相对危险度
X_1	1	−2.397 044	1.226 57	3.819 17	0.050 7	0.091
X_2	1	0.873 076	1.061 04	0.677 08	0.410 6	2.394
X_3	1	2.751 938	1.230 76	4.999 58	0.025 4*	15.673
X_4	1	1.595 735	1.192 90	1.789 42	0.181 0	4.932
X_5	1	2.219 574	1.473 29	2.269 68	0.131 9	9.203
X_6	1	2.732 574	0.949 13	8.288 88	0.004 0*	15.372
X_7	1	−1.344 250	0.595 23	5.100 23	0.023 9*	0.261
X_8	1	−3.090 551	1.090 22	8.036 04	0.004 6*	0.045

注：*P 小于 0.05。

现 ORR 反映了肿瘤大小的改变,但与更直接反映生存改善的指标,如生存期改善、患者生活质量提高等的相关性不大,故又相继提出将无病生存期(disease free survival,DFS)等其他替代性或联合的终点指标作为终点指标。症状和体征的改善通常被认为是临床受益,如体重的增加、疼痛的减轻或止痛药用量减少等,但由于有一定的主观性,故与症状相关的终点指标应与其他更为客观的终点指标联合使用。

常见的抗肿瘤药物临床试验中需要同时对药物的有效性和安全性指标进行评估。有效性的终点指标主要包括 OS、基于肿瘤测量的终点指标、基于症状评估的终点指标。该部分将以抗肿瘤药物研发为例,介绍现有临床试验中常见的结局指标及对应的优缺点,具体可参考原国家食品药品监督管理局发布的《抗肿瘤药物临床试验技术指导原则》《抗肿瘤药物临床试验终点技术指导原则》等。

(一)总生存期

总生存期(OS)定义为从干预措施实施或随机化开始到因各种原因导致受试者死亡之间的时间。由于该终点以死亡日期作为依据,故指标较为明确,在研究中能充分评价生存期时,它通常是首选终点指标。相对应的关键统计学指标包括中位生存时间(生存期)、生存率、死亡风险比(hazard ratio,HR)。但在该类指标为终点的临床试验中,实施和分析存在一定的困难,如需要大样本量、随访期较长,及后续抗肿瘤治疗可能会对生存时间长短产生干扰。

(二)基于肿瘤测量的终点指标

当选择基于肿瘤测量的临床试验终点指标时,因为对肿瘤测量的方法及精确性不同,故应对该终点在抗肿瘤药物临床获益评价中的不确定性和偏倚进行评估,并开展独立、重复的临床试验进行交叉验证。该终点指标不适用于没有明确边界的肿瘤的评估(例如恶性间皮瘤等)。以药物干预后或随机化后为观察的起点,以随访中出现的不同结局(缓解、进展等)或其对应的生存期,定义为不同的终点指标,主要包括客观缓解率(objective remission rate,ORR)、无病生存期(disease-free survival,DFS)、疾病进展时间(time to progression,TTP)、无进展生存期(progression free survival,PFS)和治疗失败时间(time to failure,TTF)。

1. 客观缓解率(ORR) ORR 定义为肿瘤体积缩小达到预先规定值并能维持最低时间段要求的受试者比例。缓解期通常是指从开始出现疗效直至证实出现肿瘤进展的这段时间。客观缓解率,是基于肿瘤体积改变的评估,可直接衡量药物抗肿瘤活性及疗效,是Ⅱ期临床试验通常采用的疗效终点指标。客观缓解包括完全缓解(complete response,CR)与部分缓解(partial response,PR)。CR 指没有可测量到的肿瘤的状态;而病理完全缓解(PCR)指原发灶和转移区域的淋巴结均未见恶性肿瘤的组织学证据,或仅存原位癌成分。与客观缓解率相关的常见统计学指标包括缓解程度、

中位缓解持续时间(duration of response,DoR)、不同时间点完全缓解率(如治疗 1 年后仍有反应的受试者的比例)、病理完全缓解率。其中 DoR 指对治疗有反应的患者(PR 或 CR),从首次评估有效状态到疾病进展或死亡出现的时间。需要注意的是,对于测量肿瘤改变甚微或较为稳定的疾病(stable disease,SD),不能归为 ORR,可考虑使用疾病控制率(disease control rate,DCR)来评估,即由 CR、PR、SD 来定义疾病是否受到控制,但是该指标未在临床试验指南中进行明确定义,多在各干预措施的评估结果及报告中有报道。

2. 无病(无复发)生存期(DFS) DFS 定义为受试者从随机化干预开始到出现肿瘤复发或由任何原因引起死亡之间的时间。该指标是临床获益的替代终点或者可以为临床获益提供直接证据,最常用于根治性手术或放疗后辅助治疗的研究。在临床试验中,与 DFS 相关、常用的统计学指标包括中位生存期(mDFS)、固定时间点(如 2 年、3 年等)的生存率、无病生存(复发)风险比(HR)。需要注意的是,在使用无病生存期作为终点指标时,应事先对 DFS 相关的情况进行明确定义。如当死亡发生而没有预先对肿瘤进展情况进行记录时,这些事件记录为疾病复发还是作为删失的事件,应在临床试验开展前予以定义。

3. 无进展生存期(PFS)和疾病进展时间(TTP) PFS 定义为受试者从临床干预措施实施或随机化分组开始至出现肿瘤客观进展或死亡之间的时间。DFS 更侧重于肿瘤复发或死亡出现,两者的定义中有部分交叉的受试者分布,故如何区分肿瘤的复发与进展,应在临床试验方案中进行事先详细定义与描述。而 TTP 定义为从随机分组开始至出现肿瘤客观进展(不包括死亡)之间的时间。与 TTP 相比,正因为 PFS 包括死亡,更好地反映了抗肿瘤药物的毒副作用,因此与 OS 有更好的相关性。TTP 与 OS 的相关性差,故为非常用的终点指标。与 PFS 相关、常用的统计学关键指标包括中位生存期(mPFS)、无进展生存率、进展风险比(HR)。

4. 治疗失败时间(TTF) 治疗失败时间(TTF)是一个复合的终点指标,即从随机化开始到无论何种原因(包括疾病进展、治疗毒性严重发作和死亡)导致治疗终止之间的时间。但因为 TTF 不能充分将有效性与药物毒性、受试者耐受性等区分开,故不将其推荐为临床试验或药物批准的终点指标。

(三)症状相关的终点指标

由于与症状相关的指标通常具有一定的主观性,故主要可用于盲法、多数患者有症状、无有效治疗药物和较少做影像评估的试验的有效性终点指标。当以症状和体征的改善作为支持抗肿瘤药物审批的主要终点时,应当能够区分是肿瘤相关症状的改善还是药物毒性的降低或缺失。

1. 特征症状的改善或缓解、癌症症状进展时间 特征症状的改善或缓解定义为受试者从干预措施实施至出现某一特定症状的改善或缓解,癌症症状进展时间(time to progression of cancer symptoms）与 TTP 的定义类似，两个指标均是临床获益的直接测量指标而不是替代终点的指标。故一般用于需要采用复合指标作为临床试验的终点指标。有临床试验中将缓解程度及缓解时间作为统计学指标进行评估。

2. 生活质量 生活质量（quality of life，QOL）可以用来评估与健康相关的生活质量。在应用该量表前，应根据受试者的群体特征进行量表的调试，确保量表具有好的信度和效度后方可使用。但以 QOL 来衡量药物的结果可能只能说明某种药物相对其他药物来说毒性较小，但并非其有效性更好。同时特别需要注意，因药物毒性或肿瘤进展而退出研究是症状数据丢失的一个原因，数据缺失以及评价不充分可能使症状数据评价的结果造成较大偏倚，故该症状相关的指标在试验方案中应尽可能避免或减少数据的缺失。

（四）注意事项

1. 在开展正式的临床试验之前，严格按照临床试验的要求，对研究的药物类别、肿瘤类型、当前临床治疗状况等进行综合考虑，对研究目的、研究主要终点指标及次要终点指标等予以明确。具体选择时，可具体参考原国家食品药品监督管理局的相关指导原则与规范，尤其是各终点指标适用的研究设计、优缺点等（表 9-1-12）进行选择。

2. 在研究终点指标选择时，需注意拟选择的指标在能反映临床试验的主要研究目的后，应该尽量具有明确的临床

表 9-1-12　抗肿瘤药物审批所用重要临床试验终点的比较（源自 FDA 指南）

指标	终点	研究设计	优点	缺点
生存期相关的终点指标	OS	• 需随机研究 • 盲法不是必需的	• 广为接受的临床获益直接衡量方法 • 易于测量 • 可精确测量	• 可能需要大型研究 • 易受交叉治疗和后续治疗的影响 • 包括非癌症死亡
肿瘤测量相关的终点指标	ORR	• 可用单臂或随机研究 • 比较性研究中首选盲法 • 推荐进行盲态审查	• 可在单臂研究中评价 • 与生存研究相比，可较早并且在规模较小的研究中评价 • 有效性归因于药物，而非疾病的自然进程	• 不是临床获益的直接测量 • 不是对药物活性的综合测量 • 受益仅局限于患者亚组
	CR	• 可用于单臂或随机研究 • 比较性研究中首选盲法 • 推荐进行盲态审查	• 可在单臂研究中评价 • 持续完全缓解可表明临床获益 • 与生存研究相比，可较早并且在规模较小的研究中评价	• 并非全部病例获益的直接测量 • 不是对药物活性的综合测量 • 受益仅局限于患者亚组
	DFS	• 需随机研究 • 首选盲法研究 • 推荐进行盲态审查	• 与生存研究相比所需病例少并且所需的随访时间短	• 并非所有情况下在统计学上都是有效的生存期替代指标 • 非精确测量，存在评价偏倚，特别是在开放性研究中 • 不同研究存在不同定义
	PFS（包括全部死亡病例），或 TTP	• 随机研究 • 首选盲法 • 推荐进行盲态审查	• 与生存研究相比所需病例少并且所需的随访时间短 • 包括对稳定疾病的测定 • 不受交叉治疗和后续治疗的影响 • 通常基于客观、定量评估	• 不是所有情况下在统计学上都是有效的生存替代指标 • 非精确测量，受试者的评价存在偏倚，特别是在开放性研究中 • 在不同研究中存在不同定义 • 需频繁进行影像学和其他评估 • 包括各治疗组之间评估的时间平衡
症状终点指标		• 随机盲法研究	• 患者临床获益的直接感受	• 盲法通常难以进行 • 数据缺失和不完整情况较普遍 • 小变化的临床意义不清楚 • 多元分析 • 缺乏经过验证的测量工具

（引自：McKee AE，Farrell AT，Pazdur R，Woodcock J. The role of the U.S. Food and Drug Administration review process：clinical trial endpoints in oncology. Oncologist，2010，15 Suppl 1：13-18.）

意义且与疾病过程相关,如 PFS 更侧重于反映药物在延迟肿瘤进展中的有效性;而 DFS 侧重于药物对肿瘤延迟复发的有效性。同时该指标反映的结局事件(如进展、复发或死亡)的发生率应足够高,以保证可以支撑研究主要目的的评估。

3. 对于选择基于肿瘤测量的终点指标时(如 ORR、DFS 或 PFS 等),应尽量采用盲法、随机化、盲态的独立终点审查委员会验证该终点指标的评价。如果无法开展盲法的随机化或实施时,至少应由独立的第三方进行盲态下的测量,最大化减少信息偏倚等导致的虚假的统计学关联。

总之,不同指标具有自身的优点和缺点,在开展临床试验时,应选择合适的主要和次要疗效观察指标。OS 通常被认为是评价药物临床获益的首选终点。但当某种药物用于治疗严重或威胁生命的疾病、对现有治疗有明显改进、或填补治疗空白时,可采用替代终点(surrogate endpoint)支持该药物有条件的上市申请。但申请者必须承诺上市后开展扩大化的临床试验,以确证该药物的实际临床获益的证据。如果不能证明该药的临床获益,则原国家食品药品监督管理局可将该药物从市场中撤出。

(乔友林　冯瑞梅)

参考文献

1. Ferlay J, Ervik M, Lam F, et al. Global Cancer Observatory: Cancer Today. Lyon, France: International Agency for Research on Cancer, 2020.

2. Zheng R, Zhang S, Zeng H, et al. Cancer incidence and mortality in China, 2016. Journal of the National Cancer Center 2022; 2(1):1-9.

3. Li X, Zheng R, Li X, et al. Trends of incidence rate and age at diagnosis for cervical cancer in China, from 2000 to 2014. Chinese journal of cancer research, 2017, 29(6): 477-486.

4. 赫捷,魏文强. 2020 中国肿瘤登记年报. 北京:人民卫生出版社, 2022.

5. Zeng H, Chen W, Zheng R, et al. Changing cancer survival in China during 2003-15: a pooled analysis of 17 population-based cancer registries. Lancet Glob Health, 2018, 6(5):e555-e567.

6. Bray F, Laversanne M, Weiderpass E, et al. Geographic and temporal variations in the incidence of vulvar and vaginal cancers. Int J Cancer, 2020, 147(10):2764-2771.

7. Lu Y, Li P, Luo G, et al. Cancer attributable to human papillomavirus infection in China: Burden and trends. Cancer, 2020, 126(16):3719-3732.

8. 中国抗癌协会妇科肿瘤专业委员会,向阳,尹如铁. 妊娠滋养细胞疾病诊断与治疗指南(2021 年版). 中国癌症杂志, 2021, 31(6):13.

9. Bansal N, Yendluri V, Wenham RM. The molecular biology of endometrial cancers and the implications for pathogenesis, classification, and targeted therapies. Cancer Control, 2009, 16(1):8-13.

10. Hampel H, Frankel W, Panescu J, et al. Screening for Lynch syndrome (hereditary nonpolyposis colorectal cancer) among endometrial cancer patients. Cancer Res, 2006, 66(15): 7810-7817.

11. Lu KH, Schorge JO, Rodabaugh KJ, et al. Prospective determination of prevalence of lynch syndrome in young women with endometrial cancer. J Clin Oncol, 2007, 25(33): 5158-5164.

12. Smith HO, Hilgers RD, Bedrick EJ, et al. Ethnic differences at risk for gestational trophoblastic disease in New Mexico: A 25-year population-based study. Am J Obstet Gynecol, 2003, 188(2):357-366.

13. 李红霞,刘伯锋,王延明. 葡萄胎恶变临床相关因素的研究. 中国妇幼保健, 2014, 29(20):3229-3231.

14. Madison T, Schottenfeld D, James SA, et al. Endometrial cancer: socioeconomic status and racial/ethnic differences in stage at diagnosis, treatment, and survival. Am J Public Health, 2004, 94(12):2104-2111.

15. Bhaskaran K, Douglas I, Forbes H, et al. Body-mass index and risk of 22 specific cancers: a population-based cohort study of 5.24 million UK adults. Lancet, 2014, 384(9945): 755-765.

16. Renehan AG, Tyson M, Egger M, et al. Body-mass index and incidence of cancer: a systematic review and meta-analysis of prospective observational studies. Lancet, 2008, 371(9612):569-578.

17. 赵峻,向阳. 妊娠滋养细胞肿瘤保留生育功能治疗及妊娠结局. 实用妇产科杂志, 2008, 24(9):525-527.

18. Negri E, Franceschi S, Tzonou A, et al. Pooled analysis of 3 European case-control studies: I. Reproductive factors and risk of epithelial ovarian cancer. Int J Cancer, 1991, 49(1):50-56.

19. Wernli KJ, Ray RM, Gao DL, et al. Menstrual and reproductive factors in relation to risk of endometrial cancer in Chinese women. Cancer Causes Control, 2006, 17(7): 949-955.

20. Plummer M, Demartel C, Vignat J, et al. Global burden of cancers attributable to infections in 2012: a synthetic analysis. Lancet Glob Health, 2016, 4(9):e609-e616.

21. Smith JS,Bosetti C,Muñoz N,et al. Chlamydia trachomatis and invasive cervical cancer:a pooled analysis of the IARC multicentric case-control study. International journal of cancer,2004,111（3）:431-439.

22. Roura E,Castellsague X,Pawlita M,et al. Smoking as a major risk factor for cervical cancer and pre-cancer:results from the EPIC cohort. International journal of cancer,2014, 135（2）:453-466.

23. Vinodhini K,Shanmughapriya S,Das BC,et al. Prevalence and risk factors of HPV infection among women from various provinces of the world. Arch Gynecol Obstet, 2012,285（3）:771-777.

24. 阿依江·努尔兰,王琳. 妊娠滋养细胞疾病相关危险因素的研究进展. 世界最新医学信息文摘(连续型电子期刊),2018,18（72）:149-150.

25. Behtash N,Karimi Zarchi M. Placental site trophoblastic tumor. J Cancer Res Clin Oncol,2008,134（1）: 1-6.

26. Jordan SJ,Na R,Weiderpass E,et al. Pregnancy outcomes and risk of endometrial cancer:A pooled analysis of individual participant data in the Epidemiology of Endometrial Cancer Consortium. Int J Cancer,2021,148（9）:2068-2078.

27. Maxwell GL,Schildkraut JM,Calingaert B, et al. Progestin and estrogen potency of combination oral contraceptives and endometrial cancer risk. Gynecol Oncol, 2006,103（2）:535-540.

28. Dossus L,Allen N,Kaaks R,et al. Reproductive risk factors and endometrial cancer:the European Prospective Investigation into Cancer and Nutrition. Int J Cancer,2010, 127（2）:442-451.

29. Tao MH,Xu WH,Zheng W,et al. Oral contraceptive and IUD use and endometrial cancer:a population-based case-control study in Shanghai,China. Int J Cancer,2006,119 （9）:2142-2147.

30. Gierisch JM,Coeytaux RR,Urrutia RP,et al. Oral contraceptive use and risk of breast,cervical,colorectal,and endometrial cancers:a systematic review. Cancer Epidemiol Biomarkers Prev,2013,22（11）:1931-1943.

31. Strom BL,Schinnar R,Weber AL,et al. Case-control study of postmenopausal hormone replacement therapy and endometrial cancer. Am J Epidemiol,2006,164（8）:775-786.

32. Li DP,Du C,Zhang ZM,et al. Breastfeeding and ovarian cancer risk:a systematic review and meta-analysis of 40 epidemiological studies. Asian Pac J Cancer Prev,2014,15 （12）:4829-4837.

33. U.S. Department of Health and Human Services. Clinical trial endpoints for the approval of cancer drugs and biologics:guidance for industry. 2020.

34. McKee AE,Farrell AT,Pazdur R,et al. The role of the U.S. Food and Drug Administration review process:clinical trial endpoints in oncology. Oncologist,2010,15 Suppl 1: 13-18.

第二章
妇科肿瘤病理

第一节　外阴肿瘤病理

一、外阴鳞状上皮肿瘤及相关病变

(一)外阴良性鳞状上皮肿瘤

1. 鳞状上皮乳头状瘤　鳞状上皮乳头状瘤(squamous cell papilloma)常常于处女膜周围,呈簇状分布。乳头质软,直径1~2mm。显微镜下乳头表面被覆鳞状上皮,增生上皮中缺乏挖空细胞,乳头中央为纤维血管轴心。HPV 检测常为阴性。

2. 脂溢性角化病　脂溢性角化病(seborrheic keratosis)也称为老年疣。多见于阴阜,肉眼观呈疣状突起,表面常有色素沉着,易误诊为痣。显微镜下主要由增生的基底细胞和鳞状上皮细胞组成,表面角化过度和乳头瘤样增生、隆起,瘤体位于两侧正常表皮基底层水平之上。

(二)外阴鳞状上皮癌前病变

外阴鳞状上皮内病变(squamous intraepithelial lesion, SIL),也称外阴上皮内瘤变(vulvar intraepithelial neoplasia,

VIN），是外阴鳞状细胞癌的前驱病变。曾用术语很多，包括外阴鳞状上皮不典型增生、鲍恩病、Queyrat 增殖性红斑和原位鳞状细胞癌等。VIN 分为 HPV 相关性（即：普通型 VIN）和 HPV 非依赖性。目前临床外检工作推荐普通型 VIN 的三分级法与 SIL 二分级法通用，即 LSIL/VIN1 和 HSIL/VIN2、3（表 9-2-1）。

表 9-2-1　外阴鳞状上皮病变的分类、分级及对应关系

病因学		分型	三分级	两分级
HPV 相关性		普通型 VIN	VIN1	LSIL
			VIN2	HSIL
			VIN3	
HPV 非依赖性	p53 异常型	dVIN	不分级	
	p53 野生型	DEVIL	不分级	
		VAAD	不分级	

1. 普通型 VIN　主要发生在年轻女性，可同时或异时发生子宫颈或阴道等部位病变；显微镜下表现为正常表皮的成熟性消失，细胞核质比增加，细胞核增大、深染，出现多形性，有时可以出现多核细胞、异常的核分裂象，细胞异型性明显（图 9-2-1）。鲍恩样丘疹病组织形态学改变和免疫组织化

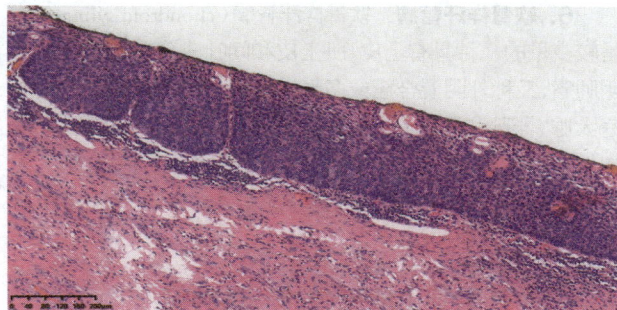

图 9-2-1　外阴 HSIL/VIN3

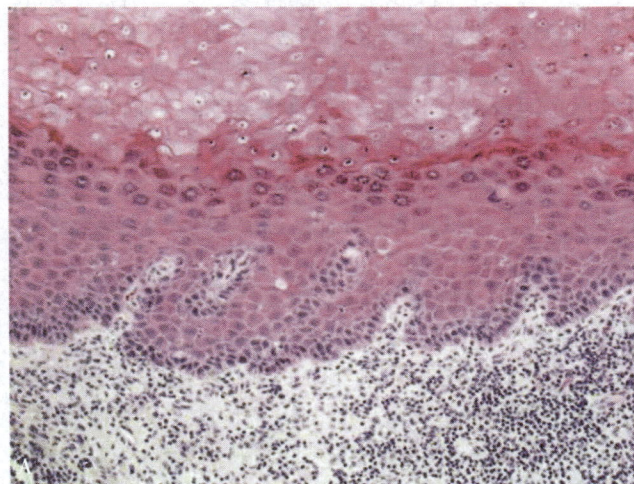

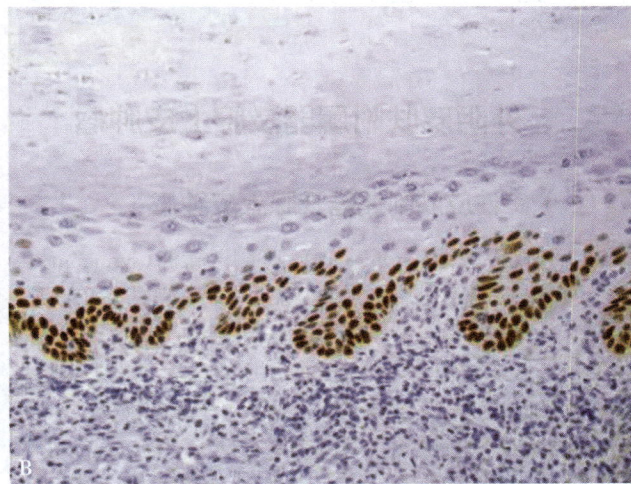

学表型均与 HSIL 相同，因此单纯根据病理活检无法区分，必须结合临床，包括患者年龄、病变大小及分布等，综合判断。

2. HPV 非依赖性　外阴 SIL 则进一步分为 p53 异常的分化型外阴上皮内瘤变（differentiated vulvar intraepithelial neoplasia，dVIN）和 p53 野生型病变，后者包括分化型外生性外阴上皮内病变（differentiated exophytic vulvar intraepithelial lesion，DEVIL）和伴分化改变外阴棘皮病（vulvar acanthosis with altered differentiation，VAAD）。其中，dVIN 和 DEVIL 比普通型 VIN/HSIL 更易进展为浸润性鳞癌。VAAD 罕见，可与疣状癌有关。

分化型 VIN 主要发生于老年妇女，常伴鳞状上皮增生性病变或硬化萎缩性苔藓。显微镜下，分化型 VIN 表层细胞过度角化及不全角化，鳞状细胞体积较大，伴有轻度非典型性。上皮呈"钉突"样改变，并互连成网。由于细胞成熟异常，常可见到角化不良细胞，有时可见角化珠形成（图 9-2-2）。病变周围常伴硬化萎缩性苔藓或鳞状上皮增生性病变。真皮慢性炎细胞浸润及纤维化。

（三）外阴鳞状细胞癌

外阴鳞癌（squamous cell carcinoma）是外阴最常见的恶性肿瘤，占外阴恶性肿瘤的 90% 以上，占妇科恶性肿瘤的 3%~4%。肿瘤常见于中、老年人。外阴鳞状细胞癌几乎都是单发，最常位于大阴唇，也可见于小阴唇、会阴、阴阜或阴蒂。根据肿瘤不同分化程度、细胞形态以及是否伴有角化可进一步分为角化型、非角化型、基底细胞样型、湿疣样型以及疣状癌等组织学亚型。

根据病因学，外阴鳞癌分为 HPV 相关性和 HPV 非依赖性（表 9-2-2）。其中，HPV 相关性鳞癌常表现为非角化型、基底细胞样及湿疣样，64% 可出现 PIK3CA 突变，55% 伴随 NOTCH1 通路改变；而 HPV 非依赖性鳞癌常见角化型及疣状癌，87% 出现 TP53 突变，67% 存在 CDKN2A 及

图 9-2-2　分化型外阴上皮内瘤变

NOTCH 通路改变。HPV 非依赖性一般比 HPV 相关性鳞癌的发病年龄大,预后相对较差。

表 9-2-2　HPV 相关性与 HPV 非依赖性外阴鳞癌的比较

项目	HPV 相关性	HPV 非依赖性
病因	高危型 HPV 感染	慢性炎症(硬化萎缩性苔藓)
前驱病变	HSIL/VIN2、VIN3	dVIN、DEVIL、VAAD
免疫组织化学	p16 弥漫阳性	大多数 p53 突变型模式,少数野生型模式
预后	预后较好,取决于 FIGO 分期	预后较差,常见复发并快速进展
治疗反应	保守手术,对放疗效果较好	根治手术,对放疗敏感性较差

(四)外阴角化棘皮瘤

外阴角化棘皮瘤(keratoacanthoma)罕见,一般位于大阴唇外表面。组织学上与分化良好的鳞状细胞癌难以区分,根据 2017 WHO 皮肤肿瘤分类,角化棘皮瘤是鳞状细胞癌的一种亚型,即:高分化鳞癌(角化棘皮瘤型)。临床表现为直径 0.5~2cm 的结节,呈半球形隆起,中央可形成充满角质的凹陷(角质栓)。光镜下皮损中央凹陷如火山口,内充满角质,"火山口"两侧边缘的表皮呈唇样突起,底部表皮增生,上皮脚不规则向下延伸,细胞可出现轻度异型性,或可见角化珠形成;真皮内有显著的炎性浸润。完整切除预后良好,偶有复发报道。个别病例有自发消退表现。

(五)外阴基底细胞癌

外阴基底细胞癌(basal cell carcinoma)较少见,约占外阴肿瘤的 2%~4%,多发生在老年妇女(平均年龄 60 岁)。病变最常发生在大阴唇,常伴出血和/或溃疡。肿瘤生长较缓慢,具有局部浸润性。显微镜下,组织形态与其他部位的皮肤基底细胞癌相同,由一致性的基底细胞构成团或相互连接的条索状,癌巢周边细胞为柱状,呈栅栏状排列,中心可有鳞状细胞分化。

二、外阴皮肤附属器及腺上皮肿瘤

(一)良性皮肤附属器及腺上皮肿瘤

1. 外阴汗管瘤(syringoma)　外阴汗管瘤(syringoma)不常见,一般为多发且两侧对称,偶为单发。病损多见于阴唇,直径 1~4mm,呈结节状隆起。显微镜下,肿瘤位于真皮浅层,由簇状小导管和纤维间质构成,小管结构可呈逗点状。管腔内含有 PAS 阳性物质。有些导管可扩张呈囊状,内充满角化物质,如囊壁破裂,可引起异物反应。

2. 乳头状汗腺瘤　见于中年以上妇女,好发于大阴唇、唇间沟、小阴唇侧面、会阴或肛周。乳头状汗腺瘤(papillary hidradenoma)多为单个质硬的球形小结节,肿瘤直径一般为 0.1~1cm。显微镜下,肿瘤位于真皮内,与表皮不相连,界限清楚。可见管状或囊状空腔,囊腔壁有复杂的乳头状突起,相互交织和吻合。囊壁及乳头状突起均由两层上皮细胞组成:内层为分泌细胞,外层为圆形或立方形肌上皮细胞。

3. 透明细胞汗腺瘤　透明细胞汗腺瘤(clear cell hidradenoma)少见,来源于小汗腺。一般见于中年妇女,常单发,偶多发,呈单叶或多叶状结节,直径 1~2cm。显微镜下,肿瘤位于真皮浅层,与表皮相连或不相连,呈实性结节或分叶状结构,可有囊腔或管状腔。瘤细胞由较大的胞质透明的上皮细胞和较小的嗜碱性上皮细胞构成。

4. 毛发上皮瘤　毛发上皮瘤(trichoepithelioma)罕见,临床表现为单发的孤立结节。镜下肿瘤位于真皮浅层,部分可与表皮相连接,由发育受挫的毛囊、角质囊或基底细胞条索及其周围间质构成。角质囊破裂后可引起异物肉芽肿反应。本瘤需要与基底细胞癌鉴别。

5. 前庭大腺腺瘤　前庭大腺腺瘤(Bartholin gland adenoma)极罕见。临床表现与前庭大腺囊肿/脓肿不易鉴别。镜下肿瘤由紧密排列的腺体和小管组成,呈小叶状结构,上皮细胞柱状或立方状,有黏液分泌物,细胞分化好,无病理性核分裂象。

6. 软骨样汗管瘤　软骨样汗管瘤(chondroid syringoma)是较少见的一种具有上皮、肌上皮和间叶成分混合的良性外阴肿瘤,又称外阴混合瘤或多形性腺瘤。可能来源于外阴前庭大腺、汗腺和特化的肛门生殖器腺体的多潜能肌上皮细胞。一般见于 60 岁以上妇女,临床常表现为大阴唇皮下无痛性质硬结节。肿瘤直径一般不超过 2.5cm,光镜下组织形态与涎腺混合瘤相似。

(二)外阴腺上皮来源的恶性肿瘤

1. 外阴佩吉特病　外阴佩吉特病(vulvar Paget disease)可能来源于外阴皮肤附属器腺癌、直肠癌或尿道癌,多发生在绝经后妇女。病变多见于大阴唇,可累及小阴唇、会阴、肛周、阴阜等。表现为扁平或轻微隆起的病变,表面呈颗粒状,类似湿疹样表现,也可形成浅溃疡和结痂。显微镜下,特征性的改变是表皮内出现单个散在或呈团巢排列的佩吉特细胞,瘤细胞较大而圆,胞质丰富、淡染,核大深染,核膜清晰,分布于表皮底部。核分裂象常见(图 9-2-3)。免疫组织化学染色佩吉特细胞:CK7、EMA、CEA 和 CA125 阳性,特殊染色:PAS 阳性。

2. 前庭大腺癌　前庭大腺癌(carcinoma of Bartholin gland)少见,约占外阴恶性肿瘤的 2%~7%,主要见于 50 岁以上老年女性,临床表现类似前庭大腺囊肿,早期通常为界限清楚、表面完好并有活动性的结节样肿块。随着病情的发展,肿块增大并与周围组织粘连而界限不清。

前庭大腺癌的组织类型有多种,50% 以上为腺癌(包括黏液腺癌、乳头状腺癌或黏液表皮样癌等),30% 左右为鳞状

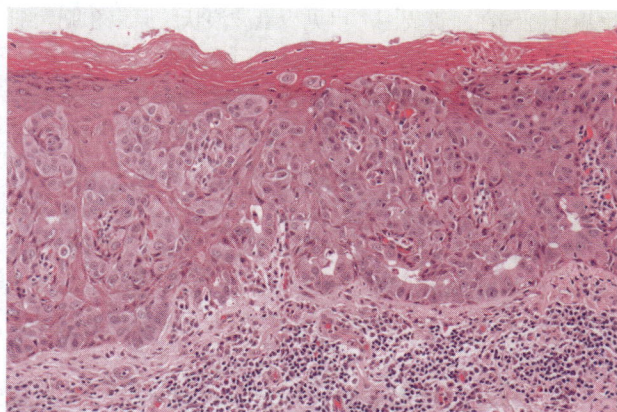
图 9-2-3　外阴佩吉特病

细胞癌,另有少部分为腺样囊性癌、腺鳞癌、移行细胞癌、小细胞癌等少见的组织类型。

原发性前庭大腺癌诊断标准为:①肿瘤解剖学部位在小阴唇深部;②肿瘤表面上皮常完好;③肿瘤周围组织中可见前庭大腺组织;④肿瘤为腺癌,尤其是分泌黏液的腺癌;⑤肿瘤累及前庭大腺的大部分,并在组织学上符合前庭大腺;⑥其他处无原发肿瘤。晚期肿瘤表面溃烂,周围残留的正常腺结构找不到,则较难肯定其来源。

前庭大腺癌较常发生腹股沟或盆腔淋巴结转移,约 20%患者就诊时即有同侧腹股沟淋巴结转移。

三、外阴默克尔细胞癌

默克尔细胞癌(Merkel cell carcinoma,MCC)是原发于皮肤的神经内分泌癌,具有高侵袭性。发生于外阴非常罕见,一般见于老年妇女。临床表现为单发的圆形结节或质较硬的斑块,边界较清。显微镜下,可见瘤体位于真皮,与表皮无连接,但有些病例可见瘤细胞在表皮内呈佩吉特样播散。肿瘤细胞大小较为一致,呈岛状、巢状、小梁状分布,偶见菊形团结构。癌细胞胞质少,嗜酸性,细胞核呈空泡状,伴粉尘样染色质,核分裂象易见。绝大部分 Merkel 细胞癌免疫组织化学显示 CK20 和/或 CAM5.2 核旁阳性或胞质阳性,约60% 的 Merkel 细胞癌会表达 p63,CK7 一般阴性;神经内分泌标记 Syn、CgA、CD56 阳性,但 TTF-1 及 CDX-2 阴性。

Merkel 细胞癌和基底细胞癌的鉴别需要注意与小细胞恶性黑色素瘤、尤因肉瘤(Ewing sarcoma)、淋巴瘤、皮脂腺癌等鉴别。该肿瘤预后差,术后易局部复发、转移。有文献报道 PD-1/PD-L1 免疫治疗效果较好。

四、外阴黑色素细胞病变和肿瘤

(一)色素细胞痣

最为常见的是雀斑痣(lentigo),病变为圆形或卵圆形的斑疹,直径 1~5mm,边界清楚,多见于小阴唇及阴道口周围。显微镜下,表皮基底细胞层黑色素细胞和黑色素明显增多。

另一常见的色素病变是色素痣(pigmentosus nevus),包括交界痣(junction nevus)、皮内痣(intradermal nevus)和复合痣(compound naevus)。

外阴蓝痣(blue nevus)较为少见,显微镜下,痣细胞为梭形,主要位于真皮中、深部,细胞聚集成束,其长轴多与表皮平行。胞质内含大量黑色素颗粒,无细胞异型性,发生恶变者极少。

(二)恶性黑色素瘤

恶性黑色素瘤(malignant melanoma)占外阴恶性肿瘤的 2%~10%,其中约 10% 来自外阴痣恶变。60~70 岁为发病高峰。一般为富于色素性病变,局部皮肤或黏膜呈蓝黑色、黑褐色不等,但也可为无色素性。

显微镜下,发生在外阴的恶性黑色素瘤组织学表现与皮肤其他部位的肿瘤相似,组织学类型主要包括浅表扩散型、结节型、恶性雀斑型和肢端雀斑型 4 种,少见的有上皮样、梭形细胞样、促纤维组织增生性、浆细胞样、气球样细胞和混合型黑色素瘤等。瘤细胞核大、异型,核仁明显,核分裂活性高(图 9-2-4)。免疫组织化学检测和基因检测可协助诊断黑色素瘤。黑色素瘤免疫组织化学染色显示肿瘤细胞S100、HMB45 和/或 MelanA 阳性。病理诊断报告应包括:组织学类型、肿瘤的 Breslow 厚度(mm)、有无溃疡、有丝分裂率、有无微卫星灶、侧切缘及深切缘情况以及其他与预后相关的指标,如脉管癌栓、神经侵犯、肿瘤浸润淋巴细胞等。

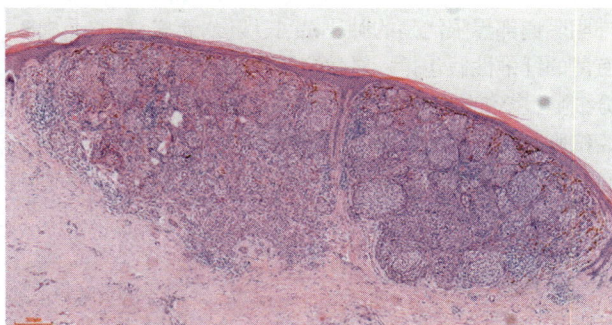
图 9-2-4　外阴恶性黑色素瘤

恶性黑色素瘤多经血及淋巴转移,5 年生存率不到35%。但最近研究显示,PD-1/PD-L1 免疫治疗显著提高了恶性黑色素瘤患者的 5 年生存率。

五、外阴间叶性肿瘤

(一)良性肿瘤

1. 平滑肌瘤　外阴平滑肌瘤(leiomyoma)远较子宫平

滑肌瘤少见,可能是来自外阴勃起组织的平滑肌或圆韧带的平滑肌成分。多见于育龄妇女的大阴唇,常表现为无痛性阴唇结节。大体和组织学形态与其他部位的平滑肌瘤相似。

2. 横纹肌瘤 生殖道横纹肌瘤(rhabdomyoma)是一种很少见的良性肿瘤。多见于青年妇女。均发生在阴道及外阴,生长缓慢,呈息肉状或菜花状、界限清楚,直径一般<3cm。显微镜下肿瘤由分化相对成熟的卵圆形或带状的横纹肌细胞构成,背景含有多少不等的黏液样间质及胶原纤维成分。瘤细胞可见清晰的横纹。无核分裂活性或细胞的异型性。

生殖道横纹肌瘤须与葡萄状横纹肌肉瘤鉴别,后者几乎全部发生于<5岁的婴幼儿,典型的病变是瘤细胞密集排列在黏膜上皮下,细胞核小而深染,有显著异型性,核分裂象易见。

3. 纤维瘤 外阴纤维瘤(fibroma)与发生于身体其他部位的纤维瘤相似,多见于大阴唇,常为带蒂的肿物,有时表面可发生溃疡,体积一般2~8cm或更大。

4. 脂肪瘤 外阴脂肪瘤(lipoma)相对常见,可发生于任何年龄,多发生于大阴唇。一般为圆形、分叶状,质地较柔软。肿瘤由分化成熟的脂肪细胞构成,可混杂有不等量的纤维组织。

5. 血管角皮瘤 外阴血管角皮瘤(angiokeratoma)常见于20~40岁妇女,好发生于大阴唇或阴蒂,半数以上病例为多发。显微镜下,真皮乳头内可见扩张、薄壁的毛细血管增生,并被增生、延长的上皮脚包绕,扩张的毛细血管内偶可见血栓形成和机化、表皮棘细胞增生和角化过度。

6. 血管肌成纤维细胞瘤 血管肌成纤维细胞瘤(angiomyofibroblastoma)好发于生育年龄妇女。临床表现为外阴阴道部界限清楚的肿块,生长缓慢、无痛、常小于5cm,有薄的纤维性假包膜。显微镜下:瘤细胞短梭形或梭形,部分细胞呈浆细胞样,常见双核和多核肿瘤细胞,核分裂罕见。瘤细胞丰富区和细胞稀少区交替分布(图9-2-5)。肿瘤内有明显的薄壁血管成分,也有扩张的海绵状血管。瘤细胞常

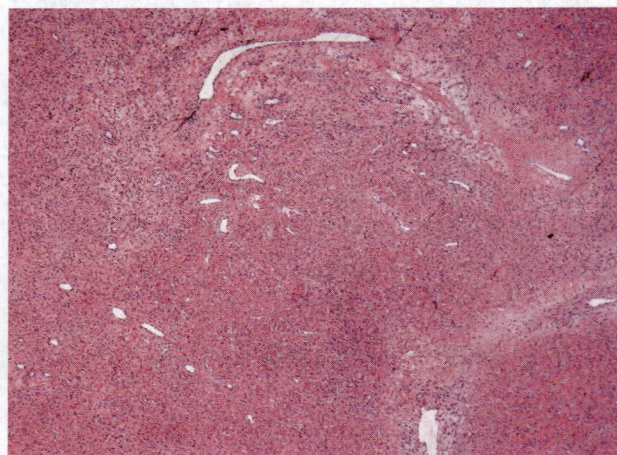

图9-2-5 血管肌成纤维细胞瘤

呈簇状围绕在血管周围。可见少量波浪状胶原束和肥大细胞,间质呈轻度黏液样。肿瘤手术切除无复发。

7. 富于细胞性血管纤维瘤 富于细胞性血管纤维瘤(cellular angiofibroma)为少见的外阴良性间叶性肿瘤。主要见于中年妇女,好发于外阴部。临床表现为实性质韧的肿物,界限清楚,直径一般小于3cm。显微镜下,肿瘤边界清楚,由丰富的瘤细胞和小至中等大小的血管及胶原纤维混合构成。梭形细胞无异型性,呈短束状排列,血管壁常有玻璃样变。肿瘤内可见成熟的脂肪细胞,有时肿瘤间质有明显的黏液变性。

8. 浅表性血管黏液瘤 浅表性血管黏液瘤(superficial angiomyxoma,SA)一种罕见的侵犯表浅皮下组织的良性肿瘤。可发生于任何年龄,多见于20~54岁,多为单发,最长病程可达10余年,常位于妇女的躯干、下肢和头部或颈部。外阴SA尤其罕见。SA界限较清楚,肿瘤直径多为1~5cm。切面为灰白分叶状,部分呈半透明胶冻状,质地中等到硬,无明显出血、坏死及囊变。镜下观察可见黏液背景中瘤细胞呈梭形或星形,含少量稀疏的胞质,核常为单个,有时为多核,大而淡染,伴单个小而嗜酸的核仁,细胞异型性不明显,罕见核分裂象。可见少量炎细胞浸润。免疫组织化学表型无特殊,可表达Vimentin和CD34,偶见灶性表达SMA,但不表达Desmin、ER、PR及S-100。鉴别诊断:临床上主要与巴氏腺囊肿相鉴别,病理组织形态上需要与侵袭性血管黏液瘤(后述)鉴别。治疗首选手术完整切除。

9. 颗粒细胞瘤 外阴少见,颗粒细胞瘤(granular cell tumor)为良性肿瘤,主要位于阴唇,偶见于阴蒂。临床表现为无痛性皮下结节,生长缓慢。切面呈浅黄色或灰黄色。阴蒂部的病变可误为阴蒂肥大。显微镜下,肿瘤界限不清,无包膜,呈浸润性边缘,瘤细胞大,多角形或梭形,胞质富含嗜酸性颗粒。免疫组织化学肿瘤细胞S-100和CEA阳性。

(二)间叶组织恶性或中间型/低度恶性潜能肿瘤

1. 侵袭性血管黏液瘤 侵袭性血管黏液瘤(aggressive angiomyxoma)又称深部血管黏液瘤。由于肿瘤边界不清,常向周围组织浸润生长,故手术难以完全切除,复发率高,但一般不发生远处转移。

临床表现为外阴部生长缓慢、无痛性肿块,可向盆腔、肛周深部软组织及后腹膜扩展,造成泌尿生殖器官或直肠的压迫症状。肿瘤直径5~8cm,质软,边界不清。呈分叶状,切面均质、黏液胶冻样。显微镜下:肿瘤边界不清,由成纤维细胞、肌纤维母细胞、大量血管和丰富的黏液样间质构成(图9-2-6)。肿瘤细胞密度不高,分布稀疏弥散,黏液间质中含有毛细血管和肌性小动脉,可汇集成簇,部分管壁增厚、玻璃样变性。Actin、desmin免疫组织化学染色阳性,S-100阴性。特殊染色显示间质奥森蓝染色阳性。本瘤主要与浅表血管黏液瘤、血管肌纤维母细胞瘤相鉴别。

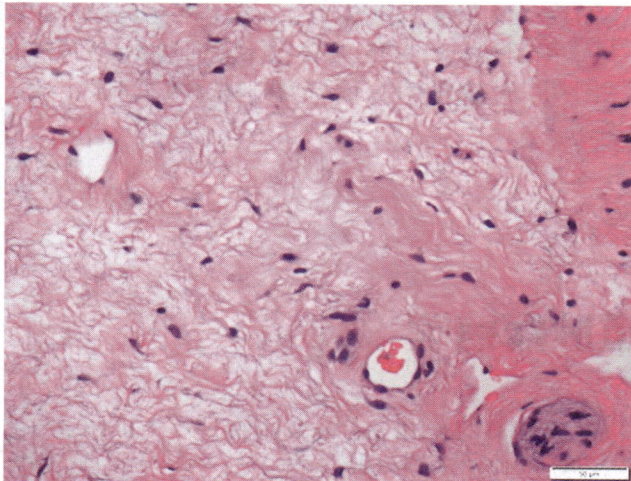

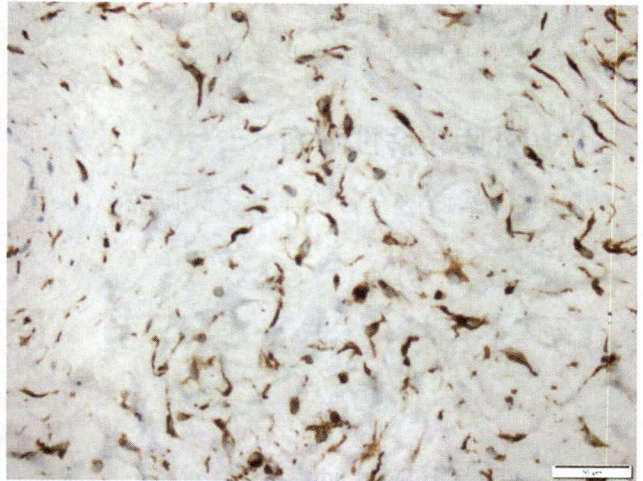

图 9-2-6　侵袭性血管黏液瘤

2. 外阴肌上皮瘤样肿瘤　女性外阴皮下浅表部位的一种罕见的低级别或具有低度恶性潜能的间叶性肿瘤,2015年Flop首次报道。发病年龄为24~70岁,平均年龄为44岁,该肿瘤好发于大阴唇、阴阜、腹股沟、肛周等部位。临床多表现为表浅皮下组织无痛性肿块,生长缓慢,界限清楚,部分病例可在短期内增大。外阴肌上皮瘤样肿瘤(myoepithelioma-like tumors of the vulvar region,MELTVR)大体通常边界清楚,有部分或完整包膜,切面呈分叶状,灰白灰黄伴或不伴黏液样变。部分病例有微小包膜外浸润或周围脂肪侵犯。肿瘤细胞呈上皮样或梭形细胞样,以不同比例混合组成,胞质嗜伊红或嗜双色性,胞核大小较为一致,轻中度异型性,可见空泡状染色质和明显核仁。间质由黏液样区和无黏液样区混合组成,黏液样区上皮样或梭形肿瘤细胞散在失黏附性分布,呈条索状、微囊状、束状或网状。非黏液区上皮样细胞呈弥漫片状或旋涡状排列,而梭形肿瘤细胞呈席纹状排列,部分间质硬化或玻璃样变。肿瘤无明确骨和软骨及脂肪分化。免疫表型均表达Vimentin、SMA、EMA、ER和PR等,部分表达CD34和CK等,不表达S-100、p63、SOX10、GFAP、SMA、Desmin、myogenin、CK7等,肿瘤细胞Ki-67增殖指数为3%~15%。*INI1/SMARCB1*缺失是该肿瘤的特征性分子改变,目前已明确MELTVR属于*INI1(SMARCB1)*基因表达缺失性肿瘤家族。鉴别诊断包括:软组织肌上皮肿瘤、上皮样肉瘤(后述)、胚胎性横纹肌肉瘤、骨外黏液性软骨肉瘤等。MELTVR治疗以手术完整切除为主,术后无需辅以放化疗。报道的病例均未发现转移,少数术后复发。

3. 平滑肌肉瘤　少见。一般发生于绝经后妇女,多见于前庭大腺周围的深部软组织、阴唇系带等处。肿物生长快,可伴疼痛。大体为边界不清的实性肿物,灰白色。镜下形态与其他部位的平滑肌肉瘤(leiomyosarcoma)相同,肿瘤大多为高度恶性,瘤细胞多形性和异型性明显,核分裂>10个/10HPF,常有坏死,边缘浸润性生长。

4. 胚胎性横纹肌肉瘤　胚胎性横纹肌肉瘤(embryonal rhabdomyosarcoma)为有横纹肌分化特点的恶性肿瘤。多数发生于10岁以下儿童,最常见的部位是大阴唇和处女膜区,可伴出血和溃疡。肉眼观察肿瘤为实性肿物,呈息肉状或"葡萄串"状,故又称为葡萄状肉瘤(sarcoma botryoides)。显微镜下,鳞状上皮下方水肿或黏液样疏松间质中可见一层致密的原始间叶性肿瘤细胞带,瘤细胞卵圆形或短梭形,核深染,核分裂多见,常围绕在血管周围。其中可见横纹肌母细胞(图9-2-7)。免疫组织化学染色显示肌源性标记物,如:actin、desmin、myoglobin和/或myoD1呈阳性表达。

5. 外阴上皮样肉瘤　外阴上皮样肉瘤(epithelioid sarcoma of vulva)是阴阜、阴蒂软组织的恶性肿瘤,极为罕见。表现为生长缓慢的外阴皮下或深部软组织的单个无痛性结节,肿瘤可因局灶性坏死、出血而呈棕黄色。显微镜下,肿瘤细胞呈上皮样伴有空泡状核,肿瘤细胞异型性明显,核偏位,呈横纹肌样。常伴有坏死,呈浸润性生长。该肿瘤主要表达CK、

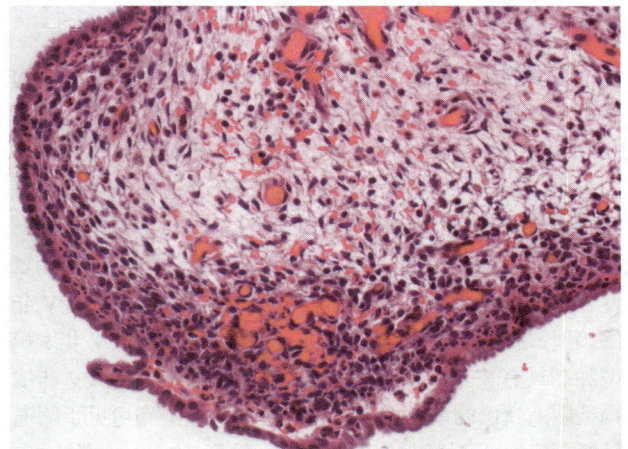

图 9-2-7　胚胎性横纹肌肉瘤

CK8/18、CK19、EMA 等,60% 病例表达 CD34,一般不表达 ER;多数病例伴有 INI1/SMARCB1 表达缺失。

六、外阴转移性肿瘤

外阴转移性肿瘤较罕见。按原发部位排序依次为:宫颈癌、子宫内膜癌、卵巢癌、肾细胞癌、乳腺癌及肺癌等,其他如绒毛膜癌、恶性黑色素瘤、神经母细胞瘤等也可转移到外阴。阴道、尿道、直肠和膀胱来源的癌可直接浸润到外阴。

(刘爱军)

第二节　阴道肿瘤病理

一、阴道上皮性肿瘤

(一)鳞状上皮肿瘤及相关病变

1. 鳞状上皮乳头状瘤　鳞状上皮乳头状瘤(squamous cell papilloma)可发生于阴道任何部位,体积较小。单发或多发,多发性病变多位于处女膜环附近,又称为阴道微小乳头状瘤病或鳞状上皮乳头状瘤病。表现为小菜花状、息肉样或乳头状赘生物。显微镜下,鳞状上皮呈乳头状增生,细胞无明显异型性,不出现挖空细胞,乳头中间具有纤维血管轴心。与湿疣的鉴别要点在于乳头状瘤的表面光滑,不具有复杂的分支结构和挖空细胞。

2. 鳞状上皮内病变　鳞状上皮内病变(squamous intraepithelial lesion,SIL)也称阴道上皮内瘤变(vaginal intraepithelial neoplasia,VaIN),是阴道鳞癌的前驱病变。可原发于阴道,也可由子宫颈病变蔓延至阴道。VaIN 的发生率远低于 CIN 和 VIN。2012 年国际下生殖道肛周鳞状上皮肿瘤项目组(LAST project)提出把普通型 VIN、VaIN 和 CIN 统一命名为 SIL,并建议采用 LSIL 与 HSIL 二级分类法,这一观点得到了大多数临床及病理医生的赞同。2014 年第 4 版及 2020 年第 5 版 WHO 肿瘤分类均采纳和延续了 LAST 观点。其诊断标准可参见子宫颈章节。

3. 鳞状细胞癌　比较少见,占女性生殖道恶性肿瘤的 1%~2%,但几乎占阴道癌的 90%。根据国际妇产科联盟(international federation of gynecology and obstetrics,FIGO)的意见,若发现阴道和子宫颈同时或者阴道和外阴同时有鳞癌累及,应认为阴道鳞癌为继发性病变;对于过去曾患宫颈癌或外阴癌、在治疗 5 年内发生阴道癌者,则被认为是复发。从病因学上,阴道鳞癌也分为 HPV 相关型和 HPV 非依赖型。有证据显示,与宫颈或外阴鳞癌一样,HPV 非依赖型肿瘤具有较差的预后。但是不同于外阴鳞癌,HPV 非依赖型阴道鳞癌的前驱病变还未确定。阴道鳞癌可见于阴道壁各个部位,半数病例表现为溃疡性肿瘤,约 30% 为外生型,其余为环形或缩窄型。显微镜下,组织形态与其他部位鳞状细胞癌(squamous cell carcinoma)相同,分为角化型、非角化型、基底细胞样、疣状、湿疣状亚型。大多数病例为中分化非角化型。推荐在病理报告中,既要明确组织学类型,也要通过 p16 免疫组织化学和/或 HPV 检测,明确 HPV 相关型或 HPV 非依赖型。

(二)腺体肿瘤及相关病变

1. 米勒管上皮乳头状瘤　米勒管上皮乳头状瘤(Müllerian papilloma)是一种少见的好发于婴幼儿和年轻女性的良性腺上皮乳头状肿瘤。表现为单发或多发的息肉样或乳头状赘生物,最大径一般 <2cm。显微镜下,乳头分支复杂,表面被覆单层或复层黏液柱状上皮或化生的非角化型鳞状上皮。

2. 腺病、不典型腺病　阴道腺病(adenosis)是指阴道壁出现腺体组织或增生的腺组织结构。一般源自胚胎发育残余,是米勒管上皮持续存在的结果,也有可能与子宫内膜异位症有关。阴道镜下表现为红色的颗粒状黏膜病变,碘染色不着色。约 75% 发生于阴道的上 1/3 段;10% 发生于中 1/3 段;下 1/3 段受累者少见。好发于阴道前壁。显微镜下,阴道壁组织内可见腺体成分(图 9-2-8),有的可取代部分表面鳞状上皮。腺上皮可有 3 种类型:子宫颈管内膜型、子宫内膜型或输卵管上皮型。腺上皮常存在不同程度的鳞化,甚至占据整个腺体,唯一的证据为鳞状上皮细胞团之间的黏液湖或鳞状细胞内的黏液滴。腺病可出现乳头结构(乳头状腺病)、微腺型增生、肠上皮化生。有些腺体可伴有分泌等功能改变,如果患者服用孕激素、或为受孕者,还可能出现 A-S 反应等。不典型腺病(atypical adenosis)是指阴道壁出现不典型增生的腺体。腺体结构更加复杂,被覆不典型增生的上皮,伴有异型核改变。

3. 腺癌　阴道腺癌(adenocarcinoma)占阴道原发性肿瘤的 5%~10%。多来自残存的中肾管、副中肾管及阴道的子宫内膜异位。早期可无症状,细胞学检查和阴道镜检查可以发现异常。组织学类型分为透明细胞腺癌、子宫内膜样腺癌、黏液腺癌及中肾管腺癌,其中以透明细胞癌为多见。显微镜下肿瘤形态与子宫、卵巢的同名肿瘤相似,详见子宫及卵巢章节。需要与阴道转移癌鉴别。

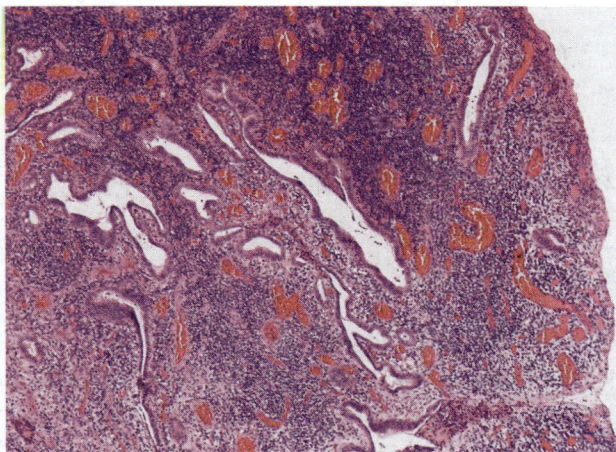
图 9-2-8 阴道腺病

4. 腺鳞癌 腺鳞癌（adenosquamous carcinoma）由恶性腺体成分和恶性鳞状上皮成分混合组成。一般认为起源于副中肾管，也可能来自前庭腺。腺癌成分可以为黏液腺癌、子宫内膜样腺癌或透明细胞癌；鳞癌成分可以类似移行上皮、角化和非角化上皮。

二、阴道间叶性肿瘤及相关病变

（一）平滑肌瘤

阴道平滑肌瘤（leiomyoma）是阴道最常见的间叶性肿瘤，是由平滑肌细胞构成的良性肿瘤，常含有数量不等的纤维间质。组织结构类似子宫平滑肌瘤，由成束的梭形平滑肌细胞编织状排列组成，可伴有水肿和黏液变性，也可出现奇异细胞。平滑肌瘤的组织来源可能来自静脉平滑肌细胞、阴道壁的平滑肌细胞和肌成纤维细胞。

（二）生殖器型横纹肌瘤

横纹肌瘤（rhabdomyoma）是一种少见的伴有横纹肌分化的良性肿瘤。大多数病例发生在阴道中，小部分病例累及外阴或子宫颈。多发生在中年女性，年龄多在30~55岁间。与胎儿型横纹肌瘤不同，生殖器横纹肌瘤尚未见与基底细胞痣综合征相关的报道。横纹肌瘤通常是单发性息肉状或结节性病变，通常<3cm，切面灰色、橡胶状、有光泽。表面黏膜完整，切面灰白色、质韧。显微镜下，黏膜上皮下可见数量不等的梭形细胞、卵圆形细胞或带状肿瘤细胞增生、紊乱分布，这些细胞具有丰富的嗜酸性细胞质，有明显的横纹，没有核分裂和核多形性。横纹肌细胞周围有丰富的结缔组织间隔及疏松的胶原或黏液样基质。desmin和骨骼肌分化标记（myogenin和MyoD1）呈阳性。需要和横纹肌肉瘤鉴别。一般局部切除治愈。

（三）血管肌成纤维细胞瘤

血管肌成纤维细胞瘤（angiomyofibroblastoma）是一种生长缓慢，边界清晰的肌成纤维细胞瘤。好发于外阴，阴道偶见。直径多小于5cm。镜下肿瘤形态可有多样性变化（具体见前述外阴肿瘤）。

（四）侵袭性血管黏液瘤

侵袭性血管黏液瘤（aggressive angiomyxoma）多位于盆腔和肛周深部，肿瘤无痛性缓慢生长，体积较大者可导致局部压迫症状，影像学检查常发现肿块明显大于临床估计范围。肿瘤分叶状，边界不清，灰红或灰褐色，质韧或略呈胶冻状。显微镜下特征见前述（外阴肿瘤）。该肿瘤治疗主要采取手术治疗，手术不易切净，约30%的病例局部复发，但一般不转移。

（五）胚胎性横纹肌肉瘤

胚胎性横纹肌肉瘤（embryonal rhabdomyosarcoma）又称葡萄状肉瘤（sarcoma botryoides），是阴道最常见的肉瘤。90%以上发生于5岁以下儿童，偶见发生于年轻妇女、甚至绝经后妇女。肿瘤表现为结节状、乳头状、息肉状或葡萄样的肿块突出在阴道里，甚至长出阴道口外。肿瘤表面光滑，灰红色或淡红色。直径0.2~12cm，质软脆，无蒂或有蒂。表面黏膜完整或伴有溃疡或出血，切面松软、水肿样或似黏液瘤样，其间杂有出血区。显微镜下，紧邻上皮下方是致密的细胞形成层（生发层），该层细胞核小而深染。较深层的细胞密度有所降低，中央部位一般为细胞稀少的水肿或黏液样区。肿瘤细胞多为圆形或梭形细胞，核浅染，核仁不明显，核分裂象较活跃。围绕血管密度增高现象明显。所有肿瘤均可见多少不等的横纹肌母细胞，有明显的嗜伊红胞质，部分可见横纹，细胞轻度异型性。

（六）平滑肌肉瘤

阴道平滑肌肉瘤（leiomyosarcoma）是阴道第二常见的肉瘤。可发生在阴道各个部位，以阴道后壁的上部为多见。肿瘤为实性结节状或分叶状肿块，大小1~15cm，通常3~5cm。肿瘤无包膜或有部分假包膜，呈浸润性生长。切面灰红色或灰黄色，鱼肉状，有散在的出血、黏液变和坏死。组织学表现和发生在其他部位的平滑肌肉瘤相同。根据第5版WHO分类（2020）诊断标准，阴道平滑肌肿瘤出现以下特征：瘤细胞中-重度异型性，核分裂象>10个/10HPF，细胞凝固性坏死，边缘浸润性生长。满足2条，即可诊断为平滑肌肉瘤。

（七）子宫内膜样间质肉瘤

阴道的子宫内膜样间质肉瘤（endometrioid stromal sarcoma）是一种浸润性生长、类似子宫内膜间质细胞的分化较好的肿瘤。可能来源于子宫内膜异位症,或子宫肿瘤转移蔓延至阴道。

三、阴道其他肿瘤

(一)混合瘤

混合瘤(mixed tumor)又称梭形细胞上皮瘤,罕见。由分化良好的上皮细胞和基质细胞混合而成。肿瘤边界清楚,类似涎腺混合瘤。好发于处女膜部位。典型病变表现为界限清楚的黏膜下肿物,1~6cm 大小,切面灰白色,质软或韧。镜下肿瘤以梭形细胞为主,其中夹杂有成熟的鳞状上皮和被覆黏液上皮的腺体,腺上皮立方或柱状,常常伴有鳞化,间质内常见玻璃样小球聚集,形成特征性的丛状生长方式。免疫组织化学提示该类肿瘤来自多潜能细胞,具有向上皮和间充质 2 个方向分化的能力。

(二)腺肉瘤

腺肉瘤(adenosarcoma)是由良性或非典型性的米勒型上皮成分和恶性间叶成分混合组成的阴道肿瘤。多表现为外生性或息肉状。原发于阴道的腺肉瘤极罕见,需排除子宫、宫颈肿瘤的转移。

(三)癌肉瘤

癌肉瘤(carcinosarcoma)是由恶性米勒管上皮和恶性间叶成分构成的双相性分化的肿瘤,又称为恶性米勒管混合瘤(malignant müllerian mixed tumor)、恶性中胚叶混合瘤(malignant mesodermal mixed tumor)或化生性癌(metaplastic carcinoma)。组织形态与子宫、卵巢部位的同名肿瘤相同。

(刘爱军)

第三节　子宫颈肿瘤病理

一、子宫颈上皮性肿瘤

(一)子宫颈鳞状上皮肿瘤

1. 宫颈鳞状上皮内病变　宫颈鳞状上皮内病变(squamous intraepithelial lesion,SIL)根据细胞的异型性分为低级别(LSIL)和高级别(HSIL)。其中 LSIL 相当于三级分类法的 CIN1 级以及挖空细胞样变,而 HSIL 则包括 CIN2 和 CIN3。

(1)LSIL/CIN1 典型表现为:基底旁细胞增生伴鳞状上皮的中上层挖空细胞形成,细胞呈轻度异型性,核分裂主要出现在黏膜上皮的下 1/3 层面(图 9-2-9)。

(2)HSIL/CIN2 主要表现为:细胞呈中度异型性,核分裂象增多并出现于上皮的下 2/3 层,可见病理性核分裂象(图 9-2-10)。

(3)HSIL/CIN3 主要表现为:细胞呈重度异型性,核分裂象多见,并见于上皮全层,常出现病理性核分裂象(图 9-2-11)。

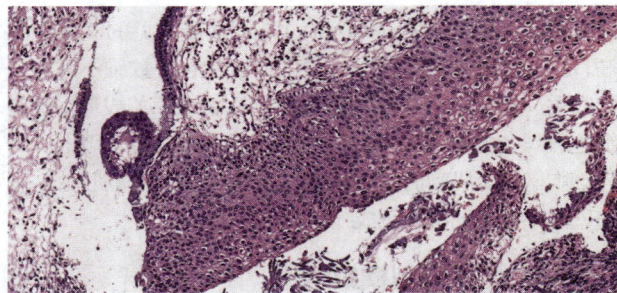

图9-2-10　HSIL/CIN2

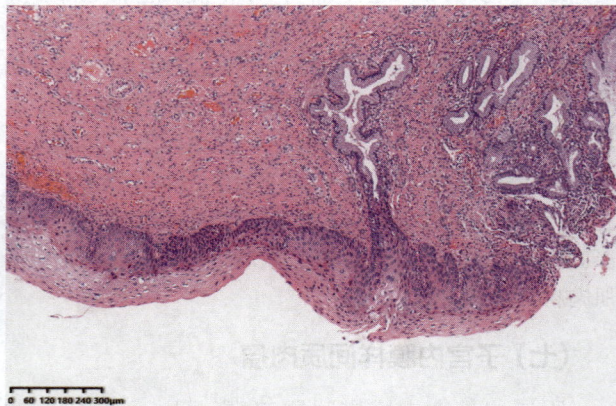

图9-2-9　LSIL/CIN1

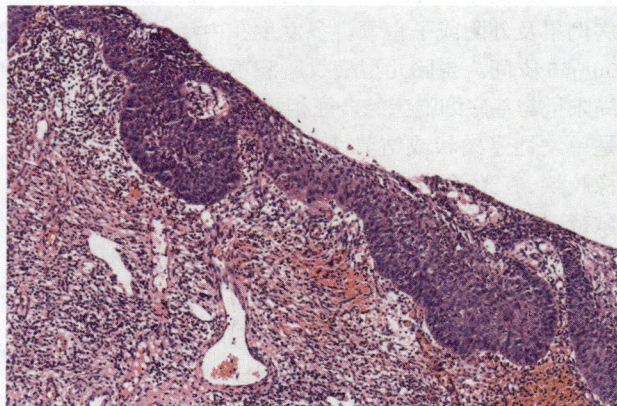

图9-2-11　HSIL/CIN3

值得注意的是:任何级别 SIL/CIN 都可能累及子宫颈腺体,随着 SIL/CIN 级别的增高,受累腺体的数量往往会增多、位置也可能会更深。HSIL 累及宫颈腺体本身并未突破上皮基底膜,仍然属于癌前病变,但是广泛的腺体受累,出现微浸润的可能性将增加,应当仔细观察。

近年来一些新的分子标记物可用于辅助鉴别 LSIL 与 HSIL。其中 p16 免疫组织化学染色最为常用。HSIL 的细胞核及胞质一般弥漫表达 p16(图 9-2-12),而约 70% 的

LSIL 为 p16 阴性(图 9-2-13)。但是不可忽视,约 30% 的 LSIL 可以呈 p16 弥漫阳性(图 9-2-14),所以 p16 只是一个辅助诊断指标,最终的判断不能脱离组织形态学改变。另外 Ki-67 作为细胞增生指数,常与 p16 联合染色,辅助鉴别 LSIL 与 HSIL。正常子宫颈鳞状上皮以及 LSIL,Ki-67 表达局限于黏膜鳞状上皮副基底层或下 1/3 层(图 9-2-15),随着 SIL/CIN 级别的增加,Ki-67 阳性细胞分布逐渐上移,甚至可达上皮全层(图 9-2-16)。

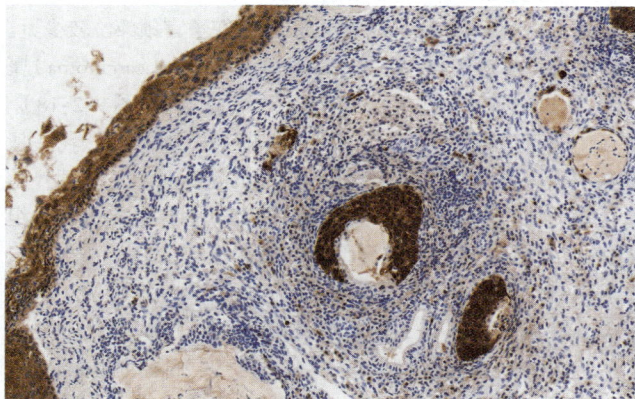

图 9-2-12　HSIL,p16 免疫组化,全层弥漫表达

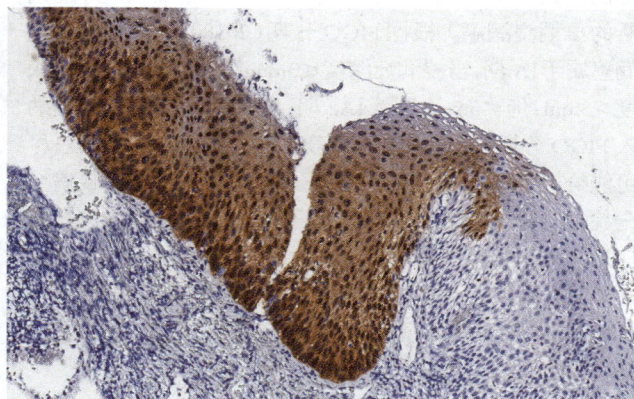

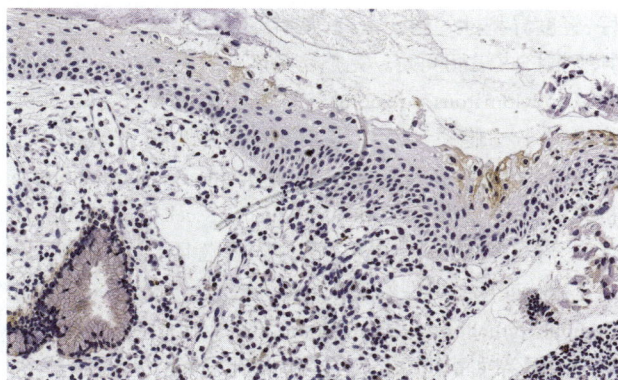

图 9-2-13　LSIL,p16 免疫组化阴性表达

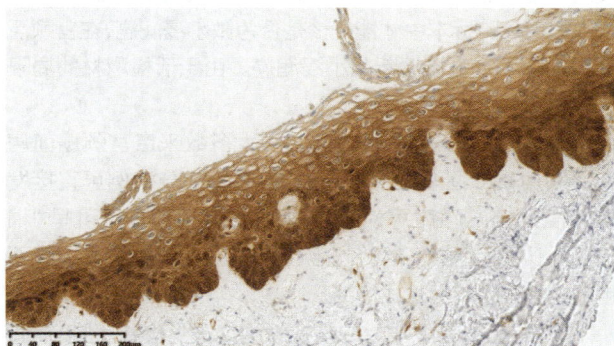

图 9-2-14　LSIL,p16 免疫组化阳性表达

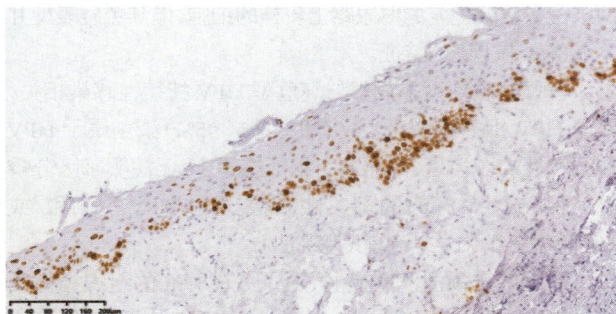

图 9-2-15　LSIL,Ki-67 免疫组化,副底层细胞表达

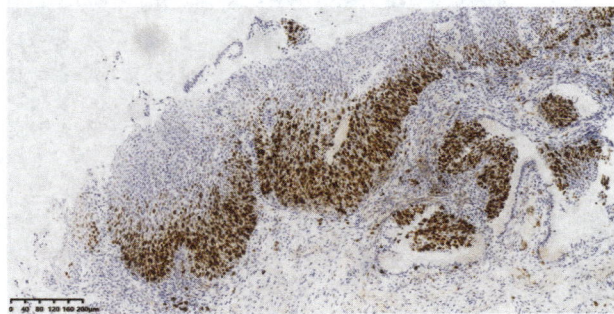

图 9-2-16　HSIL,Ki-67 免疫组化,鳞状上皮内弥漫表达

p16 和 Ki-67 联合染色，还可以用于鉴别容易与 HSIL 混淆的病变，如：鳞状上皮萎缩（squamous atrophy）和移行细胞化生（transitional cell metaplasia）时，上皮一般呈 p16 阴性，Ki-67 增殖指数较低；再比如：反应性增生时，虽然 Ki-67 可能出现较高的阳性指数，但 p16 为阴性。

2. 子宫颈鳞状细胞癌 宫颈鳞癌是最常见的子宫颈恶性肿瘤。其中，微小浸润性鳞癌因其预后良好，需特别强调其诊断标准。

（1）宫颈微小浸润癌（microinvasive carcinoma）：指的是由于病灶微小肉眼观察不能识别、仅在显微镜下才能判断的早期浸润癌。根据 FIGO 分期（2018），子宫颈微小浸润癌属于 IA 期，当浸润灶深度 ≤3mm 时，为 IA1 期，如果深度 >3mm，但 ≤5mm，则为 IA2 期；虽然浸润灶宽度不再纳入 FIGO 分期参数，但建议在病理报告中，除了浸润深度，尽可能给出横向及纵向宽度，以便通过三维测量值反映病变全貌。出现血管、淋巴管侵犯并不影响宫颈癌 FIGO 分期。但是，美国妇科肿瘤学会（society of gynecologic oncologist，SGO）对微小浸润癌的定义为"肿瘤浸润间质的深度 ≤3mm，并且没有淋巴管或血管侵犯"，该标准比 FIGO-IA1 更严苛。

显微镜下观察，微小浸润性鳞癌表现为子宫颈上皮内病变细胞突破基底膜像"出芽状"浸润间质。当浸润深度增加，会逐渐表现为"迷芽状"，即：浸润性癌细胞巢脱离基底膜散在分布于间质中（图 9-2-17）。随着病变进一步发展，浸润灶增大、变宽，可逐渐相互融合。必须强调的是：只有锥切或根治切除标本中才能确诊是否为微小浸润癌，在宫颈活检标本中不宜直接诊断微小浸润癌。由于活检取材的局限性，可能会低估浸润的范围。

（2）宫颈浸润性鳞状细胞癌：大多数来自宫颈癌前病变，经过 HSIL 逐渐进展而来，但也有少部分病例可直接发展为浸润癌。肿瘤可使子宫颈增大、变硬，有时可呈"桶状"。可见外生结节，若为内生性肿瘤，仅见子宫颈黏膜表面粗糙、颗粒状，有时形成溃疡。

显微镜下，异型增生的鳞状细胞突破上皮基底膜、在间

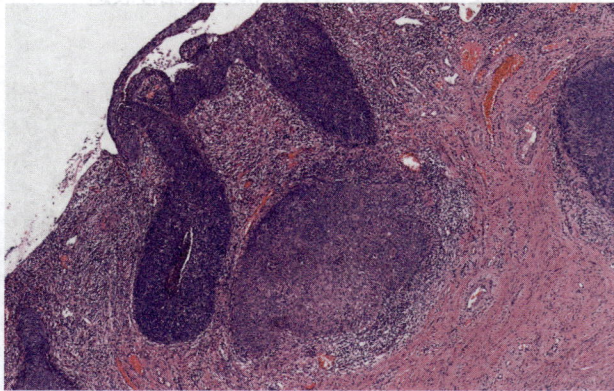

图 9-2-17　微小浸润性鳞癌

质内不规则浸润性生长，并可侵犯间质内脉管或神经纤维。宫颈鳞癌可依据改良的 Broder 分级系统，分为高、中、低分化。高分化：肿瘤由比较成熟的鳞状细胞组成，可见角化珠，细胞间桥清楚，核分裂象少；中分化：肿瘤细胞核质比增加、无明显角化，细胞异型性增加，具有更多核分裂象；低分化：细胞具有高度异型性，核分裂活性高，癌细胞排列紧密，有些细胞可呈短梭形或呈基底细胞样、鳞状分化不明显。

根据癌组织分化程度和结构特征，宫颈鳞癌的组织学类型可分为角化型、非角化型、乳头状、基底细胞样、疣状、湿疣样、淋巴上皮瘤样等亚型。其中，角化型鳞癌（keratinizing squamous cell carcinoma）属于高分化，在子宫颈部位较少见。非角化型鳞癌（non-keratinizing squamous cell carcinoma）属于中分化或低分化，是宫颈鳞癌最多见的类型（图 9-2-18）。

其他几型均为较少见的宫颈癌组织学类型。乳头状鳞癌（papillary squamous cell carcinoma）表现为子宫颈外生性肿物。显微镜下，肿瘤由粗细不等、分支复杂的乳头组成，乳头表面被覆中度异型增生鳞状上皮，核分裂象多见，乳头纤维轴心和/或肿瘤基底部间质可见癌细胞侵犯。需要鉴别的是乳头状 HSIL，后者乳头结构简单，乳头轴心和基底部均无癌细胞浸润。基底样鳞癌（basaloid squamous cell carcinoma）：肿瘤由分化差、胞质较少的基底样细胞构成，癌细胞巢不规则分布，中央常出现地图样坏死。该型需与小细胞神经内分泌癌鉴别（后述）。疣状癌（verrucous carcinoma）：肿瘤呈外生乳头状结构，乳头表面被覆分化良好、轻度异型性的鳞状上皮，常有显著角化，但基底部可见肿瘤推挤式浸润间质。完整切除肿瘤，预后较好。湿疣样癌（condylomatous carcinoma）：肿瘤具有乳头状结构，癌细胞中等分化，胞质"挖空"，但细胞核异型明显、核分裂象多见。梭形细胞鳞癌（spindle shaped squamous cell carcinoma）：也称肉瘤样鳞癌（sarcomatoid squamous cell carcinoma），属于低分化。肿瘤细胞呈胖梭形，核异型性明显。仔细寻找，可见灶状或部分典型的鳞状细胞癌成分。淋巴上皮瘤样癌（lymphoepitheliomatoid carcinoma）：组织学形态与发生在鼻咽部的同名肿瘤相似，但子宫颈部位原发的淋巴上皮瘤样癌很少查见 EBV。肿瘤由大的未分化细胞组成，散在或呈小簇分布，背景中有丰富的淋巴细胞浸润。鳞状移行细胞癌（squamous transitional cell carcinoma）：肿瘤呈乳头状生长，表面被覆多层分化差的似尿路上皮样的细胞，但其免疫表型并不具备尿道上皮的特征。

宫颈鳞癌绝大多数都与高危型 HPV 持续性感染相关，属于 HPV 相关性鳞癌。只有极少数（<5%）鳞癌属于 HPV 非依赖性的。但是，单纯从组织形态学上，无法明确区分鳞癌病例与 HPV 感染的相关性，需要通过 HPV 检测和/或 p16 免疫组织化学染色辅助鉴别。

在诊断宫颈浸润性癌时，除了关注肿瘤的组织类型及分级外，还要关注癌细胞的浸润子宫颈管壁的深度（管壁的内、中、外 1/3），以及是否有淋巴管血管受累等。对于子宫

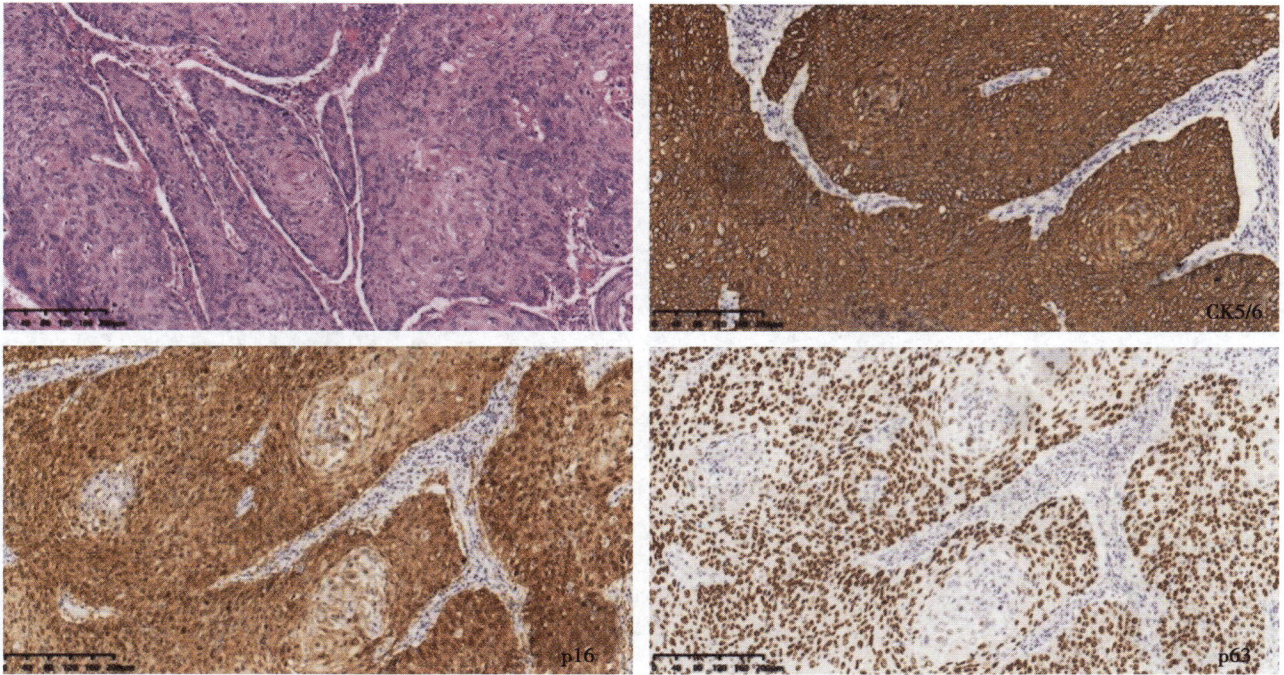

图 9-2-18　宫颈角化型鳞癌

颈切除标本的切缘情况应明确,切缘阳性者局部复发率明显高于切缘阴性者。另外需要的注意是:在锥切标本中,切缘阴性并不保证在随后切除的子宫标本中无残存的肿瘤。

(二)子宫颈腺上皮肿瘤

1. 宫颈腺体不典型增生　表现为:腺上皮细胞核稍微增大、排列轻度拥挤,胞质黏液略有减少。各种炎症刺激或者机体激素水平波动都可能导致上述不典型改变,这种情况也曾被称为"低级别腺上皮内肿瘤",但其临床意义并不确定,实际上大部分会逆转,在复检或切除标本中,腺上皮不典型改变消失。根据WHO女性生殖器官肿瘤分类(2014第4版及2020第5版)观点,不推荐用"低级别上皮内肿瘤"这一术语。子宫颈腺体不典型增生(glandular atypical hyperplasia)只是一种描述性诊断,不作为临床进一步处理的依据。

2. 子宫颈原位腺癌　可以发生在子宫颈管任何部位的内膜表面及其下腺体,但多见于鳞柱上皮连接部(squamous columnar junction, SCJ),常合并鳞状上皮病变,甚至部分子宫颈原位腺癌(adenocarcinoma in situ, AIS)病例是在鳞状上皮肿瘤切除子宫颈时意外发现的。根据病因学,子宫颈AIS分为HPV相关性和HVP非依赖性。

HPV相关性AIS的特征是:腺体结构和分布范围正常,但腺上皮呈不同程度的复层排列,细胞核大、深染,胞质黏液稀少,核分裂活性增加,并常在胞质内出现"漂浮"的核分裂象(图9-2-19)。HPV相关性子宫颈AIS与曾用术语"高级别腺上皮内肿瘤"属于同义词。WHO分类关于子宫颈腺上皮病变的术语变迁如表9-2-3所示。

表 9-2-3　子宫颈腺上皮病变术语变迁及对应关系

四分级	三分级	不分级
腺体轻度不典型增生	低级别腺上皮内瘤变	腺上皮不典型增生
腺体中度不典型增生		(描述性诊断)
腺体重度不典型增生	高级别腺上皮内瘤变	原位腺癌
原位腺癌	原位腺癌	

HPV相关性AIS除了最多见的普通型之外,还包括肠型AIS及复层黏液上皮内病变(stratified mucin producing intraepithelial lesions, SMILE)。肠型AIS特征是腺上皮出现杯状细胞。SMILE显示与鳞状上皮内病变(SIL)和原位腺癌(AIS)形态重叠,现被认为是AIS的一种变异模式。组织学特征是上皮呈复层排列,且几乎全层上皮内均可见胞质内黏液(图9-2-20)。细胞核多形性,核深染,可见核分裂和凋亡小体。SMILE通常与HSIL和/或普通型AIS共存,还有大约10%的病例见于浸润性腺癌或腺鳞癌。

HVP非依赖性AIS比较少见,常有胃型上皮分化或伴不典型幽门腺化生。另外还有透明细胞AIS,宫内膜样AIS等。

3. 子宫颈早期浸润性腺癌　并非独立的组织学类型,而是指浸润性腺癌最早期的形式,浸润间质深度≤5mm。淋巴结转移的危险性极低。

早期浸润性腺癌显微镜下诊断具有一定难度,与AIS相比,腺体更加密集、形状更不规则,乳头及筛状结构更多见,局灶可以出现融合。腺体周围的间质可出现水肿、炎细胞浸

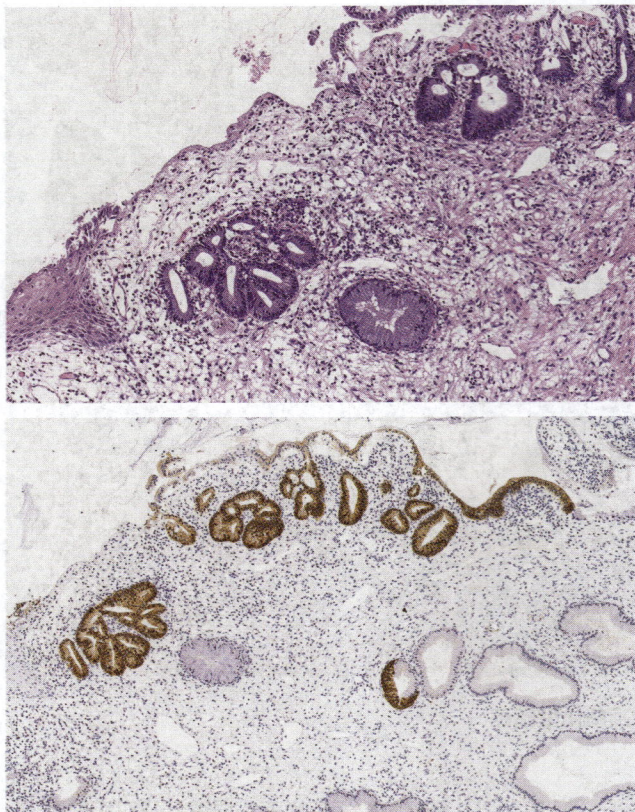

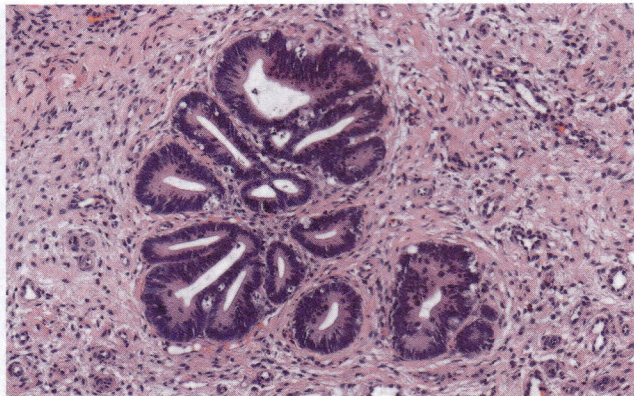

图 9-2-19　普通型子宫颈 AIS

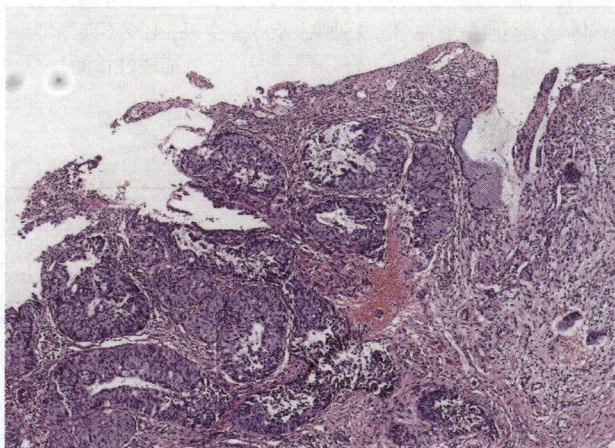

图 9-2-20　SMILE

与高危型 HPV 感染有关,包括普通型腺癌(图 9-2-21)、绒毛腺管型腺癌、肠型腺癌和浸润性复层产黏液的癌(invasive stratified mucin-producing carcinoma,ISMC)。其中,最常见的是普通型宫颈腺癌。HPV 非依赖性宫颈腺癌包括胃型腺癌(图 9-2-22)、中肾管癌、透明细胞癌(图 9-2-23)、浆液性癌和子宫内膜样癌,其中以胃型腺癌最常见。由此可见,腺癌的组织学类型基本可以反映肿瘤与 HPV 的相关性(表 9-2-4)。经免疫组织化学 p16、p53、vimentin、PR 及 HPV-RNA 原位杂交证实:普通型宫颈腺癌中高危型 HPV

润和促结缔组织增生性表现。有些病例可侵犯血管淋巴管。需要说明的是,与微小浸润性鳞状细胞癌相同,早期浸润性腺癌诊断也应该是在锥切标本上做出。

4. 宫颈浸润性腺癌的组织学分类及特征　宫颈浸润性腺癌约占宫颈癌的 20%~25%。与 AIS 相对应,宫颈浸润性腺癌也分 HPV 相关性宫颈腺癌和 HVP 非依赖性宫颈腺癌。这种分类法基于 2018 年首次提出的 IECC 分类系统,并被 2020 版 WHO 分类采纳。该分类整合了肿瘤的形态学、病因/发病机制和临床生物学行为。约 85% 的宫颈腺癌

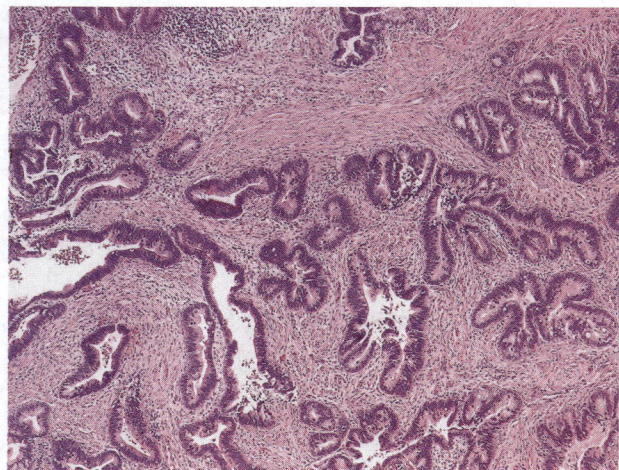

图 9-2-21　普通型宫颈浸润性腺癌

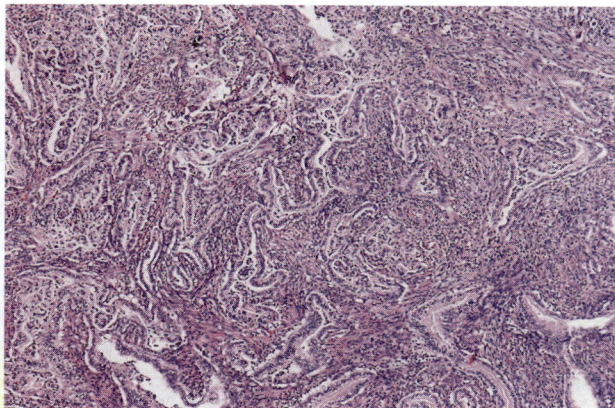

图 9-2-22　胃型宫颈腺癌

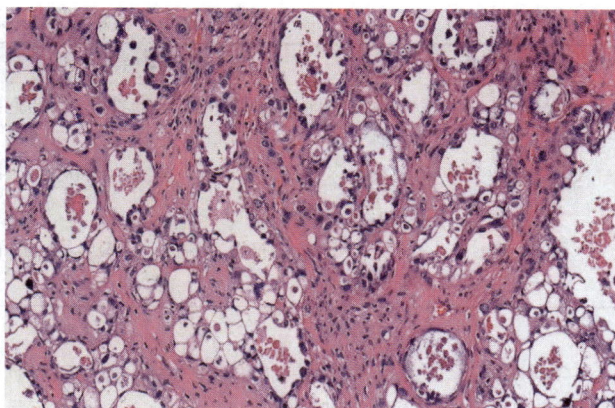

图 9-2-23　透明细胞癌

表 9-2-4　宫颈腺癌分类及组织学特征

分类	组织形态学特征
HPV 相关性腺癌	"漂浮"于腺上皮顶端胞质内的核分裂及凋亡小体
普通型	复杂腺管结构形成,与正常子宫颈黏液上皮相比,大部分癌细胞黏液分泌减少(黏液细胞比例 <50%)
绒毛腺管型	普通型腺上皮形态,伴外生型纤细长乳头状结构
黏液型-NOS	普通型腺癌结构,且黏液细胞数量≥50%
肠型	普通型腺癌结构,且杯状细胞数量≥50%。偶有神经内分泌细胞和 Paneth 细胞分化。应注意排除结直肠癌转移到子宫颈
印戒细胞癌	罕见,通常是低分化黏液腺癌或腺鳞癌的局部表现。首先要除外转移癌。印戒状黏液癌细胞比例≥50%
ISMC	复层黏液上皮呈巢状浸润、周围呈栅栏状,胞质内黏液数量不等
HVP 非依赖性腺癌	"漂浮"的核分裂象及凋亡小体不易查见
胃型	肿瘤细胞胞质丰富、淡嗜酸性、透明样或泡沫样,细胞之间分界清晰,细胞核不规则位于基底处
中肾管癌	导管状、管状、乳头状、条索样或裂隙状结构,腔内伴嗜酸性胶样物,类似中肾管残余
透明细胞癌	实性、乳头状和/或管囊性结构,细胞呈多边形、鞋钉样或扁平,胞质透亮或少数嗜酸性,细胞核高度异型
子宫内膜样癌	至少局灶有子宫内膜样腺体(腺体衬覆细胞为柱状、细胞核呈假复层),伴或不伴鳞状分化和/或子宫内膜异位
浆液性癌	乳头状和/或微乳头状结构,细胞呈复层或假复层,弥漫分布高度异型性的细胞核,细胞之间相对黏附性差(排除继发后,才考虑子宫颈原发)
腺癌,NOS	分化差,有腺腔形成或腺上皮分化证据,但无上述各型腺癌的明确的特征

和 p16 的阳性率分别为 95% 和 90%;HPV 非依赖性宫颈腺癌中两者的阳性率仅为 3% 和 37%。与 HPV 相关性宫颈腺癌相比,HPV 非依赖性腺癌肿瘤体积更大、患者年龄更大、预后也更差。

5. 宫颈腺癌浸润方式 Silva 分型　2013 年 Silva 教授等提出根据宫颈腺癌间质浸润方式(Pattern)进行风险分层的方案(表 9-2-5)。Silva A 为癌组织由高分化至中分化的腺体构成,腺体周围无明显间质反应,无脉管浸润;Silva B 在Silva A 型腺体背景中局灶有促纤维间质反应或灶状破坏性浸润,可伴有脉管浸润;Silva C 为肿瘤弥漫性破坏性浸润,有

显著的促纤维结缔组织增生反应。多项研究证实,宫颈腺癌Silva 分型与淋巴结转移、临床预后有良好的相关性。Silva A 无淋巴结转移,临床分期均为 I 期,根治术后无复发;而 SilvaC 多表现为 II 期或更高分期,淋巴结转移率 22.5%,复发率19.7%;Silva B 也表现为 I 期病变,淋巴结转移率较低。

该方案适用于所有切除标本,对于锥切、环切等标本也可预测后续子宫切除标本中的浸润性方式,尤其对于 SilvaB、Silva C 肿瘤;但该方案不适宜于活检标本,尤其是 Silva A。需要强调的是,Silva 分型仅适用于 HPV 相关的普通型宫颈腺癌,并且必须对整个肿瘤进行镜下检查才能做出准确分型。

表 9-2-5　普通型宫颈腺癌浸润方式 Silva 分型方案

分型	腺上皮结构特征	间质反应	脉管侵犯	淋巴结转移率
Silva A 型	腺体轮廓清晰,可有筛状或腔内乳头,无细胞离散或实性结构	无	无	0
Silva B 型	腺体轮廓清晰,可见单个或小簇细胞离散,但一般<5mm;无实性结构	局灶间质反应	可见	4.4%
Silva C 型	迷宫样、不完整腺体,融合性生长≥5mm;实性结构、低分化成分	弥漫促纤维间质反应	可见	23.8%

实际病理诊断工作中,如果微小浸润性腺癌没有明显的间质反应,很难与原位腺癌区分。鉴于 Silva A 肿瘤预后极好,区分 Silva A 早期浸润性腺癌与宫颈 AIS 就没有太大临床意义了。

(三) 子宫颈其他类型癌

1. 子宫颈腺鳞癌　腺鳞癌(adenosquamous carcinoma)少见,由明确腺癌和鳞癌成分混合而成,两者比例不同并互相移行,分化程度也不同。毛玻璃细胞癌被认为是分化差的腺鳞癌亚型,第 5 版 WHO 分类未单独列出。当腺鳞癌中腺癌成分分化较差时,可能与分化差的鳞癌不易区分,通过免疫组织化学 CK18,黏蛋白染色可辅助识别。荟萃分析发现,子宫颈腺鳞癌中 HPV18 型感染最常见(37%~41%),其次是 HPV16(26%~36%),HPV45 约为 5%~7%。

2. 黏液表皮样癌　黏液表皮样癌(mucoepidermoid carcinoma)非常罕见,由黏液细胞、表皮样细胞、中间细胞组成,生长形态多样。黏液表皮样癌有 CRTC1-MAML2 基因融合,据此可与腺鳞癌、ISMC 等鉴别。

3. 腺样基底细胞癌　腺样基底细胞癌(adenoid basal cell carcinoma)少见,子宫颈往往见不到明显的肿块。显微镜下,肿瘤由分化好的基底样细胞排列成小巢状,巢周边细胞可呈栅栏状(图 9-2-24)。局灶可伴有腺样或鳞状分化。肿瘤周边的上皮可伴有 HSIL。肿瘤具有浸润性生长行为,主要是在局部扩展,有时可延伸到子宫下段。预后较好,文献尚无单纯的腺样基底细胞癌发生转移以及死亡的病例报道。治疗上,行子宫全切术即可,不必清扫淋巴结。

4. 腺样囊性癌　腺样囊性癌(adenoid cystic carcinoma)发生在子宫颈极为罕见。患者年龄偏大,可以形成内生或外生的肿块。显微镜下的形态与发生在唾液腺的同名肿瘤相似,癌细胞大小一致,核圆形,胞质少,排列成筛状(腺样)、梁状和实体结构(图 9-2-25)。有时可以混合有其他癌,如腺癌等成分。具有高度侵袭性。

5. 癌肉瘤　癌肉瘤(carcinosarcoma)罕见。大体呈息肉状突起。光镜下可见肿瘤由癌性成分和肉瘤样成分构成,属于双相分化的肿瘤。形态类似于子宫内膜同名肿瘤,肉瘤成分被认为是化生性改变。因此归入上皮性肿瘤分类。癌性成分可以是腺癌或鳞癌,肉瘤样成分可见纤维肉瘤样、内膜间质肉瘤样,也可见横纹肌肉瘤或骨肉瘤样等分化。部分子宫颈癌肉瘤检出 HPV16 或 18 阳性。

6. 未分化癌　未分化癌(undifferentiated carcinoma)为分化极差的上皮性恶性肿瘤,癌组织主间质分明、上皮性标记 CK 和/或 EMA 阳性,但是形态学上不能明确为鳞癌、腺癌或其他类型的癌。常常高危型 HPV 阳性。

二、子宫颈神经内分泌肿瘤

神经内分泌肿瘤(neuroendocrine neoplasm,NEN)是女性生殖道比较罕见的一类肿瘤,子宫颈是最常见的原发部位。子宫颈神经内分泌肿瘤占所有宫颈癌的不到 2%,分为神经内分泌瘤(neuroendocrine tumor,NET)和神经内分泌癌(neuroendocrine carcinoma,NEC)。NET 形态学温和,分化较好,包括类癌和非典型类癌,但是在子宫颈极其罕见。NEC 异型性明显,包括大细胞神经内分泌癌和小细胞神经内分泌癌,是侵袭性极强的肿瘤,极易累及淋巴结并发远处

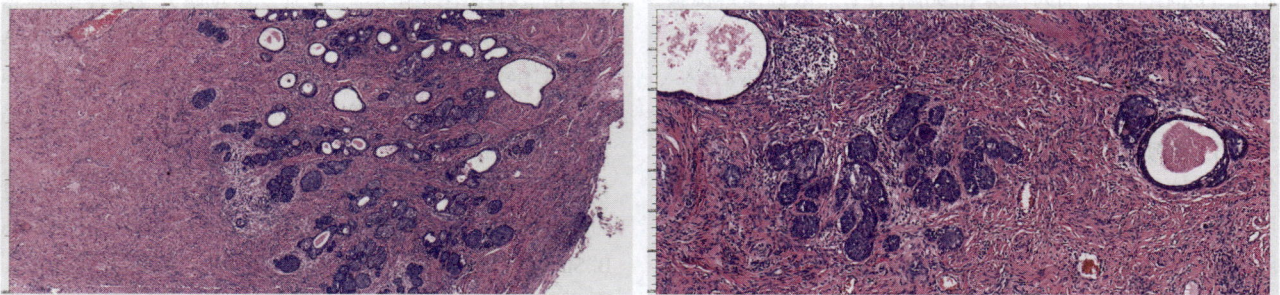

图 9-2-24　子宫颈腺样基底细胞癌

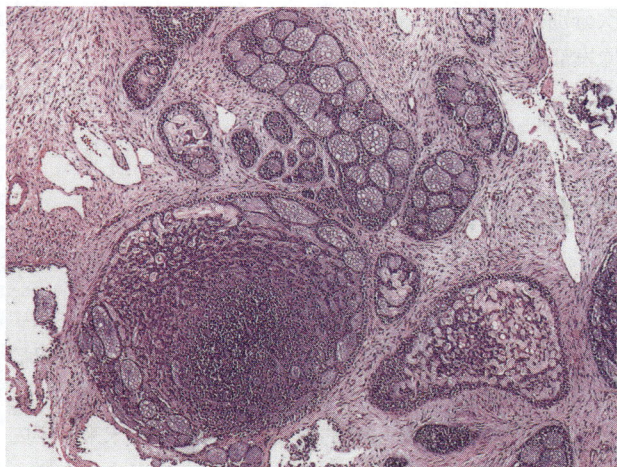

图 9-2-25　子宫颈腺样囊性癌

转移。

其组织形态学特征与胃肠道和肺的神经内分泌肿瘤相同。具有不同程度的器官样或梁状结构,细胞均匀一致,细胞核体积小至中等大(图 9-2-26),免疫组织化学示神经内分泌标记 Syn、CgA 或/和 CD56 阳性。研究表明,宫颈神经内分泌癌与 HPV 有关,尤其 HPV18,而且 p16 免疫组织化学染色一般呈阳性。PIK3CA、KRAS 和 TP53 是其最常见的基因突变。

三、子宫颈间叶性肿瘤

子宫颈间叶性肿瘤比较少见,良性主要为平滑肌瘤,形

态学与子宫体部位同名肿瘤一样。恶性间叶性肿瘤相当罕见,不到子宫颈恶性肿瘤的 1%。组织学类型包括:平滑肌肉瘤、葡萄状肉瘤(横纹肌肉瘤)、子宫内膜样间质肉瘤、腺泡状软组织肉瘤、尤因肉瘤以及未分化肉瘤等,其组织形态学表现与其他部位的同名肿瘤相同。近年提出的一种新类型——NTRK 融合型纤维肉瘤样肿瘤非常罕见,在女性生殖系统中以子宫颈部位居多。

四、子宫颈上皮和间叶混合性肿瘤

子宫颈此类肿瘤的发病率明显低于子宫体。较为常见的是腺肉瘤,诊断标准与发生在子宫体的同名肿瘤相似。属于低度恶性肿瘤,如果不伴有肉瘤成分过度生长,切除后预后良好。此外,极为罕见的还有 Wilms 瘤,形态类似肾的同名肿瘤。

五、子宫颈其他肿瘤

1. 子宫颈色素性病变罕见,其中良性者主要是蓝痣(blue nevus),恶性黑色素瘤(malignant melanoma)形态同皮肤部位者。

2. 各种滋养细胞病变也偶发于子宫颈。这里需要注意的是,发生在子宫颈的上皮样滋养细胞肿瘤,可以灶状取代子宫颈表面黏膜和/或腺上皮细胞,易与宫颈鳞癌混淆。另外子宫颈部位还可以发生卵黄囊瘤、畸胎瘤等生殖细胞肿瘤。

3. 子宫颈原发性淋巴瘤极为罕见,以弥漫大 B 细胞型最为多见。需要注意与淋巴瘤样增生鉴别,后者为炎症反应性

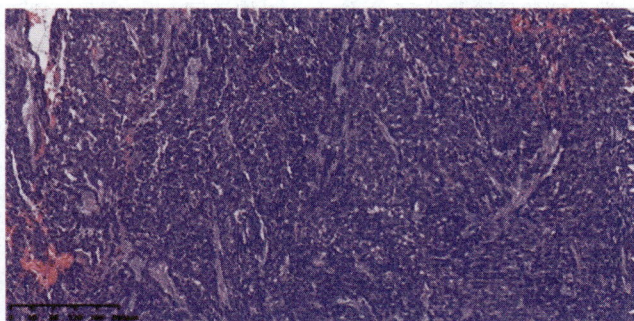

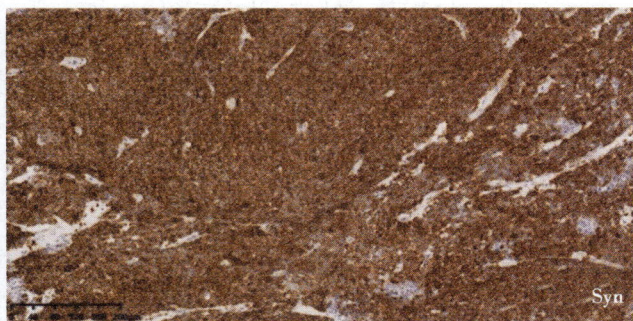

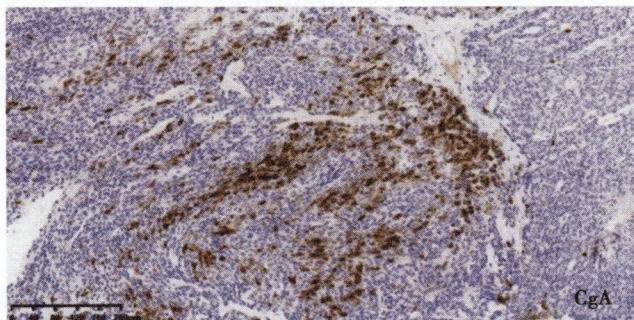

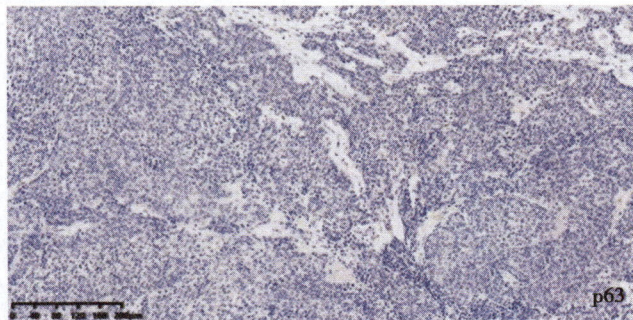

图 9-2-26　子宫颈神经内分泌癌

病变。

4. 子宫颈转移性肿瘤较为少见,大部分来自女性生殖系统本身,其中子宫内膜癌直接种植于子宫颈最为多见,其次分别来源于卵巢、输卵管。来自其他系统的转移癌罕见,原发部位多见于乳腺、胃和大肠。

(刘爱军)

第四节 子宫肿瘤病理学

一、子宫内膜癌及前驱病变

(一) 子宫内膜增生及不典型增生

1. 子宫内膜增生 指子宫内膜过度增生,缺乏结构和细胞核异型性,程度上超过正常周期的上限。传统上进一步分类为单纯性增生和复杂性增生,同义语包括子宫内膜增殖症,良性子宫内膜增生。

子宫内膜增生(endometrial hyperplasia)一般认为是由持续性无排卵周期或未受拮抗的持续雌激素作用引起。子宫内膜在持续雌激素影响下不断过度生长,不能形成由黄体退化迅速下降的孕激素介导的正常月经机制,因而多数表现为月经周期延长。由于雌激素水平的异常波动,造成子宫内膜局部皱缩和血管渗透性增加引起局部缺血缺氧,进一步造成更大范围内膜循环异常,最终导致形式各异的异常子宫出血。可能是点滴的长时间出血,也可能是短时间的大量出血,或两种出血形式混合出现。多见于更年期、青春期,其次可见于绝经后,也可见于生殖年龄。更年期和绝经后病例视临床症状可能需要临床干预,而青春期和生殖年龄病例通常不需要干预,恢复排卵后子宫内膜会进入正常状态。需要特别提出的是,当终止妊娠时,无论是流产或足月分娩,在前3个月内通常会发生子宫内膜单纯性增生,这是一种适应性增生,是不需要治疗的。

目前的研究结果显示,在单纯性增生和复杂性增生中尚未发现特异性遗传学改变,而主要与雌激素的持续作用相关,该病变进展为子宫内膜浸润癌的比例为1%~3%,较正常人群发病风险高3~4倍,持续无排卵造成的子宫内膜增生超过10年,子宫内膜癌发病风险提高到10倍。必须强调的是普通类型的增生本身并非子宫内膜癌的"癌前病变",大多可通过合适的临床干预恢复,不应过度治疗。

2. 子宫内膜不典型增生 指子宫内膜局部或弥漫性真性肿瘤性增生(即出现结构异型性和/或细胞学异型性)。同义语包括子宫内膜复杂非典型增生,子宫内膜上皮内瘤变(endometrial intraepithelial neoplasia,EIN)。

子宫内膜不典型增生(endometrial atypical hyperplasia)为子宫内膜癌的前驱病变(或称为癌前病变),除了缺乏明确的浸润,在形态特征上和普通子宫内膜样腺癌极为类似,具有复杂增生的结构,具有明显的核异型性。因此,子宫内膜不典型增生和分化好的子宫内膜样腺癌的区分是临床和病理医生长久以来共同关注的热点问题,尽管全球病理学界探索提出过多种标准或路径,均未很好地解决这个问题。既往多数文献报道有25%~60%的病例在诊刮术后或未来1年内发现子宫内膜腺癌,很难认为这些癌是短期内发生或取样不完全所致,反映出我们赖以区分的形态标准是存在缺陷的。近年来,对年轻女性早期子宫内膜癌的保守治疗策略实质上部分性地缓解了这个困境。

子宫内膜不典型增生和低级别子宫内膜样腺癌具有相似的遗传学特征。PTEN、PIK3CA和PAX2突变最为常见,部分病例可以出现KRAS、CTNNB1等基因的突变,在免疫组织化学表型上也是相同的,因此,难以通过分子检测或免疫组织化学进一步区分不典型和分化性癌。

子宫内膜不典型增生在病理学上难以进一步分级,其原因不是不存在病变程度的差别,而是缺乏公认的判别标准。大量研究和分析表明,子宫内膜不典型增生随着病程发展逐步成为弥漫性病损,因此,以更为客观和易于接受的病变范围,如局灶性、多灶性和弥漫性用于描述子宫内膜不典型增生,可以在一定程度上代表子宫内膜不典型的程度。

子宫内膜不典型增生进展为浸润癌的概率很高,较正常人群的风险提高了45倍左右。但不同个体进展为浸润癌的时间是不同的,取决于不典型已经存在的时间或病变程度,以及不同个体的其他风险因素,如肥胖、合并糖尿病、PCOS、合并Cowden综合征、合并Lynch综合征等。虽然难以界定具体的进展时间,但对普通型不典型增生而言,是一个缓慢的进展过程,这是子宫内膜不典型增生能够进行保守治疗的基础。特别是对于年轻需要保留生育功能的女性,应该尽可能利用这个窗口时间进行有效的临床干预。必须强调指出,保留生育功能的保守治疗并非子宫内膜不典型增生的首选治疗方式,一切保守治疗均应在多重监视下进行,以期尽早发现可能的浸润风险,其中治疗期间组织学评估是必须的。

目前并不清楚子宫内膜不典型增生如何进展为各个不同组织类型的子宫内膜癌。大约80%的低级别或经典型子宫内膜样腺癌是由不典型增生进展而来,子宫内膜浆液性癌的浸润前病变为子宫内膜原位浆液性癌,而不是普通类型的不典型增生,部分混合型浆液性癌可能来源于普通内膜样癌发生p53突变后的进展。部分子宫内膜癌,如未分化癌可能没有前驱病变,部分子宫内膜癌,如透明细胞癌、中肾样癌、原发性鳞癌等,前驱病变不明。

(二)子宫内膜样腺癌

子宫内膜样腺癌(endometrioid carcinoma)是统指缺乏高级别核异型(如高级别浆液性癌)的非黏液性腺癌,在结构上可以表现为腺性、乳头状或半实性,为子宫内膜癌最常见的组织学类型,占女性生殖道恶性肿瘤的20%~30%,占子宫内膜各型腺癌的80%。欧美地区平均发病年龄63岁,其中75%发生于50岁以上,复旦大学附属妇产科医院统计4161例子宫内膜癌平均发病年龄为53(53.4±10.0)岁。子宫内膜癌发病率近年来有所升高,高危因素包括绝经后雌激素水平升高、PCOS、初潮年龄早、绝经晚、未生育、肥胖等,阳性家族史、Lynch综合征和Cowden综合征也显著提高内膜癌发病风险。

子宫内膜样腺癌包含很多变异类型,文献中描述过的包括内膜样癌伴鳞状细胞分化(endometrioid carcinoma with squamous differentiation)、内膜样癌伴黏液分化(endometrioid carcinoma with mucinous differentiation)、分泌性腺癌(secretory villous adenocarcinoma)、绒毛状腺癌(carcinoma)、微腺体腺癌(microglandular carcinoma)、支持细胞样腺癌(sertoli-form endometrioid carcinoma)、纤毛细胞腺癌(ciliated adenocarcinoma)、嗜酸性细胞癌(oxyphilic or oncocytic cell carcinoma)、内膜样癌伴滋养细胞分化(endometrioid carcinoma with trophoblastic differentiation)、内膜样癌伴巨细胞或破骨细胞样分化(with giant cell or Osteoclast-like giant cell differentiation)、内膜样癌伴肝样细胞分化(with hepatoid differentiation)、内膜样癌伴梭形细胞或肉瘤样分化(with spindled epithelial cells or sarcomatoid)、内膜样癌伴广泛间质透明变性(with extensive hyalinization)、内膜样癌伴砂粒体(with psammoma bodies)、内膜样癌伴间质骨样化生(with stromal osteoid metaplasia)、内膜样癌伴间质性索样和透明改变(with sex cord-like formations, hyalinization, or corded and hyalinized EC, CHEC)等。目前倾向于认为这些不同的组织学变异类型,可以按照细胞核级别归类为低级别和高级别腺癌。

子宫内膜样腺癌的组织学分级(FIGO):G1(Ⅰ级),<5%的实性区域;G2(Ⅱ级),6%~50%实性区域;G3(Ⅲ级),>50%实性区域。当超过50%的肿瘤区域含有3级核时,上调组织学分级1级。其中G1为低级别腺癌,G3为高级别腺癌,G2有待进一步研究,多数意见认为属于低级别癌。严格的组织学分级和免疫组织化学辅助,有助于减少G2的分级比例。

子宫内膜样癌中超过半数的病例会发生PTEN突变或失活,其他基因突变的病例比例如下:ARID1A为40%,PIK3CA为30%,PIK3R1为20%~43%,KRAS为20%~26%,低分化癌TP53为30%。35%的子宫内膜癌会发生微卫星不稳定,在散发病例最常见的微卫星不稳定的成因为MLH1

启动子甲基化。由于错配修复基因(MSH2,MLH1,MSH6和PMS2)缺陷形成的Lynch综合征为常染色体显性遗传,25%~60%可能发生Lynch相关的肿瘤,最常见为子宫内膜癌和结肠癌,发生的子宫内膜癌较散发病例更为年轻,容易发生在子宫下段。由PTEN胚系突变导致的Cowden综合征也为常染色体显性遗传性疾病,发生子宫内膜癌的风险为28%,发病年龄中位数为40岁左右。

基于现代对子宫内膜癌分子生物学和临床病理学广泛而深入的研究,为进一步指导临床治疗和改善预后,TCGA(2013)对子宫内膜癌进行分子分型。TCGA联合70家单位采用NGS全基因组测序、全外显子测序、RNA测序、miRNA测序、DNA甲基化检测、高通量SNP芯片和反向蛋白芯片验证,对低级别子宫内膜样癌、高级别子宫内膜样癌和浆液性癌共373例,从DNA水平对突变、易位、DNA甲基化和拷贝数变异等进行分析,并分别从RNA和蛋白水平进行进一步验证,提出子宫内膜样癌的分子分型如下:

POLE(超突变型)POLE(ultramutated)

微卫星不稳定(高突变型)MSI(hypermutated)

低拷贝数(内膜样癌)copy-number low(endometrioid)

高拷贝数(浆液样癌)copy-number high(serous-like)

这些方法几乎结合了当时最先进、最昂贵的分子生物学技术,即便到今天也无法在临床实践中直接应用。因此,2015年有研究提出一套简化的检测方案,命名为TransPORTEC,用Sanger测序法检测POLE第9和第13外显子,p53的第5~8外显子,用PCR法对13个基因(BRAF,CDKNA2,CTNNB1,FBXW7,FGFR2,FGFR3,FOXL2,HRAS,KRAS,NRAS,PIK3CA,PPP2R1A和PTEN)的159个热点进行检测、用多重荧光PCR-毛细管电泳法对微卫星状态进行检测(Promega专利)和PCR法对MLH1甲基化状态进行检测,其余标记全部采用常规免疫组织化学代替。2017年,提出一个更为简便的检测方案ProMisE(proactive molecular risk classifier for endometrial cancer),用Sanger测序检测POLE第9和第13外显子,其余包括p53、MMR等全部用常规免疫组织化学代替。TransPORTEC和ProMisE进行的简化分子分型,目标在于能够在一定程度上和TCGA有最高的吻合度,对照试验和临床病理分析证实具有较好的实用性。WHO(2020)正式将分子分型列为子宫内膜分型并推荐。由于采用不同方法,TCGA分子分型在改良的简化分型系统中分别称为POLE超突变型、错配修复蛋白缺失型、p53突变型和非特异分子特征型,对应关系和检测方法如下(表9-2-6)。

以下按WHO(2020)分子分型予以分别描述主要特征:

1. POLE超突变型 TCGA子宫内膜癌分子分型和传统子宫内膜癌的组织分型最突出的不同在于POLE超突变型(POLE-ultramutated EC)具有非常好的预后,并且POLE突变只能通过分子生物学方法检测,而不能通过免疫组织化学的方法,也无法通过传统组织学予以识别。

表9-2-6 不同子宫内膜癌分子分型的检测方法、命名对应关系及主要特征

方法	子宫内膜样腺癌分子分型			
TCGA命名	POLE(超突变型)	微卫星不稳定(高突变型)	低拷贝数(内膜样癌)	高拷贝数(浆液样癌)
简化分子分型命名	POLE超突变型	错配修复基因缺失型	非特异分子特征型	p53突变型
TCGA	NGS全基因组测序、全外显子测序、RNA测序、miRNA测序、DNA甲基化检测、高通量SNP芯片和反向蛋白芯片			
TransPORTEC	一代测序,突变热点检测	多重荧光PCR-毛细管电泳法及免疫组织化学	PCR,免疫组织化学	一代测序,第5~8外显子检测,免疫组织化学
ProMisE	一代测序,突变热点检测	免疫组织化学	免疫组织化学	免疫组织化学
WHO(2020)	NGS,一代测序,PCR热点检测包含(p.Pro286Arg,p.Val411Leu,p.Ser297Phe,pAla456Pro和p.Ser459Phe)	NGS,Promega法,免疫组织化学(MLH1、MSH2、MSH6和PMS2)	MMR无缺失,p53野生型表达,POLE无致病性突变	免疫组织化学
分子特征	• >100突变/Mb • 体细胞拷贝数变异很低 • 微卫星稳定型	• 10~100突变/Mb • 体细胞拷贝数变异低 • 微卫星不稳定	• <10突变/Mb • 体细胞拷贝数变异低 • 微卫星稳定型 • 30%~40% CTNNB1突变	• <10突变/Mb • 体细胞拷贝数变异高 • 微卫星稳定型
组织学特征	• 常为高级别癌 • 模棱两可的形态伴有肿瘤巨细胞 • 明显的肿瘤相关淋巴细胞浸润TILs	• 常为高级别癌 • 明显的TILs • 伴有黏液分化 • MELF型浸润 • LVSI	• 绝大多数为低级别癌 • 常伴有鳞化或Morula化生 • 缺乏TILs	• 绝大多数为高级别癌形态显著核异型 • 腺性或实性型可以存在
临床特征	发病年轻	可能伴有Lynch综合征	高体重指数	高临床期别
预后	非常好	中等	中等-非常好	差

TransPORTEC和ProMisE都是采用Sanger测序检测POLE的第9和第13外显子,并非全外显子突变的检测。WHO(2020)推荐的方法显然具有更高的灵活性,NGS、Sanger测序或热点检测都可以,但规定必须包含p.Pro286Arg,p.Val411Leu,p.Ser297Phe,pAla456Pro和p.Ser459Phe这些热点。

POLE超突变型在子宫内膜癌中大约占7%,是不依赖于其他临床病理参数的独立预后因素。相对于POLE野生型,突变型有更少的复发率(14.1% vs. 6.2%),更低的死亡率(9.7% vs. 2.3%),在一组低分化内膜样癌(FIGO,G3)共计109例中,15例POLE超突变型无一例复发,而POLE野生型的复发率为30.9%。POLE突变检测是对传统子宫内膜组织分型最重要的修正,可以避免对一些高级别子宫内膜癌的过度治疗。

2. 错配修复基因缺失 错配修复基因失活导致基因组点突变增加,引发其他基因的继发性突变和微卫星不稳定,同时也使细胞逃逸正常的凋亡机制,而获得更高的增生活性。由胚系突变形成的一系列肿瘤为Lynch综合征,在子宫内膜癌中占2%~6%,而仅鉴定为微卫星状态不稳定的病例(并不一定检测到相关基因的体系或胚系突变)在子宫内膜癌称为错配修复基因缺失(mismatch repair-deficient EC,dMMR)型(dMMR型),占比为30%~40%,根据不同的检测方法,该比例略有差异。

通过NGS检测特定的错配修复基因(MLH1、MSH2、MSH6、PMS2和EPCAM)的突变情况、多重荧光PCR-毛细管电泳法检测微卫星状态,或免疫组织化学检测错配修复基因的蛋白表达,来研究错配修复系统。TCGA通过全基因组、全外显子、高通量芯片、DNA甲基化检测和对应的mRNA和蛋白表达检测错配修复基因功能和表达情况,TransPORTEC采用多重荧光PCR-毛细管电泳法和免疫组织化学共用,而ProMisE直接用免疫组织化学法检测。显然都是存在缺陷的,但不失为一种简便、有广泛实用性的方法。这些不同层面的检测,总体结论是大体一致的,但不能完全等同。目前大多数医院采用的是免疫组织化学检测MMR蛋白表达,和NGS检测对应的基因突变,以及多重荧光PCR-毛细管电泳法检测微卫星状态都不是相同层面的检查,会出现检测结果不一致问题。MMR蛋白表达缺失,而NGS未能检测出基因突变,原因可能有MLH1启动子甲基化、普通 NGS 法不能检测到大片段缺失或其他少见错配基因异常；多重荧光 PCR-毛细管电泳检测 MSI 状态为目前公认的微卫星状态的金标准。

确定子宫内膜癌的 dMMR 分子型是现代子宫内膜癌临床实践的重要进展之一，一方面是为了确定是否为 Lynch 综合征；另一方面，微卫星不稳定会导致基因的蛋白编码区出现移码，而产生一个新的多肽抗原，刺激机体免疫系统，利用免疫检查点抑制剂如 PD1/PDL1，可以抑制这个反应，从而对 dMMR 相关肿瘤产生治疗效应，改善预后生存。因此，dMMR 类型的确定对于患者的长期管理、早期肿瘤的保守治疗和高临床期别的辅助治疗都有重要的价值。

3. 非特异分子特征型 对应于 TCGA 定义的低拷贝数变异的子宫内膜癌，在常规组织学诊断中对应于部分分化好（FIGO, G1~2）的内膜样癌，共性特征是低级别核型，常常伴有鳞化，形态温和，侵袭性较低，ER/PR 强表达，对激素治疗有效，也是内膜样癌中最常见的类型（详细特征参考表 9-2-6）。经基因突变检测以及免疫组织化学分析等排除其他基因或免疫表型异常，这组肿瘤占内膜样癌 30% 左右，但低于过去的预期，也部分解释了一些分化好的内膜样癌存在不良预后的原因。

评估肿瘤的拷贝数变异至少需要进行全基因组测序和/或高通量芯片。常规临床工作中无法实现 TCGA 所应用的多分子平台联合检测，因此 TransPORTEC、ProMisE 和 WHO（2020）均采用"排除法"，将 POLE、TP53 和 MMR 突变除外后，其他均归入非特异分子特征型（no specific molecular profile, NSMP），所谓"非特异分子特征型"。这种分类方法的优点是简单易行，但缺点是可能将某些由未知基因突变形成的高侵袭性肿瘤误分类进来导致预后不一致。随着分子技术的进步和分子分型的临床运用，会逐步解决这些问题。

4. p53 突变型（*p53*-mutant EC） TCGA 定义的高拷贝数变异组包含 94% 浆液性癌、62% 的子宫内膜混合型癌、24% 的低分化内膜样癌（G3）和 5% 的分化好~中的内膜样癌（G1~2）。除 90% 的病例伴有 *p53* 致病性突变外，还伴随出现 *MYC*（8q24.12）、*ERBB2*（17q12）、*CCNE1*（19q12）、*FGFR3*（4p16.3）和 *SOX17*（q11.23）的扩增，仅 6% 伴有 MSI，11% 伴有 *PTEN* 突变。因此，和传统组织学类型和分级并不是完全平行的。

与 NSMP 型的鉴别相同，由于拷贝数变异检测方法困难，难以直接应用，而本组中最突出和核心的特征是出现 *p53* 致病性突变。TransPORTEC 用一代测序方法仅检测 *p53* 的第 5~8 外显子，显然是不足够和不充分的，一方面，一代测序要求较高的突变丰度，灵敏度不够。另一方面，*p53* 并无明显的突变热点。因此，ProMisE 和 WHO（2020）直接采用免疫组织化学法判断。免疫组织化学判断 *p53* 和 NGS 检测突变不完全符合，一方面在于 *p53* 免疫标记的判断标准，另一方面，NGS 检测的 *p53* 致病性位点本身的评估会随

着时间和证据积累而改变。

因此，用 *p53* 突变型代替"高拷贝数变异"，是一种近似替代，不是完全吻合。存在的显而易见的问题是有可能将没有 *p53* 突变、没有 POLE 突变和没有 MMR 缺失的高级别癌，错误地归入 NSMP。

（三）子宫内膜浆液性癌

子宫内膜中可以发生浆液性癌是很早就认识到的，散见于早期的文献。但直至 Lauchlan（1981）和 Hendrickson（1982）认识到子宫内膜浆液性癌具有更高的侵袭性。2000 年报道了子宫内膜浆液性上皮内癌是浆液性癌的原位病变，其后从临床病理和免疫与分子生物学进行了广泛的研究。浆液性癌是指具有弥漫性重度核异型（3 级核）的浆液性上皮构成的肿瘤，可以为乳头状结构和/或腺状结构。

子宫内膜浆液性癌大约占子宫内膜癌的 10%，多发生于绝经后。40%~50% 在手术时便伴有子宫外播散，子宫内膜癌的死亡病例有 40% 左右属于浆液性癌。子宫内膜浆液性癌有 40%~70% 伴有深肌层浸润，37%~87% 有肌层内脉管侵犯，子宫颈和附件受累也远多于普通内膜样癌。2000 年之后研究者对子宫内膜浆液性癌进行了更为广泛深入的探索，观察到子宫内膜浆液性癌存在前驱病变——"原位浆液性癌"。一般发生于绝经后萎缩性子宫内膜或息肉中，最常发生于表面上皮或其下的腺体中，弥漫性重度核异型细胞局限于上皮内。更多的临床病理研究证实：①原位浆液性癌的细胞可能脱落，通过输卵管途径发生盆腔播散，而形成子宫外浆液性癌；②女性下生殖道部位可能发生多发性浆液性肿瘤，子宫内膜部位的"原位浆液性癌"只是多个原发病灶之一，尤其在输卵管等较为隐匿部位存在高级别浆液性癌风险。因此，WHO（2020）将过去传统上的"浆液性原位癌"改称为浆液性上皮内癌（serous endometrial intraepithelial carcinoma, SEIC）以避免误解。

按 TCGA 分子分型属于高拷贝数变异，按 TransPORTEC、ProMisE 和 WHO（2020）分类为 *p53* 突变型，其差异和详细分子特征见前述。子宫内膜浆液性癌可能起始即为 *p53* 突变，也可能在普通内膜样癌基础上出现继发性 *p53* 突变，因而可能混合有内膜样癌的一些分子和表型特征。子宫内膜浆液性癌的分子特征和卵巢高级别浆液性癌、乳腺基底样癌具有高度相似性，可以为临床治疗方案带来启发。

（四）子宫内膜透明细胞癌

子宫内膜透明细胞癌最早为 Scully 用于描述一组类似"肾脏透明细胞癌"的具有透亮胞质的一组子宫内膜腺癌，并证明它们并非"中肾管"起源，而是起源于副中肾管（müllerian 管）。子宫内膜透明细胞癌是指由透亮或嗜酸性胞质的多边形或鞋钉样细胞组成的肿瘤，呈乳头状、腺管状或实性排列，至少有局部的高级别核异型。占子宫内膜癌 2%（1%~6.6%），平均发病年龄高于内膜样癌（60 岁左右），但

也可以发生于任何年龄。多产、吸烟、盆腔放射治疗史等是发病高危因素。由于 DES 综合征引起的透明细胞癌在欧美地区下降，但在我国为散发性，发病率可能还有所升高。

透明细胞癌一般不表达 ER、PR，Ki-67 表达率在 25%~30%，85%~90% 表达 HNF-1β 和 NapsinA。TCGA（2013）研究的 373 例子宫内膜癌中并不包含子宫内膜透明细胞癌。但共同的结论是子宫内膜透明细胞癌伴有高比例的 p53 突变，通过 DNA 测序（包括 NGS 和 Sanger 测序）方法检出突变率为 9%~49%，而免疫组织化学突变率变化在 0~73%。这种差异，至少部分原因是突变产生于 p53 基因靠近末端的位置，因而免疫组织化学依然能够正常表达。此外，第二个显著特征是单纯性的子宫内膜透明细胞癌不伴有 POLE 突变，也不伴有错配修复基因的突变。部分研究发现 POLE 热点突变以外的其他突变位点，但意义有待进一步明确。而在 p53 野生型表达的子宫内膜透明细胞癌中，发现 PIK3CA 突变率为 11%~46%，ARID1A 为 14%~25%，KRAS 为 0~14%，报道过的其他突变基因还包括 PTEN、PIK3R1、p16、SPOP、FBXW7、CSMDS、TAF1、MLL3、PPP2R1A、CCNE1 和 DAXX 等，HER2 扩增和 cMET 高表达。

因此，子宫内膜透明细胞癌能否纳入子宫内膜癌分子分型系统是存在争议的。困难在于：①子宫内膜透明细胞癌的组织学诊断具有相当大的不一致性，特别是纯粹的透明细胞癌相当罕见，一些研究多数实际是混合型癌。纯粹的透明细胞癌和混合型癌是否属于相同分子特征待定。②完全按照 TCGA 的多分子平台研究存在方法学上的困难，限制了多数研究。不同的研究由于使用方法的不一致，使得可比性较差。③TCGA 的分子分型本身就在不断地完善和修复之中，特别是某些 VUS 位点的评估，可能随着资料的积累而被改变。

而子宫内膜透明细胞癌，特别是进展期病例，急需现代分子技术的支持来探索有效的治疗，改善预后。

（五）子宫内膜去分化癌和未分化癌

子宫内膜未分化癌指恶性上皮性肿瘤，缺乏特定组织学类型的分化方向，不能归类在上述任何一个亚型中。而去分化癌是指除含有未分化癌以外，尚含有分化 I~II 级的部分内膜样癌。未分化癌可以是子宫内膜直接发生，也可能是去分化癌的进一步进展。病变的预后由未分化癌决定，因而去分化癌的诊断只需要依据分化性内膜样癌的存在与否，与具体的量无关。

未分化癌和去分化癌由于历史上的诊断条件差异（包含小细胞、中等细胞和大细胞未分化癌），确切的发生比例不清楚，过去文献中统计的比例为 1.6%。平均发病年龄 55 岁，部分病例可能与 Lynch 综合征有关。未分化癌和去分化癌需要与癌肉瘤、神经内分泌癌、高级别间质肉瘤、PNET 等鉴别。由于部分未分化癌常常失去大多数上皮性免疫标记表达而仅表达 Vimentin，可能被诊断为癌肉瘤。未分化癌或去

分化癌可能灶性含有个别细胞神经内分泌标记表达，而被诊断为神经内分泌癌。

未分化癌/去分化癌为高度侵袭性肿瘤，预后极差，复发和死亡率达 55%~95%。即便是普通内膜样癌存在灶性的去分化癌也可能造成极差的预后，这是病理和临床方面需要极为关注的。值得注意的是，研究发现这组患者可能存在较多（42%）的 POLE 超突变，并且存在 POLE 突变的病例中 78% 为 FIGO I 期，而没有 POLE 突变者 I 期病例仅为 25%。其他分子特征包括 p53 突变率为 52%，ARID1A 为 47%，PTEN 为 47%，MSI 相关基因为 33%，PIK3CA 为 28%，未发现 β-catenin 和 SMARCB1 突变；部分文献认为伴有 SWI/SNF 突变的病例较未突变者预后更差。显然，对这组患者进行分子分型是必要的。

（六）子宫内膜神经内分泌癌

神经内分泌肿瘤极为罕见，至 2020 年文献报道不足 120 例，分类和形态特征与子宫颈神经内分泌肿瘤相同。主要出现在绝经后女性，以绝经后异常子宫出血为主要症状，高期别可能有盆腔肿块。

低级别神经内分泌癌（类癌）仅个别报道。小细胞神经内分泌癌平均诊断年龄为 60 岁，以子宫腔内息肉状或外生膨胀性生长为主，常有出血坏死，伴有不同程度的肌层浸润。大细胞神经内分泌癌平均诊断年龄为 55 岁，由多边形大细胞组成，卵圆形核，核深染，核仁明显，大量核分裂象和地图样坏死。

神经内分泌肿瘤病理诊断首先需要符合上述基本形态学特征，同时 1 项以上神经内分泌标记（包括 CgA、Syn、CD56 等）有 10% 以上的肿瘤细胞阳性表达。染色体 4、8 和 10 超倍体（hyperploidy）也在一些肿瘤中被发现。目前并不清楚子宫内膜神经内分泌癌的形成原因和机制，已知的是，发生于子宫颈的神经内分泌癌和高危 HPV 感染相关，而子宫内膜神经内分泌癌伴有错配修复基因突变。

子宫内膜神经内分泌癌预后极差。即便是早期病例，也很容易出现血行和淋巴转移。基于类似原因，其他腺癌混合有神经内分泌癌时，预后和同期别神经内分泌癌类似。

（七）子宫内膜混合型腺癌

混合性子宫内膜腺癌是指由 2 种或 2 种以上不同组织学类型组成的腺癌，其中至少含 1 种高级别癌。最常见的是内膜样癌和浆液性癌的混合。诊断条件为：①2 种或多种组织学类型在 HE 染色条件下均能肯定地识别；②任何 1 种占 5% 以上成分；③不同成分的组织学类型均能为相应的免疫组织化学所证实。

混合型腺癌所造成的问题主要体现在 2 个方面：①由于诊断标准的掌控问题，造成较大的诊断差异，各家报道的发生比例差异较大；②由于混合型腺癌中高级别癌占比不同，在免疫表型，尤其在分子分型中由于选择样本的差异，会出现完全不同的结论。

（八）子宫内膜中肾样腺癌

作为一种新的子宫内膜癌类型,属于高级别腺癌。注意不能和中肾癌混淆,中肾癌是指起源于中肾管(Wolffian管)胚胎残迹的肿瘤。

子宫内膜中肾样腺癌(mesonephric-like adenocarcinoma)在子宫内膜腺癌大约占1%,一般不伴有p53突变,具有较高的KRAS突变率和较低的ARID1A突变率。通常免疫表型为GATA-3、TTF1和CD10表达或部分表达,ER阳性或阴性,而通常PR阴性。由于单纯形态学识别率低,可能低估这类肿瘤而失去早期诊断的机会或进行孕激素为主的保守性治疗,而造成不良预后。

分子生物学特征有待进一步研究。

（九）子宫内膜原发性鳞癌

子宫内膜原发性鳞癌是否存在曾经一度存在争议,主要原因是为避免伴有大量鳞化的普通子宫内膜样腺癌过度或错误地诊断为原发性鳞癌,避免将宫颈鳞癌侵犯子宫腔误判为子宫内膜原发性鳞癌。近年来更为严格的观察证实子宫内膜原发性鳞癌是存在的,但极为罕见,在子宫内膜癌中占比不到0.5%,可能与p53突变有关。另一种观点认为由于先前存在的子宫腔积脓导致子宫内膜广泛鳞化,在此基础上继发高危HPV感染,可能引发子宫内膜原发性鳞癌,但缺乏进一步证据支持。

（十）癌肉瘤

子宫内膜癌肉瘤是指肿瘤由高级别腺癌和肉瘤组成,不再推荐过去的命名如恶性中胚叶混合瘤或恶性米勒管混合瘤等。子宫内膜是癌肉瘤主要发生部位,占子宫恶性肿瘤的5%。约6%病例有Tamoxifen治疗病史,部分有盆腔放疗病史,间隔为5~20年。45%病例发现时为Ⅲ~Ⅳ期。

癌肉瘤在免疫表型上突出表现为上皮和间质成分共表达某些标记,在分子特征上类似于高级别子宫内膜癌,大约90%癌肉瘤伴有p53突变,类似于子宫内膜浆液性癌,其肉瘤成分被认为是EMT(癌的上皮间质转化)。按TCGA分子分型,60%~78%为高拷贝数变异,22%~38%为低拷贝数变异,不到5%的病例为POLE超突变和高突变(微卫星不稳定或错配修复基因缺失)。

癌肉瘤病例30%~45%伴有深肌层浸润,36%~40%伴有脉管侵犯。因此预后通常较差,Ⅰ~Ⅱ期5年生存率为60%,

Ⅲ期为25%,而Ⅳ期仅为10%。预后相关因素包括肿瘤直径>5cm,肌层浸润超过1/2,脉管浸润,肉瘤部分过度生长;含高级别浆液性癌以及伴有横纹肌肉瘤分化,则预后更差。

（十一）子宫内膜癌预后的病理学因素

影响子宫内膜癌的预后因素包括肿瘤大小和生长方式、组织学类型、组织学分级、浸润深度、脉管癌栓、子宫颈间质受累、淋巴结转移、附件受累、腹水细胞学、激素受体状态和肿瘤基因表达等。

1. 肿瘤大小和生长方式 毫无疑问,肿瘤大小(tumor size)是决定预后的最重要参数之一。由于肿瘤的不同生长方式(growth pattern),如外生性、内生性、溃疡性等不同,有些病例难以准确测量肿瘤的大小,在子宫内膜癌中测量肌层浸润深度,本质上就是变相地反映肿瘤大小。

在子宫内膜癌中,有些病例主要表现为外生性生长,肿瘤充满整个子宫腔,但仅侵犯浅表或极浅表肌层。此时,单纯以浸润深度作为手术范围和判断预后的依据可能是不足的。因此,肿瘤大小应该看作影响子宫内膜癌预后的一个重要因素。当肿瘤≤2cm时,淋巴结转移率仅为4%,肿瘤>2cm时,淋巴结转移率达到15%,而当子宫腔为弥漫性病变占据时淋巴结转移率上升到35%。肿瘤的大小可以为术后是否需要辅助治疗提供帮助,当子宫内膜癌组织学分级为Ⅱ级、浸润内1/2肌层时,存在淋巴结转移风险,此时是否需要辅助治疗在不同的文献和指南可能存在争议。研究表明,如果肿瘤≤2cm,没有发现淋巴结转移;而如果肿瘤>2cm时,淋巴结转移率可达到18%。

2. 组织学类型 不同组织学类型(histological type)反映的是不同肿瘤细胞的增殖能力,在相同临床期别下,低级别子宫内膜癌(包括内膜样癌和黏液性癌)和高级别子宫内膜癌(包括浆液性癌、透明细胞癌、神经内分泌癌、未分化癌和去分化癌)有明显的区别。子宫内膜癌主要组织学亚型不同临床期别5年生存率比较详见表9-2-7。

3. 组织学分级 子宫内膜癌组织学分级(grade)是指肿瘤细胞的分化程度,反映的是细胞的增殖速度。1971年FIGO按子宫内膜癌结构类型进行组织学分级,至今是最广泛采用的内膜样癌组织学分级体系。子宫内膜样癌不同组织学分级的预后比较详见表9-2-8。

子宫内膜样癌是否需要进行腹主动脉旁淋巴结清扫是存在争议的,尤其是临床Ⅰ期的病例。不同的报道略有差异。详见表9-2-9。

表9-2-7 子宫内膜癌主要组织学亚型不同临床期别5年生存率比较

组织学亚型	内膜样癌	黏液性癌	浆液性癌	透明细胞癌	神经内分泌癌	未分化癌和去分化癌
无肌层浸润	100%	极少报道,推测同内膜样癌	无统计资料	90%	局限于息肉中较好	5%~45%
<1/2肌层	71%~88%		50%	59%(34%~75%)	极差	
>1/2肌层	47%	个别报道	14%	15%		

表 9-2-8　子宫内膜样癌不同组织学分级的预后比较

FIGO 分级	5 年生存率	10 年生存率	盆腔淋巴结转移率	腹主动脉旁淋巴结转移率
Ⅰ级	86.8%	78.3%	3%	2%
Ⅱ级	75.0%	61.0%	9%	5%
Ⅲ级	58.3%	46.2%	18%	11%

表 9-2-9　临床Ⅰ期子宫内膜癌不同组织学分级（FIGO）的腹主动脉旁淋巴结转移率

组织学分级	Ⅰ级	Ⅱ级	Ⅲ级
腹主动脉旁淋巴结转移率	0	13.6%	37.5%

在 G2 和 G3 中存在更高比例的腹主动脉旁淋巴结转移是后来强调腹主动脉旁淋巴结清扫的理论基础。这个比例非常可能是高估了，因为作者没有精确地区分子宫内膜的组织学亚型，在当时也没有免疫组织化学条件帮助精确分型，当一些高级别子宫内膜腺癌，或灶性高级别腺癌混合后使得子宫内膜癌预后反转。

除 FIGO 主张的按实性比例进行的组织学分级外，其他研究过的分级包括核分级、核分裂象计数分级等，但均无广泛应用。细胞核分级按核质比、核大小、形状、染色质、是否有核仁等，进行 2 级分类（低级别核 G1 和高级别核 G2），按核分级 G1 和 G2 的 5 年总体生存率分别为 80% 和 62%，与 FIGO 的分级相似，并没有显示明显的优越性。再则，限制核分级广泛使用的另一个问题是，无法对核分级标准达成共识，因而核分级较少使用。有学者按核分裂象数 10 个/10HPF（个别按 8 个/10HPF）对内膜样癌进行评估，认为 >10 个/10HPF 有不良预后。

4. 肌层浸润深度　大量研究证实，肌层浸润深度（depth of myometrial invasion）是子宫内膜癌的最重要预后因素。肌层浸润深度和预后的关系均是指内膜样癌（表 9-2-10）。肌层浸润深度与组织学分级、淋巴结转移率、复发率和生存率存在直接关系。

其他组织学亚型子宫内膜癌的 5 年生存率见表 9-2-7。高级别子宫内膜癌有更高比例的深肌层浸润和更差的预后，更详细的数据有待于更多的积累资料。

（1）肌层浸润深度的测量方法和注意事项：肌层浸润深度是指病灶周围正常子宫内膜和肌层交接处（A 点）至浸润最远点（B 点）的距离，不包含脉管浸润。同时应测量病灶最远点（B 点）和子宫浆膜面（C 点）的距离作为参照。测量在大体标本中进行，显微镜下做进一步核实。术中冰冻进行肌层浸润深度的测量能够为临床决定手术范围提供依据。在测量过程应注意：①垂直切开肌层测量，斜切面可能造成浸润深度的高估。②子宫腔病灶在不同位置浸润深度不同，应多做切面，寻找最大浸润深度。③警惕子宫角、下段和子宫底部区域，这些区域肌层本身厚度低于体部，不精确的测量可能造成深度低估。④当子宫腔内病灶局限，周围存在正常或非浸润内膜病变时，能够找到测量的 A 点。当子宫腔病灶广泛，周围无正常内膜或非浸润性内膜存在时，在大体标本上测量浸润最远点至浆膜面距离（B~C 点），参照非病变侧体部肌层厚度测算。⑤当病灶呈外生性生长，未浸润肌层或仅极为浅表的肌层时，肿瘤的厚度不应被看作肌层浸润深度。⑥当病灶广泛，全部子宫腔肌层受累，应仔细检查标本，寻找可能的浸润最深处，取样全厚度肌层在显微镜下评估。由于子宫外 1/3 肌层内有大量厚壁血管聚集，可以作为深肌层的显微标志，当病灶累及该区域时为 >1/2 肌层浸润。同时应测量与浆膜面（C 点）的距离。⑦发生于下段的子宫内膜癌，尤其是子宫内膜中肾样癌、Lynch 相关的子宫内膜腺癌等，在肌层内形成弥漫性浸润，难以在大体上准确判断浸润深度，需要在镜下做进一步核实。

（2）子宫内膜癌累及腺肌病的判断：大约 20%~30% 的子宫内膜癌和腺肌病共存。在子宫内膜癌时，腺肌病可能受累。一种情况是子宫内膜癌直接累及腺肌病，另一种情况是腺肌病本身恶变，代表了一种多原发病灶。多数研究表明，子宫内膜癌累及腺肌病不改变预后。以下组织学特征有助于诊断内膜癌累及腺肌病：病灶周围肌层有平滑的轮廓；病灶内存在非肿瘤性腺体；病灶内存在子宫内膜间质；病灶周围缺乏间质反应；病灶周围缺乏炎症细胞反应。判断是否为腺肌病受累或肌层浸润对决定预后和后续治疗有重要意义。

5. 脉管浸润　子宫内膜癌脉管浸润（presence or absence of vascular invasion）是独立的预后因素，总体发生率为 22.4%（Ⅰ期为 4%~16%，Ⅱ~Ⅳ期为 48%）。不同报道的 5 年生存率相差较大，与临床期别、脉管浸润的识别、是否有免疫组织化学辅助判别等多种因素有关。子宫内膜癌脉管浸润对预后的影响详表 9-2-11。

表 9-2-10　子宫内膜样癌不同肌层浸润深度的预后

预后	组织学分级			淋巴结转移	复发率	死亡率	5 年生存率
	Ⅰ	Ⅱ	Ⅲ				
局限于内膜内	无	无	无	无	1%	4%	100%
浸润 <1/2 肌层	无	无	无	0~5%	7%	15%	71%~88%
浸润 >1/2 肌层	8%~10%	20%~23%	35%~42%	6%~25%	30%	33%	47.8%

表 9-2-11　子宫内膜癌脉管浸润对预后的影响

脉管侵犯	复发率	5 年生存率
无脉管浸润	2%	60%~100%
有脉管浸润	44%	18%~66%

现代免疫组织化学技术已经能够帮助判断脉管浸润为血管（CD31、CD34）或淋巴管（D2~40），对可疑区域进行免疫标记是必要的。由于脉管浸润很容易漏诊，Ambros 和 Kurman（1992）发现血管浸润常常伴随着邻近肌层或肿瘤远端的血管周围淋巴细胞浸润，称之为"血管浸润的相关改变"（vascular invasion associated changes）。Spiegel（1992）发现肌层内黏液池常常邻近变性或破裂的肿瘤性腺体，有较高比例发生脉管浸润。

6. 子宫颈受累　子宫内膜癌累及子宫颈，或子宫内膜癌侵犯子宫颈，是指子宫内膜癌通过直接侵犯，达到子宫颈管间质或更深部位，反映的是子宫内膜癌范围扩大，侵犯子宫颈后，淋巴引流途径变更或增加，提高了淋巴结转移风险。子宫内膜癌除直接蔓延途径外，偶然情况下，还可以通过种植（也称为种植转移）或淋巴播散。不同途径的子宫颈受累（cervical invasion），预后意义不同。

子宫内膜癌侵犯宫颈被 FIGO 分为 II 期，相对于 I 期，盆腔淋巴结转移率、腹主动脉旁淋巴结转移率和 5 年生存率分别为 16%~35.5% vs. 8%~10.6%（II vs. I 期），14% vs. 4% 和 52% vs. 75%。淋巴转移率明显上升，5 年生存率下降，因此，准确判断子宫颈是否被侵犯对于决定手术范围和后续治疗及判断预后是非常重要的。

在判断子宫内膜癌侵犯子宫颈时，有以下几个问题需要注意：

（1）下段内膜癌问题。起源于下段的子宫内膜癌，一方面容易累犯子宫颈，另一方面，可能和子宫颈起源的内膜样癌难以区分。无论哪一种情况，在大体上，解剖学内口分辨不清，即便在组织学上有时也难以准确划分。资料显示，发生于下段的子宫内膜癌和子宫体部内膜癌侵犯子宫颈具有相似的预后。这个结论目前缺乏更大样本数据的支持，但无论如何，这可能是一个尴尬的事实，就是人为划界的分期依据，并不符合肿瘤的自然转归和淋巴引流路径，因为并无证据证明子宫下段和子宫颈具有截然不同的淋巴引流途径。在子宫下段和子宫颈管位置还存在一种特殊型的内膜癌，具有浸润性缺乏融合性结构的不规则腺体或小圆腺体，细胞形态一致，较为温和，常常伴有深部肌层浸润，过去曾经称为"内膜样微偏腺癌"（endometrioid minimal deviation adenocarcinoma）。这种特殊的内膜癌，好发于子宫下段和子宫颈管上段，可能与该两部位都含有较多的纤毛细胞有关。在子宫下段和子宫颈管同时受累的情况下，判断肿瘤的起源位置常常是困难的，寻找肿瘤和正常腺体的组织学移行关系，对判断肿瘤的起源位置有一定的帮助作用。

（2）子宫颈受累是指子宫切除后大体上的判断。已经

证明，仅通过分段诊刮进行子宫内膜癌分期是不可靠的。原因在于：①在临床实践中，分段诊刮很难保证不进入子宫腔；②一些高级别癌，如浆液性癌和透明细胞癌，很容易脱落，在分段诊刮中，混合在颈管成分中，但并不一定是真正侵犯子宫颈的；③在分段诊刮的刮颈管样本中，没有发现子宫颈受累并不能排除子宫内膜癌侵犯子宫颈。因此，1988 年以后 FIGO 将子宫内膜癌的分期改为"临床病理分期"。由于分段诊刮在术前子宫内膜癌分期应用受限，在术中通过冰冻诊断进行有效的子宫内膜癌分期是一个较好的方法。虽然术前分段诊刮在子宫内膜癌分期中有局限性，但临床上依然被广泛采用。当分段诊刮样本中，浸润癌被覆子宫颈鳞状上皮，或被覆子宫颈管黏液上皮和间质，是可以在术前确定为子宫颈受累的，资料显示在刮颈管组织含有肿瘤成分时，24% 的病例可以在分段诊刮中被诊断。

（3）子宫颈腺体受累不改变预后。一些临床病理随访表明，仅累及子宫颈管腺体不增加复发率，仅累及子宫颈腺体比侵犯子宫颈间质的预后明显要好，5 年生存率为 80% vs. 50%。因此，2009 年以后 FIGO 修改子宫内膜癌临床分期标准，仅累及子宫颈腺体不再分为 II 期。显然，这个结论和前述的"子宫下段内膜癌和侵犯宫颈的内膜癌有相似预后"的说法是矛盾的。这一方面反映了判断子宫颈腺体受累在不同的病理诊断医生之间可能存在较大差异。子宫下段内膜和子宫颈管内膜在"组织学内口"处交接，但这种分界却不是截然的，可能被覆的子宫内膜表面上皮和子宫颈管上皮有直接移行，可能表现为子宫颈管黏膜呈覆盖在下层子宫内膜之上，也可能表现为下段子宫内膜覆盖在颈管黏膜之上。这些不确定的组织关系，增加了准确判断的难度和不一致性。最常见的问题是颈管黏膜表层可能表现为类似子宫内膜不典型的增生结构，或深部间质中含有形态类似子宫内膜不典型增生的灶性或巢状腺体。这些结构本身就可以由颈管上部的子宫颈腺体大量纤毛细胞增生引起。另一方面，决定下段子宫内膜癌的预后不仅仅是位置问题，浸润深度和浸润方式的重要性比是否累及子宫颈管可能更为重要。

（4）刮宫引起的子宫颈管黏膜种植的判断。子宫内膜癌术前分段诊刮可能导致子宫腔子宫内膜癌种植到颈管黏膜，也称为"种植转移"（implantation metastasis）。大约发生于 5% 的分段诊刮病例，随访表明子宫颈管黏膜的种植转移预后类似于子宫内膜癌累及子宫颈腺体。子宫颈管的种植转移不改变子宫内膜癌预后，2009 年以后 FIGO 分期不计入子宫内膜癌 II 期，应注意鉴别诊断。判断条件为：①子宫颈肿瘤在组织学类型上和子宫腔相同；②肿瘤附着于表面上皮或子宫颈浅层间质，周围为炎症细胞或肉芽组织包绕；③子宫颈肿瘤和子宫腔肿瘤是分离的，缺乏子宫腔肿瘤直接蔓延侵犯的证据；④子宫颈肿瘤和周围正常腺体没有组织学移行关系。

7. 淋巴结转移　淋巴结转移（lymph node metastases）与否是子宫内膜癌最重要的预后因素之一。FIGO 分期 I 期

子宫内膜淋巴结转移的预后情况比较详见表9-2-12。

表9-2-12 FIGO分期I期子宫内膜淋巴结转移的预后情况比较

淋巴结转移	复发率	5年生存率
无淋巴结转移	8.3%	90%~94%
淋巴结转移	47.6%	33%~54%
盆腔淋巴结转移	45%	
腹主动脉旁淋巴结转移	64%	

影响淋巴结转移的因素包括肿瘤的组织学类型、组织学分级、肿瘤大小、肌层浸润深度、脉管侵犯等。

8. 附件受累 大约8%的子宫内膜癌同时合并卵巢癌,绝大多数具有相同或相似的组织学类型,多为内膜样癌,少部分有不相同的组织学类型。区分子宫内膜和卵巢何为原发灶,不仅是组织学诊断问题,对正确的临床分期、手术范围选择和预后判断皆具有重要意义。

子宫内膜癌和卵巢癌各自原发:当两个部位同时存在肿瘤时,各自原发的比例高达35%~55%。这些患者通常比单独的内膜癌或卵巢癌更为年轻,也常常有更好的预后,符合FIGO分期I期的特征。多数病例可见子宫内膜癌周病变为不典型增生,两者之间存在组织学移行关系。卵巢癌大多数直接起源于子宫内膜异位症。如果两个部位肿瘤的组织学类型不相同,一般倾向于认为也是各自原发的。但需要警惕一些情况,当子宫内膜癌混合一些局部或灶性或腺性高级别浆液性癌,容易在子宫内膜癌诊断中被忽略,在转移至卵巢时形成浆液性癌,虽然这时两个部位的癌具有不同组织学类型,但并非各自原发。

子宫内膜癌转移至卵巢:在子宫内膜癌和卵巢癌合并时,约45%~65%为子宫内膜癌转移至卵巢。这个比例可能会被高估,原因是部分各自独立的原发癌难以判断。子宫内膜癌转移至卵巢的途径主要是通过输卵管播散种植以及血管淋巴管转移,少部分可能通过穿破浆膜面或子宫旁直接蔓延至卵巢,尤其在一些深肌层浸润病例中。支持卵巢为转移癌的形态学证据包括卵巢病灶小于子宫内膜、双侧附件受累、多结节生长类型、多灶性卵巢表面种植性病灶存在、卵巢间质内明确的血管淋巴管癌栓。一些其他特征也支持为转移性卵巢癌可能,包括存在低分化子宫内膜样癌、高级别非内膜样癌(浆液性癌和透明细胞癌)、腺癌中含有恶性鳞状上皮成分、子宫腔子宫内膜癌发生深肌层浸润、肌层内脉管内癌栓、输卵管管腔黏膜或盆腔其他组织受累等。毫无疑问,卵巢转移性癌的预后要远差于原发肿瘤。

卵巢癌转移至子宫内膜:少数情况下,卵巢癌可能转移至子宫内膜。其一,通过血管淋巴管转移。多发生在高级别卵巢癌(浆液性癌、未分化癌等),罕见情况下低级别浆液性癌也有发生。这些转移能明显看出首先转移至子宫肌层而累及子宫内膜,绝不会单纯仅仅转移至内膜,因而容易识别。

其二,通过输卵管途径种植至子宫内膜。当卵巢肿瘤破裂或表面生长时,可能通过类似输卵管伞部拾卵的机制使肿瘤细胞沿管腔种植到子宫内膜表面。这种机制形成的病灶一般偏于子宫腔一侧,通常和卵巢癌位于同侧,而且在内膜表面,或浸润极为浅表,癌灶周围子宫内膜缺乏不典型增生等过渡。在病灶相对较小时是可以识别的,但当病灶较大或发生更深肌层浸润时就难以确定了。同期发生的子宫和卵巢癌原发位置的主要判别特征详见表9-2-13。

事实上,没有任何一项单一的条件能够判别肿瘤的原发位置,需要考虑多种因素进行综合的判断。分子生物学标记和免疫组织化学对判别肿瘤发生部位价值有限,一方面,子宫内膜癌和由异位内膜发生的癌机制相同或类似,因而,无论是分子标记或免疫组织化学区别有限;另一方面,由于肿瘤本身的异质性,即便是两个部位的分子和免疫表型不相同,也不能证明是两个不同的肿瘤。

9. 腹水细胞学 子宫内膜癌的阳性腹水细胞学(positive peritoneal cytology,PPC)的预后意义和分期价值存在争议。

早期的研究认为阳性腹水细胞学(PPC)的子宫内膜癌患者预后更差,PPC是独立的预后因素。PPC总体阳性率在15%~17%,随着临床期别提高,PPC阳性率上升,对应临床I~IV期的阳性率分别为17%、19.5%、68.7%和85.7%。阳性细胞学病例复发率上升,临床I期病例,阴性腹水细胞学(negative peritoneal cytology,NPC)复发率仅2.9%~9.9%,而PPC的复发率上升到29%~34%。但5年生存率相差较小,分别为96%(NPC)和84%(PPC)。一些早期的研究还认为腹水中肿瘤细胞数量对预后存在影响,当腹水中肿瘤细胞数>1 000/100ml时,复发率上升。

2009年Stephanie等全面分析了过去的文献报道,认为PPC的不同预后是由于没有严格对应子宫内膜癌的各种高危因素而造成的,这些因素包括组织学类型、肌层浸润深度、血管淋巴管侵犯、子宫颈受累、附件受累等。当修正这些因素后,得出结论:①子宫内膜癌腹水细胞阳性率大约为11%;②PPC上升和内膜癌子宫外播散有关,在除外此高危因素之后,与影响子宫内膜癌的其他高危因素缺乏相关性,也不能成为独立的预后因素。FIGO在2009年进行分期修订时采信了这种说法,将PPC从分期中剔除,不再是分期的影响因素,但依然强调腹水细胞学依然是重要的临床实践。

PPC的意义可能需要更精确的诊断、分类和长期随访。①FIGO将PPC从分期中剔除,并非单纯是因为PPC不能成为独立预后因素,而更重要的是为了防止在缺乏其他高危因素情况下,单纯因为PPC而导致的过度治疗。②虽然细胞诊断学界早就声称已经解决了腹水中间皮细胞和肿瘤细胞的识别问题,但文献中子宫内膜癌PPC变化在5%~23%区间,尽管存在其他影响因素,但毫无疑问,诊断控制问题是造成如此大差别的最重要因素。Stephanie所做的数百篇文献回顾自然无法摆脱这种局限。③腹水中肿瘤细胞能否形

表 9-2-13　同期发生的子宫和卵巢癌原发位置的主要判别特征

病理学特征	子宫原发 卵巢原发	子宫原发 卵巢转移	卵巢原发 子宫转移	卵巢转移 子宫转移	不确定
肿瘤的相互蔓延关系	两个不同部位肿瘤没有直接蔓延播散	从较大的子宫肿块直接蔓延到卵巢	从卵巢肿瘤直接蔓延至子宫	肿瘤之间没有直接蔓延关系	子宫和卵巢均为巨大肿瘤,没有已知的证据进行区分
子宫肌层浸润情况	子宫内膜癌缺乏肌层浸润,或仅为极浅表浸润	存在深肌层浸润	从子宫浆膜面向内膜浸润	肿瘤主要位于子宫内膜间质和子宫肌层内	
血管淋巴管侵犯	无血管淋巴管浸润	子宫内膜癌和/或卵巢癌存在脉管侵犯	子宫内膜癌和/或卵巢癌存在脉管侵犯	子宫内膜癌和/或卵巢癌存在脉管侵犯	
子宫内膜癌周围病变	通常存在子宫内膜不典型增生	通常存在子宫内膜不典型增生	子宫内膜缺乏不典型增生	子宫内膜缺乏不典型增生	
输卵管或其他器官受累	两个肿瘤均局限在各自原发部位,极小的侵犯	输卵管管腔黏膜存在种植病灶,或腔内游离癌细胞团	输卵管浆膜受累,或管腔黏膜受累	女性生殖系统外存在肿瘤证据	
卵巢癌情况	肿瘤均分别局限于子宫内膜和卵巢内	肿瘤主要位于卵巢表面	肿瘤主要位于卵巢实质	卵巢肿瘤为双侧,并且表面受累	
是否合并或起源于卵巢子宫内膜异位症	卵巢癌合并子宫内膜异位症或起源于子宫内膜异位症	卵巢部位通常没有合并子宫内膜异位症	可能合并卵巢子宫内膜异位症	缺乏子宫内膜异位症	
组织学类型	组织学类型一致或相似	卵巢癌组织学类型和子宫内膜癌一致	卵巢癌组织学类型和子宫内膜癌一致	组织学类型不一致,或非妇科常见组织类型	

成危害,与肿瘤细胞本身的种植和增殖能力有关。低级别肿瘤如内膜样、黏液性等本身的增殖和种植能力不强,即便进入腹水中也可能被机体清除,而一些高级别肿瘤如浆液性癌、透明细胞癌、低分化癌等,肿瘤细胞具有极强的侵袭性和增殖能力。文献报道 PPC 与子宫外病灶有关,可能部分与此有关。因而,未来的细胞学诊断需要借助现代生物学技术做出更为精确的诊断和分类。

10. 子宫内膜癌 TCGA/WHO 分子分型　参见前述。

二、子宫内膜瘤样病变

(一)子宫内膜息肉

子宫内膜息肉是一种良性的内膜腺体和间质的局限性过度生长,被覆上皮并突出于周围子宫内膜的增生性病变。大多数子宫内膜息肉无症状,所以实际发生率不清楚;在异常子宫出血病例中检出率为 2%~23%。近来,子宫内膜息肉受到更多的关注,一方面是因为影像学检查和宫腔镜的使用,检出率增加;需要注意的是,影像学检查可能过度诊断子宫内膜息肉,能够获得病理学证实的子宫内膜息肉约为50%;另一方面,子宫内膜息肉的恶变可能被低估,尤其是间

质成分的恶性转化。

子宫内膜息肉的形成机制至今并不清楚。①1949 年以前认为可能是炎症或机械性损伤,在裸鼠子宫内膜植入玻璃或石蜡可以诱发子宫内膜息肉。这是至今部分学者对"子宫内膜息肉"中存在浆细胞但不诊断炎症的理由。但这和大多数子宫内膜息肉的实际发生情况不符。②雌激素刺激:临床上常见子宫内膜息肉和子宫平滑肌瘤等合并,1950 年给予恒河猴雌二醇和孕酮能够诱发子宫内膜息肉。但子宫内膜息肉显然并不具有持续雌激素刺激引起的病变的许多临床病理学特征。③底层子宫内膜的局限性过度生长:1953年 Scott 注意到,大部分子宫内膜息肉并不参与周围子宫内膜的周期性改变,从而推定子宫内膜息肉为底层子宫内膜的局限性增生并疝出。这个假定符合绝大多数子宫内膜息肉的临床病理学特征,也是长久以来子宫内膜息肉诊断条件的最重要的基础。但至今我们并不清楚,底层子宫内膜的局限性过度生长是什么具体因素引发的。④间质细胞肿瘤性增生:1989 年观察到长期使用 Tamoxifen 显著提高了子宫内膜息肉的发生风险,可能和 Tamoxifen 的致瘤性有关;1992年开始逐步观察到部分子宫内膜息肉间质细胞伴有染色体6p21~22、7q22、12q13~15 改变;2006 年发现子宫内膜息肉有芳香化酶的过度表达。这些观察解释了伴有间质增生的息

肉和部分不具有底层子宫内膜特征的息肉形成过程。

子宫内膜息肉可能出现在任何年龄，但绝大多数发生在40~60岁。60岁以后显著减少，而在青春期以前则是极为罕见的。由于大多数子宫内膜息肉并无症状，因此没有准确发病率统计。子宫内膜息肉可导致不孕症，对于这部分病例，无症状子宫内膜息肉相当难以发现，即使是扩宫颈＋刮宫，也可能有高达58%的子宫内膜息肉可能会被漏刮，现代影像学技术对于发现无症状息肉有重要价值。子宫内膜息肉会导致异常子宫出血，包括月经中期出血、不规则出血和月经过多等。较大的子宫内膜息肉刺激黏膜分泌可能导致白带增多。较大的息肉或蒂部较长的息肉可能脱落进入子宫颈管，导致子宫颈管开放，而引起子宫内膜炎症。

子宫内膜息肉是良性临床经过，没有浸润肌层的报道。部分病例可能复发，一部分可能是由于未摘除干净，另一部分为致病因素的持续存在或间质细胞肿瘤性增生所致。伴有间质增生的子宫内膜息肉是否是真性克隆性间质增生并不清楚，长期的预后依然存疑，对这部分息肉的诊断及命名仅是依据有限的随访和临床处理的实际需要而进行的，应保持持续的随访和进一步研究。

（二）子宫内膜化生

子宫内膜化生包括上皮化生（epithelial metaplasia）和间质化生（stromal metaplasia）。总体上，属于适应性改变的范畴，极个别可能伴有未来的恶性转化。最重要的现实意义在于不要错误诊断和错误理解。

上皮性化生包括鳞状细胞化生（squamous cell metaplasia）、表面上皮乳头状或合体细胞性化生（surface papillary/syncytial metaplasia）、纤毛细胞化生（ciliated cell metaplasia）、透明细胞化生（clear cell metaplasia）、黏液化生（mucinous metaplasia）和嗜酸性化生（eosinophilic metaplasia）。

子宫内膜间质细胞具有分化为多种其他间叶成分的能力。最常见的为平滑肌化生（smooth muscle metaplasia），子宫内膜间质中散在出现的具有嗜酸性胞质的梭形细胞，少量可以呈束状，偶然情况下可能成片。子宫内膜间质分化为平滑肌丝毫不令人惊讶，子宫腺肌瘤、不典型息肉状腺肌瘤、子宫内膜内的平滑肌瘤等都与这种分化能力有关。子宫内膜间质细胞也具有分化为异源性（heterotopic）间叶成分的能力，如软骨、骨、神经胶质、脂肪等。当这些异源性间叶成分出现时，首先需要排除妊娠胚胎残留，再则需要排除米勒管混合性肿瘤，才能做出异源性间叶化生的诊断。

三、子宫间叶源性肿瘤

（一）子宫平滑肌肿瘤

1. 子宫平滑肌瘤，普通型及变异型 子宫平滑肌瘤指肿瘤向平滑肌方向分化并具有广泛形态学变异谱系的良性

间叶源性肿瘤，为最常见的子宫肿瘤。

约90%的平滑肌瘤为普通型（usual type），其余10%为各种不同的变异类型，包括富于细胞性（cellular）、奇怪性（with bizarre nuclei）、核分裂活跃（mitotically active）、出血性（apoplectic）、黏液样（myxoid）、水肿性（hydropic）、伴有良性异源性成分（with benign heterologous elements）、Schwannoma样（Schwannoma-like）、上皮样（epithelioid）、脂肪平滑肌瘤（lipoleiomyoma）、FH缺失型（fumarate hydratase deficient）、分离性（叶状）平滑肌瘤（dissecting/cotyledonoid）和弥漫性平滑肌瘤病（diffuse leiomyomatosis）等，各具有不同形态特征和广泛变异的形态学谱系，容易出现各种误判。

子宫平滑肌瘤约40%~85%伴有 *MED12*（Xq13.1）的第2外显子突变；25%~29%伴有 *HMGA2*（12q15）和 *HMGA1*（6p21）基因易位，常出现 *HMGA2-RAD51B* 融合；4%伴有 *COL4A5* 和 *COL4A6*（Xq22）的缺失，胚系异常可导致X连锁Alport综合征/弥漫性平滑肌瘤病，也可以仅为体系异常；1%的病例伴有 *FH*（1q43）体系突变、缺失或2个等位基因的失活，如为胚系突变则形成常染色体显性遗传病遗传性平滑肌瘤病和肾癌综合征（hereditary leiomyomatosis and renal cell cancer，HLRCC）。其他基因改变包括 *CUX1*（7q22）缺失，*DEPDC5* 和 *SMARCB1* 缺失（22q），*NPHP4* 缺失（1p）。梭形细胞和黏液样平滑肌瘤一般有较为单纯的基因改变，而伴有奇异核的平滑肌瘤可以为单纯性基因改变（等位基因失活，LOH和FH突变），也可以为复合型基因改变（*TP53* 和 *RB1* 突变）。富于细胞性平滑肌瘤可能伴有 *KAT6B-KANSL1* 基因融合，而大约1/3水肿性平滑肌瘤由于 t（12;14）（q15:q23~24）产生 *HMGA2* 融合基因产物过度表达。对于子宫平滑肌瘤的基因改变还在广泛的研究中。

子宫平滑肌瘤为良性临床经过，少部分如"核分裂活跃的平滑肌瘤"等，需要进一步积累资料。FH表达缺失的平滑肌瘤应该进一步行遗传学咨询和检查，以排除HLRCC。子宫平滑肌瘤可能"复发"：第1种情况为子宫出现一个新的平滑肌瘤或原有的小肌瘤长大被发现；第2种情况为种植，尤其是腹腔镜术后，FDA发出警告后，近年有改善。表现为腹腔镜肌瘤剥除后无保护的粉碎，造成后期盆腹腔内大小不等的平滑肌瘤弥漫播散性种植，可能被误判为恶性播散，或腹膜播散性平滑肌瘤病；第3种情况为"真性复发"，一种可能性为肿瘤本身边界不清晰，或剥除不干净而残留病灶，出现后期的复发。另一种可能性为肿瘤在子宫体和/或盆腔内复发，尤其是"富于细胞性平滑肌瘤""核分裂活跃的平滑肌瘤""上皮样平滑肌瘤""黏液样平滑肌瘤"等，这种情况有非常大的可能性为前次低估病变，需要排除低级别平滑肌肉瘤可能性。子宫良性平滑肌瘤能否恶变是一个存在争议的问题，倾向于认为是否定的。更多反映的是平滑肌瘤诊断本身的困难，尤其是分化程度较高或极高的平滑肌肉瘤和各种变异形态的平滑肌瘤难以鉴别的临床事实。

2. 特殊生长方式平滑肌肿瘤

（1）静脉内平滑肌瘤病：子宫静脉内平滑肌瘤病（intravenous leiomyomatosis）指良性形态的平滑肌瘤生长于静脉内，肿瘤缺乏边界和/或超出生长边界，可以沿扩展到盆腔内甚至盆腔外。

缺乏特异性临床表现，当肿瘤累及右心或肺动脉时，可以表现症状。

病因不明。现代分子生物学研究证明肿瘤为克隆性增生，伴有 HMGA2 过表达，提示和子宫平滑肌瘤相关，和普通子宫平滑肌瘤不同的是没有 MED12 突变。部分报道发现静脉内平滑肌瘤病会出现 22q、1p 部分性缺失和 12q 遗传物质增多。

大约 30% 病例可能出现子宫外受累，主要累及盆腔静脉，严重情况可能累及下腔静脉、肺静脉和右心，而导致突然死亡。10% 左右病例可能在子宫病灶切除数年后复发，通常在子宫旁、盆腔静脉或下腔静脉，罕见情况下可能沿静脉"转移"到别的位置，成为"良性转移性平滑肌瘤（benign metastasizing leiomyoma）"。

对于未完整切除，或怀疑未完整切除的病例，Tamoxifen、芳香化酶抑制剂和 GnRH 可能有效。

（2）转移性平滑肌瘤：转移性平滑肌瘤（metastasizing leiomyoma）是指形态良性的平滑肌瘤转移至子宫以外部位，最常见的是肺。其他部位如腹膜后、盆腹腔、盆腔淋巴结、纵隔淋巴结等都有报道，由于腹膜后、盆腹腔和寄生性平滑肌瘤、浆膜下肌瘤、种植性平滑肌瘤难以区分，而淋巴结和本身可以在淋巴结出现的平滑肌瘤病难以鉴别，因此，通常只承认肺的转移。也不再推荐"良性转移性平滑肌瘤"的命名，因为，所谓"良性"仅指形态学而言，其发生机制并不完全清楚，而病变的生物学行为并不是良性临床经过，虽然大部分病例表现惰性临床过程，但广泛多病灶累及双侧肺的病例可导致肺衰竭。

肺转移性平滑肌瘤的组织学起源是一个长期困扰学术界的问题。现代分子生物学并没有完全解决这个困惑，研究发现肺转移性平滑肌瘤含有 MED12 和一些其他突变，类似于子宫平滑肌瘤中出现的基因特征，但也发现一些子宫平滑肌瘤中通常并不出现的改变，如染色体 19q 和 22q 的末端缺失。

无论如何，肺转移性平滑肌瘤具有和子宫良性平滑肌瘤相似的形态特征和相同的免疫表型，表现 ER/PR 强表达，因此，对孕激素、芳香化酶抑制剂和 GnRH 治疗有效。

3. 未肯定恶性潜能的平滑肌肿瘤 未肯定恶性潜能的平滑肌肿瘤（smooth muscle tumor of uncertain malignant potential, STUMP）并非指介于良性和恶性之间的平滑肌肿瘤，即所谓"交界性肿瘤"，也不包括平滑肌肿瘤中的一些确定亚型，如富细胞平滑肌瘤、高度富细胞平滑肌瘤、核分裂活跃的平滑肌瘤等。而是指在形态学上存在某些确定的恶性形态指标，但因为缺乏其他一些形态指标或充分的临床资料

的支持，而不能肯定诊断为平滑肌肉瘤的病例，因此，是具有确定危险因素的平滑肌肿瘤，称为"低度潜在恶性平滑肌肿瘤"更为符合原意。一般见于以下情况：①临床病理资料不完善。病理医生因为某些证据怀疑"可能不是良性"，或因为肿瘤表现为上皮样或黏液样，但缺乏诊断肉瘤的必备条件。②肿瘤的分化方向不确定。现有的资料不能确定为肯定的平滑肌分化，尤其是难以与内膜间质肿瘤鉴别时。③核分裂数量或性质不确定。常见于典型分化的平滑肌肿瘤，具备中重度核异型和/或活跃的核分裂，但缺乏明确的凝固性坏死；或富于细胞的不典型平滑肌肿瘤难以确定为病理性核分裂还是细胞核碎裂。④是否为真性的凝固性坏死不能确定。显然，完善的临床病理资料可以减少 STUMP 的诊断。目前情况下，腹腔镜手术导致肿瘤大体结构的破坏可能会增加这类肿瘤诊断的数量。

现代分子生物学研究表明，STUMP 具有高度的遗传学上的异质性。一些病例表现为相对单纯的遗传改变（仅少数染色体的改变），另一些则表现为高度的染色体不稳定和各种复杂变异而类似于平滑肌肉瘤，尤其是梭形细胞和黏液样 STUMP，拷贝数变异的检测对诊断可能是有用的。大约 10% 的 STUMP 伴有 MED12 的突变。STUMP 分子遗传学的高度异质性，可能与 STUMP 确定的形态标准有关。

WHO（2020）将 STUMP 进一步分类为梭形细胞 STUMP、黏液样 STUMP 和上皮样 STUMP。但在历史上，不同地区和不同学者也可能使用其他命名，有些至今依然沿用，包括不典型平滑肌瘤但经验有限（atypical leiomyoma with limited experience, AL-LE）、不典型平滑肌瘤伴低度复发风险（atypical leiomyoma with low risk of recurrence, AL-LRR）、潜在恶性平滑肌肿瘤（smooth muscle tumor of low malignant potential, SMT-LMP）、核分裂活跃平滑肌瘤但经验有限（mitotically active leiomyoma, limited experience, MAL-LE）等。这些命名与 STUMP 含义相同，但明确指出"危险因素"所在，因此，事实上是有可取之处的。

STUMP 可以复发，复发率为 7%~28%，黏液样和上皮样 STUMP 具有更高的复发率。复发间隔较平滑肌肉瘤长，平均为 47 个月。复发肿瘤可能相似于初始肿瘤形态，也可能成为平滑肌肉瘤，复发后平均存活期为 5.5 年。

4. 平滑肌肉瘤 起源于子宫间叶组织，构成肿瘤的细胞在形态学和免疫标记上表现平滑肌特征的恶性肿瘤被称为平滑肌肉瘤。是子宫肉瘤中最常见的组织学类型，占子宫间叶性肿瘤的 45% 左右。95% 的平滑肌肉瘤位于子宫体部，子宫颈部位仅 5%。典型情况下，肿块呈实性外观，平均直径 6~9cm，约 2/3 为肌壁间，1/5 为黏膜下，1/10 为浆膜下。边界不清，不易从肌层剥离，大体上没有血管内生长可见。切面呈典型的鱼肉状外观，可有灶性出血坏死。约 5% 发生于子宫颈，可在子宫颈肌壁，也可向颈管腔内突出。直接由先前存在的平滑肌瘤恶变而来者甚为少见，约占 0.7%。

WHO（2020）将平滑肌肉瘤分类为梭形细胞平滑肌肉

瘤、上皮样平滑肌肉瘤和黏液样平滑肌肉瘤。评估恶性的条件依然沿用 Stanford（1994）标准，即存在中-重度核异型、凝固性坏死和梭形细胞类型核分裂数超过 10 个/10HPF，上皮样为 4 个/10HPF，黏液样为 1 个/10HPF。符合上述 3 个条件中 2 个便为肉瘤，其中黏液样增加 1 个条件，具有浸润性边界，为恶性诊断的条件。值得注意的是，在剥除的子宫肿瘤中，特别是黏液样类型，由于肿瘤边界观察受限，可能导致低估或过度诊断。

子宫平滑肌肉瘤具有极为复杂的染色体数目和结构异常，目前并没有结论性成就，因而也无法成为有效的诊断工具。目前发现最常见的突变基因包括 TP53（30%）、ATRX（25%）和 MED12（20%）。上皮样平滑肌肉瘤存在 NR4A3-PGR 融合基因。然而，大约 20% 的子宫平滑肌瘤中存在的 HMGA2 易位 t（12;14）（q15;q23~24）并不常见于平滑肌肉瘤，可能表明大多数的平滑肌肉瘤并非起源于先前存在的平滑肌瘤。因此，一种普遍的观点"迅速增大的子宫平滑肌瘤"可能是平滑肌瘤恶变的说法是缺乏依据的。

子宫平滑肌肉瘤为高度恶性肿瘤，预后极差。由于历史上诊断平滑肌肉瘤的标准不同，文献中报道的发生率和死亡率都存在较大的差异。经过严格评估的近年来诊断的平滑肌肉瘤的 5 年生存率为 15%~25%。仅局限于子宫体直径 <5cm 的平滑肌肉瘤的 5 年生存率可达 70%。子宫平滑肌肉瘤经淋巴管和血管转移，高期别病例中 44% 伴有淋巴结转移，最常见的复发部位依次为肺（22%）、阴道（22%）、盆腔（19%）、腹膜后（12%）、骨（9），以及其他少见的部位。上皮样和黏液样平滑肌肉瘤由于罕见，准确的临床生物学特征不是很清楚，有限的资料显示黏液样平滑肌肉瘤更倾向于盆腹腔内复发，并由于其低分裂活性和黏液样的基质，该肿瘤对化疗和放疗抵抗。

（二）子宫内膜间质及相关肿瘤

1. 子宫内膜间质结节 被定义为子宫内膜间质的良性肿瘤，缺乏血管何淋巴管浸润。

子宫内膜间质结节（endometial stromal nodule）罕见，确切的发生率不清楚。平均发病年龄 53 岁（23~86 岁），肿瘤位于宫体部，可以在黏膜下、肌壁间，极罕见情况下可以在浆膜下。平均直径 7cm（1~22cm），常常伴有囊性变。

大约 70% 为经典型内膜间质，其余 30% 可能伴有平滑肌或性索样分化。在免疫表型和分子特征上和低级别子宫内膜间质肉瘤没有区别，也伴有 t（7;17）（p21;q15）的易位而产生 JAZF1-SUZ12 融合。

2. 低级别子宫内膜间质肉瘤 为恶性的子宫内膜间质肿瘤，伴有子宫肌层不同程度的侵犯（与子宫内膜间质结节最重要的区别），可以伴/不伴有脉管侵犯。确切的发病率不清楚，但并非罕见，WHO（2014）基于融合基因改变重新分类了子宫内膜间质肉瘤，此前所统计的发病率就不能反映实际情况了。低级别子宫内膜间质肉瘤（low grade

endometrial stromal sarcoma）具有非常广泛的发病年龄，平均年龄 52 岁（16~83 岁）。病因不明，发病的高危因素包括持续的雌激素影响、Tamoxifen 口服和盆腔放疗。

近年来研究最重要的发现是确认了子宫内膜间质肉瘤的发病机制为一系列易位导致融合基因形成，大约 2/3 病例为 t（7;17）（p21;q15）导致 JAZF1-SUZ12 融合；其他检测到的融合基因还包括 JAZF1-PHF1、EPC1-PHF1、MEAF6-PHF1、MBTD1-EZHIP（CXorf67）、BRD8-PHF1（也见于高级别间质肉瘤）、EPC2-PHF1、EPC1-SUZ12，伴有 PHF1 融合的病例常出现性索样分化；随着研究的深入，会有更多的融合基因被发现。低级别子宫内膜间质肉瘤多数累及子宫内膜，也可以单独出现在子宫肌层，极少数仅出现在子宫颈。通常为 5~10cm 肿块，缺乏边界，呈典型鱼肉状改变。

临床实践中，如在常规诊刮样本中发现子宫内膜间质肿瘤，由于不清楚是否存在肌层浸润情况，可能难以确定是间质结节还是低级别间质肉瘤。进行影像学检查肌层占位情况有助于临床判断。一味寻求免疫组织化学或分子生物学检测可能是没有帮助的，因为低级别子宫内膜间质肉瘤和子宫内膜间质结节并无免疫表型和分子特征差异。对于不需要保留生育功能的患者可以在子宫全切术后进一步诊断，不必等待。对于需要保留生育功能的患者，这是相当棘手的问题，需要多重考虑。从病理学角度考虑：①原则上，对所有子宫内膜间质肿瘤，特别是有高度可疑肉瘤的病例，以手术切除为首选；②局限于子宫内的低级别间质肉瘤为惰性肿瘤，在进行保守治疗时，需要考虑肿瘤的生长方式，对于弥漫不规则肌层浸润病例通常没有保守条件，但对于孤立性肿瘤，或完全为膨胀性浸润，或"子宫内膜间质肿瘤伴有限浸润"（endometrial stromal tumors with limited infiltration）的病例可以给予更多的关注。

低级别子宫内膜间质肉瘤最重要的预后相关因素是临床期别。在 I 期病例，5 年生存率可达 80%，而 II 期以上的病例则显著下降到 40%~50%。间质肉瘤的复发率很高，可达 25%~50%，转移通常发生于附件旁、腹膜或大网膜、肺和淋巴结。由于该肿瘤属于激素依赖性肿瘤，通常不建议保留附件，即便是临床 I 期的病例。对于年轻女性能否保留附件，文献中有争议，笔者的经验是保留附件会增加复发率。

3. 高级别子宫内膜间质肉瘤 高侵袭性恶性子宫内膜间质肉瘤，肿瘤细胞为高级别核型，细胞小圆或梭形，可伴有黏液样背景。它们具有特定的遗传背景，常常是存在融合基因，或基因重排。2014 年以前是指子宫内膜间质肉瘤的核分裂数目 >10 个/10HPF，其后的诊断都是按特定的形态并具有相应的遗传学异常。

最常见的基因异常是存在 YWHAE-NUTM2A/B 和 ZC3H7B-BCOR 融合基因，以及 BCOR ITD（BCOR internal tandem duplication）。其他基因异常包括 YWHAE 重排、EPC1-BCOR、JAZF1-BCORL1、BRD8-PHF1（也存在于低

级别子宫内膜间质肉瘤)等。研究发现,不同基因特征的高级别子宫内膜间质肉瘤(high grade endometrial stromal sarcoma)具有不完全相同的发病情况,如 BCOR ITD 病例发病年龄更轻,YWHAE 融合和 BCOR 融合的形态学、免疫表型不完全一致,可能造成错误诊断,有部分病例过去在缺乏免疫和分子检测手段时被误分类进其他肿瘤如平滑肌瘤、未分化肉瘤等。随着研究的进展,新的分子生物学特征会更多地被发现。

高级别子宫内膜间质肉瘤具有更高的侵袭性,由于新的分类时间并不足够长,有关该肿瘤的长期预后尚缺乏准确的资料。研究显示,带有 YWHAE-NUTM2A/B 融合基因的复发病例对蒽环类抗肿瘤药可能有效。

4. 未分化子宫肉瘤 子宫恶性间叶源性肿瘤,因为缺乏任何已知方向的分化,称为未分化子宫肉瘤(undifferentiated uterine sarcoma,UUS)。因而,这是一个排除性诊断。

肿瘤显示极为复杂和紊乱的遗传学改变,涉及生殖道发育、细胞外基质形成和肌细胞增生的 RNA 表达被激活,一些表现极为广泛而杂乱的拷贝数变异,而另一些则几乎接近为二倍体肿瘤。对未分化肉瘤的基因检测表明,过去诊断的一些 UUS,存在特定的遗传异常,而被重新分类为高级别子宫内膜间质肉瘤。

预后极差。目前已知的预后因素包括:①能够表达 ER 和/或 PR 的预后稍好;②而伴随有细胞外基质基因表达以及核分裂数增多的病例预后更差。

5. 类似于卵巢性索肿瘤的子宫肿瘤 子宫间叶源性肿瘤中可以出现性索样分化,1976 年 Clement 和 Scully 首次报道时分为 2 型。Ⅰ型为子宫内膜间质肿瘤中出现超过 10% 的区域表现为性索样分化。这型肿瘤现在被称为子宫内膜间质肿瘤伴性索样成分(endometrial stromal tumors with sex cord-like elements,ESTSCLE),性质取决于间质肿瘤。Ⅱ型为全部或几乎全部由性索样成分组成,称为类似于卵巢性索肿瘤的子宫肿瘤(uterine tumor resembling ovarian sex cord tumor,UTROSCT)。

UTROSCT 的组织学起源不清楚,推测可能起源于子宫多潜能间叶细胞或子宫内膜间质细胞。病因不明,致病机制不清。目前明确的是:①涉及一系列融合基因出现,主要为 ESR1,或 GREB1 和 NCOA1、NCOA2、NCOA3、CTNNB1 以及 SS18 的不同组合的融合,未来可能有其他融合基因的发现。②不出现低级别子宫内膜间质肉瘤的 JAZF1-SUZ12 融合基因,不出现卵巢性索间质肿瘤的 FOXL2 和 DICER1 的突变。

UTROSCT 绝大多数病例表现为良性临床经过,但有个别报道复发的病例。且肿瘤罕见,仅占子宫全部间叶源性的不到 1%。诊断需要格外谨慎,必须要除外低级别子宫内膜间质肉瘤伴性索样分化,特别是低级别子宫内膜间质肉瘤伴广泛性索样分化(with extensive sex-cord like

differentiation)在活检取样时的局限性造成误判,从而产生不良预后。因此,必要时诊断需要进一步分子确认。

(三)子宫炎性肌成纤维细胞瘤

炎性肌成纤维细胞瘤(inflammatory myofibroblastic tumor,IMT)为潜在恶性肿瘤(ICD-O,8825/1),其恶性表型为上皮样炎性肌成纤维细胞肉瘤(epithelioid inflammatory myofibroblasts sarcoma)。IMT 是由于 ALK(2p23)基因重排引起的软组织肿瘤,可以广泛出现在人体多个部位。在子宫部位的实际发生率被严重低估了,尤其对于年轻女性、子宫黏膜或黏膜下肿瘤,或合并妊娠时。

造成低估的主要原因是:①IMT 可以表达平滑肌标记,并且可以表达 ER,大体特征和镜下和普通类型平滑肌肿瘤极为类似,而误诊为普通平滑肌瘤,过去多数都属于这种类型的误诊。②由于具有黏液样背景,可能被错误诊断为黏液样平滑肌瘤、平滑肌瘤伴局部黏液样变性、STUMP、黏液样 STUMP、黏液样平滑肌肉瘤、黏液样间质肿瘤、平滑肌肉瘤等。③少部分病例大体和镜下形态符合 IMT,但不能获得免疫组织化学、FISH 证实,或免疫组织化学和 FISH 结果不一致。第 1 类误诊,由于大多数 IMT 为良性临床经过,子宫全切术病例临床危害不大,而第 2 类误诊会造成过度治疗,第 3 类属于技术或技术合理使用问题。

ALK 重排的检测可以通过,①免疫组织化学:大约可以检测 95% 的病例,有很高的敏感性和特异性,但进行靶向治疗时需要分子验证;②FISH:大约可以检测 75% 的病例,特异性高,但由于部分病例 ALK 重排可能是染色体内倒位,或融合位点过近,使 FISH 结果难以判断;③RT-PCR 和检测 RNA 的 NGS。目前已知的 ALK 常见融合基因包括 IGFBP5、FN1、THBS1、DES、TIMP3、DCTN1、SEC31、TPM3 和 PPP1CB 等,极个别病例发现 ETV6-NTRK3。

IMT 为潜在恶性肿瘤,多数为良性临床经过,少部分可能复发,极少部分可能出现子宫外播散。目前没有明确的指标可以预测 IMT 的生物学行为,以下形态特征提示可能具有侵袭性:①肿瘤伴有坏死;②直径 >7cm;③中 - 重度核异型;④活跃的核分裂;⑤脉管侵犯。腹膜的上皮样炎性肌成纤维细胞肉瘤为高度恶性肿瘤。明确是否为 ALK 重排相关肿瘤对于复发病例具有重要治疗意义,酪氨酸激酶抑制剂治疗可能使 ALK 重排相关肿瘤患者获益。

(四)子宫血管周上皮样肿瘤

血管周上皮样细胞肿瘤(perivascular epithelioid cell tumor,PEComa)是一类表达色素和平滑肌标记的血管周上皮样细胞肿瘤,2002 年首先报道了发生于子宫的一组病例。可以发生于子宫、子宫颈、阴道、卵巢、阔韧带等。确切的发生率不清楚,可以发生在非常宽泛的年龄段,从 16~77 岁,平均发病年龄 51 岁。在病理特征上显著地表现为上皮样多边形细胞表达 HMB45 和 Melan A 等。可以在子宫中呈孤立的边界清晰的肿块,也可以不规则地生长在平滑肌束间而表现为多灶性病变,大小 0.6~16.0cm 不等。

大约 90% 的病例为散发性,10% 可能伴有结节性硬化。其一为 *TSC1/TSC2* 突变或 LOH,上调了 mTOR 信号通路,可以由胚系或体系突变形成,胚系突变病例伴有结节性硬化,为常染色体显性遗传病,同时伴有多器官异常或病变。TSC 失活形成的病变,mTOR 抑制剂治疗可能获益;其二为 *TFE3/RAD51B* 重排,或 *HTR4-ST3GAL1* 融合,可能会有更多的融合形成被发现。这个机制形成的病变 mTOR 抑制剂治疗无效。

困难在于大约 56% 的子宫 PEComa 表现为临床良性,而 44% 表现为恶性临床经过。除非它穿出子宫,对于局限于子宫的病例,提示为恶性的证据包括:肿瘤 ≥5cm、浸润性边界、高度核异型、核分裂 >1 个/50HPF、坏死和血管浸润,符合其中 3 个及以上便判断为恶性。此外,伴有 *RAD51B* 融合的病例可能具有更高的侵袭性。

四、子宫上皮和间质混合型肿瘤

(一) 腺肌瘤

腺肌瘤(adenomyoma)指由内膜样腺体、子宫内膜间质和平滑肌混合形成的肿瘤。其他命名包括腺肌瘤样息肉(adenomyomatous polyp)、内膜样型腺肌瘤(endometrioid-type adenomyoma)、息肉样腺肌瘤(polypoid adenomyoma)等。主要位于子宫,少数可见于子宫颈。可以位于黏膜下、肌壁间,甚至浆膜下,也可见于阔韧带。

其形成机制可能和子宫内膜异位症或腺肌病有关,大约 30% 的病例可以发现存在腺肌病残迹。与子宫平滑肌瘤不同,没有检测到 *MED12* 第 2 外显子突变。临床经过为良性,完整切除病变或器官,未见复发。

(二) 不典型息肉状腺肌瘤

不典型息肉状腺肌瘤(atypical polypoid adenomyoma,APA)指复杂不典型增生的子宫内膜腺体和腺肌瘤或肌纤维瘤样间质构成的肿瘤。

常见于不孕症女性,通常发现于子宫下段,子宫体部内膜也可发生。

病因不明。目前已知的高危因素包括持续雌激素刺激缺乏孕激素拮抗。免疫组织化学和分子生物学检测类似于子宫内膜不典型增生和分化好的内膜样腺癌,没有其他特征性的基因发现。

APA 被 WHO(2020)分类定义为良性上皮和间质混合型肿瘤(ICD-O,8932/0),与过去的文献报道和随访有关。APA 本身被完整切除后确实表现良性临床经过,但有 30% 病例复发;8.8% 病例本身可能进展为低级别内膜样腺癌;常常合并 APA 周围子宫内膜不典型增生,甚至合并低级别内膜样腺癌;免疫表型和分子特征类似于不典型增生或低级别内膜样癌。因此,依个人经验划归"潜在恶性"等同于"子宫内膜不典型增生",并给予合适的治疗是合理的,但应避免过度治疗。

(三) 腺肉瘤

腺肉瘤(adenosarcoma)是米勒管双相分化肿瘤,含良性上皮和恶性间叶成分。

可以发生于任何年龄,多数出现在 50~59 岁。最常见于子宫内膜,也可以出现在子宫颈(5%~10%)或子宫外的盆腔部位,如输卵管、卵巢、卵巢旁。一般认为子宫外病变可能起源于异位子宫内膜。

腺肉瘤最重要的临床病理学特征是呈腔内的赘生物样生长,可以表现为乳头状、息肉状等生长方式,约 50% 的病例可以不侵犯肌层。在不出现肉瘤过度生长或其他异源性肉瘤分化时,极罕见发生淋巴结转移,因而全子宫切除就可以。对于需要保留生育能力的年轻女性,可以在密切随访条件下做局部肿块切除。腺肉瘤的恶性行为主要表现为局部复发,多数位于盆腔或阴道,复发率为 25%~40%。约 5% 的病例可能出现远处转移。

当普通腺肉瘤中出现肉瘤过度生长(adenosarcoma with sarcomatous overgrowth)或其他异源性肉瘤分化时,如横纹肌肉瘤等情况时,按相应的肉瘤类型处理。

目前并不清楚腺肉瘤的形成机制。部分研究发现 8q13 存在扩增,*MYBL1* 存在高水平的拷贝数变异,少部分发现有 *NCOA2/3* 融合,笔者发现部分存在 *SRF-RELA* 融合,个别存在 *p53* 突变。对于米勒管腺肉瘤的基因改变研究有限,未形成一致性认识。在评价腺肉瘤的恶性程度决定临床处理时,需要考虑:①患者年龄和需求;②肿瘤位置、大小以及与子宫肌层的组织关系;③是否含有可能导致侵袭性增强的异常遗传因素,如是否伴有 *MYBL1* 扩增、*NCOA* 融合、*TP53* 突变等;④是否伴有肉瘤过度生长;⑤是否含有异源性成分或异源性肉瘤。

五、其他肿瘤

文献报道过的罕见其他子宫肉瘤包括淋巴瘤、横纹肌肉瘤、恶性横纹肌样细胞瘤、脂肪肉瘤、软骨肉瘤、骨肉瘤、血管肉瘤、腺泡状软组织肉瘤、原始神经外胚叶肿瘤(PNET)、尤因肉瘤、恶性纤维组织细胞瘤、透明细胞肉瘤、胃肠间质瘤、孤立性纤维瘤等。除淋巴瘤外,其他均为偶见或个别病例报道,与其他部位发生的同类肿瘤临床病理特征和生物性行为相同。需要特别指出,女性生殖系统可以发生淋巴瘤。以卵巢部位最为多见,子宫体和子宫颈也可以发生。当女性生殖系统发现淋巴瘤时,应首先除外继发性,原发性以大 B 细胞淋巴瘤为主。子宫颈部位尤其要小心,一般淋巴组织增生可能易于和真性淋巴瘤混淆。

因此,不同起源的子宫肉瘤或具有潜在恶性生物学行为的子宫软组织肿瘤,有各自不同的临床病理学特征和独立的生物学行为,应该依据每一个不同的肿瘤制订个体化的治疗方案。未来更多的病例累积和更为深入的研究,一定会对每一个不同的肿瘤有更多的了解。

(周先荣)

第五节　输卵管与阔韧带肿瘤及瘤样病变

一、概述

输卵管起源于米勒管,位于卵巢和子宫之间的阔韧带内。由于其来源,所有子宫及卵巢米勒管源性肿瘤易感因素也可作用于输卵管。研究发现,与 *BRCA1/BRCA2* 突变相关的高级别浆液性癌大多起源于输卵管,然后引起卵巢癌及腹膜癌。输卵管作为连通子宫腔与腹腔的自然管道,使得子宫肿瘤播散、种植到卵巢及腹膜;另一方面,卵巢肿瘤也可沿此通道种植性转移至子宫内膜。输卵管肿瘤的组织学类型见表 9-2-14。输卵管癌 TNM 分期见 2017 年国际癌症防治联盟(Union for International Cancer Control,UICC)的《恶性肿瘤 TNM 分期(第 8 版)》,该版首次将卵巢、输卵管和腹膜原发癌的 TNM 分期统一起来,共同使用同一个标准。

表 9-2-14　输卵管肿瘤的组织学分类(2020 WHO)

上皮性肿瘤		瘤样病变
良性	浆液性腺纤维瘤	输卵管周囊肿
交界性	浆液性交界性肿瘤	输卵管增生
恶性	高级别浆液性癌	输卵管-卵巢脓肿
	子宫内膜样腺癌	峡部结节性输卵管炎
	癌肉瘤	化生性乳头状病变
混合性上皮与间叶肿瘤		胎盘部位结节
腺肉瘤		黏液化生
生殖细胞肿瘤		输卵管内膜异位
良性	成熟性畸胎瘤	
恶性	未成熟性畸胎瘤	

阔韧带与输卵管平行走行,其内可有中肾管残余,其肿瘤发生率比输卵管更罕见。阔韧带可发生良性、交界性及恶性肿瘤,尤其以浆液性上皮性肿瘤多见,其组织学类型见表 9-2-15。本节主要介绍 Wolffian 肿瘤、室管膜瘤和肾上腺皮质残余。其他肿瘤因发病率低,且多数肿瘤组织学与生物学行为与其他女性生殖器官的同类肿瘤相似,故不再赘述。

二、输卵管浆液性腺纤维瘤和乳头状瘤

腺纤维瘤为良性双相肿瘤,为纤维瘤样间质结节表面

表 9-2-15　阔韧带肿瘤的组织学分类(2020 WHO)

间叶及混合性肿瘤		瘤样病变
良性	平滑肌瘤	肾上腺皮质残余
	腺肌瘤	
恶性	腺肉瘤	
	平滑肌肉瘤	
其他间叶及混合性肿瘤		
杂类肿瘤		
良性	乳头状囊腺瘤	
交界性	Wolffian 肿瘤	
恶性	室管膜瘤	

被覆输卵管浆液性上皮;乳头状瘤为良性的乳头状突起,表面排列上皮细胞。大部分无临床症状,常在进行其他手术时无意中发现。其中腺纤维瘤常发生于伞端,而乳头状瘤与输卵管黏膜疏松相连,有时可引起输卵管堵塞。

大体所见,腺纤维瘤通常 <1cm,常仅见于镜下,少见的情况下可多中心或双侧发生。乳头状瘤多为输卵管腔内的乳头状棕色突起物,直径通常 <3cm。腺纤维瘤镜下为多结节状纤维性增生,表面覆浆液性输卵管上皮,可见囊性成分。乳头状瘤为较细长突起,中央有纤维血管轴心,表面被覆浆液性上皮。两者临床上均为良性过程。

三、输卵管浆液性交界性肿瘤

输卵管浆液性交界性肿瘤为非侵袭性低级别浆液上皮增生性肿瘤,形态与卵巢交界性肿瘤相同,患者可有腹痛症状。该肿瘤罕见,至今文献报道不足 20 例。直径 2~23cm,主要位于输卵管伞端。镜下可见为结节状突起,浆液性上皮出芽及簇状增生,形态为大小不一的低乳头,易见从被覆上皮脱落、离散的细胞簇。至今未见明确的转变为低级别浆液性癌的报道。单纯手术切除即可获得极好的预后。

四、输卵管高级别浆液性癌

为起源于输卵管具有浆液分化的高级别上皮性肿瘤,其非侵袭性病变为浆液性输卵管上皮内癌(serous tubal

intraepithelial carcinoma，STIC），更前驱的病变称为浆液性输卵管上皮内病变（serous tubal intraepithelial lesions，STILs）。在 BRCA 突变携带者高风险人群输卵管-卵巢预防性切除术患者中，STIC 的检出率达 5%~10%，而在盆腔侵袭性高级别浆液性癌人群中检出率高达 40%，普通人群中检出率则小于 1%。激素替代治疗也增加发病风险。

大体观察输卵管癌的典型表现为输卵管弥漫性肿胀，伞端常粘连闭锁，卵巢受累程度相对比输卵管低。横切面可见质脆或蕈样生长的管腔内肿物向外扩展，常有出血及坏死。对于高风险人群、输卵管癌、卵巢及腹膜原发癌患者的输卵管，常用 SEE-FIM（sectioning and extensive examination of the fimbria，SEE-FIM）的方法取材，以确保广泛检查输卵管及伞端足够的切片切面。显微镜下见肿瘤细胞实性、管状、乳头状或混杂排列，典型者有不规则裂隙。肿瘤细胞异型性大，深染、核质比高，极向消失，核分裂易见，可有坏死。部分病例可呈实性、子宫内膜样及移行样的 SET（solid，endometrial-like，transitional）形态特征，为具有 BRCA 突变患者高级别癌相对特征性的组织学表现。STIC 表现为输卵管上皮的局限性增生，细胞核形态同高级别浆液性癌，p53 免疫组织化学突变型表达，错义突变时为 60% 细胞核强阳性，无义突变时 <5% 肿瘤细胞核阳性；Ki-67 指数 >10%。STILs 为不同程度的组织形态学、p53 表达及 Ki-67 异常，但不符合诊断 STIC 的全部标准。

临床 I 期的输卵管癌 5 年生存率 >80%，尤其是伞端粘连的患者。孤立的 STIC 病变约 4.5% 患者随后发展为高级别浆液性癌。

五、输卵管子宫内膜样癌

子宫内膜样癌为细胞具有子宫内膜样分化的呈不同程度腺管状、乳头状或实性排列的恶性上皮性肿瘤，为输卵管原发癌的第 2 常见组织学类型，注意除外同步发生及转移性癌，因为子宫内膜样癌种植性转移的情况更多见。病因学不明，输卵管子宫内膜异位症可能是其来源。

大体所见为淡黄糟脆组织，最大径 0.4~6cm，部分可致输卵管扩张。镜下组织学与发生于子宫体的子宫内膜样癌类似，可呈实性、腺管状等不同的生长方式，部分可伴有梭形细胞，此时应注意与 Wolffian 管肿瘤相鉴别。罕见情况下可有大量梭形细胞，伴鳞状分化、骨化生，此时需与癌肉瘤相鉴别。肿瘤的预后与分期相关，多数为低期别，未侵犯伞端，预后较好。发生于伞端部位或伴深部侵犯者预后较差。

六、输卵管癌肉瘤与腺肉瘤

输卵管癌肉瘤为同时具有高级别癌样及肉瘤样的双相分化的恶性肿瘤，WHO 肿瘤分类将癌肉瘤归类于上皮性肿瘤。有报道其来源可能为 STIC。临床上可有盆腔肿瘤、腹痛、腹胀等症状。大体所见为输卵管部肿块；镜下成分可见高级别癌及肉瘤，与发生于子宫内膜、卵巢等部位者相似，可有异源性分化成分，最常见者为软骨肉瘤成分。与其他类型输卵管原发癌相比，该肿瘤预后差。

腺肉瘤为良性腺上皮与恶性的间叶成分组成的肿瘤，其组织形态学与发生于子宫颈、子宫腔者相似，迄今仅有几例报道。

七、输卵管成熟性畸胎瘤及未成熟性畸胎瘤

来源于 2 个或 3 个胚层成分的肿瘤，为罕见肿瘤，目前文献报道不足 100 例，发病年龄从 17~67 岁，约 2/3 的患者有 1 到 2 次妊娠史。大体所见约一半直径 <5cm，最大可达 20cm，可为囊性及实性。组织学与发生于卵巢者相同，可有皮肤附件、腺上皮、软骨及骨成分等。输卵管原发未成熟性畸胎瘤极其罕见，其组织学与发生于卵巢者类似。

该肿瘤预后极好，未成熟性畸胎瘤或伴有恶性转化时预后差。

八、输卵管继发性肿瘤

输卵管继发性肿瘤包括米勒管源性和非米勒管源性。米勒管源性中的高级别浆液性癌，根据定义如果输卵管与卵巢/腹膜同时存在浆液性癌时，认为是输卵管原发，而非转移性，这大大地降低了输卵管转移性癌的比例。累及输卵管的Ⅲ期子宫内膜癌其 5 年生存率可达 82.3%。偶尔宫颈癌可扩散到输卵管。非米勒管源性中，包括胃肠道肿瘤、乳腺癌可累及输卵管。极罕见情况下，造血系统肿瘤和肉瘤也可转移至输卵管。

九、输卵管周囊肿

输卵管周囊肿常见的有巨大输卵管旁米勒管囊肿、输卵管内膜异位症和间皮囊肿/单纯性囊肿。

巨大输卵管旁米勒管囊肿可能来源于隐藏于输卵管系膜内的输卵管上皮或副中肾管的残余。大体所见具有菲薄的半透明囊壁，与输卵管紧密相连，囊壁由纤细的间叶组织和层数不等的平滑肌，内覆纤毛上皮细胞。无发育良好的平滑肌可与输卵管积水相鉴别。

输卵管内膜异位症为良性的输卵管上皮形成的腺体或囊腔，可见于肠系膜、卵巢皮质及淋巴结等部位，其解剖学分布可除外其来源于副中肾管，可能是包裹在输卵管系膜中的良性输卵管上皮种植而来。不同于子宫内膜异位症，上皮细胞纤毛发育良好，且腺体周无子宫内膜间质细胞及出血。

间皮囊肿/单纯性囊肿：复杂粘连形成的多房囊性结构的囊肿，其内可有间皮细胞被覆，间皮增生，可伴有鳞状上皮

或移行上皮化生,该囊肿很可能为炎症性增生或修复性改变。单纯性囊肿指孤立性囊肿内覆立方上皮,纤维囊壁胶原化,有人推测其为上皮性囊肿,但因细胞无明显的纤毛,可诊断为单纯性囊肿。

十、输卵管增生

为输卵管上皮的良性增生性病变,大多为无意中发现。炎症状态下可见上皮旺炽性增生,伴间皮增生。镜下多为境界清楚的假复层上皮增生灶,细胞排列极向消失,无细胞核异型性及核分裂。急性或慢性输卵管炎时上皮的旺炽性增生,上皮结构紊乱导致上皮呈筛状生长,可破坏黏膜与黏膜下层的交界面,与癌类似,为假癌性改变,不可误诊为癌,尤其是在术中冰冻诊断时,这类患者通常较年轻,误诊为癌可能造成不必要的根治切除手术。

十一、输卵管-卵巢脓肿

输卵管-卵巢脓肿为累及远端输卵管、卵巢以及偶尔周围盆腔器官的纤维素性炎症性肿块。临床常表现为双侧附件肿块,伴有发热、下腹部疼痛、阴道排出物及白细胞数目增多,其实质为常发生于育龄女性的上生殖道感染。大体所见输卵管与卵巢的解剖位置严重扭曲,镜下为破坏性的急性及慢性炎症,伴有坏死、脓肿形成。受累输卵管、卵巢可发生纤维化。有的患者可并发子宫内膜异位症。

十二、峡部结节性输卵管炎

峡部结节性输卵管炎为输卵管周多发性上皮性憩室样病变,伴平滑肌增生,类似于输卵管的"腺肌病"。其发病率从 0.6%~11% 不等,与异位妊娠和不孕症密切相关。病变主要位于峡部(72%)或峡部及壶腹部(28%),右侧多见。

大体所见为输卵管近端 1 个或多个境界清楚的实性结节或隆起。镜下见峡部及近端输卵管有大小不等或扩张的腺样结构,被覆纤毛柱状上皮细胞,周围显著的平滑肌增生。

十三、输卵管化生性乳头状病变及黏液化生

化生性乳头状病变十分罕见,为绝经后妇女输卵管腔内上皮的乳头状增生,上皮有一定不典型性,目前仅有个案报道。镜下见管腔内特征性的柱状上皮乳头状增生,上皮细胞富于嗜酸性胞质,无重度细胞核异型性及核分裂。小的出芽结构及假复层结构,类似交界性浆液性肿瘤。

输卵管黏膜黏液性化生,与女性生殖道其他部位的黏液性病变一样,可能伴有 Peutz-Jeghers 综合征及女性生殖道黏液性肿瘤。遇到此类病变必须认真查找包括子宫颈、子宫内膜及卵巢在内的部位是否有黏液性肿瘤,以除外其他部位黏液性肿瘤的种植性转移。

十四、输卵管胎盘部位结节

输卵管胎盘部位结节为良性的中间型滋养叶细胞增生形成的肿瘤样结节,形态与发生于子宫腔者类似,常为无意中发现,患者在数周甚至数年前有妊娠史。研究显示病变起源于绒毛膜型中间型滋养叶细胞,而非胎盘种植部位滋养叶细胞。大体所见为输卵管的结节病变,镜下见单个或多个结节,中间型滋养叶细胞周围有丰富的嗜酸性细胞外基质;病变周围常有丰富的淋巴细胞浸润。免疫组织化学标记显示p63、CD146 等阳性表达,与上皮样滋养叶细胞肿瘤的免疫表型相似。个别病例可能转化为上皮样滋养叶细胞肿瘤。

十五、阔韧带肿瘤(Wölffian 肿瘤)

可能来源于中肾管(Wölffian 管)中间型肿瘤。多为单侧性,大小不等,多数为无意中发现,少数可有盆腹腔疼痛、异常出血等。大体所见为境界清楚的实性肿块,大小0.8~30cm,切面部分可见囊性结构,偶可见出血、坏死及局灶钙化。镜下形态类似子宫颈的中肾肿瘤,从伴有梭形细胞的实性结构到不同程度的小管形成,间质可见透明条带分隔。细胞立方或卵圆形,细胞质较空,细胞核较小,核仁不明显,细胞异型性及核分裂少见。部分管腔内可见嗜酸性分泌物。免疫标记表达广谱角蛋白、CK7、Vimentin、CD10、inhibin 及 Calretinin 等,ER 及 PR 不同程度表达,而 EMA、GATA3、PAX-8 通常阴性。大多数病例手术可治愈,罕见病例可转移、复发,可能的恶性指征包括富于细胞、细胞核多形性、核分裂数增多等,但形态学温和的病例也有复发的报道。

十六、室管膜瘤

阔韧带可发生室管膜方向分化的肿瘤,患者表现为盆腔肿瘤或疼痛,血清 CA125 可升高。发病年龄 13~45 岁。大体所见为囊性或囊实性肿块,大小 7~14cm。镜下肿瘤细胞柱状或立方形,嗜酸性胞质,轻~中度异型性,核分裂少见。肿瘤细胞有多种混合性的排列方式,包括囊性、微囊性、筛状、乳头状及实性等,可见假菊形团。可能见到梭形细胞、纤毛、管状假菊形团、嗜酸性物、软骨、砂粒体、细胞外黏液及黏液性基质等。免疫组织化学 GFAP、ER、PR、CK18、CK7、S-100 及 WT-1 阳性,CD99 不同程度阳性。预后方面,有些病例诊断数十年后出现多灶累及或复发。

十七、肾上腺皮质残余

也称为先天性肾上腺异位,指在正常解剖部位以外的

地方发现肾上腺组织,通常在腹部沿性腺下降的路径部位常见。一项包含 100 例连续尸检病例的研究中,约 32% 发生于阔韧带。通常无症状,为手术或尸检病理检查时无意中发现。大体为被膜下或软组织内境界清楚的结节,0.5~7mm,大者可超过 1cm。实性,黄至棕红色,质软。部分可伴有陈旧性出血,极少见钙化。镜下为境界清楚的结节,通常无明确纤维包膜,肾上腺成分组织学与正常肾上腺相同。个别可见含铁血黄素沉积,极少数可见局灶钙化。发生于阔韧带者不伴肾上腺髓质组织。

(卢朝辉)

第六节 卵巢病理

一、卵巢癌病理

卵巢癌是一组异质性肿瘤,最常见的 4 种类型分别为浆液性癌(68%~71%)、子宫内膜样腺癌(9%~11%)、透明细胞癌(12%~13%)和黏液性癌(3%)。4 种主要病理类型都涵盖了良性、交界性、恶性 3 种病理性质。近年来新确立了浆黏液性肿瘤,包括良性浆黏液性肿瘤、交界性浆黏液性肿瘤,而浆黏液性癌则归类为内膜样腺癌的一种亚型。此外,新近认识了一种新的卵巢癌类型,中肾样腺癌。鉴于良性和交界性肿瘤的临床处理较为一致,本节重点阐述各类卵巢癌的相关内容。

卵巢癌的死亡率居妇科恶性肿瘤之首,尽管妇科手术技巧已日渐成熟,加之铂类、紫杉醇类以及二线化疗药物的辅助应用,但近 30 年来,卵巢癌患者的 5 年生存率也仅从 37% 提高至 46%。近几年对卵巢癌的病理类型、细胞起源、发病机制及演进过程都有了进一步的认知。卵巢癌不同病理类型之间的分子遗传学差异,其发病机制也不尽相同。

目前对于卵巢癌的分类也提出了新的学说,将卵巢癌分为 I 型和 II 型两大类,I 型卵巢癌包括低级别浆液性癌、黏液性癌、内膜样腺癌、恶性 Brenner 肿瘤以及透明细胞癌,该类肿瘤一般遵从良性肿瘤发展为交界性肿瘤再到恶性肿瘤的演变过程,其分子遗传学改变较为稳定,常见 KRAS、BRAF、HER2、ARID1A 基因突变;II 型卵巢癌包括高级别浆液性癌、癌肉瘤、未分化癌,该类卵巢肿瘤进展迅速,具有高度的侵袭性,其前驱病变较难发现,分子遗传学常见 TP53 基因的突变,伴或不伴 BRCA1、BRCA2 基因突变。将卵巢癌的临床病理特征与肿瘤发生发展过程中的分子遗传学改变结合起来,有助于卵巢癌的早期诊断,为临床提供有针对性的治疗策略。

(一)浆液性癌

自 2004 年由美国 MD Anderson 癌症中心首先提出的卵巢浆液性卵巢癌组织的两级分级系统以来,该分级系统经过 2014 版及 2020 版 WHO 妇科肿瘤分类进一步确立了其推广和应用。该分类方法与肿瘤的组织形态、分子学改变、临床经过有密切的相关性。浆液性癌(serous carcinoma)分为低级别浆液性癌(low-grade serous carcinoma,LGSC)和高级别浆液性癌(high-grade serous carcinoma,HGSC)。病理形态上,两级分级系统是在肿瘤分化最差的区域根据细胞核的异型性及核分裂象将肿瘤分为低级别和高级别两种。LGSC 表现为轻~中度的核异型,细胞核大小较一致,染色质分布均匀或轻度不规则,核分裂象 ≤12 个/10HPF;HGSC 则表现为显著的核异型,细胞核形态及大小明显改变(最大细胞核直径:最小细胞核直径 ≥3:1),染色质分布明显不规则,核分裂象 >12 个/10HPF。

1. 低级别浆液性癌(LGSC) 低级别浆液性癌大约占卵巢癌的 5%,平均发病年龄约 43 岁,比高级别浆液性癌早 10 年左右。部分病例在早期具有交界性浆液性肿瘤的病史。当良性浆液性肿瘤含有交界性增生的上皮成分 ≥10% 则称之为交界性浆液性肿瘤,若 <10% 则称之为浆液性囊腺瘤伴局灶上皮增生。交界性浆液性肿瘤有 2 种形态类型:一种为经典型交界性浆液性肿瘤,另一种为微乳头型交界性浆液性肿瘤。当经典型中出现微乳头/筛孔结构 ≥5mm 时称之为微乳头型交界性浆液性肿瘤。该型交界性浆液性肿瘤与经典型的交界性浆液性肿瘤相比,卵巢肿瘤更容易为双侧发生,更容易发生浸润性种植。交界性浆液性肿瘤伴有间质微浸润是指微浸润灶的最大径 <5mm,当浸润灶最大径 ≥5mm 时,则诊断为低级别浆液性癌。

分子遗传学改变显示,微乳头型交界性浆液性肿瘤发生等位基因失衡的概率比经典型浆液性癌的概率更高,而等位基因失衡也是低级别浆液性癌中常见的分子学改变。交界性浆液性肿瘤和低级别浆液性癌均常出现 KRAS、BRAF 等基因的改变,这些基因是有丝分裂原活化蛋白激酶(mitogen-activated protein kinase,MAPK)信号通路中的重要组成部分,其中任何一种基因突变都会导致该信号通路的异常激活,细胞发生不可抑制的生长,最终导致肿瘤的发生。低级别浆液性癌具有 KRAS、NRAS、BRAF、USP9X 和 EIF1AX 基因突变。KRAS 突变与肿瘤复发相关,而 BRAF 突变很少发生在分期高的肿瘤中。鉴于两者有多种相同的分子改变,该过程推测为:良性浆液性腺纤维瘤或囊腺瘤→交界性浆液性肿瘤→低级别浆液性癌。浆液性癌的发生发展及演进途径见图 9-2-27,低级别浆液性癌见图 9-2-28。

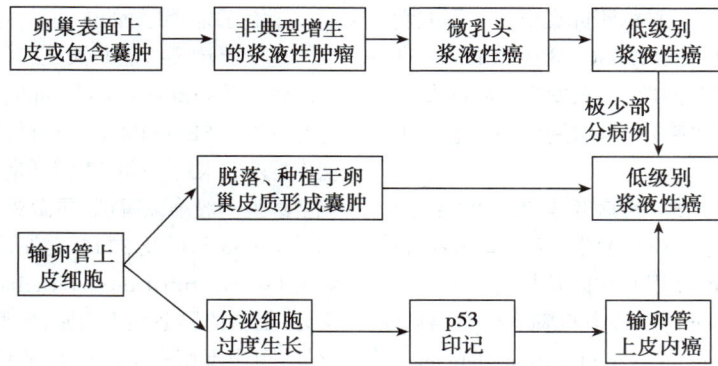

图 9-2-27　浆液性癌的发生发展及演进途径

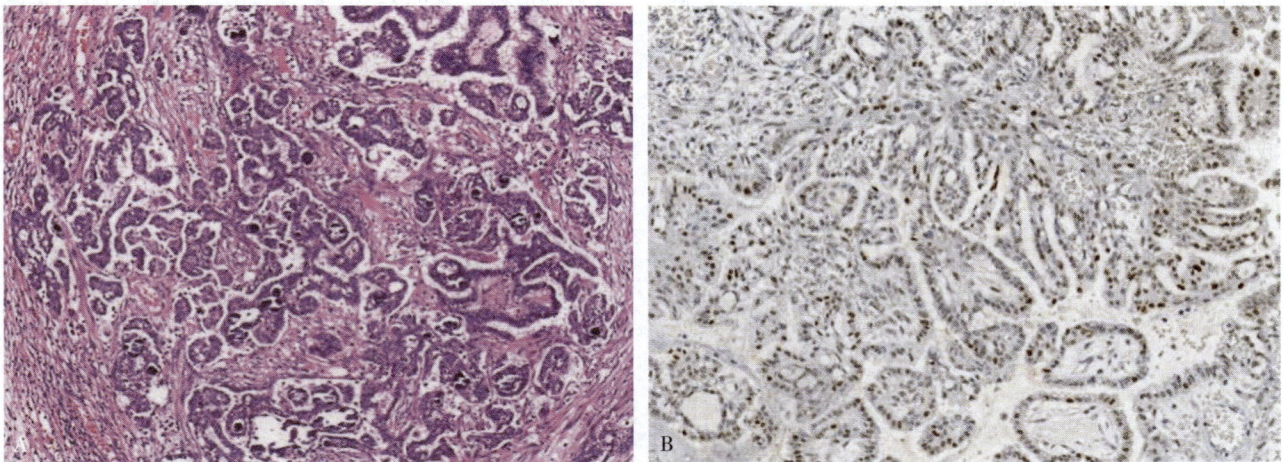

图 9-2-28　低级别浆液性癌

A. 细胞异型小,砂粒体常见;B. p53 散在阳性(*TP53* 野生型表达模式)。

2. 高级别浆液性癌(HGSC)　是最常见的卵巢癌类型,在卵巢癌中约占 70%。平均发病年龄约 65 岁。该类肿瘤几乎均具有 *TP53* 基因的突变,非同义突变比框移突变和缺失突变更为常见,并且具有非常复杂的高水平的拷贝数异常。野生型 *TP53* 是重要的抑癌基因,具有调控细胞周期、参与 DNA 修复、维持基因组稳定、促进细胞分化、诱导细胞凋亡等生物学功能。突变后的 *TP53* 基因失去抑癌作用,促进了肿瘤的发生。*TP53* 基因突变在免疫组织化学染色上具有"全或无"的表达方式,即接近全部为阴性表达(<5%)或者是接近于全部阳性(>80%)的表达方式。

高级别浆液性癌进展迅速,前驱病变很难被发现,因此既往一直被认为是卵巢表面上皮或包涵囊肿直接发生,然而通过对 *BRCA1* 或 *BRCA2* 基因突变携带者进行预防性切除的卵巢及输卵管标本进行仔细的病理学检查,发现部分输卵管存在早期小灶状浸润性高级别浆液性癌或输卵管上皮内癌(tubal intraepithelial carcinoma, TIC)(57%~100% 位于伞端),其定义为:细胞异型明显,核质比增高,细胞极性消失、核仁明显,核多形性、可出现复层或脱落细胞,输卵管

黏膜下间质无浸润现象,p53 弥漫强阳性或完全阴性,Ki-67 指数高。部分高级别浆液性癌源自输卵管伞端的分泌细胞过生长(secretory cell outgrowt, SCOUT),这些细胞尽管分布于整段输卵管,但在输卵管上皮中间断出现,呈假复层排列,虽然异型性不明显,但与周围正常细胞显著不协调,可伴有不同程度的纤毛分化。输卵管黏膜上皮分泌细胞过生长中 p53 蛋白免疫组织化学染色呈强阳性表达者,被命名为 p53 印记(p53 signature)。判断 p53 印记的标准为:至少连续 12 个形态学表现为良性而免疫组化 p53 蛋白阳性的分泌细胞,其中 Ki-67 阳性率不足 10%,该病变常常位于输卵管伞端。细胞呈现 p53 印记表明其基因组发生了广泛的 DNA 损伤(组蛋白 H2AX 磷酸化)、*TP53* 基因突变,细胞周期失控,细胞过度增殖,致使肿瘤发生。由此可见,*TP53* 突变是高级别浆液性癌发生的早期事件。综上所述,卵巢高级别浆液性癌的发病及演变可能为以下模式:①输卵管上皮内癌或上皮内癌侵犯间质形成小灶浸润性癌后的肿瘤细胞直接脱落种植于卵巢表面而形成癌组织。过程为 SCOUT → P53 印记 → TIC → HGSC;②排卵时,卵巢表面上皮损伤,正

常输卵管上皮细胞经伞端脱落,种植于卵巢皮质并形成囊肿,基于不同基因的突变进展为 HGSC;③少数 LGSC 进展为 HGSC,这部分高级别浆液性癌,只发生 KRAS 基因的突变,而缺乏 TP53 基因的突变。高级别浆液性癌见图9-2-29。

高级别浆液性癌中约 15% 的病例具有 BRCA1 或 BRCA2 基因的胚系突变,还有小部分的病例具有 BRCA1 或 BRCA2 体细胞突变、BRCA1 甲基化以及其他同源重组基因(homologous recombination gene)中的基因异常。具有同源重组修复缺陷(homologous recombination-deficient,HRD)的高级别浆液性癌对铂类药物治疗反应更敏感,具有 BRCA1/2 基因胚系突变的肿瘤具有更好的预后。PARP 抑制剂作为高级别浆液性癌的维持治疗方案,能够显著改善 BRAC1/2 突变基因携带者以及 HRD 患者的预后。

综上所述,对应分子学改变的两级分级系统能够帮助我们更好地理解浆液性癌的发生机制、前期病变,为早期诊断临床治疗提供更好的依据。

基于上述高级别浆液性癌的起源的认识,对于双附件预防性切除(risk-reducing salpingo-oophorectomies,RRSO)的标本进行 SEE-FIM 方式取材,即 SEE-FIM 操作规范。该操作规范要求对于输卵管特别是伞端进行充分检查并取材,病变肉眼一般难以辨别,显微镜下多位于输卵管伞端。除前述的 p53 印记及 STIC 之外,还有浆液性输卵管上皮内病变(serous tubal intraepithelial lesion,STIL),该病变定义为:细胞的异型性不明显,异型性介于 p53 印记和 STIC 之间,可出现假复层结构并保留细胞极性,中间夹杂类似良性外观的纤毛上皮细胞,异型细胞 p53 阳性,Ki-67 指数介于 p53 印记和 STIC 之间。双附件预防性切除标本的病理取材见图 9-2-30。输卵管上皮内癌(STIC)见图9-2-31。

诊断子宫外高级别浆液性癌的标准(2020 年第 5 版女性生殖肿瘤分类)在输卵管、卵巢、腹膜等不同位置具有细节性的差异,请参见表 9-2-16。

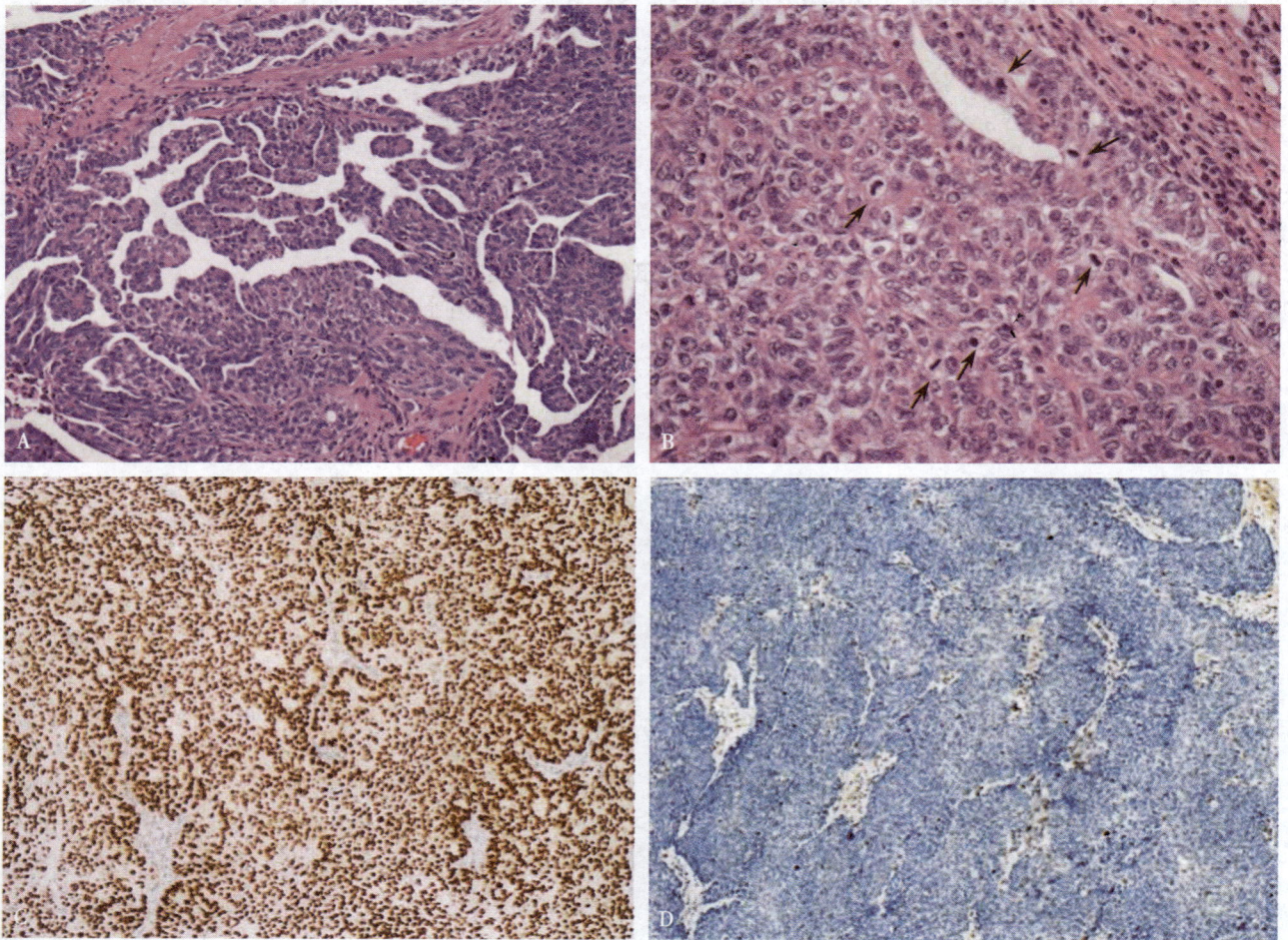

图 9-2-29　高级别浆液性癌
A. 狭长的不规则裂隙样结构;B. 细胞异型明显,核分裂象多见(箭头所示);C. p53 弥漫性强阳性表达(TP53 突变型表达模式之一);D. p53 阴性(TP53 突变型表达模式之一)。

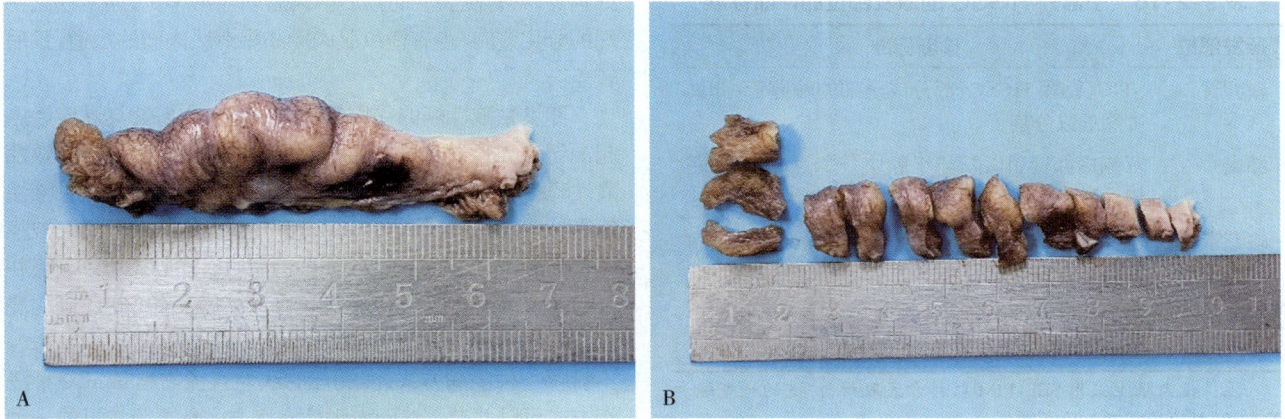

图 9-2-30 双附件预防性切除标本的病理取材

A. 输卵管组织;B. 距离输卵管末端 2cm 处把伞端离断,平行伞端长轴每隔 2~3mm 切面切开全部取材;剩余输卵管每隔 2~3mm 横断面切开全部取材。

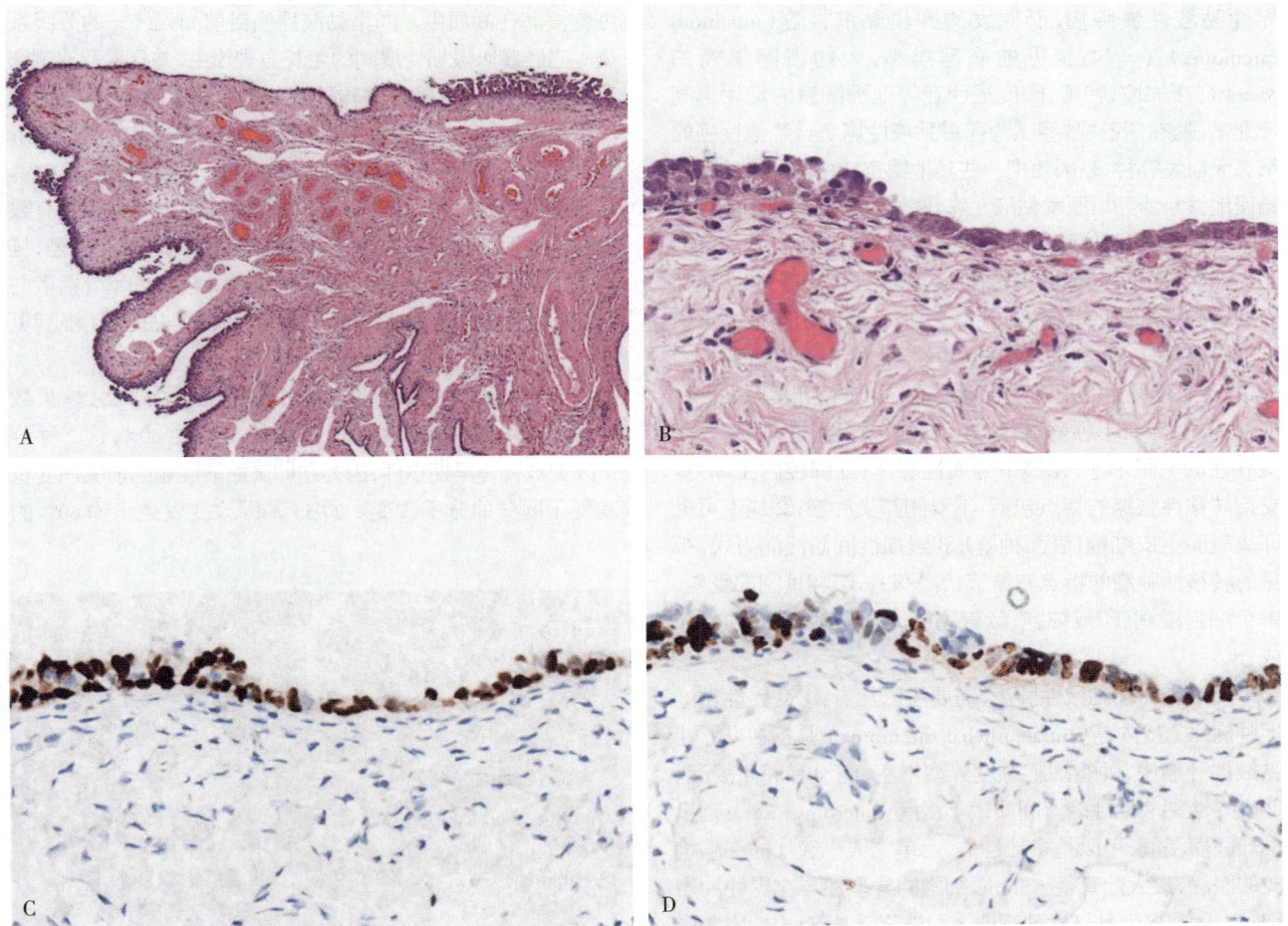

图 9-2-31 输卵管上皮内癌(STIC)

A. 低倍镜下输卵管上皮多灶性增生;B. 高倍镜下左侧输卵管上皮层次增多,极性紊乱,细胞异型性增大;C. p53 弥漫强阳性表达;D. Ki-67 指数高。

表9-2-16 子宫外HGSC的原发部位的诊断标准

原发部位	诊断标准
输卵管	STIC、黏膜HGSC、部分或全部的输卵管-卵巢肿瘤难以分割
卵巢	双侧输卵管可以从卵巢肿块分离，并且没有任何一侧输卵管的STIC或黏膜HGSCª
输卵管-卵巢	输卵管和卵巢在充分检查下未能发现ᵇ，并且病理学支持子宫外的HGSC
腹膜	双侧的输卵管和卵巢均已充分检查且肉眼和镜下均无STIC或输卵管或卵巢的HGSC

注：ª指肉眼上采用SEE-FIM取材方式取材，广泛的检查输卵管伞端，排除镜下可见的病变。

ᵇ这适用于既往输卵管-卵巢切除术后输卵管检查不全面而形成HGSC的小活检样本，也可适用于化疗后的手术标本

（二）卵巢黏液性癌

卵巢黏液性肿瘤中较为常见的是黏液性囊腺瘤、交界性黏液性囊腺瘤，而原发的卵巢黏液性癌（mucinous carcinoma）是一类少见的病理类型，大约占卵巢癌的3%~4%，新加坡、韩国、印度尼西亚等亚洲国家的发生率高于北美国家。既往曾经认为卵巢黏液性癌是除浆液性癌的第二大原发癌种，是因为把一些其他器官转移至卵巢的腺癌错误地诊断为卵巢原发黏液性癌，例如腹膜假黏液瘤多起源于阑尾，胃肠等部位腺癌转移至卵巢也不罕见。需要注意的是，有些情况下，其他器官转移至卵巢的腺癌与黏液性囊腺瘤、交界性黏液性囊腺瘤有相似之处，此时临床医生提供患者的既往病史、详细的体格检查及相关的实验室检查等内容，对于病理医生的正确诊断至关重要。支持卵巢原发性黏液性癌的特点：①肿瘤直径>10cm；②表面光滑；③良性和交界性的肉眼形态；④镜下为囊性腺体；⑤腺腔内无坏死。支持转移性腺癌的特点包括：①双侧卵巢肿瘤；②镜下可见卵巢表面上皮细胞（表面种植）；③毁损性间质浸润方式，少见的转移性肿瘤的特点有结节状浸润方式、卵巢门部受累、单个细胞浸润、印戒细胞、脉管癌栓、镜下卵巢表面的黏液成分。

对于交界性黏液性肿瘤，需要注意几点：①交界性黏液性肿瘤伴上皮内癌（intraepithelial carcinoma）：是指在交界性黏液性肿瘤中，肿瘤细胞重度异型增生，但没有间质浸润。②交界性黏液性肿瘤伴间质微小浸润（microinvasion）：是指小灶间质浸润，可以是多灶性的，由单个或小簇状的细胞构成的浸润，最大灶直径<5mm，细胞的异型性与交界性肿瘤相同。③交界性黏液性肿瘤伴附壁结节，包括反应性肉瘤样附壁结节、间变性癌、肉瘤3种类型。反应性的肉瘤样附壁结节往往伴有显著的炎症性，或多或少的核分裂象，大量梭形、圆形的单核或多核巨细胞，该类病变是良性的反应性病变，并没有使伴随的黏液性肿瘤的预后更差。间变性癌则是多种形态的细胞，类似横纹肌样细胞、梭形细胞、多形性

细胞等，具有侵袭性的预后。肉瘤则非常罕见，通常缺乏特殊的分化方向，少有横纹肌肉瘤和平滑肌肉瘤的报道，预后较差。

卵巢黏液性癌的平均年龄约55岁，许多卵巢黏液性癌起源于交界性黏液性囊腺瘤，也有部分病例起源于成熟性囊性畸胎瘤或者是布伦纳瘤（Brenner瘤）。通常卵巢黏液性癌是一个体积大、单侧、囊性或者囊实性的肿瘤。表面被膜完整光滑，内含黏液性的物质。但有时有些肿瘤可以破溃并且与周围组织粘连。镜下，卵巢黏液性癌具有2种不同的浸润方式，一种为膨胀性浸润方式，另一种为毁损性浸润方式。不管哪一种浸润方式，浸润灶的线性直径需≥5mm，2种浸润方式可以共存。然而膨胀性浸润方式是更为常见的一种生长方式，预后较好，而毁损性浸润则预后差，因此病理报告应尽可能体现不同的浸润方式。膨胀性浸润方式，镜下主要呈现的是腺体的拥挤，间质成分少或者缺乏明显的腺体间间质，形成迷宫样的排列。乳头状或筛状结构也可能存在。浸润性生长方式指有不规则的腺体、肿瘤细胞巢或单个的肿瘤细胞浸润在间质中。卵巢黏液性癌目前尚无统一的分级系统。当肿瘤以毁损性浸润的生长方式为主，并且累及双侧卵巢时，要警惕是其他脏器转移到卵巢的黏液癌，而非原发的卵巢黏液性癌。卵巢黏液性癌大部分局限于卵巢内（I期），5年生存率I期患者91%，II期患者76%，III~IV期患者17%。具有膨胀性浸润生长方式的卵巢黏液癌预后要好于具有毁损性浸润性生长方式的肿瘤。肿瘤对化疗药物的反应差，复发更常见于在术后的3年内，预后很差。出现卵巢外播散的病例，大部分都死于该肿瘤。卵巢黏液癌伴膨胀性浸润见图9-2-32。

卵巢黏液性癌最常见的分子改变为CDKN2A拷贝数的缺失，约70%~80%，KRAS基因的突变约60%，这2种分子改变被视为早期事件，因为在卵巢黏液性癌的前驱病变也发现了同样的分子改变。TP53基因改变发生于约60%的

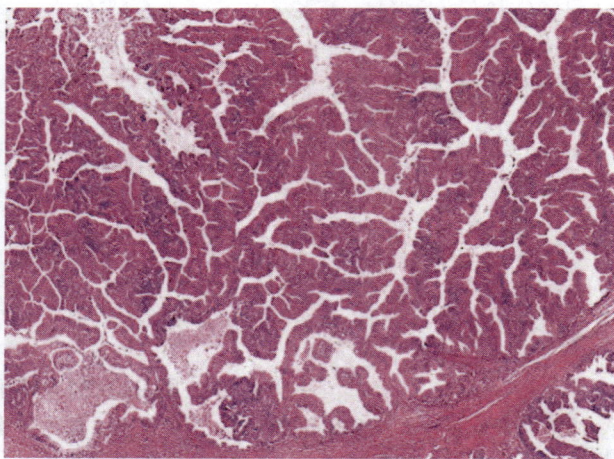

图9-2-32 卵巢黏液癌伴膨胀性浸润
黏液腺体背靠背、筛状、迷路状排列，未见显著的浸润纤维间质。

卵巢黏液癌,但少见于交界性黏液性肿瘤,表明 *TP53* 突变在从交界性黏液性肿瘤向黏液癌的转变过程中起到重要的作用。此外,*HER2* 基因的扩增也可见于 15%~26% 的肿瘤中,并且表现出几乎与 *TP53* 基因突变互斥性的关系。卵巢交界性黏液性肿瘤的附壁结节中大部分都与周围的黏液性肿瘤具有相同的克隆性。

(三) 卵巢子宫内膜样癌

卵巢子宫内膜样癌(ovarian endometrioid carcinoma)约占卵巢癌的 10%,平均发病年龄 55 岁。85%~90% 的病例起源于子宫内膜异位症,两者之间具有相似的基因改变。少部分病例起源于良性或交界性的子宫内膜样腺纤维瘤。大约 1/4 的患者合并子宫的内膜样腺癌或内膜不典型增生。卵巢子宫内膜样癌分为 Ⅰ、Ⅱ、Ⅲ 级,分级标准与子宫的内膜样癌相同。良性或交界性的子宫内膜样肿瘤成分也可并存于卵巢子宫内膜样癌中。卵巢子宫内膜样癌中偶然可出现角化、黏液化生,若黏液化生较为广泛,可能会被误诊为黏液性癌。此外,还可出现鳞状分化或少见的性索样形态。鳞状分化与 *CTNNB1* 突变相关。罕见情况下可见去分化癌(分化好的子宫内膜样腺癌与未分化癌)、神经内分泌癌等。卵巢子宫内膜样癌见图 9-2-33。

2020 版 WHO 女性生殖系统分类中把卵巢浆黏液性癌从浆黏液性肿瘤部分移出并纳入卵巢子宫内膜样癌的一种亚型,主要基于病理医生的诊断重复性差、与卵巢子宫内膜样癌有相当多的形态学交叉、免疫表型和分子改变也与卵巢子宫内膜样癌相似。

卵巢子宫内膜样癌的分期是最为重要的预后影响因子。肿瘤发生时绝大部分肿瘤都局限于卵巢内(Ⅰ期)。美国国家癌症研究所监测,流行病学和最终结果数据库(Surveillance, Epidemiology, and End Results Program, 简称 SEER 数据库)显示,ⅠA/ⅠB 期患者生存率 >95%,ⅠC/Ⅱ 期

为 89%,Ⅲ/Ⅳ 期为 51%。研究显示同时合并有子宫的内膜样腺癌患者的两种肿瘤具有克隆相关性。诊断卵巢和子宫内膜同时发生的子宫内膜样癌需满足以下条件:两部位的肿瘤均为低级别,子宫的肿瘤浸润深度小于 50% 子宫肌层,没有累及任何其他的部位,也没有广泛的脉管癌栓。当两处的肿瘤满足上述诊断的时候,它们的惰性临床生物学行为表明应该采取保守性的治疗方式,可以将其视为互相独立的两个肿瘤,而不是转移性肿瘤。

卵巢子宫内膜样癌最常见的分子改变涉及 WNT/β-catenin 通路(*CTNNB1* 突变,53%)、PI3K 通路(*PIK3CA*, 40%;*PTEN*, 17%)、MAPK 通路(*KRAS*, 33%),以及 SWI/SNF 复合物(*ARID1A*, 30%)。有研究显示卵巢的子宫内膜样癌同样适用子宫的内膜样癌的分子分型的 4 分类方法,*POLE* 超突变组约占 5%、MMR 缺陷组(mismath repair dificient, MMRd)约占 13%、*TP53* 突变组约占 9%~13%、无特异性分子学改变组(no specific molecular profile, NSMP)约占 69%~73%。不同的分子分型对应不同的预后,预后由好到差依次为 *POLE* 超突变、MMR 缺陷组和 NSMP 组、*TP53* 突变组。对于早期病例(FIGO Ⅰ~ⅡA)的病例,*POLE* 超突变是预后最好的组,*TP53* 突变是最差的组,MMRd 组和 NSMP 组介于两者之间,其中 NSMP 组的预后好于 MMRd 组。

(四) 卵巢透明细胞癌

卵巢透明细胞癌(clear cell carcinoma)在北美国家占卵巢癌的 10%~12%,亚洲国家发病率更高,大约在 27%。子宫内膜异位症是其最主要的危险因素。卵巢癌中有一类的肿瘤,都与子宫内膜异位症密不可分。我们将其称为内膜异位症相关的肿瘤(endometriosis and derived tumors),除透明细胞癌之外,还包括卵巢子宫内膜样癌、浆黏液性肿瘤。

透明细胞癌平均发病年龄 56 岁,临床以盆腔肿块多见,可有静脉血栓形成和副肿瘤高钙血症。透明细胞癌通常为

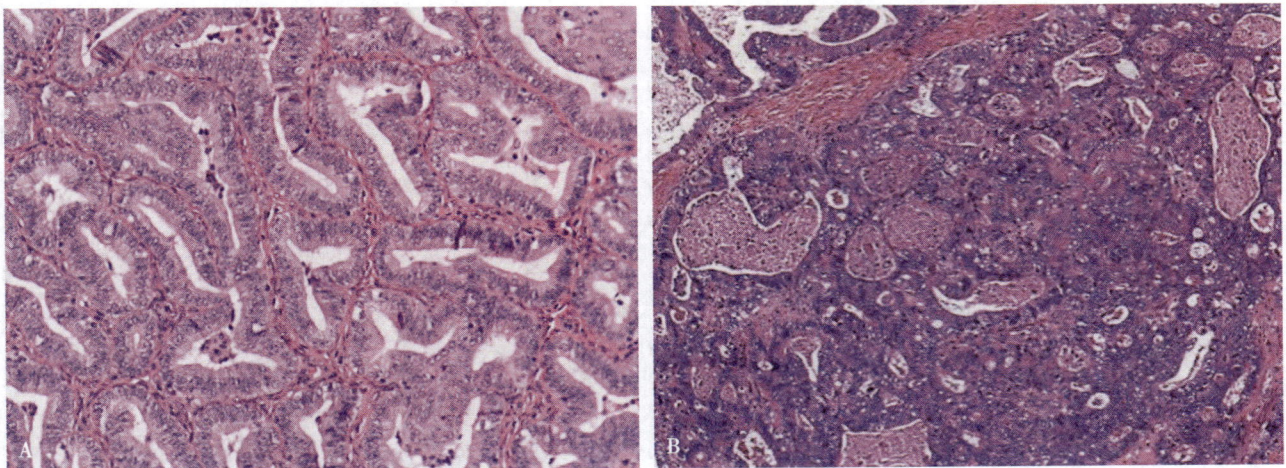

图 9-2-33　卵巢子宫内膜样癌
A. Ⅰ级内膜样癌;B. Ⅱ级内膜样癌。

单侧肿瘤,平均直径约13cm。肿瘤切面为实性、囊实性甚至是大部分呈现囊性。囊性肿瘤可见灰白或灰黄色的结节凸向于囊腔中。实性区的局部可以是透明细胞腺纤维瘤。透明细胞癌病理形态主要包括囊性或囊实性、乳头状和实性结构。3种形态以不同的比例在肿瘤当中混合存在。乳头状结构常常为缺乏分支的简单型乳头。肿瘤间质常伴有玻璃样变或黏液变性。实性区域肿瘤细胞呈巢片状分布,肿瘤细胞胞质透亮或嗜伊红。肿瘤细胞呈现立方形或鞋钉样,有时也可呈现印戒细胞样形态。核分裂象可多可少,但通常情况下不是很常见。偶然可以有肿瘤边缘或内部的弥漫性淋巴细胞及浆细胞的浸润。组织学分级在卵巢透明细胞癌中并不适用。绝大多数透明细胞癌局限于卵巢内(Ⅰ期),大约72%~74%局限于盆腔内(Ⅰ~Ⅱ期)。5年疾病特异性生存率在ⅠA/ⅠB、ⅠC/Ⅱ、Ⅲ/Ⅳ期的透明细胞癌分别为87%、70%和24%。卵巢透明细胞癌见图9-2-34。

Lynch综合征遗传易感基因为 MMR,而不是 BRCA1/2 的胚系突变。大约40%~50%的病例具有 ARID1A 基因的功能缺失性突变。ARID1A 基因是一个肿瘤抑制基因,属于SWI/SNF染色质重塑复合物的一部分。PIK3CA 突变常见,并常与 ARID1A 突变合并存在。少见的突变基因如 TERT 启动子突变(16%)、KRAS 突变(10%)、TP53 缺失(<10%)、MMR 缺失(0~6%)。

(五)卵巢恶性布伦纳瘤

卵巢恶性布伦纳瘤(malignant Brenner tumor)比较少见,大多数为单侧肿瘤(>80%),偶然可有双侧肿瘤。发生于50岁以上的女性。肿瘤平均大小10cm。可以是实性肿瘤,也可以是囊性肿瘤中的附壁结节。恶性 Brenner 瘤起源于良性、交界性 Brenner 瘤,并且镜下能看到或多或少的良性或交界性 Brenner 瘤的成分。该类肿瘤大部分局限于卵巢内。Ⅰ期患者的5年生存率94.5%,当扩散到卵巢外(Ⅱ、Ⅲ

和Ⅳ期)时,生存率降低到51.3%。

分子改变研究较少,目前研究显示具有 PIK3CA 突变和 MDM2 扩增,但 TP53 突变尚无报道。

(六)卵巢中肾样癌

卵巢中肾样癌(mesonephric-like adenocarcinoma)是近来认识的新一类肿瘤,其发生率目前尚不清楚,但应该是一类罕见的卵巢癌。绝大多数的肿瘤发生于绝经后妇女。其组织起源尚不清楚。新近文献报道,卵巢中肾样癌中有39%为卵巢外受累(Ⅱ~Ⅳ期),42%的病例出现复发,其中56%的患者为远处转移。5年生存率71%。

二、卵巢性索-间质肿瘤

2020版女性生殖系统 WHO 分类中将卵巢性索-间质肿瘤分为三大类型,包括单纯的性索肿瘤,如粒层细胞瘤,支持细胞瘤,伴有环状小管的性索肿瘤;单纯的间质肿瘤,如卵泡膜瘤、纤维瘤和近年新报道的微囊性间质肿瘤等,以及混合性的性索-间质肿瘤,包括支持-间质细胞瘤等。

(一)单纯性索肿瘤

1. 粒层细胞瘤(granulosa cell tumor)

(1)成人型粒层细胞瘤:成人型粒层细胞瘤(adult granulosa cell tumor)约占卵巢肿瘤的1%,是最常见的性索-间质肿瘤。主要发生于围绝经期女性,表现为腹部疼痛或是雌激素增多症状。约1/3病例可以伴有子宫内膜增生,罕见情况下可伴有子宫内膜腺癌。雄激素症状以及由于肿瘤破裂导致的腹腔积液等症状可发生于大约10%的患者。有些患者可以有血清 β-inhibin 水平升高。绝大多数肿瘤为单侧发生,平均直径10cm。肿瘤通常为囊实性,但也可呈完全实性或几乎完全囊性。实性区可伴有出血。病理形态多

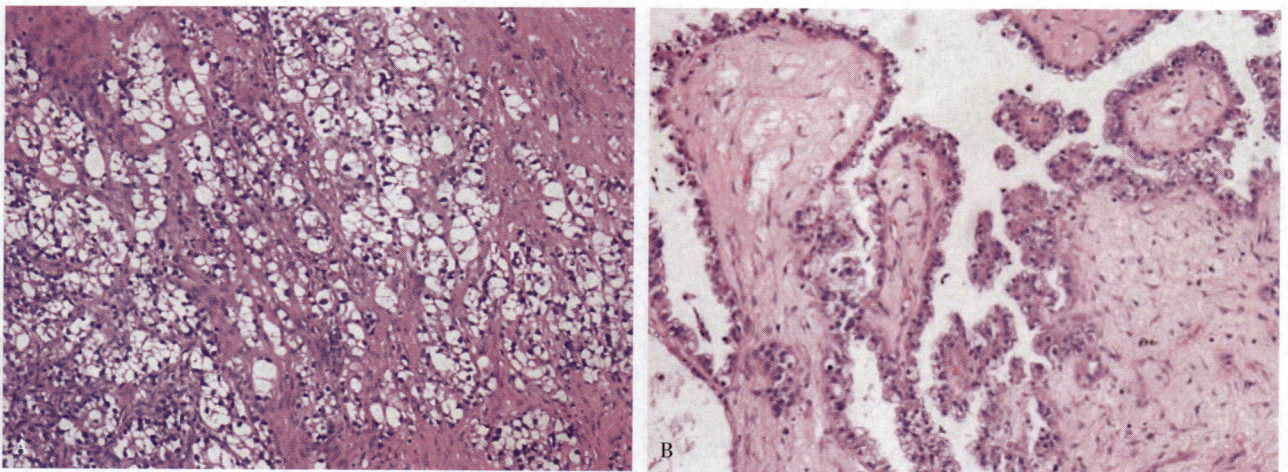

图9-2-34 卵巢透明细胞癌
A. 实性巢团,透明细胞形态;B. 乳头状结构,部分呈鞋钉状,部分细胞胞质透亮。

种多样,可以呈弥漫性、管状、条索状、梁状、岛状等形态,可形成 Call-Exner 小体。肿瘤细胞形态较为一致,大部分有核沟,罕见情况下可有奇异核细胞、黏液上皮成分。罕见病例可出现高级别转化,表现为更加显著的细胞异型性以及活跃的核分裂象。绝大多数患者为临床Ⅰ期,Ⅰ期 10 年生存率约 90%~95%,复发率 10%~15%。若不考虑分期,总的复发率大约为 20%~30%。该肿瘤常呈晚期复发,一般复发时间都在 5 年以后,部分病例的复发发生在 20 年甚至更长时间之后。腹膜、网膜、肝脏和肺是常见的卵巢外播散部位。患者的临床分期是最重要的预后因素。术后肿瘤残留是非常重要的复发影响因素。高级别转化患者也与侵袭性的生物学行为有关。血清 β-inhibin 的变化有可能作为监测患者复发的标记物。

几乎所有的该类肿瘤都具有 FOXL2 基因突变,这是一个热点突变(p.Cys134Trp)。但肿瘤的形成机制目前仍不明确。成人型颗粒细胞瘤见图 9-2-35。

(2)幼年型粒层细胞瘤:幼年型粒层细胞瘤(juvenile granulosa cell tumor)在卵巢粒层细胞瘤中占 5%,主要发生于 30 岁之前,中位发病年龄为 13 岁。患者可有盆腔肿块,雌激素增多的症状,包括假青春期或月经紊乱,或者雄激素增多的症状。偶然可因肿瘤破裂导致腹腔积液和急腹症。罕见患者具有 Maffucci 综合征或 Ollier 病。超过 95% 的肿瘤是单侧肿瘤,平均直径为 12cm(3~32cm)。肿瘤为实性或者是囊性。罕见情况下,可以主要为实性带有灰白灰黄色的切面,通常伴有出血。组织形态上幼年型粒层细胞瘤呈结节状或者弥漫性生长方式,散在有大小不等的滤泡。大部分情况下肿瘤间质成分不明显,偶然可有广泛硬化的间质。肿瘤细胞缺乏核沟,细胞核呈圆形或者短梭形。胞质丰富透亮或嗜伊红。肿瘤通常局限于卵巢内,具有良好的临床预后。若肿瘤破裂、播散于卵巢外都将增加复发风险。常见分子改变包括 AKT1(60%)、GNAS(30%)基因突变。体细胞 IDH1 和 IDH2 突变与 Maffucci 综合征或 Ollier 病有关。小部分病例发生于 DICER 综合征的患者,体细胞 DICER 突变罕见。幼年型颗粒细胞瘤见图 9-2-36。

2. 支持细胞瘤 支持细胞瘤(sertoli cell tumor)罕见,肿瘤可发生于任何年龄,平均年龄 30 岁。患者表现为盆腔

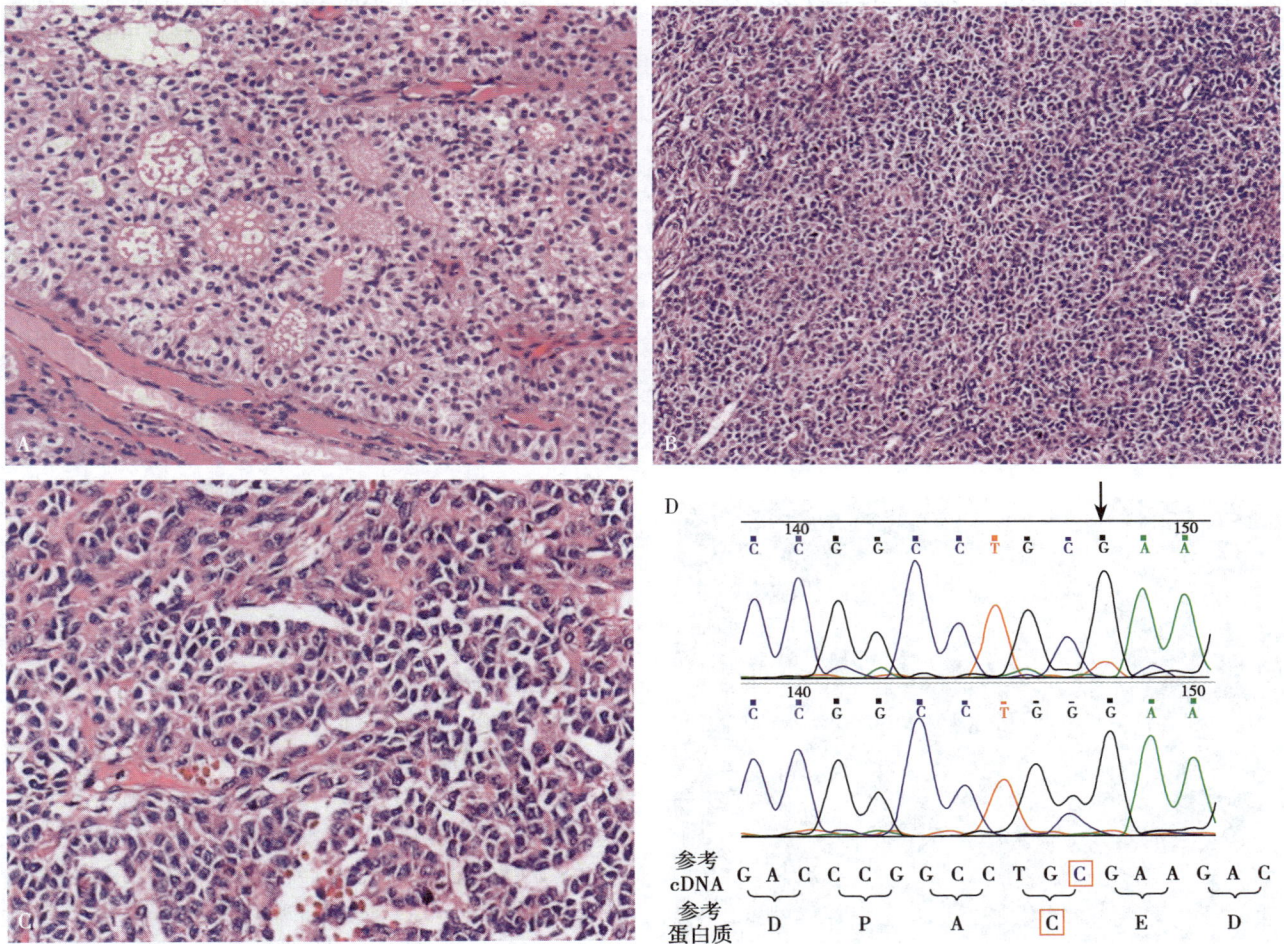

图 9-2-35 成人型颗粒细胞瘤
A. Call-Exner 小体;B. 弥漫性生长方式;C. 细胞核的核沟;D. FOXL2 c.402 G>C 突变。

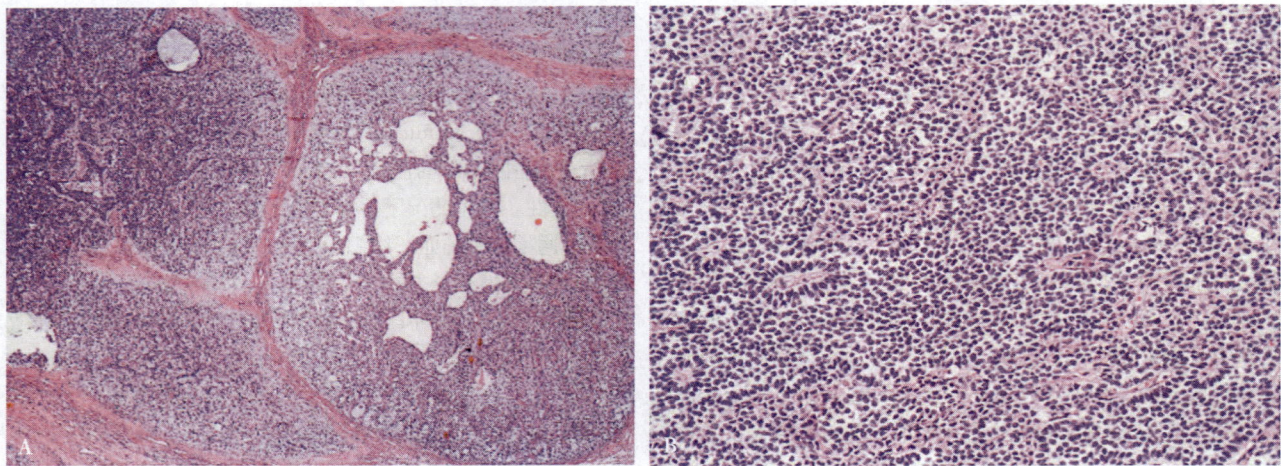

图 9-2-36　幼年型颗粒细胞瘤

A. 结节状生长,伴有大小不等的滤泡结构;B. 肿瘤细胞巢团状排列,细胞缺乏核沟,细胞圆形或短梭形。

肿块,伴有雌激素或少见的雄激素增多表现。一部分患者伴有波伊茨-耶格综合征(Peutz-Jeghers syndrome)。肿瘤平均直径 8cm,呈棕褐色或黄色,实性,可见出血和坏死。通常呈良性生物学行为,提示恶性生物学行为的指征包括:肿瘤直径 >5cm,核分裂象 >5 个 /10HPF,细胞核异型性,坏死。

3. 伴有环状小管的性索肿瘤　伴有环状小管的性索肿瘤(sex cord tumor with annular tubules)罕见,大约占卵巢性索-间质肿瘤 1% 以下,常见于 Peutz-Jeghers 综合征的患者。可发生于任何年龄。肿瘤大小差距较大,镜下可见到肿瘤直径 3cm,双侧或单侧多灶发生。肿瘤通常为实性或棕褐色或黄色,偶然可见囊性变为主的肿瘤。多数肿瘤为良性病变,大约 20% 的肿瘤具有卵巢外的播散。

对于伴有 Peutz-Jeghers 综合征的患者可检测到 *STK11* 基因突变。伴有环状小管的性索肿瘤见图 9-2-37。

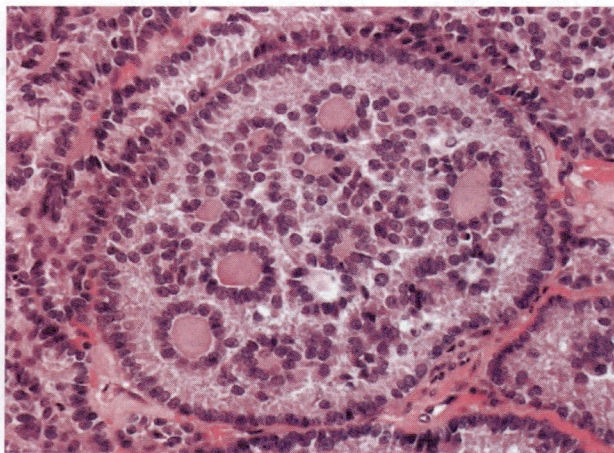

图 9-2-37　伴有环状小管的性索肿瘤

镜下可见肿瘤呈环状的小管状结构,伴有基底膜样物质形成。

(二) 单纯的间质肿瘤

1. 纤维瘤　纤维瘤(fibroma)是卵巢间质肿瘤中最常见的类型,约占卵巢肿瘤的 4%。患有痣样基底细胞癌综合征的女性中 75% 可发生卵巢纤维瘤。最常见于中年女性,平均年龄 48 岁,很少发生于 30 岁以下女性。肿瘤通常为单侧,偶然可见双侧发生的伴有痣样基底细胞癌综合征的患者。肿瘤表面通常光滑,质地硬,切面白色或者灰白色,富于细胞的肿瘤可呈棕褐色,质软。部分区域可见囊性变、水肿、出血或坏死等改变。显微镜下肿瘤由梭形纤维样细胞构成,核分裂象罕见。钙化可见。罕见情况下,纤维瘤中含有少量性索成分(<10%)。

大约 10% 的纤维瘤富于细胞,当这类肿瘤缺乏显著细胞异型性时,可诊断为富于细胞性纤维瘤(cellular fibroma),少见情况下同时伴有核分裂象的增加,称之为核分裂象活跃的富于细胞性纤维瘤(mitotically active cellular fibroma,MACF)。绝大部分纤维瘤都是良性肿瘤,但一小部分纤维瘤,尤其是富于细胞性纤维瘤或者 MACF,有时出现肿瘤表面破裂或者卵巢外粘连,长期随访显示具有局部复发的风险。

纤维瘤常见 12 染色体三体,罕见 *IDH1* 基因突变。富于细胞性纤维瘤常见 9q22.3(*PTCH1*)和 19p13.3(*STK11*)的 LOH。缺乏 *FOXL2* 突变。纤维瘤见图 9-2-38。

2. 卵泡膜瘤　卵泡膜瘤(thecoma)少见,主要发生于绝经后女性,平均年龄 59 岁。绝大部分为单侧肿瘤,仅有约 3% 的病例为双侧卵巢肿瘤。临床上可有雌激素增多症状,雄激素症状少见。部分患者伴有子宫内膜的增生性病变。肿瘤直径 5~10cm。在最大宗的临床报道中,仅有 7% 的病例直径 >10cm。肿瘤切面实性,偶然有分叶状结构,黄棕色,也可局灶白色。有些病例伴有囊性变、出血或坏死。镜下形态以弥漫性或巢状、分叶状的肿瘤细胞为主,细胞大小一

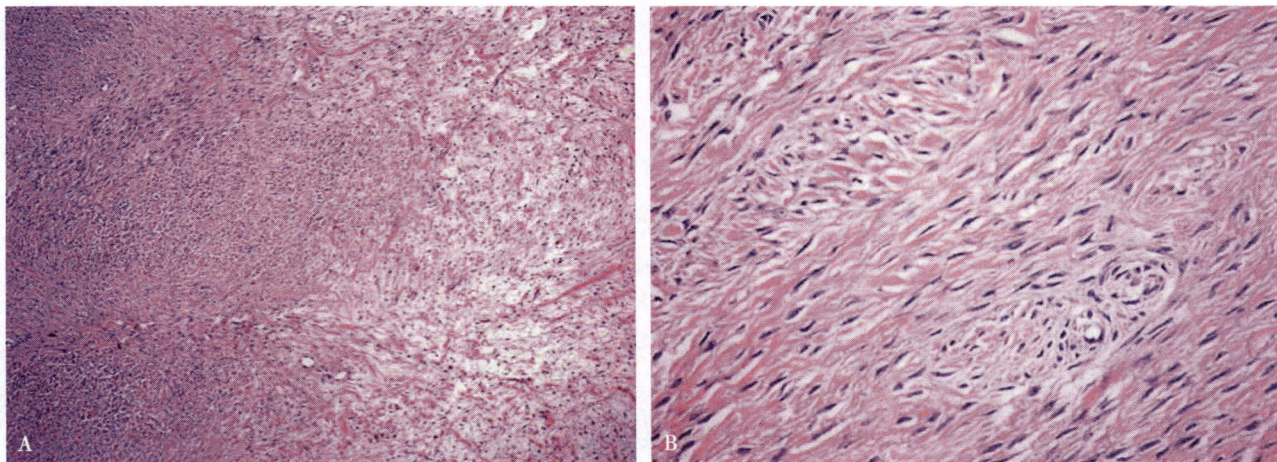

图 9-2-38　纤维瘤

A. 肿瘤细胞稀疏水肿区域和密集区域交织存在；B. 肿瘤密集区可见瘤细胞细长梭形，伴细胞周围的胶原纤维。

致，伴有淡染的胞质。间质常见玻璃样变。卵泡膜瘤一般缺乏 *FOXL2* 突变。该肿瘤几乎均呈良性的生物学行为，罕见有恶性卵泡膜瘤的报道，这些病例需排除其他恶性肿瘤的误诊。卵泡膜瘤见图 9-2-39。

3. 硬化性间质瘤　硬化性间质瘤（sclerosing stromal tumor）常见于年轻女性，平均发病年龄 29 岁。临床表现为盆腔肿块或异常的子宫出血，偶有男性化表现，罕见情况下伴有梅格斯综合征（Meigs syndrome）。也有些肿瘤为偶然发现。绝大多数肿瘤呈单侧。肿瘤平均直径 11cm（1.5~19cm），边界清晰，切面灰白灰黄。可见水肿和囊性变。近年发现该类肿瘤大部分具有 *FHL2-GLI2* 融合基因（65%），其余 15% 具有 *GLI2* 相关的其他重排形式。这是一类罕见的良性卵巢间质性肿瘤，目前仅有 1 例复发病例的报道。硬化性间质瘤见图 9-2-40。

4. 纤维肉瘤　纤维肉瘤（fibrosarcoma）罕见，一般为单侧肿瘤，通常肿瘤体积较大，主要为实性肿块，伴有广泛的出血和坏死。表面粘连或者卵巢外的播散常见。镜下肿瘤细胞异型性明显，核分裂象易见。这是高度恶性的肿瘤，一半的病例在诊断后 2 年内死亡。

5. 类固醇细胞瘤　类固醇细胞瘤（steroid cell tumor）少见，大约一半患者有雄激素增多的症状，10% 的患者有雌激素增多的症状，平均发病年龄 43 岁。肿瘤平均大小 8.4cm。大约 1/3 的病例表现为恶性的临床行为，与恶性相关的临床病理特征包括：肿瘤 >7cm，显著的核分裂象，坏死，出血，显著的细胞核异型。

6. Leydig 细胞瘤　Leydig 细胞瘤（Leydig cell tumor）少见，平均发病年龄 58 岁（32~82 岁）。大多数伴有雄激素增多症状，偶然可以有雌激素增多症状。肿瘤通常比较小，

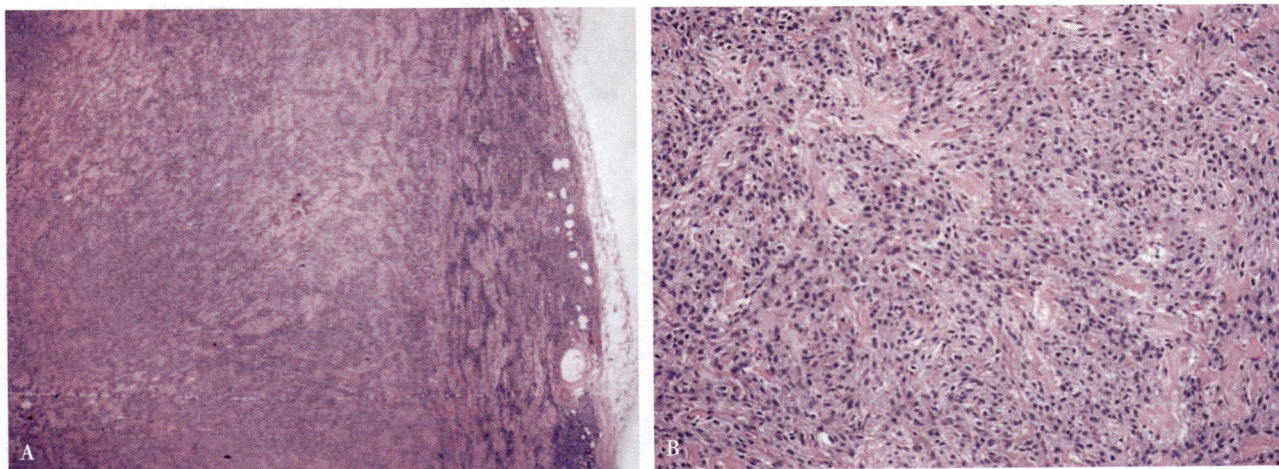

图 9-2-39　卵泡膜瘤

A. 低倍镜下肿瘤细胞弥漫性呈巢状、梁索状生长，细胞巢之间不规则的玻璃样变的间质；B. 高倍镜下细胞温和，胞质淡蓝色，胞界不清，细胞核染色质稀疏，核分裂象罕见。

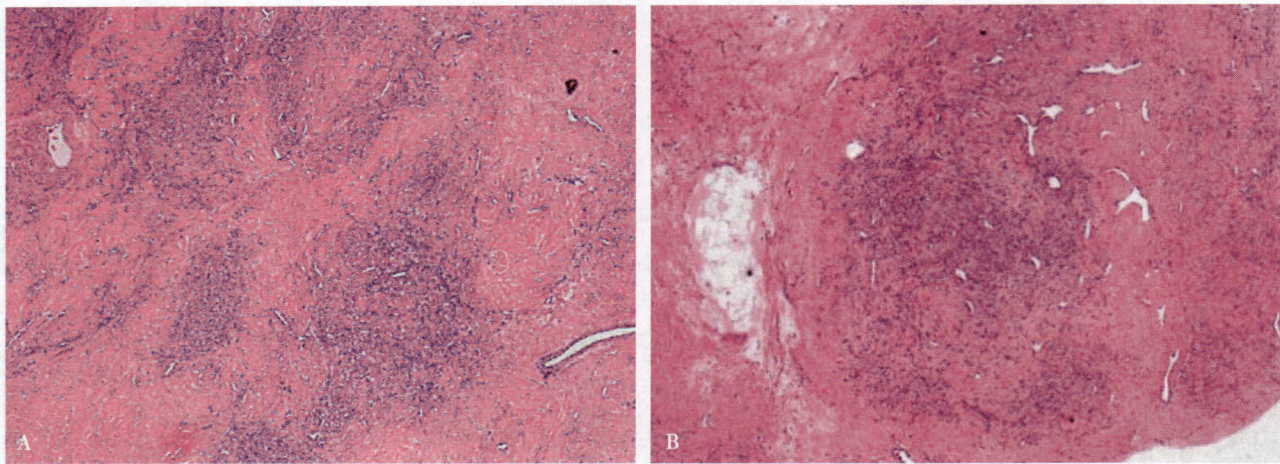

图 9-2-40　硬化性间质瘤

A. 低倍镜下呈结节状生长,细胞密集区和稀疏区交替存在(疏密相间);B. 低倍镜下血管呈鹿角状、分支状生长。

平均直径 2cm,主要发生于卵巢门部。严格掌握病理诊断标准的病例,绝大多数呈良性的生物学行为。

单纯的卵巢间质性肿瘤还有罕见的微囊性间质性肿瘤(microcystic stromal tumor)、印戒间质肿瘤(signet-ring stromal tumor),两者均为良性肿瘤。

(三)混合性性索-间质细胞肿瘤

1. 支持-间质细胞肿瘤　该类肿瘤占卵巢肿瘤的 <0.5%。发病年龄广(1~84 岁),中位年龄 25 岁,网状型支持-间质细胞瘤(sertoli-Leydig cell tumor)的患者更加年轻。40%~60% 的患者可有雄激素增多症状。大约 97% 为单侧肿瘤。40%~60% 具有雄激素增多的症状,偶然可以有雌激素增多的症状。根据支持细胞成分的管状结构分化程度,肿瘤可分为高分化、中分化和低分化,随着管状结构的减少,其分级逐渐增加,中分化和低分化更为常见。网状型支持-间质细胞瘤主要呈互相吻合、裂隙样或乳头状结构的生长方式,也可呈多房囊性。肿瘤细胞呈立方或柱状。中分化或者低分化的支持-间质细胞瘤中约 20% 的病例可含有异源性成分,包括上皮成分或间叶源性成分,良性的肠型黏液上皮是最常见的异源性成分。异源性间叶成分主要为软骨或骨骼肌成分。高分化支持-间质细胞肿瘤具有良好的预后,生存率几乎为 100%。中分化和低分化肿瘤呈恶性的临床经过,分别有大约 10% 和 60% 的病例可以出现复发。常表现为术后 2 年内复发。

支持-间质细胞肿瘤有 3 种分子分型:①DICER1 突变型,约占该类肿瘤的一半,其中 69% 的患者为胚系突变。通常患者年轻,中分化或低分化,伴有网状型结构和含有异源性成分;②FOXL2 突变型,约占 0~22%,与 DICER1 突变互斥。通常发生于绝经后女性,中分化或低分化,不伴有网状型结构或异源性成分;③DICER1/FOXL2 野生型,发病年龄在前两者之间,不伴有网状型结构或异源性成分,

高分化支持-间质细胞瘤均在这一组。网状型结构和异源性成分高度提示为 DICER1 突变型。支持-间质细胞见图 9-2-41。

2. 性索间质肿瘤,非特殊类型　该类肿瘤罕见,指缺乏任何一种明确的性索间质肿瘤(sex cord stromal tumor,NOS)形态。缺乏 FOXL2、DICER1 基因突变。小部分病例临床表现为恶性,5 年生存率约 92%。

3. 性腺母细胞瘤　性腺母细胞瘤(gynandroblastoma)罕见,是指同时具有女性(粒层细胞瘤)和男性(支持细胞瘤或支持-间质细胞瘤)性索-间质成分的肿瘤,绝大部分呈良性行为,复发罕见。

(四)卵巢生殖细胞肿瘤

1. 畸胎瘤(teratoma)

(1)成熟性畸胎瘤:成熟性畸胎瘤(mature teratoma)大约占所有卵巢肿瘤的 20%。好发于育龄期妇女。临床症状以腹部疼痛或腹部包块最为常见,有些病例为体检时偶然发现。大约 10% 的病例呈双侧性肿瘤。肿瘤大小通常 5~10cm,绝大部分为囊性包块,又称之为成熟性囊性畸胎瘤,但也有部分为实性的包块。有时囊壁上可见主要由毛发覆盖的实性结节。肿瘤内常含皮脂腺,毛发,牙齿,骨骼等成分。肿瘤为良性,罕见情况下,成熟性畸胎瘤可发生恶性转化。罕见情况下,在成熟性畸胎瘤中,仅于镜下观察到非常局灶的未成熟性神经成分,但预后极好,也不应该将之归类为未成熟性畸胎瘤。腹膜胶质瘤病可以发生于成熟性畸胎瘤当中,现有的研究提示,胶质瘤病是一种良性病变,不需要进行化疗。有些病例可以发生在具有良性卵巢性肿瘤或者是没有卵巢性肿瘤病变的患者身上,并未对预后造成不良影响。成熟性畸胎瘤见图 9-2-42。

(2)未成熟性畸胎瘤:未成熟性畸胎瘤(immature

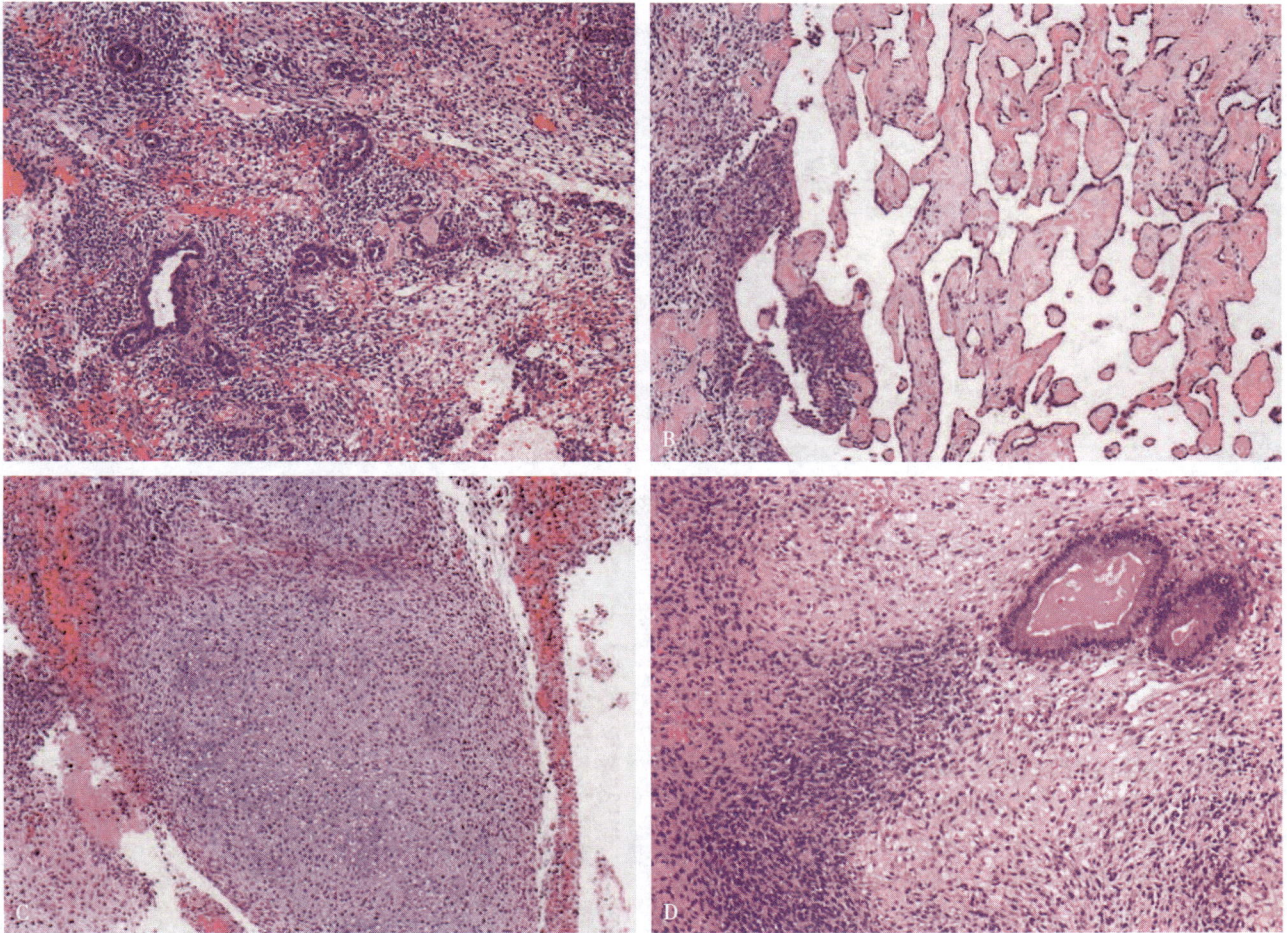

图 9-2-41　支持-间质细胞肿瘤

A. 中分化,镜下可见分化较好的支持小管,伴周围分化差的梭形肿瘤细胞;B. 网状型,镜下可见左侧分化较差的梭形肿瘤成分,右侧的网状型肿瘤成分;C. 中分化,伴异源性软骨成分;D. 中分化,伴异源性成分(肠型腺体)。

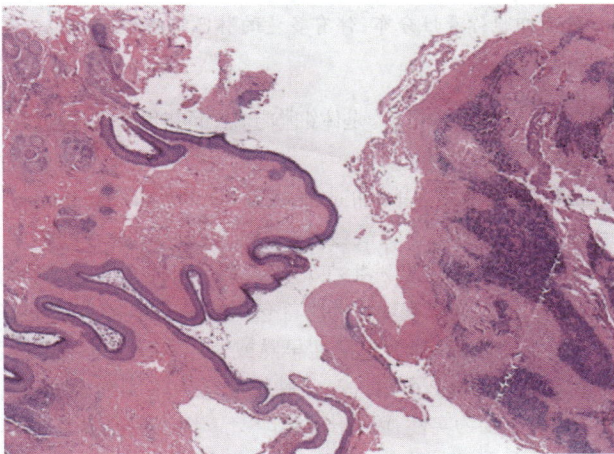

图 9-2-42　成熟性畸胎瘤

镜下左侧为皮脂腺、鳞状上皮,右侧为脑组织。

teratoma)的临床表现常为盆腔肿块,常发生在 30 岁之前。该类肿瘤通常单侧发生,体积较大,囊性或囊实性,伴有出血坏死。可根据未成熟性畸胎瘤含有的未成熟性神经管成分的多少,将其分为Ⅰ级、Ⅱ级和Ⅲ级,其中低级别仅指Ⅰ级,高级别包含Ⅱ级和Ⅲ级。总体 5 年生存率大于 90%,其中Ⅰ期患者的 5 年生存率接近 100%。目前 UICC 推荐在卵巢未成熟性畸胎瘤中有胶质瘤病时,要进行临床分期,然而这一要求并没有预后数据予以支持。罕见情况下,未成熟性畸胎瘤化疗之后在卵巢外的病灶仅残留有纯粹的成熟性畸胎瘤成分,这种现象称为生长性畸胎瘤综合征(growing teratoma syndrome)。

未成熟性畸胎瘤通常有 12p 染色体的增益或 12p 的等臂染色体,但若是混合性生殖细胞性肿瘤当中的一个成分,则无此改变。未成熟性畸胎瘤见图 9-2-43。

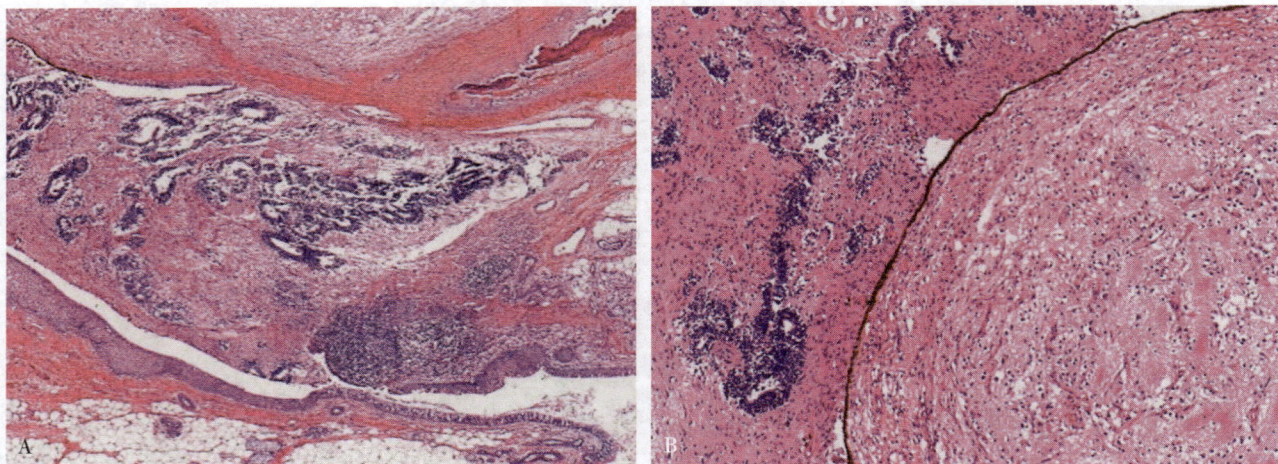

图 9-2-43　未成熟性畸胎瘤肿瘤

A. 下方可见成熟的鳞状上皮、皮脂腺、腺上皮、脂肪组织,中间可见未成熟神经管,右上角可见少量骨组织;B. 左侧为未成熟性神经管,右侧有脑胶质成分。

2. 无性细胞瘤　无性细胞瘤(dysgerminoma)是最常见的恶性生殖细胞肿瘤。大约占卵巢恶性肿瘤的 1%。肿瘤主要发生在儿童或年轻女性中。常表现为腹部疼痛或者腹部包块。可有血清乳酸脱氢酶(lactate dehydrogenase,LDH)的升高。罕见情况下,可以有血清 hCG 升高,尤其是伴有合体滋养叶细胞时。绝大多数患者为临床 I 期。大约 20% 为双侧卵巢受累。若是单纯的无性细胞瘤,血清 AFP 并不升高。肿瘤平均直径约 15cm,切面灰白灰黄、分叶状、囊性变和出血坏死常见。镜下主要呈弥漫成片的单一性肿瘤细胞,由纤细的纤维结缔组织分开,肿瘤中含多量淋巴细胞。少见的组织学结构包括梁状、条索样、管状、假腺样等。肿瘤细胞呈多角形。胞界清晰,胞质丰富透亮或者嗜伊红。该肿瘤 10 年生存率超过 90%,大约 10% 的患者可以出现复发。典型的复发常常发生于初次诊断后的 2 年之内,临床分期是最主要的预后因素。

12 号染色体异常是其主要的分子改变,80% 的病例表现为 12p 等臂染色体或 12p 的扩增。*KIT* 基因突变见于 30%~50% 的病例,*KIT* 扩增见于 30% 的病例。无性细胞瘤见图 9-2-44。

3. 卵黄囊瘤　卵黄囊瘤(yolk sac tumor)大约占卵巢生殖细胞肿瘤的 20%。常见于 20~30 岁年轻女性,表现为腹部疼痛和/或腹部肿块。绝大多数患者都有血清 AFP 的升高。肿瘤通常为单侧,体积较大,平均 15cm。实性或者囊性,伴有明显的出血坏死。组织形态多样,通常伴有网状或微囊型的组织结构。部分肿瘤中可见 Schiller-Duval 小体(S-D 小体,内胚窦样生长模式),也可见乳头状、实性、腺样结构。I 期和 II 期患者的 5 年生存率大于 95%,III 期为 74% 期,IV 期为 50%。当卵黄囊瘤合并有卵巢或者子宫肿瘤时预后较差。

大约 15% 的病例有 12 号染色体的异常,主要是 12p 的等臂染色体。年长的卵黄囊瘤患者常合并有卵巢或子宫内

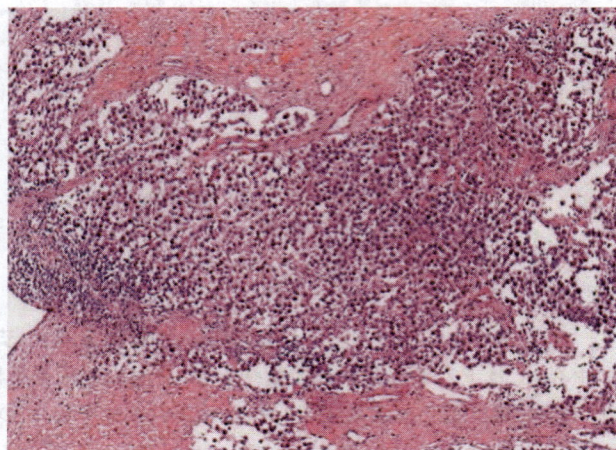

图 9-2-44　无性细胞瘤

肿瘤细胞弥漫性分布,伴有多量的淋巴细胞(左下角)。

膜肿瘤,此种肿瘤被认为是体细胞起源,而非生殖细胞起源。卵黄囊瘤见图 9-2-45。

4. 胚胎性癌　单纯的胚胎性癌(embryonal carcinoma)罕见,大部分情况下是混合性生殖细胞肿瘤的一种成分。单纯的胚胎性癌主要发生在儿童或者是年轻女性,平均年龄 12~15 岁。临床表现常为腹部包块或腹部疼痛。有时具有内分泌紊乱的症状,包括性早熟或月经紊乱。血清中的 β-hCG 和/或 AFP 可以升高。肿瘤通常为单侧性,平均直径 16cm,主要为实性,可见出血和坏死。组织主要由单一或者多形性的肿瘤细胞构成,呈实性、巢状、乳头状排列方式。由于单纯性的胚胎性癌罕见,因此其预后报道较少。个别报道其总生存率为 39%。

分子学改变主要是 12 号染色体的异常,表现为 12p 等臂染色体或 12p 的扩增。卵巢胚胎性癌见图 9-2-46。

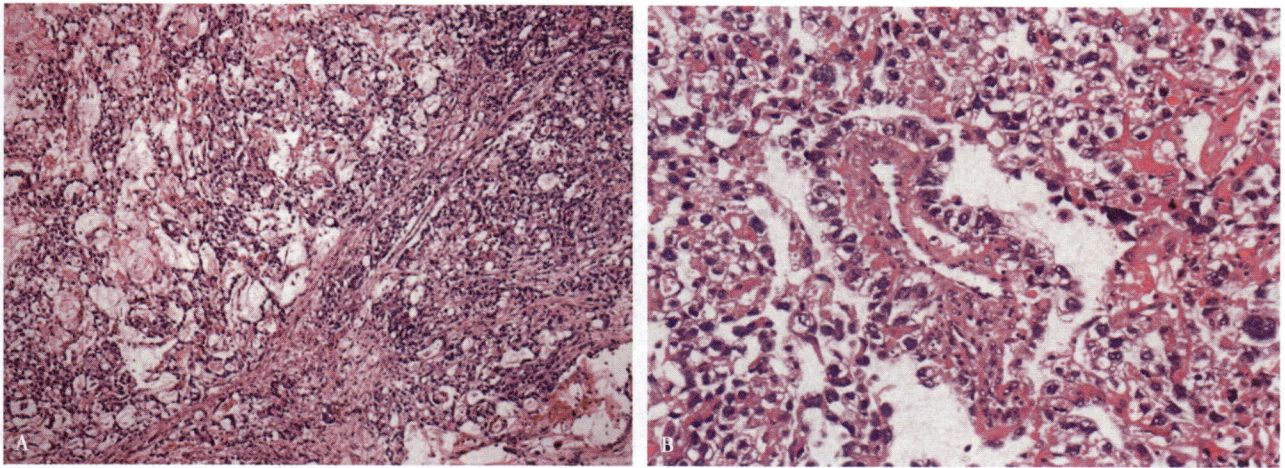

图 9-2-45　卵黄囊瘤
A. 实性、微囊性结构；B. S-D 小体。

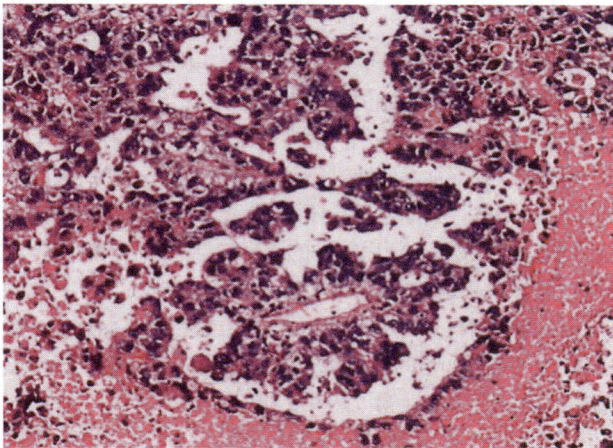

图 9-2-46　卵巢胚胎性癌

肿瘤细胞异型性明显,核质比高,核分裂象多见,巢状、乳头状排列。

5. 混合性生殖细胞肿瘤　混合性生殖细胞肿瘤（mixed germ cell tumor）占恶性生殖细胞肿瘤的 10%~20%。主要发生于儿童或年轻女性。临床常表现为腹痛、腹部包块以及月经紊乱。肿瘤体积大,平均 15cm,主要为实性和囊性,取决于每种肿瘤成分的比例。若含有无性细胞瘤,则肿瘤常呈灰白色、质韧;卵黄囊瘤区域常表现为小囊腔或多灶性坏死;绒毛膜癌成分常见出血和坏死;胚胎性癌成分主要表现为带状坏死;未成熟性畸胎瘤可以含有一部分骨或软骨成分。组织形态上镜下主要含有 2 种或多种恶性生殖细胞肿瘤成分。最常见的是无性细胞瘤和卵黄囊瘤的混合。还可混合胚胎性癌、绒毛膜癌成分,甚至未成熟型畸胎瘤成分。不同成分可以出现在肿瘤的不同区域,因此对于这类肿瘤需要进行广泛取材。影响预后的最主要因素是临床分期。就目前的化疗方案来说,所含成分对预后影响不大,但是不同成分对于化疗的敏感性有所差别,因此,病理医生应当将不同成分的比例进行报告。

许多肿瘤都存在有 12p 的扩增或 12p 的等臂染色体。

6. 单胚层畸胎瘤和体细胞型肿瘤

（1）卵巢甲状腺肿:卵巢甲状腺肿（struma ovarii）通常是偶然的发现。也可以伴有腹部肿块。大约 1/3 的患者可以出现腹水,甲状腺功能亢进的患者小于 10%。该类肿瘤通常为单侧发生,一般小于 10cm。大体上常呈实性肿块,切面红色或棕红色,类似于甲状腺的肉眼形态。有时也可以含有囊性变,甚至接近于完全囊性。组织形态上甲状腺肿表现为正常的甲状腺组织,可以有大小不等的甲状腺滤泡。罕见情况下卵巢甲状腺肿内也可以发生乳头状癌、滤泡性癌或间变性癌。卵巢甲状腺肿可以与成熟性畸胎瘤、类癌、Brenner 瘤或黏液性囊腺瘤合并存在。卵巢甲状腺肿是良性肿瘤,但是当其合并继发性的恶性肿瘤时卵巢甲状腺肿也可呈恶性的临床经过。其他不利于预后的因素还包括粘连、表面破裂、>1 000ml 的腹腔积液。若在腹膜种植灶中可以看到分化良好的甲状腺组织,同时卵巢呈甲状腺肿样形态,应考虑其为起源于卵巢甲状腺肿的高分化滤泡性癌。

起源于卵巢甲状腺肿的乳头状癌中常有 *BRAF* 和 *KRAS* 基因突变,滤泡性癌可有 *PAX8-PPARG* 融合基因。卵巢甲状腺肿合并成熟性畸胎瘤见图 9-2-47。

（2）卵巢类癌:卵巢类癌（ovarian carcinoid）较少见,大约占卵巢肿瘤的 1%。卵巢类癌为单侧肿瘤,通常体积比较小,平均直径 3.4cm,和类癌综合征相关的病例也可以超过 7cm。肿瘤通常呈实性,偶然也可以呈囊性或皮样囊肿中的结节。肉眼上一般呈均质的灰白、灰黄色。组织形态最常见的类型是岛状类癌(约占 50%),其次是甲状腺肿类癌(约占 40%)。梁状类癌和黏液型类癌罕见。除了分化差的黏液型类癌或少量的岛状类癌,绝大部分类癌预后良好。卵巢类癌见图 9-2-48。

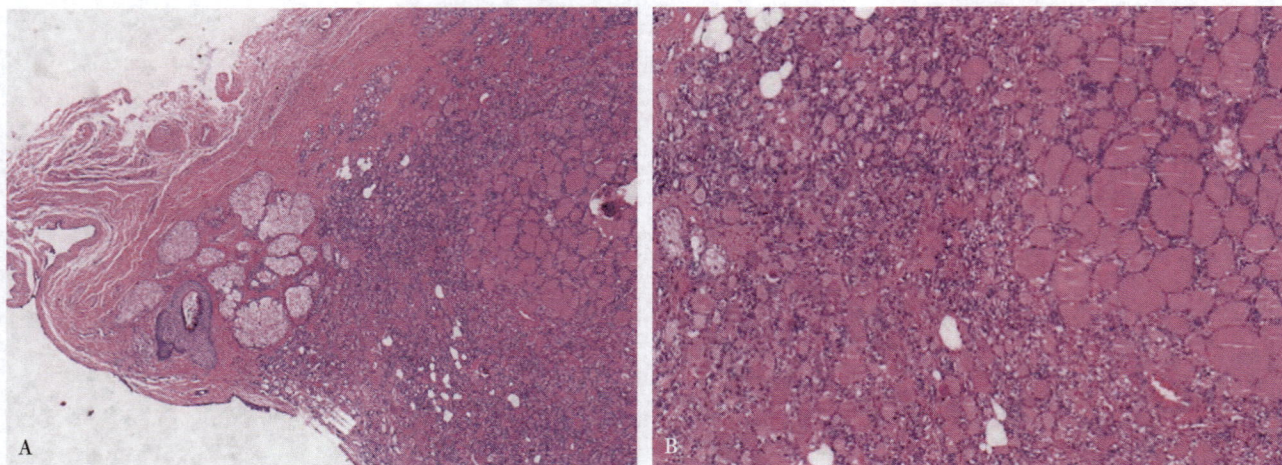

图 9-2-47　卵巢甲状腺肿合并成熟性畸胎瘤
A. 左侧为皮脂腺、鳞状上皮，少量腺上皮，右侧为甲状腺肿；B. 镜下为大小不等的甲状腺滤泡。

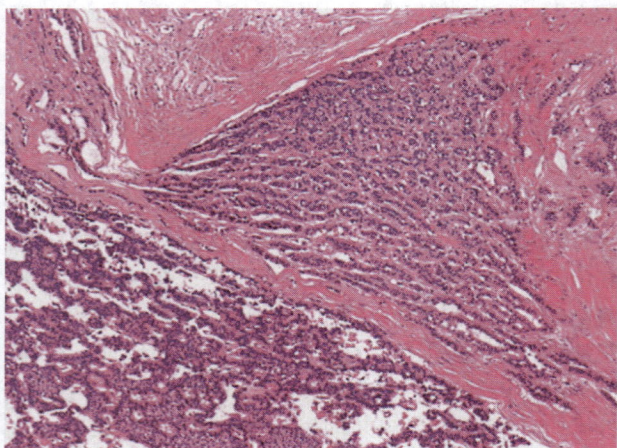

图 9-2-48　卵巢类癌
癌组织梁索状、小管状排列。

(五) 其他类型肿瘤

1. 高钙血症性小细胞癌　高钙血症性小细胞癌（small cell carcinoma of the ovary, hypercalcaemic type）大多数患者以盆腔或腹部包块为症状，2/3 的患者可以出现副肿瘤综合征的高钙血症。发生率在卵巢肿瘤中小于 1%。该类肿瘤几乎只发生于育龄期妇女和儿童，平均年龄 25 岁。家族聚集性病例发病年龄更早。肿瘤体积较大，平均直径 15cm（6~26cm）。肿瘤为实性、质韧，白色到灰白色，常伴有出血坏死和囊性变。家族聚集性病例常常为双侧卵巢受累。组织形态上肿瘤呈现弥漫性生长方式，巢状梁索状或腺管样结构。肿瘤细胞呈实性片状，也可呈巢状、条索样、小梁状。肿

瘤细胞小，胞质少，核分裂象明显，部分病例中可见肿瘤细胞大，胞质丰富，细胞核偏位，呈横纹肌样形态。肿瘤间质成分比较少。经常在肿瘤细胞内散在有滤泡样的空隙，内含嗜伊红或嗜碱性分泌物。即使进行了手术和大剂量化疗，该肿瘤预后仍非常差。分期是最重要的预后因素，但仅有 1/3 的患者诊断时为 IA 期。预后较好的因素包括：发病年龄大于 30 岁，血钙水平正常，肿瘤小于 10cm，缺乏大细胞成分。

该类肿瘤具有特征性的体细胞性或胚系 *SMARCA4* 基因突变，接近 100% 的患者都可以检测到该基因突变。卵巢高钙血症性小细胞性癌见图 9-2-49。

2. 沃尔夫管肿瘤　绝大多数的沃尔夫管肿瘤（Wolffian tumor）位于阔韧带或者输卵管系膜，仅有 20% 的病例发生于卵巢。主要在卵巢门部的网状结构。肿瘤发病年龄平均 45 岁（18~83 岁）。60% 的肿瘤为偶然发现。部分患者因腹部疼痛或者腹部包块，或者阴道出血就诊。肿瘤平均直径 6cm。大多数为实性，也可以囊性为主。实性肿瘤呈多结节状，可伴有出血和坏死。大多数肿瘤为良性，然而约 20% 的患者可呈侵袭性的生物学行为。细胞多形性，核分裂象增多，肿瘤破裂均与恶性的临床行为相关。但也有些复发病例细胞异型性比较小，核分裂象并不高。复发病例可为局部的盆腔复发，肝脏和肺转移也有报道。因此该类肿瘤应该被视为低度恶性潜能的肿瘤。Wolffian 肿瘤见图 9-2-50。

除上述各类肿瘤外，卵巢还有一些其他的罕见肿瘤，例如卵巢网状囊腺瘤、网状囊腺癌、实性假乳头状肿瘤、维尔姆斯瘤（Wilms tumor），此类病变因为罕见，对于其认知并不全面，尚需进一步的研究。

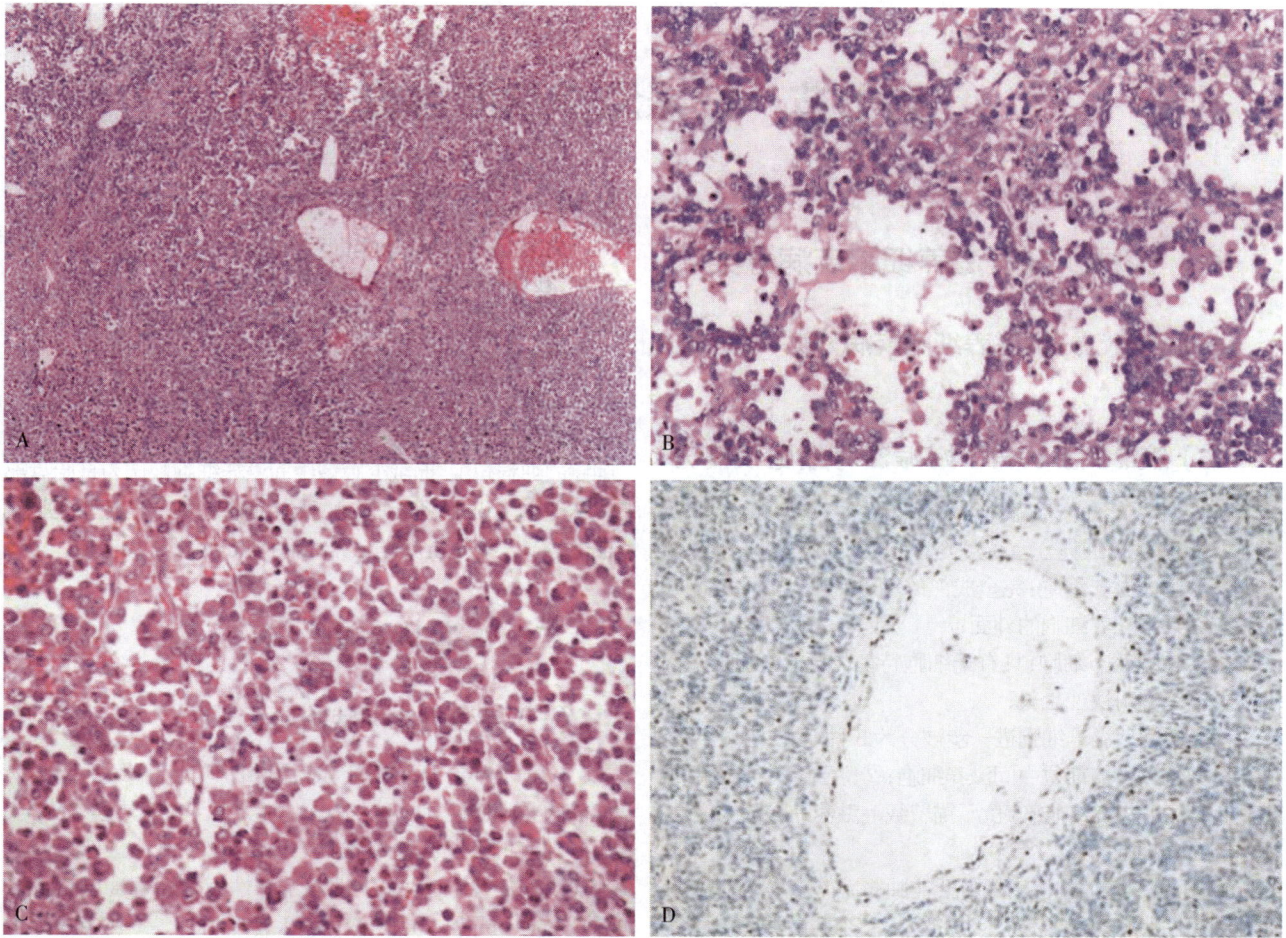

图9-2-49　卵巢高钙血症性小细胞性癌

A.肿瘤细胞弥漫生长,肿瘤间质细胞少;B.肿瘤内可见大小不等的滤泡;C.部分肿瘤细胞大,胞质丰富,横纹肌细胞样形态;
D.SMARCA4免疫组织化学为阴性表达。

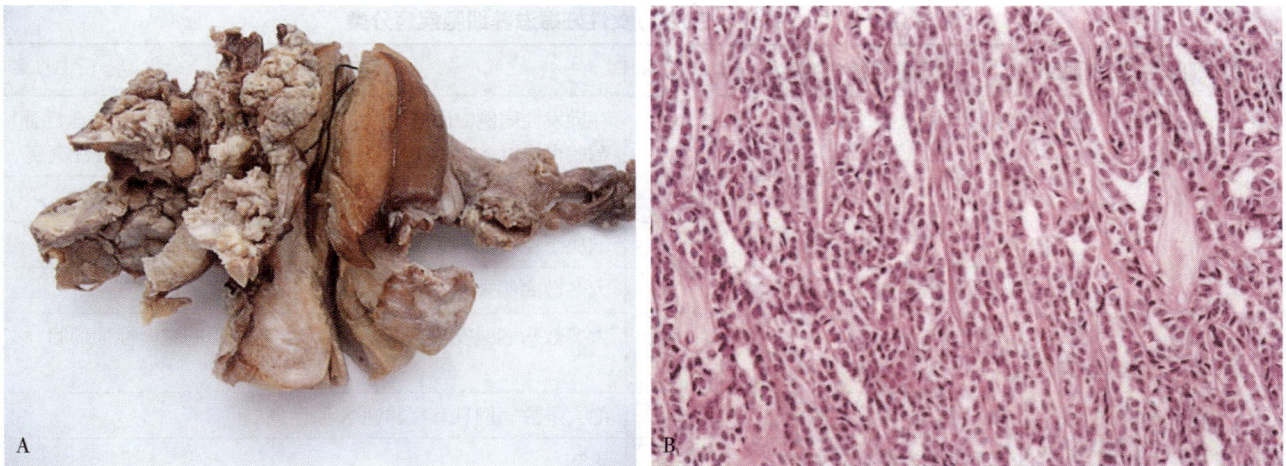

图9-2-50　Wolffian 肿瘤

A.常见于阔韧带或输卵管系膜区域(右侧阔韧带肿瘤);B.肿瘤镜下主要呈梁状、小管状结构。

(杨文涛　毕　蕊)

第七节 妊娠滋养细胞肿瘤

一、WHO 妊娠滋养细胞疾病分类

(一) WHO 妊娠滋养细胞疾病分类(2020 版)
(表 9-2-17)

(二) 2020 版 WHO 妊娠滋养细胞疾病分类说明

1. 胎盘滋养细胞分为 3 种类型

(1)合体滋养细胞:完全成熟的滋养细胞,位于丛密绒毛膜表面细胞滋养细胞的外面;

(2)细胞滋养细胞:具有干细胞特征的原始细胞,常常分裂象活跃并可快速生长;

(3)中间型滋养细胞进一步被分为 3 种亚型:①位于胚胎种植部位的种植部位中间滋养细胞;②位于平滑绒毛膜的绒毛膜型中间滋养细胞;③位于锚着绒毛滋养细胞柱的绒毛型中间滋养细胞。

2. 妊娠滋养细胞疾病是包括非肿瘤性的水泡状胎块到恶性肿瘤性疾病的一个完整疾病谱系。每个肿瘤类型和肿瘤样病变均在组织学和细胞学表型中对应独特的胎盘滋养细胞种类。由于所有患者在临床上都需进行化疗,因此 FIGO 将侵袭性水泡状胎块、持续性水泡状胎块、转移性水泡状胎块、绒毛膜癌和中间型滋养细胞肿瘤统称为"持续性妊娠滋养细胞疾病(persistent gestational trophoblastic disease,PGTD)"。

3. 水泡状胎块(hydatidiform mole)是绒毛滋养细胞的增生,被进一步分为完全性、部分性和侵袭性。妊娠滋养细胞肿瘤包括妊娠绒癌、胎盘部位滋养细胞肿瘤、上皮样滋养细胞肿瘤以及混合性滋养细胞肿瘤。滋养细胞瘤样病变包括胎盘部位超常反应和胎盘部位结节。种植部位的中间型滋养细胞被认为是胎盘部位超常反应和胎盘部位滋养细胞肿瘤的细胞起源,而绒毛膜型中间滋养细胞被认为是胎盘部位结节和上皮样滋养细胞肿瘤的细胞起源。非典型性胎盘部位结节可能是上皮样滋养细胞肿瘤的前驱病变。

二、水泡状胎块

(一) 完全性水泡状胎块

一种不伴有胚胎发育、以滋养细胞增生和绒毛水肿为特征的非肿瘤性、胎盘异常增生性疾病。在遗传学水平上,大多数病例为父源性双雄二倍体。极个别(我国仅报道过十几个家族)患者为家族性双亲源性完全性葡萄胎(family recurrent complete mole,FBCM),即一个家系中存在 1 个以上的女性多次反复发生完全性水泡状胎块(complete hydatidiform mole,CHM),其组织学特征和 p57 染色方式与经典 CHM 一致,但基因分型显示为双亲源性二倍体。NLRP7 或 KHDC3L 基因突变导致异常的印迹基因表达模

表 9-2-17 WHO(2020)女性妊娠滋养细胞疾病分类

滋养细胞的推测起源		妊娠滋养细胞疾病分类		遗传学特征
丛密绒毛膜滋养细胞		水泡状胎块	完全性	在散发性病例中仅见雄性父源性基因组;家族性双亲完全性葡萄胎可检见 NLRP7(NALP7)或 KHDC3L 基因的遗传性突变
			部分性	绝大多数病例为双雄孤雌三倍体
			侵袭性	取决于原有葡萄胎的遗传特征
		非典型绒毛病变		大多数病例未知
中间型滋养细胞	绒毛中间型滋养细胞	妊娠绒癌		大多数病例继发于具有雄源性 XX 基因组的完全性葡萄胎
	种植部位中间型滋养细胞	胎盘部位滋养细胞肿瘤		绝大多数病例具有父源性 X 染色体
		胎盘部位超常反应		未知
	绒毛膜中间型滋养细胞	上皮样滋养细胞肿瘤		绝大多数病例具有父源性 X 染色体
		胎盘部位结节/非典型性胎盘部位结节		未知
	混合型中间型滋养细胞	混合性滋养细胞肿瘤		未知

式是该类 CHM 的发生机制。发生过 2 次以上葡萄胎的患者应进行基因检测,以排除 FBCM。

1. 大体检查 典型病例可见大小不等的簇状圆形水泡,由纤细的索带相连成串,形如葡萄。水泡直径多在 1~10mm,灰白色,半透明状,常与血性液体及蜕膜碎片混杂,其量可达 2 000ml。有时水泡细小,似珍珠米样。对于直径在 2mm 以下,肉眼不易发现的水泡状胎块,被称为"镜下葡萄胎",要注意与流产变性鉴别。完全性水泡状胎块看不到胎儿和妊娠的膜囊结构。

2. 镜检 基本病理形态为绒毛间质水肿、中心液化池形成、血管消失、滋养细胞增生。表现为绒毛间质普遍水肿,中央区液体堆积,形成中央水池。水泡轮廓大多规则,部分塌陷的绒毛虽较不规整,但边缘圆钝。绒毛间质幼稚化,缺乏成熟过程,常见核碎片。核碎裂与缺血、缺氧有关。绒毛间质血管缺如,少数病例在较先发育的绒毛干中有时可见间质血管,但壁薄如窦隙,管壁不完整。终末绒毛血管完全消失,有时易被毛细淋巴管样的假腔隙迷惑。鉴别真假血管的要点是构成管腔的细胞不是成熟的内皮细胞,而是与周围形态一致的幼稚的间质细胞,形成的腔隙不完整。滋养细胞增生是诊断的必要依据,突出表现为滋养细胞增生的活跃性、弥漫性、无极向性、异型性和双细胞混杂性。增生现象在不同区域表现程度不同,由于血供不足或中断,局部滋养细胞增生的程度可能并不显著,但多取材还是能看到滋养细胞增生现象。为了全面正确地评估滋养细胞的增生程度,临床医生在送检标本时最好将子宫腔内吸出的组织和由子宫壁取出的组织分别标记送检。

伴随影像学和生化检测能力的不断提高,临床送检的样本通常是妊娠 12 周之前被排出的极早期完全性葡萄胎(very early complete mole,VECM)。此时葡萄胎样本的病理形态学特征不典型,因此需要 p57 免疫组织化学的辅助。p57 是一种由父源性印迹基因编码的细胞周期蛋白依赖性激酶抑制蛋白,可作为绒毛滋养细胞的母源性标志物。由于完全性葡萄胎中遗传物质完全来源于父系,所以在 CHM 的细胞滋养细胞和绒毛间质细胞核中,*P57* 基因被完全沉默

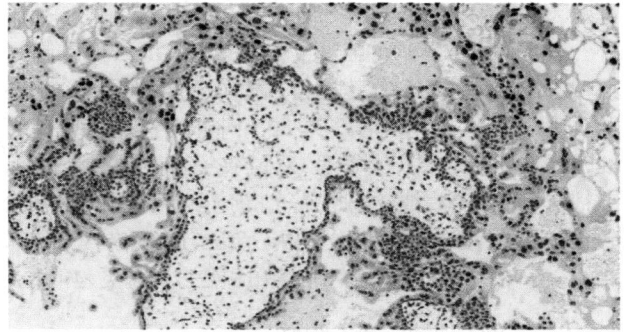

图 9-2-51 完全性水泡状胎块的 p57 组化染色
在绒毛细胞滋养细胞及绒毛间质细胞核中,p57 基因被完全沉默而不表达相应的 p57 蛋白,而周围的绒毛间中间型滋养细胞及母亲的蜕膜细胞可见 p57 阳性信号。

而不表达相应的 p57 蛋白(图 9-2-51)。相反,在水肿性流产和部分性葡萄胎的细胞滋养细胞和绒毛间质细胞则显示 p57 强阳性表达。需注意的是,*P57* 在中间型滋养细胞、间质内皮细胞和母体蜕膜细胞中不接受印迹调控,无论葡萄胎还是非葡萄胎性妊娠,上述细胞均可见 p57 的核表达,并可以此作为免疫组织化学染色的内对照。罕见情况下,由于母源性 11 号染色体残留、多胎妊娠、父源性 *P57* 基因的不完全印迹等原因,CHM 的细胞滋养细胞核中可见散在 P57 弱阳性表达,此时需基因分型以进一步确诊。

使用多重聚合酶链反应(polymerase chain reaction,PCR)分别扩增母体蜕膜和绒毛基因组中的短串联重复序列(short tandem repeat,STR)基因座,得到绒毛组织中双亲遗传成分的分布,再通过比较绒毛和蜕膜样本每一个 STR 位点的等位基因拷贝数,能够识别出绒毛组织中异常的父源等位基因。CHM 是仅含父源染色体的双精二倍体,不含有母源性基因组,如果绒毛组织的 STR 图谱至少在 2 个位点全部为父源性等位基因,即可判读为 CHM,进而准确地将其与含有母源性等位基因的部分性葡萄胎和二倍体水肿性

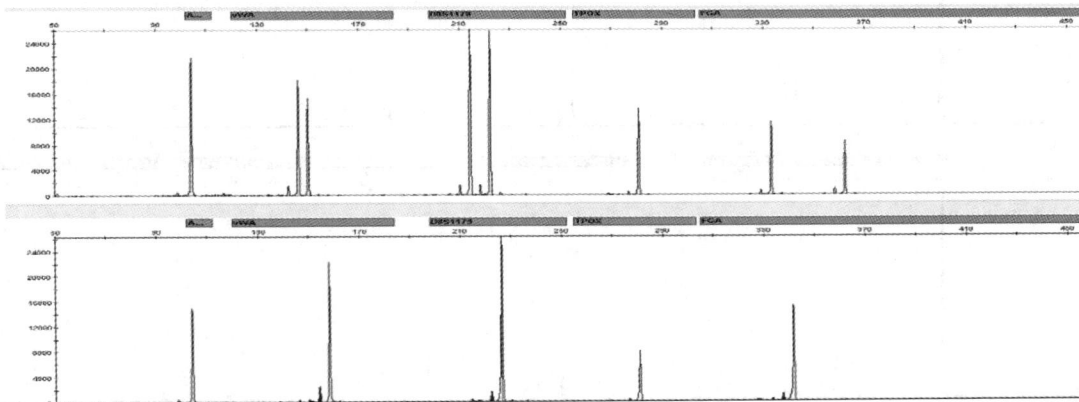

图 9-2-52 完全性水泡状胎块的 STR 基因分型结果
与蜕膜(上图)相比,绒毛(下图)内仅含父源染色体的双精二倍体,不含有母源性基因组。

妊娠区分开(图 9-2-52)。

多数 CHM 是 1 个空卵与 1 个精子受精后再复制的 46,XX 二倍体核型(单精纯合子,占 80%),少数是 1 个空卵与 1 个减数分裂失败的精子或 2 个不同的精子同时受精的 46,XX 或 46,XY 二倍体核型(双精杂合子,占 20%)。由于双精杂合子比单精纯合子的完全性葡萄胎更容易发生恶性转化,因此使用 STR 基因分型进一步区分双精杂合子和单精纯合子 CHM,对患者的术后随访和生育计划更为重要。

(二) 部分性水泡状胎块

一种绒毛大小和水肿程度不等、伴有轻度及局灶性滋养细胞增生的水泡状胎块,大多数病例具有双雄单雌三倍体的遗传学特征。大于 90% 的部分性水泡状胎块(partial hydatidiform mole,PHM)是由 2 个精子与 1 个卵子受精而成(双精杂合型 PHM)(图 9-2-53),不足 10% 则是由 1 个精子与 1 个卵子受精,随后父源性染色体发生倍增(单精纯合型 PHM)。通过与蜕膜的等位基因进行对比,如绒毛的每个 STR 位点存在两个父源性等位基因和一个母源性等位基因,即可诊断为 PHM。双精杂合型 PHM 应至少在两个 STR 位点存在两个独特的父源性等位基因和一个母源性等位基因,单精纯合型 PHM 的每个 STR 位点存在一个双拷贝父源性等位基因和一个单拷贝母源性等位基因。由于对三倍体妊娠的过低诊断和错误分类,有关 PHM 的流行病学研究数据并不准确。

1. 大体检查 仅见部分绒毛呈水泡状,水泡常散在,大小不等,与正常绒毛夹杂在一起。绒毛和水泡可以不同比例混杂,倾向于保留胎盘的形状,或有不明显增大的绒毛性团块,并可伴胚胎或胎儿。胎儿可呈现各种发育异常、胎儿生长受限(fetal growth restriction,FGR)或死后自溶等变化。

2. 镜检 水泡状胎块与正常大小的绒毛混合存在。前者水肿过程缓慢形成,导致绒毛外形不规则,形成扇贝样轮廓,中期以后更为明显,有迷宫样腔隙形成。绒毛间质中可见滋养细胞包涵体(系绒毛表面滋养细胞向间质内凹陷的滋养细胞团)。一般无间质核碎片。部分性水泡状胎块同样伴有滋养细胞增生,但增生程度不如完全性的明显,多以合体滋养细胞增生为主。滋养细胞胞质常含有空泡或呈花边状外观。与 CHM 不同,PHM 含有母源性基因组,其细胞滋养细胞及绒毛间质细胞均可表达 p57(图 9-2-54)。因此 p57 免疫组织化学染色对于鉴别 PHM 和非葡萄胎妊娠没有帮助。

(三) 侵袭性水泡状胎块

侵袭性水泡状胎块(invasive hydatidiform mole)的先期妊娠为葡萄胎,继发于约 10%~15% 经治疗的完全性葡萄胎和约 3%~4% 的部分性葡萄胎。基础病理为水泡样胎块组织浸润子宫肌壁或血管,甚至到子宫外,发生远处转移。刮宫标本很难直接诊断,通常根据影像学检查或子宫切除手术标本做出诊断。大体形态取决于浸润的程度。一般表现为肌壁间的出血性病灶,边缘欠清晰,暗红色,质偏软,切面根据不同的病理过程表现不同,可见或无水泡样组织。有时病灶直径仅数毫米,易被忽视,需作连续的 0.5~1cm 的平行纵切面。浸润较深的可穿透浆膜或阔韧带,表现为该部位的紫蓝色结节。镜检示肌壁间存在浸润性的水泡样组织,滋养细胞有不同程度的增生,并可有血管的浸润。化疗后部分病例仅表现为肌层内的坏变绒毛阴影,周围为出血坏死的组织轮廓。葡萄胎刮宫时间越短,水泡浸润肌层的发生率越高。有学者认为水泡浸润肌层大多有自限性。其过程好比胎盘/绒毛植入。

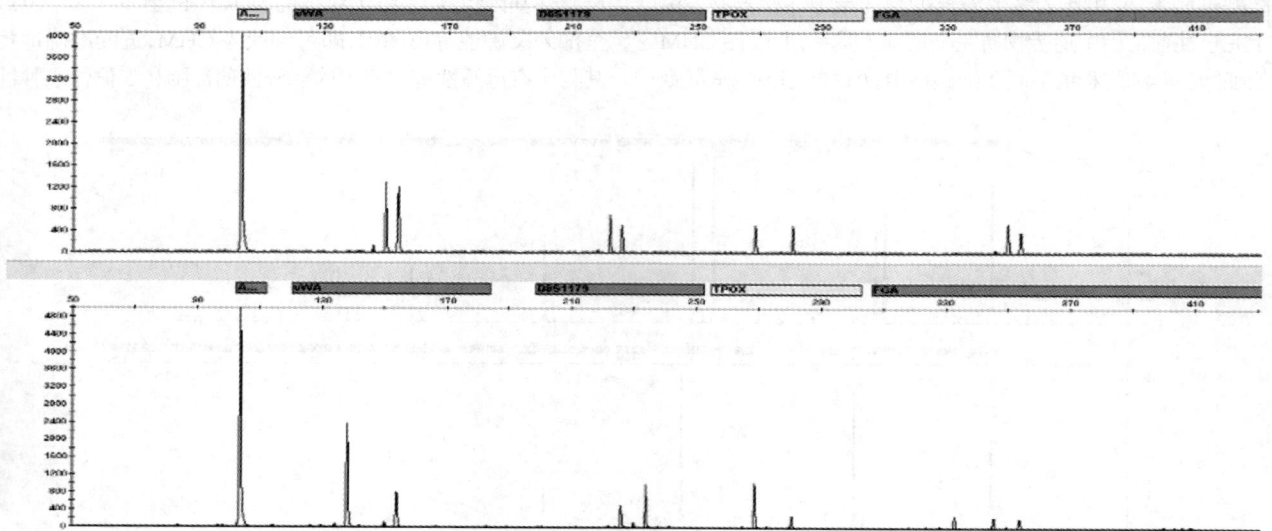

图 9-2-53 部分性葡萄胎的 STR 基因分型结果
与蜕膜(上图)相比,绒毛(下图)的每个 STR 位点存在 2 个父源性等位基因和 1 个母源性等位基因。

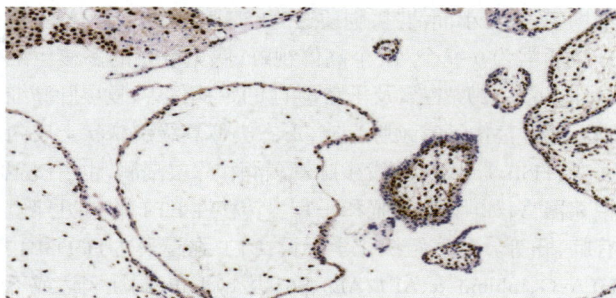

图 9-2-54　部分性葡萄胎含有母源性基因组，其细胞滋养细胞及绒毛间质细胞均可表达 p57

三、妊娠性绒毛膜癌

妊娠性绒毛膜癌（choriocarcinoma），简称绒癌，是由 3 种形态的滋养细胞（细胞滋养细胞、合体滋养细胞和中间型滋养细胞）增生形成的恶性滋养细胞肿瘤，不形成绒毛膜绒毛结构，具有高度侵袭性。原发病灶一般在子宫，但也可以在子宫颈、阴道、输卵管、卵巢或阔韧带内。

1. 大体检查　肿瘤多为界限相对清楚的出血性结节状病灶，切面似胎盘、面筋、海绵样，质地偏软，较脆，暗红色，出血坏死明显。在部分肿瘤病例中，可能主要见到大量的出血或血块，仅在边缘区可见肿瘤组织，应避开出血坏死处充分取材。

2. 镜检　滋养细胞高度增生伴明显出血坏死，不形成绒毛或水泡状结构。因为绒毛膜癌自身不含血管，靠滋养细胞侵蚀宿主血管获取营养物质生存，所以恶性滋养细胞一般存在于病灶的边缘区，中心为大片的出血坏死。肿瘤细胞主要由细胞滋养细胞和合体滋养细胞组成，滋养细胞聚集成片、巢状，呈浸润性、扩张性生长。核异型明显，核分裂多见（图 9-2-55）。绒毛膜癌易于浸润血管形成瘤栓。免疫组织化学所有肿瘤细胞均表达 AE1/AE3，Ki-67 指数 >90%。合体滋养细胞弥漫强阳性表达 hCG、hPL 和 HSD3B1，中间型滋养细胞表达 CD146、HLA-G、hPL 和 MUC-4。

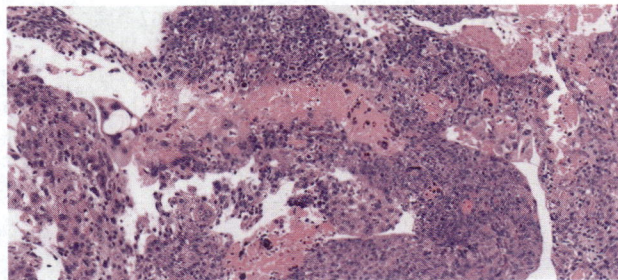

图 9-2-55　妊娠绒毛膜癌

滋养细胞高度增生伴明显出血坏死，不形成绒毛结构；肿瘤细胞主要由细胞滋养细胞和合体滋养细胞组成，滋养细胞聚集成片、巢状，呈浸润性、扩张性生长；核异型明显，核分裂多见。

四、胎盘部位滋养细胞肿瘤

一种胎盘种植部位中间型滋养细胞增生形成的肿瘤性病变。约占妊娠滋养细胞疾病的 3%。年龄 20~63 岁，平均 31~32 岁。妊娠次数 1~5 次，大约 57%~70% 的病例继发于正常的足月妊娠，先期妊娠与肿瘤出现的时间间隔不等，中位时间 12~18 个月。85% 以上的 PSTT 都曾有女胎妊娠史，因此在 WHO 在其发病机制中称其往往优先需要具有父源性 X 染色体。

1. 大体检查　肿瘤大小 1~10cm（平均 5cm），形态不一，多表现为息肉状或向肌层内生长的出血性结节状肿块，边界不清或清晰。切面实性、肉质，浅褐色至浅黄色。可单发也可多发。50% 的病例浸润子宫深肌层，约 10% 的病例出现穿透性浸润甚至扩散至阔韧带和附件。

2. 镜检　典型的生长方式为形态单一的单核（中间型）滋养细胞增生，成片状、条索状或单细胞穿插在平滑肌纤维之间，不破坏平滑肌组织结构，呈分离性的肌束间浸润。肿瘤细胞多边形、圆形、或梭形，胞质较丰富，透亮或嗜酸性。可见少数瘤巨细胞。可见不同程度甚至极为显著的核异型性，核分裂计数 2~4 个/10HPF。出血坏死较少，伴有纤维素样物质沉积。胎盘部位滋养细胞肿瘤（placental site trophoblastic tumor，PSTT）的重要特征是细胞外的纤维素沉积和肿瘤细胞侵入、替代血管壁，中间型滋养细胞取代血管壁的平滑肌细胞，仅仅留下原有的内皮细胞，但仍可维持整个血管结构不坍塌（图 9-2-56）。免疫组织化学表达模式与种植部位中间型滋养细胞相似，即表达 hPL、MUC-4、HSD3B1、CD10、HLA-G 和 CD146，局灶表达或不表达 p63。大多数病例局灶性表达 hCG 和 inhibin-α。AE1/AE3 和 CK18 等上皮标记物在 PSTT 中强表达。Ki-67 增殖指数为 10%~30%，常作为 PSTT 与胎盘部位超常反应鉴别诊断的标记物。

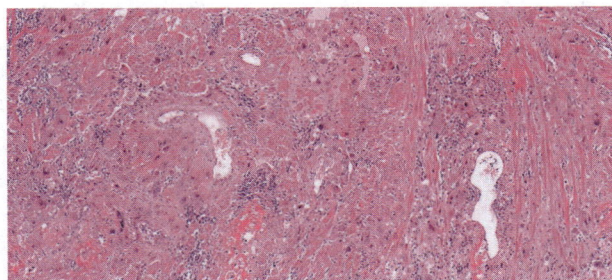

图 9-2-56　胎盘部位滋养细胞肿瘤

形态单一的单核滋养细胞增生，成片状、条索状或单细胞穿插在平滑肌纤维之间，不破坏平滑肌组织结构，呈分离性的肌束间浸润；细胞外的纤维素沉积和肿瘤细胞侵入、替代血管壁，中间型滋养细胞取代血管壁的平滑肌细胞，仅仅留下原有的内皮细胞，但仍可维持整个血管结构不坍塌。

胎盘部位超常反应（exaggerated placental site，EPS）是一种与新近发生的正常妊娠或水泡状胎块相伴、种植部位绒毛外中间型滋养细胞的非肿瘤性增生。在妊娠早期的自然流产和选择性流产中占 1.6%。本质是一种生理范畴的旺炽性增生，而不是一种真性肿瘤。患者多没有症状或偶有出血。肉眼上不形成肿块是与 PSTT 最重要的鉴别点之一。镜下可具有 PSTT 的某些特征，如浸润性生长、血管替代和细胞外纤维蛋白沉积。但 EPS 与先期妊娠常同时被发现，或间隔很短的时间。细胞分布均匀，不形成片状或融合性生长、也不会破坏平滑肌层。中间型滋养细胞增生程度低于 PSTT，缺乏核分裂活性，Ki-67 指数低于 2%。当与水泡状胎块相伴时，细胞异型性稍大，Ki-67 指数略高（5%～10%），此时需要与 PSTT 进一步鉴别。与水泡状胎块妊娠无关的普通 EPS 没有发展成为持续性滋养细胞疾病的危险。然而，与完全性葡萄胎有关的 EPS 则具有父源性二倍体的遗传学属性，其进展危险等同于完全性葡萄胎，应按葡萄胎随访。组化标志物同 PSTT。

五、上皮样滋养细胞肿瘤

一种罕见、起源于平滑绒毛膜上皮样中间型滋养细胞的肿瘤性病变。通常发生于 15～48 岁的育龄女性，平均 36.1 岁。好发于正常妊娠或流产后。有 16% 左右发生于葡萄胎后。前次妊娠与上皮样滋养细胞肿瘤（epithelioid trophoblastic tumor，ETT）确诊间隔 1～18 年不等，平均 6 年。ETT 在超声检查中显示为局限、实性、伴有异质性的不同病变区内出现单个强回声区或囊性区，边界清楚，以推挤、扩张的方式深度浸润子宫颈和子宫肌层。使用经阴道彩色多普勒超声检测可见具有诊断意义的高速、低阻抗血流状态。

1. 大体检查　肿瘤大小 0.5～5cm，呈孤立、出血性、实性或囊性病灶。切面灰红，灰黄，有坏死，质软或质脆。肿瘤也可能突出于子宫腔，或局限于子宫肌层内，可侵及子宫颈或子宫肌壁深层。半数 ETT 发生于子宫下段或子宫颈。

2. 镜检　瘤细胞类似平滑绒毛膜中间型滋养细胞，排列为巢团状、片状，镶嵌在平滑肌组织间，呈地图样。细胞巢内及瘤细胞间常有小灶性出血坏死，周围见嗜酸性的玻璃样物质。肿瘤细胞大小较一致，为单核的滋养细胞，异型性不大，少数细胞核异型较大，深染。瘤细胞胞核清晰，核膜

不均匀，核仁小而清楚，胞质透亮或嗜酸性，似上皮样。核分裂通常为 0～9 个/10 个高倍视野，偶见散在的多核巨细胞（图 9-2-57）。在累及子宫颈的 ETT 病例中，复层肿瘤细胞可部分替代子宫颈腺上皮，形态类似高级别鳞状上皮内病变（HSIL）。ETT 可发生脉管浸润和深层浸润，也可侵犯相邻器官，如阴道、膀胱和子宫。转移性 ETT 的常见部位有肺、肝等。免疫组织化学标记：ETT 弥漫表达 H3D3B1、HLA-G、Inhibin-α、AE1/AE3、p63 及 cyclinE，局灶表达或不表达 hPL 和 CD146，Ki-67 指数 >10%。

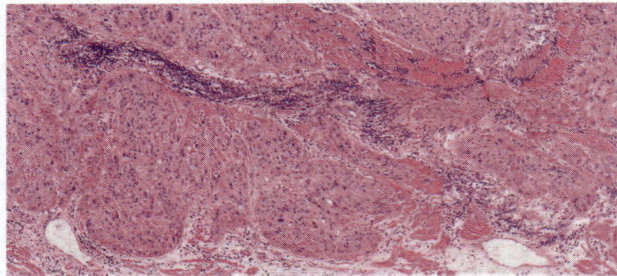

图 9-2-57　上皮样滋养细胞肿瘤

瘤细胞排列为巢团状、片状，镶嵌在平滑肌组织间，呈地图样。周围见嗜酸性的玻璃样物质。肿瘤细胞大小较一致的单核滋养细胞，异型性不大。

胎盘部位结节（placental site nodule，PSN）是一种肉眼上可见的边界清楚的结节或斑块状病变，黄褐色结节状，包埋于子宫内膜或子宫颈黏膜内，病变直径 4～10mm。镜下伴有丰富的透明样变间质，内含平滑绒毛膜型上皮样中间滋养细胞。患者常因月经过多、不规则子宫出血或异常宫颈细胞学结果而接受子宫内膜或子宫颈刮除术，而后在病理检查中发现 PSN。影像学通常无法检测到。镜下，PSN 表现为玻璃样结节，其内可见退化的、非浸润性生长的上皮样中间型滋养细胞。PSN 所含细胞较少，增生程度低。组化标志物与 ETT 基本相同。肿瘤大小、细胞数量和增生程度等方面介于典型 PSN 与 ETT 之间的病例称为"非典型性 PSN"，被认为是 ETT 的前驱病变。CyclinE 弥漫表达于 ETT 和非典型性 PSN，但不表达于 PSN，ETT 的 Ki-67 指数 >10%，PSN 的 Ki-67 指数 <8%。

（刘从容）

参考文献

1. Alvarado-cabrero I，Parra-herran C，Stolnicu S，et al. The Silva Pattern-based Classification for HPV-associated Invasive Endocervical Adenocarcinoma and the Distinction Between In Situ and Invasive Adenocarcinoma：Relevant Issues and Recommendations From the International Society of Gynecological Pathologists. Int J Gynecol Pathol，2021，40

（Suppl 1）：S48-S65.

2. Chapel DB，Cipriani NA，Bennett JA. Mesenchymal lesions of the vulva. Semin Diagn Pathol，2021，38（1）：85-98.

3. David E. Eider，Daniela. WHO Classification of Skin Tumors.International Agency for research on Cancer，2017，9：36-38.

4. Diaz DE Vivar A, Roma AA, PARK KJ, et al. Invasive endocervical adenocarcinoma: proposal for a new pattern-based classification system with significant clinical implications: a multi-institutional study. Int J Gynecol Pathol, 2013, 32 (6): 592-601.

5. Hamid O, Robert C, Daud A, et al. Five-year survival outcomes for patients with advanced melanoma treated with pembrolizumab in KEYNOTE-001. Ann Oncol, 2019, 30 (4): 582-588.

6. Mccluggage WG, Singh N, Gilks CB. Key changes to the world health organization (who) classification of female genital tumours introduces in the 5th edition (2020). Histoplathology, 2022, Jan 7.

7. Pulitzer M. Merkel Cell Carcinoma.Surgical pathology clinics, 2017, 10 (2): 399-408.

8. Nilforoushan N, Wethington SL, Nonogaki H, et al. NTRK-Fusion Sarcoma of the Uterine Cervix: Report of 2 Cases With Comparative Clinicopathologic Features. Int J Gynecol Pathol, 2021, 41 (6): 642-648.

9. Ren H, Almadani N, Pors J, et al. International Endocervical Adenocarcinoma Criteria and Classification (IECC): An Independent Cohort With Clinical and Molecular Findings. Int J Gynecol Pathol, 2021, 40 (6): 533-540.

10. Roma AA, Diaz DE Vivar A, Park KJ, et al. Invasive endocervical adenocarcinoma: a new pattern-based classification system with important clinical significance. Am J Surg Pathol, 2015, 39 (5): 667-672.

11. Rutgers JK, Roma AA, Park KJ, et al. Pattern classification of endocervical adenocarcinoma: reproducibility and review of criteria. Mod Pathol, 2016, 29 (9): 1083-1094.

12. Schoolmeester JK, Xing D, Keeney GL, et al. Genital Rhabdomyoma of the Lower Female Genital Tract: A Study of 12 Cases With Molecular Cytogenetic Findings. Int J Gynecol Pathol, 2018, 37 (4): 349-355.

13. Shi H, Shao Y, Zhang H, et al. Independent validation of distinct clinicopathological features and prognosis among usual-type, mucinous-type and gastric-type endocervical adenocarcinoma categorised by new WHO classification (2020). Pathology, 2022, 54 (5): 555-562.

14. Stolnicu S, Karpathiou G, Guerra E, et al. Clear Cell Carcinoma (CCC) of the Cervix Is a Human Papillomavirus (HPV)-independent Tumor Associated With Poor Outcome: A Comprehensive Analysis of 58 Cases. Am J Surg Pathol, 2022, 46 (6): 765-773.

15. Stolnicu S, Segura S, Parra-herran C, et al. Invasive Stratified Mucin-producing Carcinoma (ISMC) of the Cervix: A Study on Morphologic Diversity. Am J Surg Pathol, 2020, 44 (7): 873-880.

16. Tempfer CB, Tischoff I, Dogan A, et al. Neuroendocrine carcinoma of the cervix: a systematic review of the literature. BMC Cancer, 2018, 18 (1): 530.

17. 凌小婷,黄晓欣,林仲秋.《FIGO 2021 癌症报告》——阴道癌诊治指南解读.中国实用妇科与产科杂志, 2022, 38 (4): 443-446.

18. 吕倩,黄文斌,方媛.外阴肌上皮瘤样肿瘤1例报道.诊断病理学杂志, 2021, 28 (4): 304-306.

19. 宋艳,刘爱军.第五版 WHO 女性生殖器官肿瘤分类解读.诊断病理学杂志, 2021, 28 (1): 1-4.

20. 孙平丽,刘爱军,高洪文.宫颈胃型腺上皮病变的病理诊断及进展.中华病理学杂志, 2021, 50 (01): 69-73.

21. 王利群,王昀,晋薇,等.子宫颈基底样鳞癌的临床病理分析.中华妇产科杂志, 2019, 54 (1): 7-12.

22. 杨雅杰,郑焱.角化棘皮瘤14例临床病理特点并文献复习.中国皮肤性病学杂志, 2020, 34 (2): 170-172.

23. 张静,沈丹华,刘爱军.宫颈癌及癌前病变病理诊断规范.中华病理学杂志, 2019, 48 (4): 265-269.

24. Cancer iafro. Female Genital Tumors (WHO Classification of Tumors, 5th Edition). 2020.

25. Kurman RJ, Shih IE M. The Dualistic Model of Ovarian Carcinogenesis: Revisited, Revised, and Expanded. Am J Pathol, 2016, 4 (186): 733-747.

26. Robert J, Kurman LHE, Brigitte M. Ronnett, Editors. Blaustein's Pathology of the Female Genital Tract--Seventh Edition. 2019: 855.

27. Jarboe E, Folkins A, Nucci MR, et al. Serous carcinogenesis in the fallopian tube: a descriptive classification. Int J Gynecol Pathol, 2008, 1 (27): 1-9.

28. Lee kr, Young RH. The distinction between primary and metastatic mucinous carcinomas of the ovary: gross and histologic findings in 50 cases. Am J Surg Pathol, 2003, 3 (27): 281-292.

29. Chapel DB, Lee EK, DA Silva afl, et al. Mural nodules in mucinous ovarian tumors represent a morphologic spectrum of clonal neoplasms: a morphologic, immunohistochemical, and molecular analysis of 13 cases. Mod Pathol, 2021, 3 (34): 613-626.

30. Hollis RL, Thomson JP, Stanley B, et al. Molecular stratification of endometrioid ovarian carcinoma predicts clinical outcome. Nat Commun, 2020, 1 (11): 4995.

31. Kramer P, Talhouk A, Brett MA, et al. Endometrial Cancer Molecular Risk Stratification is Equally Prognostic for Endometrioid Ovarian Carcinoma. Clin Cancer Res, 2020, 20 (26): 5400-5410.

32. Pors J, Segura S, Chiu DS, et al. Clinicopathologic

Characteristics of Mesonephric Adenocarcinomas and Mesonephric-like Adenocarcinomas in the Gynecologic Tract: A Multi-institutional Study. Am J Surg Pathol, 2021, 4 (45): 498-506.

33. Nguyen NM, Slim R. Genetics and Epigenetics of Recurrent Hydatidiform Moles: Basic Science and Genetic Counselling. Curr Obstet Gynecol Rep, 2014, 3 (1): 55-64.

34. Fisher RA, Hodges MD, Rees HC, et al. The maternally transcribed gene p57 (KIP2) (CDNK1C) is abnormally expressed in both androgenetic and biparental complete hydatidiform moles. Hum Mol Genet, 2002, 11 (26): 3267-3272.

35. Ronnett BM. Hydatidiform Moles: Ancillary Techniques to Refine Diagnosis. Arch Pathol Lab Med, 2018, 142 (12): 1485-1502.

第三章
妇科肿瘤与遗传和基因

第一节　妇科肿瘤遗传物质改变的特点

肿瘤的病因非常复杂,其发生发展常常是多因素、多阶段的致癌因子直接或间接地作用于人体细胞,在特定条件下形成肿瘤。尽管人们有机会接触各种致癌因子,但是肿瘤的发生率并不相同,这表明肿瘤的发生不仅受环境因素的影响,个体对肿瘤的易感性差异也起着重要作用。肿瘤从遗传学上来说是由于部分基因结构与功能发生变异引起细胞遗传物质改变的一种遗传病。致癌突变主要分2种:一种是种系突变,后代所携带的突变来源于双亲,直接通过生殖细胞传给子女,后代所有体细胞和生殖细胞都携带这种突变,有5%~10%的肿瘤由种系突变引起,称为遗传型肿瘤;另一种是体系突变,指本来不携带遗传变异,但是在成长过程中,受环境因素影响,某些基因产生突变,它不是从双亲继承而来的,而是后天的新生突变,发生在体细胞中。体系突变引起的肿瘤占全部肿瘤的90%~95%。

肿瘤遗传学(cancer genetics)是研究肿瘤的发生发展与遗传和环境之间的关系,检测和分析癌变过程相关基因的遗传学、表遗传学改变及其机制的学科。随着分子生物学技术的不断突破和创新,尤其是基因检测技术的发展和普及,为肿瘤遗传学的研究提供了更有效的手段和方法,在恶性肿瘤的研究领域取得了一系列重要的研究成果。

一、妇科肿瘤的遗传现象

一般认为遗传因素占妇科恶性肿瘤发病原因的

5%~10%,其中卵巢癌和子宫内膜癌受遗传因素影响最大,大约10%的卵巢癌和5%的子宫内膜癌可归因于遗传易感性,而宫颈癌的遗传易感性则较为少见。

妇科肿瘤遗传现象是指不同人群由于遗传结构不同,在外界环境作用下具有患某种妇科恶性肿瘤的倾向。其中较为典型的遗传现象表现为肿瘤发病率的种族差异和肿瘤的家族聚集现象,表明在这些家族或种族中存在着易感基因,对某些妇科肿瘤的易感性高于普通人群。

(一)肿瘤发病率的种族差异

在肿瘤的流行病学研究中,某些肿瘤的发病率因种族不同或地域的差异呈现出显著性差别,虽然有可能与饮食、环境、生活习惯等因素有关,但不可避免地与人群遗传特异性相关。在我国汉族人群中,由于不同地区人群遗传结构的差异以及环境暴露和饮食结构的不同,肿瘤发病率存在地区差异,如鼻咽癌是种族差异非常明显的恶性肿瘤,我国南方,特别是珠江三角洲地区的鼻咽癌发病率居全球首位,高发地区的人群移居到低发地区依然保持较高的发病率。

在妇科肿瘤的研究中发现,卵巢癌在非西班牙裔白种人中发病率最高,其次是西班牙裔、亚洲和非洲女性。在子宫内膜癌方面,国际癌症研究机构(international agency for research on cancer,IARC)报告北美子宫内膜癌的发病率最高,而中南亚最低,种族差异仍然是影响子宫内膜癌患者生存的重要因素。尽管宫颈癌总体的发病率和死亡率在下降,但部分人群由于在种族、疫苗接种、筛查和治疗方面存在差异,宫颈癌的发病率和死亡率依然较高。

(二)妇科肿瘤的家族聚集现象

癌症家族史对于部分人群是重要的风险因素,在这部分人群中恶性肿瘤的发生具有家族聚集性,在家族内有多个成员患有1种或几种肿瘤,并且成对器官肿瘤发病的概率增加,这类肿瘤发病率约占所有恶性肿瘤的5%~10%,被称为遗传性肿瘤综合征。随着人类分子遗传学的研究进展,人们对遗传性肿瘤综合征发生的分子机制有了更深刻认识。该综合征常与肿瘤发生的关键基因如各种癌基因、抑癌基因、细胞生长相关基因、细胞周期调控基因、信号转导基因等的变异相关。遗传性肿瘤综合征的发生具有明确遗传规律,分为常染色体显性遗传的遗传性肿瘤综合征和常染色体隐性遗传的遗传性肿瘤综合征,在人群中具有发病早、恶性程度高和多发性等特点。检测到此类基因变异需要引起高度关注,必要时应进行临床干预。

遗传因素是卵巢癌的重要危险因素,近15%的卵巢癌具有家族遗传性,包括遗传性乳腺癌-卵巢癌综合征(hereditary breast and ovarian cancersyndrome,HBOC),遗传性位点特异性卵巢癌综合征(hereditary site-specific ovarian cancersyndrome,HSSOC)和林奇综合征(Lynchsyndrome,LS)。HBOC约占遗传性卵巢癌的85%,该综合征与 *BRCA1* 或 *BRCA2* 基因的种系突变有关,属于常染色体显性遗传,具有家族聚集性,在家族中常有2个一级亲属或1个一级亲属和1个二级亲属及以上患有乳腺癌或卵巢癌。HBOC发病年龄较早,可与乳腺癌、结直肠癌、子宫内膜癌等肿瘤结合形成家族性肿瘤发病模型。Lynch综合征(LS)又称为遗传性非息肉性结直肠癌综合征(hereditary nonpolyposis colon cancer,HNPCC)。Lynch从1895年开始对1个癌家族追踪调查70多年,发现在842名后裔中有95名肿瘤患者,其中结肠癌48人,子宫内膜癌18人。这95人中有13人肿瘤多发,男性与女性各47和48人,接近1:1,符合常染色体显性遗传。Lynch综合征是一种常染色体显性遗传肿瘤综合征,由错配修复基因种系变异引起,多在45岁以前发病,患者有多种组织癌变倾向,肿瘤好发于结直肠、子宫内膜、卵巢、胃、大脑和胰腺等部位,其中最常见的部位为结肠和子宫内膜。女性Lynch综合征患者发生子宫内膜癌概率为30%~60%,其结直肠癌或子宫内膜癌的累积风险大于70%(图9-3-1)。

常见的遗传性妇科肿瘤包括遗传性乳腺癌-卵巢癌综合征、Lynch综合征、利-弗劳梅尼综合征(Li-Fraumeni syndrome,LFS)、考登综合征(Cowden syndrome)、波伊茨-耶格综合征(Peutz-Jeghers syndrome)等(表9-3-1)。

二、妇科肿瘤发生的遗传学基础

(一)染色体不稳定性与肿瘤

染色体不稳定性(chromosomal instability,CIN)是癌症的标志之一,它与肿瘤分期、预后不良、转移和化疗耐药有关。染色体不稳定性是有丝分裂过程中染色体错误分离引起的,导致染色体数目和结构异常。染色体数目异常是指细胞内染色体数目增加或缺失的改变,以二倍体为标准出现的染色体成倍性增减可以产生多倍体,包括单倍体、超二倍体、亚三倍体、亚四倍体等;或某一对染色体数目发生改变形成非整倍体。染色体结构异常指染色体发生断裂,出现染色体缺失、重复、倒位、易位、等臂染色体、环形染色体、双着丝粒染色体等各种类型。超过60%的人类肿瘤表现出染色体不稳定性,常见于乳腺癌、胰腺癌、肺癌和卵巢癌等多种肿瘤。染色体不稳定性的分子基础目前还不是十分清楚,但大量实验表明有丝分裂前复制应激、纺锤体检验点功能失常、姐妹染色单体内聚、端粒酶功能异常等在一定程度上可导致染色体不稳定性的发生。

卵巢癌患者通常具有高度复杂的染色体变化,全基因组关联研究已经确定了近40个卵巢癌风险位点,其中部分与卵巢癌组织学类型相关,如3q28、4q32.3、8q21.11等与浆液性卵巢癌相关,3q22.3、3q23等与黏液性卵巢癌相关,5q12.3与子宫内膜样卵巢癌相关。其他常见的卵巢癌风险位点还包括9p22.2、19p13、11p15等,9p22.2区域是第1个被确定的卵巢癌常见易感位点,19p13区域的遗传变异可能影响浆液性卵巢癌发病的风险,11p15杂合性丢失的频率与低分化和非黏液性卵巢肿瘤的发生相关。子宫内膜癌约有40%的患者表现出染色体非整倍性,晚期患者约60%具有染色体不稳定性。子宫内膜癌最常见的染色体等位基因缺失是10q23*PTEN*所在的位点。在宫颈癌研究中发现,HPV16、18型的 *E6*、*E7* 基因对细胞周期和有丝分裂纺锤体的形成有重要的抑制作用,可以导致染色体不稳定性发生。

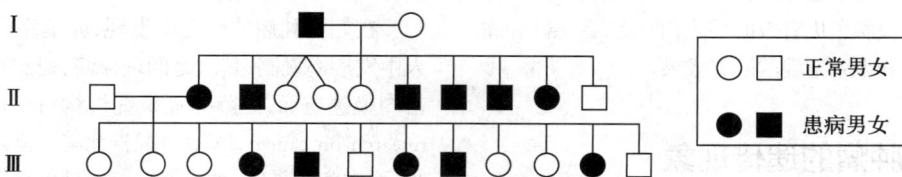

图9-3-1 Lynch综合征癌家族示意图

表 9-3-1　常见的妇科相关遗传性肿瘤综合征

遗传性肿瘤综合征	疾病特征	相关肿瘤	相关基因
遗传性乳腺癌-卵巢癌综合征（HBOCS）	HBOCS 与 BRCA1 或 BRCA2 基因的种系突变有关,HBOCS 约占所有乳腺癌的 2%~7%,占所有卵巢癌的 5%~10%。女性携带者终身罹患乳腺癌和卵巢癌风险很高。携带 BRCA1/2 基因突变的男性终身患癌风险也将增加	卵巢癌、乳腺癌、前列腺癌、胰腺癌、黑色素瘤等	BRCA1 BRCA2
Lynch 综合征（LS）	Lynch 综合征或遗传性非息肉病性结直肠癌综合征,是一种常染色体显性遗传病,占所有结直肠癌的 3%~5%,由错配修复基因的种系突变引起。错配修复基因突变的携带者患早发性结直肠癌和子宫内膜癌的风险较高,相关的其他癌症还包括卵巢癌、胃癌、肠癌,以及较少见的脑癌、胆道癌、胰腺癌和前列腺癌	结直肠癌、子宫内膜癌、卵巢癌等	MLH1 MSH2 MSH6 PMS2 EPCAM
Cowden 综合征（CS）	Cowden 综合征或 PTEN 错构瘤综合征是一种常染色体显性遗传病,已在 85% 的综合征患者中发现 PTEN 的种系突变,其特征是在身体的各器官中形成多发错构瘤并增加罹患乳腺癌、甲状腺癌、肾癌和子宫内膜癌的终身风险	乳腺癌、甲状腺癌、子宫内膜癌等	PTEN PHTS
黑斑息肉综合征（Peutz-Jeghers syndrome,PJS）	Peutz-Jeghers 综合征的特征是胃肠道、皮肤黏膜具有肿瘤易感性,其中结直肠癌最为常见,女性患乳腺癌、卵巢癌、输卵管癌、宫颈癌的风险增加,但在临床上罕见	结直肠癌、乳腺癌、卵巢癌等	STK11
利-弗劳梅尼综合征（Li-Fraumeni syndrome,LFS）	利-弗劳梅尼综合征是一种罕见的癌症易感性疾病,估计约占遗传性乳腺癌病例的 1%。位于 17p13.1 的抑癌基因 P53 突变是 LFS 的主要原因,该综合征患者患乳腺癌、软组织肉瘤、脑肿瘤等癌症的风险较高	淋巴和髓系白血病,乳腺癌、软组织肉瘤、脑肿瘤等	P53
痣样基底细胞癌综合征（naevoid basal cell carcinoma syndrome,NBCCS）	痣样基底细胞癌综合征又称 Gorlin-Goltz 综合征,是一种罕见的常染色体显性遗传性疾病,累及多个器官,相关肿瘤有基底细胞癌、髓母细胞瘤、卵巢纤维瘤等	多发性基底细胞癌,髓母细胞瘤,卵巢纤维瘤	PTCH

（二）癌基因与抑癌基因

不同阶段癌症的发生是基因变化逐步积累的结果。正常情况下,细胞原癌基因（proto-oncogene）普遍存在于基因组中,处于低表达或不表达状态,并在细胞增殖、生长、信号转导中发挥重要的生理功能。但在某些条件下,如病毒感染、化学致癌物或辐射作用下原癌基因可以因为发生点突变、基因扩增、染色体重排或病毒插入等被异常激活,转变为癌基因（oncogene）,可以刺激细胞过度增殖并获得恶性特征,从而形成恶性肿瘤。

抑癌基因（tumor suppressor genes）,也称肿瘤抑制基因,是一类存在于正常细胞内可以抑制细胞生长并具有潜在抑癌作用的基因。抑癌基因在控制细胞生长、增殖及分化过程中起着十分重要的负调节作用,它与原癌基因相互制约,维持正负调节信号的相对稳定。当这类基因在发生突变、缺失或失活时可引起细胞恶性转化而导致肿瘤的发生。

相关基因的突变和表达缺失受众多分子及复杂信号通路的调控是促进妇科肿瘤发生发展的重要因素。乳腺癌/卵巢癌易感基因 BRCA1 和 BRCA2 的突变是造成大多数可遗传上皮性卵巢癌的原因,PTEN 和 PI3K 与子宫内膜癌进展有关,大多数 Lynch 综合征患者由于 DNA 错配修复基因突变导致子宫内膜癌的风险增加。尽管已经鉴定了 BRCA1、BRCA2、P53 和许多错配修复（mismatch repair,MMR）基因,但仍有更多与妇科恶性肿瘤相关的基因有待发现（表 9-3-2）。

（三）表观遗传学与妇科肿瘤

传统遗传学认为,基因是生物体的结构和功能基本单位,对生物体的表型起决定性作用。20 世纪 40 年代,生物学家 Waddington 发现许多生命现象与经典的孟德尔遗传定律不相符,首次提出表观遗传学的概念。表观遗传学从 20 世纪 90 年代末至今迅猛发展,科学家已经意识到表观遗传学对遗传表型十分重要,甚至在某些情况下产生决定性影响和后果,目前已经成为生命科学领域中的研究热点之一。

随着人们对基因表达调控分子机制研究的深入,表观遗传学的定义不断更新。目前普遍认为表观遗传学是指基因表达水平发生变化,但是这种变化不涉及 DNA 序列的改变,该变化在细胞分裂的过程中保持稳定,对基因表达具有可遗传性和可逆性的调控特点。表观遗传修饰包括 DNA 甲基化、组蛋白修饰、染色体重塑和非编码 RNA 调控等,主要通过对基因转录或翻译过程的调控,影响其功能和特性,这种修饰可以通过细胞分裂和增殖周期进行传递。

表 9-3-2　部分与妇科肿瘤相关的癌基因与抑癌基因

基因名称	在妇科肿瘤中的作用
BRCA1/2	BRCA1 和 BRCA2 在维持基因组稳定性方面发挥着重要作用。高级别浆液性卵巢癌（HGSOC）患者中 BRCA1/2 突变的估计患病率为 20%~25%；在复发性卵巢癌患者中比例可能更高。有研究表明，华裔和非华裔女性 BRCA 突变数据存在显著差异，需要建立不同种族的 BRCA 标准来为更多的人群服务。目前，Olaparib 在欧盟和其他国家被批准作为铂敏感复发卵巢癌和 BRCA1/2 突变患者的维持治疗，Olaparib 片剂维持治疗显著改善了疾病无进展生存期
P53	P53 是重要的肿瘤抑制基因之一，编码的 DNA 结合转录因子能与基因组中数百个不同启动子元件结合，从而调节多个基因的表达，与细胞增殖、凋亡和基因组稳定性有关。人类肿瘤中的 P53 基因经常发生错义突变，在近 50% 的高级别浆液性卵巢癌中观察到了 P53 基因的突变。60%~80% 的利-弗劳梅尼综合征家族都存在遗传性的 P53 种系突变
MLH1	MLH1 基因编码的蛋白与 PMS2 异二聚化形成 MutLα，参与 DNA 错配修复系统。近 90% 错配修复基因的种系突变位于 MLH1 和 MSH2，大约 10% 位于 MSH6 和 PMS2。40 岁后 MLH1 或 MSH2 突变相关的卵巢癌和子宫内膜癌发生风险升高，其他相关肿瘤还包括卵巢、胆囊和胃肠道肿瘤
KRAS	KRAS 基因突变是卵巢癌中最常见的遗传变异之一。人类肿瘤中 ras 家族 20%~30% 基因存在突变。在卵巢低级别浆液性癌、黏液性癌、子宫内膜样癌、恶性 Brenner 癌和透明细胞癌中 KRAS 基因突变约占 35%；卵巢高级别浆液性、恶性混合性中胚层肿瘤和未分化癌中，KRAS 基因突变约占 5%
PI3K	PIK3CA 突变主要发生在 p110α 的激酶结构域（H1047R）和螺旋结构域（E542K 或 E545K），其中 H1047R 是最常见的突变，在内膜样癌中突变率高于非内膜样癌。PI3K/AKT/mTOR 信号通路在约 70% 的卵巢癌中被激活。PI3K 通路激活与卵巢癌的侵袭性表型、化疗耐药和不良预后相关。检测 PI3K/AKT/mTOR 信号通路并抑制该通路上相关分子已成为子宫内膜癌和卵巢癌治疗的重要策略
CTNNB1	CTNNB1 基因编码的 β-catenin 是一种黏着连接蛋白，调控细胞生长和细胞间的黏附，对上皮细胞层的构建与维持起着重要作用。CTNNB1 突变是子宫内膜癌的特征之一。在雌二醇和黄体酮减少的情况下，CTNNB1 突变将驱动子宫肌层浸润和内皮细胞转移
PTEN	PTEN 缺失或突变是卵巢癌（包括高级别浆液性癌、子宫内膜样癌、透明细胞癌、黏液性癌、低级别浆液性癌）最显著的分子特征之一。PTEN 下调在 ENOC 的年轻患者和 CCOC 中最常见。PTEN/AKT/mTOR 通路参与卵巢癌的发生发展，在多数卵巢癌病例中被激活，这使得该通路在卵巢癌治疗中至关重要
HER2	HER2 原癌基因位于 17 号染色体的长臂上，在黏液性卵巢癌中，HER2 扩增频率估计在 18%~35% 之间，HER2 的过度表达是一种新的、独立的预后因素

现已发现和证实细胞表观遗传在肿瘤中发生了广泛的变异。这些变异与广泛的遗传性改变相伴，在肿瘤的发生和发展中起了重要的作用。通过研究表观遗传在肿瘤中的作用，能预测肿瘤对药物的反应或个体预后差异，也可以作为分子靶标，筛选适合患者个体的药物和用药方式，从而指导肿瘤治疗。

1. DNA 甲基化修饰　DNA 甲基化（DNA methylation）是最早被发现的与基因抑制相关的表观遗传调控机制，是 DNA 修饰的主要类型，在 DNA 甲基化转移酶（主要包括 DNMT1、DNMT3A 和 DNMT3B）的作用下，以 S-腺苷甲硫氨酸（S-adenosylmethionine，SAM）作为甲基供体，将甲基共价结合到 DNA 序列特定碱基上。甲基化修饰主要发生在基因组内胞嘧啶-磷酸-鸟嘌呤（cytosine-phosphate-guanine，CpG）二核苷酸中胞嘧啶的 5 位碳原子上，形成 5-甲基胞嘧啶。DNA 甲基化在细胞分化、胚胎发育、环境适应和疾病发生发展上扮演重要的角色（图 9-3-2）。

DNA 甲基化检测的技术不断更新，低通量的亚硫酸

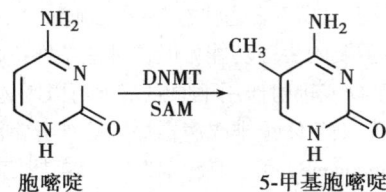

图 9-3-2　5-甲基胞嘧啶的形成

氢盐焦磷酸测序和甲基化特异性 PCR 等曾经一直是临床表观遗传研究中甲基化检测的标准做法。随着分子生物学技术的发展，基于测序的甲基化检测技术已逐渐成为主流，如高通量的甲基化 DNA 免疫共沉淀测序（methylated DNA immunoprecipitation sequencing，MeDIP-Seq）、蛋白质富集全基因组甲基化测序（methylated DNA binding domain sequencing，MBD-Seq）、全基因组 DNA 甲基化测序（whole-genome bisulfite sequencing，WGBS）、纳米孔测序技术（nanopore sequencing，Nanopore-seq）等。其中 WGBS 采

用亚硫酸氢盐处理 DNA 序列,将未甲基化的 C 碱基转化为 U 碱基,从而与原本发生甲基化修饰的碱基 C 区分开来,结合高通量测序技术,实现单碱基分辨率、高精确度的甲基化水平分析,是目前最为经典的检测方法。

研究发现卵巢癌中普遍存在低甲基化(hypomethylation)和高甲基化(hypermethylation)异常,启动子 CpG 岛区域性的高甲基化导致基因沉默,高度重复的 DNA 序列低甲基化激活致癌基因均可促进肿瘤形成。卵巢癌中启动子的高甲基化导致多个基因表达下调,包括 BRCA1、PTEN、CDKN2A、RASSF1A、CDH1 等。BRCA1 在卵巢癌遗传过程中的作用被广泛研究,发现 BRCA1 启动子甲基化与发病年龄、疾病期别和高级别浆液性卵巢癌相关,并且可能是调节卵巢癌化疗敏感性的重要靶点。全基因组研究发现高级别浆液性卵巢癌整体高甲基化与不良预后和耐药性之间显著相关,提示去甲基化药物在 HGSOC 治疗中可能有效。在透明细胞癌中 SFN、TMS1 和 WT1 启动子的异常甲基化较为常见,但是抑癌基因的高甲基化显著缺乏。

DNA 甲基化的失调会破坏子宫内膜的细胞稳态,异常的 DNA 甲基化促进子宫内膜癌发展。研究发现多个高甲基化抑癌基因 MLH1、PTEN、P16、APC、RASSF1、CDH1 以及低甲基化的癌基因 BMP、PARP1、CASP8 等参与子宫内膜癌各种生物学过程,如细胞黏附、增殖、信号转导、周期调节等。DNA 甲基化也在宫颈癌早期诊断、预后以及治疗等方面开展研究,其中 CADM1、CCNA1、DAPK1、FHIT、MAL、P16 和 RASSF1 等基因启动子甲基化在宫颈癌中呈现出显著升高。

由于 DNA 甲基化常在肿瘤早期发生并且具有组织学特异性,因此针对某个或某些基因甲基化检测有可能为卵巢肿瘤的早期诊断和预后判断提供新依据。

2. 组蛋白修饰 真核细胞中染色质的基本单位是核小体,由核心组蛋白 H1、H2A、H2B、H3 和 H4 及 DNA 组成,其 N-末端氨基酸残基可以受到乙酰化、甲基化、磷酸化和泛素化等多种共价修饰作用。

(1)组蛋白乙酰化修饰:组蛋白乙酰化(histone acetylation)是解除核小体抑制作用的主要机制,受组蛋白乙酰基转移酶(histone acetyltransferases,HATs)和组蛋白去乙酰化酶(histone deacetylases,HDACs)的调控。组蛋白乙酰基转移酶将乙酰辅酶 A 的乙酰基转移到组蛋白氨基末端特定的赖氨酸残基上使其乙酰化,从而减弱组蛋白与 DNA 的相互作用,使染色质结构疏松,促进基因表达。组蛋白去乙酰化酶使组蛋白去乙酰化后,与带负电荷的 DNA 紧密结合,使染色质紧密缠绕在组蛋白上,基因转录受到抑制。在正常生理条件下,HDACs 和 HATs 共同作用调节组蛋白的乙酰化动态平衡。当细胞发生转化时,HDACs 活性增强,HDACs/HATs 失衡,导致影响细胞增殖和调节细胞周期进程的癌基因过表达,从而促进细胞发生恶性转化。

组蛋白去乙酰化酶抑制剂(histone deacetylase inhibitor,HDACI)能降低组蛋白的去乙酰化修饰,使组蛋白保持高水平的乙酰化,进而降低细胞的能动性,达到抑制和杀灭肿瘤细胞的目的。组蛋白去乙酰化酶抑制剂可以逆转肿瘤进程中的表观遗传学改变,根据结构的不同可以分为 5 个主要类别:异羟肟酸、脂肪酸、环肽、硫醇和苯甲酰胺。已有 4 个 HDACI 药物获得美国食品药品管理局(Food and Drug Administration,FDA)的批准用于癌症治疗(图 9-3-3)。伏立诺他(zolinza)于 2006 年被批准用于治疗难治性和复发性皮肤 T 细胞淋巴瘤(cutaneous T-cell lymphoma,CTCL),FK228/romidepsin(istodax)被批准用于治疗 CTCL,PDX101/贝利诺司他(Beleodaqbeleodaq)和帕比司

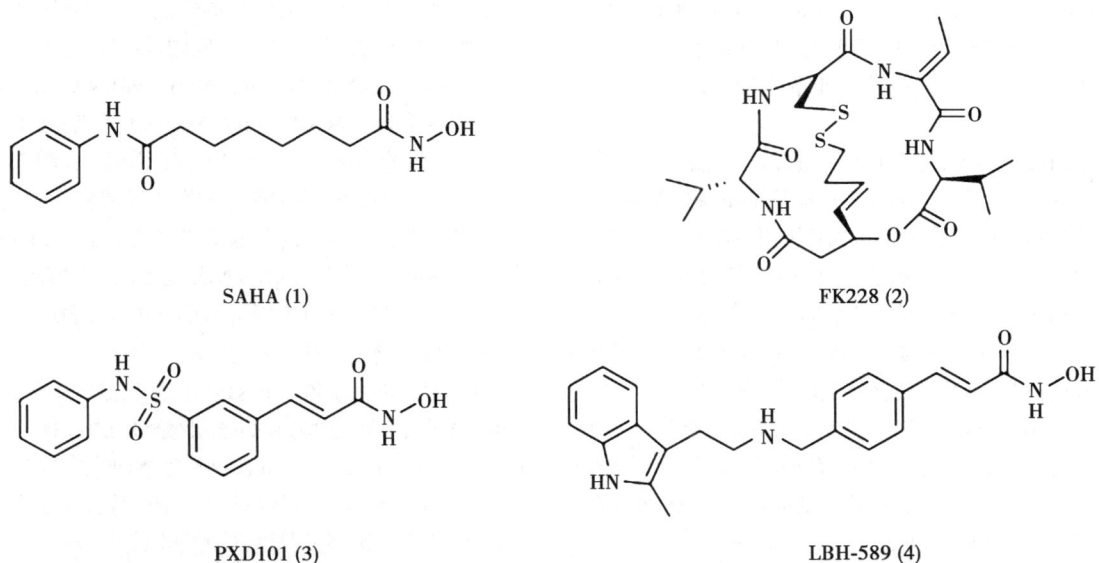

SAHA (1)

FK228 (2)

PXD101 (3)

LBH-589 (4)

图 9-3-3　FDA 批准的组蛋白去乙酰化酶抑制剂结构图

他 LBH589/panobinostat（farydak）批准用于治疗外周 T 细胞淋巴瘤（peripheral T-cell lymphoma，PTCL）和多发性骨髓瘤。尽管关于 HDACI 类药物抗卵巢癌作用机制的研究备受关注，但是无论是作为单一药物还是与其他药物联合使用，治疗结果仍然存在争议。

（2）组蛋白甲基化修饰：组蛋白甲基化（histone methylation）由组蛋白甲基转移酶介导催化，可以发生在组蛋白的不同位点，在赖氨酸和精氨酸残基上最为常见。精氨酸的甲基化主要由精氨酸甲基转移酶（protein arginine methyltransferases，PRMTs）家族催化完成，目前已报道的 PRMT 有 11 种，其中 PRMT5 在卵巢癌、乳腺癌中高表达，PRMT8 在乳腺癌、卵巢和宫颈癌中高表达。赖氨酸甲基化主要由赖氨酸甲基转移酶（histone lysine methyltransferases，HKMTs）介导完成。赖氨酸可以分别被单甲基化、双甲基化和三甲基化，而精氨酸只能被单甲基化或双甲基化，这些不同程度的甲基化增加了组蛋白修饰和调节的复杂性。

组蛋白甲基化转移酶（enhancer of zeste homolog 2 EZH2）是果蝇 zeste 基因增强子的人类同源物 2，作为催化核心蛋白与 EED、SUZ12、RBBP4/7 三个亚基组合形成多梳家族抑制复合物 PRC2（polycomb repressive complex2）发挥转录调控作用。EZH2 与 DNA 甲基转移酶发生相互作用，参与组蛋白去乙酰化酶过程，介导组蛋白 H3 第 27 位赖氨酸的三甲基化，从而使下游靶基因沉默，在细胞自噬、凋亡、周期及促进 DNA 损伤修复和抑制细胞衰老等生物学过程中发挥重要作用。现已发现 EZH2 在乳腺癌、肝癌、前列腺癌、肺癌、多发性骨髓瘤、宫颈癌等多种肿瘤组织中异常高表达。EZH2 的高表达与患者预后差、生存期短有关，抑制 EZH2 表达可延缓肿瘤的发生发展。EZH2 也在卵巢上皮性癌（epithelial ovarian cancer，EOC）、卵巢颗粒细胞癌（granulosa cell tumor，GCT）和高钙型卵巢小细胞癌（small cell carcinoma of the ovary hypercalcemic type，SCCOHT）高表达并通过表观遗传调控卵巢癌的发生发展，探索以 EZH2 为靶点的基因治疗是近年卵巢癌治疗研究的方向之一。

由于 EZH2 在疾病过程中的关键作用，它成为癌症治疗的潜在靶点，目前已开发出不同类型的 EZH2 抑制剂。EZH2 抑制剂的作用机制主要包括：抑制甲基转移酶活性，破坏 PRC2 结构以及通过触发 EZH2 降解来抑制 EZH2。已上市的 Tazemetostat（他泽司他，Tazverik™）主要通过抑制组蛋白 H3 第 27 位赖氨酸（H3K27）的甲基化以恢复抑癌基因的表达，用于治疗不适合完全切除的晚期上皮样肉瘤（epithelioid sarcoma，ES）并初步显示出前景。目前还有多个 EZH2 抑制剂分子处于临床和临床前研究阶段。为了进一步开发高效的 EZH2 抑制剂，降低抑制剂分子的毒性和提高其靶向性可能是未来的方向之一。

3. 非编码 RNA 调控 高通量研究表明人类基因组中只有约 2% 的基因编码蛋白质，超过 80% 的基因转录成不具有蛋白质编码潜力的 RNA，称为非编码 RNA（non-coding RNA，ncRNA）。ncRNA 按大小分为两大类：小于 200nt 的短链非编码 RNA（miRNA、piRNA、siRNA 等）和大于 200nt 的长链非编码 RNA（long non-coding RNA，lncRNA）。由于 miRNAs 和 lncRNAs 在基因表观遗传、转录和转录后水平上广泛调控基因表达，目前在非编码 RNA 家族中研究最为广泛。

（1）长链非编码 RNA：长链非编码 RNA（long noncoding RNA，lncRNA）是一种长度大于 200nt 的非编码 RNA，缺乏蛋白质编码能力，lncRNA 的核苷酸长链能通过碱基配对与 DNA 和 RNA 相互作用，也能提供多个蛋白质结合位点，形成复杂的基因表达调控网络。lncRNA 调控基因转录的最常见机制是 lncRNA 竞争性与转录调控因子或启动子发生相互作用，影响靶基因的转录水平。lncRNA 也能充当蛋白复合物的骨架，连接多个蛋白，进而促进或抑制基因的表达。lncRNA 还能在转录后通过顺式或反式调节的方式，调控 mRNA 的剪接和翻译。lncRNA 可以调节表观遗传过程，也可以作为表观遗传的靶点，与 X 染色体沉默、基因组印记、染色质修饰等多种重要的表观遗传学修饰过程密切相关，在肿瘤中扮演着致癌和抑癌的双重作用。

妇科肿瘤中研究较多的 H19、肺腺癌转移相关转录本 1（metastasis-associated lung adenocarcinoma transcript 1，MALAT1）、HOX 转录反义 RNA（HOX transcript antisense RNA，HOTAIR）、结肠癌相关转录本 1（colon cancer associated transcript1，CCAT1）和 X 染色体失活特异性转录本（X inactive specific transcript，XIST）等广泛参与肿瘤表观遗传、细胞周期、细胞分化和肿瘤微环境调控等众多生命活动，同时也参与调控 PI3K/Akt/mTOR、P53、NF-kB 和 Notch 等通路促进肿瘤发生发展。

尽管仅对在肿瘤细胞中表达的小部分 lncRNA 开展了研究，lncRNA 在肿瘤治疗中的作用、与肿瘤预后的关系以及对肿瘤微环境的影响等相关问题需要进一步探讨。

（2）微小 RNA：微小 RNA（microRNA，miRNA）是一种内源性小分子 RNA，miRNA 通过与靶基因 3'-UTR 结合调节基因的表达，从而参与调控细胞凋亡、增殖与分化等生理过程，与肿瘤等多种疾病的发生发展密切相关，并产生显著的遗传学效应。越来越多的研究揭示了 miRNA 在妇科肿瘤中的致癌作用，miRNA 表达上调可以抑制抑癌基因，进而发挥类似致癌基因的作用，而 miRNA 表达下调可以抑制原癌基因，进而发挥抑癌基因的作用。

卵巢癌中大约 40% miRNA 的拷贝数发生改变，失调的 miRNA 与组织学亚型、肿瘤分期/分级、BRCA 突变、肿瘤的存活率相关。研究者对 miR-200 家族研究发现它在晚期卵巢癌中上调，预示着卵巢癌预后不佳，不同浓度的 miR-200 可以影响卵巢癌细胞对放疗的敏感性等。Let-7 家族是另一个在卵巢癌中被广泛研究的 miRNA 家族，能显著抑制卵巢癌的恶性发展，并能提高癌细胞对铂类的敏感性。miRNA

有可能被用作监测卵巢癌预后和预测化疗敏感性的生物学标志物。由于miRNA作用于多个基因，很难做到特异性基因沉默，因而常常产生不可预期的副作用，导致多个miRNA药物因安全性问题而终止临床试验。

（3）长链非编码RNA和微小RNA之间的相互作用：lncRNA和miRNA是基因表达的重要调节因子，两者间相互作用形成lncRNA-miRNA轴，具有肿瘤促进或抑制作用。lncRNA的长链可长达上千核苷酸，作为竞争性内源RNA（ceRNA），可以吸附结合大量的miRNA，在细胞中起到miRNA海绵的作用，缓冲并削弱miRNA干涉靶基因的能力，间接上调miRNA相关靶基因的表达。lncRNA和miRNA能竞争同一靶基因mRNA的3'-UTR，从而抑制miRNA对靶基因的调控。lncRNA通过剪切作用形成miRNA的前体，也有部分基因可以在转录产生lncRNA的同时转录产生miRNA前体，加工后能生成特异性的miRNA调控靶基因。

虽然已找到大量的lncRNA和miRNA，然而相对于人类基因组的总数，在癌症中已进行功能探索的lncRNA和miRNA的数量仍然较少。在癌症发展过程中发现具有关键作用的lncRNA-miRNA轴，将有可能揭示新的治疗靶点。

（四）DNA 错配修复与微卫星不稳定性

微卫星（microsatellite）又称为短串联重复序列（short tandem repeat，STR），是广泛存在于人类基因组中的小片段核苷酸重复序列，一般由1~6个核苷酸组成，重复次数不超过60次，具有高突变性。STR是一种可遗传的并且具有高度多态性的短核苷酸序列，作为遗传标志，STR分析已广泛应用于法医鉴定、疾病基因定位和遗传疾病的诊断等诸多领域。

DNA复制过程中由于发生点突变、滑链错配或错配修复异常导致重复DNA序列基因突变被称为微卫星不稳定性（microsatellite instability，MSI）。DNA错配修复（mismatch repair，MMR）系统是一种高度保守的细胞自我修复系统，在DNA复制过程中起着重要的作用。MMR蛋白的主要功能是修复DNA复制过程中产生的错配基因，从而保持遗传物质的完整性和稳定性。执行MMR功能的关键基因包括PMS2、MLH1、MSH2和MSH6。若MMR基因突变，DNA复制错误得不到修正，在DNA复制的过程中便会发生MSI。患者MMR突变常见于两种情况：一种是MMR表观遗传改变引起的散发病例，包括MLH1启动子的高甲基化、MSH2的表观遗传失活或miRNA对MMR基因的下调可以抑制转录并干扰MMR基因的表达。一种是MMR基因的种系突变，其中以Lynch综合征最为著名。Lynch综合征是由MMR基因突变导致的，80%~90%的Lynch综合征家族检测到MLH1和MSH2突变，10%~15%的家族存在MSH6的突变，少数存在PMS2的突变。90%的Lynch综合征都具有高水平微卫星不稳定性的特征。

在癌基因、抑癌基因和促凋亡基因中都含有微卫星结构，这些基因组区域的MSI与多种癌症相关。在20%的卵巢癌患者中，观察到P53基因中微卫星短回文序列发生突变。子宫内膜癌的研究中发现PTEN基因微卫星突变频率升高。MSI已在多种肿瘤中被发现，但它在妇科肿瘤中研究最为广泛。

MSI已成为肿瘤标志物、肿瘤特性及疾病预后的研究热点。临床上已将MSI作为结直肠癌和其他实体瘤预后的重要分子标志物，并应用于协助Lynch综合征筛查。

（五）单核苷酸多态性对妇科肿瘤遗传的影响

单核苷酸多态性（single nucleotide polymorphism，SNP）由Landers等人于1996年提出，主要是指在基因组水平上由单个核苷酸的变异所引起的DNA序列多态性。SNP所表现的多态性只涉及单个碱基的变异，这种变异由单个碱基的转换、颠换、插入或缺失所引起。SNP在人类基因组中广泛存在，是人类可遗传的变异中最常见的一种，占所有已知多态性的90%以上。在遗传学分析中，由于存在密度高、遗传具有稳定性，易于批量化检测，SNP作为一类新的遗传标记得以广泛应用。目前认为基因的SNP是影响遗传易感性的重要因素，涉及的SNP位点，大多是癌基因、抑癌基因和免疫相关基因。

全基因组关联研究（genome-wide association study，GWAS）已成为肿瘤遗传易感性研究的一种强有力的策略。GWAS一般采用高通量的基因分型平台，在基因组范围内选择具有代表性的标签位点（tagging SNP）进行检测，从而筛选出所有与疾病性状显著相关的基因区域。多项研究探索了基因多态性作为妇科恶性肿瘤预测或预后生物标志物的潜在作用，以评估基因多态性与卵巢癌、子宫内膜癌、宫颈癌或外阴癌临床结果之间的关联。

SNP的研究涉及妇科肿瘤的发生发展和治疗等众多领域，目前已从仅局限于研究某一单独的SNP位点转向多基因、多个多态性位点联合研究，并利用多组学数据和功能试验对潜在的致病位点进行解析。研究发现部分基因的多态性如：BRCA1/2、XRCC2、ESR1、P53、HLA、MDM2、TGF等是引起遗传性妇科肿瘤的重要危险因素，与妇科肿瘤侵袭、耐药和疾病预后之间存在关联。大量独立的验证研究表明，不同环境、不同种族中，不同SNPs位点对妇科肿瘤遗传易感性的影响有着显著的差异。

现在关于基因多态性与疾病的研究非常多，但是部分结果相互矛盾，具有很大的不确定性。有必要对SNP的研究进行精心设计，严格方法学的应用以及采取更大的队列研究来鉴定具有意义的变异。

三、妇科肿瘤基因治疗

基因治疗是妇科肿瘤的一种很有前景的治疗方式，妇科肿瘤的基因治疗虽然在不断进步和创新，但是用于有效治疗患者还有一定距离。

实现肿瘤基因治疗的关键是要使用高效、安全的基因载体系统。人们常用病毒载体和非病毒载体作为导入靶细胞的基因载体,目前大部分基因治疗以病毒载体介导为主。腺病毒由于感染范围广,可用于普通细胞系、原代细胞、悬浮细胞等的感染,由于感染效率高,载体容量大而得到广泛应用。

目前妇科肿瘤基因治疗相关的策略主要涉及:抑癌基因和癌基因;自杀基因;基因免疫治疗;抗血管生成;多药耐药相关基因和溶瘤病毒疗法。临床试验针对这些方法开发出抑癌基因、自杀基因和溶瘤病毒疗法,并探讨这些治疗策略的可行性和有效性。截至 2021 年,根据临床试验网站数据,目前共开展 102 项卵巢癌相关基因治疗临床试验,68 项宫颈癌相关的基因治疗临床试验,24 项子宫内膜癌相关的基因治疗临床试验。

临床试验研究涉及较多的基因包括:P53、IL-2、IL-12、HSV-TK 等。由于近 50% 的卵巢癌患者 P53 基因发生变异,所以 P53 基因研究最为广泛,包括用病毒载体将正常 P53 基因导入患者体内;P53 多肽疫苗;P53 突变抑制剂;P53 激动剂等,其目的都是恢复 P53 转录激活功能,激活免疫细胞 CD4 和 CD8,达到抗肿瘤的目的。

(易 韬 赵 霞)

第二节　妇科肿瘤的遗传

研究表明虽然 80% 以上人类恶性肿瘤是由各种环境致癌因素引起的,但是还有多达 10%~20% 的肿瘤可归因于遗传因素,这种遗传性并不是指肿瘤会直接由亲代传递给子代,所能遗传的是对于致病因子的易感性或倾向性。遗传因素占妇科恶性肿瘤发病原因的 5%~10%。随着越来越多的妇科肿瘤易感基因被发现,遗传相关的妇科肿瘤治疗和预防成为研究的热点并且部分基因成功地应用在临床监测和治疗中。

一、卵巢肿瘤的遗传

卵巢癌可以分为散发性和遗传性,其中遗传性卵巢癌约占所有卵巢癌患者的 15%。遗传性卵巢癌患者大多因为卵巢癌、乳腺癌相关的基因发生突变而引起,这些基因包括 BRCA1、BRCA2 等,由于这些基因突变后会传递给下一代,所以后代也有很大的概率罹患乳腺癌和卵巢癌。事实上,普通人群的患病风险为 1.6%,有 1 个一级亲属患有卵巢癌者上升到 4%,当 2 个亲属都患有卵巢癌时,风险上升到 7%。

上皮性卵巢癌的发生与 3 个遗传性癌综合征有关,即遗传性乳腺癌-卵巢癌综合征(hereditary breast-ovarian cancer syndrome,HBOC),遗传性位点特异性卵巢癌综合征(hereditarysite-specific ovarian cancer,HSSOC)和 Lynch 综合征(LS)或者遗传性非息肉性结直肠癌综合征(hereditary nonpolyposis colorectal cancer,HNPCC)。HBOC 是妇科遗传性癌症综合征最常见的临床类型,HBOC 被美国国家癌症研究所定义为"一种遗传性疾病,其乳腺癌(尤其是 50 岁之前)和卵巢癌的风险高于正常水平"。患有 HBOC 的人其他类型癌症的风险也可能会增加,包括黑色素瘤、胰腺癌和前列腺癌。大多数 HBOC 的病例是由 BRCA1 或 BRCA2 的某些突变引起的。大约 15%~20% 的高级别浆液性卵巢癌(high grade serous ovarian cancer,HGSOC)患者有种系

BRCA1 或 BRCA2 基因的突变。BRCA1 或 BRCA2 突变携带者在 40 岁时患卵巢癌的风险低于 3%,但到 50 岁时增加至 10%。在家族倾向性研究中,到 80 岁时 HGSOC 的累积风险在 BRCA1 和 BRCA2 突变携带者中约为 44% 和 17%。具有 BRCA1 突变的妇女平均约有 40% 的卵巢癌风险;而 BRCA2 突变的妇女患卵巢癌的风险为 11%~18%。故在确认了患者的 BRCA 种系突变后,也应向其一级亲属提供种系检测,以确定可能从筛查中受益的携带者。

女性 BRCA1 或 BRCA2 突变携带者应在生育后考虑预防性输卵管-卵巢切除术(risk-reducing salpingo-oophorectomy,RRSO),因为这种手术能有效降低卵巢癌风险。实施 RRSO 的最佳年龄段是 35~45 岁,不仅能使卵巢癌发病率下降 70%~85%,还能同时降低该人群乳腺癌的肿瘤死亡率和全因死亡率。

其他易感基因包括 CHEK2、ATM、BAP1、PALB2、BRIP1、RAD51C 等,虽然在人群中分布频率 <1%,但累积起来,携带者患病风险是非携带者的 2~4 倍。因此,对患有 HGSOC 的妇女进行基因检测时除 BRCA1、BRCA2 外,还应包括这类易感基因。

目前认为 HSSOC 可能是 HBOC 的一个变体,常在有 2 个或 2 个以上的一级或二级亲属患上皮型卵巢癌的家族中被确认,这类家族成员终身患卵巢癌的风险约为 5%,比一般人群高 3 倍。

Lynch 综合征是一种常染色体显性遗传病,是遗传性结直肠癌中最常见的一种疾病,占所有结直肠癌的 1%~5%,由错配修复基因 MLH1、MSH2、MSH6 或 PMS2 的遗传性突变引起,MLH1 和 MSH2 突变最为常见,占所有病例的 90% 以上。Lynch 综合征患者终身患癌的风险分别为:结直肠癌 50%~80%,女性子宫内膜癌 30%~60%。Lynch 综合征也与卵巢癌风险的增加有关,在 8%~15% 的女性 MLH1 或 MSH2 突变携带者中发生,在 MSH6 或 PMS2 突变携带者中不常

见，患者卵巢癌诊断的平均年龄为 45 岁，大多数卵巢癌类型为黏液性、子宫内膜性和透明细胞性，而 23% 是子宫内膜性，21% 是浆液性，11% 是透明细胞性。由于患者诊断时病程较轻和发病年龄较早，Lynch 综合征妇女的卵巢癌总生存率优于 BRCA1 或 BRCA2 突变者。

与遗传型卵巢上皮性肿瘤相比，遗传型卵巢生殖细胞肿瘤很少见。在此类肿瘤家族中，女性卵巢生殖细胞和男性睾丸生殖细胞都有可能发生肿瘤。此外，在遗传性性腺发育不良症患者中，卵巢生殖细胞瘤的发病率相对较高。有卵巢癌、乳腺癌、子宫内膜癌、结直肠癌家族史者，卵巢癌的发病率明显升高。因此对有这些癌家族史者除常规体检外，更应提高警惕，密切监测，甚至预防性卵巢切除。

二、宫颈癌的遗传

宫颈癌是全球女性第三大常见癌症，虽然持续高风险的人乳头瘤病毒（HPV）感染是大多数宫颈癌发生的主要原因，但是并不是所有感染者都会发展成宫颈癌。Peutz-jeghers 综合征（PJS）为常染色体显性遗传，PJS 人群发生子宫颈微偏腺癌（MDA）的风险增加，但在临床中较为罕见。家系研究与基因遗传变异研究证据显示，不同遗传背景的个体对宫颈癌的易感性有显著不同。基因遗传变异可通过转录或转录后调控、氨基酸编码等机制影响基因的表达水平或蛋白功能，从而造成宫颈癌发病风险的人群差异。

在基因水平、转录水平或表观遗传学水平评价癌症细胞基因组的 DNA 和 RNA 突变、拷贝数异常等信息时，发现了不同组织类型宫颈癌的基因突变：宫颈腺癌的基因突变多发生于 PIK3CA、KRAS、ELF3 等基因，宫颈鳞癌中 PIK3CA、MAPK1、HLA 等基因突变较为常见，其突变与宫颈癌易感性有关。HLA 与人类免疫功能密切相关，其在宫颈癌的发生、发展过程发挥着重要作用。HLA 作为最佳的群体遗传标志，不同种族 HLA 分布不同，从而导致不同种族对病原体的易感性不同。目前关于 HLA-DRB1 等位基因与宫颈癌相关性的研究较多，但是结果还存在不少争议。

虽然已经开展宫颈癌遗传相关的多个研究，但是这些报告相互有许多不一致的地方，可能还需要进行可重复、跨种族、多中心的临床研究。

三、子宫内膜癌的遗传

子宫内膜癌多为散发性，约有 3%~5% 的患者为遗传性子宫内膜癌。遗传学因素被认为是子宫内膜癌发展的重要危险因素之一，患有 Lynch 综合征和 Cowden 综合征的女性患子宫内膜癌的风险增加，大多数遗传性子宫内膜癌是由 Lynch 综合征引起的。

Lynch 综合征为常染色体显性遗传疾病，由 DNA 错配修复（MMR）基因突变导致，并与肿瘤的微卫星不稳定性密切相关。DNA 错配修复基因主要包括 MLH1、MSH2、MSH6 和 PMS2。MLH1 和 MSH2 突变大约占 Lynch 综合征所有致病性变异的 80%~90%，MSH6 的致病性变异大约占 10%~15%，PMS2 致病性变异的比例小于 5%。不同类型基因突变引起的子宫内膜癌风险不同，女性携带 MLH1、MSH2、MSH6 基因突变发生宫内膜癌风险是 20%~40%，PMS2 突变携带者的风险是 15%。

Lynch 综合征约占所有子宫内膜癌的 3%，在 50 岁以下的女性中占 9%。Lynch 综合征的女性终身患子宫内膜癌的风险达到 30%~60%。因此，对子宫内膜癌患者进行 Lynch 综合征的筛查很有必要。指南建议，条件允许时，建议对所有子宫内膜癌患者行 Lynch 综合征筛查，包括采用免疫组织化学检测肿瘤组织的 MMR 蛋白和 MSI。

Cowden 综合征是一种罕见的常染色体显性遗传综合征，由位于 10 号染色体上 PTEN 基因突变引起，其他相关的突变基因包括 PIK3CA 和 AKT1。女性 Cowden 综合征患者终身患子宫内膜癌的风险为 5%~10%，比普通人群的患病风险明显增加。

四、妊娠滋养细胞肿瘤的遗传

妊娠滋养细胞肿瘤指的是与妊娠有关，以滋养细胞组织增生和程度不同的恶性倾向为特征的一组疾病，包括葡萄胎（hydatidiform mole，HM）、侵蚀性葡萄胎（invasive mole，IM）、绒毛膜癌（choriocarcinoma，CC）、胎盘部位滋养细胞肿瘤（placenta site trophoblastic tumor，PSTT）和上皮样滋养细胞肿瘤（epithelioid trophoblastic tumor，ETT）。该类疾病在亚洲，尤其是东南亚的一些发展中国家发病率较高。

从遗传上讲，父源性基因过度表达是完全性和部分性葡萄胎发病的关键因素。完全性葡萄胎是二倍体，具有 46，XX 染色体，均来自父系；部分性葡萄胎是三倍体，染色体核型为 69，XXX 或 69，XXY，遗传物质 1 套来自母系，2 套来自父系。此外，研究发现母体效应基因 NLRP、KHDC3L 等突变，可能与母源基因印记缺失相关，从而导致家族性复发性葡萄胎。多年来，虽然在遗传学分析、癌基因测定、基因表达差异比较和印迹基因检测等多方面进行了诸多的研究，但对哪些患者可能会在葡萄胎后发生妊娠滋养细胞肿瘤的预测一直未能解决。大多数绒毛膜癌与妊娠有关，继发于葡萄胎，除具有高度核异型性外，还发现染色体某些区域包括 7p12~7q1.12 的缺失、8p12~p21 或 7q11 以及 7p21~7q31 的扩增等。

五、遗传性妇科肿瘤的风险评估

常见的遗传性妇科肿瘤包括遗传性乳腺癌-卵巢癌综合征、Lynch 综合征、Li-Fraumeni 综合征、Cowden 综合征、Peutz-Jeghers 综合征等，遗传性肿瘤在人群中所占比例不大,但家族肿瘤遗传的易感性对家庭成员的影响较大。遗传性肿瘤的规范咨询有助于肿瘤早期筛查、早期诊断和早期干预。

遗传性肿瘤风险评估可有效识别易患某种肿瘤的高危人群或家族,评估内容包括收集完整的个人史和家族史,评估病理报告、影像学资料及其他肿瘤高危因素。评估结果如提示遗传性肿瘤风险高,可以进行基因检测和适宜的肿瘤筛查或采取措施干预。

(易 韬 赵 霞)

第三节 妇科肿瘤的染色体变化

染色体是个体的遗传物质,其中排列的基因决定个体的性状和表型。作为遗传物质载体的染色体,其数目、形态的恒定是维持遗传性相对稳定的必要条件。各种原因导致的染色体不稳定和非整倍体改变,可导致细胞生物学行为改变、无限制增殖,甚至恶性转化。在同种肿瘤中反复检出的染色体异常,称为非随机性染色体异常,对了解遗传学因素在肿瘤发生过程中的作用非常重要,为探索新的诊断、治疗方案提供理论依据。

一、卵巢癌染色体

良性卵巢肿瘤的染色体改变不显著,最常见的为12-三体。对交界性囊腺瘤经7~12天培养后的染色体分析显示,10-三体可能是染色体早期的特异性改变。恶性卵巢肿瘤染色体的结构改变比较复杂,通过对卵巢癌实体瘤标本中染色体畸变进行分析发现,染色体结构畸变主要为易位、染色单体断裂、裂隙和双微体。卵巢癌的染色体畸变常发生于一些特定的染色体,如染色体1、2、3、5、6、7、11、14、17、20、21、X等,但仍有较高的不一致性。其中染色体1、3、6号染色体的断裂和重排更为常见,断裂点位于1p3~4、1p36、3p14~21、6q15~21。其他较常见的重排发生于7p、10q、11p、14q、19q。也有报道有标记染色体出现,包括等臂染色体i(4p)、i(5p)、i(6p)和i(12p)。

X染色体是人类2条性染色体之一,女性通常通过一种长非编码RNA——X染色体失活特异性转录因子(X-inactive specific transcription factor,XIST),使1条X染色体随机并永久失活,称为X染色体失活(X-chromosome inactivation,XCI)。X染色体上通常包含多种肿瘤相关基因,杂合性丢失(loss of heterozygosity,LOH)及特定部位的XCI可能是新的隐性X伴性肿瘤抑制因子。X染色体相关LOH在高达40%的卵巢癌中都有发现,与肿瘤进展、高级别肿瘤及铂类耐药有关。卵巢癌细胞系中也发现了失活的X染色体(Xi)、复制的活化X染色体(Xa)及再激活Xi。近期一项研究发现约52%的卵巢癌有X染色体改变,其余染色体结构无改变的卵巢癌中96%有XCI。一项研究显示,XCI调节异常的卵巢癌患者复发时间及总体生存时间更短。临床观察发现卵巢癌患者的姐妹发生卵巢癌的风险高于她们的母亲(风险分别为66%和35%),其祖母(28.4%,95% CI:

22.8%,34.8%)发生卵巢癌的风险约为外祖母(13.9%,95% CI:11.4%,16.8%)的2倍。祖母患卵巢癌的患者比外祖母患者癌的患者更容易发生早发性卵巢癌(HR=1.59,95% CI:1.12,2.25)。此比例符合X相关遗传模式。对XCI分子机制的深入了解有助于探索XCI相关的治疗方案,例如重新激活野生型X相关等位基因,避免细胞因LOH受损。X染色体改变在卵巢癌的发生发展及治疗中的作用还需要进一步研究。

二、宫颈癌染色体

对宫颈癌的细胞遗传学研究发现了一系列发生于染色体1、3、5、17和X上的非随机性改变。在宫颈癌的不同期别,还观察到其他染色体改变,如2q、3p、4p、4q、5q、6q、11q、13q和18q等区域的片段丢失,以及1q、3q、5p和8q等的获得。而在染色体3p、4p、4q、5p、6p、6q、11q和17p等的部分区域常发现LOH,推断这些区域可能存在抑癌基因。对宫颈癌患者外周血淋巴细胞染色体的研究表明,其染色体数目畸变率显著高于对照组,提示宫颈癌患者的染色体稳定性较差,推测可能和DNA修复系统的缺陷造成特异的染色体区带缺失、癌基因激活和抑癌基因失活有关。

高危型人乳头瘤病毒(human papilloma viruses,HPVs)持续感染是发生宫颈癌的重要因素。HPV感染多数呈游离状态感染,仅少数HPV病毒整合入宿主细胞DNA中,还有一部分为混合存在。Groves IJ等采用HPV整合位点捕获技术(HPV integration site capture,HISC)发现HPV通常以两种方式整合入DNA:直接整合并删除部分宿主片段,或者以环形方式使宿主侧翼序列扩增。整合的病毒基因组和宿主基因组相互作用,驱使宿主基因功能失调,例如原癌基因扩增、肿瘤抑制基因失活、染色体间或染色体内重排及基因不稳定性等,位于HPV整合位点附近的基因在RNA及蛋白表达水平方面都发生改变。全基因组测序及高通量病毒整合检测法在宫颈癌中检出了多达3 667种HPV病毒整合点,其中多个部位涉及肿瘤相关的重要基因,例如MYC癌基因。病毒基因组与宿主染色体整合部位短距(<500kbp)或长距(>500kbp)的相邻基因都受到影响,这种基因功能失调并不一定都是由致癌基因功能受影响所致,也可能是由基因组直接的拓扑关联域(topologically associating domains,TADs)导致的。HPV DNA插入而改变表达的基因包括MYC、

TMEM49、FANCC、RAD51B、POU5F1B、FHIT、KLF12、KLF5、HMGA2、LRP1B、LEPREL1、DLG2 和 SEMA3D 等，从而导致宫颈癌 DNA 修复途径缺陷和基因组不稳定性。相对少见的插入位点受影响的基因包括 AGTR2、DMD、CDH7、DCC、HS3ST4、CPNE8、C9orf85、MSX2 和 CADM2。此外，有报道表明 HPV 整合入 MIPOL1/TTC6 和 TP63 基因可导致相关基因功能改变。其中 p63 基因在上皮角化细胞增生及分化中发挥重要作用，TP63 驱使的上皮细胞功能重组可提高肿瘤的侵袭性。

染色体结构改变（structural variations，SVs）是肿瘤发生发展中的重要相关因素，包括删除、复制、插入、转位、倒置等。Zhang 等研究发现宫颈癌中也出现了促进肿瘤发生的 SVs。SVs 可导致基因表达的显著改变，与基因的三维结构直接相关，最终导致肿瘤的发生及浸润。AdeelMM 等采用高通量染色体构象捕获（high-throughput chromosome conformation capture，Hi-C）数据来分析宫颈癌的 SVs，结果提示共有 24% 的基因发生 A/B 部分转换，此外，高分辨率 t（4；7）（q13.1；q31.32）和 t（1；16）（q21.2；q22.1）转位可影响周围基因表达。丰度检测提示受影响的基因主要参与宫颈癌相关通路。在宫颈癌中准确地预测 SVs 及其三维构象及相关基因表达改变尚需进一步研究。

三、子宫内膜癌染色体

大部分子宫内膜癌的染色体数目为近二倍体，其中一部分只涉及 1~2 条染色体的增加或丢失，有的以单个染色体的三体或 8 号染色体为唯一的异常改变。通常高二倍体者的肿瘤分化和预后较差。有研究报道认为子宫内膜癌 1、2、7、10 和 12 号染色体畸变发生率最常见。1 号染色体长臂的三体或四体征也较常见，1 号染色体三体或四体在 I 期子宫内膜腺癌中发生率高达 97%，提示 1 号染色体和早期子宫内膜腺癌之间可能有关系。此外，1 号染色体在子宫内膜癌中的畸变还表现为各种结构重排，包括等臂染色体形成、缺失、复制和染色体长短臂之间的异位。也有学者认为在子宫内膜癌中 3p14 畸变率发生率最高，认为 3p14 是染色体断裂的热点区。在 3p14.2 区有人的 FHIT 抑癌基因位点，由于 3p14 的断裂、缺失而引起 FHIT 功能失活，改变了细胞内环境，激活原癌基因，导致肿瘤发生。采用荧光原位杂交（fluorescence in situ hybridization，FISH）技术对子宫内膜癌标本 8 号染色体进行检测，发现 8 号染色体出现单体、三体及四体畸变，畸变率 100%，子宫内膜增殖症出现 8 号染色体单体、三体畸变，畸变率为 70%，显著高于正常子宫内膜，提示 8 号染色体与子宫内膜癌发生发展密切相关。

端粒是线状染色体末端的特殊结构，包含特定重复 DNA 片段，其保护作用在于防止细胞增殖过程中基因组 DNA 丢失。当细胞分裂导致端粒缩短，极度缩短的端粒可启动凋亡，导致细胞分裂终止。近期多个研究分析了 TCGA

数据库中子宫内膜样癌和浆液性子宫内膜癌，发现在 31 种不同的人类肿瘤中，子宫内膜癌具有显著缩短的端粒长度。端粒通常认为是不参与翻译的，直到近期发现端粒重复 RNA 分子（telomeric repeat-containing RNA，TERRA）可被 CpG 岛包含的亚端粒启动子通过 RNA 多聚酶 II 翻译。TERRA 分子是异源性长非编码 RNA（long non-coding RNAs，lncRNA），目前已在多种脊椎动物、真菌及植物中发现。TERRA 可通过多种途径调节端粒长度，TERRA 的翻译被认为有助于端粒复制及维持染色体稳定性。TERRA 表达与相应端粒长度呈负相关。Alnafakh RA 等比较了 TERRA 水平在健康和子宫内膜恶性肿瘤组织中的差别，推测子宫内膜癌患者中 TERRA 水平降低、端粒长度缩短可能是一个普遍的现象。缩短的端粒可能通过端粒功能异常导致基因组不稳定性和克隆进化，从而推动子宫内膜癌进展。对子宫内膜癌中端粒和端粒酶相关蛋白的研究有助于对子宫内膜癌患者分层治疗、探索针对端粒酶的个体化治疗方案。

四、滋养细胞肿瘤染色体

完全性葡萄胎（complete hydatidiform mole，CHM）多数为二倍体核型，85% 与雄核发育有关。雄核发育是指与精子结合的卵子失去遗传活性，单倍体精子经减数分裂复制后产生纯父系来源的 46，XX 的核型，胚胎的发育仅受父本遗传控制。也有罕见的多倍体 CHM，如三倍体父源性葡萄胎，核型为 69，XXY；或四倍体完全性葡萄胎 92，XXXX，染色体的多态性显示所有染色体均为父源性，所见到的染色体核型可能是 46，XX 基础上的复制，可能是 1 个卵子与 3 个精子，或 2 个精子其中之一是二倍体精子受精。部分性葡萄胎大多数为单卵子双精子受精导致 69，XXX 或更罕见的 69，XYY。此外，还可有罕见的二倍体部分性葡萄胎、四倍体部分性葡萄胎以及亚倍体或超倍体部分性葡萄胎。完全性和部分性葡萄胎均表现为过多的父源性染色体，从而促使滋养细胞过度增生而发生葡萄胎。有报道纯合性者均为父系染色体复制，杂合性若为双精子受精起源，其雄性起源的双倍体完全性葡萄胎滋养细胞过度增生较明显，发生滋养细胞肿瘤的危险性较大。

葡萄胎、侵蚀性葡萄胎和绒毛膜癌染色体具有从整倍体到异倍体的变化趋势。绒毛膜癌中异倍体较常见，染色体的畸变程度随着病变恶变程度的增加而增加。侵蚀性葡萄胎的细胞染色体众数为 52，绒毛膜癌的非整倍体和四倍体明显增多。绒毛膜癌的染色体也多有数目和结构异常，对 4 个绒毛膜癌细胞株的染色体分析发现，染色体数目为 55~91，众数分别为 74、74/76、80 和 81。性染色体分别为 XY、XXY 或 i（Xq）Y、XY 和 X。此外，1 号和 9 号染色体结构有重排。

对侵蚀性葡萄胎和绒毛膜癌患者的外周血染色体脆性

部位的研究结果显示,染色体脆性部位表达频率(15.1%)明显高于正常妇女(5.1%)。由于遗传因素在某种程度上决定了肿瘤患者的染色体脆性,而染色体脆性的增加可直接或者在DNA修复过程中引起受精卵的基因突变,从而提供更多的机会激活癌基因,可能增加对妊娠滋养细胞肿瘤的易感性。

(杨小芸　赵　霞)

第四节　妇科肿瘤的基因变化

参与肿瘤发生的基因有3类:癌基因、抑癌基因和DNA错配修复基因。随着对癌基因、肿瘤抑制基因及错配修复基因的研究进展,人们对细胞遗传学因素在肿瘤发生发展过程中的作用有了进一步的认识,对于各种基因改变在妇科肿瘤发生中的作用和机制,也获得了更深的理解,为寻找妇科肿瘤的早期生物标志及个体化的基因治疗提供了线索和方向。

一、卵巢癌基因

上皮性卵巢癌(epithelial ovarian cancer,EOC)占卵巢恶性肿瘤的95%以上,约50%的上皮性卵巢癌存在同源重组修复缺陷(homologous recombination deficiency,HRD)。同源重组修复(homologous recombination repair,HRR)是正常细胞修复DNA双链断裂损伤(double strand break,DSB)的重要途径,开始于细胞内DNA损伤感应蛋白质对于DSB的识别,这个过程主要依赖于MRN(MRE11、RAD50、NBS1)蛋白复合物。随后在DNA酶的作用下从5′到3′对DNA进行切割,ATM、RPA等蛋白结合于突出的单链DNA阻止其进一步降解;以RAD51为核心的DNA重组酶随后结合于单链DNA并在姐妹染色单体上寻找同源序列以作为后续DNA修复的模板。在这个过程中,RAD51借由BRCA2募集到RPA结合的单链DNA上,而BRCA2的募集则依赖于BRCA1和PALB2。HRR通路相关的基因突变是HRD的主要原因,卵巢癌中常见的HRR突变有BRCA1、BRCA2、ATM、BARD1、BRIP1、CHEK1、CHEK2、FAM175A、MRE11A、NBN、PALB2、RAD51C、RAD51D等。HRD导致细胞DNA双链断裂损伤修复途径缺陷,表现为对引起DNA断裂的铂类药物以及PARP抑制剂高度敏感,因此HRD已成为卵巢癌治疗相关的重要生物标志物。

BRCA1/2是重要的抑癌基因,对于维持细胞正常的生长增殖至关重要,也是维持细胞HRR功能最重要的基因。在非黏液性高级别卵巢癌患者中,BRCA1/2突变率高达15%。BRCA1和BRCA2突变携带者卵巢癌、输卵管癌和腹膜癌的发生率分别为20%~50%和10%~20%。携带BRCA1/2突变的多种肿瘤对PARP抑制剂敏感,在新诊断的卵巢癌中,BRCA1/2和HRD检测被推荐用于指导一线卵巢癌的治疗方案选择。除突变外,基因也可以通过表观遗传学机制失活,高级别浆液性卵巢癌中约10%存在BRCA1基因启动子的甲基化,约2%存在RAD51C基因启动子的甲基化,导致对应的基因表达下调。在患者来源异种移植瘤(patient-derived xenograft,PDX)小鼠模型、卵巢癌细胞系及PARP抑制剂的临床研究中发现,BRCA1或RAD51C甲基化与rucaparib的敏感性相关,纯合BRCA1甲基化对rucaparib高度敏感,而杂合BRCA1甲基化对rucaparib表现出耐药。对ARIEL2研究的数据分析表明,携带纯合BRCA1甲基化与携带BRCA1/2突变的卵巢癌患者接受rucaparib单药治疗的中位PFS接近(14.5个月 vs. 12.8个月)。研究发现BRCA1的甲基化也可能与患者对奥拉帕利的长期获益相关,但目前临床研究证据仍然较少。

从组织学上讲,EOC分为5个主要亚型:高级别浆液性腺癌、低级别浆液性腺癌、透明细胞癌、子宫内膜样癌和黏液性卵巢癌。不同病理类型的卵巢癌也具有不同的基因特点,为寻找卵巢癌的早期生物标志及个体化的基因治疗提供了线索和方向。

高级别浆液性腺癌(high-grade serous ovarian cancer,HGSOC)是最常见的组织学亚型,占卵巢恶性肿瘤的70%~80%。大多数HGSOC是散发的,但15%~20%的患者有遗传倾向,具有BRCA1和BRCA2突变或其他不太常见的同源重组基因改变。研究表明K-ras基因在卵巢浆液性癌交界性肿瘤中突变率检出较低,在HGSOC中突变率较高,提示这一基因异常主要发生于HGSOC中。K-ras基因是ras原癌基因家族成员之一。K-ras在卵巢癌中检出率可高达71.4%,K-ras基因能使正常卵巢细胞增殖加快,细胞生长调节失控,赋予了正常细胞恶性转化的能力和侵袭力。TP53的体细胞突变几乎在所有(97%)HGSOC中都可检出,该基因编码的转录因子可活化参与DNA修复、细胞周期、DNA损伤导致的细胞凋亡等基因。其他常见的基因突变还包括FAT3、CSMD3、NF1、RAD51C、RAD51D、BRIP1、RB1、GABRA6、CDK12、BRCA1以及BRCA2。研究发现,HGSOCs大约有50%的HRD,高水平的基因组不稳定性可能与更高的铂类化疗敏感和多腺苷二磷酸核糖聚合酶抑制剂(poly ADP ribose polymerase inhibitor,PARPi)治疗反应率相关,为靶向治疗的使用提供了理论依据。

低级别卵巢浆液性癌(low-grade serous ovarian cancer,LGSOC)占卵巢癌的10%左右。推测LGSOC起源于非典型、增生活跃(交界性)的肿瘤,与HGSOC起源不同。LGSOC患者较少有乳腺癌/卵巢癌家族史,与BRCA1/BRCA2基因突变无关,常见的体细胞突变有BRAF(38%)、KRAS(19%)、

NRAS、ERBB2 和 PI3K 的催化亚单位 α（PIK3CA）等，伴 MAPK 通路激活。活化的 MAPK 通路在 80% 的 LGSOCs 中可检出，而在浆液性交界性肿瘤中大约 78% 可检出，提示可能与发病有关，同时也为探索 MAPK 激酶（MEK）抑制剂用于 LGSOC 的治疗提供了依据。

卵巢透明细胞癌（ovarian clear cell carcinoma，OCCC）发病率约 5%，约 50% 的 OCCC 可检出 SWI/SNF 基因突变，约 40% 的 OCCC 可检出 PI3K/Akt 信号通路改变，约 29% 的 OCCC 可检出 RTK/Ras 信号通路改变，约 37% 可检出 PTEN 基因失活。卵巢透明细胞癌最常见的基因突变有 ARID1A、PIK3CA、PTEN、CTNNB1 和 PP2R1A，其中 ARID1A 基因和 PIK3CA 基因突变率约为 50% 和 36%。PIK3CA 突变通常只发生于卵巢癌的子宫内膜样癌和透明细胞癌，活化的 PIK3CA 突变可导致异常细胞生长、增殖、存活和血管生成。PI3K 通路或 RTK 通路的激活都与更好的总体生存率相关。

卵巢子宫内膜样癌（ovarian endometrioid carcinoma）约占上皮性卵巢癌的 10%，具有 Lynch 综合征的女性卵巢子宫内膜样癌和透明细胞癌的发病风险增高。卵巢子宫内膜样癌中最常见的突变包括 PIK3CA（40%）、ARID1A（30%）、KRAS（30%）、PTEN（16%）以及 PPP2R1A（16%）。此外，编码 β-catenin 的基因 CTNNB1 突变在低级别卵巢子宫内膜样癌中尤为常见，约占 50%。高级别卵巢子宫内膜样癌的遗传背景类似 HGSOC。

黏液性卵巢癌（mucinous ovarian cancer，MOC）比较少见，约占 2.4%~3% 的 EOC，肿瘤组织多呈异源性，通常包含了良性、交界性及恶性成分。MOC 中 KRAS 突变是最常见的分子学标记，发生于几乎所有的黏液性卵巢癌中。此外，ERBB2 和 HER2 基因扩增也很常见，而 TP53 和 BRCA 基因突变则很少查见。

二、宫颈癌基因

高危型 HPV 病毒感染是宫颈癌发病的主要致病因素。大部分 HPV 病毒为一过性感染，少数 HPV 病毒持续感染并整合到宿主宫颈上皮细胞染色体中，是宫颈癌发病的重要事件。E6、E7 癌蛋白在上皮细胞早期病变中发挥作用，使肿瘤抑制蛋白 p53 和 pRb 失活，从而导致 DNA 修复机制缺陷、凋亡缺陷及细胞快速增殖。多种涉及 DNA 修复、细胞增生、生长因子活性、血管生成、有丝分裂等的基因在宫颈癌前病变及宫颈癌中表达上调。

HPV 病毒复制需要细胞进入 S 期，有赖于 pRb 失活及释放转录因子（E2F）家族转录因子，可促进细胞周期通过 G1 期到 S 期。E2F 过表达可导致 cyclin D1 抑制、CDKN2A 及 p16 基因过表达。细胞增生失去抑制是宫颈癌发生中重要的一步，在此过程中多种与 DNA 复制相关的基因上调，包括 MCM 蛋白家族：MCM2、MCM4、MCM5、MCM6

及 MCM10，编码 DNA 多聚酶的基因、多聚酶催化亚单位 POLE2 及 POLE3、PCNA 等。

宫颈癌中，参与有丝分裂的细胞核微管因子（microtubule nucleation factor，TPX2）通常在肿瘤鳞状细胞中高表达，并随肿瘤分级升高而增加，是宫颈癌增殖、转移的高危因素。参与细胞周期调节的周期蛋白 CCNA2 和 CCNB1 及其相关激酶 CHEK1 和 CDK1 在宫颈癌中都显著升高，CDC20 表达也显著增高。复制因子 C（replication factor C，RFC）对 DNA 复制及细胞周期控制都非常重要。研究表明，RFC3 和 RFC4 促进肿瘤细胞增殖，其中高表达的 RFC3 与肿瘤不良预后相关。

宫颈癌前病变到宫颈癌的发展过程中重要的一环是肿瘤细胞突破上皮基底膜，侵入更深层组织，因此细胞外基质（extracellular matrix，ECM）组成、上皮细胞分化、胶原纤维组成等相关的基因涉及其中。其中重要的基因有 PIK3CA、VEGFA、ITGA1、PTK2、ITGB1、ACTN1、FN1、COL1A1、COL1A2 和 SDC2。黏着斑是联系细胞外基质及相应细胞并传递机械压力和调节信号的大分子物质。黏着斑激酶（focal adhesion kinase，FAK）在浸润性宫颈癌中表达上调，是调节局部黏着的关键酶，其活性参与细胞生存、增殖、迁移及浸润的作用。

三、子宫内膜癌基因

子宫内膜癌绝大部分为散发性，但约有 5% 的患者为遗传性子宫内膜癌。以错配修复（MMR）系统基因种系突变为特征的 Lynch 综合征是最常见的遗传性子宫内膜癌，其他还包括以 PTEN 基因种系突变为主要特征的 Cowden 综合征等。Lynch 综合征为常染色体显性遗传性疾病，患者及其家族成员具有 DNA MMR 系统（MLH1、MSH2、MSH6 和 PMS2）之一或 EPCAM 基因的种系突变。Lynch 综合征也是最常见的遗传性结直肠癌综合征，患者 80 岁前患结直肠癌的风险为 8.7%~61.0%，女性患子宫内膜癌的风险为 21.0%~57.0%，患卵巢癌的风险为 1.0%~38.0%。此外，患者发生胃、小肠、肝、胆及泌尿系统恶性肿瘤的风险也较普通人群增加。DNA 错配修复基因缺失会导致 DNA 碱基错配无法校正，从而引起具有微卫星短串联重复序列长度改变，导致微卫星不稳定性（microsatellite instability，MSI）的发生。子宫内膜癌突变负荷一般较高，主要的突变有 PTEN、PIK3CA、KRAS、CTNNB1、TP53 或 MSI，主要导致 PI3K/AKT/mTOR 途径及 Wnt/β-catenin 途径改变。子宫内膜癌中最常发生改变的基因是 PTEN（30%~50%），在散发性子宫内膜样癌合并共存或恶性前病变者中 PTEN 突变率最高为 83%。PTEN 在子宫内膜癌中的失活伴有 pI3K 激酶活性的增加，导致其下游机制 AKt 的磷酸化。PTEN 的突变也见于 20% 的子宫内膜增生过长中，提示它是某些子宫内膜癌中的早期事件。单纯的 PTEN 突变不足以诱发子宫内膜癌,通常还需要其他非基因或基因的因素共同参与作用。

2013年,癌症基因组图谱(the cancer genome atlas,TCGA)根据全基因组测序基因特征(有无POLE基因超突变、MMR缺失、拷贝数变异等)将子宫内膜癌分为4种分子类型。此后,另外2个研究也提出了子宫内膜癌的其他分型方法,如Leiden/Trans PORTEC和Vancouver/ProMisE。2020年世界卫生组织(world health organization,WHO)对子宫内膜癌病理学类型进行了修订,并整合了子宫内膜癌的分子分型。这些分型方法主要基于MSI状态、POLE突变及TP53突变和p53表达情况。对多种分子分型的命名整合如下:①POLE超突变型(7%);②MSI-H型(微卫星不稳定型)或错配修复系统缺陷(mismatchrepair-deficient,dMMR)型(28%);③微卫星稳定(microsatellite stability,MSS)型或无特异性分子谱(no-specific molecular profile,NSMP)型或低拷贝型(39%);④p53突变型或高拷贝型(26%)。子宫内膜癌分子分型有助于预测患者预后和指导治疗,其中ProMisE分型拟通过内膜活检或诊刮标本,在子宫切除前对子宫内膜癌风险因素进行评估。

POLE是编码DNA多聚酶的催化及校正亚基,与核DNA的复制及修复密切相关。若POLE的核酸外切酶区域发生体细胞突变,DNA复制过程中碱基突变率将升高10~100倍。其特征性突变谱为:PTEN、PIK3CA、PIK3R1、FBXW7、ARIDIA、KRAS、ARID5B。POLE超突变型是具有POLE外切核酸酶区域体细胞突变,从而导致显著增高的突变率。POLE超突变型主要包括低级别和高级别子宫内膜样癌,该亚型即使很大一部分显示为高级别病变、形态学异型性、重度核异型性及TP53突变,仍然具有良好的预后及低复发率。这类患者如果手术分期为Ⅰ~Ⅱ期,术后可考虑随访,不做辅助治疗。

MSI突变源于DNA错配修复系统缺陷。TCGA研究发现,MSI型中大部分肿瘤显示出MLH1启动子甲基化导致的mRNA表达水平降低,从而导致体细胞表达缺失。MSI亚型常见的突变包括ARID5B、PTEN突变及PI3K家族基因包括PIK3CA和PIK3R1等。MSI-H型预后中等,对免疫检查点抑制剂的治疗敏感,但目前的证据仅限于晚期和复发病例。MSS型预后中等,对激素治疗较敏感,年轻患者保育治疗效果较好。

根据基因拷贝数(copy number,CN)改变,TCGA将子宫内膜癌分为低拷贝数和高拷贝数亚型。低拷贝数也称为微卫星稳定型,包含了超过半数的低级别子宫内膜癌。高拷贝数亚型包含几乎所有的浆液性肿瘤(97.7%),大部分混合性肿瘤(75%),这些亚型通常具有非整倍体和非稳定性染色体DNA。高拷贝数型在4个分子亚型种预后最差。p53基因在子宫内膜癌中的突变率为9%~31%,经点突变图谱分析,在子宫内膜癌中有外源性和内源性的诱因导致p53基因突变。突变主要发生在p53基因高度保守区内,即5~8外显子之间,以点突变为主,在CpG位置较频繁地发生。

p53基因突变与子宫内膜癌临床分期、组织学分级有关,组织学为G3的子宫内膜癌p53基因突变频率明显高于G1、G2型。在临床分期Ⅳ期或有浸润性行为的子宫内膜癌中,p53基因突变更频繁。p53突变型预后最差,对化疗可能敏感。子宫内膜癌的分子学改变为个体化治疗提供了理论基础,近年来FDA已批准了多个针对分子通路改变的子宫内膜癌的靶向治疗方案,例如针对HER2/Neu-ERBB2、针对PI3K-AKT-mTOR通路、针对ARID1A基因突变者、免疫检查点抑制剂、抗PD-1单抗等。

四、滋养细胞肿瘤基因

妊娠滋养细胞肿瘤(gestational trophoblastic neoplasia,GTN)具有生长率高、高度转移性的特点,该特点使循环肿瘤DNA(circulating tumor DNA,ctDNA)测序成为获得肿瘤基因数据的可行方法。Luo等报道,ctDNA浓度与最大病变直径($r=0.625,P=0.040$)及血β-hCG降至正常的时间($r=0.609,P=0.047$)呈正相关,但ctDNA浓度与β-hCG及肺转移无显著相关性。所有纳入研究的GTN患者均检测出ctDNA的突变,包括BMPR1A(27.3%)、LRP1B(27.3%)、ERCC4(18.2%)、FGF14(18.2%)、HSP90AA1(18.2%)、KAT6A(18.2%)、KMT2D(18.2%)、MAP3K1(18.2%)、RANBP2(18.2%)和ZNF217(18.2%)等基因。

研究表明,端粒酶RNA基因的表达和端粒酶的激活与许多恶性肿瘤的形成和发展密切相关。绒毛膜癌JAR和BeWo细胞株及绒毛膜癌组织中端粒酶RNA基因呈高水平表达,并检测到其端粒酶的活性,而人早孕绒毛和足月胎盘绒毛组织呈阴性或低水平表达,再一次证实人端粒酶RNA和端粒酶的激活与滋养细胞肿瘤之间存在着特异性关系,在恶性滋养细胞肿瘤的形成和发展中,端粒酶可能起到关键性作用。

利用基因微矩阵芯片技术,筛选正常妊娠绒毛和葡萄胎绒毛组织差异表达的基因,结果发现2例葡萄胎组织中均有差异表达的基因有89条,占基因总数的2.2%,均上调者24条基因,均下调者65条基因,此结果表明大部分基因在孕周接近的正常绒毛和葡萄胎组织中的表达水平基本一致,具有明显差异表达的基因仅占所检基因总数的2.2%,且表达谱与其他肿瘤明显不同。妊娠绒癌的发生过程中,基因异常甲基化的作用似乎比DNA突变的影响更大。妊娠绒癌也常表现为TP53、MDM2基因、表皮生长因子受体(epidermal growth factor receptor,EGFR)的过表达,以及多个基因的表达下调,包括NECC1、DOC-2/hDab2、KRAS、CDH1、CDKN2A、HIC-1和TIMP3等基因。其他原癌蛋白,如BCL-2、c-FMS、c-ERB-2和c-MYC等的表达同步上调,也提示与绒癌的发病相关。人类白细胞抗原-G(human leucocyte antigen-G,HLA-G)水平上调可能使局部免疫系统失活,改变肿瘤微环境、提高肿瘤增生及转移的能力。

Jung 等检测发现妊娠绒癌中最常见的驱动基因突变为染色质重塑相关的基因，包括 *ARID1A*、*SMARCD1* 和 *EP300*。*NLRP7* 基因也发现杂合种系突变，该突变在 50% 的完全性葡萄胎中发现，是进展到绒癌的高风险因素。Moein-Vaziri 等报道，母系 *NLRP7* 和 *KHDC3L* 的隐性基因突变与复发性葡萄胎有关。*NLRP7* 基因位于染色体 19q13.4，*NLRP7* 基因促进滋养细胞增生、分化、迁移浸润及凋亡，参与胎盘发生，在复发性葡萄胎中突变率高达 48%~80%。*KHDC3L* 基因位于染色体 6q13，与 10%~14% 的复发性葡萄胎有关。多种组织中可检出 *KHDC3L* 转录，如造血细胞、卵细胞、种植前胚胎等。

microRNA（miRNA）的异常表达在多种肿瘤的发生发展中都有报道，近期研究显示 miRNA 在 GTN 中也存在异常表达。Zhao 等报道，在 GTN 中 6 种 microRNA 表达与完全性葡萄胎有显著差异，包括 miR-370-3p、-371a-5p、-518a-3p、-519d-3p、-520a-3p 和 -934。其中 miR-371a-5p 和 miR-518a-3p 可促进绒癌细胞增生、迁移及浸润。此外，Zhao 等还发现 miR-371a-5p 与其目标基因 *BCCIP*、*SOX2* 和 *BNIP3L* 的蛋白表达水平呈负相关，miR-518a-3p 与 *MST1* 和 *EFNA4* 蛋白水平负相关。Zhao 等发现 miR-518a-3p 直接影响 *BCCIP* 和 *MST1* 基因的 3'-UTR 区域。miR-371a-5p 和 miR-518a-3p 调节多条与绒癌发生及转移相关的信号通路。miR-miR30a-5p 参与多种疾病发生的肿瘤抑制基因，在 GTN 的发生中也发挥作用。Guo 等发现 miR-30a 和 B3GNT5 在正常胎盘组织中和 HM 中

表达不同，miR-30a 可降低滋养细胞增生、浸润及迁移。miR-30a 也可直接靶向 B3GNT5 的 3′ 非翻译区，在 JAR 和 BeWo 细胞中可通过调节 *B3GNT5* 基因、灭活 ERK 和 AKT 信号通路，减少细胞增生、浸润和迁移。

非编码 RNA（non-coding RNA，ncRNA）是近年来发现的一类能转录但不编码蛋白质且具有特定功能的小分子 RNA。其中存在一类长度大于 200nt 的称为长非编码 RNA（long non-coding RNAs，lncRNAs），目前认为其在肿瘤和疾病的发生发展过程中可能具有重大作用。LncRNA 的转录涉及转录调节、亚细胞定位、基因外重塑等。lncRNAs 调节异常，尤其是正常组织附近的特异性 lncRNAs 的上调或下调，与肿瘤的发生有关，这些 lncRNAs 可发挥类似癌基因或抑癌基因的作用。例如 HOTAIR lncRNAs 过表达相关的肿瘤显示出更强的侵袭特性，而 MEG3 lncRNA 具有抑癌基因作用，其下调与肝癌、乳腺癌、子宫肿瘤及卵巢癌的发生有关。LncRNAs 与妊娠滋养细胞肿瘤的关系尚在初步研究过程中，目前研究显示不同的 LncRNAs 在绒癌中具有癌基因或抑癌基因的作用，其分子机制尚不明确。一些 LncRNAs 与绒癌的肿瘤发生、浸润、干细胞特性等相关，导致妊娠绒癌治疗耐药。通过基因分析发现了多种可能与 GTN 发病相关的基因群，这些基因在 GTN 中的作用还没有完全证实，尚需要从核酸和蛋白水平进行验证，全面了解 GTN 的分子发病机制，以期用于 GTN 的诊断、预防、预后判断和基因干预治疗。

（杨小芸　赵　霞）

参考文献

1. 陈竺. 医学遗传学. 北京：人民卫生出版社，2015.

2. 徐丛剑，康玉. 实用妇科肿瘤遗传学. 北京：人民卫生出版社，2019.

3. Lindsey AT，Britton T，Carol ED，et al. Ovarian cancer statistics，2018. CA Cancer J Clin，2018，68（4）：284-296.

4. Grzymski JJ，Elhanan G，Morales Rosado JA，et al. Population genetic screening efficiently identifies carriers of autosomal dominant diseases. Nat Med，2020，26（8）：1235-1239.

5. Cancer Genome Atlas Research Network.Integrated genomic analyses of ovarian carcinoma. Nature，2011，474（7353）：609-615.

6. Pujade LE，Ledermann JA，Selle F，et al. Olaparib tablets as maintenance therapy in patients with platinum-sensitive，relapsed ovarian cancer and a BRCA1/2 mutation（SOLO2/ENGOT-Ov21）：A double-blind，randomized，placebo-controlled，phase 3 trial. Lancet Oncol，2017，18（9）：1274-1284.

7. Richard TP，Ricardo VV，David C，et al. Olaparib Versus Nonplatinum Chemotherapy in Patients with Platinum-Sensitive Relapsed Ovarian Cancer and a Germline BRCA1/2 Mutation（SOLO3）：A Randomized Phase III Trial. J Clin Oncol，2020，38（11）：1164-1174.

8. Silwal-Pandit L，Langerod A，Borresen-Dale AL. TP53 mutations in breast and ovarian cancer. Cold Spring HarbPerspect Med，2017，7（1）：a026252.

9. James I，Noor D，Elisa A，et al. Epigenetic Therapies in Ovarian Cancer Alter Repetitive Element Expression in a TP53-Dependent Manner. Cancer Res，2021，81（20）：5176-5189.

10. Huang TT，Lampert EJ，Coots C，et al. Targeting the PI3K pathway and DNA damage response as a therapeutic strategy in ovarian cancer. 2020，86：102021.

11. Tang FH，Hsieh TH，Hsu CY，et al. KRAS mutation coupled with p53 loss is sufficient to induce ovarian carcinosarcomas in mice. Int J Cancer，2017，140（8）：18601869.

12. Wang D，Wang M，Jiang N，et al. Effective use of PI3K inhibitor BKM120 and PARP inhibitor Olaparib to treat

PIK3CA mutant ovarian cancer. Oncotarget, 2016, 7 (11): 13153-13166.

13. Terakawa J, Serna VA, Taketo MM, et al. Ovarian insufficiency and CTNNB1 mutations drive malignant transformation of endometrial hyperplasia with altered PTEN/PI3K activities. PNAS, 2019, 116 (10): 4528-4537.

14. Martins FC, Couturier DL, Paterson A, et al. Clinical and pathological associations of PTEN expression in ovarian cancer: a multicenter study from the Ovarian Tumor Tissue Analysis Consortium. Br J Cancer, 2020, 123 (5): 793-802.

15. Harris FR, Zhang PY, Yang L, et al. Targeting HER2 in patient-derived xenograft ovarian cancer models sensitizes tumors to chemotherapy. Mol Oncol, 2019, 13 (2): 132-152.

16. Shu T, Li Y, Wu XW, et al. Down-regulation of HECTD3 by HER2 inhibition makes serous ovarian cancer cells sensitive to platinum treatment. Cancer Lett, 2017, 411: 65-73.

17. Hui P, Buza N, Murphy KM, et al. Hydatidiform Moles: Genetic Basis and Precision Diagnosis. Annu Rev Pathol, 2017, 12: 449-485.

18. Docherty LE, Rezwan FI, Poole RL, et al. Mutations in NLRP5 are associated with reproductive wastage and multilocus imprinting disorders in humans. Nat Commun, 2015, 6: 8086.

19. Duan R, Du WF, Guo WJ. EZH2: a novel target for cancer treatment. HematolOncol, 2020, 13 (1): 104.

20. Statello L, Guo CJ, Chen LL, et al. Gene regulation by long non-coding RNAs and its biological functions. Nat Rev Mol Cell Biol, 2021, 22 (2): 96-118.

21. Buskwofie A, David-West G, Clare CA. A Review of Cervical Cancer: Incidence and Disparities. J Natl Med Assoc, 2020, 112 (2): 229-232.

22. Bowtell DD. The genesis and evolution of high-grade serous ovarian cancer. Nat Rev Cancer, 2010, 10 (11): 803-808.

23. Bolton KL, Tyrer J, Song H, et al. Common variants at 19p13 are associated with susceptibility to ovarian cancer. Nat Genet, 2010 42 (10): 880-884.

24. Hereditary Cancer Syndromes and Risk Assessment: ACOG Committee Opinion, Number 793. ObstetGynecol, 2019, 134 (6): e143-e149.

25. KatsirKW, Linial M. Human genes escaping X-inactivation revealed by single cell expression data. BMC Genom, 2019, 20 (1): 201.

26. Dunford A, Weinstock DM, Savova V, et al. Tumor-suppressor genes that escape from X-inactivation contribute to cancer sex bias. Nat Genet, 2017, 49 (1): 10-16.

27. Etter JL, Moysich K, Kohli S, et al. Transmission of X-linked Ovarian Cancer: Characterization and Implications. Diagnostics (Basel), 2020, 10 (2): 90.

28. McBride AA, Warburton A. The role of integration in oncogenic progression of HPV-associated cancers. PLoSPathog, 2017, 13 (4): e1006211.

29. Groves IJ, Drane ELA, Michalski M, et al. Short- and long-range cis interactions between integrated HPV genomes and cellular chromatin dysregulate host gene expression in early cervical carcinogenesis. PLoSPathog, 2021, 17 (8): e1009875.

30. Koneva LA, Zhang Y, Virani S, et al. HPV Integration in HNSCC Correlates with Survival Outcomes, Immune Response Signatures, and Candidate Drivers. Mol Cancer Res, 2018, 16 (1): 90-102.

31. Hu Z, Zhu D, Wang W, et al. Genome-wide profiling of HPV integration in cervical cancer identifies clustered genomic hot spots and a potential microhomology-mediated integration mechanism. Nat Genet, 2015, 47 (2): 158-163.

32. Adeel MM, Jiang H, Arega Y, et al. Structural Variations of the 3D Genome Architecture in Cervical Cancer Development. Front Cell Dev Biol, 2021, 9: 706375.

33. Lu L, Zhang C, Zhu G, et al. Telomerase expression and telomere length in breast cancer and their associations with adjuvant treatment and disease outcome. Breast Cancer Res, 2011, 13 (3): R56.

34. Alnafakh RAA, Adishesh M, Button L, et al. Telomerase and Telomeres in Endometrial Cancer. FrontOncol, 2019, 9: 344.

35. Flaum N, Crosbie EJ, Edmondson RJ, et al. Epithelial ovarian cancer risk: A review of the current genetic landscape. Clin Genet, 2020, 97 (1): 54-63.

36. Lheureux S, Braunstein M, Oza AM. Epithelial ovarian cancer: Evolution of management in the era of precision medicine. CA Cancer J Clin, 2019, 69 (4): 280-304.

37. Hampel H, Bennett RL, Buchanan A, et al. A practice guideline from the American College of Medical Genetics and Genomics and the National Society of Genetic Counselors: referral indications for cancer predisposition assessment. Genet Med, 2015, 17 (1): 70-87.

38. Song H, Dicks E, Ramus SJ, et al. Contribution of Germline mutations in the RAD51B, RAD51C, and RAD51D genes to ovarian cancer in the population. J Clin Oncol, 2015, 33 (26): 2901-2907.

39. Coleman RL, Oza AM, Lorusso D, et al. Rucaparib maintenance treatment for recurrent ovarian carcinoma after response to platinum therapy (ARIEL3): a randomised, double-blind, placebo-controlled, phase 3 trial. Lancet, 2017,

390（10106）:1949-1961.

40. Moore K,Colombo N,Scambia G,et al. Maintenance Olaparib in patients with newly diagnosed advanced ovarian cancer. N Engl J Med,2018,379（26）:2495-2505.

41. Balasubramaniam SD,Balakrishnan V,Oon CE,et al. Key Molecular Events in Cervical Cancer Development. Medicina（Kaunas）,2019,55（7）:384.

42. Cheng J,Lu X,Wang J,et al. Interactome analysis of gene expression profiles of cervical cancer reveals dysregulated mitotic gene clusters. Am J Transl Res,2017,9（6）:3048-3059.

43. Wu X,Peng L,Zhang Y,et al. Identification of Key Genes and Pathways in Cervical Cancer by Bioinformatics Analysis.Int J Med Sci,2019,16（6）:800-812.

44. Murali R,Delair DF,Bean SM,et al. Evolving Roles of Histologic Evaluation and Molecular/Genomic Profiling in the Management of Endometrial Cancer. J Natl ComprCancNetw,2018,16（2）:201-209.

45. Luo L,Lin L,Zhang X,et al. Next-Generation Sequencing Panel Analysis of Clinically Relevant Mutations in Circulating Cell-Free DNA from Patients with Gestational Trophoblastic Neoplasia:A Pilot Study. Biomed Res Int,2020, 2020:1314967.

46. Fiore RD,Suleiman S,Felix A,et al. An Overview of the Role of Long Non-Coding RNAs in Human Choriocarcinoma. Int J Mol Sci,2021,22（12）:6506.

47. Zhao JR,Cheng WW,Wang YX,et al. Identification of microRNA signature in the progression of gestational trophoblastic disease. Cell Death Dis,2018,9（2）:94.

48. Guo Z,Sun Q,Liao Y,et al. MiR-30a-5p inhibits proliferation and metastasis of hydatidiform mole by regulating B3GNT5 through ERK/AKT pathways. J Cell Mol Med, 2020,24（15）:8350-8362.

第四章
妇科肿瘤与内分泌学

妇科肿瘤与女性生殖内分泌的研究不断发展,对性生殖系统肿瘤的内分泌特征的认识也不断深入。首先,卵巢所产生的甾体激素以及各种激素之间的平衡状况往往是生殖道肿瘤发生的影响因素;其次生殖道肿瘤本身也可具有内分泌活性;或者生殖道肿瘤通过激素靶器官的特征(激素受体特征)对肿瘤的临床特征、治疗效果及预后产生影响。与妇科肿瘤有关的甾体激素主要有:雌激素、孕激素、雄激素、糖皮质激素、盐皮质激素等。近年来,学者对促性腺激素和促性腺激素释放激素妇科肿瘤的关系也进行了相关研究。而雌、孕、雄激素与妇科肿瘤发生之间的关系可能是研究时间最长、也最广泛的内容,如雌、孕激素与子宫内膜癌关系的研究。

目前雌激素在子宫内膜肿瘤中起作用的方式是否与正常月经周期相同,还不清楚。在子宫内膜癌细胞培养中也得到证实,雌激素可使子宫内膜癌细胞增生,连续或过度表达自主分泌或旁分泌因子和/或受体,在内膜病变中起促进作用。雌激素与孕激素作用相反,长期应用可引起子宫内膜增生,可以造成非典型性子宫内膜增生,进一步可发展为肿瘤,细胞癌变后,部分细胞受体丧失了对性激素的识别功能,由激素依赖性转化为非依赖性的去分化特征,当癌细胞的恶性程度达到一定水平时,其组织就会失去性激素受体。尽管雌激素并非是唯一因素,但至少在子宫内膜腺癌发生方面是不可缺少的因素。患卵巢颗粒细胞瘤的妇女中,伴有子宫内膜单纯性及复杂性增生的比例增加,其中 9% 同时有子宫内膜腺癌。子宫内膜异常增生还常见于长期无排卵,子宫内膜无孕激素作用而仅有雌激素作用的情况,如多囊卵巢综合征。绝经激素治疗(menopausal hormone therapy,MHT)是对卵巢功能衰退的女性进行外源性雌激素补充以解决与雌激素不足相关的健康问题,MHT 对于缓解绝经症状、防治泌尿生殖道萎缩相关疾病和预防骨质疏松的获益是毋庸置疑的。近 80 年来,医学界对 MHT 获益与风险的认识经历了跌宕起伏、崎岖发展的过程。20 世纪 70 年代病例研究及队列研究即发现,子宫内膜癌与外源性雌激素治疗之间有一定的关系,年龄 >50 岁的绝经后妇女,经过 15 年雌激素补充治疗,发生子宫内膜癌的累积危险性为 7%,而从未使用雌激素者则 <1%。绝经后雌激素治疗如不同时给予孕激素,则增加子宫内膜癌危险。前瞻性研究也表明这种治疗后发生子宫内膜癌的相对危险性为正常未使用妇女的 2~3 倍。特别是 21 世纪初美国大型前瞻性随机对照研究"妇女健康倡议(Women's Health Initiative,WHI)"中期研究报告的发布,对全球 MHT 的应用产生了巨大震动,该项研究报告了老年女性使用 MHT 过程中乳腺癌、心脏病、卒中和静脉血栓栓塞症的发生风险升高,在 2002 年之后的 18 里,医学界对 MHT 获益与风险的再评估从未停止过。应该注意的是,绝经后由骨质疏松症而引起的发病率及死亡率明显高于由子宫内膜癌引起的发病率及死亡率,前者是后者的 10 倍。

第九篇

妇科肿瘤

妇科肿瘤学家也不应由此即无视绝经后给予雌激素补充治疗的作用，MHT 与女性生殖系统恶性肿瘤发生的相关性如何将成为影响其临床应用的一个重要因素。鉴于此，MHT 犹如一把双刃剑，如何选择合适的应用群体，选择最佳个体化治疗方案，充分评估 MHT 与妇科恶性肿瘤之间的相互制约关系，在利弊之间找到最恰当的平衡点，将成为成功实施 MHT 的关键。

雌激素刺激子宫内膜增生的程度与雌激素种类无关，事实上，所有外源性雌激素均通过雌二醇或其碳 17 位上的乙炔酯起活性作用，因此，子宫内膜增生程度取决于雌激素用量，如每日给予结合雌激素 1.25mg，连续 3 周，即可出现子宫内膜增生症，发生率为 26%。如将每日剂量减至 0.625mg，可见子宫内膜为正常增殖期，但出血症状可见到，并有子宫内膜单纯性增生的情况。如每日给予 0.6mg 结合雌激素，不发生撤退出血，诊断性刮宫即可发现刮出物极少或为正常增生期子宫内膜。雌激素治疗的同时，周期或连续给予孕激素，可以通过其与孕激素受体结合及激活受体来防止子宫内膜增生或过度增生。孕激素治疗的时间对防止子宫内膜过度增生是非常重要的，有规则的周期出血，但并不能预防子宫内膜癌，在雌激素治疗的每周期最后 5 天加用孕激素，对于绝经妇女不能预防子宫内膜增生及癌症。20 世纪 60~70 年代使用序贯配方的口服避孕药，每月使用孕激素 5~7 天，仍可见子宫内膜增生及内膜癌发生，因此孕激素每月使用 7 天仍然不足。而绝经妇女雌激素补充治疗中，每月使用孕激素 10 天以上，即无子宫内膜异常增生的病例发生。孕激素使用的剂量可以很少，最小的有效剂量还缺少系统观察，但每月给予醋酸甲羟孕酮 11 天，每天 10mg，即可使服用结合雌激素 0.3~1.25mg/d 的增生状态的子宫内膜均匀地转变为分泌状态。相对于连续联合方案，雌孕激素序贯方案中孕激素使用时间 <10 天将增高子宫内膜癌的发病风险；相反，若孕激素使用时间 ≥10 天，可降低子宫内膜癌的发病风险。因此，在防止绝经后雌激素补充治疗引起子宫内膜癌方面，应考虑同时给予孕激素治疗，孕激素每周期中加用的时间不应少于 11 天。如进一步增加孕激素作用，至少每周期 13 天，子宫内膜癌发生的风险会进一步下降。

卵巢肿瘤也是女性生殖系统最常见的肿瘤，卵巢肿瘤中约 80% 来自卵巢上皮，由于卵巢在女性生殖系统中的特殊作用，因此卵巢肿瘤及其生长调节问题是肿瘤内分泌研究中很重要的内容，而卵巢肿瘤生长的激素调节更有意义。在卵巢癌发病高危因素中，内分泌为最重要的因素。众所周知，妊娠及口服避孕药对卵巢有保护作用，而过量雌激素或绝经后单纯使用雌激素使卵巢癌发生的危险增加，垂体促性腺激素对卵巢的过度刺激可使卵巢上皮异常增生，直至发生癌变。因此，卵巢癌的发生与性腺内分泌失调有密切关系。1983 年最早提出了促性腺激素假说，认为卵巢癌是卵巢组织在垂体促性腺激素，即黄体生成素（luteinizing hormone，LH）和卵泡刺激素（follicle-stimulating hormone，FSH）过度

刺激的结果。流行病学研究发现，口服避孕药、妊娠（尤其多胎妊娠）及哺乳期妇女，可以降低促性腺激素水平从而降低卵巢癌的发生风险；而初潮早、绝经迟、多囊卵巢综合征（polycystic ovarian syndrome，PCOS）的妇女体内促性腺激素水平高，患卵巢癌的危险相应增加。最近瑞典一项大规模回顾性队列研究发现，因无排卵而接受促性腺激素治疗的妇女患卵巢癌的风险增加，这些都是支持促性腺激素假说的证据。孕激素一直被认为是卵巢癌的保护性因素。流行病学数据显示，有妊娠史，尤其是双胎妊娠史以及服用含孕激素的口服避孕药 6 个月以上的妇女患卵巢癌的风险降低，原因可能与体内孕激素水平增高有关；反之，孕激素水平下降则罹患卵巢癌的风险增加。最早发现雌激素促进鼠卵巢上皮有丝分裂指数增加的报道始于 1942 年，以后的研究发现雌激素对于不同种属包括人类卵巢上皮都有促进生长作用。Key 报道雌激素可刺激排卵后上皮修复作用，而雌激素对于相同来源的卵巢上皮癌细胞也有相同的促进作用，在卵巢肿瘤标本中有很大比例可以发现雌激素受体。卵巢上皮性肿瘤细胞中有雌激素受体，不仅提示雌激素对肿瘤生长有作用，也说明肿瘤仍保留了其来源的正常卵巢上皮细胞的调控机制这一特征。

合成甾体口服避孕药含有雌、孕激素成分，使用已有 30 余年历史，主要作用为抑制排卵，作为有内分泌作用的药物，其与妇科肿瘤的关系也得到广泛重视及多方面研究，特别是与生殖道肿瘤的关系。数项病例对照研究表明口服避孕药对防止卵巢上皮癌的发生有重要作用，通过使用口服避孕药，抑制排卵，减少了卵泡及周围细胞不断增生而引起细胞异常分化的机会。

Ness 报道，使用口服避孕药物使卵巢癌发生危险性降低了 40%。而且服用时间越长，对卵巢的保护作用越明显。瑞典的一项全国调查报道显示 709 例内膜癌与 3 368 例对照相比，无论应用哪类口服避孕药，内膜癌的危险性下降 30%，应用 3 年以上下降到 50%，10 年以上则为 80%。如果单纯应用孕激素则下降更明显。2020 年的一项研究收集了英国 1939—1970 年出生的 256 661 名女性的自我报告数据（包括生活方式及病史等）和国家登记册中收集的癌症诊断信息，数据截止到 2019 年 3 月。通过 Logistic 和 Cox 回归分析评估了口服避孕药与癌症之间的发生风险。结果发现，与从未使用人群相比，曾经使用口服避孕药女性患卵巢癌和子宫内膜癌的风险要低得多，而且使用时间越长，这种关联越强。在停用口服避孕药 15 年后，卵巢癌和子宫内膜癌风险降低了约 50%。即使停药 30~35 年后，避孕药对卵巢癌和子宫内膜癌依旧具有保护作用。

综上所述，女性生殖系统肿瘤与肿瘤内分泌及机体内分泌环境的关系十分密切。女性生殖系统肿瘤内分泌研究，也不例外地遵循一切与内分泌研究相同的模式，即激素受体细胞生物学效应。肿瘤内分泌研究可以通过测定各种激素在体液中的水平或局部组织中的存在与否，测定靶器官中特异

性受体的水平及种类;分析激素作用后出现的生物学特征以及由此引起的临床特征等,来了解肿瘤的某些内分泌特征。目前研究及应用较多的有性激素受体,其中包括雌激素受体(estrogen receptor,ER),孕激素受体(progesterone receptor,PR)及雄激素受体(androgen receptor,AR)。对性激素受体及其靶器官的研究,已从乳腺扩展到女性生殖系统疾病及各种肿瘤,如泌尿系统肿瘤、垂体、肾上腺及胰岛等肿瘤,甚至对一些非性激素的靶器官、组织(如消化道肿瘤及神经系统肿瘤)内的性激素受体的存在、分布及意义也在进行研究。本章将仅涉及女性生殖系统肿瘤的有关内分泌问题。

第一节　正常女性生殖系统内分泌的基本特征

下丘脑、垂体、卵巢之间复杂并且相互关联的关系是最重要的女性生殖系统内分泌特征。促性腺激素释放激素(gonadotrophin releasing hormone,GnRH)是下丘脑分泌的神经激素,其与脑垂体促性腺激素分泌细胞的特异性受体结合后,促进黄体生成素(LH)和卵泡刺激素(FSH)释放。依据 GnRH 进化史将其分为 GnRH1、GnRH2 和 GnRH3。所有 GnRH 基因具有相同的基本结构,即都由 4 个外显子和 3 个内含子组成。4 个外显子的编码特点一致,分别编码:5′ 非编码区;信号肽、GnRHt 肽、Gly、Lys 和 Arg 加工位点和 GAP 的氨基端;GAP 的中间部分;GAP 的羧基端和 3′ 非编码区。GnRH1 为种属特异性的 GnRH,主要分布在下丘脑,与垂体功能调节相关,对人体性腺发育和配子成熟起重要作用。人类的 GnRH-R 存在 2 个类型:GnRH-RⅠ和 GnRH-RⅡ,其中 GnRH-RⅠ是目前人体唯一全长功能性 GnRH 受体。下丘脑神经元周期性脉冲式释放 GnRH1,通过门脉系统到达腺垂体并与促性腺激素细胞表面的 GnRH-RⅠ结合,发挥激素调节的中枢作用。GnRH1 及 GnRH-RⅠ在乳腺、卵巢、子宫肌层、子宫内膜、前列腺和胎盘等外周多个器官均有表达,在卵泡发育、胚胎着床和月经周期等过程中均有直接作用。GnRH2 与 GnRH1 具有 70% 同源性,在序列结构上完全保守,但在不同生物体或同一生物体的不同组织和器官表达所引起的生理功能不同。人的 GnRH2 为功能性肽类激素,主要分布在中脑。GnRH2 均可与人 GnRH-RⅠ和 RⅡ结合,GnRH-RⅡ对 GnRH2 的亲和力是 GnRH-RⅠ的 421 倍。GnRH3 是 GnRH-RⅠ的弱激动剂,对 FSH 和 LH 均有剂量依赖性促释放的作用。垂体细胞合成及释放的垂体促性腺激素,即卵泡刺激素(FSH)和黄体生成素(LH)为糖蛋白激素,具有蛋白核心及碳水化合物侧链。蛋白核心部分由 α 及 β 两条肽链组成,分别含有 89 和 115 个氨基酸残基。碳水化合物成分包括己糖(六碳糖)、己糖胺及涎酸。涎酸通常为碳水化合物侧链的末端,其相对含量决定了糖蛋白激素的血浆半衰期,LH 中涎酸含量为 1%,半衰期为 21 分钟,FSH 中含量为 5%,半衰期达 230 分钟。垂体细胞中合成及释放的垂体激素,除催乳素之外,均依赖于下丘脑释放激素的调节。FSH、LH 来源于同种垂体细胞——促性腺细胞,因此这两种激素的合成及释放受同一种十肽激素——促性腺激素释放激素(GnRH)的影响,中间隆突的神经内分泌神经元产生 GnRH,通过门脉系统到达垂体的促性腺细胞,GnRH 为脉冲式分泌,卵泡增生期中每 60~90 分钟出现 1 个尖锐的峰,黄体期的间隔为 4~8 小时。垂体细胞中通常含有大量的 α 亚单位,而特异性 β 亚单位的合成则需要特殊的调控。FSH 及 LH 的相对产生量取决于 GnRH 的产生方式及卵巢的内分泌特征。较慢的 GnRH 脉冲有利于 FSH 生成(月经开始时),而较快的 GnRH 脉冲则有利于 LH 产生。尽管雌二醇(estradiol,E_2)对 FSH 及 LH 合成及释放的正、负反馈作用主要在垂体水平而非下丘脑水平,但从肿瘤学角度出发,下丘脑因素对促性腺功能有明显作用;雄激素抑制 FSH 及 LH 的负反馈现象,是通过中间隆突部位的多巴胺水平改变实现的。下丘脑多巴胺产生减少,去甲肾上腺物质活性增加,伴随雌激素的正反馈。与机体其他部位不同,雄激素对去甲肾上腺素能神经元的调节作用是通过雌酮代谢来实现的,雌酮为脑中雌激素的主要物质,17β 氧化还原酶在中枢神经系统中广泛分布,雌二醇被大量转化为雌酮。雌酮还可来源于雄烯二酮的芳香化及硫酸雌酮的转化。下丘脑无特异性雄激素受体,雄激素芳香化转变为雌激素后方作用于脑组织,芳香化酶分布于视前区及下丘脑前部,这部分区域控制雌激素的正反馈,即雄激素,特别是雄烯二酮对于 GnRH 及 LH 释放的正反馈调节有重要作用。在下丘脑、垂体的调节之下,卵巢可以产生甾体激素,并完成产生和排出卵细胞的生理功能。卵巢中有 3 种可以生成甾体激素的部分:发育的卵泡,在卵泡期中主要产生雌激素;黄体,在黄体期中主要产生孕、雌激素;间质细胞,产生雄激素。卵巢中 3 种激素的合成途径目前比较普遍接受的为 Δ4、Δ5 两种途径。卵泡生长依赖于 FSH 及雌激素。卵泡颗粒细胞膜上有 FSH 受体(FSH-R),卵泡膜内层细胞膜上有 LH 受体(LH-R)。颗粒及卵泡膜细胞在生成雌二醇中所起的作用为:在卵泡发育过程中,卵泡膜细胞 Δ5 途径产生脱氢表雄酮,此后在 LH 作用下产生雄烯二酮,在 FSH 作用下,颗粒细胞将雄烯二酮芳香化转变为雌酮,雌酮转变为雌二醇。在卵泡早期,FSH 升高,雌二醇生成增加,此后负反馈建立,FSH 很快下降。雌激素与 FSH 相互作用促卵泡生长的关系在动物中已被广泛研究。颗粒细胞有雌激素胞质受体及 FSH 细胞膜受体。雌激素可以促进颗粒细胞的 DNA 合成及细胞生长,尽管这种作用对单一细胞 FSH 受体的作用不明显,但其可以增加总的 FSH 受体量。FSH 可以促进颗粒细胞中芳香化酶的作用,可以使卵泡膜细胞生成的雄激素物质在 LH 作用下大量转变为雌激素。因此,FSH、LH 及雌激素共同促进卵泡生长。雄激素可以减缓卵泡的生长,并促进其萎缩、闭锁,这主要是通过减少颗粒细胞中的雌激素受体来实现的。因此,雌、雄激素在卵巢局部的比值决定卵泡的生长及闭锁,而这种比例取决于由 FSH 调节的颗粒细胞内芳香化酶的活性。较大卵泡腔液体中可分离出 FSH,而其中的雌二醇(E_2)浓度可达血清水平的 46 000 倍,这两者可保证当外部 FSH 浓度下降时,FSH 仍可在局部起作用,使较少的卵泡可维持较高的雌激素/雄激素比值。最终只有 1 个卵泡在雌激素产生及生长方面占有最大优势而发育排卵。排卵前卵泡中,雌激素长期作用可诱导颗粒细胞上 LH 受体的产生。这时,雌二醇(E_2)生成量最高,月经中期时出现 LH 峰。LH

峰出现,标志着颗粒细胞黄素化开始及其甾体激素生成的改变。此时颗粒细胞与卵泡膜细胞不同(但与肾上腺细胞相似),表现出 3β-羟脱氢酶、Δ5、4 异构酶活性,将孕烯醇酮转变成孕酮。卵巢中 17α-羟孕酮产生量增加,也可以说明这种甾体激素合成由 Δ5 向 Δ4 途径转变。排卵后卵泡塌陷,颗粒细胞进一步黄素化,并有血管增生,新的激素受体的相互作用及孕激素产生是黄体期的重要标志。卵巢间质细胞构成卵泡的内膜细胞,因此人们对间质细胞在 LH 作用下,经 Δ5 途径生成雄激素的特征已有所认识。月经周期中,由卵巢间质产生的雄烯二酮与睾酮的量与肾上腺生成量相同,月经中期,伴随 LH 峰,雄激素的生成也有所增加。间质靠近卵巢门部位有一种卵巢门细胞(hilus cells),与睾丸中的支持细胞(leydig cells)相似,两者都具有 3β-羟脱氢酶、Δ5、4 异构酶,可以由 Δ5 雄烯二酮生成睾酮。

(张 岩 廖秦平)

第二节　女性生殖系统中激素受体的分布及特征

女性生殖系统中最重要的激素为雌激素及孕激素,雌激素对米勒管系统包括输卵管、子宫体、子宫颈、阴道及其来源的组织具有促增生作用。在生殖道之外,雌激素还有促进及保持第二性征的作用,以及轻度的同化代谢作用如防止骨质疏松症。孕激素在许多方面与雌激素作用互补或拮抗,但在对抗雄激素作用方面是个例外。孕激素的组织作用,往往需要雌激素的先驱或协同作用。甾体激素的细胞作用主要为诱导转录及合成调节及分化蛋白质,而这一作用首先有赖于激素与特异性、高亲和力、高分子量的受体结合,激素受体还包括在激素敏感性组织中存在的"第二信使"。激素作用的第一步为其与受体结合,诱导受体结构改变,这种结构改变所生成的激素受体复合物可以与细胞核结合,在细胞核内,激素受体复合物与染色质上高亲和度位点结合,此后 10 分钟内,即开始转录过程(以 DNA 为模板的 mRNA 合成)。30~40 分钟后此过程将翻译并开始蛋白质合成。数小时或数天后,靶器官的组织即有增生及分化。此外,甾体激素可以使许多生长因子及血管生长因子的表达发生变化,而这些因子可以发挥与激素协同或相反的作用。激素介导的靶细胞基因的转录以及通过旁分泌或自分泌机制分泌的生长因子及一些相关的蛋白多肽共同发挥着内分泌调控作用。目前激素受体方面的研究以雌激素受体(estrogen receptor,ER)和孕激素受体(progesterone receptors,PR)最为深入。ER 和 PR 均属于核受体超家族,除了 ER、PR 以外,还包括其他类固醇激素受体、甲状腺激素受体、维生素 D 受体及视黄酸受体,和其他甾体激素一样,ER、PR 蛋白由多个具有不同功能的区域构成。雌激素受体分为经典的核受体和近年来发现的膜受体两大类。经典的核受体包括 ER-α 和

ER-β,位于细胞核内,通过调节特异性靶基因的转录而发挥调节效应。膜受体包括经典核受体的膜性成分以及属于 G 蛋白偶联受体家族的 GPER1(GPR30)、Gaq-ER 和 ER-X 等。

ER-α 最早于 1965 年被 Toft 等发现,1986 年由 Green 等完成了克隆,被誉为经典的雌激素受体,ER-α 分子量约为 66kDa,全长由 595 个氨基酸组成;而 ER-β 于 1996 年由瑞典专家 Kuiper 等在大鼠的前列腺细胞中发现,同年由 Mosselman 等完成了人 ER-β 的克隆,由 530 个氨基酸组成,分子量为 59.2kDa。两种亚型分别由 6q25.1~25.2 的 ESR1 以及 14q23.2~q23.3 的 ESR2 所编码。ER-α 和 ER-β 结构相似,N 端到 C 端依次为 A/B、C、D、E、F 几个区域。其中包括 2 个转录激活区:A/B 区和 F 区。A/B 区存在非配体依赖性的转录活化区 AF-1,该区 ER-α 与 ER-β 仅有 17% 的同源性;C 区为 DNA 结合区(DNA binding domain,DBD),包括 2 个锌指结构,能与靶基因中的雌激素反应元件(estrogen response element,ERE)结合。D 区为铰链区,核受体通过弯曲、旋转来改变构象,使受体以最佳的构型与配体结合,具有核定位信号及稳定 DBD 的 DNA 结合的功能;E 区为激素配体结合区域,即 LBD,含有能够与各种不同配体结合的氨基酸序列,能与调节蛋白相互作用。F 区为配体依赖性的转录活化区 AF-2,是转录激活和抗雌激素药物发挥作用的必需成分。从 ER-α 和 ER-β 蛋白质结构的比较看,DBD 的高度同源性决定了它们在功能上的相似,均可以与雌激素及其类似物结合发挥作用;而在决定其转录激活功能的 A/B 区和 F 区则同源性在 30% 以下,即使是配体结合区的同源性也仅 50% 左右;蛋白质结构差异决定了配体通过不同 ER 亚型介导表现为不同,甚至相反的转录活性

（图 9-4-1）。ER-α 与子宫内膜癌的发生发展高度相关。雌激素核受体（nER）介导的信号通路包括经典途径和非经典途径。①经典的 ERE 模式：无配体时，nER 与热休克蛋白 Hsp90 结合，形成寡聚体复合物，封闭受体 DBD，使其处于非激活状态。雌二醇（E_2）与 ER 结合后，引起 ER 构象变化，产生游离的 Hsp90，nER 以同源或异源二聚体形式结合到靶基因 ERE 上，受体的 2 个活化功能域 AF-1 和 AF-2 募集不同的辅因子至靶基因的启动子区，进而改变基因的转录水平，促进或抑制相关基因或蛋白的表达，最终产生相应的生理、病理效应。②非配体依赖的基因组模式：在没有雌激素的情况下，生长因子激活的细胞内信号途径诱导 nER 与 ERE 结合以调节基因的转录。各种生长因子通过 GF 受体 → Ras → Raf → MAPKKK → MAPKK → MAPK 磷酸级联反应，使 nER 磷酸化而激活。例如多肽激素，如胰岛素样生长因子（IGF）和表皮生长因子（EGF）均可通过这种不依赖雌激素的方式激活 ER 而促进靶基因表达发挥生理效应。非 ERE 依赖的基因组模式雌激素受体可通过蛋白质相互作用，调节一些转录因子的活性，从而多种无 ERE 的雌激素敏感基因会有所表达。研究表明 nER 可能通过与 AP1、SP1、NF-κB 等发生蛋白质-蛋白质相互作用，进而调节靶基因转录。

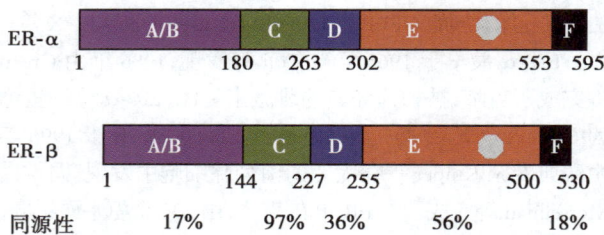

图 9-4-1 雌激素受体亚型的结构及同源性

雌激素膜受体（mER）介导的信号通路：雌激素与 mER 结合，通过激活细胞内信号级联放大反应，促进细胞内多种信号分子如 MAPK、AKT 等通过蛋白之间的相互作用快速激活，以及相关信号分子的磷酸化，一般在数分钟达峰值，从而产生非基因组效应发挥作用。

孕激素受体（PR）是孕激素特异性结合受体，同属配体激活的核受体超家族成员，于 1987 年被克隆，主要有孕激素受体 A（progesterone receptor A，PR-A）和孕激素受体 B（progesterone receptor B，PR-B）两种亚型，PR-A 的分子量约为 94kDa，PR-B 的分子量约为 116kDa，与 ER 不同，PR 的两种亚型由位于 11q22~q23 的单一基因 PGR 所编码，通过激活不同启动子区编码对应的 PR-A 或 PR-B。两者的结构域与 ER 类似，PR-B 的 N 末端比 PR-A 多 164 个氨基酸，额外编码一个 BUS 区结构域，使 PR-B 具有较强的反式激活活性，激活其下游靶基因（图 9-4-2）。PR 主要由两种途径发挥作用：①基因组效应：在孕激素刺激下，PR 形成同源或异源二聚体入核，发挥转录因子的功能；②非基因组效应：细胞内的一小部分 PR 分布在细胞膜上与 G 蛋白偶联发挥非基因组效应。越来越多的研究显示，虽然两种亚型均与孕激素结合，但它们激活靶基因的能力却有不同。因而激活转录的能力也不同。PR-B 比 PR-A 活化转录的作用强，PR-A 对 PR-B 介导的转录活化有抑制作用。当 PR-B 与孕激素结合时抑制 E_2 介导的转录作用，而 PR-A 无此作用。PR-B、PR-A 与孕激素类似物和拮抗剂的亲和力相似，而且和孕激素受体表达的数量无关。孕激素在细胞中是通过与受体分子以非共价键稳定结合来实现其生物学效应的，激素分子进入靶组织细胞与胞质中的受体蛋白结合，这种结合物通过变构进入核内，再与染色质结合，影响 DNA 转录，产生新的 mRNA，接着翻译产生新的蛋白质。这种由激素诱导产生的蛋白质，部分对组织细胞的再生、生长发育、蛋白质合成及 DNA 的复制起着重要作用。

一般来说，在月经周期中雌二醇可以上调子宫内膜中的 ER 含量，孕激素下调 ER，合成的孕激素有拮抗 ER 的作用，口服甲羟孕酮的患者在卵泡期诊刮发现 ER 水平降低，其确切的分子机制不清。ER 的 mRNA 和蛋白的半衰期均较短，使 ER 易于受转录和/或转录后途径调控。

给未成年大鼠注射带有放射性的雌二醇（E_2）后，子宫中可溶性雌激素受体（ER）浓度快速下降，然后缓慢上升至一个较高的水平。这种受体水平的快速下降，反映了细胞核内激素-受体复合物的生成，激素活性受到抑制，而其后激素受体水平的上升，则说明雌二醇可诱发自身受体的合成，以此方式，雌二醇增加靶器官组织对雌二醇的敏感性。另外，孕激素由于其自身的雌激素拮抗作用，可防止雌激素受体的完全占用状态。雌二醇与靶器官有很强的亲和力，同时也是最有效的雌激素。在生育年龄阶段，其代表着雌激素对组织

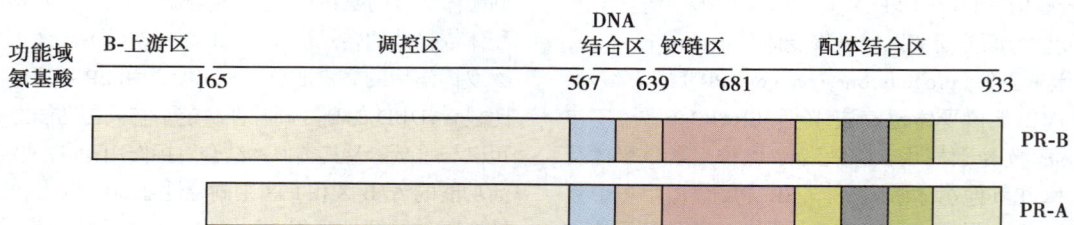

图 9-4-2 孕激素受体亚型 PR-A、PR-B 的氨基酸结构

的影响。雌二醇在子宫内膜上皮胞质中，在雌二醇 17β-脱氢酶作用下代谢成雌酮，而这种酶是在孕激素诱导下生成的。雌酮在中枢神经系统中有特殊作用，其在绝经后的作用更加显著，即在周围组织中转变成雌二醇。放射性物质标记的雌酮不与细胞核结合，因此，缺少雌激素的作用效果。

雌三醇（estriol，E_3）是最弱的雌激素。已证明雌三醇与雌激素受体结合，并诱导转录过程，但其在细胞核内存留的时间较短，因此受体破坏较早，雌激素作用终止也较快。注射雌三醇后，可消耗相当的雌激素受体，而不能出现相应的雌激素效应，并且抑制了其对雌二醇的反应，但雌三醇仅是一种具有潜能的雌激素，而非拮抗物。

孕激素受体（PR）由雌激素诱导，认为雌激素可增强组织对孕激素的敏感性。给豚鼠注射雌二醇后再立即给孕激素，子宫肌细胞胞质中 PR 立即显著下降并维持低水平，孕激素对自身受体的这种负向作用，是由于当其与细胞核受体结合后，可加速其灭活，而不促进 PR 的补充。这种现象的临床表现常可见于给予孕激素后，子宫内膜可发生短暂的分化，然后出现子宫内膜坏死，此现象可见于正常子宫内膜及子宫内膜发生肿瘤时。雌激素对 PR 的调控发挥在转录水平上。排卵前的雌二醇峰及外源性雌激素可以上调 PR-A+B，而孕激素则使子宫内膜的 PR-A+B 下调，尽管 PR 受雌激素诱导，但是部分子宫内膜 ER-/PR+ 以及 ER 敲除的小鼠仍表达一定含量的 PR mRNA，提示还存在其他调控机制。

各种动物和人体的研究，以及组织放射自显影研究等，均证明上述有关激素受体的生理特征，是具有共性的，在子宫、子宫颈、阴道的各种细胞中，受体浓度的调节机制是相似的，但分布有所不同。输卵管、阴道、外阴是女性生殖系统的重要部分，对于这些部位 ER 及 PR 的研究，由于其生理活动复杂，受体含量低、变化幅度小而受到限制，还不能十分清楚地了解其分布及变化规律，许多问题仍有争议。

输卵管分为伞部、壶腹、峡部和间质部，大部分输卵管外覆浆膜，下为肌肉，管腔内由纤毛柱状上皮细胞形成的黏膜覆盖，黏膜随月经周期所发生的组织学变化类似于子宫内膜，但较弱。输卵管各部分细胞的胞质及胞核均存在 ER、PR。肌层中有少量 ER、PR 分布，总的来说，输卵管受体水平较低。与子宫一样，输卵管的 ER、PR 与体内雌、孕激素水平相平行，即有月经周期变化。伞部及壶腹部 ER、PR 变化规律是：在增殖期大于分泌期，排卵期最高，然后下降，至分泌期最低。无论胞核和胞质 ER、PR 均有上述变化趋势，以胞质 ER、PR 变化较明显。输卵管其他组成部分也有少量 ER、PR，输卵管基底层胞核有 ER，较大的血管平滑肌细胞胞核有 ER、PR 分布，证明输卵管各部分的功能和血供量的多少均受体内雌、孕激素影响。

阴道由黏膜和肌层组成，黏膜层由复层鳞状上皮构成。阴道组织学构成在月经周期中变化较小。阴道黏膜层和肌层含有胞质和胞核 ER、PR，黏膜层高于肌层，但整个阴道的

ER、PR 比子宫颈外口低，变化幅度也小。在月经周期中，阴道黏膜 ER、PR 有明显变化，增殖期高于分泌期，与其功能在月经周期中的变化趋势一致，阴道肌层在月经周期中有无受体变化尚无定论。

外阴主要由皮肤、皮下组织及其附件构成，外阴 ER、PR 含量与生殖道其他部分相比很低，但比起身体其他部位皮肤的 ER、PR 含量也要高一些，但无明显月经周期变化。

子宫分为子宫体和子宫颈，子宫体肌肉很厚，可呈现与子宫功能状态相应的舒张和收缩。子宫体内膜由高柱状纤毛细胞组成，管状腺体由内膜凹陷构成。子宫体内膜在不同的生理阶段、年龄、功能状态和月经周期的过程中均有极大变化。

子宫颈肌层只有 10% 为肌肉，余为血管和结缔组织，控制着宫颈口的舒缩，子宫颈管内膜覆盖柱状上皮，黏液细胞形成的腺体分泌黏稠分泌物。子宫颈外口被覆复层鳞状上皮，PR 在宫颈间质成纤维细胞中的细胞核和鳞状上皮细胞基底层中表达，但在中间层和浅表鳞状上皮细胞表达缺失。

子宫的生理功能和代谢主要受雌、孕激素调节，是雌、孕激素最重要的靶器官之一，而且，所有女性生殖道组织中，子宫内膜对激素的反应最强。子宫体含有丰富的 ER 和 PR，受体含量与不同部位、不同时期的激素作用大小相关。月经周期中，子宫体内膜受雌、孕激素影响，呈增殖期和分泌期改变，而子宫体肌仅出现肌细胞的状态和张力变化，即激素对子宫体内膜的作用大于子宫体肌。无论是子宫体内膜 ER、PR 总水平与子宫体肌对应受体相比，还是两者配对比较，均是子宫体内膜受体高于子宫肌。增殖期与分泌期的均值和配对比较，也是子宫体内膜 ER、PR 高于子宫体肌相应期别的受体含量。

子宫体 ER、PR 在月经周期中有变化。月经周期中，体内雌激素在增殖期缓慢上升，于排卵期（月经周期第 13~14 天）出现一陡峭高峰促排卵，随后迅速下降至很低，黄体形成后又有一定上升，同时黄体还分泌大量孕激素。在雌激素水平高的增殖期，子宫体内膜和肌肉的 ER、PR 水平高，在增殖晚期最高，在分泌期低，分泌晚期最低。子宫受体水平与体内性激素变化一致，子宫内膜 ER、PR 在月经周期中的变化曲线表明了受体在月经周期中的连续变化：ER、PR 受雌激素的影响先维持一定水平，此后随雌激素高峰形成陡峭峰（月经周期第 14~15 天），在迅速下降后又伴雌激素水平增高而上升，但上升幅度不如前一次大，原因是大量孕激素抑制了 ER、PR 的合成与作用的发挥，故子宫体，特别是内膜 ER、PR 在月经周期中的变化与体内雌、孕激素变化密切相关，呈有规律的周期性变化。研究表明在子宫内膜腺上皮和间质细胞中 ER-α 的含量高于 ER-β，但是子宫内膜中两种 ER 亚型的生物学意义目前尚不清楚。在增生期，内膜上皮细胞基底层及功能层均表达 PR，且在雌激素的影响下腺上皮中 PR-A+B 的含量逐渐升高，排卵后在孕激素的影响下 PR-A+B 的含量下降，而在月经周期的不同阶段，上皮

细胞基底层及功能层间质细胞的 PR-A+B 含量的变化没有统计学意义，故腺上皮细胞中 PR-A+B 含量的变化决定了子宫内膜细胞中 PR-A+B 含量的变化。子宫内膜中 PR 亚型的含量随月经周期发生变化，而且 PR-A/PR-B 的比值亦有变化，其中 PR-A 的含量高于 PR-B，且保持相对稳定。Mangal 对 20 例正常月经周期的妇女进行内膜活检，用免疫印记及单克隆抗体的方法处理子宫内膜的样本发现：在月经周期的第 2~8 天，PR-B 含量很低，PR-A/PR-B 比值为 10∶1，在雌激素的影响下，周期第 8~10 天 PR-B 的相对含量开始升高，在排卵前期（第 14~16 天）两种亚型的含量达到高峰，PR-A/PR-B 比值为 2∶1。在分泌早期，PR 水平较增生晚期降低，在分泌中期尽管 PR 整体水平继续下降，但仍有 PR-B 的显著表达。这可能是由于分泌早期孕激素使 PR-B 发生降调节，但在分泌中期第 2 次的雌激素高峰出现，结合到 ER 上引起的 PR-B 第 2 次升高。到分泌晚期明显下降，除一些细胞中继续有低水平的 PR-B 表达外，大部分腺上皮均不表达。相反，PR-A 的降低在分泌早期并不明显，并且持续下降，没有第 2 次高峰。由此可见，分泌期两种亚型对激素的敏感性不同，也说明了分泌中期腺体组织通过 PR-B 需要孕激素的持续作用，PR-B 可能比 PR-A 在分泌晚期腺上皮中发挥更重要的作用。分泌期基底层几乎不表达。在月经期无受体表达。PR-A 及 PR-B 的相对表达在相邻的细胞中是相似的，但在基底层及功能层的腺上皮中却不同。提示内膜中的不同区域对激素作用的不同反应。在内膜基质细胞中，PR-A 在整个月经周期中始终多于 PR-B。提示两种亚型在月经周期中的腺上皮及基质细胞中分别介导孕激素对内膜产生的不同作用，在内膜基质细胞中，PR-A 在增生期逐渐增加，与腺上皮相比，增加的比例更大。在分泌早期及中期相似，甚至中期有类似于 PR-B 在腺上皮的第 2 次上升，分泌晚期下降。但总的来说，与其邻近的上皮细胞几乎无孕激素受体表达，而间质细胞有中等度的表达，仍以 PR-A 为主。这一定程度上说明了 PR-A 对孕激素降调节的抵抗作用。而 PR-B 在分泌早期即明显下降，分泌中期轻度恢复，至分泌晚期完全不表达。在分泌期内膜间质细胞，PR 的表达是细胞特异性的，高表达 PR 的细胞体积增大，出现典型蜕膜化的形态特征。更特异的是，黄体晚期蜕膜化的间质细胞中度表达甚至高表达孕激素受体。在整个月经周期 PR-A 的显著地位也说明了它在孕激素诱导的间质水肿、有丝分裂及蜕膜化中的重要作用。

子宫体性激素受体在妇女一生不同生理阶段亦有很大变化，甚至于一年内的不同季节中也有变化。迄今为止，定量显示子宫内膜对雌、孕激素的敏感度还有困难。传统的方法是测定组织匀浆液中、胞质中游离的受体摄入氚标记的甾体激素量。由于这种方法不计激素受体结合物的量，因此只能认为测量的是"潜在性受体结合力"，即甾体尚未起作用的情况，而非激素作用情况，即使是总受体测定（即应用高亲和力合成激素，³H 标记后替换已结合的受体，然后测定结合及游离的受体），也不能证明已结合受体的替换率。而且由于受体活性的变化，激素水平的改变，激素受体反应所需要的时间，以及受体的重新合成也随时间而变化等因素，使测定受到干扰。雌激素受体酶免疫测定，可测定全部受体，与既往的人子宫内膜、子宫肌细胞质及细胞核受体测定的结果有良好的一致性。

子宫内膜中甾体激素还可以通过自分泌和/或旁分泌机制调控多种肽类生长因子表达，从而影响内膜的增生和分化。这些因子包括表皮生长因子（epidermal growth factor，EGF）、转移生长因子（transforming growth factor，TGF）、肝素结合性表皮生长因子（heparin-binding EGF-like growth factor，HB-EGF）、胰岛素样生长因子 1（insulin-like growth factor-1，IGF-1）、胰岛素样生长因子 2（insulin-like growth factor-2，IGF-2）、胰岛素样生长因子结合蛋白（insulin-like growth factor-binding protein-1，IGFBP-1）、转换生长因子 β（transforming growth factor-β，TGF-β）、血小板衍生生长因子受体（platelet-derived growth factor receptors，PDGF-R）、集落刺激因子（colony-stimulating factor，CSF）、肿瘤坏死因子（tumor necrosis factor，TNF）及白介素（interleukin）等。在增生期以 EGF 和 IGF 家族占主导，在分泌期以 TGF 为主。

子宫动脉平滑肌和内皮细胞中也含有 ER、PR。子宫动脉受体在月经周期中呈规律变化，增殖期高于分泌期，增殖晚期最高，黄体早期即开始下降。绝经后 PR 下降幅度大于 ER，子宫动脉 ER、PR 与血中孕激素或孕激素与雌激素之比呈负相关关系。子宫动脉受体含量与子宫体内膜和肌肉的受体含量变化关系不明显，子宫动脉含有 ER、PR，说明雌、孕激素不仅控制着子宫内膜和肌肉的代谢和功能，也控制着其营养供给。

子宫颈受体含量和分布也与雌、孕激素在该部分的生物效应相平行，在雌、孕激素作用大的部位，受体含量高。子宫颈受体含量与子宫体内膜相比，一般规律为 ER 呈 1∶（5~10），PR 呈 1∶（3~6）。雌、孕激素对子宫颈的作用中，对子宫颈内膜的作用最大，子宫颈肌次之，子宫颈鳞状上皮最小。ER 是子宫颈内膜 > 子宫颈肌 > 子宫颈鳞状上皮；PR 为子宫颈内膜 > 子宫颈肌 > 子宫颈鳞状上皮。子宫颈上皮 ER 与 PR 呈正相关。

卵巢由皮质和髓质两部分组成，皮质又由卵细胞和卵泡构成。卵巢是妇女产生性激素的主要器官，又是多种激素的靶器官，如卵泡刺激素受体（FSH-R）、黄体生成素受体（LH-R）、绒毛膜促性腺激素受体（hCG-R）、雌激素受体（ER）、孕激素受体（PR）、雄激素受体（AR）、前列腺素受体（PG-R）、催乳素受体（PRL-R）、肾上腺素受体、胰岛素受体、表皮生长因子受体等，其中对 ER、PR 的研究最多，应用最广。一般认为 ER 阳性率为 20%~60%，PR 阳性率为 50%~100%，ER 和 PR 均阳性的百分率为 50% 左右。卵巢 ER、PR 远远低于子宫体，还可能低于子宫颈，仅为子宫体的 1/5~1/20。卵巢的 ER、PR 主要分布于卵巢皮质，颗粒细胞及其发展而成的黄体细胞内 ER、PR 最丰富,卵泡外膜细胞也有一定量的 ER、PR,卵泡内膜细胞中未见 ER、PR 免疫活性。ER-α 在颗粒细胞中有弱表达,ER-β 则在颗粒细胞、黄素膜细胞和黄体细胞中均有表达。卵巢内多种激素受体间的调节方式有 3 种,①自身调节:一种受体增加或减少自身的含量,如 ER、FSH-R 使各自受体量增加,而 LH-R、PR 使各自受体量减少。②协同调节:一种性激素受体与一种蛋白激素受体一起改变同一种或不同种性激素受体或蛋白受体的含量。如 FSH-R 在 ER 作用基础上,使 FSH-R 和 ER (同种受体)含量上升,又可使 LH-R 等(不同种受体)合成增加。③交叉调节:一种激素受体影响另一种或多种激素受体的含量和功能,如 ER 加速 PR、FSH-R、PG-R、LH-R 合成,而 PR、LH-R 可使 ER、FSH-R 的合成减速,PRL-R 使 LH-R 增加,AR 对抗 ER 作用等。其中最重要的是 ER、PR 间的相互调节,ER 使 ER、PR 升高,作用增强,PR 可扩大

ER 效应,但主要是抑制 ER 产生等多种作用。

归纳女性生殖系统各部分雌、孕激素受体分布特征,见表 9-4-1。

表 9-4-1 女性生殖系统雌、孕激素受体变化定基比

部位	ER/%	PR/%
子宫内膜	100	100
子宫肌层	75	30
子宫颈内膜	32	13
子宫颈肌层	20	9
子宫颈鳞状上皮	25	4
阴道上皮	22	0
卵巢	3	7

(张 岩 廖秦平)

第三节 产生激素的女性生殖系统肿瘤

在女性生殖系统肿瘤中,有分泌激素作用的肿瘤主要为卵巢肿瘤,其他部位生殖道肿瘤极罕见有内分泌作用。卵巢肿瘤中常见的有性索间质肿瘤、生殖细胞肿瘤,某些"非功能性"卵巢肿瘤也可有甾体激素产生。

一、性索间质肿瘤

具有重要内分泌特征的卵巢肿瘤之一为性索间质肿瘤(sex cord stromal tumor),起源于原始性腺中的性索和间质组织。由于性索间质可向多方向分化,故 SCST 为单一或混合性成分肿瘤,包括性腺间质来源的颗粒细胞、卵泡膜细胞、成纤维细胞、支持细胞或间质细胞等发生的肿瘤,占卵巢肿瘤的 5% 左右。其中,少部分卵巢性索间质肿瘤可分泌雄激素,故女性出现月经紊乱、痤疮、多毛、阴蒂肥大等雄性化表现。SCST 起源于女性卵巢中原始性腺的性索和间质,可各自形成颗粒细胞瘤、卵泡膜细胞瘤、支持细胞瘤和间质细胞瘤,亦可混合构成,因此性索间质可向多方向分化,并根据病理结果进行分类。其中颗粒细胞、间质细胞可分泌雄激素,故其中一部分 SCST 患者可出现高雄激素血症。卵巢原始性索间质细胞可以向男性型或女性型分化,也可以呈现出未分化的状态。女性型卵巢性索间质包括颗粒细胞和泡膜细胞成分,男性型卵巢性索间质包括睾丸支持细胞(Sertoli cell)和睾丸间质细胞(Leydig cell)成分。卵巢性索间质肿瘤由这些成分单独或混合组成。卵巢支持间质细胞瘤(ovarian Sertoli-Leydig cell tumor,SLCT)由支持细胞和间质细胞组成。

颗粒细胞瘤可产生雌激素,与正常卵泡发育过程相似,颗粒细胞在 FSH 作用下,使卵泡膜细胞产生的雌激素芳香化。带有卵泡膜细胞成分的颗粒细胞瘤产生的雌激素为雌二醇,因此内源性促性腺激素受到抑制,而这种肿瘤生成雌二醇的能力较正常卵泡组织弱得多,如颗粒细胞瘤不含有卵泡膜细胞(单纯颗粒细胞瘤),其产生雌激素的机会较前一种颗粒细胞瘤要少。绝经前患有颗粒细胞瘤的妇女,可以月经正常,如肿瘤生成雌激素过多,干扰排卵,可出现异常子宫出血或闭经。性成熟期前患颗粒细胞瘤,可表现为同性性早熟,并可见男性化表现。绝经后妇女常表现为绝经后出血并可伴子宫内膜增生或内膜癌情况。有些颗粒细胞瘤表现为颗粒细胞黄素化,对子宫内膜有孕激素作用的表现。有些颗粒细胞瘤还具有男性化功能,如见于较年轻妇女中的囊性颗粒细胞瘤,产生睾酮,而血中雄烯二酮水平正常,尿 17 酮甾体正常。在妊娠期,颗粒细胞瘤由于 hCG 刺激作用,也可见男性化表现,一般情况下,颗粒细胞瘤伴有男性化情况仅占 2%,妊娠时则为 10% 以上,雄激素来源于活化的卵泡膜细胞。通常认为单纯卵泡膜细胞瘤是雌激素源性,非雄激素源性,而缺少颗粒细胞成分的卵泡膜细胞瘤中无直接的雌激素产生,雌激素来源于发生肿瘤时继发的周围激素转变,即雄烯二酮转变为雌酮。经典的产生睾酮的性索肿瘤为支持-间质细胞瘤(SLCTs),其中性索细胞不形成卵泡结构,而发展成为睾丸中支持细胞,可形成管样、索样或岛样结构,这些肿瘤较少见,年龄集中在 30 岁前。与分化好的支持间质细胞瘤相比,中度或分化不良的肿瘤中,黄素化间质及支持细胞较多。雄激素增高相关表现的比例为 34%~62%,雄激素增高的表现为去女性化(闭经、乳房萎缩、皮下组织沉积减少),随后表现为男性化(阴蒂肥大、声音加深、多毛)。通常肿瘤切除后女性化特征会迅速恢复,但男性化表现消失较慢。主

要生成的激素为睾酮,血清中脱氢表雄酮、雄烯二酮及尿中17酮甾体的量表现为正常或中度升高。绝经后妇女血中促性腺激素可以受到抑制。在分化好、仅含有成熟支持细胞成分的肿瘤患者中,男性化临床表现不常见,部分SLCTs,尤其是单纯支持细胞肿瘤会出现雌激素过高的表现,如月经不规律、月经过多或绝经后阴道出血。罕见的报道为卵巢支持细胞瘤中有醛固酮生成,患者可伴有严重高血压及低血钾,体外研究推断孕酮可转变成盐皮质激素。两性胚细胞瘤为罕见的性索间质瘤,这种肿瘤患者为男性化、女性化或两者同时存在,但对这类肿瘤极缺乏内分泌研究。Leydig细胞肿瘤,不论来源于卵巢门细胞或间质细胞,最典型的特征为产生睾酮,临床男性化表现突出,也可并发子宫出血,可能是性腺外激素向雌激素转化,也可能是肿瘤同时分泌雌激素。卵巢门细胞肿瘤抑制血清促性腺激素水平,推测的原因为睾酮及雌二醇的作用大于雄烯二酮及雌酮。尿17酮甾体水平正常,门细胞也受黄体生成素(LH)刺激,大多数卵巢门细胞肿瘤发生于绝经后,而此时LH水平升高,在生育年龄妇女中,无卵巢功能早衰及长期卵巢高雄激素生成,则卵巢细胞肿瘤罕见,此两种情况下,LH水平均升高。

二、生殖细胞肿瘤

另一类有激素生成作用的卵巢肿瘤为生殖细胞肿瘤。成熟畸胎瘤为最常见的生殖细胞肿瘤,可以分化成各种组织、器官。正常情况下,这些成分来自不同胚层。有些组织可以显示出其在正常位置时的各种特征,如内分泌特征,其生成物可以在卵巢外显示出内分泌作用。如卵巢甲状腺肿瘤患者可以出现甲状腺中毒症状,而其发生机制则相当复杂。还有报道卵巢上皮样癌并发成熟畸胎瘤,肿瘤产生大量前列腺素E$_2$,患者有高血钙及转移性钙化等表现。还可见到良性囊性畸胎瘤中,成熟皮样成分产生hCG样物质的情况。未成熟畸胎瘤几乎全部无激素活性。肿瘤中存有合体细胞滋养层组织,并产生hCG的情况是罕见的。在非畸胎瘤类的生殖细胞肿瘤如性腺母细胞瘤,可见到由于间质细胞或黄素化间质细胞存在并产生睾酮而引起男性化的情况,如果患者性染色体带有Y染色物质更倾向于出现上述情况,但这种肿瘤罕见。恶性生殖细胞肿瘤产生及分泌hCG,从组织学来源方面可说明其来源于胚外组织,包括滋养叶细胞,正如生殖细胞肿瘤(如内胚窦瘤)分泌AFP说明其来源于胚胎卵黄囊成分一样。原发非妊娠性绒毛膜癌中,因其含有细胞滋养层细胞及合体细胞滋养层细胞,两者存在内在的联系,因此其产生hCG是十分肯定的。这种情况在其他生殖细胞肿瘤(如胚胎性癌)中也很常见,因其含有合体细胞滋养层样细胞,hCG免疫组织化学染色可呈阳性。常见的恶性生殖细胞肿瘤如无性细胞瘤,罕见含有合体细胞滋养层细胞,因此,显著产生hCG情况很罕见。恶性生殖细胞肿瘤与恶性滋养细胞肿瘤不同,几乎不可能产生过多的hCG亚单位。

生殖细胞肿瘤产生hCG,刺激肿瘤外卵巢间质分泌甾体激素,特别是雄激素,或者滋养细胞将循环中雄激素转换成雌激素,即这种滋养细胞表现出正常妊娠滋养细胞的特征。而雄激素的来源不一定为性腺,可能来自正常的肾上腺。这种肿瘤的特征可引起女性初潮前性早熟,生育年龄妇女异常出血或闭经,任何年龄都可出现多毛及男性化。

三、"非功能性"卵巢肿瘤

某些布伦纳瘤(Brenner tumor)、克鲁肯贝格瘤(Krukenberg tumor)、黏液性及子宫内膜样上皮性肿瘤、罕见的皮样囊肿及部分生殖细胞肿瘤(无甾体激素产生)可引起男性化,原因是卵巢包块的增生对周围间质组织有刺激作用,引起卵泡内膜细胞产生类似卵泡发育过程中的作用。激活的间质倾向于产生雄烯二酮及其他雄激素,尿中17酮甾体水平通常也升高,还有性腺外雄烯二酮转变为雌酮的情况同时存在,因此可出现生化、组织及临床雌激素作用的表现,尽管无直接的雌二醇生成的依据。这种肿瘤造成间质增生的主要原因,可能与相对大面积的肿瘤与间质接触有关,但具体机制不明。

四、女性生殖道肿瘤产生其他种类激素

除以上所述女性生殖道肿瘤产生性激素以外,还有可生成其他激素的情况,但目前为止多为个例报道。卵巢Sertoli Leydig细胞瘤、宫颈小细胞癌中有异位促肾上腺皮质激素(ACTH)分泌;卵巢神经内分泌瘤及宫颈鳞癌中有产生胰岛素的报道;卵巢黏液性囊腺瘤中有异位促胃液素产生,引起佐林格-埃利森(Zollinger Ellison)综合征情况,卵巢乳头状腺癌及子宫内膜样癌中有引起高钙血症的情况,可能是肿瘤分泌多肽类激素(甲状旁腺素PTH)或类似多肽样物质造成,PTH样物质已在许多卵巢肿瘤中测定过,包括透明细胞癌、颗粒细胞瘤及间质肉瘤,这种情况下,患者并无甲状旁腺功能亢进的生化及放射学表现。目前研究侧重点放在肿瘤产生的转移生长因子(TGF)引起高血钙上。卵巢高钙血症型小细胞癌(small cell carcinoma of ovary hypercalcemic type,SCCOHT)约62%的病例伴高钙血症,与肿瘤自分泌甲状旁腺激素有关,作用于骨和肾引起血钙升高。但只有少数病例出现高血钙的临床表现,如腹痛、烦渴和疲乏。副癌综合征有低钠血症、低血糖、抗利尿激素分泌和肌无力。此外,某些间皮组织肿瘤产生的活性物质,不同于前述的胎盘激素、多肽激素,如有报道很大的子宫肌瘤可以引起患者血红蛋白水平在180~220g/L的情况,红细胞增多症于术后消失,有人提出肌瘤可分泌异位红细胞生成素,但目前还无肯定依据,可能还有其他机制。

(张　岩　廖秦平)

第四节　女性生殖系统肿瘤的激素靶器官特征

女性生殖系统的各器官、组织作为激素的靶器官，有丰富的性激素受体分布，而且在女性月经周期及不同年龄阶段中随激素水平变化而变化。那么女性生殖系统肿瘤中的性激素受体分布情况及特征，必然要成为这类肿瘤研究中的一个重要内容。在人体各器官的正常细胞中，靶器官的细胞中含有较多的激素受体。这些细胞的受体，在激素和细胞间起着触发特殊内分泌的生物化学链的重要作用。当细胞恶性变时，细胞可以保留部分或全部数量的受体，而使其生长功能类似于一个正常细胞，而且有被细胞内激素调节的功能。如果这个细胞因恶变而失去了受体，那么它就不再被循环系统中的内分泌激素认作是一个正常细胞而发生作用，所以内分泌系统也失去了对它的控制，对它的生长不再有影响和作用。一般高分化肿瘤多为受体富型，低分化多为受体贫型肿瘤。

在女性生殖系统肿瘤受体研究中，最多的仍是针对雌激素受体（ER）及孕激素受体（PR），由于不同部位肿瘤发生率不同，因此研究深入程度有很大差别。外阴癌的 ER、PR 含量极低，差异也很大，与其他临床特征的联系尚未阐明。少数阴道癌中含有 ER、PR，个别的还较高，阴道癌的 ER、PR 含量低于正常阴道组织。阴道癌 ER、PR 似与其他临床特征无联系。输卵管癌发病率极低，其受体研究报道也是零星的。有报道认为输卵管癌 ER、PR 含量极低，几乎不能测得。以卵巢癌的标准判断，无阳性者存在。由于含量极低，观察不出其受体含量随病种、病程、病情、细胞分化、预后和治疗反应变化而变化的规律。输卵管及其肿瘤 ER、PR 的研究方向：进一步积累资料，摸清正常状态的分布和变化，及其对生理功能的影响规律；某些由于输卵管原因不孕疾病中的受体因素；发生肿瘤时受体质和量的变化，与临床特征的联系及在诊断与治疗中的作用。

一、宫颈癌

子宫颈上皮细胞发生病变后，其 ER、PR 含量和阳性率降低。PR 主要表达于各级子宫颈上皮内瘤样病变组织中的鳞状上皮、腺上皮及间质细胞中，表达部位主要为核表达。有研究认为雌孕激素可以促进 HPV DNA 整合入宿主细胞基因，促进 E6、E7 的表达。但目前的研究仍有待于进一步深入。

二、子宫内膜癌

I 型子宫内膜癌，通常为低级别子宫内膜样癌，占子宫

内膜癌病例的大多数（约 85%），其发生与长期暴露于雌激素而无足够的孕激素拮抗有关，常表达高水平的 ER-α，雌激素通过 ER-α 激活下游的促癌基因从而参与子宫内膜癌的发生和发展，临床流行病学研究显示 ER-α 的高表达与子宫内膜癌患者较长的无病生存期以及总生存期相关。II 型子宫内膜癌包括高级别子宫内膜样癌、浆液性癌、透明细胞癌、癌肉瘤等。这些肿瘤不表达 ER，与雌激素不相关，预后较差，与三阴性乳腺癌和浆液性卵巢癌具有相似的分子特征，包括 p53 突变和高拷贝数变异。近年来，子宫内膜癌的分子生物学方面取得了重大进展。2013 年癌症基因组图谱（TCGA）依照子宫内膜癌不同突变谱将其分为 DNA 聚合酶 ε（DNA polymerase ε，POLE）超突变型、微卫星不稳定型（microsatellite instability，MSI）、微卫星稳定型（microsatellite stability，MSS）和高拷贝数型。除了高拷贝数型外，其他 3 种亚型均表达高水平的 ER。可见大多数子宫内膜癌中存在 ER 介导的雌激素信号转导。

正常情况下雌激素促进生长作用与孕激素拮抗作用之间维持平衡，在子宫内膜癌变过程中，雌激素的促生长作用占主导。在动物模型中，高水平的雌激素无孕激素拮抗可导致子宫内膜增生或癌变，提示雌激素/孕激素失衡是导致子宫内膜癌的早期事件。尽管雌激素可能并非是唯一的因素，但至少在子宫内膜腺癌发生方面是不可缺少的因素。

子宫内膜发生癌变后，ER、PR 含量显著下降，相当于正常子宫内膜的 1/10~1/20，不但受体含量有变化，其阳性率也低于正常子宫内膜的 50% 左右。通常正常子宫内膜 ER 和 PR 双阳性率均为 90%~100%，而子宫内膜癌的受体阳性率变化范围是：ER 阳率为 50%~80%，PR 阳性率为 40%~70%。ER 和 PR 双阳性率为 50% 左右。大多数 ER 阳性者的 PR 也阳性，说明子宫内膜癌中 ER、PR 间存在协调关系。癌变往往有一个相当长的过程，而在此过程中受体含量也有量变到质变的过程。子宫内膜癌周围内膜组织 ER、PR 有一定变化，特别是 PR 显著降低，说明受体功能已有相当大的损害。癌变以前的内膜增生和癌前病变也有 ER、PR 不同程度的下降，并且是 PR 含量率先开始下降，这反映出正常生理功能受癌变损伤的过程和程度。癌细胞的分化程度是指示其恶性程度的主要指征。分化程度越低或病理分级越高，恶性程度越高。ER 和 PR 与癌细胞分化或病理分级密切相关，分化好者或病理分级低者，受体含量和阳性率均高，反之则受体含量和阳性率都低。

在判断癌细胞分化程度是 ER 敏感还是 PR 敏感方面，多数人认为 PR 更敏感，因 ER 开始有功能改变时，PR 的量变已表现出来。由此推测 PR 对判断预后更有价值。临床

分期是反映病程和病情轻重的综合指标,子宫内膜癌临床分期越晚,受体含量越低,受体阳性率也越低,但对此变化各家报道的结果差异较大。子宫内膜癌有无肌层浸润是影响预后的重要因素,子宫内膜癌有肌层浸润者,受体含量和阳性率均要下降,有附件播散和淋巴播散者受体可能低于无播散者。淋巴结的转移灶和其他区域转移灶均有一定的受体含量,但比原发灶要低。绝经后子宫内膜癌的 ER 有一定程度升高,其原因可能与正常子宫内膜相似。还有人认为受体变化与患者年龄有关。从内膜癌组织学分类来看,子宫内膜腺癌的 ER、PR 含量和阳性率均高于腺棘皮癌和腺鳞癌。

近来国内外开展了一些关于 ER、PR 亚型方面的研究。已有几项关于雌激素受体 β 表达和作用的研究中子宫内膜癌结果并不一致,TCGA 研究数据表明,ER-α 的平均表达水平远高于 ER-β(约为 2.9 倍)。已有研究对正常内膜和子宫内膜癌 ER-α、ER-β mRNA 及蛋白的表达进行了检测,结果显示 ER-α、ER-β 在正常内膜及内膜癌中共同表达,且 ER-β mRNA 水平明显低于 ER-α,Takama 等的研究表明随着子宫内膜癌变,ER-α 的水平降低,ER-β/ER-α 的比值随肿瘤的肌层浸润而升高。Fujimoto 等研究了 60 例子宫内膜癌(其中 20 例有淋巴转移)和 20 例正常子宫内膜的 ER-β 和 ER-α mRNA 水平及免疫组织化学表达。14 例转移子宫内膜癌的 ER-β/ER-α mRNA 比值较原发癌增高,预后差;其余 6 例转移子宫内膜癌的 ER-β/ER-α mRNA 比值较原发癌无增高,预后好,随访 36 个月,其生存率为 83%。认为 ER-β/ER-α mRNA 比值较原发癌增高者预后差。推测可能是由于内膜中优势表达的 ER-α 受体的表达在转移癌中降调节,ER-β 表达的降调节不明显,从而两者表达失去同步性。完整的 ER-α 和 ER-β 的同步表达以及两者相互作用的中断使癌对雌激素产生抵抗,导致患者预后差。

临床上对于他莫昔芬相关的子宫内膜癌和雌激素导致的子宫内膜癌在组织形态学上难以区分,为进一步探究两者区别,Droog 等的研究区分两者 ER-α 在 DNA 序列上的差异性招募,发现他莫昔芬相关的子宫内膜癌 ER-α 富集的基序主要包括 ESR1 及其他激素受体(如:雄激素受体、糖皮质激素受体、甲状腺激素受体)基序,而雌激素刺激下的子宫内膜癌 ER-α 通常富集在具有 Forkhead 结构域的基序以及具有高迁移率的 box 家族,如:SOX-4、NANOG 等。在正常内膜组织中 PAX2 处于沉默状态,而当他莫昔芬/雌激素刺激时,该 ER-α 下游靶基因能够被"重激活",该激活作用主要与 PAX2 启动子区低甲基化有关。PAX2 能够调控细胞周期依赖性激酶 1(cyclin-dependent kinase 1,CDK1)从而促进子宫内膜癌细胞的转移和侵袭。

此外,ER 变异体也引起了关注,已经在多种正常和肿瘤组织中检到 ER 变异体。ER 变异体主要有两类,即外显子缺失型和嵌入型。外显子缺失型变异体可以是 1 个外显子的部分、全部或多个外显子的缺失。ER-α 共发现了 20

个不同的外显子缺失型变异体。雌激素受体 mRNA 变异体已经在多种正常和肿瘤组织中检测到。提示受体的变异体和野生型受体竞争,因而调节雌激素和相关甾体激素的效应。ER-α 单一外显子缺失的变异体包括外显子 2、3、4、5、6、7 分别缺失的变异体;2 个外显子缺失的变异体如 4 和 7 联合缺失。4Δ 无生理作用,5Δ 导致无激素时亦可显示出转录活性。4Δ、5Δ 可在正常人子宫、子宫颈、卵巢及相关癌中被发现,5Δ 的增加被认为与肿瘤的转移有关,是妇科肿瘤转移潜能的指标。ER-α 的缺失变异体由于分子结构与野生型相似,故可通过蛋白与蛋白相互作用而直接或间接参与与配体结合和转录的调节作用。故 ER-α 的变异体在肿瘤组织中表达增加可能在早期肿瘤的发生中起重要作用。ER-β 共发现了多个变异体:2Δ;3Δ;4Δ;5Δ 和 2Δ;6Δ、6Δ 和 2Δ;6Δ 和 3Δ、2Δ;5Δ、6Δ;5Δ、6Δ 和 2Δ。最常见的缺失为 6Δ,其次为 2Δ,且 2Δ 的缺失常与 5Δ、6Δ 共同发生。在 ER-β 中 2Δ、5Δ 和 6Δ 会导致读码框移位,使翻译提前终止,产生大量碳末端缺失的蛋白变异体,5Δ、6Δ 蛋白无法与配体结合,有研究认为 5Δ 与野生型比例的变化与内膜癌的发生有关。

与正常子宫内膜相比,子宫内膜癌中孕激素受体的表达有明显差异。孕激素受体亚型的变化可能影响内膜对雌孕激素的反应,与内膜癌的发生、发展及治疗可能有密不可分的关系。孕激素受体在内膜增生、非典型增生及子宫内膜腺癌中的表达是逐渐降低的,在基质细胞中孕激素受体的减少更明显。临床流行病学研究显示,PR 的表达水平和肿瘤分化程度呈正相关。PR 高表达通常提示更长的无病生存期以及总生存期,PR 缺失与深肌层转移、较高的 FIGO 分期以及盆腔淋巴结转移有关。孕激素受体的不同亚型在子宫内膜癌中具有不同的作用。在一项对 46 例子宫内膜样癌、癌旁正常内膜及复杂型非典型增生组织的检测中发现,正常子宫内膜腺体 PR-A 及 PR-B 的表达水平相近,然而在非典型增生中两者的表达不平衡,这种不平衡在内膜癌中更为明显。在约 50% 的内膜癌中仅表达 1 种亚型,并多在低分化癌中出现。这提示 PR-A 及 PR-B 比例的改变可能导致孕酮对子宫内膜作用的改变,并在内膜癌的发病中发挥作用。在已发生转移的内膜癌中,PR-A 的 mRNA 形成受抑制而以 PR-B mRNA 表达为主,而在未发生转移者中,PR-A 及 PR-B mRNA 的水平相似,或以 PR-B mRNA 表达为主。

三、子宫体肌层肿瘤

子宫体肌层肿瘤中,子宫平滑肌瘤是最常见的良性肿瘤。已有许多临床现象证实子宫肌瘤的发生、发展与雌激素过度作用有关。但雌激素过度作用是来自体内雌激素水平过高,还是 ER 含量升高,或 ER 兴奋性过高仍未阐明。既往多认为雌激素水平高为主要作用,因为大多数肌瘤患者体内雌激素水平有上升,并有其他相伴的雌激素水平升高的表现。后来发现子宫肌瘤中 ER、PR 含量高于子宫肌,由此推测子宫肌瘤发生是因为 ER 含量升高。子宫肌瘤的 ER、PR 受体随激素水平的变化可影响肌瘤的发展,肌瘤的发展反过来也会使其受体发生改变。子宫肌瘤 ER、PR 含量增生期高于分泌期,发展迅速者更高,有变性的肌瘤内 ER 与 PR 失去协调的比例高,受体含量在瘤体积大、数目多者可能较高。体内激素水平与子宫肌瘤受体含量平行,即体内雌激素水平高者,肌瘤的受体含量高,反之则低,符合一般规律。细胞变性时,其正常生理机制要受到一定损害,肌瘤变性者受体含量降低体现了这种损害程度的轻重,ER 含量差别较小,说明损伤不重,且主要是受体功能障碍。肌瘤体积是反映病情程度的主要指标之一,肌瘤直径≥5cm 者受体含量高于体积小的肌瘤,并且 ER 含量升高的幅度大于 PR,提示 ER 含量升高后,尤其是 PR 未成比例上升时,ER 可促进肿瘤的发展,加重病情。在子宫肌瘤中,ER-α 与雌激素有很高的亲和力,且其与 cycline D1 的表达均高于周围的正常内膜组织,而 ER-β 的表达及与雌激素的亲和力只有在增殖期才升高。在围绝经期 ER-β 表达增加,变为优势表达。子宫肉瘤发病率低,因此对其受体的研究不多,研究结果也有一定矛盾。一般认为,子宫肉瘤组织中有 ER 存在,各类型肉瘤均可测到受体,但总的阳性率不及 50%,而且均值水平远远低于子宫内膜癌。各类型肉瘤中,内膜间质肉瘤 ER、PR 明显高于其他类型,ER 和 PR 间也存在正相关关系。ER、PR 与细胞分化、临床分期、核分裂象、有无转移和内分泌治疗反应的关系不明显。但 ER 阳性者存活时间长于 ER 阴性者。因此有人认为,对 ER、PR 阳性的子宫肉瘤进行内分泌治疗可能会有反应。通过测定芳香化酶的活性发现子宫肉瘤细胞的芳香化酶活性高于正常子宫内膜组织,进而推断子宫肉瘤能够合成孕激素,且孕酮可使 ER/PR 阳性肿瘤的芳香化酶活性升高 8 倍,而对 ER/PR 阴性肿瘤的芳香化酶活性无影响,可抑制 ER/PR 阴性的肿瘤生长,提示某些子宫肉瘤对甾体激素敏感,孕激素治疗可能是治疗某些子宫肉瘤的方法。目前临床研究认为孕激素对内膜间质肉瘤有一定疗效,其中低度恶性内膜间质肉瘤有效率最高。

四、卵巢肿瘤

卵巢既是甾体激素的分泌器官,又是靶器官。正常卵巢表面上皮细胞中 ER-α 和 ER-β 均有表达。卵巢良性肿瘤 ER 阳性率为 20%~70%,PR 阳性率为 50%~100%,两者同时阳性的发生率为 20% 左右。上皮性肿瘤最高,性索间质肿瘤次之。除有上皮成分的成熟性畸胎瘤含少量 ER、PR 外,其他类型几乎无 ER、PR 存在。在上皮性肿瘤中也是浆液性囊腺瘤低于子宫内膜样瘤,高于其他肿瘤,卵巢良性肿瘤的受体含量与对应种类恶性肿瘤相比较稍低。卵巢恶性

肿瘤的来源繁多,所以种类极其复杂,其病理生理及转归有极大不同。Chu 研究显示 ER-α 在上皮性卵巢癌和性索间质来源的肿瘤中均有表达,而 ER-β 主要表达于颗粒细胞来源的肿瘤,卵巢黏液性肿瘤中也有少量表达。卵巢癌细胞中 ER-α 表达增加,ER-β 表达降低,ER-α/ER-β 明显增高。卵巢恶性肿瘤中上皮性肿瘤含 ER、PR 最高,性索间质肿瘤次之,有上皮成分的成熟畸胎瘤的 ER、PR 也较丰富,其他类型则含 ER、PR 较少,甚至完全无 ER、PR。卵巢上皮性肿瘤中,子宫内膜样瘤的 ER、PR 含量最高。浆液性囊腺癌的 ER、PR 含量稍低于子宫内膜样癌,高于其他卵巢恶性肿瘤。受体含量在黏液性囊腺癌中较低,透明细胞中更低,其他卵巢上皮性恶性肿瘤中,几乎测不到有 ER、PR 存在。性索间质肿瘤中,颗粒细胞的 ER、PR 含量和阳性率最高,这与其来源有关。其他性索间质肿瘤 ER、PR 含量均较低,且大多数不能测出。未成熟畸胎瘤含上皮成分越多,分化越好,受体含量越高,阳性率也越高。卵黄囊瘤和无性细胞瘤受体很少,阳性率极低。恶性中胚叶混合瘤在混有宫内膜样癌、透明细胞癌或软骨肉瘤成分时,可有一定量的 ER、PR,甚至可能含量很高。继发性卵巢恶性肿瘤的 ER、PR 含量与其原发灶平行,来源于子宫内膜癌者受体含量高,而来源于胃癌、直肠癌者可有 ER、PR,但含量有限。在卵巢恶性肿瘤,ER 与 PR 间的关系,失去了正相关关系,而表现为无相关状态,这说明卵巢恶性肿瘤细胞内虽然能测出 ER 和 PR 的存在,但很有可能所存已修改在的受体因其产生和作用的机制中某一些步骤或全过程受阻,而缺乏有效功能或功能减弱,可能引起对内分泌治疗的反应不良,也表现出其生理机制的严重损伤。近年来关于卵巢肿瘤与 ER、PR 亚型关系的研究也有一定进展。在正常卵巢中,ER-α、ER-β、PR 和 AR 共同表达,且 ER-β 为优势表达,雌激素通过 ER 信号途径在调节正常卵巢上皮功能方面起重要作用。在上皮性卵巢癌中 ER-α/ER-β 比值明显高于正常卵巢及卵巢囊肿。ER-α 相对于 ER-β 的过度表达可作为卵巢癌进展的指标之一。同时 ER-α 阳性并不一定代表肿瘤具有良好的激素反应性,雌激素拮抗剂对其治疗效果很差。在卵巢癌中 ER-α 表达减少,AR 和 PR 亦明显降低,而 ER-β 无明显变化。ER-β 在早期卵巢癌有少量表达,而在转移性癌中只表达 ER-α,这可能是由于内、外因素通过调节 ER 基因的表达,从而导致早期癌与转移癌的本质不同。在透明细胞癌中,ER-α 缺失,而 ER-β 表达与浆液性、黏液性卵巢癌一致。在子宫内膜样癌中 ER-β 呈高表达状态。卵巢浆液性囊腺癌中有 ER-β 5Δ 的表达,且 ER-β 5Δ/ER-β 的比值低于正常卵巢组织,提示 ER-β 在卵巢癌的发生中起一定作用。对正常卵巢、良性、交界性及恶性卵巢肿瘤中 PR-A 和 PR-B 的表达进行测定,发现从正常到恶性卵巢肿瘤 PR-A 表达逐渐降低,但 PR-B 在这 4 组中的差异不显著。

(张 岩 廖秦平)

第五节 女性生殖系统肿瘤内分泌特征
在判断预后中的意义

一、宫颈上皮内瘤变和宫颈癌

宫颈上皮内瘤变(cervical intraepithelial neoplasia,CIN)是与宫颈癌密切相关的癌前病变,CIN预后指标的完善对于提高宫颈癌患者的诊断率和生存率有着十分重要的意义。

有研究报道了雌激素受体(estrogen receptor,ER)与CIN的关系。通过检测正常子宫颈、宫颈上皮内瘤变(CIN)、宫颈癌组织标本中ER的表达情况,发现ER表达减弱与子宫颈病变进展有一定的关系;与正常子宫颈组织相比较,绝大多数的CIN和浸润性宫颈鳞癌不表达ER;随着CIN病变程度的增加,ER的表达逐渐减弱,两者呈负相关。Fonseca Moutinho等的研究加入了孕激素受体(PR)的检测,在29例Ⅰa1期宫颈微小浸润癌中,取距离浸润病变至少2mm的CINⅢ组织,与25例既往无浸润癌病史的CINⅢ组织进行免疫组织化学研究,这25例CINⅢ患者至少经过30个月的随访而疾病没有出现进展,所以认为她们属于低危亚群,免疫组织化学染色发现,相比较那29例取癌旁CINⅢ组织的患者而言,在这25例无浸润癌患者的CINⅢ组织中,ER、PR、Bcl的阳性共表达更常见、程度更强。因而认为ER、PR、Bcl联合检测是一个独立、有价值的CINⅢ预后方法。CIN患者只有少部分发展为宫颈癌,故临床实践中可以考虑对CIN患者进行ER、PR检测,对低表达者积极治疗,对高表达者积极随访,避免过度治疗。

多数研究认为,ER在宫颈癌的发生和发展中起着重要作用。但是关于ER和PR的表达状态与宫颈癌临床分期及组织学分级的关系,各家说法不一。在60%~80%的宫颈癌组织中检测不到孕激素受体PR的表达。有研究认为癌组织ER、PR的表达状态与癌的组织分化程度、临床分期等密切相关,高永良等也认为早期、分化好的宫颈癌组织的ER、PR的表达水平比晚期、分化差的宫颈癌高。而沈铿等的研究结果显示ER、PR表达状态与宫颈鳞癌的分化程度无关,无论分化程度高低,宫颈鳞癌组织ER、PR均缺失表达或表达率极低,与既往国外部分学者研究结果一致。沈铿等同时发现宫颈腺癌组织的ER、PR水平明显高于宫颈鳞癌,推测宫颈腺癌的发生可能与子宫内膜癌一样,与雌激素过度刺激有关。以上证据表明CIN及宫颈癌中ER、PR低表达或缺失可能提示预后不良。

ER或PR的亚型与宫颈癌预后的关系也有报道。ER有2种亚型,ER-α和ER-β,分别由不同的基因编码。近年

的研究发现,ER-α是子宫颈表达的主要雌激素受体。从正常子宫颈到CIN,再到宫颈癌,ER-α的表达一直下降。从正常子宫颈到浸润癌,ER-α表达下降了90%以上。ER-α有3种亚型:ER-α36、ER-α46和ER-α66。其中ER-α36在宫颈癌组织中过度表达,ER-α36表达升高与宫颈癌患者预后不良相关,其机制可能是ER-α36的高表达促进了雌激素介导的宫颈癌细胞的增殖、侵袭和转移。除了经典的ER外,还有一些新型的ER被发现与宫颈癌的预后相关,比如G蛋白偶联雌激素受体(GPER)与早期宫颈癌患者较好的总生存期和无复发生存期相关。近年对于PR的研究提示,孕激素受体膜组分1(PGRMC1),一种25~28kDa的蛋白质,属于膜相关孕酮受体(MAPR)蛋白家族,PGRMC1的上调可能与宫颈癌进展及不良预后相关。TCGA数据分析显示,编码PR的基因在宫颈癌中的表达显著降低,年轻宫颈癌患者PR编码基因低表达与预后不良相关。

HPV感染与ER亚型的关系日益引起重视。宫颈癌微环境形成是持续高危HPV感染、基质ER-α激活、促血管生成和免疫细胞促炎症活性共同作用的结果。通过免疫组织化学及原位杂交等方法检测正常子宫颈上皮、非典型增生及宫颈癌组织中雌激素受体及HPV的表达情况,发现ER-α在子宫颈正常组织中的表达率较非典型增生及宫颈癌组织中高,并发现虽然ER阳性患者更易发生HPV感染,但其表达情况不同,HPV感染的型别亦不同。在ER-α阴性的子宫颈组织中,HPV 16、18型感染更为多见;而在ER-α阳性的子宫颈组织中,多为HPV 31、33、35等型感染。而有ER-β表达时,HPV的整合型感染更多见。ER-β可能通过影响HPV在宿主细胞中的感染状态对子宫颈病变的发展起一定影响。ER不同亚型表达情况也可为预测子宫颈病变的转归提供依据。

个别研究还报道了人绒毛膜促性腺激素(hCG)的亚型及降解产物也可为宫颈癌的预后提供依据,如:β-hCG、游离β-hCG和hCG核心片段(hCGβcf)。国内有报道指出:76%的宫颈癌β-hCG表达为阳性,其中鳞癌的阳性率比腺癌高,同时该作者发现,晚期(>Ⅱb)宫颈鳞癌患者β-hCG阳性表达率显著增高(71%),提示β-hCG的表达随着肿瘤的进展而增加,这与Bulter等的研究相符,说明β-hCG有可能作为肿瘤预后的标志物。游离β-hCG不是宫颈癌的特定标志分子,但它可作为提示宫颈癌预后不佳的一种肿瘤因子。尿hCG核心片段和血清游离β-hCG对宫颈癌检测的敏感度分别为46%和37%。以上均说明hCG的相关因子

可能在判定肿瘤预后方面有一定的作用。

激素受体及亚型在判断 CIN、宫颈癌的预后中有一定意义，但已有的研究存在样本量少、随访时间不足等局限，今后需要前瞻性、大样本的随机对照临床试验进一步证实其价值。

二、子宫内膜癌

临床上需要准确的生物标记物来预测子宫内膜癌患者预后和实施个性化治疗。雌激素受体（ER）和孕激素受体（PR）是子宫内膜癌最有效的预后生物标志物。

目前公认，ER 和 PR 的表达及含量与子宫内膜癌的分期、组织学分级、生存期相关，缺乏 ER、PR 表达与较差的分化及深肌层浸润有关。如子宫内膜样腺癌 I 期的患者表达 PR，但在多数进展期子宫内膜样腺癌患者中无 PR 表达，这说明 PR 表达愈低，肿瘤的恶性程度愈高，预后愈差。并且 ER、PR 的检测能在术前子宫内膜癌的诊断过程中，弥补以下缺点：诊刮标本的不完整性给病理科医生对肿瘤的分级带来难度；以磁共振为代表的影像学检查在识别子宫内膜癌患者肌层浸润情况时的错误判断。因此，结合术前诊刮标本免疫组织化学检测的 ER、PR 状态，综合判断预后将更准确。

不少数据支持 ER、PR 作为独立预测因子来判断子宫内膜癌的预后，有来自不同组织学类型的研究数据：比如即使是低级别子宫内膜癌，ER 和 PR 的表达缺失也可以作为预后不良的独立预测因子，还能预测淋巴结转移和复发的风险；在高级别内膜癌患者中，PR 表达的缺失也是预后不良的独立预测因素，甚至包括对浆液性癌这种以前认为不受激素影响的组织类型也有独立预测预后的作用。遗憾的是，关于 ER 和 PR 对于子宫内膜癌预后的预测，并没有统一的评价方法，也没有统一的阈值。文献对于激素受体表达的评分系统不同，采用的 cut-off 值不同，检测系统不同，还有的研究并没有定义 cut-off 值。今后还需要进一步的临床研究来明确 ER、PR 作为独立预测因子的检测方法及阈值。

ER 及 PR 的亚型也可为子宫内膜癌的预后提供依据。ER 以 2 种主要形式存在，即 ER-α 和 ER-β，分别由单独的基因 ESR1 和 ESR2 编码。有研究发现在 21% 的子宫内膜样病例中 ER-α（-），并且 ER-α（-）与病情分期晚和生存率降低相关。低 ER-α 表达与上皮-间充质转化有关，这对辅助治疗和靶向药物的选择有参考价值。编码 PR 的基因产生 2 种异构体，PR-A 和 PR-B。体外试验显示 PR-A 抑制 PR-B 的功能，因此 PR-A/PR-B 的比率可能是孕酮作用的重要决定因素。只有 1 种 PR 亚型的表达在子宫内膜癌中很常见，这表明在这些癌中观察到的 PR 水平下降是由于一种 PR 亚型的缺失所致。在分化好和分化差的子宫内膜癌中都能发现总 PR 表达缺失，这可能与 PR-A 相关。PR-B 的表达与子宫内膜癌侵袭性更强有关。

ER、PR 的联合或者与其他指标联合，对于子宫内膜癌

的预后也有预测意义。比如在 I~II 级子宫内膜样腺癌中，ER 和 PR 双阴性的患者，子宫肌层浸润更深，FIGO 分期更晚，盆腔淋巴结转移率更高，无进展生存期更短。磷酸酶张力蛋白同源物（PTEN）、ER 和 PR 同时低表达的患者，肿瘤恶性程度更高。"三阴性"子宫内膜癌（ER-/PR-/Her2-），与肿瘤高级别、期别晚、侵袭力强、预后差相关。对"三阴性"子宫内膜癌的免疫相关指标检测发现，"三阴性"生物标记物表型或许会成为未来评估肿瘤免疫原性的潜在替代标记物。

ER 或 PR 通路是子宫内膜癌患者最常见的潜在治疗靶点之一。尽管大多数子宫内膜癌患者 ER 和/或 PR 阳性，但内分泌治疗仅对少数患者有效，最终患者会对治疗产生耐药性。与乳腺癌相比，激素受体阳性子宫内膜癌患者对内分泌治疗的反应低于预期。激素治疗对任何患有子宫内膜癌个体的生物学效应的相对"强度"是多因素的。为了更好地了解哪些内膜癌患者可能受益于内分泌治疗，研究方向可能需要超越简单的 ER 和 PR 的 IHC 状态。目前有一些研究的方向，比如评估 PR 亚型以及亚型活性相关的 mRNA 和蛋白质；又如评估循环 DNA 中雌激素编码基因 ESR1 的突变状态等。

总之，ER、PR 的表达与子宫内膜癌的分化及肌层浸润深度显著相关，ER-α 和 ER-β、PR-A 和 PR-B 的表达失衡与肿瘤的恶变有关。ER、PR 及其亚型的表达状态与癌的发生、病理类型、分化、期别、转移以及预后有相关性，对于诊断子宫内膜癌及对于手术程度的规划、判断手术后患者的生存率及后续的化疗、内分泌治疗、免疫治疗的选择等有重要意义。

三、子宫体肌层肿瘤

子宫肌瘤是激素依赖性肿瘤。近年大量研究证实雌、孕激素在子宫肌瘤的发生中起重要作用，但是到目前为止，缺乏关于 ER、PR 对子宫肌瘤预后评估作用的数据。在子宫肌瘤中，ER 和 PR 水平显著高于正常子宫肌层组织，PR 表达又明显高于 ER。孕激素及其受体（PR）通过影响细胞增殖来影响肌瘤的生长；雌二醇导致 PR 表达增加，并支持孕激素在平滑肌瘤生长中的作用。在妊娠早期和雌激素-孕激素补充疗法（EP-HRT）的刺激下，肌瘤会快速生长；绝经后肌瘤萎缩。最近有研究显示，激素相关类药物治疗子宫肌瘤，会使肌瘤内 ER、PR 的表达产生变化：如术前用促性腺激素释放激素激动剂（GnRHa）缩小肌瘤并降低手术中出血的风险，检测发现肌瘤中 ER 或 PR 的表达显著下降；又如选择性 PR 调节剂醋酸乌利司他，也是用于术前减小肿瘤并消除与肌瘤相关的异常子宫出血，使用该药物后，肌瘤中 ER 或 PR 的表达下降。这些研究证明了雌、孕激素在子宫肌瘤生长中的关键作用以及激素相关类药物的治疗效果，但是激素相关指标对于子宫肌瘤药物治疗效果的评价，尚需要

进一步研究的数据支持。

子宫肉瘤是较少见的子宫恶性肿瘤,子宫肉瘤约占所有女性生殖道恶性肿瘤的1%,占子宫体恶性肿瘤的3%~7%,其病因尚不明确。长期使用他莫昔芬可使子宫肉瘤的发病风险增加3倍;接受盆腔放射治疗者远期继发子宫肉瘤的可能性也明显升高。病理类型主要有子宫平滑肌肉瘤、子宫内膜间质肉瘤、未分化子宫肉瘤和其他罕见的类型。肿瘤细胞中 ER 和 PR 的表达为预后评估的内分泌指标提供了理论基础,但是已有的研究在激素治疗反应和传统激素受体表达之间存在分歧。

ER 和 PR 阳性对于预后判断的研究存在争议。Khan 和 Raspollini 等发现子宫平滑肌肉瘤中 ER 的较高表达与较好的预后相关,随着肿瘤侵袭程度的加深和肿瘤的转移,ER 的表达逐渐降低。Riitta 等的研究也提示,ER-α 阳性的子宫平滑肌肉瘤患者预后较好。一项评估雌激素抑制剂对于晚期子宫平滑肌肉瘤治疗效果的研究发现,无进展生存率最长的患者是那些肿瘤强烈且弥漫表达 ER 和 PR 的患者。然而 Bodner 等针对早期和晚期子宫平滑肌肉瘤患者研究,发现 ER 和 PR 的表达与总体生存期无相关性。

与以往激素受体的研究相比,较少有研究涉及雄激素受体(androgen receptor,AR)。新近有研究报道 AR 可能会成为子宫平滑肌肉瘤的潜在预后标志物,有 AR 表达的患者预后更好。AR 与 ER/PR 共享一个共同的脱氧核糖核酸(DNA)/配体结合域,并且在进化上与 ER/PR 密切相关。对于表达 AR 的子宫肉瘤,可以观察到疾病的侵袭性弱、分化较好、预后较好等特征。但是 AR 在子宫肉瘤中的表达率,不同的研究中差异很大,今后还有待更多的研究来证实 AR 在子宫肉瘤预后中的作用。

由于子宫肉瘤发病率低,各项研究样本量有限,激素受体表达在子宫肉瘤预后中的作用仍存在分歧,但激素受体作为激素治疗反应、疾病状态和生存结果预测因子的潜在价值一直受到关注。期待有更大规模、更好的临床研究设计,将 ER、PR、AR 的状态都予以评估,为今后实施精准治疗提供更好的参考。

四、卵巢肿瘤

卵巢肿瘤的内分泌特征(分泌激素、激素靶器官受体特征)不仅在卵巢肿瘤的发病中起着重要的作用,并且具有判断预后的价值。

卵巢癌是部分依赖于激素的肿瘤。性激素通过相应的受体发挥作用。激素受体,包括雌激素受体(ER)、孕激素受体(PR)和雄激素受体(AR),被认为与卵巢癌的发生有关。与乳腺癌和前列腺癌相比,卵巢癌中激素受体的预后和预测价值不一致,有时相互矛盾。尽管 AR、ER 和 PR 广泛表达于卵巢癌的每个组织学亚型中,但它们的分布因组织学的不同而显著不同。

在大部分恶性卵巢肿瘤中均有 ER 的表达(61%~86%),主要发生在浆液性和子宫内膜性的卵巢上皮癌中,约80%~95% 的高级别浆液性卵巢癌表达 ER。从理论上推测,ER 的高表达与卵巢肿瘤预后不良相关,然而目前不少研究结果却与这个推论不一致。对这种结果的解释常常归结为可能是卵巢癌的发展和其生物学行为受多种因素的影响。

流行病学研究发现了孕激素及其受体对卵巢的保护作用。PR 阳性的患者均可表现出较好的预后,因此很多学者认为 PR 是判断卵巢癌患者有较好预后的生物标志。PR 表达下降的女性具有更高的卵巢癌发病风险,这类人群已发生卵巢癌者则预后更差。染色体 11q23.3~24.3 区域包含 PR 基因,由该染色体杂合子缺失造成的 PR 表达下降的女性发生卵巢癌的风险更高。高级别浆液性卵巢癌中 PR 的阳性率从 20%~60% 不等。PR 已被公认为高级别浆液性卵巢癌的良好预后生物标志物。

越来越多的证据表明 AR 与上皮性卵巢癌的进展有关,主要是指 AR 的激活与卵巢癌发生和诱发肿瘤进展的风险增加有关。但同时也有互相矛盾的结果报告。在浆液性卵巢癌中 AR 阳性率较高。高级别浆液性卵巢癌中 AR 已报道的表达率在 20%~50% 之间。

对于联合使用 ER 和 PR 判断卵巢癌患者预后的价值存在着不同的意见。有研究认为联合 ER、PR 判断预后并不优于单独使用 PR 来判断;而也有学者认为联合检测时 ER、PR 不同的表达模式有着不同的预后。如:Hugo Arias-Pulido 等通过研究 89 例卵巢上皮癌的 ER、PR 表达模式发现:ER−/PR+、ER+/PR−、ER+/PR+ 和 ER−/PR− 的5 年生存率分别为:83%、79%、61% 和 48%。Jenny-Maria Jönsson 等的研究则提示肿瘤同时表达 PR 和 AR 的患者预后最为良好。

对于复发性或难治性卵巢癌患者,可以考虑激素类药物治疗,有一定疗效,副作用较小,但大多为临床研究阶段。根据卵巢癌发病机制的激素假说,推测激素受体的表达水平可能对治疗效果有预测价值。激素类药物的代表有:促性腺激素释放激素类似物(GnRHa)——亮丙瑞林;非甾体 AR 拮抗剂——氟他胺(对抗雄激素);高选择性芳香化酶抑制剂——来曲唑(降低雌激素);孕激素类药物——醋酸甲地孕酮等。由于现有的临床研究样本量小、卵巢癌病理类型不同、卵巢癌细胞内激素受体表达状态不同、缺乏分子标记等因素,尚无法评估激素受体表达状态与卵巢癌激素治疗价值的关系。在未来的临床治疗中,激素受体的表达应常规检测,评估应标准化并纳入治疗考虑。

以上研究均包括了不同年龄阶段的卵巢癌患者,卵巢癌患者的发病年龄大部分都是绝经后,40 岁以前发病的仅占10%,30 岁以前发病的仅占3%~4%。年轻患者的内分泌状态与年老患者不同,ER 和 PR 表达模式与预后的关系是否与以上结果有不一致之处?该类研究较少。一项针对 40 岁以下卵巢癌患者的研究表明:该类患者总生存率与单独

ER 的状态无明显关系。

总之，ER、PR、AR 在卵巢恶性肿瘤的发展中起着重要作用并且与肿瘤的行为和/或预后有关。目前较公认的结论为：单独 ER 的表达水平与卵巢癌的预后无相关性，而单独的 PR 高表达是判断卵巢癌患者有较好预后的生物标志；联合检测 ER/PR/AR 的表达模式对卵巢癌预后的判断具有一定的价值，若能对卵巢恶性肿瘤患者的标本行免疫组织化学检测，以明确 ER/PR/AR 表达模式，将有助于判断预后。

五、滋养细胞肿瘤

与正常妊娠相比，滋养细胞疾病患者血清 hCG 浓度显著升高。检测 hCG 的含量为各种临床情况提供了重要信息，如妊娠和妊娠相关疾病的诊断和监测、产前筛查和妇科肿瘤。本小节内容集中在 hCG 对于诊断葡萄胎、侵蚀性葡萄胎、绒毛膜癌治疗及监测、随访方面的价值。

hCG 是一种包含 237 个氨基酸的异二聚体，由 α 亚单位（93 个氨基酸，14.5 kDa）和 β 亚单位（145 个氨基酸，22.2kDa）组成。在 hCG 的产生、分泌、代谢等过程中，分子会发生断裂、离解等多种变化从而以多种分子形式存在，比如规则 hCG、缺口 hCG，部分降解的 β-hCG、β-hCG 核心片段等。

在绝大多数妊娠滋养细胞疾病中发现高浓度的游离 β-hCG，且游离 β-hCG 与总 hCG 的比值在葡萄胎时最低，绒癌时最高，因此针对妊娠滋养细胞肿瘤，临床上最常检测的是 β-hCG。有研究提示，β-hCG 的摩尔浓度 >5% 时，提示妊娠滋养细胞肿瘤侵袭性较强，并且也更容易发生化疗耐药。hCG 也是检测妊娠滋养细胞疾病预后的重要生物标志物。葡萄胎排出后，应每周检测血 hCG 或 β-hCG，滴度应呈对数下降，一般在 8~12 周恢复正常。正常后继续随访血 β-hCG 3~4 次，之后每个月监测血 β-hCG 1 次，至少持续 6 个月。葡萄胎后滋养细胞肿瘤诊断标准有 2 条包含 hCG 的检测：①升高的血 β-hCG 水平呈平台（±10%）达 4 次（第 1、7、14、21 天），持续 3 周或更长；②血 β-hCG 水平连续上升（>10%）达 3 次（第 1、7、14 天），持续 2 周或更长。

非葡萄胎后滋养细胞肿瘤（绒癌）关于 hCG 的判断标准为：流产、足月产、异位妊娠终止后 4 周以上，血 β-hCG 水平持续在高水平，或曾经一度下降后又上升，已排除妊娠物残留或排除再次妊娠。通过检测 hCG 判断耐药的标准为：原发耐药指开始应用单药化疗的前 2 个疗程即出现 β-hCG 升高或平台（下降 <10%）；继发耐药指开始化疗时有效，随后 β-hCG 在 2 个疗程中呈现平台或升高。当对第一种单药化疗有反应，但因毒性无法耐受时，可更换另一种单药。如果出现单药耐药，β-hCG 呈现平台且 <300U/L，可以改为另一种单药化疗。如果 β-hCG 呈现平台且 >300U/L，或 β-hCG 升高，或出现新病灶，或对 2 种单药化疗均反应不佳时，建议改为联合化疗。hCG 在妊娠滋养细胞肿瘤化疗停药的判定标准为：β-hCG 正常后巩固化疗 2~3 个疗程；对于 β-hCG 正常而影像学异常的患者不建议继续化疗，因为 β-hCG 是反映肿瘤活性的可靠指标。与滋养细胞肿瘤的其他类型相比较，胎盘部位滋养细胞肿瘤产生的 hCG 很少，有 25% 的患者报道为阴性或低值。关于 hCG 各亚型的联合，或者其他分子形式对于滋养细胞肿瘤预后的意义，也有少数报道。比如 hCG 各亚型的联合检测分析、hCG 特征曲线（receiver operating characteristic，ROC）分析对于妊娠滋养细胞肿瘤预后意义的探索。Khanlian 等认为高糖基化 hCG 是 hCG 的一种分子形式。在探测复发性或持续性滋养细胞疾病中，高糖基化 hCG 的检测比规则 hCG 的检测更为敏感；Okamoto 等认为 β-hCG 核心片段的检测，能更早地预测恶性滋养细胞疾病的发生。

除了 hCG 及其降解产物有助于判断妊娠滋养细胞疾病的预后，研究者们也试图从组织中雌激素受体（ER）、孕激素受体（PR）的表达水平探讨与妊娠滋养细胞肿瘤预后的相关性，但报道很少。

总之，hCG 是公认的妊娠滋养细胞疾病最重要的生物标志物，临床上最常检测的是 β-hCG，这种简单便捷的手段，有助于妊娠滋养细胞疾病的诊断，并有助于判断疗效、判断停药或换药的时机、确认治愈、早期发现复发并及时采取挽救治疗。

（李乐赛　陈亦乐）

第六节　妇科恶性肿瘤的内分泌治疗

在妇科肿瘤中，子宫肌瘤、子宫内膜癌和卵巢癌均是激素依赖性肿瘤，其中，子宫肌瘤和子宫内膜癌的内分泌治疗已得到较广泛应用，2016 年 NCCN 指南也推荐卵巢 1 级/低级别浆液性/子宫内膜样卵巢上皮性癌 I C~Ⅳ 期采用内分泌治疗（2B 级证据），其他妇科肿瘤的内分泌治疗仍在探索中。

一、子宫内膜癌的内分泌治疗

子宫内膜癌（endometrial cancer，EC）是女性最常见的生殖系统恶性肿瘤，其发病率呈逐渐上升的趋势。子宫内膜癌以手术治疗为主，手术范围由临床分期决定，包括腹式或腹腔镜子宫全切术及双侧输卵管卵巢切除术以及盆腔和腹主动脉淋巴结清扫术,并辅以放疗及化疗。子宫内膜癌属于激素相关性肿瘤,根据发病机制及临床病理特征,子宫内膜癌分为 2 种亚型,即雌激素依赖型(Ⅰ型)和非雌激素依赖型(Ⅱ型)。Ⅰ型子宫内膜癌是在高雌激素水平刺激下发展而来,因此对内分泌治疗反应较好。自从 Kell 等在 1961 年首次报道孕激素成功用于晚期或复发子宫内膜癌的治疗以后,内分泌治疗在子宫内膜癌治疗中的地位不断上升。现就内分泌治疗的临床应用及常用药物介绍如下:

1. 内分泌治疗的应用 内分泌治疗主要应用于要求保留生育能力的早期患者以及晚期复发或转移,无法手术者。

(1)保留生育的早期子宫内膜癌的内分泌治疗:虽然大部分子宫内膜癌均发生在绝经后,只有 20%~25% 的患者为绝经前女性,但仍有 2%~14% 的患者发病年龄在 40 岁以下。年轻患者通常为分化良好(G1)的早期子宫内膜癌,无肌层浸润,预后良好,5 年生存率超过 93%。子宫内膜癌是在无孕激素拮抗的高雌激素水平的背景下发生的,因此应用孕激素治疗可使得增生的子宫内膜癌转变为分泌期,癌变的子宫内膜逆转而达到治疗效果,并可保留年轻未产患者的生育功能。Yamazawa 等对 9 例 28~40 岁的Ⅰ期 G1 子宫内膜癌患者进行研究,发现 7 例(78%)患者对治疗完全反应,2 例患者部分反应。2 例患者分别在 10 和 22 个月后复发,4 例妊娠并有 3 例足月分娩。Signorelli 等对 11 例ⅠA 期 G1 子宫内膜癌及 10 例复杂的非典型增生的年轻未产妇进行研究,所有患者给予低剂量孕激素治疗(200mg/d,用于月经周期 14~25 日),孕激素治疗的整体反应率是 57%,16 例妊娠并有 12 例足月分娩,其中 13 例为自然妊娠,3 例接受了辅助生殖治疗后妊娠(促排卵及人工授精),长期随访无复发或死亡病例。Park 等对 148 例年龄≤40 岁的ⅠA 期、1 级子宫内膜样腺癌的患者进行研究,其中 91 例(61.5%)给予醋酸甲羟孕酮(medroxy progesterone acetate,MPA)500mg/d,57 例给予醋酸甲地孕酮(megestrol acetate,MA)160mg/d,平均持续治疗时间 8 个月,115 例(77.7%)对孕激素治疗显示完全缓解(CR),其中 30.4% 复发者的中位随访时间为 66 个月。33 例未能达到 CR 而进行手术治疗,中位随访 41 个月无复发。Yin 等回顾性分析 127 例保留生育能力并接受孕激素治疗的ⅠA 期 G1 子宫内膜样腺癌和非典型增生患者,治疗 3 个月后 49 例(38.6%)达到 CR,治疗 6 个月后 37 例(29.1%)达到 CR。其中 76 例患者在初次 CR 后计划妊娠,29 例(38.2%)成功怀孕,19 例足月分娩(25.0%),9 例自然流产。Yun 等进行了一项系统回顾与荟萃分析后指出,孕激素治疗子宫内膜癌的总体缓解率为 82.4%,复发率为 25%,妊娠活产率为 19.6%,说明内分泌治疗对于强烈希望保留生育的年轻患者,在严格掌握适应证的条件下,也可作为一种可取的治疗方案。一般认为需符合以下条件才可行保留生育能力的内分泌治疗:高分化(G1)ⅠA 期子宫内膜样腺癌;治疗前各项辅助检查评估未发现肿瘤肌层浸润及子宫体外侵犯;无

严重肝肾功能损害及血栓性疾病;雌、孕激素受体均为阳性;血清 CA125 正常;患者有保留生育功能的迫切要求;有较好的随访条件。满足以上条件的患者可行内分泌治疗,保留生育功能,但由于目前仍缺乏大样本随机对照的临床试验,选择内分泌治疗的患者应注意治疗前尽量详细了解病情,以免延误治疗;治疗期间需密切随诊,严密观察监测各项指标,包括妇科检查、盆腔及腹部 B 超或 MRI、分段诊刮或宫腔镜下内膜活检等监测子宫内膜情况。也有学者提出,除常规宫腔镜和诊断性子宫内膜活检外,应常规进行盆腔磁共振检查,一旦病情进展应立即接受手术治疗。值得注意的是,在患者完成分娩后,产后仍存在肿瘤进展、复发的风险,因此,产后建议患者切除子宫,若患者仍强烈要求保留生育能力,应当在充分告知疾病可能进展、复发风险,签署相关知情同意书的前提下,维持治疗的同时密切随访。

对有条件者建议行子宫内膜癌分子分型,如免疫组织化学提示 MMR 蛋白缺失,可进一步完善 Lynch 综合征的筛查。POLE 表达阳性,有生育要求者,可保留。p53 异常(*p53* 突变)型预后较差,不能保留生育功能。

(2)晚期或复发子宫内膜癌的内分泌治疗:大多数子宫内膜癌可在早期诊断,但仍有部分患者确诊时已属晚期,预后欠佳。晚期或复发子宫内膜癌的治疗仍存在争议,某些患者因患有其他疾病或严重并发症,不适宜接受手术或系统化疗,内分泌治疗较系统化疗而言,有一定疗效且副作用较小。早在 1999 年,美国妇科肿瘤学组(gynecologic oncology group,GOG)的研究即证明口服 MPA 对治疗晚期或复发子宫内膜癌有一定疗效。Decruze 等回顾了 6 个临床随机试验共 2 471 例患者,初治、分化良好(G1、G2)的复发或晚期患者孕激素治疗反应率可达 11%~56%,无进展生存期 2.5~14 个月,肿瘤孕激素受体阳性的患者对内分泌治疗反应率更高,但分化差的患者治疗反应率仅为前者的 1/3。因此,内分泌治疗更适用于那些分化良好、肿瘤孕激素受体阳性的患者。日本 2018 年子宫内膜癌诊治指南中建议,对于晚期或者复发的子宫内膜癌患者,可考虑使用孕酮治疗。尽管内分泌治疗对晚期或复发子宫内膜癌患者疗效有限,但仍能一定程度上阻止肿瘤进展,对于晚期、复发而不能接受手术的患者仍是一种有效治疗手段。

(3)手术后患者的内分泌治疗:对于内分泌治疗是否应作为高危子宫内膜癌患者术后的常规辅助治疗,目前仍存在争议。Martin-Hirsch 等总结了大量临床资料共 4 556 例患者,术后 5 年内使用孕激素治疗并不能改善其总生存率,但可减少复发及转移,然而,治疗组的非子宫内膜癌相关死亡风险较对照组增加。国内也有研究指出,辅助内分泌治疗对Ⅰ期子宫内膜癌患者无瘤生存率及总生存率均无明显改善,但 1 年以上的内分泌治疗可一定程度改善患者预后。目前认为,内分泌治疗可改善手术后子宫内膜癌患者预后,但增加心脑血管疾病的风险,对于无相关基础疾病的患者,仍可应用内分泌治疗改善其预后,减少复发及转移。

2. 内分泌治疗的常用药物

（1）孕激素：孕激素被用于治疗子宫内膜非典型增生及子宫内膜癌已有多年历史。一般认为，孕激素可减少子宫内膜的雌激素受体，抑制子宫内膜癌细胞 DNA 及 RNA 的合成，减少分裂，从而抑制癌细胞的增殖。常用药物有醋酸甲羟孕酮（medroxyprogesterone acetate，MPA）、甲地孕酮（megestrol acetate，MA）、已酸孕酮（progesterone hexanoate）、左炔诺孕酮宫内节育器（levonorgestrel-releasing intrauterine device，LNG-IUD）等。

1）给药剂量及用药时间：对于子宫内膜癌的内分泌治疗没有公认的方案，一般主张单独应用大剂量孕激素，如常用剂量为 MPA 200~400mg/d 口服或 MA 160~320mg/d 口服。美国妇科肿瘤学组（Gynecologic Oncology Group，GOG）的研究指出，口服 MPA 1 000mg/d 与 200mg/d 相比，反应率并没有提高，用药量过大仅能增加毒副作用而对疗效无明显改善，因此，GOG 推荐子宫内膜癌的孕激素剂量为口服 MPA 200mg/d 或 MA 160~320mg/d。给药途径除了口服和肌内注射以外，有学者提出对于手术风险大的ⅠA 期高分化患者，应用含孕酮宫内节育器有较好的效果且无相关并发症报道。一般推荐用药时间为 3~6 个月，也有学者认为用药时间大于 1 年才能有效改善预后。子宫腔内用药能提高局部药物浓度，并能减少口服用药引起的副作用，一项前瞻性Ⅱ期临床研究发现，52 例复杂非典型增生和 G1 子宫内膜样子宫内膜癌使用左炔诺孕酮宫内节育器（52mg），12 个月后反应率为 83%，其中 37 例完全反应、2 例部分反应、3 例疾病稳定、5 例疾病进展。对于复杂的非典型增生反应率为 90.6%，对于 1 级子宫内膜样子宫内膜癌反应率为 66.7%。LNG-IUD 对孕激素抵抗有显著活性，且副作用小，可能适用于有较多合并症的非典型增生和早期子宫内膜癌患者。但其具体疗效及毒性作用仍需大量临床研究进一步证实。

2）不良反应及处理：孕激素常见不良反应有体重增加、肝肾功能损害、血栓栓塞性疾病等，一般停药后可逆。美国 GOG 研究发现接受内分泌治疗患者中，5% 出现血栓静脉炎，1% 出现肺栓塞。也有研究仅出现体重增加，而未发现肝肾功能损害及血栓栓塞疾病。在内分泌治疗过程中应严密随访以防严重副作用的发生。Park 等对 154 例年轻保留生育并接受了孕激素治疗的早期子宫内膜腺癌患者进行回顾性研究，发现孕激素治疗期间体重变化对完全缓解、复发、妊娠和活产率几乎没有影响，但是治疗前后 BMI≥25kg/m² 是治疗反应差和复发率高的重要预测因素。因此，在孕激素治疗期间保持患者正常的 BMI 很重要。

3）耐药及处理：孕激素发挥作用必须有孕激素受体（PR）的存在。因此 PR 水平亦是影响疗效的因素之一。有研究显示使用孕激素 3~6 个月之后将使 PR 水平逐渐降低而影响疗效。一般认为，孕激素与他莫昔芬交替使用能增加 PR 水平。美国 GOG 对晚期复发内膜癌患者的研究中，他莫昔芬与孕激素交替使用，均取得较好疗效。目前尚有研究指出，应用分子药物也可使内膜癌细胞中已逐渐消失的 PR 恢复表达，但分子药物能否用于提高对孕激素治疗的反应率，尚有待临床试验证实。

（2）他莫昔芬：他莫昔芬（tamoxifen，TAM）是一种非甾体类的抗雌激素药物，其作用机制是与雌二醇在靶细胞内争夺雌激素受体（ER），减少胞质内 ER 的含量，防止 ER 的再合成而起抗雌激素作用。同时它又具有微弱的雌激素活性，可提高肿瘤细胞的 PR 水平，因此常与孕激素交替使用。他莫昔芬也可单独用于治疗子宫内膜癌，20~40mg/d，治疗反应率的中位数为 22%。由于他莫昔芬有弱雌激素作用，是否会导致肿瘤进展尚存在争议。因此，应用他莫昔芬的同时应密切随访观察。另外，氟维司群是一种选择性雌激素受体下调剂，Emons 等进行的一项针对 ER/PR 阳性的复发或转移子宫内膜癌患者采用氟维司群（250mg/4 周）的Ⅱ期研究结果显示，26 例患者接受了预期的 3 次氟维司群注射，均没有完全反应，但有 4 例（11.4%）部分反应，8 例疾病稳定。中位无进展时间为 2.3 个月，总生存期为 13.2 个月，治疗耐受性良好。虽然氟维司群在 2 项Ⅱ期试验中仅表现出微弱的活性，但目前内膜癌的内分泌治疗仍有一定局限性，氟维司群相关临床试验纳入的病例少，仍需要大样本临床研究进一步探索。

（3）促性腺激素释放激素类似物：促性腺激素释放激素类似物（gonadotropin-releasing hormone analogues，GnRH-A）是人工合成的促性腺激素，大剂量的 GnRH-A 可抑制促性腺激素的释放，从而使卵巢合成雌激素明显降低，减少了对子宫内膜的刺激而达到治疗效果。也有研究证实子宫内膜癌细胞存在 GnRH 受体，该受体与 GnRHa 结合后，直接抑制子宫内膜癌细胞的增殖。Jeyarajah 等对 32 例复发子宫内膜癌患者给予 GnRH-A 皮下注射治疗，反应率达 28%，且对盆腔及远处转移病灶均有疗效。Asbury 等用戈舍瑞林（goserelin）皮下注射治疗 40 例晚期或复发的子宫内膜癌，平均年龄 71 岁，结果 2 例完全反应，3 例部分反应，总反应率为 12.5%，但有 2 例发生深静脉血栓。Zhou 等对 29 例保留生育能力的复杂非典型增生及 G1 早期子宫内膜癌患者进行回顾性分析，18 例患者每 4 周肌内注射 GnRHa 治疗联合放置 LNG-IUD，11 例患者接受了每 4 周肌内注射 GnRHa 联合口服来曲唑 2.5mg/d，结果显示：EC 组中 15 例（88.2%）达到 CR，CAH 组中 12 例（100%）获得完全缓解（CR），2 例在获得 CR 后复发，认为 GnRHa 联合左炔诺孕酮宫内节育器或来曲唑是潜在的保留生育能力患者的治疗方法，但仍需进行更大规模的多中心试验。总之，GnRHa 的使用较少，目前观察其对子宫内膜癌的作用有限，尚待观察。

（4）芳香化酶抑制剂：芳香化酶即细胞色素 P450（P450 arom），是雌激素合成最后一步的限速酶；它由 CY19 基因编码，能催化 C19 雄激素转化为雌激素。近年来发现在许多雌激素依赖性疾病，如子宫内膜癌、子宫内膜异位症等的组织中芳香化酶异常表达，芳香化酶的数目和活性直接决定了这些组织中雌激素的水平，从而影响雌激素依赖性疾病的发生、发展和预后。子宫内膜癌是雌激素相关性肿瘤，以绝经后女性多见。绝经后女性体内雌激素主要由机体外周组织如脂肪、肌肉内的芳香化酶将雄烯二酮转化为雌酮和雌二醇。芳香化酶抑制剂（aromatase inhibitor，AIs）是通过抑制芳香化酶的活性来阻断外周组织雌激素合成，能抑制芳香化酶的活性，降低雌激素水平，进一步阻断雌激素刺激肿瘤细胞生长的作用从而达到治疗目的。目前 AIs 已成功用于乳腺癌的治疗。大量的临床研究证实 AIs 对乳腺癌的治疗作用优于 TAM，但关于子宫内膜癌的报道较少。已有研究提示 AIs 单独使用或联合孕激素治疗子宫内膜癌及子宫内膜增生症具有潜力，它干扰内源性外周组织中雌激素的产生，避免了大剂量孕激素的副作用，对于肥胖妇女的激素治疗可能有效。PARAGON II 期临床研究招募了 82 例复发/转移且 ER/PR 阳性子宫内膜癌患者，给予阿那曲唑（anastrozole）1mg/d，治疗 3 个月临床受益率 44%。基于阿那曲唑（anastrozole）治疗复发子宫内膜癌的 II 期临床研究，学者认为阿那曲唑对受体阳性的子宫内膜癌治疗效果较好。来曲唑总反应率为 9.4%。福美司坦（4-羟基雄烯二酮）是非激素类高选择性芳香化酶抑制剂，其作用强度是氨鲁米特的 80 倍，对他莫昔芬治疗无效的乳腺癌患者，仍能同时降低肿瘤内外雌激素水平，从而达到治疗效果。张蕙等进行了福美司坦对子宫内膜癌细胞作用的试验研究，发现福美司坦可明显抑制雄激素诱发的细胞增殖和细胞内芳香化酶 mRNA 水平的升高，是一种较具有潜力的治疗雌激素依赖性肿瘤的药物，有望用于治疗子宫内膜癌。因此，AIs 被认为是治疗雌激素依赖性疾病的最佳生物学药物。

（5）二甲双胍：一项荟萃分析提示二甲双胍辅助治疗可能有助于逆转非典型子宫内膜增生至正常子宫内膜增生。

对诊断为子宫内膜非典型增生或子宫内膜腺癌患者 40 例中，24 例有肥胖，22 例有胰岛素抵抗。术前 1~4 周，28 例接受口服二甲双胍 850mg，2 次/d；12 例不服药物为对照组，比较 2 组血液和肿瘤样本中 Ki-67 增殖指数，评估细胞增殖，结果显示：平均口服 20 天，二甲双胍组的 Ki-67 增殖指数下降了 12.9%，术前短期服用二甲双胍与 Ki-67 增殖指数降低有关，推测二甲双胍可通过抑制 PI3K/AKT/mTOR 信号通路从而减少子宫内膜癌细胞增殖。然而，另一项关于子宫恶性肿瘤术前二甲双胍（PRE-surgical Metformin In Uterine Malignancy，PREMIUM）的多中心、随机、双盲、安慰剂对照的 III 期临床研究纳入 88 例患者，术前 1~4 周，45 例接受了二甲双胍（850mg/d，连续 3 天，之后 2 次/d）；43 例为安慰剂组，结果显示：2 组的 Ki-67 表达水平无显著差异，且二甲双胍不影响 PI3K/Akt/mTOR 或胰岛素信号通路标志物的表达，也不会导致体重减轻。因此，二甲双胍对子宫内膜增生和内膜癌治疗的有效性还有待进一步探索。

3. 内分泌治疗的禁忌证 因内分泌治疗药物有一定

的不良反应，以下情况应慎用内分泌治疗：严重肝、肾功能不全者；严重心功能不全者；有血栓病史者；凝血功能异常患者；对内分泌治疗药物过敏者。

内分泌治疗是子宫内膜癌重要的辅助治疗手段，可应用于要求保留生育能力的早期患者以及晚期复发及转移患者。内分泌治疗药物以孕激素为主，副作用小、安全性较高，但在治疗过程中仍应注意严重不良反应的发生。孕激素联合他莫昔芬使用可减少耐药。促性腺激素类似物及芳香化酶抑制剂的疗效仍有待于进一步积累大量临床资料。

二、卵巢癌的内分泌治疗

研究报道 ER 在上皮性卵巢癌中 61%~79% 表达阳性。流行病学研究显示类固醇激素在卵巢癌发生中起作用，使得将激素治疗用于卵巢癌成为可能。激素治疗用于卵巢癌最早可追溯至 19 世纪 60 年代。2021 版美国国家综合癌症网络（national comprehensive cancer network，NCCN）指南推荐低级别卵巢子宫内膜样癌及低级别卵巢浆液性癌 I C 期、II~IV 期在系统的手术治疗及铂类为基础化疗后，可使用激素维持治疗（2B 类），药物包括芳香化酶抑制剂（阿那曲唑、来曲唑、依西美坦、醋酸亮丙瑞林）或他莫昔芬。对于铂敏感复发或铂耐药复发上皮性卵巢癌，激素治疗也是治疗选择之一。此外，使用他莫昔芬或其他药物包括芳香化酶抑制剂（如阿那曲唑和来曲唑）、醋酸亮丙瑞林或 MA 的激素治疗对于不能耐受或对化疗无反应的患者仍然是一种可行的治疗选择。

卵巢癌内分泌治疗使用的药物主要包括：选择性雌激素受体下调剂、芳香化酶抑制剂、选择性雌激素受体调节剂、孕激素、促性腺激素释放激素激动剂等。

1. 抗雌激素药物

（1）选择性雌激素受体下调剂：氟维司群属于选择性 ER 下调剂的代表性药物。2020 版 NCCN 卵巢癌临床实践指南就提出，氟维司群等激素类药物可应用于侵袭性交界性肿瘤、子宫内膜样癌以及低级别浆液性癌，作为初治、初治后维持以及复发患者治疗的备选药物。ARGENTA PA 等进行了 II 期临床试验，26 例 ER 阳性卵巢癌患者接受氟维司群治疗（第 1 天肌内注射 500mg，第 15、29 天各肌内注射 250mg，之后每 28 天注射 1 次）。其中，2 例患者达到完全缓解或部分缓解，13 例保持病情稳定，平均疾病进展时间为 86 天，患者的不良反应轻微，仅 3 例出现头痛或腋臭的 1 级不良反应。该研究的结论是：虽然反应率低，但疾病稳定是常见的。

（2）芳香化酶抑制剂：雌激素在胆固醇合成过程中的最后一步需要由芳香化酶将睾酮转化成雌激素，芳香化酶抑制剂可阻断芳香化酶细胞色素酶 P450，抑制体内雌激素的生物合成，从而减少循环和肿瘤部位的雌激素水平，抑制肿瘤的生长。单独应用芳香化酶抑制剂治疗卵巢癌有一定效果。芳香化酶抑制剂分为两大类，一类为非甾体类（阿那曲唑、来曲唑），可逆地与酶结合，需要连续用药维持药效；另一类为甾体类（依西美坦），不可逆地与酶结合。NCCN指南推荐卵巢低级别浆液性癌/高分化子宫内膜样癌ⅠC期、Ⅱ~Ⅳ期在系统的手术治疗及铂类为基础化疗后，首选治疗方案为芳香化酶抑制剂（阿那曲唑、来曲唑、依西美坦）治疗或维持治疗，其余同上皮性卵巢癌的静脉化疗方案。V Heinzelmann-schwarz等发现在匹配的初次和复发性高级别浆液性卵巢癌中都有强烈的ER表达，特别是在铂耐药亚组中。使用来曲唑作为维持治疗显著延长无复发间隔时间，治疗期间多数患者耐受性良好，仅2例因潮热、疲劳、骨痛等轻微副作用而中断治疗。Paragon（ANZGOG-0903）试验纳入绝经后ER阳性和/或PR阳性的复发性卵巢癌患者，一线化疗反应后无临床症状并出现CA125异常的患者每日服用阿那曲唑1mg，直到病情进展或出现不可接受的毒性。共纳入54例患者（52例可评估），中位无进展生存期为2.7个月（2.1~3.1个月），临床获益的中位持续时间为6.5个月（2.8~11.7个月），大多数患者在开始服用阿那曲唑后6个月内进展，但12例（22%）持续治疗超过6个月，阿那曲唑耐受性良好。Del等进行的临床研究中用阿那曲唑（1mg/d）治疗53例复发卵巢癌，只有1例达到部分缓解，42%达到疾病稳定超过3个月，15%疾病稳定超过6个月，7%疾病稳定超过9个月，4%疾病稳定超过12个月，1例病情稳定达15个月，同时发现ER表达水平与治疗反应无任何相关性。

（3）选择性雌激素受体调节剂：他莫昔芬和奥美昔芬是选择性雌激素受体调节剂的代表性药物。他莫昔芬为非固醇类抗雌激素药物，结构与雌激素相似，存在Z型和E型2个异构体。E型具有弱雌激素活性，Z型则具有抗雌激素作用。Z型异构体进入癌细胞内，与ER竞争结合，形成受体复合物，阻止雌激素作用的发挥，从而抑制癌细胞DNA和mRNA的合成，抑制肿瘤细胞生长。Williams等对14个研究进行系统回顾分析，他莫昔芬治疗的总体反应率为9.6%（60/623），疾病稳定率为31.9%（131/411）。Perez-Gracia JL等回顾了18个激素治疗晚期卵巢癌的研究结果，其中大部分均使用了他莫昔芬，总体反应率为13%。另有研究报道，用他莫昔芬（20mg/d）治疗一线化疗后对铂类敏感或耐药的患者，客观反应率为17%。治疗铂类耐药患者总体反应率为13%。

2. 促性腺激素释放激素　研究证实促性腺激素释放激素（GnRH）与卵巢癌的发展有关，大约80%卵巢癌中表达GnRH受体。有研究报道，用亮丙瑞林治疗了32例复发卵巢癌患者，总的反应率为9%，其中1例完全反应，无进展生存期达3年；2例部分反应分别持续3个月、4个月，4例疾病稳定平均持续7个月。Chudecka-Glaz A等报道，用促黄体素释放激素（luteinizing hormone-releasing hormone，LHRH）激动剂用于晚期卵巢癌和复发性卵巢癌的巩固治疗，显示出长期完全临床缓解和更长的总生存期（7~14年）。

Zheng等则总结了1988年以来使用GnRH激动剂（曲普瑞林、亮丙瑞林、戈舍瑞林）治疗卵巢癌的12个临床试验的数据，总体反应率为5.4%，疾病稳定率为21%。一些研究显示了客观缓解，而其他研究（包括Ⅱ期研究）显示很少或没有益处。

3. 孕激素　孕激素用于治疗卵巢癌已有较长的历史，研究认为开始激素治疗的理想时机应是疾病发展的早期，如CA125升高的无症状患者、小病灶患者、激素受体阳性的患者，目前发现孕激素受体在卵巢子宫内膜样腺癌、低级别浆液性腺癌、高级别浆液性腺癌中表达率分别为67.4%、57.4%和31.1%，其中卵巢子宫内膜样腺癌、卵巢浆液性腺癌中孕激素受体高表达者无进展生存期更长，预后更好。目前对于内分泌治疗用于卵巢癌的数据多来源于病例数较少的Ⅱ期临床研究及一些观察性研究，需开展设计良好的前瞻性、多中心、随机对照研究来明确内分泌治疗卵巢癌的安全性、有效性及雌激素和/或孕激素受体阳性与治疗反应性的关系。最常用的孕激素是MA和MPA。孕激素受体含量越高可能预后越好。Wilailak等用醋酸甲地孕酮治疗铂类难治性卵巢癌，36例患者中有7例（19.4%）有反应，其中有1例获得完全反应（卵巢子宫内膜样腺癌），全组患者中位生存时间是5.8个月，有反应患者中位生存是12个月。而Langdon等报道了7个包含233例使用MA患者的研究中反应率为9%，疾病稳定率为7%。而在6个包含有199例使用醋酸甲羟孕酮的卵巢癌患者的研究中，总的反应率为5%，疾病稳定率为15%。

4. 雄激素　雄激素在卵巢肿瘤的发生发展过程中扮演重要角色。数据显示，雄激素受体（AR）表达于40%~50%的卵巢癌中，AR信号通路不仅参与肿瘤细胞的增殖、迁移和侵袭，而且与卵巢癌化疗耐药有关。AR拮抗剂恩杂鲁胺通过阻断雄激素与AR结合来发挥抗肿瘤作用。

5. 联合用药方案　内分泌单药治疗有一定的临床获益，当联合抗血管生成药物、分子靶向药物、哺乳动物雷帕霉素靶蛋白抑制剂、细胞周期蛋白依赖性激酶4/6抑制剂和化疗药物等，可能会发挥协同作用和药物增敏作用，治疗效果优于单药治疗。KATO S等报道了类似的结果，他们将曲美替尼和来曲唑联合用于1例ER阳性伴KARS突变的患者，经3~4个月的治疗后，肿瘤大小减少了50%以上，CA125从>15 000U/ml降至1 265U/ml，患者PFS超过19个月。BUSSIES P L等将曲美替尼和氟维司群联合用于1例ER阳性的复发性低级别浆液性卵巢癌患者，患者获得了9个月的PFS。阿那曲唑联合依维莫司显示出类似的结果，20%的患者达到疾病稳定，部分缓解或完全缓解时间在6个月以上。贝伐珠单抗单药治疗时20.8%的患者在12个月后没有复发，而在来曲唑和贝伐珠单抗同时治疗的患者中这一比例为87.5%。另有研究显示，来曲唑和瑞博西尼联合用药，使50%的卵巢癌患者获得12周的PFS。Hasan等报道他莫昔芬（20mg，口服，每日一次）联合戈舍瑞林（3.6mg，每月一次),治疗 26 例复发卵巢癌,1 例(3.8%)达到完全缓解,2 例(7.7%)部分缓解,10 例(38.5%)疾病稳定,中位 PFS 为 4 个月,OS 为 36 个月。Wagner 等报道他莫昔芬(40mg,口服,每日一次)联合吉非替尼(500mg,口服,每日一次)治疗 49 例卵巢癌 16 例疾病稳定,33 例进展。

三、子宫肌瘤的内分泌治疗

子宫肌瘤是女性生殖器最常见的良性肿瘤,也是导致子宫全切术的主要原因之一。尽管子宫肌瘤确切的病因尚不清楚,但子宫肌瘤的消长与雌激素和孕激素及其受体有关已达成共识。临床上采用激素药物治疗子宫肌瘤已逾半个世纪,激素药物在控制肌瘤的发生发展、减轻症状、缩小肌瘤体积等方面有作用。常用药物如下:

1. 复方口服避孕药 复方口服避孕药(combined oral contraceptive,COC)常用于月经过多的治疗。由于子宫肌瘤的生长与雌激素和孕激素相关,较长时间以来,口服避孕药被认为是子宫肌瘤生长的危险因素。然而,最近的一项荟萃分析表明,子宫肌瘤不应被认为是使用 COC 的禁忌证。COC 可通过抑制子宫内膜增生改善肌瘤相关的重度月经出血,但 COC 对减少子宫肌瘤体积或子宫大小没有作用。一项研究发现长期使用口服避孕药可降低子宫肌瘤的发病风险,而另两项随机对照研究则驳回了该结论。截至目前,可以肯定,口服避孕药不增加子宫肌瘤的发病风险,但也没有证据支持其有预防及治疗的作用。COC 不推荐用于出现不规则流血或压迫症状的子宫肌瘤,对于这类患者应该选择其他能够缓解症状的治疗手段。复方口服避孕药的优点在于价格低、容易获取、不良反应较少。WHO 推荐子宫肌瘤患者可以使用 COC。

2. 左炔诺孕酮宫内节育器 左炔诺孕酮宫内缓释系统(levonorgestrel-releasing intrauterine system,LNG-IUS)于 20 世纪 90 年代被研发使用,20 年来,LNG-IUS 在治疗月经过多、子宫内膜异位症以及避孕等方面具有显著的疗效。LNG-IUS 含左炔诺孕酮 52mg,在子宫内以 20μg/24h 的速度释放,抑制子宫内膜增生,使月经出血持续时间及出血量减少。Kriplani 等对比研究了 LNG-IUS 对子宫肌瘤相关性月经过多(n=54)和特发性月经过多(n=50)的疗效差异,结果发现,在 LNG-IUS 置入后 1 个月内,子宫肌瘤组的月经出血量相关评分下降了 86.8%,在 3、12、24、36 和 48 个月时,月经失血量分别减少了 92.1%、97.4%、97.4%、99.5% 和 99.5%,2 组子宫体积明显缩小。在 LNG-IUS 的使用过程中,最常见的不良反应是不规则阴道流血,大部分在口服少量雌激素后,会得到改善。对于大子宫或肌瘤导致的变形子宫 LNG-IUS 是否适合放置,一直是困扰临床的问题。研究表明,当子宫肌瘤直径大于 3cm 时应慎重选用该治疗方案,因为 LNG-IUS 的脱落率会明显增高。因此,LNG-IUS 可作为围绝经期女性非手术治疗的选择之一,其主要作用在于控制因子宫肌瘤引起的经量增多,但对于子宫肌瘤本身没有直接的抑制作用。

理论上来说,单含孕激素的避孕药对于合并重度子宫出血的子宫肌瘤患者是合理的选择。一项随机研究对比 ≤5cm 肌瘤患者使用联合口服避孕药(30mcg 乙炔雌二醇和 150mcg 左旋炔诺酮)与 52mg LNG-IUD 疗效,使用 12 个月后结果显示,相比口服避孕药组,LNG-IUD 组在经量减少方面的效果更突出。

52mg LNG-IUD 可考虑用于异常子宫出血的子宫肌瘤患者,目前没有足够证据支持 LNG-IUD 用于没有异常子宫出血的子宫肌瘤患者。一项前瞻性、非随机对照研究纳入 67 例患者,结果显示 LNG-IUD3 个月后,经量明显减少,12 个月时,40% 的患者出现闭经,95% 的患者贫血症状缓解。另一项观察性研究中,60 名有月经过多的围绝经期子宫肌瘤妇女使用 LNG-IUS 后,89.5% 的女性避免了手术治疗。

2009 年 FDA 批准 LNG-IUS 用于重度经期出血。2018 年英国国家健康和临床优化研究所对于重度经期出血的治疗指南中推荐,排除病理性出血、子宫肌瘤小于 3cm、没有子宫腔形态变形、排除子宫腺肌病后,LNG-IUS 可一线用于重度经期出血患者。对于拒绝使用 LNG-IUS 或不适合使用 LNG-IUS 的妇女,推荐周期性口服孕激素治疗。

3. 达那唑 达那唑是一种 17-羟孕酮衍生物,可在下丘脑-垂体水平抑制 GnRH 和 FSH、LH 释放,并直接作用于卵巢,抑制卵巢甾体生成能力,使周围循环中雌、孕激素水平降低,而使子宫肌瘤缩小。用法:400mg,每日 1 次,6 个月为 1 疗程。不良反应:脂代谢异常,肝功能损害,低雌激素症状及痤疮、体重增加等雄激素同化作用。因其不良反应非常普遍,在有症状的子宫肌瘤患者的治疗中并不常规推荐达那唑。

4. 孕三烯酮 孕三烯酮(gestrinone)为 19-去甲睾酮衍生物,有抗孕激素、抗雌激素和中度抗促性腺激素及轻度雄激素效应,能增加游离睾酮含量,减少性激素结合球蛋白水平,抑制垂体 FSH、LH 分泌,使体内雌、孕激素水平下降,对性激素依赖性疾病有效。研究显示,0.1~3.0μM 孕三烯酮对体外子宫肌瘤细胞在 ER-α/Src/p38 MAPK 水平调控增殖,但并不是促进凋亡。用法:2.5mg,口服,每周 2 次,连用 6 个月;也可经阴道给药,5mg,每周 2 次,连用 6 个月。有研究认为阴道用药效果较口服更好。不良反应主要为体重增加、痤疮、皮脂增多症和潮热等,肝功能损害较小且可逆,对血脂和血糖无影响。与达那唑相比,孕三烯酮疗效相近而不良反应较轻。Kashani 等研究表明现有关孕三烯酮治疗子宫肌瘤的研究有限,除非有更多数据证实,目前并不推荐孕三烯酮用于治疗子宫肌瘤。

5. 抗孕激素药物——米非司酮 米非司酮(mifepristone,RU486)是 19-去甲睾酮衍生物,具有抗孕激素、抗糖皮质激素的作用。其与孕激素受体(PR)的亲和力是孕酮的 5 倍,可优先占据 PR,对孕酮起竞争性抑制作用。米非司酮还可通过"非竞争性"机制产生抗雌激素作用。有研究发现,米非司酮可抑制子宫肌瘤组织中上皮生长因子(EGF)和血管内皮生长因子(VEGF)的表达,抑制肌瘤细胞的有丝分裂,用药后产生闭经,使肌瘤体积缩小,使贫血得以纠正。

米非司酮可以快速达到止血、提高血红蛋白含量、缩小肌瘤体积的目的。因此,临床多用做术前一线处理或绝经期有症状的患者。荟萃分析显示,米非司酮5~25mg/d治疗子宫肌瘤3个月,可以明显缩小子宫和肌瘤的体积,改善月经过多和贫血,减轻痛经及盆腔痛,不同剂量组缓解盆腔压迫症状的作用无明显差异,但低剂量组阴道点滴出血较多见。有研究提示,米非司酮的抑制作用并不是随血药浓度的升高而增加。国家食品药品监督管理总局2014年正式批准米非司酮10mg剂型用于治疗子宫肌瘤,用量为10mg/d,疗程为3个月。应用米非司酮期间,患者可能会出现停经、潮热、出汗、头痛、头晕、恶心等,停药后这些症状会逐渐消失。

长期以来,人们一直关注米非司酮治疗可能会导致子宫内膜增生和其抗糖皮质激素效应。文献报道使用米非司酮10mg治疗子宫肌瘤12个月,子宫内膜单纯性增生的发生率为10%,无不典型增生。国内多中心大样本的临床研究显示,用米非司酮10mg治疗子宫肌瘤3个月未发现子宫内膜不典型增生出现。因此,使用米非司酮10mg治疗3个月是安全的。一些研究发现,米非司酮用量达到50mg/d以上,抗糖皮质激素的作用较为明显,10mg/d使用6个月时部分患者可出现轻度抗糖皮质激素效应伴随血清皮质醇的波动。因此,米非司酮用药半年甚至更长时间的安全性还需要进一步研究。严重的心、肝肾疾病患者及肾上腺皮质功能不全者禁用米非司酮。

一项纳入176例子宫肌瘤患者的前瞻性、随机对照研究表明,患者每天口服5mg或10mg的小剂量米非司酮,持续6个月,两者在缩小子宫肌瘤体积方面具有相似的效果,分别为48.1%和39.1%,治疗49天后闭经的发生率分别为92%和86%,治疗后12个月,患者子宫肌瘤恢复至用药前大小,有少于20%的受试者伴有轻度潮热,异常出血及月经过多的症状较治疗前减轻。进一步的研究证实,米非司酮对子宫肌瘤治疗效果与GnRH-a类似,但潮热发生率更低,没有明显骨密度降低,持续性及耐受性较GnRH-a有明显提高。另一方面,米非司酮拮抗孕激素后导致内源性单纯雌激素对子宫内膜的持续影响受到关注。Shen等对11项米非司酮用于治疗子宫肌瘤的随机对照研究进行分析发现,米非司酮显著降低子宫和平滑肌瘤体积的同时增加单纯性子宫内膜增生的概率,但无足够的证据表明米非司酮治疗会导致不典型子宫内膜增生。目前的研究还不能排除长期服用米非司酮有发生子宫内膜不典型增生的潜在风险。由于长期用米非司酮对内膜所带来的不确定性风险,米非司酮用于有症状的子宫肌瘤适应证并未获得FDA批准。需要更大样本及更长期的研究来进一步证实。

6. 选择性孕激素受体调节剂 选择性孕激素受体调节剂(selective progesterone receptor modulators,SPRMs)是2000年合成的一类孕激素受体的配体,SPRMs与孕激素受体有高亲和力,在不同动物模型及组织中起不同作用。在无孕酮时可起弱孕酮作用,在有孕酮时起弱抗孕酮作用。SPRMs对妊娠动物的引产作用很弱,对子宫内膜的作用大于对轴神经内分泌调节作用,其抑制排卵的作用不及RU486。SPRMs可抑制子宫螺旋动脉生长,抑制肌瘤增殖,使子宫肌瘤缩小,并抑制内膜增殖,且不出现雌激素缺乏症状。目前发现,因为化学结构的不同而存在数以百计的选择性孕激素受体调节剂,如醋酸乌利司他(uliprital acetate,UPA)、Asoprisnil、Telapristone、Vilaprisan、Org31710及CP-8947等。目前,在子宫肌瘤方面研究相对较多、具有代表性的SPRMs药物主要包括UPA、Asoprisnil、Telapristone和Vilaprisan。

(1)Asoprisnil:早期的研究显示Asoprisnil剂量依赖地导致可逆性闭经,子宫体积和肌瘤体积缩小,用Asoprisnil 10mg/d(12周)及25mg/d(12周)2种方案均可明显减轻压迫症状,肌瘤治疗过程中未发现卵巢雌激素分泌降低,也无抗糖皮质激素效应出现,头痛和腹痛同时出现于试验组和安慰剂组,显示Asoprisnil短期(12周)治疗子宫肌瘤具有良好的耐受性。

一项随机双盲安慰剂对照试验显示,Asoprisnil 10mg与25mg组在经量减少、血红蛋白增加及肌瘤体积缩小方面均显著优于安慰剂组,12个月内膜厚度较安慰剂组厚约2mm,有统计学差异;使用Asoprisnil 10mg或者25mg者再继续接受12个月的治疗,2组闭经发生率分别为77%和94%,肌瘤体积缩小分别为56%和75%,疗效呈剂量相关性。研究过程中有2名患者诊断子宫内膜癌,基于此,间断性用药可能比连续不断用药风险小。尽管Asoprisnil在治疗子宫肌瘤的效果令人鼓舞,然而,由于Asoprisnil治疗与显著的子宫内膜变化之间的关联,该药物治疗子宫肌瘤的开发被暂停。

(2)特拉司酮:特拉司酮(telapristoneacetate,TPA)是一种强抗孕激素药物,其抗糖皮质激素类效应较米非司酮弱。在体外试验中,特拉司酮抑制平滑肌细胞的增殖,促进其凋亡,而不影响正常子宫肌层平滑肌细胞。一项双盲随机对照研究中,特拉司酮在3个不同剂量(12.5mg、25mg、50mg)与安慰剂或亮丙瑞林3.5mg每个月肌内注射3个月,结果显示,12.5mg特拉司酮缩小肌瘤体积17.9%,25mg缩小40.3%,50mg缩小40.3%,亮丙瑞林缩小32.6%,安慰剂组降低10.6%。然而该研究入组人数少,每个组约5例受试者,且随机方案未明确说明。有研究显示,特拉司酮栓剂阴道给药,4种不同剂量3mg、6mg、12mg和24mg对比,12mg每日阴道用药的缩瘤效果最明显。

TPA治疗子宫肌瘤的相关研究在2009年曾因为肝毒性导致3期临床研究终止。2010年,(nct01187043)使用低剂量TPA(1mg、3mg、6mg、9mg和12mg)的研究重新开始。该研究拟探讨TPA对月经、排卵、肝功能等的影响。研究结果未发表,然而,临床试验网站显示,在服用 3mgTPA 的 10 名患者中,各有 1 例子宫内膜增生、月经不规则和月经过多(各占 10%)。12 例服用 6mg TPA 的患者中有 1 例(8.3%)发生乳腺癌,12 例服用 9mgTPA 的患者中有 2 例(16.7%)发生月经过多。

(3)醋酸乌利司他:醋酸乌利司他(ulipristal acetate,UPA)虽然在结构上类似于米非司酮,但其对糖皮质激素受体(GR)的拮抗活性远低于米非司酮,对 AR 的作用较小,对 ER 和 MR 无影响,因此具有长期使用的潜在优势。UPA 于 2010 年获美国 FDA 批准用于紧急避孕。有研究认为其短期治疗子宫肌瘤,控制出血、减小肌瘤体积以及改善疼痛的效果优于安慰剂且与亮丙瑞林相当。有研究发现乌利司他 10mg 及 20mg 治疗子宫肌瘤,肌瘤体积明显减少 21% 和 36%。为进一步明确乌利司他长期的治疗效果,Donnez 等开展了"PEARL"系列研究,肯定了乌利司他对子宫肌瘤及其症状改善的疗效。PEARL-Ⅲ和 PEARL-Ⅳ的研究结果证实长期(12 个月)服用低剂量乌利司他对子宫肌瘤大小抑制效果稳定并且抑制率可达 72%,明显减少患者失血量,改善其生活质量,治疗过程中虽然约 50% 的患者出现孕酮受体调节剂相关的子宫内膜变化(PAECs),主要表现为单纯性子宫内膜增生,但随后均证明是良性和可逆的,未发现不典型子宫内膜增生患者。也有研究表明,在术前 3 个月使用乌利司他进行辅助治疗,可提高术前血红蛋白水平,减少术中出血量及术后输血量,并缩短了手术时间,在一定程度上对因子宫肌瘤导致反复流产或不孕有改善。

UPA 在欧洲和加拿大被批准用于有症状子宫肌瘤的治疗,但在美国仍未获得 FDA 批准,临床观察曾出现罕见但严重的肝损害,包括肝衰竭,PRAC 建议使用 UPA 患者需定期复查肝功能并限定此药使用时长不超过术前 3 个月,间歇性延长使用只用于不适宜手术患者。目前有多个Ⅳ期临床研究进行中。这些试验的结果可能进一步阐明 UPA 治疗有症状性子宫肌瘤患者的有效性、安全性和耐受性。

(4)Vilaprisan:Vilaprisan 是 SPRM 的最新成员。在体内模型中,Vilaprisan 对 PR 具有较强的亲和力,对 AR 具有低亲和力,对 GR 具有中到弱亲和力。Vilaprisan 的 PR 拮抗作用是 UPA 的 5 倍,米非司酮的 10 倍。

Vilaprisan 的Ⅰ期临床试验(NCT01816815)进行了概念验证,60% 以上患者发生闭经,停止给药后很快恢复月经。美国、日本、芬兰等国家开展的一项随机、双盲、安慰剂对照的Ⅱ期临床研究 ASTEROID 1(NCT02131662)有 309 例子宫肌瘤患者参与,以评估 Vilaprisan 不同剂量(0.5mg/d、1mg/d、2mg/d、4mg/d)治疗肌瘤 12 周的疗效。研究结果表明,剂量为 1mg 及以上时,83% 的患者达到闭经(安慰剂组 9%)。在 Vilaprisan 组观察到肌瘤体积呈剂量相关性减少,在最高剂量(4mg)组高达 41.4%,而安慰剂组肌瘤体积增大了 4.9%。子宫内膜活检显示,在 0.5~4mg/d 的各治疗组中,33%~58% 的女性存在 PAECs。

ASTEROID 2(NCT03194646)在美国、中国、日本等国家展开,该研究招募了 155 例子宫肌瘤患者进行为期 12 周的治疗,以研究 Vilaprisan(2mg/d)和乌利司他(5mg/d)的药效和安全性差异。研究结果表明,Vilaprisan 的停经率(62.9%)高于乌利司他(55.4%),Vilaprisan 组和 UPA 组肌瘤体积分别缩小 29.9% 和 23.8%,而安慰剂组肌瘤体积增大了 6.3%,不良事件发生率则两者相当。

7. 促性腺激素释放激素类似物(GnRH analogue) 促性腺激素释放激素(GnRH)是一种十肽激素,由下丘脑分泌,通过垂体门脉系统释放,与腺垂体的 GnRH 受体(GnRHR)结合,刺激垂体释放黄体生成素(LH)、卵泡刺激素(FSH)。通过置换或去除 GnRH 第 6 位和第 10 位氨基酸,可得到促性腺激素释放激素类似物(GnRH analogue,GnRH-a),GnRH-a 与 GnRHR 结合,使 LH 和 FSH 分泌受抑制,从而产生促性腺功能的抑制效应。当其生物活性较天然 GnRH 强时称为激动剂(agonist),反之则称为拮抗剂(antagonist)。GnRH 激动剂首先刺激垂体分泌促性腺激素,治疗初期可出现激发反应(flare-up),持续 2~3 周后出现垂体细胞膜受体脱敏和降调节,引起低促性腺激素性性腺功能减退。GnRH 拮抗剂直接竞争性抑制垂体 GnRH 受体,很快抑制卵巢功能,避免 GnRH 激动剂引起的激发阶段。对促性腺激素的抑制作用是 GnRHa 用于治疗多种激素依赖性疾病如子宫肌瘤、子宫内膜异位症、乳腺癌和卵巢癌等的理论基础。

(1)GnRH 激动剂:GnRH-a 治疗子宫肌瘤的适应证为①术前辅助治疗,以使肌瘤体积缩小,利于手术进行;②子宫肌瘤合并不孕者,经 GnRH-a 治疗后肌瘤缩小,为受孕创造条件;③近绝经期患者 GnRH-a 治疗后提前过渡到绝经;④有严重合并症患者用 GnRH-a 治疗以控制肌瘤生长,暂缓手术。有学者对要求生育的多发性子宫肌瘤患者行肌瘤切除术后予以 GnRH-a 3~6 个月治疗,以期预防肌瘤复发,有利于怀孕。

GnRH 激动剂的作用特点是:①类 GnRH 作用,刺激 Gn 和性激素水平一度性升高,即点火现象,使有些症状加重;②使受体脱敏,不能对内源或外源性 GnRH 发生反应,发挥降调节作用;③达到降调节需要较长时期,用药时间较长;④可被胃肠道消化,应用时需注射。常用的制剂有戈舍瑞林和亮丙瑞林等。用法:亮丙瑞林(leuprorelin)3.75mg 每 4 周 1 次,皮下或肌内注射;曲普瑞林(triptorelin)3.75mg 每 4 周 1 次,皮下或肌内注射;戈舍瑞林(goserelin)3.6mg 每 4 周 1 次,皮下注射。疗程 12~24 周。用药 4~8 周即可见肌瘤体积缩小,12~16 周效果最佳,继续用药肌瘤不再缩小或缩小很少。患者在用药期间闭经,停药后 4~10 周月经恢复,随月经恢复肌瘤又开始长大,在 6 个月内多数又恢复到原来的大小。GnRH 激动剂的不良反应主要是由低雌激素水平引起的绝经期综合征及骨质丢失。用药 24 周,骨质可丢失 6%,此限制了 GnRH 激动剂的长期应用。为避免长期应用

GnRH 激动剂的低雌激素反应,可以给予反添加疗法(add back therapy),反加疗法方案常用有 2 种:①先应用 GnRHa 3 个月,再与结合雌激素(0.3mg)+MPA(2.5mg)每日 1 次联合应用;②治疗开始即采用 GnRH-a 与替勃隆 2.5mg 每日 1 次联用。较多学者推荐替勃隆方案。一般只用 12 周 GnRH-a 的患者可不需反加疗法。

考虑到低雌激素状态以及骨质流失,许多指南及共识包括 ACOG 限制亮丙瑞林仅用于有症状子宫肌瘤的术前治疗,且使用疗程不得超过 6 个月。如果需要延长疗程,ACOG 建议反添加低剂量激素以缓解持续性骨质丢失及血管舒缩症状。

有研究证实子宫体瘤细胞中存在 GnRH 受体 mRNA 及 GnRH 特异性结合位点,还有研究在探索局部 GnRH 激动剂,比如宫内置入装置,是否可对子宫肌瘤发挥更为直接的效应。这些结果将为 GnRH 局部治疗手段的研发提供依据。

(2)GnRH 拮抗剂:GnRH 拮抗剂对垂体性腺轴的作用更有潜力。其作用特点是:①与 GnRH 受体竞争性结合,结合后不产生信号转导,无 flare-up 现象;②及时产生可逆的抑制效应,迅速降低 Gn 和性激素水平;③抑制效果呈剂量依赖型;④保留垂体反应性;⑤不被消化,可口服。

较早的 GnRH 拮抗剂如 Cetrorelix 和 Ganirelix 为针剂,用于 ART 领域。临床研究证实 Cetrorelix 和 Ganirelix 可通过引发低雌激素状态而缩小子宫肌瘤体积,然而,因此类药物为短效制剂,需要每 1~4 天注射 1 次,以及过敏相关不良反应,影响了其在临床中的应用。近年,口服剂型的拮抗剂如 Elagolix、Reugolix 和 Linzagolix 经研发逐渐进入临床。

2018 年 7 月 Elagolix 在美国获得 FDA 批准用于内异症相关疼痛。在一项随机双盲平行研究中,Elagolix 300mg,b.i.d. 和 600mg,q.d.,反添加:0.5mg 雌二醇/0.1mg 醋酸炔诺酮,或 1mg 雌二醇/0.5mg 醋酸炔诺酮。结果提示 Elagolix 可以减少肌瘤患者月经量,反添加可缓解低雌及骨质丢失问题。进一步延长疗程(从 6 个月延至 12 个月)评估 Elagolix 300mg b.i.d. 同时给予 1mg 雌二醇/0.5mg 醋酸炔诺酮反添加治疗肌瘤患者经量减少情况,结果显示肌瘤患者月经过多情况得到改善。2020 年 5 月,FDA 批准 ORIAHNN™(Elagolix, estradiol and norethindrone acetate capsules; Elagolix capsules)作为第 1 个口服药物用于绝经前妇女子宫肌瘤导致的月经量过多,该药片中含 Elagolix 300mg,E_2 1mg,NETA 0.5mg,每天早晚各口服 300mg,最长可口服 24 个月。

2019 年 1 月 Relugolix 在日本获批治疗有症状的子宫肌瘤。其Ⅲ期临床试验:Relugolix 口服 40mg/d 与安慰剂治疗肌瘤相关疼痛 12 周的疗效比较,结果显示 Relugolix 可改善肌瘤相关性疼痛。一项随机双盲模拟对照拮抗剂(Relugolix,口服 40mg/d)与激动剂(醋酸亮丙瑞林 1.88mg 或 3.75mg,每月注射 1 次)治疗子宫肌瘤患者经量减少情况,结果提示 6~12 周治疗时长内 2 组肌瘤患者经量减少效果,Relugolix 非劣效于醋酸亮丙瑞林。

8. 选择性雌激素受体调节剂 选择性雌激素调节剂(SERMs)具有雌激素激动和拮抗雌激素的双重作用,这种作用取决于不同的种系、组织和基因表达类型,在不同的靶器官或靶细胞有不同的作用。

第一代 SERMs 如他莫昔芬(tamoxifen)主要用于乳腺癌的治疗。他莫昔芬对子宫内膜有激动剂作用,并有导致子宫内膜病变的风险。一项小型随机双盲对照试验比较了有症状的子宫肌瘤妇女他莫昔芬与安慰剂的疗效。患者接受了 6 个月的治疗,接受他莫昔芬治疗的患者月经失血量有显著改善,但肌瘤大小和子宫体积没有改善。研究对象报告了许多副作用,包括潮红、头晕和良性子宫内膜增厚。因此,其副作用超过了他莫昔芬治疗的边际效益,不推荐用于治疗有症状的子宫肌瘤。

雷洛昔芬是第二代 SERM,在骨质有雌激素激动作用,在乳腺和子宫内膜有轻微的抗雌激素作用。雷洛昔芬被批准用于预防绝经期女性的骨质疏松症。在动物实验中雷洛昔芬对子宫肌瘤表现出较强的抑制作用,较少的人体试验也证实了雷洛昔芬可以缩小绝经前及绝经后女性肌瘤体积及数量,使它成为绝经后子宫肌瘤患者可考虑的较为安全的药物。但是,Cochrane 的一项研究评估了雷洛昔芬在治疗症状性子宫肌瘤中的应用,该研究认为雷洛昔芬治疗有症状的子宫肌瘤无论在缩小肌瘤体积或者减少经量方面疗效均不确切,因此,在推荐该药物之前,尚需要更大规模的临床试验。

巴多昔芬(Bazedoxifene,BZA),是新一代 SERM,当与结合雌激素(CE)合用时形成组织选择性雌激素复合物(tissue-selective estrogen complex, TSEC),该复合物有高度组织选择性,可以在发挥雌激素优势的同时通过分解这些组织中的 ER-α 受体,在子宫内膜及乳腺产生抗雌激素效应以控制绝经期症状。BZA20mg+CE(结合雌激素)0.45mg 或 0.625mg 被认为是降低潮热反应最有效的剂量。动物实验证实 BZA 可使子宫内膜病变发生逆转,然而没有研究证实 BZA 在子宫肌瘤中的作用。

奥培米芬(Ospemifene)是一种仅在阴道发挥激动剂作用的 SERM,在治疗绝经相关的外阴阴道萎缩时有着显著效果,已被 FDA 批准用于治疗更年期泌尿生殖系统疾病。奥培米芬 60mg/d,连续口服 12 周,可以刺激阴道上皮细胞增殖,增加阴道潮湿度,降低阴道 pH,改善性交困难等。奥培米芬似乎对子宫内膜不发挥作用,且在乳腺及脂代谢及血栓方面的安全性数据良好。目前无临床研究探索奥培米芬与子宫肌瘤间的相互作用。

迄今为止,为数不多的临床试验表明,SERM 对肌瘤缩小或症状改善的有效性证据不足。需要大型临床研究提供 SERM 治疗子宫肌瘤的有效性及安全性数据。

9. 芳香化酶抑制剂 芳香化酶是细胞色素 P450 家族成员之一,是雌激素合成中的限速酶,能催化雄激素转化为雌激素。来曲唑、阿那曲唑均属第三代芳香化酶抑制剂,可通过抑制雄烯二酮转化为雌激素,从而起到缩小肌瘤的作用,且对于卵巢的抑制是选择性的,故其引发的类更年期症状较轻。AI药物使用受限的主要原因是较为常见的血管舒缩及低雌激素反应,包括阴道干涩,肌肉骨骼疼痛,骨骼矿物质脱失,以及卵巢囊肿等。

赵晓东等探讨46例子宫肌瘤患者运用来曲唑的疗效,发现治疗后子宫缩小48.6%,肌瘤缩小58.9%,且无围绝经期症状出现。Hilario等报道,使用阿那曲唑1mg/d,连用3个月,可以使子宫肌瘤体积减小55.7%,而使整个子宫体积减小22.9%;Parsanezhad等报道,使用来曲唑2.5mg/d,连用3个月可以使子宫肌瘤体积减小45.6%,而FSH和E_2无显著变化。

一项随机对照试验比较了来曲唑与曲普瑞林在治疗有症状的绝经前女性子宫肌瘤的疗效,纳入70例患者,用药12周后,来曲唑组肌瘤体积缩小发生率45.6%,而曲普瑞林组为33.2%,且来曲唑组避免了GnRH导致的"点火效应"的发生。

尽管AI在治疗子宫肌瘤上有很大潜力,然而,2013年一项荟萃分析认为没有足够的证据支持AI类药物在子宫肌瘤中的疗效。因此需要更大规模临床研究证实其安全性及有效性。

四、其他妇科肿瘤的内分泌治疗

子宫肉瘤是较罕见的高度恶性妇科肿瘤,在子宫恶性肿瘤中约占2%~4%,组织学类型上主要分为低级别子宫内膜间质肉瘤(LGESS)、高级别子宫内膜间质肉瘤(HGESS)、子宫平滑肌肉瘤(LMS)、未分化子宫肉瘤(UUS)和一些罕见的腺肉瘤。子宫肉瘤均有ER和PR表达。国外一项研究表明,LGESS中ER和PR的表达分别为53%和67%。LMS中ER和PR的表达分别为45%和65%,而HGESS中分别为23%和31%的。UUS中分别占47%和63%。常用的药物有黄体酮、芳香酶化酶抑制剂和促性腺激素释放激素类似物(GnRH-a)。

孕激素通过结合PR发挥抗雌激素活性,最终导致子宫内膜腺体减少及基质增生。此外,孕激素可以抑制细胞周期蛋白依赖性激酶(CDK)和增强P27(CDK抑制剂),然后抑制CDK与细胞周期蛋白的结合,阻断细胞周期进展导致细胞增殖的抑制。LGESS中最常用的一线治疗激素是孕激素。常用的包括MA和MPA。孕激素主要在LGESS患者以下情况使用:①术后辅助治疗;②LGESS的复发和转移性治疗;③保留生育功能的LGESS患者。例如,Beck等发现LGESS I期患者术后使用孕激素的复发率低于单独手术患者(14.3% vs.38.5%),并且提出以孕激素作为辅助治疗的患者复发率低于单纯手术的患者。孕激素可以有效抑制疾病进展,延长复发或转移性患者的生存期。在I期LGESS的

年轻女性中,保留生育能力越来越普遍。Laurelli的研究表明,保留生育功能的LGESS患者口服MA 160~320mg/d,能明显地提高妊娠成功率,减少复发和转移率。但考虑到LGESS晚期复发的倾向,治疗期间应定期随访,建议在分娩后进行预防性子宫全切术。

芳香化酶(AIs)由CYP19基因编码,是细胞色素P450超家族的一个成员。它是雌激素生物合成的关键酶。约80%的LGESS和60%的uLMS患者中表达芳香化酶。AIs不仅可以通过抑制外周组织中芳香化酶的活性来降低循环中的雌激素水平,还可以抑制肿瘤组织内雌激素的生物合成过程。AIs包含第一代(氨基谷酰亚胺)和第二代(福美司坦),它们属于非特异性非甾体AIs,由于抑制矿物和糖皮质激素的合成,具有严重的副作用,很少使用;第三代AIs包括非甾体来曲唑、阿那曲唑等,对肾上腺的影响最小,可以口服。

AIs曾是复发性LGESS患者孕激素治疗失败后的二线激素用药。一项回顾性报告分析,29例LGESS患者接受AIs治疗后,临床有效率达到89.7%。18例LGESS患者口服来曲唑2.5mg/d,使用168个月后无复发和转移。与孕激素类似,AIs也可用于早期LGESS患者的卵子保留治疗。ChoiMC等报道了一项研究,1例31岁未生育过LGESS的女性,保留生育手术后接受来曲唑(2.5mg/d)辅助治疗6个月。最后,经过32个月的治疗,通过体外受精受孕,在32^{+2}周剖宫产分娩双胞胎,在99个月的随访中未发现复发的迹象。

近年来,关于AIs在uLMS中的应用的报道越来越多,主要包括2个方面:①I期uLMS患者的术后辅助治疗;②复发性、转移性和不可切除的uLMS患者的治疗。来曲唑是最常用的一线药物,而依西美坦和阿那曲唑通常是二线治疗药物。与LGESS不同,目前尚无关于uLMS患者保留生育能力治疗的报道。

AIs在复发性、转移性和不可切除的uLMS,特别是ER/PR阳性的患者中也有明显的效果。George等对27例均为ER+和/或PR+晚期的绝经后uLMS妇女给予来曲唑口服2.5mg/d半年,其中54%的患者病情稳定,无复发征象。

GnRHa与GnRH竞争GnRH受体的结合位点,抑制垂体分泌Gn,导致雌激素水平降低。LGESS患者GnRH受体表达约80%。Mesia等报道uLMS的患者,经醋酸亮丙瑞林(3.75mg/月)治疗2个月后,肿瘤体积缩小。Alkasi等报道了1例LGESS患者术后肺多发转移灶的病例,在接受了肺部分切除术手术后给予GnRH-a治疗2年,最终病灶完全消除缓解。因此,GnRH-a作为LGESS的单一药物,可减少肿瘤体积,防止复发和转移,并能延长手术后的生存期。除了单一GnRH-a治疗外,与其他激素药物的联合治疗在LGESS中也很常见。GnRH-a和孕激素或AIs是常用的组合。Dupont等报道了1例ⅠA期LGESS患者术后1年发生肺部

转移,患者接受MA(80mg,q.d.)联合GnRHa(7.5mg/28天)治疗,8年无复发迹象。

SERMs是一系列作用于雌激素受体的化合物,主要包括非甾体他莫昔芬。术后使用他莫昔芬可导致ESS患者的疾病进展,以及乳腺癌患者LGESS的发展。2014年,欧洲肿瘤内科学会(ESMO)指南指出,他莫昔芬和HRT是ESS治疗的禁忌证药物。Samuji等表明3例乳腺癌患者在他莫昔芬激素治疗后或较短时间内发生HGESS、脑昏迷和uLMS。因此,不推荐他莫昔芬在LGESS和uLMS中应用。

其他类型的子宫肉瘤,比如腺肉瘤对激素的治疗不敏感,但是仍有激素应用于子宫腺肉瘤治疗的报道。孕激素、AIS、GnRH-a和SERM的贴剂被运用于复发或转移子宫腺肉瘤的治疗。Baek等的研究中提到将来曲唑作为Ⅲ期子宫腺肉瘤的治疗,使用后未发现复发的迹象。虽然有文献报道可以使用激素治疗未分化的子宫肉瘤,但目前证据不足,仍需要更多大样本的研究提供有利的依据。

内分泌治疗子宫肉瘤仍存在许多问题:①对于多次复发的患者,内分泌治疗并不能起到令人满意的效果,监测激素受体能起到指导作用。②长期大剂量孕激素、AIs及GnRH-a均存在一定不良反应。③由于LGESS的罕见性,目前内分泌治疗在LGESS中多限于病例汇报和小样本回顾性分析,仍需大样本回顾性数据和随机对照试验。

激素治疗对宫颈癌无明显治疗作用,但有报道激素治疗对宫颈癌的放射治疗有辅助作用,雌激素及米非司酮可作为宫颈癌放射治疗的增敏剂。

(张洁清　李　力　阳志军　范余娟)

第七节　妇科肿瘤患者的激素补充治疗

一、HRT(ERT)促癌作用的看法

激素补充治疗(hormone replacement therapy,HRT)可以明显改善妇女绝经后的血管舒缩症状、泌尿生殖道萎缩、认知障碍、心血管症状、骨质疏松以及预防结肠癌发生,是治疗更年期综合征非常有效的方法。但是女性生殖道组织多含有雌、孕激素受体,是雌孕激素作用的靶器官。长期以来,妇科肿瘤医师和内分泌医师采取十分谨慎的态度,一般情况下,不建议采用HRT,尤其是雌激素补充治疗(estrogen replacement therapy,ERT),必要时在医师指导下应用。

(一)HRT与卵巢癌发病的关系

卵巢癌严重威胁广大妇女生命,70%的卵巢癌患者初诊时已为中晚期。近年来通过临床病例对照研究、队列研究以及Meta分析报道,关于ERT及HRT对卵巢癌发病率的影响,结论不完全一致。Moorman等报道绝经期妇女应用ERT≥10年者较未使用者发生卵巢癌的OR为2.2[95% CI(1.2,4.1)],而HRT与卵巢癌的发生无相关性。Folsom等Meta分析15年31 381例绝经期妇女应用ERT后,认为长期使用ERT增加了卵巢癌的发病率,曾经使用ERT者较未使用者相对危险度(RR)为1.7[95% CI(1.1,2.8)];使用ERT超过5年者RR为2.5[95% CI(1.4,4.5)]。Lacey等对44 241例绝经期妇女超过20年的多因素分析发现使用ERT与卵巢癌发生显著相关:ERT使用10~19年RR为1.8[95% CI(1.1,3.0)],使用时间20年或更长时RR为3.2[95% CI(1.7,5.7)],每年RR增加7%;已经切除子宫的妇女使用ERT同样显著增加卵巢癌的发生风险。先使用ERT而后改用HRT者RR为1.5,说明先用ERT后用雌激素加

孕激素的HRT并不能减少先前使用ERT时所带来的卵巢癌危险性。更有文献报道停用ERT之后,卵巢癌的危险性可持续29年之久。Glud等认为每增加1g雌激素发生卵巢癌的OR为1.05[95% CI(1.003,1.112)],每5g雌激素OR为1.31[95% CI(1.01,1.7)],建议减少HRT中雌激素的每日口服量。但也有报道表明曾经使用低剂量雌激素无论是口服还是经阴道给药,均不增加发生卵巢癌的危险性。绝经期妇女如果采用有雌激素加孕激素的HRT不会增加患卵巢癌的危险,RR为1.1[95% CI(0.91,2.4)],使用HRT<2年者RR为1.6[95% CI(0.78,3.3)],使用HRT≥2年者RR为0.80[95% CI(0.35,1.8)]。Bakken等的研究也提示HRT不增加卵巢癌的发生,但是对于使用HRT者的追踪观察时间较短,仍有待进一步的研究。

对于HRT的应用方式有2种,一种是在使用雌激素后加用孕激素,即序贯法激素补充治疗(HRTsp);另一种是雌激素和孕激素同时联用,即联用法激素补充治疗(HRTcp)。Riman等就2种给药方式观察分析,得出HRTsp使用者患卵巢癌的风险比采用HRTcp者高,OR为1.78[95% CI(1.05,3.01)];而使用HRTcp者与未采用HRTcp相比不增加卵巢癌发生的危险,OR为1.02[95% CI(0.73,1.43)];因此提出采用HRTcp不会增加卵巢癌发生。

近年有文献报道与未采用HRT者相比较,当前使用HRT者患卵巢癌的风险升高,而曾经使用HRT患卵巢癌的风险无明显升高,当前只使用雌激素者患卵巢癌的风险升高63%;应用替勃隆者患卵巢癌的风险升高2倍,但这一数据的来源样本量小。

在对各种卵巢癌病理类型的相关性分析中,有报道指出,无拮抗的雌激素明显增加卵巢内膜样癌和透明细胞癌的发生,与曾经行子宫切除或输卵管绝育术者相比,生殖器

完整者发生卵巢癌的危险更大。Patricia 等报道 ERT 会增加患卵巢浆液性癌的危险。Risch 的结论是单一雌激素使用 5 年及以上会增加患卵巢浆液性癌和内膜样癌的危险性，与卵巢黏液性癌无关。近期的研究则认为 ERT 以及先使用 ERT 后改用 HRT 均可增加浆液性、黏液性、内膜样癌等卵巢癌病理类型的发生率。有报道 HRT 使用者发生卵巢浆液性交界性肿瘤的风险显著增加 30% [$OR=1.32,95\% CI$ (1.02,1.72)]，但是与使用 HRT 的持续时间无统计学显著相关性。50 岁左右的妇女使用 HRT 超过 5 年使用可能会增加浆液性卵巢癌和子宫内膜样卵巢癌的风险。

（二）HRT 与子宫内膜癌发病的关系

部分子宫内膜癌是雌激素依赖性肿瘤，Smith 等研究发现应用 ERT 者发生子宫内膜癌的危险性为未使用 ERT 妇女的 4.5 倍。Sivrids 等研究认为，子宫内膜过度增生，激素起主导作用，萎缩型子宫内膜失去激素作用的基础上，在低水平激素刺激下腺体增生活跃，若同时有丰富的雌激素受体和孕激素受体，表皮生长因子活动度高，可发生子宫内膜癌。目前公认孕激素能逆转雌激素引起的子宫内膜超常增生，对子宫内膜有保护作用，并且发现孕激素对于孕激素受体阳性表达的子宫内膜癌细胞有生长抑制作用。近年有研究报道长期使用 HRT (≥10 年）降低子宫内膜癌发生的风险。有数据表明有子宫的妇女中，雌激素加孕激素联合方案导致了子宫内膜癌的统计学降低 [$RR=0.65,95\% CI$ (0.48,0.89)]。这是因为与服用安慰剂的妇女相比，持续的孕激素暴露使子宫内膜萎缩，而服用安慰剂的妇女有一些内源性激素分泌。使用其他孕激素方案，如序贯方案，可降低单独使用雌激素治疗的风险，但不会降低子宫内膜癌的发病率。另外，HRT 与子宫内膜低分化浆液性肿瘤（通常不是 ER+）之间没有相关性。

（三）HRT 与宫颈癌发病的关系

宫颈癌是女性生殖系统最常见的恶性肿瘤，其中宫颈鳞癌大约占 80%，腺癌占 15%，腺鳞癌占 5% 左右。HRT 与宫颈肿瘤关系文献报道的结果差异很大，甚至截然相反。大多数学者认为，HRT 与宫颈鳞癌的发生、发展之间并没有相关性，外源性雌激素不会增加宫颈鳞癌的发病危险，宫颈腺癌的发生、发展可能与雌激素有关，HRT 可能会对其预后有影响。

宫颈腺癌的雌激素受体表达较高（约 39%），可归类于激素敏感肿瘤，但受体状态似乎并不影响肿瘤预后，激素刺激与腺癌发生之间的相关性尚不清楚。尽管存在雌激素受体，但 HRT 在宫颈癌变中的作用及其对 HPV 携带或复制的影响仍存在争议。对 HPV 转基因小鼠和体外研究的研究表明，雌激素可促进宫颈癌的发生，增强 HPV-E6/7 癌基因的表达，但基于人体现有数据不支持相同的结论，也没有明确雌激素治疗在 HPV 携带或复制中的作用。针对 HRT 和

HPV 的发病率，Smith 等调查了 HRT 的使用是否与病毒检测或 HPV 相关疾病的风险增加相关，收集了 42 名绝经后妇女的标本（巴氏涂片和 HPV DNA），得出结论，HRT 的使用与所有亚组患者 HPV 检测风险的增加无关，但 HRT 长期使用者除外 [长期使用者 OR 为 1.5/年，95% CI（ 1.0,2.3)；曾经使用者 OR 为 1.2/年，95% CI（ 0.9,1.7)]。

Lacey 等的研究将 124 名宫颈腺癌患者与 139 名鳞癌患者和 307 名健康妇女对照（均与腺癌病例相匹配）进行比较。曾经使用过 HRT 者在腺癌患者中有 10.5%，而鳞状细胞癌组有 5%，对照组有 6.5%，结果曾经使用 HRT 与腺癌呈正相关趋势 [$OR=2.1,95\% CI$（ 0.95,4.6)]，与鳞状细胞癌无正相关趋势 [$OR=0.85,95\% CI$（ 0.34,2.1)]，但是两者比较无统计学意义。使用无拮抗的雌激素与腺癌呈正相关 [$OR=2.7,95\% CI$（ 1.1,6.8)]，但分析仅限于 HPV 阳性组 [$OR=2.0,95\% CI$（ 0.39,10.7)] 时，该结果无统计学意义。另一项观察性队列研究证实，使用 HRT 宫颈鳞癌的标准化发病率 [$SIR=0.41,95\% CI$（ 0.28,0.58)] 降低，腺癌标准化发病率 [$SIR=1.31,95\% CI$（ 1.01,1.67)] 增加。此外，腺癌的 SIR 随着 HRT 暴露时间的延长而增加。当随访期延长到 HRT 使用 10 年以上时，腺癌的发病率增加 [腺癌 $SIR=2.72,95\% CI$（ 1.09,5.59)；鳞状细胞癌 $SIR=0.26,95\% CI$（ 0.01,1.46)]。作者得出结论，HRT 的宫颈腺癌发病率增加原因可能是子宫颈腺上皮和子宫内膜相似性，宫颈腺癌可能是一种激素依赖性肿瘤。

多数大样本流行病学研究认为 HRT 与宫颈癌的发生并无相关性。Yasmeen 等在多中心的临床研究中，选择了 15 733 例符合条件的妇女，分为安慰剂组和雌孕激素补充组，在随机分组前及分组后 3 年、6 年进行宫颈细胞学检查，研究结果显示：用雌孕激素联合治疗会增加细胞学异常的发生率，但是不影响高度鳞状上皮内病变和宫颈癌的发生率。2005 年的一项回顾性研究表明，在 HPV 阳性的妇女，服用口服避孕药 >10 年的患者，其宫颈癌的发病率是未服用者的 2.5 倍以上。

二、治疗后的妇科恶性肿瘤患者采用 HRT 的问题

女性生殖道恶性肿瘤的治疗包括手术、放射治疗和化疗，都不可避免地会影响卵巢的功能。患者如果为生育期妇女，在手术后或放射治疗后，由于丧失或破坏了卵巢，丧失了卵巢的内分泌功能，提前进入了绝经期状态。随着治疗技术的提高，一些过去难以治愈的肿瘤取得了很好的治疗效果，越来越多的患者获得了长期乃至终身治愈。对于女性生殖道恶性肿瘤手术后或放疗后的患者是否可以给予 HRT（ERT），HRT（ERT）是否会对肿瘤患者产生不良的影响，如促进肿瘤细胞生长，缩短带瘤生存时间，促进肿瘤复发以及降低生存率等，存在疑虑。怎样能在不促进肿瘤生长或复

发的同时提高患者的生活质量是当前需要解决的问题。

（一）卵巢恶性肿瘤治疗后的激素补充治疗

对于 HRT 的应用方式有 2 种,一种是在使用雌激素后加用孕激素,即序贯法激素补充治疗(HRTsp);另一种是雌激素和孕激素同时联用,即联用法激素补充治疗(HRTcp)。Riman 等就 2 种给药方式观察分析,得出 HRTsp 使用者患卵巢癌的风险比采用 HRTcp 者高,OR 为 1.78[95% CI(1.05,3.01)];而使用 HRTcp 者与未采用 HRTcp 相比不增加卵巢癌发生的危险,OR 为 1.02[95% CI(0.73,1.43)];因此提出采用 HRTcp 不会增加卵巢癌发生。Pearce 等研究结果表明单一使用 ERT(每 5 年)增加卵巢癌的风险 RR(5)=1.22,[95% CI(1.18,1.27),$P<0.0001$];联合用雌孕激素的激素补充治疗使卵巢癌的发生风险轻度增加,但有统计学意义[RR(5)=1.10,95% CI(1.04,1.16),$P=0.001$],ERT 的使用比 HRT 明显增加卵巢癌的风险。加用孕激素在某种程度上可以拮抗 ERT 增加患卵巢癌的风险,但不清楚每天用孕激素是否可以完全拮抗雌激素的作用。单一使用 ERT 的妇女中增加患卵巢癌的风险,但没有证据会影响其诊断后的生存期。

在对各种卵巢癌病理类型的相关性分析中,有报道指出,无拮抗的雌激素明显增加卵巢内膜样癌和透明细胞癌的发生,其 OR 为 2.56,而对于浆液性、黏液性、未分化以及混合性等类型上皮性卵巢癌的发生无明显增强作用,这种发生上皮性卵巢癌的危险性对于生殖器完整者比曾经行子宫切除或输卵管绝育术者更为显著。Moorman 等报道 ERT 会增加患卵巢浆液性癌的危险。Risch 的结论是单一雌激素使用 5 年及以上会增加患卵巢浆液性癌和内膜样癌的危险性,与卵巢黏液性癌无关。近期的研究则认为 ERT 以及先使用 ERT 后改用 HRT 均可增加浆液性、黏液性、内膜样癌等卵巢癌病理类型的发生率。

雌激素对卵巢癌细胞体内外生长影响的试验研究结果存在许多分歧。雌激素可促进 ER 含量高的细胞株如 PE04、BG-1 等的生长。雌激素刺激细胞生长的作用可能与其抗凋亡作用有关,Taube 等报道 17-β 雌二醇(17-β E_2)对原代培养的卵巢癌细胞有抗凋亡作用。E_2(10^{-8}~10^{-6}M)上调抗凋亡基因 bcl-2 mRNA 及其蛋白表达,从而阻断他莫昔芬所诱导的激素细胞凋亡的效应。Mabuchi 等的试验证实 17-β E_2 可以逆转紫杉醇对 ER 阳性的卵巢癌细胞 CaOV-3 的生长抑制和细胞凋亡作用,因此猜测用紫杉醇治疗的卵巢癌患者应用 ERT 可能减弱紫杉醇的抗癌效果。多项报道认为 ER 阴性以及 ER 含量少于 20 fmol/L 的卵巢癌细胞株对雌激素无反应,但也有报道对于 ER 阳性,且 ER 高水平表达的卵巢癌细胞株如 Skov3、H08910、OVCAR-3 生长无影响。进一步研究发现 Skov3 细胞的 ER-α mRNA 发生突变,第一外显子处有 32bp 缺失,虽有完整的 ER-β,但无可依赖的 ER-α,故 ER-β 不能发挥作用,从而导致 Skov3

对雌激素及对抗雌激素药物无反应。60% 以上的卵巢癌有 ER 表达,许多研究发现 ER-β 在正常卵巢组织和良性卵巢肿瘤中高表达,ER-α 主要在卵巢恶性肿瘤中表达,卵巢癌的 ER-α/ER-β 比显著上升。因此 ER-β 的存在有可能阻断了 ER-α 介导雌激素的促有丝分裂而导致的细胞增殖。对于缺失 ER-α、ER-β 和 PR 表达的卵巢腺癌细胞 OC-117-VGH,用不同浓度的 E_2 和 P 分别刺激,结果 E_2 和 P 分别出现抑制该细胞生长的作用;通过检测 bcl-2 和 Bax 基因表达,证实 2 种激素都可以降调节 bcl-2 和 Bax 基因表达,从而出现抑制作用。由上述研究提示在临床卵巢癌患者中应用 HRT 应考虑其卵巢癌本身的 ER、PR 表达情况。

卵巢癌患者在完成治疗后应用 HRT 是否导致肿瘤的复发,长期存在争议。Eele 等回顾性分析了 373 例 59 岁及 50 岁以下的 I~IV 期卵巢癌患者,其中 78 例接受 HRT,具体治疗方法有:32 例应用雌激素补充治疗(ERT),38 例应用 HRT,6 例应用孕激素治疗,2 例应用雄激素治疗,开始用药时间平均为手术后 6 年,用药持续时间平均为 28 个月,其中 22% 的患者用药时间超过 6 年;HRT 组与对照组的年龄、临床分期、组织学类型、手术等因素相匹配,2 组的无瘤期生存率无差别,RR 为 0.9[95% CI(0.5,1.5)];其中浆液性、黏液性及内膜样癌患者的预后有改善,HRT 组死亡患者的 RR 为 0.7[95% CI(0.4,1.2)]。Guidozzi 等将小于 59 岁的 130 例上皮性卵巢癌术后患者随机分为 2 组,一组 62 例采用每天口服结合雌激素片 0.625mg,另一组 68 例不服药,连续观察 48 个月,结果 2 组无癌缓解期和总生存期无明显差异,因此认为 ERT 对卵巢癌患者术后应用无不良影响。Sittisomwong 等权衡利弊将 ERT 用于系统治疗后的卵巢癌患者,结果对于那些受到更年期综合征、骨质疏松、心脏疾病困扰的患者,应用雌激素有效改善生活质量并提高了生存率,由此看来雌激素应用的好处胜过了面临卵巢癌复发的危险性。同年,Betar 等报道了 31 例卵巢癌在术后 18 个月之后采用 ERT 治疗 25 个月,结果使用后第 1、2 和 10 年出现了 3 例晚期病例病情发展,其中 2 例分别是中、高度恶性浆液性腺癌,另 1 例是卵巢内膜样腺癌,这 3 例中 2 例死于病情恶化,另外 1 例仍存活。第 11 个月后,有 1 例在无卵巢癌进一步发展的情况下出现了新的原发性乳腺癌。Ursic-Vrscaj 等观察了 24 例卵巢浆液性囊腺癌术后应用 HRT 的情况,开始使用 HRT 平均时间为确诊后 21 个月,持续用药平均为 24 个月,在对确诊时间、分期、手术类型、第 1 次术后残留癌灶等进行分析后,得到采用 HRT 的卵巢癌患者死亡危险性 OR 为 0.9[95% CI(0.24,5.08)]。

Hopkins 等就卵巢癌应用 HRT 进行了系统评述,结论是 ERT 或 HRT 似乎没有对卵巢癌治疗后患者的复发或恶化及死亡率造成显著影响,相反还有助于改善患者的生活质量。建议在权衡利弊之后对严重的潮热、睡眠障碍、焦虑、严重的泌尿生殖道萎缩症状,以及有骨质疏松及冠心病发生

第四章 妇科肿瘤与内分泌学

的高危因素患者,可以应用 HRT。2020 年 Saeaib N 等综述多年 HRT 应用于卵巢癌术后患者的研究,认为 HRT 可提高这些患者总生存率[危险比(HR)为 0.71,95% CI(0.54,0.54)];并且 HRT 对无进展生存率的影响很小或没有差异[HR=0.76,95% CI(0.57,1.01)],但是基于低确定性证据,因此作者认为应谨慎。

迄今为止,临床研究仍没能揭示对于卵巢癌患者使用 ERT 或 HRT 的生存或死亡率的影响。达成共识的是,肿瘤的病理类型是选择 ERT 或 HRT 的重要决定因素,当前的文献赞同在大多数卵巢癌患者中使用 ET,但是更进一步的研究需要明确使用的禁忌证。然而,时至今日,ERT 或 HRT 在卵巢癌患者中的应用,仍缺乏前瞻性、随机性、大样本的研究,仅有少量小样本研究结果,应用的经验不足,仍不能明确 ERT 或 HRT 在此类人群中使用的安全性,需进一步研究观察。

(二)子宫内膜癌治疗后的激素补充治疗

研究证实长期单一的雌激素补充治疗是子宫内膜癌发病的风险因素,联合应用孕激素可以明显降低这种风险。有资料表明,对于每月应用醋酸甲羟孕酮(MPA)<10 天的 HRT 妇女,低剂量 MPA 增加发生子宫内膜癌的风险,而每月应用 MPA 不少于 10 天,则 MPA 剂量与发生子宫内膜癌的风险无明显相关,在不同 HRT 疗程的情况下也存在这种规律。

以往由于高水平雌激素与子宫内膜癌的密切相关性,子宫内膜癌术后患者一直是 HRT 应用的禁忌,子宫内膜癌手术或放射治疗后的患者能否应用 HRT(ERT)观点不一。经常被人们提及的是 1986 年的 Creasman 研究,对治疗后的 222 例子宫内膜癌患者观察 2 年,其中 34 例经阴道用雌激素,7 例口服雌激素,6 例口服和阴道给雌激素;口服药为结合雌激素 0.625mg/d 或 1.25mg/d,每月用 25 天,经阴道用结合雌激素 1.25mg 或 0.625mg 1 个月之后每周用药 3 次。在子宫内膜癌术后 15 个月开始用 ERT,中位治疗期 26 个月,而 174 例未用雌激素。结果认为 ERT 并不增加肿瘤复发的危险。Lee 等对接受过手术治疗的 44 例低复发危险性子宫内膜癌患者(临床 I 期、分化 I 级或 II 级、浸润肌层深度 <1/2、无淋巴结或远处转移)进行了研究,给予口服结合雌激素 0.625~1.25mg/d 的 HRT(其中 15 例联合应用雌孕激素),2/3 的患者给药开始时间在术后第 1 年,其余的在术后 2 年。平均用药时间为 64 个月,用 HRT 的患者中未发现肿瘤复发和因肿瘤复发的死亡,而在对照组 99 例未接受 HRT 的患者中有 8 例因复发而死亡。作者提出经过手术治疗的低复发危险性患者可以给予 HRT。Chapman 等回顾分析了 62 例子宫内膜癌 II 期治疗后患者口服 0.625mg/d 结合雌激素,其中 33 例加用 MPA 2.5mg/d,中位开始给药时间为 8 个月,中位用药时间为 39.5 个月,另有 61 例同期别的子宫内膜癌术后患者未用 HRT 作为对照,结果 2 组总的死亡例

数比较差异无统计学意义,无瘤生存率比较差异无统计学意义。但是作者没有分析单用雌激素者和雌孕激素联合应用者的差异。Suriano 等对 1984~1998 年期间治疗的 249 例手术分期 I、II、III 期的子宫内膜癌患者进行配对研究,其中腺癌占 90% 以上。130 例在初步治疗肿瘤之后开始雌激素补充,49% 添加孕激素,119 例不补充激素。从产次、肿瘤分期、浸润深度、病理、手术处理、术后化疗、淋巴结情况、现有疾病等方面进行匹配,共得到 75 对,比较其复发及病死率。这些病例中大部分为 FIGO 分期 Ib 子宫内膜癌,IIa、IIIa、IIIb 期占 15%,IV 期或者使用过他莫昔芬者未纳入研究。75 例接受雌激素补充的患者中,57% 在术后 0.5 年内(平均 212 个月)、16% 在术后 0.5~1 年、剩下的 27% 在 1 年以后开始补充激素。大多数患者采用口服结合雌激素 0.625mg/d,49% 添加孕激素者是每日再加醋酸炔诺酮 2.5mg。激素补充者平均随访 83 个月,未用激素者平均随访 69 个月。75 例激素使用者中有 2 例复发(1%),而 75 例未使用激素者中有 11 例复发(14%)。术后 6 个月之内开始补充雌激素者中无 1 例复发。Lauritzen 等随访观察子宫内膜癌治疗后用 HRT 者 10 年,子宫内膜癌 I 期术后用 HRT 者平均生存期为 7.8 年,术前术后均用 HRT 者平均生存期为 9.7 年,2 组的生存期均明显比对照组平均生存期 6.3 年长。在分析子宫内膜癌 II 期的术后病例的研究中得到的结果相同。另外,2 个观察性研究分别讨论分析了 31 例和 20 例子宫内膜癌术后患者,同样没有得到使用 HRT 者会增加危险的证据。

Baraka 等为明确 I 期或 II 期子宫内膜癌治疗后患者使用 ERT 是否影响复发率和生存率,观察符合条件的子宫内膜癌患者在子宫全切术和/或盆腔、腹主动脉淋巴切除术治疗后应用 ERT 或安慰剂,用药时间 3 年,随访 2 年。结果显示 1 236 例患者中位随访时间 35.7 个月,期别、级别、病理组织类型、接受进一步治疗的百分率 2 组基本相似。试验组 618 例中位给药年龄是 57 岁(26~91 岁)。251 例(41.1%)在治疗结束后使用 ERT,发现复发 14 例(2.3%),8 例(1.3%)出现新的恶性肿瘤,26 例(4.2%)死亡,5 例(0.8%)死于子宫内膜癌;安慰剂组中位给药年龄 57 岁(30~88 岁),12 例(1.9%)复发,10 例(1.6%)发生新的恶性肿瘤,9 例(3.1%)死亡,4 例(0.6%)死于子宫内膜癌。虽然这一研究不能最终反对或支持雌激素与子宫内膜癌的复发有关,但是至少说明雌激素的应用导致的复发率和新的恶性肿瘤发生率是较低的。Levgur 关于子宫内膜癌的 4 个病例对照研究包括 537 例患者,其中 228 例接受 ERT,3.5% 出现肿瘤复发,而在未用 ERT 的 309 例患者中肿瘤复发率为 16.5%。因此认为某些时候权衡利弊后在早期内膜癌患者中应用 ERT 是可行的。

Maxwel 回顾性分析子宫内膜癌 I 期和 II 期治疗后的 110 例黑种人妇女和 1 049 例白种人妇女应用 ERT 的情况、肿瘤复发率和生存期,随访 3 年,结果 56 例使用 ERT 的黑种人妇女中有 5 例复发,而 521 例应用 ERT 的白种人妇

女中有 8 人复发,经年龄、BMI 和肿瘤分级调整后,黑种人与白种人患者相比较的相对风险是 11.2%［95% CI（2.86,43.59)］,结论是:同样治疗条件下,子宫内膜癌Ⅰ期治疗后黑种人妇女无复发的生存期比白种人妇女短,接受 ERT 后肿瘤复发的风险黑种人较白种人增加。国内研究者认为对于Ⅰ期子宫内膜癌患者术后行 HRT 未增加肿瘤的复发率。

Shim 等基于 1 项随机和 5 项非随机研究,共 896 名HRT 使用者和 1 079 名对照者,与对照组（64 例复发）相比,使用 HRT 的子宫内膜癌患者（19 例复发）的复发风险没有显著增加,这一系统评价和荟萃分析表明使用 HRT 对子宫内膜癌术后复发风险没有不良影响。另一篇基于回顾性、病例对照或队列研究的系统回顾显示使用 HRT 不会增加Ⅰ期和/或Ⅱ期子宫内膜癌患者的复发风险;雌激素替代对健康的长期益处以及对生活质量的积极影响,似乎超过了增加癌症复发的风险。

目前研究尚未发现充分的证据认为 ERT 可以促进已经治疗的子宫内膜癌患者复发,并且 ERT 加用孕酮可以减少复发的危险,对绝经期妇女预防心血管疾病和骨质疏松症的作用要重要得多。激素替代治疗的使用还没有足够的证据明确不同剂量和类型 HRT 的数据从而制定具体的使用建议,荟萃分析表明,与 ERT 相比,cHRT 可能是更好的选择,但唯一的随机研究仅包括 ERT。没有研究对 ERT和 HRT 序贯（scHRT）或连续联合（ccHRT）进行比较,尽管已经证实 ERT 和 scHRT 能增加子宫内膜癌的风险,而ccHRT 可能降低风险。

目前没有关于恶性程度更高、雌激素依赖性更低的非子宫内膜样腺癌术后是否可以选择 ERT/HRT 的数据。大多数复发性子宫内膜癌发生在阴道残端,尤其是未接受近距离放疗的患者。尽管全身雌激素值不超过正常绝经后范围,但在阴道局部低剂量雌激素治疗时是否影响阴道复发仍未可知,值得关注。并且子宫内膜癌术后以及近距离治疗后阴道干燥的发生,迫切需要关于阴道局部治疗的数据。

（三）宫颈癌治疗后的激素补充治疗

宫颈鳞状上皮癌不是雌激素依赖性肿瘤,因此不属于HRT 治疗的禁忌证。宫颈鳞癌已经行子宫全切术的患者单一使用雌激素是可以的。放射治疗是晚期宫颈癌的首选方法,由此导致的妇科副作用包括损失和破坏卵巢功能和子宫内膜,导致不孕症和卵巢早衰。绝经前期患者应用雌激素治疗更年期症状,一般情况下,没有添加孕激素的单一雌激素补充疗法,因为盆腔的放射治疗后彻底破坏了基底层子宫内膜。但是对于那些行放射治疗而保留有子宫的患者不应该认为子宫内膜已经完全破坏了。事实上,有文献报道宫颈癌放射治疗后发生子宫内膜癌的报道。de Hullu 等介绍了 4例宫颈癌放射治疗后出现不同情况的残留的子宫内膜活性。2 例患者出现阴道积血和子宫出血并引起腹痛,第 3 例做了卵巢移位的患者在完成放疗 3 个月后出现规律性阴道流血,

第 4 例患者做了子宫颈根治性切除,因切缘接近肿瘤而行放射治疗,在使用雌激素后开始出现阴道出血,这些情况表明绝经前期的患者接受了 80Gy 放射治疗后,仍可能出现残余子宫内膜活性的症状,如阴道积血、子宫积血、规则或不规则的阴道流血。因此建议使用雌孕激素联合而不是单一的雌激素,以防止对残余子宫内膜的刺激作用。替勃隆是比较合适的 HRT 药物。

Ploch 研究 120 例宫颈癌术后和/或放疗后Ⅰ及Ⅱ期患者,其中 80 例应用 HRT。结果显示,应用 HRT 对患者 5年生存率和复发率均无影响,而且 HRT 不仅明显缓解更年期症状,同时缓解了放疗后造成的直肠、膀胱、阴道等并发症。Li 等对 46 例早期宫颈癌术后患者进行长期随访,问卷调查提示 HRT 的应用是患者有较高生存质量的重要保证。于月成等报道宫颈癌综合治疗（手术和/或放疗）后激素补充治疗 85 例,与对照组相比,雌激素治疗和雌孕激素联合治疗两组患者的更年期症状明显减轻;血脂中低密度脂蛋白较用药前明显下降,高密度脂蛋白较用药前明显升高;卵泡刺激素和黄体生成素水平较用药前明显下降,雌二醇水平较用药前明显升高。认为宫颈癌患者综合治疗后,HRT 能明显减轻患者卵巢功能丧失所引起的更年期症状,提高患者生活质量。因此目前认为宫颈鳞癌患者治疗后可以应用 HRT,而宫颈腺癌治疗后用 HRT 存在争议。一项包含 70 名妇女的小型回顾性病例对照研究报告,宫颈腺癌治疗后的总生存率似乎不受 HRT 使用的影响,但所呈现的Kaplan-Meier 曲线表明无显著生存率获益。Richardson 对2019 年 9 月 24 日—2000 年 11 月 1 日期间诊断为ⅠB～ⅡB期 50 岁的宫颈腺癌患者进行回顾性研究,分为 3 组:保留卵巢组织（ovaries conserved,OVCON）、激素替代治疗组（IM-HRT）或非激素替代治疗组（IM-NOHRT）。结果共有 58 名（平均年龄 38.5～66 岁）参与研究,其中 OVCON 组25 名（43.1%）,IM-HRT 组 20 名（34.4%）,IM-NOHRT 组13 名（22.4%）。均未发生绝经相关死亡。IM-NOHRT 组的 5 年 DFS 为 73%,而 IM-HRT 组为 95%,OVCON 组为95%,但差异无统计学意义。IM-NOHRT 组的 5 年 PFS 为68%,而 IM-HRT 组为 90%,OVCON 组为 81%,差异也无统计学意义。作者认为,HRT 似乎不会对宫颈腺癌术后患者生存率产生不利影响,且 HRT 似乎有提高生存率的趋势,另外 IM-HRT 组的 4 名女性似乎具有最好生存率。可能是因为,与 OVCON 组的妇女相比,不存在可能影响其生存的隐匿性卵巢转移的风险。现今没有证据表明 HRT 可以影响宫颈癌术后患者的预后,但其益处是显而易见的,尤其是对于年轻的宫颈癌患者生存质量的改善。仍需要进一步的前瞻性随机试验来证明 HRT 对宫颈肿瘤预后的安全性。

（四）其他妇科恶性肿瘤治疗后的激素补充治疗

有关外阴癌、输卵管癌、阴道癌治疗后与 HRT 研究资

料极少,已发表的研究均显示,无论是单纯雌激素治疗,还是联合孕激素的 HRT 均与外阴癌的发生不相关。没有证据表明输卵管癌是 HRT 的禁忌证。Levgur 指出 HRT 对输卵管癌阴道、外阴发生的鳞癌影响不大,认为这些患者可以应用。

(五)妇科恶性肿瘤患者使用 HRT 的几点建议

迄今为止对于已经经过治疗的妇科恶性肿瘤患者是否采用 HRT 看法不统一,但越来越多的事实证明,HRT 对于更年期妇女,甚至是妇科肿瘤患者都是利大于弊的。因此建议:

(1)所有经过规范化治疗的妇科恶性肿瘤患者有适应证、无禁忌证是可以考虑采用 HRT 的。

(2)使用 HRT 必须个别对待,应该在使用前详细了解患者家族史、肿瘤的诊治情况。

(3)采用 HRT 应该在治疗后无瘤期或病情稳定期进行,如病情尚未稳定但雌激素低落症状显著,也可以应用。

(4)使用前详细检查患者,以免忽略已经存在的肿瘤。

(5)采用 HRT 应该在医生指导下进行,并严格依照规定随访。

(6)应用 HRT 前,应详细和患者及家属说明利弊,取得同意后进行。

(高 琨 李 力)

参考文献

1. Morgan RJ JR, Armstrong DK, Alvarez RD, et al. Ovarian Cancer, Version 1.201 6, NCCN Clinical Practice Guidelines in Oncology. J Natl Compr Canc Netw, 2016, 14 (9): 1134-1163.

2. Park JY, Kim DY, Kim JH, et al. Long-term oncologic outcomes after fertility-sparing management using oral progestin for young women with endometrial cancer (KGOG 2002). Eur J Cancer, 2013, 49 (4): 868-874.

3. Yin J, Ma S, Shan Y, et al. Risk Factors for Recurrence in Patients with Atypical Endometrial Hyperplasia and Endometrioid Adenocarcinoma after Fertility-Sparing Treatments. Cancer Prev Res (Phila), 2020, 13 (4): 403-410.

4. Qin Y, Yu Z, Yang J, et al. Oral Progestin Treatment for Early-Stage Endometrial Cancer: A Systematic Review and Meta-analysis. Int J Gynecol Cancer, 2016, 26 (6): 1081-1091.

5. Corzo C, Barrientos Santillan N, WESTIN S N, et al. Updates on Conservative Management of Endometrial Cancer. J Minim Invasive Gynecol, 2018, 25 (2): 308-313.

6. Koh WJ, Abu-rustum NR, Bean S, et al. Uterine Neoplasms, Version 1.201 8, NCCN Clinical Practice Guidelines in Oncology. J Natl Compr Canc Netw, 2018, 16 (2): 170-199.

7. Westin SN, Fellman B, Sun CC, et al. Prospective phase II trial of levonorgestrel intrauterine device: nonsurgical approach for complex atypical hyperplasia and early-stage endometrial cancer. Am J Obstet Gynecol, 2021, 224 (2): 191. e191-191.e115.

8. Park JY, Seong SJ, Kim TJ, et al. Significance of body weight change during fertility-sparing progestin therapy in young women with early endometrial cancer. Gynecol Oncol, 2017, 146 (1): 39-43.

9. Emons G, Gunthert A, Thiel FC, et al. Phase II study of fulvestrant 250mg/month in patients with recurrent or metastatic endometrial cancer: a study of the Arbeitsgemeinschaft Gynakologische Onkologie. Gynecol Oncol, 2013, 129 (3): 495-499.

10. Zhou H, Cao D, Yang J, et al. Gonadotropin-Releasing Hormone Agonist Combined With a Levonorgestrel-Releasing Intrauterine System or Letrozole for Fertility-Preserving Treatment of Endometrial Carcinoma and Complex Atypical Hyperplasia in Young Women. Int J Gynecol Cancer, 2017, 27 (6): 1178-1182.

11. Mileshkin L, Edmondson R, O'connell RL, et al. Phase 2 study of anastrozole in recurrent estrogen (ER)/progesterone (PR) positive endometrial cancer: The PARAGON trial-ANZGOG 0903. Gynecol Oncol, 2019, 154 (1): 29-37.

12. Meireles CG, Pereira SA, Valadares LP, et al. Effects of metformin on endometrial cancer: Systematic review and meta-analysis. Gynecol Oncol, 2017, 147 (1): 167-180.

13. Sivalingam V, Mcvey R, Gilmour K, et al. A presurgical window-of-opportunity study of metformin in obesity-driven endometrial cancer. The Lancet, 2015, 385 (Suppl 1): S90.

14. Kitson SJ, Maskell Z, Sivalingam VN, et al. PRE-surgical Metformin In Uterine Malignancy (PREMIUM): a Multi-Center, Randomized Double-Blind, Placebo-Controlled Phase III Trial. Clin Cancer Res, 2019, 25 (8): 2424-2432.

15. Slotman BJ, Rao BR. Ovarian cancer (review). Etiology, diagnosis, prognosis, surgery, radiotherapy, chemotherapy and endocrine therapy. Anticancer Res 1988, 8 (3): 417-434

16. Yokoyama Y, Mizunuma H. Recurrent epithelial ovarian cancer and hormone therapy. World J Clin Cases,

2013,1（6）：187-190.

17. Heinzelmann-schwarz V, Knipprath Mészaros A, Stadlmann S, et al. Letrozole may be a valuable maintenance treatment in high-grade serous ovarian cancer patients. Gynecol Oncol, 2018,148（1）：79-85.

18. Kok PS, Beale P, Beale P, et al. PARAGON（ANZ-GOG-0903）：a phase 2 study of anastrozole in asymptomatic patients with estrogen and progesterone receptor-positive recurrent ovarian cancer and CA125 progression. J Gynecol Oncol, 2019,30（5）：e86.

19. Rekha Wuntakal, Srividya Seshadri, Ana Montes, et al. Luteinising hormone releasing hormone（LHRH）agonists for the treatment of relapsed epithelial ovarian cancer. Cochrane Database Syst Rev, 2016,2016（6）：CD011322.

20. Wilailak S, Vipupinyo C, Suraseranivong V, et al. Depot medroxyprogesterone acetate and epithelial ovarian cancer：a multicentre case-control study. BJOG, 2012,119（6）：672-627.

21. Langdon SP, Gourley C, Gabra H, et al. Endocrine therapy in epithelial ovarian cancer. Expert Rev Anticancer Ther, 2017,17（2）：109-117.

22. LI Y, LI S, ZHANG Y, et al. Androgen plays a carcinogenic role in EOC via the PI3K/AKT signaling pathway in an AR dependent manner. J Cancer, 2021,12（6）：1815-1825.

23. Aubrey C, Saad N, Köbel M, et al. Implications for management of ovarian cancer in a transgender man：Impact of androgens and androgen receptor status. Gynecol Oncol, 2021,161（2）：342-346.

24. Kato S, Mcfall T, Takahashi K, et al. KRAS-mutated, estrogen receptor-positive low-grade serous ovarian cancer：unraveling an exceptional response mystery. Oncologist, 2021,26（4）：e530-e536.

25. Bussies PL, Schlumbrecht M. Dual fulvestrant-trametinib therapy in recurrent low-grade serous ovarian cancer. Oncologist, 2020,25（7）：e1124-e1126.

26. Liu W, Ma WM, Yuan Y, et al. Circular RNA hsa circRNA 103809 promotes lung cancer progression via facilitating ZNF121-dependent MYC expression by sequestering miR-4302. Biochem Biophys Res Commun, 2018,500（4）：846-851.

27. Luo YH, Yang YP, Chien CS, et al. Plasma level of circular RNA hsa_circ_0000190 correlates with tumor progression and poor treatment response in advanced lung cancers. Cancers（Basel）, 2020,12（7）：E1740.

28. Farris M, Bastianelli C, Rosato E, et al. Uterine fibroids：an update on current and emerging medical treatment

options. Ther Clin Risk Manag, 2019,15：157-178.

29. Kriplani A, Awasthi D, Kulshrestha V, et al. Efficacy of the levonorgestrel-releasing intrauterine system in uterine leiomyoma. International Journal of Gynecology & Obstetrics, 2012,116（1）：35-38.

30. Sayed GH, Zakherah MS, El-Nashar SA, et al. A randomized clinical trial of a levonorgestrel-releasing intrauterine system and a low-dose combined oral contraceptive for fibroid-related menorrhagia. International Journal of Gynaecology & Obstetrics the Official Organ of the International Federation of Gynaecology & Obstetrics, 2011,112（2）：126-130.

31. Zhu Y, Zhang T, Xie S, et al. Gestrinone inhibits growth of human uterine leiomyoma may relate to activity regulation of ERα, Src and P38 MAPK. Biomed Pharmacother, 2012,66（8）：569-577.

32. Kashani BN, Centini G, Morelli SS, et al. Role of Medical Management for Uterine Leiomyomas. Best Pract Res Clin Obstet Gynaecol, 2016,34：85-103.

33. Islam MS, Protic O, Giannubilo SR, et al. Uterine leiomyoma：available medical treatments and new possible therapeutic options. J Clin Endocrinol Metab, 2013,98（3）：921e34.

34. 郎景和. 子宫肌瘤的诊治中国专家共识. 中华妇产科杂志, 2017,52（12）：793-800.

35. Shen Q, Hua Y, Jiang W, et al. Effects of mifepristone on uterine leiomyoma in premenopausal women：a meta analysis. Fertil Steril, 2013,100（6）：1722-1726.

36. Lewis TD, Malik M, Britten J, et al. A Comprehensive Review of the Pharmacologic Management of Uterine Leiomyoma. Biomed Res Int, 2018,2018：2414609.

37. Stewart EA, Diamond MP, Williams ARW, et al. Safety and efficacy of the selective progesterone receptor modulator asoprisnil for heavy menstrual bleeding with uterine fibroids：pooled analysis of two 12-month, placebo-controlled, randomized trials. Hum Reprod, 2019,34（4）：623-634.

38. Diamond MP, Stewart EA, Williams ARW, et al. A 12-month extension study to evaluate the safety and efficacy of asoprisnil in women with heavy menstrual bleeding and uterine fibroids. Hum Reprod Open, 2019,2019（4）：hoz027.

39. Islam MS, Protic O, Giannubilo SR, et al. Uterine leiomyoma：available medical treatments and new possible therapeutic options. J Clin Endocrinol Metab, 2013,98（3）：921e34.

40. Osuga Y, Nakano Y, Yamauchi Y, et al. Ulipristal acetate compared with leuprorelin acetate for Japanese women

with symptomatic uterine fibroids:a phase III randomized controlled trial. Fertil Steril,2021,116(1):189-197.

41. Wiehle RD,Hsu K,Wike J,et al. The antiprogestin telapristone shrinks fifibroids when used orally or as a vaginal suppository. In:Ben-Rafael Z,editor. 18th World Congress on Controversies in Obstetrics,Gynecology & Infertility(COGI). Vienna,Austria:Monduzzi Editoriale,2013:347e52.

42. L K Nieman,W Blocker,T Nansel,et al. Efficacy and tolerability of CDB-2914 treatment for symptomatic uterine fibroids:A randomized,double-blind,placebo-controlled,phase IIb study. Fertility and Sterility,2011,95(2):767-772.

43. Donnez J,Tatarchuk TF,Bouchard P,et al. Ulipristal acetate versus placebo for fibroid treatment before surgery. The New England Journal of Medicine,2012,366(5):409-420.

44. Donnez J,Tomaszewski J,Vazquez F,et al. Ulipristal acetate versus leuprolide acetate for uterine fibroids. The New England Journal of Medicine,2012,366(5):421-432.

45. Stewart EA,Diamond MP,Williams ARW,et al. Safety and efficacy of the selective progesterone receptor modulator asoprisnil for heavy menstrual bleeding with uterine fibroids:pooled analysis of two 12-month,placebo-controlled, randomized trials. Hum Reprod,2019,34(4):623-634.

46. Bradley LD,Singh SS,Simon J,et al. Vilaprisan in women with uterine fibroids:the randomized phase 2b ASTEROID 1 study. Fertil Steril,2019,111(2):240-248.

47. Gemzell-Danielsson K,Heikinheimo O,Zatik J, et al. Efficacy and safety of vilaprisan in women with uterine fibroids:data from the phase 2b randomized controlled trial ASTEROID 2. Eur J Obstet Gynecol Reprod Biol,2020,252: 7-14.

48. Islam MS,Chen LW,Segars JH. Selective Progesterone Receptor Modulators(SPRMs)and Androgen Receptor Modulators(SARMs)as Treatment for Benign Gynecologic Diseases. Clin Obstet Gynecol,2021,64(4): 813-836.

49. Segars JH,Parrott EC,Nagel JD,et al. Proceedings from the Third National Institutes of Health International Congress on Advances in Uterine Leiomyoma Research: comprehensive review,conference summary and future recommen dations. Hum Reprod Update,2014,20(3): 309e33.

50. Carr BR,Stewart EA,Archer DF,et al. Elagolix Alone or With Add-Back Therapy in Women With Heavy Menstrual Bleeding and Uterine Leiomyomas:A Randomized Controlled Trial. Obstet Gynecol,2018,132(5):1252-1264.

51. Osuga Y,Enya K,Kudou K,et al Relugolix,a novel oral gonadotropin-releasing hormone antagonist,in the treatment of pain symptoms associated with uterine fibroids: a randomized,placebo-controlled,phase 3 study in Japanese women. Fertil Steril,2019,112(5):922-929.

52. Osuga Y,Enya K,Kudou K,et al. Oral Gonadotropin-Releasing Hormone Antagonist Relugolix Compared With Leuprorelin Injections for Uterine Leiomyomas:A Radomized Controlled Trial. Obstet Gynecol,2019,133(3):423-433.

53. Sohn GS,Cho S,Kim YM,et al. Current medical treatment of uterine fibroids. Obstet Gynecol Sci,2018,61(2): 192-201.

54. Kashani BN,Centini G,Morelli SS,et al. Role of Medical Management for Uterine Leiomyomas. Best Pract Res Clin Obstet Gynaecol,2016,34:85-103.

55. 李琴,茅红艳,陈炳香,等来曲唑治疗子宫肌瘤的临床效果.江苏医药,2012,38(16):1976-1977.

56. Song H,Lu D,Navaratnam K,et al. Aromatase inhibitors for uterine fifibroids. Cochrane Database Syst Rev, 2013,(10):CD009505.

57. Davidson B,Kjaereng ML,Forsund M,et al. Progesterone receptor expression is an independent prognosticator in FIGO stage I uterine leiomyosarcoma. Am J Clin Pathol,2016,145(4):449-458.

58. Beck TL,Singhal PK,Ehrenberg HM,et al. Endometrial stromal sarcoma:analysis of recurrence following adjuvant treatment. Gynecol Oncol,2012,125(1):141-144.

59. Laurelli G,Falcone F,Scaffa C,et al. Fertility-sparing management of low-grade endometrial stromal sarcoma: analysis of an institutional series and review of the literature. Eur J Obstet Gynecol Reprod Biol,2015,195:61-66.

60. Zang Y,Dong M,Zhang K,et al. Hormonal therapy in uterine sarcomas. Cancer Med,2019,8(4):1339-1349.

61. Choi MC,Kim G,Hwang YY. Fertility-sparing management combined with photodynamic therapy for endometrial stromal sarcoma:a case report. Photodiagnosis Photodyn Ther,2014,11(4):533-536.

62. George S,Feng Y,Manola J,et al. Phase 2 trial of aromatase inhibition with letrozole in patients with uterine leiomyosarcomas expressing estrogen and/or progesterone receptors. Cancer,2014,120(5):738-743.

63. Jain R,Batra S,Ahmad A,et al. Low grade endometrial stromal sarcoma:a case report. J Reprod Med, 2015,40(1):81-84.

64. Samuji M,O'Sullivan R,Shireen R. Uterine sarcoma after tamoxifen therapy for breast cancer. Ir Med J,2013,106 (8):246.

65. Baek MH,Park JY,Rhim CC,et al. Investigation of new therapeutic targets in undifferentiated endometrial

sarcoma. Gynecol Obstet Invest, 2017, 82（4）:329-339.

66. Duhan, N.Current and emerging treatments for uterine myoma-an update.Int J Womens Health, 2011, 3（2）: 231-241.

67. Gunderson CC, Fader AN, Carson KA, et al. Oncologic and Reproductive outcomes with progestin therapy in women with endometrial hyperplasia and grade 1 adenocarcinoma:a systematic review.Gynecologic Oncology, 2012（125）:477-482.

68. Martin-Hirsch PP, Bryant A, Keep SL, et al. Adjuvant progestagens for endometrial cancer.Cochrane Database Syst Rev, 2011,（6）:CD001040.

69. Marwa AS, Eric WFL, Brosens JJ. Mechanisms of endometrial progesterone resistance. Molecular and Cellular Endocrinology, 2012, 358（2）:208-215.

70. Menon KMJ, Menon B. Structure, function and regulation of gonadotropin receptors-A perspective. Molecular and Cellular Endocrinology, 2012, 356（1-2）:88-97.

71. Mizuno M, Yatabe Y, Nawa A, et al. Long-term medroxyprogesterone acetate therapy for low-grade endometrial stromal sarcoma.Int J Clin Oncol, 2011, 10（8）:789-793.

72. Perri T, Korach J, Gotlieb WH, et al. Prolonged conservative treatment of endometrial cancer patients:more than 1 pregnancy can be achieved. Int J Gynecol Cancer, 2011, 21（1）:72-88.

73. Phipps AI, Doherty JA, Voigt LF. Long-term use of continuous-combined estrogen-progestin hormone therapy and risk of endometrial cancer.Cancer Causes Control, 2011, 22（12）:1639-1646.

74. Smyth Tanz R, Mahfoud T, Bazine A, et al. Endometrial stromal sarcoma:prognostic factors and impact of adjuvant therapy in early stages.Hematol Oncol Stem Cell Ther, 2012, 5（1）:31-35.

75. Tsilidis KK, Allen NE, Key TJ, et al. Menopausal hormone therapy and risk of ovarian cancer in the European prospective investigation into cancer and nutrition.Cancer Causes Control, 2011, 22（8）:1075-1084.

76. Yang S, Thiel KW, De Geest K, et al. Endometrial cancer:reviving progesterone therapy in the molecular age. Discovery medicine, 2011, 12（64）:205-212.

77. 郭飞, 程炜, 薛凤霞, 等. 卵巢癌激素治疗进展. 国际妇产科学杂志, 2011, 38（4）:306-310.

第五章
妇科肿瘤与免疫

第一节　免疫学概述

免疫系统是人体的安全防御系统,免疫功能包括免疫应答与免疫耐受。免疫系统通过"免疫应答"对抗自然界病原微生物侵犯、清除体内变异细胞等,清除机体"非己"成分。与此同时,免疫系统通过"免疫耐受"保护"自己"的成分不受免疫攻击。

一、免疫系统的细胞、器官与组织

免疫系统发挥免疫功能的最基本单位是免疫细胞,成人免疫细胞来源于骨髓造血干细胞。免疫器官和组织是免疫细胞产生、发育成熟、获得功能、支持免疫细胞体内循环的场所。不同的免疫细胞分化和发育成熟的场所不同、更新速度不同。除了解剖学定位明确的免疫器官,免疫细胞几乎存在于所有组织中。免疫细胞在血液、淋巴、组织中的循环,是免疫功能得以实现的关键因素。

1. 免疫细胞　免疫细胞主要包括髓系来源和淋巴系来源的细胞。髓系来源的免疫细胞主要执行天然免疫应答功能,包括粒细胞、单核巨噬细胞、肥大细胞、树突状细胞等。淋巴系来源的细胞包括 T 淋巴细胞、B 淋巴细胞、自然杀伤细胞(NK 细胞)。T 细胞与 B 细胞主要执行获得性免疫应答功能。NK 细胞主要在天然免疫应答中发挥作用。

2. 免疫器官与组织

(1)中心(一级)淋巴器官:中心(central)淋巴器官或一级(primary)淋巴器官包括骨髓和胸腺,是免疫细胞产生和发育成熟的场所。

骨髓是造血干细胞及多种免疫细胞定向干细胞产生发育的场所,是淋巴样前体细胞发育为成熟 B 细胞的场所。胸腺是来源于骨髓的淋巴样前体细胞发育为成熟 T 细胞的场所。

(2)二级(secondary)淋巴器官和组织:二级淋巴器官组织是成熟免疫细胞启动免疫应答的场所。主要包括脾、淋巴结、局部组织(如黏膜)的免疫系统。

1)脾:脾组织中血管丰富,其主要功能是清除血液中衰老/损伤的细胞和颗粒物质(如中和抗体结合的微生物等),启动针对血源性抗原的免疫应答。

2)淋巴结:淋巴结分布于全身,通过淋巴管进行连接。淋巴结的主要功能是启动针对淋巴管从组织运输来的抗原的免疫应答。

3)淋巴管:淋巴管遍布全身,连接淋巴系统与组织,形成淋巴循环。淋巴管从组织中吸收组织液,形成淋巴液,通过淋巴循环输送抗原至淋巴器官和组织,启动免疫应答,并输送活化的免疫细胞至组织,完成免疫应答。

二、抗原

抗原是能够被免疫细胞识别,并能够诱导免疫应答发生的分子。其本质是被免疫系统识别为"非己"的分子成分。

天然免疫细胞对抗原的识别为"非特异性"识别,所识别的抗原为病原相关的"模式"分子,称为病原相关分子模式(pathogen-associated molecular patterns,PAMP),是天然细胞表达的模式识别受体(pattern recognition receptor,PRR)识别结合的抗原。PAMP 是一类或一群特定的微生物病原体(及其产物)共有的某些非特异性、高度保守的分子结构,如细菌脂多糖、甘露糖等;也包括宿主凋亡细胞表面某些共有的分子结构,如磷脂酰丝氨酸等。PAMP 数量有限,但在病原微生物中分布广泛。

获得性免疫应答过程中结合抗原的分子有 3 种,包括抗体(B 细胞表面膜结合抗体 BCR 及其分泌的游离抗体 Ab)、T 细胞抗原受体(TCR)、主要组织相容性复合体分子(MHC 分子)。获得性免疫应答过程中免疫系统识别抗原模式为"特异性识别",表现在 B 细胞来源的抗体与 T 细胞表面 TCR 对抗原的特异性结合。

三、免疫应答

机体抵抗病原体的反应称为"免疫应答"。免疫应答包括天然免疫和获得性免疫应答。

1. 天然免疫 天然免疫是机体预置的对病原体的快速(0~12 小时)反应机制,吞噬细胞通过吞噬作用、激活补体作用等快速阻断感染并清除病原体,并在此基础上活化 T 细胞,启动获得性免疫应答,通过获得性免疫应答彻底清除病原体并产生免疫记忆。天然免疫不具有免疫记忆。

2. 获得性免疫应答 获得性免疫应答较天然免疫滞后。接收到危险信号的天然免疫细胞通过活化 T 细胞启动获得性免疫应答。相较于天然免疫,获得性免疫应答具有以下特点:①特异性,无论病原体在细胞内还是在细胞外,均可针对病原体进行彻底消除,同时减少对正常组织的破坏;②多样性,保证免疫系统识别所有的外来抗原,保证机体不受外来病原体侵害;③记忆性,在同样的病原体再次侵袭时,免疫系统能够快速反应清除病原体,而不引起免疫病理反应。

获得性免疫应答起始于静止 T 细胞的克隆性增殖和分化。其启动节点是静止的 T 细胞接收到第一信号和至少 2 种其他信号(共刺激分子和细胞因子)后被活化。T 细胞活化的第一信号由静止 T 细胞的 TCR 与树突状细胞表面提呈的 Peptide:MHC 结合提供;共刺激信号由成熟的树突状细胞表面表达的大量共刺激分子(如 B7)与 T 细胞表面受体(如 CD28)结合,提供 T 细胞增殖和生存的信号;细胞因子(如 IL-2、IL-4、IL-17)保证 T 细胞的增殖并决定 T 细胞分化的效应功能。

$CD4^+$ 效应 T 细胞的功能是:①活化吞噬细胞(巨噬细胞和中性粒细胞)及其他白细胞,清除细胞内或一些细胞外微生物;②帮助 B 细胞产生抗体,是抗体免疫应答的关键辅助细胞。而抗体介导体液免疫,发挥对细胞外微生物和微生物毒素的防御作用。抗体的效应功能主要包括:中和微生物和毒素、通过调理和吞噬作用清除微生物、抗体依赖细胞介导的杀伤作用(antibody-dependent cellular cytotoxicity,ADCC)和活化补体等。

$CD8^+$ 效应 T 细胞负责根除几乎所有细胞胞内感染和复制的微生物,如病毒。$CD8^+$T 细胞在移植排斥、抗肿瘤免疫、免疫介导的炎症性疾病中发挥重要作用。

(王　歆)

第二节　肿瘤免疫应答

一、肿瘤抗原

肿瘤抗原是细胞在癌变过程中出现新的或过度表达的物质。根据抗原特异性,可分为肿瘤特异性抗原和肿瘤相关抗原。

肿瘤特异性抗原是一种新抗原,仅在肿瘤细胞中表达,而在正常细胞中不表达。一方面因遗传不稳定性引起基因编码区突变导致的氨基酸序列变化产生正常细胞中所不存在的蛋白质,这些蛋白质可以激活免疫系统攻击癌细胞。另一方面新抗原也可以通过病毒感染、选择性剪接和基因重排获得。新抗原是肿瘤细胞特有,不受免疫耐受机制的影响,是抗肿瘤免疫治疗的有效靶点。

肿瘤相关抗原是肿瘤细胞和正常细胞组织均可表达的抗原,但含量在肿瘤细胞中明显增高。目前所发现的肿瘤抗原多为肿瘤相关抗原。如癌相关抗原 125、癌胚抗原、人附睾分泌蛋白 4 和鳞状细胞癌相关抗原等。

二、肿瘤免疫应答

机体免疫系统针对肿瘤细胞或肿瘤抗原可产生天然免疫和获得性免疫应答,对大多数免疫原性强的肿瘤,获得性免疫应答是主要的,而对免疫原性弱的肿瘤,天然免疫应答可能具有更重要的意义。

1. 天然免疫应答对肿瘤的作用 天然免疫是人体抵抗病原微生物和肿瘤的重要的第一道防线,天然免疫系统由天然免疫屏障、天然免疫细胞和天然免疫分子组成。其中天然免疫细胞主要包括自然杀伤细胞及巨噬细胞,是天然免疫应答的主要成分。

自然杀伤细胞(natural killer cell,NK)是一类对多种靶细胞有自发性细胞毒活性的效应细胞,其识别和杀伤功能主要通过活化性受体和抑制性受体之间的相互平衡来维持。NK 细胞主要通过 3 种方式发挥杀瘤效应。①直接杀瘤效应:通过释放穿孔素/颗粒酶途径及分泌某些细胞因子如干扰素、肿瘤坏死因子（tumor necrosis factor，TNF）等发挥杀伤肿瘤细胞的功能。②通过表达膜 TNF 家族分子的杀瘤效应：NK 细胞可表达 TNF 家族分子，如 Fas 配体（Fas ligand，FasL）、肿瘤坏死因子相关凋亡诱导配体（TNF-related apoptosis-inducing ligand，TRAIL）等，这些膜分子与肿瘤细胞膜上表达的相应配体结合从而行使肿瘤杀伤功能。③借助抗体依赖的细胞介导的细胞毒作用（antibody-dependent cell-mediated cytotoxicity，ADCC）发挥抗肿瘤作用。

巨噬细胞（macrophage，Mø）定位于组织器官中，是机体天然免疫的重要组成细胞，同时又是一类主要的抗原提呈细胞（antigen presenting cell，APC）。Mø 中在肿瘤免疫中具有两面性，一方面，活化的 Mø 可发挥抗肿瘤效应；另一方面，不同的微环境可以促使 Mø 发生不同性质的活化，成为具有不同分子特征和不同功能的免疫抑制性 Mø，进而促进肿瘤的发生。

2. 获得性免疫应答对肿瘤的作用 肿瘤抗原激活机体获得性免疫应答是清除肿瘤的主要和决定性力量，由 T 细胞介导的细胞免疫和抗体介导的体液免疫两条分支组成。

T 细胞介导的免疫应答反应在控制具有免疫原性肿瘤细胞的生长中起重要作用。T 细胞以 MHC 限制性的方式识别抗原后，活化、增殖、分化成为效应 T 细胞，可通过分泌细胞因子和行使细胞毒作用来发挥效应。CD8$^+$ 细胞毒性 T 淋巴细胞（cytotoxic T lymphocyte，CTL）对靶细胞的识别与杀伤受 MHC Ⅰ类抗原限制，发挥主要抗肿瘤免疫效应。CD4$^+$T 细胞受 MHC Ⅱ类抗原限制，多为辅助性 T 细胞，主要通过膜表面分子和分泌的细胞因子对免疫应答起辅助和调节作用。

抗体是由 B 细胞接受抗原刺激后增殖分化生成的浆细胞产生的一类糖蛋白，能与相应抗原特异性结合，是介导体液免疫的重要效应分子。可通过以下方式发挥抗肿瘤的作用：①补体依赖的细胞毒性（complement dependent cytotoxicity，CDC）：针对肿瘤特异性的抗体 IgM 和某些 IgG 亚类（IgG1、IgG3）与肿瘤细胞结合后，可激活补体系统，在补体参与下溶解细胞。②ADCC 作用：针对肿瘤抗原特异性的 IgG 类抗体，其 Fc 段能与多种效应细胞如巨噬细胞、NK 细胞、中性粒细胞表面 FcR 结合，发挥 ADCC 效应，使肿瘤细胞溶解。③抗体的调理作用：针对肿瘤特异性的 IgG 抗体的某些亚类（IgG1 或 IgG3）的 Fc 段可与吞噬细胞表面的 FcR 结合而增强其对结合了抗体的肿瘤细胞的吞噬。④抗体可封闭肿瘤细胞表面的某些受体。例如转铁蛋白可促进某些肿瘤细胞生长，其抗体可通过肿瘤细胞表面的转铁蛋白受体阻碍其功能，抑制细胞的生长。⑤抗体干扰肿瘤细胞黏附作用：抗体与肿瘤细胞膜抗原结合后，可使肿瘤细胞黏附特性发生改变或丧失，有助于控制肿瘤细胞生长和转移。

三、肿瘤免疫逃逸

肿瘤免疫逃逸（tumor immune escape）是指肿瘤细胞逃避机体免疫系统识别和攻击而继续生长的现象。主要与免疫压力下的肿瘤抗原丢失有关。最新证据表明，在免疫压力下，肿瘤可以在 DNA 水平和 RNA 水平上丢失新抗原。肿瘤中的抗原耗竭可以通过基因组水平的拷贝数丢失、表观遗传机制或翻译后机制的 RNA 表达下调而发生。对于仅存在于肿瘤细胞亚群中的亚克隆新抗原，抗原丢失可以通过 CD8$^+$T 细胞杀伤整个亚克隆细胞群来介导。

1. 调节性 T 细胞 调节性 T 细胞（regulatory T cell，Treg）是免疫抑制性 T 细胞的一个亚群，被鉴定为 CD4$^+$CD25$^+$，其特征是 Foxp3 的表达。肿瘤微环境产生的趋化因子可以通过与其受体（CCR4）结合将体内幼稚的 Treg 趋化至肿瘤局部。Treg 浸润增加已被发现与黑色素瘤、胶质母细胞瘤、卵巢癌、结直肠癌、肾癌和肺癌等多种肿瘤的不良预后和化疗耐药性呈正相关。

2. 免疫抑制性单核细胞 肿瘤相关巨噬细胞（tumor associated macrophage，TAM）是聚集在肿瘤微环境中的巨噬细胞，来源于循环的单核细胞或组织中滞留的巨噬细胞。根据极化因子和免疫功能的不同，巨噬细胞可分为经典激活的 M1 巨噬细胞和交替激活的 M2 巨噬细胞。M1 巨噬细胞主要受 IFN-γ、脂多糖和粒细胞-巨噬细胞集落刺激因子（granulocyte-macrophage colony stimu-lating factor，GM-CSF）诱导，对癌细胞具有细胞毒作用。相反，M2 巨噬细胞在受到 IL-4、IL-6、IL-10、IL-13、TGF-β、VEGF 等刺激时可以为癌细胞提供营养优势。M2 巨噬细胞是肿瘤组织中的主要免疫浸润细胞，与多种肿瘤的不良预后相关。

髓系来源的抑制性细胞（myeloid-derived suppressor cell，MDSC）是一群来源于骨髓祖细胞和未成熟髓细胞的异质性细胞，可分化为 DC 细胞、巨噬细胞和粒细胞。肿瘤细胞释放的多种趋化因子从骨髓招募 MDSC 到外周，并在各种肿瘤衍生的细胞因子或生长因子的刺激下被活化。在患有各种类型癌症的患者中检测到循环 MDSC 数量增加，研究表明循环 MDSC 增加与宫颈癌晚期及肿瘤浸润 CD8$^+$ 细胞减少有关；肿瘤浸润性 MDSC 数量的增加与高级别浆液性卵巢癌患者的短期生存显著相关。

3. 免疫检查点 2006 年 Korman 首次正式提出免疫检查点的概念。初始 T 细胞的活化需要双信号，第一信号是 APC 上 MHC 分子结合的抗原与 T 细胞上的 T 细胞受体（TCR）之间的相互作用。第二种信号称为共刺激信号，由 APC 上的 B7-CD28 配体（如 CD80、CD86）家族提供，这些分子与 T 细胞上的共刺激受体（如 CD28、OX-40 和 4-1BB）结合，使 T 细胞活化、增殖、分化为效应 T 细胞。然而在免疫系统中发现了多种共抑制分子，它们在活化后的 T 细胞表达，与配体结合后阻断活化 T 细胞的增殖、分化，是机体免疫应答和免疫耐受的重要"刹车"分子。此类发挥负性调节的共刺激分子，被称为免疫检查点分子。肿瘤微环境中，肿瘤细胞表达相应配体，导致 T 细胞失能，使肿瘤细胞逃避免疫系统的监视和清除。免疫检查点分子包括常见的

CTLA-4、PD-1、PD-L1 和其他潜在但尚未应用于临床的新型免疫检查点分子。

（1）CTLA-4 通路：CTLA-4 是被确定的第 1 个共抑制分子，主要位于 T 细胞上并参与抑制 T 细胞效应。CTLA-4 与共刺激受体 CD28 同源，并与 CD28 竞争结合共刺激配体 B7-1（CD80）和 B7-2（CD86），但比 CD28 具有更高的亲和力，可以阻止 T 细胞激活所需的第二信号，从而抑制细胞毒性 T 细胞的进一步激活。此外，表达 CTLA-4 的 Treg 细胞可以通过内吞作用从活化的 APC 细胞表面直接去除共刺激配体 CD80 和 CD86。研究还显示 CTLA-4 通过结合 APC 细胞表面 CD80/86 诱导吲哚胺 2,3-双加氧酶，抑制 T 细胞反应。

（2）PD-1 通路：PD-1 最初被发现是 T 细胞胸腺选择过程中的一种凋亡相关基因，参与免疫反应的调节，是最重要的抑制检查点之一。PD-1 主要表达于活化的 T 细胞、NK 细胞、B 细胞和某些髓系细胞表面。目前有 2 种已知的配体：PD-L1 和 PD-L2。PD-L1 在多种肿瘤细胞上广泛表达，在免疫细胞如：T 细胞、B 细胞、DC 细胞上也有表达。与 PD-L1 相比，PD-L2 表达较为局限，主要在 DC 和巨噬细胞上由 IL-4、LPS 和 IFN-γ 诱导性表达。在肿瘤微环境中，PD-1 与配体结合后传递抑制信号以调节 T 细胞活化，减少 T 细胞增殖和 IL-2 产生、促进 T 细胞凋亡、导致 T 细胞衰竭，从而介导肿瘤免疫逃逸。

4. 肿瘤细胞分泌的免疫抑制性分子 肿瘤细胞可分泌多种免疫抑制因子，直接参与宿主的免疫抑制。这些抑制物积累聚集于肿瘤局部，形成一个较强的免疫抑制区，使进入其中的免疫细胞失活。

（1）IL-10 是一种重要的负向免疫调节因子，在多种肿瘤中过量表达。IL-10 可拮抗 IL-2、IFN-γ 等 Th1 型细胞因子的作用；在单核细胞存在的前提下，可直接抑制 T 细胞的增殖；可通过抑制一氧化氮（nitric oxide，NO）的产生来干扰 IFN-γ 对 Mø 的活化；可通过抑制 Th1、CD8$^+$T 细胞及 NK 细胞产生 IFN-γ 来间接抑制免疫效应细胞的活性。

（2）TGF-β 可抑制淋巴细胞产生 IL-2，抑制 NK 细胞和单核细胞的杀伤活性；抑制 CTL 的诱导产生及 T、B 细胞的增殖反应；抑制由 IFN-γ 诱导的 Mø 对肿瘤的杀伤活性等。有些肿瘤如乳腺癌、结肠癌、肝癌、胃癌及肺癌等组织中 TGF-β 的量与它们的进展和预后有关。

（3）IDO 是哺乳动物肝外组织色氨酸代谢的限速酶。肿瘤细胞在 IFN-γ 作用下可产生 IDO，使得其所处的微环境出现"色氨酸饥饿"抑制 T 细胞增殖；同时色氨酸代谢产物对 T 细胞亦存在细胞毒作用。IDO 能将 CD25$^-$细胞转化成为 CD25$^+$Treg，从而抑制肿瘤抗原特异性 CD8$^+$T 细胞的增殖和促进 CD4$^+$T 细胞的凋亡。

（4）肿瘤细胞的某些代谢产物，如在缺氧代谢的条件下，肿瘤细胞可产生高水平的腺苷抑制肿瘤免疫。有些肿瘤可产生 NO，显著抑制 T 细胞的活化。

5. 癌症相关成纤维细胞 癌症相关成纤维细胞（cancer-associated fibroblasts，CAFs）是肿瘤微环境最重要的组成部分之一，具有高度的异质性，与免疫细胞存在复杂的相互作用。可以通过分泌的细胞因子、趋化因子和细胞表面蛋白，或通过重塑免疫细胞依赖的机制影响免疫细胞浸润。

（昌晓红）

第三节　肿瘤免疫治疗方法

肿瘤免疫治疗是通过激活体内的免疫细胞和增强机体抗肿瘤免疫应答，特异性地清除肿瘤病灶、抑制肿瘤生长、打破免疫耐受的治疗方法。主要包括激活免疫疗法和抑制疫疗法。本章节讨论的免疫治疗药物包括免疫分子药物和免疫细胞药物两大类。

一、免疫分子药物

1. 免疫检查点抑制剂 肿瘤细胞用于逃避免疫监视的一个机制是免疫检查点通路的激活。这些通路由受体-配体对组成，受体-配体相互作用后抑制 T 细胞和 NK 细胞的效应功能，从而影响抗肿瘤免疫。免疫检查点疗法就是通过阻断或刺激免疫检查点分子通路来发挥作用，增强人体免疫系统对肿瘤的抑制或杀伤活性。作用靶点主要是 T 细胞，作用方式是激活 T 细胞杀伤肿瘤细胞。免疫检查点抑制剂（immune checkpoint inhibitor，ICI）为恶性肿瘤治疗开启了全新模式。目前，临床常用免疫治疗靶点为细胞毒性 T 细胞相关抗原-4（cytotoxic T lymphocyte antigen 4，CTLA-4）和 PD-1、PD-L1。ICI 相关治疗方法在妇科恶性肿瘤、非小细胞肺癌、黑色素瘤和头颈部鳞状细胞癌等多种类型肿瘤中显示较好疗效。

（1）细胞毒性 T 淋巴细胞相关抗原 4 抗体：细胞毒性 T 淋巴细胞相关抗原 4（cytotoxic T lymphocyte-associated antigen-4，CTLA-4）是第 1 个应用于临床的免疫检查点受体。目前研究表明 CTLA-4 抑制 T 细胞的反应主要有两种途径：一是通过与 CD28 竞争性地结合 B7 或者招募磷酸酶到 CTLA-4 的胞内结构域部分，从而降低 T 细胞受体和 CD28 的信号；另一种是降低 CD80 和 CD86 在抗原提呈细胞（antigen presenting cell，APC）的表达水平或者通过转胞吞作用将它们从 APC 移除，这样就减少了 CD28 参与 T 细胞激活。此外,CTLA-4 还会介导树突状细胞结合 CD80/CD86 并诱导色氨酸降解酶 IDO 的表达,从而导致 TCR 的抑制。CTLA-4 抗体通过结合 CTLA-4 来减少 Treg,激活 TCR。

伊匹木单抗(ipilimumab)是最先被美国食品药品管理局批准上市的免疫检查点抑制剂。首先在恶性黑色素瘤患者中取得显著生存获益,于 2011 年在美国批准上市。

(2)程序性死亡受体 1/程序性死亡受体配体 1 抗体:程序性死亡受体 1(programmed death-1,PD-1)/程序性死亡受体配体 1(programmed death-ligand 1,PD-L1)通路是另一个免疫检查点通路。主要有 2 个配体,PD-L1 和 PD-L2。PD-L1 比 PD-L2 表达更为广谱。在肿瘤组织中,肿瘤细胞表面的 PD-L1 与 T 细胞上的 PD-1 分子结合,传递抑制信号,启动 T 细胞的程序性死亡,使肿瘤细胞获得逃逸。此外,PD-1 在多种免疫细胞表面都存在表达,包括 B 细胞和 NK 细胞等,阻断 PD-1 也会影响这些细胞的功能。PD1/PD-L1 免疫治疗是利用该机制,采取免疫检查点阻断策略。PD-1/PD-L1 单抗比 CTLA-4 单抗有更强的抗肿瘤作用。目前美国 FDA 和中国国家药品监督管理局批准上市 PD-1 单抗种类较多,主要包括帕博利珠单抗、纳武利尤单抗、替雷利珠单抗等。PD-1/PD-L1 抑制剂目前用于肺癌、结直肠癌、肝癌、淋巴瘤及妇科恶性肿瘤等的治疗。

(3)其他免疫检查点药物:免疫学研究进展表明,除 CTLA-4、PD-1 外,其他不同的免疫检查点受体,如淋巴细胞活化基因 3(lymphocyte activation gene 3,LAG-3)、T 细胞免疫球蛋白黏蛋白 3(T cell immunoglobulin mucin domain containing 3,TIM-3)、T 细胞活化的 V 型结构域免疫球蛋白抑制物、B 和 T 淋巴细胞弱化因子(B and T-lymphocyte,BTLA)等,近年来逐渐成为免疫检查点治疗领域的新靶点。肿瘤细胞表达多种抑制性配体,显示出双重乃至多重免疫检查点抑制剂组合疗法的潜力,在临床前动物模型中也观察到 PD-1 和 LAG-3、TIM-3、BTLA 等的共同阻滞均可增强抗肿瘤免疫反应,研究显示同时阻断上述共表达的免疫检查点受体可产生累加或协同作用。

2. 其他免疫相关通路药物 由于原发性和适应性耐药机制,一些患者不能从 CTLA-4 和 PD-1/PD-L1 治疗中获益。除免疫检查点相关的通路外,针对新的肿瘤免疫相关通路正在研究,并研制相应的药物,如吲哚胺 2,3-双加氧酶(indoleamine 2,3-dioxygenase,IDO)抑制剂、转化生长因子 β 抑制剂、腺苷 A2a 受体(adenosine A2a receptor,A2aR)拮抗剂、CD40 激动剂、OX40 激动剂、干扰素基因刺激蛋白(stimulator of interferon genes,STING)激动剂、toll 样受体(toll-like receptor,TLR)激动剂等。

3. 细胞因子 细胞因子主要为以下 6 大类:①白细胞介素(interleukin,IL):目前白细胞介素已达 30 多种。②干扰素(interferon,IFN):是一种糖蛋白,主要分为 Ⅰ 型、Ⅱ 型和

Ⅲ 型。③肿瘤坏死因子(tumor necrosis factor,TNF):由巨噬细胞分泌的具有杀伤肿瘤细胞作用的一类小分子多肽或蛋白,主要包括 TNF-α 和 TNF-β。④集落刺激因子(colony stimulating factor,CSF):主要包括 SCF、G-CSF、GM-CSF、M-CSF、EPO、TPO 等。⑤趋化因子(chemokine,CK):具有吸引白细胞移行到感染部位的一类小分子细胞因子家族蛋白的统称,如 CCL 家族、CXCL 家族、CL 家族、CX3CL 家族等。⑥生长因子(growth factor,GF):主要包括 TGF-β、EGF、VEGF、FGF、NGF、PDGF 等。

肿瘤组织招募的免疫抑制性细胞(MDSC 和 Treg)可分泌抑制性细胞因子,通过抑制机体免疫系统实现免疫逃逸,而刺激性细胞因子能激活机体免疫系统,杀伤肿瘤细胞。因此,将刺激性细胞因子递送到肿瘤部位可实现对肿瘤的治疗。目前 IFN 和 IL-2 在肿瘤免疫治疗策略中应用较多,而其他细胞因子目前正处于临床研究阶段。

(1)白细胞介素-2:白细胞介素-2(interleukin-2,IL-2)是一种重要的免疫调节因子,由 CD4⁺ 和 CD8⁺T 细胞等多种细胞产生,在 T 细胞分化和生长、免疫记忆和维持调节性 T 细胞以防止自身免疫方面起着关键作用。1992 年被 FDA 批准用于转移性肾细胞癌的治疗,使 IL-2 成为第 1 个癌症免疫治疗药物,随后用于晚期黑色素瘤的治疗。其半衰期较短及对 T 细胞的双重功能特性和高剂量的严重不良反应不足以提高患者的存活率,限制了 IL-2 在癌症治疗中的应用。现在进行抗体 Fc、PD-1 抗体、靶向 FAP 单抗与 IL-2 融合蛋白等的研发。

(2)干扰素:干扰素(interferon,IFN)是一类高活性、多功能的分泌型糖蛋白,可分为 Ⅰ 型、Ⅱ 型和 Ⅲ 型。Ⅰ 型干扰素包括有 13 种亚型的 IFNα 及 IFNβ、IFN ε、IFN κ、IFN ω。Ⅱ 型干扰素只有 1 种,即 IFNγ。Ⅲ 型 IFN 包括 IFN λ 1、IFN λ 2、IFN λ 3 和 IFN λ 4。主要在抗肿瘤方面发挥重要作用的为 Ⅰ 型和 Ⅱ 型 IFN,而 Ⅱ 型 IFN 相比于 Ⅰ 型 IFN,毒副作用较小,在抗病毒和抗肿瘤方面具有应用前景。干扰素具有诱导肿瘤细胞凋亡,抑制肿瘤血管生成和提高机体的免疫力等作用,具有明显的抑制肿瘤生长的作用,取得了临床应用。IFN-α 应用于肿瘤临床治疗中时间长、范围广,但由于 IFN-α 受体的广泛分布,其严重的毒副作用也不容忽视,限制了其临床的应用。

4. 肿瘤疫苗 目前,肿瘤疫苗主要分为两大类:肿瘤预防性疫苗和肿瘤治疗性疫苗。肿瘤预防性疫苗是着眼于肿瘤的预防和控制,以 HBV 疫苗和 HPV 疫苗为代表,旨在降低肿瘤的发病率。肿瘤治疗性疫苗主要针对自体或异体肿瘤细胞或其相关抗原,通过激发患者机体的特异性免疫功能,主要是激活 CTL 细胞来攻击癌细胞。如卡介苗(Bacille Calmette-Guérin,BCG)广泛用于治疗非肌层浸润性膀胱癌。

根据肿瘤疫苗来源,可分为肿瘤细胞疫苗、多肽疫苗、基因疫苗、核酸疫苗、树突状细胞疫苗等多种。树突状细

胞疫苗是采用患者自体的单核细胞在体外培养诱导生成树突状细胞，然后负载肿瘤抗原，制成负载肿瘤抗原的树突状细胞，再注入体内，刺激体内肿瘤杀伤性淋巴细胞增殖，发挥长期的肿瘤监视作用和肿瘤杀伤作用。Provenge（Sipuleucel-T）是2010年4月FDA批准的首个DC疫苗，主要用于转移性去势抵抗性前列腺癌（castration- resistant prostate cancer，CRPC）的治疗。核酸疫苗主要有DNA和mRNA两种形式。DNA疫苗具有生产方便、制剂稳定和可编码所有表位等优势，且DNA疫苗具有内在佐剂效应，可以更好地激发抗肿瘤免疫应答。但是DNA疫苗也存在插入致突变的潜在风险，且DNA转染效率低。mRNA疫苗具有高效、不良反应少和生产成本低等优势，已经在新型冠状病毒等传染病和肿瘤临床试验中得到验证和应用。目前用于肿瘤治疗的基因疫苗均处于临床研究阶段。多肽疫苗在肿瘤疫苗中研究和应用广泛，该疫苗中的肿瘤相关性抗原肽可被T细胞特异性识别，从而引起宿主免疫系统的主动免疫反应来破坏肿瘤组织，具有安全性高、特异性强等特点。目前已上市的多种肿瘤疫苗（如HPV和M-Vmax）均属于多肽疫苗。HPV疫苗主要包括重组6、11、16、18型HPV疫苗、重组HPV 9价疫苗和重组16、18型HPV疫苗，被批准用于预防HPV引起的宫颈癌。目前全球范围内已批准上市的治疗性肿瘤疫苗已达16种。

5. 溶瘤病毒 2011年，Grekov等首次将溶瘤病毒疗法称作肿瘤免疫治疗。除了天然的溶瘤病毒，人们通过基因工程改造也能使某些病毒具备溶瘤活性。基因改造后的溶瘤病毒，已被赋予特殊基因表达功能，可具有三大功效：选择性地在肿瘤细胞内复制，导致肿瘤裂解；裂解释放的肿瘤相关抗原激活机体的免疫反应，从而清除肿瘤细胞；病毒感染也会使肿瘤细胞释放出细胞因子，进而清除转移性肿瘤。目前用于改造的主要包括疱疹病毒、腺病毒、痘病毒、逆转录病毒、呼肠孤病毒等。已经开发的溶瘤病毒药物包括Rigvir、H101、T-VEC和Delytact 4种。给药方式均为瘤内注射，限制了其临床使用。

6. 肿瘤靶向抗体药物 肿瘤靶向抗体药物的作用靶点是肿瘤细胞，通过多种抗体相关机制，如抗体依赖的细胞毒作用（ADCC）以及补体介导的细胞毒作用（CDC）杀伤肿瘤细胞，阻止肿瘤细胞增殖和转移，从而杀灭肿瘤细胞。

自1997年美国FDA批准第1个单抗药物利妥昔单抗（rituximab）用于治疗复发或难治性CD20阳性的B细胞低度恶性或滤泡型非霍奇金淋巴瘤以来，目前FDA已经批准至少100种单克隆抗体。目前，以双特异性抗体（bispecific antibody，bsAb）为代表的第二代单克隆抗体逐渐进入市场，双特异性抗体拥有2个不同的抗原结合位点，可以同时与2个靶抗原或1个抗原、2个不同表位结合，从而更好地发挥抗肿瘤作用。另一种基于抗体的疗法，即抗体偶联药物（antibody-drug conjugate，ADC），是通过特定的连接头与高细胞毒性药物偶联的靶向生物制剂，可以特异性结合肿瘤表

面抗原，通过"自焚"机制释放药物杀死肿瘤细胞并激活免疫系统。目前已经有13款抗体药物偶联物被批准上市，其中9款为2019年后获批。第三代ADC通过新靶点、内化抗原、高毒性药物分子、专有连接子和高药物载荷实现了高精准度、高疗效、低毒性的治疗目的。2019年上市的Enhertu采用了新的细胞毒性分子DXd，该分子具有更好的安全性和溶解度，用于治疗HER2阳性的胃及胃食管交界处腺癌。2020年上市的Trodelvy是通过具有短聚乙二醇化单元的可裂解马来酰亚胺连接子与SN-38（拓扑异构酶I抑制剂）偶联的抗trop-2人源化抗体类药物，用于难治或耐药三阴性乳腺癌。

二、免疫细胞药物过继性细胞免疫治疗

肿瘤过继性细胞免疫治疗（adoptive cellular immunotherapy，ACI）是将体外扩增和激活的免疫细胞回输以杀灭肿瘤细胞的技术。依据回输的免疫细胞是否具有肿瘤靶向性，将其分为非特异性ACI和特异性ACI。肿瘤非特异性ACI包括淋巴因子激活杀伤细胞（lymphokine-activated killer，LAK）、细胞因子诱导杀伤细胞（cytokine-induced killer，CIK）、自然杀伤细胞（nature killer cell，NK）等。肿瘤特异性ACI的效应细胞有肿瘤浸润T细胞（tumor infiltrating T lymphocytes，TIL）、嵌合抗原受体T细胞（chimeric antigen receptor T cells，CAR-T）、T细胞受体T细胞（T cell receptor T cells，TCR-T）等。肿瘤特异性ACI是免疫治疗发展的热点及方向。

1. 非基因修饰免疫细胞治疗 非基因修饰免疫细胞包括LAK细胞、CIK细胞、TIL细胞治疗及DC细胞等。

（1）淋巴因子激活杀伤细胞：LAK细胞是采用IL-2在体外刺激活化外周血单个核细胞（peripheral blood mononuclear cell，PBMC）而诱生出的一群具有非特异性细胞毒作用的异质性效应细胞，也是最早的过继性细胞治疗策略。其抗肿瘤作用的主要细胞是NK细胞，能有效地杀伤肿瘤细胞。抗癌谱广，杀伤作用不受主要组织相容抗原的限制，不损伤机体正常组织细胞。但高剂量IL-2引起的毒副反应限制了LAK细胞在临床的应用。此外，IL-2在活化NK细胞的同时也能激活调节性T细胞，抑制免疫功能。鉴于LAK细胞扩增数量有限，副作用严重，该疗法的临床应用主要集中于肾癌、黑色素瘤等少数肿瘤。

细胞因子诱导杀伤细胞（cytokine-induced killer，CIK）是PBMC经抗CD3单克隆抗体加IL-2、IFN-γ、TNF-α等细胞因子体外诱导分化获得的具有CD3$^+$CD56$^+$表型的杀伤细胞，其增殖效率和杀伤活性均明显强于LAK细胞。CIK细胞的特点是增殖速度快，杀瘤活性高，杀瘤谱广，无主要组织相容性复合体限制等。目前国内外临床研究结果显示CIK细胞治疗肿瘤安全有效，无明显的毒副反应和风险，

对于手术后无残留或微小残留的患者,在防止癌细胞扩散和复发,提高患者自身免疫力等方面有良好效果。当与树突状细胞(dendritic cell,DC)共同孵育后,CIK 细胞对肿瘤细胞的杀伤活性显著增强。多个临床研究也验证了 DC-CIK 的抗肿瘤作用,显著增加肾癌、胃癌和大肠癌患者术后的无复发率和生存率。

（2）肿瘤浸润 T 细胞:肿瘤浸润 T 细胞(tumor infiltrating T lymphocytes,TIL)是从患者肿瘤灶分离的浸润淋巴细胞,经体外 IL-2 诱导扩增后回输患者体内,具有特异性肿瘤杀伤活性。目前,许多临床研究已经证实,应用 TIL 治疗恶性黑色素瘤是有效的手段。一项Ⅱ期临床试验(NCT03108495)中,对前期接受过化疗或放化疗均无效的 27 例复发或转移性宫颈癌患者给予自体 TIL 治疗,DCR 达 85%,ORR 为 44%,其中 3 例 CR,9 例 PR。2019 年 5 月 FDA 授予首个 TIL(LN-145)作为宫颈癌细胞免疫治疗的"突破性治疗"。目前,针对转移性乳腺癌、晚期转移性卵巢癌、骨肉瘤等的初步临床试验获得了积极结果。

临床治疗中 TIL 疗法存在一些问题:肿瘤样本获取困难;区别和获得 TIL 困难,TIL 是异质性细胞群等,将 TIL 疗法应用到临床中还需要进行不断地优化。

（3）自然杀伤细胞:与 T 细胞相比,自然杀伤(natural killer,NK)细胞在肿瘤免疫治疗上具有独特的优势:杀伤谱更广,反应速度更快,体内生存周期较短,功能亚群和细胞因子分泌种类较少,不引起细胞因子风暴,不可预期风险较低。因此,NK 细胞被认为是 ACI 中有前景的效应细胞。相比于 T 细胞,治疗用 NK 细胞种类多样,包括外周血来源 NK 细胞、CAR-NK 细胞、干细胞来源 NK 细胞、脐血来源 NK 细胞、NK 细胞系、适应性 NK 细胞和细胞因子诱导的记忆样 NK 细胞。NK 细胞过继免疫治疗已在多种血液系统肿瘤和实体瘤中开展,其中对血液系统恶性肿瘤的治疗效果显著优于实体瘤。为提高 NK 细胞针对肿瘤细胞的靶向性,进而提高免疫治疗的效果,研究者通过基因修饰构建 CAR-NK。NK 细胞对实体瘤免疫治疗效率较低的另一主要原因与肿瘤微环境的免疫抑制作用有关。

（4）树突状细胞:树突状细胞是目前发现的功能最强的专职抗原提呈细胞(antigen presenting cell,APC),在先天性和适应性免疫反应的启动和调控中发挥着重要作用,能够在癌症中诱导免疫记忆反应。DC 疫苗是采用患者自体的单核细胞在体外培养诱导生成 DC,然后负载肿瘤抗原,再注入体内,刺激体内肿瘤杀伤性淋巴细胞增殖,发挥长期的肿瘤监视作用和肿瘤杀伤作用。目前,已经有多款 DC 疫苗获批上市,适应证涉及肾细胞癌、前列腺癌、恶性黑色素瘤、乳腺癌和鼻咽癌等,开创了肿瘤免疫治疗新时代。

2. 基因修饰的免疫细胞 利用细胞工程改造的 T 细胞具有更强的与肿瘤抗原的结合能力及亲和能力,目前已成为过继性细胞免疫治疗的新策略。

（1）嵌合抗原受体 T 细胞:嵌合抗原受体 T 细胞(chimeric antigen receptor T cells,CAR-T)针对外周血肿瘤特异性 T 细胞数量少的缺点,通过基因工程将非特异性 T 细胞改造成肿瘤特异性 T 细胞,使其具备靶向抗肿瘤活性,发挥抗肿瘤作用。因无 MHC 限制性,可避免 MHC 分子表达减少而出现的肿瘤细胞免疫逃逸。自 1989 年 Gross 等首次构建 CAR-T 以来,至今已经衍生不同的 CAR-T。主要不同在于胞内信号转导区域。最新的"通用型"CAR 使用"第三方"中间系统,拆分抗原靶向结构域和 T 细胞信号单位,以赋予 CAR-T 细胞识别多种抗原的能力,如靶向生物素的免疫受体(biotin-bidingimmune receptor,BBIR)和分离、通用、可编程式(split、universal、programmable,SUPRA)CAR 系统。研究者们不断开发新的 CAR-T 或采用新的策略,例如:与免疫抑制剂结合使用、多靶 CAR 设计等。

目前,CAR-T 疗法的临床试验已在多种实体肿瘤中开展,包括胃肠道腺癌、肾细胞癌、前列腺癌、卵巢癌、乳腺癌等。CAR-T 疗法是否可作为实体瘤的标准治疗方法,尚需进行更多临床试验验证。

（2）T 细胞受体 T 细胞:T 细胞受体(T cell receptor,TCR)细胞是对 TCR 进行基因修饰,将肿瘤反应性 TCR 转染至效应性 T 细胞中,再回输至肿瘤患者体内,能有效提高 T 细胞在肿瘤组织中的浸润,提高 TCR 对肿瘤相关抗原的亲和力和攻击力。TCR-T 疗法和 CAR-T 疗法均通过修饰患者自身的 T 细胞,再回输至患者体内杀死肿瘤细胞,但两种疗法识别抗原的机制是完全不同的。无论是细胞内、细胞表面还是肿瘤细胞突变后产生的新抗原,任何 MHC 分子提呈的抗原均能被 TCR-T 识别。

TCR-T 疗法的第一步是选择合适的肿瘤抗原进行 TCR 修饰。目前被鉴定并应用于 TCR 治疗的肿瘤抗原主要有 MAGEA-3、MAGEA-4、糖蛋白 100、癌胚抗原、癌-睾丸抗原 1、P53、甲胎蛋白等。除肿瘤相关抗原外,构建靶向病毒抗原的特异性基因工程化 T 细胞,可用于病毒相关肿瘤患者的过继免疫治疗。现在 TCR-T 疗法在黑色素瘤、滑膜肉瘤、食管癌等实体瘤中进行研究,已取得较好疗效。

研究表明针对 HPV E6 和 E7 抗原的 TCR-T 细胞用于治疗 HPV16 阳性的宫颈癌和其他恶性肿瘤患者,可诱导肿瘤的部分消退。从卵巢癌患者的癌组织中鉴定出候选新抗原肽,然后从一个健康供体中成功诱导出 3 种新抗原特异性 T 细胞,并鉴定其 TCR 序列,构建了针对这 3 种新抗原表位的 TCR-T。研究结果显示这些 T 细胞能识别出带有新抗原的靶细胞,并以抗原剂量依赖的方式显示细胞毒活性。

总之,免疫治疗药物开发为肿瘤患者的长期生存获益带来了希望,改善了以往恶性肿瘤治疗的困境。但仍面临诸多挑战,仍需以科学理论为指导,谨慎、理性地开展。

（张 虹 刘广芝 李小平）

第四节 免疫治疗在妇科恶性肿瘤中的临床应用

一、卵巢癌的免疫治疗

目前针对卵巢上皮性癌的免疫治疗主要包括免疫检查点抑制剂、过继性免疫细胞治疗、肿瘤疫苗和溶瘤病毒治疗等。

1. ICI 治疗在卵巢癌中的应用 ICI 包括细胞毒性 T 淋巴细胞相关蛋白 4(CTLA-4)、PD-1、PD-L1 等及其抗体药物。ICI 单药治疗卵巢癌的临床试验多数处于 I、Ⅱ 期,且仅有小部分卵巢癌患者获益,总体反应率低。2022 年 NCCN 指南推荐帕博利珠单抗用于治疗伴有 dMMR/MSI-H 或 TMB-H 的复发卵巢癌患者,其他 ICI 数据有限。

(1)ICI 联合化疗:JAVELIN Ovarian 100 是针对初治卵巢癌患者的Ⅲ期临床试验,探讨一线紫杉醇 + 卡铂化疗联合阿维鲁单抗治疗和维持治疗的疗效。结果表明,与单纯化疗组相比无进展生存期(progression free survival,PFS)并未延长。对于铂耐药的复发性卵巢癌,Ⅲ期临床试验 JAVELIN Ovarian 200 的结果显示,与既往单药脂质体阿霉素治疗相比,化疗联合阿维鲁单抗治疗的客观缓解率(objective remission rate,ORR)由 4.2% 增加至 13.3%,但反应时间较短,无明显额外获益。不同化疗方案联合 ICI 的Ⅲ期临床研究正在进行,包括吉西他滨和顺铂、脂质体阿霉素、卡铂、剂量密集型紫杉醇和卡铂 + 环磷酰胺。目前 ICI 联合化疗的临床疗效并不显著,期待其他临床试验的结果。

(2)ICI 联合靶向药物:ICI 联合靶向药物的多数研究尚在进行中。PD-1/PD-L1 抑制剂与聚腺苷二磷酸核糖聚合酶(PARP)抑制剂联合治疗方面,奥拉帕利联合度伐利尤单抗应用于 gBRCA 突变的铂敏感患者的 MEDIOLA 研究 ORR 达 71.9%,但在尼拉帕利联合帕博利珠单抗应用于铂耐药患者的 TOPACIO/Keynote-162 研究中,这项单臂的 I/Ⅱ期临床研究中 ORR 仅为 18%,且疗效与铂敏感/耐药、既往贝伐珠单抗治疗史、BRCA、同源重组修复缺陷状态无关。CTLA-4 抑制剂与 PARP 抑制剂联合治疗 BRCA 突变 EOC 患者的疗效正在临床试验中。

目前与抗血管生成药物的联合治疗仅为 I~Ⅱ 期临床研究结果,总体 ORR 为 15%~33%。帕博利珠单抗联合乐伐替尼的Ⅱ期临床研究 LEAP-005 结果显示,在转移或者不可切除的 31 例卵巢癌患者中,ORR 为 32%,临床获益率为 74%。纳武利尤单抗与贝伐珠单抗联合治疗的Ⅱ期临床研究结果显示,总体 ORR 为 28.9%,铂敏感组和铂耐药组 ORR 分别为 40% 和 16.7%,总体的临床获益率为 55.3%(铂敏感者 75%,铂耐药者 33.3%)。

(3)ICI 联合多种联合治疗方式:对复发性 gBRCA 野生型铂敏感卵巢癌患者,度伐利尤单抗 + 奥拉帕利 + 贝伐珠单抗治疗,6 个月的临床获益率为 77.4%,ORR 为 87%,进一步Ⅲ期研究仍在进行。PD-1 免疫检查点抑制剂联合其他免疫治疗的临床研究多数在进行中,主要包括 PD-1 联合 CTLA-4 抗体治疗。一项Ⅱ期临床试验评估了在持续性或复发性上皮性卵巢癌患者中,伊匹木单抗联合纳武单抗相较于单独使用纳武单抗反应率由 12.2% 增加至 31.4%,中位 PFS 由 2 个月延长至 3.9 个月,结果显示与单独使用纳武单抗相比,在上皮性卵巢癌中联合使用,反应率更高和 PFS 更长,但临床获益仍不明显。

2. 过继性细胞免疫治疗在卵巢癌中的应用 目前在卵巢癌临床研究中应用的免疫活性细胞主要包括自然杀伤细胞(NK)、细胞因子诱导的杀伤细胞(CIK)、肿瘤浸润性淋巴细胞(TIL)以及基因修饰 T 细胞等。

已完成的 I 期临床试验(NCT03213964)和Ⅱ期临床试验(NCT00652899)中,NK 细胞治疗复发性卵巢癌的安全性尚可,但临床疗效欠佳。另外,来源于脐血干细胞的 NK 细胞(NCT03539406)、自体 NK 细胞(NCT03634501)以及 NK 细胞与细胞因子 IL-15 结合产物 ALT-803(NCT03054909)的临床试验均正在进行。而 CAR-NK 细胞用于卵巢癌仍处于临床前研究阶段。CIK 细胞针对耐药型卵巢癌较贝伐珠单抗杀伤力更强。一项Ⅲ期研究(NCT02487693)将其用于经过一线治疗后的ⅡB~Ⅳ期卵巢癌患者的维持治疗,CIK 治疗组较安慰剂组的 PFS 从 22.2 个月延长至 37.7 个月。目前,CIK 细胞应用于卵巢癌免疫治疗的安全性和有效性尚可,但缺乏大样本的临床数据支持。

TIL 在卵巢癌中的应用为 I、Ⅱ期临床试验阶段。最早应用 TIL 治疗 7 例环磷酰胺治疗无效的复发性上皮性卵巢癌患者,1 例肿瘤完全消失,4 例部分缓解,并伴有卵巢、肝、肺及淋巴结的原发和转移病灶的消退达 3~5 个月。一项Ⅱ期临床试验(NCT03287674)中,TIL 联合 ICI 治疗Ⅲ、Ⅳ期卵巢癌,临床获益率为 100%。基于已完成临床试验,TIL 应用于卵巢癌免疫治疗中的临床效果尚佳,但缺乏大样本数据支持。

CAR-T 细胞在卵巢癌中的应用均处于 I、Ⅱ期临床试验阶段。目前针对卵巢癌中不同 CAR 识别位点的多项 I、Ⅱ期临床试验正在开展,包括 MUC16、间皮素、HER2、表皮生长因子受体、FRα 等。在针对间皮素的 CAR-T 细胞(CAR-T-meso)用于复发性浆液性卵巢癌患者的临床试验

（NCT02159716）中,显示出临床反应,但细胞因子释放综合征等不良反应严重。

3. 肿瘤疫苗在卵巢癌中的应用 治疗性卵巢癌疫苗均在临床试验阶段,主要包括多肽及蛋白疫苗、核酸疫苗、细胞疫苗等。

（1）肽及蛋白疫苗:目前靶向 HER-2/neu、p53、WT1、CA125、Flt3 等配体的多肽和蛋白疫苗在卵巢癌中的应用均在临床试验中。一项Ⅱ期临床试验中,40 例妇科恶性肿瘤患者接种了 WT1 肽疫苗,其中 40% 的患者疾病稳定。另外,P53 长肽疫苗联合环磷酰胺使 20% 的患者疾病稳定。一项Ⅰ/Ⅱb 期研究中,119 例晚期或复发性卵巢癌患者平均接种9.7 次模拟 CA125 抗原抗独特型抗体疫苗（ACA125）,68.1%的患者对疫苗产生免疫反应,总体中位总生存为 19.4 个月,生存时间显著延长。

（2）核酸疫苗:卵巢癌核酸疫苗少。在一项Ⅰ期临床试验中,纳入 5 例复发性卵巢癌患者,进行 " bi-shRNAi 弗林蛋白酶/GMCSF DNA/自体肿瘤细胞" 疫苗（FANG）皮内注射后并联合卡铂或者贝伐珠单抗治疗,其中 3 例疾病稳定。

（3）细胞疫苗:目前已经有多款 DC 疫苗获批用于多种癌症。治疗卵巢癌的 DC 疫苗多处于Ⅰ、Ⅱ期临床试验阶段。针对高表达 P53 的晚期或复发性卵巢癌患者（NCT00478452）,使用肽脉冲的 DC 疫苗（wt P53:264~272）,免疫应答率为 83%,但相较于肽类疫苗,DC 疫苗无明显临床获益。其他初始化疗后接受 DC 疫苗作为维持治疗的原发性卵巢癌患者、复发性Ⅲ~Ⅳ期卵巢癌患者,初始治疗后残留微小病灶,采用自体 DC 疫苗联合 IL-2 维持治疗,持续 50.8 个月。DC 疫苗联合自体 NK 细胞样 CTLs 治疗卵巢癌患者的临床试验也正在进行中。

4. 溶瘤病毒治疗 卵巢癌溶瘤治疗采用麻疹病毒、疱疹病毒、腺病毒及植物病毒等。一项溶瘤麻疹病毒MV-CEA 对比 MV-NIS 通过腹腔内给药治疗进展性、复发性或难治性卵巢上皮癌的Ⅰ期临床试验（NCT00408590）结果显示MV-CEA组2/3的患者出现 SD,中位 OS 为 12 个月,MV-NIS 组 81% 的患者出现 SD,中位 OS 为 26 个月。一项肿瘤选择性腺病毒联合紫杉醇治疗铂耐药卵巢癌的Ⅰ期临床试验（NCT02028117）,静脉给药联合组的中位 OS 为14.1 个月,较腹腔给药单独病毒组和联合组生存期明显延长。目前溶瘤病毒在卵巢癌中的应用安全性可控,具有一定临床疗效,但不同病毒之间疗效差异较大,缺乏大样本临床数据。

二、宫颈癌的免疫治疗

目前宫颈癌免疫治疗主要包括免疫检查点抑制剂、肿瘤疫苗和过继性细胞免疫治疗,均显示出较好反应率,有望改善患者预后。

1. 宫颈癌 ICI 免疫治疗方案

（1）ICI 单药治疗:KEYNOTE-028 和 KEYNOTE-158是针对 PD-L1 阳性的晚期/转移性宫颈癌患者的Ⅰ、Ⅱ期临床试验,基于此研究 FDA 批准帕博利珠单抗用于治疗化疗期间或化疗后疾病进展的 PD-L1 阳性的复发或转移性宫颈癌患者。2021 年《妇科肿瘤免疫检查点抑制剂临床应用指南》推荐帕博利珠单抗用于治疗 PD-L1 阳性的晚期/复发性宫颈癌患者,推荐西米普利单抗用于治疗晚期/复发性宫颈癌患者。

（2）ICI 联合治疗:目前 ICI 单药治疗晚期/转移性宫颈癌的临床获益不佳,目前进行的试验通过 PD-1/PD-L1联合放化疗等方案来改善疗效。KEYNOTE-826 是针对持续性、复发性或转移性宫颈癌患者的Ⅲ期临床试验,研究帕博利珠单抗联合含铂化疗作为一线治疗的安全性和有效性。2021 年欧洲肿瘤内科学会年会上公布该研究结果,联合治疗可显著改善患者的 PFS 和 OS。基于现有的研究证据,2021 年《妇科肿瘤免疫检查点抑制剂临床应用指南》和2022 年《NCCN 子宫颈癌临床实践指南》推荐帕博利珠单抗联合含铂化疗(加或不加贝伐珠单抗)应用于持续性、复发性或转移性宫颈癌患者的一线治疗。

2. T 细胞免疫疗法 目前进行的研究评估了 TIL 在复发转移性宫颈癌患者中的安全性和有效性。一项Ⅱ期临床试验（NCT03108495）纳入 9 例既往接受过化疗及放疗且 HPV E6、E7 阳性的复发转移性宫颈癌患者,结果显示 2例完全缓解,持续到治疗后 22 个月和 15 个月,并且治疗后1 个月外周血中 HPV 反应性 T 细胞的含量与临床治疗效果直接相关。另一个Ⅱ期临床试验研究评估 TIL 在转移性HPV 相关宫颈癌中的治疗效果,结果 18 例患者中有 2 例CR,3 例 PR。结果提示 TIL 疗效可,副作用为轻度或中度。2019 年 FDA 授予首个 TIL（LN-145）作为宫颈癌细胞免疫治疗的 "突破性治疗",是继 CAR-T 疗法获得 FDA "突破性治疗" 后获得快速批准的药物,为难治性宫颈癌提供了一种新的治疗方法。CAR-T 目前在妇科肿瘤方面的研究仍处于初始状态。TCR-T 对低拷贝抗原比 CAR-T 更敏感。TCR-T 在治疗实体瘤方面进展缓慢,几项临床试验仍在进行中。

3. 治疗性疫苗 E6 和 E7 是 HPV 感染及相关疾病抗原特异性免疫疗法的理想抗原。目前国内外已经开展很多关于 E6、E7 和其他病毒抗原的治疗性 HPV 疫苗的研究,主要有活载体的疫苗、核酸疫苗、蛋白质和肽疫苗以及基于细胞的疫苗。

（1）细菌载体疫苗:最具有吸引力的细菌载体是单核细胞增生李斯特菌（Listeria monocytogenes,Lm）。Lm-LLO-E7疫苗进入Ⅰ期试验（NCT02853604）,且首次证明了 Lm 具有一定的安全性。ADXS11-001（ADXS-HPV）是一种基于 Lm 的减毒活疫苗,一项关于其用于放化疗后局部晚期宫颈癌患者免疫治疗的Ⅲ期临床试验（NCT02853604）正在进行。

（2）病毒载体疫苗：目前开发了由 HPV E2、E6 和 E7 融合蛋白组成的 Ad26 和 Ad35 载体疫苗，且通过动物实验表明它们是有前途的治疗性候选疫苗。腺病毒载体疫苗可能成为治疗 HPV 感染相关宫颈癌的治疗策略之一。在晚期宫颈癌患者中，用 TA-HPV（一种表达 HPV 16 和 HPV 18 E6 和 E7 基因的重组痘苗病毒）进行单次治疗，结果发现 3 例患者中有 1 例产生 HPV 特异性细胞毒性 T 淋巴细胞应答，8 例患者中有 3 例产生 HPV 特异性抗体应答。

（3）HPV 核酸疫苗：包括 DNA 疫苗、RNA 疫苗及多肽疫苗。DNA 疫苗 VGX-3100 是靶向 HPV 16/18 E6 和 E7 蛋白的质粒组成的疫苗，通过电穿孔方式增强其免疫原性，是第 1 个成功的宫颈癌治疗性 DNA 疫苗。一项评估 VGX-3100 治疗宫颈 HSIL 有效性、安全性的Ⅲ期临床试验（NCT03185013）和一项评估 VGX-3100 单独或与咪喹莫特联合对 HPV 16/18 阳性外阴高级别病变有效性的Ⅱ期临床试验（NCT03180684），目前均已完成，结果尚未公布。HPV RNA 疫苗：迄今为止，针对宫颈癌的基于 RNA 的疫苗临床试验很少。Vvax001 是一种来自森林脑炎病毒的 RNA 复制子，编码 HPV 16 E6 和 E7 融合蛋白，评估其对晚期宫颈癌患者的有效性和安全性的临床试验（NCT03141463）已经完成，结果未公布。HPV 蛋白质疫苗：TA-CIN 是一种由 HPV 16 E6、E7 和 L2 组成的融合蛋白亚单位疫苗，在许多临床试验中显示是安全的，具有免疫原性。HPV 肽的疫苗：基于肽的疫苗可分为合成长肽和特异性短肽。HPV 16 合成长肽疫苗是由 13 个 E6 和 E7 重叠长肽并且搭配 51 油佐剂（Montanide ISA-51）组成的，该疫苗在 20 名晚期或复发性宫颈癌患者中进行了评估，其中 9 例出现了 HPV 16 特异性 T 细胞反应。ISA101/ISA101b 是 HPV 16 E6 和 E7 的新型治疗性合成长肽疫苗，Ⅱ期试验（NCT02128126）评估其联合卡铂联合紫杉醇加或不加贝伐珠单抗标准疗法治疗 HPV 16 阳性晚期或复发性宫颈癌患者的安全性和免疫调节作用，试验结果尚未公布。

（4）DC 疫苗：分为 HPV 特异性肽/蛋白质抗原脉冲的 DC 或用编码外来抗原的 DNA/病毒载体转导的 DC。研究显示使用 HPV 16 E6 或 E7 肽脉冲的 DC 治疗 32 名晚期宫颈癌患者，针对 E6 和 E7 的特异性免疫应答率分别为 63% 和 58%，显示该疫苗具有一定的可行性。

三、子宫内膜癌的免疫治疗

子宫内膜癌基因检测 MSI-H/dMMR 的发生率最高，且 POLE 超突变型、微卫星不稳定型突变负荷较高，可形成较多新生抗原，刺激免疫反应。另外，子宫内膜癌 PD-1/PD-L1 阳性表达比例较高。因此，与其他妇科恶性肿瘤相比，子宫内膜癌最有可能从免疫治疗中受益。

1. 子宫内膜癌 ICI 免疫治疗方案

（1）ICI 单药治疗：目前 ICI 应用于晚期/复发性子宫内膜癌的证据主要来自帕博利珠单抗（pembrolizumab）KEYNOTE 系列临床试验。研究结果显示，MSI-H/dMMR 患者的 ORR 为 53.0%~57.1%，TMB-H 患者 ORR 为 46.7%，而 PD-L1 表达阳性患者的 ORR 为 13%。NCI-MATCH（EAY131）研究是评估纳武利尤单抗治疗 dMMR 肿瘤的试验，其中 13 例为子宫内膜癌患者，ORR 为 45.4%。2021 年美国妇科肿瘤学会（society of gynecological oncology，SGO）公布了一项 I 期临床试验结果，103 例 dMMR 子宫内膜癌患者接受 dostarlimab 治疗后，ORR 为 44.7%，DCR 为 57.3%。2021 年 FDA 加速批准 dostarlimab-gxly 用于治疗含铂治疗后进展或复发的 dMMR 晚期/复发性子宫内膜癌成人患者。2021 年 NCCN 子宫肿瘤临床实践指南推荐帕博利珠单抗作为 MSI-H/dMMR 子宫内膜癌可选择的治疗方案，并推荐在复发子宫内膜癌中进行 MSI-H/dMMR 的检测。

（2）PD-1/PD-L1 抑制剂联合治疗：ICI 治疗后较多患者呈现原发性或获得性耐药。因此，联合化疗、其他免疫治疗、靶向治疗等的研究，旨在发挥不同机制发挥协同作用，提高疗效。

1）PD-1/PD-L1 抑制剂联合抗血管生成药物治疗：KEYNOTE-146/Study111 研究是一项 I b/Ⅱ期、多中心、开放标签的单臂研究，评估帕博利珠单抗联合仑伐替尼（lenvatinib）用于既往接受化疗且有可测量病灶的晚期子宫内膜癌的疗效和安全。结果表明联合方案的疗效优于单药治疗。基于该研究的中期分析数据，FDA 于 2019 年 9 月加速批准帕博利珠单抗联合仑伐替尼用于既往接受系统治疗后出现疾病进展的晚期/复发性非 MSI-H/dMMR 子宫内膜癌患者。2021 年，美国 SGO 女性癌症年会上公布了一项Ⅲ期临床试验结果，评估帕博利珠单抗联合仑伐替尼用于既往至少接受过一线含铂药物治疗的晚期/复发性子宫内膜癌，结果显示可改善包括错配修复正常（pMMR）在内全部患者的预后。基于该研究数据，FDA 于 2021 年 7 月正式批准帕博利珠单抗联合仑伐替尼用于既往接受系统治疗后出现疾病进展的晚期/复发性非 MSI-H/dMMR 子宫内膜癌患者。

2）PD-1/PD-L1 抑制剂联合化疗：化疗可提高肿瘤的抗原提呈和免疫原性，诱导肿瘤细胞 PD-L1 表达，ICI 联合化疗可能产生协同抗肿瘤的作用。2020 年美国临床肿瘤学会年会上，公布一项评估帕博利珠单抗联合紫杉醇/卡铂应用于既往至少接受过一线化疗、无铂间期 >6 个月的晚期/复发性 EC 患者的多中心、单臂Ⅱ期临床试验（NCT02549209）结果，显示 ORR 为 74.4%，中位 PFS 为 9 个月，与既往研究相比，ORR 和 PFS 显著改善。但是目前 ICI 联合化疗用于晚期/复发性子内膜癌治疗的临床试验有限，仍需进一步研究。

3）PD-1/PD-L1 抑制剂联合 CTLA-4 抑制剂治疗：

正在进行的 3 项临床研究探讨 PD-1/PD-L1 抗体联合 CTLA-4 抗体应用于晚期/复发性子宫内膜癌患者的疗效与安全性（NCT03015129、NCT03508570、NCT02982486）。2019 年 ASCO 年会上报道了其中一项对比度伐利尤单抗单独或联合 Tremelimumab 的随机对照研究，中期分析提示单独或联合治疗的 ORR 分别为 14.8% 和 11.1%，中位 PFS 分别为 7.6 个周和 8.1 个周，24 周 PFS 为 13.3% 和 18.5%，两组的疗效尚可，患者仍在随访中。

2. 子宫内膜癌的免疫细胞治疗临床应用 CAR-T 疗法在妇科肿瘤领域尚处于初期研究阶段。正在进行的临床试验（NCT04627740）评估抗胎盘碱性磷酸酶（alkaline phosphatase, placental, ALPP）CAR-T 细胞对 ALPP 阳性的转移性子宫内膜癌的治疗效果，临床结果值得期待。目前子宫内膜癌潜在的靶点主要有蛋白磷酸酶 2A（protein phosphatase 2A, PP2A）的 Aα 亚基、人表皮生长因子受体 2（human epidermal growth factor receptor-2, HER-2）和雄激素受体（AR），但是需要进一步研究来验证其作为 CAR-T 治疗靶点的临床价值。

3. 肿瘤疫苗在子宫内膜癌中的临床应用 肿瘤相关抗原 WT1 的产物是常用的肿瘤疫苗的靶点。一项 I/II 期临床研究中，3 例终末期浆液性子宫内膜癌患者接受 WT1 mRNA 电穿孔的自体 DC 疫苗。尽管患者表现出疾病进展，但 HLA-A2 阳性患者中存在一些免疫活性。其他研究采用重组痘苗 NY-ESO-1 和含有 NY-ESO-1 的病毒疫苗、叶酸结合蛋白（folate-binding protein, FBP）及 HLA-A2 限制性 FBP 衍生的 E39 肽疫苗。目前，肿瘤疫苗在子宫内膜癌中的临床应用价值尚需更多临床研究证实。

（张　虹　刘广芝　李小平）

参考文献

1. Jhunjhunwala S, Hammer C, Delamarre L. Antigen presentation in cancer: insights into tumor immunogenicity and immune evasion. Nat Rev Cancer, 2021, 21 (5): 298-312.

2. Zhang Z, Lu M, Qin Y, et al. Neoantigen: A New Breakthrough in Tumor Immunotherapy. Front Immunol, 2021, 12: 672356.

3. Dao T, Klatt MG, Korontsvit T, et al. Impact of tumor heterogeneity and microenvironment in identifying neoantigens in a patient with ovarian cancer. Cancer Immunol Immunother, 2021, 70 (5): 1189-1202.

4. Sivori S, Pende D, Quatrini L, et al. NK cells and ILCs in tumor immunotherapy. Mol Aspects Med, 2021, 80: 100870.

5. Mabuchi S, Sasano T. Myeloid-Derived Suppressor Cells as Therapeutic Targets in Uterine Cervical and Endometrial Cancers. Cells, 2021, 10 (5): 1073.

6. Mabuchi S, Sasano T, Komura N. Targeting Myeloid-Derived Suppressor Cells in Ovarian Cancer. Cells, 2021, 10 (2): 329.

7. Xu T, Yu S, Zhang J, et al. Dysregulated tumor-associated macrophages in carcinogenesis, progression and targeted therapy of gynecological and breast cancers. J Hematol Oncol, 2021, 14 (1): 181.

8. Li C, Xu X, Wei S, et al. Tumor-associated macrophages: potential therapeutic strategies and future prospects in cancer. J Immunother Cancer, 2021, 9 (1): e001341.

9. Ribas A. Adaptive Immune Resistance: How Cancer Protects from Immune Attack. Cancer Discov, 2015, 5 (9): 915-919.

10. Nishikawa H, Koyama S. Mechanisms of regulatory T cell infiltration in tumors: implications for innovative immune precision therapies. J Immunother Cancer, 2021, 9 (7): e002591.

11. Rossi JF, Lu ZY, Massart C, et al. Dynamic Immune/Inflammation Precision Medicine: The Good and the Bad Inflammation in Infection and Cancer. Front Immunol, 2021, 12: 595722.

12. Korman AJ, Peggs KS, Allison JP. Checkpoint blockade in cancer immunotherapy. Adv Immunol, 2006, 90: 297-339.

13. Baumeister SH, Freeman GJ, Dranoff G, et al. Coinhibitory Pathways in Immunotherapy for Cancer. Annu Rev Immunol, 2016, 34: 539-573.

14. Ribas A, Dummer R, Puzanov I, et al. Oncolytic Virotherapy Promotes Intratumoral T Cell Infiltration and Improves Anti-PD-1 Immunotherapy. Cell, 2017, 170 (6): 1109-1119.

15. 中华医学会妇科肿瘤学分会, 孔北华, 刘继红, 等. 妇科肿瘤免疫检查点抑制剂临床应用指南. 现代妇产科进展, 2021, 12 (6): 854-880.

16. 中国抗癌协会妇科肿瘤专业委员会, 中华医学会病理学分会, 国家病理质控中心. 子宫内膜癌分子检测中国专家共识（2021 年版）. 中国癌症杂志, 2021, 31 (11): 1126-1144.

第六章

妇科肿瘤诊断技术

第一节　肿瘤标志物

肿瘤标志物（tumor markers）是协助肿瘤诊疗的生物标志物，可分为表型标志物和基因型标志物两大类。传统的肿瘤标志物主要是表型标志物，是指肿瘤发生和增殖过程中，肿瘤细胞基因表达而合成和分泌的，或由机体对肿瘤反应而异常产生或升高的，反映肿瘤存在和生长的一类物质。包括蛋白质、激素、酶（同工酶）、糖蛋白抗原、细胞因子等。表型标志物目前已广泛应用于临床，对肿瘤的早期筛查、辅助诊断、疗效评估、转移复发监测、预后判断等具有重要的临床价值。

近年来，随着分子生物学技术的快速发展，基因型标志物开始步入临床。基因型标志物是指肿瘤细胞由于基因改变（突变、缺失、易位）和表观遗传性改变（DNA 甲基化、组蛋白修饰和非编码 RNA 等）引起癌基因、抑癌基因和肿瘤相关基因的异常改变。基因型标志物主要发生于癌前阶段或肿瘤早期阶段，临床上可用于肿瘤易感性预测、早期诊断、微转移检测以及分子靶向治疗等。

一、卵巢肿瘤的标志物

（一）与上皮性卵巢癌有关的肿瘤标志物

1. CA125　CA125（cancer antigen125）是 Bast 等于 1981 年发现的一种大分子多聚糖蛋白，分子量为 200kDa。CA125 主要存在于下列组织中：①间皮细胞组织，包括腹膜、胸膜及心包膜；②米勒管上皮，包括输卵管、子宫内膜及子宫颈内膜;③自间皮细胞及米勒管衍生物所发生的肿瘤,包括上皮性卵巢癌、输卵管癌、子宫内膜癌、宫颈癌及间皮细胞瘤等。

CA125是上皮性卵巢癌的首选肿瘤标志物,临床上广泛用于上皮性卵巢癌和子宫内膜样癌等妇科恶性肿瘤的辅助诊断、疗效评估、复发监测与预后判断。

目前大量临床研究均证实上皮性卵巢癌患者血清中CA125水平显著升高。北京协和医院以35U/ml作为CA125正常值标准,其诊断上皮性卵巢癌的敏感性及特异性分别为93.5%及75.2%;西德汉堡24个研究所对287例卵巢上皮癌患者进行检测,敏感性为93%;CA125联合超声检查是目前推荐的用于卵巢癌高危人群的筛查方法,即使早期阶段的阳性率较低。Ⅰ期、Ⅱ期上皮性卵巢癌阳性率在50%左右,Ⅲ期、Ⅳ期阳性率高,可达68%~90%。动态检测血清CA125水平有助于卵巢癌的治疗观察和复发转移监测,治疗后CA125浓度明显下降或至正常水平提示治疗有效;CA125浓度下降但仍持续在正常水平以上,或短期下降到正常水平后又重新升高,往往提示有残存肿瘤;CA125浓度下降到正常水平一段时间后重新进行性升高,常预示病情反复,可提前临床复发症状3~5个月出现,对患者早期诊断复发有一定意义。

其他恶性肿瘤(子宫内膜癌、宫颈癌、肺癌、胃癌、肝癌等)、良性妇科疾病(子宫内膜异位症、盆腔炎、卵巢囊肿)、腹腔结核、胰腺炎、肝炎、肝硬化和早期妊娠也可出现不同程度的血清CA125含量升高,临床应用时应注意鉴别。此外,浆液型卵巢癌CA125检测的阳性率高于其他类型,黏液性卵巢癌、子宫内膜样癌、透明细胞癌患者的CA125水平较低或不升高。因此,血清CA125的检测虽已广泛用于卵巢癌,但仍有其局限性,需要辅以其他肿瘤标志物联合检测。

2. 人附睾蛋白4 人附睾蛋白4(human epididymis protein 4,HE4)是由Kirchhoff等于1991年在人附睾上皮细胞中发现的一种与精子成熟有关的小分子分泌型糖蛋白,属于乳酸清蛋白家族基因产物,分子量为25kDa。HE4主要在生殖道上皮和近端气管上皮中表达,正常卵巢组织中几乎不表达,故其在正常人体内几乎检测不到。

HE4是继CA125后被高度认可的又一上皮性卵巢癌肿瘤标志物,血清HE4的浓度变化与卵巢癌的临床分期、转移复发、疗效观察、预后判断有良好的相关性。当卵巢组织癌变时,HE4表达明显增强。研究报道,HE4诊断卵巢癌的敏感性为71%~87%,特异性为80%~95%,与CA125相比,HE4对早期卵巢癌诊断的敏感性更优。HE4的表达水平随卵巢癌分期的增加而增加,有淋巴结转移者HE4含量明显高于未转移者。接受手术治疗的患者,术后1周即可测定HE4的水平作为手术疗效的判断,HE4明显下降即表明手术疗效明显,对于HE4水平未见明显改变甚至升高者表明手术效果欠佳,应及时改变治疗方式。对于复发性卵巢癌,HE4的升高往往早于CA125,在预测卵巢癌复发方面HE4更具有时效性。此外,HE4水平是影响卵巢癌患者预后的重要

因素,治疗前患者血清HE4异常增高往往提示不良预后。

血清HE4在卵巢良性疾病中不表达或低表达,因而在临床上有助于鉴别CA125升高的良性妇科疾病或炎症等。HE4也有助于鉴别原发性卵巢上皮癌与卵巢转移癌,血清HE4水平在原发性卵巢上皮癌中显著升高,而转移性卵巢癌无明显升高,而CA125在原发性卵巢上皮癌与卵巢转移癌均明显增高。

3. 卵巢癌风险评估模型指数 Moore等在2009年提出了将血清CA125、HE4检测值与绝经状态相结合的卵巢癌风险评估模型(risk of ovarian malignancy algorithm,ROMA)指数,ROMA指数依据患者绝经与否以及CA125、HE4双标志物的水平,通过计算得出卵巢癌患病风险的高低,降低了单一肿瘤标志物检测导致的假阳性率,提高了卵巢癌诊断的准确性,后有多项研究证实ROMA指数对卵巢癌的检出具有较高的敏感性和阴性预测价值,尤其对于绝经后女性而言,其敏感性和特异性均优于CA125、HE4单项检测。ROMA指数在女性盆腔包块的良恶性鉴别诊断方面也具有重要的临床价值。

4. 其他表型标志物 CA199主要对黏液性卵巢癌及透明细胞癌有较高的敏感性。CEA升高常见于胃肠道转移性卵巢癌。另有报道称,在卵巢内膜样癌中,CEA阳性率为75%,CA199阳性率为63%。当无法明确肿瘤性质时,可结合上述多个肿瘤标志物联合检测,提高诊断性能。

近年来不同文献陆续报道了多种卵巢癌相关血清标志物,如SMRP、OPN、MES、HK、CA725、B7-H4、OVX1、TPA、M-CSF、卵巢癌抗体、COX-2等,但多处于临床前研究,可作为潜在标志物加以关注。

5. 基因型标志物

(1) *BRCA*基因检测:5%~10%的上皮性卵巢癌具有家族聚集和遗传特征。上皮性卵巢癌的发生主要与3个遗传性肿瘤综合征有关,即:遗传性乳腺癌-卵巢癌综合征(HBOC)、遗传性非息肉性结直肠癌综合征(HNPCC)/林奇综合征、遗传性位点特异性卵巢癌综合征(HSSOC)。其中,最常见的是HBOC,主要是由于*BRCA1/BRCA2*基因突变引起,属于常染色体显性遗传。

*BRCA*基因是重要的抑癌基因与肿瘤易感基因,包括*BRCA1*和*BRCA2*。遗传性卵巢癌患者约50%是由于*BRCA1*和*BRCA2*基因突变所导致的。胚系*BRCA1/2*突变将显著提高女性卵巢癌的发病风险。一般女性人群患卵巢癌的风险约是1.7%,而携带*BRCA1*突变的女性到70岁时患卵巢癌的风险高达39%~46%,携带*BRCA2*基因突变的女性到70岁时患卵巢癌的风险为10%~27%。*BRCA1/2*胚系突变携带者是卵巢癌的高危人群,一旦检测出*BRCA*基因突变,应从30~35岁起,定期进行妇科防癌筛查,其家族应给予相应的遗传咨询,携带*BRCA1/2*突变女性可行预防性卵巢和输卵管切除。

遗传性卵巢癌相关基因还包括:*RAD51C、RAD51D、*

MLH1、MSH2、MSH6、PSM2、STK11、EPCAM、ATM 等，对家族史明确的高危人群，可考虑行遗传性卵巢癌多基因检测和遗传咨询。

（2）microRNA：目前，多项研究报道 microRNA 在肿瘤的发生发展过程中发挥癌基因或抑癌基因的作用，在血液和体液中存在异常表达，可作为卵巢癌诊断的生物标志物，用于卵巢癌的早期诊断、疗效评估、复发监测与预后判断。高桂卿等发现上皮性卵巢癌患者血清 miR-191 的含量显著升高，其诊断卵巢癌的灵敏度为 84.7%、特异度为 83%；郭凤军等报道 miR-92 诊断卵巢癌的灵敏度为 79.7%、特异度为 84.5%；Meng 等发现 miR-7、miR-429、miR-25、miR-93 联合诊断卵巢癌的灵敏度和特异度为 93% 和 92%；Liang 等研究发现血清中 miR-221 明显升高的卵巢癌患者总生存期和无瘤生存期明显缩短；Liu 等研究发现卡铂耐药的卵巢癌患者血清 miR-216b 表达下调，可作为卡铂耐药的潜在指标。以上研究均表明血清 microRNA 有望作为卵巢癌诊断的有前景的标志物。

（二）与卵巢恶性生殖肿瘤有关的标志物

1. 甲胎蛋白 甲胎蛋白（alpha-fetoprotein，AFP）是由胚胎卵黄囊及不成熟肝细胞产生的一种特异性蛋白。随着胚胎的发育成熟，血清内 AFP 相应减少。至出生后数日或数周即不能测出。正常人血清内亦测不出 AFP。AFP 升高可见于卵黄囊瘤、胚胎癌和未成熟畸胎瘤等卵巢恶性生殖细胞肿瘤，作为标志物用于肿瘤的辅助诊断、疗效评估、复发监测与预后判断等。

2. 人绒毛膜促性腺激素 人绒毛膜促性腺激素（human chorionic gonadotrophic，hCG）是由胎盘滋养层细胞分泌的一种糖蛋白，由 α 和 β 二聚体组成，分子量约为 36 700。hCG 的检查对于早期妊娠、滋养细胞肿瘤有重要意义。卵巢恶性生殖细胞肿瘤中，hCG 升高主要见于卵巢原发性绒毛膜癌、胚胎癌、无性细胞瘤等，是诊断和监测的一个非常敏感的标志物。

3. 神经元特异性烯醇化酶 神经元特异性烯醇化酶（neuron specific enolase，NSE）是参与糖酵解途径的烯醇化酶中的一种，主要存在于神经组织及神经内分泌组织中。血清 NSE 的检测对于神经细胞肿瘤和神经内分泌组织起源的肿瘤有重要意义。卵巢恶性生殖细胞肿瘤中，NSE 升高可见于卵巢未成熟畸胎瘤及无性细胞瘤，其阳性率分别为 50% 及 83%。血清 NSE 值的动态监测可用于卵巢未成熟畸胎瘤和卵巢无性细胞瘤的病情监测。

4. 其他 CA199 升高常见于未成熟或成熟畸胎瘤；乳酸脱氢酶（lactate dehydrogenase，LDH）升高常见于无性细胞瘤。

（三）与卵巢性索间质肿瘤有关的肿瘤标志物

1. 性激素 卵巢性索间质肿瘤中各种不同组织类型的肿瘤，有一部分具有分泌性激素的功能。颗粒细胞瘤、卵泡膜细胞瘤会产生较高水平的雌激素。卵巢支持及间质细胞瘤可分泌雄激素，血内睾酮升高。浆液性、黏液性或纤维上皮瘤有时可分泌一定量雌激素。这些分泌类固醇激素的肿瘤，在手术切除肿瘤以后，血内激素水平即随之下降。当病情复发时，激素水平又上升，故可作为监测病情的肿瘤标志物。

2. 米勒管抑制激素 米勒管抑制物（Müllerian inhibiting substance，MIS）是一种糖蛋白激素。由男性胎儿的性腺间质细胞产生，可使米勒管退化。女性胎儿因没有 MIS 的抑制，故米勒管可正常发育成输卵管、子宫及阴道上段。在女性胎儿出生后，卵巢颗粒细胞也可分泌 MIS。有研究表明，血清 MIS 的检测是卵巢颗粒细胞瘤的一个敏感、特异并可靠的标志物，可作为性索间质瘤的一个很好的监测指标。

3. 滤泡调整蛋白 滤泡调整蛋白（follicular regulatory protein，FRP）是由卵巢颗粒细胞所分泌，有调整滤泡发育及分泌固醇类激素的功能，在滤泡液内及正常行经妇女的血清和小便内均可测出。有研究报道检测了 19 例卵巢颗粒细胞瘤患者血清 FRP，79% 的患者血清 FRP 有升高现象，其动态变化与临床病程的改变是符合的。

4. 抑制素 抑制素（inhibin，INH）是一种由卵巢颗粒细胞分泌的异二聚体蛋白质激素，分子量为 32 000。抑制素主要参与性腺反馈系统的调整，可抑制卵泡刺激激素（FSH）的分泌，对颗粒细胞瘤的随访监测有一定意义。

二、子宫颈癌的肿瘤标志物

（一）鳞状细胞癌抗原

鳞状细胞癌抗原（squamous cell carcinoma antigen，SCC）是从子宫颈鳞状细胞癌组织中分离出来的一种糖蛋白抗原，分子量 48kDa。SCC 在正常鳞状上皮细胞低表达，当鳞状上皮细胞发生癌变时，SCC 表达增强，血中含量增高。其正常参考值 <1.5μg/L。

SCC 对宫颈癌具有重要的临床价值。SCC 的水平与宫颈癌临床分期、脉管浸润、淋巴结转移、治疗反应和预后有良好的相关性。70% 以上的宫颈鳞癌血清 SCC 水平升高，而宫颈腺癌的阳性率在 15% 左右。临床上 SCC 主要用于宫颈癌的疗效评估、复发转移监测和预后判断。宫颈癌患者经手术或放化疗后，SCC 水平会持续下降以至正常；化疗后 SCC 持续上升，往往提示对此化疗方案不敏感；SCC 水平下降后又升高常提示病情进展，出现转移复发，预后较差，SCC 对复发癌的预示敏感性可达 65%~85%，往往在影像学方法确定之前 3 个月，SCC 水平就开始持续升高。

（二）细胞角蛋白 19 片段

细胞角蛋白 19 片段（cytokeratin 19 fragment，CYFRA21-1）

是一种酸性多肽，分子量40kDa，主要存在于单层上皮细胞。当机体发生癌变时，蛋白酶激活使上皮细胞坏死、溶解并释放CYFRA21-1，故其水平明显升高。近年来CYFRA21-1在宫颈癌诊疗中的意义颇受重视。有研究报道宫颈鳞癌中CYFRA21-1的阳性率为35%~64%，宫颈腺癌中也有63%的患者CYFRA21-1水平升高，也可用作辅助诊断、治疗监测和随访的实用指标。

（三）CA125、CEA及CA199

CA125、CEA和CA199这3个标志物主要是宫颈腺癌的标志物，对宫颈腺癌的敏感性高于宫颈鳞癌。有报道显示，CA125联合CA19-9检测宫颈腺癌的敏感性为60%，加上CEA敏感性可升高至70%。而在宫颈鳞癌患者中仅13%~21%的患者血清CA125升高。单一肿瘤标志物检测在宫颈癌的诊疗中意义不大，应注意多指标联合检测。

（四）高危型人乳头瘤病毒

高危型人乳头瘤病毒（high risk human papillomavirus，HPV）属于乳头瘤多空泡病毒科的双链闭合环状DNA病毒。循证医学证据显示，HPV感染是与宫颈癌发生、发展有着十分密切关系的致病因素。迄今为止，已鉴定出的HPV亚型有200余种，其中能引起生殖道病变的有40余种，约20种与癌症相关。根据致癌危险性，分为低危型HPV和高危型HPV。低危型HPV主要有6、11、40、42、43、44、53、54、61、72、81型，可引生殖器官附近皮肤和黏膜上的人类寻常疣、尖锐湿疣以及生长在黏膜上的乳头状瘤等良性病变；高危型HPV主要有16、18、31、33、35、39、45、51、52、55、56、58、59、66、67、68、73、82型，诱发子宫颈癌前病变及宫颈癌。其中，HPV 16和18型感染率最高，HPV 16占50%，主要为宫颈鳞癌，HPV 18占14%左右，以子宫颈腺癌为主。

高危型HPV感染是引起宫颈上皮内瘤变（CIN）和宫颈癌的重要病因，高危型HPV持续感染且2年以上不能被清除时，有可能发展为CIN或宫颈癌。开展高危型HPV检测有利于早期发现子宫颈癌前病变和宫颈癌，对于宫颈癌筛查有重要价值。目前，高危型HPV检测联合液基薄层细胞学检查（thin-prep cytology test，TCT）已经成为宫颈癌常规筛查手段，对于30~65岁的女性，优先推荐每5年进行细胞学和高危型HPV联合检测。若高危型HPV检测为阴性，则5年内无需再接受筛查；若细胞学检测为阴性、高危型HPV检测为阳性，则需每年重复进行联合检测。同时，HPV DNA检测能够有效分流未明确诊断意义的非典型鳞状上皮细胞（ASCUS）与低度鳞状上皮内病变（LSIL），HPV阳性能预测不同级别CIN的发生。此外，HPV DNA检测可以指导CIN处理、治疗及术后随访，常规要求CIN治疗后4~6个月进行第1次复查，6~12个月后再进行随访和检查。

高危型HPV持续感染也是预测宫颈癌治疗后复发的指标。有研究报道，宫颈癌根治术后HPV持续阳性者术后

复发可能性大，而HPV阴性者复发的可能性小。

（五）STn

STn、Tn和T抗原，是人体血型物质M和N的前体的不同形式。STn抗原是Tn抗原的唾液酸形式。Tn抗原广泛存在于肺、结肠、膀胱等部位的肿瘤组织中，在正常组织仅有极微量表达。周先荣以免疫组织化学法检测正常子宫颈组织（12份）、宫颈上皮内瘤变（CIN，45例）及宫颈鳞癌（39例）的STn抗原的表达率，结显示正常子宫颈鳞状上皮均无STn表达，CIN 1、2、3的阳性表达率为5%、20%及26.7%。在鳞状细胞癌中，大细胞角化型、大细胞非角化型和小细胞性鳞癌的阳性表达率分别为85.7%、55%和66.7%，平均为64.1%；阳性表达率显著高于CIN。研究表明，正常子宫颈鳞状细胞及化生性鳞状细胞中不表达STn，当鳞状细胞出现肿瘤性转化后，开始逐步出现STn表达，并随着病变的进展，表达率和表达水平逐步增强。提示肿瘤性转化的鳞状细胞与反应性增生或化生的鳞状细胞具有不同的细胞表面标志，这对于辅助CIN的诊断，有一定价值。

（六）MN

MN是近年来进行研究的一种生物蛋白标志物，在宫颈上皮内瘤变及宫颈癌组织内有表达。但正常子宫颈无表达。Brewer对66例ⅠB和ⅡA（肿瘤<3.5cm）宫颈癌以免疫组织化学法定量测定MN标志物，结果显示MN在所有癌组织内均有过度表达；其含量与组织亚型有关。在下列情况下MN为低表达：腺鳞癌、低分化癌、HPV（-）、宫颈间质内深浸润及有淋巴结转移者。故其低表达与一些预后不好的因素有关。因而，某些早期宫颈癌，并无淋巴结转移，而恶性浸润性高。在这类患者中MN表达情况，可能是一个可预测高危因素的标志。

三、子宫内膜癌的肿瘤标志物

近年来，已有不少有关子宫内膜癌DNA、增殖细胞核抗原、癌基因及激素受体等的研究，以探索能预测预后及监测病情的标志。有关DNA基因及激素受体，已在其他章节涉及，在此仅讨论有关肿瘤抗原及细胞增殖的标志物。

（一）CA125

CA125作为子宫内膜癌的肿瘤标志物，目前在临床上被广泛用于子宫内膜癌的辅助诊断、疗效观察、预后判断和复发转移监测。CA125在子宫内膜癌早期阶段阳性率较低，中晚期阶段阳性率高。Duk报道临床Ⅰ、Ⅱ期病例中CA125阳性率为14%~33%，但Ⅲ、Ⅳ期阳性率分别为55%及86%。Duk还发现，Ⅰ、Ⅱ期病例中CA125阳性者，手术所见常发现已有子宫外转移，且淋巴血管间隙有癌细胞浸润；而血清CA125阴性者，较少子宫外转移。血清CA125值的改变，与

病情恶化是平行的。Fanning 对 21 例有转移或复发的子宫内膜癌行顺铂联合化疗,化疗后完全缓解或部分缓解以及病情稳定共 20 例,血清 CA125 均转为阴性,而 9 例化疗后肿瘤再次复发者,CA125 值均上升。并且,CA125 的上升常先于临床复发迹象的出现。孙红对 20 例子宫内膜癌检测血清 CA125,阳性率为 40%。CA125 值也随着临床期别的升高而升高。4 例复发者治疗前 CA125 高于正常,治疗后病情缓解者,CA125 下降,而病情继续进展恶化者,CA125 升高。

CA125 在子宫肌瘤、子宫内膜异位症等妇科良性疾病和其他恶性肿瘤中也会出现不同程度的升高,临床应用时应注意鉴别。此外,有关 CA125 假阳性反应的问题,Carpenter 的试验研究曾提示受光子照射的间皮细胞与未照射的间皮细胞比较,它们所产生的 CA125 相差 32 倍。因此,对于正在放疗或放疗后的子宫内膜癌患者,如果血清 CA125 升高,要注意是否是因为放疗使腹膜产生 CA125 而呈假阳性反应。

(二) 人附睾蛋白 4

人附睾蛋白 4(HE4)已成为继 CA125 以后,子宫内膜癌诊疗中又一被广泛认可的肿瘤标志物,在子宫内膜癌的早期诊断、治疗监测、预后判断方面具有重要价值。Moore 等发现,HE4 检测子宫内膜癌的敏感性优于 CA125,特异性无明显差异。另有多项研究发现,HE4 的表达水平是评估子宫内膜癌预后的一个独立因素,HE4 高表达与较低的总体生存率、较短的肿瘤无进展生存期及无瘤生存时间密切相关,与患者 FIGO 分期晚、肿瘤分化低、深肌层浸润、淋巴结阳性等有关。

目前,临床上常将 HE4 与 CA125、CA199、CA153 等血清肿瘤标志物联合检测,提高子宫内膜癌检测的敏感性和特异性。

(三) 基因型标志物

随着分子生物学技术的进步,基因型标志物的检测被广泛应用于子宫内膜癌分子分型、林奇综合征筛查、免疫治疗和靶向治疗等方面。

子宫内膜癌分子分型主要是通过联合 POLE 基因检测、MMR 蛋白检测/MSI 检测和 p53 蛋白检测,将子宫内膜癌分为 4 种型别,分别是 POLE mut、MMRd、p53 abn 和 NSMP。依据分子表型可以对中高危患者进行精准的风险分层、判断预后和复发风险,同时辅助临床治疗决策。目前,分子分型已被写入美国国家综合癌症网络(NCCN)指南和欧洲妇科肿瘤学会(ESGO)指南。国内关于子宫内膜癌分子分型的检测和临床应用还处于起步阶段,需要进一步研究和探索。

子宫内膜癌相关的遗传综合征主要有林奇综合征、Cowden 综合征(PTEN 基因胚系突变引起)和 PPAP(POLE、POLD1 基因胚系突变引起)。其中,林奇综合征最常见,林奇患者患子宫内膜癌的风险高达 25%~60%,远高于正常人群,因此已被 NCCN 指南纳入子宫内膜癌常规遗传风险筛查。林奇综合征主要是 MLH1、MSH2、MSH6、PSM2、EPCAM 基因胚系突变引起的,可通过对高危人群林奇综合征相关基因的检测进行子宫内膜癌遗传风险筛查。对已明确为林奇综合征的患者开展遗传咨询和防癌筛查管理,同时推荐对与其有血缘关系的亲属进行遗传咨询及基因检测,制定相应的遗传管理策略。

免疫治疗方面,美国食品药品管理局(FDA)已先后批准多种免疫治疗药物用于复发或转移性子宫内膜癌患者的治疗,目前获批的药物主要有:pembrolizumab、nivolumab、dostarlimab-gxly,其伴随诊断分子标志物包括 dMMR、MSI-H、TMB-H,可通过检测上述分子标志物,指导临床精准用药。

靶向治疗方面,目前 FDA 已批准子宫内膜癌用药靶点主要包括 HER2 和 NTRK。对于 III/IV 期和复发的子宫内膜浆液性癌患者,如果 HER2 表达阳性,可在卡铂联合紫杉醇方案的基础上加入曲妥珠单抗。而拉罗替尼或恩曲替尼可用于治疗 NTRK 基因融合阳性的子宫内膜癌患者。此外,目前还有很多泛癌种临床研究,研究的靶点主要涉及 KRAS、PTEN、PI3K/AKT/mTOR、AKT1、FGFR2、FBXW7 等基因。

(四) 雌激素受体(ER)和孕激素受体(PR)

子宫内膜癌组织中 ER、PR 的表达与子宫内膜癌的生物学行为密切相关,是可以综合反映病理分期、分化程度的客观指标,其测定对指导内分泌治疗和预后评估具有一定价值。正常子宫内膜 ER、PR 双阳性率为 90%~100%,而子宫内膜癌中,ER、PR 的阳性率较正常子宫内膜明显降低,且呈现随子宫内膜癌组织学分级的增高而降低的现象。一般而言,分化高、分期早的子宫内膜癌中,ER、PR 的表达率相对高,但随着肿瘤的进展,ER、PR 的表达呈下降趋势,ER、PR 表达程度越低,往往肿瘤恶性程度越高,激素治疗的效果越差,预后也更差。但 ER、PR 表达状态并不是内分泌治疗的唯一标志,也有研究表明,ER 阴性患者同样可受益。此外,当子宫内膜癌发生转移和进展后,ER、PR 表达也会发生改变,需要对新发病灶重新检测,实时确认 ER、PR 的状态。

(五) 其他

近年来不同文献陆续报道了多种子宫内膜癌相关肿瘤标志物,如 OVXI、细胞增殖指数(PCNA 和 Ki-67)、血清甲壳质酶蛋白 40、sTn 抗原、垂体肿瘤转化基因、血管内皮生长因子、组蛋白甲基转移酶、内脏脂肪素、microRNA 表达谱等,但目前多数处于临床前研究,临床应用价值有待进一步确认和探讨,可作为潜在标志物加以关注。

(易 琳 周 琦)

第二节　妇科肿瘤的超声学诊断

利用超声波的物理特性，向机体内发射脉冲超声波，收集其在不同组织界面的反射回声信号，通过换能器及计算机处理，得以在屏幕显示模拟影像，为临床提供信息，被称之为超声诊断学。由于具有无损伤，并能迅速、准确地显示盆腔病变的部位、性质等特点，目前在妇科肿瘤诊断中被广泛应用，成为不可缺少的辅助诊断方法之一。

近年来随着计算机技术的发展，超声诊断方法亦有长足的进步，如彩色多普勒、介入性超声、三维立体超声等，在临床诊断学上展示广阔的前景。

一、子宫肿瘤的超声学诊断

（一）子宫肌瘤

【病变特点】　子宫肌瘤为女性生殖器中最常见的良性肿瘤。为实质性肿瘤，由结缔组织及肌纤维构成，与周围的子宫平滑肌之间有疏松结缔组织称为伪包膜。肌瘤大小可极不一致，直径可以自数毫米到巨大。数量可单发亦可达数十个。绝大多数肌瘤均生长于子宫体部。按肌瘤在子宫的发生部位，可分为浆膜下肌瘤、黏膜下肌瘤、肌壁间肌瘤，以子宫肌壁间肌瘤最多见。若肌瘤生长过快或体积过大，可造成中心部分缺血，形成玻璃样变性、囊性变性、钙化等。

【声像图表现】

（1）子宫体积增大或出现局限性隆起，子宫形态失常。

（2）子宫内膜的变形，如果肌瘤向子宫腔内生长，则可使子宫腔变形、拉长、移位，若黏膜下肌瘤超过 3cm 则占据整个子宫腔，无法扫查到子宫腔（图 9-6-1）。

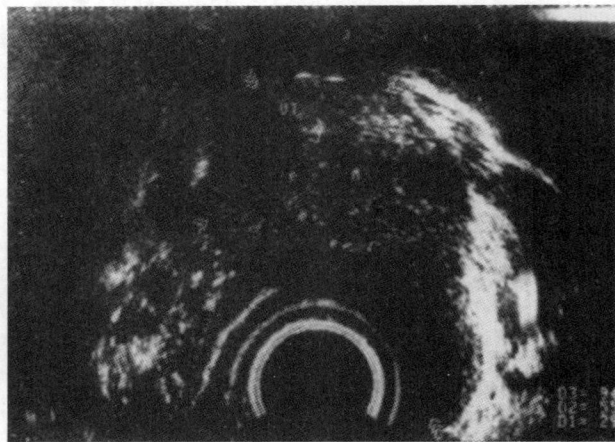

图 9-6-1　子宫黏膜下肌瘤

（3）肌瘤结节一般呈现圆形，不均质回声，含回声增强和衰减，这是由构成肌瘤的结缔组织纤维多少来决定的。周边可形成环形低回声线，提示伪包膜。

（4）子宫肌瘤继发性变性：玻璃样变表现为切面像均质样，且回声衰减；囊性变表现为数目不同、大小不等的无回声区；钙化则可呈各种形式，如肌瘤伪包膜的钙化光环、弥漫性钙化斑、局灶性钙化团等。

【新进展】　彩色多普勒血流成像（color Doppler flow imaging，CDFI）可提供瘤体的血流情况，在鉴别良性、恶性和提示恶变倾向方面，有极大的参考意义。三维立体超声具有保留肌瘤资料完整、反复观察、结论客观等优点，对精确诊断、客观随访能起到更大作用。还有子宫腔内注入盐水后采用超声对黏膜下肌瘤的定性及定位诊断，效果明确（图 9-6-2）。

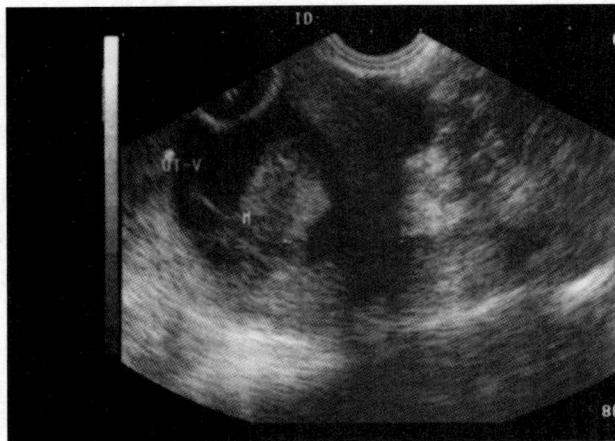

图 9-6-2　子宫腔注入盐水显示黏膜下肌瘤

【临床意义】　B 超对绝大多数子宫肌瘤能作出正确诊断，为首选的辅助诊断手段。

（二）子宫腺肌病

【病变特点】　异位的子宫内膜腺体和间质存在于子宫肌层，随月经周期性变化，可形成肌组织间小出血灶，有的形成小囊。分两种：①弥漫型：在子宫肌层内弥散存在，与正常肌层无明显界限，称为子宫腺肌病；②瘤结型：病变集中呈局限性的瘤样结节，称为子宫腺肌瘤。

【声像图表现】　子宫呈均匀增大，以后壁增厚为著，子宫多呈球形。有腺肌瘤存在时，子宫可呈不规则增大，局灶性突出，瘤体边界不清。子宫体肌层内回声不均，可出现点状强回声和小的低至无回声区（图 9-6-3）。若动态监测子

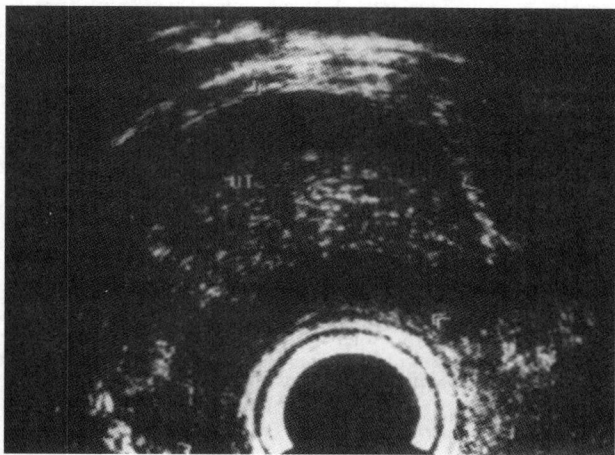

图 9-6-3　子宫腺肌病

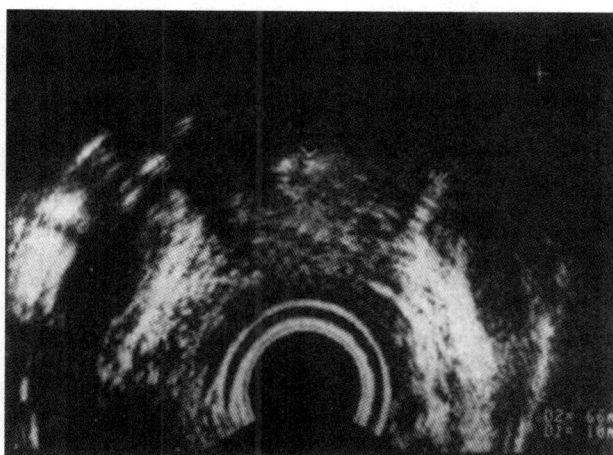

图 9-6-4　子宫内膜癌

宫经期前后变化,可发现经期子宫有增大改变。

【新进展】　CDFI 对鉴别肌层内异位出血小囊和子宫肌瘤的缺血坏死有一定的提示作用。阴道 B 超的诊断意义正在被人们认识,详见临床意义。

【临床意义】　由于子宫腺肌病和子宫肌瘤在临床治疗方法上有所不同。因此其鉴别诊断的意义重大。B 超尤其是阴道 B 超为此提供了有力的手段,Fedele 等的研究证明,阴道 B 超对子宫腺肌病诊断的敏感性为 80%,特异性 70%。极大提高了诊断的准确性,为临床诊断提供了较为可靠的证据。

(三) 子宫内膜癌

【病变特点】　子宫内膜癌发生于子宫内膜层,绝大多数为原发性癌,大多发生于 50 岁以上绝经前后的妇女,绝经前子宫不规则出血及绝经后子宫出血为其主要症状,可并发坏死、感染甚至子宫腔积脓。据病变的分布可分为 2 型:①弥漫型:病变累及大部分或全部子宫内膜,病变黏膜增厚、不规则突起,常以菜花样形态充满子宫腔,可向子宫颈管突出,进一步发展可侵及肌层、浆膜、子宫颈管及子宫旁组织;②局限型:病变范围局限,仅侵犯子宫腔的一部分,多位于子宫底部或子宫角部,可有溃疡状、息肉状、菜花样,可侵入肌层及宫旁组织。

【声像图表现】　子宫的形态随病情变化而有所不同,病变早期,子宫可分为萎缩或正常大小,形状无改变;发病中晚期子宫体积增大,外形不规则,整体回声较为衰减。子宫腔内回声在病变早期,尤其是病变局限于子宫内膜的一部分时,声像图可无改变或仅有内膜结构改变,不易作出诊断。病变中晚期时,内膜增厚,可形成不规则团块,内膜边界不清楚或不规则,侵入肌层时,肌层变薄,可达浆膜层(图 9-6-4)。侵入颈管时,子宫颈管变宽,充满回声不均之团块,并可出现积脓,呈现液性暗区。

【新进展】　CDFI 和多普勒频谱的应用为子宫内膜癌

的诊断提供了更多具有特征性的信息,可大大提高其定性诊断率,在 CDFI 检查中,可见周边及内部的较多杂乱彩色血流信号,特点是混杂的斑点状或棒状彩色血流信号,流速高、方向不定;如用多普勒作频谱分析时,均可得到典型的低阻抗血流频谱。

早期宫颈癌腹部和阴道 B 超均很难发现。然而,近年来有一种高频、小型的置于子宫颈管内的超声探头有希望发现早期宫颈癌。在大部分患者中,这种探头能发现浸润深度≥5mm 的早期癌。进展期癌依赖于经阴道超声诊断。

宫颈癌表现为子宫颈部位增大、不规则低回声肿块,与宫颈肌瘤有类似表现,若肿瘤阻塞子宫颈管,可能发生宫腔积水或积血。

经直肠超声(transrectal ultrasound,TRUS)能看清子宫颈、子宫旁、阴道、盆壁、直肠和膀胱后壁。肿瘤低回声或等回声、边界不清。有限视野妨碍较大肿瘤的检查。有研究报道,诊断宫颈癌的准确性达 83%。诊断宫旁浸润准确性达 87%,敏感性 78%,特异性 89%。但这一结果未得到进一步证实,大部分人尚认为超声不能充分评估子宫旁浸润情况。另外,超声不能检查出淋巴结有无转移,限制了对宫颈癌的诊断。

另外,TRUS 对复发性宫颈癌有一定诊断的价值。研究报道 TRUS 能对 25% 的 CT 结果提供补充性信息。对非放疗区小的复发灶诊断价值大;放疗区纤维化与复发灶不易区分。

经阴道超声(transvaginal songraphy,TVS)诊断内膜病变优于腹部 B 超。绝经后妇女内膜厚度以 5mm 为界,其上诊断内膜严重病变(内膜癌、单纯/复合增生)。这种方法敏感性 91%~98%,但较低特异性为 59%~63%。有几位研究者试图归纳内膜病变与组织学的关系,得出以下结论:子宫内膜不均匀回声-内膜癌;囊性回声-息肉或囊性萎缩;强回声-增生或增殖。一般来说,内膜组织分化越差,回声越低。最近一项研究发现:88% 的内膜癌具有弥漫或局限回声,

12%为等回声,没有一例单纯低回声。另外,以前认为内膜囊性变为良性病变,目前发现24%的恶性病变中也存在囊性变。

多普勒频谱与CDFI应用提升了内膜癌诊断率。有报道内膜癌RI与PI低于良性病变,但不能据此区分良恶性。

超声检查内膜癌主要着重于I期检查,评价肌层浸润深度。经腹B超诊断肌层浸润准确性达79%;TVS诊断I期A、B、C敏感性77%~100%,特异性65%~93%,准确性60%~76%。年龄大的患者由于子宫肌层薄易错误诊断。TVS现广泛应用于内膜癌诊断。

【临床意义】 超声诊断对该病的早期诊断意义远逊于诊断性刮宫,即使超声检查阴性也不能除外内膜癌,但加做CDFI和多普勒频谱,可为早期诊断提供有意义的信息。Sahakian的研究表明,超声检查对病变侵入肌层的深浅判定,可为临床术前分期提供依据,当肌层浸润≥1/3时,阴道超声诊断率达100%,应用阴道B超时,超声临床分期与病理分期的相符率为81.3%(26例),如与CT检查结合,将进一步提高诊断率。

(四)葡萄胎

【病变特点】 又称良性葡萄胎,是滋养细胞肿瘤的一种。病理表现为绒毛间质的显著水肿,血管消失,形成大小不等的水泡,可以葡萄状水泡充满宫腔,根据水肿大可小,如有缺血坏死区,亦可在宫腔内见较大无回声区。

【声像图表现】 子宫体积较相同停经时间的子宫体积增大,宫腔内充满团块状回声,质地为无回声到低中等回声,其较典型回声为落片样回声,不见胚胎回声,无胎心管搏动。肌层可由于宫内物的挤压而变薄,但宫腔与肌层界线尚清(图9-6-5)。

【新进展】 CDFI在诊断葡萄胎上显示很有意义的前景,其无妊娠血流及杂乱内膜层血流表现,可肯定葡萄胎的诊断。

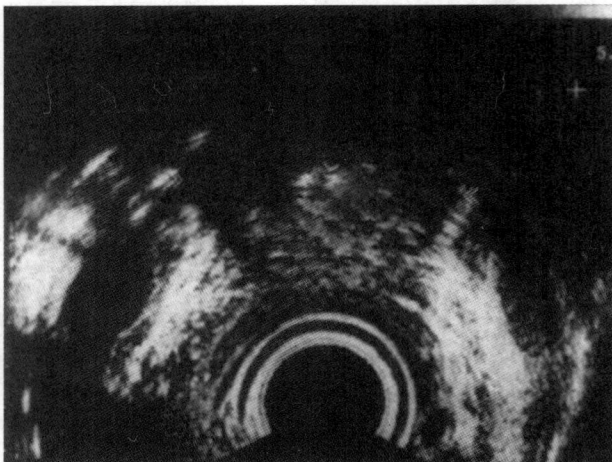

图9-6-5 葡萄胎

【临床意义】 目前超声学诊断已经是诊断葡萄胎必不可少的手段,且结果可靠。尤其是在妊娠8周后仍未见胎心管搏动,即可提示可疑葡萄胎,这就大大提早了葡萄胎的诊断时间。

没有特异的影像学检查能区分葡萄胎、侵蚀性葡萄胎和绒毛膜癌;超声作为GTD的首选检查,但其结果并不是特异性的。目前更为常见的是,超声应用于持续性或复发性GTD和黄素囊肿的检查。彩色多普勒应用提高了诊断率。

二、卵巢肿瘤的超声学诊断

卵巢肿瘤种类很多,分类方法也很多,但在声像图上无法按其组织病理学或发生学分类,可按其内部声像学结构进行分类总结。正常卵巢随年龄而变化:生育年龄的成人妇女卵巢体积(9.8±5.8)ml(0.523× 长 × 宽 × 高)(根据扁椭圆体公式计算而得);初潮和绝经后妇女分别为(4.2±2.3)ml和(2.9±2.2)ml,5岁以下幼女卵巢小于1ml。

(一)卵巢非赘生性囊肿的诊断

虽然卵巢非赘生性囊肿在严格定义上并非卵巢肿瘤,而是有特殊囊性结构的卵巢疾病,但由于所处部位与构成的因素,在临床上常难与卵巢肿瘤相区别,如黄素化囊肿等,常与妇科肿瘤的发生关系密切,因此,常常需要超声诊断提供更多的诊断信息,特在此简述。

1. 卵泡囊肿

(1)病变特点:该病是由于卵泡成熟后不破裂或闭锁,使卵泡腔体液潴留形成卵泡囊肿。大体见囊肿常为单发,囊壁光滑,囊内液淡黄清亮。一般大小为3cm左右,偶可达5~6cm。

(2)声像图表现:一侧附件区无回声区,大小多在3~5cm,壁薄,内壁光滑。

2. 黄素化囊肿

(1)病变特点:为滋养细胞疾患并发的一种卵巢囊肿,是由过量的绒毛膜促性腺激素刺激所引起,多为双侧性、多房性,壁薄,囊内液清亮。

(2)声像图表现:双侧性卵巢肿大,探及无回声区,多大于5cm,可达20cm,内有分隔,壁薄。在诊断时,应密切结合临床是否有滋养细胞疾患的病史。

3. 卵巢冠囊肿

(1)病变特点:卵巢冠是中肾系统的残留结构,位于输卵管与卵巢门的两叶阔韧带之间的输卵管系膜内,当其远端盲端积液扩大时形成囊肿。多为单发,囊壁上可见输卵管伞端,卵巢正常。

(2)声像图表现:单房无回声液性区,壁薄,内壁回声光,直径可由几厘米达数十厘米。位置变化比较大,可位于子宫后、子宫直肠陷凹、子宫顶端。如果在同侧见界限明确之卵巢,可确定诊断。

4. 卵巢子宫内膜异位囊肿

（1）病变特点：该病为异位于卵巢组织内的子宫内膜周期性反复出血形成的单个或多个囊肿，囊内液为褐色糊状陈旧性血液，囊壁由异位的子宫内膜腺体和周围组织纤维化构成。可与周围的器官和乙状结肠、子宫和膀胱等粘连。

（2）声像图表现：典型表现是在子宫后方有单侧或双侧无回声区，可见内部点状细小增强回声，壁厚，与周围组织界限不清。超声动态观测，其月经期可较经前囊肿体积增大。近年来随着介入性超声学发展，必要时经阴道超声引导下行囊肿穿刺，诊断准确，安全性好，是一个值得推广的诊断和治疗手段（图9-6-6）。

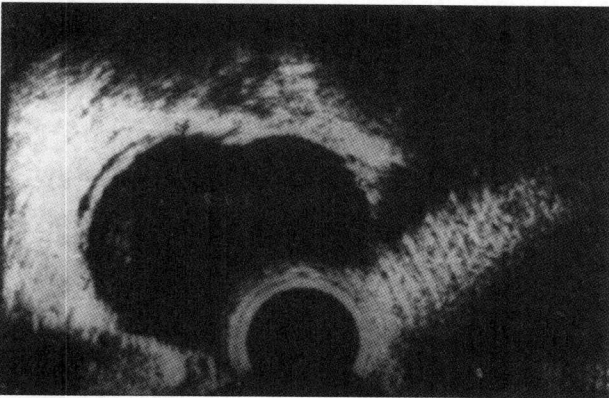

图9-6-6　右卵巢子宫内膜异位囊肿

（二）卵巢良性肿瘤

1. 囊性卵巢良性肿瘤

（1）病变特点：主要包括浆液性囊腺瘤、黏液性囊腺瘤，可为单房或多房结构，囊内液为清亮液或黏液，壁薄，内壁光滑。

（2）声像图表现：可见一侧附件或双侧无回声区，大小不一，以壁薄、内壁光滑为特点，单房多为浆液性囊腺瘤，有多个分隔则提示黏液性囊腺瘤。具有以上特点较为肯定肿瘤性质为良性。

2. 囊实性卵巢良性肿瘤

（1）病变特点：主要包括浆液性乳头状囊腺瘤、黏液性乳头状囊腺瘤和成熟畸胎瘤等，前两种类型大体病理基本与囊性卵巢良性肿瘤相同。只是囊内有乳头存在，但数量为单发或较少数量乳头。成熟畸胎瘤是最常见的卵巢良性肿瘤之一，壁厚，囊内液为脂肪等成分，可含有外、中、内3个胚层的组织如毛发、皮肤、牙齿、骨等。

（2）声像图表现：基本与囊性卵巢良性肿瘤相同，但在囊内壁可见单个或较少数量的低回声区，为小乳头回声。成熟畸胎瘤声像图表现为多种多样，典型的表现为边界清楚之无回声至低回声区，有时可见均匀分布的强回声光点（油脂与皮脂屑），有时可见集中的增强回声团（毛发团），片状或小块状强回声块（骨片或牙齿）等（图9-6-7）。

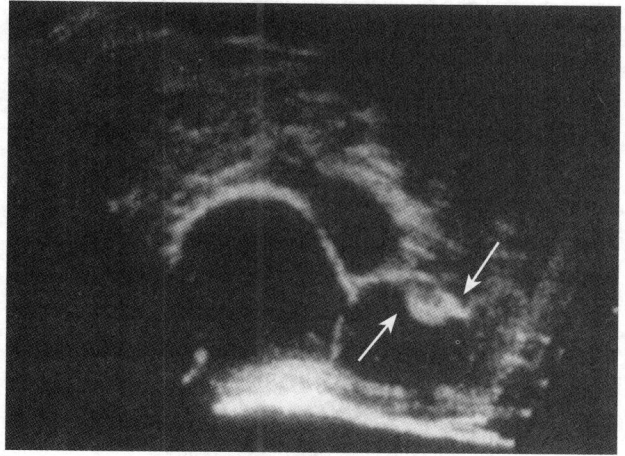

图9-6-7　卵巢成熟畸胎瘤

3. 卵巢纤维瘤

（1）病变特点：卵巢纤维瘤为完全实质结构，表面光滑，大小不等，切面为质密的结缔组织，如果并发麦格综合征，可见胸腔积液和腹水。

（2）声像图表现：多为单侧中等或增强回声区，质地均匀，中等大小，无明确囊壁，肿瘤后壁可出现声影，约1%~2%可见并发腹水。

（三）卵巢恶性肿瘤

1. 病变特点

卵巢恶性肿瘤具有恶性肿瘤的病理学共性，如生长快、侵蚀性强，常伴有出血坏死等，因此其组织切面呈复杂表现。常合并有腹水。多见的组织类型有卵巢浆液性乳头状囊腺癌、黏液性乳头状囊腺癌、子宫内膜癌、未成熟畸胎瘤等。

2. 声像图表现

在声像图上卵巢恶性肿瘤具有以下特征：

（1）均为实性或囊实性回声。

（2）具体图像可呈多样性，表现为回声不规则。

（3）肿瘤壁薄厚不均、不规则，表面粗糙，可有向囊内或向壁外生长之实性团块（图9-6-8）。

（4）卵巢恶性肿瘤常伴腹水回声。

3. 新进展

（1）资料表明CDFI和多普勒频谱分析在卵巢癌的定性诊断方面有引人注目的特点，对肿块显示出丰富、粗乱的彩色血流束、血流频谱RI<0.40，均可提示卵巢癌的诊断。特别是当早期卵巢癌断面声像图表现不典型时，依据其血流特征可作出提示，进而能较大限度地提高卵巢癌的早期诊断率。

（2）据Jurkovic的研究，三维立体超声的发展为卵巢癌的影像诊断开拓了新的思路，由于其采取图像信息的人为误差小，检查后可重复回顾数据，从任意角度、任意平面精细地观察肿瘤结构，必将在卵巢癌的诊断上大有可为。

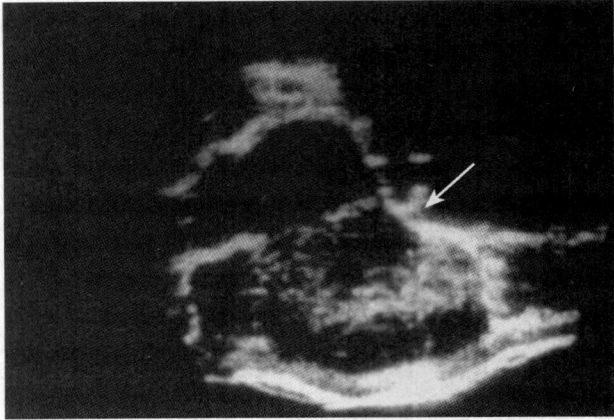

图9-6-8 卵巢颗粒细胞瘤

（3）随着介入性超声学的发展，近年来有报道采用阴道超声引导下卵巢性质不明肿物细针组织学活检的方法，认为对于从病理组织学上明确良恶性极有意义，而且无因细针组织学活检引起转移癌或其他严重不良反应的情况。

（4）超声诊断依靠形态学标准区分良恶性敏感性82%~100%，特异性60%~95%；有报道采用RI 0.4为标准多普勒检测卵巢恶性肿瘤，敏感性<37%；而另有报道多普勒区分良恶性肿瘤敏感性接近100%；因此，联合应用形态学、彩色多普勒计分系统将最大限度地提高卵巢癌诊断的敏感性、特异性和准确性。有两组大样本研究报道：用以上联合方法诊断卵巢癌敏感性达88%~97%，特异性达97%~100%，准确性83%~99%。卵巢癌诊断的前提条件是卵巢能被超声探及。然而绝经后妇女卵巢并不容易检测。有报道其发现率仅为20%~50%。另有报道用外科相关方法检测绝经后卵巢检出率100%。有研究比较MRI、CT、TVS对附件包块的诊断情况：TVS优于未增强的MRI；增强MRI特异性高于TVS（97% *vs.* 69%）。增强的TVS和MRI均有较高敏感性（分别为97%和100%），MRI有更高特异性（98% *vs.* 46%），超声对于盆腔、肝周、右侧膈下卵巢癌复发灶有很高的敏感性，但超声很难发现2cm以下的复发灶，因此并不能代替二次探查。

（孙大为）

第三节　肿瘤放射免疫显像

肿瘤放射免疫显像（radioimmunoimaging，RII）是一种无创性肿瘤诊断技术，根据抗原抗体特异性结合的原理，利用放射性核素标记抗肿瘤抗体，标记的抗体进入人体后，特异地与相应靶抗原结合浓聚于肿瘤部位，通过彩色扫描仪或γ闪烁照相机在体外显影，进而起到定位、判断有无转移灶及辨别肿瘤类型的作用，对卵巢癌的诊断和病情监测有重要意义。放免显像于1980年起应用于临床，几十年来，随着单克隆抗体—简称单抗—工程化制备技术的成熟，全球大量单抗药物的快速发展和临床应用，以及正电子发射计算机断层显像（positron emission tomography，PET）和单光子发射计算机体层摄影（single photon emission computed tomography，SPECT）等高灵敏显像技术的广泛应用和普及，放射免疫显像已被赋予新的内涵和功能。

一、放射免疫显像的方法

（一）抗原

以下为一些具有代表性的制备卵巢癌放免显像抗体所需的抗原。

1. 卵巢上皮癌细胞株 卵巢浆液性上皮癌OVC334细胞株，作为抗原制备一种可识别卵巢上皮癌的单克隆抗体——OC125。OC125与卵巢上皮癌相关抗原CA125特异结合，OC125单抗是国外卵巢上皮癌放免显像最常用的抗体。卵巢浆液性上皮癌CAOV3细胞株，作为抗原免疫兔子制备OCOU多克隆抗体，并应用细胞融合技术，产生抗卵巢上皮癌单抗OC859。OCOV3多抗及OC859单抗均可用作卵巢上皮癌的放免显像。以上述抗体标记放射性核素后腹腔注射，肿瘤显像效果较好。

2. 癌胚抗原 癌胚抗原（carcinoembryonic antigen，CEA）在卵巢黏液性上皮癌组织中含量较高，其他上皮癌也含有少量CEA，故以CEA制备的单抗或多抗均可用来进行卵巢上皮癌的放射免疫显像技术。目前国际上放射性标记CEA试剂盒已应用于临床，但其对卵巢癌敏感性较低，应用较为受限。

3. 人奶脂肪球膜 人奶脂肪球膜（human milk fat globule membranes，HMFG）是上皮膜具有的抗原，因此存在于许多上皮性肿瘤中，卵巢上皮癌中也存在。不少作者以抗HMFG单抗进行卵巢上皮癌的放免显像，研究认为抗HMFG单抗在早期检测有无卵巢癌复发有一定临床价值。

4. 胎盘碱性磷酸酶 多种类型的癌细胞均可合成PLAP，约有67%的卵巢上皮癌组织中可以测出胎盘碱性磷酸酶（placental alkaline phosphatase，PLAP），故PLAP也被用在卵巢上皮癌的放免显像中。

5. 甲胎蛋白（AFP）及人绒毛促性腺激素（HCG） AFP及HCG是肿瘤分泌性抗原，特异性较强。AFP为卵巢内胚窦瘤（卵黄囊瘤）所分泌，卵巢未成熟畸胎瘤也可分泌少量 AFP；HCG 为卵巢胚胎癌及原发性绒毛膜癌所分泌。以上 2 种抗原所制备的抗体主要用于这几种特异性生殖细胞癌的放射免疫显像。

(二) 抗体

1. 单克隆抗体 单克隆抗体因其特异性及与抗原特异性亲和力，从而成为放射免疫诊断核素的最佳载体。放射标记后的单克隆抗体其结构、所带电荷、生物动力学、生物学分布及靶向潜能都发生了变化。单克隆抗体有多种形式，包括完整片段 MoAb、Fab′、F（ab）′2、单链可变区片段（single chain Fv，ScFv）等一些小分子抗体片段单克隆抗体。目前应用于卵巢癌放射免疫显像的单抗主要有抗 CA125 单抗（OC-125），抗 CEA 单抗（C50），抗 TAG-72 单抗（B72.3）等。然而应用完整的鼠源性单克隆抗体进行放射免疫显像亦存在其应用的局限性，如产生人抗鼠抗体反应（human anti-mouse antibody reaction，HAMA）、血液清除慢、靶与非靶（T/NT）比值低、靶组织分布不均匀等缺点。因此，Fab′、F（ab）′2、ScFv 等一些小分子抗体片段逐渐受到重视。单克隆抗体完整 IgG 分子，去掉 Fc 片段，留下 Fab 片段，能较好地保留与抗原结合的能力，具有下列优点：①Fab 及 F（ab）′2 片段分子小，能较快通过血管进入肿瘤内，使半衰期短的核素得以应用。如 ^{123}I 半衰期短，对患者较安全，且可适当提高剂量，使显像更为清晰。②Fab 或 F（ab）′2 片段并非整分子，被肝脾摄取量小，分解代谢快，清除亦较快，减轻显像背景本底的干扰，显像清晰。③与非肿瘤组织交叉结合少，减少假阳性率。④去掉 Fc 以后本身抗原性减少，可以多次应用。当然，也存在一定的缺点：①必需有大量的单抗，才能提取一定量的 Fab 或 F（ab）′2 片段，故需用的单抗量大。②单克隆抗体的特异性较强，它所识别的抗原决定簇比较专一，但亲和范围比较局限，影响了其敏感性。在卵巢癌放射免疫显像中，应用单克隆抗体和多克隆抗体的效果相近。

2. 多克隆抗体 在卵巢癌放射免疫显像技术中，多克隆抗体可以识别抗原上的多个决定簇，因此与肿瘤亲和力强而常被采用。

3. 人鼠嵌合抗体 人鼠嵌合抗体（chimeric mouse human monoclonal antibody）是基于 DNA 重组技术生产的一种基因工程抗体（genetically engineered antibody）。使用 DNA 重组技术将人单抗恒定区与鼠单抗可变区相拼接，进而生产出的一种人工抗体。其优势在于保留了鼠源抗体原有的亲和力，同时降低抗体的异源性，免疫原性较低。Iwona 报道了应用 Mov18 人鼠嵌合抗体对 3 例卵巢癌患者进行放免显像，均无明显血液毒性表现，未出现嵌合抗体反应，血浆清除半衰期缩短。采用非鼠源 OC$_{125}$ 抗体对卵巢癌行放射免疫显像，因其不存在抗个体基因型 IgG，假阳性率可明显降低。

4. 新型抗体 近年来，高亲和力工程化抗体衍生物或抗体片段也逐步应用于构建 ImmunoPET/SPECT 显像探针，主要有纳米抗体、微型抗体、单链可变区片段（single chain fragment variable，scFv）、亲和体（affibody）及其纤连蛋白衍生物（fibronectin）等。多种靶点特异性纳米抗体探针已成功转化至临床。纳米抗体相较于单抗，具有分子量小、溶解性好、稳定性高、组织穿透能力强且可快速从血液中清除并经肾排泄等优点，成为 ImmunoPET/SPECT 显像技术发展的热点。已涌现出多种针对不同分子靶标的纳米抗体分子影像探针，并在肿瘤早期靶点特异性诊断方面发挥了重要作用。所涉及靶点主要包括但不限于：EGFR、HER2、血管内皮生长因子受体（vascular endothelial growth factor receptor，VEGFR）、细胞分化抗原、程序性死亡受体 1（programmed death receptor 1，PD-1）、PD-1 配体（PD-1 ligand，PD-L1）、淋巴细胞激活基因-3（lymphocyte activation gene 3，LAG-3）。部分纳米抗体探针已经进入 I/II 期临床试验。

(三) 核素

不同于以往肿瘤放射免疫显像常用的核素例如 ^{131}I、^{111}In（铟）及 ^{123}I，目前，标记纳米抗体的核素以 ^{68}Ga、^{99m}Tc 等短半衰期核素为主。此类标记探针当天可以完成显像，并且辐射剂量更小，患者接受度更高，具有更适合的临床应用前景。

1. ^{99m}Tc 只要具备锝核素的母体，实验室可以随时自制，使用方便、价格低廉，可利用率高、能与多种新型抗体相结合、并且螯合剂稳定性高、放射剂量负荷量小，γ 射线能量 140.5keV，易于显像。

2. ^{68}Ga ^{68}Ga 是一种用于人体的放射性显像剂，由 ^{68}Ge/^{68}Ga 发生器生产，半衰期为 68 分钟。主要通过肾排泄，血液清除快，在注射后 1~2 小时即可获得对比度良好的图像。

3. ^{18}F ^{18}F 是目前最常用的 PET/CT 放射性核素，半衰期为 109.8 分钟。^{18}F 不是自然存在的，通常需要利用核反应进行人工制备相应的化合物而得到。在肿瘤显像中，^{18}F 常被引入葡萄糖分子，也可用来标记肿瘤特异性抗体，用于免疫显像。

4. ^{111}In ^{111}In 半衰期为 3 天，比 ^{131}I 的半衰期短，因而具备半衰期短的优点，即血内放射性清除快，肿瘤与非肿瘤的放射比可加大，显像效果好。^{111}In 标记的抗体也可用于皮下注射，但缺点是停留在肝脾的量大，甚至大于肿瘤的量，使肝及其附近的肿瘤不易成像，Massager 应用 ^{111}In 标记的单抗 OV-TL3F（ab）2 对 31 例卵巢癌作放免显像，其敏感性很高，阳性率达 94%，但横膈上的病灶均未能显示。

5. ^{123}I ^{123}I 的半衰期为 3 小时，γ 射线能量为 159keV，也具备短半衰期核素的优点。Epenetos 曾应用 ^{123}I 标记的 HMFG 单抗对 1 例卵巢癌很小的盆腔内残余灶（直径 0.8cm）显像成功。Granowska 也以同法对 31 例盆腔包块进行放免显像，真阳性率达 95%（19/20），认为此法对卵巢癌的病情监测很有价值。但 ^{123}I 必须从反应堆产生，制备后运输速度必须很快，不方便，且价格昂贵，限制了其广泛应用。

（四）标记抗体注射的途径及剂量

标记抗体注射的途径有静脉注射法、皮下注射法及腹腔注射法。静脉注射法，即以标记抗体溶于 100ml 生理盐水内，于 30 分钟内静脉滴注完毕，或直接从滴器小壶内滴入。皮下注射法，即以标记抗体在双足趾间蹼做很浅的皮下注射，每侧注射 0.4~0.8ml。腹腔内注射，即以标记抗体稀释在 5~10ml 浓度为 10% 的人蛋白液内，再随同 1000ml 生理盐水注入腹腔。综合各作者所用标记抗体的剂量，核素用量为（1.85~11.1）× 10^{7}Bq（0.5~3mCi），抗体用量为 0.1~1mg。

（五）放射免疫显像前患者的准备

给药前患者应行全身检查包括肝肾功能、心电图以及血尿常规等，询问患者有无过敏史，对于有过敏史者不做或慎做本项检查。使用 ^{131}I 标记抗体时，放免显像前 1 天开始服 Lugo 液（复方碘溶液），显像后继续，每天 2 次，服 5~6 天，每次 5 滴，以起到封闭甲状腺的作用，以防止碘标记抗体集中在甲状腺。给药前应先做皮试，对侧做生理盐水对照，观察标准同青霉素皮试原则。有腹水者必须尽可能将腹水放净。因腹水内有大量癌抗原，使标记抗体在腹水内停留不散，影响肿瘤或淋巴结转移的显像。因为膀胱部位与盆腔内肿瘤部位常常是互相重叠的，尿液中存在排泄的标记抗体或游离碘将影响盆腔肿瘤或淋巴结转移的显像。故显像前排尿或做持续性膀胱冲洗。注射标记抗体前 30 分钟肌内注射异丙嗪 25mg，15 分钟后肌内注射地塞米松 5mg，以预防过敏现象发生。显像前应排空肠道，以防肠道分泌的游离碘沉积，干扰影响结果。

二、标记抗体在体内的生物学动态分布

标记抗体注入体内后，首先是非特异性分布，经过一定的时间以后，才与肿瘤特异性结合。只有掌握这个生物学动态分布的规律，才能正确选择显像的时间，以及对放射性聚集的影像作出正确的解释。影响标记抗体的生物学动态分布的因素有多种，如标记抗体注射的途径及所用抗体及核素的种类等，其中最重要的是标记抗体的注射途径。

（一）静脉注射法

Granowska 研究了标记抗体经静脉注射后的动态分布，刚开始是在血液及组织内分布，当时尚未有抗体与肿瘤组织的特异性结合。这种非特异性分布，随着时间消逝而逐渐减弱或消失，而与肿瘤组织的特异结合，又随着时间而加强。Granowska 和北京协和医院以 ^{131}I 标记的多抗或单抗静脉注射，卵巢癌的放免显像 24 小时即有清楚显像，48~72 小时显

像结果与 24 小时区别不大，但在上腹腔的影像，则 48~72 小时更为清楚，因晚一些时间以后，血池本底放射性清除更多，背景更清楚。为了使血池本底的放射性清除更快更干净，可采用 ^{131}I 标记的 F（ab）′2 片段代替整分子的单抗，并将显像时间推迟到 96~144 小时，使肿瘤显像更为清晰。也有选用半衰期短的 ^{125}I 标记的单抗，以便增加核素用量，显像时间提早到 4~22 小时，对检测小型复发癌有效，有 1 例单个复发癌灶仅 0.8cm 直径，也能清楚显示。

（二）皮下注射法

由于抗体是大分子，经皮下注射后，不能直接进入微血管，而是通过内皮细胞之间的间隙，进入淋巴管，向上至各淋巴结，顺序为股管组、盆腔组、腹主动脉组、再经胸导管进入大循环而至全身。故标记抗体首先是在淋巴系统内流动，然后才进入血循环，标记抗体从皮肤注射部位进入大循环所需要的时间约为 24 小时。标记抗体进入大循环以后，盆腔内肿瘤即可清楚显像。淋巴系统内有大量的吞噬细胞，当标记抗体流经淋巴结时，可被巨噬细胞吞噬而出现非特异性结合，这种非特异性结合与淋巴结转移的特异性结合很容易混淆。Deland 对 50 例各种恶性肿瘤，包括乳腺癌、卵巢癌、前列腺癌、肺癌及肠癌等以 ^{131}I 标记的单抗皮下注射作放射免疫淋巴显像，结果显示敏感性虽然高达 100%，但其特异性很差，没有转移的淋巴结也出现放射性浓聚而显像。因而，Deland 认为放射免疫淋巴显像在临床应用上尚存在一些问题，需要继续探索研究。不过，标记抗体既然首先集中在引流注射部位的区域淋巴结，以后再进入大循环，被全身血液稀释后而分布到全身，因此，标记抗体在引流区域淋巴结的浓度，远远超过身体其他部位的浓度。Weirlstein 的动物实验证实皮下注射法与静脉注射法比较，淋巴结内标记抗体浓度，前者是后者的 700~800 倍。因此，淋巴结的放免显像，最好采用皮下注射方法。

（三）腹腔内注射方法

腹腔内注射法可以使标记抗体很快地直接与腹腔内肿瘤接触，使到达肿瘤组织的标记抗体高于静脉注射方法或皮下注射方法。而且，由腹腔注入的标记抗体，肝脾摄取抗体量少，可以减少上腹腔肿瘤显像时血池的干扰。腹腔注射组与静脉注射组比较，由于肿瘤摄取的抗体较多，而肝和血摄取的抗体较少，因此，腹腔注射组的 T/NT 比值较静脉注射组的 T/NT 大，腹腔注射组肿瘤与肝和肿瘤与血的 T/NT 比值各为 10.8 和 4.4，而静脉注射组其 T/NT 分别为 1.1 及 0.7，因此，腹腔注射法可提高 T/NT 比值，从而可以使显像更为清晰。

三、放射免疫显像的效果及提高

卵巢癌放免显像中，上腹腔的肿瘤与盆腔肿瘤的阳性

显像结果相差很大。盆腔肿瘤显像效果好,阳性显像率大多数为86%~100%,个别报道为73%。上腹腔肿瘤显像率则很差,多数为33%~50%,少数报道60%~70%。这是因为上腹腔内均为血流丰富的器官,如肝、脾、肠系膜、大网膜等。而且肝脾内单核-吞噬细胞系统血管内巨噬细胞吞噬抗原与标记抗体有非特异性结合,血流内循环的标记抗体多,使肿瘤所浓聚的放射性核素与血流本底的对比差很小而不易显像。为解决上腹腔肿瘤显像存在的问题,各学者采取了一些不同的改进措施。

(一) 放免显像三步法(核素标记及生物素标记三步法)

第1步,以生物素(biotin)标记单抗做静脉注射,生物素随单抗附着在肿瘤部位。第2步,24~36小时后,以两种抗生物素(avidin,streptavidi)做静脉注射,使其沉积在附有生物素标记抗体的癌灶上,同时让与循环血内有生物素标记的抗体结合而将其清除。第3步,再过24小时后才最后静脉注射有生物素标记的核素,以将核素导向附有抗生物素的肿瘤病灶。三步法的主要优点:血循环内的游离核素,由于标记所用的生物素分子量小,很快可自血循环清除,而使肿瘤/血放射性比>10,故肿瘤清晰显像。而传统的两步法以核素直接标记抗体或F(ab)′片段,抗体分子量大,血循环内标记抗体清除很慢,使肿瘤/血放射性比<1,在很大程度上影响了显像的清晰度,特别是上腹腔或肝脾部位。通过生物素和抗生物素标记的中间媒介作用,血循环内游离抗体可及早清除,游离核素也可较快排出,加大肿瘤/血放射性比,使显像敏感度加强,很小的瘤灶亦可显出。Magnalli报道了30例卵巢癌完成手术及化疗后以三步法做放免显像,结果与二次探查手术对照,其准确率、阳性预测率及阴性预测率分别为87%、84%及100%,作者认为在某些病例,该方法可取代二次探查而避免手术探查。

(二) 显像技术上的改进

1. 推延显像时间至96小时,并以三维重建技术处理图像。Method以 ^{111}ln 标记单抗,摄像时间延长至注射标记抗体后96小时,使血池及瘤灶周围正常组织的非特异性免疫核素浓聚尽可能清除而突出肿瘤病灶的特异性免疫核素浓聚,并将单光子发射计算机体层摄影(SPECT)结果以三维重建技术(3 dimension volume reconstruction)处理,显像更清晰而能较准确地进行肿瘤病灶的定位诊断,其显像敏感性、准确率及阴性预测值分别为100%、72%及100%。

2. 选用与腹膜无交叉反应的单抗,并改用腹腔注射法。近年来,北京协和医院在放免显像技术上做了以下改进:①由于较特异的抗卵巢癌抗体与腹膜有交叉反应,因而在腹腔注射时将使腹膜显像而掩盖了肿瘤的显像,因此改用与腹膜无交叉反应的CEA单抗。②注射渠道:当静脉注射标记抗体时,肝脾内单核-吞噬细胞系统有非特异免疫结合,使肝脾附近的瘤灶显像极差,改用腹腔注射法可减少肝脾的非特异免疫结合。改进后的显像效果确有提高,27例上腹腔转移复发患者的显像率可达85.2%。

四、卵巢癌放射免疫显像的临床应用

1. 卵巢癌的术前诊断　目前根据病史、妇科检查、B型超声检查,血清肿瘤标记物检测以及CT、MRI等影像学检查手段,能够对卵巢癌进行诊断。通过实施放免检测,能够为临床医师制订手术方案提供一定的参考依据,对于不易鉴别的良恶性肿瘤,放免技术可起到与其他影像学检查相互参考的作用。然而卵巢癌的早期诊断较为困难,对于临床检查未能发现明显肿瘤的患者,放免技术可能具有较高敏感性,有助于早期判断。

2. 治疗后检测与随访　常规术后检查能对手术效果、术后放化疗疗效起到一定的监测作用。放免技术标记卵巢癌特异性抗体,能够在早期有效追踪检测有无复发及转移,特别是微小残余癌灶,对其进行定位、定性,进而有助于鉴别诊断及判断治疗效果。如发现存在残余病灶或复发,除二次剖腹探查术、放化疗方法外,可考虑采用生物学免疫治疗方法。

(王　琦　郑建华)

第四节　妇科内镜检查在妇科恶性肿瘤诊断及治疗中的应用

一、腹腔镜在卵巢恶性肿瘤诊断及治疗中的应用

卵巢癌是妇科比较常见恶性肿瘤,占女性生殖系统肿瘤第三位。该病早期无明显症状,且无常规筛查方法。一经发现,多为晚期,是公认的沉默杀手。该病治疗后易复发、生存期短、致死率高,严重威胁女性患者身心健康。对于卵巢癌患者来说,需要做到全程管理,规范手术、化疗、靶向药物等多阶段治疗。其中,手术是卵巢癌治疗基石。既往,腹腔镜技术在妇科良性疾病及其他妇科恶性肿瘤方面得到了开展。随着手术治疗进展,腹腔镜技术在卵巢癌评估、诊断、治疗中也突显了重要作用。我国妇科肿瘤相关专家制订了卵巢癌手术治疗标准,并且强调要对手术进行质量控制,从而改善患者预后。近年来,随着腹腔镜技术发展,腹腔镜手术的问题已逐渐被解决,例如肿瘤破裂及淋巴结缺乏触觉等问

题。腹腔镜技术应用于早期卵巢癌手术治疗,已被大多数患者所接受。应用腹腔镜手术治疗卵巢癌患者,其无瘤生存期及总生存期不受影响,且腹腔镜手术方式微创、手术出血少、手术及住院时间短等,促进了患者术后快速恢复。腹腔镜手术视野清晰,但是要注意存在视野死角、不存在触觉感知等情况。

对于早期卵巢癌患者,需行卵巢癌全面分期术,确诊手术病理分期。我国相关指南指出,对于早期卵巢癌,腹腔镜手术可用于肿瘤体积小,可以完整装入取物袋中取出的病例。操作过程中,要注意避免卵巢癌盆腹腔内破裂。手术过程需要进行全面而仔细地探查、对可疑部位进行活检及切除、强调无瘤观念、留取腹水或腹腔冲洗液送病理、自横结肠下切除大网膜,并且系统性淋巴结切除至少达肠系膜下动脉水平。

卵巢癌患者多为晚期,卵巢癌肿瘤细胞减灭术一直是卵巢癌首选治疗方法。卵巢癌手术治疗彻底程度,使肿瘤达到无肉眼残留病灶,对卵巢癌患者改善具有重要意义。不满意肿瘤细胞减灭术将会导致患者病死率升高,以及治疗时间延长、费用增加。有学者研究表明:对于挑选合适患者,无论是早期卵巢癌还是晚期卵巢癌,腹腔镜下卵巢癌手术是开腹手术一种安全、有效的替代方案。两者总生存时间、无病生存期都是无差异。

并不是所有患者都适合进行卵巢癌全面分期术或肿瘤细胞减灭术。如晚期肿瘤广泛转移,无法达到满意的肿瘤细胞减灭术,患者自身因素不能耐受手术。这些患者则需要进行新辅助化疗及间歇性肿瘤细胞减灭。关于患者是否可以完成满意的肿瘤细胞减灭术,需要结合医生偏好及手术水平,存在一定的主观性。腹腔镜技术可以用于评估卵巢癌患者是否适宜进行全面分期术及卵巢癌肿瘤细胞减灭术。2005年,Fagotti团队建立了基于腹腔镜评分系统。通过腹腔镜对盆腹腔内肿瘤情况进行评分,评分内容包括腹膜病灶、膈肌病灶、肠系膜情况、大网膜病灶、肠管浸润、胃侵犯,以及肝转移情况。通过评分结果评估患者是否进行肿瘤细胞减灭术。但各医疗中心也要结合各自手术特点、水平、多学科团队合作情况等综合评估。腹腔镜技术可以帮助医生快速取到肿瘤活检病理结果,指导后续治疗方式选择。腹腔镜这种评估及病理检查,可以减少盲目手术带来的损伤及不良反应。新辅助化疗进行可以使患者病灶得到控制,进而使满意的肿瘤细胞减灭术得以实施。同时也让一部分不适宜手术晚期卵巢癌患者通过腹腔镜完成手术。Pomel等学者表明,对新辅助化疗反应好的患者,腹腔镜下卵巢癌手术是一种安全、可行手术方式。其可以减少手术出血、住院时间、止痛药物使用等。

复发率高是卵巢癌一大特性。尽管卵巢癌患者经过满意的肿瘤细胞减灭术和以铂为基础化疗,大部分患者仍将面临复发的问题。对于复发的卵巢癌,是否需要再次手术,还是直接进行化疗,甚至靶向药物治疗,是一个值得探讨的问

题。我们都期待通过最优、最合适治疗方式为患者带来生存获益。关于卵巢癌二次肿瘤细胞减灭术,国内外有不同的高水平的研究,包括GOG0213、DESTOPⅢ、SOC1。尽管结果和观点有不同,一致的意见是能达到R0切除患者,其获益存在。研究表明,选择合适患者行腹腔镜下卵巢癌二次肿瘤细胞减灭术是安全、可行手术方式。故对于复发的卵巢癌患者,强调是完全切净肿瘤。一般需遵循铂敏感复发、可切除的寡病灶、患者一般情况可,且无大量腹水的原则。

除了腹腔镜技术发展,行腹腔镜下卵巢癌手术治疗,还要强调对手术医生资质的要求。国内外相关文献指出,腹腔镜下卵巢癌手术,需由有手术资质妇科肿瘤医生。医生要结合自身手术操作水平、医疗机构腹腔镜水平,必要时需进行多学科协助共同治疗。

随着腹腔镜技术在卵巢癌手术治疗中的应用,穿刺孔肿瘤转移是一个值得关注话题。满意的肿瘤细胞减灭术是卵巢癌患者治疗基石。而据统计,腹腔镜治疗晚期卵巢癌患者,其穿刺孔肿瘤转移率可达49%。在晚期卵巢癌以及多量腹水患者中更易发生。尽管手术切除转移病灶后,患者生存不受影响,仍需要考虑其带来的风险。

综上所述,卵巢癌是女性生殖系统中比较多见、但是预后比较差的恶性肿瘤。卵巢癌治疗强调做到全程管理。卵巢癌治疗包括手术治疗、化疗、靶向药物治疗。其中手术治疗是卵巢癌治疗基石。腹腔镜作为微创手术治疗方式,具有手术创伤小、出血少、患者住院时间短、术后恢复快等特点。且合适患者,其预后不受影响。腹腔镜下卵巢癌手术治疗,包括用于早期卵巢癌全面分期术、晚期卵巢癌肿瘤细胞减灭术、晚期卵巢癌间歇性卵巢癌肿瘤细胞减灭术、二次肿瘤细胞减灭术,以及评估患者是否适宜进行腹腔镜下卵巢癌肿瘤细胞减灭术,还是选择新辅助化疗后间歇性卵巢癌肿瘤细胞减灭术。手术操作强调要对手术资质进行质量控制,建议由有经验妇科肿瘤专家进行卵巢癌手术治疗。必要的情况下,需要进行多学科评估及诊治。

二、腹腔镜在宫颈肿瘤诊断及治疗中的应用

宫颈癌是妇科常见恶性肿瘤,是全球女性第四大常见癌症。子宫颈人乳头瘤病毒持续感染,是宫颈癌最常见的危险因素。宫颈癌治疗方法包括手术治疗、放射治疗、化疗以及免疫治疗。其中,手术是早期宫颈癌患者重要的治疗方式。手术治疗适用于ⅡA期及以前患者。而宫颈癌手术方式选择是近年来讨论重点。2018年《新英格兰杂志》发表了2篇关于手术方式选择的文章。文中指出:与开腹手术相比,微创手术患者的生存期更短、死亡率及复发率更高。故NCCN指南及我国内的指南推荐对早期宫颈癌患者行开腹手术。但是,自发布之后,仍有部分妇科肿瘤专家继续实施腹腔镜下宫颈癌手术治疗。这些妇科肿瘤专家通过统计自

家医院数据,可能会有不同的结论,腹腔镜手术在早期宫颈癌中治疗效果甚至优于开腹手术。国内外相关专家认为,微创手术是否适合早期宫颈癌患者治疗,仍需要进行相关前瞻性随机对照试验来提供更多、更高级临床证据。针对腹腔镜可能存在风险,进行改进及修正,可改善患者。被认为微创手术预后差相关因素包括:举宫杯/器使用,对肿瘤组织进行挤压;二氧化碳气腹可以促进肿瘤细胞生长,以及气腹压力对肿瘤的影响;离断子宫方式;无瘤观念不足;腹腔镜医生学习曲线。通过对手术技术改进,可以改善腹腔镜下宫颈癌手术患者情况。我国学者研究发现,可通过牵拉子宫方式代替举宫杯的使用,从而协助控制子宫。该操作改进对于宫颈癌患者来说是安全可行方法。而 Fusegi 等学者对腹腔镜下宫颈癌手术方法进行了改进,即对子宫离断方式改进及放弃举宫杯的使用,从而改善腹腔镜下宫颈癌患者。关于二氧化碳气腹是否影响患者,尚无明确结论。虽然有报道,二氧化碳气体气腹可以促进肿瘤细胞生长。然而,对于同样用二氧化碳气腹腹腔镜治疗内膜癌患者来说,二氧化碳似乎不会对患者造成影响。近期,国内外相关关于腹腔镜技术应用于宫颈癌手术治疗,也有了一定程度进展。表明对于肿瘤大小不超过 2cm 的 ⅠB1 期宫颈鳞癌患者,腹腔镜下手术治疗是合适的,其生存期及复发风险与开腹相比相似。

腹腔镜技术作为医学一大进步,近年来在多学科、多疾病诊疗方面,为医患双方带来了很大获益。另外还要做到对手术医生手术操作进行质量控制。腹腔镜手术医生,需要一个规范学习过程,要有比较长的学习曲线和实践频率。初学者以及实践少者,不适宜进行腹腔镜下宫颈癌手术治疗。只有精湛手术技术才能为患者带来获益,才能改善腹腔镜下宫颈癌手术治疗患者的预后。

淋巴结评估是宫颈癌患者治疗重要内容,淋巴结转移情况可以决定 FIGO 分期、指导术后辅助治疗、评估。腹腔镜下宫颈癌患者淋巴结评估,在手术策略制订方面具有重要意义。宫颈癌患者行系统性淋巴结切除可准确了解盆腔淋巴结情况,但其可引起多种并发症发生,如手术创伤、淋巴囊肿、下肢淋巴水肿等,其中盆腔淋巴囊肿是淋巴结切除术后常见并发症之一。据统计,淋巴囊肿在系统性淋巴结切除术后的发生率为 23%~65%。少数患者可引发不同程度临床症状,如疼痛、下肢水肿、感染、压迫输尿管、下肢静脉血栓等发生风险增高。然而,据统计早期宫颈癌患者淋巴结转移率不到 20%。这就意味着,大部分系统性淋巴结切除是非必要的。FAVRE 等学者表明,腹腔镜下前哨淋巴结活检术对于早期宫颈癌患者来说是一种安全技术。

综上所述,宫颈癌是女性生殖系统常见恶性肿瘤。手术治疗是ⅡA 期及之前患者主要治疗方式。2018 年《新英格兰杂志》的 2 篇研究表明,与开腹手术相比微创手术患者生存期更短、死亡率及复发率更高。故多个指南推荐对早期宫颈癌患者实施开腹手术方式治疗。国内外学者通过对可能影响患者因素分析,以及对腹腔镜手术改进,改善了宫颈癌患者腹腔镜手术后情况。表明:对于肿瘤大小不超过 2cm 的 ⅠB1 期宫颈鳞癌患者,腹腔镜下手术治疗是合适的,其生存期及风险与开腹相比相似,腹腔镜下盆腹腔淋巴结切除是宫颈癌手术重要组成部分。腹腔镜下前哨淋巴结显影技术的应用,对于早期宫颈癌患者来说是一种安全技术。

三、腹腔镜在子宫内膜癌诊断及治疗中的应用

子宫内膜癌是妇科患者常见恶性肿瘤。近年来随着肥胖率及预期寿命延长等,子宫内膜癌发病率有上升趋势。子宫内膜癌患者,疾病常为早期,手术范围较为固定,手术难度相对低,患者预后较好。手术治疗是内膜癌患者主要的治疗方式。国内外指南对内膜癌患者采用腹腔镜手术治疗均有推荐。而且近年来微创手术逐渐被认可为子宫内膜癌患者手术治疗主要方式。2011 年 NCCN 指南提出微创手术可以治疗子宫内膜癌,2017 年 NCCN 指南相关内容更改为腹腔镜是子宫内膜癌标准手术方式。而且在 2019 年子宫内膜癌微创手术治疗方式,也没有受到 LACC 研究的影响,NCCN 指南仍建议对子宫内膜癌患者实施微创手术治疗。近年来,国内外对内膜癌手术方式选择进行了相关的研究。研究结果表明:尽管不是所有内膜癌患者都适合行腹腔镜下手术治疗,仍建议对该类患者进行微创手术方式。多项研究结果表明:腹腔镜下子宫内膜癌手术治疗可以改善患者预后。为保证手术质量,建议各医疗中心微创手术治疗内膜癌患者不低于 80%。但是,对患者进行腹腔镜手术治疗时,要有很好无瘤观念及无瘤操作技巧。手术过程中,要注意完整取出子宫,避免肿瘤组织扩散。并且要避免使用粉碎器破坏子宫,以及分块取出子宫。对于晚期子宫内膜癌患者,同样推荐进行微创手术治疗。Kim 等学者对 138 例多中心晚期子宫内膜癌患者进行研究,其中 72 例患者进行开腹手术,66 例患者进行微创手术。研究结果表明:与微创手术组患者相比,开腹组患者肿瘤复发率明显。还有研究结果认为:对于晚期子宫内膜癌,首选腹腔镜手术治疗方式。与腹腔镜手术相比,开腹手术治疗内膜癌患者,其生存结局较差,且不受内膜癌组织类型的影响。

除了手术治疗子宫内膜癌,腹腔镜技术还可以用来评估子宫内膜癌患者是否适宜进行手术治疗。对于晚期子宫内膜癌患者,术前要评估和考虑肿瘤是否能切除彻底,以及患者是否能够耐受手术。对于不能彻底切除及不能耐受手术患者,可以选择新辅助化疗及间歇性肿瘤细胞减灭术。

除此之外,腹腔镜下子宫内膜癌淋巴结切除是手术治疗重要组成部分。研究表明,内膜癌患者前哨淋巴结切除可以减少患者并发症、利于患者术后恢复。而且多项研究表明,无论患者是低级别的子宫内膜癌,还是高级别的子宫内膜癌,前哨淋巴结活检可以作为子宫内膜癌患者标准治疗方式,并可取代系统性淋巴结切除。

子宫内膜癌分子分型是近年来妇科肿瘤方面热点。既往临床病理不确定性及存在误差影响子宫内膜癌患者治疗决策。2013年，癌症基因组图谱计划（The Cancer Genome Atlas，TCGA）提出了子宫内膜癌分子分型。对子宫内膜癌患者进行分子水平分类，从而评估内膜癌患者情况，并指导术后辅助治疗。后来有学者提出了简化分子分型，包括TransORTEC分型、ProMisE分型。分子分型出现，将子宫内膜癌划分为不同的、具有特殊分子特性且具有意义亚型。2020年，NCCN指南开始推荐子宫内膜癌患者进行分子分型，指导患者治疗及判断预后。除此之外，我国有学者研究发现，子宫内膜癌分子特征与患者手术方式相关。POLE突变、高度微卫星不稳定、同源重组修复通路突变或MUC16突变患者，进行腹腔镜及开腹手术的预后相似。而TP53突变患者，腹腔镜手术的预后明显差于开腹手术组。故腹腔镜下子宫内膜癌手术，更适合分子特征适宜患者。对于不适宜腹腔镜手术治疗患者，可行开腹子宫内膜癌手术治疗。

综上所述，子宫内膜癌是女性生殖系统的常见肿瘤，有逐渐上升趋势。腹腔镜下子宫内膜癌手术是被推荐手术方式，无论患者肿瘤期别、组织学类型，其均可以作为内膜癌手术质量控制标准。对于晚期内膜癌，腹腔镜还可以作为其评估是否适宜手术治疗手段。分子分型出现，弥补了常规病理不确定性及误差。子宫内膜癌分子分型，除了可以用于评估内膜癌患者，指导辅助治疗外，还可以指导及评估患者是否适宜进行腹腔镜下手术治疗。

四、腹腔镜在外阴肿瘤诊断及治疗中的应用

外阴恶性肿瘤（malignant tumor of the vulva）是妇科一种少见恶性肿瘤。多发生于绝经后女性。目前无明确外阴癌筛查方法。外阴肿瘤癌前病变管理是降低外阴恶性肿瘤发生有效方法。手术治疗是外阴癌重要治疗方式，主要依据外阴癌病理类型及手术分期。外阴肿物及腹股沟淋巴结切除是其手术治疗重要组成部分。除ⅠA期患者不需要切除淋巴结外，其余手术治疗外阴肿瘤患者均需进行腹股沟淋巴结切除。

既往外阴癌患者常采用单切口整块切除外阴肿瘤及双侧腹股沟淋巴结，该种手术方式创面大、恢复慢、并发症较高。近年来，外阴和腹股沟分开进行的"三切口"手术方式已成为外阴恶性肿瘤患者常用的切口类型，且被认为是外阴鳞癌标准术式。腹股沟淋巴结切除除了采用三切口大切口方式外，腹腔镜下腹股沟淋巴结切除也受到了很多腔镜手术医生欢迎。研究表明，腹腔镜下腹股沟淋巴结切除患者，不会影响患者肿瘤学结局，同时可以降低术后并发症，患者恢复更快。近年来外阴癌患者腹腔镜下前哨淋巴结活检也受到了关注，可以进一步减少患者损伤，加快患者术后恢复。

综上所述，外阴癌是女性生殖系统中少见性肿瘤。手术治疗是外阴癌治疗重要方式，且大部分患者需要进行腹股沟淋巴结切除。近年来手术方式改进使患者损伤减少。三切口手术方式是外阴鳞癌标准术式。腹腔镜下腹股沟淋巴结切除可以降低患者术后并发症，使患者恢复更快。

五、宫腔镜在子宫内膜癌诊断及治疗中的应用

宫腔镜技术是一种可用于了解子宫腔及子宫颈管病变妇科内镜技术。近年来随着子宫内膜癌诊治进展，以及宫腔镜技术发展。宫腔镜技术在子宫内膜癌诊断及治疗中的应用受到了越来越多重视。影像学检查如超声、核磁、CT，甚至PET/CT及PET/MRI，可以用于评估患者子宫内膜情况。尽管影像学发展对子宫内膜病变诊断特异度和阳性预测值有了一定程度提高，子宫内膜癌确诊仍需要进行组织病理学检查。

既往子宫内膜癌病理学诊断需要通过诊断性刮宫。据文献报道，诊断性刮宫，即使是经验丰富的妇科医生，其诊断准确性仍存在不足。宫腔镜使用很好地解决了子宫内膜癌漏诊的问题。可以进行直观下手术，并具有放大作用。多项研究表明，宫腔镜诊断子宫内膜癌符合率可达97.1%。其具有更直观、定位准特点。可以显示病灶位置、形态、血管等情况，尤其是对小病灶及特殊部位肿瘤漏诊，如子宫角、子宫腔下段及子宫颈管，提高了早期子宫内膜癌诊断准确率。宫腔镜技术可以清楚描述子宫腔病变部位、程度，并可为后续复查关注点提供依据。通过宫腔镜技术还可以同时观察子宫颈病变情况，如子宫内膜癌侵及子宫颈、子宫颈管病变。为疾病诊断、下一步手术及治疗奠定了基础。宫腔镜技术还可以用来指导制订手术方案，如子宫切除方式及范围，并可以协助术前分期情况。

宫腔镜技术在保留生育功能女性中具有重要作用。近年来，子宫内膜癌具有年轻化趋势，而这些年轻内膜癌患者，往往未完成生育或仍有生育要求。这部分患者常为早期子宫内膜样腺癌患者，其药物治疗相对敏感。宫腔镜技术可以准确去除子宫内膜病灶，并保护正常子宫内膜功能。除此之外，还可以协助评估有无肌层浸润。应用宫腔镜技术完整切除病灶，并结合规范化药物治疗，可以改善患者内膜病情缓解率，并提高其生育能力。

尽管宫腔镜技术在内膜癌中的应用有着不可替代的作用，但其仍存在着一定的争议。尤其有学者担心宫腔镜手术是否导致内膜癌患者肿瘤细胞向盆腹腔扩散，从而影响患者生存情况。多项研究表明，当控制膨宫介质压力时，其并不增加肿瘤细胞播散入盆腹腔风险及改变患者预后。无论是Ⅰ型子宫内膜癌，还是Ⅱ型子宫内膜癌，宫腔镜技术都是一种安全可靠诊断及治疗方式。盆腹腔细胞学阳性，并未纳入子宫内膜癌FIGO分期。有学者认为，盆腹腔细胞学结果阳性并不改变患者的预后。故国内外多项指南推荐宫腔镜作为子宫内膜病变诊断方法。

综上所述，宫腔镜技术在子宫内膜癌诊断、评估病情方面，有着不可替代的作用，可以提高诊断准确性，并可以评估内膜肿瘤是否侵及子宫颈、子宫颈管是否存在肿瘤。而且在保留生育功能内膜癌患者中更具有优势。尽管其存在一定的争议，但在规范手术操作的基础上，是相对安全及可靠的，并不影响患者预后。故宫腔镜在子宫内膜癌具有诊断及治疗的价值。

六、宫腔镜、腹腔镜在妊娠滋养细胞肿瘤诊断及治疗中的应用

妊娠滋养细胞疾病是一组与妊娠相关少见疾病，包括葡萄胎、侵蚀性葡萄胎、绒癌、胎盘部位滋养细胞肿瘤和上皮样滋养细胞肿瘤。侵蚀性葡萄胎和绒癌，不同于葡萄胎，很少有组织学诊断依据。其诊断多依赖病史、临床表现，以及血 hCG 水平。化疗是主要治疗方式，手术和放疗为辅。而胎盘部位滋养细胞肿瘤和上皮样滋养细胞肿瘤诊断需要组织学诊断，且需要根据组织学进行治疗，通常包括子宫及双侧附件切除术。

葡萄胎清宫后妊娠滋养细胞肿瘤诊断，需要排除妊娠物残留和再次妊娠，可再次行常规清宫术。宫腔镜技术可用于了解葡萄胎清宫术后患者子宫腔情况。指南指出，对于不能除外残留者，可行宫腔镜检查。且有研究表明，葡萄胎清宫术后宫腔镜下清宫效果优于常规清宫。

对于一些滋养细胞疾病患者，子宫切除是一种治疗方式，如耐药病灶存在、子宫出血。Sugrue 等学者对 39 例滋养细胞疾病患者进行了子宫全切术。结果表明，微创和开腹的子宫全切术结局是相似的，但微创手术患者出血量更少、住院时间更短。还有研究表明，当患者临床资料难以诊断及鉴别妊娠滋养细胞肿瘤时，可通过腹腔镜和宫腔镜手术进行明确诊断，且手术对妊娠滋养细胞肿瘤患者无明显影响。协和医院对 160 例疑似滋养细胞疾病患者进行腹腔镜、宫腔镜等

检查，结果提示其中 26 例滋养细胞肿瘤，134 例非滋养细胞肿瘤。非滋养细胞肿瘤包括 106 例妊娠物残留，23 例剖宫产瘢痕妊娠，3 例宫角妊娠，2 例肌壁间妊娠。对疾病明确诊断可避免对非妊娠滋养细胞肿瘤患者进行化疗或延误对妊娠滋养细胞肿瘤患者化疗。

综上所述，宫腔镜在葡萄胎清宫术后评估的价值优于普通的清宫，是安全可靠方式。滋养细胞肿瘤相关腹腔镜下子宫切除相较于开腹子宫全切术，具有出血少、恢复快的特点，是值得推荐手术方式。对于怀疑滋养细胞肿瘤且不能明确诊断患者，可以借助宫腔镜、腹腔镜技术，及时准确诊断，为下一步治疗奠定基础。

七、小总

腹腔镜作为一种微创手术方式，在妇科肿瘤诊断及治疗方面有着重要地位。在卵巢癌方面可用于早期卵巢癌全面分期术、晚期卵巢癌肿瘤细胞减灭术、晚期卵巢癌间歇性卵巢癌肿瘤细胞减灭术、二次肿瘤细胞减灭术，以及评估患者是否适宜进行腹腔镜下卵巢癌肿瘤细胞减灭术，还是选择新辅助化疗后间歇性卵巢肿瘤细胞减灭术。宫颈癌方面，尽管指南建议行开腹手术治疗，但经过改进腹腔镜技术，可用于早期宫颈癌患者手术治疗，且患者预后相似。在内膜癌方面，腹腔镜下子宫内膜癌手术是指南推荐治疗方式，并且可以作为一项质量控制指标，可改善患者预后情况。在外阴癌方面，腹腔镜下腹股沟淋巴结切除具有创伤更小、并发症更少的特点，可替代传统淋巴结切除方式。宫腔镜在子宫内膜癌诊断及治疗方面，效果优于传统清宫手术，准确性更高。在控制膨宫压力情况下，是被推荐方式。在滋养细胞肿瘤方面，宫腔镜在葡萄胎清宫术后评估的价值优于普通的清宫，是安全可靠方式。宫腔镜、腹腔镜可协助诊断复杂滋养细胞疾病，及时明确，为下一步治疗奠定基础。

（王世军）

第五节　CT、MRI、PET/CT 检查

1895 年德国物理学家威廉·康拉德·伦琴（Wilhelm Conrad Rontgen）发现了 X 线，很快 X 线就被医学界应用于疾病的诊断，开启了一门全新的诊断学——放射诊断学（diagnostic radiology）。20 世纪 60 年代英国的亨斯菲尔德（Hounsfield）成功设计了计算机体层成像（computed tomography，CT），之后不久的 70 年代美国的保罗·劳特伯尔（Paul Lauterbur）和英国的彼得·曼斯菲尔德（Peter Mansfield）二人的科研成果导致了磁共振成像（magnetic resonance imaging，MRI）的成功问世。CT 和 MRI 等新的成像技术丰富了放射诊断学，使得疾病的

形态学诊断达到了前所未有的高度。也是在 20 世纪 70 年代，美国的 Phelps、Hoffman 和 Terpogossian 制造出了世界上最早的正电子发射体层显像（positron emission tomography，PET），开启了对疾病功能代谢评估的时代。为了弥补 PET 对解剖结构分辨上的不足，90 年代美国的 Townsend 等将 PET 和 CT 两者进行了融合，研制成了 PET/CT 机，从而形成了集形态和功能代谢改变为一体的综合诊断体系——正电子发射体层显像/计算机体层成像（PET/CT），开启了一种全新的复合医学影像模式。

一、CT、MRI和PET/CT的基本原理

1. CT的成像原理 CT是用X线束围绕身体某一部位做一个断面扫描,扫描过程中由检测器记录下大量X线的衰减信息,再由模数转换器将模拟量转换成数字量,然后输入电子计算机,高速计算出该断面上各点的X线衰减值(即CT值),不同的CT值在CT片上表现出来的灰度不同,由这些数据组成矩阵图像,经由图像显示器再成像,人体某个横断面上的解剖结构就清晰地显示出来,构成了CT的图像。为了便于识别,Hounsfield博士将水、骨骼、软组织、空气等不同密度的人体组织的CT值进行了量化,CT值的单位为Hu(Hounsfield unit)。CT扫描的优点在于:具有较高的密度分辨率;能够快速、连续获得横断位图像,可以在短时间内全面地做盆腔、腹腔及胸部检查,并可进行三维冠状位、矢状位重建,更好地显示病变与正常组织的关系;CT值具有辅助诊断的价值;增强扫描能够获得病变的血供情况。缺点在于:图像组织分辨率不高;对于肿瘤的影像学分期有局限性;增强扫描有碘过敏的风险;CT检查具有X线辐射。就妇科肿瘤而言,在B超初筛之后,CT是检查卵巢恶性肿瘤的首选影像学方法,但在检查子宫及子宫颈病变方面,MRI的软组织分辨率更高,明显优于CT扫描。

2. MRI成像原理 人体内含有单数质子的原子核,带正电并无秩排列。当人体置身强大的磁场中时,这些原子核的磁化矢量朝向或反向主磁场。此时如用特定频率的射频脉冲(radiofrequency,RF)激励,原子核吸收能量而发生共振现象,停止RF后,原子核释放能量,恢复原平衡状态,这一过程称为弛豫,弛豫可分为2个不同方向的矢量:T_1为纵向弛豫时间,T_2为横向弛豫时间。因为人体组织结构的不同,弛豫时间也不相同,所以采用检测器接收不同方向的弛豫矢量后经过计算机处理重组成图像,就可以比较准确地显示机体的组织结构和病理改变。以T_1弛豫时间为主的图像称为T_1图像,以T_2弛豫时间为主的图像称为T_2图像。一般来说,经典的MRI序列是自旋回波(spin echo,SE)序列,它是MRI最基本和常用的序列,该序列的优点是对磁场不均匀性不敏感。SE序列的基本结构包括1个90°激发射频脉冲和1个180°重聚RF,脉冲作用同时施加相应强度的选层梯度。SE序列中,90°RF与回波最大的时间距离称为回波时间(echo time,TE),当次采集和下一次采集的时间间隔称重复时间(repetition time,TR)。适当选择TR、TE即可获得经典的T_1、T_2加权图像。以组织的纵向弛豫时间(T_1)为参考,当TR较短,TE也取最短值时,长T_1组织在多次采集之间不能充分恢复的程度高,信号强度受到抑制,呈低信号;短T_1组织不能恢复的程度相对低,呈现亮信号,这样得到的图像称为T_1加权像(T_1WI)。使用长TR、较长TE值采集时,长横向弛豫时间(T_2)组织衰减程度小、呈现高信号如胆汁和脑脊液,短T_2组织衰减程度大呈现低信号,这样得到的图像称为T_2加权像(T_2WI)。MRI的优点在于:无辐射损伤;可以进行多参数、多平面(冠、矢、轴位)成像;对软组织分辨率高,在女性生殖系统畸形及肿瘤的诊断与临床分期方面具有优势。MRI的缺点在于:扫描时间长,不适合危重患者;节育环容易产生伪影;幽闭恐惧症患者、安装起搏器及动脉瘤夹的患者禁忌。

近年来,随着MRI硬件和软件的进步,MRI功能成像如弥散加权成像(diffusion-weighted imaging,DWI)、动态对比增强MRI(dynamic contrast-enhanced MRI,DCE-MRI)和磁共振波谱成像(magnetic resonance spectroscopy,MRS)等在妇科肿瘤中的应用逐渐增多,展现了很好的临床价值及应用前景。DWI评价组织内微观水分子扩散运动(布朗运动),它是在常规MRI的SE序列中180°脉冲两侧对称地各施加1个相同的对扩散敏感的梯度脉冲,当质子沿梯度场进行扩散运动时,其自旋频率将发生改变,结果在回波时间内相位分散不能完全重聚,进而导致信号下降。在活体组织中,扩散是多种因素的综合作用,用表观扩散系数(apparent diffusion coefficient,ADC)描述每个体素内分子的综合微观运动。影响ADC值的因素有组织灌注状态、细胞外水分子运动、细胞内水分子运动和细胞内外跨膜水分子运动。DWI可以用于妇科疾病良恶性鉴别、恶性肿瘤的分期等方面。DCE-MRI是指静脉注射对比剂后,对检查区域所感兴趣的层面进行连续、快速的采集,并绘制出时间-信号强度曲线,利用后处理软件从中获得感兴趣区域的功能数据。临床上多采用T_1WI DCE-MRI,通过多种方法进行定性及定量分析。DCE-MRI不仅可以用于肿瘤良恶性的鉴别,还可以用于肿瘤微血管生成的评价及抗血管生成药物的治疗指导。

3. PET/CT的基本原理 PET检查采用正电子核素标记化合物作为显像剂,如临床常用的氟代脱氧葡萄糖(fluorode-oxyglucose,FDG),它的分子结构与葡萄糖类似,进入体内后能被细胞通过葡萄糖转运机制摄取,但不会被进一步代谢,也不能透过细胞膜,而是保留在细胞内,所以PET检查除了能显示组织器官的形态外,还能够反映组织的糖摄取和利用率。肿瘤组织具有无限增殖的特性,细胞膜葡萄糖载体增多和细胞内磷酸化酶活性增高,肿瘤细胞内的糖酵解代谢率明显增加。而FDG在细胞内的浓聚程度与细胞内葡萄糖的代谢水平高低呈正相关,一般来说,肿瘤恶性程度越高,FDG摄取越明显。利用肿瘤细胞"捕获"FDG的能力增高的特点,不仅可早期发现和确定恶性肿瘤原发灶的部位、大小、代谢异常程度,还可以准确测定肿瘤的淋巴结及远处转移。而PET/CT则同时具有PET和CT的功能,其中PET显示病灶病理生理特征,更易于早期发现病灶并定性,而CT可以精确定位病灶,显示病灶结构变化。因此PET/CT检查可以为临床上提供解剖结构基础上的代谢、受体和酶等信息,对于肿瘤鉴别和定位诊断有更加明显的优势。

二、CT、MRI 和 PET/CT 扫描前准备

1. 妇科 CT 扫描前准备 进行 CT 检查前一般需要禁食 4~6 小时,不需要常规肠道清洁准备。由于多层螺旋 CT 的普及,薄层扫描和多平面重组图像已经成为常规,使不同器官、组织或结构间的界面以及病变的范围和分界更易辨认,除特殊情况外,口服含碘阳性对比剂充盈肠道和置入阴道塞已无必要,前者可能干扰钙化性病变的显示,后者操作麻烦,还可能造成伪影,影响子宫颈病变的观察。同时保持膀胱适度充盈,可使小肠肠袢自然推出盆腔,减少重叠,有助于辨别其他盆腔器官及病灶。如果平扫难以准确判断盆腔肿瘤的位置和大小,可以进行增强扫描:静脉注射对比剂使血管、输尿管、膀胱、子宫肌层强化,显示子宫腔及肿物内的低密度区。可采用多层螺旋 CT,其扫描速度快,对卵巢癌患者可以自剑突向足端扫描,肝和盆腔内脏均可获得较好的强化。

2. 妇科 MRI 扫描前准备 为了防止人体内金属物在磁场中移位造成危险以及随身携带的金属物影响磁场的均匀性,造成图像上的各种伪影干扰诊断,进行 MRI 检查时,严禁任何金属物进入强磁场。如果患者戴有心脏起搏器、人工瓣膜、假肢、手术金属钉和金属避孕环等,则不宜做 MRI 检查。体内的其他植入物经手术医生确认为非磁性物体者可行磁共振检查。非金属避孕环可行 MRI 检查。膀胱需要适度充盈状态,避免过度充盈。肠道一般无须特殊准备。临床常用的 MRI 增强扫描是在 T_1WI 脂肪抑制平扫序列完成后行动态增强扫描,常用的对比剂为钆喷替酸葡甲胺(Gd-DTPA)。于对比剂注射结束后即刻、40 秒、80 秒和 2 分钟 10 秒、4 分钟 10 秒分别进行横断位 T_1WI 脂肪抑制动态增强扫描和矢状位、横断位延迟扫描。

3. 妇科 PET/CT 检查前准备 育龄期女性的卵巢、子宫内膜对 ^{18}F-FDG 的摄取受月经周期的影响,所以 PET/CT 检查的时间最好于月经干净后进行,并注意避开排卵期前后。妊娠期及哺乳期妇女原则上避免 PET/CT 检查。显像前 24 小时避免剧烈运动。由于常用的如 FDG 等显像剂在人体内的摄取与血糖水平成反比,因此注射放射性显像剂前患者常规禁食 4~6 小时(可饮白开水)。检查前避免服用或者静脉输入含糖液体。检查前血糖原则上应低于 11.1mmol/L,注射胰岛素的患者应在胰岛素注后 2 小时后注射 ^{18}F-FDG。腹部检查前禁服胃肠道高密度造影剂如钡剂,同时患者要尽量避免说话、咀嚼,以免形成咀嚼肌和喉肌的高代谢,造成假阳性。给药前后患者要保持安静、取坐位或仰卧位,保证显像剂不要漏到皮下,否则影响检查。给药后患者要静卧,休息室灯光要暗,以减少不必要的摄取。由于 FDG 经肾排泄,尿液中聚积大量的放射性显影剂,导致膀胱会出现放射性浓聚,从而干扰对盆腔组织的观察,所以患者应该充分饮水来加速膀胱内显像剂的代谢与排泄,一方

面可以降低体内照射,另一方面也有利于盆腔组织病灶的显示和定位诊断。一般在给药 50 分钟左右嘱患者排空膀胱,然后上检查床开始扫描,必要时还可增加延迟扫描对照。此外,现在也可以应用 ^{11}C-CHO 等不通过泌尿系统排泄的显像剂,可以更清楚地显示盆腔放射性分布情况,便于病灶的发现。^{11}C-CHO 生产成本低,放射性半衰期短,便于重复检查,特别是在发现膀胱周围的浸润与复发方面有很大的价值。盆腔病变除了受膀胱放射性的干扰外,肠道非特异性摄取和输尿管内残存的含放射性的尿液也会形成干扰。因此显像前肠道准备也十分重要。检查前口服泛影葡胺,有助于区别肠腔和肠壁,从而有助于鉴别生理性浓聚和转移灶,提高检出的灵敏度和准确性。

三、子宫、卵巢的正常 CT、MRI 和 PET/CT 表现

(一)子宫、卵巢的正常 CT 表现

在 CT 图像上,正常子宫呈边缘光整、密度均匀的纺锤形或三角形软组织影,与阴道及盆壁间有低密度脂肪组织分隔。在增强扫描时,有时可见子宫腔内密度更低的含液腔隙,子宫肌层血供丰富,可明显强化,密度较盆壁的肌肉为高。子宫颈 CT 扫描相当于股骨头的水平,耻骨上方 3cm 层面,呈扁平状。因两侧主韧带向外延伸变尖而呈"拿破仑帽"状。正常卵巢和输卵管在 CT 图像上常不能显示,增强扫描也无明显强化。如卵巢内有滤泡形成,或可显示为多个小的囊泡。

(二)子宫、卵巢的正常 MRI 表现

T_2WI 是女性生殖系统 MRI 检查的主要扫描序列。T_2WI 可以清晰辨别出育龄期妇女的内膜层、结合带及子宫肌层 3 层结构。子宫中央高信号带为子宫腔及内膜,内膜外方为低信号的结合带,是子宫肌层的一部分,再外方为中等信号的子宫肌层,最外层为浆膜,呈薄的低信号线状影。子宫颈横断面呈圆形或扁椭圆形,T_2WI 也可以清楚分辨子宫颈的 3 层结构,中央高信号为含黏液的子宫颈内腔及黏膜皱襞,其外为肌纤维间质层,又分为 2 层不同的信号,内层低信号环代表致密弹力纤维组织,外层为中等信号的平滑肌组织。卵巢位于阔韧带的后下缘,大小、形态因年龄而异。在生育年龄的妇女,卵巢髓质内含有大量富含血管的疏松结缔组织,MRI 上卵巢呈 T_1WI 低至中度信号,T_2WI 上高信号髓质与低信号皮质的清晰分界可见于 70% 的女性。95% 的育龄期女性卵巢因卵泡而易于辨别。正常情况下输卵管在 MRI 检查一般不能显示。

(三)子宫、卵巢的正常 PET/CT 表现

大多数育龄期妇女在下次月经周期前 18~8 天卵巢可

呈局限性摄取,可呈球形或盘状,此时正好处于卵泡生成后期及黄体前期,可能与卵泡生成及黄体生成的能量需求有关。若月经刚干净后卵巢 ^{18}F-FDG 摄取增高应提示为恶性病变的可能。一般在青春期前、绝经后,子宫、附件的放射性摄取与周围软组织水平相当。

四、妇科肿瘤的 CT、MRI、PET/CT 诊断

(一) 子宫平滑肌瘤

1. CT 诊断 子宫肌瘤的 CT 表现主要取决于其大小、部位、有无变性。最常见的 CT 表现为子宫增大,表面隆凸,形态不规则,多发肌瘤可使子宫轮廓呈分叶状变形,子宫腔变小或偏列。无变性的肌瘤呈与子宫一致的等密度,有囊性变者呈低密度囊状表现,有透明变性者有片状低密度区,少数有钙化者可见瘤内有不规则的粗钙化影。增强后肌瘤可显著强化,强化程度与正常子宫肌瘤相仿,也可稍强、稍弱于正常子宫肌层。变性的肌瘤呈现不同的表现,可呈等低混杂密度、等高混杂密度或伴钙化。

2. MRI 诊断 典型的子宫肌瘤 MRI 表现多为边界清楚、呈类圆形的结节或肿块,T$_1$WI 呈等信号,T$_2$WI 呈低信号,其边缘有时可见被挤压的周围组织形成的假包膜,在 T$_2$WI 呈一环形的高信号带,系扩张的小淋巴管、静脉和轻微水肿构成。增强后肿块明显强化,与正常子宫肌层相仿。如果肌瘤发生玻璃样变性或黏液样变性使肿瘤内自由水含量增多,瘤内信号不均,在 T$_1$WI 上为低信号,而 T$_2$WI 为高信号。如为肌瘤内出血,信号变化很复杂,亚急性出血在所有序列都是高信号。而长期存在的子宫肌瘤有时可以发生钙化,T$_1$WI 及 T$_2$WI 上均为无信号病灶。而脂肪样变性则 T$_1$ 及 T$_2$ 图像上均为高信号。MRI 对子宫肌瘤很敏感,能发现 <1.0cm 的病灶,且能对肌瘤进行准确的定位。

3. PET/CT 诊断 平扫时肌瘤的密度可等于或略低于周围正常子宫肌,无异常放射性浓聚,其 FDG 摄取程度与正常子宫接近。当肌瘤内有大片出血、坏死和/或肌瘤形态不规则、边界不清,FDG 代谢明显增高时,要警惕肌瘤恶变的可能。值得注意的是,有时当子宫肌瘤的血供丰富,平滑肌细胞异常增殖等情况时子宫肌瘤也可表现为 FDG 轻中度摄取增高,呈比较明显的高代谢。所以,在鉴别是否存在肌瘤恶变时还需结合临床肌瘤增长的快慢及其他影像学表现,而不能仅通过病灶的代谢程度来判断。

(二) 宫颈癌

1. CT 诊断 对于怀疑宫颈癌的患者推荐 CT 增强扫描。早期宫颈癌 CT 常无法显示,中晚期可表现为子宫颈增大,形态不规则,密度不均匀。当病灶较大时可显示为子宫颈局限性软组织密度影像,增强扫描时肿瘤密度低于正常子宫颈组织。如肿瘤中心出现坏死或溃疡则显示为更低密度区。当子宫颈前后径 >6cm 时经常提示预后不良。子宫颈边缘模糊,子宫旁脂肪密度增高伴条索影及软组织影,提示子宫旁侵犯。主韧带及骶韧带不规则增厚也提示子宫旁组织受累。CT 诊断子宫旁浸润的准确性较低,约 72%。如果肿瘤侵犯膀胱或直肠,则会表现为膀胱或直肠壁呈锯齿状增厚。CT 可以准确显示腹膜后淋巴结肿大,对盆腔外转移灶的检出也具有优势。一般淋巴结短径 >1cm 可被判为异常,如果肿大淋巴结的边缘不锐利,中央有更低密度区是更能提示为淋巴转移。需要注意的是,镜下微小转移灶或炎性淋巴结肿大可以导致假阴性或假阳性的诊断。对于宫颈癌的复发,CT 扫描能较好地显示病变的大小、范围及转移淋巴结直接侵犯邻近组织的情况,因此可以作为宫颈癌治疗随诊复发的首选。

2. MRI 诊断 由于 MRI 软组织分辨率高,可以多平面多序列成像,在宫颈癌诊断、分期及疗效评估等方面具有重要地位。T$_2$WI 是最基本及最重要的序列,矢状位可以显示肿瘤纵向生长侵犯情况,与子宫颈长轴垂直的斜横断面易于显示子宫旁及盆壁等横向浸润情况。宫颈癌的 MRI 表现为子宫颈区类圆形、椭圆形或不规则形肿块,T$_2$WI 上呈高信号,与正常子宫颈低信号间质及高信号的宫旁结构具有良好的信号对比,能清晰显示肿瘤边界及浸润深度,T$_1$WI 上肿瘤多呈现等信号。较大肿瘤可发生坏死,从而使整个肿瘤呈不均匀混杂信号。DWI 上病灶呈明显高信号,与周围正常结构形成鲜明的对比,ADC 呈现明显低信号。动态增强对小病灶的检出更敏感,表现为肿瘤早期强化,肿瘤强化程度不一,通常低于子宫肌层;增强晚期肿瘤呈持续强化,较大肿瘤因瘤内出血坏死等原因强化不均匀。MRI 测量肿瘤大小与组织学测量结果一致性可达 93%,对于内生型的肿瘤更具明显优势。斜横断面子宫颈间质环中断,肿物向子宫颈外延伸时,提示子宫旁浸润。MRI 对鉴别放射治疗后肿瘤复发或纤维化有重要价值:复发肿瘤在 T$_2$WI 上呈中、高信号,增强扫描使肿瘤信号增高而纤维化仍呈低信号。这一点 MRI 明显优于 CT。但是在淋巴结转移的诊断上,MRI 与 CT 相同,都是根据淋巴结的大小作为诊断指标,有相同的局限性,即增大的淋巴结不一定是转移,可为炎性或反应性淋巴结;正常大小的淋巴结内也可包括微小的转移灶,而显假阴性。

3. PET/CT 诊断 PET/CT 检查的价值在于确定宫颈癌的侵犯范围,进行准确的临床分期,通常表现为子宫颈增大,明显代谢增高,并见异常高代谢淋巴结转移及其他远隔器官的转移。宫颈癌早期仅有子宫颈轻度侵犯时,CT 可无异常表现,PET 上可见子宫颈局部有放射性浓聚。当肿瘤较大而明显侵犯子宫颈基质时,表现为子宫颈增大,PET 上局部异常高代谢,如癌灶内有坏死,则表现为坏死区域的放射性稀疏或缺损。PET/CT 显像在原发性宫颈癌的诊断中有较高的敏感度和特异性,可准确判断阴道、子宫内膜、膀胱及直肠等邻近组织器官的受侵程度和范围,病灶侵及部位有

代谢增高表现。肿瘤侵犯超出子宫颈表现为增大子宫颈的边缘不规则或模糊,子宫旁脂肪组织密度增高,甚至出现与子宫颈相连的高代谢软组织密度肿块,肿瘤继续向外生长可侵犯闭孔内肌或梨状肌等盆壁结构。当肿瘤侵犯膀胱和直肠时,膀胱或直肠壁不规则增厚或腔内有结节状软组织密度影,并代谢增高;同时可发现盆腔内和腹膜后高代谢淋巴结或其他脏器转移。若子宫颈肿瘤较小或宫颈原位癌,PET/CT显像也可无异常发现。宫颈癌放化疗后的损伤以及手术后的瘢痕组织等用CT等传统影像学检查与肿瘤复发往往鉴别困难,而通过探测FDG的活性,PET/CT能够及时准确地检测到放、化疗及手术后残余的活性肿瘤。

（三）子宫内膜癌

1. CT诊断 子宫内膜癌的诊断主要是依靠刮宫病理检查,影像学检查主要价值在于进行肿瘤分期以决定治疗方案。CT并非子宫内膜癌分期的有效检查,由于其组织分辨率较低,对于较小的癌灶检测较困难。由于平扫时肿瘤与子宫肌层相比多呈等密度,因此在进行可疑子宫内膜癌患者的CT检查时必须做增强扫描使正常子宫肌强化,以便与肿瘤或子宫腔内积液相区别。子宫内膜癌CT增强扫描时表现如下:子宫腔扩大,内有软组织密度肿物,其密度低于强化的正常子宫肌;当肿瘤侵犯子宫肌层时强化的正常子宫肌有局限或弥漫性低密度病灶,肌层相应变薄。如果子宫下段或子宫颈、阴道出现肿瘤阻塞,子宫腔内可见积液表现。当肿瘤向子宫外扩展时,子宫周围脂肪层消失,表现为与子宫相连的软组织密度肿块,密度均匀或不均匀,形态不规则。此外增强CT还可以显示盆腹腔腹膜后淋巴结转移(表现为淋巴结肿大,中央可呈低密度)的情况,有无盆腔、腹膜及肝转移(表现为中度强化的肿物,密度常不均匀,形态常不规则,边缘不锐利),从而有利肿瘤的分期,还可以追踪肿瘤的复发。但在检查有无复发时,增强CT扫描的范围上缘必须包括膈顶,以免遗漏腹膜及肝转移,下端必须包括耻骨联合下缘,以保证充分显示阴道。

2. MRI诊断 MRI是目前子宫内膜癌分期最准确的影像学诊断方法,能明确子宫内膜癌的部位、大小及范围,显示结合带完整性与连续性,评估肌层浸润深度,明确子宫颈浸润、阴道及附件受累、盆壁侵犯等,显示淋巴结转移及盆腔外播散。在T_2WI上,内膜癌组织呈中高信号,其信号强度介于正常内膜与子宫肌层之间,可呈息肉状突入子宫腔内,表现为子宫腔内壁的高信号,如较大的肿块内出血、坏死可使瘤内出现结节状中、低混杂信号。动态增强MRI可提高诊断内膜癌的准确性,在动态增强扫描早期,肿瘤与内膜及肌层间强化程度不同形成良好对比,子宫内膜癌灶较正常内膜强化迟,在增强晚期强化明显比肌层低,在平衡期肌层与肿瘤间差异最显著,能很好地鉴别肌层侵犯。正常子宫内膜在DWI上呈高信号,结合带及肌层呈低信号,子宫内膜癌DWI上也呈高信号,并且较正常内膜高,但这种差异肉眼难

以分辨,测量ADC值有助于鉴别病变,子宫内膜癌在ADC图上呈明显的低信号,低于正常内膜及良性病变。在绝经前结合带是否完整为有无肌层浸润的标志,绝经后内膜下强化带是否完整为有无肌层浸润的标志。

3. PET/CT诊断 子宫内膜癌早期,当瘤灶较小而局限于子宫内膜时,可无异常表现;当肿瘤明显侵犯子宫肌层时,子宫常呈对称性或分叶状增大,子宫内膜瘤灶呈明显异常放射性浓聚。肿瘤侵犯子宫颈时,子宫颈不规则增大,呈明显代谢增高,较大肿瘤常堵塞子宫颈管,致子宫腔积液、积血或积脓。肿瘤侵犯子宫旁组织时,正常低密度脂肪影消失,代之不规则软组织密度肿块影,呈异常放射性摄取,有时还可见盆腔淋巴结增大。当膀胱或直肠受累时,显示与子宫肿块相连的局部膀胱壁、直肠壁增厚或形成肿块,也可发现肝或上腹部腹膜的远隔性转移。PET/CT诊断时,应充分了解绝经前患者的月经周期,正确评价病灶的放射性摄取情况。避免由于月经期和排卵期子宫内膜FDG生理性摄取造成的误诊和漏诊。对于病灶局限于宫腔黏膜内,未侵及宫体肌层的FDG代谢增高者,要排除子宫生理性摄取。

（四）子宫肉瘤

1. CT诊断 无论是最多见的子宫平滑肌肉瘤,还是相对少见的子宫内膜间质肉瘤及癌肉瘤等,影像学检查均无特征性,确诊依赖于组织病理学。一般CT平扫肿瘤为等密度,子宫不均质增大,边缘不规则,如合并瘤内出血坏死可呈低密度,也可见高密度钙化灶。如果为子宫肌瘤肉瘤变,临床上常表现为肌瘤的快速生长,尤其是绝经后子宫肌瘤仍在不断增大更应考虑恶变可能。

2. MRI诊断 子宫平滑肌肉瘤常为巨大、不均质肿块,T_1WI呈等低信号,肿瘤内出血灶可呈点片状高信号,T_2WI肿瘤大部分呈低或中等信号,瘤内坏死区可呈无强化的边缘清楚的高信号区。DWI肿瘤呈明显的高信号,ADC图呈明显低信号。增强扫描动脉期周边强化,静脉期明显强化,范围扩大,但中央坏死区无强化。癌肉瘤在MRI上典型表现为明显膨胀的子宫腔内巨大肿块,可突入子宫颈,侵犯子宫肌层,肿瘤边缘不清,强化不均匀。T_1WI和T_2WI呈不均质混杂信号,DWI高信号,ADC图呈低信号。增强后肿瘤中度强化,低于正常子宫肌层,但高于子宫内膜癌。子宫内膜间质肉瘤在MRI上的特征有:①肿瘤多位于子宫腔内,体积较大;②肿瘤呈实性或囊实性;③T_1WI上肿块呈等或等低信号,可合并瘤内出血的高信号,T_2WI肿块多呈不均匀高信号,DWI呈高信号,ADC图低信号;④多数肿瘤富血供,动态增强扫描动脉期明显强化,静脉期持续强化。

3. PET/CT诊断 子宫肉瘤与子宫肌瘤相比形态不规则、边界不清。如肌瘤出现FDG代谢明显增高时,要警惕肌瘤恶变的可能。日本福井大学的研究人员发现子宫肉瘤细胞的雌激素受体异常,导致肉瘤细胞吸收雌激素的能力降低。据此他们研制了一种名为"FES"的类雌激素显像剂,该

显像剂会在子宫肌瘤中浓聚,而子宫肉瘤则不会,进而利用PET/CT成像就可以比较准确地鉴别子宫肌瘤或是肉瘤。

(五) 卵巢良性囊性病变

1. CT诊断 卵巢良性囊性病变CT平扫时多为圆形或椭圆形囊性低密度灶,分界清晰,边缘清楚、壁薄而均匀,无实质成分。增强扫描时病灶无强化。如出现有出血或感染时囊肿内密度可升高,但增强后,囊肿边缘强化,内部无增强。只有卵巢的巧克力囊肿常为多囊状和双侧肿块,囊壁厚薄不匀,囊内因新旧血凝块的存在而呈混杂密度。增强后,囊壁呈不规则多环形强化,边缘欠光整。

2. MRI诊断 卵巢良性囊性病变一般MRI表现为圆形或卵圆形、边界清晰、薄壁的囊肿,信号与水相同,在T_1WI上为低信号,在T_2WI上为高信号。如果囊内液含有蛋白时信号会稍高于水,但无实质成分。少量出血在T_2WI液体成分底部可见低信号层。当有大量出血时其信号强度随出血时间而不同,亚急性期在T_1WI及T_2WI均呈高信号。复杂的功能性囊肿必须与卵巢肿瘤区分。具有鉴别意义的表现为是否存在囊壁有乳头状突起,在卵巢肿瘤经常可见囊壁的乳头状突起,而良性囊肿不存在这一征象。如果发现有可疑的乳头状突起,增强扫描有助于确定乳头的存在并明确卵巢肿瘤的诊断。卵巢巧克力囊肿可表现为单房或多房囊肿,与浆液性囊腺瘤相似,在T_1WI上囊内成分显示非常高的信号强度,在T_2WI上囊内成分显示低信号。

3. PET/CT诊断 子宫附近或附件区均匀水样密度囊性肿块,呈圆形或椭圆形,边缘光滑,囊壁薄,囊内无分隔。单房者居多,少数可为多囊性或多房状,体积较大。PET上表现为放射性缺损。如果囊肿内出血,或囊肿合并感染,则囊肿内密度较高。

(六) 卵巢囊腺瘤

1. CT诊断 浆液性囊腺瘤在CT上呈单房或多房,分房的大小不一,囊内液为水样密度,如有出血时囊内密度增高,囊内壁光滑,囊内乳头状突起罕见,增强后囊壁及分隔轻度强化。黏液性囊腺瘤在CT上呈多房囊性大肿物,因囊内蛋白含量高,密度较浆液性囊腺瘤略高,由于不同囊腔液体蛋白含量不同,密度也有差异,CT值在40~70Hu之间,部分囊腔密度类似于实性结节,易误诊为恶性肿瘤。

2. MRI诊断 卵巢囊腺瘤MRI表现为盆腔或附件区较大的囊性肿物,边界清晰锐利、大小不等。其中浆液性囊腺瘤表现为囊较大,分隔较少,内部信号一致,为均匀的长T_1、长T_2信号,如有出血时则为短T_1、长T_2信号。典型黏液性囊腺瘤表现为巨大多房肿物,分房形态不一,大小不等,可见分房内分房的典型表现。绝大多数肿瘤囊壁及分隔厚薄一致,增强后可清晰显示,厚度小于3mm,少数肿瘤囊壁或分隔毛糙,可出现小结节样突起,但直径小于5mm。由于囊液蛋白含量较高且不一,因而囊液的信号差异较大。

3. PET/CT诊断 浆液性囊腺瘤的典型表现为盆腔内双侧出现较大的多房性囊性肿块,囊壁和分隔多较薄且均匀一致,囊液呈均匀水样密度,少数囊壁有乳头状突起或颗粒状钙化,表现为放射性缺损。单房性囊腺瘤表现为单个大房或附有一些小房的囊性肿物,轮廓光整,其内为近似水样的液体,囊壁及分隔均较薄且规则,表现为放射性缺损,与卵巢单纯囊肿表现相似,影像上很难鉴别。黏液性囊腺瘤表现为多房性较大的肿物,其长径多>10cm,巨大者可占据大部分盆腹腔,轮廓光整,分隔清晰,囊内容物蛋白含量较高,黏稠,其密度高于水的密度,呈放射性缺损。少数患者可因肿瘤巨大,张力高,破裂后囊内容物进入腹腔形成假性黏液瘤。

(七) 卵巢畸胎瘤

1. CT诊断 卵巢畸胎瘤CT表现为囊性肿物,囊内密度不均匀,边缘光整,囊壁厚薄不一,单侧或双侧性发生。典型的畸胎瘤CT征象为肿瘤内含脂肪和/或发育不全的骨骼及牙齿,也可见自囊壁突起向内突出的实性结节影。如囊内同时含有脂肪和液体,则可见到上脂肪下液体的液-脂界面和漂浮物,能随体位变动。如为皮样囊肿,则可表现为单纯含液囊肿,囊壁可有蛋壳样钙化。畸胎瘤恶变(或恶性畸胎瘤)较为罕见,常发生于壁结节处,肿瘤体积大且形态不规则,边缘模糊,与周围器官之间的正常脂肪层消失。

2. MRI诊断 在MRI上卵巢畸胎瘤瘤体内液性脂肪部分呈短T_1、长T_2信号强度,与皮下脂肪相似,是诊断畸胎瘤的主要依据。肿瘤内部可含脂类组织、头发、牙齿、骨骼等成分。脂质在T_2WI上信号非常高;头发的信号低于肌组织;骨骼与牙齿无信号。此外,MRI还可采用脂肪抑制序列使得有脂肪成分的区域在脂肪抑制像上呈显著低信号,但血液成分不被抑制,此特征可将囊内脂肪与出血性病变鉴别开来。值得注意的是由于肿瘤内存在角蛋白,DWI可呈现高信号,ADC值可低于其他良性肿瘤,容易误诊为恶性肿瘤。

3. PET/CT诊断 畸胎瘤的典型表现为盆腔内边界清楚的混杂密度囊性肿块,内含脂肪、软组织密度成分和钙化,一般无明显异常放射性摄取。有时,肿块内可见脂肪-液平面,偶可在界面处见漂浮物,代表毛发团。某处囊壁局限性增厚,呈结节突向腔内,称皮样栓。少数囊性畸胎瘤无明确脂肪成分和钙化,仅含蛋白样液体,不具特征性。卵巢畸胎瘤如肿瘤实性部分出现明显放射性摄取,则考虑肿瘤恶变。

(八) 卵巢癌

1. CT诊断 CT的空间分辨率高,是卵巢癌检查的首选,推荐进行增强扫描。由于卵巢癌发现时多为晚期,常常已经伴有盆腹腔的转移,所以CT扫描的范围必须包括自膈顶到耻骨联合下缘,增强扫描有助于显示肿瘤内部结构,也有助于显示小的腹膜种植。卵巢癌在CT上表现为盆腔内囊性、囊实性或分叶状实性肿块,其中实性成分越多,恶性的可能性越大。囊壁厚薄不均,或可见有结节或斑块。卵巢癌可侵犯膀胱、子宫及直肠,CT表现为与周边组织分界不清。增强扫描时实性成分可有均匀强化或不均匀强化,有时可见增粗扭曲的血管影。如出现大网膜转移,则CT上常见为横结肠与前腹壁间,密度不均边缘不规则的扁平状软组织肿块。如有腹膜腔播散时表现为胃、脾与肝左叶之间,子宫直肠窝、结肠旁沟、肠系膜根部可以见到小的软组织密度的转移结节。淋巴结转移常表现为位于盆腔或腹主动脉旁>1.0cm的肿大淋巴结。大约30%的卵巢癌患者会出现腹水。

浆液性囊腺癌是最常见的卵巢恶性肿瘤,CT显示肿瘤呈单房或多房,囊实性,囊壁厚薄不一,内有乳头状赘生物或肿块,约半数可见双侧卵巢肿物,大量腹水及腹膜种植病灶也十分常见。卵巢黏液性囊腺癌CT表现多为巨大的多房囊性肿物,囊壁厚薄不均,更有极少数为完全实性。黏液性囊腺瘤破裂,可产生"腹膜假性黏液瘤",表现为腹腔内包裹性成团的低密度软组织肿物,与腹水不同的表现是可以对肝右叶外缘造成新月形或梭形的压迹,并有分隔。如为卵巢转移性癌,则典型的CT表现呈双侧实性肿物,明显强化,但有时也可以表现为一侧实性为主,一侧囊性为主。

2. MRI诊断 卵巢癌在MRI上的表现多种多样,可表现为单侧或双侧的囊性、囊实性或实性肿物。大部分肿瘤实性成分在T_1WI呈等或略低信号,在T_2WI呈等或稍高信号,DWI呈明显高信号,ADC值常降低;囊性部分在T_1WI为低信号,在T_2WI为高信号。肿瘤壁不规则,壁结节融合成块,呈结节状或菜花状突起,瘤内有厚而不规则的分隔。乳头状突起是上皮性肿瘤的典型影像学特征。增强扫描时肿块实性部分及囊壁不均匀强化,坏死区无强化,动脉早期可见实性组织内明显强化或纤曲的肿瘤血管影强烈提示肿瘤为恶性。腹水可呈长T_1、长T_2信号。由于MRI可多方位成像,软组织分辨率高,对子宫、乙状结肠、膀胱、横膈、肝表面转移的检出率较高,尤其是阴道穹窿或膀胱的顶底部的转移病变,增强MRI较CT有明显的优势。如为卵巢转移癌,则常为双侧肿物,常为实性伴有坏死,多见于胃、胰腺、胆囊、乳腺癌及黑色素瘤的患者。

3. PET/CT诊断 肿瘤较大者表现为盆腹腔内囊性、囊实性或实性肿块,其分隔和囊壁厚薄不均,实性成分呈明显FDG异常放射性摄取。如肿瘤累及输尿管可发生肾积水;侵犯子宫时,造成子宫旁脂肪密度增高,子宫增大而形态不规则。若肿瘤病灶较小,可表现卵巢区出现结节样异常放射性浓聚,卵巢可增大或正常大小,此时需注意排除卵巢生理性摄取;少数低度恶性肿瘤,也可无放射性摄取。部分卵巢癌患者合并有大量腹水,无放射性摄取。腹膜转移可表现为大网膜、肠系膜的弥漫型增厚、密度不均匀增高,形如饼状,呈不规则不均匀斑片状FDG放射性摄取;腹腔转移也可在腹膜表面、肝、脾及横膈上形成多发结节样异常放射性浓聚;当出现淋巴结及远隔脏器的转移时,盆腔、腹膜后、腹股沟和锁骨上等淋巴结呈异常放射性浓聚,而远隔脏器转移以肝转移最多见,约12.5%的病例可以出现,表现为肝内多个结节状异常放射性浓聚。需要注意的是,部分良性卵巢病变也可以摄取FDG,如卵巢-输卵管脓肿、输卵管炎、卵巢结核、良性畸胎瘤、良性腺瘤、出血性滤泡囊肿等,而部分黏液含量高、相对生长缓慢的卵巢癌也可以表现为无FDG高代谢表现。此外,卵巢转移瘤多表现为双侧卵巢实质性或囊实性混合性的肿块,呈FDG异常放射性浓聚,而且PET/CT全身扫描在发现卵巢肿瘤时常可同时发现胃癌、肠癌等原发肿瘤,则可以明确诊断为卵巢转移瘤;或者患者有胃肠癌或其他恶性肿瘤病史,则有助于诊断。

(李 源 杨 毅)

第六节 盆腔淋巴造影术及动脉造影

一、盆腔淋巴造影

淋巴造影是使造影剂进入淋巴系统后,在X线下显示淋巴管及淋巴结功能的一种检查方法。1952年,英国血管外科医师Kimmonth首先将淋巴造影用于人体疾病的诊断,他将造影剂注入下肢淋巴管,用于诊断下肢水肿的原因。开始用水溶性造影剂,但其扩散快、不清晰、并且范围较局限,1956年Bruun等开始使用油性造影剂,通过下肢注射后可显示腹股沟、盆腔、腹膜后淋巴结和胸导管及锁骨上淋巴结。此后淋巴造影被广泛用于四肢水肿、生殖泌尿系肿瘤、乳腺肿瘤及四肢恶性黑色素瘤淋巴转移的诊断。20世纪80年代,Musumeci等首先将其用于诊断子宫内膜癌腹膜后淋巴结转移。淋巴转移是妇科恶性肿瘤转移的重要途径,直接关系到临床期别的判定、治疗选择和预后,盆腔淋巴造影对恶性肿瘤患者在确定诊断、分期、定位疗效观察及随访等方面是一种准确率高、并发症少的检查手段。

(一)淋巴造影的适应证和禁忌证

1. 适应证 ①诊断疾病的性质,确定病灶部位:可明确淋巴结的病变是良性还是恶性,估计预后,确定分期。②指导穿刺:初步定位后,可指导经腹股沟或腹穿活检淋巴结,以进一步明确诊断。③确定淋巴结有无受累:用于盆腔恶性肿瘤如卵巢癌、宫颈癌、子宫体癌、外阴及阴道癌,疑腹股沟深淋巴结及盆腔淋巴结转移者。④指导手术:在盆腔淋巴结清扫术,行盆腔淋巴结造影,确定需摘除的病变淋巴结,以提高手术治愈率。⑤指导放疗:对需行放射治疗的患者,根据淋巴造影提示,确定需放射的范围及剂量。⑥辅助治疗:在淋巴管内注入一定量的抗癌药、放射性核素和碘油的复合物,既有诊断作用,又可用于某些恶性肿瘤的姑息治疗或辅助治疗。

2. 禁忌证 ①足部软组织炎,尤其是趾间感染未治愈者。②严重的蜂窝织炎和淋巴结炎者,可在炎症控制2周后行淋巴结造影术。③合并脑、心、肺、肾、肝功能衰竭者。④对碘剂过敏者。

(二)淋巴造影的方法

1. 静脉内注射淋巴造影 理论上这种方法可以看见全身的淋巴结。通过临床和亚临床研究显示,注射超小型超顺磁性氧化铁粒子(ultra-small superparamagnetic iron oxide particles,USPIO)有比较好的效果。但这种高剂量的铁有很大的副作用,主要是因其在体内不同淋巴结分布不均匀且代谢比较慢,较少用。

2. 直接淋巴管内注射造影 直接淋巴管内注射造影(lymphangiography,LG)方法研究应用比较多,且较多地应用于盆腔肿瘤。尤其是妇科肿瘤淋巴转移的诊断该法简便可靠、显影清晰,高位淋巴结亦可显示。由于直接淋巴管造影难度大、技术要求高,临床上一直未能广泛开展应用。然而其在临床上的作用是其他检查方法所无法取代的。直接法的造影技术分两大步骤,即外科技术部分和X线检查部分。外科技术部分包括:①注射染料,显示及找出淋巴管;②淋巴管穿刺;③淋巴管造影剂灌注。X线检查部分包括摄片、读片及分析诊断报告。

3. 间接淋巴造影 又称吸收淋巴造影,即将造影剂直接注入组织或器官内,通过淋巴系统的吸收使其显影。这种方法注入对比剂到显像费时长,而且吸收又不完全,淋巴管和淋巴结仅部分被对比剂充填。故该法实际价值尚小,未能广泛应用。近年有作者认为,传统的直接淋巴造影虽能较直观地显示淋巴系统内部各种正常及异常的结构,但在诊断胸、腹腔内淋巴系统病变上受到限制,且活体染料及碘油造影剂的使用还会引起一系列的不良反应。而常用于造影前哨淋巴结的放射性核素淋巴闪烁造影术也不能显示淋巴系统的精确结构,这使得间接淋巴造影显示出一定的优势。

本节主要介绍传统的直接淋巴造影方法。

(三)淋巴造影的操作步骤

1. 材料准备

(1)指示剂:适宜的指示剂(indicator dye)染料应具备以下几点:①对局部组织及淋巴系统无刺激和毒性;②被淋巴系统选择性吸收并显现出来,使淋巴管与周围的小静脉易于辨认;③染料颜色和周围组织有鲜明的对比;④淋巴管轮廓清晰又不污染周围组织。为此,蓝色染料当推首选。最常用的也是Kinmonth首先应用的11% pate-ntblue voilet,这

种蓝色染料被淋巴吸收,从尿中排泄,注射部位皮肤蓝染可达2周。现今常用的染料有:亚甲蓝(1% methylene blue)、伊文蓝(0.5% Evans blue);还有4% direct sky blue、2% trypan blue、3% niagara sky blue 6B以及prontosilrabrum等。

(2)对比剂或造影剂:淋巴造影使用的造影剂分水溶性及油性两种。水性造影剂包括胆影葡胺、泛影葡胺及非离子型造影剂等,它们具有扩散快,在淋巴系统内停留时间短,不适于较长时间或远部位淋巴造影。油性造影剂(contrast media)包括乙碘油(ethiodized oil)、碘苯酯(myodil、lophendylate)、碘化油(iodized oil)等,其扩散慢、在淋巴系统内不易外溢,且停留时间长,使被检查的淋巴系统显影清晰,并可作随访观察,是一种较理想的造影剂。

(3)穿刺及注射装置:最好有手术显微镜或放大镜头镜,放大2~4倍即可,便于寻找和穿刺淋巴管操作。穿刺针可用儿科头皮针,以27~30号为宜,接管要长一些。为使注射时间、注射速度和注射压力得到合理的控制,可使用自动注射器,如电动注射器和机械重力的注射器,以前者为佳。

(4)其他物品:眼科手术用的弯钳、解剖镊、直与弯小剪刀、解剖刀、持针器等,相当于切开缝合的手术器械。

2. 术前准备 ①术前行碘过敏试验,方法同子宫输卵管碘油造影术;②术前晚将足部彻底清洗干净;③造影前3天停服含重金属类药物;④术日晨清洁灌肠;⑤术前排空膀胱。

3. 具体操作

(1)体位:患者取仰卧位,双腿放平呈放松状态。足背皮肤用碘酒、75%乙醇或0.5%聚维酮碘消毒液。术野铺无菌孔巾,1%利多卡因局部浸润麻醉。

(2)注射染料:在足背第一、二趾间向上1cm处皮内注射1%亚甲蓝液0.5ml,使足背淋巴管蓝染。注射后向小腿方向按摩淋巴网络,促使尽快蓝染。

(3)游离淋巴管:局麻后切开皮肤,切口选择在两踝连线下2cm处或内踝纵切口,小心分离蓝色淋巴管。一般可以见到2~3根较粗、明显的淋巴管。游离淋巴管长度约1.5~2cm,近心及离心端分别放置2根丝线,离心端结扎后留线牵引。近年国内有学者据下肢集合淋巴管走行规律对造影时的皮肤切口加以改进,经内踝上集合淋巴管造影,从此处可分离出2~3条直径较粗的淋巴管,其位置较固定,穿刺易成功,注药时间平均为10~15分钟。也有学者把穿刺部位改为胫前切口穿刺,提高了成功率,缩短了手术时间,患者术后康复快,切口愈合可比足背切口提早5~7天。

(4)注入造影剂:将带塑料管的4号(或4.5号)小儿头皮针头慢慢刺入淋巴管内,朝向近心端,牵引离心端,拉紧以利穿刺成功。将近心端丝线固定针头及淋巴管,以防移动、漏液。缓慢注入造影剂,常用量成人为0.25~0.3ml/kg,一般每侧肢体6~7ml,注射速度为0.1~0.15ml/min,注射时间1~1.5小时,速度是0.1~0.15ml/min,安全的速度是1ml/10min,一般在1~1.5小时灌注完毕,压力为40.5kPa,压

力过高可致淋巴管破裂,造影失败,也可用微量注射泵。灌注期间应保持局部湿润,注意有无造影剂外溢及患者状况。儿童或有肺部疾患者应适当减少注射剂量。如碘油过量时,可经胸导管入血,有形成肺栓子的可能。

(5)缝合切口:推注顺利,无阻力,无漏液及局部水肿,拔出针头,缝合伤口,敷料覆盖,术后抬高双足,7天拆线。

(6)摄片:术后即刻及24小时后摄取骨盆和腹部平片。必要时加摄斜位或侧位片。亦有主张常规胸部X线检查,以期早期发现碘油肺栓塞。

(四)淋巴造影的影像学表现及结果判定

盆腔淋巴结包括左右髂总、髂外、髂内及闭孔淋巴结,但在造影摄片中,较难进一步区别髂内外及闭孔淋巴结。造影剂可上升到腰1~2,故腹主动脉旁(至少在肠系膜下动脉水平)淋巴结一般可得到良好的显示。并不主张造影剂达到更高水平。图9-6-9、图9-6-10显示各组淋巴结,注意正

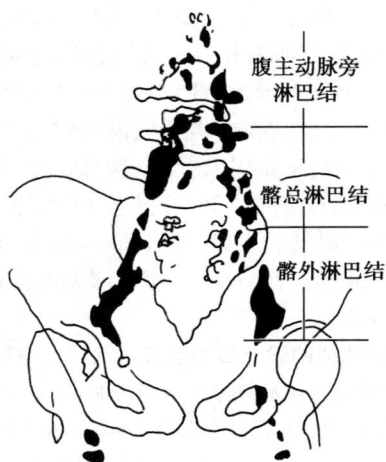

图9-6-9　盆腔各组淋巴结正面示意图

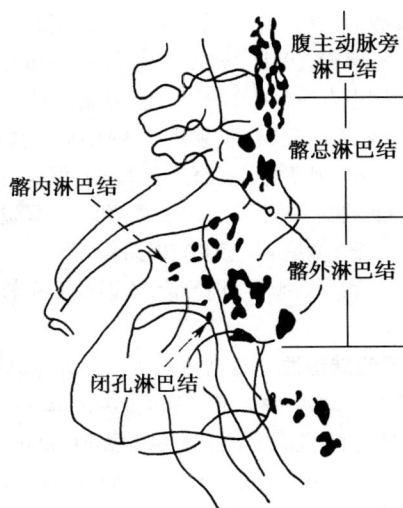

图9-6-10　盆腔各组淋巴结侧面示意图

常主动脉淋巴结在第4腰椎的1/2以上,旁开不超过脊椎横突;髂总淋巴结下界在第1~2骶椎;髂外淋巴结在真骨盆外,下界在髋臼中点水平。

盆腔淋巴系统的显影分为2个阶段,①充盈期或淋巴管期:即造影剂灌注完毕后的摄片,此时盆腔淋巴管基本充盈。正常淋巴管直径为0.25~1.0mm;②储藏期或淋巴结期:注射对比剂24小时后,一般盆腔淋巴结即显影完全,正常淋巴结呈椭圆形,数量和大小个体差异较大,一般横径<1.5cm。同一患者两侧数目大致相同。淋巴结内的造影剂呈细网状或颗粒状,淋巴结亦常相连成链,因多数淋巴结周围有一层薄壁纤维结缔组织包膜,故每个淋巴结周边界限都较清晰。

一般将下述征象视为异常。充盈期或淋巴管期:①淋巴管扩张:管径增粗,直径>2mm;②淋巴管迂曲:淋巴管仍在相应部位,但扭曲迂折;③淋巴管绕行:淋巴管有反流,侧支循环形成,有时可见造影剂有"逃逸"到远处征象;④造影剂滞留:造影剂于24小时后仍存在于淋巴管内或组织中,呈点滴状或不规则分布。储藏期或淋巴结期:①淋巴结增大:横径>1.5cm;②淋巴结出现充盈缺损:边缘性缺损直径>5mm,或缺损占该淋巴结1/3以上;③淋巴结破坏:充盈明显不均,性状不规则、破碎或虫蚀状;④相应的淋巴结数量减少或完全消失。充盈缺损可作为直接的X线征象,其他为间接征象。根据X线征象与术后病理相对照,提出淋巴造影的诊断标准:凡同时各出现1项或1项以上淋巴管及淋巴结间接征象,或只有淋巴结充盈缺损者,均认为有转移存在,否则为阴性。

(五)淋巴造影在妇科恶性肿瘤诊断及治疗中的应用

淋巴结转移的诊断:妇科恶性肿瘤多有区域淋巴结转移,除浅腹股沟淋巴结、锁骨上淋巴结及腋窝淋巴结可通过触诊发现外,盆腔淋巴结及腹主动脉旁淋巴结则不能通过一般身体检查得以确定。而有无淋巴结转移对期别的术前评估及治疗方案的制订都有重要意义,淋巴造影提供了这一术前评估的可能性。

(1)外阴及阴道癌:由于外阴有丰富的淋巴管,故外阴癌以淋巴转移为主要转移途径,通常表现为浅腹股沟淋巴结转移,亦可进而向深腹股沟淋巴结及髂淋巴结转移。阴蒂及前庭癌转移早而迅速,有时可不通过腹股沟浅淋巴结直接至深淋巴结入盆腔内。前庭大腺癌发生淋巴转移较迟,外阴后部及阴道下段癌可直接转移至淋巴结。1979年Abet等首先报道外阴癌淋巴造影的临床价值,他总结了70例淋巴造影,并对其中62例原发性外阴癌的腹股沟区淋巴结转移情况进行分析,阳性准确率为100%,阴性准确率为80.9%。淋巴造影诊断腹股沟淋巴结转移的准确性较高,但阴性结果不能排除转移可能。如在治疗前通过淋巴造影对各组淋巴结情况预先作出判断,可帮助确定手术范围。

原发性阴道癌的转移途径大致与外阴癌相同。由于阴

道的特殊解剖关系,结缔组织疏松、淋巴丰富,阴道癌患者极易发生淋巴转移。文献报道阴道癌淋巴转移率45.4%,Abet报道37例中8例(21.6%)有淋巴转移,其中4例在造影图像中看到腰淋巴结有转移。Charite放射诊断研究所报道的107例外阴癌及阴道癌在髂区及腰区淋巴结的阳性及阴性符合率分别为94.4%和98.6%。

(2)宫颈癌:研究报道淋巴造影对宫颈癌诊断的敏感性为40%~100%,淋巴转移的阳性预测值为14%~80%,一般认为淋巴造影对宫颈癌淋巴转移的诊断准确率为85%。Muylder等对100例Ⅰb宫颈癌术前做淋巴造影,显示5例阳性,15例可疑及80例阴性。手术及病理结果证明,此20例中5例淋巴结转移,13例阴性,2例未做切除。这表明淋巴造影对转移者有100%的特异性及准确性。宫颈癌的淋巴造影充盈相可以显示旁系淋巴管(collateral lymph vessel)即淋巴管的侧支循环,是比较可靠的转移征象,实质期(结节期)可以显示小灶性充盈缺损。淋巴造影对腹膜后淋巴转移的诊断亦有一定价值,在A.ILMunkarah等人所做的一个回顾性研究中,选取了50个早期宫颈癌的患者来评价淋巴造影对于诊断腹膜后淋巴结转移的价值。结果显示,36个患者被证明有腹膜后淋巴结转移(占72%)。对淋巴结转移阳性和阴性的预测值,髂骨旁淋巴结转移分别为:73%和76%;主动脉旁淋巴结转移分别为:80%和79%。Guermazi等认为,尽管对于宫颈癌来说,有无淋巴结转移不影响临床分级,但有助于预后的评估及治疗方法的选择。

(3)子宫内膜癌:淋巴造影的诊断价值也是毋庸置疑的,对淋巴造影研究造诣很深的意大利妇产科学家Musumeci曾对295例子宫内膜癌患者进行淋巴造影检查,发现淋巴结转移阳性率Ⅰ期为8.9%、Ⅱ期为28.6%、Ⅲ期为57.1%、Ⅳ期为66.6%,其放射-病理符合率为86.3%。作者指出,在早期病例,淋巴造影即可较准确地确定淋巴转移;也可诊断复发。淋巴造影阳性者预后明显劣于阴性者。有的研究还指出,在Ⅰ期子宫内膜癌,如果仅有浅肌层浸润(Ⅰb),腹主动脉旁淋巴结转移只有4.5%,而深肌层浸润(Ⅰc),可增加到45.5%;细胞分化1级淋巴结转移为0%,2级为13.6%,而3级者增加到37.5%。所以,建议对于Ⅰ期子宫内膜癌仅做全子宫切除者,若病理证实细胞分化3级或有深肌层浸润,或未预料的子宫颈侵犯者,均应再施行淋巴造影,以提供治疗依据,如加用放射治疗。刘风华等利用改良淋巴造影术结合CT检查诊断妇科恶性肿瘤淋巴转移,发现子宫内膜癌淋巴结阳性率为13.2%(Ⅰ期11.6%,Ⅱ期23.5%,Ⅲ期27.3%)。淋巴转移以髂外为主,如侵犯主动脉旁淋巴结则3年生存率明显降低。淋巴造影对指导放射治疗有意义。

(4)卵巢癌:淋巴转移是卵巢癌扩散的重要途径,根据腹膜后淋巴切除的病理检查结果,其发生率可高达50%,先前淋巴造影用于卵巢癌较少,这与对卵巢癌淋巴转移的认识不足有关;也由于对卵巢癌的腹膜后淋巴结清除术未能广泛开展,缺乏病理结果和造影的对照研究。近年,由于施行了

系统的盆腔和腹主动脉旁淋巴结清除,深入揭示了淋巴转移的规律,术前淋巴造影的意义日趋明显。北京协和医院报道的一组结果,表明其准确率为83.3%。有1例右髂部14个淋巴结中仅有1个病理阳性,而在术前淋巴造影中已显示异常。他们通过放射学与病理组织学两项资料的对比,提出了可能的卵巢癌转移淋巴造影的诊断标准:已确诊的卵巢癌患者,其淋巴造影出现1项以上淋巴管期异常(包括扩张、迂曲绕行、滞留)和淋巴结期异常(包括增大、充盈缺损、破坏、减少或消失)为阳性,具有淋巴结充盈缺损更为可靠。

(六)淋巴造影对治疗选择上的作用

1. 协助规划手术范围 在淋巴造影技术及阅片有一定经验的基础上,可利用术前造影来协助规划手术范围。因为腹膜后淋巴清除毕竟是创伤较大、较为复杂的操作,合理的方案是切除有转移的淋巴,而无转移的则可不做切除。此外,淋巴造影的结果使术者在行淋巴清除时更有主动性,可特别注重于造影阳性的部位,增加清除术的彻底性。设备良好的手术室可装配有放射投照机及录像荧光屏,术者能直接观察淋巴清除是否彻底,并指导切除残留及遗漏的淋巴结。若在造影剂内加入叶绿素(铜代叶绿素),使淋巴结着色,则更有助于术中辨认和清除。实际上,淋巴清除术的彻底性并不容易达到。有的作者报道,对300例妇科恶性肿瘤患者行淋巴造影及清除术,共有9187个淋巴结被切除。术后照片表明尚有659个淋巴结仍有造影剂,即未被切除;而所谓"满意"的淋巴结切除只有87个。说明术前淋巴造影分析及谨慎手术的重要性。

2. 有效地帮助设计放射治疗 术后盆腹腔摄片可以发现淋巴结残留的有无和部位,病理阳性病例的残留淋巴结定位,作为补充放疗的标记。有时因手术时的判断和技术等问题,未能施行淋巴结清除,如对卵巢恶性生殖细胞肿瘤,只做附件切除,术后可做淋巴造影以估价淋巴转移的情况,若是阴性表现可免于再次开腹手术;若发现阳性征象,需施行淋巴切除及放射治疗或者化疗。宫颈癌常规的前后4野照射及全盆大野照射,包括了髂翼及闭孔区较多的正常组织,而遗漏了晚期患者应包括的腹主动脉旁淋巴结。如能将常规照射野上缘达第4腰椎水平旁开3~4cm,下缘在耻骨联合上缘之下2cm,侧缘由下垂直向上10cm,再与上缘两端相连成不规则野,造影片显示这种照射野则不遗漏应照射的淋巴结。若造影报告髂总淋巴结有转移,应将照射野上缘上移2~4个椎体。特殊病例可个别设计,再根据治疗情况决定中央是否挡铅。

3. 诊断的准确性 淋巴造影在妇科肿瘤淋巴转移诊断的总准确率为52%~92%,有一定的假阴性率和假阳性率。国内研究表明,淋巴造影诊断妇科肿瘤腹膜后淋巴转移的准确性、敏感性、特异性分别为81.3%、78.9%、84.6%。影响X线表现的因素也较多,任何能使正常淋巴结组织被替代的因素均可造成淋巴结内出现充盈缺损现象,如炎症引起的淋

巴结内纤维组织增生、淋巴结内脂肪组织浸润以及造影技术原因造成的淋巴结内造影剂充盈不全等均可导致假阳性。而假阴性通常是造影剂灌注不足,特别是腹主动脉旁淋巴结易于发生,此外,淋巴结显示范围严格受淋巴引流通路限制,高位腹膜后区淋巴结常显影不充分;转移淋巴结内小于3~5mm的转移灶平片显示困难,全被肿瘤取代的淋巴结亦不能显影,故可出现假阴性。北京协和医院报道的一组造影结果,假阳性率和假阴性率均为16.7%。18例淋巴造影阳性中,3例假阳性,均为髂组淋巴结,腹主动脉区无假阳性。12例淋巴造影阴性中,有2例假阴性,均在腹主动脉区,髂部无假阴性。所以,建议做这样的手术设计:盆腔髂部淋巴造影阳性者,应行淋巴清除,而阴性者可不做。腹主动脉旁淋巴结阳性者,需行淋巴切除,阴性者亦不应轻易免除这一操作,以避免少数(16.7%)有转移的病例"漏掉"。一般来说,盆腔髂部淋巴造影的结果比腹主动脉区的结果更有意义。

(七)盆腔淋巴造影术的应用进展

淋巴造影主要用于恶性肿瘤的转移,以了解盆腔及腹膜后淋巴结累及的情况。随着医学对妇科恶性肿瘤淋巴转移规律认识的深入以及影像技术的不断发展,在传统的淋巴造影术基础上,又出现了核素淋巴造影术(淋巴闪烁成像术)、正电子发射断层摄影术(PET)及PET/CT、CT淋巴造影术(CT lymphography,CTLG)、MRI淋巴造影术和前哨淋巴结绘图等。

1. CT淋巴造影术　由于常规CT密度分辨率高,可用于评价淋巴结大小、形状及部位,显示淋巴结在横断面上的最大直径,CT简便易行,能广泛显示腹膜后、盆腹腔淋巴结和内脏器官;正是由于CT等横断面成像技术的临床应用,导致了LG的临床应用逐渐减少。但CT不能显示淋巴结内部结构,增强扫描也仅能显示结节的均匀强化或环行强化。在疾病中晚期,常规CT无疑适于发现不显影的淋巴结块,同时可评价淋巴结节外结构受侵状况,对淋巴结轻微增大之早期转移瘤,LG较常规CT更为敏感。

泌尿生殖系统恶性肿瘤容易出现局部淋巴结早期转移,大多数病例的盆腔及主动脉旁淋巴结是转移的常见部位,常规CT对显示主动脉旁淋巴结病变有较高的漏诊率,不能显示小容积改变,不能区分反应性淋巴结增生或其他原因导致的淋巴结增大;LG可以显示受侵淋巴结的内部结构,充盈相可以观察到旁系淋巴管及造影剂外溢,实质期可以明确鉴别较小的肿瘤转移淋巴结,表现为淋巴结充盈缺损;结合密度分辨率高的多排螺旋CT,可以显示直径5~7mm的淋巴结的充盈缺损,以便于临床医师决定是否选择淋巴结摘除术。因此,有学者研究将CT和LG两者联合使用,取长补短,提高诊断符合率。研究表明,将乳腺癌患者在LG基础上进行多层螺旋CT薄层扫描、三维重建,可以较为清晰地显示腋窝淋巴结的强化以及从注射区域到淋巴结的引流途径。

2. 核素淋巴造影术　核素淋巴造影术(lymphoscintigraphy,LSG)即淋巴闪烁成像术。以 ^{99m}Tc 标记的大分子作为示踪剂,500μCi(18.5MBq)的 ^{99m}Tc 稀释成0.05ml,于指/趾蹼皮内注射形成皮丘,1分钟及10~30分钟后,用高分辨率的闪烁扫描摄相机(有着平行孔型准直器)扫描患者即可得到很清晰的核素示踪剂的转运路径。大分子白蛋白首先进入初始的淋巴管,接着是淋巴集合管、局部淋巴结,这些在闪烁扫描图上都有显示。几小时后,肢体远端的核素示踪剂大部分已经清除,注射部位残留的放射性药物以及热结节将在24小时内降至无法检测到的水平。相对于传统的淋巴造影术,LSG可以显示淋巴系统的大量异常,图像质量也较高,并且核素技术相对简单、安全、可靠,可以重复进行。因此可能在一定范围内取代传统的碘油淋巴造影术。核素淋巴造影术的最大优势是可以与分子生物学的进展相结合,分子核医学为其主要发展方向,不足之处是图像空间分辨率不高,而且图像的质量以及前哨淋巴结的放射活性获得最佳值取决于放射性示踪剂的配制、注射技术、相机的能量设置以及在检测部位的操作方法,还有在患者身体上做标记或画轮廓图的技术等。

3. PET几乎是目前最精确的用于探查早期复发的技术　目前已发现,FDG-PET检测腹部淋巴结区域比CT效果好。研究显示,FDG-r对子宫体癌患者术前行转移淋巴结的探测敏感性为中等,因此,不能取代淋巴结切除术,但对那些还没有施行或者不能施行淋巴结切除术的患者是有帮助的。对于进展期宫颈癌,CT对其主动脉旁淋巴结转移的敏感性比较低,而PET则有85.7%的敏感性,94.4%的特异性和92%的精确性。当腹部CT发现为阴性时,FDG-PET能精确探测到主动脉旁淋巴结的转移。PET对探测转移淋巴结直径的最小值还不确定,但已有用PET探测到的恶性淋巴结经病理检查证实为小于5mm。PET在区别转移性还是反应性的淋巴结方面有局限,因为反应性结节也和周围正常组织一样表现出了较高的糖代谢。PET/CT融合图像为二者优点的完美结合,能够提供可靠的解剖图像和代谢信息;但PET示踪剂及检查费用昂贵,短期内难以普及。

4. 磁共振淋巴造影术　磁共振淋巴造影术(MRI lymphography,MRLG)是区别转移淋巴结良恶性的很有发展前途的显像模式,它为提供淋巴结形态与功能的信息提供了新的途径。既避免由于微肿瘤侵犯所致的分期不足,也避免因肿瘤周围炎而造成的分期过度。目前其使用的对比剂之一是超微粒超顺磁性三氧化二铁(USPIO)颗粒,它在定性肿瘤患者淋巴结时具有高度的敏感性和特异性。还有一种对比剂野百合碱三氧化二铁超微粒也是在静脉注射后聚集在巨噬细胞里,因而在 T_2 加权的MRI成像时这些对比剂会使正常淋巴结信号丢失;这种选择性的增强使正常和肿瘤相关的淋巴结有了一定程度的区别,尤其是在盆腔。另外一种选择性更强的对比剂是钆喷酸葡胺,是一种细胞外顺磁性试剂,皮下注射后引流到局部淋巴结,此对比剂可作为阳性增强剂用于 MRI 淋巴造影。研究表明,间质的 MS-325 增强的 MRI 淋巴造影很有发展前途,因为这项技术不仅能显示整个淋巴系统,而且能区别正常淋巴结和被肿瘤浸润的淋巴结,它使得小于 3mm 的转移也能被探测到。

磁共振扫描有着极高的组织分辨率,特别在增强造影显像方面的独特优势,能直接对病变淋巴结进行多方向、多平面成像。国内学者通过以往的动物实验证实,皮下注射小分子水溶性磁共振对比剂进行间质磁共振淋巴造影可以很好地显示引流区域淋巴结的解剖形态和功能。并在此基础上,对正常人体盆腔淋巴系统进行磁共振淋巴造影研究,通过下肢足背及外阴皮下注射小分子水溶性磁共振对比剂进行间质磁共振淋巴造影可以很好地显示盆腔淋巴结的解剖形态和功能,方法简便易行、安全可靠。尤其他们根据盆腔各组淋巴结收集引流范围,添加了外阴部注射途径,增加了闭孔淋巴结显示概率,而外阴部是闭孔淋巴结的淋巴收集范围,闭孔淋巴结是宫颈癌、前列腺癌等盆腔肿瘤最主要的前哨淋巴结,对其显示有着重要的临床价值。应用磁共振造影剂进行磁共振间质淋巴造影可以提供分辨率高(毫米级)、显示范围广、有解剖背景对照的区域淋巴结、淋巴管三维立体图像,为敏感而特异性的诊断淋巴结病变带来新的希望。

5. 淋巴结构图 高强度的放射性治疗需要对受累淋巴结的体积大小有较准确的测量,文献报道第 1 次提出在 LG 辅助下,三维淋巴结构图已用于结节的临床靶体积的指导。这个发现可以辅助放射肿瘤医生正确决定淋巴结的靶体积以选择适当的放射治疗强度。

探测肿瘤转移的淋巴结仍是肿瘤影像学一个极具挑战性的课题,需要了解淋巴结的部位、形状、大小、轮廓、内部结构、淋巴管以及代谢情况等。盆腔淋巴造影术对妇科恶性肿瘤淋巴结转移的诊断是有价值的,淋巴造影结果可以作为估计淋巴结转移及制订治疗计划的依据,盆腔淋巴造影术不需要昂贵的大型检查设备,适合基础医院应用。但盆腔淋巴造影术尚有一定的局限性,特别是对妇科恶性肿瘤早期病例,因淋巴结转移处于早期而假阴性较高,阴性结果尚不能完全排除淋巴结转移的可能。由于直接淋巴管造影术操作技术复杂,所注射的 X 线碘油造影剂可能产生肺、脑和肾动脉栓塞及其他并发症,使其临床应用受到很大限制。随着水溶性非离子造影剂的诞生和发展及影像检查技术的不断进步,CT、MRI 等断层影像检查的应用普及,传统淋巴造影术的应用越来越少。

二、盆腔动脉造影

盆腔动脉造影是将血管造影剂注入盆腔动脉后再做 X 线摄片检查,根据血管形态、位置、数目等,观察目标的异常显影,对病灶进行定位、测量和良恶性鉴别。根据需要可将导管插入髂内动脉或子宫动脉,如疑有远处转移,亦可同时将导管插入其他脏器的营养血管,如肝动脉及肺动脉等。如发现出血病灶,亦可经导管进行介入性治疗如注入栓塞剂以控制肿瘤出血,并可通过将导管保留于病灶营养血管内,局部灌注化疗药物。盆腔动脉造影术是滋养细胞肿瘤诊治中一项十分重要的技术手段,也是其他妇科恶性肿瘤如宫颈癌、子宫内膜癌及卵巢癌的辅助诊断措施,同时对肿瘤破裂出血及动静脉瘘的诊断有特殊价值。

(一)盆腔动脉造影的理论基础

盆腔动脉主要为髂内动脉、骶正中动脉、直肠上动脉和卵巢动脉。其中髂内动脉是盆腔脏器主要供血来源。子宫动脉是其重要分支,由髂内动脉前干发出,到达子宫外侧缘后,于阴道子宫颈部分为上行支和下行支两支:上行支较粗,沿子宫侧缘纡曲上行,至子宫角处又分为子宫底支、输卵管支及卵巢支;下行支较细,分布于子宫颈及阴道上部。子宫动脉的第二级分支进入子宫壁后再分支于肌层的血管层,后者再发出分支垂直进入子宫内膜并弯曲呈螺旋状称螺旋动脉。肿瘤血管系统包括从宿主血管网吸收的血管和瘤细胞刺激发生而来的新生血管。一般认为肿瘤周边的血管来自以前存在的宿主血管,位于中心的血管为瘤细胞刺激血管发生而来,肿瘤的分隔和乳头状突起的血管代表特殊的肿瘤内分布。Maly 报道几乎所有恶性肿瘤均发现血管,良性肿瘤仅 2/3 存在血管。根据肿瘤血管分布的特征应用数字减影血管造影(digital substraction angiography,DSA)技术,可以帮助了解良、恶性肿瘤的供血情况,指导介入治疗。

(二)盆腔动脉造影的方法

目前国内外盆腔血管造影术均采用 Seldinger 经皮穿刺导管法:在局麻下将套管针刺入股动脉,再通过套针置入导丝,再沿导丝拔出套针后置入导管,在 X 线监视造影剂指引下,操纵导管插入所需动脉,进行造影诊断与治疗。

1. 适应证及禁忌证

适应证:①诊断:用于滋养细胞肿瘤、盆腔动静脉瘘的诊断,对子宫肿瘤与附件包块的鉴别诊断也有一定价值;②治疗:用于妇产科出血性疾病的止血治疗,恶性肿瘤的动脉灌注化疗/栓塞术,滋养细胞肿瘤的治疗及子宫肌瘤、子宫腺肌病等良性肿瘤的栓塞治疗。

禁忌证:①凡有心、肝、肾功能不全,慢性消耗性疾病,盆腔炎急性发作者;②碘过敏者;③有凝血功能障碍者、出血性疾病或有出血倾向者,血小板计数 $<50 \times 10^9/L$;④抗凝治疗中的患者;⑤穿刺处感染或发热者。

2. 材料准备 包括手术设备、造影剂及穿刺设备。

(1)手术设备:包括 DSA 成像系统、高压注射器、X 线防护设备及必要的监护和抢救设备等。

(2)造影剂(contrast media):有离子型及非离子型造影剂两大类。离子型造影剂如 76% 的泛影葡胺,非离子型造影剂如碘普罗胺等。

3. 穿刺设备 包括穿刺套装(血管鞘组)、导管及导丝等,多使用一次性器械。

穿刺套装内包括相配套的刀片、穿刺针、短导丝、血管扩张器、血管鞘等,具有不同的型号。导管是选择性或超选择性动脉造影、灌注治疗设备的主体。目前常用的导管端部,可根据不同的需要,靶血管的形态、角度,弯成不同的曲度。常用的导管有强力导管、猪尾状导管、单曲导管及双曲导管等,常用导管外径为5.0F。导丝可引导导管进入血管,又可在选择和超选择性插管中起重要作用。常用导丝的直径为0.035in或0.038in,与所使用导管的内径相匹配,由医用不锈钢或钛合金制成。

4. 其他物品 肝素、生理盐水、2%利多卡因、急救药品如抗过敏药,激素类药品,有条件可准备麻醉机及除颤仪。

5. 术前准备 ①术前向患者及家属说明检查目的、操作过程,消除恐惧心理。术前停用抗凝剂。②术前1日少渣饮食,对情绪紧张者手术当天适当给予镇静剂。术前4~6小时禁食固体食物。③造影前应了解患者既往疾病史,完善术前常规检查检验项目,如胸部X线检查、心电图、血常规、肝肾功能及凝血功能等。④询问有无碘过敏史。并做碘过敏试验(口服或皮内注射碘溶液),如有过敏反应则不宜做造影术。

6. 操作步骤 患者取平卧位,以碘酒、75%乙醇或0.5%聚维酮碘消毒液消毒股部及下腹部皮肤。选择搏动好的一侧动脉做穿刺,局部皮肤消毒铺巾后,局麻。麻醉既可镇静,又可防止血管痉挛。股动脉穿刺点多选在腹股沟韧带下两横指处,切开皮肤切口约2mm,将穿刺针插入股动脉,再插入导丝约20cm,将导管沿导丝放入并沿导丝向前推进,进入血管,拔出导丝,将导管推至靶血管。整个过程应在X线电视监视下进行,插管过程中可于导管内注入少量造影剂,使其于透视下易于见到。插管到位后,连接高压注射器,以10ml/s的速度注入20~30ml造影剂。进行自动快速摄片造影或数字减影血管造影(DSA),以每秒1张摄片,或每秒2帧录像,共5~8秒。造影结束可将导管退出,压迫动脉穿刺处至少10分钟,再加压包扎24小时解除。术后卧床12小时,腿伸直,并注意局部有无异常。如需进行介入性治疗,则于造影后注入药物,或保留导管进行化疗。

7. 结果判定

(1)正常盆腔动脉造影:正常盆腔动脉造影可见子宫动脉自髂内动脉前干发出后,迂曲走向内下,在骶髂关节外侧,分出较粗的两侧纡曲升支于盆腔中央形成一倒置的"梯形"影。依据造影剂的显影时间分为3期,①动脉期:造影剂注入1~3秒后,子宫动脉全部显影。②微血管期:2~3秒后,子宫肌壁弓状动脉显影,3~5秒时肌壁毛细血管网显影。③静脉期:5~7秒时造影剂进入静脉,静脉开始显影,大约7秒后,造影剂全部从子宫或盆腔消失。一般情况下,3个时期有规律地出现,如有变化,说明子宫内有异常。

(2)盆腔肿瘤性病变血管造影特征表现,①动脉期:出现血管移位、变形、扭曲、扩张及大量异常新生血管团(肿瘤

染色)。②微血管期:血管基底膜不完整,外周间隙大,通透性高。③静脉期:出现造影剂潴留及动静脉瘘等异常显像。5秒内即出现静脉显影,若除外外伤、手术,则为肿瘤转移。

(三)常见并发症及防治

1. 穿刺和插管的并发症 ①血肿和出血:发生率为0.29%,操作当时出现的血肿可先原位压迫止血,操作完毕后视血肿的具体情况将积血从皮肤切口处挤出。巨大血肿者可在血肿内注射透明质酸1500u,有利于吸收,必要时切开清除血肿。②血管痉挛:可影响插管,导致远端组织缺血,也可出现继发血管内血栓,严重者使手术中止或失败。发现血管痉挛时应立即停止操作,经导管在血管痉挛的局部缓慢注入2%利多卡因5ml或罂粟碱30mg的稀释液,待血管完全恢复正常形态后才能继续手术。③血管损伤:轻微者可在熟练的插管技术下尝试继续完成操作,严重者出现血管破裂,必要时可行血管栓塞或外科手术修补。④血栓形成和栓塞:常可造成非靶器官组织及肢体的缺血性坏死,治疗方案包括溶栓治疗、切开取栓等,对于陈旧性血栓或部分不全血栓,如患者一般情况良好,可暂时不治疗,予以观察。

2. 发热 动脉插管后常有发热,一般2~3天可恢复正常。如体温>38℃且持续时间过长应考虑有继发感染。

3. 疼痛 股动脉穿刺及导管的刺激,可引起动脉痉挛,出现轻微的局部及下肢疼痛,可给予镇痛剂,多可逐渐消失。

4. 造影剂引起的不良反应及并发症 造影剂引起的不良反应主要是过敏反应,目前所用的造影剂多为非离子型造影剂,如碘普罗胺等,目前的药品说明书中无碘过敏试验的明确要求,且碘过敏试验的假阴性及假阳性率均很高,国外多数学者均已不主张做此试验。造影室应有急救设备及抢救能力,过敏反应的抢救措施包括以下几点:①任何反应出现应及时肌内或静脉注射地塞米松10~20mg;②喉头水肿及支气管痉挛时采用肾上腺素1mg皮下注射,异丙嗪25mg肌内注射,氨茶碱250mg加入10%葡萄糖20ml中静脉注射;③出现休克时可用去甲肾上腺素1mg静脉注射。造影剂有一定的毒性,可损害心、脑、肾等器官且与剂量相关,因此应限制造影剂用量,尤其对肾功能不全等高危患者更要谨慎。

(四)妇科肿瘤的盆腔动脉造影诊断

肿瘤的生长和转移依赖持续性的血管生成,这些新生血管引起血容积、灌注量及毛细血管通透性的改变,构成了妇科肿瘤异常成像的基础。目前临床中,多采用增强螺旋CT和/或MRI灌注成像、超声或造影剂增强超声来反映肿瘤组织的血管灌注情况,其采集往往为某时间段内的静态断层图像。血管介入放射性盆腔动脉造影较少单独用于妇科肿瘤的诊断,它可以持续、动态、全景观察肿瘤血管灌注情况,有助于肿瘤良恶性的诊断,有助于判断病灶大小,甚至临床期别,而且为随后肿瘤栓塞、灌注化疗、手术切除及术后疗效评价等提供客观依据。盆腔动脉造影显示肿瘤血管和肿

瘤染色的征象变化是诊断妇科肿瘤、判断疗效和预后最直接和客观的指标。

1. 盆腔动脉造影在诊断恶性滋养细胞肿瘤方面的应用 盆腔动脉造影术(pelvic angiography,PAG)诊断滋养细胞肿瘤国外始于 20 世纪 50 年代,国内 60 年代已有报道。滋养细胞肿瘤盆腔动脉造影可清楚地了解病灶部位及侵蚀程度,不仅有利于疾病的早期诊断,而且对判断化疗效果及预测病变转归均有十分重要的价值。

葡萄胎的盆腔子宫动脉造影可表现为:①子宫动脉增粗,血运增快;②子宫腔内不规则造影剂滞留在血窦或绒毛间隙,可见圆形或类圆形充盈缺损;③静脉期提前显影。④病变不侵及子宫肌层。

侵蚀性葡萄胎与绒毛膜癌的造影则可表现为:①子宫动脉扩张大于 2.5mm,扭曲,子宫肌壁血管丰富,病灶部位出现多血管区;②子宫肌层动静脉瘘出现;③出现"肿瘤湖"征象;④出现肿瘤着色区,造影剂呈头发团样潴留;⑤卵巢静脉扩张;⑥无论是侵蚀性葡萄胎,还是绒毛膜癌患者,如病变向外扩展而形成子宫旁转移时,则可见在子宫范围外有多血管区或血窦造成的子宫旁转移灶阴影;⑦多血管区中心出现无血管区;⑧有蜂窝状影出现。

PAG 用于诊断恶性滋养细胞肿瘤的价值曾得到国内外很多学者的认可。随着影像学技术的不断发展,超声已广泛地应用于滋养细胞疾病子宫病灶的诊断,PAG 是一种有创的检查手段,而超声与之相比具有无创、可重复性高等优点,目前临床上对恶性滋养细胞肿瘤的 PAG 检查已基本为超声检查所替代,主要用于治疗。有学者借助盆腔动脉造影(PAG)对 6 例侵蚀性葡萄胎化疗效果及预后进行判断,造影显示出子宫动脉走行清晰。壁间动脉及血管网均匀,5 例患者未见异常血管团,表明化疗后病情稳定。日后继续随诊观察,其中 2 例无子女渴望保留子宫者均如愿。1 例患者显示肌壁间动脉血管网紊乱,形成小糊状血管团,说明化疗后病情不稳定行子宫全切术,术中见病灶出血坏死。盆腔动脉造影对侵蚀性葡萄胎患者化疗后病情预测也有一定的指导意义,这是 B 超和 CT 所不能替代的。

2. 子宫肌瘤、子宫腺肌病盆腔动脉造影 子宫肌瘤的血供来源于子宫动脉,并形成不同大小的双重血供网。外层血供造影显示血管较为粗大,交织成网状。内层血供在 DSA 影像学上表现为致密、细小的血管丛。子宫肌瘤动脉造影显示子宫动脉增粗扭曲,弧形推压移位,肿瘤血管丰富,造影染色浓密,瘤体边界清楚、光整,多呈圆形和类圆形。子宫肌瘤与恶性肉瘤的鉴别主要是肌瘤血管造影形态相对规则,有完整的边界和特定的形态。

子宫腺肌病动脉造影可见病灶血管网与子宫肌瘤明显不同,外层血管网相对细小,无粗大的血管架;内层血管网致密,血管丰富。

近年来子宫动脉栓塞术(uterine artery embolization,UAE)治疗子宫肌瘤及子宫腺肌病作为一种可替代手术的微创治疗方法日益受到重视。UAE 对子宫肌瘤引起的月经过多、肌瘤压迫症状的改善疗效可达 89% 和 96%,1 年后子宫中位体积缩小达 48%~55%,而 UAE 的术后病率只有 1%~7%。除对子宫腺肌病引起的月经过多症状有效外,UAE 对痛经症状的改善疗效约 70%~90%。子宫动脉造影是子宫动脉栓塞术的基础,有助于术前评价病灶的大小、血管结构、供血方式和子宫动脉卵巢支走行,为子宫动脉栓塞术的方式和栓塞程度提供依据。

子宫肌瘤及子宫腺肌病盆腔动脉造影术通常采用经皮右侧股动脉穿刺导丝引导插管子宫动脉造影法,为了降低操作难度,减少辐射暴露时间,一些研究报道采用经皮双侧股动脉穿刺的方法行子宫动脉造影和栓塞,取得较好效果。

3. 妇科其他恶性肿瘤 如宫颈癌、子宫内膜癌、卵巢癌是否有子宫旁转移可通过盆腔动脉造影,了解子宫旁的血管情况,如子宫旁有多血管区或成团的阴影,则有助于诊断。如疑肿瘤有远处转移,亦可同时进行其他脏器的供血动脉造影,如肝动脉、肺动脉造影,了解转移灶的情况。

4. 卵巢动脉造影在妇科肿瘤诊断中的应用 刘凤永等的研究结果显示卵巢动脉可参与包括妇科肿瘤在内的多种盆腔肿瘤和出血性疾病的供血,出现率达 35.8%。以下情况出现率较高:①髂内动脉造影显示一侧或两侧子宫动脉缺如、发育不良;②与孕产相关的子宫出血性疾病,如胎盘位置异常、异位妊娠、葡萄胎等;③既往有盆腔或妇产科手术史,特别是做髂内或子宫动脉结扎术后;④子宫动脉栓塞术后;⑤位于子宫底部的子宫肌瘤;⑥来源于盆腔结构的任何肿瘤,尤其是盆腔肿瘤巨大、浸润范围广泛者。异常卵巢动脉的血管造影表现主要有:①参与供血的管径增粗、迂曲,直径 >1.2mm(93.7%)。②肿瘤血管和肿瘤染色,出现率为 68.3%,见于子宫肌瘤和盆腔恶性肿瘤。③造影剂外溢,出现率为 19.0%,见于急性活动性出血性病变。

(五)盆腔动脉造影在妇科肿瘤动脉栓塞治疗中的作用

动脉栓塞技术在妇科恶性肿瘤治疗中主要用于:①控制肿瘤破裂出血;②阻断肿瘤血运,导致肿瘤坏死,体积缩小,利于切净,并可减少术时出血;③栓塞剂含有抗癌物质,起缓释药物的作用;④术前栓塞。回流静脉中若有瘤栓,可避免术中扩散。动脉栓塞技术成功地应用于恶性滋养细胞肿瘤、子宫穿孔、阴道转移瘤、子宫旁转移瘤及肝转移瘤破裂并发腹腔内出血患者并得以控制,达到止血目的,使患者获得进一步化疗的机会,降低因内出血死亡的发生率。

所有的动脉栓塞治疗肿瘤破裂出血或阻断肿瘤血运致肿瘤坏死,动脉灌注化疗治疗各种妇科肿瘤,均先进行盆腔动脉造影,确定出血部位或肿瘤的供血动脉,以进行栓塞或插管至供血动脉进行灌注化疗。目前用于妇产科诊疗的选择性动脉造影包括髂总动脉、髂内动脉、子宫动脉、卵巢动脉、肠系膜下动脉、髂外动脉造影等。

作为一项影像学诊断技术，盆腔动脉造影曾是妇科肿瘤诊断的主要手段之一，由于 B 超、CT、MRI 等无创检查方法的普及，单纯以诊断为目的的盆腔血管造影逐渐减少，但盆腔血管造影对于鉴别病变的性质、观察疗效和了解病变范围仍有帮助。通过血管造影了解肿瘤血供及血管走行，可选择性地进行药物灌注和栓塞治疗，因此盆腔血管造影在妇科肿瘤的诊疗中仍具有重要意义。

（陈春林）

第七节　妇科肿瘤的分子诊断学

肿瘤的早期诊断及治疗对于患者的预后具有重要影响。分子诊断学以分子生物理论为基础，利用分子生物学的技术和方法为疾病的诊断、预防、治疗及转归提供分析信息及依据。分子诊断涉及分子生物学、遗传学、基因组学及蛋白质组学等多个学科。目前分子杂交技术、链反应技术和生物工程技术构成了分子生物学研究的主要技术，在此基础之上研究妇科肿瘤发生发展的分子机制，通过发现肿瘤分子标志物，对肿瘤发生的风险、肿瘤的早期诊断及预后进行评估。近年来，随着分子技术的不断进步，妇科肿瘤已经进入了精准医疗时代。

一、基因组学在妇科肿瘤诊断和治疗中的应用

（一）概述

美国科学家 Thomas Roderick 首先提出了基因组学（genomics）的概念，是对所有基因进行基因组做图（包括物理图谱、遗传图谱、转录图谱、序列图谱）、核苷酸序列分析、基因定位和基因功能分析的一门科学，包括结构基因组学、功能基因组学和比较基因组学。人类基因组包括细胞核基因组（3 200Mb）和线粒体基因组（16.6Kb），由 30 亿个碱基对组成，结构基因为 2 万~2.5 万，编码的蛋白质达到 10 万个，目前所说的人类基因组是指人类细胞核基因组。1990 年美国首先启动人类基因组计划（human genomic project，HGP），由多个国家共同参与。人类基因组计划的基本任务包括：遗传图谱的绘制、物理图谱的绘制、序列图谱的绘制及基因图谱的绘制。2003 年 4 月国际协作组织宣布 HGP 阶段性顺利完成，标志着基因组研究从结构基因组学进入了功能基因组学的研究阶段。2005 年美国国家癌症研究所（National Cancer Institute，NCI）和美国国家人类基因组研究所（National Human Genome Research Institute，NHGRI）联合开展癌症基因组图谱计划（TCGA），通过基因组分析技术，采用大规模的基因组测序，绘制人类全部癌症基因组变异图谱，进一步进行系统性分析，查找所有致癌和抑癌基因的微小变异，探讨癌细胞的发生、发展机制，据此研究肿瘤的预防、诊断和治疗策略。

（二）在妇科肿瘤诊断及治疗中的应用

人类基因组的结构特点包括：假基因、甲基化及 CpG 岛。基因组中某些区域 CpG 比较聚集，如基因的启动子，约占基因组的 1%；基因组甲基化水平降低可导致染色体的不稳定；CpG 位点甲基化异常可作为肿瘤恶变的生物学指标，通过定量分析肿瘤组织中抑制基因启动子的甲基化状态，可以评估肿瘤发生的风险、肿瘤的早期诊断及进行预后的评估。*BRCA1/2* 是重要的抑癌基因，卵巢癌中常见的 *BRCA1* 启动子甲基化，甲基化将导致对应的基因表达下调；据报道，约 10%~20% 的高级别浆液性卵巢癌中存在 *BRCA1* 启动子高甲基化、与 *BRCA1/2* 突变相互排斥；Patch 等的一项关于化疗耐药的卵巢癌全基因组特征研究发现，*BRCA1* 启动子甲基化逆转是铂耐药的机制之一。目前，*BRCA1/RAD51C* 甲基化检测已用于分析卵巢癌在同源重组修复缺陷（homologous recombination deficiency，HRD）的状态，多个国内的指南均据此指导卵巢癌临床靶向药物的选择和预后的判断。Hesselink 和 Bierkens 等的研究发现，高危型 HPV 阳性感染者的子宫颈刮片细胞中的 *CADM1* 和 *MAL* 启动子甲基化水平与子宫颈病变的程度和持续时间相关，且在宫颈癌中甲基化水平显著升高；Romy 等的研究中，使用多重定量甲基化特异性 PCR 方法也提示宫颈病变组织中 *CADM1/MAL* 甲基化水平与病变程度具有良好的一致性（78%），正常子宫颈组织中阳性检出率为 5.5%，CINⅢ 为 63.3%，宫颈癌为 100%。Ryan 等的一项荟萃分析结果显示，约 3% 的子宫内膜癌患者与 Lynch 综合征有关。目前 NCCN 指南推荐对子宫内膜癌患者进行 Lynch 综合征的筛查，通过基于错配修复（MMR）蛋白免疫组织化学分析，对 MLH1 阴性者进行 *MLH1* 甲基化分析，以排除可能的散发病例；Pasanen 等的一项研究，821 例子宫内膜癌进行 MMR 免疫组织化学，MLH1/PMS2 阴性者进行 *MLH1* 启动子甲基化检测，对诊断为 *MLH1* 突变携带者的年龄分布研究，提示以 65 岁作为选择性检测的截止年龄将减少 70.7% 的工作量、提高筛查的成本效益。

（三）后基因组的应用前景

2003 年 HGP 阶段性顺利完成，功能基因组学又被称为后基因组学，是利用结构基因组学提供的生物体遗传图谱、

物理图谱、转录图谱和序列图谱信息,进行基因克隆、基因功能和基因相互作用的研究,包括:病理基因组学、生殖基因组学、药物基因组学等。人类后基因组研究中遗传差异性研究、HapMap、ENCODE 和 TCGA 癌症基因图谱绘制 4 个课题与人类疾病相关。目前认为人类基因为 3 万个,编码 10 万个左右的蛋白质。进一步了解基因在生理和病理情况下的作用,利用基因表达异常进行疾病的诊断和治疗。基因芯片技术作为一种高通量分子诊断技术,反映组织细胞基因表达的丰度,可用于妇科恶性肿瘤的易患性评估、耐药基因分析、化疗药物反应性评估及靶向药物的选择评价。2013 年 TCGA 基于阵列和高通量测序的技术对子宫内膜癌进行了多组学分析,揭示了子宫内膜癌的分子遗传图谱,该结果提出将子宫内膜癌分为 4 种分子亚型:*POLE* 超突变型(ultramutated)、微卫星不稳定型(microsatell iteinstability,MSI)/高突变型、低拷贝数型(copynumber low)/微卫星稳定型(microsatellite stable,MSS)、高拷贝数型(copy number high),以利于患者预后和复发风险的评估。4 种分型中 *POLE* 超突变型预后最好,高拷贝数型预后最差。子宫内膜癌的分子分型突破了常规的组织学分型,尤其对于需要保留生育功能的患者临床治疗方案的选择具有重要的指导意义。

二、蛋白质组学在妇科肿瘤诊断及治疗中的应用

(一) 概述

蛋白质组学(proteomics)是对特定的时间和环境下表达的群体蛋白质进行表达模式、作用模式、调节调控、功能机制及蛋白质群体内的相互作用进行研究,从整体的角度分析细胞动态变化的蛋白质组成、表达及修饰,从机体或细胞的蛋白质整体活动来分析生命活动规律,其研究包括 2 个方面:蛋白质表达模式和蛋白质功能模式。对蛋白质结构和功能的研究对于阐明机体生理或病理的变化机制尤为重要。2001 年 6 月成立的国际人类蛋白质组研究组织(Human Proteome Organization,HUPO),提出人类蛋白质组计划(Human Proteome Project,HPP),2004 年人类蛋白质组计划正式启动。美国国立卫生研究院投资 2 亿美元资助 4 个研究中心解析蛋白质结构。2002 年美国投入 3.5 亿美元启动了"从基因组到生命"的五年计划,2006 年美国批准了 1.19 亿美元进行蛋白质特性、分子复合体成像、蛋白质组和系统生物学研究。在恶性肿瘤如白血病、结肠癌、膀胱癌、肺癌、肾癌等中发现了一些肿瘤相关蛋白,为肿瘤的诊断、靶向治疗、化疗药物选择等方面提供了重要依据。中国人类蛋白质组计划(Chinese Human Proteome Project,CNHPP)于 2014 年 6 月启动实施,目的在于揭示人体蛋白质组成及其调控规律,为提高重大疾病防诊治水平提供有效手段。

(二) 蛋白质组学在恶性肿瘤中的应用

肿瘤蛋白质组学是对正常组织与疾病组织之间差异表达蛋白质进行鉴定和定量分析,研究肿瘤发生、发展的过程和规律的学科。主要有 4 种研究方向:

1. 表达蛋白质组学 分析肿瘤组织或细胞内尽可能多乃至接近所有的蛋白质,建立其蛋白质表达谱及蛋白质数据库。

2. 比较蛋白质组学 比较肿瘤组织或细胞与正常组织或细胞表达数量、水平和修饰状态上的差异,或肿瘤不同阶段组织中蛋白质差异。Lin 等利用蛋白质芯片技术和 SELDI-TOF-MS 技术比较 35 例早期巢癌患者及 30 例对照组血浆蛋白质特征,发现与对照组相比早期卵巢癌患者血浆中有 4 个特异性血浆蛋白峰,同时与对照组相比早期卵巢癌患者血浆中另有 2 个蛋白质峰,统计分析显示该差异蛋白表达对于早期卵巢癌诊断的敏感度达到 90.0%~96.3%,特异度 100% 为蛋白质组学在未来卵巢癌早期诊断的应用提供了试验依据。

3. 血清蛋白质组学 主要目的是寻找肿瘤特异的相关抗原,通过抗原分析为肿瘤的早期诊断、预后随访等提供依据。

4. 功能蛋白质组学 主要对肿瘤的磷酸化蛋白质组、肿瘤细胞内蛋白质与蛋白质之间相互作用的研究。在肿瘤的发生发展过程中,相关基因会出现高表达或低表达的不同状态,蛋白质表达谱的异常,可准确地反映出这 2 种类型基因表达的异常。Jennifer 等针对顺铂敏感细胞系 IGOV-1 和耐药细胞系 IGOV-1/CP 的研究结果表明耐药细胞系细胞识别分子、S-100 蛋白家族成员、结合黏附分子 Claudin4 等表达增高,敏感细胞系肝细胞生长因子抑制剂和程序化细胞死亡蛋白异常表达增高,为肿瘤的靶向治疗、抗肿瘤新药的开发和利用提供理论依据。蛋白质组技术比较正常及病变标本中蛋白质种类和数量的变化,研究控制肿瘤进程的关键分子,为肿瘤的早期诊断、靶向药物的研究带来新途径;同时研究某些化合物对异常基因表达谱的干预作用,为今后开发抗肿瘤的新药提供理论依据。

蛋白质芯片与质谱技术结合产生的表面增强激光解析离子化-飞行时间-质谱技术(SELDI-TOF-MS)专利主要由美国某应用生物系统公司拥有,操作简单、高效、快速、准确;液相蛋白质芯片系统以 xMAP(flexible multi-analyte profiling)技术为基础,可对微量级的样品同时进行多种检测、操作简便、耗时短、通量大、蛋白质纯化分析一次完成;Sensorchip 系统主要用于研究蛋白质的相互作用;我国研究了一种光学蛋白质芯片技术平台,通过芯片载体表面格式化、表面改性和配基固定形成多元生物活性感应表面,借助蛋白质的特异结合和高分辨率的生物光学显微成像技术达到识别和检测的目的。

2002 年 SELDI 技术发明以来发展迅速,能快速进行蛋

白质的分析鉴定,在肿瘤标志物分析中应用逐渐深入,已成为肿瘤特征蛋白质表达图谱研究与诊断的工具,对结直肠癌、乳腺癌、肝癌、卵巢癌、膀胱癌、肾癌、宫颈癌等临床诊断研究取得了可喜的成绩。Petricoin 等运用 SELDI 疏水性蛋白芯片技术对 50 例卵巢癌及 50 例对照组血清进行分析,发现 5 个蛋白峰的变化,其中 4 个蛋白峰在卵巢癌患者中高表达,通过该蛋白质组模型进行 116 例患者的盲筛,对卵巢癌诊断的敏感性 100%、特异性 95%、阳性预测值 94%。Zhang 等对 503 份血清样本进行盲筛和交叉验证,发现 3 种对早期卵巢癌有意义的生物标记物分别为载脂蛋白 A、剪切型甲状腺素转运蛋白、α-胰蛋白酶间抑制物重链 H4 的一个剪切片段,3 种标记物与 CA125 联合检测的敏感性 95%、特异性 97%。Yang 等用 SELDI 芯片技术在子宫内膜癌患者血清中筛查到多种肿瘤标记物,较为特异的是 chaperonin 10,经 Western-blot 和免疫组织化学染色证实,表明 chaperonin 10 的过表达对子宫内膜癌的早期诊断具有重要意义。

三、妇科肿瘤分子诊断技术

(一) 聚合酶链反应及逆转录 PCR

聚合酶链反应(polymerase chain reaction,PCR)是选择性体外扩增 DNA 或 RNA 的方法,包括变性、退火和延伸 3 个步骤,经 25~35 轮循环使 DNA 扩增 106 倍,该技术具有高度的灵敏度,但容易外源性污染出现假阳性。PCR 技术能有效地检测基因的突变,准确检测基因表达量,可据此进行肿瘤早期诊断、分型和预后判断。

逆转录 PCR(reverse transcriptase-PCR,RT-PCR)是以目的 mRNA 为模板逆转录合成 cDNA,再进行 PCR 扩增,能够从混合大量高丰度 mRNA 的样品中检测到少量低丰度 mRNA 的表达。

(二) Southern blot 杂交和 Northern blot 杂交

Southern blot 杂交通过标记过的互补 DNA 探针与经限制性内切核酸酶消化、凝胶电泳分离和转膜的 DNA 片段杂交,确认特定的 DNA 序列变化,灵敏度比较低,对样品 DNA 的质和量要求较高。

Northern blot 杂交通过标记过的互补序列 cDNA 或 RNA 探针与琼脂糖凝胶电泳分离后转移至硝酸纤维素膜的待测样品 RNA 杂交,分析 RNA 改变,提供更精确的 RNA 定量信息,但对于样品 RNA 的质和量的要求很高。

(三) 荧光原位杂交

用荧光标记的 DNA 探针直接在细胞的分裂象染色体和间期细胞核以及组织切片上进行杂交,可以将 DNA 异常原位显示和定量分析,随着共聚焦显微镜和图像分析程序的发展,该技术增加了石蜡包埋的组织样品在基因诊断中的应用价值。比较基因组杂交技术(CGH)是 1992 年由 Kallioniemin 发明并应用于检测细胞基因组变化的一种分子细胞遗传学方法,是荧光原位杂交(fluorescence in situ hybridization,FISH)技术的延伸与飞跃。Lambros 等应用 CGH 技术在卵巢癌细胞系中发现 4 号染色体或 4q 以及 18q 出现缺失,20 号或 20q 出现获得,而 4q 和 18q 发生同时缺失,其变化可能导致卵巢癌的发生发展。Amant 等用 FISH 技术检测到子宫内膜癌患者内膜组织中异常的染色体 46,XX,t(X;17)(p11:q23)。

(四) 免疫印迹分析

将细胞或组织样品中提取的蛋白质应用聚丙烯酰胺凝胶电泳区分,并转移至固相支持物,将特异性抗体作为探针,对靶物质进行检测,可检测到低至 5ng 中等大小的靶蛋白,主要缺点在于需要大量的组织样品。

(五) 基因芯片技术

将大量寡核苷酸分子固定于支持物上,与标记的样品进行杂交,通过检测杂交信号的强弱判断样品中靶分子的数量,基因芯片具有微型化、集约化和标准化的特点,已广泛应用于肿瘤分子研究的诸多方面。Mok 等利用基因芯片技术发现,与正常对照组相比,Prostasin 在卵巢癌组织中的表达上调,且具有统计学意义,通过血清中 Prostasin 和 CA125 联合测定对卵巢癌诊断的敏感性达到 92%,特异性达到 94%。Zhu 等通过寡核苷酸基因芯片对正常子宫颈和宫颈癌组织凋亡基因进行分析,发现存在上千个差异基因,其中 BCL2、BCLXL 和细胞凋亡抑制蛋白 1 等基因在晚期宫颈癌组织中较早期宫颈癌表达显著上调,提示 BCL2、BCLXL 和细胞凋亡抑制蛋白 1 与宫颈癌的发生、发展密切相关,为其未来作为基因治疗的靶点提供了依据。近年来,HPV-DNA 基因芯片发展迅速,可以同时检测多种 HPV 亚型,为宫颈癌筛查提供了快速准确的检测技术。临床上,如 Affymetrix 公司开发的 p53 基因芯片等早已用于恶性肿瘤的早期诊断;近年来,随着对肿瘤认识的不断深入和技术的不断进步,多个公司开发的基因芯片广泛应用于临床,指导肿瘤的诊断、治疗及预后等工作。

(六) 蛋白质芯片

类似于基因芯片技术,将蛋白质点到固相物质上,与要检测的组织或细胞等进行抗体与抗原在空间构象上相互识别,再通过自动化仪器分析得出结果,具备高通量、高灵敏度、高准确性的优点,但芯片制作成本较高。Petricoin 等用蛋白质芯片(protein array)技术得到了卵巢癌特异性血清图谱并进行盲法检测,50 例卵巢癌患者均被检出,阳性率为 100%,其中 18 例为 I 期患者,蛋白质芯片技术对卵巢癌诊断的敏感度、特异性、阳性预测值分别为 100%、95%、94%。

(七) 基因测序技术

基因测序技术始于 1977 年由 Sanger 发明的 DNA 双脱氧链末端终止测序法,因准确率高而被认为是基因测序的"金标准",但成本高、通量低而限制了其在临床方面的应用。近年来,基因测序技术快速发展,第二代及第三代测序技术相继出现。第二代测序技术也称高通量测序(high-throughput sequencing,HTS)技术,或称"下一代测序技术(next-generation sequencing,NGS)",基本原理是将基因组分割成短片段,对短片段测序再进行拼接,相对于一代测序,实现了大规模平行测序,具有用时短、灵敏度高、通量高、经济等诸多优势,极大地推动了其在临床检测方面的应用,是目前临床应用最广的测序技术。第三代测序技术主要是以单分子测序及纳米孔测序为代表,如某公司开发的 MinION 纳米孔测序技术、PacBio 公司开发的 SMRT 测序技术等;无须进行核酸扩增,读长明显优于 NGS 技术,可在基因组水平辅助个体化医疗,是未来发展的主要技术方向。

目前研究认为,约 50% 的上皮性卵巢癌患者存在同源重组修复缺陷(homologous recombination deficiency,HRD),HRD 表现为对引起 DNA 断裂的铂类药物以及 PARP 抑制剂高度敏感,近年来随着多项 PARP 抑制剂临床研究结果的推出,国内外多个权威指南(ASCO、NCCN、CGCS 等)均推荐 PARP 抑制剂为上皮性卵巢癌维持治疗的重要药物之一,而 HRD 检测已成为上皮性卵巢癌维持治疗是否选择 PARP 抑制剂等靶向药物非常重要的检测指标。HRD 检测采用 NGS 方法,目前全球范围内仅 2 种 FDA 获批的 HRD 检测产品在大型多中心的上皮性卵巢癌 PARP 抑制剂临床研究中使用。随着对 BRCA1/2 突变研究的深入,其与遗传性乳腺癌/卵巢癌综合征的关系也逐渐清晰,Finch 等人的一项多中心研究纳入 8 000 余名女性,应用 DNA 直接测序技术筛选出 5 783 名存在 BRCA1 或 BRCA2 突变的女性进行前瞻性研究,结果发现预防性卵巢切除术确实可以使 BRCA1 或 BRCA2 突变携带者的癌症发生率及死亡率大幅度降低。2013 年子宫内膜癌分子分型首次被提出,近年来被逐步接受并列入各大指南,"子宫内膜癌分子检测中国专家共识(2021 年版)"中推荐采用高通量测序方法检测 POLE 基因突变、MSI 状态和 TP53 基因突变对子宫内膜癌进行分子分型,与传统的病理诊断相结合,能够更好地了解肿瘤的性质,精准地评估和个性化治疗。

四、妇科肿瘤分子诊断途径

(一) 肿瘤相关基因蛋白的测定

在分子水平上发现基因结构、功能的改变,基因产物的非正常表达均与肿瘤的发生密切相关。由肿瘤细胞分泌或是宿主对体内新生物反应而产生并进入体液或组织中的物质称为肿瘤标志物,如糖蛋白抗原 CA125、甲胎蛋白、癌胚抗原、HE4 等,血清中肿瘤标记物含量的测定可协助肿瘤的早期诊断。外泌体是直径为 30~150 nm、具有脂质双层膜结构的细胞外囊泡,主要经细胞膜内陷形成早期内体后,各种物质(包含一些转运蛋白、mRNA、miRNA、circRNA 等)分选至内体形成多泡体(multi-vesicular body,MVB),MVB 进一步与细胞膜融合释放内体至细胞外而形成。外泌体可被几乎所有类型的细胞在各种生理和病理条件下分泌至细胞外微环境中。近年来,外泌体及 RNA 在人类正常生理过程以及疾病中的重要作用越来越受到关注。Wang 等对 HPV16 阳性的宫颈鳞状细胞癌组织和正常子宫颈组织进行对照研究,发现了差异表达的 19 个 lncRNAs、99 个 circRNAs、28 个 miRNAs 和 304 个 mRNAs,并进一步探索了环状 RNA 可能发挥功能的 circRNA-miRNA 网络。Chen 等的研究发现,Circular RNA_CD Rlas 在卵巢癌组织中显著低表达,通过海绵样作用调控 mir-135b-5p,影响 HIF1AN 表达而促进了卵巢癌细胞的增殖。

(二) 肿瘤易感基因的测定

目前的研究认为,某些肿瘤的发生与患者携带的肿瘤易感基因有关,易感基因的检测对于高危人群的疾病筛查具有重要的临床意义。相关研究发现 BRCA1/2 胚系突变与肿瘤的遗传易感性相关,携带有 BRCA1/2 胚系致病性变异的女性中,乳腺癌发生风险提高 5 倍,卵巢癌发生风险提高 10~30 倍。流行病学资料显示,一般女性终身(至 70 岁时)罹患卵巢癌的累积风险为 1%~2%,携带 BRCA1 基因突变的女性终身患病累积风险为 59%,携带 BRCA2 基因突变的女性终身患病累积风险为 16.5%。

(三) DNA 甲基化的测定

DNA 甲基化是基因表达重要的调控方式,通过对基因的 DNA 甲基化直接干扰特异转录子与其识别的部位结合,参与胚胎发育的调节,调控不同发育阶段的相关基因表达,X 染色体特定基因、病毒 DNA、不利的重复序列、寄生序列的失活,细胞的分化、增殖、衰老调控,肿瘤细胞甲基化类型频繁变化,使肿瘤细胞增殖、浸润。研究认为甲基化与肿瘤的发生相关,如:抑癌基因的一个拷贝的突变和缺失,另一拷贝的甲基化失活,肿瘤细胞中 5-甲基胞嘧啶突变,癌基因去甲基化表达活跃。Wentzensen 等在 CINⅢ⁺ 患者中对 HPV18、HPV31 和 HPV45 进行全基因组焦磷酸测序,发现 E2、L1 和 L2 区域的 DNA 甲基化水平明显高于瞬时感染,提示人乳头瘤病毒甲基化可能作为鉴别转化感染率的潜在生物标志物。

(四) 端粒酶及其活性测定

研究发现大多数人体细胞中缺乏端粒酶,良性肿瘤及癌前病变中一般也缺乏端粒酶,恶性肿瘤周围的组织内也无明显端粒酶活性的表达,85% 的恶性肿瘤组织中可测到端粒酶,大部分恶性肿瘤中端粒的长度与疾病的严重程度呈负相关,且端粒酶活性的高低同患者的预后直接相关。端粒重复扩增方案(telomere repeat amplification protocol,TRAP)测定标本中端粒酶活性具有高度敏感和特异性,局限性在于其活性不稳定易被降解;原位 TRAP 检测避免了 TRAP 方案不能确定端粒酶活性来自肿瘤细胞还是肿瘤标本中其他细胞。

(五)肿瘤基因表达绘图

肿瘤细胞的增殖和分化受基因调控,将基因表达绘图技术应用于肿瘤研究中,有助于揭示肿瘤发生、侵袭、转移的机制,为肿瘤的分类、分期及预后提供基因水平的依据,为肿瘤治疗寻找新的靶点。如研究发现子宫内膜样的子宫内膜癌与微卫星不稳定、PTEN 基因功能丧失有关,PTEN 是肿瘤抑制基因,子宫内膜的癌前期 PTEN 丢失更为常见,提示 PTEN 的丢失可能是子宫内膜癌发生的早期标志;基因表达图谱通过对子宫内膜癌组织的基因检测,提示子宫内膜癌发生、发展是多个基因共同作用的结果,为诊断、靶向治疗及预后判断提供了依据。

(孙宇辉　郑建华)

第八节　机器人妇科手术

20 世纪 90 年代以来,腹腔镜技术在妇科手术中的广泛应用和成熟、经阴道手术的发展和适应证拓展、各种新型电外科器械和手术材料的应用等将妇科微创手术推进到了一个新的水平。进入 21 世纪,机器人手术(robotic surgery)系统开始逐步应用于妇科手术,并迅猛发展。这一崭新的、革命性的技术融合了远程控制、三维图像处理、高清摄像、微型器械、仿生学和人体工程学技术等创新科技,使妇科微创手术进入了一个新的发展时代。

一、机器人手术的发展历史和现状

20 世纪 80 年代,几种机器人系统开始应用于外科手术,这些机器人只能根据预先设计好的程序完成手术操作,称为第一代的手术机器人。1984 年,经过改装的工业机器人 PUMA-560 被用于辅助 CT 引导的立体定位脑组织活检,这是世界上首例机器人用于外科手术的报道。1989 年,英国学者设计了一种名为 PROBOT 的机器人,装有超声刀头,专门用于辅助经尿道前列腺手术。1992 年,另一种 ROBODOC 机器人被应用于骨科的全髋关节置换。

20 世纪 90 年代,名为 AESOP 的机器人开始应用于临床。这是一种由手术医生通过声音或脚踏控制来操作腔镜的机械臂,用以代替手术助手操作腔镜。这一系统是第二代手术机器人。1998 年,宙斯(Zeus)手术机器人系统将远程控制的概念应用于机器人手术系统的设计,称为第三代手术机器人。采用这一系统进行手术时,医生和患者并无直接接触,保持一定的距离。这个距离可以是在同一手术室内的几米,也可以远隔几千米。这就是远程控制理论的实际应用。2001 年,Marescaux 等采用宙斯机器人手术系统完成了世界上首例跨大西洋远程手术。医生在纽约的操纵平台上,通过光纤网络传输的信号,远程控制法国斯特拉斯堡机器人手臂,为一位 68 岁女性患者完成了胆囊切除手术。但是,只有在 5G 网络技术发展成熟,克服了信号传输的稳定性和延迟问题后,远程手术才能实际应用于临床。

目前,在临床上广泛应用的机器人手术系统是达·芬奇(da Vinci)机器人手术系统(Intuitive Surgical,Inc.)。1999 年,Loulmet 等报道了 1 例采用达·芬奇机器人手术系统完成的冠状动脉搭桥手术。这是世界上首例采用达·芬奇机器人手术系统完成的外科手术。2000 年,美国食品药品管理局(FDA)批准达·芬奇手术系统应用于外科手术。目前,达·芬奇手术系统已广泛应用于心脏外科、胃肠外科、肝脏外科、胸腔外科、泌尿外科、妇科等领域。根据 Intuitive Surgical 公司的数据,截至 2021 年,二十余年时间内,先后共有 69 个国家、6 730 台达·芬奇机器人手术系统投入使用,约有 60 000 名医生经过培训,完成了超过 10 000 000 例手术。2006 年,解放军总医院引进了中国内地首台达·芬奇手术系统,心脏外科高长青院士完成了中国内地首台机器人手术。截至 2021 年,共有 269 台达·芬奇手术系统应用于临床,解放军总医院拥有 10 台达·芬奇手术系统。2006—2022 年,中国内地完成了超过 300 000 例机器人手术。近年来,其他手术机器人系统例如 Senhance surgical system 等也获得了美国 FDA 的批准,开始临床应用。国产手术机器人系统也开始进入了临床应用研究。

2005 年,美国 FDA 批准了达·芬奇手术系统应用于妇科手术。目前,达·芬奇手术系统已被应用于子宫全切术、子宫肌瘤切除术、骶骨固定术、子宫内膜异位症手术等妇科良性病变的手术,以及子宫颈癌、子宫内膜癌和卵巢癌等妇科恶性肿瘤的手术。解放军总医院妇产科于 2008 年 12 月 24 日完成了 1 例机器人子宫全切术,这是中国内地首例机器人妇科手术。于 2008 年 12 月 31 日完成了首例宫颈癌广泛性子宫全切术 + 盆腔淋巴结切除术。此后,解放军总医院妇产科分别完成了中国大陆首例机器人子宫内膜癌分期手术、早期卵巢癌分期手术、腹主动脉旁淋巴结切除术、广泛性子宫颈切除术等机器人妇科恶性肿瘤手术。根据 Intuitive Surgical 公司的数据,国内已约有 120 余家医院开展机器人妇科手术。截至 2022 年 3 月,中国内地完成的机器人妇科手术为 34 000 余台,占同期机器人手术总量的 11.4%。

二、妇科良性病变的机器人手术

1. 妇科良性病变的子宫全切术 子宫全切术是最常进行的妇科手术,全世界每年施行数百万例子宫全切术。主要手术指征是子宫肌瘤等良性病变,约占 90%。2002 年,Diaz-Arrastia 等首次报道了机器人辅助阴式子宫全切术。2005 年,Beste 等报道了首例机器人子宫全切术。此后,机器人子宫全切术逐步成为一个新的手术方式的选择,手术数量和占比逐年增加。Wright 等分析了美国 2007—2010 年间,美国 441 家医院 264 758 个子宫全切术病例,机器人手术的比例从 2007 年的 0.5% 增加到 2010 年的 9.5%。多个比较机器人子宫全切术与开腹和腹腔镜方法的临床研究报告显示,机器人手术术中出血量较少,并发症发生率较低,住院时间较短。2016 年美国的一项多中心回顾性研究分析了 2 300 个机器人子宫全切术、9 745 个开腹子宫全切术、8 121 个阴式子宫全切术和 11 952 个腹腔镜子宫全切术的围手术期临床数据,发现机器人手术的并发症率、住院时间显著低于开腹、阴式和腹腔镜手术。2016 年,《美国妇产科杂志》上发表的一项基于美国密歇根州外科数据库 8 131 例子宫全切术的大样本回顾性临床研究显示,机器人手术的并发症和转开腹发生率低于腹腔镜、阴式等其他微创手术方式。2019 年发表的 Cochrane 系统综述包括了 12 个随机对照临床试验(RCT),机器人手术的围手术期并发症发生率与腹腔镜手术比较,无显著差异。

2. 子宫肌瘤切除术 子宫肌瘤切除术的完成需要有良好的缝合技术,瘤腔的充分闭合对于降低子宫破裂的风险至关重要。因此,子宫肌瘤切除术多采用开腹手术完成,腹腔镜子宫肌瘤切除术有较长的学习曲线期。机器人手术系统所拥有的特点使机器人子宫肌瘤切除术能够更好、更易完成子宫肌瘤剔除和瘤腔的精细缝合。2004 年,Advincula 等发表了首个机器人子宫肌瘤切除术的临床报告,共报告了 35 例机器人子宫肌瘤切除术。多个回顾性和前瞻性临床研究显示,机器人子宫肌瘤切除术与开腹手术相比,术中出血量较少,并发症发生率较低,住院时间较短,手术时间较长;与腹腔镜手术比较,围手术期数据无差异,但手术时间较长,中转开腹的比例显著降低。2016 年的一个荟萃分析比较了 17 个临床研究的 2 027 例子宫肌瘤切除术,发现机器人手术在出血量、术后并发症和住院时间上优于开腹手术,与腹腔镜手术比较则无显著差异。开腹和腹腔镜子宫肌瘤切除术后的妊娠率通常为 50%~60%。有临床研究报告机器人子宫肌瘤切除术的术后总体妊娠率达到 68%,也有研究报告了 78% 的妊娠率。机器人子宫肌瘤切除术与腹腔镜手术后生育和妊娠结局比较的研究较少。小样本、随访时间短的临床研究显示,两者无差异。目前,仍然没有机器人子宫肌瘤切除术与开腹、腹腔镜手术比较的随机对照试验。子宫肌瘤切除术不同方式的比较,必须根据肌瘤的大小、位置、数量、体重指数、次级手术医生的经验等因素,分析不同手术方式的差异,特别是对于肌瘤切除术后的生育结局比较,更需考虑年龄、卵巢功能、受孕方式、是否合并其他不孕原因等因素。

3. 子宫内膜异位症手术 多年来,子宫内膜异位症手术主要以腹腔镜完成。近年来,机器人手术也成为子宫内膜异位症微创手术的一个新的选择。腹腔镜下的病灶确定是子宫内膜异位症诊断的金标准。机器人手术系统的三维影像有助于更好地识别内异症病灶。达·芬奇机器人系统的近红外技术通过检测血流中注射的吲哚菁绿示踪染剂来识别被纤维血管组织包围的血管岛。这一技术提高了盆腹腔子宫内膜异位症病灶的识别敏感度。

机器人手术已经成功应用于深部浸润子宫内膜异位症患者的直肠壁病灶结节切除、部分膀胱切除、输尿管膀胱再植等手术。这些复杂的机器人手术转换为开腹手术的比率只有 0.6%。机器人子宫内膜异位手术与腹腔镜手术比较的临床报告较少。LAROSE 是一个小样本的前瞻性、随机对照研究,比较了机器人和腹腔镜子宫内膜异位症手术,结果显示手术时间等围手术期指标和 6 个月的随访结果均无差异。几个回顾性比较研究结果也显示两者围手术期指标无显著差异。2020 年的系统综述纳入 5 个子宫内膜异位症手术的比较性临床研究。荟萃分析发现,机器人手术与腹腔镜手术比较,手术时间较长,出血量、并发症和住院时间等指标无差异。今后,机器人子宫内膜异位症手术与腹腔镜手术的比较应该注重疼痛控制、不孕结局和复发率等手术效果指标。

4. 骶骨固定术 骶骨固定术是采用人工合成网片将阴道顶端固定于骶岬的手术,矫正阴道穹窿或子宫脱垂,涉及骶前间隙分离和网片与骶前韧带的缝合,操作困难,通常开腹完成,腹腔镜骶骨固定术的学习曲线较长。2006 年,Elliott 等首次报道了机器人骶骨阴道固定术,采用达·芬奇机器人手术系统完成了 30 例子宫全切术后阴道穹窿膨出患者的骶骨阴道固定术,所有患者经过平均 24 个月的随访,达到满意效果。有 2 项临床研究比较了开腹和机器人骶骨固定术,发现机器人手术的住院时间缩短。一个 Cochrane 系统综述比较了机器人与腹腔镜骶骨固定术,包含 9 个临床研究,1 157 个病例的荟萃分析。结果显示,2 种手术方式的并发症的发生率没有差异。在上述临床研究中,术者通常具有几百例腹腔镜手术的经验,机器人手术的经验则只有几例或几十例。

5. 其他手术 目前,机器人手术系统还被应用于附件切除术、输卵管再通术、子宫颈环扎术和膀胱阴道瘘修补术等妇科良性病变的手术。这些临床病例报道显示了机器人手术系统在妇科手术领域的广泛应用。

三、妇科恶性肿瘤的机器人手术

1. 宫颈癌手术 2006 年,挪威的 Sert 和 Abeler 报道了

世界首例宫颈癌机器人广泛性子宫全切术。2008年12月,解放军总医院在中国内地完成了首例宫颈癌机器人广泛性子宫全切术+盆腔淋巴结切除术。机器人手术具有的操作灵活和学习曲线短的优势使得机器人手术迅速在早期宫颈癌手术中获得广泛应用。机器人手术系统在宫颈癌的腹主动脉旁淋巴清扫术、保留生育功能的宫颈广泛切除术、保留神经功能的广泛性子宫全切术、阴道残端癌的广泛切除术、复发宫颈癌的盆腔廓清术中也得到了成功应用。根据美国国家癌症数据库的和美国监测、流行病学和最终结果项目数据库(SEER)数据,2010—2013年期间,约40%的宫颈癌采用机器人手术。大量的临床研究结果和围手术期指标显示,机器人手术损伤小、并发症少、恢复快。2015年,一个系统综述纳入了26个非随机对照临床研究,4013例宫颈癌根治手术病例。荟萃分析结果显示,机器人手术的出血量、住院时间、术后病率、伤口相关的并发症等显著低于开腹手术,而机器人手术的围手术期指标与腹腔镜手术比较则无差异。Sert和Shah分别报告了机器人宫颈癌手术与开腹手术术后生存率的回顾性研究,显示机器人手术与开腹的生存率无差异。NCCN基于上述非随机对照研究的临床证据,将机器人手术列入了早期宫颈癌手术的可选择方式。2018年,《新英格兰医学杂志》发表了一个多中心、随机对照的Ⅲ期临床试验(LACC),比较了早期宫颈癌开腹手术与微创手术(包括腹腔镜手术和机器人手术),这是第1个、也是目前唯一一个大样本、多中心、随机对照临床试验。结果发现微创手术的无瘤生存率和总生存率低于开腹手术。同期的《新英格兰医学杂志》发表了基于美国国家癌症数据库和SEER数据库的回顾性队列研究,发现ⅠA2或ⅠB1期宫颈癌微创手术的总生存率低于开腹手术。2020年,美国JAMA杂志发表了基于49个临床研究,9499个宫颈癌手术病例的系统综述和荟萃分析,结果发现包括机器人手术在内的微创手术增加了肿瘤复发和死亡的风险。NCCN基于这些新的临床研究证据,修改了宫颈癌手术的建议,推荐开腹手术。因此,早期宫颈癌微创手术存在广泛的争议。肿瘤病变大小、无瘤原则应用、CO_2气腹的影响、举宫器使用、手术者的学习曲线和熟练程度、患者意愿以及RCT本身的局限性、手术医生经验、样本数量和发表偏倚等仍然是必须考虑的因素。能否通过机器人手术三维视野,精准和灵活的操作等方面的优势提高早期宫颈癌微创手术的治疗效果和生存率仍然是探索的方向。一项新的机器人与开腹早期宫颈癌手术的国际多中心、随机对照临床试验(robot-assisted approach to cervical cancer,RACC)正在开展。这一临床研究的结果将为机器人早期宫颈癌手术的临床应用提供循证医学证据。

2. 子宫内膜癌手术 子宫内膜癌微创手术在临床广泛应用。2010年,美国约有50%的子宫内膜癌手术采用机器人手术系统完成。在丹麦,引进机器人手术系统后,子宫内膜癌的微创手术比例从2005年的3%增加到了2015年的95%,其中超过60%为机器人手术。至今仍然没有机器人子宫内膜癌手术与开腹手术和腹腔镜手术的随机对照试验。基于非随机对照临床研究的多个荟萃分析均显示,与开腹手术和腹腔镜手术比较,机器人子宫内膜癌手术的出血量、并发症发生率较低,住院时间较短。机器人手术转开腹的比例显著低于腹腔镜手术。机器人手术时间较开腹手术时间长,但短于腹腔镜手术或无差异。因此,机器人和腹腔镜子宫内膜癌手术是目前获得广泛共识的手术方式。子宫内膜癌患者多合并肥胖,造成手术困难。2019年,Cusimano等系统综述了对51个观察性研究的10800例体重指数>30kg/m²的肥胖子宫内膜癌患者的手术资料,发现机器人手术与腹腔镜手术比较,围手术期并发症发生率无差异,但是转开腹手术发生率显著下降。机器人子宫内膜癌分期手术在肥胖患者中的应用具有优势。

3. 卵巢癌手术 卵巢癌的机器人手术尚没有获得共识和广泛的临床应用。目前,仅有少量的机器人手术在早期卵巢癌分期和晚期或复发卵巢癌减瘤手术中应用的病例报告和小样本的与开腹手术或腹腔镜手术的比较研究。2011年,美国Mayo医学中心Magrina等报告了171个卵巢癌手术的连续病例,其中25个机器人手术,119个开腹手术,27个腹腔镜手术。匹配了年龄、体重指数、和手术类型后,通过比较发现,微创手术的术中出血量、住院时间和术后并发症发生率等围手术期指标均优于开腹手术。3种手术方式的无瘤生存率和总生存率无差异。此后,其他的回顾性比较研究获得了相同的结论。但是,这些有限的临床研究对于机器人手术在卵巢癌治疗中的应用尚不能提供高级别的循证医学证据,特别是考虑到卵巢癌手术可能涉及多个盆腹腔脏器手术,是非定型手术,影响因素多,机器人卵巢癌手术的临床应用仍然有大量的不确定因素和争议。

四、机器人妇科手术的展望

手术的微创化,个体化,功能保存和生活质量的提高是目前手术治疗的发展方向和目标。机器人手术系统的广泛临床应用为微创手术带来了革命性的变革。其主要的优点首先是手术视野的极大改进。以往的开腹手术,缺乏视野放大,在完成精细操作时,需要放大镜或显微镜;而腹腔镜虽然能够将术野放大,但只能提供二维图像。机器人手术的主要特点包括:第一,达·芬奇机器人手术系统提供了高分辨率的三维立体视觉,使外科医生的视野有了深度和距离感,提高了辨别能力和精度,使术者具有开腹手术的视野。而放大10~15倍的图像,使术者又具有显微手术的视野。第二,机器人手术系统配备的EndoWrist腹腔镜器械模仿人的手腕动作,具有7个自由度的活动范围,超过了人的手腕动作范围,更超过了普通腔镜的4个自由度动作,能够精确完成切割、分离、缝合和打结等手术操作,特别是在深窄的空间中能精确地完成复杂操作。第三,由电脑控制的手术系统可以过滤人手的抖动,控制力超过人手。第四,外科医生坐在控制平台上进行操作,能比较好地节省体力,降低疲劳感。第五,大量的研究显示,相对于腹腔镜手术,机器人手术的学习曲线相对较短。没有腹腔手术经验的医师,也能够较快掌握机器人手术。上述优点使机器人手术系统同时整合了开腹手术、腹腔镜手术、显微手术的优点,增加了手术精确度,减少了损伤,术后恢复加快。机器人手术的这些优势如何在临床应用中充分发挥,改善围手术期指标,提高治疗效果和质量,如何通过循证医学研究获得证实仍然需要大量的临床工作积累和严谨的研究。机器人手术与其他手术方式比较的临床研究必须考虑术者经验、病例选择、样本量、标准统一等影响因素。

机器人手术系统的优势使机器人手术在外科领域迅速而广泛应用。但是我们也必须认识到,机器人手术系统只是外科医生强化手术操作的工具,不可能代替外科医生的人体解剖知识、手术技巧、实践经验。机器人系统本身仍然存在一些局限性。第一,机器人手术系统没有对组织的触觉;第二,相对于普通腹腔镜器械所具有的各类电外科和超声器械,机器人手术器械仍然较单一,功能也有待改善;第三,机器人手术系统仍较庞大,需要进一步的小型化;第四,机器人手术系统的费用较开腹手术和腹腔镜手术高。这些局限性使机器人手术系统的进一步推广和应用受到挑战。笔者认为,机器人手术在妇科恶性肿瘤手术、盆底手术、盆腹腔淋巴结清扫术、子宫肌瘤切除术和输卵管再通术等需要精确操作和缝合技术的手术中具有优势。近年来,单孔手术、近红外技术、虚拟现实和人工智能的临床应用,进一步拓展了机器人微创手术的临床应用前景。机器人妇科手术将成为新一代的妇科微创手术。

(姚元庆)

参考文献

1. Giamougiannis P, Martin-Hirsch PL, Martin FL. The evolving role of MUC16 (CA125) in the transformation of ovarian cells and the progression of neoplasia. Carcinogenesis, 2021, 42(3): 327-343.

2. Hong Y, Su L, Song S, et al. Dynamic prediction of disease processes based on recurrent history and functional principal component analysis of longitudinal biomarkers: Application for ovarian epithelial cancer. Statistics in Medicine, 2021, 40(8): 2006-2023.

3. Suher, Othman, Abu, et al. Monitoring ovarian cancer patients during chemotherapy and follow-up with the serum tumor marker CA125. Danish Medical Journal, 2018, 65(4): B5463.

4. Lee YJ, Kim YM, Kang JS, et al. Comparison of Risk of Ovarian Malignancy Algorithm and cancer antigen 125 to discriminate between benign ovarian tumor and early-stage ovarian cancer according to imaging tumor subtypes. Oncology Letters, 2020, 20(1): 931-938.

5. Alegría-Baos JA, Jiménez-López JC, Vergara-Castaeda A, et al. Kinetics of HE4 and CA125 as prognosis biomarkers during neoadjuvant chemotherapy in advanced epithelial ovarian cancer. Journal of Ovarian Research, 2021, 14(1): 1-11.

6. Li W, Wang D. The differential diagnostic value and clinical significance of serum HE4 in ovarian disease with elevated CA125. Archives of Gynecology and Obstetrics, 2020, 301(6): 1219-1225.

7. Boyeon K, Yongjung P, Banseok K, et al. Diagnostic performance of CA 125, HE4, and risk of Ovarian Malignancy Algorithm for ovarian cancer. Journal of Clinical Laboratory Analysis, 2019, 33(1): e22624.

8. Hwa SK, Hoi KH, Su KB, et al. Clinical Usefulness of Cancer Antigen (CA) 125, Human Epididymis 4, and CA72-4 Levels and Risk of Ovarian Malignancy Algorithm Values for Diagnosing Ovarian Tumors in Korean Patients With and Without Endometriosis. Annals of laboratory medicine, 2020, 40(1): 40-47.

9. Romagnolo C, Leon AE, Fabricio ASC, et al. HE4, CA125 and risk of ovarian malignancy algorithm (ROMA) as diagnostic tools for ovarian cancer in patients with a pelvic mass: An Italian multicenter study. Gynecologic Oncology, 2016, 141(2): 303-311.

10. Wan Q, Liu Y, Lv B, et al. Correlation of Molecular Tumor Markers CA125, HE4, and CEA with the Development and Progression of Epithelial Ovarian Cancer. Iranian Journal of Public Health, 2021, 50(6): 1197-1205.

11. 杨丽娟, 尹香花. 卵巢癌肿瘤标志物的临床应用及研究进展. 中华临床医师杂志(电子版), 2017, 11(18): 2249-2252.

12. Soudeh GF, Tayyebeh K, Bashdar MH, et al. Emerging role of circular RNAs in the pathogenesis of ovarian cancer. Cancer Cell International, 2022, 22(1): 1-18.

13. Humberto MD, Yu ZM, Svetlana BL, et al. Overview of hereditary breast and ovarian cancer (HBOC) guidelines across Europe. European journal of medical genetics, 2021, 64(12): 104350.

14. Bhaskaran SP, Chandratre K, Gupta H, et al. Germline variation in BRCA1/2 is highly ethnic-specific: Evidence from over 30 000 Chinese hereditary breast and ovarian cancer patients. Wiley-Blackwell Online Open, 2019, 145(4):

962-973.

15. Andrews L, Mutch DG. Hereditary Ovarian Cancer and Risk Reduction. Best Practice & Research Clinical Obstetrics & Gynaecology, 2017, 41:31-48.

16. Nikolaeva EM, Terés R, Camacho D, et al. Value of multigene panel retesting of families with BRCA1/2 mutation-negative hereditary breast and ovarian cancer (HBOC). Journal of Clinical Oncology, 2020, 38(15): 1582-1582.

17. Pietragalla A, Arcieri M, Marchetti C, et al. Ovarian cancer predisposition beyond BRCA1 and BRCA2 genes. International Journal of Gynecological Cancer, 2020, 30(11).18.

18. 郭凤军, 邹颖刚, 范丽梅, 等. 微小 RNA-92 在上皮性卵巢癌患者血清中的筛查. 中国实验诊断学, 2015, 19(9): 1478-1480.

19. Meng X, Joosse SA, Müller V, et al. Diagnostic and prognostic potential of serum miR-7, miR-16, miR-25, miR-93, miR-182, miR-376a and miR-429 in ovarian cancer patients. British Journal of Cancer, 2015, 113(9):1358-1366.

20. Zuo L, Li X, Tan Y, et al. Prospective pathway signaling and prognostic values of MicroRNA-9 in ovarian cancer based on gene expression omnibus (GEO): a bioinformatics analysis. Journal of Ovarian Research, 2021, 14(1):29.

21. Chen S, Yang B, Fan J. Diagnostic value of Anti-Müllerian hormone in ovarian granulosa cell tumor: A meta-analysis. European Journal of Obstetrics & Gynecology and Reproductive Biology, 2020, 253:266-272.

22. Portuesi R, Loppini A, Mancari R, et al. Role of inhibin B in detecting recurrence of granulosa cell tumors of the ovary in postmenopausal patients. International Journal of Gynecological Cancer, 2021, 31(6):893-898.

23. 刘娟, 冉立. SCC-Ag 在宫颈癌中应用的研究进展. 现代肿瘤医学, 2022, 30(2):328-331.

24. Ye S, Sun X, Kang B, et al. The kinetic profile and clinical implication of SCC-Ag in squamous cervical cancer patients undergoing radical hysterectomy using the Simoa assay: a prospective observational study. BMC Cancer, 2020, 20(1):138.

25. 唐珍. 血清 SCC-Ag 与 CYFRA21-1 在宫颈癌患者体内的表达水平及其联合检测的临床意义. 国际检验医学杂志, 2019, 40(10):1213-1215,1222.

26. Bonab FR, Baghbanzadeh A, Ghaseminia M, et al. Molecular pathways in the development of HPV-induced cervical cancer. EXCLI Journal, 2021, 20:320-337.

27. Costa S, Sideri M, Syrjänen K, et al. Combined Pap smear, cervicography and HPV DNA testing in the detection of cervical intraepithelial neoplasia and cancer. Acta Cytologica, 2000, 44(3):310-318.

28. Aksel TZ, Çakir AT. Tumor Markers in Endometrial Cancer. Current Obstetrics and Gynecology Reports, 2020, 9(1):15-20.

29. Zamani N, Gilani MM, Mirmohammadkhani M, et al. The Utility of CA125 and HE4 in Patients Suffering From Endometrial Cancer. International, Journal of Women's Health and Reproduction Sciences, 2020, 8(1):95-100.

30. Andrea ER, Tatiana CG, Marta BV, et al. HE4 tumor marker as a predictive factor for lymphatic metastasis in endometrial cancer. International journal of gynaecology and obstetrics: the official organ of the International Federation of Gynaecology and Obstetrics, 2020, 149(3):265-268.

31. 中国抗癌协会妇科肿瘤专业委员会, 中华医学会病理学分会, 国家病理质控中心. 子宫内膜癌分子检测中国专家共识(2021 年版). 中国癌症杂志, 2021, 31(11):1126-1144.

32. Talhouk A, Mcconechy MK, Leung S, et al. A clinically applicable molecular-based classification for endometrial cancers. British Journal of Cancer, 2015, 113(2):299-310.

33. Beryl-L MG, Sonia G, LIU Ying, et al. Diagnosis and management of an endometrial cancer patient with Cowden syndrome. Gynecologic Oncology, 2021, 163(1):14-21.

34. Kouji B, Iori K, Megumi Y, et al. Hereditary Endometrial Cancer: Lynch Syndrome. Current Obstetrics Gynecology Reports, 2013, 2(1):11-18.

35. Makker V, Taylor MH, Aghajanian C, et al. Lenvatinib plus pembrolizumab in patients with advanced endometrial cancer. Journal of Clinical Oncology, 2020, 38(26):2981-2992.

36. Jerzak KJ, Duska L, Mackay HJ. Endocrine therapy in endometrial cancer: An old dog with new tricks. Gynecologic Oncology, 2019, 153(1):175-183.

37. Chen HY, Zhou ZY, Luo YL, et al. Knockdown of YKL-40 inhibits angiogenesis through regulation of VEGF/VEGFR2 and ERK1/2 signaling in endometrial cancer. Cell Biology International, 2021, 45(12):2557-2566.

38. 张国楠. 重视与践行卵巢癌的规范化治疗和全程管理. 肿瘤预防与治疗, 2020, 33(05):377-382.

39. 曹冬焱, 向阳. 卵巢癌手术质量控制. 中国使用妇科与产科杂志, 2022, 38(1):29-32.

40. 中国抗癌协会妇科肿瘤专业委员会, 卵巢恶性肿瘤诊断与治疗指南(2021 年版). 中国癌症杂志, 2021, 31(06):490-500.

41. 张国楠.PDS 或 NACT—晚期卵巢癌患者的初始治疗该如何抉择?.肿瘤预防与治疗,2021,34(05):386-391.

42. 张国楠,石宇,王登凤.助力实现R0,减少铂耐药的发生——晚期卵巢癌广泛性壁层腹膜切除术的临床意义.中国使用妇科与产科杂志,2022,38(1):9-12.

43. JOCHUM F,AUBRY G,PELLERIN M,et al. Relevance of Laparoscopic Surgery for Ovarian Cancer in Well-selected Patients:A Propensity-matched Comparison With Laparotomy. Anticancer Research,2021,41(2):955-965.

44. 张盛苗,夏宝国,楚蔚昕,等.腹腔镜在晚期上皮性卵巢癌诊治中的价值.中国实用妇科与产科杂志,2018,34(01):114-118.

45. Pomel C,Akladios C,Lambaudie E,et al. Laparoscopic management of advanced epithelial ovarian cancer after neoadjuvant chemotherapy:a phase II prospective multicenter non-randomized trial(the CILOVE study). International Journal of Gynecologic Cancer,2021,31(12):1572-1578.

46. Jiang C and Z Li. Prediction Models for Complete Resection in Secondary Cytoreductive Surgery of Patients With Recurrent Ovarian Cancer. Frontiers in Oncology,2021,11:674637.

47. Gallotta V,Conte C,Gdice MT,et al. Secondary Laparoscopic Cytoreduction in Recurrent Ovarian Cancer:A Large,Single-Institution Experience. Journal of Minimally Invasive Gynecology,2018,25(4):644-650.

48. Lago V,Gimenez L,Matute L,et al. Port site resection after laparoscopy in advance ovarian cancer surgery:Time to abandon? Surgical Oncology,2019,29:1-6.

49. Ataseven B,Grimm C,Harter P,et al. Prognostic Impact of Port-Site Metastasis After Diagnostic Laparoscopy for Epithelial Ovarian Cancer. Annals of Surgical Oncology,2016,23(S5):834-840.

50. Melamed A,Margul DJ,Chen L,et al. Survival after Minimally Invasive Radical Hysterectomy for Early-Stage Cervical Cancer. New England Journal of Medicine,2018,379(20):1905-1914.

51. Ramirez PT,Frumovitz M,Pareja R,et al. Minimally Invasive versus Abdominal Radical Hysterectomy for Cervical Cancer. New England Journal of Medicine,2018,379(20):1895-1904.

52. 中国抗癌协会妇科肿瘤专业委员会.子宫颈癌诊断与治疗指南(2021 年版).中国癌症杂志,2021,31(06):474-489.

53. 周晖,刘昀昀,罗铭,等.《2022 NCCN 子宫颈癌临床实践指南(第 1 版)》解读.中国实用妇科与产科杂志,2021,37(12):1220-1226.

54. Bogani G,Maggiore ULR,Rosseteti D,et al.

Advances in laparoscopic surgery for cervical cancer. Critical Reviews in Oncology/Hematology,2019,143:76-80.

55. Meng S,Li Z,Chen L,et al. Laparoscopic radical hysterectomy for cervical cancer by pulling the round ligament without a uterine manipulator. European Journal of Obstetrics & Gynecology and Reproductive Biology,2021,264:31-35.

56. Fusegi A,Kanao H,Ishizuka N,et al. Oncologic Outcomes of Laparoscopic Radical Hysterectomy Using the No-Look No-Touch Technique for Early Stage Cervical Cancer:A Propensity Score-Adjusted Analysis. Cancers,2021,13(23):6097.

57. Chen C,Liu P,Ni Y,et al. Laparoscopic versus abdominal radical hysterectomy for stage IB1 cervical cancer patients with tumor size ≤ 2cm:a case-matched control study. International Journal of Clinical Oncology,2020,25(5):937-947.

58. Hwang JH,Kim BW. Comparison of Survival Outcomes after Laparoscopic Radical Hysterectomy versus Abdominal Radical Hysterectomy in Patients with Cervical Cancer. Journal of Minimally Invasive Gynecology,2021,28(5):971-981.

59. 张清泉,王世军.宫颈癌淋巴结的评估与手术策略探讨.中国全科医学,2022,25(18):2235-2238.

60. 林蓓,凌斌,张师前,等.妇科恶性肿瘤盆腔淋巴结切除术后淋巴囊肿诊治专家共识(2020 年版).中国实用妇科与产科杂志,2020,36(10):959-964.

61. Ferrandina G,Anchora LP,Gallotta V,et al. Can We Define the Risk of Lymph Node Metastasis in Early-Stage Cervical Cancer Patients? A Large-Scale,Retrospective Study. Annals of Surgical Oncology,2017,24(8):2311-2318.

62. Favre G,Guani B,Balaya V,et al. Sentinel Lymph-Node Biopsy in Early-Stage Cervical Cancer:The 4-Year Follow-Up Results of the Senticol 2 Trial. Frontiers in Oncology,2021,10:621518.

63. 中国抗癌协会妇科肿瘤专业委员会,子宫内膜癌诊断与治疗指南(2021 年版).中国癌症杂志,2021,31(06):501-512.

64. 谢玲玲,林荣春,林仲秋.《2022 NCCN 子宫肿瘤临床实践指南(第 1 版)》解读.中国实用妇科与产科杂志,2021,37(12):1227-1233.

65. 张清泉,王世军.子宫内膜癌手术质量控制.中国实用妇科与产科杂志,2022,38(01):25-29.

66. Polan RM,Tanner EJ,Barber EL. Minimally Invasive Surgery Rate as a Quality Metric for Endometrial Cancer. Journal of Minimally Invasive Gynecology,2020,27(6):1389-1394.

67. Kim SI,Park DC,Lee SJ,et al. Minimally invasive surgery for patients with advanced stage endometrial cancer.

International Journal of Medical Sciences,2021,18（5）：1153-1158.

68. Albright BB,Monuszko KA,Kaplan SJ,et al. Primary cytoreductive surgery for advanced stage endometrial cancer：a systematic review and meta-analysis. American Journal of Obstetrics and Gynecology,2021,225（3）：237.e1-237.e24.

69. Marchocki Z,Cusimano MC,Clarfield L,et al. Sentinel lymph node biopsy in high-grade endometrial cancer：a systematic review and meta-analysis of performance characteristics. Am J Obstet Gynecol,2021,225（4）：367.e1-367.e39.

70. Dai Y,Wang J,Zhao luyang,et al. Tumor Molecular Features Predict Endometrial Cancer Patients' Survival After Open or Minimally Invasive Surgeries. Frontiers in Oncology,2021,11：634857.

71. Nabavizadeh R,Petrinec B,Nabavizadeh B,et al. Inguinal lymph node dissection in the era of minimally invasive surgical technology. Urol Oncol,2023,41（1）：1-14.

72. Siegenthaler F,Imboden S,Knabben L,et al. Exploratory Study of the Clinical Value of Near-Infrared Sentinel Lymph Node Mapping With Indocyanine Green in Vulvar Cancer Patients. Frontiers in Oncology,2021,11：652458.

73. Koua M,Benoit Louise,Nguyen-Xuan H,et al. Diagnostic value of indocyanine green fluorescence guided sentinel lymph node biopsy in vulvar cancer：A systematic review. Gynecologic Oncology,2021,161（2）：436-441.

74. 郭雪,管媚媚,刘畅浩,等.宫腔镜在子宫内膜癌诊治中的应用.中国实用妇科与产科杂志,2017,33（5）：449-451.

75. 李武,胡仙珍,刘松君,等.宫腔镜诊断早期子宫内膜癌的价值及安全性研究.中华腔镜外科杂志（电子版）,2017,10（03）：160-162.

76. 陈正云,林俊.宫腔镜技术在子宫内膜癌中的应用进展及争议.现代实用医学,2017,29（3）：281-283.

77. 张宏伟,陈晓军.宫腔镜下全面评估和病灶去除在子宫内膜癌保留生育治疗中的价值.实用妇产科杂志,2021,37（07）：486-488.

78. Ribeiro C M,Brito L G O,Benetti-Pinto C L,et al. Is Diagnostic Hysteroscopy Safe for the Investigation of Type II Endometrial Cancer? A Retrospective Cohort Analysis. Journal of Minimally Invasive Gynecology,2021,28（8）：1536-1543.

79. 王丽娟,李睿歆,林仲秋.2021 FIGO《妊娠滋养细胞疾病诊治指南》解读.中国实用妇科与产科杂志,2022,38（02）：181-185.

80. 中国抗癌协会妇科肿瘤专业委员会.妊娠滋养细胞疾病诊断与治疗指南（2021年版）.中国癌症杂志,2021,31（06）：520-532.

81. Sugrue R,Foley O,Elias KM,et al. Outcomes of minimally invasive versus open abdominal hysterectomy in patients with gestational trophoblastic disease. Gynecologic Oncology,2021,160（2）：445-449.

82. 顾宇,冯凤芝,向阳等.腹腔镜和/或宫腔镜在疑诊妊娠滋养细胞肿瘤患者鉴别诊断和治疗中的应用.协和医学杂志,2016,7（4）：253-258.

83. Konstantinopoulos PA,Ceccaldi R,Shapiro GI,et al. Homologous recombination deficiency：exploiting the fundamental vulnerability of ovarian cancer. Cancer Discov,2015,5（11）：1137-1154.

84. Patch AM,Christie EL,Etemadmoghadam D,et al. Whole-genome characterization of chemoresistant ovarian cancer. Nature,2015,521（7553）：489-494 .

85. Bierkens M,Hesselink AT,Meijer CJ,et al.CADM1 and MAL promoter methylation levels in hrHPV-positive cervical scrapes increase proportional to degree and duration of underlying cervical disease. Int. J. Cancer,2013,133（6）：1293-1299.

86. van Baars RJ. van der Marel PJ. Snijders A. Rodriquez-Manfredi,B. ter Harmsel,H. A. van den Munckhof,et al. 2016. CADM1 and MAL methylation status in cervical scrapes is representative of the most severe underlying lesion in women with multiple cervical biopsies. Int. J. Cancer 138：463-471.

87. Ryan NAJ,Glaire MA,Blake D,et al. The proportion of endometrial cancers associated with Lynch syndrome：A systematic review of the literature and meta-analysis. Genet Med,2019,21（10）：2167-2180.

88. Pasanen A,Loukovaara M,Kaikkonen E,et al. Testing for Lynch Syndrome in Endometrial Carcinoma：From Universal to Age-Selective MLH1 Methylation Analysis. Cancers,2022,14（5）：1348.

89. Cancer Genome Atlas Research Network,Kandoth C,Schultz N,et al. Integrated genomic characterization of endometrial carcinoma. Nature,2013,497（7447）,67-73.

90. Zhu MY,Chen F,Niyazi M,et al. Variation in apoptotic gene expression in cervical cancer through oligonucleotide microarray profiling. J Low Genit Tract Dis,2015,19（1）：46-54.

91. 中国抗癌协会妇科肿瘤专业委员会,中华医学会病理学分会.上皮性卵巢癌PARP抑制剂相关生物标志物检测的中国专家共识.中国癌症杂志,2020,30（10）：841-848.

92. Finch APM,Lubinski J,Møller P,et al. Impact of oophorectomy on cancer incidence and mortality in women

with a BRCA1 or BRCA2 mutation. J Clin Oncol,2014,32 (15):1547-1553.

93. VANDERPOL E,BOING AN,HARRISON P,et al. Classification functions and clinical relevance of extracellular vesicles. Pharmacol Rev,2012,64(3):676-705.

94. Wang H,Zhao Y,Chen M,et al. Identification of novel long non-coding and circular rnas in human papillomavirus-mediated cervical cancer. Front Microbiol,2017,8:1720.

95. Chen H,Mao M,Jiang J,et al. Circular RNA CDR1as acts as a sponge of miR-135b-5p to suppress ovarian cancer progression. Onco Targets Ther,2019,12:3869-3879.

96. HOWLADER N,NOONE A M,KRAPCHO M,et al. SEER cancer statistics review,1975-2011. Bethesda,MD: National Cancer Institute,2014.

97. MAVADDAT N,PEOCK S,FROST D,et al. Cancer risks for BRCA1 and BRCA2 mutation carriers:results from prospective analysis of EMBRACE. J Natl Cancer Inst, 2013,105(11):812-822.

98. Wentzensen N,Sun C,Ghosh A, et al. Methylation of HPV18,HPV31,and HPV45 Genomes and Cervical Intraepithelial Neoplasia Grade 3. JNCI,2012,104(22): 1738-1749.

99. 姚元庆,李秀丽,晏红,等.机器人辅助广泛性全子宫切除术和盆腔淋巴结切除术的初步研究.中华妇产科杂志,2009,44(11):828-831.

第七章

妇科肿瘤临床分期的沿革、发展及其重要意义

一、妇科恶性肿瘤分期的历史

妇科医生有着长久、令人骄傲的使用女性恶性肿瘤分期系统的传统。女性恶性肿瘤分期最早可以追溯至 1920 年国际联盟（League of Nations）发表的宫颈癌分期系统，当时的本意是对比宫颈癌患者的放射治疗和手术治疗的结局。1928 年，日内瓦国际卫生组织联盟的癌症委员会放射治疗分会试图统一宫颈癌治疗结局的报道，鼓励不同的机构应用同样的方式来报道他们的临床资料。第 1 份年度报告发表于 1937 年，其后又发表了几份报告。1954 年国际妇产科联盟（International Federation of Obstetrics and Gynecology，FIGO）成立，开始承担编写妇科肿瘤治疗效果年度报告的任务，制定各种妇科肿瘤的分期标准并在全世界推行。从 1973 年开始，年度报告每 3 年在 FIGO 大会上发布一次。目前，这些分期系统已被各国妇产科学界广泛采用，并随着医学科学的发展对分期标准不断进行修订。以宫颈癌为例，从 1929 年第 1 个分期之后，经历了 1937 年、1950 年、1961 年、1971 年、1985 年、1994 年、2009 年和 2018 年的 8 次修改。最新的 FIGO 分期是 2021 公布的外阴癌分期。

2009 年，FIGO 和国际妇科癌症学会（International Gynecologic Cancer Society，IGCS）公布的新修订的分期系统确定今后所有妇科恶性肿瘤的 FIGO 分期中都删除 0 期，即原位癌，FIGO 认为这一期别的肿瘤是浸润前病变，不具有分期的意义。之后 FIGO 又对外阴癌、宫颈癌、卵巢癌分期进行了修订。

二、分期的目的

面对一个已经诊断为恶性肿瘤的患者，临床医生的首要任务是确定最有效的治疗方法，并且估计预后。肿瘤的扩散范围和生物学特性是选择处理方法的最基本依据，通常以分期来反映肿瘤的扩散范围。一个好的分期系统必须满足

如下要求：

（1）是公认的确定疾病的扩散范围及严重程度的方式之一。

（2）帮助制订治疗方案。

（3）预测预后的一个指标。

（4）利于在不同的治疗中心间交换信息并对比治疗效果。

（5）用于了解肿瘤的生物学行为并作为未来研究的基础。

FIGO 分期系统最初是根据临床检查，主要由肿瘤病灶的解剖范围来确定。近年来，除了妊娠滋养细胞肿瘤外，其他妇科恶性肿瘤的分期系统都由临床分期转变为手术病理分期；而宫颈癌 2018 年 FIGO 分期则允许临床、影像和病理发现参与分期。一般情况下，FIGO 分期包括 4 期：

Ⅰ 期：指癌灶局限于原发器官部位。

Ⅱ 期：一般指病变已从原发部位向邻近器官和组织扩散。

Ⅲ 期：表示扩散范围更广，常包括腹腔或淋巴结转移。

Ⅳ 期：指肿瘤已有明确的远处或实质器官转移。

除恶性滋养细胞肿瘤肺转移属 Ⅲ 期外，其他所有妇科恶性肿瘤的肺转移均属 Ⅳ 期。

以上分期在具体的肿瘤分期中还可再细分为亚分期，亚分期通常与特殊的预后因素有关。

三、分期的原则

任何好的分期系统都必须符合 3 个特征："准确、可靠、实用"。准确意味着分期系统必须允许结果类似的病例归到同一病例组，同时又能反映每类肿瘤可能存在的全部范围。随着时间的推移，为了保证它的准确性，分期系统必须能够灵活改变以接受临床病例的重要变化。一个可靠的分期系统应确保相同的病例总是分到相同的分期，它应尽可能依靠已被客观评估的可测得的量化指标。分期系统不应该经常变动，直到有足够的数据和资料证明这种变化是必要的。最后，一个实用的分期系统必须适应于日常多变的临床环境的

需要,而不是大多数医生不容易掌握或者需要很高深的专业知识及复杂和昂贵的临床设备才能对某一特殊恶性肿瘤进行分期的诊断程序。

在分期过程中,必须遵循以下原则:

1. 除特殊情况下,如持续滋养细胞疾病,因其很少需要手术治疗而难取得病理标本外,其他肿瘤在分期以前,必须获得并确定肿瘤的组织学类型。

2. 对某一确定部位肿瘤的分期只用于这一部位的原发恶性肿瘤,不包括邻近部位恶性肿瘤的累及和转移性肿瘤。

3. 根据不同部位的肿瘤,FIGO 分期包括临床分期和手术分期两种方法。

4. 治疗前确定的临床分期和全面的手术分期后确定的手术分期,不能根据放射治疗后或化疗后疾病的好转和治疗期间疾病的进展而改变分期。

5. 当不同的医生在分期过程中对分期的判定不一致时,应采用较早的分期。

6. 对复发肿瘤,应保持原始的分期而不应对患者再重新进行分期。

四、临床分期

临床分期应用于阴道癌和妊娠滋养细胞肿瘤。临床分期应在正式的治疗前确定,治疗开始后将不能改变,即便有其他的阳性发现提示不同的分期。因此,应进行细致的临床检查,最好由有经验的医生在麻醉下进行。通常采用体检及简易的诊断方法,如膀胱镜、直肠镜、肺及骨骼的 X 线检查以及超声检查来进行分期。淋巴结或肿块的细针穿刺细胞学检查将有助于确定可疑的转移。复杂的影像技术检查的结果,如计算机断层扫描、磁共振成像或 PET 扫描的检查结果对确定治疗方案有价值,但不能作为改变临床分期的依据,否则,分期将不可能用于那些相对比较贫穷的地区。

临床分期的主要不足是不准确。即使是有经验和训练有素的妇科肿瘤医生,也不可避免地会在临床分期中出现错误而提倡进一步手术分期。但以妊娠滋养细胞肿瘤为例,其化疗可以达到根治性治疗的作用,如进行手术分期,其带来的危害可能远大于所提供的额外信息所带来的益处。

临床分期另一个不足之处是遗漏了一个重要的预后因素即淋巴结转移状态。虽然现代影像学技术的发展有可能判断淋巴结转移,但是即使是 PET 扫描也可能会漏掉小的转移灶或判断失误。MRI 或 CT 显示增大的淋巴结需要区分炎症反应和肿瘤浸润。

虽然临床分期有上述的局限性,但是它仍不失为指导治疗和预测预后的可信赖的指标。

五、手术分期

手术分期应用于子宫内膜癌、卵巢癌、输卵管癌和外阴癌。因为这些恶性肿瘤的主要治疗手段是手术,一般不需要其他的额外的程序。对比临床分期,在精确确定疾病严重程度和组织学类型上,手术分期具有一定的优势。然而,一个彻底的手术探查和活检是成功分期的关键。因此,评估疾病的扩散范围不仅仅是切除肿瘤和它的邻近组织或局部淋巴结,也应进行潜在扩散区域的活组织检查,如卵巢癌的大网膜、腹膜、横膈等。所以,采用手术分期的病例,特别是比较早期的病例有可能切除下来的组织多数是阴性的,这就导致了多年来不断地对早期病例全面分期是否有必要的诸多争论。同样地,最终的分期是在最初治疗的时候确定的,并不能因以后的其他阳性发现而有所改变。

手术分期所存在的问题:

1. 在患者不能耐受手术时手术分期是不可行的,在这种情况下,应采用临床分期。

2. 对于广泛淋巴结切除术目前仍存在争议。一方面,由于淋巴结转移直接与预后相关,伴随着手术技术和仪器设备改进,对淋巴结切除的范围愈加扩大,如卵巢癌的某些病理类型需要切除淋巴结至肾静脉水平,甚至切除肿大的心膈角淋巴结。另一方面,随着切除范围的扩大,术中术后并发症也随之增多。再者,近年随着肿瘤免疫学和新的抗癌免疫药物的研究进展,人们对淋巴结切除方面也有了新思考,淋巴结具有潜在的抗癌免疫功能,对无转移的淋巴是否应该完全切除也存在争议。

宫颈癌则采用临床和手术分期相结合的方法。早期宫颈癌主要采用手术治疗,术后的病理结果参与分期。晚期宫颈癌采用放射治疗,除了宫颈原发病灶的病理检查结果,不能获得其他部位的组织学标本,采用临床结合影像学的分期方法。

虽然目前在宫颈癌、子宫内膜癌、外阴癌的指南中提出了前哨淋巴结的应用以及具体操作方法,但是,目前在术前、术中对前哨淋巴结的应用研究的准确性仍未达到临床常规应用的要求。因此,为了对疾病严重程度精确评估并得出正确结论,在建立有效的治疗前,目前仍积极采用手术分期。如对于子宫内膜癌,1988 年手术分期提出淋巴结切除或取样,目前统一的认识为全面系统的淋巴结切除,并且建议切除范围到达肾血管水平,已不再采用"淋巴结取样"的方法。

六、解剖因素以外的其他影响因素

除了疾病的扩散范围外,许多其他因素都可能影响恶性肿瘤患者的预后,如流行病学因素、遗传学因素、免疫因素、环境和社会因素等。但这些因素,尤其是分子生物学的标记物,需要立足于临床以外的试验,或者只是适用于恶性肿瘤的某种亚型。因此,将这些因素引入分期系统之前,必须要考虑到分期系统广泛应用性这一原则。目前 FIGO 分期系统仍没有把这些因素完全加入到分期系统中。但随着子宫内膜癌分子分型研究的不断深入,在 2023 年 3 月美国妇科肿瘤学会(Society of Gynecologic Oncology,SGO)会议上,Alexander B. Olawaiye 教授以"子宫内膜癌的分子分期:来自于美国癌症联合委员会(American Joint Committee on Cancer,AJCC)、FIGO 和欧洲指南的更新"为题进行演讲,这是首次在国际性大型会议上介绍 2023 年子宫内膜癌的新分期。

七、其他分期系统

肿瘤分期可以根据很多系统,例如解剖部位、临床和病理范围。肿瘤的组织学类型和级别以及患者的年龄、症状和体征的持续时间等,均可影响疾病的结果,也被应用于不同的分期系统中。

恶性肿瘤的 TNM 分期系统形成于 1943~1952 年间。在 1950 年,国际抗癌协会(international union against cancer,UICC)指定了一个专门从事肿瘤命名和统计的委员会并采用了描述局部恶性肿瘤严重程度的惯常应用的定义。第 1 版的恶性肿瘤的 TNM 分期产生于 1968 年。目前最新的第 8 版发布于 2017 年。

TNM 分期系统通过评估 3 项指标来描述疾病的解剖范围。T 反映原发肿瘤的范围,N 指有或无区域淋巴结转移,M 指有或无远处转移。TNM 系统又进一步分为 2 组:cTNM 系统基本上是一个治疗前临床分期,主要依靠治疗前从临床检查、影像、活组织检查、内镜、手术探查和其他相关检查所获取的资料来进行分期。pTNM 系统是基于手术后的组织病理学分期。该系统采用了治疗前获得的资料,并用手术和病理检查所得到的资料来补充和修改。在用 TNM 和/或 pT、pN、pM 分类后,这些项目将被纳入分期中。同样要强调的是,一旦建立了肿瘤分期,医学记录就不能随意更改。临床分期对选择和评估治疗方法至关重要,病理学分期则可提供最准确的资料来估计预后。

实际上,FIGO 和 TNM 分期是等同的。TNM 预后因素规划委员会已经接受 FIGO 妇科肿瘤委员会的妇科肿瘤分期系统。在妇科肿瘤中,TNM 分期可作为 FIGO 分期的一部分与之相结合。

有关妊娠滋养细胞肿瘤预后的 WHO 评分系统在 2000 年获得 FIGO 接受,并于 2002 年 9 月正式公布改良 WHO 评分系统结合 FIGO 分期,它是基于疾病的自然进程、预后因素再加上解剖因素,现已成为妊娠滋养细胞肿瘤 FIGO 分期和评分系统的一部分。

八、FIGO 分期的发展

为了适应不断发展的科学研究,肿瘤分期也要保持不断的更新。FIGO 妇科肿瘤委员会根据最新的研究成果,在过去的数十年间,数次对妇科肿瘤分期系统进行更新,使得 FIGO 分期能够及时反映学科的发展。但是,一个分期系统不可能包含所有的预后相关因素。因此,可能只有在许多大型研究中确定的有关影响因素才会被吸纳。FIGO 希望能够提供一个精确反映疾病严重程度,并能将临床经验所导致的失误降到最低的分期系统。

九、妇科恶性肿瘤分期简介

(一)外阴癌

1998 年,FIGO 整合了手术病理因素,对外阴癌的分期进行了修订,较之前的分期对预后的评估更加准确。经过 10 多年的应用与实践,利用前瞻性研究所收集的数据,用于分期和亚分期的截断值证据更加充分。因此,FIGO 在 2009 年分期的基础上,于 2021 年发布了最新修订的外阴癌分期。与之前的 2009 年分期相比,有如下变化:①原来分期 Ⅳa 期 i 中的肿瘤侵犯上 2/3 尿道、上 2/3 阴道、膀胱黏膜、直肠黏膜,以及腹股沟-股淋巴结转移≤5mm 均归为 Ⅲa 期;Ⅲb 期为腹股沟-股淋巴结转移 >5mm;Ⅲc 无变化。②新分期中 Ⅳa 期为肿瘤固定在盆壁,或腹股沟-股淋巴结出现固定或溃疡形成。具体 FIGO 分期见表 9-7-1,分期分组见表 9-7-2。

表 9-7-1　外阴癌 FIGO 分期

FIGO 分期	分期描述
Ⅰ 期	肿瘤局限于外阴
Ⅰa 期	最大径线≤2cm,且间质浸润深度≤1mm*
Ⅰb 期	最大径线 >2cm,或间质浸润深度 >1mm*
Ⅱ 期	肿瘤侵犯下列任何部位:下 1/3 尿道、下 1/3 阴道、肛门,淋巴结未转移
Ⅲ 期	肿瘤侵犯邻近会阴器官的上部,有/无任何数目的非固定、非溃疡形成的淋巴结
Ⅲa 期	肿瘤侵犯下列任何部位:上 2/3 尿道、上 2/3 阴道、膀胱黏膜、直肠黏膜或腹股沟-股淋巴结转移(≤5mm)
Ⅲb 期	腹股沟-股淋巴结转移(>5mm)
Ⅲc 期	腹股沟-股淋巴结转移伴囊外扩散
Ⅳ 期	肿瘤固定在骨盆壁,或腹股沟-股淋巴结出现固定或溃疡形成,或远处转移
Ⅳa 期	肿瘤固定在骨盆壁,或腹股沟-股淋巴结出现固定或溃疡形成
Ⅳb 期	远处转移

注:* 浸润深度是指肿瘤从接近最表皮乳头上皮-间质连接处至最深浸润点的距离。

表9-7-2 外阴癌分期分组

FIGO 分期	T	N	M
Ⅰ期	T1	N0	M0
Ⅰa 期	T1a	N0	M0
Ⅰb 期	T1b	N0	M0
Ⅱ期	T2	N0	M0
Ⅲ期	T1~T2	N1~N2c	M0
Ⅲa 期	T1~T2	N1a	M0
Ⅲb 期	T1~T2	N2b	M0
Ⅲc 期	T1~T2	N2c	M0
Ⅳ期	T1~T3	N3	M0
Ⅳa 期	T1~T2	N3	M0
Ⅳa 期	T3	任何 N	M0
Ⅳb 期	任何 T	任何 N	M1

(二) 阴道癌

原发性阴道癌采用临床分期,在 2009 年 FIGO 分期中,并未对其进行修订,但将 FIGO 分期与 TNM 分期进行了对照和比较(表 9-7-3)。

(三) 宫颈癌

宫颈癌分期最早始于 1928 年,经过 8 次修订,最近的 2018 年 FIGO 分期及 2017 年 TNM 分类见表 9-7-4。2018 年分期主要有几点修改:①删除了 Ⅰa 期间质浸润宽度。②根据肿瘤大小对 Ⅰb 期进行细分类,即 Ⅰb1 期为浸润深度 >5mm,最大径线 ≤2cm;Ⅰb2 期为最大径线 >2cm,≤4cm;Ⅰb3 期为最大径线 >4cm。③Ⅲ期增加了Ⅲc 期,将盆腔和主动脉旁淋巴结纳入分期,需注明是影像学发现或病理证据,Ⅲc1 期为盆腔淋巴结受累,Ⅲc2 期为腹主动脉旁淋巴结受累。2019 年 FIGO 发现 2018 年分期有错误,发表了一个勘误,表 9-7-4 为经过修正的宫颈癌 2018 年 FIGO 分期。

(四) 子宫内膜癌

目前临床广泛使用的子宫内膜癌分期是 2009 年进行修订的 FIGO 分期(表 9-7-5),与 2017 年 TNM 分组的对比见表 9-7-6。2009 年分期跟之前的分期相比,主要有如下改动:①将原来分期的 Ⅰa 期和 Ⅰb 期合并为 Ⅰa 期。②Ⅱ期不再分为 Ⅱa 和 Ⅱb 两个亚类,并且将子宫颈腺体受累归为 Ⅰ期。③将原来Ⅲc 期中的盆腔和腹主动脉旁淋巴结受累分开。④腹水细胞学检查阳性不再作为分期的一个依据,但是 FIGO 依然建议手术时留取腹腔冲洗液或腹水作为术后治疗和研究的参数。

FIGO 2009 分期存在 4 个主要问题:没有考虑组织类型;没有考虑 LVSI,没有区分转移淋巴结大小,没有结合分子分型。这些问题都是影响预后的重要因素。2023 年 SGO 会议上报告的子宫内膜癌分期,在分期标准中增加了考虑组织类型,包含了 LVSI,区分转移淋巴结大小并结合了分子亚型,并作为辅助治疗决策的潜在影响因素。在分子分型已知的情况下,FIGO Ⅰ期和Ⅱ期可加入分子分型,并添加下标("m" 表示分子分型);FIGO Ⅲ期分期不受分子分型影响,但若为 p53abn,应记录为Ⅲm-ps3abn 期,以便资料收集;FIGO Ⅳ期分期不受分子分型影响。详见表 9-7-7。

新分期Ⅰ期中有几个关键点:①局限子宫体;②LVSI (−);③主要为非侵袭性;④增加了克隆相关双癌。将大量

表9-7-3 阴道癌 FIGO/TNM 分期分类

AJCC	TNM	FIGO 分期	分期描述
Ⅰa	T1aN0M0	Ⅰ	肿瘤局限于阴道壁,最大径线 ≤2cm,未扩散到邻近淋巴结或远处器官
Ⅰb	T1bN0M0	Ⅰ	肿瘤局限于阴道壁,最大径线 >2cm,未扩散到邻近淋巴结或远处器官
Ⅱa	T2aN0M0	Ⅱ	肿瘤累及阴道下组织但未扩散到阴道壁,最大径线 ≤2cm,未扩散到邻近淋巴结或远处器官
Ⅱb	T2bN0M0	Ⅱ	肿瘤累及阴道下组织但未扩散到阴道壁,最大径线 >2cm,未扩散到邻近淋巴结或远处器官
Ⅲ	T1~T3N1M0	Ⅲ	肿瘤扩散到骨盆壁,和/或侵犯阴道下 1/3,和/或阻塞尿道(肾盂积水)引起肾脏疾病;也会扩散到邻近的盆腔或腹股沟淋巴结,无远处器官转移
	或 T3N0M0	Ⅲ	肿瘤扩散到骨盆壁,和/或侵犯阴道下 1/3,和/或阻塞尿道(肾盂积水)引起肾脏疾病;未扩散到邻近淋巴结或远处器官
Ⅳa	T4 任何 N M0	Ⅳa	肿瘤侵犯膀胱或直肠或超出真骨盆;伴或不伴有盆腔或腹股沟淋巴结受累;无远处器官转移
Ⅳb	任何 T 任何 N M1	Ⅳb	肿瘤扩散到远处器官如肺或骨;病灶可以为任何大小伴或不伴邻近组织或器官侵犯;伴或不伴邻近淋巴结受累

表 9-7-4 宫颈癌 FIGO 分期

FIGO 分期	分期描述
I 期	肿瘤局限在子宫颈(扩展至子宫体应被忽略)
I a 期	镜下浸润癌,浸润深度≤5mm[a]
I a1 期	间质浸润深度≤3mm
I a2 期	间质浸润深度>3mm,≤5mm
I b 期	肿瘤局限于子宫颈,镜下最大浸润深度≥5mm[b]
I b1 期	癌灶浸润深度>5mm,最大径线≤2cm
I b2 期	癌灶最大径线>2cm,≤4cm
I b3 期	癌灶最大径线>4cm
II 期	肿瘤超越子宫,但未达阴道下 1/3 或未达盆壁
II a 期	侵犯上 2/3 阴道,无子宫旁浸润
II a1 期	癌灶最大径线≤4cm
II a2 期	癌灶最大径线>4cm
II b 期	有子宫旁浸润,未达骨盆壁
III 期	肿瘤累及阴道下 1/3 和/或扩展到骨盆壁和/或引起肾盂积水或肾无功能和/或累及盆腔和/或主动脉旁淋巴结
III a 期	肿瘤累及阴道下 1/3,没有扩展到骨盆壁
III b 期	肿瘤扩展到骨盆壁和/或引起肾盂积水或肾无功能(除非已知由其他原因引起)
III c 期	不论肿瘤大小和扩散程度,累及盆腔和/或主动脉旁淋巴结(注明 r 或 p)[c]
III c1 期	仅累及盆腔淋巴结
III c2 期	主动脉旁淋巴结转移
IV 期	肿瘤侵犯膀胱黏膜或直肠黏膜(活检证实)和/或超出真骨盆(泡状水肿不分为 IV 期)
IV a 期	侵犯盆腔邻近器官
IV b 期	远处转移

注:[a] 所有分期均可用影像学和病理学资料来补充临床发现,评估肿瘤大小和扩散程度,形成最终分期。

[b] 淋巴脉管间隙浸润不改变分期。浸润宽度不再作为分期标准。

[c] 对用于诊断 III c 期的证据,需注明说采用的方法是 r(影像学)还是 p(病理学)。例:若影像学显示盆腔淋巴结转移,分期为 III c1r;若经病理证实,分期为 III c1p。所采用的影像学类型或病理技术需始终注明。

表 9-7-5 子宫内膜癌 2009 年 FIGO 分期

FIGO 分期	分期描述
I 期	肿瘤局限于子宫体
I a 期	肿瘤浸润深度 <1/2 肌层
I b 期	肿瘤浸润深度≥1/2 肌层
II 期	肿瘤侵犯子宫颈间质,但无子宫体外蔓延
III 期	肿瘤局部和/或区域扩散
III a 期	肿瘤累及子宫浆膜和/或附件
III b 期	肿瘤累及阴道和/或子宫旁组织
III c 期	盆腔淋巴结和/或腹主动脉旁淋巴结转移
III c1 期	盆腔淋巴结转移
III c2 期	腹主动脉旁淋巴结转移伴/不伴盆腔淋巴结转移
IV 期	肿瘤侵及膀胱和/或直肠黏膜,和/或远处转移
IV a 期	肿瘤侵及膀胱和/或直肠黏膜
IV b 期	远处转移,包括腹腔内和/或腹股沟淋巴结转移

表 9-7-6 子宫内膜癌分期分组

FIGO 分期	T	N	M
I 期	T1	N0	M0
I a 期	T1a	N0	M0
I b 期	T1b	N0	M0
II 期	T2	N0	M0
III 期	T3	N0	M0
III a 期	T3a	N0	M0
III b 期	T3b	N0	M0
III c 期			
III c1 期	T1~T3	N1/N1mi/N1a	M0
III c2 期	T1~T3	N2/N2mi/N2a	M0
IV 期			
IV a 期	T4	任何 N	M0
IV b 期	任何 T	任何 N	M1

表 9-7-7　子宫内膜癌 2023 年 FIGO 分期

FIGO 分期	分期描述
Ⅰ期	肿瘤局限于子宫并预后良好
Ⅰa 期	肿瘤局限于子宫内膜,或非侵袭性组织类型侵犯肌层 <1/2,无或局灶性 LVSI,或预后良好
Ⅰa1 期	肿瘤局限于子宫内膜息肉,或局限于子宫内膜
Ⅰa2 期	非侵袭性组织类型侵犯肌层 <1/2,无或局灶性 LVSI
Ⅰa3 期	同时存在局限于子宫和卵巢的低级别子宫内膜样癌
Ⅰb 期	非侵袭性组织类型侵犯肌层 ≥1/2,无或局灶性 LVSI
Ⅱ期	肿瘤侵犯子宫颈间质但无子宫体外扩散,或大量 LVSI,或侵袭性组织类型侵犯子宫肌层
Ⅱa 期	肿瘤侵犯子宫颈间质
Ⅱb 期	大量 LVSI
Ⅱc 期	侵袭性组织类型侵犯子宫肌层
Ⅲ期	肿瘤局部或区域性扩散
Ⅲa 期	肿瘤累及子宫浆膜面和/或附件
Ⅲa1 期	扩散到卵巢或输卵管,符合 ⅠA3 期标准除外
Ⅲa2 期	肿瘤侵犯子宫浆膜或通过子宫浆膜向外扩散
Ⅲb 期	肿瘤转移或直接蔓延到阴道和/或至宫旁,或转移到盆腔腹膜
Ⅲb1 期	肿瘤转移或直接蔓延到阴道和/或至宫旁
Ⅲb2 期	肿瘤转移到盆腔腹膜
Ⅲc 期	肿瘤转移至盆腔和/或腹主动脉淋巴结
Ⅲc1 期	转移到盆腔淋巴结
Ⅲc1i 期	微转移(转移淋巴结直径 0.2~2.0mm)
Ⅲc1ii 期	大转移(转移淋巴结直径 >2.0mm)
Ⅲc2 期	转移至腹主动脉旁淋巴结,有或无盆腔淋巴结转移
Ⅲc2i 期	微转移(转移淋巴结直径 0.2~2.0mm)
Ⅲc2ii 期	大转移(转移淋巴结直径 >2.0mm)
Ⅳ期	肿瘤侵犯膀胱和/或侵犯直肠黏膜和/或远处转移
Ⅳa 期	肿瘤侵犯膀胱和/或直肠黏膜,或同时存在
Ⅳb 期	肿瘤转移到腹腔腹膜/盆腔外腹腔内转移
Ⅳc 期	远处转移,包括腹股沟淋巴结、肺、肝或骨转移

LVSI 和侵犯肌层的侵袭性类型归入Ⅱ期。侵袭性组织类型定义笔者认为即高危组织类型,包括高级别浆液性癌、透明细胞癌、癌肉瘤、去分化/未分化癌、G3 子宫内膜样癌。大量 LVSI 判断标准比较一致的意见是在一张 HE 切片中存在≥4 个血管侵犯。Ⅲ期的关键点是:①增加盆腔腹膜转移;②细分淋巴转移。Ⅳ期新增腹腔腹膜/盆腔外腹腔内腹膜转移。总之,新分期更加详细、与预后更密切。对于指导临床实践有重要的意义。

(五) 子宫肉瘤

子宫肉瘤(包括子宫平滑肌肉瘤、子宫内膜间质肉瘤、子宫内膜未分化肉瘤、子宫腺肉瘤和子宫癌肉瘤)比较罕见,所以一直没有专门的子宫肉瘤 FIGO 分期。在子宫内膜癌 1988 年手术病理分期建立以后,子宫肉瘤常借用子宫内膜癌的分期体系。但是,随着更多关于子宫肉瘤研究结果的出现,催生了独立的子宫肉瘤分期系统。修订后的 2009 年 FIGO 分期包括 3 个新的分类,即子宫平滑肌肉瘤和子宫内膜间质肉瘤分期,腺肉瘤分期以及子宫癌肉瘤分期。子宫平滑肌肉瘤、子宫内膜间质肉瘤和腺肉瘤是修订后分期中新的分类,而子宫癌肉瘤依旧使用与子宫内膜癌一样的分期系统。子宫平滑肌肉瘤和子宫内膜间质肉瘤 2009 年 FIGO 分期及 2017TNM 分类见表 9-7-8,腺肉瘤 2009 年 FIGO 分期及 2017 TNM 分类见表 9-7-9。

表 9-7-8　子宫平滑肌肉瘤、子宫内膜间质肉瘤 FIGO/TNM 分期分类

FIGO 分期	分期描述	TNM
Ⅰ期	肿瘤局限于子宫体	T1N0M0
Ⅰa 期	肿瘤≤5cm	T1aN0M0
Ⅰb 期	肿瘤 >5cm	T1bN0M0
Ⅱ期	肿瘤侵及盆腔	T2N0M0
Ⅱa 期	附件受累	T2aN0M0
Ⅱb 期	子宫外盆腔内组织受累	T2bN0M0
Ⅲ期	肿瘤侵及腹腔组织(不包括子宫肿瘤突入腹腔)	T3N0M0
Ⅲa 期	1 个病灶	T3aN0M0
Ⅲb 期	1 个以上病灶	T3bN0M0
Ⅲc 期	盆腔淋巴结和/或腹主动脉旁淋巴结转移	T1~3N1M0
Ⅳ期	膀胱和/或直肠或有远处转移	
Ⅳa 期	肿瘤侵及膀胱和/或直肠	T4 任何 N M0
Ⅳb 期	远处转移	任何 T 任何 N M1

表 9-7-9　子宫腺肉瘤 FIGO/TNM 分期分类

FIGO 分期	分期描述	TNM
I 期	肿瘤局限于子宫体	T1N0M0
Ia 期	肿瘤局限于子宫内膜或子宫颈内膜,无肌层浸润	T1aN0M0
Ib 期	肌层浸润≤1/2	T1bN0M0
Ic 期	肌层浸润 >1/2	T1cN0M0
II 期	肿瘤侵及盆腔	T2N0M0
IIa 期	附件受累	T2aN0M0
IIb 期	子宫外盆腔内组织受累	T2bN0M0
III 期	肿瘤侵及腹腔组织(不包括子宫肿瘤突入腹腔)	T3N0M0
IIIa 期	1 个病灶	T3aN0M0
IIIb 期	1 个以上病灶	T3bN0M0
IIIc 期	盆腔淋巴结和/或腹主动脉旁淋巴结转移	T1~3N1M0
IV 期	膀胱和/或直肠或有远处转移	
IVa 期	肿瘤侵及膀胱和/或直肠	T4 任何 N M0
IVb 期	远处转移	任何 T 任何 N M1

(六)卵巢癌、输卵管癌和原发性腹膜癌

目前采用卵巢癌、输卵管癌和原发性腹膜癌的分期系统是 2014 年制定的 FIGO 分期标准,它主要是根据手术探查及病理结果而制定。2014 年 FIGO 分期及 2017 年 UICC 的 TNM 分类见表 9-7-10。

(七)妊娠滋养细胞肿瘤

妊娠滋养细胞肿瘤 FIGO 分期见表 9-7-11。根据 FIGO 规定,葡萄胎应作登记,但分期只适用于滋养细胞肿瘤患者。不符合以上分期标准的患者,应单独列为未分期。

有关滋养细胞肿瘤预后的 WHO 评分系统(表 9-7-12)于 2000 年获得 FIGO 承认。该系统高危因素的分值包括 1、2、4 分,肝转移为 4 分。2002 年 7 月 FIGO 批准了低危和高危滋养细胞肿瘤的临界值。≤6 分属低危,单药化疗即可,≥7 分属高危,需联合化疗。取消中危的分组。

改良 WHO 高危因素评分系统与 FIGO 分期相结合于 2000 年 9 月获得 FIGO 癌症分期和命名委员会的认可,并于 2002 年 7 月获得 FIGO 的批准,成为滋养细胞肿瘤 FIGO 分期和评分系统的一部分。

表 9-7-10　卵巢癌、输卵管癌和腹膜癌 FIGO/TNM 分期分类

FIGO 分期	分期描述	TNM
I 期	病变局限于卵巢或输卵管	T1N0M0
Ia 期	肿瘤局限于单侧卵巢(包膜完整)或输卵管,卵巢和输卵管表面无肿瘤;腹腔积液或腹腔冲洗液未找到癌细胞	T1aN0M0
Ib 期	肿瘤局限于双侧卵巢(包膜完整)或输卵管,卵巢和输卵管表面无肿瘤;腹腔积液或腹腔冲洗液未找到癌细胞	T1bN0M0
Ic 期	肿瘤局限于单侧或双侧卵巢或输卵管,并伴有如下任何 1 项:	
Ic1 期	手术导致肿瘤破裂	T1c1N0M0
Ic2 期	手术前包膜已破裂或卵巢、输卵管表面有肿瘤	T1c2N0M0
Ic3 期	腹腔积液或腹腔冲洗液发现癌细胞	T1c3N0M0
II 期	肿瘤累及单侧或双侧卵巢并有盆腔内扩散(在骨盆入口平面以下)或原发性腹膜癌	T2N0M0
IIa 期	肿瘤蔓延或种植到子宫和/或输卵管和/或卵巢	T2aN0M0
IIb 期	肿瘤蔓延至其他盆腔组织	T2bN0M0
III 期	肿瘤累及单侧或双侧卵巢、输卵管或原发性腹膜癌,伴有细胞学或组织学证实的盆腔外腹膜转移或证实存在腹膜后淋巴结转移	T1-3N0-1M0
IIIa1 期	仅有腹膜后淋巴结转移(细胞学或组织学证实)	T1/T2N1M0
IIIa1 期(i)	淋巴结转移最大直径≤10mm	
IIIa1 期(ii)	淋巴结转移最大直径 >10mm	
IIIa2 期	显微镜下盆腔外腹膜受累,伴或不伴腹膜后淋巴结转移	T3a2N0/N1M0
IIIb 期	肉眼盆腔外腹膜受累,病灶最大直径≤2cm,伴或不伴腹膜后淋巴结转移	T3bN0/N1M0
IIIc 期	肉眼盆腔外腹膜受累,病灶最大直径 >2cm,伴或不伴腹膜后淋巴结转移(包括肿瘤蔓延至肝包膜和脾,但未转移到脏器实质)	T3cN0/N1M0
IV 期	超出腹腔外的远处转移	任何 T 任何 N M1
IVa 期	胸腔积液细胞学阳性	
IVb 期	腹膜外器官实质转移(包括肝实质转移和腹股沟淋巴结和腹膜外淋巴结转移)	

表 9-7-11　滋养细胞肿瘤 FIGO 分期

期别	描述
I 期	肿瘤局限于子宫
II 期	肿瘤直接扩散或转移到其他生殖结构(卵巢、输卵管、阴道、阔韧带)
III 期	肺转移
IV 期	所有其他部位的远处转移

表 9-7-12　改良 WHO 评分系统结合 FIGO 分期

预后因素	危险评分/分			
	0	1	2	4
年龄	<40 岁	≥40 岁		
前次妊娠	葡萄胎	流产	足月产	
距前次妊娠的时间间隔	<4 个月	4~6 个月	7~12 个月	>12 个月
治疗前 hCG 水平(U/L)	$<10^3$	$10^3\sim<10^4$	$10^4\sim<10^5$	$\geq10^5$
最大肿瘤径线,包括子宫病灶	<3cm	3~5cm	>5cm	
转移部位	肺	脾、肾	胃肠道	脑、肝
转移病灶数目	0 个	1~4 个	5~8 个	>8 个
既往化疗失败史			单药	两药及以上
总分				

(王丽娟　林仲秋)

参考文献

1. Olawaiye AB, Cotlere J, Cuello MA, et al. FIGO staging for carcinoma of the vulva: 2021 revision. Int J Gynaecol Obstet, 2021, 155(1): 43-47.

2. Adams TS, Rogers LJ, Cuello MA. Cancer of the vagina: 2021 update. Int J Gynaecol Obstet, 2021, 155(1): 19-27.

3. Bhatla N, Aoki D, Sharma DN, et al. Cancer of the cervix uteri: 2021 update. Int J Gynaecol Obstet, 2021, 155(1): 28-44.

4. Koskas M, Amant F, Mirza MR, et al. Cancer of the corpus uteri: 2021 update. Int J Gynaecol Obstet, 2021, 155(1): 45-60.

5. Mbatani N, Olawaiye AB, Prat J. Uterine sarcomas. Int J Gynaecol Obstet, 2018, 143(2): 51-58.

6. Berek JS, Renz M, Kehoe S, et al. Cancer of the ovary, fallopian tube, and peritoneum: 2021 update. Int J Gynaecol Obstet, 2021, 155(1): 61-85.

7. Ngan HYS, Seckl MJ, Berkowitz RS, et al. Diagnosis and management of gestational trophoblastic disease: 2021 update. Int J Gynaecol Obstet, 2021, 155(1): 86-93.

8. Mahul B Amin, FCAP editor-in chief. The AJCC Cancer Staging Manual, Eighth Edition, published by Springer International Publishing. 2017.

第八章

妇科肿瘤的治疗

第一节　妇科肿瘤的手术治疗

一、妇科应用解剖学

(一) 腹腔解剖

　　腹腔的一般临床概念包括腹膜及腹腔脏器。腹膜分为壁、脏两层。壁腹膜衬于腹壁和盆壁的内面,脏腹膜覆盖在盆腔、腹腔脏器的表面,两者在小骨盆上口相互延续。脏、壁两层腹膜间所围成的腔隙,称腹膜腔。其上界为膈下,下界为小骨盆上口,前为腹前壁,后为腹后壁,左右为腹侧壁。

　　腹腔内有横膈膜腹面、肝、肝外胆道、胃、十二指肠、空肠、回肠、盲肠与阑尾、升结肠、横结肠、降结肠、乙状结肠、大网膜、胰和脾等脏器。十二指肠和胰属于腹膜外位器官,其余属于腹膜内位器官,现从上至下,从前至后概括描述有关脏器的局部解剖(图 9-8-1)。

　　1. 肝　肝位于膈下,大部分在右季肋区,小部分在左季肋区,左右肋弓间的部分与腹前壁相贴。肝右半部的上面与右肋膈隐窝和右肺底相邻;下面与右肾上腺、右肾、十二指肠上部及结肠右曲相邻。左半部的上面与膈、心的下面相邻,后缘近左纵沟处与食管相接触;下面与胃小弯相邻。

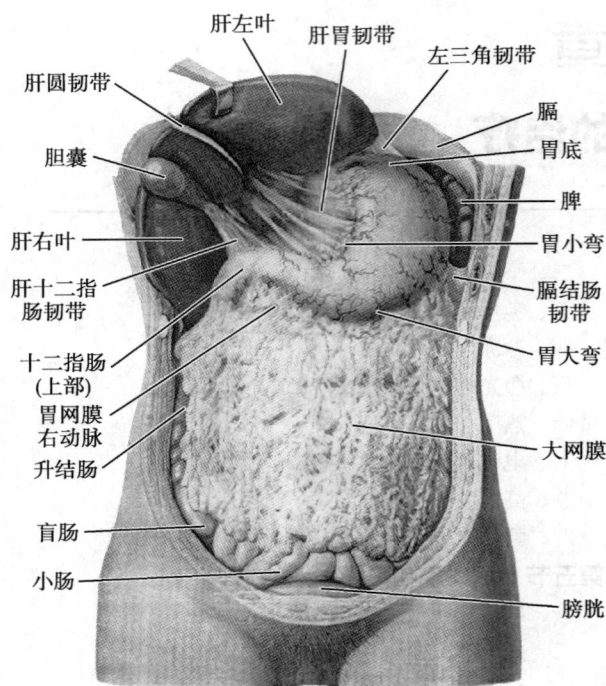

图9-8-1 网膜及腹腔脏器

肝除裸区有纤维结缔组织与膈相连并有一定的固定作用外,其余被腹膜所覆盖。脏、壁腹膜移行处,形成韧带,使肝连于膈和腹前壁。肝膈面有横向的左右冠状韧带,使之连于膈下。上前方有纵向的镰状韧带。在一些卵巢癌病例,可有大面积膈面种植性转移,尤其以右侧膈面多见。手术时可整块剥脱切除以达到0残留。

肝门与肝蒂:肝门有三,第一肝门位于肝脏面凹陷两条纵沟间的横沟处,内有肝管、门静脉和肝动脉的分支、淋巴管及神经等出入。第二肝门在肝胆面腔静脉沟的上端,肝左、中、右静脉注入此处,沿镰状韧带向上后方至腔静脉沟的延长线,即可显示第二肝门。第三肝门位于腔静脉沟下端,有来自右半肝脏面的右副肝静脉及尾状叶的一些肝小静脉通过。肝蒂为出入肝门的肝外胆管、肝固有动脉、门静脉、淋巴管和神经等,共同包于肝十二指肠韧带内,总称为肝蒂。一般说来,肝外胆管在前,左右肝管汇合点最高,紧贴肝门横沟;肝固有动脉居中,左右支分叉点最低,常在肝十二指肠韧带内;门静脉居中后,分叉点稍低于肝管汇合处,距肝门横沟稍远。胆总管位于肝十二指肠韧带右缘内,肝固有动脉的右侧,门静脉的右前方,长约7~8cm,直径0.6~0.8cm,若超过1cm,应视为病理性增粗。

2. 胃 胃分为贲门、胃底、胃体及幽门4部分。小部分位于左季肋区。胃体的小部分及幽门部大部分位于腹上区。胃前壁右侧半为左半肝所覆盖,左侧半的上部被膈覆盖,胃底后壁对左膈穹,其余部分直接与腹前壁相接触。胃后壁隔网膜囊与胰、左肾上腺、左肾、脾、横结肠及其系膜等相毗邻。

肝胃韧带和肝十二指肠韧带构成小网膜。胃结肠韧带、胃脾韧带、胃膈韧带和横结肠以下游离部分网膜组成大网膜。胃结肠韧带近幽门处,在妇科肿瘤的大网膜切除时,需沿着胃大弯切除,可以结扎双侧胃网膜动脉,但注意在断扎大网膜时,切勿伤及结肠系膜中的结肠动脉。但在宫颈癌复发盆腔廓清术切除整个盆腔器官,用大网膜铺垫盆底时,必须保留一侧(右侧或左侧)胃网膜血管,以保证大网膜的成活。

胃的动脉来自腹腔干的分支,沿胃大、小弯形成两个动脉弓,由弓上发出许多小分支分布于胃前后壁,并在胃壁内相互吻合,形成丰富的血管网。静脉常与同名动脉伴行,最后汇入门静脉系统。

3. 十二指肠 十二指肠位于胃与空肠之间,是小肠上段的一部分,长约20~25cm。十二指肠上段连于幽门,下端到十二指肠空肠曲连于空肠。整个十二指肠形如"C"形,并包绕胰头。在第1~3腰椎前方段,紧贴于腹后壁,绝大部分为腹膜外位。

十二指肠分为上部、降部、水平部及外部4段。上部的上方有肝方叶及肝十二指肠韧带;下方为胰头,前方为胆囊;后方有胆总管、胃十二指肠动脉和门静脉经过,且与下腔静脉之间仅有一层疏松结缔组织。降部的十二指肠上曲处,位于胆囊颈的下方;十二指肠下曲处,位于腹膜外,前方有横结肠及其系膜跨过,后方为右肾门及右输尿管起始部,内侧为胰头右缘,外侧有升结肠;降部内后壁的纵襞下为肝胰壶腹的开口处。水平部平第3腰椎,以水平方向横过右输尿管、下腔静脉、脊椎及腹主动脉,全部位于腹膜外,并在横结肠系膜根的下方,此部上方为胰头、胰体,前方有横结肠及肠系膜上血管。升部位于第2腰椎左缘,在十二指肠空肠曲左缘,横结肠系膜根下方的腹膜皱襞悬吊、固定十二指肠,此处称为Treitz韧带。

十二指肠动脉来自胰十二指肠上、下动脉,胰十二指肠上动脉为胃十二指肠动脉的分支之一。胰十二指肠下动脉起于肠系膜上动脉,二者彼此分支吻合。此外,尚有十二指肠后动脉及胃网膜右动脉小支供血。静脉多与动脉伴行。

4. 胰 胰是位于腹后壁的一个狭长腺体,横过第1、2腰椎前方。右侧端被十二指肠环抱。左侧端靠近脾门,前面隔腹膜与胃后壁相贴。后面为腹主动脉、下腔静脉、腹腔神经丛及胸导管起始部。胰腺分头、颈、体和尾4部,其分泌液通过胰管及副胰管注入十二指肠腔内。

胰腺的血管供应来自胰十二指肠上、下动脉,胰背动脉,胰横动脉及脾动脉的分支。

5. 脾 脾是一个淋巴器官,色暗红,质柔软,包膜致密。前端略尖,后端稍方,膈面隆起,脏面凹陷。血管、淋巴、神经出入处称脾门,出入处被腹膜包绕称脾蒂。脾位于左季肋区的后外方深部肋弓下。外面与膈和膈结肠韧带相邻;脏面前部分与胃相邻;后上部分与左肾上腺和左肾相邻;脾门与胰尾相邻。此外,脾借胃脾韧带、脾肾韧带、脾膈韧带及脾结肠韧带与毗邻相应脏器、组织相连。有的韧带内尚有血管、神经和淋巴通过。

脾动脉来自腹主动脉,沿胰前缘横行,分3支进入脾,脾静脉在脾门处有2~6条属支,组成比动脉大1倍,在脾动脉

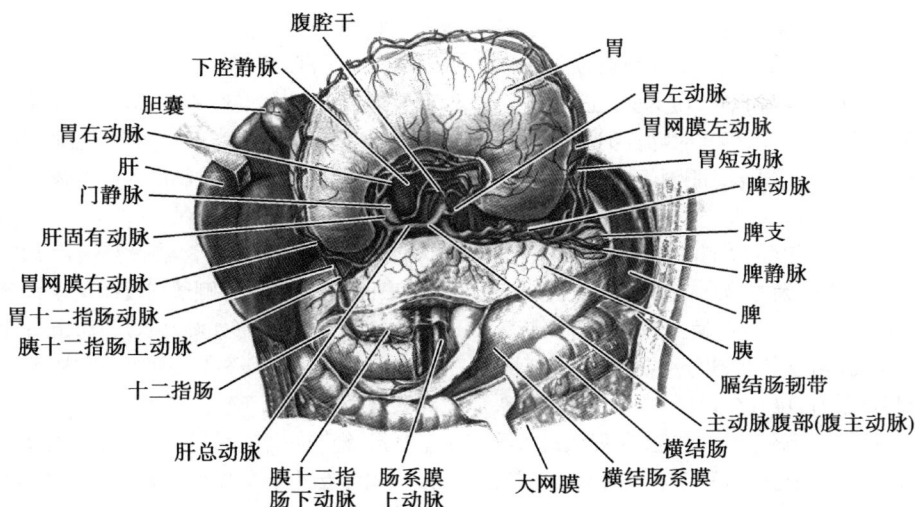

图9-8-2 腹腔上部器官及其动脉

下方与脾动脉伴行,最后在胰颈处与肠系膜上静脉汇合成门静脉。腹腔上部器官及其动脉供应如图9-8-2所示。

6. 空肠与回肠 空肠与回肠属系膜小肠,占据腹腔大部区域。上起于十二指肠空肠曲,下接续于盲肠,长约5~6cm。空肠与回肠之间无明显界限,通常近侧2/5为空肠,远侧3/5为回肠。空肠大部位于左上腹。回肠大部位于右下腹,小部位于盆腔。空肠较粗,壁厚,黏膜皱襞较多,色稍红,壁内有分散淋巴滤泡,系膜内血管弓少,血管周围脂肪少。回肠与其相反,管径较细,肠壁薄,黏膜皱襞较少,色稍白,壁内有集合淋巴滤液,系膜的血管弓较多,血管周围的脂肪也多。

肠系膜由两层腹膜组成,其中含有血管、淋巴和神经。小肠系膜根在腹后壁附着区,长约15cm,起于第2腰椎左侧,斜向右下方,止于右骶髂关节前方,形如扇,小肠缘长约5~6cm。肠系膜内有来自腹主动脉的肠系膜上动脉,动脉各分支呈放射状分布,最后一级动脉弓发出直动脉分布到相应肠段。静脉与动脉伴行。因此,系膜内血管损伤越近根部,累及肠管的范围越大。空、回肠仅在系膜缘附着处无腹膜覆盖,称为系膜三角。小肠系膜根将横结肠及其系膜缘以下、升结肠间的间隙分为左右肠系膜窦。右肠系膜窦内为小肠袢占据,且与盆腔相通。左肠系膜窦周围几乎封闭,其中积液不易扩散。

7. 盲肠与阑尾 盲肠为结肠起始部,长6~7cm,一般位于右髂窝内,内侧接回肠,上续升结肠,后方隔腹膜与腰肌相邻,外侧为右结肠旁沟,前面被大网膜覆盖。盲肠壁上3条结肠带在阑尾根部汇聚。回盲肠交界处有回肠环形肌突入肠腔,表面覆盖有黏膜,由上、下两瓣构成回盲瓣。回肠末端、盲肠及阑尾,临床统称为回盲部。阑尾长短不一,为2~20cm,直径0.5~0.6cm,个别可大于1cm。成人壁厚。远端呈盲端,近端开口于回盲瓣下方2~3cm。阑尾位置可有多种,寻找阑尾时应注意此点。

过去,更多考虑阑尾在妇科肿瘤中是很容易受到转移或侵犯的器官,因此,在妇科肿瘤广泛切除术手术和细胞减

灭术时,不管阑尾是否被转移或被侵犯,手术范围常包括阑尾切除术在内。目前认为阑尾也属盆腔重要的免疫器官,除非明确受累,不能轻易切除。

8. 结肠 分为升、横、降及乙状结肠4段。升结肠位于腹腔右外侧区,是盲肠的延续,上至肝右叶下方,向左弯成结肠右曲,续接于横结肠。后面为疏松结缔组织与腹后壁相连,位置固定,长约12~20cm。结肠右曲位于右肾与肝之间,内上方有十二指肠降部,有肾结肠韧带及膈结肠韧带悬吊固定。升结肠外侧与右腹侧壁间形成一纵行间隙,称右结肠旁沟,上通膈下间隙,下经髂窝转入盆腔。

横结肠起自结肠右曲。横于腹中部。在脾前端处弯曲成锐角,形成结肠左曲,下接降结肠。长约40~50cm。系膜附着于腹后壁。上方有胃,下方续大网膜。结肠右曲较左曲为高,相当于10、11肋水平。侧方有左膈结肠韧带,后方有系膜连于胰尾,前方有胃大弯掩盖。横结肠除左右结肠曲较固定外,中部活动度较大。

降结肠接续结肠左曲,下至左髂嵴水平,续于乙状结肠。长约25~30cm。降结肠与左侧腹壁间,形成纵行间隙,称左结肠旁沟。由于沟上方有左膈结肠韧带,沟内液体只能下注入盆腔。

乙状结肠上接降结肠,沿左髂窝在髂腰肌前面跨左髂外血管、性腺血管及左输尿管,后降入盆腔。至第3骶椎续直肠。长约40cm。乙状结肠系膜较长,活动性大,可降入盆腔,也可移至右下腹。

结肠的血供来自肠系膜上、下动脉。回盲部及升结肠下1/3为肠系膜上动脉分支的回结肠动脉供给。升结肠上2/3及结肠右曲由肠系膜上动脉分支的右结肠动脉和中结肠动脉及回肠动脉吻合支供给。横结肠由中结肠动脉供给。结肠左曲及降结肠由肠系膜下动脉第一分支即左结肠动脉和中结肠动脉与乙状结肠动脉的吻合支供给。乙状结肠由肠系膜下动脉的分支乙状结肠动脉,分成1~6支,呈扇

形分布供给。肠系膜上、下动脉分出的各结肠支,通常在结肠内缘相互吻合。从盲肠至乙状结肠末端,形成一完整的动脉弓,又称边缘动脉。该动脉再发出长、短支垂直进入肠壁。肠系膜上、下动脉之间虽有吻合支,但有时吻合不佳或中断,手术中需注意。结肠静脉均与同名动脉伴行,最后汇入门静脉。

空肠、回肠、结肠及其血液供应如图 9-8-3 所示。

9. 门静脉 为腹腔中较大的静脉,是肝血供的主要来源,长 6~8cm,宽 1~1.2cm。常由肠系膜上静脉与脾静脉汇合而成;少数胃左静脉或肠系膜下静脉分别或共同汇入门静脉。门静脉多位于胰颈后方,也有在胰颈体交界处,或胰头后方。门静脉左胰腺后方上行,经十二指肠上部深面进入肝十二指肠韧带,然后继续上行达第一肝门,分左右两支入肝,门静脉始末都均为毛细血管,门静脉与属支均为无瓣静脉,一旦发生肝内或肝外门静脉阻塞,均可引起逆流,导致门脉高压。但是,门静脉与下腔静脉间存在广泛吻合支,平时不开放,门脉高压时则可开放,形成侧支循环,以降低门静脉压力。

(二) 盆腔解剖

盆腔指从小骨盆上口至盆底的一段腔穴。除盆壁有壁腹膜被于内面外,盆腔内脏器官亦有脏腹膜覆盖。女性盆腔内包含有膀胱、输尿管、卵巢、输卵管、子宫、阴道上段及直肠。图 9-8-4 为子宫及其附件的解剖结构图。图 9-8-5 及图 9-8-6 为女性盆腔冠状断面和矢状断面示意图。

1. 子宫

(1) 子宫的形态:子宫的形状呈前后略扁,上宽下窄的倒梨形。分底、体、峡、颈 4 部分。上端钝圆隆起,两输卵管子宫口以上部分为底。下端窄细呈圆柱状为颈,颈又分阴道上部及阴道部。颈底之间最大部为体。体颈之间的缩窄部为峡部。

子宫腔又分为体腔、峡管及颈管 3 部分。体腔呈三角形,表面光滑,腔底两侧通向两侧角输卵管的子宫口。腔的下角移行于峡管,形如漏斗状短管,上口为峡管内口或称子宫内口,下口为峡管外口,通向颈管内口。颈管呈梭形,上口经峡管通子宫腔,下口为颈管外口,即子宫口,未产妇子宫口呈圆形,经产妇子宫口呈不规则或横裂状。

成年女性子宫长约 7~8cm,宽 3.5~4.0cm,厚 2~2.5cm,子宫颈长 2.5cm。子宫峡约 0.6~1.0cm。经产妇各部均有增大。子宫保持生理位置主要靠肛提肌及子宫各韧带、泌尿生殖膈及会阴中心腱等。其位置可随膀胱、直肠充盈状态而改变。子宫正常位置为前倾前屈,子宫体与子宫颈之间前屈约 170°。子宫颈保持在坐骨棘平面以上。

(2) 子宫的毗邻:前面为膀胱子宫陷凹,隔此窝与膀胱上部相邻;子宫颈和阴道上部的前方借疏松结缔组织与膀胱底部相邻,后面为直肠子宫陷凹,子宫颈与阴道后穹窿隔此凹与直肠相邻。子宫体两侧为子宫阔韧带附着,内有子宫动脉、静脉。子宫颈两侧穹窿的外上方有子宫主韧带,其中距子宫颈下缘 2cm 是输尿管与子宫动脉的交叉处。

(3) 子宫的韧带:子宫阔韧带是由覆盖子宫前后的两层

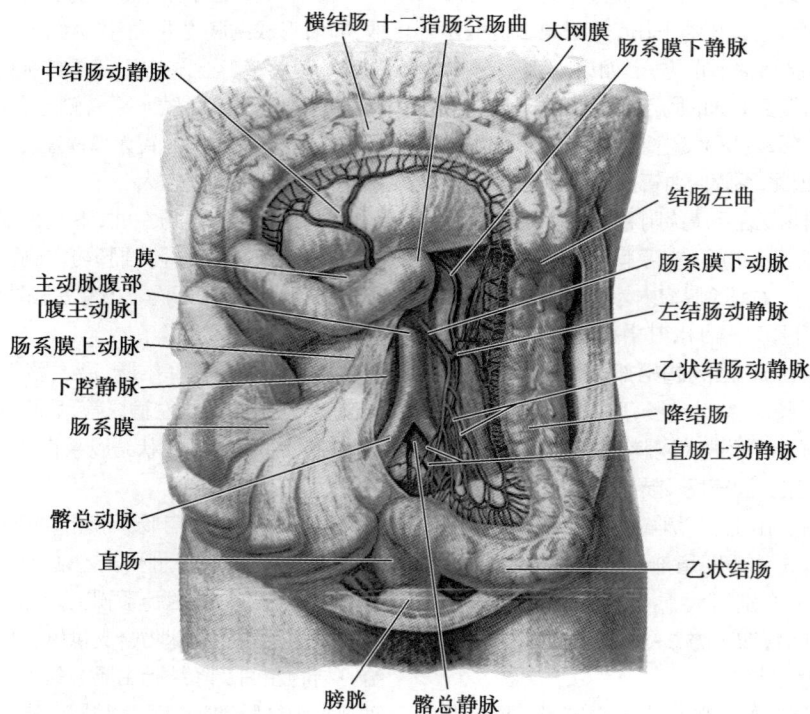

图 9-8-3 小肠、大肠及其动脉

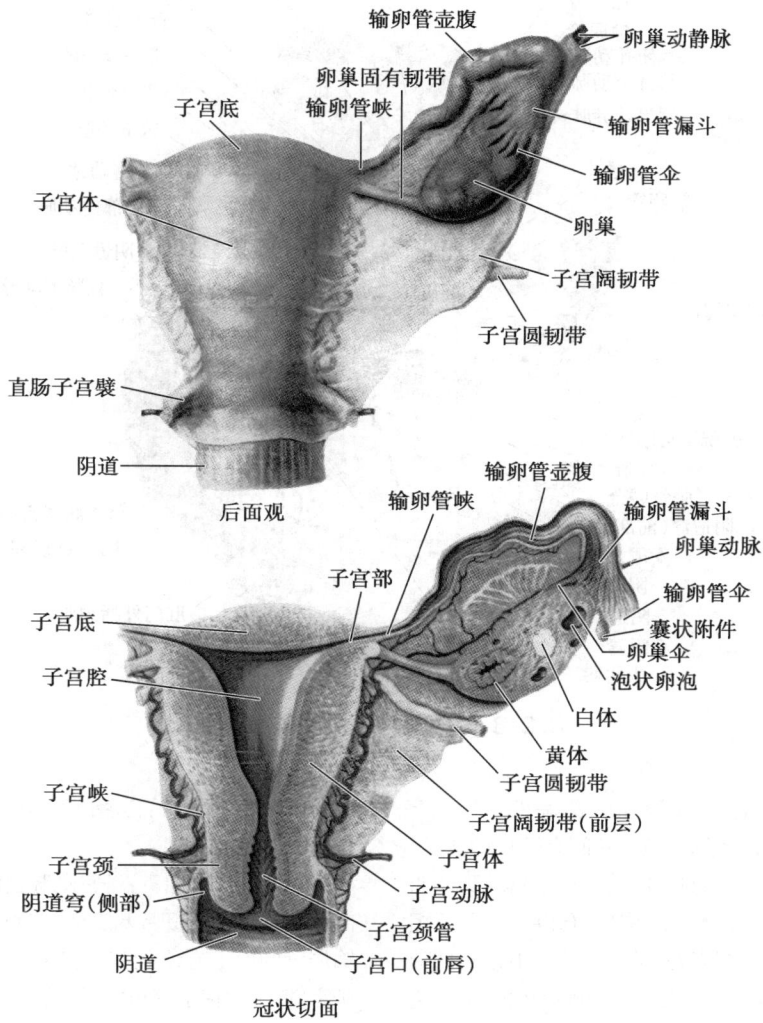

输卵管壶腹
卵巢动静脉
卵巢固有韧带
输卵管峡
输卵管漏斗
子宫底
输卵管伞
子宫体
卵巢
子宫阔韧带
子宫圆韧带
直肠子宫襞
阴道
后面观

输卵管壶腹
输卵管峡
输卵管漏斗
子宫部
卵巢动脉
子宫底
输卵管伞
子宫腔
囊状附件
卵巢伞
泡状卵泡
子宫峡
白体
黄体
子宫圆韧带
子宫颈
子宫阔韧带(前层)
阴道穹(侧部)
子宫体
子宫动脉
阴道
子宫颈管
子宫口(前唇)
冠状切面

图 9-8-4　子宫及其附件

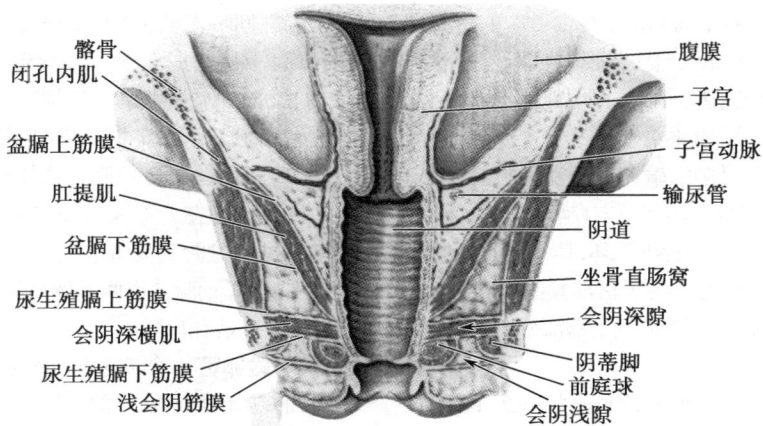

髂骨
腹膜
闭孔内肌
子宫
盆膈上筋膜
子宫动脉
肛提肌
输尿管
盆膈下筋膜
阴道
尿生殖膈上筋膜
坐骨直肠窝
会阴深横肌
会阴深隙
尿生殖膈下筋膜
阴蒂脚
浅会阴筋膜
前庭球
会阴浅隙

图 9-8-5　女性骨盆冠状切面(示泌尿生殖膈和盆膈)

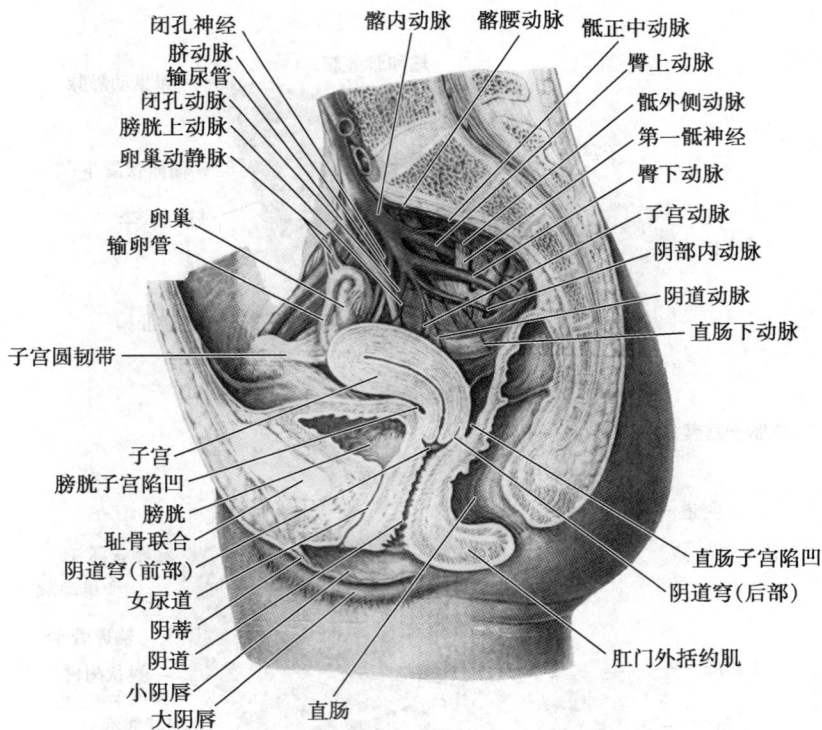

图 9-8-6　女性骨盆正中矢状断面

腹膜,从子宫两侧向外移行至盆侧壁而形成,呈四边形。上缘为游离缘,内有输卵管;下缘对盆底,其间有子宫动脉、静脉及输尿管;内侧缘对子宫体的侧缘,其中有子宫动脉迂曲上行;外侧对盆侧壁;外上与骨盆漏斗韧带(卵巢悬韧带)相续;内上为输卵管与子宫角相连处;子宫角的前下方阔韧带前叶腹膜深面为子宫圆韧带的起始部。阔韧带后叶腹膜包绕卵巢。卵巢血管于输卵管下缘从漏斗韧带进入卵巢门,此部分腹膜称卵巢系膜。

子宫主韧带:又称子宫颈横韧带,位于阔韧带基底,由子宫颈两侧和阴道穹窿侧部的结缔组织束呈扇形向外侧伸展达盆壁面形成,下方与盆肠上筋膜相结合。子宫主韧带是保持子宫颈位于坐骨棘水平面以上的主要结构,但主韧带内含有髂内动、静脉分支,分离或结扎松脱可引起猛烈出血。

子宫圆韧带:呈网索状,由平滑肌纤维及结缔组织构成。长 12~14cm。起自子宫侧角,输卵管子宫段的前下方,位于阔韧带内,沿盆侧壁斜行并转向前方,越过髂外血管上方,腹壁下动脉的外侧,穿腹股沟管出浅环,其纤维分别止于阴阜和大阴唇的浅筋膜。它是维持子宫前倾的主要结构。子宫圆韧带与输卵管之间的阔韧带靠近子宫部分内,有子宫动脉与卵巢动脉的吻合支。

子宫骶韧带:自子宫颈上部向后绕过直肠侧面,即直肠子宫陷凹两侧,相当于阴道后穹窿顶部。深面即子宫骶韧带,此韧带后续于直肠侧韧带,并附着于骶骨前面。骶韧带为八字形,垂直片状,与骨盆关系分为浅、深两部分,其外侧紧贴输尿管和盆腔神经丛。

膀胱宫颈韧带:自膀胱两侧的后方至子宫颈侧面与主韧带浅面融合。

(4)子宫的血管:子宫动脉自髂内动脉发出,沿盆侧壁向前下内行至阔韧带基底部,在距子宫颈侧缘 2cm 处,横越输尿管的前上方,至子宫侧缘纡曲上行,沿途发出分支进入子宫壁,主干在子宫角处形成终末支,即输卵管支和卵巢支。跨越输尿管后分支至阴道。子宫静脉在子宫旁组成静脉丛,最后与同名动脉伴行,汇入髂内静脉。

2. 卵巢　卵巢位于阔韧带近盆侧壁部分的后面,输卵管壶腹部的后方。卵巢输卵管端与输卵管伞接近,向后上由骨盆漏斗韧带连至盆侧壁。子宫端以卵巢固有韧带与子宫角相连。卵巢门以一横向的卵巢系膜与阔韧带相连。自然状态下,子宫附件(卵巢和输卵管)坠入直肠旁凹。卵巢位于髂内、外动脉分叉处的卵巢窝中,窝的前侧为脐动脉索,后界为髂内动脉与输尿管,凹底的腹膜外有闭孔动静脉及神经。

卵巢动脉在骨盆入口处与输尿管共同跨过髂总血管,向前下循骨盆漏斗韧带进入阔韧带,分支经卵巢系膜入卵巢,左右卵巢动脉各有两条伴行静脉,右侧静脉汇入下腔静脉,左侧注入肾静脉。

3. 输卵管　输卵管位于阔韧带上缘,长 8~12cm,起自子宫角,向外侧延伸,沿卵巢门上绕行,至卵巢输卵管端向后弯曲,其漏斗和伞覆于卵巢游离缘。输卵管分为:①子宫部:穿行子宫角壁内,开口于子宫腔,该口称输卵管子宫口。②峡部:此段细直,壁厚,管腔小。③壶腹部:此段弯曲壁薄,管径大。④漏斗部:形如漏斗,开口称输卵管腹腔口;漏斗周缘有许多花瓣样突起，称为输卵管伞，其中最长一个突起连至卵巢，称卵巢伞。

输卵管的血供：子宫部及峡部由子宫动脉供给，壶腹部和漏斗部由卵巢动脉供给，二者彼此有吻合支。静脉一部分汇入子宫静脉，一部分注入卵巢静脉。

现多数专家认为，相当一部分卵巢癌系由输卵管上皮变化而来，因此在中青年患者保留卵巢时，均建议切除输卵管。因绝育结扎输卵管手术也建议行输卵管切除术。

4. 阴道 阴道是有黏膜的肌性管道，富于伸展性。上段包绕子宫颈阴道部，形如穹窿状，称阴道穹窿。下端开口于阴道前庭。阴道管长轴由上向前下斜倾，与子宫长轴相交成直角，故阴道前壁较短，为 6~8cm；后壁较长，为 8~10cm；平时阴道前后壁互相贴近。阴道穿过盆膈和泌尿生殖膈，大部分位于盆膈以上，小部分在泌尿生殖膈以下。阴道前壁上部与膀胱颈及底部紧密相邻，其间有盆筋膜的一部分，称膀胱阴道隔，内有丰富静脉丛。阴道前壁中下部分与尿道紧密相邻，其间结缔组织特别致密，称尿道阴道隔。后壁上部分仅有一层腹膜与直肠子宫陷凹相邻；中部分与直肠壶腹部前壁相邻；下部分与肛管之间有会阴中心腱。阴道侧穹略外上方相当于主韧带及阔韧带底部，有输尿管及子宫动脉穿行。

5. 膀胱 膀胱位于盆腔前部，耻骨联合及左右耻骨支的后方。容量 300~500ml。空虚时完全位于小骨盆内，充盈时可膨胀上升至耻骨联合上缘以上。膀胱与耻骨联合之间有间隙，内有静脉丛及疏松结缔组织。膀胱下外侧面邻肛提肌、闭孔内肌及筋膜间的疏松结缔组织，称膀胱旁组织，膀胱双侧角部附着于主韧带沿近子宫颈部分，称为膀胱宫颈韧带，其内侧中有输尿管穿行。后方为子宫颈及阴道前壁，其间有阴道膀胱隔，膀胱上面与子宫相邻。膀胱空虚时为腹膜外位器官，充盈时为间位器官。膀胱空虚时，内面布满许多皱襞，底部有一三角形平滑区，称膀胱三角，三角两侧为输尿管口，两口之间有输尿管间襞，三角前下有尿道内口。膀胱三角区为膀胱镜检查的重要标志。

膀胱血供：膀胱上动脉发自脐动脉，向内下行，分支至膀胱上、中部。膀胱下动脉起自髂内动脉，行于闭孔动脉之后下方，继续转向内，分支至膀胱及输尿管的盆下段处。膀胱静脉在膀胱颈两侧成丛，汇集入髂内静脉。

膀胱的交感神经自胸 11、12 节，腰 1、2 节发出，经盆丛、纤维随血管至膀胱，使膀胱肌松弛，括约肌收缩。副交感神经自骶 3、4 脊神经前支，其纤维沿直肠旁前下行，随血管至膀胱，主膀胱收缩，尿道括约肌松弛而排尿。目前对妇科肿瘤的根治性手术，建议术中注意保留盆腔重要神经不被损伤，以保护患者手术后的膀胱、直肠和性功能。

另外，从胚胎发育解剖学观点，在妇科肿瘤复发、未控患者中，膀胱受侵犯、转移的机会远大于直肠，所以在盆腔廓清术中，多数需要做前盆廓清术而直肠多数可以保留。

6. 直肠 直肠与肛管同位于骶、尾骨前方，上与乙状结肠相接，起于第 3 骶椎水平，向下穿盆膈续肛管，开口于肛门。长约 9.5~11cm。其下部分管腔显著膨大，称直肠壶腹。直肠矢状切面有 2 个弯曲，上部弯曲循骶骨前面曲度，称直肠骶曲；下部为壶腹与肛管移行处，绕尾骨尖前方弯曲，称会阴曲。直肠外面为盆腔脏筋膜包裹，形成直肠筋膜，后面为骶前筋膜，尾与骶骨前面之间有骶前静脉丛。直肠筋膜与骶前筋膜之间有一层疏松结缔组织，直肠切除时应分离此层。直肠内面观，有上、中、下 3 个横襞，上壁位于乙状结肠直肠移行处左侧；中壁在直肠中段右前壁，距肛门 11cm；下横壁距肛门 8cm，在直肠左右侧。

直肠后面对骶、尾骨前面，其间有盆丛神经、直肠上血管，盆内脏神经等结构。两侧有直肠侧韧带，此韧带的后方有盆丛、髂血管及其分支，直肠下血管及淋巴结。前与子宫、阴道上部相邻，其间隔有直肠子宫陷凹，凹内有腹腔内脏坠入，凹底腹膜下的直肠前面与阴道之间有直肠阴道隔。

直肠血供：直肠上动脉为肠系膜下动脉的末支，行于乙状结肠系膜中，下降至第 3 骶椎高度分左右支，从直肠两侧进入直肠内壁；直肠下动脉经直肠侧韧带分支至直肠下段；骶正中动脉从直肠后面进入直肠。静脉与同名动脉伴行。

直肠淋巴注入肠系膜下，髂内、髂总淋巴结。自主神经纤维随血管分布至直肠。

（三）外阴及腹股沟解剖

1. 外阴 女性外阴即女性外生殖器官，包括耻骨联合至会阴及两股内侧面之间的组织。其解剖结构见图 9-8-7。

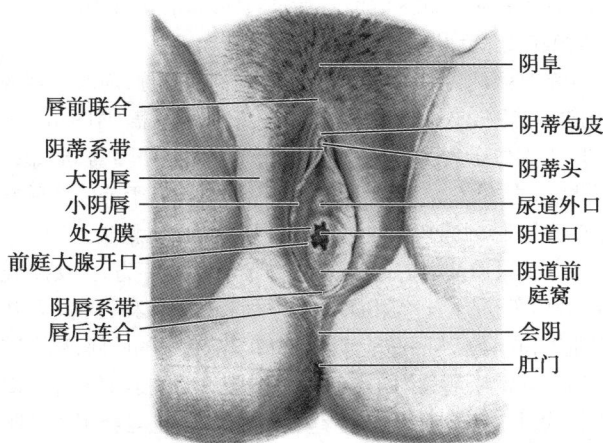

图 9-8-7 女性外生殖器

（1）阴阜：即耻骨联合前面的脂肪垫。青春期该部皮肤开始生长阴毛，分布呈尖端向下的三角形，其疏密、粗细、色泽可因人或种族而异。阴毛为第二性征之一。

（2）大阴唇：为靠近两股内侧的一对隆起皮肤皱襞。起自阴阜，止于会阴。两侧大阴唇前端为子宫圆韧带的终点，后端在会阴体前相融合，形成阴唇前、后联合。大阴唇的外侧面与皮肤相同，皮层内有皮脂腺及汗腺，青春期长出阴毛。

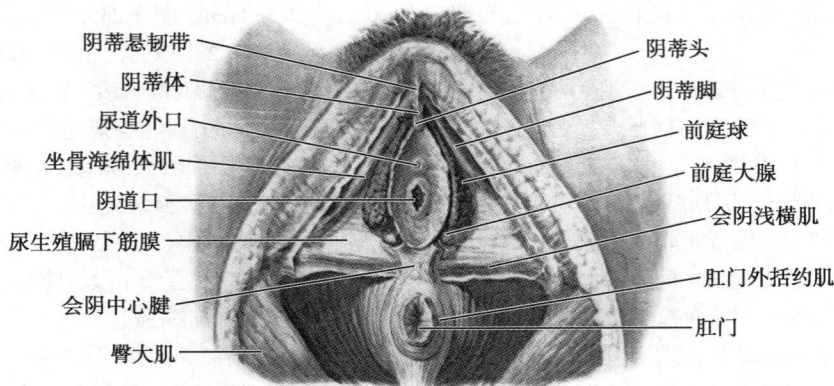

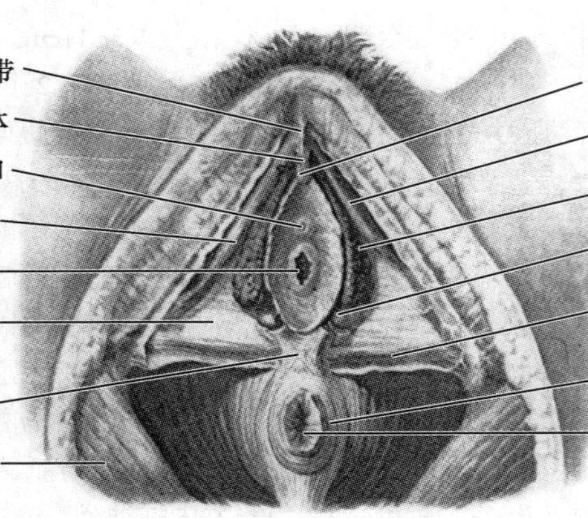
阴蒂悬韧带
阴蒂体
尿道外口
坐骨海绵体肌
阴道口
尿生殖膈下筋膜
会阴中心腱
臀大肌
阴蒂头
阴蒂脚
前庭球
前庭大腺
会阴浅横肌
肛门外括约肌
肛门

图 9-8-8　阴蒂、前庭球及前庭大腺

内侧面皮肤湿润似黏膜。大阴唇有很厚的皮下脂肪层，内含丰富血管、淋巴和神经。绝经后大阴唇呈萎缩、阴毛变稀少。

（3）小阴唇：位于大阴唇内侧的一对薄皱襞，表面湿润，色褐无毛，有丰富神经末梢。两侧小阴唇前端相互融合为两叶，包绕阴蒂，前叶形成阴蒂包皮，后叶形成阴蒂系带。小阴唇后端与大阴唇后端会合，在正中线形成一条横皱襞，称阴唇系带。

（4）阴蒂：位于两侧小阴唇前端之间，并被包绕。为海绵体样的勃起组织。分为 3 部分，前端为阴蒂头，中为阴蒂体，后部分为 2 个阴蒂脚，分别附着于两侧耻骨支，仅阴蒂头可显露。阴蒂长约 4~6cm，阴蒂头富于神经末梢，极为敏感。

（5）阴道前庭：为两小阴唇之间的菱形区。前为阴蒂，后为阴唇系带。此区内前方有尿道外口，后方有阴唇系带，与阴道口之间称舟状窝。

前庭区两侧有海绵体勃起组织，称前庭球，前部与阴蒂相接，后部邻前庭大腺，表面为球海绵体肌覆盖（图 9-8-8）。前庭大腺位于大阴唇后部，亦为球海绵体肌所覆盖，形如黄豆大小，左右各一，腺管细长，约 1~2cm，开口于前庭区后方小阴唇与处女膜沟内。性兴奋时，分泌黄白色黏液。

（6）尿道及尿道口：尿道位于耻骨联合下方，上接膀胱颈，开口于膀胱，此称尿道内口。尿道下穿过泌尿生殖膈、肛提肌等，向前下达阴道前庭区，开口于前庭区的前部，称尿道外口。女性尿道长约 4~5cm。尿道腹侧为阴道前壁。尿道内括约肌为不随意肌，外括约肌为随意肌，且与会阴深横肌密切联合。

（7）阴道口及处女膜：阴道口位于尿道口后方，前庭区后部，为阴道的开口。口大小、形状不规则。阴道口覆有一层薄层黏膜，称处女膜，膜内外两面为鳞状上皮，其间含结缔组织、血管及神经末梢。处女膜中开口大小，形状不一，初次性交后处女膜可发生破裂，分娩后进一步破裂，残留小的隆起状物，称处女膜痕。

2. 腹股沟　包括腹股沟附近的区域，特别是股三角区及腹股沟韧带深、浅部的解剖。此区浅层有较丰富的脂肪和筋膜，其间有血管及淋巴结。筋膜上续 Camper 筋膜和 Scarpa 筋膜，下接阔筋膜。阔筋膜在耻骨结节下外方 3cm 处较为薄弱，形成一卵圆形缺口，称卵圆窝。窝表面有一层多孔的疏松结缔组织，称筛筋膜。

卵圆窝的外侧缘锐利而明显，称镰缘，其上角附于耻骨结节，下角有大隐静脉跨过。并穿筛筋膜注入股静脉。大隐静脉未注入股静脉前有 4~5 个属支：①腹壁浅静脉，来自脐以下腹壁浅层。②阴部外静脉，来自外生殖器。③旋髂浅静脉，来自髂前上棘附近。以上有同名动脉伴行。④股内侧浅静脉，来自股内侧部。⑤股外侧浅静脉，来自股外侧部，各分支间有淋巴结属腹股沟浅淋巴群。其属支进入大隐静脉有各种类型。并在各静脉分支间，有腹股沟浅淋巴结数个，与腹股沟韧带浅层淋巴结群相连。

股三角区：位于股前上 1/3。上界为腹股沟韧带；外侧界为缝匠肌的内侧缘；内界为长收肌的外侧缘；前壁是阔筋膜，后壁凹陷，自外向内有髂腰肌、耻骨肌及其筋膜。股三角内，从外至内有股神经、股动脉、股静脉及其分支或属支。腹股沟深面有血管腔隙，其内有股动、静脉及股管和股深淋巴结等通过。股血管在腹股沟以续接髂外血管。股三角区的神经、血管分布如图 9-8-9 所示。

（四）盆腔及腹腔腹膜后解剖

此部位于腹后壁或盆后壁，介于壁腹膜与腹内筋膜或盆内筋膜之间。上起自膈肌、下至盆底，两侧有腹膜外结缔组织，并经腰肋三角向上与纵隔结缔组织相通连。后隙主要有肾、肾上腺、输尿管、腹主动脉、下腔静脉、髂总动脉、髂总静脉、髂外动静脉和髂内动静脉及其分支、淋巴及神经等重要结构，腹膜外淋巴化疗即置管于髂内、外动脉分叉处（图 9-8-10）。

1. 肾　肾位于脊柱两侧。上极平第 11 或 12 胸椎；下极平第 2 或第 3 腰椎。一般左肾高于右肾半个椎体。肾可随呼吸上下移动 1 个椎体。肾轴上极向内倾，下极向外展。两肾的上方有肾上腺附着，下方有输尿管上端。前方左肾邻胃后壁，左部为结肠左曲，中位有胰腺横过肾门前方；右肾上部邻肝右叶，下部为结肠右曲，内侧有十二指肠降部。后方

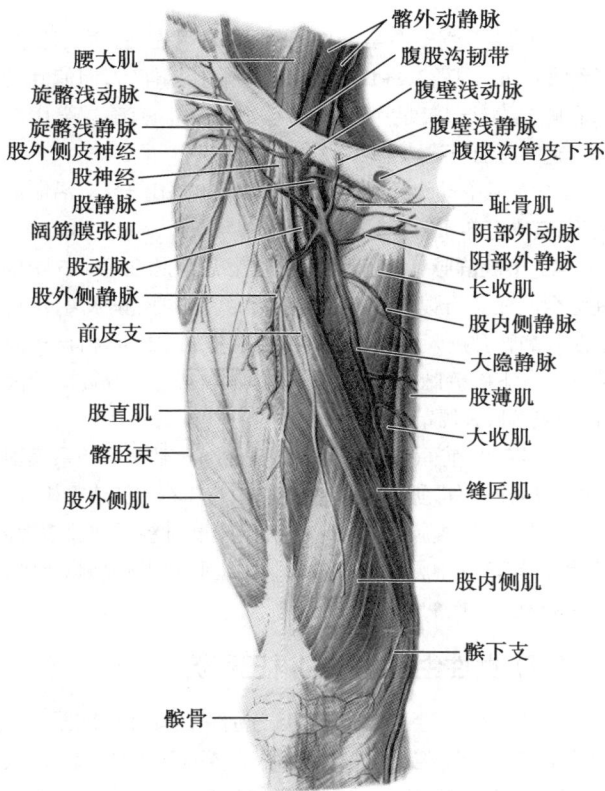

图 9-8-9 股三角区的神经、血管分布

第 12 肋以上部分有膈与肋膈隐窝,第 12 肋以下部分除肋下血管神经外,自内向外有腰大肌、腰方肌;腰方肌前有腹下神经与髂腹股沟神经平行向外下方行走;腰大肌前面有生殖股神经。两肾内侧,左肾邻主动脉腹段,其前面有腹主动脉神经丛,后方有腰交感干;右肾邻下腔静脉,其后有右交感干。肾及肾上腺有被膜包绕,外层为纤维囊,中间为脂肪囊,内层为肾筋膜。肾筋膜有纤维组织穿过纤维囊在肾外缘融合,并与腹横筋膜连续,部分跨过腹主动脉及腔静脉与对侧筋膜连接,上端与膈下筋膜连接,下部分与腹膜下筋膜连接,后与髂嵴及髂筋膜连接。

肾门及肾蒂:肾门指肾内缘凹陷部,内有动、静脉,肾盂,淋巴和神经出入。出入肾门的所有结构,共同组成肾蒂。肾蒂各结构由前向后依次为肾静脉、肾动脉和肾盂;由上向下依次为肾动脉、肾静脉和肾盂。有的肾动脉平静脉面从腹主动脉发出,经肾静脉右上缘绕至前方入肾门,因此,可影响肾静脉回流。

肾的血供:肾动脉平第 2 腰椎,以直角从腹主动脉分出。右侧长于左侧,管径较粗,流量大,分前后干进入肾门,然后再分段入肾。肾静脉在肾内各段有相互吻合,汇集成 2~3 支,在肾门合成粗干,行于肾动脉前方。右肾静脉短,以直角汇入下腔静脉;左肾静脉长,横跨腹主动脉前方至右缘入下腔静脉。左肾静脉还接纳左肾上腺及卵巢静脉。

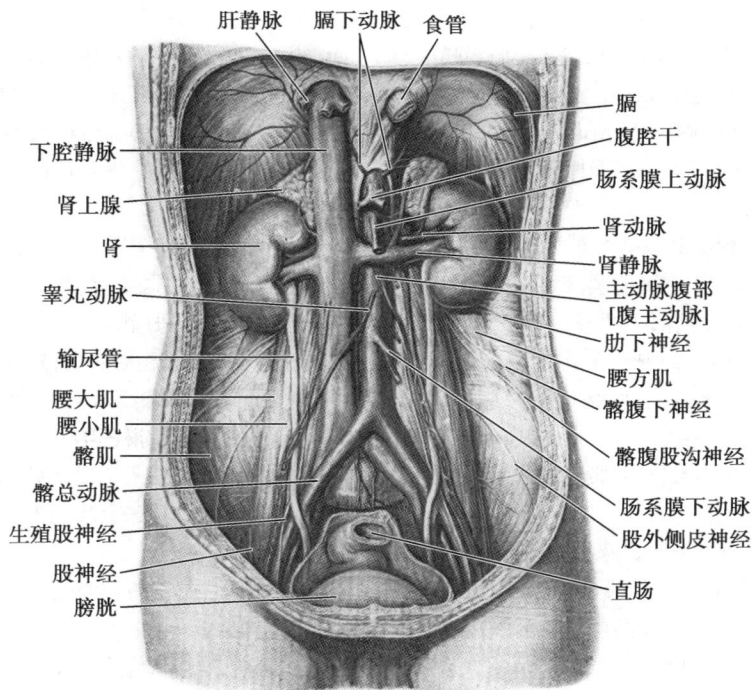

图 9-8-10 腹膜后脏器、血管和神经

2. 输尿管 输尿管上端始于肾盂，下端终于膀胱。腹段及盆段全长 25~30cm，直径 4~7mm。腹段沿腰大肌前面下降，周围有疏松结缔组织包绕，卵巢血管斜跨前方。盆段在盆上口上方，输尿管居卵巢血管内侧，右输尿管跨髂外动脉起始部，左输尿管跨髂总末端。入盆后，沿盆侧壁经髂内血管、腰骶干、骶髂关节的前方，经闭孔神经、血管的内侧，至坐骨棘附近，再向前内行于膀胱组织内，止于膀胱底。在子宫颈侧方，阴道穹窿部外上方，有子宫动脉跨越，两者很近。输尿管至膀胱底外上角，斜向内外穿膀胱全层，开口于膀胱三角，其穿越子宫颈旁的结缔组织与输尿管间有一薄层疏松结缔组织，此段约 1.5cm，称为输尿管隧道。

输尿管的血供：从腹段到盆段，沿途分别由肾动脉、腹主动脉、卵巢动脉以及髂总、髂内外动脉等分支供给。

3. 腹主动脉 此动脉位于脊柱的左前方，上方经膈主动脉裂孔续胸主动脉，下方在第 4、5 腰椎间盘的高度分为左、右髂总动脉。全长为 14~15cm，周径为 2.9~3.0cm。

腹主动脉的前方有胰腺、十二指肠升部、小肠系膜根，其后方正对第 1~4 腰椎；右侧为下腔静脉，左侧为腰交感干。

腹主动脉分支有：

（1）腹腔动脉：短干，长 1cm，管径较大，为穿过膈主动脉裂孔后第 1 分支，约在第 12 胸椎平面由腹主动脉前壁发出，分为 3 支，向左分出胃左动脉、脾动脉，向右分出肝总动脉。从腹腔动脉下缘至肠系膜上动脉根部上缘之间距离，约 0.7~0.8cm。腹腔动脉无伴行静脉，但有神经丛伴行主干及分支周围。

（2）肠系膜上动脉：为腹主动脉第 2 脏支，平第 1 腰椎起于腹主动脉，经胰与十二指肠横部之间，进入小肠系膜根，呈弓状向髂窝下降。其左侧分出 12~16 支肠动脉，经肠系膜间分布于空肠及回肠。其后侧发出回结肠动脉，右结肠动脉及中结肠动脉，主要分布于右半结肠及阑尾。肠系膜上、下动脉间距离约 7.0~7.5cm。

（3）肠系膜下动脉：为腹主动脉第 3 脏支。平第 3 腰椎起于腹主动脉。斜向左下，行于腹膜壁层深面，分出左结肠动脉、乙状结肠动脉和直肠上动脉，主要分布于左半结肠和直肠上部。肠系膜下动脉距腹主动脉分叉处约 3~5cm。

（4）肾上腺中动脉：在肠系膜上动脉稍下方从腹主动脉两侧分出，主要分布至肾上腺中部。

（5）肾动脉：平第 1 或 1、2 腰椎，由腹主动脉两侧发出，横行入肾门。

（6）卵巢动脉：为一对细长动脉，在肾动脉稍下方，从腹主动脉前外侧壁分出（左侧可来自肾动脉）。在腹膜后，沿腰大肌前下行至骨盆腔，跨过输尿管及髂总动脉下段，经骨盆漏斗韧带，向内横行，经卵巢系膜进入卵巢门。

（7）膈下动脉：在膈肌主动脉裂孔处，从腹主动脉起始部发出，向外上分布于膈肌腰部。

（8）腰动脉：有 4 对，分别平 1~4 腰椎，从腹主动脉后壁两侧分出，然后分支分布于腰大肌、腰方肌、骶棘肌及腰部皮肤等处。

（9）髂总动脉：在第 4、5 腰椎平面分为左、右髂总动脉，长约 2~3cm，周径 1.2~1.5cm，有同名静脉相伴行，但偏向动脉右侧，且静脉较动脉粗大，周径 2~2.5cm。有输尿管由外侧跨越髂总血管进入盆内。

（10）骶中动脉：自腹主动脉分叉部的后壁分出，沿骶前而下，其支分布于直肠。

4. 下腔静脉 此静脉由左、右髂总静脉在第 4、5 腰椎间汇合而成。沿腹主动脉右侧上行，经肝的腔静脉窝，穿过膈肌腔静脉孔进入胸腔，开口于右心房。少数下腔静脉下段为 2 支。下腔静脉的属支有膈下静脉、右肾上腺静脉、肾静脉、卵巢静脉及腰静脉等。

下腔静脉前面有胰头部、十二指肠下部和小肠系膜根越过。后面为右膈肌脚，第 1~4 腰椎，并与右腰交感干相邻。

除此之外，腹膜后间隙内还有腰交感神经干、腹腔神经丛、淋巴等。其中腰淋巴结位于腹主动脉及下腔静脉周围，以两侧为主。接纳髂淋巴的回流。

（五）女性生殖器官的淋巴引流

女性生殖道的淋巴较丰富。分别来自女性生殖器官和盆腔组织，伴行血管，汇入沿髂动脉的各淋巴结内，然后注入主动脉周围的腰淋巴结，最后在第 2 腰椎处汇入胸导管的乳糜池。图 9-8-11 所示为女性盆腔及生殖器的淋巴结。

女性生殖器官的淋巴结主要分为：

1. 外生殖器官淋巴结

（1）腹股沟浅淋巴结：位于腹股沟韧带下方阔筋膜上面，约 12~20 个，收纳外生殖器、会阴、肛门、阴道下段及下肢的淋巴。子宫体部分淋巴可沿韧带汇入。其输出管经股部卵圆窝入腹股沟深淋巴结。此外，左右外生殖器官淋巴可互通。以上各部器官发生癌肿时，此组淋巴结可能受累而肿大。

（2）腹股沟深淋巴结：位于股管内，在髂外动脉外上方，股静脉内侧，上部常深达盆腔，为腹股沟韧带覆盖，形状为扁三角形。单个似拇指甲盖大小。有时与旋髂动、静脉相近，游离时避免伤及。主要收集腹股沟浅层淋巴，部分阴蒂淋巴可汇入，通向盆腔深部如髂外、髂内及闭孔等淋巴结。

2. 内生殖器官淋巴结

（1）髂淋巴结：沿髂动、静脉排列，可分为髂外、髂内和髂总淋巴结，收纳阴道上部、子宫颈及膀胱的淋巴，部分附件区淋巴可汇入髂淋巴。

（2）闭孔淋巴结：分为浅、深 2 组。浅组位于闭孔窝，髂外静脉与髂内动脉之锐三角形脂肪垫内，底部可见闭孔神经，该处淋巴结形状为圆形或椭圆形。深组在闭孔周围及从闭孔神经远端到进入闭孔之骨盆壁上，形状为长条形，有时可达（4~5）cm×（0.6~0.8）cm，可有闭孔血管伴行，分离时可结扎血管，但切勿伤及深部之髂内静脉丛，否则将引起难控制的大出血。

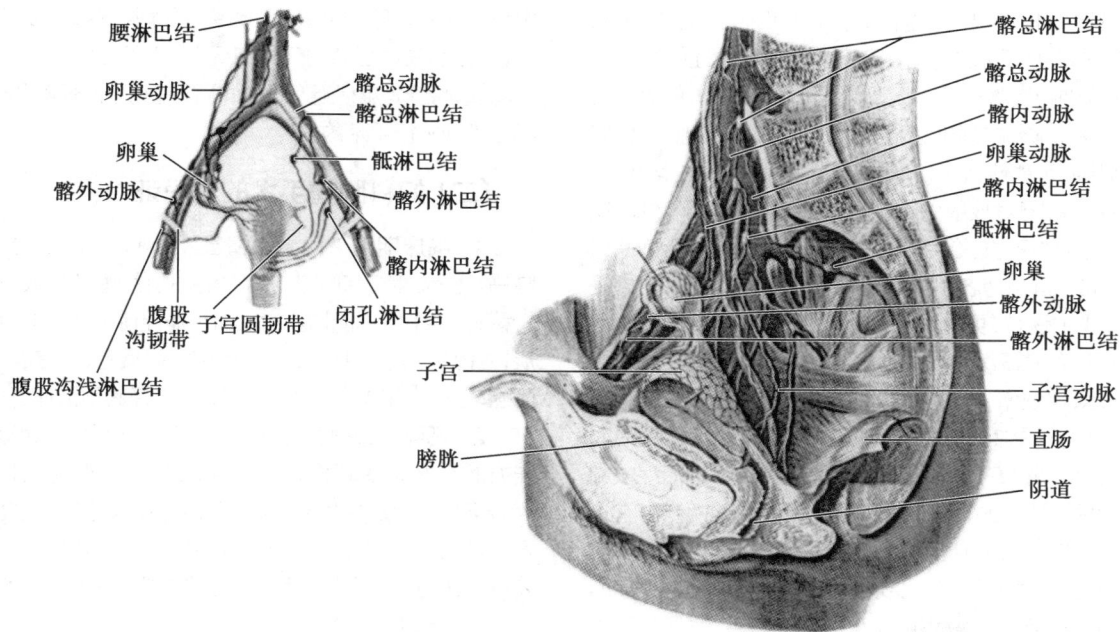

图9-8-11 女性盆腔及生殖器的淋巴结

（3）腰淋巴结（腹主动脉旁淋巴结）：分布于主动脉下腔静脉周围，收纳卵巢、输卵管、子宫底、子宫体及髂淋巴结而来的淋巴。部分晚期癌患者，可因胸导管淋巴循环受阻而导致锁骨上淋巴结转移即Ⅳ期患者。

（4）骶淋巴结：位于骶骨和直肠之间，收纳阴道后壁、子宫颈及直肠的淋巴。

二、妇科肿瘤患者的手术选择

在绝大多数妇科肿瘤患者的治疗中，手术治疗是最常采用、也是最重要的治疗方法，当诊断确定之后，就应考虑是否采用手术治疗和哪一种类型的手术方式，甚至有时诊断不能确定时，也有必要及时行探查性手术以明确诊断并及时给予处理，因此，明确妇科肿瘤患者的手术适应证才能正确地制订手术治疗方案。

（一）妇科肿瘤手术适应证

1. 良性肿瘤 除部分子宫肌瘤外，良性肿瘤应及时首选手术治疗，理由是：

（1）无合并症的良性肿瘤，一般身体健康，只要手术切除了肿瘤，是可以彻底治愈的。

（2）良性肿瘤对周围组织无浸润性生长，虽有时可有巨大包块、粘连、不活动，也可充塞盆腔，剥离而出血多，手术比较困难，但多数可以顺利完成。

（3）多数良性肿瘤不可能自然消失或恢复正常，而且会逐渐增生长大，而且容易发生并发症，如破裂、蒂扭转、粘连、变性等，少数还可发生恶变。这些都将增加以后手术治疗的难度。

（4）有时临床诊断为良性肿瘤，而实际已经发生局部恶变或是早期恶性肿瘤，如未及时手术治疗和纠正诊断，可造成严重后果，甚至失去治愈的机会。

因此，妇科良性肿瘤，原则上一经确诊应及时手术，可以获得良好效果，患者能很快康复。

2. 恶性肿瘤

（1）临床期别：恶性肿瘤首先应明确临床期别，根据不同的临床期别或手术病理分期选择不同的手术治疗方案，而且根据不同性质的肿瘤，选择手术治疗有很大的差异性。

子宫颈鳞癌：多年来公认，临床早期是手术适应证，Ⅰa~Ⅰb为主，个别情况下Ⅱa仍可以考虑手术，至于Ⅱb则多数采取放化疗。但目前在新辅助化疗实施后，特别对中青年尚未绝经的Ⅰb2~Ⅱb期患者，均可在新辅助化疗1~2个疗程后，对评估有效者施行广泛性子宫切除术。

子宫内膜癌：Ⅰ~Ⅱ期均是手术适应证，个别情况下Ⅲ期仍可考虑手术。

卵巢恶性肿瘤：Ⅰ~Ⅲc期均是手术适应证，并进行手术病理分期，而且临床最多见为Ⅲb及Ⅲc期及个别Ⅳ期患者，均应积极进行手术治疗，然后再辅以化疗。

外阴及阴道癌：Ⅰ~Ⅲ期均应考虑手术治疗，如手术过于广泛，可同时做外阴、阴道成形术。

绒毛膜癌及侵蚀性葡萄胎：Ⅰ~Ⅳ期原则上考虑化疗为主，对有出血、穿破危险或顽固性耐药局限病灶，也可手术治疗，并在手术前后继续化学治疗。

确定各肿瘤临床期别的原则相同，唯绒毛膜癌及侵蚀性葡萄胎出现肺转移仍定为Ⅲ期，这与其他肿瘤不同。因绒毛膜癌及侵蚀性葡萄胎发病早期就极易转移到肺，而肺转移患者并不意味为癌症晚期，而且采用化疗有很高的治愈率，因此Ⅲa及Ⅲb期仍是手术化疗适应证并可能治愈。卵巢恶性肿瘤Ⅲc期仍是手术适应证,因为多数卵巢恶性肿瘤向腹腔扩散是癌细胞散落种植于腹腔脏器浆膜表面,一般比较表浅,可以手术切除,起到癌细胞减灭作用,在此基础上,化疗有较好效果的可能性,同时多数卵巢恶性肿瘤对放射治疗不敏感,且腹腔脏器对放射的耐受量较低。因此对多数Ⅲc期的卵巢恶性肿瘤不应放弃细胞减灭术的可能性。而宫颈癌由子宫颈向子宫颈旁各组韧带的深部浸润性生长,Ⅱb期侵入子宫旁或主韧带,更晚期患者手术时有切入癌组织的危险,极易促成盆底浸润和远处扩散转移的可能。长期以来临床资料显示,宫颈癌多数是鳞状细胞癌,对放疗敏感,而且盆腔脏器对放疗有较高的耐受性,所以Ⅱa期以上宫颈癌的放射治疗可以取得很好的疗效。因此,宫颈癌的手术治疗限制在早期病例。但近20年来的临床流行病学调查发现,宫颈癌患者逐步年轻化,而且鳞状细胞癌发病减少,腺癌上升,患者对治疗后生活质量提高的要求迫切,特别是新辅助化疗的实施使一些Ⅱb期宫颈癌病例在化疗后仍可手术,保留了患者卵巢和阴道功能。因此,宫颈癌的根治性手术治疗已不再限制在Ⅱa之内,已成为共同关注的问题。

目前,国际妇产科联盟(FIGO)已对妇科肿瘤的淋巴转移一律定为Ⅲc期,但临床医师需要明白,淋巴转移的Ⅲc期,有别于癌组织对盆腹腔的扩散转移,淋巴转移的预后要好得多,在制订治疗计划时应充分考虑。

(2)全身情况:一般妇科恶性肿瘤的手术范围较大,手术时间长,麻醉面宽,出血和输血、输液量较大。所以要求术前患者全身情况基本正常,如无重度贫血,肝、肾、肺功能正常,估计能承受手术并能在手术后恢复,否则,要在术前纠正和改善以上不良情况后才能手术。

(3)患者年龄:一般情况下年龄越大,体质越差,且伴发心、脑、血管病较多,手术适应证减少。近20年来,由于麻醉、监护、输血和输液技术的迅速发展,而且高龄妇女越来越多,使手术对象的年龄不再成为主要限制,对70岁以上的恶性肿瘤患者和80岁以上的良性肿瘤患者仍可选择手术治疗。而对年轻的肿瘤患者,更是要首先考虑手术治疗,以保留卵巢功能和阴道功能,甚至生育功能,使其在治愈后恢复正常的健康生活。

(4)激素受体:除病理诊断外,妇科恶性肿瘤组织应同时送雌、孕激素受体(ER、PR)检测,特别是乳腺癌和子宫内膜癌应作为常规。ER、PR阳性者,手术预后好,复发及转移少。ER、PR阴性者相反。因此,测定激素受体可帮助制订手术方案,并决定是否辅以内分泌治疗。

(5)现在还可做肿瘤组织的基因检测,以确定可能的基因治疗方案。

(6)患者态度:患者和家属的心理状态和对手术的理解程度对确定手术也十分重要,保证患者和家属的知情权。如果患者对手术十分惧怕,必须给予充分解释,消除恐惧心理,才能进行手术。另外,对手术的理解不正确、不合作,如对术中可能的肠切除、肠造瘘不接受,医师则不可以进行彻底手术,因为在某些复杂的手术情况下,为了彻底切除肿瘤而损伤肠道、膀胱是难以避免的,如果没有充分的理解和合作,医师是不能施行手术的。

(二)妇科肿瘤手术的禁忌证

1. 临床期别　如果病情已经晚期,出现肺转移(绒毛膜癌及侵蚀性葡萄胎除外)、肝实质转移、脑转移或全身广泛转移时,手术已不能切除瘤块而可能促使扩散或加速病情发展,应改选其他治疗方法。宫颈癌、卵巢癌、子宫内膜癌、外阴癌,已达临床Ⅳ期才不宜手术,应选择其他治疗。

2. 肥胖　过度肥胖患者可能造成开腹手术极其困难,一方面手术野暴露不良,深部操作不易,同时盆腔腹膜也积聚较多脂肪,使手术操作难于顺利施行。但可用腹腔镜手术。术后病率较高,容易有术后并发症。所以,过度肥胖患者曾被认为是手术相对禁忌证。判定肥胖的标准如下:

（1）比体重计算法

$$比体重 = 体重(kg)/身高(cm)$$

0.25~0.35为正常范围;若超过0.35,手术较困难;0.4以上,预计手术会十分困难。

（2）肥胖系数计算法

$$肥胖系数 = [体重(kg)+1/2腹围(cm)]/身高(cm)$$

0.45~0.55为正常范围;若超过0.55,手术较困难;0.6以上,手术将十分困难。

但是,随着近代麻醉学的发展,如果能有较好的麻醉监测,满意的腹壁切口的松弛和特殊的手术器械,手术者良好的手术技巧和丰富的手术经验,有时比体重超过0.4,肥胖系数超过0.65,也可能顺利地完成开腹手术。因此,肥胖因素在当前是相对禁忌证,作为确定手术治疗的参考条件。

3. 全身情况及合并症　如果患者身体衰弱,重度贫血或心、肺、肾、肝等任一脏器功能不足,均需结合所要施行的手术来全面考虑。如手术较大则不能进行手术治疗,如虽有严重合并症,但手术范围不大,仍可考虑手术。

如果患者患有乙型肝炎或HIV阳性,仍可按病情施行手术,但需对施术人员有一定保护措施,如术时戴面罩、术后注射疫苗等。

4. 心理状态不稳定或对施行手术治疗不理解　当患者心理状态不稳定,对施行手术和术中可能发生的意外不理解不接受时,需进一步做好思想工作,充分听取意见并解释说明,能欣然接受时,方可安排手术。特别对一些可能发生的严重并发症,如术中失血、脏器损伤或可能行肠切除及腹部人工肛门的手术,术前必须由患者本人同意并签字后,方可施行手术。

(三)妇科肿瘤手术特点

1. 由于某些妇科恶性肿瘤的扩散及浸润波及阴道、盆腔或腹腔,如阴道癌、外阴癌、复发宫颈癌等,则需行盆腹腔或会阴联合手术。卵巢恶性肿瘤由于手术范围广泛,手术时间较长,故在麻醉、手术体位,手术人员分组安排上都要有特殊考虑和准备,才能使手术顺利进行。

2. 在多数情况下,腹腔恶性肿瘤扩散或转移即已失去手术机会,但对卵巢恶性肿瘤则是例外,因卵巢恶性肿瘤在腹腔的扩散、种植多数是表浅的,可以用锐分离法剥除,甚至在肠、肝、腹膜等表面也可局部切除,减少瘤体体积,有利于术后化疗消灭残存瘤灶,常可获得较好的临床效果。因此,不可因卵巢恶性肿瘤已属Ⅲ期,腹腔广泛转移或伴有腹水而放弃手术治疗。对有肺、肝转移或在多次化疗后有耐药患者,也可以手术切除局部病灶,术后化疗可以取得很好疗效。

3. 多数妇科恶性肿瘤手术时,除应广泛彻底切除瘤灶外,还要系统、完整地清扫肿瘤区域淋巴结,根据肿瘤的不同部位,一般要清扫腹股沟淋巴结群,盆内淋巴结群包括髂总、外、内淋巴结和闭孔淋巴。必要时清扫腹主动脉旁淋巴,而淋巴引流是沿着血管鞘膜分布于各组淋巴管及淋巴结群的,因此,术者要详细了解盆、腹腔的腹膜后解剖,尤其是盆腔血管及腹主动脉,下腔静脉及其主要分支的解剖关系和从血管壁剥离淋巴组织的手术技巧。

目前为避免未被转移、侵犯的淋巴结被无辜清扫,建议在手术前做 MRI 或 PET/CT 确定淋巴结是否受累后,再决定是否清扫淋巴结。

4. 手术者必须熟悉普外、泌尿外科的基本知识和操作技术。术中应准确地判断肠管、输尿管、膀胱的损伤是否可以避免;如必要施行部分肠管、输尿管、膀胱切除时,则应同时行修补、吻合术。

5. 妇科肿瘤手术范围较广泛,剥离面广,失渗血量较多,而且可能在术后创面继续渗血较多,因此,术中应仔细结扎活动出血点,对弥漫性渗血则用止血纱布或止血凝胶喷洒后,纱布轻轻压迫,并同时用凝血药物,一般可由静脉内滴注,也可局部注射,可以起到有效的止血作用。在关闭盆腹膜前,最好留置 1~2 条引流管,经阴道或腹壁引出,可以观察术后渗血量以便处理,并减少术后感染。

6. 术中损伤血管引起猛烈出血,一般是髂静脉或盆底静脉丛出血,应沉着、冷静、准确地用纱布或手指压迫出血点,以无损伤止血钳或无损伤小卵圆钳夹住出血点或血管破口,进行止血。再用 3.0 无损伤缝合针以 "8" 字缝合出血点止血。盆底静脉丛出血十分猛烈,不能辨清出血点或有几个出血点时,则压迫后在出血点周围做环形的几个 8 字缝合,才能止血。如仍然不能止血且出血又较多时,不宜继续钳夹出血点,否则可引起血管破口扩大或损伤更多血管,更难止血而造成严重后果,可用纱布压迫延长至 30~60 分钟后,用上法缝合止血。如仍不能止血时,可在压迫后立即结扎双侧髂内动脉,此时一般后腹膜已经打开,可迅速找到髂内、外动脉分叉处,仔细游离髂内动脉 1~2cm,避免损伤下侧方的静

脉,然后,以 7 号粗丝线结扎 2 次,近心端结稍松,远心端结打紧,可防止动脉瘤发生。有时尚须做腹主动脉阻断 10~15 分钟,在此期间,出血量可明显减少,有利于准确找到出血点,缝合止血。如以上结扎阻断血管均不能止血时,可用纱布填塞压迫止血,关腹,术后 3 天取出纱布。

手术中出血较多时应及时补血,避免发生 DIC 凝血机制紊乱,再补血时已难以挽救。此外手术中血液回收仪的使用,除卵巢癌手术之外,均可使用。

三、妇科良性肿瘤的手术原则

妇科良性肿瘤可以发生在外阴、阴道、子宫颈、子宫、输卵管和卵巢。但最常见的妇科良性肿瘤为子宫肌瘤和卵巢良性肿瘤。

首先应对妇科各部位发生的肿瘤给予准确的诊断,如果确诊为良性肿瘤,再决定治疗方案。多数妇科良性肿瘤,通过临床检查或实验室检查即可确诊。有的需要 B 超检查、局部活组织检查确诊。最常见又容易确诊的是子宫肌瘤。而卵巢良性肿瘤则不容易被确诊,常需有经验的医师检查及结合其他检测技术才能确诊,有的病例甚至要经剖腹探查或腹腔镜下活体检查才能确诊。

(一)外阴良性肿瘤

可行局部切除,一般情况下,切口单纯缝合即可。如估计切口较宽、创面较大,缝合有困难时,应在术前设计减张切口以利缝合或同时行皮瓣移植术。

(二)阴道良性肿瘤

阴道良性肿瘤多为阴道壁囊肿,应尽可能切开阴道壁完整剥除,但有时伤及阴道血管而出血较多,而且囊肿位置较高或已达穹窿时,手术剥除时要注意避免输尿管的损伤。一般经阴道手术操作即可,但如囊肿延伸向上则需开腹联合阴道操作,以避免损伤及减少出血量。如估计手术剥除困难或其他原因不宜做如此创伤较大的手术,也可行经阴道囊壁开窗术以减轻症状。

(三)子宫颈良性肿瘤

子宫颈良性肿瘤最常见为肌瘤,如可见或查得根蒂,则可经阴道切断根蒂,缝扎断端即可。如为子宫颈管肌瘤,也可经阴道钳夹根蒂,取出肌瘤后结扎根蒂断端或保留血管钳 24~48 小时后撤出,1 周后再做刮宫术。所有手术切除或刮宫标本,均应再送病理检查。如子宫颈肌瘤为壁间性,或向子宫颈旁膨胀性生长,或同时伴有子宫多发性肌瘤,则应经腹或腹腔镜手术。

(四)子宫肌瘤

子宫肌瘤可以采用手术治疗或非手术治疗。因为子宫

肌瘤是属于内分泌依赖性良性肿瘤,其瘤组织可检测出丰富的雌激素受体(ER)和孕激素受体(PR)。因此,内分泌治疗对多数子宫肌瘤患者有明显效果。特别是已进入更年期的妇女,症状不严重,子宫体壁间或浆膜下肌瘤患者,可以考虑非手术的内分泌治疗或定期观察即可,待其绝经或人工绝经后肌瘤可进一步萎缩,症状好转而达到治疗目的。但以下几种子宫肌瘤应考虑手术治疗:①黏膜下肌瘤;②子宫颈肌瘤;③阔韧带肌瘤;④多发性肌瘤,症状显著;⑤巨大肌瘤(超过孕3个月大小);⑥生长变化迅速的肌瘤。

子宫肌瘤的手术原则为子宫全切术,同时也可根据患者的年龄及对生育要求的态度等具体情况,行子宫大部分切除或肌瘤切除术。一般对年龄超过40岁,无生育要求者应行子宫全切或大部分切除术。如果年龄在40岁以下或要求生育者可行保守性手术,切除肌瘤,保留子宫。对阔韧带或宫颈肌瘤的手术方式,应先切开肌瘤被膜,分离并挖出肌瘤后再作子宫切除,可以避免损伤输尿管的危险。保留子宫的肌瘤切除术,最好是单个肌瘤或少数肌瘤,如切除较多的肌瘤而保留损伤过多的子宫,特别是已穿通子宫腔的子宫,意义不大,还可能带来如子宫内膜异位症等不良后果。

如需手术切除的子宫没有明显的盆腔炎症粘连,则可经阴道子宫全切术,以减少对患者的损伤,并且可较快恢复。经腹手术者也可做下腹横切口,以利术后恢复。

子宫肌瘤手术时,可以保留卵巢,视患者的年龄或月经情况而定,一般在50岁以前或月经尚正常者,笔者主张至少保留一侧卵巢,以维持内分泌需要,延迟因手术而造成更年期的提前到来。

近30年来,不少关于腹腔镜下切除子宫肌瘤或子宫切除的报道,其优点是创伤小、手术后恢复快。但也有不同的意见,腹腔镜肌瘤切除术可能遗漏较大的壁间肌瘤,因为缺乏手指的触觉而未能发现。另外,对较大肌瘤的粉碎后取出,尽管在袋中操作,也很难避免碎屑污染盆腹腔,即使良性肿瘤也可以发生种植而复发,如果是恶性肿瘤(肉瘤),可造成不可治疗的医源性种植或扩散的致死性后果,因此,一些国家已经明文规定禁止应用粉碎器。

所有子宫肌瘤的标本均应及时送病理检查,特别增生较快的肌瘤,要考虑有恶变的可能,必要时在术中切开肌瘤标本剖视,可疑时需立即送病理冷冻切片以明确诊断,对可疑的肌瘤不宜做肌瘤切除术,因为对子宫肉瘤(恶性)或交界性肌瘤,均应行广泛性子宫切除术或次广泛性子宫切除术,同时切除双侧卵巢。对可疑或病理确诊子宫肉瘤的病例,不能采用腹腔镜手术而必须开腹手术。

(五)卵巢良性肿瘤

凡诊断为卵巢肿瘤者,首先应确定是否良性或可疑恶性,只有明确性质后才能确定手术原则。一般情况下,如符合以下几点多为良性肿瘤:①囊性,常为单侧;②边界清楚,活动度好;③生长缓慢,无明显症状。

因卵巢肿瘤在术前不易确诊,即使辅以B超检查,甚至腹腔镜也不能绝对排除恶性的可能。而且,卵巢肿瘤一旦发生,就不能停止生长或自行萎缩。因为绝大多数卵巢肿瘤,不论良性或恶性,均很少是内分泌依赖性,即不受内分泌变化的影响。不仅如此,即使是良性肿瘤,也很容易发生并发症,如肿瘤蒂扭转、破裂等形成急腹症而就医,造成治疗的被动与困难。因此,笔者认为卵巢良性肿瘤的治疗原则和子宫肌瘤有很大的不同,即卵巢肿瘤一经确诊,即使为良性,也应尽可能地安排手术切除,不能观察或考虑其他非手术性保守治疗,因为手术是唯一的治疗选择,手术不仅可切除肿瘤,而且可以最后确诊,以决定是否需要扩大手术范围或辅以其他治疗。任何形式的"观察""药物治疗"或其他非手术治疗都可能带来危险和严重后果。而在诊断为良性卵巢肿瘤后,做好各项术前准备,择期进行手术切除,一定会是最安全、效果最好、恢复最快的结果,也是卵巢良性肿瘤治疗最好的选择。

卵巢肿瘤的手术切口除非手术前确诊为良性肿瘤,否则不能选择下腹横切口,都选用纵形腹直肌旁切口,以利于探查全腹腔,排除恶性肿瘤。如术中发现可疑或确诊恶性,即应按卵巢恶性肿瘤原则进行手术。

卵巢良性肿瘤的手术方式如下:

1. 如年龄在50岁以下,尽可能保留健侧卵巢。经剖视正常及送活组织检查后,决定保留。

2. 青年患者双侧卵巢肿瘤如成熟性畸胎瘤等,则应仔细将肿瘤完整剥除,将保留的卵巢皮质层缝合形成新的卵巢。既剥除双侧卵巢肿瘤又保留双侧卵巢,这对30岁以下的青年患者特别重要。

3. 如果切除双侧卵巢,则最好行子宫全切术。

4. 也可在腹腔镜下行囊肿切除术,但必须严格注意囊液不能流入腹腔。

5. 任何情况下,绝对不能经阴道或经腹壁穿刺囊肿、抽吸囊液后注入药液或硬化剂治疗良性卵巢肿瘤。因为极易引起术后穿刺孔囊内容物流入腹腔,形成严重、广泛粘连、种植等并发症,给以后的治疗造成困难。

6. 如果患者已达更年期年龄(50岁以上),可行双侧卵巢及子宫全切术。

7. 术前虽确诊为良性卵巢肿瘤,但患者有癌症家族史,或患者本人曾患乳腺癌、肠癌,BRCA1/2变异基因等,属高危人群,可同时行预防性双侧卵巢及子宫全切术。

所有卵巢肿瘤手术,均需在肿瘤切下后,立即剖视检查,有任何可疑处均需立即送冷冻活组织检查,等待结果明确后再决定手术范围。如术中诊断良性肿瘤,术后病理报告为恶性,则应在得到报告后立即安排进行再次手术,按恶性卵巢肿瘤手术原则处理。

以上卵巢良性肿瘤手术,也可采用腹腔镜手术。

四、妇科恶性肿瘤的手术原则

(一)手术切除范围的确定

1. 外阴癌 切除病灶周围皮肤 2~3cm,根据手术前淋巴结检查的情况决定是否清扫腹股沟浅、深淋巴结群,如果腹股沟深淋巴结阳性,则需清扫盆腔淋巴结。

2. 宫颈癌 需切除子宫、子宫颈,各组韧带(骶、主、阔、圆及膀胱宫颈韧带)及部分阴道,并根据年龄保留一侧或双侧卵巢,同时酌情清扫盆腔淋巴结群(髂总、外、内、闭孔及深腹股),如髂总淋巴结阳性,则需清扫腹主动脉旁淋巴结群到肠系膜下动脉水平。

3. 子宫内膜癌 除年轻早期Ⅰa病例可经宫腔镜局部切除癌灶并化疗、内分泌治疗外,均需切除子宫、子宫颈,并切除双侧卵巢及输卵管,清扫盆腔各组淋巴结群及腹主动脉旁淋巴结群至肠系膜下动脉水平。

4. 卵巢恶性肿瘤 除少数Ⅰa病例外,均需切除子宫及子宫颈,双侧卵巢及输卵管,切除膈肌腹膜面转移灶,大网膜,切除盆腹腔一切转移、种植肿块,必要时部分切除受累的脏器如阑尾、部分胰腺、肠管、输尿管或膀胱。同时清扫盆腔及腹主动脉旁各组淋巴结群至肾血管水平。

(二)开腹手术切口选择

1. 最常采用的是旁王中切口,必要时可由下腹延长至上腹剑突下,多用于卵巢恶性肿瘤,这种切口可以充分暴露盆腔和探查上腹部及膈下。

2. 下腹髂耻横弧形切口,可用于盆腔良性肿瘤,如用于宫颈癌时可切断部分腹肌以充分暴露盆腔。怀疑卵巢恶性肿瘤者可不用此切口。

3. 外阴切口用于外阴癌,几种不同的切口如下

(1)单纯外阴切除用于早期癌。

(2)外阴广泛切除切口加双侧腹股沟纵形切口,用于外阴癌及腹股沟淋巴结清扫术。

(3)外阴蝶形切口已不再应用。

4. 经阴道广泛性子宫切除术的会阴部辅助切开术(Schauta会阴切开)已不再应用。

5. 阴道癌的腹、会阴联合切口。

6. 盆腔肿瘤或后腹膜外肿瘤,有时用骶骨切迹(后)切口。

(三)患者手术姿势的固定

1. 平卧位,头低足高位。

2. 平卧位,骶部抬高位以暴露深部盆腔手术野。

3. 截石位,挂腿或吊腿固定。

4. 蛙式位,适用于会阴及腹股沟浅淋巴结清扫术或会阴、下腹联合手术。

(四)几种广泛性手术的概念

1. 外阴广泛手术 切口距癌灶 2~3cm,深度达会阴浅肌层,必要时切除部分尿道。常同时切除腹股沟浅淋巴。

2. 阴道广泛手术 切除全阴道及阴道旁 3~4cm,子宫全切术,根据情况保留一侧或双侧卵巢。如病灶已侵及膀胱则行膀胱部分或全切除,行输尿管移位或代膀胱术。如侵及直肠则行直肠部分切除吻合或腹壁结肠造瘘术。淋巴清扫术同外阴广泛手术。

3. 次广泛性子宫切除术

(1)广泛性子宫切除术Ⅰ型(筋膜外子宫切除术):子宫颈病变Ⅲ期或子宫颈早期浸润癌Ⅰa1期:按常规切除子宫,处理圆韧带,保留双侧卵巢,不需游离输尿管,距子宫颈 1cm 处在输尿管内侧切断子宫动脉,切除骶韧带浅层、主韧带阴道旁各 1cm,阴道 1~2cm,不需清扫淋巴。

(2)广泛性子宫切除术Ⅱ型(次广泛性子宫切除术)

1)滋养细胞肿瘤(绒毛膜癌、侵蚀性葡萄胎):如卵巢动静脉怒张疑有癌栓者高位游离、结扎、切断,特别是子宫旁的宫旁静脉丛切除,游离输尿管,从子宫动脉交叉向下 3~4cm 在输尿管内侧游离并切断子宫动脉。骶浅层韧带、主韧带、阴道旁分别切除 2cm,切除阴道 2cm。现已很少应用手术治疗。

2)宫颈早期浸润癌(Ⅰa2 期):按常规切除子宫,处理圆韧带,保留双侧卵巢,切除阔韧带 2~3cm,游离输尿管从子宫动脉交叉向下 3~4cm,在输尿管内侧游离并切断子宫动脉,切除骶韧带浅层、主韧带阴道旁各 2cm,阴道 2cm。

4. 广泛性宫颈切除术 Trachelectomy 是近十年来兴起的一种治疗早期宫颈癌的新的手术方式,它的最大优点是治疗宫颈癌的同时可以保留患者的生育功能,随着宫颈癌的发病渐趋于年轻化,这种手术越来越受到临床的关注。广泛性宫颈切除术于 1994 年由法国的 Dargent 首次提出,该手术范围包括腹腔镜下淋巴清扫术及广泛性宫颈切除术(laparoscopic vaginal radical trachelectomy,LVRT)。先在腹腔镜下行淋巴清扫术,切除的淋巴送冷冻病理,如病理阴性则进行广泛性宫颈切除术。手术要切除部分阴道和穹窿、近端部分主韧带及 80% 的子宫颈,留下的子宫颈术中也要进行病理检查,确定已无癌细胞残留。最后对保留的子宫颈进行环扎,并将剩下的子宫颈和阴道进行缝合衔接。这种手术对技术要求很高,必须由很好掌握了腹腔镜手术技术和妇科肿瘤知识的妇科肿瘤专家来实施。Rodriguez 报道经腹腔子宫颈广泛的淋巴清扫术,认为具有经腹广泛性子宫切除术经验的医师均可施行,切除范围比腹腔镜更为理想,而且并发症低于腹腔镜手术者,3 例患者中 1 例在术后 1 年 39 周妊娠分娩。我国和欧美国家已经开展,但这种手术的结果并不理想,术后成功获得成活婴儿者只有 30%~60%,且因子宫颈缺失容易早产。

5. 广泛性子宫切除术Ⅲ型 即典型、标准的广泛性子宫切除术,是使用最多的广泛性子宫切除术式,适于子宫颈

浸润癌Ⅰb~Ⅱa期及子宫内膜癌Ⅱ期。包括以下操作：①保留单侧或双侧卵巢，中位切除卵巢动、静脉，子宫内膜癌不保留卵巢。②切开阔韧带，游离输尿管从子宫动脉交叉向上2cm、向下4~5cm，输尿管外侧近髂内动脉处分离切断子宫动、静脉。分别切除骶韧带浅层、深层3cm—盆底，于输尿管外侧近盆壁处切除主韧带3cm—盆壁。切除阴道旁3~4cm，阴道上1/3。③同时进行盆腔和/或腹主动脉旁淋巴清扫。

6. 广泛性子宫切除术Ⅳ型 使用较少，用于宫颈癌Ⅱb或Ⅲb期化疗后患者，操作同Ⅲ型手术，但骶、主韧带均在盆底、盆壁切除，同时切除腹下动脉，阴道上端1/2，同时进行盆腔和/或腹主动脉旁淋巴清扫。

7. 广泛性子宫切除术Ⅴ型（盆腔廓清术） 适于宫颈癌放疗后中心性复发，宫颈癌Ⅳa期以及某些晚期阴道癌、子宫肉瘤、卵巢恶性肿瘤，病变限于盆腔者。包括以下操作：①探查无盆腔壁浸润受累后，靠盆底和盆壁处行子宫广泛切除，如膀胱受累，同时切除膀胱，做输尿管、回肠或结肠移植代膀胱术；②如直肠已被侵犯距肛门<4cm，同时切除受累直肠行乙状结肠造瘘术；③如膀胱直肠均已被侵犯，则同时切除受累膀胱及直肠，行输尿管、回肠移植代膀胱及乙状结肠造瘘术；④游离左侧带血管大网膜铺盖盆底；⑤酌情采用双侧大腿内侧带血管股薄肌皮瓣行阴道成形、盆腔充填术。

（五）淋巴清扫的范围和原则

妇科恶性肿瘤多数易发生淋巴转移，因此，仅施行广泛性切除或肿瘤细胞减灭术是不够的，还应根据情况行相应的淋巴清扫术。

滋养细胞肿瘤（绒毛膜癌、侵蚀性葡萄胎）不管临床期别早晚极少向淋巴转移，故手术时不需作淋巴清扫。

宫颈癌、子宫内膜癌的早期（Ⅰa1期），没有侵犯穿破上皮基底膜，或仅在基底膜下3mm，因而理论上不应侵犯淋巴管而极少发生淋巴转移，所以上述期别的患者，可以不做淋巴清扫术。

宫颈癌Ⅰb以上及子宫内膜癌Ⅱ期患者，有较大的可能性侵及淋巴管而发生淋巴转移，所以应常规行淋巴清扫术。外阴、阴道因位于血管淋巴管丰富部位，很易发生转移，所以应行淋巴清扫术。近20年的研究表明，卵巢恶性肿瘤随期别上升，淋巴转移明显增加。据吴葆桢确定，卵巢癌淋巴转移有一定规律性，因此，过去认为卵巢恶性肿瘤不经盆腔淋巴转移，或者高位淋巴转移，因而不需淋巴清扫的概念已经改变，现多数学者认为，卵巢恶性肿瘤均应行盆腔及腹主动脉旁淋巴清扫术，是提高生存率和减少复发的重要措施。而且卵巢恶性肿瘤尽管术中探查为单侧、包膜完整，视为Ⅰa1期，但从手术病理分期要求，仍需做淋巴清扫术，只有全部淋巴病理检查阴性，才能确诊为Ⅰa期卵巢癌。女性生殖器官各部位发生的肉瘤，虽然为恶性病变，极易发生局部浸润、破坏。虽然多发生血循环转移而较少发生淋巴系统转移，但除早期病例外，也应做淋巴清扫术。

1. 淋巴清扫的范围 应以癌灶的淋巴引流区域为准，分别叙述如下：

（1）外阴癌：清除双侧或单侧腹股沟浅淋巴结清扫术，保留大隐静脉。

（2）阴道癌：下1/3阴道受累者，与外阴癌同。上1/3阴道受累者与宫颈癌同。中1/3受累者可同外阴癌和宫颈癌。

（3）宫颈癌：清除双侧髂总淋巴结和髂外、髂内、闭孔、深腹股沟淋巴，部分患者需包括骶前淋巴。如证实髂总淋巴结为阳性，则需做腹主动脉旁淋巴结清除，一般达肠系膜下动脉平面即可。

（4）子宫内膜癌：清除腹主动脉旁淋巴及双侧髂总淋巴结、髂外、髂内、闭孔、深腹股沟淋巴。

（5）卵巢恶性肿瘤：清除上述盆腔淋巴和腹主动脉旁淋巴。

（6）如腹主动脉旁淋巴已证实为癌转移，则所有淋巴清扫手术已失去意义。

2. 淋巴清扫手术的原则

（1）按癌灶淋巴引流区域分组，成片、完整、系统地切除。

（2）从最高处（近心端）开始，仔细切断、结扎或封闭上端淋巴管，整片、完整切除血管周围的脂肪垫，不是单独切除淋巴结。

（3）切除淋巴常分组进行，分别收集并注明左、右及各部位的淋巴，如髂总组、髂外组、髂内组等送交病理检查。

（4）切除淋巴常需紧贴血管打开血管鞘膜，仔细剥离血管周围脂肪垫。注意血管，特别是静脉之分支营养血管予以结扎。

盆腔各组正常淋巴结均有独特形状，如髂总呈扁椭圆形，髂外呈扁长形，闭孔浅组呈大小不等圆珠形，闭孔深组呈长条形，深腹股沟呈扁三角形。外形正常的淋巴结不一定无癌转移，肿大的淋巴结也不都是癌转移，因此，不论淋巴结大小、多少，均按各组从上而下（近心端到远心端），系统、完整地从血管壁剥离整个脂肪层。对髂总淋巴结上端、深腹股沟淋巴结下端的淋巴管需要封闭或结扎，其他血管两侧淋巴管不给予结扎，最后仔细结扎闭合淋巴深组末端，术后放置引流管。这样，既能完整切除盆腔淋巴，避免术中损伤血管，又能避免术后出现淋巴囊肿。

（5）切除淋巴的操作一般采用组织剪刀行锐性分离法、电刀分离法，也可用"花生米"棉拭子钝性分离法，还可从上方沿髂血管鞘行撕拉分离法，各种方法均有其优缺点，需视术者的习惯和熟练程度，采用安全、彻底、快速的方法，均可达到同样好的效果。

（6）绝大多数情况下，清扫淋巴结要避免血管的损伤，在外阴癌清扫腹股沟浅淋巴结群时，在卵圆窝处大隐静脉汇入股静脉前，常有4~5条树枝样分支，而淋巴结则位于这些静脉分支之间。此时去分离、切除淋巴结,而要解剖保留大隐静脉,减少出血并清除残留淋巴结使其切除完整,因此,在大隐静脉各分支外侧结扎、切断,连同淋巴结一起分离至大隐静脉根部,切除这一段带有淋巴结的大隐静脉分支。这样就能彻底清除腹股沟浅淋巴结群,并避免出血。

对妇科肿瘤的淋巴清扫手术一直存在争议,多数专家认为,淋巴系统是人体、特别是盆腹腔内的重要免疫器官之一,早期肿瘤常规施行盆腹腔淋巴清扫手术,多数被清除的淋巴结为阴性,因此对患者是弊大于利,建议在术前最好做MRI或PET/CT以了解淋巴是否受累,如果阴性则不需做淋巴清扫手术。阳性再决定是否清除淋巴结。

(六) 根治性手术后的器官重建手术

在进行妇科恶性肿瘤手术时,首先要求医师要尽一切努力做到手术的彻底性以达到长期治愈的目的,同时又必须考虑到治愈后患者的生活质量。因此,在手术前,就应该考虑到手术对盆、腹腔器官、阴道或外阴部损伤的可能性以及如何修复重建等问题,这才能使患者得到完美的治疗,使她们身心健康地回到正常生活中去。

妇科恶性肿瘤的根治性手术,特别是一些较晚期患者的手术,切除范围较宽,常常因为要达到彻底手术的目的而切除部分受累的肠管、膀胱或其他脏器。尤其是外阴恶性肿瘤,切除外阴皮肤及组织较多,造成局部伤口既深又宽,难以愈合,极易感染,即使经长期换药治愈后,也形成大块瘢痕,造成生理功能上的影响。对宫颈癌、阴道癌的根治手术后最常见的问题是阴道变短,缩窄。这些因根治性手术而造成的器官损伤,不仅影响到患者的正常生理功能,而且给患者造成精神压力。如有时乙状结肠、直肠因受累而切除范围较广而又不能行吻合术时,必须做腹壁肠造口术,增加患者腹部瘘口护理的精神思想压力。对膀胱修补以及可能的输尿管吻合、移植造成的生理功能性影响也要有充分地估计。如果施行盆腔廓清术,将要切除整个盆底腹膜、膀胱、尿道和/或直肠肛门,因此,在术前必须征得患者同意做腹部代膀胱和/或代直肠。阴道的缩短及外阴的缺损及瘢痕,将会影响正常性生活的恢复,必须在手术中考虑给予修复重建,同时,还应告知患者的丈夫,说明术后恢复性生活的必要性和重要性,并给予指导和解除精神上的疑虑。

妇科恶性肿瘤手术后的一些器官重建需在手术中根据不同情况而确定,并需要征得家属或患者的同意,但有的则需在术前作出精确的设计和选择,否则将不仅影响生理功能恢复,有时还将会造成严重术后并发症,甚至增加术后患者的死亡率,如肠切除吻合或造瘘的决定,盆底腹膜切除后的替代,外阴皮肤和组织的大面积缺损的植皮或各种皮瓣移植的选择等。现介绍几种常见根治性手术后的器官修复与重建。

1. 肠切除 一般小肠和结肠切除后均行端端吻合术。乙状结肠或直肠如切除过多,不能吻合或张力较大或直肠残端距肛门6cm以下时,则需做左侧腹壁造瘘术。

2. 膀胱、输尿管损伤 膀胱损伤或缺损,如不伤及膀胱三角区,均可缝合修补。如输尿管被肿瘤侵及而非切除一段不可时,可游离输尿管后移植于膀胱;如缺损段较长,可利用膀胱壁瓣缝合做成管状与输尿管吻合或将伤侧输尿管与同侧输卵管吻合后再将输卵管移植于膀胱;如缺损位置较高,可同时游离对侧输尿管,经腹膜后做端侧吻合。

晚期或复发宫颈癌或其他恶性肿瘤侵及膀胱和/或直肠时,则需全部切除膀胱和/或直肠。同时考虑做结肠造口(假肛)和代膀胱手术。

代膀胱手术可做:

(1)回肠代膀胱:切取一段回肠约10cm,将双侧输尿管移植于该段回肠,近端封闭,远端开口于右下腹壁。

(2)结肠代膀胱:取一段升结肠约10cm,将输尿管移植于该段结肠,近端封闭,远端开口在右侧腹壁,其余部分做升结肠吻合术。在做腹壁造口术时,要考虑造口在腹部的位置,便于术后护理和腰带的穿着。

如果是放疗后患者,则不能做肠吻合术而直接做输尿管皮下移植术,以避免致死性肠瘘的发生。

3. 因盆腔廓清术而将全部盆腹膜切除后的修复重建 由于盆腔腹膜的大面积缺损而造成大量渗出和容易导致感染,并可使小肠粘连坏死而引起严重并发症,因此对盆腔腹膜的修复重建极为重要,也是降低手术后死亡率的重要措施。常采用带血管蒂大网膜铺垫盆底的方法,游离右侧大网膜根部沿胃大弯到左侧脾曲,保留左胃网膜动静脉血管,轻巧牵拉向下铺垫于盆底,缝合3~4针固定。

4. 阴道缺损 宫颈癌根治性手术常需切除部分阴道而致术后阴道短缩而影响性功能。手术时应该考虑阴道的修复重建,常用方法如下:

(1)腹膜延长阴道:在广泛性子宫切除术关闭盆腔腹膜时,将膀胱反折腹膜与阴道前壁切口缝合。直肠陷凹处腹膜与阴道后壁切口缝合,然后再在膀胱与直肠一定高度前后闭合(根据延长阴道长度)形成延长部分阴道。

(2)如为晚期或复发宫颈癌盆腔廓清术行全阴道切除时,可做双侧大腿内侧股薄肌带血管蒂皮瓣人工阴道填入盆腔,此法不但形成人工阴道效果好,而且由于带血管蒂皮瓣形成圆筒形填入盆腔可减少空腔及渗出,促进盆底愈合。

(3)因阴道肿瘤切除部分阴道可用大小阴唇皮瓣或大腿内侧皮瓣转入修复。后壁缺损可用子宫后壁浆肌层修补。

(4)阴道完全或大部分切除,也可用外阴皮肤即大阴唇做荷包缝合形成人工阴道。

(5)阴道癌行全子宫、全阴道切除术,可用子宫体前后浆肌层分别与阴道前后壁创面缝合,形成新的阴道。

5. 外阴的修复重建手术 因外阴癌而广泛切除外阴而造成的皮肤缺损,常常是术后恢复的最大难题,因皮肤缺损既宽且无皮下组织,所以缝合后张力大,极易坏死形成伤口长久不愈合,即使愈合后也形成巨大瘢痕,影响生理功能和正常生活。因此,外阴的修复重建手术在妇科肿瘤中有特殊重要意义。

由于外阴修复重建多数需要做皮瓣修复,为增加手术切口成功愈合,切口边缘整齐、无张力、血循环良好、无感染为基本要求和条件,常用的方法有减张切口、皮瓣转移和肌皮瓣移植等。

(1)整形减张切口:Z 形减张切口,用于瘢痕狭窄,缝合张力大时,做 Z 形切口后,使有弹性的软组织皮肤放松以替代瘢痕区。

(2)皮瓣转移:选择缺损区邻近部位的正常健康皮瓣,皮瓣应包括皮肤全层及皮下组织,可做横、侧或旋转移植,一般要求皮瓣底边与长度之比 >1:2。放射治疗后及患有血管性疾病的皮肤不能选作皮瓣,常用的皮瓣转移法如下,①中轴皮瓣转移:多用于矩形皮肤缺损区,游离基底宽的皮瓣移植覆盖缺失区,皮瓣之长:宽应 >2:1;②侧转移皮瓣:常用于女阴圆形皮肤缺损之修复,转移之皮瓣应大于缺损区 20%;③旋转皮瓣移植:常用下腹壁皮肤转移至会阴部位的圆形或三角形缺损区。做半弧形皮瓣,其长度应为缺损区皮肤的 3 倍,转移后做间断缝合。

(3)肌皮瓣移植:包括皮肤、皮下组织及有血液供应的肌肉。其优点是可增加移植皮瓣的长度。当邻近无健康皮肤时可做岛形肌皮瓣,用于远处移植,也可用于放射治疗后区域,常用于外阴癌根治术后。①股薄肌皮瓣:该肌肉位于缝匠肌和半腱肌之间,其血供来自股动脉中旋支,可根据缺损区做一侧或双侧条形皮瓣移植。②阔筋膜张肌肌皮瓣:该肌肉位于缝匠肌内侧方,下部分形成筋膜,由股动脉侧支供血。皮瓣长度可为 25~30cm,宽 5~6cm,游离后可用于女阴及腹股沟部位的广泛皮肤缺损。③臀下肌肌皮瓣:该肌肉位于阔筋膜张肌后缘,由腹下动脉分支与臀下动脉供给肌肉及皮下组织血供,可用于会阴后部及肛门等部位的修复术。

6. 腹壁修复重建 因腹部术后巨大瘢痕或肿瘤转移切除后巨大缺损或因缺损造成腹壁疝而必须行修复术。

(1)"W" 整形切口:切除瘢痕后的减张整形切口。

(2)邻近皮肤的皮瓣转移术。腹壁皮肤缺损常伴有腹直肌缺损,修复腹壁时,要加强腹直肌筋膜(前鞘)的修复,方可预防腹壁疝的发生。

(七)卵巢恶性肿瘤的特殊性

一般情况下,若腹腔恶性肿瘤发生广泛转移、种植,即已失去手术机会,但卵巢恶性肿瘤Ⅲ期则是例外,因多数卵巢恶性肿瘤的腹腔内种植和转移是表浅的,甚至在肠、肝、膈下及腹膜表面等。

由于腹腔液的生理循环通路把脱落的恶性细胞运到膈肌下种植,尤其是右膈下,转移癌细胞将淋巴管堵塞而形成大量腹水,尽管如此,这些区域的种植也常常是表浅的。因此,如果能手术切除卵巢肿瘤的原发灶,应尽可能地从各脏器、腹膜将种植的肿瘤结节、斑块、团块仔细地剥离、切除。

大网膜需全部切除,尽量减少瘤体,使各种植灶小于 $1cm^3$,有望在手术后配合化学治疗,将这些残留灶进一步消灭而获得好的效果。

如果估计首次手术不可能全部剥离、切除种植瘤灶,也可先给予 2~3 疗程化疗后,尽可能地缩小瘤体再行手术探查,尽可能彻底切除,如果盆、腹腔种植瘤可以切除,仅某些局部较深病灶浸润肠管、膀胱,则可同时切除部分肠管、膀胱以达彻底切除目的,术后再继续化疗,也可获得较好疗效。

在进行卵巢肿瘤彻底切除时,同时清扫淋巴,以提高治愈率,减少复发。

某些病例因全身情况较差不能承受如此广泛的手术时,可先行化疗(全身加腹腔)1 疗程后,如肿瘤缩小、松动,可再行剖腹探查术,也有少数病例在临床检查时估计极困难,而探查结果为可行手术,这种机会也不应轻易放弃。

以上所述是卵巢恶性肿瘤转移的特点,虽然发生广泛盆、腹腔内的种植和转移,但多数可用锐分离法剥除,或可在减少瘤灶体积后,继续给予化疗,仍可以得到较好效果。即使对于较晚期患者,不能彻底切除肿瘤,也应尽可能最大限度地切除瘤块,减少利于肿瘤细胞生长的大量肿瘤抗原和免疫抑制因子,有利调动机体的免疫功能,提高其对化疗的敏感性。临床资料的统计证明,无肿瘤残留或残留肿瘤直径小于 1cm 者,其生存率明显高于残留大于 1cm 者。因此,不可因为卵巢恶性肿瘤已有腹腔广泛转移、种植,而放弃手术治疗的机会。

但是,多数Ⅲc 期卵巢恶性肿瘤的手术是非常复杂和困难的,要做到准确、恰当地判断和适当地处理,要求术者有丰富的处理妇科肿瘤的临床经验和熟练的手术技巧,还要有较好的手术室设备和各种辅助、配合条件。

如果卵巢恶性肿瘤已直接侵及小肠、输尿管或膀胱、直肠,而剥离瘤块困难,为彻底切除癌灶需要切除肠管、部分输尿管或膀胱时,必须是盆、腹腔其他各处肿瘤均已较完整切除,才可以考虑彻底切除某一局部癌浸润块的同时切除部分肠管、输尿管和膀胱。如果考虑到整体手术已不可能彻底切除时,则尽最大可能行肿瘤细胞减少术,尽可能不损伤肠管、输尿管或膀胱。

在临床诊断的恶性卵巢上皮肿瘤中,仅有 14%~30% 的黏液性或浆液性卵巢瘤为交界性肿瘤,交界性肿瘤的临床表现和一般性肿瘤相似,术前不易鉴别,但其预后都与恶性肿瘤有极大不同,有时虽表现临床晚期,但经过积极治疗仍可获得满意效果。卵巢交界肿瘤治疗后也可复发,但复发后多数仍为交界性,故重复手术切除仍可取得较好的效果。因此,某些上皮性卵巢肿瘤被确诊为交界性瘤时,虽然盆腔广泛种植,但彻底切除后可生存较长时间才复发,复发后再次手术仍可再获较长生存期,个别患者曾做手术六七次之多,距第 1 次术后 20 余年仍然存活,少数生殖细胞恶性肿瘤可经几次手术后细胞分化趋向成熟,而获得较长生存期。

Robinson 认为,对任何卵巢恶性肿瘤都应明确诊断,如确诊为卵巢交界性肿瘤时,均应积极进行手术而不可因临床晚期而放弃。因为卵巢恶性肿瘤多数在确诊时已属晚期,常同时伴有盆、腹腔广泛转移,使手术操作复杂而困难。所以,卵巢恶性肿瘤的手术治疗原则是:首次手术务求彻底,尽量使残留肿瘤<1cm,术后继续化疗,才有可能取得好的疗效。首次手术方案的确定和实施就特别重要,应该在开腹后详细探查盆腔、腹腔和腹膜后淋巴的情况,根据术者的经验和手术条件,确定是否可以施行彻底性切除,如决定手术,则按预定计划施行。如估计困难很大而不能手术时,应在探查取活组织检查后关腹,然后尽快转送患者到具有进一步治疗条件的医院治疗。切忌在无把握或预备不充分的情况下勉强施行手术,这样有很大危险,或被迫在不彻底切除的情况下关腹。常常造成失血较多,肿瘤破溃促进扩散,患者的免疫功能进一步下降,造成手术后不能及时进行化疗,或转院再次探查时增加手术的困难,因此,在卵巢晚期恶性肿瘤治疗中,强调首次手术的重要性,对提高卵巢恶性肿瘤的生存期与治愈率是十分必要的。

(八)妇科恶性肿瘤手术中卵巢和生育功能保留问题

妇科恶性肿瘤可以发生于妇女一生中的各个阶段,多发生在中年或更年期妇女,但也有不少发生在年轻妇女,甚至幼女。而妇科恶性肿瘤的主要治疗方法是手术切除或放射治疗,这些病例即使在治疗后获得痊愈,却因此失去生育能力或卵巢内分泌功能遭到破坏,引起一系列严重副作用,大大降低生活质量。因此,在治疗妇科恶性肿瘤时,既要求达到完全彻底,又要尽最大可能性保留患者的卵巢分泌功能,对某些年轻病例还应尽可能保留生育功能。

对于各种妇科恶性肿瘤,可根据其病理特点、临床期别和年龄大小等综合因素,确定是否保留卵巢和生育功能。

1. 宫颈癌 宫颈癌的转移多为直接浸润子宫旁韧带、阴道或通过淋巴道转移,卵巢转移极为罕见。因此,如患者较年轻或绝经前的手术患者,均应考虑保留双侧正常卵巢。如为Ⅰa2~Ⅰb1期,年轻且希望生育的宫颈癌患者,近年来开展的广泛性宫颈切除术(radical trachelectomy)取得了术后1年30%妊娠分娩的良好效果。

2. 子宫内膜癌 近10年来,国内及国外众多学者报道,子宫内膜癌不仅发病率增加,而且明显出现年轻化趋向,绝经前甚至40岁以前的年轻患者已不少见,对于这类年轻的早期宫内膜癌(Ⅰa期),雌、孕激素受体阳性患者,可以采取宫腔镜局部切除后化学治疗加用内分泌治疗(全身及子宫腔内用药)以保留生育功能。

3. 子宫绒毛膜癌 子宫绒毛膜癌患者,除有穿破出血危险或耐药病灶外,一般均首先考虑化学治疗而不采用手术治疗。对要求保留生育功能者,手术中也可采用局部病灶挖出、修补的办法,术后继续治疗,从而保留卵巢和生育功能。

4. 卵巢肿瘤 妇科恶性肿瘤中,以卵巢恶性肿瘤的早期诊断最为困难,临床确诊早期卵巢恶性肿瘤很少,因而确诊时多为中、晚期。所以,若干年来治疗效果差,致使临床医师希望对早期卵巢恶性肿瘤采取根治而达到较好效果。过去仅严格限制在Ⅰa期病例可保留对侧正常卵巢。由于近20年来化疗的各种有效新药的广泛应用,使临床医师找到有效的联合化疗方案,同时积累了大量的化疗经验和进行了手术的改进,观察到一些恶性程度较高的卵巢生殖细胞肿瘤,如无性细胞瘤、内胚窦瘤和未成熟畸胎瘤,绝大多数为单侧性,对侧的转移很少,盆腔复发相对罕见。有的肿瘤如未成熟畸胎瘤还可发生分化逆转,而且新的化疗方案如VAC和PVB对卵巢生殖细胞肿瘤化疗的重大突破,使过去认为几乎没有治疗希望的肿瘤成为目前疗效最佳的卵巢恶性肿瘤,因此吴葆桢等提出,不但Ⅰa期患者可保留对侧卵巢,在生殖细胞肿瘤的年轻患者中,从Ⅰ~Ⅳ期,均可保留对侧正常卵巢或未受累的子宫,以保留生育功能,并不影响术后生存率。

但上皮性卵巢肿瘤至今仍严格限制Ⅰa期保留对侧卵巢。如果上皮性肿瘤的年轻患者被确诊为交界性瘤,也可以采用尽可能保留生育功能的手术治疗方法。

5. 外阴和阴道肿瘤 外阴癌、阴道癌的手术治疗时,因为极少卵巢转移而手术又很少经腹腔,一般不考虑切除卵巢。除此以外,其他绝经后的妇科恶性肿瘤,不分年龄均应在手术治疗中,同时切除双侧输卵管、卵巢和子宫,以期取得手术治疗的良好效果。

(九)妇科恶性肿瘤手术中卵巢移位术

由于越来越多的绝经前或年轻的妇科恶性肿瘤患者需要接受放射治疗,考虑到既要保留卵巢功能,又要达到彻底的治疗效果,需采用卵巢移植或移位手术。

卵巢移位或移植术可与根治性手术(宫颈癌广泛性切除术)或肿瘤切除术同时进行。过去曾有作者介绍自体卵巢简单移植法,即将自体正常卵巢切下,纵轴剖开后将剖面缝合在大网膜上部或乳房下部的小切口内。但经观察效果不好,这种移植卵巢在短期内坏死而被吸收,不能发挥卵巢的内分泌功能,这种方法已不再采用,目前多采用卵巢移位或移植术。

1. 卵巢移位术 可由腹膜外或经腹手术,首先游离卵巢和卵巢血管,将卵巢固定于结肠旁沟外侧相当于髂前上棘2cm水平的腹腔内壁。

2. 卵巢移植术 仔细游离卵巢及卵巢动、静脉约8~10cm,与胸壁外侧动、静脉端端吻合,也可行肩胛下动、静脉与卵巢动、静脉端端吻合术。然后将移植卵巢固定于左乳房外侧皮下。

两种手术方法均可使70%~100%的患者在腔内及体外的全量放射治疗后,仍可保留卵巢内分泌功能。在移位或移植后,经过半年左右的"休眠"期后,卵巢功能逐渐恢复。

卵巢移位或移植,少数可有疼痛症状或卵巢肿大表现,月经期内自行消失,有的需口服雌、孕激素行激素抑制治疗或促性腺激素释放激素拮抗治疗。少数情况需再次手术行囊肿引流或再切除移植卵巢。

3. 也有报道,移位的卵巢容易发生早衰而丧失功能,故欲保留卵巢功能,建议可保持卵巢原位不移动,不用放射治疗,仅化疗完成后可恢复卵巢功能。

五、微创手术与妇科肿瘤

(一) 妇科恶性肿瘤与(机器人辅助)腹腔镜手术

妇科肿瘤腹腔镜手术虽然并未改变妇科肿瘤外科治疗学的本质,但已从多方面改变现行妇科肿瘤手术技术的面貌,提高了妇科肿瘤的手术治疗效能。经过30余年的探索和发展,妇科肿瘤腹腔镜手术以其特有的微创优势和临床效果,正在改变着妇科恶性肿瘤的传统治疗理念,作为妇科肿瘤外科治疗新的、重要的诊治手段,显示出其强大的生命力和广阔的应用前景。

1. 妇科肿瘤(机器人辅助)腹腔镜技术的获得与发展

(1) 规范化的培训

1) 理论学习:首先要系统学习腹腔镜外科的理论知识,掌握腹腔镜设备的工作原理,熟悉手术器械的基本功能、规格和使用方法,掌握腹腔镜手术的医疗原则、手术适应证、禁忌证、手术基本技术、常见手术的操作方法、手术并发症的预防和处理、围手术期的处理等。

2) 模拟训练:利用腹腔镜手术训练箱或虚拟现实计算机,模拟人体腹腔,通过监视器图像进行腹腔镜手术技术训练。包括手眼协调训练、定向适应训练等,通过练习掌握分离、结扎、缝合、止血四大基本技术。

3) 动物实验:在完成上述模拟训练后,选用解剖结构接近人体的动物进行腹腔镜动物实验,完成简单的胆囊切除、阑尾切除等训练。操作达·芬奇机器人需在达·芬奇手术机器人培训中心,通过理论授课、现场展示、动物实验等形式,掌握了该系统的基本性能及应用技术并获得全球认可的达·芬奇机器人手术系统手术医生资格证书,才可以进行机器人辅助的腹腔镜手术。

4) 临床实践:对腹腔镜手术的基本理论、基本技术操作等有了较全面的掌握,在此基础上,进入临床实践。包括3个阶段:①观摩临床手术:这是进入临床实践的初级阶段,可以通过观看手术录像、现场观摩手术,来进一步体会和感受腹腔镜手术的全过程;②临床助手阶段:一般要给有丰富腹腔镜手术经验的医师当助手,通常先担任扶镜手,再担任第一助手;③临床手术阶段:在完成20~30次的腹腔镜手术助手,并达到合格的要求后,可逐步过渡到手术者。在有经验的医师指导下进行手术操作,先进行解剖清楚的简单操作,再完成手术全过程。

(2) 优化学习曲线

腹腔镜宫颈癌根治术和盆腔淋巴结切除术要求术者不仅有娴熟的腹腔镜操作技术,且需进行的开放性广泛性子宫切除术和盆腔淋巴结切除术的专业训练和丰富的开放手术的经验。作为一个准备开展腹腔镜宫颈癌根治术和盆腔淋巴结切除术的医师,之前应该独立开展至少50例开腹手术,以熟悉子宫周围及盆腔的解剖结构和手术中相关问题的认识和处理。这样有利于缩短学习曲线,提高手术效果。机器人手术系统应用于妇科肿瘤手术,开创了妇科肿瘤手术的新途径。与常规腹腔镜技术比较,机器人手术系统具有三维的图像、机械臂模拟人手腕的灵活活动、手术操作精细准确等特点和优势。报道显示腹腔镜宫颈癌行广泛性子宫切除及淋巴结切除手术的学习曲线约为50例,而达·芬奇机器人辅助腹腔镜广泛子宫切除手术的学习曲线为20~30例。

2. 妇科肿瘤腹腔镜手术团队的构建策略

(1) 遵循妇科(机器人辅助)腹腔镜医师的管理制度:为了确保腹腔镜妇科手术的安全施行,保证患者利益的同时也使医生在可能发生的医疗纠纷时受到法律保护,在获得研究机构伦理委员会批准后,根据腹腔镜手术医师的资格制度构建妇科肿瘤腹腔镜手术团队,妇科肿瘤腹腔镜医师应具备以下条件:①应具有主治医师以上资格证书并从事专科临床工作3年以上;②经过正规培训,并经考核合格获得腹腔镜手术的资格证书;③熟练掌握妇科肿瘤腹腔镜手术技术,动作稳、准、轻、快;④临床经验丰富,能熟练处理手术中发生的各种并发症等情况。

(2) 团队建设策略、人员配置与教育:妇科肿瘤腹腔镜手术团队是指具有共同的目标并为实现该目标而共同负责的一群医务人员,成员之间相互分工协作而形成的正式群体,具有明确目标、相互依存、分工合作、责任共担等特征。这就要求学组的领导具有良好的协调沟通能力,医务人员对妇科腹腔镜手术有极大兴趣和高度责任心的,并经过培训,所有人员均应了解腹腔镜手术的基本原理、手术过程及对患者的影响,手术中可能出现意外情况的处理等;同时要熟悉设备的使用、维护和保养。

腹腔镜手术组人员配置,由数名手术医师、麻醉医师、器械护士、巡回护士和设备工程师共同组成。手术医师一般由3~4名大夫组成,其中1名术者负责手术全程的指挥、实施,一助配合术者完成手术操作,二助负责操作光学视管,三助负责用举宫器将患者子宫举起以暴露手术部位便于术者操作。麻醉师负责术中对患者的麻醉和生命体征监测;器械护士负责术前挑选准备器械,打包消毒,术中密切配合手术医师,注意手术过程,术后负责器械的清洗消毒;巡回护士不仅要完成以往常规手术的任务,还要负责术前腹腔镜设备的开启、调整以及术中设备的切换及出现简单故障的排除,术后负责腹腔镜设备的关闭整理。

机器人手术系统操作复杂,在手术医护配合方面与传统腹腔镜比较差别巨大,这对机器人手术护理团队的建设提出了新的挑战。由于国内机器人手术的开展尚处于起步阶段,缺乏成熟的护理配合经验。一般派高年资、有丰富腹腔镜操作经验的医护人员到机器人定点培训机构进行系统的培训，掌握机器人手术配合相关的理论知识与操作技巧。建议采用的是"专人专职，医护整体培训"的方法，将护理培训团队与医生手术团队固定搭配，手术开展早期，需要一段护理团队与手术团队相互磨合的过程，双方共同度过学习曲线的初期阶段，突破新技术的瓶颈，缩短设备装配和手术时间，达到较为稳定的手术效果。团队建设初期的重点在于培训与磨合，迅速培训几名能够熟练掌握机器人的医护人员，并相互磨合，为该术式的顺利开展提供支持。

3. 妇科肿瘤腹腔镜手术操作指南

（1）妇科肿瘤腹腔镜手术的适应证与禁忌证

1）妇科肿瘤腹腔镜手术的适应证如下，①宫颈癌：适用于原位癌或ⅠA1期患者行腹腔镜筋膜外子宫全切术，ⅠA2~Ⅰb2、ⅡA1期早期患者行腹腔镜辅助阴式或完全腹腔镜（保留神经）广泛性子宫切除术加盆腹腔淋巴结切除，ⅠB1期以内年轻、需要保留生育功能患者行腹腔镜淋巴结切除加根治性子宫颈切除术，晚期患者行腹腔镜淋巴结清扫进行手术预分期，复发性宫颈癌患者的腹腔镜盆腔廓清术，年轻患者行放疗前腹腔镜卵巢移位术保留卵巢功能。②子宫内膜癌：适用于早期病例的全面分期手术；已经进行了初期的子宫切除术，但没有进行全面分期的再次分期手术；评价和管理复发病例。③阴道癌：一般适用于Ⅱa期以前的局部浸润的患者。对于位于阴道中上1/3的患者，可以采用广泛全子宫和全阴道切除术加盆腔淋巴结切除术；同时对于Ⅰ期的阴道癌患者可以采用保留生育功能的局部阴道切除术加盆腔淋巴结切除术。④外阴癌：对于有手术指征的外阴癌患者，可采用人造腔隙下腹股沟淋巴结切除。外阴病灶≤2cm，但病理诊断为低分化癌，或为中线型，腹股沟淋巴结即使临床无肿大，手术范围应扩大为外阴广泛切除术和双侧腹股沟淋巴结切除术（外阴癌根治术）；外阴癌Ⅱ期：须做外阴广泛切除和腹股沟淋巴结切除术；外阴癌Ⅲ期和Ⅳ期：外阴病灶≤2cm，腹股沟淋巴结肿大，应做外阴广泛切除和腹股沟淋巴结切除术。⑤卵巢癌：用于Ⅱc期以前的早期卵巢上皮性和生殖细胞肿瘤的全面分期手术，腹腔镜下卵巢癌的全面分期手术是难度较大的一类手术，也是最受争议的手术。迄今，大多数妇科肿瘤学家仍不主张采用腹腔镜下的手术方式，因此无论如何在发现附件肿瘤为恶性时，实施卵巢癌的探查手术必须符合以下情况：a）肿瘤直径小于10cm；b）腹腔内其他部位或脏器无明显的转移灶；c）术者有足够的技术以完成整个手术。

卵巢癌的二次探查和肿瘤细胞减灭术，适合于化疗后出现CA125升高，伴或不伴有腹腔内病灶的患者，可以根据手术探查的结果采用不同的策略，对于单个或孤立的小于5cm的病灶可以在腹腔镜下完成病灶切除术，而对于弥漫性病灶可以完成活检术。同时可以对腹腔内广泛复发的病例进行评估，评定是否需要进一步的开腹肿瘤细胞减灭术。

2）妇科肿瘤腹腔镜手术的禁忌证如下，①晚期的妇科肿瘤：Ⅰb3、ⅡA2和Ⅱb期以上的局部晚期宫颈癌患者，或宫颈癌淋巴结转移灶融合并包绕重要血管者，子宫内膜癌和卵巢癌广泛腹腔转移和/或肿瘤与周围组织广泛浸润者。②腹部严重粘连、重度肥胖和心肺功能不良者为相对手术禁忌；全身情况不良，虽经术前治疗但仍不能纠正者；有严重心、肺、肝、肾疾患，不能耐受手术与麻醉者。

（2）手术设备、器械与能源

1）常规设备：包括高清晰度摄像与显示系统、全自动高流量气腹机、冲洗吸引装置、录像和图像储存设备。腹腔镜常规手术器械：主要包括气腹针、5~12mm套管穿刺针（trocar）、分离钳、无损伤肠道抓钳和持钳、剪刀、持针器、血管夹和施夹器、牵开器、腹腔镜拉钩、标本袋等。

2）特殊设备：超声刀（ultracision）、结扎速高能电刀（Ligasure血管封闭系统）、脉冲式双极电凝器（PK刀）、智能高频电外科系统和举宫器具等。

3）达·芬奇机器人辅助腹腔镜手术系统：①手术医生操作的控制台为手术系统的控制中心，仪器控制器能将手指的操纵指令及位置转变准确传输到精巧仪器的前端，摄像机控制器在不中断手术的情况下快速确定患者内部的视觉位置，脚踏板控制系统对手术流程中的光学视管、操作臂和能量设备起到控制作用。②沉浸式可视系统，可以获得3D场景，可以做到医生眼睛、手和机械臂及其他仪器的一体化。③手术臂具有敏捷、灵巧及稳定的特点，同时每条臂上都装有支轴，从而无需利用患者身体作为杆的支点，减少了组织和神经血管的损伤。④内窥腕式手腕模拟器具有轻巧、精确及快速灵活等特点，同时不会因为手术时间长而产生疲劳。⑤现场感高分辨率三维内镜（光学视管），能够提供手术视野真实三维图像。

（3）手术前准备：①术前应检查了解腹腔、肝等远处转移情况和腹膜后、肠系膜淋巴结肿大情况；②术前应尽量通过超声、CT和MRI等检查手段明确肿瘤分期、肿瘤部位、范围、有无子宫颈旁受侵及邻近组织侵犯；③控制可影响手术的有关疾患，如高血压、冠心病、糖尿病、呼吸功能障碍、肝肾疾病等；④纠正贫血、低蛋白血症和水电解质酸碱代谢失衡，改善患者营养状态；⑤行必要的肠道准备等。

（4）麻醉、体位及穿刺孔的选择：所有患者全部采用气管插管静脉复合麻醉，药物是异丙酚和氨氟醚。麻醉后取膀胱截石头低足高位。脐孔部穿刺气腹针注入CO_2气体建立气腹，压力2kPa（12mmHg），10mm套管针（Trocar）穿刺置入腹腔镜，其余穿刺孔如图9-8-12所示，即于左侧下腹部各置入第2个5mm、第3个10mm Trocar，第3个Trocar的入路于左锁骨中线脐水平线下方约2cm，于右侧下腹部麦氏点置入第4个5mm Trocar。如要行腹腔镜大网膜切除术，在左侧腋前线肋骨下沿约2cm处置入5mm Trocar（图9-8-13）。

经左侧腹膜外入路患者取平卧位，术者站在患者的左侧，先从脐部置入腹腔镜检查腹腔。于左侧髂棘内侧约3~4cm切开约15mm的皮肤，逐层切开皮下，穿过肌肉层和

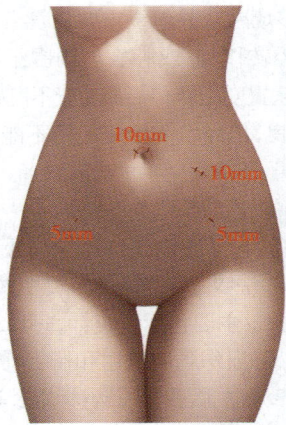

图 9-8-12　腹腔镜广泛子宫切除和盆腔淋巴结切除术的穿刺器位置

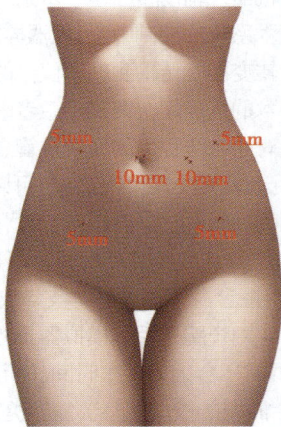

图 9-8-13　卵巢癌患者手术的穿刺器位置

筋膜,到达腹膜外间隙,用示指分离腰肌和腹膜之间间隙,并找到腰大肌和左侧髂总动脉。于此穿刺孔植入光学视管,并形成气腹,气腹压力控制在 14mmHg 以下。于左侧左髂棘上 2cm 处和肋沿下,在腋中线分别置入 5mm 和 10mm 穿刺器(图 9-8-14),钝性分离,暴露左髂总、腹主动脉、肠系膜下

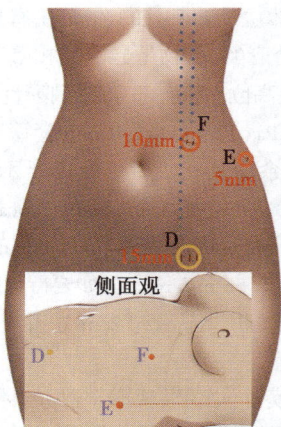

图 9-8-14　腹膜后淋巴结切除术的穿刺器位置

动脉和左肾静脉,用抓钳和超声刀或双极电凝钳切除淋巴结,清除腹主动脉前方、后方及侧方,以及动静脉之间和双侧髂总淋巴结。但操作困难时,可以在左侧锁骨中线肋缘下再置入 5mm 穿刺器,以辅助操作。

腹腔镜腹股沟淋巴结切除术穿刺孔的选择:在脐部上缘或下缘取 1cm 切口用于置入腹腔镜,在脐耻连线中点处取 1cm 大小切口,分别于右下腹麦氏点和左下腹麦氏点对应位置取 0.5cm 大小切口(图 9-8-15)。

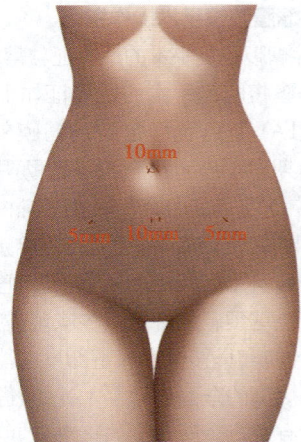

图 9-8-15　腹腔镜腹股沟淋巴结切除术的穿刺器位置

机器人辅助腹腔镜手术的穿刺孔布局(图 9-8-16):肚脐与剑突的中下 1/3(约脐上 5cm)放置第一个穿刺器,置入 12mm 的一次性机器人专用穿刺套管,建立气腹后置入镜头,行初步探查,于第一个穿刺口下方平肚脐水平线,左右旁开旁开 8~10cm 处各作 1 个 8mm 的穿刺孔,作为 1、2 操作臂的置入孔。在患者左侧锁骨中线与肚脐水平线的中上 1/3 处作 1 个辅助孔,供手术助手冲洗及吸引等操作。

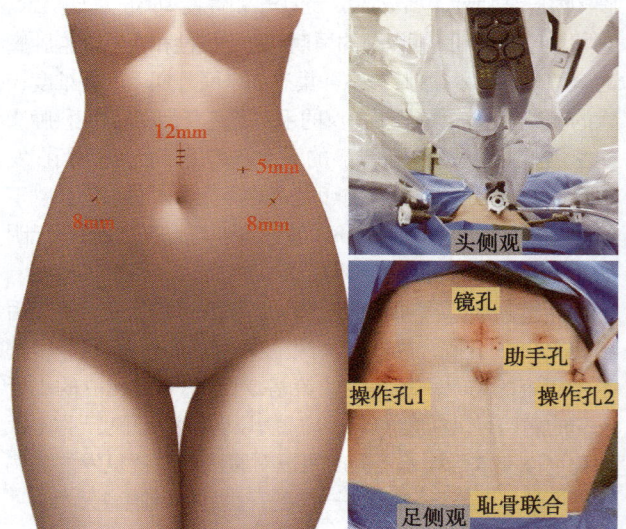

图 9-8-16　机器人手术穿刺器位置及助手孔选择

（5）妇科肿瘤腹腔镜手术的原则

1）妇科肿瘤子宫切除手术的范围：妇科恶性肿瘤的腹腔镜下手术仍然采用的是开腹手术的分类标准和评估措施，即采用新的 QM 分型。

2）手术的基本原则：腹腔镜手术必须遵循传统开腹手术肿瘤根治术的原则，包括：①强调肿瘤及周围组织的整块切除；②肿瘤操作的无瘤技术（肿瘤不触碰原则）；③足够的切缘；④彻底的盆腔淋巴清扫。

3）中转开腹手术的原则：在腹腔镜手术过程中，确实因出于患者安全考虑需行开腹手术者（包括大血管和其他重要器官损伤），或术中发现肿瘤在腹腔镜下不能切除或肿瘤切缘不充分者，应当及时中转开腹手术。

4）注意保护切口和腹腔冲洗：标本取出时应注意保护切口，防止切口肿瘤细胞种植。术毕，应行腹腔灌洗以尽量清除腹腔内游离癌细胞。灌洗液可选用蒸馏水、5-氟尿嘧啶（5-FU）或顺铂等。患者及设备条件许可时，可优先选择术中腹腔化疗。

（6）腹腔镜手术治疗妇科恶性肿瘤的种类

1）腹腔探查活检术

①常规探查：腹腔镜镜头置入后常规检查盆腹腔情况后，经阴道放置举宫器或举宫杯以操纵子宫。检查子宫及双侧附件形态、大小、活动度及直肠陷窝有无转移病灶、积液等，并抽取腹腔液找癌细胞。探查整个腹膜及盆腹腔脏器：从膀胱腹膜反折、直肠子宫陷凹开始检查包膜是否完整，对可疑部位进行活检。

②卵巢肿瘤的探查活检术

a. 探查盆腹腔：检查卵巢肿瘤是原发还是继发、双侧还是单侧、实性还是囊性、肿瘤包膜是否完整、有无破裂以及与周围的关系。检查输卵管、子宫、直肠、膀胱等有无浸润。仔细检查高危区域，如横膈、大网膜、腹膜、肠系膜等，在可疑区域，包括粘连区、结节等部位取腹膜活检。

b. 细胞学检查：腹腔镜置入后先检查有无腹水、腹水的量、颜色、性质，并取腹水做细胞学检查。如无腹水则用 100~200ml 生理盐水从上而下冲洗膈下、结肠旁沟、直肠子宫陷凹等处，回收冲洗液做细胞学检查。

c. 卵巢肿瘤的切除和活检：将切除的患侧附件全部置入标本袋，提取标本袋至穿刺处，稍扩大穿刺口，提拉标本袋，在标本袋内将标本逐一取出，取标本过程中切记勿让标本污染穿刺口以免穿刺口发生肿瘤种植。将标本送快速冰冻检查明确肿瘤性质及类型，根据冰冻活检的结果决定手术方式，包括肿瘤细胞类型和级别以及患者的情况，决定是行保守性手术还是全面分期手术。

d. 对侧卵巢活检：对术前阴道超声未提示卵巢回声异常、术中肉眼观察正常的对侧卵巢，FIGO 不建议术中活检，外观或影像学提示不正常者取活检。

2）经腹盆腔及腹主动脉周围淋巴结切除术：淋巴结切除的范围也按照开腹手术的要求，对不同的疾病切除不同范

围的淋巴结。特别是对腹主动脉周围和髂血管周围的淋巴结均在血管鞘内切除，闭孔和腹股沟深淋巴结切除务必完整彻底，包括闭孔神经深层的淋巴结切除。

①腹主动脉周围淋巴结切除：对 Ⅱ 期以上的宫颈癌、子宫内膜癌及卵巢癌，或探查发现盆腔淋巴结有肿大以及肿瘤分化不良者，均应行腹主动脉周围淋巴结切除术。取头低位并右侧躯体抬高约 30°，将小肠及大网膜用抓钳或推杆推开，于骶前开始纵向打开后腹膜，暴露双侧髂总动脉及腹主动脉分叉，继续向上沿腹主动脉走行直达十二指肠横部下缘；再剪开动静脉鞘并游离腹主动脉和腹腔静脉，切除动静脉周围分离后可见的淋巴结或可疑组织。切除淋巴结的范围要求在腹主动脉分叉上方约 2cm 即可，必要时可以分离至肾静脉平面水平。

②骶前淋巴结切除：向下延长腹主动脉淋巴结的切口达骶骨岬水平，游离切除髂总动静脉表面的脂肪和淋巴结组织，特别注意要分清楚髂总静脉的走行和分支，以免损伤，一旦损伤则处理非常困难。

③盆腔淋巴结切除：用分离钳提起髂外血管表面的血管鞘，用超声刀沿髂外动脉切开血管鞘，直达腹股沟深淋巴结处，再从该处起向下切除髂外动静脉鞘组织及周围的淋巴组织，游离至近髂总动脉分叉处。推开脐动脉根部及髂内动脉，暴露闭孔，在腹股沟韧带后方髂外静脉内侧髂耻韧带表面有肿大的淋巴结，游离后切除。切除闭孔窝内淡黄色的脂肪组织，其间要先游离和保护闭孔血管和闭孔神经。闭孔血管可以采用双极电凝或超声刀进行凝固切断，再完整切除闭孔淋巴组织。

3）经腹膜外的腹主动脉周围淋巴结切除术：虽然本途径的操作空间有时更受限制，定位亦更困难。然而，该技术避免了腹腔内操作，术后疼痛及肠梗阻更少。近来一项研究比较了经腹膜外及经腹腔途径行腹腔镜下盆腔淋巴结切除术的差异，表明在输血率、住院时间、并发症以及阳性率等方面无差别。除了外科医师的个人偏好及经验外，既往有腹部手术史、肥胖者为采用经腹膜外途径的指征。

不论腹部或者盆腔手术，手术入路的选择需取决于外科医师的经验及个人偏好。其他一些因素亦将影响手术入路的选择，例如是否肥胖，是否有既往手术史等。笔者推荐初学者采用经腹腔途径，然后过渡到 2 种途径同步训练。

因通道的建立决定了器械操作范围的大小，因此需精心设计以满足手术特殊需要。如下考虑将有助于通道的建立：一般而言，经腹腔途径腹腔镜通过脐部通道置入；经后腹腔途径通过中央通道进入。然而，有时亦有例外。各通道的部位需要精心选择，确保彼此间不过于接近。一般而言，各通道的距离需保证在 5cm 或者 5cm 以上。理想的情况为，医师所操纵的 2 个器械在手术部位成 45°~90° 角。但当手术野过大时，该角度在不断变换而难以处于理想角度。在这种情况下，需要让镜体与 2 个操作器具构成三角关系。

操作步骤包括左侧髂总动脉区域淋巴结切除术、腹主

动脉周围淋巴结切除术和右侧髂总动脉区域淋巴结切除术以及骶前淋巴结切除术,注意事项与经腹腹腔镜下腹主动脉周围淋巴结切除术相同。术中特别注意不要损伤双侧肾静脉和输尿管。

4) 腹腔镜下全子宫及双附件切除术主要参考步骤

① 高位结扎卵巢动静脉,切除双侧附件:用超声刀在骨盆漏斗韧带内侧切开后腹膜,钝性分离暴露髂内、髂外和髂总血管以及输尿管,游离卵巢动静脉,在髂外血管水平以上用双极电凝卵巢血管后,用超声刀或剪刀离断血管。

② 切断子宫周围韧带:将子宫举向一侧,将卵巢血管断端上提,用超声刀沿着卵巢血管下缘切开阔韧带前叶至圆韧带,在距子宫附着点 2cm 处用超声刀慢切离断圆韧带,继续向前打开阔韧带前叶至子宫颈内口处。

③ 打开腹膜反折:无损伤钳提起膀胱子宫反折腹膜,在中间皱褶处用超声刀切开腹膜,并向两侧做弧形切开,与两侧阔韧带腹膜切口相连。也可从一侧剪开的阔韧带腹膜开始切开,直至与另一侧腹膜切口相连。

④ 分离子宫颈周围间隙:用无损伤抓钳上提附着在膀胱上的反折腹膜,用弯分离钳下推膀胱反折腹膜,直至杯状举宫器的杯缘,即将膀胱推至阴道穹窿以下,使膀胱自子宫下段及子宫颈前壁分离。如有出血用双极电凝止血,尽量避免使用单极电凝止血,如止血困难、有可能电损伤膀胱时应缝合止血。

⑤ 切断子宫骶韧带:从骨盆漏斗韧带断端处下缘向同侧宫骶韧带方向用超声刀剪开后腹膜。前举子宫,使两侧子宫骶韧带暴露。紧贴子宫颈用超声刀慢切离断两侧宫骶韧带,剪开两侧宫骶韧带间腹膜。

⑥ 剪断宫旁结缔组织:用超声刀或剪刀直接切断子宫旁结缔组织,在子宫颈内口水平紧贴子宫颈,双极电凝阻断子宫血管后剪断。紧贴子宫颈双极电凝主韧带后用超声刀或剪刀离断,直至杯状举宫器的上缘。

⑦ 取出子宫:处理完双极子宫血管和骶主韧带后,用电凝勾或超声刀沿着杯状举宫器上缘,即阴道穹窿部切开穹窿,切下子宫,残端暂时不关闭,待将清除的淋巴结和网膜取出后再关闭阴道残端。

⑧ 关闭阴道残端:提起阴道残端左侧或右侧角,用 2/0 微荞线或倒刺线连续缝合。将残端上提,充分暴露阴道黏膜,避免漏缝造成术后残端息肉发生。缝合时注意两侧角牢固缝合止血。若局部有渗血,可纱布顶起残端再电凝止血。

5) 腹腔镜下(保留神经)广泛性子宫切除术主要参考步骤

① 切断子宫周围韧带:采用简易举宫器或免举宫器缝线悬吊子宫的方式,将子宫推向一侧,将卵巢血管断端上提,用超声刀沿着卵巢血管下缘切开阔韧带前叶至圆韧带,在距腹壁附着点 2cm 处用超声刀慢切离断圆韧带,继续向前打开阔韧带前叶至子宫颈内口处。

② 打开膀胱腹膜反折,分离解剖膀胱阴道间隙:在打开

膀胱反折腹膜后,阴道前壁与膀胱后壁之间的筋膜间隙得以显露,钝性分离之。放置并调整举宫器,以助于膀胱阴道间隙的分离,直达阴道上 1/3 范围。

③ 打开直肠侧间隙,分离腹下神经:沿子宫骶韧带打开阔韧带后叶及侧腹膜,钳夹上提阔韧带后叶暴露直肠侧窝,分离输尿管与阔韧带后叶上的组织,钝性打开子宫直肠韧带与输尿管之间的间隙。辨识腹膜下的腹下神经丛,侧推腹下神经至盆壁;继续分离拓展直肠侧间隙,暴露和辨识盆内脏神经丛并推向盆侧壁方向。

④ 切断子宫动脉及游离输尿管:提起并向子宫颈方向牵拉切断的阔韧带后,可见由髂内动脉分支的子宫动脉跨越输尿管。充分暴露和拓展子宫动脉与输尿管间隙,游离子宫动脉至子宫颈旁。于髂内动脉的起始 1cm 处以双极电凝并切断子宫动脉。再提起子宫动脉断端向子宫颈方向牵拉,继续分离输尿管与子宫动脉间隙,切断部分主韧带结缔组织后将输尿管推离子宫动脉,继续游离输尿管至膀胱宫颈韧带入口。

⑤ 阴道侧间隙的暴露及膀胱宫颈韧带前叶的解剖:以分离钳向耻骨联合方向夹持分离的膀胱,举宫器平推子宫,膀胱宫颈间隙及膀胱宫颈韧带的前叶得以暴露,分离钳夹持并牵拉膀胱子宫韧带前叶,分离输尿管隧道的顶部。然后切开膀胱宫颈韧带前叶,游离输尿管至膀胱入口处。继续分离阴道侧壁和膀胱宫颈韧带后叶间的组织和筋膜间隙,阴道旁间隙得以充分暴露。

⑥ 膀胱旁间隙的辨识与分离:往对侧方向操纵子宫颈(阴道)局部,并将输尿管同时推向内侧方向,并上提膀胱侧前方腹膜,可以暴露膀胱侧间隙筋膜,分离筋膜直达肛提肌和闭孔内肌表面,拓展该间隙内侧见膀胱宫颈韧带和后方的主韧带。

⑦ 膀胱宫颈韧带后叶血管的解剖分离:向前方推开输尿管及膀胱,可以看到阴道侧间隙和膀胱侧间隙中的膀胱宫颈韧带后叶,在膀胱宫颈韧带后叶中小心分离膀胱中静脉和膀胱下静脉(从膀胱至子宫颈走行注入子宫深静脉),电凝切断。

⑧ 分离子宫深静脉和下腹下神经丛:为了保留下腹下神经丛膀胱支,游离主韧带的血管部。提起输尿管并切断其后方的系膜,辨识并游离子宫深静脉主干,于距离子宫颈旁 3cm 左右电凝闭合并切断,提起断端向子宫颈方向牵拉,游离子宫深静脉主干靠近子宫颈旁。同时,向主韧带和子宫后侧壁方向追踪腹下神经,可见腹下神经与盆内脏神经丛汇合形成下腹下神经丛。在此发出膀胱支和子宫支,因此定位该神经束(由下腹下神经丛分支的膀胱支)从主韧带到膀胱与膀胱宫颈韧带后叶平行走行。

⑨ 切断下腹下神经丛子宫支和阴道旁组织:向头侧平推子宫,提起切断的主韧带血管部断端,继续暴露阴道旁间隙,辨识从子宫主韧带往膀胱子宫颈韧带走行的下腹下神经丛膀胱支,从直肠侧间隙往阴道侧间隙方向切断主韧带和部

分膀胱宫颈韧带,将直肠侧间隙和阴道旁间隙融合,至此,下腹下神经膀胱支得以保留。

⑩ 分离直肠阴道间隙:上举子宫并推开直肠,于距离子宫颈阴道部2cm处打开道格拉斯窝的腹膜后,钝性分离直肠前间隙。可在直肠前间隙与侧间隙间见子宫骶韧带。侧推腹下神经丛,切断子宫骶韧带。直肠前间隙与直肠侧间隙合并,与此同时,腹下神经丛的主干以及下腹下神经丛的起始端得以保留。

⑪ 阴道旁的切除:紧贴阴道上端切断剩余的直肠阴道韧带,游离阴道以得到合适子宫颈病变阴道切除的满意长度。切除余下的部分阴道旁组织,子宫仅仅和阴道相连,同法处理对侧。

⑫ 阴道的切除与残端关闭:子宫旁及阴道旁组织切断后,转为经阴道路径完成阴道上段的切断,组织钳钳夹子宫颈或阴道,于距离病灶边缘2cm以上的间距,切断阴道上段,再取出子宫及附属组织以及装袋的淋巴结,经阴道路径缝合关闭阴道残端。

6)腹腔镜下腹股沟淋巴结切除术主要参考步骤

① 建立腔隙:在脐部切一1cm大小切口,朝腹股沟方向经皮下穿刺置入10cm大小穿刺器,直至腹股沟区,设定气腹机最大压力为15mmHg,注入二氧化碳,在腹股沟区建立皮下气腹,置入腹腔镜。左右轻轻摇动腹腔镜镜子扩大皮下气腹空间。皮下气腹建立后将气腹机最大压力下调为5~10mmHg,在保证视野清楚暴露的前提下防止发生广泛性皮下气肿。左手持分离钳,右手持超声切割刀,贴皮肤切开皮下组织,扩大手术视野,直至腹股沟韧带下3cm左右。

② 切除淋巴结:从腹外斜肌表面开始,用超声刀切割,将淋巴结、淋巴管、皮下脂肪等组织从上而下切至腹股沟韧带,外侧至髂前上棘,内侧至耻骨结节。继续向下切除筋膜表面脂肪组织,暴露阔筋膜,沿阔筋膜表面切开至耻骨结节下3cm左右,暴露隐静脉裂孔,显示大隐静脉及其分支,切除大隐静脉周围淋巴结。超声刀慢切切除缝匠肌表面和长收肌阔筋膜,暴露缝匠肌和长收肌,切除两者之间的淋巴结和脂肪组织,直至股三角顶部。打开股动脉和股静脉鞘,切除股动脉及股静脉周围股深淋巴结。向上打开股动脉和股静脉鞘至腹股沟韧带,离断部分腹股沟韧带,暴露圆韧带,超声刀切除韧带下方股管内腹股沟深淋巴结,彻底暴露腹股沟区和股三角区。置入标本袋,将切除的淋巴结装入标本袋中取出。在皮下腔隙最低点处表面皮肤切一切口,置入一血浆引流管。加压包扎腹股沟区。

7)卵巢癌肿瘤细胞减灭术腹腔镜下大网膜切除术主要参考步骤

① 分离粘连、恢复上腹部的解剖结构:如有粘连,则先分离盆腹腔的粘连,恢复腹腔内各器官、组织的正常解剖位置和结构,以免损伤邻近器官或组织。

② 大网膜的切除:将患者体位由头低臀高位改成头高臀低位。在剑突和脐部中线水平左锁骨中线处取0.5cm切口,置入0.5cm穿刺器。助手用分离钳钳夹横结肠处大网膜,上提,辨清胃、横结肠、大网膜和胃大弯动脉弓。超声刀在胃大弯动脉弓外侧切开部分大网膜进入小网膜囊。沿着胃大弯(在胃大弯动脉弓内或弓外均可以),用超声刀慢切切除大网膜前叶,两侧分别达脾曲和肝曲,即胃左右动脉起始处,遇有大的血管用双极电凝止血。

助手将离断的大网膜前叶下拉,暴露横结肠,在横结肠中部距横结肠约0.5cm处用超声刀切开大网膜后叶一切口,助手钳夹切口处大网膜,暴露切口和横结肠。用超声刀沿着横结肠逐步切断大网膜后叶,两侧分别达脾曲和肝曲。在脾曲处大网膜后叶往往与脾有粘连,切除时紧贴脾离断大网膜。将离断的大网膜助于直肠窝。

8)腹腔镜下阑尾切除术的主要步骤:阑尾切除术按照开腹手术的方法,先用双极电凝钳处理阑尾系膜及阑尾动脉,直达阑尾根部。并于距离阑尾根部约1cm处切断并结扎阑尾残断。再于回盲部大肠表面放置阑尾荷包缝线,缝线位于盲肠浆肌层,最后收紧荷包并包埋阑尾残端。切除的阑尾置入标本袋内取出。

9)腹腔镜下卵巢移位固定术主要步骤:对于年龄在40岁以下的Ⅱa期以内宫颈癌患者,以及早期子宫内膜癌年龄在40岁以下者,可以保留双侧或单侧卵巢,此时需要行卵巢侧腹壁悬吊术。具体操作如下:卵巢与输卵管自子宫切离之后,沿着卵巢悬韧带剥离,剥离的距离必须让卵巢足以固定在外前侧腹壁,要求在脐水平以上3~4cm的位置,如此的位置可以避免放射线治疗对卵巢造成伤害。两侧输卵管必须切除,而且留取腹腔冲洗液做病理以及细胞学检查,以确定癌症并没有扩散转移。卵巢固定点必须有足以显像的标记以作为术后放射线治疗可以探测卵巢所在位置的根据,一般采用钛夹标记。

10)关闭阴道残端、放置引流:将切除的子宫、附件、大网膜自阴道取出,生理盐水冲洗腹腔。2/0可吸收线在腹腔镜下或阴式连续缝合阴道断端。

检查盆腹腔,彻底止血。在直肠子宫陷凹放置一血浆引流管,自下腹部穿刺口引出。

缝合腹壁伤口。

(7)术中注意事项:术中应注意循筋膜间隙分离和解剖,可以彻底分离疏松结缔组织间隙,准确暴露血管、神经等重要结构的分布和走行,因而简化了解剖和手术方法,并且循间隙分离和解剖、切割,手术中易于操作;同时应准确辨认和处理子宫颈周围血管,避免血管损伤引起的手术中出血,最大限度地保护重要器官及其支配神经,同时做到精确界定子宫颈周围组织范围和彻底切除病变组织。

(8)手术后观察、处理及随访

1)早期处理:腹腔镜妇科肿瘤手术后观察与处理为①密切观察患者生命体征、引流物的性质和数量;②维持水电解质酸碱代谢平衡,给予抗生素防治感染;③鼓励患者手术第2天下床活动,并进食流质饮食,逐渐发展到常规饮食;

④手术后监测排尿情况,5~12天拔除尿管,并测残余尿,检测残余尿到达50ml以下,拔除尿管。对于卵巢癌患者手术后及时进行化疗。

2)晚期处理:手术后抗癌综合治疗,根据肿瘤性质制订方案,给予化疗、放疗和免疫疗法。

3)长期随访与管理:按照肿瘤管理规定,登记随访所有的患者,一直持续5年。

(9)手术常见并发症

1)术中并发症:除了腹腔镜手术特有的并发症(皮下气肿、穿刺并发的血管和胃肠道损伤、气体栓塞等)以外,妇科肿瘤腹腔镜手术还有如下并发症:

① 术中血管损伤:包括腹主动脉及腹腔静脉损伤、髂总和髂外静脉分支部位损伤、闭孔静脉丛损伤、子宫、阴道静脉丛损伤。一旦发生血管损伤,首先评估损伤的程度和镜下处理的难易度,以最快的速度作出开腹或腹腔镜下修补的决策。然后采用修补、缝合、凝固或血管吻合的方法进行处理。

② 膀胱的损伤:腹腔镜广泛性子宫切除术治疗宫颈癌时,最容易损伤的部位是锐性分离膀胱子宫颈及阴道间隙及切断膀胱宫颈韧带。对于不慎撕破或切开膀胱者,可以行腹腔镜下修补术,一般用3/0的Vicryl线分2层缝合,手术后留置尿管不应低于5天。且加强尿管和拔除尿管后的排尿管理,以免导致膀胱功能障碍。

③ 输尿管的损伤:输尿管的直接损伤,其原因是在手术时直接损伤引起,包括剪断、误扎、电灼伤等。一旦损伤,需视具体情况行修补,吻合或输尿管移植术,并置双J型输尿管支架,术后保留导尿管7~10天。双J管一般于手术后1~3个月拔除。

间接性损伤,即输尿管瘘,多在术后10~20天出现,有的瘘孔可自行愈合,但大多数需要放置双J管或再次手术处理。

④ 肠道损伤:一般发生在有腹腔或腹膜粘连或骶韧带有侵犯时,如发生肠道损伤,小的1cm以下的裂口可以在腹腔镜下修补缝合,如裂口较大或遇电损伤时,可以将左侧10mm穿刺口扩大,将肠管从此口牵拉出腹腔,并进行修补缝合。如拉出困难者,则该开腹进行修补,以免发生肠瘘。手术后禁食5~7天左右,以免影响肠壁的愈合,以及由此而形成肠瘘。

2)手术后并发症及处理:腹腔镜宫颈癌术后并发症与开腹手术基本相同。主要有:①术后出血;②输尿管阴道瘘;③膀胱阴道瘘;④腹腔感染积脓或积血;⑤淋巴囊肿或下肢淋巴水肿;⑥下肢静脉栓塞;⑦排尿及排便功能障碍。

针对并发症采用相应措施进行处理,有时需要多学科的合作处理。

4. 后LACC时代腹腔镜手术治疗妇科恶性肿瘤的疗效评价 腹腔镜手术治疗妇科恶性肿瘤能否达到与开腹手术相同的效果是妇科学界关注的焦点。学者们多年来对腹腔镜手术患者进行观察、比较及随访,以期评价腹腔镜治疗

妇科恶性肿瘤的效果。

(1)子宫内膜癌的腹腔镜手术:美国妇科肿瘤组(GOG)LAP2随机对照临床试验,对2 616例早期子宫内膜癌患者,随机分为腹腔镜组与开腹组(2:1),腹腔镜组1 696例,开腹组920例,发现中重度术后并发症在腹腔镜组发生率为14%,而开腹组为21%,提示腹腔镜手术可能更安全。而高期别患者,2组发生率相同,提示腹腔镜组能够满足手术病理分期要求。同时,术后6个月内腹腔镜手术组术后总体生活质量评分高于开腹组。平均随访59个月,复发率腹腔镜组为11.39%,开腹组为10.2%,2组间比较无统计学差异。2012年Cochrane系统评价纳入8篇随机对照试验3 644例患者,发现腹腔镜手术与开腹手术治疗具有相同的总体生存率和无瘤生存率,而腹腔镜手术住院时间短、手术并发症少。2015年ACOG与SGO联合发布子宫内膜癌临床指南,认为应将微创手术作为子宫内膜癌全面手术分期的标准方案。

(2)宫颈癌的腹腔镜手术:有关宫颈癌腹腔镜手术与开腹手术临床疗效对比,2018年《新英格兰医学杂志》发表的LACC临床试验(随机对照)研究结果提示微创手术组较开腹手术组复发风险明显上升,自此掀起了激烈而广泛的学术争论。随之,ESGO、NCCN指南也相继做出更改,妇科临床实践发生了重大变化。此举意味着后LACC时代的来临。妇科肿瘤医生是否全盘接受LACC试验结果,摒弃微创手术路径? 部分学者对LACC试验的本身存在争议及质疑。但是,LACC试验也反映了微创手术中存在的问题及缺陷,需要重新审视、反思及改进。笔者认为,微创和开腹哪一种路径更有优势还需思辨及更多循证依据来甄别,从而制订最佳的宫颈癌手术治疗策略及标准化程序。

其中,防止肿瘤细胞溢出的保护性策略是改善宫颈癌预后的关键。由手术操作引起的肿瘤细胞溢出,与接受微创根治性子宫全切术患者的预后不良有关:包括举宫器挤压和腹腔镜下切开阴道使肿瘤暴露于腹腔中。一项国际欧洲队列中进行的SUCCOR研究显示,MIS组的复发和死亡风险较高,子宫操纵器使用与患者较差的结局有关。MIS子宫根治术的技术通常包括子宫操纵器的使用,这很可能违反上述原则。有学者提出了一种全腹腔镜根治性子宫全切治疗早期宫颈癌的方法,如"无暴露无接触技术",可有效防止肿瘤细胞溢出。在微创手术中避免子宫操纵器和改进措施避免肿瘤的扩散,可达到与开腹手术相似的结果。局部晚期宫颈癌Ⅰb2~Ⅱa2期患者行改良的腹腔镜非接触式子宫根治术和腹部根治性子宫全切术的预后无显著性差异。正如各种研究以及APAGE-MIT声明所示,仔细选择患者,标准化技术,经验丰富的内镜外科医生利用"无肿瘤"概念进行手术应该是宫颈癌手术的原则。国内外学者采用不同方法进行,如子宫悬吊等。克服CO_2可能产生负面后果的解决方案,可以用低压气腹配合腹壁举升,或者直接采用无气腹腔镜等方法。阴道闭合或避免腹腔镜下切开阴道及袋装切除淋巴

结的改进措施,也可有效避免肿瘤细胞溢出。Kohler 等人研究了 389 例早期宫颈癌患者行 LAVRH,他们使用保护措施,创造一个阴道袖口覆盖肿瘤。他们报告的肿瘤学结果类似于 LACC 试验中报告的开腹根治性子宫切除的肿瘤结果。梁志清团队的国内多中心研究也表明,改良 LAVRH 手术可提高生存结局,无气腹状态下经阴道切开离断可避免肿瘤细胞播散于腹腔。以上数据表明,宫颈癌 MIS 手术后的肿瘤复发风险与是否采取保护性措施有关。

(3)卵巢癌的腹腔镜手术:由于卵巢癌早期诊断和术前诊断困难,随机对照试验可行性差,所以目前有关腹腔镜治疗卵巢癌的文章多为病例报道或回顾性病例对照研究。2011 年 Lee 回顾性病例对照研究发现:腹腔镜组术后并发症明显低于开腹组(7.7% vs. 23.0%)。2014 年 Koo 回顾性分析 35 例腹腔镜手术与 32 例开腹手术的临床结局,发现腹腔镜手术组术后并发症明显低于开腹组(3% vs. 28%),5 年生存率与总体生存率两组相同。2015 年 Cochrane 系统评价腹腔镜手术对可切除高级别卵巢癌行肿瘤细胞减灭的有效性,纳入 6 项队列研究,虽然异质性很大,病例数有限,但是仍发现腹腔镜手术是很有前景的手术方式。2022 年 NCCN 指南也提出:对特定的早期卵巢癌,一些有经验的妇科肿瘤医生也可选择微创方法完成手术。

5. 妇科肿瘤腹腔镜手术治疗展望 妇科腹腔镜手术随着设备及器械的不断革新、近年来出现了妇科腹腔镜的许多新技术:如单孔腹腔镜手术、机器人辅助腹腔镜手术、经自然腔道腹腔镜手术(natural orifice transluminal endoscopic surgery,vNOTES)。

单孔腹腔镜手术(laparo-endoscopic single-site surgery,LESS)利用人体脐部的天然瘢痕(脐孔)进行手术,除脐部外腹壁不会留下其他瘢痕。具有美容效果好,减少创伤、减少疼痛,术后恢复快的特点,但同时存在术野显露困难,操作角度受限,操作不稳定,手术操作受器械影响较大的缺点。2014 年韩国 Jeong-Yeol Par 报道了 37 例单孔腹腔镜与既往 74 例传统腹腔镜治疗子宫内膜癌的队列研究,发现手术时间、术中出血量、盆腔及腹主动脉周围淋巴结切除数目、术后住院时间、术中并发症,两组间无显著性差异;术后疼痛评分及止痛药使用量,单孔腹腔镜组明显少于开腹手术组。因而认为单孔腹腔镜与传统腹腔镜子在早期宫内膜癌治疗中,临床疗效相同,单孔腹腔镜手术可减少术后疼痛发生,是一种安全有效的手术方式。2014 年美国麻省总院等 7 家单位开展单孔腹腔镜广泛子宫切除的多中心临床研究,发现 22 例患者中 2 例成功完成手术,19 例完成盆腔淋巴结切除,1 例转为传统腹腔镜手术,1 例因髂外血管损伤,中转开腹。平均淋巴结切除数目为 22 枚,1 例患者发生术中并发症,1 例患者需二次手术。术后随访 11 个月,无肿瘤复发。认为早期宫颈癌广泛子宫切除及盆腔淋巴结切除术可在单孔腹腔镜下完成,但手术难度明显增加,需大样本临床试验证实将其常规应用于妇科肿瘤手术中的可行性。

机器人手术与腹腔镜手术相比,放大倍数,手术视野更清楚,在 3D 视野下操作,更直观,操作更精细。但机器人系统缺乏触觉反馈体系,术者只能通过视觉信息反馈弥补触觉反馈的不足,对术者的外科技能提出了更高的要求,必须经过专业的培训并熟练操作过程。一项系统回顾总结 8 篇对照研究,对比了机器人手术、腹腔镜手术和开腹手术,纳入 1 591 例内膜癌患者,机器人手术 589 例,腹腔镜手术 396 例,开腹手术 606 例。研究结果显示,无论在腹主动脉旁淋巴结还是盆腔淋巴结切除数量上,机器人都优于常规腹腔镜及开腹手术,而失血量更少,其手术操作时间、中转开腹手术比率均与传统腹腔镜类似,血管损伤、肠管、膀胱损伤及血栓等疾病的并发症在 3 组间也无明显差异。美国 NCCN 指南也认为:机器人手术可用于子宫内膜癌的初始治疗。但设备费用仍然很高,长期疗效仍未确定。一些单位已采用机器人辅助腹腔镜手术治疗宫颈癌,但现有临床研究数据尚不能充分证明其临床疗效优于传统开腹手术。

6. 总结 随着内镜技术的发展和手段不断增加,腹腔镜手术已成为一个治疗妇科恶性肿瘤的可行方法。这种方法具有缩短手术住院时间、降低出血量、提高可视性、减少术后止痛剂的需要、减少并发症率和恢复更快速的优势。可以预见腹腔镜手术未来的应用方向将继续扩大,但在这一过程中尚有许多技术问题有待解决和完善,在理论上亦存在诸多需要研究和探索的问题。诸如有关手术的成熟度、手术技巧和手术适应证需要进一步探索和规范;腹腔镜宫颈癌广泛性子宫切除术和盆腔及腹主动脉周围淋巴结清扫术的安全性和疗效需论证和评价,并发症的处理要及时总结经验,远期效果有待循证医学的验证,腹腔镜妇科肿瘤手术对患者的生活质量、心理状态和社会效益的影响以及相关经济学指标评价等是现代医学给妇科肿瘤医生提出的新的课题。因此,开展妇科肿瘤腹腔镜手术的单位,应具有一定的科研能力和保障条件,对准备开展手术的风险进行充分论证,并经过预试验。避免腹腔镜手术初期部分单位盲目应用,导致一些不应有的并发症增加的教训。建议有条件的单位能够在取得一定经验后,及时举办学习班对相关技术加以规范和推广,避免重复不必要的弯路。

(二)免气腹腹腔镜手术

1. 免气腹腹腔镜手术技术 气腹法腹腔镜手术需要借助人工气腹为腹腔内的手术操作提供合适的空间,而免气腹腹腔镜——腹壁悬吊式腹腔镜技术的问世为医生提供了一个无须持续气体维持的腹腔内工作空间。因此,免气腹腹腔镜技术与气腹法腹腔镜技术的根本区别在于其腹腔内操作空间非人工注气形成,故能避免气腹引起的并发症;又因为腹腔内无气腹产生的压力,麻醉时循环系统和呼吸系统也基本不受影响,因而增加了手术的安全性。另外,放置于腹壁的套管不需阀门防止气体泄漏,故在手术中更换手术器械时无须开启阀门,操作更为简便、实用。免气腹腹腔镜的优点除了无须人工气腹,避免了气腹的并发症外,还有:①避免了气腹法盲目腹腔内穿刺的潜在危险性。②能使用传统剖腹手术的器械进行操作,使手术操作容易、简便。如可使用剖腹手术器械进行缝合,用传统的打结方法在腹腔内、外打结等。③手术器械可自由出入,不用担心漏气,保证手术野的稳定。④能够快速地进行腹腔内吸引,保证良好的手术视野。⑤可以不用或较少使用一次性手术器械,故治疗费用降低。

腹腔镜手术属微创手术,微创手术的宗旨是在对患者损伤尽量小的情况下完成手术,包括手术创伤小、出血少及受术者术后恢复迅速等。众所周知相对于剖腹手术,腹腔镜手术有创伤微小的优势,但在多数手术的手术时间方面并不占优势,另外还存在手术器械和手术费用的问题。而免气腹腹腔镜技术在微创的基础上,在手术时间、器械应用和费用方面接近剖腹手术。

1991 年 1 月日本自治医科大学的永井秀雄医师收治了一个肥胖且合并糖尿病的患胆结石患者,他在为患者进行腹腔镜手术时为减轻腹腔内的压力将腹壁进行悬吊。手术顺利完成,在排出腹腔内 CO_2 后再用腹腔镜观察腹腔时,永井秀雄医师惊喜地发现腹腔内视野与 CO_2 排出前并无多少差别,因此永井秀雄医师开始设想能否不用气腹只用腹壁悬吊进行腹腔镜手术。

同年法国的 Mouret 也用腹壁全层悬吊式腹腔镜行首例胆囊切除术,并使用了其专用的"悬吊式"器械。之后美国的 Gazayerli 也报道了使用 T 形悬吊器进行悬吊式腹腔镜手术。

1991 年 3 月日本永井秀雄医师在日本第一届内视镜外科手术研讨会上首次介绍了腹壁悬吊式免气腹腹腔镜下胆囊切除术。

1993 年日本东京医科大学井坂惠一医师将免气腹悬吊式腹腔镜技术应用于妇科手术,并进一步改良为单钢针皮下悬吊式腹腔镜技术。1994 年在日本妇科内视镜学会上首次报道了腹壁单点悬吊式腹腔镜妇科手术技术。

(1)免气腹腹腔镜手术器械:免气腹腹腔镜手术悬吊腹壁的方法有腹壁全层悬吊及腹壁皮下悬吊 2 种,后者更为简单实用,但有些特别肥胖的患者或腹壁特别松弛的患者仍需要进行腹壁全层悬吊,或腹壁全层悬吊加皮下悬吊。腹壁悬吊的器械如下:

1)悬吊棒:是一个有关节能够折叠的不锈钢支架棒,打开呈倒 L 型。使用时展开,固定在患者左侧腰部侧方手术台的固定器件上。水平横杆上有多个挂钩,用于腹壁悬吊钢针抓手链的固定。一般情况下悬吊棒固定后,使水平部分离开腹壁约 30~40cm。

2)悬吊附属器械:①腹壁皮下悬吊器械:包括钢针抓手,皮下穿钢针和卷链器。钢针抓手(图 9-8-17)是带有不锈钢链的抓手,有大、中、小及特大号 4 种,可根据患者下腹部脐耻之间的距离来选择,一般多用中、小号。皮下穿刺钢针,为直径 1~2mm 钢针,用于脐耻之间腹白线处皮下穿刺。为了避免钢针影响术者的操作及损伤术者的手指,穿刺成功并在抓手上固定后,在钢针两端套上细导尿管,每端留 3cm,将多余的部分剪除后向上弯折。卷链器,是固定在悬吊棒的水平杆上用于拉紧钢针抓手上吊链的装置,用于调节腹壁悬吊的高度。术中适当的调节能保证良好的手术视野。②腹壁全层悬吊器械:包括:Mizuho 悬吊器、LaparoliftTM 悬吊器和日大式悬吊器等,皮下悬吊法的器械也可用于腹壁全层悬吊。不管哪种悬吊器,都由腹腔内悬吊部件和腹腔外悬吊部件组成。

3)塑料套管及操作孔保护套:建立在脐下的腹腔镜孔不用穿刺器,该孔是一个很小的腹壁切口,将塑料套管套在悬吊式腹腔镜专用的圆头穿刺棒上(图 9-8-18),一起经脐部切口旋入腹腔内,然后取出圆头穿刺棒将塑料套管留在切口内固定即可。塑料套管为桶状,内无阀瓣,外有较粗的螺纹,便于穿刺后旋入腹壁并留置在腹壁孔内用作手术操作通道。塑料套管有 11mm 和 12mm 两种。

操作孔可以是一个腹壁小切口,操作孔保护套可以保护操作孔(图 9-8-19),并使操作孔易于手术器械进出腹腔。

4)悬吊式腹腔镜专用手术器械:气腹法腹腔镜的手术器械在悬吊式腹腔镜手术中均能使用。但是有如下缺点:①气腹法用的器械因进出腹腔时要求适应套管,头部偏直的较多,即使有弯头曲度也较小;②钳夹力弱;③手术器械长,操作时幅度大,上肢、手指都容易疲劳等。近似开腹手术器

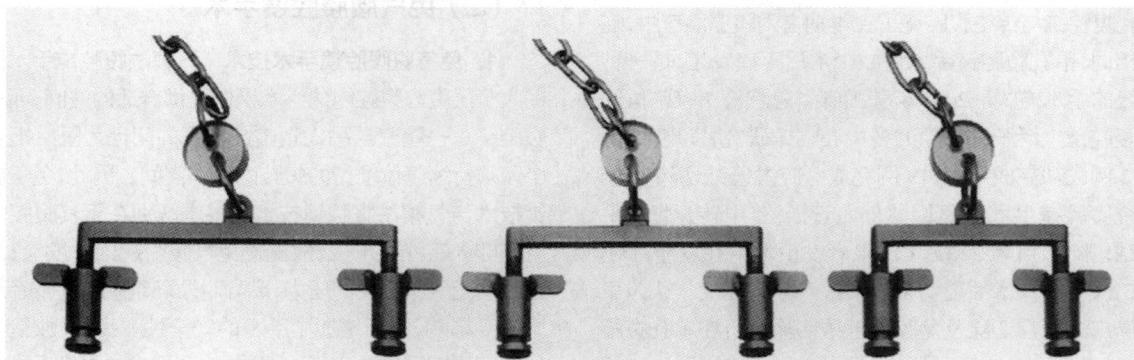

图 9-8-17　钢针抓手(自左至右为大、中、小号)

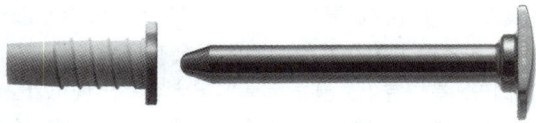

图9-8-18　免气腹腹腔镜专用的圆头穿刺棒(右)及塑料套管套(左)

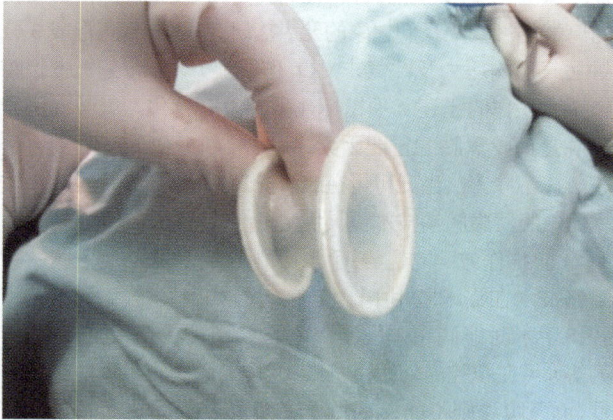

图9-8-19　操作孔保护套

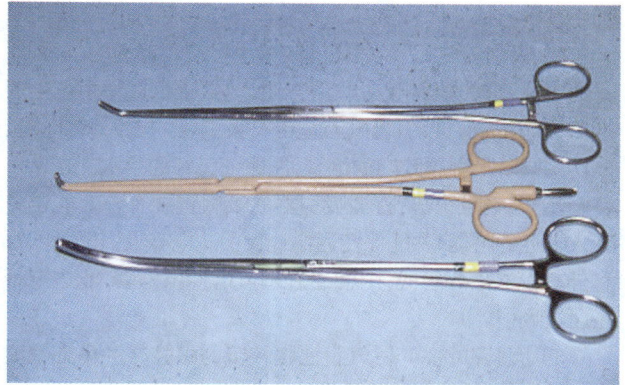

图9-8-20　妇科免气腹腹腔镜专用钳

械的悬吊式腹腔镜手术器械与之相比则截然不同。

① 多功能电凝钳:电凝钳的支点到顶端长度为8~10cm,是具有电凝止血作用的多功能血管钳。其表面置有绝缘套,安全可靠,操作简便。根据头部的长短及弧度分大、中、小3种型号,形状类似于开腹手术器械,对习惯于开腹手术操作的医师十分容易掌握其使用方法。

② 妇科悬吊式腹腔镜专用钳(图9-8-20):细头钳:适合盆腔深部操作,长27cm。直角钳:用于角度难钳夹的部位,长27cm。强力钳:适用于致密组织的钳夹,长27cm。

③ 长剪刀:比开腹手术的剪刀更加细长,有24cm和26cm两种,使用时与普通的剪刀完全一样。

④ 持针器:气腹法腹腔镜手术时缝合和打结操作比较困难,而免气腹腹腔镜手术时缝合及打结基本不受限制。免气腹腹腔镜手术的持针器与剖腹手术的持针器相似,不一样的是持针部位带有弯度,操作运针的余地明显增大,且钳夹持力强,在缝合时固定缝针较牢固。

5)结扎器:气腹法腹腔镜手术在打结时由于担心漏气操作受到限制,还有夹线钳头部短小容易滑脱,结扎大血管时也比较困难,尤其对操作不太熟练的手术医师更是如此。悬吊式腹腔镜手术中使用的结扎器由送线器、取线器、推结器3部分组成。能使用一般的手术线打结,而且可靠、简便、经济。

对于脆弱的血管用该结扎器送线、取线及打结时不易撕裂。推结器有夹线槽,有弹性,打结方便,能防止滑结。图9-8-21(①~⑤)是打结的操作过程。熟练时与开腹手术时

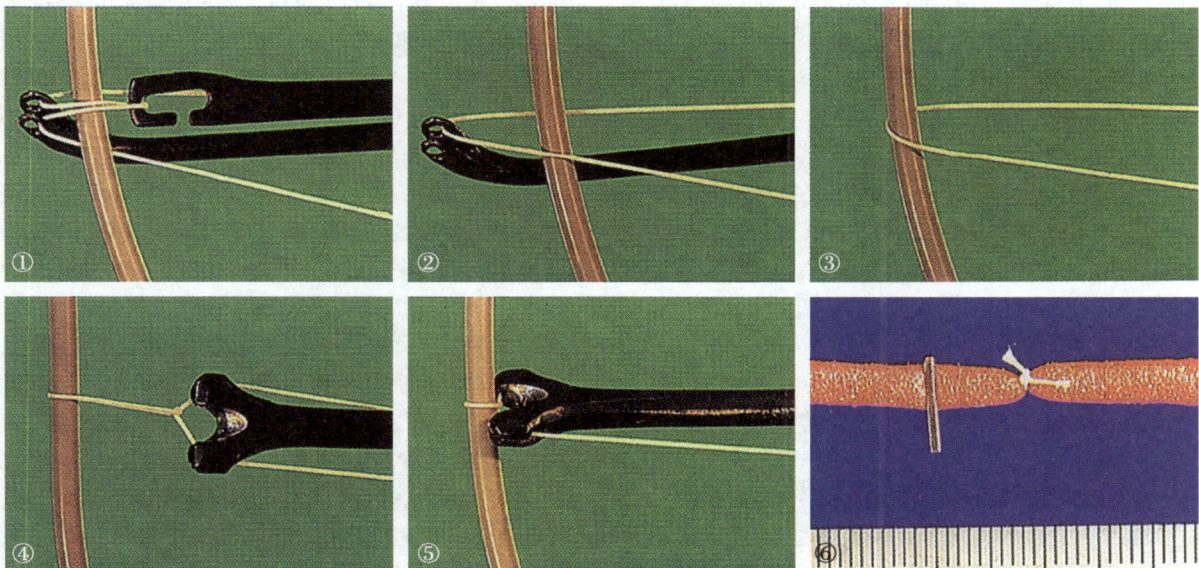

图9-8-21　勾线器置线过程(①~③)、打结的操作过程(④、⑤)、结扎血管与置夹闭合血管比较(⑥)

用手直接打结一样容易。

6）吸引管电刀：免气腹腹腔镜也可使用普通的电刀，能止血也能剥离切断组织，非常方便，但是手术过程中产生的烟雾影响视野。吸引管电刀是带有吸引管的电刀，在电凝、电切的同时吸引腹腔内的烟雾，能保证良好的手术视野。

7）电凝吸引器：普通吸引器的吸引管装有外套能避免吸入附近的脏器，并能保持通畅地吸引。电凝吸引器由内管和外套管2部分组成，内管通过调节可伸出外套，能边电凝止血边吸引。

8）腹腔冲洗漏斗：气腹法腹腔镜的腹腔冲洗用细管注水，像加压输液一样冲洗较慢。彻底干净地冲洗腹腔要花很长时间，很不方便。悬吊式腹腔镜所用漏斗的注水管直径11mm，向腹腔内注500ml生理盐水只需要10秒钟左右，所以能够迅速、彻底、干净地冲洗腹腔。

（2）免气腹腹腔镜手术空间的建立：包括腹腔镜孔的建立、腹壁的悬吊及腹壁操作孔的建立。

1）腹腔镜孔的建立：切口部位的选择：腹腔镜孔选择在脐下缘脐轮边缘，按脐轮的弧度左右方向横行切开皮肤，切口长约1.5~2.0cm。皮肤切口与气腹法腹腔镜的切口稍有不同，切口几乎在脐孔外。

钝性分离皮下脂肪暴露出筋膜，切开筋膜和腹膜，放置腹腔镜孔塑料套管。

2）腹壁皮下单点悬吊术：①悬吊钢丝的刺入及固定：不锈钢穿刺针直径为1.2mm，钢丝刺入皮下的长短要根据患者脐耻之间的距离及悬吊的位置来确定。在耻骨联合上4cm左右处沿腹白线向脐下方向刺入钢针，钢丝经皮下于脐下2cm处穿出，穿刺后钢针的两端套入4号导尿管，以防止损伤术者的手指和钢丝的滑托。将套有导尿管的钢针固定在钢针抓手上，两端各留下3cm，其余部分用钳子剪除，将两端向上弯曲。②钢针抓手的悬吊：悬吊棒固定在患者腰部的左侧展开，其横杆横跨过腹白线，然后将钢针抓手的吊链挂在悬吊棒横杆的挂钩上将腹壁悬吊起来。

3）腹壁全层悬吊术：安全的腹壁全层悬吊最好先行皮下悬吊，然后在皮下悬吊状态下经脐部腹腔镜孔将全层悬吊的相关器械放入腹腔内进行全层悬吊。

4）操作孔的建立：悬吊腹壁完成后，在腹腔镜指示下于髂前上棘与脐孔连线的中外1/3处寻找无血管区将皮肤切开1.0~1.5cm。然后将塑料套管套在穿刺针套管外，在腹腔镜监视下刺入腹腔内，拔出穿刺针芯，将塑料套管与穿刺针套管一并拧旋向腹腔内。

（3）免气腹腹腔镜手术的优势与不足

1）免气腹腹腔镜手术技术的优势（与气腹法比较而言）：

① 并发症减少：气腹法腹腔镜技术操作中腹腔内CO_2的注入及持续的腹腔内压，对机体所造成的影响有时难于估计。据文献报道气腹法腹腔镜手术中受者的精神紧张因子（stress hormone）要比开腹手术更高。气腹对呼吸、循环

系统具有一定的影响，但实际上这些影响对于没有心血管疾患、呼吸系统疾患等合并症的患者不会有多大风险，然而对于机体状况差或有上述高危因素的患者容易出现意外。

对于气腹法的某些并发症如血管损伤、肠管穿孔等，采用与悬吊式腹腔镜同样进腹的开放式腹腔镜方法就能预防。

由此可见，免气腹法要比气腹法腹腔镜更具优势。

② 麻醉的安全性：研究表明，气腹法腹腔镜操作时气腹对麻醉的影响比我们想象的要大。研究表明，气腹形成3分钟后气道内压力及呼气末CO_2值明显升高，而免气腹腹腔镜手术操作时上述2项指标几乎都没有变化。气道内压力升高是诱发气胸的重要因素，呼气末CO_2值升高时则可引起心律不齐等。由此可见在麻醉管理方面，免气腹腹腔镜技术比气腹法腹腔镜技术更具优势。

③ 操作方面的优势：手术操作中，免气腹法与气腹法腹腔镜技术在临床应用中比较，前者有如下优势：a. 免气腹腹腔镜手术时能使用开腹手术的器械（如吸引器、血管钳、剪刀等），可在腹腔内外用手打结，操作如同剖腹手术快捷而方便，而气腹法则不能；b. 用免气腹腹腔镜技术进行较游离脏器（如附件等）的手术时，更易将脏器取至腹腔外进行手术操作；c. 同一操作孔内可以同时放入2把器械操作，增加了手术操作的协调性；d. 腹壁的操作孔可放置腹腔镜切孔保护套，除手术器械进出腹腔方便外，还可通过该孔探查腹腔，用手指触摸病灶的质地，探查组织深部肉眼难于看见的病灶（如子宫肌壁间较小的子宫肌瘤等）；e. 气腹法腹腔镜下手术者需要系统和较长时间的培训，尤其要较熟练地掌握某些手术操作的技巧；而免气腹腹腔镜技术仅需要对有一定剖腹手术经验的人员进行简单的指导，即可开展手术。

④ 避免了CO_2对恶性肿瘤生物学行为的影响：妇科恶性肿瘤的腹腔镜手术产生了许多令临床医师担忧的问题，最使人担忧的腹腔镜手术后肿瘤的转移和复发，尽管目前没有定论，但许多学者对此进行了大量的研究和观察，研究最多的是目前常用的建立手术气腹的气体（CO_2）与肿瘤转移和复发的关系。Volz等在动物实验中发现，腹腔镜气腹常规使用的CO_2气体可促进腹腔内恶性肿瘤的转移，并对肿瘤生长有促进作用，因此影响动物的生存。还有研究认为，CO_2气腹改变了腹腔的内环境，影响了腹膜间皮细胞的代谢，抑制了局部的免疫机制，造成了肿瘤细胞的种植。也有研究认为，气腹腹腔镜手术引起的腹腔内肿瘤种植和转移与所使用气体的性质有关，氦气是一种惰性气体，不像CO_2气体造成的酸性环境对组织的代谢产生影响，甚至有学者认为氦气具有肿瘤细胞毒性作用，可能降低肿瘤的局部种植和转移。但也有学者发现肿瘤转移仍在氦气气腹的动物中高发，说明气体的性质不是唯一的诱发肿瘤细胞种植和转移的因素，气腹的压力、维持气腹的进气速度也许是另外一种引起肿瘤种植和复发的因素。总之，绝大多数研究认为气腹的存在对腹腔内肿瘤的种植和复发具有一定的促进作用。有关免气腹腹腔镜手术对肿瘤转移和复发的影响报道较少，

Bouvy 等研究发现，免气腹腹腔镜手术可降低恶性肿瘤腹壁转移的发生率。

⑤ 经济方面：免气腹腹腔镜技术还有如下特点，a. 不需要注气；b. 一次性器械使用少；c. 腹腔内用普通的丝线也可以结扎，可不用可吸收缝线；d. 无须配备管理气腹的人员等。

从以上几点看，免气腹腹腔镜较气腹法经济实惠。

2）免气腹腹腔镜手术技术的不足：临床上应用腹腔镜手术发现，虽然免气腹腹腔镜与气腹法腹腔镜相比较具有不少优势，但该技术也有不足之处，包括如下几点：

① 肠管的活动会影响手术操作：由于免气腹腹腔镜技术造成的手术空间压力与大气压相等，不像气腹腹腔镜腹腔内有正压气腹，可将肠管等游离脏器推向位置较低的部位，并对肠运动有一定的限制作用。因此免气腹腹腔镜手术时，腹腔内肠管的活动较为活跃，尤其在麻醉程度较浅或有肠胀气的情况下更为明显。如果手术前进行充分的肠道准备、麻醉程度适度，并在手术时尽量取角度较大的臀高头低的膀胱截石位，可以弥补该技术的此项不足。

另外，快速及流量较大的吸引时，由于腹腔内压力的快速下降，肠管活动会明显活跃，尤其在边吸引边电凝止血时，要注意肠管的运动，避免引起肠管的损伤。

② 腹壁极度松弛及严重肥胖者不适用于腹壁皮下悬吊：对于腹壁极度松弛的患者，如老年人、产后腹壁松弛等，不适用于腹壁皮下悬吊进行免气腹腹腔镜手术，但可使用腹壁全层悬吊建立手术空间。或用气腹腹腔镜技术。

对于严重肥胖者，不管腹壁皮下悬吊还是腹壁全层悬吊均难于得到满意的手术空间，这些患者往往也不能应用气腹法腹腔镜手术。如果腹腔镜手术能给该类患者带来较大的益处时，可同时应用腹壁皮下悬吊和气腹，可以顺利完成手术。

③ 腹腔内空气残留可引起右肩胛部疼痛：手术结束时如果腹腔内的空气残留增多，则术后患者会出现右肩胛部疼痛。这是因为空气在腹腔内吸收较慢，术后患者平卧时气体积于膈下，刺激膈肌发生右肩胛处的牵涉痛。如果在手术结束时，尽量排出腹腔内的空气，或放入 500ml 左右的生理盐水帮助腹腔内空气的排出，术后可避免疼痛的发生。

腹壁悬吊免气腹腹腔镜技术具有其优势，但对于操作熟练、习惯用气腹法腹腔镜且有经验的医师而言，用气腹法腹腔镜技术同样能顺利完成手术。习惯气腹法腹腔镜的医师对不太熟悉的免气腹腹腔镜下手术的视野常感到不满意。相反，熟悉免气腹腹腔镜技术的医师在进行气腹法腹腔镜操作时，遇到出血引起手术视野不良、困难部位的缝合等也感到棘手。其实，如果操作熟练，2 种式式都不错，但是对于有某些合并症的病例很勉强地做气腹法腹腔镜手术，可能就会发生意想不到的并发症。总之，为了减少并发症，选择适当的病例，尽量发挥自己的技术特长是非常重要的。另外，掌握各种手术技能，对处理意想不到的各种紧急情况非常

必要。

（4）免气腹腹腔镜手术的技术的进展：在长期的临床实践中，针对腹腔外腹壁悬吊棒影响手术者腹腔外操作的不足，李银凤等使用"天花板"吊链腹壁悬吊技术（图 9-8-22），将在腹壁上固定好的钢针抓手固定在天花板吊链的挂钩上，这样就彻底去除了固定在手术台旁边的悬吊棒的立杆，使手术者或助手的操作不再受影响，从根本上解决了传统免气腹腹腔镜手术腹壁悬吊技术影响腹腔外手术者操作的不足。拓宽了腹腔外手术操作空间，显著方便了手术操作。

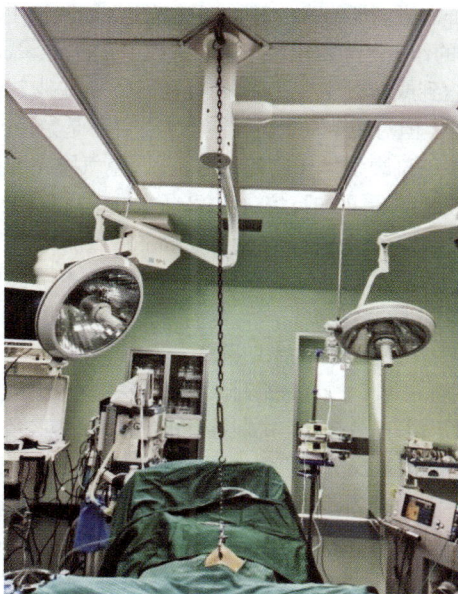

图 9-8-22　腹壁悬吊链固定在天花板上

2. 盆腔良性肿瘤的免气腹腹腔镜手术　妇科良性肿瘤的免气腹腹腔镜手术基本分为 3 类：免气腹腹腔镜子宫肌瘤切除术、卵巢肿瘤切除术和子宫全切术，具体个案手术不过是这些手术操作步骤的增减。

（1）免气腹腹腔镜子宫肌瘤切除术：浆膜下及肌壁间子宫肌瘤均可在腹腔镜下切除，对于气腹法腹腔镜手术来说，浆膜下和明显突向浆膜面的肌壁间肌瘤的切除较为容易，而肌层深部的肌壁间子宫肌瘤的切除较为困难；肌瘤数目较多、肌瘤较大时也尽量避免在腹腔镜下手术；特殊位置的肌瘤如子宫后壁峡部肌瘤、阔韧带肌瘤等也存在着操作的困难和较大的手术风险。

对于免气腹腹腔镜来说，上述手术中的困难也同样存在，但是由于手术器械操作的便易、缝合方法的快捷等，手术的难度明显下降，风险也明显减小。一般来说，免气腹腹腔镜子宫肌瘤切除术适应证范围较气腹法腹腔镜已经明显拓宽。

1）免气腹腹腔镜子宫肌瘤切除手术适应证：免气腹腹

腔镜子宫肌瘤切除术与剖腹手术子宫肌瘤切除术的适应证基本相同，即子宫肌瘤较大、生长较快或已经引起临床症状，又要求保留子宫者。具体手术适应证如下：①肌瘤引起月经过多、痛经，肌瘤产生明显压迫症状，如尿频、慢性直肠刺激症状、盆腔疼痛等。②肌瘤引起不孕症或反复自然流产。③子宫 >10 周妊娠大小、影像学检查肌瘤 >8cm 或肌瘤增长迅速。

另外，不孕症的腹腔镜下检查若发现与不孕症无关的子宫肌瘤，原则上不是适应证，因为术后会引起盆腔粘连，除非具备上述适应证或不会引起粘连。

2）免气腹腹腔镜子宫肌瘤切除手术禁忌证：免气腹腹腔镜下子宫肌瘤切除术的禁忌证与气腹法腹腔镜手术稍有不同，有的作者甚至提出在气腹法腹腔镜下直径 >3cm 肌瘤的数目达到或超过 4 个、肌瘤的直径 >10cm 是腹腔镜手术的禁忌证。但对于免气腹腹腔镜手术这并不是禁忌证。

除了与剖腹手术相同的禁忌证外，免气腹腹腔镜还有如下禁忌证：①严重的腹腔粘连；②巨大的子宫肌瘤，如肌瘤充满整个盆腔，甚至腹腔；③有些肌瘤估计虽能切除，但耗费时间较剖腹手术明显延长或出血较多时，应放弃腹腔镜手术，改为剖腹手术。

3）子宫肌瘤切除的术前准备

① 腹腔镜下子宫肌瘤切除术的特殊检查：腹腔镜下子宫肌瘤切除术容易遗漏小的肌瘤，即使免气腹腹腔镜手术时可以用手触摸寻找子宫肌层内的小肌瘤，但某些特殊部位的肌瘤也难于触摸到，因此手术前除盆腔检查和 B 超检查外，为了确定肌瘤的位置、大小及与子宫内膜的距离，MRI 检查很有必要，尤其是 T_2 增强切面图像非常有意义，瘤体与正常肌层的界限在 MRI 的 T_1 图像上显示不清，而在 T_2 图像上清晰可见。在多发性子宫肌瘤，尤其是对肌壁间肌瘤的定位及指导手术时选择子宫切口更具有现实意义。对于向子宫腔方向生长的肌瘤，可明确瘤体与子宫内膜之间肌层的厚度，便于在肌瘤剥除时防止穿透肌壁引起内膜破裂，影响以后妊娠的时限。

② 术前的药物治疗：文献报道，GnRHa 用于子宫肌瘤的术前治疗，能使肌瘤明显缩小、血流量明显减少。剖腹手术的子宫肌瘤切除术前应用 GnRHa 后，术中出血量也明显减少，原因是肌瘤缩小、肌瘤血运减少，还有肌瘤核与正常肌层易于分离，剥除容易。术前应用 GnRHa 后再行腹腔镜下手术也能得到同样的效果，特别是多普勒超声显示血流量丰富的肌瘤，手术效果更好。的确有些子宫肌瘤在手术前要进行药物治疗，其目的是缩小肌瘤减少手术造成的损伤，尤其是对生殖功能的影响。免气腹腹腔镜手术操作便捷，缝合止血迅速，通常对较大肌瘤（直径≥10cm）也能达到与剖腹手术相同的效果。对于有手术指征、并同时有下述情况的患者可在术前给予 GnRHa 治疗：严重贫血；肌瘤生长在近输卵管间质部，手术切除时可能引起输卵管损伤；肌瘤生长在血管丰富的部位，或切除困难易引起出血者；同时合并较严重

的子宫内膜异位症的不孕症患者。

用药时间因病例的具体情况而定，一般是 3~4 个月。尤其是贫血患者要用药 3 个月以上，用药过程中患者出现闭经，随着肌瘤的缩小患者贫血也得到改善，可使术中出血量减少，并有利于患者的恢复。

常用的治疗子宫肌瘤的药物有如下几种：

a. 亮丙瑞林（leuprorelin）：剂量：3.75mg/支，肌内注射。

b. 曲普瑞林（triptorelin）：剂量：3.75mg/支，肌内注射。

c. 戈舍瑞林（goserelin）：剂量：3.6mg/支，皮下注射。

3 种药物均间隔 28 天用药 1 次。

用药期间要注意一些副作用，如雌激素下降引起的类似绝经期的症状，还有对凝血系统、体重和血压的影响等。一般来说，GnRHa 作为手术前准备用药 3~4 个月即可，没有必要长期应用，以免引起不必要的副作用。因为绝大多数患者在用药的头 3 个月肌瘤缩小最明显，3 个月以后肌瘤缩小速度减慢，所以大多数患者用药 3 个月即可。

③ 术前肠道的准备：肠道的准备与剖腹手术一样，十分必要。如果估计合并子宫内膜异位症粘连严重，有可能手术中要分解肠粘连时，手术前要进行相应的肠道清洁准备。

4）免气腹腹腔镜子宫肌瘤切除术要点与技巧：免气腹腹腔镜下子宫肌瘤切除术操作中，由于所用手术器械与气腹法腹腔镜不同，操作更为简便，尤其是缝合操作几乎接近剖腹手术的操作。

① 带蒂的浆膜下肌瘤切除术：带蒂的子宫肌瘤切除相对比较容易，尤其是蒂比较细时。对于蒂较粗（>2cm）的肌瘤，可先用细导尿管或缝线结扎瘤蒂，然后切断，创面可用电凝等止血，止血困难者可进行缝合止血。

② 肌壁间肌瘤切除术：不少作者均认为纵形切口较为理想，但在免气腹腹腔镜下因缝合打结较为方便，切口的选择应以避开血管、肌瘤剥出方便为原则。

肌瘤表面肌层的切开以超声刀最为理想，因为切口出血少、周围损伤小。但对于免气腹腹腔镜来说，用电钩或电刀以电凝固的方式切开也较为方便，因为产生的烟雾可以迅速地被吸引排出，不影响手术视野。应在肌瘤最为突出的部位切开肌瘤表面的肌层，深度达肌瘤实质，即看到珍珠白色的组织。切口长度应横跨整个肌瘤。

在辨清正常肌纤维与肌瘤组织的界限后，由助手从对侧用双爪钳钳夹肌瘤向外牵拉，或者术者本人钳夹牵拉，术者可用超声刀分离肌瘤，当然也可用血管钳、手指等钝性分离肌瘤。免气腹腹腔镜下分离肌瘤时，由于双爪钳钳夹牢拉力大、分离的器械或手指分离力量大，肌瘤会很快被剥离，因此剥离时间短、出血少。分离过程中及时将肌瘤与正常肌层之间的血管用单极电刀、双极电凝或超声刀等切断。分离到肌瘤基底部时，多数肌瘤的假包膜有血管蒂，此时不要用力牵拉，用双极电凝或超声刀切断，用血管钳钳夹、切断并结扎。

缝合创面在肌瘤剥离后应立即进行，因为肌瘤剥离后

创面的出血用单极电凝或双极电凝等止血效果并不理想,并且过度的热凝固还可引起组织坏死,术后有可能形成瘘管或切口裂开的并发症。有较大血管出血时往往是肌瘤基底部的血管蒂没有合理处理,要先将血管或出血处用超声刀或缝合结扎止血。免气腹腹腔镜下缝合迅速、快捷,如果肌层缺损较大,应分行两层缝合,如果肌层缺损较少,可行单层缝合。在肌瘤切除后如果肌层缺损较大,一定要检查是否穿透了子宫壁进入子宫腔,如果进入了子宫腔,一定要避开黏膜1.5~2.0mm缝合关闭子宫腔。

③ 近子宫腔的深部肌壁间肌瘤切除术:肌层深部接近子宫腔的肌壁间肌瘤的切除术有如下困难:a. 较小的肌瘤定位困难;b. 出血多;c. 易穿透肌层进入子宫腔。

免气腹腹腔镜行肌瘤切除术时针对上述困难,可采取如下措施:

肌瘤的定位:手术前进行仔细的B超检查定位,对于B超定位困难者应进行 MRI 检查,尤其是在子宫壁深部的较小的肌瘤,腹腔镜观察看不到子宫表面明显的突起,为手术切除增加了困难。免气腹腹腔镜手术时,应根据影像学检查的肌瘤定位,术者经操作孔用示指触摸肌瘤部位的子宫壁,凭手指的感觉确定肌瘤的位置,因为按压时肌瘤较正常的肌肉组织有明显的硬结感。

出血的预防和处理:有作者在切开部位的肌层及肌瘤周围注射缩宫素减少术中出血。在开腹手术中为了减少术中出血,常常用压迫子宫动脉、短时间阻断双侧骨盆漏斗韧带、环扎子宫峡部等方法。气腹法腹腔镜下手术上述操作虽然困难,但如环扎子宫峡部预防出血仍能进行,免气腹腹腔镜下进行此项操作较为容易,一般情况下血供较丰富部位的肌壁间肌瘤多采用这种方法,收到良好的效果。

预防手术时穿透子宫壁:如果子宫肌瘤切除术时穿透了子宫壁,则可能发生术后子宫腺肌病,对于不孕症患者来说,为了保证其术后妊娠的安全性,应在术后1年半后方可准备受孕,因为过早妊娠有妊娠期间子宫破裂的危险。术前要根据影像学检查结果计算肌瘤距子宫内膜的距离,估计肌瘤切除术时穿透子宫壁进入子宫腔的可能性。对于有些明显向子宫腔方向生长的肌瘤,手术时穿透子宫腔在所难免,但对于距离子宫腔尚有一定距离的肌瘤,在手术时尽量注意避免穿透子宫腔。手术时穿透子宫壁主要有 2 个原因:一是子宫操作器穿破,二是肌瘤基底部在剥离时穿入子宫腔。因此在手术时要注意举宫器的顶端要避开肌瘤的位置,在分离靠近子宫内膜的肌瘤的基底部时,尽量紧贴肌瘤锐性分离(如用电刀分离等),甚至可以残留少许薄层瘤体,并避免用力牵拉肌瘤。

④ 取出肌瘤:免气腹腹腔镜手术用于较大肌瘤切除时均将术者一侧的操作孔改为放置保护套的小切口,所以肌瘤切除后可经过操作孔,像削苹果皮样将肌瘤切成条状取出,操作熟练时比电动肌瘤切碎机还要快速、安全。免气腹腹腔镜手术一般不需要从后穹窿切开取出肌瘤。

⑤ 术后妊娠的监护:子宫肌瘤切除术后妊娠的分娩方式有自然分娩和剖宫产。以前子宫肌瘤切除术后的分娩问题是针对开腹手术,腹腔镜下手术基本不涉及这个问题,可是近年来腹腔镜下子宫肌瘤切除术后,妊娠中的子宫破裂也有文献报道,因为免气腹腹腔镜子宫肌瘤切除术切除肌瘤的大小已接近剖腹手术,因此此术后妊娠期的管理和分娩的监护也应当像剖腹肌瘤切除术后同样对待。

5)超声检查在子宫肌瘤手术中的应用:免气腹腹腔镜下子宫肌瘤切除时,虽然可用手指触摸探查子宫肌层内较小的肌瘤,但手指的感觉对于肌层深部很小的肌瘤(直径<1cm)仍不够敏感,仍有遗漏的可能。虽然在手术前的影像学检查中发现了子宫内的肌瘤,但手术中仍有肌瘤寻找困难的情况,因此,手术中的 B 超检查对较难发现的肌瘤的切除具有较高的价值。据报道,手术前阴道超声检查发现肌瘤的直径为 15~28mm,术中超声直接检查可发现 5mm 的肌瘤。

6)免气腹与气腹法腹腔镜子宫肌瘤切除术的比较:气腹法腹腔镜下子宫肌瘤切除术,尤其是对于较大的肌壁间肌瘤的切除要求较高,除了要求手术医师操作技术(主要是缝合技术)的娴熟,还要求手术医师与助手间的密切配合,当今某些手术器械的使用(如超声刀等)也使肌瘤的切除更趋方便。然而,免气腹腹腔镜下手术操作的简便,尤其是缝合技术的快捷,即使使用普通的手术器械(如电刀或双极电凝及剖腹手术的缝合器械等)也能顺利完成手术,使肌壁间子宫肌瘤切除术成为免气腹腹腔镜手术的优势之一,如果使用超声刀则免气腹腹腔镜子宫肌瘤的切除术近于完美。

① 手术适应证和禁忌证的比较:两者适应证与禁忌证虽无本质上的不同,但却存在着程度及范围上的差别(表 9-8-1)。

表 9-8-1 免气腹腹腔镜与气腹法腹腔镜子宫肌瘤切除术的适应证

项目	气腹法	免气腹法
气腹的禁忌证	有	无
单个肌瘤大小	平均直径≤10cm	除非充满盆腔
肌瘤直径≥6cm 突向子宫腔	突向子宫腔 <50%*	基本不受影响

注:* 也有作者认为,适合于气腹法腹腔镜手术的患者选择标准:肌瘤直径≥4cm 但 <6cm 者,可允许肌瘤向子宫腔突出;肌瘤直径≥6cm,可允许接近子宫腔,但未影响子宫腔者。对于较小的肌瘤,如果在肌壁间外观不明显,则可影响手术时的定位。较大和肌层深处的肌瘤切除后,子宫壁修复操作较为困难。

② 手术情况的比较:免气腹腹腔镜手术时无须气腹,所以操作时不担心腹腔内气体外漏影响手术视野;又因为免气腹腹腔镜手术使用的手术器械较气腹法腹腔镜手术器械短小、灵便,所以手术操作的难度较小。气腹法腹腔镜对子宫肌瘤切除术这样的手术操作,要达到较为熟练需要较长的

时间,即使操作熟练的医师对难度较大的肌瘤切除术也心存顾忌。

两种手术方法难度相当的子宫肌瘤切除术的差别见表9-8-2。

③免气腹腹腔镜子宫肌瘤切除术与气腹法腹腔镜辅助子宫肌瘤切除术:有医师认为免气腹腹腔镜子宫肌瘤切除术就是免气腹腹腔镜辅助子宫肌瘤切除术,因为腹壁操作孔可以是一个小切口。但免气腹腹腔镜手术的特点或者说优势之一就是可将操作孔做成一个微型切口,使腹腔内手术操作更为简便,其从切口的大小到手术的具体操作仍然具有腹腔镜手术微创的特点。而气腹法腹腔镜辅助子宫肌瘤切除术(laparoscopically assisted myomectomy,LAM)术后恢复也较剖腹手术快得多,但其对机体的创伤程度已超出了微创手术的范围。主要用于下述情况下子宫肌瘤的切除:①肌瘤直径>5cm;②多个肌瘤需要多次切除和切碎取出;③子宫肌层深部的肌瘤;④肌瘤切除后需要多层缝合或缺损修补困难者。

LAM就是在腹腔镜下观察子宫肌瘤及盆腔情况,引导从耻骨联合上穿刺孔放入肌瘤钻(myoma screw),并将肌瘤钻钻入肌瘤内并向穿刺孔方向牵引,同时将耻骨联合上的穿刺孔改为能将子宫肌瘤牵出腹腔的切口,牵拉出肌瘤后在腹腔外进行肌瘤的切除和创面的修复。但有些肌瘤难以应用此种方法切除,如子宫后壁偏下方的肌瘤等,这些肌瘤就要先在腹腔镜下切除后,再将子宫经耻骨联合上切口牵出腹腔外修复。靠近峡部的肌瘤也不能用这种方法处理。气腹法腹腔镜辅助子宫肌瘤切除术与免气腹腹腔镜下肌瘤切除术

的比较见表9-8-3。

由此可见,气腹法腹腔镜辅助子宫肌瘤切除术(LAM)除了术后肠功能恢复较快,其他方面已接近剖腹手术;而免气腹腹腔镜手术后患者恢复等各个方面均达到微创手术要求。

(2)免气腹腹腔镜卵巢肿瘤切除术:良性卵巢肿瘤多为囊性,应用腹腔镜进行卵巢囊肿切除术要十分谨慎避免囊液流出,因为术前不能100%的排除恶性肿瘤,如果是恶性肿瘤其内容物流出可引起肿瘤转移等不良后果。又如畸胎瘤囊内容物流出会引起腹膜炎;有些黏液性囊腺瘤的内容物流出会引起腹膜黏液瘤发生,甚至会引起严重的肠粘连。卵巢实质性肿瘤多为恶性肿瘤,良性较少,手术一般采用全子宫双附件切除术。

卵巢囊肿切除的手术方式有腹腔内剥离法、附件切除术、腹腔外囊肿剥离法。免气腹腹腔镜下腹腔内剥离法、附件切除术与气腹法相同,腹腔外囊肿剥离法则有其优势之处。

对于术前评估初步诊断为良性肿瘤的卵巢囊肿,在进行腹腔镜手术(气腹或免气腹)时可使用囊肿穿刺器进行腹腔内穿刺抽吸囊液后的腹腔外囊肿剥离法,免气腹腹腔镜手术应用囊肿穿刺抽吸器处理卵巢囊肿时有如下优势:①用囊肿穿刺抽吸器,基本能避免囊肿内容物的外漏。②囊肿内容物抽出后,大部分病例的卵巢囊肿壁可经操作孔提至腹腔外手术。③进行妊娠合并卵巢囊肿的切除术。

1)卵巢囊肿穿刺抽吸器:免气腹腹腔镜手术使用的

表9-8-2 免气腹与气腹法腹腔镜子宫肌瘤切除术的比较

项目	气腹法	免气腹法
手术器械	气腹法腹腔镜专用器械,一次性器械使用较多	与剖腹手术基本相同的免气腹腹腔镜器械,或剖腹手术器械,使用一次性器械少
手术操作	要求操作熟练,培训时间长	剖腹手术熟练即可,培训时间短
肌瘤切除时间	较剖腹手术明显长	较剖腹手术稍长或相当
中转剖腹手术	据报道为7.5% 原因:创面缝合止血困难	东京医科大学资料:10年间无中转剖腹手术 **
肌瘤取出	瘤体取出要求高 *,不能直接在腹腔内粉碎,或经腹部较大切口取出(腹腔镜辅助子宫肌瘤切除术)	经操作口切成条状取出

注:* 国内外相关指南均明确指出,不能将肌瘤暴露在腹腔内粉碎
** 东京医科大学10年间免气腹腹腔镜下切除术中无中转剖腹者,只有1例因出血多缝合止血困难,将操作切口延长后(约3.5cm)完成手术。

表9-8-3 免气腹腹腔镜肌瘤切除术与气腹法腹腔镜辅助肌瘤切除术的比较

项目	气腹法腹腔镜	免气腹腹腔镜
手术切口	除腹腔穿刺孔外,还要求一较大切口,以便能从腹腔内取出肌瘤或子宫	一腹腔镜孔,一操作孔和2cm的操作切口
子宫创面修复	在腹腔外进行,与剖腹手术相同,快捷	在腹腔内进行,与剖腹手术相似,较快捷
术后肠功能恢复	较快	较快
住院时间	与剖腹手术相同(一般5~7天)	一般3~5天

卵巢囊肿穿刺抽吸器有 2 种：囊肿穿刺抽吸器（soft-cup aspirator）和卵巢囊肿剥离器（SAND balloon catheter）。囊肿穿刺抽吸器械的使用使卵巢囊肿的腹腔镜手术切除简便易行。

囊肿穿刺抽吸器（图 9-8-23）是 1995 年井坂惠一等专门为卵巢良性囊肿手术而设计，其由内外 2 条金属管构成，外管顶端有一个硅胶帽，管腔近尾部侧方可与负压吸引器相接。使用时将内管穿刺针缩回外管内，将外管顶端的硅胶帽与囊肿壁贴紧，接通负压使硅胶帽与囊肿壁紧密相贴，然后将内管穿刺针刺入囊腔内，用注射器将囊液从尾端抽出。抽吸完毕用血管钳将穿刺部位夹住，可将囊壁取至腹腔外进行操作。

卵巢囊肿剥离器（图 9-8-24）是用于腹腔镜下囊肿手术的穿刺器，其结构是在三腔金属管的一端是穿刺针，针端稍内侧并排两个气囊，使用时先将远离针端的气囊充气，然后将穿刺针刺入囊肿内，再将已进入囊肿内的气囊充气，囊肿壁内外两气囊挤压穿刺孔以防囊液外漏。然后将囊液吸出。

2）术前卵巢囊肿的评价：卵巢肿瘤的早期诊断主要依靠影像学检查，如 B 超检查（主要是经阴道超声）、MRI、CT 等，确认囊壁内是否有实性部分及乳头状突起是鉴别良恶性肿瘤的关键，超声检查肿瘤的血液供应也有重要的参考价值，对于囊壁内有实质性区域或囊壁有乳头向囊内突起及超声检查血供丰富者，应警惕恶性肿瘤的可能。CA125、CA199 等肿瘤标志物升高时有参考价值，然而在正常范围内时也不能排除恶性肿瘤。

术前判断卵巢肿瘤是否可以先进行腹腔镜下囊肿穿刺再行切除手术十分重要，日本伊熊健一郎按囊肿的 MRI 检查将卵巢囊肿按照影像学特点分为 3 类（表 9-8-4）。

根据上述基本判定标准：

Ⅰ类：腹腔镜手术容易。

Ⅱ类：腹腔镜手术困难。

Ⅲ类：恶性肿瘤可能性很大，建议剖腹手术。

3）免气腹腹腔镜手术注意事项

①腹腔外卵巢囊肿切除：免气腹腹腔镜下的卵巢囊肿手术除非粘连严重，一般都可行腹腔外囊肿切除，与开腹手

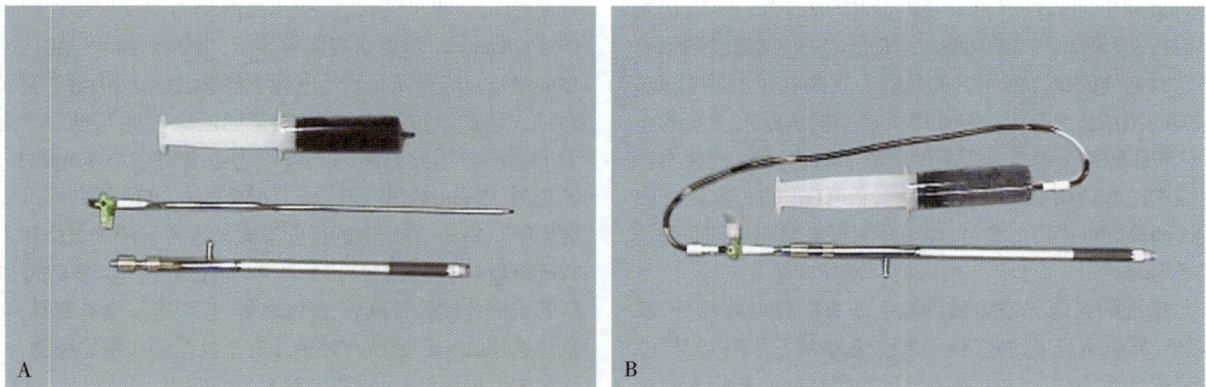

图 9-8-23 囊肿穿刺抽吸器

A. 囊肿穿刺抽吸器（穿刺针芯和外套管）；B. 囊肿穿刺抽吸器（组装后）。

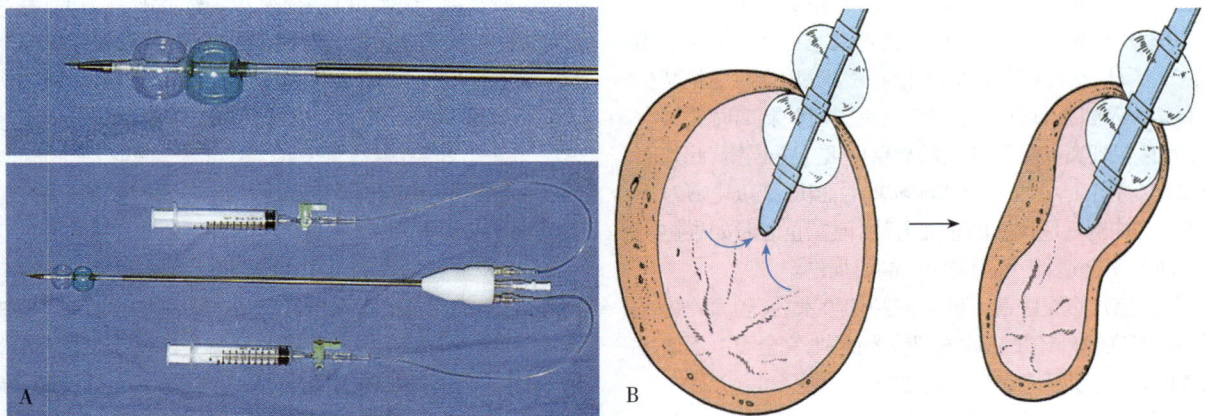

图 9-8-24 卵巢囊肿剥离器

A. 卵巢囊肿剥离器；B. 卵巢囊肿囊液抽吸示意图。

表 9-8-4　卵巢囊肿术前判定基本标准

判定依据	Ⅰ类	Ⅱ类	Ⅲ类
内容物性质	均质、稀薄	稠厚、液性脂肪 巧克力囊肿液性质	囊内容物不均一
囊壁形态	较光滑、边界清晰	有乳头、部分厚薄不均	囊壁厚薄不均、不规则
是否多房	单房	2~3 房	多房
是否双侧	单侧	双侧	/
囊肿大小	脐耻之间以下	脐水平以下	达脐上

术一样进行囊肿壁的剥离、缝合、止血,操作方便。但如果卵巢周围粘连严重,强行剥离和勉强向腹腔外牵拉会引起出血,在这种情况下就行腹腔内法,操作时由于不担心漏气,又能用普通的开腹器械,止血、缝合方便,排烟吸引容易等,与气腹法腹腔镜下操作相比较简单易行。

②腹腔内囊肿切除:免气腹腹腔镜下腹腔内的卵巢囊肿手术时,对可直接剥离的囊肿在剥离时可经操作孔放一纱布围绕在囊肿根部周围,可减少囊液意外漏出的播散。

4)卵巢囊肿切除时卵巢功能的保护:腹腔内腹腔镜下囊肿剥离后创面的处理可采用电凝和/或缝合。电凝止血简单易行,但易损伤卵巢功能,尤其是双侧卵巢囊肿剔除术后甚至有造成卵巢功能早衰的风险。双极电凝术对电凝部位周围的组织损伤较小,常应用于易受损伤组织创面的止血。气腹腹腔镜下缝合处理囊肿剥离术后的创面,对手术者缝合操作基本功和手术技巧要求较高。有研究报道,若无出血可让卵巢的缺损自行愈合,也可用双极电凝灼烧创面使创面边缘内翻。

尤其是卵巢内异位症囊肿发生率有明显增高趋势,双侧卵巢受累也不少见,腹腔镜手术已成为治疗子宫内膜异位症的首选手术方式。过去对手术后卵巢功能的影响未引起足够重视,随着对该问题认识的加深,卵巢内异症囊肿术中对卵巢功能的保护也越来越受到关注。保护卵巢功能最重要的是,囊肿切除后创面的处理要避免损伤卵巢供血和正常卵巢组织,不少卵巢囊肿剥离后创面出血明显。过度的电凝止血处理,既可影响卵巢的供血,又可造成正常卵巢组织的热损伤。因此,在处理卵巢囊肿剔除后创面出血时尽量减少对卵巢组织及供血损伤十分重要。首先囊肿剥离时要层次清楚,尤其在剥离卵巢门部位的囊壁时要十分谨慎,此处血供丰富,容易出血,止血时易影响卵巢的血供;双极电凝对周围组织损伤较小,是较好的止血方法,但在止血时如果控制电凝的时间不合适,仍可造成组织的热损伤。

因此,免气腹腹腔镜下卵巢囊肿切除术后,创面的缝合修复不管是在体外还是在体内都较为便利,完全可以不使用电凝操作,也能较好地保护卵巢功能。

5)妊娠期卵巢囊肿手术:妊娠期卵巢囊肿手术主要针对妊娠卵巢囊肿的扭转,也就是说妊娠期间如果合并卵巢囊肿,在无并发症发生的情况下,一般不需要处理,如果要进行

处理应选择在妊娠 12 周以后。

随着腹腔镜技术的成熟,气腹腹腔镜下妊娠期进行手术的报道越来越多,有报道妊娠 28 周并发卵巢囊肿扭转进行气腹法腹腔镜囊肿剥离术。虽然目前尚无充分的循证医学证据表明 CO_2 及气腹对胎儿具有不良影响,但多数学者认为妊娠不再是腹腔镜手术的禁忌证,它带给妊娠妇女的好处几乎和非妊娠妇女相同,一般来说腹腔镜术后母婴预后良好。

气腹时 CO_2 对妊娠妇女是安全的,但对胎儿的影响,尤其是胎儿动脉血气状态、胎儿血流动力学反应等的报道却很少。Uemura 等的研究结果显示,当维持 CO_2 气腹压力为 15mmHg 60 分钟时,胎儿出现了低氧血症、酸中毒和高碳酸血症。因此气腹压力、手术持续时间会对胎儿预后产生重要的影响。因此患者的气腹压力应维持在 7~12mmHg,不能超过 15mmHg,腹腔内压力增至 16mmHg 时则可产生显著影响。Yuen 等报道的行卵巢囊肿手术采用的气腹压力为 12mmHg 同样能达良好效果,顺利完成手术。多数报道麻醉的选择为硬膜外麻醉、静脉麻醉,也可选择全身麻醉,麻醉剂应选用临床研究认为对胎儿安全及无副作用的药物,试验研究未发现丙泊酚、异氟烷等有致畸作用。

但是,气腹对人类胎儿远期影响的随访资料不多,最近的研究却发现气腹对子代的行为发育产生不良影响。免气腹腹腔镜手术无须 CO_2 气腹,不用担心 CO_2 及气腹对胎儿和孕妇的影响,麻醉可选用硬膜外麻醉,因操作方便、手术时间较短、妊娠期各韧带均松弛,更易于进行囊肿的腹腔外处理。东京医科大学 10 余年临床资料显示,妊娠 12 周之前在硬膜外麻醉下进行的卵巢囊肿切除或切除手术安全、方便,术后未进行保胎治疗,未发现与手术及麻醉相关的流产发生,认为免气腹腹腔镜手术用于妊娠期卵巢囊肿剥离或切除具有一定的优势。

6)儿童卵巢囊肿手术:儿童卵巢囊肿多因下腹部疼痛在儿科就诊,经超声及 MRI、CT 检查,早期诊断并不困难。天津王晓晔等报道 18 例卵巢囊肿行腹腔镜手术的儿童,年龄(6.14±1.57)岁,与 21 例行传统剖腹手术治疗比较,随诊半年尚未发现并发症。认为腹腔镜卵巢囊肿切除术治疗效果优于传统剖腹手术。近年来较多的报道都认为免气腹腹腔镜儿童卵巢囊肿切除术安全、方便。

免气腹腹腔镜在国内开展时间相对较短,儿童外科使用更少。东京医科大学曾报道2例,所用手术器械为成人手术器械,体内无法完成。认为儿童腹壁皮肤弹性好,免气腹腹腔镜操作切口有弹性,腹壁薄更适用免气腹腹腔镜的腹腔外剥离法。但腹腔内手术野不如成人开阔。

7)卵巢囊肿蒂扭转的手术:卵巢囊肿蒂扭转时腹腔镜下观察,如果卵巢已明显坏死,应当立即钳夹瘤蒂,切除一侧附件或卵巢;如果肿瘤扭转时间较短,或扭转较轻,即使卵巢外观有轻度充血变色,可复位后观察,行囊肿切除保留卵巢。发生蒂扭转的卵巢囊肿往往活动度大,尤其适用于体外法囊肿切除,对此类患者免气腹腹腔镜手术可显示出其明显的优势。

(3)免气腹腹腔镜子宫切除术:子宫切除术是妇科盆腔手术的基本术式,也是妇科良性肿瘤及早期恶性肿瘤的治疗方法之一。腹腔镜的子宫切除术包括:腹腔镜下子宫全切术、子宫次全切除术和腹腔镜辅助(或联合)经阴道子宫切除术。从严格意义上讲,腹腔镜下子宫切除术是指在腹腔镜下完成全子宫或次全子宫切除的全部步骤;而腹腔镜辅助(或联合)经阴道子宫切除术是指在腹腔镜下和经阴道先后操作完成子宫切除术。

气腹法腹腔镜进行上述手术已经积累了较丰富的临床经验,虽然操作熟练的有经验的医师完全可以在腹腔镜下完成全子宫切除的全部步骤,但是临床上仍以腹腔镜和经阴道联合操作完成的子宫切除为主要手术方法。不管方法如何,只要符合微创手术的宗旨——创伤小、出血少——就是较为理想的手术操作。尤其是能量器械的使用(如Ligature、百科钳、超声刀等),减少了缝合等较复杂的操作,各种子宫切除的手术也变得快速、简便。

气腹法腹腔镜下完成子宫切除术这样的手术常需要用到自动缝合器等一次性器械,但免气腹腹腔镜下手术能弥补上述缺点,以普通的手术器械代替自动缝合器等,且操作较为简便。

1)适应证与禁忌证:免气腹腹腔镜下全子宫、次全子宫或腹腔镜辅助或联合经阴道子宫切除术的手术适应证与剖腹手术基本相同。除了无人工气腹对手术、麻醉的影响之外,其他禁忌证与气腹法腹腔镜手术基本相同。

2)免气腹腹腔镜各种子宫切除方法的特点:子宫较大时左右腹壁操作孔若较靠下,有些操作如结扎和缝合都会受到影响,因此要根据子宫的大小来决定左右腹壁操作孔的位置。

① 免气腹腹腔镜联合经阴道子宫切除术:较大的子宫肌瘤、以往有手术史及腹膜炎等怀疑有粘连者、未生育妇女由于子宫大及活动度差行阴式子宫切除难度大者,更适用于免气腹腹腔镜联合阴道子宫切除术。

免气腹腹腔镜手术时,在处理了圆韧带、子宫旁组织血管、部分主韧带之后,可在腹腔镜下直接切开前穹窿和后穹窿的阴道壁,然后在腹腔镜指示下经阴道完成剩余部分主韧带及侧穹窿阴道壁的切断,阴道残端的缝合可经阴道或经腹腔镜下进行。

② 免气腹腹腔镜下子宫全切术:即使免气腹腹腔镜下进行子宫全切术相对于气腹法腹腔镜较为方便,但在处理子宫主韧带、子宫骶韧带、甚至子宫血管和关闭阴道残端时仍然没有经阴道处理快捷、安全。因此腹腔镜下子宫全切术作为一种术式有必要进行探讨,但作为一种手术方法其实用性有待商榷,除非患者因某种原因不能经阴道进行手术。

③ 免气腹腹腔镜下子宫次全切除术:在免气腹腹腔镜下进行子宫次全切除术也是较为常用的术式,手术步骤在子宫血管处理(包括子宫血管处理)之前与子宫全切术相同。至于子宫动脉的处理也有不同的意见,有作者认为要切断子宫动脉,有作者认为切断子宫动脉上行支即可。免气腹腹腔镜手术时处理至子宫动脉。

虽然有作者认为子宫颈残端在充分电凝等止血后可以不缝合,而只缝合其表面的腹膜覆盖创面即可,但免气腹腹腔镜下均进行子宫颈残端间断缝合。

3. 免气腹腹腔镜手术在妇科盆腔恶性肿瘤中的应用 随着腹腔镜技术的发展和能量手术器械和设备的开发,腹腔镜手术曾在妇科恶性肿瘤中得到广泛的应用,尤其是在宫颈癌根治术中的应用更为广泛。自从2018年《新英格兰医学杂志》发表了MD安德森2项关于腹腔镜宫颈癌根治手术的研究,认为相对于开腹手术,腹腔镜宫颈癌根治手术复发率更高、生存率更低。国内外学者均在探索其原因,认为可能与手术中举宫器应用有关,或者也可能与CO_2气腹有关,至今仍无明确的结论。而腹腔镜下宫颈癌根治手术基本停止应用,除了较早期的非根治性手术。在卵巢癌手术中的应用也还存在一定的争议,因为卵巢上皮性恶性肿瘤在首次发现时已有70%是晚期,目前用腹腔镜完成满意的肿瘤细胞减灭术尚不可能,如大小网膜的切除、横膈面转移灶的切除等,还有腹膜后淋巴结的切除也存在着一定的争议。

免气腹腹腔镜在宫颈癌的手术治疗中,因为无需CO_2气腹,也可以不应用举宫器,理论上讲具有其优势,但尚无临床医学证据表明免气腹腹腔镜宫颈癌根治手术的复发率和生存率优于气腹腹腔镜,并且在腹膜后淋巴结清扫术中存在较多的不足,如手术中较活跃的肠管活动会影响淋巴清扫的彻底性等,当然任何技术都不可能十全十美,医疗技术是人类从事医疗活动的工具,其应用的选择仍取决于它的使用者。一个成功的手术医师除了具有娴熟的技术和丰富的医疗知识,还要有合理掌握手术适应证的能力和水平,有所为有所不为。鉴于免气腹腹腔镜手术既无气腹、又可以不用举宫器,因此对于术前评估手术难度较小、较早期的宫颈癌手术可以推荐应用,既不违背手术原则,又可积累相关免气腹腹腔镜手术的临床资料。

(1)免气腹腹腔镜广泛性子宫全切术与盆腔淋巴结清扫术:腹腔镜宫颈癌根治术的手术范围已达到与传统开腹手术相当的程度,并且在某些方面更显示出其优势,如能对宫颈癌施行个体化手术等。随着腹腔镜宫颈癌根治术研究的深入,术后膀胱功能、直肠功能紊乱以及性生活失调等越来越引起患者及妇科肿瘤医师的重视。如何利用腹腔镜下手术局部视野放大、微创优势,避免损伤盆腔自主神经,减少术后并发症是腹腔镜手术进一步探讨的问题。

要完成此类手术,首先要求腹腔镜医师具有熟练的腹腔镜下操作技术和剖腹肿瘤手术技能,还要求配备较先进的腹腔镜下能量手术设备和器械,以此方能保证手术的充分、彻底和安全。即使如此,腹腔镜宫颈癌根治术(包括盆腔淋巴清扫术)仍存在不少的问题亟待进一步研究探讨。

本部分仅介绍免气腹腹腔镜进行该类手术的要点、注意事项和并发症的预防和处理。

1)术前准备:术前除了进行必要的检查排除手术的禁忌证和手术中可能出现的潜在风险,进行CT、MRI检查了解病灶及淋巴结的肿大情况对于手术也有重要的指导意义。大多数转移的直径<10mm淋巴结CT、MRI的敏感性分别为60%~80%、60%左右。另外在手术前还要进行必要的其他准备如下:

① 肠道准备:不管是气腹法还是免气腹腹腔镜手术时肠胀气会明显影响手术视野,会增加手术的难度,免气腹腹腔镜手术时由于没有气腹的作用肠管活动较为活跃,如果再有肠道胀气手术则更为困难。充分的肠道准备使肠内容物排空后可明显控制肠胀气,为手术创造良好的视野。手术前2天要控制饮食和服用缓泻剂,并进行必要的灌肠。

② 术时体位准备:取膀胱截石位,由于手术时间较长,下肢摆放以不影响血液循环、避免腓总神经的受压等为宜。因为免气腹腹腔镜手术时头低位的角度要较气腹腹腔镜更大,以保证盆腔手术空间,所以肩托及上肢要固定合适,以免发生臂丛神经的损伤。

③ 手术器械:切口保护套、单极电钩、双极电凝钳、Ligature(或百科钳)、超声刀等。

2)免气腹腹腔镜广泛子宫切除的要点

① 腹腔镜孔及操作孔的建立:免气腹腹腔镜孔建立在脐上缘2cm处。在腹壁悬吊后相当于阑尾点的下腹壁两侧建立操作孔,放置保护套,并可在两侧操作孔上方分别穿刺放置一5mm套管,辅助手术操作。手术中不用举宫器,可以在腹壁上多建立1个操作孔,通过该操作孔将较粗的缝线缝合固定在子宫上,并将该牵引线通过操作孔在腹腔外牵引子宫(替代举宫器),同样可顺利完成手术操作。

② 子宫各组韧带的切除、子宫旁组织的切除等均按照剖腹手术操作,子宫动脉的结扎是在清扫髂内淋巴时从髂内动脉发出处凝断。近膀胱、直肠处的组织及韧带切断用超声刀为宜,主韧带的处理及盆底部宫颈骶骨韧带的处理用Ligature或百科钳为宜。

③ 子宫旁输尿管的分离、输尿管隧道的分离:可先在近盆壁处凝固切断主韧带,从子宫旁输尿管外侧分离输尿管,用超声刀切断输尿管周围组织和隧道壁,层次清楚出血少。

④ 经阴道辅助阴道壁的切除更便捷、安全:可于手术前先经阴道标记要切除的阴道长度,切开阴道壁,套袖状分离要切除的阴道壁,阴道前壁与膀胱分离,阴道后壁与直肠分离,然后做游离阴道缘的缝合,防止子宫颈病变组织脱落入阴道。腹腔镜下其他操作与常规操作相同。

3)免气腹腹腔镜盆腔淋巴的清扫:盆腔淋巴结清扫术的范围与剖腹盆腔淋巴清扫术相同。分左右两侧进行,每侧上方至髂内外动脉分叉上髂总动脉3cm处,下方至旋髂深静脉,内侧为闭锁脐动脉,外侧为髂腰肌内缘,后方为闭孔神经以上。由于盆腔双侧淋巴分布的差异和无正压气腹的作用,免气腹腹腔镜盆腔淋巴清扫存在一定困难,但也有其优势之所在,表现在如下几个方面。

① 髂外淋巴组织的切除:自髂外动脉中段开始,提起并剪开髂外动脉的鞘膜,向腹股沟方向分离并剪开至旋髂深静脉水平,然后分离髂外动脉下段表面的淋巴组织;再从髂外动脉中部向髂总动脉方向分离打开其鞘膜,直到髂内外动脉分叉处。然后分离腰大肌表面及髂外动脉外侧的淋巴脂肪组织,暴露生殖股神经后,避开神经由髂外动脉中部向腹股沟方向分离至旋髂深静脉水平,在该处钳夹电凝、切断,阻断小部分下肢淋巴的回流。再从髂外动脉中部向上游离腰大肌表面及髂外动脉外侧的淋巴组织至髂内外动脉分叉处,切除髂外动脉外侧及腰大肌表面的部分髂外组淋巴组织。髂外静脉淋巴结的切除,用细头钳轻轻提拉静脉表面的淋巴组织,使淋巴组织与血管松解,剪开髂外静脉鞘膜及髂外动静脉隔,将静脉表面的淋巴组织剥离并推向内侧,将闭锁脐动脉外侧及髂外静脉表面剥离的淋巴和脂肪组织在旋髂深静脉水平电凝并切断。至此髂外淋巴全部切除。

不管是气腹还是免气腹腹腔镜下近腹股沟处的髂外淋巴组织暴露都较困难,免气腹腹腔镜下暴露更为困难,但是可用手指探查该部位的淋巴结,甚至可以探查到腹股沟深淋巴的位置,如有可疑的淋巴结,可将该处腹壁牵拉上提,充分暴露后清除淋巴组织。

② 闭孔淋巴的切除:可从腰大肌内侧分离髂外动脉、静脉,向下分离暴露闭孔窝的淋巴组织,用吸引器吸取该处的脂肪组织,显露淋巴组织及闭孔神经,将闭孔神经上方的淋巴组织撕脱剥离切除,有时闭孔动脉变异走行在闭孔神经的上方,此时要将该动脉结扎以便充分清除闭孔的淋巴组织。还可以从髂外静脉内侧下方和闭锁脐动脉之间钝性分离暴露闭孔淋巴组织,此时要将髂外动静脉外推向外侧,用强力钳或大弯血管钳分离淋巴组织,暴露闭孔神经后将其上方的淋巴组织游离、凝固、切除。

③ 髂内淋巴组织切除:助手用强力钳钳夹髂外静脉与闭锁脐动脉内侧的脂肪淋巴组织断端,向头侧方向牵拉,术者用长剪刀由盆底部向头侧分离髂内动脉表面的淋巴组织,因为髂内动脉无明显可打开的鞘膜,剥离时尽量锐性分离,直到髂内外动脉分叉处,凝固、切除。至此髂内淋巴组织连同部分髂外淋巴组织一同切下。

④ 髂总淋巴组织切除：髂总淋巴组织范围不大，但切除较困难，右侧髂总淋巴结主要处于髂总动脉的外侧偏后方，并且与后腹壁结合较紧密，有时含有血管处理时易引起出血。在髂内外动脉分叉处将后腹膜向头侧打开至骶岬水平，暴露 3cm 髂总动脉，再将髂总动脉鞘膜打开，然后将鞘膜推向外侧，分离髂总动脉外侧后方的淋巴组织，开始先分离靠近髂总动脉壁处的淋巴，如果有从髂总动脉上分出的小血管，则应首先凝固切断。用细头钳将该处的淋巴组织分离，与后腹壁连接处需凝固、切断，切除髂外淋巴组织。右髂总动脉外侧后方即为右髂总静脉，切除髂外淋巴结时要注意防止其损伤。

左侧髂总淋巴结的切除较为困难，因为髂总动脉位于乙状结肠后，主要淋巴组织多在左髂总动脉的后外侧，暴露较为困难。手术时可将左侧结肠旁沟的腹膜打开，将结肠推向上方，将左侧髂内外动脉分叉处牵向内侧，暴露左侧髂总动脉及其淋巴组织。

淋巴组织的取出一定要在腹腔内放入收集袋取出腹腔，切勿直接从操作口取出。

因为免气腹腹腔镜盆腔淋巴结清扫所用器械及手术方法与剖腹手术接近，所以与气腹法腹腔镜下手术比较手术难度相对较小，即使如此要彻底清除盆腔淋巴结，也需要经验丰富的医师相互配合才能完成。

4）并发症及预防：不管是免气腹还是气腹法腹腔镜下的盆腔淋巴清扫术，其操作难度均较剖腹手术大得多，但并发症的发生率并不比剖腹手术高，文献报道气腹法腹腔镜并发症发生率很低，小血管出血也很少见，而免气腹腹腔镜尚未见相关报道。该手术的并发症有：

① 血管损伤：除非误伤，否则较大动脉的损伤极少见。

髂外静脉及旋髂深静脉的损伤是较为严重的并发症，因为静脉壁薄，多数为撕裂损伤，通常发生于较固定的淋巴结的切除和牵拉静脉时造成静脉壁破裂。牵拉静脉时尤其要注意被牵拉的部位附近有无静脉的属支，静脉属支与大静脉的夹角处是发生撕裂的常见部位，要尤其注意。小的破裂可用无损伤线先缝合止血，止血困难和较大的破裂修补困难时要及时剖腹止血。

② 输尿管损伤：手术时先辨清输尿管的位置和走向是预防输尿管损伤的重要环节，另外输尿管周围有出血时要避免盲目止血，尤其是电凝止血。如果发生输尿管损伤，可在腹腔镜下修补，首先要放置输尿管导管，然后修补输尿管，输尿管导管 3 个月后取出。输尿管周围组织的处理以用超声刀为宜，双极电凝等辐射损伤较大，应注意手术后远期的输尿管损伤的并发症，如有可疑损伤，可放置输尿管导管，3 个月后取出。

③ 神经损伤：盆腔淋巴结清扫时极少损伤神经，手术时遇到的神经主要有生殖股神经和闭孔神经。生殖股神经位置表浅分离髂外淋巴时可清楚地暴露，闭孔神经粗且容易暴露，处理此处的淋巴组织时均用撕脱法，故神经损伤罕见。

即使意外切断闭孔神经，可用 5/0 无损伤缝线修复。

④ 其他并发症：包括淋巴囊肿形成、肠管损伤、腹膜后血肿等。淋巴囊肿的预防要做到对尾端淋巴组织充分凝固后切断，淋巴引流较多部位进行结扎，术后要放置引流管。

手术后操作孔部位的肿瘤复发也是一严重并发症，但对于盆腔淋巴结清扫术只要将清除的淋巴组织放入收集袋中取出，极少会引起操作孔的肿瘤复发。

5）评价与争议：即使免气腹腹腔镜手术操作较为方便容易，但要证实腹腔镜下盆腔淋巴结清扫与剖腹手术的盆腔淋巴结清扫一样彻底，目前还没有具有说服力的对照研究。以前几乎所有的研究均表明腹腔镜下清扫的淋巴结数目少于剖腹手术的淋巴清扫数目，1992 年 Childers 报道 18 例腹腔镜淋巴结切除后又行剖腹手术"补充"淋巴结切除，发现腹腔镜手术切除了剖腹手术 91% 的淋巴结；1993 年 Fowler 等报道腹腔镜淋巴结切除后再行剖腹手术淋巴结切除，发现腹腔镜切除的淋巴结最高占剖腹手术的 85%。虽然已有研究证实腹腔镜盆腔淋巴结切除术不会遗漏或错过病变的淋巴结，但是仍然难以使肿瘤学家相信腹腔镜手术的可靠性。目前多数擅长剖腹手术的肿瘤医师仍认为，腹腔镜下根治行子宫切除可以达到与剖腹手术同样的范围，而淋巴清扫是否能达到剖腹手术的范围仍值得商榷。因为如果腹腔镜淋巴结切除是有价值的，那么其切除的淋巴结数应该与剖腹手术一样甚至更多。

（2）免气腹腹腔镜保留神经的广泛性子宫切除术及腹膜阴道延长术：关注提高癌症患者手术后的生存质量是肿瘤治疗的趋势，宫颈癌手术后因盆腔自主神经的损伤，可有近期膀胱、直肠功能障碍；因为阴道的部分切除，术后远期性生活受到影响。保留主要盆腔神经的广泛性子宫切除术、手术后腹膜阴道延长术都体现了对患者生存质量的人性化关怀。

1）免气腹腹腔镜保留神经的广泛性子宫全切术

① 盆腔自主神经构成：盆腔自主神经由腹下神经、盆腔内脏神经及下腹下神经丛组成。双侧的腹下神经由上腹下神经丛汇集而成，进入盆腔后紧贴直肠系膜，沿输尿管走向子宫颈和膀胱。在阴道旁组织内，腹下神经与来自骶 2~4 的盆腔内脏神经汇合，形成下腹下神经丛。自此发出子宫支及膀胱支，分别支配子宫和膀胱。术中明确盆腔自主神经的解剖部位和走向，避免手术损伤即能减少并发症的发生。

② 保留神经的手术操作：充分暴露膀胱侧窝、直肠侧窝、冈林间隙（输尿管系膜与子宫骶韧带之间的间隙）、第 4 间隙（输尿管入膀胱前段、膀胱及阴道壁之间疏松无血管区），充分游离子宫骶韧带、主韧带、膀胱宫颈韧带、阴道旁组织。

在阔韧带后叶游离输尿管，在直肠阴道韧带水平输尿管系膜下分离出冈林间隙，在接近此间隙底部的输尿管系膜内找到与输尿管平行走向呈灰白色的腹下神经，钝性向外侧分离腹下神经予以保留。在直肠子宫陷凹与冈林间隙之间，靠近骶骨处用超声刀切断子宫骶韧带及直肠阴道韧带。在直肠侧窝与膀胱侧窝之间的主韧带内,找出髂内静脉的属支——子宫深静脉,其下方含有束状分布的盆腔内脏神经纤维,子宫深静脉丛与其下方的神经束之间有直肠中动脉,用超声刀在近盆壁处将主韧带及直肠中动脉切断,保留其下方的盆腔内脏神经束。下推膀胱在输尿管"隧道"顶部,用超声刀切断浅层膀胱宫颈韧带至输尿管入膀胱处,暴露输尿管下方的深层膀胱宫颈韧带,分离深层膀胱宫颈韧带外侧与内侧组织打开第4间隙。用超声刀切断此间隙内侧的膀胱静脉丛,保留外侧部下腹下神经丛的膀胱支。在暴露的冈林间隙与第4间隙之间切断下腹下神经丛的子宫支,保留外侧下腹下神经丛及其膀胱支。至此,保留神经手术步骤结束。

2)免气腹腹腔镜广泛性子宫全切术后腹膜阴道延长术:免气腹腹腔镜广泛性子宫全切术后因为切除了3cm左右的阴道壁,致使阴道明显缩短,会影响术后性生活。手术后的阴道延长术可显著改善患者的术后生活质量。

手术方法:广泛性子宫全切术切除子宫后,将膀胱上方的腹膜缘与阴道前壁切缘间断对接缝合,将直肠子宫陷凹最低切缘腹膜与阴道后壁切缘间断缝合。将左右两侧的膀胱侧方腹膜与左右两侧直肠侧方腹膜分别前后相对缝合,使阴道残端上方腹膜呈筒状,根据阴道切除的长度将阴道残端上方的"腹膜筒"在选定的部位缝合封闭。

术后处理:腹膜代阴道延长术后,阴道内要放置模具6个月,并定期随访。如果手术后要补充体外照射放疗,阴道模具的放置时间再延长3~6个月。

(三)宫腔镜手术在内膜癌及癌前病变的作用

1853年法国医师Desomeaux应用早期的内镜观察了"子宫内口",首次报道了"宫腔检查",1869年爱尔兰医师Pantaleoni提出了宫腔镜(hysteroscopy)的概念。应用宫腔镜技术使人们终于看到了这个潜在闭合的腔隙,包括良性疾患,如子宫内膜增生、子宫肌瘤、子宫内膜息肉、子宫腔粘连和中隔子宫等;恶性疾患,如子宫内膜癌也一样因为宫腔镜的问世得以早期诊断,现在已经有宫腔镜下成功治疗早期内膜癌的报道。

1. 子宫内膜癌的宫腔镜下表现 主要表现为局灶性或弥漫性不均匀息肉样改变或内膜乳头状增生;血管异常表现;腺体囊性扩张;腺管开口结构异常(增厚、密度不均、扩张)。

(1)菜花样新生物:肿物可生长在子宫腔的任何部位,但以子宫腔前后壁及子宫底部最为多见,肿物呈菜花样或细小乳头状,往往合并出血和坏死,致使肿物表面呈褐色或灰褐色。乳头表面有形态异常的血管,血管的形态多种多样,多数呈稀奇古怪状,可见血管成团或螺旋状围绕腺体周围(图9-8-25)。

(2)弥漫型病变:子宫腔内病变范围大,表现为内膜弥漫性增厚,表面呈乳头样改变,其内有粗细不等的异形血管(图9-8-26)。

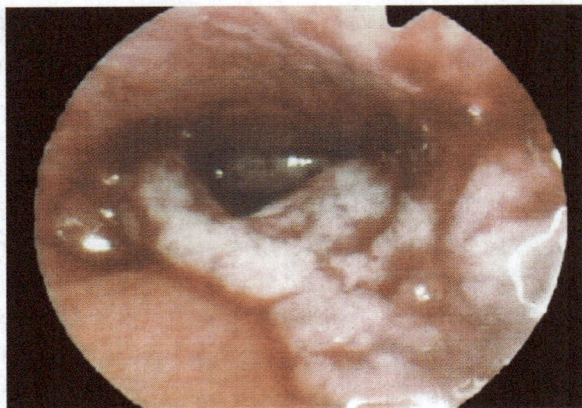

图9-8-25 菜花样新生物

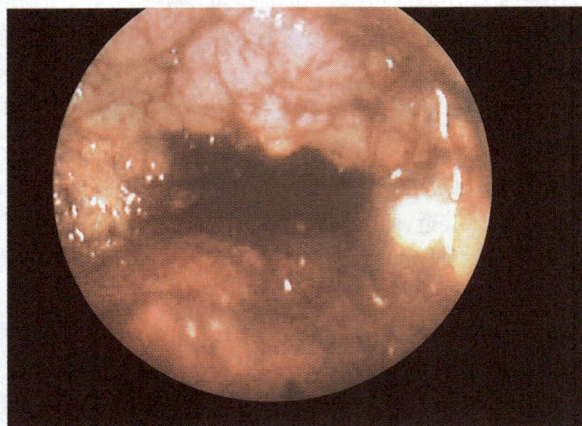

图9-8-26 弥漫性病变

(3)局灶性息肉状物:内膜癌患者子宫腔内病变可表现为息肉样新生物,此时肿物表面血管分布明显增多,可有粗细不等的异形血管(图9-8-27)。

2. 客观认识宫腔镜检查对子宫内膜癌的早期诊断的价值 宫腔镜技术使妇科医师可以"眼见为实",可以最直接、近距离地观察整个子宫腔而无盲区。如果经US、SIS、

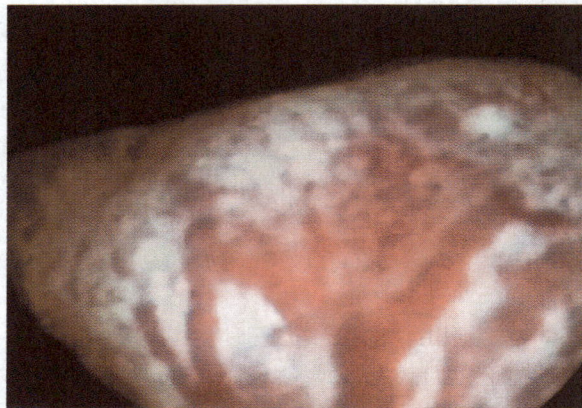

图9-8-27 局灶性息肉状物

CT 或 MRI 检查已高度可疑子宫内膜病变,应首选分段诊刮。对临床症状典型同时具有高危因素,而辅助检查未证实内膜病变者,则应尽快行宫腔镜检查。子宫内膜电切术后残留内膜仍可发生内膜癌,应注意严密随访、及时诊断。

Gimpelson 等报道即使有经验的妇科医师每次刮宫仍会有 10%~35% 的子宫内膜区域刮不到。对于老年妇女由于子宫颈萎缩,需扩宫才能完成刮宫,增加了对患者的损伤和痛苦。盲刮对子宫内膜癌的病灶位置及范围难以做出正确判断。Clark 等研究异常子宫出血患者宫腔镜下诊断子宫内膜癌和子宫内膜增生的准确性,分析 65 篇文献 26 346 例患者中,3.9% 宫腔镜怀疑癌,其中 71.8% 是癌;而不怀疑癌者,仅有 0.6% 是癌。认为宫腔镜诊断子宫内膜癌准确率高,但仅限于子宫内膜病变。Marchetti 等回顾分析 181 例子宫内膜癌患者,宫腔镜诊断的敏感度为 93.10%,特异性 99.9%,阳性预测值 99.96%,阴性预测值 98.18%。宫腔镜检查结合子宫内膜定位活检,其敏感度和特异性可提高到 96.55% 和 100%。Giuseppe Trojano 等回顾性分析 2009—2015 年期间 295 例接受门诊宫腔镜和子宫内膜活检的患者,对于子宫内膜增生,宫腔镜检查的敏感性、特异性、阳性预测值和阴性预测值分别为 66.7%、100%、100% 和 98.1%,而对于子宫内膜癌的敏感性、特异性、阳性预测值和阴性预测值分别为 100%、99%、75% 和 100%。Agostini 等回顾分析宫腔镜电切组织病理诊断子宫内膜非典型增生 17 例,子宫切除的组织病理学诊断发现 1 例子宫内膜癌,因子宫内膜非典型增生做宫腔镜手术发现子宫内膜腺癌的危险度为 5.9%(1/17)。而 Ahmet Namazov 等将 1 324 名子宫内膜癌 I 期患者分成宫腔镜组和非宫腔镜(刮宫或门诊内膜活检)组,比较 2 组间的病理结果和生存指标并进行长期随访,最终研究结果证实宫腔镜检查不会影响早期子宫内膜癌患者的生存结局。

3. 与其他辅助检查手段相比较

(1)与盆腔超声比较:超声的优点是无创、方便、易行、无痛苦、可提示盆腔包块;超声的缺点是对内膜增厚不具特异性、对子宫内膜增生性病变以及早期内膜癌变超声检查不能提供特异性鉴别诊断,尤其容易遗漏小于 5mm 的子宫内膜病变。Farquhar 等系统性回顾了 19 项比较 B 超和宫腔镜诊断异常子宫出血准确性的研究,发现 B 超诊断子宫内膜增生或子宫内膜癌的敏感度为 33%~100%,特异度为 79%~99%,宫腔镜诊断子宫内膜增生或子宫内膜癌敏感度为 90%~100%,特异度 97%~100%。Litta 等发现对子宫内膜厚度≥4mm 者,超声的敏感性、特异性、阳性预测值、阴性预测值为 55.6%、49.7%、83.3%、98.1%,而宫腔镜的敏感性、特异性、阳性预测值、阴性预测值为 100%、49.6%、81.3%、100%,作者认为当子宫内膜厚度 <4mm 时,超声可能会漏诊恶性变,对于有异常子宫出血的绝经后妇女,宫腔镜下活检是必需的。Vasile 认为宫腔镜较超声检查更为直观,同时能够获

取组织标本进行病理学检查,即使是对于绝经后没有临床症状,超声提示为萎缩性子宫内膜的患者也适用。尽管阴道超声测量内膜厚度创伤小,准确性高,可是其鉴别子宫内膜病变的低特异性和对子宫内膜癌低阳性预测值,使其不再适合作为激素治疗,尤其是服用他莫昔芬患者子宫内膜厚度的可靠监测方法。Mkrtchian 等报道 B 超和宫腔镜对不典型增生和早期子宫内膜癌患者预后评估的失误率分别为 14.3% 和 5.5%,两者有明显的差异。

(2)与磁共振成像 MRI 比较:Guocai Xu 等通过对 MRI 和宫腔镜在评估早期子宫内膜腺癌的子宫颈受累情况的比较,结果显示 MRI 评估子宫颈状况的准确率为 93.2%,宫腔镜为 55.7%。MRI 在子宫内膜癌分期子宫颈评估方面优于宫腔镜。

(3)与诊断性刮宫(diagnostic curettage,DC)比较:DC 是评估子宫内膜病变和内膜癌的传统检查方法,但其为盲视手术,完全凭术者的感觉和经验进行,容易遗漏子宫腔内微小或局灶样病变。研究表明即使有经验的妇产科医师也只能刮到最多 50%~60% 的内膜。Bedner 等对 442 名异常子宫出血或超声发现子宫内膜病变的围绝经期妇女在 DC 检查后,又进行宫腔镜直视下活检,发现宫腔镜漏诊了 4 例病变,而 DC 漏诊了 21 例病变,认为宫腔镜直视下活检发现子宫腔内病变的敏感性比 DC 高。Saygili 比较了 42 名绝经后出血或子宫内膜增厚患者诊刮和子宫切除术后的病理检查结果,发现诊刮结果为复杂性子宫内膜增生者中 50% 术后病理结果为不典型增生,诊刮结果为不典型增生者中 2/3 术后被诊断为子宫内膜癌。作者建议对此类患者,应进行二次 DC 或宫腔镜检查。Garuti 将 176 名服用他莫昔芬后子宫内膜厚度到 4mm 的乳腺癌患者分为 2 组,94 名行宫腔镜下活检术,82 名行诊断性刮宫,发现 34.1% 诊刮患者因所取组织量过少未能做出病理诊断。作者认为对服用他莫昔芬的患者诊刮术不能取到足够量标本,同时它不能发现因他莫昔芬引起的子宫内膜病变,如囊性萎缩及合并子宫内膜癌的子宫内膜息肉。在区别正常和异常内膜上,宫腔镜的敏感度、阴性预测值、阳性预测值为 100%、100%、68.9%,而盲目诊刮的敏感度、阳性预测值为 68.9% 和 43.7%。对他莫昔芬引起的子宫内膜病变的全面了解,宫腔镜活检依从性更好。

(4)与病理诊断比较:Alanis 等对 372 名绝经后妇女行宫腔镜检查发现宫腔镜检查结果和病理结果有很高的一致性。作者认为宫腔镜可以作为子宫腔内良恶性病变的首选检查。有关子宫内膜增生的宫腔镜图像与病理组织学的关系,Dotto 等将宫腔镜下的子宫内膜图像分为 5 类:正常、良性病变、低危子宫内膜增生、高危子宫内膜增生和子宫内膜癌。与子宫内膜活检的病理结果对照,图像与病理有高度的一致性。Garuti 等报道宫腔镜对子宫内膜增生诊断的敏感性、特异性、阴性预测值、阳性预测值分别为 63.7%、91.7%、91.3%、64.7%。作者认为目前宫腔镜诊断子宫内膜增生准确

性不高。对于宫腔镜检查示不规则或增厚的内膜,病理学检查是必需的。Vasile 对 145 名患者宫腔镜检查结果与组织学检查相比,其对子宫内膜增生诊断的敏感性、特异性、阳性预测值、阴性预测值分别为 89.36%、91.96%、82.36%、95.37%,认为宫腔镜是子宫内膜增生的第一诊断方法。Butureanu 等运用新的二分类法,将子宫内膜增生分为内膜增生及内膜瘤变,宫腔镜诊断两者准确率分别为 90.74%、80%,总的准确性为 90.26%。Garuti 等发现宫腔镜预测子宫内膜增生合并浸润癌的敏感性、特异性、阴性预测值、阳性预测值分别为 84.6%、100%、87.5%、100%,认为宫腔镜是诊断子宫内膜增生合并浸润癌的敏感且特异的方法。宫腔镜检查结合合子宫内膜定位活检,其敏感度和特异度可提高到 96.55% 和 100%。

宫腔镜微创、诊断准确性高,使得宫腔镜成为子宫内膜增生诊断和保守治疗随访的理想工具。现在普遍认为宫腔镜对可疑病变直视下活检是诊断异常子宫出血的金标准,是安全、容易和有效的评价异常子宫出血的方法。

4. 宫腔镜检查能否造成癌细胞播散 20 世纪 90 年代初,有病例报道宫腔镜检查可以造成子宫内膜癌的盆腔转移、子宫血管内瘤栓肺转移。近年来,大部分学者认为宫腔镜检查可以造成腹腔冲洗液细胞学阳性,但不影响预后。Leveque 等报道了 19 例临床 I 期的子宫内膜癌患者在子宫切除前进行了宫腔镜检查,并于开腹手术中常规进行腹腔冲洗液的细胞学检查,7 例发现阳性,但以后的随访未发现腹膜复发。Lo 等研究了 162 例子宫内膜癌患者,在开腹手术前行宫腔镜检查,对其中 120 例患者,应用 CO_2 膨宫 70 例,盐水膨宫 50 例;结果有 8 例患者腹腔冲洗液细胞学检查癌细胞阳性,其中盐水膨宫 7 例,CO_2 膨宫 1 例,两者相比有显著差异。所有腹腔细胞学阳性的患者均未附加另外的治疗,随访无瘤生存 12~34 个月。表明用盐水较用 CO_2 做膨宫介质更易使癌细胞扩散到腹腔,对临床预后的影响还有待于进一步随访观察。Kuzel 等研究 42 名有子宫内膜癌危险的妇女,行液体膨宫的宫腔镜检查,定位活检和刮宫术,并分别于宫腔镜检查前、定位活检后和刮宫后取腹腔冲洗液检查。共有 11 次冲洗液阳性结果,在宫腔镜检查前和定位活检后冲洗液阳性无统计学意义,在定位取材后和刮宫后则分别为 33.3% 和 88.9%,有显著差异。表明刮宫术本身而非宫腔镜下的定位活检促进了瘤细胞进入腹膜腔。Arikan 等研究了 24 个因子宫内膜癌而行全子宫和双侧附件切除术的离体标本,无子宫浆膜面和子宫外病变,内膜癌病变面积大于 $1cm^2$,用 5mm 硬管行宫腔镜检查,最大灌注压力为 100mmHg,流速 150ml/min,灌注 3 分钟,收集经输卵管流出的液体,离心沉淀后,进行细胞学检查和细胞黏附生存能力的试验,结果在 20/24 例(83%)中收集到液体,17/24 例(71%)发现癌细胞,10/24 例(42%)扩散的癌细胞有再生种植能力。这个试验模型得出结论,宫腔镜检查会造成癌细胞的扩散,而且扩散的癌细胞具有黏附和种植能力。日本曾做过大规模的调查,结论是宫腔镜检查与 5 年存活率无关。

Revel 回顾性分析了 1980—2001 年 Medline 上所有有关宫腔镜检查内膜细胞播散的文章,得出结论是:目前尚不能确认腹膜上的内膜细胞是因宫腔镜灌流冲洗逆流至盆腔;也无前瞻性、随机研究证实宫腔镜检查或手术会造成肿瘤播散。Nikolaos P Polyzos 的一篇包含了 1 015 名子宫内膜患者的 Meta 分析证实宫腔镜检查有癌细胞播散到腹腔的风险,但癌细胞扩散的风险是否与较差的预后相关仍需要前瞻性和足够有力的试验来阐明。Andraz Dovnik 等人研究意外发现,宫腔镜诊断的 I 期子宫内膜癌患者的腹膜细胞学阳性或可疑的发生率明显高于 DC 诊断的患者。在临床中仍强调行宫腔镜检查时必须尽量降低膨宫压力,而且应尽量避免加压。目前尚无循证医学的资料来证实究竟应用多大的膨宫压力可避免宫内膜细胞播散。

5. 子宫内膜异常增生的治疗 子宫内膜异常增生的传统治疗包括药物和子宫切除,宫腔镜下治疗是对于无生育要求且药物及手术禁忌的患者行子宫内膜剥除术,经宫颈子宫内膜电切术(transcervical resection of endometrium,TCRE)或子宫内膜剥除术(endometrial ablation,EA),尤其是子宫内膜癌前治疗。

McPherson 等对 8 900 例因异常子宫出血行子宫次全切除术和子宫全切术或 TCRE 的患者进行了 5 年前瞻随访,发现子宫切除术后性欲缺失、性欲减退和阴道干涩等性心理障碍的发生率高于 TCRE,同时行卵巢切除的患者更为明显。

Sui 等对 5 名因不典型增生行 TCRE 的患者(3 名患者不能耐受子宫切除术,2 名患者不愿切除子宫)进行了 3~4 年的随访,发现 4 名患者闭经,1 名点滴出血,所有患者子宫内膜厚度均不超过 5mm。作者认为对不愿或不能行子宫全切术的不典型增生患者,TCRE 术具有微创、保留子宫、恢复快的优点。

Vilos 等回顾分析 10 例宫腔镜诊断子宫内膜单纯性、复杂性增生有/无异型的患者,TCRE 术 8 例病理提示非典型增生。随访 1~9 年,7 例无月经,情况良好;1 例无月经,术后 2 年死于结肠癌;2 例子宫切除,标本中未见残留内膜。作者认为熟练的宫腔镜电切术可能作为有条件随访非典型增生子宫切除的替代方法。随着近年新药的不断研究,目前子宫内膜增生必须谨慎选择子宫内膜去除术。

Manuel Maria Ianieri 等创建了新的评分系统,用以协助鉴别非病理性子宫内膜、非典型增生、复杂非典型增生和分化良好的子宫内膜样腺癌,且较一般的评估方法显示出更高的敏感性,在对 44 名患有 EC 的女性中的 42 名组织学诊断中,敏感性、特异性、阳性预测值和阴性预测值分别达到了 95.4%、98.2%、85.7% 和 99.5%。作者认为此评分系统可能在协助诊断治疗子宫内膜异常增生或子宫内膜癌的过程中发挥一定的作用。

6. 子宫内膜癌的宫腔镜手术治疗 子宫内膜癌的标准治疗方法是子宫切除术加双侧输卵管卵巢切除术,伴或不伴淋巴结清扫和盆腔冲洗,有时需要联合辅助化疗或放疗。虽然该方法有效且 5 年生存率可达 93%,但此方法对患者创伤大,术后恢复时间长,且对于发病率较低的年轻患者来说,卵巢的切除使得其术后仍需补充激素治疗。

Vilos 等回顾分析 13 例因 AUB 行 TCRE 术,病理检查确定为子宫内膜腺癌的患者资料,全部患者 TCRE 术后存活 0.5~9 年,无复发迹象。

李松等对 42 例观察组患者行宫腔镜腹腔镜手术联合高效孕激素治疗,42 例对照组患者仅以单纯高效孕激素治疗。结果显示宫腹腔镜联合孕激素治疗的总有效率为 90.48% (38/42),明显高于单纯孕激素治疗的 61.90% (26/42),差异有统计学意义(χ^2=9.450,$P<0.01$)。张永香等研究发现宫腔镜联合孕激素治疗早期子宫内膜癌有效率明显高于单纯孕激素治疗。

Pernille Darre Haahr 等通过对 260 名异常子宫出血的回顾性队列研究,88 名接受 TCRE 联合 LNG-IUCD,172 名仅接受 TCRE 治疗,在调整混杂因素后,TCRE+LNG-IUCD 组子宫切除术的概率显著降低。作者认为子宫内膜癌患者行 TCRE 术后放置 LNG-IUCD 同样可起到降低因内膜癌复发而行子宫切除术的概率。

7. 子宫内膜剥除术后内膜癌的发生 Baggish 报道 1983—1994 年 560 例内膜剥除,8 例二次内膜剥除,平均 45~55 岁,最短随访时间 1 年,仅 1 例术后 1 年因异常出血,内膜病理提示高分化腺癌,子宫切除发现仅浅肌层浸润。

Emmanouil Kalampokas 等进行了一项回顾性观察性队列研究,此研究包含了 901 名子宫内膜剥除术后的患者,其中 204 名(22.6%)随后因子宫内膜癌以外的原因进行了子宫切除术,695 名(77.1%)没有。子宫内膜癌的总发病率为 0.2%(2/901);EA 术后发生子宫内膜癌的风险为每 10 万/(女性·年)中有 11.1 名。而所有女性和未进行子宫切除术的亚组的平均预期发病率估计分别为每 10 万/(女性·年) 26.5 名和 35.6 名。与 2 组的平均预期风险相比,观察到的发生率显著降低($P<0.001$)。结果表明,EA 可显著降低未来子宫内膜癌的风险。

M Singh 等对 1 521 名因功能失调性子宫出血行子宫内膜剥除术的患者进行回顾性研究及随访,无 1 例在术后患上子宫内膜癌。这一发病率远低于一般人群患子宫内膜癌的终身风险。显示子宫内膜癌的发展似乎与子宫内膜剥除术无关。

虽然报道显示子宫内膜剥除术后子宫内膜癌的发生率显著下降,但子宫内膜剥除术后对于有内膜癌高危因素的患者仍然存在内膜癌倾向;由于术后宫腔粘连,对于粘连上方内膜癌的发生,尤其是双侧输卵管开口区域,可能隐匿癌阴道出血的预报;子宫内膜剥除术后需 HRT 的患者,仍然需要使用孕激素。

(四) 经阴道手术

经阴道手术与开腹手术、腔镜手术都是妇科肿瘤手术治疗的主要手段,也是妇科肿瘤医生必备的手术技能。经阴道手术治疗妇科肿瘤是利用阴道自然穴洞施术,妇科肿瘤多深居盆腔,经腹手术时暴露困难,而经阴道手术操作更直接,具有手术时间短、创伤小、盆腔脏器干扰小、术后疼痛轻、康复快、无瘢痕、住院时间短、医疗费用低等其他手术入路不具备的优势,更符合微创观念。经阴道手术是比较传统的妇科手术入路。最早的宫颈癌手术就是通过阴道手术完成的。但经阴道手术也有缺点,手术视野小,暴露差,操作困难,技术要求高,尤其肿瘤大、活动度差、盆腔有粘连时易致手术困难和增加并发症。而且经阴道手术仅能做盆腔底部手术,不能探查盆腔以上及清扫淋巴结,暴露困难是其主要缺点。如果妇科恶性肿瘤需要同时行子盆腔及腹主动脉旁淋巴结切除时,则必须开腹或经腹腔镜完成。

妇科良性肿瘤主要以子宫肌瘤和卵巢肿瘤多见。

1. 经阴道治疗子宫肌瘤 当患者因子宫肌瘤需切除子宫时,按目前所积累的临床数据分析,经阴道途径是最符合微创观念的手术入路。该入路出血少、手术时间短、术后病率低、术后疼痛轻。整体效果要明显优于开腹或腹腔镜入路切除子宫。

用传统方法采用开腹途径治疗子宫肌瘤,给患者造成的创伤相对较大,但由于在直视下操作,且可以直接触摸子宫体,所以能尽可能地将子宫肌瘤切除。随着腹腔镜技术的发展,近些年采用腹腔镜操作切除子宫肌瘤的病例逐渐增多。腹腔镜手术符合微创观念,但在处理子宫肌瘤过程中,由于无法触摸,故只能将较大的或者镜下可直接发现的子宫肌瘤切除掉,对于多发、深藏于子宫肌壁间的子宫肌瘤,尤其是经验不足的术者而言,可能会切除不彻底,而且腹腔镜下缝合也是对术者技术的考验,多需要相当时间培训才可独立完成腹腔镜下缝合操作。较大肌瘤切除后留下的瘤腔必须彻底缝闭不留死腔。

经阴道途径切除子宫肌瘤的优点:创伤小,通过阴道前穹窿或后穹窿进入盆腔,直视下操作,可触摸子宫体,所以手术质量相对容易保证;其次,切除肌瘤后,直接在直视下缝合,所以缝合质量与开腹手术基本相同,缝合难度低于腹腔镜下缝合,且缝合速度明显快于腹腔镜下缝合的速度。

经阴道途径切除子宫肌瘤的缺点:由于该术式入路靠近子宫颈,切口位置低,所以不适合子宫底部的子宫肌瘤切除。另外,对于无阴道分娩史的患者而言,阴道条件宽松度有限,故操作空间更狭小,难度增加。

2. 经阴道治疗卵巢良性肿瘤 经阴道治疗卵巢肿瘤时,术前应完善相关评估和检查,尤其对于病史描述中,卵巢肿瘤短时间内明显增大、卵巢恶性肿瘤相关肿瘤标记物明显升高以及妇科超声检查提示卵巢肿瘤血流信号丰富者,均为该类手术相对禁忌证。经阴道切除卵巢囊肿或切除附件主要通过阴道后穹窿完成,对一些体积大或担心肿瘤包膜破裂,肿瘤内容物污染盆腹腔的卵巢肿瘤,可经后穹窿插入腹腔镜套管针,经套管向盆腔置入取物袋,将肿瘤完整放入取物袋中从阴道取出。经阴道卵巢肿瘤手术具有易切除卵巢肿瘤，易取出标本，易修复切除肿瘤后的卵巢创面，不污染盆腔，如恶性肿瘤不会影响分期。

术前考虑为卵巢子宫内膜异位症囊肿，且囊肿活动度较好，可采用经阴道后穹窿入路，在直视下剥离囊肿；而大的卵巢囊肿或畸胎瘤可先抽囊液缩小体积，再拉出阴道予以切除，囊肿穿刺抽液前必须用纱布铺垫好，防止囊液流入盆腔。根据需要将切除囊肿送术中冷冻切片检查。切除肿瘤后应将卵巢修补成形。术毕注意彻底清理盆腔残留的异位症病灶以及术中的积血。

多数情况下，卵巢子宫内膜异位症囊肿位于子宫后壁，故多采取后穹窿入路，如后穹窿因子宫内膜异位症粘连严重，无法进入盆腔，不宜再行此术。可改为腹腔镜或开腹完成手术。子宫内膜异位症有深部结节的手术，建议阴式手术加腹腔镜手术联合进行，这样手术会更彻底和安全。

部分不能在术前判定附件肿物良恶性时，可经阴道先将附件完整切下后进行快速病理学检查，如为良性肿瘤，可直接缝合阴道穹窿切口结束手术；如快速病理学检查结果为恶性，可转开腹行肿瘤细胞减灭术。

3. 经阴道治疗子宫颈恶性肿瘤　由于经阴道手术暴露差，不能清扫盆腔淋巴结，经阴道治疗宫颈癌发展缓慢，直到 20 世纪初，由 Schauta 对宫颈癌的阴式广泛子宫切除进行了改进，提高了经阴道广泛性子宫切除术的安全性，使得该术式稍有改观，但淋巴结清扫仍无法经阴道完成。这种状况一直到 20 世纪 90 年代 Querleu 等报道了腹腔镜下盆腔淋巴结切除术，使经阴道手术治疗子宫恶性肿瘤重现曙光。目前比较广泛采用的是腹腔镜下盆腔淋巴结清扫 + 经阴道广泛性子宫切除术。手术范围与开腹手术一样。

近 10 余年，宫颈癌发病年龄年轻化，随着对宫颈癌患者保留生理功能、保留生育功能的个体化、人性化治疗观念的发展，1994 年法国的 Dargent 首次提出根治性宫颈切除术（laparoscopic vaginal radical trachelectomy，LVRT），手术切除盆腔淋巴结加子宫颈及子宫旁组织，在治疗宫颈癌的同时保留了患者的生育功能。形成了腹腔镜下盆腔淋巴结清扫 + 经阴道广泛性宫颈切除术的宫颈癌保留生育功能的微创治疗模式。其手术入路的优势与经腹进行的广泛性宫颈切除术相比，经阴道广泛性宫颈切除术操作直接，无须开腹，手术在腹膜外进行，不干扰盆腔，受孕率高，已成为保留生育功能的宫颈癌手术的主流术式。

经阴道广泛性宫颈切除术必须严格掌握手术适应证。其适应证为：①年轻患者强烈要求保留生育功能；②无生育功能受损临床证据；③临床分期（FIGO）：I a1 期~I b1 期；④肿瘤直径≤2cm；⑤组织学类型为鳞癌；⑥无盆腔淋巴结转移证据；⑦未发现子宫颈内口上方有肿瘤浸润。Dargent 提出：肿瘤直径大于 2cm 和/或 II a 期有复发高危因素者不宜行 LVRT 手术（FIGO>4cm）。

处理原则：腹腔镜盆腔淋巴清扫，经阴道子宫颈广泛

切除，为防止手术后子宫颈功能受损导致流产早产，在妊娠 16~20 周行宫颈环扎术。

经阴道广泛性宫颈切除术的手术要点：

（1）子宫旁切除范围：广泛性子宫或宫颈切除术切除范围为子宫旁及阴道壁 3cm 以上。经阴道广泛性宫颈切除术，保留子宫。

（2）术中注意输尿管下段从子宫颈旁及阴道旁组织中分离，避免损伤输尿管。

（3）经阴道广泛性宫颈切除术的优点是可在直视下决定阴道壁切除的范围，术前应检查排除阴道壁浸润可能；若有阴道壁浸润，切开部位应远离浸润部位约 3cm 处，同时需切除子宫体。

手术难点：经阴道广泛子宫/子宫颈切除术的关键步骤和难点是游离输尿管。预防输尿管损伤的方法：术前放置输尿管导管，术中分离膀胱宫颈韧带时，通过手指直接触摸膀胱宫颈韧带内的输尿管导管，明确输尿管走行及位置，这样切断膀胱宫颈韧带更加安全，术中可在直视下从底部打开输尿管隧道，将输尿管从膀胱宫颈韧带中推开，减少了盲目分离输尿管导致渗血增多的可能，降低游离输尿管难度的同时保证了手术彻底性，加快了手术速度，增加了手术安全性，减少了输尿管损伤及并发症的发生。

宫颈癌保留生育功能手术要求淋巴结无转移才可行经阴道广泛性宫颈切除术，为避免术中冰冻等待时间过长和冰冻的假阴性，建议行分期手术，先行淋巴清扫待石蜡切片证实无淋巴转移，再择期行广泛性宫颈切除术。

4. 经阴道治疗子宫体恶性肿瘤　子宫体恶性肿瘤以子宫内膜癌为代表，也包括一些早期的子宫肉瘤。子宫内膜癌的术前检查中，以磁共振最为重要，加上 PET/CT 结果，对于制订手术方案有重要意义。考虑为早期的子宫内膜癌可行单纯的子宫切除术。而对于考虑有子宫颈实质受累或子宫深肌层侵犯或子宫旁受累的子宫内膜癌病例，则需行腹腔镜下盆腔淋巴结切除、腹主动脉旁淋巴结切除 + 经阴道广泛性子宫切除术。手术要点和难点同宫颈癌的经阴道手术处理过程。由于子宫内膜癌是手术病理分期，开腹手术和内镜手术是主要的治疗手段，经阴道手术仅作为一种辅助手段，例如患者有不适于用内镜手术的合并症、过于肥胖等，但都限于阴式子宫和附件切除。

5. 经阴道手术主要并发症的预防和处理　经阴道手术和其他类型的手术方式一样，都是有创治疗，都有发生并发症的可能。经阴道手术的常见并发症具有其特殊性，处理技巧也与其他术式不完全相同。

（1）膀胱损伤：术中发现的膀胱破损，应立即使用 2-0 或 3-0 可吸收线全层缝合修补，然后使用同号线加固缝合；术后留置导尿管 1 周，持续开放；术后第 3 天使用 1∶5 000 呋喃西林液低压膀胱冲洗，1 次/d，直至拔除导尿管为止；合理应用广谱抗生素预防感染，注意会阴部清洁，外阴擦洗 1 次/d。

1）经阴道缝合膀胱的要点：术后发现膀胱损伤，需在第1次手术3个月后，待瘘口瘢痕软化再行修补手术。二次手术前一定要检查确定瘘口位置。若直视下可找到瘘口，应注意瘘口与周围组织的解剖关系，尤其注意与输尿管开口的关系，安全的做法是在手术前通过膀胱镜检查明确瘘口与输尿管开口的关系并置入输尿管导管，这样可有效防止术中副损伤。如直视下不能确诊，可经导尿管向膀胱注入100~200ml亚甲蓝生理盐水溶液，以确定瘘口位置、大小、数量。缝合膀胱切口时，切忌靠近两侧输尿管开口，避免术后伤口水肿造成输尿管出口梗阻；更不能缝合输尿管开口。由于膀胱的伤口浸泡在尿液中不会结痂，所以缝合必须严密，止血充分。

2）膀胱损伤修补术的要点：①术后发现需保守治疗3个月，待瘘口局部炎性反应基本消失，瘘口瘢痕软化后再行修补。②手术可采用经腹或经阴道途径完成，由于膀胱损伤位于阴道内，经腹途径操作属于深部盆腔操作，且多需要切开膀胱修补瘘口，造成膀胱的二次损伤，无明显优势，故膀胱修补多采用经阴道手术，优点是简单、暴露直接、操作方便。③术前常规留置输尿管导管。④手术方式选择：传统采用的离心分离修补法成功率较低，采用向心分离法修补瘘口，手术成功率明显升高。从临床治疗实践效果看，采用离心分离修补法加向心分离修补法的多层修补成功率最高。⑤关键步骤：第1层采用离心分离法修补瘘口，剪除瘘口周围瘢痕组织，充分游离后，3-0可吸收线全层缝合瘘口，同号线加固缝合，局部会自行靠拢。距第1层缝线外5mm沿切口向心分离膀胱壁，3-0可吸收线缝合游离的组织，1-0可吸收线缝合阴道壁切口。缝合严密，应无张力，保证缝合组织血运良好。

（2）直肠损伤：直肠损伤主要临床表现①术中发现粪便样物经阴道流出，直肠指诊发现直肠阴道隔菲薄或已不完整；②术后发生阴道排便和/或排气，经阴道检查可见直肠阴道瘘口。

1）处理要点：术中发现直肠损伤应立即修补，使用3-0号可吸收线全层缝合直肠壁。同号线间断加固。

2）术后发现直肠损伤手术治疗：术后发现直肠阴道瘘，需等3个月，待瘘口炎症消退、瘢痕软化后再行手术治疗。在等待期间，通过热水坐浴瘘口会慢慢缩小。瘘口修补方法可采用①局部修复：离心分离法修补加向心分离法修补；②经腹手术：直肠-结肠吻合；经腹会阴联合直肠切除；腹壁造瘘；③自体或异体组织移植（皮瓣转移）：球海绵体肌、臀大肌、股薄肌、缝匠肌或去细胞组织补片等。

3）手术要点：①术前充分肠道准备：使用肠道抗生素3天，术前清洁灌肠；②手术原则：充分游离瘘口周围组织，切除瘢痕和坏死组织，严密止血，无张力缝合全层；瘘口过大者，可将股薄肌，球海绵体肌覆盖瘘口。

4）经阴道手术极少损伤小肠，由于小肠液会造成化学性腹膜炎的特点，一旦确诊，必须尽快手术。

（3）输尿管损伤：输尿管损伤多见于经阴道广泛性子宫切除/子宫颈切除术过程，多表现为输尿管切断、撕裂、压挫、缺血坏死、折角、结扎、电烧伤、缝线穿透。妇科手术输尿管损伤发生率为0.1%~2.5%。输尿管经过子宫血管下方进入主韧带段，紧贴主韧带外侧，钳夹、缝扎或止血时损伤输尿管。骨盆漏斗韧带处：行子宫全切除、子宫广泛切除、结扎卵巢血管时，该处输尿管与髂血管有交叉，分离组织不清易误损伤或误扎。

子宫动脉与输尿管交叉处为最易发生部位。另外：输尿管走行的其他部位如存在病变，包括：阔韧带肿瘤、宫颈肌瘤、盆腔粘连、子宫内膜异位症等，都可改变解剖结构，增加手术难度，容易造成输尿管损伤。

1）输尿管损伤的临床表现：①无尿：双侧输尿管被结扎，术后立即无尿，血尿素氮和肌酐上升，出现尿毒症体征，背痛、双侧肋脊角触痛，甚至肾功能衰竭。②一侧输尿管被结扎，出现患侧背痛及肾区叩痛，其他症状及实验室检查不明显。③术中发现：输尿管壁损伤所致可见手术野流出大量淡红色或基本清亮液体，仔细探查输尿管走行部位可发现无出血的管状断端并有液体溢出。④术后发现：输尿管壁受损、感染、缺血、继发坏死。输尿管瘘常于术后9~11天发生。临床表现因瘘口位置而异。

2）输尿管损伤的诊断：①在高度怀疑泌尿系统损伤时，阴道内置入消毒纱布，膀胱内注入0.5%亚甲蓝溶液，纱布蓝染，即可诊断膀胱阴道瘘，否则为输尿管瘘。②静脉肾盂造影：使用60%泛影葡胺注射液20ml静脉注射后，可观察输尿管损伤位置、损伤侧别及肾功能等。注意观察输尿管有无狭窄、扩张或梗阻存在。③经尿道逆行膀胱输尿管造影：该方法适用于输尿管走行无明显改变时，当输尿管因损伤，走行明显偏位时，可能无法进行该检查。④CT水成像。⑤检测比较引流液、尿、血的肌酐，尿素氮值，可判断引流液的来源。

3）输尿管瘘的症状：主要表现为漏、痛、胀、热、块。①内漏或外漏：a. 内漏：漏孔与阴道不通，尿液直接漏于盆腔，后果严重；b. 外漏：漏孔与阴道相通，尿液经阴道流出，形成输尿管阴道瘘。②痛：因腹膜直接受尿液刺激所致。③胀：尿液刺激肠管后，抑制肠蠕动，出现肠胀气导致腹胀，术后排气后再发生肠胀气应警惕输尿管瘘的发生。④热：尿液渗入盆腹腔，腹膜刺激或继发感染可出现发热。⑤块：尿液刺激局部炎性增生，组织包裹、粘连，形成盆腔包块。

4）输尿管损伤的处理：①术中发现应立即修复：如输尿管被误扎或误夹，应立即解除，可放置输尿管支架10~12天，无须其他处理。输尿管已结扎切断，切除损伤部位，行输尿管端端吻合或输尿管膀胱吻合术，输尿管内置双"J"管支撑，吻合口应大而无张力，断端血供良好，黏膜对黏膜且无扭曲，以防止术后输尿管狭窄。其中输尿管膀胱吻合术成功率高，不易出现术后输尿管吻合口狭窄。②术后发现者，需根据不同情况分别对待：A. 由于输尿管损伤后果严重，术后一旦发现，必须尽早处理。B. 术前需行膀胱镜检查及逆行造影，明确损伤侧别与漏口位置。C. 经膀胱镜行损伤侧输尿管插管，放置输尿管支架。3~6 个月取出。若输尿管插管失败，应尽早手术，应行输尿管端端吻合或输尿管膀胱吻合。术中放置双 "J" 导管，术后 6 个月取出。

（4）血管损伤

1）损伤的主要原因：血管漏缝或血管回缩，缝扎不牢；术中牵拉子宫向下时骨盆漏斗韧带撕裂，损伤血管所致。经阴道手术的血管损伤部位多为子宫动脉和骨盆漏斗韧带中的卵巢动静脉。

2）主要临床表现：血管破损后可见血管断端明显出血，可根据出血量判断是动脉或静脉损伤；术野有鲜红色血液，经仔细探查可找到出血点。

3）处理方法：术中一旦发现血管损伤，应仔细找到出血点，及时结扎出血的血管，注意出血点和输尿管的关系，避免缝扎止血时损伤输尿管。如为骨盆漏斗韧带损伤，因位置较高，止血困难。需立即开腹结扎出血的血管。

（5）渗血及感染：经阴道手术在分离阴道壁与周围组织间隙时，由于组织解剖结构分离不清楚，造成创面过大，渗血明显；患者曾行剖宫产等手术，子宫与周围组织有粘连；阴道断端缝合不严密；特殊患者：如因心脏疾病换瓣者，术后长期服用抗凝药，术前停抗凝药时间短或未停抗凝药，术中易致出血。以上原因造成的渗血如止血不彻底，易导致术后局部血肿形成，继发感染。

渗血及感染的临床主要表现：阴道断端切面、粘连的盆腔脏器表面以及与子宫粘连明显的手术创面出现无明显出血点的渗血面。术后阴道断端持续有少量血性分泌物流出，体温于术后 5~7 天出现再次升高，部分患者有下腹痛及里急后重感。复查血常规提示存在感染，超声提示阴道断端有包块时支持该诊断。部分患者形成脓肿后，可有阴道脓性分泌物间断排出。出现血肿或脓肿应查找原因尽早处理。

六、妇科肿瘤手术并发症

手术是妇科肿瘤重要的治疗方法。很多妇科肿瘤通过手术可以达到完全缓解甚至治愈。但是手术在治疗肿瘤的同时，也不可避免地会带来一些并发症。如何尽早识别和恰当处理这些并发症，降低手术风险，延长肿瘤患者生存期、改善生存质量，是妇科肿瘤医师必须面对和解决的问题。

（一）妇科恶性肿瘤根治性手术对盆底组织的损伤及盆底重建策略

妇科恶性肿瘤根治性手术，尤其是全盆腔脏器切除术和全外阴根治术等，常对盆底组织造成严重损伤，加之手术本身并发症较多，术时或术后常需进行器官重建和盆底重建手术。

尽管近年来外阴癌手术方案强调个体化，且手术范围有缩小趋势，但针对高危型外阴恶性肿瘤的全外阴根治术对

外阴组织破坏大，加之术后伤口部位皮肤坏死，难以愈合或瘢痕愈合，因此要考虑外阴修复重建。外阴修复重建多数需要做皮瓣修复，要求切口边缘整齐、无张力、无感染、血循环良好。常用方法有 Z 形减张切口、皮瓣转移和肌皮瓣移植等。常用皮瓣转移法包括：中轴皮瓣转移、侧皮瓣转移、旋转皮瓣移植。常用肌皮瓣包括腹直肌肌皮瓣、股薄肌肌皮瓣、阔筋膜张肌肌皮瓣、臀下肌肌皮瓣等，分别适合盆底、外阴和阴道、腹股沟、会阴后部及肛门部位的修复术。

盆腔脏器切除术近年来尽管手术死亡率明显下降，但手术对盆底组织的广泛损伤和术后病率仍较突出。如何进行器官重建和盆底重建，是目前仍然关注的焦点。全盆腔脏器切除术后并发症包括感染、出血、盆腔粘连导致肠梗阻、大面积盆底裸露导致瘘的形成、器官重建后吻合口瘘等。其中瘘的形成是该手术严重的并发症。1957—1990 年 Texas 大学 Anderson 癌症中心 533 人接受盆腔脏器切除术，术后非肿瘤相关的瘘发生率为 7.9%，瘘的类型包括小肠瘘、结肠阴道瘘、复合性瘘等。对盆底是否进行重建，瘘的发生率有很大差别，盆腔重建前瘘的发生率为 16%，重建后下降至 4.5%。术后瘘的形成与术前肠管接受的盆腔放疗剂量、术后感染、吻合口瘘、术后盆底血供减少、营养状况差等因素相关。通过慎重选择病例、术中使用抗生素、积极治疗术后感染、静脉高营养维持患者良好的营养状态以及提高手术操作技巧等可以降低各种瘘的发生，其中盆底重建技术对减少各种术后并发症尤其重要。

对于术后裸露的盆腔，最初使用纤维薄纱填塞（a gauze pack），后来采用腹膜移植物覆盖，或将多余的乙状结肠放置在盆腔以形成 "盆底的盖（pelvic lid）"。20 世纪 80 年代后，采用盆底放置硅橡胶移植物、注盐水的硅树脂弹性体移植物、多聚糖 910 网（vicryl）等方法，这些方法简单易行，尤其适合以前接受放疗的患者，以及大网膜尺寸不适合拉至盆底的患者。术后使用盆腔填充物的患者通常需要卧床休息，直至取出填充物，但患者可抬高上半身，以减少呼吸道感染。术后 48~72 小时取出填充物，并对盆腔缺损开始进行 1 日 2 次的灌洗，灌洗时可使用温热的 0.9% 氯化钠液或乳酸林格液。每次灌洗后让患者站立，减少液体积聚在骶骨凹内。随着时间的推移，整个盆腔缺陷会逐渐出现肉芽组织增生并闭合。但这些方法易导致感染，瘘的发生率较高，目前少用。目前常采用带血管蒂的大网膜 J 瓣铺垫盆底，该法不但可降低盆腔廓清术后瘘的发生，对预防淋巴囊肿和淋巴水肿同样有效，且对于网膜较小的病例更是好的选择。Kujiwara 将横结肠以下的网膜纵向分成两半，施行网膜成形术和网膜固定术（omentoplasty and omentopexy），也是一种简单可行、效果较好的盆底重建方法。

随着盆腔脏器切除术的开展，脏器切除术同时行阴道和盆底重建（primary vaginal and pelvic floor recontraction）手术更为常见。重建手术不仅可改善术后患者躯体外观，还可提高生活质量，减少术后并发症。Jurado 等对 1986—1998

年间 60 例接受盆腔脏器切除术者中的 16 例同时行阴道和盆底重建，分别使用腹直肌肌皮瓣（myocutaneous flap with rectus abdominis，RAM）、股薄肌肌皮瓣（myocutaneous flap with gracilis muscle，GMC）和阔筋膜张肌肌皮瓣（fasciocutaneous flap of Singapore），结果显示 14 例移植物成功黏附，2 例外阴、阴道部分裂开；原发性阴道和盆底重建皮瓣坏死率为 13%~37% 不等，主要原因为继发于术后感染，或肌皮瓣张力过高，压力过大等。GMC 丢失率更高，皮瓣供应部位脓肿或血肿发生率较高，可达 23%，而 RAM 与 GMC 比较，优点为：尺寸合适，易于获得，重建效果好，仅需单个肌皮瓣，且缝合下腹切口同时可关闭供皮瓣部位，因此认为 RAM 是阴道和盆底重建的最佳选择。但 RAM 术后有 6.3% 发生肠疝，且因 RAM 较大，转移时通过耻骨弓下较困难，故也有学者认为阔筋膜张肌肌皮瓣是好的选择。目前对阴道和盆底重建术后性功能状况的评价数据有限。据报道盆腔廓清术后约 23%~47.5% 的患者有性活动，主要障碍是担心结肠造口或尿路造口部位被性伴看见，此外，阴道干涩、排液等也是性生活少的原因。Smith 认为 RAM 对患者术后性功能恢复最有利。

膀胱切除术后，以回肠、乙状结肠、横结肠等代膀胱者均有报道，目前一般倾向于乙状结肠或横结肠代膀胱。如果输尿管被肿瘤累及给予部分切除，可行输尿管膀胱再植术，患侧输尿管与对侧输尿管经腹膜后行端侧吻合术等。针对肠切除，可考虑行小肠或结肠的端端吻合术，不能吻合者，则需行保护性结肠造瘘及造瘘关闭术。

（二）妇科肿瘤手术治疗对盆底组织的医源性损伤和处理

目前，在妇科肿瘤手术治疗的同时常进行一系列广泛性或根治性手术，在这类手术过程中，由于涉及的盆腔解剖的复杂性，妇科肿瘤对盆底结构的侵犯导致正常解剖难以辨认或改变，以及术者技术水平等原因，容易造成对盆底及其毗邻组织的损伤，导致脏器功能障碍，在此着重探讨常见的泌尿道、肠道、神经、血管的损伤和处理。

1. 泌尿道损伤和处理 妇科肿瘤手术时可造成输尿管中下段、膀胱和尿道损伤。损伤的类型包括顿挫伤、钳夹伤、缝扎伤、穿通伤、离断伤、撕裂伤以及由于缺血导致尿瘘形成、梗阻导致肾脏受损乃至无功能肾等。预防泌尿道损伤最重要的原则为，在对其他盆腔结构进行操作前显露并切开组织平面，以辨别和分离下泌尿道结构。解剖学变异和盆腔病变可使组织平面结构紊乱，从而使损伤风险升高。

盆腔段输尿管的走行路线以及自上而下最常见的损伤部位是：①输尿管在骨盆缘进入盆腔，并在该处自外向内、从前方跨过髂总动脉分叉处，此时输尿管紧邻卵巢血管的内侧走行；②之后，输尿管紧贴在阔韧带后叶和盆腔侧壁内下进入盆腔；③输尿管在紧邻子宫颈内口下方处经输尿管隧道从主韧带内的子宫动脉下穿过，并走行至子宫颈前外侧

表面；④之后，输尿管邻近阴道前外侧穹窿走行，从后方进入膀胱。

术中输尿管损伤的机制可能包括：①受到钳夹挤压；②缝线使输尿管扭曲或结扎；③钝性或锐性分离使输尿管撕裂或横断；④输尿管热损伤、失去血供或神经支配。腹腔镜术中电外科器械或其他能量器械（如超声刀）所致热损伤在泌尿道损伤中越来越常见。在一项纳入了 90 项研究的系统评价中，电外科手术是输尿管损伤最常见的原因（33%），这种器械的预计热传导距离为 2~22mm，在非常靠近输尿管的部位使用能量器械应谨慎进行。输尿管下段外鞘膜的完整性对于该段输尿管的血供很重要，注意手术时尽量不要破坏输尿管周围的血供，否则可能引起缺血和坏死。

通过观察输尿管的蠕动可辨认输尿管，但这并非是检查输尿管完整性的可靠方法。一项回顾性研究发现 6 例输尿管损伤患者中的 5 例存在输尿管蠕动。为了全面评估输尿管可能需进一步将其游离。对于存在重度子宫内膜异位症、盆腔放疗史患者，可能存在输尿管周围纤维化或瘢痕形成的可考虑预防性放置输尿管导管，术中手术医生可在输尿管近端钳夹或结扎血管前轻松触摸到输尿管，避免损伤。但不推荐常规放置输尿管导管。

输尿管损伤的修复往往需要输尿管支架置入或积极的手术修复。输尿管可疑热损伤或血供问题建议术中行膀胱镜放置输尿管支架。输尿管缝线结扎需拆除缝线并检查输尿管的完整性，行膀胱镜检判定输尿管的功能，如果输尿管中尿液的流出缺失或异常，则应置入输尿管支架。若发生诸如输尿管横断或其他类型广泛性破坏（如挤压伤、热损伤）的损伤，可能需要行输尿管再吻合术或输尿管膀胱吻合术。输尿管外鞘膜小的撕裂伤可用 4-0 或 5-0 可吸收线间断缝合。当输尿管被切开但未完全离断时，插入输尿管支架，5-0 可吸收线间断缝合，术后盆腔放置负压引流。如果损伤部位距离输尿管膀胱接合部不超过 5cm，则行输尿管膀胱再植术。为防止膀胱输尿管反流，常采用黏膜下无反流型输尿管膀胱再植术；为了减少新植入输尿管的张力，可同时施行膀胱壁瓣延长术，或同时将植入侧膀胱向侧上方提起，用 2-0 可吸收线将其缝合固定于该侧腰大肌筋膜上。当损伤部位距离输尿管膀胱接合部超过 5cm 时，此时更安全的措施是行输尿管端端吻合术。如果损伤部位距膀胱大于 5cm 且损失了一大段输尿管，则要考虑回肠代膀胱尿流改道术、输尿管端侧吻合术或膀胱壁瓣延长加同侧肾脏下拉移位后行输尿管膀胱再植术等。

妇科肿瘤手术时引起膀胱损伤的常见原因包括：①盆腔手术史导致膀胱致密粘连，手术操作不慎损伤；②在分离子宫颈与膀胱间隙时，使用钝分离或操作粗暴；③肿瘤浸润致膀胱间隙紧密，分离困难；④挫伤见于术中拉钩牵向耻骨方向过猛过久；⑤缝扎伤见于膀胱后壁静脉丛出血缝扎时过深或关闭后腹膜与腹壁腹膜时损伤。

膀胱损伤的修复方法取决于损伤的部位、类型和严重

程度。膀胱顶或膀胱三角上区损伤若在术中发现，修复效果通常极佳，以可吸收缝合线行1~2层连续缝合，修复完成后，需通过将染料缓慢注入导尿管的方式测试缝合处的密闭性。膀胱将在3~4日内重新上皮化，并在21日后恢复正常强度。膀胱三角区的损伤可能延及输尿管或尿道，建议膀胱镜评估与输尿管和尿道的关系，可能需要置入输尿管支架，而且三角区的暴露和缝合在经腹或腹腔镜手术时尤为困难。

术后长期神经性膀胱功能失调可由涉及大范围解剖游离膀胱的操作引起，根治性子宫切除术会切除子宫骶韧带和主韧带，也切断了交感神经和副交感神经支配。手术创伤可能导致水肿和血肿形成，从而影响膀胱的储尿和排尿功能。置入导尿管可以治疗术后尿潴留，大多数患者的膀胱功能会在数日内逐渐恢复，在拔除导尿管后需检测残余尿量。

尿道损伤更多见于阴式手术，开腹手术时罕见。

尿瘘也是妇科肿瘤手术对泌尿道的医源性损伤之一，单纯由妇科恶性肿瘤手术损伤引起并不常见，仅占全部尿瘘的7%；而手术合并放射治疗后，尿瘘发生率大大提高(参见本章相关部分)。早期尿瘘是由手术中未能发现的直接手术损伤所致；较晚期和晚期尿瘘是由于术后局部血供减少，合并感染、放疗等因素，导致泌尿道器官局部坏死所致。

2. 肠道的损伤和处理 在妇科肿瘤手术时，各种原因均可发生肠道损伤。患者常由于多次手术史、放疗等造成多个肠段与盆腔其他脏器和组织广泛粘连，在再次进行肿瘤手术或分离粘连时引起肠道损伤；卵巢肿瘤进行广泛的细胞减灭术或者为达到满意的肿瘤细胞减灭可造成周围肠段的损伤；广泛性子宫切除时，横切直肠子宫陷凹腹膜时过深可损伤直肠浆肌层，如果直肠阴道间隙因炎症、癌症影响而变得不疏松，寻找间隙位置不正确而偏离直肠时也可损伤直肠肌层，尤其两侧直肠不能从子宫骶韧带内侧彻底分离，则广泛切除子宫骶韧带时将损伤侧壁直肠。对术中肠道损伤的处理依据损伤的部位、损伤的范围、肠道准备情况、患者有无放疗史以及患者的一般情况不同而不同。本节重点讨论结肠损伤的处理。如果肠管受损伤的仅为浆肌层，可用细丝线或3-0可吸收线间断缝合损伤部位。在术前肠道准备充分的情况下，当结肠损伤小于2cm且肠内容物未污染邻近组织时，不必进行肠切除或结肠造瘘，仅需分两层简单缝合，但也可以选择一层缝合。两层缝合时，内层用可吸收线缝合，外层叠瓦状缝合。使用延迟可吸收缝线，如Dexon、PDS、Vicryl和Maxon线等，可减少组织的异物反应。小的损伤可以一层缝合，只要缝合口密封良好。当肠管损伤面大于肠段周径的30%~40%，或多个损伤面比较靠近时，应当选择肠段切除和肠吻合术，否则行简单修补将导致肠腔明显减小，术后出现并发症。当血管损伤导致相应肠段供血不足时也是肠段切除的指征。当损伤肠管曾受放疗照射、腹腔积液、腹腔感染或污染时，要考虑远端结肠造瘘。结肠造瘘是结肠损伤最安全的方法。传统上右半结肠的损伤常采用原发修补，而左半结肠的损伤则进行造瘘。最近几年的前瞻性和回顾性研究显示：在没有明显腹腔污染的情况下，直接修复左半结肠而不行结肠造瘘也是安全的。然而，在有中重度粪便污染、失血量大于1 000ml、休克、直肠损伤或肠穿孔延迟诊断等情况下，还是应当选择保护性结肠造瘘。

3. 神经损伤和处理 在妇科肿瘤手术时，常见受损伤的神经包括闭孔神经、生殖股神经和股外侧皮神经等。

生殖股神经和股外侧皮神经走行于腰大肌肌腹上、髂外血管外侧。这些神经有被拉钩叶片压迫的风险，应将叶片抬高远离该区域以保护神经；当清扫髂外淋巴结、分离髂血管或切除粘连在盆腔侧壁上的巨大肿物时，这些神经有被横断的风险。生殖股神经损伤可引起阴唇及大腿上内侧感觉缺失或感觉异常，不伴运动障碍。股外侧皮神经损伤可导致感觉异常和疼痛，向下放射至大腿前侧及后外侧一直到膝。

闭孔神经起自L_2、L_3、L_4神经根，神经纤维随后在腰大肌后方汇合，下行跨过骶骨或骨盆缘到闭膜管，随后闭孔神经分为前后2支。2支神经均支配大腿内收肌群；前支司髋关节及大腿前内侧的感觉，后支司膝关节的感觉。在进行闭孔窝盆腔淋巴结清扫时，可能损伤闭孔神经。若为单侧闭孔神经损伤，可发生大腿内侧麻木以及大腿内收功能减弱造成的轻微行走问题。新近横断的闭孔神经使用显微外科技术修复后理疗常可完全恢复运动功能。

4. 血管损伤和处理 妇科肿瘤尤其是恶性肿瘤手术过程中，如果由于肿瘤病程晚且累及范围广泛、后腹膜肿瘤、术野广泛粘连等均是导致手术时盆腔血管损伤的因素，当然手术技巧也是引起不同程度出血的重要原因。国内学者总结85 505例妇科肿瘤手术，其中术中出血大于1 000ml者占683例，发生率为0.8%(0.07%~6.98%)。其中大出血最多见于卵巢恶性肿瘤手术，占42.31%；次为宫颈癌手术(28.71%)和子宫内膜癌手术(16.11%)，而经阴道手术引起大出血仅占0.88%。

根据手术中血管损伤的部位和不同处理方法，盆底血管损伤可分为2种主要类型。其一是较大血管的损伤，包括动脉和静脉的损伤。在施行根治性子宫切除、盆腔淋巴结切除及盆腔廓清术等手术时，髂总动脉、左髂总静脉、髂外动静脉、髂内动静脉、骶前血管分支、卵巢血管、子宫动脉、股动静脉等均可能受损伤。损伤原因除肿瘤侵犯或放疗、多次手术史等导致解剖结构改变难认，分离困难外，术者操作不仔细或手法粗暴常是引起较大血管损伤的重要因素。尤其是强行分离与血管粘连紧密的淋巴结或其他组织时更易导致损伤。此外，腹腔镜下电凝血管不充分即行切断血管，常可导致不可控制的出血。对于血管损伤，立即用纱布压住出血部位，吸尽周围出血，看准损伤部位，用血管缝线缝合。盆底血管损伤的第2种情况是静脉丛的破裂出血和术野创面渗血。闭孔窝是容易出血的部位，为防止损伤闭孔窝基底部髂内静脉丛，以往只清扫闭孔神经水平以上的淋巴脂肪组织。现在双极电凝设备的应用使处理变得容易，可完全清扫干净闭孔窝淋巴结，出血也可容易处理。此外，膀胱侧窝与直肠侧窝常有纵横交错的盆底静脉丛,开腹手术分离时手指与静脉丛接触可引起出血,若血管脆性大更易损伤,在肿瘤浸润腹膜后或合并深部子宫内膜异位症患者更易发生。对于这种类型的损伤可采用压迫止血,要有耐心,必要时可缝扎髂内血管起始部,子宫骶韧带深部出血可能来源于直肠中血管,可解剖分离输尿管和直肠侧间隙,避免直肠和输尿管深部缝扎止血。笔者碰到几次子宫旁静脉丛出血,都是恶性肿瘤合并深部子宫内膜异位症,最终都是先结扎出血侧髂内动静脉,然后缝扎阴道旁静脉丛,再缝扎子宫骶韧带深部直肠中的血管然后才彻底止血,手术较困难。

(三)妇科肿瘤放疗对盆底组织的损伤和处理

　　放疗在妇科肿瘤领域可作为宫颈癌、子宫内膜癌、阴道癌、外阴癌等肿瘤的主要或辅助治疗手段。由于盆底正常组织和肿瘤组织对放射线的敏感性和耐受剂量不同,因此,在达到肿瘤治疗目的的同时,放疗对盆底正常组织的损伤常难以避免。妇科肿瘤常规放疗常采用腔内照射和体外照射相结合,三维适形放射治疗、调强放射治疗等使得放疗损伤明显减少。多项研究评估了高压氧治疗放射性纤维化的作用,小型前瞻性研究发现,高压氧对减少淋巴水肿和周围神经损伤有一定作用。但对 14 项随机对照试验(高压氧 vs. 不治疗)共 753 例患者进行的一项 Meta 分析显示,高压氧可以预防放射性骨质坏死和直肠炎,但对放疗的其他晚期效应没有影响。本节重点讨论放疗对盆底组织的损伤和相应处理。

　　1. 皮肤和软组织的损伤和防护　体外照射最先影响的就是皮肤和软组织,在常规放疗中,皮肤能承受的最小耐受量 TD5/5 为 5 500cGy,最大耐受量 TD50/5 为 7 000cGy。由于放射物理条件、照射部位、照射面积、剂量及个体差异不同,皮肤和软组织损伤的程度也不同。在放疗早期,会阴、腹股沟和前腹壁皮肤可发生不同程度的放射损伤,表现为严重的皮炎、皮下水肿。合并化疗用药"吉西他滨"可加重放疗对皮肤和皮下组织损伤。出现外阴放射反应后应保持局部清洁干燥、保护创面、促进愈合。皮肤和软组织晚期可表现为坏死纤维化,以致挛缩;由于缺血造成组织坏死而形成溃疡者罕见。

　　2. 生殖器官的损伤和处理　女性的内外生殖器官对射线的耐受剂量相差悬殊。当照射剂量达 1 000~2 000cGy,卵巢功能将永久丧失,因此目前对于年轻的宫颈癌患者,放疗前腹腔镜手术将卵巢移位于腹部,可避免放疗造成的卵巢功能丧失。但阴道、子宫颈、子宫体即使承受 7 500cGy 的剂量亦不会发生严重损伤。盆腔放疗导致阴道物理性炎症反应,也可以合并感染,表现为阴道黏膜水肿、充血、疼痛及排物增多。在此期间应加强阴道冲洗,保持局部清洁,控制感染,促进上皮愈合,避免阴道粘连。晚期放疗并发症表现为阴道壁弹性消失,阴道变窄,子宫颈萎缩;严重者可引起阴道软组织坏死,可同时合并阴道直肠瘘、子宫穿孔等;盆腔纤维化严重者,可引起循环障碍或压迫神经导致下肢水肿或疼痛。

　　3. 泌尿系的损伤和处理　盆腔放疗对泌尿系统最常见的损伤包括出血性膀胱炎、输尿管狭窄或梗阻、膀胱阴道瘘、输尿管瘘、尿道瘘等。对于出血性膀胱炎,处理只能对症、预防感染、止血、大量补液等,出血严重者可向膀胱内注射甲醛,或在膀胱镜下电灼止血。对于输尿管狭窄或梗阻、尿瘘等首先要排除肿瘤复发的可能,若为放疗损伤,常需要手术治疗。但在接受放疗的区域施行重建手术往往困难,且并发症高。对于小的尿瘘,可望在持续导尿,或放置支架条件下自愈;而对于较大的瘘孔,可考虑包埋缝合法修补、输尿管端端吻合、输尿管膀胱再植术,甚至采用回肠代膀胱、结肠代膀胱等行尿流改道手术。

　　4. 肠道的损伤和处理　小肠是对放射线耐受量较低的器官之一,小肠毒性是盆腔放疗发病率的主要原因和剂量限制因素,对如何减少和处理肠道放疗损伤的研究报道最多。当盆腔放疗剂量达到 45~50Gy,约有 3%~9% 的患者将出现严重的小肠毒性。在根治性子宫切除后或因其他原因有盆腔手术史的患者接受放疗时,小肠损伤率可达 5.6%~30% 不等。但是若能将小肠置于盆腔以外,肠道并发症会明显减少。避免小肠损伤的方法早期有缩小照射野、降低照射剂量,膀胱注水法将小肠挡于盆腔外;后来采用网膜法、小肠系膜法,以及自腹膜安置自体移植吊带将小肠挡于盆腔外,或采用小肠之下安放假体等,效果均欠理想,且并发症高。有研究者将放疗体位由仰卧位改成俯卧位,同时采用一种腹部挡板装置(belly board device),可将放疗野小肠暴露容积由原来的平均 229cm³ 降低至 66cm³,从而使小肠毒性降低。为减少小肠粘连于盆底,理论上术后尽早活动,能耐受膝胸卧位时间断行可减少风险。乙状结肠及直肠虽然对放射线的耐受量略高,但由于其活动受限,所以也是易受放射(尤其是腔内照射)损伤的器官,早期常表现为放射性直肠反应,可采用药物保留灌肠、5-HT3 拮抗剂 TROPISETRON 口服、加强补液支持治疗等。晚期可表现为放射性直肠炎,严重者可发生乙状结肠、直肠穿孔。据 Ramirez RT 报道,1963—1992 年超过 5 000 名的宫颈癌患者放疗后有 35 人发生乙状结肠穿孔,部分因诊断处理不及时而死亡。对于结肠和直肠的严重损伤,根据不同指征选择损伤缝合术、肠道端端吻合术、结肠造瘘和造瘘关闭术等。

　　5. 骨骼的影响和防护　妇科恶性肿瘤兆伏级放疗中,盆腔骨骼的损伤并不常见。但仍有报道在盆腔外照射和腔内近距离照射后发生放射性骨炎,股骨头和股骨颈坏死,髋臼、耻骨联合、骶骨和股骨颈不全骨折等。在盆腔放疗后若出现骨性疼痛在排除骨转移后,要警惕骨骼损伤。利用受损伤骨的放射性骨摄取增加,结合 CT 等不难诊断。处理上以保守治疗为主,避免承重,使用止痛剂和物理治疗,股骨头和颈的坏死需要人工关节成形术。采用恰当的屏蔽、多野放疗以及注意盆腔骨骼的总耐受剂量可预防盆腔骨骼损伤。

　　6. 放疗引起盆腔恶性肿瘤　放射线治疗本身可导致

盆腔组织发生癌症。国内报道宫颈癌放疗后恶性肿瘤发生率为0.52%，与该组织所受放射剂量呈正相关。但据另一组报道，盆腔放疗后发生结肠癌、直肠癌的峰值时间为5~10年，平均为15.2年；85%的患者有轻到重度不等的放疗反应，且高放射剂量和严重的放疗损害未必是放射相关直肠癌、结肠癌的必需条件。对于妇科恶性肿瘤接受放疗者，要终身随访，警惕放射癌和原发癌复发。

（四）妇科肿瘤放疗和广泛性手术联用时对盆底组织的损伤和评价

妇科肿瘤广泛性手术和放疗的联合应用，对盆底组织造成的损伤，与任何一种单一手段相比，发生率更高，损伤更严重，处理更困难，甚至造成更进一步的并发症乃至死亡。二者联用最常见于广泛性手术后有高危复发因素的患者；其次为宫颈癌患者全盆腔放疗后复发，进而行盆腔脏器切除术；小部分肿瘤治疗中心在广泛性子宫切除术前进行放疗。放疗后宫颈癌复发，从而接受广泛性子宫切除术的情况并不多见。不但手术操作困难，手术范围受限，而且并发症发生率高。根据文献报道共收集203例这样的患者，手术后尿瘘发生率为27%，手术死亡率5%。一组长达16年随访病例，有21名患者中泌尿道瘘发生率高达50%，且尿瘘的患者大多合并肠瘘。对于幸存者而言，45%需行尿流改道术，23%需行结肠造瘘术，这样就丧失了膀胱和肠道保留的价值，使得广泛性子宫切除术变成盆腔脏器切除术。同样，宫颈癌放疗后复发行超广泛性子宫切除术也不可取，其总体并发症高达96.5%，泌尿道损伤率达38%。因此，放疗后复发的宫颈癌患者，若需要行部分肠段或泌尿道切除，最好考虑行盆腔脏器切除术。

广泛性子宫切除术后附加盆腔放疗，与单一治疗手段（手术或放疗）相比，对膀胱功能的影响并未增加。但是总体和泌尿道的病率增加，再次手术机会也增大。据多组资料显示，广泛性子宫切除术后附加盆腔放疗，总体并发症6.7%~30%，泌尿道的并发症3.2%~12%，胃肠道并发症与泌尿道并发症相似或略高。因此，二者联用仅适合于术后有高危因素复发的患者。术前腔内放疗加盆腔外照射，6周后行筋膜外子宫全切，该方法治疗桶状型宫颈癌或子宫内膜癌侵犯子宫颈管者，目前部分地区尚在使用。一组含95例患者的资料显示，该方法的泌尿道损伤率为6.3%，与外照射剂量有关。若同时行盆腔淋巴结切除，泌尿道损伤率升高至8.7%，总体损伤率由7.4%上升至17.5%，但治愈率并未提高，因此，术前全盆腔照射后，手术时不推荐行盆腔淋巴结切除术。广泛性子宫切除合并术前放疗，患者输尿管阻塞发生率为3.8%，尿瘘发生率为11.9%，与单纯手术比较，并发症明显增高，但5年生存率并未提高，因此，广泛性子宫切除合并术前放疗的方法目前很少采用。

总之，在对妇科肿瘤进行治疗时，一定要考虑治疗本身对患者正常结构的损伤和破坏，因此，治疗前应进行合理决策，制订能发挥最大治疗效果且将损伤降至最小的方案；一旦出现损伤，要根据不同情况及时恰当处理，以达到治疗肿瘤、延长生命、改善生存质量之目的。

七、妇科肿瘤手术后的监测和护理

妇科良性肿瘤的手术治疗创伤小，术后并发症较少，因此，术后一般仅进行常规护理。

妇科恶性肿瘤的治疗依据肿瘤分类选择相应的治疗方案。滋养细胞肿瘤首选化疗，而其余各种妇科恶性肿瘤，手术是首选的治疗方法。妇科恶性肿瘤手术治疗的特点是手术复杂，创伤面积大，术中易发生出血、脏器损伤等，术后易出现并发症，并发症严重者危及生命。即使术后无严重并发症，全身状况及某些脏器功能的恢复，也需要一定过程。妇科恶性肿瘤术后还有许多工作需待医护人员进一步完成，否则，手术将不能达到预期目的。本节重点阐述术后一般监护和术后饮食营养的护理。

近年来，加速康复外科（enhanced recovery after surgery，ERAS）发展较为迅速，其基于多学科协作及循证医学证据，对围手术期处理措施予以优化，以期减少手术应激反应、减轻术后疼痛、降低围手术期并发症、促进患者术后康复、改善患者生活质量；另一方面，实施ERAS可缩短住院时间，提高病床周转率，降低医疗费用，给医患双方带来成本效益。

（一）术后一般监测与护理

妇科肿瘤患者进行手术后，若条件具备，应立即送入监护室。由于麻醉作用尚未完全消除，患者的意识及保护性反射尚未完全恢复，手术创伤、出血等所造成的病理生理紊乱仍然存在。术后早期患者在恢复过程中可能出现谵妄、躁动、恶心、呕吐、低血压、心律失常、呼吸抑制、水电解质和酸碱平衡失调以及凝血机制障碍等情况。为了保障患者术后安全和尽早顺利恢复，必须对患者进行严密监护。

一般常规性临床监护，方法简便，特别是有监护仪器设备的情况下，更是易于实施。通过监测，可以及时发现病情变化，以便及早做出恰当的处理，避免严重意外事故的发生。

1. 患者意识状态的监护　患者从手术室返回病房或监护室后，首先应观察其意识是否恢复，恢复的程度如何。

（1）呼唤反应：呼唤患者姓名，观察其能否回答或睁目等。如能正确答话，说明意识已恢复。如只能睁目或点头示意，提示意识尚未完全恢复正常。若对呼唤毫无反应，说明意识根本未恢复，必须进一步监测。

（2）疼痛刺激反射：对呼唤无反应的患者，可用手指压迫患者的眶上神经或刺激皮肤，观察有无疼痛反应。如出现头动、四肢移动或睁目反应，提示意识将恢复。如对疼痛刺激无反应或迟钝，说明仍处于较深麻醉状态或昏迷状态。对这种患者应予以高度重视，严密观察，必要时可使用兴奋剂、催醒药，如氨茶碱1~2mg静脉缓慢注射，若在麻醉过程中应用过较大量的哌替啶或芬太尼等麻醉镇痛药物,可用纳洛酮拮抗,常用剂量为纳洛酮0.1~0.4mg/kg静脉注射,可迅速发生作用。若用过大量地西泮,可使用拮抗药氟马西尼(Flumazenil),它将具有特效。若为非麻醉的昏迷状态,应积极寻找原因,及时处理,否则昏迷过久,大脑功能难以恢复。

2. 血压监护 血压是人体重要生命指征之一,为手术后重点监测项目。术后患者返回病床后,应立即测量动脉血压,因为在手术室的搬动及运送过程中,可能由于体位改变而出现低血压,也可由于术中血容量补充不足,或处于麻醉状态,而出现低血压。若血压下降,收缩压低于12kPa时,应加快输血、输液,以补充血容量,但应注意心肺功能。在快速补充血容量时,若血压能回升,说明血容量不足,可继续纠正,直至血压恢复正常范围,然后减慢输液速度,维持其血容量。若血压过低,收缩压在10.7kPa以下,为快速改善重要生命器官的血液灌注,在补充血容量的同时,可加用少量升压药物,如麻黄素10~15mg;低血压合并心动过速,可用甲氧明5~10mg,缓慢静脉滴注。若经过以上处理,患者仍处于持续低血压状态,除继续快速补充血容量及其他升压药如多巴胺等外,还应积极寻找原因,以便及时进行治疗,特别是术后出血,若不设法止血,其他治疗只能是暂时,甚至是无效的。

术后早期患者,尤其是硬膜外麻醉的患者,如果术中补充血容量过多,术后随着麻醉作用的消失,交感神经功能逐渐恢复,血管收缩,外周阻力上升,使动脉压升高,容量血管收缩,回心血量增多,中心静脉压增高,倘若肺静脉阻力同时增加,左心室功能低下时,可导致肺动脉压及肺毛细血管楔形压力上升,从而可促使发生急性肺水肿。因此,术后血压持续上升,超过术前水平时,应警惕肺水肿的出现,故应严密观察患者有无呼吸困难,肺部有无啰音出现。若一旦出现肺水肿,应立即取半卧位,并进行利尿、强心、降压以及给予扩血管药物等。呼吸困难或出现粉红色泡沫痰者,应面罩给氧,加用肺部消泡剂等。呼吸道分泌物过多或呼吸不畅时,应及时清理分泌物,使呼吸道通畅,必要时气管插管,同时可加压给氧。

此外,血压过高,尤其是术前有高血压或动脉硬化者,更易发生脑血管意外,应将血压控制在一定水平。

对于手术后患者,尤其妇科大手术后患者,术后应定时监测血压。术后第1小时,应15分钟测量1次。1小时后,若血压平稳在正常范围,可延长到30~60分钟测量1次,直至术后24小时。

3. 测定脉搏 脉搏亦为人体重要生命体征之一,它的变化往往先于血压的改变,因此脉搏的监测不能忽视。脉搏监测可直接通过监护仪监测心率及心电图,特别是对术后危重患者,更具有重要价值。

术后若发生心动过缓,心率慢于60次/min,应查明原因,并可静脉注射阿托品0.25mg,使心率维持在60次/min以上。若心率过快,持续较长时间在120次/min以上时,应

观察血容量是否补足,颈外静脉是否怒张,有无心力衰竭、电解质紊乱、缺氧或二氧化碳积蓄等,积极查明原因,及时处理。由于术后患者的心功能往往处于代偿状态,出现心率过快时,一般不宜使用普萘洛尔之类的β受体阻滞剂。

4. 呼吸监测 全麻患者未苏醒前或硬膜外麻醉应用了大量辅助镇痛药后,易于发生呼吸抑制及呼吸道梗阻,因此,这类患者必须对呼吸状态进行严密观察。

(1)咽喉部梗阻:下颌松弛、舌根下垂可致咽喉部梗阻,患者呼吸时发出响亮的鼾声,若舌根完全堵塞呼吸道,则鼾声消失,患者躁动,出现强烈呼吸动作,但无气体吸入和呼出,表现为缺氧和二氧化碳积蓄,严重者可很快发生心搏骤停。

为了防止术后舌根下坠堵塞呼吸道,于患者未苏醒前,应去枕平卧,头偏向一侧并尽量后仰。肥胖患者颈短,易于发生舌根下垂,常常需要将下颌托起,必要时放入导管,以保持呼吸道通畅。

(2)误吸或分泌物滞留:呕吐、反流物误吸或分泌物滞留,亦可使呼吸道受阻。在患者的保护性咽喉反射未恢复前,如发生呕吐,很易发生误吸,一旦呕吐物被误吸入气管内,可引起气管、支气管阻塞。气管分泌物过多,亦可造成气道不通畅。因此,在未苏醒患者的床旁应有吸引设备及开口器等。一旦发生呕吐,立即将头转向一侧,吸出口咽内容物。若已误吸入气道,轻者可通过鼻腔插入吸管至气管内吸引,重者应立即气管插管,或在纤维支气管镜下吸出呕吐物或分泌物。

(3)支气管痉挛:既往有哮喘史者,术后常可诱发支气管痉挛,亦可因呕吐反流物误入气管,胃酸及胆汁等强烈化学性刺激引起严重支气管痉挛,表现为呼气性呼吸困难,肺部可闻及喘鸣音。一旦出现,可用肾上腺皮质激素,如地塞米松20~25mg,或氢化可的松200~400mg,静脉注射,也可用氨茶碱250~500mg静脉滴注。同时应设法清理呼吸道,使之畅通。

(4)呼吸频率及通气量的监护:正常人呼吸频率为16~20次/min,潮气量为300~500ml,每分钟通气量为4 000~6 800ml。在麻醉药及肌松药作用下,呼吸可抑制,频率因之而减慢,呼吸幅度变浅,潮气量及每分钟通气量减少。硬膜外麻醉平面过高,辅助药物使用过多,术后吗啡类镇痛剂的使用等,均可在手术后发生呼吸抑制,形成慢性缺氧及二氧化碳蓄积,如时间过长不能改善,最终亦可导致心跳停止。

因此,术后患者呼吸频率小于12次/min,呼吸表浅,应测定潮气量及每分钟通气量,并抽动脉血做血气分析,同时给氧,间断正压辅助呼吸,使血氧饱和度改善,恢复和保持血氧饱和度在95%以上。

患者清醒后,鼓励其行深呼吸、咳嗽并排出分泌物。腹带不宜扎得过紧,否则影响腹式呼吸,膈肌活动受限,导致肺底扩张不良。

5. 体温监测 术后患者的体温常与气候环境有关。

一般由于手术时体表大面积暴露、消毒及术中腹腔长时间暴露使体热丧失过多，输入大量冷液体及冷藏血液，手术室的气温低等因素，均可使患者体温下降。故术后早期，一般体温较低。若体温低于36℃，需注意保温，必要时可加用升温措施，但应注意，在麻醉作用未消失前，患者感觉迟钝，严防发生烫伤。

发热是手术后最常见的症状之一，也是许多术后并发症的最早表现。正常情况下，体温变化幅度在0.5~1.0℃范围内，超过1℃，就应加以重视。若在夏季，室温太高，术中覆盖消毒巾，不易散热，少数可出现发热。若出现高热，术后可物理降温，改善环境温度。若体温仍不能下降至正常，或手术后3天体温仍在38℃以上，应积极寻找发热原因。不少医生把无菌手术后出现的体温升高简单归为吸收热，常常会遇到许多难以解释的发热病例，其实正确诊断和处理术后发热并不简单。非感染性发热包括①手术反应热：手术反应热最为常见，多在手术当天或第2天出现，2~4天后恢复正常，体温通常不超过38.5℃。一般来说手术反应热的程度和持续时间与手术大小和损伤的程度有关，其机制是人体遭受严重创伤或手术后诱发一系列复杂的神经内分泌系统反应和代谢改变，出现皮肤的血管收缩和代谢亢进，过度产热和氧消耗增加。此外，损伤区血液成分及其他组织的分解产物吸收亦引起发热，即吸收热。老人反应较迟钝，体温升高不明显，凡老人术后出现体温升高1度以上或一般术后3~4天仍发热应考虑并发感染的可能，需仔细查明原因并治疗。手术反应热一般无需特殊治疗，可给予支持疗法。②手术后血肿形成：如手术时结扎血管不当，止血不充分，在盆腔内形成血肿，也可出现低热。如血肿较小，可以保守治疗。较大时可能需手术处理。③输血或输液反应热：输液、输血引起的发热并不少见，发热出现在输液、输血过程中（输液反应有时表现为群发性），患者主要表现为突然寒战、高热，体温可达39~40℃，严重者出现休克。输液反应热的机制多是由输入液体质量不合格；液体内加注药物质量不合格或配伍不当；输液器具有质量问题；输液环境或操作不当等原因导致外源性致热原入血激活白细胞释放内源性致热原引起发热。输血热为输血并发症，以非溶血性发热反应最常见，其主要原因有：致热原污染，如蛋白质、细菌代谢产物或死菌等污染保存液或输用器具；免疫反应，患者体内有特异的抗体，如白细胞凝集素、血小板抗体等，对所输入的白细胞和血小板发生作用，引起发热。出现输液或输血反应后，立即停止输注原药液或血液，更换新液体和新输液器，肌内注射异丙嗪，静脉注射地塞米松，如有休克症状应抗休克处理，注意监测体温、血压、呼吸、神志等变化，直到反应缓解。④药物热：以抗生素类最多见。据报道药物热占不明发热的3%~5%。发热出现在用药5~10天以后，多为高热，达39℃以上，一般情况良好，无明显中毒症状，无感染灶及其他可解释原因，实验室检查WBC正常或偏低（头孢类抗生素多有粒细胞减少的副作用），停用抗生素后体温在48小时内迅速恢复正常，再次

应用又出现高热。药物热的机制一般认为是药物引起的迟发性变态反应，抗原抗体复合物被白细胞吞噬，释放内源性致热原导致体温升高。处理措施为：高热时给予物理降温，并停止应用引起发热的药物。

6. 深静脉血栓形成 深静脉血栓风险贯穿围手术期始终，约50%的深静脉血栓（deep vein thrombosis，DVT）多发生在术后24小时，85%发生在术后第1~4天内，好发于下肢，左侧明显多于右侧，深静脉血栓形成有时伴有发热症状。血栓单纯发生于髂股静脉时，可在患肢肿胀疼痛同时，伴有发热，体温多不超过38.5℃。若血栓阻塞患肢整个静脉系统，同时引起动脉强烈痉挛者，可有剧烈疼痛，下肢青紫，体温多超过39℃，往往出现静脉性坏疽。对于可疑感染的应预防性应用抗生素，并进行相应的病原学检查及药物敏感性试验来调整抗生素的应用，如病情危急，也可先行分泌物涂片进行革兰氏染色来指导临床应用抗生素。尽早下床活动是ERAS方案的关键内容之一，其对于降低术后静脉血栓风险至关重要，鼓励患者术后早期（24小时内）活动。符合高危美国胸科医师协会（ACCP）标准的妇科肿瘤患者（包括晚期卵巢癌患者），美国国家综合癌症网络（NCCN）指南建议应延长低分子肝素抗凝治疗至术后28天（强烈推荐、高级别证据）。深静脉血栓风险增加的患者应接受机械和低分子肝素类药物双重预防。

7. 术后体位 一般情况下，术后前6小时均平卧去枕，若患者未清醒，应头偏向一侧；若已清醒，且血压、脉搏平稳可缩短平卧去枕时间。12~24小时后，视病情，可改为头高臀低卧位或半卧位，这样有利于腹腔内渗出液等的引流，以免渗出物或血液积于上腹部或膈下，妨碍术后早期对内出血的观察。腰麻患者取去枕平卧位12小时（以防脑脊液漏至硬脑膜外导致颅内压降低引起的头痛），术后8小时可取半卧位（腹部肌肉放松，降低腹部切口的张力；有利于呼吸，增加肺活量；促进腹腔引流）。

8. 引流的监护 妇科恶性肿瘤手术一般创面较大，有时术中止血难以彻底，加以创伤性炎性反应，术后一定时间内将有一定量的血液样渗出物。若术中血管结扎不紧，或逐渐滑脱，术后可发生活动性出血。因此，这类大手术多数需要常规放置引流，可根据引流物多少，判断术后早期有无内出血，以便及时处理。盆腔内根治性手术，术后24小时渗出在100~200ml以内，一般不会引起外周血容量的明显变化，导致代偿失调，出现休克。但是，若引流出的血液在术后早期较多，虽然当时血压脉搏正常，仍应密切观察，采取措施，防止进一步出血。若血压不能维持正常，低血压不能纠正，应及时重新手术止血。尿量<30ml/h，伴血压进行性下降、脉搏细速，患者烦躁不安或诉说腰背疼痛，肛门处下坠感等应考虑有腹腔出血的可能。

目前有证据表明，放置腹腔或者皮下引流管有增加外科手术部位感染（surgical site infection，SSI，是指术后30天内手术切口或器官周围发生的感染）的风险，故ERAS方案

未包括腹腔引流，对于择期手术，引流不会减少术后并发症和死亡，而有关紧急手术下腹腔引流的数据尚且有限。

9. 保留导尿管的监护 妇科恶性肿瘤手术，绝大多数术后均要保留导尿管。导尿管保留的时间，应视手术大小、部位、麻醉方法等而定。2019 版"妇科肿瘤围手术期管理指南"指出术后应短期尿液引流，最好小于 24 小时。局麻手术或小手术，可不需保留导尿管。一般情况下，子宫切除、卵巢囊肿切除，保留导尿管 24 小时即可。子宫次广泛切除术、卵巢癌切除术、单纯外阴切除等，可保留导尿管 2~3 天。宫颈癌、外阴癌根治术、盆腔多脏器切除、卵巢癌最大限度减瘤术等，一般可保留 7 天左右不等。若术中有膀胱或输尿管损伤，应放置导尿管 10~14 天。

导尿管保留期间，应注意观察尿量及色泽等。尿量是反映肾脏灌流量及肾功能的指标之一，术后早期，可间接反应血容量充足与否。正常情况下，每小时尿量不少于 50ml。尿的色泽既可反映入量充足与否，又可反映有无尿路损伤等引起的出血。但是，放置导尿管就意味着泌尿系统有逆行性感染的可能性，尤其保留导尿管更易发生尿路感染。因此，对保留导尿管者，注意不要滑脱，以免反复更换，所接闭式引流瓶应无菌，外阴要保持清洁。此外，还应在保留期作尿常规检查，必要时作细菌学检查，亦可同时给予药物预防感染。

盆腔根治性手术尿管放置时间需根据手术范围来决定，与此同时，也有人认为间断性开放导尿对于膀胱功能恢复的作用尚不明确。

10. 手术切口及腹部情况的观察 术后应注意切口有无出血。若切口敷料被血浸透，除需更换敷料外，还应检查有无活动性出血，以便作相应的适当处理。如加压包扎，必要时重新缝合止血等。在正常情况下，术后 3 天可更换切口的敷料，同时观察切口有无感染及愈合情况。术后 7 天，可拆去皮肤缝线，对于外阴切口可适当提前拆线。对于腹股沟切口及体弱的患者，可适当延长至 10 天左右拆线。

妇科恶性肿瘤手术，多数除腹壁切口外，还有阴道及盆腔内的切口，所以术后还应注意有无阴道出血及腹腔内出血的临床表现。若血压低，不能稳定在正常范围，脉搏加快，腹部有激惹征，虽然阴道出血不多或不出血，也应考虑有内出血的可能性，必须积极明确诊断，必要时重新手术止血。

11. 胃肠功能的恢复及饮食 由于麻醉及手术对肠道的干扰，肠道功能需要一定时间才能恢复正常。一般术后 6~8 小时肠蠕动可恢复，24~72 小时内即可排气。肠蠕动功能恢复后，可开始进流质饮食，排气后则逐渐恢复正常饮食。若术后 48~72 小时未排气者，可用新斯的明 0.5mg 肌内注射，或服用中药小承气汤，或小茴香炒后热敷，以促进肠蠕动；亦可用低压灌肠、肛管排气等方法减轻患者腹部不适或膨胀。妇科恶性肿瘤手术有时会同时作肠管切除及吻合，既往认为应待肠道功能完全恢复后方能逐渐进食，但现在也有学者认为许多类型的肠道手术后都可以开始早期肠内喂养（口服或管饲），在胃肠道手术后常规让患者保持"禁食"的做法并无明显优势。

12. 术后输液 维持正常的循环血容量对加速术后恢复及预防围手术期并发症至关重要。截至目前尚无妇科手术的专业补液指南。目标导向性液体治疗是一种结合患者自身的血流动力学因素，以改善组织灌注和氧合效应为目标，静脉输注为主的液体补充方式。与既往限制性补液相比，术后采取目标导向性液体治疗可较为显著地降低急性肾损伤及 SSI 的发生风险。

13. 肠造瘘的监护 一些晚期妇科肿瘤患者，往往因癌肿侵及直肠或膀胱，需做前盆腔或后盆腔或全盆腔内脏切除术，这必然会做直肠造瘘，少数患者可能为暂时性肠造瘘，无论是哪种原因的肠造瘘，其监护基本相同。术后 1~2 天，外置肠管断端或多或少出现黏膜肿胀；肠蠕动恢复后，随之而来的排便，将使断端在短期内更加充血、水肿，触及黏膜时易于点状出血，一般不需处理。术后若肠管断端血运不良，色紫暗，甚至发黑，则提示肠端将发生坏死，有缩回腹腔，引起严重感染的危险，应立即寻找原因，重新造瘘。

正常情况下，肠蠕动恢复后，造瘘口应罩以假肛套或塑料袋等代用品，以防粪便外溢。瘘口周围皮肤应保持清洁干燥，必要时涂抗生素油膏，以防皮肤组织感染、糜烂。

开始进食后，应吃易于消化、清洁卫生、富于营养的食物，避免腹泻，逐渐养成自然排便的习惯。

14. 泌尿系统改道的监护 前盆腔清除术后，大多采用直肠输尿管移植术，偶有做结肠或回肠代膀胱的输尿管移植术。对于这类病例，术后主要是防止逆行感染和注意逐渐发生氮质血症的问题。因此，术后应密切监护，动态监测肾功能，平时多饮水，遇有感染征象，应积极治疗感染。

15. 术后抗生素的应用 因为妇科恶性肿瘤的手术大，手术时间长，加以术后创面易于渗血等因素，术后适当应用抗生素是合理的。简单的良性肿瘤切除，则不一定需要抗生素，即便要用，采用预防性抗菌药物即可；而妇科恶性肿瘤术后，一般以治疗性给药较为恰当。对于恶性肿瘤或累及肠管的手术，建议加用抗厌氧菌药物。建议在手术切开前 30~60 分钟静脉预防性使用抗生素，通常于全身麻醉诱导后立即给予。具体抗生素的选用，应视患者的具体情况而定，包括手术时间、术中失血量及患者自身的免疫状态等进行综合考虑。

16. 控制血糖 围手术期接受严格血糖控制可以降低术后 SSI 发生率，推荐所有患者术前均进行血糖水平监测，并将围手术期血糖水平维持在 11.1mmol/L 以下。

17. 术后镇痛 术后疼痛可使患者活动受限，增加静脉血栓、肠梗阻等并发症的发生率，延长住院时间。常用的阿片类镇痛药物容易引发术后恶心、眩晕、疲乏及成瘾等风险，因此，ERAS 强调避免单一阿片类药物的使用，推荐以非甾体抗炎药、塞来昔布、加巴喷丁等非阿片类药物联合应用，发挥多模式镇痛效应的同时最大限度降低药物的不良反应，口服用药为主，不推荐静脉滴注作为常规。

18. 术后预防恶心及呕吐 建议妇科手术患者术后应接受大于 2 种止吐药物预防恶心及呕吐。

（二）术后饮食营养护理

恶性肿瘤患者，可能直接或间接地发生营养障碍。术前由于癌细胞生长，消耗人体大量营养物质；同时肿瘤的代谢废物及毒素等直接影响胃肠功能，造成摄入、消化、吸收发生障碍，从而使患者逐渐出现营养不良，特别是到了晚期，长期处于负氮平衡，体质消耗，不能承受手术、化疗及放疗，往往最终形成恶病质、全身衰竭而死亡。有的患者虽然术前未出现恶病质，但术后由于手术创伤、出血以及化疗、放疗的影响，也会增加体质和营养物质的消耗，若不注意术后营养支持治疗，患者将可能逐渐走向衰竭，出现恶病质，失去化疗或放疗等重要辅助治疗的机会，造成手术徒劳，最终不能增加其存活时间。因此，术后饮食营养疗法，实为不可忽视的重要环节。

1. 营养状况的判断 一般根据病史、体征及化验结果进行综合评定。

（1）贫血、水肿或消瘦：上臂中段周径小于 18.6cm，或肱三头肌皮肤皱襞厚度小于 1.32cm，均可认为有营养不良。

（2）血浆蛋白降至 35g/L，提示营养不良；低于 21g/L，为重度营养不良。

（3）淋巴细胞总数低于 0.9/L，为重度营养不良。

（4）负氮平衡提示营养不良。

2. 妇科恶性肿瘤患者的营养补充 如果患者的一般情况尚好，摄入及消化功能正常者，增加摄入高蛋白、高热量及高维生素饮食即可。术后化疗、放疗时，胃肠反应较重者，或术后摄入较少者，每日可经外周静脉补充葡萄糖溶液，以减少机体内蛋白质的分解和消耗。若手术大，术后化疗、放疗反应严重，出现厌食、腹泻或术前已有严重营养不良存在（如腹水、消瘦、贫血、水肿等），更应加强营养支持，以恢复患者的抵抗力及对各种治疗的耐受力。术后的营养支持主要分为胃肠内和胃肠外 2 种。常见的有：经口摄入、管饲营养、中心静脉营养、外周静脉营养。选择何种营养方式应根据患者具体情况而定，但总的来说必须遵循以下原则：优先经口摄入，能用胃肠内营养绝不用胃肠外营养，能用外周静脉营养绝不用中心静脉营养，谨慎掌握静脉营养摄入的方式及持续时间。昏迷患者可用鼻饲管法。若不能经胃肠途径者，则可采用胃肠外途径。

（1）经胃肠营养：胃肠功能正常者，可口服高蛋白、高热量、高维生素、低脂肪饮食。鼻饲者常用牛奶、豆浆、鸡蛋、糖、肉菜汤等，每 2 小时 1 次，量从少渐增加，每日可达 2 000~3 000ml。

要素饮食是一种无渣、化学成分限定，由分子水平的化学物质配成的营养液。可完全不需消化而吸收。可维持生命、正常生殖功能及生长的需要。它含有糖、各种氨基酸、少量脂肪、电解质、维生素及微量元素等。服用方法：可将要素饮食加开水稀释，浓度不超过 25%，一般 1ml 含热量 1kcal（4.184kJ）。开始服用时，浓度应较低（12.5%~15%），加温至 40℃，口服或鼻饲每小时 40~50ml，以后可增到 25% 的浓度，灌入量可至 200ml/h，每日可提供 2 500~3 000kcal（10 460~12 552kJ）热量。若遇恶心、呕吐，可暂停饮入短暂时间，以后逐渐再给。

（2）全胃肠外营养：全胃肠外营养（total parenteral nutrition，TPN）或称全静脉内营养，途径有周围静脉或中心静脉。对轻、中度营养不良，无高代谢，氮平衡为 0 或低于 2 者，均可用周围静脉 TPN。对重度营养不良、高代谢、严重蛋白缺乏及热量不足者，应选用中心静脉 TPN。

TPN 适用于：①恶性肿瘤化疗期间出现严重胃肠反应，不能进食或有腹泻等；②大手术前后营养支持；③癌肿侵犯肠道，出现肠功能紊乱或肠梗阻；④衰竭患者不能摄取饮食者。

静脉内营养应注意碳水化合物与蛋白质之间的比例，一般每补氮 1g（即蛋白质 6.25g），应同时补葡萄糖 40~50g［供能约 150~200kcal（627.6~836.8kJ）］，这样能保证充分的热量及蛋白质的供给，有利于机体的修复，防止糖原异生，并可保护肝脏和有利于脂肪的完全氧化，防止酮体的产生。此外，全静脉营养也应补充适量的脂肪，以提供必需的脂肪酸。

周围静脉 TPN 方法简便、安全。氨基酸葡萄糖基本混合液包括：7% 复方氨基酸 500ml，10% 葡萄糖 500ml，电解质及维生素若干，渗透压约 721mmol/L。混合液中葡萄糖浓度从 5% 开始，逐渐可加到 10%。总热量可逐渐增至 395~480kcal（1 652.68~2 008.32kJ/L）。每日输入量，除基本混合液外，可加入一定比例的脂肪乳剂，以供给部分热量，但供热量不超过全天需要量的 60%，其参考比例为，氨基酸葡萄糖基本混合液为 2~3L：10%~20% 脂肪乳剂 0.5L。应用时还应注意基本混合液与脂肪乳剂要用双腔管，不经过滤器，在进入静脉前混合而入循环。每日输入量一般为 2 000~3 000ml 为宜。

中心静脉 TPN 是指经下腔或上腔静脉补充营养，其优点为营养物质经血液稀释快，对脉管刺激小，不易形成血栓，但中心静脉穿刺有一定危险。静脉穿刺可经颈内、外静脉或锁骨下静脉、上肢的贵要静脉、下肢的股静脉或大隐静脉，但各有其优、缺点。中心静脉 TPN 以葡萄糖为主要热源，复方氨基酸供给氮。每日供热量 2 000~2 500kcal（8 368~10 460kJ），氮与热量比为 1：150~200 为宜。电解质、微量元素中，钾与氮比为 5mmol：1g，镁与氮比为 2mEq：1g，磷供应量为每千卡给磷 15~25mEq。长期静脉内高营养还应补充 10% 脂肪乳 500ml，每周 2 次。为了使葡萄糖充分利用，可按比例给予一定量胰岛素。具体配方（1 单位营养液）：10% 复方氨基酸液 200ml，25% 葡萄糖液 500ml，5% 葡萄糖液 500ml，胰岛素 1 单位。糖 4~40g，钠 30~40mmol/L（10%NaCl 25~30ml），钾 15~20mmol/L（10%KCl 10~15ml），氯 45~60mmol/L，总水量 1 235~1 245 ml，渗透压约 990mOsm/L。每日均匀输入 3~5 单位营养液，可提供热量 1 800~3 000kcal（7 531.2~12 552kJ）。此外，每日应补维生素 C 2g，复合维生素 B 6ml，每周给 10% 葡萄糖酸钙 10ml 2 次,每周给予 2 次 25% 硫酸镁 10ml,还可每周输全血 1~2 次,补充微量元素。

进行静脉内高营养时易于出现两方面并发症:一方面由穿刺置管引起,如气胸、血胸或胸腔积液;血管损伤引起局部或纵隔血肿;空气被吸入血管引起气栓,导管折断进入循环到心脏或肺动脉,消毒或操作不严引起的感染等。另一方面为代谢性并发症,如高渗性非酮症,这是由于大量高渗葡萄糖进入体内,内源性胰岛素分泌不足所致。此外,或因补充不足或因排泄过多而出现低钠、低钾。总之,TPN 是支持营养的重要方法,但是使用不当,并发症也易于发生,一旦发生有时也是非常严重的,应该清楚地认识到这一点,并防止其发生。

(陈春玲 曹泽毅 凌开建 梁志清 刘建华
王 萍 冯力民 宋 磊 丁西来 曾定元
沈 铿 王世宣)

第二节 妇科肿瘤的化学治疗

一、抗肿瘤药物研究与肿瘤化学治疗

目前世界各国已批准上市的抗肿瘤药物大约有 130~150 种。用这些药物配制成的各种抗肿瘤药物制剂大约有 1 300~1 500 种。此外,全球正在研究之中但尚未获得批准上市的抗癌新药约有 800 种,其中属于小分子化学抗癌药物的约有 400 种。这些抗癌新药将是人类未来 20~50 年内与肿瘤抗争的武器。恶性肿瘤治疗中,有效抗肿瘤药物的使用,可使患者获得更长的生存时间。因此,化疗已成为当前重要的辅助治疗手段。目前最为常见的抗癌药物包括化疗药物、中药、生物治疗药物、靶向治疗药物、免疫治疗药物等。其中化疗药物抗肿瘤机制为抑制细胞分裂、造成细胞死亡。目前根据药物作用机制分为:①作用于 DNA 的化学药物(如烷化剂、蒽环类和铂类);②影响核酸合成的药物(主要是代谢类);③影响蛋白质合成的药物(主要是长春新碱、三尖杉酯碱、门冬酰胺酶等);④改变机体激素平衡发挥抗肿瘤作用的药物(雌激素、雄激素、孕激素等)。另外,根据抗肿瘤药物来源、化学结构和作用机制分为烷化剂、抗代谢类、抗生素类、植物类、激素类和杂类等七类,但未能包括生物调节剂和基因治疗等范畴。由于药物发展快,以上分类已不能概括所有药物及新研发的药物。2004 年中国专家参考 De Vita 的专著 *Cancer, Principles and Practice of Oncology*,进行讨论并达成共识。此分类根据药理作用,便于临床医师应用,另外同类药物具有可比性,且可相互替代,适应临床发展特点。因此,《国家基本医疗保险药物目录》的抗肿瘤药物也参考其制定,分为细胞毒性类、激素类、生物反应调节类、单克隆抗体类、其他种类、中医类和化疗辅助用药类。

1998 年世界卫生组织(WHO)根据肿瘤化疗的治疗效果,将恶性肿瘤分为 4 级:①可治愈的肿瘤,如生殖细胞肿瘤、滋养细胞肿瘤、急性淋巴细胞白血病等;②辅助化疗可提高治愈率的肿瘤,包括:卵巢癌、大肠癌、乳腺癌、骨肉瘤等;③姑息治疗的转移性肿瘤,包括子宫内膜癌、小细胞肺癌、非小细胞肺癌、胃癌等;④化疗无效的肿瘤,如肝癌、肾癌等。

临床上依据妇科肿瘤的临床类型及治疗目的,将化疗分为:

1. 根治性化疗 如滋养细胞肿瘤,根治性化疗(radical chemotherapy)治疗目标是取得完全缓解。

2. 辅助性化疗 对卵巢上皮性癌,生殖细胞肿瘤等,采取有效的局部治疗(手术或放疗)后,再进行化疗,辅助性化疗(adjuvant chemotherapy)主要目的旨在消除可能存在的微转移病灶(亚临床病灶),以减少和防止癌症的复发转移。原发肿瘤切除后,近期残留肿瘤生长加速,生长比率增高,对药物的敏感性增加,且肿瘤此时体积较小,更容易杀灭,及时和足量的药物治疗,可改善患者总生存及无瘤生存。

3. 新辅助化疗 对局部晚期宫颈癌、晚期卵巢恶性肿瘤,在手术或放疗前先进行化疗。新辅助化疗(neoadjuvant chemotherapy)旨在通过药物使局部肿瘤缩小,使难以切除的肿瘤也可能手术切除,提高手术切除率,减少组织损伤。另外,化疗可清除或抑制可能存在的微小转移灶,从而提高疗效。

4. 姑息性化疗 姑息性化疗(palliative chemotherapy)是对临床已失去手术治疗机会或耐药复发的晚期妇科恶性肿瘤患者,适量化疗可起到减轻患者痛苦,提高其生活质量,延长患者生存的目的。

化疗药物使用途径有多种,除常用静脉化疗外,其他还包括动脉介入化疗、腔内化疗、局部间质化疗和鞘内化疗等。

近年来随着研究进展,新化疗药物和技术的开展,化疗模式也在不断发展,如新化疗的药物临床试验、同步放化疗(concomitant chemoradiotherapy)、生物化学治疗(bio-chemotherapy)或免疫化学治疗和基因化学治疗等。

近年随着新药的不断研发,如分子靶向化疗及生物治疗等不断进展。临床医师应根据肿瘤类型、肿瘤部位、期别和患者状况,治疗所要达到的目的,精准制定相应的化疗策略和化疗方案,以提高疗效,减少毒副作用。妇科恶性肿瘤的发病率呈逐年增长和年轻化的趋势,且随着不断涌现的新型抗肿瘤药物临床使用,癌症化疗已经从姑息性治疗目的,逐渐转向对肿瘤的长期控制,甚至治愈目标。提示重视新化疗药物研发及临床试验、采用更大的药物剂量、新的联合用药方案或特殊的给药方式在妇科肿瘤治疗中起到越来越重要的作用,已成为妇科恶性肿瘤综合治疗的重要措施之一。

对有潜力的新药物首先在肿瘤细胞系中或接种肿瘤的动物体内得以证实,进行四期临床试验研究。I期临床试验利用药物剂量增加的设计,来确定药物的剂量限制性毒性、最大耐受剂量(maxium tolerate dose,MTD)和药物动力学参数。每一剂量组需要3~6个患有不同肿瘤的患者,以确定能够耐受的毒性反应。I期临床试验制定了药物推荐剂量和治疗疗程后,该方案就可进入II期临床。主要目的是确定药物在特定肿瘤中的实际反应率。通常需要对疾病进行准确的测定(MOD法)。判断分为完全反应、部分反应、疾病稳定或进展。II期临床的次要目的包括:判定肿瘤无疾病进展生存期,多个疗程后累积剂量限制毒性的发生率及总生存期。III期随机试验在特定期别和类型的肿瘤中直接比较目前研究的药物与标准治疗方案的疗效差异。III期临床通常每组需要有150例,以保证统计的精确性。最后,IV期临床试验评估那些已经被FDA批准的药物。IV期临床试验的目的是研究药物长期安全性和有效性。

二、细胞动力学

(一)基本概念

细胞动力学是研究生物系统或人工系统中细胞群体的来源、变化、分布和运动规律,及研究各种条件对这些过程如何影响的一门科学。细胞是维持生命活动的最小单位,其功能可塑性及动力学特征是维系生命个体性状及物种繁衍的重要保证。细胞动力学比较复杂。在分子水平,细胞可塑性及动力学特征受遗传学及表观遗传学调控。无论正常细胞还是肿瘤细胞,细胞周期调控都是一个高度有序的过程。

细胞周期分为有丝分裂期(S、G_2 和 M 期)和有丝分裂间期(G_0 和 G_1 期)。实体肿瘤的多数细胞停留在 G_0 期,这是一个静息或睡眠期。细胞进行有丝分裂时,从 G_0 期或 G_1 期进入 S 期、G_2 期及 M 期。在 G_1 和 G_2 期间,进行 RNA 和蛋白质的合成,DNA 含量保持不变。DNA 的合成/复制在 S 期进行。DNA 的复制链在 M 期分离,2 个亚单位进入 G_1 期或 G_0 期。G_1 期(G 代表间隔)包含各种细胞功能,如蛋白合成,RNA 合成和 DNA 修复。当该期延长时,通常认为细胞进入 G_0 期或静息期。G_1 期细胞最终既可停止于不同阶段,进入 G_0 期,也可经过一段时间的静息期后重新进入细胞周期。DNA 合成发生在 S 期。G_2 期(分裂前期)特征是细胞中 DNA 含量为正常的 2 倍,以备进行细胞分裂。M 期发生有丝分裂和染色体分离。细胞分裂周期模式图见图 9-8-28。细胞周期调控与肿瘤发生关系密切,研究表明细胞的增殖、分化、衰老和凋亡均具有细胞周期依赖性。几乎所有的肿瘤细胞都有细胞周期调控的破坏而导致的细胞生长失控、分化受阻、凋亡异常的特征。

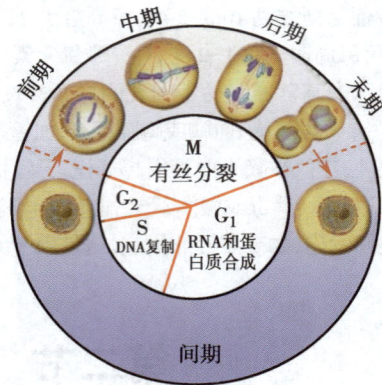

图 9-8-28 细胞周期模式图

肿瘤细胞群体都由 3 种细胞组成,一种是处在不断增殖状态的细胞,它决定了肿瘤的增长;二是暂时不进入增殖状态的静止细胞,也叫 G_0 期细胞,是肿瘤复发的基础;三是非增殖细胞群的存在:非增殖细胞群可分为 2 类细胞,即 G_0 期细胞群和无增殖能力细胞群。G_0 期细胞群,在一定条件下可恢复繁殖能力,进入增殖周期。无增殖能力细胞群不具备繁殖能力,可能进一步分化为具有一定的类似某些正常组织的功能。因此,肿瘤细胞具有异质性。

肿瘤细胞的生长特征表现为倍增的生长方式。肿瘤体积倍增时间随着肿块体积的增大逐渐延长。当肿瘤仅显微镜下可见和不能触及时,通常以指数方式生长。随着肿瘤体积的增大,处于复制过程的细胞会减少,生长速度减慢,原有对数性生长变为抛物线生长即遵循冈伯茨生长曲线(Gompertzian growth curve)。肿瘤体积倍增时间随着肿块体积的增大逐渐延长,最终趋于停滞。进入停滞期的大肿瘤,由于细胞动力学的不利作用,药物敏感性降低。肿瘤生长依赖多种因素,包括:①某个特定肿瘤群落的总细胞数;②细胞周期时间;③生长分数;④肿瘤细胞的内源性细胞死亡速率。这 4 个因素不仅影响肿瘤的生长,也影响其化疗敏感性和耐药性。因此,当肿瘤处于 Gompertzian 生长的指数增殖期,大量细胞处于细胞周期的活跃期,对化疗通常很敏感。因此,转移性肿瘤通常比原发肿瘤的化疗敏感性更高。因此,利用这种指数生长优势,晚期卵巢癌多进行肿瘤细胞减灭术联合辅助化疗的治疗方案。此外,当肿瘤对治疗发生反应体积缩小时,会有更多细胞进入细胞周期活跃期以加速肿瘤生长,这部分处于复制期的细胞也能增加肿瘤对化疗的敏感性。

(二)抗肿瘤药物对细胞周期的作用和疗效关系

根据细胞周期的特点,将目前化疗药物分为细胞周期特异性药物和细胞周期非特异性药物。细胞周期特异性抗肿瘤药物的作用特点是:对增殖周期中的某一时期有较强作用,多抑制 DNA 的合成或影响微管蛋白的装配。当此类药剂量达一定程度,其剂量杀伤效应曲线由上升转为平台,作用呈时间依赖性特点。因此,临床强调用药时间,如5-氟尿嘧啶(5-fluorouracil,5-FU)。而细胞周期非特异性抗肿瘤药物的作用特点是:作用于细胞增殖周期各时相细胞,多通过与DNA发生共价与非共价结合,直接破坏细胞内DNA。细胞杀伤力与药物剂量相关曲线呈指数性,所以疗效与药物的浓度比作用时间更为重要,长间歇大剂量冲击疗法比短间歇小剂量的疗效好,如铂类药物。鉴于细胞生长周期的特点,细胞周期特异药物和细胞周期非特异药物联合是肿瘤治疗的基础。

生长缓慢的肿瘤倍增时间长,提示仅有少量细胞增殖,应首选细胞周期非特异性药物(cell cycle nonspecific agent,CCNSA),短时大剂量,可有效杀灭各细胞周期的癌细胞,使肿瘤体积缩小,并使G_0期细胞迅速进入增殖周期。此时再用细胞周期特异性药物(如氟尿嘧啶、放线菌素D等)来杀灭之。此种联合用药方式能获得更好的疗效。对生长快的肿瘤,例如绒毛膜癌等,因其Tc或TD(倍增时间)短,多首选细胞周期特异性药物(cell cycle specific agent,CCSA),如长春新碱、氟尿嘧啶等,以尽量杀灭周期中的肿瘤细胞而减少对正常细胞的毒性。然后改用大剂量细胞周期非特异性药物(CCNSA)来杀伤从G_0期进入增殖周期的细胞。一般认为一个打击的总剂量应该接近"饱和值",持续时间应相当于癌细胞1~2个增殖周期,如绒毛膜癌10~12天为1疗程较为合理。

对于晚期肿瘤患者,尽管生长速度已减慢,增殖细胞也少,但考虑到机体的耐受性,可先采用适量CCSA消灭大量肿瘤细胞,有效后再配合CCNSA慢慢进行诱杀。必须间歇、反复多个疗程,以控制病情,使其不再恶化。一般说来,由于肿瘤体积增大,增殖比率大幅度减少,G_0期细胞增多后对药物开始不敏感。

(三)细胞增殖动力学和联合化疗

细胞动力学是研究细胞增殖时间、空间、形态结构和功能等的科学。近年来,对肿瘤的生长规律和生物特性有了进一步认识,尤其对肿瘤干细胞的研究,为肿瘤化疗提供了用药的理论依据。

联合用药:选择不同机制的细胞周期特异性与非特异性药物联合用药,可使处于细胞周期中不同阶段的肿瘤细胞同时受到杀伤,通过联合应用作用于不同周期时相的药物,以提高肿瘤细胞的杀伤力。除极少数情况,单一化疗药物在临床可耐受剂量时,通常难以治愈肿瘤。因此,原则上联合化疗应在不良反应最小或可耐受的情况下发挥最大的肿瘤细胞杀伤作用。联合化疗药物的选择应基于以下原则:单药应用时有效,不同作用机制联合时叠加毒性最小。肿瘤细胞群存在异质性,肿瘤生长处于不同细胞周期,肿瘤化疗期间易对各种药物产生耐药,且耐药机制不尽相同。因此,不同作用机制的多种化疗药物联合应用有利于减少肿瘤耐药性。

通常情况下,联合化疗要求所应用的药物,临床均应有资料证实其具有协同作用或至少是相加作用。联合化疗中各药物应以其最佳剂量及给药时间应用。仅增加药物种类而减少药物剂量的方法不可取。在选择联合化疗药物时,理想情况下,不仅包括杀死或控制增殖细胞的药物,还应包括用于静止细胞群的药物,从而加速细胞死亡。

肿瘤的生长呈一级动力学指数,根据化疗药物呈对数细胞杀灭模式,即特定剂量的化疗药物会杀灭恒定百分比而不是恒定数量的肿瘤细胞。因此,化疗在肿瘤小而尚未产生耐药细胞之前,效果最好。如某个剂量的细胞毒性药物可以杀灭几个对数的细胞(10^2~10^4),但并不能治愈肿瘤,因为肿瘤负荷通常为10^{12}或更多个细胞。因此,要达到根治肿瘤的效力,通常需要2种及以上的化疗药物联合,进行间断的多疗程治疗。

此外,一级反应动力学为手术联合术后辅助化疗的治疗方案提供了理论依据,通过手术可切除大部分肿瘤,术后辅助化疗可以进一步杀灭约10^2~10^4个细胞的小瘤灶。总之,一种肿瘤治愈的可能性与初始化疗时的肿瘤细胞数量呈反比。但注意化疗可以杀灭化疗敏感的细胞,也可以诱发突变,而突变的耐药细胞会存活下来继续生长。很多化疗药物会导致突变,在化疗过程中可能产生更多的耐药细胞。

联合化疗用药原则:

1. 联合用药原则 所用药物需单独应用时确有效果,或已经验证联合使用有效,选用的药物抗癌机制或作用靶点不同;每种药物的毒副作用不完全相同,避免毒性叠加。

2. 规范化实施化疗方案 包括药物剂量,不能随意增减剂量。化疗间隔不能随意变更:根据不同肿瘤的生物学特性和药物反应而定,间隔延长会影响疗效和导致耐药。药物浓度、配伍和保存:严格按照药物说明书进行,保证药物稳定性、减少毒副反应。需避光者采用遮光保存和使用。最后按照正确的给药顺序、速度和时间进行化疗。根据细胞周期、药物作用机制,毒副反应决定输注顺序和速度,以增加化疗药物疗效,减少副作用及耐药发生。

3. 规范化联合用药理念

(1)细胞动力学原则与用药顺序:生长较慢的肿瘤G_0期较多,需先应用周期非特异性药物杀灭一部分肿瘤细胞,诱导肿瘤进入增殖期后再应用周期特异性药物;生长较快的肿瘤则相反,应先用周期特异性药物杀灭增殖期细胞,减少肿瘤负荷后,应用周期非特异性药物杀灭残存细胞。

(2)药理学相互作用及用药顺序:在设计联合化疗方案时,为取得最好的疗效,不同药物的给药顺序非常关键。如紫杉醇与顺铂的联合化疗方案,一般先给予紫杉醇而后给予顺铂治疗,因为紫杉醇与顺铂联合后会延缓紫杉醇的排泄,加重不良反应。

(3)细胞耐药性与序贯给药顺序:每一种活性药物以全量有效的序贯给药,可能发展为所谓的"剂量密度"疗法,以试图减少单独全量给予每种活性药物后肿瘤复发并发生耐药性的可能性,如紫杉醇化疗后序贯多柔比星联合环磷酰胺为乳腺癌一线标准化疗,但目前妇科恶性肿瘤序贯化疗研究较少。

（4）刺激性原则与用药顺序:应用非顺序依赖性化疗药物应根据局部刺激性的大小确定治疗顺序。先应用对组织刺激强的药物,后用刺激弱的药物。这是由于化疗开始时静脉的结构稳定性好,药液渗出机会小,对周围组织的不良刺激也小。

4. 个体化治疗的原则 在规范化治疗原则的前提下,需根据患者年龄、脏器功能状态等,尤其是脏器功能不全时,进行个体化的剂量调整等。

5. 化疗方案的知情同意原则 所有化疗实施前,尤其是新药使用前,患者及家属均需知情同意,并签署有关知情同意文书。

三、药代动力学基本概念

(一)房室模型

房室模型(compartment model)是药动学研究中按药物在体内转运速率的差异,以实验与理论相结合设置的数学模型,是一种抽象地假设机体是一个不分具体器官或组织,只按药物转运速率划分为不同房室的系统。

(二)药物代谢动力学参数的生理意义及临床意义

1. 药时关系 药时关系是指血浆药物浓度随时间的推移而发生变化的规律。以时间为横坐标、血药浓度为纵坐标,得到反映血浆中药物浓度动态变化的曲线,为血药浓度-时间曲线,即药时曲线(图9-8-29)。

药时曲线分为3相:吸收相分布、平衡相、消除相。
吸收分布相:曲线快速上升阶段,指药物自给药部位

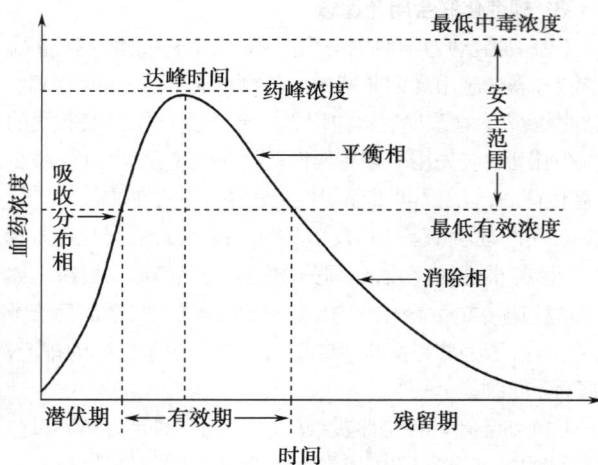

图 9-8-29 药时关系曲线

(例如口服给药),迅速向体液(血液)和组织中移动,药物吸收大于消除。

平衡相:曲线中间段,药物吸收与消除率相当,血药浓度变化趋于平缓。

消除相:曲线下降段,血药浓度迅速下降。

2. 半衰期($t_{1/2}$)

（1）定义:药物的血浆浓度下降一半所需的时间,包括$t_{1/2}\alpha$和$t_{1/2}\beta$。消除半衰期是指消除相时药物的血浆浓度下降一半所需的时间。

（2）意义:单次给药后,经过5~6个$t_{1/2}\beta$,体内药物基本消除干净(消除96.9%)。定时定量多次给药经5个$t_{1/2}\beta$到达稳态血药浓度。

3. 清除率 清除率(clearance,Cl)是指在单位时间内机体能将多少容积体液中的药物清除,清除率是反映药物自体内消除的一个重要参数。

4. 生物利用度 生物利用度(bioavailability,符号"F")是指药物经血管外给药后,药物被吸收进入血液循环的速度和程度的一种量度,是用来评价制剂吸收程度的指标。分为绝对生物利用度和相对生物利用度。

生物利用度指吸收进入体循环的药量与给药量的分数,主要采用非血管途径给药的AUC与其静脉注射的AUC比较(AUC,曲线下面积)。

F=AUC血管外给药 / AUC静脉给药 ×100%

相对生物利用度是指一种受试制剂与已知对比制剂的吸收分数的比较,主要用于比较同种药物2种制剂的吸收情况,用下式表示:

F=AUC受试制剂 /AUC标准制剂 ×100%

5. 表观分布容积 表观分布容积(apparent volume of distribution,符号"Vd")是指药物在体内达到动态平衡时,体内药量与血药浓度的比值,其本身不代表真正的容积,只反映药物分布的广泛程度或药物与组织结合的程度,无直接的生理学意义。

6. 稳态血药浓度(坪浓度) 按一级过程处置的药物经连续多次给药后,血药浓度呈现出规律的波动。如果给药间隔短于药物完全清除的时间,药物就可在体内累积,随着给药次数的增加,血药浓度不断递增,但递增的速度逐渐减慢,直至达到稳态血药浓度。一般药物要经5个半衰期达到稳态血浓度。

(三)药物代谢动力学分析及抗癌药物的药代动力学特征

不同抗肿瘤药物的具有不同药代动力学特征。以抗代谢类肿瘤药物为例,阐述如下:

（1）甲氨蝶呤:少量口服,通过主动运输而吸收良好,服用后1小时血中出现,并在3~7小时内消失。当大量(10mg/kg)投药时,吸收呈饱和状态,吸收率下降至10%,甲氨蝶呤(methotrexate,MTX)与二氢叶酸还原酶结合,以活

性状态长时间分布于肿瘤组织、肝、肾、脾、皮肤等组织。由于 MTX 是非脂溶性的,血浆蛋白结合率(50%)和离子化程度均高,不易通过血脑屏障。因此,对于硬脑膜白血病的治疗,采用髓腔给药颇为有效。

(2)氟尿嘧啶:5-氟尿嘧啶(5-FU)经口服后可通过主动运输进行吸收,但由于上消化道的吸附以及肝脏的灭活,在全身的血药浓度低,只能持续较短时间。因此,口服不如对胃癌局部给药有意义。5-FU 静注后血中较快代谢,半衰期为 21 分钟,2 小时后消失,表明此药容易进入组织,迅速代谢。本药物有时间限制,应进行缓慢的持续注射。又因为它易向局部移动,目前多采用持续的动脉注射法。妇科主要抗肿瘤药物的药代动力学特征见表 9-8-5。

表 9-8-5 妇科主要抗肿瘤药物的血浆终末半衰期和药代动力学特征

药物	$t_{1/2}$ (单位:h)	特征
环磷酰胺	4~6.5	肾功能不全患者半衰期延长
异环磷酰胺	7~15	肾功能不全患者半衰期延长
六甲蜜胺	5~13	在小转移瘤内浓度高
多柔比星	30~50	聚乙二醇化多柔比星脂质体半衰期延长
放线菌素 D	36	快速分布,血浆终末半衰期延长
丝裂霉素	0.4~1.5	如肝、肾功能受损,不受影响
博来霉素	2~4	腔内注射有效
顺铂	24	在 24h AUC 与血浆浓度几乎相等
卡铂	22~40	AUC= 剂量/(肌酐清除率 +25)
甲氨蝶呤	8~10	大剂量治疗需要监测血浆浓度
氟尿嘧啶	2~5	剂量增加,清除率下降
卡西他滨	1.4	不与蛋白结合,快速分布到组织
长春新碱	23~85	清除率小于 VBL 和 VRL
长春碱	20~64	清除率大于 VBL 和 VRL
长春瑞滨	18~49	组织分布比 VBL 和 VRL 多
紫杉醇	11~19	非线性药代动力学
多西他赛	11~14	药代动力学与紫杉醇相似
拓扑替康	2.6(内酯), 3.3(整体)	AUC 与血小板计数有关
伊立替康	7.0(内酯), 10.5(整体)	与拓扑替康相比,半衰期延长,血浆浓度较高
依托泊苷	6~8	与给药时间相关

四、常用(妇科)肿瘤化疗药物

根据药物的化学结构、来源及作用原理,传统上可将抗肿瘤药物分为 6 大类。近年来,随着分子生物学技术的提高,在分子水平对肿瘤发病机制有了比较深入的认识,开始了针对肿瘤血管生成、细胞受体、关键基因、调控分子及免疫检查点为靶点的治疗,使靶向药物在恶性肿瘤的药物治疗中占有了一席之地,并在近年有了长足的进步。

(一)烷化剂

烷化剂是最早问世并应用于临床的细胞毒类药物,种类繁多,应用广泛,已成为肿瘤化学治疗药物中最主要的一类。

这类药物主要的共同特点是分子结构中细胞毒性成分,即分子中含有烷基,这些烷基通常可转变成缺电子的化学性质活泼的中间产物,这些产物与细胞的生物大分子(DNA、RNA 及蛋白质)中含有的电子基团(如氨基、巯基、羟基、羧酸基、磷酸基等)共价结合,发生烷化反应,使这些细胞成分在细胞代谢中失去作用,产生 DNA 链内和链间的交叉连接,干扰转录和复制;还能使核苷酸发生配对错误,使细胞的分裂增殖受到抑制或引起细胞死亡。

烷化剂是细胞周期非特异性药物,能杀伤静息期和分裂中的细胞,但大多数药物对增殖细胞的活力更强。骨髓抑制和胃肠道反应为本类药物常见的不良反应。

1. 氮芥类

临床上常用该类药物有环磷酰胺(cyclophosphamide,CTX)、异环磷酰胺(ifosfamide,IFO)、左旋苯丙氨酸氮芥(melphalan)、苯丁酸氮芥(chlorambucil),达卡巴嗪(dacarbazine,DTIC)。

(1)环磷酰胺:体外无抗肿瘤活性,进入人体后被肝脏或肿瘤组织内存在的过量的磷酰胺酶或磷酸酶水解,变成活化作用型,释放出氮芥基团,从而发挥细胞毒作用。抗癌谱广,对白血病及许多实体瘤有效,妇科主要用于卵巢癌及妊娠滋养细胞肿瘤的化疗,对子宫内膜癌也有一定疗效。可供口服、静脉注射、肌内注射、动脉内灌注及鞘内注射,但局部用药效果不佳。不良反应主要为骨髓抑制,以白细胞下降为最常见,在用药后 8~14 日可达到最低点,一般用药后 18~25 日即可恢复。泌尿道毒性主要表现为急性无菌性出血性膀胱炎,多于大剂量使用时出现,表现为膀胱刺激症状、少尿、血尿、蛋白尿等,用药期间给予足够的液体或 2-巯基乙磺酸钠,可防止环磷酰胺的泌尿道毒性作用。胃肠道不良反应主要表现为食欲减退、恶心及呕吐,大剂量口服时较常见。约 28% 的患者出现脱发,停药后可恢复。

(2)异环磷酰胺:系环磷酰胺的衍生物,与环磷酰胺的区别只在其中 1 个氯乙基移植环上的 N 处。它与环磷酰胺一样在体外无活性,进入人体后经肝脏酶类活化后发挥疗效,在体内两药代谢途径基本相同,但代谢速度及代谢产物有所不同,直接影响临床使用剂量、抗瘤谱及毒副作用。该药抗肿瘤效应高于环磷酰胺,可杀伤 G_0 期细胞,用量可比环磷酰胺增大,对环磷酰胺抗药者仍可有效。对晚期卵巢上皮癌、宫颈癌、子宫内膜癌及子宫肉瘤均有较好疗效。骨髓抑制作用比环磷酰胺弱,但可引起出血性膀胱炎,故常联用美司钠以预防。

(3)左旋苯丙氨酸氮芥:治疗睾丸精原细胞瘤、白血病、多发性骨髓瘤疗效显著。对肢体恶性黑色素瘤、软组织肉瘤及骨肉瘤疗效较好。治疗乳腺癌有一定疗效。对卵巢癌尤其是腹腔内注射治疗卵巢癌腹腔积液有一定疗效。副作用和毒性可出现剂量限制性的骨髓抑制,主要表现为白细胞减少、血小板减少及贫血。大剂量 1 次用药可出现恶心、呕吐,而在小剂量持续给药时不常见。长期用药有引起白血病的报道。

(4)苯丁酸氮芥:治疗慢性淋巴细胞性白血病、霍奇金淋巴瘤疗效较好。也可用于乳腺癌、胃癌、头颈癌及多种肉瘤。在妇科肿瘤方面可用于晚期卵巢癌的治疗。口服吸收良好,生物利用度大于 70%。骨髓抑制轻,淋巴细胞、白细胞及血小板可减少。大剂量或长期连续用药时可出现全血象下降,恢复缓慢,严重时偶尔可见不可逆的骨髓损害。消化道不良反应可见恶心、呕吐,偶见肝功能损害。对中枢神经系统的毒性也有报道,但少见。

(5)达卡巴嗪:进入人体后经代谢活化,分解释放出甲基正离子(CH_3^+),发挥烷化作用,产生抗癌效力。主要抑制蝶呤 RNA 及蛋白质的合成,也与 DNA 结合,影响 DNA 复制,作用于细胞周期的 G_2 期,为细胞周期特异性药物。该药口服吸收不完全,个体差异较大,故均用静脉滴注,主要用于子宫肉瘤及黑色素瘤的治疗。不良反应:胃肠道反应、骨髓抑制、流感症候群、高热、局部刺激、肝肾功能损害。注意避光。

2. 乙烯亚胺类 塞替派(thiotepa)为合成的抗肿瘤药,是这类烷化剂的代表,对多种实体瘤均有效。作用原理类似氮芥,活性烷化基团为在体内产生的乙烯亚胺基,为细胞周期非特异性药。试验研究证明对多种动物肿瘤均有明显的抑制作用,抑制 DNA 的合成。主要用于卵巢癌。不良反应主要为骨髓抑制、消化道反应,但一般较轻微,可引起男性患者无精子,女性无月经,少数患者尚可有发热、皮疹。

3. 替莫唑胺 替莫唑胺(temozolomide)为咪唑并四嗪类具有抗肿瘤活性的烷化剂。在体循环生理 pH 值状态下,迅速转化为活性产物 MTIC[3-甲基-(三嗪-1-)咪唑-4-甲酰胺]。MTIC 与 DNA 分子上鸟嘌呤第 6 位氧原子以及第 7 位氮原子烷基化发挥细胞毒作用。能够通过血脑屏障进入脑脊液,因此可用于脑转移患者。用于子宫肉瘤的后线治疗。不良反应有胃肠道反应、倦怠和血液学反应。恶心、呕吐、头痛和倦怠的发生频率最高。且通常为自限性。骨髓抑制为剂量限制性不良反应。此外还有疲乏、便秘和头痛等。

(二)抗代谢药物

抗代谢药物的化学结构与核酸代谢的某些天然代谢物相似,但不具有它们的功能,从而干扰核酸代谢,导致肿瘤细胞死亡。因这类药物主要抑制 DNA 合成,属细胞周期特异性抗肿瘤药。对 S 期最敏感,对 G_1 期和 G_2 期也有作用;对 RNA 与蛋白质合成也有一定的抑制作用。如作用时间延长,其生物学作用减弱,故称为自限性 S 期特异性药物。按其化学结构,常用的抗代谢药物有以下几类:①抗叶酸类,如甲氨蝶呤等;②抗嘧啶类,如氟尿嘧啶等;③抗嘌呤类,如 6-巯基嘌呤。

1. 抗叶酸类

(1)甲氨蝶呤(methotrexate,MTX)为抗叶酸类抗肿瘤药。MTX 以竞争方式强力抑制二氢叶酸还原酶,使二氢叶酸不能变成四氢叶酸,使脱氧尿苷酸生成脱氧胸苷酸的过程受阻,而致 DNA 合成阻碍。MTX 口服吸收良好,但不能通过血脑屏障,鞘内注射后可从脑膜吸收入血。用于治疗各型急性白血病,儿童患者尤佳。治疗成骨肉瘤疗效显著。其他如治疗头颈部肿瘤、消化道癌症、肺癌及乳腺癌有效。妇科肿瘤中对滋养细胞肿瘤疗效较好,对卵巢癌和宫颈癌也有效。MTX 可引起严重的黏膜炎症,如口腔炎、溃疡性胃炎、出血性膀胱炎,有时甚至出现肠穿孔致死。还有骨髓抑制作用,如粒细胞减少、血小板减少、贫血,重者全血象下降。长期用药可引起肝硬化。大剂量 MTX 可致肾脏毒性。

(2)培美曲塞(pemetrexed)为一种多靶点抗叶酸代谢的抗肿瘤药物,它通过干扰细胞复制过程中叶酸依赖性代谢过程而发挥作用。可用于卵巢癌的二线治疗,对铂类耐药的复发性卵巢癌有效率为 21%;并可用于宫颈癌的二线治疗。不良反应主要为骨髓抑制,表现为中性粒细胞、血小板减少症和贫血。还有发热、感染、口腔炎、皮疹等。

2. 抗嘧啶类

(1)5-氟尿嘧啶(5-fluorouracil,5-FU)为嘧啶拮抗剂。5-FU 在细胞内转变为氟尿嘧啶脱氧核苷酸(5-dUMP)才发挥作用。可抑制脱氧胸苷酸合成酶,阻止脱氧尿苷酸(dUMP)甲基化转变为脱氧胸苷酸(dTMP),从而影响 DNA 的生物合成。大剂量四氢叶酸与 5-FU 合用可提高 5-FU 疗效。口服吸收不规则,一般静脉给药。5-FU 治疗消化道肿瘤(胃癌、结肠癌、肝癌、胰腺癌、食管癌等)和乳腺癌疗效较好,对膀胱癌有效,其他也用于治疗肺癌、皮肤癌及头颈部癌。妇科肿瘤中对卵巢癌、宫颈癌、滋养细胞肿瘤及外阴癌有效。不良反应中食欲缺乏和恶心最早出现,随之为胃炎和腹泻。严重者肠黏膜脱落,血性腹泻或便血,有致命危险。骨髓抑制为其主要毒性,表现为白细胞减少,单剂注射后 9~14 天降至最低,亦有血小板减少和贫血。大剂量注射时,骨髓抑制是 5-FU 的剂量限制性毒性,而连续静脉滴注 96 小时以上黏膜炎则成为其主要毒性反应。

(2)阿糖胞苷(cytosine arabinoside,Ara-C)为抗嘧啶类抗代谢药。Ara-C 在体内需经过 3 个步骤转化为阿糖胞三磷酸盐(Ara-CTP),进而抑制 DNA 多聚酶活性,影响 DNA 合成。也可掺入 DNA 中,干扰 DNA 复制,使细胞死亡。为 S 期特异性药物。对蛋白质和 RNA 的合成无影响,故用药时间应至少持续 1 个细胞周期,静脉滴注 Ara-C 血浆半衰期短,一般应持续 8~12 小时;但 Ara-C 腹腔排泄慢,腹腔中浓度明显高于静脉,适合腹腔化疗。主要用于卵巢癌的化疗。此外,鞘内注射疗效较好,可用于治疗某些肿瘤的脑转移。一般剂量的 Ara-C 可引起骨髓抑制,轻度恶心、呕吐、脱发、黏膜炎、腹泻等不良反应。高剂量时毒性较大,可出现严重的骨髓抑制,明显恶心、呕吐、严重腹泻等症。

(3)六甲蜜胺(hexamethylmelamine,HMM)为嘧啶类抗代谢药物,抑制二氢叶酸还原酶,干扰叶酸代谢,选择性抑制 DNA、RNA 和蛋白质的合成。为 S 期周期特异性药物,与烷化剂及顺铂均无交叉耐药。口服吸收良好,常用于难治性卵巢癌的治疗,对宫颈癌有一定疗效。不良反应为胃肠道反应(恶心、呕吐一般不严重),骨髓抑制主要是白细胞下降,偶有血小板下降。长期服用对中枢及周围神经系统有一定影响,如手足麻木、睡眠障碍、帕金森样症状等。

(4)卡培他滨(capecitabine)作用机制同氟尿嘧啶(5-FU),在肝脏被羧基酯酶转化为无活性的中间体 5′-脱氧-5′氟胞苷,以后经肝脏和肿瘤组织的胞苷脱氨酶的作用转化为 5′-脱氧-5′脱氧氟尿苷,最后在肿瘤组织内经胸苷磷酸化酶催化为氟尿嘧啶(5-FU)而起作用。卡培他滨是口服抗肿瘤药物,经肠黏膜迅速吸收,肿瘤组织内 5-FU 的浓度明显高于血液和肌肉水平,与多种抗肿瘤药物有协同作用。用于卵巢癌、宫颈癌及妊娠滋养细胞肿瘤的后线治疗。不良反应主要为胃肠道反应,几乎在一半的患者中出现手足综合征,表现为麻木,感觉迟钝,感觉异常,麻刺感,无痛感和疼痛感,皮肤肿胀和红斑,水疱或严重的疼痛,需要引起重视。另外皮炎和脱发较为常见。骨髓抑制较轻。

(5)吉西他滨(gemcitabine)为胞嘧啶核苷衍生物,属嘧啶类抗肿瘤药物。进入人体后由脱氧胞嘧啶激酶活化,由胞嘧啶核苷脱氨酶代谢。作用机制为其主要代谢产物在细胞内掺入 DNA,主要作用于 G_1/S 期。且双氟脱氧胞苷除了掺入 DNA 以外,还能抑制核糖酸还原酶,导致细胞内脱氧核苷三磷酸酯减少;该药还能抑制脱氧胞嘧啶脱氨酶,减少细胞内代谢的降解,具有自我增效作用。在临床上吉西他滨对多种实体肿瘤有效。妇科肿瘤中主要用于卵巢癌的二线治疗(联合用药或单药);还可与顺铂联合用于复发和转移宫颈癌及晚期外阴癌的化疗;吉西他滨单药或与多西紫杉醇联合治疗子宫平滑肌肉瘤取得了较好的疗效。不良反应:剂量限制性毒性是骨髓抑制,中性粒细胞和血小板的减少均较常见;该药常引起轻到中度的消化系统不良反应,如便秘、腹泻、口腔炎等。此外,还可引起发热、皮疹和流感样症状。

3. 抗嘌呤类 6-巯基嘌呤(6-mercaptopurin,6-MP)是腺嘌呤第 6 位上的 NH2 被-SH 所取代的衍生物。为抗嘌呤抗代谢药物。其结构与黄蝶呤相似,在体内被次黄嘌呤-鸟苷酸转移酶(HGPRT)代谢为相应的伪核苷酸-6-硫肌苷酸,后者阻止肌苷酸转变为腺酸如鸟苷酸,从而抑制 DNA 和 RNA 的合成。6-MP 治疗急性白血病效果较好,对

慢性粒细胞性白血病也有效。大剂量 6-MP 用于治疗滋养细胞肿瘤、恶性淋巴瘤、多发性骨髓瘤等。不良反应主要为骨髓抑制,血小板减少、粒细胞减少或贫血,一般出现在用药数周后,停药后很快恢复。还可出现肝功能异常,25% 的成年人用 6-MP 后可出现食欲不佳、恶心、呕吐等。

(三)抗肿瘤抗生素

抗肿瘤抗生素是由微生物产生的具有抗肿瘤活性的化学物质,多数由放线菌产生。这些物质往往兼有抗菌作用,其结构多种多样。大致可分为醌类、亚硝类、糖肽类、色肽类和糖苷类等。从结构类型看,有抗癌活性的物质大部分具有醌式的平面芳香结构,如柔红霉素和阿霉素等。一般而言,抗癌抗生素属于细胞周期非特异性药物。临床上有重要作用的抗癌抗生素多数通过嵌入 DNA 而干扰 mRNA 的形成而发挥作用。

1. 蒽环类抗生素

(1)阿霉素(adriamycin,ADM)亦称多柔比星(doxorubicin),可抑制 RNA 和 DNA 尤其是 RNA 的合成,为细胞周期非特异性药物,对 S 期、M 期作用较明显。阿霉素除可与 DNA、金属离子及细胞膜结合外,还可产生自由基,抗肿瘤作用较强。该药为广谱抗肿瘤抗生素,对急性白血病、淋巴瘤及多种实体瘤有效,妇科肿瘤主要用于卵巢上皮癌、子宫内膜癌、子宫肉瘤的治疗。口服不吸收,因能引起组织坏死不宜肌内和皮下注射。静脉注射后可被全身组织迅速摄取,但不进入脑脊液中。不良反应:骨髓抑制、心脏毒性、消化道反应、脱发、肝功能损害、药物渗漏可引起局部坏死。其心脏毒性主要表现为室上性心动过速、室性期前收缩及 ST-T 改变及心肌病变,最大累积限量为 $450mg/m^2$,超过此限量心脏毒性的发生率明显增加。制订化疗方案前应明确患者阿霉素的累积量,化疗前应常规查心电图,如有异常进一步做超声心动图等检查。

(2)脂质体阿霉素即多柔比星脂质体(liposomal doxorubicin)是阿霉素的一种聚乙二醇化脂质体新剂型。它与游离阿霉素相比分布容积更低,血管内循环时间更长,血清除率更低,具有肿瘤的靶向性,并改善了药物的毒性。单独应用脂质体阿霉素治疗铂类药物难以控制的卵巢癌、转移复发高危的子宫内膜癌和子宫肉瘤有效,该药与卡铂联合可作为卵巢癌一线治疗的可选择方案。

(3)表阿霉素(epirubicin)是阿霉素的一个同分异构体。与阿霉素的区别只是在氨基糖部分的 4 位的羟基由顺式变成反式。这种立体结构的细微变化导致其心脏毒性骨髓毒性明显降低。表阿霉素的抗瘤谱与阿霉素相近。疗效与 ADM 相等或略高。

(4)吡喃阿霉素(pirarubicin)为半合成蒽环类抗癌药,化学结构、作用机制、抗瘤谱、毒性等均与 ADM 类似,疗效略优 ADM。同时干扰 DNA、mRNA 合成,在细胞增殖期中阻断细胞进入 G_1 期而干扰瘤细胞分裂,抑制肿瘤生长。妇

科肿瘤主要用于卵巢癌、宫颈癌。不良反应基本同 ADM，心脏毒性、消化道反应和脱发较 ADM 轻。

（5）丝裂霉素 C（mitomycin C）通过烷化双股 DNA 引起股间交叉联结而抑制 DNA 合成。静脉注射时应注意切勿漏到血管外。其抗瘤谱较广，作用迅速，但化疗指数不高，毒性较大。常用于胃癌、胰腺癌、结肠癌、乳腺癌和宫颈癌的姑息治疗，有一定疗效。也用于宫颈癌和外阴癌的治疗。可腔内注射用于控制癌性胸、腹腔积液。主要毒性是长期骨髓抑制，表现为白细胞和血小板数目的严重减少。2% 的患者可出现肾毒性，病理表现为肾小球硬化。此外尚有胃肠道反应、局部刺激、肝肾功能损害等。

2. 糖肽类抗生素 博来霉素（bleomycin，BLM）结合于 DNA，这种结合一部分通过嵌合机制，并不影响核酸的二级结构。药物可使 DNA 分子发生单股或双股断裂。口服吸收不良，需通过胃肠道外途径给药。博来霉素对鳞状上皮癌（口腔、头颈部、皮肤、外阴、阴茎等）疗效较好，对食管、肺的鳞癌亦有效。这与其较多分布于皮肤、肝脏和鳞癌细胞内有关。博来霉素在治疗剂量下通常不抑制造血和免疫功能，可用于经过放疗或化疗抑制骨髓或免疫功能损伤的患者。在妇科肿瘤，主要用于卵巢生殖细胞癌及宫颈、阴道、外阴鳞状细胞癌的化疗。不良反应：剂量限制性毒性是可引起肺炎样病变和肺纤维化，表现为呼吸困难、咳嗽、啰音、间质水肿等，最大累积限量为 400mg。其他常见不良反应包括恶心、呕吐、口腔炎、食欲减退、药物热、皮肤反应、脱发、色素沉着等。

国产平阳霉素（pingyangmycin）与 BLM 作用相近，疗效、抗癌谱、毒性相仿，而肺毒性相对较低。

3. 放线菌素 D 类抗生素 放线菌素 D（dactinomycin）可与 DNA 结合，抑制以 DNA 为模板的 RNA 多聚酶，从而抑制 RNA 链的延伸，作用于 mRNA 干扰细胞的转录过程。其抗瘤谱较窄，只对肾母细胞瘤、横纹肌肉瘤、神经母细胞瘤、恶性淋巴瘤和妇科肿瘤中的卵巢生殖细胞肿瘤及滋养细胞肿瘤有效。不良反应主要为胃肠道反应和骨髓抑制，少数患者可出现脱发、皮疹及肝功能损伤等。

（四）抗肿瘤植物药

常用的植物来源的抗肿瘤药主要有长春碱类、表鬼臼毒类、紫杉类和喜树碱类药物等。

1. 长春碱类 包括从长春花中提取出来的生物碱-长春碱、长春新碱和新的半合成衍生物长春地辛及长春瑞滨。长春碱类抗肿瘤作用的靶点是微管，通过抑制细胞中微管蛋白的聚合而抑制有丝分裂，最终导致细胞死亡。长春碱类属细胞周期特异性药物，可使细胞增殖停止在 M 期，并可防止 G_0 期细胞重新进入周期。

（1）长春碱（vinblastine，VLB）亦称长春花碱，主要用于治疗霍奇金淋巴瘤，也可用于其他恶性淋巴瘤。实体瘤中治疗绒毛膜上皮癌及睾丸肿瘤亦有效，也可用于肺癌、乳腺癌、

卵巢癌及单核细胞性白血病的治疗。不良反应包括骨髓抑制，表现为白细胞下降、血小板减少等，多不严重，停药后可恢复。胃肠道不良反应包括恶心、呕吐、腹泻、便秘等。神经系统的毒性可表现为周围神经炎，也可发生精神抑郁。

（2）长春新碱（vincristine，VCR）主要用于急性及慢性白血病、恶性淋巴瘤、小细胞肺癌及乳腺癌。在妇科肿瘤主要用于卵巢上皮癌、卵巢生殖细胞瘤、绒毛膜癌、子宫肉瘤的治疗。VCR 单一药物化疗疗效低，常用于联合化疗。不良反应：胃肠道反应和骨髓抑制较长春碱轻；周围神经炎毒性较大，主要为指和/或趾端麻木、四肢疼痛、肌肉震颤、腱反射消失等；此外有局部刺激、脱发、体位性低血压等。使用时注意静脉穿刺部位药物不可外溢，否则会引起局部坏死。神经毒性为剂量限制性。

（3）长春地辛（vindesine，VDS）主要用于治疗恶性淋巴瘤、肺癌、乳腺癌、食管癌及恶性黑色素瘤等。其他对白血病、头颈部肿瘤及卵巢生殖细胞肿瘤、卵巢癌及软组织肉瘤有一定疗效。不良反应：毒性介于长春碱和长春新碱之间，神经毒性较长春新碱小，骨髓抑制较长春新碱强。主要不良反应有胃肠道症状、神经系统毒性及白细胞减少等骨髓抑制。

（4）长春瑞滨（vinorelbine）主要用于非小细胞肺癌、乳腺癌、恶性淋巴瘤的治疗，妇科肿瘤中对卵巢癌、宫颈癌及外阴癌也有相当疗效。不良反应：骨髓抑制较明显，主要是白细胞减少，多在 7 天内恢复。神经毒性主要表现为腱反射减低及便秘，个别患者可有肠麻痹，多为卵巢癌患者既往做过手术者。

2. 表鬼臼毒类药物 鬼臼乙叉苷（etoposide，VP-16）亦称足叶乙苷、依托泊苷，鬼臼毒素的半合成衍生物，但 VP-16 的作用机制与鬼臼毒素完全不同，不影响微管蛋白的聚合，不引起细胞分裂的中期停止，其作用靶点是拓扑异构酶Ⅱ，干扰其 DNA 链断裂的重新连接反应，从而导致 DNA 链断裂，阻碍细胞有丝分裂，抑制细胞生长，使细胞分裂停止于晚 S 期或早 G_2 期，为细胞周期特异性药物，其细胞毒作用强弱与用药方式间有依赖关系，低剂量、长时间使用可增加疗效并减轻毒性。VP-16 与常用抗肿瘤药物间无明显交叉耐药，由于其独特的抗肿瘤机制，与顺铂、环磷酰胺、阿糖胞苷等均有协同作用，联合用药可增加疗效，是联合用药理想的选择。VP-16 对肺癌、睾丸癌、恶性淋巴瘤、急性白血病和神经母细胞瘤等有较好的疗效，对小细胞肺癌疗效尤为突出，有效率达 40%。对乳腺癌、肝癌及软组织肉瘤等亦有效。妇科肿瘤中常用于卵巢上皮癌、卵巢生殖细胞瘤、宫颈癌及滋养细胞肿瘤的治疗。VP-16 的不良反应包括：骨髓抑制是剂量限制性毒性，主要为白细胞减少，血小板减少较少见，半数患者出现贫血，停药后可恢复；胃肠道反应较常见；约有 10%~20% 病例产生轻度神经炎。

3. 紫杉类

（1）紫杉醇（paclitaxel）是一种具有复杂的二萜类化学

结构的抗肿瘤药物。最初从美国西部红豆杉的树皮获得。紫杉醇是有丝分裂抑制剂，但它与长春碱类化合物不同，不抑制微管蛋白的聚合，反而促进微管的聚合，也是一个有丝分裂的纺锤体毒性药物，使细胞停止于 G_2 期和 M 期。紫杉醇还可诱导肿瘤细胞凋亡、抑制血管形成，抗肿瘤机制独特，与其他药物间无交叉耐药。紫杉醇治疗卵巢癌、乳腺癌、非小细胞肺癌有较好的疗效；对食管癌、头颈癌、胃癌、膀胱癌、恶性黑色素瘤、恶性淋巴瘤等有效。是治疗晚期卵巢癌有明显疗效的抗肿瘤药物，可用于卵巢癌的一线化疗及卵巢转移性癌的治疗，近年来也用于子宫内膜癌、宫颈癌及外阴癌的治疗。不良反应为①超敏反应：主要表现为支气管痉挛性呼吸困难、低血压、血管神经性水肿、全身荨麻疹。常发生在用药最初的 10 分钟内，与用药剂量的大小不相关。该反应并非紫杉醇本身所引起，而是药物的溶剂所致。用药期间需严密监测血压、脉搏、呼吸等生命体征变化；②骨髓抑制：白细胞和血小板减少；③周围神经毒性表现为指/趾末端麻木及感觉异常；④骨关节和肌肉疼痛；⑤心血管毒性表现为低血压、心动过缓及心电图异常；⑥胃肠道反应：恶心、呕吐、腹泻和黏膜炎。其他尚有肝脏毒性、脱发、一过性皮疹。

（2）多西紫杉醇亦称多西他赛（docetaxel）是以紫杉树中的化学物质为基础而合成出来的一种药物。药物作用机制与紫杉醇相似，研究表明该药抗瘤谱较紫杉醇广，二者之间具有不完全交叉耐药。主要用于治疗晚期或转移性乳腺癌及非小细胞性肺癌，对卵巢癌和子宫平滑肌肉瘤也有较好的疗效。对头颈部癌、胰腺癌、小细胞肺癌、胃癌、黑色素瘤、软组织肉瘤等也有一定的疗效。主要的不良反应为中性粒细胞下降和体液潴留、水肿，过敏反应发生率明显低于紫杉醇。

（3）白蛋白结合型紫杉醇：白蛋白结合型紫杉醇（paclitaxel, albumin bound）为新型紫杉醇纳米制剂，通过高压震动技术将紫杉醇和人血白蛋白制成纳米颗粒。具有靶向肿瘤细胞的作用，提高了紫杉醇耐受剂量，增加疗效，降低了紫杉醇毒性反应。使用前不需要抗过敏处理，不需要特殊输液装置，30 分钟输完，降低了患者输液时间。目前多用于妇科恶性肿瘤的后线治疗。

4. 喜树碱类

（1）拓扑替康（topotecan）是半合成喜树碱水溶性衍生物，属周期特异性抗癌药，是一种抑制拓扑异构酶 I 活性作用的药物。干扰拓扑异构酶对断裂 DNA 单链的重新连接，阻止细胞有丝分裂，从而起到 S 期细胞周期特异性抗肿瘤作用。干扰 DNA 复制而促进细胞凋亡。拓扑替康与常用的化疗药物间无交叉耐药现象，是较理想的二线化疗药物，可用于对紫杉醇耐药的患者。主要用于晚期及复发卵巢癌的治疗。其疗效呈明显的时间依赖性。不良反应主要是骨髓抑制、恶心、呕吐、脱发等，其中骨髓抑制为剂量限制性毒性，与其他药物所致的骨髓抑制有重叠毒性。

（2）伊立替康（irinotecan）为半合成水溶性喜树碱类衍生物。其代谢产物为 DNA 拓扑异构酶 I 抑制剂，引起 DNA 单链断裂，阻止 DNA 复制及抑制 RNA 合成，为细胞周期 S 期特异性药物。临床前研究对体外多株肿瘤细胞系及体内多种肿瘤试验模型有广谱抗瘤活性。妇科肿瘤中主要对耐药的卵巢透明细胞癌有一定疗效。不良反应：主要剂量限制性毒性为延迟性腹泻和中性粒细胞减少；其他包括乙酰胆碱综合征、肝功能异常等。

5. 艾日布林 艾日布林（eribulin）是一种从海洋生物海绵中提取的大环内酯类化合物的衍生物，其作用机制可能是通过直接与微管蛋白结合抑制有丝分裂，通过抑制微管生长，导致 G_2/M 细胞周期阻滞，有丝分裂纺锤体破坏，以及最终的凋亡细胞死亡延长后有丝分裂阻断，发挥抗肿瘤作用。用于治疗转移性乳腺癌、曾用过蒽环类方案且不能手术切除或转移性脂肪肉瘤，妇科肿瘤中用于复发性子宫肉瘤的后线治疗。最常见的不良反应（≥25%）是疲劳，恶心，脱发，便秘，外周神经病变，腹部疼痛，发热。在脂肪肉瘤和平滑肌肉瘤最常见（≥5%）3~4 级实验室异常白细胞减少，低血钾，低血钙。

6. 曲贝替定 曲贝替定（trabectedin）是第 1 个海洋来源的对多种恶性肿瘤有效的新型抗肿瘤药物，曲贝替定沿 DNA 螺旋的小沟侧与富含 GC 区的 DNA 序列结合，使双链螺旋朝向大沟侧弯曲，其中部分可向 DNA 螺旋的外侧伸出，与蛋白质加合物的特定部位相互作用，导致双链 DNA 的断裂，阻断细胞周期，诱导 p53 无关的细胞凋亡。常用于肉瘤的治疗及复发性卵巢癌的后线治疗。不良反应有骨髓抑制，以中性粒细胞下降最为明显，肝脏毒性表现为转氨酶升高，常是此药的剂量限制性毒性，另外还有横纹肌溶解症及心肌病变，因此，用药过程中需严密患者用药反应及化验指标的变化。

（五）铂类化合物

自 20 世纪 70 年代铂类化合物用于恶性肿瘤的化学治疗以来，肿瘤化疗疗效已得到明显提高，铂类抗肿瘤药物的发现被视为肿瘤化学治疗史上的里程碑。

1. 顺铂 顺铂（cisplatin）是第一代铂类抗肿瘤药物。为目前常用的金属铂类络合物。顺铂对生物大分子的作用与双功能基烷化剂相似，选择地攻击 DNA 碱基的氮原子，特别是鸟嘌呤第 7 位的氮原子，它也可与胞嘧啶的第 3 位氮原子结合。顺铂可与 DNA 形成链内交联，也可形成链间交联或 DNA-蛋白质间的交叉联结，使 DNA 的模板作用失活，从而抑制 DNA 的合成。是一种细胞周期非特异性药物。顺铂的另一特点是对乏氧细胞也有作用。本药对多种实体瘤有效，已广泛应用于妇科恶性肿瘤的治疗，对卵巢上皮癌、卵巢生殖细胞瘤、宫颈癌、子宫内膜癌、子宫肉瘤等均有一定疗效。由于顺铂与紫杉醇、环磷酰胺、达卡巴嗪、阿糖胞苷、氟尿嘧啶、博来霉素、阿霉素、长春新碱及依托泊苷间均具有不同程度的协同作用，故顺铂常用于联合化疗，是组成联合化疗的主要药物之一。不良反应:肾脏及听力的损害是顺铂的主要副作用。肾脏损害主要表现为不可逆的肾小管坏死;胃肠反应是剂量相关的毒性,恶心及呕吐几乎发生在所有用药的患者,症状较重且持续时间长者,需要停药;小剂量应用顺铂时,骨髓抑制通常不严重,大剂量时可有 1/4~1/3 的患者出现骨髓抑制。此外,还可能出现听神经毒性及周围神经毒性。限制其剂量的主要因素为铂类所引起的肾脏毒性及神经毒性。

2. 卡铂 卡铂(carboplatin)是第二代铂类抗肿瘤药。其生化特征与顺铂相似,但肾毒性、消化道反应及耳毒性均较低,是近年来受到广泛重视的药物。其抗瘤谱与顺铂相似,与顺铂间部分交叉耐药,主要是引起细胞内 DNA 的链间及链内交联,破坏 DNA 而抑制肿瘤的生长。卡铂是广谱抗肿瘤药,妇科肿瘤中主要用于卵巢癌的一、二线治疗,也可用于宫颈癌和子宫内膜癌,与紫杉醇联合应用是多个妇科恶性肿瘤的首选方案。不良反应主要为骨髓抑制,白细胞、血小板均可下降,其最低值分别出现于给药后的第 14~21 天,自行恢复较慢,分别为 30~35 天,且与剂量有关。对肾及神经系统的毒性比顺铂小,因此,使用此药时不必水化。用药前应查血肌酐及尿肌酐清除率,异常时用量应减少。应根据患者的肌酐清除率计算卡铂的用量。

3. 奥沙利铂 奥沙利铂(oxaliplatin)为第三代铂类抗癌药,与其他铂类药作用相同,即均以 DNA 为靶作用部位,铂原子与 DNA 形成交叉联结,拮抗其复制和转录。体外和体内研究均表明该药与顺铂之间无交叉耐药性。对大肠癌、卵巢癌有较好疗效。用于经氟尿嘧啶治疗失败后的结直肠癌转移的患者,可单独或联合氟尿嘧啶使用;亦可单药或联合治疗晚期卵巢癌。对其他铂类耐药者仍有效。不良反应主要为外周神经毒性,是剂量限制性毒性,有蓄积性和可逆性,表现为感觉迟钝、感觉异常,遇冷加重,偶可见急性喉咙感觉异常;骨髓抑制,表现为贫血、粒细胞减少、血小板减少,一般为轻、中度,严重者少见;其他较常见的不良反应包括恶心、呕吐、腹泻及局部静脉炎等。

4. 奈达铂 奈达铂(nedaplatin)是一种疗效好、毒副作用少的新一代铂类广谱抗癌药。以与顺铂相同的方式与 DNA 结合,并抑制 DNA 复制,从而产生抗肿瘤活性。而且奈达铂与顺铂、卡铂无完全交叉耐药。主要用于头颈部癌、小细胞肺癌、非小细胞肺癌、食管癌、膀胱癌、睾丸癌、卵巢癌、宫颈癌等实体瘤。不良反应主要为骨髓抑制,表现为白细胞、血小板、血红蛋白减少;其他较常见的不良反应包括恶心、呕吐、食欲不振等消化道症状以及肝肾功能异常、耳神经毒性、脱发等。

(六)激素或抗激素类药

某些肿瘤与人体激素水平有关,激素及抗激素类药在治疗妇科肿瘤及前列腺癌方面占重要地位。这类药物的作用机制主要有 2 个方面,一是利用其特殊的化学结构与其一激素受体竞争性结合,从而阻断激素作用;另一途径则是抑制激素合成。

1. 抗雌激素类

(1)他莫昔芬(三苯氧胺,tamoxifen,TAM)是雌激素部分激动剂,进入机体可竞争雌激素受体(ER),形成 TAM-ER 复合物,TAM-ER 复合物可干扰蛋白质的转变,影响 DNA 的合成及核分裂,从而抑制肿瘤细胞生长;它可抑制雌激素与肿瘤组织结合,阻断肿瘤组织中的雌激素受体,从而阻断雌激素的作用;TAM 还可抑制新的胞质雌激素受体的合成;并抑制卵巢合成雌二醇,血中雌二醇下降造成化学性去卵巢,从而抑制肿瘤的生长。他莫昔芬的抗肿瘤作用与肿瘤组织雌激素受体(ER)水平有关。他莫昔芬常用于晚期卵巢上皮癌、子宫内膜癌的治疗。不良反应:可产生面部潮红、胃肠道反应、暂时性白细胞及血小板减少,大剂量长期服用可引起视网膜疾患、视力下降;有报道保留子宫的患者长期服用 TAM 可能引起子宫内膜增生甚至癌变。

(2)氟维司群(fulvestrant)是新型雌激素受体拮抗剂,与雌激素受体(ER)竞争性结合,抑制雌激素的结合,并激发受体发生形态改变,降低 ER 浓度而影响肿瘤细胞生长。这种通过 ER 通道的作用与细胞增生标志物 Ki67 的减少有关。下调肿瘤细胞中的 ER 蛋白,将 ER 下调在肿瘤细胞内,使肿瘤的生长最小化。但不改变已存在肿瘤的 ER 状态,不影响新的 ER 产生,因此肿瘤继续被"程序化"为 ER 阳性,持续发挥治疗作用。常见的不良反应包括:胃肠道反应;注射部位轻微及一过性疼痛和炎症;代谢和营养失调、周围水肿等。在妇科恶性肿瘤中,部分子宫内膜癌及卵巢低级别浆液性癌等表达 ER,因此氟维司群对这部分 ER 阳性患者会产生一定的抗肿瘤效应。

2. 孕激素类 大剂量长期服用孕激素可抑制子宫内膜的发育,抑制其过度增生。孕激素可抑制腺垂体促黄体素的分泌,从而抑制排卵过程;在雌激素作用基础上,孕激素可使乳腺腺泡发育。孕激素对子宫内膜的抑制作用的强弱取决于患者子宫内膜孕激素受体(PR)水平的高低,PR 水平高者孕激素作用强。临床常用的孕激素类药物有黄体酮(progesterone)、甲地孕酮(megestrol)、甲羟孕酮(medroxyprogesterone)、己酸羟孕酮(hydroxyprogester-one)。主要用于早期子宫内膜癌保留生育功能者的治疗及晚期患者的姑息性治疗,对子宫内膜癌肺转移也有效。特别是甲地孕酮及甲羟孕酮是 17-羟甲羟孕酮的 2 个衍生物,它们治疗子宫内膜癌总客观有效率为 30%~35%;对肺转移与骨转移的疗效较其他内脏转移者为好。副作用较小,可长期应用。有时可引起恶心、呕吐、头晕、头痛,水钠潴留副作用不明显。

3. 芳香化酶抑制剂 这类药物抑制循环中的雄激素转变成雌激素的最后一步,即芳香化。雄激素(androgen)在肾上腺及绝经后的卵巢中合成,芳香化主要在机体的周围组织肝及乳腺组织中进行。

(1)来曲唑(letrozole)通过抑制芳香化酶使雌激素水

平下降,从而消除雌激素对肿瘤生长的刺激作用,体内外研究表明其能有效抑制雄激素向雌激素转化,而绝经后妇女的雌激素主要来源于雄激素前体物质在外周组织的芳香化,故特别适用于绝经后乳腺癌患者。主要应用于雌、孕激素受体阳性的晚期乳腺癌。近年来曲唑也用于治疗卵巢癌,部分EOC复发患者可以从来曲唑治疗中获得益处,可用于复发性卵巢癌及卵巢恶性性索间质细胞瘤的治疗。此药在子宫内膜癌的新辅助治疗也有一定疗效。该药口服吸收好、耐受性好。主要不良反应为恶心、头痛、骨痛、潮热和体重增加,其他少见的不良反应有便秘、腹泻、瘙痒、皮疹、关节痛、胸痛、腹痛、疲倦、失眠、头晕、水肿、高血压、心律失常、血栓形成、呼吸困难和阴道流血等。

(2)阿那曲唑(anastrozole)为一种强效、选择性非甾体类芳香化酶抑制剂。可抑制绝经后患者肾上腺中生成的雄烯二酮转化为雌酮,从而降低血浆雌激素水平而抑制雌激素依赖性肿瘤的生长。主要用于雌激素受体阳性的绝经后妇女的晚期乳腺癌,雌激素受体阴性但对他莫昔芬有效的乳腺癌也可选用,也可用于绝经后乳腺癌的辅助治疗。有研究表明其联合孕激素治疗绝经前妇女高分化子宫内膜癌具有一定疗效。也可用于复发卵巢癌及卵巢恶性性索间质细胞瘤的治疗。主要不良反应为皮肤潮红、阴道干涩、头发油脂过度分泌、胃肠功能紊乱、乏力、忧郁、头痛或皮疹等。

(3)依西美坦(exemestane)属第二代芳香酶抑制剂,不可逆性甾体芳香酶灭活剂,结构上与芳香化酶的自然底物雄烯二酮相似,为芳香化酶的伪底物,可通过不可逆地与该酶的活性位点结合而使其失活(该作用也称"自毁性抑制"),从而明显降低绝经妇女血液循环中的雌激素水平。用于某些复发性上皮性卵巢癌及性索间质肿瘤的治疗。不良反应为恶心、口干、便秘、腹泻、头晕、失眠、皮疹、疲劳、发热、浮肿、疼痛、呕吐、腹痛、食欲增加、体重增加等。偶有高血压、抑郁、焦虑、呼吸困难、咳嗽。其他还有淋巴细胞计数下降、肝功能指标(如丙氨酸转移酶等)异常等。

4. 促性腺激素释放激素 促性腺激素释放激素(GnRH)是下丘脑分泌的10肽激素,是神经、免疫、内分泌三大调节系统相互联系的重要信号分子。目前已合成多种GnRH结构类似物,包括GnRH激动剂(GnRH-a)和GnRH拮抗剂(GnRH-A)。GnRH-a较广泛地应用于临床,是一种高选择性的卵巢促性腺激素受体的激动剂,其作用机制是与卵巢促性腺激素受体结合,抑制人体自身垂体促性腺激素的分泌,使卵巢处于静止状态,使得患者体内雌激素水平达到绝经期水平。常用药物有:亮丙瑞林、曲普瑞林、戈舍瑞林等。目前妇科肿瘤多应用于子宫内膜癌保守治疗患者中,用于降低患者体内雌激素水平,抑制子宫内膜细胞生长,特别是孕激素治疗效果不明显者;对于卵巢低级别浆液性或子宫内膜样癌雌激素受体表达阳性患者也有较好疗效;也可用于复发性雌激素受体表达阳性妇科恶性肿瘤的治疗;另外,应用于需要化疗的年轻妇女恶性肿瘤的患者,保护其

卵巢功能是有争论的。主要副作用为雌激素水平低下导致的相关症状,如潮热、多汗、阴道干燥、性欲下降、情绪波动、睡眠质量差、易怒等围绝经期症状。GnRH-a最具威胁的副作用是引起骨矿物质丢失,在6个月的用药过程中,患者骨密度平均下降4%~13.8%,尤以腰椎及股骨近端最为明显,而且即使停药后骨密度下降有时也不可逆。因此,在用药过程中,需要及时补钙及调整生活方式,降低骨矿物质丢失。

(七)肿瘤靶向药物

靶向药物治疗是在细胞分子水平上,针对已经明确的致癌位点,来设计相应的治疗药物,药物进入体内会特异地选择致癌位点来相结合发生作用,使肿瘤细胞特异性死亡,把治疗作用或药物效应尽量限定在特定的靶细胞、组织或器官内,而不影响正常细胞、组织或器官的功能,从而提高疗效、减少毒副作用的一种方法。靶向治疗的目的是提高对肿瘤细胞的杀伤力,减少对正常组织器官的不良作用。分子靶向治疗是在肿瘤分子细胞生物学的基础上,利用肿瘤组织或细胞所具有的特异性(或相对特异)结构分子作为靶点,使用某些能与这些靶分子特异结合的抗体、配体及小分子药物等达到直接治疗或导向治疗目的的疗法。分子靶向是靶向治疗中特异性的最高层次,它是针对肿瘤细胞里面的某一个蛋白质的分子、一个核苷酸的片段或者一个基因产物进行治疗。这类药物的共同特点是:①具有非细胞毒性和靶向性;②起调节作用和细胞稳定性作用;③临床研究中不一定非达到剂量限制性毒性和最大耐受剂量;④毒性的作用谱及不良反应的范围和临床表现与细胞毒性化疗药物有很大区别;⑤与常规治疗(化疗、放疗)合用有更好的效果。

分子靶向药物目前尚无统一的分类方法,主要分为单克隆抗体以及单或多靶点小分子抑制剂两部分。针对某些特定细胞标志物的单克隆抗体是大分子物质(相对分子质量为150 000),主要作用于胞外的靶点,与其结合后,阻断胞外信号分子与靶点的结合,如针对血管内皮生长因子(vascular endothelial growth factor,VEGF)的抗肿瘤血管生成的单抗,具有靶向性的表皮生长因子受体(epidermal growth factor receptor,EGFR)的拮抗剂及免疫检查点抑制剂PD-1/PD-L1抗体等;小分子抑制剂(相对分子质量通常为500)直接进入细胞内封闭受体,干扰细胞内信号的传递,具有抑制血管生长和/或抗肿瘤作用;此外,PARP抑制剂的出现开启了卵巢癌治疗的新模式,这类药物通过抑制肿瘤细胞DNA损伤修复、促进肿瘤细胞发生凋亡,起到抗肿瘤作用;此外,聚腺苷二磷酸核糖聚合酶(poly ADP ribose polymerase inhibitor,PARP)抑制剂的问世给卵巢癌的治疗带来了重大变革,临床上已广泛应用。其他尚有mTOR抑制剂等。

1. PARP抑制剂 *BRCA1/2* 功能缺失或其他同源重组相关基因发生突变或功能缺失,使双链DNA断裂的修复不能通过同源重组修复,最终导致癌变。PARP在DNA单链碱基切除、修复过程中起关键性作用。在HRD肿瘤细

胞中 DNA 双链无法修复，PARP 抑制剂又阻断单链修复，从而形成"合成致死"效应，导致肿瘤细胞死亡。近年来，高级别循证医学证据表明在初始治疗或铂敏感复发治疗获得完全缓解（complete response，CR）和部分缓解（partial response，PR）后应用 PARP 抑制剂可显著延长无进展生存期（progression-free survival，PFS），维持治疗已成为卵巢癌的治疗新模式。目前 PARP 抑制剂在我国应用的主要有奥拉帕利、尼拉帕利、氟唑帕利和帕米帕利等。血液系统和胃肠道不良反应是最常见的，大部分不良反应都出现在服药的前期阶段（前 3 个月），之后毒性症状逐渐缓解，通过减量、对症治疗等方法可控制。

2. 单克隆抗体

（1）贝伐珠单抗（bevacizumab）为重组的人源化 IgG1 单克隆抗体，可与血管内皮生长因子（VEGF）结合，阻碍 VEGF 与其受体在内皮细胞表面相互作用，从而抑制内皮细胞增殖和新的血管生成。贝伐珠单抗可用于结直肠癌的一、二线治疗，晚期非小细胞肺癌及进展或转移性肾细胞癌。贝伐珠单抗对难治性复发性卵巢癌治疗的有效并可耐受；两组随机、前瞻性、多中心Ⅲ期临床试验（GOG218 和 ICON7）评估了贝伐珠单抗联合紫杉醇/卡铂在晚期卵巢癌一线治疗中的作用及其维持治疗的效果，表明对有复发高危因素的晚期患者有效。目前贝伐珠单抗已广泛用于妇科恶性肿瘤的治疗，多用于晚期高危患者。可用在卵巢癌的初始联合化疗、维持治疗和复发性卵巢癌联合化疗和维持治疗；复发、转移宫颈癌的首选联合化疗和单药治疗；复发、转移、高危子宫内膜癌的联合化疗。主要的不良反应有高血压、出血、胃肠道穿孔、充血性心力衰竭、肾病综合征等。

（2）曲妥珠单抗（trastuzumab）是抗人表皮生长因子受体-2（HER2）的单克隆抗体，它通过将自己附着在 HER2 上来阻止人体表皮生长因子在 HER2 上的附着，从而阻断癌细胞的生长。曲妥珠单抗联合卡铂/紫杉醇，可改善晚期/复发性 HER2 阳性子宫浆液性癌患者的无进展生存期和总生存期，特别是在Ⅲ~Ⅳ期患者获益最大。最常见的不良反应是：发热、恶心、呕吐、输注反应、腹泻、感染、咳嗽加重、头痛、乏力、呼吸困难、皮疹、中性粒细胞减少症、贫血和肌痛。需要中断或停止曲妥珠单抗治疗的不良反应包括：充血性心力衰竭、左心室功能明显下降、严重的输注反应和肺毒性。

（3）尼妥珠单抗（nimotuzumab）是全球第 1 个以表皮生长因子受体（EGFR）为靶点的单抗药物。EGFR 的过度表达与肿瘤的高侵袭力、高转移性及不良预后高度相关。尼妥珠单抗是中国第 1 个治疗恶性肿瘤的人源化单克隆抗体，能够竞争性结合 EGFR，阻断由 EGFR 与其介导的下游信号转导通路，从而抑制肿瘤细胞增殖、诱导分化、促进细胞凋亡、抑制肿瘤血管生成、增强放化疗疗效。该药用于与放疗联合治疗表皮生长因子受体（EGFR）表达阳性的Ⅲ/Ⅳ期鼻咽癌，妇科肿瘤中该药用于晚期复发转移宫颈癌的Ⅲ期临床

试验正在进行中。与尼妥珠单抗相关的不良反应主要表现为轻度发热、血压下降、恶心、头晕、皮疹等。

（4）PD-1/PD-L1 抗体：PD-1 主要在激活的 T 细胞和 B 细胞中表达，功能是抑制细胞的激活，这是免疫系统的一种正常的自稳机制，因为过度的淋巴细胞激活会引起自身免疫病，所以 PD-1 对人体自身起到保护作用。但是，肿瘤微环境会诱导浸润的 T 细胞高表达 PD-1 分子，肿瘤细胞会高表达 PD-1 的配体 PD-L1 和 PD-L2，PD-L1 与 T 细胞上的 PD-1 结合，导致肿瘤微环境中 PD-1 通路持续激活，抑制 T 细胞增殖和活化，使其处于失活状态，T 细胞功能被抑制，无法杀伤肿瘤细胞。最终诱导免疫逃逸。PD-1/PD-L1 的抗体可以阻断二者的结合，上调 T 细胞的生长和增殖，增强 T 细胞对肿瘤细胞的识别，激活其攻击和杀伤功能，通过调动人体自身的免疫功能实现抗肿瘤作用。代表性药物有 PD-1 抗体-纳武利尤单抗（nivolumab）、帕博利珠单抗（pembrolizumab）、信迪利单抗（sinyilimab）等及 PD-L1 抗体-阿特珠单抗（atezolizumab）、德瓦鲁单抗（durvalumab）、阿维鲁单抗（avelumab）等。在妇科肿瘤中，帕博利珠单抗用于晚期/复发伴 MSI-H/dMMR 的子宫内膜癌患者、晚期或复发伴 TMB-H 的子宫内膜癌患者、PD-L1 表达阳性或 dMMR/MSI-H、TMB-H 的晚期或复发宫颈癌患者、伴有 dMMR/MSI-H 或 TMB-H 复发性卵巢癌患者、PD-L1 表达阳性或 dMMR/MSI-H、TMB-H 的晚期或复发外阴癌患者、晚期/复发外阴、阴道和子宫颈黑色素瘤患者。帕博利珠单抗联合仑伐替尼用于非 MSI-H/dMMR 的晚期或复发子宫内膜癌。纳武利尤单抗可用于治疗晚期/复发伴 MSI-H/dMMR 的子宫内膜癌患者、晚期或复发外阴/阴道癌患者。对耐药/复发的 GTN 患者，可以选择单独使用 ICIs（帕博利珠单抗、阿维鲁单抗、卡瑞利珠单抗）。随着 ICIs 临床应用越来越多，其带来的免疫相关不良反应（immune-related adverse events，irAEs）逐渐引起了人们的重视，irAEs 可累及全身各个器官和组织，其中以皮肤、结肠、内分泌器官、肝脏、肺较为常见，而心血管系统、神经系统、肾脏、眼部较为罕见。ICIs 所致的 irAEs 多数为轻到中度。

3. 小分子靶向药物

（1）仑伐替尼亦称乐伐替尼（lenvatinib），曾被称为 E7080/乐伐替尼。它是一种受体酪氨酸激酶（RTK）抑制剂，主要靶点包括 VEGFR1-3、FGFR1-4、PDGFR-a、KIT、RET 等。与帕博利珠单抗联合用于非 MSI-H/dMMR 的晚期或复发子宫内膜癌。常见不良反应有高血压、疲劳、腹泻、关节肌肉痛（关节痛/肌肉痛）、食欲降低、呕吐、蛋白尿）、手掌肿胀及疼痛、手和/或脚底板（手足综合征）、腹痛及语言障碍。

（2）埃罗替尼（erlotinib）作用靶点为 EGFR 酪氨酸激酶抑制剂。用于非小细胞肺癌的二线治疗及局部晚期，不能切除或转移性胰腺癌患者的一线治疗，在妇科肿瘤中，埃罗替尼可用于晚期、转移复发外阴癌的治疗。不良反应包括：

皮疹,腹泻,腹痛,厌食,恶心,呕吐,疲劳,呼吸困难,咳嗽,感染,体重减轻,水肿,发热,便秘,骨痛,口腔炎和肌肉痛。

（3）卡博替尼（cabozantinib）亦称XL184,是一种多靶点的小分子酪氨酸激酶抑制剂。卡博替尼有9个靶点,分别为 MET、VEGFR1、VEGFR 2、VEGFR 3、ROS1、RET、AXL、NTRK、KIT。目前,卡博替尼获批的适应证为甲状腺髓样癌、肾癌、肝癌,研究表明对非小细胞肺癌、软组织肉瘤、前列腺癌、乳腺癌、卵巢癌、肠癌等多种实体瘤也有效,对于骨转移的控制效果尤其突出。最近,在NCCN指南中,该药被列为子宫内膜癌在某些情况可选择的药物。

（4）帕唑帕尼（pazopanib）为血管生成抑制剂,主要作用靶点为VEGF-2、血小板衍化生长因子受体（PDGFR）和干细胞因子受体（C-KIT）,主要用于晚期肾细胞癌。目前在妇科肿瘤中,帕唑帕尼单药或与紫杉醇周疗联合用于卵巢癌铂耐药复发有较好的疗效,因其副作用较大,降低患者生存质量且并未延长总生存期,已不推荐该药用于卵巢癌化疗后的维持治疗;此外,该药也是子宫肉瘤治疗的次选药物。主要不良反应有:肝脏毒性,动静脉血栓,出血,消化道穿孔,气胸,左心室功能异常等。可能会引起严重甚至致命的肝损伤,需要检测肝功能,如有损伤及时调整药物剂量或停药。

（5）拉罗替尼（larotrectinib）是首款专为NTRK基因融合的癌症患者设计的口服TRK抑制剂。TRK融合肿瘤是一种罕见的肿瘤,TRK融合肿瘤不局限于某些组织类型,在身体的各个部位都可能发生。在多种成人和儿童实体瘤中TRK融合肿瘤的发生率差异巨大。TRK融合肿瘤的成因是一个NTRK基因与另一个不相关的基因融合,从而产生异常的TRK蛋白。这些异常的蛋白又叫TRK融合蛋白,具有构象激活的特性,可持续过度激活细胞信号转导通路的下游。无论肿瘤的原发部位如何,这些TRK融合蛋白均能促进肿瘤的扩散和生长,导致形成TRK融合肿瘤。该药在成人和儿童TRK基因融合癌症,包括中枢神经系统（CNS）癌症中显示出高缓解率,且持续缓解时间超过四年。在妇科肿瘤中,拉罗替尼用于有NTRK基因融合的铂敏感或铂耐药复发卵巢癌、子宫肉瘤和宫颈癌二线治疗及复发转移或高危型子宫内膜癌。

（6）恩曲替尼（entrectinib）选择性酪氨酸激酶抑制药（TRKI）,靶向治疗携带原肌球蛋白受体激酶（NTRK）1/2/3或原癌基因酪氨酸蛋白激酶1（ROS1）的局部晚期或转移性实体瘤。恩曲替尼能通过血脑屏障,阻断TRKA/B/C和ROS1蛋白激酶活性,使携带ROS1或NTRK基因融合蛋白的癌细胞死亡。恩曲替尼对原发性和转移性中枢神经系统（CNS）肿瘤患者均具有疗效,且无不良脱靶活性。

（7）曲美替尼（trametinib）是一种丝裂原活化细胞外信号调节激酶1（MEK 1/2）可逆性抑制剂,主要通过对MEK蛋白[胞外信号相关激酶（ERK）通路的上游调节器]的作用,影响MAPK通路,抑制细胞增殖。因此,该药在体内、体外均可抑制BRAF V600突变阳性的黑色素瘤细胞的生长。妇科肿瘤中可用于卵巢低级别浆液性癌,主要不良反应有发热,发冷,疲劳,皮疹,恶心,呕吐,腹泻,腹痛,手脚肿胀,咳嗽,头痛,关节痛,盗汗,食欲下降,便秘和肌肉痛。严重的不良反应包括出血,血栓,心力衰竭,皮肤和眼睛问题及肾损害。

（8）安罗替尼是国产新型小分子酪氨酸激酶抑制剂,能有效抑制VEGFR、PDGFR、FGFR、C-KIT等激酶,具有靶向多靶点抗肿瘤血管生成和抑制肿瘤生长的特点。获批的适应证有:晚期非小细胞肺癌、软组织肉瘤、小细胞肺癌及甲状腺髓样癌。2015年年底,该药曾获得美国FDA关于卵巢癌的孤儿药治疗资格认定,目前,在美国和我国国内均在进行安罗替尼用于卵巢癌及子宫内膜癌后线治疗的临床试验。该药常见不良反应有高血压、蛋白尿、出血（如咯血、粪便隐血、鼻出血、牙龈出血及血尿）、手足综合征、乏力、食欲减退等。

（9）阿帕替尼为小分子酪氨酸激酶抑制剂,它能够选择性地抑制血管内皮细胞生长因子受体2（VEGFR-2）的酪氨酸激酶活性,抑制肿瘤血管生成,从而抑制肿瘤生长。适用于晚期胃腺癌或胃-食管结合部腺癌患者三线及三线以上治疗,也可用于晚期肝癌治疗。对晚期卵巢癌、子宫内膜癌等妇科肿瘤的临床研究正在进行中。不良反应包括血液学毒性（白细胞减少、粒细胞减少、血小板减少）和非血液学毒性（蛋白尿、高血压、手足综合征、乏力、声音嘶哑）要特别关注:血压升高、蛋白尿、手足综合征、出血（包括消化道出血、呕血、咯血、粪便隐血、尿潜血、皮肤出血点、肝转移灶破裂大出血等）、心脏毒性、肝脏毒性。

4. mTOR 抑制剂

（1）依维莫司（everolimus）是西罗莫司（sirolimus,又称雷帕霉素,rapamycin）的衍生物,为mTOR的选择性抑制剂。mTOR是一种关键丝氨酸-苏氨酸激酶,在一些人体肿瘤中活性上调。依维莫司可与胞内蛋白FKBP12结合形成抑制性的复合体mTORC1,该复合体可抑制mTOR的活性。mTOR信号通路的抑制可导致转录调节因子S6核糖体蛋白激酶（S6K1）和真核生物延伸因子4E-结合蛋白（4E-BP）的活性降低,从而干扰细胞周期、血管新生、糖酵解等相关蛋白的翻译和合成。依维莫司可使血管内皮生长因子（VEGF）的表达减少。依维莫司是肿瘤细胞、内皮细胞、成纤维细胞、血管平滑肌细胞生长和增殖的强效抑制剂,并可在体内外抑制实体瘤的糖酵解。主要用于复发性卵巢癌的后线治疗。在妇科肿瘤中,依维莫司与来曲唑联合用于复发、转移或具有高危因素的子宫内膜癌。常见不良反应:口腔、舌黏膜炎症反应进而可溃疡;严重时影响进食和说话。可以伴有牙龈肿痛,背部和/或臀部皮疹,甲沟炎等,胃肠道症状以腹泻为主,可能与药物导致的黏膜炎有关,需要密切关注腹泻次数、排便性状,注意及时停药、补充水分及电解质。

（2）替西罗莫司（temsirolimus）是雷帕霉素（rapamycin）的衍生物，是一种mTOR（哺乳动物的雷帕霉素作用靶点）抑制剂，可特异性抑制mTOR激酶。该药可以与一种细胞内蛋白（FKBP-12）相结合，这种蛋白-药物结合物可以抑制mTOR活性，可以使G_1期的肿瘤细胞生长停滞，控制细胞分裂。该药靶向治疗肾癌和淋巴瘤，在妇科肿瘤中，替西罗莫司单药可用于子宫内膜癌的二线治疗。最常见的不良反应（发生率≥30%）为皮疹、肌无力、黏膜炎、恶心、水肿以及食欲缺乏等。

（八）其他

唑来膦酸用于治疗实体肿瘤骨转移患者和多发性骨髓瘤患者的骨骼损害。用于治疗恶性肿瘤引起的高钙血症（HCM）。唑来膦酸是一种特异性地作用于骨的二磷酸化合物，它能抑制因破骨活性增加而导致的骨吸收。二磷酸化合物对骨组织的选择性作用依赖其对矿化骨的高亲和性。作用的分子机制还不清楚。长期动物研究表明，唑来膦酸可抑制骨吸收，但对骨的形成、骨的矿化及力学特性没有不良影响。常用于血钙升高的骨转移患者。最常出现的不良反应是流感样症状（约9%），包括骨痛（9.1%）、发热（7.2%）、疲乏（4.1%）、寒战（2.8%）以及关节痛和肌痛（约3%）。

五、化疗药物的不良反应及防治

化疗在妇科恶性肿瘤的治疗中占有举足轻重的地位。化疗不仅是重要的辅助治疗手段，而且在一些恶性肿瘤中是主要治疗方法，这些疾病通过适当的化疗可以得到治愈，比如绒毛膜细胞癌。临床医师在关注化疗效果的同时，还应对化疗不良反应予以足够的关注，尤其是需要熟悉一些药物的特殊不良反应，给予患者适当的预防措施并有的放矢地加强监测，减少严重不良反应的发生，减少患者的痛苦。这样不仅可以帮助患者坚持完成化疗，也可以确保其在治疗期间有较好的生活质量。

化疗是一种全身性治疗，化疗药物对肿瘤细胞没有绝对的靶向性，因此对全身正常细胞也会产生毒性，造成化疗不良反应的出现。本章节将介绍常见的化疗不良反应，以及预防、评价、减轻这些不良反应的措施。

（一）化疗不良反应的评价

目前最常用的化疗不良反应的评价标准是美国国家癌症研究所（National Cancer Institute，NCI）制定的常见不良事件评价标准第5版（common terminology criteria for adverse events version 5.0, CTCAE 5.0）。

CTCAE 5.0对每个不良事件的严重程度（1~5级）作了特定的临床描述：

1级：轻度；无症状或轻微；仅为临床或诊断所见；无需治疗。

2级：中度；需要较小、局部或非侵入性治疗；与年龄相当的工具性日常生活活动受限。

3级：严重或者具有重要医学意义但不会立即危及生命；导致住院或者延长住院时间；致残；自理性日常生活活动受限。

4级：危及生命；需要紧急治疗。

5级：与不良事件相关的死亡。

统一不良反应的命名和评价等级非常有利于对化疗不良反应的规范化处理。

（二）常见的化疗不良反应及处理

1. 血液系统不良反应

（1）贫血

1）临床表现：贫血通常是综合因素导致的，比如失血、营养物质摄入减少、骨髓被肿瘤浸润和化疗药物阻断红系前体细胞的合成直接影响骨髓造血等。轻度、中度贫血会影响患者情绪和身体功能。重度贫血则会导致更为严重的功能障碍和身体不适，如头晕、头痛、呼吸困难和心悸等。

中国抗癌协会参照美国国家癌症研究所（NCI）和世界卫生组织（WHO）贫血分级标准，同时结合中国国情，对化疗相关性贫血进行分级和严重程度评估。见表9-8-6。

表9-8-6 贫血分级标准

血红蛋白	中国标准/$g \cdot L^{-1}$	美国国家癌症研究所标准/$g \cdot L^{-1}$	世界卫生组织标准/$g \cdot L^{-1}$
0级（正常）	> 正常值下限	≥正常值下限	≥ 110
1级（轻度）	90~正常值下限	100~正常值下限	95~110
2级（中度）	60~90	80~100	80~95
3级（重度）	30~60	<80	65~80
4级（极重度）	<30	威胁生命	<65

2）处理

① 输血：一般用于急性血液丢失或症状严重需立即改善者。

② 促红细胞生成素（erythropoietin，EPO）：多项研究显示促红细胞生成素可以提高血红蛋白、减少包括疲乏和心悸等不适、减少输血并改善患者功能状态和生活质量。通常应用于血红蛋白少于10g/dl的患者。然而，并不是所有患者在接受治疗后都能受益，因此建议在用药4周后复查血常规，若血红蛋白上升少于0.5~1g/dl则考虑治疗效果不佳，建议停止治疗。

3）若考虑贫血的原因为铁、维生素B_{12}或叶酸缺乏，应予以相应的治疗。

（2）中性粒细胞减少

1）诊断：化疗导致的中性粒细胞减少是指使用骨髓抑制性化疗药物后引发外周血中性粒细胞绝对值（absolute neutrophil count，ANC）的降低，即基于实验室的血常规结果提示 ANC<2.0×10⁹/L。美国国家癌症研究所不良事件通用术语评价标准（CTCAE）5.0 将中性粒细胞减少分为 4 级：①1 级：1.5×10⁹/L≤ANC<2.0×10⁹/L；②2 级：1.0×10⁹/L≤ANC<1.5×10⁹/L；③3 级：0.5×10⁹/L≤ANC<1.0×10⁹/L；④4 级：ANC<0.5×10⁹/L。

粒细胞减少性发热（febrile neutropenia，FN）是指严重的中性粒细胞减少合并发热。严重的中性粒细胞减少指 ANC<0.5×10⁹/L 或预计 48 小时内下降至 <0.5×10⁹/L；发热是指单次口腔温度测定 ≥38.3℃或≥38.0℃持续超过 1 小时。FN 的发生风险与特定化疗药物的骨髓毒性、剂量强度、是否联合化疗以及患者本身的因素相关。

2）处理：化疗后要定期监测血常规，一旦出现中性粒细胞减少，应及时给予粒细胞集落刺激因子（granulocyte colony-stimulating factor，G-CSF）治疗。如果是伴发热出现，还应同时给予广谱抗生素治疗，并按急诊进行及时处理。这些患者除了体温升高之外，有一半以上没有感染的症状或体征。在对患者进行病史的询问、系统的全身检查、血尿常规和血培养等检查后，应将患者安置在隔离的房间，减少患者与有可疑传染性疾病者接触，并且室内不要放置鲜花、植物和加湿器。医师在接触中性粒细胞减少的患者前应认真洗手，使用干净的一次性手套和专用听诊器。

根据化疗后 FN 的发生风险不同将化疗方案分为 3 类：①高危方案（FN 发生率 >20%）；②中危方案（FN 发生率为 10%~20%）；③低危方案（FN 发生率 <10%）。

妇科常见的可诱发 FN 的中危化疗方案包括①宫颈癌：顺铂/托泊替康；紫杉醇/顺铂；托泊替康；伊立替康。②卵巢癌：卡铂；多西他赛。

目前欧洲癌症研究与治疗组织（European Organization for Research on Treatment of Cancer，EORTC）的推荐是如果使用的化疗方案导致发热性中性粒细胞减少的概率大于 20%，则建议化疗后预防性使用粒细胞集落刺激因子。如果使用的化疗方案导致发热性中性粒细胞减少的概率为 10%~20%，但患者的某些个体因素增加了发热性中性粒细胞减少发生率，例如年龄≥65 岁、曾发生过化疗引起的发热性中性粒细胞减少和癌症晚期患者等，也建议在下一次化疗后预防性使用粒细胞集落刺激因子。

（3）血小板减少

1）临床表现：肿瘤化疗相关性血小板减少症（chemotherapy-induced thrombocytopenia，CIT）是指抗肿瘤化疗药物对骨髓巨核细胞产生抑制作用，导致外周血中血小板计数低于 100×10⁹/L，CIT 为最常见的化疗相关性血液学毒性之一。根据 CTCAE 5.0 版，可将血小板减少分为①1 级：75~100×10⁹/L；②2 级：50~75×10⁹/L；③3 级：25~50×10⁹/L；④4 级 <25×10⁹/L。

血小板减少会导致出血的风险增加。如果血小板计数 <50×10⁹/L，将有中度的出血风险，但若血小板计数减少到 <10×10⁹/L，出血风险将显著增加。临床表现包括：皮肤的瘀斑和紫癜，牙龈出血和月经量过多等，严重时可以出现脑出血。CIT 的发生机制主要包括血小板生成减少、血小板破坏增加以及血小板分布异常。常见引起血小板减少的药物有卡铂、5-FU，丝裂霉素和塞替派等。丝裂霉素和塞替派引起的血小板减少可能延迟发生并且与累积剂量有关。

2）处理：CIT 主要治疗措施包括输注血小板和给予促血小板生长因子。对于有中度以上出血风险的患者，应减少活动，避免外伤，尽量减少肌内注射和静脉输液。目前，对于需要输注血小板的患者的血小板界值并无定论。多数研究中输注血小板的界值定在（0.5~20）×10⁹/L 之间。然而，是否需要输注血小板不能仅仅以血小板计数为指标，患者是否有出血表现或高热，血小板的下降速度和是否有凝血功能障碍等都是决定是否输血小板的因素。虽然输注血小板可以明显减少高危患者因严重出血并发症而导致的死亡，但也有一些副作用，比如过敏和同种异体免疫反应。因此，在决定输注血小板之前应谨慎评估。重组人白介素-11（recombinant human interleukin-11，rhIL-11）、rhIL-11 衍生物［rhIL-11（I）］和重组人血小板生成素（recombinant human thrombopoietin，rhTPO）为目前中国国家食品药品管理局批准的促血小板细胞因子药物。

2. 胃肠道不良反应

（1）化疗相关性恶心呕吐

1）分类：根据恶心呕吐的发生时间和治疗效果可以分为急性、延迟性、预期性、暴发性和难治性。

急性 CINV 在化疗后数分钟至数小时内发生，常在 24 小时内缓解。急性 CINV 的高峰通常持续 5~6 小时。延迟性 CINV 发生在化疗 24 小时后。研究发现，抗肿瘤药物可以通过外周途径和中枢途径 2 条通路引起呕吐反射。外周途径一般在给予抗肿瘤药物 24 小时之内发生呕吐，通常表现为急性呕吐（0~24 小时）。中枢途径主要位于大脑，一般在应用抗肿瘤药物 24 小时之后发生呕吐，通常表现为药物诱导的延迟性呕吐（25~120 小时）。

① 急性：恶心呕吐发生在治疗开始 24 小时内。多数的化疗药物都会出现不同程度的急性恶心、呕吐。美国国家癌症综合网络（NCCN）依据致吐强度将常用抗肿瘤药物分为高度、中度、低度、极低度致吐药物（表 9-8-7）。

② 迟发性：症状于治疗开始 24 小时后，并且可以持续 1 周左右。可以引起迟发性呕吐的化疗药物主要包括：顺铂、卡铂、环磷酰胺、蒽环类。此类反应发生晚、持续时间较长、症状相对较轻，因此在临床上易被忽视，但是却对患者的后续化疗、营养状况及生活质量影响较大。

③ 预期性：恶心、呕吐出现在接受化疗前，是在环境刺激下产生的对以前化疗的反应。研究表明24%~65% 的患者会出现预期性恶心，而 9%~18% 的患者会出现预期性呕吐。产生预期性恶心呕吐的影响因素包括前次化疗后引起的中~重度的恶心、呕吐、焦虑、化疗疗程多和年龄较小等。而导致预期性恶心、呕吐的刺激因素包括与实施化疗相关的气

表 9-8-7　妇科常用化疗药物导致急性呕吐的发生率

高度致吐 （>90%）	中度致吐 （31%~90%）	低度致吐 （10%~30%）	极低度致吐 （<10%）
顺铂	卡铂	紫杉醇	博来霉素
环磷酰胺 （>1.5g/m²）	环磷酰胺 （≤1.5g/m²）	多西他赛	长春新碱
达卡巴嗪	异环磷酰胺	拓扑替康	长春碱
	阿霉素	吉西他滨	长春瑞滨
	表阿霉素	5-FU	
	奥沙利铂	丝裂霉素	
	伊立替康	甲氨蝶呤	
		依托泊苷	
		培美曲塞	

味（如消毒液）和颜色（如类似药物的颜色）等。一旦发生预期性恶心、呕吐,现有止吐药物治疗基本无效,可采取镇静、行为调节、系统脱敏等治疗手段缓解症状。

④ 暴发性和难治性:暴发性恶心、呕吐是指在预防性处理之后仍然出现的呕吐,并且需要给予止吐药物"解救治疗"的恶心、呕吐反应。难治性恶心、呕吐是指在既往的化疗周期中使用预防性和/或解救性止吐治疗失败,而在后续化疗周期中仍然出现的呕吐。

2）处理:止吐药的使用应根据化疗药物的致吐风险、既往使用止吐药的经验以及患者因素等决定。多药方案化疗诱发的恶心呕吐,其治疗方案要基于致吐风险最高的药物制订。除了化疗药物可以导致恶心呕吐,其他潜在的致吐因素

还有完全性或不全性肠梗阻、前庭功能障碍、脑转移、电解质紊乱（高钙血症、高血糖、低钠血症）、尿毒症、阿片类麻醉药物的使用,以及胃部疾病,精神心理因素等。因此,应全面分析恶心、呕吐的原因后再给予适当地处理。

① 常用止吐药物:a. 5-羟色胺3型（5-HT₃）受体拮抗剂:昂丹司琼;格拉司琼等;b. Neurokinin-1（NK-1）受体拮抗剂:阿瑞吡坦（aprepitant）;福沙吡坦;c. 激素:地塞米松、甲泼尼龙;d. 多巴胺受体拮抗剂:甲氧氯普胺（胃复安）;e. 镇静类药物:苯二氮䓬类。

止吐药物分类、主要机制及代表药物见表 9-8-8。

② 止吐药物的选择:应用高度和中度致吐风险药物静脉化疗前推荐 NK-1 受体拮抗剂、地塞米松、5-HT₃ 受体拮抗剂联合进行预防性止吐治疗（表 9-8-9）。此外,还需使用适当的止吐药物控制迟发性恶心、呕吐。建议使用 NK-1 受体拮抗剂联合地塞米松或选用地塞米松联合 5-HT₃ 受体拮抗剂至化疗后 3~4 天。

呕吐。治疗暴发性呕吐的一般原则是联合应用不同作用机制的其他有止吐作用的药物,包括氯丙嗪、异丙嗪、甲氧氯普胺、劳拉西泮（氯羟安定）、昂丹司琼、格拉司琼、屈大麻酚、大麻隆、地塞米松、奥氮平等。治疗前应注意除外各种可能导致呕吐症状的非化疗因素,诸如脑转移、电解质紊乱、肠道肿瘤浸润或其他胃肠道异常等。

（2）黏膜炎

1）临床表现:化疗药物的应用会导致消化道上皮细胞的更新受到抑制,造成从口腔到肛门的整个消化道黏膜变薄,易于受损和继发感染。在常规剂量化疗的患者中,口腔黏膜炎的发生率约 40%。黏膜炎发生在胃肠道则可以引起

表 9-8-8　止吐药物分类、主要机制及代表药物

分类	主要机制	代表性药物
5-HT₃ 受体拮抗剂	阻断 5-HT 与 5-HT₃ 受体结合而抑制呕吐	昂丹司琼、格拉司琼、雷莫司琼、多拉司琼、阿扎司琼、帕洛诺司琼
NK-1 受体拮抗剂	特异性阻断 NK-1 受体与 P 物质的结合	阿瑞匹坦、罗拉匹坦、奈妥匹坦、福沙匹坦
糖皮质激素	机制尚不明确,涉及多方面	地塞米松、泼尼松、甲泼尼龙
非典型抗精神病药物	与 5-HT3 受体、5-HT₆ 受体、多巴胺受体、组胺 H₁ 受体等多种受体具有高亲和力,从而发挥止吐作用	奥氮平、米氮平
苯二氮䓬类药物	通过加强 GABA 对 GABA 受体的作用,产生镇静、催眠、抗焦虑等作用	劳拉西泮、阿普唑仑
吩噻嗪类药物	主要阻断脑内多巴胺受体发挥抗组胺作用,大剂量时直接抑制催吐化学感受区,兼有镇静作用	氯丙嗪、苯海拉明
其他	抑制中枢催吐化学感受区的多巴胺受体	甲氧氯普胺
阻断脑内多巴胺受体	氟哌啶醇	
多用于位置变化、运动所致恶心呕吐发作	东莨菪碱	
由多种不同止吐机制药物制成的复合制剂	复方奈妥匹坦/帕洛诺司琼胶囊	

表9-8-9　急性恶心、呕吐的预防性治疗

	5-HT₃受体拮抗剂	NK-1受体拮抗剂	激素类	多巴胺受体拮抗剂	镇静剂
高/中度致吐药物	+	+	+	±	±
低度致吐药物	−	−	+	±	±
极低度致吐药物	−	−	−	−	−

内脏痛、消化道溃疡与出血等。黏膜炎的发生与口腔卫生、全身营养状态、吸烟和饮酒以及化疗药物种类等有关。易导致黏膜炎的化疗药物包括：5-FU、紫杉醇、多西他赛、阿霉素、甲氨蝶呤、伊立替康、脂质体阿霉素和大剂量VP-16。

2）处理：化疗前应进行口腔卫生检查，治疗龋齿和牙周病。餐后和睡前坚持刷牙，保持口腔卫生。发生口腔黏膜炎后应使用复方氯己定含漱液等进行持续而彻底的口腔护理。出现黏膜真菌感染应给予制霉菌素和氟康唑局部治疗。为了缓解疼痛可以局部使用抗组胺药物或表面麻醉剂以维持正常进食。溃疡严重不能进食时应及时给予静脉营养支持治疗。出现以下情况时，应及时就医：①出现发热、厚舌苔等感染症状；②口腔内疼痛很严重，干扰饮食和睡眠；③口腔溃疡处有脓肿或者流血。

（3）腹泻与便秘

1）临床表现：腹泻的发生与化疗药物对消化道黏膜产生损伤有关。常见的易引起腹泻的化疗药物包括5-FU和伊立替康。大约80%的患者在接受含有5-FU或伊立替康的化疗方案后会发生腹泻。便秘的发生除了与应用化疗药物，尤其是长春碱类药物有关，还与使用阿片类止痛药物、高龄、进食及活动减少，低钾低镁血症有关。根据CTCAE 5.0版，腹泻分级为①1级：与基线相比，大便次数增加每天<4次；造瘘口排出物轻度增加；②2级：与基线相比，大便次数增加每天4~6次；造瘘口排出物中度增加；借助于工具的日常生活活动受限；③3级：与基线相比，大便次数增加每天≥7次；需要住院治疗；与基线相比，造瘘口排出物重度增加；自理性日常生活活动受限；④4级：危及生命；需要紧急治疗；⑤5级：死亡。

2）处理：腹泻可以应用盐酸洛哌丁胺等止泻剂对症治疗，并且需要补充液体和电解质，维持水电解质平衡。同时饮食上注意进低纤维素、高热量及高蛋白饮食，避免对胃肠道有刺激的食物或饮料摄入。对于使用止泻剂无效的顽固腹泻，可考虑使用生长抑素治疗，同时要注意检查血常规、便常规以及便培养等，除外合并感染性腹泻，如艰难梭状芽孢杆菌肠炎等。对于腹泻合并中性粒细胞减少的患者建议同时使用抗生素治疗。便秘的预防非常重要。对于使用阿片类止痛药物的患者可以预防性口服缓泻剂以防治便秘。便秘的治疗还可以采取给予乳果糖、中药制剂及甘油灌肠剂等

方法。同时在饮食上也要注意增加纤维素的摄入和多饮水。增加活动促进胃肠蠕动。

3. 皮肤毒性

（1）脱发：化疗药物导致的明显的头发脱落或完全脱落会影响患者外貌和形象，对患者心理状态造成不良影响。对脱发做好充分准备，包括心理准备和提前购买合适的假发或帽子都可以减少患者脱发后的不良情绪。同时医护人员和家人的充分支持和鼓励也非常重要。化疗性脱发总发生率约65%，与药物类型有关。微管抑制剂的脱发发生率约80%，拓扑异构酶抑制剂约为60%~100%，烷化剂约60%，抗代谢药为10%~50%。此外，多药联合化疗的脱发发生率高于单药化疗。脱发一般可逆，3~6个月之后常可再生，永久性脱发罕见，可能与高剂量的化疗药物、二甲磺酸丁酯或环磷酰胺破坏毛囊干细胞有关。

（2）药物的静脉刺激性和药物外渗

1）临床表现：化疗药物对静脉及局部皮肤具有不同程度刺激性。患者可以在用药后立即出现沿静脉走行的疼痛和烧灼感，局部皮肤可能伴有红斑和瘙痒。数周后还可能出现静脉血栓，持续静脉炎和色素沉着，甚至发生组织坏死。临床表现一般可分为：Ⅰ期：局部组织炎性反应；Ⅱ期：静脉炎性反应期；Ⅲ期：组织坏死期。不到20%的患者输注蒽环类的药物时会出现上述反应，稀释药物后减速滴注可以减少静脉刺激的出现。长春瑞滨是另一个容易出现静脉刺激的药物。约1/3的患者使用长春瑞滨后会出现沿静脉走行的红斑和疼痛。6~10分钟的快速药物输注与持续20~30分钟的输注相比可以减少输液部位的疼痛和红斑，并且完成输液后快速输入生理盐水75~125ml也可以减少静脉炎的发生。化疗药物的外渗是指药物从血管直接渗出或外漏到周围组织中。药物外渗不仅可造成局部疼痛、红斑和水肿，还可以造成局部组织硬化、溃疡和坏死。

2）处理：正确地选择静脉穿刺部位可以保护肌腱和神经免受药物外渗的影响。一般来说要避免选择最近输注过化疗药物的静脉以及出现淋巴水肿的部位穿刺。由于手背、肘窝和近关节处神经肌腱和血管丰富且软组织少，出现药物渗漏后会造成严重的功能影响，因此不适宜作为穿刺部位。前臂上段软组织丰富是较为适宜的静脉穿刺点。另一个重要的减少药物外渗的方法就是中心静脉穿刺置管。可以根据患者的情况选择颈内静脉或锁骨下静脉穿刺置管，也可以选择肘正中或贵要静脉作为穿刺部位的经外周静脉的中心静脉置管。目前静脉化疗港也广泛应用于临床。化疗港可以长期留置，并且维护周期较长，避免了反复操作和就医。

在输液期间要随时观察有无药物外渗的迹象，及早发现并处理，避免严重的皮肤组织损伤。一旦怀疑化疗药物外渗，应立即停止药物输注，并尽可能回抽或经原输液通路给予相应解毒剂。在24~48小时内进行局部冷敷，使血管收缩，减少药物吸收；并可降低疼痛神经敏感性。需要注意的

是，长春碱类的药物外渗不宜冷敷，需立即进行热敷。严密随访患者局部皮肤组织的愈合情况，若久治不愈应考虑外科治疗。

（3）全身的皮肤不良反应：很多化疗药物可以引起输注部位之外的全身皮肤改变，包括皮疹、红斑、皮肤色素沉着、指甲改变和手足综合征等。这些皮肤改变通常是暂时的，停止化疗后会逐渐消失。指甲改变包括指甲颜色变深、脆弱易断，甚至脱落以及生长缓慢等。容易造成指甲改变的化疗药物主要包括博来霉素、5-FU、紫杉醇和阿霉素等。手足综合征指发生在手掌和足底的皮肤红斑、脱皮伴疼痛，常发生在使用 5-FU、卡培他滨和脂质体阿霉素的患者中。为了减少手足综合征的发生，应避免手和足的摩擦和受压，避免激烈的运动和体力劳动。在化疗期间给予静脉或口服维生素 B_6，并且使用护肤霜等保持手足皮肤湿润。发生手足综合征后应注意预防皮肤感染和缓解疼痛。

4. 神经毒性 化疗药物引起的神经毒性包括中枢神经系统和周围神经系统毒性。神经毒性的发生与药物类型、药物剂量、给药途径和患者年龄等因素有关。5-FU 和阿糖胞苷等药物可以引起中枢神经病变包括脑病和小脑综合征等。周围神经系统毒性较为常见，常发生在使用顺铂、奥沙利铂、紫杉醇、多西他赛和长春新碱的患者中。表现为指/趾端麻木和/或疼痛、感觉共济失调和感觉异常等。目前，治疗神经毒性作用唯一有效的方法就是停止化疗，然而即使停止治疗上述症状可能仍会延续数月甚至数年不能缓解。

5. 肾脏和膀胱毒性

（1）临床表现：血尿、蛋白尿、血清肌酐升高，严重时可出现少尿、急性肾功能不全、尿毒症甚至死亡。容易导致肾毒性的药物包括顺铂、大剂量甲氨蝶呤和异环磷酰胺等。异环磷酰胺和大剂量环磷酰胺因其代谢产物丙烯醛对尿道上皮的损伤会引起出血性膀胱炎。主要临床表现为血尿、尿频尿急和排尿困难。

（2）处理：在使用化疗药物前，尤其是易导致肾毒性的药物前应对患者的肾功能充分评估，用药期间给予充分水化并且严密监测肾功能。应用顺铂时还需给予甘露醇和呋塞米利尿。应用异环磷酰胺和大剂量环磷酰胺时除了应适当水化，还应给予尿道保护剂美司钠（巯乙磺酸钠）。美司钠在体内转化为含游离巯基的化合物，与丙烯醛结合形成无毒物从体内排出，从而减少出血性膀胱炎的发生。

6. 心脏毒性

（1）临床表现：化疗药物导致的心脏毒性通常表现为为心肌炎、心包炎、心律失常、充血性心力衰竭等。利用超声心动监测左室射血分数降低超过 10%，数值小于 50% 或左室射血分数降低超过 20% 也提示药物导致的心脏毒性。导致心脏毒性的药物主要是蒽环类，以阿霉素为代表。阿霉素导致的心脏毒性与药物积累剂量相关。当阿霉素的积累计量小于 $400mg/m^2$，充血性心力衰竭的发生率仅为 0.14%，然而当累积剂量超过 $550mg/m^2$，充血性心力衰竭的发生率为 7% 左右，当积累剂量超过 $700mg/m^2$，约 18% 的患者会发生充血性心力衰竭。患者为儿童或高龄，纵隔放疗史和已有心脏病和心功能降低是发生药物导致心脏毒性的高危因素。由于个体因素不同，阿霉素导致的心脏毒性可以发生在各种剂量水平，比如低于 $300mg/m^2$，而有些患者使用的累积剂量超过 $1\,000mg/m^2$，仍耐受良好。

化疗药物造成的心脏毒性可以表现为用药后即出现的急性不良反应和远期不良反应。急性不良反应在用药后数小时内即出现，多为暂时性，与药物的剂量和给药方式等关系不大，通常表现为心包炎、心肌炎、急性左心功能不全和心律失常，停药后对症处理短期内可以恢复。亚急性心脏毒性作用出现在治疗后数周或数月，通常在治疗后 1 年以内出现。而远期心脏毒性可以发生在化疗 1 年以后，主要表现为心律失常和充血性心力衰竭等。亚急性与远期心脏毒性作用的发生与药物的积累剂量和纵隔放疗史关系密切。

（2）处理：化疗前充分评估患者的心脏功能情况，判断有无发生心脏毒性的高危因素，从而选择适当的药物。对阿霉素的应用总量应进行监测和控制。对于没有高危因素的患者，通常不建议使用超过 $500\sim550mg/m^2$ 的累积剂量。由于心脏毒性作用可以出现在停止治疗后的一段时间，甚至 1 年以后，因此应对患者的心脏功能情况进行长期随访。心电图和超声心动是常用的无创检查手段，此外，在临床工作中还可以尽量选择心脏毒性相对小的同类药物替代阿霉素，比如表阿霉素和脂质体阿霉素。但是尽管脂质体多柔比星的心脏毒性要小于阿霉素，目前也没有高级别的证据支持脂质体多柔比星可以广泛应用于具有心脏疾患高危因素的患者。

7. 肺毒性

（1）临床表现：化疗药物所致的肺毒性作用主要表现为：急性肺炎、肺纤维化、过敏性肺炎和非心源性肺水肿。患者原有肺部疾病如特发性肺纤维化、慢性阻塞性肺疾病（COPD）、放疗、肺内广泛播散性疾病及功能状态较差者肺毒性发生率增加。患者临床表现多样，可出现呼吸困难、干咳、乏力等。查体可发现发热、呼吸加速、肺部干湿啰音和胸腔积液等。胸部 X 线多表现为进展性、弥漫性、间质性的肺浸润。容易导致肺毒性的药物包括博来霉素、吉西他滨、丝裂霉素、甲氨蝶呤、紫杉醇、拓扑替康、奥沙利铂、环磷酰胺和长春碱类药物。

（2）处理：首先应除外因感染等原因导致的肺炎、吸入性肺炎和心源性肺水肿等。治疗包括停止可能引起肺毒性作用的化疗药物并使用类固醇治疗。通常经过治疗均能缓解，但是也有因呼吸衰竭而死亡的报道。由于使用博来霉素出现的肺毒性作用与药物的累积剂量有关，因此应控制药物总量在 $300\sim400mg$。应用可能造成肺损伤的药物期间应严密监测患者呼吸道症状，并定期进行胸部 X 线检查，必要时进行肺功能检查，发现异常及时停止用药。

8. 药物速发型超敏反应

（1）临床表现：部分化疗药物可以引起严重的速发型超敏反应，表现为胸闷、憋气、皮肤青紫、血压脉搏下降、休克，抢救不及时可致死。这些药物包括紫杉醇、脂质体阿霉素和类药物等。紫杉醇和脂质体阿霉素的速发型超敏反应通常出现在首次用药时。与紫杉醇和脂质体阿霉素不同的是，铂类药物的过敏通常发生在使用数个周期后，尤其是停止使用一段时间后再次使用时，而且停止使用的时间越长，发生此类过敏的概率越大。因此，在复发的患者中再次使用铂类药物时要警惕严重速发型超敏反应的发生。

（2）处理：在初次使用紫杉醇和脂质体阿霉素时，除了给予地塞米松、苯海拉明和西咪替丁等预处理，还应做好针对过敏性休克的抢救准备，严密监测患者的生命体征。在再次使用铂类药物时，要对可能发生的严重过敏反应的抢救做好充分的准备，包括药物、人员和设备，并事先就可能出现过敏反应及相关症状与患者和家属进行充分沟通。

9. 性腺毒性
对于可以保留卵巢的绝经前患者，辅助化疗药物对卵巢功能的影响表现为暂时停经，月经不规律甚至提前绝经，而对于保留了生育功能的患者来说则还可以表现为不孕。相关的研究多来自对乳腺癌患者的随访。如果化疗后停经1年以上，卵巢功能恢复的概率只有11%~15%。化疗是否会对卵巢功能造成影响，主要受患者年龄、化疗药物种类和累积剂量以及化疗前卵巢功能储备的影响。同时对于生殖系统恶性肿瘤患者来说，盆腔手术操作以及全子宫切除也会对卵巢功能造成不可忽视的影响。有研究表明，青春期前的卵巢对于化疗药物的耐受性似乎更好，而使用同样的化疗药物，大于40岁的患者发生永久性绝经的比例明显高于小于40岁的年轻患者。烷化剂是细胞周期非特异性化疗药物，使用烷化剂可致42%的女性出现卵巢功能早衰，其可能机制是烷化剂经肝脏首过效应后的代谢产物可引起DNA双链断裂，增生活跃的细胞对烷化剂最敏感，各种发育程度的卵泡也受累，尤其是原始卵泡。

因此烷化剂对卵巢功能影响最为显著，例如环磷酰胺。而5-FU和甲氨蝶呤则对卵巢功能影响较小。有关铂类、蒽环类和长春碱类药物对卵巢功能影响的研究结果仍存在争议，而目前仍缺乏足够的数据来说明紫杉醇的卵巢毒性。避免化疗后生育功能受损的方法有几种选择，但都处于研究阶段并存在争议，包括GnRHa的应用、卵子和卵巢组织的体外冷冻保存等。在化疗前应用GnRHa可以降低原始卵泡活性、减少低雌激素状态下的卵巢血流灌注、减少卵巢凋亡或通过GnRHa激活化疗中的抗凋亡途径。但是，GnRHa能否有效保护卵巢功能，目前各方观点不一。

10. 化疗药物的致畸性
几乎所有化疗药物对妊娠14周以前的胎儿都会产生严重不良反应，导致胎儿畸形、死亡或流产。在妊娠中晚期可影响胎儿的生长和各器官的发育。胎儿畸形的发生与孕妇的孕期、化疗药物剂量、给药次数和治疗时间密切相关。因此，孕期应慎用化疗药，并寻求最佳治疗方案和治疗时间。早孕者宜先行治疗性流产，晚孕期选对胎儿近期或远期影响最小的化疗药物，并适量减少剂量或延长化疗间歇时间。

（左　鹏　李小平　赵建国　曲芃芃
郑　虹）

第三节　妇科肿瘤的放射治疗

一、概述

（一）妇科肿瘤的放射治疗发展简史

妇科肿瘤放射治疗包括近距离照射与远距离体外照射两大类。近距离照射指放射源置于肿瘤附近或肿瘤组织中进行治疗。远距离体外照射系指放射线需经过一定空间距离，而且均通过皮肤和其下方的组织方能到达肿瘤部位（在妇科肿瘤中，外阴癌除外）进行治疗。妇科肿瘤的放疗常需近距离照射与远距离体外照射的合理配合才能达到理想的治疗效果。

1898年居里（Curie）夫妇发现了镭元素，因其所致的放射损伤及当时对放射生物效应的认识，很快被用于那时被认为不治之症的宫颈癌的治疗，1903年Margaret Cleaves报道了用镭治疗宫颈癌的结果。当然，当时的治疗（包括组织间镭针插植）是粗糙、简陋的。1910年以后逐渐发展、完善并形成不同学派（或称体系）。它们各自具有特色的治疗方法和治疗容器，在妇科肿瘤近距离放疗的发展上做出了重大贡献。

1914年瑞典的Fossell Heyman等建立了斯德哥尔摩体系，该体系是大剂量、短时间治疗方法的起源。

1919年Regaud和Lacassagne建立了巴黎体系，该体系被认为是低剂量、长时间连续治疗方法的鼻祖。

1938年Tod和Meridith在巴黎体系的基础上建立了曼彻斯特体系，首次提出以"A"点、"B"点作为宫颈癌腔内放疗的剂量参照点，而且一直沿用至今，剂量则由伦琴改为戈瑞（Gy）。

北京方法：以北京型容器为治疗工具，包括子宫腔容器和阴道容器，为分次治疗。

上述各个体系的特点：均具有独立的治疗方法、治疗容器和治疗剂量学概念，且治疗效果近似，生物效应相近。

镭疗取得了很大的成功，但放射引起的职业性损伤也是显而易见的，为了解决放射防护问题，自20世纪60年代初，英国、瑞士等欧洲国家的几个医疗中心分别研制了先置入治疗容器、后导入放射源的腔内放疗机，提出了"后装治疗"概念。至20世纪80年代中期，应用程控步进马达驱动高活度微型放射源，辅以安全连锁系统的计算机控制的后装机的出现，使近距离放疗技术得以迅速发展，并扩展到全身多种肿瘤的治疗，与体外照射相互配合，大大提高了治疗效果。

因此，后装治疗经历了手工后装→机械后装→由电脑控制的带有计划系统的后装阶段→图像引导的后装治疗→一体化后装治疗。输出剂量率也由高、中、低剂量率逐步发展到高剂量率，镭也已经被 ^{60} 钴、^{137} 铯、^{192} 铱等取代。

我国的近距离放疗是从20世纪50年代后期开始的，当时以治疗妇科肿瘤为主，以孙建衡教授为代表的老一辈妇科肿瘤放射治疗专家，根据我国当时的条件，在北京型容器剂量学和国外后装治疗经验的基础上，设计出了妇科肿瘤后装放疗的S系列标准程序，方便了治疗，简化了治疗过程，在国内得到广泛的应用。孙建衡教授的贡献在于：针对不同肿瘤大小、不同子宫腔深度，事先设计出一系列标准程序，具体治疗时直接导出，再进行不断优化，大大简化了治疗流程。

三维后装治疗技术，是以影像为基础的近距离放射疗技术，同以往传统的二维后装相比，可以更好地评估肉眼靶区（gross target volume，GTV），限定临床靶区（clinical target volume，CTV）和精准勾画GTV、CTV，通过DVH图分析优化治疗计划，使危险器官受量控制在限定的剂量范围内。随着该项技术的快速发展，治疗范围也扩展到乳腺癌、食管癌、直肠癌、鼻咽癌等领域。

图像引导放射治疗（imaging guided brachytherapy，IGBT），是在患者实施治疗前、治疗过程中，运用各种先进的影像设备及技术，对肿瘤及其正常器官进行精确定位、监控，并根据器官位置的变化，及时调整照射野、治疗条件，使照射野实时"追随"靶区，从而实现精准治疗的目的。应用图像引导的后装治疗技术治疗宫颈癌，可以显著提高局控率、肿瘤相关生存率和总生存率，5年总生存率可达70%。

一体化后装治疗（integrated brachytherapy，ITBT）技术真正实现了精确后装治疗。一体化后装治疗系统是将模拟定位机、影像传输系统、治疗计划系统、后装机治疗系统有机地结合起来，使置放源器、定位、制订计划及后装治疗一次性完成，真正做到治疗的个体化，缩短治疗时间，提高后装治疗的准确性。

一体化后装治疗的特点及优势：在整个一体化治疗过程中，患者不需要移位，克服了传统后装治疗至少移动患者2次的弊端；省去了制订治疗计划的诸多中间环节，缩短了治疗时间；保证了定位靶区与治疗靶区的一致性，提高了准确性，是最好的适形；剂量分布趋于合理，充分体现治疗的个体化要求；降低了治疗并发症的发生率；整个过程操作简单、容易掌握，易于推广。

在上述工作的基础上，笔者提出了精确后装治疗的概念，即准确置入施源器后，通过精确定位、靶区勾画、计划设计、靶区及危险器官受量的反复优化，验证无误后，遥控后装机执行精准治疗。

（二）放射治疗在妇科肿瘤治疗中的地位和价值

放射治疗是妇科恶性肿瘤主要治疗方法之一。包括单纯根治性放疗、放疗为综合治疗的一部分以及姑息治疗。资料显示，近年来，需要接受放射治疗的宫颈癌患者约占70%~80%，子宫内膜癌占40%~50%，阴道癌60%~70%，外阴癌37%~60%。但卵巢癌放疗地位不显著，只占3%~5%。原因是卵巢癌特别是卵巢上皮癌的转移方式以盆腹腔腹膜播散为主，发现时多已发生盆腹腔广泛种植转移，无法确定靶区，或靶区太大患者不能耐受，所以只对个别病例的孤立或局限病灶，手术不能切除、化疗无效的情况下，才考虑作为局部治疗方法使用。

（三）妇科肿瘤放射治疗的特点及应注意的问题

1. 近距离放疗与远距离放疗的合理配合 妇科肿瘤放射治疗应包括肿瘤原发灶、邻近的浸润区及区域淋巴引流区。以宫颈癌放疗为例，原发灶在子宫颈，采用近距离照射最为恰当，局部得以接受高剂量照射，但由于近距离照射剂量梯度下降很快，致使子宫旁及盆腔淋巴引流区受量不足，远距离体外照射则予以弥补，使盆腔肿瘤浸润区及淋巴引流区接受足够剂量的照射，就目前治疗技术而言，尚未有能取代近距离放疗与体外照射的合理配合的其他技术。

2. 妇科检查与影像学检查并举 妇科的盆腔检查是制订治疗计划的基础，与影像学检查（CT、MRI、PET/CT等）共同提供勾画靶区的依据，妇科检查的重要性在于可非常快捷地明确阴道受侵、子宫旁浸润的范围，随时了解肿瘤消退情况，CT、MRI、PET/CT则对确定靶区范围具有重要价值，可明确肿瘤形状、大小、界限、与周围器官关系等。

3. 在治疗中强调剂量与临床相结合的原则 剂量学是治疗的重要依据，但不是唯一的依据。很多放射生物学的问题，就目前剂量学知识范畴而言，不能完全反映，要靠临床观察、经验来协助解决。

4. 注重个别对待 肿瘤有不同病理类型和分化程度，有不同的体积及内在的放射敏感性，患者也有不同的体质和耐受能力，故不能用同一模式、同一剂量来治疗患者，要强调治疗的个体化。这与剂量和临床相结合的原则有一定相似之处，同样是治疗成败的重要因素。

5. 重视女性生理功能 近年来的肿瘤治疗特别关注疗后的生活质量，尤其对年轻患者，生存率提高的同时对患者治疗后生理功能的保留也逐渐被重视，一些保留生理功能的方法如年轻女性的卵巢移位、激素补充等均可以尝试,要根据患者具体情况分别对待。

6. 强调知识、经验和技能的结合 做一名合格的妇科放疗医师并非易事,需要有多学科的知识储备,放疗反应、肿瘤未控往往不是很快出现和易于判断的,医师的经验颇为重要。腔内放疗操作也需熟练的技术,同时讲究无菌术和无瘤术。

(四)妇科肿瘤的放射治疗的优缺点

妇科肿瘤的放射治疗与手术比较见表9-8-10。

表9-8-10 妇科肿瘤的放射治疗与手术比较

项目	放射治疗	手术
适应证	广泛,I~Ⅳ期均可	I~Ⅱa 期病例
知识面	要求高	操作技术要求高
麻醉	不需麻醉	麻醉
操作	简单	难度较大
对性功能影响	均有不同程度影响	
严重并发症	肠道及泌尿系统,10%~14%	尿瘘,1%~2%
对阴道影响	纤维化,甚至狭窄	阴道缩短
卵巢功能	破坏	可以保留正常功能
慢性影响	肠道及膀胱纤维化	膀胱张力降低
生存率	早期有手术指征者两者疗效相当	

(五)妇科放疗的禁忌证

1. Ⅱ度以上骨髓抑制。
2. 急性及亚急性盆腔炎发作期(控制后可治疗)。
3. 肿瘤泛化、恶病质、尿毒症。
4. 精神病发作期,急性肝炎、严重心血管疾病未获控制者。

二、放射物理学的基本概念及放射技术

(一)放射治疗常用的放射源

放射治疗使用的放射源主要有3类:①电子加速器产生的不同能量的X射线和电子束;②放射性核素释放的α、β、γ射线;③放射治疗装置产生的质子束、中子束、负π介子束以及其他重粒子束等。

1. X射线 由德国物理学家Wilhelm Rontgen 于1895年发现,故又称伦琴射线。

(1)X射线的性质

1)物理效应。①穿透作用:穿透作用是指X射线通过物质时不被吸收的能力。②电离作用:物质受X射线照射时,其核外电子脱离原子轨道,这种作用叫电离作用。③荧光作用:X射线使物质发生荧光的作用叫荧光作用。荧光强弱与X射线能量成正比。④热作用:物质所吸收的X射线能量,大部分被转变成热能,导致物体温度升高的作用。

2)化学效应。①感光作用:即X射线使胶片感光的作用。②着色作用:某些物质如铂氰化钡、铅玻璃、水晶等,经X射线长期照射后,其结晶体脱水而改变颜色,即为着色作用。

3)生物效应。当X射线照射到生物机体时,生物细胞结构受到不同程度的破坏,致使机体发生不同程度的生理、病理和生化等方面的改变,称为X射线的生物效应。不同的生物组织细胞,对X射线有不同的敏感度。

(2)X射线在医学上的应用

1)X射线诊断:X射线应用于医学诊断,主要依据X射线的穿透作用、差别吸收、感光作用和荧光作用。

2)X射线治疗:X射线应用于治疗肿瘤,主要依据其生物学效应,应用不同能量的X射线照射人体不同部位的肿瘤,即可使被照射的肿瘤组织受到破坏,从而达到治疗的目的。

X射线被发现的第2年(1896年),即被用于治疗癌症,到目前X线已成为放射治疗各种恶性肿瘤的主要工具。临床治疗用的X射线根据能量高低可分为:浅层X线(60~160kV)、深部X线(180~400 kV)、高压X线(400 kV~1 MV)及高能X线(2~50MV),后者主要由各类加速器产生,在临床上应用最为广泛,目前常规直线加速器的X射线能量约为4~18MV。

加速器是用人工的方法使带电粒子在电磁场作用下得以加速的装置。医学上常用的医用电子加速器有3种,即医用电子直线加速器、医用电子回旋加速器和医用电子感应加速器,其中前两者较为常用。加速器既可产生高能X线,又能产生高能电子线,电子直线加速器是利用微波电场把电子加速到高能的装置,电子回旋加速器是电子在交变的超高频电场中做圆周运动不断得到加速。

电子直线加速器的优点:能输出足够高能量的X射线和电子线,既可以治疗深部肿瘤,也可以治疗表浅肿瘤,照射靶区可以做得足够大,目前在国内外临床应用最为普遍,已成为放射治疗的常规设备。

3)X射线防护:在带来益处的同时,X射线也可导致脱发、皮肤烧伤、工作人员视力损伤、诱发肿瘤等伤害性的问题,为防止X射线对人体的损害,必须采取相应的防护措施。

2. γ射线 是波长短于0.01埃的电磁波(1埃 = 10^{-10}米)。放射性原子核在发生α衰变、β衰变后产生的新核往往处于高能量级,要向低能级跃迁,辐射出γ光子。首先由法国科学家P.V.维拉德发现,是继α、β射线后发现的第3种原子核射线。原子核衰变和核反应均可产生γ射线,其波长比X射线要短。

和 X 射线一样,γ 射线通过物质并与原子相互作用时会产生光电效应、康普顿效应和正负电子对 3 种效应。

X(γ)射线照射物体时,与物质原子的核外电子发生相互作用,会把能量交给电子,使电子电离成为光电子,此过程称为光电效应。

X(γ)光子的能量较高时,除光电效应外,还可能与核外电子发生弹性碰撞,光子的能量和运动方向均有改变,从而产生康普顿效应。

当光子的能量大于电子静质量的 2 倍时,光子从原子核旁经过,受原子核的作用而转变成正负电子对,此过程称为电子对效应,此效应随光子能量的增高而增强。

放射治疗用的 γ 射线主要由放射性核素产生,目前远距离体外照射应用的 γ 射线放射源主要是 ^{60}Co,近距离腔内照射使用的放射源主要是 ^{192}Ir。

3. β 射线 主要包括放射性核素(如 ^{32}P、^{35}S 等)衰变时释放出的电子线和由加速器产生的高能电子束。产生高能电子束的加速器有电子直线加速器、静电加速器和感应加速器。

放射性核素(如 ^{32}P、^{35}S 等)衰变时可释放出带负电荷的粒子,其在空气中射程短,穿透力弱,但在生物体内的电离作用较 X 射线、γ 射线强,主要用于内照射。

4. 高 LET 射线和重粒子 高 LET 射线即高线性能量传递(high linear energy transfer,HLET)射线,系指快中子、质子、π 负介子以及氦、碳、氮、氧、氖等重粒子。

与光子一样,中子也不带电,因此不能直接引起物质原子电离或激发,属于间接电离辐射,在物质中强度呈指数衰减。

除中子外,其他粒子都带电,在组织中有一定射程,具有电离吸收峰型剂量曲线(Bragg 峰),治疗肿瘤时可以得到较理想的剂量分布,提高了肿瘤治疗的准确性。高 LET 射线对细胞中含氧程度依赖性较小,且细胞周期 G_0 期细胞对高 LET 射线抗拒性小,所以高 LET 射线是克服放疗过程中乏氧细胞和 G_0 期细胞对普通射线不敏感的一个重要途径。

临床上利用上述放射源以 3 种基本照射方式实施放射治疗:

(1)远距离体外照射:简称外照射(external irradiation),放射源置于体外一定距离,集中照射身体某一部位。

(2)近距离照射:近距离照射(brachytherapy)包括腔内照射、组织间插植、放射性粒子植入、表面敷贴及膜照射等,将放射源密封后直接放入被治疗的组织内部,或放入人体的天然腔道内,如舌、鼻、咽、食管、子宫腔内等部位进行照射。

(3)内照射:内照射(internal irradiation)是用液态放射性核素经口服或静脉注射入患者体内,这些核素被某些病变组织选择性吸收,对特定组织进行照射,如用 ^{131}I 治疗甲状腺癌、^{32}P 治疗癌性胸腔积液等。

(二)近距离放射治疗常用的放射源

放射性核素释放 α、β、γ 3 种射线,放射治疗主要使用其中的 γ、β 2 种射线,以 γ 射线更为常用。

1. 铱-192 源(^{192}Ir) 目前在国内现役的后装治疗机中,大多数使用的是高剂量率 ^{192}Ir。天然铱元素铱-191(丰度 37%)和铱-193(丰度 63%)在反应堆中受中子束照射生成铱-192 和铱-194。^{192}Ir 半衰期 73.8 天,平均能量 0.355MeV,半价层为 2.4mm 铅,易于防护,可制成微型源,尺寸可以做到为 3.5×0.5mm,活度达 10~12 居里(Ci)。因此,^{192}Ir 放射源具有体积小、活度高等优点。现代后装机将微型铱源焊接在细钢丝的一端,另一端连至步进马达,按计算机程序控制其运行,各驻留点的停留时间可随意设置,从而产生千变万化的剂量分布曲线,目前已成为近距离放射治疗的主要放射源,在临床上广泛用于腔内治疗、组织间插植等近距离照射。

^{192}Ir 的使用形式有籽粒(seeds)、发针(hairpin)、铱丝(wire)以及将籽粒用间距封存在塑管内的串源(ribbon)。商品化 ^{192}Ir 籽粒内核大多用铂铱合金制作,以加强金属延展韧性、减低脆度,外包金属铂壳、钛壳或不锈钢壳。

2. 钴-60 源(^{60}Co) 为人工放射性核素,系钴-59 在反应堆中经中子轰击而成。半衰期为 53 年,衰变过程中释放 1.33MeV 和 1.17MeV 2 种 γ 线,平均能量为 1.25MeV,半价层为 12mm 铅。

3. 铯-137 源(^{137}Cs) ^{137}Cs 是从原子反应堆的副产物经化学提纯加工而得到的一种人工放射性核素,其 γ 射线是单能,为 0.662MeV,半衰期 33 年,平均每年衰变 2%。目前,由于化学提纯的 ^{137}Cs 放射性比度不可能做得太高,所以只能加工成柱状或球形放射源,用于中、低剂量率近距离照射。

4. 碘-125 源(^{125}I) ^{125}I 是一种用于组织间永久植入的放射源,半衰期 59.6 天,γ 辐射线能量低(255KeV),易于防护,通常把 ^{125}I 制成粒状源用于治疗颅内恶性肿瘤、前列腺癌等。

5. 锎-252(^{252}Cf) ^{252}Cf 在衰变中产生平均能量 2.35MeV 的中子和能量较低的 γ 线,半衰期为 2.65 年,作为腔内治疗的中子源,在我国已有多家医疗机构用于临床治疗。

(三)放射治疗基本剂量学概念

1. 放射性强度 放射性强度定义为放射性核素每秒衰变速度为 $3.7×10^{10}$,其国际单位为贝克勒尔(Bq),量纲是[秒$^{-1}$],$1Bq=1s^{-1}$,与原单位居里(Ci)的关系是:

$1Ci=3.7×10^{10}Bq$

$1Bq=2.7×10^{-11}Ci$

2. 曝射量 伦琴(roentgen,R)是曝射量的传统单位,定义为射线通过 $1cm^3$ 标准空气时,产生 1 个静电单位的正、负电荷时的曝射量。在国际单位制中已不再采用,但在放射治疗历史上具有独特的地位,至今仍作为吸收剂量单位的过度换算量。

3. 吸收剂量 吸收剂量(absorbed dose)是指组织所吸

收的能量,吸收剂量 D=De/dm,即电离辐射给予质量为 dm 的介质的平均能量 De。吸收剂量国际单位为戈瑞(Gray),即 Gy,它适用于任何电离辐射,如带电的质子、正负电子及不带电的中子和光子等,也适用于任何介质,如组织、空气、水、骨等任何吸收物质。

1Gy=100cGy

曝射量和吸收剂量可以换算,换算因子取决于射线质和介质的性质,^{192}Ir 在空气中的换算因子为 0.961。

4. 当量剂量 当量剂量(equivalent dose)是国际辐射单位与测量委员会(international commission on radiation units and measurements,ICRU)使用的一个量。组织中某点处的剂量当量是该点处的吸收剂量、辐射品质因数和其他修订因数的乘积。

剂量当量是反映各种射线或粒子被吸收后引起的生物效应强弱的辐射量,其国际标准单位是"西弗",中文名称是"希沃特(Sievert,Sv)",是对电离辐射照射物体后所产生的生物效应的定量评价,每千克人体组织吸收 1 焦耳射线能量为 1 西弗,通常使用毫西弗(mSv)、微西弗(uSv)。

1Sv=1 000mSv

1mSv=1 000uSv

我国放射防护标准中规定放射工作人员年管理目标值是不超过 5mSv。

(四)X(γ)射线临床剂量学常用术语

1. 照射野 照射野(field)是射线束经准直器后通过模体的范围,通常分为几何学照射野和剂量学照射野。

(1)几何学照射野:表示射线束中心轴垂直于模体平面时射线束通过模体的范围。

(2)剂量学照射野:以射线束中心轴剂量为 100%,模体内 50% 等剂量曲线的延长线交于模体表面的区域。常见的照射野名称有方野、长方野、不规则野等。

2. 源轴距、源瘤距

(1)源轴距:源轴距(source-axis distance,SAD)是指射线源到机架旋转中心的距离。常见直线加速器的 SAD 为 100cm。

(2)源瘤距:源瘤距(source-tumor distance,STD)射线源沿射野中心轴到肿瘤内所考虑点的距离。

3. 百分深度剂量 百分深度剂量(percentage depth dose,PDD)指照射野中心轴某一深处的吸收剂量与参照点深度处剂量的百分比。中心轴某一深处的剂量,即临床所指的肿瘤量(Dt),参照点剂量通常用 D0 表示,则百分深度剂量 $P=Dt/D0\times100\%$。PDD 随深度 d 增大而减小,随能量、射野面积和源皮距 f 的增加而增大。

4. 剂量建成区 剂量建成区(build-up region)是 PDD 曲线的最大剂量深度之前的区域。建成区的大小取决于射线束的类型和能量,能量越低,建成区越趋近于表面,能量越高,建成效应越显著。

5. 组织空气比 组织空气比(tissue air ratio,TAR)是指空间同一点,当其处于组织中和空气中时的吸收剂量之比,即 TAR=Dt/Dta。因组织空气比主要适用于能量低于 ^{60}Co 射线机的较低能X射线,如深、中、浅层X射线治疗机等,而这些治疗机已逐步被加速器的高能电子线和X线所代替,所以目前 TAR 的应用已较少,也逐步被 TMR 和 PDD 代替。

6. 组织最大比 组织最大比(tissue maximum ratio,TMR)是指空间同一点,当其处于体模中射野中心轴上任一点时,与它处于中心轴最大剂量深度时,同一射野吸收剂量之比,即 TMR=Dt/Dm。现代放疗设备的光子能量绝大多数都采用不低于 ^{60}Co 射线的高能量,加之适形调强照射、旋转照射、共面或非共面多野照射等源瘤距等中心照射技术日益推广,所以 TMR 的应用日渐增多。

7. 等剂量线 等剂量线(isodose curves)是模体内剂量相同点的连线。

(五)立体定向放射治疗

1. 等中心照射技术 即固定源轴距(SAD)照射,此技术是利用 TMR 或者 TAR 原则,使照射时肿瘤中心与放疗设备的旋转中心重合。与固定源皮距(SSD)照射方式相比,最主要的优点是变换照射野时不需要改变患者的体位,而只需转动治疗机的机架或治疗床的角度(即改变射线入射方向),这样一旦等中心被精确地定位于患者的某一特定位置(一般是病变的中心),即可减少改变射野时的摆位误差和改变患者体位可能引起其体内器官相对位置的移动。

2. X(γ)刀技术

(1)γ刀(伽玛刀):γ刀是一个布满准直器的半球形头盔,头盔内能射出多条高剂量的 ^{60}Coγ 射线,每条γ射线剂量梯度极大,对周围正常组织几乎没有损伤,具有无创伤、不需要全麻、不开刀、不出血等优点,其功效犹如一把手术刀,故而得名。γ刀治疗对定位的要求极高,需经过 CT 或 MRI 等影像技术精确定位肿瘤靶区。

(2)X刀:是继γ刀之后发展起来的另一种立体定向放射治疗技术。由高精度 TPS 系统、直线加速器、准直器、CT 或 MRI 组成,通过采用高精度立体定位,三维治疗计划和在直线加速器上进行非共面多轨迹等中心旋转照射等技术相结合,实现多野、多集束集中照射肿瘤靶区,给予肿瘤病灶致死性高剂量照射,而周围正常组织受量非常小,从而获得既能消除肿瘤病灶又不伤及相邻正常组织的效果。

目前国内外学者X刀治疗的适应证共识是:①颅内小于 3.0cm 的病灶;②病变位于重要功能区或位置较特殊无法手术或手术不能根除者;③直接手术切除可能会造成严重功能障碍者;④手术后病灶残留或复发者;⑤患者年老体弱、不能耐受手术创伤者。

(六)适形调强放射治疗

适形放射治疗是在立体定向照射技术的基础上,采用高新技术,使射线束在射野方向和靶区形状一致,射野内的射线强度均匀或只作简单地改变,故又称之为三维适形放射治疗(three dimensional conformal radiation therapy,3D-CRT)。如果既在照射方向上射野的形状与靶区的投影形状一致,又能调整射野内诸点的输出剂量率,使靶区内及表面的剂量按要求的方式进行调整,这种满足形状适形和剂量适形2种要求的3D-CRT称之为调强适形放射治疗(intensity-modulated radiation therapy,IMRT)。

IMRT是新型的3D-CRT,它使用了现有3D-CRT的所有技术,并通过使用基于计算机的各种优化算法,根据临床剂量要求,逆向生成非均匀射束强度,可更好地保护正常器官,同时增加靶区剂量,其剂量分布与靶区的适形度较常规3D-CRT有了极大改善,真正在三维空间上实现了剂量分布与肿瘤形状的一致。逆向治疗计划设计是IMRT的重要特征。

IMRT的核心是具备逆向优化功能的治疗计划系统和能够实现强度调制的加速器实施系统,调强计划系统基于患者三维图像获取靶区和危及器官的立体信息,通过确定靶区剂量和危及器官限量,由优化算法计算出各个射野所需的强度分布,同时再将非均匀的强度分布优化分配给射野的每一微小部分,这些微小部分称为"子束"。加速器射野内的辐射束强度分布则由辐射束强度调制器来改变。计划系统优化每个射野的各个子束强度的能力极大加强了对其射野辐射通量的控制,使按需要生成最优剂量分布成为可能。这一改进后的剂量分布有可能在提高对肿瘤控制的同时,降低对正常组织的损伤,由于需要对构成治疗计划的数万个子束的相对强度进行设置,IMRT需要运用专门的计算机辅助的优化方法。

1. IMRT的常见实现方式

(1)二维物理补偿器:类似于常规放疗中人体曲面和不均匀组织的补偿,通过改变补偿器不同部位的厚度,来调整射野内照射强度。特点是调强效果确切、可靠,但制作复杂,影响射线能谱分布。

(2)多叶光栅静态调强:根据照射野所需强度分布,利用多叶光栅(Multi-leave collimators,MLC)形成多个子野,以子野为单位进行分步照射。其特点是照射过程中子野转换时加速器出束需要中断。

(3)多叶光栅动态调强:通过调整MLC叶片的运动速度和加速器剂量率,使其互相配合产生不均匀的照射野剂量分布。其特点是叶片运动过程中,加速器出束不中断。

(4)容积调强:容积调强(volumetric modulated arc therapy,VMAT)实现方式是在旋转加速器机架的同时调整加速器剂量率和MLC射野形状,达到调强目的。其可调节的参数包括剂量率、MLC位置、机架转速等。

(5)螺旋断层调强放疗:断层治疗方式因模拟CT扫描技术而得名。按治疗床的不同步进方法分为2种治疗方式:Carol方式(单层治疗时治疗床不动)和Mackie方式(治疗时床与机架同时运动),目前临床常见的是Mackie方式。与CT一样,螺旋断层治疗机治疗时机架和床同时运动,提高了治疗速度并且使扇形射束之间连接平滑。它的射束可以从各个方向入射到患者身体内,不受角度限制,也不用担心机架与治疗床发生碰撞。目前螺旋断层调强放疗(tomotherapy,TOMO)HI-ART系统由嵌入式6MV直线加速器在一个环形机架上旋转实施治疗,源轴距为85cm。患者接受IMRT时,治疗床在Y轴方向运动(朝机架方向)通过机架的孔,类似于进行螺旋CT检查。因此,在患者的参考坐标系中,治疗束与螺旋方向成角度,扇形束的中点通过孔径的中心。

(6)电磁扫描调强:在电子回旋加速器的治疗头上,安装2对正交偏转磁铁,通过计算机控制偏转电流的大小,即可调整电子束照射的面积、强度,从而实现电子束调强。

2. 调强适形放疗的流程 IMRT的治疗过程包括患者体位固定及三维影像获取、靶区及危及器官勾画、治疗计划设计、治疗计划评估、治疗计划的验证、治疗方案的实施与实时验证。

与3D-CRT计划射野设定不同的是:调强射野不需要刻意避开危及器官,射野一般情况下应避免对穿,理论上射野数越多越好,但临床上一般控制在5~9个范围内。

3. IMRT应用的临床意义 从临床上讲,靶区剂量的提高,必然导致肿瘤局部控制率的提高,也会减少肿瘤的远处转移,从而提高患者的长期生存率。因此,IMRT对因局部控制失败占主要的或对因局控失败可能导致肿瘤转移的患者的治疗更有意义。也就是说,具有上述特征的肿瘤患者,通过IMRT,可以提高肿瘤的局部控制率,进而提高其长期生存率,同时可减少放射引起的副作用,改善患者的生存质量。因此国内外放射治疗专家将IMRT评价为放射肿瘤学史上的一次革命,该技术将是新世纪放射治疗的主流,它标志着肿瘤放射治疗进入了"精确定位、精确计划设计、精准治疗"为特征的新时代。

三、放射生物学几个基本概念

放射(或辐射)生物学主要研究放射线对生物体的作用,观察不同质的放射线照射后的各种生物效应以及不同内、外因素对生物效应的影响。范围涉及放射线对生物体作用的初始反应及其以后一系列的物理、化学和生物学方面的改变。临床放射生物学或肿瘤放射生物学是放射生物学的一个分支,是放射肿瘤学的四大支柱(肿瘤学、放射物理学、放射生物学和放射治疗学)之一。放射治疗(放疗)是妇科肿瘤治疗的重要组成部分,大约2/3的妇科恶性肿瘤患者需要接受放疗,因此作为一个合格的妇科肿瘤医师,有必要对放疗中所涉及的放射生物学有关知识作一些了解。

临床放射生物学是在放射生物学基本理论的基础上,结合对临床放射治疗时肿瘤及正常组织的放射生物特性以及对治疗中和治疗后诸因素发生变化的认识,从分子、细胞、组织直至整体水平进行一系列的临床及试验研究,探讨不断提高放疗疗效、降低并发症的措施和手段,以达到不断提高肿瘤治疗效果和患者生存质量的目的。

(一) 辐射生物效应

电离辐射作用于机体后,其能量传递给机体的分子、细胞、组织和器官后所造成的形态结构和功能的变化,称为辐射生物效应。从辐射防护的需要考虑,按剂量-效应关系将电离辐射生物效应分为确定性效应(deterministic effect)和随机性效应(stochastic effect)。在辐射防护的研究和实践中,应尽可能降低随机性效应的频度,防止确定性效应的发生,以达到减少机体损伤的目的。

1. 确定性效应 机体多数器官和组织的功能并不会因为损失少量的细胞而受到影响,这是由于机体有强大的代偿功能。在电离辐射作用后,若某一组织中损失的细胞数足够多,而且这些细胞又相当重要,即会造成可观察到的损伤,主要表现为组织或器官功能不同程度的丧失。这种超过剂量阈值以后损伤的严重程度随剂量的增加而加重的辐射效应,称为确定性效应。只要照射剂量达到阈值,这种效应就一定会发生。随着对辐射生物效应认识的不断提高,人们已经意识到,无论是早期组织反应还是晚期组织反应,均可受不同生物反应修饰因子的影响。因此,国际辐射防护委员会(international commission on radiological protection,ICRP)第一委员会从组织损伤反应的动态过程及整体综合因素考虑,提出了组织反应(tissue reaction)的概念,以取代确定性效应。

2. 随机性效应 当机体受到电离辐射照射后,一些细胞受损伤而死亡,另一些细胞发生了变异而不死亡,有可能形成变异的子细胞克隆。当机体的防御机制不健全时,经过不同的潜伏期,由变异但仍存活的体细胞生成的这个细胞克隆可能导致恶性病变,即发生癌症。这种发生概率随照射剂量的增加而增大、严重程度与照射剂量无关、不存在阈剂量的效应称为随机性效应。辐射致癌就是典型的随机性效应。如果这种变异发生在生殖细胞(精子或卵子),其基因突变的信息会传给后代,而产生的损伤效应称为遗传效应(genetic effect hereditary effect)。

(二) 电离辐射与靶学说、非靶学说

1. 靶学说与靶效应 靶学说认为,电离辐射生物效应是由于电离粒子击中了细胞内某些分子上特定靶的结果。其基本含义是细胞至少含有1个靶或遗传关键位点,被电离辐射击中后致使细胞死亡或产生某种损伤效应。在1个生物靶中发生1次电离或有1个电离粒子穿过,产生某种所期望的生物效应,称为单击效应(single-hit effect),这是靶学说中最基本的假说,也是多击效应(multi-hit effect)的基础。而多击效应是2次及2次以上击中生物靶的电离事件而引起的辐射生物效应。在靶受击开始时,于1个靶体积中产生2个反应的概率很小,细胞或生物分子失活的速率很低。经过一定剂量照射后,那些受到单击而保持活性的细胞或分子,再次被击中时,其失活速率急剧上升。

2. 非靶学说及其他效应 近年来,电离辐射引起的非靶效应(non-target effect)成为放射生物学研究领域的热点,并逐渐形成了较为完整的非靶学说。经典的靶学说理论认为,辐射诱发细胞DNA损伤发生在受照射的当代或第二代,也就是照射后的1~2个细胞周期内。实际上,受照射细胞的存活后代表现出持久性的基因组损伤及其细胞学后果,即基因组不稳定性,与下述辐射旁效应和低剂量辐射诱导的适应性反应共同构成了非靶学说的生物效应基础。

电离辐射旁效应是指受到辐射作用后,未被射线粒子直接贯穿的邻近细胞表现出损伤效应。未被照射细胞(旁细胞)的后代也发生基因组不稳定性,其信号的产生与射线之间不存在显著的剂量-效应关系,高线性能量传递(high linear energy transfer,HLET)射线比低LET射线更能诱导旁效应。

电离辐射诱导的适应性反应是指在高剂量电离辐射前给予低剂量辐射,使细胞产生一定的抗辐射性,主要取决于细胞系和细胞模型、试验环境等因素的影响。

(三) 临床放射生物学的4个R

4个R是指细胞放射损伤及修复(radiation damage and repair),周期内细胞的再分布(redistribution within the cell cycle),氧效应及乏氧细胞的再氧合(oxygen effect and reoxygenation),以及组织细胞的再群体化(repopulation)。

1. 细胞放射损伤及修复

(1) 细胞放射损伤的分类

电离辐射引起的哺乳类动物细胞损伤分为3类:

1) 致死性损伤(lethal damage,LD):为采用任何办法都不能使细胞修复的损伤,此类损伤不可逆转地导致细胞死亡。

2) 亚致死性损伤(sublethal damage,SLD):被照射后,经过一段充分时间能完全被细胞修复的损伤。在正常情况下于几小时之内修复,若在未修复时再给予另外一次SLD(如再次照射),则可形成致死性损伤。

3) 潜在致死性损伤(potentially lethal damage,PLD):这是一种照射后受环境条件影响的损伤,在一定条件下损伤可以修复。

(2) 潜在致死性损伤的修复:PLD是由于细胞所受损伤是致死性的,通常情况下将导致细胞死亡,但其可通过适宜地控制照射后的环境条件而被改变。受潜在致死性损伤的细胞,如改变其所处的环境条件,使细胞在特定剂量照射后的存活分数增高,可以使细胞得以修复,称为潜在致死性损伤修复(potentially lethal damage repair,PLDR)。

照射后当细胞处于次佳生长条件时,PLD即被修复,细

胞存活分数增高。因为次佳生长条件可使有丝分裂延迟，DNA 损伤得以修复。目前认为，细胞 PLDR 与 DNA 双链断裂的修复有关。PLDR 在临床放射治疗中有重要意义，在动物移植肿瘤中已得到证实。

（3）SLD 的修复：哺乳动物细胞受 X 射线照射后，其剂量存活曲线的特点是在低剂量部分有肩区。这种反应特点表明，必须积累损伤才能产生致死效应。从靶学说的观点分析，细胞丧失其增殖能力之前，必须有多个靶区击中，多靶现象可解释存活曲线起始部分的肩区。若细胞群体受到一定剂量照射，群体中的不同细胞可以发生下列 3 种情况之一：

1）细胞内没有任何关键靶区被击中，因此细胞未受损伤；

2）细胞内的全部关键靶区被击中，细胞将在下一代或以后的有丝分裂过程中死亡；

3）细胞内的某些而不是全部靶区被击中，细胞受到SLD，但并不死亡，在供给能量和营养的情况下，经过一定时间（约 1 小时），细胞所受损伤能被修复，称为亚致死性损伤修复（sublethal damage repair，SLDR）。如果在修复之前再累积损伤。细胞则可能死亡。

SLDR 只有在分割剂量试验中才能表现出来，此时将 1 个剂量分割为 2 个较小剂量，中间隔几个小时，细胞存活率就会升高。如果在第 1 次照射之后没有损伤修复，第 2 次照射后所得的细胞存活分数应与未分割照射的结果一样，而实际上两者差别很大，也从另一个角度进一步理解 SLDR。将分割剂量照射与单次急性照射相比，引起同等的细胞存活率降低所需的总剂量（即分割剂量之和）明显大于单次急性照射剂量。

SLDR 与很多影响因素有关，如射线性质、细胞的氧合状态以及细胞所处的增殖周期时相等。试验证明低 LET 射线照射有 SLD，因此也有 SLDR。高 LET 射线照射离体细胞一般没有 SLD，因此也不会有 SLDR。处于慢性乏氧环境的细胞与氧合好的细胞相比，SLDR 减慢。细胞修复亚致死损伤的能力与细胞群的增殖状态也密切相关，不进行增殖的细胞几乎没有 SLDR。

2. 周期内细胞的再分布 处于不同周期时相的细胞放射敏感性是不同的，细胞的放射敏感性随它们在周期内所处的时相不同而不同，处于 S 期的细胞（特别是晚 S 期）是最耐受的，而处于 G_2 和 M 期的细胞对放射线是最敏感的，与 G_2 期细胞在分裂前没有充足的时间修复放射损伤有关。

试验证实，放射线照射以后细胞存在有丝分裂延缓的现象，主要是 G_2 进入 M 期的延缓，也有从 G_1 到 S 期的延缓。因此，分次照射会诱导相对放射抗拒时相的细胞向放射敏感时相移动的再分布，这有助于提高放射线对肿瘤细胞的杀伤效果；但如果未能进行有效的细胞周期内时相的再分布，则也可能成为放射耐受的机制之一。

3. 乏氧细胞的再氧合 首先发现实体瘤内有乏氧细胞存在是在 1955 年，由 Thomlinson 和 Gray 根据他们对人支气管癌组织切片的观察提出。他们观察了有血管间质围绕的有活力的肿瘤部位，这些肿瘤细胞从间质中获得所需的营养和氧。随着肿瘤的生长这个区域不断增大，在中心部位逐渐出现坏死，有活力组织的厚度为 100~180um，与计算所得的氧扩散距离相似，从而提示氧在基质的扩散被细胞所消耗，当肿瘤细胞层的厚度超过氧的有效扩散距离时，细胞将不能存活，那些处于坏死边缘部位的细胞是仍有一定活力的乏氧细胞，称为慢性乏氧细胞。除此之外，最新研究提示，肿瘤的血管可以周期性地开放和关闭，导致短暂的一过性或急性乏氧，此为急性乏氧细胞。

研究证实，直径 <1mm 的肿瘤是充分氧合的，超过这个大小即会出现乏氧。如果用大剂量射线单次照射，肿瘤内大多数放射敏感的氧合好的细胞将被杀死，剩下的那些活细胞是乏氧的。因此，照射后即刻的乏氧分数将会接近100%，然后逐渐下降并接近初始值，这种现象称为再氧合（reoxygenation）。资料表明，再氧合现象发生于许多不同类型的肿瘤且再氧合的速度变化范围很大，有些肿瘤发生在几小时以内，而另一些却需几天时间。与照射前相比，细胞再氧合后的最终乏氧水平可以高于或低于照射前值。如果再氧合发生得快，可能是由于曾短暂关闭的血管的再通或细胞呼吸的下降。

再氧合对临床放射治疗具有重要意义。假定某处肿瘤内 98% 的肿瘤细胞是氧合好的，2% 是乏氧的，大剂量分次照射氧合好的细胞逐渐被杀灭，假如没有再氧合发生，则每次照射后只能期望杀死极小数量的乏氧细胞，在疗程后期，乏氧细胞群体的效应将占重要地位，如果分次照射间有再氧合发生则放射对初始乏氧细胞的杀灭将会增大，从而使乏氧细胞的负面效应减少。分次照射有利于乏氧细胞的再氧合，因此目前临床上多采用小剂量分次照射的方法使其不断氧合并逐步杀灭之。

4. 再群体化 细胞受损伤之后，组织的干细胞在机体调节机制的作用下，增殖、分化，恢复组织原来形态的过程称作再群体化（repopulation），受照射组织的再群体化反应的启动时间在不同组织之间有所不同。放射治疗期间存活的克隆源性细胞的再群体化是造成早反应组织、晚反应组织及肿瘤之间效应差别的重要因素之一。在常规分割放疗期间，大部分早反应组织有一定程度的快速再群体化，而晚反应组织由于其生物学特性，一般认为疗程中不发生再群体化。如果疗程太长，疗程后期的分次剂量效应将由于肿瘤内存活干细胞已被启动进入快速再群体化而受到损害。因此从放射生物学角度来看，根据情况对治疗方案进行时间-剂量的必要调整是可行的。近年来的研究表明，肿瘤内的干细胞数和细胞内在放射敏感性也会从不同角度影响肿瘤放疗疗效。

（四）氧效应与氧增强比

1. 定义 放射线和生物体相互作用中所起的影响，称为氧效应（oxygen effect），表现为由于组织内含氧量增加，使放射生物效应增强。

在有氧及无氧情况下达到同样的生物效应所需的照射剂量之比称为氧增强比（oxygen enhancement ratio，OER）。

在稀疏电离辐射的照射下，如X或γ射线，OER一般为2.5~3.0，随着LET的增高，OER缓慢下降，而到LET超过约60keV/um以后OER迅速下降，在LET达到约200KeV/um时OER接近1。因此，对于LET高的放射线（中子、质子等），氧效应不显著。

2. 氧效应的作用机制 氧必须在组织细胞受照射时存在才能产生有氧效应，即在照射时或照射前或照射后极短的时间内（照射后的5毫秒内）加入氧才能起作用。氧效应的机制目前尚未完全明了，公认的观点是氧在自由基的水平起作用。物质对射线的吸收产生快带电粒子，当带电粒子通过生物组织时由于电离作用产生自由基，这些自由基可破坏化学键，从而启动一系列生物学变化，最终表现为细胞的损伤。如有氧存在，则与自由基R起作用产生有机过氧基RO，并最终在靶分子上形成ROOH，它是靶物质不可逆的形式，于是损伤被化学固定下来，因此认为氧对放射的损伤起了"固定"作用，称之为"氧固定假说"。

3. 氧浓度对氧效应的影响 试验显示，如无氧情况下生物体的相对敏感性是1，随着氧浓度当氧分压从零上升到4 kPa时，放射敏感性出现很快的改变，在此基础上进一步增加氧张力直至纯氧也不能再加强效应。氧浓度在0~5%（0~4kPa）时，其放射敏感性在典型的乏氧和完全富氧的中间。因此，只需要少量氧就可以使受X或γ线照射后的生物体产生显著的氧效应。大部分正常组织的氧张力和静脉血或淋巴液相似，其氧分压在2.67~5.33 kPa的范围，从放射生物学的角度看，已可认为是氧合好的组织，但在肿瘤组织内，由于有乏氧细胞的存在，其放射敏感性明显低于正常组织，从而成为影响肿瘤放射治疗疗效的一大障碍。

（五）相对生物学效应

相对生物学效应（relative biological effectiveness，RBE）是比较不同种类射线产生的生物学效应的一个直观指标。其确定通常以250keV的X射线或^{60}Co的γ射线为标准，X射线或^{60}Co的γ射线引起某种生物学效应需要的吸收剂量与目标电离辐射引起相同的生物学效应所需吸收剂量的比值，即为该种电离辐射的相对生物学效应。

RBE=标准射线（X，γ）产生某效应的剂量/待研究的射线产生同一效应所需要的剂量。

相对生物学效应可以分为细胞学效应和植物学效应2个方面：其中细胞学效应包括致死效应、细胞分裂效应、细胞周期效应以及细胞的结构与功能效应。植物学效应包括种子的辐射效应、活体植株的辐射效应、胚胎发育期的辐射效应等。

影响RBE的因素很多，包括组织类型、射线能量、分次剂量大小等。高LET射线如快中子的RBE值较高，高LET

射线导致的SLD和PLD几乎没有或较少被修复，细胞存活曲线肩区较小或不存在，因而对肿瘤组织杀伤力强。RBE与分次剂量大小有关，分次剂量增大，RBE减小，分次剂量低时，RBE增大。表9-8-11为各种电离辐射的相对生物学效应。

表9-8-11 各种电离辐射的相对生物学效应

辐射种类	相对生物学效应
X、γ射线	1
β粒子	1
热中子	3
中能中子	5~8
快中子	10
α粒子	10
重反冲核	20

（六）时间-剂量因子

大量临床和实验室的资料表明，早反应组织和晚反应组织在分次照射效应上有很大的差别。早反应组织的α/β值一般都较高，而晚反应组织的α/β值都较低。晚反应组织对分次剂量的变化比早反应组织敏感。缩短总治疗时间能增加对肿瘤的杀灭。

1. 组织放射反应的分类

（1）早反应组织：早反应组织（early response tissue）亦称快更新组织，α/β值大约10Gy，是指分裂、增殖活跃，对射线早期反应强烈的正常组织和大多数肿瘤组织。早反应组织主要表现为急性反应，有些组织内的干细胞在放疗开始1~2天内就开始增殖，一般为照射后2~3周开始再生，如黏膜、小肠绒毛细胞、皮肤、骨髓和精原细胞等。

（2）晚反应组织：晚反应组织（late response tissue）亦称慢更新组织，是一些已经分化的缓慢更新组织，无再增殖能力，损伤后仅以修复代偿其正常功能的细胞组织，一般都有纤维细胞和其他结缔组织的过度生长，形成广泛的纤维化。另外，还有内皮细胞的损伤，最终造成血供减少及器官特定功能的缓慢丧失。在晚反应正常组织中，肺、脊髓、膀胱、脑、肝、肾和骨骼组织受照射后的损伤往往由邻近细胞的复制（功能细胞进入分裂周期）来代偿，而不是干细胞分裂分化成终末细胞的结果。

2. 早反应组织、晚反应组织与总治疗时间的关系 早反应组织和晚反应组织对总的治疗时间的敏感性不同，总治疗时间的延长，虽然可以减轻急性放射反应，但对减轻晚期损伤无意义，相反易导致肿瘤局部控制率的下降。缩短总治疗时间可增加对肿瘤的杀灭，同时不会加重晚反应组织的损伤。

3. 早反应组织、晚反应组织与分次照射剂量的关系 对分次照射剂量的变化，晚反应组织比早反应组织更敏感,因此在临床治疗过程中调整分次照射剂量时,为减少晚反应组织损伤,应充分考虑晚反应组织的耐受量,以采取大分割小剂量分次照射为好,减少每次照射剂量、增加照射次数,能显著减少晚反应组织的放射损伤。因此,在临床放疗计划的实施过程中,通过时间、剂量、分次因子的优化组合,可以最大限度地提高杀灭肿瘤组织的效应,同时有效地保护好正常组织。

(七) 剂量率效应

放射可以按其剂量率效应的不同分别称为急速照射、慢速照射和迁延性照射。急速照射是指剂量率在 2Gy/min 以上的照射,在多数真核细胞系统中有生物学意义的照射剂量将在数分钟内给完。慢速照射是指剂量率低于 2×10^{-3}Gy/min,在多数真核细胞系统中,有生物学意义的照射剂量将需要数小时才能给完。介于急速和慢速之间的是迁延性照射。

剂量率是指放射源在单位时间内的辐射剂量,经典的剂量率效应表现为延长照射时间,照射过程中发生亚致死损伤(sublethal damage,SLD)的修复,从而需要增加照射剂量。剂量率是决定一个特定的吸收剂量的生物学效应的主要因素之一。高剂量率照射时,达到相同生物效应所需的剂量较低剂量率治疗所需的剂量要小。高剂量率照射对生长快的肿瘤及晚反应组织的作用都很强,单次剂量过大及分次数较少时,可能引起较严重的晚期并发症(放射性直肠炎、放射性膀胱炎等)。

(八) 剂量-效应关系

既使在精确治疗技术条件下,放射治疗的实施仍不可避免地使部分正常组织、器官受到损伤。这是因为恶性肿瘤浸润具有无明确边界的特性,使肿瘤起源的器官及其周边的部分正常组织被考虑为亚临床病灶而包括在治疗范围内,而且在射线经过的路径上也有一些正常组织会受到不同剂量的照射。因此,在设计与评价放疗方案时,应将获取满意的肿瘤控制效果与有效地降低毒副作用同时加以考虑。

在比较控制肿瘤与正常组织损伤的剂量-效应关系时,临床上常使用治疗比(therapeutic ratio,TR)的概念来量化某治疗剂量下可能产生的疗效。TR 等于靶区内正常组织耐受剂量与肿瘤组织致死剂量的比值。当 TR≥1 时,放疗可获得肿瘤的局部控制;TR<1 时,即使达到肿瘤消退,正常组织也可能受到不可接受的损伤。

(九) 线性二次方程及临床应用

关于照射剂量与肿瘤存活、组织反应的相关性,目前被广泛认可、使用的是线性二次方程(linear-quadratic,LQ)模型。它不但可以较准确地反映照射剂量与肿瘤细胞存活间的量效关系,而且可以用来描述分次照射条件下,单次剂量与等效总剂量的关系。α/β 值作为 LQ 公式中最重要的参数,它表示在该剂量水平射线单击和双击所产生的生物效应相等。

在分次照射条件下,某一组织的 α/β 值可用来描述其放射反应的特征。α/β 值较低(范围 0.5~6Gy)的晚反应组织随着分次剂量的降低,总剂量增加较为显著;对于 α/β 值(一般 7~20Gy)的早反应组织及肿瘤组织,随着分次剂量的降低总剂量增加缓慢,分次剂量对其反应性的影响较小。

由 LQ 模型推算出来的生物效应剂量(biological effective dose,BED)和 2Gy 生物等效剂量(equivalent total dose in 2Gy fraction,EQD2)公式如下:

$$BED=d \times n \times [1+d/(\alpha/\beta)]$$
$$EQD2=d \times n \times (d+\alpha/\beta)/(2+\alpha/\beta)$$

其中,d 为分次剂量,n 为分次数,d×n 是处方总剂量,不同组织的 α/β 值可查表获得。BED 被用于比较不同分次剂量治疗条件下某组织产生特定生物效应所需要的总剂量,而 EQD2 则是把非常规分割方式换算成单次 2Gy 常规治疗时的剂量。它们对于正常组织(器官)与肿瘤组织都适用,在临床上常用于设计与比较非常规分割治疗时肿瘤生物效应剂量的差异、分次治疗意外发生时治疗方案的修正及正常组织(主要是晚反应组织)剂量限值的确定等。

(十) 放射敏感性

放射敏感性指肿瘤或肿瘤细胞在受到射线照射后的反应程度。对于细胞就是在受同样剂量照射后出现增殖性死亡比例的大小,比例大的敏感性高,比例小的敏感性低。对肿瘤而言则是受照射后肿瘤缩小的程度及速度,表示对射线照射的反应性。肿瘤的放射敏感性受多种因素的影响,包含肿瘤细胞内在的因素、肿瘤内的因素(细胞类型、增殖动力情况、血供情况等)、肿瘤局部外周环境以及宿主的情况。

(十一) 放射增敏作用

放射增敏作用指的是某些化学物质能增强射线对肿瘤内乏氧细胞的杀灭作用而对有氧的正常组织一般损伤较小。这些化学物质称为放射增敏剂。放射增敏作用贯穿于放射生物效应的各个阶段,主要有电子转移中的放射增敏作用、DNA 分子水平的放射增敏作用、细胞水平的放射增敏作用等。

四、近距离与远距离治疗

妇科肿瘤放射治疗主要包括近距离照射与远距离照射两大类。近距离照射指放射源置于肿瘤附近或肿瘤组织中进行治疗。远距离照射系指放射线需经过一定空间距离,而且均通过皮肤和其下方的组织方能达到肿瘤部位(在妇科肿瘤中,外阴癌除外)进行治疗。妇科肿瘤的放疗常需近距离照射与远距离照射的合理配合才能达到理想的治疗效果。

（一）近距离放射治疗

近距离放射治疗是放射治疗的重要组成部分,作为一门独立的亚学科,近距离放疗的发展已经有一百多年的历史,最早的腔内镭疗即是近距离放射治疗(近距离放疗)的一种形式,从此开创了放射治疗学的先河。

1. 近距离放射治疗(近距离放疗)的分类 妇科近距离放疗(brachytherapy)可归纳为腔内放疗(intracavitary irradiation)、管内放疗(interluminal irradiation)和组织间插植放疗(interstitial irradiation)3种类型。妇科肿瘤管内放疗较少使用,腔内放疗应用最为广泛。

妇科肿瘤的近距离腔内放疗,起始于镭疗。传统的镭疗,系无防护或防护极差的手工方式,后经过手工后装治疗到目前由自动控制的后装机完成治疗,即现代的后装治疗。

2. 后装治疗剂量分布特点及参照点、参考体积 近距离照射时,随着离放射源距离增加,组织受量按反平方规律迅速下降。从临床治疗角度而言,这一特点,有其可利用的一面,如对巨大菜花型子宫颈肿瘤,可以使用近距离照射方法(腔内放疗或组织间插植放疗),使局部得到高剂量照射,巨大肿瘤原发灶得以消除,而远处正常组织受量不高,对保护正常组织很有帮助。

妇科恶性肿瘤的后装治疗,适用于器官的解剖形状及肿瘤的发生、发展,可设计出特有的剂量分布,如宫颈癌发生于子宫颈部位,随着子宫颈病变增大,向子宫颈主韧带浸润,腔内的剂量分布应呈梨形;而子宫内膜癌,癌发生于子宫底部及两侧子宫角部位为多,肿瘤可向子宫腔内生长又可向子宫壁浸润,此时剂量分布的要求正好与宫颈癌相反,呈倒梨状为佳。

后装治疗多采用子宫腔内照射与阴道内照射配合,配合方式、剂量比例,根据病种而有所不同,而且还应考虑体外照射的方式、剂量。阴道内照射方式,包括各种形状的沿袭宫颈癌传统腔内放疗的各种容器、阴道塞子以及放射源置于塞子外周或适应阴道病变形状的所谓贴敷治疗等。

与体外照射剂量计算方法有很大不同,对于二维后装治疗,通常选取A点、B点、F点作为剂量参考点。A点定义为子宫颈外口水平上2cm与中线旁开2cm的交点,相当于子宫旁三角区的位置。B点位于A点外3cm,相当于闭孔的位置。F点位于子宫腔源顶端旁开2cm,相当于双侧子宫角的位置。

A点常用于宫颈癌后装治疗的参照点,A点以内的范围,是二维后装治疗的靶区,主要包括阴道上段、子宫颈、子宫体、子宫旁三角区;A点和F点联用则用于子宫内膜癌的后装治疗,目的是保证子宫腔内病灶能够接受足够的剂量。

除上述常用的参照点以外,其他还可依肿瘤具体情况及部位决定,如选择肿瘤表面、中心、基底、周围正常组织黏膜面、黏膜下等,一般均离源2cm以内,离源超过2cm的点,对近距离照射来说,意义不大,而离源小于0.5cm时,则无论计算还是测量均不够确切。

对于三维后装治疗,通常用参考体积(reference volume)来评估靶区的受量,参考体积是由参考等剂量线面所包括的范围。对宫颈癌而言,参考体积通常包括子宫体的大部分、整个子宫颈、子宫旁组织和阴道上1/3,具体大小视患者情况确定。在实施三维后装时,一定要同时记录参考点A点或F点的受量,以免总剂量过高或过低。

3. 后装治疗的质量控制 质量控制是后装治疗质量保证体系的重要内容,包括以下几个方面。

(1)靶区的确定:妇科检查结合影像学检查是确定靶区的两大手段,二者缺一不可。

(2)放射源的校验及质量控制:目前国内最常用的后装放射源是 ^{192}Ir。^{192}Ir是一种人工放射性同位素,源尺寸可以做到3.5mm(直径)×0.5mm(长度),活度达10~12居里(Ci),其半衰期为74天,可用于高剂量率的腔内照射及组织间插植等。

后装治疗中放射源活度一般用井形电离室进行测量。通常将井形电离室置于机房中央,预置30分钟,使其恒温、恒压。然后开启剂量仪,加300V高压,预热10分钟,使用专用源固定器连接、固定施源器,使井形电离室处于最佳驻留位置,通过读数电流/电荷数据,计算源的空气比释动能强度,在此基础上计算出源的显活度(Aapp)。

(3)后装治疗机的质量控制

1)放射源到位精度的验证:通常利用源定位标尺,采取胶片或者视频拍摄的方式来显示,需要设置合理的驻留时间(0.1~2.0Ci×seconds),自动拍片机可同时检测多通道、多驻留点位置的准确性,误差要求≤±1mm。

2)后装治疗机每月的质量控制:包括放射源到位精度的定期核查,紧急退源是否到位,UPS供电状况是否正常等。

3)后装治疗机每次使用的质量控制:包括治疗机和计划系统日期的检查,放射源强度的核准,相关连锁开关的查验,放射源的运行情况是否正常,辐射报警系统是否灵敏等。

(4)后装治疗剂量的质量控制:不同放射源、不同照射方式、不同单次剂量与分割次数照射产生相同的生物学效应时需要的剂量,构成生物等效剂量。后装治疗一般采取小分割每次大剂量方式,其生物等效剂量EQD2要按非常规分割方式换算成单次2Gy常规治疗时的剂量,换算公式为: $D=d×(d+α/β)/(2+α/β)$。

举例说明:制订宫颈鳞癌ⅢB期放疗计划:拟给予生物等效剂量95Gy,其中盆腔体外照射50Gy/25次,腔内照射拟给予45Gy,后装治疗具体怎么安排最合适?

根据 $D=d(d+α/β)/(2+α/β)$,先计算常用单次处方分割剂量对应的生物等效剂量:

4Gy:4×(4+10)/(2+10)=4.67

5Gy:5×(5+10)/(2+10)=6.25

6Gy:6×(6+10)/(2+10)=8.00

7Gy:7×(7+10)/(2+10)=9.92

8Gy:8×(8+10)/(2+10)=12.00

如每次给予较低等效剂量，有利于正常组织修复，但明显增加了治疗次数；如每次给予较高的等效剂量，虽减少了操作次数，但加大了正常组织的损伤，故临床一般采取分割5~6次、每次生物等效剂量 8~10Gy 的治疗方式，即处方剂量每次 5~7Gy。

（5）后装治疗流程的质量控制：强调治疗流程的一体化，即一体化后装治疗，保证定位靶区、计划靶区和治疗靶区的一致性，从而实现后装治疗的精确化。

强调后装治疗一体化是基于 2 个方面的原因，一是传统后装治疗存在着诸多的弊端，二是精准后装治疗的要求。传统后装治疗存在的不足主要有：治疗时间长，治疗量小；期间患者需移动 2 次，施源器位置的变化常导致计划靶区与治疗靶区不一致，达不到精确治疗的要求；用固定计划代替实时制订计划，治疗计划不能体现个体化的要求。一体化后装治疗实现了置放施源器、定位、制订计划及后装治疗一次性完成，真正做到治疗的个体化，缩短治疗时间，提高后装治疗的准确性。

对图像引导的后装治疗，要特别注意施源器的位移问题，如果不能避免这一点，图像引导的后装治疗将失去其应有的优势和价值。

（6）临床层面的质量保证和质量控制：包括治疗方案的确定、治疗计划的制订及治疗计划的执行 3 个方面。

1）治疗方案的确定：在具备病理诊断的条件下，明确后装治疗的适应证，制订出后装治疗的计划，即总的生物等效剂量及分割剂量、分割次数。

2）治疗计划的制订：包括施源器的放置和固定、放射源空间位置的定位和重建、剂量参考点及参考体积的确定、剂量分布优化及治疗计划的确定。

① 施源器的放置和固定：要求具备 20 平方米以上的无菌操作室、专用后装治疗床、转运床及特殊固定装置。常规情况下利用自然腔道即可将施源器放置到位，无需麻醉，做到无损伤操作，只有在特殊情况下，才选择插植方式。

② 放射源空间位置的定位和重建：常用定位方法有 CT 扫描、正交技术、变角技术，CT 扫描可获得患者的解剖信息，但存在几何误差，受脏器运动、呼吸运动及影像重建因素影响。

正交技术几何误差较小，但有时不能清晰显示放射源位置。

变角技术能清晰显示放射源位置，但几何误差较大。

③ 剂量参考点及参考体积的确定：对二维后装治疗，需要确定剂量参考点：A 点、B 点、F 点，其概念及意义见概述部分。

对三维后装治疗，剂量参考体积更有意义，但同时应记录 A 点、B 点、F 点的受量。

④ 剂量分布的评价、优化：确定参照点或参考体积后，输入处方剂量，计算机进行计算、反复优化后，得到最佳剂量分布曲线。通过后，再将确定的参照点剂量输入，然后优化

处理。

剂量分布：优化处理完成后，可从菜单的剂量分布项中，找出不同平面的剂量分布图，若剂量分布欠满意，可进行调整，如将某贮留点的贮留时间予以增减，或重新优化、或重作治疗计划，直至满意之后，通过计算机控制笔绘仪将剂量分布绘制保存或储存于计算机内储存。

20 世纪 80、90 年代，影像学和计算机技术尚不完善，设计 1 个常规治疗的计划需费时 1~2 个小时，中国医学科学院肿瘤医院孙建衡教授团队针对当时现状，将治疗经验编制成标准程序，存入计算机内，病变情况相似的患者，可将标准程序导出加以优化使用，简化了治疗过程，方便了患者，为我国近距离放射治疗事业做出了卓越贡献。

3）治疗计划的确定及执行：再次核对治疗计划，使用相应的传导管按顺序连接施源器和治疗通道，执行治疗并做好记录。

（二）远距离照射

体外远距离照射（teletherapy，体外照射）指放射源位于体外一定距离，通过射线准直系统，集中照射机体的某一部位。目前，国内妇科恶性肿瘤体外照射，多采用加速器治疗。

1. 放射治疗原则　恶性肿瘤的放疗原则是最大限度地杀灭肿瘤细胞，尽最大可能保护正常组织和重要器官，即尽可能提高疗效，降低并发症。因此，一个较好的治疗计划应满足下列 4 项条件：①肿瘤剂量要求准确。放射治疗和手术治疗一样，都是一种局部治疗手段，照射野应包括所要治疗的肿瘤区即靶区；②治疗的肿瘤区域内，剂量分布要均匀，剂量变化梯度不能超过 ±5%，即要达到≥90% 的剂量分布；③射野设计应尽量提高治疗区域内剂量，降低照射区正常组织受量范围；④保护肿瘤周围正常组织和器官免受照射，至少不能使它们接受超过其允许耐受剂量的范围。以上四点，简称临床计量学四原则。

2. 治疗计划的制订　根据放射治疗目的不同，妇科肿瘤的放疗可分为：根治性放射治疗、姑息性放射治疗、术前放射治疗、术中放射治疗和术后放射治疗。

（1）根治性放射治疗：患者在放射治疗后有根治可能，可获得长期生存。行根治性放疗时，对肿瘤及可能侵犯的范围均给予根治剂量的照射，由于照射范围大，照射剂量也高，因此对肿瘤周围的正常组织和器官，特别是对一些放射线敏感的组织和器官的防护，就成为治疗中的一个重要问题。因此，需要考虑放射治疗可能带来的永久性损伤的风险。主要应用于局部晚期宫颈癌和不能手术治疗的子宫内膜癌。

（2）姑息性放射治疗：患者肿瘤已广泛转移，或侵犯周围重要器官，放射治疗无法达到根治时可能需要姑息性放疗，其目的是为减轻患者痛苦，延长患者生存时间。姑息性放射治疗时，照射范围较小，甚至可以不包括全部肿瘤，而仅照射引发症状的部位，如引起梗阻或压迫症状的那部分肿瘤，或引起疼痛的骨转移病灶和肿瘤出血的止血治疗等。一

般照射剂量低于根治剂量,也应尽量保护正常组织,以不增加患者痛苦为前提。

根治性放疗和姑息性放疗是相对的,在治疗过程中可能会根据病情的变化和患者的情况而相互转换。

(3)术前放射治疗:术前放疗的目的是缩小原发肿瘤、消除周围淋巴结和亚临床病灶,将不能手术的肿瘤转化为可手术的肿瘤,同时可降低手术难度。常用于不能直接手术的外阴癌患者,也用于某些巨块型宫颈癌患者。术前放疗可减少医源性种植,也可降低边缘和区域复发风险,在某些情况下可减少远处转移的发生率。

术前放射治疗也存在一些缺点:①放射治疗后,原发肿瘤或区域扩散程度可能会被低估;②放疗后手术,可能会增加伤口延迟愈合的风险;③如果肿瘤对放射显著抗拒,可能会失去手术机会。

(4)术中放射治疗:术中放射治疗(intraoperative radiation therapy,IORT)是指开腹手术时,对无法切净的肿瘤病灶进行单次大剂量照射。在行 IORT 时,需要注意保护周围危及器官(organ at risk,OAR),以降低 IORT 对正常组织的损害。有报道认为,如果手术是一种治疗选择,IORT 可增加额外的安全性并提高局部控制率。IORT 需具备放射治疗的条件及较好的放射防护措施,因此应用受到了限制,目前国内仅少数单位可进行术中放疗。

(5)术后放射治疗:主要用于宫颈癌、子宫内膜癌和外阴癌术后辅助治疗。根据术后病理是否存在高危因素或几个中危因素,亦或手术范围是否足够而定。其主要目的是消除瘤床周围的残存病变和不可切除的区域淋巴结,降低局部和淋巴引流区的复发风险。术后外照射一般在切口愈合后开始,通常为术后 3~4 周,应在术后 12 周内完成。

3. 外照射靶区介绍

(1)肿瘤区:指肿瘤的临床病灶,为一般的诊断手段(CT、MRI 和 PET 等)能够诊断出的可见的具有一定形状和大小的恶性病变范围,包括转移的淋巴结和其他转移的病变。转移的淋巴结或其他转移病变可看作第二肿瘤区。当肿瘤已做根治术后,则认为没有肿瘤区(gross target volume,GTV)。

(2)临床靶区:按一定的时间剂量模式给予一定剂量的肿瘤临床灶(肿瘤区)、亚临床灶以及肿瘤可能侵犯的范围。因此,对同一肿瘤区可能有 2 个或 2 个以上的临床靶区(clinical target volume,CTV)。

(3)内靶区:上述肿瘤区和临床靶区都是根据肿瘤的分布特点和形态在 CT、MRI 和 PET 等静态影像上确定的,没有考虑到器官的运动。在患者坐标系中 CTV 和 GTV 的位置是在不断变化的。由于呼吸、器官运动或照射中 CTV 体积和形状变化所引起的 CTV 外边界运动的范围,称为内边界(internal margin,IM)。内边界的范围即为内靶区(internal target volume,ITV)。

(4)计划靶区:计划靶区(planning target volume,PTV)

是包括临床靶区本身、照射中患者器官的运动和由于日常摆位、治疗中靶位置和靶体积变化等因素引起扩大照射的组织范围。以确保临床靶区得到规定的治疗剂量。

(5)治疗区:对一定的照射技术和射野安排,某一条等剂量线面包括的范围。该等剂量线面原则上由主管医师选定,但通常选择以 90% 等剂量线为代表的靶区最小剂量 D_{min} 作为治疗区范围的下限。

4. 外照射技术介绍

传统体外照射的原理为在二维平面上设计出剂量分布图,根据肿瘤情况确定照射范围,射线穿透皮肤及其他组织后,到达肿瘤病灶进行治疗。由于传统体外照射基于二维平面,因此病灶周围的正常组织无法得到有效的保护,因此,在妇科恶性肿瘤放射治疗的患者中,放射性膀胱炎、放射性直肠炎等各种毒副反应发生率较高,患者放疗后生活质量下降。

传统体外照射常用的技术有:固定源皮距(source skin distance,SSD)技术、等中心定角技术和旋转技术 3 种。所谓固定源皮距照射,即放射源到皮肤的距离固定,在标称源皮距下,即治疗机的等中心放在患者皮肤上,而肿瘤或靶区中心放在放射源和皮肤入射点连线的延长线上。该技术摆位要点是机架转角一定要准确,同时要注意患者体位,否则肿瘤中心会逃出射野中心轴甚至射野之外。等中心定角照射是将治疗机的等中心置于肿瘤或靶区中心上,其特点是,只要等中心在肿瘤或靶区中心上,机架转角的准确性及患者体位的误差,都能保证射野中心轴通过肿瘤中心或靶区中心。因此,该技术的摆位要求是保证升床准确。旋转技术与等中心定角技术相同,也是以肿瘤中心为旋转中心,用机架的旋转运动照射代替等中心定角技术中机架定角照射。

对于妇科恶性肿瘤传统照射技术常用的照射野有如下几种:

(1)盆腔大野照射:根据肿瘤范围确定,一般包括下腹及盆腔,前后各一野垂直对穿照射,野上界在髂嵴(第 4、5 腰椎)水平,下缘在耻骨联合下缘(根据病变下界而定),两侧界在髂前上棘附近(股骨头内 1/3)。

(2)盆腔四野照射:即盆腔大野中间档铅后形成前后各 2 个小野,一般前野挡铅宽度 4cm,后野宽度 4~6cm。

(3)盆腔盒式照射:即盆腔大野加 2 个盆腔侧野,前、后野设计基本与盆腔大野相同,两侧野前界达耻骨联合,后界在第 2~3 骶椎交界水平,若子宫颈原发病灶大、子宫骶韧带受侵,后缘应达第 3~4 骶椎水平,此种设野可减少腹壁和小肠的放射受量,减轻放射副作用。但此技术定位较复杂,其侧野比较小,设野不当则可能遗漏原发灶或边界不当。因此,对采用高能射线放疗的单位,如果患者体厚不大,宜选用盆腔前后对野照射,而采用较低能量射线放疗的单位,或患者腹壁过度肥胖,则可选用盆腔四野"盒式"照射。

(4)旋转照射:有 2 种形式的旋转照射,一种是以子宫颈为中心,作 300° 旋转避开直肠部分 60°,另一种是以两侧 B 点为旋转中心,各旋转 160°,前后各避开 10°,减少直肠、膀胱的损伤。

（5）盆腔延伸野：为在上述盆腔前后二野基础上，沿腹主动脉向上延伸，野宽一般为 8cm，与盆腔野衔接呈"凸字"形，包括腹主动脉旁淋巴引流区，根据病变范围对射野形状及大小做适当调整，上界可达膈下（$T_{10} \sim T_{12}$），设计计划前应作肾扫描，标出肾脏在皮肤投影，若照射野包括肾脏较多及剂量较大应考虑铅块挡肾。

5. 精确放射治疗 传统放疗技术因照射范围大，正常组织与肿瘤受量接近，对正常组织的保护明显不足。因此，放射并发症的发生率和程度较重。随着计算机技术及影像学的快速发展，体外三维照射技术在适形放疗的基础上不断更新，涌现出 IMRT、VMAT、TOMO 等多项新技术。精确放疗技术在提高靶区剂量的同时，降低正常组织受量，减少放射损伤。文献报道 IMRT 能明显降低放疗的毒副反应。

（1）精确放射治疗的形式

1）三维适形放射治疗：三维适形放射治疗（three dimensional conformal radiation therapy，3DCRT）为一种治疗技术，即照射野的形状与病变（靶区）的形状一致，高剂量分布区与靶区的三维形状的适形度较传统放疗大有提高，明显减少了周围正常组织和器官的照射范围。

2）调强适形放射治疗：不仅高剂量线在三维方向上与病变（靶区）的形状一致，而且射野内每一点的剂量按要求的方式进行调整，使得靶区内及表面的剂量处处相等。调强适形放射治疗（intensity-modulated radiation therapy，IMRT）简称"调强放疗"，其通过一步一拍（静态 IMRT）或滑动窗口技术（动态 IMRT）来实现。在静态调强中，多叶光栅（MLC）调整其正确形状时，加速器停止出束，而在动态调强时，MLC 调整过程中加速器持续出束。调强治疗为多野同中心照射，各野的几何形状与肿瘤在该射野内的形状一致，每个射野内的射线强度依据肿瘤生物活性按要求进行调整，使靶区内剂量均匀分布的一种三维适形放射治疗技术。使肿瘤周围组织受到的剂量明显降低，减轻放疗副作用。然而，调强放疗的一个缺点是增加了周围组织低剂量照射的范围。

3）容积调强放射治疗：在调强适形放射治疗的基础上，它将机架旋转、动态 MLC 运动和加速器剂量率变化相结合，达到高度适形的剂量分布。容积调强放射治疗（volumetric intensity modulated arc therapy，VMAT）计划可使用单个 360° 弧线或多个弧线进行治疗，也可采取螺旋状，类似 CT 的输送方式。VMAT 相较于传统 IMRT 的主要优点是减少了治疗时间，同时累积剂量也可能下降；对于高度复杂的靶区，适形度会更好。

4）螺旋断层放射治疗：螺旋断层放射治疗（helical tomotherapy，TOMO）是一种使用兆伏级 CT 图像实时引导的调强适形放射治疗技术。是将治疗计划、剂量计算、兆伏级 CT 扫描、定位和螺旋照射治疗功能集为一体的调强放疗系统，在 CT 引导下 360° 聚焦断层照射肿瘤，对恶性肿瘤患者进行高效、精确的治疗。

5）立体定向放射治疗：立体定向放射治疗（stereotactic radiotherapy，SBRT）是 SRS 的延伸，20 世纪 80 年代，Colombo 和 Betti 等人对医用直线加速器加以改进，通过专用准直器和立体定向系统作非共面多弧度小野三维集束照射，取得与 γ 刀相同的治疗效果，俗称 X 刀。SRS 为单次大剂量治疗，SBRT 为分次治疗。立体定向放射治疗的剂量分布为小野集束照射，剂量分布集中；靶区周围剂量梯度变化较大；靶区周围正常组织剂量很小。临床较常应用于肺、肝的转移性病变。也可用于相对局限的腹膜后淋巴结、不能手术和化疗无效的盆腔局部病变。手术和一线化疗后持续存在的卵巢癌耐药小病灶，也可选择 SBRT。

（2）精确放疗的靶区勾画：远距离体外精确放疗技术的临床实施是基于靶区的合理勾画，妇科恶性肿瘤的靶区勾画均基于宫颈癌/子宫内膜癌靶区勾画共识，根据疾病具体情况结合妇科检查和 CT、MRI 及 PET-CT 等影像学结果，决定 GTV 靶区范围，基本靶区包括：肿瘤区及肿瘤亚临床灶 + 盆腔淋巴引流区。2011 年，Lim 等总结 RTOG 专家组对根治性放射治疗的宫颈癌 CTV 勾画意见达成共识，推荐 CTV 勾画应包括 GTV 及显微镜下可见的亚临床肿瘤病变。子宫颈肿瘤局部 CTV 勾画应包括子宫颈、子宫体、子宫旁、部分阴道及盆腔淋巴结引流区。对于阴道的勾画，若无受侵，CTV 应勾画阴道上段 1/2，若上段受侵，则应包括阴道上段 2/3；若广泛浸润，则应包括全阴道。若阴道下 1/3 受侵，还需勾画腹股沟淋巴引流区。对于腹主动脉旁淋巴引流区，根据影像评估或手术结果决定，若髂总和/或腹主动脉旁淋巴结转移，需勾画腹主动脉旁淋巴引流区，对于子宫颈肿块巨大、子宫旁结节样增厚达盆、双侧盆腔淋巴结转移或不良病理类型，腹主动脉旁淋巴结转移风险高的患者，酌情加腹主动脉延伸野。一项腹主动脉旁放疗的 Meta 分析结果显示，加做腹主动脉延伸野，明显降低腹主动脉旁失败率和远处转移率，对盆腔控制率无改善，有降低肿瘤死亡率的趋势，对总生存改善意义明确。

由于阴道癌和外阴癌发病率非常低，目前还未形成靶区勾画共识，基本原则参考宫颈癌和子宫内膜癌靶区勾画，原发肿瘤区及亚临床病变区 + 区域淋巴结引流区（盆腔 + 腹股沟淋巴引流区）。

2008 年，Small 等专家组对宫颈癌、子宫内膜癌术后 CTV 勾画意见达成共识，瘤床 CTV 应包括：阴道残端，包括膀胱和直肠间阴道残端前后的脂肪和软组织；阴道旁、子宫旁组织及近端阴道；推荐淋巴引流区 CTV 勾画，应包括髂总、髂内、髂外淋巴结区；对于子宫颈间质受侵患者，CTV 应包括骶前淋巴结区。

2012 年，Gay 等总结 RTOG 专家组对妇科恶性肿瘤放疗 OAR 勾画意见达成的共识，OAR 包括：膀胱、直肠（直肠和肛门一起勾画）乙状结肠、结肠、小肠、股骨头和盆骨，若照射平面涉及脊髓、肾、肝，则 CTV 应分别勾画，并且按照实体器官勾画全部肾（分为左、右）及肝。

2021年，NRG/RTOG子宫内膜癌/宫颈癌调强放疗靶区勾画稍有更新，整体勾画原则未变，仅对一些勾画细节稍作调整，在此不做详述。

（3）精确放射治疗的基本过程：制订放疗计划前，需要详细的病史和体格检查，包括病理活检、常规化验检查、影像学检查（CT、MRI和/或PET等），根据患者病情制订放疗计划。确定治疗计划后，进行模拟定位，以获得治疗的影像学信息。

目前，大多数单位采用基于CT扫描的图像采集，也有少数单位使用MRI定位。定位时，制作固定体位装置（热塑膜等），扫描图像并将患者解剖信息处理后进行三维重建。随后，将三维图像传输到靶区勾画系统进行靶区勾画，并勾画OAR，在CTV的基础上生成PTV。特别强调的是，PTV的生成是基于每个患者的CTV，以及相应的组织、器官移动范围和摆位误差的基础上形成的。

根据病情需要给予95%PTV处方剂量，并对危及器官进行限量。将靶区图像及计划要求提交给物理师，由物理师在计算机的治疗计划系统，通过参数设置、不断优化，获得复杂的射线剂量分布。使靶区获得最大剂量的同时，最大限度地减少周围正常组织的剂量。最优的治疗计划生成后，通过网络系统传输到加速器实施治疗。

在实施治疗过程中，需注意患者膀胱及直肠的管控，力求做到与定位时的状态保持一致，以减少膀胱、直肠充盈变化造成的靶区移位。治疗期间合理安排锥形束CT（cone beam computed tomograph，CBCT）进行位置验证，确保治疗位置准确。

五、放射治疗的并发症

放射治疗并发症指在放疗中或放疗后出现组织器官病理特征改变，并产生相应症状。放疗并发症依据发生时间分为早期并发症和晚期并发症。在放疗期间或放疗结束后3个月内出现的并发症为早期并发症，属于急性期反应，大多数情况下机体可以修复，随着时间推移会逐渐减轻或消失。超过3个月以后出现的并发症称为晚期并发症，此类并发症很难被机体修复，可能会持续很长时间。

近年来，随着计算机及影像学技术的飞速发展，涌现出调强放疗（intensity-modulated radiation therapy，IMRT）、容积调强放疗（volumetric modulated Arc therapy，VMAT）、螺旋断层放射治疗（helical tomotherapy，TOMO）等新型精准放疗技术。多项研究证据表明，与常规放疗相比，宫颈癌调强放疗在不降低疗效的情况下，能够显著降低正常组织器官所接受的放疗剂量，进而可降低放射治疗并发症的发生率和严重程度。

（一）早期并发症

早期并发症一般比较轻微，不需特殊处理或经降低放疗剂量、相应对症处理即可恢复，不致影响放疗进程。

1. 皮肤反应 随着精准调强放疗技术等新技术的开展，皮肤受量较低，放射性皮肤损伤已明显减轻。但在外阴癌根治性或补充放疗还常常看到。放疗皮肤反应有干性反应（干性皮炎）及湿性反应（湿性皮炎）之分。

（1）干性反应：表现皮痒、脱屑，继之可有色素沉着，毛囊扩张等表现，特别以腹股沟部、外阴部较明显。一般不需特别处理，照射期间应保持皮肤干燥，皮痒可给予薄荷淀粉皮肤局部用。

（2）湿性反应：早期可出现红斑，继之皮肤水肿，出现水疱、潮湿，有渗出，皮肤表面可糜烂等。在常规X线体外照射时期，皮肤湿性反应常见，当今高能X线及^{60}Co γ线照射，一般不出现湿性反应。出现湿性反应，可暂停放疗，局部以2%甲紫涂于患处。在照射期间，应保持照射野皮肤干燥，勿以温热刺激皮肤，并避免皮肤损伤，减少皮肤反应程度，以便放疗顺利进行。

2. 胃肠反应 经常表现为食欲减退、恶心，甚至呕吐、肠鸣、腹痛或腹泻等。轻度胃肠反应可不给予处理，亦可用复方维生素B、维生素B$_6$、甲氧氯普胺、颠茄类解痉剂、5-HT$_3$受体阻断药或胃黏膜保护剂。反应严重者调整放射治疗计划，如降低放疗剂量或暂停放疗，同时注意水、电解质和营养的补充。

3. 直肠反应 主要表现为大便次数增多、里急后重、大便疼痛、肛门疼痛、腹痛、黏液便，甚至黏液血便。急性放射性直肠炎（acute radiation proctitis，ARP）是腔内放疗较为常见的早期并发症，治疗数次后出现，症状多数在3个月之内恢复，呈现一过性和自愈性特点。直肠镜检查表现包括毛细血管扩张、黏膜充血、水肿或溃疡，其中以毛细血管扩张最为常见；肛诊时有触痛，指套可带血。ARP患者建议高蛋白、高能量、高维生素、低脂肪及低纤维素饮食，限制乳糖摄入；推荐首选肠内营养治疗，必要时可加用肠外营养补充，可适当给予谷氨酰胺、益生菌和维生素B$_{12}$；推荐柳氮磺胺吡啶、巴柳氮治疗ARP；推荐盐酸小檗碱、益生菌、盐酸洛哌丁胺、颠茄类、复方樟脑酊或益生菌治疗ARP的腹痛、腹泻症状。严重直肠反应可暂停放疗，研究治疗方案是否需调整，腔内治疗时应考虑减少直肠受量的措施。

4. 膀胱反应 轻微反应可仅表现为尿频，明显反应则可出现尿急、尿痛。类似急性膀胱炎表现。治疗中膀胱反应，肉眼血尿少见，但镜下可见红细胞。反应明显者可按膀胱炎处理，并可减少放疗剂量或暂停放疗。在施行腔内放疗时应注意减少膀胱受量。

5. 阴道炎 在放疗过程中，阴道包括在照射区域内，尤其是内照射时，引起阴道物理性炎症，也可合并感染，表现为阴道黏膜充血、水肿、疼痛及分泌物增多。治疗期间应该加强阴道冲洗，保持局部清洁，避免阴道粘连；局部应用抗生素，控制感染；亦可使用上皮修复因子，促进愈合。

6. 外阴炎 外阴部位比较潮湿，受阴道分泌物刺激和辐射影响,容易出现外阴部放射反应,表现为局部充血、肿胀、疼痛,严重者发生溃疡、感染。出现外阴反应后,保持外阴清洁干燥、保护创面和促进愈合。

7. 血液学毒性 放疗开始后,血象即可改变。首先是淋巴细胞及中性粒白细胞下降,但降至$3×10^9$/L以下者不多。血小板下降出现较晚。红细胞最不敏感,当红细胞降低时,往往全血均低下,是骨髓受抑制表现。当白细胞$<3×10^9$/L,血小板降低达$75×10^9$/L时,应暂停放疗。血象降低可给予盐酸小檗胺(升白胺)、利可君或地榆升白片等口服,必要时应用粒细胞集落刺激因子。如出现严重贫血,可输成分血。此外,中药中亦有不少利于增加血象药物,如阿胶、龟板、黄精、鸡血藤、党参、太子参、丹参、黄芪、补骨脂、枸杞子、当归等。

8. 宫腔积液 特别在腔内治疗过程中及结束后由于颈管组织充血、水肿、渗出及颈管粘连、狭窄、萎缩,出现宫腔积液。在此基础上并发感染,出现宫腔积脓。宫腔积液不难发现,当检查发现子宫增大、变软,再经盆腔B超即可确诊。处理主要是保持颈管通畅,扩宫引流,必要时子宫腔引流。当患者出现腹痛、发热,子宫腔液体为脓性,白细胞升高,则可诊断为宫腔积脓,应给予抗生素治疗,并依脓液培养及敏感度选择抗生素治疗。宫腔积脓时则不宜进行子宫腔内放疗。

9. 子宫穿孔 放射治疗中,子宫可充血、水肿,在行腔内操作时,可致子宫穿孔。特别有明显前、后倾位置的子宫,或颈管受肿瘤阻塞,以及有子宫腔长期避孕环的患者,取环时,腔内操作有一定困难,加之用力不慎或经验不足,易于造成子宫穿孔。子宫穿孔不难发现,子宫腔操作,如探子宫腔深度,发现探针深度与临床子宫大小明显不符,探针深入有无底感觉,或放置子宫腔容器,其深度与探针所示明显不符,此时即可明确子宫穿孔。穿孔当时患者可以无腹痛出现。

发现穿孔应停止子宫腔操作及腔内放疗。应密切观察患者,并取半坐位,必要时可给予抗生素预防感染。子宫为肌性器官,一般由于上述操作所致穿孔,可自行闭合。

(二) 晚期并发症

放疗所致的并发症常具有长期性、反复性的特点,影响患者的生活质量,甚至危及患者生命。并发症的发生及其严重程度受很多因素影响,如放射线的性质、剂量、分割、照射野的大小、受照射器官及个体差异等。

1. 妇科恶性肿瘤放疗后远期并发症评估原则 放疗后并发症虽然早已被大家认识,但是评估的标准不统一。国际上晚期放射损伤分级多参照"RTOG/EORTC晚期放射损伤分级标准(表9-8-12)"。有的学者将近、远期放射反应统归为一个标准。近些年来,综合治疗发展,有将放疗、化疗及手术治疗统一标准的趋向,但颇为复杂。通常妇科远期并发症一般分为3类,即轻(G_1)、中(G_2)、重(G_3)。其标准如下①轻度(G_1):症状轻,可能会有某些功能轻度损伤;②中度(G_2):有明显症状及体征,可造成间歇性或持续性正常组织功能损伤;③重度(G_3):严重并发症,症状及体征危及患者生命或持久、严重的组织器官损伤。

2. 妇科恶性肿瘤放疗后的主要并发症及处理
(1)慢性放射性直肠炎:部分ARP患者症状迁延、反复超过3个月以上,或放疗结束3个月之后新发ARP的症状,称为慢性放射性直肠炎(chronic radiation proctitis,CRP)。便血通常是CRP患者就诊的首要原因,可同时合并便急、便频、便秘、黏液粪便、里急后重和肛门疼痛等症状。严重并发症包括直肠狭窄、穿孔、瘘管形成和肛门失禁等,多见于放疗后2~5年。CRP肠镜下表现分为炎症型、出血型、混合型及严重并发症型。其中,炎症型主要表现为黏膜水肿、糜烂、坏死及溃疡;出血型主要表现为黏膜毛细血管异常扩张充血、

表9-8-12 RTOG/EORTC 晚期放射损伤分级标准

器官组织	0级	1级	2级	3级	4级
小肠/大肠	无	轻度腹泻大便≤5次/d,轻度痉挛,轻度直肠分泌物增多或出血	中度腹泻和肠绞痛,大便>5次/d,多量直肠黏液或间断出血	梗阻或出血需要手术	坏死/穿孔,瘘
膀胱	无	轻度上皮萎缩;轻度毛细血管扩张(镜下血尿)	中度尿频;广泛毛细血管扩张,间断性肉眼血尿	重度尿频可排尿困难,重度广泛毛细血管扩张(常伴瘀斑),频繁血尿,膀胱容量减少(<150ml)	坏死/膀胱挛缩(容量<100ml),重度出血性膀胱炎
黏膜	无	轻度萎缩和干燥	中度萎缩和毛细血管扩张,无黏液	重度萎缩伴完全干燥,重度毛细血管扩张	溃疡
直肠	无	轻微腹泻/轻微痉挛/每天排粪5次/轻微直肠渗液偶出血	中度腹泻/中度痉挛/每天排粪>5次/过多直肠渗液或间歇出血	需要外科处理的阻塞或出血	坏死/穿孔/窦道
皮下组织	无	轻度硬化(纤维化)和皮下脂肪减少	中度纤维化,但无症状;轻度照射野挛缩;<10%线性减少	重度硬化和皮下组织减少;野挛缩>10%线性单位	坏死

黏膜自发性出血及血管脆性增加;混合型包含上述2种类型的特点;严重并发症型包括狭窄、穿孔或瘘。首先要明确CRP诊断,对患者进行全面评估,包括临床症状分级、内镜评估、影像学及病理学检查(必要时);其次,把握患者所处的病程阶段,注重心理状态、营养状态和肛门功能;最后,个体化制定治疗策略,提高患者生活质量。推荐常规对患者进行病情教育,注重心理疏导,减轻其紧张、恐惧、抑郁、信心不足等心理问题;推荐抗生素(左氧氟沙星、庆大霉素、甲硝唑、环丙沙星)治疗CRP的出血及腹泻症状;推荐抗氧化剂(维生素A、维生素C、维生素E及己酮)治疗CRP;推荐硫糖铝、类固醇激素、短链脂肪酸、复方灌肠制剂、甲醛等灌肠治疗出血性CRP;推荐内镜治疗出血性CRP;推荐高压氧治疗;推荐手术治疗肠梗阻、肠穿孔、肠瘘、肠道大出血等严重并发症或反复保守治疗无效的顽固症状如直肠出血、肛门疼痛等;推荐以下情况可以考虑切除肠管:①直肠坏死感染导致顽固的难以忍受的直肠疼痛症状;②经造口转流及保守治疗后难以控制的重度直肠出血;放射性直肠瘘、直肠阴道瘘、直肠尿道瘘、直肠膀胱瘘等。

（2）放射性膀胱炎

1）轻度（G_1）:常表现为突发性血尿,亦可伴有尿频、尿急,膀胱镜下可见黏膜苍白、变薄,膀胱容积缩小,小血管变脆,有时可见破裂的小血管出血。发生血尿时往往有诱因,如劳累、憋尿。主要对症支持治疗,包括运用止血药物、抗生素控制膀胱出血和刺激症状,补充维生素C,贫血和血小板降低患者必要时输注红细胞和血小板等。血尿量多时,可膀胱镜下电灼,激光止血。

2）中度（G_2）:反复发作或持续性顽固性血尿,并伴有尿急、尿频、尿痛。反复出血,膀胱内凝血块可致尿潴留或压迫阻塞输尿管口引起输尿管梗阻。膀胱镜检查见膀胱容积小,膀胱挛缩,膀胱壁弹性消失,充血、水肿、糜烂、溃疡、坏死、血管扩张及出血等。此种情况应给予积极处理,原则有①高压氧治疗;②保留尿管长期开放,维持膀胱空虚状态;③膀胱药物灌注疗法,比如凝血酶、雌激素、前列腺素、硝酸银、甲醛、明矾;④止血,可口服或注射止血剂,并可在膀胱镜下电灼或激光止血;⑤医用三氧疗法,能够清除氧自由基,保护细胞,激活免疫活性细胞,杀伤细菌病毒;⑥消炎:使用尿路抗菌剂,如诺氟沙星、左氧氟沙星等;⑦外科治疗,经高压氧或灌注治疗后效果不理想,且反复发作血尿,可以运用外科治疗手段,包括超选择性双侧髂内动脉分支栓塞术、髂内动脉栓塞术、经尿道注入硬化剂及经尿道电凝术等。

3）重度（G_3）:膀胱阴道瘘,往往在上述膀胱病变的基础上产生。无特殊有效的处理方法。膀胱造瘘解决漏尿问题并不理想,其他代膀胱手术对患者利弊难以估计。但经验表明,若漏尿问题即使不能解决,若自身护理得当,亦能获得长期生存。

（3）其他远期并发症:下述一些并发症,虽亦较为常见,但无论从主观症状还是从客观指标,分度均较困难,本书不再行分度。

1）小肠:可表现为大便次数增多,肠鸣、腹泻、腹痛、易激惹、便血,肠黏膜充血。严重者可出现肠粘连、溃疡、狭窄、穿孔。体外照射剂量高,照射野面积大,以及术后照射易于出现小肠并发症。上述症状可给予解痉药,如口服颠茄剂,肌注阿托品等。溃疡、狭窄、梗阻、穿孔则需外科手术处理。

2）阴道:可狭窄、缩短、黏膜变薄、苍白,黏膜下小血管扩张,性交困难及触血。少数患者阴道可闭锁。手术和放疗时注意尽量保留卵巢功能,卵巢功能已丧失的患者可能情况下给予激素替代治疗,特别是阴道局部给药,可改善阴道上皮的弹性。应注意疗后阴道冲洗,局部伤口愈合后,尽早性生活。对于阴道干燥患者,可使用阴道润滑剂改善干涩,对于无性伴侣或者因性交疼痛严重无法进行性生活的患者,应进行阴道扩张治疗。

3）盆腔纤维化:目前无有效治疗方法。

4）下肢淋巴水肿:可由放疗后造成盆腔纤维化及淋巴管阻塞造成,淋巴水肿是含有高蛋白的液体不正常的聚积,通常发生于下肢和外阴。下肢淋巴水肿诊断标准:通常认为患肢与非患侧肢体周径相差2cm为标准来进行诊断。治疗方面,早期多可通过手法引流综合消肿治疗获得缓解,平时尽量抬高患肢,坚持穿3级弹力袜等。药物治疗方面,可以选用利尿剂,苯并吡喃酮类,抗菌类药物等进行治疗。对于严重影响生活质量的患者可以试行手术治疗,如病变组织剥离游离皮片回植手术（Debulking手术）、显微重建外科手术、脂肪抽吸及带淋巴管或淋巴结的皮瓣移植等,部分患者可获得缓解。

5）骨骼影响:在盆腔放疗过程中,骨盆和股骨上段会受到辐射影响。传统体外照射低能射线可见放射性骨炎,严重时发生股骨头坏死或股骨颈骨折等。体外照射改为高能射线后,基本不存在严重的放射性骨损伤。

6）放射致癌:放射癌发生部位最多的是子宫体,其次为直肠、膀胱、卵巢及骨骼,发生概率与本器官所受的辐射剂量呈正相关。放射癌诊断原则:①有放射治疗史;②在原放射区域内发生的恶性肿瘤,并排除原发肿瘤复发、转移;③组织学证实与原发癌不同;④具有相当长的潜伏期。

很显然,放疗并发症的一级预防和早诊早治是防治放疗并发症的关键。具体内容包括:①制订放疗计划前,应通过详细的病史采集明确临床危险因素,对高危患者控制总体放射剂量,制订个体化放疗计划,采用多种手段加强局部器官的保护,并充分告知患者相关并发症风险;②放疗期间,密切观察患者不良反应,将症状明显的患者列为慢性损伤高危人群,开展放疗后的密切随访。对出现可疑放疗并发症的患者,在排除肿瘤复发后,明确放疗并发症的诊断与相应的器质性改变;③出现放疗并发症后尽早开始规范化治疗与跟踪随访,减少晚期严重并发症的发生,改善长期生活质量。

六、综合治疗

(一) 概念

手术、放疗、化疗是妇科肿瘤治疗的基本方法,近年来肿瘤靶向治疗、免疫治疗应用越来越广泛,有的取得了惊艳的效果,成为一线肿瘤治疗,甚至取代了传统的肿瘤化疗。综合治疗的模式也随之发生了一些变化。

单一的治疗方法对一些妇科肿瘤虽然取得不错的效果,如宫颈癌放疗各期总的5年生存率达到40%~60%,宫颈癌Ⅰ~ⅡA期手术的5年生存率达到80%~90%;恶性滋养叶细胞化疗死亡率已由90%以上降低至10%。但综合治疗被认为是肿瘤临床治疗的发展方向。如中国医学科学院肿瘤医院报告,子宫内膜癌Ⅰ、Ⅱ期单纯手术5年生存率分别为83.1%及82.0%;单纯放疗为62.5%及62.7%,而腔内全量放疗+子宫切除±体外照射为96.5%及90.9%,而且阴道残端复发率及并发症均较低。1999年美国曾连续发表了5篇有关宫颈癌同期放化疗的报告,各期死亡风险降低了30%~50%,5年生存率提高了9%~18%。综合治疗是当前肿瘤治疗的热点,运用颇为广泛。综合治疗不是将所有的治疗方法相叠加。是指以患者的具体状况,肿瘤的病理类型,侵犯范围和发展趋势,有计划、合理地应用现有的治疗手段,以期较大幅度地提高治愈率,改善患者的生存质量。其核心意义有以下3点:

1. 目的明确 即提高生存率,改善患者的生活质量。

2. 要有根据 即要以患者和肿瘤的具体情况作依据。

3. 方法要得当 要有计划性和合理性,应当有适应证。

(二) 综合治疗的方式

1. 手术前放疗

(1) 术前腔内放疗:宫颈癌术前放疗以腔内为主,目的在于缩小肿瘤体积,利于子宫旁及阴道旁的切除,获得切除满意的无瘤边缘,同时降低肿瘤细胞活性及减少术中播散,减少局部复发,提高生存率。术前腔内放疗多采用阴道容器,亦可应用组织间插植,给予肿瘤的消除剂量,一般肿瘤边缘或阴道穹窿粘膜给予总量20~30Gy,分2~3次完成,休息2周等待肿瘤体积缩小后进行手术。章文华等报道111例ⅠB期和ⅡA期宫颈癌,术前辅助腔内放疗74例(66.7%),ⅠB2期40例中23例源旁1cm剂量≥12Gy,其中10例(31.3%)剂量为22~30Gy,2周后行广泛子宫切除+盆腔淋巴结清扫术,ⅠB2期5年存活率为90.7%与ⅠB1期的89.1%相近,认为术前辅助腔内放疗有助于存活率的提高。

国外有学者研究术前给予全量腔内放疗,达到较高的病理完全缓解率,从而获得较高的治愈率。Beskow等报道185例宫颈癌(ⅠB期129例和ⅡA期56例)术前腔内放疗,放疗后手术病理诊断无残存肿瘤率为79%,其5年存活率为95%,而有残存肿瘤的5年存活率仅为46%。另外,通过术前全量局部(腔内)放疗可减小手术范围,Resbeut等报道大部分患者仅需要做Piver Ⅰ类手术+淋巴结切除,即可达到满意疗效,且并发症发生率低。

(2) 术前体外放疗:单纯腔内放疗对宫颈肿瘤体积过大者,消瘤时间过长,有延误病情之虑,可给予一定体外照射。周业琴等报道38例ⅠB~ⅡB期宫颈癌术前盆腔体外放疗30~40Gy,加腔内放疗12~18Gy,3~4周后手术,3年存活率88.6%,较单纯手术及手术+术后放疗(73.3%和81.3%)有明显提高,且术前放疗组手术并发症无增加。另外,淋巴结转移是宫颈癌重要预后因素,早期宫颈癌无淋巴结转移5年存活率90%,有淋巴结转移下降至50%左右,通过手术前放疗可以减少淋巴结转移率。Morton等报道70例Ⅰ期宫颈癌,手术组淋巴结转移率23.7%,术前放疗+手术淋巴结转移率为12.5%。同样,Parker等观察111例Ⅰ、Ⅱ期宫颈癌,手术组淋巴结转移率分别为16%、44%,144例术前放疗+手术淋巴结转移率为8%、28%。

2. 术中放疗

术中放疗(intraoperative radiation therapy, IORT)始于20世纪60年代,70年代后多用加速器产生的β射线行术中照射。在术中将特制的限光筒置于手术野中,并推移或防护好正常组织,对所需照射部位(一般为切不净的肿瘤组织)进行一次性的直接照射。由于不同于常规照射,有关剂量,生物效应,并发症,疗效评价均存在问题。

3. 术后放疗

有助于清除手术可能残留病灶及有明显预后不良因素者术后盆腔照射,有利于疗效的改善。对有明显的肿瘤残存病灶,利用适形调强技术,局部已能达到60Gy的剂量,减少了由于手术后的粘连、致严重并发症之虑。

(1) 术后放疗指征

1) 术后病理有高危因素者:NCCN及FIGO指南均指出,淋巴结转移、子宫旁浸润、切缘阳性是术后辅助放疗的指征,具有下述中危因素也是放疗指征(Sedlis标准,表9-8-13)。

表9-8-13　宫颈癌合并中危因素术后盆腔放疗指征

LVSI	间质浸润深度	肿瘤直径(临床查体)
+	外1/3	任何大小
+	中1/3	≥2cm
+	内1/3	≥5cm
-	中1/3及外1/3	≥4cm

注:淋巴血管间隙浸润(lymphovascular space involvement, LVSI)。

2) 对术前未能估计到的情况:如以子宫肌瘤或宫颈CIN Ⅲ行子宫全切除术,术后病理发现为宫颈浸润癌,手术范围不够,术后应给予补充放疗。

3) 其他情况:如切缘虽无肿瘤,但离肿瘤太近,也应考虑术后放疗。

上述 1)、2)点如淋巴清扫或仅有 1 个淋巴结转移、单纯子宫切除后为 IA1 患者,特别是年轻患者可不行术后照射。

（2）术后放疗方法

1）近距离照射:适用于阴道残端有肿瘤或边缘离肿瘤太近。主要用腔内后装放疗（^{192}Ir、^{252}Cf）。阴道表面或离阴道容器内放射源 10mm 处的剂量,^{192}Ir 20~24Gy,^{252}Cf 20~24Gy。术后腔内放疗不能以 A 点作剂量参照点。

2）远距离照射:主要用 ^{60}Co 及加速器高能 X 线完成,常规盆腔照射 40~50Gy。有髂总淋巴结转移者放射野向上延伸,包括腹主动脉旁淋巴结区,采用延伸凸形野或多边形野,总剂量 45Gy,若有未能切除的转移淋巴结适宜选择三维适形或调强放疗,这样可提高肿瘤剂量至 60~70Gy。

3）近距离照射 + 远距离照射:术后照射依患者具体情况选用。若仅系探查手术,则按根治性放疗进行。

手术记录要求详细;手术中对可疑部位应留有标志;手术病理检查要全面、详细;要明确阳性病变的部位。如血管瘤栓是子宫壁内血管还是子宫旁血管,淋巴结转移部位、数目等,均对手术后放疗的决策、方案的决定有重要意义。

（3）术后照射的优缺点

1）优点:可根据手术情况,有的放矢进行治疗,弥补手术的不足,多数学者认为有助于疗效。

2）缺点:可使手术治疗的优点丧失,如加重阴道狭窄、缩短、性交困难,卵巢功能丧失等。

根治术后补加放疗并发症增加,特别是严重肠道并发症,如肠坏死、粘连、穿孔、梗阻、肠瘘增加,应引起重视;有时还可发生严重的膀胱出血、溃疡、瘘;输尿管狭窄、肾盂积水;盆腔纤维化;下肢水肿等,应治疗前向患者交代。影响并发症的因素有:手术范围、照射野的面积及部位、剂量、照射方式、以往手术史、年龄、肥胖等。

预防严重并发症的方法:①严把手术指征,尽量避免广泛手术后照射。②手术范围、照射范围及剂量大小与并发症直接有关。要减少术后并发症要么减少手术范围,要么减少照射范围或剂量。一般术后盆腔照射 Dt 40~45Gy 不致出现明显并发症。子宫广泛切除 + 盆腔淋巴清扫术后,剂量 45Gy 时其并发症发生率约 25%,50Gy 时则上升到 40.5%。Piver 对有主动脉旁淋巴结转移者行术后盆腔和主动脉旁区照射,60Gy/8 周,肠道并发症发生率为 61.9%,44~50Gy/5 周为 10%,有 16.1% 死于并发症而非癌复发。③为提高治疗效果需增加剂量时可缩野,或进行 3DCRT、IMRT。

手术后解剖发生了改变、瘢痕形成、局部血供改变,这些都降低了放射敏感性。不少报道指出,不适当的手术后,以术后放疗来弥补是不能够改善患者生存的。中国医学科学院报道的一组术后照射的病例（其中 96.6% 来自外院手术）,3 年生存率仅 34.29%,5 年生存率不过 22.86%。而该院Ⅲ期宫颈癌的 5 年生存率已达 56.5%。所以笔者反复强调手术前的正确诊断、严格掌握手术指征,不要在手术不当后把改善预后的希望寄托于术后照射。

4. 放疗前化疗 亦属新辅助化疗,是放疗前应用全身静脉或经动脉化疗,也叫先期化疗。目前一般不主张行放疗前的化疗,其对预后没有益处。新辅助化疗常采用的方案有:PVB（顺铂、长春新碱、博来霉素）,IP（异环磷酰胺、顺铂）,近年来 TP（紫杉醇、顺铂）应用较多,临床观察发现肿瘤消退明显,1 个疗程大多数患者即可达到子宫颈肿瘤缩小一半,2 个疗程后有些患者无肉眼肿瘤可见。新辅助化疗总反应率 60%~80%,甚至手术病理为阴性,肿瘤经化疗后完全消失。

5. 同步放化疗 同步放化疗主要是协同二者抗癌作用,同时提高放射治疗的敏感性。2000 年以来成为宫颈癌放疗的标准治疗。同步放疗和化疗是基于 1999~2000 年美国《新英格兰医学杂志》《美国临床肿瘤杂志》连续发表的 5 篇由 GOG、RTOG、SWOG 主持的大型前瞻性随机对照的同步放化疗治疗宫颈癌的临床研究,这 5 篇研究虽然在不同研究单位开展,采用不同放疗技术、剂量,但得出了相同的结果,即同步放化疗使宫颈癌的死亡风险下降 30%~50%,总生存率提高 9%~18%（表 9-8-14）。基于这 5 项临床研究结果,NCI 建议凡需要放射治疗的宫颈癌患者均应同步进行含有 DDP 的化疗。

表 9-8-14　5 篇前瞻性随机分组同步放化疗治疗宫颈癌的报道

作者	中位随访时间 / 月	无进展生存率 %对照组	无进展生存率 %研究组	总生存率 %
Keys	36	63	79	85
Whitney	104	47	57	—
Rose*	35	—	**47∞67∞64	50
Morris	43	40	67	73
Peters	42	63	80	81

注:* 三组均为同步放化疗,但化疗方案不一样

** 三组分别为放疗（RT）+Hu,RT+PDD,RT+PDD+Hu。

有学者针对 1981~2000 年发表的所有同步放化疗随机对照研究进行荟萃分析,病例数达到 4 580 例,其中 2 865~3 611 例可评价下列指标,同步放化疗明显提高总生存率（风险比 0.71,$P < 0.000\ 1$）和肿瘤无进展生存率（风险比 0.61,$P < 0.000\ 1$）,显著降低局部复发率（风险比为 0.61,$P < 0.000\ 1$）和远处复发率（风险比为 0.57,$P < 0.000\ 1$）。

（1）同步放化疗毒副作用:Kirwah 的荟萃分析将 19 组资料 1 766 例同步放化疗与单纯放疗比较:Ⅲ、Ⅳ级 WBC 下降增加 2 倍（$OR = 2.15,P < 0.001$）,Ⅲ、Ⅳ级 PLT 下降增加 3 倍（$OR = 3.14,P \approx 0.005$）,胃肠道反应增加 2 倍（$OR = 1.92,P < 0.001$）,多数研究认为同步放化疗提高局部控制率,减少死亡危险,提高无瘤生存率及总生存率,但是近期毒副反应增加,治疗费用增加。

（2）同步放化疗的化疗方案

1）单药:顺铂 30~50mg/（m^2·周）× 6 周。

2）氟尿嘧啶 + 顺铂:5FU 600mg/m^2,d1~4,DDP 60~

$70mg/m^2$，d1，28 天重复，2~3 疗程。

3）紫杉醇 + 顺铂周疗：紫杉醇 40~60mg/（m^2·周），顺铂 30~40mg/（m^2·周），共 6 周，此方案骨髓抑制比较严重，患者 3 周后常常需要应用粒细胞集落刺激因子支持，目前，紫杉醇用于宫颈癌的研究越来越多，体外试验证实紫杉醇具有明显的放射增敏作用，可使细胞中止对放射敏感的 G_2/M 期。

6. 靶向治疗 靶向治疗是近年来研究最多、发展最快的领域，与宫颈癌放射治疗联合应用的主要有贝伐珠单抗、尼妥珠单抗、免疫检查点抑制剂等。首个抗血管生成靶向药物贝伐珠单抗，是 VEGF 的人源化 IgG1 型单克隆抗体，可单药或联合化疗用于持续、复发和转移性宫颈癌。2022 年 NCCN 指南已经将贝伐珠单抗联合化疗作为一线推荐（Ⅰ类证据）。EGFR 也是目前抗肿瘤治疗的一个重要靶点，其在多种实体瘤患者中均表现出不同程度的过度表达的情况，在宫颈癌组织中 54% 的 EGFR 呈中度到强度表达，抗肿瘤治疗的预后不良跟其有很大的关联。关于 EGFR 单克隆抗体和 EGFR 酪氨酸激酶抑制剂（EGFR-TXI）对癌症患者的治疗效果在国内外已有报道。作为纯人源化的 EGFR 单克隆抗体，尼妥珠单抗能够对 EGFR 进行特异性封闭，增加肿瘤细胞电离辐射的敏感性，使放射性治疗的效果得以提高。同时尼妥珠单抗具有不良反应少、少有皮疹等优良特点。临床研究中发现尼妥珠单抗联合调强放疗及周期化疗在局部晚期宫颈癌患者的治疗中具有显著的优势。

7. 肿瘤免疫治疗 PD-1、PD-L1 广泛表达于宫颈癌组织中，PD-1、PD-L1 抑制剂帕姆单抗，于 2017 年被美国 FDA 批准用于不可切除或转移的 MSI-H/dMMR 实体肿瘤的一线治疗，帕姆单抗用于 PD-L1 阳性或 MSI-H/dMMR 复发转移宫颈癌患者的二线治疗。2022 年 NCCN 指南进一步推荐帕姆单抗为宫颈癌一线联合治疗（Ⅰ类证据），国产的免疫检查点抑制剂已经有几个品种上市，也不断有相关临床研究在进行中，初步结果报道对于复发转移的宫颈癌单药有效率可以达到 20%~40%，免疫检查点抑制剂成为晚期或复发转移宫颈癌的治疗选择之一。

七、生活质量

目前，肿瘤治疗后的生活质量问题已提到与疗效同等重要的地位。对一种治疗方法的评价应同时包括治愈率和并发症情况，如果一种治疗方法的并发症十分严重，给患者带来新的痛苦甚至威胁生命，那么这种治疗方式是不成功的。下面笔者就放射治疗（后文简称放疗）对妇科恶性肿瘤患者生活质量的影响展开叙述。

（一）放疗对妇科恶性肿瘤患者生活质量的影响

1. 心理影响 主要包括对放疗的片面认识和对放疗的恐惧心理。一些患者认为，只有在肿瘤不能手术切除的情况下，才不得不采用放疗，它不是第一线、根治性的治疗。因此，患者在心理上更倾向于接受手术切除病灶，以便完全清除癌肿带来的阴影。放疗的时间因素也可对患者产生影响。放疗需要 1~2 个月的时间，而且不能在短时间就显示出治疗效果；而手术仅需数小时，患者被告知肿瘤已经切除后可立即"解脱"。一些患者则将放疗叫做"烤电"，害怕人体组织被放疗"烤伤"。特别是放疗产生的并发症如膀胱和直肠反应，加重了患者的恐惧心理。此外，照射野内皮肤色素沉着等可使患者觉得自己失去了吸引力。这些心理问题严重影响了患者对放疗的依从性。

2. 放疗操作对患者的影响 体外远距离照射一般不会对患者产生影响，而腔内照射可引起患者较大的痛苦，尤其是患者局部肿瘤较大、患者年龄较大，以及阴道、子宫颈萎缩时，或者应用组织间插植时。

3. 放疗的并发症对患者生活质量的影响 放疗的一般并发症，包括消化道反应、骨髓抑制、宫腔积脓、放射性皮炎、放射性膀胱炎、放射性直肠炎、放射性小肠炎及盆腔纤维化等（参见相关章节），给患者造成不适，可严重影响患者生活质量。放疗对患者卵巢功能和生育能力也会产生影响。一般认为，卵巢接受 1 000~2 000cGy 的照射剂量即导致卵巢不可逆的损伤。常规照射剂量使得卵巢的功能完全丧失，并引起子宫的广泛纤维化。这种损害使得即使卵巢移位、卵巢功能正常时子宫也不能妊娠。因此，现有的包括盆腔外照射的放疗方法除了使卵巢功能丧失外，也使得患者终身丧失生育能力。此外，放疗对患者性生活可产生影响。已经证明性功能障碍是妇科恶性肿瘤患者生活质量下降的主要因素。放疗后阴道的解剖及功能性改变如阴道黏膜变薄，阴道干燥、炎症、溃疡形成、纤维化使阴道壁失去弹性和阴道缩短甚至闭塞，可使患者性交时疼痛、性交出血、无性高潮等而不愿意进行性交；放疗后阴道出血和分泌物增多可持续数年甚至终身，这些都会影响正常性交。放疗所导致的呕吐、乏力、腹泻等副作用使性欲减低；放疗对卵巢的损害是永久和不可逆的；这些因素极大地影响了患者的性功能恢复。

（二）对策

由于放疗对生活质量的影响主要由并发症引起，因此在进行日常的放疗工作时，对照射野的设计和每次的照射、施源器的放置和核对、照射剂量的计算等一定要细心、认真。此外，近年来人们在充分考虑到放疗原则（在靶区给予根治性剂量的同时，尽量减少正常组织受量，从而减少并发症）的基础上对放疗方法进行了改进。这些措施有：不断完善放疗方法，包括：强调近距离和远距离照射相结合的原则，使剂量分配更为合理；计算机控制的三维空间剂量学系统使放疗更为精确，三维体外照射及三维近距离照射等新技术开始被广泛应用。前者包括调强适形放射治疗（IMRT）、旋转调强放射治疗（又称为容积弧形调强放射治疗，volumetric intensity modulated arc therapy，VMAT）、螺旋断层放射治疗

（helical tomography，TOMO）、立体定向放射治疗（stereotactic radiotherapy，SBRT）。后者包括三维近距离腔内治疗和三维组织间插植治疗。这些新技术在提高肿瘤照射剂量的同时，减少了周围正常组织的受量；个体化治疗原则使并发症发生率明显下降；对最适时间剂量分割的探索，高线性能量传递射线的应用，同时以影像学指导个体化放疗、质子治疗的探索、提高靶区准确性的研究也在不断进行中。另外，不少学者强烈反对根治性手术与根治性放疗叠加，认为这并不提高生存率，但却使严重并发症的发生率增加。

减少放疗对妇科恶性肿瘤患者生活质量负面影响的具体对策有：

1. 心理疏导和治疗 医师应向患者及亲属解释治疗方式选择的依据及理由，告诉患者放疗的地位，尤其在宫颈癌治疗中放疗的地位，使患者对治疗充满信心。告知患者单独放疗可以使不少宫颈癌患者和子宫内膜癌患者获得根治，放疗在各期宫颈癌治疗中的效果都不比手术差等常识。告诉患者放疗的原理是通过放射线进行治疗，而不是热烤，治疗过程中患者不会产生"烤"的感觉。

2. 放疗操作过程中的注意事项 如上所述，放疗前应告知患者放疗的整个过程，让患者对治疗心中有数。通过对患者的心理辅导，可减轻患者对放疗的恐惧心理。在近距离治疗时，操作要轻柔，在腔内治疗和组织间插植导致患者疼痛时，应考虑加用麻醉。

3. 积极处理放疗的一般并发症 参见相关章节。

4. 放疗对患者卵巢功能和生育能力影响的处理对策 卵巢功能状况是影响生育期女性患者生活质量的重要因素之一。卵巢功能被破坏，可使患者的绝经时间提前，更年期症状表现突出；患者因雌激素水平的降低或消失，导致尿道、阴道干燥，阴道萎缩，影响其性生活，导致情绪变化；同时，还可导致骨质疏松、心脑血管疾病的发病率增高。保留卵巢功能可采取如下措施：在治疗癌症的过程中尽可能保留患者的卵巢及其功能，如行卵巢悬吊术。对于不能保留卵巢的患者，可采用激素补充治疗。研究发现，激素补充治疗可改善患者的绝经期症状，减轻阴道黏膜的干燥、萎缩，提高患者的性生活质量。激素替代治疗（HRT）可用于一部分更年期症状较为严重的宫颈鳞癌患者，但某些激素依赖性肿瘤如子宫内膜腺癌、乳腺癌等应用 HRT 应慎重。

5. 提高妇科恶性肿瘤放疗患者性生活质量的途径 应针对影响妇科恶性肿瘤放疗患者性生活质量的因素分别进行处理：

（1）宫颈癌患者的性生活障碍，心理因素占很大比例，主要是对性接触的负面想法、对性交疼痛的恐惧、担心性亲密会引发癌症复发的恐慌，使精神负担过重，难以产生性兴趣，因此对这些患者应进行心理疏导和心理治疗。来自澳大利亚的一项最新的多中心随机对照研究（ANZGOG 1102），由护士和幸存者共同主导，从性心理功能方面对患者进行心理干预。结果显示接受额外支持的妇女的性负面心理、性需求以及对阴道自我护理的依从性都有所改善。

（2）药物和器具的应用：手术和放疗时注意尽量保留卵巢功能，卵巢功能已丧失的患者可能情况下给予 HRT，特别是阴道局部给药，可改善阴道上皮的弹性。目前妇科肿瘤患者在接受放射治疗后，要求患者坚持阴道冲洗，以减轻阴道的辐射损伤、阴道粘连，帮助阴道组织修复。但由于放疗可破坏阴道环境，导致阴道弹性变差，阴道干涩甚至阴道狭窄，阴道冲洗并不能很好地满足患者需求。因此，对于阴道干燥患者，可使用阴道润滑剂改善干涩，同时鼓励无复发及转移的患者尽快恢复性生活。对于无性伴侣或者因性交疼痛严重无法进行性生活的患者，应进行阴道扩张治疗，可利用仿真阳具或定制适于个体阴道直径的阴道扩张模具进行扩张，推荐扩张频率为每周 3 次，每次 5～10 分钟。若有条件，适当增加扩张频率及扩张时间，受益也会越大。患者可选择一个私密空间，屈膝 45°平躺，两腿分开与肩同宽，放松双腿，必要时可使用镜子，将扩张棒缓缓推入至阴道顶端，可轻柔推拉阴道扩张棒以延伸阴道长度，大角度轻柔旋转扩张棒以扩张阴道宽度。在完全容纳该型号的阴道扩张棒且无任何不适时，可换用下一个型号的阴道扩张棒。初次使用时，出现少量出血是正常的情况，无需过分担忧。阴道扩张对于放疗后妇科肿瘤患者，尤其是对于放疗后性生活频率低的患者，相较于单纯阴道冲洗，是更佳的防止阴道粘连及狭窄的方法，可以帮助减轻性交时疼痛。李凤虎等发现阴道扩张组患者阴道狭窄、粘连的发生率明显低于未扩张组，且性生活频率明显高于未扩张组。但并不主张以扩张器完全代替阴道内性交，当利用阴道扩张模具改善了阴道狭窄，缓解了性交疼痛后，应鼓励患者尽快恢复正常的性生活。Hofsjö 认为向患者提供有关宫颈癌的相关知识，雌激素和阴道扩张器的应用，能提高性生活质量。Lopez 建议向患者提供有关宫颈癌的性生活相关知识，鼓励应用各种康复器具，并加强医护人员、患者及其配偶间的沟通，可改善患者的性生活质量。

总之，肿瘤的治疗是一个连续、多维度的治疗模式，仅降低疾病的死亡率和复发率已经不是临床治疗的唯一目标，生活质量目前是评价治疗效果的一项重要指标。因此，关注并提高肿瘤患者的生活质量应成为广大妇科放疗工作者的一个理念。日常工作中对患者充分告知，进行心理疏导和治疗。放疗时细心治疗，严格执行操作常规。放疗过程中和放疗结束后注意观察和处理相关并发症，对患者的卵巢功能、生育功能、性生活质量予以关注。特别是在制订综合治疗计划时，要尽量避免根治性治疗的叠加应用，避免过度治疗。此外，现有放疗方法还需要不断研究改进，以达到最佳的治疗效果、最低的治疗并发症发生率。与此同时，在肿瘤专科医疗机构建立起完整的预防、治疗、康复三位一体的程序化就医模式，值得进一步地探索及推广。

（盛修贵 孔为民 孙建衡 白 萍）

第四节　妇科肿瘤的其他治疗方法

众所周知,现代肿瘤的治疗主要是放射、手术和化学治疗三大治疗手段,近50年来,放射治疗在科技飞速发展的时代有了巨大进展,手术技术也因先进的器械层出不穷,麻醉技术和手术前后处理的改进,使过去一些不能进行的手术成为可能。由于更有效的新化疗药物的出现,以及消除严重副作用的药物的效果,化学治疗也更加完善,被广泛地应用于几乎所有肿瘤的治疗。尽管如此,这些方法并没有完全解决肿瘤的治疗问题,还有不少的肿瘤我们无能为力,不能阻止复发和转移,特别是一些比较晚期的肿瘤,治疗效果也极差。所以,医学界不得不寻求、发展另一些治疗方法,如干细胞、免疫治疗、基因治疗、内分泌治疗、中医传统医学治疗、物理治疗如冷冻、激光、热疗以及电化学治疗。尽管这些治疗方法还不够成熟,有些还在试验研究阶段,也还没有广泛应用于临床,但从一些临床病例的效果来看,这些治疗已显示出有希望的应用前景,相信经过进一步的研究和总结,可能会成为21世纪重要的肿瘤治疗方法。

在妇科肿瘤方面的应用方面,有些方法已经比较普遍,有些方法还不成熟,还需要广泛地应用和积累更多的病例才能进一步说明治疗效果。因此,现重点仅就中西医结合、免疫、激光、冷冻、热疗和电化学治疗等作简单介绍。

一、中西医结合治疗

目前治疗恶性肿瘤的各种方法均有其适应证及限制性,正如郁仁存指出中医药与现代医学的治疗方法亦各具优缺点。中医药的优势正是现代医学的不足之处,现代医学的优点也是中医药治疗的薄弱环节。因此,中西医结合治疗,取长补短、提高疗效,是今后发展的必然趋势。由于中医强调辨病治疗与辨证治疗相结合,扶正治疗与抗癌祛邪治疗相结合,局部治疗与整体治疗相结合以及综合治疗与护理调养相结合,而且可与手术、放射、化疗和免疫治疗相配合治疗。这就全面地把恶性肿瘤患者看作一个整体来进行治疗,在对肿瘤的控制、症状缓解和提高患者生活质量方面都有明显的效果。

就多数病例而言,中药治疗在明确诊断并确定临床期别之后进行,作为综合治疗的一部分,配合手术、放疗或化疗。其处方以扶正、理气、软坚、消导为主,血象降低时以补血、益气、温补肾阳为主,减轻治疗中的不良反应,顺利完成治疗和康复,以达到提高远期疗效的目的。对晚期病例则是控制癌瘤发展、改善症状和提高生活质量。

在江西宫颈癌高发区靖安县,杨学志报道,用中药锥切疗法治疗早期宫颈癌取得良好远期疗效,如能广泛应用则能有效地减少和控制晚期宫颈癌的发生,从而起到对宫颈癌一、二、三级预防和阻断的作用。

杨学志等以中药白砒、明矾、雄黄、没药制成的"三品"杆、饼贴于子宫颈或插入颈管内,让药物均匀渗入子宫颈组织,致使局部凝固、坏死、自溶而脱落即形成药物性圆锥,以后创面修复形成小而光滑的新子宫颈,达到根治早期宫颈癌的目的。这是中药局部治疗早期妇科癌症成功的很好典范。

二、干细胞移植治疗

干细胞是指存在于个体发育过程中,具有长期(或无限)自我更新,并能分化产生某种(或多种)特殊细胞的生物学特性的原始细胞。

干细胞是个体生长发育、组织器官的结构和功能的动态平衡以及损伤后的再生修复等生命现象发生的细胞学基础。

存在于生物体不同发育阶段的干细胞,其自我更新和分化潜能有明显差异。

(1)全能干细胞(totipotent stem cell):可以发育成完整的个体。

(2)多能干细胞(pluripotent stem cell):具有产生个体中任何一种组织细胞的潜能,但不能发育成个体。

(3)专能干细胞(unipotent stem cell)或组织特异性干细胞:只能分化成某一种类型的细胞。

1. 干细胞的分类

(1)根据干细胞所处的发育阶段分为:胚胎干细胞(embryonic stem cell)、成体干细胞(adult stem cell)。

(2)根据干细胞的发育潜能分为:全能干细胞(toti-potent stem cell)、多能干细胞(pluripotent stem cell)、专能干细胞(multipotent stem cell)、癌干细胞(cancer stem cell)。

2. 干细胞的形态学和生物化学特性

(1)形态学特征:细胞的体积较小,核/质比相对较大,细胞质中各种细胞器不够发达。

(2)生物化学特性:与其所存在的组织类型密切相关;与其分化程度有关。

(3)干细胞的增殖特征:

1)增殖的缓慢性:利于对特定的外界信号做出反应;减少基因发生突变的危险。

2)增殖系统的自稳定性:对称分裂(symmetry divi-sion);不对称分裂(asymmetry division)。

3)干细胞的分化潜能:处于不同发育阶段的干细胞的分化潜能也不相同(图9-8-30)。

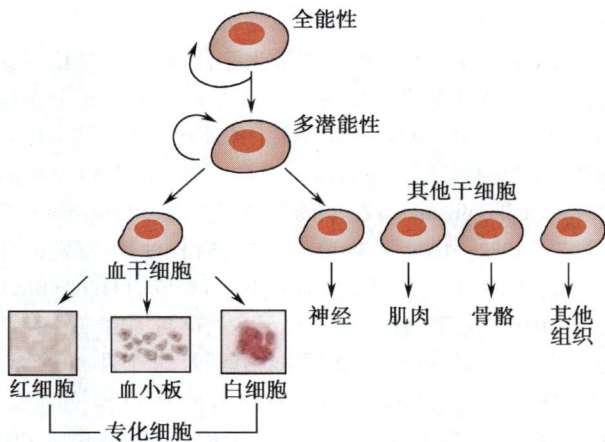

图 9-8-30 干细胞的分化潜能

分离自成体的干细胞仍有相当的可塑性,在适当的条件下可以表现出更广泛的分化能力,甚至实现跨胚层的分化(表 9-8-15)。

表 9-8-15 干细胞来源与分化

干细胞	来源	分化
胚胎干细胞	内细胞团或原始生殖细胞	各种类型细胞
造血干细胞	骨髓	血细胞、神经细胞
神经干细胞	脑	神经细胞、血细胞
间质干细胞	骨髓	肌肉、骨髓、脂肪
上皮干细胞	上皮	上皮组织

3. 干细胞增殖与分化的调控

(1)外源性因素:分泌因子;膜整合蛋白介导的细胞间相互作用;整合素与细胞外基质。

(2)内源性因素:转录因子:如 Oct-4 和 Nanog;细胞内蛋白:如 Insc 蛋白;"时钟"因子。

4. 癌干细胞(cancer stem cell)

在白血病以及一些实体肿瘤中,只有一小部分肿瘤细胞具有无限的增殖能力,并能够形成新的肿瘤。这些具有肿瘤形成能力的细胞被称为癌干细胞。

(1)癌干细胞的特性:具有肿瘤形成能力是癌干细胞的本质特征。

鉴定癌干细胞的方法:首先通过分子标志将肿瘤细胞悬液用流式细胞仪分选为若干亚群,然后移植到裸鼠体内观察其成瘤性,癌干细胞就存在于具有成瘤性的细胞亚群中。

白血病干细胞的分子标志:CD34$^+$、CD38$^-$、Thy$^-$。

乳腺癌干细胞的分子标志:LIN$^-$、ESA$^+$、B38.1$^+$、CD44$^+$、CD24$^-$/LOW。

(2)癌干细胞的起源:癌干细胞很可能由正常干细胞转化而来。

(3)癌干细胞研究对肿瘤治疗的启示:癌干细胞对传统的肿瘤治疗方法可能不敏感,可使癌症复发。癌干细胞是导致肿瘤耐药性的细胞。

(4)干细胞治疗:是将正常的干细胞或由其分化产生的功能细胞植入病变部位代偿病变细胞丧失的功能。干细胞提供了可用于移植的细胞。

HSC 移植治疗血液系统恶性疾病、先天性遗传病以及多发性和转移性恶性肿瘤疾病。

NSC 移植治疗帕金森病、小儿麻痹阿尔茨海默病、卒中、癫痫、脑外伤等。

(5)干细胞的分裂特性:它们分裂时,1 个子细胞分化成特定类型的细胞并最终停止分裂,而另一个仍保持干细胞的特性,具有以相同的途径再次分裂的能力。

(6)肿瘤的细胞来源:成熟分化的细胞去分化(de-differentiation);机体或组织内本已存在的干细胞在特定的分化水平停止分化或分化失常(dys-differentiation)。

肿瘤的起源是肿瘤干细胞。肿瘤是在具有无限增殖和自我更新潜能的很少一部分细胞的驱动下发生的,这一部分恶性转化的靶细胞即是肿瘤干细胞(cancer stem cell)。

5. 肿瘤干细胞理论提出的意义

为肿瘤的治疗和发病机制的研究提供了新的视野,正常干细胞和其他细胞突变后成为肿瘤干细胞,导致肿瘤的发生。根治肿瘤则既要靶向性清除肿瘤干细胞,又不影响正常干细胞的存活。

干细胞修复组织和器官时警惕干细胞突变。

(1)肿瘤干细胞的特点

1)极强的自我复制更新能力,能够产生与上一代完全相同的子代细胞。

2)不断的分化能力,能够产生不同表型的肿瘤细胞,并在体内形成新的肿瘤。

3)具有与非致瘤细胞不同的表面标志。

4)在肿瘤中的所占的比例较少。

(2)肿瘤干细胞分裂方式

1)不对称分裂,即 1 个肿瘤干细胞分裂产生的 2 个子代细胞中,1 个总是进一步分化成肿瘤细胞群,另 1 个总是肿瘤干细胞,以维持干细胞的数量不变。

2)对称分裂,即 1 个肿瘤干细胞分裂成 2 个相同的子代细胞,然后随机决定其中 1 个仍为肿瘤干细胞,而另 1 个继续分化成为肿瘤细胞群。

肿瘤发生的干细胞学说:干细胞是一类具有自我更新能力和多向分化潜能的原始细胞。恶性肿瘤进行性生长、转移和复发的特点与干细胞的基本特性十分相似。推测肿瘤是干细胞分化增殖失调而产生的异常组织。肿瘤干细胞的定义:是存在于肿瘤组织中的一小部分具有干细胞性质的细胞群体,它具有自我更新的能力,是形成不同分化程度肿瘤细胞和肿瘤不断扩大的源泉。

干细胞存在的证据:1967 年——人白血病细胞——动物体内 1%~4% 的细胞形成脾集落-白血病干细胞(leuke-mia stem cell,LSC)——在体内不能评估这群细胞形成肿瘤的能力,研究停滞——20世纪90年代用小鼠[重度联合免疫缺陷(severe combined immunodeficiency disease,SCID)]证实了这一假设。

（3）支持肿瘤干细胞理论

1）干细胞及肿瘤细胞均有连续不断的增殖特性。干细胞已具备自我更新的能力;而成熟细胞要转变为肿瘤细胞必须重新获得这一能力,相对不易。

2）肿瘤生成是一个长期的过程,不可能在短寿的细胞内发生。1个正常细胞转变为转化细胞至少要发生4~7次突变,这需要几年或是几十年的时间。

干细胞不断分裂的特征也增加了获得增殖错误的机会。

肿瘤细胞具有异质化的特性,即由一个克隆来源的肿瘤细胞在生长过程中,形成在侵袭能力、生长速度、分化程度、对抗癌药物的敏感性等方面均有所不同的亚克隆。

（4）肿瘤干细胞的起源

1）起源于正常干细胞:干细胞已经具有自我更新能力,它的突变可以直接导致肿瘤的发生,而相对成熟的细胞必须重新获得自我更新能力才能形成肿瘤;其次干细胞可长期存活,而成熟细胞特别是有些器官(如皮肤和大肠)的成熟细胞不断的死亡和脱落,这就意味着只有干细胞在体内有足够的时间积累突变,才能诱发肿瘤。

2）起源于过渡细胞群:过渡细胞群细胞也有可能成为肿瘤突变的靶细胞,过渡细胞的突变可使其重新获得自我更新能力并诱导干细胞表面标记的表达,从而成为肿瘤干细胞。

肿瘤干细胞可逃避放疗和化疗药物的作用,是肿瘤耐药和复发的根源。传统治疗的对象是肿瘤的整体,目前的治疗并未有效地攻击这些细胞。许多化疗药物靶向正在分裂的细胞。但干细胞大多处于休眠状态,即处于有丝分裂的静止期,偶尔进行分裂。肿瘤干细胞与其他肿瘤细胞对化疗药物的敏感性上存在着差异。肿瘤治疗的新方向——靶向性清除肿瘤干细胞。将治疗的重心转向肿瘤干细胞,在信号途径的研究中寻找新的诊治靶点是方向之一。诱导分化亦是思路之一。设法改变微环境,诱导肿瘤细胞向正常细胞分化可以达到治疗的目的。

肿瘤干细胞与免疫:肿瘤的免疫逃避机制和肿瘤的免疫治疗一直是大家关注的一个热点,目前在白血病干细胞上已有一些报道。Costello RT等发现白血病干细胞(CD34$^+$CD38$^-$的AML细胞)上主要的免疫应答分子HLA-DR、LFA-3、CD80和CD86较CD34$^+$CD38$^+$白血病细胞表达降低,并且激发的异基因免疫应答更弱。

6. 干细胞治疗在妇科肿瘤的应用 大剂量化疗(highdose chemotherapy,HDC)和骨髓移植(bone marrow transplantation,BMT)或自体外周血干细胞移植(autologous peripheral blood stem cell transplantation,APBSCT)具有造血重建和免疫重建功能,提高了卵巢癌治疗缓解率,延长了生存期。

Donato等报道了用大剂量化疗、自体干细胞移植支持治疗96例中晚期卵巢癌患者,完全缓解43%,部分缓解34%,6年生存率38%,没有治疗相关死亡发生。其中疗效最好的是拓扑替康(topotecan)、美法仑(melphalan)、环磷酰胺(cyclophosphamide)组成的预处理方案。Ledermann等总结了1982—1996年39个中心的254例晚期、复发的卵巢癌患者,用美法仑、卡铂(carboplatin)组成的HDC+BMT或APBSCT治疗,Ⅲ期患者中位无病生存期、中位总生存期分别为42个月、59个月,Ⅳ期患者分别为26个月、40个月。HDC+BMT或APBSCT治疗肿瘤正在成为一个新的领域。但也有少数人提出相反意见,因而HDC在妇科肿瘤应用中的有效性、安全性有待进一步观察。

7. 肿瘤干细胞研究的前景及方向

（1）继续寻找各类肿瘤干细胞特异性的表面标记,以便进一步分离、纯化肿瘤干细胞,并设计针对肿瘤干细胞的特异性的治疗方案。

（2）进一步阐明正常干细胞生理和肿瘤干细胞病理生理功能的分子调控途径以及导致成肿瘤干细胞生成的分子机制,以便找到新的治疗靶点。

（3）进一步研究肿瘤细胞群体的异质性并设计综合性的治疗方案。

（4）肿瘤干细胞是否在各种组织中均存在,其基因表达上的差异如何。

（5）肿瘤干细胞是否是肿瘤发生的普遍机制。

（6）寻找机体微环境内诱导肿瘤干细胞分化的物质是亟待解决的问题。而诱导干细胞分化的化学药物的毒副作用、药物耐受等亦有待于研究。

三、免疫治疗与基因治疗

（一）免疫治疗

17世纪,我国医学家创造性地发明了人痘苗,100年之后,英国医师Jenner发明了牛痘苗,广泛应用于人类。19世纪末,法国Pasteur发明了减毒细菌疫苗,奠定了现代免疫疫苗的基础。近年来,肿瘤免疫学者应用分子生物学,细胞生物学,肿瘤免疫学及遗传工程学等的理论和技术的发展,在肿瘤免疫治疗方面取得新进展。肿瘤免疫治疗主要分为两大类,即特异性免疫治疗(表9-8-16)及非特异性免疫治疗(表9-8-17)。非特异性免疫治疗制剂又分为2类,一类能刺激或改善机体肿瘤免疫防御系统的化学分子及生物活性分子,属于免疫调变剂,能提高造血细胞功能,激活和增强机体抗肿瘤生长或转移的免疫反应,如BCG、香菇多糖、胸腺肽、转移因子等。另一类为具有直接杀伤肿瘤细胞的免疫活性细胞,如杀伤细胞(LAK细胞)和CD3杀伤细胞(CD3AK细胞)。

表 9-8-16　肿瘤特异性免疫治疗

肿瘤特异性免疫治疗主动免疫法

1. 活癌细胞
2. 灭活癌细胞(经放射线,冻结溶解处理)
3. 抗原修饰癌细胞(化学修饰,病毒感染,融合细胞等)
4. 癌细胞提取物、肿瘤细胞抗原、致癌基因等
5. 加免疫佐剂

细胞工程强化主动免疫

1. 细胞因子(淋巴因子,单核细胞因子)
2. 抗 T 细胞亚群单克隆抗体

被动免疫法

1. 抗癌细胞抗体(异种、同种、免疫血清)
2. 抗癌单克隆抗体

淋巴细胞

1. 同种癌患者获得的淋巴细胞,癌细胞免疫的同种淋巴细胞
2. 特异性杀伤细胞克隆
3. 特异性致敏的淋巴细胞提取物

表 9-8-17　肿瘤非特异性免疫治疗

免疫刺激剂

1. 细菌菌体成分(BCG OK432 等)
2. 植物多形体(PSK SPG 等)
3. 合成物质
4. 胸腺因子、胸腺提取物

细胞因子(淋巴因子、单核细胞因子等)

效应细胞

1. PHA 活化的自身淋巴细胞
2. NK 细胞(克隆或 MLC)
3. LAK 细胞(淋巴因子激活的杀伤细胞)
4. CD3AK 细胞(CD3 单抗激活的杀伤细胞)

20 世纪 60 年代,有学者提出肿瘤抗原概念,为人肿瘤疫苗的研究开辟了新思路,不仅利用肿瘤特异抗原,也可利用肿瘤相关抗原(tumor associated antigen,TAA)及肿瘤相关分化抗原(tumor associated differentiation antigen,TADA)制成肿瘤疫苗,而且可以产生交叉免疫力。Ioannides 制备了病毒性肿瘤溶解产物(viral oncolysis)作为卵巢癌疫苗,免疫患者后可以诱发 T 细胞抗肿瘤反应明显增强,Mobus 用细胞疫苗进行卵巢免疫治疗,取得 48.7% 完全缓解的效果。

北京大学人民医院妇科肿瘤中心钱和年用自制卵巢浆液性乳头腺癌单抗 COC183B2 以 ^{131}I 标记后对卵巢癌患者进行放射免疫显像,显像组生存率明显高于未显像组,可能与抗体诱导产生独特型抗体有关。该中心还成功地制备了

人卵巢癌抗独特型抗体,并证明该抗体能诱导抗卵巢癌体液免疫和细胞反应,为卵巢癌今后应用免疫诊断及治疗提供了广阔应用前景。

过继细胞免疫治疗和 LAK/IL2 治疗近年有很好的发展,Rosenberg 在放疗和化疗无效的晚期患者中使用有效率为 50% 以上。在卵巢癌晚期患者可经腹注射 LAK/IL2,效果明显。宫颈癌细胞对 LAK 细胞也很敏感。另外,肿瘤浸润淋巴细胞 TIL 对卵巢上皮癌手术后化疗不敏感患者治疗也有较好临床疗效。

(二) 基因治疗

基因治疗,即是把 1 个有正常功能的基因导入患者的细胞、以取代突变基因或通过基因调控方法,有目的地抑制异常基因表达或重新开启已关闭的基因,用于纠正遗传缺陷或使细胞获得某种新的特性,从而达到治疗疾病的目的。要做到准确的基因替代,必须首先分离鉴定与疾病有关的基因,然后把目的基因导入靶细胞。肿瘤的基因治疗原则上要做到以下几点:

(1) 使正常免疫功能增强。
(2) 特异性导向杀伤。
(3) 抑制癌基因或病毒基因的表达。
(4) 导入抑癌基因,抑制肿瘤的恶性表型。
(5) 保护正常组织不受化疗药物的毒性损害。
(6) 导入 1 个标志基因用以研究肿瘤的生物学特性。

近年来少数病例在临床上的基因治疗取得了令人鼓舞的成功,但还有很多问题需要进一步解决,还不能进一步用于临床。目前肿瘤基因治疗面临的问题主要在于基因转移的技术手段还不够理想,如要求将基因准确高效率地转移到靶细胞,不仅要转移到特定细胞内,准确地说应该将遗传物质转移到细胞核、甚至要求到达 DNA 上的某一特定位点,而目前临床使用的 3 种载体即:逆转录病毒载体、腺病毒和脂病毒载体都还不可能达到这一点。而转移不准确,不但不能抑癌,还有激活癌基因的危险。

四、冷冻治疗

冷冻治疗肿瘤应用已久,但直至 1961 年 Cooper 以液氮作为制冷源和可控制液氮冷冻机后,低温治疗肿瘤才得以迅速发展。冷冻引起细胞死亡的机制可能是:①细胞内冰晶形成;②细胞脱水皱缩;③细胞电解质毒性浓缩和 pH 值改变;④细胞膜脂蛋白变性;⑤血流淤积和血栓形成。特别是反复地快速冷冻、缓慢自然溶解,可使冷冻区产生最大限度地凝固性坏死。

冷冻较广泛地用于表浅或易于直接接触部位的肿瘤。也可在手术中进行冷冻治疗。妇科肿瘤应用较多的是治疗子宫颈病变,子宫颈非典型增生、原位癌和 Ia 期宫颈癌等,可取得满意效果。对 Ib 期以上宫颈癌不宜选用。对晚期宫

颈癌则仅作为姑息治疗。也可用于外阴癌的治疗。

冷冻治疗比较安全,简便而无痛,禁忌证少。对复发肿瘤可作为综合治疗方法之一。但冷冻治疗仅为局部,是否可改进为插入或多冷冻头对肿瘤局部更快速降温和扩大冷冻范围?是否在术前能测知肿瘤对冷冻的敏感性或在冷冻治疗后是否提高对化疗或放疗的敏感性?可否用于晚期肿瘤局部止痛或在 B 超引导下穿刺进入腹、盆腔内冷冻治疗肿瘤?这些问题都有待于进一步探讨研究,使冷冻技术在肿瘤治疗中发挥更大的作用。

五、激光治疗

1960 年,Maiman 制成世界上第 1 台激光机后,首先应用激光的领域之一就是医学,到 20 世纪 80 年代激光技术与医学相结合,形成了激光医学(laser medicine)。应用激光技术研究、诊断和治疗肿瘤,是激光医学的进一步发展,并逐渐形成激光学和肿瘤学相结合的一门分支科学——激光肿瘤学(laser oncology)。

激光对肿瘤的治疗,迄今已用了红宝石(ruby)激光、钕玻璃激光(Nd:glass)和掺钕铝石榴石(Nd:YAG)激光等固体激光,二氧化碳(CO_2)激光、氩离子(Ar^+)激光、氪离子(Kr^+)激光、氮(N_2)激光、氦镉(He-Cd)激光和氦氖(He-Ne)激光等气体激光,经历了从脉冲激光到连续激光,从治疗体表肿瘤到内镜治疗内腔肿瘤,从用激光热效应治疗到用其光化效应治疗的历程。

激光治疗肿瘤的基本原理是激光的特性和生物组织在吸收激光能量后所发生的一些生物效应,主要为光致发热效应,光致压强效应,光致发光效应,光的电场效应和光致刺激效应。发热和化学效应是激光治疗肿瘤的生物物理学基础和依据。

光致发热效应(photoheat effect)系指生物组织吸收外界光能以后,也以光能形式向外释放能量的过程。即以吸收光能而转变为热能的过程,生物组织既是换能器,又是受热器。其转换生热能力的大小,与激光波长、功率密度有关,又与组织本身含水量、血流量有关。当致热温度达 55~60℃时,在 10 秒钟内凝固坏死,造成不可逆转损伤。当热致组织温度超过 100℃时,含水分的组织液沸腾,水蒸气冲破细胞跑出来即"汽化"。当温度至 300~400℃时,立刻发生该组织的干性坏死,呈棕黑色称为炭化。当温度超过 530℃时发生燃烧,临床上可见白色烟雾,故称气化治疗。

首先应用治癌的是脉冲式红宝石激光器,Goldman 用于治疗人黑色素瘤。Mc Guff 以激光治疗加用 X 线后提高治疗率。Helsper 用激光加 ^{60}Co 治疗乳腺癌皮肤转移效果比单用激光或 ^{60}Co 都更好。Minton 用红宝石激光加环磷酰胺联合治疗肿瘤比单独化疗好。但 Riggle 认为激光治疗可因癌细胞受强激光压而进入血管或淋巴管,可能引起术中转移,此后对激光治疗癌症处于低潮。但在 Patel 发明 CO_2 激光器并于 20 世纪 70 年代初应用于肿瘤临床后,激光治疗肿瘤又开始活跃起来。Stellar 首次用 CO_2 激光做脑瘤手术,以后复旦大学附属华山医院孙振权用 CO_2 激光治疗体表和脑肿瘤均获得成功,励世晟总结全国 13 家单位 CO_2 激光治肿瘤已常规用于临床体表、浅腔和脑部肿瘤,由于连续激光避免了强脉冲激光的缺点,从此激光治疗癌症被广泛接受。

虽然 Geusic 等于 1964 年就研制成功 Nd:YAG 激光,但效果不如 CO_2 激光,直至 20 世纪 70 年代初,Nath 研制成功可进入内腔镜的光导纤维后,Nd:YAG 激光腔内治疗癌症才得到广泛应用。

以上均为热效应的治疗作用,而在光敏剂和分子氧参与下由光引起的化学反应导致肿瘤细胞的破坏称为光动力学治疗(photodynamic therapy,PDT)。20 世纪 80 年代采用结晶血卟啉衍生物(hematoporphyrin derivative,HpD)作光敏剂,再用氩离子激光经光导纤维进入腔内治疗肿瘤,包括阴道原发癌、宫颈原位癌取得良好效果,并发现 PDT 与阿霉素有很好的协同增效作用。

激光治疗妇科肿瘤多用于外阴、尿道及阴道,对宫颈上皮内肿瘤及早期癌(0~Ia)行激光锥切效果良好。并可在开腹手术或宫腔镜手术中以 CO_2 或 Nd:YAG 激光治疗子宫肌瘤、息肉或行其他子宫腔手术。对外阴、阴道复发癌可用激光配合化疗或放疗起到良好的姑息作用。Chevinsky 报道用 CO_2 激光在切割或气化腹腔内复发癌症,且治疗深度可以控制,出血少,时间短,可以起到缓解症状、延长生存期的良好姑息作用。

最后,激光虽然已经成为治疗癌症的一种手段,但也有其局限性。因此需采用综合治疗,发挥各种治疗技术的长处,以弥补单一方法的不足。如:CO_2 激光 +Nd:YAG 激光用于内脏实质性肿瘤;氩离子(Ar^+)激光 +PDT 治疗腔内清除残余癌灶较好;PDT+ 化疗是高效的局部治疗联合全身治疗,可以减少复发率。PDT+ 放疗可减少残存癌细胞。PDT+ 单克隆抗体导向治疗是今后光动力学治疗的方向。由于激光肿瘤学作为一门新的分支科学为时尚短,还有许多方面需要研究探索,但它具有一些独特的优点,随着医学科技的飞速发展,有望不久的将来在肿瘤治疗上会有更广泛的应用前景。

六、热疗

肿瘤热疗(hyperthermia)或称加温治癌、温热治癌或高温治癌,是以加热的方法治疗肿瘤。Busch 首先报道因感染丹毒高热 40℃以上,数日后面部肿瘤消退的病例。于是 Coley 用反复接种链球菌、丹毒等细菌毒素诱发患者高热38~42℃,治疗癌症患者取得惊人效果。直到 20 世纪 60 年代,Lahman 和 Guy 对电磁波热疗加热技术进行了系统研究,70 年代由于多学科介入,发展了各种有效的加热手段,取得明显治疗效果,逐渐形成了现代肿瘤热疗学。我国目前 300

多家大、中型医院开展了肿瘤热疗工作，全国肿瘤热疗学术会议已召开了6次，并组织召开了2次国际肿瘤热疗会议。我国在膀胱癌、食管癌、宫颈癌和肝癌以及腔内加温、测温技术等方面已达到国际先进水平。

（一）热疗治癌的机制

热疗治癌的分子效应是引起细胞大分子变化，诱发蛋白结构改变，细胞膜的流动性和通透性发生改变，癌细胞线粒体及膜上酶复合体被破坏，失去功能，瘤细胞死亡。高温还使RNA、DNA和蛋白质合成受阻，细胞丧失增殖能力，瘤细胞内pH值降低。促进肿瘤细胞死亡和自我消化。高温可使肿瘤内淤血、缺氧和内呼吸抑制，使瘤细胞加速死亡。高温条件下的病理变化可见细胞溶酶体大量增加，线粒体破坏，多聚核蛋白体解聚，数小时内细胞出现空泡，膜破坏，1~2天后发生变性、坏死。

为什么肿瘤组织细胞加热后比正常组织细胞更加容易受到伤害？因为正常组织受热后血管扩张而散热，而肿瘤内新生血管对热不起反应，血流变化小（即关闭血流），成为一个储热器，使肿瘤内温度升高，造成损害直至死亡。

肿瘤热疗的加温方法与技术，其目的是利用各种物理能量，使人体组织温度上升至有效治疗温度区域（41℃以上）并维持一定时间，达到既杀死癌细胞又不致损伤正常组织。加温的方法有以下几种：①微波加温；②射频加温；③超声波加温；④腔内热疗。微波、射频或超声，利用腔内加热辐射器送入体腔或直接插入，定位于肿瘤区域进行加热。还可用于射频、微波、热籽、热水进行组织间加热技术。

测温技术可采用侵入式测温探头。无损测温则应用CT、MRT、微波影像辐射计法。

（二）宫颈癌的加温治疗

多用微波经阴道加温，采用不同形状、大小的外型辐射器，最好与放疗或化疗联合应用，其疗效优于单纯放疗或化疗。李瑞英报道腔内高温合并外照射治疗40例，3年生存率高于单纯放疗组，而且放射反应明显减少，且无严重放疗并发症，尤以Ⅲ期病例更明显。郝德治报道68例宫颈癌加热后放疗，可提高疗效，放射量减少1/3，手术切除率和生存质量均提高。Shimm报道对宫颈癌放疗加热疗时，温度<42.5℃，CR为28%；≥45℃，CR为69%，但同时并发症也增加。

因此，可以看出加温放射治疗明显优于单纯放疗，这是因为抗放射细胞对高温敏感，肿瘤内环境（血运差，pH值低等）使瘤细胞更易受热伤害。而高温对细胞膜影响更大，放射线主要作用于细胞核，因此起到取长补短的互补作用。

近20年来，肿瘤热疗的基础研究和临床应用已取得很大成绩，但要稳定提高疗效，还有一些问题需进一步研究解决，即如何迅速、准确、均匀地提高治疗部位温度，而且保持恒定一段时间；如何测定该部位一定范围已达到并恒定在这一温度范围；各种肿瘤的最佳致死温度及与放疗、化疗配合应用方案等。笔者期望新的加热、测温技术的发展，以及更多的热疗与化疗、热疗与放疗、热疗与放疗加化疗或手术等临床经验总结，相信肿瘤热疗将会成为肿瘤治疗中的一种重要手段。

七、电化学治疗

电化学治疗恶性肿瘤已有45年的历史，Nordenstrom认为，人体中有一种特异性连接血流和间质组织液的"电路"，称为血管-间质闭合电路（visual information control console，VICC），可利用单相直流电使VICC系统成为非生理性激活，使局部组织结构发生特殊化学反应，造成肿瘤生存的不利条件，使肿瘤细胞发生核固缩、细胞膜崩溃、线粒体消失、核蛋白凝固、坏死，从而导致整个细胞死亡。这就是电化学治疗恶性肿瘤的基础。他根据该理论采用电化学治疗肺癌取得良好效果，由于电化学治疗技术易于掌握，安全有效，所以10余年来在各地很快开展电化学治疗恶性肿瘤。

中日友好医院引入电化学治疗恶性肿瘤11年，治疗各类肿瘤患者200余人，并为推广此方法，培训医师500多名。已有2 000余名肿瘤患者接受了电化学治疗、取得可喜效果。

电化学治疗的适应证为体表肿瘤或内脏肿瘤均可，也可通过内镜进行，具体操作为采用直流电治疗仪及电极针插入肿瘤或在B超引导下插入。根据肿瘤大小决定中心（阳极）及周边（阴极）的插针数，通常使用电压为6~10mV，电流30~100mA，治疗时间2~3小时，总电量300~1 000C。应用时可给局部麻醉，最好配合局部或全身注射治疗药物效果更好。

电化学治疗在妇科肿瘤中的应用如下：

（1）中晚期宫颈癌（包括残端癌）：根据局部肿瘤大小插入1根阳极针，2~3根阴极针，给予每1cm³瘤体100C电量，电压6~10mV，电流量30~100mA，2~4小时，约20~30分钟/100C。治疗后3天坏死组织脱落，2周后脱落干净。逐渐愈合。

广西医科大学唐步坚报道电化学加放疗或手术治疗66例Ⅱb~Ⅳa宫颈癌，总有效率为92.4%，明显优于单纯放疗组。同样方法治疗外阴癌或阴道癌，在硬膜外麻醉下施行，取得很好疗效。

（2）晚期卵巢癌或子宫内膜癌已无法切除或肿大淋巴结不能切除时也可在开腹后采用此法，按以上原则布针，尽量将阴、阳电极置于同一平面，即电场完全覆盖肿瘤区域。使电极平行排列效果更好。

电化学治疗是局部治疗，治疗时必须在肿瘤部位布针，电场范围达到才能有效。如有远处转移、肿瘤过大或广泛浸润的肿瘤效果较差。因此，晚期患者最好配合放疗或化疗或中医中药及免疫治疗。今后通过更大范围的病例治疗观察，将会总结更多临床应用经验，使电化学治疗恶性肿瘤更加成熟、完善,成为肿瘤治疗的另一有效方法。

八、高强度聚焦超声治疗

高强度聚焦超声(high intensity focused ultrasound,HIFU)是运用超声波聚焦的方式对疾病实施治疗的一种非侵入性局部治疗方法。根据焦点区域(焦域)产生的不同生物学效应,可以将高强度聚焦超声治疗技术分为消融性治疗和非消融性治疗两大类。目前研究显示,独立应用于实质病变能够实现显著临床疗效的技术为消融治疗技术。因此,高强度聚焦超声消融(high intensity focused ultrasound ablation,HIFUa)也被称为聚焦超声消融(focused ultrasound ablation,FUA),或聚焦超声消融手术(focused ultrasound ablation surgery,FUAS);非消融的治疗目前尚无专属名词,往往在不明确说明的情况下,与消融治疗技术一起统称为HIFU治疗。为进一步规范化应用与区别表述,本章节中以缩写"HIFUa"特指消融治疗技术,以缩写"HIFU"代表包括消融与非消融治疗在内的高强度聚焦超声的技术总称。我国的HIFU技术于1999年在国际上最早进入临床应用,目前在设备研发、基础研究、临床应用等方面处于国际领先地位。

(一)治疗原理与方式

超声波具有良好的组织穿透性、可聚焦性和能量可沉积性等物理特点。HIFU技术就是利用这些特性,通过超声波发生器由体外发射超声波,并使之聚焦于体内病变组织或目标组织,在焦域内、短时间内(0.5~1.0秒)产生热效应、空化效应和机械效应等作用,导致局部组织产生一定的生物学效应。HIFUa的作用机制主要包括3个方面:①高温热效应(60~100℃)是其主要的作用机制,可使蛋白质变性导致细胞坏死,引起细胞膜和线粒体膜以及组蛋白复合体结构破坏,导致靶区内组织发生凝固性坏死,并诱导边缘组织发生细胞凋亡;②更强的空化效应,也能直接杀伤细胞。空化效应是高强度超声波在液体中引起的一种特有的物理现象。各类液体(包括细胞液、组织液等)中会因多种原因混入微小气泡(空化泡),构成液体中的"薄弱环节"。当超声波交变声压所形成的负压足够强时,液体将首先在这些薄弱环节处被拉开,形成空腔并长大,紧接着在正压作用下,空腔被压缩,进而快速闭合。这种气泡随超声频率迅速运动和重复发生的过程称为超声空化,可以导致空泡破裂。空泡崩溃瞬间将释放出集中于其内的高声场能量,形成局部高压的强冲击波,也会产生一定高温,导致相应的组织细胞被破坏。组织学上,空化效应会在细胞外间隙产生空泡样结构,病理学上有时很难与热效应导致的线粒体肿胀区分,但可以通过超声波发射的监控系统进行鉴别;③毁损微血管,导致靶组织内的微血管闭塞,引起下游组织缺血性坏死。一般情况下,完全闭塞仅发生于直径2mm以下的血管中。此外,HIFUa治

疗肿瘤能够释放更多肿瘤抗原、刺激产生IL-2、γ-IFN等免疫正调节因子,形成类似"肿瘤疫苗"的作用,发挥免疫"远隔效应",有助于控制恶性肿瘤的复发与转移。目前HIFUa已经广泛应用于肝癌、胰腺癌、骨肉瘤、软组织肉瘤、乳腺癌等多种恶性肿瘤的消融性治疗。在妇科领域,HIFUa技术在治疗子宫肌瘤、子宫腺肌病以及HIFU非消融性治疗外阴白斑、慢性宫颈炎等良性疾病方面,也取得了令人瞩目的临床效果。

HIFUa为一种非侵入性治疗方式,超声波进入体内聚焦到靶区需要必要的超声通道,即声窗。超声通道上不仅包含需要治疗的目标病灶,往往还涉及皮肤、皮下组织、膀胱、肠道、神经、肌肉、骨骼等一系列组织,因此治疗过程中的影像监控十分重要。目前临床上主要应用超声监控与磁共振监控2种方式,帮助实现焦域由点至线、由线至面、由面到体的三维适形治疗。超声引导的高强度聚焦超声(ultrasound-guided high-intensity focused ultrasound,USgHIFU)治疗系统,因超声显像操作简单、实时性好、成本低等原因,已成为临床上应用和研究较广泛的治疗设备与方式。USgHIFU消融系统应用机载超声监控探头对目标病灶及周围组织进行定位与监控,可通过超声回声图像灰阶的变化实时评估,并在适当时机应用超声造影判断组织坏死情况,实现治疗计划的实时调整。核磁共振引导的高强度聚焦超声(MR-guided high intensity focused ultrasound,MRgHIFU)治疗系统,或核磁共振引导的聚焦超声治疗(MR-guided focused ultrasound,MRgFUS)系统,在临床中也曾被称为"磁波刀"。其原理是应用"3T"技术(包括定位、测温、立体重建)进行术中指导,通过磁共振显像优秀的软组织分辨率,可以精确掌握病灶及靶区图像变化,并通过实时热成像进行术中疗效评估。但相比USgHIFU系统,治疗及监控扫描耗时较长、扫描实时连贯性不足、设备及治疗费用昂贵,且体内含有金属异物的患者为MRI扫描禁忌,临床应用受到一定限制。此外,目前上市的进口MRgHIFU设备,由于在超声波聚焦效能方面的差异,其临床效果和消融率与国产聚焦超声消融设备还有不小差距。为进一步客观评估HIFUa的能效关系,王智彪教授团队建立了以能效因子为基础的聚焦超声治疗剂量学模型,将患者年龄、病灶位置、大小、血供情况等作为预测投放能量的指标,该研究有待进一步大规模临床验证。

(二)HIFU治疗妇科疾病的临床应用

1. HIFUa治疗子宫肌瘤 子宫肌瘤是女性生殖系统最常见的良性肿瘤,好发于生育年龄。研究认为,子宫肌瘤为激素依赖性肿瘤,育龄期出现,在性激素分泌旺盛期生长,绝经后萎缩。无症状的子宫肌瘤大多不需治疗,尤其是体积比较小的肌瘤。治疗需求与缓解临床症状、改善生育功能、控制肌瘤生长等有关。局部治疗是目前主要的治疗方法,包括子宫肌瘤切除术、子宫切除术、子宫动脉栓塞术、子宫肌瘤

物理消融术等。由于子宫肌瘤属于良性疾病,具有易复发以及绝经后可以萎缩等特点,理想的子宫肌瘤治疗方法应具有创伤小、易重复、保留子宫、保留生育功能等特点,因此微创化治疗是局部治疗技术的发展趋势。HIFUa 作为一种非侵入性治疗技术,在子宫肌瘤治疗中具有保留子宫、保护生育功能、恢复快等优势,其临床适应证包括:①子宫肌瘤合并月经过多或异常出血甚至导致贫血;②压迫泌尿系统、消化系统、神经系统等出现相关症状,经药物治疗无效;③子宫肌瘤合并不孕;④子宫肌瘤患者准备妊娠时肌瘤直径≥4cm;⑤绝经后未行激素补充治疗但肌瘤仍生长;⑥具备安全的超声治疗通道。其主要禁忌证包括:①无安全或无有效声通道的肌瘤,多见于部分位置低和深、最大直径小于 3cm 的子宫颈肌瘤;②不能被焦域有效覆盖的肌瘤;③合并胶原结缔组织病史;④合并盆腔或生殖道急性或亚急性期感染;⑤合并子宫及附件的非良性病变;⑥不能俯卧 1 小时者;⑦有重要脏器功能衰竭的患者;⑧患者不能准确表达治疗过程中的感受。目前能够达到较好消融效果的 HIFU 设备并不多,大部分设备的消融率比较低。消融性设备的主要操作特点为:一次治疗即可达到较好的消融效果,所以通常采取单次治疗方式,个别情况如病灶较多、较大时考虑分次消融。非消融性设备通常采取多次治疗的方式。此外,HIFUa 治疗采用非麻醉的方式,在镇静镇痛条件下实施。

2002 年国内开始探索应用高强度聚焦超声治疗子宫肌瘤,由此展开了聚焦超声治疗子宫肌瘤的临床应用与研究,并逐步得到广泛应用与推广。目前研究显示,超声引导 HIFUa(USgHIFUa)治疗子宫肌瘤的平均体积消融率可达 70%~90%,消融术后 3 个月子宫肌瘤相关症状缓解率可达 90% 以上,子宫肌瘤体积缩小率可达 30%;术后 6 个月和 24 个月的子宫肌瘤体积缩小率能够分别达到 50% 和 90%。Wang 等比较了 89 例 USgHIFUa 治疗患者和 41 例肌瘤切除术治疗患者的生活质量变化,通过 SF-36 评价量表对比了术后 1 个月和 12 个月的数据,结果显示 HIFUa 可有效改善患者生活质量,与肌瘤切除术相比无统计学差异。国内郎景和教授牵头的一项纳入 20 个中心 2 411 例患者的临床研究,全面评估了 USgHIFUa 与手术切除(包括肌瘤切除术和子宫切除术)治疗子宫肌瘤的安全性、有效性。研究共入组 USgHIFUa 治疗者 1 353 例,子宫肌瘤切除术者 586 例,子宫切除术者 472 例。术后 6 个月随访结果显示,HIFUa 组子宫肌瘤症状及健康相关生活质量(uterine fibroid symptom quality of Life,UFS-QOL)的评分较手术组改善更快,术后主要不良事件更少。研究结果最终证实:HIFUa 治疗子宫肌瘤有效性不低于传统手术而安全性却显著优于手术;HIFUa 可显著改善子宫肌瘤相关症状,提高患者生活质量,并由于创伤小,能够显著缩短住院时间、节约医疗资源。同时,该研究验证了 USgHIFUa 治疗子宫肌瘤的技术学习规律,为其作为适宜技术推广应用的平台建设、人才培养模式、病患服务模式提供了依据。为了建立预测子宫肌瘤 HIFUa

治疗难度的评分系统,Liu 等通过分析 422 例临床资料,发现影响治疗效率和治疗时长的主要因素包括:子宫肌瘤体积、MRI-T₂WI 信号强度以及 MRI-T₁WI 增强血供类型。Funaki 等研究显示,T₂WI 高信号常提示肌瘤内部富含血管及含水组织,HIFUa 治疗时会造成一部分能量损失,影响疗效。Zhao 等分析了子宫肌瘤患者 T₂WI 信号强度特点,发现低强度、等强度、高强度 3 种信号类型的肌瘤均可以实现安全有效的 HIFUa 治疗,但 T₂WI 高信号的子宫肌瘤治疗效果较差,再次干预率高。

2004 年,美国食品药品管理局(FDA)批准 MRgHIFUa 治疗有症状的子宫肌瘤。早期 MRgHIFUa 治疗子宫肌瘤的临床试验显示,子宫肌瘤体积消融率仅 10% 左右,术后 6 个月肌瘤体积缩小 13%~33%,症状缓解持续时间的长短与肌瘤体积消融率呈正相关,肌瘤体积消融率小于肌瘤体积的 20%,术后 1 年内因症状加重需要再次治疗的患者达 28%。后期随着设备和治疗方案的改进,治疗效果明显提高,最近的一项纳入 28 项临床研究的荟萃分析显示,MRgHIFUa 治疗子宫肌瘤的平均消融率达到了 58.92%;在术后第 3 个月、第 6 个月和第 12 个月的平均体积缩小率分别为 34.79%、37.39% 和 36.44%,术后 1 年再介入率为 13.4%,疗效方面较前有了较大的提升,一方面与技术改进有关,另一方面与治疗适应证的选择也有一定关系。目前 MRgHIFUa 已经获批在我国临床应用。

HIFUa 治疗子宫肌瘤的安全性较高、并发症较少,非麻醉条件下的治疗方式,也有助于有效减少神经损伤、皮肤损伤等并发症的发生。一项来自 16 家临床中心的真实世界数据(real world data,RWD)研究,通过大样本分析了治疗并发症情况。2006 年 7 月~2013 年 6 月接受镇静镇痛下 HIFUa 治疗的子宫肌瘤和子宫腺肌病患者共 9 988 例,治疗由 42 名医生按照统一的标准化操作流程进行。患者平均年龄(40.4±5.8)岁,包括子宫肌瘤患者 7 439 例,子宫腺肌病患者 2 549 例。单发性子宫肌瘤患者 6 545 例;多发性子宫肌瘤患者 818 例;子宫肌瘤合并子宫腺肌病患者 76 例。共有 1 062 例(10.6%)患者发生了 1 305 个不良反应。依据 SIR 标准的并发症分级结果为:A 级 1 228(94.1%);B 级 45(3.4%);C 级 24(1.8%);D 级 8(0.6%)。不良反应包括:阴道血性分泌物 874 例(8.67%);治疗后 24 小时下腹部疼痛者 225 例(2.23%),但无需使用止痛药;下肢痛或臀部痛者 76 例(0.76%);自觉排尿痛患者 52 例(0.52%);疑似月经来潮 20 例(0.20%);暂时性视物模糊 2 例(0.02%);腹部皮肤出现水疱或橘皮样灼伤 26 例(0.26%);尿潴留 16 例(0.16%);38.5℃ 以上的发热者 4 例(0.04%);急性肾功能不全 3 例(0.03%);肠道穿孔 2 例(0.02%);远期腹壁疝 1 例(0.01%)。无永久性伤害和致死性并发症发生。目前研究认为,HIFUa 治疗子宫肌瘤并发症的主要影响因素有①异位区域的能量沉积:由于超声波易在皮肤、骨骼等表面形成强反射界面,导致能量沉积,对组织产生一定的热损伤。②聚焦区域热能量的直接传导；焦域的温度可达60℃以上，局部热量的传导有可能导致毗邻组织受累。③超声通道上的非热效应：聚焦超声产生的非热效应主要指超声波的空化效应和机械效应。④炎性介质的损伤：HIFUa导致组织发生凝固性坏死及热损伤的同时，也会产生一定的无菌性炎性反应，有可能导致继发性损伤，如疼痛、神经刺激等。

临床研究表明，HIFUa治疗能够保留子宫、改善子宫解剖结构和子宫腔环境，缩短术后受孕时间，改善子宫肌瘤患者生育能力。2007年，Hanstede MM等人首次报道1例多发性子宫肌瘤患者经HIFUa治疗后成功怀孕，并足月阴道分娩。重庆医科大学附属第一医院将189例接受HIFUa治疗子宫肌瘤的无生育史的患者纳入研究，中位随访时间3年，结果显示成功妊娠率为69.31%。相对于传统的腔镜、开腹手术等侵入性治疗，HIFUa治疗具有术后康复快、受孕间隔时间短、对子宫及生育功能损伤更小等优势。在Zou M等人的研究中，HIFUa治疗后78例患者平均成功受孕时间为（5.6±2.7）个月。

2. HIFUa治疗子宫腺肌病 子宫腺肌病是一种育龄期女性常见的疾病，在病理学上表现为子宫平滑肌层内出现内膜组织，包括间质细胞、腺体等。约70%以上的腺肌病患者在临床上表现为不同程度的痛经及经量增多，同时也会在一定程度上影响妊娠。目前认为，清除异位病灶、恢复正常的解剖结构是治疗的主要目的，但总体而言，安全有效的办法不多。HIFUa作为一种非侵入性的局部治疗方法，可以有效破坏子宫内膜异位区的病变组织，并且具有可重复、保留子宫及功能等技术特点，能够为子宫腺肌病的治疗提供一种新的治疗选择。

子宫腺肌病属于良性病变，但往往具有侵袭性生长、边界不清等恶性行为，不易被根治、容易复发。HIFUa作为多元化治疗的局部治疗技术，主要治疗策略是消除周期性疼痛、改善症状；消融子宫肌层内增厚的病灶区域，使子宫内膜异位病灶范围减少，异位的子宫内膜功能丧失；改善子宫受孕环境，促进生育。Long等对USgHIFUa治疗子宫体积大于200cm³的47例子宫腺肌病患者进行了为期1年的随访，结果显示术后1年内病灶及子宫体积均较术前明显缩小。Shui等报道了国内单中心USgHIFUa治疗350例子宫腺肌病的临床疗效及随访结果。在为期2年的随访中有效随访224例，其中203例痛经患者术后2年痛经缓解率高达82.3%，109例经量增多患者的症状缓解率也高达78.9%。Lee等对韩国单中心接受USgHIFUa治疗的346例子宫腺肌病患者进行了为期1年的随访，其中约85%患者症状严重程度评分（symptom severity score，SSS评分）明显降低，生活质量评分得到显著提高。张炼等人对202例子宫腺肌病患者USgHIFUa治疗后进行了随访，比较了局限性与弥漫性病灶的疗效，术后3个月98%的患者临床症状均有不同程度的缓解，病灶局限组与弥漫组的症状缓解程度无明显差异；术后1年随访人数仅73例，无法进行有效比较，其结

果还有待于进一步临床研究。磁共振引导的聚焦超声消融（MRgHIFUa）治疗子宫腺肌病的研究也在进行中。Polina的报道显示了2例子宫腺肌病患者经过MRgHIFUa治疗，痛经完全缓解，并且持续时间超过6个月，术中磁共振测温显示治疗点温度均可超过70℃。Fukunishi等对20例子宫腺肌病患者的研究提示，T₂WI低信号以及血供少的病变组织能够获得更好的消融效果。Hang等的研究结果也证实，病灶血供少、体积大、T₂WI高信号范围少、位于子宫前壁，并且腹壁较薄的子宫腺肌病患者，消融效果会更好。Fukunishi的研究还认为，由于不同月经周期的子宫内膜下血供不同，因此治疗效果可能与治疗时患者所处的月经周期有关，但是该结论目前尚未得到明确的依据证实。Kim的术后6个月评价研究显示，MRgHIFUa对弥漫性和局限性子宫腺肌病都有效，对于是否合并子宫肌瘤的效果没有显著差异，但局灶性病变的疼痛缓解评分明显高于弥漫性病变患者（P=0.02）。Fukunishi及Fan所报道的随访资料均显示，MRgHIFUa治疗子宫腺肌病后相关症状及生活质量评分能够显著改善，并且至少可以维持24个月。

聚焦超声消融治疗子宫腺肌病的安全性较高，其常见并发症与治疗子宫肌瘤类似，主要包括：皮肤损伤、下腹不适或疼痛、阴道排液、发热等，多为轻度，不需特殊处理。Xiong等对2011~2014年治疗的534例腺肌病患者进行了回顾性分析，其中118例有腹部手术瘢痕。在4例治疗区皮肤损伤中，无瘢痕组出现1例皮肤浅Ⅱ度烫伤，有瘢痕组出现3例皮肤深Ⅱ~Ⅲ度烫伤，皮肤损伤发生率分别为0.24%和2.54%。Ⅰ度或浅Ⅱ度损伤不需特殊处理，可自行缓解，深Ⅱ度及Ⅲ度损伤则需切除皮损并减张缝合。结果显示，HIFUa可以相对安全地应用于有腹部瘢痕的患者。一项来自19家临床中心的真实世界数据（RWD）研究显示，27 053例子宫良性疾病患者，包括子宫肌瘤患者17 402例、子宫腺肌病患者8 434例、剖宫产瘢痕妊娠患者876例、产后胎盘植入患者341例。一般并发症发生率为0.79%，主要包括皮肤灼伤、下肢痛、阴道排液、出血、尿潴留等。严重并发症发生率为0.33%，主要包括肠道损伤、急性肝功能损害、深静脉血栓、急性血小板减少症、坐骨神经麻痹等。基于大样本多中心临床实况应用结果，HIFUa治疗包括子宫腺肌病在内的子宫良性疾病是安全的，严重并发症发生率低。

子宫腺肌病是导致不孕不育的一个重要原因，约19.5%的育龄期子宫腺肌病患者合并不孕，需行辅助生殖治疗助孕，但总体效果仍有待提高。研究发现HIFUa治疗子宫腺肌病能够改善子宫形态和受孕环境。2006年Rabinovici最早报道了1例36岁子宫腺肌病患者MRgHIFUa治疗后顺利妊娠分娩的个案。薛敏教授团队2019年报道了一组76例有生育要求的子宫腺肌病患者，HIFUa治疗后56例患者发生58次妊娠，中位妊娠时间为治疗后24个月，其中28例（30次）足月分娩，2例早产，20例自然流产，5例人工流产，1例异位妊娠；19例不孕症患者经治疗后，15例成功受孕，妊

娠率78.9%；有自然流产史的14例患者经治疗后，11例受孕，7例足月分娩。相对于保守手术的临床资料数据，HIFUa治疗后的妊娠率及足月分娩率均显著增高，并可选择自然分娩，未见严重并发症报道。初步研究显示，对于有生育要求的子宫腺肌病患者，HIFUa治疗能够改善患者的妊娠结局，降低自然流产率，不增加妊娠及分娩并发症发生率，可以成为一种安全有效的治疗选择。

3. 高强度聚焦超声治疗其他妇科疾病 高强度聚焦超声（HIFU）治疗除了达到组织凝固性坏死的消融性效果以外，非消融性治疗也能对组织产生特有的生物化学效应，包括靶向破坏病变组织，促进组织重建，改善局部微循环和神经末梢营养状况，促进局部组织修复、再生，帮助病变组织恢复正常形态与功能等。目前研究显示，HIFU非消融技术在外阴白色病变、宫颈上皮内瘤变、慢性宫颈炎等妇科良性疾病治疗中的应用逐渐增多，显示出良好疗效。与其他常规治疗方法不同，HIFU治疗采取由深面向浅面的治疗模式，较少出现渗出、结痂与瘢痕形成，不易导致外阴变形、阴道口狭窄等并发症，还具有疗程短、可反复治疗的优势。

（1）HIFU治疗外阴白色病变：外阴白色病变是一种长期困扰女性身心健康的难以治愈的良性疾病，寻求更有效的治疗方法，改善患者生活质量是临床工作的难点与重点。目前已经上市了多款治疗此类疾病的小型化高强度聚焦超声治疗产品，相对于子宫肌瘤及子宫腺肌病的治疗设备，此类医疗产品体积更小、更便携、更易操作，有利于在医院门诊开展。治疗的技术优势体现在非侵入性、疗效确切、安全性高、疗程短、可重复、疗后无瘢痕形成等方面。李成志对76例外阴白色病变患者临床治疗的研究显示，聚焦超声治疗后表皮及真皮层组织结构逐渐恢复正常，基底层细胞色素沉积，真皮内的微血管明显增多且管腔形态正常，浸润的淋巴细胞数量明显减少，外阴皮肤内CD34、MBP等的阳性表达比治疗前亦明显升高。JIA.Y等人治疗了18例外阴白色病变患者，16例治疗1次，2例治疗2次，术后局部会出现一过性轻中度水肿及少量水疱，一般均可自行消退；术后6个月随访显示瘙痒症状完全消失，局部表皮完整，可见色素沉着，皮肤形态逐渐恢复正常。

（2）HIFU治疗宫颈上皮内瘤变：宫颈上皮内瘤变是宫颈癌的典型癌前病变之一，其发病率近几年在国内呈上升趋势。研究显示，由宫颈上皮内瘤变发展成为宫颈癌需10年左右，这一时期内积极有效的治疗干预，可以有效降低癌变的发生率。当前临床治疗多采用局部病灶毁损的方式破坏异常增生的细胞，包括冷冻、激光、电凝、高强度聚焦超声、电圈等多种方式。高强度聚焦超声治疗应用专科小产品，与其他治疗方式不同的是，该技术采取从深层向浅层的治疗方式，在子宫颈的横向切面并不会遗留病灶，还可以根据病灶本身的深度进行灵活调节焦距，有效控制治疗范围，在纵向面上也不易出现病灶遗留，对于组织的浅表层影响也相对较小，并且在手术过程中不会产生烟雾，避免了影响手术视野。

此外，治疗后患者较少出现过多排液，术后脱痂出血的发生率也明显低于一般的激光治疗，能够有效保护患者子宫颈上皮组织的生物学功能。相比于阴道内用药的保守治疗方式，聚焦超声治疗可直接导致病灶坏死，疗效更加彻底，也避免了长时间用药的不适感和不良反应。

（3）HIFU治疗慢性宫颈炎：慢性宫颈炎是妇科的常见病及多发病，其就诊比率高达59%，也是造成盆腔脏器和身体其他炎症性疾病的潜在原因，和宫颈癌发生有显著关联趋势，进一步提升慢性宫颈炎的治疗效果，将能显著降低宫颈癌的发生率。慢性宫颈炎临床常用的治疗方法有激光治疗、微波治疗以及电热圈环切术［宫颈环形电切术（loop electrosurgical excision procedure of cervix，LEEP）］等，主要治疗原理是损伤子宫颈炎症区域的单层柱状细胞，促进新生上皮快速生长，但治疗后患者有发生子宫腔狭窄和子宫颈瘢痕，导致继发不孕等并发症的风险。HIFU小产品的治疗方式有别于常规物理疗法，是利用超声波的组织穿透性以及定位能力，将超声波聚焦到子宫颈病变深部实施治疗，有效率高，同时避免了对表面黏膜层的破坏，并发症发生率较低。对于慢性宫颈炎合并HPV感染者，HIFU联合抗病毒治疗，还能够提高病毒转阴率，降低疾病复发率。

（三）小结与展望

高强度聚焦超声治疗技术具有非侵入性、可重复、无辐射、保留器官与功能、术后康复快、易于联合应用等技术优势，目前已经广泛地用于多种实体肿瘤及妇科疾病的治疗。HIFUa治疗子宫肌瘤、子宫腺肌病的技术与方案日趋成熟，已形成越来越多的高等级循证医学证据，被纳入《子宫肌瘤的诊治中国专家共识》等临床推荐。应用小型HIFU非消融设备治疗外阴白斑、宫颈上皮内瘤变、慢性宫颈炎等疾病也显示出了较高安全性和较好疗效的初步结果。此外，胎盘植入、瘢痕妊娠是妇产科领域的急症，HIFUa治疗技术也开展了相关探索性研究，临床初步结果显示能够有效保留子宫、减少出血、促进胎盘及孕囊的排除，并且并发症少，值得进一步深入研究。在妇科其他疾病领域，如腹壁子宫内膜异位症、妇科恶性肿瘤的复发及转移病灶等治疗方面，也显示出良好的应用与研究前景。我国目前在高强度聚焦超声治疗领域具有国际领先的技术优势，但在很多疾病的临床应用中，仍然需要开展大量的循证医学以及真实世界研究工作。近年来人工智能、数字诊疗赋能医疗装备及诊疗技术的广泛研究与应用，也在推动聚焦超声治疗技术的不断进步。相信随着科学技术以及医学理念与人文的发展，聚焦超声治疗技术在妇科及其他疾病领域，一定能够取得更多突破与长足发展。

九、营养治疗

目前绝大多数的恶性肿瘤包括妇科肿瘤均同时患有营

养不良症,且经过手术,特别是放化疗后更是由于治疗反应、食欲不振,甚至恶心、呕吐等肠胃副作用导致不能正常进食造成营养不良,全身健康极度恶化甚至被迫停止放化疗者经常发生,而且我们知道营养是一切健康的基础,营养不良者常常降低患者的免疫力,以致使手术放化疗效果不佳。因此,营养特别是蛋白质的摄入是肿瘤患者治疗的基础。20世纪末,我国石汉平已成立肿瘤营养学会,介绍国内外肿瘤营养治疗的新观念。对肿瘤患者营养不良可使用口服营养液、鼻饲输入或静脉营养液输入法,保证患者具有接受放化疗的基础条件。营养治疗恶性肿瘤已成为与手术、放化疗同等重要的治疗方法之一。对晚期患者也可提高治愈率或延长生存期。因此,妇科肿瘤患者均应重视营养摄入,在治疗前后都用应该重视加强患者的营养,加强蛋白质摄入,可以支持保证其他治疗的顺利完成,减少副作用及死亡率,提高患者的生存率。

(曹泽毅 霍苓 郑文 杨武威 祝宝让)

第五节　妇科晚期恶性肿瘤的处理

医务工作者应尽最大努力减轻晚期癌症患者痛苦,提高其生活质量。有关妇科晚期恶性肿瘤的诊断、治疗等,在有关章节中已有叙述,本节仅介绍晚期妇科恶性肿瘤大出血及其他并发症的治疗,以及介入治疗在妇科晚期恶性肿瘤中的应用。

一、妇科晚期恶性肿瘤大出血

大出血为晚期妇科恶性肿瘤的严重并发症之一,大出血多系原发灶、转移灶破溃或侵蚀周围血管所致。大出血时止血药物往往效果不佳,处理妇科恶性肿瘤大出血的原则是:纠正低血容量和迅速止血。纠正低血容量的方法是快速输液、输血。迅速止血的方法是外科止血或介入止血。

(一) 输血、输液

在大出血情况下,采取积极止血措施的同时应尽快进行输血、快速补充血容量,可行静脉切开、经锁骨下静脉或颈静脉穿刺置管输血、输液。及时输血和止血对失血性休克患者无疑是挽救生命的重要手段,同时也可避免全身和局部并发症,如弥散性血管内凝血(disseminated intravascular coagulation,DIC)、感染、代谢障碍、脏器功能损害等的发生。

(二) 外科止血

当输血、快速补液以及应用止血药物、缩血管药物患者仍有失血征象时,应考虑外科开腹止血。常用的外科止血方法有止血带止血法、血管套扎法、纱布填塞法、水囊或气囊压迫止血法等。有时外科止血不理想的情况下,可以考虑行介入止血术或介入辅助止血。

(三) 介入止血术

肿瘤所致出血,是由于肿瘤侵蚀周围脏器血管导致出血,大多数是动脉性出血,但有时如果肿瘤侵蚀了周围的大静脉,也可以出现静脉大出血。因此治疗前首先要明确出血的血管,可以行腹盆腔增强CT,有助于快速定位出血血管,有的放矢;或者行血管造影,既可以用于出血诊断同时可以

介入止血治疗。当出血量大,动脉造影没有发现明确的出血灶时,应该行髂静脉造影,除外静脉出血。

介入止血术主要有4种:①动脉栓塞术;②自膨式覆膜支架成形术;③腹主动脉暂时球囊阻断术;④靶动脉内缩血管药物灌注术。前2种是主要的介入止血手段,可以达到直接止血的目的;后2种主要作为辅助外科止血手段。

介入止血多数情况下可以作为主要止血手段,具有微创、高效、安全、可重复等优点,有时也可作为外科止血的辅助手段。由于动脉压力高,肿瘤侵蚀小动脉临床上即可出现大出血,侵蚀小静脉一般不会引起大出血。小动脉出血多用动脉栓塞术,大动脉、大静脉出血多用血管覆膜支架成形术,对于手术区域广泛渗血可尝试靶动脉内缩血管药物灌注治疗。

1. 动脉栓塞术 动脉栓塞术(transcatheter arterial embolization,TAE)在妇科恶性肿瘤的治疗中主要用于:①控制肿瘤破裂出血;②阻断肿瘤血供,导致肿瘤坏死;③妇科肿瘤术前栓塞,减少术中出血;④动脉化疗栓塞术(transcatheter arterial chemoembolization,TACE)具有化疗及栓塞双重作用,可以提高肿瘤区域化疗药物浓度以及缓释药物作用,延长肿瘤细胞暴露于高浓度化疗药物的时间,提高化疗疗效。动脉栓塞术也可以用于治疗妇科良性疾病,如子宫肌瘤,异位妊娠大出血等。

(1)动脉栓塞止血术操作方法:患者平卧位,右侧腹股沟常规消毒、铺巾,局麻后,采用Seldinger技术行股动脉穿刺,置入4F或5F导管,在X线透视下,用导丝导引将导管置于靶血管内进行造影。血管造影如果看到血管某处造影剂渗漏,便可明确出血部位。此时选择合适的栓塞剂封堵出血血管,达到止血目的。

(2)栓塞剂分类及选择:从性状分为液体栓塞剂(无水酒精、碘油等)和固体栓塞剂[明胶海绵、NBCA组织胶、聚乙烯醇颗粒(PVA颗粒)、弹簧圈等];从栓塞效果分为中短效栓塞剂(明胶海绵)和长效栓塞剂(PVA颗粒,弹簧圈等)。栓塞剂的选择主要根据治疗目的、靶血管供血范围、侧支循环、血管粗细等因素综合而定。盆腔小动脉出血多采用固体栓塞剂如明胶海绵,微弹簧圈进行栓塞。

（3）盆腔动脉栓塞注意事项：①由于盆腔存在非常丰富的血管网，多采用固体栓塞剂栓塞止血，一般不用液体栓塞剂，以免引起异位栓塞。出血部位栓塞时要注意有无侧支血供问题，比如子宫动脉栓塞常常需要栓塞双侧子宫动脉。如果髂内外动脉没有发现出血动脉，有时还要行肠系膜上下动脉、骶正中动脉、肾动脉、腰动脉造影。②微弹簧圈栓塞时，务必超选择至出血动脉的出血部位进行栓塞；如能超选到出血部位远端，最好栓塞出血部位远端和近端，以免栓塞出血近端，远端血逆流再次出血。

盆腔动脉栓塞术的并发症：详见后面介绍治疗在妇科晚期恶性肿瘤中的应用。

2. 自膨式覆膜支架成形术 肿瘤所致大动脉或大静脉破裂出血的特点是：①没有血管蒂，破裂口在血管壁；②出血量大，患者病情凶险，多伴有失血性休克。大血管出血大部分无法用栓塞法止血，否则造成脏器血运障碍甚至坏死，只能用血管覆膜支架封堵血管瘘口止血或行外科止血。对于出血凶险、加压输血输液无法维持生命体征、出现昏迷的患者，应立即行股动脉穿刺，剪开血袋，将血倒入无菌碗中，用50ml注射器抽取血液通过动脉鞘直接注入股动脉，直至患者血压上升、生命体征稍微平稳后，再行血管造影查找出血部位以及放置血管覆膜支架，或转至手术室行外科止血治疗。

自膨式覆膜支架成形术（self-expanding vascular coated stent angioplasty）的血管覆膜支架成形术原则：放置血管覆膜支架的原则是支架直径大于血管直径5%~10%，支架覆膜应全程覆盖血管瘘口，尽量避免封堵重要且无侧支血供脏器的供血动脉开口。

血管覆膜支架成形术并发症及预防：①再出血：通常是由于支架移位、支架引起血管破裂或支架贴壁不良引起，应选用与血管直径相匹配的支架；②血管损伤：透视下精细操作，避免暴力操作；③支架内血栓形成或远端血管闭塞：术后3个月内监测凝血试验，必要时给予低分子量肝素皮下注射、华法林或阿司匹林口服；④分支血管阻塞：尽管盆腔侧支循环丰富，但原则上还是尽量避免封堵非出血的分支血管。

3. 腹主动脉暂时球囊阻断术 近年来，腹主动脉暂时球囊阻断术（intraoperative aorta balloon occlusion, IABO）广泛应用于骨盆腰骶部肿瘤、外伤以及凶险性前置胎盘剖宫产等手术中，对于减少术中出血起到很好的作用。

4. 靶动脉内缩血管药物灌注术 如果术野有广泛渗血，或动脉造影找不到明确的出血动脉，可考虑靶动脉内缩血管药物灌注，或者配合动脉栓塞使用，有时也可以达到止血的效果。

二、妇科肿瘤晚期并发症的治疗

（一）疼痛

疼痛为癌症患者的重要症状之一。晚期癌症患者有疼痛症状者占50%~95%。据世界卫生组织报道，全世界每天约有350~400万癌症患者受疼痛折磨，半数以上属于中度或重度，使患者产生痛苦、忧虑、焦急、抑郁，甚至存在绝望、无可奈何的情绪，以致想结束自己的生命。美国曾有报道癌症患者自杀率高达8.6%，家人也必然担忧。所以控制或减少疼痛是晚期癌症的重要治疗内容。

1. 癌症疼痛的原因和机制 疼痛是由于癌本身和与癌有关的其他因素所引起的，即除了癌肿本身所引起的疼痛外，还包括癌转移治疗所致的副作用、合并的疾病和癌症患者的精神、心理、社会、经济等因素，最终形成一种多因素、复杂，甚至是严重的顽固性疼痛。癌症患者常存在多元性、多部位及多种性质的疼痛。

2. 癌症疼痛的治疗原则 目前临床上大都采用WHO推荐的三阶梯药物疗法。根据世界卫生组织（WHO）癌痛三阶梯止痛治疗指南，癌痛药物止痛治疗的5项基本原则如下：

（1）口服给药：口服为最常见的给药途径。对不宜口服患者可用其他给药途径，如吗啡皮下注射、患者自控镇痛，较方便的方法有透皮贴剂等。

（2）按阶梯用药：应当根据患者疼痛程度，有针对性地选用不同强度的镇痛药物。

1）轻度疼痛：可选用非甾体抗炎药（NSAID）。

2）中度疼痛：可选用弱阿片类药物，并可合用非甾体抗炎药。

3）重度疼痛：可选用强阿片类药物，并可合用非甾体抗炎药。在使用阿片类药物的同时，合用非甾体抗炎药，可以增强阿片类药物的止痛效果，并可减少阿片类药物用量。如果能达到良好的镇痛效果，且无严重的不良反应，轻度和中度疼痛也可考虑使用强阿片类药物。如果患者被诊断为神经病理性疼痛，应首选三环类抗抑郁药或抗惊厥类药物等。

（3）按时用药：指按规定时间间隔规律性给予止痛药。按时给药有助于维持稳定、有效的血药浓度。目前，控缓释药物临床使用日益广泛，强调以控缓释阿片药物作为基础用药的止痛方法，在出现爆发痛时，可给予速释阿片类药物对症处理。

（4）个体化给药：指按照患者病情和癌痛缓解药物剂量，制订个体化用药方案。使用阿片类药物时，由于个体差异，阿片类药物无理想标准用药剂量，应当根据患者的病情，使用足够剂量的药物，使疼痛得到缓解。同时，还应鉴别是否有神经病理性疼痛的性质，考虑联合用药可能。

（5）注意具体细节：对使用止痛药的患者要加强监护，密切观察其疼痛缓解程度和机体反应情况。注意药物联合应用的相互作用，并及时采取必要措施，尽可能减少药物的不良反应，提高患者的生活质量。

三阶梯药物疗法见表9-8-18。

非阿片类止痛药主要为解热消炎镇痛药，代表药物包括对乙酰氨基酚、阿司匹林、双氯芬酸盐、加合百服宁、布洛

表9-8-18 三阶梯药物疗法

阶梯	治疗药物
轻度疼痛	非阿片类止痛药 ± 辅助药物
中度疼痛	弱阿片类 ± 非阿片类止痛药 ± 辅助药物
重度疼痛	强阿片类 ± 非阿片类止痛药 ± 辅助药物

芬、芬必得(布洛芬缓释胶囊)、吲哚美辛(消炎痛)、意施丁(吲哚美辛控释片)等。弱阿片类止痛代表药为可待因、强痛定、曲马多、奇曼丁(曲马多缓释片)、双克因(可待因控释片)等。强阿片类止痛药有吗啡片、美菲康(吗啡缓释片)、美施康定(吗啡控释片,可直肠给药)等。辅助药为苯巴比妥、地西泮、氯丙嗪、异丙嗪等。

3. 癌症疼痛的分类和处理 见表9-8-19。

表9-8-19 癌症疼痛的分类和处理

分类的范例	所占比例	主要处理
1. 肿瘤直接引起 肿瘤侵犯骨髓 侵犯或压迫神经组织 空腔器官梗阻或实体器官管道梗阻 血管阻塞或受侵 黏膜溃疡或受侵	70% ~80%	抗肿瘤、手术引流、止痛
2. 与肿瘤相关的综合征 肿瘤副综合征 由活动障碍引起的疼痛(压疮,便秘,大肠或膀胱痉挛) 其他(如治疗后的幻肢痛)	小于10%	抗肿瘤、对症处理、止痛
3. 由治疗或诊断步骤引起 骨髓穿刺,活检,腰椎穿刺手术后疼痛放疗或化疗引起的疼痛(如黏膜炎,周围神经损伤,无感染性坏死)	10%~20%	止痛、对症处理
4. 与肿瘤或治疗无关的疼痛 关节炎、风湿、痛风等	小于10%	止痛

癌症患者精神压力很大,不少患者当得知为癌症后精神可以立即崩溃,病情可急转直下,疼痛阈值下降。

(1)病史和检查:晚期癌症患者一般都经过较长时间的治疗,因此在制订治疗方案前,应详细了解患者发病情况及诊断,特别是有无病理依据、各种特殊检查、治疗经过及结果,目前健康情况以及病变范围等,然后考虑检查和治疗方法。

(2)疼痛的评估:由于疼痛缺乏客观指标,难以制订一个统一的标准,目前临床常用的疼痛评估方法如下:

1)疼痛强度描述量表(verbal rating scale,VRS):通过患者口述描绘评分,让患者根据自身的疼痛强度选择相应关键词。

2)视觉模拟量表(visual analogue scale,VAS):在白纸上画一条10cm的粗直线,一端为无疼痛,另一端为难以忍受

的剧烈疼痛。患者根据自己感受到的疼痛程度,在某一点上表达出来,然后使用直尺测量从起点到患者确定点的直线距离。用测量到的数字表达疼痛的强度。

VAS方法也可以用于评价疼痛缓解的情况,在线的一端标上"疼痛无缓解",另一端标上"疼痛完全缓解"。疼痛的缓解评分是初次疼痛评分减去治疗后的评分。此方法称为疼痛缓解的视觉模拟评分法。

3)0~10数字疼痛强度量表(numerical rating scale,NRS):NRS方法更为直观,患者易于理解和表达,明显减轻了医务人员的负担。

WHO提出的疼痛划分标准比较实用,详见表9-8-20。

表9-8-20 WHO关于疼痛划分标准

0度	不痛
Ⅰ度	轻痛,为间歇痛,可不用药
Ⅱ度	中度痛,为持续痛,影响休息,需用止痛药
Ⅲ度	重度痛,为持续剧痛,不用药不能缓解痛
Ⅳ度	严重痛,为持续剧痛伴血压、脉搏等植物神经系统的变化

(3)疼痛的综合治疗:疼痛治疗应根据病因不同,将原发病、继发病的治疗与镇痛药、麻醉、康复、心理治疗结合起来。治疗包括:

1)抗肿瘤治疗。①手术:包括外科手术、微创介入手术(椎体成形术、消融治疗、放射性粒子植入术);②放疗及核医学治疗;③化疗:包括系统化疗,动脉化疗。

2)药物治疗。①止痛药物治疗;②抑制骨转移药物治疗;③抗感染治疗。

3)神经阻滞或化学毁损治疗。

4)人文关怀。

(4)镇痛措施

1)口服或注射药物镇痛:WHO的三阶梯药物抗癌痛疗法旨在最大限度地控制癌痛。据Ventafridda等应用此法2年的报告,疼痛减少至原来的1/3。平均应用非吗啡类药物时间为19.2天,停用原因中52%为止痛效果不足,42%为副作用。弱麻醉类药平均应用时间为28天。转用强麻醉类药者92%系因弱麻醉药效果不足,8%系因药物副作用所致。平均应用强麻醉性药物时间为46.6天。三阶段用药法有效率达71%,29%的患者需实行神经阻滞术。

2)神经阻滞术:局部镇痛方法。常用的方法为持续硬膜外腔注入阿片类药物、麻醉药或冷冻高渗盐水。硬膜外腔阿片类给药的机制为少量阿片类药透过硬脊膜作用于脊髓神经后角阿片受体,出现节段性镇痛区域,也有部分药物随脑脊液或经血管吸收作用于脑阿片受体起镇痛作用。根据疼痛部位选择硬脊膜外穿刺点,在硬膜外腔留置管3~4cm,药分次推注或采用输液泵持续给药,每注药1次可维持2~8小时,每次吗啡剂量为2~4mg,哌替啶为20~30mg或芬太尼0.05mg溶于5~10ml生理盐水内。阿片类药物可抑制呼吸,

出现在用药后 30~45 分钟,吗啡还可在 4~12 小时后出现迟发呼吸抑制,表现为呼吸减慢、潮气量减少,缺氧发绀,继发心搏骤停。产生尿潴留,一般在 24 小时左右恢复。还可发生皮肤瘙痒、头昏、头痛、疲乏、嗜睡、血压下降等反应。所以用药期间应注意一般表现,如呼吸、脉搏、血压。发现问题及时处理,特别应备有吸氧、辅助呼吸等设备。长期使用也会出现耐药和成瘾。留置管每 3 天换药 1 次,每月更换导管 1 次,可保留长达 2 个月之久。

高秀成对 32 例晚期癌在持续硬膜外注射吗啡 4 mg、乙酰丙嗪(plegicil)30mg 溶于葡萄糖盐水 8ml 作为 1 次量注入,2 种药物联合加强了镇痛效果,避免了单一吗啡的副作用。相建平等对 12 例晚期癌恶痛患者实行硬膜外注射吗啡 3mg 和可乐定 150μg,提示镇痛效果也明显强于单用任何一种药物,并减少了各自的不良反应。局部麻醉药持续性硬膜外给药镇痛,布比卡因每次用药量应为 3mg/kg,利多卡因应 ≤7mg/kg。

3)破坏神经根:胸腰部蛛网膜下(T_2~T_5)阻滞可破坏神经根止痛。晚期癌症患者各种止痛方法皆无效后,可考虑神经根破坏疗法,即蛛网膜下腔注射神经破坏物,如 99.5% 乙醇或 5%~10% 苯酚甘油。如注入苯酚甘油,则患者取患侧在下,侧卧,后倾斜 45°,因苯酚比重为 1.25。以疼痛最明显所支配的脊神经相应的脊突间隙为穿刺点,以 22G 8cm 长穿刺针,针斜面向下刺入蛛网膜下腔,待脑脊液流出后缓慢注入 5%~10% 苯酚甘油 0.2~0.3ml。注入苯酚甘油后患者感到局部发热,疼痛消失,但触觉和运动正常。保持体位 30~60 分钟,术后卧床 24 小时。效果不佳则更换穿刺点,对高位腰神经阻滞,可在 L_2~L_3 或 L_3~L_4 穿刺,取头低位注药。如注射乙醇,患者取患侧在上,侧卧位,前斜卧位 45°,脑脊液流出后,注入无水乙醇 0.5ml。之所以患侧向上系因乙醇的比重为 0.72~0.79,较脑脊液轻(脑脊液比重为 1.006)。每 0.5ml 无水乙醇可阻滞 2 个脊神经节。如拟阻滞 4 个神经节,应分别在 1~2 和 3~4 期间进行。注入速度为 0.1ml/30~60 秒。以上 2 种药物注射过程严防外漏。注药时或注药后常有阻滞部位温热或烧灼感,甚至该区域内有一过性疼痛加重的改变。阻滞效果常在注药后 24 小时完善。

疼痛在盆腔,则经骶蛛网膜下阻滞。外阴、肛门部疼痛,行骶尾阻滞,有可能造成大小便失禁,故事先应向患者及家属说明。操作必须严格,按操作规程施行,切忌在坐位施行。行双侧阻滞时,应隔 3 周后再做对侧。-10℃ 10% 盐水 5~10ml 硬脊膜外推注,氯离子可使脊神经脱鞘,阻滞传导,产生止痛效果。

4)经皮刺激止痛:藤玉兰等报道采用 50% 冰片醇溶液局部外用治疗晚期癌患者疼痛。方法为将冰片 50g 加入 75% 乙醇 100ml 中,配成 50% 冰片醇溶液。使用时用棉球蘸冰片醇液从疼痛部位中点,螺旋式向外涂擦至距离疼痛部边缘 0.5cm 处为止。用药前患者疼痛部位往往有灼热感,涂擦冰片醇后感到凉爽,使疼痛减轻。冰片醇无毒,可随时使用,不会损伤皮肤。

5)精神心理疗法:癌症患者一旦得知自己患有恶性肿瘤,可能很快陷入绝望之中,随之而来的失眠、抑郁、食欲减退造成机体的免疫能力严重下降,病情会急转直下。这种案例临床很常见,因此应积极处理。癌痛者往往具有 4 种心理活动,即恐惧、孤独、焦虑、抑郁,此外还有对家庭、事业的关切。癌症患者最害怕的不是知道自己身患癌症,最害怕和绝望的是病情日渐恶化而没有好转的希望,如果知道通过治疗病情好转、疼痛减轻,癌症患者的恐惧、孤独、焦虑和抑郁也会逐渐减轻消失。患者的生存期主要与以下 5 个方面有关:①患者一般情况;②肿瘤情况;③治疗情况;④患者依从性;⑤患者治疗经费。其中患者一般情况包括饮食、睡眠、免疫功能、基础疾病、心理状态、亲人关怀程度等。因此医护人员应深刻体会患者的痛苦和心理活动,设法减轻患者癌痛,保证患者睡眠,均衡患者饮食,医护人员以及亲朋好友的热心、周到、体贴、耐心定会减轻患者的心理压力,而患者积极的心理状态可以增强机体免疫力,增加治疗依从性,促使患者积极配合治疗,从而延长生命,同时患者积极的心理状态对家属也是莫大安慰,与患者形成良性互动。医务人员应充分了解患者及家属经济状况,将患者有限的治疗经费用在必要的检查和治疗上,避免患者因经费不足而放弃有效的治疗。

6)患者自控镇痛:患者自控镇痛(patient controlled analgesia,PCA)系 20 世纪 70 年代初 Shechgar 根据按需镇痛提出的。指患者感觉疼痛时,主动通过计算机控制的微量泵按压按钮向体内注射医生事先设定的药物剂量进行镇痛。其优点包括:①使用镇痛药物能真正做到及时、迅速;②可以满足不同患者对镇痛药物的个体化需求,具有更大的疼痛缓解程度和更高的患者满意度;③可以减少剂量相关性不良反应发生率;④减少医护人员工作量。PCA 主要装置由 3 部分组成:①注药泵;②自动控制装置;③输注管道。PCA 泵用按钮开关启动,在锁定时间内仅一次有效,达到安全用药。PCA 给药途径包括静脉(静脉患者自控镇痛(patient controlled intravenous analgesia,PCIA)、硬膜外(硬膜外患者自控镇痛(patient controlled epidural analgesia,PCEA)、皮下(皮下患者自控镇痛(patient controlled subcutaneous analgesia,PCSA)、外周神经阻滞(patient controlled nerve analgesia,PCNA)。其中,PCIA 和 PCEA 最为常用。

PCA 临床应用范围和适应证较为广泛,在术后镇痛发挥着主要的作用,但不适用于既往对镇痛药物过敏、年纪过大或过小、精神异常或无法控制按钮及不愿意使用 PCA 的患者。PCA 宜由急性疼痛服务机构(acute pain service,APS)进行全面管理,APS 成员由麻醉科经过专门培训的高年资医师组成。术前由患者或家属办理申请手续,接受 PCA 患者应在术前被告知 PCA 的使用方法和注意事项,使患者了解自己在镇痛治疗中所起的积极作用。APS 医师根据患者情况选择药物,由专职培训的护理师进行药液配制,安装 PCA 泵系统,参数按协定处方标定。医务人员应定时对 PCA 使

第八章 妇科肿瘤的治疗

用情况进行检查和回顾性分析,适时调整相关参数以获得更满意效果。

(二)肠梗阻

晚期妇科肿瘤患者,尤其是晚期卵巢癌患者,肠梗阻可发生在任何部位,还可在多处发生。治疗分为对症治疗、外科手术和介入治疗。①根据病情治疗一般可行胃肠减压、补液及调整电解质紊乱,有的患者可同时应用肾上腺皮质激素数日,但如果合并糖尿病、消化道溃疡、结核病、近期有感染者慎用;②经胃肠减压等对症治疗肠梗阻无法有效缓解,如果患者身体状况允许,可考虑剖腹探查,通过手术切除受肿瘤侵犯的梗阻肠段,或肠造瘘,有条件者应尽量吻合肠管,保持肠道连续性,提高患者生活质量;③无法手术的恶性肠梗阻患者,可尝试用肠梗阻导管治疗。方世明等采用X线引导下鼻-肠梗阻导管治疗不能手术的恶性肠梗阻,小肠和结直肠恶性梗阻的临床治愈率分别为12.7%(20/157)和59.5%(22/37)。不良反应及并发症包括咽部剧痛、肠出血、肠穿孔、导管断裂,严重并发症发生率为4.7%,无死亡相关并发症。

(三)腹水

晚期妇科恶性肿瘤患者大多伴有腹腔转移及恶性腹水。根据腹水形成病因,目前治疗方法有:

1. 利尿药治疗　文献报道有效率仅约44%。一般用于对症治疗,常用螺内酯,或联用呋塞米,注意定期监测血电解质。

2. 腹腔穿刺放液或腹腔置管引流　可迅速缓解腹胀症状,但维持时间短,反复大量穿刺放液有引起有效循环血量降低、低钠血症、肾功能障碍和低白蛋白血症等风险。

3. 腹腔静脉分流术(PVS)　于1974年首次用于治疗肝硬化难治性腹水,以后逐渐用于恶性腹水治疗。PVS包括LeVeen或Denver分流术,可以缓解患者症状同时避免反复腹腔穿刺引起大量蛋白丢失。对反复放液仍不能控制症状,且预计生存期超过1个月者,可考虑行PVS。不适合伴有凝血机制障碍、心力衰竭、肝衰竭、肾衰竭、合并感染、包裹性腹水、乳糜性腹水及腹水蛋白浓度>45g/L的患者。Smith等综合16项研究报道,PVS治疗恶性腹水有效率为75%(283/377),分流管阻塞是失败主要原因,近期阻塞率为26%(91/345),保持通畅的平均时间约3个月。可发生弥散性血管内凝血、肺水肿、肺栓塞、感染等并发症。PVS尚有引起癌细胞播散的潜在风险,发生率5%~7%。

4. 腹腔灌注化疗或热灌注化疗　腹腔热灌注化疗(hyperthermic intraperitoneal chemotherapy,HIPEC)是一种腹腔恶性肿瘤辅助治疗手段。2018年van Driel等的研究表明HIPEC可延长卵巢癌患者的总生存期和无进展生存期。近年来,HIPEC持续受到国内外学者关注,并不断改进技术方法,探索灌注药物、温度、溶剂、时间等,使之成为临床治疗晚期、复发或转移性妇科恶性肿瘤,尤其是卵巢癌的重要辅

助治疗方法。

5. 抗VEGF治疗　血管内皮生长因子(vascular endothelial growth factor,VEGF)是一种具有促血管生成活性的细胞因子,在肿瘤生长、血管生成和转移中起到重要作用,还能通过提高血管通透性,参与恶性腹水发生。近年来有文献报道贝伐珠单抗±腹腔(热)灌注化疗治疗恶性腹水取得良好疗效。

6. 免疫治疗　Sartori等报道,41例恶性腹水患者接受腹腔内IFNα-2b治疗后,其中12例腹水完全消退,15例腹水部分消退,总有效率为59.6%。而对卵巢癌腹水患者,治疗有效率则达到75%。有文献报道,29例难治性恶性腹水患者腹腔内注射TNF治疗,总有效率为76%。其中16例腹水完全消退,6例部分消退。不良反应为发热、寒战、恶心、呕吐和疲乏,但均可忍受。

(四)呼吸困难

呼吸困难原因多为:①胸膜广泛转移,胸腔积液使气管受压,纵隔转移;②大量腹水使横膈上升,活动受限。需针对病因进行治疗,如胸腹腔引流。

(五)输尿管阻塞

妇科恶性肿瘤压迫输尿管可造成输尿管及肾盂积水,外科或介入科可行肾盂造瘘或经皮肾穿输尿管支架成形术。

(六)水肿

下肢水肿可能是由于静脉、淋巴回流受阻,可抬高患肢,穿合适的弹力裤,以利静脉回流。低白蛋白血症可以引起水肿,往往是由患者进食少,营养不良引起,可采取口服甲地孕酮增加患者食欲,给予肠内营养剂,补充白蛋白等措施。大量腹水引起腹压增高、压迫肾,造成患者排尿减少,体液潴留,抽腹水降低腹压可改善由此引起的水肿。

(七)恶病质

恶病质(cachexia)是一种多因素临床综合征,主要表现为进行性体重减轻,肌肉萎缩以及脂肪组织丢失,在晚期肿瘤患者中最为常见。Paul Gregorevic等的研究结果表明,BMP-SMAD1/5/8信号通路失调与神经肌肉接头异常,可促进肿瘤相关的肌肉萎缩和肌肉功能障碍。在CC小鼠模型中,替洛隆可以很好地增强BMP信号通路的活性,显著提升肌肉重量,同时改善运动神经元传递功能障碍,降低关键肌肉萎缩相关基因($Fbxo32$、$Trim63$、$Fbxo30$)的表达水平,有望治疗晚期肿瘤患者的恶病质。

三、介入治疗在晚期妇科肿瘤中的应用

介入治疗在我国起步于20世纪80年代,最早用于肝癌

的治疗,因其高效、微创、可重复等优点,得到了医务工作者以及患者的广泛认可,目前已广泛应用于很多早晚期恶性肿瘤的治疗,比如肝胆肿瘤、呼吸道肿瘤、消化道肿瘤等。妇科恶性肿瘤目前以手术、放疗和化疗等综合治疗为主,近年来介入治疗在晚期妇科恶性肿瘤治疗中显示出非常广阔的应用前景,比如髂内动脉的区域性化疗,椎体成形术,冷冻或热消融治疗,放射性粒子植入术,胆道引流术,神经阻滞或损毁术等,另外也报道髂内动脉化疗联合放射性粒子植入,髂内动脉化疗联合放疗等联合疗法一定程度上提高了临床疗效。

妇科恶性肿瘤静脉化疗时,化疗药物达到肿瘤部位之前已有很多药物分流至肺、脑、上肢、肝脾胰腺等部位,因此真正进入肿瘤区域的化疗药物明显减少,从而降低了药物利用度。而动脉化疗是将导管置于肿瘤供血动脉,直接将化疗药物注入肿瘤区域,因此减少了药物的首过效应、降低了蛋白结合率,提高了药物利用度,大大增加了肿瘤区域的药物浓度。孙秀丽等、张玉勤等的研究表明与静脉化疗相比,通过动脉灌注化疗药物,可以使靶器官内的药物浓度明显提高,而非靶区器官中的药物浓度明显低于静脉化疗时。

【动脉化疗注意事项】
1. 药物选择 根据肿瘤类型选择有效、安全的化疗方案,具体方案详见相关章节。动脉化疗时抗肿瘤药物选择的原则是:①选择肿瘤细胞敏感药物;②选择对肿瘤细胞有直接杀伤作用的药物。环磷酰胺(cyclophosphamide,CTX)和异环磷酰胺(ifosfamide,IFO)需经过肝脏代谢后转化为有抗肿瘤活性的代谢产物才有抗肿瘤作用,因此环磷酰胺、异环磷酰胺不适合经动脉给药;③选择对血管刺激小的化疗药物。某些抗肿瘤药,如长春瑞滨(navelbine,NVB),即便较低的药物浓度血管刺激性也非常大,动脉给药可以引起给药区域的剧烈疼痛,或引起给药区域皮肤、脏器坏死,动脉给药需非常慎重。

2. 药物用量 用静脉化疗同等剂量化疗药物动脉化疗时局部的高血药浓度远远大于化疗药物的起效浓度,因此笔者推荐用静脉化疗剂量的1/2~2/3的剂量,既不损失化疗疗效,同时可以降低化疗毒性,提高患者生活质量,从而缩短化疗间隔,进一步提高化疗疗效。由于降低了单次化疗总剂量,患者的累积化疗毒性较轻,延长了患者可持续化疗时间,因此动脉化疗患者很少因化疗骨髓抑制而终止化疗。这是动脉化疗的另一优势所在。

3. 给药时间 大多数化疗药物是通过被动扩散从细胞膜外转移到细胞膜内,根据Fick第一定律可知肿瘤细胞得到化疗药物的量取决于细胞膜内外浓度差和肿瘤细胞接触化疗药物的时间,浓度差越大,接触时间越长,肿瘤得到化疗药物的量就越大。由于动脉化疗提高了肿瘤区域的药物浓度,因此可以降低给药总剂量,拉长给药时间,提高化疗疗效的同时也可以降低化疗的骨髓抑制程度,骨髓抑制减轻后又可以缩短化疗间隔,进一步提高化疗疗效。

4. 化疗间隔 化疗间隔越短,化疗效果越好。

【动脉化疗的缺点】 ①费用比静脉化疗高,住院时间比静脉化疗长;②介入操作后可能增加局部不良反应,比如疼痛。但是动脉化疗的优势远远超过了动脉化疗的劣势。

(一)髂内动脉化疗

妇科恶性肿瘤的血供多来自髂内动脉。经髂内动脉化疗(internal iliac artery infusion chemotherapy,IIAIC)药物灌注的区域集中于子宫、附件、阴道及其邻近组织,有利于提高疗效,减轻药物全身毒性。如果采用单侧或双侧球囊阻断髂内动脉下动脉化疗,有可能会进一步提高肿瘤区域的化疗药物浓度,延长肿瘤细胞与高浓度化疗药物接触时间,达到提高化疗疗效的目的。髂内动脉化疗可用于局部晚期妇科恶性肿瘤术前新辅助化疗、晚期妇科恶性肿瘤无法手术者、手术切除后肿瘤残余、手术或放疗后复发、静脉化疗效果不佳的患者。对于血供丰富的晚期妇科恶性肿瘤,髂内动脉化疗可以联合栓塞治疗——即化疗栓塞术(transcatheter arterial chemoembolization,TACE),以阻断肿瘤血供抑制肿瘤生长。栓塞剂多为明胶海绵颗粒,其性质柔软,摩擦系数小,吸收缓慢(7~14天内吸收),容易经导管注入。可与抗癌药物溶于生理盐水中经导管注入,也可将抗癌药物和明胶海绵溶解于稀释造影剂中经导管注入,可看到营养肿瘤的终末小动脉闭塞,肿瘤染色消失。由于材料科学的进步,近些年载药微球在临床上逐步得到运用。载药微球是将药物与适宜的载体通过微囊化技术制成不同粒径大小的微球,具有缓释药物、维持较高靶器官药物浓度等优点。目前已上市应用于临床的载药微球粒径30~1 200μm不等,可根据需要加载不同的化疗药物栓塞肿瘤。目前载药微球的缺点是X线下看不见,需要与造影剂混合后,在透视下进行肿瘤栓塞,如果选择载药微球粒径过小、栓塞方法不得当,容易造成异位栓塞,需要介入医生有非常丰富的临床经验才能避免。

高燕等发现早期宫颈癌术前髂内动脉栓塞灌注化疗与对照组(全身静脉化疗组)相比可以显著降低早期宫颈癌组织的转录因子Ets异基因5(*ETV5*)、基质金属蛋白酶-7(MMP-7)、低氧诱导因子1α(HIF-1α)及Shrew-1蛋白表达水平;蒋瑜等比较子宫动脉术前灌注化疗和静脉新辅助化疗治疗局部晚期宫颈癌,发现动脉化疗组和静脉化疗组在阴道切缘阳性率、子宫旁阳性率、脉管浸润率、淋巴结阳性率方面均无统计学意义,但是动脉化疗组局部病灶缩小有效率、子宫颈深层间质浸润率、胃肠道反应发生率、骨髓抑制率方面优于静脉化疗组,差异有统计学意义,以上研究提示髂内动脉化疗栓塞比静脉化疗更加有效。高万勤等采用髂内动脉持续灌注化疗治疗47例妇科恶性肿瘤,其中36例宫颈癌(Ⅱb~Ⅳ期),6例卵巢癌(Ⅲ~Ⅳ期),5例子宫内膜癌(Ⅲ期),结果47例中完全缓解1例,部分缓解44例,稳定2例,总有效率95%,提示髂内动脉持续灌注化疗在妇科恶性肿瘤治疗方面可能有很好的疗效。蔡丽萍等采用髂内动脉化疗栓塞或髂内动脉灌注化疗治疗中晚期宫颈癌61例,获得根治手术 46 例（46/61，75.4%），其中化疗栓塞组获得根治手术 84.6%（33/39），灌注化疗组 59.1%（13/22），术中出血量化疗栓塞组少于灌注化疗组，两组比较根治性手术率及术中出血量均有显著性差异（$P<0.05$）。Motoyama S 等采用盆腔隔离灌注化疗技术（球囊阻断下腔静脉化疗药物体外过滤后回输）通过子宫动脉灌注高剂量顺铂（$140\sim240mg/m^2$）治疗 20 例晚期宫颈癌患者，无严重不良反应，17 例患者降期，其中 14 例获得根治性切除，中位随访 42 个月，其中 3 例死于原发病进展，9 例无复发生存，2 例带瘤生存，提示这项技术在临床上具有良好的应用前景。

综上所述，髂内动脉或子宫动脉化疗栓塞/灌注化疗优于静脉化疗，可以减少术中出血量，提高根治性手术率及患者生存率，但是目前临床应用还不够普及，尚缺乏大样本、多中心循证医学证据。

髂内动脉化疗的适应证、禁忌证基本同静脉化疗，特别要注意的是介入治疗时用的化疗药物、造影剂有可能进一步加重患者原有的骨髓抑制、肝肾功不全等，因此介入前要充分评估介入风险。

髂内动脉化疗栓塞的并发症：分为介入操作相关并发症和动脉化疗相关并发症。介入操作相关并发症包括局部疼痛、酸胀、穿刺部位的出血、血肿、给药区域皮肤局部红肿、坏死、血栓、感染、给药区域脏器损伤等。只要术中精细操作，遵循介入治疗原则，大多患者耐受良好，不会引起临床严重并发症。动脉化疗相关并发症，包括恶心、呕吐、发热、疼痛、骨髓抑制、肝肾功损伤等，与髂内动脉化疗应用的化疗药物及剂量有关。

（二）胆道引流术及胆道支架

晚期妇科恶性肿瘤患者有可能因为肝转移或腹腔转移淋巴结压迫胆道引起梗阻性黄疸，对患者的危害极大，重者很快出现肝肾功衰竭或合并化脓性胆管炎，患者中位生存期 2~3 个月，一旦出现临床上应积极采用经皮肝穿刺胆道引流术（percutaneous transhepatic cholangio-drainage，PTCD）或胆道支架解除梗阻性黄疸。

1. 梗阻性黄疸的临床表现 ①尿色加深、皮肤巩膜黄染，大便颜色变浅，如果胆道完全梗阻，大便呈陶土色；②皮肤瘙痒；③厌食、恶心、乏力等；④发生胆道感染或脓毒血症时可伴有发热症状。

胆道梗阻根据梗阻部位不同可分为高位梗阻和低位梗阻。高位梗阻指梗阻点位于肝总管及以上水平，低位梗阻指位于胆囊管汇入点远端的胆道梗阻。低位胆道梗阻通常放置一根引流管即可获得很好的降黄效果，而高位胆道梗阻多支受累胆管互不相通，临床可根据患者具体病情放置多根引流管。根据胆道引流方式不同分为①胆道外引流：胆道引流管侧孔全部在胆管内，通过胆道引流将胆汁全部引流至体外；②胆道内外引流：胆道引流管通过壶腹部，引流管侧孔部分在小肠内部分在胆管内，胆汁既可以引流至小肠内，也可

以引流至体外。

2. 胆道引流术适应证 ①无外科手术适应证的恶性梗阻性黄疸；②化脓性胆管炎；③胆瘘，可通过置管引流促进瘘口愈合。

3. 胆道引流术禁忌证 ①严重凝血障碍：比如肝功能衰竭，肿瘤恶病质等；②严重血小板减少症：肝硬化严重脾亢化放疗后严重血小板减少；③广泛胆管内癌栓；④梗黄合并大量腹水属相对禁忌证，可在利尿及放腹水同时行胆道穿刺引流；⑤黄疸合并凝血功能明显障碍：也是相对禁忌证，可在超声引导下进行胆道穿刺，争取一次成功。

4. 胆道引流术前预处理

（1）大量腹水：利尿、放腹水，恶性腹水可考虑放腹水后腹腔灌注化疗联合贝伐珠单抗腹腔灌注。

（2）凝血功能差：补充维生素 K，给予新鲜冰冻血浆。

（3）抗炎：根据患者病情，评估抗炎必要性。梗阻时间短，无发热，没有必要给予抗生素。

（4）镇静：紧张患者可以镇静。

（5）抗过敏：有过造影剂特异质反应的患者提前抗过敏预处理。

5. 胆道引流术或胆道支架原则

（1）引流尽可能覆盖全肝区域，必要时可采用双或多支引流，或双侧胆道支架。

（2）引流管所有侧孔在胆管内，避免部分侧孔在肝实质内。

（3）肿瘤未侵犯壶腹（壶腹功能正常），尽量不开放壶腹。

（4）引流管每 3 个月更换 1 次，因此引流管直径选择宜从小到大。

（5）以下情况宜做外引流，不宜胆道支架或内外引流。

1）外科术前减黄。

2）患者耐受性较差，首选外引流，缩短操作时间。

3）伴小肠梗阻时。

（6）以下情况宜先外引流，择期行胆道支架。

1）梗阻急性期，胆道有水肿，导丝难以通过狭窄段时。

2）胆汁呈墨绿色并混有很多沉渣时。

3）化脓性胆管炎或抽出脓性胆汁时，先外引流，待胆道感染控制后择期放胆道支架。

（7）裸支架和覆膜支架：推荐选择裸支架，文献报道覆膜支架并不比裸支架更有优势。

（8）支架务必覆盖胆管狭窄段全程。

6. 胆道引流术的并发症

（1）出血：包括胆道出血、胸腹壁出血（或血肿）。

（2）疼痛。

（3）感染：包括胆道感染、穿刺部位感染、全身感染等。

（4）胆瘘、胆汁性腹膜炎。

（5）胆心反射。

（6）胰腺炎。

（7）气胸、血气胸等。

（三）椎体成形术

椎体成形术全称为经皮穿刺椎体成形术（percutaneous vertebro plasty，PVP），属于微创手术，是通过向病变椎体内注入骨水泥（聚丙烯酸甲酯，polymethylacrylate，PMMA）或人工骨达到强化椎体的技术。1984年由Deramond发明并首次应用，1987年法国医师Galibert首次应用于椎体血管瘤的治疗，1994年美国首次报道将PVP应用于骨质疏松性椎体骨折的治疗。目前PVP经常用于恶性肿瘤椎体转移引起的疼痛，既可以支撑椎体、防止椎体进一步破坏塌陷，同时骨水泥聚合反应放热与毒性作用破坏椎体内的神经末梢及骨转移灶内肿瘤细胞。

1. PVP的适应证

（1）骨质疏松症椎体压缩骨折。

（2）椎体转移瘤：①椎体转移性肿瘤引起局部难以忍受的疼痛、需以止痛剂维持者，或合并有椎体病理性压缩骨折者；②无症状溶骨型椎体转移肿瘤者，可行PVP治疗。

（3）椎体骨髓瘤：适应证选择原则同椎体转移性肿瘤。

（4）椎体血管瘤：适用于进展性椎体血管瘤。

2. PVP的禁忌证

（1）绝对禁忌证：①椎体结核、细菌感染；②出凝血功能严重障碍，且无法纠正。

（2）相对禁忌证：①椎体后缘骨质破坏广泛、较大范围不完整；②椎体压缩程度超过75%，预计无穿刺入路；③椎体转移肿瘤为成骨型且合并椎弓根明显成骨硬化，预计穿刺困难；④出凝血功能障碍，有出血倾向。

3. PVP并发症　可以分为术中和术后并发症。

（1）术中并发症：①骨水泥渗漏；②骨水泥异位栓塞；③脂肪栓塞；④一过性低血压；⑤椎体附件骨折。

（2）术后并发症：①邻近椎体骨折；②术后疼痛加重；③感染。

（陈　辉）

第六节　妇科恶性肿瘤的支持治疗

妇科恶性肿瘤的支持治疗主要包括晚期肿瘤引起的疼痛、放疗或化疗引起的恶心呕吐、骨髓抑制和与癌症相关的感染、深静脉栓塞/肺栓塞的防治和营养支持等问题，其中晚期癌症疼痛的诊治已在其他章节阐述。妇科恶性肿瘤无论是手术或辅助治疗时，患者的液体、电解质失衡或营养不良皆需积极纠正，且必须首先予以处理，故将围手术期的液体治疗和营养支持治疗也列入本节范围阐述。

一、围手术期的液体治疗

（一）妇科肿瘤患者液体和电解质平衡的相关问题

成人平均体液总量约占体重的60%，包括细胞内液40%、组织间液15%和血管内液5%。当体液丢失10%时为重度脱水，体液丢失20%时可能有生命危险。

对妇科简单的中-小手术，如卵巢囊肿和子宫肌瘤等手术，由于患者术前病情较轻，且多为择期手术，手术范围局限，禁食时间短，手术创伤小，生命器官功能多在正常范围。因此，不需要专题阐述液体治疗。这些患者虽然在术中进行了一定的输液，主要是为开放静脉通道，以备麻醉意外及抢救用。术后胃肠蠕动恢复后，即可开始进食。一般若无相关并发症发生，临床上很少因围手术期液体而出现问题。即使围手术期液体治疗有缺点和不足，机体因具有良好的储备功能，也足以进行调节补偿。临床一般常规记录患者出入量，对尿、粪、出汗、引流液、出血量、非显性失水量和内生氧化水等初步

评估，医师多根据正常人体所需液体量和排出量，进行输液量估算。虽然与机体实际情况有一定距离，但主要有赖于机体的自我调节和生命器官的代偿能力来维持内环境的稳定。

术前危重病例或合并重要器官功能不全、或已存在体液和电解质明显失衡的病例，在施行大手术时，术前需要进行肠道准备、导泻药的应用及药物性呕吐和利尿剂使用等，发生循环系统并发症可能性增加，临床医师若未重视对液体和电解质失衡的纠正，可能致细胞外液不足。在手术麻醉开始，就有可能出现低血容量，甚至不能按计划进行手术。此种情况多见于妇科恶性肿瘤晚期患者，长期不能正常进食，且每日补液量不足，尤其应用高渗葡萄糖液且补钾不足者，易导致低钾血症；或患者伴有大量胸、腹水；或老年病例有心、肾和肺功能衰退；或伴随基础疾病如糖尿病、慢性阻塞性肺疾病等。临床医师须了解正常人体的总体水、细胞外液和细胞内液、非显性失水和显性失水、尿量和尿毫渗量关系，体液中电解质的调节与酸碱平衡的变化、血气分析及血细胞比容等，积极进行液体支持治疗。

（二）液体和电解质常见测定指标及失衡的判断

1. 病史　是判断液体和电解质失衡最重要和最迅速的根据。晚期卵巢癌患者，伴有腹水，长期不能正常进食者，若每天单纯输液成分主要为葡萄糖和氯化钠液，通过详细询问病史，则可对电解质低钾作出初步判断。

2. 尿量　尿量是判断失水的重要信号。尿量可因输注高渗葡萄糖而增加，且比重也增高，易误认为正常，因而测

定尿比重、尿肌酐和尿钠浓度显得十分重要。

除一些药物、造影剂、高渗葡萄糖影响外，尿比重与尿毫渗量具有良好相关性。尿比重 1.008 时，尿毫渗量为 300mOsm/L，与血清为等渗；比重 1.010 时为 400mOsm/L；比重 1.025 时为 800mOsm/L。正常人每日从尿排出固体物质如肌酐、尿素达 40g，每克最少以 15ml 水将其溶解排出。如果每 24 小时尿量为 600ml，此时尿毫渗量将高达 1 400mOsm/L，比重达 1.035。因此，每 24 小时尿量 <600ml 称为少尿，持续少尿可发生尿毒症。即使每日排尿 1 500ml，若比重固定在 1.010，则长时间后仍因不能完全排出含氮代谢产物而发生尿毒症。

肾是维持液体平衡的最重要脏器。目前反映肾功能的指标包括血清尿素氮、肌酐值及肾小球滤过率（glomerular filtration rate，GFR）和血清胱抑素-C（cystatin-C）。临床患者尿量不足时，应进行肾功能指标测定。但注意肌酐值受很多因素影响，如老年、慢性病、营养不良、肌肉瘦弱可使肌酐值下降，以致误认为肾功能良好。根据血清肌酐值按肾病膳食改良试验计算求得的肾小球滤过率，往往高估 GFR 值。目前，测定血清胱抑素-C 可直接代表 GFR，因它是人体有核细胞产生的半胱氨酸蛋白酶抑制剂，能被肾小球完全滤过。正常健康成人血清胱抑素-C 值为 0.53~0.95mg/L，当达到 2.0mg/L 时，提示严重肾功能不全，因为此时 GFR 已经 ≤30ml/min。测定尿胱抑素-C 值则是判断肾小管功能的良好指标，因胱抑素-C 在近端肾小管基本上完全分解。正常尿胱抑素-C 值为（0.096±0.044）mg/L，肾小管损害时，尿胱抑素-C 浓度可上升数十倍，达（4.31±3.85）mg/L。

3. 液体排出量的估算 显性失水中呕吐物、尿量、各种体腔引流液量可正确记录，而出汗量则较难估算。明显大汗时，失水量可达 1 000ml，含钠量 3~50mmol/L，故为低渗。非显性失水为纯水丧失，体温正常者，在室温条件下，皮肤、呼吸道蒸发量为 500ml/（m^2·24h）；腹部大手术时，腹腔和暴露肠区蒸发量一般为 200ml/h 左右；气管切开时，若不用呼吸机，任其自主通气，则蒸发丧失纯水达 1 000~1 500ml/24h，此种失水常被医护人员忽视，若患者神志清醒，尚有渴感要求饮水解渴，而昏迷无力表达的危重病例则易发生过度非显性失水后的高渗失水，表现为血钠升高；发热病例体温每升高 1℃，可增加非显性失水 12%。

4. 液体治疗中的正负平衡 当患者发生低血流灌注、缺氧，或腹腔严重感染，或手术广泛剥离、施行肿瘤根治性手术时，皆可引发一系列炎性介质释放，其反复激活的后果使内皮细胞受损，不但局部出现炎性渗出反应，且重症时全身血管毛细血管床都有渗出反应，称全身性炎性反应综合征（systemic inflammatory response syndrome，SIRS）。结果是毛细血管内液渗出，血管内体液转移至组织间隙，导致血液浓缩，回心血量不足，此种情况唯有快速输入足量平衡液以补充回心血量和纠正血液浓缩。但由于 SIRS 的存在，使输入液体持续自血管内移到组织间隙，同时由于缺氧而造成的

ATP 泵功能不全，也使部分水和钠进入细胞内，故此时必然出现液体正平衡，即输入液量大于排出量。临床表现全身水肿，甚至眼睑和球结膜水肿，体重明显上升，以至临床医师认为"输液过多"，此时判断回心血量不足和血液浓缩是否已被纠正是决定继续输液的关键。如果创伤和感染被控制，则有望 48 小时后 SIRS 得以消退，则液体治疗中的正平衡可转为负平衡，即每日输入量远远低于排出量，标志着病情逆转，肾排泄和肺泡弥散通气功能逐渐恢复正常，患者可迅速度过危重手术关。因此，临床医师对于危重病例在围手术期表现液体正负平衡现象的理解和判断极为重要。

5. 血清钠浓度异常 低钠血症多由于细胞外液相对增加引起稀释性低血钠所造成，围手术期液体治疗中出现低钠血症多因无钠液体补充过多，由于其总体钠并不减少，且多因钠增多，该情况不应补钠，围手术期低钠血症急性出现时，若存在水潴留可用呋塞米利尿。

高钠血症是对非显性失水和大量出汗估计不足所致。高钠血症时多有高渗失水，患者主诉重度口渴，是诊断高渗失水的最好信号，此时细胞外液缺失已使尿量下降，绝不能用渗透性利尿剂加重之，而宜将等渗葡萄糖液和平衡液等量混合后输注，使血钠下降，但下降幅度 24 小时内不超过 12mmol/L。

6. 血清钾浓度异常 正常人每千克体重需 1mmol 钾，每克氯化钾提供钾量 13.5mmol。低钾血症多由于摄入量不足、进行无钾输液所致；应激状态下排钾量增多，呕吐和腹泻时增加排钾量，过度通气引起呼吸性碱中毒可加重低钾血症。正常肾脏具有强大的排钾能力，尿量足够时每日可排出 700mmol 钾，约相当于 51.47g 氯化钾中的钾量。因此，临床大多晚期卵巢癌病例伴发低钾血症。

低钾血症时只有补充钾才能逆转，纠正低钾所需时间与病史中缺钾时间长短和缺钾程度相关，因细胞外液中钾仅占总体钾的 2%，故需每日给氯化钾 6~8g 数天以上时间，才能逐步纠正重度低钾血症。

危重病例并发酸中毒时，大都伴有血钾浓度上升，而碱中毒大都伴有血钾下降。老年妇科恶性肿瘤易并发肾功能不全，则钾离子、氢离子和水皆难以排出，急诊血液透析治疗目的是排出水、钾离子和氢离子，否则任一成份的异常皆可危及生命。

（三）围手术期的液体治疗

围手术期液体治疗的原则是补充足够的细胞外液，保持每小时尿量 ≥50ml，稳定 Hct 于 0.30，以避免低血流灌注，维持良好的肾小球滤过率。

1. 术前液体治疗 妇科肿瘤择期大手术前需行结肠准备，要求流质饮食，甘露醇和生理盐水顺行性灌肠或做清洁灌肠。肠道准备和限制饮食常引起不同程度的失水，致细胞外液量不足，若未纠正则在麻醉或手术开始时即出现低血压、心率快和少尿。若术前日补充细胞外液，在导泻结束后

均匀缓慢输入平衡液 2 000~3 000ml 即可避免发生。术前日只能纠正细胞外液不足，而低钾血症、低蛋白血症和营养不良皆需数天至数周以上时间才能改善。

2. 术中液体治疗 手术日禁食，输入液量皆应记录，但丢失体液不易准确计量，只能估算。例如手术失血量，切除组织湿重，其他显性失水为尿液、引流液。非显性失水除皮肤、呼吸、手术野创面或腹膜表面蒸发量外，影响回心血流量的还包括局部或全身炎性反应引起渗液，导致局部组织水肿和液体转移至组织间隙。这部分体液在手术应激期移出血管外，部分进入细胞内，必须等待度过应激期，毛细血管通透功能恢复，才又返回进入血管内，肾功能正常即可排出，表现为多尿，加上其他排出液量则明显超过当日输入液量，即为液体负平衡。

术中输液量根据维持每小时尿量≥50ml 要求补充。术中输液种类以平衡液为主，不宜用葡萄糖液。因为在手术应激情况下，即使患者并无糖尿病或糖不耐受情况，也可能出现血糖异常升高。在输注葡萄糖后引起高渗利尿，大量尿液使医师误认输液足够，从而掩盖了血容量和细胞外液量不足的实质。因此，即使需补充 5% 葡萄糖液，仍宜用平衡液稀释 1 倍后输入。

术中输血应根据失血量和血细胞比容（hematocrit, Hct）决定。有经验医师估计术中失血量，往往距实际相差不超过 200ml；根据出血多少输血多少的原则来指导补血量。女性全身血量约占体重的 8%，术中急性失血可用平衡液 3 倍量快速补入，不可被动等待配血后再输血，也不可只用血管收缩药提升血压，否则有害无益。补血量最好根据 Hct 决定，Hct 0.30 时不需输血。因此时微循环中营养毛细血管皆开放，组织供氧为最佳峰值；Hct 0.25 时考虑输血；Hct 0.20 时必须输血。Hct 超过术前水平时往往提示为血液浓缩，大多出现在手术结束之际，主要由于 SIRS 出现使体液转移至组织间隙，而输入平衡液量不足所致。

3. 术后液体治疗 广泛性子宫切除大手术后第 1 日，液体治疗仍为正平衡，因此扣除液体入量 1 000ml 左右；术后 48 小时后转为负平衡，血糖也开始回落。一般子宫全切术等手术并无上述现象，故只需按出量计算入量。无论如何，术后应记录尿量 3 天，输液量应根据尿量调整，尿量 < 1 500ml/d 时，提示输液量不足，审查原因后增加补液量。术后连续测定 Hct，其升高可提示血液浓缩，其值下降则提示血液稀释，从而指导液体治疗。

术后第 1 日除非发生酸中毒、休克和肾功能不全外；常规补钾量为氯化钾 4~5g。静脉内营养支持必须待术后 48 小时液体负平衡出现，血糖已降为正常时进行，否则还应延迟。

二、围手术期的营养支持

营养支持是肿瘤治疗中的重要环节。晚期卵巢癌 75% 的患者最后易出现恶病质，包括体重迅速下降和器官功能不全。手术、化疗或放疗等措施皆可引起患者各系统病理生理变化，包括蛋白质和热量摄入不足，分解代谢增高，导致营养不良及机体免疫功能下降。在实施肿瘤手术后，可能引起系列并发症，致预后恶化，死亡率增加。目前显示围手术期和术后的肠内和肠外营养支持，可能并不延长生存时间，但可改善患者的营养状态，提高患者生命质量。

（一）营养不良评估

评估恶性肿瘤患者营养不良采用实际体重与理想体重之比来判断。理想体重根据 1999 年中国标准出版社《中国成年人体质测定标准指南》，即可查得相应年龄、身高患者的健康时理想体重，此值与从病史询问所得的平时健康时体重相比较，差别无显著性，呈良好一致性。指南包括 18~60 岁男性和 18~55 岁女性的体重上限、下限和平均值。

妇科肿瘤专家通过病史及检查，即能提供快速和可信的营养状况初步评估。病史中近 3~6 个月内体重下降 10% 或 5 日以上呈饥饿状态，即可认为有营养不良风险；持续半个月或以上时间的高分解代谢状态而进食量少病例也应认为有营养不良存在。癌症患者术后，尤其进行化疗或放疗病例，每日摄入量应与建议每日摄取量（recommendatory daily intake, RDI）相比较而了解其差额。检查血清蛋白、前白蛋白和转铁蛋白有助于诊断。血清蛋白降低是营养不良标志，但不够敏感，因白蛋白的半衰期长达 17~20 日，只有营养不良持续时间较长者才显著下降。白蛋白 <35g/L 提示有营养不良；≤28g/L 为中度营养不良；<20g/L 为重度营养不良。前白蛋白和转铁蛋白半衰期短，故较白蛋白浓度变化敏感，但机体缺铁时转铁蛋白值下降应考虑入内。转铁蛋白 ≤1.5g/L 为中度营养不良；<1.0g/L 为重度营养不良。

关于恶性肿瘤所致蛋白质-能量营养不良程度的测定则需采用患者总体主观评分法（the scored patient-generated subjective global assessment, PG-SGA）。PG-SGA 的总体评定内容包括①体重：无丢失，为营养良好；1 个月内减低 5% 或 6 个月内减低 10%，为中度营养不良；1 个月内减低 >5% 或 6 个月内减低 >10%，为重度营养不良；②进食状况：无改变；减少；严重减少；③营养不良症状：无症状；纳差、恶心、饱胀、便秘；无食欲、呕吐、腹痛、腹泻；④活动功能：正常不受限制；活动能力减半；很少离床活动；⑤理学检查：应检查脂肪储量、肌肉状态和体液状态（水肿、腹水），分别给以评级。根据上述不同程度变化，PG-SGA 总体评定分为 3 级：A 级提示营养良好；B 级为中度营养不良；C 级为重度营养不良（可参考后列相关文献）。

（二）营养需要的估算

营养支持的目的是提供必要的营养底物以维持细胞、组织和器官的代谢与功能。因此，必须考虑每日摄入能量、蛋白质、电解质、微量元素及液体的需要量。

1. 能量 可简单地用体重估算或用 Harris-Benedict

（H-B）公式计算能量需要。

（1）体重估算法：每日每千克体重需提供104.6~146.4kJ，适用于非危重病例或短期施行营养支持者。

（2）H-B公式：先按公式算出基础能量消耗（basal energy expenditure，BEE），再乘以校正系数，即为实际能量消耗，也即每日营养液应提供的热量。

H-B公式为：BEE（女性）=65.6+9.6W+1.7H−4.7A

其中W指体重（kg），H指身高（cm），A指年龄（岁）。常用校正系数：中等手术的校正系数为1.10；大手术为1.10~1.20；体温>37℃时每升高1℃，校正系数增加0.12；脓毒症时为1.2~1.3。

能量需要可用葡萄糖和脂肪乳提供，所用脂肪乳应包括人体必需脂肪酸，即软脂油酸、油酸、亚油酸和亚麻油酸，最重要的是亚油酸，肠外营养应用的10%~20%或30%脂肪乳。单纯用葡萄糖作为能量来源，易引起高糖血症。此因糖代谢过程受胰岛素的控制，一般糖的利用率为5mg/（kg·min），高渗糖的输入常超过此限度，遂引起高血糖和糖尿。糖与脂质平衡的肠外营养是指所用脂肪乳提供40%~50%热量，其优点是能防止必需脂肪酸缺乏和高血糖症的发生。

2. 蛋白质 营养良好的个体必须保证足够的能量和蛋白质饮食。对于营养不良病例，氮平衡的维持主要由蛋白质提供。正常人每日每千克体重需氮量为0.16~0.24g。供应的蛋白质应保证含有8种必需氨基酸，即赖氨酸、色氨酸、苯丙氨酸、蛋氨酸、苏氨酸、亮氨酸、异亮氨酸及缬氨酸。所需总量为每日每千克体重1g氨基酸。

3. 维生素和微量元素 人体必需微量元素有13种，最主要是铁、锌、铜、铬、硒、碘、钴等。肠外营养时，多种维生素量常高于肠内营养用量，因其不直接通过肝而迅速被肾排出。

4. 水和电解质 全肠外营养时应特别注意补钾。此因分解代谢时，钾离子从细胞内转移至细胞外液，经尿丢失多；于合成代谢阶段，钾离子又转移至细胞内，对钾的需求也大。一般要求每日补充4184kJ（1000kcal）时，需补钾1mmol/（kg·d）。此外，还应注意补磷，因合成代谢时磷需要量增加，每日补充甘油磷酸钠10~20ml。血磷正常值为0.9~1.5mmol/L。液体量的补充应个体化，正常人每日需要40ml/kg。

（三）手术前后的营养支持

妇科恶性肿瘤病例大手术前后，化疗或放疗病例胃肠道反应重、进食少，或全身衰竭病例，应考虑营养支持。

1. 术前营养支持 其目的是改善机体营养不良，使免疫功能有所恢复，从而手术后并发症率下降或易于控制。但恶性肿瘤患者术前往往不可能得到理想和足够的营养支持，因其是一种择期手术。一般采用术前7~10日的短期肠外营养支持，若能允许2~3周的营养支持，则有可能恢复正氮平衡。术前输注白蛋白作为营养支持是不正确的，实施肠外营养时应该采用大塑料输液袋将脂肪乳剂、葡萄糖和氨基酸混合后经周围静脉给予，则使葡萄糖浓度不超过4%，避免

高血糖带来的利尿作用；脂肪乳剂与葡萄糖共同构成双重能源系统，所提供的热量称非蛋白热量，两者组成不同的比值。因饥饿状态机体对葡萄糖利用率高，而应激状态机体对输注葡萄糖负荷能力差，双重能源营养可使不良反应减少。营养支持前应计算热量和补氮量。

2. 术后营养支持 肠外营养应在术后36~48小时开始，此时手术和麻醉应激反应已回落，液体和电解质失衡已纠正，循环和血容量也已稳定。术后严重腹腔感染或并发肠梗阻不能进食时，必须用全静脉营养维持营养状况。

（四）营养支持的临床应用

临床营养支持包括肠外营养（parenteral nutrition，PN）和肠内营养（enteral nutrition，EN）。

肠内营养通过口服或管饲给予，优点是实施简便，费用低，并发症少，但当患者出现肠梗阻或腹膜炎时，则必须肠外营养。肠外营养支持短于2周者用周围静脉输注；如果长于30天，则通过锁骨下静脉插管行中心静脉输注。

1. 肠内营养

（1）适应证：适用于围手术期的营养补充。肿瘤化疗或放疗的支持以及胃肠道疾病时，目的是提高患者营养状况，减少患病率。

（2）禁忌证：肠梗阻或严重腹腔内感染。

（3）方案及配制：肠内营养混悬乳化液。肠内营养由先行分解的氨基酸、单糖、必需脂肪酸、水、电解质、微量元素、维生素及适量纤维素组成。其特点是低渣，易成为流质，含所有必需营养素，患者仅需有最小消化能力。

常规肠内营养液为高渗溶液，一次性推注可引起胃内潴留、恶心、呕吐和腹泻，用输液泵均匀给予即可避免。

（4）输入途径：肠内供给途径包括鼻胃管、鼻十二指肠管或鼻空肠置管。现鼻胃管不常用，因易胃食管反流引起误吸而导致肺炎的可能。常用的鼻十二指肠管和鼻空肠管是一种专用导管，送入胃腔后，拔去支撑钢丝，则导管末端卷曲成螺旋状，随胃壁蠕动自然通过幽门进入十二指肠，一般3天后达空肠。

长期营养病例，经腹壁置入。即在手术时置管，在Treitz韧带处针刺肠壁，经肌层一段距离入肠腔，然后将导管置入肠腔内30cm，用可吸收线固定于此韧带上，然后至左腹壁引出体外。

（5）EN注意要点：EN患者取半卧位（30°）可减少误吸。

必须用泵定量24小时恒速输注，开始时用4.2kJ/ml浓度，以20ml/h输入，此后每日增加10ml/h，可递增至40~70ml/h。若胃肠功能丧失时间较长，则将营养液稀释至2.1kJ/ml或采用低热量方案，然后根据需要增加。当用较高浓度或高渗营养液方案时，则需补充液体防止失水。

营养液要求保持无菌，室温下易污染，要求家属用空针抽取注入是典型的不规范操作。肠内营养只能灌注营养液，不能灌注其他食物，否则易发生阻塞，每日用生理盐水泵入

清洗。肠内营养需给药时,将药物研制成溶液,待肠内营养液停止 15 分钟后输入,给药前后均用清水 30ml 冲洗导管。

（6）常见并发症:最常见的并发症是导管阻塞,故应定期用温水冲洗。最危险的并发症是肺误吸,多由于胃排空障碍引起,故应监测胃潴留。

胃肠道不耐受可引起腹泻,原因常是胃肠道黏膜萎缩或为高渗液方案,或没有均匀定量泵入(≥22h/d 输注)或营养液污染。应针对原因预防。长期肠内营养也可发生便秘。鼻胃管肠内营养液异味可引起恶心、呕吐,现多用鼻空肠置管营养无此弊端。

2. 肠外营养 指从静脉给予葡萄糖、复合氨基酸和脂肪乳剂。

（1）适应证:持续性无胃肠道功能造成营养不良可能时即为指征。

（2）禁忌证:黄疸病例不用脂肪乳剂。

（3）方案及配制:肠外营养时最佳氮的来源是 L-氨基酸。人体蛋白质由 20 种不同的氨基酸组成,其中 12 种可由人体合成,为非必需氨基酸;8 种必须经外界提供,为必需氨基酸。对肾功能衰竭患者,组氨酸不能有效合成;肝功能衰竭和新生儿则酪氨酸和半胱氨酸合成减少,故称为半必需氨基酸。支链氨基酸(branch chain aminoacid,BCAA)是指异亮氨酸、亮氨酸和缬氨酸,被认为具有特殊蛋白质效应,在肝病时能改善脑症状。

肠外营养时最佳的非蛋白能量来源是糖和脂肪组成的双能源,除能提供平衡热量输入外,尚能减少单一输注葡萄糖产生的危险性。当葡萄糖供应达到人体三羧酸循环所能氧化的最大量时,过多的葡萄糖就被转化为脂肪酸,一部分贮存在脂肪组织中,一部分沉积于肝内导致肝的脂肪浸润。糖氧化产生的 CO_2 量多于脂肪酸所产生的 CO_2,同时耗氧量也增加。此外,过多的葡萄糖易发生高血糖症。

肠外营养尤其全静脉营养(total parenteral nutrition, TPN),除给予氨基酸、脂肪酸和葡萄糖外,尚需补充维生素和矿物质,以维护机体的正常生理功能。已知维生素 A、B、C、D、E、K 必不可少,如缺乏维生素 E 可致红细胞损伤或脑软化;缺乏维生素 K 则致凝血酶原活性降低、有出血倾向。

（4）输注途径及营养配方

1）周围静脉输注:适用于短期营养支持。

目前配方皆为等渗液,市售的配制成品是三升袋包装,使用时撕开中隔,即将所有营养液以"全合一"方式混合在 3L 输液袋内,提供氮 0.08g/(kg·d),非蛋白热量 5 857.6~7 531.2kJ,约 125.5kJ/(kg·d),热量中葡萄糖提供的约占 60%,脂肪乳剂约占 40%。液体 2 500~3 000ml。采用等渗的脂肪乳剂为主要营养液。

2）中心静脉输注:适用于长期营养支持,可用高渗营养液。

监测内容:正确记录液体平衡,每周测体重。TPR 每 4 小时 1 次,直至病情稳定。测血糖每 6 小时 1 次,共 2 天,病情稳定后改为每日 2 次,然后每周 2 次。肾功能及电解质测定每日 1 次,稳定后每周 1~3 次。肝功能每周 1~2 次。需要时测定尿氨和尿素排出量。全血象检查每日 1 次,稳定后每周 2 次。

（5）常见并发症

1）导管相关并发症:肠外营养主要问题之一也是感染,中心静脉导管是主要感染源,严格无菌操作可预防发生。

2）糖代谢并发症:由于营养液输注过快,或患者在应激状态下出现胰岛素阻抗,可引起血糖升高。肠外营养时用脂肪乳剂和葡萄糖双能源即已减少葡萄糖用量,如果发生高糖血症,可用胰岛素静脉持续微泵输注。

（6）PN 注意点

1）脂肪乳剂导致肝功能损害的预防:市售脂肪乳剂由大豆为原料制成,每毫升提供 3kCal 热量,为等渗水溶液,供周围静脉输注。应用超过 10 日,可能发生肝功能损害,表现为肝大、黄疸,原因是脂肪乳剂中植物固醇不能为人体利用,沉积于肝内,引起肝小叶中心胆汁淤积所致,此时即应停用。

成人用量为 30% Intralipid 每千克体重不超过 8ml,首次用量不超过 300ml。输入时必须按 Intralipid 30% 1ml 加氨基酸/葡萄糖 0.5ml,即成为 20% 脂肪乳剂浓度输入。

2）谷氨酰胺的补充:市售的氨基酸制剂中不含谷氨酰胺(glutamine),因其不易保存,但它又是肠道上皮、免疫系统等迅速分裂细胞的能量来源。人体虽能合成谷氨酰胺,但当患者处于分解代谢状态下,尤其大手术后应用 TPN 病例,血谷氨酰胺水平下降明显,可导致免疫功能不良、肠道黏膜萎缩和屏障受损,并发生细菌移位和感染。因此,应用 TPN 10 日以上患者应输注谷氨酰胺 0.2g/(kg·d)。临床应用的 Ala-Glu 双肽溶液,静脉输注后在体内即分解为丙氨酸和谷氨酰胺。

3）再营养综合征:是指饥饿或严重营养不良者,当给予营养支持时出现的代谢障碍,尤其是液体和电解质失衡。是因为长期禁食后,机体利用脂肪分解获取能量,产生酮体;同时细胞内磷酸盐、钾、镁缺失而血清值仍可正常;胰岛素分泌受限制而胰高糖素分泌增加。当营养支持时,由于血糖增加,胰岛素分泌恢复,促使糖原、脂肪和蛋白质合成,此过程需要磷酸盐、镁和钾;红细胞内 2,3-磷酸甘油酸的不足,引起血红蛋白的氧释放功能不全。而且,营养支持后,基础代谢率增加,电解质向细胞内转移,致血清磷酸、钾、镁水平也下降。一般在营养支持 4 天内出现心律失常,是再营养综合征最常见的致死原因,其他症状有心力衰竭、意识模糊、抽搐和昏迷,故应严密监测有关生化指标,预防可口服或输入钾 2~4mmol/(kg·d),镁 0.2mmol/(kg·d)和磷酸盐 0.3~0.6mmol/(kg·d)。营养支持开始时糖和脂肪仅给半量,需 3~5 天调整达正常需要能量。

三、放化疗期间骨髓抑制的支持治疗

化疗药物除对癌细胞有杀伤作用外,对体内正常细胞也有一定毒性,尤其是生长迅速的造血细胞、毛发、口腔和胃肠道黏膜等,系 S 期细胞较多,对化疗药物敏感,易产生毒副反应。放疗时如果剂量较大,或照射组织范围较广,可能出现骨髓抑制等。因此,放化疗期间最常见和严重的毒副反应是骨髓抑制,其可能延误放化疗的进行。

临床应用的重组人血细胞生长因子(recombinant human hematopoietic growth factors,rh-HGF),其结构和组成与人体内源性生血因子相似,具有相似的生物学特性,其中尤以粒细胞刺激因子效果最好,其他针对红细胞与血小板也都有相应细胞因子。成分输血能迅速纠正严重贫血,输血小板是应急解决严重血小板下降,进行对症支持治疗。

(一)肿瘤相关性贫血

妇科恶性肿瘤诊断时约 49% 患者表现贫血。贫血原因可能是多因素的,如失血、溶血、营养缺乏、肾功能不全、遗传性疾病和慢性病贫血等。因此,贫血发生的机制为多源性。癌细胞侵犯骨髓可直接抑制血细胞生成;也可由于肿瘤产生炎性细胞因子上调铁调素等有关。此时患者血清铁呈低水平,但骨髓中铁充盈,说明体内铁不能被利用,于是红细胞产生减少,甚至红细胞寿命缩短。癌症患者免疫介导抗体引起的溶血或凝血功能改变也可间接导致贫血。

妇科恶性肿瘤患者常用以铂为基础的化疗方案,此药物直接损害骨髓组织的红细胞生成,包括红细胞前体的合成,并使肾脏产生红细胞生成素减少所致化疗药物相关性贫血。贫血发生率和贫血程度则随化疗疗程而增加,欧洲癌症贫血调查(European Cancer Anaemia Survey,ECAS)报告显示:贫血率由化疗第 1 疗程的 19.5% 增至第 5 疗程的 46.7%。

适当干预癌症患者的贫血十分重要,目的是防止血液中携氧能力缺失,改善机体组织氧的释放,以维护器官的正常功能,并提高放化疗效果。具体措施应纠正贫血的潜在病因,注射红细胞生成刺激因子进行支持治疗,必要时输注浓缩红细胞。

1. 浓缩红细胞 洗涤浓缩红细胞(packed red blood cell,PRBC)每单位 PRBC(300ml)的血细胞比容(Hct)为 50%~80%,含血红蛋白(hemoglobin,Hb)42.5~80g(铁 147~278mg),纯红细胞 128~240ml。浓缩红细胞输注的获益:主要益处是输注后可迅速纠正贫血,输注 1 单位浓缩红细胞(300ml)后平均增加 Hb 10g/L,增加 Hct 3%。

结合贫血发生的急缓、严重程度和期限、组织需氧要求和患者耐受程度作出个体化决定。NCCN 专家组制定以下 3 类情况:①无症状性贫血、无显著伴存病:可观察或定期评估;②无症状性贫血、但有伴存病或高危因素:考虑输注;③有症状性贫血:应给予输注浓缩红细胞。输注时注意避免非溶血性输血发热反应。浓缩红细胞输注的风险:包括输血相关反应、充血性心力衰竭、细菌污染、病毒感染和铁的超负荷。

2. 红细胞生成刺激因子 正常情况下,红细胞的产生受红细胞生成素(erythropoietin,EPO)的调控。EPO 基

因位于染色体 7q11~12,主要由肾脏内肾小管旁间质细胞产生的一种细胞活素与位于靶细胞上的受体结合,促进红系祖细胞增殖、分化与成熟。人体血浆 EPO 正常值水平约 4~30U/L。贫血(Hct<35%)或组织低氧状态能调节 EPO 表达,EPO 水平即可上升 100~1 000 倍。

研究发现癌性贫血血清 EPO 水平明显低于缺铁性贫血患者,此结果为临床应用 EPO 治疗癌性贫血奠定理论依据。其他有研究显示癌性贫血患者骨髓对 EPO 的反应降低,提示机体内可能存在一些骨髓对 EPO 反应的物质,包括肿瘤坏死因子(tumor necrosis factor,TNF)水平上升,干扰素-γ(interferon-gamma,IFN-γ)活性增强。

(1)红细胞生成素的治疗:目前常用 rhEPO Epoetin-α 初始剂量 150U/kg,皮下注射,每周 3 次,或 40 000U,皮下注射,每周 1 次,同时补充铁剂和叶酸。约 20% 病例疗效差,可能需输注浓缩红细胞。Darbepoetin-α 是一种红细胞生成蛋白,半衰期长,剂量为 2.25μg/kg,皮下注射,每周 1 次,或固定用量 500μg,皮下注射,每 3 周 1 次。疗效指标指 Hb 增加 10~20g/L 或 Hct 上升 6%。剂量调节:癌症贫血患者 EPO 水平与贫血程度不相称,且对 rhEPO 治疗反应下降。Epoetin-α 治疗 4 周后无效或 Darbepoetin-α 6 周后无效,则增加剂量,Epoetin-α 20 000U,皮下注射,每周 3 次,或 Darbepoetin-α 4.5μg/kg,皮下注射,每周 1 次。如果有效,不论 Epoetin-α 和 Darbepoetin-α,用药 2 周后 Hb 上升 >10g/L,则减少原剂量 25%。

NCCN 建议,rhEPO 主要用于化疗相关性贫血。但对于癌症终末期,约 1/3 患者肾功能受损,此时 rhEPO 治疗应十分谨慎地权衡利弊,需个体化用药。

(2)红细胞生成素治疗的获益与风险:应用 EPO 主要获益是癌症化疗患者可减少浓缩红细胞输注;主要风险是肿瘤进展和死亡率可能增加、血栓栓塞风险、高血压/癫痫风险等及对 EPO 治疗耐药等。

(二)肿瘤相关性白细胞减少症

肿瘤辅助治疗包括化疗、放疗、免疫及靶向治疗,目前将所有肿瘤辅助治疗引起的白细胞减少症统称为肿瘤相关性白细胞减少症,不仅仅限于化疗药物相关性白细胞减少症。以化疗最常见的副作用中性粒细胞减少最常见。其中将中性粒细胞计数 <1 000/μl,且预计 48 小时内进一步降至 <500/μl,引起的口腔体温 ≥38.3℃或 ≥38.0℃超过 1 小时的发热,称为中性粒细胞减少性发热(febrile neutropenia,FN)。因为其可能发生严重感染并发症,应延迟化疗并积极救治,否则治疗费用剧增,且死亡率约 10%。

预防性应用集落刺激因子可降低 FN 发生率和发生的严重程度、持续时间,从而减低全身性感染发生率和其相关的死亡率。

1. 常用的 CSFs

(1)粒细胞集落刺激因子(granulocyte-colony stimulating

factor,G-CSF):G-CSF 基因位于染色体 17q11~21。正常值为 20~100pg/ml,是一种由体内单核细胞、成纤维细胞和内皮细胞产生的细胞因子,选择性作用于骨髓中粒系造血祖细胞,促使其向中性粒细胞分化和增殖,并促使成熟的粒细胞释放到外周循环。

临床应用:重组人体 G-CSF 包括非格司亭和聚乙二醇非格司亭等用于恶性实体瘤化疗患者,预防或治疗白细胞减少和 FN。非格司亭初始用药剂量为 5μg/kg,皮下注射,每日 1 次。在化疗结束后 24~72 小时开始给药,以达到粒细胞恢复最好效果。粒细胞适当恢复后即可停药。聚乙二醇非格司亭系长效制剂,剂量为 6mg,每 3 周 1 次,化疗结束后 24 小时用药。

（2）粒细胞/巨噬细胞集落刺激因子(granulocyte and macrophage-colony stimulating factor,GM-CSF):GM-CSF 的基因位于染色体 5q31,主要由活化 T 细胞产生,其作用除刺激中性粒细胞外,尚可刺激嗜伊红细胞和巨噬细胞生成。

2. 预防性应用 CSF

（1）化疗导致 FN 的危险评估:发生与肿瘤类型、化疗方案、年龄、是否有化疗或放疗病史、肿瘤累及骨髓、全身情况差、肾或肝功能不全及化疗目的如治愈性/辅助性化疗等。

目前,关于化疗导致 FN 的危险程度评定标准尚无统一认识。NCCN 根据上述因素提出初步评估建议。首先,在单纯化疗患者临床试验中,如果化疗方案导致 FN 的发生率 >20%,定为 FN 高危,10%~20% 为中危,<10% 为低危。应结合其他危险因素考虑是否预防性应用 CSF。

（2）不同危险程度的 FN 预防性应用 CSF

1）FN 高危病例:美国国家综合癌症网络（NCCN）、美国临床肿瘤学会（ASCO）和欧洲癌症研究和治疗组织（EORTC）的指南中一致推荐,FN 高危病例应常规用 CSF 预防。

2）FN 中危病例:中危病例不论化疗目的为治愈性、延长生存或症状治疗,均应个体化考虑是否预防性应用 CSF,根据中性粒细胞减少的后果和化疗剂量减少的影响来权衡风险-获益以作出决定。对于化疗目的仅为延长生存期和症状处理时,如果 FN 风险由于患者本身的危险因素决定,应给予 CSF;如果由于化疗方案引起,则应另行选择抑制骨髓较轻的化疗药物或减少剂量。

3）FN 低危病例:不常规应用 CSF,但当患者接受治愈性或辅助性化疗,且有发生 FN 显著危险,甚至可能死亡时,仍应给予 CSF 预防。

3. 治疗性应用 CSF Clark 等汇总 Cochrane 13 项试验包括 1518 例 FN 用 CSF 辅助抗生素治疗,荟萃分析结果使患者住院时间缩短（$HR=0.63$,$P<0.0006$）,中性粒细胞恢复时间加快（$HR=0.32$,$P<0.00001$）,但总生存期无改善。如果预防性应用 CSF 后仍发生 FN,则应继续用升白细胞措施治疗,但目前尚无非格司亭（pegfilgrastim）用于治疗 FN

的证据。

如果 FN 患者未接受预防性 CSF,则建议检查与感染有关的并发症或不良临床结局的相关因素,包括年龄 >65 岁、脓毒综合征、中性粒细胞绝对值 <100/μl、白细胞减少持续 >10 天、肺炎、侵入性真菌感染以及原有 FN 发作史。若存在上述危险因素,则必须考虑用 CSF。

（三）肿瘤相关性血小板减少症

肿瘤辅助治疗包括化疗、放疗、免疫及靶向治疗,均可以引起血小板减少症,其中化疗及放疗引起血小板减少症最常见。化疗致血小板减少一般发生于停药后 6~10 天,并持续多日,血小板计数下降 50% 即应考虑血小板减少的发生,同时注意检查皮肤、黏膜有无轻微挫伤引起的紫斑或红点,临床应鉴别是化疗药物所致抑或其他原因引起。血小板减少使患者处于出血危险,若血小板 $<30×10^9/L$,往往出现自发性出血,从而使手术和放化疗不能顺利进行,影响医疗质量,增加医疗费用。化疗所致血小板减少迄今仍是医学上处理的难题,虽然输注浓集血小板可暂时缓解,但只能短期纠正血小板减少,并不解决血小板减少的原因。目前主要血小板减少症治疗主要措施如下:

1. 浓集血小板 一般用离心法或单采法制备。临床用于术前血小板减少致使出血时间延长病例,或化疗引起血小板减少有出血倾向者,或大量输血、血液稀释、DIC 导致的血小板下降病例。输注血小板 24~72 小时后止血效应良好,但若反复输注可发生同种免疫反应,使输入的血小板寿命缩短。因此,血小板成分输注应有严格适应证,血小板 $<10×10^9/L$,伴有自发性出血倾向患者。

2. 白介素-11 白介素-11(interleukin-11,IL-11)由多种组织产生,主要作用机制是刺激巨核细胞生成和血小板生成。由大肠埃希菌生物合成的重组人白介素-11(rhIL-11),已为 FDA 批准,唯一用于非髓性恶性肿瘤患者化疗时预防严重血小板减少,或先前化疗已并发严重血小板减少用以预防再次发生。FDA 证明 rhIL-11 可有效减轻化疗引起的血小板减少,并可显著减少血小板输注。

（1）临床应用:无严重肾功能损害时,剂量为 50μg/kg,皮下注射,每日 1 次;肾功能不全时,剂量减为 25μg/kg,皮下注射,每日 1 次。首剂在化疗结束后 6~24 小时开始,直至血小板计数至少达 $50×10^9/L$,下次化疗前 2 天应停药,每一疗程通常用药 10~21 日。

（2）副作用:①过敏反应:表现为潮红、发热、皮疹、荨麻疹,有时十分严重,如面部及咽喉水肿、呼吸短促、胸痛、低血压、意识丧失等;②液体潴留:约 40% 病例表现为周围性水肿,少数并发肺水肿和心力衰竭。10%~15% 患者导致稀释性贫血,并引起低钾血症;③视乳头水肿;④个别报告发生严重心律失常或卒中;⑤胎儿死亡或畸形。

3. 重组人血小板生成素 重组人血小板生成素（recombinant human thrombopoietin,rhTPO）主要适用于实体瘤化疗所致的血小板 <50×10⁹/L 者。患有严重心、脑血管疾病、血液高凝状态、近期发生血栓、合并严重感染或对本药过敏者均为相对禁忌证。首剂在化疗结束后 6~24 小时开始,剂量为 300U/(kg·d),皮下注射,每日 1 次,待血小板计数恢复至 100×10⁹/L 即停用。血小板恢复至 ≥75×10⁹/L 的中位数时间为 11 天。在给药 14 天内,药物无蓄积作用。副作用:偶有发热、头晕、头痛、寒战、乏力、肌肉关节痛、血压升高等轻度反应,多可自行恢复。注意事项:①过量应用或常规用于特异体质者可使血小板过度升高;②有并发血栓栓塞风险;③定期检查血常规包括血小板计数和外周血涂片,直至停药后 2 周;血小板计数达所需指标时,应及时停药。

四、化疗期间抗呕吐药的应用

肿瘤化疗引起的各种副作用中,以恶心及呕吐最为常见。其最终可能导致营养不足、体液和电解质失衡、增加医疗费用及降低患者治疗依从性等情况发生。因此,积极防治恶心、呕吐极为重要。

(一) 化疗药物致吐分型

1. 急性恶心、呕吐 指用药后数分钟至数小时发生恶心和/或呕吐,症状出现高峰期为用药后 5~6 小时,一般在 24 小时内好转。妇科常用化疗药物联合应用顺铂和环磷酰胺。

2. 延迟性恶心、呕吐 指用药 24 小时后出现恶心和/或呕吐,或急性呕吐 1 天后持续呕吐达 1 周。多采用化疗方案,如顺铂所致呕吐最严重,发生时间为用药后 48~72 小时,可持续 6~7 天。

3. 预期性恶心、呕吐 指患者进入医院环境,或看到药物、输液管,甚至想到化疗时情景即发生恶心和/或呕吐,是条件反射性呕吐。预感性呕吐的发生率为 18%~57%,恶心较呕吐更常见。

4. 突破性呕吐 指即使应用预防性和/或救治性抗呕吐药,患者化疗时仍发生呕吐。

5. 顽固性呕吐 在后继化疗中,虽然应用预防性和/或救治性抗呕吐药,仍然发生的恶心与呕吐。

(二) 化疗药物致恶心呕吐程度分类

根据秘鲁会议(2009)关于预防化疗和放疗引起的恶心、呕吐,由癌症支持治疗多国协会(MASCC)和欧洲肿瘤协会(ESMO)形成共识并制定指南公布。按化疗药物引发恶心、呕吐的发生率分为高危(≥90%)、中危(30%~90%)、低危(10%~30%)和轻微危险(<10%)(表 9-8-21、表 9-8-22)。

此外,不同化疗药物剂量和方案与致吐严重度有关。剂量大则呕吐程度加剧,持续时间延长。联合用药也使呕吐加重。化疗药物致吐的易感性也与个体差异有关,女性比

表 9-8-21 静脉注射抗肿瘤药致吐率

发生率	药物
高危 ≥90%	顺铂、环磷酰胺 ≥1 500mg/m², 氮芥、链唑霉素、卡莫司汀、达巴卡嗪
中危 30%~90%	奥沙利铂、阿糖胞苷 >1g/m²、卡铂、异环磷酰胺、环磷酰胺 <1 500mg/m²、阿霉素、柔红霉素、表阿霉素、伊达比星、伊立替康、阿扎胞苷、苯达莫司汀、克罗泊滨、阿仑单抗
低危 10%~30%	紫杉醇、多西他赛、米托蒽醌、阿霉素脂质体注射剂、伊沙匹隆、拓扑替康、依托泊苷、培美曲塞、氨甲蝶呤、丝裂霉素、吉西他滨、阿糖胞苷 ≤1 000mg/m²、氟尿嘧啶、西罗莫司酯化物、波替单抗、西妥昔单抗、曲妥珠单抗
轻微 <10%	博来霉素、白消安、克拉屈滨、氟达拉滨、长春花碱、长春新碱、长春瑞滨、贝伐单抗

表 9-8-22 口服抗肿瘤药致吐率

发生率	药物
高危 ≥90%	六甲嘧胺、丙卡巴肼
中危 30%~90%	环磷酰胺、替莫唑胺、长春瑞滨、伊马替尼
低危 10%~30%	卡培他滨、替加氟尿嘧啶、氟拉达滨、依托泊苷、苏尼替尼、依维莫司、拉帕替尼、来那度胺、沙利度胺
轻微 <10%	苯丁酸氮芥、羟基脲、苯丙氨酸氮芥、硫鸟嘌呤、氨甲蝶呤、吉非替尼、厄洛替尼、索拉非尼

注:口服抗肿瘤药物的致吐发生率是按治疗全疗程后的结果,不是以单次口服药为准。

男性易发生呕吐,中青年用药量大较老年人易致呕吐,嗜酒者相对不易走吐,化疗致吐病史或有晕动史者皆为呕吐易感者。

(三) 抗呕吐药物的作用机制与治疗

恶心、呕吐的生理学复杂。延髓网状组织中有呕吐中枢,其输入刺激来自:①迷走神经传导的前庭-小脑、脊髓-内脏传入信号;②大脑皮质信号;③化学受体激发区信号。

1. 5-HT₃ 受体拮抗剂 化疗药物致吐是由于小肠黏膜嗜铬细胞受刺激释放 5-羟色胺(5-hydroxy tryptamine, 5-HT),刺激经迷走神经传入信号。此外大脑中枢的 5-HT 受体也直接受到刺激。因此,急性呕吐时用 5-HT₃ 受体拮抗剂可以阻断。

5-HT₃ 受体拮抗剂常用药物包括:昂丹司琼、格拉司琼或托烷司琼 3 种,多在化疗前半小时选用任何 1 种,抗呕吐效果无差别。现有一种新药帕洛司琼,它和 5-HT₃ 受体结合亲和力较上述药物强 100 倍,且半衰期延长至 40 小时。常规剂量为 0.25mg,静脉注射。

2. 多巴胺受体拮抗剂 以甲氧氯普胺为代表，其抗呕吐作用是对中枢和周围多巴胺受体的拮抗作用。多巴胺产生恶心、呕吐是由于刺激延髓化学受体触发区（trigger zone），甲氧氯普胺能阻断此受体触发区的刺激。吩噻嗪同样属于多巴胺受体拮抗剂，因而也有止吐作用。因甲氧氯普胺等均属多巴胺受体拮抗剂，故有引起锥体外系统反应的副作用，但仅为一时性的。此外，甲氧氯普胺可诱导催乳素释放，并使醛固酮水平暂时上升，后者可能引起暂时性液体潴留。

3. 地塞米松 是常用有效的止吐药，主要作为急性和延迟性呕吐的联合用药，但其止吐机制不明。对于非铂类药所致延迟性呕吐，地塞米松止吐效果可能比 5-HT$_3$ 受体拮抗剂昂丹司琼为优；在铂类药所致的延迟性呕吐时，可联合应用地塞米松和 5-HT$_3$ 受体拮抗剂，也能使延迟性呕吐发生率下降，并呕吐程度减轻。

根据药物致吐程度、呕吐类型以及是否联合用药分别调整地塞米松口服剂量以合理用药（表 9-8-23）。

表 9-8-23　地塞米松预防用药剂量

项目	急性呕吐	延迟性呕吐
高危	单剂 20mg	单剂 8mg b.i.d. × 3~4 天
	联合 12mg	联合 8mg q.d.
中危	单剂 8mg	单剂 8mg q.d. × 2~3 天
低危	单剂 4~8mg	

4. 神经激肽-1 受体拮抗剂 即 NK-1 受体拮抗剂（neurokinin-1-receptor antagonist），是一种高效新型抗呕吐药，作用机制显然不同，它选择性阻断 P 物质（substance P）结合至中枢神经系统的神经激肽-1 受体。预防急性呕吐时，于化疗当日口服阿瑞匹坦 125mg，或静脉注射福沙吡坦 115mg；预防延迟性呕吐则在化疗开始第 2 日口服阿瑞匹坦 80mg，q.d.，止吐后停药。

阿瑞匹坦常与地塞米松联合应用，以进一步增强疗效，且地塞米松剂量可减半，因为联用时可增加地塞米松血浓度近 2 倍。

（四）化疗药物致吐的预防

急性呕吐防治最重要，且效果最明显。急性呕吐时，以 5-HT$_3$ 受体拮抗剂为首选，一般 70% 的病例可达止吐效果，其余病例呕吐程度也大为减轻。对于高危恶心呕吐患者，5-HT$_3$ 受体拮抗剂联合地塞米松、阿瑞匹坦三联预防用药为最佳组合用药。延迟性呕吐治疗效果比急性呕吐明显为差，但鉴于呕吐剧烈程度比急性呕吐为轻，应重在预防，高危患者联合应用地塞米松和阿瑞吡坦。预感性呕吐治疗较困难，关键在于预防。在化疗前联合应用抗呕吐药，对急性呕吐起良好控制，同时预防性口服安定，也能增加效果。对于化疗药物致吐的预防用药建议按表 9-8-24。

表 9-8-24　预防化疗致吐的常规用药方案

项目	急性呕吐	延迟性呕吐
高危	5-HT$_3$ 受体拮抗剂 加地塞米松 加阿瑞吡坦	地塞米松 加阿瑞吡坦
中危	帕洛司琼 加地塞米松	地塞米松
低危	地塞米松或 5-HT$_3$ 受体拮抗剂 或甲氧氯普胺	不常规用药
轻微	不常规用药	不常规用药

五、癌症相关感染的预防和治疗

感染是癌症患者手术和放化疗后常见并发症，也可能是造成肿瘤死亡的重要原因。化疗引起白细胞减少导致感染常见，当中性粒细胞严重粒缺时，约 10%~20% 或更多患者可发生血液感染，感染原发灶可在口腔、咽部、食道、肠道、鼻腔、肺、盆腹腔和皮肤。除白细胞减少易致感染外，免疫功能受损也是其中危险因素，此时虽无白细胞减少，也易导致细菌、病毒和条件致病菌的感染。

（一）癌症患者并发感染的宿主易感因素

1. 原发性恶性肿瘤伴免疫缺陷 一些恶性肿瘤常与免疫缺陷伴存，如慢性淋巴细胞性白血病患者由于低 γ 球蛋白血症（IgG<400mg/dl）易致肺部感染和败血症。实体瘤患者手术后并发感染多由于肿瘤负荷大、妇科肿瘤手术广泛切除、术前准备不足、进行放化疗者免疫功能低下，引起晚期或难治性肿瘤发生感染的危险性增加。

2. 中性粒细胞减少 当中性粒细胞 <500/μl 时，感染的易感性增加；当中性粒细胞 <100/μl 时，则重症感染和血液感染最易罹患。中性粒细胞计数下降速度和持续时间也是发生感染的重要因素。因为它代表骨髓的储备能力，此与感染的严重程度和患者的预后是高度相关的。在白细胞减少患者伴有黏膜屏障损害和菌群转移时，最易发生感染，而且感染的症状和体征不明显，但发热仍是早期症状，约 60% 此类发热患者都能找到感染来源和感染部位。

最初感染的致病菌多是凝固酶阴性葡萄球菌、绿色链球菌和肠球菌，也常检出革兰氏阳性金黄色葡萄球菌，而大肠埃希菌、克雷伯杆菌和铜绿假单胞菌为最常见的革兰氏阴性致病菌；单纯疱疹病毒、呼吸道合胞病毒、流感病毒甲型/乙型则是最初检出的致病病毒。如果感染持续则难以及时检出病原体，且大多数患者对治疗药物耐药，使患病率和死亡率升高。由于最初发生的细菌感染使患者致死少见，因为感染死亡多发生于耐药致病菌引起的初始感染后的持续二重感染病例，而致死的病原体往往是曲霉属

（aspergillus）真菌和其他丝状真菌。

3. 黏膜屏障破损　胃肠道、鼻旁窦、肺、泌尿生殖道黏膜是宿主抵御各种致病原侵入的第一道防线。化疗和放疗不同程度地损害黏膜的免疫性，当黏膜的保护屏障受损，局部菌群就可入侵。大剂量化疗和造血干细胞移植时，口腔和胃肠黏膜炎发生率达 100%。由于胃肠道黏膜细胞分裂生长更迅速，故更易受细胞毒化疗药物损伤，化疗首日即可见细胞凋亡增加，有丝分裂减少，绒毛和黏膜变薄。白细胞减少和黏膜屏障丧失可引起白细胞减少性肠炎，继而易致血液感染，病原体多为绿色链球菌、革兰氏阴性杆菌和念珠菌属。

4. 皮质类固醇的应用　感染的危险程度与应用皮质类固醇的剂量和持续时间相关，也与同时存在的免疫缺陷，例如中性粒细胞减少或其他免疫抑制剂的应用，以及恶性肿瘤的病情相关。皮质类固醇应用后发生的感染，发热和感染征象不典型，例如腹膜炎患者局部体征变为模糊。

（二）发热和中性粒细胞减少

发热是指单次口腔体温≥38.3℃，或≥38℃超过 1 小时而无其他原因可寻。偶尔患者有中性粒细胞减少并无发热，但有感染的体征如腹痛、重症口腔黏膜炎、直肠周围疼痛等，仍应认为是有活动性感染；若患者同时应用皮质类固醇，也可以使发热反应隐蔽。中性粒细胞减少的定义是中性粒细胞绝对值 <500/ml；或 <1 000/ml，预计在此后 48 小时内降至 500/ml 或更低。

1. 初始检查　目的是确定发生感染的部位和致病原。病史和体检应首先详尽完成。初始实验室和影像学检查包括血常规、尿常规、肝肾功能、氧饱和度、盆腔超声和胸片。

初始检查后应立即收集标本作培养。腹泻患者应做粪检艰难梭状芽孢杆菌（clostridium difficile）培养；有泌尿道症状时应做尿培养；血管留置导管处出现炎症时应取材培养；黏膜或皮肤出现溃疡、水疱应做病毒培养，鉴定单纯疱疹病毒（herpes simplex virus, HSV）感染；有呼吸道症状患者，应在鼻咽部取材做病毒培养和快速病毒抗原实验。

2. 危险性评分　目的是预测患者在发热和中性粒细胞减少时可能出现的严重并发症。评分应在出现发热和中性粒细胞减少时 12 小时内做出，并开始经验性抗生素治疗。

多国癌症支持治疗协会（the multinational association for supportive care in cancer, MASCC）提出一种国际通用评分系统，可前瞻性测定危险程度。低危病例指发热缓解无严重并发症。此评分系统根据 15 个国家共 20 家医院参加的 1 139 例次化疗引起发热和中性粒细胞减少做出前瞻性研究，其中低危病例模型的因素及评分见表 9-8-25。

3. 初始经验性抗生素治疗　发热和中性粒细胞减少患者的最初处理是经验性应用抗生素。因为目前采用的致病菌检出措施仍比较慢和不够敏感，也不能立即确定或排除发热是感染或非感染性原因。必须注意的是，所有白细胞减少患者，当发热作为感染的第 1 个体征出现时，应立即用经

表 9-8-25　MASCC 危险性评分

项目	评分
症状无或轻	5 分
症状中度	3 分
无低血压	5 分
无慢性阻塞性肺疾病	4 分
实体瘤或过去无真菌感染	4 分
无失水	3 分
门诊患者	3 分
年龄 <60 岁	2 分

注：症状有 2 项，只记 1 项，故理论评分最大为 26 分，评分≤21 分则预计并发症/死亡率有较高危险性。

验性广谱抗生素，以避免由于延迟治疗而死亡的严重感染。

（1）选择初始经验性抗生素治疗时应考虑的问题：①患者感染危险性评估；②局部检出的致病菌对抗生素的敏感性；③最常见的潜在性感染病原体，包括对抗生素耐药的致病菌，如产生 β-内酰胺酶（β-lactamase）的革兰氏阴性杆菌、对万古霉素耐药的肠球菌、耐甲氧西林金黄色葡萄球菌；④感染潜在部位；⑤广谱杀菌性抗生素方案包括假单胞菌属的重要性；⑥临床情况不稳定如低血压、器官功能不全；⑦药物过敏；⑧近期应用抗生素，包括预防性用药。

（2）推荐用药方法：根据大样本随机对照临床试验结果，发热和中性粒细胞减少患者的初始经验性抗生素治疗，NCCN 推荐了 3 种方案：

1）抗生素单药治疗：亚胺培南西司他汀（imipenem-cilastatin），静脉滴注（C1），或广谱抗假单胞头孢菌素，如头孢吡肟（cefepime），头孢他啶（ceftazidime）（C2B）。

2）抗生素联合治疗：静脉滴注 1 种氨基苷类加 1 种抗假单胞的青霉素伴或不伴 β-内酰胺酶抑制剂（C1）；也可选用 1 种喹诺酮类加抗假单胞青霉素（C1）；或用氨基苷类加广谱抗假单胞头孢类（头孢他啶或头孢吡肟）。注意氨基苷类具有肾毒性和耳毒性，必须经常监测和评估，每日 1 次氨基苷类静脉滴注，可减少肾毒性。患者感染假单胞菌为高危，初始即应联合应用最强的抗假单胞类药物。

3）口服抗生素联合治疗用于低危病例：建议用环丙沙星加阿莫西林/克拉维酸（C1），青霉素过敏者改用克林霉素。

（3）经验性加用万古霉素：万古霉素一般在患者对 β-内酰胺耐药的革兰氏阳性致病机会增加时使用，如金黄色葡萄球菌、凝固酶阴性葡萄球菌、绿色链球菌、肠球菌和棒状杆菌，以获取疗效。应用万古霉素的问题是易出现耐药菌株，尤其是肠球菌，随后其他如金黄色葡萄球菌等耐药菌株也相继出现。

发热和中性粒细胞减少患者用经验性万古霉素是有争议的。支持应用的是因为有一部分革兰氏阳性菌的感染临

床上呈暴发性,如无及时的针对性治疗则患者迅速死亡;另一方面,欧洲癌症研究和治疗组织(European organization for research and treatment of cancer,EORTC)报告根据前瞻性随机大样本病例试验未能证明经验性万古霉素在成人病例中有上述优点。虽然经验性万古霉素应用使患者发热天数减少,但未提高生存率,且肾毒性和肝毒性发生率增加。

美国疾病控制中心考虑到如果不加限制地应用万古霉素,易致耐药,且使耐药菌种扩大。因此,经验性万古霉素不能常规用于发热和白细胞减少患者的初始治疗,而仅限于高危重症革兰氏阳性菌的感染。下列情况为万古霉素初始经验性治疗的适应证:①临床明显是严重静脉导管相关感染,因多数是凝固酶阴性葡萄球菌所致,且通常是β-内酰胺(β-Lactam)类抗生素耐药菌和MRSA;②血培养初步报告为革兰氏阳性球菌,但尚无最终确定性和敏感试验报告;③已知是对青霉素/头孢菌素耐药的肺炎球菌或MRSA;④临床出现低血压或休克,而培养结果未出;⑤软组织感染,尤其常见为MRSA引起者;⑥绿色链球菌菌血症危险因素存在;严重黏膜炎。上述情况可用万古霉素,用药2~3天后应及时评估疗效,若不能确定是耐药的革兰氏阳性菌感染,则应停用万古霉素。

(4)临床不稳定性脓毒症的初始经验性抗生素治疗:发热和白细胞减少患者出现低血压、呼吸急促、心动过速、神志改变、尿少、器官功能不全征象时,初始经验治疗应选择覆盖脓毒症致病菌的β内酰胺类广谱抗生素,如亚胺培南/西司他汀或美罗培南或哌拉西林-他唑巴坦,加氨基苷和万古霉素,增加氟康唑预防真菌感染。

关于抗生素治疗持续时间,建议在发热病因不明者用药至中性粒细胞绝对值≥500/μl;对严重腹腔内感染则要用至白细胞减少恢复,感染体征消失。

(5)持续发热和白细胞减少的经验性抗真菌治疗:持续发热和白细胞减少应用广谱抗生素4~7日无反应病例,应启用经验性抗真菌治疗。常用药物为氟康唑,新药有脂质体两性霉素B,卡泊芬净等。

(三)特殊部位感染

1. 口腔和食管 发热和中性粒细胞减少患者口腔和食管是感染的常见部位。

(1)口腔黏膜炎:化疗药物使口腔黏膜受损,黏膜细胞凋亡和坏死速度超过黏膜上皮增生,结果发生黏膜炎,出现疼痛、红斑、溃疡,甚至不能进食,它与病毒或真菌引发的黏膜炎的鉴别可作微生物学培养。WHO和NCI根据黏膜受

损程度作出分级(表9-8-26)。

经验性抗生素治疗时应考虑到内源性厌氧菌群以及重症病例用抗生素治疗下可使口腔菌群发生变化,也可并发病毒或真菌感染的问题。近年来已证实免疫抑制病例HSV感染的重要性,HSV的再活化可达50%~75%病例,但抗病毒药预防,可使HSV感染下降到几乎为零。HSV感染黏膜炎范围广泛,继发细菌感染后使病程明显延长,用抗病毒治疗可使发热天数明显缩短。

(2)食管黏膜炎:因化疗引起的呕吐和胃酸反流使症状加重,继发感染也更严重。典型的食管炎症状为胸骨后烧灼痛和吞咽困难,但慢性恶心是非感染性和感染性食管炎的最常见症状。临床诊断为食管炎时即给予抗酸和/或抗真菌或抗病毒经验性治疗。抑酸药物可改善症状,但也增加胃和食管下段厌氧菌和真菌的克隆化。

2. 鼻窦和鼻腔 化疗细胞毒药物破坏鼻通道的自然清洁机制。原先有慢性感染病灶,在中性粒细胞减少时病原体可以再活化。鼻窦炎初期症状轻微,可行鼻窦CT检查,CT显像骨质侵蚀,则提示侵入性真菌感染。由于影像学检查不能确认病原,故耳鼻喉检查、培养或活检应在初期进行。先用经验性抗葡萄球菌抗生素治疗,如无效则抗真菌治疗。

3. 盆腹部 这些部位感染时多有临床症状、体征和生化检查异常而被发现,其诊治有赖于外科、妇科、影像学和胃肠道各科及时会诊。这些部位的感染常为多种致病菌,包括内源性厌氧菌群。

妇科恶性肿瘤大手术后,由于创面广泛,淋巴液引流淤滞,尤其血肿形成病例,化疗所致的中性粒细胞减少,可使其并发盆腹腔脓肿。除应用广谱抗生素外,应及时抽吸脓液或剖腹探查,切开引流。

艰难梭状芽孢杆菌结肠炎:中性粒细胞减少约7%患者可并发此病,死亡率高。甲硝唑治疗50%~90%可治愈,复发很少。美国FDA批准非达霉素(fidaxomicin)治疗艰难梭状芽孢杆菌引起的腹泻。用法为200mg口服,每日2次,共10日。

结肠炎:中性粒细胞减少性相关性结肠炎是一种危险且可致命的并发症,表现特点是发热、腹泻和腹痛,应与艰难梭状芽孢杆菌结肠炎、巨细胞病毒性肠炎鉴别。结肠炎可以发生血液感染和脓毒症,具有并发肠出血和穿孔的危险。治疗时禁食、应用广谱抗生素。若临床症状和体征不能缓解,应及时用全胃肠外营养。肠道感染中肠球菌的重要性应给予重视。头孢类和亚胺培南西司他丁对此无活性;抗假单胞菌青霉素与甲硝唑联合用药对肠球菌有效。此外,应注意肠

表9-8-26 WHO口腔黏膜毒性分级

项目	G0	G1	G2	G3	G4	G5
WHO口腔黏膜炎	无	口腔痛、红斑	红斑、溃疡、能进固体食物	溃疡,仅流质饮食	不能口服进食	死亡
NCI口腔咽喉黏膜炎	无	红斑、溃疡、无或轻度疼痛	疼痛、红斑、水肿或溃疡,但能进食和吞咽	疼痛、红斑、水肿或溃疡,需静脉补液	严重溃疡需PN或EN支持	由于毒性引起死亡

道内肠球菌克隆化和肠球菌移位所引起感染是完全不同的。肠球菌克隆化是指应用某些广谱抗生素后引起的肠球菌过多繁殖；肠球菌移位则指肠道黏膜屏障损害，细菌通过黏膜进入淋巴和血流，引发全身感染，后果更为严重。经验性用万古霉素应加限制。

经验性抗生素治疗后，肠道也是真菌感染的常见部位，因为正常人结肠菌群中真菌占 30%~60%，细胞毒药物使黏膜损害，用广谱抗生素后又使真菌繁殖至发病程度。

4. 血管内导管感染 导管相关感染可分为进入皮肤处感染、隧道感染和血液感染。2/3 感染的致病菌是革兰氏阳性菌，而以凝固酶阴性葡萄球菌最为常见。

如果局部感染征象不明显，早期确定导管引起血液感染有一定困难。根美国 MD.Anderson 癌症中心报告，利用血培养阳性的时间差别（differential time to positivity, DTP）是检出血管内导管感染的有用方法，即中心静脉导管血培养阳性与周围静脉采血培养阳性相同的病原体之间的时间，如果中心静脉阳性早于周围静脉血≥120 分钟，则诊断导管相关菌血症有特异性意义，且高度敏感。DTP 目的是避免危重患者不必要的去除导管。

大多数导管相关的血液感染患者单用抗生素有效，不一定需拔除导管，但真菌或非结核性分枝杆菌引起的血液感染应立即拔除导管，有些杆菌、金黄色葡萄球菌、绿色假单胞菌引起者也应去除导管，单用抗生素效果不佳。此外，凡用抗生素治疗血液感染 48 小时后无效，且无其他感染时应立即去除导管，取导管尖端做培养。

为预防感染，导管内壁含洗必泰（chlorhexidine）和磺胺嘧啶银（silver sulfadiazine）可显著减少导管内细菌克隆和导管相关血液感染的发生率，但长时间留置导管（>20 天）则也无效。

5. 肺部感染 是患病率和死亡率最高的部位，肺感染病情复杂应及早专科会诊。

中性粒细胞减少合并急性细菌性肺炎即应开始经验性抗生素治疗，并严密观察反应。治疗方案的制订应考虑：社区获得性肺炎用大环内酯或氟喹诺酮类，加抗假单胞菌β-内酰胺类；医院内感染肺炎则用抗假单胞菌β-内酰胺类，加氨基苷类或喹诺酮类。若细菌为 MRSA，或医院内常见 MRSA，则应用万古霉素。必要时用利奈唑胺（linezolid），以治疗革兰氏阳性球菌对多种抗生素耐药者。

肺部非典型肺炎致病菌为军团菌、衣原体和支原体，也表现为局限性肺病灶，应该用左氧氟沙星和红霉素类药物；如为弥漫性间质性肺炎病变则更可能是病毒感染或卡氏肺孢子病。病毒性肺炎若为巨细胞病毒则用更昔洛韦，而卡氏肺孢子病则应用甲氧苄啶（trimethoprim）/磺胺甲唑（sulfamethoxazole），即 TMP/SMX。

中性粒细胞减少持续时间长（>10 天），接受广谱抗生素，肺部浸润性病灶扩大或出现新病灶，应考虑真菌感染，如曲霉菌，可加用脂质体两性霉素 B。

（四）治疗效应及对策

有经验的医务人员每日检查患者全身情况和感染特殊部位，并及时请专家会诊。要判断抗生素治疗方案是否有效，最少要 4 天才能确定。EORTC 报告在应用合适抗生素的条件下，发热下降需 2~7 天（中位 5 天）时间。

低危感染病例在无发热 4 天后可改用口服抗生素，在中性粒细胞减少期间应持续给予抗生素。皮肤和消化道黏膜损害一般用药 1 周，血液感染为 2 周，真菌血液感染需更长时间用药。

经验性抗生素治疗超过 4 天仍持续发热且又未能确定感染部位的病例，可能为非细菌性感染或对治疗药物耐药，或又出现另一种继发感染，或可能为导管相关性感染，或抗生素剂量不足，或少数为药物热。此种病例十分复杂，需有计划地做出抗生素方案变更，如加用抗革兰氏阴性杆菌药物或经验性万古霉素用药。持续发热和中性粒细胞减少治疗无效超过 7 天时，应考虑用经验性抗真菌治疗。

在无发热时预防用药是有争议的，虽然用口服氟喹诺酮类能减少革兰氏阴性杆菌的感染，但不能提高患者生存率和减少发热的发生率。单纯疱疹病毒也是发热和中性粒细胞减少重要的致病原，用阿昔洛韦、万乃洛韦或法昔洛韦三者之一皆同样有效。

总之，发热和中性粒细胞减少的癌症病例初始时用经验性抗微生物药物治疗，但不应忽视感染部位和致病菌的检查。基本的控制感染方法如医务人员消毒隔离仍为根本措施。

（五）白细胞减少并发感染性疾病的预防

1. 预防性应用抗细菌药 癌症患者化疗导致的白细胞减少有发生严重细菌感染危险，故预防性应用抗生素是有适应证的，最常用的是氟喹诺酮类，可显著减少发热和菌血症的发生，降低死亡率，但是白细胞减少患者如果用了预防性抗生素后仍然发热，则提示其对所有预防性药物已产生耐药。NCCN 建议中性粒细胞绝对值 <1 000/μl 且超过 7 天，可用氟喹诺酮类预防；白细胞减少预期持续时间短于 7 天，且未接受免疫抑制方案，不用抗生素预防，也可口服氟喹诺酮类预防，门诊观察。大剂量化疗导致的中性粒细胞减少，应常规预防性用抗生素，此时用药的优点大于发生耐药的缺点。

2. 预防性应用抗真菌药 中性粒细胞减少患者，抗真菌药预防感染不能作为常规。在高危病例，尤其中性粒细胞减少持续时间较长者，用抗真菌药预防真菌感染是合理的。

氟康唑是最常用的抗真菌药。棘白霉素类（echinocandins）对念珠菌和曲霉菌皆有效，其中以卡泊芬净研究最成熟，可静脉注射，首剂 70mg i.v.；以后 50mg/d i.v.，肝功能受损者减量。其有效性和安全性均优于脂质体两性霉素 B。约 70% 病例对其他耐药或不耐受者用卡泊芬净有效。

3. 预防性应用抗病毒药 白细胞减少和黏膜炎时单

纯疱疹病毒是重要的致病原,在化疗所致白细胞减少期间,若血清学 HSV 阳性应给予抗病毒药,如阿昔洛韦、万乃洛韦或法昔洛韦。

六、妇科肿瘤患者静脉血栓栓塞的评估和预防

静脉血栓栓塞(venous thromboembolism,VTE),广义角度包括深静脉血栓形成(deep venous thrombosis,DVT)、肺栓塞(pulmonary embolism,PE)、浅静脉血栓(superficial vein thrombosis,SVT)及其他血管部位血栓如门静脉、肠系膜静脉、下腔静脉或上腔静脉和盆腔静脉等。

在癌症患者中,VTE 是一种常见和威胁生命的疾病。妇科手术并发急性静脉血栓栓塞中最常见的是深静脉血栓(deep vein thrombosis,DVT)和肺栓塞(pulmonary embolism,PE),而肺栓塞的发生多系下肢的深静脉血栓。除矫形外科和胃肠道手术外,妇科手术的肺栓塞发生率位居第三。日本 Kobayashi 等报道妇科围手术期肺栓塞发生率占其总手术数的 0.08%(178/221 505);一旦发生肺栓塞,死亡率达 13.5%(24/178),多数在发作 30 分钟内死亡。美国每年发生深静脉血栓 200 万例,约 1/3 深静脉血栓发生肺栓塞,每年约 6 万例死亡。NCCN 2011 年临床实践指南对恶性肿瘤患者预防和治疗 VTE 特别提出纲领性策略,并作为癌症患者支持治疗中的一项内容。

(一)VTE 危险因素

癌症患者 VTE 的病因学:①血液高凝:由于癌细胞产生前凝血质(pro-coagulant)引起;癌症手术作为一种应激,也能诱发高凝状态;②血管损伤:癌细胞浸润和手术创伤,可刺激血管释放血管内皮因子,促使血小板凝集,形成血栓;③血流淤滞:多为肿瘤直接压迫所致。临床上将癌症患者发生 VTE 的危险因素归为 3 类:

1. 与患者相关的危险因素 已证实年老、肥胖、内科伴随病,尤其是感染的癌症患者,与 VTE 发生相关。其中血栓形成病史是继发 VTE 的独立危险因素,其危险性增加 6~7 倍。最近研究显示癌症患者接受化疗前,血小板增多、白细胞增多、血红蛋白水平低,可预测 VTE 的发生。

2. 与肿瘤相关的危险因素 通过病例对照研究显示:恶性肿瘤使 VTE 危险增加 4~7 倍。VTE 发生危险与临床分期、原发肿瘤部位、组织学类型以及初始诊断时间有关。原发肿瘤来自胃、肾、肺、子宫、卵巢、膀胱或睾丸,发生 VTE 的危险增加,尤其胰腺癌和脑瘤易发生 VTE,恶性血液病也是发生 VTE 的高危因素。乳腺癌为 VTE 低风险。从组织类型以腺癌发生 VTE 的危险似高于鳞癌。多在肿瘤初始诊断前 3~6 个月,发生 VTE 的危险性最高。

3. 与治疗相关的危险因素 手术、药物(包括化疗药、抗血管生成药、内分泌药物和红细胞生成刺激剂)、输血和静脉内留置导管等均为 VTE 危险因素。

施行根治性盆腔手术的患者,术后并发下肢深静脉血栓的危险高于其他妇科手术 16 倍,且可延续至术后 7 周。全身性化疗发生 VTE 危险比一般人群增加 2~6 倍。外源性雌激素药物用于预防和治疗某些雌激素受体阳性的癌症患者,如他莫昔芬、拉洛昔芬(raloxifen)等选择性雌激素受体调节剂可增加 VTE 危险。激素补充治疗时应用雌激素或口服避孕药也增加 VTE 发生的危险。抗血管生成药物可增加 VTE 发生,一项随机临床试验的荟萃分析证明,化疗患者用抗血管内皮细胞生长因子的贝伐单抗,与未采用者相比,VTE 危险显著增加。恶性肿瘤贫血患者支持治疗时应用红细胞生成素也与 VTE 发生相关。

(二)VTE 危险评估

由于深静脉血栓与肺栓塞发生呈高度相关性,死于肺栓塞的病例 50% 以上为深静脉血栓引起。通过 ^{125}I 标记纤维蛋白原扫描,发现 3%~5% 的隐匿性下肢血栓性静脉炎患者也发生肺栓塞,而静止型可无临床症状表现。因此,临床预测其发生规律至为重要,使其尽早进行预防和治疗。

临床预测 VTE 采用 Wells 评分联合 D-二聚体测定,已显示与放射影像学结果相当。

1. 深静脉血栓预测(表 9-8-27)

表 9-8-27 Wells 评分预测深静脉血栓

临床特点	评分
活动性癌(正在治疗或发病在 6 个月内或姑息治疗)	1 分
瘫痪或下肢石膏固定	1 分
最近卧床 >3 天或 12 周内大手术行全麻或区域麻醉	1 分
下肢深静脉系统分布区有局限性压痛	1 分
全下肢肿胀	1 分
小腿肿比无症状侧增大 3cm(胫骨粗隆下 10cm 处测量周径)	1 分
症状侧下肢指压性水肿	1 分
非静脉曲张的表浅静脉侧支形成	1 分
其他疾病引起的拟似 DVT 临床特点	−2 分

注:低危 0 分;中危 1~2 分;高危 ≥3 分。两下肢均有时,以症状重者为准。

评分提示深静脉血栓者,应做 D-二聚体(D-dimer)测定。血中 D-二聚体浓度升高时(>500μg/L)对诊断血栓形成有重要意义,其敏感性为 93%~95%,特异性为 50%。假阳性结果可由于肝病、类风湿因子升高、炎性反应、创伤、近期手术、癌症、妊娠或老年等因素引起;假阴性则由于血栓形成时抽取血样太早或过迟所致。D-二聚体阴性结果基本上排除了血栓形成;若 D-二聚体浓度升高,应进一步行超声检查下肢深静脉,必要时行多排 CT 肺动脉造影,以确定血栓部

位,然后根据临床情况考虑抗凝治疗。

2. 肺栓塞预测(表 9-8-28)

表 9-8-28　Wells 评分预测肺栓塞

临床特点	评分
肺栓塞或深静脉血栓史	+1.5 分
心率 >100 次/min	+1.5 分
最近手术或肢体固定	+1.5 分
临床深静脉血栓体征	+3 分
其他诊断可能为肺栓塞	+3 分
咯血	+1 分
癌	+1 分

注:低危 0~1 分;中危 2~6 分;高危 ≥7 分。

评分提示肺栓塞者应检测 D-二聚体。D-二聚体的阴性预测值很高,阴性结果提示静脉血栓栓塞可能性小,但老年患者有伴随病则不能排除。中、高度怀疑肺栓塞时应作通气-灌注(V/Q)扫描、多排 CT 肺动脉造影。

关于恶性肿瘤患者应用 Wells 评分来评估 VTE 危险,是否安全有效尚待更多资料进一步证明,因这些研究对象中恶性肿瘤患者仅占部分病例。且这些患者的 D-二聚体假阳性率比非恶性性肿瘤患者高 3 倍。因此,不单独推荐恶性肿瘤患者仅用 D-二聚体诊断 VTE。

目前主张加用生物标记物预测癌相关的血栓形成。包括血小板计数、白细胞计数、血红蛋白和 D-二聚体。未广泛应用的指标包括组织因子、P-选择素、Ⅷ因子、凝血酶原片段等。恶性肿瘤患者发生 VTE 危险评分模型包括临床方面(肿瘤部位、体重指数)和实验室参数(血小板和白细胞计数、血红蛋白水平)(表 9-8-29)。

表 9-8-29　评估化疗相关 VTE 模型(2008)

评估指标	评分
肿瘤部位	
很高危:胃、胰腺	2 分
高危:肺、淋巴瘤、子宫、卵巢、膀胱、睾丸	1 分
化疗前血常规	
血小板计数 ≥350×10⁹/L	1 分
白细胞计数 >11.00×10⁹/L	1 分
血红蛋白 <100g/L 或用红细胞生成素	1 分
体重指数(BMI)	
≥35kg/m²	1 分

注:高危 ≥3 分;中危 1~2 分;低危 0 分。

(三)VTE 危险预防

1. 间歇性气压装置　围手术期预防深静脉血栓安全、有效而又简便的措施是双下肢安放间歇性气压装置(intermittent pneumatic compression,IPC)。自术前开始至术后 5 天,持续顺序运作小腿和大腿气压。Clark-Pearson 等报告,妇科恶性肿瘤患者应用 IPC 装置术后深静脉血栓和肺栓塞发生率自 34.6% 降至 12.7%,已被循证医学列为 A 级水平。DVT 中-高危的妇科肿瘤患者联合应用 IPC 和低分子肝素预防十分有效。值得注意的是,IPC 不能用于急性深静脉血栓、下肢开放创口或动脉供血不足者。

2. 胃肠道外抗凝药物　主要为未分离肝素和低分子肝素。

(1)普通肝素(unfractionated heparin,UFH):肝素使抗凝血酶Ⅲ活力提高,其抗凝作用在注射后 10~15 分钟出现,半衰期 2 小时。首剂 125U/kg 快速滴入,维持量 15U/(kg·h)。标准监测方法为激活的部分凝血活酶时间(activated partial thromboplastin time,APTT),APTT 正常值为 31~43 秒,抗凝后维持 1.5~2 倍,即 60~90 秒,如 APTT 超过正常值 2 倍,提示肝素过量。临床上也可用试管监测凝血时间,以维持 20~30 秒为宜。肝素静脉滴注用 10~14 天。肝素的主要副作用是出血,约占 5%,其他并发症为血小板减少、骨质疏松和脂肪坏死。

(2)低分子肝素(low-molecular-weight heparin,LMWH):近来多用 LMWH 替代传统的肝素预防和治疗静脉血栓形成。常用种类包括:依诺肝素钠、达肝素钠和磺达肝癸钠。恶性肿瘤患者都是高危 VTE,围手术期都应预防性抗凝,术前 24 小时和术后每日注射 1 次,直至出院。术前不能用低分子肝素者,首剂可在术后 24 小时应用,若有急性出血禁用。

(3)口服抗凝药:即华法林(warfarin),为维生素 K 拮抗剂,其作用为抑制凝血因子Ⅶ、Ⅸ、Ⅹ以及凝血酶原。

肝素停用改为华法林时,两药应重叠 2~3 天,因华法林起效较慢。华法林开始剂量为 5~10mg/d,1~2 天后应监测国际标准化比率(international normalized ratio,INR),以调整剂量,使 INR 达 2.0~3.0,即凝血酶原时间达正常值的 2~3 倍时,可停用 UFH 或 LMWH。华法林剂量稳定后,INR 监测逐步减为每 4 周一次。对于老年人、营养不良、充血性心力衰竭、肝病、近期大手术者,华法林开始剂量应 <5mg,此后根据 INR 调整。华法林用药期间,若 INR 上升,可停药 1~2 剂观察或口服维生素 K₄ 2~4mg,若有出血,即静脉缓慢注射维生素 K₁ 10mg,必要时用新鲜冰冻血浆。华法林治疗窗窄,要注意其他药物对其的相互影响。

(4)预防性抗凝治疗

1)适应证:妇科中-小手术或腹腔镜手术患者,术后能早期起床活动,不需抗凝药物预防血栓形成;若有 VTE 危险因素存在,则要用抗凝药物预防。所有妇科大手术,尤其是恶性肿瘤,围手术期应常规用 LMWH 和 IPC,抗凝药物直至术后 28 天。

2)禁忌证:临床显著急性或慢性出血、近期中枢神经系统出血、颅内或脊椎疾病伴出血高风险、近期手术伴出血高风险、脊柱麻醉或腰椎穿刺、头部损伤或摔跌高风险、血小板减少或功能不全、全身性凝血病如 PT 或 APTT 延长等。

3. 抗凝药桥接 凡用华法林患者,应在术前 5 天停药,使 INR 有足够时间正常化。若停药后 INR 仍≥1.5,则口服维生素 K 1~2mg 促使 INR 正常。高危 VTE 或心脏机械瓣或心房颤动患者,则停华法林后用 UFH 或 LMWH 桥接。UFH 桥接者在术前 4 小时停药;LMWH 桥接者则于术前 24 小时停用,且最后一剂药量减半。

术后抗凝药桥接(bridging anti-coagulation)时间应按个体化决定,一般小手术后 24 小时启用 LMWH,大手术或术后出血高风险病例则于术后 48~72 小时,保证止血后才用。

4. 抗凝药的风险 肝素有引起血小板减少的危险,恶性肿瘤患者由于肿瘤侵犯血管更易导致出血。一项前瞻性随访研究,肿瘤和非肿瘤患者因 VTE 抗凝治疗,结果 12 个月大出血累积发生率分别为 12.4% 和 4.9%,其中 1/3 的病例发生于初始肝素化 5~10 天。目前认为,使用肝素 5~14 天,如果血小板计数下降≥50%,应考虑肝素引起的血小板减少(heparin-induced thrombocytopenia,HIT)。因此,开始用 UFH 之前,应查血小板计数作为基础值,然后每 3 天监测 1 次。LMWH 因并发 HIT 危险甚小,尤其磺达肝素抗凝,其作用为抗 Xa 因子,不需监测血小板计数。一旦 HIF 发生,不论有无血栓形成,需即换用 LMWH 或华法林。

综上,恶性肿瘤患者尤其住院手术病例,并发 VTE 比率增加,采用 LMWH 或华法林可安全防治。

(赵慧颖 李小平 赵建国 曲芃芃)

第七节 妇科恶性肿瘤的靶向治疗

一、卵巢癌的靶向药物治疗

(一)一线维持治疗

在 2021 V3 版 NCCN 卵巢癌(ovarian cancer,OC)诊治指南中,对于Ⅱ~Ⅳ期患者,如果在初始化疗时未使用贝伐珠单抗,推荐可根据患者基因情况决定靶向药物的使用。胚系或体系 *BRCA*1/2 突变者,化疗结束后疾病达完全缓解(complete response,CR)或者部分缓解(partial response,PR)时,可使用奥拉帕利、尼拉帕利维持治疗(Ⅱ期患者可考虑观察);*BRCA* 野生型(wild type,wt),但同源重组修复缺陷(homologous recombination deficiency,HRD)者,化疗结束达 PR 者可使用尼拉帕利维持治疗,CR 者可观察。

如果在初始治疗时使用了贝伐珠单抗,胚系或体系 *BRCA*1/2 突变者,化疗结束达 CR/PR 时,可使用奥拉帕利 + 贝伐珠单抗、奥拉帕利或尼拉帕利维持治疗;*BRCA*wt 或者 *BRCA* 状态未知、HRD 阴性或者 HRD 状态未知,化疗结束达 CR/PR,使用贝伐珠单抗维持治疗。*BRCA*wt 或者未知、HRD 阳性者,使用奥拉帕利 + 贝伐珠单抗维持治疗。

1. 多聚 ADP 核糖聚合酶抑制剂的应用 多聚 ADP 核糖聚合酶(poly ADP-ribose polymerase,PARP)抑制剂是 OC 一线维持治疗最重要的药物之一。新诊断的晚期 OC(Ⅱb~Ⅳb 期)伴 *BRCA*m 或 HRD 时,采用含铂化疗达到 CR 或 PR 之后,使用 PARP 抑制剂进行维持治疗,可明显改善患者的生存。

代表药物奥拉帕利和尼拉帕利率先在中国上市,卢卡帕利、维拉帕利、国产的氟唑帕利和帕米帕利等药物同样也报道了不错的疗效。

包括以下代表性研究:

(1)SOLO-1 Ⅲ期研究:是一项针对Ⅲ~Ⅳ期新诊断 OC 伴 *BRCA* 基因突变(mutation,m)的联合或不联合奥拉帕利一线维持治疗的随机对照研究。入组条件包括:初治、组织学确诊的晚期高级别浆液性(简称“高浆”)或内膜样 OC、原发性腹膜癌或输卵管癌患者。Ⅲ期患者在化疗前接受初始肿瘤细胞减灭术(primary cyto-reductive surgery,PDS)或开始化疗后接受中间性肿瘤细胞减灭术(interval cytoreductive surgery,IDS),Ⅳ期患者接受了活检或化疗前/中的减瘤手术。要求患者携带胚系或者体系的 *BRCA* 基因致病突变。入组患者均接受了未联合贝伐珠单抗的含铂化疗,化疗后达 CR 或 PR。研究纳入 391 例患者,按照 2:1 随机分组:维持治疗组 260 例,口服奥拉帕利 300mg,b.i.d. 维持治疗;安慰剂组 131 例。结果显示,接受奥拉帕利一线维持治疗的患者中位无进展生存时间(progress free survival,PFS)达 56.0 个月,而接受安慰剂治疗者仅为 13.8 个月;治疗组比安慰剂组的 PFS 延长了 42.2 个月,疾病进展风险降低了 67%($P<0.0001$。注:后续各研究的组间比较,未标示 P 值者,均表示 $P<0.05$)。48% 的患者 5 年无疾病进展,这部分患者可能已实现了临床“治愈”。在该研究中,奥拉帕利组患者接受治疗的中位时间约 24.6 个月,安慰剂组约 13.9 个月。作者认为,奥拉帕利对比安慰剂用于初治晚期 *BRCA*m、接受含铂化疗后获益的 OC 患者的维持治疗,无论是 PDS 还是 IDS,手术后有残留病灶或者无残留病灶、化疗后达到 CR 或 PR 者,均可显著改善患者的 PFS。

值得注意的是,PDS 患者、术后无残留、化疗后 CR 者,PFS 获益明显优于 IDS、术后有残留、化疗后 PR 者。提示“低复发风险”的晚期 OC 患者获益比“高复发风险”患者更大,这为晚期 OC 的维持治疗提供了新思路。

奥拉帕利≥3级不良事件(adverse events, AEs)主要为贫血、白细胞减少、中性粒细胞减少,发生率约为9%~22%。其他剂量限制性毒性包括血小板减少、恶心、肝功能损害等,≥3级AEs均<3%。

(2)PRIMA Ⅲ期研究:是一项针对Ⅲ~Ⅳ期新诊断高危OC联合或不联合尼拉帕利一线维持治疗的随机对照研究。入组条件包括:Ⅲ~Ⅳ期的高浆或内膜样OC患者,接受手术和含铂一线治疗后达CR或PR者。共纳入733例患者,按2:1随机分组,其中尼拉帕利组487例,安慰剂组246例。入组人群特点:①入组人群扩大,纳入患者中不仅包括BRCAm和未突变患者,亦包括HRD阳性和阴性的患者;②全部为高复发风险的晚期患者。其中35%为Ⅳ期,且99.6%的Ⅲ期患者PDS后可见残余病变,肉眼无残留者被排除在外;67%的患者接受了新辅助化疗。结果显示:在HRD人群中,尼拉帕利较安慰剂降低57%的复发或死亡风险,中位PFS(mPFS)分别为21.9个月和10.4个月;整体人群中,2组的mPFS分别为13.8个月和8.2个月,复发或死亡风险降低38%。亚组分析提示,HRD+/BRCAm组,疾病进展或死亡风险降低60%;HRD+/BRCAwt组,疾病进展或死亡风险降低50%;而在HRD阴性组,尼拉帕利也有PFS获益,疾病进展或死亡风险降低32%。

尼拉帕利≥3级AEs主要为血小板减少、贫血、白细胞减少、中性粒细胞减少,发生率约为24%~48%。其他剂量限制性毒性包括血压升高、恶心、肝功能损害等,≥3级AEs均<9%。

(3)尼拉帕利欧盟公开评估报告:2020年9月发布。是一项综合多个研究,分析不同尼拉帕利起始剂量以及不同HRD状态疗效的研究。尼拉帕利的多项研究中,分为固定起始剂量为300mg q.d.,个体化起始剂量为300mg q.d.(须同时满足体重≥77kg及血小板≥150 000/μL),以及个体化起始剂量为200mg q.d.(不能同时满足体重≥77 kg及血小板≥150 000/μL)。结果提示,HRD阴性人群中,200mg个体化起始剂量组,尼拉帕利组与安慰剂组PFS分别为5.5个月和5.4个月,无PFS获益,$HR=0.75$(0.356, 1.586)。300mg起始剂量组,尼拉帕利组与安慰剂组PFS分别为8.3个月和4.5个月,$HR=0.61$(0.373, 1.012),患者可能也没有PFS获益。

欧盟报告提示,对HRD阴性的人群,采用尼拉帕利维持治疗需慎重。

尼拉帕利起始剂量为200mg q.d.的患者,≥3级AEs主要为血小板减少、贫血、白细胞减少、中性粒细胞减少,发生率约为15%~22%,较300mg q.d.起始剂量患者明显下降。其他剂量限制性毒性包括血压升高、恶心、肝功能损害等,≥3级AEs均<9%。

2. PARP抑制剂联合抗血管生成抑制剂的应用 代表研究为PAOLA-1 Ⅲ期研究,它是一项晚期高级别OC患者接受铂类及贝伐珠单抗化疗后进行奥拉帕利联合贝伐珠单抗维持治疗与贝伐珠单抗单药维持治疗的对比研究。入组条件为:新诊断的FIGO Ⅲ~Ⅳ期、高浆或内膜样OC、输卵管癌或原发性腹膜癌患者。患者接受含铂药物联合贝伐珠单抗的化疗,达到CR或PR后,被随机分为奥拉帕利(300mg b.i.d.,最多24个月)+贝伐珠单抗(15mg/kg q.3w,共15个周期)或安慰剂+贝伐珠单抗组。主要研究终点为研究者评估的PFS。共有537名患者被随机分配到奥拉帕利联合贝伐珠单抗组,269名分配到安慰剂联合贝伐珠单抗组。其中,51%的患者接受PDS,42%的患者接受IDS。结果提示,HRD+/BRCAm组,疾病进展或死亡风险降低67%;HRD+/BRCAwt组,疾病进展或死亡风险降低57%;而在HRD阴性或者状态未明组,奥拉帕利联合贝伐珠单抗和贝伐珠单抗单药维持比较,没有PFS获益。在新诊断的晚期OC患者中,无论接受PDS或IDS,术后残留病灶状况如何,与单独使用贝伐珠单抗相比,使用奥拉帕利联合贝伐珠单抗进行一线维持治疗的患者,PFS均明显改善。值得注意的是,当手术实现满意减瘤时,尤其是在接受直接减瘤术的患者中,PFS获益最大。提示"低复发风险"的晚期OC患者获益更大。

该研究≥3级AEs除了奥拉帕利常见的毒副反应,包括贫血、白细胞减少、中性粒细胞减少(6%~17%)外,其他剂量限制性毒性包括血压升高(主要由贝伐珠单抗引起)、恶心、肝功能损害、消化道出血等,患者均可耐受治疗。

3. 抗血管生成抑制剂的应用 贝伐珠单抗为代表性药物。新诊断的晚期OC患者,化疗期间或者化疗结束后加用贝伐珠单抗进行维持治疗,可改善患者的客观缓解率(objective response rate, ORR)和PFS,甚至改善某些高危患者的总生存(overall survival, OS)。贝伐珠单抗同样获各大指南限定条件下推荐应用。

包括以下代表性研究:

(1)ICON7 Ⅲ期研究:标准化疗联合贝伐珠单抗可延长OC患者的PFS,在疾病进展风险高的患者中作用最显著。入组条件为:初诊的OC患者,Ⅰ~Ⅱa期高危患者或Ⅱb~Ⅳ期,ECOG状态评分0~2分。按1:1的比例随机分为标准化疗组(卡铂,AUC=5或6,联合紫杉醇175mg/m²,每3周1次,共6个疗程)和相同化疗方案联合贝伐珠单抗组(贝伐珠单抗7.5mg/kg,每3周1次,与化疗同步,化疗结束后继续每3周1次维持治疗,最多12次)。主要研究终点为PFS。1 528例患者被随机分为化疗组(764例)或化疗联合贝伐珠单抗组(764例)。结果提示,对于事先定义的"预后不佳"的502例高危患者,化疗组和化疗联合贝伐珠单抗组死亡患者分别为174例和158例,OS存在显著差异,显示加用贝伐珠单抗的联合治疗生存获益明显(39.3个月 vs. 34.5个月,$P=0.03$),2组患者的PFS同样存在差异。但是在低危患者中,2组患者的OS和PFS没有显著差异。该研究中"预后不佳"指的是:Ⅳ期、Ⅲ期且术后残留病灶直径>1cm。该研究结果提示,对于新诊断OC患者,在标准化疗基础上加用贝伐珠单抗并不能提高患者OS。但预后较差的患者应用贝伐珠单抗,平均 OS 可增加 4.8 个月。而化疗期间加用贝伐珠单抗与标准化疗患者对比,其 ORR 从 48% 上升至 67%,这为晚期 OC 患者化疗结束后使用 PARP 抑制剂维持治疗创造了条件。

(2)GOG 218 Ⅲ期研究:该研究中对照组接受 6 个周期的紫杉醇 + 卡铂标准化疗后,给予共 16 周期的安慰剂维持治疗;试验组 1 接受标准化疗联合贝伐珠单抗治疗(第 2~6 个周期);试验组 2 接受标准化疗联合贝伐珠单抗同步-维持治疗,在同步治疗基础上第 7~22 周期继续给予贝伐珠单抗单药维持治疗。主要研究终点为 PFS。结果提示,贝伐珠单抗同步-维持治疗组对比对照组,进展风险降低 28%,mPFS 分别为 14.1 个月和 10.3 个月,延长 3.8 个月。亚组分析发现,无 BRCAm 患者的 mPFS,分别为 15.7 个月和 10.6 个月;而 2 组 BRCAm 患者的 mPFS 无统计学差异,无突变患者似乎更为有效。此外,贝伐珠单抗同步-维持治疗组相比于对照组,并未显示出 OS 优势。由于 GOG 218 研究允许患者进展后交叉接受贝伐珠单抗治疗,因此可能掩盖了潜在的生存获益。亚组分析显示,Ⅳ 期、有腹水或者无 BRCAm 的患者存在 OS 获益,提示高风险人群使用贝伐珠单抗维持治疗可能效果更佳。

上述 2 个研究中,和对照组相比,使用贝伐珠单抗显著增加高血压风险 20.27 倍,蛋白尿风险 3.77 倍,出血风险 2.16 倍,胃肠道穿孔风险 1.76 倍,动脉血栓风险 1.39 倍,静脉血栓风险 43%,有上述基础疾病的患者慎用该药物。

4. 免疫检查点抑制剂的应用　免疫检查点抑制剂在 OC 一线治疗的研究较少,且为阴性结果。

代表性研究有:

(1)Javelin Ovarian 100 Ⅲ期研究:该研究在 OC 标准一线化疗的基础上,联合应用 PD-1/PD-L1 抑制剂。该研究纳入新诊断的Ⅲ~Ⅳ期 OC 患者(N=998),按 1:1:1 随机分组,组 1(332 例)为卡铂联合紫杉醇及阿维鲁单抗(avelumab)维持治疗,组 2(333 例)为卡铂和紫杉醇和阿维鲁单抗同期治疗及维持治疗,组 3(335 例)为卡铂联合紫杉醇标准化疗。结果提示,3 组患者的 PFS 没有统计学差异,提示在标准化疗中加入 PD-L1 单抗并不能额外获益。

(2)IMagyn050 Ⅲ期研究:该研究纳入Ⅲ或Ⅳ期 OC 患者,手术但伴有残留或新辅助化疗后手术者,共计 1 301 例。对照组接受 6 个周期的卡铂 + 紫杉醇 + 贝伐珠单抗 + 安慰剂治疗后,继续贝伐珠单抗和安慰剂维持治疗 16 个周期,试验组接受 6 个周期的卡铂 + 紫杉醇 + 贝伐珠单抗 + 阿替利珠单抗(atezolizumab)治疗后,使用贝伐珠单抗和阿替利珠单抗维持治疗 16 个周期。784 例患者(60%)为 PD-L1 阳性。结果提示,试验组和对照组的 mPFS 分别为 19.5 个月和 18.4 个月(P=0.28)。PD-L1 阳性患者,试验组和安慰剂组的 mPFS 分别为 20.8 个月和 18.5 个月(P=0.038);2 年 OS 率分别为 82% 和 83%(P>0.05)。研究认为,紫杉醇联合卡铂,含或不含贝伐珠单抗的 3 周疗方案仍然是初治 OC 一线化疗的首选,至今还没有证据显示联合 PD-1/PD-L1 抑制剂可以有额外的生存获益。

(二)二线或多线治疗

1. PARP 抑制剂的应用　多个国内外指南推荐,PARP 抑制剂可应用于铂敏感型复发(platinum-sensitive recurrent,PSR)OC 铂类化疗结束后的维持治疗,甚至可用于多线 PSR 患者的后线治疗。PSR OC 铂类化疗结束后使用 PARP 抑制剂进行维持治疗,可明显改善患者的 PFS,甚至是 OS。

代表性研究包括:

(1)Study19 Ⅱ期研究:是第 1 项 PARP 抑制剂用于 OC 维持治疗的随机对照研究,它首次验证了 PARP 抑制剂在 PSR OC 人群的有效性,并发现疗效不限于 BRCAm 患者。该研究共入组 265 名患者(无论是否携带 BRCAm),患者需要此前至少完成二线含铂化疗,且对最近一次含铂化疗有效。符合条件的患者随机接受奥拉帕利单药维持治疗(400mg 胶囊,每日 2 次)或匹配剂量的安慰剂。结果提示,奥拉帕利使患者病情继续进展或死亡的风险降低了 65%,并使患者的 PFS 和无铂间期分别延长至 8.4 个月和 13.4 个月,安慰剂组仅为 4.8 个月和 6.7 个月。奥拉帕利使 13% 的 PSR OC 患者 5 年内无进展,其中 BRCAm 的患者接受奥拉帕利治疗 PFS 获益更大。

(2)SOLO-2 Ⅲ期研究:是第 1 项奥拉帕利应用于 OC 维持治疗的Ⅲ期临床研究,入组 BRCAm PSR 人群,首次证明 PARP 抑制剂可显著延长 OC 患者的 OS。该研究随机分组了 295 名携带胚系(germline,g)BRCAm 的患者,且既往接受过至少二线含铂化疗方案后达到 CR 或 PR。符合条件的患者随机接受奥拉帕利(300mg b.i.d.)或安慰剂维持治疗。结果提示,奥拉帕利使患者病情继续进展或死亡的风险降低了 70%。奥拉帕利使患者的 PFS、无铂间隔、OS 分别延长至 19.1 个月、27.9 个月、51.7 个月,安慰剂组仅为 5.5 个月、7.1 个月、38.8 个月。

(3)OPINION 单臂、Ⅲb 期临床研究:验证奥拉帕利对非 gBRCAm PSR 卵巢癌的疗效。该研究入组经含铂方案化疗达到 CR 或 PR 的卵巢高浆或内膜样癌患者,给予奥拉帕利维持治疗直到疾病进展或出现不可耐受的毒性。主要终点为 PFS。279 名患者被纳入研究,其中 253 例(90.7%)确定为非 gBRCA1/2 突变。截至 2020 年 10 月 2 日,总 mPFS 为 9.2 个月,维持治疗的中位时间为 9.4 个月。亚组分析体系(somatic,s)BRCAm 组 mPFS 14.5 个月;HRD 阳性,包含 sBRCAm 组 mPFS 10.9 个月;HRD 阳性,不含 sBRCAm 组 mPFS 9.7 个月;HRD 阴性组 mPFS 7.3 个月。提示奥拉帕利用于 PSR 卵巢维持治疗的疗效不限于 BRCA 和 HRD 状态。该研究安全性和既往奥拉帕利研究类似。

(4)L-MOCA 单臂、前瞻性、国际多中心研究:是中国第 1 个 PSR OC 奥拉帕利维持治疗的临床研究,进一步夯实奥拉帕利本土证据。该研究纳入了中国和马来西亚28个中心的PSR OC,接受过≥二线铂类化疗且有应答患者。所有患者口服奥拉帕利,直到疾病进展或出现不可耐受的毒性。研究主要终点为PFS。共有224例患者参加研究,91.5%患者来自中国,8.5%来自马来西亚,47.3%的患者为 BRCAm,52.2%的患者为 BRCAwt,0.4%的患者为 BRCA 状态未知。35.7%的患者接受过 > 二线化疗。结果提示,所有患者 mPFS 为16.1个月。BRCAm、gBRCAm 和 BRCAwt 亚组的 mPFS 分别为21.2个月、21.4个月和11.0个月。最常见的不良反应是贫血、恶心和呕吐。该研究结果提示在亚洲 PSR OC 患者中,无论 BRCA 状态如何,奥拉帕利维持治疗有效且耐受性良好。

(5) NOVA Ⅲ期研究:纳入了复发性高浆 OC、输卵管癌或腹膜癌且接受含铂化疗达到 CR 或 PR 的患者(n=553)。该研究根据 BRCA1/2 的突变状态及 HRD 状态分为3个队列,主要研究终点为 PFS。结果提示,无论 gBRCAm 与否,和对照组相比,尼拉帕利维持治疗显著延长PFS(gBRCAm 人群:21.0个月对比5.5个月;非 gBRCAm 人群:9.3个月对比3.9个月)。gBRCAwt 且 HRD 阴性的患者(n=134),尼拉帕利降低了这部分患者42%的复发风险。尼拉帕利用于 PSR OC 维持治疗有显著的生存改善。

(6) NORA Ⅲ期研究:是第1项在亚洲人群中开展的PARP 抑制剂用于多线 PSR OC 含铂化疗后维持治疗的Ⅲ期临床研究,同时也是第1项使用尼拉帕利个体化起始剂量用药方案的前瞻性研究。患者采用个体化起始剂量(体重≥77kg 且血小板≥150×10⁹/L 者300mg/d 起始,体重<77kg 或血小板<150×10⁹/L 者200mg/d 起始)。主要终点是盲法独立中心评审评估的 PFS,共有265例患者入组。除方案修改前16例患者接受300mg 固定起始剂量,其余249例(94%)的患者采用了个体化起始剂量的用药方案。结果提示,接受尼拉帕利治疗的患者疾病复发或死亡风险下降68%,PFS 较安慰剂组延长(18.3个月 vs. 5.4个月)。不论 BRCA 状态,尼拉帕利组均有生存获益。gBRCAm 组 PFS 获益(未达到 vs. 5.5个月),非 gBRCAm 组 PFS 同样获益(11.1个月 vs. 3.9个月)。直至2020年2月1日数据截止时,mOS 在2组均未达到。该研究表明尼拉帕利维持治疗对中国 PSR OC 患者有效且耐受性好,为个体化起始剂量的临床应用提供了依据。

(7) ARIEL3研究:纳入年满18岁 PSR OC 患者564例。受试者按2∶1随机分至口服卢卡帕利(600mg,b.i.d.)或安慰剂组,主要研究终点为 PFS。结果提示,在部分人群中,卢卡帕利相对安慰剂的平均调整 PFS 明显更长,包括意向性治疗队列(ITT 人群,差异为6.28个月)、BRCAm 队列(差异9.37个月)、HRD 队列(差异为7.93个月)、BRCAwt/低杂合性丢失亚组(差异为2.71个月)。卢卡帕利和安慰剂之间平均调整 PFS 的明显差异证明了卢卡帕利在所有预定人群中的效益明显。

(8) OReO/ENGOT OV38 研究:是第1项挑战再次PARPi 维持治疗的随机、双盲Ⅲ期临床研究。入组的是既往使用过 PARPi 维持治疗、并对最近含铂化疗(PBC)有应答反应的非黏液性 PSR OC 患者。BRCAm 队列患者[一线≥18个月或二线≥12个月,以及既往使用过 PARP 抑制剂(PPE)]和非 BRCAm 队列患者(一线≥12个月或二线≥6个月,以及 PPE)按2∶1比例随机分组,然后分别予以奥拉帕利(试验组,300mg,b.i.d.)及安慰剂(对照组)直至疾病进展。主要研究终点是研究者评估的 PFS。

BRCAm 队列共纳入112例患者进行随机分组:奥拉帕利组74例,安慰剂组38例;非 BRCAm 队列纳入108例患者:奥拉帕利组72例,安慰剂组36例,入组患者既往接受了多线治疗。结果提示,在 BRCAm 队列中,mPFS 分别为4.3个月(试验组)和2.8个月(对照组)。在非 BRCAm 队列中,mPFS 为5.3个月(试验组)和2.8个月(对照组)。3级或以上 AEs 发生率,BRCAm 队列为15%(试验组)和5%(对照组),非 BRCAm 队列为21%(试验组)和8%(对照组)。

无论 BRCA 突变状态如何,奥拉帕利再维持治疗组较安慰剂组均显著延长患者 PFS。一定比例的患者获得了长期的临床受益。其安全性与既往奥拉帕利的研究结果一致。

2. PARP 抑制剂联合抗血管生成抑制剂的应用

代表研究包括:

(1) AVANOVA2 Ⅱ期研究:纳入的群体是经治的高浆及内膜样、PSR、多线治疗的 OC 患者。既往如果使用过贝伐珠单抗也允许入组。入组患者随机分组至试验组(尼拉帕尼300mg q.d.,联合贝伐珠单抗15mg/(kg·21d)或对照组(尼拉帕尼300mg q.d.)。研究终点是 PFS。结果提示,尼拉帕尼联合贝伐珠单抗组的 ORR 为60%,尼拉帕尼单药组只有27%。尼拉帕尼联合贝伐珠单抗的 mPFS 是11.9个月,而单药尼拉帕尼组只有5.5个月。无论 HRD 状态如何、BRCA 突变与否,联合组的 PFS 优势一直保持。基于该研究,NSGO-AVATAR Ⅲ期研究即将开展。

(2) NRG-GY004 Ⅲ期研究:一项在 PSR OC 中比较奥拉帕利单药或奥拉帕利联合西地尼布,对比含铂化疗的疗效与 HRD 相关性的研究。该研究评估了入组的491例患者。323例患者核心 HRR 基因是 HRRwt,144例患者为 HRRm,21例不可评估(not available,NA)。>90%的HRRm 为 BRCAm。结果提示,所有患者中,HRRm 预后较好(mPFS 13.7个月 vs. 8.3个月)。HRRm 患者中,铂化疗组、奥拉帕利组和西地尼布联合奥拉帕利组的 mPFS 分别是12.3个月、13.1个月和20.4个月,西地尼布联合奥拉帕利对比化疗的 HR 为0.55,有统计学差异。在 HRRwt 患者中,铂化疗组、奥拉帕利组、西地尼布联合奥拉帕利组 mPFS 分别是9.0个月、6.4个月和8.5个月,无显著差异。HRR 状态可以预测奥拉帕利对比铂化疗的应答,但是不能预测西地尼布联合奥拉帕利对比铂化疗的应答。研究结论认为,HRR 状态与总体预后相关,并且可预测奥拉帕利对比铂化疗的应答。

3. 免疫检查点抑制剂的应用 相对于 PARP 抑制剂和抗血管生成抑制剂而言，PD-1 和 PD-L1 在复发性卵巢癌的研究结果不尽如人意。

代表研究包括：

（1）KEYNOTE-028 研究：篮子试验。是帕博利珠单抗在 PD-L1 阳性、先前治疗失败、晚期 OC 患者中的 Ib 期研究。患者接受帕博利珠单抗每 2 周 10mg/kg、≤24 个月或直至疾病进展/无法忍受的毒性。主要终点是 ORR。结果显示，总的 ORR 为 11.5%（1 例 CR，2 例 PR）；7 例患者（26.9%）病情稳定（stable disease，SD）。mPFS 和 mOS 分别为 1.9 个月和 13.8 个月。发生 1 例 3 级转氨酶水平升高。提示帕博利珠单抗在晚期 PD-L1 阳性 OC 患者中具有持久的抗肿瘤活性，具有可控的安全性和毒性。Ⅱ期临床试验 KEYNOTE-100 中将进行进一步的研究。

（2）KEYNOTE-100 研究：帕博利珠单抗在晚期复发性 OC 患者中的Ⅱ期研究。该研究有 2 个队列：A 队列（285例）先前接受了一~三线治疗、无铂间隔（PFI）或无治疗间隔（TFI）在 3~12 个月，队列 B（91例）接受了 4~6 线治疗、PFI/TFI≥3 个月。患者每 3 周静脉注射帕博利珠单抗 200mg，直到癌症进展、出现不可耐受的毒性或满 2 年。主要研究终点是 ORR，并以组合阳性评分（combined positive score，CPS）衡量的 PD-L1 表达。结果提示，A 组的 ORR 和疾病控制率（CR+PR+SD，disease control rate，DCR）分别为 7.4% 和 37.2%，B 组为 9.9% 和 37.4%。A 组的中位持续缓解时间（duration of response，DOR）为 8.2 个月，B 组未达到中位数。CPS≥1 者 ORR 为 5.7%，CPS≥10 者 ORR 为 10.0%。2 个队列的 PFS 均为 2.1 个月。A 组未达到 mOS，B 组为 17.6 个月。作者认为，单药帕博利珠单抗在复发性 OC 患者中表现出适度的活性。较高的 PD-L1 表达与较高的反应率相关。

4. 免疫检查点抑制剂和化疗联合应用的研究 PD-1 和 PD-L1 抑制剂联合化疗在复发性 OC 的研究中，对 OC 的疗效不尽如人意。

代表研究包括：

（1）JAVELIN Ovarian 200 Ⅲ期研究：对比单用 Avelumab、Avelumab 联合脂质体阿霉素（pegylated liposome adriamycin，PLD）或者与单用 PLD 在铂类耐药或铂类难治性 OC 患者中的疗效。受试者被随机 1:1:1 分至 3 组，接受 Avelumab（10mg/kg q.2w.）、Avelumab+PLD（40mg/m² q.4w.）或 PLD 治疗，主要终点是 PFS 和 OS。共招募了 566 位患者，联合组 188 人、PLD 组 190 人、Avelumab 组 188 人。截至 2018 年 9 月 19 日，联合组、PLD 组和 Avelumab 组的 mPFS 分别是 3.7 个月、3.5 个月和 1.9 个月（联合组对比 PLD 组：分层风险比为 0.78，单侧 P=0.030）。联合组、PLD 组和 Avelumab 组的 mOS 分别是 15.7 个月、13.1 个月和 11.8 个月，均没有统计学差异。作者认为，与单用 PLD 相比，Avelumab 联合 PLD

可显著延长铂类耐药或难治性 OC 的 PFS，但不能延长患者 OS。

（2）顺铂、吉西他滨联合帕博利珠单抗治疗铂类耐药 OC 的Ⅱ期研究。结果提示，18 名可评估患者 DCR 为 60%，DOR 为 4.9 个月，6 个月和 12 个月的 PFS 分别为 43% 和 5%。mPFS 为 6.2 个月，mOS 为 11.3 个月。研究认为，对于复发性铂耐药性 OC 患者，在顺铂和吉西他滨的基础上加入帕博利珠单抗相比较化疗，似乎没有额外的生存获益。

（3）帕博利珠单抗联合 PLD 治疗铂耐药性 OC 的单臂、Ⅱ期临床研究。共有 23 例三线铂耐药复发患者入组，每 3 周静脉注射帕博利珠单抗 200mg，每 4 周静脉给予 PLD 40mg/m²。主要研究终点是 24 周 DCR。结果提示：12 例患者的 DCR 为 52.2%，达到临床获益。有 5 例 PR（21.7%）和 1 例 CR（4.3%），ORR 为 26.1%。6 名患者的 SD 持续至少 24 周。作者认为，联合治疗的 ORR 和 mPFS 高于历史单独使用 PLD 或单独使用抗 PD-1/PD-L1 药物的疗效。

（4）帕博利珠单抗联合贝伐珠单抗和口服环磷酰胺治疗复发性 OC 的Ⅱ期非随机临床试验：入组患者为铂敏感、铂耐药或难治的 OC，其中 75.0% 为铂耐药。患者每 3 周接受 200mg 帕博利珠单抗和 15mg/kg 的贝伐珠单抗，同时口服环磷酰胺 50mg q.d.，直至疾病进展或出现不可耐受的毒性。主要观察指标是 ORR 和 PFS。结果显示，3 例（7.5%）CR，16 例（40.0%）PR，19 例（47.5%）SD，ORR 为 47.5%，临床获益 95.0%，mPFS 为 10.0 个月。3~4 级不良事件为高血压（15.0%）和淋巴细胞减少（7.5%）。作者认为，帕博利珠单抗与贝伐珠单抗联合口服环磷酰胺的耐受性良好，在复发性 OC 患者中，25.0% 有持久的治疗反应，95.0% 出现临床获益，这种组合可能代表了复发性 OC 的未来治疗策略。

5. 免疫检查点抑制剂和 PARP 抑制剂联合应用的研究

代表性研究包括：

TOPACIO/KEYNOTE-162 研究，这是尼拉帕利联合帕博利珠单抗治疗复发性铂耐药 OC 的Ⅰ期和Ⅱ期单臂研究。入组患者为铂耐药复发性 OC。患者每天 1 次口服 200mg 尼拉帕利，静脉注射帕博利珠单抗 200mg/21d。主要目标是评估 ORR，共纳入 62 例患者。结果提示，可评估的 60 名患者中，ORR 为 18%，DOR 为 65%，其中 CR 为 5%、PR 为 13%、SD 为 47%、PD 为 33%。ORR 在使用和未使用过贝伐珠单抗组、*BRCA* 不同状态组和 HRD 不同状态组是一致的。提示尼拉帕利联合帕博利珠单抗毒副反应可耐受，非 *BRCAm* 或非 HRD 患者的反应高于预期。

二、子宫内膜癌

（一）一线治疗

子宫内膜癌（endometrial carcinoma，EC）的靶向药物研

究为治疗性药物的相关研究,鲜有维持治疗方面的研究。主要靶向药物为 PD-1 和 PD-L1 抑制剂、mTOR 通路相关和 HER-2 阳性的相关药物,以及激素类药物。

靶向 HER2 强阳性的单克隆抗体的应用

代表性一线治疗的研究如下:

卡铂-紫杉醇联合及不联合曲妥珠单抗治疗晚期或复发 HER2 过表达的子宫浆液性癌的临床试验:研究纳入原发Ⅲ/Ⅳ期或复发 HER2 阳性的肿瘤患者。患者随机分为卡铂-紫杉醇组(对照组)及卡铂-紫杉醇-曲妥珠单抗组(试验组),治疗 6 个周期直至出现疾病进展或不可耐受毒性。主要的研究终点是 PFS。61 例患者进行了随机分组。对照组 mPFS 为 8 个月,试验组为 12.6 个月。41 例Ⅲ/Ⅳ期原发肿瘤患者中,对照组 mPFS 为 9.3 个月,试验组为 17.9 个月。17 例肿瘤复发患者中,对照组 PFS 为 6 个月,试验组为 9.2 个月。2 组间治疗毒性无显著差异。作者认为,卡铂-紫杉醇联合曲妥珠单抗耐受性良好,并改善患者 PFS。该研究结果被纳入到 NCCN 指南中,推荐用于 HER2 表达强阳性子宫浆液性癌患者的一线治疗和复发性治疗中。

(二) 二线或多线治疗

1. 免疫检查点抑制剂的应用 免疫检查点抑制剂抗 PD-1、PD-L1 等相关药物在微卫星高度不稳定(microsatellite instability high,MSI-H)、DNA 错配修复缺陷(deficient mismatch repair,dMMR)和肿瘤突变负荷高(tumor mutation burden high,TMB-H)的 EC 中疗效显著。

而免疫检查点抑制剂等相关药物更多地应用于转移性和复发性 EC 患者中。

(1) KEYNOTE 028 Ⅰb 期多队列研究:入组局部晚期及转移的 PD-L1 表达阳性的实体肿瘤患者(包括 EC)。结果提示,23 例 EC,3 例 PR,ORR 为 13.0%(1 例 *POLE* 突变),尚未达到中位 DOR,3 例患者(13.0%)为 SD,中位 DOR 为 24.6 周;mPFS 为 2.7 个月,mOS 尚未达到。作者认为,帕博利珠单抗在 PD-L1 阳性 EC 亚组中显示出良好的安全性和持久的抗肿瘤活性。

(2) KEYNOTE158 研究:多中心、单臂、开放性Ⅱ期研究。入组所有患者接受帕博利珠单抗 200mg/21 天治疗,直至完成 35 个周期治疗或出现疾病进展、不可耐受的毒性反应等。主要研究终点为 ORR。结果提示,≥一线治疗进展的晚期 EC,MSI-H 人群 ORR 达到 57.1%,TMB-H 人群 ORR 为 46.7%。研究结果显示,MSI-H、TMB-H 与帕博利珠单抗单药治疗的高反应性相关,可作为新的、有效的生物标志物来预测经治的复发或转移性 EC 对帕博利珠单抗的疗效。该研究结果被写入 NCCN 指南中,帕博利珠单抗作为 TMB-H 或者 MSI-H/dMMR 患者二线治疗的推荐用药。

(3) GARNET 研究:PD-1 单抗多塔利单抗治疗 dMMR 的含铂化疗后复发或晚期 EC 的Ⅱb 期研究。该研究评估 dMMR/MSI-H EC 患者(队列 A1)和 MMR 正常

EC 患者(队列 A2)的疗效。患者每 3 周 1 次接受多塔利单抗 500mg 治疗,共 4 个疗程,之后每 6 周 1 次接受多塔利单抗 1 000mg 治疗,直到疾病进展。独立盲法评估 ORR 和 DOR。结果提示,多塔利单抗单药治疗的 ORR 为 42%,其中 13%(9/71)为 CR,DCR 为 58%,DOR 尚未成熟。且多塔利单抗耐受性良好,不良事件与其他抗 PD-1 药物一致。作者认为,多塔利单抗治疗含铂化疗后复发或晚期 dMMR EC 患者可带来具有临床意义的生存改善。

2. 免疫检查点抑制剂和抗血管生成抑制剂的联合应用

(1) KEYNOTE 146/Study 111 研究:是Ⅰb/Ⅱ期、多中心、开放的单臂研究,旨在评估帕博利珠单抗联合乐伐替尼用于既往接受不超过二线化疗且有可测量病灶的晚期 EC 的疗效和安全性。该研究初步分析了 108 例患者,其中 94 例患者的肿瘤非 MSI-H 或非 dMMR,11 例患者的肿瘤为 MSI-H 或 dMMR,3 例患者的状态未知。患者每天口服乐伐替尼 20mg,每 3 周使用帕博利珠单抗 200mg 联合治疗。结果提示,24 周 ORR 为 38.0%;非 MSI-H/dMMR 患者 ORR 为 37.2%,MSI-H/dMMR 患者 ORR 为 63.6%。无论 MSI 状态如何,ITT 人群中位 DOR 为 21.2 个月,mPFS 为 7.4 个月,mOS 为 16.7 个月。该研究表明,联合方案用于治疗复发 EC,不仅在 MSI-H 患者中疗效显著,而且在 MSS 患者中的疗效也优于帕博利珠单抗单药治疗。而 TMB 状态与临床结局无有意义的相关性。

(2) KEYNOTE 775/STUDY 309 研究:多中心、开放性、随机对照Ⅲ期临床研究,比较帕博利珠单抗联合乐伐替尼与单药化疗(多柔比星或紫杉醇周疗)用于既往至少接受过一线含铂药物治疗的晚期/复发 EC 的疗效和安全性。纳入分析人群包括 pMMR(错配修复基因表达正常)型和 dMMR 型,分为组合疗法(*n*=411)和单纯化疗组(多柔比星或紫杉醇,*n*=416)。697 例患者肿瘤为非 MSI-H 或 pMMR,130 例为 MSI-H 或 dMMR。按 1∶1 进行随机分组,乐伐替尼 + 帕博利珠单抗组接受乐伐替尼 20mg q.d.+ 帕博利珠单抗 200mg/3w。化疗组接受多柔比星 60mg/(m²·3w)或紫杉醇 80mg/(m²·w)。结果提示,所有纳入分析人群中,组合疗法 mPFS 为 7.2 个月,化疗组为 3.8 个月。组合疗法使疾病进展或死亡的风险降低了 44%,此外,组合疗法 mOS 为 18.3 个月,化疗组为 11.4 个月,组合疗法使死亡风险降低了 38%。ITT 人群中,组合疗法 ORR 为 31.9%,而化疗组仅为 14.7%。在所有产生应答的患者中,组合疗法中位 DOR 为 14.4 个月,而化疗组仅为 5.7 个月。同时,该研究中,pMMR 亚组结果与整体人群结果一致,与化疗相比,组合疗法使疾病进展或死亡的风险降低了 40%,2 组 mPFS 分别为 6.6 个月和 3.8 个月。2 组 mOS 分别为 17.4 个月和 12.0 个月,组合疗法使死亡风险降低了 32%。患者对组合疗法的耐受性良好。pMMR 人群中,组合疗法对比化疗,在各个不同亚型的 EC 中均观察到显著的 PFS 和 OS 获益,尤其是透明

细胞癌。全人群中,各病理亚组均能观察到组合疗法具有显著的 PFS、OS 获益。作者认为,在既往至少接受过一线含铂药物治疗的晚期/复发 EC 中,帕博利珠单抗联合乐伐替尼治疗可改善包括 pMMR 在内全部患者的 PFS 和 OS。并且不论组织学类型,包括难治的亚型如透明细胞型;只接受过一线含铂治疗的患者具有更低的 PFS 和 OS 风险获益比,这也支持乐伐替尼联合帕博利珠单抗更早使用。

该研究结果被写入 NCCN 指南中,作为二线治疗中非 MSI-H 和非 dMMR 患者的首选推荐。

3. 其他基因靶向药物的应用

（1）PI3K/AKT/mTOR 通路抑制剂单用、联合激素或者联合化疗等的研究:

代表性研究包括:

1）对复发或转移性 EC 的坦罗莫司 II 期研究-NCIC 临床试验:磷酸酶和张力蛋白同源物(PTEN)的丢失会导致 PI3K/Akt/mTOR 信号失控,从而导致肿瘤发生。使用 mTOR 通路抑制剂坦罗莫司可能可治疗该类患者。33 名患者接受静脉注射 25mg/周的坦罗莫司(4 周期)。在可评估的 29 名患者中,14% 为 PR,69% 为 SD,中位 DOR 为 5.1 个月和 9.7 个月。在化疗组中,4% 为 PR,48% 为 SD,中位 DOR 为 4.3 个月和 3.7 个月。作者认为,坦罗莫司对 mTOR 的抑制作用在 EC 中具有令人鼓舞的单药活性,在未接受化疗的患者中比在接受化疗的患者中更高,并且与 PTEN 状态无关。

2）坦罗莫司联合或不联合醋酸甲地孕酮和他莫昔芬用于 EC 的 II 期临床研究:入组患者每周静注 25mg 坦罗莫司,或每周 1 次坦罗莫司与 80mg 醋酸甲地孕酮联用 3 周,交替与他莫昔芬 20mg b.i.d. 合用 3 周。结果提示,71 例符合条件的患者接受了至少 1 剂治疗,其中联合治疗组中 21 例因静脉血栓过多,并伴有 5 次深静脉血栓形成(DVT)和 2 例肺栓塞而提前终止试验。在该组中观察到 3 例响应(14%)。单药组共治疗了 50 例合格患者,其中 DVT 发作 3 次,反应 11 例(22%)。作者认为,在坦罗莫司治疗中加入醋酸甲地孕酮和他莫昔芬的组合不能增强抗肿瘤活性,并且该组合与静脉血栓过多有关。

3）联合化疗的研究:包括 2 项涉及 361 名妇女的 RCT 研究。一项为坦罗莫司联合卡铂/紫杉醇与卡铂/紫杉醇联合贝伐珠单抗在未接受治疗的晚期或复发性 EC 中的对比研究;第 2 项为转移性或复发性 EC,单独使用地磷莫司、与孕激素联合或单用化疗的对比研究。对于一线治疗,含 mTOR 抑制剂的治疗方案可能会使患者 PFS 恶化(HR 1.43),但对 OS 没有影响。而对于二线/三线治疗,与化疗或内分泌治疗相比,mTOR 抑制剂可能会改善 PFS(HR 0.53),但对 OS 没有影响。根据上述结果,作者认为,在复发性疾病中,mTOR 抑制剂可能会使患者的 PFS 改善,但对 OS 没有明显优势。

（2）NTRK 基因融合、TRK 抑制剂

代表研究包括:

拉罗替尼在成人实体瘤患者中多中心、开放性、I 期研究。结果显示,70 名患者(8 名患有 NTRK 基因融合的肿瘤)被纳入 6 个剂量组,没有患者因不可耐受的毒性导致研究药物停药。在可评估的 NTRK 融合基因的患者中,ORR 为 100%(8/8),且未达到中位 DOR。作者认为,拉罗替尼具有良好的耐受性,在所有携带 NTRK 基因融合的肿瘤患者中表现出抗肿瘤活性,可成为这些患者的新治疗选择。

恩曲替尼在有 NTRK 基因融合的实体肿瘤患者中表现出同样的活性,这为 NTRK 基因融合的肿瘤患者提供了新的治疗思路。

4. 免疫检查点抑制剂和化疗、以及其他药物的联合应用

目前在研的研究包括:

（1）NRG-GY018 研究:对 III 期或 IV 期或复发性 EC 使用帕博利珠单抗联合紫杉醇和卡铂进行评估。试验研究人员计划招募超过 800 名患者,研究完成日期为 2023 年 6 月。次要研究指标为:各机构 MMR 免疫组化(IHC)检测和中心 MMR 免疫组化检测之间的一致性、不同 PD-L1 表达状态使用帕博利珠单抗对 PFS 和 OS 的影响以及 PD-L1 免疫组化和 MMR 状态之间的相关性。

（2）AtTEnd 研究:紫杉醇和卡铂联合阿替利珠单抗治疗晚期或复发 EC 的疗效。试验主要终点为 PFS 和 OS 双终点,研究人员计划招募 550 名参与者,预计完成日期为 2023 年 12 月。

（3）RUBY 研究:评估紫杉醇和卡铂联合多塔利单抗治疗复发或原发性晚期 EC 的疗效。研究人员预计将招募超过 700 名患者,预计完成日期为 2026 年 2 月。

（4）DUO-E 研究:是一项随机、双盲、安慰剂对照试验,主要研究使用卡铂-紫杉醇作为一线药物对晚期或复发性 EC 进行治疗后使用度伐鲁单抗或奥拉帕利的疗效。试验预计招募约 700 名患者,主要终点为 PFS,预计研究完成日期为 2025 年 3 月。

三、宫颈癌

宫颈癌(cervical cancer,CC)相关靶向药物的研究,多在转移性、持续性和复发性 CC 患者中进行。

1. KEYNOTE 826 研究 为双盲 III 期试验,研究帕博利珠单抗对化疗期间进展的 PD-L1 阳性的转移性或不可切除的 CC 的疗效。主要入选标准为持续性、复发性或转移性 CC 患者,不适合进行根治性治疗;未接受过系统化疗者。研究主要终点为 OS 和 PFS。按 1:1 随机分组,一组接受帕博利珠单抗 200mg+ 紫杉醇 + 卡铂/顺铂,再 ± 贝伐珠单抗 15mg/kg;另一组接受安慰剂 + 紫杉醇 + 卡铂或顺铂,再 ± 贝伐珠单抗 15mg/kg。其中,紫杉醇:175mg/m²;顺铂:50mg/m²;卡铂:AUC 5;共 6 周期化疗。结果提示,研

究组的 OS 相比对照组提高 33%,mOS 分别为 24.4 个月和 16.5 个月。在 ITT 人群的 617 名患者中,帕博利珠单抗联合组还显著延长了 mPFS,分别为 10.4 个月和 8.2 个月。在 PD-L1 不同的 CPS 患者亚组中,帕博利珠单抗组对比安慰剂组的 OS 的 HR 值在所有受试者中均为 0.67。在 548 名 PD-L1 CPS≥1 患者中,帕博利珠单抗组的 mPFS 为 10.4 个月,安慰剂组为 8.2 个月。在 317 名 PD-L1 CPS≥10 患者中,PFS 分别为 10.4 个月和 8.1 个月。帕博利珠单抗组 24 个月时的 OS 为 53.0%,安慰剂组为 41.7%。2 组间的 PFS 同样有统计学差异。帕博利珠单抗组在Ⅲ期 KEYNOTE-826 试验中达到了 OS 和 PFS 的主要终点,可作为持续性、复发性或转移性 CC 的一线治疗。

2. EMPOWER-Cervical1/GOG-3016/ENGOT-cx9 研究 一项比较西米普利单抗与医生选择的化疗方案治疗既往一线含铂化疗进展后的晚期或转移性 CC 的多中心、开放性、随机对照Ⅲ期临床研究。主要入选患者为复发或转移性 CC;对铂类化疗耐药;≥二线;ECOG≤1。所有患者(n=608,其中鳞癌 477 例,腺癌或腺鳞癌 131 例)按 1:1 随机分组,一组接受西米普利单抗 350mg;另一组接受化疗。化疗选择包括:培美曲塞 500mg/m², 吉西他滨 1 000mg/m², 拓扑替康 1mg/m², 伊立替康 100mg/m², 长春瑞滨 30mg/m²。治疗最多至 96 周,可选择进行再治疗。试验的主要终点为 OS。结果提示,与化疗相比,西米普利单抗可显著延长宫颈鳞癌患者的 mOS,分别为 11.1 个月和 8.8 个月,并降低 27% 的疾病死亡风险。与化疗相比,西米普利单抗可显著延长所有患者的 mOS,分别为 12 个月和 8.5 个月,降低 31% 的疾病死亡风险。对腺癌或腺鳞癌患者,西米普利单抗和化疗比较,同样可显著延长其 mOS,分别为 13.3 个月和 7.0 个月,降低 44% 的疾病死亡风险。亚组分析结果显示,无论患者的组织学类型、地域、ECOG 评分、是否使用过贝伐珠单抗以及先前接受过多少的治疗线数,西米普利单抗的效果都要优于化疗。在整体人群中,与化疗组相比,西米普利单抗组患者 PFS 显著延长,复发或死亡风险降低 25%;西米普利单抗组患者的 ORR 为 16%,中位 DOR 为 16 个月;化疗组患者的 ORR 为 4%,中位 DOR 为 7 个月。该研究表明,与单药化疗相比,西米普利单抗可显著改善既往一线含铂化疗进展后的晚期或转移性 CC 患者的 OS,与 PD-L1 表达状况和组织学类型无关。

3. GOG240 研究 随机、对照、开放、多中心、Ⅲ期临床试验,研究纳入转移性、持续性和复发的 CC 患者。研究将患者按照 1:1:1:1 的比例进行随机分配,分别为顺铂(50mg/m², D1 或 D2)加紫杉醇(135mg/m² 或 175mg/m², D1)方案 或 拓扑替康(0.75mg/m², D1~3)加紫杉醇(175mg/m², D1)方案联合/不联合贝伐珠单抗(15mg/kg, D1),21 天为 1 个治疗周期,直到出现疾病进展、不可耐受毒性反应、患者主动退组或病变完全缓解。主要研究终点是 OS 和不良事件。结果显示,化疗联合贝伐珠单抗组比较单

独化疗 OS 显著延长,分别为 16.8 个月和 13.3 个月。治疗前未接受盆腔放疗和接受盆腔放疗的患者 OS 分别为 24.5 个月和 16.8 个月(P=0.11)。对于晚期 CC 来说,一线使用贝伐珠单抗联合化疗能够带来生存获益。

4. KEYNOTE158 研究 Ⅱ期多中心篮子研究,评价帕博利珠单抗的抗肿瘤活性。纳入 98 例复发性/转移性 CC 患者。82 例患者(83.7%)为 PD-L1 阳性肿瘤。结果提示,患者 ORR 为 14.3%,91% 的患者缓解持续时间≥6 个月。基于这个研究结果,2018 年 6 月,美国 FDA 批准帕博利珠单抗用于治疗化疗期间或之后疾病进展的 PD-L1(CPS≥1)阳性的晚期 CC 患者。也是首个获批用于 CC 的免疫治疗药物。尽管研究结果不是特别理想,但是为复发 CC 的治疗打开了一个新的思路。

5. NCIC CTG IND 199 研究 坦罗莫司对复发性、不可切除、局部晚期或转移性 CC 的Ⅱ期研究。这项Ⅱ期研究评估了 mTOR 抑制剂坦罗莫司在转移性和/或局部晚期、复发性宫颈癌患者中的活性。每位患者行坦罗莫司 25mg 静脉注射,每周 1 次,共 4 周。结果提示,37 名患者的毒性可评估,33 名患者的反应可评估。1 名患者为 PR(3.0%),19 名患者为 SD(57.6%)。6 个月无进展生存率为 28%。中位无进展生存期为 3.52 个月。不良反应与其他坦罗莫司研究相似。作者认为,单药坦罗莫司在宫颈癌中具有中等活性,约 2/3 的患者疾病稳定。坦罗莫司在宫颈癌中的疗效有待更多的临床研究。

6. CheckMate 358Ⅰ/Ⅱ期研究 为纳武单抗单药治疗复发性或转移性宫颈、阴道或外阴癌的安全性和有效性研究。患者每 2 周接受纳武单抗 240mg 治疗。研究共纳入 24 例患者(宫颈癌 19 例;阴道/外阴癌 5 例)。大多数患者之前曾接受过全身治疗(宫颈癌,78.9%)。CC 的 ORR 为 26.3%。在中位 19.2 个月的随访中,宫颈癌队列中 5 例应答患者尚未达到中位 DOR。CC 患者的 mOS 为 21.9 个月。没有出现治疗相关的死亡。作者认为,纳武单抗对复发/转移性 CC 患者的疗效是有希望的,值得进一步研究。

7. innovaTV 204/GOG-3023/ENGOT-cx6 单臂Ⅱ期研究 为 tisotumab vedotin(抗体药物偶联物,TIVDAK)治疗复发或转移性 CC 的疗效和安全性的研究。该研究主要的入组条件为:复发或转移性 CC,病理类型为鳞癌、腺癌、腺癌或腺鳞癌;接受标准化疗联合贝伐珠单抗治疗后疾病进展,且复发或转移后接受过≤二线的全身治疗。患者每 3 周静脉注射 TIVDAK 2.0mg/kg(最多 200mg),直到疾病进展或出现不可耐受的毒性。主要终点是 ORR。纳入了 102 例患者,其中 101 例患者接受了至少 1 剂 TIVDAK。ORR 为 24%,其中 7 例达到(7%)CR,17% 为 PR。≥3 级 AEs(13%)包括中性粒细胞减少、疲劳、溃疡性角膜炎和周围神经病变。作者认为,TIVDAK 在既往治疗过的复发或转移性 CC 中显示出有临床意义和持久的抗肿瘤活性,且毒副反应可控、可耐受,安全性好。考虑到这

一患者群体预后差,目前现有的针对该人群的药物治疗效果欠佳,可将 TIVDAK 作为复发或转移性 CC 新的治疗选择。

(黄永文　刘继红)

参考文献

1. Eric Pujade-Lauraine. Olaparib tablets as maintenance therapy in patients with platinum-sensitive, relapsed ovarian cancer and a BRCA1/2 mutation (SOLO2/ENGOT-Ov21): a double-blind, randomised, placebo-controlled, phase 3 trial. Lancet Oncol, 2017, 18(9): 1274-1284.

2. Mirza MR. Niraparib Maintenance Therapy in Platinum-Sensitive, Recurrent Ovarian Cancer. N Engl J Med, 2016, 375(22): 2154-2164.

3. Robert L Coleman. Bevacizumab and paclitaxel-carboplatin chemotherapy and secondary cytoreduction in recurrent, platinum-sensitive ovarian cancer (NRG Oncology/Gynecologic Oncology Group study GOG-0213): a multicentre, open-label, randomised, phase 3 trial, 2017, 18(6): 779-791.

4. Poveda A, Floquet A, Ledermann JA, et al. Olaparib tablets as maintenance therapy in patients with platinum-sensitive relapsed ovarian cancer and a BRCA1/2 mutation (SOLO2/ENGOT-Ov21): a final analysis of a double-blind, randomised, placebo-controlled, phase 3 trial. Lancet Oncol, 2021, 22(5): 620-631.

5. Moore K, Colombo N, Scambia G, et al. Maintenance Olaparib in Patients with Newly Diagnosed Advanced Ovarian Cancer. N Engl J Med, 2018, 379(26): 2495-2505.

6. González-Martín A, Pothuri B, Vergote I, et al. Niraparib in Patients with Newly Diagnosed Advanced Ovarian Cancer. N Engl J Med, 2019, 381(25): 2391-2402.

7. Wu XH. Niraparib maintenance therapy in patients with platinum-sensitive recurrent ovarian cancer using an individualized starting dose (NORA): a randomized, double-blind, placebo-controlled phase III trial. Ann Oncol, 2021, 32(4): 512-521.

8. Carol Aghajanian. OCEANS: a randomized, double-blind, placebo-controlled phase III trial of chemotherapy with or without bevacizumab in patients with platinum-sensitive recurrent epithelial ovarian, primary peritoneal, or fallopian tube cancer. J Clin Oncol, 2012, 30(17): 2039-2045.

9. Coleman RL. Rucaparib maintenance treatment for recurrent ovarian carcinoma after response to platinum therapy (ARIEL3): a randomised, double-blind, placebo-controlled, phase 3 trial. Lancet. 2017 Oct 28; 390(10106): 1949-1961.

10. Pignata S. Carboplatin-based doublet plus bevacizumab beyond progression versus carboplatin-based doublet alone in patients with platinum-sensitive ovarian cancer: a randomised, phase 3 trial. Lancet Oncol, 2021, 22(2): 267-276.

11. Hardesty MM. OVARIO phase II trial of combination niraparib plus bevacizumab maintenance therapy in advanced ovarian cancer following first-line platinum-based chemotherapy with bevacizumab. Gynecol Oncol, 2022, 166(2): 219-229.

12. Varga A. Pembrolizumab in patients with programmed death ligand 1-positive advanced ovarian cancer: Analysis of KEYNOTE-028. Gynecol Oncol, 2019, 152(2): 243-250.

13. Matulonis UA. Antitumor activity and safety of pembrolizumab in patients with advanced recurrent ovarian cancer: results from the phase II KEYNOTE-100 study. Ann Oncol, 2019, 30(7): 1080-1087.

14. Hamanishi J. Nivolumab Versus Gemcitabine or Pegylated Liposomal Doxorubicin for Patients With Platinum-Resistant Ovarian Cancer: Open-Label, Randomized Trial in Japan (NINJA). J Clin Oncol, 2021, 39(33): 3671-3681.

15. Pujade-Lauraine E. Avelumab alone or in combination with chemotherapy versus chemotherapy alone in platinum-resistant or platinum-refractory ovarian cancer (JAVELIN Ovarian 200): an open-label, three-arm, randomised, phase 3 study. Lancet Oncol, 2021, 22(7): 1034-1046.

16. Liu JF. Assessment of Combined Nivolumab and Bevacizumab in Relapsed Ovarian Cancer: A Phase 2 Clinical Trial. JAMA Oncol, 2019, 5(12): 1731-1738.

17. Zsiros E. Efficacy and Safety of Pembrolizumab in Combination With Bevacizumab and Oral Metronomic Cyclophosphamide in the Treatment of Recurrent Ovarian Cancer: A Phase 2 Nonrandomized Clinical Trial. JAMA Oncol, 2021, 7(1): 78-85.

18. Tewari KS. Bevacizumab for advanced cervical cancer: final overall survival and adverse event analysis of a randomised, controlled, open-label, phase 3 trial (Gynecologic Oncology Group 240). Lancet. 2017, 390(10103): 1654-1663.

19. Redondo A. Primary results from CECILIA, a global single-arm phase II study evaluating bevacizumab, carboplatin and paclitaxel for advanced cervical cancer. Gynecol Oncol, 2020, 159(1): 142-149.

20. Marabelle A, Le DT, Ascierto PA, et al. Efficacy

of pembrolizumab in patients with noncolorectal high microsatellite instability/mismatch repair-deficient cancer: results from the phase 2 KEYNOTE-158 study. J Clin Oncol, 2020,38(1):1-10.

21. Naumann RW, Hollebecque A, Meyer T, et al. Safety and Efficacy of Nivolumab Monotherapy in Recurrent or Metastatic Cervical, Vaginal, or Vulvar Carcinoma: Results From the Phase I/II CheckMate 358 Trial. J Clin Oncol, 2019,37(31):2825-2834.

22. Yang H, Zhang Y, Liu C, et al. The integration of bevacizumab improves tumor response and survival in patients with refractory cervical cancer treated with radical chemoradiotherapy. Ann Transl Med, 2021,9(14):1184.

23. Colombo N, Dubot C, Lorusso D, et al. Pembrolizumab for Persistent, Recurrent, or Metastatic Cervical Cancer. N Engl J Med. 2021,385(20):1856-1867.

24. Tewari KS1, Sill MVV, Long HJ, et al. 3rd. Improved survival with bevacizumab in advanced cervical cancer. N Engl J Med, 2014, 370(8):734-744.

25. Burger RA, Sill MW, Monk BJ, et al. Phase II trial of bevacizumab in persistent or recurrent epithelial ovarian cancer or primary peritoneal cancer: a Gynecologic Oncology Group Study. J Clin Oncol, 2007,25(33):5165-5171.

26. Cannistra SA, Matulonis UA, Penson RT, et al. Phase II study of bevacizumab in patients with platinum-resistant ovarian cancer or peritoneal serous cancer. J Clin Oncol, 2007, 25(33):5180-5186.

27. Fong PC, Yap TA, Boss DS, et al. Poly(ADP)-Ribose Polymerase Inhibition: Frequent Durable Responses in BRCA Carrier Ovarian Cancer Correlating With Platinum-Free Interval. American Society of Clinical Oncology, 2010,28(15) 2512-2519.

28. Jason Konner, Russell JS, Felicia AD. A phase II study of cetuximab/paclitaxel/carboplatin for the initial treatment of advanced-stage ovarian, primary peritoneal, or fallopian tube cancer. Gynecologic Oncology, 2008,110(2):140-145.

29. Miller DS, Blessing JA, Bodurka DC, et al. Evaluation of pemetrexed(Alimta, LY231514) as second line chemotherapy in persistent or recurrent carcinoma of the cervix: a phase II study of the Gynecologic Oncology Group. Gynecol Oncol, 2008,110(1):65-70 .

30. Miller DS, Blessing JA, Krasner CN, et al. Phase II evaluation of pemetrexed in the treatment of recurrent or persistent platinum-resistant ovarian or primary peritoneal carcinoma: a study of the Gynecologic Oncology Group. J Clin Oncol, 2009,27(16):2686-2691.

31. Monk BJ, Sill MW, Burger RA, et al. Phase II trial

of bevacizumab in the treatment of persistent or recurrent squamous cell carcinoma of the cervix: a gynecologic oncology group study. J Clin Oncol, 2009,27(7):1069-1074 .

32. Oza AM, Eisenhauer EA, Elit L, et al. Phase II Study of Erlotinib in Recurrent or Metastatic Endometrial Cancer: NCIC IND-148. Journal of Clinical Oncology, 2008, 26(26): 4319-4325.

33. Pfisterer J, du Bois A, Sehouli J, et al. The anti-idiotypic antibody abagovomab in patients with recurrent ovarian cancer: A phase I trial of the AGO-OVAR. Ann Oncol, 2006,17(10):1568-1577.

34. Ramirez PT, Schmeler KM, Milam MR, et al. Efficacy of letrozole in the treatment of recurrent platinum and taxane-resistant high-grade cancer of the ovary or peritoneum. Gynecol Oncol, 2008,110(1):56-59.

35. Colombo N, Dubot C, Lorusso D, et al. Pembrolizumab for Persistent, Recurrent, or Metastatic Cervical Cancer, N Engl J Med, 2021, 385(20):1856-1867.

36. Decruze SB, Green JA. Hormone therapy in advanced and recurrent endometrial cancer: a systematic review. Int J Gynecol Cancer, 2007, 17:964-978.

37. de Boer SM, Powell ME, Mileshkin L, et al. Adjuvant chemoradiotherapy versus radiotherapy alone for women with high-risk endometrial cancer (PORTEC-3): final results of an international, open-label, multicentre, randomised, phase 3 trial. Lancet Oncol, 2018, 19: 295-309.

38. Matei D, Filiaci V, Randall ME, et al. Adjuvant Chemotherapy plus Radiation for Locally Advanced Endometrial Cancer. N Engl J Med, 2019, 380: 2317-2326.

39. Wortman BG, Bosse T, Nout RA, et al. Molecular-integrated risk profile to determine adjuvant radiotherapy in endometrial cancer: Evaluation of the pilot phase of the PORTEC-4a trial. Gynecol Oncol, 2018, 151: 69-75.

40. Le DT, Durham JN, Smith KN, et al. Mismatch repair deficiency predicts response of solid tumors to PD-1 blockade. Science, 2017, 357: 409-413.

41. Konstantinopoulos PA, Luo W, Liu JF, et al. Phase II Study of Avelumab in Patients With Mismatch Repair Deficient and Mismatch Repair Proficient Recurrent/Persistent Endometrial Cancer. J Clin Oncol, 2019, 37: 2786-2794.

42. Hodi FS, Chiarion-Sileni V, Gonzalez R, et al. Nivolumab plus ipilimumab or nivolumab alone versus ipilimumab alone in advanced melanoma (CheckMate 067): 4-year outcomes of a multicentre, randomised, phase 3 trial. Lancet Oncol, 2018, 19: 1480-1492.

43. Bhangoo MS, Boasberg P, Mehta P, et al. Tumor Mutational Burden Guides Therapy in a Treatment Refractory

POLE-Mutant Uterine Carcinosarcoma. Oncologist,2018 ,23:
518-523.

44. Makker V,Rasco D,Vogelzang NJ,et al.Lenvatinib
plus pembrolizumab in patients with advanced endometrial
cancer:an interim analysis of a multicentre,open-label,
single-arm,phase 2 trial. Lancet Oncol ,2019,20:711-
718.

45. Oh MS,Chae YK.Deep and Durable Response With
Combination CTLA-4 and PD-1 Blockade in Mismatch Repair
(MMR)-proficient Endometrial Cancer. J Immunother,2019,
42:51-54.

46. Halle MK,Tangen IL,Berg HF,et al.HER2
expression patterns in paired primary and metastatic endometrial
cancer lesions. Br J Cancer,2018,118:378-387.

第九章
妇科肿瘤患者的心理精神咨询和康复

在医学科学不断发展的过程中,通过对恶性肿瘤的早期诊断、提高诊断的准确性、积极开展治疗、加强随访及复发患者的再治疗,很多妇科恶性肿瘤患者的生存期得以延长,不少患者无病生存期显著延长。即使一些妇科恶性肿瘤晚期患者,通过应用先进的手术技术、不断改进的科学的放化疗手段和多学科干预,患者的生活质量也显著提高,但伴随出现的精神心理问题也逐渐突显。越来越多的妇科恶性肿瘤患者经过治疗后短期或长期获益,治疗后的随访就不仅是对恶性肿瘤是否复发进行评估,而且要随访并评估患者的社会关系、家庭和谐情况、心理精神是否健康等方面内容,通过指导和帮助,使患者有更多获益。

在得知患有恶性肿瘤后以及疾病的治疗过程中,患者都会经历一定程度的痛苦,一方面是疾病本身和治疗方式导致的非心理因素所致,另一方面则是精神心理因素所致。少数患者可以在短期内克服并适应疾病带来的变化,但更多患者会出现日益加重的负担,患者周围与之相关的人群也会陷入痛苦之中。在得知患病后,患者对自身的健康、对自己作为女性和母亲的身份、对自身的幸福等方面的认知发生改变,认为未来的生活受到威胁,并对现有的生活感到不满;经过治疗后,患者的自我形象可能发生颠覆性的改变,心理、性生活和社会状态受到严重的打击,应对压力的能力变差。由于女性生殖系统恶性肿瘤关系到女性性征、母性、性生活等家庭和社会问题,女性患者精神心理方面的变化变得尤为重要。患者会出现的精神心理问题,包括抑郁、焦虑、愤怒、人际关系问题、丧失自尊、对疾病的非理性信念、自杀念头、睡眠障碍和性功能障碍等。所以,临床医师在治疗妇科恶性肿瘤的同时,也要重视对女性患者精神心理方面的帮助和治疗,这不仅有助于提高疾病的治疗效果,而且有助于提高女性患者的生活质量。

妇科恶性肿瘤使患者的生活发生了巨大的变化,可能提前出现的死亡改变了患者对以后生活的长远打算,患者生活的优先级也随之发生改变,疾病经过治疗后,大多患者首先担心的是自己是否会因患恶性肿瘤而过早死亡,其次才是如何适应身体发生的新变化,如提前绝经、失去生育能力和性生活的变化等,这些方面在生理和情感上都可能会给患者带来压力和负担,导致患者需要从医师那里得到帮助和指导。Anuk 等的报道指出,仅有不到 10% 的临床医生推荐患者接受精神心理治疗,55% 的患者并不会主动寻求专门的心理健康服务。究其原因,一方面与长久以来心理问题一直被人们误解有关,很多人误解精神疾病或心理障碍反映出的精神缺陷,会导致自身被社会边缘化。另一方面,社会心理服务很难在肿瘤的治疗中发挥作用与所患恶性肿瘤的部位引起羞耻感有关,如现已明确宫颈鳞癌的发生与高危型 HPV 感染有关,部分患者认为这与性传播疾病不无关系;卵巢癌、子宫内膜癌和外阴癌等的常规手术治疗方式通常会影响性器官和性生活,这让患者感到难堪等。Miller 等的调查显示,多数妇科恶性肿瘤患者围手术期会出现紧张、焦虑、恐惧和情绪失控等问题,一部分患者认为医师应该在明确恶性肿瘤的诊断后应该尽快主动采取措施帮助她们解决心理问题,包括提供精神层面的疏导、深入探讨死亡率和求生欲等方面的内容。廖秦平等的研究指出,相当数量的妇科恶性肿瘤患者有长期精神压抑的情况,以卵巢癌和子宫内膜癌更为突出,医师应重视日常生活中心理因素对恶性肿瘤的影响,包括术前要使患者对疾病有一定的认识、术后要关心患者的生活细节等。

需要指出的是,很多妇科肿瘤医师的团队没有充分重视患者的精神心理需求,也没有受过精神心理方面的正确指导和训练,甚至有些医师本身对这些问题就可能存在不正确的看法,所以,对妇科肿瘤医师在精神心理和社会医学学科方面的培训是非常必要的。通过心理咨询能够帮助来咨询者解决其心理上的疑难问题和苦恼,通过心理治疗改善患者的认知活动、情绪障碍和异常行为等,及时发现并应对妇科恶性肿瘤患者的精神心理问题,有助于提高患者对治疗的依从性,有助于良好的医患沟通,有助于避免患者发生更加严重的焦虑和抑郁等精神心理问题。

一、使患者对疾病有正确的了解

患者在得知自己患恶性肿瘤的时刻起,常表现出震惊、悲哀、抑郁、恐惧、焦虑、内疚、丧失信心、气愤、迷茫和感到无助等,患者会因对所患疾病的不正确认识而产生心理上和精神上的压抑。医师了解患者这一时期的心理变化对开始治疗是很重要的。多数患者错误地认为恶性肿瘤一经确诊就只有面对死亡,正常的生活遭到突如其来的破坏,对今后的生活失去信心。

Alex 等报道,与健康人相比,多数恶性肿瘤患者及其伴侣表现为抑郁和焦虑。廖秦平等报道妇科恶性肿瘤患者的心理状况以焦虑为主,以术后半年内最重,同时常伴有抑郁状态。多数肿瘤患者的焦虑状态属于伴或不伴抑郁的调节障碍的焦虑情绪,通常指由于正常或可以预期的恐惧引的反应性焦虑,表现为精神紧张不安、沮丧、入睡困难等。这种急性焦虑可以出现在疾病的各个环节中,包括等待化验结果或明确诊断的过程中、等待治疗的过程中、治疗后疾病复发期待进一步的诊断或其他相关治疗等。急性焦虑也可以与疼痛、不能控制的恶心呕吐等症状有关。通常急性焦虑不会造成严重后果。慢性焦虑则可能发展为焦虑症,患者的免疫力降低、躯体症状加重,甚至失去自控能力,可能产生不良的后果。因此,了解患者的心理状态、对治疗过程的必要讲解,以解除患者的焦虑状态是很重要的。对妇科肿瘤患者的健康支持,除了对疾病本身有效、及时的治疗,同时还需要对其进行个体化的关怀以满足不同患者的需求,帮助她们尽可能增强信心,维持积极的心态,重塑自身形象。恶性肿瘤的种类、对应的治疗方法、患者的个体情况等方面的差异可能影响患者对恶性肿瘤的心理反应。Miller 的调查显示患卵巢癌、需长期治疗、教育程度较低、社会家庭支持较少的患者生活质量明显差于其他患者。此外,接受放疗或多种形式联合治疗的患者也常表现出较差的生活状况。因此,医师需要给予更多的帮助和支持。

恶性肿瘤的确诊会给患者带来巨大的精神打击、造成严重的心理负担,他们会想到美好的生活已经结束、死亡的阴影时刻笼罩着她们,患者的亲友、同事首先的反应可能是对病情的隐瞒,"千万别告诉她""她还不知道是癌症"等。事实上,从亲友、同事等人的过度关心,不经意流露出的忧郁眼神和表情,对多数患者隐瞒病情是不可能的,反而可能使患者因为感到自身病情严重而增加精神心理负担。所以,医师应向患者告知病情,目的是让患者树立信心,使其有坚持长期治疗并克服治疗过程中可能出现的阻碍的信心,为取得良好的治疗效果奠定基础。要根据患者的性格、职业、年龄、阅历、文化程度和精神类型的不同而采取不同的方式。所以,妇科肿瘤医师掌握与患者和家属沟通的技巧是十分有必要且重要的,要重视谈话的艺术,通过真诚的关爱、鼓励和理解,让患者和家属充分了解病情、理解治疗的必要性,提供可选择的治疗方法以及治疗过程中可能出现的副作用等,让患者和家属了解到医师们是在用目前最科学、最合理的专业技术进行治疗,告诉患者和家属积极主动地配合治疗可能获得的良好效果,鼓舞患者并增加其接受治疗的信心和决心。

在医学发展的今天,恶性肿瘤已不再是传统意义的"不治之症"了。现代手术的发展使很多过去不能手术的恶性肿瘤得到治疗;麻醉学的发展与手术器械的改进和创新,使手术可以完成得更加完美;输血和输液技术的不断改良使一些大型手术能够更安全且顺利地进行;新型抗生素和胃肠道内外高质量的营养支持,使手术后并发症的发生得到一定程度的控制,使术后的恢复时间大大缩短。总的来说,手术技术水平的革新明显提高了恶性肿瘤的存活率。放射治疗的巨大发展,在破坏肿瘤细胞的同时,最大限度地保护了正常细胞,这不仅提高了恶性肿瘤的治疗效果,而且大大提高了患者的生活质量。化学治疗同样也有很大的发展,一些恶性程度很高的肿瘤,如绒毛膜癌通过单纯化疗已可达到根除性治愈的程度,一些不能手术的恶性肿瘤,通过化疗控制肿瘤大小使手术成为可能,还有一些通过手术不能切净的恶性肿瘤,通过化疗使手术后残存肿瘤得以消除。过去,严重的化疗反应包括严重的消化道反应、严重的骨髓抑制等,常常使化疗不能进行而被迫中断,致使化疗不能达到很好的效果,甚至因化疗的严重不良反应造成患者死亡;现在,应对严重化疗反应的药物和方法不断改进、化疗药物的不断革新,使化疗得以安全、顺利地完成,大大提高了化疗效果。此外,不断发展的免疫治疗也使很多恶性肿瘤患者获益。随着人们对疾病认识的深入和医疗技术的发展,妇科恶性肿瘤的治疗也越来越重视提高患者的生活质量,包括保留患者的内分泌功能、性功能和生育功能等,如需放疗的宫颈癌患者,通过手术将卵巢悬吊于放射野之外而保留内分泌功能;早期且未生育的子宫内膜癌患者,可通过药物治疗保留生育功能,定期行子宫内膜活检监测病情变化,应用卵细胞冷冻技术、辅助生殖技术等帮助患者实现生育的需求;在保证疗效的前提下缩短切除阴道的长度等。总之,让患者了解到恶性肿瘤治疗手段的不断进展,可以增强患者对于治疗的自信心,争取达到最佳的治疗效果。

因此,妇科肿瘤患者接受正确、及时的治疗,会有更多的机会和可能获得更好的治疗效果,甚至"治愈"。事实上,有不少肿瘤患者包括部分晚期恶性肿瘤患者生存期可达到5 年、10 年,甚至长期生存并重返工作岗位。

二、患者主动配合治疗

恶性肿瘤的诊断一旦明确,应尽快治疗,但患者仍会表现出抑郁、焦虑和恐惧等,这主要是由于患者对治疗方法和治疗效果的不了解,甚至是错误的理解,患者认为癌症是治不好的,无论怎样治疗,只能短期存活而终将死亡。应该让患者了解到目前针对妇科恶性肿瘤的治疗手段的发展,包括手术、放疗、化疗和免疫治疗等方面的发展已使妇科常见恶性肿瘤的预后明显改善;根据每个患者不同的病情可选择的治疗方法也很多,及时进行正确的治疗,即使是中、晚期的恶性肿瘤也有达到临床治愈的可能。机体的免疫功能与情绪、精神状态有密切的关系,情绪忧伤和精神压抑一定程度上会抑制自身免疫系统的正常功能、降低机体对恶性肿瘤的反应能力,加速肿瘤进展,每个患者不同程度的情绪变化可能导致不同的治疗效果和结局。应该让患者了解到,充满希望和信心的良好情绪可以帮助改善机体的免疫功能,有利于获得最佳疗效。同时,良好的治疗效果又可增强患者对抗肿瘤的信心,如此形成良性循环,恶性肿瘤得到控制,患者的生存时间明显延长。

三、患者家属和亲友的鼓励和帮助

妇科恶性肿瘤经过治疗后,患者试图恢复以前的活动,重新发挥其社会作用并建立新的社会关系,患者努力恢复正常生活,要面对重新回到家庭、工作单位和其他环境中所遇到的挑战。20 世纪 50 年代~20 世纪 80 年代的研究显示,恶性肿瘤患者的心理状态很难适应身体出现的问题、死亡的威胁及被破坏的日常生活等,这些问题并不是医师和护士能够解决的,而是需要患者的亲属、朋友、工作单位的领导和同事等人的关心、帮助和支持。患者的亲属也同样陷入痛苦之中,承受着很大的精神压力,多数患者的亲属试图努力隐藏自己的内心忧伤,对患者百般照顾、无微不至,甚至为了避免伤害患者,对关于恶性肿瘤的话题避而不谈;同时,患者也为了避免伤害亲属,对自身的病情闭口不谈。

其实,妇科恶性肿瘤经过治疗,病情得到控制后,患者最关心的就是自身的病情以及治疗效果,患者最大的顾虑是担心治疗失败、担忧肿瘤复发。患者不愿为个人生活或职业做长远考虑,因为她们对所患肿瘤的治疗效果没有信心,认为将来是未知的,对未来的生活没有信心,抑郁和焦虑都与此相关。如果不与患者深入交谈,患者会感到孤独无助、抑郁、焦虑,内心更加沉重和痛苦;亲属不了解患者的真实思想,就不能真正帮助患者克服心理障碍,不良情绪也无从扭转。如果在患者期望谈论如何面对恶性肿瘤时,而患者周围的人却劝其"忘掉自己的疾病",那么反而会使患者的情绪处于不良的状态中。

努力寻求家庭、亲友及社会支持的肿瘤患者,包括抑郁等在内的不良心理状况和生活质量都能够得到显著的改善。如果家庭中的一个成员罹患肿瘤,家庭感情的平衡、经济与责任分工、配偶及家庭其他成员的社会活动等均会发生改变,此时通过患者及其家庭组织交流的方式经常可以预见患者的康复效果。一个由患者家庭、朋友、领导和同事组成的支持网络可以加速患者的恢复过程。其中,患者的配偶起着重要作用,通过倾听患者的感受、躯体上的亲密接触等方式,可以帮助患者产生掌控自己生活的意愿。

真正关心并帮助患者顺利地恢复,应既不增加患者的思想负担,又使其能感到家庭和亲友的温暖以及强大的支持。因此,要深入了解患者真实的思想顾虑,引导患者表述自己的痛苦,加以开导,鼓励患者面对现实,鼓励患者主动寻求外界支持,通过关心、帮助和鼓励,帮助患者克服对抗疾病过程中的困难,帮助患者增强信心,使其积极配合治疗并定期随访,使其逐步回到正常的生活和工作中去。

四、已治疗的同类患者的指导和帮助

经过治疗的同类恶性肿瘤患者中,不少患者经过手术、放疗或长时间的化疗等治疗后,克服了最初得知病情时和治疗过程中产生的各种心理障碍和身体的痛苦,由于肿瘤得到控制,精神和体力逐步恢复,表现出精神饱满、情绪乐观的状态。组织这样的老患者和新患者进行座谈,通过交朋友、交流治疗过程中的心理障碍,交流参与治疗和康复活动的体验,对刚开始治疗的患者是最具说服力的,通常这样会使刚开始治疗的患者信心倍增,心情豁然开朗,因为她们看到了希望。在此基础上,告诉患者在肿瘤治疗过程中应树立坚定的信心、保持乐观的情绪、主动配合治疗,这样才能取得最好的治疗效果。

在加拿大,社会心理保健是恶性肿瘤治疗的一部分,情绪障碍被认为除脉搏、呼吸、血压、体温和疼痛以外的第 6 项生命体征。加拿大多伦多市的玛格丽特医院的"Look Good Feel Better"中心专门为女性肿瘤患者服务,旨在应对治疗过程中发生的副作用,这里有专业的人员为患者做皮肤保养、化妆美容以及帮助其管理个人形象。此外,每周有定期的患者活动,很多临床治愈的患者自愿来这里服务,通过交流自己在治疗过程中的体会和经验,鼓励正在接受治疗的病友。一个忧心忡忡的患者来到这里经过 2~3 小时的交流和服务后,离开时不但容光焕发,甚至丝毫看不出是一个正在治疗的肿瘤患者,患者不仅端庄漂亮,更重要的是她充满信心。专家认为,这种特别的组织不但丰富了患者的生活,促使其建立自信心,而且间接提高了其自身免疫力,也能帮助其减轻治疗中的副作用,并取得更好的治疗效果。

五、治疗后性生活的指导和恢复

无论是刚经历过治疗的妇科恶性肿瘤患者,还是长期存活的患者,性生活成为患者治疗后恢复生活的核心问题,也是困扰患者及其伴侣的常见问题。妇科恶性肿瘤患者经过治疗后恢复正常的性生活,不仅对促进患者身体康复、保持心理和精神健康是重要的,而且对维持家庭和夫妻关系和谐也是很有必要的。

90% 的妇科恶性肿瘤患者治疗后都有性功能异常的问题,如性交困难、完全丧失性生活、性生活频度明显下降、缺乏性激情、难以达到性兴奋及性高潮缺失等。Guntupalli 等对性行为障碍与妇科恶性肿瘤关系的横断面研究提示,年轻、患卵巢癌或宫颈癌、化疗和既往有稳定性关系患者发生性功能障碍的风险较高。患者性功能受到的影响涉及生理和心理 2 个方面。妇科恶性肿瘤的治疗会直接影响生殖器官,任何损伤或切除卵巢、破坏阴道完整性的治疗都会影响阴道健康。大多妇科恶性肿瘤的手术中包括切除子宫、输卵管、卵巢以及部分阴道，手术治疗后的组织器官发生结构改变，阴道变短、萎缩导致性交困难；手术导致的神经损伤，不能出现性唤起和性兴奋。化疗过程中卵巢功能会受到影响，性激素的突然大幅下降导致患者提前出现包括潮热、阴道干燥、性交困难等在内的绝经期不适症状。放疗的患者中，性交疼痛是放疗后的常见问题，腔内放疗后可直接使阴道上皮受损导致阴道干燥，出现性交困难、疼痛。这些治疗导致的直接影响均使患者的整体生活质量下降。手术范围、放化疗不是决定术后性功能状态的唯一因素，因妇科恶性肿瘤的诊断和治疗产生心理上的压抑与恐惧也是导致术后性功能异常的重要因素。妇科肿瘤疾病本身得到控制，但自尊和性认知发生的巨大变化、与伴侣的亲密关系稳定性的改变、丧失生育能力等均会对性功能产生消极的影响，常见的原因包括：抑郁、焦虑、愤怒、疲劳等情绪的变化直接导致的性欲减退；不了解女性生殖器官的结构、缺乏性知识，并存在很多误解；担心性交会伤"元气"对康复不利；害怕性交会引起出血、疼痛并影响治疗；切除卵巢、子宫等有一种被"阉割"的感觉，认为自己不再具有性能力；伴侣可能出现因对妻子接受生殖器官切除手术感到心情沉闷、对以后的性生活感到忧虑或自责；治疗的副作用，如脱发、恶心、呕吐等使患者对性生活感到厌恶等。这些原因中有很多与患者及其伴侣对疾病及治疗造成的影响认识不清、心理负担过重等有关。还有一部分患者及其伴侣，在病情得到控制后，对于如何恢复正常的性生活的问题难以启齿，这是造成精神心理负担的另一个原因。

在经过治疗且病情控制的妇科恶性肿瘤患者中，性交困难、完全丧失性生活、性生活频度明显下降、缺乏性激情、难以达到性兴奋及性高潮缺失等是常见的问题。患者期望在对妇科恶性肿瘤进行治疗前可以获得更多关于性保健方面的信息，并希望在治疗后可以进一步咨询性保健方面问题，74%的获得长期生存的妇科恶性肿瘤患者认为医生应当定期随访性保健方面的内容，但64%的患者表示妇科肿瘤医师从未提及这一方面内容。刘朝晖等通过对妇科恶性肿瘤妇女术后性生活情况的调查发现，60.17%的患者表现为性欲下降，但卵巢癌、子宫内膜癌、宫颈癌患者在性生活恢复时间、性生活频度以及性生活满意度等方面并无显著性差异，其中，只有18.15%的患者咨询过医师性方面问题，而87.17%患者希望医师能够在性保健的问题上给予帮助，并表示希望开设此类的门诊。所以，妇科肿瘤医师不仅要在治疗前告知患者治疗可能对性生活产生的影响，也要在治疗后给予有关性方面的正确指导。尽管妇科肿瘤医师并非专业的性学医师，但通过关心并询问患者的性生活情况，患者的性活动状态可能就会得到提高，应用相对简单的措施如保湿剂、润滑剂、局部或全身使用的激素类药物等，均可提高患者及其伴侣的性生活满意度。在应对复杂的性功能异常问题时，可以通过接受盆底物理治疗、认知行为治疗、夫妻咨询和性教育等更专业的方式解决。目前的观点认为男性激素是

引起女性性需求的内分泌基础，那么放化疗或手术治疗切除卵巢造成的更年期提前到来，并不会使女性对性生活的需求减少。所以，关键在于患者对性生活的态度，只要有性生活的愿望，同样可以达到性兴奋甚至性高潮。

妇科恶性肿瘤患者失去部分器官和抗肿瘤治疗引起的性功能改变，与精神心理压力造成的性功能改变是不同的，医师应给予明确解释，并对患者进行性康复的咨询与指导：

1. 首先，要了解患者患病前的性生活史，向患者讲解女性生殖器官的解剖结构、女性的内分泌功能并告知正确的性生活知识。医师必须了解，性活动是妇科肿瘤患者治疗中和治疗后需要考虑的重要问题；了解患者性生活的基本情况后才能估计治疗后发生的各种变化可能对性生活的影响，并做出正确的处理。这些问题不限患者的年龄，关键是患者对性活动的兴趣，可反映患者健康的生理和心理，这对肿瘤患者治疗后的恢复十分重要。

2. 根据不同患者及伴侣的文化水平、健康水平和对性生活的态度，对治疗过程中涉及的性生活相关问题给予明确的解释和说明，而医师的解释往往是不充分的。应对包括性交困难、缺乏性激情、难以达到性兴奋、性高潮缺失等情况时，目前有很多相关的技术和器材来帮助患者使这些情况得到改善。

3. 重视患者伴侣在性活动中发挥的重要性。一方面，鼓励患者与伴侣进行坦率、明确的讨论，交流性活动的有关问题。如大多盆腔廓清术的患者术后会选择停止性活动，但对于有性活动意愿的患者，经过与伴侣沟通，同意在术中切除肿瘤的同时，进行会阴和阴道重建，术后就有可能实现和谐的性生活。另一方面，伴侣在双方心理适应和性适应过程中有重要的地位，伴侣对术后性器官变化的认识和态度，是决定术后性生活是否美满的重要因素，即使是健康的人群也不一定能达到性高潮，所以强调肿瘤患者及伴侣在性交中的性高潮或双方同时达到性高潮，都是不合适的。对于不能进行满意性生活的夫妇来说，拥抱、接吻、抚摸、互相亲昵的动作等都是十分重要的，因为这些都属于性活动的范畴。

4. 对于性活动的指导，医师应明确告知患者及其伴侣，避免含糊不清。向患者及其伴侣做出具体的回答和指导，包括采用何种性交方式为好，性交前的必要准备，治疗后初期性交的方式和方法等。明确的回答和指导有助于避免误解，也有助于避免产生不良后果。

5. 医师应当考虑到术后性功能的恢复而采取同期或二期手术，以重建外阴和阴道，同时可告知患者术后可使用润滑剂、阴道模具等帮助恢复性功能。因放疗可导致阴道上皮变薄、阴道萎缩和缩窄，应鼓励患者尽早性交，性交困难者可局部应用雌激素类药物的霜剂、乳剂，以利于性生活。盆腔廓清术后腹部结肠造口的患者，也可在医师指导下避开造口发挥功能的时间进行性行为。

6. 医师和护士应尽力避免使患者及其伴侣发生性关系

的恶化,并要帮助他们调整以适应治疗后的性生活关系。这就要做到:①准确地了解患者及其伴侣的态度。②引导患者及其伴侣意识到,适应性行为的改变需要一定时间的过渡,而且是正常且重要的过程。③结合临床病例和患者的个体化情况,耐心且有针对性地解决患者及其伴侣提出的问题。④根据患者的个体化需求,提供不同阶段治疗所需的特定信息,把最终决定权交给患者及其伴侣。

7. 医师和护士要认真检查自己的态度,如果有不正确的看法或对谈到性生活的问题感到不自在时,应当及时修正,并应当将患者及其伴侣推荐到能够解决性问题的专业医师处。

8. 一些情况下,无论医护人员如何努力,并非所有的患者及其伴侣都能够或愿意接受帮助。一方面,医师和护士要尽到应尽的责任,另一方面,让患者及其伴侣以他们自己的方式表达他们对性的无力的感觉,通过自我调整主动积极地承担自己的责任并恰当地表达自己存在的问题。

六、回到正常人群和重新工作

如何帮助患者回到正常的社会生活和工作中?旧的观点认为,肿瘤意味着病痛、丧失工作能力、需终身休养、与社会生活隔离直至死亡。现代的观点认为肿瘤可经过有效的治疗成为一个慢性病程,作为慢性病患者来对待,使其在心理和精神方面能够恢复正常,最后能和正常人一样恢复家庭生活、社会生活。

过去,亲属、朋友、单位领导和同事对肿瘤患者主要是照顾和同情,尽管有些早、中期患者病情已经被控制,仍然被照顾在家休养,并未恢复正常的工作或社交活动。事实上,这样的"照顾和同情"对患者并无益处,患者依旧认为自己是患者,仍然存在心理和精神上的负担、压力和内疚感,这样对家庭、社会也只会是一种负担,而没有积极的作用。正确的做法是,随着患者的病情稳定并得到控制,要让患者逐步恢复正常的家庭生活,适当的工作和有益的社交活动。使患者感到自己已经可以恢复正常的生活,这对心理和精神健康是极其重要的,对患者的长期生存和避免疾病复发也有重要的意义,其中,家庭成员、亲友和社会的共同配合、支持和关心是非常重要的。由于治疗恶性肿瘤的方法日益进步,能够达到长期生存的患者越来越多,她们更加热爱生命、更积极地对待生活,这反映了现代社会的患者的一种价值观的转变,是对事物的重新认识,是对人类和自然关系的重新理解。

(刘朝晖 廖秦平)

参考文献

1. Anuk D,Özkan M,Kizir A,et al. The characteristics and risk factors for common psychiatric disorders in patients with cancer seeking help for mental health. BMC Psychiatry,2019,19(1):269.

2. Holland JC,Kelly BJ,Weinberger MI. Why psychosocial care is difficult to integrate into routine cancer care:stigma is the elephant in the room. J Natl Compr Canc Netw,2010,8(4):362-366.

3. Miller BE,Pittman B,Strong C. Gynecologic cancer patients' psychosocial needs and their views on the physician's role in meeting those needs. Int J Gynecol Cancer,2003,13(2):111-119.

4. 廖秦平,何健,刘朝晖.妇科恶性肿瘤患者术前后的生活状况.中国肿瘤临床与康复,2000,7(2):73-74.

5. Mitchell AJ,Ferguson,DW Gill J,et al. Depression and anxiety in long-term cancer survivors compared with spouses and healthy controls:a systematic review and meta-analysis. Lancet Oncol,2013,14(8):721-732.

6. Ekwall E,Ternestedt BM,Sorbe B. Important aspects of health care for women with gynecologic cancer. Oncol Nurs Forum,2003,30(2):313-319.

7. Dikmen HA,Terzioglu F. Effects of Reflexology and Progressive Muscle Relaxation on Pain,Fatigue,and Quality of Life during Chemotherapy in Gynecologic Cancer Patients. Pain Manag Nurs,2019,20(1):47-53.

8. Manne SL,Kashy DA,Virtue S,et al. Acceptance,social support,benefit-finding,and depression in women with gynecological cancer. Qual Life Res,2018,27(11):2991-3002.

9. Huffman LB,Hartenbach EM,Carter J,et al. Maintaining sexual health throughout gynecologic cancer survivorship:A comprehensive review and clinical guide. Gynecol Oncol,2016,140(2):359-368.

10. Guntupalli SR,Sheeder J,Ioffe Y,et al. Sexual and Marital Dysfunction in Women With Gynecologic Cancer. Int J Gynecol Cancer,2017,27(3):603-607.

11. 刘朝晖,张丽君,廖秦平.子宫全切术对妇女性生活影响的分析.中国实用妇科与产科杂志,2000,16(9):550-551.

第十章

妇科恶性肿瘤的预防和筛查

第一节　妇科恶性肿瘤预防的意义

一、妇科恶性肿瘤的病因预防

肿瘤的发生发展是多种因素导致的结果，通常环境与遗传因素相互作用，除了与遗传基因易感和环境相关外，也与地域、种族及不良生活习惯与方式等因素相关，其中5%~10% 的肿瘤与遗传相关，妇科恶性肿瘤也不例外。目前少数致癌因素和基因突变已经被发现，如高危型 HPV 病毒感染导致宫颈癌和下生殖道癌，*BRCA* 基因致病性突变携带者卵巢癌风险增加等。随着人类对癌症认识的不断深入，已认识到攻克癌症，预防和筛查是最有效的方法。在过去的几十年里，我们一直在寻找致癌因素，并针对体内外各种促癌、致癌因素采取预防干预措施。近年来，我国癌症发病率有增高趋势，妇科恶性肿瘤患者数量也在不断攀升，并有年轻化的趋势，其中宫颈癌、子宫内膜癌和卵巢癌已成为女性生殖道前三位的恶性肿瘤，严重危害妇女的身心健康，如何有效预防就显得尤为重要。

多年来临床实践与研究表明，降低癌症发病率最有效的办法是病因预防，即一级预防，确定影响癌症发生的危险因素，寻找易感人群是肿瘤防治的关键。在妇科恶性肿瘤中，宫颈癌致病因素明确，其他恶性肿瘤致病因素尚不明确，或遗传易感高患病风险，或多因一果，因此，除宫颈癌之外，从病因预防进行一级预防干预比较困难。妇科肿瘤整体一级预防是综合性的，包括改善妇女意识，加强普查，强化优生优育，远离不良因素；加强体育锻炼，增强体质；戒除不良生活习惯，保持良好的个人卫生及饮食习惯，减少致癌因素的影响。事实上这些预防措施难以完全做到，即使做到，由于癌症发病还与遗传易感性相关，故通过"早诊断、早发现、早

治疗"将癌症消灭在癌前状态或早期状态，是提高癌症治愈率的关键就显得特别重要。

HPV 感染是宫颈癌发病明确的因素，HPV 疫苗的出现使宫颈癌由"早诊早治"的筛查预防阶段发展为病因预防阶段已成为可能，随着 HPV 疫苗制备的逐步完善与广泛应用，疫苗接种已成为使妇女远离宫颈癌危险的最有效的一级预防，宫颈癌将成为第一个能够全面预防和控制的恶性肿瘤，宫颈癌也成为妇科恶性肿瘤迄今能够进行一级预防的肿瘤。

目前子宫内膜癌的确切病因尚未明确。相关的危险因素包括长期雌激素暴露，内源性雌激素增多与排卵障碍、功能性卵巢肿瘤，外源性雌激素暴露多见于无孕激素保护的雌激素替代治疗、选择性雌激素受体调节剂治疗乳腺癌，如他莫昔芬长期使用等。长期以来，肥胖、高血压和糖尿病一直被认为是子宫内膜癌发生的高危因素，被称为子宫内膜癌"三联症"。研究显示，肥胖、糖尿病和高血压诱发子宫内膜癌的共同病理生理基础是胰岛素抵抗，故胰岛素相关因素可能是子宫内膜癌发生发展的机制之一。因此，凡具有"三联症"的人群通常为子宫内膜癌高危人群，应密切关注血胰岛素水平及变化，定期做好妇科检查和子宫内膜监测，早期发现和治疗子宫内膜癌前病变，将子宫内膜癌的发病危险度降低。研究还发现，有 5%~10% 的子宫内膜癌与遗传因素有关，以错配修复（mismatch repair，MMR）系统基因胚系突变为特征的林奇综合征（Lynch syndrome）患子宫内膜癌风险增大，系遗传性疾病。Lynch 综合征又称遗传性非息肉结直肠癌综合征（hereditary non-polyposis colorectal cancer，HNPCC）。子宫内膜癌是 HNPCC 最常见的肠外疾病。其他还包括以 *PTEN* 基因胚系突变为主要特征的 Cowden 综

合征等。对已确诊 Lynch 综合征的患者,应进行长期的监测和健康管理,并采取预防措施,及早发现癌前病变,降低 Lynch 综合征相关恶性肿瘤的发病风险。

遗传性卵巢癌约占所有卵巢癌患者的 10%~15%,多携带胚系 BRCA1/2 基因(breast cancer susceptibility gene)突变。这类患者属于遗传性乳腺卵巢癌综合征(hereditary breast and ovarian cancer syndrome,HBOCS)。流行病学资料显示,一般女性终身(至 70 岁时)罹患卵巢癌的累积风险为 1%~2%,而携带 BRCA1 基因突变的女性终生患病累积风险为 59%(95%CI:43%,76%),携带 BRCA2 基因突变的女性终身患病累积风险为 16.5%(95%CI:7.5%,34%)。对卵巢恶性肿瘤来说,目前仍缺乏有效的筛查手段,故不支持对一般人群进行常规的卵巢癌筛查,但对于高危人群(如 BRCA 基因突变携带者、有家族史),应定期妇科检查,推荐阴道彩色超声与血 CA125、CA199、HE4 的联合检测,依然被认为是目前有效的预防手段,同时针对有 BRCA 基因突变的高危人群,在指南推荐的年龄进行预防性输卵管卵巢切除,减少卵巢和输卵管癌的发生。

二、妇科恶性肿瘤"三早"的意义

所谓"三早"就是通过对人群的普查与筛查,对高危人群的监测筛检、诊断癌前病变和/或早期可治愈癌瘤,并对其进行有效的治疗,治疗癌前病变和控制早期疾病的进展,实现对恶性肿瘤的"早期发现、早期诊断、早期治疗",即癌症的二级预防。目前妇科恶性肿瘤除宫颈癌、Lynch 综合征、HBOCS 卵巢癌和子宫内膜癌患者外,尚缺乏有效的病因预防措施,故"三早"的二级预防仍然是妇科肿瘤预防和提高疗效的重要手段。

大部分恶性肿瘤的发生发展是由量变到质变,渐变到突变的过程,会经历一段较长的癌前病变时期,如从高危型 HPV 持续感染到发生宫颈上皮内瘤变(CIN)再进展到宫颈浸润癌大约需要 10 年甚至更长时间,从子宫内膜伴不典型增生到子宫内膜癌一般也要经历较长的时间,因此宫颈癌和子宫内膜癌有相当长的时间进行干预或加以阻断,可以阻止或减缓相关癌症的发展,为恶性肿瘤及其癌前病变的筛查提供有利时机。

根据我国目前的医疗现状,如果能在癌症的早期阶段发现并予以阻止,就能治愈癌前病变或早期癌症;如果到中晚期才发现,患者经历手术、化疗、放疗等多种综合治疗手段,花费大而收益小,造成社会资源的大量消耗,从卫生经济学的角度来说"三早"措施亟待加强。但从群体预防角度,应考虑预防与筛查成本,社会承担筛查费用的能力,成本和效益比等。实践证明"早期发现、早期诊断、早期治疗"是降低妇科恶性肿瘤死亡率,提高患者生存率及生存质量、减轻社会经济负担的最有效策略。肿瘤实现"三早",妇科恶性肿瘤的"早发现、早诊断、早治疗"需要政府重视,加强防癌意识,有效组织筛查方能得以实施。去预防可以预防的肿瘤,治愈早期发现的癌症。

(周 琦 李 蓉)

第二节 妇科恶性肿瘤的预防

一、病因预防及高危因素干预

(一)宫颈癌的预防

1. 宫颈癌的病因及高危因素 已经明确高危型人乳头瘤病毒(high risk-human papilloma virus,HR-HPV)持续感染是导致宫颈癌的主要病因。由于绝大多数宫颈癌病例的样本中都能找到 HPV,从而印证了 HPV 是宫颈癌的致病病毒的观点,也使得宫颈癌成为目前人类所有恶性肿瘤中唯一病因明确的肿瘤。目前已确定的 HPV 型别有 200 余种,根据有无致癌性,将 HPV 分为高危型和低危型。我国国家药品监督管理局根据世界卫生组织(WHO)和国际癌症研究机构(international agency for research on cancer,IARC)的建议,将 HPV 16/18/31/33/35/39/45/51/52/56/58/59/68 定义为高危型,将 HPV 26/53/66/73/82 定义为中危型。2017 年世界卫生组织立场文件指出,宫颈癌患者中 HPV 16 感染率为 55.2%,HPV 18 感染率为 14.2%,其他型别按感染率排序依次为 HPV 45、33、58、31、52、35、39、59。2019 年一项纳入 198 项研究的系统性综述,对中国内地女性高危型人乳头瘤病毒感染的流行病学进行了系统的回顾,显示高危型 HPV 的平均感染率为 19.0%,相当于约 5 名中国女性中,就有 1 人感染高危型 HPV 病毒,随着 HPV 分型检测越来越普遍,多型 HPV 感染在宫颈癌前病变和宫颈癌中可见。

在宫颈癌发生发展的过程中,除 HR-HPV 感染为主要因素外,同时还存在一些高危因素促使 HR-HPV 感染持续存在并进展为宫颈癌。主要分为两方面:一方面是生物学因素,包括细菌、病毒和衣原体等各种微生物的感染,如与 HIV、疱疹病毒、淋病奈瑟菌等协同感染;另一方面是行为危险因素,包括性生活过早、多个性伴侣、性生活混乱、性卫生不良、多孕多产、社会经济地位低下、营养不良以及保健意识缺乏等,不愿意主动接受宫颈癌筛查也是行为危险因素。在上述高危因素中,行为危险因素与经济、文化、宗教习俗等密切相关,针对其采取相关干预措施可以有效降低宫颈癌的发病率。

2. 宫颈癌的一级预防 一级预防包括预防性 HPV 疫苗的接种、社会动员、健康教育和咨询、建立安全性行为、预防和治疗生殖道感染/性传播疾病、控烟、男性包皮环切等。

HPV 疫苗包括预防性疫苗和治疗性疫苗两类。HPV 疫苗能激发机体的细胞和体液免疫应答，有效地预防和控制 HPV 感染。预防性疫苗主要是通过分子生物学方法获得病毒衣壳蛋白 L1 和 L2 的重组病毒颗粒，并将其作为靶疫苗刺激机体产生保护性中和抗体，阻断 HPV 感染。国内外研究显示，二价、四价和九价 HPV 疫苗在完成全程免疫接种后，均可观察到较高的疫苗相关型别抗体阳转率和血清学抗体滴度（96%~100%）。国产二价 HPV 疫苗对 18~45 岁中国女性的 HPV 16/18 相关 CIN 2~3 级、AIS 或宫颈癌的保护效力为 100%。一项针对 20~45 岁中国女性的临床研究随访 78 个月的结果显示，四价 HPV 疫苗对 HPV 16/18 相关 CIN 2~3 级、AIS 和宫颈癌的保护效力为 100%。目前尚无九价 HPV 疫苗中国临床研究数据。临床研究显示，九价 HPV 疫苗对 16~26 岁女性 HPV6/11/16/18 相关持续性感染和宫颈癌的保护效力与四价 HPV 疫苗相当。WHO 建议主要目标接种人群为未暴露于疫苗相关 HPV 基因型的青春期女性。美国建议在 11 岁或 12 岁开始接种 HPV 疫苗，也可从 9 岁开始接种。HPV 疫苗可对尚未感染的 HPV 型别提供保护，即使感染了 1 种或多种 HPV 型别的受种者仍可从疫苗接种中获得保护，在性行为开始后进行 HPV 疫苗接种也是有益的。2017 年 WHO 的 HPV 疫苗立场文件指出，现有证据表明目前已上市的 HPV 疫苗安全性良好，不良反应与其他疫苗相似。妊娠期女性接种 HPV 疫苗的研究数据有限。2015 年一项长期随访研究发现，与未接种 HPV 疫苗的女性相比，接种二价 HPV 疫苗且 3 个月内受孕女性的流产风险无明显增加。因此，接种 HPV 疫苗是预防 HPV 感染和相关疾病有效、安全的方法。低龄人群接种效果优于高龄人群，性暴露前接种免疫效果最佳。近期有妊娠计划和妊娠期、哺乳期女性不宜接种 HPV 疫苗。接种 HPV 疫苗后仍应进行宫颈癌筛查。治疗性疫苗机制较复杂，研究进展相对缓慢，应用较为局限。主要分为载体疫苗、肽类疫苗、蛋白疫苗、DNA 疫苗、细胞疫苗和 HPV E2 疫苗等。目前尚无有效的 HPV 治疗性疫苗问世并应用于临床。

3. 宫颈癌的二级预防 截至目前，作为最主要的宫颈癌一级预防手段是 HPV 疫苗接种，世界范围内尤其是经济欠发达地区覆盖率不理想，并且 HPV 疫苗无法涵盖所有高危 HPV 型别，为此，宫颈癌二级预防即宫颈癌的筛查与子宫颈上皮内病变的治疗需要发挥重要作用。2018 年 5 月 WHO 提出"全球消除宫颈癌"总动员令，这也是全球首次提出消除一种癌症，就是宫颈癌。动员令指出对 30 岁以上的女性定期进行宫颈癌筛查，提高浸润性宫颈癌早诊率，使需要治疗的癌前病变和宫颈癌得到有效、规范的治疗。用于宫颈癌筛查的方法主要有：

（1）细胞学检查：包括传统的巴氏涂片法和液基薄层细胞学方法。根据 2014 年子宫颈细胞学 Bethesda 报告系统，上皮细胞异常的诊断包括鳞状细胞异常：①非典型鳞状细胞（atypical squamous cells，ASC），无明确诊断意义的非典型鳞状细胞（atypical squamous cells of undetermined signification，ASC-US）和非典型鳞状细胞不除外高度鳞状上皮内病变（atypical squamous cells cannot exclude high grade squamous intraepithelial lesion，ASC-H）；②鳞状上皮内低度病变（low grade squamous intraepithelial lesion，LSIL），包括核周挖空细胞和轻度非典型增生或 CIN1；③鳞状上皮高度病变（high grade squamous intraepithelial lesion，HSIL），包括中、重度非典型增生（CIN2 和 CIN3）；④鳞状细胞癌（squamous cell carcinoma，SCC）。腺细胞异常：①非典型腺细胞（atypical glandular cells，AGC）：非典型颈管腺细胞和非典型宫内膜腺细胞；②非典型颈管腺细胞倾向瘤变；③颈管原位腺癌；④腺癌（颈管、子宫内膜或不能明确来源）。我国子宫颈细胞病理学实验室应隶属于医疗机构的病理科或在国家认定的独立实验室。质量控制方案包括实验室标准、人员资质、整体诊治流程质控、SOP 文件、室内质控及室间质控记录等一系列评价体系。

（2）HPV 检测：HPV 检测是继细胞学检查之后、广泛用于临床的另一种宫颈癌筛查技术，并以其高度的敏感性和阴性预测值弥补了细胞学的不足。HPV 检测可以快速、便捷，可高通量、自动化进行。主要检测方法包括杂交捕获 HPV-DNA、酶切信号放大法、荧光定量聚合酶链反应（polymerase chain reaction，PCR）等。HPV 分型检测对于临床随访 HPV 的持续感染状态、宫颈上皮内瘤变及宫颈癌的治疗后追踪评价均有重要意义，同时，也要避免对年轻女性 HPV 一过性感染过度检测及过度治疗。值得关注的是，对于用于宫颈癌筛查的 HPV 检测产品的评估，应以 CIN2+ 作为研究判定终点，检测 CIN2+ 和 CIN3+ 的灵敏度应该至少 ≥90%。因此，必须经过严格临床试验，证明具有临床意义的 HPV 检测，才能够用于宫颈癌筛查。从临床意义讲，单纯 HPV 阳性，无细胞学异常，没有临床意义，亦没有进行临床干预的必要性。

（3）肉眼筛查：肉眼筛查（visual inspection）是指用醋酸/碘液（VIA/VILI）涂抹子宫颈使其染色后，通过肉眼观察子宫颈上皮对醋酸和碘染色的反应来诊断子宫颈的病变。该技术被 WHO 推荐为在发展中国家使用的宫颈癌的初筛方法。但是，其缺点是无法留取组织进行病理检查，并可能存在过度治疗问题。

（4）阴道镜检查：阴道镜检查（colposcopy）是当宫颈癌筛查结果异常时进一步评估的重要检查手段，主要用于对下生殖道可疑病变进行评价。阴道镜检查时使用的 3%~5% 的醋酸、鲁氏碘液，可能引起患者一过性阴道微环境失调，并会给患者造成一定的不适，所以建议对有相关指征的患者才进行阴道镜检查。阴道镜检查指征包括：子宫颈筛查异常，患者体征可疑,患者病史可疑。此外,阴道镜检查判断具有主观性,检查时间相对较长,且难以评价子宫颈管内情况,因此,不推荐作为宫颈癌的筛查方法。对于缺乏阴道镜医师或硬件设备等,无法进行阴道镜检查及活检的医疗机构,建议转诊阴道镜诊断经验丰富的医院。

我国幅员辽阔,不同地区的经济水平、卫生资源、宫颈癌的疾病负担差异较大,单一的筛查方法不能满足多元的筛查需求,需要因地制宜选择适当的筛查方案,以提高筛查的覆盖率和效率。综合国内外宫颈癌筛查的最新进展和我国国情,总体筛查方案推荐为:<25 岁女性:不筛查;25~29 岁女性:细胞学检查;30~64 岁女性:细胞学检查、HR-HPV 检测、HPV 和细胞学联合筛查、VIA 检查均可选;≥65 岁女性:若过去 10 年筛查结果为阴性,无 CIN 病史终止筛查,子宫切除术后女性(因非 CIN、其他良性病变)不筛查。

(二)子宫内膜癌的预防

子宫内膜癌的预防主要是对高危人群的检测,预防引起子宫内膜癌的高危疾病和治疗癌前病变。

1. 子宫内膜癌的高危人群 ①外源性雌激素增加:雌激素替代,乳腺癌术后长期使用他莫昔芬类药物,伴子宫内膜增生;②内源性雌激素增加:多囊卵巢综合征(polycystic ovarian syndrome,PCOS);③代谢紊乱:不孕、不育、初潮早、晚绝经、肥胖、高血压、糖尿病;④肿瘤家族史:Lynch 综合征、家族遗传性乳腺癌卵巢癌综合征,乳腺癌和结直肠癌家族史。

2. 子宫内膜癌发病与年龄 子宫内膜癌 90% 以上发生于 45 岁以上人群,95% 以上发生于 40 岁以上人群,70%以上发生于绝经后人群。英国 Iram S 等回顾分析了 1998 年 1 月~2007 年 12 月间 3 006 例 30~50 岁阴道出血的病例,将这些病例分为 3 组:30~40 岁(n=862)、40~45 岁(n=1 035)和 45~50 岁(n=1 109),采用 logistic 回归统计,结果显示年龄 45~50 岁患者非典型增生(OR=3.85;95% CI:1.75,8.49;P=0.01)和癌(OR=4.03;95% CI:1.54,10.5;P=0.04)的发生率较年轻患者显著增加,而单纯性增生和复杂性增生的发生率不同年龄患者没有区别。我国资料表明,子宫内膜癌患者的年龄中位数为 55.5 岁,子宫内膜伴不典型增生患者的年龄中位数是 45 岁,多因素分析表明,绝经状态是患子宫内膜癌的独立危险因素。因此,对于 45 岁以上患者,尤其是绝经后患者,应该监测子宫内膜状况,及时发现子宫内膜增生性病变。对年轻患者子宫内膜癌的分析表明,其最大的高危因素是不孕。

3. 肥胖和糖尿病增加子宫内膜癌发病风险 多项研究表明,糖尿病患者发生子宫内膜癌的风险是非糖尿病患者的 3 倍。挪威 3 万余人 15 年随访的结果表明,体重指数与子宫内膜癌的发病风险呈线性正相关,即体重指数越高,患子宫内膜癌的风险越高。因此,适当控制体重,及早发现和治疗糖尿病可能有助于降低子宫内膜癌的发病。值得

注意的是,仅仅检查空腹血糖对亚洲人群可以漏诊 80% 的糖尿病。因此,需要进行口服葡萄糖耐量试验(oral glucose tolerance test,OGTT)及糖化血红蛋白检测来确诊或除外糖尿病。糖尿病和胰岛素抵抗还与多囊卵巢综合征(polycystic ovarian syndrome,PCOS)具有一定的相关性,PCOS 可导致不孕,月经稀发,从而增加子宫内膜癌的风险。黄志宏等报道了 53 例年龄小于 45 岁的子宫内膜癌,结果发现年龄≤40 岁患者 57.1% 合并有不育,而 40~45 岁患者多合并有肥胖、高血压、糖尿病等高危因素;上海王玲等报道了 13 例年龄小于 45 岁的子宫内膜癌,其中年龄最小者仅 30 岁,平均年龄 40 岁,病史特点为:初潮延迟,接近 16 岁或更迟;有不同程度的月经失调史;不孕症发病率高,13 例中原发不孕 8 例,继发不孕 1 例。因此,对年轻的 PCOS 患者,应重视内膜监测,可采用超声联合细胞学方法监测子宫内膜,对此类月经稀发但暂无生育要求的患者,及时使用孕激素撤退出血,或使用妈富隆、达因-35 等避孕药治疗,并且积极鼓励生育,必要时接受辅助生殖技术,以减少内膜病变发生。

4. 子宫内膜癌与遗传性因素 子宫内膜癌是遗传性非息肉性结直肠癌(HNPCC)最常见的肠道外肿瘤,这些患者一生患子宫内膜癌的风险是 40%~60%,推荐对这些患者 30~35 岁开始,每年采用经阴道超声和子宫内膜活检进行子宫内膜癌的筛查。但我国已经在开展针对一级亲属 HNPCC 的筛查工作,因此,对于有结直肠癌家族史或本人为结直肠癌患者时,特别是 Lynch 综合征患者,应加强内膜监测,及时发现子宫内膜病变。

5. 子宫内膜增生 导致子宫内膜增生的主要原因是子宫内膜长期受到雌激素作用而无孕激素拮抗,最常见的为多囊卵巢综合征无排卵或更年期无排卵。子宫内膜增生目前描述为增生不伴不典型增生和子宫内膜增生伴有不典型增生,长期子宫内膜增生是子宫内膜癌的高危人群,后者定义为癌前病变。目前对这些患者常采用孕激素治疗,治疗中需要规范的随访和监测,强调对子宫内膜增生的患者,重视孕激素治疗后疗效判定,加强随访和子宫内膜监测,对年轻子宫内膜增生患者应鼓励生育。

6. 药物 外源性雌激素作用于子宫内膜无孕激素拮抗引起子宫内膜增生、伴有不典型增生或癌。已知乳腺癌患者长期口服他莫昔芬类药物增加子宫内膜增生和癌发生的风险,建议服药患者每 6~12 个月评价子宫内膜状况,他莫昔芬可导致内膜息肉等子宫内膜良性病变发生的概率升高,此外,他莫昔芬可致绝经后子宫内膜水肿并增厚,而并非真正病理意义的内膜增生。已有多项研究表明,单独采用经阴道超声监测口服他莫昔芬后的子宫内膜其假阳性率较高,而将经阴道超声联合子宫内膜细胞学应用可达到较好鉴别及检测的效果。Mathelin 联合应用经阴道超声与子宫内膜细胞学对 687 例乳癌术后患者进行筛查,超声发现子宫内膜增厚 >8mm 者共 189 例行子宫内膜细胞学及宫腔镜检查 + 分段诊刮术,术后病理证实仅 4 例子宫内膜癌及 141 例良性病

变,认为子宫内膜细胞学诊断敏感性为100%,阴性患者随访5年均未发现子宫内膜癌。Buccoliero AM 应用宫腔细胞学方法监测 168 例乳癌术后口服他莫昔芬患者的子宫内膜,细胞学与组织病理学的符合率为100%。

(三) 卵巢癌的预防

1. 卵巢癌高危因素 卵巢癌的发病原因尚未明确,危险因素包括乳腺癌和/或卵巢癌家族史,特别是 BRCA1、BRCA2 和某些特定基因外显子致病性遗传突变携带者。某些危险因素与特定卵巢癌组织病理学亚型相关。非浆液性亚型中,子宫内膜异位症与卵巢癌的相关性更强,尤其是透明细胞癌和子宫内膜样癌亚型。在携带 BRCA1 或 BRCA2 致病突变者中,发生高级别浆液性癌比率较高。

(1) 卵巢癌家族史及遗传因素:遗传因素与卵巢上皮性癌的风险较为确切,普通人群女性一生中罹患卵巢癌的风险为1.4%,如其一级亲属中 1 人曾患卵巢癌,其罹患卵巢癌风险增加为5%,如一级亲属中 2~3 人曾患卵巢癌,其风险增加为7.2%。卵巢上皮性癌患者约5%~10%具有遗传性,在遗传性卵巢癌中,约80%~90%有胚系 BRCA1/2 基因的突变,这种突变会导致同源重组缺陷(homologous recombination deficiency,HRD),这意味着细胞不能精准修复 DNA(双链)的损伤,因此,更有可能发生多种导致癌症的基因突变。胚系突变为常染色体显性遗传,与遗传性卵巢癌综合征(hereditary ovarian cancer syndrome,HOCS)密切相关。遗传性乳腺癌卵巢癌综合征家族成员发生卵巢癌的危险概率增至20%~59%。携带 BRCA1 基因突变者,患乳腺癌和卵巢癌的风险分别是50%~85%和15%~45%,携带 BRCA2 基因突变者,患乳腺癌和卵巢癌的风险分别是50%~85%和10%~20%。其次,卵巢癌的发生还与遗传性非息肉性结直肠癌(Lynch 综合征)有关,DNA 错配修复基因发生种系突变是 Lynch 综合征患者发病的遗传学基础。错配修复基因的主要功能是纠正 DNA 复制时单个核苷酸的错误配对,其发生突变引起微卫星不稳定(MSI),使得 DNA 复制不能正常进行或遗传信息发生错误传递,MLH1、MSH2、MSH6 和 PMS2 是最常见发生突变的 4 个错配修复基因。大约70%的 Lynch 综合征患者是由 MSH2 和 hMLH1 突变所致,其余30%多由 MSH6 和 PMS2 突变所致。卵巢癌和子宫内膜癌都是此综合征的肠外恶性肿瘤,此家族成员卵巢癌风险较普通人群增加 3.5~8 倍,占所有家族性卵巢癌患者的2%。再次,其他一些基因的胚系突变也会使卵巢癌的风险增加(如 ATM、BRIP1、NBN、PALB2、STK11、RAD51C、RAD51D)。

(2) 与生殖相关的危险因素:生殖因素对卵巢恶性肿瘤的影响依据不同的组织学类型而异。不孕症增加了浆液性肿瘤和性索间质肿瘤的风险,而生殖细胞肿瘤的风险降低;已生育和产次增加女性患浆液性肿瘤和性索间质肿瘤的风险均降低,生殖细胞肿瘤的风险却增加。行试管婴儿妇女卵巢刺激后可能会增加卵巢交界性上皮性肿瘤的风险。原因

尚未完全明确。

(3) 子宫内膜异位症:子宫内膜异位症增加卵巢癌罹患风险,特别是与非浆液性组织学亚型的卵巢癌具有相关性,比如子宫内膜样癌和透明细胞癌。研究发现,子宫内膜异位症与透明细胞、低级别浆液性和子宫内膜样癌风险显著增加相关。不增加黏液性、高级别浆液性卵巢癌、交界性肿瘤的罹患风险。

(4) 激素替代治疗:激素替代治疗增加卵巢癌的风险尚存在争议,有研究发现绝经后使用激素替代治疗者卵巢癌罹患风险增加,多与浆液性癌和子宫内膜样癌存在相关性。2017 年的一项研究发现使用 HRT 的女性发生浆液性交界性肿瘤的风险显著增加了32%,而与使用持续时间无关。但也有研究表明并未发现激素替代治疗增加卵巢癌风险。

(5) 卵巢癌的其他危险因素:流行病学研究还发现了一些与卵巢癌病因相关的危险因素。肥胖作为卵巢癌危险因素的研究结果并不一致,与卵巢癌不同的组织学类型有关,且依赖于肥胖发生的时间和原因;吸烟可增加卵巢黏液性癌的风险,却可以降低透明细胞癌的风险;其他增加卵巢癌风险的因素还包括:初潮年龄早,绝经时间晚以及盆腔炎症等。

2. 卵巢癌预防措施与方法

(1) 降低卵巢癌风险的输卵管卵巢切除术(risk-reducing salpingo oophorectomy,RRSO):该术式针对卵巢癌高风险人群,如遗传性乳腺癌卵巢癌综合征家族成员,对其进行胚系 BRCA1/2 基因检测,评估患癌风险,预防性 RRSO,旨在降低卵巢癌患病风险。文献报道,对于携带胚系 BRCA1/2 致病基因的女性,在其完成生育后适时行双侧输卵管卵巢切除术,可显著降低卵巢癌风险(85%~100%)和乳腺癌风险(46%~68%),并可降低卵巢癌总死亡率。RRSO 年龄可参考家系中患癌者的发病年龄和 BRCA1 或 BRCA2 突变,通常认为,40 岁前行 RRSO 癌症风险降低最显著,因此建议 35 岁以上高危女性生育后即可行 RRSO,BRCA1 突变携带者 RRSO 可以在 35~40 岁,BRCA2 突变携带者 RRSO 可以在 40~45 岁。术后可短期使用 HRT,治疗雌激素缺乏引起的相关症状。BRCA1 或 BRCA2 突变人群使用 RRSO 降低乳腺癌、卵巢癌、输卵管癌及原发腹膜癌发病的同时,还可以发现隐匿的卵巢癌、输卵管癌及原发腹膜癌(占 BRCA1/2 突变患者 3.5%~4.6%)。这种病变有时难于用肉眼辨识,只有在病理检查时方可发现,因此强调行 RRSO 时要有规范的流程,除了评估是否为高风险人群和手术,也包括对所有手术切除标本进行全面仔细的病理检查与诊断。指南推荐以微创腹腔镜完成 RRSO,手术并非简单的附件切除,而是应该包括如下内容和规范的操作,首先应进行探查:包括盆、腹腔脏器表面及腹膜,特别是肠表面、大网膜和阑尾;收集盆腔冲洗液进行细胞学检查;手术切除双侧输卵管卵巢,包括:至少 2cm 卵巢近心端血管或骨盆漏斗韧带,切除全部输卵管达子宫角部,输卵管和卵巢周围的腹膜特别是位于输卵管和卵巢下方与其接触的腹膜。强调手术全过程同恶性肿瘤

手术一样的无瘤原则:用无创器械夹持输卵管和卵巢,以防在外力作用下肿瘤细胞脱落,发生医源性种植;切下的输卵管卵巢立即放入标本袋,方可从盆腔取出。病理检查一旦发现隐匿癌灶或输卵管上皮内癌,应转诊妇瘤医生给予相应治疗。行输卵管卵巢切除术后仍有 3%～4% 的女性发生原发性腹膜癌。此外,*BRCA1/2* 基因突变者其他部位恶性肿瘤如直肠癌、胰腺癌、食管癌以及胃癌等发病风险均显著高于普通人群。因此,RRSO 后患者仍需密切监测。

（2）单纯双侧输卵管切除术:有研究认为卵巢癌及腹膜癌可原发于输卵管上皮,因此推荐行预防性输卵管切除术。这一术式需要切除从输卵管伞端到子宫内间质部的全部输卵管,术后对切除的输卵管应行全面的病理检查。但单纯切除输卵管仍有发生卵巢癌和原发腹膜癌的可能,这一方法在预防卵巢癌方面的获益并未得到证实。对于卵巢癌仅为一般风险者,有人提出了机会性输卵管切除的概念（opportunistic salpingectomy,OS）,这种手术是指推荐 OS 代替输卵管结扎进行绝育或对于一般风险女性在因良性病变行子宫切除术中同时切除双侧输卵管,近期有研究结果显示 OS 组浆液性卵巢癌和上皮性卵巢癌的发生率明显低于对照组（单纯子宫切除术或输卵管结扎）的预期水平,表明 OS 与降低卵巢癌风险相关。

（3）输卵管结扎术:队列研究的荟萃分析观察到输卵管结扎术可降低卵巢癌的风险（降低 18%）,风险降低持续达 14 年以上。并且观察到的风险降低因卵巢癌病理类型而异,子宫内膜样癌降低了 52%;透明细胞癌为 48%;黏液癌为 32%;浆液性癌最少,为 19%。其可能的机制有:①术中对输卵管的检查作用;②卵巢发生变化,如血运改变;③致癌因素上行的屏障;④防止子宫内膜细胞和近端输卵管细胞进入腹腔。但上述机制还需进一步证实。

（4）口服避孕药:荟萃分析表明口服避孕药的使用与否和持续时间与卵巢癌罹患风险呈量-效相关,使用口服避孕药少于 1 年的女性未观察到风险降低,使用 1～4 年、5～9 年、10～14 年和 15 年或更长时间相关的风险降低分别为 0.78、0.64、0.56 和 0.42。在停止口服避孕药治疗后,效应持续存在,但随着时间的推移其保护效应减弱。使用口服避孕药可降低浆液性癌、性索间质肿瘤和生殖细胞肿瘤的发病风险。

（5）哺乳:一项包含了 5 个前瞻性研究和 30 个病例对照研究的荟萃分析探索了母乳喂养与卵巢癌风险之间的关联。任何母乳喂养都可以降低卵巢癌罹患风险。母乳喂养时间每增加 5 个月,卵巢癌风险降低 8%。另一项包含 5 个前瞻性研究和 35 个病例对照研究的荟萃分析发现,任何母乳喂养均与卵巢癌风险降低有关。这些结果与先前的荟萃分析一致,并进一步支持先前发现的母乳喂养时间延长与更高水平的保护之间的相关性。

（四）外阴/阴道恶性肿瘤的预防

1. 外阴癌发病的相关因素 外阴癌较为少见,占女性生殖道恶性肿瘤的 5%。主要发生于绝经后的妇女,平均发病年龄为 65 岁,其中 80%～90% 为鳞状细胞癌。外阴的上皮内瘤变（vulvar intraepithelial neoplasia,VIN）是外阴癌的癌前病变,发病高峰在 40 岁左右,该病变与宫颈癌的癌前病变 CIN 相似,具有上皮细胞形态学的改变,且有 20%～30% 的 VIN 患者将发展为外阴浸润癌。近年来,VIN 发病年龄有年轻化趋势,在 20～40 岁的女性中有所增加,这种增加与子宫颈病变的年轻化趋势是平行的,外阴癌与 HPV 感染,特别是高危 HPV 感染明显相关。

在外阴癌的发病因素中,与 HPV 感染相关的 VIN 引起的外阴癌已得到证实,大约 80%VIN 中存在 HPV 感染。一项包括全球 93 项研究的 Meta 分析指出,在 VIN1、VIN2/3 和外阴癌中,HPV 感染率分别为 67.8%、85.3% 和 40.4%。在另一项以人群为基础的病例对照研究中,50% 的外阴癌患者 HPV 阳性,HPV 16、33、6、18、31 型是外阴癌中最常见的 5 种 HPV 类型,与宫颈癌比较,其中 HPV 16 型更为常见,约占感染病例的 75% 以上;而 HPV 18 型仅占 10%。HPV 感染与外阴癌的组织学类型也有关,在疣样癌中 69.4% 的病例合并 HPV 感染;而在角化癌中仅 13.2% 的病例合并 HPV 感染。其他与这组人群发病相关的危险因素还包括其他病毒的感染如 HSV II 病毒、HIV 病毒,多个性伴侣,自身免疫障碍,吸烟及长期饮酒等。这些因素的存在均增加 HPV 感染的风险,也许它们引起外阴癌也是通过 HPV 感染来实现的。其中,HPV 16 感染和吸烟是 2 个最重要的危险因素。在外阴癌中 HPV 感染会随着年龄的增长而有所下降。年龄 <45 岁,HPV 的感染率为 100%;年龄 45～69 岁,HPV 的感染率为 71%;年龄 ≥70 岁,HPV 的感染率为 47%。在老年妇女中发生的外阴癌较少与 HPV 感染和性行为等危险因素相关。

近年研究发现,年龄大于 50 岁的妇女,外阴长期慢性感染或硬化性苔藓等改变导致的外阴病损,虽不会引起致瘤样的上皮异常,但也是导致外阴癌的促发因素,外阴组织结构复杂,有丰富的腺体,表皮容易受到破损与慢性炎症刺激,因此,外阴的前庭大腺、汗腺均是外阴非 HPV 感染性恶性肿瘤的易发组织器官,外阴黑色素瘤也是女性生殖道恶性肿瘤发病率最高的部位,应给予重视。

2. 阴道癌发病的相关因素 阴道癌也很罕见,据估计全球阴道癌的发病率低于 1/100 000。阴道上皮内病变（vaginal intraepithelial neoplasia,VaIN）是阴道癌的癌前病变,与 CIN 和 VIN 相比,虽然 VaIN 在女性下生殖道上皮内病变中最为少见,但 VaIN 3 已被肯定具有恶变潜能,其恶变率为 2%～9%。研究已明确,高危型 HPV 持续感染是 VaIN 和阴道癌的主要病因。HPV 感染在 VaIN 1、VaIN 2/3 和阴道癌中分别为 100%、90.1% 和 69.9%,89% 的阴道癌患者高危 HPV 阳性,其中 HPV 16 仍是阴道鳞癌中最常见的类型（没有腺癌的数据）,占 63.2%。与外阴癌相似,HPV 感染更趋向于年轻的妇女,VaIN 或 VIN 的病灶与 CIN 或宫颈癌的病灶可来自同一个克隆来源。而为数不多的阴道腺癌的发生与母亲曾有己烯雌酚暴露史有关。目前认为，高级别鳞状上皮内病变（high-grade squamous intraepithelial lesion，HSIL）和宫颈癌的妇女是VaIN的高危人群，子宫颈大部分的HSIL病灶位于阴道上部，因此，研究者认为VaIN病灶可能是HSIL病灶的延伸，也可能是与子宫颈病变共同存在的病灶。随宫颈癌筛查与早诊早治，宫颈癌术后残端阴道癌前病变会随HPV持续感染VaIN发病率有所增加。

阴道癌发生的其他危险因素还包括吸烟、多个性伴侣、子宫内膜异位、全子宫切除史（因良性病变进行的手术）、放疗史、免疫抑制（器官移植或HIV感染），以及同期或曾患CIN、VIN及宫颈癌病史等。且有随患者年龄增大，VaIN分化程度越高的趋势。

3. 外阴阴道癌的预防　专门进行外阴癌和阴道癌的筛查并没有被推荐，发现确诊常常是不经意的，在进行盆腔检查和常规子宫颈检查的同时应进行外阴和阴道的视诊和触诊，必要时进行活检送病理诊断。由于VIN或VaIN常与宫颈上皮内瘤变同时存在，尤其在HSIL（CIN 3）时VaIN中更为明显，因此在阴道镜检查过程中，如果发现了任何级别的子宫颈病变，都应该注意仔细检查外阴及阴道黏膜，尤其是阴道上段黏膜，以免遗漏伴随存在的外阴和阴道病变，常规阴道脱落细胞学的检查是早期诊断VaIN的手段之一，阴道镜下活检也是常规的诊断方法，由于发病率低，没有像宫颈癌检查转诊阴道镜严格的流程，提倡常规阴道镜检查时全面观察外阴阴道。

由于部分VaIN及阴道癌的病例发生在子宫颈病变治疗后（包括宫颈癌放疗后），研究发现有28%~41%的阴道癌发生于因良性疾病切除子宫后的女性中，因HSIL切除子宫后阴道细胞学涂片异常的发生率在术后2年最高，子宫全切术后至发生VaIN的平均时间为41个月，因此因子宫颈病变行子宫切除后的这些妇女仍然需要定期进行妇科检查，特别是当HSIL或早期宫颈癌手术治疗后，要特别注意阴道残端、两侧阴道角及阴道壁的检查，做阴道细胞学涂片检查是必要的。部分妇女在外阴癌的进展过程中会存在较长时间的症状，如瘙痒、灼热、疼痛或红斑水肿等，因此强调通过对症状的重视进行外阴病变的早期诊断比通过对常规人群进行筛查的策略更好。对于外阴阴道癌的预防，还要注意外阴阴道的清洁卫生，避免不洁性生活，防止各种慢性刺激与感染，重视局部的症状改变。

近年来，随着HPV疫苗应用逐渐普及，疫苗接种在防治HPV引起的外阴阴道病变的研究也与日俱增，研究报道，在HPV阴性的妇女，疫苗对VIN 2/3和VaIN 2/3的保护效力为100%；在曾经暴露过HPV感染的妇女，预防性疫苗接种可减少71%的VIN 2/3和VaIN 2/3的发生。预防性疫苗将成为防治外阴癌和阴道癌最有效的措施。

（五）滋养细胞肿瘤的预防

滋养细胞肿瘤包括侵蚀性葡萄胎、绒毛膜癌及胎盘部位滋养细胞肿瘤和上皮样滋养细胞肿瘤，均与妊娠相关，病因尚不明确，现有营养不良、病毒感染、卵巢功能失调、免疫机制失调、孕卵缺陷及染色体异常等学说，滋养细胞肿瘤遗传学、蛋白基因组学以及增殖与分化分子机制等研究进展迅速。目前统一共识认为葡萄胎易恶变的高危因素有：年龄超过40岁，子宫在短期内迅速增大，尿或血hCG滴度高（血清β-hCG≥100万U/L），卵巢黄素化囊肿>6cm，病理组织检查异型性显著。对于具有高危因素的患者实施预防性化疗可降低侵蚀性葡萄胎的发生率。预防性化疗以单药方案为宜，用药剂量和方法与正规化疗相同。如化疗1个疗程后hCG未恢复正常，应给予多疗程化疗，直至hCG正常为止。

葡萄胎清宫术后应做好随访，以期能够早期发现恶变的病例，做到早期诊断和早期治疗。清宫后血清β-hCG下降的速率对预测恶变倾向有意义：清宫后血清β-hCG降到<50U/L者恶变率为1.1%，清宫后第4周血清β-hCG<200U/L或清宫后第6周血清β-hCG<100U/L者恶变率为9%，而清宫后第6周血清β-hCG>2 000U/L者恶变率达52%。韩国学者应用葡萄胎排出后第2周时血清hCG回归率（hCG/初始hCG）评估葡萄胎进展为滋养细胞肿瘤的风险，hCG回归率在自然消退组为0.36%，进展为滋养细胞肿瘤组1.45%，以0.716%为cut-off值，预测值的敏感性为48.0%，特异性为89.5%，作者认为此方法可以早期预测葡萄胎进展为滋养细胞肿瘤的可能性，但此研究病例数较少，还需要大样本的前瞻性对照研究证实。近年来，侵蚀性滋养细胞抗原（invasive trophoblast antigen，ITA）的出现对于区分侵蚀性和非侵蚀性滋养细胞疾病具有重要意义，这种抗原实质上是由具有侵蚀性的细胞滋养细胞产生的超糖基化hCG，而非由合体滋养细胞产生的普通hCG，对于这种抗原能否用于临床判定葡萄胎患者是否需要化疗还需要循证医学的证据。

滋养细胞肿瘤是与妊娠相关的疾病，采取有效的避孕措施避免计划外的妊娠，对减少其发生有着积极的意义，对有葡萄胎妊娠病史或葡萄胎家族史的女性，由于再次妊娠发生葡萄胎的风险较高，应适当提前进行相关检查，并转诊行进一步产前调查和咨询。

二、癌前病变的治疗

（一）子宫颈上皮内病变的处理

2014年WHO在子宫颈病理学命名中推荐宫颈鳞状上皮内瘤变（squamous intraepithelial lesion，SIL）使用二分类法，即低级别鳞状上皮内瘤变（low-grade squamous intraepithelial lesion，LSIL）和高级别鳞状上皮内瘤变（high-grade squamous intraepithelial lesion，HSIL）。LSIL包括CIN1、P16阴性的CIN2、尖锐湿疣、挖空细胞样改变。HSIL则包括P16阳性的CIN2、CIN3和原位腺癌（AIS）。二级分

类法将 CIN1、CIN2、CIN3 三分类法简化,提高了 CIN 诊断的可重复性,更利于临床分层管理与规范化随访。对子宫颈上皮内病变患者采取何种治疗方式均应综合考虑,包括 CIN 级别、病变的部位与范围、高危 HPV 检测结果、先前细胞学结果及治疗史、患者年龄、对生育生理的要求、随访条件及患者的随访的依从性等,使患者得到合理的个体化治疗,治疗后应终身随访。

1. LSIL 的处理 LSIL 主要为 CIN1,也包括 CIN2 中免疫组织化学 p16 阴性者,其多为 HPV 高危亚型一过性感染所致,60% 的病变可自然消退,30% 的病变持续存在,约 10% 的病变 2 年内进展为 HSIL。LSIL 的处理原则上无需治疗,随访观察即可。对于可能隐藏有高级别上皮内瘤变风险的 LSIL 处理应慎重,必要时应行诊断性锥切术明确。对于 21~24 岁年轻女性,宫颈癌风险较低(年发生率 1.4/10 万),多表现为 HPV 感染,CIN 病灶常自然消退,故管理应相对保守。对于妊娠期女性,子宫颈低级别病变的管理中应除外子宫颈浸润癌。LSIL 随访的目的是及时发现病情进展或更严重病变漏诊。建议 12 个月重复细胞学和 HPV 检查,2 项检查均阴性,转为常规筛查;任何 1 项检查异常行阴道镜检查,并按照组织病理结果进行相应的处理。

2. HSIL 的处理 HSIL 多为 HPV 高危亚型的持续感染所致,约 20% 的 HSIL 可能 10 年内进展为宫颈浸润癌。组织学确诊的 HSIL,对于大多数女性而言,CIN2 为干预治疗的阈值。CIN2/p16 阴性者参照 LSIL 处理,以随访观察为主。CIN2/p16 阳性者或 CIN3 的女性建议进行治疗,以子宫颈冷刀锥切为首选,如能够保证足够切缘,也可以选择 LEEP 锥切,锥切切缘病理诊断尤为关键。妊娠女性若无浸润癌证据,可每 10~12 周复查细胞学或阴道镜观察,产后 6~8 周复查。HSIL 治疗后患者建议采用细胞学联合 HPV 检测随访 20 年。有经过质量控制的术后病理诊断若切缘仍然存在 HSIL 病变,建议术后 4~6 个月复查并阴道镜评估或补切。若切缘阴性建议术后 6~12 个月细胞学联合 HPV 检测复查,若未发现病变持续存在迹象,建议 12 个月再次重复检查,连续 2 次检查未见异常者,可每 3 年复查。如复查过程中发现异常,及时治疗,如需要行重复性切除术,但子宫颈不能再次重复性切除者可考虑行子宫全切。

3. 子宫颈原位腺癌 为宫颈腺癌的癌前病变,其中 25%~88% 与 HPV 18 的持续感染有关,50% 合并有 HSIL。原位腺癌(adenocarcinoma in situ,AIS)的特点:①现有的宫颈癌筛查方法对 AIS 不敏感;②AIS 在阴道镜下的改变无特异性;③AIS 病灶多位于子宫颈管内,阴道镜检查有时不可观察;④AIS 病变部分呈多中心或跳跃性。所以,从另一方面来看,即使切除的子宫颈组织边缘无病变存在,也不能完全排除病变残存的可能性。所以 AIS 的临床处理原则要更加积极,不建议观察。无生育要求者,建议行子宫全切术;有生育要求者,可行宫颈锥切术,若切缘存在 CIN 或 AIS 病变时,建议重复性切除。

4. 组织病理学诊断 HSIL 的治疗方法包括消融性治疗和切除性治疗。前者包括冷冻、激光、电凝、冷凝等。后者包括 LEEP、CKC、激光锥切术等。对于阴道镜检查 TZ1 或 TZ2 者,可行子宫颈切除性治疗,或在排除早期浸润癌的前提下,慎重选择局部消融性治疗;阴道镜检查 TZ3 者,应选择诊断性子宫颈切除性治疗。子宫全切术不作为 CIN 的首选治疗方法。子宫切除术仅适用于:①已无生育要求的中老年 CIN 3 患者;②已无生育要求的 CIN 3 患者同时合并有良性需要手术治疗的子宫肌瘤、子宫脱垂等疾病;③宫颈原位腺癌;④已完成生育的 CIN 3 患者,宫颈锥切标本中切缘未尽者。通常认为,冷刀锥切术或 LEEP 术可增加患者早产及低体重儿出生的风险,而激光气化治疗无上述危险,对于阴道镜检查 TZ1 或 TZ2,未生育者可推荐后者;已生育者推荐选择任何方式的宫颈锥切术。对阴道镜检查为 TZ3 HSIL 病变患者,最好采用宫颈切除术,由于该类患者子宫颈管病变在治疗前的不确定性,一般要求锥切至颈管内 2cm 以上。有数据显示,约 7% 的患者切除术后标本显示浸润癌,所以建议对这类患者在选择做宫颈锥切术时常规行术中 ECC,ECC 阳性者需要密切随访,切缘阳性则应补充切缘切除及长期随访,以排除颈管内浸润癌。无论哪种治疗方式,未来妊娠后早产、胎膜早破、剖宫产概率都有所增加。切除性治疗对未来产生不良影响的风险高于消融性治疗,所以应在规范治疗的基础上进行个体化的选择,采取针对个体最佳的治疗方式。另外即便全部去除病灶,未来依然有病变复发或进展为浸润癌的可能,并且多发生于手术后 3 年内,故子宫颈病变病史的患者应长期随诊。

(二)子宫内膜癌前病变的治疗

子宫内膜病变是一种妇科常见病,发生于子宫内膜,具有较高的发病率。子宫内膜病变患者普遍存在不孕不育、阴道不规则流血、经期延长、经量增多、阴道分泌物增多、腹痛等症状,严重影响了患者正常的生活和工作。及早对子宫内膜病变患者病情做出准确的诊断,是改善预后的关键。

常见的子宫内膜病变包括:子宫内膜癌、子宫内膜息肉、子宫内膜增生、子宫黏膜下肌瘤等。子宫内膜癌一旦确诊应该根据分期及时规范地给予手术及必要的补充治疗,包括放疗、化疗等综合治疗,子宫内膜癌随分子分型与分子诊断的进步有很大改进,不作为本章的重点。子宫内膜病变的处理包括病因治疗、期待观察、药物治疗和手术干预。主要治疗方法如下:

1. 病因治疗 对由于长期雌激素刺激子宫内膜所致癌前病变,通常需要针对内分泌紊乱、多囊卵巢综合征、卵巢功能性肿瘤、垂体瘤予以相应治疗。

2. 子宫内膜癌前病变的治疗 治疗应根据患者年龄、生育要求、绝经与否综合考虑,个体化治疗。

(1)药物治疗:针对有生育要求者采用,对于合并高血压、糖尿病、肥胖或年老对手术耐受力差的子宫内膜癌前病变,需要严密随诊监测下应用药物治疗。

1）常用药物:孕激素类药物。孕激素可抑制因雌激素引起的子宫内膜增生,抑制子宫内膜 DNA 合成,增加雌激素向雌酮转化,子宫内膜由增殖期向分泌期转化,甚至剥脱。子宫内膜增生可于月经周期第 18 日或 20 日开始用药,持续 5~7 日,使内膜转化为分泌期。周期性给予高效孕激素(例如甲羟孕酮 10m~30mg/d）或促排卵药物即可收到较好效果,3~6 个月病变消退,仍然有妊娠机会。子宫内膜增生伴不典型增生者,应连续应用孕激素,3 个月为 1 疗程,每疗程结束后应行刮宫术检查观察子宫内膜反应。该类病变对药物反应较差、较慢,常需较大剂量的高效孕激素(例如甲羟孕酮 40m~100mg/d）,停药后还有可能复发,需再治疗,治疗期间应定期做内膜活检,以检测治疗效果及可能的癌变。如子宫内膜腺体出现分泌反应或萎缩,无增生现象,说明子宫内膜转化好,可停药观察;对治疗后子宫内膜增生好转,但未完全恢复正常者,应继续用药;而对药物治疗后病变无好转或停药后复发者,宜改为手术治疗。左炔诺孕酮宫内缓释系统(levonorgestrel-releasing intrauterine system,LNG-IUS）于 1987 年被 Pefino 首次作为局部用药治疗子宫内膜增生。目前已经作为常用的治疗子宫内膜增生,早期子宫内膜癌保留生育功能治疗的重要手段。值得提醒的是,孕激素治疗与内膜孕激素受体(PR）含量有关,因此内膜活检的同时,需要检测 PR。PR 阴性者加用他莫昔芬(TMX）增加对孕激素的反应。治疗期间应该定期随访子宫内膜对孕激素的反应性。

2）促排卵药物:一般用于子宫内膜轻度不典型增生者。可用氯米芬 50~100mg,每日 1 次,于月经周期第 5~9 日服用,必要时可延长 2~3 日。来曲唑为芳香化酶抑制剂(AI）类药物,可用于氯米芬抵抗或治疗失败的患者,来曲唑起始剂量为 2.5mg/d,连用 5 天,个性化调整。

3）其他药物:他莫昔芬、棉酚及促性腺激素释放素激动药,均可通过不同机制对子宫内膜起抗增殖作用。GnRHa 使垂体功能减退而造成垂体脱敏,引起垂体和卵巢功能减退,使雌二醇降至绝经水平,使内膜腺体萎缩。

(2）手术治疗:年龄大于 40 岁,特别是围绝经期或绝经妇女,无生育要求者,药物治疗无效或停药后复发者,不能除外子宫内膜癌。手术治疗包括子宫内膜切除术和子宫切除术。①子宫内膜切除术:适用于子宫内膜癌前病变随访依从性好的患者,排除子宫内膜恶性病变,通常子宫小于孕 12 周、子宫腔小于 14cm,切除或破坏子宫内膜全层或达到浅肌层组织,防止子宫内膜再生。采用如冷冻、射频、循环热水、激光、微波、热球系统子宫内膜切除术、光动力学治疗等。热球系统子宫内膜切除术无须如单极电切等难度较大的宫腔镜技术,不需要液体膨宫,避免了低钠血症和水中毒的发生,另外较大限度地降低了子宫穿孔的风险,缺点是无法取病理组织送活检。②子宫切除术:对阴道出血不能控制、经药物治疗无效或复发者,未能排除恶变,不能坚持随访者,均可考

虑行子宫切除术。因不典型增生的恶变率高,子宫及双附件切除术对绝经者无疑是最好的治疗方案。

3. 子宫内膜癌前病变的转归 子宫内膜增生长期随访,大约 1%~3% 发展为子宫内膜癌,80% 可自然消退,或应用孕激素治疗则绝大多数可逆转。而子宫内膜增生伴不典型为子宫内膜癌前病变,根据分级不同,其癌变率也不同,随分级的递增癌变率增高,Ⅰ、Ⅱ和Ⅲ级癌变率分别为 15%、24% 和 45%;且也与年龄密切相关,绝经前子宫内膜癌前病变癌变率为 3%,而绝经后子宫内膜癌前病变癌变率可达到 25%。子宫内膜癌前病变经保守治疗后内膜可以转化,但仍有复发风险。而经促排卵或孕激素治疗后,大多预后好,可避免发展为子宫内膜癌。子宫内膜增生伴不典型,进展为子宫内膜癌的风险高,通常采取子宫切除的方法。手术治疗方式分为子宫切除术和单纯子宫内膜切除术 2 种。但对有生育需求的年轻女性和对手术不能耐受的患者,可选择保守治疗,对于保留生育功能子宫内膜病变者,需要严格按照子宫内膜癌保留生育功能的要求选择合适的患者,完成生育后行子宫全切术。

4. 子宫内膜息肉 其恶变率不到 3%,绝经后发生和异常子宫出血是内膜息肉恶变的高危因素。息肉恶变几乎均为子宫内膜样癌,浆液性癌仅占 10% 左右,罕见透明细胞癌和癌肉瘤的少见类型。确诊的内膜息肉恶变的治疗与子宫内膜癌的原则是一致的。内膜息肉恶变没有明确症状,往往通过常规检测发现,因此,子宫内膜的密切监测随访和恰当的干预处理同样重要。子宫内膜息肉一旦诊断,需要及时干预与获取病理诊断及治疗,通常首选在宫腔镜直视下手术切除,而宫腔镜下刨削可能要优于显微剪刀或抓钳或单双极能量器械。诊断性刮宫由于是盲目操作,息肉切除率低,仅作为内膜息肉治疗的一种替代手段。子宫内膜息肉期待观察通常采用药物治疗,但成功率较低,药物治疗以孕激素为主,包括短效避孕药。左炔诺孕酮宫内缓释系统是药物干预的首选方案以及手术治疗后维持治疗、预防复发的主要方案。期待观察和药物治疗之前,最好能有病理学诊断结果以避免误诊、漏诊。

5. 子宫黏膜下肌瘤 以手术治疗为主,遵循的基本原则是确保疗效的同时尽可能地减少机体损伤。宫腔镜手术的操作难度较小,经阴道入路不会在腹部留瘢,子宫肌层的损伤小,有助于肌层愈合,术后性功能恢复较快。

(三）外阴阴道癌前病变的治疗

对外阴阴道癌前病变,目前较难提出标准的治疗方案。VIN 及 VaIN 通常伴 HPV 感染,可借助宫颈上皮内瘤病变的治疗经验,结合 VIN 及 VaIN 本身的特殊性,如位置的特殊性,来考虑对它们的处理。外阴及阴道癌前病变的治疗目的在于消除病灶,缓解临床症状,预防癌前病变发展为恶性。

VIN 1 或 VaIN 1 常常可自行消退,因此对于 VIN 1 及

VaIN 1病变原则上不予特殊处理,仅定期随诊,但是应全面检查除外高级别病变甚至浸润癌存在的可能。对于VIN 2/3和VaIN 2/3的治疗,目前没有特效的方法,常用的包括药物、物理和手术等治疗方式。

近年来,由于VIN/VaIN发病年龄的年轻化趋势,或发生于宫颈癌或宫颈上皮内瘤病变子宫切除手术后,VIN/VaIN在手术治疗病灶切除时应注意保护外阴阴道的形态和功能,重建外阴阴道已变得更为必要,因此对VIN/VaIN的治疗应在达到满意治疗效果的同时,注意尽量保留外阴阴道正常的组织结构功能和外观。多灶性的病灶可使用5-FU、三氯醋酸、咪喹莫特软膏等进行保守治疗;VaIN 2/3的治疗还可以采取阴道顶端切除、超声抽吸术等。治疗的选择要综合考虑病灶的范围、患者年龄、有无宫颈疾病史及既往治疗史、有无子宫切除史、有无放疗史及患者意愿等多种因素,总之,VIN/VaIN以随访观察,根据上述因素作出个体化治疗决策。

(周 琦 曲芃芃 王 冬 廖秦平
李雨聪 赵建国 黄 裕)

第三节 妇科恶性肿瘤的普查与筛查

一、宫颈癌的普查

(一)筛查模式

宫颈癌筛查是宫颈癌二级预防的主要措施,加强人群有规律的筛查和通过对宫颈癌高发地区和高危人群的筛查是宫颈癌普查的重点。

女性生殖道的生理解剖特点及子宫颈的位置,宫颈癌筛查检测技术的成熟应用,十分有利于宫颈癌及其癌前病变的早期发现、早期诊断和早期治疗,从而降低宫颈癌的发病率和死亡率。宫颈癌防治经验已证实,通过组织高质量以人群为基础的宫颈癌筛查,可减少80%宫颈癌的发病率。在我国,由于地区经济和卫生资源的限制,特别是经济欠发达的农村地区人群的防治政策有待落实,致使宫颈癌前病变的检出率无太大提高,宫颈癌的发病率仍无明显下降。2004年,全国子宫颈癌防治协作组成立,在山西襄垣、广东深圳分别建立了宫颈癌防治的农村和城市示范基地,探索适合我国国情的宫颈癌防治经验和模式。宫颈癌的防治工作得到了政府的高度重视,自2006年原卫生部颁布《中国癌症预防与控制规划纲要》(2004—2010)的工作目标以来,中央转移支付专项经费扩大示范基地,2006—2009年在全国43个县的农村地区开展宫颈癌的早诊早治项目,向基层医疗机构推广肉眼醋酸/肉眼碘筛查技术与阴道镜相结合的方法对20余万名35~55岁农村妇女进行普查,为基层培训了肉眼筛查和阴道镜诊断人员,及时发现和治疗早期病变,收到了明显的社会效益。宫颈癌的预防逐渐探索从医疗行为向政府、社会与医师的共同行为的转变。2009年7月全国妇联及原卫生部又共同启动了全国农村妇女"两癌筛查"项目,并将该项目列入医改重大专项,由财政部拨出专项资金,采取宣传、健康教育和检查等方式,从2009年起的3年内,对全国221个县1 120万18~65岁的农村妇女实施"宫颈癌和乳腺癌"免费筛查。虽然"两癌筛查"项目的人数距离覆盖我国所有农村妇女的目标有极大差距,但已经表明我国政府对解决农村妇女宫颈癌筛查的决心与信心。在大部分城市地区宫颈癌的筛查主要还是通过组织体检常规筛查、对来医院就诊的人群采取机会性筛查来实现的。随着我国经济发展及民众健康意识的提高,宫颈癌筛查已在发达地区得以小范围开展,液基细胞学、HPV DNA检测和阴道镜的联合应用,可使早期宫颈癌的检出率明显提高。

鉴于我国人口基数大、流动性大、经济发展多样化,医疗资源仍然不均衡的城乡地区开展有效的宫颈癌筛查模式与创新管理仍然需要探索。在我国建立有组织的人群筛查虽然还没有得以实现但已势在必行,也是实现《健康中国2030》规划纲要,有效降低宫颈癌发病率和死亡率,落实《中国妇女发展纲要(2021—2030年)》保障妇女权益和健康的重要内容。宫颈癌的筛查与早诊早治计划落实需要在政府主导的全民健康计划中,进一步落实宫颈癌筛查策略,利用信息化系统做好适龄人群的管理,与基本公共卫生服务和医疗保障制度相结合,发挥最大的效益。不断探索经济有效的筛查与管理模式,降低宫颈癌的发病率应成为政府、社会、临床医疗机构、妇女保健工作者的共同目标。

(二)筛查方案

本筛查方案引自《中国抗癌协会整合诊治指南:宫颈癌整合诊治指南》。

1. 筛查起始及终止年龄 宫颈癌筛查的起始年龄各国略有不同,WHO推荐为30岁。鉴于我国宫颈癌发病情况,结合国际指南推荐,中国女性筛查起始年龄为25岁。对于超过65岁的女性,若既往25年内无CIN 2[+]病史,且10年内充分筛查阴性,可终止筛查。充分筛查阴性指连续3次细胞学结果阴性,或连续2次细胞学联合HPV检查阴性,且最近1次检查是3~5年内。终止筛查前要做好充分检查及记录,减少子宫颈病变漏诊率。

2. 筛查方案 宫颈癌筛查方案的确定,要符合经济、敏感、简单易行、安全方便和能被受检对象所接受的原则。根据我国不同资源条件及不同风险人群分为:宫颈细胞学初筛分流管理,高危型 HPV 初筛分流管理,细胞学及 HPV 联合筛查分流管理和筛查不同初筛异常者分流管理,推荐方案见图 9-10-1 至图 9-10-3。

3. 特殊人群筛查管理

（1）高危人群筛查:高危人群定义为存在宫颈癌高危险因素的妇女,如过早性生活、宫颈癌家族史、获得性免疫缺

陷综合征、免疫抑制、宫内已烯雌酚暴露、既往诊断≥CIN 2（HSIL）接受过治疗的女性。HIV 感染女性患宫颈恶性肿瘤的概率较一般人群高。高危人群的筛查,建议每年 1 次细胞学检查和妇科检查,必要时阴道镜检查,并缩短筛查间隔时间,初始筛查年龄可提前至 25 岁以下。

（2）25 岁人群筛查:25 岁以下女性感染 HPV 后自然缓解率高,极少数进展为宫颈癌。随着 HPV 疫苗的普及,预计25 岁以下宫颈病变的总体发生风险将显著降低,故针对 25

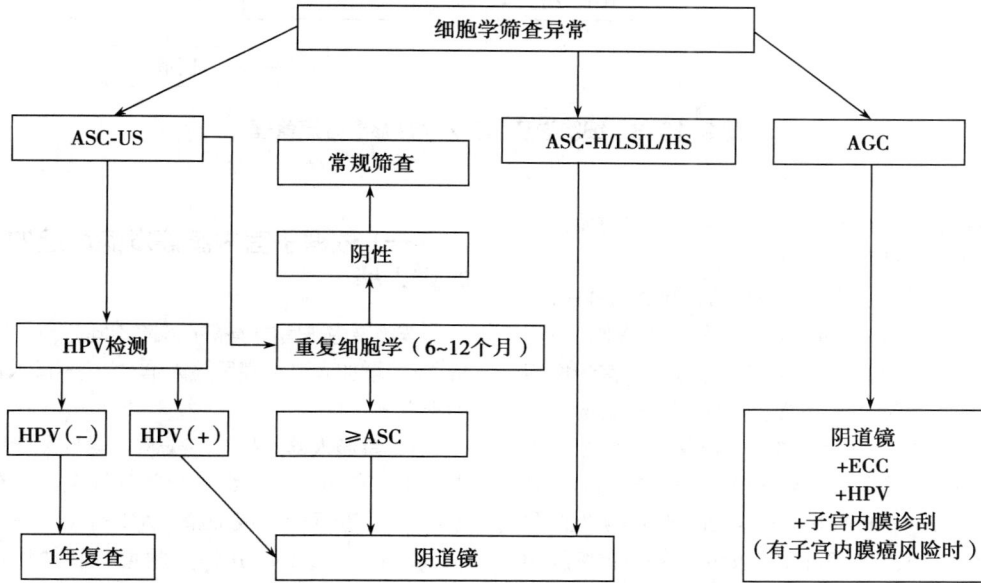

图 9-10-1　宫颈细胞学初筛分流管理

注:ASC-US:意义不明的非典型鳞状细胞;ASC:非典型鳞状细胞;ASC-H:非典型鳞状上皮细胞不除外高度鳞状上皮内瘤变;LSIL:低级别鳞状上皮内瘤变;HSIL:高级别鳞状上皮内瘤变;AGC:非典型腺细胞;HPV:人乳头瘤病毒;ECC:宫颈管搔刮术。

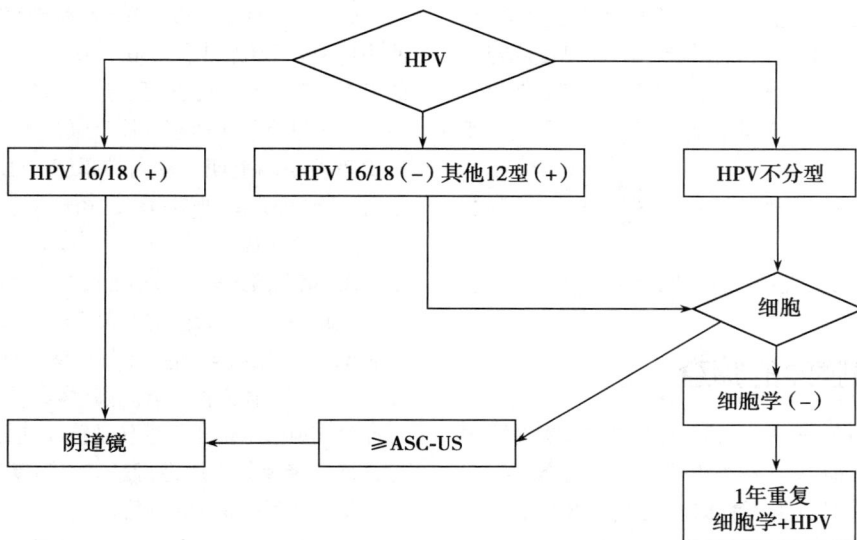

图 9-10-2　高危型 HPV 初筛分流管理

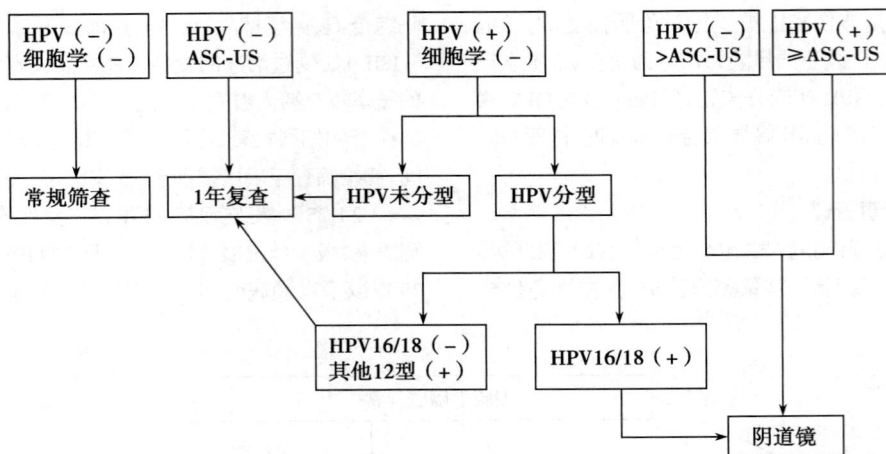

图 9-10-3　细胞学及 HPV 联合筛查分流管理

岁以下女性仅对高危人群进行筛查。临床应减少对无症状的 25 岁以下女性的过度检查及治疗。

（3）妊娠期女性管理：妊娠不是宫颈癌筛查的禁忌证，仍遵循"三阶梯"原则，应尽量避免进行侵入性操作。1 年内未行宫颈癌筛查的女性，孕前或初次产检需行宫颈癌筛查，推荐联合检测。若为阴性，可继续备孕或妊娠，妊娠期无需筛查，产后 3~5 年再行筛查。联合检测阴性但妊娠期出现阴道不规则出血、子宫颈增生等，排除产科异常出血后必要时行阴道镜检查：①非 HPV16/18 感染而细胞学阴性的孕妇建议产后 6 周进行联合复查；②HPV16/18（＋）但细胞学阴性的孕妇可立即转诊阴道镜，也可推迟至产后 6 周行阴道镜检查。妊娠期宫颈上皮内病变产后自然缓解率高。高危型 HPV 阴性的 ASC-US 孕妇，建议产后 6 周联合复查；高危型 HPV 阳性的 ASC-US 孕妇和 LSIL 孕妇（无论是否感染 HPV）可行阴道镜检查，也可推迟至分娩后 6 周再行阴道镜检查。对宫颈筛查结果持续异常（≥12 个月）且产后无法随访者，推荐妊娠期完成阴道镜检查。妊娠期细胞学和阴道镜检查均提示低度病变者一般不需活检；但镜下低度病变范围较大者需活检，以排除宫颈隐匿性高度病变。妊娠期阴道镜下怀疑高度病变者于病变最明显处行多点活检。妊娠期禁止行宫颈管搔刮术。

（4）子宫全切术后，无子宫者，术前 25 年内无宫颈病变≥CIN 2 者可终止筛查。

（5）HPV 疫苗接种女性：与未接种女性筛查方式一致。

二、子宫内膜癌的筛查

近年来随着经济的发展，人们的行为方式、饮食结构和价值观的变化，高血压、糖尿病和肥胖的发病率逐年上升，使子宫内膜癌的高危人群不断扩大，子宫内膜癌的发病率呈上升趋势且趋于年轻化，其筛查受到重新审视和日益重视。

（一）依据子宫内膜癌发病风险的人群分类及筛查人群

按照罹患子宫内膜癌的风险不同分为 3 类人群：普通人群、风险增加人群和高风险人群，建议不同人群采取不同的筛查方法。

1. 普通人群　指没有子宫内膜癌风险增加因素的人群。不推荐对普通人群进行常规筛查。没有证据表明通过经阴道超声检查或血清 CA125、人附睾蛋白 4（human epididymis protein 4，HE4）等肿瘤标志物检测、宫腔镜检查能减少子宫内膜癌散发的死亡率。若普通人群出现阴道不规则流血、长期闭经、经期延长等症状，则需要到医院就诊进行相应检查，这些患者不属于筛查人群。

2. 风险增加人群　根据患者病史、有无合并症确定风险增加人群，主要危险因素包括：①肥胖，体重指数（BMI）≥30 kg/m^2；②多囊卵巢综合征；③无孕激素拮抗的雌激素使用史；④晚绝经（>55 岁）；⑤终生未育或原发不孕；⑥长期使用他莫昔芬（尤其是 >50 岁或绝经后仍在使用他莫昔芬的患者）；⑦年龄≥45 岁，且患有糖尿病。应进行健康宣教，建议每年进行经阴道超声检查以监测子宫内膜厚度。如超声检查发现增殖期子宫内膜厚度 >11mm（绝经后 >5mm）或血管增多、子宫内膜不均质、透声差的宫腔积液等，建议行子宫内膜癌筛查。

3. 高风险人群　包括 Lynch 综合征患者、三级亲属中有 Lynch 综合征患者但本人未行相关基因检测者、有子宫内膜癌或结肠癌家族史者。Lynch 综合征患者罹患子宫内膜癌的风险较普通人群显著增高，终身累积风险达 25%~60%。推荐对高风险人群进行遗传咨询和基因检测，并建议 Lynch 综合征患者及其亲属进行子宫内膜癌筛查。Lynch 综合征患者及其亲属在 30~35 岁后（或者在其患癌家属发病年龄前 5~10 岁），需每年进行子宫内膜癌筛查。目前国外指南中子宫内膜癌的筛查尚未普及，应强调对高风险人群进行筛查。

（二）筛查间隔

日本妇产科学会、美国癌症协会、我国的子宫内膜癌筛查专家委员会推荐为每年进行 1 次筛查。

（三）子宫内膜癌筛查的方法

1. 经阴道超声检查 经阴道超声检查（transvaginal ultrasound，TVS）为子宫内膜癌常用的无创性辅助检查方法，可了解子宫大小、子宫内膜厚度、子宫腔内有无赘生物、有无异常血流信号。部分指南认为超声检查作为筛查可选择的方法。但各指南对于超声诊断子宫内膜厚度的标准值是不同的：绝经后女性子宫内膜的标准值不同指南制定为 3mm、4mm 或 5mm，绝经前女性的标准值不同指南制定为 12mm、16mm 或 20mm。TVS 虽敏感度高，但特异度很低，有着较低阳性预测值（positive prediction value，PPV）和较高的假阳性率。且有一定的操作者主观评判以及仪器相关误差。但子宫内膜厚度小于 5mm 时阴性预测值高，就目前而言，将 TVS 用于子宫内膜癌的筛查还需要解决以下问题：①子宫内膜不均质、形态欠规则或存在局限的占位性病变难以准确测量子宫内膜的厚度。②绝经前 TVS 对子宫内膜病变诊断价值的大样本多中心前瞻性研究缺乏。因为绝经前由于子宫内膜厚度在整个月经周期内发生大幅度变化，难以确定诊断子宫内膜病变的内膜厚度界值。③缺乏绝经后无症状人群中 TVS 对子宫内膜病变诊断价值的大样本多中心前瞻性研究。无症状性子宫内膜息肉存在于约 10%~17% 的绝经后女性，而对绝经后无症状性内膜息肉癌变的风险和处理尚待探索。④TVS 对绝经后 PMB 患者子宫内膜病变的诊断界值是否适用于绝经后 HRT 治疗的患者尚缺乏证据。⑤三苯氧胺（tamoxifen，TAM）可导致内膜息肉等子宫内膜良性病变发生的概率升高，此外 TAM 可致绝经后子宫内膜水肿增厚，有研究显示 TVS 并不适用于对乳腺癌术后 TAM 治疗的患者的随访和筛查，经阴道超声检查对诊断绝经前妇女子宫内膜癌及癌前病变的敏感度有限，不推荐作为子宫内膜癌单独筛查的方法，仅作为无症状的子宫内膜癌风险增加人群或高风险人群的初步评估。

2. 子宫内膜细胞学检查 应用子宫内膜细胞采集器结合液基细胞学制片技术进行子宫内膜细胞学检查（endometrial cytology，ECT）。目前也是国际上使用较多的子宫内膜癌筛查方法，操作简便，可有效减少子宫内膜损伤，减少子宫穿孔及子宫腔感染的风险，并且标本的满意度不受绝经年限和子宫内膜厚度的影响。子宫内膜取样器目前分为子宫内膜抽吸装置和子宫内膜刷。子宫内膜抽吸装置的代表为 pipelle 等，子宫内膜刷的代表有 TAO Brush™ 等。子宫内膜抽吸装置使用较早，应用较广。数项观察性研究已比较了子宫内膜刷和子宫内膜抽吸取样装置的取样结果，认为在绝经后的女性中，子宫内膜刷比抽吸装置所获足量子宫内膜样本的比例显著增加。而在绝经前女性中，这 2 种方法在所获样本充分性方面差异无统计学意义。我国子宫内膜癌筛查专家委员会推荐的取样方式为子宫内膜刷，如环状细胞刷子宫内膜细胞学检查存在与子宫内膜微量组织病理检查类似的局限性，如对细胞涂片的阅片困难、缺乏细胞学家一致认可的严格的子宫内膜细胞学诊断标准，并且由于子宫内膜的变化与激素水平相关，细胞学检查的取材时间也会影响结果的判别。子宫内膜细胞学检查只能起到筛查和辅助诊断的作用，不能代替组织病理学检查。

子宫内膜癌筛查的必要性和目标人群尚存争议，但已有研究将 ECT 用于绝经后无症状人群和子宫内膜癌高危人群筛查的应用探索，并初步证实了 ECT 作为子宫内膜癌筛查工具的可行性。日本一项针对无症状人群的筛查研究中，TVS 联合 ECT 检出子宫内膜癌 13 例、非典型增生 1 例，敏感性 100%、特异性 99.1%。TAM 治疗患者的监测，绝经后 TVS 异常无症状人群的随访等，有待更多的循证依据和细胞学技术的改进。

3. 子宫内膜微量组织病理检查 通过子宫内膜环状活检的方法取得微量的子宫内膜组织后进行病理检查，具有操作简便、不需要麻醉镇痛、无需扩张子宫颈的优点，且取材比较全面（可涵盖双侧子宫角），其诊断子宫内膜癌及癌前病变的敏感度为 75.3%、特异度为 99.4%、阴性预测值为 94.9%，是一种有效的子宫内膜癌筛查和早期诊断方法。但子宫内膜微量组织病理检查（endometrial biopsy，EMB）方法存在以下 3 点不足：①子宫内膜需要有足够的厚度，对于绝经后或子宫内膜厚度 <5mm 的患者，易造成取材不足致诊断困难而出现假阴性，建议对有规律月经周期的患者取其增殖晚期或分泌期子宫内膜进行筛查为宜；②对病理科医师的要求较高，经验丰富的高年资病理科医师方可做出正确的病理学诊断；③对子宫肌瘤、子宫内膜息肉等良性子宫腔内病灶的取材满意度较低，但对子宫内膜病变和大致正常子宫内膜的取样合格率较高，分别为 90.0%、74.3%。

（四）子宫内膜细胞学筛查结果的处理

需要经过严格培训的细胞学医生或细胞病理学医生进行子宫内膜细胞学的判读，将结果分为 4 类：

1. 不满意标本 指缺乏明确标记、玻片破碎无法修复、细胞过度重叠、血液或炎细胞覆盖子宫内膜细胞，以及标本固定差。标本不满意者 2~3 个月重复子宫内膜细胞学检查。

2. 未见恶性肿瘤细胞 ①绝经后妇女：反复阴道流血或子宫内膜厚度 >5mm，建议宫腔镜下定位活检或诊刮行子宫内膜组织病理学诊断；②绝经前妇女，有阴道异常流血症状或超声异常时，建议到医院就诊进行相应处理；③无症状且超声检查提示子宫内膜无明显异常妇女，1 年后复查子宫内膜细胞学检查。

3. 意义不明确的非典型细胞 ①超声检查异常或有症状，建议宫腔镜下定位活检或诊刮行子宫内膜组织病理学诊断；②无症状妇女，6 个月后复查子宫内膜细胞学检查。

4. 可疑恶性肿瘤细胞或恶性肿瘤细胞 应立即在宫腔镜下定位活检或诊刮行子宫内膜组织病理学诊断。

(五) 子宫内膜微量组织学筛查结果的处理

对子宫内膜癌风险增加人群合并超声异常，或高风险人群，进行子宫内膜微量组织学筛查。

1. 不满意标本处理 指未见子宫内膜成分或腺体数量 <5 个。标本不满意者 2~3 个月后重复子宫内膜微量组织活检；如重复取材仍不满意，可行宫腔镜下定位活检或诊刮行子宫内膜组织病理学诊断。

2. 筛查阳性结果处理 ①子宫内膜增生或增生紊乱（不伴非典型增生）；②子宫内膜非典型增生；③子宫内膜癌；④可见异型细胞。出现阳性结果时，建议宫腔镜下定位活检或诊刮行子宫内膜组织病理学诊断。

3. 筛查阴性结果处理 ①绝经后妇女：超声检查提示子宫内膜厚度 >5mm，建议宫腔镜下定位活检或诊刮行子宫内膜组织病理学诊断；②绝经前妇女：有阴道异常流血症状或超声异常（如子宫内膜不均质、血管增多、宫腔积液、明显占位）时，建议到医院就诊进行相应处理（如宫腔镜下息肉、肌瘤切除术，或者孕激素周期撤退等）；③无症状妇女：1 年后复查子宫内膜微量组织病理检查。

(六) 分段诊断性刮宫

在宫腔镜出现以前，诊刮术是绝经后阴道不规则出血的首选检查方法，也是诊断子宫内膜癌的金标准。然而，由于诊刮术是一种非直视下的盲操作，60% 诊刮术获取的内膜标本不超过整个子宫腔的 50%。早期一项针对诊刮术诊断准确性的大样本研究显示，6 907 例诊刮术中漏诊内膜病变 10%，其中 80% 为内膜息肉。诊刮术对局限性病灶的诊断能力有限，可能漏诊 58% 的内膜息肉和 60% 的 EIN。一项对于反复性 PMB 的前瞻性研究显示，对诊刮术或子宫内膜活检阴性的患者进行随访，20% 的患者在 5 年内诊断为子宫内膜癌或子宫内膜复杂性增生。近 20 年来，诊刮术已不再作为 PMB 的首选检查方法推荐使用，宫腔镜 + 子宫内膜活检术已经代替诊刮术成为子宫内膜癌诊断的金标准。但由于经济水平和医疗服务水平所限，在不发达国家和地区，诊刮术仍然是 PMB 的一线检查方法。因此，在筛查中高度可疑子宫内膜癌或癌前病变、取材不满意、与临床症状或超声检查不相符时均可以考虑进一步行确诊检查。某些良性疾病，如子宫内膜息肉或黏膜下肌瘤、子宫内膜癌筛查方法的敏感度不高、筛查结果阴性时，可以按照临床判断进行下一步的治疗。

综上所述，由于我国子宫内膜癌发病率逐年上升，有必要在经济发达地区进行子宫内膜癌筛查试点研究，经阴道超声检查仅作为初筛的方法，不能单独用于子宫内膜癌筛查；而子宫内膜微量组织病理检查和子宫内膜细胞学检查是相对有效的筛查方法。对于子宫内膜微量组织病理检查和子宫内膜细胞学检查都缺乏的基层医院，出现超声异常的子宫内膜癌风险增加人群或高风险人群，可考虑直接行宫腔镜下定位活检或诊刮。

三、卵巢癌的筛查

卵巢癌发病率不高，早期无症状，发现时往往已到晚期，预后很差；如能早期发现卵巢癌可明显改善预后；由于卵巢癌病因不明，缺乏敏感的早期诊断手段，很难早期发现。由此看来，对卵巢癌进行筛查不能采取一般的策略和模式。目前，无论对卵巢癌高危人群还是普通人群，应用血清标记物、超声检查及盆腔检查进行常规筛查均未证明能有效地降低死亡率。

卵巢癌症状无特异性，患者可出现腹胀、盆腔或腹部疼痛、进食困难或快速饱腹感，以及泌尿系统症状（尿急或尿频），特别是如果这些症状是新出现且频繁发生（>12 天／月），且不能归因于任何已知的自身已有疾病时，要考虑到卵巢癌的可能性。有研究表明 70% 的早期高危型上皮性卵巢癌是有症状的，最常见的症状是盆腹腔疼痛。提示临床医生在日常的诊疗过程中应重视患者的主诉，以期早发现、早治疗，局部早期卵巢癌 5 年生存率可达 93%。

1. 筛查方法的选择 有效的筛查手段须满足敏感性 >75%，特异性 >99.6%，才能达到阳性预测值大于 10%。总人群中卵巢癌的发生率低，如何提高卵巢癌筛查的准确性以提供令人满意的阳性预测值及阴性预测值是当前面临的挑战。

（1）盆腔检查：不太可能区分正常卵巢和早期肿瘤，发现盆腔包块的敏感性为 45%，特异性为 90%。故不能单独作为筛查手段。

（2）肿瘤标志物：90% 的晚期卵巢癌和 50% 的早期卵巢癌患者中血清 CA125 升高。但 CA125 水平的升高可见于良性疾病（妊娠、子宫内膜异位症、阑尾炎等）及其他部位的恶性肿瘤（子宫、结肠、肺、胰腺等恶性肿瘤），对卵巢癌的早期筛查血清 CA125 特异性不足。单独应用 CA125 进行筛查能够对明确盆腔肿物性质提高警惕，却不能作为依据。人类附睾蛋白 4（HE4）是仅次于 CA125 的标记物，灵敏度为 73%。但尚未被批准用于筛查。进一步的研究发现，综合 28 个最有希望的 OC 生物标志物的筛查性能不优于单独使用 CA125。

（3）经阴道超声检查：根据超声所见结合多普勒成像判断附件肿物的良恶性，灵敏度为 72%~91%，特异性为 68%~90%。但是尚未发现卵巢癌的特异超声征象能够作为可靠的筛查方法。且超声技术高度依赖操作者的主观解释、医师的技术及其所接受的培训，就像 CA125 一样，阴道超声可能提高对盆腔肿物性质判断的警惕性，但尚不能单独用作筛查。

（4）血清 CA125 结合阴道超声检查：目前血清 CA125

联合经阴道超声检查作为早期卵巢癌的筛查方案应用于多个临床试验，国际范围内多项卵巢癌筛查研究[肯塔基大学、日本静冈卵巢癌队列研究、英国卵巢癌筛查合作试验（UK Collaborative Trial of Ovarian CancerScreening，UKCTOCS）、美国前列腺癌、肺癌、结直肠癌和卵巢癌筛查试验（prostate, lung, colorectal, ovarian cancer screening trial, PLCO）]均显示有较高的敏感性及特异性，但是阳性预测值较低。2种方法联合筛查发现早期卵巢癌的发病率比未筛查组高，而晚期卵巢癌的发病率则低于未筛查组。但未发现筛查人群卵巢癌的生存获益。

2. 筛查人群的选择

（1）卵巢癌高危人群：10%的卵巢癌源于遗传综合征。*BRCA1*基因突变者发生卵巢癌的危险性为39%~46%，*BRCA2*基因突变者的危险性为10%~20%，遗传性非息肉性结直肠癌（Lynch综合征）患者危险性为9%~12%。尽管这些人群中的卵巢癌发病率较高，却仍然没有可用的有效筛查方法（筛查项目及间隔时间等）。对于这些具有卵巢癌高危因素者，RRSO优于筛查；对于那些选择推迟或拒绝RRSO的患者，可应用CA125监测和阴道内超声检查。然而，这种方法缺乏强有力的支持证据，因为几项针对高危患者的大型前瞻性研究表明，这些方法的阳性预测值较低，且不能改善卵巢癌相关死亡率。然而，使用CA125和TVUS进行筛查可能会提高早期诊断的可能性，并可能延长卵巢癌患者的生存期。

（2）普通人群：目前任何专业协会都不推荐对无症状的普通人群进行卵巢癌的常规筛查。几项大型前瞻性随机试验评估了在卵巢完整的普通人群中，用血清CA125和/或超声（US）筛查卵巢癌与不筛查进行了比较。对这些随机研究的初步分析和荟萃分析结果表明，筛查可能会增加早期疾病诊断的可能性，并可能略微延长诊断为卵巢癌的患者的生存期。然而，筛查并未改善总体卵巢癌相关死亡率。美国前列腺癌、肺癌、结肠直肠癌和卵巢癌筛查试验（PLCO）是第1个针对卵巢癌筛查的试验。这项多中心试验包括了68 557名至少有1个完整卵巢的女性，中位随访12.4年后，未发现筛查可降低卵巢癌死亡率。干预组中有3 285名女性（9.6%）产生了假阳性结果，其中1 080人接受了手术，延长试验随访期后仍未发现死亡率有所改善；英国卵巢癌筛查合作试验（UKCTOCS）纳入绝经后女性202 562人，中位随访16.3年，筛查组I或II期疾病的发病率比未筛查组高39.2%，而III或IV期疾病的发病率则低10.2%；但卵巢癌和输卵管癌死亡没有显著减少。说明试验中早期诊断并不足以改变这些患者的预后，并不能挽救生命。美国预防服务工作组对

这些随机试验的评估得出结论，在45岁或以上的一般风险女性中，每年经阴道超声检查（transvaginal ultrasonography，TVUS）单独筛查、CA125单独筛查或两者同时筛查并未改善卵巢癌相关死亡率。这些随机前瞻性试验和单臂前瞻性试验的结果表明，所测试的筛查方法（血清CA125和/或US）的阳性预测值较低（<50%）。筛查的危害包括高达44%的患者出现假阳性（在多轮筛查过程中），这可能会造成不必要的压力，导致多达3.2%的不必要手术，假阳性手术的并发症高达15%。因此，迄今为止不推荐对普通人群进行卵巢癌常规筛查。

3. 标记物的开发与新技术的应用 经过适当组合的血清标记物，或许能为有效的筛查提供足够的敏感性、特异性及阳性预测值。联合应用标记物能提高敏感性，但会有降低特异性的可能。探索合理的血清标记物组合的研究不断推陈出新，常用及新开发的卵巢癌标记物包括：CA199、CA724、人附睾蛋白-4（HE4）、单克隆抗体OVX1、溶血磷脂酸、前列腺蛋白、骨桥蛋白、抑制素、血管内皮生长因子等。美国一篇报道在分析了96种血清标记物后发现CA125、HE4、CEA、VCAM-1进行联合检测，当特异性为98%时，诊断早期卵巢癌的敏感性可达86%，可以作为卵巢癌筛查的一种策略。目前，循环肿瘤细胞，循环肿瘤DNA，微小RNA片段，阴道或子宫腔脱落细胞基因组学检测也被应用于卵巢癌筛查中。

新兴的蛋白质组学、基因组学、代谢组学研究运用生物信息学分析技术，不断给卵巢癌筛查提供新的思路和方法。随着新技术的发展及对卵巢癌病因和发病机制研究的深入，这些新的高科技方法可能成为将来进行筛查以及个体化诊断、治疗的工具。

四、其他妇科恶性肿瘤的筛查

目前除宫颈癌、子宫内膜癌、卵巢癌以外的其他妇科恶性肿瘤的筛查方法还不完全成熟，尚待深入研究和实践。随着影像学诊断技术水平的提高，肿瘤标志物检测技术的发展以及人类基因组学的应用，有望以多种模式相结合，在人群中进行妇科恶性肿瘤的筛查，以期早发现恶性肿瘤、早期诊断和早治疗妇科恶性肿瘤，减少对妇女生命的威胁。

实践证明，对具有高危因素的高危人群采用基因诊断技术进行预测与干预，可以有效预防和减少妇科恶性肿瘤的发病风险。提倡定期、有针对性防癌体检，治疗癌前病变，均是预防妇科恶性肿瘤切实可行的方法。

（王　冬　周　琦　廖秦平　赵建国　曲芃芃）

参考文献

1. 樊代明. 中国肿瘤整合诊治指南. 天津：天津科技出版社，2022：1473-1476.

2. 郎景和. 精确筛查 风险分层 HPV与子宫颈癌防治. 中华妇产科杂志，2014，49（10）：746-748.

3. 中国抗癌协会妇科肿瘤专业委员会.子宫颈癌诊断与治疗指南（2021 年版）.中国癌症杂志,2021,31（06）:474-485,490-500,501-512.

4. World Health Organization. Human papillomavirus vaccines:WHO position paper,May 2017-Recommendations. Vaccine,2017,35（43）:5753-5755.

5. No authors listed. Human papillomavirus vaccines:WHO position paper,May 2017. Wkly Epidemiol Rec,2017,92（19）:241-268.

6. Li K,Li Q,Song L,et al. The distribution and prevalence of human papillomavirus in women in mainland China.Cancer,2019,125（7）:1030-1037.

7. Colombara DV,Wang SM. The impact of HPV vaccination delays in China:lessons from HBV control programs. Vaccine,2013,31（38）:4057-4059.

8. Wei L,Xie X,Liu J,et al. Efficacy of quadrivalent human papillomavirus vaccine against persistent infection and genitaldisease in Chinese women:A randomized,placebo-controlled trial with 78-month follow-up. Vaccine,2019,37（27）:3617-3624.

9. Qiao YL,Wu T,Li RC,et al. Efficacy,Safety,and Immuno- genicity of an Escherichia coli-Produced Bivalent Human Papillomavirus Vaccine:An Interim Analysis of a Randomized Clinical Trial. J Natl Cancer Inst,2020,112（2）:145-153.

10. Joura EA,Giuliano AR,Iversen OE,et al. A 9-valent HPV vaccine against infection and intraepithelial neoplasia in women. N Engl J Med,2015,372（8）:711-723.

11. Meites E,Szilagyi PG,Chesson HW,et al. Human Papillomavirus Vaccination for Adults:Updated Recom mendations of the Advisory Committee on Immunization Practices. MMWR Morb Mortal Wkly Rep,2019,68（32）:698-702.

12. Human papillomavirus vaccine:Canadian Immunization Guide. 2020-11-25.

13. International Federation of Gynecology & Obstetrics. Global Guidance For Cervical Cancer Prevention and Control（2009）. 2020-11-25.

14. 中华预防医学会疫苗与免疫分会.子宫颈癌等人乳头瘤病毒相关疾病免疫预防专家共识(简版).中华预防医学杂志,2019,53（12）:1218-1235.

15. 中华医学会妇科肿瘤学分会,中国优生科学协会阴道镜和宫颈病理学分会.人乳头瘤病毒疫苗临床应用中国专家共识.中国医学前沿杂志,2021,13（2）:1-12.

16. Nguyen NMP,Khawajkie Y,Mechtouf N,et al. The genetics of recurrent hydatidiform moles:new insights and lessons from a comprehensive analysis of 113 patients. Mod Pathol,2018,31（7）:1116-1130.

17. Luttmer R,De Strooper LM,Steenbergen RD,et al. Management of high-risk HPV-positive women for detection of cervical（pre）cancer. Expert Rev Mol Diagn,2016,16（9）:961-974.

18. 中国优生科学协会阴道镜和宫颈病理学分会专家委员会.中国子宫颈癌筛查及异常管理相关问题专家共识(二).中国妇产科临床杂志,2017,18（3）:286-288.

19. Santesso N,Mustafa RA,Wiercioch W,et al. Systematic reviews and meta-analyses of benefits and harms of cryotherapy,LEEP,and cold knife conization to treat cervical intraepithelial neoplasia.Int J Gynaecol Obstet,2016,132（3）:266-271.

20. Smith RA,Andrews KS,Brooks D,et al. Cancer screening inthe United States,2019:a review of current American CancerSociety guidelines and current issues in cancer screening.CA Cancer J Clin,2019,69（3）:184-210.

21. Emons G,Steiner E,Vordermark D,et al. Interdisciplinarydiagnosis,therapy and follow-up of patients with endometrial cancer. Guideline（S3-Level,AWMF Registry Number 032 /034-OL,April 2018）-Part 2 with recommendations on the therapy and follow-up of endometrial cancer,palliative care,psycho-oncological/psychosocial care/rehabilitation/patient information and healthcare facilities. Geburtshilfe Frauenheilkd,2018,78（11）:1089-1109.

22. Renaud MC,Le T,SOGC-GOC-SCC Policy and Practice Guidelines Committee,et al. Epidemiology and investigations for suspected endometrial cancer. J Obstet Gynaecol Can,2013,35（4）:380-381.

23. Wender RC,Brawley OW,Fedewa SA,et al. A blueprint forcancer screening and early detection:advancing screening'scontribution to cancer control. CA Cancer J Clin,2019,69（1）:50-79.

24. 日本産科婦人科學會,日本産婦人科醫会.産婦人科診療ガイドライン—婦人科外来編（2011）.東京:西原株式会社,2011:50-51.

25. Setiawan VW,Yang HP,Pike MC,et al. Type I and II endometrial cancers:have they different risk factors?. J Clin Oncol,2013,31（20）:2607-2618.

26. The Editors of the Lancet Diabetes Endocrinology. Retraction and republication-worldwide burden of cancer attributable to diabetes and high body-mass index:a comparative risk assessment. Lancet Diabetes Endocrinol,2018,6（6）:437.

27. 祁晓莉,马秀华,周蓉,等.微量子宫内膜活检在子宫内膜癌及癌前病变筛查中的应用价值.中国妇产科临床杂志,2017,18（5）:401-403.

28. 古芳.不孕症合并子宫内膜息肉的临床处理及预

后. 中国实用妇科与产科杂志,2020,36(6):491-495.

29. 王秀琪,孙智晶,郎景和. 子宫内膜癌的筛查. 中国实用妇科与产科杂志,2019,35(11):1273-1277.

30. 俞梅,向阳,郎景和,等. 子宫内膜癌筛查规范建议. 中华妇产科杂志,2020,55(5):307-311.

31. 杨曦,廖秦平. 子宫内膜癌筛查的现状及研究进展. 中国实用妇科与产科杂志,2021,37(12):1269-1272.

32. Gradishar WJ,Anderson BO,Abraham J,et al. Breast cancer,Version 3.2020,NCCN clinical practice guidelines in oncology. J Natl Compr Canc Netw,2020,18(4):452-478.

33. Q Wang,J Fu,L Hu,et al. Prophylactic chemotherapy for hydatidiform mole to prevent gestational trophoblastic neoplasia. Cochrane Database Syst Rev,2017,9(9):CD007289.

34. Zhao P,Lu Y,Huang W,et al. Total hysterectomy versus uterine evacuation for preventing post-molar gestational trophoblastic neoplasia in patients who are at least 40 years old:a systematic review and meta-analysis. BMC Cancer,2019,19(1):13.

35. BM Norquist,MI Harrell,MF Brady,et al. Inherited Mutations in Women With Ovarian Carcinoma. JAMA Oncol,2016,2(4):482-490.

36. M Dominguez-Valentin,JR Sampson,TT Seppala,et al. Cancer risks by gene,age,and gender in 6 350 carriers of pathogenic mismatch repair variants:findings from the Prospective Lynch Syndrome Database. Genet Med,2020,22(1):15-25.

37. HM Lu,S Li,MH Black,et al. Association of Breast and Ovarian Cancers With Predisposition Genes Identified by Large-Scale Sequencing. JAMA Oncol,2019,5(1):51-57.

38. Rizzuto I,Behrens RF,Smith LA. Risk of ovarian cancer in women treated with ovarian stimulating drugs for infertility. Cochrane Database Syst Rev,2019,6(6):CD008215.

39. Mogensen JB,Kjaer SK,Mellemkjaer L,et al. Endometriosis and risks for ovarian,endometrial and breast cancers:A nationwide cohort study. Gynecol Oncol,2016,143(1):87-92.

40. ECL Lokkegaard,LS Morch. Tibolone and risk of gynecological hormone sensitive cancer. Int J Cancer,2018,142(12):2435-2440.

41. D'Alonzo M,Bounous VE,Villa M,et al. Current Evidence of the Oncological Benefit-Risk Profile of Hormone Replacement Therapy. Medicina(Kaunas),2019,55(9):573.

42. Huang T,Tworoger SS,Willett WC,et al. Associations of early life and adulthood adiposity with risk of epithelial ovarian cancer. Ann Oncol,2019,30(2):303-309.

43. Hanley GE,Pearce CL,Talhouk A,et al. Outcomes From Opportunistic Salpingectomy for Ovarian Cancer Prevention. JAMA Netw Open,2022,5(2):2147343.

44. Chan JK,Tian C,Kesterson JP,et al. Symptoms of Women With High-Risk Early-Stage Ovarian Cancer. Obstet Gynecol,2022,139(2):157-162.

45. Skates SJ,Greene MH,Buys SS,et al.Early Detection of Ovarian Cancer using the Risk of Ovarian Cancer Algorithm with Frequent CA125 Testing in Women at Increased Familial Risk-Combined Results from Two Screening Trials. Clin Cancer Res,2017,23(14):3628-3637.

46. Menon U,Gentry-Maharaj A,Burnell M,et al. Ovarian cancer population screening and mortality after long-term follow-up in the UK Collaborative Trial of Ovarian Cancer Screening(UKCTOCS):a randomised controlled trial. Lancet,2021,397(10290):2182-2193.

第十一章
妇科肿瘤治疗后随访

在临床医疗工作中,随访是一个重要的部分,即医务人员不仅为患者治疗疾病,在治疗以后,医务人员以通信或其他方式与患者取得联系,以了解患者经过治疗后的情况、效果、健康的恢复、有无并发症等,以便及时发现及时处理,提高治疗效果。同时随访的目的也是希望积累临床资料、研究分析、总结经验、不断提高医疗质量,有助于医学科学的发展。

第一节　妇科肿瘤随访的重要性

妇科肿瘤是妇科的常见病之一,可发生于女性的不同生理时期,肿瘤在女性生殖器官的任何部位均有可能发生,而同一类型的肿瘤在青春期、育龄期、绝经期女性中治疗方案具有一定的差异,因此妇科肿瘤治疗后随访对于患者预后的影响至关重要,尤其是妇科恶性肿瘤。治疗后定期随访不仅可以尽早发现疾病的复发,及时进行治疗,还能对造成的生理和心理影响尽早地干预治疗。

1. 妇科良性肿瘤　最常见的妇科良性肿瘤是子宫肌瘤、卵巢良性肿瘤、子宫腺肌瘤等。子宫肌瘤、子宫腺肌瘤进行保留生育功能的手术后可能出现残留或复发;卵巢良性肿瘤切除后,对侧或保留的同侧卵巢都有可能再发肿瘤。因此,妇科良性肿瘤切除后应建立长期随访机制,告知患者可能出现复发或再发的情况,利于早发现、早治疗。尤其是年轻、保留生育功能的妇女,良性肿瘤未来存在恶变的风险,如:子宫肌瘤的肉瘤变、子宫腺肌瘤恶变、卵巢囊腺瘤恶变等,定期随访可尽早发现恶变倾向,并及时予以恰当的治疗。子宫肌瘤术后妊娠和妊娠合并子宫肌瘤应在孕期定期监测肌壁厚度、肌瘤大小、与胎盘的关系及母儿状况。

2. 妇科肿瘤上皮内病变　外阴癌、阴道癌、宫颈癌、子宫内膜癌都已发现有癌前病变,如外阴鳞状上皮内病变(vulvar squamous intraepithelial lesion, VSIL)、阴道上皮内瘤变(vaginal intraepithelial neoplasia, VaIN)、宫颈鳞状上皮内病变(cervical intraepithelial neoplasia, CIN)以及子宫内膜非典型增生(atypical hyperplasia, AH)等,根据患者的年龄及生育情况给予个性化的治疗,治疗后需定期随访,评估病情,根据病情的变化决定下一步的治疗方案,随访内容需根据疾病的特点、可能的致病因素、肿瘤标志物等进行。各上皮内病变的早期发现、早期治疗,对于提高患者生活质量、改善预后具有非常重要的意义。

3. 妇科恶性肿瘤　近年来随着手术技巧、手术器械及抗肿瘤药物的进步,对于妇科恶性肿瘤的治疗也有了很大的进步,微创手术、靶向治疗、免疫治疗等技术在妇科恶性肿瘤的治疗中得到广泛的使用,在部分恶性肿瘤中显著提高了患者的生存期。目前妇科恶性肿瘤的治疗包括:手术、化疗、激素治疗、放疗、靶向治疗(PARP抑制剂,如奥拉帕利、尼拉帕尼和卢卡帕尼等;抗血管生成药物,如贝伐珠单抗和甲磺酸阿帕替尼等)和免疫治疗(如帕母单抗、纳武单抗和乐伐替尼等),以上治疗措施在控制疾病发展、延长患者生存期方面取得了一定的效果,但同时也会因药物等副作用对患者的生理和心理造成一定的影响;同时,恶性肿瘤治疗后的复发、转移,甚至死亡也是我们必须要面对的一个现实。因此,妇科恶性肿瘤治疗后必须密切随访,一方面,帮助改善患者心理健康;另一方面,尽早发现疾病的复发、转移,及时给予进一步治疗,在药物维持治疗中尽早发现副作用,进行必要的干预。随访内容应包括:关于可能的复发症状、生活方式、运动、戒烟、营养咨询、性健康、治疗相关的潜在长期及迟发不良反应的健康宣教,监测肿瘤标记物,根据疾病特点和临床指征选择影像学检查等。妇科恶性肿瘤保留生育功能治疗的应用越来越广泛,三大妇科恶性肿瘤各自肿瘤特点存在差异,因此需根据疾病特点及患者病情制订个性化随访方案。

4. 判断治疗的质量　妇科恶性肿瘤的治疗方法包括:手术治疗、放疗、化疗、激素治疗、抗血管生成治疗、靶向免疫治疗等的综合治疗,治疗的效果必须通过长期随访才能做出正确的判断和结论。为进一步掌握疾病的发展规律、判断治疗方法的优劣、判断疾病的预后，随访内容包括：病史，分期及癌细胞分化程度，肿瘤治疗方案，无瘤生存期，有无复发、转移，复发的时间和部位，影响复发的因素如宿主的因素等，复发和转移后的治疗效果，生存期是否延长，生活质量如何，总生存率等诸多方面。这些都需要在长期随访中建立档案资料，对于未来评估治疗效果、调整治疗方案、尽早发现不良反应、提高医疗质量、开展科学研究具有十分重要的意义，因此随访由经过培训的人员进行是必不可少的。

（孙宇辉　郑建华）

第二节　肿瘤登记工作

1. 开展肿瘤登记的目的和意义　肿瘤登记是经常性地收集人群癌症数据的系统工作，收集的信息包括癌症患者个人信息、诊断信息、治疗和随访信息。肿瘤登记的目的是监测人群癌症负担以及发展趋势，为病因学研究提供原始资料，有效评价癌症防治措施的效果，为制定癌症防控策略提供依据。基于人群的肿瘤登记是各个国家癌症控制计划的重要组成部分，其意义在于：提供肿瘤发病率、生存率和死亡率的重要数据，从而为肿瘤研究和防控提供数据支持；评估肿瘤负担程度及其未来可能的演变，为寻找肿瘤病因及预防提供基础数据，为肿瘤潜在危险因素的流行提供线索；监测预防计划的效果，早期识别或筛查肿瘤及评估临床疗效。

2. 我国肿瘤登记工作的发展和现状　1959 年为调查河南林县食管癌高发情况，我国建立了第 1 个肿瘤登记点，至今肿瘤登记工作已有 60 余年历史。在 20 世纪 60 年代，我国仅有上海和林县开展了肿瘤登记工作。在其后的 10 年里，我国肿瘤登记的发展比较缓慢。1982 年全国肿瘤防治研究办公室根据国际经验和我国的实际情况，组织编写了《肿瘤登记报告手册》。1988 年对手册重新修订，出版了《中国恶性肿瘤登记试行规范》。1990 年成立了中国肿瘤登记协作组。2002 年成立了全国肿瘤登记中心，把加强肿瘤登记作为我国肿瘤防治的重要工作内容。2004 年全国肿瘤登记中心出版了《中国肿瘤登记工作指导手册》，作为我国肿瘤登记人员工作的指南和参考。随着肿瘤登记工作的发展，新的理念和新的技术方法不断推陈出新，2016 年又新版了《中国肿瘤登记工作指导手册》。2008 年全国肿瘤登记中心采用国际通用的癌症统计方法编撰出版了《2004 年中国肿瘤登记年报》。2015 年 1 月 27 日，国家卫生和计划生育委员会、国家中医药管理局印发了《肿瘤登记管理办法》，明确了肿瘤登记的组织结构及其职责、登记内容、工作流程、质量控制、考核评价和保障措施，我国肿瘤登记从此有了法规保障，标志着我国肿瘤登记工作迈入了常规化和制度化的轨道。2021 年 8 月 1 日，《中国肿瘤登记数据集标准》正式实施，这是我国肿瘤登记领域的第 1 个团体标准，是大数据信息化背景下肿瘤登记工作的里程碑事件。目前，我国已建成全球覆盖人口最多的肿瘤登记体系，肿瘤登记有力推动了中国肿瘤防控事业的发展。

3. 肿瘤登记工作的内容　肿瘤登记包括肿瘤资料的收集、整理、统计分析及其应用（如论文、报告、科研等）等过程，其中最关键和最基本的一环就是资料的收集。没有完整、准确和及时的肿瘤资料，就不能正确地揭示肿瘤流行规律和特征，更不能有效地进行肿瘤防治。因而要提高肿瘤登记的水平，最重要的就是如何完整、准确和及时地收集资料，提高肿瘤资料的完整性、可比性和有效性。

（1）资料收集

1）人口资料：人口资料的收集是肿瘤登记的基本内容之一。人口资料的来源主要有 2 个渠道：一是利用人口普查资料，推荐使用我国七次人口普查的人口资料；二是由公安、统计部门逐年提供相应的人口资料。人口资料包括居民人口总数及其性别、年龄构成。每年的居民人口总数通常采用年平均人口数。

2）登记病例：在医疗机构确诊或通过死亡医学证明书补充的患有登记范围内的肿瘤的患者，通过所在辖区肿瘤登记报告系统登记上报后，即为登记病例。登记范围包括全部恶性肿瘤（ICD-10：C00.0-C97）、原位癌（ICD-10：D00.0-D09.9）、中枢神经系统良性及动态未定肿瘤（ICD-10：D32.0-D33.9，D42.0-D43.9）、真性红细胞增多症（ICD-10：D45）、骨髓增生异常综合征（ICD-10：D46.0-D46.9）、淋巴、造血及有关组织动态未定或动态未知的其他肿瘤（ICD-10：D47.0-D47.9）。

报告卡填写的质量直接影响到登记资料的质量，以下项目信息填写的正确、完整可以极大提高登记报告卡的质量，也便于日后的剔除重复病例工作。信息采集包含以下内容：

Ⅰ. 个人身份识别信息：包括肿瘤报告卡编号、登记病例编号、身份证件类别代码、身份证件号码、门（急）诊号、住院号、病案号、出生日期、姓名、出生地所在地区划代码、第 1 位联系人姓名、户口所在地行政区划代码、户口地址、常住地址等 30 个数据元。

Ⅱ. 社会学信息：包括性别代码、民族代码、婚姻状况代码、学历代码、职业类别代码 5 个数据元。

Ⅲ. 肿瘤相关疾病信息：包括发病日期、发病年龄、肿瘤诊断依据代码、诊断名称、病理诊断名称、肿瘤解剖学部位代码、肿瘤形态学代码、肿瘤行为学代码、肿瘤组织学等级和分化程度代码、侧位代码、肿瘤诊断代码、病理 TNM 分期中的

第十一章　妇科肿瘤治疗后随访

T、N、M 分期代码、临床 TNM 分期中的 T、N、M 分期代码、肿瘤分期代码、多原发患者代码、治疗情况代码、治疗项目代码、其他治疗项目、登记备注事项、报告登记病例医疗机构名称、病例报告医疗机构组织机构代码、报告医师姓名、上报日期共 27 个数据元。

Ⅳ. 随访及结局信息：包括随访日期、最后接触状态代码、失访原因代码、最后接触日期、死亡日期、死亡医学证明书编号、死亡原因分类代码、根本死因代码、死亡地点类别代码、随访医师姓名、随访备注、撤销随访管理日期、撤销随访管理原因代码共 13 个数据元。

居民肿瘤病例报告卡见图 9-11-1。

（2）资料整理

1）报告卡验收、审核：各肿瘤登记点工作人员收到各报告单位上报的肿瘤报告卡后，应剔除非恶性肿瘤和非本地区常住户口的病例，审核检查卡面书写情况，发现漏填、项目不完整或内容可疑，应退回报告单位重新填写。验收合格后分档存放，以备编码录入。

2）报告卡编码、录入：各肿瘤登记点负责对乡镇卫生院、社区卫生服务站上报的肿瘤报告卡进行编码，县级以上医疗机构进行肿瘤部位编码，上报辖区肿瘤登记点。各肿瘤登记点应用计算机建立辖区肿瘤病例数据库，对已编码的报告卡进行编码录入，录入成功的在报告卡上做记号，按报告单位、报告时间进行分类存放。肿瘤登记点采用 WHO 编制的国际疾病分类第 10 版（ICD-10）中肿瘤部分或国际疾病分类肿瘤学分册（ICD-O-3）系统编码。

3）死亡补充发病病例：通过辖区内医疗卫生机构、民政部门或公安户籍系统等渠道，获得死于登记范围内癌种的居民的死亡医学证明书，与该地区发病数据进行匹配，如果未发现发病病例，需进行补充登记发病，以确保肿瘤发病登记报告数据的完整性和有效性，这类登记病例称为死亡补充发病病例。

4）剔除重复卡：各肿瘤登记点定期对辖区上报的肿瘤

居民肿瘤病例报告卡

_____省_____市_____县（区）_____乡（街道）　报告卡编号：_____

---

*身份证号码：□□□□□□□□□□□□□□□□□□　　　　　*出生日期......................年............月............日

*姓名：........................　*性别：□0.未知的性别　□1.男性　□2.女性　□9.未说明的性别　*民族：.............*年龄：..............

学历：□10.研究生　　□20.大学本科　　□30.大学专科　　□40.中等职业教育
　　　□60.普通高中　□70.初中　　　□80.小学　　　□90.其他

*婚姻状况：□10.未婚　□20.已婚（□21.初婚　□22.再婚　□23.复婚）　□30.丧偶　□40.离婚　□90.未说明

职业（具体到工种）：□11.国家公务员　□13.专业技术人员　□17.职员
　　□21.企业管理人员　□24.工人　□27.农民　□31.学生　□37.现役军人
　　□51.自由职业者　　□54.个体经营者　□70.无业人员　□80.退（离）休人员
　　□90.其他

更正诊断报告栏
（原报告诊断有误时填写）

原诊断..
原诊断病理..
原诊断日期..

工作单位：_____

出生地：..............省.........市.........区（县）...........街道（乡）
病情是否已告知病人：□1.是　□2.否　□3.不详　　患者现状：□10.生存　□20.死亡

*联系方式1：*姓名 ....*与患者关系.................*联系电话..................
联系方式2：姓名 ....与患者关系................联系电话................

---

*发病时户口所在地详细地址：..................省.............市............县（区）.............乡（镇、街道办事处）
　　　　　　　　　　　.....................村（街、路、弄）................门牌号码
*常住址详细地址：..................省............市.............县（区）.............乡（镇、街道办事处）
　　　　　　.....................村（街、路、弄）................门牌号码

图9-11-1　居民肿瘤病例报告卡

*是否为多原发肿瘤：□0.单一肿瘤　□1.多原发肿瘤

成对器官时填写侧位：□1.左侧　□2.右侧　□3.双侧　□9.不详

*发病日期：..............年..........月............日

*诊断依据：□1.临床诊断　　　　　　　　□2.临床检查（X线、CT、超声波、内镜等）
　　　　　　□4.特异性肿瘤标志物检查（生化、免疫、肿瘤标记物）　□5.细胞学检查
　　　　　　□6.转移灶的组织学检查　　　□7.原发肿瘤的组织学检查
　　　　　　□9.未知　　　　　　　　　　□0.仅有死亡证明书

*诊断名称：...　*病理诊断名称：....................................

临床TNM分期：T ...............N..............M.............　病理TNM分期：T ............N...........M..........
临床分期：□1. 0期　　□2. Ⅰ期　　□3.Ⅱ期　　□4.Ⅲ期　　□5.Ⅳ期　　□6.无法判定

ICD-O-3编码：*解剖学C ....　* 形态学M ....　*行为..........　*分级.........

*ICD-10编码：...

登记备注事项：...

*报告医院：...............................　* 报告日期：...............年...........月........日

门诊号/就诊卡号：.....................　　住院号/病案号：...........................

*治疗情况：□0.未治疗　□1.治疗　□9.不明

*治疗项目（治疗时填写）：□1.手术治疗　□2.放射治疗　□3.化学治疗　□4.内分泌治疗
　　　　　　　　　　　　　□5.靶向治疗　□6.免疫治疗　□7.中医治疗　□8.介入治疗
　　　　　　　　　　　　　□9.止痛治疗　□10.其他治疗　□99.不明

其他治疗项目：...............................

*报告医师：..................................

图 9-11-1(续)

报告卡进行重复卡剔除,可利用计算机将可能的重复卡选出,人工核对后剔除。

5）报告卡的存放：各肿瘤登记点应根据相应规定,建立专档管理制度,妥善保存原始报告卡。报告卡经编码、剔重并完成年度统计后,按照监测单位、报告时间分类归档存放,存放顺序按照辖区医疗机构编码顺序进行存放,存放期限为5年,以备核查。

（3）资料的统计分析

1）常规分析报告和专题报告：各肿瘤登记点按月统计、导出工作报表,定期（每季度、年度）编写肿瘤登记随访分析报告。肿瘤登记年报的内容主要有：

Ⅰ. 肿瘤登记机构介绍。

Ⅱ. 登记地区及人口的描述。

Ⅲ. 登记的肿瘤分类。

Ⅳ. 年内登记的恶性肿瘤新病例和死亡数,按性别、年龄、部位分组。

Ⅴ. 常见肿瘤部位的登记例数、发病率（死亡率）和标化发病率（死亡率）。

2）登记资料质量的评价：评价肿瘤登记新病例资料的质量包括 2 个方面：资料的可靠性和登记的完整性。评价登记报告质量的主要指标有：

Ⅰ. 各类诊断依据所占百分比,包括组织学诊断的比例（MV% 或 HV%）。

Ⅱ. 根据死亡报告补登记的发病病例数占登记病例数的比例（DCN 和 DCO%）。

Ⅲ. 同期登记的肿瘤死亡例数与新病例数之比（M:I%）。

Ⅳ. 未指明部位的肿瘤新病例所占百分比（O & U%）。

Ⅴ. 常见恶性肿瘤的逐年发病率是否基本稳定。

Ⅵ. 人口资料评价指标：性别、年龄构成。

（4）肿瘤登记工作流程及资料审核流程

1）肿瘤登记流程：

① 肿瘤登记处所在辖区内所有医疗机构对诊治的肿瘤病例,通过医院信息系统提取肿瘤病例信息,未建医院信息系统的,由医务人员填写肿瘤登记报告卡,按季度统一报送至辖区肿瘤登记处。

② 肿瘤登记处对所在辖区工作进行指导、检查及培训,及时收集辖区内肿瘤新发病例、死亡病例、生存状态和相关人口资料。对数据进行建档、编码、补漏、剔重、核对、分析,定期开展病例随访,按时将数据和工作总结逐级上报省级肿瘤登记中心。

③ 省级肿瘤登记中心开展全省(区、市)肿瘤登记报告资料的收集汇总、质量控制和统计分析,按时将数据和工作总结上报国家癌症中心。

④ 国家癌症中心定期汇总和分析登记资料、编制各种报表,形成年度肿瘤登记报告,当年年底上报原国家卫生和计划生育委员会审核后发布。

2)资料审核流程:各登记处上报资料到全国肿瘤登记中心后,使用数据库软件对登记数据的完整性和可靠性作评估,并将结果反馈到各登记处。据反馈结果,各登记处对登记的资料进行核实、补充及修改后,再次上报到全国肿瘤登记中心。经汇总分析,产生年度报告。

(5)肿瘤登记常用统计指标

1)发病(死亡)率:又称为粗发病(死亡)率。是指某年该地登记的每10万人口中恶性肿瘤的新发(死亡)病例数,是反映人口发病(死亡)情况最基本的指标。

发病(死亡)率 = 某年该地新发肿瘤病例(死亡)数/某年该地平均人口数 $\times 10^5/10$ 万

2)分类构成:恶性肿瘤发病(死亡)分类构成可以反映各类恶性肿瘤对人民健康危害的情况。其计算公式如下:

某恶性肿瘤构成 = 某恶性肿瘤发病(死亡)人数/总发病(死亡)人数 $\times 100\%$

3)年龄别发病(死亡)率:是指各年龄组恶性肿瘤新发病例数(或死亡例数)除以各年龄组相应的人口数,结果以1/10万表示。它可以表现人口发病(死亡)情况随年龄增长的变化过程,同时该率也是计算寿命表及计算标化率所必需的数据。

年龄别发病(死亡)率 = 某年龄组发病(死亡)人数/同年龄组平均人口数 $\times 10^5/10$ 万

4)累积率:是将从出生到设定年龄(64岁或74岁)每岁的发病率(死亡率)相加,作为累积危险度的近似估计,表示一个人从出生到该年龄发生或死于恶性肿瘤的危险性。

累积率 ={ Σ[年龄组发病(死亡)率 × 年龄组距]} $\times 100\%$

(刘 彬 商 莉)

第三节　建立随访制度

恶性肿瘤不同于其他疾病,医师和患者均迫切希望了解治疗后疾病的转归,是未控、复发、转移还是治愈,及时从心理到诊疗给予指导,特别是患者在术后会出现心理问题,焦虑、抑郁,她们需要多方位的交流和沟通,体现人文关怀。随访工作较繁琐,20世纪50年代我国有些省市就建立了肿瘤患者的随访制度。

(一)成立随访小组

做好随访工作必须要有一个机构,即成立随访办公室。由医师、护士、电脑操作员共同组成随访小组。

(二)资料登记

患者术后出院时由随访小组建立电子表格(随访表),包括姓名、性别、年龄、住院号、电话、家人联系电话、住址,发放健康咨询卡,在门诊病历封面上加盖"肿瘤已登记"图章,然后填写肿瘤报告单,寄到市级肿瘤防治办公室流行病学组,存根留本院以备查找。还有些医院随诊室行政归属门诊部领导,随诊卡具有记录资料和通信随访作用。每个住院及门诊放化疗患者设1张"随诊资料卡"。卡的正面概括扼要记录该患者诊断及治疗情况;卡的背面收集患者本人信息资料,结束后此卡由随诊室统一管理。

现在已进入信息发达时代,要采用电子化管理。在北京,恶性肿瘤术后患者的随访由主管医生负责,参与手术的医生对患者的术中情况、手术的满意度及病理情况更为了解。

(三)病历保管

将门诊及病房出院的病历统一编号保存在妇科肿瘤门诊病案室,编发统一的就诊卡,患者挂号时可调出门诊病历,门诊病历中包括手术记录,病理诊断及放化疗记录。

(四)随访时间

出院或放化疗后第1、3、6、12个月进行随访,其后每半年随访1次至5年,每年随诊1次直至死亡,发现复发及时治疗。

(五)电子化管理

开发出专门的肿瘤患者病案随访管理的网络化软件,主要功能包括:

1. 对现有病案资料的电子化处理。
2. 实现病案文档的网络化查询。
3. 实现任意条件的统计功能。

(六)随访内容

关注手术放化疗的并发症及副作用及有无复发转移。

根据肿瘤的性质分期做到更精准化,也要考虑患者的经济情况及检查对身体的放射损害。

胸部CT、盆腹腔超声、CT(每年1次),必要时行PET/CT、MRI;复发转移部位的检查。强调一定要做妇科

表 9-11-1　肿瘤随访卡

肿瘤随访卡	卡号	
患者姓名	病历号	身份证号
家庭住址	工作单位/职业	出生年月
家庭电话	手机号码	电子邮箱
家属姓名	关系	
家庭住址	工作单位/职业	
家庭电话	手机号码	电子邮箱
诊治情况		
最终诊断	T_N_M	诊断时间
手术范围		
术后病理		
术后辅助治疗情况:放疗、化疗、其他治疗		
放疗	放疗时间	
腔内、腔外、联合	总剂量	不良反应
化疗	化疗时间	
化疗方案 + 剂量	肿瘤标记物	不良反应
随诊情况		
随诊时间	肿瘤标记物	其他辅助检查
死亡时间	死亡原因	
随诊医师签名		

内诊检查。

1. 宫颈癌　SCC、阴道顶端的细胞学检查、HPV-DNA。

2. 子宫恶性肿瘤　CA125。

3. 卵巢癌　肿瘤标记物。

(七) 随访方法

1. 门诊随访　患者出院后,由病房负责医师告知患者下次来院复诊时间,复诊后医师再次预约下次复诊日期,周而复始。

2. 电话随访　若患者未如约返诊,由随访小组通过电话进行随诊。

3. 邮件/信件随访　若患者未门诊或电话随访,由随访小组通过邮件或信件进行随访。

4. 家庭随访　如以上随访均失败,患者居住在相对较近的区域内,随访小组可以考虑进行家庭随访。现在已进入信息时代,人口流动性较大,此种随访方法多不易进行。无论何种方式随诊,都要注意患者的隐私。

(八) 随访卡内容

随访卡设计如表 9-11-1 所示。

(林　华　李　敏)

第四节　随访的效果和展望

恶性肿瘤登记、随访系统是疾病监测的重要组成部分,肿瘤登记是系统性收集有关肿瘤及肿瘤患者信息的统计制度,是癌症防治工作的基础。通过建立肿瘤登记、随访系统可以连续、长期地按照一定的规范收集各种癌症信息,分析癌症在人群、地理和时间上的分布。肿瘤登记项目工作为建立统一、规范的肿瘤登记报告制度与方法,动态收集我国恶性肿瘤的相关信息,提供制定卫生规划,肿瘤防治计划的基础资料,是制定和评价预防措施的重要根据。

美国和加拿大在 20 世纪 30 年代就开始了恶性肿瘤的登记和管理。我国的肿瘤登记系统经过 60 余年发展,取得了长足的进步。1959 年,在河南林县建立了第 1 个肿瘤登记处。4 年后在上海成立了第 1 个城市登记处。2002 年，全国肿瘤登记中心（NCCR）成立，指导各地开展肿瘤登记工作。截至 2020 年，全国开展肿瘤登记工作的区县有 1 152 个，覆盖人口 5.98 亿。2015 年国家卫生和计划生育委员会和国家中医药管理局联合发布了《肿瘤登记管理办法》，建立肿瘤登记报告制度，加强肿瘤登记工作规范化管理，健全我国肿瘤登记信息系统。完善的随访管理系统需要设立独立的随访室及专职随访员，建立可行的随访制度及计算机随访软件系统。随访工作不是一件简单的事情，因为患者的数量不断增加，资料愈积愈多，要定时随访是一件繁琐的工作，随访内容要完整、真实，并能为肿瘤患者的进一步治疗和医院研究提供有效而可靠的数据。其内容包括：患者的一般资料（如姓名、性别、年龄、入院日期、出院日期、诊断、治疗方案等）和随访日期、死亡日期、死亡原因、随诊简history以及距离出院年限等项目。此外，为了更加详细、准确、认真地记录随访过程，在随访卡后可设计附着"随访记录单"，为临床医护提供完整的病例记录资料，可及时总结治疗效果、失败原因，为医疗和科研提供可靠依据。随着计算机网络化软件的开发及应用，在信息化时代，电子病历为中心的医院信息系统在各级医院普及运用，随访工作中应用计算机网络化对随访资料进行电子化处理，患者随访系统全面与医院信息系统做好接口，运用简便、实用、快捷、功能强大的随访管理的网络化软件，来实现随访资料的网络化查询、任意条件统计的功能，做到网络信息共享。通过随访管理系统，定期进行检索，将每个患者的具体随访日期显示出来并打印，保证了随访数据的准确和完整。此外，通过系统可调阅患者的治疗信息和随访历史，更能详细了解情况，有利于与患者的沟通和进一步治疗。除了做好肿瘤登记随访工作外，还必须完善肿瘤防治办公室的组织。原国家卫生和计划生育委员会、国家中医药管理局负责指导全国肿瘤登记体系建设，组织协调和监督管理全国肿瘤登记工作，指定国家癌症中心承担全国肿瘤登记具体工作。各省、自治区、直辖市卫生行政部门、中医药管理部门负责建立健全本辖区肿瘤登记体系，组织协调和监督管理本辖区肿瘤登记工作，指定省级癌症中心（肿瘤防治研究办公室）或疾控中心作为省级肿瘤登记中心，承担全省（区、市）肿瘤登记具体工作。设区的市级、县级卫生行政部门、中医药管理部门组织协调和监督管理本辖区肿瘤登记工作，可根据当地肿瘤流行情况指定当地医疗保健机构或疾控中心设立肿瘤登记处。肿瘤登记处负责开展病例收集、核实、反馈、随访和上报工作，建立肿瘤登记数据库。肿瘤登记处所在辖区内所有医疗机构对诊治的肿瘤病例，通过医院信息系统提取肿瘤病例信息，未建医院信息系统的，由医务人员填写肿瘤登记报告卡，按季度统一报送至辖区肿瘤登记处。资料包括姓名、年龄、地址、电话号码、邮编、疾病诊断、治疗、随访的情况。随着医疗卫生信息化发展和技术的进步，目前国内已经实现了数字化传输，超过 40% 的登记处使用电子数据管理系统。不仅是登记处数量在大幅扩展，上报的数据信息质量也在不断提升。如果南京的患者在上海治疗，治疗后回南京休养，这位患者在上海治疗的医院及上海市和南京市肿瘤防治办公室应分别有资料保存，在治疗医院的资料是最完整的；在上海和南京肿瘤登记处的资料则稍为简单些，其目的是便于治疗医院随访患者能够很方便地找到患者。若各地的肿瘤随访办公室能够组成联网，随时可以了解到患者的情况，必要时还可以通过远程会诊网络看到患者，让医务人员通过视频看到患者的情况，以明确病情。这样不仅方便了患者，也能够帮助医务人员了解治疗效果，积累资料，提高医疗质量。

（张　岩）

参考文献

中国卫生信息与健康医疗大数据学会．中国肿瘤登记数据集标准．中国肿瘤，2021，30（8）：576-587．

第十二章
妇科肿瘤医师的培训

早在 89 年前，Meig 利用他所在医院的材料和自身经验，写成了第 1 部妇科肿瘤学的经典著作，即《女性盆腔器官肿瘤》(*Tumors of the Female Organs*, 1934)。从此以后妇科肿瘤各学科发展很快，直到 20 世纪 70 年代末，才正式形成妇产科学和肿瘤学中一门新兴的专业学科——妇科肿瘤学。

1969 年，美国妇产科学委员会(American board of obstetrics & gynecology，ABOG)召开会议，确定了妇科肿瘤学、母婴医学和生殖内分泌学 3 个专业学组，并授权这 3 个学组制定各自专业的专科医师培训方法和授予证书过程。在这以后，经过严格的培训，培养了 400 余名妇科肿瘤专家。又于 1987 年，在荷兰 Amsterdam 成立了国际妇科肿瘤学会(international gynecologic cancer society，IGCS)，有会员 1 000 余名。

我国的妇科肿瘤学组织成立较晚，但作为一个专业，开展工作已有 40 余年的历史。1958 年，全国 20 个大城市，60 个地区和单位对 110 余万名适龄妇女进行了以宫颈癌为主的肿瘤普查。随后全国各地成立了一些妇科肿瘤专题研究协作组。这实际是我国早期妇科肿瘤专业的开始。同时，从 20 世纪 50 年代开始，在各大、中城市开展以宫颈癌广泛性切除术为主的各种妇科癌症治疗，形成初步的一批妇科癌症治疗中心。直至 80 年代初期，不少学者酝酿成立妇科肿瘤学组，并在各地分工协作开展研究。1986 年，在成都召开了第一届全国妇科肿瘤学术会议，并宣布妇科肿瘤学组正式成立。随后又召开了 8 次妇科肿瘤会议，总结了我国妇科肿瘤工作者几十年来的临床经验，科研成果和发展。最后于 2004 年 4 月正式成立中华医学会妇科肿瘤学分会，标志着我国妇科肿瘤学已经历了建立、成长和发展的阶段。

在我国妇科肿瘤学组织发展阶段，一批妇科肿瘤学专科医师也逐步成长。多数妇科肿瘤专科医师是在医科大学的附属医院培训的，因为附属医院肿瘤患者比较集中，能够综合利用外科、内科(化疗)、放疗等有利条件形成妇科癌症治疗中心。但是，各医院的培训方式并不统一，侧重点不同，方法也不够规范。因此，很难评价各地妇科肿瘤医师的标准。特别是近 40 年来，越来越多的中年医师加入到妇科肿瘤的队伍中来，就更有必要制定一个统一、规范的培养妇科肿瘤医师的要求，以便今后的妇科肿瘤医师培养工作有一个统一的标准。

正如 J Lewis 提出，在美国最初确定妇科肿瘤医师的培养目标，应该是以基础盆腔外科为重点，或是应该具有广泛知识和技能的妇科肿瘤医师。笔者认为，尽管各个国家的具体情况不同，要求也不一样，不可能采取与其他国家同样的模式。但是，培养妇科肿瘤医师的基本原则是一样的。因此，笔者同意了 Lewis 的看法，认为一名妇科肿瘤医师应该是一名临床医师，具备足够的妇科临床知识和技能，能够运用各种有效方式治疗妇科恶性肿瘤。接受培训所必须具备的技能和知识包括：基础盆、腹腔外科，泌尿外科、放射治疗、化学治疗和病理学，肿瘤临床流行病学以及处理伴有多种问题的妇科恶性肿瘤患者所需要的一般医学知识。并且应该在临床机构中，有组织地从事医疗活动，合理利用各种治疗妇科恶性肿瘤的有效方法。

中华医学会妇科肿瘤学分会建立的目的是要提高我国妇科肿瘤的诊治水平和服务质量，必将成为得到国内、国际认可的专科学会。妇科肿瘤学分会还要组织我国专家建立妇科肿瘤培训基地和培训规范，提高妇科肿瘤的研究水平和建立健全有关妇科肿瘤学的专业化继续教育，最后对培训者组织评审和考核，配合有关部门作出决定授予妇科肿瘤专科医师资格。在我国，临床医师应该在完成妇产科住院医师、住院总医师轮转结束并取得合格资格再完成 1~2 年主治医师的培训后，再经过 3 年的妇科肿瘤医师系统培训，达到应该掌握的技术技能、基本理论、试验研究，并完成 1 篇以临床应用为主的论文，经过妇科肿瘤学分会(学组)组织的妇科肿瘤专科医师评审委员会考核通过，最后经卫生行政部门配合有关部门作出决定，授予妇科肿瘤专科医师证书，成为妇科肿瘤医师。

妇科肿瘤专科医师评审委员会在中华医学会、中国肿瘤学会妇科肿瘤学分会、中华医学会妇科肿瘤学分会和有关卫生部门领导下工作。一般由 5~15 人组成，委员均为妇科肿瘤医师，委员会主席经选举产生，每 3 年一届任期。各妇科肿瘤专科医师评审委员会委员由妇科肿瘤学分会推荐的国内各地区、中心城市、医学院校中的知名妇科肿瘤学专家组成。这个委员会，负责制订妇科肿瘤医师的培训计划，统一组织实施并负责对培训后的妇科肿瘤医师申请者的评审和考核。为每一位进入妇科肿瘤学专业的人提出一个合适的培训方案是困难的，因为受培训者以前的经历、外科技术才能、性格和所有其他特点都不同，这些都会影响他们掌握和使用有关知识和技能的速度。因此，这里强调的是培训方案中的必需内容和重要的原则要求，这是每一位受培训者所必须达到的。

妇科肿瘤医师(gynecologic oncologist)培训的目标：受培训医师完成培训后，必须掌握妇科肿瘤足够的知识和技能;必须能够处理妇科恶性肿瘤患者的临床问题并做好临床服务;并能进行妇科肿瘤的科研工作,指导研究生教育,同时能和其他妇产科医师就一些问题进行共同探讨。在和妇科肿瘤患者接触过程中必须具有良好的沟通技巧,减少对患者的不利影响。了解患者的思想精神方面存在的问题,必要时进行心理干预和治疗。

直到今天,还有人问为什么要专门培养妇科肿瘤医师? 现在的很多妇科医师没有经过专门培训不也正在做着妇科肿瘤医师的工作吗? 妇科肿瘤临床中涉及的外科、泌尿科问题不是可以请他们来协助处理吗? 是的,过去、现在有很多医院还一直是这样处理的。但是,从大量的临床实践中已经看到,对于妇科肿瘤,特别是手术治疗、放射治疗和现代化学治疗的妇科肿瘤患者,如卵巢癌、宫颈癌,由经过培训的妇科肿瘤医师的治疗效果、治疗的精准性、彻底性、规范化和生存率都有明显提高,而术中、术后并发症,未控率和复发率明显降低。这是因为受过培训的妇科肿瘤医师在所有治疗过程中,他们都清楚地了解而且有能力知道怎样做能取得最好效果而避免发生严重的并发症,而不是等到产生困难再去请其他医师协助。有很多情况是需要立即判断处理的,而且,有些情况如晚期卵巢癌,外科医师往往主张放弃治疗,而经过有经验的妇科肿瘤医师治疗,可以做到彻底地切除癌灶,有很大的可能性延长生命或可获得长期存活。这些问题,在国际妇科肿瘤医师多年的临床和研究实践中,已经得到广泛的认同。国际妇科肿瘤学会全球年会每2年召开世界大会,我国的妇科肿瘤医师已经得到认可和受到重视,我们应该尽快培养一批和国际妇科肿瘤学界接轨的高水平的中青年妇科肿瘤医师队伍,冲出亚洲,走向世界。

(一) 妇科肿瘤医师的思想品德和责任感

1. 必须对工作一丝不苟,认真负责。因为对恶性肿瘤的任何误诊和漏诊,都会产生严重的后果。对待患者应该具有高度的同情心,尽自己的一切条件和能力,为患者解决困难,尽最大努力去救治患者和解除患者的痛苦。

2. 在施行手术治疗中,一切从患者出发,把患者的安全性和治疗彻底性完美地结合起来,勇于负责任,当机立断。

3. 手术治疗后要密切观察和随访,有可能时应终身随访,并且给予术后指导,使之回到工作岗位和正常生活。

4. 对待中、晚期癌症患者特别要仔细慎重,不能轻易放弃对患者的治疗,结合患者具体情况解除痛苦,提高生活质量和延长患者生命是重要目标。

5. 要有健康、强壮的体魄,才能完成艰难复杂的治疗任务,有时需要连续工作十几个小时,因此身体素质是培训妇科肿瘤医师的重要条件。

有关妇科肿瘤的知识和技能:

1. 应当充分了解肿瘤的病因学、临床流行病学、如何筛查和预防妇科肿瘤的基础知识。

2. 应当熟悉和正确解释各项诊断技术,如:血液学检查、生化实验、肿瘤标记物、放射免疫分析、细胞学、HPV 检测、超声学、CT、MRI、PET/CT、淋巴造影、放射性核素扫描和其他影像技术的结果及其局限性。

3. 临床诊断和估计妇科肿瘤患者的状况,包括临床和手术病理分期,正确选择最佳处理方式和对治疗结果的评估。

4. 胃肠道外营养和 ICU 的了解。

5. 晚期肿瘤患者疼痛的处理和临终关怀照顾。

6. 妇科肿瘤临床服务的组织和检查。

7. 妇科肿瘤的临床科学研究方法。

(二) 妇产科学基础

1. 应该熟练地掌握妇女盆、腹腔解剖学和生理学,这是手术治疗的必要基础。

2. 应该熟练掌握妇科内分泌学、免疫学。因为当代很多妇科肿瘤的诊断和治疗技术都与内分泌和免疫密切相关。一些妇科肿瘤的发生、发展和转归也都与内分泌、免疫功能密切相关。

3. 应该有对常见妇科疾病处理的经验和技能,这对于诊断和处理妇科肿瘤是十分重要的基础。

4. 应该具备较丰富的盆、腹腔一般手术(经腹手术或腔镜手术)和阴道手术的经验和技能。这对于学习和掌握妇科肿瘤的手术处理和广泛性切除术、淋巴清扫术等都是十分重要的基础。没有这些基础训练,进一步学习掌握复杂的盆、腹腔广泛手术是不可能的。如生殖道恶性肿瘤的根治术和淋巴清扫术,在处理妇科恶性肿瘤中需要对肠道、泌尿道的手术和组织器官重建术。

5. 应该具备初步的妇科肿瘤学基础知识和技能,如对良性肿瘤的诊断和鉴别、肿瘤学的基础如临床分期、转移和复发、治疗的方向和原则等。

(三) 普通外科学基础

1. 应该熟练掌握外科的手术技巧,如开腹手术的深部打结、缝合解剖层次。熟练掌握腔镜外科的手术技巧。

2. 熟练掌握盆、腹腔的腹膜后解剖,只有了解盆腔、腹膜后间隙的血管、淋巴管走向、相互关系及特点,才能熟练进行腹膜外操作。

3. 熟悉掌握从腹主动脉、下腔静脉、直到肾血管水平的解剖以及和淋巴结、淋巴管网之间的密切关系,这是淋巴清扫术十分重要的基础。

4. 对上腹腔的大网膜,肝、脾区和膈下的解剖熟悉了解,在施行大网膜切除、清除上腹腔癌灶时是十分重要的。

5. 应熟悉与妇科癌症有关的血管、肠管的手术,可以自己施行大、小肠切除吻合术,结肠造口术,熟悉这些手术的指征、手术操作和术后处理。

6. 熟练掌握盆腔深部或任何部位大血管出血的处理,如血管修补术等。这种出血如不能及时处理,会产生严重后果。所以常常需要及时、准确、果断地处理。

7. 熟悉手术前后的水、电解质及胃肠道内及静脉高营养治疗技术，这对保证手术顺利进行和术后尽快恢复有重要意义。

8. 应该了解直肠、结肠镜的使用指征及检查判断，对妇科肿瘤的诊断和治疗有重要的辅助作用。

9. 应该了解、掌握腹腔镜的应用和操作。用于诊断和取活检，或用于治疗性目的如二次探查术或淋巴清扫术。近20年来更有尝试在超过80%腹腔镜下广泛性子宫切除的成功经验基础上，开展新改良的无举宫器腹腔镜广泛子宫切除术。

(四) 泌尿科学基础

1. 应该熟练掌握膀胱镜检查的操作、判断和输尿管插管术。

2. 熟悉和掌握输尿管吻合、移植术和回肠代膀胱、结肠代膀胱术，这在做盆腔廓清术时是必要的。

3. 熟悉和掌握膀胱切除、修补手术。

4. 熟悉对膀胱功能的测定和判断。

(五) 麻醉学基础

1. 了解休克、外科代谢以及心血管、肝、肾和呼吸系统生理学和病理生理学等学科。妇科肿瘤医师必须清楚自己面对的是一个"虚弱的患者"，需要与麻醉科医师共同配合，才能安全完成手术。

2. 了解各种麻醉选择的特点。一些广泛性手术由上腹到盆腔深部，最好采用气管插管静脉麻醉全麻。但一般的盆腔广泛手术则硬膜外麻醉也能完成。一个肥胖或衰弱的患者必须和麻醉师协商来选定麻醉方式。

3. 必须了解麻醉的并发症和处理办法，以及术后 ICU 的必要性。

(六) 临床病理学基础

1. 必须有一定的病理学基础，要能正确认识新鲜大体标本，能肉眼初步分辨炎性、良性肿瘤和恶性肿瘤，进行光镜下观察，正确判断生殖系统新生物，并能通过病理提出合适的治疗方案和判断预后。

2. 应该掌握细胞学和组织学的详细知识，准确、正确地切取活检。能在光镜下诊断或准确理解上皮不典型增生、原位癌、早期浸润癌或微小癌、浸润癌等病变和组织学分级的重要意义。

3. 虽然不要求妇科肿瘤医师都接受病理学的全面培养并成为病理医师，但妇科肿瘤医师必须依靠富有经验的病理医师做出最后的病理诊断，并对手术切下的标本作出初步判断，决定手术范围和估计预后，或是否需其他辅助治疗。

4. 手术中，妇科肿瘤医师必须判断发现肿瘤的性质和组织来源，如为恶性则要估计其恶性程度，是否需冷冻切片以确定手术范围，必要时要和病理医师共同观察术中情况以作出判断。

5. 熟悉和了解有些肿瘤必须在术中切取组织做激素受体测定，可以帮助确定术后是否选用内分泌治疗。

笔者同意 J Lewis 的观点，如果没有熟悉妇科组织病理学及富有经验的病理学医师的帮助，妇科肿瘤医师的临床工作不能达到最高水平。也可以说，没有病理学医师，受培训者也不能受到完整的妇科肿瘤学培训。因此，妇科病理学的培训在妇科肿瘤医师的培训中，是一个十分重要、不可缺少的部分。

(七) 放射学基础

1. 应该熟悉、了解规范的放射治疗方法和技术，包括局部（近距离放疗法）、外部放疗和放射性核素疗法。必须学习掌握放射生物学和放射物理学原理。学习过程中应该参加一个治疗小组，通过参加制订放射治疗计划，使用放射活性物质，决定治疗过程等活动掌握制定放射治疗方法的能力。

2. 妇科肿瘤医师应该比一些专业从事放射治疗的医师在识别晚期盆腔癌患者方面有更多的经验和技术。在间隙中进行放射治疗，如对一个不能切除的盆腔侧壁肿块进行植入治疗时，妇科肿瘤医师的外科技术和解剖知识会起到关键作用。

3. 妇科肿瘤医师和放射科医师的密切合作是非常重要的。为使接受放射治疗的患者得到最好的治疗效果，合作是必需的。

4. 妇科肿瘤医师应该熟悉不同临床期别，不同组织学类型的癌症患者所采用放射治疗的选择、剂量分配、手术前后放射治疗的时间以及对放射治疗的副作用的预防和处理。

5. 妇科肿瘤医师应该参与处理由放射原因引起的并发症和放射性肠瘘等。同样，评价远期放疗效果，妇科肿瘤医师也是必须掌握的，因为经过放射治疗后的患者，诊断复发有时是相当困难的。

(八) 化学治疗基础

1. 应该掌握用于癌症化学治疗的最新临床药理基本知识，如当前的靶向化疗和基因治疗。熟悉如何根据不同情况选配合适的化学抗癌药物，合理的给药途径和全身给药或动脉插管技术等。

2. 熟悉和掌握对化疗药物的正确应用，包括联合用药、药物剂量计算、疗程长短、疗程间隙期等。

3. 熟悉并掌握化学治疗过程中的毒副作用，必须具备管理治疗过程和处理治疗副作用的经验和责任。要使妇科肿瘤医师具备足够的信心和技术来使用这些药物，并能及时准确地使用解除或预防这些严重毒副作用发生的药物和措施。这就要求妇科肿瘤医师对各种药物的作用机制、毒性反应、协同作用以及解除毒副作用的药物特性有充分的理解和临床经验。

4. 应该熟悉化学治疗与手术治疗、放射治疗的配合关系，根据不同情况，确定在手术前后、放疗前后给予化学治疗；了解对特殊的妇科恶性肿瘤如绒毛膜癌，仅用化学治疗即可以达到最为理想的治愈效果。

通过以上培训，还应该要求受培训者学会治疗后的评价。受培训者应该检查足够数量、接受过各种治疗方法的患者，具备判断治疗效果的能力，处理治疗并发症的知识并组织对治疗后患者的随访。积累足够的患者数和随访管理系统，使受培训者获得处理此阶段患者的经验。

（九）实验室研究

1. 应该具备一定的实验室条件、实验设备和技术人员，以帮助受培训者获得实验研究经验。如果能安排一定时间在实验室中亲自参加实际研究，是最理想的做法。

2. 应该向受培训者提供充分的研究技术的信息和训练，使他们具有从事临床研究的理解力和实际工作能力。

3. 应该培训生物统计学方面的课程，要求达到大学毕业水平。

4. 要求每一位受培训者都要学习制订一项研究计划，并完成这项研究和解释研究结果。同时，每位受培训者还要制定和执行一项调查项目，内容包括设计、施行、评估和准备报告。这两项结果应写成论文进行答辩，并应在杂志或学报上发表。

（十）心理学、社会医学和精神病学基础

Sarahs 指出，由于妇科肿瘤患者在治疗过程中，特别在治疗后恢复期以及越来越多的治愈患者中，都存在明显的心理、精神压力和社会问题，徐斌等称之为心身医学应该研究的内容。这些特殊问题，需要医师的指导和帮助，这也是妇科肿瘤医师随访患者时所接触到的最普遍的问题。如果妇科肿瘤医师只是精通妇科肿瘤的诊断和治疗，而忽略心理、精神方面的咨询和指导，那将是极大的缺陷。因为一个治愈的患者必须是生理和心理都健康的人，并能在治愈后返回到她的家庭生活和社会生活中去，才能称为被治愈的患者。而且，有的患者在治疗中存在的心理、精神问题得不到正确的指导、帮助和治疗，即使采取了正确的医疗方案和先进的设备条件，也不能达到良好的治疗效果。因此，妇科肿瘤医师应该掌握以下内容：

1. 心理学 ①癌症发生和发展中的心理社会因素；②癌症患者确诊前后的心理状态；③癌症治疗过程中的心理问题；④癌症康复与防复发过程中的心理社会因素。

2. 社会医学 ①社区医疗；②家庭在医疗中的地位和影响；③社会因素对疾病发生的影响；④社会因素对疾病康复的作用；⑤医疗保障制度；⑥医疗性教育。

3. 精神病学 ①癌症患者的抑郁症状；②癌症患者与精神抑郁症；③心理、精神因素性性功能障碍；④性功能障碍

的治疗。

（十一）循证医学的基础

循证医学（evidence based medicine, EBM）的经典定义是"慎重、准确和明智地应用当前最好研究证据，结合医师个人的专业技能和临床经验，同时考虑患者的情况，将最佳证据、医师、患者三者完美结合后制订出最佳的治疗方案"。它是一种遵循科学依据的医学，可以使患者获得最好的临床结果、生存质量和最佳成效。循证医学从20世纪80年代由Dr Sackett 等一批临床医师和流行病学家首次提出并不断倡导推广下，20多年间，已风靡全球，其科学、人性的理念深入到医学的各个学科，为医学临床、科研和政府决策带来了一场新的革命。循证医学以其严谨的理念和方法，解决了医师们对堆积成山，甚至是自相矛盾的信息的困惑，使医学界在理性中不断思索，从而实现了以人为本、以证据为前提的新的医疗模式。在妇科肿瘤的诊治中，循证医学越来越发挥了其独到的优势，可以使妇科肿瘤患者的治疗更加的科学化和人性化。所以作为妇科肿瘤医师应该做到：

1. 学习并接受循证医学，透彻的了解循证医学的概念和实践方法。

2. 将循证医学的理念应用到临床实践中去，首先要提出临床问题，查证好的证据，应用他人按循证医学的模式总结出的先进经验，同时结合患者的具体情况，为患者解决临床问题，使其得到最好的诊治，提高医疗水平。

3. 学习用循证医学的方法开展有关妇科肿瘤诊治方面的临床科研，尤其是多中心随机临床对照试验（multiple center randomized clinical trial），提高我们的临床科研水平。

（十二）培训单位的条件

1. 培训单位应该是医科大学的附属医院，省、市、自治区级的中心医院。根据医院的规模和任务，决定接受培训者人数。

2. 培训人员至少有2名是由妇科肿瘤学分会确认的妇科肿瘤教授负责（培训主任），他们要负责保证受培训人员具备必需的能力和素质，并应向受培训者提供培训方案所要求的全面教育和临床经验。

3. 除了妇科肿瘤医师以外，培训人员还必须包括放射治疗、肿瘤化疗和病理科的专家，他们应是热心于妇科肿瘤学并具备妇科肿瘤学丰富知识，愿意从事妇科肿瘤学培训的专家。除此以外，还应该有妇科肿瘤护士。临床心理学家和社会工作者以及基础科学家和其他学科的临床医师参加的对妇科肿瘤专科医师的临床指导和教学。

4. 为了满足妇科肿瘤专科医师培训的所有需要和为妇科癌症患者提供最好的治疗，培养单位必须具备普外科、放射治疗、现代化疗和病理学的现代化设备条件。同时包括上述各类专业的专科医师，才能满足受培训者的全部实践需要。

5. 妇科肿瘤医师的培养单位,必须有足够数量和种类的妇科恶性肿瘤患者,包括未转移、已有转移和复发的恶性肿瘤,至少每年300例浸润癌。每一临床分类患者的总数和这些患者中可以为培养专科医师所用的比例是2个最重要的方面,而后者更为重要。培训主任还应对每位受培训者的提高程度经常评价,并及时判断某一受培训者对某一手术或技术从担任助手提高到能在指导下完成,并预计很快再提高到能独立完成的时间。笔者同意 Retledge 的意见,即一个合格的妇科肿瘤培训单位,对每位受培训者每年要有一定数量的患者数。在我国,笔者认为每年的新入院患者不应少于100例/每个受培训者。而判断一个培养单位在某一时期能接受多少培训者,最重要的手术是子宫切除术、外阴切除术、广泛性切除及淋巴清扫术、细胞减灭术、尿路改道、肠切除或造口术等。每年应有广泛手术 + 淋巴清扫40例,卵巢癌40例,淋巴清扫40例。受培训者在培养单位中所参加治疗的患者、疾病种类、治疗方法和承担的工作是临床实践的主要依据。

培训单位还应有其他功能:①肿瘤登记和资料收集;②常规肿瘤工作会议;③各种治疗方案的及时更新;④进行临床试验研究;⑤与其他学科合作的教育项目。

(十三) 授予证书和考核

在完成专科培训之后,这位"妇科肿瘤医师"也可回原单位从事临床工作1~2年,继续积累经验,完成论文,再向妇科肿瘤医师评审委员会提出申请考核。考核包括口试,向申请者提出妇科肿瘤临床问题,检查在培训后工作中治疗过的病历和临床经验,还要求分析组织病理学切片和论文答辩。最后由妇科肿瘤医师评审委员会发给妇科肿瘤专科医师证书。考核和答辩可由全国妇科肿瘤医师评审委员会进行,也可由各地区分委员会进行。

由于对妇科肿瘤患者的早期发现、早期诊断水平不断提高,各医院妇科住院患者中妇科肿瘤患者日益增多,越来越多的妇科医师都在进行对妇科肿瘤患者的诊治工作。同时,由于近20年妇科肿瘤学的发展十分迅速,对妇科肿瘤患者的各种治疗要求也越来越高,过去一般妇科医师处理妇科肿瘤患者的知识、经验和技能已远远不能适应当前的需要。因此,客观实际迫切要求在我国有一批受过专门训练的、合格的、可以和国际妇科肿瘤界进行交流的妇科肿瘤医师。

笔者同意 J Lewis 对美国妇科肿瘤培训的标准,即要求有高质量的培训人员、设备和足够的培训经验,才可能培养出具有临床能力的妇科肿瘤医师。但是,这一切都要结合我国的特点来进行。例如,我们需要花很大的精力去培训那些已经在从事妇科肿瘤工作,但又缺乏完整、严格训练的妇科医师成为真正合格的妇科肿瘤医师。这就是说,可能对不同的对象应该有不同的培训重点,最后要求达到统一的标准。另外,也要对青年医师从规范化住院医师培训开始,然后进入到规范的妇科肿瘤专科医师培训。上面提出的培训计划

和要求,是根据我们从事妇科肿瘤工作多年的经验和体会,再结合国外培训妇科肿瘤医师的方法而提出来的。

另外,由于妇科肿瘤学及其相关学科的发展,对过去确定无疑的一些临床诊断和处理原则,也需要重新认识和改变我们的传统做法,这些都要纳入今后的培训计划中去。例如:

1. 更多地根据妇科恶性肿瘤组织病理学特点及其对预后的影响决定选择治疗方案,是目前的发展方向。

2. 对于宫颈早期浸润癌、早期外阴癌和 Ⅰa 期卵巢癌都主张用较为保守的外科治疗,并尽可能地考虑保留年轻妇女的生育功能。采用新辅助化疗后对部分中晚期宫颈癌也可手术以保留卵巢和阴道功能。

3. 对一些不需要保留生育功能的中、青年妇女,在治疗时也要尽可能地考虑到保留卵巢内分泌功能和阴道功能,以提高在癌症治愈后的生活质量。

4. 确定高危人群,以便在外科治疗后考虑及时配合放疗和化疗,以提高疗效和生存率。

5. 一些手术的适应证也发生变化,如高能量放疗的发展使需要进行盆腔廓清术的病例已经减少,但却增加了为了准确了解盆腔肿瘤情况而施行的开腹探查术病例,并且对淋巴清扫的必要性也提出不同的看法。

6. 对于卵巢恶性肿瘤,则主张更加彻底的外科手术,包括肠切除、部分肝切除、脾切除和肠面转移灶切除,以及腹主动脉旁淋巴清扫,然后再给予强化化疗,可以提高生存率。

因此,对一位妇科肿瘤医师的评价,不但要了解、考虑他/她的基础知识和临床能力,而且还要考核他/她在处理以上这些特殊问题时的经验和能力,并了解他/她对妇科肿瘤学发展状况的评价和看法。他/她应该是具有施行各种复杂手术(包括细胞减灭术、广泛性手术、膀胱和泌尿道手术的主刀或第一助手)的能力。同时,他/她应该是既能准确地规范施行那些高难度的大手术,同时又能掌握哪些情况应该缩小手术范围,又有更好地治愈患者的经验和技能。这样,他/她将是一个合格的妇科肿瘤医师。

最后,我们需要培养多少妇科肿瘤医师? Herbest 估计,在美国1990年约有350人具备妇科肿瘤医师能力。在我国,每个具备有规范化妇产科住院医师培训单位中,应该至少有1名上述高级妇科肿瘤医师;而在妇科肿瘤专科医师培训单位中,则应有5名或更多的上述高级妇科肿瘤医师。如果按全国各市、地区三级医院有1 441所(2021年),全国妇产科床位共44.29万张(2021年),逐步达到市级以上医院妇产科均有1名上述高级妇科肿瘤医师计算,则共需2 500名,而目前估计不足1 000名。因此,到2030年时,我们需每年培训150名上述高级妇科肿瘤医师,这还需要很大的努力。

回顾8年来我国妇科肿瘤的发展,进步很快,成绩很大,但我国的妇科肿瘤医师培训认证制度仍然没有建立起来,我国合格的妇科肿瘤医师仍然缺乏,虽然一些中年妇科医师在大学的医学中心受到短期培训后从事妇科肿瘤工作,或

在自己医院自学成长,仍然缺少系统、规范的妇科肿瘤医师培训。所以,妇科肿瘤诊治中常会见到诊治不规范、肿瘤未控和复发患者到上一级医院求治的困难情况,一些患者甚至丧失最佳治疗时机而不治死亡。因此,笔者认为妇科肿瘤医师规范化培训必须尽快实行,我国的妇科肿瘤患者人数较多,需要一批训练有素、符合国际标准的妇科肿瘤医师队伍,提高妇科肿瘤的早诊早治率和生存率,更好地为我国妇女健康服务。

(曹泽毅 陈春玲)

参考文献

1. Averette HE,Wrennick A,Angioli R. History of gynecologic oncology subspecialty. Surg Clin North Am,2001, 81(4):747-751.

2. Barber HR.The making of a gynecologic oncologist. Eur J Gynaecol Oncol,2000,21(6):546-549.

第十三章

外阴肿瘤

第一节　外阴良性肿瘤

外阴良性肿瘤较少见。根据肿块的性质和临床表现可将其划分为两大类:囊性肿瘤、实性肿瘤。根据肿块的来源将其划分为5大类:上皮来源的肿瘤、上皮附件来源的肿瘤、中胚叶来源的肿瘤、神经源性肿瘤、瘤样病变等。

上皮来源的肿瘤包括外阴乳头状瘤(papilloma)、软垂疣(acrochordon)、痣(nevi)等,多为实性肿物;上皮附件来源的肿瘤包括实性的汗腺瘤(hidradenoma)和囊性皮脂腺腺瘤(sebaceous cyst)等;中胚叶来源的肿瘤包括实性的纤维瘤(fibroma)、脂肪瘤(lipoma)、平滑肌瘤(leiomyoma)、粒细胞成肌细胞瘤(granular cell myoblastoma)等;神经源性肿瘤包括实性的神经鞘瘤(neurilemmoma)、神经纤维瘤(neurofibroma)等;瘤样病变包括实性的疣(wart)和囊性巴氏腺囊肿(Bartholin cyst)、血管瘤(hemangioma)、中肾管囊肿(mesonephric duct cyst)、外阴子宫内膜异位症(vulvar endometriosis)等。

一、上皮来源的肿瘤

(一) 痣

痣(nevi)可见于各年龄女性,一般无症状,多在妇科检查时偶然发现,临床表现为淡褐色到黑色的实性结节,一般较小,直径几毫米,可平坦,也可隆起,有时表面可见毛发。病理表现为痣细胞增生,呈黑色,细胞膜清晰,胞质内为黑棕色细颗粒。

病理上按痣细胞生长部位分为3种类型:皮内痣是指痣细胞脱离上皮基底层完全进入真皮层内;交界痣是指痣细胞团位于表皮基底层和真皮乳头层交界处;混合痣是2种成分均有。临床上,皮内痣一般界线清楚,病变稍隆起,颜色均匀,有些表面有毛发,一般不发生癌变;交界痣和混合痣一般表面平坦,可边界不清或颜色不均匀,但外观上与皮内痣实难区分,这些痣细胞生长活跃,受刺激后易发生恶变,尤其是生长于外阴受刺激部位。治疗上以手术切除为主,切除后必须送病理检查。

痣恶变是恶性黑色素瘤的常见病因,根据国内外的报道,约超过50%的恶性黑色素瘤是痣恶变所致。痣恶变常常是隐匿的,出现溃疡、出血等临床表现时有时已是晚期,对于"高危痣"必须及时处理,痣的高危因素一般包括:亲属有恶性黑色素瘤病史者;着色性干皮病患者;青少年期有暴晒史;痣边界不清;痣色素不均匀;不对称痣;直径≥7mm或增长迅速;痣周围出现卫星灶;毛脱落等。另外有一种无色素沉着的恶性黑色素瘤需要小心,对于久治不愈的溃疡或性质不明的赘生物,即使没有色素表现,也要考虑到恶性黑色素瘤的可能,要及时活检明确诊断。

不良刺激是痣恶变的重要诱因,不能用锐器挑痣或用腐蚀剂点痣,也要注意孕期由于激素改变,有增加痣恶变的可能,有些学者建议孕前预防性痣切除。

(二) 软垂疣

软垂疣(acrochordon)也称纤维上皮性息肉(fibroepithelial

polyp），俗称皮垂。可见于各年龄女性，肿物呈球形或舌样，多见于大阴唇，直径为 1~2cm，表面有皱襞，质地柔软，多有蒂。病理表现为肿瘤由纤维结缔组织构成，表面覆盖较薄的鳞形上皮层，一般无增生。治疗上一般无须处理，如出现破溃、出血等症状，或患者过于担心，或肿瘤增长较快较大，则应予以切除，切除物应送病理检查。

（三）外阴乳头状瘤

外阴乳头状瘤（vulvar papilloma）比较少见，是局部炎症慢性刺激外阴皮肤或黏膜，逐渐形成的表面向外生长的乳头状突起，是以上皮增生为主的病变。多见于中老年妇女，发病年龄大多在 40~70 岁，病变呈乳头样，多发在大阴唇，也可见于阴阜、阴蒂和肛门周围。可单发或多发，病变一般不大，直径在数毫米至数厘米，实性，质硬。病理表现为复层鳞形上皮中的棘细胞层增生肥厚，上皮向表面突出形成乳头状结构，上皮脚变粗向真皮层伸展，上皮细胞排列整齐，无组织异型性及细胞异型性。诊断上需要与尖锐湿疣鉴别，后者外观特异、质地软、触之易出血、有接触传播史、病变发展快。还需要与寻常疣、扁平疣、传染性软疣等疣状病变鉴别，这些疾病均有相应的特异皮肤表现。如果表面出现破溃、出血等，需要活检与外阴癌鉴别。治疗上以局部切除为主，范围在病灶外 0.5~1cm，切除物必须送病理检查。

二、上皮附件来源的肿瘤

（一）汗腺瘤

汗腺瘤（hydradenoma）少见，为汗腺上皮增生而形成的肿瘤，多表现为大阴唇的实性小结节，直径小于 1cm，一般无症状，有时可继发感染等。病理表现为分泌型柱状细胞下衬一层肌上皮细胞，以及纷乱的腺瘤样结构，需要与恶性肿瘤鉴别。汗腺瘤一般为良性，极少数为恶性。由于大汗腺在性发育成熟后才有功能，因此这种汗腺瘤发生于成年之后。治疗上一般以手术切除为主，切除物需病理检查。

（二）皮脂腺腺瘤

皮脂腺腺瘤（sebaceous adenoma）少见，为一圆形或卵圆形的肿块，直径 1~3cm，黄豆大小，单发或多发，稍隆起于皮肤，一般无症状。病理表现为皮脂腺腺瘤细胞增生成结节。切除病理检查可以确诊。

三、中胚叶来源的肿瘤

（一）脂肪瘤

脂肪瘤（lipoma）多表现为阴阜或大阴唇的实性肿物，质软，直径大小不等，可以米粒大小，也可以十余厘米，边界

清楚，活动好。病理表现为成熟的脂肪细胞间有纤维组织混杂。治疗上一般无须手术，如果较大或部位特殊影响生活，可以切除。

（二）纤维瘤

纤维瘤（fibroma）少见，多表现为生长于大阴唇外侧的实性质硬肿物，多有蒂，一般无症状。病理表现为成纤维细胞增生，无异型性。治疗上以手术切除为主。

（三）平滑肌瘤

平滑肌瘤（leiomyoma）少见，可发生于外阴的平滑肌、毛囊的立毛肌或血管的平滑肌组织。与子宫平滑肌瘤相比，发生在外阴部的平滑肌瘤是相当罕见的。多发生于大阴唇，边界清楚的实性肿物，质地略硬，活动好，体积小时一般没有症状。病理表现为平滑肌细胞束状或漩涡状排列增生。治疗上以手术切除为主，切除物需病理检查以明确诊断。

（四）粒细胞成肌细胞瘤

粒细胞成肌细胞瘤（granular cell myoblastoma）非常少见，多发生于大阴唇组织深部，较小，直径数毫米到数厘米，实性，质地中等，多无症状。此肿瘤常常伴发其他部位的同类肿瘤，如伴发呼吸道粒细胞成肌细胞瘤。病理表现较特异，有时与恶性肿瘤不易区分。镜下瘤细胞集合成粗条索状或巢状，为细纤维分隔，特点是细胞大，胞质丰富，含有显著的嗜伊红颗粒，另外，细胞质颗粒特殊染色提示非黏液，非糖原，苏丹黑 B 阳性，PAS 染色经酶消化后仍为阳性。治疗上以手术切除为主，因肿瘤没有明显包膜，边界不清，手术后有复发可能。手术切除标本的边缘应作仔细地检查，如切缘有病变存在，需要再次手术。一般预后良好。

四、神经源性肿瘤

（一）神经鞘瘤

神经鞘瘤（neurilemmoma）少见，常表现为圆形、中等大小的皮下结节，实性，一般无症状。病理表现为肿瘤组织主要由神经鞘细胞组成，此种细胞呈细长的梭形或星形，胞质嗜酸，胞核常深染，大小一致，疏松排列成束状、螺旋状或漩涡状结构，S-100 阳性，部分 NSE、MBP 阳性。治疗上以手术切除为主，切除物送病理检查。

（二）神经纤维瘤

神经纤维瘤（neurofibroma）少见，临床表现与神经鞘瘤没有显著差异。病理表现为瘤组织由鞘细胞和神经纤维细胞组成，瘤细胞间充满大量胶原纤维及黏液或黏液样物质，有时在瘤内可以见到轴突。治疗上以手术切除为主，切除物送病理检查。

五、瘤样病变

(一) 疣

疣 (wart) 主要是尖锐湿疣 (condyloma acuminatum)，为人乳头瘤病毒 (HPV) 感染形成的局部疣状增生性病变，好发于外阴、肛周、阴道、子宫颈等部位，外观为单发或多发小丘疹状、乳头状、菜花状或鸡冠花状赘生物，表面多毛刺，根部有蒂或融合成片，柔软，易出血。尖锐湿疣的治疗主要为激光等物理烧灼，也可以选择三氯醋酸烧灼或干扰素等药物治疗，复发率较高。

尖锐湿疣需要与假性湿疣、寻常疣、扁平湿疣等鉴别。假性湿疣 (pseudocondyloma of vulvar) 由慢性炎症刺激而致，HPV 阴性、一般没有不洁性接触史、局部瘙痒明显、病变位于双侧小阴唇内侧、病变对称且均匀分布、为粟粒样大小的淡红色丘疹，与尖锐湿疣外观上有明显不同。寻常疣 (common wart) 由 HPV 的其他亚型引起，好发于手背、指背、足缘及甲周等部位，其病变为皮肤上有针尖大小到豆粒大小圆形或多角形肉样小结节，表面有许多肉刺样丝状突起，干燥而粗糙，摸时较硬，多在 2 年内自行消退。扁平湿疣 (condyloma flant) 是二期梅毒的一种特征性损害，不是一种独立疾病，皮肤外表呈弥漫性浸润并可互相融合，迅速增大，形成扁平隆起、疣状隆起或乳头状隆起，由于浸润迅速，其外表往往破溃，而形成溃疡，溃疡外表常覆盖一层苔藓样被膜，具有恶臭味，梅毒相关检测阳性。

(二) 巴氏腺囊肿

巴氏腺囊肿 (Bartholin cyst) 是外阴较常见的病变，多为巴氏腺导管阻塞、腺体分泌物聚集形成，表现为大阴唇下 1/3 的囊性肿物，边界清楚，活动好，可继发感染形成脓肿。需要与中肾管囊肿鉴别。治疗上现在多采用造口术。

(三) 血管瘤

血管瘤 (hemangiomas) 少见，为血管结构异常形成，由无数毛细血管或海绵状血管所构成的良性肿瘤。外阴血管瘤好发于婴幼儿，多在生后 2~3 个月时出现，在婴儿期生长迅速，可造成显著的婴儿外阴变形，但是，除非大出血，此时一般不需要治疗，因为绝大部分可以逐渐消退。临床上可以表现为 2 种类型：毛细血管瘤，外观似草莓样，凸起、红色、质地软，肿瘤直径从几毫米到几厘米不等；海绵状血管瘤，海绵样，形状不规则，深紫色，界线分明，按之褪色，放松后即恢复，面积大小不一，其大小可以从几平方毫米到几平方厘米面积，甚至可延伸至阴道，膨出于阴道黏膜下。一般不需要治疗，如果观察数年仍不消退，可以采取硬化剂、糖皮质/类固醇激素、手术切除、放射治疗等。成人几乎没有新发的外阴血管瘤，多是小的外阴静脉曲张 (varicosities)，一般也不需要处理。

(四) 中肾管囊肿

中肾管囊肿 (mesonephric duct cyst) 是中肾管残留来源的囊肿，多见于中肾管途经之地，如输卵管系膜、子宫旁、阴道旁等，因为中肾管遗迹的末端部分只到达处女膜和阴道口，因此这种囊肿只发生于外阴的处女膜、阴蒂或尿道周围，外阴更表浅的地方罕见此类肿瘤。发生于尿道口下方的又称为加氏囊肿。发生于阴道侧壁近处女膜的囊肿有时向外突出，需要与巴氏腺囊肿鉴别。这类囊肿一般中等大小，也有的可以较大，直径达十余厘米，肿物壁薄柔软，波动感较强，一般无症状。无症状的一般不需要治疗，有症状者可以手术切除。需要注意的是，这类囊肿有时一直向上延伸到子宫旁，给手术带来很大麻烦。

(五) 外阴子宫内膜异位症

外阴子宫内膜异位症 (vulvar endometriosis) 少见，有时巴氏腺囊肿造口处或分娩侧切伤口，甚至外阴活检伤口处，可继发此类疾病，表现为周期性痛性结节。小的、症状轻者可以观察；大的、症状重者往往需要手术切除；治疗子宫内膜异位症的各种药物也有一定效果。

（赵晓东）

第二节　外阴恶性肿瘤

外阴恶性肿瘤是指来源于外阴部位的皮肤黏膜及其附属器的上皮性肿瘤、来源于平滑肌等组织的间叶性肿瘤以及由原发于其他部位的肿瘤转移到外阴的转移性肿瘤。上皮性肿瘤包括外阴鳞状细胞癌、腺癌、汗腺癌、基底细胞癌、前庭大腺癌、恶性黑色素瘤和佩吉特（派杰）病（Paget disease）等；间叶性肿瘤包括平滑肌肉瘤、血管性肉瘤和淋巴管肉瘤以及脂肪肉瘤等；外阴转移性肿瘤包括宫颈癌的外阴转移、肛门直肠癌的外阴会阴转移以及远处原发灶的外阴转移等。其中外阴鳞状细胞癌是最常见的外阴恶性肿瘤。

一、外阴上皮内瘤变

外阴上皮内瘤变（vulvar epithelial neoplasia，VIN）是指发生于外阴皮肤黏膜上皮内的肿瘤性病变，病变局限于上皮层内,没有穿破基底膜。根据肿瘤细胞在上皮内所占比例,外阴上皮内瘤变可分为 3 级。

【病理】 外阴上皮内瘤变的病理组织学改变为表面角化及上皮层增厚,颗粒层明显,基底至棘细胞层出现异型细胞,细胞形态大小不等,胞核大,染色质增多、粗糙深染,核膜尚清晰。核分裂象增多,有异形性。外阴上皮内瘤变分为 3 级,病变细胞占据上皮层下 1/3 的为 VIN 1 级、占据 1/3~2/3 的为 VIN 2 级,占据 2/3 及以上的为 VIN 3 级(包括原位癌)。

【临床表现】 外阴上皮内瘤变一般表现为外阴部微隆起的斑片状、丘疹状等病变。可比正常皮肤黏膜的皮色深或浅或同色,也可表现为白色、浅红色、深红色等异常皮色。此种病变多出现在两侧大小阴唇处,在阴唇内侧的尿道口和阴道口黏膜、在阴唇外的阴阜部也可出现(图 9-13-1)。患者在发病前大多已有数月至数年的外阴瘙痒史。

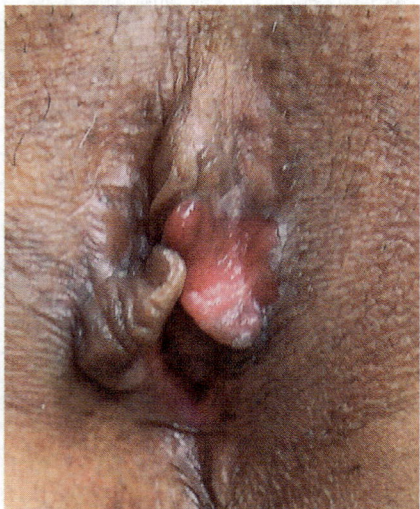

图 9-13-1 VIN 3 级

【诊断与鉴别诊断】 依据外阴部长期瘙痒以及外阴部检查发现的皮肤黏膜病变可做出初步诊断,确诊外阴上皮内瘤变需要对病变处组织进行活检,对于病变范围较大或病变较为严重的区域应行多点活检,必要时在术中行快速病理检查以确定是否有浸润及切缘情况。

VIN 存在多灶性病变,外阴活检有一定的误诊率。Polterauer 等在 1996—2008 年间 186 例 VIN 2 级和 VIN 3 级的研究中,VIN 2、3 级在术前外阴活检中得到正确诊断的分别为 55.8% 和 88.1%,在单因素和多因素分析中,多灶性病变是与不完全切除相关的唯一因素。

【治疗】 外阴上皮内瘤变的治疗包括药物治疗、物理治疗以及手术切除等。

1. 药物治疗 可以采用氟尿嘧啶、咪喹莫特、5-氨基乙酰丙酸等药物。5-FU 软膏局部涂擦的有效率可达 50% 左右。

以咪喹莫特治疗 VIN 亦有一定的效果,一组治疗对比研究显示,在 20 周时,与安慰剂组相比,81% 的患者的病灶大小减少了 25% 以上,在组织学上表现为病变组织的明显退缩,58% 的患者的 HPV 可被清除。

2. 物理治疗 可在局麻下应用激光治疗,用于病变面积较小的患者,对于面积较大的可以分次使用,其优势为治疗后不需植皮,愈合后可以保留外阴的原有外形,但有约 1/3 的复发率。

3. 手术治疗 对外阴上皮内瘤变的手术治疗原则是切除病灶,可以直接切除或用于药物治疗或物理治疗无效或复发的病例,要求切口在病灶边缘外 1cm,深度到皮下。术中最好行快速病理检查,以确定切缘是否切净及有无浸润。对于切除面积较大的要进行植皮或转移皮瓣覆盖。较大范围的手术切除可以造成外阴形状的改变,对患者的性心理有一定的影响。近来有以宫颈环形电切术(loop electrosurgical excision procedure,LEEP)切除该种病变的报道,也取得了较好的效果。

二、外阴鳞状上皮癌

外阴鳞状细胞癌是最常见的外阴癌,占外阴癌的 80%~90%。起源于外阴部皮肤黏膜的鳞状上皮,在致病因子的作用下,基底细胞发生异型增生形成外阴上皮内瘤变,在癌细胞进一步穿透上皮基底膜形成浸润之后转变成外阴浸润癌。

【病因】 目前认为高危型人乳头瘤病毒感染是外阴癌发病的重要因素之一,已有针对高危型病毒实施疫苗预防试验有效的报道。病毒通过外阴部皮肤黏膜的破裂口首先侵入上皮的基底细胞及细胞核,致其遗传物质 DNA 发生异常转变,导致外阴部的皮肤黏膜异常增生并向周围侵犯和远处转移。其中与高危型 HPV 感染相关的外阴癌多发生于 50 岁以下的妇女,其病灶中多能够检测出相关的高危病毒 DNA。而在 50 岁以上的外阴癌病灶中高危型 HPV-DNA 的检出率显著少于 50 岁以下的妇女。其他致病因素尚可能包括长期吸烟、外阴慢性炎症、外阴硬化性苔藓等。

【发病情况】 近年来外阴癌的发病率有所增加,2000 年澳大利亚研究报告显示年轻女性的外阴高度上皮内瘤变和外阴癌的发病率均上升,年轻女性浸润癌患者占总例数的比例亦有所上升,1985—1988 年间占 5%,10 年后的 1994—1997 年间增加了 2 倍,达到了 16%。2008 年美国 CDC 发布的 1999—2004 年期间与 HPV 感染相关疾病的发病情况报告中,外阴癌的发病率为 1.7/100 000,其中白种人妇女的发病率高于其他种族。

1988—2005 年间美国监测、流行病学和最终结果对浸润性外阴鳞癌的研究报告显示,在 6 965 例患者中,<50 岁的占到 19.3%,≥50 岁者占到 80.7%,年轻患者的 5 年生存率为 87.5%,年老患者为 52.5%($P<0.001$)。

美国女性有 1/333 的机会罹患外阴癌。2014 年,大概有新发外阴癌患者 4 850 例和死亡患者 1 030 例(National Cancer Institute,2014)。由于人口老龄化和人类免疫缺陷病毒(HIV)感染妇女寿命延长,美国外阴浸润性肿瘤发病率(年龄调整后)在过去 30 年中呈上升趋势,且这种增长在所有年龄组和所有地区均持续存在。特别是外阴原位癌(CIS)(年龄调整后)的数量每年增加 3.5%,浸润癌的发病率每年增加 1%。

【病理】

1. 大体观 外阴鳞状细胞癌在起病初期可以表现为外阴局部的皮肤结节,单发或多发,以后可以向外生长形成外生型、向皮下生长形成内生型,此 2 种肿块表面溃烂可形成溃疡型。若合并感染则瘤体表面可覆有脓痂、周围组织可有充血。外阴癌病灶周围多伴有外阴营养不良等病变。

2. 镜下观 外阴癌在镜下可以分为高分化、中分化和低分化,大多数外阴癌为高分化和中分化。高分化癌以癌灶中出现大量大小不等的鳞状细胞巢为特点,细胞巢中心常有角化珠;中分化细胞巢的角化较少,细胞分化不成熟;低分化肿瘤的细胞呈现小的癌巢或实性条索状分布,细胞异型性明显,多无明显的角化。

【临床表现】 外阴癌的临床表现主要包括外阴瘙痒和外阴肿块以及腹股沟肿块等。

1. 症状 外阴瘙痒是外阴癌的主要前期症状,在出现明显的肿块前,外阴瘙痒一般多持续存在 5 年以上。表现为白天轻晚上重,对外阴部病变注意力集中时瘙痒较重。外阴瘙痒部位多伴有外阴营养不良等良性病变的长期存在。大的肿块有下坠感及行动坐立不便,在肿块破溃及合并感染时有疼痛及发热等表现。在侵犯尿道及肛门直肠时可以出现排尿不畅和血尿及排便不畅和血便等改变。

2. 体征 主要表现为外阴部肿块和腹股沟区肿块。

(1)外阴部肿块:典型外阴癌的体征是外阴部的肿块,70% 位于两侧的大小阴唇部,其他可出现于阴蒂部、阴唇后联合部及会阴部等(图 9-13-2~图 9-13-6)。常合并存在外阴营养不良等病变。位于阴蒂和后联合等处的外阴癌称之为中线癌,位于两侧阴唇等处的称之为边线癌。大部分病灶为单发灶,也有多发灶同时或先后出现,在阴唇的左右两侧同时出现的病灶,称之为"对吻癌"。

外阴癌早期表现为外阴局部的皮肤丘疹结节等,局部增厚,表皮可粗糙。随着肿块逐渐长大,可以呈现圆形、长方形或不整形,肿块质硬,有些患者的肿块质地坚硬。肿块向内生长可侵犯盆底组织及耻骨等处使肿块固定。肿块外观可呈现与周围皮肤相同的颜色,也可呈紫红色、灰白色等改变。肿瘤表面可以破溃形成溃疡,若合并感染则有炎性表现,局部有充血红肿、表面可有脓性分泌物,可有发热、白细胞升高等全身性表现。

(2)腹股沟肿块:为外阴癌腹股沟淋巴结转移的表现(图 9-13-7、图 9-13-12)。腹股沟淋巴结是外阴癌淋巴结转

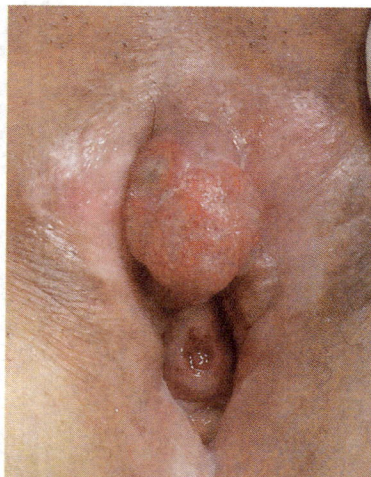

图 9-13-2 外阴鳞癌(阴蒂癌)

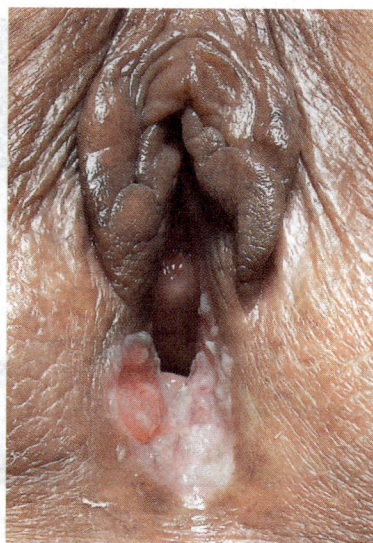

图 9-13-3 外阴鳞癌(阴唇后联合)

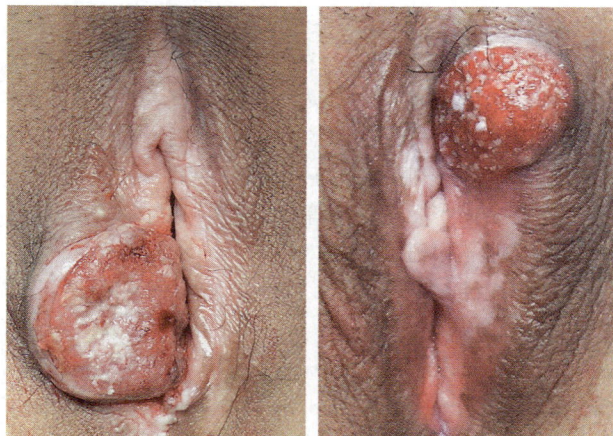

图 9-13-4 外阴鳞癌(左右阴唇部位)

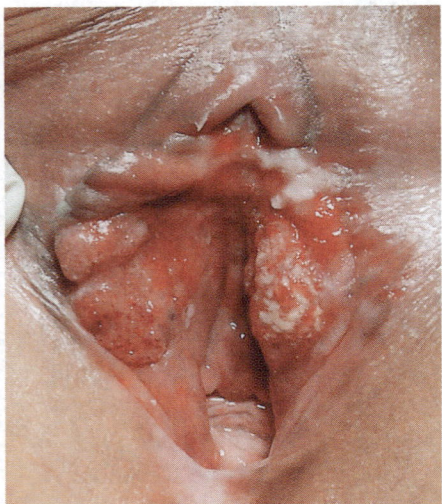

图 9-13-5　外阴鳞癌（双侧性，"对吻癌"）

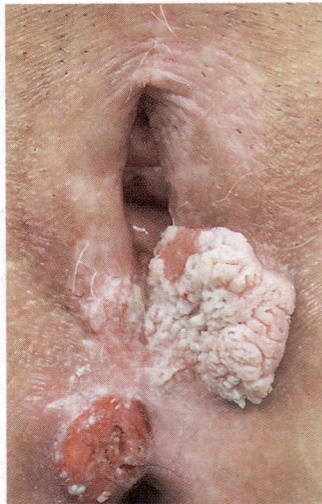

图 9-13-6　外阴鳞癌（复发癌）

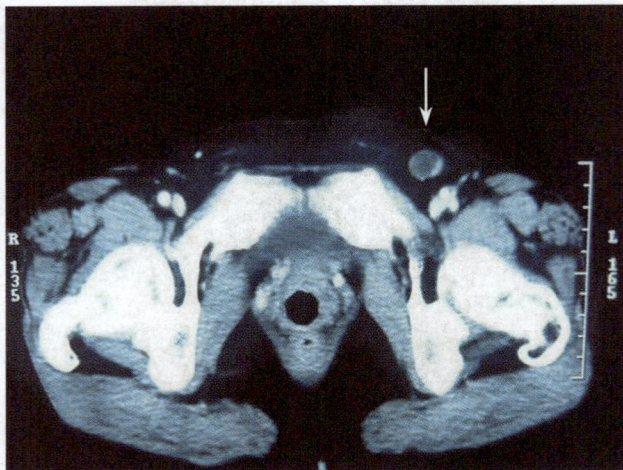

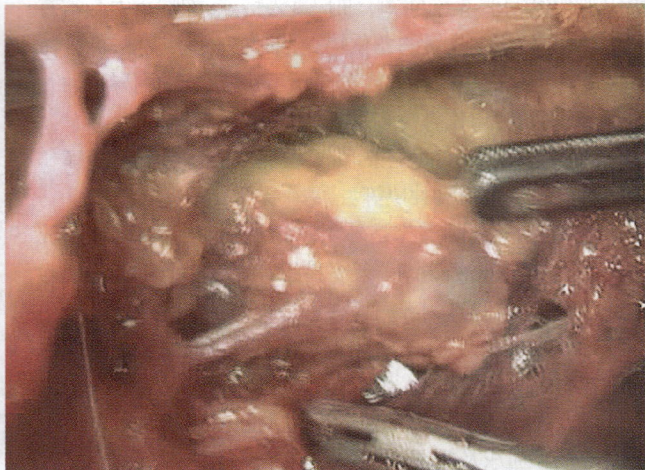

图 9-13-7　腹股沟淋巴结转移（术前 CT 及腔镜下显露）

移的第一站，出现腹股沟淋巴结转移时表现为腹股沟区的肿块，早期多为前哨淋巴结（耻骨结节旁淋巴结）肿大，为耻骨结节旁的可触及的活动的皮下结节，以后出现多发结节并逐渐增大，晚期可以相互融合，表面可破溃形成溃疡，若合并有感染则表面形成脓痂并有恶臭。早期癌可在病灶的同侧腹股沟区发生淋巴结转移，因存在左右两侧腹股沟淋巴结之间的淋巴交通网，所以晚期单侧癌也可以转移到对侧形成双侧腹股沟淋巴结转移。阴蒂癌等中线癌也可以在发病时即表现为双侧腹股沟淋巴结肿大。

【转移途径】　外阴癌可以发生局部浸润蔓延、淋巴转移和血行转移。

1. 局部浸润蔓延　外阴癌可以向周围组织器官侵犯。向内可以侵犯尿道口及尿道、阴道口及阴道，向后可以侵犯肛门及直肠，可影响患者的大小便。向深部可以侵犯盆底组织和耻骨等。见图 9-13-8。

2. 淋巴结转移　淋巴结转移是外阴癌最常见的转移途径。癌细胞沿淋巴管首先到达患侧的前哨淋巴结，大多位于腹股沟浅组淋巴结，其次可以到达深部的股淋巴结和/或对侧的腹股沟淋巴结，进一步可以到达盆腔淋巴结及腹主动脉旁和纵隔及锁骨上淋巴结。部分阴蒂癌等中线型外阴癌也可以直接转移到盆腔淋巴结。外阴癌淋巴结转移的首站淋巴结称之为前哨淋巴结，可以用染色和核素标记的方法定位。染色和核素定位多于术前进行，可首先在外阴癌病灶外皮下处注射染料（如亚甲蓝液等）和/或核素（如锝等），两者合用的阳性率为 98%，单用染料为 94%。注射染料的方法可于术中通过辨别已被染色的淋巴结来确定，而核素标记的方法则需于术中应用特殊的放射线探测器检测和定位。

在腹股沟淋巴结切除术中可首先切除前哨淋巴结并送术中快速病理检查，若为阴性则其余淋巴结可不予以切除，

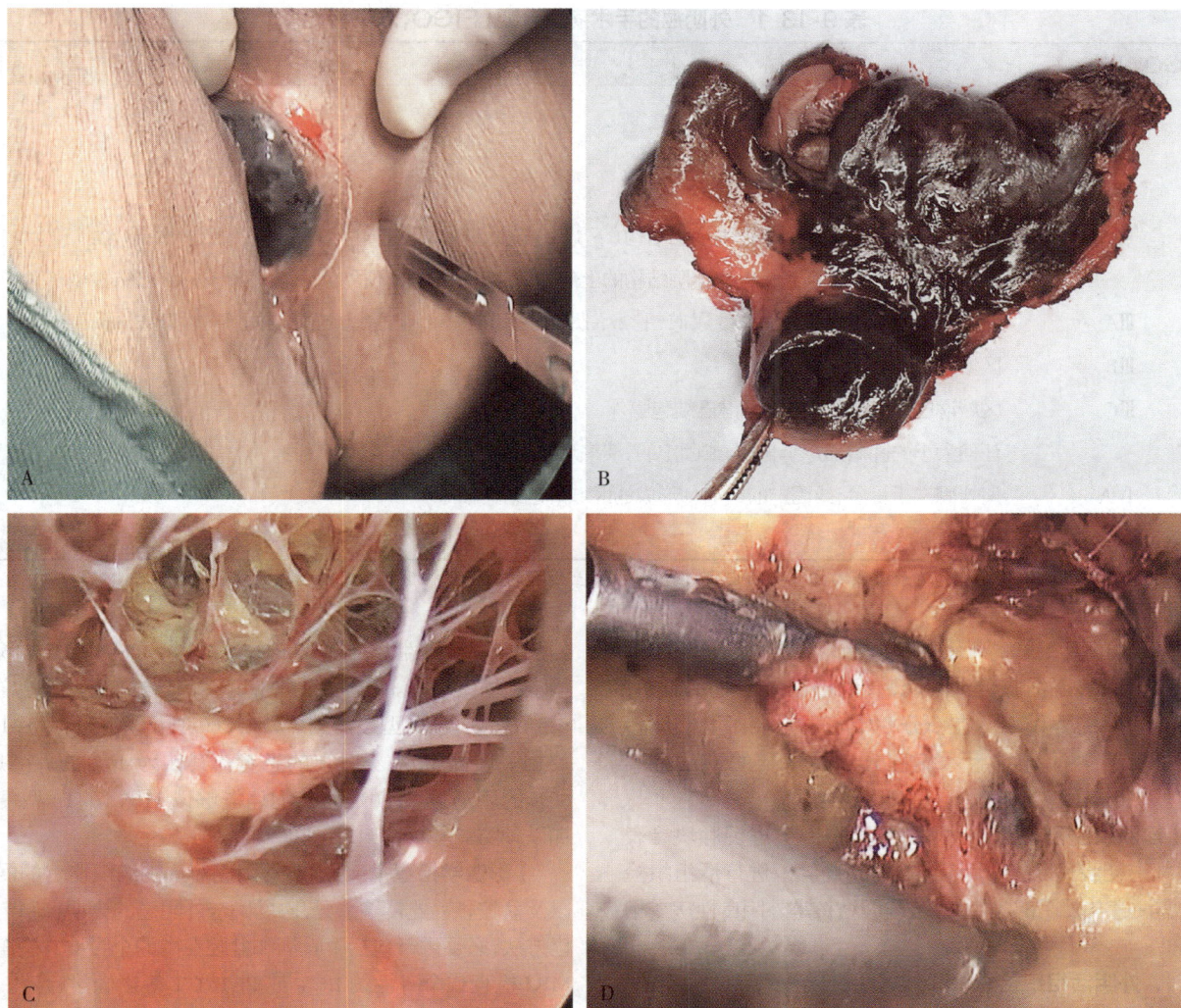

图 9-13-8 外阴恶黑侵犯尿道行腔镜下腹股沟淋巴结切除术 + 左侧外阴根治性切除术 + 尿道切除术

A. 外阴左侧阴唇恶黑并侵犯尿道;B. 恶黑侵犯尿道联合行左侧外阴根治性切除术 + 尿道切除术(钳尖处为尿道外口);
C. 腔镜下腹股沟淋巴结切除术显示的淋巴管和 2 枚正常淋巴结;D. 腔镜下腹股沟淋巴结切除术中显示的黑染的阳性
转移淋巴结(两钳之间)。

若为阳性则切除剩余的淋巴脂肪组织或直接转行后续的放化疗。如果阳性前哨淋巴结较大,亦应考虑切除其他淋巴结,因其他淋巴结的阳性率随着前哨淋巴结的增大而增加。在一项 403 例外阴癌患者的多中心研究中,有 33% 的患者存在 1 个或 1 个以上的前哨淋巴结转移,其中 85% 的患者实施了腹股沟淋巴结切除术,对其中 260 例患者的 723 个前哨淋巴结进行回顾性分析显示随着前哨淋巴结的增大,非前哨淋巴结转移的概率逐渐增加,19 例前哨淋巴结病灶 ≤2mm 的有 2 例存在非前哨淋巴结转移,而 21 例 >5mm 的有 10 例存在非前哨淋巴结转移。其同时认为前哨淋巴结转移灶 >2mm 的患者预后差。

Brunner AH 等在对腹股沟前哨淋巴结术中冷冻切片的准确性研究中认为腹股沟前哨淋巴结术中冷冻切片的敏感性、特异性、阳性和阴性预测值分别为 88.5%、100%、100% 和 93.2%,在淋巴结存在微转移时可出现淋巴结的假阴性报告,没有假阳性报告。

淋巴结的转移情况严重影响患者的预后,在 1982—2004 年间的 134 例Ⅲ/ⅣA 期的外阴癌淋巴结转移的研究中发现,在多因素分析中,淋巴结的囊外播散是仅有的预后因素,其 5 年生存率为 31%,显著低于仅有囊内转移的 80% 的生存率。

3. 血行转移 外阴癌在晚期多出现血行转移,可转移到肺、肝、骨、脑等处。对于临床怀疑有远处转移的应进行相应的影像学检查和活组织检查。

【外阴癌的手术病理分期】 在 2021 年,FIGO 对外阴癌的手术病理分期进行了重新讨论并制订了新的分期

表 9-13-1　外阴癌的手术病理分期（FIGO,2021）

FIGO 分期		肿瘤范围
I		肿瘤局限于外阴
	I A	病变≤2cm,且间质浸润≤1.0mm[a]
	I B	病变 >2cm,或间质浸润 >1.0mm[a]
II		任何大小的肿瘤蔓延到邻近的会阴结构(下 1/3 尿道、下 1/3 阴道和下 1/3 肛门),且淋巴结阴性
III		任何大小的肿瘤蔓延到邻近的会阴结构的上部,或存在任何数目不固定、无溃疡形成的淋巴结转移
	IIIA	任何大小的肿瘤蔓延到上 2/3 尿道、上 2/3 阴道、膀胱黏膜、直肠黏膜或区域淋巴结转移≤5mm
	IIIB	区域淋巴结[b] 转移 >5mm
	IIIC	区域淋巴结[b] 转移且扩散到淋巴结包膜外
IV		任何大小的肿瘤固定于骨质,或固定的、溃疡形成的淋巴结转移,或远处转移
	IVA	病灶固定于骨盆,或固定的或溃疡形成的区域淋巴结转移
	IVB	远处转移

注:[a] 浸润深度的测量是从邻近最表浅真皮乳头的皮肤-间质结合处至浸润的最深点;[b] 区域淋巴结指腹股沟和股淋巴结。

(表 9-13-1)。其基本的手术病理分期为病灶局限于外阴的为I期,侵犯邻近器官的为II期,有淋巴结转移的为III期,有远处转移的为IV期。在新分期中着重强调了淋巴结转移的意义。外阴癌的手术病理分期是重要的预后影响因素。

【诊断及鉴别诊断】　根据外阴部瘙痒、出现肿块等表现可做出初步诊断,明确诊断需对肿瘤组织进行活组织检查。需注意与外阴部尖锐湿疣、外阴结核等外阴良性病变相鉴别。

1. 外阴活组织检查　即外阴活检,于外阴肿块表面切取或钳取小部分肿瘤组织进行病理检查以确定肿瘤的性质,应于外阴癌根治性切除术前完成。活检时应注意避开肿瘤表面的感染坏死组织。为提高准确率,对于较大的或弥漫性病变应多处活检。于外阴癌手术中可进行快速病理检查以确定肿瘤基底部以及切缘是否切净。

2. 细胞学检查　因为外阴癌和宫颈癌等都是与 HPV 感染有关的肿瘤,所以对于 HPV 感染所导致的细胞学病变应给予重视。患有外阴癌及外阴癌前病变的患者,子宫颈病变的发生率较高。应对外阴、阴道和子宫颈等处怀疑为癌前病变或癌性病变的部位,刷取其表面的部分脱落细胞进行细胞学检查,也可能查出其合并存在的子宫颈等处的病变。

腹股沟转移淋巴结固定者无法切除,但表皮完整无法活检或因全身其他器官病重因素不能耐受腹股沟淋巴结切除的病例,可对腹股沟肿块进行穿刺并行组织学或细胞学检查,有利于对腹股沟肿块进行定性,并有利于制订后续的包括放疗在内的治疗方案。

【HPV 检查】　在外阴癌及外阴癌前病变中 HPV 的检出率有所不同,在一项有关 HPV 与外阴、阴道和肛门的上皮内瘤变和癌的 Meta 分析中,HPV 与 VIN 1、VIN 2/3 级和

外阴癌的相关性分别为 67.8%、85.3% 和 40.4%。HPV16 是最常检出的类型。在相关的外阴癌中,疣样和基底细胞样癌占到 69.4%,角化型癌占到 13.2%。60 岁及以下患者与 HPV 的相关性高于 60 岁以上的患者。其认为 40% 的外阴癌、60% 的阴道癌和 80% 的肛门癌能够以 HPV16/18 型疫苗加以预防。

【影像学检查】　为了解外阴癌对周围组织器官的侵犯以及盆腔和远处转移情况,协助确定外阴癌的分期和制定治疗方法,必须进行包括腹股沟和盆腔在内的全腹 CT 检查或 MRI 检查或全身性的 ECT 或 PET/CT 等影像学检查。增强型检查有助于提高影像学检查的阳性率。

【治疗】　外阴癌的治疗包括手术切除、放射治疗和化学治疗、免疫治疗等。

手术治疗是外阴癌的主要治疗手段,外阴癌的手术治疗方法包括外阴部原发灶的根治性切除术以及可能转移部位腹股沟淋巴结的切除术。

外阴肿瘤切除术式包括单纯部分外阴切除术(simple partial vulvectomy)、根治性部分外阴切除术(radical partial vulvectomy)和根治性全外阴切除术(radical vulvectomy)。

腹股沟淋巴结切除术按照开放程度分为开放性切除术和微创性(包括腔镜下手术、小切口前哨淋巴结切除术)切除术。按照切除范围分为大范围的根治性切除术和小范围的前哨淋巴结切除术(活检术)和肿大淋巴结切除术。

1. 外阴癌的外阴切除手术　传统的外阴癌根治性全外阴切除术包括肿瘤边缘外 2cm 以内所有组织在内的全外阴切除术,深至筋膜。若肿瘤较大则手术创面大,对外阴部的毁损巨大,部分患者需植皮或转移皮瓣覆盖,若合并感染则愈合困难,并形成较多较大的瘢痕,影响患者的坐姿和性心理过程。

对于病灶较小、浸润较浅者目前多采用改良的外阴癌

根治性部分外阴切除术,即切除肿瘤边缘外 1~2cm 以内的组织,对于没有病变的其他外阴组织不给予切除,术中对切除组织的基底和边缘应行快速病理检查,避免肿瘤残留。

单纯部分外阴切除术用于外阴癌前病变等的处理。

对于肿瘤切缘的研究显示,与术后常规病理检查相比,术中快速冷冻切片检查的准确率是很高的:在一项 5 年 840 例外阴癌术中冷冻切片的分析中,切缘状态的冷冻切片的准确率为 98.6%,阳性淋巴结的准确率为 100%。有研究显示,为了减少手术后的局部复发,切除肿瘤的组织病理切缘在经过甲醛固定后最少应在 ≥8mm,其切缘在 ≥8mm 的 30 例患者无局部复发,而 53 例切缘距离 <8mm 的患者中有 12 例(23%)出现局部复发。术中肉眼观察外阴癌的肿瘤边缘经常是不准确的,LVSI 是主要的影响因素,在病理检查中手术切缘 <8mm 将影响预后,建议对于存在 LVSI 者的肿瘤切缘应 >1cm。但亦有研究显示肿瘤切缘 ≥8mm 和 <8mm 患者的局部复发率无显著性差异。

对于有尿道和肛门直肠侵犯的应予以手术切除,现在亦有先给予化疗使肿瘤退缩,再予以根治性切除,可以保留部分尿道和直肠功能。

在决定手术范围前应结合外阴癌灶的部位、大小以及与邻近器官组织的关系,肿瘤的组织分化程度、有无淋巴脉管间隙侵犯以及肿瘤浸润的深度,腹股沟淋巴结有无转移等因素并充分考患者其他器官的功能状态和要求。但对于有明显高危因素的患者应适当扩大手术范围,必要时加用术后放化疗(详见外阴癌的放化疗)。

外阴局部复发是外阴癌术后主要的复发部位。Cheng X 等对复旦大学肿瘤医院 1980—2002 年间的 100 例外阴鳞癌进行了复发及预后的分析,其中局部复发为 58.8%,腹股沟复发为 5.9%,局部和腹股沟复发为 2.9%,远处转移为 14.7%,局部复发和远处转移为 14.7%,患者的总体复发率是 34%。其 5 年和 10 年 DFS 分别为 66.5% 和 45.2%。单因素分析中,年龄、FIGO 分期、淋巴脉管间隙侵犯、淋巴结状态是重要的预后因素;在多因素分析中,年龄和淋巴结状态是最重要的预后因素。年龄大和淋巴结转移是预后差的独立预后因素。

2. 外阴癌的腹股沟淋巴结切除术 按照开放程度分为开放性切除术和微创性(包括腔镜下手术或小切口手术)切除术。按照切除范围分为大范围的根治性切除术和小范围的前哨淋巴结切除术(活检术)和肿大淋巴结切除术。

腹股沟淋巴结位于股三角内,股三角的上界为腹股沟韧带,外侧为缝匠肌,内侧为内收长肌。其中可以触及搏动的是股动脉,在其内侧为股静脉,股静脉的属支大隐静脉于卵圆窝处注入股静脉。此为重要的股三角组织结构分布。

腹股沟浅组淋巴结的切除范围包括腹股沟区脂肪层内沿腹股沟韧带下方横行排列的淋巴结和沿股血管表面纵行排列的浅层淋巴结以及股三角脂肪层内的其他淋巴结。腹股沟浅组淋巴结数目为 4~25 个,平均 8 个。腹股沟深层淋巴结的切除是指股管淋巴结的切除,其位于大隐静脉入股静脉处的股静脉的内侧部位,股管淋巴结数目 1~4 个。

腹股沟淋巴结根治性切除术的手术切口可为沿股动脉方向的纵切口或沿腹股沟韧带下方的横切口,目前多推荐使用横切口手术。清除的腹股沟区脂肪和淋巴结的范围为上至腹股沟韧带上方 2~3cm、下至腹股沟韧带下方 7~8cm、外至髂前上棘内侧 1~2cm、内至耻骨结节内侧,深至筋膜层。

腹股沟淋巴结清扫术后对于腹股沟区局部的处理方式影响局部的愈合过程。开放性手术后,因皮下脂肪大部切除干净,皮肤下层残留的薄层脂肪与肌筋膜间可以不给予缝合,仅间断对合缝合腹股沟切口的皮缘即可,皮下放置多孔的负压吸引管,术后以盐水软袋或沙袋压迫腹股沟区,可以使皮肤与肌筋膜间均匀黏合,患者大都可以一期愈合,且愈合的创面平整。

腔镜下的腹股沟淋巴结切除术是指在腔镜下完成对腹股沟区淋巴结的切除,可以利用溶脂的方法先将腹股沟区的脂肪组织完全溶解(溶脂液:灭菌蒸馏水 250ml+ 注射用生理盐水 250ml+2% 利多卡因 20ml+0.1% 肾上腺素 1ml),15~20 分钟后再以负压吸引管吸除已经溶解的脂肪组织,此时插入腔镜并充入 CO_2 气体(气压设置为 8mmHg),可以清楚地看到小血管和淋巴管网如同蜘蛛网样,可以看到较大的腹股沟淋巴结和悬挂于淋巴管之间的各个孤立的大小不等的淋巴结,可以用超声刀或电刀等予以切断和切除。对于最小直径 >1cm 的不宜在腔镜下完整取出的淋巴结,可于手术近结束时,扩大腔镜的小切口后在直视下完整取出。在术后的近期观察中发现,患者下肢淋巴水肿情况较常规手术为好,远期疗效有待继续随访。见图 9-13-7~ 图 9-13-9。

腔镜下的腹股沟淋巴结切除术尚有从脐下小切口直接插入至腹股沟皮下充气使腹股沟区形成气腔,再以超声刀等切除腹股沟区淋巴脂肪组织,或从大腿中段向上刺入腹股沟区形成气腔切除腹股沟区淋巴结脂肪组织的报道,其切除范围与常规大切口手术无异,取得了较好的疗效。

3. 腹股沟前哨淋巴结切除术 外阴癌的腹股沟前哨淋巴结是指外阴癌的癌细胞首先引流到的一组腹股沟淋巴结,吴强等发现其位于耻骨联合两侧的耻骨结节旁,并将其命名为耻骨结节旁淋巴结。吴强等在 2018 年收集了 2017 年 3 月—2018 年 2 月外阴鳞癌患者 18 例,其中 8 例接受腔镜手术,10 例接受开放性小切口手术。同样于外阴癌的上外方皮下注射亚甲蓝注射液。结果 8 例 14 侧腔镜下腹股沟淋巴结切除术中均在耻骨结节和腹壁浅静脉之间的区域发现蓝染的淋巴管和淋巴结(耻骨结节旁淋巴结),10 例 17 侧开放性手术中有 9 例 16 侧也在耻骨结节和腹壁浅静脉之间的区域发现蓝染的淋巴管和淋巴结,另外 1 例近会阴部肿瘤的腹股沟前哨淋巴结未显影,但其耻骨结节旁区域切除的淋巴结为阳性。结论为耻骨结节旁淋巴结是外阴癌主要的腹股沟前哨淋巴结,已被中国抗癌协会诊治指南采用。

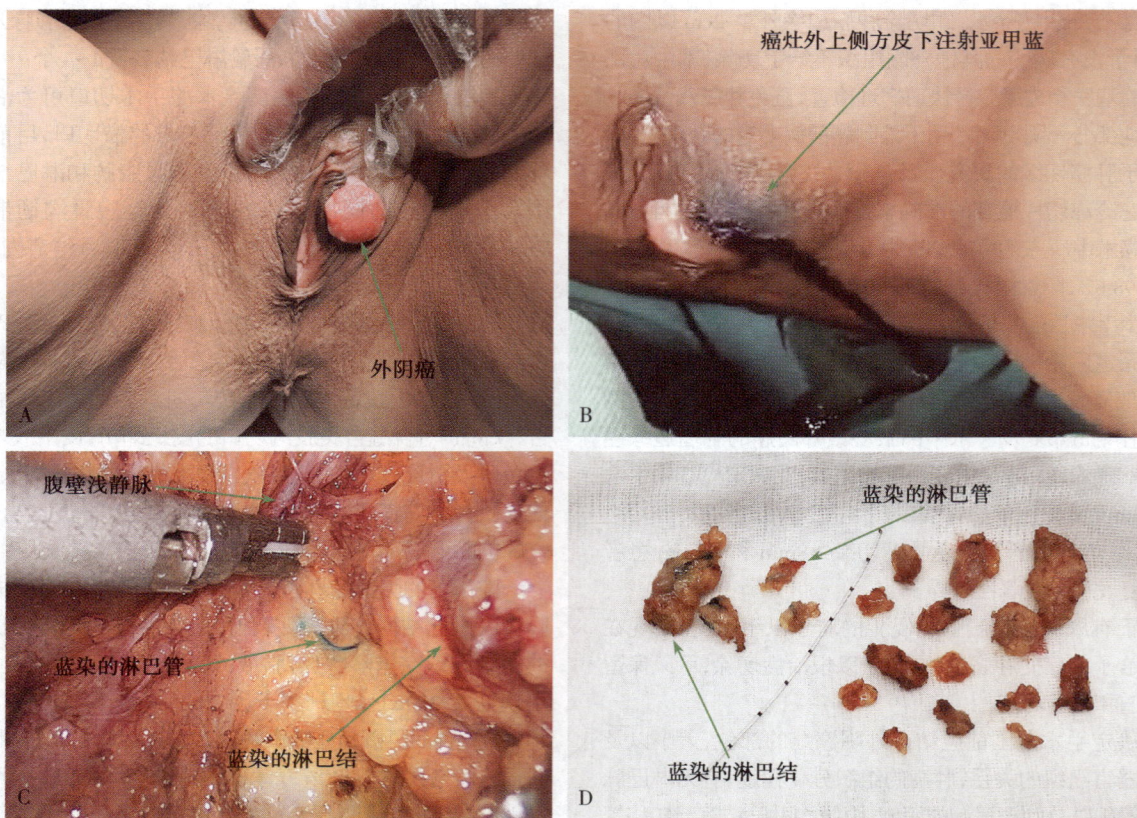

图9-13-9　腔镜下腹股沟淋巴结切除术（术中行前哨淋巴结的辨识和切除）

A. 左侧外阴肿瘤；B. 腔镜手术前行左侧外阴肿瘤左上方及左侧方注射亚甲蓝注射液；C. 腔镜下腹股沟淋巴结
切除术中显示的腹壁浅静脉和蓝染的前哨淋巴管及前哨淋巴结（位于耻骨结节和腹壁浅静脉之间的区域内）；
D. 腔镜下腹股沟淋巴结切除术切除的9枚淋巴结和蓝染的前哨淋巴结（阳性：1/3）。

开放性小切口腹股沟前哨淋巴结切除术：对于外阴肿瘤 <4cm 的单灶性病变、临床无明显腹股沟淋巴结肿大转移证据的患者可以采用前哨淋巴结切除术（活检术）。手术取耻骨结节旁横行稍斜向腹股沟方向的长约3cm的切口，于麻醉后在外阴癌灶的上外侧方皮下注射亚甲蓝示踪剂（和/或荧光等示踪剂）。在注射亚甲蓝注射液后20~30分钟切开皮肤可见皮下蓝染的淋巴管，在蓝染淋巴管的深处靠近耻骨结节的部位可以分离出蓝染的淋巴结，此耻骨结节旁淋巴结为腹股沟前哨淋巴结，切除蓝染的腹股沟前哨淋巴结送快速冷冻切片病理学检查，若组织病理学检查结果为阴性者不需要行广泛性腹股沟淋巴结切除术，阳性者可补充广泛性腹股沟淋巴结切除术或直接采用术后补充放化疗。见图9-13-10、图9-13-11。

已发表的相关研究结果证实了早期外阴鳞癌（临床Ⅰ、Ⅱ期，肿瘤直径 <4cm）通过切除前哨淋巴结评估腹股沟淋巴结转移的敏感性和阴性预测值均可达90%以上。

4. 腹股沟肿大淋巴结切除术　外阴癌腹股沟区首先肿大的淋巴结大多位于耻骨结节旁的区域，即前哨淋巴结，对于腹股沟明显肿大的淋巴结可以行肿大淋巴结切除术，以

利于术后的放化疗。术中应小心将肿大淋巴结从其下的股动静脉表面分离，注意勿损伤血管。见图9-13-12。

对于腹股沟淋巴结阳性或盆腔淋巴结明显肿大的患者应于术后加用放疗或放化疗等后续治疗。

三、外阴佩吉特（派杰）病

外阴佩吉特（派杰）病（Paget disease）是指发生于外阴和会阴及肛周的 Paget 病变，是乳腺外 Paget 病的一种，亦可发生于腋窝等处。瘤细胞来源于皮肤胚胎生发层的多能基底细胞。外阴佩吉特病具有一定的复发率，是一个低死亡率的常见的老年慢性病。

【病理】　大体病变外观为暗红色湿疹样，边界较为清楚，表面可有抓痕、渗血和痂皮等。病灶多位于大阴唇，可蔓延至阴阜、小阴唇和会阴等处。

镜下表现为上皮的棘层肥厚，在表皮细胞中出现 Paget 细胞：细胞大而圆，多在钉脚处出现，核大深染，可在细胞的一侧，核膜清楚，可见核分裂象，核多为1个，可有多核现象；细胞质淡染而丰富，富含黏多糖，PAS 染色阳性。

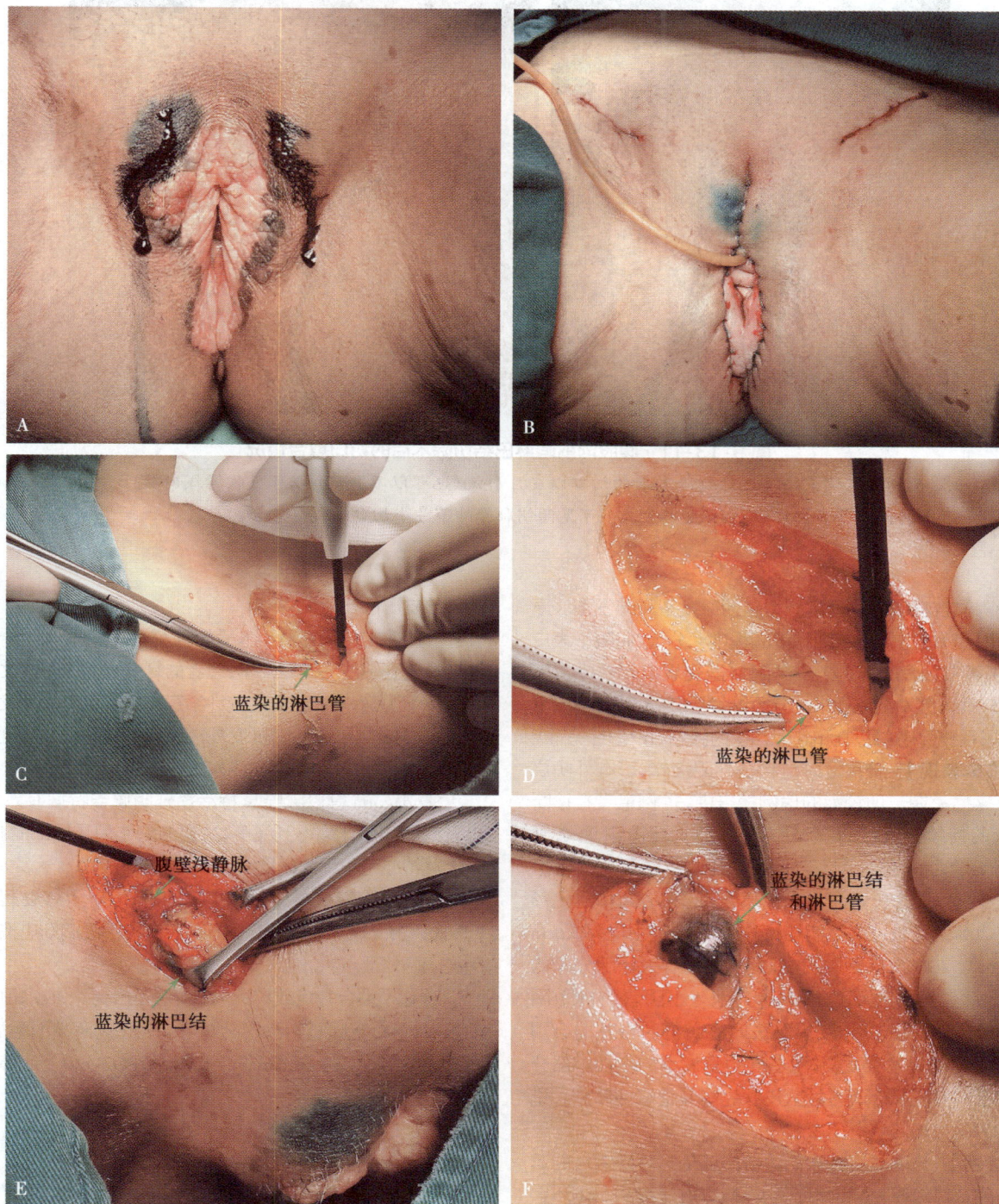

图 9-13-10　腹股沟前哨淋巴管和前哨淋巴结的显影和切除

A. 术前于外阴癌上外侧方皮下注射亚甲蓝注射液；B. 两侧腹股沟前哨淋巴结切除术后及外阴癌根治性切除术后；
C. 皮下可见蓝染的淋巴管；D. 皮下可见蓝染的淋巴管；E. 切口内可见腹壁浅静脉和蓝染的淋巴结；F. 切口内可见蓝染的淋巴结和其表面及周边的淋巴管。

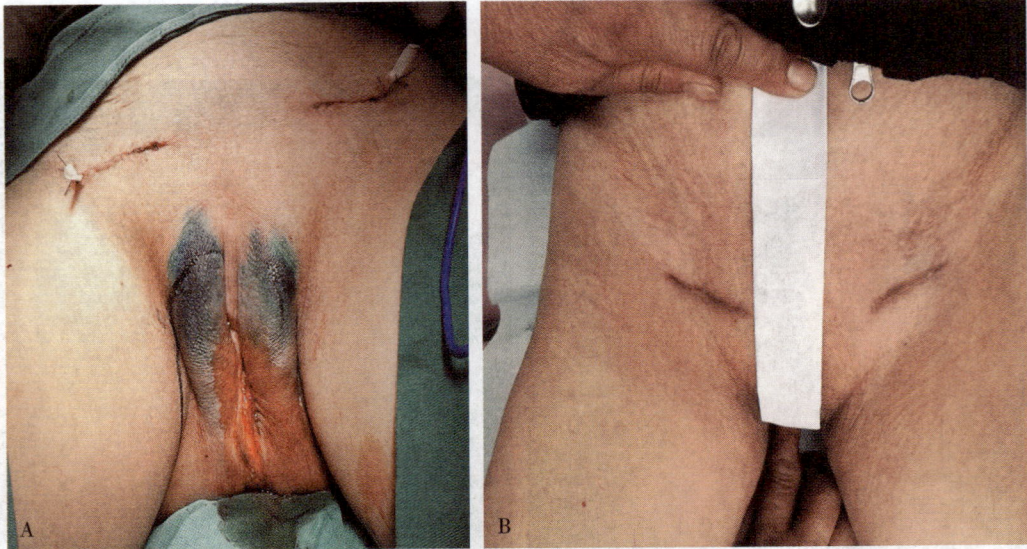

图 9-13-11　腹股沟前哨淋巴结切除术后的切口愈合情况

A. 两侧腹股沟前哨淋巴结切除术后的切口以皮片引流（也可以不引流），以可吸收缝线内缝；B. 术后
3 个月门诊复查切口（以白纸遮挡阴部），可见两侧耻骨结节旁小切口呈线样愈合。

外阴佩吉特病的病理学分型包括原发型和继发型。原发型（即Ⅰ型）依据佩吉特细胞浸润程度又分为：局限于表皮（Ⅰa 型）、真皮浸润（Ⅰb 型）、皮肤附属器受累或伴外阴皮下腺癌（Ⅰc 型）；继发型依据来源分为继发于肛门直肠腺癌（Ⅱ型）、泌尿系统腺癌（Ⅲ型）和其他部位的腺癌（Ⅳ型）。

【临床表现】　最常见的症状是外阴瘙痒，可有外阴烧灼感及疼痛。在一项较大的病例报告中，56 例患者在诊断前症状的持续时间约 20 个月。绝经后女性占到 93%，平均发病年龄为 69 岁。可在外阴部查见边界清楚的红色斑片或红白相间斑块，表面可有抓痕及渗出、结痂和角化形成。有 20% 为 2 处或多处病灶，病灶的最大径平均为 5.6cm（1~20cm）。46% 为双侧性病变，多发生于有大汗腺分布的区域，大阴唇为好发部位（68%），其他为小阴唇（57%）、阴蒂（20%）、会阴（18%）和肛周皮肤（18%），同时合并的会阴部病变可增加手术难度，并可能导致复发率的增加。部分患者可合并有乳腺癌、宫颈癌、皮肤癌等其他恶性肿瘤。见图 9-13-13。

【诊断】　外阴佩吉特病的诊断主要依据外阴病灶的活检。应注意对较厚处病灶的活检以检查有无浸润。应注意与外阴湿疹、Bowen 病等的鉴别诊断。

【治疗】　外阴佩吉特病的治疗以手术切除为主，亦有以氟尿嘧啶软膏和咪喹莫特软膏局部应用治疗的报道。

手术治疗是切除局部病灶，切缘一般在肉眼可见病灶边缘外 1~2cm，切除皮肤及部分皮下脂肪层。对于外阴单发病灶可行病灶扩大切除，外阴多发病灶则应行外阴单纯切除术。术中可行快速冷冻切片检查以排除肿瘤的浸润。若缺损面过大则根据具体情况由阴阜部、大腿内侧或会阴后外

侧转移皮瓣修补。

外阴佩吉特病外科手术后的复发率是 32%，术中给予冷冻切片检查不能降低复发率，患者的复发与切缘阳性之间的关系多不明确，多无显著的统计学意义。复发者的复发时间为 13 个月~11 年。此病复发是常见的，但罕见导致死亡，应长期随访，复发灶可以再次手术切除。

Sendagorta 等以咪喹莫特治疗外阴佩吉特病有效，3 例患者的局部病灶均得到缓解，主要的副作用是局部的刺激。咪喹莫特亦可用于治疗复发性外阴佩吉特病。

外阴佩吉特病多为外阴上皮内癌，但对于有浸润可能的病灶可于术中行快速病理检查，若有皮下浸润则应按照外阴浸润癌处理。

对有严重合并症或广泛转移不能耐受手术或术后复发的患者，可行咪喹莫特治疗、放疗、二氧化碳激光消融治疗、光动力学治疗（photo dynamic therapy，PDT）和化疗等非侵入性治疗。

四、外阴基底细胞癌

外阴基底细胞癌（basal cell carcinoma of the vulva）罕见，病因不明。外阴基底细胞癌仅占到全身全部基底细胞癌的 1%，占外阴恶性肿瘤的 2%~4%。人体其他皮肤部位发生的基底细胞癌多出现在受到阳光照射的颜面部等处，可能和紫外线的照射有关。另外与基底细胞癌可能相关的致病因素包括砷剂等化学刺激、放射线的照射等。

【病理】　大体观肿瘤多表现为外阴部的结节或肿块，若肿块较大则在其中心可有溃疡形成。镜下观瘤细胞巢边

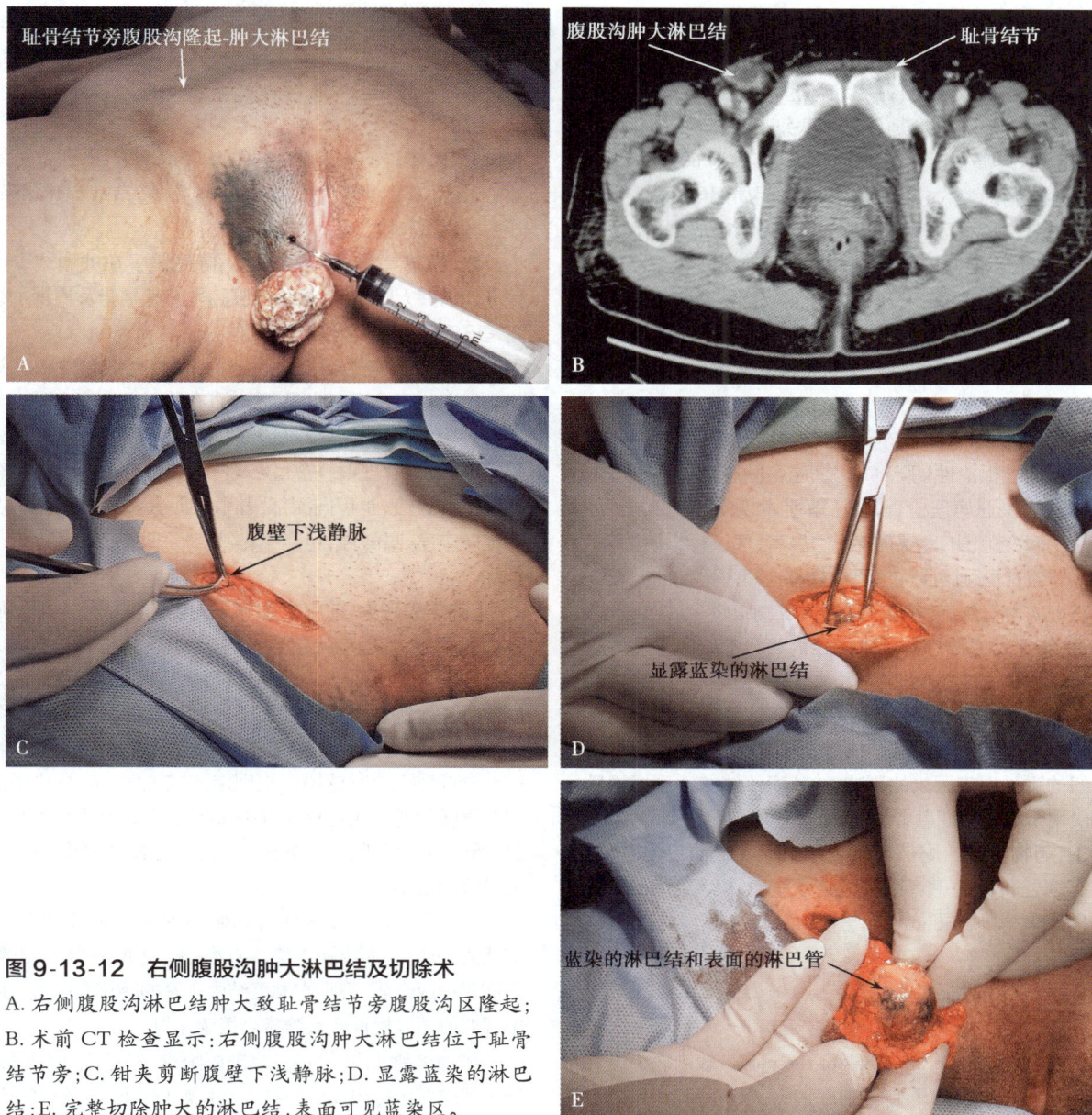

图9-13-12　右侧腹股沟肿大淋巴结及切除术

A. 右侧腹股沟淋巴结肿大致耻骨结节旁腹股沟区隆起；
B. 术前CT检查显示：右侧腹股沟肿大淋巴结位于耻骨
结节旁；C. 钳夹剪断腹壁下浅静脉；D. 显露蓝染的淋巴
结；E. 完整切除肿大的淋巴结，表面可见蓝染区。

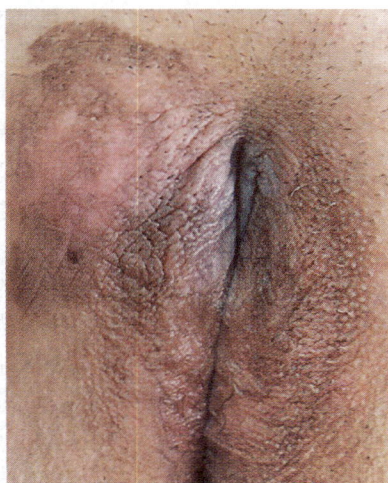

图9-13-13　外阴佩吉特病

缘细胞的排列呈栅栏状,在瘤细胞呈现鳞状分化时称为鳞状基底细胞癌,出现腺样结构称之为腺样基底细胞癌,若含有大量色素则称之为色素样基底细胞癌。

【诊断】 外阴瘙痒是外阴基底细胞癌的主要症状,其他可有不适、疼痛和出血等。平均发病年龄为 68 岁,从出现症状到诊断明确大约持续 5~6 年。外阴局部早期表现为外阴部的结节,以后可以发展为肿块,若表面破溃则可以形成溃疡,若合并感染则出现红肿压痛。依据对肿瘤的活组织检查以确诊。肿瘤以局部蔓延为主,很少发生转移。患者可以合并有外阴癌、宫颈癌、乳腺癌等。需注意与外阴部的其他病变和肿瘤如 Bowen 病、Paget 病和黑色素瘤等相鉴别。

【治疗】

1. 手术切除术 是外阴基底细胞癌的主要治疗方法。可行局部病灶根治性切除术,切缘应在肿瘤边缘外 1~2cm,术中应送检快速病理检查,以了解手术切缘和基底是否切净。对于病变范围广、浸润较深的患者,建议行根治性外阴切除术。若有可疑腹股沟淋巴结转移应行淋巴结活检,病理学检查证实淋巴结转移者行同侧或双侧腹股沟淋巴结切除术,阳性者需补充放疗。手术切除的治愈率较高,但仍然有 20% 的复发率,应注意术后随访。

2. 放射治疗 基底细胞癌对放射线治疗较敏感,治疗效果较好。但对于外阴部的放疗由于外阴部的潮湿以及对放射线的耐受性等因素的影响,治疗多不能够达到根治量,目前仅用于部分早期患者。

3. 药物治疗 局部可以应用氟尿嘧啶治疗。对于复发或有远处转移的患者则可以给予全身化疗,但敏感性较差,可选择铂类、氟尿嘧啶等。

五、外阴腺癌

外阴腺癌(adenocarcinoma of the vulva)较鳞癌少见,主要来自外阴的腺体组织,包括前庭大腺、尿道旁腺和汗腺,其中以前庭大腺发生的腺癌较易见到。

前庭大腺所发生的癌瘤较少见,约占外阴恶性肿瘤的 2%~7%,占妇科恶性肿瘤的比例不足 1%,可以是来源于导管的鳞状细胞癌或移行细胞癌,也可以是发生于腺体本身的腺癌,囊腺癌、腺鳞癌亦有报道,腺样囊性癌是外阴前庭大腺癌中的一种特殊类型,生物学行为独特。前庭大腺的原发癌(batholin's gland carcinoma)50% 以上为腺癌,鳞状细胞癌约占 30%,前庭大腺癌患者发病年龄相对较小,发病年龄通常比外阴鳞癌年轻 10 岁,50~60 岁为发病高峰年龄。

尿道旁腺癌(carcinoma of the paraurethral gland)非常罕见,发生于外阴前庭的尿道开口周围的尿道旁腺(Skene gland)。

外阴汗腺癌(sweat gland carcinoma of the vulve)也十分罕见,仅占外阴恶性肿瘤的 0.5%。发病年龄 30~67 岁。

【病因】 外阴腺癌暂未明确是否与高危型 HPV 感染相关,具体原因不明。前庭大腺癌患者常有该腺体炎症病史,对于存在多年的前庭大腺囊肿近期持续增大的患者,应警惕前庭大腺癌的可能。

【病理】

1. 大体 前庭大腺癌肿块质硬或呈囊性,通常是局限性的,切面苍白、分叶状。晚期出现溃疡,常常合并感染,分叶中有黏液和脓液。

2. 镜下 约 50% 的前庭大腺癌镜下在肿瘤边缘可见残存的前庭大腺组织,腺管或腺腔呈筛状扩张及周围神经浸润是巴氏腺癌主要的病理特征。

尿道旁腺癌主要为腺癌结构,有透亮细胞型和乳头状型。尿道口可有鳞癌出现,尿道可有移行细胞癌出现。

外阴汗腺癌多来自大汗腺,也可来自小汗腺。其组织形态极像正常汗腺。癌灶侵入表皮并与旁边的大汗腺有形态学上的过渡,也可向深部浸润,有时会侵入神经鞘。癌细胞胞质丰富,嗜酸性,可产生黏液。癌细胞分化程度 90% 为 1 级。

【临床表现】 前庭大腺癌最主要的症状为大阴唇后方无痛性结节,其他症状包括疼痛、肿胀、瘙痒、灼烧感等。早期患者表现为小阴唇内侧深部硬结,表面光整,易误诊为前庭大腺炎性肿块。肿瘤发展增大时可延伸到大阴唇和阴道下部,较易侵犯会阴及肛提肌。中晚期患者前庭大腺肿物溃破,出现溃疡,合并感染可出现渗液或流血。癌灶周围浸润累及直肠阴道隔或会阴,可有阴道或会阴的疼痛和肿胀。前庭大腺腺癌比外阴鳞癌更易出现腹股沟和盆腔淋巴结转移,而导致预后不良。

体检时于阴唇下 1/3 可见肿胀,能触及深部硬实、呈结节状的肿块,表面皮肤完整。随着肿瘤发展,肿物溃破感染,浸润阴道或会阴,腹股沟淋巴结由于癌的转移而肿大。同时出现双侧原发性前庭大腺癌者极为罕见。

尿道旁腺癌早期症状为排尿困难、尿道出血和尿道口结节状或红色的出血性肿物。当癌灶增大时,可阻塞尿道或外阴前庭、阴道口扩展,出现明显的溃疡、出血性肿块,伴有疼痛和可能出现腹股沟、盆腔淋巴结的转移。

外阴汗腺癌常见外阴局部瘙痒,也可无症状。肿块表面出现溃疡后合并感染,则可产生渗液及脓性分泌物。体检可见肿瘤常位于大阴唇,直径通常小于 1cm,偶可达 5cm,表面皮肤完整,也可出现表浅溃疡或湿疹样改变。病灶常为单发,偶见多发,多数为实性。汗腺癌恶性程度低,进展缓慢,晚期病灶可浸润肌层,或累及阴道及出现腹股沟淋巴结转移和肺转移。

【诊断】 原发性前庭大腺癌的诊断:肿瘤位于阴唇深部的前庭大腺位置,覆盖肿瘤的皮肤可完整,也可有溃疡,周围组织有浸润时,应高度怀疑本癌肿。

前庭大腺癌可发生淋巴结转移,其途径与阴道下 1/3 的癌相同,除腹股沟淋巴结转移外,也可直接到达盆腔淋巴结,出现闭孔淋巴结转移。因此,原发性前庭大腺癌应做盆腔淋巴结的 CT/MRI 扫描或淋巴结造影检查,以了解有无淋巴结转移。

尿道旁腺根据临床表现的症状和体征,可初步做出诊断,经行尿道口肿物活检为腺癌时,可确诊。

外阴汗腺癌罕见,一般需进行活检才能确诊。

【鉴别诊断】 前庭大腺癌应与以下 2 种情况鉴别:

1. 子宫内膜癌的阴道转移灶 通常前庭大腺癌位于大阴唇深面,而子宫内膜癌的阴道转移灶通常出现于阴道口,且病灶较浅,子宫内膜活检阳性。

2. 前庭大腺囊肿 为常见的良性囊性病变。囊肿边界清楚,多年不变,并发感染时,局灶出现红、肿、热、痛,或排出脓液,抗菌治疗有效。前庭大腺慢性炎症则周围组织增厚,局部较为韧实。诊断有困难时,常需做病理检查确诊。

早期尿道旁腺癌应与尿道肉阜区别,对有怀疑恶变的肉阜,均应做活检以明确诊断。中、晚期的尿道旁腺癌应排除原发病灶来自前庭,但前者为腺癌,后者为鳞状细胞癌。

外阴汗腺癌依据病理组织学才能进行最后确诊。

【治疗】

1. 前庭大腺癌 以手术治疗为主,对中晚期病例应综合应用化疗和放射治疗。

(1)手术治疗:术式应做根治性外阴切除和腹股沟淋巴结清扫术。根治性外阴切除包括外阴广泛切除和部分肛提肌、坐骨直肠窝脂肪和受累部分的阴道壁广泛切除。因前庭大腺癌可不经腹股沟淋巴结而转移到盆腔深部淋巴结,因此可考虑常规做同侧腹股沟、盆腔淋巴结清扫术。

前庭大腺的腺样癌恶性程度稍低,早期患者可考虑仅做广泛性外阴切除术。

(2)抗癌化疗:有效药物为顺铂(DDP)、卡铂(CBP)和环磷酰胺(CTX)。凡对其他部位的黏液腺癌有效的药物,对前庭大腺也有效。凡对外阴鳞癌有效的药物,对前庭大腺起源和转移的鳞癌也有效。

(3)放射治疗:对于具有高危因素如切缘阳性或局部浸润深以及侵犯周围神经的患者术后可辅助放疗;复发病例无法手术切除时亦可选择放疗。

2. 尿道旁腺 尿道旁腺癌通常采用以下 2 类方式治疗:

(1)放射治疗:尿道旁腺癌与尿道癌的治疗方法相同。由于尿道组织能耐受较高剂量(通常耐受剂量可达每 5 周 150~180Gy),使该处的癌灶可达到足够的治疗剂量(一般癌灶剂量为每 5 周 70~80Gy)。因此,尿道旁腺与其他外阴癌不同,可采用放射治疗。

早期的尿道旁腺癌采用组织内插植放疗可获得好的效果。稍晚期的病灶,除组织内插植放疗外,还需补充尿道区的体外放疗。

(2)手术治疗:早期尿道旁腺癌可采用外阴广泛切除及部分前庭尿道切除术,如有淋巴结转移应做相应的腹股沟和/或盆腔淋巴结清除术。中、晚期病例,视病灶侵犯的范围而定术式。详见外阴浸润性鳞状细胞癌的处理。

3. 外阴汗腺癌

(1)手术治疗:早期病灶可行病灶部的广泛切除术,只要完整地切除了肿瘤则可治愈。中晚期病灶应行外阴广泛切除,腹股沟淋巴结肿大者,需行腹股沟淋巴结清扫术。

(2)化疗:中晚期外阴汗腺癌手术加抗癌化疗可能会改善预后,药物的选择与外阴前庭大腺癌相同。

【预后】 前庭大腺癌总的生存率与病期有关,I 期病例生存率达 80%。切除不彻底的前庭大腺癌常会局部复发。由于前庭大腺癌位置较深在,且易出现淋巴结转移,因此在诊断时常比其他外阴部位的表皮癌较为晚期,预后也比外阴鳞状细胞癌差。

尿道旁腺癌极为罕见,一般与尿道癌一起报道。尿道癌放射治疗总的 5 年生存率为 30%,早期可达 60%。手术治疗效果与放射治疗效果差不多。

外阴汗腺癌早期病例,手术切除后可治愈。晚期病例出现淋巴结转移或肺转移,预后恶劣。

前庭大腺腺样囊性癌(adenoid cystic carcinoma)非常罕见,是外阴前庭大腺癌中的一种特殊类型,约占所有前庭大腺恶性肿瘤的 5%~15%,通常发生在绝经后的女性,发病年龄在 50 岁左右。

【临床表现】 外阴肿块是最常见的症状,其他症状包括慢性外阴/盆腔疼痛、性交困难、疼痛、瘙痒和出血等。该疾病具有生长缓慢、局部侵袭性强、复发率高的特点,容易被误诊和漏诊,临床上对于绝经后妇女出现前庭大腺持续性增大时应怀疑该癌种,必要时进行活检。

【病理】 为确诊外阴原发性前庭大腺腺样囊性癌,首先应排除从涎腺、泪腺、鼻咽、乳腺、皮肤、子宫颈等转移来的腺样囊性癌。组织学上前庭大腺腺样囊性癌跟其他部位腺样囊性癌没有差异。主要由上皮细胞间杂不等量的肌上皮细胞和丰富的玻璃样透明间质组成。通常肿瘤生长呈管状、筛状、实质性巢索状,肌上皮细胞衬覆在囊样腔隙周边。管状或筛状腺体样间隙充满均匀的嗜酸性 PAS 阳性物质或颗粒状嗜碱性物质。嗜神经侵袭是一种常见的腺样囊性癌的镜下特征。实质性团块状腺样囊性癌应与基底细胞样鳞状细胞癌鉴别,前者镜下缺乏角化,免疫组织化学染色 Calponin 常呈阳性。

关于该疾病目前尚无最佳治疗方案。手术切除是首选治疗方法,手术方式多样,从单纯局部切除到根治性外阴切除,伴/不伴部分到完全的腹股沟淋巴结切除,手术方式取决于局部肿瘤的范围和腹股沟淋巴结转移的风险。肿瘤局限者建议行瘤局部扩大切除,有淋巴结转移的高危患者同时行腹股沟淋巴结切除,有学者研究报道外阴根治性切除加双侧腹股沟淋巴结清扫是必要的,而当腹股沟淋巴结不受累时,则不需要进行盆腔淋巴结清扫。对于局部浸润性较深、切缘呈阳性或复发的患者,可采用辅助放疗或化疗。该疾病整体预后较好,5 年和 10 年总生存率分别为 71%~100% 和

59%~100%。由于该部位神经供应丰富，容易发生局部复发，远处转移通常发生在初次治疗后较晚的时间，骨和肺是最常见的转移部位，晚期局部复发和全身转移都与预后不良有关，5年和10年无瘤生存率分别为47%~83%和33%~38%。

六、外阴肉瘤

外阴肉瘤（sarcoma of the vulva）很罕见，约占外阴恶性肿瘤的1.1%~2%，包括平滑肌肉瘤、脂肪肉瘤、淋巴肉瘤、横纹肌肉瘤、纤维肉瘤、恶性神经鞘瘤、血管肉瘤和表皮样肉瘤等一大组恶性肿瘤。此外，尚有罕见的隆突性皮肤纤维肉瘤、恶性纤维黄色瘤、恶性纤维组织细胞瘤、滑膜肉瘤等。此类瘤瘤年龄分布较广，平均年龄45岁，较外阴鳞状细胞癌年轻。好发部位为大阴唇、阴蒂和尿道周围。

【病因】 外阴肉瘤的病因不明。

【病理】

1. 大体 外阴肉瘤为实性肿块。切面可呈鱼肉样，淡红色、灰白色或暗黄色，质脆或软，但有些纤维较多的病症则质地较韧实。较大的病灶可伴有出血和坏死。

2. 镜下 依病变的组织学来源不同而有不同的表现。

平滑肌肉瘤的瘤细胞细长，胞质嗜伊红，染色质增多，胞核较大，核分裂象多于10个/10个HPF。肿瘤细胞呈栅栏状或漩涡状排列。肿瘤边缘不规则的浸润周围组织。

脂肪肉瘤的瘤细胞呈梭形、星形或圆形。胞质中可见脂滴或空泡。瘤细胞间可有淡蓝色黏液和脂肪滴。

恶性淋巴瘤的瘤细胞，包括淋巴细胞、淋巴母细胞、网织细胞等，多有不同程度的间变。瘤细胞呈散在或密集分布，并有核分裂象。肿瘤与周围组织分界不清。

横纹肌肉瘤的瘤细胞随分化程度的不同而具有不同数量的核分裂象。在细胞质中可用磷钨酸苏木素染色，找到清晰的横纹。

纤维肉瘤的瘤细胞呈梭形，有异常核分裂，呈不规则的栅栏状排列，并有数量不等的胶原。

隆突性皮肤纤维肉瘤主要位于真皮层内，由弥漫浸润性生长的单一短梭形细胞组成。在肿瘤的中心区域，肿瘤细胞丰富，常呈特征性的席纹状或车辐状排列。肿瘤细胞核的异型性并不明显，核分裂象不等，通常0~10个/10个HPF，并常浸润至皮下脂肪组织，偶有侵及骨骼肌的报道。肿瘤细胞弥漫，强阳性表达CD34、ApoD脂蛋白、p75和Tenascin。

【临床表现】

1. 症状 初起时肿块较小，位于皮下，可无任何症状。以后肿块逐渐增大，侵犯皮肤形成溃疡，合并感染时可出现疼痛和出血。患者往往因肿块、出血和疼痛而就诊。有些病例肿块可在若干年内无变化，而后迅速增大。

2. 体征 外阴肿块（图9-13-14）常位于大阴唇，其他部位较少见。肿块大小1~5cm，圆形或者椭圆形，孤立或多发。早期患者肿块表明皮肤完好，随着肿瘤发展，皮肤受累

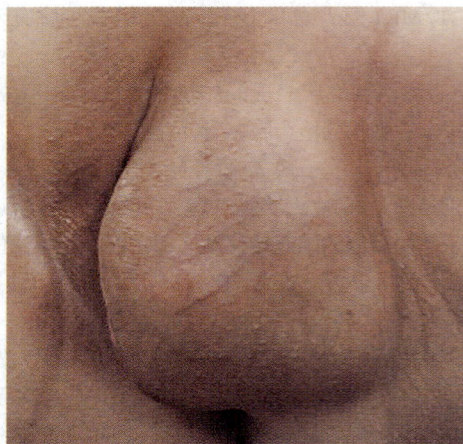

图9-13-14　外阴平滑肌肉瘤

后出现充血、溃疡、感染和出血。晚期肿瘤可能侵犯深部组织，而固定于耻、坐骨上，或出现远处转移。

【诊断】 凡外阴皮下肿块逐渐增大，尤其短期内迅速增大者，应怀疑为软组织恶性肿瘤。诊断依据为病理组织检查。对浸润皮肤或皮肤已溃烂者，可钳取活组织检查，对皮肤完好者，可做针吸活检或穿刺活检，也可做切取活检或切除活检。

【鉴别诊断】 外阴软组织良性肿瘤，一般发展缓慢，恶性肿瘤发展较快。外阴的肿块，尤其位于皮下、质地较实者，通常都要做病理检查才能做出最后诊断。

【治疗】 外阴肉瘤以手术治疗为主，辅以化疗或放射治疗有望提高疗效。

1. 手术治疗 采用根治性外阴切除和腹股沟淋巴清扫术。原发的切除范围必须足够，切除不够则常会局部复发。腹股沟淋巴结阳性则行髂盆区淋巴清扫术。采用肿瘤挖出术或保守性手术，80%局部出现复发。

2. 化疗 病期稍晚、组织上核分裂活跃的肉瘤，根治术前后结合化疗可改善预后。目前常用的治疗软组织肉瘤的抗癌化疗方案有：

（1）VAC方案：长春新碱（vincristine）1.5mg/m²，静脉滴注，第1、8天；放线菌素D（Dactinomycin）400~600μg/m²，静脉滴注，第1~4天；环磷酰胺（cyclophosphamide）300mg/m²，静脉滴注，第1、4、8天。3~4周重复使用，但要视骨髓功能恢复情况而定。有报道用此方案治疗盆腔肉瘤可延长生存期4~5倍。

（2）ADIC方案：阿霉素（adriamycin）60mg/m²，静脉滴注，第1天；达卡巴嗪（氮烯咪胺）（DTIC）250mg/m²，静脉滴注，第1~5天。有效率42%。

（3）CYVADIC方案：环磷酰胺500mg/m²，静脉滴注，第2天，长春新碱1.5mg/m²，静脉滴注，第1、8天；达卡巴嗪250mg/m²，静脉滴注，第2天。疗程间隔4周。有效率47%。

恶性淋巴瘤病灶局限者,先行手术切除,术后化疗,常用方案有:

(1) COP方案:环磷酰胺800mg/m²,静脉滴注,第1、15天,长春新碱1.4mg/m²,静脉滴注,第1天,泼尼松(prednisone)100mg,口服,第1~5天。3周重复1疗程。有效率80%以上。

(2) CHOP方案:环磷酰胺750mg/m²,静脉滴注,第1天;阿霉素50mg/m²,静脉滴注,第1天;长春新碱1.4mg/m²,静脉滴注,第1天;泼尼松100mg,口服,第1~5天。3周重复1疗程,有效率达90%以上。

3. 放射治疗 过去认为外阴肉瘤放射治疗无效。然而软组织肉瘤于根治性手术后补充放射治疗是有益的,可减少术后局部复发率,与化疗综合应用也可达到近期治愈。

【预后】 外阴肉瘤少见。根据大宗资料的生存数据分析,5年生存约25%左右。治疗后多在1~2年内出现局部复发,复发者80%以上最终会出现肺转移。

与外阴软组织肉瘤预后的相关因素有:

1. 与手术方式有关 单纯肿瘤挖出术局部复发率可达80%,而根治性外阴切除术仅30%。

2. 肿瘤大小及组织分化程度 肿瘤直径>5cm,边缘呈浸润性而非膨胀性生存,核分裂象>10个/10个HPF,则是预后不良的最危险因素。

(吴　强　王国庆)

第三节　外阴恶性黑色素瘤

恶性黑色素瘤(malignant melanoma)为生长在皮肤和黏膜,来源于神经外胚层组织的一类肿瘤,可产生黑色素,另有小部分不产生黑色素者称为非色素性黑色素瘤。近年来世界范围内皮肤恶性黑色素瘤的发病率呈上升趋势。全身黑色素瘤中,头颈、躯干及四肢的皮肤黑色素瘤各占20%~30%,而女性生殖道的恶性黑色素瘤少见,占1%~5%。其中,外阴恶性黑色素瘤占皮肤黑色素瘤的1.5%~2%,是女性生殖道中最常见的恶性黑色素瘤。作为发病率排名第二的外阴恶性肿瘤,外阴恶性黑色素瘤属于较罕见的疾病,在妇女人群中发病率为0.1~0.15/10万。大部分患者起病时便为恶性黑色素瘤,也有部分为之前存在的交界性黑色素痣发展而来。好发于白种人和绝经后的妇女,好发部位为小阴唇和阴蒂。

【病因及危险因素】 紫外线是诱发皮肤黑色素瘤的首要环境因素,但外阴解剖位置隐蔽,目前尚无研究可以确定外阴恶性黑色素瘤与紫外线暴露之间的相关性,反而有资料显示,日晒为外阴恶性黑色素瘤的保护因素。外阴恶性黑色素瘤发病可能与其组织特异性及其他环境因素如毒素、药物或病毒有关。而产次及激素水平被证明与该病的发病无关。白种人女性发病率明显高于有色人种。HPV感染可直接或间接地在黑色素瘤发生发展中起作用,Rohwedder等报道在黑色素瘤细胞中可检测到HPV 16型,且诱导HPV 16 E1、E2表达可使黑色素细胞永生化。

具有以下至少1个高危因素,为发生外阴恶性黑色素瘤的高危人群:有血缘关系的亲属中有黑色素瘤的家族史;不容易晒黑,常在青少年时期有晒伤史;具有以下特征的不典型黑色素痣:较大(如比1元硬币大)的痣、颜色暗沉(蓝黑色)、呈斑点状或污点状着色、边缘模糊或呈锯齿状;近期突然出现痣的大小、形状、颜色改变。

【临床表现】 外阴恶性黑色素瘤极少发生于青春前期,文献报道中最小发病年龄为7岁,随着年龄增长,发病率亦上升,60~70岁为发病高峰,所报道年龄最大者90岁。

大部分患者就诊时的主诉为发现逐渐增大的色素沉着病灶,突出于皮肤表面,可出现溃疡,而不伴其他症状;无色素性恶性黑色素瘤的病例则表现为类似于鳞状上皮原位癌的稍隆起于皮面的斑片状病灶。部分患者有外阴瘙痒、出血或排尿困难等症状,少数患者发现腹股沟区肿块。20%的病例有皮肤卫星结节。外阴恶性黑色素瘤可发生于外阴的任何部位,好发部位为光滑皮肤如大阴唇内侧、小阴唇、阴蒂、阴道口,其次为光滑皮肤和毛发区的交界处如大阴唇,最少见的是毛发区,如阴阜。其中46%发生在无毛发区,12%出现在毛发区,而35%的病例在2个区域均有病灶(图9-13-15、图9-13-16)。

【诊断与鉴别诊断】 外阴恶性黑色素瘤的诊断为组织病理学诊断。除了多年前已存在且病灶无大小、性质等方面变化的病灶外,任何外阴色素沉着均应给予切除或

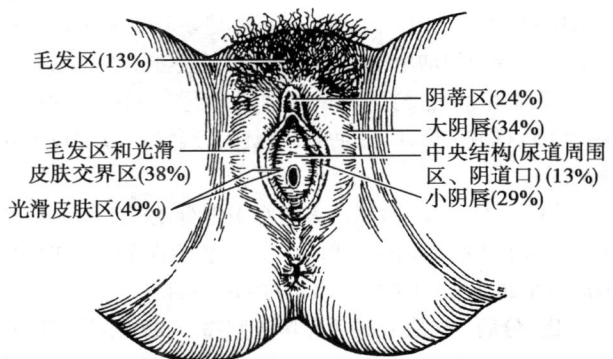

毛发区(13%)
阴蒂区(24%)
大阴唇(34%)
毛发区和光滑皮肤交界区(38%)
中央结构(尿道周围区、阴道口)(13%)
光滑皮肤区(49%)
小阴唇(29%)

图9-13-15　外阴恶性黑色素瘤好发部位

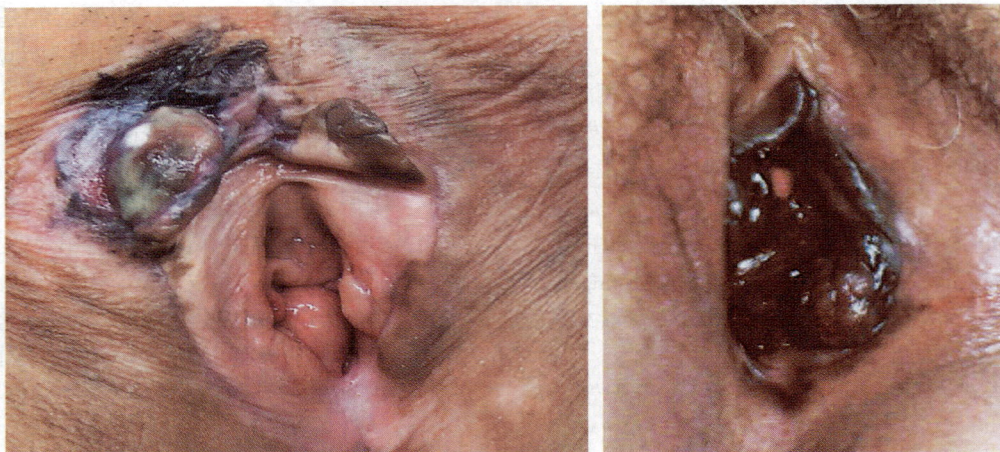

图9-13-16 外阴恶性黑色素瘤(左)及外阴和阴道恶性黑色素瘤(右)

活检。

对于晚期患者为了解是否存在远处转移,治疗前应行血清乳酸脱氢酶(LDH)水平、头部、胸部、腹部及盆腔CT、MRI或PET/CT等检查。

1. 病理诊断

(1)大体:外阴恶性黑色素瘤一般为富于色素的病变,但文献报道有1.8%~27%为无色素性。黑色素瘤可发生在原有的良性或非典型性黑色素性病变的基础上。大部分为结节状或息肉样,约5%伴有溃疡。

(2)镜下:黑色素瘤细胞可呈上皮样、梭形、树枝状、痣样,或多种类型细胞混合构成,可以某种细胞类型为主。上皮样细胞有丰富的嗜酸性胞质,核大,核仁明显。树枝状细胞两端细,类似神经细胞,细胞核中度多形性。梭形细胞有较小椭圆形核,可成片或束状排列。细胞中黑色素含量差别较大,也可不含色素。

外阴恶性黑色素瘤有3种大体类型:①浅表蔓延型黑色素瘤,少见,约占4%,该类型在疾病发展的早期局限于表浅组织,在浸润部位有恶性黑色素细胞,细胞大,核相对一致,核仁明显;②黏膜/肢端斑块型黑色素瘤,为最常见的类型,约占52%,病灶常呈扁平雀斑状,累及范围可能较广,但肿瘤常仅有表浅浸润,在真皮与表皮交界处有梭形肿瘤性黑色素细胞,细胞形态相对一致,细胞核无明显多形性,肿瘤间质常有明显结缔组织增生反应;③结节型黑色素瘤,占20%,病灶高出皮面,肿瘤常侵犯深部组织且易出现广泛转移,肿瘤细胞为上皮样或梭形,可在肿瘤浸润灶附近含有小团表皮内肿瘤成分。

(3)免疫表型:对黑色素瘤组织进行免疫组织化学染色,一般S-100、HMB-45和Melan A呈阳性表达,AE1/3、CK7、CK20、EMA、CEA和GCDFP-15呈阴性。

2. 分期 过去外阴恶性黑色素瘤一直沿用外阴癌的FIGO分期。然而,恶性黑色素瘤的病灶一般较小,其预后与浸润深度关系密切。因此,用于外阴鳞癌的FIGO分期

系统并不适用于黑色素瘤。由于皮肤的形态类型不同,由Clark提出的皮肤恶性黑色素瘤分层(Level)分级系统似乎也不太适合外阴恶性黑色素瘤。Chung等在Clark基础上提出了改良的分级系统,该系统保留了Clark系统的LevelⅠ、LevelⅤ,但对LevelⅡ、Ⅲ、Ⅳ则精确到毫米级分期。Breslow分级系统则根据测量肿瘤最厚点从完整的表皮表面至肿瘤侵犯最深点的距离实施分期。各个分期系统的比较见表9-13-2。

表9-13-2 外阴恶性黑色素瘤的镜下分期

分级	Clark 分层 (Level)分级	Chung 分级	Breslow 分级
Ⅰ	局限于表皮内	局限于表皮内	<0.76mm
Ⅱ	侵犯真皮乳头	距颗粒层≤1mm	0.76~1.50mm
Ⅲ	充满真皮乳头	距颗粒层1.1~2mm	1.51~2.25mm
Ⅳ	侵犯真皮网状组织	距颗粒层>2mm	2.26~3.0mm
Ⅴ	侵犯皮下脂肪	侵犯皮下脂肪	>3mm

2002年,美国癌症联盟(American joint committee on cancer,AJCC)恶性黑色素瘤分期系统开始应用,该系统对已经发现的重要的预后相关因素,包括原发肿瘤厚度(取代受侵的层次)、溃疡、转移淋巴结的数目、前哨淋巴结活检或选择性淋巴结切除发现的微转移灶、远处转移灶及血清乳酸脱氢酶(LDH)水平等均有所体现(表9-13-3)。随着对皮肤恶性黑色素瘤研究的深入,依据研究的预后数据资料,AJCC对这个应用多年的分期系统进行了一些修订,使其更适用于皮肤恶性黑色素瘤,目前使用的是2017年发布的第8版。GOG唯一的一项对外阴恶性黑色素瘤进行的前瞻性研究结果提示在所有分期系统中AJCC分期对外阴恶性黑色素瘤最具有预后预测意义。

3. 鉴别诊断 外阴恶性黑色素瘤临床表现与以下疾

表9-13-3　恶性黑色素瘤 AJCC 分期(第8版,2017)

临床分期	原发灶（T）	区域淋巴结（N）	远处转移（M）
0 期	Tis	N0	M0
I A 期	T1a	N0	M0
I B 期	T1b	N0	M0
II A 期	T2a	N0	M0
	T2b	N0	M0
	T3a	N0	M0
II B 期	T3b	N0	M0
	T4a	N0	M0
II C 期	T4b	N0	M0
III 期	任何 T	N1	M0
	任何 T	N2	M0
	任何 T	N3	M0
IV 期	任何 T	任何 N	M1

病理分期

病理分期	原发灶（T）	区域淋巴结（N）	远处转移（M）
0 期	Tis	N0	M0
I A 期	T1a/T1b	N0	M0
I B 期	T2a	N0	M0
II A 期	T2b/T3a	N0	M0
II B 期	T3b/T4a	N0	M0
II C 期	T4b	N0	M0
III A 期	T1a~2a	N1a/N2a	M0
III B 期	T0	N1b/N1c	M0
	T1a~2a	N1b/Nc/N2b	M0
	T2b/3a	N1a~N2b	M0
III C 期	T0	N2b/N2c/N3b/N3c	M0
	T1a~3a	N2c/N3a/N3b/N3c	M0
	T3b~4a	N≥1	M0
	T4b	N1a~N2c	M0
III D 期	T4b	N3a~N3c	M0
IV 期	任何 T	任何 N	M1

原发肿瘤 T

Tx　原发肿瘤无法评价(如做过刮除活检,或退行性黑色素瘤)

T0　无原发肿瘤证据

Tis　原位恶性黑色素瘤

T1　厚度≤1.0mm,伴或不伴溃疡

T1a　厚度<0.8mm,无溃疡

T1b　厚度<0.8mm,有溃疡,或0.8mm≤厚度≤1.0mm,伴或不伴溃疡

T2　1.0mm<厚度≤2.0mm,伴或不伴溃疡

T2a　1.0mm<厚度≤2.0mm,无溃疡

T2b　1.0mm<厚度≤2.0mm,有溃疡

原发肿瘤 T

T3　2.0mm<厚度≤4.0mm,伴或不伴溃疡

T3a　2.0mm<厚度≤4.0mm,无溃疡

T3b　2.0mm<厚度≤4.0mm,有溃疡

T4　厚度>4.0mm,伴或不伴溃疡

T4a　厚度>4.0mm,无溃疡

T4b　厚度>4.0mm,有溃疡

区域淋巴结 N

Nx　区域淋巴结无法评价

N0　无区域淋巴结转移

N1　单个淋巴结有转移,或无淋巴结转移,但出现卫星灶、微卫星灶或伴有肿瘤与淋巴结间途中转移

N1a　临床隐性转移(例如:前哨淋巴结活检发现)

N1b　临床显性转移(肉眼转移)

N1c　无区域淋巴结转移,但有卫星灶,或原发肿瘤与淋巴结间途中转移

N2　2~3 个区域淋巴结转移或1个淋巴结转移,伴卫星灶、微卫星灶或肿瘤与淋巴结间途中转移

N2a　2~3 个临床隐性转移(例如:前哨淋巴结活检发现)

N2b　2~3 个临床显性转移(至少1个为肉眼转移)

N2c　1 个区域淋巴结转移伴有卫星灶,或有原发肿瘤与淋巴结间途中转移

N3　4 个或以上淋巴结出现转移,或融合的淋巴结转移,或2 个以上的局部淋巴结转移伴有卫星灶或伴有肿瘤与淋巴结间途中转移

N3a　4 个或以上淋巴结临床隐性转移(例如:前哨淋巴结活检发现)

N3b　4 个或以上淋巴结临床显性转移(至少1个为肉眼转移),或出现融合的淋巴结转移

N3c　2 个或以上区域淋巴结转移或任意数目的融合淋巴结转移,伴有卫星灶,或有原发肿瘤与淋巴结间途中转移

远处转移 M

Mx　远处转移无法评价

M0　无远处转移

M1　有远处转移

M1a　远处转移到皮肤、软组织,或远处淋巴结

M1a(0)LDH 无升高

M1a(1)LDH 水平升高

M1b　远处转移到肺

M1b(0)LDH 无升高

M1b(1)LDH 水平升高

M1c　远处转移到其他内脏,或者远处转移至任何部位(除外中枢神经系统)

M1c(0)LDH 无升高

M1c(1)LDH 水平升高

M1d　肿瘤转移至中枢神经系统

M1d(0)LDH 无升高

M1d(1)LDH 水平升高

病相似,主要通过组织病理学检测进行鉴别:外阴原位癌、乳头状瘤、尿道肉阜、外阴炎性结节、外阴色痣、血管瘤、Paget病。

【治疗】

1. 手术治疗 外阴恶性黑色素瘤的传统手术方式沿袭了外阴癌的术式,为根治性外阴切除术及患侧或双侧腹股沟淋巴结切除术。但近年来,许多学者对外阴恶性黑色素瘤的临床资料作回顾性分析,发现镜下分期为重要的预后相关因素。依据肿瘤侵犯深度及扩散范围选择手术方式,行个体化手术治疗日趋重要。如果肿瘤侵犯深度不大于1mm,可仅行根治性局部切除术,而对于肿瘤侵犯深度 >1mm 的患者需行根治性全外阴切除术及腹股沟淋巴结切除术。

外阴切除方式:从20世纪80年代开始,皮肤恶性黑色素瘤的手术方式日趋保守,尽管外阴恶性黑色素瘤的生物学行为与皮肤恶性黑色素瘤不同(好发年龄较皮肤恶性黑色素瘤长,受累范围常较皮肤恶性黑色素瘤大),且预后明显较皮肤恶性黑色素瘤差,外阴恶性黑色素瘤的手术方式也随着皮肤恶性黑色素瘤趋于保守。回顾性研究的资料提示,根治性外阴切除并没有改善患者的生存。Irvin 等报道了32例外阴恶性黑色素瘤,其中14例行局部切除术,7例行单纯性外阴切除术,11例行根治性切除术。该研究32例患者的5年生存率仅25%,接受不同手术的3组患者的生存无明显差别。Rose 等报道的26例患者中有12例接受了局部切除术,14例接受了根治性外阴切除,2组患者的生存没有显著差异。Trimble 等的研究中共入组了80例患者,其中59例行了根治性外阴切除,10例行部分外阴切除,9例为局部扩大切除术,结果提示根治性切除组患者并无生存优势。英国学者 Bradgate 及德国学者 Tasseron 亦报道了类似研究结果。1994年,GOG 报道了唯一一针对外阴恶性黑色素瘤治疗方式的前瞻性临床研究,该研究共入组了71例在1983—1990年诊断为外阴恶性黑色素瘤的患者,均有可评价的肿瘤病灶。所有患者均接受了手术治疗,手术范围至少为改良根治性半外阴切除术,其中接受了根治性全外阴切除术的37例患者中有7例(19%)出现局部复发,而34例接受外阴半切术的患者中仅3例(9%)出现局部复发。总结上述临床资料,笔者推荐的术式为根治性局部切除术。

手术切缘:有学者针对皮肤恶性黑色素瘤局部切除术切缘与病灶边缘的距离进行研究,结果提示切缘距病灶1~2cm 与3~4cm 者并无生存差异。然而,外阴恶性黑色素瘤常累及阴蒂和小阴唇,导致靠中线的内切缘距离肿瘤较近,使得阴蒂、尿道切缘成为复发的好发部位。因此,在原发病灶切除的时候要注意留出足够的内切缘以预防这种情况出现。在 Podratz 等的研究中,侧位病灶的外阴恶性黑色素瘤10年生存率为61%,而病灶靠中线者则仅为37%($P<0.027$)。

腹股沟淋巴结切除:对于腹股沟淋巴结是否切除的问题目前尚存争议。

一项大型的单中心回顾性研究对911例接受了选择性区域淋巴结切除的皮肤恶性黑色素瘤患者进行了分析,研究结果提示淋巴结转移率与病灶厚度相关:<0.76mm,0%;0.76~1.5mm,5%;1.5~2.5mm,16%;2.5~4.0mm,24%;>4mm,36%。多数对皮肤恶性黑色素瘤的研究提示淋巴结切除能提高患者的生存,黑色素瘤外科治疗组针对中等厚度(1~4mm)的皮肤恶性黑色素瘤患者是否选择性淋巴结切除,开展了一项前瞻性多中心随机试验。该研究共入组了740名患者,研究结果显示,对于522例年龄在60岁或以下的患者(88% *vs.* 81%;$P<0.04$)、355例肿瘤厚度1~2mm 的患者(96% *vs.* 86%;$P<0.04$)、403例病灶无溃疡的患者(95% *vs.* 84%;$P<0.01$)、284例肿瘤厚度1~2mm 且没有溃疡的患者(9% *vs.* 87%;$P<0.005$),选择性淋巴结切除能带来较高的5年生存率。但 GOG 的前瞻性研究结果并未提示淋巴结切除能改善外阴恶性黑色素瘤患者的生存。

"前哨淋巴结"是指病灶淋巴引流的第一站淋巴结。前哨淋巴结检查概念的提出是假设淋巴引流的第一站淋巴结无肿瘤转移,其他淋巴结也不会出现肿瘤转移。如果前哨淋巴结检查的预测价值高,那么许多患者将可免于接受系统淋巴结清扫。

Gershenwald 报道的344例皮肤恶性黑色素瘤中,共有243例患者的前哨淋巴结经病理学证实阴性,其中27例(11%)在中位随访时间35个月后出现局部和区域淋巴结复发和/或远处转移,10例(4%)患者在之前的前哨淋巴结活检处出现淋巴结复发,但病理连续切片检查提示,这10例病例之前活检的前哨淋巴结中有80%存在隐匿性微转移。Cady,Levenback,Paganelli,Terada,De Hulla 等学者均报道过外阴恶性肿瘤的前哨淋巴结检查,并认为该技术可成熟应用,对淋巴结转移具有较高的预测性。De Hulla 等的研究中,9例外阴黑色素瘤的患者进行了前哨淋巴结检查,其中2例(22%)前哨淋巴结阴性的患者出现腹股沟区复发,而按传统方式治疗的24例患者中无1例复发($P=0.06$),作者提出的假设为:腹股沟区复发的原因为跳跃转移。

对外阴恶性黑色素瘤采用前哨淋巴结检查也是非常规手术。但在患者充分知情同意的情况下,由经验丰富的手术者配合超分期病理检查技术进一步排查阴性淋巴结,对浸润深度大于1mm 的患者行前哨淋巴结定位和切除,与不行淋巴结切除相比是有益的。

腹股沟淋巴结未发现转移的病例一般不会出现盆腔淋巴结转移。而且,盆腔淋巴结转移一旦出现,患者的预后将会很差。因此,有作者认为,对盆腔淋巴结转移的患者没有必要进行盆腔淋巴结清扫。

总之,推荐的手术方式是对原发病灶进行根治性局部切除术,切缘距病灶边缘1~2cm,如果发现间质浸润超过1mm 则至少行患侧腹股沟、股淋巴结清扫。前哨淋巴结探查活检术目前仅在充分知情同意的情况下,用于对淋巴结清扫术后发生淋巴水肿很介意的患者。

2. 辅助治疗

（1）化学治疗：对黑色素瘤有效的化疗药物包括达卡巴嗪（DTIC）、氯乙环己亚硝脲（chloroethyl-cyclohexyl-nitrosourea，CCNU）、双氯乙基亚硝脲（bischloroethyl nitrosourea，BCNU）、铂类（顺铂/卡铂）、长春碱类、紫杉类、替莫唑胺（TMZ）及沙利度胺（thalidomide）。但由于化疗药物对恶性黑色素瘤的作用有限，仅推荐用于晚期或复发性恶性黑色素瘤。

（2）免疫靶向治疗：ECOG 的临床试验中，干扰素-α-2b 被发现对恶性黑色素瘤的辅助治疗有重要价值。在 ECOG 的一项Ⅲ期临床试验中对原发病灶浸润较深（>4mm）或有区域淋巴结转移的恶性黑色素瘤患者术后辅助使用大剂量干扰素-α-2b，共入组病例 287 例，中位随访时间 6.9 年，干扰素治疗组在无复发间期和总生存期方面均显示出显著的优势，用干扰素治疗也使保持无病生存的病例由 26% 提高至 37%。这个结果在一宗大型的临床试验中得到进一步证实，该临床试验共入组了 880 例患者，随机分组后分别使用大剂量干扰素-α-2b 和结合钥孔血蓝蛋白的 GM2 疫苗治疗 1 年，比较 2 组的治疗效果，中期分析提示大剂量干扰素-α-2b 显著优于疫苗组，该试验提前结束。

大剂量干扰素治疗的副作用很大，但仍被建议作为能耐受干扰素治疗、有高危因素的黑色素瘤患者的标准治疗。

也有研究推荐大剂量白介素-2（IL-2）用于转移性恶性黑色素瘤的全身治疗。

近年来，免疫检查点抑制剂用于恶性黑色素瘤的治疗也呈现出一定的治疗价值。BRAF 抑制剂联合或不联合 MEK 抑制剂用于部分具有 *BRAF* 基因突变的患者可获得较好的治疗效果。

黑色素瘤的免疫治疗还包括使用肿瘤细胞、多肽、细胞因子介导的树突状细胞、DNA 和 RNA、抗体等各种类型的疫苗，尽管初期临床试验结果认为有发展前景，但这些方法仍在试验阶段。

【预后】 外阴恶性黑色素瘤的生物学行为较难预测，资料显示该病的预后很差。局部复发率为 30%~50%，复发距离初次治疗的平均时间为 1 年。已有文献报道外阴恶性黑色素瘤的 5 年生存率为 8%~54%。病灶侵犯深度不超过 1mm 的患者预后相当好，随着浸润深度的增加预后逐渐变差。Chung 等报道，在 Clark 分层分级为 Level Ⅱ 的患者中，校正 5 年生存率为 100%，在 Level Ⅲ 和 Ⅳ 的患者为 40%，Level Ⅴ 为 20%。且肿瘤的体积与预后相关，肿瘤体积小于 100mm³ 的患者预后很好。DNA 倍数和血管侵犯均为无病生存期相关的独立预后因子。亦有文献报道淋巴结状态及阳性淋巴结个数为影响生存的独立预后因素。

（刘继红）

第四节　外阴肿瘤合并妊娠

外阴肿瘤合并妊娠非常罕见，到目前为止仅有少量的个案报道探讨了这一问题，因此在治疗方面的争议还没有足够的证据以达成共识，本节只在经验医学层面进行讨论。

外阴与其他生殖器官不同，对妊娠和生育的影响较子宫、子宫颈、卵巢，甚至阴道都要小一些，因此，外阴肿瘤合并妊娠的处理要相对容易一些，也要相对积极一些。

对于外阴肿瘤合并妊娠，首先要明确诊断，对于可疑病变，及时活检是必要的。良性肿瘤可以观察，当然，对于痣，有研究者建议孕前要预防性切除，但尚未达成共识；对于尖锐湿疣，及时治疗防止播散是必要的，而且要尽量告知患者经阴道分娩可能的母婴传播问题。

对于恶性肿瘤，目前的资料提示手术是首选治疗方法，

手术范围同非孕期。手术时机与其他肿瘤不同，不用考虑孕周，可以立即手术或最晚推迟到中孕早期，不宜再推迟。有报道 9 例孕期手术者随访多年无复发，而 5 例推迟到妊娠结束手术者全部复发并死亡。对于分娩方式，有学者建议，只要伤口愈合良好，不是阴道分娩的禁忌。对于周围型的小病灶、预计淋巴转移可能小的，也有学者认为，可以分期手术，先做外阴手术，待终止妊娠后再做淋巴结切除，尽量在不影响肿瘤发展的情况下，保护妊娠质量。

外阴癌治疗后对妊娠的影响，也有少量的个案报道。一般认为，外阴癌治疗对再次妊娠没有影响，妊娠不会增加外阴癌复发。当然，外阴癌手术会增加剖宫产的可能，新型手术较传统广泛手术对其影响要小一些。

（赵晓东）

第五节 外阴癌的放疗和化疗

一、外阴癌的放疗

外阴癌的放射治疗,特别是单纯放射治疗一般并不作为其首选治疗方式,这主要是因为外阴潮湿、皮肤黏膜对放射线的耐受较差(当外阴皮肤受量超过 30~40Gy/3~4 周后即会出现放射反应),外阴肿瘤较大或已转移至淋巴结等因素使放射治疗难以得到满意的剂量分布,上述因素使外阴癌难以达到根治性治疗效果的照射剂量(一般 60~65Gy/5~6 周)。但近年随着放射治疗技术的快速发展,如放化疗同步等方法的开展,外阴癌的放射治疗已经有了重大的改善。

(一)外阴癌放射治疗的适应证

1. 心、肝、肾功能不全,不宜行根治性手术者。

2. 癌灶广泛,特别是年轻患者,原发病灶位于阴蒂或阴蒂周围,患者欲保留功能者。

3. 晚期外阴癌患者的术前放疗,以缩小肿瘤、提高切净率、同时保留肛门及尿道等器官、减少盆腔脏器的切除为目标。

4. 术后放疗主要用于预防和补充治疗,特别是手术不彻底或标本切缘有癌,淋巴管有癌栓,深肌层浸润者以及腹股沟深浅淋巴结和盆腔淋巴结转移阳性者。

5. 外阴癌手术后复发病灶。

6. 晚期不能手术患者的姑息性放疗,对于晚期的外阴癌,放化疗联合手术的综合治疗可以降低超广泛手术的创伤和改善外阴癌患者的预后。

7. 拒绝手术者。

另外也有学者报道对不能耐受较长时间手术及早期患者可行术后放疗代替腹股沟淋巴结清扫术,并有大宗临床病例观察证实局部病灶切除加区域淋巴结放疗治疗外阴癌的效果与采用广泛根治性手术的结果差异无显著性。但仍有相当多的学者认为腹股沟深浅淋巴结切除术仍然是无手术禁忌证患者的标准治疗。

(二)放射治疗方法

1. 单纯放射治疗

(1)外阴癌灶的放疗:目前多采用 9~18MeV 的电子线外阴部垂直、切线或以病灶为中心的四野交叉照射,其范围应超过癌灶外 2cm 以上,一般给予矩形野。同时,设野时要注意在外阴与腹股沟无缝隙遗漏并尽可能避开肛门直肠。放射能量应根据肿瘤大小和浸润深度选择,总剂量为 60Gy 左右。每日照射 150cGy,每周 5 次或每日 300cGy,每周 3 次。

照射 30~40Gy 时,若有明显的皮肤反应,可停止放疗,休息 2 周左右后继续达总剂量。放疗时应尽量保持局部皮肤干燥,对癌灶较大且外突明显者可采用切线照射。放疗摆位时要求患者膀胱截石位仰卧于治疗床上,两下肢外展,充分暴露外阴区,旋转治疗床使之与加速器长轴垂直,旋转调整机架角,使射线与外阴平面垂直,并应将肿瘤基底部切入并尽可能少的包括正常的外阴组织。

(2)区域淋巴结的放疗:对于未行腹股沟区深浅淋巴结清扫但活检阳性的患者或临床高度怀疑有局部淋巴结转移者,可给予淋巴结引流区域照射。采用左右 2 个腹股沟区野垂直照射,其野中轴相当于腹股沟韧带,上下界平行于该韧带,内侧达耻骨结节,外界位于髂前上棘内侧 1cm 处。两野每日照射,每次 150~200cGy,每周 5 次,总剂量为 4~5 周给予 50Gy 左右,可采用 ^{60}Co 或直线加速器合并电子束照射。

可疑盆腔淋巴结转移者,在完成腹股沟照射后利用盆腔四矩形野追加盆腔剂量 10~20Gy/2 周。其照射野上界为第 5 腰椎上缘,下界为闭孔窝下缘,外界为股骨头中线,内界为脐耻连线外 2cm,每次 180~200cGy,每周 5 次。

(3)局部肿块组织间的插植放疗:主要用于晚期或复发且病灶较大的患者并在体外照射结束后施行。已有临床报告证实组织间的插植治疗可使晚期或复发患者获得较好的局部控制,局控率可达 60% 左右。采用放射源针直接插入癌灶组织中进行放疗,插植时放射源间距相同,立体插植时中心面源排列成等边三角形或正方形,插植深度视肿瘤大小而定,一般为 25~35mm,在局麻下操作。达其治疗剂量应视治疗方案为姑息性还是根治性而定。

(4)复发灶的放疗:对于复发病灶的放射治疗以局部照射为主,设野大小应视肿瘤大小而定,放射剂量通常为 5~6 周给予 60cGy,若局部皮肤反应,可停止放疗,休息 2 周左右后继续。

(5)三维适形和调强适形放疗:近年来已有学者将三维适形(3DCRT)和调强适形(IMRT)运用于外阴癌的放射治疗。3DCRT 能做到照射的高剂量区分布的形状在三维方向上与病变(靶区)的形状相一致,并最大限度地将放射线集中到靶区内杀灭肿瘤细胞,而同时又使病变周围的正常组织少受或免受不必要的照射,在一定的程度上提高了放射治疗的增益比。而调强适形放疗则适用于肿瘤形状不规则、并与周围正常关键性脏器相互交错的情况,尤其是靶区的形态中有着向内凹陷的保护区的病例,它除了照射野形状与靶区在该射线束方向上的投影形状相同外,射野内各处束流强度还能按所需方式进行调整。但因正常器官受量较高,也有学者认为应首选适形调强放疗作为主要手段。

2. 手术前后的放疗 目前已作为外阴癌综合治疗的一部分。术前放疗常用于局部癌灶 >4cm、肿瘤浸润深、固定，合并感染并累及邻近器官。术前放疗可使肿块缩小，缩小手术范围，提高手术的切净率，有利于改善术后生活质量，减少复发，提高存活率。术前放疗多采用 ^{60}Co 或直线加速器垂直照射病灶，而对病灶大而外突者则可采用切线照射。放疗设野主要根据病灶大小而定，其治疗剂量为 2~3 周给予 30Gy 左右，放疗结束后 2~3 周行手术治疗。术后放射治疗主要用于患者手术切缘阳性、切缘距肿瘤边缘 <8mm、血管、淋巴管受累，肿瘤浸润深度 >5mm，腹股沟淋巴结术后病理证实阳性者（2 个以上微转移，1 个大转移或淋巴结包膜外转移）替代淋巴结引流区域清扫术的放疗，GOG37 研究结果显示，术后辅以盆腔和腹股沟区域放疗的效果优于行盆腔淋巴结切除术。对于腹股沟淋巴结切除后镜下发现的微小转移，总量 50Gy，每次 1.8~2.0Gy 的分割剂量基本足够。如果有多个淋巴结阳性或有包膜外扩散，则可给予高达 60Gy 的剂量以减少肿瘤负荷。放疗设野主要针对病变部位和淋巴结引流区，术后放疗要在手术伤口愈合后尽快开始，一般在术后 6~8 周内开始。病变部位和行淋巴结引流区域清扫术后的治疗剂量一般为 3~4 周给予 40~50Gy 左右。而替代淋巴结引流流区域清扫术的放疗见前述。已有的临床观察结果显示，术前外阴放射量 Dm>40Gy，局控率可达 75%，术后外阴放射量 Dm>40Gy，5 年存活率为 66.7%。对于 T1~T2 的患者采用局部病灶切除加术后辅助放疗或单纯放疗，是降低术后病死率的合理治疗且疗效与传统的根治性手术相比，差异无显著性。

3. 同步放化疗 目前放化疗同步综合治疗已成为中晚期外阴癌治疗的基本模式。晚期外阴癌患者采用放化疗同步治疗，即在第 1 周和最后 1 周给予 5-FU+CDDP 化疗，在化疗间歇期间给予每日直线加速器照射，外阴和淋巴结引流区域照射野的治疗剂量分别均达到 40~45Gy，放化疗结束后 4~6 周行局部病灶切除 + 腹股沟淋巴结清扫。

（三）影响外阴癌放射治疗疗效的临床病理因素

影响外阴癌放射治疗疗效的主要临床病理因素有临床期别、腹股沟淋巴结转移、肿瘤大小及浸润深度、淋巴管血管间隙瘤细胞弥散，同时也与是否结合化疗和放射剂量相关。

期别早，肿瘤灶直径 <2cm，浸润深度 <5mm，无腹股沟淋巴结转移，结合化疗且肿瘤照射剂量达 40~50Gy 者疗效相对较好。

二、外阴癌的化疗

外阴癌化疗的临床经验非常少，这是由于外阴癌手术治疗率较高，且患者多为年迈者、对治疗的要求不高等。因此，化疗在外阴癌治疗中处于辅助地位。

但是，对于晚期患者，即使是超广泛的根治性手术也很难将周边的肿瘤切净，同时过于广泛的手术切除往往带来邻近器官的功能障碍，如大小便失禁、人工肛门、人工膀胱等，降低了术后的生活质量。同时单纯放疗由于外阴皮肤、肛门直肠和尿道等对射线的耐受问题，难以达到病灶的根治性剂量而影响疗效。近年来对这类患者实施的放化疗同步综合治疗已取得较好的疗效。一项来自美国国家癌症数据库（National Cancer Database，NCDB）的数据分析显示，外阴癌放疗联合同期化疗优于单纯放疗。同期化疗药物首选推荐顺铂周疗方案，$40mg/m^2$，但目前仍缺乏顺铂与其他化疗方案的临床随机对照研究资料。其他方案包括：PF 方案，顺铂 $100mg/m^2$，静脉滴注，第 1 天；5-FU 750~1 000mg/m^2，静脉滴注，第 1~4 天，每 4 周重复，共 2~3 次。MF 方案：丝裂霉素 C $10mg/m^2$，静脉滴注，第 1 天；5-FU 1 000mg/（m^2·24 h），静脉持续滴注 96 小时，放疗第 1、4 周给药。

大多数Ⅲ、Ⅳ期外阴癌需要进行术前放射治疗 + 化疗。肿瘤体积大，切除范围不够大，应进行术后放疗 + 化疗。不能手术的Ⅲ、Ⅳ期外阴癌患者，根治性放射治疗与化疗同时进行，其完全缓解率可达 53%~89%，中位生存时间 37 个月，无瘤生存率 47%~84%。

化疗仅作为外阴晚期癌或复发性外阴癌姑息性综合治疗的一部分。化疗方案包括 NF（HN2+5-FU）、PAB（DDP+ADM+BLM）。有报道采用博来霉素、甲氨蝶呤和洛莫司汀（CCNU）（BMC 方案）应用于不适合手术的晚期外阴鳞癌或术后复发患者 25 例进行Ⅱ期临床试验。采用 6 周循环治疗，缓解率为 56%，平均存活期 7.8 个月。推荐作为晚期患者的姑息治疗方案。

外阴癌的化疗尚需要摸索更多的临床治疗经验。

（王国庆）

第六节　外阴恶性肿瘤的预后及随访

（一）影响预后的因素

影响外阴恶性肿瘤预后的因素比较复杂，据临床的统计资料，与下列因素有关：

1. 组织类型 外阴恶性肿瘤的恶性程度以恶性黑色素瘤和肉瘤较高，腺癌及鳞癌次之，基底细胞癌最低。鳞癌约占外阴癌的 90%，鳞癌组 5 年生存率为 80%，非鳞癌组 5 年生存率为 56%，外阴鳞癌患者预后优于非鳞癌患者。

2. 临床分期 外阴癌与其他恶性肿瘤一样,早期治愈率高,预后好;晚期生存率明显下降,预后差。总的 5 年生存率为 68%,其中 I 期为 90%, II 期为 80%, III 期为 50%, IV 期为 15%。

3. 腹股沟淋巴结的情况 外阴鳞状细胞癌腹股沟淋巴结有无转移与预后的关系极为重要。5 年生存率在腹股沟淋巴结阴性病例中, I 、 II 期为 97.8%, III 期为 69.6%。而在淋巴结阳性病例中, I 、 II 期为 43.7%, III 期为 26.5%。

外阴鳞癌腹股沟淋巴结转移的数量与预后的关系也极大,腹股沟淋巴结阳性≤2 个者,5 年生存率在 70% 以上;而腹股沟淋巴结阳性数≥3 个者,5 年生存率为 25%。双侧腹股沟淋巴结阳性者,其预后也较差。

4. 癌灶大小 外阴鳞癌的病灶大小与腹股沟淋巴结的转移率成正比的关系。病灶为 I 期(<2cm)腹股沟淋巴结的转移率为 9.9%,而超过 I 期(>2cm)的转移率为 34.4%。

5. 淋巴管和血管的浸润 外阴鳞癌侵犯了其周围的淋巴管或血管,腹股沟淋巴结的转移率较无侵犯者高。凡淋巴管或血管受犯者腹股沟淋巴结转移率可高达 75%,而对照组仅 22%。

6. 癌灶部位 位于阴蒂部的外阴鳞癌较其他部位癌灶腹股沟淋巴结转移率高,各为 41% 和 26%。阴蒂部癌有腹股沟淋巴结转移者,其盆腔淋巴结的转移率也高。

7. 癌灶生长方式 外阴鳞癌灶呈浸润性或融合性生长的,其腹股沟淋巴结的转移率高。

8. 组织分化程度 外阴鳞癌组织分化程度越差者,其腹股沟淋巴结的转移率越高。据统计,与腹股沟淋巴结的转移率在 G1 为 15%、G2 为 35%、G3 为 55%。

9. 盆腔淋巴结情况 外阴癌发生盆腔淋巴结转移时,其预后极差。盆腔淋巴结的阳性率与癌灶的组织分化程度有关,组织分化差者盆腔淋巴结转移率高;与腹股沟淋巴结数量有关,腹股沟阳性淋巴结超过 3 个,盆腔淋巴结转移的危险性大。

总之,外阴恶性肿瘤的预后除组织类型外,还与临床分期、病灶的大小和淋巴结的阳性数量互为相关。

(二)随访

凡经计划性治疗后的外阴恶性肿瘤,均需长期随访。外阴癌复发时间多在治疗后 1~2 年内,提示外阴癌患者术后 2 年内应密切随诊,以便及时发现及时治疗,提高生存率。

随访时间:

第 1~2 年:每 3~6 个月随访 1 次(高风险患者每 3 个月随访 1 次)。

第 3~5 年:每 6~12 个月随访 1 次。

第 5 年以后:每年随访 1 次。

(王国庆)

参考文献

1. 吴强.外阴癌威廉姆斯妇科学.3 版.北京:北京大学医学出版社,2021.

2. 谢玲玲,林荣春,林仲秋.《FIGO 2021 癌症报告》——外阴癌诊治指南解读.中国实用妇科与产科杂志,2022,38(1):85-91.

3. 中国抗癌协会妇科肿瘤专业委员会.外阴恶性肿瘤诊断与治疗指南(第 5 版).中国癌症杂志,2021,31(6):533-545.

4. 陈劲,吴强.外阴癌腹股沟淋巴结转移诊治的研究进展.东南大学报,2020,39(3):399-402.

5. 沈扬,吴强,孙志华,等.外阴癌腹股沟前哨淋巴结精确定位和切除的临床观察.临床肿瘤学杂志,2018,23(11):1028-1031.

6. 冷文淑,吴强.外阴癌腹股沟淋巴结转移影像学诊断的研究进展.现代医学,2018,46(5):590-594.

7. 周琦,吴小华,刘继红,等.外阴癌诊断与治疗指南(第四版).中国实用妇科与产科杂志,2018,34(11):1230-1237.

8. 吴强,高雨农,赵绍杰,等.腔镜下腹股沟淋巴结切除术中对前哨淋巴结的辨认和处理.临床肿瘤学杂志,2017,22(8):722-724.

9. Wu Q, Gong Z, Zhao Y, et al. Video Endoscopic Inguinal Lymphadenectomy via 3-Incision Lateral Approach for Vulvar Cancers: Our Preliminary Outcome of 37 Cases. Int J Gynecol Cancer, 2016, 26(9): 1706-1711.

10. 房奕辰,吴强.前哨淋巴结绘图在妇科肿瘤中的应用.临床肿瘤学杂志,2015,20(4):363-366.

11. 吴强,赵一兵,孙志华,等.三切口侧入法腔镜下腹股沟淋巴结清扫术的可行性研究—附23例报告.腹腔镜外科杂志,2015,20(12):916-920.

12. 吴强,李荣,赵一兵,等.外阴恶性肿瘤腹股沟淋巴结清扫术后腹股沟区创面处理的临床观察.临床肿瘤学杂志,2014,19(12):1132-1134.

13. Wu Q, Zhao YB, Sun ZH, et al. Clinical Application of Endoscopic Inguinal Lymph Nodes Resection after Lipolysis and Liposuction for Vulvar Cancer. Asian Pac J Cancer Prev, 2013, 14(12): 7121-7126.

14. 李海金,吴强.外阴癌病因及发病机制研究.实用妇产科杂志,2012,28(9):729-731.

15. 冯燕,朱鑫玲,吴强.腔镜下外阴癌腹股沟淋巴结切除术的护理配合.全科护理,2012,10(11):2919-2920.

16. Qiang Wu, Yuzhong Wu, Zhihua Sun, et al. Clinical study about endoscopic inguinal lymphadenectomy for patients with vulvar carcinoma. Chinese-German J Clin Oncol, 2012, 11(6): 349-352.

17. 吴强,吴裕中,孙志华,等. 腔镜下外阴癌腹股沟淋巴结切除术的临床观察. 临床肿瘤学杂志,2011,16(10):909-911.

18. Barcellini A,Gadducci A,Laliscia C,et al. Adenoid Cystic Carcinoma of Bartholin's Gland:What Is the Best Approach? Oncology,2020,98(8):513-519.

19. Chang Y,Wu W,Chen H. Adenoid cystic carcinoma of the Bartholin's gland:a case report and literature review. J Int Med Res,2020,48(2):300060519863540.

20. Ouldamer L,Chraibi Z,Arbion F,et al. Bartholin's gland carcinoma:epidemiology and therapeutic management. Surg Oncol,2013,22(2):117-122.

21. Bhalwal AB,Nick AM,Dos Reis R,et al. Carcinoma of the Bartholin Gland:A Review of 33 Cases. Int J Gynecol Cancer,2016,26(4):785-789.

22. Michalski BM,Pfeifer JD,Mutch D,et al. Cancer of the Vulva:A Review. Dermatol Surg,2021,47(2):174-183.

23. Rao YJ,Chundury A,Schwarz JK,et al. Intensity modulated radiation therapy for squamous cell carcinoma of the vulva:Treatment technique and outcomes. Adv Radiat Oncol.,2017,2(2):148-158.

24. Gaffney DK,King B,Viswanathan AN,et al. Consensus Recommendations for Radiation Therapy Contouring and Treatment of Vulvar Carcinoma. Int J Radiat Oncol Biol Phys,2016,95(4):1191-1200.

25. 中国抗癌协会妇科肿瘤专业委员会. 外阴恶性肿瘤诊断和治疗指南(2021年版). 中国癌症杂志,2021,31(06):533-545.

26. Weinberg D,Gomez-Martinez RA. Vulvar Cancer. Obstet Gynecol Clin North Am,2019,46(1):125-135.

第十四章
阴道肿瘤

第一节　阴道良性肿瘤

阴道良性肿瘤相对少见,是妇科临床中易被忽略的一类疾病,其病理类型多样。阴道良性肿瘤发病年龄为 24~71 岁,育龄期约占 70%,绝经后期约占 30%。阴道壁鳞状上皮发生肿瘤为乳头状瘤,结缔组织发生肿瘤为纤维瘤、神经纤维瘤、血管瘤等,平滑肌组织发生肿瘤为平滑肌瘤。

一、阴道纤维瘤、平滑肌瘤

是临床上较罕见的阴道良性肿瘤,主要来源于阴道的血管平滑肌、竖毛肌、黏膜下平滑肌及圆韧带的平滑肌。目前认为其发病可能与激素长期刺激导致局部组织病理性过度增生有关,与子宫肌瘤的发生有一定关系。本病好发于育龄妇女,多为单发,常位于阴道前壁,临床表现取决于肌瘤的大小和生长部位。本病需与阴道血管瘤、纤维瘤等良性肿瘤鉴别。目前超声、CT、MRI 均为常见辅助检查方法,但均无法明确诊断,其确诊主要依靠病理学检查。

二、阴道乳头状瘤

可发生于任何年龄,以年轻妇女多见,发生于阴道各壁,瘤体积较小,直径 1~2cm,质地软、脆、基底宽,呈菜花状。组织学上见肿瘤表面有乳头状突起,覆盖薄层鳞状上皮,中心为纤维结缔组织。治疗为手术切除。

三、阴道尖锐湿疣

【病因】　阴道尖锐湿疣由人乳头瘤病毒(HPV)感染引起。目前发现 HPV 有 200 多种亚型,其中与阴道尖锐湿疣有关的是 HPV 6、11、16、18、24、33、35、39 型等,主要经性传播。

【临床表现】　患者开始感觉奇痒,皮损初为小而稍硬的灰色或淡红色丘疹,散在,后逐渐增生,呈乳头状、菜花状,甚至融合成鸡冠花状,大小不等,根部有蒂。临床症状有阴道白带增多,有味、瘙痒、疼痛。

【治疗】　可选择三氯醋酸、电外科、激光、微波、手术等治疗方法。

(1)80%~90% 的三氯醋酸溶液:通过凝固蛋白来破坏疣体。适用于小的皮损或丘疹样皮损。外用,单次,如有必要,隔 1~2 周重复 1 次,最多 6 次。治疗时,将少量药液涂于疣体上,待其干燥,见皮损表面形成一层白霜即可。如果药量过剩,可用滑石粉、碳酸氢钠或皂液来中和过量、未反应的酸。最佳效果是形成浅层溃疡愈合而不留瘢痕。在孕期可安全使用。副作用:局部刺激、红肿、糜烂、溃疡等。

(2)物理治疗:是主要的治疗方法。

1)电外科(电离子和高频电刀):电离子的原理是直流电或交流电通过电阻电极尖端,产生热量破坏组织;高频电刀是将高频交流电流直接通过电极尖端,对组织产生切割和凝固。

2)激光治疗:原理是使用集中的红外线或近红外光束来加热灼烧。适用于不同大小疣体,可有效清除疣体,清除率接近100%。

3)微波治疗:通过振动产生的热效应和非热效应使疣体凝固、脱落,具有止血效果好、无烟尘、安全可靠等优点。

(3)手术治疗:可在局部麻醉下剪切或切除有蒂或大体积疣。

四、阴道腺病

阴道腺病(vaginal adenosis)是指阴道发育完全后阴道壁、阴道浅表基质层等出现残余米勒管腺体。阴道腺病是一种罕见疾病,该病发生与患者母亲孕期服用己烯雌酚(diethylstilbestrol,DES)密切相关。有相关报道称阴道腺病可发展为不典型阴道腺病,是癌前病变,可发展为阴道腺癌。

【病因】 阴道腺病是妇科少见病,非固醇类合成激素包括己烯雌酚等的广泛应用,阴道腺病患病率显著增加。发病原因可能与获得性阴道腺病、性激素刺激、阴道上皮化生、基底层细胞分化等相关。此外,高龄、多次妊娠、生活经济水平低等可能是发病高危因素。

【病理】 正常阴道壁为鳞状上皮,无腺体结构,多数作者认为阴道上皮下的腺体是副中肾管上皮的残余,或鳞状上皮的基底细胞化生而来。镜下检查可见腺体分泌黏液,类似子宫颈内膜腺体(常见)或被覆一层类似输卵管或子宫内膜的黏膜,或低柱状上皮伴有鳞状上皮化生,有的还伴有不同程度的不典型增生。

【临床表现】 发病年龄22~65岁,一般无典型临床表现,多为白带增多、性交痛、血性分泌物、阴道灼热感。阴道检查可见病灶多位于阴道上1/3前后壁或穹窿部,且多为红色结节、草莓状、沙粒状、鸡冠状突起。个别呈糜烂状,甚至形成溃疡,有的呈息肉状,或形成黏膜横嵴、囊肿。碘染色阴性。

【诊断】 阴道腺病主要通过病史、临床表现及活检病理检查等诊断,确诊依赖组织活检。对母亲有DES使用史者,有相关临床表现如白带性状及量改变,性交出血等,应考虑阴道腺病可能。阴道镜下所见与子宫颈转化区相似,可见腺体开口、腺囊肿和柱状上皮岛。组织活检是确诊阴道腺病的依据,同时可排除恶变和不典型腺病,病理检查见到阴道黏膜有腺体即可诊断。

【治疗】 无症状患者组织学无不典型增生可不作治疗,但应进行定期复查,复查时应进行阴道检查和脱落细胞学检查,必要时行阴道镜检查。对于有症状患者,其治疗方法多为改变阴道酸碱度,使阴道呈酸性反应,促进阴道腺上皮鳞化,可用己酸孕酮局部注射,10%~20%硝酸银溶液或0.5%醋酸冲洗阴道等。但是当病变范围较广或散在,可在排除恶

变后行激光、冷冻、烧灼或电凝等物理治疗。物理治疗易引起阴道粘连或狭窄,应慎用。还可局部涂0.01%己二烯雌酚软膏,或用甾体类激素栓剂20mg,每周2次,连续3个月,有DES暴露史的患者尤其有效。对病变广泛合并不典型增生可行部分阴道切除。阴道腺病有发展为阴道透明细胞癌及鳞癌的可能,97%的阴道透明细胞腺癌与腺病相关。

五、阴道血管瘤

阴道血管瘤罕见,血管瘤是残余的胚叶或血管细胞形成的良性肿瘤。分为3类:①毛细血管瘤:一般表浅,多发生于皮肤或黏膜,呈点状或片状。特点是在真皮内有成熟的内皮细胞组织型的毛细血管。②海绵状血管瘤:可位于表浅或深部,局限或与周围组织无明显边界,有1条或数条供应静脉。③蔓状血管瘤:病变局限,既有动脉成分,也有静脉成分,小动脉和小静脉吻合成有搏动性的血管瘤。

【病理】 呈点状或片状,特点是在真皮内有成熟的内皮细胞组织型的毛细血管。海绵状血管瘤可位于表浅或深部,局限或与周围组织无明显边界,有1条或数条供应静脉。

【临床表现】 血管瘤可为阴道壁局限性紫色肿物或涉及整个阴道壁,有时同时合并子宫颈血管瘤。主要临床表现为阴道出血,当血管瘤破裂可突然大出血,甚至休克。海绵状血管瘤患者有阴道下坠感,站立时明显(图9-14-1)。

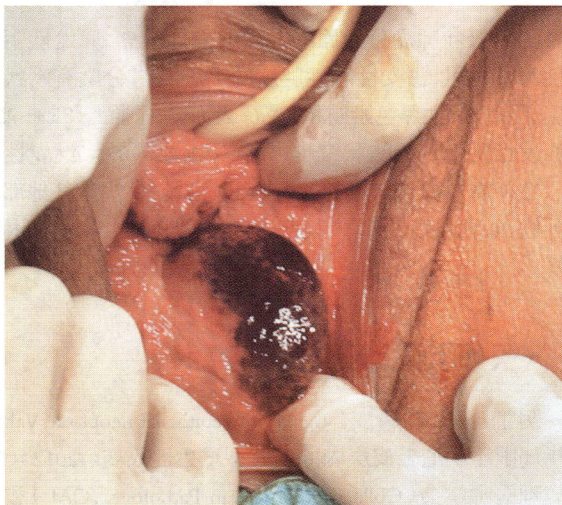

图9-14-1 坏死的阴道血管瘤堵塞了阴道口

【诊断】 诊断较容易,妇科检查病变表现为单个暗紫色结节,略突出于阴道黏膜或形成结节状,或为弥漫性改变,病变触之软,按压后变小。动脉造影可明确诊断,但应有连续快速摄片条件。应与阴道黑色素瘤、子宫内膜异位症、动静脉瘘鉴别。

【治疗】

1. 手术治疗 对较局限的血管瘤,手术切除较安全。但如涉及重要器官(尿道),应考虑手术的可行性及危险性。另外,手术治疗可引起病灶部位结痂、狭窄和感染,并可影响局部解剖结构和功能。

2. 物理治疗 冷冻、电烙等,对表浅的血管瘤有效。对面积广的血管瘤,则有表面破溃、感染可能。

3. 激光治疗 单纯血管瘤病灶小,可激光治疗。

4. 硬化疗法 将硬化剂直接注入瘤腔内,引起血栓形成,从而达到使瘤腔闭塞的目的。适用于瘤体较小且表浅的血管瘤。

5. 其他 海绵状血管瘤病变广泛,边界不清,手术容易出血,且手术不易切除干净,可采用局部放射治疗,文献报道有良好的疗效。血管造影及栓塞疗法,手术时间短,创伤少,可有效治疗血管瘤所引起的阴道大出血。

六、中肾管囊肿、副中肾管囊肿

胚胎发育早期,女性生殖系统和男性一样,由副中肾管(米勒管)和中肾管(沃尔夫管)组成。由于没有 Y 染色体,女性生殖系统中肾管的两侧性腺同时发育,形成输卵管,子宫及阴道上段。当副中肾管没有完全发育时,可持续生长,并形成副中肾管囊肿。女性胚胎发育过程中,中肾管不完全退化。因中肾管含有体腔上皮,具有内分泌功能,少数情况下可发展形成中肾管囊肿。

1. 副中肾管囊肿 副中肾管囊肿(paramesonephric cyst)又称米勒管残余囊肿(Müllerian duct cyst),临床罕见,约占阴道壁囊肿的一半。多发生于育龄期妇女,部分患者无症状,临床容易误诊、漏诊。囊壁由单层有分泌黏液功能的高柱状上皮形成。囊肿直径 2~5cm,囊内充满黏液。临床症状为阴道出血,阴道分泌物增多,下坠感,性交困难等。诊断时须与阴道腺病鉴别。囊肿较大且有症状时可予以手术切除。结合患者年龄、症状及囊肿部位、大小等来选择手术方式。目前尚无复发或恶变的报道。

2. 中肾管囊肿 少见,因无特异性症状和体征容易误诊。多位于阴道的前壁和侧壁,囊肿直径一般 2cm,可单发或多发,囊壁内被覆单层立方上皮或低柱状上皮,无纤毛,囊腔内含褐色或透明液体。超声检查在诊断中肾管囊肿方面具有重要作用,为临床诊断和治疗提供较为可靠的客观依据,对于鉴别困难者亦可行盆腔 MRI,最终确诊需要靠病理检查。手术切除是治疗中肾管囊肿的主要办法,恶变少见,预后一般良好。

(辛晓燕)

第二节 阴道恶性肿瘤

阴道恶性肿瘤分为原发性和继发性肿瘤,原发性阴道恶性肿瘤少见,占女性恶性肿瘤的 1%~2%。分类有鳞状细胞癌、腺癌、恶性黑色素瘤和肉瘤。组织病理学上,85%~95% 的原发性阴道癌为鳞状细胞癌,腺癌占 5%~6%。继发性阴道恶性肿瘤 80% 为转移癌,可来自子宫颈、外阴或其他部位的肿瘤,如乳腺癌、子宫内膜癌、滋养细胞肿瘤、卵巢癌、淋巴瘤等。

一、阴道上皮内病变

阴道上皮内病变(vaginal intraepithelial neoplasia,VaIN)是指局限于阴道上皮层内的不典型增生性改变。2012 年美国病理医师学会(College of American Pathologist,CAP)和美国阴道镜子宫颈病理学会(American Society for Colposcopy and Cervical Pathology,ASCCP)首次提出二级分类法:将VaIN Ⅰ归入阴道低级别鳞状上皮内病变(low-grade squamous intraepithelial lesion,LSIL),VaIN Ⅱ和 VaIN Ⅲ归入阴道高级别鳞状上皮内病变(high-grade squamous intraepithelial lesion,HSIL)。复旦大学附属妇产医院 2014 年 1 月—2015 年 12 月共确诊 VaIN 14 67 例,患者的平均年龄为(45.8±12.6)岁,LSIL 患者平均年龄为(45.0±12.6)岁,HSIL 患者平均年龄为(51.9±10.2)岁,其中约 82.2% 的 VaIN 患者有 CIN 或宫颈癌病史。

【病理】

1. 大体 阴道病灶黏膜可呈正常、糜烂或稍隆起增厚的白斑。阴道镜下观察,病灶扁平或稍隆起,可伴有点状或镶嵌状改变。碘试验阳性。

2. 镜下 50% 以上病灶呈多灶性或弥漫性分布,异常核分裂数目常见,如异形细胞达上皮全层时则为原位癌。

【病因】

至今不明,可能与高龄、HPV 感染、子宫切除、宫颈癌及宫颈上皮内病变、放射治疗史相关,其他因素如吸烟、过早性行为、多性伴侣、多胎次、胎儿期接触己烯雌酚;文化水平及经济水平等因素亦与 VaIN 的发生发展有关。

1. 年龄 由于绝经后女性缺乏雌激素作用,阴道上皮菲薄,局部抵抗力下降,易被高危型 HPV 感染。

2. 高危型 HPV 感染 近年来由于高危型 HPV 感染持续增多,年轻阴道癌患者日益增多;在多中心研究中,LSIL 患者有 84% HPV 阳性,在 HSIL 中 100% HPV 阳性,其中 HPV16 约占 31.3%。

3. 宫颈癌及宫颈上皮内病变病史 阴道上 1/3 与子宫颈具有相同的胚胎学起源,宫颈癌(cervical cancer,CC)与宫颈上皮内瘤变(cervical intraepithelial neoplasia,CIN)病史与 VaIN 的发生密切相关。尤其是因 CC 和 CIN 行子宫切除患者,VaIN 的发病风险显著增加。

4. 放射治疗史 放疗后阴道上皮萎缩、充血水肿、黏膜抵抗力差易致 HPV 感染是 VaIN 可能的主要发病原因。

5. 免疫功能异常 免疫功能缺陷可致阴道上皮免疫屏障功能减退,人类免疫缺陷病毒(human immunodeficiency virus,HIV)感染者 VaIN 的发生风险高于普通人,且易进展为更高级别病变。长期服用免疫抑制剂患者是高危型 HPV 的易感人群,VaIN 的发病风险明显提高。

6. 其他因素 吸烟、过早性行为、多性伴侣、多胎次、胎儿期接触己烯雌酚、文化水平及经济水平等因素亦与 VaIN 的发生及发展相关。

【临床表现】 VaIN 患者常缺乏特异性临床表现,少数表现为性交后阴道分泌物增多或出血,体征上阴道黏膜可无异常,或仅轻度糜烂,肉眼难以发现异常。

【诊断】 确诊需结合既往病史、细胞学检查、HPV 检测和阴道镜指导下组织活检。

1. 阴道细胞学检查 对高危患者,尤其是因宫颈癌和 CIN 切除子宫的患者,通过阴道镜检查全阴道,可疑部位多点活检确诊。阴道细胞学涂片异常,应明确该异常细胞是否来自宫颈或外阴。

2. 高危型 HPV 检测 高危型 HPV 和细胞学联合检测有更高的敏感度和特异度,可早期检出 VaIN。HPV 病毒负荷量检测在 VaIN 诊断及判断转归方面更有意义。

3. 阴道镜检查

(1)VaIN 阴道镜下表现:阴道镜指导下对阴道壁可疑部位活检是 VaIN 诊断的金标准。VaIN 多累及阴道上 1/3,HSIL 常呈多灶性改变,甚至累及全阴道。应注意阴道穹窿部,约 28% 的 VaIN 在该处发现隐匿病灶。阴道镜下 VaIN 多表现为白色病变伴点状血管和/或伴碘不着色区。92% 的 VaIN 患者呈多灶性分布。异常图像主要为微乳头样增生、醋白上皮、点状血管和碘不着色上皮,随着 VaIN 级别升高,异常图像更典型。

(2)未切除子宫患者阴道镜检查:对可疑 VaIN 或阴道癌患者,阴道镜检查子宫颈时需重点观察阴道;使用 3%~5% 冰醋酸和 Lugol 碘液涂抹全阴道,标示病灶部位、大小、范围及活检部位,为后续治疗提供依据。

(3)子宫切除术后患者的阴道镜检查:因不同疾病切除子宫的患者术后发生 VaIN 的差异性很大;对高危患者实施阴道镜检查,才能避免漏诊 VaIN;VaIN 最常出现于阴道残端缝合褶皱内,尤其是两侧顶角处。阴道镜检查时需选择合适窥器,借助长棉签、长平镊等抚平阴道皱襞,充分暴露整个阴道。

(4)阴道镜诊断 VaIN 的准确性及注意事项:因解剖位置特殊及阴道镜医师的丰富经验可大大提高 VaIN 的检出率,VaIN 的阴道镜图像特点与 CIN 大致相同,但不及 CIN 典型。使用冰醋酸后观察时间应延长至 3 分钟。碘染色需

展平阴道皱襞,均匀染色。绝经后阴道萎缩,容易出现碘淡染及局部碘补染色,建议涂抹雌激素乳膏 2~4 周后,再行阴道镜检查。

【鉴别诊断】

1. 阴道炎或阴道上皮萎缩 主要靠病理检查鉴别,病理检查表现为:炎症可见细胞增生,同时由于细胞质内糖原减少,核质比增大,细胞极性保持,核分裂少,且多在深层。

2. 人乳头瘤病毒感染 其病理表现为细胞不典型增生,位于中、浅层,并出现挖空细胞。

【治疗】 阴道 LSIL 可接受严密观察随访 1 年,或针对 HPV 感染行干扰素治疗。阴道 HSIL 和与 CIN 或 CC 相关的 VaIN,由于具有较高风险进展为浸润癌及较高的复发率,应给予及时合理的治疗,以降低发展为浸润癌风险,可采用非手术治疗和手术治疗。

1. 非手术治疗

(1)药物治疗:年轻并希望保留生育功能的患者,可局部药物治疗如:5% 咪喹莫特乳膏每周 0.25g 置于阴道内,连续治疗 3 周,86% 患者阴道镜下完全清除病灶;不良反应为阴道疼痛、红肿、溃疡等。氟尿嘧啶乳膏适用于直径 >1.5cm 和多中心的病灶,推荐每日涂抹 1 次,5 天为 1 个疗程,可连用 6 个疗程。每次阴道置药后,需于阴道口和外阴涂抹凡士林软膏以保护外阴部皮肤,防止夜间睡眠药物流出损伤周围皮肤及组织。

(2)物理治疗:年轻女性、多灶性病变或病灶溃疡清楚暴露的 VaIN 患者,推荐 CO_2 激光、电灼、冷冻治疗及超声气化吸引等物理治疗。临床应用较广的为 CO_2 激光,适用于病灶小(直径 <1.5cm),阴道顶端病灶以及阴道穹窿广泛病灶;疗效肯定,与手术切除比较复发率无差别,操作简便、门诊即可进行;激光治疗时,可在病灶基底注入生理盐水或利多卡因,使上皮层与皮下层分层,激光破坏组织的深度不超过 1.5mm。治疗后应停止性生活,直至阴道上皮愈合。

(3)放射治疗:阴道 HSIL 反复复发,其他治疗方法无效或者合并基础疾病不适于手术患者,可行阴道腔内放射治疗,疗效确切;推荐阴道腔内给予总剂量 48Gy 的腔内放疗,具有很高的缓解率。腔内放疗可引起阴道纤维化、缩窄和卵巢功能早衰。

2. 手术治疗 局灶性、复发性或不除外浸润癌的 VaIN 患者,推荐手术治疗。适用于保守性治疗无效、病变进展风险高、不适合随访的患者;根据病变累及阴道范围和病变的级别,选择阴道局部切除或阴道区段切除,极少情况下行全阴道切除。局灶性 VaIN,可选择环形电圈切除术(loop electrosurgical excision procedure,LEEP),能降低复发风险,保留患者阴道功能、不影响性功能;CIN Ⅲ 合并阴道 HSIL 需保留生育功能者可行宫颈冷刀锥切,无生育要求者可行子宫 + 阴道上段切除。位于阴道上 1/3 的子宫切除术后的阴道 HSIL 可选择阴道上段切除;绝经后阴道 HSIL 患者,如病变范围广泛累及整个阴道或高度怀疑阴道癌时,可考虑全阴道

切除,但手术难度极大且并发症多,建议慎重实行。

【预防】 阴道 LSIL 患者首选观察及随访,如需要进行医疗干预及治疗,遵循分层管理原则;孕前发现的 VaIN 治疗方案选择要考虑保留生殖道正常解剖和维持生殖功能,妊娠期 VaIN 除非进展迅速或可疑浸润癌,可在分娩后进行医疗干预;初始治疗后高危型 HPV 持续感染是 VaIN 复发的高风险因素,复发多发生于治疗后 3 年内。建议治疗后每 6 个月进行 1 次随访,随访内容包括细胞学、HPV 和阴道镜检查。连续随访 2 年无异常,可改为每年随访 1 次。

二、原发性阴道鳞状细胞癌

原发性阴道鳞状细胞癌(primary squamous carcinoma of the vagina)是最常见的阴道恶性肿瘤的细胞类型,约占原发阴道恶性肿瘤的 85%~95%。发病高峰年龄段在 60~90 岁之间。由于近年来高危型人乳头瘤病毒(HPV)持续感染增多,年轻的阴道鳞癌患者日益增多。

【病因】 确切的病因至今尚不明确,可能与下列因素有关。

1. 病毒感染 阴道癌与高危型 HPV 感染有显著相关性。

2. 阴道黏膜的长期刺激与损伤 慢性刺激所致原发性阴道鳞癌常发生于后穹窿,慢性损伤阴道黏膜可能导致阴道癌。

3. 盆腔放射治疗 阴道黏膜最高可承受 20~25Gy 辐射。南卡罗来纳州大学研究发现,从子宫颈疾病发展到阴道癌约 14 年,其中 16% 的患者有局部放射治疗史。

4. 免疫抑制 凡先天性或后天性获得性和人工性的免疫抑制患者,癌的发生率较高。阴道癌亦不能例外,其发生率在免疫抑制患者中较高。

5. 雌激素缺乏 阴道鳞癌好发于绝经后妇女,可能与绝经后雌激素水平低下,导致阴道黏膜上皮萎缩,为致癌因子致癌创造了有利的条件有关。

【病理】

1. 大体 早期可表现为黏膜潮红,粗糙易触血,扁平状或浅表溃疡状肿块,随之可呈乳头状、结节状及菜花状等。

2. 镜下 可分为角化大细胞癌、非角化大细胞癌等。镜下有角化珠、细胞角化不良和存在细胞间桥。

【临床分期】 目前仍采用 2009 年国际妇产科联盟(FIGO)临床分期,基于治疗前的体格检查、活检和影像学结果确定分期(表 9-14-1 及图 9-14-2)。

表 9-14-1 2009 FIGO 阴道癌分期系统

AJCC 分期	TNM	FIGO 分期	分期描述
ⅠA	T1a N0 M0	Ⅰ	肿瘤局限于阴道壁,病灶直径≤2.0cm(4/5 英寸),未累及邻近淋巴结(N0)或远处转移(M0)
ⅠB	T1b N0 M0	Ⅰ	肿瘤局限于阴道壁,病灶直径 >2.0cm(4/5 英寸)(T1b),未累及邻近淋巴结(N0)或远处转移(M0)
ⅡA	T2a N0 M0	Ⅱ	病灶穿透阴道壁、未达盆壁,直径≤2.0cm(4/5 英寸)(T2b),未累及邻近淋巴结(N0)或远处病灶(M0)
ⅡB	T2b N0 M0	Ⅱ	病灶穿透阴道壁、未达盆壁,病灶直径 >2.0cm(4/5 英寸)(T2b),未累及邻近淋巴结(N0)或远处病灶(M0)
Ⅲ	T1~T3 N1 M0	Ⅲ	任何大小肿瘤可能累及盆壁,和/或累及阴道下 1/3,和/或阻断尿流出道(肾积水),引起肾并发症(T1~T3),扩散到邻近盆腔或腹股沟区域淋巴结(N1)但无远处病灶(M0)
	或 T3 N0 M0	Ⅲ	肿瘤累及盆壁,和/或累及阴道下 1/3 和/或阻断尿流出道,引起肾并发症(T3)未扩散到邻近淋巴结(N0)或远处病灶(M0)
ⅣA	T4 任何 N	ⅣA	肿瘤侵犯膀胱或直肠或超出盆腔(T4)有或无扩散到盆腔或腹股沟淋巴结(任何 N),无远处转移(M0)
ⅣB	任何 T 任何 N M1	ⅣB	任何大小的肿瘤扩散到远处器官,如肺或骨(M1);有或无侵犯邻近结构或器官(任何 T),有或无扩散到邻近淋巴结(任何 N)

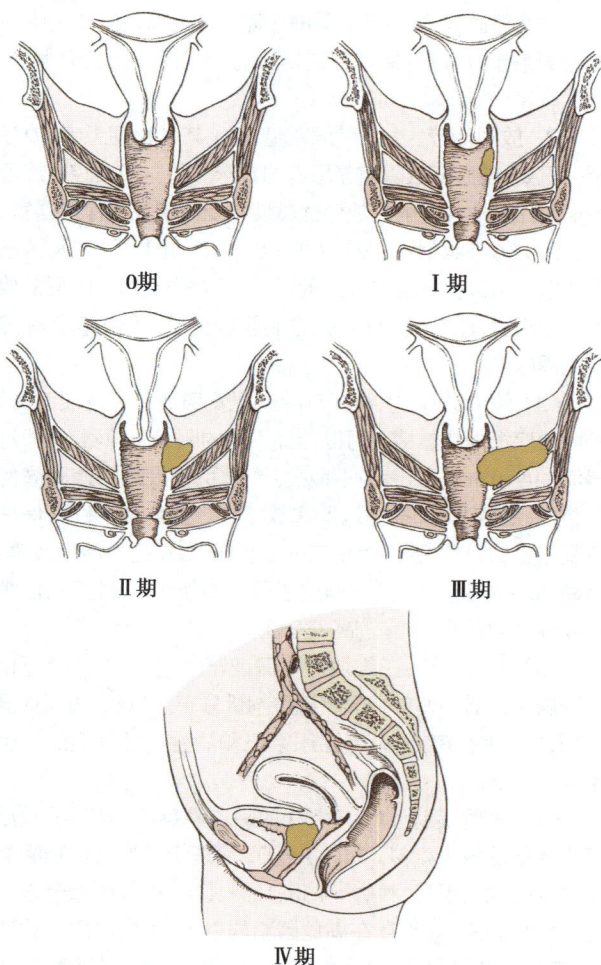

图9-14-2 阴道肿瘤的分期

（图中标注：0期、Ⅰ期、Ⅱ期、Ⅲ期、Ⅳ期）

【临床表现】

1. 症状 早期可无明显的症状，或仅有阴道分泌物增多或不规则流血、接触性出血。随着病程的发展，阴道癌灶的增大、坏死，可出现阴道排恶臭液、无痛性阴道出血。当肿瘤向周围器官和组织扩展，累及尿道或膀胱可出现尿频、尿急、血尿和排尿困难；累及直肠可出现排便困难或里急后重；阴道旁、主韧带、子宫骶韧带受侵犯时，可出现腰骶部疼痛等。

2. 体征 好发于阴道上1/3处。原位癌或早期浸润癌病灶可仅为糜烂状。一般浸润癌病灶多为外生型，以乳头状或菜花状的形式出现。晚期病变阴道可完全被肿瘤填塞、阴道旁组织浸润甚至形成冰冻骨盆。浸润较深的阴道前壁或后壁肿物若侵犯尿道/直肠前壁，则可因尿瘘/肠瘘出现阴道漏尿/漏便。阴道前壁病变因窥器遮挡容易漏诊。较晚可出现腹股沟、盆腔、锁骨上淋巴结转移，甚至远处转移。

【诊断】 确诊需病理组织学检查。检查时应注意：①用窥阴器及扪诊仔细检查整个阴道，详细记录病灶的大小及部位，同时应认真检查子宫颈、外阴及尿道，排除转移病灶；②双合诊评估病灶的范围至关重要；③还需注意检查双侧腹股沟淋巴结是否转移。对于阴道早期浸润癌，癌灶不明显和

曾行子宫全切术后，在阴道残端两角发生的癌，诊断上较为困难，必须仔细检查才能发现。

原发性阴道癌诊断原则：①肿瘤原发部位在阴道；②肿瘤侵犯到子宫颈阴道部并达子宫颈外口区域应诊断为宫颈癌；③肿瘤局限于尿道者应诊断为尿道癌。

根据FIGO原发性阴道癌的分期，在治疗前需准确评估计阴道癌的范围。除了对病史和体征做全面了解和检查外，还需按如下步骤进行行辅助检查。

1. 病理学诊断 可以在直视下行病理学活检，也可以借助阴道镜定位活检。病灶位于阴道上1/3阴道壁居多，鳞癌多位于后壁，腺癌多位于前壁。最常见大体分型为菜花型或结节型，其次为溃疡型、浅表糜烂型。经病理学检查除外宫颈癌、外阴癌后，阴道癌的病理学诊断才能确定。

2. 血液学检查 完善血常规、肝肾功能、电解质等血液学检查，明确有无感染、贫血、低蛋白血症、糖尿病等合并症，有无肝肾功能不全。

3. 诊断性刮宫 了解子宫颈管内膜、子宫内膜有无癌灶的存在。

4. 内镜检查 阴道镜下阴道病变评估，以排除子宫颈原发病变的可能。凡病期较晚者，均需行尿道-膀胱镜、直肠-乙状结肠镜检查，以排除癌灶侵犯这些器官。

5. 影像学检查 包括超声、CT、MRI、静脉肾盂造影、X线胸片、PET/CT等检查。

6. 肿瘤标志物 可行鳞状细胞癌抗原（squamous cell carcinoma antigen, SCCA）检查。

7. 高危型HPV检测 阴道癌与高危型HPV持续感染相关。

8. 基因检测 由于缺乏有力的证据，基因检测尚未被作为诊断标准予以推荐。但随着目前免疫相关治疗、靶向治疗等研究进展，基因检测有望成为用于诊断和指导后续治疗的推荐检测项目。

【鉴别诊断】

1. 阴道上皮萎缩 绝经前后妇女雌激素缺乏所致的上皮萎缩，阴道细胞学检查被怀疑为癌；组织学检查因整个上皮可由基底细胞或亚基底细胞构成和上皮顶层细胞缺乏糖原，碘试验阳性，而与阴道上皮内肿瘤相似。但整个上皮层较正常上皮或不典型增生的上皮层薄、细胞间的连接和本身的结构正常，细胞核为单核，无核分裂。此类患者可在阴道内使用雌激素软膏持续2周后，再行阴道细胞学检查或组织学的检查，可恢复为正常的阴道上皮。

2. 阴道尖锐湿疣 肉眼观察此类病灶难以与阴道鳞状上皮癌鉴别，需依靠组织学检查。组织学显示尖锐湿疣或扁平湿疣可有轻度到中度不典型增生，但它们均有过度角化或亚角化，棒状棘皮网脚与管状基质乳头分离，胞质内空泡变性伴胞膜增厚广泛存在，胞核深染。电镜下可能见到HPV颗粒。

3. 阴道炎症 与早期阴道癌肉眼上难以分辨，尤其是

癌灶为多中心或弥漫性生长时,需借助组织学检查。炎症不典型增生的特点是上皮内的基底细胞或亚基底细胞层呈反应性增厚,细胞核核仁明显,偶尔可出现核分裂细胞,但仅局限于上皮下 1/3,而余 2/3 的细胞结构、细胞间连接均正常。

【转移途径】 阴道黏膜的淋巴管和血管均极为丰富,黏膜下结缔组织疏松,此结构导致阴道癌的主要转移方式是直接浸润、淋巴转移和血行转移。

1. 直接浸润 阴道前壁癌灶可累及尿道和膀胱;后壁病灶可累及直肠或直肠旁组织;侧壁病灶常向阴道旁浸润,上 1/3 和下 1/3 病灶可分别累及子宫颈和外阴。

2. 淋巴转移 阴道上 1/3 和中 1/3 的淋巴引流入盆腔淋巴结,下 1/3 引流入腹股沟淋巴结。因此,随阴道癌灶的位置不同,其淋巴转移有所不同。

3. 血行转移 常发生于晚期病例。

【治疗】 治疗应遵循个体化原则,方案基于组织学、肿瘤大小、病灶解剖位置、疾病分期以及年龄,采取不同治疗措施,包括手术、放疗、化疗或综合治疗。阴道上段癌可参照宫颈癌治疗原则,阴道下段癌可参照外阴癌治疗原则。

1. 手术治疗 仅用于早期、局限于阴道壁的小病灶(<2cm)、年龄较大,无生育要求者,以前有盆腔放射治疗史和晚期累及直肠和膀胱者。

(1)肿瘤位于阴道上段,局限于阴道壁的 I 期疾病:行广泛全子宫 + 阴道上段切除(切缘距病变 1cm)+ 盆腔淋巴结切除。若已行子宫切除,可行子宫旁广泛 + 阴道上段切除 + 盆腔淋巴结切除。

(2)肿瘤位于阴道下段,局限于阴道壁的 I 期疾病:行局部广泛切除(切缘距病灶 1cm)+ 双侧腹股沟淋巴结切除。

(3)卵巢移位/放疗前手术:初始治疗选择放疗的年轻患者,可放疗前行卵巢移位。腹腔镜或腹膜外切除增大的淋巴结可作为分期和治疗计划的一部分。晚期患者卵巢转移率未见报道,故保留卵巢需慎重。

(4)放疗后中央复发:孤立复发病灶位于中央,可行盆腔廓清术。需和患者充分沟通手术风险、并发症以及手术对生活质量和外观的影响。盆腔廓清术是指对肿瘤累及的相邻盆腔脏器进行整体切除,用在初始治疗时为一种姑息手术。盆腔廓清术适应证中,阴道癌占 17%,位居第二位。患者 5 年生存率从原来的 20% 提高至 30%~60%。盆腔廓清术分为 I 型(肛提肌上型)、II 型(肛提肌下型)和 III 型(肛提肌下联合外阴切除术型),其手术范围广、难度大,通常需要妇科、胃肠外科、泌尿外科医师的共同参与,切缘阴性对预后有重要意义。

(5)复发和晚期疾病的姑息治疗:有膀胱阴道瘘或直肠阴道瘘患者,放疗前行尿流改道术或结肠造口可提高生活质量。

(6)前哨淋巴结活检:阴道癌患者较少可以完整切除转移的淋巴结,因此前哨淋巴结切除术主要用于确定有无微小转移灶。

(7)阴道成形术:年轻阴道癌患者,特别是需要全阴道切除的患者,可以选择在阴道切除的同时行阴道成形术,维持术后性功能。

2. 放射治疗 对于大部分患者尤其是晚期患者,放疗至关重要,是大多数阴道癌患者的首选方法。包括腔内或近距离治疗和体外照射。放疗优越性主要体现在可保留器官。

(1)体外照射:主要针对肿瘤、肿瘤周围浸润区及淋巴引流区。可以先行盆腔外照射,然后行腔内或组织内植放疗。如果累及阴道下 1/3 段,应将腹股沟淋巴结也包括在照射范围内。

(2)腔内放疗:主要针对阴道原发病灶及邻近浸润区,腔内治疗根据具体情况可以选择不同的阴道施源器,推荐对浸润深度 0.5cm、阴道中下段病灶、体积较大的阴道肿瘤使用腔内联合组织间插植近距离放疗,以达到控制肿瘤,保护危及器官的目的,建议使用三维后装技术,可提高治疗效率。借助 3D 打印技术的适形施源器可以加强保护,提高治疗满意度,操作方便同时有较高安全性。

(3)三维放疗:三维放疗在保证靶区剂量的同时,可根据肿瘤及脏器的解剖和形态调整剂量分布,以减少周围脏器损伤,5 年生存率高,患者泌尿系统和消化道并发症的发生率明显降低。

(4)术后辅助放疗:对于 I 期阴道鳞癌的治疗,手术治疗与放疗的效果相似。FIGO 分期、病理学类型是影响阴道癌预后的独立因素,肿瘤 >4cm、受侵长度 >2/3 阴道壁也可能是影响因素,对于存在高危因素的患者,术后可联合放疗以增加局部控制率。如手术切缘及淋巴结阴性,则不用辅助放射治疗。少数 II 期患者可以通过根治性手术治愈,术后建议辅助放疗者,行手术治疗后辅助放疗,预后会较好。

3. 化疗 阴道癌发病率低,治疗以手术和放疗为主,单纯化疗效果差。目前认为有效的药物:顺铂、卡铂、博来霉素、长春新碱和丝裂霉素等。静脉化疗考虑给予 3~4 个疗程,其化疗方案与宫颈癌或外阴癌类似;动脉灌注化疗选择铂类药物为主的联合化疗方案,可作为中晚期原发性阴道癌患者姑息性治疗方法之一,并多用于复发或转移的补救治疗。腹腔热灌注化疗对肿瘤晚期伴癌性腹水患者可有效控制患者的恶性腹水,降低肿瘤指标,且未增加明显不良反应,是治疗恶性腹水的一种有效手段。

4. 靶向及免疫治疗 阴道癌的靶向治疗及免疫治疗缺乏临床证据。

【预防】

1. 一级预防(疫苗) HPV 9 价疫苗(重组疫苗),用于预防 9 种 HPV 疫苗导致的阴道癌和 VaIN 的发生。

2. 二级预防(筛查) ①无需常规筛查阴道癌。②多次锥切术后仍持续有 HSIL 或持续高危型 HPV 阳性的女性,应注意阴道癌的筛查。若因宫颈癌及其癌前病变已切除子宫,术后建议长期随访,行阴道残端细胞学检查。③有阴道癌发生高危因素者,筛查方法以 HPV 联合细胞学更准确。

3. 三级预防(癌前病变处理)　需要个体化治疗,HSIL 治疗方法包括激光消融、手术切除及局部用药。

【预后】　鳞癌的不良预后因素还包括肿瘤大小 (>4cm)、病灶超出阴道上 1/3、HPV 感染状态和 Ki-67 增殖指数。病理学类型、年龄、生育和性功能等都可影响治疗选择,从而可能影响预后。

三、阴道腺癌

阴道腺癌(adenocarcinoma of the vagina)少见。可来自残余的中肾管、副中肾管或阴道的子宫异位结节。仅占阴道癌的 4%~5%,大部分确诊于 14~22 岁。阴道透明细胞腺癌可发生在儿童期、青春期,极少发生在 30 岁以上人群。

【病因】　有学者报道己烯雌酚(diethylstilbestrol,DES) 与透明细胞腺癌(子宫颈、阴道)相关,出现在孕 16 周前子宫内暴露的女性患儿中。DES 干扰了米勒上皮分化与退化过程,或者抑制了由鳞状上皮替代柱状上皮的过程,米勒细胞残留可导致阴道腺病和透明细胞腺癌。非 DES 暴露相关的阴道腺癌罕见,包括内膜样腺癌,可能与子宫内膜异位症有关。

【病理】

1. 大体　多数为外生型,呈息肉状或结节状,也可呈斑块状,表面有溃疡、黏液。

2. 镜下　癌细胞胞质透亮,细胞结构排列呈实质状,可呈腺管状、囊状、乳头状及囊腺型。

【临床表现】

1. 症状　20% 的早期癌可无自觉症状,随病程发展,可出现阴道排液,阴道流血。癌侵犯膀胱时出现尿频、尿急、尿血或排尿困难;侵犯直肠时出现里急后重、排便困难;侵犯阴道旁、主韧带、子宫骶韧带,可有盆腔两侧或腰骶疼痛。

2. 体征　病灶可始发于经阴道任何部位,多数位于阴道上 1/3,阴道病灶多数呈息肉状或结节状,也可呈扁平斑块状或溃疡状,质地较硬,生长位置较浅,可在阴道表面蔓延以至累及大部分阴道。

【诊断】　凡是阴道肿物或较明显的糜烂灶均应行阴道细胞学检查和活检以确诊。老年妇女确诊为原发阴道腺癌之前应做子宫颈管和子宫内膜活检。确诊后通常按阴道癌治疗。

【鉴别诊断】

1. 子宫内膜腺癌阴道转移　部位多在阴道下段左右两侧或尿道下方,孤立结节,位于黏膜或黏膜下,肿瘤结节可破溃形成溃疡、出血和感染。可伴有子宫增大,子宫腔诊刮阳性。

2. 尿道旁腺癌　多累及阴道前庭,可有尿频、尿痛或排尿障碍。

3. 前庭大腺腺癌　多累及阴道下段侧壁,肿块位置较为深。

4. 阴道子宫内膜异位　罕见,常好发于穹窿部。病灶可随月经周期性的增大,周围呈炎症性浸润状,往往合并盆腔子宫内膜异位症。伴有痛经或性交痛。阴道的子宫内膜异位发生癌变时,在组织学上必须看到正常的子宫内膜和子宫内膜腺癌之间的过渡形态。

5. 阴道腺病　通常分布在阴道上段的前后壁和两侧穹窿,可蔓延到子宫颈,很少累及阴道下 1/3 段,只有在上中 1/3 段受累时才在下 1/3 段出现。

6. 恶性滋养细胞肿瘤的阴道转移　往往于黏膜下呈紫蓝色结节,溃破时可导致大出血。有流产、正常产或葡萄胎史,子宫通常增大,或有卵巢黄素囊肿,尿妊娠试验阳性或血 β-hCG 异常升高。

【治疗】　大部分腺癌治疗方式同鳞癌,主要采用手术、放射治疗或综合治疗。

1. 手术治疗　手术仅适用于 I 期及部分 II 期的患者。阴道透明细胞腺癌患者多数为幼、少女,病灶趋向浅表生长,因此其治疗要考虑保留生育功能,保留卵巢内分泌功能和一定长度的阴道,以利以后身体第二性征的发育和提高生活质量。对于肿瘤直径 <2cm、浸润深度 <3mm 的囊管状透明细胞腺癌患者若肿瘤远离子宫颈可完整切除。如需手术保留生育功能,采用局部切除 + 阴道近距离放疗。

(1)早期阴道浅表病灶均做局部切除 + 局部放射治疗,可保留生育功能和阴道功能,但复发风险较大。

(2)病灶侵犯阴道上 1/3,选择根治性全子宫切除 + 盆腔淋巴结切除 + 阴道上段切除。

(3)病灶累及阴道下 2/3,选择根治性全子宫切除 + 盆腔淋巴结切除 + 全阴道切除,全阴道切除应考虑行皮瓣移植重建阴道,全子宫切除应保留卵巢。

(4)晚期或中心型复发可选择盆腔脏器切除术,可能保留卵巢功能及适度阴道长度,提高生存质量。

2. 放射治疗　I 期患者做组织内插植放射或阴道内照射。II 期患者除做以上处理外,加全盆外照射,使肿瘤剂量达 50~60Gy。常见并发症为阴道狭窄和丧失卵巢功能等。晚期和复发的阴道腺癌常采用放射治疗。

(1)I 期:病灶局部切除,局部腔内照射或组织内插植照射。

(2)II 期以上:选择全盆腔照射(剂量 40~45Gy) + 腔内照射(剂量 50~70Gy)。放射治疗常见并发症多为阴道狭窄、卵巢功能早衰甚至丧失卵巢功能。

3. 化学治疗　有一定疗效,常用药物有阿霉素、放线菌素 D、环磷酰胺、顺铂等联合化疗,对有肺转移而无盆腔复发者有效,氟尿嘧啶、长春新碱,对复发病例有一定疗效。

【预后】　年轻、早期、DES 相关腺癌患者有良好 5 年生存率,达 80%~87%。非 DES 相关腺癌局部复发和远处转移风险高,预后欠佳,有报道 5 年生存率仅为 34%。影响预后的重要因素是:①临床期别;②区域淋巴结转移;③核分裂活跃的程度。

四、阴道肉瘤

阴道肉瘤（vaginal sarcoma）少见，仅占阴道恶性肿瘤的2%以下。最常见的是平滑肌肉瘤，少见的有胚胎性横纹肌肉瘤（葡萄状肉瘤）和阴道内胚窦瘤。由于其临床表现无特异性，故在疾病早期很难发现及诊断，且尚无统一治疗标准。

（一）阴道平滑肌肉瘤

阴道平滑肌肉瘤（leiomyosarcoma of the vagina）是来源于中胚叶的平滑肌，少见，可见于中老年的妇女。病灶多位于阴道中上段；其发病原因尚不明。

【病理】

1. 大体　常位于阴道前后壁黏膜下间质中，病灶呈实性结节样。晚期患者肿瘤包块可破溃呈溃疡状，切面灰黄或浅红，中心区域有坏死出血，无包膜，呈浸润性生长。以局部扩展为主，偶有远处转移。

2. 镜下　梭形细胞，异型核，分裂象多。一般分裂象大于5/10高倍镜。必须仔细估价肿瘤的核分裂数和细胞异型性，分裂象多提示预后差。

3. 免疫组织化学　免疫组织化学对阴道平滑肌肉瘤的诊断意义重大。结蛋白、波形纤维蛋白可表现为阳性。肉瘤缺乏CD44免疫反应活性，Ki-67在肉瘤中减少或下降。

【临床表现】

1. 症状　早期一般无症状，最常见症状为阴道肿块，伴阴道或直肠疼痛。肿块破溃后阴道流液（呈血性或脓性）和阴道流血。此外可有尿频或排尿中断，偶有下腹疼痛。

2. 体征　肿瘤常见部位为阴道后壁上段，其次为后壁下段，其他各壁也可出现。肿块较硬实，常呈局部性生长，可有假包膜，晚期会出现淋巴和血行转移。

【诊断】　根据临床表现和病理组织学检查，如肿瘤侵犯阴道黏膜或已向阴道内生长，可取组织做病理检查。如阴道黏膜表面尚光滑，可作穿刺活检或切取活检，以确定诊断。

【鉴别诊断】

1. 阴道癌　多由阴道黏膜始发，主要病灶在阴道黏膜面，可呈糜烂、结节、乳头状、菜花状等形态，组织较脆，同时伴有感染出血。此与阴道平滑肌肉瘤起自阴道黏膜下组织，黏膜完好，肿物呈实性有所不同。

2. 前庭大腺恶性肿瘤　发生在接近阴道口侧壁的阴道平滑肌肉瘤，与前庭大腺实性恶性肿瘤有时难以区别。用特殊的组织学染色区别组织学来源，例如Masson三色染色剂（结缔组织的三色染色剂）确定平滑肌肉瘤，Laidlaw网蛋白染色确定米勒间质细胞肉瘤和淋巴肉瘤。电镜检查寻找某些超微细结构以帮助诊断，如平滑肌肉瘤具有平滑肌的肌丝，横纹肌肉瘤具有横纹肌型的肌丝、微丝、微绒毛凸起，而缺乏基底膜。

【治疗】　尚无统一标准，手术治疗是主要的治疗手段，辅助化疗和放射治疗可提高疗效。

1. 手术治疗　切除范围依据肿瘤生长速度、部位、范围、期别而定。肿瘤位于阴道下1/2：肿瘤局部广泛切除，术后辅加放疗可提高生存率。肿瘤位于阴道上1/3：根治性子宫切除＋阴道肿瘤切除。盆腔廓清术用于能耐受手术的患者，前盆或后盆脏器切除＋盆腔淋巴结清扫术，手术范围大，可以提高患者生存率，但术中术后并发症多，生存质量受影响。

2. 放射治疗　单纯手术局部治疗复发率高，术后辅助性放射治疗可能对某些患者有帮助，尤其是那些手术边缘呈阳性的患者。NCCN专家组推荐术前放疗，术前放疗的局部复发率低于术后放疗。

3. 化学治疗　为常选择的辅助治疗，可巩固和提高手术治疗效果，减少远处转移，但5年生存率仅为36%。

4. 靶向治疗　多靶点酪氨酸酶抑制剂推荐用于晚期、不可切除或转移的阴道肉瘤患者，可作为姑息治疗选择之一。伊马替尼和苏尼替尼对晚期和/或转移的阴道肉瘤有效。帕博西尼是细胞周期蛋白依赖性激酶（cyclin-dependent kinases, CDKs）-4/6抑制剂，在（CDKs）-4增强、分化好的脂肪肉瘤（liposarcoma, LPS）患者中引起客观肿瘤应答，PFS升高为56%~66%。

【预后】　阴道平滑肌肉瘤恶性程度高，易血行转移，手术、放化疗治疗效果有限，预后差，5年生存率为35%~70%。阴道平滑肌肉瘤根治性治疗后生存时间为10~59个月，平均24.9个月。

（二）阴道胚胎性横纹肌肉瘤（葡萄状肉瘤）

阴道胚胎性横纹肌肉瘤（葡萄状肉瘤）（embryonal rhabdomyosarcoma of the vagina）为中胚叶起源的恶性肿瘤，少见。其发病年龄遵循双峰分布，发病高峰期分别为0~6岁和青春期；20%发生在下生殖道，超过50%是胚胎组织亚型。成人的阴道胚胎性横纹肌肉瘤极为罕见。发病因素尚不明了。

【病理】

1. 大体　多个质软的息肉状聚集成似葡萄样的结构，可充满整个阴道。主要病变部位在阴道前壁，也可由子宫颈向阴道生长，或由子宫体向阴道生长，当肿物充满阴道，或阴道各壁受累后，很难确定其原发部位。葡萄状肿物可有细蒂或无蒂，质软，含有较丰富的液体成分，切开后流出澄明液体。

2. 镜下　典型的病理学形态结构是在疏松黏液背景中见分化较低且分布不均匀的横纹肌母细胞，胞质少，主要为小圆形细胞和小梭形细胞，细胞呈多种形态改变，如：梭形、蝌蚪形、星芒状、蜘蛛样等，核分裂现象常见。

【临床表现】

1. 症状　起初可无症状，随着肿瘤的发展，可为血性阴道分泌物或阴道出血。肿瘤突出阴道口时，可见透亮水肿的葡萄状或息肉状组织块。成年妇女为月经不规则或绝经后流血。晚期可侵犯膀胱、直肠，引起相应受累器官的症状，也可发生区域淋巴结及肺转移。

2. 体征 检查可见阴道内有新生肿物，有时充满整个阴道，也可突出阴道口外。肿物水肿透亮，呈葡萄状或息肉状。

【诊断】 婴幼儿和少女，如有阴道出血或阴道口出现从阴道内突出的息肉样肿物，可作初步诊断，最终确诊依赖于病理学诊断。分期可参考美国横纹肌肉瘤研究协作组或欧洲儿童肿瘤协会标准。MRI 主要表现为 T_1WI 低信号、T_2WI 高信号，而 DWI 序列呈高信号与肿瘤实性组织和细胞生长活跃有关，细胞排列紧密，对水分子弥散的限制明显。

【鉴别诊断】

1. 阴道息肉 以单发多见，基底有蒂，质地较韧，不易出血。镜下见间质水肿，散在奇异形、巨大多核组织细胞，但缺乏上皮层的新生细胞层。奇异细胞的胞质物质不含有条纹，并且这些细胞不侵入上皮层。

2. 表浅的间质反应 可在阴道、子宫颈出现，肿物苍白水肿、息肉状，大小不等。发展缓慢，多数在妊娠时出现，切除后极少复发。镜下可见病灶有 0.2~0.5mm 厚的上皮下黏液样的间质区域带，内有大量的星形细胞，具有相似于放射治疗后的成纤维细胞的奇异核。细胞无横纹，也无核分裂。

3. 良性横纹肌瘤 十分罕见。主要在成年妇女出现，肿瘤硬实结节状，边界清楚，发展缓慢。镜下见大量的梭形或带状胎儿型横纹肌母细胞，呈定向的束状排列。细胞分化好，无核分裂，胞质有条纹。

【治疗】 以手术治疗为主，辅以放疗和化疗的联合治疗。

1. 手术治疗 尽量保留器官的生理功能。初治病灶评估可以实施完整切除的建议先行病灶切除。根治术式：全子宫、部分阴道、全阴道、部分外阴切除、必要时盆腔淋巴结切除。晚期或复发病例做盆腔前盆、后盆或全盆脏器切除术。

2. 放射治疗 肿瘤对放疗敏感但单纯放疗效果欠佳。术前放疗：可提高手术切除率。术后放疗：适用于手术标本切缘阳性，盆腔淋巴结阳性，亚临床病灶转移者，剂量40~60Gy。

3. 化学治疗 如存在子宫颈原发病灶巨大、阴道大块肿瘤、病变范围广等危险因素。可先行辅助化疗后再实施手术治疗。手术联合化疗对幼女阴道横纹肌肉瘤治疗可获得满意的效果。联合化疗常用方案有 VAI［VCR（环磷酰胺）+KSM（放线菌素 D）+ 异环磷酰胺］方案，或者 VCE 方案［VCR+卡铂 +VP16（依托泊苷）］。参考用法见表 9-14-2。

【预后】 随着手术、化疗和放射的综合应用，尤其是化疗效果的提高。治疗后患者的生存率较高，多数患者预后良好，长期生存率在 90% 以上。

（三）阴道内胚窦瘤

阴道内胚窦瘤（endodermal sinus tumor of the vagina）十分罕见，多在 3 岁以下的幼儿出现，也可在青春期出现，最大年龄 20 岁。血清 APF 显著增高（范围 250.6~54 000ng/ml）。

【病因】 不明。据推测可能是在生殖细胞迁移的决定期缺乏胚胎的组织导体，结果导致生殖细胞错位进入阴道上段所致。

【病理】

1. 大体 呈息肉状或质脆的脑髓样或葡萄状肿物。肿瘤切口柔软，易碎，伴有出血和坏死区。

2. 镜下 与卵巢的内胚窦瘤相同。形态具有多样性，基本特征有：①典型的 Schiller Duval（SD）小体，即类似于"肾小球血管袢"样的结构，或啮齿类动物的内胚窦结构；②网状结构；③透明球；④抗淀粉酶 PAS 阳性及具嗜酸性基底膜样结构，此酶能分泌 AFP；需与透明细胞癌相鉴别，免疫组织化学染色内胚窦瘤 AFP 阳性，透明细胞癌 Leum Ⅰ阳性。

【临床表现】

1. 症状 早期病例可无症状。随着肿瘤的发展，可出现阴道流液，血性分泌物或出血。

2. 体征 呈息肉状、大小不等，质脆，好发于阴道上段。恶性度高，易出现淋巴转移和肺转移。

表 9-14-2 阴道横纹肌肉瘤联合化疗方案

化疗方案	剂量	使用
VAI 方案		
环磷酰胺	1.5mg/m² （最大剂量 2mg）	第 1、8、15 天，前 6 周使用
放线菌素 D*	1.5mg/m² （最大剂量 2mg）	第 1 天，q.3w.
异环磷酰胺	3g/m² （需要 Mensa 解救和水化）	第 1 天，q.3w.
VCE 方案		
环磷酰胺	1.5mg/m² （最大剂量 2mg）	第 1 天，q.3w.
卡铂	600mg/m²	第 1 天，q.3w.
依托泊苷（VP16）	150mg/m²	第 1 天，q.3w.

注：* 因放线菌素 D 每日用量过大，故实际应用时常用 0.5mg/m²。

【诊断】 幼儿出现以上症状,检查阴道内见息肉状质脆新生物,基底多在上段阴道壁。有 10%~15% 来自子宫颈,当病变在阴道内累及较广时,则不能确定始发部位。对阴道内新生组织,尤其在婴幼儿期出现者,应做活检确诊。血清 AFP 阳性。盆腔 B 超或 CT 检查对诊断原发癌有帮助。

【鉴别诊断】 应与阴道胚胎性横纹肌肉瘤(葡萄状肉瘤)和透明细胞腺癌鉴别。可以通过病理检查确诊。临床上做 AFP 检测,可与其他阴道肿瘤区别。

【治疗】 治疗以手术为主,辅助放疗,化疗。

1. 手术治疗 局部病灶切除、部分阴道切除、前盆腔脏器切除、后盆腔脏器切除,手术并发症严重,可导致生育功能、性功能丧失,影响生存质量。

2. 化疗 化疗使得阴道内胚窦瘤的治疗和预后大为改观。化疗配合手术治疗可以根治肿瘤,改善预后,保留了年轻患者的生理功能。常用化疗药物为:顺铂、依托泊苷和博来霉素(PEB)、环磷酰胺(VAC)、长春新碱(PEV)。血清 APF 用于检测化疗效果,若血清 AFP 在每疗程呈对数下降,则认为化疗有效。

【预后】 恶性程度高,预后恶劣。由于此瘤甚少,故尚无大宗 5 年生存资料,中数生存期 11 个月,2 年内死亡 10%~15%,复发者多在 12 个月内出现。

(四) 其他阴道肉瘤

有极少见的纤维肉瘤、混合性中胚叶肉瘤、淋巴肉瘤、血管肉瘤、腺肉瘤、梭形细胞肉瘤、未分化肉瘤、间质肉瘤、米勒间质细胞肉瘤,恶性纤维组织细胞瘤及类似滑膜肉瘤的恶性肿瘤。这些罕见肉瘤可见于中老年患者,也可见于年轻人。病因尚不了解。

【病理】

1. 大体 病变位于阴道黏膜或黏膜下的组织中,通常形成肿块。

2. 镜下 依不同的肿瘤类型而有不同的组织学图像。淋巴瘤可分为霍奇金淋巴瘤和非霍奇金淋巴瘤,而两者又分为不同的亚型,均有相应的组织学表现。阴道腺泡状软组织肉瘤在过碘酸置换染色(periodic acid schiff stain)后,见瘤细胞中有阳性抗淀粉酶晶体,电镜下也可见此种结晶体。

【临床表现】

1. 症状 可表现为月经增多,白带过多,阴道少量或大量出血,绝经后阴道点滴出血,阴道排液,可有下腹及阴道疼痛。

2. 体征 均可查到阴道壁的肿块、质硬,局限在黏膜或向阴道黏膜下浸润生长或向周围盆腔组织浸润,并可和乳腺粒细胞肉瘤同时出现。

【诊断】 诊断往往较困难。依据临床表现可初诊为阴道实质性肿瘤,但需做病理组织学、免疫组织化学等检查才能做出最后诊断。

【鉴别诊断】 腹膜后的软组织肉瘤可以扩展到阴道

壁,需注意检查。淋巴类肉瘤常为全身性病变,必须做全面检查。

【治疗】 根据肿瘤组织类型,病变范围(病期)以选择治疗方式。通常采用手术切除(手术方式同阴道平滑肌肉瘤),术后依具体情况可补充化疗和/或放射治疗。为提高疗效,减少盆腔复发,化疗可采用动脉灌注给药(经股动脉或腹壁下动脉插管介入化疗)。

【预后】 阴道纤维肉瘤、淋巴肉瘤、混合性中胚叶肉瘤等极少见,尚无大宗的生存资料。所报告的资料中可见到,病期早者预后好,采用综合治疗者预后较好,治疗失败者以盆腔复发为常见。

五、阴道恶性黑色素瘤

阴道恶性黑色素瘤(malignant melanoma of the vagina)是起源于黑色素母细胞的高度恶性肿瘤,发病率低,生长速度极快,误诊率高、治愈率低、预后极差,为特殊类型的阴道恶性肿瘤。占女性恶性肿瘤的 0.4%~0.8%,约占阴道原发性恶性肿瘤的 3%。5 年生存率仅为 5%~20%。通常好发于皮肤,原发于黏膜的恶性黑色素瘤少,占 20%~30%。发病年龄跨度大(22~78 岁),多见于绝经后的女性,中位年龄 62 岁。治疗原则可参考皮肤黑色素瘤,但阴道黑色素瘤没有明确的高危因素,而且其与皮肤型黑色素瘤在分子生物学及基因变异类型方面互有特点,导致两者预后迥异。

【病因】 黏膜恶性黑色素瘤中 BRAF、NRAS 等基因突变率很低,C-KIT 基因突变则更为常见。可能与下列因素相关:①正常皮肤在某些致癌因素作用下的恶变;②交界性黑痣的恶变;③恶性前期病变雀斑恶变。另外过度光照,种族易感染,家族遗传,个体免疫功能低下或免疫缺陷都与发病相关。

【病理】

1. 大体 常表现为黏膜溃疡性蓝色或黑色的息肉样赘生物或结节。

2. 镜下 细胞间变程度和多形性较皮肤黑色素瘤更为显著。组织学又分为上皮样细胞型和梭形细胞,以上皮性细胞多见,肿瘤细胞内或多数见色素也可无色素,免疫组织化学分子病理 S-100 阳性,NSE 阳性,HMB-45 阳性,可辅助诊断。

【临床表现】

1. 症状 最常见的症状是阴道流血,其次有阴道肿块、疼痛或异常排液等;妇科检查发现阴道肿块或肿块溃烂排柏油样液。

2. 体征 病灶通常为不均匀的色素斑块、溃疡或息肉样病变;阴道病灶表面黑色或黑灰色,肿块多发生于阴道下 1/3 段,其次是上 1/3 段。病变以阴道前壁居多,其次为侧壁及后壁。病灶常为单发,20% 的患者初诊时有 2 个或以上的病灶。病灶多有色素沉着,30% 的病灶可无色素沉着。区域淋巴结（盆腔或腹股沟）转移率为 25%~50%。

【诊断】

1. 病灶活检 如检查发现阴道内结节或赘生物，特别是含色素病变，均应进行组织学诊断，应将色素病灶区，包括病变边缘 0.1~0.3cm 切除，如病灶较大亦可先活检标本送病理检查。阴道镜指导下钳夹活检，可提高阳性诊断率，不推荐冰冻病理检查。如病灶为少色或无色易误诊，需借助组织化学或免疫组织化学方法 S-100 蛋白，抗黑色素瘤特异性抗体 HMB-45 联合检测，以提高恶性黑色素瘤诊断的准确率。

2. 影像学检查 腹股沟淋巴结超声检查可对浅表淋巴结的形态、边缘、内部结构及异常血流进行评估，协助判定淋巴结转移情况。超声联合细胞穿刺活检评估阳性淋巴结的敏感度达 93%，特异性达 100%。MRI 平扫及增强扫描能清晰显示病灶及周围组织浸润情况，CT 平扫及增强扫描对黑色素瘤的远处转移、分期及疗效评估有重要参考价值。推荐存在淋巴结转移或远程转移的患者，进行颅脑增强 MRI。

3. 血清肿瘤标志物 有研究发现，乳酸脱氢酶（LDH）升高可能预示复发或转移。循证医学证据表明，LDH 是 Ⅳ期患者的独立预后因素，LDH 升高预示更低的生存率。

【分期】 阴道黑色素瘤目前尚无优化的推荐分期系统。肿瘤大小及淋巴结转移作为阴道黑色素瘤的预后相关因素，却未体现于国际妇产科联盟（FIGO）阴道癌的分期系统。肿瘤厚度（称为 Breslow 厚度）是患黑色素瘤后能否存活的重要因素。诊断时肿瘤较薄的患者会比肿瘤较厚的患者生存时间更长。Breslow 厚度用于衡量黑色素瘤的垂直浸润深度，是 AJCC 分期的主要指标。Breslow 厚度值越大，预后越差。

【治疗】 手术是早期恶性黑色素瘤的主要治疗方式。在晚期和转移性阴道黑色素瘤的治疗中，推荐放疗结合化疗或免疫治疗，在基因突变的阳性病例中，新型免疫疗法和靶向疗法似乎颇有前景（表 9-14-3）。

1. 手术治疗 以手术为主。Ⅰ~Ⅱ期行肿瘤局部扩大切除术和前哨淋巴结活检术。Ⅲ期行肿瘤局部扩大切除术和区域淋巴结切除术。Ⅳ期需个体化。若患者能耐受可接受手术治疗，建议肿瘤局部扩大切除术及转移病灶切除术。不推荐Ⅰ期进行肿瘤术后辅助治疗。Ⅱ期的术后辅助治疗尚有争议，尤其是具有高危因素的Ⅱ期，目前仍在临床试验中。手术切缘阳性、Ⅲ~Ⅳ期及复发患者需进行全身辅助治疗。

（1）根治性手术：根据病灶部位分为①病灶位于阴道下段者可选局部病灶广泛切除腹股沟淋巴结切除；②病灶位于阴道上段者可选根治性全阴道切除 + 子宫及盆腔淋巴结切除；③病灶位于阴道中段者可选根治性全阴道切除 + 盆腔淋巴结，腹股沟淋巴结切除。但根治性切除手术范围大，术后并发症多，严重影响患者的生命质量。切缘距离指的是手术时的测量距离，推荐 Breslow 厚度 1mm，阴性切缘的距离为 1cm。Breslow 厚度 >1mm，阴性切缘的距离为 2cm。

（2）肿瘤局部广泛切除：病变深度 1~4mm 者，行全阴道（± 双附件）切除，或切除肿瘤及边缘 2cm 正常组织，或

行区域淋巴切除。

（3）姑息性手术：病变深度 >4mm，中晚期恶性黑色素瘤可选姑息性病灶切除，可不做区域性淋巴结切除（complete lymph node dissection，CLND）。淋巴结状态是评估预后和分期的重要因素。查体或影像学检查（CT、超声等）提示有阳性淋巴结（即Ⅲ期或以上），推荐行 CLDN 手术。腹股沟淋巴结切除术包括腹股沟浅淋巴结和腹股沟深淋巴结，要求切除的淋巴结不少于 10 个。3 个腹股沟淋巴结阳性或 Cloquet 淋巴结阳性，应考虑行盆腔淋巴结切除术。

2. 化学治疗 化疗在阴道黑色素瘤中仍有一定的地位。常用化疗药物达卡巴嗪（DTIC）有效率约 21%，常用联合化疗方案有：①DTIC+ 卡莫司汀（BCNU）；②DTIC+BCNU+VCR（长春新碱）；③苯丙氨酸氮芥（MEL）+ 顺铂（DDP）；④MEL+DTIC；⑤DDP+DTIC。DTIC 单药或联合化疗的有效率仅为 10%~20%，完全缓解率仅为 5%~12%。阴道黑色素瘤术后辅助化疗尚有争议。

3. 放射治疗 放疗仅适用于无法手术的晚期患者或术后复发、转移的患者。放疗可以控制局部病灶，降低局部复发率，但不改善无复发生存期（PFS）或总生存期（OS）。放疗剂量通常为 40~60Gy。不推荐放疗作为术后的辅助治疗。局部晚期的患者可以考虑放疗联合免疫治疗。

4. 细胞因子 ①干扰素（IFN）高剂量 IFN-a2b 曾用于ⅡB~Ⅳ期高危黑色素瘤患者的术后辅助治疗。推荐治疗 1 年，具体方案：静脉注射 1 500 万 U/（m²·d），每周 1~5 天，共 4 周，然后皮下注射 900 万 U/（m²·d），每周 3 次，共 48 周。②白介素-2（IL-2）作为二线治疗，推荐用于免疫检查点治疗无效和靶向治疗无效的黑色素瘤。瘤内注射 IL-2 适用于无法手术切除的黑色素瘤，局部缓解率可高达 70%，毒副反应相对轻微。

5. 免疫检查点抑制剂

（1）伊匹木单抗：能延长不可切除或转移性皮肤黑色素瘤 PFS 和 OS，肿瘤的客观缓解率 12%~19%。小剂量伊匹木单抗（3mg/kg）不仅未降低生存获益，而且减少毒副反应，多联合 PD-1 抗体治疗。

（2）PD-1 抗体：纳武利尤单抗与小剂量伊匹木单抗联合治疗优于纳武利尤单抗单药治疗。①纳武利尤单抗单药用法：3mg/kg，每 2 周 1 次，直至肿瘤进展；480mg，每 4 周 1 次，直至肿瘤进展；②联合治疗：纳武利尤单抗 1mg/kg+ 伊匹木单抗 3mg/kg，每 2 周 1 次，直至肿瘤进展；纳武利尤单抗 3mg/kg+ 伊匹木单抗 1mg/kg，每 3 周 1 次，共 4 次，之后改为纳武利尤单抗 480mg，每 4 周 1 次，直至肿瘤进展。

（3）帕姆利珠单抗：在皮肤黑色素瘤术后辅助化疗中，帕姆利珠单抗与纳武利尤单抗的效果相当。

6. 靶向治疗 ①酪氨酸激酶抑制剂为具有 *KIT* 突变的不可切除或晚期转移性黑色素瘤的二线治疗用药，代表药物为伊马替尼，400mg 每日 2 次或每日 1 次，直至肿瘤进展；②BRAF/MEK 抑制剂：达拉非尼联合曲美替尼推荐用于具

表 9-14-3 外阴、阴道黑色素瘤治疗原则（按照 AJCC 分期）

分期	手术方式	药物治疗	
		I 级推荐	II 级推荐
可手术切除			
I 期		观察	
II 期	WLE+SLNB	观察（推荐临床试验）	化疗；高剂量 IFN；PD-1 单抗
III 期	WLE+CLND	PD-1 单抗	化疗
IV 期	WLE+CLND+ 切除转移灶	BRAF/MEK 抑制剂（携带 *BRAF* V600E/K 突变）	
不可手术切除			
III 期、II 期		PD-1 单抗； PD-1 单抗 + 小剂量伊匹木单抗； BRAF/MEK 抑制剂（携带 *BRAF* V600E/K 突变） PD-1 单抗 + 阿昔替尼	KIT 抑制剂（携带 *KIT* 突变）化疗 ± 贝伐珠单抗或重组人血管内皮抑制素注射液；放疗；IL-2；MEK 抑制剂（携带 *NRAS* 突变）
复发	WLE	PD-1 单抗； PD-1 单抗 + 小剂量伊匹木单抗； BRAF/MEK 抑制剂（携带 *BRAF* V600E/K 突变） PD-1 单抗 + 阿昔替尼	KIT 抑制剂（携带 *KIT* 突变）化疗 ± 贝伐珠单抗或重组人血管内皮抑制素注射液；放疗；IL-2；MEK 抑制剂（携带 *NRAS* 突变）

注：WLE：局部扩大切除术；SLNB：前哨淋巴结活检术；CLND：区域淋巴结切除术；IFN：干扰素。

有 *BRAF* V600E/K 突变的III~IV期黑色素瘤的术后辅助治疗。用法：达拉非尼 150mg 每日 2 次 + 曲美替尼 2mg 每日 1 次，共 1 年。③抗血管生成药物：不可切除或晚期转移性黏膜型黑色素瘤对血管内皮生长因子（vascular endothelial growth factor，VEGF）抑制剂相对敏感，代表药物为贝伐珠单抗和阿昔替尼。

【预后】 预后与肿瘤大小、肿瘤厚度、是否伴有溃疡、淋巴结转移、镜下有丝分裂率等因素有关。阴道淋巴引流系统复杂，复发、转移的方向和程度也复杂多样。阴道恶性黑色素瘤总 5 年生存率很低，文献报道在 0~20%，复发后生存期平均 85 个月。

（杨　红）

第三节　阴道肿瘤与妊娠

一、育龄女性孕前及妊娠期阴道肿瘤的管理策略

育龄女性阴道肿瘤的诊治应充分考虑到生育和生活需求，原则为"孕前按需治疗，孕期安全保守"。

孕前发现的阴道肿瘤治疗重点在于最大限度地保留阴道正常解剖和维持生殖功能，避免治疗导致阴道狭窄或粘连。

妊娠期阴道肿瘤除非病情迅速进展或不除外浸润癌，推荐分娩后进一步医疗干预。依据患者的年龄、生育需求、病变级别、病变分布、病变部位、HPV 感染、既往治疗史及患者意愿等因素制订个体化及人性化治疗方案，提供多样化治疗选择。

二、阴道肿瘤与妊娠的相互影响

全身各系统的肿瘤均可能在妊娠期发生或发展。虽然阴道肿瘤较少见，妊娠是妇女特殊的生理过程，当妊娠与肿瘤合并存在时，由于两者之间的相互影响，会令一些情况复杂化，造成临床诊断和处理上的困难。当遇到此类病例时，应特别注意回答以下问题：阴道肿瘤及其治疗是否会对胎儿及子代产生不利影响？妊娠是否加剧阴道肿瘤的进展？妊娠是否会影响阴道肿瘤的治疗？阴道肿瘤是否允许妊娠的继续？

三、妊娠对肿瘤的影响

关于妊娠是否影响肿瘤的生长和扩散问题,目前尚存在争议。

阴道尖锐湿疣、阴道血管瘤等良性肿瘤可能在妊娠期生长迅速,甚至发展为大的疣体。因阴道血管瘤多于孕期发现,特别是孕晚期,故有学者认为妊娠后期激素水平可能影响其形成。有人认为妊娠会促进恶性肿瘤的生长和扩散,其理由是妊娠期间雌激素水平增高,新陈代谢旺盛,盆腔器官及阴道血液循环丰富,淋巴循环增加,特别是经阴道分娩时,胎儿对产道的挤压可促进肿瘤的生长,加速其扩散和转移。恶性黑色素瘤具有激素敏感性,可能增加生长速度并出现转移。反对者则认为妊娠本身并不会加速肿瘤的生长和扩散,反而抑制其生长,妊娠时黄体素能抑制雌激素,或妊娠时有一种内分泌因素能阻止恶性肿瘤的生长。动物实验表明,恶性肿瘤在妊娠后半期的抑制率甚低,哺乳期的移植癌发育更迟缓。

四、肿瘤对妊娠的影响

阴道肿瘤对妊娠的直接影响不大,一般不会对胎儿的生长有显著不利影响,但恶性肿瘤特别是恶性黑色素瘤发生广泛转移时有一定概率转移至胎儿或胎盘。

手术治疗:妊娠期发现阴道肿瘤并怀疑为恶性,特别是色素性病变在妊娠期发生变化且临床和皮肤镜表现提示可能为黑素瘤时,应立即活检。但对于妊娠女性,麻醉的使用应更慎重。美国AAD、FDA均认为利多卡因可在妊娠期使用,不存在危害胎儿的风险。其他麻醉药也并未被发现有致畸风险。手术时机最好选择妊娠中期,手术操作和药物对胎儿的影响较小。

对于渴望保留胎儿的患者,其放射治疗和化疗均将对胎儿产生不良影响;另外,外阴皮肤、阴道、肛门及尿道正常组织往往难以耐受肿瘤细胞致死剂量的放射剂量。因此,妊娠合并阴道癌的治疗,应根据妊娠的早、中、晚期,以及肿瘤的大小、部位、期别、淋巴结有无转移而个别对待。

放疗对胎儿的影响与患者接受治疗时的孕期、所接受的放射剂量有关(表9-14-4)。放射剂量不同亦会对胎儿产生不同影响,胎儿暴露在低于0.05Gy放射量时,一般并不增加致畸发生的危险性,但如果照射剂量达0.1Gy时,新生儿出生后10年内,有可能发生恶性肿瘤,其中以白血病发生率最高。当放射剂量达1Gy,可引起流产、功能障碍、神经损伤,主要是对大脑的损害。

化疗对妊娠及胎儿的主要不良反应包括近期作用和远期作用,近期作用包括流产、致畸、早产、低体重、胎儿生长受限及器官损害等。远期作用包括致淋巴细胞突变的致癌作用,染色体突变引起下一代畸形、不育等。化疗药物对胎儿

表 9-14-4　妊娠期放疗对胎儿的风险

胎龄	风险
胚胎植入前(1周)	死亡
器官发生(2~7周)	死亡,严重畸形,生长迟缓,神经系统疾病
早期(8~15周)	死亡,严重畸形,生长迟缓,神经发育迟缓
中期(16~25周)	畸形,生长迟缓,神经发育迟缓
晚期(>25周)	生长缺陷

的不利影响与孕周、用药量、种类、疗程、单一用药还是联合用药有关。多数化疗药物对孕早期的胎儿易有损害,因为此时胎儿正处于器官发生的时期。铂类药物、VCR等应用于孕妇时均具有较高的安全性。虽然已知的多数化疗药物对中、晚期妊娠的近期影响不大,但对药物的远期作用尚缺乏全面的评估。

(一)阴道良性肿瘤合并妊娠

阴道良性肿瘤合并妊娠非常罕见,一般不影响妊娠继续。

【诊断】　症状与体征与非妊娠相同。由于良性阴道肿瘤体积小,临床上没有症状,所以大部分的孕妇是在进行产前检查时才被发现有阴道肿瘤。阴道肿瘤经常较小而无临床意义,但偶尔可生长很大,而引起性生活困难或性交疼痛,甚至阻碍分娩,有时压迫膀胱三角区,引起小便次数增加。另外,由阴道内肿瘤所致的下坠感和压迫邻近器官——膀胱、尿道和直肠所出现的症状。由于处在妊娠期,常被误认为是妊娠子宫所致,而被忽略。妇科检查,可发现阴道内肿瘤。准确的诊断有赖于活检或切除后病理检查。

【治疗】　因阴道肿瘤对妊娠分娩没有多大影响而一般采取保守治疗的方法。阴道良性肿瘤合并妊娠的治疗,主要依据阴道肿瘤的大小、孕周和患者对胎儿的要求来决定。

1. 妊娠早、中期　阴道肿瘤较大,有压迫周围器官的症状出现,对胎儿的要求不高,则可先行引产,再行阴道肿瘤切除术。阴道肿瘤较小,珍贵胎儿,可在严密观察下继续妊娠至临产。必要时也可于孕中期行手术治疗切除肿瘤。

2. 妊娠晚期　阴道肿瘤较小,可行经阴道生产;阴道肿瘤较大,有碍胎儿经产道时,应先行剖宫产,后再行阴道肿瘤切除。

(1)如果是良性囊肿,体积小,无症状,不影响妊娠进展者,可自然分娩,囊肿暂不给予处理,分娩时,会阴侧切口的选择应尽量避开瘤体部位。

(2)如在妊娠晚期或分娩时发现阴道肿瘤阻碍先露部进展者,可以将囊肿液体抽吸出,待产后再做摘除术。

(3)如在妊娠晚期或分娩时发现阴道壁小型纤维瘤,蒂细者可以摘除,不易切除或实质性肿瘤阻塞产道者可考虑进

行剖宫产，阴道肿瘤待产后再做切除。

（4）如果是阴道壁血管瘤，瘤体表浅，面积较大者，应考虑到先露部下降时对阴道壁的挤压、摩擦可能会造成阴道肿瘤的瘤体破裂而导致大出血危及生命，故应以剖宫产为妥。

（5）如果是尖锐湿疣，在治疗时要避免使用鬼臼毒素、咪喹莫特、干扰素等可能对胎儿产生影响的药物，而可选择三氯醋酸、冷冻疗法等安全疗法。

（6）阴道平滑肌瘤在妊娠期有迅速增大的可能，易造成梗阻性难产甚至子宫破裂，建议于妊娠16~32周行阴道平滑肌瘤切除术。

【预后】 阴道良性肿瘤在妊娠期，由于盆腔血供丰富，可能会增大较快。虽偶有平滑肌瘤术后复发者，但罕见恶变，一般预后好。

（二）阴道恶性肿瘤合并妊娠

阴道恶性肿瘤合并妊娠极为罕见，约占阴道癌的2%。截至2021年，外文文献中阴道癌合并妊娠的报道不到20例。病理类型以鳞状细胞癌和透明细胞癌最为常见。

【诊断】 阴道恶性肿瘤合并妊娠的症状、体征与非妊娠者相同。阴道癌晚期症状以阴道出血和排液为主，极易与先兆流产相混淆，所以在确定阴道癌合并妊娠时，要仔细鉴别，但早期可无症状。妇科检查时，可发现或扪及阴道壁上或黏膜下的病灶。由于其病变位于体表，依症状和体征，除极早期者外，临床得出初步诊断并不困难。对无明显病灶的早期病例，阴道细胞学涂片可为辅助性检查方法。涂片发现异常细胞，可在阴道镜下，选择可疑部位进行活检，可提高阳性率。对有明显阴道病灶者，可直接活检，送病理检查。

【治疗】 由于阴道恶性肿瘤合并妊娠的病例少见，治疗上尚缺少成熟的经验，治疗原则可参考非妊娠阴道癌的治疗，包括单纯放射治疗、手术或手术加放疗，放疗加化疗综合治疗等，但是应该考虑到合并妊娠的特点而择用。阴道恶性肿瘤合并妊娠的治疗方案，应依据临床分期、肿瘤部位及大小、妊娠的周数和患者的年龄以及对孩子的渴望程度来考虑。

对于妊娠合并阴道上皮内瘤样病变或阴道原位癌，妊娠早期可以用激光治疗或微波固化治疗、LEEP刀、5-FU局部使用，对妊娠处于中晚期以上者也可以随诊观察至妊娠期结束后再行治疗。

妊娠早、中期，胎儿常不能存活。对早期小病灶者，可行局部广泛切除或阴道腔内放射治疗。对有明显病灶的I期和II期患者，按其发生部位的不同，采用不同的术式或放射治疗。凡病灶位于阴道上、中1/3者，无论手术（多采用根治性全子宫和阴道切除及盆腔淋巴结切除）还是放疗（单纯腔内或体外加腔内照射）均影响胎儿的生存，故应首先终止妊娠。凡病灶位于阴道下1/3者，可先行引产或阴道腔内放射治疗，待自然流产后，再行外阴、阴道下段切除和腹股沟、盆腔淋巴结清扫术。凡IIb、III、IV期或有手术禁忌者可行根治性放疗。对于早期（I、IIa期）阴道癌患者若病灶位于阴道下1/3段，且渴望生育者，可考虑局部病灶扩大的切除或加腹股沟淋巴结切除后，继续妊娠至分娩。

妊娠晚期期望胎儿存活，对于晚期妊娠的患者（36周以上，胎儿可成活），则无论期别早晚或病灶部位不同，均可先行剖宫产，术后即可按非妊娠期阴道癌治疗，依据肿瘤的部位采用各种不同术式和/或放射治疗。

考虑到阴道癌以放射治疗为主，且需采用腔内放射治疗，对胎儿发育和生存影响较大，因此，多数情况下需先终止妊娠，然后再接受放疗或放化疗同步治疗。

【预后】 阴道恶性肿瘤合并妊娠发生率低，至今仍无大量病例的报道，其准确预后仍未明。但一般认为阴道恶性肿瘤合并妊娠的预后与非妊娠者无明显差异。其预后取决于临床分型、肿瘤的组织类型和分化情况。

五、阴道肿瘤的孕前筛查

做好孕前妇女健康检查是预防妊娠期阴道恶性肿瘤的关键，提醒每位就诊患者做健康体检是妇科医师的责任和义务。常规妇科检查中仔细、认真，不放过任何疑点，比如阴道黏膜出血、阴道外阴结节、上皮色素脱失或局限性黑色素凝集、皮肤或黏膜弹性和质地异常等，或在常规TCT、HPV筛查时对外阴阴道黏膜的可疑部位单做细胞学或病毒检测，以上异常者均需取到足够的组织供病理科医生做出正确的病理诊断，尽量避免患者带着阴道外阴的癌前病变或早期癌症计划妊娠，及早处理可明显改善预后。

（辛晓燕）

第四节　阴道恶性肿瘤的预后和随访

一、影响预后的因素

阴道恶性肿瘤是女性生殖器官中较难治疗的癌瘤。其原因是由阴道的解剖学特点——复杂的淋巴引流和与周围器官的密切性所决定，阴道癌预后差，与分期、病理学类型、组织分级、病灶部位和治疗方法相关，其中分期最为重要。

影响阴道恶性肿瘤的预后因素有：

1. 临床分期 阴道恶性肿瘤，早期预后好，期别越晚预后越差。阴道鳞状细胞癌5年生存率I期73%、II期48%、III

期28%、Ⅳ期11%。腺癌Ⅰ期87%、Ⅱ期76%、Ⅲ期48%、Ⅳ期0%。

2. 淋巴转移　阴道癌无淋巴转移的5年生存率为56%，有淋巴转移的仅为33%。

3. 病理类型　以腺癌和鳞癌预后较好。总的5年生存率前者为84%，后者为36%~62.3%。阴道肉瘤内胚窦瘤和阴道恶性黑色素瘤预后差，治疗后5年生存率和中数生存期各为20%和11个月。

4. 其他　鳞癌的不良预后因素还包括肿瘤大小（>4cm）、病灶超出阴道上1/3、HPV感染状态和MIB-1指数（Ki-67增殖指数）。年龄、生育和性功能、一般状况都可影响治疗选择，从而可能影响预后。

二、随访

第1年：每1~3个月1次。
第2、3年：每3~6个月1次。
3年后：每年1次。
随访时行阴道细胞学涂片检查，必要时行阴道镜检查和影像学检查。

（辛晓燕）

参考文献

1. 中华医学会皮肤性病学分会,中国医师协会皮肤科医师分会,中国康复医学会皮肤性病委员会.中国尖锐湿疣临床诊疗指南(2021完整版).中国皮肤性病学杂志,2021,35(4):359-374.

2. Berek & Novak's Gynecology,16th Edition. Beaverton:Ringgold,Inc,2020:2214-2298.

3. 宋昱,隋龙,汪清,等.1467例阴道上皮内瘤变的液基细胞学及HPV检测的回顾性分析.复旦学报(医学版),2018,45(4):530-535.

4. Ao M,Zheng D,Wang J,et al. Risk factors analysis of persistence,progression and recurrence in vaginal intraepithelial neoplasia. Gynecologic oncology,2021,162(3):584-589.

5. Yu D,Qu P,Liu M. Clinical presentation,treatment, and outcomes associated with vaginal intraepithelial neoplasia:A retrospective study of 118 patients. J Obstet Gynaecol Res,2021,47(5):1624-1630.

6. 李美霞.宫颈高危型人乳头瘤病毒感染患者的阴道微生态分析.中国药物与临床,2021,21(16):2842-2844.

7. Zhang S,Saito M,Okayama K,et al. HPV Genotyping by Molecular Mapping of Tissue Samples in Vaginal Squamous Intraepithelial Neoplasia(VaIN)and Vaginal Squamous Cell Carcinoma(VaSCC). Cancers(Basel),2021,13(13):3260.

8. 王海霞,何密斯,何昊,等.宫颈癌前病变子宫切除术后再发阴道残端癌临床分析.重庆医科大学学报,2021,46(6):696-699.

9. 凌小婷,彭永排,林仲秋.《FIGO 2018 癌症报告》——阴道癌诊治指南解读.中国实用妇科与产科杂志,2019,35(2):202-205.

10. 曾月,廖婷,陈丽来,等.影响原发性阴道癌预后的相关因素分析.中国肿瘤临床,2017,44(12):612-615.

11. Chapter 9-Invasive Cancer of the Vagina,Clinical Gynecologic Oncology. Ninth Edition.Philip J. DiSaia,William T. Creasman,2018:217-230.

12. 中国抗癌协会妇科肿瘤专业委员会.阴道恶性肿瘤诊断与治疗指南(2021年版).中国癌症杂志,2021,31(06):546-560.

13. 马爽,周常锋.3D打印技术在阴道癌放射治疗中的应用效果评价.岭南急诊医学杂志,2020,25(5):504-506.

14. Gebhardt BJ,Vargo JA,Kim H,et al. Image-based multichannel vaginal cylinder brachytherapy for the definitive treatment of gynecologic malignancies in the vagina. Gynecologic oncology,2018,150(2):293-299.

15. Comba C,Topaktas M,Bozkurt H,et al. Vaginal cancer as a late complication of radiotherapy for endometrial cancer and ileo-perineal fistula after total pelvic exenteration. J Gynecol Oncol,2021,32(4):e63.

16. 孙明辉,沈玲,陆建勋.腹腔热灌注化疗对妇科恶性肿瘤伴癌性腹水患者的短期疗效观察.广西医科大学学报,2021,38(8):1569-1574.

17. Lima M,Rio G,Horta M,et al. Primary vaginal malignancies:a single oncology centre experience. Journal of obstetrics and gynaecology,2019,39(6):827-832.

18. Bhatla N,Denny L. FIGO Cancer Report 2018. Int J Gynaecol Obstet,2018,143(Suppl 2):2-3.

19. Libertini M,Hallin M,Thway K,et al. Gynecological Sarcomas:Molecular Characteristics,Behavior,and Histology-Driven Therapy. Int J Surg Pathol,2021,29(1):4-20.

20. Vizza E,Petrozza V,Porta N,et al. Primary vaginal leiomyosarcoma:A case report with complete morphological, immunohistochemical and ultrastructural study. Taiwanese journal of obstetrics & gynecology,2020,59(2):314-317.

21. Xie W,Shen K,Yang J,et al. Conservative management of primary vaginal endodermal sinus tumor and rhabdomyosarcoma. Oncotarget,2017,8(38):63453-63460.

22. 万慧颖,徐敏燕,夏天.儿童胚胎性横纹肌肉瘤13例临床及病理分析.皮肤性病诊疗学杂志,2017,24(5):312-315.

23. 李沛龙,杨磊,徐生芳,等.婴儿阴道胚胎性横纹肌肉瘤 1 例 . 医学影像学杂志,2020,30(3):396,401.

24. 凌小婷,林仲秋 . NCCN《软组织肉瘤临床实践指南》(2018 年第 2 版)解读 . 中国实用妇科与产科杂志,2018,34(09):1010-1015.

25. 张师前,林仲秋,张颖 . 外阴、阴道黑色素瘤诊断与治疗的专家推荐意见(2021 年版). 中国实用妇科与产科杂志,2021,37(7):731-739.

26. 宋芳,王建东,张师前,等 . 阴道上皮内瘤变诊治专家共识(2020). 中国实用妇科与产科杂志,2020,36(8):722-728.

27. Yamashita T,Takayanagi N,Higashi M,et al. The relationship between vaginal cavernous hemangiomas and late pregnancy. A case report and a review of the literature. Clinical and ExperimentaL Obstetrics & Gynecology,2019,46:4.

28. Botha MH,Rajaram S,Karunaratne K. Cancer in pregnancy. International Journal of Gynecology & Obstetrics,2018,143(Suppl 2):137-142.

29. Oliveira AF,Souza L,Paschoini MC,et al. Chemotherapy for cervical cancer in pregnancy. J Obstet Gynaecol,2019,39(3):425-426.

30. Xu Y,Li C,Wei B,et al. Rare case of pregnancy with vaginal adenocarcinoma. International Journal of Surgery Case Reports,2020,72:647-649.

第十五章

宫颈癌前期病变和早期浸润癌

第一节　概　述

一、我国宫颈癌的流行及防治状况

对大多数发展中国家和地区而言,宫颈癌仍是威胁女性健康和生命的主要疾病之一,其中重要的原因是缺乏对宫颈癌前病变和早期癌的筛查制度,或因财力不足难以使广大适龄妇女享有规范的筛查服务,且筛查质量欠佳。2020 年国际癌症研究所的报告显示,全球有 60 万宫颈癌新发病例和 34 万死亡病例,宫颈癌是女性癌症死亡的第四大原因。2020 年中国宫颈癌新发病例 10.97 万,死亡病例 5.91 万,几乎占全球宫颈癌疾病负担的 1/5,发病形势不容乐观。同时研究显示,近 30 年来我国宫颈癌发病率呈逐年上升趋势及明显的年轻化趋势,年龄标化发病率由 1990 年的 9.21/10 万上升至 2019 年的 12.06/10 万。1990 年 70~74 岁、75~79 岁年龄组发病率最高,分别为 27.61%、27.36%;2019 年发病率最高值出现在 50~54 岁、55~59 岁年龄组,分别为 28.53%、29.83%,较 1990 年分别增加了 42.86%、23.42%;40~44 岁年龄组增幅最大,为 73.05%。

宫颈癌的发生发展是一个缓慢渐进的过程,期间有明确的癌前病变期,在此期间如能给予有效的干预,治愈率可达 100%。即使是早期浸润癌(Ⅰa 期),其淋巴结转移及治疗后复发的风险也很低,5 年生存率在 95% 以上。而Ⅰb2~Ⅱ期 5 年生存率则降至 60%~70%,Ⅲ期者不足 40%,如出现远处转移,即Ⅳ期患者的 5 年生存率则在 10% 以下。在缺乏完善筛查体系的地区,有 1/5 以上的患者在诊断时已达Ⅲ期,给患者、家庭及社会都将带来极大的痛苦和沉重的经济负担。因此,应当重视对宫颈癌前病变及早期癌的认识,规范诊治流程,早期发现、早期诊断及早期干预癌前病变及早期癌可以有效降低宫颈癌的发病率和死亡率。

一项模型研究显示,根据目前的宫颈癌预防策略,到 2100 年,中国宫颈癌的年龄标准化发病率预计会增加到 2015 年的 3 倍。如从 2020 年起,在当前预算下采取优化的预防策略,即 95% 的 12 岁女孩接种宫颈癌疫苗,并且扩大 45 岁女性一生 1 次宫颈癌筛查的覆盖率(城市地区扩大至 90%,农村地区扩大至 33%),到 2072 年(中国城市)和 2074 年(农村地区),我国宫颈癌年龄标准化发病率将减少

到 <4/10 万（即消除）。而如果提高宫颈癌的防控预算，将可能在 2060 年前后实现消除目标。

二、宫颈病变和早期浸润癌的定义

宫颈病变狭义上主要是指子宫颈的癌前期病变，包括经组织学确诊的宫颈鳞状上皮内瘤变（cervical intraepithelial neoplasia，CIN）和腺上皮内病变（cervical glandular intraepithelial neoplasia，CGIN），是浸润性宫颈癌的前驱病变。

组织学上，CIN 的诊断标准较为统一，根据不典型细胞累及上皮的程度分为 3 级，CIN 1 相当于轻度不典型增生，CIN 2 相当于中度不典型增生，CIN 3 相当于重度不典型增生和原位癌。随着现代医学对于 CIN 流行病学及生物学研究的深入，有学者提出了两级分类命名系统：即低度鳞状上皮内病变（low-grade squamous intraepithelial lesion，LSIL），包括由 HPV 引起的疣状病变及 CIN 1 和高度鳞状上皮内病变（high-grade squamous intraepithelial lesion，HSIL），包括 CIN 2、3。其中，LSIL 多与低危型 HPV 感染有关，多数可自行消退或需较长的时间方发展为高级别的病变。HSIL 则多与高危型 HPV 感染相关，病变多持续存在，有进展为浸润癌的潜能。DNA 倍体分析发现 LSIL 的 DNA 倍体多为二倍体或多倍体，而无或很少有非整倍体；HSIL 则以非整倍体为主。因此，应用两级分类系统一方面有助于提高诊断的准确性及一致性，另一方面更能反映 CIN 病变的生物学转归，指导临床根据患癌风险的不同给予相应的处理。

对于宫颈腺上皮癌前病变的认识和命名尚存在争议，有学者根据腺体的异常、腺上皮细胞核的大小、染色程度、有丝分裂象及黏蛋白的数量，将宫颈腺上皮内瘤样病变分为 3 级，即 CGIN 1、CGIN 2、CGIN 3。亦有参照鳞状上皮的两级分类原则，分为低度宫颈腺上皮内瘤变（L-CGIN）和高度宫颈腺上皮内瘤变（H-CGIN）。原位腺癌（adenocarcinoma in situ，AIS）对应于 CGIN 3 或 H-CGIN，是浸润性腺癌的癌前病变，临床上较原位鳞癌少见，可能与病变位置多位于子宫颈管内难以被细胞学或阴道镜检查发现有关。多数的宫颈原位腺癌是在因良性病变切除的子宫或因 CIN 宫颈活检及锥切标本中检查所得，50% 以上的宫颈原位腺癌与 CIN 并存。近年来，宫颈腺癌的发病率有上升趋势，临床上应重视对 AIS 的识别与管理。

宫颈微小浸润癌（为 FIGO ⅠA 期），又称早期浸润癌，是指只能在显微镜下诊断而临床难以发现的浸润癌。FIGO 关于微小浸润癌的定义是：ⅠA1 和 ⅠA2 期的诊断基于 LEEP（宫颈环形电切术）或冷刀锥切完整病灶的显微镜下检查，也可以用宫颈切除或子宫全切术的标本进行诊断。浸润深度从原发灶起源的上皮或腺体基底膜向下分别不应大于 3mm 或 5mm（即ⅠA1 间质浸润深度≤3.0mm；ⅠA2 间质浸润深度 >3.0mm 而≤5.0mm）。2018 年 FIGO 分期修订版不再考虑水平扩散宽度，因会受取材和病理"伪影"误差等诸多因

素影响。淋巴脉管间隙浸润（lymphovascular space invasion，LVSI）虽不改变分期，但会影响治疗决策。超出上述病变范围即归为 ⅠB 期。

三、HPV 与宫颈病变

1. 宫颈癌的病因学研究 宫颈癌的病因研究历经 100 多年，研究认为宫颈癌的发生与婚、产因素和性行为紊乱等行为危险因素有关。20 世纪 60、70 年代，人们将焦点转向某些微生物感染因素如单纯疱疹病毒 2 型（herpes simplex virus 2，HSV-2）和人类巨细胞病毒（human cytomegalovirus，HCMV），但随后的流行病学调查及分子学研究并不支持 HSV-2 或 HCMV 在宫颈癌发生过程中起主导作用。1974 年德国杰出的病毒学家 Zur Hausen 首次提出人乳头瘤病毒（HPV）与宫颈肿瘤有密切相关。至 1983 年，Durst 和 Zur Hausen 发现了 HPV16。同年，Cuzick、Campion 及 Singer 一起对 100 名宫颈涂片结果为低度病变的妇女进行了 HPV 检测，结果发现 HPV16 感染比 HPV6 具有更强的促使宫颈病变进展的潜能。随后，George Terry 等建立了聚合酶链反应（polymerase chain reaction，PCR）方法，使 HPV 检测的临床意义逐渐被重视。目前，众多国内外学者及研究机构就 HPV 感染与宫颈癌的关系进行了大量的研究，人们对 HPV 感染与宫颈病变之间关系的认识日渐统一。2004 年，IARC 发布了一致性声明：HPV 感染是宫颈上皮内瘤变及宫颈癌发生的必要因素，可以认为，没有 HPV 持续性感染的妇女几乎没有患宫颈癌的危险。流行病学资料结合实验室的证据都强有力地证实了这一观点。

HPV 是一群微小、无包膜的双链 DNA 病毒，目前发现的基因型别已经超过了 200 种。根据其致瘤能力的高低，可以分为高危型、潜在高危型和低危型 3 类。高危型 HPV 通过其癌蛋白 E7 降解抑癌基因 *pRB* 的产物，使细胞跨越细胞周期 G1/S 检查点，进入增殖周期；通过其 E6 癌蛋白降解抑癌基因 *p53* 的产物，使细胞抵抗凋亡，异常生长；E6 癌蛋白还能激活人端粒酶催化亚单位 hTERT，导致细胞永生化；此外，高危型 HPV 的癌蛋白还能引起细胞有丝分裂异常，造成染色体不稳定，促使受感染的细胞发生恶性转化。

2. HPV 感染的自然史 肛门、生殖器的 HPV 感染与年龄及性行为习惯相关。性活跃的年轻妇女感染率最高，感染的高峰年龄为 15~25 岁。文献报道生育年龄（包括宫颈细胞学检查无异常发现）的正常妇女，其宫颈 HPV 感染率在 5%~50%。国外对女大学生的研究发现，约 1/3 有性行为的女大学生的正常宫颈 HPV DNA 阳性。据报道在世界范围内，半数以上性活跃的成年人在他们的一生中至少被 1 种生殖道 HPV 感染过。HPV 感染的高危因素主要为性行为紊乱，如过早开始性生活、多个性伴侣、与高危人群的性接触等。女性性工作者及 HIV 患者中 HPV 感染率较高。男性的包皮环切术及正确使用避孕套在一定程度上可减少妇女

感染 HPV。

虽然年轻女性的 HPV 感染及其引起宫颈低度病变的频率很高,并可反复感染或同时感染多种型别的 HPV,但绝大多数都会在短期内自动消失。大于 30 岁的妇女宫颈 HPV 新发感染率明显下降,为 5%~10%。但相对于年轻女性,大年龄段的妇女更容易发生 HPV 的持续感染,这可能与免疫功能随着年龄的增长而下降,从而降低了人体对病毒的新发和既往感染的清除能力有关。亦有研究报道妇女 HPV 感染的第 2 个高峰年龄段在女性的围绝经期(45~50 岁),其原因多数学者认为是妇女或其配偶与新的性伴侣接触而发生的感染,也可能与病毒的潜伏感染再度激活有关。

大多数 HPV 感染是一过性的,免疫功能正常的妇女,90% 的 HPV DNA 可在 2 年后转阴,这是 HPV 感染最常见的结局。即使在 CIN 的患者中,如果随诊足够长的时间,HPV 感染也有较高的自然转归率。因此,HPV 感染不能机械的等同于肿瘤进展。非致瘤性(低危型)HPV 感染的自然消退率较高,平均感染时间是 7~8 个月,致瘤性(高危型)HPV 的平均感染时间则长达 10~13 个月。HPV 感染后,主要诱发机体的细胞免疫将病毒清除,一旦机体免疫力消除了某一型 HPV,一般不易再感染同一型别的 HPV,但并不意味着对其他型别的 HPV 也产生了交叉免疫。

不到 10% 的 HPV 感染会持续存在,但只有少部分高危型 HPV 持续感染可能引发宫颈病变或宫颈癌。而且研究显示,同一高危型 HPV 的持续感染,患 CIN 2、3 的风险比高达 813,较不同高危型别的 HPV 反复感染者明显升高,后者患 CIN 2、3 的风险比为 192。另一项研究也观察到,连续 3 次同型别的高危型 HPV 持续感染对于持续鳞状上皮内病变的风险远远大于持续的高危型 HPV 感染但型别不同的情况。相邻 2 次均检测到高危型 HPV 而型别不同时,持续鳞状上皮内病变的发生概率甚至低于相同型别的低危型 HPV 持续感染。

3. 宫颈病变中的 HPV 检出率及型别分布　HPV DNA 的检出率随宫颈病变的进展而上升。在宫颈上皮内瘤变(CIN 1~3)中,HPV 阳性率为 35%~100%,在宫颈浸润癌中可达 93%~100%。在型别分布上,世界各国的研究报道在宫颈癌中均以 HPV 16 和 18 型为主要类型。一项 Meta 分析显示,在全球 14 595 例宫颈癌中,HPV16 和 18 型仍为最主要类型,存在于约 70% 的宫颈癌中。其次,较常见的还有 HPV 45(4.6%)、31(3.8%)、33(3.7%)、52(2.9%)、58(2.8%)、35(1.5%)型。在宫颈高度上皮内病变(HSIL)中感染率最高的仍是 HPV16。亚洲宫颈癌前 10 位 HPV 型别分别是 HPV16、18、58、33、52、45、31、35、59 和 51。

国内也有学者进行了以人群为基础的 HPV 流行病学研究。一项关于中国妇女子宫颈人乳头瘤病毒型别分布的 Meta 分析结果显示,在宫颈癌、高度上皮内病变、低度上皮内病变和正常宫颈中,总 HPV 调整感染率分别为 82.7%、88.5%、69.3%、13.1%;所有宫颈状态中,HPV16 型为最常见

的 HPV 型别,在宫颈癌中,占第 2、3 位的依次为 HPV18 和 58 型;HPV16/18 型在宫颈癌、HSIL、LSIL 和正常宫颈中的感染率分别为 69.6%、59.1%、32.3%、4.4%,该结果与世界范围内 HPV16/18 型在宫颈癌中 70% 的感染率非常接近。

4. HPV 型别与致癌风险　HPV16、18 是宫颈癌及癌前病变中最常见的 HPV 型别。多项研究表明,相对于其他型别的高危型 HPV,HPV16 感染更容易持续存在,平均感染时间为 16~18 个月,并且进展为 CIN 3 及浸润癌的风险明显高于其他高危型 HPV。子宫颈细胞学正常的妇女,如果 HPV18 阳性,其进展为 CIN 3、特别是腺癌和相关癌前病变的风险也较高。一项入组了 20 810 名妇女、随访长达 10 年的前瞻性研究发现,研究开始时 HPV16 阳性的妇女 10 年内进展为 CIN 3 和浸润癌的比率为 17.2%,HPV18 阳性者为 13.6%,而其他高危型 HPV 阳性者进展为 CIN 3 和浸润癌的比率仅为 3.0%。细胞学检查阴性而 HPV16 或 18 阳性的妇女进展为 CIN 3 以上病变的风险比细胞学检查为 LSIL 的患者还高。Molano 等对 227 例细胞学正常而 HPV 阳性的妇女进行了为期 5 年的随访,发现 HPV 16 较低危型感染的清除率明显降低,HPV31、33、35、52 及 58 型的清除率居中,其他高危亚型与低危型相比未显示出清除率降低,单一感染与多型别感染的清除率相当。Insinga 等对 HPV16、18、6、11 型感染及相关宫颈病变的自然史进行了回顾性分析,结果显示,随访 2 年或 3 年时,HPV16/18 型别相关的 CIN 2、3 发生的累积风险为 11.5%、27.2%;HPV16/18 型别相关的 CIN 1、CIN 2、CIN 3 在 12 个月内的阴转概率分别为 32.9%、21%、11%。由于 HPV 具体亚型致病力的不同,HPV 分型检测在宫颈癌筛查及宫颈病变治疗后随访中的作用日益凸显。

除了上述年龄、性行为习惯、HPV 型别与 HPV 持续感染相关外,可能还有其他内源性或外源性因素协同参与作用,影响了 HPV 的清除,并促进了宫颈病变的进展。这些协同因素包括:①环境或外在因素,如吸烟、长期口服避孕药、多产、其他性传播疾病的协同感染等;②病毒因素,如高病毒载量、多种型别 HPV 联合感染、病毒基因整合入宿主染色体;③宿主因素,如遗传易感性、HIV 感染、免疫抑制治疗等。HPV 感染的自然史尚有很多方面还不甚明确,HPV 自我清除、持续感染、潜伏感染的状态如何准确界定及其转归或进展的规律,有待更深入的研究。另外,除高危型 HPV 持续感染这一重要的致病因素外,宫颈癌的发生、发展是多因素、多步骤作用的结果,上述内源性及外源性危险因素在 HPV 致病过程中是如何发挥作用的,同样需要更多临床及实验室的研究来证实。

5. HPV 预防性疫苗　接种 HPV 预防性疫苗是除筛查外预防宫颈癌的最有效手段,HPV 暴露前的青春期(9~14 岁)女性是疫苗接种的主要目标人群。自 2006 年首个 HPV 预防性疫苗获批上市,截至 2020 年,55%(107/194)的 WHO 成员国将 HPV 疫苗纳入了国家级或地区级免疫规划,且已有 5 个国家项目的目标人群全程接种率达 90% 以上,22 个国

家的接种率达75%以上。自2016年以来，我国原国家食品药品监督管理总局（CFDA）先后批准上市了4种HPV预防性疫苗，分别为：①双价HPV吸附疫苗［human papillomavirus（Types 16、18）vaccine, adsorbed, bv-HPV］；②四价HPV疫苗（酿酒酵母）［recombinant human papillomavirus quadrivalent（Types 6、11、16、18）vaccine, qv-HPV］；③九价HPV疫苗（酿酒酵母）［recombinant human papillomavirus 9-Valent（Types 6、11、16、18、31、33、45、52、58）vaccine, 9v-HPV］；④我国首个自主研发的双价疫苗（大肠埃希菌）［recombinant human papillomavirus bivalent（Types 16、18）vaccine（Escherichia coli），bv-HPV（E.c）］。上述疫苗均是利用基因重组技术，将HPV L1基因剪接插入到酵母菌（四价和九价HPV疫苗）、昆虫病毒（二价吸附疫苗）、大肠埃希菌（二价疫苗）等表达系统中合成HPV衣壳蛋白构建预防性HPV疫苗的病毒样颗粒（VLPs），这种以人工合成的VLPs作为抗原制成的HPV疫苗，只有病毒的衣壳蛋白，不含病毒DNA，因此不具备感染能力或致病能力。由于疫苗保留了L1的免疫原性，能诱发机体产生具有保护性的中和抗体，从而阻止HPV黏附侵犯生殖道上皮，达到预防HPV感染的目的。

国内外多项研究显示，上述HPV预防性疫苗接种后的免疫原性（即接种HPV疫苗后，血清中相关HPV型别的阳转率）均能达到96%~100%；其中双价和四价疫苗在接种后12年、九价疫苗在接种后7.6年疫苗相关型别抗体阳性率仍>90%，与自然感染有显著差异。国产bv-HPV（E.c）疫苗在接种后42个月，仍观察到抗体呈高水平表达。大规模HPV疫苗试验及上市后长期的随访观察证实接种HPV疫苗可以有效预防疫苗相关型别所导致的持续性感染及相关病变（宫颈癌前病变、阴道和外阴癌症前病变及生殖器疣）。一项纳入近170万例10~30岁女性的瑞典真实世界研究显示，接种四价HPV疫苗可显著降低宫颈癌患病风险；17岁前完成HPV疫苗接种可减少88%的宫颈癌发生，17~30岁接种可减少53%的宫颈癌发生，接种越早，预防宫颈癌的效果越好。

现有证据表明，已上市的HPV疫苗安全性良好，常见的不良事件为注射部位疼痛、红肿、瘙痒及发热、头晕、肌肉关节痛和胃肠道症状（恶心、呕吐、腹痛）等全身反应，多表现为一过性轻度至中度症状。接种HPV疫苗后发生严重不良反应较罕见，疫苗组和安慰剂组严重不良事件发生率相当；上市后的安全性监测未出现与上市前良好的安全性不一致的报道。我国研制的双价疫苗（大肠埃希菌）在国内的临床研究中，其安全性与其他3种疫苗相似。

四、宫颈筛查与"三阶梯"诊疗程序的规范应用

HPV预防性疫苗研制成功，使宫颈癌的一级预防成为可能。宫颈癌前病变及早期癌的筛查及正确处理，即宫颈癌的二级预防，同样是宫颈癌预防工作的重要策略。"三阶梯"诊断步骤，即宫颈筛查-阴道镜检-组织病理学检查，是广泛使用的诊断规范流程。宫颈筛查结果异常，意味着从正常人群中筛出可能发生癌前病变或宫颈癌的高危人群，但临床医师不能仅凭筛查结果就为患者制订治疗方案。须进一步经阴道镜检查评估和检出宫颈病变是否存在，并在其指引下取宫颈活检确诊。组织病理学结果（点活检或锥切活检）是确诊的金标准，也是临床治疗的依据。应当注意的是，当三阶梯诊断结果不一致时，需重新核对原始资料，包括重新检查原始细胞学涂片与病理切片是否符合诊断标准，重新评估阴道镜检查是否遗漏病变。及时修正诊断及密切随访是准确评估宫颈病变的可靠途径。

1. 筛查方法 宫颈癌前病变及早期癌通常无明显症状，临床上常规的妇科检查也难以发现病变，因此需要特定的检查或检测技术才能早期发现、及时诊断。目前常用的筛查方法主要有：宫颈细胞学检查、高危型HPV检测及肉眼观察法等。传统的巴氏涂片检查在过去的半个多世纪中，为全球宫颈癌发病率和死亡率的下降作出了突出贡献，新发展的液基细胞学方法减少了不满意涂片的数量，在一定程度上改善了传统巴氏涂片的敏感性。而宫颈细胞学诊断标准近年来也在不断进展，1988年美国国立癌症研究所（NCI）提出贝塞斯达（the Bethesda system, TBS）系统，在涂片质量评价、描述细胞形态和诊断建议3方面作了较大的改良，方便了临床医师与细胞病理学家的交流，也有利于对细胞学结果异常的妇女进行规范的管理，目前已在世界范围内广泛应用。另外，众多分子标记物的研究是目前辅助细胞学或组织病理学进一步筛选高危病变的热点领域。研究结果显示，P16INK4A及Ki-67的免疫化学染色有助于辨别不同级别的CIN，减少假阴性和假阳性活检，从而有效地早期发现和诊断HSIL及宫颈癌，是预测宫颈癌前病变及早期癌较有前景的筛查和诊断指标。

HPV检测技术是筛查方法的又一次突破。与细胞学相比，HPV检测提高了识别宫颈高度病变的灵敏度，且结果客观，可重复性好，阴性预测值可达99%。2012年美国癌症协会（ASC）宫颈癌筛查指南就明确提出对30~65岁妇女首选联合筛查（结合细胞学检查及HPV检测）。近年来，多项研究对单独高危型HPV检测作为初筛方法的可行性进行了评价，均证实高危型HPV检测较细胞学筛查有更高的敏感度和高级别子宫颈病变的检出率，HPV阴性结果提示患病风险低，对于筛查女性的保护作用高于细胞学，可以达到与联合筛查相近的效果。因此，2020年ASC更新了普通风险人群的宫颈癌筛查指南，推荐25~65岁女性首选每5年1次单独HPV初筛（强烈建议）；若不能进行HPV初筛，建议每5年1次联合筛查，或每3年1次仅细胞学检查（可接受）。我国一项以人群为基础的多中心、大样本随机对照研究也表明，在城市和农村基层医疗卫生机构现有服务能力条件下，采用高危型HPV检测作为宫颈癌初筛技术，对宫颈高度病变的检出率优于细胞学和VIA/VILI筛查技术，具有较好的

筛查效果与成本效益,是满足我国妇女宫颈癌筛查巨大服务需求的最优选择。

肉眼观察技术即醋酸肉眼观察(VIA)及碘试验(VILI)是一种相对简单,较少依赖操作设施的方法,易于掌握与培训,无须特殊的仪器设备,价格低廉,可在欠发达地区作为初筛手段推广,使更多的贫困地区的妇女及时得到宫颈癌的早诊早治。这种筛查方法已在非洲、印度、中国西部地区等发展中国家和地区进行了评价,VIA 对宫颈癌前病变和浸润癌的敏感性为 77%(56%~94%),特异性为 86%(74%~94%)。但要认识到,该技术无法对子宫颈管内的病变进行评价,对绝经后的妇女很少有效,且因无资料保存,难以复查及质控。

2. 筛查策略 在发达国家,对适龄妇女进行有组织、系统性的筛查,随着筛查覆盖率的扩大及筛查质量的改善,宫颈癌的发病率和死亡率得到了有效的控制。相比之下,在无法开展系统性筛查的发展中国家和地区,宫颈癌的发病率仍居高不下。目前,我国宫颈癌的防控工作也处于缺少有组织、以人口为基础的系统性筛查阶段,筛查覆盖率低,宫颈癌及癌前病变的早期发现、早期诊断主要依靠妇女的机会性筛查。可喜的是,我国宫颈癌的防治工作正逐渐受到政府和大众的重视,从 2005 年原卫生部和癌症基金会建立宫颈癌早诊早治示范基地,到 2006 年中央财政地方转移支付癌症早诊早治项目,再到 2009 年农村妇女的两癌检查,越来越多的机构和医务工作者参与到宫颈癌的预防工作中,为我国宫颈癌的预防提供了前所未有的契机。另一方面,研究显示,机会性筛查是目前发展中国家提高宫颈癌筛查效率及覆盖率的一种切实可行的方法,可节约医疗资源,患者顺应性好,早期病变检出率可达 86%。因此,现阶段我国宫颈筛查工作应当重视增强医护人员的宫颈癌筛查意识,因地制宜选取筛查方法,将有组织筛查与机会性筛查相结合,努力提高我国宫颈癌筛查及早诊早治的覆盖率,同时加强筛查质量的控制,规范诊治流程。

根据疾病负担、卫生资源、经济发展水平的不同,各国的筛查方案亦有差异。2017 年,中华预防医学会妇女保健分会组织国内各领域专家学者,借鉴 WHO 及发达国家相关的技术指南,并结合我国自身的循证医学证据,编写了适合我国国情的《子宫颈癌综合防控指南》。该指南推荐适合我国的宫颈癌筛查方案有以下 4 种:细胞学、高危型 HPV 检测、高危型 HPV 和细胞学联合筛查及 VIA。具体管理方法如下:

(1)筛查起始年龄为 25 岁。因为在青春期及年轻女性中 HPV 感染和 LSIL 相对多见,大多数可自行逆转,而宫颈癌的发病率很低。常规筛查对该年龄段女性宫颈癌的检出和预防效果甚微,相反会导致不必要的创伤及过度治疗。专家指出,HPV 预防性疫苗的接种是 25 岁以下年龄段女性安全、有效的宫颈癌预防策略。

(2)25~29 岁的女性推荐每 3 年接受 1 次细胞学筛查。

(3)30~64 岁的女性可选择:①每 3 年 1 次细胞学筛查;②每 3~5 年 1 次高危型 HPV 初筛;③每 5 年 1 次联合筛查;④每 2 年 1 次 VIA 筛查。

(4)大于 65 岁的女性如既往 20 年内无 CIN 病史,且既往 10 年内连续 3 次细胞学筛查结果阴性或连续 2 次联合筛查结果阴性(最近 1 次的阴性结果在过去 5 年内进行),可退出常规筛查。

(5)因良性疾病行子宫全切术的女性,如无 CIN 2 以上病史,无须常规筛查。

(6)特殊人群的筛查建议

1)曾接种 HPV 预防性疫苗的女性,筛查程序与未接种人群相同。

2)高危妇女:存在高危因素的妇女,如 HIV 感染妇女、免疫抑制妇女、宫内己烯雌酚暴露妇女、既往因 CIN 2、CIN 3、AIS、宫颈浸润癌接受过治疗的妇女应缩短宫颈癌筛查间隔。

3)妊娠妇女:有妊娠意愿的女性应在孕前检查时询问近 1 年内是否进行过宫颈癌筛查,如没有,应建议进行宫颈癌筛查,或在第 1 次产检时进行。

五、宫颈病变和早期浸润癌的治疗策略

1. 宫颈癌前病变的处理 美国 20 世纪 90 年代中期的调查结果显示,每年约有 100 万的妇女诊断为 CIN 1,约 50 万诊断为 CIN 2、3。近年来,估计 CIN 1 的年发病率为 1.2/1 000,CIN 2、3 为 1.5/1 000。对宫颈癌前病变进行恰当的干预与随访,是宫颈癌防治体系中关键的组成部分。不规范的诊治程序不仅会造成漏诊、漏治,增加了宫颈癌发病的风险,而且还可能造成过度治疗,导致不必要的并发症和医疗资源的浪费。鉴于目前我国宫颈病变诊治方面存在的诸多问题,中国子宫颈病变和阴道镜协作组参考美国阴道镜和子宫颈病理协会、欧洲及亚太地区生殖道感染和肿瘤研究组织的研究结果及诊治规范,并结合我国国情,制定了《中国宫颈病变诊断和治疗指南》,目前正在推行,以期规范临床操作。

治疗宫颈癌前病变的方法主要有两大类:一是破坏子宫颈表面组织的物理治疗方法,包括冷冻治疗、激光消融、电灼和冷凝等;二是切除子宫颈组织的切除方法,包括冷刀锥切、LEEP、激光锥切和电针锥切等。切除的方法不但可以去除病变,而且可以提供组织标本用于病理检查。尽管比较不同治疗方法的随机试验数量有限,以上列出的物理和切除治疗在消除宫颈癌前病变和减少宫颈癌发病风险方面的有效性是相同的。过去认为,冷刀锥切会增加妇女将来早产、低出生体重儿和剖宫产的风险。但近来,一些大型的回顾性研究报道,进行 LEEP 或激光锥切的女性也会增加将来早产、低出生体重儿及胎膜早破的发生。尽管大多数物理治疗的研究没有显示出对妊娠结果相关的不利影响,但对于妊娠结果较小的影响很难测量,因此物理治疗也可能存在对未来妊娠的潜在不利影响。对于宫颈癌前病变,目前还没有可接受的非外科治疗方法。治疗方法的选择应根据病变的分级、之前的细胞学结果、转化区类型、患者的年龄、生育需求、随诊条件和医疗资源而定,个体化及人性化是治疗的目标。

（1）CIN 1 的处理方案

1）细胞学报告为 ASCUS 或 LSIL 的 CIN 1:推荐随诊观察,建议 1 年后重复细胞学和 HPV 联合筛查,2 次检查均阴性,转为常规筛查;任何 1 项检查异常行阴道镜检查,并按照组织病理学结果进行相应的管理。

对于持续性 CIN 1(持续时间超过 2 年),可以继续观察,也可给予治疗。如果给予治疗,应参考阴道镜检查是否满意来选择治疗措施。对于阴道镜检查满意者,物理治疗或宫颈锥切均可。对于阴道镜检查不满意、ECC 提示 CIN,或因宫颈病变接受过治疗的患者,推荐宫颈锥切。

2）细胞学报告为 ASC-H 或 HSIL 的 CIN 1:对于阴道镜检查满意且 ECC 阴性者,有 3 种可接受的处理方案:①每 12 个月进行 1 次细胞学和 HPV 联合筛查,随诊 2 年。任 1 项检测结果异常,建议重复阴道镜检查;如果第 12 个月或第 24 个月随诊时仍为 HSIL,推荐宫颈诊断性锥切;如果连续 2 次联合筛查正常,可 3 年后重新筛查。②诊断性锥切。③复核细胞学、组织学和阴道镜检查的结果,如果复核的结果有更改,应根据更改后的结果按相应的指南进行处理。对于阴道镜检查不满意者,除特殊人群外,推荐宫颈诊断性锥切。

3）特殊人群的 CIN1

① 年龄 21~24 岁女性:考虑到年轻女性的高级别 CIN 易逆转,发展为宫颈癌的可能性较小,且手术治疗可能造成未来不良的产科结局(胎膜早破、早产),因此子宫颈病变异常结果的管理应相对保守。

细胞学报告为无明确诊断意义的不典型鳞状细胞（atypical squamous cell of undetermined significance,ASCUS）或 LSIL 的 CIN 1,推荐每年进行 1 次宫颈细胞学随访。如果第 12 个月时细胞学为 ASC-H 或 HSIL 或第 24 个月时细胞学≥ASCUS,则需要行阴道镜检查。

细胞学报告为 ASC-H 或 HSIL 的 CIN 1,如阴道镜检查满意且 ECC 阴性者,推荐每 6 个月进行 1 次细胞学和阴道镜检查,随访持续 2 年;若随访过程中,阴道镜发现高级别病变或细胞学 HSIL 持续存在 1 年,应在阴道镜指导下活检,如果组织学诊断证实 CIN 2、3 病变存在,应参照相应指南处理;若细胞学 HSIL 持续 2 年,而组织病理学未证实有 CIN 2、3 存在时,建议诊断性锥切。如阴道镜检查不满意或 ECC 提示 CIN 者,建议诊断性锥切。

② 妊娠期妇女的 CIN 1 建议随访,不给予治疗。

（2）CIN 2、3 的处理方案

1）普通人群的 CIN 2、3:对于组织学诊断的 CIN 2、3,推荐给予治疗,而不仅仅是随诊观察(特殊人群除外)。如果阴道镜检查满意,完全除外浸润癌者物理治疗和宫颈锥切均可。如果阴道镜检查不满意,不能完全除外浸润癌者不可

行物理治疗,应行宫颈锥切。子宫全切术不可作为 CIN 2、3 患者的首选治疗方法。

CIN 2、3 治疗后,若切缘阴性,建议术后 6~12 个月行细胞学联合 HPV 检测复查,若未发现病变持续存在,建议 12 个月后再次重复检查,连续 2 次联合检测未见异常者,可每 3 年复查,持续随访至少 20 年。如果任 1 项结果异常,建议阴道镜检查及 ECC。若术后病理诊断切缘存在 HSIL 病变,建议术后 4~6 个月复查并阴道镜评估。如随访过程中发现组织学确诊为 CIN 2、CIN 2/3 或 CIN 3 的病变,建议行重复性切除术,不能再次重复性切除者可考虑行子宫全切术。仅根据 HPV 检测阳性,进行重复治疗或行子宫切除是不可接受的。

2）特殊人群的 CIN 2、3:①年轻女性有生育要求且经医生评价具有生育能力(无明确年龄限定),如果组织病理学明确为 CIN 3,建议进行治疗。组织病理学为 CIN 2 或者没有明确指出级别者,如果阴道镜检查满意,可以每 6 个月进行细胞学检查和阴道镜再评价。观察过程中如果 CIN 2、CIN 2/3 病变持续 24 个月,或阴道镜检查为 3 型转化区,或病变面积增大或阴道镜评价较前加重,应给予治疗。②对于阴道镜活检组织学诊断为 CIN 2、3 的妊娠期妇女,除外浸润性病变,可每 10~12 周复查细胞学和阴道镜检查。如果随诊中病变进展或细胞学提示浸润癌,推荐重复活检。除非确诊为浸润癌,否则治疗是不可接受的。应在产后 6~8 周重新对宫颈进行细胞学和阴道镜检查。

（3）宫颈原位腺癌的处理:对于完成生育,且经诊断性锥切的组织学确诊为 AIS 的女性,可选择子宫全切术。如需保留生育功能,可行冷刀锥切。对锥切后边缘阳性或宫颈管取样仍有 CIN 或 AIS 的患者,有以下两种方案可选择:再次宫颈锥切以增加病灶完全切除的可能性;6 个月时联合使用细胞学、HPV 检测、阴道镜及 ECC 重新评估。

对未行子宫切除的患者,均应长期随访。

2. 宫颈早期浸润癌的处理 参考中国抗癌协会妇科肿瘤专业委员会编写的《子宫颈癌诊断与治疗指南(2021 年版)》。

（1）ⅠA1 期宫颈癌治疗:应根据患者是否有生育要求选择治疗方法。

1）有生育要求者:可采用宫颈锥切术,宫颈锥切标本无淋巴脉管间隙浸润（LVSI）,切缘至少达 3mm 阴性距离为适应证,如果切缘阴性(边缘没有浸润性癌或高度鳞状上皮内病变)可选择观察,如果切缘阳性,则推荐再次锥切或行子宫颈切除术。有脉管浸润时,首选宫颈根治性切除术＋盆腔淋巴结切除术(或前哨淋巴结显影),手术先行盆腔淋巴结切除,送快速冷冻切片病理学检查或快速石蜡切片病理学检查。有转移者,应改行改良根治性子宫切除术（B 型）;无转移者,行根治性宫颈切除术。次选宫颈锥切＋盆腔淋巴结切除(或前哨淋巴结显影),锥切切缘至少有 3mm 的阴性距离,如果切缘阳性,推荐再次锥切或行宫颈切除术。对于宫

颈小细胞神经内分泌肿瘤(neuroendocrine carcinoma of the cervix,NECC)、胃型腺癌或恶性腺瘤患者,不支持其保留生育能力。

2)无生育要求者:ⅠA1期无LVSI,行宫颈锥切术,确认锥切切缘阴性。不能手术者可选择观察,可行手术者选择筋膜外子宫切除术(A型)。如切缘阳性可考虑重复锥活检以更好地评估浸润深度以排除ⅠA2/ⅠB1期病变;或选择筋膜外或改良根治性性子宫切除术(B型)+盆腔淋巴结切除术(切缘为癌时淋巴结清扫为2B类证据)(或前哨淋巴结显影)。如果患者伴有淋巴血管受侵,行改良根治性子宫切除术(B型)+盆腔淋巴结切除术(或前哨淋巴结显影)。对于不能手术的患者或拒绝手术的患者可选择近距离治疗±外照射。根据正常组织的耐受性、放疗分割方法和靶区大小调整方案。A点总剂量一般为60~70Gy。

(2)ⅠA2期宫颈癌治疗:ⅠA2期宫颈癌治疗仍可根据是否有生育要求选择。

1)有生育要求者:行根治性子宫颈切除术+盆腔淋巴结切除术,术中先行盆腔淋巴结切除,送冷冻切片或快速石蜡切片检查,有淋巴结转移者,改行根治性子宫切除术(C型)±腹主动脉旁淋巴结取样(髂总淋巴结阳性或疑有腹主动脉旁淋巴结转移者);淋巴结无转移者,行根治性子宫颈切除术(子宫颈病变距切缘大于8mm)。

2)无生育要求者:行改良根治性子宫切除术(B型)+盆腔淋巴结切除术,年龄小于45岁者可切除输卵管,保留双侧卵巢。

有手术禁忌、无生育要求者可选择根治性放疗。近距离放疗±盆腔外照射,A点的总剂量一般为70~80Gy。

(刘继红)

第二节　宫颈细胞学

一、宫颈细胞学的发展史及进展

1. 宫颈细胞学的发展史　19世纪中期,欧洲有许多学者开始对脱落细胞的形态和应用进行研究,1860年开始探索应用痰、尿、腹水、胸腔积液涂片诊断肿瘤。由于当时的染色技术所限,诊断的准确性受到质疑。Papanicolaou改良了脱落细胞的固定与染色技术,于1941年确定了阴道脱落细胞的诊断价值。从此,细胞学诊断的方法逐渐被广泛地用于宫颈癌普查和早诊早治中。20世纪50年代杨大望教授将宫颈细胞学引入我国,逐渐广泛地应用于宫颈癌普查和妇科临床的宫颈病变诊治中。早期诊断与治疗是癌瘤预后的关键因素,当患者有症状去找医师或医师发现患者有可疑的病灶取活检时,病情大多已经发展到无可挽救的程度。因此,应该在医生和患者双方均未能察觉的情况下检出病变,即在癌症早期甚至癌前病变的阶段检出病变。癌组织的代谢比正常组织高,细胞脱屑也比正常细胞快,癌细胞彼此之间的凝集力较正常细胞低10倍,面积很小的癌灶脱屑的细胞数目可以很多。因此,临床上无症状、肉眼无法识别的早期宫颈癌和癌前病变,通过宫颈细胞涂片检查可以早期检出病变。宫颈脱落细胞还可以获得远处的标本,如子宫、输卵管、甚至腹腔转移癌等。

2. 宫颈细胞学诊断技术的进展　细胞学检查不可避免地存在假阴性,传统涂片人工光镜检测检出宫颈病变的假阴性率,综合文献报道达2%~50%。造成常规涂片假阴性的主要原因是涂片中没有能诊断的细胞:①病变细胞没有被取到;②取材器上的病变细胞没有被转移到载玻片上,研究发现常规涂片只有20%的细胞能被从刮板上转移到玻片

上,其余80%的细胞则随取材器被丢弃;③涂片质量差,不均匀、过厚,过多的黏液、血液或炎细胞遮盖了不正常细胞。其次,细胞病理学医师阅片中没有发现异常细胞:①人工检查从每张涂片上存在的上万个细胞中挑出几个以至几十个异常细胞费时费力,肉眼疲劳及注意力分散可产生漏诊;②细胞学医师的经验不足,对细胞涂片解释错误。因此,需要提高细胞病理学检查的准确性,采用人工智能高科技进行自动读片、初筛,再由细胞病理学专家做最后诊断,可以有效避免因视觉疲劳造成注意力分散所致的漏诊,从而提高细胞学诊断的准确性。1989年美国电脑及细胞学家合作研制了计算机辅助细胞学检测系统(computer assisted cytologic test,CCT),于1992年初步用于临床,1995年正式用于临床。计算机从每张涂片中选出128幅含有可能异常细胞的图像供细胞学医师辨认,遇有可疑细胞可以经显微镜下核实进行最后诊断,实现了计算机与人脑智慧的组合,为宫颈细胞学检查提供了一种快速准确的新方法。虽然CCT与传统巴氏涂片相比,筛查宫颈癌前病变及宫颈癌的敏感性和特异性有所提高,但是CCT并没有提高涂片质量,仍然存在涂片不均匀、黏液、血液或炎细胞遮盖异常细胞,及宫颈涂片可能因固定不及时造成细胞过度干燥等不足。1996年超薄液基细胞检测(liquid-based/thin-layer preparation)开始应用于临床,改变了常规涂片的操作方法,采用取样器收集子宫颈转化区和颈管的脱落细胞,标本取出后立即放入细胞保存液中,几乎保留了取样器上所得到的全部标本,也避免了常规涂片过程中所引起的细胞过度干燥所造成的假象。保存液中的细胞经程序化处理后(将标本中的黏液、血液和炎细胞与上皮细胞分离,经高精密度滤器过滤或离心后转移到静电处理过的载玻片上),制成均匀的薄层涂片,使不正常细胞容

易被观察,并且湿固定的细胞核结构清晰,易于鉴别。剩余在保存液小瓶中的标本还可用于 HPV 检测等。有资料显示,超薄液基细胞检测检出宫颈病变的敏感性比传统细胞涂片明显提高。

3. 宫颈细胞学诊断报告方式的变革 巴氏分级法:1943 年 Papanicolous 提出了宫颈细胞涂片诊断的分级标准(表 9-15-1)。

表 9-15-1 宫颈细胞学巴氏分类法

级别	诊断标准
巴氏Ⅰ级	未见非典型或异常细胞
巴氏Ⅱ级	发现非典型但无恶性特征细胞
巴氏Ⅲ级	发现可疑恶性细胞
巴氏Ⅳ级	发现高度可疑癌细胞
巴氏Ⅴ级	发现癌细胞,形态典型

我国于 1978 年召开全国宫颈癌研究协作会,由杨大望教授主持制定了宫颈细胞学诊断标准,以巴氏五级分类法为基础提出了改良的宫颈细胞学诊断标准(表 9-15-2)。

表 9-15-2 改良的宫颈细胞学诊断标准

级别	诊断标准
Ⅰ级	未见异常细胞,基本正常
Ⅱ级	见有异常细胞,但均为良性
	轻度(炎症)核异质细胞、变形细胞等
	重度(癌前病变)核异质细胞,属良性,需要定期复查
Ⅲ级	见可疑恶性细胞
	性质不明的细胞
	细胞形态明显异常,难于肯定良或恶性,需近期复查核实
	未分化的或退化的可疑恶性与恶性裸核
Ⅳ级	见有待证实的可疑恶性细胞(有高度可疑的恶性细胞)
	细胞有恶性特征,但不够典型且数量少,需要核实
	如高度可疑的未分化的癌细胞,或少数未分化的癌细胞
Ⅴ级	见有癌细胞,细胞有明显恶性特征,或低分化的癌细胞

巴氏分级法有明显的不足:①巴氏Ⅱ、Ⅲ、Ⅳ级之间的区别没有一个严格的客观标准,主观因素较多;②该系统对癌前病变也无明确规定,可疑癌是指可疑浸润癌还是上皮内瘤变不明确;③该系统没有明确规定非癌的诊断;④它不能反映当今对女性生殖道肿瘤的理解和认识,不能与组织病理学

相对应。巴氏分级已经不能适应现代细胞学诊断的要求。为克服巴氏分类法的不足,1988 年美国癌症协会在马里兰州的 Bethesda 举行会议,提出了 TBS 分类法。它包括:①将标本质量作为细胞病理学诊断报告的一部分。②引用了鳞状上皮内病变(squamous intraepithelial lesion,SIL)的概念。③病变诊断的分类包括:感染,反应性和修复性变化,上皮细胞异常,其他恶性肿瘤。④提出治疗建议。美国癌症协会于 1991 年、2001 年及 2014 年再次开会评价了 TBS 在实际应用中的价值,并作了修正,进一步完善了 Bethesda 系统的诊断标准及标本质量描述。TBS(The Bethesda System)分类法见表 9-15-3。

二、宫颈细胞学的临床应用及其优缺点

1. 宫颈癌筛查 宫颈癌是妇女最常见的恶性肿瘤之一,对妇女的生命和健康造成极大的威胁。在妇科恶性肿瘤中宫颈癌发病居第 1 位。近年来宫颈癌的发病又有上升和年轻化的趋势。子宫颈癌发生的特点是由癌前病变逐步发展形成,其发生发展过程经历癌前病变(CIN 2、CIN 3)、早期浸润癌和浸润癌的阶段,癌前病变的转归:①消退或逆转;②持续不变;③进展或癌变。CIN 2 级转癌率为 4.3%~13.3%,CIN 3 级的转癌率为 12%~65%。绝大多数癌前病变病灶局限,局部治疗效果好,宫颈癌应是一种可预防、可治愈的疾病。因此早期发现和去除癌前病变是降低宫颈癌发生率和死亡率的关键。系统有效的筛查能够显著降低子宫颈癌的发病率和死亡率,世界卫生组织(WHO)推荐,在世界范围内,包括发展中国家,均应开展子宫颈癌的筛查和早诊早治。由于防癌普查宫颈细胞涂片在世界各国的广泛应用、大面积普查的不断开展,宫颈癌的发病率及死亡率明显下降,世界范围内,宫颈癌发病已普遍下降。实践证明宫颈细胞涂片是宫颈癌筛查的有效的方法。多年的实践证明细胞学检出宫颈癌前病变和早期宫颈癌的价值肯定无疑,已成为防癌普查的初筛工具。

研究发现宫颈癌的发病率与末次宫颈细胞涂片阴性的时间有关。在美国每年发现约 13 000 例宫颈癌,约 50% 从未行宫颈细胞涂片检查,另有 10% 5 年内未涂片,因此应定期筛查。发生宫颈癌及癌前病变的危险因素包括:①有多个性伴侣的妇女,或其男性性伴侣有多个性伙伴;②初次性交年龄低(<16 岁)的妇女;③其男性性伴侣有患宫颈癌的性伴;④现在或既往有 HPV 感染(包括尖锐湿疣)的妇女;⑤现在或既往有单纯疱疹病毒感染的妇女;⑥感染 HIV(human immunodeficiency virus)的妇女;⑦患有其他性传播疾病的妇女;⑧有免疫抑制的妇女(如已接受肾移植的妇女);⑨吸烟及滥用酒精等物质者;⑩有 CIN 史、子宫内膜癌、阴道癌或外阴癌的妇女;经济状况低下的妇女。

在宫颈涂片的临床应用中应该注意,脱落细胞的特征

表 9-15-3　子宫颈细胞学 Bethesda(TBS)报告系统

标本类型
标本质量
满意
不满意(描述其原因)
总分类
未见上皮内病变或恶性细胞(negative for intraepithelial lesion or malignancy,NILM)
其他(如:宫内膜细胞出现在 45 岁以后妇女涂片中)
上皮细胞不正常(见描述性诊断)
描述性诊断
未见上皮内病变或恶性细胞
病原体
滴虫
形态符合白念珠菌
阴道菌群变异提示细菌性阴道病
细菌形态学符合放线菌属
细胞形态改变符合单纯疱疹病毒感染
细胞形态改变符合巨细胞病毒感染
其他非肿瘤性发现
非肿瘤性细胞变化
鳞状上皮化生
角化性病变
输卵管上皮化生
萎缩
与妊娠相关的变化
反应性改变
炎症
放射治疗
宫内节育器
子宫切除后的腺细胞
其他:子宫内膜细胞(≥45 岁,如未见鳞状上皮内病变需说明)
上皮细胞不正常
鳞状上皮细胞不正常
非典型鳞状上皮细胞(atypical squamous cells,ASC)
无明确诊断意义的 ASC(ASC of undetermined significance,ASC-US)
不除外上皮内高度病变的 ASC(ASC,cannot exclude HSIL,ASC-H)
鳞状上皮内病变(squamous intraepithelial lesion)
低度鳞状上皮内病变(low grade lesion,LSIL),包括:人乳头瘤病毒(HPV)感染、轻度非典型增生和 CIN 1
高度鳞状上皮内病变(high grade squamous intraepithelial lesion,HSIL),包括:中度及重度非典型增生、原位癌、CIN 2 和 CIN 3
鳞状细胞癌
腺上皮细胞异常
非典型腺上皮细胞(atypical glandular cells,AGC)
宫颈管细胞[不作特殊说明(NOS)或在注解中说明]
子宫内膜细胞[不作特殊说明(NOS)或在注解中说明]
腺细胞[不作特殊说明(NOS)或在注解中说明]
非典型腺上皮细胞(atypical glandular cells,AGC),
宫颈管细胞、倾向瘤变(AGC favor neoplastic)
腺细胞、倾向瘤变(AGC favor neoplastic)
宫颈原位腺癌(endocervical adenocarcinoma in situ,AIS)
腺癌(adenocarcinoma)
宫颈腺癌
子宫内膜腺癌
子宫外腺癌
不明来源的(或不能分类的)
其他恶性肿瘤(详细说明)
建议(任选)

与活体细胞的特征不完全相同,且无组织结构,故脱落细胞涂片检查只能作为初筛,不能作为最后诊断的依据,确诊需依靠阴道镜下宫颈活检病理诊断。

2. 宫颈细胞学的优缺点 宫颈细胞涂片检查具有简便易行、无创、经济有效且可多次重复的优点。宫颈细胞涂片对子宫颈癌检出的准确率,与肿瘤的性质、部位和病情发展的程度有直接关系。宫颈鳞癌的细胞学诊断准确率可在90%以上。宫颈鳞癌细胞脱屑较多,与外界接近,标本容易获得,准确率比腺癌高。宫颈细胞涂片诊断对腺癌准确率较差,平均为60%~70%,主要有腺癌细胞标本不易获得,腺癌细胞容易被破坏等原因。宫颈细胞涂片检查对早期癌比对晚期癌检出的准确性高。因为,晚期癌表面多有出血坏死,不易获得良好标本。宫颈细胞涂片检查对晚期肿瘤检出的重要性不大,主要发现早期宫颈癌及癌前病变。

宫颈细胞涂片的准确性受许多因素的影响,如取材方法、固定、涂片制作、染色技巧、阅片水平等,不可避免地会有假阴性的出现,假阴性率为15%~40%。标本采集不足是导致假阴性的最主要的因素,约占假阴性的结果的2/3,没有足够的可供诊断的细胞是不能做出与临床相符的正确诊断的。原始鳞柱状上皮交界和新鳞柱状上皮交界之间的区域为转化区(transformation zone,TZ),该区域为癌瘤好发区域,取材时应注意在该处取材。涂片质量的好坏直接影响到诊断的敏感性。涂片中炎症、血液的干扰也影响细胞学诊断的准确性。取材前应注意告知患者相关的注意事项:月经正常妇女,在月经来潮后10~18天为最佳的检查时间;检查前24小时内不要做阴道冲洗,不要行性生活和阴道检查;近期内禁止阴道上药。宫颈细胞涂片的取材方法是经窥器暴露子宫颈,用毛刷的尖端放入子宫颈口,围绕子宫颈口旋转,重点在宫颈癌好发部位即转化区取材,之后立即转移到放有固定液的小瓶中,巴氏染色,由细胞学家在显微镜下对细胞进行评价。巴氏染色是目前主要的染色方法。

三、正常和异常宫颈脱落细胞形态

(一)正常宫颈脱落细胞形态

1. 鳞状上皮细胞 分为3层。

(1)底层细胞:又分为内底层细胞和外底层细胞。

内底层细胞:细胞呈圆形或卵圆形,大小约为中性粒细胞的4~5倍,核质比为1∶1,核圆形,巴氏染色胞质呈深蓝色。

外底层细胞:细胞大于内底层细胞,大小约为中性粒细胞的8~10倍,核质比为1∶(2~3),核圆形,胞质染色同上。

(2)中层细胞:细胞比底层细胞大,呈船形或多角形,核居中,染色质细颗粒状,核质比1∶(3~5),巴氏染色胞质呈淡蓝色。

(3)表层细胞:扁平多边形,核居中,小、圆,致密。巴氏染色胞质一般红染,或蓝染。

在卵巢激素的影响下,鳞状上皮细胞由底层发展至表层,其形态学的变化规律是细胞体积由小变大,细胞形态由圆形逐渐变为多边形,细胞质由少至多。胞质染色由蓝变红,细胞核由大变小,由疏松变致密。

2. 柱状上皮细胞

(1)子宫颈内膜细胞:柱状,可分为2型。

1)纤毛型宫颈内膜细胞:较少见,细胞可呈矮柱状,核位基底部,呈圆形或卵圆形,在细胞的另一端有纤毛,因细胞退化时纤毛首先消失,故一般见不到。

2)分泌型宫颈内膜细胞:常见,细胞可呈高柱状,核圆形或卵圆形,位于细胞基底部,染色质细颗粒状,胞质内有黏液空泡,可排列成栅栏状,或蜂窝状。

(2)子宫内膜细胞:也分为分泌型和纤毛型,但在涂片中两者很难区别。细胞小于宫颈内膜细胞,约为中性多核白细胞的1~3倍,核圆形或卵圆形,其特点是成群出现,胞质量少,容易退变,细胞界限多不清楚,常留下一片裸核。

(二)异常宫颈脱落细胞形态

1. 鳞状细胞异常

(1)非典型鳞状细胞:非典型鳞状细胞是指鳞状上皮病变的细胞改变,但从质量和数量上又不足以做出明确诊断的细胞。当判读为非典型鳞状细胞时,细胞应是鳞状分化、核质比例增大并核深染。

无明确诊断意义的非典型鳞状细胞(ASC-US):细胞常为表层或中层鳞状细胞。核增大,面积是正常中层细胞核的2.5~3倍大小。核质比轻度增大。染色质增多,常呈细颗粒状。核膜可有轻微不规则。

不除外上皮内高度病变的非典型鳞状细胞(ASC-H):细胞常单个出现,或小片出现。细胞大小与化生细胞接近,核质比例与HSIL接近,染色质增多。ASC-H的细胞数量通常较少,从异常细胞的数量和核异型性的程度上不足以判断为HSIL。

(2)鳞状上皮内病变:鳞状上皮内病变分为低度(低度鳞状上皮内病变)和高度(高度鳞状上皮内病变)。

低度鳞状上皮内病变:细胞单个或成片排列,不正常改变一般限于中、表层鳞状细胞,有丰富成熟的胞质,细胞边界清楚。核增大,至少是正常中层细胞核的3倍大小,可有双核或多核。染色质增多,常呈粗颗粒状。一般无核仁,如果有也不明显。核膜常有轻微不规则。挖空细胞(koilocytes):多见于鳞状上皮细胞的中、表层细胞,核有轻度异型性,增大深染,边缘不整,常见双核,有轻度异型性,核周有大空泡。

高度鳞状上皮内病变:细胞单个散在或成片或合体状排列,不正常的细胞较LSIL的细胞小,不成熟。细胞大小不同,胞质面积下降,核质比例显著上升。核染色质明显增多,可呈细颗粒或粗颗粒。核膜不规则,呈锯齿状或有核沟。一般无核仁,当高度病变累及颈管腺体时可见核仁。

（3）鳞状细胞癌:向鳞状细胞分化的恶性侵袭性肿瘤。细胞大小不等,形态各异,胞质量少,染色不定。细胞核增大,大小不等,形态异常,核质比失调,核膜厚边缘不整齐,染色质增多,粗颗粒或团块状,分布不均,可见双核、多核。因细胞蜕变可见核碎裂、核溶解、裸核。细胞间关系改变,细胞排列紊乱,可单独或成群出现。背景多不洁,常见大量的中性多核白细胞、组织细胞、坏死细胞碎屑和红细胞等。

2. 腺细胞异常

（1）非典型腺上皮细胞（AGC）:非典型子宫颈管细胞:细胞呈片状或带状排列,细胞轻度拥挤,核重叠,细胞界限清晰。核增大,为正常子宫颈管细胞核的 3~5 倍,细胞核形态轻度不一致,轻度深染,可见核仁。

非典型子宫内膜细胞:细胞团小,每团常有 5~10 个细胞,细胞境界不清。核轻度增大,稍深染。可见小核仁,胞质少。

（2）原位腺癌（AIS）:细胞排列呈片状、簇状、带状、菊形团状或剑羽状,一些细胞显示明确的柱状形态,细胞团可有呈栅栏状排列的细胞核。核增大,大小不一,拥挤、重叠,可有假复层化。染色深,有均匀分布的颗粒状染色质。核仁小或不明显。可见核分裂和凋亡小体。胞质量及黏液减少,核质比升高。无肿瘤素质。

（3）子宫颈腺癌:大量异常细胞,典型的细胞呈柱状。细胞可单个散在、二维片状、或三维团簇状结构,可见合体聚集现象。核增大,多形性,染色质分布不均,核膜不规则,染色质旁区空亮。可见巨大核仁。胞质通常有细小空泡。可见肿瘤素质,在液基涂片中肿瘤素质不明显,为黏附于异常细胞团外围的细胞碎片或是凝固性坏死碎屑。也可同时出现异常鳞状细胞,表明腺癌部分鳞化或同时存在鳞状上皮病变。

（耿　力）

第三节　HPV 的检测、临床应用及处理

德国科学家哈拉尔德·楚尔·豪森（Zur Hausen）因提出人乳头瘤病毒（HPV）感染与宫颈癌发病的相关性学说而获得 2008 年的诺贝尔生理和医学奖。使得宫颈癌发病的传统肿瘤研究模式转化为以 HPV 感染为中心的新病因学的研究模式。持续性高危型 HPV 感染导致宫颈病变和宫颈癌发生学说的确立,使得对于 HPV 在宫颈癌及癌前病变中的早期检测、早期处理及随访中的作用具有了更重要的意义。

一、HPV 的检测方法

人乳头状瘤病毒是一种嗜上皮性病毒,有高度的特异性,属双链闭环的小 DNA 病毒,包含约 8 000 个碱基对。其中包括 8 个早期开放读码框架、2 个晚期读码框架和 1 个非编码长控区。位于早期开放读码框架中的 E6 和 E7 基因对细胞生长刺激最为重要,所编码的 E6、E7 蛋白可以引起宫颈上皮细胞永生化。而晚期读码框 L1 和 L2 基因分别编码 HPV 的主要和次要衣壳蛋白,形成 HPV 的衣壳。自 1976 年德国科学家 zur Hausen 提出 HPV 可能是导致宫颈癌的假说以来,HPV 感染与宫颈癌关系的研究成为肿瘤病毒病因研究的热门课题。Hausen 也因此获得 2008 年度医学与生理学诺贝尔奖。迄今为止,已发现的 HPV 有 200 多种型别,各型别与体内特定感染部位和病变有关,其中 40 多个型别与人类生殖道疾病有关;而高危型 HPV 感染是宫颈癌及癌前病变发病的必要条件,99.7% 的宫颈癌患者存在高危型 HPV 感染。在临床上,根据 HPV 亚型致病力大小或致癌危险性大小不同,可将 HPV 分为低危型、高危型两大类。低危型主要导致尖锐湿疣和低度宫颈上皮内瘤变 CIN 1,如:HPV6、11、30、42、43、44 亚型。高危型除可引起生殖器疣病外,更重要的是引起外生殖器癌、宫颈癌和高度宫颈上皮内瘤变 CIN 2、CIN 3,如:HPV16、18、31、33、35、45、51、52、53、56、58、66 等。

随着分子生物学等技术的进展,对核酸的检测手段也日益多元化。目前 HPV 核酸检测技术主要包括 DNA 印迹杂交、原位杂交、聚合酶链反应（PCR）、杂交捕获试验（HC）、低密度基因芯片导流杂交技术、Invader technology 等。

1. DNA 印迹杂交　印迹杂交（southern blotting）是利用碱基互补的原理,利用放射性核素标记的核酸探针检测 HPV 的核酸,并对病毒 DNA 进行分型;早期的 HPV 检测研究中运用比较多,但该方法敏感性低、耗时,对样本要求高,因此不适用于临床 HPV 分型的检测应用。

2. 原位杂交技术　原位杂交技术（in situ hybridization, ISH）开发的成功,其主要目的是应用于染色体基因的定位。原理是应用带有放射性核素标记已知碱基序列 DNA,与待测核酸进行杂交,然后用反射显影等方法显示,显微镜下就可观测待测 RNA 或 DNA 的存在与定位。原位杂交用于研究宫颈组织细胞内是否含有 HPV 的 DNA,不需要从组织细胞中提取核酸,能在成分复杂的组织中进行单一细胞的研究而不受组织中细胞内其他成分的影响,并可完整地保持组织和细胞的形态。但该法有灵敏度较低、实验周期长、操作复杂、实验过程易受到多方面条件限制、无法同时检测多份标本等缺点。还有一种是利用荧光原位杂交法（FISH）检测高度鳞状上皮病变标本中 HPV E6、E7 mRNA,结果显示其灵敏度为 83.3%,特异度为 91.3%。

3. 聚合酶链反应 聚合酶链反应（PCR）技术采用DNA聚合酶催化特异性引物来选择性扩增HPV的DNA，然后进行检测。迄今已发现HPV有120多种分型，如针对不同分型HPV特异序列，合成特异性引物进行PCR反应，则工作量大，消耗多。为避免此弊端，可依据HPV各型具有高度保守的L1序列合成通用引物，包括MY09/11、PGMY09/11、GP5+/6+和SPF1/2。通用引物PCR具有广谱优势，阳性率高于特异引物PCR，能检测到40多种不同类型HPV，是使用最广泛的实验程序，便于临床大规模筛查和流行病调查。此外，该法既可检出HPV已知序列，又可检出未知序列，结合直接测序法不仅能对HPV DNA分型，还可发现HPV少见和变异类型。PCR扩增产物检测通常用琼脂糖凝胶电泳，该方法灵敏度较差且结果不易保存。实时荧光定量PCR与PCR不同之处在于PCR反应体系中除了有针对HPV型特异性引物之外，还加入1个带有荧光标记的荧光探针，利用扩增过程中荧光信号积累实时监测PCR进程，最后通过标准曲线对未知模板进行定量分析。在常规PCR基础上把基因扩增、分子杂交和光化学融为一体，使PCR扩增和产物分析的全过程在单管封闭条件下进行，实现了实时动态检测和结果自动分析，从根本上解决了扩增产物污染和不能定量的问题。此法通过探针杂交进一步提高了HPV DNA检测的特异性，具有快速、简便、灵敏度高、特异性强等优点，适用于临床工作和大规模筛查。但该技术主要针对HPV6、11、16和18感染，易漏诊其他HPV亚型。而分析HPV型别时则需应用多通道实时荧光定量PCR技术，其检测HPV的DNA是通过使用多种具有不同激发/发射波长的荧光物质标记不同或通用特异性探针进行示踪，从而实现在同一反应管内对不同基因型别进行检测。该方法特异性和灵敏度均高，分型的同时还可以准确定量，但分型检测时工作量大，仪器较贵，限制了其广泛应用，所以目前市场上还没有可以分型的荧光PCR产品出现。

4. 杂交捕获试验 杂交捕获试验（hybrid capture test, HC-Ⅱ）是利用化学发光对抗体捕获的信号加以放大的方法，可检测13种高危型HPV。采用RNA探针与对应基因进行杂交，形成RNA-DNA混合物被标记有特异性单克隆抗体的微孔板捕获，通过加入底物进行化学发光比色，光的强弱对应于标记物碱性磷酸酶含量的高低，从而确定待测的HPV DNA的含量。该技术使用2种特异性探针：高危型探针检测HPV16、18、31、33、35、39、45、51、52、56、59和68型，低危型探针检测HPV6、11、42、43、44型，方法标准化，检测效率高。德国学者Petry等对8466例HPV患者进行HC-Ⅱ检测，发现对宫颈上皮内瘤变Ⅱ级（CIN 2）HC-Ⅱ检测的敏感性远较常规细胞学的高，前者是97.8%而后者是43.5%，而且HC-Ⅱ检测对其的特异性、阳性预测值和阴性预测值分别为95.3%、10.9%和100%，与细胞学检测基本吻合。另有报道HC-Ⅱ对于检测CIN 2、3和浸润癌中的HPV，其敏感度为66%~100%，特异度为61%~96%。此法的缺点是不能对

HPV分型，当任何一种型别的HPV DNA超过阈值，其检测结果均为阳性。此外，高危型探针还可与其他型别HPV交叉反应，例如53、66、67和73，产生假阳性结果，降低试验特异性。

5. 低密度基因芯片导流杂交技术 导流杂交法是Hybribio的核心技术（美国专利号：5,741,647;6,020,187）。其原理是主动将目标分子导向固定在基因芯片上特别设计的探针，跟捕捉到的分子进行杂交而产生复合物，同时不受限制的分子则穿过芯片被清除。导流杂交法提高了分子之间的相互作用，将传统杂交法的二维平面作用提升至三维空间的相互作用，提升了DNA分析的特异性，达到临床快速检测的要求。不仅省时，而且耗用的样本和试剂量少，大大减低检验成本，提高检测效率，且操作方便，从而避免了传统杂交方法冗长的操作过程。利用该技术可以1次检测出包括13种HPV高危型（HPV-HR：HPV 16,18,31,33,35,39,45,51,52,56,58,59和68）、5种HPV低危型（HPV-LR：HPV 6,11,42,43和44）和中国人群常见HPV病毒类型（HPV-53,66,CP8304）共21种HPV亚型，并能够检测出混合型感染，最终给出HPV病毒感染分型结果。研究结果表明，该检测技术平台对HPV检测的灵敏度和特异性均在95%以上。阴性预测值和阳性预测值分别为94.80%和98.27%。另外，同传统的使用杂交炉或杂交箱方法相比，该技术平台最大的优点就是时间短，背景干净，且不会发生常见的交叉污染现象。

6. Invader技术 该技术主要原理为：反应体系包含2个同步进行的等温反应。特异性的HPV探针（primary probe）和Invader Oligo片段存在于反应体系中。如果提取的样本含有高危HPV病毒，则HPV探针和Invader Oligo片段同时与病毒模板结合，三者形成特殊的侵入结构，该结构能被反应体系中的裂解酶识别，进行切割反应，释放出5'端部分（flap），该flap能够同体系中另外一个FRET探针结合，释放出荧光基团F1，形成荧光信号（fluorescence signal）。病毒模板越多，释放出的F1越多，荧光信号就越强。最后通过荧光阅读系统（fluorescence plate reader）判断阴性或者阳性。该技术平台1次可以检测出16,18,31,33,35,39,45,51,52,56,58,59,66,68 14个高危亚型HPV病毒。该技术的优点是不经过PCR扩增，减少了产生污染的环节。但缺点是不能够进行分型。

随着预防医学和临床检验学的发展，HPV核酸检测技术，尤其是HPV分型技术的出现，将会对有关HPV和宫颈癌关系的临床和医学基础研究提供强有力的工具。

二、HPV分型检测在临床工作中的重要意义

1. 高危型HPV的检测用于宫颈癌及其癌前病变的筛查 世界卫生组织和国际癌症研究所（WHO/IARC）早已

明确高危型 HPV 持续感染是宫颈癌的主要病因。专家的大量研究表明：对于连续 2 次以上检测 HPV 阳性，只有检测出属于同一基因型才能确认是 HPV 持续感染，通常用持续 6 个月，或者持续 12 个月进行持续感染的表述。不同高危型的反复感染患 CIN 2、3 的风险比为 192，而相同高危型的持续感染，患 CIN 2、3 的风险比显著升高达 813。尽管细胞学作为宫颈癌筛查方法取得了成功，细胞学还是存在一些明显的局限性。这些局限性导致细胞学联合 HPV 检测来进行宫颈癌的筛查产生相当好的效果。10 余年回顾性追踪研究证明，细胞学和高危 HPV 双项检测阴性的女性，只有不足千分之一的危险患 CIN 2 或更严重的病变，且发展成 CIN 3 的危险性极小。30 岁以下的女性因为她们发生一过性 HPV 感染比例很高，所以 WHO 建议 HPV-DNA 检测与宫颈液基细胞学联合用于年龄在 30 岁以上妇女的宫颈癌筛查中，两项检测联合应用对于 CIN 2、3 和宫颈癌检测的敏感性达到 96%~100%。我们的资料显示：HPV 检测发现的敏感度为 95.49%，特异度为 34.85%，阳性预测值 37.13%，阴性预测值 95.04%。美国阴道镜与宫颈病理学会（the American society for colposcopy and cervical pathology，ASCCP）认为，如果没有足够的对患者的心理辅导，HPV 检测会增加女性的焦虑，会使这类女性接受阴道镜检查和其他一些不必要的过度治疗，比如 LEEP 手术等，换言之，这些筛查与获益相比将会带来更大的伤害。因此，对于 HPV 知识的普及是至关重要的一项工作。

2. ASC-US 患者的分层管理 对 ASC 人群的管理需要考虑多种因素：①重复性差，ASC 细胞学结果是所有分类中重复性最差的。②与癌的关联性小。ASC 人群的浸润癌患病率很低（0.1%~0.2%）。来源于 ASC-US/LSIL 治疗的类选法（the ASC-US/LSIL triage study for cervical cancer，ALTS）和其他研究的临床数据表明，6 个月间隔 2 次重复细胞学检查、检测 HPV 和单独使用阴道镜检查都是管理 ASC-US 人群的安全有效方法。鉴于高危型 HPV 是宫颈癌及其癌前病变的主要病因，在美国和英国首选高危型 HPV 检测已被广泛用于细胞检查结果为 ASC-US 的女性，这样做对 ASC-US 进行了分层管理，以减少不必要的检查和过度治疗。笔者对 184 例宫颈细胞学诊断为 ASC-US 的患者分别进行高危型 HPV 检测和阴道镜下宫颈组织活检，高危型 HPV 阳性组 CIN 以上病变检出率明显高于高危型 HPV 阴性组（P<0.003）。由此可见，高危型 HPV 检测能够显著降低 ASC-US 患者中进行进一步阴道镜检查的概率，减轻患者的焦虑和经济负担。

在 ASC-US 分层处理中，无须特别强调分型检测，这是基于以下的事实：仅仅大约 50% 的 CIN 2、3 与 HPV16 或者 HPV18 感染有关。在 ALTS 研究中，对于 HPV 阳性的 21 岁以上的 ASC-US 妇女，累积 2 年 CIN 2、3 的发生率为 25%，通过 HPV 基因型分层研究，发现 HPV16 或者 18 阳性的 ASC-US 妇女，其 CIN2、3 的累积发生率为 40%，而其他

高危型 HPV 阳性的 ASC-US 妇女其 CIN2、3 的累积发生率为 20%，在 21~29 岁以及 30 岁以上的妇女中也观察到相似的情形，所以除 HPV16 和 18 以外的其他的高危型阳性的 ASC-US 妇女，其发生 CIN2、3 宫颈上皮内高等级病变的风险高，也足以进行阴道镜检查，因此，在 2006 年 ASCCP 共识的指南中，对 ASC-US 患者仅仅检测是否有高危型 HPV 感染即可，不建议再进一步行 HPV 分型处理。

3. 阴道镜检查的适应证 波兰的学者们，对 20 810 位细胞学阴性的 30 岁以上妇女进行长达 10 年的追踪后发现，在 HPV16 和 18 型感染者中，发展为 CIN 3 的患者占分别为 21% 和 18%，而其他高危亚型仅占 1.5%。宫颈癌及其癌前病变的发生主要与某些特殊高危亚型的感染有关，如 HPV16、18 型等。笔者研究发现，在 CIN 3 中 HR-HPV 的感染高达 98.1%，其中 HPV16 在 CIN 3 中占了大多数，高达 75.5%。应用 Logistic 回归分析，HPV16 是发生 HSIL 风险性最高的亚型，其次是 HPV33 和 31 型。鉴于此，笔者认为 HPV31，33 型者也建议行阴道镜检查。由此可见，HPV 分型检测在决定患者是否需进一步进行阴道镜检查是很重要的。2009 年 ASCCP 发布了 HPV 基因分型检测指南，明确指出：对于那些宫颈细胞学无异常而 HPV 阳性的 30 岁以上的妇女，如其为 HPV16、18 亚型感染者，应立即进行阴道镜检查，如其为其他高危型 HPV 阳性，则 12 个月后重复细胞学和高危型 HPV 检测。因此，HPV 分型检测相对于单纯的高危型 HPV 检测更有临床指导意义。

4. CIN 治疗后残留或复发病变的预测及随访 消融或切除治疗 CIN 失败的比率在 1%~25% 之间。系统性的综述表明，不同方法的整体失败率为 5%~15%，不同方法间无显著差异。大多数失败发生在治疗 2 年后。此外，关于复发/持续 CIN 的发展，CIN 2、3 治疗后的女性在拖延一段时间后会增加浸润癌的风险。一个最近的系统性综述报道，在治疗后 20 年内女性浸润癌的罹患率约 56/10 万，高于美国普通人群（5.6/10 万人年）。因此，随访是必须的。

治疗后随访中应用 HPV DNA 检测的系统性综述表明，其性能优于细胞学随访方法。总体来看，治疗后 6 个月 HPV 检测鉴别复发/持续性 CIN 的敏感性达 90%，而且保持这种水平到 24 个月。与此相比，细胞学的敏感性大约为 70%。另外，CIN 治疗失败或术后复发的主要危险因素是，同一亚型高危型 HPV 的持续感染。如果 HPV 分型结果是阳性，则需要判别患者现在感染的 HPV 亚型与术前感染是否相同，如果相同则说明手术存在着有残留的风险；如果感染的是不同亚型，则说明患者又有新的感染。对 HPV16、18 型感染的患者其随访强度大于其他类型感染者。因此，HPV 分型检测在追访中有助于判断高危亚型的持续感染还是新亚型的新型感染；是多型混合感染还是单独亚型病毒感染。应重视 CIN 及宫颈癌手术治疗前、后应用 HPV DNA 分型检测进行病变的随访。

5. 指导 HPV 疫苗的研究与使用 在"诺贝尔奖"评

审委员会发布的新闻公告中这样写道,"哈拉尔德·楚尔·豪森敢于摒弃教条,他所做出的探索性工作,让人类了解了HPV与宫颈癌的关系,促进了针对HPV疫苗的开发"。宫颈癌也由此可能成为人类通过注射疫苗、筛查和早诊早治来预防,并被消除的第1个恶性肿瘤。我们应该免疫和筛查哪种类型的HPV? 这就需要通过HPV基因分型检测来完成。IARC从25个国家募集的3 607名宫颈癌妇女的一项研究显示,96%的标本中检测到了HPV DNA,最常见的15种HPV基因型别是(按频率的降序排列)16、18、45、31、33、52、58、35、59、56、39、51、73、68和66。在北非16型分布比平均比例高,南非是18型,亚撒哈非洲是45型,美洲中部和南部是31型。含有HPV16和18型的疫苗能潜在预防世界范围内87%的宫颈癌。笔者对3 086名有性生活史的妇女进行HPV感染分型检测。结果21种HPV亚型均被检出,3 086名妇女中HPV阳性率为63.1%,检出率在5.0%以上的有5种高危型,依次为HPV16、58、52、33以及53。因此,必须通过HPV分型检测来分析不同地区HPV感染的流行状况,才能据此开发出有针对性的HPV病毒基因预防性疫苗。在欧洲现有2种正规的HPV预防疫苗,即Gardasil针对HPV 6,11,16,18(+31)和Cervarix针对HPV 16,18(+31,33,45)。疫苗是模拟HPV16/18的L1蛋白衣壳(一种病毒样颗粒-病毒脂蛋白),2种疫苗都无感染性。研发的机制是使机体产生抗-HPV L1抗体,在尽可能用最少量的抗原下,加用不同的辅助剂延长免疫反应。通过HPV分型检测证实HPV阴性的女性接种这两种疫苗后,有90%以上的人不会产生由HPV16/18型引起的癌前病变。到目前为止,这种高浓度、长效抗HPV持续感染的预防疫苗才开展了6年,如果接受预防者在接种时已经HPV16/18阳性,是否有治疗作用尚未明了。如果接种了HPV16和18型疫苗,也还有感染其他高危型HPV的可能,仍需要采用HPV分型检测进行监测。

HPV基因分型检测的意义在于宫颈病变及宫颈癌的筛查,不同亚型致癌能力不同,通过分型检测,对患者进行个体化评估,预测宫颈病变发生的风险度,如HPV16亚型主要引起鳞癌,HPV18亚型主要引起腺癌;未明确诊断意义的非典型鳞状细胞和腺细胞(ASC-US/AGC)和宫颈上皮内低度病变(LSIL)的分流,HPV基因分型检测可排除可疑或低度病变,提高诊断的可信度,降低漏诊风险;宫颈病变治疗后的追踪和随访,通过分型检测,预测病变进程及复发的风险,有效指导术后追踪及随访。治疗前后感染亚型是否相同可作为手术成功与否的一个重要标志;HPV流行病调查研究和疫苗研制的重要依据,因为不同国家地区引起宫颈疾病的HPV亚型分布有差异,据此结果可指导疫苗研制及应用。

三、HPV感染的处理

1. 对因处理 大量的临床研究和实验室资料表明,HPV

宿主的免疫反应,对控制其HPV感染及相关病变具有十分重要的作用。大多数HPV感染者都可以自发清除其感染的HPV,而不会出现任何继发病症,只有持续性HPV感染才与宫颈病变密切相关,对已感染了HPV病毒并已引起相应疾病的个体,细胞免疫比体液免疫更为重要。同时有研究发现,感染了HPV的CIN和宫颈癌患者体内,普遍存在对HPV的低免疫状态。因此,有可能使用疫苗,特别是联合免疫疫苗来刺激患者的机体产生强有力的免疫反应。这种联合免疫能诱发机体产生针对HPV早期蛋白(E6和E7转化蛋白)的细胞毒性淋巴细胞反应,从而将含有整合DNA的细胞或癌细胞杀伤,同时控制早期HPV感染的病毒增殖。它还能诱发机体产生中和抗体,以中和病毒,减少病毒感染细胞数,并帮助CTL(肿瘤特异性杀伤T淋巴细胞)更好地清除病毒感染。这种中和抗体主要由具有天然空间结构的病毒壳蛋白(HPV晚期蛋白)诱发。上述2类免疫反应建立后,就能有效地清除已有的HPV感染和手术后残余的癌细胞,以及预防HPV的再次感染,达到预防和治疗宫颈癌的目的。

由于HPV在体外难以培养和具有致癌性,因此不大可能将完整的HPV的病毒颗粒制成疫苗,只能研制基因工程疫苗。近十几年来,HPV疫苗研究可以分为两类,即预防性疫苗研究和治疗性疫苗研究。预防性疫苗一般以HPV16主要衣壳蛋白L1和次要衣壳蛋白L2为靶抗原,其作用在于诱发机体产生特异性的中和抗体和有效的局部免疫反应,以阻止HPV的长期感染和再感染。HPV的衣壳蛋白在真核以及原核表达系统中表达时,能自我装配或形成病毒样颗粒(VLP),其结构和抗原表位与天然的病毒颗粒十分相似。VLP能与细胞受体结合并进入细胞,这样有利于抗原的加工呈递以及诱发较强的细胞免疫。治疗性疫苗通常是以经修饰后去除其转化活性,但仍保留其抗原性的HPV16早期蛋白作为靶抗原,它可诱导特异性的细胞免疫反应,被用于控制或消除感染HPV的良性和恶性病灶,并可作为这类疾病的手术后的辅助治疗。在大多数与HPV16相关的宫颈癌及其癌前病变中,HPV16的E6和E7蛋白持续表达,而这种持续表达是肿瘤细胞转化和维持恶性特征所必需的。并且,正常组织中不存在这两种蛋白。因此,E6和E7蛋白就成为HPV16相关宫颈癌及癌前病变治疗性疫苗的理想靶抗原。对中晚期宫颈癌患者手术后残留的肿瘤细胞,可应用这种治疗性疫苗——通过激发患者的细胞免疫来杀伤、清除这些肿瘤细胞和已感染的上皮细胞,从而防止或限制肿瘤的复发和扩散。预防性和治疗性HPV疫苗的作用也有交叉,如在良性疣和轻度CIN病变中存在HPV晚期蛋白的表达,预防性疫苗对这些疾病也有一定治疗作用。近年研制的一些疫苗,如嵌合性疫苗、HPV假病毒疫苗等,同时具备预防和治疗双重作用。

2006年,宫颈癌的预防性疫苗,在经历长达10多年的临床研究后,终获美国FDA批准上市,它包括已净化并且未激活的来自4种最常见的HPV类型的蛋白质:低危型

HPV6、11型和高危型HPV16、18型。预防性HPV疫苗为灭菌悬液注射剂,其抗原是HPV主要衣壳蛋白的L1片段。通过重组DNA技术,L1蛋白表达后并自我组装到构象完整且无感染性的病毒样颗粒(vLPs)中。美国妇产科学会(ACOG)鼓励9~45岁女性注射疫苗。目前国内批准上市的疫苗有二价、四价、九价HPV疫苗。

然而,疫苗注射是对免疫系统的刺激,虽然可以产生抗病的免疫,也可能产生不良反应。目前的HPV疫苗需要肌内注射,容易引起不良反应,而且其长期效果并不清楚,是否能降低宫颈癌的发病率值得观察,多长时间需要复种才能有效,目前都不知道,需要继续关注。

在宫颈癌筛查做得很好的国家,预防接种并不能进一步降低宫颈癌的发生率,预防接种3年内,可以降低20%~25%的诊断性阴道镜检查量,Cervarix和Gardasil疫苗分别降低69%和42%的宫颈活检量。免疫接种后必须继续进行宫颈细胞学筛查,否则10年后宫颈癌会增加到现有的2倍;在宫颈癌筛查做得不好的国家,如果疫苗可以持续作用长达15年,宫颈癌发病率会明显降低,但也只是宫颈细胞学检查的2倍(从50/100 000到5/100 000),如果疫苗的作用小于15年,宫颈癌仅仅会推迟而不会被预防。HPV疫苗是提高控制宫颈癌发病的一种新的补充工具,但是并不能够因为它消减宫颈的筛查计划。有关机构除了应当引进预防接种外,还要继续努力去广泛的提高宫颈筛查工作的质量。目前,不论接受疫苗注射与否,宫颈检查的三阶梯计划未改变。

2. 对症处理 经宫颈病变规范化诊断无CIN后,患者宫颈存在高危型HPV感染的30岁以上的妇女,笔者建议采取3个措施。

(1)调动全身免疫功能:滤过性病毒能够引起疾病的原因是,病毒能够利用患者身体中的基因复制系统来复制自身。如果病毒大量复制,则身体自身的细胞就不能正常工作。于是,身体中的免疫细胞就会清除这些感染病毒。然而,这些病毒能够产生某种化学物质而导致正常的免疫细胞死亡。除此以外,病毒变异不易被我们的身体识别。这样,在免疫系统和病毒之间就会展开一场长时间的斗争。实际上,病毒并不能杀死一个健康人身体中的所有免疫细胞。人身体的免疫功能越强,此人受病毒侵害的概率就越小。所以,在感染病毒后的病情严重情况和康复的概率基本上取决于感染者的免疫功能的强弱。你无法避免被感染,除非你不去接触被感染者和被感染地区。但是,你可以尽你所能调动你的免疫系统,确保你处于"非常健康"的状态,至少在这段"非常"时期,如果你的免疫系统够强,就算你十分不幸地被感染上病毒,也会将病毒的侵害降到最低限度。所以一定要

保证自身免疫力强大,归纳有以下几点:

1)全面均衡适量营养:维生素A能促进糖蛋白的合成,细胞膜表面的蛋白主要是糖蛋白,免疫球蛋白也是糖蛋白。维生素C缺乏时,白细胞内维生素C含量减少,白细胞的战斗力减弱,人体易患病。除此之外,微量元素锌、硒、维生素B_1、B_2等多种元素都与人体非特异性免疫功能有关。所以,除了做到一日三餐全面均衡适量外,还可以补充维生素等。

2)适度劳逸:适度劳逸是健康之母,人体生物钟正常运转是健康保证,而生物钟"错点"便是亚健康的开始。

3)经常锻炼:加强自我运动可以提高人体对疾病的抵抗能力。

4)培养多种兴趣,保持精力旺盛:广泛的兴趣爱好,会使人受益无穷,不仅可以修身养性,而且能够辅助治疗一些心理疾病。

5)戒烟限酒:医学证明,吸烟时人体血管容易发生痉挛,局部器官血液供应减少,营养素和氧气供给减少,抗病能力也就随之下降。

6)心理健康:善待压力,把压力看作是生活不可分割的一部分,学会适度减压,以保证健康、良好的心境。

(2)调节和改善子宫颈局部的免疫功能:选择一些能刺激子宫颈局部免疫细胞,例如单核细胞、NK细胞或者巨噬细胞等免疫细胞的药物,抑制病毒的合成,达到消除的目的。干扰素生物效应的发挥,首先与细胞表面的受体相结合,通过一系列信号传导分子,而发挥其抗病毒和免疫调节作用。在抗病毒作用中,干扰素与受体结合后可诱导蛋白激酶、2',5'寡核腺苷合成酶具有降解病毒核酸和抑制病毒复制等分子的表达,从而抑制细胞内病毒的复制。由于干扰素诱导的抗病毒蛋白对病毒复制的抑制多发生在细胞质,而对细胞核内复制机制的病毒难于发挥直接的抗病毒效应,因此对HPV的治疗效果需要继续观察。

(3)正确看待性生活:感染HPV最关键的环节是子宫颈黏膜有裂口,在此基础上病毒可通过摩擦与接触传播,包括男女之间的性接触,因此也是性传播疾病。不同于绝大部分的性传播疾病,是性伴侣越多,发生率也越大;而子宫颈HPV感染的传播,即使只有单一性伴侣,第1次性行为,只要子宫颈黏膜有裂口,不论男女,都存在被感染的机会。因此需要正确对待性生活,不能因为担心HPV感染拒绝性生活,同时不能因为宫颈黏膜有裂口频繁性生活。感染HPV后体内出现抗体的高峰时间,一般是在感染后6~12个月,80%的HPV感染在1年后清除。因此,需要健康的生活模式,减少子宫颈HPV的再感染以及其他炎性有害物质对宫颈的伤害。

(赵 健)

第四节 阴道镜检查

一、阴道镜的创立

(一)概述

宫颈浸润癌(invasive carcinoma of the cervix,ICC)起源于子宫颈的鳞状上皮或腺上皮。其自然史的早期阶段多与高危型 HPV 的持续感染有关,导致子宫颈移行区上皮的成熟分化过程被缓慢地破坏,这一早期阶段即为子宫颈癌前期病变。子宫颈的鳞状上皮与腺上皮均可发生癌前期病变,前者是指高级别鳞状上皮内病变(high-grade squamous intraepithelial lesion,HSIL),包括宫颈上皮内瘤变(cervical intraepithelial neoplasia,CIN)2 级和 3 级,不包括 CIN1;后者特指宫颈腺原位癌(adenocarcinoma in situ,AIS),又称高级别腺上皮内病变(high-grade cervical glandular intraepithelial neoplasia,HG-CGIN),目前将 AIS 又称 HG-CGIN,归类为宫颈浸润性腺癌的前期病变。高危型 HPV 感染也可波及下生殖道子宫颈以外的其他部位,与部分阴道、外阴和肛周部位的 HSIL+ 有关。阴道镜检查在评估下生殖道和肛周部位的癌前病变/癌变的治疗和随访中具有不可替代的重要作用。阴道镜检查是针对子宫颈筛查结果阳性或相关病史可疑妇女的专项检查,检查的重要手段是将下生殖道及/或肛周部位病变的被覆上皮视觉化(图像化),检查目的是尽快为受检者确诊有无下生殖道和肛周被覆上皮的浸润癌或癌前期病变[即≥IN2 和/或 AIS]。

阴道镜是一种具有充分照明和局部放大系统、介于肉眼和低倍显微镜之间的内镜,可将物体立体放大 5~40 倍,从视觉上全面观察下生殖道和肛周的被覆上皮组织和血管,用数字化图像,评估转化区类型,并检查记录子宫颈和阴道被覆上皮有无癌或癌前期病变,应指出病变部位、预测病变性质,对可疑为癌前期病变或浸润癌的部位取活检确诊。必要时阴道镜检查也包括阴道、外阴或肛周部位。阴道镜医生可以相当准确地预测组织学诊断,对组织学确诊的 HSIL(INs2、3)的阳性预测值应不低于 65%。

由于历史原因,国内相当多的妇产科医生对阴道镜检查及其内涵了解有限,普遍地将阴道镜作为光源和放大镜使用,用一张模糊的阴道镜照片,将子宫颈简单地划分为轻、中、重度糜烂,就是所谓的阴道镜检查了,这种检查其实与妇科裸眼检查无异。值得重视的问题是,阴道镜检查常常没有指征限制,对子宫颈被覆上皮和转化区也不作任何评价,常规取子宫颈外口 3、6、9、12 四点活检,用活检病理取代阴道镜拟诊。这种子宫颈外口的四点活检常常会漏掉严重的病

变,如位于子宫颈管内、转化区远端或转化区间质内隐窝处,甚至阴道和外阴的 HSIL 或早期浸润癌等。另外,让众多没有转诊阴道镜检查指征的受检者遭受不应有的子宫颈活检创伤,也是需要避免的。阴道镜检查是一项有赖于主观经验的有创性检查,对下生殖道和肛周病变检查评估和活检取样的准确性,很大程度上依赖于检查者的经验与技术水平。此外,还与设备的精良、受检者的年龄、病变的严重程度、病变的解剖学位置以及宫颈转化区的类型有关。

(二)阴道镜的发展简史

1. 阴道镜的发明和阴道镜学的起源 检查女性阴道的窥器最早发现于意大利的庞培遗址(公元前 1 世纪),对子宫颈的研究始于 19 世纪初现代窥器发明之后,因此对宫颈癌最初的认知描述是从子宫颈的解剖学外观开始的。19 世纪上半叶,通过显微镜下对宫颈癌组织的病理学研究,发现宫颈癌的发生是因细胞无序增殖失控所致。同时期的文献还记录了经裸眼也观察到的子宫颈白色病变,又称黏膜白斑病,是与宫颈浸润癌相关的一种表象。术语"黏膜白斑"即"白色斑块"是经裸眼或阴道镜(colposcope)观察到的一种明显增厚的白色上皮,在醋白染色前即可看到。目前认为黏膜白斑可能与浸润癌或 CIN 相关,也可能与上皮损伤的炎症修复相关。

1921 年德国医生汉斯·海兹曼(Dr. Hans Hinselmann,图 9-15-1)被上级医生指派研究宫颈黏膜白斑病。他为研

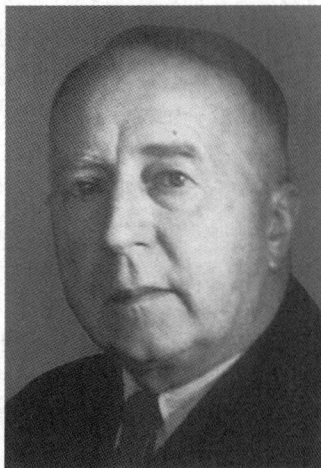

图 9-15-1 汉斯·海兹曼

Hans Hinselmann(1884—1959),阴道镜之父。他的成就被永久玷污,缘于同谋对奥斯维辛集中营 10 号区的犹太妇女做医学实验。该媒体文件在美国是公开、无版权限制的(照片与文字解释引自:E. J. Mayeaux, Jr. J. Thomas Cox. 现代阴道镜学. 3 版. 魏丽惠,赵昀,主译. 北京:北京大学医学出版社,2016.)。

究专门设计了一台仪器:为一台低倍显微镜配置了移动式轨道和台式辅助光源,将子宫颈放大进行观察,这就是世界上第一台阴道镜设备的发明。汉斯·海兹曼用彩色手绘图像描述阴道镜所见,包括宫颈糜烂(柱状上皮异位)、低级别 CIN 和宫颈原位癌(carcinoma in situ of cervix, CIS)。1925 年,他发表了关于阴道镜检查与子宫颈黏膜白斑病的博士论文,指出子宫颈黏膜白斑病通常是宫颈浸润癌或癌前期病变的信号(图 9-15-2)。他在评价用稀释醋酸溶液清除子宫颈黏液的功效时,发现了阴道镜检查中的一个重要特征:醋酸白染色。时至今日,醋酸白上皮已经成为阴道镜描述下生殖道癌前病变的一个重要术语。汉斯·海兹曼在后来多年的工作中,用阴道镜检查帮助确诊早期宫颈浸润癌和癌前期病变,他认为阴道镜检查的目的是发现早期的宫颈浸润癌与癌前病变(即使病变很小)。他还用阴道镜图像描述记录了子宫颈良性和恶性病灶的形态学特征,并且将各种阴道镜图像,包括:镶嵌、点状血管、腺体开口白环等,与组织病理学诊断进行了仔细的对比,他认为阴道镜下被覆上皮的形态学异常与其组织结构的病理学改变相关。这种将阴道镜所见与组织学活检进行对比的工作方法就是阴道镜学的起源。

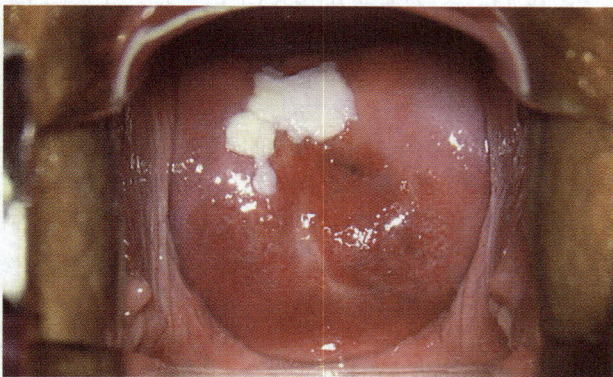

图 9-15-2 黏膜白斑和宫颈癌

54 岁,首次宫颈筛查 TCT:HSIL·HPV18+。阴道镜:生理盐水清洁子宫颈后右上象限见黏膜白斑(白色斑块),组织学提示角化过度。子宫颈 LEEP 病理:10~11 点(黏膜白斑)HSIL(CIN3)合并微小浸润 <1mm;1、2、5、7 点为 LSIL(CIN3);3、4 点为 LSIL(CIN1)。

阴道镜设备从 1921~2011 年经历了近 1 个世纪的变化:阴道镜检查从仅供 1 人使用的双目显微镜,到可供多人同时观察评估、实时动态、影像化的阴道镜检查,再到今天已广泛普及的计算机化、信息化、网络化的阴道镜工作站,其功能的延伸与仪器设备的更新都发生了巨大的变化。新型的阴道镜设备、数字化成像系统以及日新月异的诊断辅助软件的研发将使得妇科医师的工作更加方便快捷,更有利于临床医疗与教学科研的总结评估。

检查者对阴道镜设备的基本要求是:可提供最佳图像的光学系统;舒适、明亮、连续可调节的照明系统;物镜与焦距的合理空间,便于在阴道镜下行各种操作,且存储量充分;阴道镜软件工作程序应设计合理、操作简捷、省时省力。专业的阴道镜工作站可实现多台阴道镜共享数据或提供远程服务。阴道镜供应商应能提供良好的售后服务。

2. 阴道镜专业的 3 个基本内涵 阴道镜作为专门研究宫颈癌及癌前期病变的妇科亚专业,最初仅仅以组织病理学为基础,通过照明与低倍放大技术,观察记录子宫颈/阴道被覆上皮有无可疑病变,并在其指引下取活检确诊。到了 20 世纪 50 年代,阴道镜设备(colposcope)、阴道镜检查技术(colposcopy)和阴道镜学(the colposcopy)构成了阴道镜专业的 3 个基本内涵。

1954 年德国医生 Mestwerdt 出版了第 1 本《阴道镜图谱》。同年英国牛津大学建立了阴道镜学系,在以下 3 位英国著名的妇产科学与阴道镜学教授:Anderson、Jordan 和 Singer 的努力与推动下,阴道镜学在英语国家得以繁荣壮大。20 世纪 50 年代,阴道镜学在日本、法国、英格兰被广泛接受并逐渐形成阴道镜学专业。

3. 阴道镜转诊指征的变迁 在汉斯·海兹曼的努力下,南美和少数欧洲国家,曾将阴道镜检查作为宫颈癌的初级筛查,这种针对普通人群,受检者绝大多数为健康妇女的阴道镜检查,令许多阴道镜医生时常陷入困惑。将阴道镜检查作为宫颈癌初筛的历史,在今天已经被权威的阴道镜教科书纠正了。阴道镜检查应该是对宫颈癌筛查结果阳性妇女的进一步评估,内容包括常规实施的子宫颈活检术和子宫颈管内膜搔刮术(endocervical curettage,ECC),这些都是侵入性的诊断操作。此外,阴道镜检查的视野难以涉及子宫颈管的中上段,不能评估子宫颈管内病变,这一短板是阴道镜检查所固有的缺陷,因此,阴道镜检查不能用于普通人群的宫颈癌的初筛。

20 世纪 40~50 年代,美国的宫颈癌筛查只接受巴氏涂片法,对阴道镜检查持强烈抵制态度,这反映在 1952 年 Novak 的妇产科学教科书中:认为阴道镜检查及其术语没有任何益处。到了 20 世纪 60 年代,阴道镜检查在英语国家作为宫颈细胞学的辅助检查被广泛应用,通过阴道镜检查,发现了大量原先仅通过宫颈细胞学筛查或肉眼直视下活检未能发现的下生殖道癌前病变或早期浸润癌,由此,阴道镜检查技术得到越来越多的妇科肿瘤医生和病理医生的重视。在人们更加深入地了解到宫颈癌及其癌前期病变发生发展机制的基础上,通过阴道镜图像,可以清晰生动地观察到子宫颈/阴道被覆上皮在不同级别癌前病变或早期浸润癌方面的形态学特征,并彰显出宫颈细胞学、阴道镜学与组织病理学(即三阶梯技术)在筛查、确诊宫颈癌及癌前病变方面的相关性与互补性。从此,美国人对阴道镜的偏见逐渐消失。

历史上,转诊阴道镜的经典指征是宫颈细胞学异常,随着宫颈癌筛查新技术(高危型 HPV 检测或 HPV16/18 分型检测)的推广,根据筛查结果给出的临床建议也在不断更新。2006 年,ASCCP 对细胞学 ASC-US 转诊阴道镜,提出了用 HPV HC2 分流管理的建议(即:ASC-US/HPV HC2 阳性转诊阴道镜;ASC-US/HPV HC2 阴性定期随访)。2015 年,ASCCP 对转诊阴道镜增加了细胞学阴性、HPV16/18 阳性的妇女。由此可见,宫颈癌筛查已从细胞学异常过渡到分子生物学(病因学)结果阳性。

宫颈癌筛查新方法的改进,导致转诊阴道镜指征的变化。通常细胞学异常转诊阴道镜,特别是 TCT 结果为 HSIL,阴道镜检查易于发现子宫颈外口的异常(图9-15-2),此时的阴道镜检查通常不易犯错。如果将高危型 HPV16/18 阳性妇女转诊阴道镜,意味着评估对象已经发生或未来 3 年内可能发生 HSIL(CIN3)以上病灶的风险增加,阴道镜评估此类转诊对象与评估细胞学异常者有很大不同。以下 3 种情况可能存在:①子宫颈外口见小灶性异常,活检确诊。②病灶小且隐匿,隐蔽于子宫颈管内、间质内或阴道穹窿的皱褶处,通过 1 次阴道镜检查很难发现病变,在后续处理中经活检、ECC 或宫颈锥切术确诊病变。③经宫颈活检、ECC 甚至宫颈锥切术,当前均未发现宫颈病变,在后来的定期随访中或将可能确诊病变。将高危型 HPV16/18 阳性妇女提前转诊阴道镜,这一筛查策略的改变,必将对阴道镜医生的阴道镜评估能力、逻辑推理与哲学思维的能力提出新挑战。

(三)部分国外和国内阴道镜与子宫颈病理学会的成立

1. 美国阴道镜与宫颈病理学会 1964 年,美国阴道镜与宫颈病理学会(American Society for Colposcopy and Cervical Pathology,ASCCP)成立,是一个非营利性专业学会。其使命是通过对女性下生殖道疾病的研究、预防、诊断和治疗等教育活动,提升临床医生的技能和女性的健康水平。从 20 世纪 70 年代末开始,ASCCP 将阴道镜检查定位于:三阶梯技术中作为筛查、确诊下生殖道癌前病变与浸润癌的必要的中轴环节,强调阴道镜检查不能用作宫颈癌筛查,对筛查结果阳性等有转诊阴道镜指征的妇女则必须转诊阴道镜检查。

ASCCP 自成立以来,致力于为美国的阴道镜专业医生提供一个定期接受继续教育和学术交流的平台。ASCCP 每年在美国的不同城市,定期举办阴道镜与宫颈病理学的继续教育学习班。培训内容涉及如何使用阴道镜设备、如何提高阴道镜检查的技术水平以及与下生殖道疾病相关的细胞学、病毒学、分子生物学、妇科肿瘤学、病理学和预防医学等相关学科知识。

ASCCP 每 2 年举行 1 次跨学科年会,吸引了来自全世界各地的医学和研究专业人员,包括妇产科医师、妇科肿瘤专家、家庭医生、内科医生、病理学家、妇女健康从业人员、肛肠专科医生、皮肤科医生等。来自世界各地的不同领域的专业人士就 HPV 感染和其他性传播疾病、阴道镜、高分辨肛门镜、宫颈癌前病变和癌变、外阴阴道疾病、肛门疾病等问题进行对话讨论。一些重大的学科进展或相关循证医学指南,多在年会上公布。2001 年,ASCCP 首次公布了针对宫颈筛查结果阳性妇女的循证医学管理共识指南(2001 Consensus Guidelines),到 2019 年,该指南已修订了 4 次。2020 年 4 月 ASCCP 公布了《2019 年 ASCCP 宫颈癌筛查结果异常和癌前病变的管理共识》(以下简称 2019 版 ASCCP 指南),该指南是对 2012 版指南的更新和补充,是具有权威性的最新宫颈癌筛查管理指南。ASCCP 及其循证医学共识指南,在世界许多国家和地区有着很高的影响力,为妇科临床医师提供最佳的实践方法。

2. 英国阴道镜与宫颈病理学会 在英国,共有约 2 000 名阴道镜医生,其中 1 800 人(90%)为英国阴道镜与宫颈病理学会(British Society of Colposcopy and Cervical Pathology,BSCCP)成员,1 600 人(80%)获得 BSCCP 颁发的合格证。NHSCSP 认为应该首先制订一个标准的阴道镜培训和参加继续教育课程,要求所有的阴道镜医师得到足够的培训,检查相当数量的患者以提高操作技巧。这个培训课程面向所有医师资格的医师和参加过 BSCCP 认可的阴道镜基础课程的护士。

在英国,大部分的阴道镜检查在 NHS 进行。在此期间,资格审查、检查质量受到更大的关注。NHS 负责全部的医疗和护理的培训工作,并根据确定的质量标准制订了统一的规范。在相当短的时间内,英国就建立了综合认证和培训计划。因为在 NHS,公众和政府均要求提高医疗质量,并控制成本,似乎有很高的一致意见认为这些改变是正确的和必要的。另一个促使这个制度形成的原因是卫生保健制度的建立。

3. 中国阴道镜与宫颈病理学会 中国阴道镜与宫颈病理学会(Chinese Society for Colposcopy and Cervical Pathology,CSCCP)成立于 2015 年 5 月。CSCCP 是非营利性学会,提供定期接受继续教育和学术交流的平台。该组织由致力于宫颈癌防治工作的一批妇科肿瘤、妇女保健、阴道镜、细胞病理及流行病学、中医妇科、感染学科以及基础研究等多学科专家组成,目的是提高中国宫颈癌及癌前病变处理规范水平,促进多地区、多学科间互助合作,加强与国际各方 SCCP 合作交流,提高中国宫颈癌防治建设。其目标与任务:①提供交流平台:不同学科之间;不同协会之间;相应学术协会之间的交流与合作;并推进与国际学术组织间的交流与合作。②规范相应诊疗技术,进行全国阴道镜和宫颈病理学相应技术的培训和推广。③开展多中心相关病变的大数据临床研究。④提供面向群众的宣传教育,提高人群对宫颈癌的防范意识。⑤提出中国宫颈癌及癌前病变的诊断处理指南,探索适合我国国情的多元化宫颈癌防控策略。

（四）对阴道镜专业医生的培训内容

无论哪一个国家，从事阴道镜专业的医生，其日常工作都与所在国防治宫颈癌及其癌前期病变这一重要工作密切相关。熟悉本国政府对宫颈癌的防治策略和专业指南，是每一位从事阴道镜专业医生的必修课。多数国家的阴道镜医生是受过专业培训的妇科医生，他们不仅要接受阴道镜专业培训，还需达到相应的水准（资质认证）。他们总是要定期接受继续教育与专业培训，使之在阴道镜专业素质方面不断提高。

美国 ASCCP 2014 年版的《现代阴道镜学》（第 3 版）是美国阴道镜医生必读的教科书。本书内容丰富，涵盖了与下生殖道病变发生、发展、诊断、治疗和处理等方面相关的多学科知识，包括病理学、细胞学、细胞遗传学、预防医学基础研究、妇科肿瘤和内分泌等方面的内容，图像清晰、精美。第 1 版和第 2 版提供了完整的阴道镜培训教程，第 3 版共包括 21 章节，除了围绕 HPV 感染相关疾病、阴道镜和相关热点话题外，增加了青春期女性 HPV 感染特点，以及肛周 HPV 相关癌前病变和癌的诊断及治疗、外阴和阴道 HPV 感染相关疾病。作为 ASCCP 的旗舰著作，《现代阴道镜学》特别注意内容的实时更新。在 2012 年第 3 版第 1 次印刷时，收录了 2006 年的 ASCCP 和 2008 年美国妇产科医师学会（American College of Obstetricians and Gynecologists, ACOG）异常宫颈细胞学和宫颈上皮内瘤变的处理指南，以及 2009 年 ACOG 宫颈筛查指南。在 2014 年第 3 版第 2 次印刷时，及时将相关内容进行了更新，包括 2012 年美国癌症学会（American Cancer Society, ACS）/美国阴道镜和宫颈病理学会/美国临床病理学会（American Society of Clinical Pathology, ASCP）的宫颈癌筛查指南以及 2012 年宫颈癌筛查异常结果与癌前病变管理的处理指南。这是一本难得的全面的阴道镜培训优秀教科书和妇科医师日常临床应用的指导参考书。2016 年魏丽惠教授牵头 CSCCP 翻译成中文，该书中文版的发行，对提高我国相关人员对宫颈癌防控的认识，推动宫颈癌筛查和防治的规范化，特别是正确使用阴道镜起到积极的作用。

2011 年宋学红教授为原北京市卫生局撰写了北京地区宫颈癌筛查初级阴道镜教程培训大纲，这是北京地区首次对承担宫颈癌及其癌前期病变确诊医疗单位的阴道镜医生的专业培训。2017 年曹泽毅教授出版了《子宫颈癌》。2018 年魏丽惠教授出版了《阴道镜及细胞病理规范化培训教材》。2019 年郎景和院士出版了《实用阴道镜技术》。此外，2017 年《子宫颈癌等人乳头瘤病毒相关疾病免疫预防专家共识》和《中国子宫颈癌筛查及异常管理相关问题专家共识》、2019 年《妊娠合并子宫颈癌管理的专家共识》、2020 年《阴道镜应用的中国专家共识》、2021 年《HPV 疫苗临床应用的中国专家共识》和《子宫颈高级别上皮内病变管理的中国专家共识》、2022 年《子宫颈低级别上皮内病变管理的

中国专家共识》、《中国子宫颈癌三级规范化防治（蓝皮书）》《人乳头瘤状病毒核酸检测用于宫颈癌筛查中国专家共识（2022）》等也相继发布。2023 年 5 月由马丁院士和魏丽惠教授牵头的《中国子宫颈癌筛查指南（一）》在 CSCCP 会议上发布。且随后出版系列有关宫颈癌前病变/癌变诊疗和阴道镜学的专业书籍和指南、专家共识积极推动了中国阴道镜和宫颈病理的专业学习和培训。

二、下生殖道的解剖学和组织学特征

（一）子宫颈的大体解剖

1. 子宫颈 子宫颈是子宫的下端部分，位于子宫峡部以下，阴道穹窿以上。子宫颈位于子宫体的下端，由子宫颈管与子宫颈阴道部 2 部分组成。子宫颈主要由纤维结缔组织所构成，平滑肌占比很少（10%~25%），主要位于子宫颈周边，作为主韧带与子宫骶韧带的附着点。子宫颈连接子宫腔和阴道，上界内口与子宫内膜连续，下界外口与阴道连接。子宫颈外口至阴道壁之间的部分为子宫颈阴道部，子宫颈外口以上至组织学内口部分为子宫颈管。组织学内口在子宫颈管最狭窄部分——解剖学内口的稍下方，解剖学内口和组织学内口之间为子宫峡部。阴道黏膜反折环绕子宫颈前、后及两侧，分别形成宫颈穹窿和阴道穹窿。区分子宫颈和子宫体及阴道壁的界限主要是为了下生殖道疾病的准确定位和精确的诊治范围。

成年女性的子宫颈呈圆柱形，平均长 3~4cm，直径约 2.5~3cm。子宫颈外口直径、颈管大小、组织血管量、宫颈黏液量和生物生理学特征均呈周期性变化。一般未产妇的子宫颈多呈柱状，子宫颈变化是由其总体大小增加和子宫颈管内柱状上皮外翻引起的，妊娠期尤为明显。经阴道分娩后，子宫颈外口呈水平裂隙。子宫颈管内口与子宫体相连，连接处括约肌相对薄弱，可因先天性或创伤性的原因致宫颈功能不全，引起流产或早产，如：有些先天性子宫颈短小（目前尚无定义标准）的妇女，其长度仅 2cm 左右或更短。

2. 子宫颈管 子宫颈管内腔呈梭形，沿其长轴形成很多皱褶，呈乳头状，突向子宫颈管内，突向间质的腺体又称隐窝，一般宽度 3~7mm，偶尔可达 10mm。这种由皱褶、隐窝形成的复杂结构，对宫颈癌前期病变，特别是 AIS 和早期浸润癌的诊断有警示意义，常为临床漏诊漏治的陷阱之一（图 9-15-3）。

3. 子宫颈的血管与淋巴管 子宫颈的血供来源于子宫动脉下行支或子宫动脉宫颈支和阴道动脉上行支。子宫颈的血供是双侧的。供应子宫和子宫颈的动脉来自髂内动脉前干分支，即子宫动脉，在腹膜后沿骨盆侧壁向下向前行，经阔韧带基底部和子宫旁组织达子宫外侧，相当于子宫颈内口水平约 2cm 处，横跨输尿管至子宫侧缘，分为上下两支。上支较粗，沿子宫体侧缘上行，称为子宫体支。下支较细，称

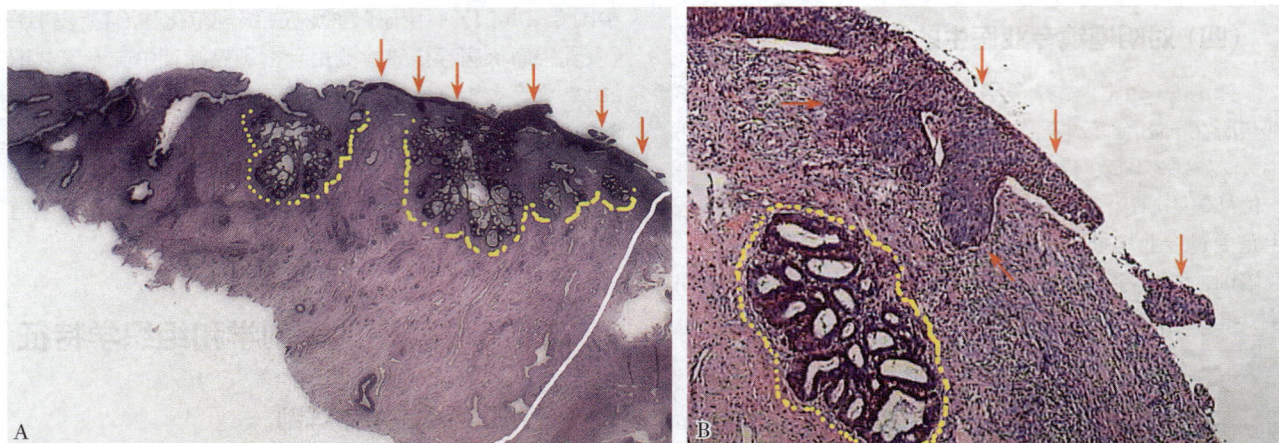

图 9-15-3　宫颈锥切术病理切片

A 图中白线左侧部分为转化区。虚线标出的区域为子宫颈腺体隐窝部分,AIS 位于隐窝内(切净)。箭头所指为鳞状上皮内病变 HSIL(CIN3)累及腺体;B 图为 A 图局部放大像:虚线标出的区域为 AIS,箭头所指区域为 HSIL(CIN3)累及腺体。

为子宫动脉子宫颈-阴道支。动脉供应有 2 个重要特征:第一,主干沿子宫颈两侧边缘走行,故通过子宫颈侧方进行缝扎(如宫颈锥切术)进行止血。第二,吻合支广泛,髂内动脉发出 2 个独立分支,分支之间有大量吻合血供,在子宫和卵巢动脉之间也有直接连接。

4. 子宫颈的神经分布　子宫颈内口神经分布较子宫颈外口丰富。子宫颈感觉神经支配同自主神经支配密切相关。有研究认为子宫颈感觉传出通过副交感神经,子宫体感觉传出通过交感神经。在子宫颈内口的平滑肌有广泛的交感神经纤维网络;副交感神经同样分布但数量不如交感神经丰富。与子宫颈内膜相比,子宫颈阴道部表面缺乏神经支配。因此,患者接受子宫颈管特别是子宫颈内口扩张术、宫颈管搔刮术和较深的宫颈电环切除术(LEEP),有时疼痛较重。相反,子宫颈阴道部的子宫颈活检、冷冻或激光治疗等,通常不引起严重不适。这些表明覆盖子宫颈阴道部的黏膜感受系统不及覆盖身体其他暴露部位的皮肤敏感。因此,在该部位的手术操作,在没有麻醉的情况下可以很好地耐受。

(二)子宫颈的组织学

1. 子宫颈被覆上皮的起源　子宫颈来源于旁中肾管,其上皮可能来源于泌尿生殖窦。子宫颈被覆上皮在胚胎发生期有 2 种:原始鳞状上皮和柱状上皮。妊娠 4~7 周:尚未成形的子宫颈与阴道内腔可见柱状上皮。妊娠 16 周:子宫颈初步成形。妊娠 16~21 周:假复层柱状上皮转换成复层鳞状上皮,形成原始鳞-柱交接(original squamo-columnar junction,OSCJ)。妊娠 22 周~分娩:原始鳞-柱交接位于子宫颈管内、外或阴道穹窿处。

2. 原始鳞状上皮　多数情况下,原始鳞状上皮(original squamous epithelium)位于子宫颈管外口远端。该上皮由15~20 层非角化型扁平细胞构成,由底层至表层依次为:位于基底膜上方的基底细胞层、副基底细胞层、中间层与表层。

3. 原始柱状上皮　原始柱状上皮(original columnar epithelium)又称腺上皮,与复层鳞状上皮不同,为单层分泌黏液的高柱状上皮,在基底膜上方呈栅栏状排列,少数细胞有纤毛。柱状上皮的细胞壁薄,细胞核深染、位于细胞下 1/3,细胞质内无糖原,Lugol 复方碘溶液染色为阴性。位于基底膜下方的血管,透过薄薄的单层柱状上皮,呈现出血液的颜色。裸眼观察,可在子宫颈管外口处看到"充血、发红、颗粒状外观",这一现象,国内外的妇产科教科书曾将其称为"子宫颈糜烂(cervical erosion)"达百余年,现已被纠正为"宫颈柱状上皮外翻或移位(cervical ectopy)"。

4. 雌激素水平与子宫颈柱状上皮外翻或移位　OSCJ 位置在胚胎期受母体血液循环中甾体激素水平的影响。青春期前,OSCJ 位于子宫颈管内、外或阴道穹窿处。青春期后,雌激素水平增高可使 OSCJ 外移至子宫颈管的外侧。围绝经期妇女雌激素水平下降,OSCJ 则向子宫颈管的内侧移动。

(1)"子宫颈糜烂"的历史之源:该术语于 1850 年,首先由 Bennett 在文献中使用,其后历经百年,被许多妇产科学家和病理学家用来描述慢性宫颈炎。历史上对术语"子宫颈糜烂"的定义是:"子宫颈糜烂的形成与子宫颈管内膜炎相关,柱状上皮向外伸展到阴道部,使鳞状上皮脱落形成糜烂"。值得注意的是,因百余年前宫颈癌的病因尚不明确,曾将慢性宫颈炎(或子宫颈糜烂)视作宫颈癌的高危因素之一。1956 年,美国著名妇产科与病理学家 Novak 将这一术语写入其著名的妇产科病理学教科书中,"子宫颈糜烂"作为一种病理类型描述慢性宫颈炎。19 世纪 80 年代,该术语从美国妇产科专著和教科书中删除,改称"宫颈柱状上皮外翻或移位",并将其列为子宫颈的生理变化之一。我国也在近年修订出版的妇产科学教科书中将其摒弃。

（2）"子宫颈糜烂"的组织病理学定义：该术语在组织病理学中仍被认可，特指子宫颈被覆上皮剥脱、基质裸露的区域。这种现象可能与子宫颈的损伤、炎症、癌前期病变或浸润癌有关。

（3）宫颈柱状上皮外翻或移位之外观：该现象是青春期或育龄期妇女最常见的生理现象。肉眼观察子宫颈柱状上皮外翻多为红色粗糙样。红色源于宫颈柱状上皮细胞呈单层排列，其下方的血管，在可见光的照射下，易显现出血液的颜色。粗糙样外观是由于宫颈柱状上皮受到雌激素和阴道内酸性环境的影响，发生了鳞状上皮化生，化生的早期阶段是柱状上皮细胞间的相互融合，这种融合肉眼观察呈绒毛或颗粒状。

（4）宫颈柱状上皮外翻之临床意义：宫颈柱状上皮外翻多见于女性青春期、妊娠期、口服避孕药时期。百余年前"子宫颈糜烂"被视作宫颈鳞状上皮脱落，近现代观则认为，在青春期上升的雌激素的作用下，OSCJ和柱状上皮从宫颈管内移动至宫颈管外口处。这种生理现象中没有子宫颈被覆上皮的脱落，也与宫颈癌的发生无关。仅凭肉眼观发现所谓的"宫颈糜烂"，而未行宫颈癌筛查，就对其行切除性或物理治疗是有悖医学伦理的。

5. 宫颈转化区 宫颈转化区（transformation zone，TZ，也称移行带）由OSCJ与新鳞-柱交接（new squamo-columnar junction，NSCJ）所环绕的、活跃的化生上皮所构成（图9-15-4）。

（1）OSCJ：原始鳞状上皮细胞与柱状上皮细胞的结合部称为OSCJ（图9-15-4）。部分女性转化区十分宽大，OSCJ可延伸至阴道穹窿处，形成所谓的"先天性大转化区"（图9-15-5），形成的机制与其在胚胎期受到母体高水平雌激

素的反应有关。

（2）鳞状上皮化生和NSCJ：鳞状上皮化生是一个生理性过程。晚期胎儿、青春期和妊娠期的子宫颈均可出现鳞状上皮化生。随着雌激素水平的增高，柱状上皮外移，当其暴露于阴道的酸性环境中，单层柱状上皮受到阴道酸性环境的影响，引起柱状上皮下方的储备细胞暴露、增生、分化，进而形成薄而多层的假复层上皮，即化生上皮。化生上皮与宫颈柱状上皮相连接处，形成NSCJ（图9-15-6）。由于雌激素影响，育龄期妇女的转化区相对较大。

女性一生中有3次重要的生理性鳞状上皮化生阶段：新生儿期、青春期和妊娠期。柱状上皮经鳞状上皮化生机制转变为成熟的鳞状化生上皮，这一生理过程十分短暂，从上皮的底层到表层的成熟分化，仅用数天或数周即可完成，且不可逆。位于OSCJ与NSCJ所环绕的区域内，这一区域呈不规则的条带状。宫颈柱状上皮通过鳞状上皮化生机制，年复一年、日积月累地在转化区内缓慢地变化（化生、移行与成熟分化），最终不可逆性地转换成假复层鳞状上皮。

鳞状上皮化生的过程是动态变化的：鳞状上皮化生常常由外向内推进，主要位于皱褶顶部、绒毛尖端和转化区的外侧靠近OSCJ处，这些部位暴露于阴道酸性环境机会最多。化生是柱状上皮下方的储备细胞分化成不成熟化生细胞进而成熟的过程。早期，在"储备细胞"上方可以见到柱状上皮层、残留腺体及位于化生阶段的鳞状上皮上方且含黏液的柱状上皮。随后，柱状上皮消失，出现成熟的鳞状上皮。化生可分为3个阶段：第一阶段，阴道镜首先识别的是葡萄状绒毛的苍白变化。透过半透明的柱状上皮基质毛血管呈现红色，经过数周成数天后绒毛顶端的柱状上皮被数层未分化细胞取代，呈现光滑不透明的粉红色外观。第二阶段，随着化生的进展，假复层鳞状上皮开始向绒毛的侧方生长，绒

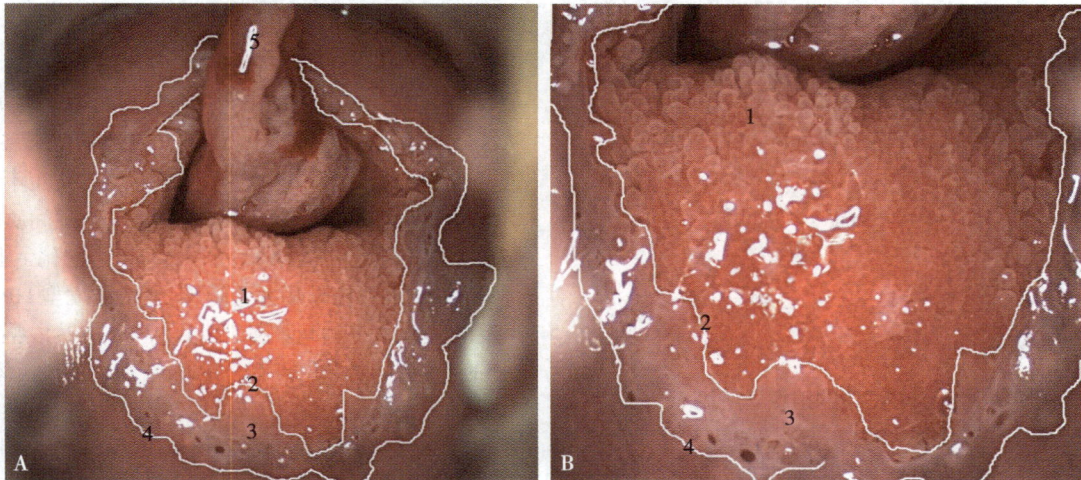

图9-15-4 正常大转化区-1型

A. 子宫颈下唇移行区：1. 柱状上皮；2. NSCJ；3. 转化区（又称移行区或移行带）内可见腺体开口与那氏囊肿；4. OSCJ；B. I型转化区（TZ-I）：1. 柱状上皮；2. NSCJ；3. 转化区；4. OSCJ；5. 宫颈息肉。

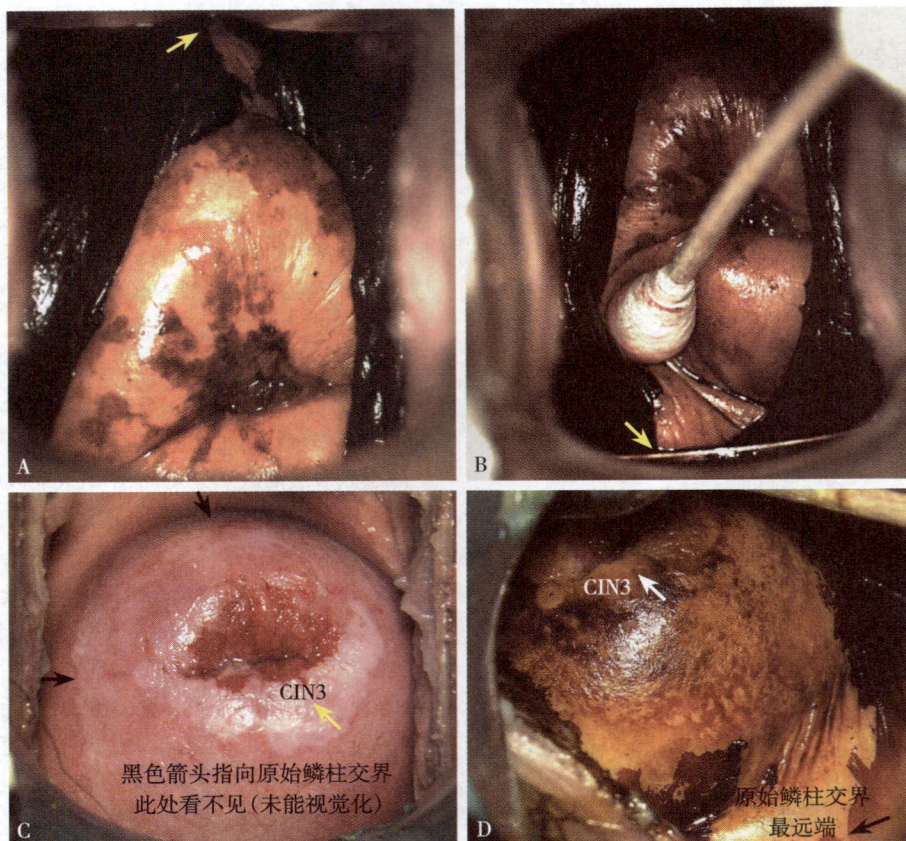

图 9-15-5　先天性大转化区 2 例

A、B. 大转化区延伸至阴道前、后穹窿（32 岁，G₃P₁，曾多次取宫颈活检：慢性宫颈炎伴鳞化，TCT+HC2 为双阴性）。黄色箭头指向阴道前、后穹窿处原始鳞状交接，转化区内碘染色阴性上皮为过度角化与角化不良；C、D. 另 1 例先天性大转化区患者，转化区中央处为 HSIL（CIN3），远端为 LSIL。

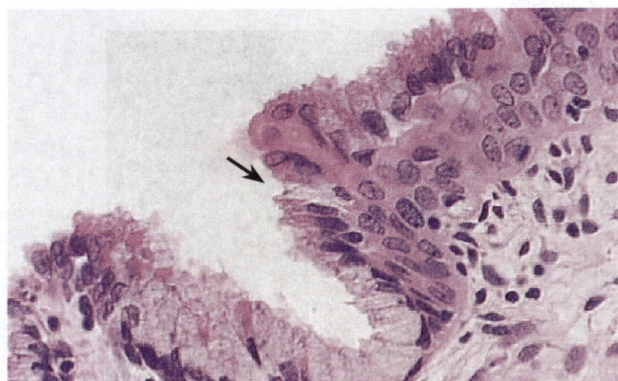

图 9-15-6　NSCJ 的组织学所见

图中箭头所指为组织学的 NSCJ。箭头左下方为柱状上皮，呈单层细胞排列，细胞核位于细胞底部。箭头右侧为化生上皮，其细胞核排列呈假复层，表层可见具纤毛特征的柱状上皮细胞，说明化生上皮来源于柱状上皮。

毛融合，阴道镜仍可分辨其外形。第三阶段，绒毛完全融合成光滑的鳞状上皮外观。鳞状上皮化生外观多样，可在大片的光滑的化生上皮外出现绒毛（柱状上皮岛）。

宫颈转化区是宫颈癌前病变[≥HSIL（CIN2）和/或 AIS]和浸润癌的好发部位。活跃的化生多位于宫颈管外口的近端或子宫颈管的下 1/3 段。鳞状上皮化生不仅发生于子宫颈表面的被覆上皮，也包括位于子宫颈间质内的腺体（隐窝）部分（图 9-15-3A）。位于转化区内的化生上皮，对高危型 HPV 的致癌作用尤为敏感，发生高危型 HPV 整合和基因突变的概率增高。高危型 HPV DNA 片段整合插入宿主细胞基因的断裂位点有一定倾向性，如在染色体突变点、染色体脆性位点、癌基因或抑癌基因附近等，导致癌基因表达增强、抑癌基因失活、基因组不稳定性、增殖失调和细胞永生化等一系列致癌关键分子事件。

（3）3 种子宫颈转化区的类型：转化区类型在女性一生中呈动态变化。宫颈转化区是阴道镜下观察的重点，根据 NSCJ 的可见性与宫颈管外口的关系，可以将其分为 3 种类型转化区,目的是表明 NSCJ 和病变部位位于宫颈何处。如:位于宫颈管内、外,或两者兼有。

1)1 型转化区(TZ-1):SCJ 和病变区域的全部边界,均位于宫颈管外口或宫颈外部,可以被完全观察到(图9-15-4、图9-15-7)。

2)2 型转化区(TZ-2):SCJ 部分位于子宫颈管外,部分位于子宫颈管内,但通过器械暴露后 SCJ 全部可见(图9-15-8)。

3)3 型转化区(TZ-3):SCJ 部分或全部位于子宫颈管内,仅部分可见或完全不可见(图 9-15-9)。

(4)识别 3 种转化区的临床意义:位于 1 型转化区内的病变,因病变位于宫颈管外口,阴道镜检查判断相对容易,而部分或全部位于子宫颈管内的病变,即:2 型或 3 型转化区,如果仅凭子宫颈外口处的活检评估子宫颈病变,则会丢失宫颈管内隐匿的病变,特别是腺上皮的病变。转化区可见性和

位置之所以重要,是因为其不仅代表转化区的观察是否全面,且能提示治疗时需要切除的范围和类型,这对下一步的临床诊断和处理具有重要意义。

(三)其他下生殖道的大体解剖和组织学

1. 阴道的解剖学和组织学

(1)阴道的解剖和组织结构:阴道是一个管腔脏器,位于膀胱与直肠之间,与子宫垂直、且与阴道前庭形成约 60°夹角。子宫与阴道上部通过阴道穹窿嵌入式连接,后穹窿通常比前穹窿长,阴道前壁比后壁短。前壁 6~8cm,后壁7~10cm。对成年女性来说,阴道 pH 为 3.5~4.5,乳酸杆菌将表面上皮细胞释放的糖原转化为乳酸,导致酸环境。

阴道壁由 3 层构成。第一层靠近管腔的阴道黏膜层,由非角化的解状上皮构成;其下方为固有层;上皮下是肌层,由平滑肌、胶原和弹性蛋白组成,肌层被胶原和弹性蛋白构成的外膜所包绕。阴道侧壁的外膜构成了阴道旁组织,将阴道连接于盆壁上。阴道旁组织由疏松的脂肪组织所组成,其中包含血管、淋巴和神经。阴道的结缔组织与盆壁相连接支托以上组织。阴道前壁的肌纤维和阴道旁组织形成支托膀胱和尿道的支托组织。阴道后壁侧面与盆壁上覆盖在肛提肌内侧的筋膜相连,有支托直肠的作用。阴道外包绕着两层肌壁,外层为纵向、内层为环形的肌纤维,大部分中下段阴道的支撑来自肛提肌的耻骨阴道肌和髂尾肌部分,以及横向会阴肌,主韧带和子宫骶骨韧带主要支撑上段阴道和子宫颈。

(2)阴道的血液供应、淋巴管和神经分布:阴道血供主要来自子宫动脉宫颈分支或下降支和由髂内动脉分支的阴道动脉。阴道后壁血液供应部分来自内动脉的直肠中动脉。阴道远端淋巴回流入外阴淋巴管到腹股沟淋巴结。阴道神经源自子宫阴道丛,为下腹丛或盆腔神经丛的组成部分。阴道缺少外阴所见的特异性受体,然而可以间或发现感受疼痛

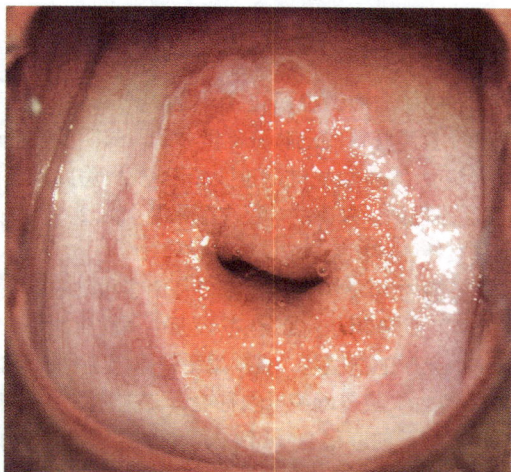

图 9-15-7 1 型转化区阴道镜下所见

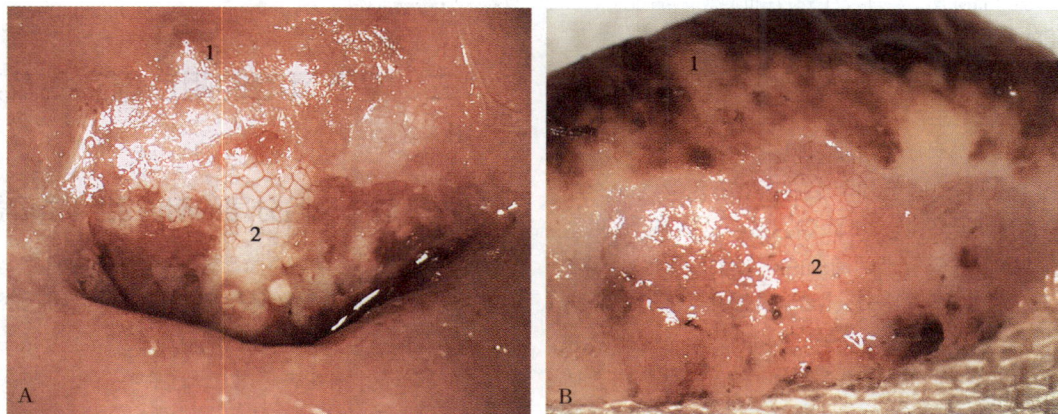

图 9-15-8 2 型转化区阴道镜下所见

A. 2 型转化区(TZ-2):图中 1 是位于转化区最远端的一个腺体囊肿(原始鳞-柱交接的标志),图中 2 的区域显示为致密的醋酸白上皮伴镶嵌与点状血管,提示病变 HSIL 累及腺体,病变向子宫颈管内延伸;
B. LEEP 标本清楚地显示:子宫颈病变 HSIL 从宫颈管外口进入宫颈管内约 1cm。

第十五章 宫颈癌前期病变和早期浸润癌

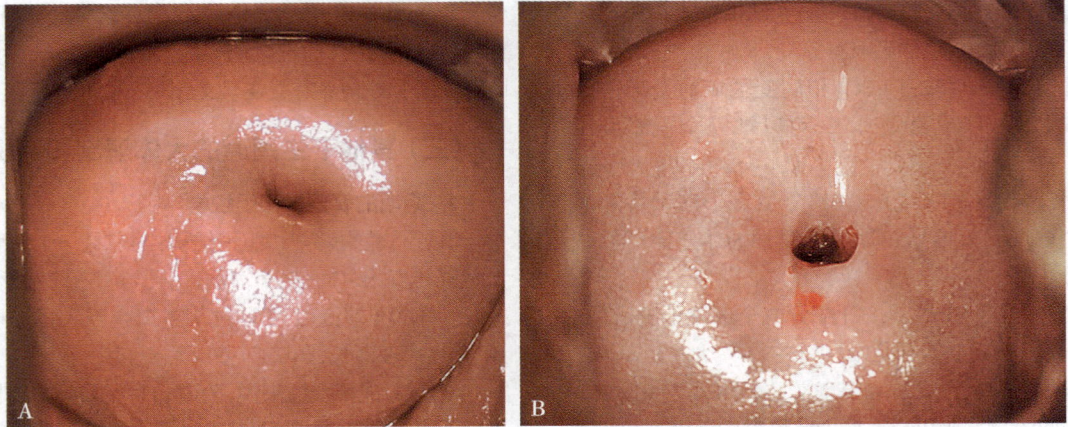

图9-15-9　3型转化区阴道镜下所见

A.子宫颈外口均为原始鳞状上皮,OSCJ与NSCJ均不可见;B.子宫颈外口几乎全部为原始鳞状上皮,
仅在子宫颈外口上唇处,隐约见到很少部分的OSCJ。患者36岁,G₀P₀,TCT:HSIL,ECC:阴性,LEEP:
子宫颈管内3~8点HSIL(CIN3)伴早期浸润。

的游离神经末梢,并主要位于阴道的下1/3段。阴道无法感受温度。

(3)阴道的组织学:与子宫颈黏膜上皮相似,阴道黏膜表面被覆复层上皮。基底细胞小,呈卵圆形,细胞核呈栅栏状排列,其长轴与基底膜垂直,基底层上2~3层细胞是副基底细胞,较基底细胞稍大,中间层细胞与子宫颈中间层相对应,其细胞质内获得大量糖原。表层鳞状细胞是糖原化的扁平细胞、其细胞核小而固缩,阴道黏膜上皮细胞一般为26~28层,且表层和中间层占大部分,每部分为10层左右。阴道上皮为激素依赖性,因此,雌激素缺乏将导致黏膜上皮萎缩,表层上皮细胞变薄,而以基底、副基底细胞为主,上皮细胞内的糖原含量也大大下降。理论上,阴道黏膜上皮没有腺体成分或柱状上皮。偶尔在阴道壁内也会见到宫颈内膜型腺细胞,称为阴道腺病,具有发生透明细胞癌的潜能。

2. 外阴的解剖学和组织学

(1)外阴的解剖和组织结构:外阴指女性外生殖器的区域,前从耻骨联合起,后至肛门,两侧至腹股沟皱褶。该区包括阴阜、大阴唇、小阴唇、阴蒂,阴道前庭和相关结构、后阴唇系带以及会阴。阴道前庭是外阴中央2个小阴唇之间的部分,从上方阴蒂区域到阴道口下面阴唇融合的区域(后阴唇系带)。尿道口和阴道口位于阴道前庭内。大阴唇是外侧皮肤皱襞。大阴唇向前延伸并融入阴阜。小阴唇是位于大阴唇内侧的小皱襞。小阴唇前融合形成了阴蒂系带。阴蒂的可视部分是一个直径约0.5cm的小圆柱结节,该结节包含勃起组织。阴蒂下面是尿道外口,直径约0.5cm。处女膜环代表尿生殖膜的残留部分,性交或阴道分娩后,被称作处女膜痕的周围黏膜成为处女膜板的残余部分。阴道前庭包含许多腺体开口,2个尿道旁腺的导管位于尿道的后外侧,2个前庭大腺的导管位于阴唇系带的外侧。

(2)外阴的血液供应、淋巴管和神经分布:外阴主要是通过阴部和直肠肛管的动脉分支供应的。外阴的淋巴最初引流进入腹股沟淋巴结,随后进入股淋巴结(腹股沟深淋巴结)和盆腔淋巴结。外阴的神经支配来源于骶2、3、4神经根的阴部和支持肛管神经浅支。

(3)外阴的组织学:外阴大部分是由角质化的皮肤组成的。被覆阴毛的外阴非前庭区,其表面由角质化的复层鳞状上皮细胞成角质细胞覆盖。真皮是由胶原、毛细血管和肌成纤维细胞组成的,真皮网织层内有毛囊、皮脂腺、大汗腺和小汗腺分布。覆盖前庭和Heart线(小阴唇非角化前庭上皮和薄层角化上皮交接线)内部小阴唇的上皮也由复层鳞状细胞组成,然而上皮细胞没有表面角质层,成熟鳞状上皮细胞富含糖原。真皮层血管丰富,富含弹性纤维和勃起组织,无皮肤附属器结构。

三、基于风险的阴道镜实践及其转诊指征

(一)基于风险分层的阴道镜实践策略

目前普遍认为子宫颈疾病的恶性转化演变是一个多阶段、多基因变异的过程,环境因素是肿瘤发生的始动因素,而个人的遗传特征决定肿瘤的易感性。这表明,宿主内在的遗传特征和外源性HPV病毒之间也存在着复杂的关系。虽然有研究证实99.7%的宫颈癌中检测到HPV感染,然而,一过性HPV感染却不足以引起宫颈癌。超过80%的女性一生中有至少1次HPV感染,但绝大部分感染可自行消退,只有1%~4%的个体发展成宫颈癌前病变或癌变。高危型HPV持续性感染是宫颈癌前病变和宫颈癌发生的独立危险因素,

是引起并维持 HSIL/AIS+ 的必要条件。

2019 年 ASCCP 共识指南更新的理论基础即是"高危型 HPV 持续性感染对于 HSIL（CIN3）/AIS+ 的发展是必要的"，对 5 年内发生 HSIL（CIN3）/AIS+ 的风险进行分层管理，并延续了 2012 版 ASCCP 指南中首次提出的"同等风险同等管理"的概念。HPV 感染的特征，包括 HPV 类型和感染持续时间，决定了 HSIL（CIN3）/AIS+ 的风险。尽管细胞学有很高特异性（ASCUS 除外），在估计即时风险时有帮助，与 HPV 检测相比，其较低敏感性和较低阴性预测值降低了其在长期风险预测中的实用性。

2019 年 ASCCP 共识指南进一步量化和细化了基于风险值的概念，并加入了"阈值"的概念，使得同等风险同等管理更加精细化，进一步将管理建议与当前对 HPV 感染史和宫颈癌自然发生史相结合。2019 版指南中对 HSIL（CIN3）/AIS+ 发生或发展的风险是根据当前和既往筛查结果，以及既往子宫颈病变治疗情况综合评估的。风险值的具体评估表来自美国北加利福尼亚凯撒健康机构（Kaiser Permanente Northern California，KPNC）的一项前瞻性纵向队列研究，该研究通过对 150 多万名患者历经 14 年的随访，将当前筛查结果和过去的病史设计为数据表，生成患者的评估风险值。根据评估风险值，2019 年版指南提出了 6 种不同层面的临床诊疗阈值，即：即时治疗、即时治疗或阴道镜检查、阴道镜检查、1 年随访、3 年随访、5 年随访，分别代表了不同 HSIL（CIN3）/AIS+ 风险的阈值层面。每个风险层的最低阈值，称为临床诊疗阈值（clinical action threshold）。临床诊疗阈值决定了管理建议的级别。对于风险逐步升高的患者，建议进行更频繁的监测、阴道镜检查和治疗，而对风险较低的患者可以推迟阴道镜检查，进行更长时间的随访监测，当风险足够低时，再回到常规筛查。

因此，转诊阴道镜的指征和活检策略也随之调整。由于宫颈癌筛查结果异常而转诊阴道镜检查者所面临 HSIL/AIS+ 风险不同，可根据细胞形态学（细胞学检查）、病原学（HPV 检测和基因分型）和临床可见性（阴道镜印象）的风险指标进行评估，从而分成不同风险的群组。根据评估结果确定癌前病变或癌变的风险，并对临床实践进行相应调整。2019 年 ASCCP 风险管理共识指南更加强调既往 HPV 检测阳性结果在风险管理中的重要性，特定高危型持续性 HPV 阳性，其 5 年 HSIL/AIS+ 风险大大增高。对于至少符合 2 项（细胞学 HSIL、HPV16 或 18 型阳性、阴道镜印象为高级别病变）的 25 岁以上非妊娠期的宫颈癌前病变高风险人群，检出 HSIL+ 的风险为 63%~78%，建议立即治疗或阴道镜下多点活检。而最低风险者，即细胞学 <HSIL、无 HPV16 或 18 阳性的证据、阴道镜印象完全正常（即无醋酸白改变、化生或其他可疑病变时），点活检效用有限，仅将 HSIL+ 诊断率由 2% 提高至 4%，可通过连续的细胞学和 HPV 检测进行期待性管理，而并不需要活检。总之，基于风险分层的阴道镜实践策略允许在高风险情况下允许不行点活检而进行

立即治疗，而在低风险下进行连续观察而不行点活检。对于其他中等风险者，对 2~4 点定位活检对于提高宫颈癌前病变的检出率非常重要，即使仅可见薄白醋酸反应，仍需进行活检，以确保 HSIL+ 不会丢失。根据该指南，允许更多患者推迟阴道镜检查，在每次阴道镜检查中获得足够的活检组织以有效排除 HSIL/AIS+ 是至关重要的。

不仅仅对阴道镜的转诊指征和活检策略的把握存在风险，在阴道镜操作中，由于围绝经期或激素水平较低时鳞状上皮较薄时、病变范围小的隐匿性病变存在、腺上皮病变的隐匿性与不显著性等原因，也可能导致漏诊 HSIL/AIS+ 的风险增加。

通过学习阴道镜检查指征的变化，帮助阴道镜医生在临床思维方法上树立一个全新的理念。宫颈癌前期病变和癌变的检出，从患者已经存在细胞形态学异常过渡到分子生物学技术的应用（HPV 检测结果阳性）。高危型 HPV 有嗜上皮性，不仅仅累及子宫颈发生病变，对阴道、外阴、肛周肛管，甚至口腔黏膜都有可能发生感染而致癌。这意味着转诊阴道镜的妇女，不同部位的下生殖道器官，均可能存在微小或隐匿型病灶，甚至尚未达到病理诊断的标准仅凭一次阴道镜检查和宫颈活检，可能很难做出准确的临床诊断，很可能在以后的随访中检出下生殖道不同部位的癌前病变或癌变，甚至发现肛门或口腔的联合病灶。阴道镜检查已从既往注重下生殖道表面被覆上皮的形态学异常，过渡到如何解析高危型 HPV 持续性感染的原因。阴道镜医生在熟悉常见子宫颈疾病视觉特征的同时，还应学会逻辑分析判断、查证是否已经存在于子宫颈或下生殖道其他部位的微小的隐匿性病灶，或许仅仅涉及数个细胞的病变，甚至精准预测出未来可能发生 HSIL/AIS+ 的高风险妇女。

基于风险的阴道镜实践，除了在诊断上占有中轴地位，在治疗上也有重要的引导作用。外阴、阴道及子宫颈癌前病变的治疗十分必要，其发展为浸润性癌的风险分别约为 3.8%~16%、12%、15%~40%。然而，下生殖道多起源上皮内病变，尤其子宫颈、阴道和外阴 HSIL，患者一旦需要涉及手术切除性治疗，势必影响女性生殖器官功能和形态。由于解剖和功能的特殊性，下生殖道多起源上皮内病变的切除性治疗的施行相对困难，不仅意味着患者可能失去生育和性器官和功能，且容易造成膀胱、尿道、直肠等毗邻器官的损伤，对患者的生育、性功能和生活质量影响较大。此外，上皮内病变的病灶在肉眼下不可见，需借助阴道镜引导和识别，有经验的阴道镜医生可提高病灶辨识度、精准性和完整性，方能有效排除浸润性癌和腺性病变。无阴道镜检引导的手术切除性或消融治疗往往病灶残留率和复发率相对较高。因此，阴道镜引导下的综合治疗方案的已成为下生殖道多起源上皮内病变的重要选择，有望在取得较好疗效的同时，也可以最大限度地保留女性生殖器的形态和功能。这将带来巨大社会效益，患者也因得到早期精准治疗受益匪浅。

（二）阴道镜检查的主要指征

阴道镜检查的目的是尽快为受检者确诊有无≥下生殖道 HSIL 和/或 AIS+，或先前病变有无残留或复发。

1. 对子宫颈筛查结果异常或不确定女性的检查评估。

2. 症状或体征提示可疑宫颈癌、下生殖道异常出血、持续的性交后出血或不明原因的阴道排液。

3. 对下生殖道癌前期病变与浸润癌治疗后的随访。

（三）子宫颈筛查结果阳性者须转诊阴道镜

1. 宫颈细胞学结果正常、HPV16 阳性或 18 阳性。

2. 不典型鳞状上皮细胞（ASC-US）且高危型 HPV 阳性。

3. 低度鳞状上皮内病变（LSIL）且高危型 HPV 阳性。

4. 不典型鳞状上皮细胞-不除外高度鳞状上皮内病变（ASC-H）。

5. HSIL。

6. 鳞状细胞癌（SCC）。

7. 不典型腺上皮细胞（AGC）。

8. 腺原位癌（AIS）。

9. 腺癌。

10. 巴氏分级标准中≥巴氏ⅡB 级以上的结果。

11. 因≥HSIL（INs2）/AIS+ 行切除性或消融性治疗后筛查结果异常者。

（四）阴道镜检查的禁忌证

阴道镜检查没有绝对禁忌证。阴道镜检查的最佳时间是在月经干净后的 3~10 天内，也可在月经期的任何时间进行，但无特殊情况不建议在月经期进行。急性下生殖道感染或出血影响阴道镜检查的准确性，应在纠正炎症后再行阴道镜检查。否则，感染会导致上皮水肿、脆性增加、出血，炎性反应等，降低阴道镜图像的可视性，影响阴道镜评估的准确性。阴道出血不是阴道镜检查的禁忌证。部分宫颈癌患者在转诊阴道镜时，常伴有阴道流血的症状，此时，即使阴道流血≥月经量，也要想办法为患者做阴道镜检查，以尽快确诊有无宫颈浸润癌。建议用醋酸棉球压迫子宫颈外口，以利于醋酸发挥短暂的止血作用，然后迅速地获取子宫颈外口的阴道镜图像（图 9-15-10）。

（五）阴道镜检查的潜在危害

通常阴道镜检查后出现严重出血或感染的风险很低。经过充分训练、有经验的医生才能胜任阴道镜检查，非专业的医生和不准确的阴道镜检查可对患者产生潜在危害。阴道镜检查的假阴性率为 13%~69%，浸润癌漏诊率为 11.8%，取决于阴道镜医生的专业水平，不能准确识别转化区和 HSIL/AIS 以上的病灶可能导致漏诊而恶变。长时间的窥视检查、醋酸等应用和活检的疼痛等创伤经历对部分女性再次接受宫颈癌筛查的依从性，甚至性生活和心理造成负面影响。因此，阴道镜检查应被视为一种风险评估工具，既需要规范地应用指征、又要认识到该技术的利弊。严格把握检查指征，做到有指征者及时转诊，既能够避免下生殖道和肛周区域癌前病变和浸润性癌的漏诊，又可避免低风险人群的过度检查和治疗。

（六）2019 版 ASCCP 指南与以往管理方针比较的重大变化

1. 管理建议是基于风险，而不是结果：阴道镜检查、治疗或监测的建议将基于患者的 HSIL（CIN3）/AIS+ 的风险，

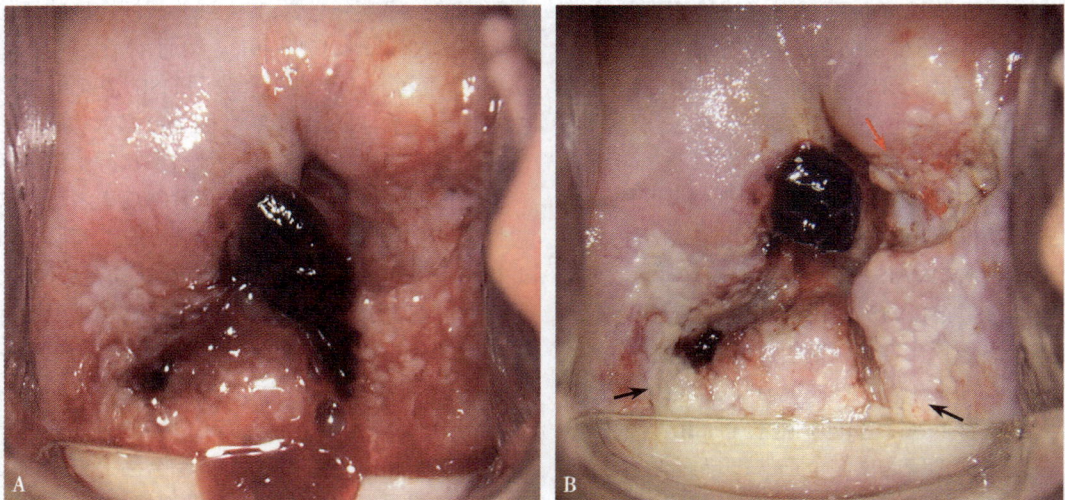

图 9-15-10　用醋酸棉球止血

A. 宫颈浸润癌病灶出血，遮挡部分观察视野；B. 用醋酸棉球压迫子宫颈外口 1 分钟，癌灶出血暂停，黑色箭头指向猪油状醋酸白上皮，红色箭头指向浸润癌侵蚀性改变。

该风险由当前结果和既往病史(包括未知病史)决定。相同的当前测试结果可能会产生不同的管理建议,取决于最近几年检测结果。

2. 阴道镜检查对如下患者可推迟:对于有轻微筛查异常、HPV 感染的潜在 HSIL(CIN3)/AIS+ 风险较低的患者,建议 1 年内重复进行 HPV 检测或联合检测(例如,曾 HPV 阴性或联合检测的 HPV 阴性/LSIL)。

3. 扩大了快速治疗(即,不经阴道镜活检的治疗),在 2012 年 ASCCP 指南中,快速治疗是 HSIL 者的一种选择;2019 版 ASCCP 指南指出,对于≥25 岁的非妊娠者,当 HSIL(CIN3)+ 的即时风险≥60% 时,首选快速治疗。即在阴道镜活检未显示 HSIL(CIN2)+ 的情况下进行治疗,且对于风险在 25%~60% 者是可接受的。对于≥25 岁非妊娠者,细胞学 HSIL 且 HPV16 阳性者,建议快速治疗。

4. 在美国,对于组织学 HSIL(CIN 2 或 CIN 3),切除治疗优于消融治疗。AIS 建议切除性治疗。

5. LSIL(CIN 1)治疗以观察为主。

6. 根据下生殖道鳞状上皮术语(LAST)/世界卫生组织(WHO)报告组织学 HSIL 的组织病理学报告应包括 CIN 2 或 CIN 3 限定词,即 HSIL(CIN 2)和 HSIL(CIN 3)。

7. 所有初始 HPV 筛查试验阳性者,无论基因型如何,都应该从同一个实验室样本进行细胞学分流试验。建议对同一实验室样本进行细胞学分流检测。例如,HPV16+ 的细胞学 HSIL 结果符合快速治疗的条件。HPV 16 或 18 感染是 HSIL(CIN3)/AIS 和隐匿性癌症的最高风险,即使细胞学结果为阴性,也有必要进行进一步的评估(如阴道镜检查和活检)。若 HPV 16 或 18 检测呈阳性,应直接转诊阴道镜检查。

8. 建议对组织学 HSIL(CIN 2 和 CIN 3)或 AIS 治疗后进行初步管理后,每隔 3 年进行 1 次、至少 25 年的 HPV 检测或联合检测。

9. 只有在 HPV 或联合检测不可行的情况下,单用细胞学监测才是可接受的。细胞学检测比 HPV 检测对癌前病变的敏感性低,推荐细胞学检测更频繁。HPV 检测或联合检测推荐每年 1 次时,细胞学检测则推荐每隔 6 个月进行 1 次。HPV 或联合检测推荐每 3 年 1 次时,细胞学检测则推荐每隔 1 年进行 1 次。

10. 经美国食品药品管理局(FDA)批准可进行子宫颈筛查的 HPV 检测应根据其在美国的监管批准进行管理(注:HPV 检测仅指高危型 HPV 的检测)。未经 FDA 批准的 HPV mRNA 和 HPV DNA 检测仅应作为与细胞学联合检测使用,除非有足够、严格的数据支持在管理中使用这些特殊的检测。

(七)尤为关注的阴道镜检查指征的解读

1. HPV16 和 HPV18 阳性的转诊阴道镜指征 2011 年《美国临床病理杂志》(*Am J Clin Pathol*)发表了《HPV16 和 HPV18 基因分型对高危型 HPV+ 且细胞学 NILM 妇女分流的评价》,在 ATHENA 数据中,NILM 且 HPV16+ 妇女

的 HSIL(CIN2)+ 的 3 年累积发病率(CIR)为 11.4% [95% *CI*(8.3,14.7)],与之相比,除 HPV16 和 18 以外的其他 12 种高危型 HPV 阳性妇女 HSIL(CIN3)+ 的 3 年累积发病率(CIR)仅为 4.6% [95% *CI*(3.5,5.7)]。另一方面,作为阴道镜临床干预标准阈值外的转诊阴道镜特例之一,对于 HPV 18 阳性的 NILM 者,推荐阴道镜检查。虽然 HPV 18 阳性的 NILM 者具有 3.0% 的 HSIL(CIN 3)+ 风险,低于临床转诊阴道镜检查的阈值。然而,HPV 18 阳性的 NILM 具有不成比例的高癌症风险:5 年癌风险为 0.56%。这表明 HPV 18 相关的 HSIL(CIN3)或 AIS 可能难以诊断和/或从癌前病变迅速发展为癌。

2012 年 ACS、ASCCP 和 ASCP 针对美国宫颈癌筛查结果的分流管理达成 2012 年 ASCCP 共识指南,提出 FDA 批准的高危型 HPV 检测可单独用于≥25 岁妇女的初筛;或≥30 岁妇女联合筛查中宫颈细胞学未见异常(NILM)/HPV16/18 阳性的转诊阴道镜指征。将细胞学阴性、HPV16/18 阳性的妇女,分流转诊阴道镜检查,可更早发现 HSIL(CIN3)、AIS 和浸润癌。

2015 年 1 月,美国妇科肿瘤学会(SGO)和 ASCCP 联合公布了《以主要型别高危型 HPV 检测用于宫颈癌的筛查:一个过渡性临床指导》。该指导建议:对≥25 岁的妇女,可以用 FDA 批准的 HPV16/18 分型检测进行宫颈癌初筛,如果 HPV16/18 阳性,意味着未来有发生 HSIL(CIN2、3)或浸润癌的高风险,需立即转诊阴道镜。另一种结果是,HPV16/18 型检测阴性,其余 12 种高危型 HPV(31、33、35、39、45、51、52、56、58、59、66、68)检测阳性,应给予宫颈细胞学分流,结果≥ASC-US 需立即转诊阴道镜;细胞学结果阴性(NILM)则建议 12 个月重复宫颈癌筛查。以上研究成果推动了将≥25 岁 HPV16/18 阳性者及时转诊阴道镜,以期更早发现那些已发生或未来可能发生 HSIL(CIN3)+ 的高风险妇女(图 9-15-11)。

以上最新研究数据说明,用高危型 HPV 检测行宫颈癌筛查,与细胞学相比提高了敏感性。但临床医生必须知道:HPV 检测结果阳性,未必通过 1 次阴道镜检查(同时行宫颈活检术 +ECC)就能发现宫颈病变或最严重的病变,一些位于宫颈管内、间质处的病变,特别是微小浸润癌、AIS 或 HSIL(CIN3 累及腺体)切除术后残留病灶,须行宫颈锥切术,或经连续切片病理检查方能确诊。图 9-15-12 说明,阴道镜指引下的宫颈活检,仅仅检出 CIN1-2,ECC 结果为假阴性,宫颈 LEEP 病理检出 HSIL(CIN3 累及腺体),经连续切片发现位于宫颈 10 点间质内的微小浸润癌。

另一方面,HPV 检测结果假阴性不可避免。临床医生与患者应在随访中达成以下共识:宫颈癌的防治是一个受益与损伤共存的过程,现有的技术手段与防治策略均不能将宫颈癌的风险降为零,争取零风险的努力只能导致更大的伤害,包括过度治疗。

2. 除外 HPV18 阳性,另一个阴道镜临床干预标准阈

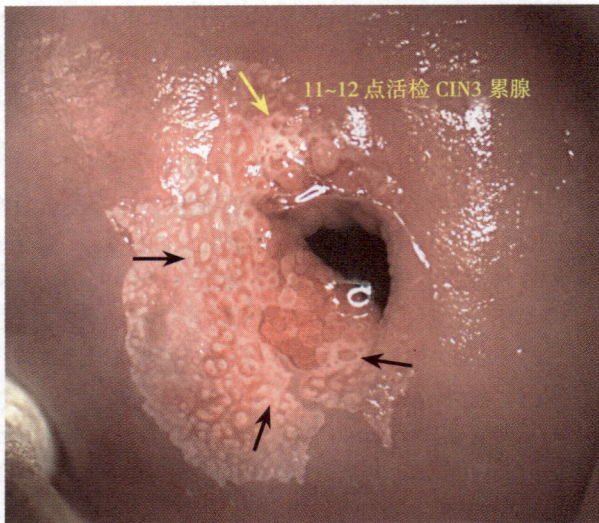

图 9-15-11　及时检出的 HSIL(CIN3)

30 岁,单一性伴、性生活史 11 个月,孕前检查首次 TCT:ASC-US/HC2+。阴道镜:TZ-1 型,黄色箭头指向 11~12 点小灶致密浓染醋酸白上皮伴点状血管提示 HSIL,活检 HSIL(CIN3 累及腺体)、HPV16/18+;黑色箭头指向 9 点、6 点活检 HSIL(CIN2 累及腺体);4~5 点活检 LSIL(CIN1)。

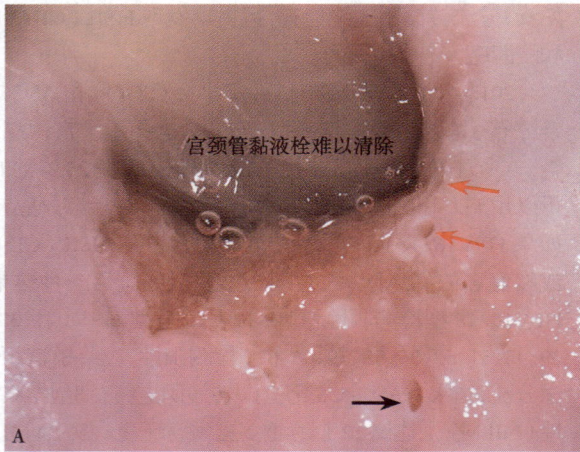

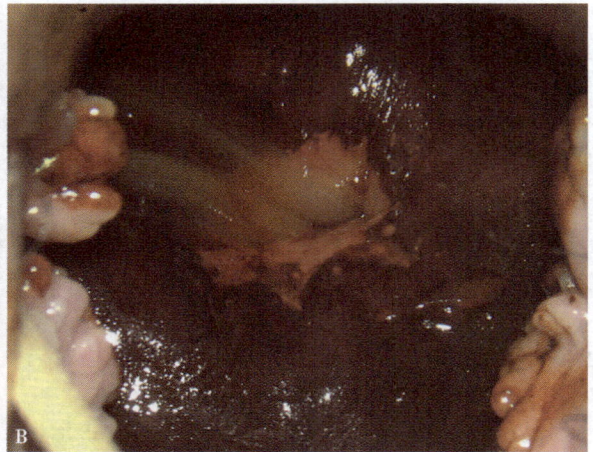

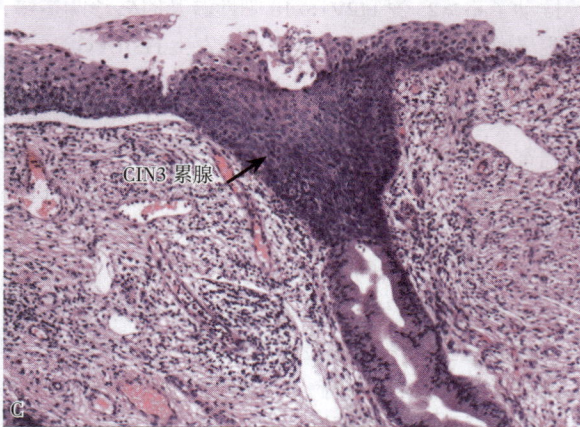

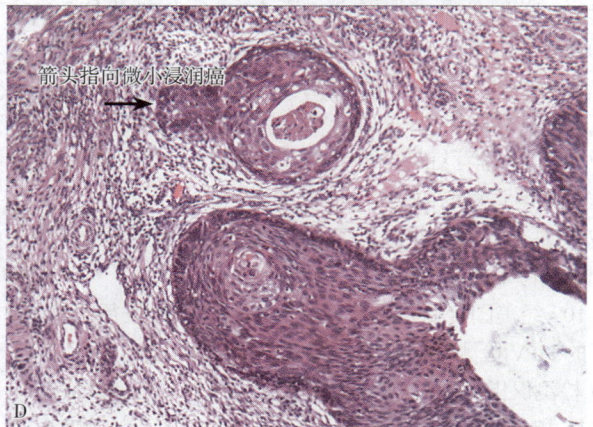

图 9-15-12　1 例 ECC 阴性的宫颈癌

A. 36 岁,hrHPV+,宫颈活检 CIN1~2/ECC 阴性。阴道镜:TZ-1 型,醋酸白染色不明显,红色箭头指向腺体开口白环,黑色箭头指向粗大的腺体开口;B. 子宫颈外口近端碘染色阴性,提示子宫颈外口 SIL 累及腺体;C. 子宫颈 LEEP 病理:黑色箭头指向 HSIL(CIN3 累及腺体),与阴道镜下的腺体开口白环相对应;D. 经连续切片发现宫颈癌,黑色箭头指向子宫颈 10 点间质内的微小浸润癌 <1mm(以上病理图片由金木兰教授提供)。

值外的转诊阴道镜特例 ASC-H 由于 ASC-H 的直接风险与 HSIL（CIN3）+ 风险相比过高，对于细胞学 ASC-H 者，不论 HPV 结果如何，均推荐阴道镜检查：在美国北加利福尼亚凯撒健康机构（KPNC）数据中，HPV 阳性的 ASC-H 有 26% 的 HSIL（CIN3）+ 风险和 0.92% 的癌症风险，而 HPV 阴性的 ASC-H 有 3.4% 的 HSIL（CIN3）+ 风险，但有 0.69% 的癌症风险。HPV 阴性 ASC-H 和 HPV 阳性 ASC-H 的 HSIL（CIN3）+ 发生率不同，但癌症发生率相似。

四、阴道镜检查的技术流程

（一）概述

阴道镜检查用于子宫颈、阴道、外阴及肛周区域的被覆上皮和血管的评价和活检：通过充分照明及局部放大技术来实现对下生殖道和肛周区域上皮进行可视化的诊查，识别肉眼不可见的组织学改变。在阴道镜的指引下对最严重的病变部位进行活检，为受检者确诊有无下生殖道≥HSIL 和/或 AIS 及以上病灶。检查者应用生理盐水、3%~5% 醋酸溶液和 Lugol 复方碘溶液的染色对比效果，区别正常与异常的下生殖道和肛周被覆上皮，利用染色对比与适度放大的可视性图像，评估有无下生殖道和肛周的癌前病变和癌变。阴道镜检查的另一个组成部分是对最有可能异常的区域取活检，在某些情况仅仅做点活检和 ECC 也还不够，还需要根据具体情况酌情行宫颈锥切术（LEEP 术或冷刀锥切术）进行病理诊断，为组织学检查做合格的子宫颈标本，综合 HPV 检测、细胞学、阴道镜与组织学活检结果，最终得出临床诊断，为患者提供符合最新指南的治疗方案与随访计划。

一个称职的阴道镜医生应学习如何实施阴道镜检查操作，熟知下生殖道和肛周疾病的阴道镜下视觉特征，正确解读 ASSCP 和 CSCCP 对宫颈癌前病变管理共识指南，在学习和掌握阴道镜技术过程中，运用哲学思维与逻辑推理，逐步提高临床管理技能。

（二）阴道镜检查前的准备

1. 患者为阴道镜检查所做的准备 受检者在阴道镜检查前至少 48 小时内避免性生活、阴道冲洗及用药。老年妇女、妊娠妇女或残疾妇女允许 1 名家属陪伴，这对降低患者的紧张焦虑有帮助。

2. 医生为阴道镜检查所做的准备

（1）应与患者沟通，全面收集和记录受检者的病史：包括首次性生活年龄、性伴侣数、生殖道感染治疗史、妊娠史（如果阴道镜检查时处于妊娠状态，需确定孕周）、避孕措施及末次月经；有无异常阴道出血、排液和性交后出血史；既往宫颈癌筛查史、筛查结果和是否接种了 HPV 疫苗；既往有无下生殖道的癌及癌前病变病史、有无免疫抑制状况史。

（2）向受检者说明阴道镜检查的目的、方法和过程以及注意事项，同时签署知情同意书：筛查结果异常及阴道镜检查给受检者带来的压力是明显的，检查者及护理人员的同情心，是对受检者极大的安慰。在沟通和记录个人信息时需保护隐私，受检者未着装时的检查需布置私密空间。

（3）雌激素水平下降：导致下生殖道上皮萎缩性改变的妇女，可于检查前 2~3 周阴道内局部应用雌激素，有利于阴道上皮糖原化，以改善阴道镜检查质量。

（4）免疫功能低下：患者有无免疫功能低下是尤为值得重视的问题，这类患者包括：

1）人类免疫缺陷病毒（human immunodeficiency virus, HIV）感染者；

2）自身免疫性疾病，如免疫性炎性风湿病（auto-immune inflammatory rheumatic diseases, AIIRD），桥本病等；AIIRD 指系统性红斑狼疮（systemic lupus erythematosus, SLE）、类风湿关节炎、炎症性肠病、幼年特发性关节炎、结缔组织病、干燥综合征、抗磷脂综合征、系统性硬化、大细胞动脉炎、多发性结节性动脉炎、白塞综合征、复发性多软骨炎、周期性发热综合征等；

3）肥胖；糖尿病、肾衰竭血液透析者；

4）器官移植或同种异体骨髓移植后长期服用免疫抑制剂患者。与免疫功能正常的人群相比，免疫功能低下人群的高危型 HPV 感染更加普遍，合并感染的毒株类型更多。由于免疫功能被抑制，机体自发清除 HPV 能力较弱，导致高危型 HPV 持续性感染进而发展成癌前病变或癌症的风险增加，且多合并下生殖道和肛门等多起源癌前期病变，病程长，易复发。

（5）其他：注意询问患者有无使用抗凝剂或抗血小板药物的情况，可能存在凝血状态改变，对下生殖道活检和宫颈锥切术有术中、术后出血增多等不良影响。

（三）阴道镜检查的操作流程

2017 年 ASCCP 发布简版和全面版阴道镜检查程序，提出 6 项主要内容：术前评估、阴道镜检查、辅助物的使用、结果记录、活检取样和术后常规。2020 年《阴道镜应用的中国专家共识》也提出明确的阴道镜技术程序：

1. 检查阴道镜设备、试剂和物品准备是否齐全，包括阴道镜设备、阴道窥器、长卵圆钳、长柄镊、活检钳、子宫颈管内刮匙、子宫颈钳、棉球和棉签；生理盐水、3%~5% 醋酸、Lugol 复方碘溶液及装有 4% 中性甲醛溶液的容器等。

2. 询问病史和既往辅助检查资料，患者签署知情同意书。

3. 受检者取膀胱截石位，全面检查外阴和肛周部位上皮，必要时 3%~5% 醋酸染色 1~3 分钟后观察是否存在醋酸白反应阳性病灶和表面血管改变。

4. 置入大小合适的阴道窥器，充分暴露子宫颈。观察子宫颈、阴道外观和分泌物是否异常。

5. 用 0.9% 生理盐水轻轻擦拭子宫颈及阴道，清除黏液或其他分泌物后，观察是否存在子宫颈和阴道外观异常、黏膜白斑以及表面血管异常等，必要时采用（蓝或绿）滤镜观察表面血管。

6. 3%~5% 醋酸试验。

7. 必要时可辅以 Lugol 复方碘试验。

8. 可视化记录子宫颈和阴道被覆上皮图像，必要时也包括外阴和肛周部位的异常。

9. 记录阴道镜印象或诊断。

10. 在阴道镜引导下取材，最严重的子宫颈和阴道壁的异常区域进行 2~4 点活检，必要可行 ECC（妊娠期除外）。必要时外阴和肛周区域活检取材；不同部位的取材应分别标记，并放入 4% 中性甲醛溶液固定后送病理检查。

11. 填塞用于压迫止血的纱布卷或带线棉球，轻柔取下窥器。

12. 将既往宫颈筛查结果、活检病理与阴道镜评估印象相关联，得出临床初步诊断，制订一个符合循证医学指南的治疗与随访计划。

13. 填写阴道镜报告和记录，记录阴道镜所见，将图像与相关数据整理存储以备审核。向受检者交代病情和后续管理计划、复诊时间及指导离院后的护理。

（四）阴道镜检查中应用 3 种溶液的原理

1. 生理盐水

（1）目的：观察子宫颈/阴道有无黏膜白斑或异常血管。黏膜白斑不同于醋酸白上皮，可在施加醋酸前见到，呈扁平、隆起、反光增强的白色斑块。黏膜白斑有时也会在施加醋酸后消失。见到黏膜白斑必须取活检，其组织学诊断多为湿疣或 CIN1（图 9-15-13），也可能是 HSIL（CIN2、3），甚至宫颈浸润癌（图 9-15-2、图 9-15-14）。

（2）原理：生理盐水是一种良好的介质，血管经生理盐水作用后更易于显现。增强血管结构的绿色滤光片能吸收红光，使血管呈黑色，黑色血管在滤光背景之上更显清晰（图 9-15-15、图 9-15-16）。

同一患者，22 岁，G_0P_0，多性伴生活史 6 年。首次 TCT：LSIL，HC2+，活检：子宫颈湿疣 HSIL（CIN2）。保守观察 2 年 TCT 持续 LSIL。阴道镜随访：TZ-2，拟诊 HSIL。LEEP 切除全部转化区，病理诊断：子宫颈 2 点、10 点 HSIL（CIN3）、11~12 点 HSIL（CIN2），切缘净。其余各点 LSIL（CIN1）。

（3）异常血管的外观：正常鳞状上皮下毛细血管的特点是排列规则。而高级别 CIN 与宫颈浸润癌的异常血管，常常是粗大点状血管或树枝状、毛线状不规则，空间分布极不规则、末梢毛细血管间距增宽、血管网杂乱分叉、形态多变（图 9-15-16~图 9-15-18）。明显的异常血管提示子宫颈存在严重的病变，尤其警示宫颈浸润癌。

2. 3%~5% 醋酸溶液

（1）目的：在阴道镜检查中，3%~5% 醋酸溶液的应用具有决定性作用，以此识别宫颈转化区与病灶。依据醋酸白反应对子宫颈、阴道、外阴及肛周区域上皮的生理性和病理性变化进行区分，并对病变上皮的严重程度进行分级。

（2）原理：3%~5% 醋酸溶液配比方式：将 100% 冰醋酸 3~5ml，加入 95ml 蒸馏水水中混合制成。用一个沾满醋酸溶液的大棉球将 3%~5% 醋酸溶液完全覆盖在子宫颈阴道部及穹窿，湿敷 60 秒。或者用酸溶液喷壶向子宫颈阴道喷洒，或者用醋酸棉棒涂抹在子宫颈表面。施加醋酸时，应避免旋转式的擦拭动作导致出血而影响观察。总之，不管怎样施加醋酸，用量必须充分，等待时间至少为 1 分钟，才能引起一个最佳的醋酸白染色反应。醋酸白染色反应通常在 3%~5% 醋酸溶液作用后 1 分钟出现，消退时间则因上皮有无病变、病变严重程度与病变的面积大小而有所不同。缺乏经验的医生，最常犯的错误是施加醋酸过少、浓度不足或等待时间不够，这将导致严重病变无法检出。检查过程中如有需要，可于 3~4 分钟后重复使用醋酸。有些位于宫颈管口处的小病灶，需要细心地用 1 个 3%~5% 醋酸棉棒插入宫颈管口 1cm，施加二次醋酸染色，等待 1 分钟，才能呈现一个可视性的醋酸白染色反应（图 9-15-19）。取出醋酸棉球或棉棒后，应先在低倍镜（4~7.5 倍）到高倍镜下判断转化区类型，并系统地检查子宫颈阴道，以便发现任何的醋酸白染色的病变。TZ-2 和 3 型，可借助于子宫颈管扩张器或其他器具观察转化区上界。识别 SCJ，360° 环视、检查、记录转化区的全部区域。确定阴道镜检查为充分或不充分。当发现白色病变区域时，阴道镜医生再换至高倍放大（15~30 倍）检查所有的异常区域，应注意观察所有异常上皮和血管的部位及严重程度。识别、评估和记录病变的部位、大小和严重程度。

CIN 与宫颈早期浸润癌均可在病变区域出现醋酸白上

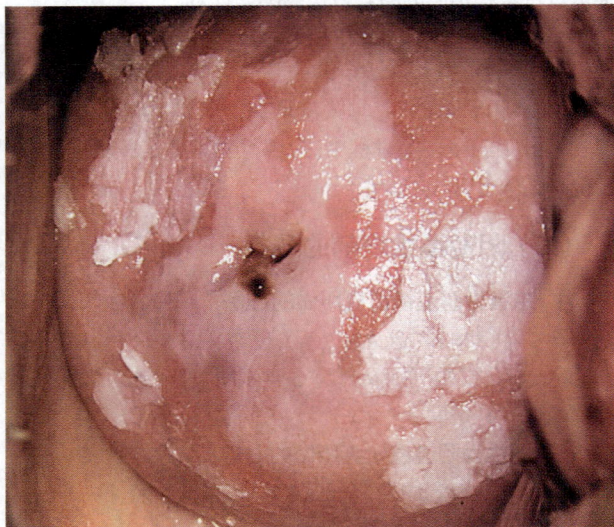

图 9-15-13 黏膜白斑与 HPV 感染

32 岁，3 周前宫颈活检 LSIL（CIN1）、见挖空细胞，符合 HPV 感染。3 周后阴道镜检查：子宫颈外口大面积厚薄不一黏膜白斑，醋酸白染色阳性，符合 HPV 感染。黏膜白斑的形成与 HPV 感染及宫颈活检相关。

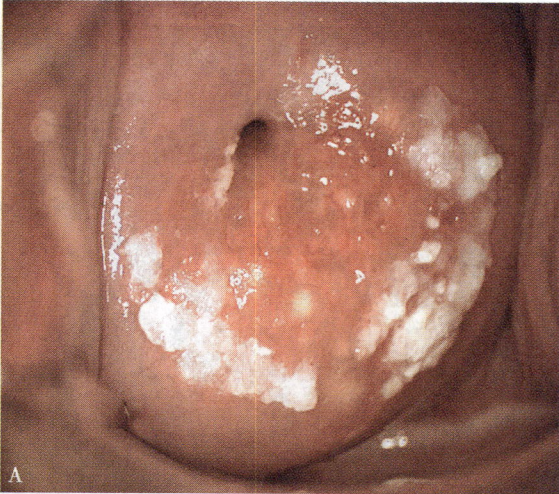

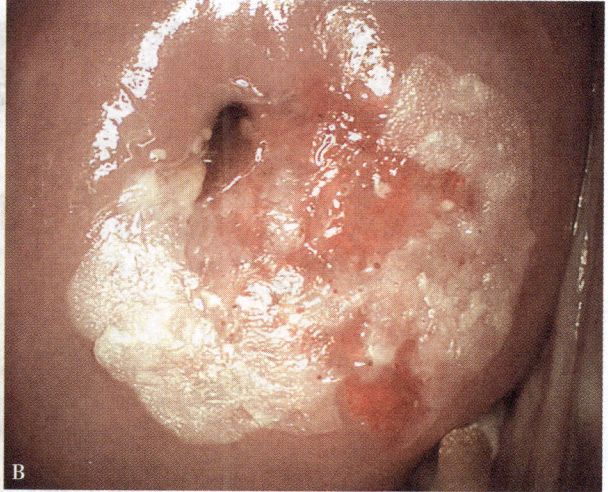

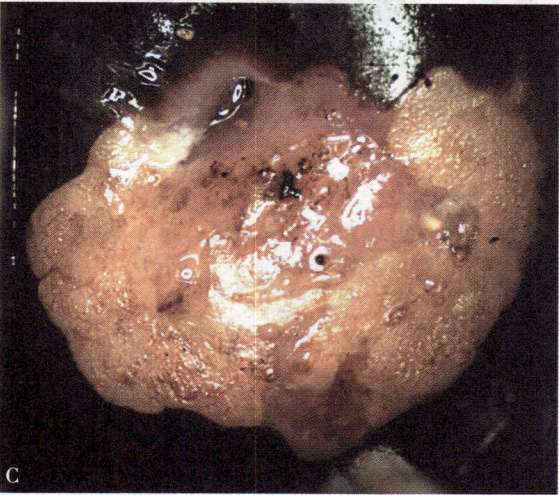

图 9-15-14　阴道镜检查使用生理盐水后见宫颈黏膜白斑

A 图为施加醋酸前的图像。在子宫颈外口下唇,见到大片扁平、隆起、反光增强的白色斑块;B 图和 C 图与 A 图为同一患者:36 岁,G_3P_1,首次 TCT:HSIL,HC2+。阴道镜检查:TZ-2 型、以下唇为主大面积致密醋白上皮提示HSIL,醋白上皮伴腺体开口提示病变累及腺体、病变延伸进入子宫颈管内。直接 LEEP:子宫颈 4~11 点(顺时针)均为 HSIL(CIN3),6 点见 <1mm 早期浸润性鳞癌(SCCIA1),切缘净。

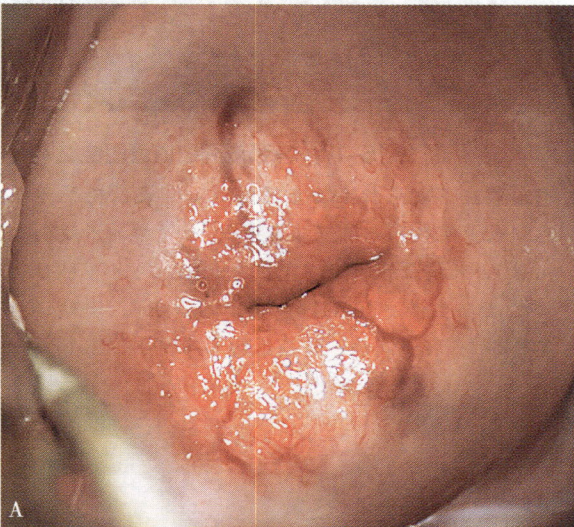

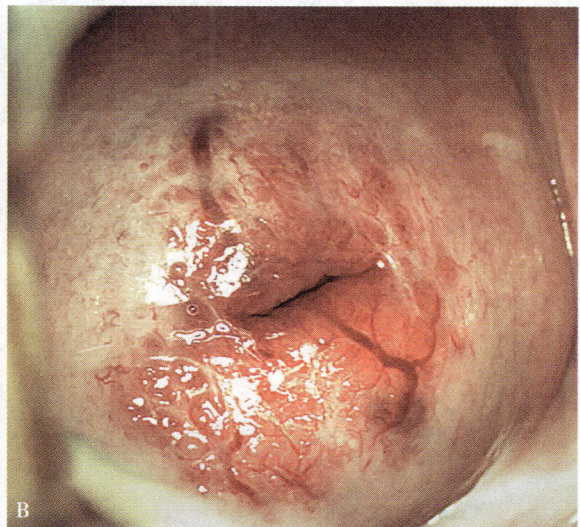

图 9-15-15　阴道镜检查施加生理盐水后子宫颈表面的血管所见

A. 子宫颈表面的粗大血管易于显现;B. 绿色滤光镜下观察血管更为清晰。

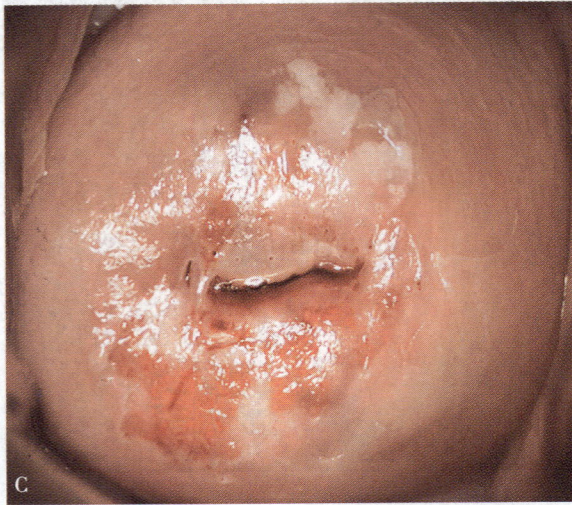

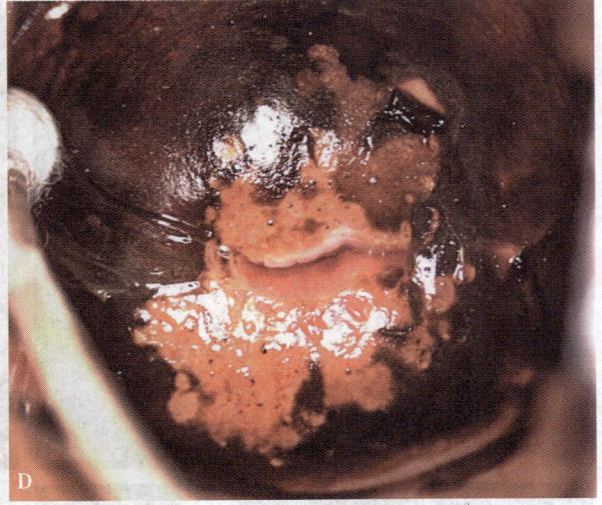

图 9-15-15（续）

C. 转化区内病变处醋酸染色阳性、血管收缩；D. 醋酸白区域碘染色阴性，提示 HSIL？

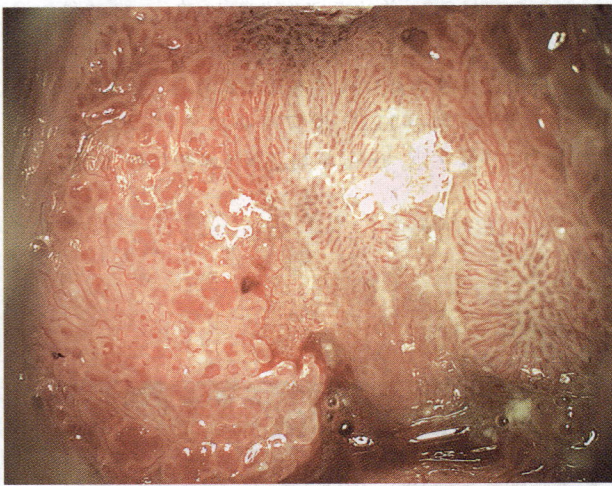

图 9-15-16　宫颈浸润癌血管图像 1（20~25 倍）

图片几乎清晰地展现了所有异形血管的类型，包括：粗点状、袢状、环状、发夹状血管。血管排列紊乱、形态多变，血管间隙宽窄不一。患者 45 岁，性交出血半年，经阴道镜 + 活检确诊：宫颈鳞癌Ⅱ期。

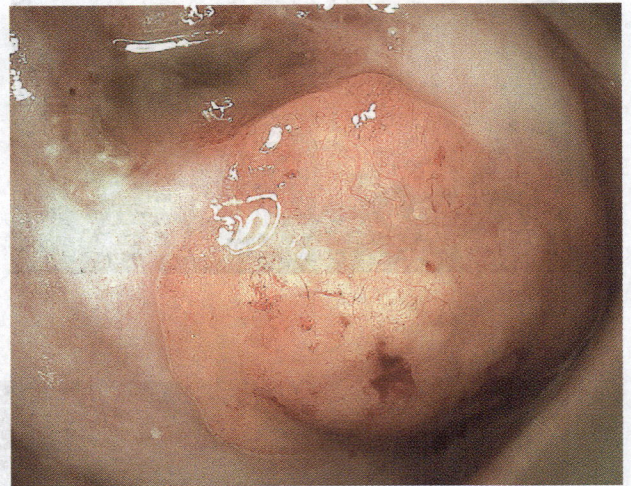

图 9-15-17　宫颈浸润癌血管图像 2

子宫颈左下象限新生物直径约 1.5cm，表面轮廓高低不平，毛细血管网在滤光镜下非常清晰，血管排列不规则，空间结构紊乱，末梢血管间距增宽。患者 21 岁，14 岁被性侵犯，18 岁多性伴生活史，IUD1 年。HPV16/18+。宫颈活检 HSIL（CIN3）、可疑浸润癌？宫颈锥切术病理：SCCⅠb1。

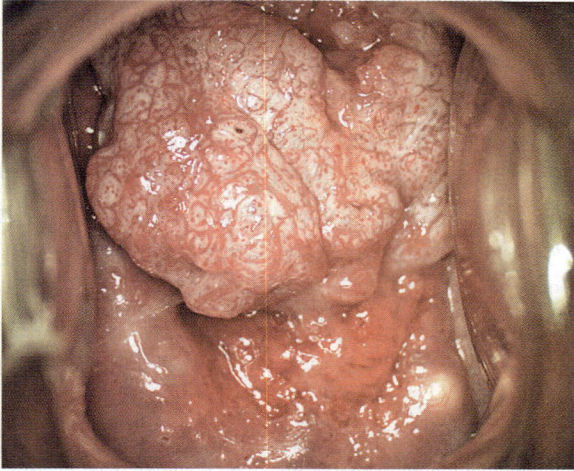

图 9-15-18　宫颈浸润癌血管图像 3

子宫颈上唇肿块为浸润性鳞癌,肿物表面异形血管为粗点状、粗镶嵌、环状、袢状等。患者 39 岁,G₄P₂,妊娠 16 周,首次 TCT:HSIL,阴道镜拟诊:宫颈浸润癌 SCCⅠb1,宫颈活检:HSIL(CIN3)及早期浸润。

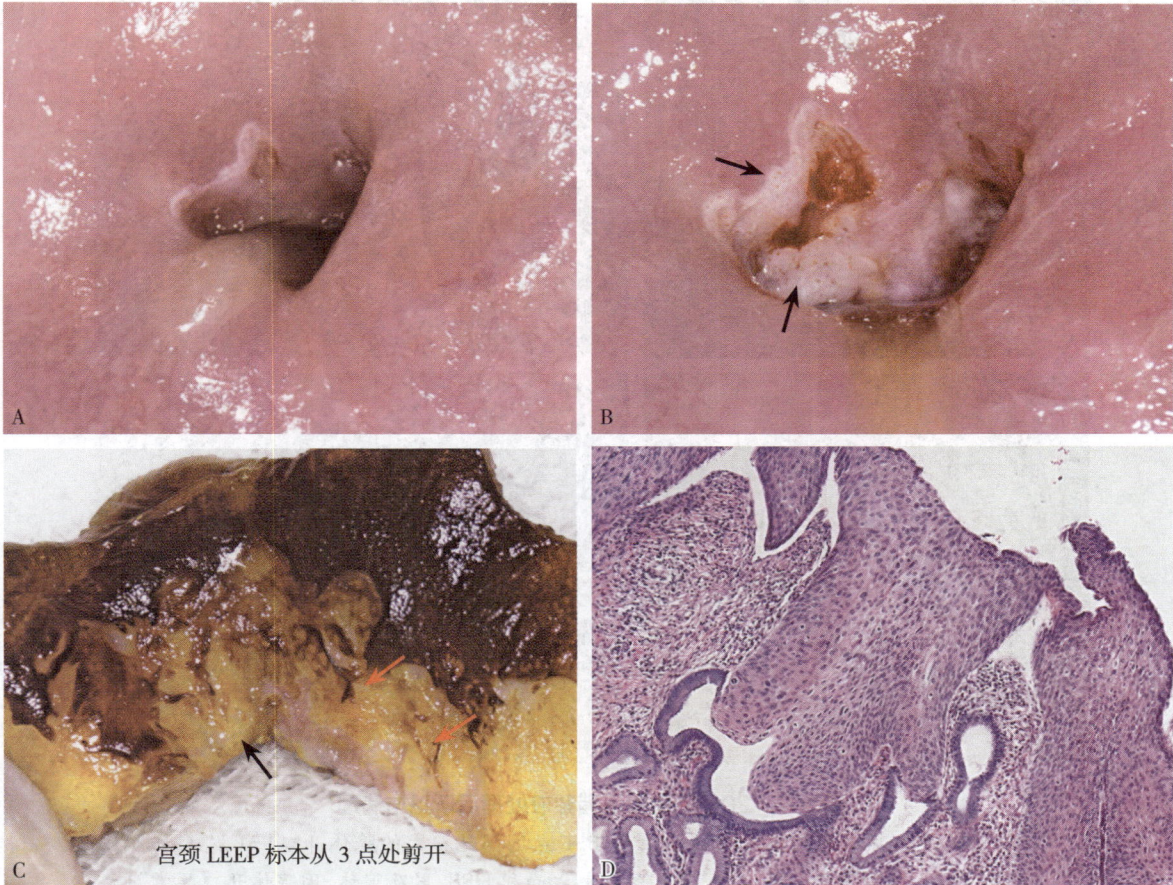

宫颈 LEEP 标本从 3 点处剪开

图 9-15-19　二次醋酸试验强化醋酸白染色

A. 32 岁,TCT:ASC-US/HC2+,宫颈活检 LSIL(CIN 1),医生建议激光治疗。醋酸染色 1 分钟:2 型转化区,右上象限小灶醋酸白上皮符合 LSIL 特征;B. 二次醋酸染色:宫颈管口前唇病灶被显著视觉化,白上皮明显增厚、点状血管显现(黑色箭头指向),提示病变 HSIL 且向子宫颈管内延伸,因此建议 LEEP;C. LEEP 标本显示:黑色箭头指向 8 点、阴道镜检查未发现的病变,红色箭头指向二次醋酸染色所见病变;D. LEEP 病理诊断图片:子宫颈 8 点、10~12 点均为 HSIL(CIN 3 累及腺体),切缘净。

皮（图 9-15-5、图 9-15-15、图 9-15-18、图 9-15-20、图 9-15-21和图 9-15-22）。通常病变程度越重，醋酸白变化越明显。多数人认为：醋酸可透过表层组织作用于细胞核，核蛋白发生可逆性蛋白固定沉淀反应，引起组织反光增强，呈现醋酸白染色阳性。但并非所有的醋酸白上皮都是癌前期病变。柱状上皮、未成熟化生的鳞状上皮、上皮内病变和癌等，在醋酸作用下均可出现白色变化。正常柱状上皮与未成熟鳞状化生上皮，对醋酸染色呈短暂的阳性反应，大约 1 分钟后消退，而原始鳞状上皮或成熟化生的鳞状上皮则保持原来的粉红色，对醋酸染色不起反应。宫颈 HSIL 因其上皮增厚明显细胞层次明显增多，醋酸可即刻起反应导致上皮变白，持续时间长且消退慢；相对而言，子宫颈 LSIL 醋酸反应延迟，持续时间短且消退快。在阴道镜下动态观察醋酸染色反应的全过程（从染色出现到消失），对评估下生殖道病变有提示价值。

检查阴道时，轻柔移动阴道窥器，使阴道前后及两侧壁上皮完全可见。对阴道穹窿的被覆上皮也应做阴道镜下的细致观察，以识别有无高级别阴道上皮内瘤变（VaIN2,3）。阴道 HSIL（VaIN2、3）的特征是：病变部位醋酸染色呈阳性反应，病变愈重醋酸白上皮愈厚，异常血管少见。VaIN 碘染色呈阴性反应，病变边界在周围糖原化的碘染色上皮的映衬下，显得十分清晰（图 9-15-23~图 9-15-25）。如有必要，对外阴/肛周部位的可疑病变，可用醋酸棉球湿敷 3 分钟后观察变化，高级别外阴上皮内瘤变（VIN2,3）的特征是：病变部位呈扁平、隆起、苔藓化的色素性斑块（图 9-15-25C~图9-15-27）。对有经验的医生而言，外阴大面积的 HSIL（VIN2,3）在裸眼下也可发现。

阴道镜医生不仅能对异常所见提供点活检标本，还应具备用电外科技术对宫颈转化区做环切除的能力，为病理检

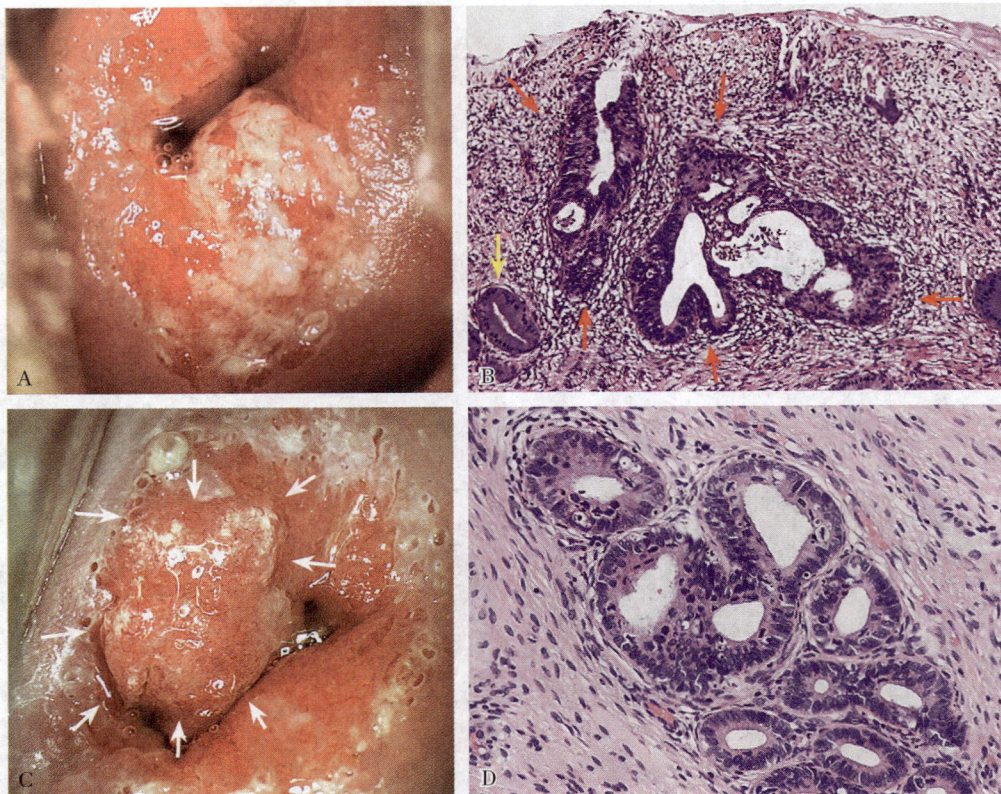

图 9-15-20 阴道镜下醋酸液处理后所见与病理

A. 下唇转化区内大片致密粗糙的醋酸白上皮，5~6 点远端见粗大的腺体开口［31 岁，G₂P₀，首次TCT：HSIL，HC2+。阴道镜：TZ-2 型、子宫颈下唇大面积 HSIL 累及腺体、因腺体开口异常粗大、怀疑腺上皮病变 AIS？直接 LEEP：HSIL（CIN 3）并 AIS 切净、HPV16/18+]；B. 为该患者 LEEP 的组织病理图像：AIS 位于子宫颈间质隐窝内，粗箭头所指为区域为 AIS、细箭头所指为正常宫颈腺体（细胞呈单层排列）；C、D 为另一患者：41 岁，G₁P₀，TCT：ASC-H，HC2+。C. 图阴道镜：TZ-2 型、右上象限间质增生、表面隆起、醋酸染色阳性、表面可见不典型异形血管、可疑浸润癌或 AIS？LEEP切除全部转化区，病理诊断：8~1 点（顺时针）均为 AIS、切净，其他部位 LSIL（CIN 1）；D. 为该患者LEEP 病理：AIS 之腺上皮细胞呈假复层排列、细胞核增大深染、形态不规则、见病理核分裂象与凋亡小体（B、D 由首都医科大学附属北京朝阳医院病理科金木兰主任赠送并同意发表）。

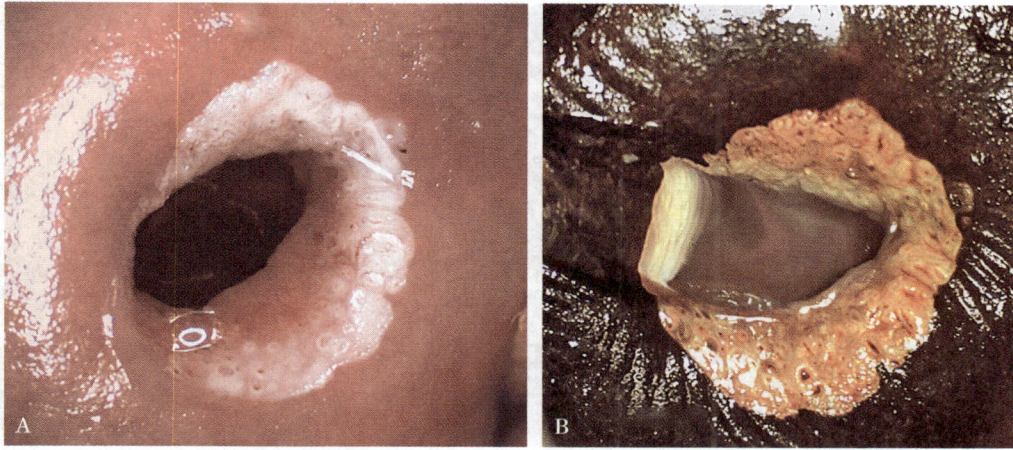

图 9-15-21　阴道镜下典型的 HSIL

A. 致密的醋酸白上皮环绕子宫颈外口 1 圈;B.碘染呈灰暗/肮脏的芥末黄。

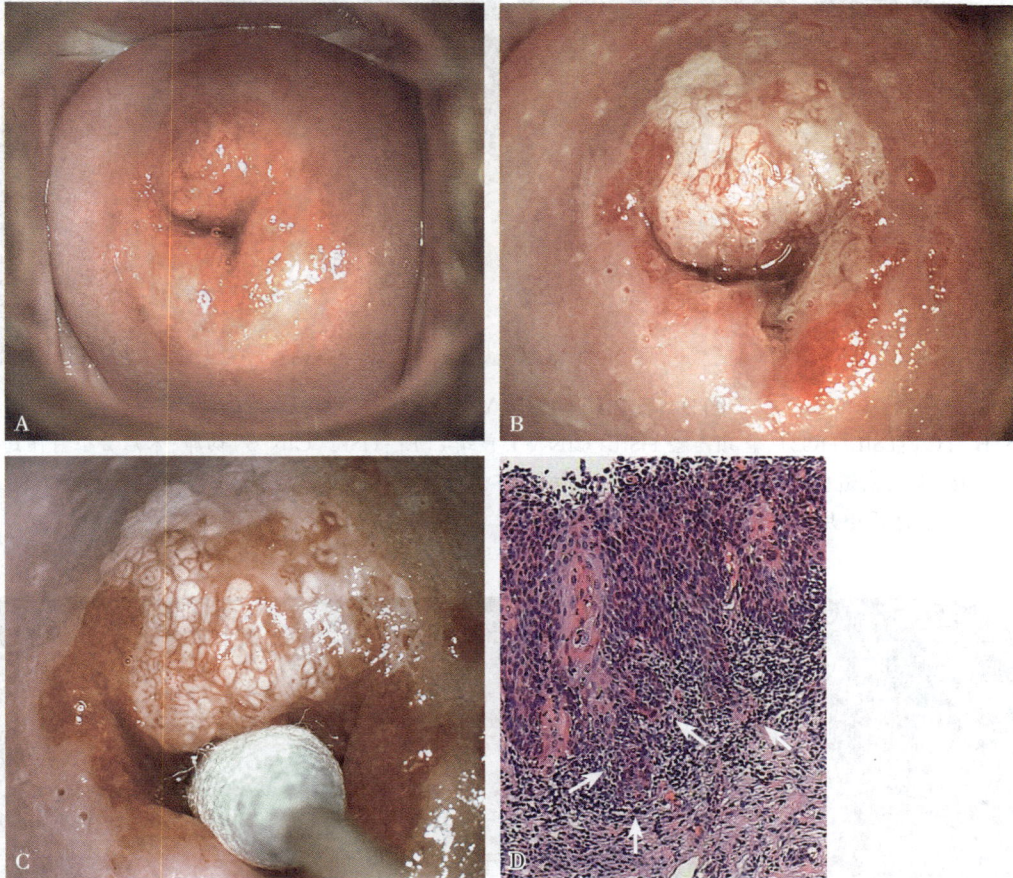

图 9-15-22　阴道镜下的宫颈 HSIL 及 LEEP 术后病理

A. 38 岁 G_3P_0 首次 TCT:ASC-H,生理盐水清洁子宫颈后,见上唇轻微隆起、隐约可见异形血管；
B. 上唇呈浓染醋酸白上皮、病变边界锐利、表面轮廓高低不平,提示 HSIL;C. 滤光镜下放大观察:
见到异形血管(粗镶嵌、粗点状血管)警示:早期浸润癌？ D. LEEP 组织病理:1~12 点均有 HSIL
(CIN 3),其中 10~1 点(顺时针)有灶性、泪滴样微小浸润,深度 <1mm,切净。

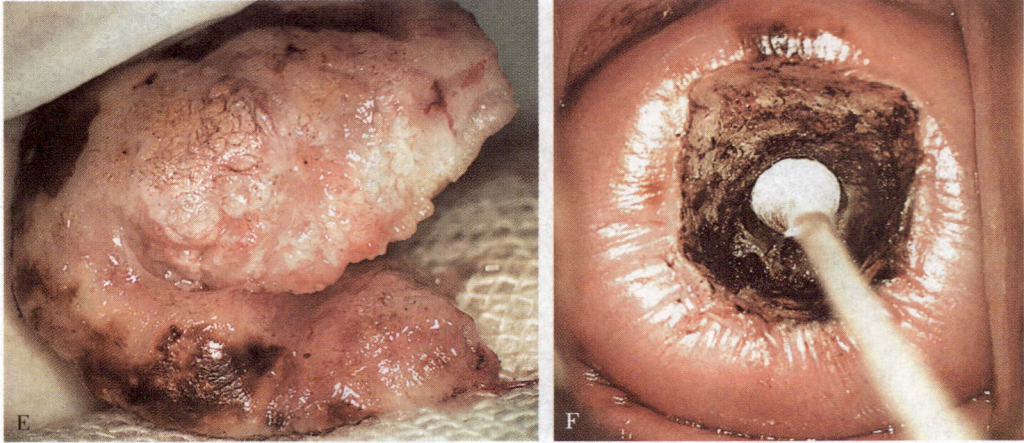

图 9-15-22（续）

E. LEEP切除宫颈转化区标本：经阴道镜指引宫颈病变被完整切除；F. LEEP术后之子宫颈。

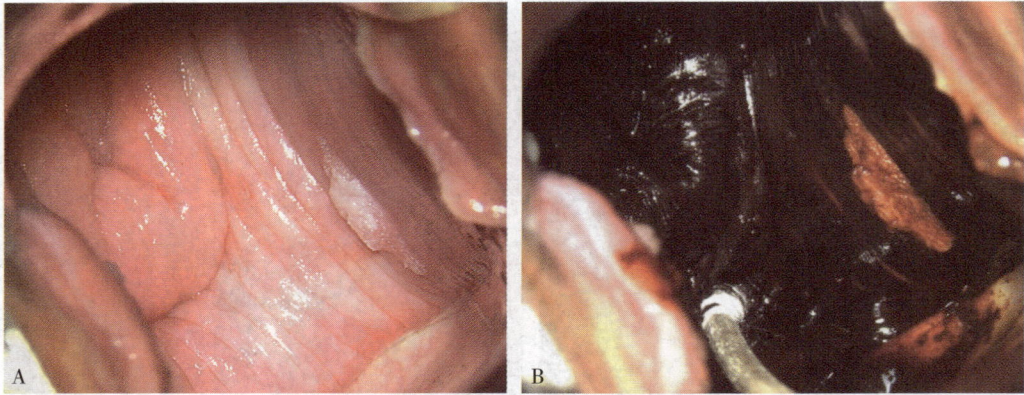

图 9-15-23　阴道壁 VaIN3 伴微小浸润

A、B. TCT：LSIL/HC2+，宫颈活检 HSIL（CIN 3），宫颈 LEEP：HSIL（CIN 3）切净；术后 2 个月阴道镜随访：左侧阴道壁小灶隆起、醋酸白阳性/碘染芥末黄，拟诊：阴道壁湿疣伴 SIL？活检病理 HSIL（VaIN 3），间质小片浸润，深度约 0.3mm。

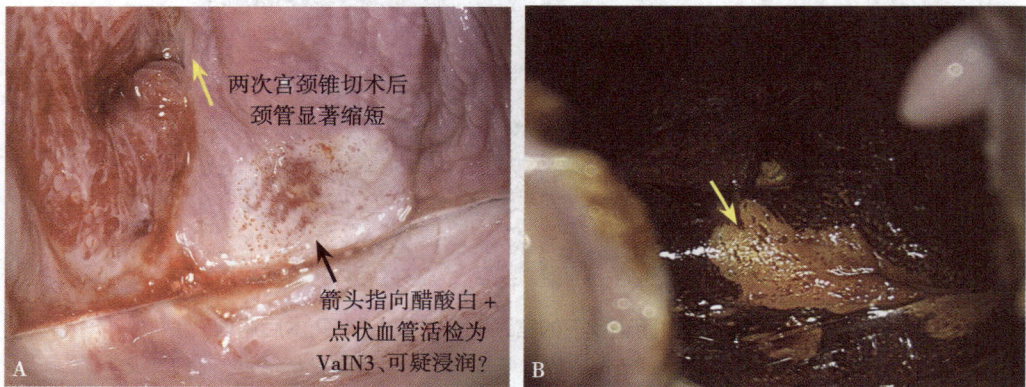

两次宫颈锥切术后颈管显著缩短

箭头指向醋酸白＋点状血管活检为VaIN3、可疑浸润？

图 9-15-24　阴道壁 VaIN3 可疑浸润

A. 29 岁，G₁P₀，HSIL（CIN 3）、二次宫颈锥切术后半年、HC2+ 持续 18 个月。阴道镜：紧邻子宫颈/阴道后壁致密浓染醋酸白上皮＋点状血管，提示 HSIL（VaIN 3）、可疑浸润？ B. 箭头指向病灶芥末黄提示 HSIL（VaIN 3），活检 HSIL（VaIN 3）伴微浸润。

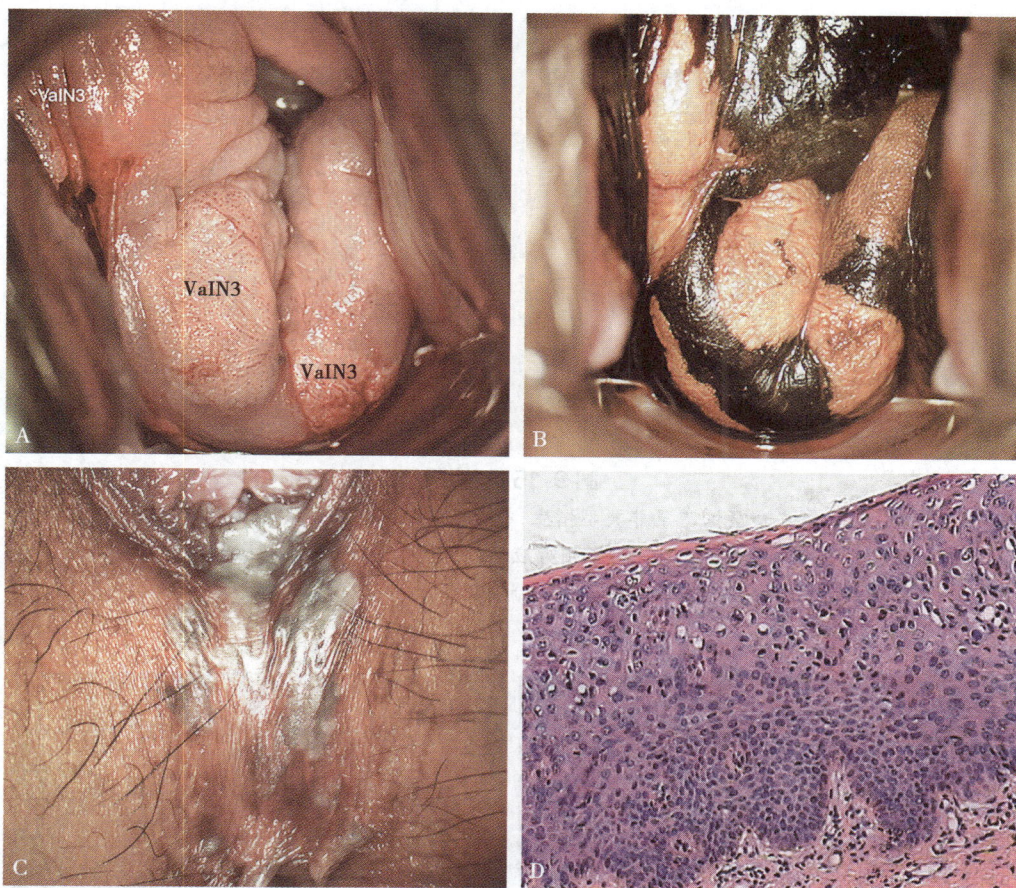

图 9-15-25　阴道镜下 HSIL（VaIN2、3；VIN2、3）所见

A. HSIL（VaIN 3）病变区域呈致密醋酸白上皮伴点状血管；B. HSIL（VaIN 3）病变区域碘染阴性；
C. HSIL（VIN 3）呈苔藓样病变伴色素沉着；D. 外阴活检病理 HSIL（VIN 2,3）：上皮内瘤变累及鳞状
上皮全层，表层见挖空细胞提示 HPV 感染。45 岁，持续 TCT：LSIL 2 年，阴道镜检查先后检出 HSIL
（CIN 3；VaIN 3；VIN 3），其多部位病变长达 5 年。

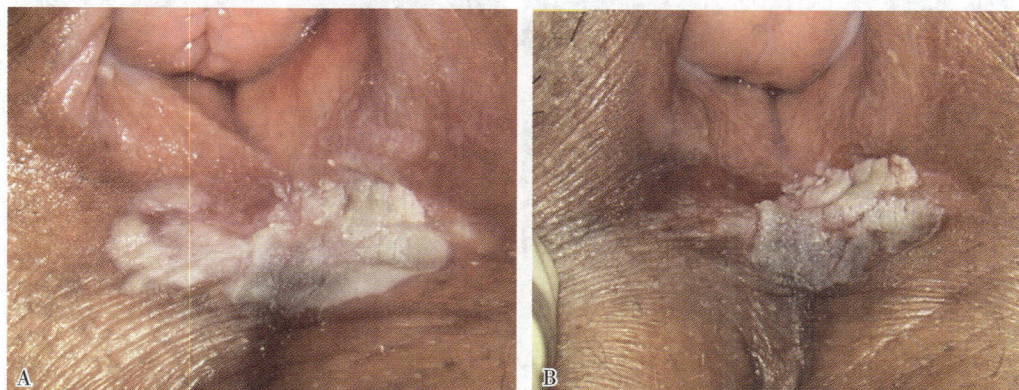

图 9-15-26　会阴体 VIN3 与过度角化

A. 62 岁，外阴瘙痒半年余。醋酸前：会阴体皮肤灰白苔藓样改变；B. 醋酸染色后：会阴体病变面积
较醋酸前增大，边界更清楚，表面被覆灰白色组织与表层上皮细胞过度角化相关。

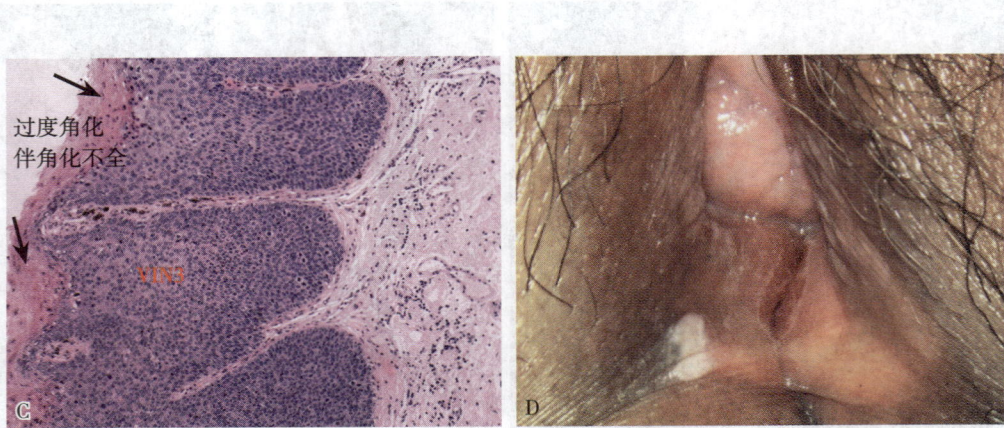

过度角化
伴角化不全

图 9-15-26(续)

C. 活检病理:鳞状上皮全层细胞呈非典型增生,符合 HSIL(VIN 3),黑色箭头指向鳞状上皮表层细胞过度角化伴角化不全,与阴道镜图像相对应(以上病理图片由金木兰教授提供);D. 6 个月后随访,会阴体右侧小灶 HSIL(VIN 3)残留(经活检证实)。

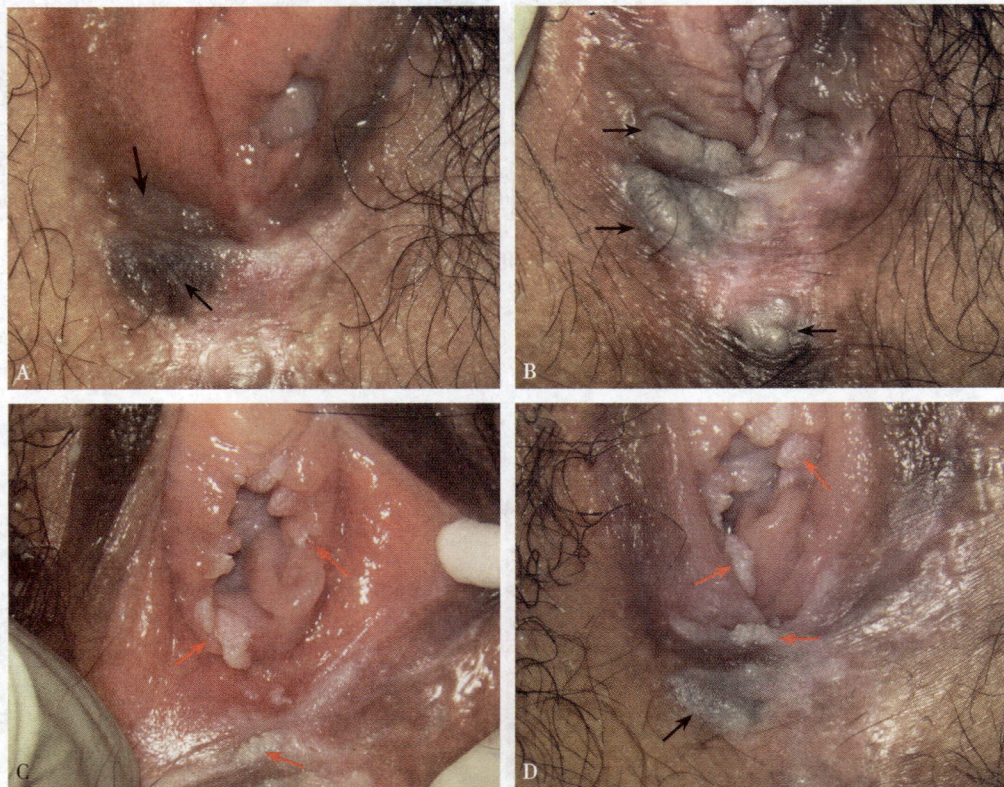

图 9-15-27 VIN3 与湿疣并存

A. 30 岁,3 周前会阴体活检 HSIL(VIN3),醋酸前图像:会阴体灰黑色苔藓样改变。B. 醋酸染色后:病变组织水肿,醋酸染色阳性,箭头指向会阴体病灶 HSIL(VIN3)。C. 4 周后随访:红色箭头指向阴道口、舟状窝、阴唇系带处湿疣(4 周前未见)。D. 黑色箭头指向会阴体 HSIL(VIN3)较 4 周前缩小;红色箭头指向阴道口处尖锐湿疣。

查提供合格完整的组织学标本(见图9-15-12、图9-15-19、图9-15-20),为临床确诊提供最高级别的证据。

3. Lugol 复方碘溶液

（1）目的：识别糖原化与非糖原化上皮。Lugol 复方碘试验对评估子宫颈和阴道病变的严重程度具有重要的辅助诊断作用,有助于检出可能被遗漏的小面积高级别病变。Lugol 复方碘试验为可选步骤,有碘过敏史者禁用。

（2）原理：Lugol 复方碘试验是基于碘和糖原相互作用所产生的颜色变化进行判断。碘染色阳性是基于：正常鳞状上皮的中/表层细胞质内富含糖原,糖原吸收碘,鳞状上皮可被碘染成深棕色或黑色,碘染色阳性的上皮为糖原化上皮,提示鳞状上皮分化成熟,为正常上皮。青春期后的原始鳞状上皮及成熟的化生上皮含有丰富的糖原,碘染后呈棕褐

色,称为 Lugol 复方碘试验阳性。Lugol 复方碘染色阴性是指：未被碘染色的上皮为非糖原化上皮。绝经后或雌激素缺乏的鳞状上皮、未成熟化生的鳞状上皮、柱状上皮、上皮内病变、癌及炎性病变时,碘染后上皮不着色或呈不同程度的黄色称为 Lugol 复方碘试验阴性。HSIL 和宫颈浸润癌,因其上皮内缺乏糖原,Lugol 复方碘染色呈阴性(见图9-15-15D、9-15-21B、9-15-25B)。

不同级别的病变对 Lugol 复方碘试验呈现出有规律的染色变化：典型的 HSIL 可被复方碘溶液染成灰暗或肮脏的芥末黄(见图9-15-15D、9-15-21B、9-15-25B)。LSIL 则为斑驳的棕色染色,或呈龟背样、斑点状的碘染特征(图9-15-28B)。有些子宫颈阴道的病变,对醋酸染色的反应不明显,而使用了 Lugol 复方碘溶液染色后,才凸显出病变的边界轮廓(图9-15-29B)。

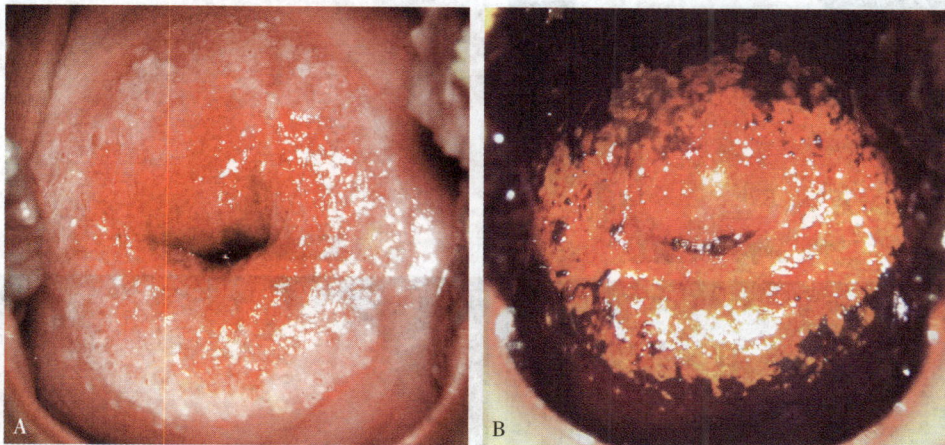

图 9-15-28　宫颈 LSIL（CIN1）

A. 阴道镜检查：TZ-1。病变上皮表面光滑、边界模糊、不规则。薄白的醋酸上皮可见细点状血管和薄而不规则腺体开口白环；B. 醋酸白上皮经复方碘染色后可见斑驳的浅棕色。患者25岁,TCT：LSIL/HPV A9+；宫颈点活检病理：慢性炎症伴化生,8和11点 LSIL（CIN1）。

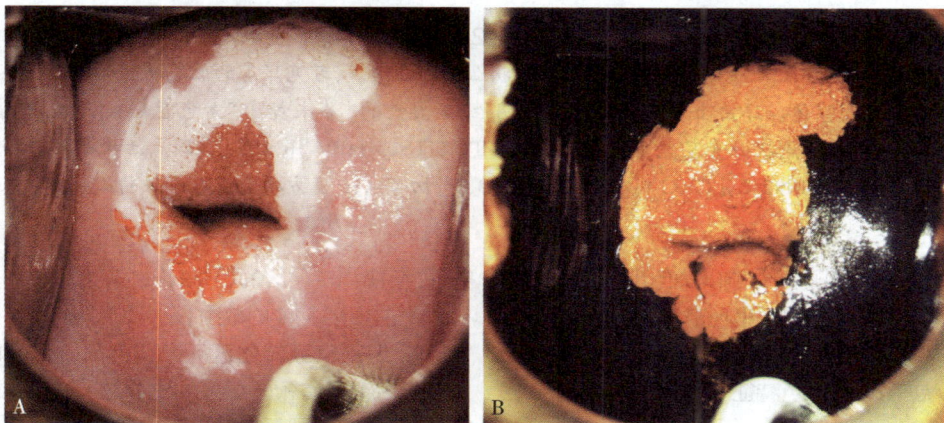

图 9-15-29　宫颈 HSIL（CIN2、3）

A.（×7.5）阴道镜检查：TZ-2。病变边界清晰、轮廓分明。醋酸白上皮可呈致密厚重的牡蛎状外观,迅速出现,消失迟缓；B.（×7.5）。

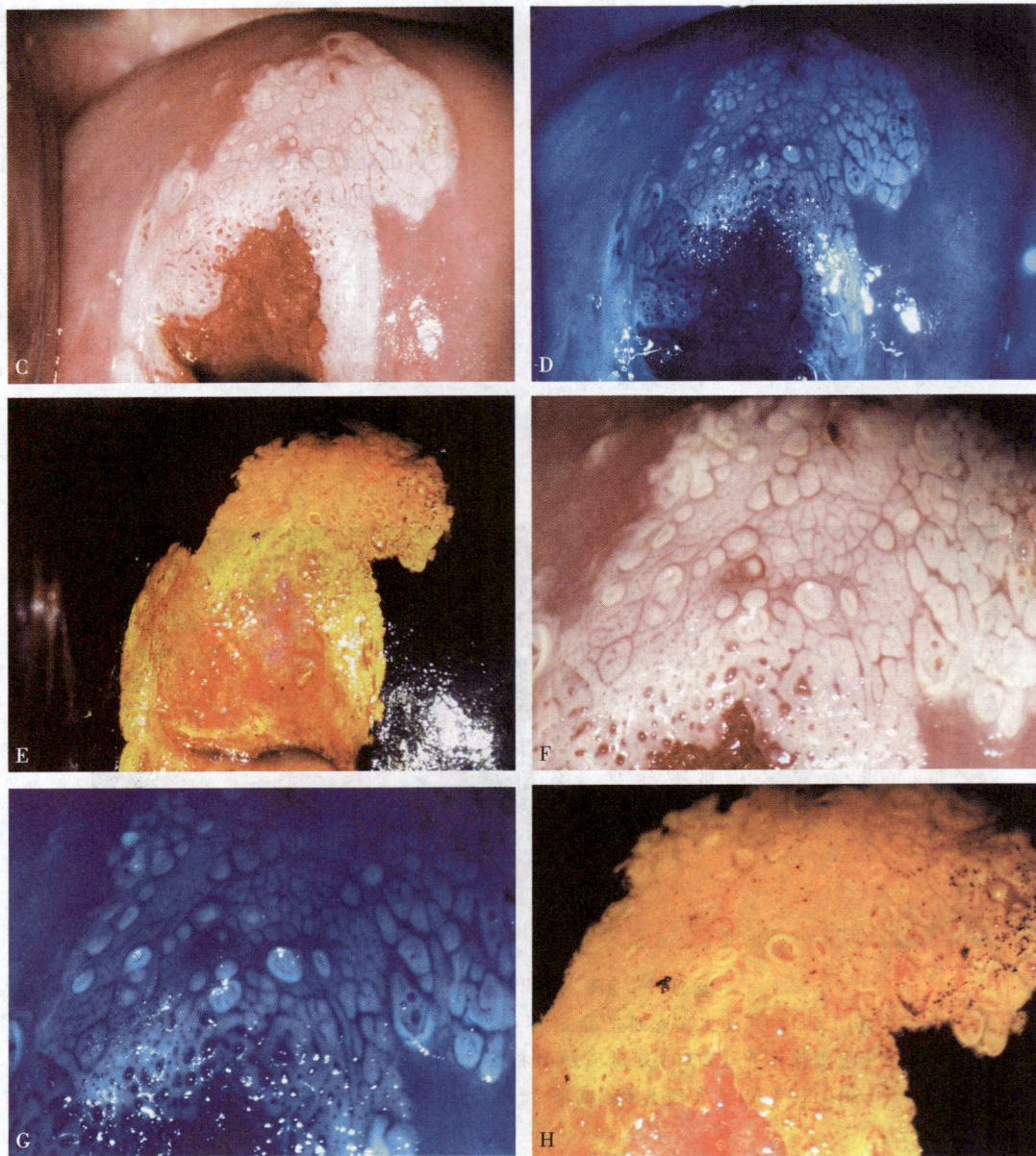

图 9-15-29(续)

C.(×15);D.(×15);E.(×15);F.(×30)可见粗点状血管和粗镶嵌,可见显著的肚脐状腺体开口白环,提示可能有病变累及腺体。厚白上皮的复方碘染色阴性,呈典型的"芥末黄"不着色区域;G.(×30)在蓝色滤镜下,可见粗大的点状血管呈黑色。患者 32 岁,TCT:LSIL/HPV 16,18+;宫颈点活检病理:1 点、12点、10 点、11 点 HSIL(CIN2、3)。CKC 病理:HSIL(CIN2、3),切缘-;H.复方碘染色后肮脏的芥末黄(×30)。

宫颈和阴道的急性炎症也可以影响碘染色反应。滴虫性阴道炎可在富含糖原的鳞状上皮区出现密集的、小而弥散的斑点(浅表的、点片状上皮脱落),这些斑点对碘试验呈阴性反应,形成"草莓状宫颈"的染色特征(图 9-15-30)。

(五)阴道镜评估

可视化完成后,阴道镜医生下一步就要评估他们的检查所见。评估包括以下内容:辨认鳞状上皮和柱状上皮、鳞-柱交接和转化区的类型;识别有无上皮内瘤变;如果存在病变,应估计病变的范围、大小和严重程度。

1. 识别宫颈转化区 识别宫颈转化区的第一步,首先要学会识别宫颈转化区的内外边界,即:NSCJ 和 OSCJ。NSCJ 位于子宫颈外口的近端或子宫颈管内,OSCJ 通常位于子宫颈外口的远端,甚至阴道穹窿,也有可能位于子宫颈管内。这 2 种 SCJ 在女性一生中,或某一生理阶段,呈动态上下移动,每一位女性在她的不同生理时期,转化区的类型

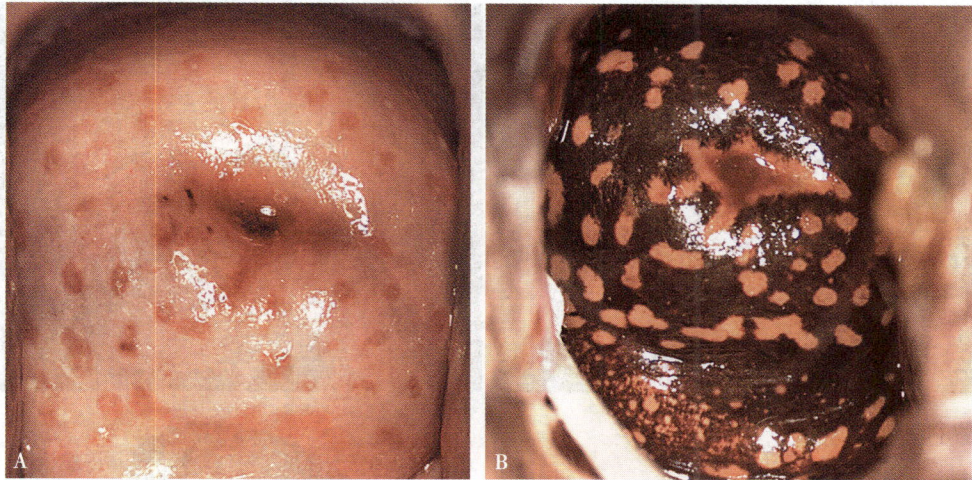

图 9-15-30　阴道镜下典型的草莓状宫颈阴道所见

A. 醋酸染色后;B. 醋酸染色后呈草莓状外观(碘染后)。

是动态变化的(图 9-15-31)。

年轻女性的 OSCJ 容易识别,其腺体开口或腺体囊肿在转化区中经常保持可见,这是确定转化区的重要标志。获得一个充分的阴道镜检查的必备条件是:转化区以及病变的内外边界必须全部可见(见图 9-15-4、图 9-15-32)。然而,识别老年妇女的鳞-柱交接常常是困难的,因为她们的转化区多为 3 型。

阴道镜医生需要用阴道镜图像说明阴道镜检查是充分还是不充分的。转化区中 SCJ 及其毗邻区域,最有可能发生宫颈上皮内瘤变或浸润癌(图 9-15-33)。

2. 正常阴道镜检查所见

(1)原始鳞状上皮:多位于子宫颈外口的远端,呈光滑的淡粉色,其表面无腺体开口、无纳氏囊肿。醋酸染色阴性、

碘试验阳性(见图 9-15-4、图 9-15-32)。

(2)原始柱状上皮:通常位于子宫颈管内,也可位于子宫颈外口的近端或远端,少数位于阴道穹窿处(先天性大转化区,见图 9-15-5)。施加生理盐水后观察,在柱状上皮形成的绒毛表面可见细小的毛细血管网,涂抹醋酸后可看到柱状上皮呈苍白、水肿、“葡萄串”状结构,复方碘染色呈阴性反应(见图 9-15-4B、图 9-15-32)。这些成簇的“葡萄状”外观的结构,分别由卵圆状的上皮基本单位绒毛构成,直径为 0.15～1.5mm,绒毛间有间隙互不相连。组织学检查提示,柱状上皮下间质含有通向表面的腺体。这些被称为腺体的结构,实际上是柱状上皮向间质下延伸而形成的裂隙状结构。鳞状上皮化生的过程中常封闭阻塞这些裂隙,导致裂隙在镜下呈隧道丛或盲端。腺体阻塞,分泌

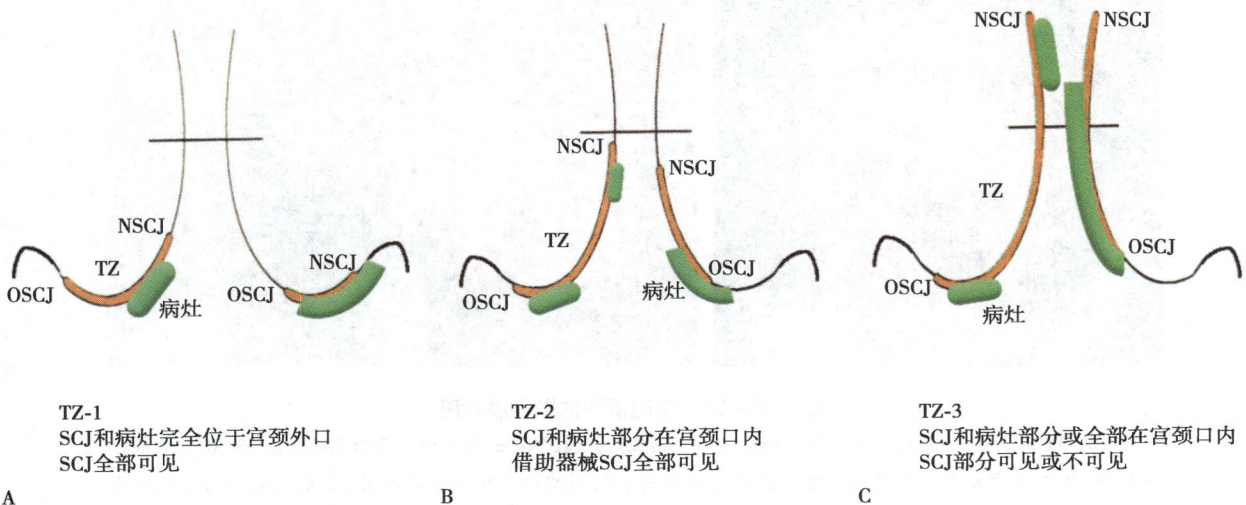

TZ-1
SCJ和病灶完全位于宫颈外口
SCJ全部可见

A

TZ-2
SCJ和病灶部分在宫颈口内
借助器械SCJ全部可见

B

TZ-3
SCJ和病灶部分或全部在宫颈口内
SCJ部分可见或不可见

C

图 9-15-31　3 种转化区的类型模式图

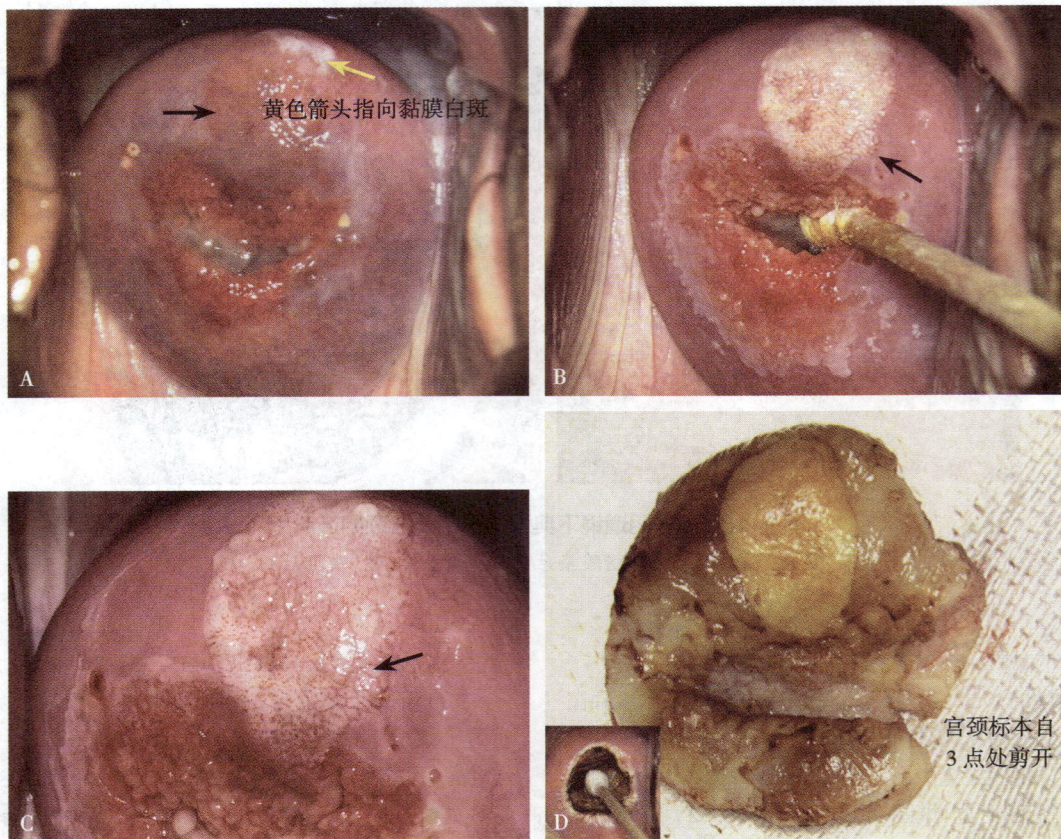

图 9-15-32　CIN3（TZ-1）

A. 30 岁，TCT：HSIL/HPV16＋。盐水后阴道镜：TZ-1，箭头指向前唇中央区直径 1cm 低平椭圆形隆起，远端边界见黏膜白斑；B. 醋酸后：前唇椭圆形病变醋酸白阳性伴点状血管与粗镶嵌，病变边界与表面轮廓线条分明，提示 HSIL、病灶隆起可疑早浸？后唇转化区远端见狭窄薄白环形上皮，为 LSIL；C. 放大观察病灶表面异形血管：粗镶嵌与点状血管十分清楚；D. LEEP 标本与宫颈环状切除凹面：锥高 1.5cm，锥底直径 2cm，病灶全部位于切除标本内，标本从 3 点剪开，病理诊断：子宫颈顺时针 12 点、1~2 点均为 HSIL（CIN3）、切缘净。

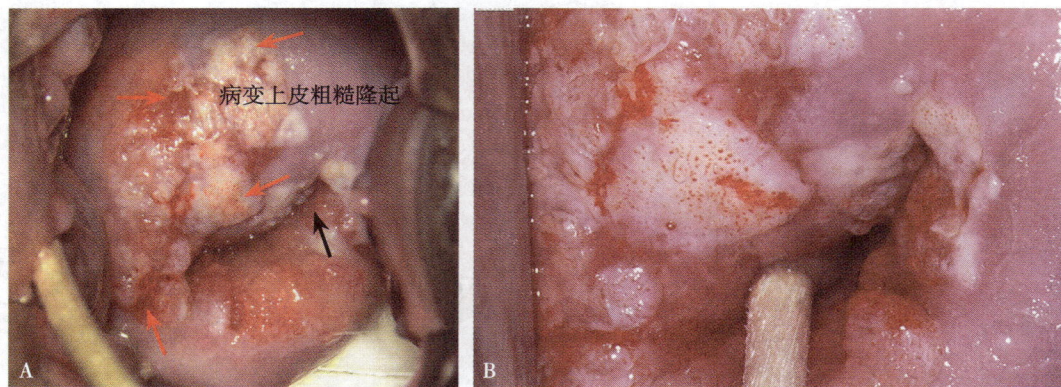

图 9-15-33　阴道镜评估微小浸润癌

A. 35 岁，TCT：ASC-US/HC2＋，宫颈活检 HSIL（CIN3）。醋酸后低倍显现全子宫颈（注意：使用一个棉棒和棉球，扳正偏向左侧的子宫颈）：红色箭头指向致密浓染醋酸白上皮伴点状血管、上皮脱失、出血、粗糙隆起、符合 HSIL（CIN3）、高度可疑浸润？黑色箭头指向病变向宫颈管内方向延伸（TZ-2）；B. 15 倍放大观察子宫颈前唇点状血管及子宫颈口处病变。

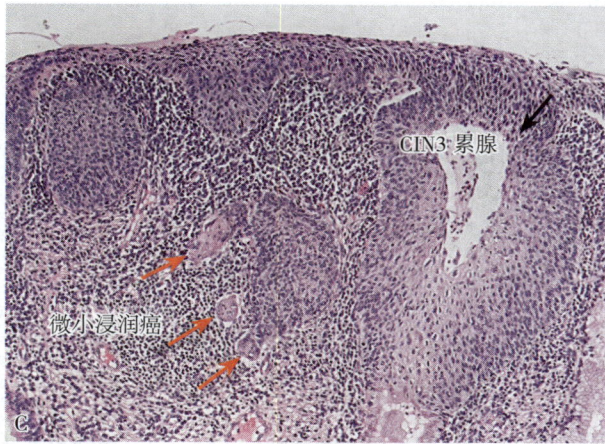

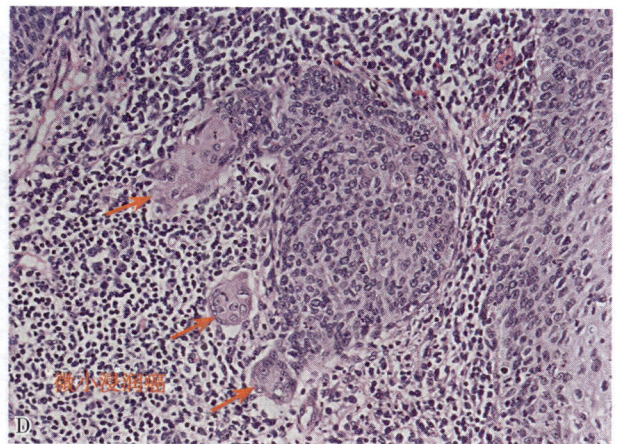

图 9-15-33(续)

C、D. 宫颈 LEEP 病理图片:黑色箭头指向 HSIL(CIN3)累及腺体;红色箭头指向间质内的微小浸润-非角化型鳞状细胞癌(以上病理图片由金木兰教授提供)。

物排出受阻,局部黏液集聚成囊肿,临床上称为纳氏囊肿(nabothian follicle)。隧道丛开口于子宫颈表面时,阴道镜下清晰可见,称为腺体开口。

（3）正常转化区:原始柱状上皮在生理盐水的作用下呈现血管的颜色,在 3%~5% 醋酸作用下呈现短暂的苍白水肿,对复方碘溶液不起反应。未成熟鳞状化生上皮在生理盐水作用下呈现深红色,在 3%~5% 醋酸作用下,呈现短暂的"一过性"醋酸白反应,碘试验部分呈阳性、部分呈阴性反应。成熟鳞状化生上皮在生理盐水的作用下呈现淡粉色,对 5% 醋酸溶液不起反应,可被复方碘溶液染成深褐色或黑色。阴道镜下可观察到大片成熟分化(鳞化)的化生上皮和/或孤立、小片状、未成熟分化(鳞状)的化生上皮。未成熟分化(鳞化)的化生上皮细胞质内缺乏糖原,因此,复方碘染色为阴性。

依次应用生理盐水、5% 醋酸溶液与复方碘溶液,反复验证转化区的正确位置:识别原始鳞状上皮与原始柱状上皮、OSCJ 与 NSCJ。该区域内分布着连续变化的上皮,不成化生上皮和成熟化生上皮并存,成熟化生位于不成熟化生和原始鳞-柱交接之间。OSCJ 位于移行带的最远端,经醋酸作用后,在原始鳞状上皮与化生上皮之间,形成一条或清晰或不清晰的白线,在这条白线的内侧,如见到宫颈腺体的开口,则为 OSCJ 的显著标志(见图 9-15-4)。判断不成熟化生和成熟化生上皮及腺体开口(裸露的柱状上皮岛)和纳氏囊肿的位置,是明确转化区范围的重要标志之一。某些先天性大转化区的妇女,其 OSCJ 可位于子宫颈外口远端达阴道穹窿处,通常在阴道前后穹窿处,显示出一个舌形或三角形的碘染色阴性区(见图 9-15-15B、D)。NSCJ 位于移形带的近端,经醋酸后在鳞状化生上皮与柱状上皮之间,形成一条或清晰或不清晰的白线(见图 9-15-4)。

（4）特殊时期的阴道镜所见

1）妊娠期妇女的阴道镜所见:与非妊娠妇女相比,没有证据显示妊娠期女性更容易出现高级别病变,妊娠期女性宫颈癌筛查与非妊娠期相似;妊娠期阴道镜检查的目的主要是排除宫颈浸润癌。

随着妊娠月份增加,受激素、生理和解剖等因素的影响,子宫颈、阴道壁的变化趋于明显。妊娠期的阴道镜检查需仔细观察整个子宫颈阴道部、转化区和阴道、外阴。妊娠期子宫颈柱状上皮常因间质水肿出现生理性外翻。受阴道酸性环境的影响,外翻的柱状上皮区域可发生明显的鳞状上皮化生,且伴随着整个孕期,阴道镜下观察可表现为薄白醋酸上皮。妊娠期高水平的孕激素不但使子宫内膜发生蜕膜样改变,还可以使宫颈发生蜕膜样改变,子宫颈管和子宫颈阴道部都会受其影响,蜕膜样改变包括转化区内可见明显的腺体开口、蜕膜样息肉等(图 9-15-34)。血容量增加、血管增多、间质水肿导致子宫颈增大并更柔软,阴道壁也有类似改变,阴道壁松弛、皱襞增加。妊娠期下生殖道湿疣也很常见,因血供丰富而生长较迅速,子宫颈湿疣也可能合并 LSIL(CIN)同时存在(图 9-15-35)。妊娠期 HSIL(CIN2、3)的醋酸白色上皮更为显著,血供增加使点状血管和镶嵌等改变更为明显,图像更夸张(图 9-15-36)。这些改变可能导致过度诊断,故建议转诊至有经验的阴道镜医生进行评价,必要时进行活检以明确诊断。

2）围绝经期妇女的阴道镜所见:对于围绝经期妇女的阴道镜检查应动作轻柔,否则易造成患者不适和组织损伤。从窥器放入阴道开始,或仅是轻轻擦拭分泌物,均有可能损伤上皮和微小血管而造成黏膜下出血点,甚至部分黏膜上皮剥脱而难以评价。老年妇女的宫颈转化区大多内移到颈管处,使其 SCJ 难以识别。由于下生殖道上皮变薄,其下基

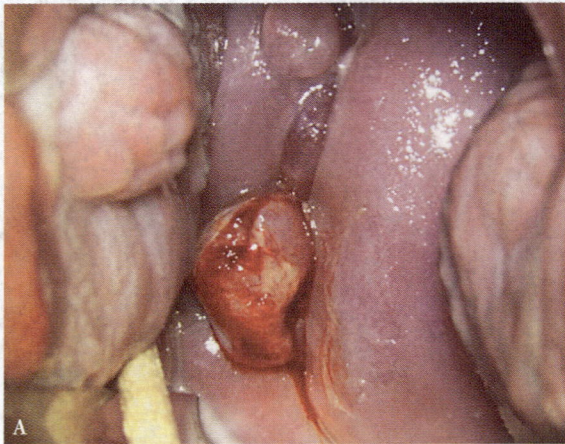

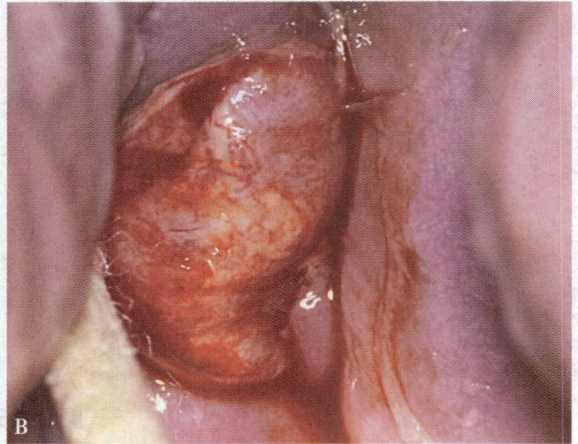

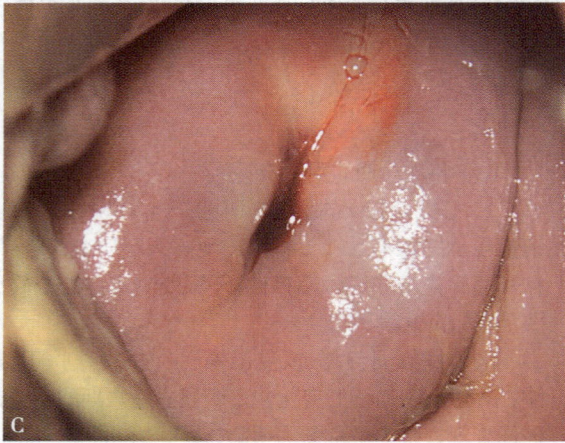

图 9-15-34　妊娠期宫颈蜕膜样变

A. SCC Ⅰa1/LEEP 切净随访 2 年，孕前 6 个月 TCT+HC2 双阴性，妊娠 14 周发现子宫颈赘生物转诊阴道镜（×7.5）：棉棒固定子宫颈，展示子宫颈外口赘生物；B.（×15）放大观察宫颈赘生物表面：血管粗大、排列紊乱，酷似异形血管；赘生物组织柔软有触血。钳取子宫颈赘生物送病理：子宫颈组织黏膜慢性炎伴间质蜕膜样变。同日取材 TCT+HC2 双阴性；C. 产后 6 周阴道镜随访，子宫颈外口被覆上皮未见异常，重复 TCT+HC2 双阴性。妊娠结局：G_3P_1、孕 39 周剖宫产、女婴、3 100g、哺乳。

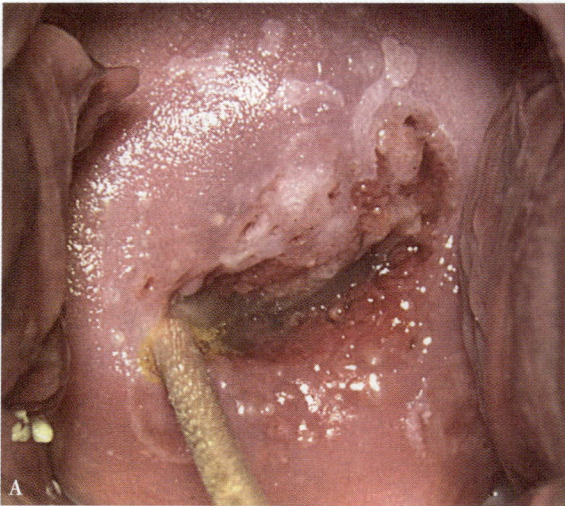

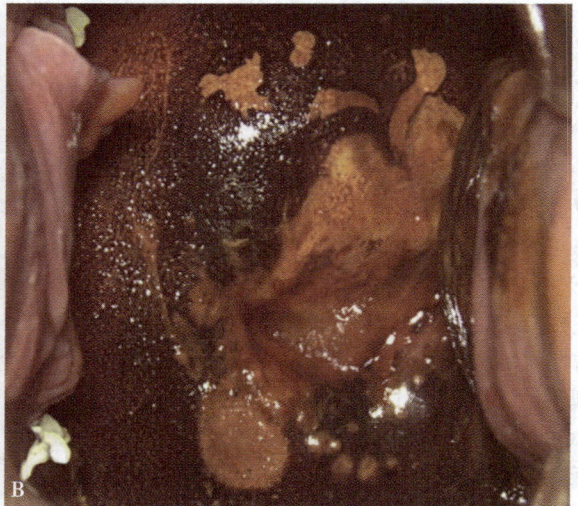

图 9-15-35　妊娠期 LSIL

A. 妊娠 8 周 HC2 阳性。前唇薄白醋酸白上皮，边界清楚；B. 与 A 图对比，醋酸白上皮部分碘染着色、部分不着色，符合 LSIL 标准。

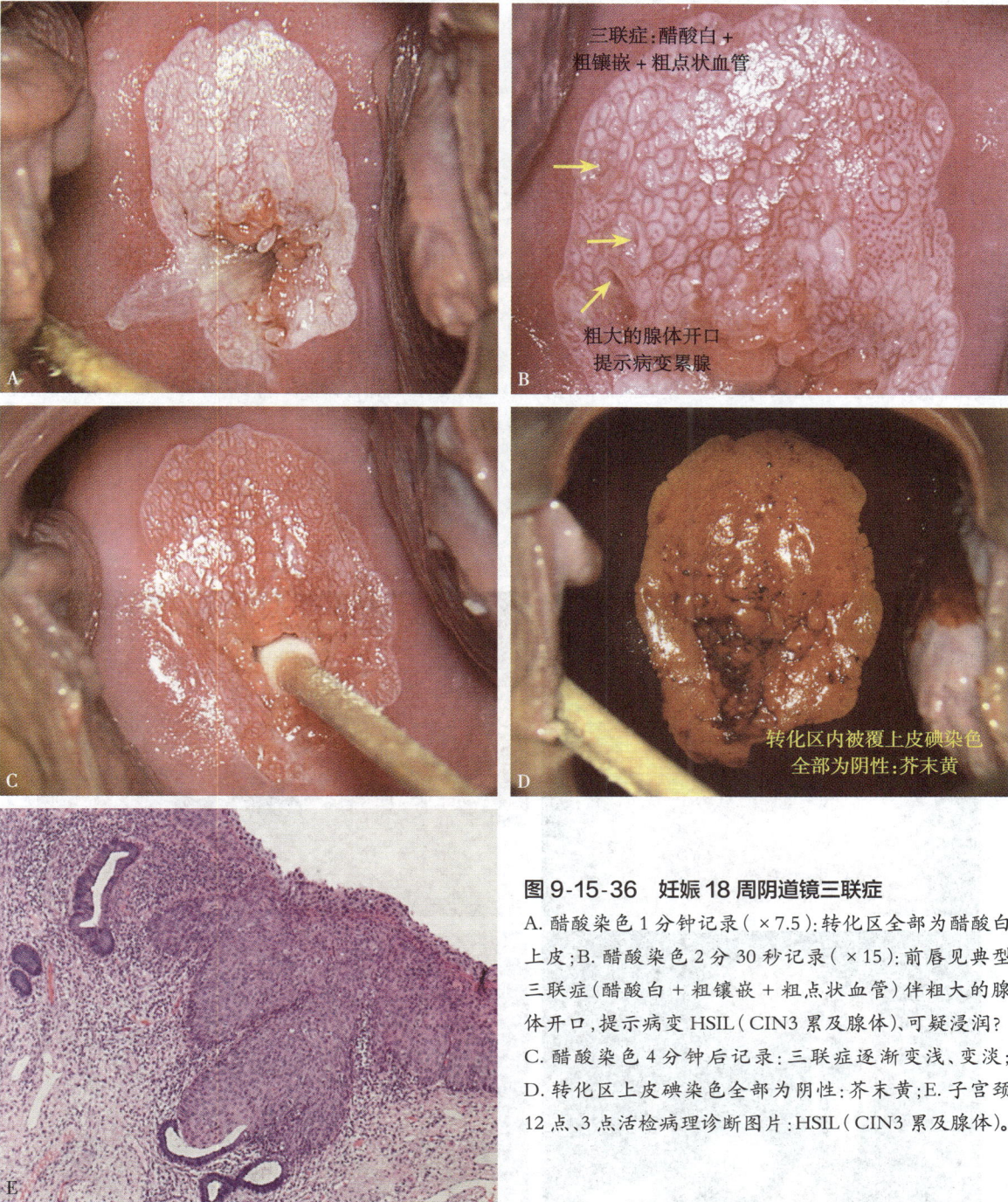

图中标注：

三联症:醋酸白+
粗镶嵌+粗点状血管

粗大的腺体开口
提示病变累腺

转化区内被覆上皮碘染色
全部为阴性:芥末黄

图 9-15-36 妊娠 18 周阴道镜三联症

A. 醋酸染色 1 分钟记录（×7.5）:转化区全部为醋酸白
上皮;B. 醋酸染色 2 分 30 秒记录（×15）:前唇见典型
三联症(醋酸白＋粗镶嵌＋粗点状血管)伴粗大的腺
体开口,提示病变 HSIL（CIN3 累及腺体）、可疑浸润?
C. 醋酸染色 4 分钟后记录:三联症逐渐变浅、变淡;
D. 转化区上皮碘染色全部为阴性:芥末黄;E. 子宫颈
12 点、3 点活检病理诊断图片:HSIL（CIN3 累及腺体）。

质内血管减少,外观菲薄萎缩,使得上皮对 3%~5% 醋酸的作用反应不明显(图 9-15-37)。外阴皮肤变苍白,尤其应用醋酸后。此外,子宫颈和阴道鳞状上皮含糖原量减少或上皮中完全不含糖原,碘染色后呈深浅不均的黄色。这些都是围绝经期妇女在阴道镜检查时不能被充分观察和辨识病灶的最常见原因。虽然子宫颈管扩张器有助于观察到鳞-柱交接,但围绝经期妇女的宫颈口常常小如"针孔",造成扩张器械根本无法使用而徒增痛苦。在检查前应使用雌激素软膏或栓剂 7~10 天,有利于观察宫颈转化区,有利于宫颈管扩张器的使用;也有利于 Lugol 复方碘溶液染色后的阴道穹窿和阴道壁的观察。

3)外源性激素作用后子宫颈的阴道镜所见:外源性激素作用后(比如服用避孕药),宫颈柱状上皮向宫颈口外移,外观红色颗粒状,伴有稠厚黏液;有时也可见大面积的柱状上皮延伸至阴道穹窿。柱状上皮暴露于阴道酸性环境中,产生大量黏液,呈现炎性反应性改变。过度增生的柱状上皮可在子宫颈阴道部形成明显皱褶,或在子宫颈外口形成息肉状外观。

3. 异常阴道镜检查所见　在阴道镜检查中识别有无异常上皮,是为了寻找宫颈筛查结果异常的来源。宫颈筛查结果异常通常表明子宫颈可能存在病变,但并非总是如此,也可能很隐匿且很难找到。依次施加生理盐水、3%~5% 的醋酸溶液、Lugol 复方碘溶液进行观察,那些位于子宫颈外口的病变,通常会显示出 1 种或多种上皮或血管方面的异常变化,如:黏膜白斑、醋酸白上皮、镶嵌及点状血管或异形血管等。这些特征源于病变上皮在组织结构与血管方面所发生的变化。

(1)醋酸白上皮:施加醋酸后,在细胞核密度增高区可出现醋酸白上皮,白色上皮愈厚、持续时间愈长、提示病变愈严重(见图 9-15-8A、图 9-15-21、图 9-15-33)。柱状上皮表面出现浓染的醋酸白上皮、并伴有粗大的腺体开口或异形血管,提示可能有腺上皮病变(见图 9-15-20)。应当注意:未成熟鳞状化生上皮与下生殖道的急性炎症,均可出现醋酸白上皮,但通常消退得快。

(2)点状血管:特指毛细血管的点状图像。细点状血管多提示 LSIL 或不成熟化生。粗大的点状血管图像,提示

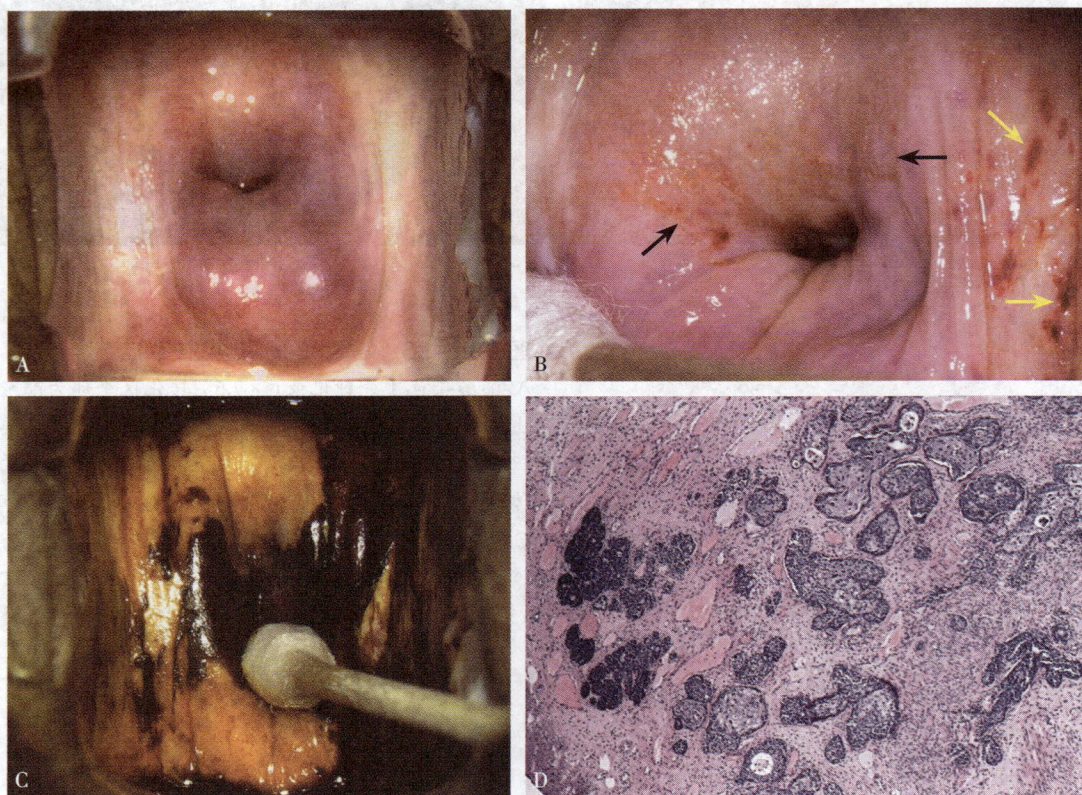

图 9-15-37　绝经期后子宫颈阴道上皮萎缩/病变位于子宫颈管内

A. 75 岁,首次宫颈筛查 TCT:HSIL、SCC?/HC2+,阴道镜:TZ-3 型,子宫颈外口全部为原始鳞状上皮;
B、C. 醋酸后黑色箭头指向上皮脱失区、黄色箭头指向阴道侧壁黏膜下新鲜出血点,部分上皮碘染阳性、部分上皮碘染阴性(非糖原化上皮),此为老年萎缩性上皮。阴道镜拟诊:疑宫颈癌或 CIN 位于宫颈管内?
临床处理:宫颈 LEEP(锥高 2cm、锥底直径 1cm)+ 阴道壁碘染阴性部位活检术;D. 宫颈 LEEP 病理:1~12 点均为 HSIL(CIN3),间质内见腺样基底细胞癌;阴道壁活检:黏膜组织上皮完全缺失,间质内未见病变。

HSIL 或浸润癌（见图 9-15-8A、图 9-15-21、图 9-15-33）。

（3）镶嵌：镶嵌是由点状血管受到挤压向外扩张连接成线状、包围了增厚的醋酸白上皮构成的图像，故而形成"瓦块状/马赛克"状图像。细小的镶嵌多提示 LSIL 或不成熟化生，粗大而不规则的镶嵌则提示 HSIL 或浸润癌（见图 9-15-8A、图 9-15-21、图 9-15-33）。

（4）碘试验阴性：不被 Lugol 复方碘染色的区域可见于柱状上皮、不成熟化生上皮、萎缩退变的鳞状上皮（雌激素水平低下），也可见于 CIN 或浸润癌。醋酸白上皮被碘染成斑点状多提示为不成熟化生或 LSIL。致密浓染的醋酸白上皮被碘染成肮脏的"芥末黄"时，多提示为 HSIL（见图 9-15-21、图 9-15-33）。成熟富含糖原的鳞状上皮，可被 Lugol 复方碘溶液染成深褐色，为碘试验阳性。

（5）异形血管：特指形态与分布极不规则的异常血管，如：粗大僵硬、走行突然中断、逗号状、螺旋状、意大利面条状等各种异常外观的血管（见图 9-15-16～图 9-15-18）。异形血管可作为宫颈浸润癌的警示征。

4. 确定病变的大小、形状、轮廓、位置和范围 一旦得

出了阴道镜拟诊（印象），下一步是确定宫颈病变的大小、形状、轮廓、位置和范围。

（1）确定子宫颈病变的大小：可以从病变占据子宫颈象限的数目来判断，病变可以仅占据 1 个象限，也可以占据多个象限，甚至向阴道壁的方向延伸（图 9-15-38）。

一般而言，宫颈病变越大、环绕病变的线性长度越长，病变就越严重。通过阴道镜检查预估宫颈病变大小，只能为临床提供粗略或模糊的信息，它的准确性是有限的，了解这一点很重要（图 9-15-39）。通过解读这一病例，我们可以了解到：本例阴道镜评估病变，仅观察到子宫颈单一象限（1/4 象限）有可视性图像，提示 HSIL，而其他有意义的信息是，转化区为 2 型，病变向子宫颈管内延伸，结合患者 45 岁、HPV16 型阳性/TCT:ASC-H，应考虑选择宫颈 LEEP 术为患者进行治疗。锥切的高度与宽度，应以切除全部转化区与病变为目标，本例锥高 2.5cm，锥底宽度 2cm。LEEP 第一环切标本显示宫颈病变占据 4 个象限。LEEP 病理则证明 HSIL（CIN3）的确分布在子宫颈 4 个象限，其中 11 点还有微小浸润。因此，通过阴道镜检查确定宫颈病变的尺寸与大

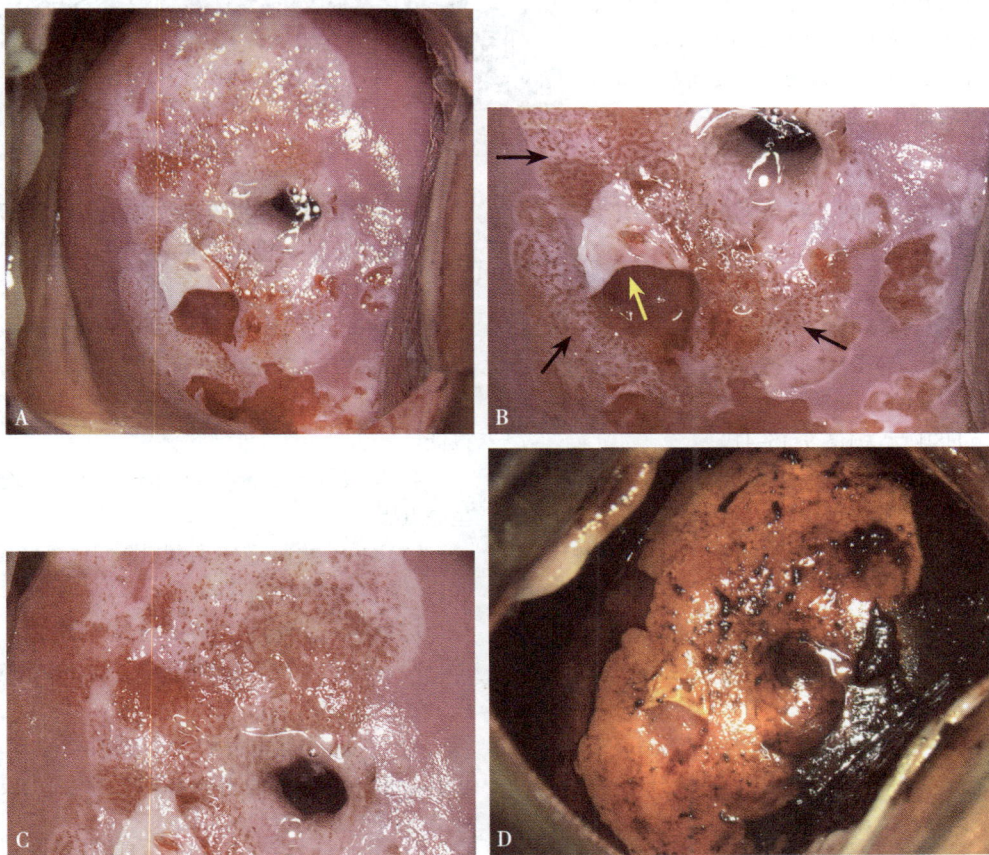

图 9-15-38　子宫颈"上皮剥洋葱状（卷边现象）"

A. 37 岁，TCT:HSIL/HPV16+，病变占据子宫颈 4 个象限，并向阴道左后壁延伸；B. 黄色箭头指向"剥葱状（病变上皮掀起）"，黑色箭头指向点状血管区域；C.（15 倍）TZ-2，病变延伸进入子宫颈管内，醋酸白＋点状血管＋上皮脱失，提示 HSIL、高度可疑浸润？ D. 碘染全部为阴性，符合 HSIL。宫颈 LEEP 病理诊断：1～12 点均为 HSIL 累及腺体，顺时针 10～12 点见非角化型鳞癌，浸润深度 <1mm。

黄色箭头指向:剪开 LEEP 标本
再经醋酸染色新发现的病变

标本自 3 点处剪开
黑箭头指向阴道镜检病灶

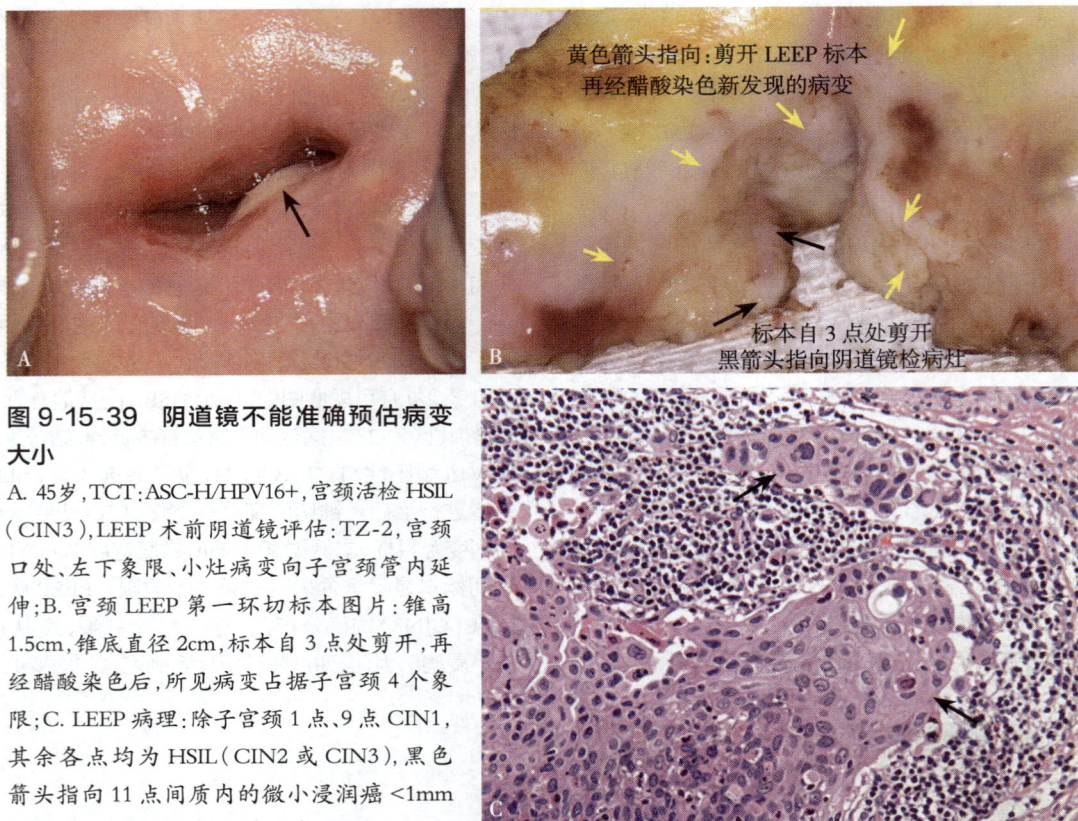

图 9-15-39　阴道镜不能准确预估病变大小

A. 45岁,TCT:ASC-H/HPV16+,宫颈活检 HSIL（CIN3）,LEEP 术前阴道镜评估:TZ-2,宫颈口处、左下象限、小灶病变向子宫颈管内延伸；B. 宫颈 LEEP 第一环切标本图片:锥高 1.5cm,锥底直径 2cm,标本自 3 点处剪开,再经醋酸染色后,所见病变占据子宫颈 4 个象限；C. LEEP 病理:除子宫颈 1 点、9 点 CIN1,其余各点均为 HSIL（CIN2 或 CIN3）,黑色箭头指向 11 点间质内的微小浸润癌 <1mm（以上病理图片由金木兰教授提供）。

小是主观性的,常常与宫颈病变的真实情况存在差距。

LSIL（CIN1 与宫颈湿疣/尖锐湿疣或扁平湿疣）多见于性活跃的年轻女性或免疫功能抑制的妇女,阴道镜评估 LSIL,其尺寸大小与病变级别并无规律可循（图 9-15-40）。比较难处理的是,LSIL 与子宫颈阴道被覆上皮不成熟化生很难区别,环绕在子宫颈外口的醋酸白上皮伴细镶嵌、细点状血管通常也与 HSIL 无关（图 9-15-41）。

（2）宫颈病变的形状和边界:子宫颈外口病变的形状和边界可以提示病变的严重程度。病变的边界模糊、不规则通常代表 LSIL（见图 9-15-13、图 9-15-28、图 9-15-40）,相反,病变边界整齐规则、病变与正常上皮对比分明,提示病变可能是 HSIL（见图 9-15-8A、图 9-15-21、图 9-15-33）。

（3）宫颈病变的表面轮廓:隆起的外生性病变可能是癌或湿疣（见图 9-15-10、图 9-15-13）。TCT 异常的来源可能位于宫颈转化区的不同象限或宫颈管内和/或阴道壁,病变可以是孤立、局灶的,也可以是多灶性、弥散性分布。宫颈病变的尺寸、形状、轮廓和位置,将影响治疗方式的选择,因此,阴道镜医生在选择治疗方法之前,一定要将宫颈病变的位置、大小、级别、充分或不充分,给予清楚的视觉化表达。一般而言,考虑为 HSIL,应尽量选择宫颈 LEEP 而非物理治疗,在切除治疗宫颈病变的同时,保留其有诊断价值的子宫颈组织,有助于检出先前未能预期的 HSIL（CIN3）/AIS+ 及/或宫颈浸润癌。

5. HPV 感染相关疾病的阴道镜检查所见

（1）LSIL 的阴道镜所见（见图 9-15-28、图 9-15-40、图 9-15-41、图 9-15-42）:

1）病变上皮表面光滑、边界模糊、不规则。

2）醋酸白上皮出现得慢、消失得快（动态观察）。

3）醋酸白上皮表面可见细点状血管和细而不规则的镶嵌。

4）醋酸白上皮经碘染大部分着色/小部分不着色,因此呈斑点状。

（2）HSIL 的阴道镜所见（图 9-15-8A、图 9-15-21、图 9-15-33、图 9-15-43、图 9-15-44）:

1）病变表面光滑、边界清晰、轮廓分明。

2）醋酸白上皮可迅速出现,呈致密厚重的牡蛎壳外观,消失迟缓（动态观察）。

3）可见粗点状血管和/或粗镶嵌。

4）柱状上皮表面出现浓染的醋酸白上皮,提示可能有腺上皮病变或病变累及腺体。

5）醋酸白上皮碘试染阴性,呈典型的"芥末黄"不着色区域。

（3）AIS:AIS 于 1953 年首先由 Friedell 和 McKay 描述。直至 20 世纪 80 年代,有更多的证据表明 AIS 是癌前期病变。AIS 比 HSIL（CIN2、3）罕见,常常伴有 HSIL（CIN2、3）。在 1991~1995 年中,美国白种人妇女 HSIL（CIN3）的总发病率

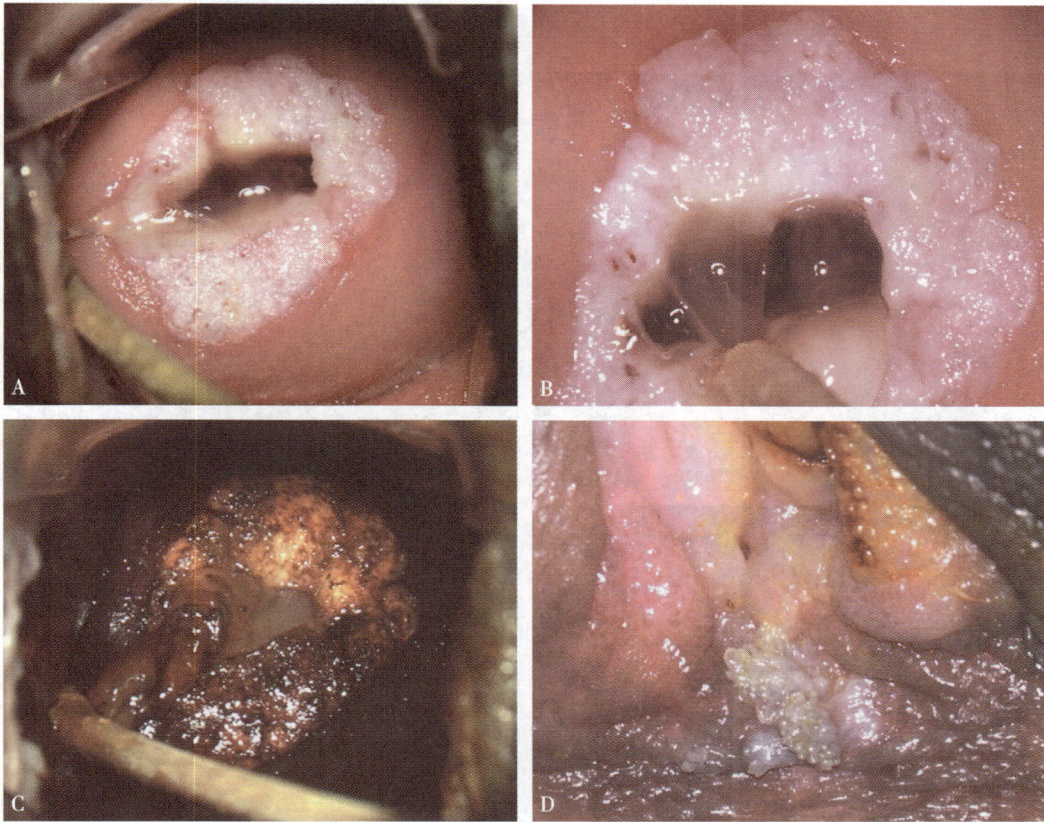

图 9-15-40　子宫颈和外阴的低级别病变（LSIL）

A. 38 岁，多性伴，TCT：LSIL/HC2+，TZ-2 型，醋酸白上皮 360° 环绕子宫颈外口；B.（×15）显示醋酸白上皮厚且质地疏松，反光增强，说明子宫颈存在 HPV 感染伴上皮角化不全与角化过度；C. 醋酸白上皮大部分碘染色阳性、小部分碘染色阴性，说明 HPV 感染没有影响到转化区上皮的成熟分化（良性特征），此为典型 LSIL；D. 阴道镜检查发现阴唇系带尖锐湿疣。

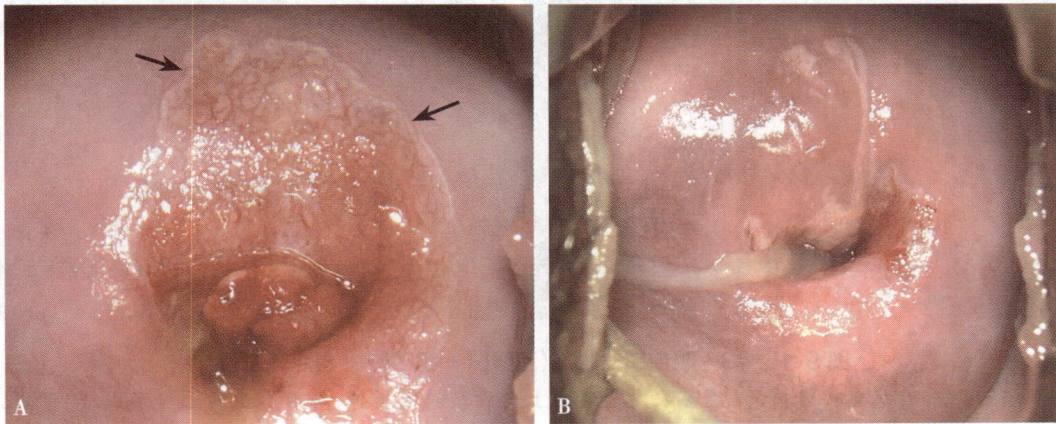

图 9-15-41　披着镶嵌外衣的 CIN1

A. 性交出血 2 年，TCT+HC2 双阴性。阴道镜：子宫颈息肉 2 个，箭头指向醋酸白上皮伴镶嵌及腺体开口提示 SIL？宫颈活检病理：颈管内膜息肉、9~10 点、12~1 点不能排除 HSIL（CIN2），经免疫组织化学染色 P16 阴性，病理报告为 LSIL（CIN1）；B. 半年后阴道镜随访：前唇异常图像消失，复查 TCT+HC2 双阴性。

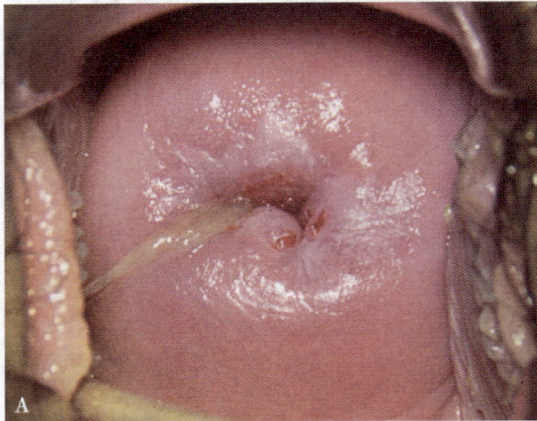

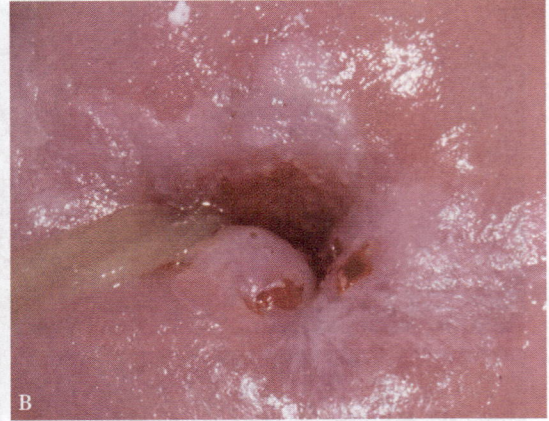

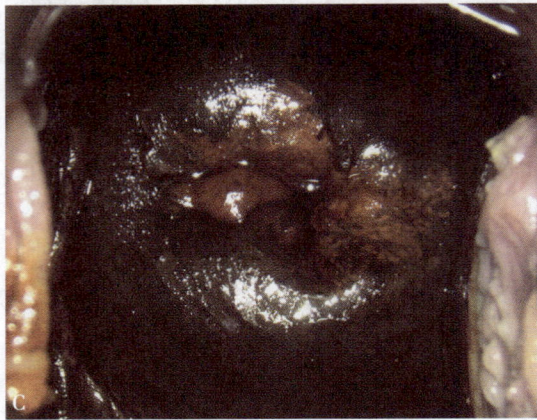

图 9-15-42　薄白透明醋酸白上皮（LSIL）

A、B. TCT:ASC-US/HC2+,活检 LSIL（CIN1）、HPV,
子宫颈外口薄白透明醋酸白上皮符合 LSIL;C. 醋酸
白上皮碘染色:斑驳不清(部分碘着色、部分不着色),
符合 LSIL。

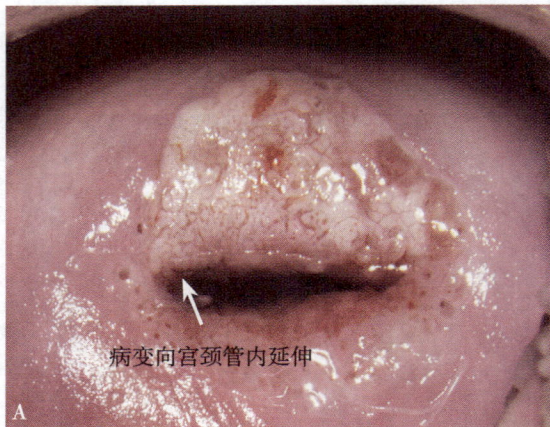

病变向宫颈管内延伸

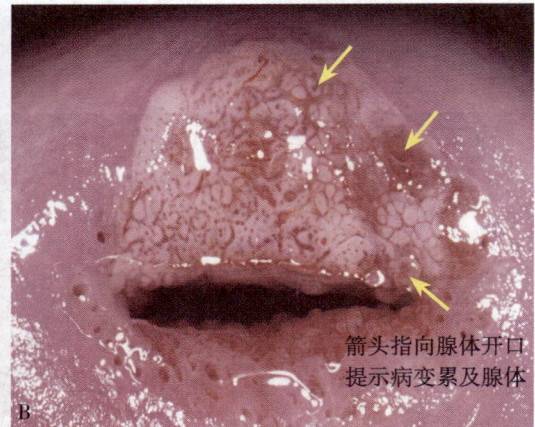

箭头指向腺体开口
提示病变累及腺体

图 9-15-43　阴道镜三联症(醋酸白 + 粗镶嵌 + 粗点状血管)

A.(×7.5)TZ-2,病变位于前唇,致密浓染醋酸白上皮向颈管内延伸,与后唇正常上皮形成鲜明对比;
B.(×15)醋酸白阳性持续约 5 分钟,阴道镜三联症(醋酸白 + 粗镶嵌 + 粗点状血管)伴粗大腺体开口提示
HSIL（CIN3 累及腺体）、可疑早浸?

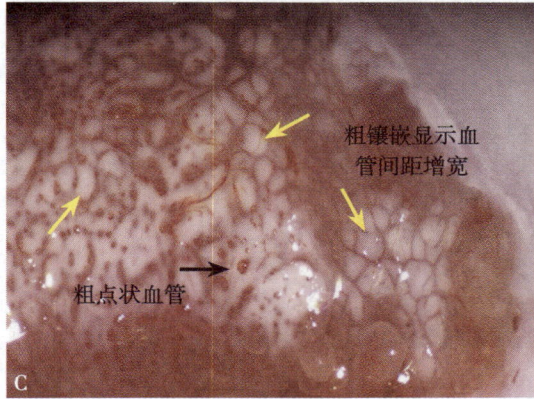

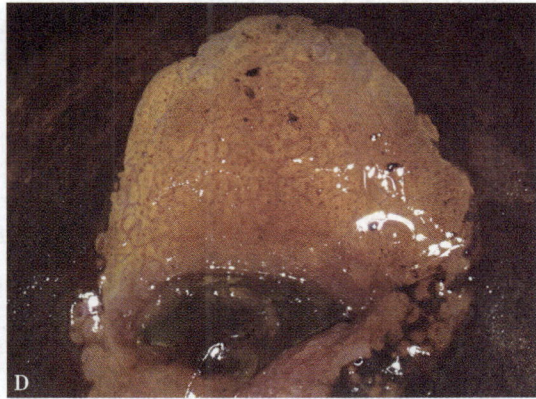

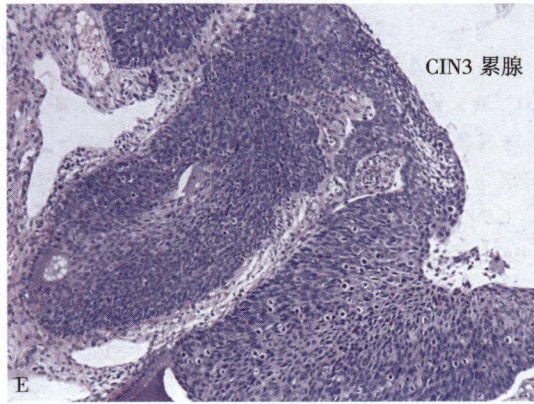

C（×30）

粗镶嵌显示血
管间距增宽

粗点状血管

CIN3 累腺

E

图 9-15-43（续）

C.（×30）记录异形血管：黄色箭头指向粗镶嵌显示血管间距增宽、排列不规则；黑色箭头指向粗点状血管显示血管口径增粗；D.（×15）前唇病变上皮碘染色全部为阴性（芥末黄），三联症依然清晰可见。阴道镜拟诊：子宫颈外口鳞状上皮病变 HSIL（CIN3 累及腺体）、早浸？ 子宫颈管内腺上皮病变（AGC-NOS）待确诊；E. 宫颈 LEEP 病理：HSIL（CIN3 累及腺体）、切缘净、原位杂交 HPV16/18+；未见腺上皮病变。

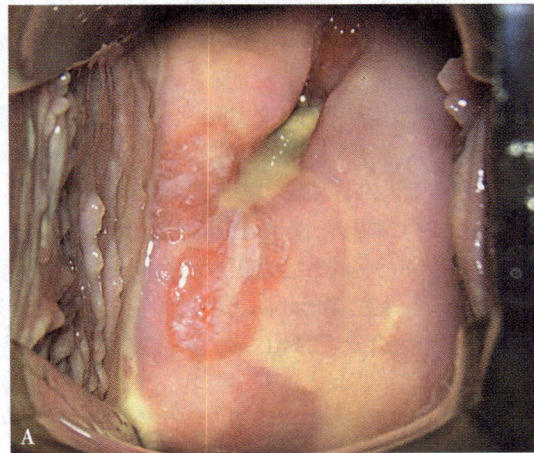

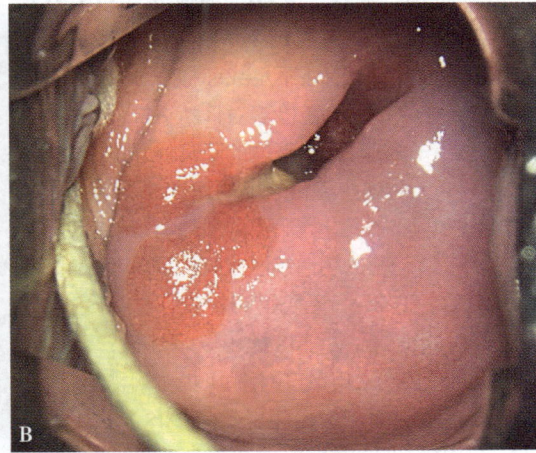

图 9-15-44　SCCⅠa1/CKC 术后病灶残留

A. SCCⅠa1/CKC 术后 4 周，阴道黄稠分泌物，子宫颈右下象限见 2 块环形红斑；B. 生理盐水清洁后，环形红斑显现清楚，表面见异形血管。

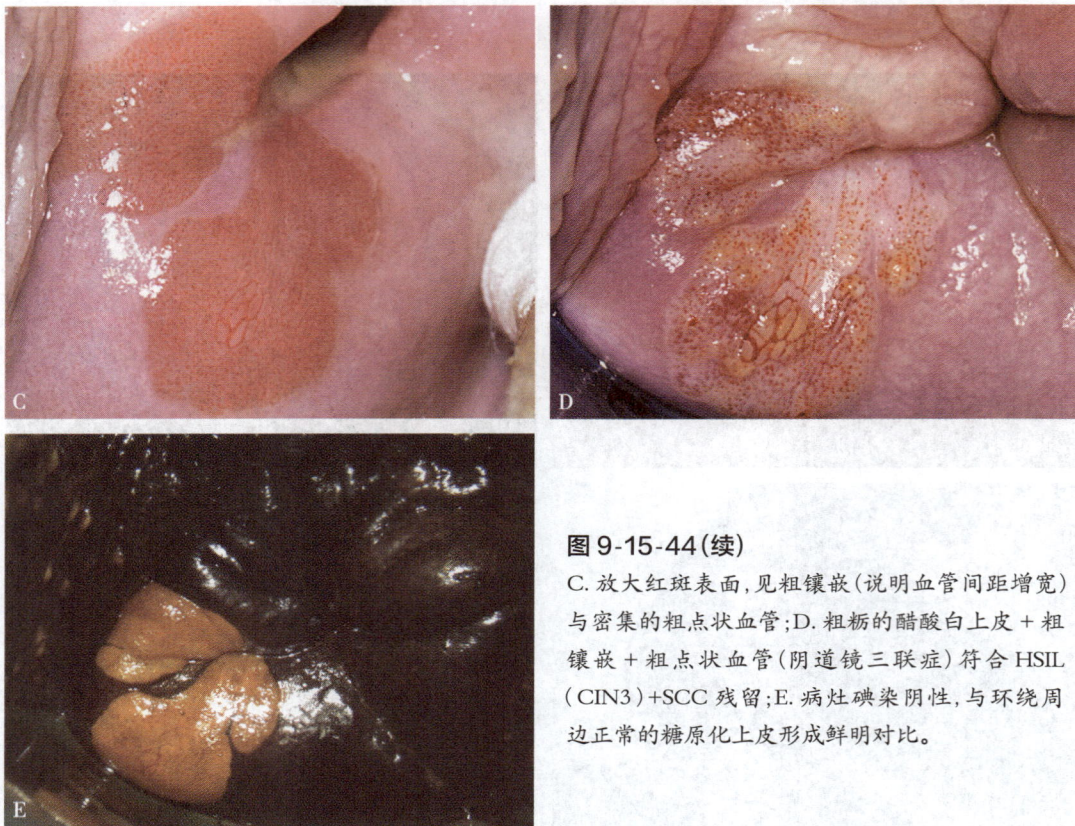

图 9-15-44(续)

C. 放大红斑表面,见粗镶嵌(说明血管间距增宽)与密集的粗点状血管;D. 粗栃的醋酸白上皮 + 粗镶嵌 + 粗点状血管(阴道镜三联症)符合 HSIL(CIN3)+SCC 残留;E. 病灶碘染阴性,与环绕周边正常的糖原化上皮形成鲜明对比。

是 41.4/100 000,AIS 的发病率仅为 1.25/100 000。尽管 AIS 的总发病率很低,但是 70~90 年代期间,AIS 在美国的发病率上升了大约 6 倍。

AIS 的临床确诊相对困难,主要因为细胞学与阴道镜检查均不敏感。细胞学筛查子宫颈腺上皮病变的敏感性很低,可能与子宫颈管腺上皮细胞取材不足或细胞学读片时易忽略异常腺上皮细胞有关。阴道镜检查对诊断 AIS 同样存在困难。AIS 通常位于子宫颈管内、腺体的隐窝处、间质内(图9-15-45、图 9-15-46),对这些隐秘之处的病变,阴道镜检查无法提供视觉化证据。对那些位于子宫颈外口、转化区内、腺上皮的典型病变,有经验的阴道镜医生仅能提供有限的证据(见图 9-15-20A)。迄今,尚无阴道镜检查评估 AIS 的诊断标准。IFCPC 对阴道镜诊断 AIS 提出以下建议:柱状上皮表面出现浓染的醋酸白上皮(红白相间),提示可能存在腺上皮病变或病变累及腺体。值得注意的是,AIS 常与 HSIL 合并存在,这一现象的平均发生率超过 50%。显然,对 AIS 的诊断关键在于提高病理科医生的诊断能力。组织病理学检查对 AIS 的诊断至关重要。然而,对于国内大多数病理科医生而言,对 AIS(又称 HG-CGIN)却"从未见过"。

2019 版 ASCCP 共识指南指出:对 AIS 的管理既有挑战性又富有争议性。近年来,由于加深了对 AIS 自然病程的认识,对其临床处理方法从根治性手术转变为更加保守的治疗。

1)与 AIS 相关联的阴道镜变化不显著,因此,经阴道镜检查确定 AIS 切除范围,常常是困难的。

2)AIS 经腺体隐窝延伸很长距离进入子宫颈间质,这一特征导致切除全部病变的困难。

3)AIS 常为多病灶的,并且常有"跳跃式的病灶",因此,诊断性宫颈锥切术标本的阴性边缘,并非意味着病灶被完整切除。

4)宫颈锥切术标本的边缘状况是判定病变残留的指标之一。宫颈锥切术标本的边缘状况和对切缘的理解,对进一步治疗方案的制订和随访管理都至关重要。

5)ECC 取样阳性也可预示病变残留。

6)要特别强调:经宫颈点活检或 ECC 诊断为 AIS 者,必须行诊断性宫颈锥切术,方可进入下一步的临床处理。

7)无生育要求的 AIS 者,宫颈锥切术后的治疗,首选子宫全切术。

8)AIS 经常发生在希望保留生育功能的妇女中。已有的许多研究已经清楚地表明:宫颈锥切术对大多数 AIS 的治疗是有效的。如果希望保留生育功能,一个病理还原度好且切缘净(无明显炭化且可辨识)的宫颈锥切术是可接受的治疗方案。如果边缘未切净,包括锥顶残留 HSIL 或 AIS,可选择再次宫颈锥切术,以提高切除全部病变的可能性。

9)随访:宫颈细胞学和高危型 HPV 检测(联合筛查)以及能够在阴道镜检查时提供宫颈管取样的全面阴道镜检查。在有效的宫颈锥切术后的第 1 年,每 6 个月 1 次随访。

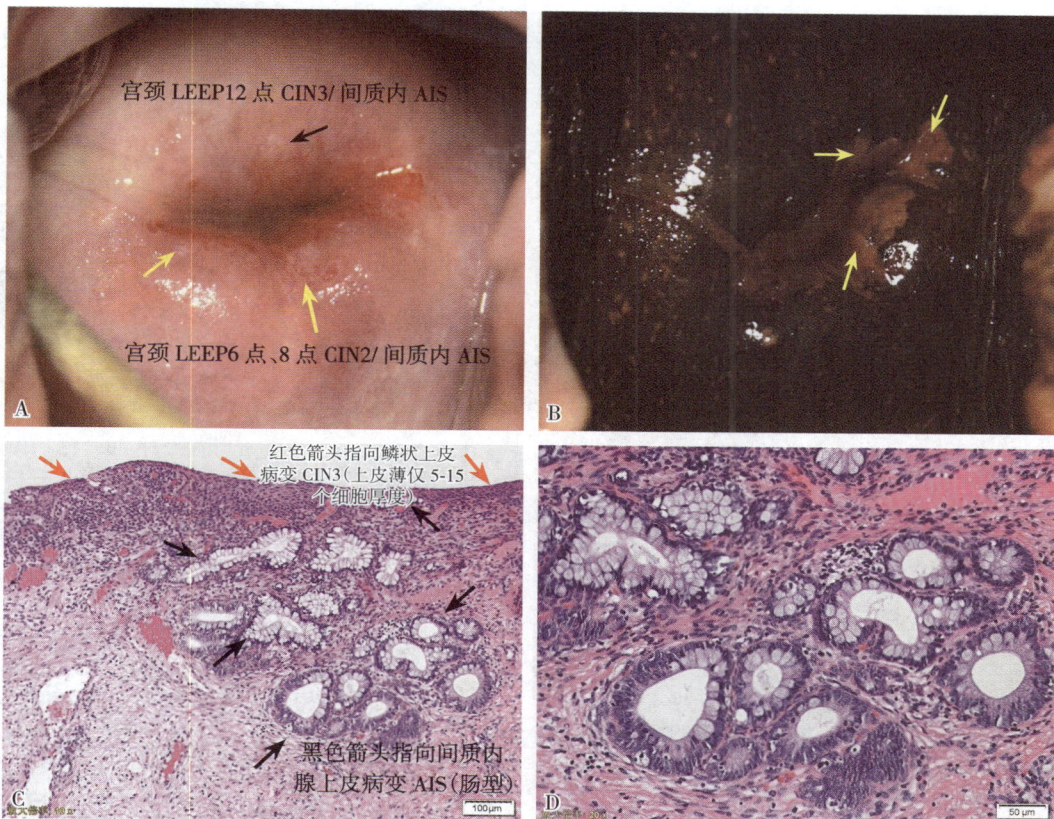

図 9-15-45 欺骗阴道镜医生的阴道镜图像（AIS+CIN3）

A. 33 岁,G₄P₁,TCT:ASC-US/HPV18+,宫颈活检 CIN1。阴道镜:TZ-1 型(满意),箭头指向子宫颈外口小灶薄白上皮,提示 LSIL 或鳞状上皮化生;B. 碘染色:宫颈口处红棕色,提示 LSIL;因 HPV18+、怀疑宫颈管内腺上皮病变? 行宫颈 LEEP 确诊;C. LEEP 病理诊断图片:红色箭头指向 12 点 CIN3(上皮薄、细胞5~15 层)、P16+,黑色箭头指向间质内 AIS(肠型);D. 病理图片:见典型杯状细胞 AIS(原位腺癌、肠型)。

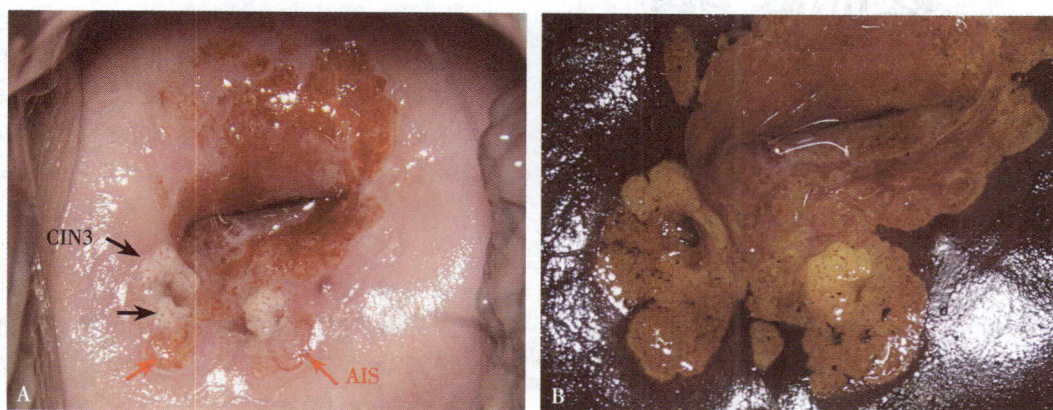

图 9-15-46　AIS+CIN3 累及腺体 2 例

A、B. 42 岁,TCT 正常/HC2+4 年,先后 3 次宫颈活检分别为 LSIL(CIN1)、HSIL(CIN2)和宫颈湿疣、3 次宫颈物理治疗史。阴道镜:因多次宫颈活检＋物理治疗转化区不易辨识,黑色箭头指向后唇三簇柱状上皮团块、表面致密浓染醋酸白上皮＋点状血管(红白相间),碘染阴性,提示鳞状上皮病变 HSIL、SCC? 红色箭头指向与其紧密相邻处的红色病变,提示 AIS?

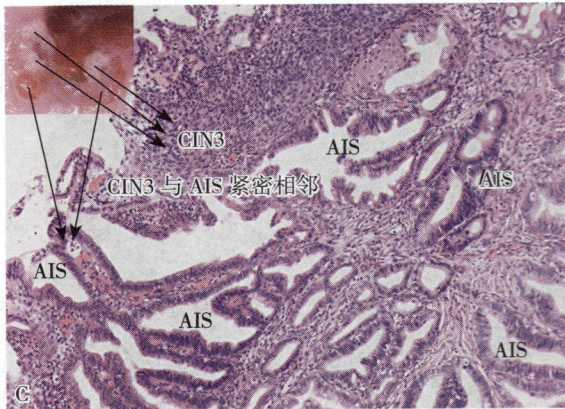

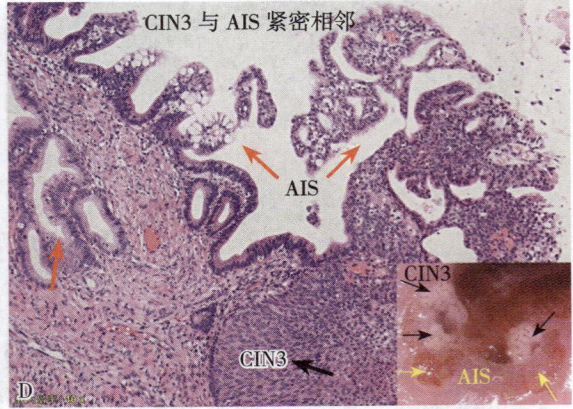

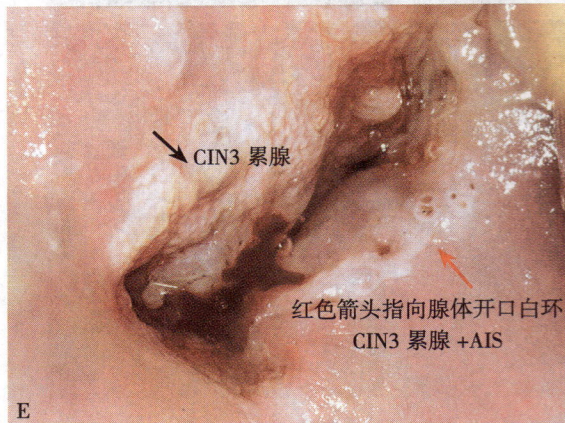

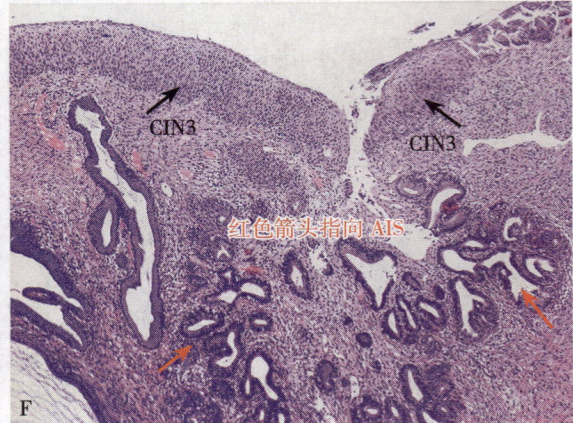

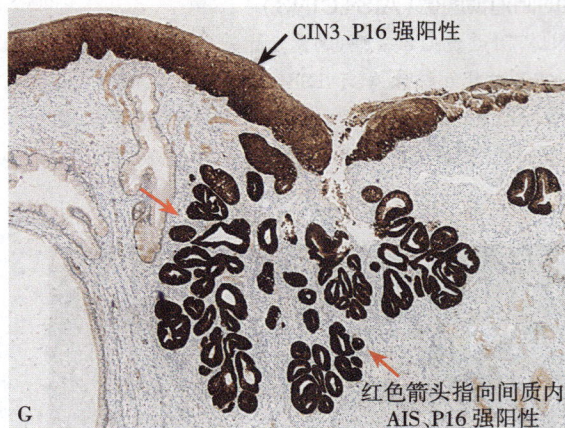

C、D. 将阴道镜图像与宫颈 LEEP 病理图片进行对比：两者一致性表明 HSIL（CIN3）与 AIS 紧密相邻[子宫颈顺时针 6~9 点，HSIL（CIN3 累及腺体）、间质内为 AIS；其余各点均为 AIS]；E. 另一患者 40 岁，未行宫颈筛查，因宫颈囊肿行宫颈活检 HSIL（CIN3）、可疑浸润癌？ 阴道镜：月经期第 3 天，TZ-2，黑色箭头指向前唇病变，红色箭头指向后唇腺体开口白环，提示 HSIL 累及腺体；F、G. 宫颈 LEEP 病理：前唇 HSIL（CIN3 累及腺体），后唇表层上皮 HSIL（CIN3 累及腺体），间质内 AIS，P16 染色强阳性（以上病理图片由金木兰教授提供）。

第 2 年，每 12 个月 1 次随访。至少坚持 25 年随访。

（4）浸润性癌：宫颈浸润癌常在裸眼下即可辨认，但阴道镜下可更清晰地辨识其特征（图 9-15-47）：

1）病变表面异常、高于上皮层、在凸起程度上有明显不同，甚至脑回状，伴有角化红色糜烂或溃疡区域。

2）广泛的不典型转化区，可见粗大的点状血管和镶嵌，伴有环状或肚脐状的腺体开口，甚至可见异常血管和镶嵌状突起，不典型血管的大小、形态、走行和排布异常，常常无头无尾、螺旋状、毛线头状等是浸润癌的典型特征。

3）病灶质脆、上皮表面易损伤。粗大血管增加导致整个子宫颈容易出血。

4）图像异常的膨胀和坏死清晰可见。血管结构可通过绿色滤光镜仔细观察常见血管丰富的增生区域与血管缺失所致的坏死区域并存。坏死区域往往提示破坏性、侵袭性生长。

5）腺癌没有特异性的阴道镜图像。

（六）经阴道镜指引下的取样

如有必要，阴道镜医生必须采集位于子宫颈外口、宫颈管内或下生殖道其他部位最明显异常的 1 个或多个组织学活检标本。组织学活检对于确认阴道镜的评估结果与病变级别（如果病变存在）是必要的。

1. 对宫颈活检的定义 通常是指取自子宫颈外口上皮

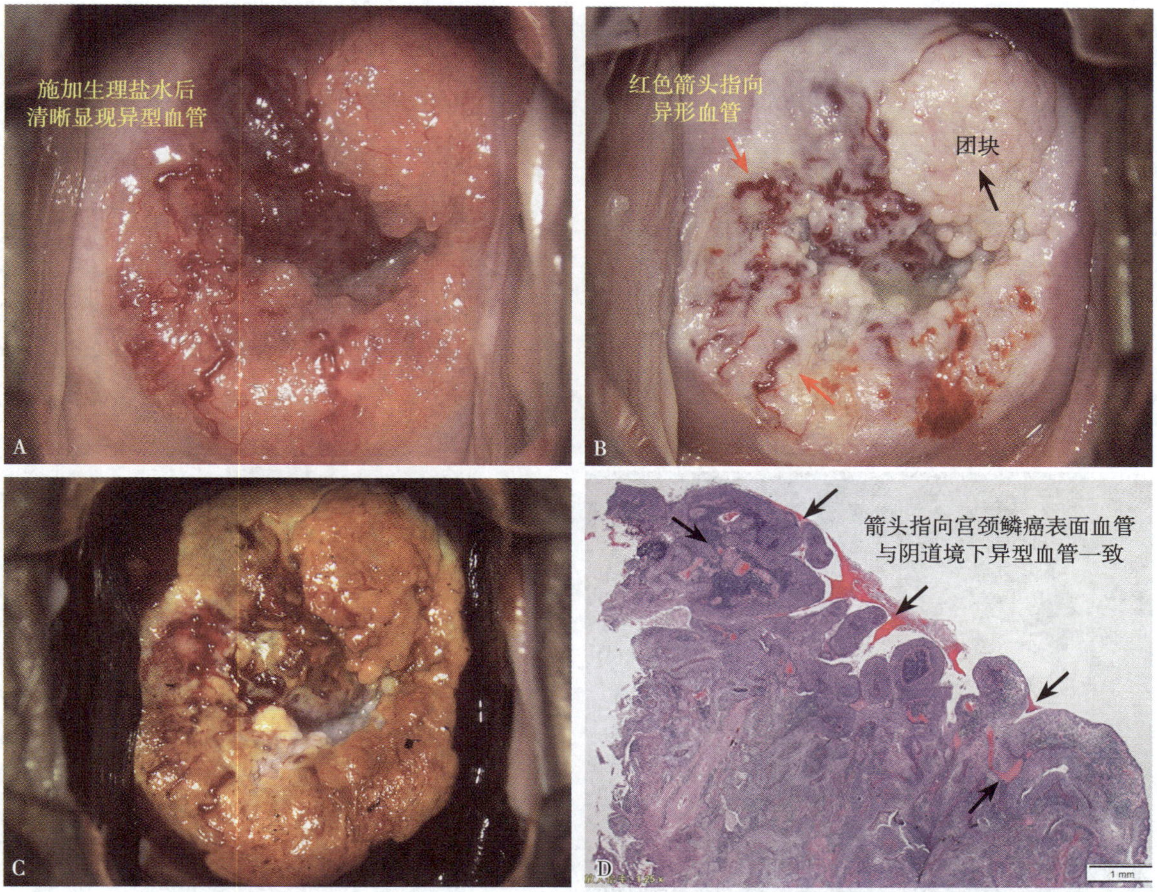
施加生理盐水后
清晰显现异型血管
A
红色箭头指向
异形血管
团块
B
C
箭头指向宫颈鳞癌表面血管
与阴道境下异型血管一致
D
1 mm

图 9-15-47　异形血管提示宫颈浸润癌

A~C. 33 岁，未生育（初次性交 16 岁、离异、多性伴生活史），因性交出血首次 TCT：HSIL/HPV16+。阴道镜：生理盐水清洁子宫颈后见显著异形血管；醋酸白上皮呈猪油状；左上象限团块状隆起；右下/右上象限见粗大扭曲异形血管（醋酸后血管不收缩，说明病变已浸润至血管壁）；碘染色阴性。阴道镜诊断：符合宫颈浸润癌（SCC Ⅰb1）；D. 宫颈楔形切除活检病理：角化型鳞癌，淋巴管内见癌栓，组织切缘见鳞癌组织。图中箭头指向宫颈癌组织表面与间质内的血管，与阴道镜图像中的异性血管相对应（以上病理图片由金木兰教授提供）。

与下方间质组织的点活检（punch biopsy）样本，也包括 ECC 或宫颈管刷片（endocervical brushing）的样本，后两者称为宫颈管内取样（endocervical sampling，ECS），目的为评价宫颈管内不可见的区域。

2. 宫颈活检术　辨识从哪个区域取活检是阴道镜检查最困难的内容之一。对于初学阴道镜的医生来说，增加临床实践的积累，多观摩、多动手、多取宫颈活检，无疑会提高宫颈取样的水准。另一方面，阴道镜医生必须依赖技术水平过硬的病理科医生，才能提高阴道镜评估与宫颈活检的准确性。将阴道镜的各种图像、活检位点与病理结果进行比对，经常与病理科医生沟通交流临床信息，养成相互学习的好习惯，经过日积月累的不懈努力，可提高阴道镜检查与评估的准确性和组织学取样的技术水平。应用的活检设备需锐利，活检标本应尽量保持上皮的完整性并应取到足够多的间质，方能有利于病理医生评估是否存在间质内的病变（AIS 和/或残留病变 HSIL 累及的腺体）或浸润癌。

（1）宫颈活检首先取自最异常的部位：多数情况下，宫颈活检首先取自最异常外观的区域，不管它位于子宫颈的何处。确定活检位置后，将开口的活检钳，固定于宫颈口的近端或内侧，然后咬合钳取组织标本。活检后应在阴道镜下确认目标区域是否被充分取样、钳取的标本是否完整、是否取到足够的间质（图 9-15-48、图 9-15-49）。

（2）对宫颈活检创面的止血：活检后首先使用棉球或纱布压迫活检创面，对于浅表的出血，这种压迫止血常常奏效。或将沾满硝酸银溶液或 Monsel 溶液（含铁碱式硫酸盐）的棉棒涂抹、触压于活检创面上完成止血。宫颈活检极少需要缝合止血，如果需要，应能迅速提供必要的物品与设备。对妊娠患者或浸润癌患者的宫颈活检，在操作前应将止血材料与必要设备放在随手可及的位置上，以利操作者迅速止血。宫颈活检与止血操作完成后，可将 1~2 条蘸有少许 0.5% 活力

12-1 点活检 CIN2~3

3 点活检 CIN1

9 点活检 CIN1

6 点活检 CIN1

4 点活检 CIN1

宫颈活检术后止血创面

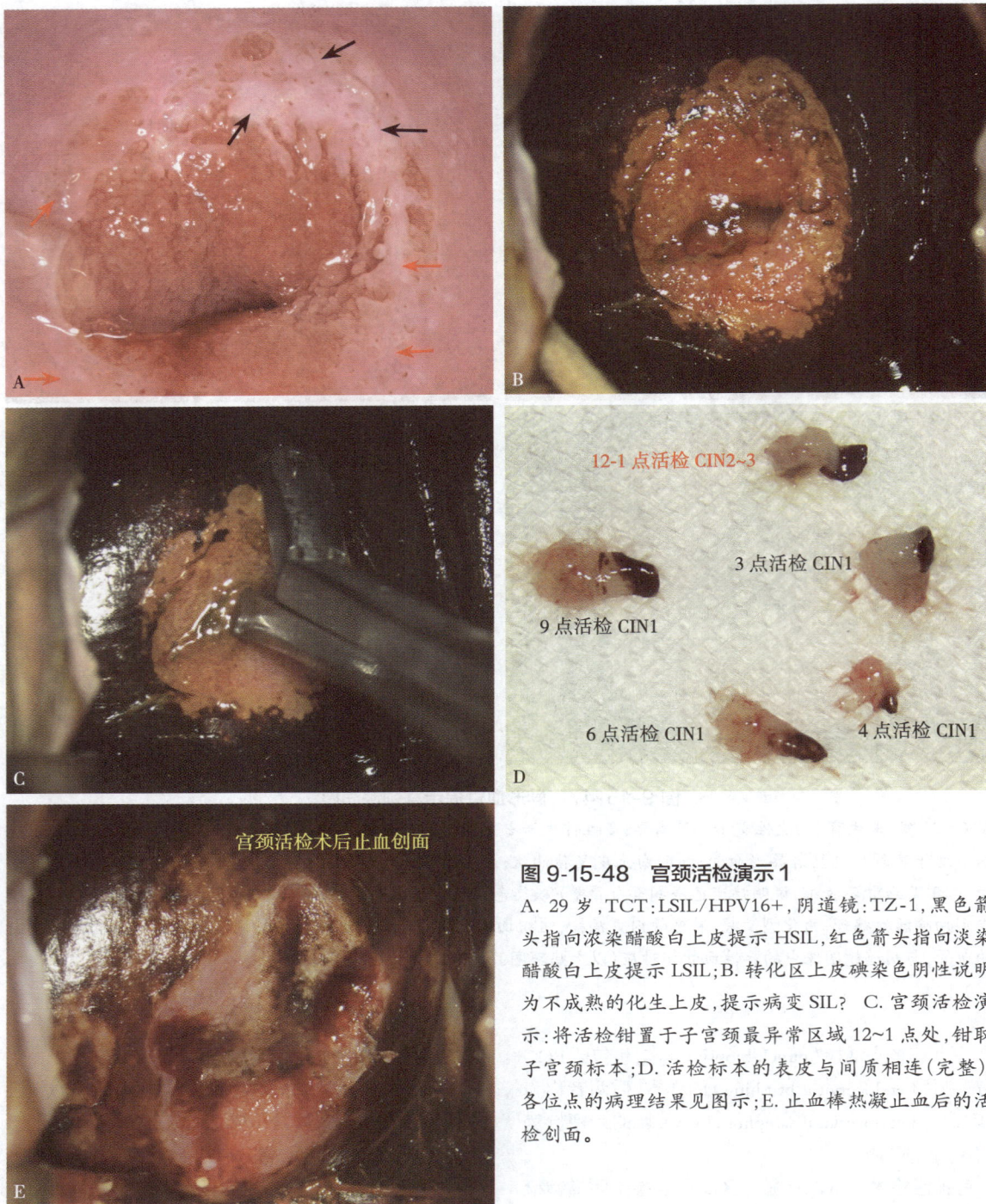

图 9-15-48　宫颈活检演示 1

A. 29 岁,TCT:LSIL/HPV16+,阴道镜:TZ-1,黑色箭头指向浓染醋酸白上皮提示 HSIL,红色箭头指向淡染醋酸白上皮提示 LSIL;B. 转化区上皮碘染色阴性说明为不成熟的化生上皮,提示病变 SIL？ C. 宫颈活检演示:将活检钳置于子宫颈最异常区域 12~1 点处,钳取子宫颈标本;D. 活检标本的表皮与间质相连(完整),各位点的病理结果见图示;E. 止血棒热凝止血后的活检创面。

碘消毒液的无菌纱布或带线棉球,填塞压迫于子宫颈表面,尾端置于阴道口处,方便患者遵从医嘱自行取出(通常填塞压迫 24 小时)。

3. ECC 取样指征　建议有以下情况者行 ECC:①转化区类型为 TZ-3;②细胞学异常但子宫颈阴道部未见相应级别病变者,对于存在高危因素者(年龄 ≥ 45 岁,细胞学 ASC-H、HSIL、AGC 及 HPV16/18 阳性)应更给予重视。对于阴道镜检查不充分的患者,ECC 有助于发现阴道镜视野外、子宫颈管内的病变。对于充分阴道镜检查的患者,ECC 则有助于发现可能的 AIS 或罕见的"跳跃性病变",尤其先前做过宫颈物理治疗或宫颈锥切术者。

ECC 的临床应用尚存争议。其一,ECC 是对子宫颈管内膜进行全面搔刮,这是患者在接受阴道镜检查 + 活检术的过程中,感受最不愉快且痛苦的经历,因此可能导致患者随诊的依从性降低。其二,ECC 组织标本小而破碎,甚至仅见黏液或血凝块,组织缺乏方向性与间质,给病理诊断带来

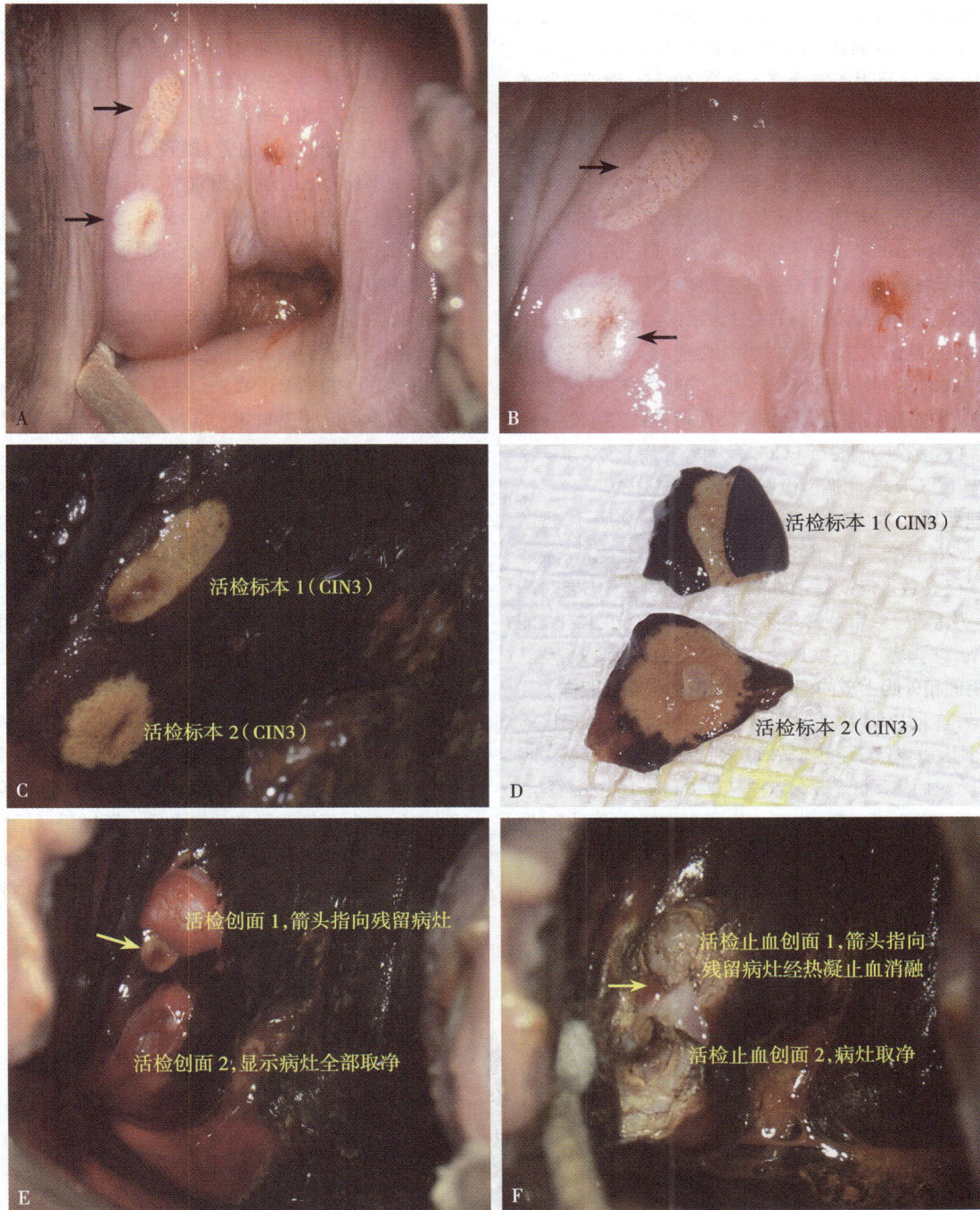

图 9-15-49　宫颈活检演示 2（失访 3 年 CIN3 残留）

A、B. 35 岁,HSIL（CIN3）2 次宫颈锥切/切缘阴性/失访 3 年后 TCT:HSIL/HC2+,阴道镜评估:颈管缩短,
箭头指向右上象限远端,两处致密浓染醋酸白上皮伴点状血管,提示 HSIL? C.病灶上皮碘染阴性（芥末黄）
提示残留病变 HSIL 及 SCC? D.活检标本上皮与间质连接完整,病理报告均为 HSIL（CIN3）;E.活检创面
显示:箭头指向 1 号标本下缘的残留病灶;2 号标本的病灶取净;F.箭头指向残留病灶经热凝止血后消融。

困难。因此，并非所有的阴道镜检查都要进行 ECC。对于评价细胞学 AGC 或 HSIL 的非妊娠妇女、阴道镜检查未发现病变的妇女，以及阴道镜检查不满意的妇女，建议在阴道镜检查时同时行 ECC。对于妊娠妇女则禁止行 ECC。

ECC 被认为是阴道镜检查的一个基本组成部分，这对于阴道镜初学者而言十分必要，经验丰富的阴道镜医生则会有选择地使用。ECC 的必要性是基于 20 世纪 80 年代 Townsend 和 Richart 的报告，他们总结分析了阴道镜检查与宫颈冷冻治疗后所发生的宫颈浸润癌病例，发现省略 ECC 是导致漏诊宫颈浸润癌最为普遍的潜在性错误。这个发现给出了如下建议：在确认实施宫颈消融治疗之前，不仅 SCJ 完全可见，还需要 ECC 的阴性病理结果。对于先前有宫颈病变治疗史的妇女，如果在随访中因筛查结果阳性转诊阴道镜，建议在阴道镜下宫颈活检的同时行 ECC，因为既往治疗改变了子宫颈外观与转化区形态，阴道镜检查常常是不充分的。

4. 宫颈锥切术（LEEP 或 CKC）　正如前文所述，辨认从哪个区域取活检是阴道镜检查最困难的部分之一，某些情况下，仅仅会做点活检是不够的，还应根据病情需要对病灶做楔形切除活检或宫颈转化区环切除术（见图 9-15-19、图 9-15-32D），详见本节"七、LEEP 术标本的组织病理学检查"。

5. 阴道和外阴上皮内瘤样病变的识别和活检取样

（1）阴道上皮内瘤样病变的识别和活检取样：阴道镜检查时应从阴道顶端到阴道口按顺序行 360° 逐步检查。阴道镜检查时先后应用 3%~5% 醋酸溶液和 Lugol 复方碘溶液涂抹子宫颈、穹窿和阴道。先低倍镜再高倍镜放大观察；先左、右阴道穹窿和左、右双侧壁，再前、后阴道穹窿和前、后阴道壁仔细检查。检查过程中慢慢旋转窥阴器变化位置，在阴道全长范围检查。窥阴器变换位置后慢慢向下移动，以便

360° 观察阴道穹窿和阴道壁。在阴道镜下观察，VaIN 往往不如子宫颈的醋白反应和血管改变明显，难以发现病灶（图 9-15-50）。应用 3%~5% 醋酸染色后部分阴道 LSIL 和 HSIL 可见醋白反应，LSIL 病灶边界呈地图状，HSIL 病灶边界清晰，有时可见粗的点状血管，镶嵌较少见。应用 Lugol 碘液染色后的阴道 HSIL 更易于观察，呈边界清楚的"芥末黄"的不着色（见图 9-15-23~图 9-15-25、图 9-15-50B）。

不同于子宫颈的阴道镜检查要求，只需找到并活检检出 1 处 HSIL（CIN2）+ 就有临床干预的指征了。一旦实施宫颈诊断性锥切术，还可以找到其他部位更高级别病灶并排除浸润性癌。阴道的阴道镜检查，不仅需要找到并活检检出至少 1 处 HSIL（VaIN2）+，并且期待通过阴道镜下活组织检查找到所有阴道 HSIL（VaIN2）+ 并检出最高级别病变，以望排除浸润癌的存在，这往往与阴道 HSIL 的临床处理方案的制订和有效实施有关。阴道黏膜的皱襞可能使较小的病灶隐匿，必要时展平皱襞并用 Lugol 复发碘溶液染色以防遗漏。对围绝经期妇女进行阴道活检时，可能因阴道壁萎缩皱襞消失而难以取材，必要时稍微放松窥阴器后使得阴道壁不再紧绷，用活检钳轻轻钳夹后形成印记轮廓后再取样。在全子宫切除的患者中，阴道顶部两侧 3 点和 9 点处常因缝合方式而凹陷扭曲，即"狗耳"，有时可深达 2cm，活检取材不能遗漏，也可酌情考虑用 4~5 号宫颈管刮匙轻轻搔刮取样。此外，阴道活检也需注意阴道厚度（尤其子宫全切术后的阴道顶部厚度）及其与毗邻器官的解剖关系，以免形成穿透伤、生殖道-尿道和肠道的瘘和漏。阴道后壁活检术后常规做肛门指诊，以了解有无阴道后壁与直肠的穿透伤。

（2）外阴上皮内瘤样病变的识别和活检取样：外阴阴道镜检查应首先从整个外阴的观察开始，检查阴阜、大阴唇、小

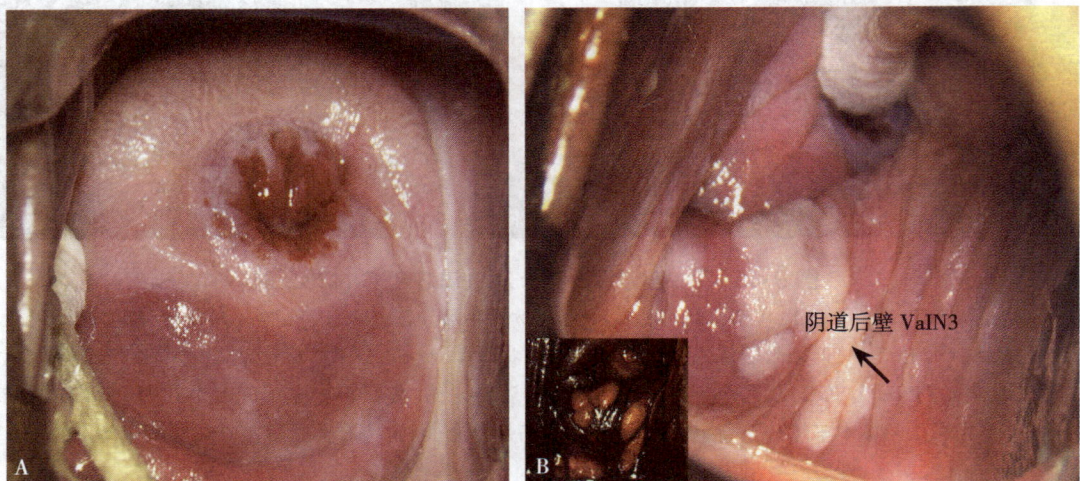

图 9-15-50　藏匿于阴道后壁的 VaIN3

A. HSIL（CIN3）LEEP 术后 3 个月随访：子宫颈外口呈 LEEP 术后改变，被覆上皮未见异常；B. 用棉棒上推子宫颈，暴露出阴道后穹窿大片致密浓染醋酸白上皮（黑色箭头），提示阴道后壁鳞状上皮病变，活检 HSIL（VaIN3）。

阴道后壁 VaIN3

阴唇、会阴和肛门,有毛发的皮肤也应尽最充分检查,显示充血、角化过度(白斑)、色素沉着、溃疡和萎缩、生殖器疣等异常。第二步是外敷 3%~5% 醋酸溶液。相比子宫颈阴道镜检查,外阴醋酸效应弱。为使对角化皮肤的检查更有效,可增加溶液浓度(5%),延长外敷时间达 2~3 分钟。阴道镜检查从最小放大倍数开始,可调高放大倍数检查较小的卫星灶。不同外阴病变的阴道镜图像取决于受检查组织的特征。外阴皮肤的厚度影响着透光性,个体差异大。外阴最常见的阴道镜图像是醋白上皮。血管特征不如子宫颈血管图像可靠,血管异常如点状血管和镶嵌等不易出现,只有在无毛发区域才可能看见。

掌握外阴"正常特征"非常重要,以免"过度治疗"。应用 3%~5% 醋酸溶液后,不同程度的醋白区域适伸到 Heart 线附近。通常它从外侧延伸数厘米到小阴唇内侧面的外阴-阴道线。这一醋酸白区域呈马蹄形,与 HPV 感染无关,通常在临床上没有特殊意义。此外,生理性增生(前庭乳头状瘤病)也有称为假性湿疣。大量研究无法证实前庭乳头状瘤病和 HPV 感染的关联。

异常的外阴阴道镜表现的特征评价,包括 4 个方面:

1)颜色改变(见图 9-15-25C~图 9-15-27):从阴道镜角度来看,外阴病变的主要特征是颜色改变,很常见,肉眼易识别。外阴病变的颜色变化很大,白色、红色、棕色、灰色、其他色素沉着等,这取决于色素沉着、真皮血管分布和被覆上皮厚度等。白色病灶:当表面角化层因外阴区域湿度增加而发生软化时,透明度降低,颜色变白或灰。色素减退是因为失去或缺乏黑色素沉着。可能出现于:非瘤变性上皮病变、HPV 感染、VIN。红色病灶:正常皮肤颜色是真皮浅表血管光反射的结果。表皮变薄或溃疡、炎性血管分布增加或舒张、免疫反应或瘤变新生血管均可导致红色病灶。可能出现于:炎症、感染(念珠菌病、毛囊炎等)、皮肤病(牛皮癣、扁平苔藓)、瘤变或癌变(VIN、Paget 病、癌)等。灰色病灶是黑色素或血管色素含量增加造成的。过量的黑色素进入真皮乳头,被噬黑色素细胞摄取,使 VIN 病灶呈灰色。外伤、雌激素软膏涂抹外阴或口服避孕药也可导致外阴皮肤色素沉着。可能出现于:色素沉着过度、痣、斑点、角化症、VIN、黑色素瘤。

2)表面形态:低于周围皮面(糜烂和溃疡,如疱疹感染、梅毒、肉芽肿性性传播疾病或癌);在皮肤内(斑疹和色素紊乱,如过敏反应、亚临床 HPV 感染、VIN 等);高于周围皮面(增生性病变,丘疹、水疱、脓疱,如 HPV 感染、VIN、浸润癌或其他良性肿瘤等)。

3)病变部位:外阴病变可以位于皮肤和黏膜处。单病灶或多病灶。大部分 VIN 都是多病灶的。

4)血管改变:皮肤表面少有典型的血管表现,尤其是有毛发的区域。清晰的不典型血管通常提示有浸润癌。

外阴阴道镜评估可准确定位病灶,但通常不能预测病变的病理学性质。但它在指导活检和切除术时描绘病灶边界中十分实用。有异形血管的增生组织被疑有浸润,但外阴病变

的诊断依赖于活检。必须活检的情况有:快速生长的病灶、溃疡、出血区域或颜色异常的区域。活检时应用局麻药可有效减轻患者的疼痛,可用细针在表皮或真皮下注射 1% 利多卡因或 3% 普鲁卡因。最简单的活检方法是用宫颈活检钳,出血少,可用简单加压止血。溃疡性病变和厚病灶应用手术刀完全切下以除外浸润癌(切除性活检),用 2-0 或 3-0 可吸收线缝合伤口,活检组织用 10% 甲醛固定液固定。Keyes 器械(Keyes 点活检钳)常用于外阴点活检,可摘除所需半径的圆形皮肤组织。通常选择 3~5mm 点活检钳,将活检钳稳固嵌入皮肤,旋转切下组织。深度取决于所施压力和上皮厚度。活检后的皮肤缺损可敞开让其自然愈合,愈合过程约 2 周。

常见的 2 种外阴上皮内瘤变的临床特征和阴道镜所见:

1)普通型 VIN:普通型 VIN(usual VIN,uVIN)的发病率约为 5/100 000,且呈上升趋势。uVIN 好发于 30~40 岁相对年轻的女性。uVIN 多与 HPV 感染有关,免疫系统在 uVIN 发生中起重要作用。湿疣、生殖器疱疹、HIV 感染在 uVIN 患者中较常见。使用免疫抑制药物的女性患外阴癌的风险增加了 10~30 倍,主要与 HPV16 和 18 感染有关。HIV 感染妇女中患有 uVIN 的占 0.5%~37%。uVIN 临床表现多样。最常见的症状是外阴瘙痒,60% 患者有此症状,其他包括疼痛、溃疡等。但也有相当一部分患者无症状。uVIN 的主要体征是稍高出皮面、边界清晰的不对称病灶,常形成大片白色、灰色或红色的斑块,常伴有色素沉着,3%~5% 醋酸染色后有不同程度的醋酸白反应,部分外阴 HSIL 患者在阴道镜检查时可见点状血管,镶嵌很少见(图 9-15-25C~图 9-15-27)。常见的受累部位是阴唇系带、小阴唇、大阴唇、阴蒂、会阴和肛周等。uVIN 的恶变率约 5.7%。

2)分化型 VIN:分化型 VIN(differentiate,dVIN)仅占所有 VIN 的 2%~5%,多为单灶性。dVIN 常为绝经后妇女,其病因仍不明确,与 HPV 感染无关,可能与 TP53 或 PTEN 基因突变有关。由于它和硬化性苔藓的高度并存,硬化性苔藓也可能是致病因素之一。dVIN 与外阴角化型浸润癌的发生有关,致癌机制不明,因其增殖性高,比 uVIN 更易发展为浸润癌。dVIN 患者常有长时间的瘙痒症状,也可有疼痛、烧灼感,性交困难等。dVIN 通常局限在无毛发区或位于萎缩的小阴唇外侧。dVIN 病灶较小,直径常为 0.5~3.5cm。常毗邻于硬化性苔藓和外阴浸润癌。病灶可表现为表面粗糙的灰白色、红色溃疡性病灶、红斑状病灶或边界不清高出皮面的白色斑块。

(七)影响阴道镜检查准确性的相关因素及漏诊

1. 影响阴道镜检查准确性的相关因素

(1)患者年龄及激素水平影响鳞状上皮厚度:围绝经期或激素水平较低时鳞状上皮较薄,漏诊 HSIL 的风险增加。有研究证明,阴道镜诊断 CIN2、3 的敏感性随着平均宫颈上皮病变厚度的变化而变化,其敏感性从上皮厚度为 $0~139\mu m$

时的 31.3% 上升到上皮厚度为 291~441μm 时的 94.4%。

（2）宫颈病变累及的范围大小：病变范围小的隐匿性病变更难以诊断。

（3）阴道镜检查的充分性、是否存在子宫颈管内病变和是否按需进行 ECC，与阴道镜下点活检的准确性相关。

（4）HPV 型别和宫颈癌前病变的病理类型：相比鳞癌中 HPV16 感染占多数，腺癌中 HPV18 感染更常见，且多与子宫颈管内病变有关，不易被发现。

（5）腺上皮病变的隐匿性与不显著性导致 AIS 易漏诊。隐匿性病变约占 AIS 的 60%，即使转化区上皮表面的 AIS，85% 类似于不成熟鳞状上皮化生，或类似于不显著的红白相间。37% 的 AIS 是在手术治疗 HSIL 时意外发现的。阴道镜检查发现 AIS 的敏感性仅为 9.8%，阴性预测值为 12.5%。

（6）阴道镜检查的准确性受阴道镜医生的经验和操作流程的规范性的影响，阴道镜医师的专业培训尤为重要。

（7）活检点的数量：有研究表明，宫颈单点活检可导致 HSIL+ 漏诊。单点活检 HSIL+ 的检出率为 60.6%~68.3%，2 点活检为 81.8%~85.6%，3 点活检为 83.3%~95.6%，4 点活检为 100%。有目标的多点定位活检不同于随机活检，是指对任何可见的变化区域进行有目标的活检，包括醋白改变、化生以及其他异常变化。随着宫颈活检取材由 1 点增加到 2 点、3 点，发现 HSIL+ 敏感性明显增加，但额外的随机活检对提高 HSIL+ 检出率无明显获益。2017 年美国阴道镜与宫颈病理学会阴道镜检查标准推荐，在明显醋白区域进行有目标的 2~4 点定位活检优于单点活检和随机活检，又不会明显增加出血率和感染率。

2. 隐匿性病灶的漏诊及其应对措施 2008 年，美国国立卫生研究院（NIH）与 ASCCP 联合研究阴道镜的诊断分级，认为部分 HSIL 可能是在首次阴道镜检查后发展的，也有一些 HSIL 病变是被遗漏的，可能因为病灶太小、上皮太薄，以至于在首次阴道镜检查中未能被发现。

2014 年 WHO 第 4 版女性生殖系统肿瘤分类指出，用阴道镜检查区分 LSIL 和 HSIL 并不可靠，因两者可共存于子宫颈同一象限或在各自象限。多点宫颈活检 +ECC 可能增加 CIN 的检出率，但活检也会漏掉最严重的病变，经宫颈活检诊断为 LSIL 的患者中，有 10% 的 HSIL 被漏诊。某些患者的转化区虽然为 1 型，其最严重的病变却不在子宫颈外口，而是位于子宫颈管内或间质内（包括 AIS），阴道镜检查难以发现此类病变。另外，有些阴道镜图像显现为 LSIL，组织学诊断为 HSIL，系因病变上皮薄、细胞层次减少所致，使用免疫组织化学 P16 和 Ki-67 染色有助于诊断鳞状上皮病变。对于那些具有欺骗性的阴道镜图像，通过临床分析、逻辑推理，选择实施 LEEP 术，将有助于检出那些藏匿于间质内的病变，如 AIS。

经验告诉我们：总会有些阴道镜图像令人迷惑，难以判断，有些阴道镜图像与组织学诊断不一致是常见的，特别是那些反复取过宫颈活检，有过宫颈锥切史，或者子宫颈物

理治疗史者，由于她们的转化区已经遭到破坏，子宫颈外口多为陈旧性化生上皮，难以进行准确的阴道镜评估。有经验的阴道镜医生，不会仅凭阴道镜图像来判断受检妇女有无宫颈病变，结合宫颈筛查结果与相关临床病史，进行综合分析判断总是必要的，在三阶梯检查结果不一致的情况下，LEEP 常是解决问题的好办法（图 9-15-51）。

此外，从事阴道镜专业的医生必须要细心和耐心，当阴道镜检查未发现子宫颈外口病变时，下一步检查的重点是子宫颈管和阴道壁，应特别注意检查与子宫颈紧密相邻的阴道上段与穹窿。

（八）阴道镜检查的报告内容

2017 年 ASCCP 阴道镜标准：子宫颈可见性（完全可见/不完全可见）、鳞柱交接（SCJ）可见性（完全可见/不完全可见）、醋白改变（是/否）、病灶存在（是/否）、病灶可见性和部位、表面血管改变等、阴道镜印象（正常或良性，低级别，高级别，癌）。最低标准：鳞-柱交接可见性（完全可见/不完全可见）、醋白改变（是/否）、病灶存在（是/否）、阴道镜印象（正常或良性，低级别，高级别，癌）。

建议阴道镜检查一般记录内容包括：

1. 人口信息，包括门诊号、姓名、年龄、联系方式、地址等。

2. 阴道镜检查指征，既往异常或不确定的宫颈癌筛查结果、提示可疑宫颈癌的症状或体征、既往宫颈病史等。

3. 宫颈和 SCJ 可见性或转换区类型。

4. 病变可见性和部位。

5. 阴道镜征象。

6. 阴道镜印象或诊断。

7. 记录阴道镜下活检的部位和数目。

8. 是否 ECC。

9. 阴道镜检后的建议和后续管理计划。

10. 至少 1~4 张典型阴道镜图像。

五、阴道镜术语

（一）概述

目前国际上普遍采用的是 2011 年国际子宫颈病理学与阴道镜学大联盟（the International Federation for Cervical Pathology and Colposcopy，IFCPC）子宫颈阴道镜术语、阴道临床/阴道镜术语和阴道镜手术术语（表 9-15-4~表 9-15-6），也被用作 ASCCP 术语推荐的模板。

阴道镜医师应该用 IFPCP 阴道镜术语描述和解释阴道镜下所观察到的现象。当前的术语命名委员会成立于 2008 年的新西兰奥克兰 IFCPC 会议。为了创建基于循证医学的阴道镜术语体系，术语命名委员会基于每一个阴道镜征象严格回顾分析文献，审核了 1975 年、1990 年和 2002 年 IFCPC

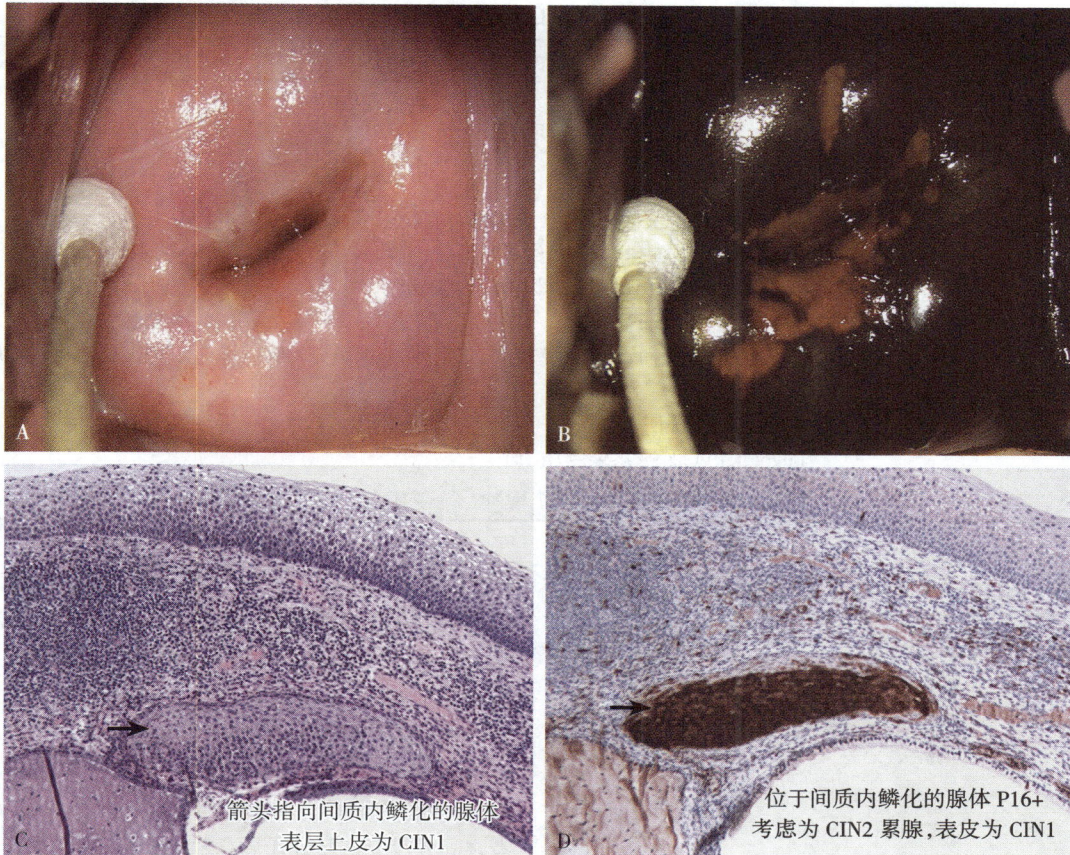

箭头指向间质内鳞化的腺体
表层上皮为 CIN1

位于间质内鳞化的腺体 P16+
考虑为 CIN2 累腺,表皮为 CIN1

图 9-15-51　HC2+ 持续 4 年/间质内藏匿 HSIL(CIN2 累及腺体)

A、B. 58 岁,绝经 8 年,ASCUS/HC2+ 持续 4 年,子宫颈反复多次活检:慢性宫颈炎。受到绝经与多次宫颈活检影响,转化区辨识困难,子宫颈外口未见异常;C、D. 宫颈 LEEP 病理:8 点表层上皮为 LSIL(CIN1),间质内见鳞化的腺体,p16 强阳性(箭头指向),考虑为 HSIL(CIN2)累及腺体,切缘净。

表 9-15-4　2011 年 IFCPC 子宫颈相关的阴道镜术语

部分	内容
总体评估	充分/不充分,注明原因(比如:宫颈炎症、出血、瘢痕等因素造成); 鳞柱交接可见性:完全可见、部分可见和不可见; 转化区类型:1 型、2 型和 3 型
正常阴道镜所见	原始鳞状上皮:成熟、萎缩; 柱状上皮、异位/外翻; 鳞状上皮化生、纳氏囊肿、腺开口隐窝; 妊娠期蜕膜样改变
异常阴道镜所见	一般原则 病灶部位:转化区以内或以外,时钟标识病变部位; 病灶大小:病变所覆盖 4 个象限的数目,病灶大小所占子宫颈的百分比; 1 级(次要的):细镶嵌、细点状血管、薄的醋白上皮、不规则、地图样边界; 2 级(主要的):边界锐利、内部边界、脊样隆起、厚醋白上皮、粗镶嵌、粗点状血管、醋白快速出现、袖口状腺体开口; 非特异性:白斑(角化、过度角化)、糜烂; Lugol 染色:染色/不染色
可疑浸润癌	非典型血管; 其他征象:脆性血管、表面不规则、外生型病变、坏死、溃疡(坏死)、肿瘤/肉眼可见肿瘤
杂类	先天性转化区、湿疣、息肉(子宫颈外口/子宫颈管内)、炎症、狭窄、先天异常、治疗后结局、子宫内膜异位症

表 9-15-5　2011 年 IFCPC 阴道相关的临床/阴镜术语

表 9-15-5　2011 年 IFCPC 阴道相关的临床/阴镜术语

部分	内容
总体评估	充分/不充分,注明原因(如炎症、出血、瘢痕等)
正常阴道镜所见	鳞状上皮:成熟、萎缩
异常阴道镜所见	一般原则 上 1/3 或下 2/3,前壁/后壁/侧壁(右或左); 1 级(次要的):薄醋白上皮、细点状血管、细镶嵌; 2 级(主要的):厚醋白上皮、粗点状血管、粗镶嵌; 可疑癌:非典型血管; 其他征象:脆性血管、表面不规则、外生型病变、坏死、溃疡(坏死)、肿瘤/肉眼可见肿瘤; 非特异性: 柱状上皮(腺病); Lugol 染色(染色/不染色)、白斑
杂类	糜烂(创伤造成)、湿疣、息肉、囊肿、子宫内膜异位症、炎症、阴道狭窄、先天性转化区

表 9-15-6　2011 年 IFCPC 子宫颈的阴道镜手术术语

部分	内容
切除类型	1 型、2 型、3 型
切除标本的测量	长度:从最远端(外缘边界)至最近端(内界); 厚度:从切除样本的基质边缘至切除样本的表面; 周径:切除样本基底的周长

术语。新的阴道镜术语最终版本由所有 IFCPC 委员所审核和批准,于 2011 年 7 月 5 日在巴西里约热内卢举行的 IFCPC 会议上通过。新阴道镜术语草案在一些国家和地区的阴道镜会议和 IFCPC 官网上发布。IFCPC 建议 2011 年 IFPCP 阴道镜术语取代其他术语,刻不容缓地应用于临床在诊断、治疗和研究中。

2011 年 7 月 5 日,IFCPC 大会在巴西里约热内卢召开。2011 年 IFCPC 命名委员会通过对既往阴道镜术语的严苛回顾、在线讨论,并同多国阴道镜协会和阴道镜专家商讨后提出了新的阴道镜术语。此次文件包括子宫颈和阴道病变术语。2011 年宫颈阴道镜术语表以"充分/不充分"替代了 2002 年术语命名的第四部分所使用的"满意/不满意阴道镜检查"这一说法,对 SCJ 的可见性评估,使用"完全""部分"或"不可见",并推荐使用转化区 TZ-1、2 和 3 型分类。"总体评估"置于宫颈阴道镜检查术语之首是为了强调阴道镜检查应该从子宫颈总体评估开始,从而评价其可信度。最常用的评价"总体评估"的术语"满意或不满意阴道镜检查"被取代,原因在于"不满意阴道镜检查"容易被错误地理解为需要重复检查。2011 年 IFCPC 对阴道镜检查的"总体评估"术语通过以下 3 个方面来进行:①"充分或不充分及其原因",如:因炎症、出血、瘢痕等因素导致子宫颈暴露困难;或 SCJ 不能全部可见;②"SCJ 的可见性"可被描述为"完全

可见""部分可见"和"不可见";③"转化区类型"。转化区可见性和位置之所以重要,是因为其不仅代表转化区的观察是否全面,且能提示治疗时需要切除的范围和类型。转化区和 SCJ 不是同一概念:NSCJ 是转化区的"内"边界。而 2017 年 ASCCP 阴道镜标准对宫颈的一般评估包括子宫颈可见和 SCJ 可见性的评估,推荐均使用"完全可见"和"不完全可见"的术语,不推荐使用转化区分类(表 9-15-7)。两者之间并没有实质性矛盾(表 9-15-8),均要求检查者判断子宫颈是否暴露清楚? 病灶和 SCJ 是否可见? 宫颈管内是否可能存在病灶或易发生病变的鳞状化生上皮?

阴道镜印象应为最高级别病变。阴道镜评估更容易区分"1 级"病变与"2 级"病变,较难区分"1 级"病变与正常阴道镜征象。"1 级"病变由于与正常阴道镜征象太过相似而常易被忽略。此外,"异常阴道镜所见"中增加了"病变是否位于转化区内或外"这一指标。术语"病变"不仅包括醋酸白区域,还包括其他诸如溃疡或外生性病灶等非醋酸白反应的异常区域。病灶位于转化区内,而不是转化区外,是宫颈高级别病变和宫颈癌的独立风险预测指标[OR=8.6,95%CI(1.2,63.4)]。在 2002 年 IFCPC 术语中不包含子宫颈病灶大小,但研究发现其对宫颈高级别病变具有预测价值[OR=3.6,95%CI(2.1,6.3)]。因此,关于子宫颈病灶大小和位置的概念 2011 年被首次纳入 IFCPC 术语中:病灶累及的子宫颈象限数目,病灶面积占据子宫颈表面的百分比,以及时钟作标识描述病变部位。作为 HSIL 显著可见性标识,增加了 2 个新术语:内部边界(inner border sign)和脊样隆起(ridge sign)。锐利边界同样与较严重的病变相关。同时,增加了如下定义:先天性转化区、息肉(子宫颈外口或子宫颈管内)、狭窄、先天性畸形、治疗后结局。另外,新术语规定了宫颈切除治疗的类型和宫颈切除组织测定标准。

之所以添加"宫颈切除治疗类型"术语是为了避免使用"宫颈锥切""宫颈锥切活检""大环切""小环切"等用语。使用新的 IFCPC 宫颈阴道镜手术术语将会使宫颈转化区切

表 9-15-7　2017 年 ASCCP 阴道镜术语

类别	特征/标准	细节	类别	特征/标准	细节
总体评估	子宫颈可见	完全可见/不完全可见(原因)	异常阴道镜所见	高级别病变的特征	粗点状血管
					边界:锐利边界
	鳞柱交接可见	完全可见/不完全可见			内部边界标志
醋白变化	应用 3%~5% 醋酸后任何程度醋白反应				脊样隆起标志
					边界剥脱
					轮廓:扁平
正常阴道镜所见	原始鳞状上皮:成熟,萎缩				融合乳头突起
	柱状上皮			可疑浸润癌	非典型血管
	异位/外翻				不规则表面
	鳞状上皮化生				外生病灶
	纳氏囊肿				坏死
	腺体开口隐窝				溃疡
	妊娠期蜕膜				肿瘤或大块新生物
	黏膜下血管分支				可能不出现白上皮的可疑病变
异常阴道镜所见	出现病灶(醋白或其他)	是/否		非特异性	黏膜白斑
	每个病灶的定位	时钟定位			糜烂
		鳞柱交接处(是/否)			接触性出血
		病灶可见(完全/不完全)			易脆组织
		卫星病灶		Lugol 碘染色	未应用
	每个病灶的大小	病灶包含子宫颈象限			染色
		病灶占转化区面积百分比			部分染色
	低级别病变的特征	醋白:薄/透明			不染色
		快速消退	杂类	息肉(子宫颈阴道部或子宫颈管)	
		血管形态:细镶嵌		炎症	
		细点状血管		狭窄	
		边界:不规则/地图状		先天性转化区	
		湿疣样/隆起样/乳头样		先天发育异常	
		扁平样		治疗后结果(痕)	
	高级别病变的特征	醋白:厚/致密	阴道镜印象(最高级别)	正常/良性	
		醋白出现快/消退慢		低级别	
		袖口状开口隐窝		高级别	
		斑驳的红白色		癌	
		血管形态:粗镶嵌			

表9-15-8　2017年ASCCP和2011年IFCPC阴道镜术语的主要差别

项目	ASCCP	IFCPC
一般评估:子宫颈可见性	完全/不完全可见	充分/不充分
一般评估:鳞柱交接可见性	完全/不完全可见	完全/部分/不可见
一般评估:转化区类型	不用	1、2、3型
异常阴道镜图像	低级别病变	1级(轻微病变)
	高级别病变	2级(重要病变)
切除类型	不用	1、2、3型

除的描述标准化。每一种转化区类型的切除术涉及不同的切除技巧,也与不全切除的风险和术后复发率相关。有研究表明切除标本的大小影响将来的妊娠结局,因此,有必要规范切除标本大小的描述。IFCPC术语建议应用"长度"和"厚度"这2个术语取代"深度"和"高度"。如果遇到多次切除的标本,如牛仔帽样切除的标本,应该分别测量每个标本。

2011年IFCPC新术语既能指导初学者依据标准化流程进行阴道镜检查,也有利于阴道镜医生使用统一的专业术语描述阴道镜所见,以便相互间的交流与合作。新术语的实用性很强,对3种宫颈转化区和病灶特点的描述,既有利于对异常转化区的分类处理,也有利于选择适宜的治疗方法与临床处理流程。

(二)阴道镜术语的解读及其阴道镜可视性图像

1. 正常阴道镜所见

(1)原始鳞状上皮:即位于OSCJ外侧、远端的鳞状上皮,为成熟分化的上皮(见图9-15-4、图9-15-32)。

(2)萎缩鳞状上皮:萎缩鳞状上皮(atrophic squamous epithelium)见于绝经期后老年妇女,因卵巢萎缩、血液循环中缺乏雌激素,子宫颈阴道上皮细胞中缺乏糖原,碘染色呈阴性(图9-15-37)。

(3)柱状上皮:柱状上皮(volumnar epithelium)见图9-15-4、图9-15-32。

(4)化生的鳞状上皮:化生的鳞状上皮(metaplastic squamous epithelium)即柱状上皮向鳞状上皮方向转化的化生上皮,化生主要为生理性的,但在上皮内瘤变的过程中也有化生现象(见图9-15-4)。

(5)宫颈纳氏囊肿。

(6)腺体开口:腺体开口(gland openings)见图9-15-36、图9-15-46E。

(7)妊娠期蜕膜样变:阴道镜记录妊娠期蜕膜样变(deciduosis in pregnancy)为最佳方式。1929年,汉斯·海兹曼首次用阴道镜发现了宫颈蜕膜异位。组织学样本中存在蜕膜细胞则提示妊娠。妊娠期由于子宫颈外翻和外口张开,宫颈蜕膜样变易于发现,发生率大约占妊娠期妇女的30%。

蜕膜在阴道镜下常常表现为子宫颈外口或表面息肉样的外观,蜕膜表面也可能见到明显的异形血管,与宫颈浸润癌易混淆,需取活检确诊(见图9-15-34)。

2. 低级别病变/LSIL(1级病变)　见图9-15-28、图9-15-33、图9-15-40、图9-15-42。

3. 高级别病变/HSIL(2级病变)　包括以下特征(见图9-15-8A、图9-15-21、图9-15-33、图9-15-43、图9-15-44)。

(1)致密的醋酸白上皮(dense aceto-white epithelium)、迅速出现但消失慢的厚醋酸白上皮(rapid appearance of acetowhitening)。

(2)袖口状/外翻状的腺体开口(cuffed crypt glando-penings)。

(3)粗镶嵌(coarse mosaic)、粗点状血管(coarse punctuation)。

(4)清晰的病变边界。

(5)内部边界:内部边界(inner border sign)是指高度病变被大面积低度病变所环绕的一处病变(岛屿状),高度病变的边界经醋酸白染色与碘染色对比,形成清楚的内部边界线,且多伴有低平的隆起(图9-15-52)。

(6)脊样隆起(ridge sign):提示明显的HSIL,多伴有微小浸润或浸润癌。

4. 非特异性病变　见于黏膜白斑(角化症,过度角化)(见图9-15-13、图9-15-53),上皮脱失(糜烂)或因各种原因(如:绝经期后、哺乳期、子宫颈阴道损伤修复或各种炎症)导致碘染色部分着色/或不着色(见图9-15-53)。

5. 可疑宫颈浸润癌所见　宫颈浸润癌的警示征:异形血管(见图9-15-47)。其他特征:血管脆弱,表面轮廓不规则,外生型病变,坏疽,溃疡(坏死),肉眼见子宫颈有肿瘤形成。

6. 杂项　包括先天性大转化区、宫颈湿疣、子宫颈治疗后改变、子宫颈外口狭窄、粘连、闭锁或子宫颈先天性发育异常等。

(1)先天性大转化区:OSCJ的位置在胚胎期受母体血液循环中甾体激素水平的影响。研究发现,血液循环中雌激素水平增高可使OSCJ向子宫颈管的外侧移动,反之则向子宫颈管的内侧移动。外源性人工合成雌激素(diethylstilbestrol,DES)对OSCJ位置的影响最为明显,DES

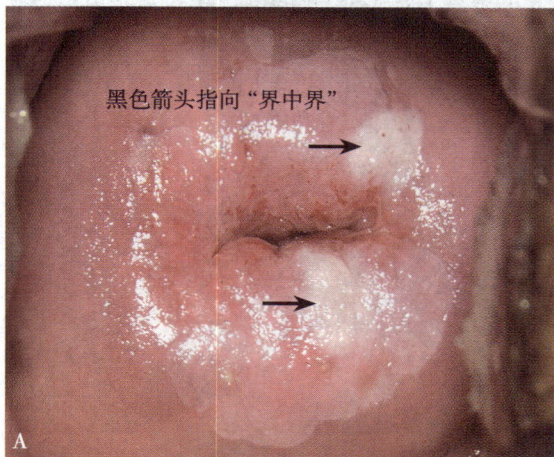

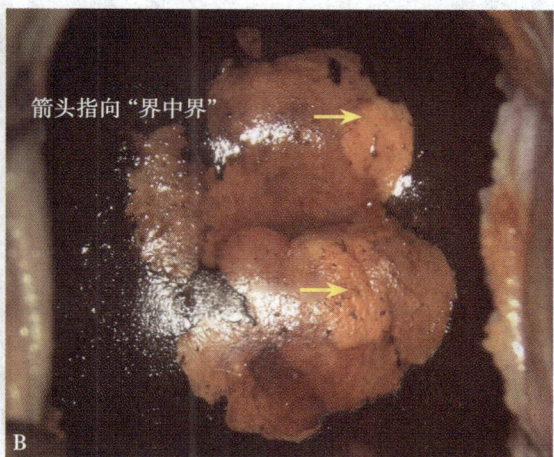

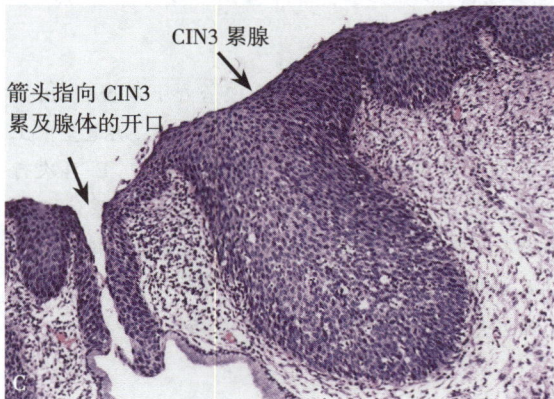

図9-15-52 内部边界

A、B. 24 岁,TCT:LSIL/HPV16+,首次宫颈活检+ECC: LSIL(CIN1),半年后再次宫颈活检 HSIL(CIN3),LEEP 术前阴道镜评估:TZ-1,左上、左下象限见"内部边界" 为致密浓染醋酸白上皮+碘染色芥末黄、提示 HSIL, 其余为薄白上皮提示 LSIL;C. LEEP 病理:左上、左 下象限为 HSIL(CIN3)累及腺体,其余各点为 LSIL (CIN1)或慢性宫颈炎。

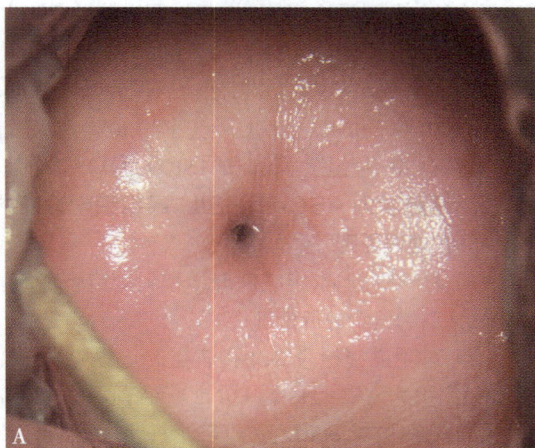

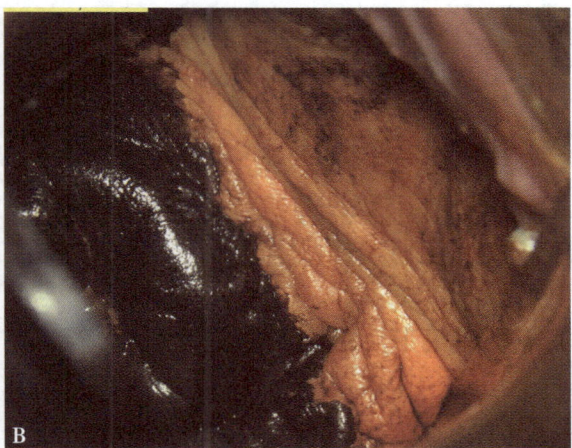

图9-15-53 阴道壁不典型病变 VaIN1

A、B. 41 岁,13 年前 HSIL(CIN3)/LEEP 治疗史,失访 4 年 HC2+。阴道镜:子宫颈外口及阴道壁上段醋酸 白染色阴性,左侧阴道壁中上段大片碘染阴性上皮提示 HSIL(VaIN2~3)?左侧阴道壁多点活检病理:LSIL (VaIN1)、P16 阴性,经连续切片未发现 HSIL(VaIN2~3)。

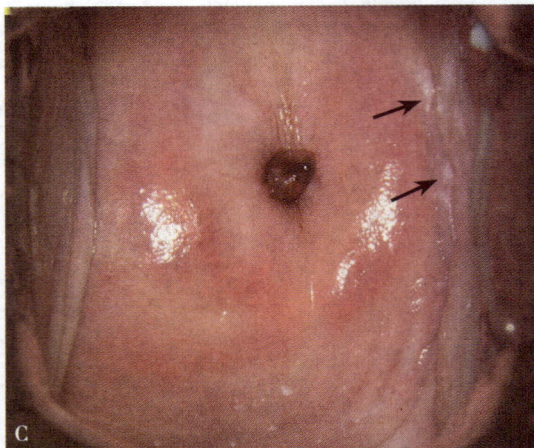

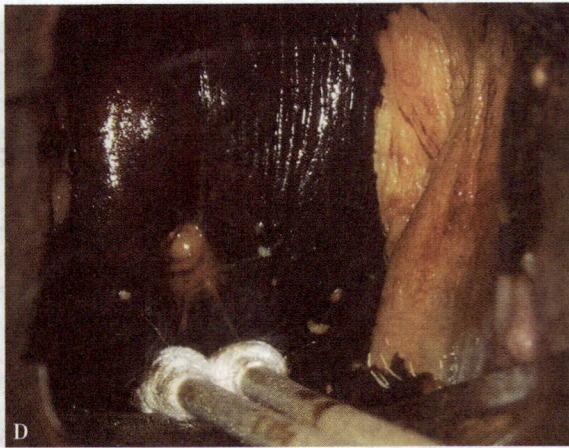

黑色箭头指向表层细胞
过度角化

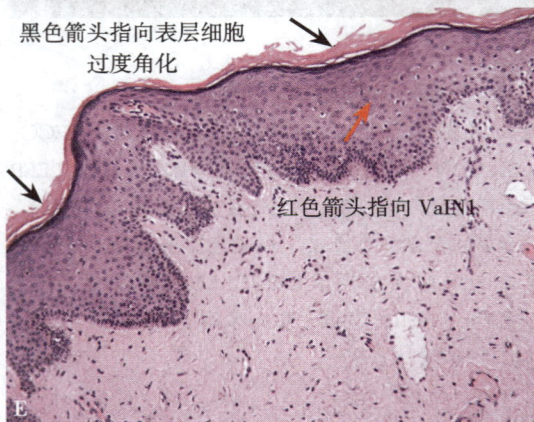

红色箭头指向 VaIN1

图 9-15-53（续）

C、D. 阴道壁 LSIL（VaIN1）物理治疗 1 年后随访，黑色箭头指向左侧阴道壁小灶醋酸白上皮，阴道壁中上段见大片碘染阴性上皮，提示病变 VaIN？ E. 再次行阴道壁多点活检：LSIL（VaIN1），p16 阴性，原位杂交 HPV16/18 阴性，说明：左侧阴道壁碘染色阴性与该处上皮过度角化相关，估计 13 年前的宫颈可能为先天性大转化区（以上病理图片由金木兰教授提供）。

暴露的妇女，其转化区十分宽大，可延伸至阴道穹窿处，形成先天性大转化区（见图 9-15-5）。

（2）宫颈湿疣：占据子宫颈 2 个象限以上的宫颈湿疣，应引起阴道镜医生的特别注意，增大的疣体常常掩盖高级别病变或浸润癌。

六、经组织病理学确诊为上皮内病变的随访或治疗后随访管理

（一）经阴道镜下活检组织病理学诊断宫颈 LSIL（CIN1）的随访管理

经阴道镜下活检组织病理学诊断 LSIL（CIN1）的管理原则：原则上无需治疗，进行临床观察。对于可能存在 HSIL 风险的 LSIL 的处理应慎重，应根据阴道镜前的细胞学筛查结果进行分层管理。美国北加利福尼亚凯撒健康机构（KPNC）研究表明，在阴道镜活检诊断为正常和 ≤ LSIL（CIN1）的女性中，潜在的 HSIL（CIN3）以上病变风险与之前细胞学筛查结果有关。我国学者研究也显示，根据先前细胞学的严重程度决定选择随访或进一步干预。

1. 细胞学为 ASC-US 或 LSIL，经阴道镜下活检组织

病理学诊断的 LSIL（CIN1）者处理原则 阴道镜检查转化区完全可见者，无需治疗，临床随访；阴道镜检查转化区不完全可见时应进一步评价，明确子宫颈管内有无 HSIL。有研究提示，细胞学 ASC-US 或 LSIL，活检病理为 LSIL（CIN1）者 5 年累计 HSIL（CIN2）以上病灶检出率约 10%。故对细胞学为 ASC-US 或 LSIL，经组织学诊断的 LSIL（CIN1），建议临床随访。

2. 细胞学为 ASC-H、HSIL，经组织学诊断的 LSIL（CIN1）者处理原则

（1）复核细胞学、组织病理学和阴道镜检查，建议按照复查修订后的诊断进行管理；

（2）对阴道镜检查 SCJ 和病变的上界完全可见，如果 ECC 后组织病理学 <HSIL（CIN2），可行 6~12 个月随访；

（3）对细胞学 HSIL 者，可行诊断性宫颈锥切术。研究表明，基于细胞学 HSIL 和 ASC-H，组织学 LSIL（CIN1）者 1 年 HSIL（CIN3）以上病变风险分别为 3.9% 和 1.4%，因此，对细胞学 HSIL 的管理应比对 ASC-H 管理更积极。对于细胞学 ASC-H，除了复核细胞学、组织学或阴道镜以及满足随访条件者进行随访观察外，不建议首选子宫颈诊断性锥切术。在随访过程中，细胞学或 HR-HPV 任何 1 项检查异常者建议行阴道镜检查；细胞学 HSIL 持续 1 年或 ASC-H 持续 2 年者，建议行诊断性锥切术。

3. 持续 2 年及以上组织学诊断的 LSIL（CIN1）的处理原则　首选继续观察，对于存在 HSIL（CIN2）以上病灶的高危因素者可进行诊断性锥切术。对于 LSIL（CIN1）持续 2 年者，除了结合患者意愿，还需要结合是否有高危因素（细胞学高风险或 HPV16/18 阳性、既往子宫颈治疗史、子宫颈管不能明确等级的 CIN），决定是否行诊断性锥切术。

4. 细胞学为 AGC、原位腺癌（AIS）经组织学诊断的 LSIL（CIN1）者的处理原则

（1）对于细胞学为 AGC-NOS、阴道镜活检病理未提示 HSIL 或 AIS 者，在除外子宫内膜病变后，建议在 1 年和 2 年分别进行联合筛查，如有任何异常应转诊阴道镜。

（2）对于细胞学为 AGC-FN 及 AIS 的 LSIL（CIN1）者，建议行诊断性锥切术及术中行残留颈管 ECC。鉴于细胞学为 AGC-FN、AIS 提示腺上皮病变或癌变风险更高，因此，即使活检病理组织学未发现 HSIL（CIN2）或 AIS 以上者，也建议进行子宫颈诊断性锥切术。

（二）HSIL（CIN2、3）切除性治疗后的随访管理

1. HSIL（CIN2、3）及 AIS 切除性治疗后病变复发或进展的风险

（1）对于 HSIL（CIN2、3）的切除性治疗，可以降低进展为浸润性癌的风险。尽管如此，切除性治疗后患者仍有病变持续/复发以及向浸润性癌进展的长期风险。HSIL（CIN3）/AIS 治疗后 5 年 HSIL+ 复发风险达 8%~16%，患宫颈癌的风险是普通人群的 2~5 倍，且治疗 25 年后仍有患宫颈癌的风险。宫颈 HSIL（CIN2、3）/AIS 未清除，或持续高危型 HPV 阳性是治疗后病变持续/复发的主要原因，而高危型 HPV 的再感染也可能是复发原因。

（2）切缘情况：研究发现，宫颈 HSIL 在子宫颈切除性治疗后，切缘阳性和阴性者病变持续存在的发生率分别为18.0% 和 4.3%。然而，切缘阳性并非病灶持续的独立危险因素，特别是 LEEP 的程序化电凝可以清除边缘未切净的病灶，因此，不支持对所有切缘阳性者进行重复性切除手术，仅推荐用于对存在病变残留的高风险人群，包括年龄大于 50 岁且子宫颈内口切缘阳性者及随访依从性差的患者。对于 AIS 患者，子宫颈切除性治疗后切缘状态是病变持续的重要预测因子。再次实施切除性手术以取得切缘阴性，是对切缘阳性 AIS 患者管理的优先选择。

（3）术后高危型 HPV 持续性感染：子宫颈切除性治疗后随访时，高危型 HPV 持续性感染者检出 HSIL 及以上病变比细胞学检查更敏感（95.0% vs. 70.0%），特异性相似。同时，该指标是 AIS 治疗后疾病复发或进展为浸润性癌最重要的独立预测因子。因此，基于 HPV（联合筛查或者单独 HPV 检测）的检测手段是子宫颈切除性治疗后最主要的随访手段。

（4）子宫全切术：子宫全切术是部分子宫颈 HSIL 和 AIS 患者的最终治疗手段，包括 HSIL 病灶残留且重复实施子宫颈的切除性手术困难、HSIL 合并其他妇科疾病、无生育要求且切缘阳性的 AIS，以及子宫颈切除性治疗后随访依从性差的患者，均可考虑。

2. 子宫颈 HSIL 和 AIS 切除性治疗后的随访管理

（1）子宫颈 HSIL（CIN2），HSIL（CIN3）切除性治疗后的随访管理：①无论切缘状态如何，推荐治疗 6 个月后行基于 HPV 的检测。检测阴性者，推荐间隔 12 个月的检测。连续 3 次阴性，间隔 3 年，持续至少 25 年随访。超过 65 岁、已完成 25 年的随访，只要健康条件允许可继续接受间隔每 3 年的随访。HPV 检测阳性者，需阴道镜检查。②年龄 >50 岁且内口切缘阳性者，优先选择再次子宫颈切除性手术。③有 HSIL 病灶残留的证据，但无法实施重复子宫颈的切除，可接受子宫全切术。

（2）AIS 子宫颈切除性治疗后保留生育功能的随访管理：① AIS 切除性标本切缘阳性者，必须再次实施切除性手术以期获得阴性切缘。对于重复切除后切缘仍阳性者不建议进行保留生育的管理。②切除性标本切缘阴性者，推荐治疗后间隔 6 个月的子宫颈联合筛查和颈管取样，至少持续 3 年，然后每年 1 次，持续至少 2 年。对于连续 5 年的随访结果均为阴性者，可接受每 3 年 1 次无限期的筛查随访。③妊娠者在监测期间 HPV 检测和子宫颈内取样结果持续阴性，分娩后如有保留生育的愿望可以继续监测。否则，优先选择在分娩结束后行子宫切除。

七、LEEP 术标本的组织病理学检查

（一）LEEP 术

20 世纪 70 年代由法国妇产科医生 Rence Cartier 发明了 LEEP 术，其操作简单、经济、安全，具有诊断治疗宫颈癌前期病变的双重功效。20 世纪 80 年代英国医生 Prendiville 将电切环改装成更大、更细的金属环，这种改进的 LEEP 技术已被世界各国妇产科医生普遍接受，成为诊断治疗 CIN 最常用的技术手段。

LEEP 工作原理：将 1 台高频电流发生器与操作手柄的环形金属丝相连，利用高频电极所产生的电弧对组织进行切割；高频电流对组织产生干燥脱水与喷射凝结，同步完成止血效应。

实施宫颈 LEEP，首先应由经验丰富的阴道镜医生为患者进行全面细致的阴道镜检查，根据转化区类型和病灶大小、形态等进行宫颈环切的设计，参照 2011 年 IFCPC 会议颁布的 LEEP 操作标准与要求进行 LEEP 操作。

1. 宫颈锥形切除的类型　需要与转化区 1，2，3 型相匹配。3 种锥切类型（切除类型 1，2，3）与 TZ-1，2，3 型所对应的锥体高度依次为 0.7~1cm、1~1.5cm 和 1.5~2.5cm。子宫颈外口可视性病变面积的大小、形态等，决定了选择何种尺寸和形状的电切环。

2. 操作者应将转化区全部切除 应尽可能切除病灶外周一部分正常的鳞状上皮，以保证将病灶全部切净（图9-15-54）。

3. 操作者应尽量减少对切除组织的人为损害 操作者进行 LEEP 术时应尽最大努力保障病理标本还原度，杜绝一圈一圈地、零散或不规则地切除。尽量完整地切除后，用丝线或大头针进行位点标记，也可用生物染料或墨汁进行切缘标记，为病理医生的标本制备做好基础性工作。同时，需特别注意避免因操作不当引起子宫颈标本的严重灼伤（热损伤），影响子宫颈的组织学诊断（见图9-15-54）。

（二）宫颈转化区环切除标本的病理学检查

1. 检查核对临床送检的部分或全部转化区的组织学标本 切除的转化区标本送检时需先行 10% 中性甲醛固定。临床剪开标本时需在申请单上注明标本剪开的解剖学位点（如12点或3点、9点、6点等），以便于病理科医生取材时对

标本进行定位。通过对鳞状上皮及柱状上皮的观察，可以对标本的上下进行定位，而标本剪开的位点则有助于前后定位（见图9-15-54C）。鳞状上皮的大体观为光滑而略呈灰色，柱状上皮通常为黄色，有皱褶，有时可见黏液。病理科取材前需测量子宫颈管的长度和子宫颈外周的周径，然后沿子宫颈管长轴、垂直于鳞柱上皮交接面，按12等分对标本进行均匀完整地切割（见图9-15-54D）。切割的方式将根据标本的形状而有所不同，对于近似圆柱形的标本，需沿着子宫颈管长轴、垂直于鳞柱上皮交接面纵行切割，而对于浅碟形标本则需行放射状取材。所有切割的组织块，均需按顺时针方向进行包埋。

2. 报告内容 需注明标本来自何种手术方式（如点活检、ECC、宫颈 LEEP、CKC 或子宫全切标本），对标本的大体描述。按照顺时针方向，对子宫颈1点至12点的每个位点，逐一报告有无鳞状上皮内病变及级别，有无微小间质浸润（若有需报告浸润的宽度、深度以及有无脉管癌栓），有无原

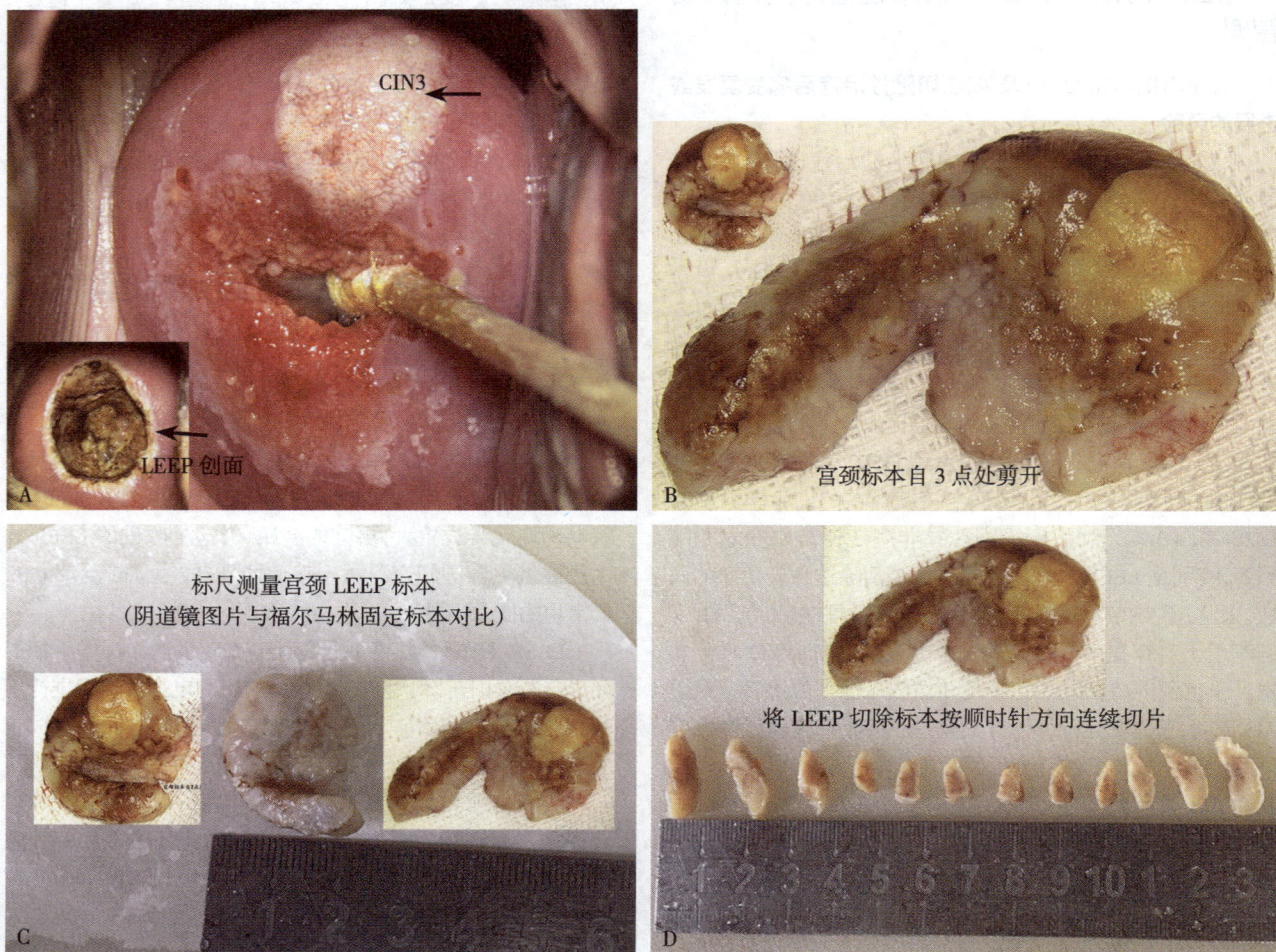

图 9-15-54 HSIL（CIN3）LEEP 标本的阴道镜与病理检查记录

A. 本组图片与图 9-15-32 为同一患者，TZ-1，子宫颈病变位于前唇，宫颈 LEEP 创面呈现一个圆锥形缺损；B. 显示 LEEP 完整标本，前唇锥高达 1.5cm，锥底直径 2cm，病灶全部位于 LEEP 环切除的标本内；C、D. 将甲醛固定后的 LEEP 标本与阴道镜图片进行对比，显示阴道镜与病理医生对 LEEP 标本的认同一致，将 LEEP 标本按顺时针均匀等分 12 块切片。

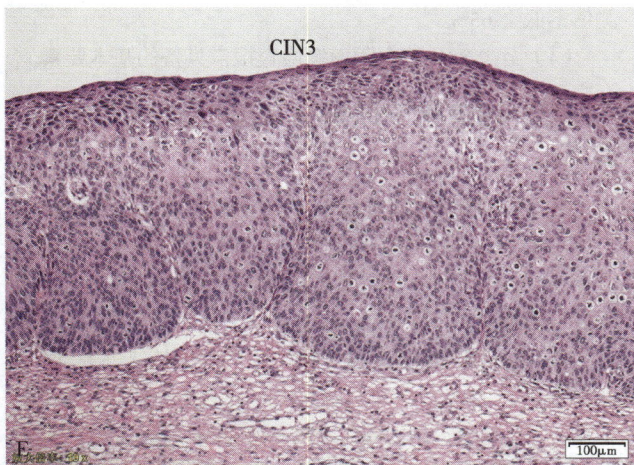

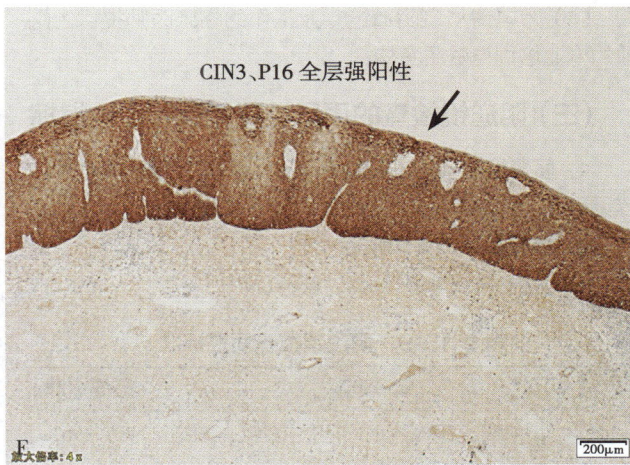

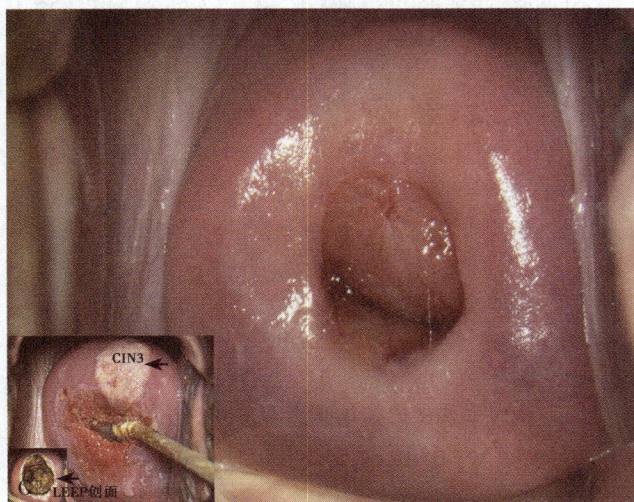

图 9-15-54（续）

E、F. 宫颈 LEEP 病理诊断：顺时针子宫颈 12 点、1 点、2 点均为 HSIL（CIN3；异型细胞达全层，大量核分裂象分布于全层；p16 全层弥漫性强阳性）切缘净；G. 宫颈 LEEP 术后 3 个月随访：宫颈 LEEP 创面修复，解剖学外观满意，TCT+HC2 双阴性，再次证明 HSIL（CIN3）切净，安排 6 个月后随访（以上 LEEP 锥切标本的病理切片与病理诊断图片均由金木兰教授提供）。

位腺癌，宫颈外口、内口及基底的切缘情况。

八、阴道镜检查的质量控制

根据 2020 年《阴道镜应用的中国专家共识》阴道镜检查的质量保障及质量控制的内容包括对阴道镜专业人员的要求、检查环境和设备、操作流程等多方面。

（一）对阴道镜专业人员的要求

1. 具有执业医师资格。

2. 从事妇产科临床工作 3 年及以上。

3. 具有 1 年以上从事阴道镜专业技术工作的实践经验（宫颈癌筛查结果异常的新诊断病例不少于 100 例/年）。

4. 接受至少 3 个月阴道镜专业医师培训基地的专业培训并获得资格证书。

（二）阴道镜门诊和专业医师培训基地的质量控制

1. 阴道镜门诊

（1）空间面积可满足业务需求：有良好的通风、消毒、照明、冷暖条件以及专用流动水洗手设备，以满足检查在保护隐私的情况下进行。

（2）设立阴道镜团队负责人制度：由资深阴道镜医师带领，一般应具备高级职称，保障良好的操作实践及流程监控，以及疑难病例会诊。

（3）配备 1 位专职护士。

（4）设置专人负责病例登记、数据和随访记录的质量控制，审核分析阴道镜转诊后的失约记录，各种登记表册规范、齐全。

（5）定期举行工作会议、疑难病例讨论以及多学科团队讨论。

2. 阴道镜医师培训基地

（1）教学医院、三级甲等医院的阴道镜门诊或专科。

（2）具备开展教研工作的能力和条件，具有副高级及以上职称的专业阴道镜医师 3 位及以上。

（3）每年对 1 000 例及以上的宫颈癌筛查结果异常的新病例进行阴道镜检查和评估。

（4）每年检出宫颈癌前病变及宫颈癌 200 例及以上。

（5）可开展下生殖道多部位活检术、子宫颈切除性手术（包括 CKC 和 LEEP）和下生殖道癌前病变的消融治疗等。

（6）为申请从事阴道镜专业工作的临床医师提供上岗前的专业培训与资质考核。

（三）阴道镜检查的质量控制标准和评价指标

1. 质量控制标准　阴道镜检查的质量控制标准具体内容见表9-15-9。

2. 质量控制的评价指标

（1）至少80%的阴道镜检查符合指征。

表9-15-9　阴道镜检查质控标准

序号	项目	最低标准
1	记录阴道镜检查前的评估内容（宫颈细胞学、HPV检测等）	70%~90%
2	记录子宫颈可见性（全部可见/不能全部暴露）	90%
3	记录SCJ的可见性及转化区类型	90%
4	记录是否有任何程度的醋酸白变化（有或无）	90%
5	记录病变的累及范围	70%
6	记录阴道镜检查的充分性	80%
7	记录阴道镜诊断	70%~80%
8	记录对醋酸白变化区域的活检或宫颈管搔刮	80%
9	阴道镜报告中附1~4张图像	80%
10	记录阴道镜检查后的具体处理建议	90%
11	应对可疑宫颈癌患者联系，嘱其2周内到医院就诊	60%
12	对于细胞学检查有高级别病变可能的患者（HSIL、ASC-H、AGC），尽可能4周内取病理报告并就诊	60%

（2）至少80%的病理检查标本（活检或切除性标本）符合病理检查的需要。

（3）对组织学确诊的HSIL（CIN2或CIN3）的阳性预测值不低于65%。

（4）至少80%符合阴道镜检查报告具备的基本要素。

（四）阴道镜下取样送病理检查的质量控制要求

1. 活检组织的取样大小　活检钳"咬检"组织最大径应不小于3mm，以提供足够标本进行常规病理制片及必要的免疫组织化学染色；宫颈管搔刮组织（常常破碎）的最大径（不含黏液）应不小于2mm。

2. 活检组织固定　样本离体后应尽快放入盛有4%中性甲醛溶液的容器中（防止标本风干）；如果宫颈管搔刮标本黏液多，组织小，可将刮取的标本置于事先备好的滤纸上，并同滤纸一起固定。固定液体积应为标本体积的5~10倍。为保证固定液的充分渗透，最佳固定时间为4~48小时。

3. 标注及送检　在不同点位钳取的标本，应分别标注、分装后送检，以便病理科分别取材、制片。随送检标本一起提交的病理检查申请单，应包含患者姓名、门诊号、标本名称、取材部位、细胞学检查和高危型HPV检测等信息。

4. 病理诊断　应对不同点位分别报告，特别是病变性质和病变程度不同时，应逐一明确。若有辅助检查，如免疫组织化学染色、原位杂交等，应在诊断报告中体现。

5. 组织学病理诊断与阴道镜诊断对比　及时对组织病理学诊断与阴道镜诊断进行对比，通常两者的符合率介于52%~91%，对于诊断不一致的患者，病理科医师和临床医生应共同分析原因。

6. 不同来源标本的病理诊断对比　对子宫颈活检、宫颈管搔刮标本的病理诊断应与子宫颈锥切标本的病理诊断进行对比，对于不一致者，应按照较高级别处理。

7. 定期总结分析　对阴道镜与宫颈细胞学病理诊断、组织学病理诊断的符合率定期进行总结分析，以提高阴道镜检查的准确率。

（李　双　宋学红）

第五节　宫颈微小浸润性癌

一、定义

宫颈微小浸润性癌（microinvasive cervical carcinoma，MIC）是指临床上肉眼不能发现、需要镜下才能发现的早期宫颈癌。Mestwerdt于1947年提出，诊断标准是浸润深度≤5mm，因为当时发现浸润深度在5mm以内的患者预后明显好于其他浸润癌患者。此后关于如何定义并处理一直存在争议。国际妇产科联盟于1961年开始定义宫颈微小浸润性癌，但是如何区分ⅠA1期和ⅠA2期并没有明确的界限。其后FIGO数次修改定义，直到1995年重新修订分期才有了现在的分期标准，明确浸润深度≤3mm为ⅠA1期，浸润深度在3~5mm时为ⅠA2期，两者浸润宽度不大于7mm，淋巴脉管浸润需要标注但不影响分期。宫颈微小浸润性癌中鳞癌占据了 80% 以上,腺癌仅 15% 左右,当初的定义也仅限于鳞癌,2009 年,FIGO 修订宫颈癌分期时才将腺癌与鳞癌使用相同的病理标准定义。

二、诊断

宫颈微小浸润性癌的诊断需要明确浸润的深度和宽度,如何获取足够的标本并精确测量是诊断的关键。浸润深度测量方法是从基底膜开始测量到癌浸润的最深处。这在鳞癌是可以测量的,但是在腺癌,因肿瘤的隐蔽性和颈管结构的影响,使得测量深度和宽度同样变得困难。有研究发现 4.8% 的高级别 SIL 有早期间质浸润,而另一项研究显示初次诊断 SIL 的病例有 4.7% 证实有浸润。

间质浸润最多发生在转化区(90%)。也有一篇报道有 50% 的浸润起源于表面上皮,还有 50% 起源于 SIL 累及的颈管腺体。浸润的深度是从浸润起源的上皮间质连接处测量至浸润的最深处。如果肿瘤起源于表面,则从浸润灶上面的表层上皮基底膜开始测量。如果浸润起源于颈管腺体,就从腺体的基底膜测量至最深处。如果浸润灶与它起源的上皮或腺体不连续,因此起源点不明确,浸润深度就要从上皮基底膜垂直测量到浸润的最深处。如果表面溃烂,就从浸润灶的表面上皮测量至浸润的最深处,这种情况下,浸润的深度就相当于肿瘤的厚度。

从浸润灶的一侧至另一侧的空间距离就是宽度。如果只有 1 个浸润灶,则直接测量就可以得到浸润宽度。但有 12% 宫颈微小浸润性癌的病灶是多中心性的,这就使得准确测量宽度变得复杂起来。因此,必须有足够超薄的连续切片(100μm)以及专业的病理科医师来诊断。Reich 和 Picke 建议如果每个浸润灶与它起源的上皮均连续,则测量每个浸润灶的宽度,然后相加得到总的浸润宽度。另一方面,如果某些浸润中心完全在基质中,不能确定每个浸润灶的起源位置,病理医师应该测量 2 个相互分开最远的浸润灶之间的宽度,尽管在整个宽度中并不全是浸润病灶。

美国妇科肿瘤协作组研究发现,IA 期宫颈浸润癌淋巴结转移和复发率均低,且与淋巴脉管浸润无关。因此,1994年 FIGO 分期标准未将淋巴血管浸润引入分期,但要求记载。病理医师有时会用上皮标记的免疫组化方法来确定一个含有肿瘤细胞的管腔是否是淋巴管。免疫组化的方法并不值得提倡,因为通常会延迟诊断,费用较高,而且也经常会有失败。

尽管宫颈活检标本可以观察间质浸润情况,阴道镜也可以指导活检,提高病变检出率,但是诊断微小浸润癌的敏感性并不高。Yara Furtado 等评价了阴道镜在检测宫颈微小浸润性癌方面的作用,发现敏感性仅 23%。宫颈微小浸润癌的确诊需要完整的锥切或全子宫切除标本才能诊断。

锥切标本要求保证一定的深度和宽度,而且还要明确各个切缘的状态。如果切缘阳性,则需要再次锥切明确浸润的情况。只有当整个肿瘤可以估量时诊断微小浸润癌才是合适的。因此,微小浸润癌不能由一个活检标本或一个切缘阳性的 LEEP 或锥切标本来诊断。研究其后治疗切除的标本可能在其邻近组织中发现更深的浸润病灶。确切诊断一个微小浸润癌,确定标本的切缘状态对病理医师是非常重要的。需要测量肿瘤至锥切切缘的距离。这个信息有助于外科医师决定锥切是否足够、是否需要重复锥切或者子宫切除。如果切缘信息不明确,则增加复发或转移的危险。

三、淋巴结转移和子宫旁转移

淋巴结转移和子宫旁浸润与浸润深度有关。Bellino 报道,如果浸润深度 <1mm,淋巴结转移率基本为 0;浸润深度在 1~3mm 时,淋巴结转移小于 1%;浸润深度 >3mm,则淋巴结转移在 7.8% 左右。子宫旁转移率低于淋巴结转移,如果淋巴结阴性,则很少发生子宫旁转移。

Karin 荟萃分析了超过 1 500 例的微小浸润性腺癌,814例进行淋巴结切除的患者中有 12 例(1.5%)转移;记录浸润深度的文献中,浸润 <3mm 的 261 例中有 3 例转移(1.1%),浸润深度在 3~5mm 的 264 例中,有 2 例淋巴结转移(0.8%),与淋巴结转移相关的因素是浸润深度而不是脉管情况。未发现子宫旁累及。

有研究对比微小浸润性腺癌和鳞癌淋巴结转移的差异,纳入 1 448 例切除淋巴结的微小浸润癌,913 例鳞癌,535例腺癌。发现 IA1 期鳞癌淋巴结转移率是 3.8%,腺癌是 0.7%(0~2.6%);IA2 期微小浸润鳞癌淋巴结转移率 3.0%,腺癌是 0.8%。但是该项研究不能提供浸润深度的具体数据。另一项综述回顾性分析了 800 多例宫颈微小浸润性腺癌,IA1 期淋巴结转移率在 1.3%,IA2 期淋巴结转移率 3.5%,这些患者中仅 1 例发现有子宫旁转移。Smith 等同样发现微小浸润性腺癌 IA1 期和 IA2 期在淋巴结转移和死亡率之间并没有差别。造成这样的结果可能是难以判断腺癌浸润深度,也有可能是把一些仅仅是腺体累及作为腺癌来统计。微小浸润性腺癌需要更准确地判断和测量。

Argenta 等报道了 1 例 22 岁的 HPV 阴性的 IA1 期鳞癌患者,锥切标本显示中分化鳞癌,浸润深度仅 1mm,内外切缘均阴性,应患者要求切除子宫,术后子宫标本仍有单一的浸润病灶,深度仍小于 1mm,同时病理证实广泛的双侧盆腔和腹主动脉旁淋巴结转移。作者建议,鉴于仍然有一些早期患者出现淋巴结转移,给予患者治疗选择时应全面评估疾病情况并充分告知风险。但是 Arnim A.Bader 认为这位患者临床分期应该是 IA2 期甚至 IB1 期,因为 Argenta 报道的锥切标本是切取 12 点进行检测,而宫颈锥切标本应该连续切片,厚度在 200~300μm 之间甚至 100μm,才可以判断病灶是多中心病灶还是单中心起源。

四、治疗

宫颈微小浸润性癌的预后明显好于临床可见浸润癌，其治疗也倾向于保守性治疗方式，以减少治疗副作用。尽管研究发现微小浸润性腺癌与鳞癌宫旁浸润和淋巴结转移率是相似的，人们治疗微小浸润性腺癌时还是倾向于使用根治性手术。近来越来越多的研究证实宫颈微小浸润性腺癌同样可以行保守性手术保留患者生育功能。

传统的宫颈微小浸润性癌治疗方式是手术切除子宫，鉴于手术的副作用如膀胱功能等与根治的范围直接相关，关于宫旁切除的宽度颇有争论。即使是Ib1期的患者，真正术后发现宫旁累及的也仅仅只有30%左右，而且，如果淋巴结阴性，则子宫旁累及的可能性大大下降，可能仅2%左右。大量的前哨淋巴结研究表明，髂外、闭孔以及髂内淋巴结是宫颈癌淋巴结转移的最先部位，因此，有研究者认为可以术中行前哨淋巴结冷冻切片检查，如果阴性行次广泛性子宫切除术，如果阳性则行广泛性子宫切除手术。术中冷冻切片的特异性可以达到100%，但是敏感性则为90%左右，很大程度上取决于转移灶的大小，如果病灶小于4mm，则冷冻切片很容易漏诊。鉴于ⅠA1期的患者淋巴结转移率很低，因此，可以采取次广泛性子宫切除术甚至子宫全切或者锥切，ⅠA2期的患者可以采取广泛性子宫切除术加淋巴结清扫或前哨淋巴结活检术。

自1994年Dargent首次报道了保留子宫的广泛子宫颈切除术以来，很多学者报道了运用该术式对一些早期年轻患者手术。尽管复发率没有增加（2%~4%），给大部分的患者在不影响根治的前提下保留了生育功能。手术方式有经腹或经阴道切除宫颈加部分阴道及部分子宫旁组织，淋巴结清扫可以腹腔镜辅助。但是这项手术同样因为切除子宫旁组织引起的膀胱直肠功能障碍、子宫峡部与阴道缝合以后影响了子宫的整体性、早期或中期妊娠流产率高等，目前主要应用在ⅠB1期局部肿瘤<2cm的患者。George Koliopoulos于2003年分析了8篇报道阴式广泛子宫颈切除加腹腔镜辅助盆腔淋巴清扫术的研究结果，发现术后复发率在0~8%之间，与传统的广泛性子宫切除术差不多，但是确实有一些患者保留了生育功能且足月分娩，主要的不足在于广泛宫颈切除术以后带来的宫颈功能不全和流产。为了降低宫颈功能不全和流产的发生，一些妇科肿瘤医师趋向寻求更保守的手术治疗方式，力图既保留了患者的生育生理功能，又不影响生育率和治疗效果。

意大利学者Anna Fagotti等17例宫颈微小浸润性癌ⅠA2~ⅠB1期的需要保留生育功能的患者，予以冷刀锥切加腹腔镜辅助盆腔淋巴结清扫术。其中有2例患者切缘阳性且有淋巴结转移行广泛性子宫切除术，其他经锥切保留子宫的患者平均随访16个月无1例复发。有报道50例行锥切的ⅠA1期微小浸润性腺癌患者，随访80个月无1例复发。

Kim等报道了108例ⅠA1期宫颈癌先行冷刀锥切电凝止血或者锥切术后行子宫切除。40例锥切后行子宫切除，27例切缘阳性者中14例有残余肿瘤，无1例复发。另外68例仅行锥切，其中40例切缘阴性的患者没有复发；28例切缘阳性，外切缘阳性11例中1例复发，17例内切缘阳性患者中有6例复发。因此，ⅠA1期行冷刀锥切，如果外切缘为CIN 3可以密切随访，如果内切缘阳性，则建议再次锥切或行子宫切除。

Herman Haller等研究276例FIGO ⅠA1期宫颈鳞癌患者，其中152例行宫颈锥切，72例行子宫切除，40例行子宫切除加淋巴结清扫，还有12例行广泛子宫切除加淋巴结清扫术。5年无复发率分别是98.7%、98.6%、100%和100%；12例（4.3%）复发都与浸润深度有关。11例（4.0%）有脉管浸润，52例行淋巴结清扫的患者（包括有脉管浸润的患者）没有发现淋巴结转移，49例患者锥切术后补充行子宫切除，其中有18例仍然有残留CIN病变，尽管3例锥切术后病理显示切缘阴性。锥切组患者的复发与颈管内外切缘相关。

Lori Spoozak等于2011年SGO会议报道了一项大样本研究，比较了2 999例微小浸润性鳞癌和988例微小浸润性腺癌，发现尽管微小浸润腺癌的患者普遍年轻，但是生存方面两者无明显别；ⅠA1期鳞癌无论是锥切还是子宫切除，患者生存无明显别，但是ⅠA2期鳞癌患者锥切术后5年生存率在90%左右，子宫切除的患者5年生存率可以达到96%以上。对于微小浸润性腺癌则不同，ⅠA1期和ⅠA2期基本有相同的生存，且无论是采用锥切术还是子宫切除术，患者的生存都没有差别，但是必须强调锥切切缘阴性和宫颈管搔刮阴性，并且有更严密的随访。

显然，对于有生育要求的患者，锥切作为一种保守性手术治疗是安全并且合理的选择方法。对于一些需要保留生育功能的患者，如果术前检查发现有高危因素，也有研究者给予新辅助化疗后再行宫颈锥切加或不加淋巴结清扫术，术后再根据病理情况决定是否再补充化疗。Fabio Landoni报道了一组11例患者，其中8例ⅠB1期，3例ⅠA2期，术后一例给予了辅助化疗，随访20个月，无复发，并有3人次妊娠。

关于切缘情况，也有不同看法。Mina Itsukaichi等研究了27例ⅠA1期宫颈鳞癌患者行激光汽化锥切后，7例内切缘有CIN 3累及，无脉管浸润，所有患者随访4年无复发。因此，作者认为只要脉管无浸润，即使内切缘有CIN 3累及，单纯激光汽化锥切治疗ⅠA1期宫颈鳞癌也是安全的。一项研究报道在有随访的1 223例患者中，29例复发（2.4%），其中明确浸润深度<3mm的383例中有6例复发（1.6%），明确浸润深度在3~5mm的336例中有5例复发。其中，59例ⅠA1期仅行锥切的患者没有出现复发。

五、预后

微小浸润癌患者的生存明显好于浸润性癌，影响预后的主要因素是淋巴结转移和患者年龄。腺癌和鳞癌没有差别。

ⅠA1 期 5 年生存率均可以达到 99% 以上，ⅠA2 期患者 5 年生存率也有可以达到 98%。William 等分析了 25 篇早期宫颈癌手术的研究，大部分文献发现淋巴结转移和肿瘤大小/浸润深度是显著影响预后的因素，仅 3 篇认为 LVSI 是独立的预后因子。浸润深度 <3mm 复发的可能性仅 0.5%，既往的研究报道在 1%~2% 左右，主要与是否有脉管浸润和锥切切缘有关，特别是切缘的顶端；浸润深度在 3~5mm 时，复发率在 3.3% 左右。还有研究利用锥切治疗 520 例ⅠA1、ⅠA2 期的患者，452 例ⅠA1 期，58 例ⅠA2 期，随访了 25 年，疾病复发率 0.35%，淋巴结转移率 0.35%，因肿瘤死亡率 0.17%。

June Hou 分析了宫颈微小浸润性腺癌的复发危险因素，尽管ⅠA1 期的生存率在 99%，ⅠA2 期的生存率在 98% 左右，

宫颈微小浸润性腺癌的主要与病理类型有关，内膜样腺癌复发率 6/34，生存要明显低于腺癌和黏液性腺癌患者（复发率 14/478）。

六、随访

宫颈微小浸润性癌治疗后同样需要定期随访，对于行保守性治疗方式保留患者生育功能时，更需要密切随访。随访内容包括阴道脱落细胞、HPV 感染情况，根据 TCT 及 HPV 结果判断是否需要再次行阴道镜下活检，以免疾病持续存在或进一步发展。

（李子庭）

参考文献

1. 孟令昊，胥秋艳，李科，等. 1990~2019 年中国女性宫颈癌疾病负担变化的分析. 中国循证医学杂志，2021，21（06）：648-653.

2. Xia C，Hu S，Xu X，et al. Projections up to 2 100 and a budget optimisation strategy towards cervical cancer elimination in China：a modelling study. Lancet Public Health，2019，4（9）：e462-e472.

3. Lei J，Ploner A，Elfström KM，et al. HPV Vaccination and the Risk of Invasive Cervical Cancer. N Engl J Med，2020，383（14）：1340-1348.

4. Fontham E，Wolf A，Church TR，et al. Cervical Cancer Screening for Individuals at Average Risk：2020 Guideline Update from the American Cancer Society. CA Cancer J Clin，2020，70（5）：321-346.

5. Yanxia Zhao，Heling Bao，LanMa，et al. Real-world effectiveness of primary screening with high-risk human papillomavirus testing in the cervical cancer screening programme in China：a nationwide，population-based study. BMC Med，2021，19（1）：164.

6. Massad LS，Einstein MH，Huh WK，et al. 2012 updated consensus guidelines for the management of abnormal cervical cancer screening tests and cancer precursors. J Low Genit Tract Dis，2013，17（5 Suppl 1）：S1-S27.

7. 魏丽惠，沈丹华，赵方辉，等. 中国子宫颈癌筛查及异常管理相关问题专家共识（二）. 中国妇产科临床杂志，2017，18（3）：286-288.

8. 中国抗癌协会妇科肿瘤专业委员会. 子宫颈癌诊断与治疗指南（2021 年版）. 中国癌症杂志，2021，31（6）：474-489.

9. Arbyn M，Redman C，Verdoodt F，et al. Incomplete excision of cervical precancer as a predictor of treatment failure：a systematic review and meta-analysis. Lancet Oncol，2017，18（12）：1665-1679.

10. Bornstein J，Bentley J，Bösze P，et al. 2011 colposcopic terminology of the International Federation for Cervical Pathology and Colposcopy. ObstetGynecol，2012，120（1）：166-172.

11. Bruni L，Albero G，Serrano B，et al. ICO/IARC Information Centre on HPV and Cancer（HPV Information Centre）. Human Papillomavirus and Related Diseases in world. Summary Report，2019.

12. Egemen D，Cheung LC，Chen X，et al. Risk Estimates Supporting the 2019 ASCCP Risk-Based Management Consensus Guidelines. Journal of lower genital tract disease，2020，24（2）：132-143.

13. Egemen D，Cheung LC，Chen X，et al. Risk estimates supporting the 2019 ASCCP risk-based management consensus guidelines. J Low Genit Tract Dis，2020，24（2）：132-143.

14. Joseph A. Jordan，Albert Singer. The Cervix. 2nd ed. Oxford：Blackwell Publishing，2006.

15. Khan MJ，Werner CL，Darragh TM，et al. ASCCP Colposcopy Standards：Role of Colposcopy，Benefits，Potential Harms，and Terminology for Colposcopic Practice. J Low Genit Tract Dis，2017，21（4）：223-229.

16. Kurman RJ，Carcangiu ML，Herrington C，et al. WHO Classification of Tumours of Female Reproductive Organs. 4rd edition. Lyon：International Agency for Research on Cancer，2014.

17. Li Shuang，Hu Ting，Lv Weiguo，et al. Changes in Prevalence and Clinical Characteristics of Cervical Cancer in the People's Re-public of China：A Study of 10 012 Cases From a Nationwide Working Group. Oncologist，2013，18（7）：1101-1107.

18. Monsonego J，Cox JT，Behrens C，et al. Prevalence of high-risk humanpapilloma virus genotypes and associated

risk of cervical precancerous lesions in a large U.S. screening population：data from the ATHENA trial. GynecolOncol, 2015,137（1）:47-54.

19. Perkins RB,Guido RS,Castle PE,et al. 2019 ASCCP Risk-Based Management Consensus Guidelines for Abnormal Cervical Cancer Screening Tests and Cancer Precursors. J Low Genit Tract Dis,2020,24（2）:102-131.

20. Shi Y,Li L,Hu Z,et al. A genome-wide association study identifies two new cervical cancer susceptibility loci at 4q12 and 17q12. Nature genetics,2013,45（8）:918-922.

21. Stuebs FA,Schulmeyer CE,MEHLHORN G,et al. Accuracy of colposcopy-directed biopsy in detecting early cervical neoplasia：a retrospective study. Arch GynecolObstet, 2019,299（2）:525-532.

22. Thomsen LT,Frederiksen K,Munk C,et al. Long-term risk of cervical intraepithelial neoplasia grade 3 or worse according to high-risk human papillomavirus genotype and semi-quantitative viral load among 33 288 women with normal cervical cytology. International journal of cancer,2015,137（1）: 193-203.

23. Wang X,Jia W,Wang M,et al. Human papillomavirus integration perspective in small cell cervical carcinoma. Nature communications,2022；13（1）:5968.

24. Wentzensen N,Massad LS,Mayeaux EJ,et al. Evidence-based consensus recommendations for colposcopy practice for cervical cancer prevention in the United States. J Low Genit Tract Dis,2017,21（4）:216-222.

25. World Health Organization. Female genital tumours. IARC press. WHO classification of tumours. 5th Edition Volume 4. 2020-09-09.

26. Wright TC,JR. The New ASCCP Colposcopy Standards. Journal of lower genital tract disease,2017；21（4）:215.

27. Wright TC,Stoler MH,Behrens CM,et al. Primary cervical cancer screening with human papillomavirus：end of study results from the ATHENA study using HPV as the first-line screening test. Gynecologic oncology,2015,136（2）: 189-197.

28. 毕蕙,李明珠,赵超,等.子宫颈低级别鳞状上皮内病变管理的中国专家共识.中国妇产科临床杂志,2022；23（4）:443-445.

29. 曹倩文,尤志学,钱晓月,等.绝经后子宫颈高级别鳞状上皮内病变诊治方式的探讨.中华妇产科杂志,2019,54（6）:393-398.

30. 曹泽毅.子宫颈癌.北京：人民卫生出版社,2017.

31. 陈飞,尤志学,隋龙,等.阴道镜应用的中国专家共识.中华妇产科杂志,2020,55（7）:443-449.

32. 孔东丽,李双.CO_2激光治疗下生殖道HSIL的难点要点.实用妇产科杂志,2021；37（12）:892-894.

33. 孔东丽,李双.规范化阴道镜检查及其注意事项.中国实用妇科与产科杂志,2020；36（07）:592-596.

34. 郎景和,隋龙,陈飞.实用阴道镜技术.北京：人民卫生出版社,2019:6.

35. 马丁,沈铿,崔恒.常见妇科恶性肿瘤诊治指南.北京：人民卫生出版社,2016:137-157.

36. 曹泽毅.中国妇科肿瘤学北京：人民军医出版社, 2011.

37. 魏丽惠,赵昀,沈丹华,等.中国子宫颈癌筛查及异常管理相关问题专家共识（一）.中国妇产科临床杂志, 2017,18（2）:190-192.

38. 魏丽惠,赵昀,谢幸,等.妊娠合并子宫颈癌管理的专家共识.中国妇产科临床杂志,2018,19（2）:190-192.

39. 魏丽惠,沈丹华,赵方辉,等.中国子宫颈癌筛查及异常管理相关问题专家共识（二）.中国妇产科临床杂志, 2017,18（3）:286-288.

40. 魏丽惠.下生殖道上皮内病变的诊治和管理.北京：北京大学医学出版社,2018:39.

41. 魏丽慧.阴道镜及宫颈细胞病理学规范化培训教材.北京：人民卫生出版社,2020.

42. 谢幸,孔北华,段涛.妇产科学.9版.北京：人民卫生出版社,2018.

43. 张静,沈丹华,刘爱军.子宫颈癌及癌前病变病理诊断规范专家共识.中华病理学杂志,2019,48（4）:265-269.

44. 赵超,毕蕙,赵昀,等.子宫颈高级别上皮内病变管理的中国专家共识.中国妇产科临床杂志,2022,23（2）:220-224.

45. 赵超,刘军,李明珠,等.子宫颈锥形切除术操作规范.中国妇产科临床杂志,2021,22（2）:218-219.

第十六章
子宫颈浸润癌

第一节　宫颈癌诊断

【诊断】　根据患者提供的病史(症状)、临床表现和妇科三合检诊,配合辅助检查 HPV 检测、细胞学和阴道镜下活组织病理检查可确诊。确诊为宫颈癌后,根据具体情况做 B 超、X 线胸片、盆腹腔 MRI、CT 检查,静脉肾盂造影,膀胱镜及直肠镜检查以及必要时行 PET/CT 等检查以显示病变的大小、外侵范围及程度。

【临床诊断流程】　可供参考的标准:

1. 无任何临床症状,无论是 CIN 还是早期宫颈癌患者,一般无明显症状,行机会性宫颈癌筛查。

(1)阴道窥查。

(2)宫颈细胞刮片并行液基薄层细胞学检查(thin-prep cytology test,TCT),采用 TBS 分类。HPV 检测。

(3)若检查结果提示细胞学异常和/或 HPV 检测显示高危型别(HPV16、18、31、33、35、39、45、51、52、56、58、59、66、68)阳性者。

(4)进一步行阴道镜检查,碘着色肉眼观察(visual inspection with Lugol's iodine,VILI)下多点活检,最终病理确诊。

2. 有临床症状

(1)接触性出血或阴道不规则出血:多见于性生活或妇科检查后。年轻患者表现为月经紊乱、经期延长、经量增多等。绝经后妇女表现为绝经后出血等。早期出血量一般较少,晚期病灶较大时,出血量多,甚至表现为大出血。

(2)白带异常:阴道分泌物增多,从浆液、黏液性,呈水样、血性、脓性或稀薄似水样,米泔水样,有腥臭味。晚期可继发感染,白带呈淘米水样或呈脓性伴恶臭。

(3)阴道窥查:若外观正常者行 TCT 和 HPV 检查,进一步阴道镜下活检病理确诊。若外观可见病灶则在病灶处行组织活检,HE 染色镜下病理确诊。

3. 妇科阴道及肛查三合诊

(1)子宫颈:光滑或呈糜烂状。也可见癌灶呈菜花状,组织质脆,触之易出血、结节状、溃疡或空洞形成,宫颈腺癌时子宫颈可呈桶状,质地坚硬。

(2)子宫体:一般大小正常。

(3)子宫旁组织:癌组织沿韧带浸润至主韧带、子宫骶韧带,可使其增厚、挛缩,呈结节状、质硬、不规则,形成团块状伸向盆壁或到达盆壁并固定。

(4)阴道和穹窿部:检查时肉眼可见所侵犯部阴道穹窿变浅或消失,触之癌灶组织增厚、质脆硬、缺乏弹性,易接触性出血等。

(5)妇科检查主要用于判断宫颈癌灶大小、子宫旁、盆腔及远处转移灶。

1)部位:包块的部位有助于了解其来源。一般位于盆腔中部者为子宫、膀胱、肠道包块,或后陷凹脓肿、异物等。位于盆腔侧方者为卵巢、输卵管、副中肾管、肠道、异位肾或腹膜后来源的包块。盆腔两侧同时有包块者多为附件炎性包块、卵巢内膜异位囊肿或卵巢癌等。

2)大小:应以厘米为直径单位描述其体积大小。如包块为增大的子宫,可用相当于几周或几个月妊娠子宫说明其大小。正常卵巢有时可扪及大小约 3cm×2cm×1cm 的可活动的块物。正常输卵管不能扪及。

3)形状:包块呈卵圆形者一般为卵巢肿瘤、卵巢子宫内膜异位囊肿或输卵管卵巢囊肿,腊肠状者常为输卵管积液,形状不规则或表面结节状不平者多为炎性包块或卵巢恶性肿瘤。

4)质度:囊性包块多为良性病变,囊性偏实者可能为成熟畸胎瘤或卵巢内膜异位囊肿,实性包块多为恶性肿瘤,质硬的块物考虑浆膜下肌瘤或纤维瘤可能,囊实相间者以恶性肿瘤为多见。

5)界限:包块四周界限清晰分明者多属良性病变,界限模糊不清者多为炎性包块或恶性肿瘤。

6)活动度及其与其他器官关系:活动度大、与其他器官无粘连者,多为良性肿瘤;与子宫或盆壁间粘连,因而活动受限者,可能为附件炎性包块、内膜异位囊肿或恶性肿瘤。

7)压痛:肿瘤一般无压痛,但附件炎性包块、内膜异位症有压痛。

4. 影像学检查　根据具体情况行 B 超、CT 或 MRI 扫描可显示病变的大小、外侵范围及程度。

【病理诊断】

一、按组织学来源

1. **宫颈微小浸润性鳞状细胞癌**　定义为在 HSIL(CIN 3)基础上肉眼观察无明显异常,或类似子宫颈柱状上皮异状,但镜检发现小滴状,锯齿状癌细胞团突破基底膜,浸润间质。SGO 提出的标准为:肿瘤浸润间质的深度在 3mm(含 3mm)以内,并且没有淋巴管或血管的受累。其受累的浸润深度与 FIGO 分期的 I A1。病理学上应做连续切片以更好地确定浸润的深度和范围,对临床医生指导手术的方式有意义。

2. **浸润性鳞状细胞癌**

(1)大体:一是外生型,为最常见的类型,癌灶向外生长呈乳头状或菜花样,组织脆并触之易出血。二是内生型,病灶向子宫颈深部组织浸润,而表面则呈光滑,子宫颈肥大变硬,呈桶状,极易累及子宫旁组织。三是溃疡型,可介入以上2型,多为合并感染坏死脱落后形成溃疡或空洞。四是颈管型,病灶发生在子宫颈管内,多浸润子宫颈管和峡部供血管层及转移至盆腔淋巴结。

(2)镜下:角化型,多为高中分化,细胞体积较大,有明显的角化珠形成,可见细胞间桥,细胞异型但无核分裂或少见。非角化型,多中低分化鳞癌,可见单细胞角化但无角化珠,间桥不明显,细胞异型性明显,多见核分裂象。

3. 腺癌

(1)大体:多来自子宫颈管内,容易浸润管壁,病灶可向管内浸润也可向外口突出。

(2)镜下:有3种类型,包括黏液腺癌、宫颈恶性腺癌、腺鳞癌。黏液腺癌为最常见,来源于宫颈管柱状黏液细胞,胞质双嗜性或嗜酸性。腺体结构复杂,可呈筛状和乳头状,细胞增生呈复型,核异型性明显,核分裂象常见。

(3)根据2018国际子宫颈腺癌标准和分类(International Endocervical Adenocarcinoma Criteria and Classification,IECC)定义的形态学特征(管腔有丝分裂和细胞凋亡)区分HPV相关和非相关腺癌。子宫颈腺癌浸润的组织学类型评估是一个新兴的概念,文献报道了3种具有临床意义组织学类型。A型浸润具有极好的生存率,且无淋巴结转移或复发(表现为边界清楚的腺体、圆形轮廓、无单个细胞、无间质增生反应、无淋巴脉管浸润)。

(4)子宫颈胃型腺癌(gastric-type endocervical adenocarcinoma,G-EAC)的形态学特征为肿瘤细胞具有大量透明、泡沫状或淡嗜酸性胞质,清晰的细胞边界;一般核质比低,细胞核不规则分布于腺体基底部。HPV相关型腺癌的特征缺失或极少。当子宫颈增生腺体侵犯子宫颈深度超过正常腺体深度8mm,或在淋巴管、血管、神经周围伴有异常腺体成分时,要警惕G-EAC的可能,病理医师应及时与临床医师沟通,进一步详细了解病情,并适当联合免疫组织化学检测等帮助鉴别诊断,最大限度地避免漏诊和误诊。即使是高分化的G-EAC,也具有明显的侵袭性生物学行为,目前不建议对G-EAC进行肿瘤组织学分级。

4. 少见的病理类型
神经内分泌癌、微偏腺癌、透明细胞癌、肉瘤、黑色素瘤、淋巴瘤和未分化癌等。这种病理类型的患者极易早期远处转移并预后差。

二、按组织病理学分级(G)

Gx——分级无法评估;

G1——高分化;指癌细胞达到子宫颈表层细胞的最高成熟程度;

G2——中分化;指癌细胞达到子宫颈上皮中层细胞的成熟程度;

G3——低分化或未分化;指癌细胞处于子宫颈上皮基层细胞的不成熟程度。

【相关检查】

1. 细胞学

(1)阴道细胞学检查:作为宫颈癌普查筛选的首要方法。

阴道细胞学检查(巴氏涂片,1943年由G.N.Papanicolaou提出)是宫颈癌早期诊断很有价值的方法。在子宫颈移行带区取材,行染色和镜检。由于癌细胞代谢快,凝聚力差,容易脱屑,取材及检查方法简便,准确率高,初筛普查诊断的正确率达到84%~93%。为了克服细胞学的假阴性,提倡采用重复多次涂片,双份涂片法。在制片及读片中加强质量控制。以专用“小脚板”等工具,刮取子宫颈表面及子宫颈管的细胞并涂片,经细胞学医师诊断,此法简便易行,诊断正确率高。巴氏五级分类法被广泛认可,并作为宫颈细胞学的常规检查方法,沿用至今,是一种分级诊断的报告方式。

随着阴道细胞学的发展,认为巴氏涂片细胞堆积,影响检查结果,2000年以后,随着液基细胞学引入Bethesda System(TBS)系统分类的描述性细胞病理学诊断的报告方式,TBS分类中有上皮细胞异常时,均应重复刮片检查并行阴道镜下宫颈活组织检查。

(2)碘着色肉眼观察:碘着色肉眼观察(visual inspection with Lugol's iodine,VILI)是将2%的碘溶液涂在子宫颈和阴道黏膜上,观察其染色变化的情况,正常子宫颈上皮吸碘后呈棕褐色,未着色区呈芥末黄为病变区,在染不上色的部位采取多点活体组织检查,以提高诊断的准确性,适合于边远地区和条件简陋地区的可疑癌,而又无阴道镜设备时。文献报道,在碘不染区多点活检的癌漏诊率约为4.3%。

(3)醋酸目视检查:醋酸目视检查(visual inspection with acetic acid,VIA)也是基层医院运用的方法之一,以5%醋酸染色后直接肉眼观察宫颈的反应情况,如果出现醋白上皮边界清晰、质厚、致密、表面不平为阳性,正常子宫颈涂抹醋酸后无明显白色改变,低度宫颈上皮内瘤变(CIN1)为淡而浅的白色改变,鳞柱上皮交接区或交接外,白色病变消失较快。高度宫颈上皮内瘤变(CIN2~3)为厚的白色上皮,边界明显,肉眼可见其中一侧总在鳞柱上皮交接上;癌症时白色病变表面不规则,出现厚而脆的肿块。在印度、南美洲和我国山西进行的研究中,VIA的结果判定只分为阴性、阳性和癌。以操作者未观察到白色病变判定为阴性。

(4)阴道镜检查:阴道镜可放大10~60倍,观察子宫颈上皮及血管的细微形态变化,发现子宫颈局部的组织异常,提示可疑病变的部位,提高活体组织检查的检出率。在宫颈刮片细胞学检查巴氏Ⅲ级以上、TBS法鳞状上皮内病变者,均应在阴道镜下观察子宫颈表面病变状况,选择可疑癌变的区域行活组织检查,提高诊断准确率。阴道镜下取活检的癌漏诊率为5.5%。

(5)子宫颈管内膜刮取术:为明确子宫颈管内有无癌灶,刮取宫颈管内膜并送病理学检查,可以及早发现细胞学检查发现癌细胞或可疑,但阴道镜检查没有发现病变部位者。碘不染色区域多点活检加子宫颈管内膜刮取活检的漏诊率为3.1%。

（6）宫颈锥切术:当细胞学检查结果与阴道镜下活体组织检查结果,或子宫颈管内膜刮取术病理检查的结果不一致时;要明确原位癌有无早期浸润及病变的范围,患者年轻有生育要求时,可以做宫颈锥切术,既可作为诊断,也可以作为部分宫颈上皮内瘤变和原位癌的治疗。宫颈锥切术的癌漏诊率为1.8%。近来也有人以阴道镜下活体组织检查加子宫颈管刮取代替宫颈锥切术,作为诊断,病理结果与宫颈锥切术标本检查结果一致。

2. 影像学 辅助诊断确定肿瘤的大小,肿瘤浸润位置及深度,肿瘤或淋巴结的远处转移及对治疗的反应情况和判断预后。

（1）Ⅰ期:非保留生育功能者考虑胸部平片,若有异常,则行 CT 平扫检查;可选择性行 MRI 检查以评估局部病灶范围,特别是ⅠB2~ⅠB3 期。B1 期及以上建议全身 PET/CT 或胸部/腹部/盆腔 CT 检查;子宫全切术后意外发现宫颈癌的患者考虑行全身 PET/CT 或胸部/腹部/盆腔 CT 检查以评估转移情况,行盆腔 MRI 评估盆腔残留病灶;保留生育功能者考虑胸部平片,若有异常,可行 CT 平扫检查。首选盆腔 MRI 以评估测量病灶范围以及病灶和子宫颈内口的距离。不适宜 MRI 检查者用经阴道超声检查。ⅠB1~ⅠB2 期考虑行全身 PET/CT（首选）或胸部/腹部/盆腔 CT 检查。根据临床症状及可疑转移病灶可选择其他影像学检查进行诊断。

（2）Ⅱ~Ⅳ期:全身 PET/CT 或胸部/腹部/盆腔 CT 检查以评估转移情况;盆腔 MRI 增强检查评估局部病灶范围;根据临床症状及可疑转移病灶选择其他影像学检查进行诊断;子宫全切术后意外发现宫颈癌的患者考虑全身 PET/CT 或胸部/腹部/盆腔 CT 检查以评估转移情况,行盆腔 MRI 评估盆腔残留病灶。

【鉴别诊断】

1. 子宫颈外翻 子宫颈外翻的黏膜过度增生,肉眼也可见子宫颈表面呈现高低不平,较易出血。但外翻的宫颈黏膜弹性好,边缘较整齐,宫颈细胞学检查或活检有助于鉴别。

2. 子宫颈糜烂 认为系宫颈柱状上皮外移和裸露的结果,部分患者出现月经间期出血,或在妇科检查和性生活时有接触性出血,阴道分泌物增多。妇科检查时,子宫颈外口周围有草莓状鲜红色小颗粒,棉签拭擦后也可以出血,有时难以与早期宫颈癌鉴别。通过宫颈细胞学检查或活体组织检查以帮助诊断。

3. 子宫颈息肉 可有月经期出血,或接触性出血,或白带带血。但宫颈息肉一般表面光滑,弹性好,多呈孤立状,病理可明确诊断。

4. 宫颈湿疣 可有阴道不规则出血,接触性出血,检查见子宫颈赘生物,在子宫颈表面堆积,表面多凹凸不平,有时融合成菜花状,可进行活检以鉴别。

5. 其他子宫、子宫颈的良性病变 子宫黏膜下肌瘤、子宫颈结核、阿米巴性宫颈炎等,多可有类似宫颈癌的临床表现,可借助活检与宫颈癌鉴别。

6. 子宫内膜癌 表现为阴道不规则出血,阴道分泌物增多,累及子宫颈,检查时颈管内可见到有癌组织堵塞,确诊须做分段诊断性刮宫送病理检查。

（李　力）

第二节　宫颈癌的分期

肿瘤分期的目的是对不同医院、不同方法治疗的结果有一个统一的评定标准,以使统计资料有可比性,从而让相同分期的患者采用相同的、规范的、标准的治疗方法。宫颈癌目前采用的是临床分期,为什么 FIGO 对宫颈癌至今仍然采用临床分期而不采用更为准确的手术病理分期是有一定理由的。

一、宫颈癌 FIGO 分期的历史

国际妇产科联盟（FIGO）肿瘤分期是妇科恶性肿瘤应用最广泛的分期系统。妇科恶性肿瘤 FIGO 分期的历史要追溯到 20 世纪 20 年代的欧洲,那时候放疗医生希望能够对放疗和手术治疗的宫颈癌患者的预后进行比较,提出恶性肿瘤分期的设想。于是,日内瓦的国际健康组织癌症委员会下属的放疗分会在 1928 年开始对宫颈癌治疗结果的数据进行统计并鼓励各种机构用相同的方式来报告自己的数据。这样做的最初目的是想用一个统一的方法来评价肿瘤的范围以利于对治疗结果进行比较。从那时起,肿瘤委员会开始定期更新和修订各种妇科肿瘤的分期。国际联盟的第 1 份报告于 1929 年发布,但只包括几个中心,1934 年在健康组织的会议上,开始有宫颈癌放射治疗年度报告的提议,第 1 份报告发布于 1937 年,其后几份报告陆续不规律发表。从 1937 年始,年度报告每 3 年在 FIGO 会议上发表 1 次,1950 年把 1937 年的分类和分期系统进行修订,FIGO 的宫颈癌分期系统开始首次应用。1950 年,FIGO 的年度报告编委会于国际妇科大会期间在纽约举行会议,决定在国际上采用一个统一的分期系统即"宫颈癌国际分期"。1958 年 FIGO 成为年度报告的正式发布者,随着进展,分期逐渐包括其他的恶性癌症包括子宫内膜癌、卵巢癌、外阴癌、阴道癌、输卵管癌和滋养细胞疾病。从那时起到现在，FIGO 宫颈癌分期经历了 10 次修订，最近的一次是在 2018 年，第 21 届 FIGO 和 16 届 IGCS 会议再次确定的。

1. 宫颈癌 FIGO 临床分期（2018 年修订） 取消了 0 期即原位癌或 CIN 3 级，新的临床分期只包括浸润癌，并增加了淋巴结阳性为Ⅲc 期，注明是由 r 影像或 p 病理确定的（表 9-16-1）并在 2019 年对Ⅰa 期亚分期又做了修订。

表 9-16-1 宫颈癌 FIGO 临床分期
（2018 年确定 2019 年修订）

Ⅰ期:癌灶局限于子宫颈(子宫体是否受累不予以考虑)

　Ⅰ A:早期浸润癌,微癌,镜下诊断癌,癌浸润深度≤5mm

　Ⅰ A1:浸润深度距基底膜向下≤3mm

　Ⅰ A2:浸润深度 >3mm,≤5mm,宽度
　　　　血管、淋巴管侵犯不改变期别

　Ⅰ B:癌灶局限于子宫颈,镜下浸润最大深度 >5mm 或凡超过Ⅰa2 范围或肉眼可见癌灶者,均为Ⅰ B 期

　Ⅰ B1:癌灶直径≤2cm

　Ⅰ B2:癌灶直径 >2cm,≥4cm

　Ⅰ B3:癌灶直径 >4cm

Ⅱ期:癌灶超出子宫颈,但阴道浸润未达下 1/3,子宫旁浸润未达盆壁

　Ⅱ A:仅阴道浸润未达下 1/3

　Ⅱ A1:阴道浸润 <4cm

　Ⅱ A2:阴道浸润≥4cm

　Ⅱ B:子宫旁浸润但未达盆壁

Ⅲ期:子宫旁浸润达盆壁或阴道浸润达下 1/3,一侧输尿管梗阻或无功能肾

　Ⅲ A:病变未达盆壁但阴道浸润已达下 1/3

　Ⅲ B:子宫旁浸润达盆壁,增厚为结节状,三合诊与盆壁间无间隙
　　　　即使检查为Ⅰ或Ⅱ期但无其他原因的肾盂积水或无功能肾或癌性输尿管狭窄而产生肾盂积水或无功能肾时也应为Ⅲb 期

　Ⅲ C:无论肿瘤大小和扩散程度,凡累及盆腔和/或腹主动脉旁淋巴结为Ⅲc 期(需注明 r 影像学,或 p 病理学证实)

　　Ⅲ C1:仅累及盆腔淋巴结

　　Ⅲ C2:累及腹主动脉旁淋巴结

Ⅳ期:盆腔器官浸润或远处转移

　Ⅳa:膀胱、直肠浸润达黏膜层,膀胱泡样水肿不是Ⅳ期,应做膀胱镜活检,病理证实才能定为Ⅳ期

　Ⅳb:肺、肝、骨、肠等远处转移

2. 国际抗癌联盟分期 国际抗癌联盟（UICC）分期系统是以 TNM 分期系统为基础建立的另外一个最常用的分期系统,广泛应用在除妇科肿瘤以外的几乎其他所有恶性肿瘤。UICC 分期系统也是建立在 20 世纪 50 年代,一直以来,它都把多数妇科肿瘤的 FIGO 分期纳入其系统中。但是因为 FIGO 分期是临床分期,而宫颈癌的 FIGO 分期通常不包括淋巴结状态,所以,如果淋巴结的状态已知,UICC 分期会将其纳入到自己的分期中去。所以,对于淋巴结阳性的病例,UICC 会把它归到Ⅲb 期。

FIGO 宫颈癌分期与 TNM 分期对照见表 9-16-2。

二、肿瘤分期的目的和原则

宫颈癌一直以来都是临床分期,但现在分期时也会进行手术和影像学评估。手术和影像学分期提供的重要信息可能影响治疗。然而,国际妇产科联盟（FIGO）继续将临床分期作为选择的理由如下:在资源有限的地区更易采取临床分期系统确定分期,而且在这些地区,宫颈癌仍是女性最常见的恶性肿瘤;更好地评估局部晚期肿瘤(即评估肿瘤大小、阴道和子宫旁受累情况);对不适合手术治疗的患者使用临床分期可避免患者接受手术。

肿瘤分期在首次诊断为宫颈癌时就会确定,且不再更改,即使在肿瘤复发时。这一惯例也适用于其他妇科癌症。宫颈癌治疗前的准确分期至关重要,因为其决定了治疗(即应采取手术、放化疗,还是仅进行化疗)和预后。

宫颈癌的扩散方式为直接蔓延或经淋巴或血行播散。直接蔓延可能累及子宫体、阴道、子宫旁组织、腹膜腔、膀胱或直肠。宫颈癌的直接蔓延很少累及卵巢;鳞状细胞癌（squamous cell carcinoma,SCC）和腺癌中卵巢转移的发生率分别约为 0.5% 和 1.7%。血行播散最常累及肺、肝及骨,其次是肠、肾上腺、脾、脑。

以前认为闭孔淋巴结是宫颈癌淋巴结转移最常累及的部位,还认为淋巴扩散的进展是有序的,肿瘤依次从盆腔侧壁的淋巴结扩散至髂总动脉、腹主动脉旁的淋巴结群(图 9-16-1）。但之后一些研究使用前哨淋巴结（sentinel lymph node,SLN）定位等技术后发现,任意盆腔淋巴结群,乃至腹主动脉旁淋巴结都可能包含首个引流淋巴结,并且可能是淋巴结转移的首个累及部位。例如,一项大型回顾性研究评估了 619 例宫颈癌患者,通过根治性子宫切除术和全淋巴结清扫发现了孤立性（1~2 个）阳性淋巴结。淋巴结转移累及部位的分布情况为:髂外（43%）、闭孔（26%）、子宫旁（21%）、髂总动脉（7%）、骶前（1%）、腹主动脉旁（1%）。

1. 分期的目的 用以评定肿瘤的严重程度,统一认识,可对比治疗结果和肿瘤进展,判断预后和指导制订治疗方案。

2. 分期应考虑的问题 应考虑分期简明与精确性及可重复性,进行分期的风险和花费与受益的比较,实践性和

表 9-16-2　宫颈癌分期对照（2009）

	FIGO 分期	TNM 分期		
I 期	宫颈癌局限在子宫（是否扩展至宫体不计入）	T1	N	M
I A	镜下浸润癌。所有肉眼可见的病灶，包括表浅浸润，均为 I B	T1a	N0	M0
I A1	间质浸润深度 <3mm，水平扩散 ≤7mm	T1a1	N0	M0
I A2	间质浸润深度 3~5mm，水平扩散 ≤7mm	T1a2	N0	M0
I B	肉眼可见癌灶局限于宫颈，或者镜下病灶 >I A2	T1b	N0	M0
I B1	肉眼可见癌灶最大径线 ≤4cm	T1b1	N0	M0
I B2	肉眼可见癌灶最大径线 >4cm	T1b2	N0	M0
II 期	肿瘤超越子宫颈，但未达骨盆壁或未达阴道下 1/3	T2	N0	M0
II A	无宫旁浸润	T2a	N0	M0
II A1	肉眼可见癌灶最大径线 ≤4cm	T2a1	N0	M0
II A2	肉眼可见癌灶最大径线 >4cm	T2a2	N0	M0
II B	有宫旁浸润	T2b	N0	M0
III 期	肿瘤扩展到骨盆壁和/或累及阴道下 1/3 和/或引起肾盂积水或肾无功能	T3	任何 N	M0
III A	肿瘤累及阴道下 1/3，没有扩展到骨盆壁	T3a	任何 N	M0
III B	肿瘤扩展到骨盆壁和/或引起肾盂积水或肾无功能	T3b	任何 N	M0
IV A	肿瘤侵犯膀胱黏膜或直肠黏膜和/或超出真骨盆	T4	任何 N	M0
IV B	远处转移	M1	任何 N	M1

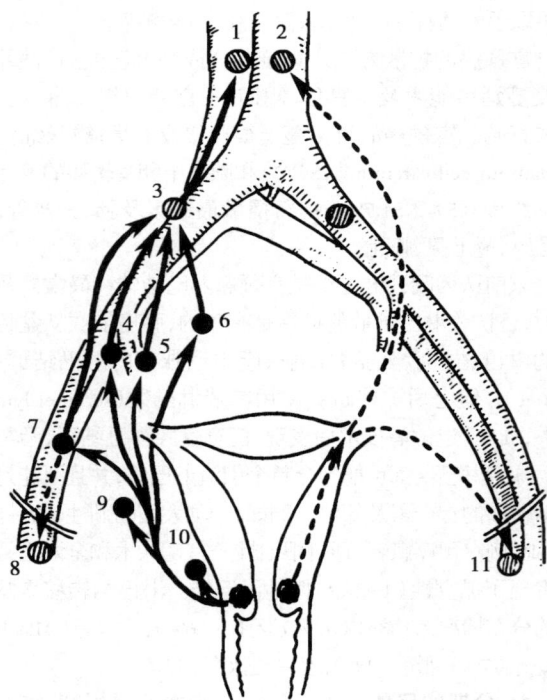

图 9-16-1　宫颈癌的淋巴转移

1 和 2. 腹主动脉旁淋巴结；3. 髂总淋巴结；4 和 5. 髂内淋巴结；6. 骶前淋巴结；7. 髂外淋巴结；8 和 11. 腹股沟深淋巴结；9. 闭孔淋巴结；10. 宫旁淋巴结。

完美结合，可接受性和专业性，不同期别要明显影响生存率。

3. 分期的原则　根据该肿瘤的患病人数的多数适用而决定，并有共同理解的基础，而且能够比较结果和发展过程，并判断预后，能指导治疗，应该是简单、准确而有效，并且经济实用、安全性好、完美可行，虽然特殊但能接受，有助于提高生存率，最后是不能经常改变。

临床分期应根据仔细的临床检查，由有经验的医师于治疗前确定，盆腔检查、三合诊检查具特殊重要性。分期之前必须具备病理确诊。

分期必须指的是原发位置和组织学类型（除非特殊情况下，如滋养细胞疾病很少进行手术治疗，可以不需要组织病理学诊断），不是继发部位。

FIGO 的临床和手术分期均取决于肿瘤的位置和扩散的程度。

一旦分期在治疗前（手术中）确定，不能因放疗或化疗效果（肿瘤缩小或增大恶化）而改变。

当无法确定具体分期或对分期有争议时，应将分期定为低一级的分期或较早的期别。可疑直肠、膀胱受累者，要有病理学检查证实。

其他检查如：膀胱镜、直肠镜、静脉肾盂造影、肺及骨的 X 线检查，血管造影、淋巴造影等，对确定治疗方案有帮助，但对所发现的问题不作为确定分期的依据。

复发病例仍诊断保持原分期，不得再分期。

三、FIGO 妇科肿瘤委员会对宫颈癌临床分期的规定

2012 年 FIGO 临床分期委员会再次强调：

1. 宫颈癌的临床分期一经确定就不能改变，以治疗前的盆腔检查为准。即使手术后发现与术前不一致，也以术前检查为准，不能改变原定分期。

2. 分期根据盆腔检查确定，淋巴受累不影响分期，术后病理结果不能改变原分期，可另作报告。

3. 分期应由 2 位有经验的医师同时检查后作出，必要时在麻醉下做盆腔检查。

4. 子宫颈癌临床分期中几个特殊问题

（1）Ⅰ A 期诊断的准确性：虽然宫颈癌是临床分期，但Ⅰ A 期的诊断是在显微镜下做出的，并且需要有经验的妇科肿瘤临床病理医师做出诊断。

（2）Ⅱ B 期的确诊：盆腔三合诊检查有子宫旁增厚、但有弹性、光滑、无结节感多为炎症，如子宫旁增厚、无弹性、结节感多为癌浸润，必要时做阴道 B 超及 MRI 或盆腔穿刺活检确诊。

（3）输尿管梗阻及无功能肾未发现其他原因者为Ⅲ b 期。

四、宫颈癌临床分期与手术病理分期的优缺点比较

宫颈癌临床分期与手术病理分期的优缺点比较包括：手术分期与临床分期的争论；淋巴结受侵犯的状况；相关检查的意义等。Ⅰ A 分期实际上是病理分期（由病理学家确定而不是由临床医师确定），故而进一步将Ⅰ B 期分为 3 个亚分期，即Ⅰ B1（≤2cm），Ⅰ B2（≤4cm）、Ⅰ B3（>4cm；Ⅱ A 和Ⅲ C 期均有亚分期，Ⅱ A 期被进一步分成Ⅱ A1（肿瘤的直径 <4cm）和Ⅱ A2（肿瘤的直径≥4cm）；Ⅲ C 期分为Ⅲ C1（盆腔淋巴结阳性）和Ⅲ C2（腹主动脉旁淋巴结阳性）。

检查局部病变：

Ⅰ A 期需要低风险的简单操作来进行病理分期，一般易接受，经济可承受。

Ⅰ B 期用三合诊简单的盆腔检查，确定子宫颈大小、阴道和子宫旁是否受浸润及其程度。

1. 宫颈癌临床分期 临床分期虽然不如手术分期精确，但在宫颈癌诊治中仍具有重要地位，目前应用也更为广泛：既往统计显示各临床分期术后淋巴结转移情况Ⅰ B 期（24%），Ⅱ 期（49%~55%），Ⅲ 期（44%~50%），Ⅳ 期（67%）。临床分期最大的缺点是不能检查淋巴受累的情况，而淋巴受累和分期的关系密切（表 9-16-3）。

临床分期评估淋巴结播散除了腹股沟和锁骨上淋巴结外，其他淋巴结很难临床检查，而且简单的辅助检查没有用

表 9-16-3 不同分期的宫颈癌发生盆腔淋巴结转移的概率

分期	盆腔淋巴结转移
Ⅰ B	12%~17%
Ⅱ A	12%~27%
Ⅱ B	25%~39%

处，但淋巴结转移在宫颈癌预后中有重要影响，特别是早期宫颈癌伴淋巴结转移者预后较差。

淋巴结在其他妇科肿瘤中的评估，如子宫内膜癌、卵巢癌和外阴癌都用手术病理分期。

虽然新的影像技术使淋巴结的评估得到提高，如对比各种检查方法的敏感性：CT 25%~67%；MRI 86%；淋巴造影 22%~79%；超声 80%；PET 82%~91%；细针穿刺的细胞学病理确诊还有争议。

2. 手术分期 早期患者手术治疗可以很好地评估子宫颈肿瘤大小，阴道和子宫旁有没有累及，在不能手术的晚期患者评估子宫颈肿瘤大小和子宫旁很困难，但可以评估盆腔播散。

宫颈癌手术分期的优点：对确定淋巴结转移敏感并特异；可切除大的淋巴结；评价疾病真正的严重程度；确定影响预后的因素，但是否提高生存率还不能肯定，而且对于不能手术的晚期患者是否应进行手术淋巴评估更没有取得一致意见。

宫颈癌在开腹手术进行手术分期时的并发症见表 9-16-4。

表 9-16-4 宫颈癌在开腹手术进行手术分期时的并发症

项目	腹膜外	经腹
肺栓塞	0%~2%	5%
静动脉损伤	0%~12%	3%~9%
肠道	7%~18%	6%~19%
死亡	0%~1%	0~2%

3. 宫颈癌手术分期的局限性 只有有限的患者可受益，提高生存率；与手术有关的并发症发生率增加并增加放疗的危险性；延误化疗和放射治疗时间。

虽然目前的临床分期方法所定的不同期别有明显不同，但近 80% 的宫颈癌发生在发展中国家，并且大多数是晚期，不适宜采用手术分期。由妇科肿瘤委员会提议，手术分期在大多数宫颈癌中不方便、不实用、不优越，因此不被推荐，所以 FIGO 决定宫颈癌继续采用临床分期（表 9-16-5）。

4. 不同意对一个患者有临床和病理的双重分期，强调宫颈癌的必要检查 如：组织细胞学分级；临床方法：触诊和简单的检查；血常规、肝肾功能；静脉肾盂造影或超声波肾检查；胸部 X 线检查是宫颈癌患者可选择性进行的检查；膀胱

第十六章 子宫颈浸润癌

表 9-16-5　2 种分期的比较

临床分期	手术分期
简单	精确
低危,费用低	并发症,费用高
实用性	病理评估
可接受性	特殊的治疗中心并训练
分期与生存率相关	在选择组边缘累计的生存率

镜;钡剂灌肠透视;乙状结肠镜;淋巴管造影;计算机 X 线分层扫描(CT);磁共振(MRI);正电子发射断层扫描(PET)等。

FIGO 建议可选择代替以往推荐的检查,麻醉下检查:精神较紧张患者盆腔检查中可能会遗漏子宫旁浸润,可在全麻彻底放松的情况下做盆腔检查,可得到满意的效果。

必要情况下可以做膀胱镜检查,乙状结肠镜检查。

考虑在需要时患者可做 MRI,在英国 MRI 是作为常规检查,优点是可以较好地检测软组织病变,便于测量肿瘤的大小,但对于检测有无子宫旁组织浸润价值不大。不作为常规检查。

FIGO 建议:可以用 MRI 来评估肿瘤的大小,但并不改变临床分期,也可以用来计划治疗和预测预后,但这样做需要大量资源,因此不可强制性作为必需的评估,而应该习惯用治疗指南中的常规盆腔检查代替不断变化的分期。

5. 宫颈癌ⅠA 分期　间质浸润深度不大于 5.0mm。间质浸润深度不大于 5.0mm 是从上皮的基底层量起,即从表皮或腺体开始测量。脉管浸润即静脉管或淋巴管受侵犯不改变分期。ⅠA1 期间质浸润深度不大于 3.0mm。ⅠA2 期间质浸润深度大于 3.0mm 但不大于 5.0mm。

微浸润癌ⅠA 分期中的问题:怎样划分多病灶浸润,而每个病灶均小于 5mm×7mm。是否应该将所有的微浸润点加起来判定浸润的程度?如果 >7mm 则作为ⅠB 期治疗,困难在于选定多少个浸润点,而且是否所有的浸润点在诊断时都被切除,对于不同的浸润点怎样相加,也很难达成共识,病理学家们同意只重视肿瘤浸润的深度而不需重视宽度。

脉管浸润有着较差的预后,并且与淋巴结的浸润有关,困难在于判断有主观性,可能通过对血管壁特殊的免疫组织化学染色会有所帮助,侵及不同的脉管有着不同的意义,怎样确定其意义和怎样完全找到它?

最后病理学家大部分不支持将所有的微浸润点加起来判定浸润的程度,因此ⅠA 中原定的 7mm 宽度标准被取消,脉管浸润的判定更有难度,也不包括在ⅠA 期内。

五、宫颈癌 FIGO 分期的争议

1. 手术分期和临床分期、淋巴结的状态　FIGO 分期的依据是肿瘤解剖学的扩散范围,即局部、淋巴结和血液的扩散范围。恶性肿瘤 FIGO 分期的基本原则是Ⅰ期代表肿瘤局限在原发器官内,Ⅱ期代表肿瘤扩散到相邻的组织或器官,Ⅲ期代表肿瘤扩散到区域淋巴结或者超出相邻的组织或器官,Ⅳ期表示存在远处转移。宫颈癌的 FIGO 分期,Ⅰ期代表癌灶局限在子宫颈,Ⅱ期代表癌灶侵及上 2/3 阴道或侵及子宫旁组织,Ⅲ期代表癌灶侵及下 1/3 阴道或者侵及盆壁,Ⅳ期代表癌灶侵及膀胱或直肠,或者存在远处转移。与其他的妇科恶性肿瘤不同,宫颈癌目前采用的仍旧主要是临床分期(ⅠA 期除外)。

临床分期的主要不足是它的不准确性,特别是当有微小子宫旁浸润存在时常会导致ⅠB 期患者分期升高或者Ⅱ期或Ⅲ期患者分期降低。因为存在这个限制,目前 FIGO 分期的Ⅳ期患者的生存率差异曲线并不令人满意。但是,患者的治疗方案是否已经根据预后因素进行了调整应该是主要的影响因素,需要进一步研究。

另一个不足且重要的预后因素即淋巴结转移,虽然从 2018 年的 FIGO 分期已包含这项内容,将淋巴结转移列为Ⅲc 期,也仍然有些问题需要解决。首先即使是 PET 扫描,也可能会漏掉小的转移灶。众所周知,MRI 或者 CT 扫描时显示增大的淋巴结不一定代表有转移,还需要用有一定风险和并发症的细针穿刺细胞学检查来进一步确诊。另外,很多病例已经证明,淋巴结转移阳性的Ⅲc 期,其预后较其他Ⅲ期患者(子宫旁浸润到盆壁或阴道下 1/3)要好很多,所以即使患者诊断为Ⅲc 期,但在治疗上和其他Ⅲb 期有很大不同,如宫颈癌Ⅲc 多数可以做盆腔、腹主动脉旁淋巴结清扫手术而取得很好的疗效,而Ⅲb 期患者则不能手术而只能放化疗,而且Ⅲc 期预后也比Ⅲb 期更好。因此,对宫颈癌Ⅲc 期患者必须注明是从Ⅲb 期患者的淋巴结阳性而来的还是从Ⅰb 期的淋巴结阳性而来的,这 2 种不同的Ⅲc 期患者的治疗原则和预后是完全不同的。

综合考虑,特别是考虑到目前超过 3/4 的宫颈癌发生在发展中国家而且大多数是晚期,当前临床中对所有患者行手术分期的可行性较小以及手术分期本身的准确性也有限,大家一致同意对宫颈癌仍然主要实行临床分期。

需要接受 FIGO 分期不能够容纳所有预后因素的事实,在给患者制订初次和后续的治疗方案及预测患者预后时,应该需要考虑不包含在分期之中的其他影响预后的因素。

2. 微小浸润　另一个存在很多争议的地方是关于微小浸润的定义。多年来,FIGO 微小浸润的标准不断变化,从 1mm 到 2mm,又到 3mm,最后将浸润深度≤3mm 定义为ⅠA1,≤5mm 定义为ⅠA2。浸润宽度超过 7mm 时被定义为播散性传播。这引起了临床医生对于多个病灶累积宽度超过 7mm 的微小浸润的危险性的关心。医生可能会倾向于把这类宫颈癌当作ⅠB 期来处理。因此有要求把这一类宫颈癌也进行分期。病理学家们经过争论后认为其对分期没有实际意义,因为微浸润灶的数目和宽度乃至深度都与标本的准备和切割情况相关。所以,需要医生结合自己的临床判断和对每一个病例组织切片的具体分析来制订这种类型宫颈癌的最佳治疗方案。另外,切割方式的选择可能会有助于发现更多的间质浸润 <1mm 的ⅠA1 期患者。经过争论后大家认为目前分期中的关于微浸润的宽度不需要重视,但是临床医生应该依据患者的临床特点和组织学的评价情况对其治疗制订个性化的方案。

3. 淋巴血管浸润 又一个争论是关于是否将淋巴血管浸润(lymphovascular invasion,LVI)纳入分期系统。目前的数据表明存在淋巴血管浸润的宫颈癌患者的预后更差。病理学家关心的是淋巴血管浸润的准确性和再现性。淋巴血管浸润常常是一个十分主观的诊断。虽然必要时可以用专门针对血管或淋巴管内皮的免疫组织化学染色来进一步确定自己的评估和确保更好的计数,但是对淋巴血管浸润的诊断进行标准化仍然比较困难。同时,如果在组织病理学评估时还需要做特定的免疫组织化学染色,这就需要一笔额外的费用。因此,大家普遍同意不把淋巴血管浸润纳入分期系统。但是,FIGO 鼓励把淋巴血管浸润的相关数据提交给年度报告编委会办公室以利于以后进行数据分析。

4. 子宫旁组织受侵 子宫旁组织双侧受侵的ⅡB 和ⅢB 期宫颈癌患者预后要比单侧受侵的患者差,基于这个发现,有人要求把子宫旁组织受侵情况也纳入宫颈癌分期系统。这个发现虽然是事实,但是有关临床上对子宫旁受累的判断到底准确性有多高的争论引起了对其可行性的关注。众所周知,临床分期时对于子宫旁组织受侵的判断非常不准确。炎症反应导致的子宫旁组织增厚或者缩短常会造成子宫旁浸润的假阳性而导致过度分期。另一个考虑是不管单侧还是双侧子宫旁组织受侵,ⅡB 和ⅢB 期的患者大多都是行放射治疗,因此区分单侧还是双侧受侵不会对治疗方法造成影响。为了保持分期系统的简单和实用,决定不把这个因素纳入。

六、目前宫颈癌的 FIGO 分期

像所有的癌症患者一样,在进行分期之前患者必须要经组织病理学确诊患宫颈恶性肿瘤。分期一旦确定,就不能再更改。如果进行临床分期时有不确定的地方,那么应该选择低一级的分期。分期的方法和过程必须标准化。

宫颈癌分期在 2018 年再次进行了修订。删掉了 0 期即原位癌,因为作为一个癌症分期只应该包括癌症而不应该包括癌前病变。ⅠA 期只重视浸润深度而不再关注宽度。ⅠB 期分为 3 个亚分期,即ⅠB1(≤2cm),ⅠB2(≤4cm)、ⅠB3(>4cm),ⅡA 期被进一步分成ⅡA1(肿瘤的直径 <4cm)和ⅡA2(肿瘤的直径≥4cm)。Ⅲ期和Ⅳ期没有改动。淋巴结转移阳性即为ⅢC 期,ⅢC1 为盆腔淋巴结阳性,ⅢC2 为腹主动脉旁淋巴结阳性,并注明 r 为影像确诊,p 无病理确诊。

补充资料建议宫颈腺癌的分期方法应该与宫颈鳞状细胞癌相似。

总结 FIGO 的建议:从 1950 年起,宫颈癌的分期重新修订了几次,目前最新的版本是 2018 年,虽然很多国家提出了不少的修改补充意见,如:ⅡB1(ⅢB1)为单侧、ⅡB2(ⅢB2)为双侧,用 CT、MRI、PET/CT 检测淋巴受累的情况等,最后都没有通过。

再次明确目前宫颈癌的临床分期是:已删除 0 期,微浸润癌ⅠA1(3mm 浸润)和ⅠA2(3~5mm)。瘤体直径 4cm 用来分界ⅠB1、ⅠB2 和ⅠB3,ⅡA1 和ⅡA2,ⅡB、Ⅲ期的亚分期的建议没有通过(图 9-16-2、图 9-16-3)。淋巴结转移阳性即为ⅢC 期,ⅢC1 为盆腔淋巴结阳性,ⅢC2 为腹主动脉旁淋巴结阳性,并注明 r 为影像确诊,p 无病理确诊。

宫颈癌分期时,除临床检查外,还应该进行一些简单的

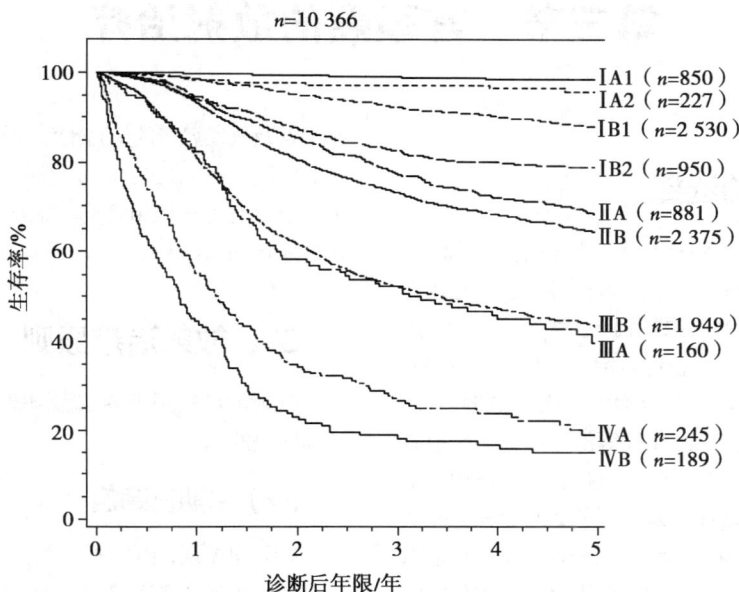

图 9-16-2　根据 FIGO 分期报告的宫颈癌生存率(2006)

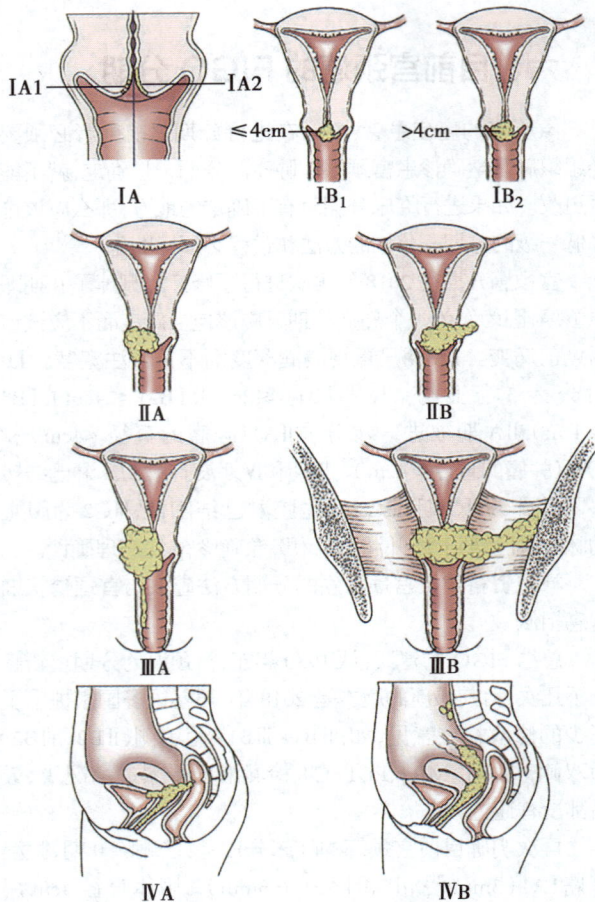

图 9-16-3　子宫颈癌国际分期

检查如胸部 X 线片, 肾的 USS。是否需要行麻醉下检查取决于检查的难易程度和病变的范围。当怀疑肿瘤不是常规浸润时, 应该考虑行膀胱镜检查和乙状结肠镜检查。基于上述原因, 在 2012 年的补充资料中这些检查被作为可选检查而不是必需的。在目前先进的影像技术中, MRI 对软组织的分辨能力要强于 CT, 能够更好地评估肿瘤的大小, 从而指导治疗措施的选择。如果条件具备, MRI 会是判断肿瘤面积的一个可靠的方法。但是在进行宫颈癌分期时不是必须要行 MRI 检查。如果行 MRI 或者 CT 检查, 应该把这些数据一并递交给 FIGO 年度报告委员会办公室, 这将会有助于将来的数据分析和这项研究价值的确定。

在最近的修订中, 仍旧声明在完全切除 5 年后出现的阴道肿瘤, 应该看作是原发性的阴道肿瘤而不是宫颈癌的复发。

七、对宫颈癌分期的可能解决办法

如果选用放疗或化疗, 可用影像检查确定浸润范围和淋巴转移。

如果选择手术治疗, 需要外科病理确诊。

2 种方法均可考虑, 对疾病范围提供更好的估计, 从而对制订治疗方案有很大帮助。

可以预见, 把更多与预后相关的因素纳入分期体系中去的需求将会不断增加。实际上, 国际抗癌联盟正在寻找一种新的评价预后的方法以代替传统的解剖和组织病理学方法。医生在临床上广泛应用一种可能与预后相关的指标之前, 特别需要对其分子生物学评估方法的标准化进行更多的研究。但目前仍决定采用临床分期, 并对临床分期和手术病理分期还需积累更多经验, 今后再研究决定。

（曹泽毅　颜婉嫦）

第三节　宫颈癌的放射治疗

一、治疗原则的选择

宫颈癌治疗主要治疗手段有手术及放射治疗, 化疗主要应用于与手术、放疗配合的综合治疗和晚期复发性宫颈癌的治疗。目前靶向免疫等治疗主要用于复发性宫颈癌治疗。宫颈癌治疗强调的是综合治疗, 但综合治疗不是几种方法的盲目叠加, 应根据患者具体情况、以治疗指南为依据, 有计划、有序地、合理应用手术、放疗、化疗等治疗手段。因患者情况、各医疗机构的设备条件和技术力量的不同, 适用范围亦略有差异。治疗方案的选择应根据下列 2 方面来全面考虑: ①肿瘤的情况如临床分期、肿瘤范围、病理类型。早期患者 (I ~ Ⅱ A 期)以手术治疗为主。中晚期则以同步放化疗为主, 对不宜手术的早期患者亦可采用放射治疗。化疗则适用于晚期及复发患者的综合治疗或姑息治疗。②患者的年龄、全身状况、重要器官功能以及对拟采用的治疗方法的承受能力。总之对每一位患者均应根据其具体情况及治疗设备采用个体化的治疗原则。

二、放射治疗原则

放射治疗适用于各期宫颈癌治疗, 但主要用于中、晚期子宫颈癌的治疗。

(一) 早期宫颈癌

指 I ~ Ⅱ A 期, 单纯根治性手术与单纯根治性放疗两者治疗效果相当, 5 年生存率、死亡率、并发症概率是相似的。

1. **术前放疗**　大多指南不推荐术前放疗。术前放疗的目的是通过降低癌细胞活力或减少种植和扩散的概率；缩小肿瘤范围，提高手术切除率；杀伤亚临床病灶，降低局部复发率。目前对于局部肿瘤巨大的早期患者，尤其是年轻患者，有学者采用新辅助化疗，或腔内放疗，或腔内放疗联合新辅助化疗来缩小肿瘤范围，提高手术切除率。

随着放疗技术的进步、化疗靶向药物的发展，以及宫颈癌规范治疗的推广实施，术前放疗越来越少，尤其是体外放疗。体外放疗由于其照射范围大于腔内放疗，不推荐体外放疗为术前放疗手段。

2. 术后辅助放疗/同步放化疗 早期宫颈癌手术后，仍有 10%~20% 的患者出现复发转移，目前公认影响早期宫颈癌术后预后因素是子宫旁浸润、切缘阳性、淋巴结转移、子宫颈局部肿瘤体积巨大、淋巴脉管间隙受侵、子宫颈间质浸润深度等。有文献报道对术后有淋巴结转移、切缘阳性或子宫旁浸润等高危因素的患者，若仅行手术治疗，5 年肿瘤复发率 50%~70%，GOG109、SWOG879 等随机对照试验研究证实术后辅助以顺铂为基础的同步放化疗（concurrent chemoradiation，CCRT）可降低死亡风险，提高生存率。对于局部肿瘤大小、淋巴脉管间隙受侵、子宫颈间质浸润等中危因素，GOG92 系列研究结果显示宫颈癌ⅠB 期患者根治术后行辅助盆腔放疗可获益，2 年无复发生存放疗组 88%，无治疗组 79%，复发风险降低（$P=0.008$）；10 年随诊结果显示放疗可降低 44% 的复发风险[$HR=0.54$，90% CI（0.35，0.81），$P=0.007$]，降低 26% 的死亡风险[$HR=0.70$，90% CI（0.46，1.05），$P=0.074$]，后者未达统计学意义；复发率放疗组低于观察组：鳞癌患者（21% $vs.$ 32%），腺癌/腺鳞癌患者（8.8% $vs.$ 44%，$P=0.019$）；盆腔辅助放疗增加 3/4 级不良反应（2.1% 升高到 6%）。GOG92 入组条件目前被多个指南采纳，即符合 SEDLIS 标准（表 9-16-6）者推荐术后辅助放疗或同步放化疗。除此之外，尚需依据肿瘤病理类型，如腺癌、腺鳞癌、神经内分泌小细胞癌等，酌情放宽术后辅助放疗或化疗条件。术后放疗可降低局部复发风险，但是预防或推迟远处转移的作用甚微。

照射范围应根据淋巴结情况而定，无髂总及腹主动脉旁淋巴结转移者，行盆腔照射；有髂总或腹主动脉旁淋巴结转移，行盆腔延伸野照射。放射剂量可以给予 45~50Gy，如果有未切除的淋巴结，可以局部加量 10~20Gy。由于术后粘连，肠管的活动度变差，容易导致肠道局部剂量过大，图像引

表 9-16-6　SEDLIS 标准

LVSI	间质浸润	肿瘤直径
+	深 1/3	任意
+	中 1/3	≥2cm
+	浅 1/3	≥5cm
−	中或深 1/3	≥4cm

导下适形或调强放疗技术，可以有效减低小肠高剂量体积，尤其腹主动脉旁照射。

（二）中晚期宫颈癌

指ⅡB、Ⅲ、Ⅳ期，在过去传统治疗中公认的首选方法是放射治疗。近年来，随着国内外大量有关宫颈癌同步放化疗与单纯放疗的随机分组临床研究的开展，结果表明以顺铂为基础的同步放化疗较单纯放疗提高了生存率、降低了死亡风险，同步放化疗已成为中晚期宫颈癌治疗的新模式（详见下文体外放射治疗、腔内放射治疗、综合治疗）。

三、体外放射治疗

放射治疗是宫颈癌的主要治疗手段，适用范围广，各期均可应用，疗效好。宫颈癌规范的根治性放射治疗是体外放射治疗联合腔内放射治疗。腔内放射治疗主要照射宫颈癌的原发区域，体外放射治疗主要照射宫颈癌的盆腔蔓延和转移区域。

1. 射线能量选择 根据采用的放疗技术、照射野数以及医疗机构的设备、防护条件而选择射线。射线能量越高，其穿透能力越强，需要的防护条件越高，前后二野照射可选择 10~15 MV-X 射线，多野照射可选择 6~10 MV-X 射线。

2. 放射野的确定 宫颈癌放疗靶区的设定应根据妇科检查情况和影像学检查（如 CT、MRI、PET/CT）确认，应包括子宫、子宫颈、子宫旁和上 1/3 阴道（或距阴道受侵最低点下 2cm，ⅢA 期患者包括全部阴道）以及盆腔淋巴引流区。一般无髂总及腹主动脉旁淋巴结转移者行盆腔照射，有髂总或腹主动脉旁淋巴结转移者行延伸野照射，如果腹股沟区淋巴结转移，该区域应包括在照射野内。照射野设计如下：

（1）盆腔等中心照射：上界：L_5 上缘水平；下界：闭孔下缘（ⅢA 期患者除外）；外界：在真骨盆最宽处外 1.5~2.0cm。

（2）四野箱式界限：上下界与盆腔矩形野相同。前后界：根据不同患者具体肿瘤情况而定，一般后界在 S_1~S_2 之间，前界在耻骨后缘。

（3）盆腔六边形野界限：上界：L_3~L_4 之间水平。下界：闭孔下缘（ⅢA 期患者除外）。外界：在真骨盆最宽处外 1.5~2.0cm。

有文献报道：盆腔野上界在 L_5~S_1，38.7% 的髂总分叉淋巴结和 98.9% 的腹主动脉旁淋巴结漏照。如放射野上界在 L_3~L_4，包括全部髂总分叉淋巴结和部分腹主动脉旁淋巴结。

（4）延伸野照射：盆腔照射范围与盆腔矩形野/或盆腔六边形野界限相同，其上界沿着腹主动脉延伸至 L1 上缘。

3. 剂量分割及总量 宫颈癌体外放疗一般采用常规分割，即每日 1 次，每次 DT 1.8~2.0Gy，每周 5 次，每周剂量 DT 9~10Gy；总量 DT 45~50Gy，淋巴结转移区可以加量

10~20Gy。腔内治疗当日一般不给体外照射。

4. 体外照射剂量参考点 多年来均以"A"点为宫颈癌腔内照射量的计算点。"B"点为宫颈癌体外照射量的计算点。A点：放射源末端上2cm，外2cm。B点：放射源末端上2cm，外5cm（相当于A点外3cm）。

Fletcher提出了淋巴区梯形定位法：从耻骨联合上缘中点至骶骨1~2之间中点连线，在此线中点与第4腰椎前中点连成一线，在此线中点平行向两侧延伸6cm，此点为髂外淋巴区域。在第4腰椎前中点平行向两侧延伸2cm，此点为腹主动脉旁淋巴区域。髂外区与腹主动脉旁区连线的中点为髂总淋巴区。

Chassagne等提出：以髋臼上缘最高点做一平行线与髋臼外缘的垂直线交叉为盆壁参考点，代表子宫旁组织盆壁端及闭孔淋巴结的区域。

5. 放疗技术 随着计算机技术及医学影像技术的发展，从源皮距照射，发展到目前的精确放射治疗，经历了等中心照射、适形照射、调强照射和图像引导调强照射等精确放疗的历程。适形放射治疗（conformal radiation therapy）是使高剂量区分布的形状在三维方向上与靶区的形状一致。为达到剂量分布的三维适形，须满足以下必要条件：①在照射方向上，照射野的形状须与靶区的形状一致；②要使靶区内及表面的剂量处处相等，必须要求每一个射野内诸点的输出剂量率能按要求的方式进行调整。满足上述2个必要条件的第1个条件的三维适形治疗（3D-CRT）被称为经典（或狭义）适形治疗（classical conformal radiation therapy，CCRT）；同时满足上述2个必要条件的三维适形治疗（3D-CRT），被称为调强（或广义）适形放射治疗（intensity modulated radiation therapy，IMRT）。

在运用这些精确放疗时，临床医师必须了解一些概念。密集肿瘤区（gross tumor volume，GTV）：通过临床或影像检查可发现的肿瘤范围，包括转移的淋巴结和其他转移的病变。临床靶区（clinical target volume，CTV）：指按一定的时间剂量模式给予一定剂量的肿瘤的临床灶（肿瘤区）、亚临床灶以及肿瘤可能侵犯的范围；计划靶区（planning target volume，PTV）：为了在治疗过程中满足器官生理位移、患者移动、疗程中肿瘤的缩小、射野及摆位误差的需求而提出的一个静态的几何概念。

宫颈癌的GTV应包括受侵的阴道、子宫颈、子宫体、子宫旁组织和转移淋巴结，因此，实施放疗计划时除必须认真进行妇科检查外，还需做CT、MRI或PET/CT等相关影像学检查。对于子宫颈、子宫体和子宫旁组织GTV的确定MRI较临床检查、CT或超声检查更为准确，用于放疗计划的CT不能显示子宫体和子宫颈的内部结构，对淋巴结转移的准确性MRI与CT相当，阴道侵犯情况MRI不如临床检查准确，需参考妇科检查情况。

宫颈癌的CTV包括GTV、子宫旁、子宫体和阴道，对于阴道病变的勾画根据妇科检查，如阴道无肉眼可见病变，一般在子宫颈下2cm（阴道上1/3），如阴道上1/3可见病变，下界应至阴道1/2、如阴道下1/3以下可见病变，全阴道均在照射范围内。对于淋巴引流区的勾画，目前尚无统一的标准，Taylor等2005年利用MRI分析了宫颈癌与子宫内膜癌患者的淋巴结分布情况，入组20名患者，全部接受普通MRI扫描及注射超微氧化铁粒子（ultrasmall particles of ironoxide，USPIO）后MRI扫描，作者沿盆腔血管外扩3mm、5mm、7mm、10mm和15mm，分析所得出的淋巴引流区对淋巴结的覆盖情况，分析结果显示除了最难覆盖的髂外外侧组和骶前组，盆腔血管外扩10mm可以覆盖100%的淋巴结，外扩7mm也可以覆盖超过95%的淋巴结，因此作者建议：盆腔血管外扩7mm，髂外血管对应外侧界向后与盆壁平行延伸至与髂内血管对应的外侧界，以覆盖闭孔组淋巴结，髂外动脉对应的边界沿髂腰肌向外扩10mm，以覆盖髂外外侧组淋巴结，骶骨向前外扩10mm，以覆盖骶前淋巴结。

宫颈癌的PTV是为保证CTV得到足量照射而设定的，因要考虑患者的生理位移、治疗中患者移动、疗程中肿瘤缩小、射野及摆位误差等因素，目前也没统一标准，Ahmed等2004年报道了他们的研究结果，作者将CTV分为原发肿瘤CTV和淋巴结区CTV，原发肿瘤CTV包括原发肿瘤GTV、子宫、子宫旁组织和阴道上1/3，淋巴结区CTV包括淋巴结GTV和非区域淋巴结，原发肿瘤CTV周围外放15mm边界，淋巴结区CTV周围外放10mm扩建PTV，对周围重要器官产生更全面的保护作用。黄曼妮等于2008年对PTV外放距离进行比较，他们对10例常规体外和腔内放射治疗的ⅡB~ⅢB宫颈癌患者，放疗前行CT扫描并勾画靶区，临床靶区（CTV）包括子宫、子宫颈、阴道等原发肿瘤区域及髂总、髂外、髂内、闭孔、骶前淋巴结等区域及其周围组织（距血管约7mm），计划靶区（PTV）以CTV为基础向外放不同距离形成PTVa、PTVb、PTVc和PTVd，通过DVH图与传统前后两野等中心照射技术对比，了解随着计划靶区的变化，危险器官受照容积的变化，结果显示膀胱和小肠接受30Gy、40Gy、45Gy剂量的体积采用IMRT技术均小于前后两野照射技术，随着靶区的扩大，受照体积随之增加（P=0.000）。但是，与前后两野对比，IMRT计划并非均能很好地保护直肠，靶区向后扩展≤10mm，直肠受照体积的变化才具有统计学差异（P=0.001），靶区扩展至15mm时，直肠受照体积无论是低剂量或是高剂量IMRT计划均大于前后两野照射。作者认为采用IMRT技术代替常规体外放疗能减少膀胱、小肠和直肠受照体积，其优势随着计划靶区的扩大而减少，靶区的精确勾画和定位的高度重复性，以及对内在器官运动的了解，是IMRT的基础。

6. 治疗时间 Girinsky（1993）报道治疗总时间超过52天，局部控制率和生存率每日减少1%；Petereit（1995）报道：治疗总时间<55天的局部控制率为87%，≥55天为72%（P=0.006），5年生存率分别为65%和54%（P=0.03）。

四、腔内放射治疗

（一）近距离照射与体外照射的区别

近距离照射与体外照射之间基本区别见表9-16-7。

表9-16-7　近距离照射与体外照射的区别

项目	近距离照射	体外照射
照射距离	近	远
照射体积	小	大
剂量均匀度	不均匀	相对均匀
正常组织损伤	辐射损伤较少	在照射范围内的组织和器官都有损伤

（二）近距离照射

将密封的放射源直接放入人体的天然管腔内（如子宫腔、阴道等）为腔内照射，放射源直接放入肿瘤组织间进行照射为组织间照射，两者统称为近距离照射。宫颈癌的腔内放疗有其自然的有利条件，子宫颈、子宫体及阴道对放射线耐量高、放射源距肿瘤最近、以小的放射体积量可取得最大的放疗效果。腔内放射治疗采用的是后装技术。

1. 后装腔内治疗机的分类　后装腔内治疗机根据其对"A"点放射剂量率的高低可分为3类：

（1）低剂量率后装腔内治疗机"A"点剂量率在0.667~3.33cGy/min。

（2）中剂量率后装腔内治疗机"A"点剂量率在3.33~20cGy/min。

（3）高剂量率后装腔内治疗机"A"点剂量率在20cGy/min以上者属高剂量率后装腔内治疗机。目前腔内放射应用最广泛。

2. 腔内放疗剂量的计算及参考点　传统腔内放疗的剂量以毫克·小时表示，毫克是重量单位，小时是时间单位，两者都不是放射剂量单位，所以毫克·小时只是经验剂量，它不能确切反映肿瘤剂量。

在二维腔内治疗中，盆腔各点由于离放射源的距离不同，不同点的剂量各异，剂量梯度变化大。由于计算困难，因此，选择个别有临床实际意义的点作为宫颈癌放射治疗的剂量参考点。1938年曼彻斯特系统提出了A点、B点为剂量参照点，一直应用至今。

A点：位于宫腔放射源末端上2cm，体中线外2cm。

B点：位于放射源末端上2cm，体中线外5cm（相当于A点外3cm）。

随着计算机在临床剂量学的应用，点剂量已经不能满足近距离放射治疗发展的需求，1985年放射治疗的指导性文件——ICRU 38# 文件力图使宫颈癌治疗技术及专业名

词规范化，除确定靶区和治疗区外，ICRU还定义了参考体积的概念，即参考等剂量面包绕的体积。参考剂量值对低剂量率（0.4~2Gy/h）治疗为60Gy；对高剂量率治疗为相应的（<60Gy）等效生物剂量值。参考体积由剂量分布反映的长（dl）、宽（dw）、高（dh）确定，当采用内外照射综合治疗时，参考剂量60Gy应扣除外照射剂量，点剂量除包括人体器官和近源位置的监控外，还涉及骨结构，其中：直肠剂量参考点（R）为阴道容器轴线与阴道后壁交点后0.5cm处；膀胱剂量参考点（BL）为仰位投影片造影剂积聚的最低点，即Foley气囊的中心。腹主动脉旁，髂总和髂外淋巴结参考点与Fletcher淋巴的梯形区（lymphatic trapezoid）定义一对一致。1997年ICRU 58# 报告针对组织间插植治疗中吸收剂量和体积参数的表述做出了明确的建议。与外照射领域的ICRU 50# 报告类似，ICRU 58# 报告为近距离放疗也引入并定义了一系列体积和平面的概念，如实体肿瘤靶区GTV、临床靶区CTV、计划靶区PTV、治疗体积TV、中心平面等。

3. 三维近距离放疗　三维近距离放疗（three dimensional brachytherapy）是预先在患者需要治疗的部位准确地放置施源器，再行CT、MRI等图像扫描，图像传至治疗计划系统进行计划设计，包括靶区勾画、施源器重建及计算放射源在施源器中驻留的位置和时间，使剂量辐射在三维空间上的分布与靶区相一致的放射治疗技术。三维近距离放疗通过提高肿瘤靶区的剂量适形度，控制危及器官的高剂量受照射体积，从而达到提高局部控制率，降低严重不良反应发生率。

二维时代，由于每次治疗时放射源的位置不可能完全相同，肿瘤体积亦经常变化。理论上的"A"点剂量与实际剂量相差甚远。肿瘤是立体的，只用一点的剂量来表示也同样不能反映出肿瘤的真正受量，因此，2004年GEC-ESTRO成立了工作组，专门研究以3D影像为基础的宫颈癌近距离治疗计划设计问题，目的是提出可供交流比较的3D近距离治疗的基本概念和术语。在研究时考虑了近距离治疗主要作为宫颈癌治疗的一部分，靶区在诊断时、近距离治疗开始时和治疗期间的变化，将不同时段的GTV分别标示：

GTVD指在治疗前诊断时由临床检查和影像学资料，特别是MRI和/或PET/CT所见到的肿瘤范围。

GTVB指在每次近距离治疗前检查所见的GTV，表示为GTVB1，GTVB2，……

按照肿瘤负荷和复发的危险程度，分为3个CTV：高危CTV（high risk CTV，HR CTV），中危CTV（intermediate risk CTV，IR CTV）和低危CTV（low risk CTV，LR CTV）。

HR CTV指每次近距离治疗时表示高肿瘤负荷区，为肉眼可见肿瘤区，包括全部子宫颈和近距离治疗前认定的肿瘤扩展区。其剂量按肿瘤体积、分期和治疗方式确定。

IR CTV指每次近距离治疗时明显的显微镜下肿瘤区，是包绕HR CTV的5~10mm的安全边缘区。此安全边缘的确定需要参考原肿瘤大小、位置、有可能的肿瘤扩展区和

肿瘤治疗后的缩小情况以及治疗方式。

LR CTV 指可能的显微镜下肿瘤播散区,可用手术或外照射处理,在近距离治疗时不具体描述。

2006 年该工作组提出了在三维近距离治疗中使用剂量体积直方图(dose volume histograms,DVH)来评估各治疗靶区的累积受量。对于 GTV、HR CTV、IR CTV 的评估采用 D_{90} 和 D_{100},即分别为覆盖 90% 和 100% 靶区的最小剂量,用 V_{150} 和 V_{200} 来评价高剂量体积,即分别为受量为 150% 和 200% 处方剂量的覆盖体积,对危及器官的评估,因为空腔脏器壁,如结直肠、膀胱壁受照射体积的最高剂量与远期反应密切相关,故评估最接近施源器的受照射的 $0.1cm^3$、$1cm^3$、$2cm^3$ 体积或 $5cm^3$、$10cm^3$ 体积的最小剂量。此报告对即将广泛应用的宫颈癌三维计划近距离技术起很重要的作用,将从根本上改变过去妇科近距离后装治疗的剂量学观念。

经过多年临床经验积累,2016 年 ICRU 发布的 89# 文件,对宫颈癌的近距离放疗进行细化并提出新的推荐。

ICRU 89# 文件推荐应用 MRI 图像勾画靶区,以 T_2WI 序列所示的肿瘤范围为 GTV。将 CTV 按照肿瘤负荷和复发的危险程度分 3 类:高危 CTV(CTV-THR),肿瘤高危临床靶区,包括外照射治疗后残余肿瘤(GTV-Tres),病变组织(pathologic tissue)和全部子宫颈。其中病变组织(pathologic tissue)是指 MRI 影像上肿瘤周围灰度、水肿及纤维化的部分,还包括查体触及的残余肿瘤;肉眼可见的残余黏膜改变。中危 CTV(CTV-TIR),肿瘤中危临床靶区,包括 GTV-Tinit 的范围在近距离治疗时的映射,CTV-THR 基础上参考 GTV-Tinit 的缩小进行的外扩,建议左右及头脚方向外扩 10mm,前后方向外扩 5mm。低危 CTV(CTV-TLR)代表潜在的相邻或非连续的原发肿瘤的显微扩散。在局部晚期宫颈癌中,CTV-TLR 包括整个子宫颈、整个子宫、阴道上部、膀胱和直肠的前后间隙,剂量的给予主要依靠体外放疗,近距离放疗时不做评估要求。对于无法行 MRI 定位的患者,以 CT 模拟定位为基础的宫颈癌三维适形近距离治疗,子宫体、子宫旁受侵及子宫颈局部肿瘤显示欠佳,靶区勾画的准确性降低,对于 IB1、IB2 期的患者,将子宫体的 1/2 勾画于 CTV-THR;对于 IB3、IIA2、IIB~IVA 期的患者,至少将子宫体的 2/3,甚至是全部子宫勾画于 CTV-THR 内以保证靶区的准确性。对于某些早期宫颈癌可以先开始或同时开始近距离放疗。ICRU 89# 报告中首次提出 CTV-T1、2、3 的概念。CTV-T1 为全部的子宫颈、查体或影像上发现的子宫颈及周围的肿物;CTV-T2 则在 CTV-T1 的基础上进行相应的外扩,膀胱、直肠方向外扩 0.5cm,左右、头脚方向外扩 1.0cm;CTV-T3 则包括 CTV-T1、CTV-T2 在内,还包括全部子宫、全部子宫旁以及阴道上 1/2 或 1/3,以及直肠子宫陷凹、膀胱子宫陷凹。CTV-T1、2、3 可相应的以初始 CTV-THR、初始 CTV-TIR 和初始 CTV-TLR 来表示。建议以 D_{90}、D_{100} 评估 GTV、CTV HR 和 CTV IR 的剂量,以 V_{150}、V_{200} 评估高剂量体积;以 D1cc、D2cc 评估危及器官(organs at risk,OAR)受量。A 点剂量仍需报告,作为评价靶区剂量的参考。以 CTV HR 确定处方剂量,每次 4~7Gy,每周 1~2 次,共 4~7 次。高危 CTV 靶区(CTV HR)联合体外放疗剂量(EQD2)达到 80Gy,对于肿瘤体积大或退缩不佳病灶,剂量应该 ≥87Gy。根据已公布的指南,正常组织的限定剂量为:直肠 2cc≤65~75Gy;乙状结肠 2cc≤70~75Gy;膀胱 2cc≤80~90Gy。

4. 腔内治疗操作注意事项

(1)严格无菌操作。

(2)宫腔管要求放置至子宫底。

(3)根据肿瘤具体情况、仪器设备选择适宜的阴道容器、宫腔管或组织间插植针。

(4)认真填塞纱布,将膀胱和直肠推开,使之远离放射源。

(5)阴道源与宫腔源的布源要合理:照顾阴道、子宫颈、子宫底肿瘤,尽量减少膀胱和直肠受量。

五、综合治疗

由于放射治疗技术及化疗药物的迅速发展,手术治疗走向个别化或缩小手术范围配合放射治疗和/或化疗,并已取得良好的效果。术前辅助近距离腔内放疗,达到减少肿瘤负荷,创造手术条件,但远期生存率未见提高。对于具有高危因素的早期宫颈癌患者术后辅助放化疗仍被大多数人所采用。1999 年先后报道了由 GOG、SWOG、RTOG 进行的5 组以顺铂为基础的同步放化疗大样本前瞻性随机对照临床研究结果,尽管各研究组内临床期别、放射剂量、放射方法及含顺铂的化疗方案不尽相同,但结果都证明同步放化疗能明显改善生存率,使死亡危险下降 30%~50%,因而奠定了同步放化疗在宫颈癌综合治疗中的地位,被美国 NCI 推荐为宫颈癌治疗的新标准(表 9-16-8、表 9-16-9)。

国外文献报道增敏化疗方案:

1. DDP 月疗 50~70mg/m² +5-FU 4g/m²(96 小时持续静脉滴入),放疗第 1 和 29 天。

2. DDP 周疗 DDP 40mg/m²,放疗第 1、8、15、22、29 和 36 天。

放化疗同步进行必将增加治疗并发症的风险,如出现 I~II 度并发症,给予积极的对症处理;如出现 III 度以上并发症,首先考虑化疗减量(一般减 25%),必要时停化疗,甚至放化疗均停止治疗,同时给予积极的对症处理。

六、治疗中及治疗后处理

放射治疗的反应主要在造血系统、消化系统和泌尿系统。造血系统反应主要表现为白细胞减少、血小板减少等,消化系统反应多表现为食欲缺乏、恶心、呕吐、腹泻等,泌尿系统反应多表现为尿频、尿急、尿痛等。对这些患者应积极

表 9-16-8　美国 5 组宫颈癌同步放化疗前瞻性随机研究

研究组	分期	患者例数	药物	生存率 CT+RT	生存率 RT	P
放化疗与放疗						
RTOG 9001	*ⅠB2~ⅣA	388	CF	73	58	0.004
GOG 123	*ⅠB2	369	C	83	74	0.008
SWOG 8797	*ⅠA2~ⅡA	243	CF	80	63	0.01
化疗方案比较						
GOG 85	ⅡB~ⅣA	368	CF vs. H	55 CF	43H	0.018
GOG 120	ⅡB~ⅣA	526	C vs. H	66.4 C	49.7H	0.004
GOG 120			CFH vs. H	67.0 CFH	49.7H	0.002

C:顺铂;F:5-FU;H:羟基脲

* 具有高危因索。

表 9-16-9　以顺铂为基础的同步放化疗方案

研究组	方案	药物	剂量	用法
SWOG 8797	CF	DDP	70mg/m²	放疗第 1、22、43 和 64 天
		5-FU	4g/m²	96 小时持续静脉滴入,放疗第 1、22、43 和 64 天
GOG 85	CF	DDP	50mg/m²	放疗第 1 和 29 天
		5-FU	4g/m²	96 小时持续静脉滴入,放疗第 1 和 29 天
RTOG 9001	CF	DDP	75mg/m²	放疗第 1 和 29 天
		5-FU	4g/m²	96 小时持续静脉滴入,放疗第 1 和 29 天
GOG 120	C	DDP	40mg/m²	放疗第 1、8、15、22、29 和 36 天
	或 CFH	DDP	50mg/m²	放疗第 1 和 29 天
		5-FU	4g/m²	96 小时持续静脉滴入,放疗第 1 和 29 天
		Hydroxyurea	2g/m²	口服,每周 2 次,共 6 周
GOG 123	C	DDP	40mg/m²	放疗第 1、8、15、22、29 和 36 天
NCIC	C	DDP	40mg/m²	放疗第 1、8、15、22 和 29 天

对症处理,一般都能够使患者最大限度地保持在良好状态下,按计划完成放射治疗。治疗过程中应定期做化验检查及查体,一般情况下每周查血常规。疗程中、治疗结束及随诊时均应做全面查体、血、尿常规和胸部 CT 或 X 线片,其他检查根据需要进行。发现并发症及时处理,以免影响疗效。自治疗开始起即应坚持阴道冲洗,每日或隔日 1 次,直至治疗结束后半年以上,无特殊情况可改为每周冲洗 1~2 次,坚持 2 年以上为好,以减少感染、促进上皮愈合、避免阴道粘连。按计划完成治疗后,如检查局部肿瘤消失、子宫颈原形恢复、质地均匀、硬度正常、子宫旁组织硬结消失、质地变软、弹性好转,则可认为治疗结果满意,可以结束治疗。治疗后恢复期,亦应保证营养和休息。治疗后 2~3 周行第 1 次随诊检查,6~8 周行第 2 次随诊检查,并决定是否需要补充治疗。以后根据检查情况 3~6 个月随诊 1 次。治疗后 2 年以上者,6 个月~1 年随诊 1 次。如有可疑情况,可提前随诊。

七、放射治疗结果

1. 生存率　文献报道传统放疗总的 5 年生存率为 50%~70%,Ⅰ期为 85%~95%,Ⅱ期为 50%~80%,Ⅲ期为 30%~60%,Ⅳ期为 10%~30%。随诊调强放疗、三维后装在临床广泛应用,精准放疗能提高局部肿瘤放疗剂量,从而提高了局部肿瘤控制率,降低复发风险。文献报道精准放疗提高局控率为 10%~20%。

综合国内外报道的材料,各期宫颈癌放射治疗的 5 年生存率见表 9-16-10)。

2. 放射治疗并发症

(1)早期并发症:包括治疗中及治疗后 3 个月内发生的并发症。

1)感染:感染对放射治疗效果有明显的影响,应积极

表 9-16-10　各期宫颈癌放疗的五年生存率（%）

期别		Ⅰ	Ⅱ	Ⅲ	Ⅳ	合计
综合国外资料	例数	35 480	45 844	36 286	6 195	123 805
	5 年生存率/%	79.2	58.1	32.5	8.2	54.1
综合国内资料（13 单位）	例数	616	5 005	3 767	82	9 470
	5 年生存率/%	86.2	66.6	48.7	19.5	60.1
中国医学科学院肿瘤医院	例数	320	2 028	5 509	199	8 056
	5 年生存率/%	93.4	82.7	63.6	26.6	68.7

处理。

2）骨髓抑制：同期化疗将加重骨髓抑制，最常见的是白细胞下降，应给予注射重组人粒细胞集落刺激因子，必要时调整放射治疗计划。

3）胃肠反应：多发生在体外照射时，轻者对症处理，重者调整放射治疗计划。

4）直肠反应：是腔内照射较常见的早期并发症。直肠反应的主要表现为：里急后重、大便疼痛，甚至有黏液便等；有直肠反应者，应减少对直肠的刺激、避免便秘、保证供应充足的营养和水分、预防感染。严重的直肠反应在治疗期间很少出现，如出现则应暂缓放射治疗，积极处理，待症状好转后再恢复照射，必要时修改照射计划。

5）机械损伤：主要发生在腔内照射的操作过程中，最多见的是子宫穿孔及阴道撕裂。在子宫腔操作时发现患者突然下腹痛或探子宫腔已超过正常深度而无子宫底感时，应考虑为子宫穿孔。这时应立即停止操作、严密观察、预防感染、严禁反复试探子宫腔。如有内出血，应及时手术处理。行阴道腔内照射时，阴道狭窄或阴道弹性不佳者，由于阴道容器过大、操作粗暴，均可造成阴道裂伤。操作过程中如发现有突然出血或剧痛，应检查有无阴道损伤，如有裂伤应即刻终止治疗，充分冲洗阴道、局部用抗生素、避免感染、促进愈合；如裂伤较深或有活动性出血，应及时缝合。

（2）晚期并发症

1）皮肤及皮下组织的改变。

2）生殖器官的改变：体外照射和腔内照射对生殖器官都有影响。放射治疗后可引起照射范围内组织纤维化，表现为：阴道壁弹性消失、阴道变窄；子宫颈及子宫体萎缩变小；子宫颈管引流不畅引起子宫腔积液，合并感染可造成宫腔积脓；卵巢功能消失而出现绝经期症状；纤维化严重者，可引起循环障碍或压迫神经导致下肢水肿或疼痛。

3）消化道的改变：受影响最多的肠道是小肠（主要是回肠）、乙状结肠及直肠。可引起肠粘连、狭窄、梗阻、溃疡，甚至瘘，临床表现为腹痛、腹泻、里急后重感、肛门下坠疼痛、黏液便，甚至血便等。常表现为直肠镜检可见肠黏膜水肿、充血、溃疡，甚至瘘，尤以直肠为多见。放射性直肠炎 80% 在完成放射治疗后 6 个月至 2 年间出现，大部分在 3 年内可望

恢复。肠道的放射损伤很难治疗，主要是对症处理，重要的是预防。

4）泌尿系统的改变：最多见的是放射性膀胱炎，但发生率低于放射性直肠炎。出现时间大约在放疗后 1~6 年，大部分在 4 年内恢复。主要表现为尿频、尿急、血尿，甚至排尿困难。膀胱镜检查可见：膀胱黏膜充血、水肿、弹性减弱或消失、毛细血管扩张，甚至出现溃疡。处理只能对症、预防感染、止血、大量补充液体等，出血严重者需在膀胱镜下电灼止血。需手术止血者罕见。放疗对子宫旁组织及输尿管的影响均可导致输尿管不同程度的梗阻，进而出现不同程度的肾盂积水及输尿管积水。肾盂积水患者主诉常为腰痛，检查为患侧肾区叩痛，通过 B 超、放射性核素肾图或肾盂造影即可确诊。

5）对骨骼的影响：盆腔体外照射可以影响骨盆及股骨上段。

6）放射致癌：宫颈癌放射治疗后恶性肿瘤的发生率为 0.52%，发生部位最多的是子宫体，其次为直肠、膀胱、卵巢、软组织及骨骼等。放射癌的诊断原则是：①有放射治疗史；②在原放射区域内发生的恶性肿瘤，并能排除原肿瘤的复发、转移；③组织学证实与原发癌不同；④有相当长的潜伏期。

3. 影响预后的因素　除临床分期对疗效有明显的影响以外，还有一些因素也不同程度地影响宫颈癌放射治疗的预后。

（1）贫血：宫颈癌的长期慢性失血或急性大出血，均可导致贫血。血红蛋白的高低与放射治疗疗效直接有关。中国医学科学院肿瘤医院对宫颈癌Ⅱ、Ⅲ期患者分析显示：放射治疗前血红蛋白在 80g/L 以下者比 120g/L 以上者 5 年生存率低 30% 左右。

（2）宫腔积脓：宫颈癌合并宫腔积脓的 5 年生存率比无宫腔积脓者低 10% 左右。

（3）盆腔感染：包括附件炎、宫旁组织炎、盆腔腹膜炎及盆腔脓肿等。Ⅲ、Ⅳ期宫颈癌合并盆腔感染者比无盆腔感染的放疗 5 年生存率低 18%。

（4）输尿管梗阻：宫颈癌向子宫旁扩展，可压迫输尿管造成输尿管梗阻，继而发生输尿管或肾盂积水。宫颈癌合并轻度肾盂积水者和肾盂积水治疗后好转者，其预后与无肾盂

积水无差异,而重度肾盂积水者、治疗后肾盂积水加重者或治疗后出现肾盂积水者预后不佳,其 5 年生存率比无肾盂积水者低 13%。

（5）组织类别:一般认为腺癌对放射线的敏感性低于鳞状细胞癌。

（6）剂量和疗程:适当的剂量和疗程可以提高"治疗比例",使放射线给肿瘤以最大的破坏,使正常组织的损伤减少到最低限度,因而放射治疗的剂量与疗程都可以影响疗效。剂量过小或疗程过长,达不到对肿瘤的最大破坏作用,当然影响疗效。剂量过大或疗程过短,可破坏肿瘤周围的屏障和局部组织的修复能力,也会降低治愈率。

（黄曼妮　吴令英）

第四节　宫颈癌的手术治疗

一、宫颈癌手术治疗的历史回顾

宫颈癌手术治疗已有 200 余年的历史,从 Werthiem 到 Meigs 至现代手术治疗,从经阴道到经腹到经腹腔镜机器人手术,是不断改进、发展、完善的过程。

1. 开创期　1821 年 Sauter 对 1 例宫颈肿瘤患者进行了经阴道子宫切除术,开创了宫颈癌手术治疗的先河。1878 年 Frenund 提出经腹广泛性子宫切除术治疗宫颈癌,但当时手术安全性并不好,死亡率达 50%。1879 年 Czerny 行经阴道广泛性子宫切除术,死亡率为 70%。1893 年 Schuchardt 改进经阴道广泛性子宫切除术,死亡率为 60%~70%。1895~1897 年 Ries、Clark、Rumpf 改进经腹广泛子切除术,死亡率为 50%。这段时期,因为诊断、无菌、消毒和麻醉等学科未发展,所以有如此高的手术死亡率。

2. Werthiem 期　Ernst Wertheim 是 Schuchardt 的学生,因经阴道广泛性子宫切除术无法评估淋巴结而与老师产生分歧,1898 年 11 月 6 日,Werthiem 在进一步改良 Rumpf 手术式的基础上,在维也纳医学会演示经腹广泛性子宫切除术并首次清扫盆腔淋巴成功,成为经典的宫颈癌广泛性子宫切除术。于 1912 年报道 500 例子宫广泛切除术及选择性盆腔淋巴结清扫术,死亡率为 25.2%。至今,广泛性子宫切除术也称为 Werthiem 手术以作纪念。

在经腹手术改进的同时,经阴道广泛性子宫切除的术式也在进行改良。1901 年 7 月 1 日 Schauta 在进一步改良 Schuchardt 手术式的基础上,进行了经典的经阴道广泛性子宫切除术,后称为 Schauta 手术。当时手术死亡率仍为 19%,5 年治愈率达 41%。以后 Amreich（1921）、Stoeckel（1928）继续改进,但因盆腔淋巴结切除不便,疗效较经腹手术差,开展缓慢,且后续仍对盆腔淋巴结清扫与广泛性子宫切除如何配合、先后顺序及两者间隔时间,各个学者观点不一。1949 年 Navratil 首次行腹膜外淋巴结清扫,然后经阴道广泛切除子宫。

3. 发展期　在 20 世纪早期,子宫广泛切除术的死亡率仍高。1898 年居里夫人发现了镭,1907 年 Kleim 开始用镭治疗宫颈癌。由于放疗后死亡率低、生存率高,各种方式的镭疗,得到广泛应用,包括斯德哥尔摩系统、巴黎系统、曼彻斯特系统 3 种腔内放射治疗的应用等方式加上盆腔外照射,其 5 年治愈率达 40%。此时手术发展受到了一定的制约。在第一次世界大战后,输血技术的发展,抗生素的出现等有力地推动了宫颈癌手术治疗的进一步发展。

在东方,1921 年 Okabayshi（冈林）提出更为广泛的子宫切除术,子宫旁组织更广泛的解剖、分离、切除,1941 年冈林报道的经腹广泛性子宫切除术,死亡率 <10%。1950~1970 年 Ogino、Okabayashi、Sakamoto 等对手术步骤的先后顺序与根治手术的彻底性进行修改,采取保护输尿管措施等称为东京大学术式。

在西方,1930 年 Meigs 改良了 Wertheim 手术,增加了更广的盆腔淋巴结清扫术,治愈率增加了 30%。Parsons、Ufelder、Green、Brunschwig、Barber、Morton、Pratt、Symmonds、Rutledge、Marlex、Nelson、Averette、Shingleton 等各自进行了改进,减少了泌尿系统及其他并发症,并保持了广泛的切除子宫旁组织以及完全的盆腔淋巴结清扫术,提高了生存率。1944 年 Meigs 进一步改进经腹广泛性子宫切除术,将 Wertheim 手术与 Taussig 经腹盆淋巴系统切除结合为 Wertheim Meigs 式手术,手术死亡率为 0。1951 年 Meigs 报道改良 Wertheim 手术 500 例的经验,使经腹广泛性子宫切除术更广泛,更安全,5 年生存率 I 期 81.8%,II 期 61.8%。1950 年 Brunschwig 提出盆腔廓清手术。

4. 规范期　尽管 Wertheim、Meigs、Okabayshi 等奠定了广泛性子宫切除术的根基,但由于没有统一的解剖术语,手术切除范围很大程度上依靠医生的个人理解。1974 年 Piver、Rutledge、Smith 等人将根治性子宫切除术分成五级,并开始在国际上广泛执行。然而 Piver 分型存在着解剖标志和术语定义不准确的问题。2008 年,Querleu 等提出宫颈癌手术的"Querleu-Morrow 分型"（简称 QM 分型）。分型标准将在后面进行详细介绍。Piver 分型和 QM 分型很大程度上推进了广泛性子宫切除术的规范化。

5. 微创技术在广泛性子宫切除术的应用　1987 年法国的 Dargent 实施了第 1 例腹腔镜辅助广泛性子宫切除术（laparoscopic assisted radical vaginal hysterectomy,LARVH）加盆腔淋巴结清扫术（pelvic lymphadenectomy）。1992 年美国 Nezhat 报道了首例单纯腹腔镜下广泛性子宫切除术（total laparoscopic radical hysterectomy，TLRH）和盆腔淋巴结清扫术。1994 年 Dargent 报道了采用腹腔镜行盆腔淋巴结切除术和经阴道的广泛性宫颈切除术（radical trachelectomy，RT）。2003 年 Possover 报道了腹腔镜下改良的保留神经的广泛性子宫切除术用于治疗宫颈癌。2006 年 Sert BM 等报道了首例在 Da Vinci 机器人系统辅助下完成腹腔镜广泛性子宫切除术（robotic assisted laparoscopic radical hysterectomy，RALRH）。2008 年 Chang LT 报道首例机器人辅助广泛性宫颈切除术。2015 年我国解放军总医院孟元光等报道了机器人辅助腹腔镜下盆腔廓清术及机器人辅助腹腔镜下宫颈残端癌根治术。但 2018 年，《新英格兰医学杂志》发表了 1 篇前瞻性 LACC 研究和 1 篇队列研究，均是关于宫颈癌手术方式（微创或开腹）与预后关系的研究，发现微创手术生存率更低，死亡率更高。这一结果在业内引起震动，基于这 2 项研究，2019 年宫颈癌 NCCN 指南已经不再把微创手术推荐为宫颈癌治疗手段。

6.我国开展宫颈癌手术治疗的历史 宫颈癌广泛切除手术于 20 世纪 40 年代末引进我国，20 世纪 50 年代初，北京康映蕖，天津柯应夔，上海林元英，安徽张其本，山东苏应宽、江森，江西杨学志，重庆司徒亮，广东林剑鹏，成都乐以成等进一步改良国外术式，率先在国内各地开展宫颈癌广泛切除手术，手术方式以 Wertheim 手术为基础，以后又吸取冈林、Meigs 等手术方式的优点而进行改良。形成我国早期的子宫广泛切除术及盆腔淋巴结清扫术式，尤其是柯应夔、林元英 1962 年所著《宫颈癌子宫广泛切除术图谱》一书对培训当时青年医师学习掌握宫颈癌广泛性子宫切除术起到重要作用。并推动了全国宫颈癌手术治疗的开展。1957~1960 年北京、天津、上海、安徽、山东、江西、成都、广州、武汉等地先后开展了大规模的宫颈癌普查普治工作，进一步促进了宫颈癌手术治疗的开展，各大医院相继开展经腹广泛性子宫切除术。四川曹泽毅教授报告了其 1968~1977 年 10 年手术治疗宫颈癌 301 例的疗效，Ⅰ期 5 年绝对生存率 86.2%，ⅡA 期为 74.19%，ⅡB 期为 68.26%。在经阴道手术方面，安徽张其本等 1987 年报道了其开展改良腹膜后淋巴结清扫后经阴道子宫广泛切除术，290 例手术患者中，Ⅰ期 5 年生存率 93.3%，Ⅱ期 92.5%。同时在保留神经的宫颈癌手术中，我国学者吴义勋等于 20 纪 70 年代开始尝试在宫颈癌根治术中保留盆腔自主神经丛的临床实践。微创手术发展后，我国更有大批专家进行了腹腔镜及机器人手术的实践，其中也包括腹腔镜下保留自主神经的宫颈癌根治性手术。

在中国台湾，随着经验的累积和相关技术的进步，对子宫广泛切除手术做了无数次的技术修改。中国台湾也在 80 年代初开始执行 Piver、Rutledge、Smith 等人的五级子宫广泛切除手术。其关键在于输尿管周围子宫膀胱韧带的剥离程度，和与它相关的子宫颈和阴道旁组织的切除范围。第Ⅲ级以上尤其是第Ⅳ级和第Ⅴ级子宫根治性切除的技术训练要求越来越高。

二、宫颈癌手术治疗的解剖学基础

广泛性子宫切除术要求切除全部的主韧带、子宫骶韧带、膀胱宫颈阴道韧带以及阴道上 1/3 和相应的阴道旁组织。对于主韧带、子宫骶韧带来讲就是要沿盆壁的附着点切除，对于膀胱宫颈阴道韧带是要分层解剖其内的输尿管后切除。因此，广泛性子宫切除术分离间隙的意义并不是其本身，而是其周围的解剖结构——盆腔内的血管和韧带，使其一目了然。手术的关键就是完整、充分地解剖和暴露各对韧带，以便安全而彻底地切除。通过"间隙解剖法"打开广泛性子宫切除术的主要间隙，包括：膀胱侧间隙、直肠侧间隙、闭孔间隙、直肠阴道间隙、膀胱阴道间隙等。

1.宫旁的间隙 宫颈癌手术子宫旁间隙由直肠阴道隔分为腹侧较大的间隙和背侧较小的间隙。腹侧间隙由膀胱腹下筋膜分为膀胱前间隙和膀胱周围间隙。膀胱前间隙位于膀胱腹下筋膜的前外侧，也称之为耻骨后间隙。背侧间隙由直肠固有间隙分为直肠周围间隙和骶前间隙。

膀胱旁间隙外侧界为髂内动脉的分支膀胱上动脉，内侧界为膀胱子宫韧带浅层，腹侧界为骨盆的耻骨部分，背侧界为主韧带。头侧界为圆韧带和阔韧带前叶，尾侧界为盆底肛提肌及被覆的壁筋膜。

直肠旁间隙的内侧界为直肠固有筋膜，外侧界为壁筋膜、梨状肌；背侧界为骶骨和骶前筋膜，腹侧界为主韧带和宫颈旁组织，头侧界为圆韧带和阔韧带后叶。尾侧界为肛提肌。

闭孔间隙上界与阔韧带后间隙相连，下界为耻骨疏、坐骨降支、闭孔及闭孔内肌；外界为髂外血管及部分腰大肌、骨盆侧壁；内界为髂内动脉及其终末支；底为盆底肌肉。

直肠阴道间隙起自会阴体顶端，向上延伸至直肠子宫陷凹，后侧为直肠。间隙内为疏松结缔组织，较易分离。

膀胱阴道间隙上界为阴道上中隔，下达泌尿生殖膈，前壁有膀胱后壁、尿道。

主韧带位于膀胱侧间隙和直肠侧间隙之间，目前认为主韧带主要由血管、神经和纤维结缔组织构成，因此只要将这 2 个间隙充分、准确地解剖出即可完整地切除主韧带。子宫骶韧带位于直肠侧间隙和阴道直肠间隙之间，中段附着于直肠侧壁，因此只要解剖出这 2 个间隙且将直肠从子宫骶韧带中段分离即可完地切除子宫骶韧带。膀胱宫颈阴道韧带位于膀胱侧间隙和膀胱宫颈间隙、膀胱阴道间隙之间，分为浅层和深层，浅层覆盖在输尿管子宫段的表面，而深层位于其下方。由于输尿管宫颈段穿行其中，切除时应注意避免输尿管损伤。因此，在广泛性子宫切除术中通过对子宫颈周围间隙的解剖，明确子宫颈周围重要血管和神经的走向分布规律，清楚地分离、解剖出上述 3 对韧带，从而达到利用子宫颈周围间隙解剖学的方法实施广泛性子宫切除术。

2.宫颈癌手术重要的韧带

（1）膀胱子宫韧带又称膀胱宫颈韧带，连接于阴道前壁、子宫颈外侧壁和尿道后壁、膀胱底壁之间，分为前后叶，输尿管从两叶间穿过。输尿管从子宫动脉下方穿进膀胱宫颈韧带进入膀胱前的间隙为输尿管隧道，是包绕膀胱下血管和阴道血管的系膜样结缔组织。

（2）子宫骶韧带与主韧带：目前认为子宫骶韧带位于$S_2 \sim S_4$的骶前组织，插入到子宫颈背侧或阴道上1/3背侧，并位于直肠与输尿管之间的平面。主韧带也称为子宫旁组织，可以理解为血管周围鞘，近端在髂内动脉发出，远端在子宫颈或阴道，呈现系膜样结构。头侧为血管部分即子宫旁组织，尾侧为神经部分即子宫颈旁组织。

3. 盆腔自主神经 盆腔自主神经由腹下神经、盆腔内脏神经、下腹下神经丛及其发出的直肠支、子宫支、膀胱支和阴道支组成。$T_{11} \sim L_2$发出的交感神经在腹主动脉前方交织成上腹下神经丛沿髂总血管向下走行至骶岬水平，发出左右腹下神经，紧贴直肠系膜，于子宫骶韧带外侧，行走于输尿管背侧，在子宫动脉水平与骶交感神经节后纤维融合，并与来自第2～4骶神经的盆腔内脏神经（副交感神经）在子宫深静脉背侧汇合，形成下腹下神经丛，发出直肠支、子宫支、膀胱支和阴道支，分支内均包含交感和副交感神经成分，支配直肠、子宫、膀胱和阴道生理功能。

三、宫颈癌手术的分类

宫颈癌手术治疗方式包括保留生育功能手术、不保留生育功能手术。保留生育功能手术包括宫颈锥切术和根治性宫颈切除术。而不保留生育功能手术主要指根治性（或广泛）子宫切除术加淋巴结清扫术。根治性子宫切除术历经百余年的发展和改进，做了无数次的技术修改，手术方式越来越趋于标准化，而如何对不同的手术范围进行分类和界定就显得尤为重要。1974年Piver、Rutledge、Smith等人将根治性子宫切除术分成五级，并开始在国际上广泛执行。然而Piver分型存在着解剖标志和术语定义不准确，例如阴道切除范围从1/3到3/4不等，Ⅲ型和Ⅳ型之间解剖学分界点不清晰，而且由于年代及技术的限制，未能考虑到保留生育、保留神经及微创手术技术等问题。2008年，Querleu等提出宫颈癌手术的"Querleu-Morrow分型"（简称QM分型）。由于QM分型使用的是国际通用的解剖术语，增加了保留盆腔神经的宫颈癌手术，分类方法适用于开腹、经阴道及腹腔镜或机器人手术，所以自文章发表以来，得到了妇科肿瘤学界的认可。在2011年及2017年，Querleu等人再次从三维立体的角度对QM分型进行了更新。目前各国指南均开始推荐QM分型。这里将2种分型均予以介绍如下。

（一）Piver-Rutledge-Smith分型（Piver分型）

1. Ⅰ型广泛性子宫切除术 即筋膜外子宫切除术，在输尿管的内侧接近子宫颈分离侧面，在子宫颈筋膜外切断

子宫血管、主韧带、子宫骶韧带及阴道壁。适合于ⅠA1期宫颈癌。

2. Ⅱ型广泛性子宫切除术 又称次广泛性子宫切除术，或改良根治性子宫切除术。在输尿管与子宫动脉交叉处处理子宫动脉，在输尿管内侧切除50%的主韧带和子宫骶韧带，切除上1/3的阴道壁。选择性切除肿大盆腔淋巴结或进行盆腔淋巴结清扫术。适合ⅠA2期宫颈癌。

3. Ⅲ型广泛性子宫切除术 是标准、典型的广泛性子宫切除术，于髂内动脉起始部结扎子宫动脉，靠盆壁切除全部的主韧带、子宫骶韧带、子宫旁以及阴道旁组织和阴道上1/2，常规盆腔淋巴结清扫，适合ⅠB～ⅡA期宫颈癌。

4. Ⅳ型广泛性子宫切除术 在Ⅲ型基础上范围进一步扩大，包括必要时结扎髂内动脉、从耻骨膀胱韧带游离输尿管周围组织、结扎膀胱上动脉以及切除阴道上3/4，清扫盆腔淋巴结甚至腹主动脉淋巴结。适合于盆腔中心复发并可保留膀胱的患者。

5. Ⅴ型广泛性子宫切除术 即盆腔廓清术（exenteration）手术，除上述广泛性子宫切除术外，还要同时行直肠、膀胱或输尿管切除。

（二）Querleu-Morrow分型（QM分型）

1. A型，有限的根治性子宫切除术 A型手术目的主要需确保子宫颈完整地从阴道穹窿处切除，且要保证有一定的子宫颈切缘。适用于：①病灶<20mm、盆腔淋巴结阴性、无深肌层侵犯、无脉管受侵的低危的ⅠB1期子宫颈癌；②个别放化疗结束后的晚期子宫颈癌。这里的A型手术与筋膜外子宫切除仍存在不同，要求经过根治性子宫切除术培训的术者方可实施，输尿管隧道需要打开并可以在经腹或腹腔镜手术中直视或在阴式手术中触摸到输尿管。子宫动脉在与输尿管交叉处切断或从起始处断，子宫旁组织在子宫颈及输尿管之间切断，尾侧需暴露出阴道穹窿，阴道切除不超过1cm，直肠阴道韧带或膀胱子宫韧带从宫颈处切断长约5mm左右。

2. B型，改良式根治性子宫切除术 B型手术分为B1及B2型。B1型手术指打开输尿管隧道，将输尿管牵向外侧，在隧道处切断侧方子宫旁组织，尾侧不切除下腹下神经，在子宫直肠反折腹膜处切除部分背侧子宫旁组织，切除部分腹侧子宫旁组织。在子宫颈或肿瘤下方10mm处切除阴道，而不需要切除膀胱阴道韧带及阴道旁组织。而B2型手术是B1加上子宫颈旁淋巴结切除。近年来也有韩国学者认为此处分B1及B2无实际临床意义，没有明确的B1及B2型子宫切除指征的区别，加上宫颈旁淋巴结与盆腔淋巴结难以区分，分型主要为子宫切除的分型，在此加入淋巴结切除易引起混乱，故而在韩国KGOG协会，根治性子宫切除分型中取消了B1和B2亚型。

3. C型，经典根治性子宫切除术 于髂内血管内侧切除侧方子宫旁组织；近直肠水平切断骶韧带、近膀胱水平切

断膀胱宫颈韧带、膀胱阴道韧带,完全游离输尿管,根据阴道受侵范围调整阴道切除的长度。适用于深肌层受侵的ⅠB1期、ⅠB2~ⅡA期或偏早的ⅡB期子宫颈癌。

(1) C1型指保留神经的根治性子宫切除术,分离出背侧的自主神经后切除背侧子宫旁组织;暴露下腹下神经丛,在切除侧方子宫旁组织时仅切除盆丛的子宫支;膀胱阴道韧带内的盆丛的膀胱支予以保留,故只切除腹侧子宫旁组织的内侧,暴露输尿管下方的下腹神经,保留膀胱支。

中国医师协会妇产科医师分会妇科肿瘤学组发表的《保留盆腔自主神经的子宫颈癌根治性手术中国专家共识》中指出,在缺乏足够的前瞻性临床研究证据的情况下,专家建议对肿瘤直径≤4cm的ⅠB期、无宫颈深间质浸润、无淋巴-脉管间隙受侵、无阴道受侵、无淋巴结转移的危险因素者实施C1型手术。如遇到阴道受侵的ⅡA1期患者,可以根据情况保留没有阴道侵犯的一侧盆腔自主神经,以兼顾患者生活质量及肿瘤治疗的安全性。当宫颈活检或者宫颈锥切提示有神经周围侵犯(嗜神经侵袭)的相关情况时,应视为C1型手术的禁忌证。

(2) C2型为不保留自主神经的根治性子宫切除术,在直肠侧方切断下腹下神经丛、骶内脏神经;分离出尿管后,近膀胱壁处切除腹侧子宫旁组织(膀胱阴道韧带),不保留下腹神经丛里的膀胱支;切除侧方子宫旁组织时沿着髂内血管的内侧至盆壁。在骶骨水平切除背侧子宫旁组织。该型仅适用于因解剖原因不能保留盆腔自主神经者。

4. D型,侧盆扩大切除术 D1型近盆壁切除所有的子宫旁组织,包括下腹、闭孔血管。可适用于ⅡB期宫颈癌;D2型即盆腔脏器廓清术(laterally extended endopelvic resection,LEER),范围包括D1+邻近的筋膜/肌肉组织。适用于侧方复发的肿瘤。子宫旁的主要解剖标志小结见表9-16-11。

(三) 淋巴结清扫术分级

一般来说,淋巴结清扫术的分级以动脉血管为解剖标志,一般来说分为4级:1级指清扫髂内髂外淋巴结,2级指清扫到髂总淋巴结,3级指清扫到腹主动脉旁淋巴结至肠系膜下动脉水平,4级指清扫到腹主动脉旁淋巴结至肾血管水平。1级和2级的分界在髂总动脉分叉,2级和3级的分界在腹主动脉分叉,3级与4级的分界在肠系膜下动脉。

四、宫颈癌手术治疗的适应证及优势

(一) 宫颈癌手术治疗的适应证

1. 病理学检查确诊为宫颈浸润性鳞癌或腺癌。

2. 临床期别。ⅠA1期淋巴脉管间隙无浸润保留生育功能者可行锥切,不保留生育功能者,经锥切确诊的ⅠA1期淋巴脉管间隙无浸润者可行单纯子宫切除术。ⅠA1期伴有淋巴脉管间隙浸润者,保留生育功能者可行锥切加前哨淋巴结显影。不保留生育功能者按ⅠA2处理,行改良根治性子宫切除术加双侧盆腔淋巴结切除术。ⅠA2~ⅠB2及部分ⅠB3~ⅡA1期的首选为根治性子宫切除术加双侧盆腔淋巴结切除术(或前哨淋巴结显影)。根治性宫颈切除术适用于ⅠA2~ⅠB1保留生育功能者。ⅡB期及以上的晚期病例通常不采用手术治疗,部分ⅡB期病例可以选择根治性子宫切除术或新辅助化疗后进行根治性子宫切除术。

3. 全身情况无严重心、肝、肾、肺或其他影响手术疾病均可手术。

4. 年龄已不是限制条件,70岁以上也可手术,但老年患者一般预后较差。

5. 肥胖患者根据手术医师的经验也不受限制。

表 9-16-11　子宫旁的主要解剖标志小结

根治性子宫切除分型	侧方子宫旁	腹侧子宫旁	背侧子宫旁
A	子宫颈与输尿管之间(输尿管的内侧,输尿管需辨认但不需移动)	最少切除	最少切除
B1	输尿管处(输尿管床水平-输尿管需从子宫颈及子宫旁游离出)	膀胱子宫韧带部分切除	直肠子宫韧带及直肠阴道韧带和子宫骶韧带的部分切除
B2	与B1相同,但需切除宫旁淋巴结而不切除宫旁血管及神经	膀胱子宫韧带部分切除	直肠子宫韧带及直肠阴道韧带和子宫骶韧带的部分切除
C1	髂内血管内侧切除,尾侧部保留	膀胱水平切除膀胱子宫颈韧带、膀胱阴道韧带的近端部分(暴露膀胱神经并保留)	直肠水平(暴露腹下神经并保留)
C2	髂内血管内侧切除,尾侧部不保留	膀胱水平切除(膀胱神经不保留)	骶骨水平切除(腹下神经不保留)
D	沿盆壁,包括切除髂内血管和/或盆壁组织	膀胱水平。不适用于部分廓清	骶骨水平。不适用于部分廓清

6. 手术也适用于合并妊娠的患者,以往曾认为妊娠者不宜作子宫广泛切除术,但通过实践国内外学者都认为妊娠不是禁忌证,在妊娠早期、中期的患者,子宫广泛切除术并不会增加手术的并发症。

7. 宫颈残端癌、阴道狭窄的宫颈癌患者及不宜用放疗的宫颈癌患者。

8. 45 岁以前首先考虑手术治疗,以保留卵巢和阴道功能。

(二) 宫颈癌手术治疗的优点

1. 准确的病理检查以指导随后治疗。

2. 切除原发癌灶和大的转移淋巴改善预后。

3. 淋巴血管间隙浸润影响预后而不是肿瘤大小。手术后病理明确病变很重要。

4. 治疗时间短,可以避免晚期放疗并发症,也避免放化疗后可能还有残存肿瘤的困难。

5. 可保留卵巢和避免阴道狭窄,可保留内分泌和性功能。

6. 盆腔慢性炎症仍可施行手术。

7. 盆腔包块或解剖不正常致使放疗难于施行或患者对放疗依从性差者最好选择手术治疗。

8. 首选广泛手术已成为中、青年宫颈癌患者治疗方案的发展趋势,选择以手术治疗为主。肥胖患者根据医师经验和手术器械决定。

9. 也可用于放疗后小的中心复发或小的中心未控病灶,可作为补救措施而不用廓清术,但并发症如尿瘘、肠梗阻比未放疗者明显升高。

10. 细胞分化、血管淋巴管间隙扩散都不影响手术选择。

五、宫颈癌手术并发症

宫颈癌手术并发症可分为术中、术后及晚期并发症。

1. 术中并发症 主要包括术时出血和脏器损伤。①术时出血:根治性全子宫切除术时出血最容易发生在 2 个步骤,第 1 个为清扫淋巴结时损伤静脉或动脉,第 2 个容易出血处是分离主韧带和游离输尿管隧道。对这类出血可看清出血点者,采用缝扎或结扎止血。对细小静脉或静脉壁细小破裂出血,最简单有效的方法是压迫止血。②脏器损伤:容易损伤的脏器有输尿管、膀胱、直肠和闭孔神经。若操作仔细、技术和解剖熟悉,多能避免。一旦损伤发生可根据损伤部位和范围作修补术,闭孔神经损伤发生后最好将其修补缝合。

2. 术后并发症 ①术后出血:多发生于术中出血漏扎或止血不严,若出血发生在阴道残端,可出现术后阴道出血,处理方法经阴道结扎或缝扎止血,若出血部位较高,或腹腔内出血,出血量较多,则需再次手术止血,对于术后数日发生

的残端出血要考虑感染所致,治疗以抗感染为主。②输尿管瘘:游离输尿管时损伤管壁或影响其局部血供加之术后感染、粘连、排尿不畅等,可形成输尿管阴道瘘或腹膜外渗尿等。最重要的是手术细致,尽量避免损伤及预防感染,避免排尿不畅。③盆腔淋巴囊肿:手术后回流的淋巴液潴留于后腹膜间隙而形成囊肿,发生率达 12%~24%。淋巴囊肿一般较小且无症状,可随访观察。但较大的囊肿可引起患侧下腹不适,甚至造成同侧输尿管梗阻。需要时可在超声引导下行穿刺抽吸。淋巴囊肿的预防主要靠尽量结扎切断的淋巴管,也有人提出不缝合盆腔腹膜可减少其发生。④静脉血栓及肺栓塞:是宫颈癌围手术期最可能致死的一个并发症,任何时候都应对此提高警惕。术中是腿部或盆腔静脉形成血栓的最危险时期,注意确保术中腿部静脉没有被压迫,仔细分离盆腔静脉可减少这些静脉中形成血栓。⑤感染:其发生率已明显下降,主要取决于广谱抗生素的临床应用和手术条件及技巧的提高。

3. 晚期并发症 ①膀胱功能障碍:术后膀胱功能障碍是支配膀胱逼尿肌感觉神经和运动神经损伤的直接结果,保留神经的宫颈癌手术可以促使膀胱功能的早期恢复。②淋巴囊肿:是较麻烦的并发症。在髂外静脉下方结扎进入闭孔窝的淋巴管有助于减少淋巴液流入这一最常形成淋巴囊肿的区域,腹膜后引流也可减少淋巴囊肿的发生。如果出现淋巴囊肿,一般不会造成损害,而且如果时间足够长,淋巴囊肿通常会被吸收。直径 <5cm 的囊肿通常在 2 个月内吸收,处理上只需予以观察。有症状的淋巴囊肿需要引流。这可以在超声引导下进行,但常常会复发,则可能需要腹腔镜下"去顶"术,去除部分淋巴囊肿壁,让其引流通畅。

六、宫颈癌手术前、后的辅助治疗

(一) 宫颈癌手术前的辅助治疗

目前越来越多的研究认为,术前新辅助化疗并不能改善患者的预后。但是针对我国医疗条件不均衡的情况,部分地区的放疗水平不足以满足宫颈癌的治疗,部分ⅠB3 期或ⅡA2 期(即肿瘤直径 >4cm)患者,可在术前采用新辅助化疗的方式缩小肿瘤体积后行手术治疗,从而降低手术难度,改善患者生活质量。随着靶向治疗的发展,新辅助化疗的同时是否应该联合应用免疫检查点抑制剂(PD-1/PD-L1)或者其他靶向药物现在尚有争议。

(二) 宫颈癌手术后的辅助治疗

接受初治手术者,术后进行辅助治疗的指征取决于手术中的情况以及病理分期。影响决策的因素主要包括 3 个高危因素和 3 个中危因素。

(1) 高危因素包括:①淋巴结阳性;②切缘阳性;③子宫

旁浸润。

（2）中危因素包括：①肿瘤大小；②间质浸润程度；③是否存在淋巴脉管间隙浸润。

凡具有上述任一高危因素的患者，手术后应给予辅助治疗。此外，对于高危因素阴性，中危因素部分阳性的患者，则推荐按照"Sedlis标准"进行评估后，再决定是否需要进行术后辅助治疗。此外，针对部分恶性程度高的少见病理类型患者（如神经内分泌肿瘤），可放宽术后辅助治疗指征。见表9-16-12。

表 9-16-12　Sedlis 标准——同时满足同一行3 个标准的患者需要行辅助治疗

肿瘤大小	间质浸润程度	淋巴脉管间隙
任何大小	深部 1/3	+
≥2cm	中间 1/3	+
≥5cm	浅表 1/3	+
≥4cm	中间或深部 1/3	−

七、宫颈癌手术的进展

（一）宫颈癌手术的入路选择

对于 ⅠA2 期~ⅡA1 期的宫颈癌，根治性子宫切除术是治疗的标准术式。目前主要有经腹、腹腔镜、机器人、经阴道4 种手术入路。

经腹根治性子宫切除术已有 100 多年的历史，其创伤相对较大，但是技术最为成熟，推广程度最为广泛，手术操作中容易实现"无瘤"原则，因此经腹入路是根治性子宫切除的标准术式。

腹腔镜根治性子宫切除的技术始于 1992 年，法国Dargent 等首次报道了这种技术。此后此技术逐渐在临床中得到推广。大量研究表明，腹腔镜入路手术相较于经腹入路手术，具有创伤小，出血少，恢复快的优势。一度在2015~2018 年间成为 NCCN 指南推荐的手术入路之一。

机器人根治性子宫切除术始于 2006 年，机器人手术系统具有极为便捷的操作模式，精确而灵活的手臂以及清晰的视野。近年来，在我国发展迅速。目前，针对机器人手术安全性的多中心前瞻性随机对照研究目前正在进行当中。

经阴道根治性子宫切除术亦是一项古老的手术方式。但是不同于前述 3 种术式，阴式手术有着完全不同的关键手术步骤。此术式较难以掌握，在全世界推广程度不高。但是具有创伤更小，恢复更快的优势。关于其安全性的研究不多，现有数据认为其安全性不劣于经腹手术。

2018 年，2 项研究比较了经腹和微创宫颈癌手术的安全性。一项是多中心、前瞻性、随机对照临床试验（LACC 研究），其结果表明：微创与经腹手术相比，3 年总生存率（OS）分别为 93.8% 与 99.0%，3 年无局部区域复发生存率分别为94.3% 与 98.3%，即微创组有着更高的死亡率和复发率。另一项是纳入了 2 461 名患者的回顾性流行病学研究，其结果显示：微创与经腹手术相比，患者 4 年死亡率分别为 9.1%与 5.3%。该研究还发现，从 2006 年开始采用微创手术后的4 年间，宫颈癌患者相对生存率每年下降 0.8%。这 2 项研究的结果引发了全球学者的广泛讨论。后续国内外的许多临床研究亦印证了上述研究结果。

针对这种情况，我国《宫颈癌微创手术的中国专家共识》（2019 年）强调，根治性子宫切除手术入路的选择需对患者进行充分的告知，尊重患者的选择。对于高危病例（如病灶大，特殊病理类型等），推荐行经腹手术。但是这些研究也有一定的局限性，不能因此而否定微创手术的价值。对于选择微创手术的患者，术中强调"无瘤操作"原则。如改进举宫方案，取出标本后注射用水冲洗盆腹腔等。

（二）前哨淋巴结活检

前哨淋巴结（sentinel lymph node，SLN）的概念最早于1977 年被提出，当时 Cabanas 在阴茎背侧进行淋巴造影时发现一种"特殊"的淋巴结，该淋巴结最先接受肿瘤部位的淋巴引流，为发生肿瘤转移的"第一站"淋巴结。Cabanas 将此种淋巴结命名为"前哨"淋巴结，并提出术中如能以可靠方法识别 SLN，便可以通过 SLN 活检减少手术带来的损伤。理论上，如果 SLN 未被肿瘤侵犯，则后续的淋巴结亦无肿瘤转移。以此减少淋巴结清扫的手术创伤。目前，前哨淋巴活检已成为乳腺癌等部分肿瘤规范化治疗的标准方式。

近年来宫颈癌 SLN 活检于各国先后开展。宫颈癌的肿瘤细胞在盆腔淋巴结中几乎不存在跳跃转移，扩散路径具有可预测性，因此识别并对前哨淋巴结活检则可以判断盆腔淋巴结转移情况。宫颈癌的淋巴结转移主要有 3 条途径：①依次由闭孔、髂内、髂外、髂总淋巴结转移；②直接转移至髂外淋巴结；③向后由髂总、骶前至腹主动脉旁淋巴结；其中经闭孔淋巴结向上转移的途径最为常见。

由于引流途径不同，SLN 的定位则显得尤为关键，通常需要示踪剂对其进行定位。目前常用的示踪剂主要有：亚甲蓝、吲哚菁绿（Indocyanine green，ICG）、放射性同位素 99mTc胶体以及纳米碳混悬液（carbon nanoparticle，CNP）等。

亚甲蓝是一种常见的蓝色染料，子宫颈注射后能将淋巴管染成蓝色，但是易在组织间弥散，影响指示效果。前哨淋巴结识别阳性率约 85.5%~100%，不良反应主要是过敏反应。

ICG 是一种近红外荧光显影剂，在特定波长的红外光照下能显出绿色。其显影迅速，代谢快，价格低廉，目前已成为最为常用的荧光显影剂之一。前哨淋巴结识别阳性率约98.5%~100%。但是其工作需要依赖具有该功能的腔镜或机器人设备，这在一定程度上限制了其应用。ICG 的主要不良反应是过敏，尤其是碘过敏患者禁用。

放射性同位素 ^{99m}Tc 是一种放射性显影剂,需要使用伽马探头观察。前哨淋巴结识别阳性率约87.8%~100%。但是因其价格昂贵,具有放射性,其应用一直受到一定的限制。

CNP是我国研制的一种示踪剂。使用具有淋巴亲和性的小分子材料,聚积于淋巴结构,不需借助其他设备即可使淋巴系统显出黑色。前哨淋巴结识别阳性率约95.2%~100%。但其目前价格仍相对昂贵,相信未来会有广阔的应用前景。

Oboyle等发现在肿瘤≤4cm时有73%能找到SLN,而在肿瘤>4cm时仅20%能找到SLN,可见SLN活检适于早期患者,Lantzsch和Malur的研究也证实了这一点。可能的原因是其淋巴结转移灶大,妨碍了淋巴引流。在体内识别SLN的研究中,假阴性结果占一定比率。假阴性结果可导致对病情错误的估计和不正确的治疗。有些作者认为造成假阴性的原因是由于常规病理检查遗漏了SLN内微小转移灶,采用超薄序列切片结合免疫组织化学可提高准确性。另有研究发现,癌栓阻塞淋巴管,示踪剂无法进入SLN,却流向其他淋巴结,可导致假阴性结果。对于有明显淋巴结转移者,是否适合SLN活检有待进一步探讨。由于淋巴回流速度存在个体差异,还可适当延长注射示踪剂到手术的间隔时间。

在宫颈癌手术时,如决定进行前哨淋巴结活检,可直接在宫颈3点和9点,或3、6、9、12点位置注射染料或放射性胶体,然后在相应的条件下观察,待示踪剂流入淋巴结后即可定位前哨淋巴结。待前哨淋巴结送活检后,再决定后续处理方案。术中发现前哨淋巴结阴性,则不需做淋巴结清扫手术,前哨淋巴结阳性则视为ⅢC期,终止手术行放射治疗。

总体来说,前哨淋巴结活检能够减少一部分淋巴结清扫手术,但其对设备、试剂依赖较高,临床推广受到一定的限制,目前尚未广泛应用。

(三)保留生育功能的手术

宫颈癌在生长的过程中,主要是通过直接浸润侵犯周围组织,跳跃性生长相对罕见。其转移方式主要为淋巴转移。因此,对于年轻有生育要求的患者,经评估有条件者可行保留生育功能的手术。保留生育功能的手术仅适用于病灶≤2cm的Ⅰ期患者。术后可以进行正常妊娠,5年复发率为2.8%~3.1%。且妊娠后是否补充切除子宫并不影响复发率。此外有研究认为,病灶>2cm患者如果行保留生育功能的手术则会存在较高的复发风险。

(孟元光 李立安 顾成磊 杨 雯 叶明侠)

第五节 经腹宫颈癌广泛性子宫切除术手术技巧的改进

目前全国各地的宫颈癌手术治疗方式仍以经腹子宫广泛切除为主,各地均有大量病例经验,手术的基本原则相同,但在手术方法和技巧上各有特点。现介绍中国台湾术式、广州术式和四川(北京)术式以供读者参考。

一、中国台湾的子宫广泛切除术

中国台湾的子宫广泛切除术是指全子宫切除,将主韧带在盆壁及肛提肌处切除,子宫骶韧带在靠近其下外侧附着处切除,也有专家提出保留1cm的主韧带及子宫骶韧带,以利排尿功能的迅速恢复。在切除主韧带时,免不了将输尿管从其通路进入主韧带到达输尿管阴道交叉点的附着物分离出来,这样会使某些输尿管节段因为血供受影响而不能存活,结果子宫广泛切除术后可能导致难以恢复的输尿管瘘(约占2%)。阴道必须切除上段的1/3~1/2。子宫旁组织应根据病灶范围切除4cm以上,必要时可达盆壁,并且需同时做盆腔淋巴结清扫术。本手术适用于ⅠB~ⅡA期宫颈癌患者。

3种不同的宫颈癌切除子宫的手术,其特点参见表9-16-13。

盆腔淋巴结清扫术:盆腔淋巴结清扫术是指将盆腔各组淋巴结整块清除,清除的淋巴结有髂总、髂外、髂内及闭孔淋巴结。盆腔淋巴结清扫术有腹腔内及腹膜外2种手术方法如前述。

中国台北荣民总医院在子宫广泛手术的技术上,至少历经了3次改进。

在1972年之前,笔者一共有270位患者,先摘除盆腔淋巴,再切除子宫以及部分阴道。输尿管也往外推开,沿着输尿管内侧切除子宫颈和阴道旁组织。此外,也切除部分主韧带和子宫骶韧带。类似于Piver等人分级的第二级,并接近第三级。在这个阶段,手术时的出血特别多,手术后的胀气和漏尿也不少。出血和瘘的发生率分别是21.9%(59/270)和5.6%(15/270)。出血是指手术时和手术后出血量超过2 000ml。这种手术模式一直延续到1978年。

中国台湾术式的手术并发症:在1973年之后,虽然这种很接近Piver分类的第二、三级的子宫根除手术一直在沿袭着,毕竟是经验的累积,出血和瘘的手术后并发症也略有改善。到了1978年后,手术的步骤作了大幅的改善。笔者发现先扎紧两侧子宫动脉可以减少出血。其次再切除子宫,最终才做盆腔淋巴摘除。这样做空间较大,淋巴的摘除已经水到渠成,操作因此减少,手术后并发症减少了不少。这种仍属于第二、三级的子宫根除手术,一直延续到1982年。这个阶段,笔者团队的手术并发症,最常见的出血和瘘发生率分别是3.4%(27/804)和4.7%(37/804)。出血发生率与上期

表 9-16-13　宫颈癌不同手术方式的特点

解剖特点	筋膜外全子宫切除	次广泛子宫切除术	子宫广泛切除术
直肠旁和膀胱旁间隙	不需分离	需分离	需分离
主韧带	在宫颈外侧分离	在宫颈外侧分离至少全长的 1/3~1/2	在宫颈外侧分离至少全长的 1/3 以上,必要时达盆壁
宫骶韧带	在宫颈处分离	在宫颈及直肠之间分离 1/2	分离至直肠
阴道	全部宫颈切除并有一圈小的阴道袖口	切除 2cm 以上的阴道	切除阴道上 1/3~1/2
输尿管	辨认和探查	游离输尿管的内侧及上方的宫旁附着处	游离输尿管的外侧,从宫旁组织全部游离出来
卵巢及盆腔淋巴结	需要切除	根据临床需要切除或盆腔淋巴结清扫术	盆腔淋巴结清扫术

比较有所减少（P<0.002），瘘虽有减少但并不明显（P>0.05）。

1983 年后,鉴于瘘和出血等并发症虽有降低但仍未臻理想,长期追踪的结果显示复发率也不理想,尤其是中央复发居高不下,因此手术又做了大幅改进。改进的重点在于将子宫膀胱韧带与输尿管分开,子宫膀胱韧带整个暴露之后不但切断,而且是紧贴着膀胱切除,以增加子宫旁包括子宫颈旁组织和阴道旁组织的切除范围。目的在于减少复发率。事实上,子宫颈病灶体积≥4cm 的 I B2 以及 II B 以上的晚期宫颈癌,最适合用这个方法。没有淋巴转移的患者,用这种方法的根除术效果尤其好。进一步说明,以前认为增加子宫两旁切除范围不会改善复发率的理念,其实有重新评估的余地。这个方法除了结扎子宫动脉之外,并不结扎膀胱上动脉。此技术接近 Piver 分级的第四级,但是也有不同的地方。因为这个步骤,关键点是为了要达到子宫旁两侧广泛切除,笔者利用素描将手术时分离子宫膀胱韧带的重点步骤进行说明,如何才能在不损伤又不增加出血的情况下,将子宫膀胱韧带切断并将标本呈现出来(图 9-16-4、图 9-16-5)。用这个方法提供给膀胱的血液,并未明显减少,同时瘘的发生率也有减少现象。因此,笔者认为瘘的形成,在解剖上的认知最为重要。有了这个认知之后,输尿管周围组织其实是微细血管存在的地方,就得保留。但太靠近输尿管和膀胱的切除一定要保留一点空间,不要因为结扎而扭曲输尿管引起缺血,便容易产生瘘。其次,手术时间不能太长,减少环绕输尿管和膀胱组织的充血,这也是引起缺血造成瘘的原因,应该尽量避免。由于技术和切除范围不完全相同,因此与类似 Piver 二级、三级的子宫广泛切除术不能比较,与四级的子宫广泛切除术也不尽相同。在这个时期,笔者团队的出血和瘘发生率分别是 1.7%(35/2106)和 2.6%(54/2106)。与上期比较,都有明显的进步(P<0.006 及 P<0.002,表 9-16-14)。

值得一提的是,1998~1999 年,笔者团队完成的 245 例子宫根除手术没有发生瘘,预示这个并发症往后将会更

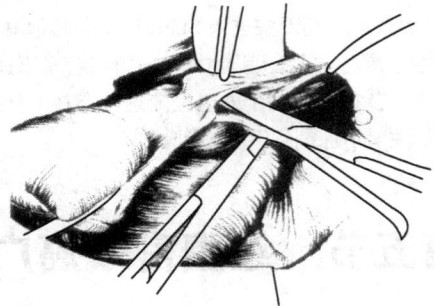

A. 分开覆盖在输尿管上的组织

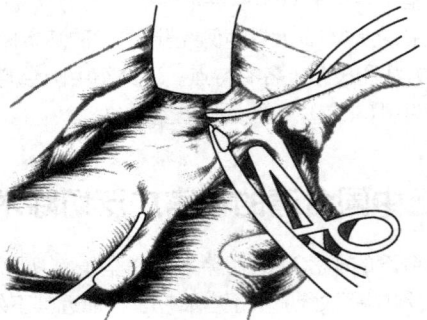

B. 结扎阴道动脉,才能进一步剥离输尿管

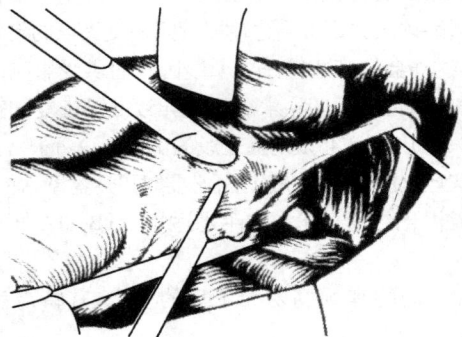

C. 子宫膀胱韧带

图 9-16-4　子宫根除术的步骤

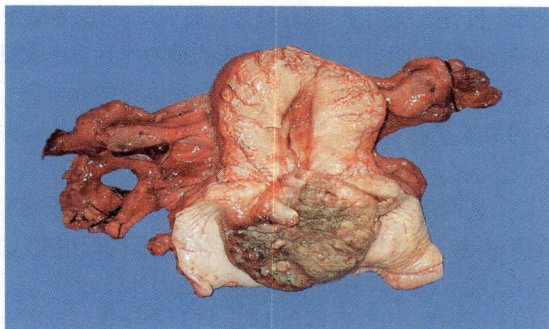

图 9-16-5　子宫广泛切除处（FIGO IIb）的标本

少。分析这 3 个时期所发生的 107 例瘘（3.4%，107/3 167）病例，直肠阴道瘘（rectovaginal fistula）在最后这个阶段只有 3 例（3/54，5.5%），其余也是最多的分别是输尿管阴道瘘（ureterovaginal fistula）24 例（24/54，44.4%）和膀胱阴道瘘 27 例（7/54，50%）。Hoskins 等人分析这类阴道瘘（vaginal fistula）发生率为 4.8%（0.9%~11%）。Allen 等人的报告则是 5%~7%。DiSaia 和 Lee 等人在近期报告，瘘的发生率在 0~3% 之间。此外，手术后的肠梗阻、深部静脉栓塞、肺栓塞等已经不多见，一般都在 1%~3% 之间。主要是手术后膀胱无力的问题，DiSaia 等人报告 Piver 第二及三级手术的发生率只有 30%。膀胱无力是因为手术时，膀胱逼尿肌（detrusor muscle）的感觉和运动神经直接受损以及膀胱肿胀收缩无力。因此，切除范围愈大，膀胱的损伤愈严重，膀胱无力的发生率愈高。手术后若再追加放疗，则会加强膀胱的纤维化，情况会更持久，也更严重。笔者的手术切除范围略超过 Piver 第三级，患者的膀胱无力症，表现为不能小便，几乎是 100%。严格来说是手术后的结果，也是必然的现象。一般 3~6 个月，在膀胱恢复后方能自己排小便，小便后的残余尿（residual urine）在 150ml 以内，比正常人多 50~100ml，也都可以接受。

笔者这种子宫广泛手术很显然是针对局部宫颈癌，只要没有转移，而且能够切除干净，IB~IIIB 都可以用。只不过两侧的切除范围、阴道的切除长短则不一定。应当视手术前的分期决定，更重要的是，手术时的发现才是切除范围多

寡的决定因素。譬如，一个 IB1 手术时没有其他发现，淋巴也没有被侵犯，主韧带、子宫膀胱韧带都只做部分切除，阴道也只切除 1/4~1/3 便够了，其余则没有改变。主要的原因是，笔者发现，没有淋巴侵犯的，仍有少部分子宫颈旁侵犯；有淋巴侵犯的，一半以上的患者有子宫旁侵犯，其中，有子宫旁侵犯的患者中，超过一半有子宫颈旁和阴道旁侵犯。因此，部分子宫膀胱韧带切除，还是有需要的。这类患者手术后膀胱无力，而需要引流的时间比较短，一般 6 周就可以了。相反，一个 IIB 及以上的患者，主韧带、子宫膀胱韧带几乎会整个切除。由于主韧带太靠近骨盆壁，容易发生髂内静脉出血，结扎韧带时应该分几次，最少是两次结扎以防止撕裂引起出血。阴道也应多切一些。离开阴道病灶最少 1cm 以上便可以了。

二、广州中山大学术式

（一）广泛性子宫切除术的定义

广泛性子宫切除术（radical hysterectomy，即 Meigs 手术，Piver Rutledge Ⅲ型），也称根治性子宫切除术，是 IB1 期、IB2 期、IIA1 期及部分 IB3 期和 IIA2 期的首选治疗方法。该术是指全子宫切除，将主韧带在接近盆壁处切除，子宫骶韧带在靠近骶骨处切除，也有专家建议保留 1cm 的主韧带和子宫骶韧带，以利于排尿功能的恢复。切除阴道上段的 1/3~1/2，需同时做盆腔淋巴结切除术 ± 腹主动脉旁淋巴结切除术。

（二）广泛性子宫切除术的适应证

手术与放射治疗为早期宫颈浸润癌的主要治疗手段，两者治疗效果相当，其 5 年生存率、死亡率与并发症大致相当。但对 I 期及一些 IIA 期患者，广泛性子宫切除术和盆腔淋巴结切除术 ± 腹主动脉旁淋巴结切除术比放疗有明显的优越性，如：①腹腔探查与切取活体组织检查可明确有无远处转移；提供了病理分期的机会，有利于精准制订术后辅助治疗方案。②手术切除的全子宫、附件及盆腔淋巴标本可供

表 9-16-14　中国台北荣民总医院子宫根除手术的出血和瘘发生率

年份	病人数	出血			瘘管		
	IB~IIB	n	%	P	n	%	P
1963—1972	270	59	21.9		15	5.6	
				<0.002			>0.05
1973—1982	804	27	3.4		38	4.7	
				<0.006			<0.002
1983—1999	2 106	35	1.7		54	2.6	
合计	3 167	121	3.8		107	3.4	

全面的组织病理学检查，或可包括癌灶内微血管状态，可较准确评定宫颈癌的扩散程度，预测预后。③对尚未绝经的年轻患者，手术时可保留卵巢，以维持其内分泌功能。④避免了放疗引起的阴道瘢痕狭窄等并发症。

对于宫颈浸润癌患者，术前应做全面的评估，包括：①病理确诊为宫颈浸润性癌。②全身情况能否耐受手术，特别注意有无严重的内、外科合并症。如合并严重内外科疾病不宜手术者，应改用其他方法治疗；年龄超过70岁不是手术禁忌证，但须根据患者全身情况而定。③手术原则上适用于宫颈浸润癌ⅠA~ⅡA期，但有学者提出部分ⅡB期也可以手术治疗。④手术也适用于合并妊娠的患者，以往认为妊娠期手术会增加手术的并发症，但通过实践，现认为妊娠不是手术禁忌证。⑤放疗后复发者。

（三）手术范围

目前手术范围的制定主要根据2018年10月FIGO发布的宫颈癌临床分期系统，参照FIGO指南和NCCN指南的推荐。2个指南的推荐略有差异。表9-16-15列出了2021年FIGO指南和2023年NCCN指南根据FIGO临床分期推荐的相对应的各型Piver Ruledge子宫切除术的手术类型。

表9-16-15　宫颈癌的推荐手术范围

临床分期	Piver Ruledge
ⅠA1 无淋巴血管腔隙浸润	Ⅰ型
ⅠA1 有淋巴血管腔隙浸润	Ⅱ型
ⅠA2	Ⅱ型
ⅠB1，ⅠB2，ⅡA1	Ⅲ型
部分ⅠB3和ⅡA2	Ⅲ型

（四）广泛性子宫切除术要点与手术技巧

"先骶后主，及时转向，平行盆底，留足断端"是中山大学孙逸仙纪念医院妇科肿瘤专科(业内称"逸仙妇瘤")总结的经腹广泛性子宫切除术的手术技巧。即先切断子宫骶韧带，后再切除主韧带。先切断子宫骶韧带的目的是使子宫可以提得更高，有利于充分分离膀胱宫颈间隙和膀胱阴道间隙，进而利于分离输尿管隧道，把输尿管和主韧带分离后再切断主韧带。在切断子宫骶韧带深层和主韧带、子宫旁、阴道旁组织时，钳夹、切除组织的方向始终要及时转向，平行盆底，并留足断端，避免断端回缩难以止血。手术顺序和方法如下：

（1）打开直肠侧间隙：做完盆腔淋巴结切除术后，提起阔韧带后叶切缘，用电刀或剪刀在输尿管的上方紧贴直肠侧腹膜向下分离，打开直肠侧间隙，暴露直肠侧间隙底部的腹下神经丛，用压肠板将这些神经往外侧推开，将其保留，对术后膀胱功能的恢复有一定的帮助。相应的口诀是：紧贴腹膜，保留神经。

（2）打开直肠阴道间隙：打开直肠侧间隙后，在直肠前壁与子宫颈下方阴道后壁之间相连的地方找到直肠窝反折腹膜，用电刀或剪刀锐性打开，再用手指进行钝性分离。这样做的目的是减少出血。相应的口诀是：找对间隙，锐钝结合。

（3）切断骶韧带：骶韧带分为深浅两层，浅层骶韧带可以直接用电刀或超声刀或剪刀切开，深层骶韧带钳夹、切断后缝扎止血。相应口诀是：切开侧膜，浅深分层。

（4）分离膀胱宫颈、阴道间隙：打开膀胱腹膜反折后分离膀胱宫颈、阴道间隙时，宜采用剪刀或者电刀沿着膀胱与子宫颈和阴道之间的间隙中的疏松结缔组织切开或用剪刀推开膀胱，以减少出血。这些疏松组织外观呈白色。使用电刀的好处是可以及时对一些小的出血点或小血管电凝止血。相应的口诀是：保持张力，找白分离。

（5）打开输尿管隧道：分离好膀胱宫颈、阴道间隙之后，下一步就是要打开输尿管隧道。先在膀胱宫颈韧带的内侧、膀胱的上方找到输尿管隧道的出口，然后用直角钳紧贴输尿管的上方从入口往出口分离，最后使入口和出口两侧贯穿，然后一次钳夹，切断缝扎。相应口诀是：先出后入，两侧贯通。

（6）切断主韧带：打开输尿管隧道、切断膀胱宫颈韧带前叶以后，用电刀或超声刀切断膀胱宫颈韧带后叶组织，沿主韧带前方分离出膀胱侧间隙，将输尿管与主韧带完全分开，切除主韧带周围的疏松结缔组织，使主韧带可以一次钳夹切断。然后用直角钳在膀胱侧间隙和直肠侧间隙之间靠近盆壁处钳夹主韧带、切断后缝扎。相应的口诀是：两窝之间，一次钳夹。

（7）切断阴道旁组织：继续先下推开输尿管和膀胱，用直角钳沿着与耻骨联合平行的方向钳夹阴道旁组织，切断后缝扎，靠外侧的缝合尽量与主韧带的断端缝线结相接。相应的口诀是：及时转向，端端相接。

（8）切断及缝合阴道顶端：断离完主韧带及阴道旁组织之后，整个子宫就呈游离状态，接下来用两把大血管钳从两侧向中间对接钳夹阴道，大直角钳钳夹子宫颈病灶下方阴道，闭合式切断阴道。一般切除阴道上段3~4cm，阴道断端常用连续锁边缝合。笔者采用三针0/2可吸收缝线U字形缝合，缝合注意不要留下空腔。U字形缝合方法操作比较简单，止血也比较确切。相应的口诀是：U形缝合，不留空腔。

（五）手术并发症及其处理原则

广泛性子宫切除术的手术范围广，创伤大，故易发生并发症，包括术时并发症及术后并发症。

1. 术时并发症　主要包括术中脏器损伤和术中出血两类。

（1）术中脏器损伤：子宫位于盆腔中央，前有膀胱，后有直肠，其周围有许多盆腔大血管，所以无论是哪一种广泛性子宫切除术均可能损伤子宫周围脏器，最常见的是损伤肠管或膀胱。有学者对我国两万多例行广泛性子宫切除术的宫颈癌患者进行分析，发现术中泌尿系统损伤的比例为1.54%，其中输尿管损伤占0.39%，膀胱损伤为0.08%，输尿管和膀胱同时损伤为0.005%。若手术操作仔细，技术熟练，解剖熟悉，一般都可以避免，除非误选晚期病例，癌灶已浸润膀胱或肠管，在推移或剥离时发生了损伤。一旦发生损伤，可根据损伤的部位、范围等而行修补术。若损伤部位已有癌灶浸润，则应根据病情考虑作膀胱部分切除、缝合或切除部分肠段再吻合等修补手术。输尿管损伤发生的原因可以是误扎、误夹或误切。一旦发生输尿管损伤，应根据损伤的部位、大小而采用不同的修复手术，并在修复后放置输尿管导管做支架，以利于愈合。神经损伤并不常见，发生率约为1%，最重要的是损伤股、闭孔、腓、骶、腹股沟及女阴神经等。手术中要小心仔细，注意神经的解剖。绝大多数神经损伤不致发生永久性伤残。较常见的神经损伤是切断或部分切断了闭孔神经，发生后应立即缝合修补，手术后功能也多数可以恢复正常。

（2）术中出血：对术中的出血和止血要以预防为主。首先要熟悉解剖、不碰地雷；其次要操作细致、准确耐心。再者就是处变不惊、适用技巧。术中出血可以分为2种情况：一是在切除淋巴结时，由于在盆腔大血管周围操作，稍有不慎即可直接损伤动静脉；二是在分离主韧带或游离输尿管隧道时，导致盆底静脉丛出血，此时出血点难以辨认。手术一旦发生出血，若系直接损伤大血管如髂动脉或髂静脉，则可在看清出血点后缝扎或结扎止血。若损伤盆底静脉丛，不易迅速夹住出血点以止血时，最简单最有效的方法是压迫止血。可用手指或纱布垫压迫止血，至少压迫30分钟或局部注射止血剂，然后缝扎止血。即使如此，有的严重出血还需在盆腔内留置纱布条或纱布垫，紧压出血部位，术后3~5日分几次逐渐抽出纱条。此外还可以用高位血管暂时阻断法，如腹主动脉暂时性阻断法控制局部出血量，寻找出血点，准确钳夹、缝扎或结扎止血。

2. 术后并发症

（1）术后出血：术后出血比较少见，因为术后盆腔所有的血管都已硬化，再次出血的机会比较少。有时术后出血多见于手术时出血点漏扎或止血不善，若出血发生在阴道残端，血液往往经阴道排出，如在阴道断端内可见出血点，则可通过阴道钳夹出血点，结扎或缝扎止血。若出血位置较高或位于盆腔或腹腔内，则应立即剖腹探查，寻找出血点，给予结扎和缝扎。如在手术后多天才发生的出血，则多由于继发性感染所致，应先控制感染，根据出血的多少决定是否需经阴道或剖腹止血，若行剖腹止血则需放引流，手术后积极控制感染。

（2）泌尿系统并发症：根治性子宫切除术中如果伤及盆腔血运及自主神经纤维，术后可出现不同程度的膀胱逼尿肌功能性障碍，以致排尿困难，形成尿潴留，继发感染，甚至肾盂肾炎，以及输尿管梗阻和输尿管瘘。由交感神经与副交感神经形成的盆腔神经丛，通过其走行于主韧带后叶下方的主要分支支配着膀胱、输尿管及尿道。如果在手术切断主韧带

及子宫骶韧带时创伤或切断了神经纤维，可导致术后的尿潴留及输尿管梗阻和瘘等。此外，手术后膀胱处于高张状态，输尿管下段呈一过性扩张，管壁变薄，蠕动失常，则可出现梗阻，也可以导致尿瘘。手术中血运受损，缺血性坏死亦可导致输尿管瘘。虽然许多学者探讨并报道了纠正方法，但一致认为应强调手术中尽力保护血运，操作轻细，避免损伤。另外，广泛性子宫切除术后膀胱功能障碍发生率可达70%以上，有研究表明保留神经的广泛性子宫切除术可以大大降低术后尿路功能障碍并提高生活质量，但目前对于保留神经的广泛性子宫切除术的标准及安全性问题仍然存在争议。对笔者团队手术病例长期观察发现在术中打开直肠侧间隙后，用压肠板紧贴直肠侧腹膜将直肠侧间隙内的腹下神经丛往外侧拨离，将其保留的简单方法，对术后膀胱功能的恢复有一定的作用。处理术后膀胱功能障碍的方法虽有不同，但争议也很多。适当的处理是在手术后前数周要避免膀胱过度膨胀，一般可持续留置尿管7~10天。手术范围较小时留置尿管的时间可短些，手术范围广的留置尿管的时间就要长些。间歇性夹闭导尿管，定时使膀胱充盈及排空的方法长期以来被认为能够尽早促进患者膀胱功能恢复，但是这一做法尚未被证实确实有效。笔者在对术后患者导尿管的管理中不主张进行拔出尿管前的夹闭训练。测残余尿量可帮助推测膀胱恢复的情况。方法是术后尿管留置一定的时间，拔出后嘱患者自然排尿，自感尿液排净后再次插尿管导尿，测量患者首次排尿后残余尿量，或用超声设备扫描膀胱观察记录患者的残余尿量。一般认为残余尿量不应超过50~75ml，也有学者认为应<100ml。如若残余尿多于100ml，可重新插回尿管或者采用间断导尿的方法解决。输尿管阴道瘘及膀胱阴道瘘多发生于术后7~10天左右，在19世纪报道发生率为15%~20%，后来由于手术技术等方面的改进，其发生率不断下降，20世纪下半叶，各文献报道其发生率在1%左右。经膀胱内注入亚甲蓝液可以鉴别膀胱阴道瘘或输尿管阴道瘘。诊断明确后应做修补准备：留置尿管，积极抗炎及等待局部组织从炎症、坏死及水肿中恢复，一般最短需要3个月，最长者可达6个月。然后根据瘘发生的部位考虑行经阴道、腹腔镜膀胱内入路、腹腔镜腹腔内入路或经腹手术修补。

（3）静脉栓塞：恶性肿瘤患者合并静脉血栓栓塞症，发生率为4%~20%。发生的高危因素包括肿瘤从多个方面激活了血小板以及凝血系统，患者年龄较大，手术时间长，手术中静脉壁创伤，术后卧床下肢静脉长时间阻滞等。据统计，手术中形成的下肢静脉血栓占静脉栓塞症的50%。Li等的荟萃分析显示开腹及微创根治性子宫切除术后深静脉血栓栓塞发生率分别为2%和1.4%。考虑到妇科肿瘤患者为深静脉血栓的高危人群，围手术期应采取有效措施进行预防，可采取物理治疗和/或预防性抗凝治疗。术前行相关的实验室和影像学检查进行筛查。术后尽早让患者主动或被动活动；恶性肿瘤患者术中止血满意，术后腹腔引流性状不红者，术后12小时可使用低分子量肝素预防剂量抗凝治疗，

4 000U,每天 1 次皮下注射,持续 7~10 天或患者正常活动为止。如术前或术后已经发生深静脉血栓,请血管外科协助治疗。

（4）术后性功能障碍:根治性子宫切除术切除了 1/3 的阴道和子宫,某些患者切除了双侧卵巢以及破坏了盆腔某些支配性感觉的神经,可影响患者的性功能和性生活的质量。Wu 等的多中心回顾性队列研究,发现宫颈癌根治性子宫切除术联合化疗和/或放疗后患者可发生不同程度的性功能障碍。患者出现性功能障碍的主要原因包括性激素下降导致的阴道干涩、性交困难,手术后阴道变短、性满意度下降。患者年龄较轻、术中行卵巢移位悬吊术,对于治疗后性功能是保护因素,而放疗和化疗是治疗后性功能的危险因素,其中放疗影响更大。因此,随着宫颈癌发病的年轻化和人们生活水平的提高,患者迫切需要在手术切除宫颈癌的同时,尽量减少对手术后性生活的影响。有效的解决方法是在手术过程中根据适应证行阴道延长术和卵巢移位术。临床资料显示卵巢分泌的性激素与宫颈癌的发生无明确关系,早期宫颈癌的卵巢转移率很低,Ⅰ A~ⅢB 期宫颈鳞癌的卵巢转移率为 0~2.5%,腺癌则约为 5%。Bizzarri 等的研究显示,保留卵巢的宫颈癌患者与不保留者相比,5 年的无疾病生存率较高(分别为 90.6% 和 82.2%),总生存率也有获益的趋势(分别为 94.3% 和 90.8%),多因素分析显示保留卵巢是复发的一个独立保护因素(HR=0.361)。"逸仙妇瘤"推荐早期宫颈鳞癌,45 岁以下者只要卵巢外观正常,可保留一侧或两侧卵巢。ⅡB 期以上采用放疗者,如患者年轻,放疗前可先用腹腔镜进行卵巢移位后再放疗。保留之卵巢需移至结肠旁沟中部并标记。早期宫颈普通型腺癌推荐 40 岁以下,无合并中、高危因素患者可保留卵巢,但不行卵巢移位。另外,对进行Ⅲ型及Ⅲ型以上子宫切除术的年轻患者,术后阴道较短,将对性生活造成一定的影响,可在手术的同时进行阴道延长术,可采用腹膜反折阴道延长术或乙状结肠阴道延长术,前者较简单,后者效果较好。

三、四川大学华西第二医院和北京大学第一医院的术式

这 2 个医院的术式,均是北医康映蕖的基本术式改进而来的,其主要改进经验如下。

（一）手术过程

1. 淋巴结清扫 过去从髂总淋巴向下依次切除结扎,现仅对髂总淋巴群近心端切断后电灼,远端腹股沟深淋巴管电灼封闭即可,闭孔淋巴除闭孔窝神经周围浅淋巴群外,还清除盆侧壁闭孔周围的闭孔深组淋巴并以电灼封闭淋巴管。由上而下,由外向内,清扫较彻底,快速而无损伤和出血危险(图 9-16-6~图 9-16-14)。

待双侧盆腔淋巴结清扫结束后,开始分离 5 个窝,即阴

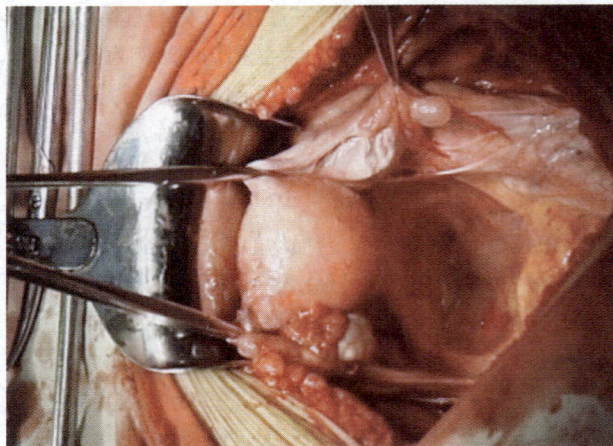

图 9-16-6　由右侧髂总血管开始扫描淋巴

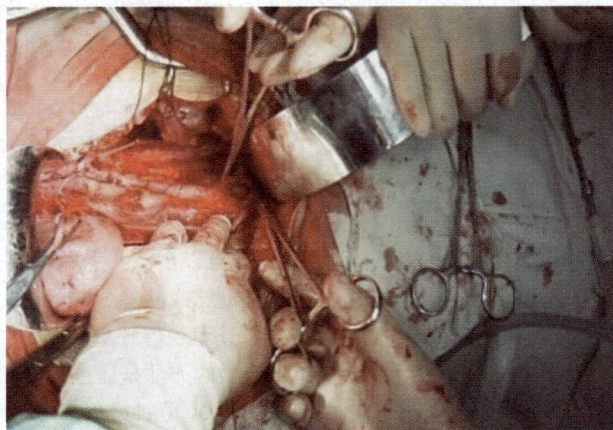

图 9-16-7　暴露盆腔及盆腔壁

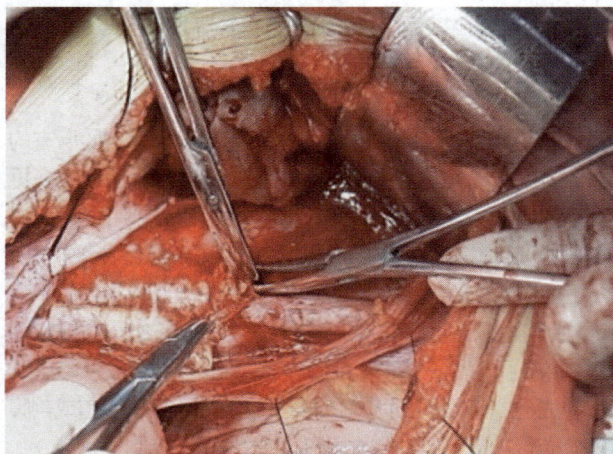

图 9-16-8　沿右侧腰大肌内侧剪开血管鞘

道直肠窝、直肠侧窝(双侧)和膀胱侧窝(双侧),以显露宫骶韧带和主韧带,手术先切断缝扎骶韧带浅组后再断双侧主韧带后再切除骶韧带深组,这样便于操作出血少。

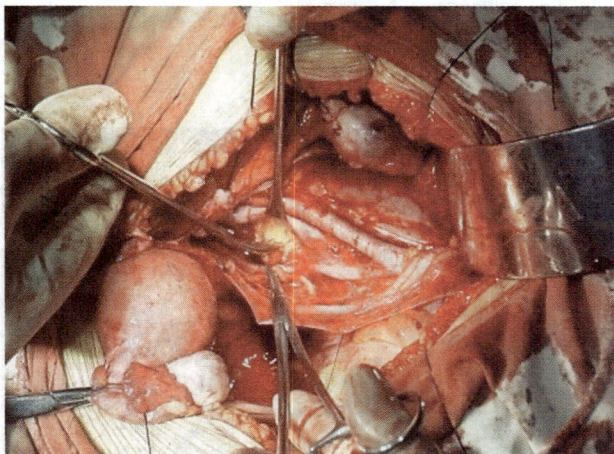

图 9-16-9 暴露右侧闭孔窝、髂内外血管及输尿管

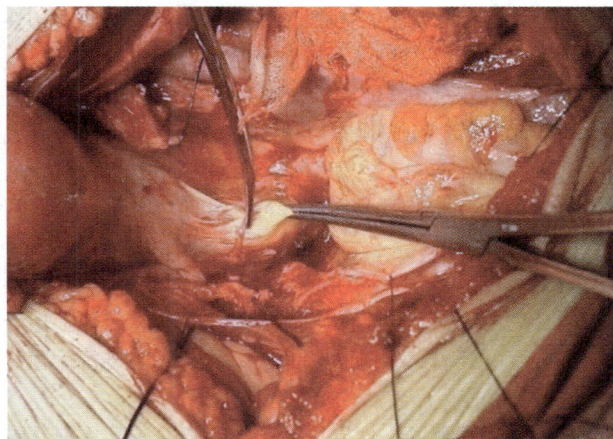

图 9-16-12 切开直肠子宫陷凹

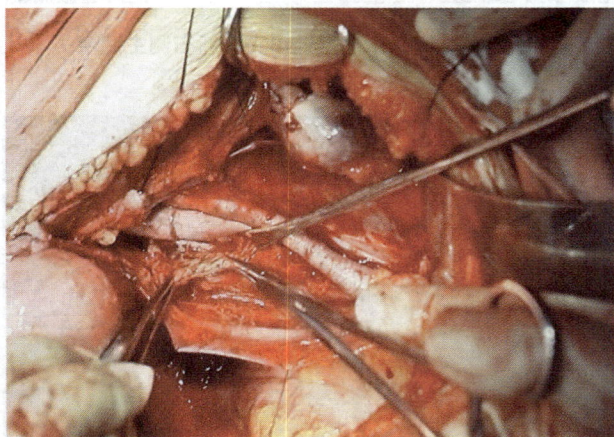

图 9-16-10 牵开髂外静脉显露闭孔窝闭孔神经

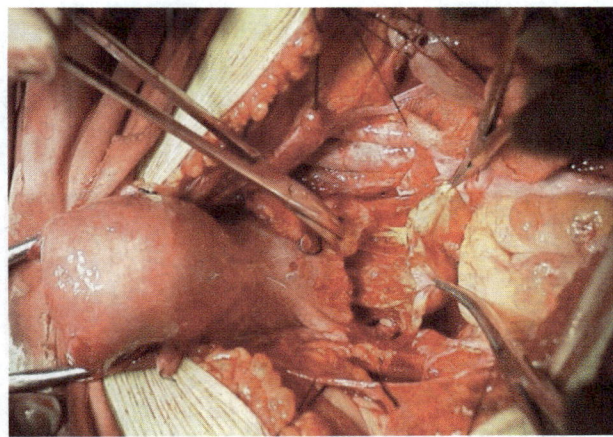

图 9-16-13 钝性分离直肠窝

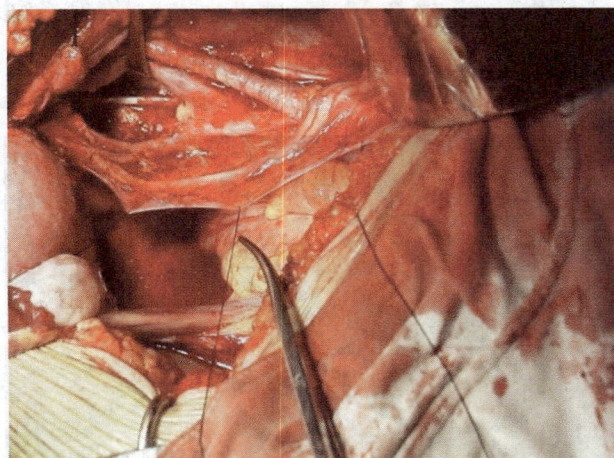

图 9-16-11 清除闭孔淋巴浅组

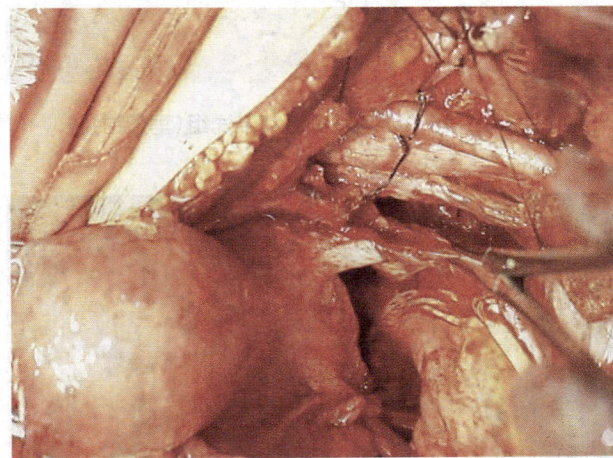

图 9-16-14 分离右侧直肠侧窝，显露右侧骶韧带

2. 阴道直肠窝 为切除足够韧带和阴道，需要充分显露骶韧带，首先钝性分离子宫阴道直肠窝，特别注意直肠两侧与骶韧带内侧的分离。

3. 直肠侧窝 在输尿管内侧，骶韧带外侧分离直肠侧窝，子宫阴道直肠窝与直肠侧窝之间充分显露骶韧带，手术分两次切除骶浅组、深组韧带，保留神经的宫颈癌广泛子宫切除手术在分离、切断骶韧带时，注意保留骶韧带内侧和外侧及盆底盆腔腹下神经丛不被损伤（图9-16-15）。

4. 膀胱侧窝　在髂内动脉内侧，输尿管外侧膀胱内下方分离膀胱侧窝，膀胱侧窝与直肠侧窝之间充分显露子宫主韧带，一次切断、结扎。在保留神经手术时，并注意下腹下丛的盆内脏神经和腹下神经并保留这些神经（图9-16-16、图9-16-17）。

分离以上侧窝可用手指寻找疏松结缔组织间隙行钝性分离，分离中注意避免损伤盆底静脉丛，否则将可能引起严重性出血。在切断双侧骶、主韧带后，提起子宫进行输尿管隧道的锐性解剖分离。

5. 输尿管隧道　直接用解剖剪分离输尿管周围薄层疏松结缔组织，并剪开隧道顶部至输尿管进入膀胱三角区部，分离输尿管，不用缝扎，个别出血点可电灼（图9-16-18、图9-16-19）。

6. 膀胱宫颈韧带　牵引子宫侧主韧带断端，于输尿管外侧膀胱角与主韧带交接处，在膀胱宫颈韧带后叶分离显露神经，并与直肠阴道韧带分开，保留膀胱分支。然后切断、缝扎膀胱宫颈韧带，自此，膀胱、输尿管可任意推下（图9-16-20～图9-16-22）。

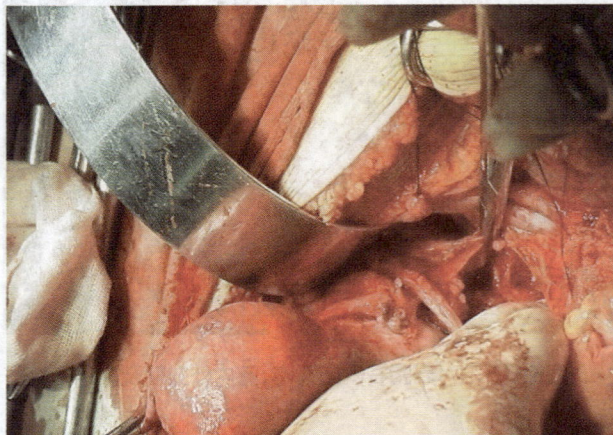
图9-16-17　于盆壁处钳夹切断右侧主韧带

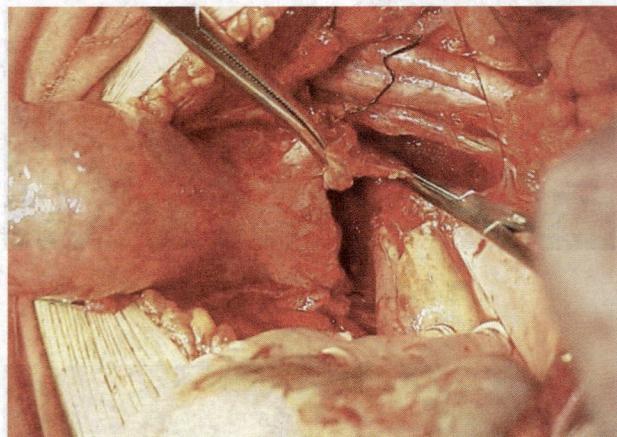
图9-16-15　切断右侧骶韧带浅组（垂直钳夹）

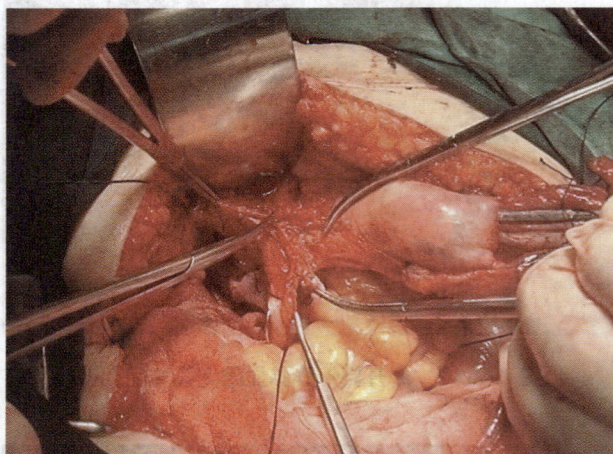
图9-16-18　直接用组织剪剪开左侧输尿管隧道前叶

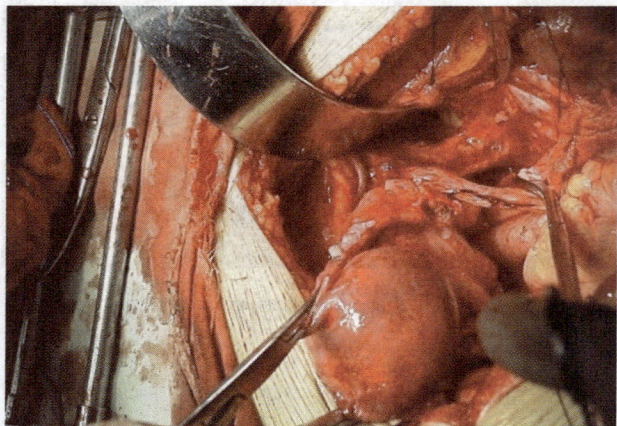
图9-16-16　分离右侧膀胱侧窝显露主韧带

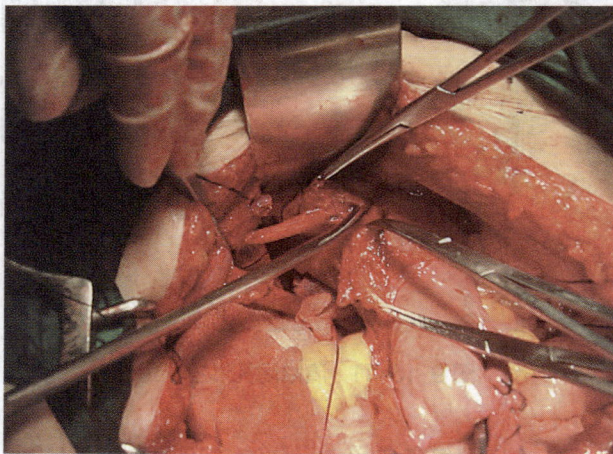
图9-16-19　剪开输尿管隧道近膀胱三角处及膀胱隧道后叶

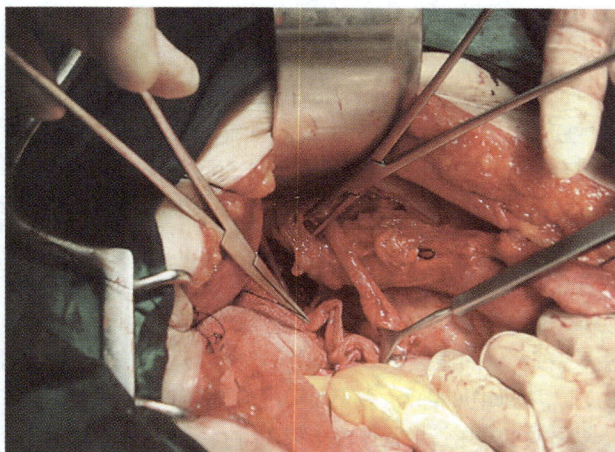

图 9-16-20　分离右侧膀胱宫颈韧带

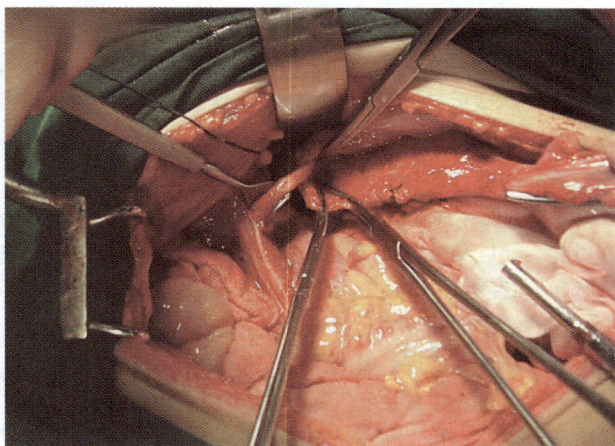

图 9-16-21　钳夹切断左侧膀胱宫颈韧带

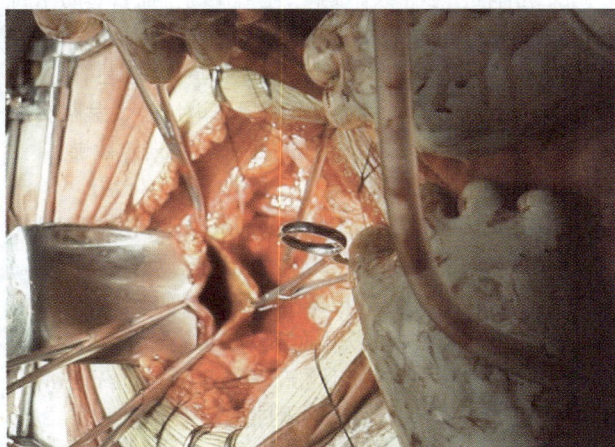

图 9-16-22　切断子宫及部分阴道

7. 延长阴道　当阴道切除 3cm 以上时,应该做阴道延长手术。

手术中延长阴道的做法,既保证切除了足够长度的阴道,避免残端复发,又能在手术后使患者恢复正常的性生活,可将膀胱腹膜缝合于阴道前壁,直肠浆膜沿缝合于阴道后壁,然后选择 4~5cm 高度将顶端缝合关闭形成新的延长阴道(图 9-16-23~图 9-16-25)。

8. 保留卵巢功能移位或移植　重视保留卵巢功能,考虑到年轻患者治疗后可能需要放疗,同时对其内分泌功能的保留广泛应用,可在手术中行卵巢移位或移植术的卵巢移位手术。移位是游离卵巢血管至根部后,将卵巢移位到双侧髂凹外侧固定,保持卵巢血管在腹膜后、而卵巢在腹腔内。并以银夹或钛夹作指示,以避免手术后放疗的影响。现多用此种术式。移植则需将卵巢血管吻合于其他相似管径的血管,少用此种术式,另外尚可考虑将卵巢冷冻保存(图 9-16-26)。

有学者认为,即使卵巢移位,手术后放疗时卵巢也难以避免受损。而且,卵巢血管游离过长,移位的卵巢血管很容

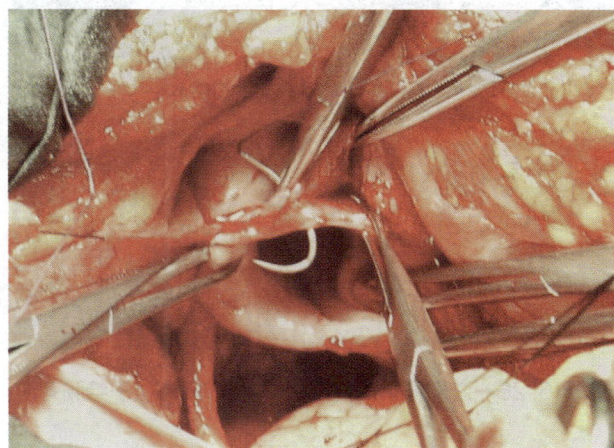

图 9-16-23　将膀胱腹膜连续缝合于阴道前壁

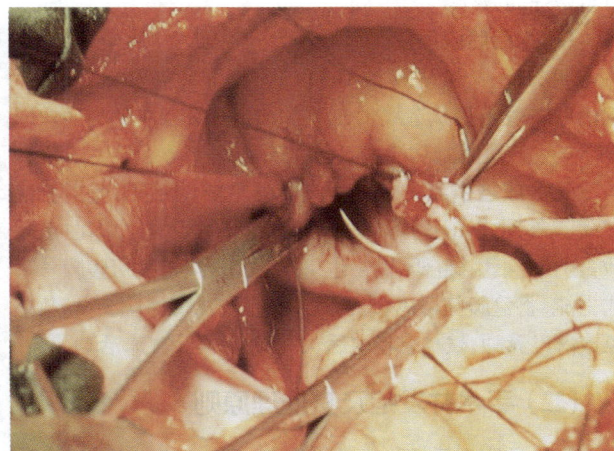

图 9-16-24　将直肠浆膜连续缝合于阴道后壁

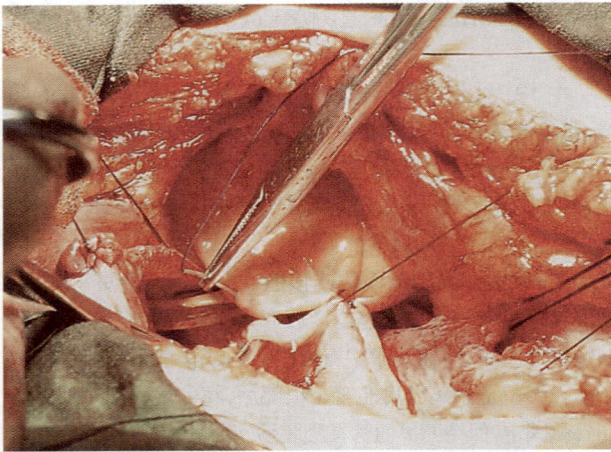

图 9-16-25 放置经阴道或经腹引流管后,选择一定长度将膀胱壁与直肠连续缝合形成延长后的阴道

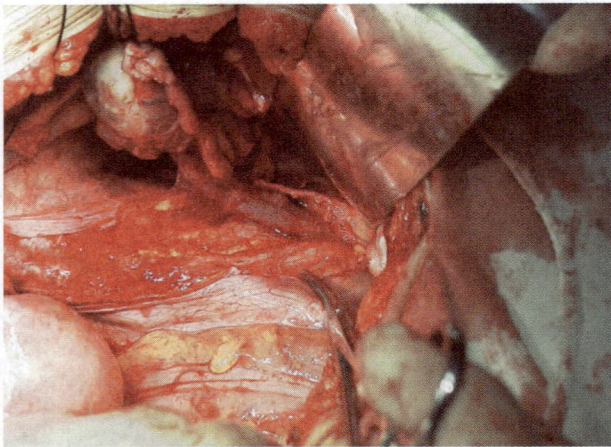

图 9-16-26 游离卵巢血管至根部,将卵巢移位于结肠旁沟

易因扭曲、角度而影响卵巢的血液循环导致卵巢功能早衰。因此,要保留卵巢功能最好将卵巢保留在盆腔原位,并且不宜再做任何放疗。

9. 术后膀胱尿管 术后保留膀胱尿管可完全开放,不用定时夹闭,一般需安放 10~14 天,如估计需要更长时间,建议做耻骨上膀胱造瘘术,既便于护理,又方便测定残余尿利于早期恢复膀胱功能。

10. 放置引流 术后引流十分重要,可经阴道引流或经腹膜外闭式负压引流 3~5 天,阴道断端可电灼出血点后放置引流,不用缝合阴道。也可关闭缝合阴道后行腹膜外闭式引流,将盆腹膜覆盖创面,可不缝合。彻底引流可避免感染或淋巴囊肿,鼓励患者术后 72 小时后早期离床活动。

(二)手术并发症及其处理原则

由于子宫广泛切除术的手术范围广、创伤大,故手术时可能发生并发症。常见的并发症有:

1. 手术损伤脏器 子宫前有膀胱,后有直肠,其周围有许多盆腔大血管,所以无论哪一种途径,Ⅲ型的广泛切除手术,均有可能损伤子宫周围脏器或血管,最常见的是损伤肠管或膀胱。若手术操作仔细、技术熟练、解剖熟悉,一般都可以避免,但如癌灶已浸润膀胱肌壁或直肠前壁,或术前经过放化疗或由于炎症造成粘连,在推移或剥离时易发生损伤。一旦发生损伤,可根据损伤的部位、范围等行修补术。若损伤部位已有癌灶浸润,则应根据病情考虑作膀胱或直肠部分切除、缝合或切除部分肠段再吻合等修补手术。其次是损伤输尿管,发生的原因可以是误扎、误夹或误切,一旦发生损伤,应根据损伤的部位、大小而采用不同的修复手术,并需在修复后放置输尿管导管作为支架,以利于愈合。

神经损伤并不常见,最重要的是损伤股、闭孔、腓、骶、腹股沟及女阴神经等。手术中小心仔细,注意神经的解剖,小心轻放自动拉钩,注意患者的体位,可以避免损伤神经。绝大多数神经损伤不致发生永久性伤残。但如手术切断或部分切断闭孔神经,则应立刻缝合修补,手术后也可恢复正常。

2. 术时出血 子宫广泛切除术时的出血可发生在清扫淋巴结时,由于在盆腔大血管周围操作,稍有不慎即可直接损伤动脉或静脉,有时静脉分支营养支断裂也可引起较多出血;其次是在分离主韧带或游离输尿管隧道时,导致盆底静脉丛出血,此时出血点难以辨认。尽管医生技术熟练、经验丰富,但分离隧道、盆腔侧壁、骶骨前时,都有发生出血的可能。一旦发生出血,若系直接损伤大血管如髂动脉或髂静脉,则可在看清出血点后缝合修补,以无损伤血管钳夹往上下端看清破口用 0/5 可吸收线无损伤缝合针间断缝合止血。若系损伤盆底静脉丛、不易迅速夹住出血点以止血时,最简单和最有效的方法是压迫止血,可用手指或纱布垫压迫止血,至少压迫 30 分钟或局部注射止血剂,在出血点四周做 3~4 个 8 字缝合。缝扎止血。即使如此,有的严重出血还需在盆腔内留置纱布条或纱布垫,紧压出血部位,但要注意填塞纱布压迫时,不能慌乱要均匀填压,并一定要避免压住肠管和输尿管、膀胱。以免术后发生肠瘘和尿瘘,术后 3~5 日分几次逐渐抽出纱布条。此外,还可用高位血管暂时阻断法,如腹主动脉暂时阻断法控制局部出血量,寻找出血点,准确钳夹、缝扎或结扎止血。腹膜外髂内动脉结扎是可以用来减少术中出血的方法。也可用于估计病灶较大、盆腔有炎症、易出血病例的预防术中出血的措施,均有一定效果。

3. 术后并发症

(1)术后出血:若出血发生在阴道残端,可在直视下结扎或缝扎止血。如在手术后数日才发生出血,则多由于继发感染引起,应同时控制感染,根据出血量决定是否需在麻醉下经阴道缝合止血。多数情况出血不多,但要仔细看清出血点。如阴道顶端感染出血可用碘伏局部清洁,再用止血药物、海绵等轻轻填压,切不可加压填塞,否则加重感染与出血。

(2)泌尿道并发症

1)膀胱并发症:瘘管形成,即膀胱阴道瘘,如果患者手术前未接受过放疗,因膀胱缺血,形成膀胱阴道瘘者并不常见。为预防膀胱阴道瘘的形成,可将膀胱反折腹膜缝于切除的阴道残端前壁边缘,以保护膀胱及输尿管末端不致因继发感染而导致瘘管形成。这个方法将有效地降低膀胱阴道瘘及输尿管阴道瘘的发生。如果发生膀胱阴道瘘。多数情况,可在手术后 3 个月后经阴道修补。

研究证明病变开始时患者膀胱张力过强、膀胱容量减少,静止压增加,残余尿量增加。患者开始主诉排尿困难,随后对膀胱充盈的感觉降低。应用敏感的尿动力测定仪可以测出各种不同的异常,包括阻塞性排空型、即时及迟发的顺应性丧失、感觉丧失及真性张力性尿失禁等。有些患者在排尿时,膀胱收缩功能完全丧失。手术后加以放疗的患者,较单纯手术者多见神经性膀胱功能障碍。

处理手术后膀胱的方法虽有不同,但争议也很多。适当的处理是在术后前数周要避免膀胱过度膨胀,一般可持续留置导尿管 7~10 天。经尿道或耻骨上放置。手术范围较小留置导尿管的时间短些,手术范围很广的留置时间长些,手术后第 10 天最好作一次静脉肾盂造影,如果仅有轻度输尿管扩张,则可以取掉导尿管,试令患者自然排尿,并告知患者不要让膀胱过度膨胀,如果膀胱过度膨胀可能使逼尿肌伸展及丧失代偿功能,导致膀胱弛缓,将延长膀胱功能障碍,残余尿增多易致膀胱感染。故应令患者定时排尿,在必要时学会排尿后自己导尿测残余尿。当膀胱感觉恢复、残余尿 <50ml 时,可不再导尿,但必须注意有无膀胱不完全排空。如果患者不能和不愿刻苦锻炼,最好再较长期(数周)地放置导尿管。如果再发生膀胱过度膨胀,则必须再延长放置导尿管的时间,有时需放置数周,以期避免膀胱功能永久受损。膀胱功能障碍时常会合并尿路感染,应该定期检查尿液及尿培养,并给予适当的抗生素,同时应鼓励患者每日排尿量超过 2000ml,以预防感染。

在有些病例排尿功能的恢复需要数月。然后尿动力测定可有少许或持续存在的慢性膀胱功能障碍的证据,Fraser 提出 20% 的患者在手术后会有膀胱感觉的变化,持续存在达 5~15 年。也有少数病例其膀胱终身不能完全恢复正常。然而大多数病例在手术后小心护理膀胱,使其复原需要 1 年的时间。

2)输尿管并发症:输尿管损伤是最严重的并发症,游离输尿管时易损伤其管壁或影响其局部血运,加之术后继发感染、排尿不畅等,可使输尿管局部损伤处或因血供障碍发生坏死、脱落,而形成输尿管阴道瘘、腹膜外渗尿等。文献报道,手术后泌尿道瘘的发生率高达 10%。为了预防泌尿道瘘的发生,手术操作有了不断改进。Mattingly 将子宫膀胱腹膜反折缝于阴道断端前壁,延长留置保留导尿管的时间为 4~6 周,使膀胱及输尿管末端得到充分休息,术后给予抗生素预防感染。Mattingly 将输尿管悬吊于腹下动脉的闭塞部分,并延长保留导尿管的时间。上述改进的技术措施可能降低输尿管瘘的发生率,但最重要的措施是手术细致,缩短手术时间,尽量避免

了损伤,手术后充分引流,预防感染、避免排尿不畅等。近年来我国子宫广泛切除术后泌尿道瘘的发生率已日趋下降,在正常未经放疗的输尿管损伤其瘘管及永久性狭窄的发生率均在 1% 以下。如果由有经验的医师进行手术,可预防输尿管鞘膜的损伤及输尿管肌层的损伤,并在手术后持续负压吸引腹腔后间隙的液体,更可以减少输尿管瘘的发生。

子宫广泛切除术后引起暂时性输尿管功能改变几乎是不可避免的,利用静止的荧光静脉肾盂电影照相术(cinefluoroscopic intravenous pyelogram technique)检测,发现 87% 的患者在手术后第 1 周有输尿管扩张,手术后 6 周输尿管扩张逐渐恢复,静脉肾盂造影恢复正常。在手术第 1 周可见输尿管末端的蠕动有所改变,表现为僵硬的管道,1 个月后输尿管蠕动恢复正常。这些变化可以解释子宫广泛切除术后泌尿道感染会增加。如果患者加用放疗,再加上严重感染或淋巴囊肿的形成,有可能导致永久性输尿管梗阻。以上发生输尿管瘘或梗阻时,可先行膀胱镜输尿管插管保守治疗。多数插管成功者可以好转,插管失败者可在广泛手术后 3 个月行输尿管膀胱镜移植术。

3)盆腔淋巴囊肿:盆腔淋巴结清扫术后腹膜后留有死腔,回流的淋巴液滞留在腹膜后形成囊肿,即称盆腔淋巴囊肿。在完全彻底的淋巴结清扫术后后腹膜间隙内有液体积聚,这些液体的组成成分与Ⅲ度烧伤表面的渗出液相同,内含血液、淋巴液及组织液,其中含有高浓度的蛋白。在子宫广泛切除术后,需在后腹膜间隙放置负压引流管抽吸液体,目的是清除积聚的大量液体。手术后放置的引流管应保持通畅。吸出的液体量各人不同,可能每天数十毫升,持续 1 周后逐渐减少,有时吸出的液体量可达数百毫升。当 24 小时吸出量 <5ml 时,继续放置引流管 2 天,然后取出。

较长一段时间吸引后腹膜间隙的液体,可能是降低输尿管阴道瘘发生率的合理措施。这样使已游离的下段输尿管不经常浸泡在液体内,可能会较快愈合。但是,利用引流来减少淋巴囊肿的形成仅占 5% 以下。应该手术中行淋巴结清扫时,仔细结扎髂总淋巴近端和深腹股沟淋巴远端的淋巴管和闭孔(髂内、外血管分叉处)近端、远端的淋巴管,可以很好地预防术后淋巴囊肿的发生。

有时在子宫广泛切除术及盆腔淋巴结清扫数月后,淋巴囊肿的症状、体征才明显出现。淋巴囊肿可能小而无症状。当淋巴囊肿较大时,患者主诉下腹不适于囊肿的同侧,放射至同侧背部、臀部和/或腿部。同侧下肢可能有些水肿。静脉肾盂造影时可能看到输尿管梗阻的证据。

小的无症状淋巴囊肿不致引起输尿管梗阻,可以随访观察;大的有症状的淋巴囊肿可能导致输尿管梗阻,应在 B 超引导及局麻下进行穿刺抽液,抽出的液体应做细胞学检查。一般不需切开引流。

4)感染:随着抗生素的迅速发展,并且在广泛切除手术前或术时及术后给予足够的广谱抗生素,作为预防及治疗用。手术后患者发生严重感染或严重盆腔结缔组织炎者已明显减

少,在 5% 以下。再加上手术部位的充分引流,故广泛手术后感染一般都能迅速控制。如果使用预防性抗生素后仍发生继发感染,应作阴道顶及腹腔吸引管内液体等的培养,如发现有病原体,则应根据药物敏感试验选用抗生素。

5）静脉血栓及肺栓塞:行子宫广泛切除术的患者可能发生下肢静脉血栓,其发生的原因有:①手术后血液凝固发生变化;②静脉壁受损;③静脉血淤积。在时间过长的手术时下肢长期固定,手术中静脉血淤积容易形成血栓。现在已有足够的证据证实患者发生手术后下肢静脉血栓,约有 50% 以上的病例在手术过程中有上述并发症。减少血栓形成并

发症的方法是给予预防性低剂量肝素,但是围手术期使用肝素对我国患者(黄种人)有增加手术中出血的趋向,并发生手术后出血,所以我国学者认为不应在围手术期给予肝素治疗,而是在手术完回病室后提早下床活动,定时、间断压迫患者的下肢,有良好效果。

近来应用 ^{125}I 标记扫描检测纤维蛋白原,发现 3%~5% 的患者下肢隐性静脉血栓可能发生肺栓塞。这类并发症虽很少见,但血栓栓塞的凶险结果在这种高危病例必须认真评估。

（吴香达　颜明贤　王丽娟　林仲秋　陈春玲　曹泽毅）

第六节　经阴道广泛性子宫切除术

一、概述

宫颈癌的手术治疗经历了 100 余年的发展过程,1878 年 Freund 首创经腹广泛性子宫切除术,但手术死亡率高达 72%,1887 年,Gemy 创立经阴道广泛性子宫切除术,死亡率也高达 70%,1898 年 11 月 6 日,Wertheim 改良 Rumf 手术术式并在维也纳医学会演示了经腹广泛性子宫切除术并首次清扫盆腔淋巴结成功,成为经典的宫颈癌广泛性子宫切除术,也称 Wertheim 手术。术式在全球范围内得到了广泛承认与推广,当时死亡率下降到 25.2%。

Karl August Schuchart 于 1883 年 11 月 21 日做了全世界第 1 例阴式广泛性子宫切除以治疗宫颈癌。Schuchart 解决了经阴道手术分离输尿管的问题。1908 年他的支持者 Staude 首先详细描述了他的手术方法。1911 年,Schauta 普及了 Schuchart 的术式,20 世纪 60 年代,国内张其本教授引进该术式,率先开展并将国外宫颈癌根治术的历史划分为 4 个时期:即开创期(1878 年 Freund 首创经腹广泛性子宫切除术治疗宫颈癌);Wertheim 氏时期;发展时期(1907~1936) 以及近代时期。因阴式手术的缺点是不能做盆腔淋巴结切除术,而当时认为盆腔淋巴结为宫颈癌扩散的第 1 个部位,略去盆腔淋巴结切除则失去了治疗的效果和意义,因此经阴道式广泛性子宫切除术的应用受到极大的限制。

近 30 年来,腹腔镜技术迅速发展,在治疗妇科恶性肿瘤方面取得了显著进步,腹腔镜下行淋巴结清扫术的技术已趋于成熟,于是在腹腔镜下清除淋巴结后,再行阴式广泛性子宫切除术成为适用子宫大多数恶性肿瘤的最佳方式,目前在欧美国家已逐步开展,且 Dargent 证实了经阴道手术的术后并发症更少,死亡率更低。Steed 等人比较了经腹与经阴道手术方式在失血量和住院时间有显著性差异,经阴道手术更有其优越性,患者更易接受,且腹壁没有手术瘢痕。

来自爱尔兰的 DJ Morgan 在关于腹腔镜辅助阴道子宫切除术(lymphadenectomy assisted radical vaginal hysterectomy, LARVH)治疗宫颈癌的安全性研究中,首次对 30 例 LARVH 在安全因素(复发率及并发症)和经济因素(缩短住院时间及减少较长的手术时间)方面与开腹组进行比较,发现效果相当且有诸多优点,这种术式值得进一步推广,但国内开展该术式的医院甚少。近年来广大妇科医生不断总结经验教训,积极探索,手术路径、方式与范围不断得到改进,如 Querleu-Dargent 于 2003 年总结报道通过放置胶管识别输尿管以防止输尿管损伤;Raspagliesi 及 Sakuragi 等也报道了保留盆腔自主神经的不同手术方式。笔者团队也自行设计了适宜的广泛性子宫切除器械,使手术更加容易进行,并研制了可发光的输尿管导管,最大限度地降低了输尿管损伤,减少了手术的并发症。并已顺利开展在研究盆腔局部解剖的基础上,保留盆腔自主神经的盆腔淋巴结清扫 + 阴式广泛性子宫切除术,已逐步规范。

从 2004 年开始,笔者团队已经进行阴式广泛性子宫切除术辅助腹腔镜淋巴结清扫 800 多例,手术质量指标及预后与开腹和单纯腹腔镜广泛 + 淋巴结清扫相比,均有明显的优越性。但由于阴式手术的难度较大,培训周期长,目前在国内许多医院还难以开展本术式。

二、手术适应证

宫颈癌 FIGO 2018 分期中 ⅠA2~ⅡA1 期的患者,排除其他禁忌证外,均适宜阴式广泛性子宫切除术。ⅠA1 期(间质浸润深度 <3mm,无脉管浸润)宫颈癌不需要做广泛性子宫切除术,也不需要常规做盆腔淋巴结清扫术,只需要接受宫颈锥切术或单纯筋膜外子宫切除术就已足够,而不需要行根治性手术。但ⅠA1 期伴脉管浸润者,锥形切除标本边缘阳性者,按ⅠB1 处理,广泛性子宫切除加盆腔淋巴结清扫术是首选的术式。ⅠB3 期、ⅡA2 期以上的宫颈癌,原则上不适宜手术治疗,以放射治疗为主;ⅠB3 期、ⅡA2 期术前经 2~3 个

3036

第九篇

妇科肿瘤

疗程新辅助化疗病灶明显缩小,重新评估,部分病例也可选择手术治疗。

经阴道广泛性子宫切除术,尤其适应以下几种患者:

1. 肥胖患者,经腹手术较困难,经阴道手术时,切除阴道旁组织、宫颈旁组织、子宫旁组织等容易掌握,而且切除阴道的长度更易准确掌握。

2. 患者合并心脏病、肾病、高血压和重度肺部病等严重内科疾患,不能耐受腹部手术时有时可耐受经阴道手术,因经阴道手术创伤小,出血少,时间短。

3. 体弱消瘦的患者,抵抗力差,也可选择经阴道手术。

年龄大、阴道萎缩狭窄者,不适宜经阴道手术。

三、经阴道广泛性子宫切除术的思考

(一)经阴道广泛子宫切除加腹腔镜淋巴结清扫术的可行性

经阴道广泛性子宫切除术治疗宫颈癌已经有100多年的历史,但由于阴道手术的术野小,手术难度大,这项手术受欢迎的程度并不高。且盆腔淋巴结的清扫仍需经腹或腹膜外进行,手术损伤无明显减少,使这种手术在国内外一直没有广泛开展起来,在国内也几近绝迹。但近30年来,由于腔镜技术的发展,充分体现微创技术优点的阴式手术又逐渐在国内外开展起来。随着腹腔镜下盆腔淋巴结清扫术于1991年在国外获得成功,以及经阴道子宫手术的日臻成熟,经阴道子宫广泛切除术又成为国内外妇产科医师青睐的手术方法。2003年,Hertel报道了200例宫颈癌行LARVH,5年生存率达98%。笔者团队800多例经阴道广泛性子宫切除术加腹腔镜下淋巴结清扫术,切除淋巴结数和文献报道的相似,无1例中转开腹。除手术时间较长外,术中出血量少于近年来国内外文献所报道的开腹和腹腔镜下宫颈癌根治术,平均住院时间短,术中无并发症发生,术后下床活动时间和肠功能恢复均有优越性,术后无淋巴囊肿形成,恢复良好。广泛性子宫切除术时要求切除宫颈旁组织(包括骶主韧带)和阴道壁的长度达到足够的标准,从解剖上看,这些组织经阴道途径处理比经腹途径近得多。只要找到并游离、避开输尿管之后,完全可以做到尽量靠近盆壁钳夹、切断主韧带和子宫旁组织;而切除阴道壁的长度更可以非常容易地在直视下准确标定。由此可见,经阴道广泛性子宫切除术和腹腔镜淋巴结清扫术是完全可行的,更能充分体现微创手术的优点,是子宫恶性肿瘤较为理想的术式。

(二)经阴道广泛性子宫切除术适应证的选择

经阴道手术可在直视下准确地确定切除阴道壁的长度,特别是对于肥胖者实施本手术更为合适。经阴道广泛性子宫切除术较腹式子宫癌根治术危险性小,术后反应轻,患者容易耐受。接受手术者年龄不受限制,可高达70岁以上。

据文献报道,经阴道广泛性子宫切除术的适应证包括宫颈癌ⅠA2~ⅡA期和子宫内膜癌ⅠB~Ⅱ期以内的患者。

(三)经阴道广泛子宫切除联合腹腔镜盆腔淋巴结清扫术手术成功的关键及对传统Schauta术式的改进

经阴道广泛子宫切除联合腹腔镜淋巴结清扫术均有一定的难度和风险。术者必须熟悉盆腔解剖,具有扎实的腹式广泛子宫切除及盆腔淋巴结切除的手术基础、具备精湛的阴式手术和腹腔镜手术的技巧,再经过术前严格的培训,同时应有配合默契的助手,良好的麻醉效果,才能顺利、安全、符合要求地完成手术。手术成功的关键是:经阴道途径如何把输尿管从膀胱宫颈韧带中解剖、游离出来,避免输尿管损伤。位于膀胱宫颈间隙和膀胱侧间隙之间矢状位的条索状组织就是膀胱宫颈韧带。小心地将膀胱宫颈韧带内、外侧叶分开、离断,就能找到输尿管膝部,由此顺着输尿管向上打开隧道,就能充分游离输尿管。术前输尿管插管后会比较容易在膀胱宫颈韧带内扪及输尿管,从而将输尿管分离宫旁。避开输尿管尽量靠近盆壁钳夹和切断宫旁组织、骶主韧带,达到广泛或次广泛子宫切除的要求。

传统的经阴道广泛性子宫切除术(Schauta-Amreich手术)需行较大的会阴侧切,对患者的损伤仍较大。笔者团队开展经阴道子宫手术已有30多年,具有较熟练的经阴道广泛子宫手术的技巧和经验,加上自行研制的专用器械便于暴露,使许多深部操作易于进行。笔者医院800多例广泛子宫切除患者仅3例阴道较紧者行一较小的会阴侧切。故认为,对于阴道手术技巧熟练的医师,大多数经阴道广泛性子宫切除术不必行会阴侧切。

(四)经阴道广泛子宫切除联合经脐单孔腹腔镜盆腔淋巴结清扫术的优点

传统的开腹广泛性子宫切除术和盆腔淋巴结清扫术腹壁手术切口长,创伤大,还常因肥胖、盆腔深、术野暴露不好、光线差等使部分患者的手术彻底性受到影响。而腹腔镜下手术视野广、灯光亮,术野清晰,淋巴结清除的数目与开腹手术无明显差异,出血量与副损伤较开腹手术更有优越性。经阴道处理阴道旁组织和切除阴道壁较开腹手术容易得多。经阴道途径切除阴道的长度和子宫旁组织的宽度达到根治术的要求,切缘罕见癌组织,特别是阴道壁切除的长度可轻松地按要求在直视下确定。根据文献报道及笔者团队的经验,认为经阴道广泛或次广泛子宫切除联合腹腔镜盆腔淋巴结清扫可以达到与开腹手术同样的效果。而具有损伤小、恢复快、并发症少,合并有某些全身性疾病者经治疗后常可耐受手术的优点。

2018年起,笔者团队开展了单孔腹腔镜下盆腔淋巴切除术联合阴式广泛性子宫切除术治疗早期宫颈癌,达到完全经自然腔道途径完成宫颈癌根治术。国内外众多文献研究发现单孔腹腔镜下盆腔淋巴结切除术可达到与传统多孔腹腔镜相同的效果,笔者团队行单孔腹腔镜切除盆腔淋巴结平均切除淋巴结数目 36 枚,出血 10~20ml,手术时间 100 分钟左右,且无需第 3 把手术器械。单孔腹腔镜盆腔淋巴结切除术能获得足够数量的淋巴结,且不需举宫,不挤压病灶;阴式广泛性子宫切除术先形成阴道袖套包裹病灶,肿瘤不暴露于腹腔,可整块切除宫旁组织,术后脐孔美容效果满意。对于年轻患者,特别是保留生育功能者,经阴道宫颈广泛切除术联合单孔腹腔镜手术的微创、美容价值更大。单孔腹腔镜与阴式手术的联合,在符合无瘤原则的前提下,兼顾微创、美

容化的治疗。

综上所述,腔镜技术的出现,推动了阴式手术的发展。腹腔镜手术与经阴道手术的有机配合,可以解决妇科手术学上的许多难题,可以互相弥补各自的不足,充分发挥微创手术的优点。经阴道广泛子宫切除联合腹腔镜下盆腔淋巴结清扫术是手术治疗子宫颈癌的发展方向,它最大限度地减少了手术创伤,又有足够的手术范围。但其远期效果有待于进一步长期观察研究。

(谢庆煌)

第七节　宫颈癌的腹腔镜广泛性子宫切除术和淋巴结切除术

宫颈癌手术 100 多年的历史可划分 3 个阶段:临床探索和实践时期、术式标准化时代、微创手术时代。宫颈癌手术的最初探索是一段漫长而艰巨的旅程。1878 年德国妇科医生 Freund 第 1 次成功进行了宫颈癌开腹子宫全切术,促进了子宫切除术向标准化发展。1895 年 Ries 和 Clark 发现宫颈癌可向子宫颈周围组织和淋巴结扩散,超出了标准子宫切除术的范围,提出了根治性的子宫切除术式。1898 年 Wertheim 提出宫颈癌周围组织侵犯和盆腔淋巴结的转移在早期阶段也可能存在,推出了现代早期宫颈癌根治手术的雏形。1956 年,Meigs 首次在文献中报道根治性子宫切除术结合盆腔淋巴结切除术的Ⅲ类手术,该术式为标准化宫颈癌根治性手术的发展做出了重大贡献。80 年代,早期子宫颈癌保留膀胱自主神经的根治性子宫切除术得以尝试和开展,利于患者术后膀胱功能的早期恢复。日本学者 Fujiwara 和 Sakakmoto 首先描述和推行了东京方法,同时,1991 年 Yabuki 系统地描述了保留神经的根治性子宫切除术的手术程序。1992 年 Canis 报道了全球首例腹腔镜辅助的经阴道广泛性子宫切除术,有效结合了腹腔镜及阴式手术的优点。此后,微创手术用于宫颈癌的治疗得到了长足发展及普及。2017 年新的广泛性子宫切除术 Querleu-Morrow 分类提供了准确的解剖学指南,更强调精细而标准的切除范围。至此,腹腔镜下宫颈癌手术也逐渐走向标准化程序。

国内妇科恶性肿瘤的腔镜手术开展较晚,2000 年蒋庆春等率先报告了宫颈癌的盆淋巴结切除术,同年笔者团队报道了子宫内膜癌的盆腔淋巴结切除术和广泛性子宫切除术,之后相继一些单位也有个案报道。2004 年笔者团队还报道了腹腔镜辅助的根治性宫颈切除术治疗有生育要求的早期宫颈癌,至此,奠定了国内妇科恶性肿瘤腹腔镜下分期和手术治疗的基础。

早期宫颈癌目前首选手术治疗,其 5 年无瘤生存率达 95% 以上。宫颈癌手术治疗可采用不同的手术路径,如开腹、经阴道或采用微创路径(腹腔镜或机器人辅助腹腔镜)进行。在相当长的一段时间里,传统开腹宫颈癌根治术(open radical

hysterectomy,ORH)是经典的手术方式。近 30 年来,腹腔镜手术相关设备的发展促进了外科系统微创手术的提升,微创宫颈癌根治手术(minimal invasive surgery,MIS)逐步推行,包括腹腔镜宫颈癌根治术(laparoscopic radical hysterectomy,LRH)和腹腔镜辅助经阴道宫颈癌根治术(laparoscopic assisted vagina radical hysterectomy,LAVRH),近年来机器人辅助腹腔镜宫颈癌根治手术(robotic radical hysterectomy,RRH)也逐渐被广泛应用。MIS 手术已成为宫颈癌外科治疗的主要手段。众多的回顾性研究认为 MIS 手术能达到 ORH 手术相似的肿瘤结局,且具有疼痛轻、出血少、恢复快等优点。

然而,2018 年《新英格兰医学杂志》发表的 LACC 临床试验(随机对照)研究结果提示微创手术组较开腹手术组复发风险明显上升,自此掀起了激烈而广泛的学术争论。随之,ESGO、NCCN 指南也相继做出更改,妇科临床实践发生了重大变化,此举意味着后 LACC 时代的来临。因此,本文主要表述采用腹腔镜辅助的改良阴式广泛性子宫切除术和盆腹腔淋巴结切除术。

【手术适应证】 临床分期Ⅰa2~ⅡA1 期以内的宫颈癌;能够耐受麻醉。

【手术禁忌证】

1. 绝对禁忌证 患者全身情况危重、休克、脱水、失血严重或合并有其他重要脏器障碍;子宫颈、盆腔局部或全身合并严重急性期感染;曾有盆腹腔结核、脓肿等病史致严重粘连手术无法暴露者;其他内外科合并症有手术禁忌者;临床分期ⅡB 期及以上者。

2. 相对禁忌证 对于Ⅱb 期患者经术前辅助放疗和/或化疗后临床分期降低,且一般情况较好者,亦可考虑手术治疗。

【术前准备】

1. 对患者全身情况的评估 应根据患者的肿瘤类型、临床分期、病理分级、全身情况而决定手术。近年来由于生活水平的提高和医学的发展,我国人口的预期寿命已有明显延长。因此,临床上遇到的年迈患者相应增多。年龄的增长会有不

同程度心血管疾病的增加,一般经内科治疗或手术时心电监护等,绝大部分患者都能承受腹腔镜广泛性子宫切除术。

(1)病史:患者初入院后,除询问有关肿瘤病史外,也须了解有否盆腔炎病史及炎症程度、月经史、婚育史等,还应重视有否出血倾向史等。

(2)病理诊断核实病理结果。若是外院病理切片,必须经本院病理科会诊核实。

(3)体检与实验室检查综合病史、症状、体征、病理及辅助检查结果,作出较准确的临床分期。全身健康状况体检包括:血常规、尿常规检查。血红蛋白<80g/L(8g/dl)者,术前应给予纠正心、肺、肝、肾功能检查。一般除血浆总蛋白测定外,须重视白/球蛋白比值。白蛋白低者,术前应给予纠正,以免影响术后伤口愈合。可疑肝病或有出血倾向者,应检查出血、凝血时间,血小板计数,凝血酶原时间测定等。必要时应行肾盂造影或膀胱镜检查,以了解肾功能和输尿管及膀胱情况。

(4)术前放射治疗:手术前放射治疗目的不同于单纯放疗,不要求全部杀灭肿瘤,仅起到局部控制肿瘤、缩小癌灶,便于手术及防止或减少术中播散和术后复发的目的。因此放射剂量应适当减少,为全量的1/2,以子宫颈局部放疗为主。

(5)术前新辅助化疗:目的与术前放疗一样,有2种途径即全身静脉和动脉插管化疗,一般2个疗程,达到缩小瘤体及减期的目的,以增加手术的安全性和降低手术的难度。

(6)局部准备

1)阴道准备:是防止阴道残端感染的重要措施之一。除上述术前放疗外,术前3天开始用碘伏溶液擦洗阴道,每日1次。冲洗时要求切勿碰触肿瘤,以免引起出血,冲洗时要充分暴露子宫颈穹窿才能达到冲洗目的。阴道壁有癌前病变可术前阴道涂抹复方碘。

2)肠道准备:避免术时肠胀气影响术野暴露,故术前3天少吃多渣食物;术前2天宜半流质饮食;术前1天复方聚乙二醇电解质散口服导泻。必要时术前晚和术晨灌肠各一次。

3)肚脐准备:手术前1天嘱患者沐浴、洗发,然后行术前肚脐清洗准备。

2. 术前谈话　向患者及家属交代病情和手术方式。需要指明可能存在的手术风险,如:输尿管、直肠、膀胱、血管等损伤。需要讨论卵巢的去留问题以及盆腔神经保留的问题。卵巢保留后可能仍需要术后放疗,以及卵巢悬吊和放疗对于卵巢功能的影响。获得知情同意,签字为证。

【手术时机】　一旦确诊立即手术治疗,如遇有其他合并症,则需经简单治疗病情稳定后即可手术,手术中要严密监测病情变化,并行有效的监护。

【手术条件及手术器械】　腹腔镜下广泛性子宫切除加盆腔淋巴结清除术难度较腹式手术要高,因此,要想该手术获得成功,必须具备一定的条件。

1. 熟悉盆腔脏器解剖　首先必须对该手术的步骤、方法及相关的解剖结构了解清楚。因此,手术者必须对盆腔及盆底结构有充分的掌握,同时还要有扎实的腹式广泛性子宫切除及盆腹腔淋巴结清除术的基本功和经验。

2. 娴熟的腹腔镜操作技巧　要完成腹腔镜下宫颈癌腹腔镜广泛性子宫切除术,术者应有扎实的基本功和良好的手术技巧,熟练掌握镜下的各种操作技术,一般需要有完成腹腔镜下50例子宫全切术的经验,而且要有配合默契的手术组。包括把握各种止血方法的应用,在切断组织时一般要用双极电凝先行脱水处理,再切断,必要时结扎,尤其是阴道静脉丛的止血有时需要结扎。阴道顶端的关闭和卵巢的移位需要缝合,所以要判断缝针与脏器如血管、输尿管等的真正距离,才不至于误伤。此外,超声刀各种功能面的灵活运用,各种电凝的止血功能,以及钳、剪、拨、抓等亦要熟练掌握。只有将腹腔镜下的各种操作真正掌握,灵活运用,手术时,才能得心应手,减少并发症,尤其是血管损伤等严重并发症。

3. 手术器械　要求高清晰的腹腔镜成像及监视系统,CO_2气腹机,单、双极电凝系统,超声刀或PK刀止血系统,冲洗器,负压吸引,手术器械包括2把弯钳,1把直钳,双极电凝钳,超声刀,组织剪,持针器,一次性标本袋,可吸收的编织线等。

【麻醉方式、体位及穿刺孔的选择】　采用气管插管静脉复合麻醉。麻醉后取膀胱截石头低臀高位。在脐孔部穿刺气腹针注入CO_2气体建立气腹至腹内压达2kPa(15mmHg),用10mm套管针(Trocar)穿刺置入腹腔镜,于左侧下腹部各置入第2、3个,分别为5mm及10mm,第3个套管的入路较脐水平线高约2cm便于切除腹主动脉周围淋巴结,于右侧下腹部麦氏点置入第4个5mm套管针(图9-16-27)。

【手术步骤】

1. 改良的腹腔镜下广泛性子宫切除术

(1)对于不保留附件的患者,行高位结扎切断卵巢血管:提起卵巢血管表面的侧腹膜,超声刀剪开腹膜并充分暴露输尿管,游离并推开输尿管,然后切开卵巢血管表面的腹膜,游离卵巢血管,于较高位置用双极电凝使卵巢血管脱水,用剪刀或超声刀切断卵巢血管即可,无需缝合结扎仍(图9-16-28)。近年来也有采用生物血管夹进行夹闭处理后离断。LACC研究对腹腔镜手术的争议,关键改良点在于无瘤原则及气腹可能对肿瘤的影响。举宫杯已摒弃,但早期宫颈癌患者置入简易举宫器需谨慎选择,如锥切后无肿瘤暴露风险者仍可选择。此外,目前总体倾向是采用免举宫不接触肿瘤的无瘤原则。2/0缝线8字缝合宫底,留置缝线进行牵引。可于耻骨联合上3指5mm套管穿刺,置入持针钳进行缝线牵引及摆动。

(2)圆韧带和阔韧带的处理:离断卵巢血管后,将子宫摆向左侧,沿髂外动脉走行切开盆侧壁腹膜,延长右侧腹膜切口达圆韧带腹壁附着部,靠盆壁处用超声刀锐面切断右侧圆韧带,再向前内方剪开阔韧带前叶至膀胱子宫颈反折处。再将子宫向头侧上举,暴露侧腹膜,沿子宫骶韧带向下剪开阔韧带后叶至右侧骶韧带,达子宫颈直肠腹膜反折。用上述

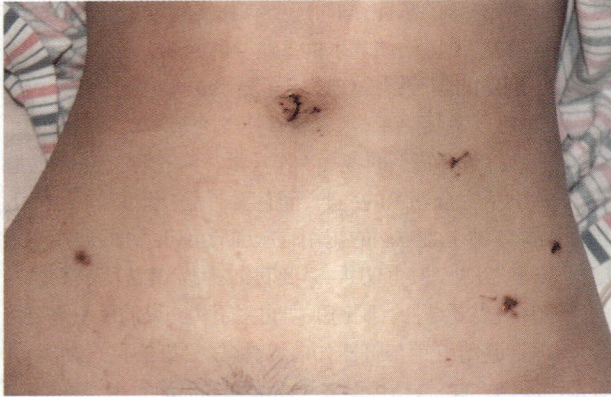

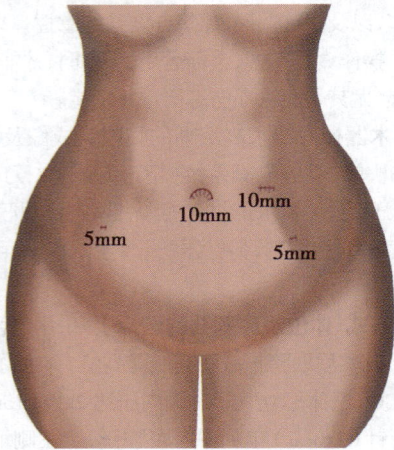

图 9-16-27　穿刺孔布局

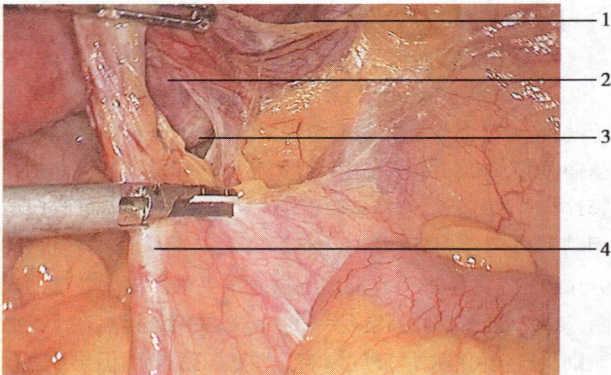

图 9-16-29　切断圆韧带

1：圆韧带。

图 9-16-28　高位结扎切断卵巢血管

1：圆韧带；2：输卵管；3：卵巢；4：骨盆漏斗韧带。

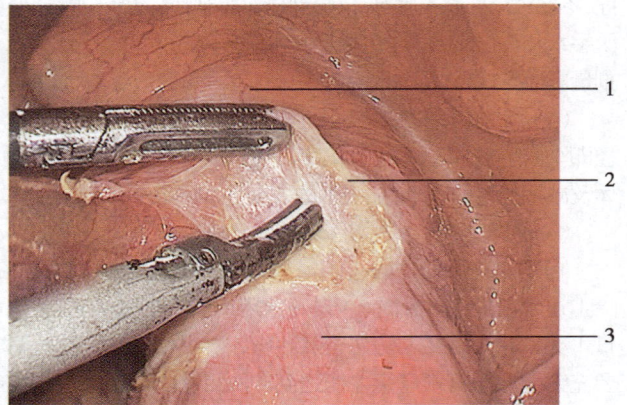

图 9-16-30　剪开子宫膀胱腹膜反折

1：膀胱；2：子宫膀胱腹膜反折；3：子宫。

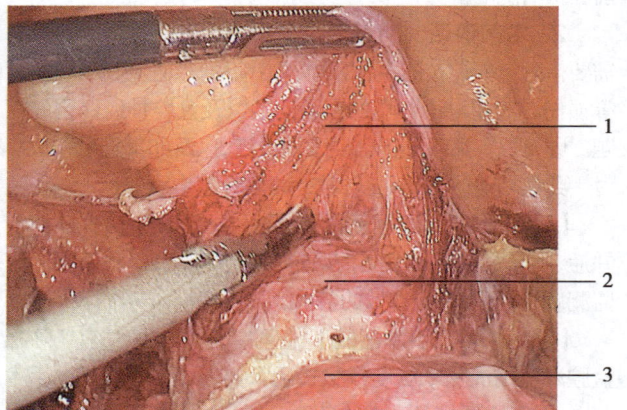

图 9-16-31　推离膀胱

1：膀胱；2：子宫颈；3：子宫。

方法处理左侧卵巢血管及圆韧带（图 9-16-29）。

（3）剪开子宫膀胱腹膜反折（图 9-16-30）：上推子宫，术者左手提起膀胱，右手用超声刀，剪开膀胱子宫腹膜反折，横行剪开直达两侧阔韧带。

（4）推离膀胱（图 9-16-31）：用超声刀之锐面分离膀胱与阴道间的疏松组织，直达子宫颈外口水平下 3~4cm，除了少数颈管型肿瘤已侵犯膀胱，此间隙应比较疏松，而易于分离。

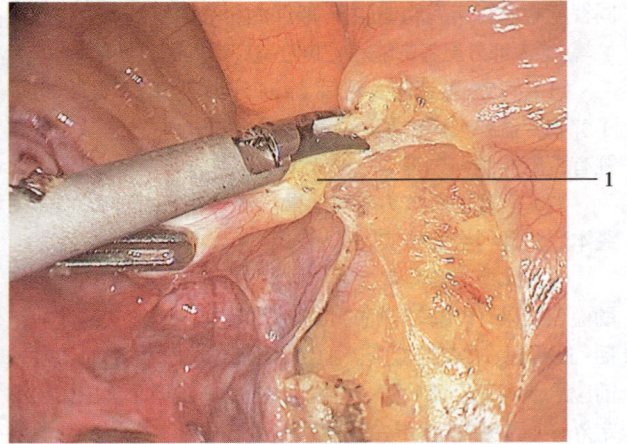

（5）子宫动静脉的处理：在其从髂内动脉分支后的1cm处用双极电凝使其脱水，然后用超声刀切断。提起子宫动脉断端，游离子宫旁组织，剪开近子宫颈的盆段输尿管前的结缔组织，用分离钳沿着输尿管内上侧方向游离子宫动脉，注意勿损伤输尿管。子宫静脉是髂内静脉的分支，其位置稍低于子宫动脉水平，到达子宫、阴道部位，形成子宫阴道静脉丛，与直肠丛、阴道丛、膀胱丛等互相连络，是一个比较容易出血的地方，一般采用双极电凝止血，也可以用缝扎止血（图9-16-32、图9-16-33）。

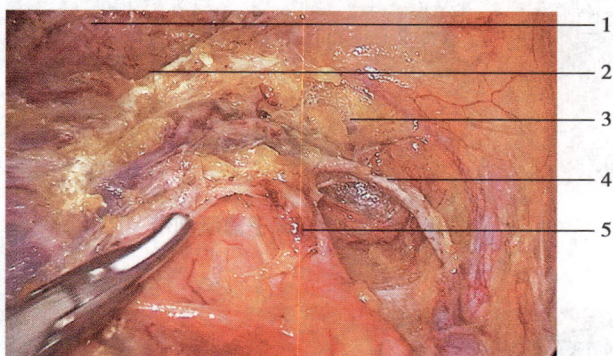

图9-16-34 分离隧道

1：输尿管。

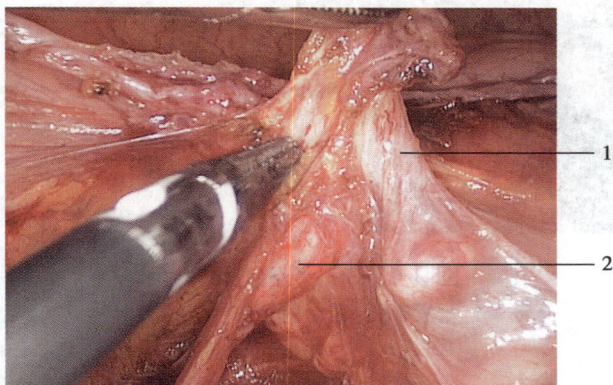

图9-16-32 处理子宫动脉

1：膀胱；2：阴道旁间隙；3：膀胱旁间隙；4：子宫动脉；5输尿管。

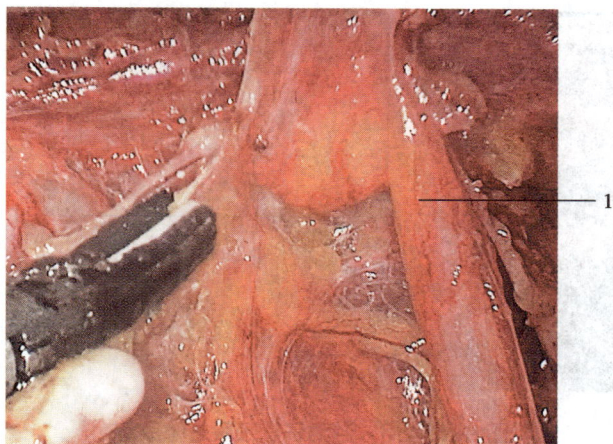

图9-16-35 处理输尿管隧道内小血管

1：输尿管；2：子宫动脉。

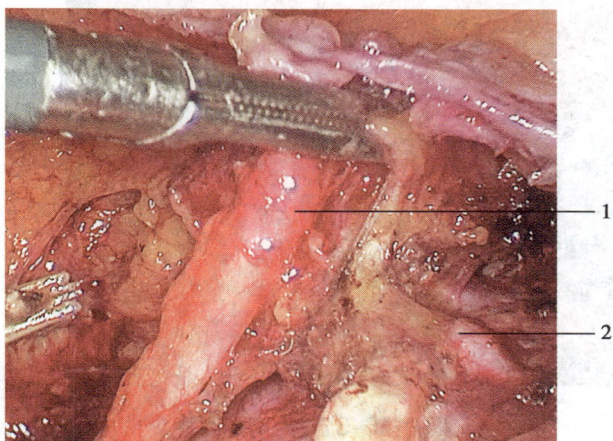

图9-16-33 游离子宫动脉

1：子宫动脉；2：输尿管。

用双极电凝将以上小血管凝闭，注意双极电凝勿靠输尿管太近，以免损伤。

（8）打开隧道（图9-16-36）：分离输尿管隧道，充分暴露输尿管后，术者用分离钳将输尿管向外上方提起，超声刀沿输尿管内侧，将膀胱宫颈韧带锐性切断。输尿管在隧道中往往呈S形，先偏向内下，然后折向外下方，术者必须熟知其路径，以免分离隧道不畅的情况下钳夹宫颈膀胱韧带前叶，而误伤输尿管。

（9）游离输尿管（图9-16-37）：将输尿管向上向外侧提起，术者用超声刀沿输尿管下部的后方锐性分离子宫颈膀胱韧带后叶，该处组织疏松，偶有小血管予以双极电凝止血，从而完全游离输尿管直至其进入膀胱。

（6）分离输尿管隧道（图9-16-34）：术者左手执弯分离钳提起子宫颈膀胱韧带上缘内侧，右手用超声刀沿输尿管鞘膜内向后下方分离，切断膀胱子宫颈韧带前叶和输尿管与子宫颈之间的结缔组织，充分暴露输尿管，并向盆壁方向牵拉和推开输尿管，再剪断输尿管后方的系膜。

（7）处理膀胱子宫颈韧带浅层的血管（图9-19-35）：输尿管进入隧道内经常有1~2支营养血管来自膀胱子宫颈韧带浅层，特别是遇到隧道前壁营养支时，它与输尿管前壁紧密相连，如果分离隧道不畅，极易误伤输尿管，术时应先用使

（10）分离阴道旁间隙：在充分分离膀胱阴道间隙后，将子宫往头侧方向牵拉，同时术者左手用分离钳牵拉左侧膀胱输尿管入口部位，右手用分离钳或超声刀分离切断阴道侧方

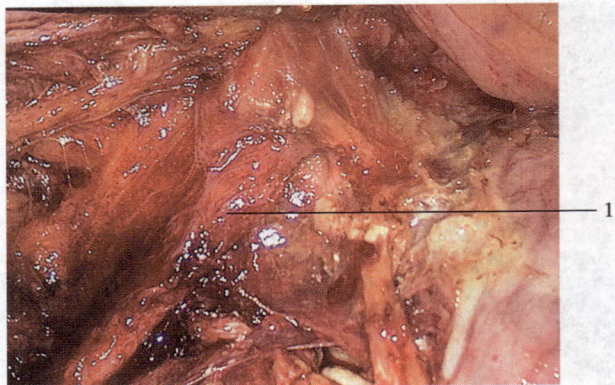

图 9-16-36　游离子宫颈段之输尿管
1：输尿管。

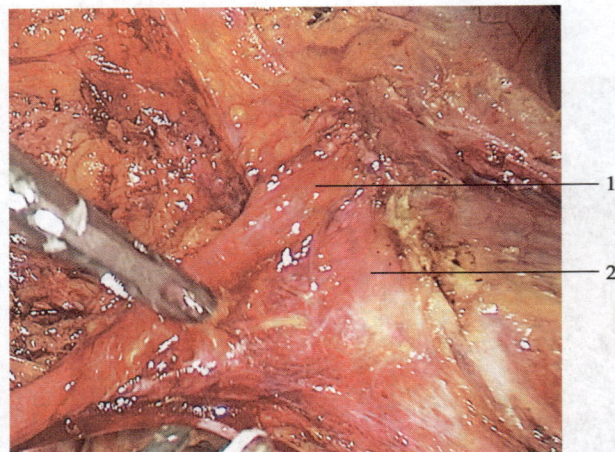

图 9-16-37　游离输尿管
1：输尿管；2：子宫颈。

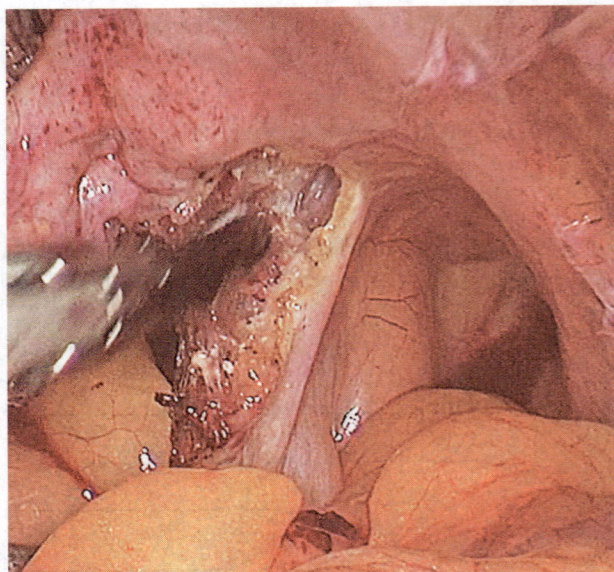

图 9-16-38　分离子宫骶韧带

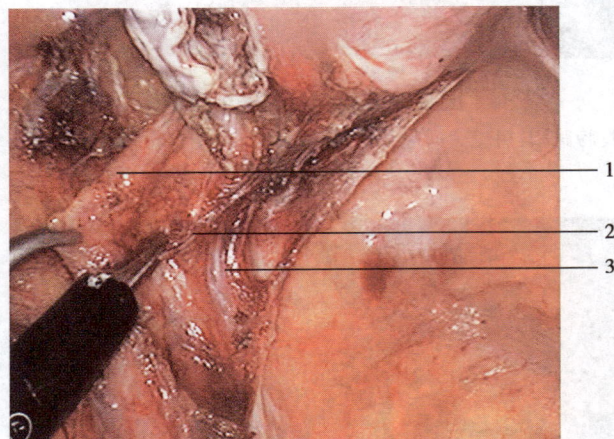

图 9-16-39　分离直肠侧窝
1：输尿管；2：直肠侧窝；3：骶韧带。

与膀胱之间的疏松结缔组织，并与钝性分离相结合，充分分离阴道旁间隙，在此步骤注意不要伤及膀胱和阴道壁血管，以免引起出血，而致输尿管和膀胱的损伤。

（11）分离膀胱旁间隙：将输尿管推向子宫颈侧方，提起脐内侧韧带，暴露膀胱侧方的疏松结缔组织，采用钝性分离的方法分离膀胱旁间隙，充分游离后可见盆壁的提肛肌和闭孔内肌，以及阴道侧壁。

（12）游离切断膀胱子宫颈韧带后叶：用分离钳将输尿管和膀胱向前侧方推移或牵拉，充分暴露膀胱子宫颈韧带，从膀胱旁间隙入路，用超声刀于距离膀胱壁约 1cm 处凝切膀胱子宫颈韧带内的结缔组织和膀胱中静脉和下静脉，直至将膀胱旁间隙与阴道旁间隙融合。

（13）分离子宫骶韧带（图 9-16-38）：把子宫举向前方，术者左手执分离钳提起阔韧带后叶，右手用超声刀剪开阔韧带后叶，并连续向下向内分离，剪开子宫直肠腹膜反折，相当于子宫颈外口水平，横行分离，剪开至与对侧相连。

（14）分离直肠旁间隙（图 9-16-39）：术者用超声刀在

骶韧带外侧、输尿管内侧做钝性分离，分开直肠侧窝，该间隙较疏松，分离暴露侧窝后，向后推压直达骶骨 $S_2 \sim S_3$ 前，并见直肠中动脉，从而右侧骶韧带完全被分离。

（15）分离直肠阴道间隙（图 9-16-40）：子宫举向前方，术者左手提起子宫直肠腹膜反折断端的子宫侧，右手以超声刀刀头贴近阴道后壁深入阴道直肠间隙轻柔推进、分离。

（16）分离直肠骶韧带间隙（图 9-16-41）：直肠骶韧带间隙组织比较疏松，易于钝性分离，位于骶韧带内侧，术者用超声刀沿骶韧带内侧向后推压，将直肠推离骶韧带，使骶韧带内侧达骶骨前，与直肠完全分离。

（17）离断宫骶韧带（图 9-16-42）：因骶韧带呈扇形附于骶骨前，而骶骨也呈扇形，术者用超声刀沿直肠旁间隙于

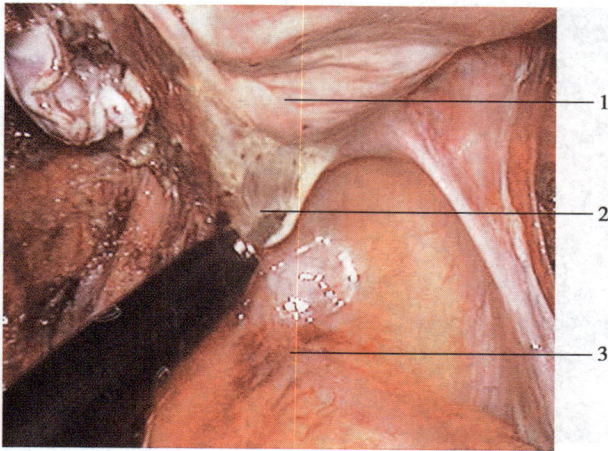

图 9-16-40　分离直肠阴道间隙

1：子宫；2：直肠阴道间隙；3：直肠。

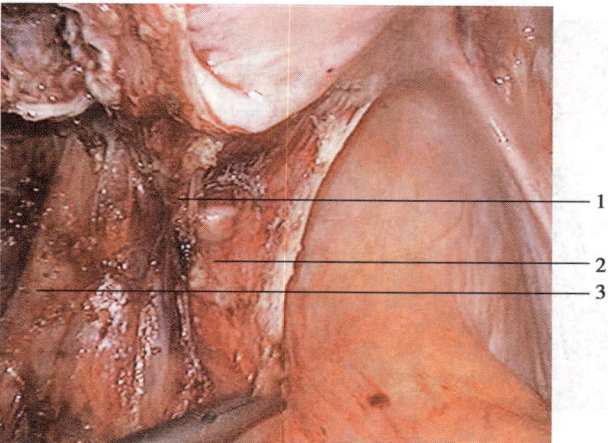

图 9-16-41　分离直肠骶韧带间隙

1：骶韧带；2：直肠骶韧带间隙；3：输尿管。

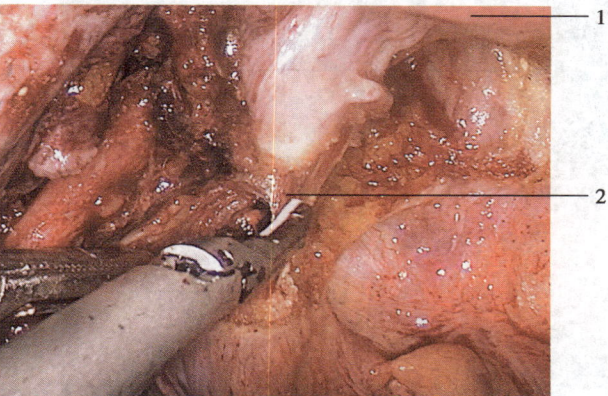

图 9-16-42　切断骶韧带

1：子宫；2：骶韧带。

距宫颈约 3~4cm 处切断骶韧带，将直肠旁间隙与直肠阴道间隙融合，至此完全切断骶骨韧带。

（18）离断主韧带（图 9-16-43）：主韧带如扇形分布于宫颈侧面和盆壁之间，其宫颈侧壁宽阔，盆壁狭窄，用超声刀从直肠旁间隙入路，于距离子宫颈侧方约 3cm 或近盆壁处，逐一切断主韧带，将膀胱侧窝与直肠侧窝之间主韧带完全切除，使直肠旁间隙与膀胱旁间隙融合。

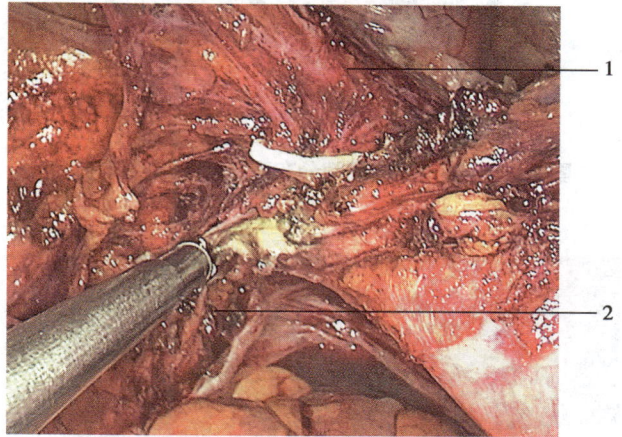

图 9-16-43　处理主韧带

1：输尿管；2：主韧带。

（19）切除阴道上段并取出子宫：消毒阴道，取出阴道纱垫，用组织钳钳夹子宫颈或正常阴道黏膜，可环形缝合近宫颈外口阴道黏膜一周封闭肿瘤。再次消毒阴道，无气腹状态下再于距离子宫颈外口或病变边缘 3cm 处，切开阴道黏膜后，钝性游离阴道约 4cm，与腹腔相通，分离扩大切口，环形切断之，连同子宫一并取出。残端经阴道用 2/0 号 Vicryl（微乔）线连续锁扣式缝合。

（20）如果采用改良的完全腹腔镜下广泛性子宫切除术，则缝线缝合宫底做牵引线。切开阴道前用 2/0 微乔缝线环扎子宫颈外口一周封闭阴道，避免宫颈肿瘤组织暴露；消毒阴道，2 块阴道纱布顶起下方阴道，并向头侧牵拉子宫，用电钩或超声刀于距离子宫颈外口约 3cm 处切断阴道及少许阴道旁组织，再从阴道取出子宫，在腹腔镜下采用 2/0 号倒刺线或线扣锁或间断缝合阴道残端，完成阴道顶端的关闭。

2. 保留自主神经的广泛性子宫切除术　盆腔间隙分布图及切除路径示意图见图 9-16-44。

（1）切断子宫体周围韧带：将子宫举向一侧，将卵巢血管断端上提，用超声刀沿着卵巢血管下缘切开阔韧带前叶至圆韧带，在距腹壁附着点 2cm 处用超声刀慢切离断圆韧带（图 9-16-45），继续向前打开阔韧带前叶至子宫颈内口处。

（2）打开膀胱腹膜反折，分离膀胱阴道间隙的解剖：在打开膀胱反折腹膜后（图 9-16-46），阴道前壁与膀胱后壁之

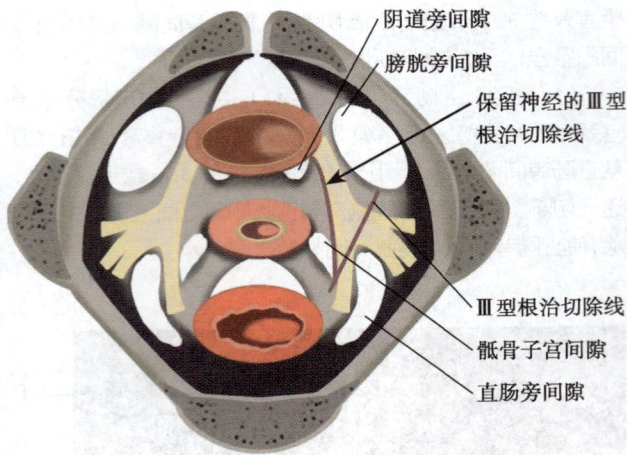

图 9-16-44　盆腔间隙分布图及切除路径示意图

阴道旁间隙
膀胱旁间隙
保留神经的Ⅲ型根治切除线
Ⅲ型根治切除线
骶骨子宫间隙
直肠旁间隙

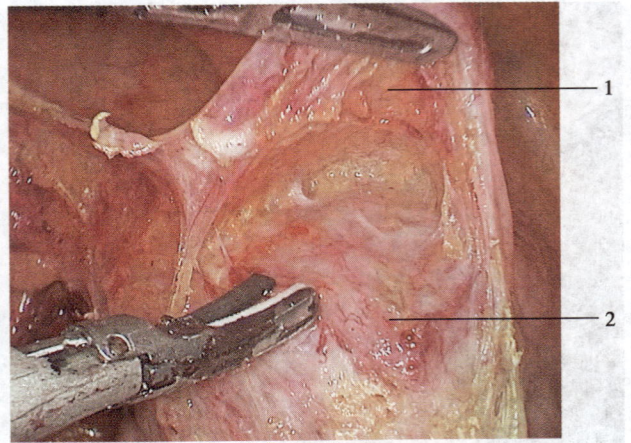

图 9-16-46　打开膀胱反折腹膜
1：膀胱；2：子宫颈。

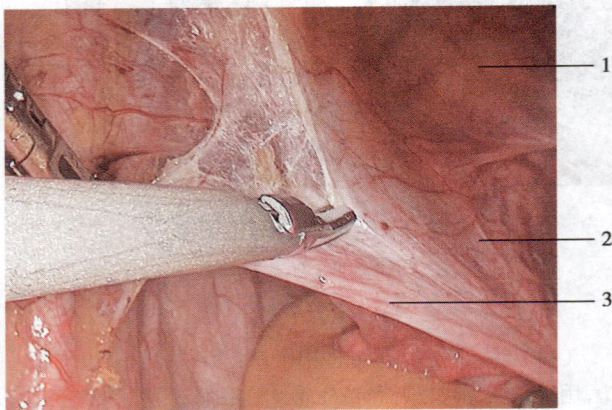

图 9-16-45　切断圆韧带
1：膀胱；2：阔韧带；3：圆韧带。

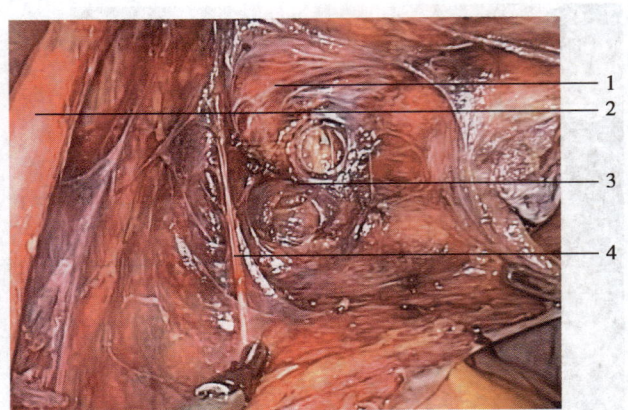

图 9-16-47　直肠侧窝解剖
1：下腹下神经；2：输尿管；3：直肠侧窝；4：腹下神经。

间的解剖间隙得以显露。牵引缝线或必要时放置并调整举宫器,以助于膀胱阴道间隙的分离和游离阴道上 1/3 与膀胱之间的间隙。

（3）打开直肠侧窝（图 9-16-47）,分离腹下神经（图 9-16-48）：沿子宫骶韧带打开阔韧带后叶及侧腹膜。可见腹下神经丛位于腹膜下。侧推腹下神经至盆壁,钳夹阔韧带后叶暴露直肠侧窝,分离输尿管与阔韧带后叶上的组织,钝性打开子宫直肠韧带与输尿管之间的间隙。

（4）切断子宫动脉（图 9-16-49）及分离输尿管隧道：在打开阔韧带后叶并提起,可见由髂内动脉分支的子宫动脉跨越输尿管。充分暴露输尿管,游离子宫动脉至子宫颈旁。紧贴子宫动脉于髂内动脉的起始处以双极电凝并切断。然后提起子宫动脉断端,去除输尿管上游离的相关组织,从输尿管隧道中游离输尿管,将输尿管游离至膀胱宫颈韧带入口。

（5）膀胱宫颈韧带前叶的解剖及阴道旁间隙的暴露（图 9-16-50）：以分离钳向耻骨联合方向夹持分离的膀胱,举宫器平推子宫,膀胱宫颈间隙及膀胱子宫韧带的前叶得以暴露,

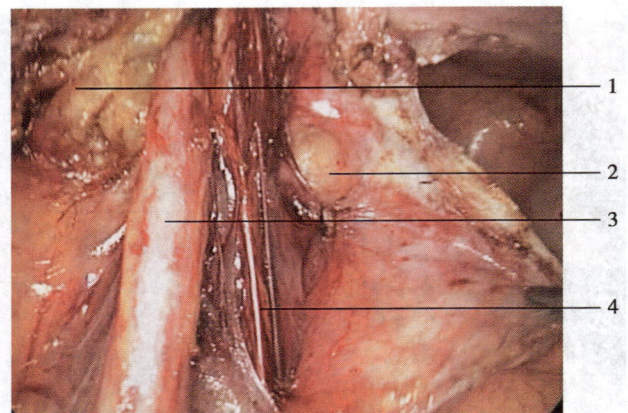

图 9-16-48　打开直肠侧窝分离腹下神经
1：膀胱旁间隙；2：直肠旁间隙；3：输尿管；4：腹下神经。

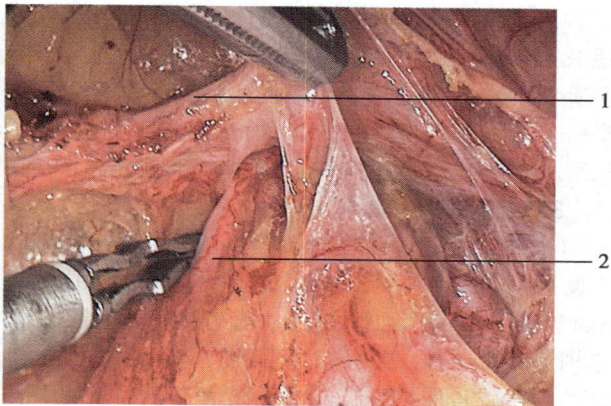

图 9-16-49　切断子宫动脉

1:子宫动脉;2:输尿管。

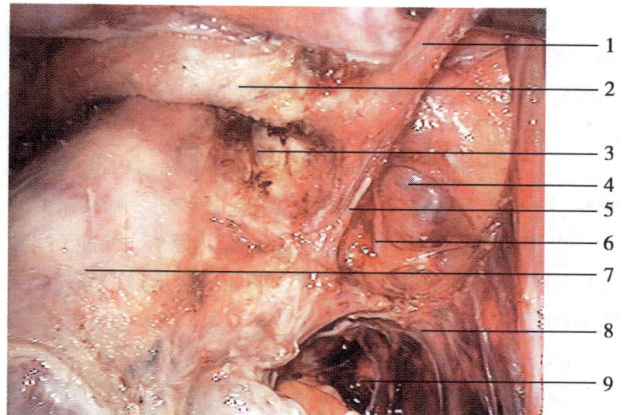

图 9-16-51　膀胱子宫韧带中后叶血管的解剖分离

1:输尿管;2:膀胱;3:阴道旁间隙;4:膀胱旁间隙;5:膀胱中静脉;6:膀胱下静脉;7:子宫;8:子宫深静脉;9:直肠旁间隙。

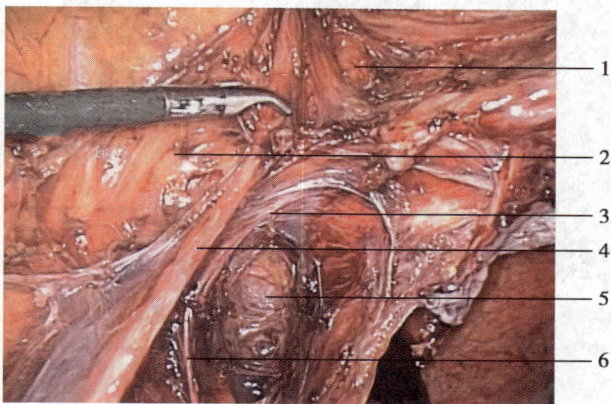

图 9-16-50　暴露阴道旁间隙

1:阴道旁间隙;2:膀胱旁间隙;3:下腹下神经;4:输尿管;5:直肠旁间隙;6:腹下神经。

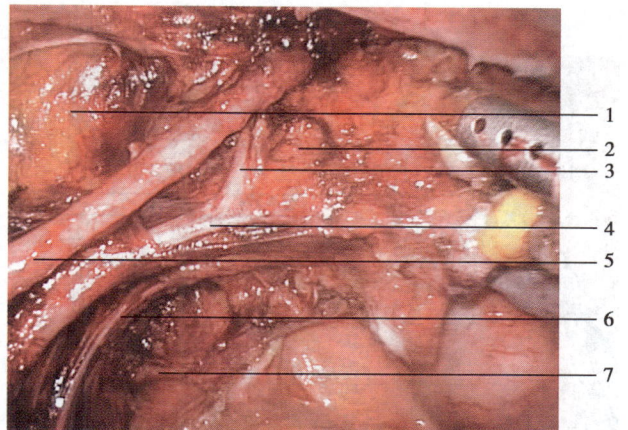

图 9-16-52　子宫深静脉及其周围解剖

1:膀胱旁间隙;2:阴道旁间隙;3:膀胱下静脉;4:子宫深静脉;5:输尿管;6:腹下神经 7:直肠旁间隙。

分离钳夹持并牵拉膀胱子宫韧带前叶,分离输尿管隧道的顶部并切断。输尿管彻底被游离。在充分分离膀胱阴道间隙后,将子宫往头侧方向牵拉,同时术者左手用分离钳牵拉左侧膀胱输尿管入口部位,右手用分离钳或超声刀分离切断阴道侧方与膀胱之间的疏松结缔组织,并与钝性分离相结合,充分分离阴道旁间隙。

(6)膀胱子宫韧带中后叶血管的解剖分离(图 9-16-51):分离阴道旁间隙至输尿管膀胱入口处,可以看到阴道侧间隙和膀胱侧间隙之间的膀胱子宫韧带后叶,提起输尿管,在膀胱子宫韧带后叶中小心分离膀胱中静脉(从膀胱至子宫颈走行注入子宫深静脉),电凝并切断。另外,同时可看见平行子宫颈至膀胱后走行的膀胱下静脉同样注入子宫深静脉。分离后电凝切断。

(7)分离子宫深静脉和下腹下神经丛(图 9-16-52、图 9-16-53):为了保留下腹下神经丛膀胱支,游离主韧带,在髂内动脉结合处分离切断子宫深静脉。同时,我们向主韧带和子宫后侧壁方向跟踪腹下神经,腹下神经与内脏神经盆丛汇

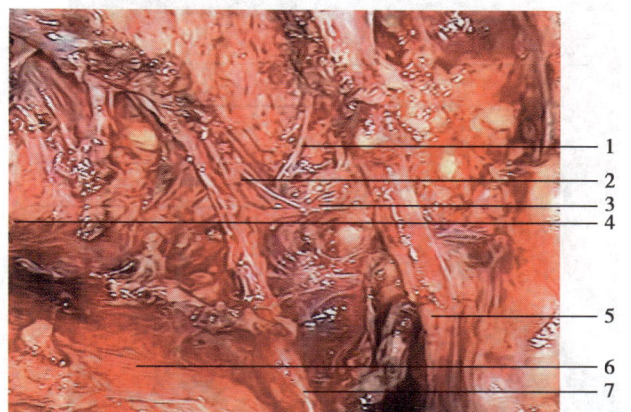

图 9-16-53　盆腔神经的解剖分离

1:下腹下神经膀胱支;2:下腹下神经子宫支;3:盆内脏神经;4:子宫;5:输尿管;6:直肠;7:腹下神经。

第十六章　子宫颈浸润癌

3045

合形成下腹下神经丛。在此发出膀胱支和子宫支,因此定位该神经束(由下腹下神经丛分支的膀胱支)从主韧带到膀胱与膀胱子宫韧带后叶平行走行。定位神经并游离,部分切除膀胱子宫韧带。

(8)分离下腹下神经丛子宫支(图9-16-54)和阴道旁组织:接上步,钳夹部分切除后的膀胱子宫韧带侧推保留的神经以暴露阴道旁间隙,从直肠侧间隙入路,向阴道旁间隙方向切割子宫主韧带,使阴道旁间隙和直肠侧间隙融合,下腹下神经膀胱支得以保留。

(9)分离子宫骶韧带:推开直肠,在打开直肠子宫陷凹的腹膜后,钝性分离直肠前间隙。可在直肠前后间隙中见子宫骶韧带。然后不断地将中段骶韧带与盆侧神经分开。侧推腹下神经丛,切断子宫骶韧带。直肠前间隙与直肠旁间隙合并,与此同时,腹下神经丛的侧段及终末段以及下腹下神经丛的起始端得以保留。

(10)阴道旁组织的切除(图9-16-55)及子宫摘除:应

紧贴阴道上端切断剩余的直肠阴道韧带,游离阴道以得到合适子宫颈病变阴道切除的满意长度。从直肠侧间隙入路,向阴道旁间隙方向切割,最终切除阴道旁组织,子宫仅仅和阴道相连,同法处理对侧,阴道切除的长度确定后,子宫从阴道切除,或在腹腔镜下完成阴道上段的切断和缝合。

3.盆腔淋巴结切除

(1)右侧髂总淋巴结切除(图9-16-56):避开输尿管,于腹主动脉分叉以下约1cm处,提起髂总血管鞘,用超声刀沿血管走行直至髂外血管处打开血管鞘膜,用抓钳提起右髂总淋巴脂肪群上部,左手用超声刀沿髂总动脉上部外侧锐性分离动静脉之间的淋巴结,再切除髂总静脉表面的淋巴脂肪组织,达髂内、外动脉分叉以上。

(2)继续分离髂总淋巴结(图9-16-57):右髂总淋巴结

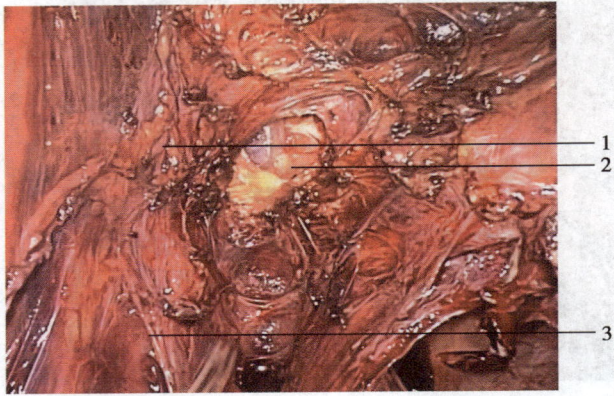

图9-16-54 分离切断下腹下神经丛子宫支

1:下腹下神经;2:阴道旁间隙;3:腹下神经。

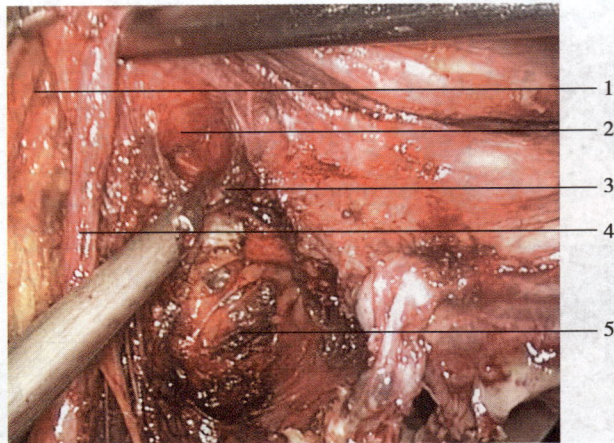

图9-16-56 右侧髂总淋巴结切除

1:输尿管;2:髂总动脉;3:淋巴结;4:髂总静脉。

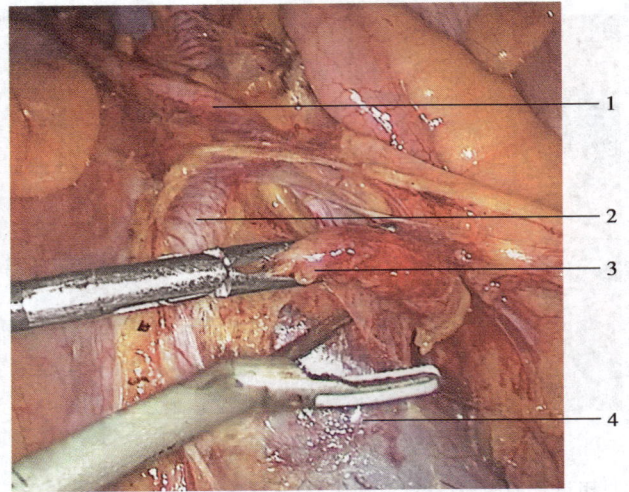

图9-16-55 切除主韧带

1:膀胱旁间隙;2:阴道旁间隙;3:主韧带;4:输尿管;5:直肠旁间隙。

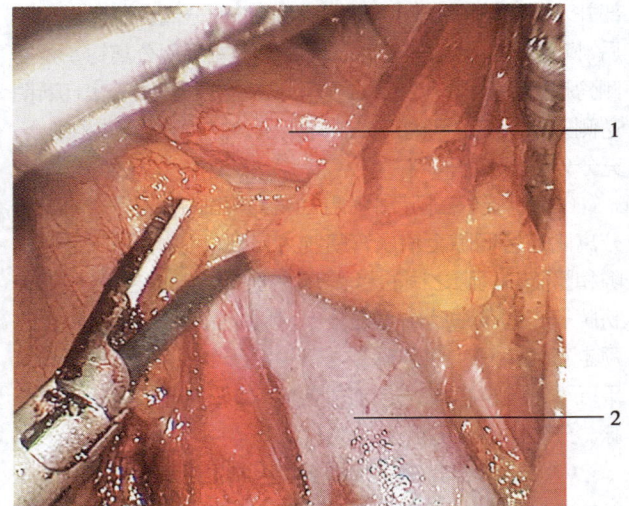

图9-16-57 右侧髂总淋巴结切除

1:输尿管;2:髂总静脉。

与髂总静脉分离后,在髂总静脉外侧,逐步用超声刀切断与之相连的结缔组织。因该处常有1~2支小静脉来自髂总静脉,如切断外侧淋巴、脂肪组织凝固不彻底或过度牵拉,易致小静脉出血,而误伤髂总静脉。右髂总淋巴结外侧和髂总静脉之间游离后,将整块右髂总淋巴脂肪组织向下、外内翻转,向髂外血管方向牵拉,此处注意推开输尿管以防损伤。

（3）髂外淋巴结切除(图9-16-58):起自髂内外动脉分叉以下,将髂外动脉表面的血管鞘提起、切开,沿髂外动脉走行,直至右侧腹股沟深淋巴结部位,彻底打开髂外血管鞘。再于髂外动脉外侧,腰大肌表面,用抓钳提起上述的从髂总血管周围分离切除的淋巴结组织,向下外侧牵拉,并切断。

（4）分离髂外淋巴、脂肪组织(图9-16-59):提起切开的血管鞘膜,用剪刀沿腰大肌表面自上而下分离,切除髂外动脉外侧周围脂肪、结缔组织,保护生殖股神经不使损伤,同时把髂外动脉外侧淋巴链和脂肪组织向外翻,向下分离髂外动脉至腹股沟韧带上部,同时沿髂外动脉外侧、腰大肌表面向下作钝性分离,使髂外动脉外侧的淋巴结链、周围脂肪组织及髂外动脉下部的淋巴结整块分离达腹股沟上部。

（5）切除腹股沟深部淋巴结(图9-16-60):将游离于髂外血管的淋巴结向内侧牵拉,用超声刀于腹股沟韧带下方,横行切断腹股沟深淋巴结与股深淋巴结的连接部,然后向内侧牵拉,再从腰大肌表面将腹股沟深淋巴结完整切除,其间避免遇旋髂深静脉一并切断。

（6）分离、切断髂外血管后方淋巴、脂肪组织(图9-16-61):用抓钳提起右侧髂外血管,使其与腰大肌分离,用超声刀切断和游离其间的淋巴结和脂肪组织,从髂总血管的分叉处开始,一直到髂外血管的腹股沟韧带部位,向后方分离至闭孔神经后方。并将游离切除的淋巴结向闭孔方向推移和牵拉。

（7）髂外静脉表面淋巴结的切除(图9-16-62):于髂外动静脉分叉处,用抓钳提起切开的血管鞘,用超声刀游离和

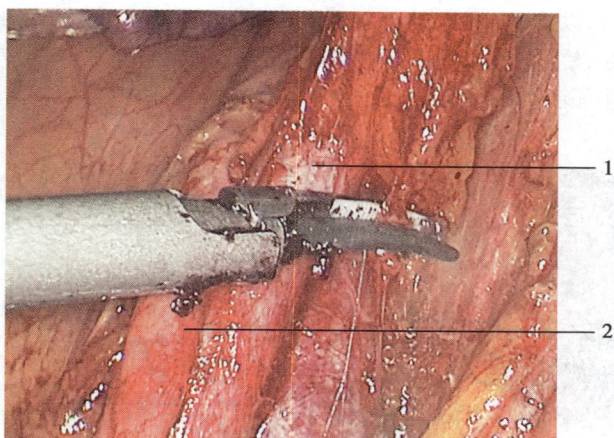

图9-16-58 切开腹膜外血管鞘
1:髂外动脉;2:输尿管。

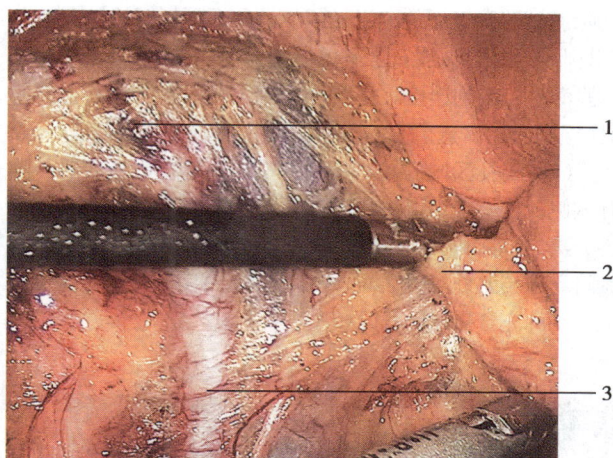

图9-16-60 腹股沟淋巴结切除
1:旋髂深血管;2:腹股沟深淋巴结;3:髂外动脉。

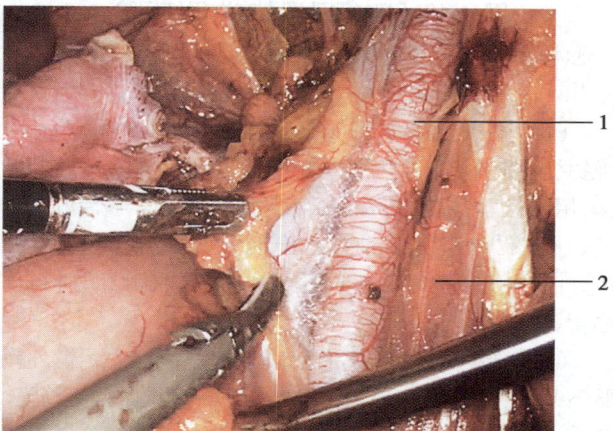

图9-16-59 髂外淋巴结切除
1:髂外动脉;2:腰大肌。

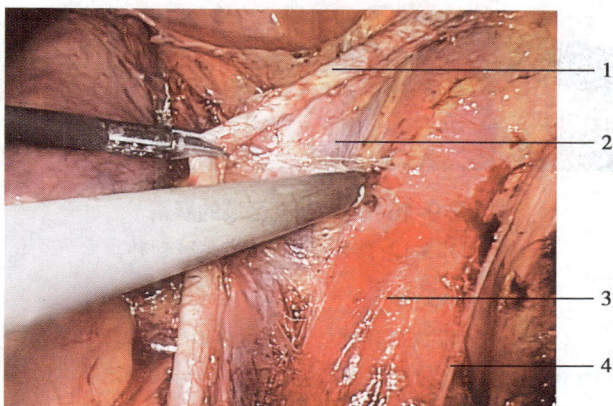

图9-16-61 切断髂外血管后方淋巴、脂肪组织
1:髂外动脉;2:髂外静脉;3:腰大肌;4:生殖股神经。

第十六章 子宫颈浸润癌

3047

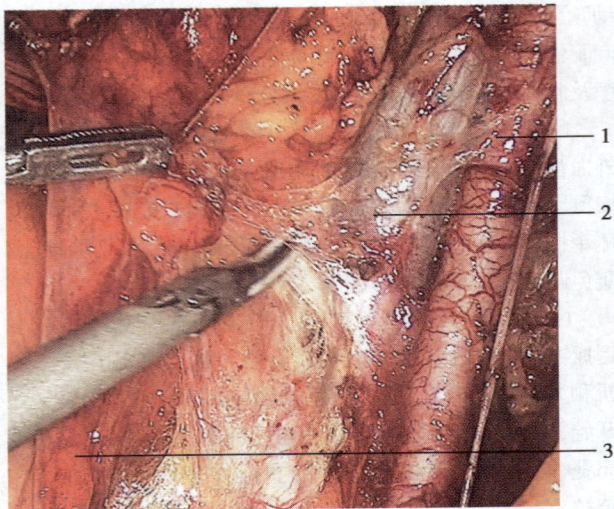

图 9-16-62　髂外静脉表面淋巴结的切除
1：髂外动脉；2：髂外静脉；3：输尿管。

切除髂外静脉表面的淋巴结组织，再向髂外静脉的走向，分离切除该组淋巴结，直至其发出旋髂深静脉部位，再切断其与股深淋巴结的连接。整块髂外淋巴群翻向内侧，将连同闭孔区淋巴组织一起清除。至此，髂外血管被彻底游离。

（8）闭孔区域的暴露（图 9-16-63）：继续提起右髂外静脉内侧疏松结缔组织，右手用剪刀沿髂外静脉内侧向下做锐性分离，在髂外静脉内侧显露闭锁脐动脉的下部，随即沿闭锁脐动脉与髂外静脉之间做钝性分离，并向内侧牵拉闭锁的侧脐动脉充分暴露闭孔区域。

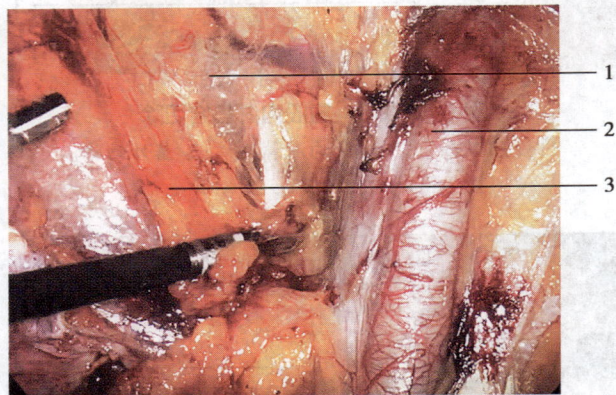

图 9-16-63　闭孔区域的暴露
1：闭孔窝；2：髂外动脉；3：闭锁脐动脉。

（9）分离切除右髂内淋巴结（图 9-16-64）：髂内淋巴结位于髂内、外动脉分叉以下内侧，术者自分离、暴露髂内动脉后，其外侧沿髂外动脉内侧，其内侧沿髂内动脉与输尿管之间的结缔组织，用剪刀做锐性分离，把髂内区淋巴、脂肪组织连同部分髂总淋巴组织一起翻向前下方，然后一并切除。

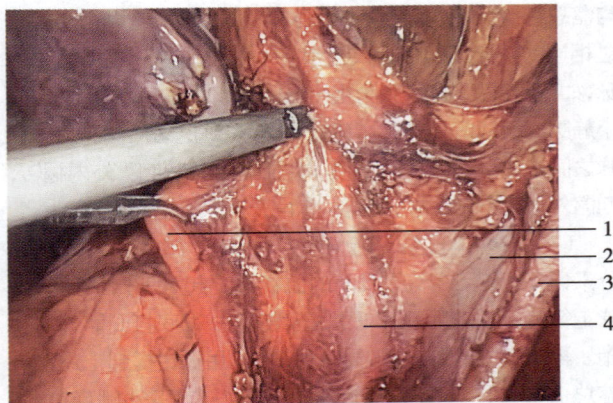

图 9-16-64　分离切除右髂内淋巴结
1：输尿管；2：髂外静脉；3：髂外动脉；4：髂内动脉。

（10）右侧闭孔淋巴结切除（图 9-16-65）：暴露闭孔窝后，用抓钳向内侧牵拉侧脐动脉，扩大闭孔区域并深入膀胱侧窝达盆壁，此时可见右侧闭孔内肌和肛提肌及盆筋膜腱弓，以及右侧骶棘韧带，并轻柔地用分离钳向内向下推开膀胱，使闭孔窝暴露，助手用分离钳或冲洗吸引器把髂外静脉中部轻柔向上外方推压。

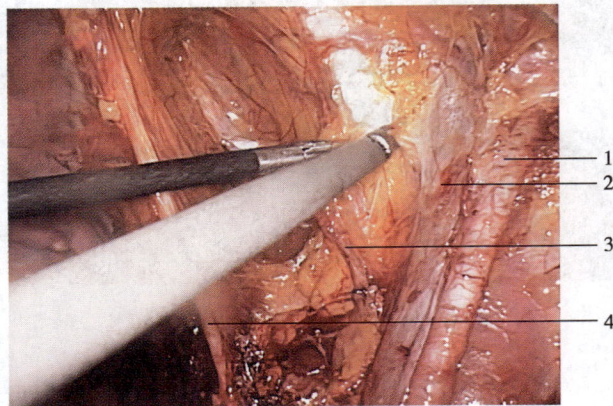

图 9-16-65　闭孔窝上方淋巴结切除
1：髂外动脉；2：髂外静脉；3：闭孔动脉；4：闭锁脐动脉。

（11）分离闭孔窝（图 9-16-66）：闭孔窝彻底暴露后，用抓钳提起髂外静脉中下部内侧的闭孔窝上部的疏松结缔组织，用超声刀沿右侧 Burch 韧带表面切断闭孔与股深淋巴结的连接部结缔组织，向前直达耻骨梳韧带的中部及右盆侧壁，并向内侧牵拉切下的淋巴结组织，暴露右侧闭孔神经及血管。

（12）继续分离闭孔窝淋巴、脂肪组织：如上法沿髂外静脉下缘，逐一用剪刀或超声刀分离，剪开闭孔区盆侧筋膜，使整块闭孔窝淋巴、脂肪组织完全脱离盆侧壁。分离闭孔窝时，常可见 1~2 支小静脉来自髂外静脉内下方，需逐一分离、切断，以免误断及撕裂髂外静脉出血。

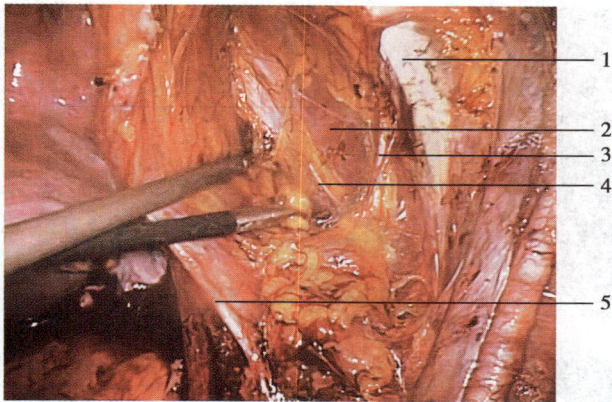

图 9-16-66　分离闭孔窝

1:耻骨梳韧带;2:闭孔内肌;3:闭孔神经;4:白线;5:闭锁脐动脉。

（13）分离闭孔神经(图 9-16-67):将闭孔窝淋巴、脂肪组织自盆壁分离后,用抓钳提起该组织,并略向内侧牵拉,用分离钳深入闭孔窝外侧下方,作钝性和锐性斜向内侧分离淋巴、脂肪组织,可见闭孔神经及后方的淋巴、脂肪组织一并分离。

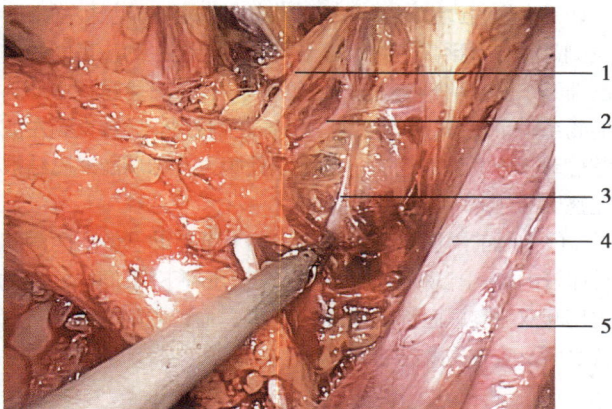

图 9-16-67　切除闭孔神经后方淋巴结

1:闭孔神经;2:闭孔动脉;3:闭孔静脉;4:髂外静脉;5:髂外动脉。

（14）切断闭孔淋巴结下部(图 9-16-68):暴露闭孔神经后,于右侧髂外及髂内静脉分叉部位提起淋巴及结缔组织,用超声刀分离切断其与髂血管的连接,用抓钳提起切断的淋巴结及结缔组织,继续用分离钳或超声刀沿闭孔神经的上缘向下分离达闭孔神经出闭孔止,沿闭孔神经表面由下向上做锐性分离,剪开闭孔神经两侧的淋巴、脂肪组织,该处一般无血管。闭孔动、静脉一般位于神经之下,少数病例在神经之上则应予以切断。

（15）切断闭孔淋巴、脂肪组织:用抓钳推开闭孔神经,

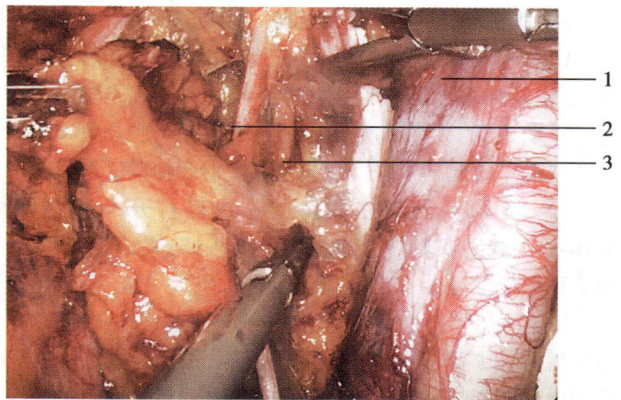

图 9-16-68　闭孔淋巴结切除

1:髂外静脉;2:闭孔动脉;3:闭孔神经。

用超声刀在闭孔神经后方最低位切断该部位的淋巴组织。该处必须凝切断,以防术后盆腔淋巴囊肿发生,使闭孔窝淋巴、脂肪群下部整块游离。在髂外静脉下方,闭孔神经和髂内动脉下方切断淋巴结和结缔组织,从而使整块闭孔窝髂内、髂外淋巴、脂肪组织翻向内侧。

（16）完整切除闭孔部位淋巴结(图 9-16-69):将上述淋巴结和结缔组织提起,切断并游离于闭孔窝,于闭孔神经后方可见髂内静脉分支,小心解剖后,可以暴露右侧腰骶干,避免损伤,将该部位余下的淋巴结及结缔组织分离并完整切除,此时可见右侧骶棘韧带。淋巴结切除后及时袋装,避免淋巴转移后肿瘤细胞暴露于腹腔气腹环境。

切除闭孔窝内的淡黄色的脂肪组织时,其间要先游离闭孔血管和闭孔神经,即在脂肪组织内可见 1 条白色的条索状物穿行其中,此即为闭孔神经,手术中要注意保护,预防损伤。闭孔血管可以采用双极电凝或超声刀进行凝固切断,再完整切除闭孔淋巴组织(图 9-16-69)。

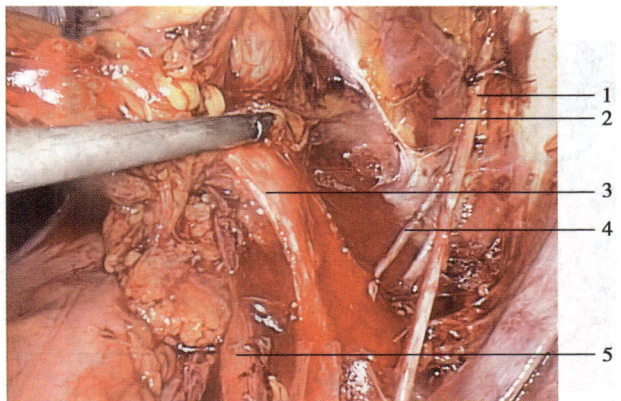

图 9-16-69　完整切除闭孔深部淋巴结

1:闭孔神经;2:闭孔内肌;3:闭锁脐动脉;4:闭孔动脉;5:输尿管。

4. 腹主动脉周围淋巴结切除

（1）对Ⅰb2期以上的宫颈癌，或探查发现盆腔淋巴结有肿大，以及肿瘤分化不良者，均应行腹主动脉周围淋巴结切除术。取头低位并右侧躯体抬高约10°，将小肠及大网膜用抓钳或推杆向上腹部推开，暴露腹主动脉及骶前区域。

（2）于骶前及腹主动脉前方纵向打开后腹膜（图9-16-70），暴露双侧髂总动脉及腹主动脉分叉，继续向上沿腹主动脉走行直达十二指肠横部下缘。

（3）用超声刀打开动静脉鞘（图9-16-71），从腹主动脉分叉处开始游离腹主动脉和下腔静脉，先切除动静脉之间的淋巴结和脂肪组织，直至十二指肠下缘，近肾静脉下缘约1cm部位。

（4）右侧髂总淋巴结的切除（图9-16-72），用抓钳提起切开的腹膜，并向右侧牵拉，暴露右侧髂总血管右侧边沿，用分离钳推开右侧输尿管和卵巢血管，从腹主动脉分叉处开始切开血管鞘膜，再提起切开的血管鞘膜，于右侧髂总静脉表

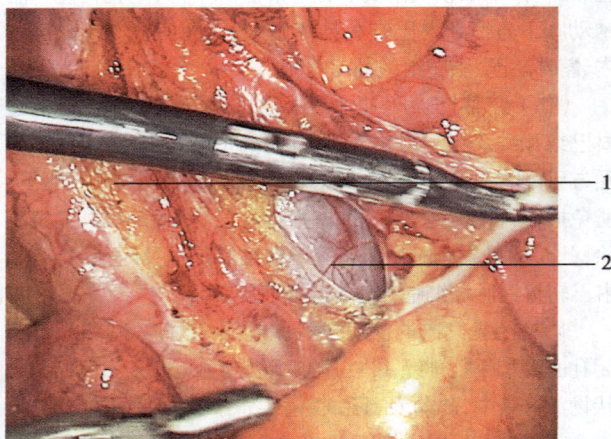

图 9-16-72　右侧髂总淋巴结切除
1:右侧髂总动脉;2:右侧髂总静脉。

面分离切断其前方的淋巴结和脂肪组织，直至与右侧髂外血管表面和外侧淋巴结相连部位，然后完整切除。

（5）腹主动脉周围淋巴结的切除，先切除腹主动脉右侧的淋巴结，将切开的腹主动脉鞘膜提起，从右侧肾静脉下方开始逐一分离切除腹腔静脉表面及侧方的淋巴结，直到右侧髂总血管部位，切除采用超声刀或先双极电凝凝固后再切断。

同右侧腹腔静脉周围淋巴结切除一样，用抓钳提起左侧切开腹膜的边缘，向身体左侧牵拉，暴露腹主动脉左侧，于左侧肾静脉水平以下约1cm处开始切除腹主动脉表面的淋巴结组织，在用分离钳推开左侧输尿管，游离暴露腹主动脉的肠系膜下动脉，再切除腹主动脉左侧的淋巴结，直到左侧髂总动脉分叉外侧约4cm处。至此腹主动脉周围淋巴结被完整切除（图9-16-73）。

（6）骶前淋巴切除（图9-16-74）:骶前淋巴位于两侧髂总血管内侧，上自腹主动脉分叉，下至骶岬下缘，同样的方法先切开双侧髂总血管鞘，沿着双侧髂总血管内侧分离切除血管表面及侧方的淋巴结，再向下方牵拉再完整切除骶岬前方

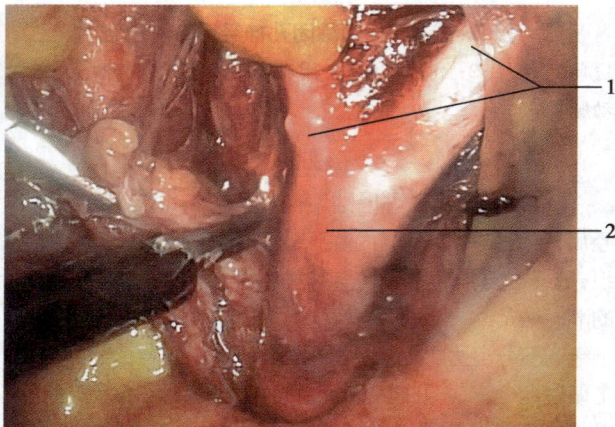

图 9-16-70　打开后腹膜
1:腹主动脉;2:下腔静脉。

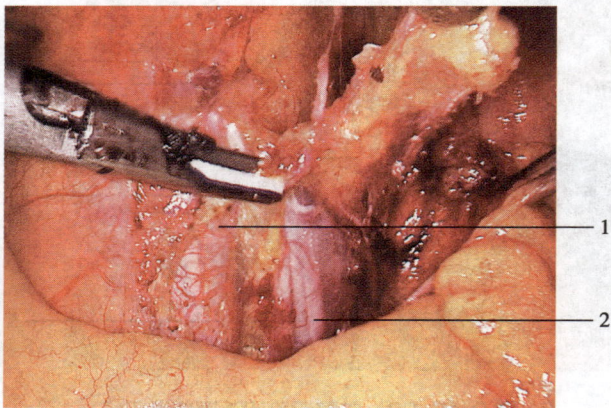

图 9-16-71　打开髂主动静脉鞘
1:腹主动脉;2:下腔静脉。

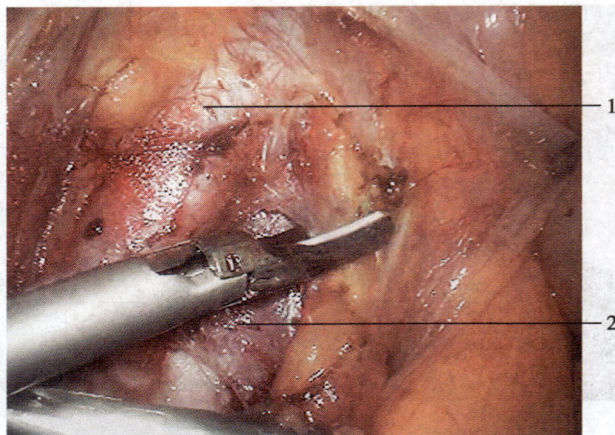

图 9-16-73　腹主动脉周围淋巴结切除
1:髂总动脉;2:腹主动脉。

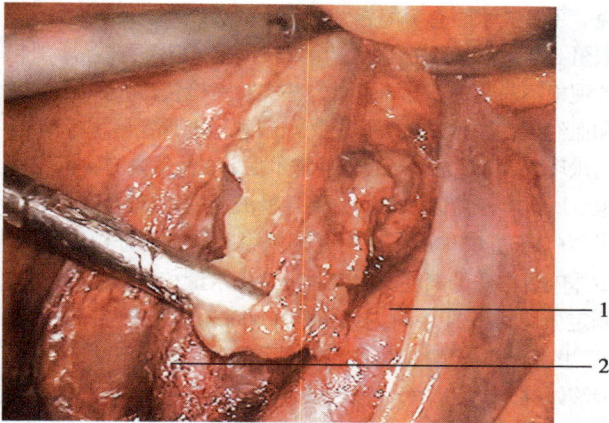

图 9-16-74 骶前淋巴结切除
1:右侧髂总动脉;2:左侧髂总动脉。

区域的淋巴组织。

5. 经腹膜后淋巴结切除术 经左侧腹膜外入路患者取平卧位,术者站在患者的左侧,先从脐部置入腹腔镜检查腹腔。于左侧髂嵴内侧 3~4cm 切开约 15mm 的皮肤,逐层切开皮下,穿过肌肉层和筋膜,到达腹膜外间隙,用示指分离腰肌和腹膜之间间隙,并找到腰大肌和左侧髂总动脉。于此穿刺孔植入光学视管,并形成气腹,气腹压力控制在 14mmHg 以下。于左侧左髂嵴上 2cm 处和肋沿下,在腋中线置入上分别 5mm 和 10mm 穿刺器(如图 9-16-75 所示),钝性分离,暴露左髂总、腹主动脉、肠系膜下动脉和左肾静脉,用抓钳和超声刀或双极电凝钳切除淋巴结,清除腹主动脉前方、后方及侧方,以及动静脉之间和双侧髂总淋巴结。但操作困难时,可以在左侧锁骨中线肋缘下再置入 5mm 穿刺器,以辅助操作。近年来,对于腹膜外腹主淋巴结及高位淋巴结切除,有采用改良的经脐部单孔套入特制的单孔 PORT,建立腹膜外气腹状态后,进行腹主及高位腹主淋巴结切除更简化更易暴露。难点在于腹膜外通道构建。

虽然本途径的操作空间有时有些更受限制,定位亦更困难。然而,该技术避免了腹腔内操作,术后疼痛及肠梗阻更少。近来一项研究比较了经腹膜外及经腹腔途径,行腹腔镜下盆腔淋巴结切除术的差异,表明在输血率、住院时间、并发症以及阳性率等方面无差别。除了外科医师的个人偏好及经验外,既往有腹部手术史、肥胖者,是采用经腹膜外途径的指征。

不论腹部或者盆腔手术,手术入路的选择需取决于外科医师的经验及个人偏好。其他一些因素亦将影响手术入路的选择,例如是否肥胖,是否有既往手术史等。笔者推荐初学者采用经腹腔途径,然后过渡到 2 种途径同步训练。

因通道的建立决定了器械操作范围的大小,因此需精心设计以满足手术特殊需要。如下考虑将有助于通道的建立:一般而言,经腹腔途径腹腔镜通过脐部通道置入;经后腹腔途径通过中央通道进入。然而,有时亦有例外。各通道的

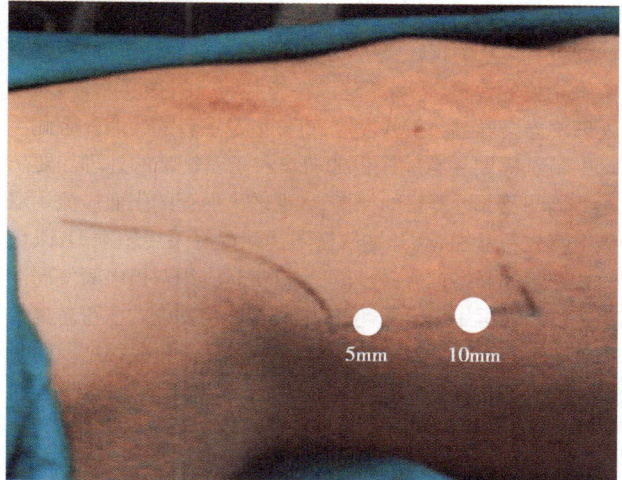

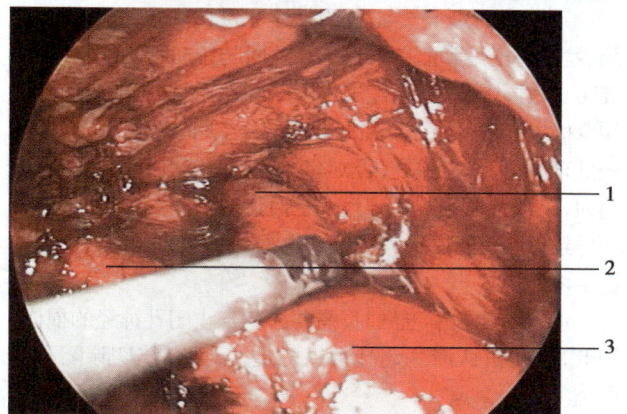

图 9-16-75 腹膜外的腹主动脉周围淋巴结切除穿刺孔选择及腹膜腹主动脉淋巴结切除

1:右侧髂总动脉;2:左侧髂总动脉;3:腹主动脉。

部位需要精心选择,确保彼此间不过于接近。一般而言,各通道的距离需保证在 5cm 或 5cm 以上。理想的情况为,医师所操纵的 2 个器械在手术部位成 45°~90° 角。但当手术野过大时,该角度不断变换而难以处于理想角度。在这种情况下,需要让镜体与 2 个操作杆构成三角关系。

手术中特别需要注意的是腹主动脉周围淋巴结的切除、盆腔淋巴结和骶前淋巴结切除时防止血管的损伤,同时要防止对周围及邻近器官的损伤,如遇较大血管的出血应该用双极电凝进行止血。在遇血管的分支时,需要预先脱水凝固处理,不可牵拉过度,否则容易导致血管撕裂而致手术中出血,以致止血困难。一旦发生血管损伤,切不可盲目钳夹而导致更严重的损伤,需要冷静根据情况进行腹腔镜下或开腹手术处理。

在行腹主动脉周围淋巴结切除时,特别注意在切断任何组织之前必须先辨认输尿管,并要求切断组织时要距离其根部(附着部)1cm 左右,以便发生血管分支凝固不彻底时,可以有止血的余地。其间要注意防止肾静脉、肠系膜下动静脉和腹腔静脉的损伤。

【手术中要点及注意事项】 该术式由于难度较大,因此如没有丰富的腹腔镜手术经验和技巧,以及良好的腹腔镜手术相关的设备,笔者不建议在腹腔镜下行该手术,因为如处理不当会导致严重并发症,直接危及患者的生命。因此手术中特别需要注意输尿管的游离和子宫韧带的处理。要防止对周围及邻近器官的损伤,如遇较大血管的出血应该用双极电凝进行止血,切开输尿管隧道时最好采用超声刀,以免对输尿管的损伤;而在处理子宫韧带时先用双极电凝使局部组织脱水后再用超声刀切断,尤其是要将其内的血管游离并单独处理,否则容易导致手术中出血,而致止血困难。同时在分离阴道与膀胱间隙时要注意阴道静脉丛的止血,这类血管较粗大,一般用双极电凝止血具有很好的效果,必要时加用缝合止血。

手术中特别需要注意的是腹主动脉周围淋巴结的切除、盆腔淋巴结和骶前淋巴结切除时防止血管的损伤,同时要防止对周围及邻近器官的损伤,如遇较大血管的出血应该用双极电凝进行止血。在遇血管的分支时,需要预先脱水凝固处理,不可牵拉过度,否则容易导致血管撕裂而致手术中出血,以致止血困难。一旦发生血管损伤,切不可盲目钳夹而导致更严重的损伤,需要冷静根据情况进行腹腔镜下或开腹手术处理。

在切除闭孔淋巴结时,需要注意防止闭孔神经的损伤,因此,要先辨认清楚闭孔神经的走行,再完整切除闭孔淋巴结。

【术后常规处理及重点观察内容】 宫颈癌腹腔镜广泛性子宫切除术的术后处理与术时处理同样重要。但与开腹手术有明显的区别。术后处理得当,不但可以减少或避免各种并发症的发生和发展,而且还能使患者早日康复出院。因此各级医务人员必须通力协作,重视术后对患者的严密观察,发现问题尽早及时处理。

1. 术后最初 24 小时处理 手术后 24 小时内,患者体内生化改变较大,老年患者易致水、电解质失调,同时由于手术创伤的影响,身体抵抗能力下降。这段时间的严密观察和处理其为重要。

(1)出血的预防及处理:宫颈癌腹腔镜广泛性子宫切除术的手术范围广,对于部分放疗后的患者,手术难度大、时间长,出血较多,术后有发生出血,甚至休克的风险,必须严密观察以防发生。一般在 24 小时内,每隔 1 小时测量 1 次血压、脉搏、呼吸,并仔细观察患者的一般情况。

手术后休克,多见术时失血过多而补给不足及失水情况等。因此,术者须重视和测量手术出血量、补给量及补液量等。如术中出血量大,要及时输血,必要时术后应继续补足。对一般情况差的患者,可以逾量补充。

除输血外,还应注意失水情况。手术当日一般不进饮食,而患者每日不自觉地蒸发水分量估计有 1 500~2 000ml。若在比较高温的手术室里施行这类手术,水分和电解质的丧失必然很多。严重失水及外围循环不足,易发生低容量性休

克。患者失水时有口渴感、口腔黏膜及舌干燥、皮肤弹性差、尿量少等症状。但上述症状可能与术前使用阿品托所引起的现象不易鉴别。此时可做一些实验室检查,如血细胞比容和血红蛋白浓度增加,尿量少及比重上升等情况,均表示有失水现象,必须立即补液。通常术后 1~2 天体内有钠潴留现象。所以补液应以 5%~10% 葡萄糖液为主,生理盐水每日最多不应超过 1 500ml。注射葡萄糖可以补充水分和热量,减少体内蛋白质的消耗。输液时应有入水量和尿量的记录,并测定尿比重。24 小时内尿量达 1 000ml,尿比重在 1.020 以下,患者无口渴感,口唇和舌均湿润,皮肤弹性正常,可以认为液体补充已足。术后出入量、尿比重应视为与体温、脉搏、呼吸、血压同样重要。

术后疼痛不安也能促使休克的发生,除了对疼痛特别敏感的患者以外,一般不需要应用适量的止痛剂和镇静剂。

(2)预防感染:宫颈癌腹腔镜广泛性子宫切除术后预防感染也非常重要,它关系到盆腔扩大创面的愈合、泌尿系统感染的预防,同时对机体的恢复和手术的效果都有较大影响。一般应在手术后即开始使用抗生素。由于盆腔手术革兰氏阴性杆菌感染的机会较多,所以针对性应用抗生素,则疗效比较理想。一般应用复合抗生素以防混合感染。

(3)其他处理:手术 8~12 小时后,即置半卧位。术后半卧位极为重要,因盆腔创面大,渗液多。若伴有盆腔感染,半卧位可使炎症局限于盆腔。如置盆腔腹膜后引流或持续负区吸引者,更需置半卧位。手术 12~24 小时后可以下床活动,以防肠粘连、肠梗阻的发生,更能有效预防下肢静脉血栓形成。24 小时后进食半流质饮食。

2. 术后 48 小时以后的处理 术后 48 小时以后,可以拔除腹腔引流管,再观察引流口的渗出液情况,如有大量淡黄色液体流出,而患者无腰部不适,一般考虑为淋巴液流出,可以采用局部填塞引流口的方法,减少腹腔液的丢失,还可以促进淋巴液的内循环和吸收。

由于绝大多数患者都能下床活动和进食,所以不必特意补充营养物质。对于体质虚弱的患者可以给予适当的营养液补充,一般采用胃肠道营养。只要患者能进食,一般不会出现营养和电解质的紊乱等问题。

(1)营养:术后营养对患者的康复有一定影响,与开腹手术相比有很大的差别。因为,腹腔镜手术后肠功能可以在24 小时左右恢复,立即可以进食半流质饮食,虽然经过广泛性子宫切除术后,患者体内的碳水化合物代谢、基础代谢和蛋白质代谢等方面都发生变化,患者的热量、蛋白质和维生素的需要量远较术前为多,但通过早期的胃肠内营养可以达到机体的需要,只有出现肠功能恢复缓慢的患者,需要及时经胃肠外途径补充营养。

(2)水和电解质的补充:术后 1~3 日内,绝大部分患者的肠功能恢复,通过胃肠道吸收水分,只需能将抗生素及必须的盐水和钾补入即可。患者若仍不能摄取足够水分和饮食,应及时补充。以静脉注射葡萄糖供应营养者,每日宜加

入维生素 B_1 50mg,维生素 B_6 300mg,维生素 C 3 000mg。术后第 3 日起体内氯化钠逐渐不再潴留,此时若患者仍不能进食,则每日静脉补充液体总量中应包括 1 000ml 生理盐水。

而对于钾盐的补充,则遵循见尿补钾的理念,即手术后当天即需要补钾,而当胃肠功能恢复后,则不必经静脉补钾,以减轻患者的痛苦。

一般患者术后钾离子排出量增多,单纯以静脉输液来维持营养者,可能发生钾缺乏现象。尤因腹胀而进行胃肠减压者,更容易发生钾的缺乏。缺钾常呈现疲倦、嗜睡、四肢乏力、腹胀、便秘、食欲缺乏、尿少、水肿或脸和四肢麻木症状。术后数日内应测定血浆钾浓度,或做心电图来判断钾的情况。一般患者多于术后当日即有缺钾。若尿量正常,可每日静脉注入 10% 氯化钾液 20ml,或每日 3 次口服 10% 氯化钾 10ml。给钾不仅有补偿钾缺乏的作用,且能加速伤口的愈合和促进恢复健康。但是在肾功能不全、心肌损害、肾上腺皮质功能不全或休克时,不宜给钾。若血钾确实过低,使用时也必须格外慎重,以免发生血钾过多,导致心脏传导阻滞的危险。

(3)抗生素的应用:宫颈癌腹腔镜广泛性子宫切除术后,一般术后即开始进行抗生素治疗。术后 48 小时仍继续使用,一般持续 5 天左右,选择抗生素以抗革兰氏阴性菌株为主。如伴有感染体温上升时,则根据感染情况及时更换和加强抗生素治疗。

(4)保留导尿管的处理:腹腔镜广泛性子宫切除术后常持续保留开放导尿,保留导尿的护理也很重要,应由护理部每日做外阴、尿道口清洁护理,每周调换消毒导尿管和储尿瓶。一般术后 1 周拔出导尿管,对于保留自主神经的患者可以在手术后第 3 天拔出尿管,并于拔除尿管后 2 小时嘱患者自主排尿,同时测残留尿量,如果残余尿少于 100ml 可以停止保留导尿,如果残余尿大于 100ml,则重新放置尿管 2 天后再重复上述步骤,直到残余尿小于 100ml,方可拔除尿管出院。如果广泛性子宫切除术的范围扩大,子宫主、骶韧带沿盆壁切除者,一般保留导尿 2 周后测量残留尿量,如果残留尿量超过 100ml,宜继续保留导尿管 1~2 周,以期待膀胱排空,及早恢复功能,然后再继续测试残留尿量,以决定是否保留导尿或自主间隙导尿。一般手术范围扩大的病例,保留导尿需 2~4 周之久,个别病例可能还要延长。因此,防治下尿路的感染更需重视。

【并发症的防治】

1. 手术中并发症及处理

(1)髂静脉:清除盆腔淋巴结需要在手术操作时打开髂血管鞘膜暴露血管,然后切除血管周围脂肪组织。静脉壁较薄,易损伤管壁破裂出血,尤其分离右侧髂总淋巴结,因解剖特殊,易损伤右髂总静脉。因为右髂总静脉斜行于右髂总动脉的外下方,而右髂总淋巴结则躺在右髂总静脉的表面,分离时宜在淋巴结与髂静脉之间的间隙中进行,此间隙组织疏松,很易分离和暴露髂总静脉。反之,若在髂总淋巴、脂肪组织中分离,反易引起出血并可能误伤髂总静脉。

(2)膀胱:腹腔镜广泛性子宫切除术治疗宫颈癌时,最容易损伤的部位是锐位性分离膀胱子宫颈及阴道间隙及切断膀胱子宫颈韧带。对于宫颈癌手术治疗时,一般情况下采用锐性分离,可用电剪刀或超声刀贴近子宫颈前面及阴道前方将粘连组织剪断,游离膀胱于子宫颈外口下约 3~4cm。游离膀胱时,必须找准膀胱子宫颈之间的间隙,在此间隙内分离一般不会损伤膀胱,如分离不在此间隙则容易导致膀胱的损伤,特别有剖宫产史的患者,更易发生膀胱损伤。另外除了在间隙内进行分离外,还要分清膀胱后壁的解剖,切断膀胱子宫颈及膀胱阴道之间的组织时,应小心进行,特别遇到有粘连较紧时,不得强行剥离,否则将撕破膀胱。对于不慎撕破或切开膀胱者,可以行腹腔镜下修补术,一般用 3/0 的 Vicry 1/0 线分 2 层缝合,手术后留置尿管不应低于 5 天。

(3)输尿管:分离输尿管是宫颈癌腹腔镜广泛性子宫切除术中操作比较困难的一环,因为只有充分游离输尿管后才能足够切除子宫主、骶韧带。分离输尿管的秘诀,在于掌握操作方法,即必须打开输尿管鞘膜,因为鞘膜并没有小血管供应,仅包裹着输尿管起润滑作用,利于输尿管通畅地在其中蠕动。如果打开鞘膜后,在鞘膜内进行分离输尿管,在术者直视下及充分暴露输尿管的情况下操作,这样可以避免损伤输尿管,又可避免术时引起出血。尤在分离隧道和输尿管盆段的前、中两部分,该处为坚韧、致密韧带并富有血管,输尿管的营养血管都环绕着输尿管筋膜层。因此分离输尿管遇有营养支均须分别切断、结扎,才使输尿管游离。但须慎防损伤输尿管筋膜而导致术后并发输尿管瘘。

(4)直肠:切除阴道和子宫骶韧带慎防损伤直肠,在打开直肠侧窝和分离阴道与直肠前壁时须注意、切除较长阴道必须充分分离阴道直肠间隙,一般采用钝性分离,间隙上都比较疏松易分离。至阴道中 1/3 处与直肠前壁比较贴近,如果不伴有慢性炎性粘连,很易推离直肠前壁。因此,术者必须谨慎,分离时着力面宜紧贴阴道后壁,推力方向是向前、向下;粘连紧难推时,则在直视下做锐性分离。切除更多子宫骶韧带,除充分暴露直肠侧窝外,应先钝性分离直肠阴道间隙,然后锐性分离骶韧带直肠间隙,使直肠侧壁与骶韧带内侧分离,充分暴露骶韧带内侧直达骶骨。反之欲切除较多骶韧带,极易损伤直肠。

(5)术中控制出血和分离粘连

1)控制出血:术时往往因患者的凝血机制差、盆腔慢性炎症、放射治疗后等情况引起出血;或因手术操作粗暴、较多小血管被撕裂,尤以静脉为多;宫颈癌腹腔镜广泛性子宫切除术创面大、渗血多,所以术者宜操作细致,按解剖层次循序渐进,发现小血管明显出血或渗血时,均应立即予以止血。如分离切断子宫主韧带、阴道旁组织,可发生不宜控制的出血,此时采用双极电凝有效止血,必要时缝合止血。

2)慢性粘连:宫颈癌腹腔镜广泛性子宫切除术经常遇到各种不同程度的盆腔炎和慢性粘连,这些粘连临床检查时可以毫无发现，粘连可以是局限性或比较广泛，但是慢性盆腔炎不是子宫颈癌腹腔镜广泛性子宫切除术的禁忌证。相反放射治疗可激发急性或亚急性盆腔炎发作，后期可导致盆腔纤维化引起极难解除的疼痛。此外，放疗可促使肠管小血管内膜炎、纤维栓塞和肠周纤维性变引起肠粘连，甚者发生梗阻，个别病例可发生肠管局部坏死、肠瘘。因此，盆腔炎病例更须手术治疗，尤其遇到比较困难的粘连，如输尿管、髂血管，特别是髂静脉紧密黏着，甚者输尿管和静脉与其鞘膜之间的间隙亦已消失。必须指出，在这种粘连情况下，要求术者具有技术熟练、耐心、细致和丰富的临床经验，以及熟悉各器官之间的解剖关系，寻觅器官之间的自然界限，层次必须清晰，采用锐性分离术，一般不致损伤重要器官。因为慢性粘连都已纤维化，粘连虽然紧密，但血供极少，因此，锐性分离时出血或渗血较少，如果术者善于掌握解剖层次，富有临床经验，往往经过比较艰难的一段分离过程，都能完成手术。

2. 手术后并发症及处理

（1）术后泌尿系统并发症

1）尿潴留：根治性子宫手术切除子宫主、骶韧带范围距子宫颈旁3cm以上，因此在术后最初几日膀胱排空困难和肠道不通是不可避免的，故术后至少1周应给予耻骨上或尿道置管排尿。如行膀胱测量，则发现2种异常现象：尿道压力增高的高张膀胱最常见，而低张膀胱少见得多。高张膀胱型患者有正常的充盈感而觉得不适，这是自限性现象，一般术后3周内恢复正常；而低张膀胱患者则预示不良后果，甚至其中某些患者需要终身自我导尿。

由于手术损伤副交感神经而引起暂时性膀胱麻痹在所难免，所以绝大多数患者术后最初数周内不能自解小便。此外，个别患者由于排尿习惯改变而不能卧床排尿，这些患者宜术前介绍克服排尿困难的方法，练习在床上采取各种排尿姿势，以利于区别术后膀胱麻痹。所以术后保留导尿使膀胱有一个适当的时间休息，以求恢复功能是完全必要的。一般术后2周拔除导尿管，随后超声波测试残留尿，如果残留尿>100ml则继续给予保留导尿1周，在保留导尿期间加强护理，每日清洁、擦洗外阴和尿道口敷以金霉素眼药膏和每周更换导尿管1次，使膀胱在排尿情况下及早恢复功能，一般术后2~4周恢复功能，少数病例延至4~6周，如伴有继发感染者，则加用抗生素、膀胱冲洗及辅以膀胱理疗等治疗。笔者医院管理的451例患者中发生尿潴留共58例，占12.9%，其中14例伴有继发感染，经以上处理后均恢复功能。如果手术范围扩大，沿盆壁切除子宫主、骶韧带，通常尿潴留可延续4~6周或更长时间才能恢复膀胱功能。所以更需要采取抗炎、导尿、消毒等措施，控制下尿路的继发感染。

2）尿失禁：少数病例，尤其年迈体弱者，由于长期安置导尿管，可能使尿道括约肌闭锁不全，导尿管拔除后易发生尿失禁，一旦发生这种情况，每日嘱患者坐热盆浴，锻炼盆底肌肉的收缩，即能促使早日恢复尿道括约肌的功能。

3）肾盂肾炎：膀胱炎上行性感染和腹膜后感染未能及时处理和控制，是肾盂肾炎的主要原因之一，临床症状为高热、寒战、肾区明显叩击痛和尿常规找到大量脓细胞。肾盂肾炎为泌尿系统感染，进入严重阶段，可危及患者生命，一旦被发现后应及时使用大量抗生素控制感染，同时注意尿路通畅，尽可能除去导尿管，排除膀胱内异物和上行感染源，增加水分摄入和营养等。

4）肾功能受损：宫颈癌术后并发肾盂积水或一侧肾功能丧失者频有发生。笔者医院451例患者术后并发肾功能受损者3例，1例为一侧肾功能丧失，2例各为一侧肾盂积水。术后肾功能受损的主要原因往往是术时游离输尿管过长扭曲，或近输尿管处大块结扎导致输尿管扭转或受压。术时止血不彻底，如处理输尿管营养血管形成术后血肿压迫输尿管，又如术时损伤输尿管，经修补缝合或吻合术后引起输尿管吻合口狭窄等。为防止术后并发肾功能的损害，术者必须操作细致，避免以上情况的发生，同时在手术结束时还需检查两侧输尿管的蠕动和周围组织的关系，缝合后腹膜时，更需注意不使游离过长的输尿管扭曲，必要时给予游离过长的输尿管与闭锁脐动脉间断缝几针以纠正扭曲。

宫颈癌腹腔镜广泛性子宫切除术后，随访复查肾功能，一般术后半年做静脉肾盂造影，以了解术后肾功能和输尿管有无异常，或者在术后3个月做肾超声或核素扫描检查，发现肾盂积水等异常情况后，再进一步作静脉肾盂造影术等。

5）输尿管瘘：宫颈癌腹腔镜广泛性子宫切除术损伤输尿管及术后发生输尿管瘘，一般发生率为0~3%。输尿管瘘的发生，主要在于手术时不同程度的输尿管损伤，局部发生组织坏死、穿孔，结果形成瘘管。一般输尿管瘘发生在术后3~14天之间，偶有30天后发生。最早的症状之一是突然体温上升，个别患者主诉下腹部区域性胀痛，然后阴道或腹壁有尿液流出。诊断方法除以上症状体征外，可以口服或膀胱注入亚甲蓝，膀胱镜检查和CTU造影等确定诊断输尿管瘘的位置。如瘘口不大，一般可以自行愈合，或需输尿管吻合术、回肠代输尿管术等，这类手术一般须术后3个月以后进行。为避免和减少术时损伤输尿管，术者除熟悉盆腔解剖和熟练掌握操作技术外，常因盆腔慢性炎性粘连、出血、盆腔解剖异位，放疗后以及撕脱输尿管营养血管或钳夹等情况，以致术后发生输尿管瘘。行输尿管吻合术时，为了防止术后输尿管狭窄或瘘管的发生，需要同时予以输尿管支架。膀胱前窝置烟卷引流，1周后去除，输尿管双丁管术后2个月拔除。个别病例术后输尿管导管无尿液流出，亦需保留导管至2周拔除，因保留导管可起引流尿液作用，同时能达到支架作用。

如果损伤输尿管超过1/3圈或已经被切断，则需做输尿管端端吻合术。吻合前需剪除输尿管断端损伤组织，剪成斜面以利扩大吻合口，对合方向要准确，防止内外翻转、保持吻合口无张力，一般缝合6针，同样必须放置输尿管导管作支架，缝合第1层用3/4-0号微乔线，缝合建议采用4针全层缝合，其线结在管腔外，然后用2/0号微乔线作输尿管筋膜、

第九篇

妇科肿瘤

肌层间断加强缝合6针,膀胱前窝引流和拔管时间均同输尿管修补术。

壁段输尿管或近壁段输尿管损伤时,因为壁段输尿管为输尿管3个狭窄处之一,直径仅2~3mm,因此需做输尿管膀胱植入术(端侧缝合术),其步骤:先在膀胱前壁做一垂直切口,切开膀胱,探查和窥视膀胱三角区,然后在膀胱侧壁下部,在输尿管断端外侧部做一小切口,然后用3-0或4-0号可吸收缝线做输尿管全层、膀胱黏膜肌层间断缝合6针,缝合的第一针需做全层缝合牵引固定,如果膀胱切口的缝合口过大,则用微乔线全层间断缝合至与输尿管缝口相应大小为度,然后在膀胱浆肌层与输尿管植入处用2/0号微乔丝线做膀胱浆肌层与输尿管筋膜肌层间断加固缝合4针,避免缝合过多过密。用2/0号微乔丝线间断全层缝合膀胱前壁切口,并用微乔线给予浆肌层加固间断缝合。

以上植入术和术后的导管支架,烟卷式引流和拔除输尿管导管时间等均同修补术。此外,可采用输尿管抗逆流隧道式输尿管植入术,其原理优于上述植入术。此术可增进输尿管抗逆流,其方法类似植入法,所异者,输尿管植入膀胱,在膀胱切口黏膜下距创面1.5~2cm处再穿出膀胱黏膜;然而用3/4-0号微乔线做膀胱黏膜与输尿管全层间断缝合6针,输尿管导管内固定等都同植入术。膀胱浆膜与输尿管筋膜加固间断缝合以及支架引流等都类同植入法。

广泛性子宫切除术时避免和减少输尿管损伤和术后输尿管瘘的发生并不是不可能的,首先要求术者操作熟练,解剖清晰,方法合理。如分离输尿管盆段前部和中部,膀胱子宫颈韧带和子宫主韧带时,该处除组织坚韧外并富于血管,如果术者不慎,很易损伤输尿管。此外输尿管越过髂内外动脉和子宫血管交叉处也须重视。笔者体会分离游离输尿管时,均需打开输尿管鞘膜,因为输尿管鞘膜并无血管,打开鞘膜,操作在鞘膜内进行,这样输尿管在术者直视下进行分离可以避免输尿管的损伤,更不致发生切断等严重后果。相反,输尿管筋膜营养血管丰富,交叉纵横,术时必须细致、轻柔,切勿损伤,如需结扎处理其营养支时也需避免过度牵拉,撕脱营养血管导致损伤输尿管,酿成术后输尿管瘘的发生。451例患者采用以上操作方法,除术时输尿管游离时误钳致伤1例外,无术后发生输尿管瘘。

(2)术后胃肠道并发症

1)腹胀:麻醉、手术干扰、术后伤口疼痛等均可使腹壁运动和胃肠蠕动受到抑制,胃肠道内液体和气体滞积至腹胀。腹胀不但增加患者痛苦,重者可引起肠麻痹。

预防腹胀可于术前2天进食无渣及不易产气的食物,并可口服缓泻药。手术前夕行清洁灌肠。手术时尽量避免过度干扰肠段。基于目前快速康复外科(ERAS)理念,在围手术期优化措施综合应用。术后鼓励患者早期翻身活动。腹胀时宜先用增强胃肠道蠕动的药物,如莫沙必利、新斯的明等,还可肛管排气或温水灌肠。上述措施无效而腹胀更趋严重者,应给予胃肠减压或针灸理疗。胃肠减压者应注意水和电解质的平衡,特别是钾的补充。

2)肠梗阻:长时间的腹部手术,粘连扭曲肠段的分离,尤伴有腹腔内发生炎症者,更易引起术后肠梗阻。肠道通气受阻,至肠腔充满气体和液体而膨胀。患者腹胀,阵痛,伴有恶心、呕吐。肠梗阻可能为麻痹性或机械性,也可能先为机械性后转为麻痹性。触诊时满腹压痛。听诊麻痹性肠梗阻无肠鸣音和击水声;机械性则肠鸣音亢进而有击水声等。X线腹部摄片示肠段明显液平出现。

治疗原则以控制炎症和恢复肠功能为主。麻痹性肠梗阻一般腹部用湿热敷,并禁食、禁水或注射新斯的明或阿托品等药物。有时亦可静脉注射高渗盐水,以促进肠道收缩。同时行胃肠减压,吸出胃肠道内容物,以解除气胀并逐渐恢复肠蠕动。机械性肠梗阻在应用补液和胃肠减压等保守疗法无效时,才需手术治疗解除机械梗阻的原因。

(3)术后肺部感染:由于抗生素的普遍应用和全身麻醉的显著减少,术后肺部并发症亦明显减少。但在个别患者中仍有肺不张等并发症的发生。

肺不张多发生于术后36~48小时。早期症状是体温增高、咳嗽有痰。叩诊:早期可无明显改变,后期呈现浊音以及心和纵隔移向患侧。听诊:早期呼吸音低或消失,后期可有啰音。X线检查:早期肺部阴影增加不明显,后期才出现典型肺不张阴影。

肺不张的预防很重要。术前气管内必须无异常分泌物。手术时保持呼吸通畅,个别全身麻醉的患者,应及时吸出呼吸道的分泌物。术后第2天置半卧位。鼓励翻身和主动咳出呼吸道的分泌物。如已发生肺不张,而又因疼痛不能咳嗽时,可采取多模态镇痛处理措施,然后协助患者咳嗽。若咳痰不多,可再静脉注射镇痛药物后嘱患者咳嗽。同时加用庆大霉素8万U做喷雾吸入,每日2次。此外应用抗生素预防肺部感染也是非常必要的。

(4)术后盆腔淋巴囊肿:宫颈癌腹腔镜广泛性子宫切除术后并发盆腔淋巴囊肿的发生率一般为0.5%~4%,但其发生率随盆腔淋巴结和选择性腹主动脉旁淋巴结清除术而异。宫颈癌腹腔镜广泛性子宫切除术后往往因盆腔创面渗液和淋巴液的回流汇集形成假性囊肿,451例患者中术后发生盆腔囊肿57例,占12.6%,其中5例伴有继发感染。

淋巴囊肿的发生一般在术后2~7日最为多见,患者最初症状为下腹部有疼痛,一侧或双侧可扪及椭圆形肿块,大多有边界、压痛,伴有感染时可发热,局部疼痛加剧。术后盆腔放疗增加了淋巴囊肿的危险性。

淋巴囊肿的治疗,一般腹部外敷金黄散和预防性抗炎治疗。如果已有感染时则加强抗生素的应用,个别囊肿较大并贴近腹外部者可在严格消毒下予以穿刺吸取。

预防淋巴囊肿的发生方法有3个:①手术清除髂外和闭孔区淋巴时必须一一结扎腹股沟上部髂外区和闭孔神经出闭孔上缘的脂肪、淋巴组织,以上两区为下肢淋巴回流的主干。②术时盆腔放置硅胶管,留待术后持续负压吸引。③术时不关闭盆腔腹膜,渗出的淋巴液可以通过腹膜孔吸收。

（5）性功能障碍:术后阴道的缩短、瘢痕的刺激等,均可使性生活受到不同程度的影响,致使患者精神上遭受痛苦,甚至影响夫妻感情,因此应当引起重视。子宫切除术阴道顶端缝合应注意切缘要整齐,断端的缝合用可吸收线,缝合时针距不应过宽,拉线松紧适宜,以免切缘在一起使瘢痕过厚。同样阴道手术时,缝合缘亦应将组织展平,缝线不可过紧,手术中注意无菌操作,止血彻底,减少感染。

【手术指征及术式评价】 腹腔镜手术经过10余年的探索和发展,作为治疗妇科恶性肿瘤的一种全新的手术方式,已经显示出其诱人的应用前景。腹腔镜手术虽然只是手术技术的改进和创新,并未改变妇科肿瘤外科治疗的本质,但它代表了妇科恶性肿瘤微创治疗的发展趋势。虽然尚有许多技术问题有待解决和完善,在理论上亦存在诸多需要研究和探索的问题,但以其特有的优势和治疗效果,在诸多方面已经和正在改变妇科肿瘤医生部分传统治疗方法和理念。

另外,为了减少宫颈癌广泛性子宫切除术后排尿功能障碍的发生,近20年来,很多研究者提出了多种新的手术方式和策略,包括全系膜切除术、子宫颈周围精细解剖法等。但是对于开腹手术而言,最大的障碍在于支配膀胱的神经辨认困难,因此,常规开腹手术保留神经往往达不到临床要求,并一直受到质疑。而腹腔镜技术的引入,有望为保留神经的广泛性子宫切除术提供新的策略和途径。腹腔镜具有10倍左右的放大作用,且腹腔镜下视野较开腹手术更清晰,因此,保留神经的广泛性子宫切除术近年来得到了越来越多的关注。

笔者团队从2006年开始,对患者进行了腹腔镜下保留盆腔自主神经的广泛性子宫切除术(laparoscopic nerve sparing radicalhysterectomy,LANSRH)的探索,由于对腹腔镜下子宫颈周围的解剖结构特别是血管的分布和走行认识不足,往往因出血而行电凝止血,导致神经损伤,因此,早期的效果并不满意。本研究中,LANSRH组中有5例患者术后膀胱功能恢复欠佳,甚至1例患者出现了膀胱功能障碍。随后,本研究结合文献复习和临床实践经验,对现有的技术进行了改良,即采用间隙解剖法对子宫颈周围组织进行解剖,同时对子宫颈周围组织结构进行准确辨认和分离,避免了血管的损伤出血,保持创面干净、结构清晰,易于在术中辨认神经的走行。此外,采用间隙解剖法保证了宫颈旁组织的切除长度,同时又保留了重要的神经分支,所有患者术后膀胱功能恢复均较好,避免了远期膀胱功能障碍的出现。

同时,由于采用了间隙解剖法,防止了对周围组织如神经及器官的损伤,特别是对于期别较晚的宫颈癌,其滋养血管较粗大,一旦损伤血管,出血较多,尤其是阴道的静脉丛出血,止血困难。通过该方法均能避免。因此,本组患者术中

均无并发症发生。

对于早期宫颈癌的手术,保留神经的目的是使患者术后的膀胱功能尽量恢复到术前水平。本研究在文献报道的方法的基础上进行改良,采用患者主观感觉与膀胱功能评级相结合的方法对患者术后的膀胱功能进行评估。LANSRH组患者中95%(35/37)在拔除尿管后有膀胱充盈感,86%(32/37)有自主排尿及排尿完全感。术后(10.6±2.7)天(7~17天)或拔除尿管后12天残余尿量可恢复至 <50ml。拔除尿管后,LANSRH组患者中有膀胱充盈感、有自主排尿及排尿完全感的患者比例均高于LRH组,但差异均无统计学意义(P>0.05);而LRH组患者中膀胱功能为Ⅱ级者的比例高于LANSRH组,差异有统计学意义(P<0.05),且有1例患者需要采用自主导尿的方式解决排尿困难问题。因此,仔细地分辨并保留下腹下神经丛膀胱支,将更早、更完善地恢复膀胱功能,使其更接近术前的状态。

目前,因为缺少术后长期生存率和术后病情进展的资料,何种临床分期的患者适合行NSRH,尚不十分明确,但绝大多数文献认为,NSRH适合于ⅡA2期以下的患者,对于Ⅱb期患者似乎不太适用。有研究指出,只要能保留一侧盆腔神经,膀胱功能就能够得到较好的恢复,因此,对于临床分期较晚的患者,应尽可能保留未受肿瘤侵犯一侧的膀胱神经分支。

笔者在研究中发现,2组患者术中宫颈旁组织切除长度及阴道切除长度比较,差异无统计学意义(P>0.05),说明采用NSRH并未导致手术范围的缩小。本研究所采用的术式与传统LRH之间最大的区别在于是否保留盆腔神经板及支配膀胱的神经束。传统的LRH是从直肠旁间隙切断主韧带,直至与膀胱间隙进行融合,这样会将盆腔神经板、下腹下神经丛的膀胱支与主韧带组织一同切除;而本研究采用的术式是在分离出阴道旁间隙的基础上,将直肠旁间隙与其融合,再切断宫颈旁组织和主韧带,改进了手术切除组织的路径,在不缩小侧方切除范围的前提下,保留了除下腹下神经丛子宫支以外的所有盆腔神经板。

本研究经过短期随访观察,所有患者均无肿瘤复发,说明本术式对于肿瘤的治疗较彻底,但其远期疗效仍有待进一步观察。总之,本研究采用LANSRH治疗早期宫颈癌,成功地保留了支配膀胱的神经,术后膀胱功能恢复较好,与传统开腹及腹腔镜手术相比更有优势,值得在临床进行推广。

宫颈癌腹腔镜保留子宫体的广泛性子宫颈切除术

近年来,由于观念的改变及性相关传播疾病的增加,宫颈癌的发病有年轻化的趋势,丧失生育能力会给年轻未育妇女带来沉重打击。由于年轻早期宫颈癌患者要求保留生育功能的越来越多,为其实施保留生育功能的手术,体现个性化、人性化的治疗原则已成为当前研究的热点。因此,如何既延长患者生存期,又能提高患者术后的生活质量、保留女性生理功能越来越为临床关注。因此,近年来有人主张对

早期宫颈癌患者采用保守的方法治疗,以保留其生殖功能。Dargent 等首次描述了腹腔镜辅助的根治性宫颈切除术治疗Ⅰa2~Ⅰb1 期的宫颈癌,取得了良好结果。笔者自 2001 年 8 月开始,对早期宫颈癌患者施行了腹腔镜淋巴结切除和根治性子宫颈切除术。

【适应证】 宫颈癌的临床病理学研究及自然生物学特性表明,其具有几个重要特点:①在生长转移方式中,肿瘤首先侵犯周围组织,累及子宫体者少见;②向输卵管、卵巢转移极少,不超过 1%~2%;③播散可以是连续的也可以是跳跃的;④直接浸润主要为子宫旁浸润,远处转移主要为淋巴转移,血行转移较少见;⑤在淋巴转移中基本是沿淋巴管循序向上转移,少有逾越式转移。宫颈癌的这些生长转移特点,为早期宫颈癌患者实施保留生育功能的手术提供了充分的理论依据。

1. 宫颈微小浸润癌(ⅠA1~ⅠA2 期) 宫颈原位鳞状上皮细胞癌,如果手术切缘无肿瘤,一般认为锥形切除可以达到彻底治疗的目的。如果在手术切缘出现严重的发育不良(高度鳞状上皮内病变/子宫颈中重度非典型增生),提示有复发的危险,可进行再次锥形切除以排除浸润性疾病,并采用强有效的细胞学及阴道镜检进行随访。宫颈原位腺癌通常无症状,且没有明确的阴道镜表现,病变常常位于子宫颈管内。Widrich 等报道宫颈原位腺癌行冷刀锥形切除术后,随访 81 个月有 6% 的患者复发,而以激光锥切或以 LEEP 切除移行带,分别随访观察 52 个月及 18 个月,复发率达到 30%。因此,宫颈原位腺癌的患者需要彻底的随访,并进行子宫颈管内取样。

对于 FIGO ⅠA1 期患者,无论是鳞状细胞癌或腺癌,只要无血管或淋巴管浸润,锥切边缘阴性,子宫颈管诊刮为阴性,则宫颈锥切术是一种安全的治疗。这些病例淋巴结转移的概率 <1%,疾病复发的概率较小。对于ⅠA2 期患者,淋巴转移率可达到 5%,建议的治疗方案为广泛性子宫切除术及淋巴结清扫术。但是,如果患者期望保留生育功能,可行宫颈锥切术或单纯的宫颈切除术,如边缘阴性,无血管及淋巴管浸润,且子宫颈管诊刮阴性,则可严密随访。由于淋巴结转移的可能性增加,也可行宫颈广泛切除术和盆腔淋巴结切除术。

2. 宫颈浸润性癌(ⅠB1 期) 传统意义上的浸润性宫颈癌应行广泛性子宫切除术或放射治疗,这两种方法均可导致患者丧失生育能力。为保留生育能力,Dargent 等率先进行广泛性宫颈切除术(RT)及腹腔镜盆腔淋巴结切除术来治疗ⅠB1 期(<2cm)宫颈癌。由于可以保留子宫体,进而可以保留生育功能,这一技术可以被看作治疗年轻的早期宫颈癌患者的真正意义上的突破。

根据 Dargent 等提出的标准采用广泛性宫颈切除术来保留宫颈癌患者生育功能的条件如下:①渴望生育的年轻患者;②患者不存在不育的因素;③病灶≤2cm;④FIGO 分期为ⅠA2~ⅠB1 期;⑤组织学类型为鳞癌或腺癌;⑥阴道镜检查未发现子宫颈内口上方有肿瘤浸润;⑦未发现区域淋巴结有转移。随着新辅助化疗的开展,有学者提出,对于大于 2cm 的ⅠB1 或ⅠB2,甚至ⅡA 的患者,经术前化疗后也能行广泛性宫颈切除术,也能获得良好的临床效果。2023 年 NCCN 指南纳入的低风险宫颈癌的概念,是保留生育功能的最佳候选适宜人群。

【禁忌证】 ⅠB2 期以上的进展期子宫颈癌,无生育要求者。

【术前准备】

1. 患者全身情况的评估 应根据患者的肿瘤类型、临床分期、病理分级、全身情况而决定手术。

(1)病史:患者初入院后,除询问有关肿瘤病史外,也须了解有否盆腔炎病史及炎症程度、月经史、婚育史等,还应重视有否出血倾向史等。

(2)病理诊断:核实病理结果。若是外院病理切片,必须经本院病理科会诊核实。

(3)体检与实验室检查:综合病史、症状、体征、病理及辅助检查结果,作出较准确的临床分期。全身健康状况体检包括:血常规、尿常规检查。血红蛋白 <80g/L(80g/dl)者,术前应给予纠正心、肺、肝、肾功能检查。一般除血浆总蛋白测定外,须重视白/球蛋白比值。肝病可疑或有出血倾向者,应检查出血、凝血时间,血小板计数,凝血酶原时间测定等。必要时应行肾盂造影或膀胱镜检查,以了解肾功能和输尿管及膀胱情况。

(4)术前新辅助化疗:目前有 2 种途径即全身静脉和动脉插管化疗,一般 2 个疗程,达到缩小瘤体及减期的目的,以增加手术的安全性和降低手术的难度。

(5)局部准备

1)阴道准备:是防止阴道残端感染的重要措施之一。除上述术前放疗外,术前 2 天开始用碘伏溶液擦洗阴道,每日 2 次。冲洗时要求切勿损伤肿瘤,以免引起出血,冲洗时要充分暴露子宫颈穹隆才能达到冲洗目的。术前阴道涂抹甲紫液。

2)肠道准备:避免术时肠胀气影响术野暴露,故术前 3 天少吃多渣食物,同时口服抗生素 3 天;术前 2 天宜半流质饮食;术前 1 天全流质饮食。术前晚和术晨灌肠各 1 次。

3)肚脐准备:手术前 1 天嘱患者沐浴、洗发,然后行术前肚脐清洗准备。

2. 术前谈话 向患者及家属交代病情和手术方式。需要指明可能存在的手术风险,如:输尿管、直肠、膀胱、血管等损伤。需要讨论保留子宫体后可能存在复发问题以及盆腔神经是否保留的问题。获得知情同意,签字为证。

【手术时机】 一旦确诊立即选择在月经期后 1 周内手术治疗,如遇有其他合并症,则需经简单治疗待病情稳定后即可手术,手术中要严密监测病情变化,并行有效的监护。

【手术条件及手术器械】 腹腔镜下或经阴道广泛性宫

颈切除加盆腔淋巴结清除术，其难度较腹式手术要高得多，因此，要想该手术获得成功，必须具备一定的条件。

1. 熟悉子宫颈周围及盆腔脏器解剖 首先必须对该手术的步骤、方法及相关的解剖结构了解清楚。因此，手术者必须对子宫颈周围解剖、盆腔及盆底的结构有充分的掌握，同时还要有扎实腹式及阴式广泛子宫颈切除及开腹盆腹腔淋巴结清除术的基本功和经验。

2. 娴熟的腹腔镜操作技巧 要完成腹腔镜下广泛性子宫颈切除术，术者应有扎实的基本功和良好的腹腔镜手术技巧，熟练掌握镜下的各种操作技术，一般需要有完成腹腔镜辅助的经阴道子宫全切术的经验，而且要有配合默契的手术组。包括把握各种止血方法的应用及镜下缝合技巧。此外，超声刀各种功能面的灵活运用，各种电凝的止血功能，以及钳、剪、拨、抓等亦要熟练掌握。只有将腹腔镜下的各种操作真正掌握，灵活运用，手术时才能得心应手，减少并发症，尤其是子宫动脉损伤等意外。

3. 手术器械 要求高清晰的腹腔镜成像及监视系统，CO_2 气腹机，单、双极电凝系统，超声刀或 PK 刀止血系统，冲洗器，负压吸引，手术器械包括两把弯钳，1 把直钳，双极电凝钳，超声刀，组织剪，持针器，一次性标本袋，可吸收和不可吸收编织线等。

【麻醉方式、体位及穿刺孔的选择】 同腹腔镜下广泛性子宫切除术，如有经阴道操作步骤，则患者的双腿应尽量屈曲和分开，便于阴道操作。

【手术路径及方式】 根治性宫颈切除术的类型根据宫颈癌的临床及生物学特点，早期宫颈癌施行广泛宫颈切除不影响肿瘤生存结局，使保留生育功能成为可能。根据不同的手术路径，可分为：开腹，腹腔镜，经阴道。手此外，按照手术入路的不同形成了目前的 4 种改良的腹腔镜术式：

（1）腹腔镜辅助阴式根治性宫颈切除术：主要特点为腹腔镜下切除盆腔淋巴结，经阴道切除 80% 的子宫颈和上 1/3 阴道，腹壁创伤小，但比开腹手术中损伤和出血发生率更高，因不打开输尿管隧道而致宫旁组织切除不足。

（2）改良腹腔镜辅助下经阴道根治性宫颈切除术：改良腹腔镜辅助下经阴道根治性宫颈切除术（laparoscopic radical trachelectomy，LRT）用腹腔镜完成 Dargent 术式中 VRT 操作的 80%，包括腹腔镜下盆腔淋巴结切除术，腹腔镜下游离输尿管和子宫动脉，切除主韧带和子宫骶韧带，下推膀胱后打开阴道前壁和后壁，其余操作经阴道完成。主要特点：盆腔淋巴结切除术 100% 和根治性宫颈切除术的 80% 在腹腔镜下完成，更符合微创的原则，但手术难度大，切除范围较广，术后并发症与广泛性子宫切除术相当。

（3）完全腹腔镜下根治性宫颈切除术：完全腹腔镜下根治性宫颈切除术（total laparoscopic radical trachelectomy，所有操作均在腹腔镜下完成。技术要求高，手术难度更大，切除范围足够，手术并发症较多，但腹壁切口及创伤小。近年来有学者还利用机器人系统完成了该类手术，目前临床结局

有争议。

（4）保留自主神经的腹腔镜辅助经阴道根治性子宫颈切除术：由于腹腔镜下行根治性子宫颈切除术，术后患者出现排尿功能障碍的比例与广泛性子宫切除术后的比例相当，保留自主神经的腹腔镜辅助经阴道根治性子宫颈切除术可有效缩短保留尿管时长，促进自主排尿功能恢复正常。其主要步骤是在切断膀胱子宫颈韧带时，辨认神经并给予保留，而子宫骶韧带的切除范围适当缩短。但该术式的操作难度大，一般妇科肿瘤医生不易掌握。且有肿瘤细胞溢出的风险。

以上 4 种术式各有其优点和缺点，可根据实施手术医院的技术条件和患者的个体情况进行选择。

【手术步骤与术中要点】

1. 腹腔镜盆腔淋巴结切除术和经阴道宫颈广泛切除术 根治性宫颈切除术示意图见图 9-16-76。

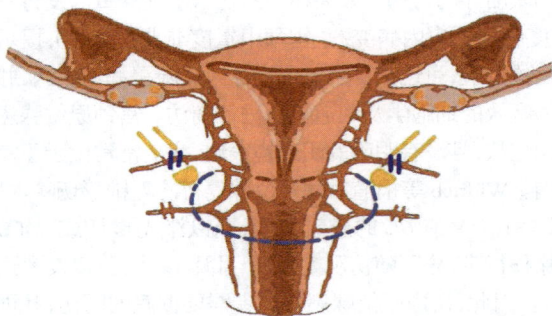

图 9-16-76 根治性宫颈切除术示意图

（1）用举宫器操纵子宫，使其偏向左侧，先用抓钳提起于右侧卵巢悬韧带，用超声刀沿髂外动脉走行方向切开右侧腹壁腹膜，暴露右侧髂血管及闭孔区域。

（2）用抓钳提起髂外动脉表面的筋膜（血管鞘），再用超声刀沿外动脉表面切开血管鞘，由内侧直到腹股沟区域，从腹股沟韧带后方，切除该区域淋巴结，注意遇到旋髂深静脉时有效止血。

（3）再从腹股沟韧带后方开始，沿腰大肌上沿分离、切除淋巴结，直到右侧髂总血管分叉部位，然后辨认清楚输尿管走行，提起右侧髂血管，从血管后方，完整整块切除右侧髂血管后方及腰大肌区域的淋巴结。

（4）提起右侧脐内侧韧带，向左侧牵拉，充分暴露右侧闭孔区域，再钝性分离和推开脐内侧韧带；左手用抓钳提起髂外血管筋膜，助手用吸引器向后方推压髂血管，用超声刀分离血管鞘，由髂总动脉分叉，一直分离直到腹股沟韧带后方。

（5）用抓钳提起分离开髂血管的筋膜及淋巴组织，用超声刀分离、切断腹股沟韧带后方的淋巴组织，沿耻骨梳韧带方向分离切断淋巴组织，直到右侧坐骨小孔上沿。

（6）辨认清楚闭孔神经的走行，从近端开始逐一切除闭孔神经表面及后方的淋巴结，直到看清楚闭孔内肌，如遇闭孔血管有损伤，则用双极电凝凝固、再切断。这样完整切除闭孔区域淋巴结；再沿着髂内动脉和膀胱上动脉的走行，分离切除髂内淋巴结。

（7）同法处理左侧淋巴结，在两侧盆腔淋巴结切除术完成后，将可疑淋巴结送快速冰冻切片。

（8）沿髂内动脉的走行方向打开侧腹膜，辨认输尿管，直至其穿入子宫动脉的后方，再用分离钳分离子宫动脉与输尿管之间的间隙，直到输尿管与子宫动脉完全分离。

（9）转移手术操作于阴道（图9-16-77），用组织钳钳夹子宫颈，并向外牵拉，于距离子宫颈外口约2~3cm处环形切开阴道穹窿部，分离阴道壁和子宫颈之间的结缔组织间隙，推开阴道穹窿部，将子宫颈充分游离，直达子宫颈内口水平。

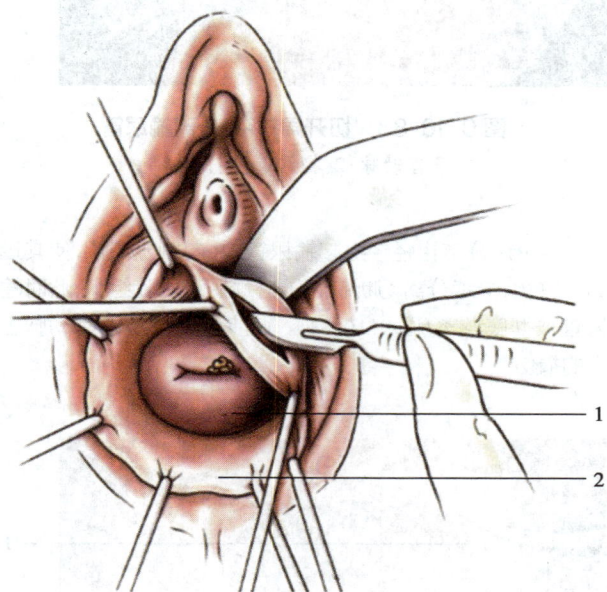

图 9-16-78　打开膀胱旁间隙
1:输尿管;2:膀胱宫颈间隙;3:膀胱宫颈韧带;4:膀胱旁间隙。

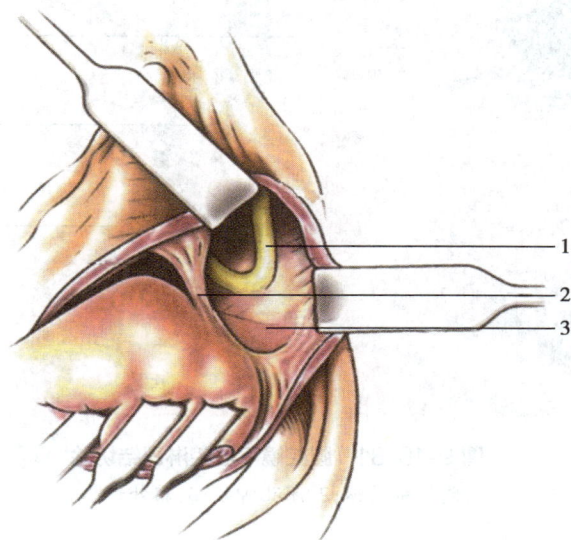

图 9-16-77　切开阴道黏膜
1:子宫颈;2:阴道黏膜。

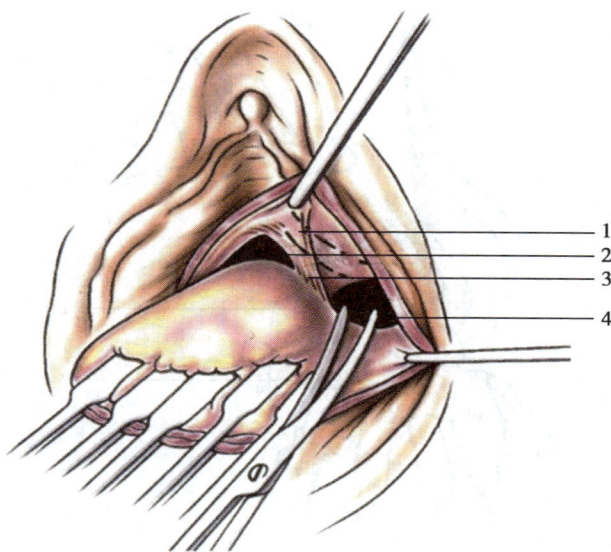

图 9-16-79　分离输尿管
1:输尿管;2:膀胱宫颈韧带;3:膀胱旁间隙。

（10）辨认子宫颈周围的子宫动脉及其分支，用手触摸并辨认输尿管的走向，将其与子宫动脉及主韧带分离，再分离主韧带周围组织，将膀胱和输尿管推离主韧带（图9-16-78、图9-16-79），于距离子宫颈约2cm处用弯钳钳夹主韧带，并切断，注意不要损伤子宫动脉。断端用4号或0号丝线缝扎。

（11）再继续分离子宫颈侧方和阴道直肠间隙，直到骶韧带完全游离，于距离子宫颈约3cm处钳夹骶韧带并切断，断端缝扎止血。至此子宫颈周围韧带被完全离断。

（12）在子宫峡部以下完整切除子宫颈阴道部（图9-16-80）。用7号子宫颈扩张器扩张子宫颈管，于黏膜下子宫颈内口水平用1号尼龙线环行缝扎子宫颈阴道上部，重建

子宫颈内口。再行阴道子宫颈黏膜缝合术，以重建子宫颈外口。其间对子宫动脉无需切断或结扎，该术式保留子宫动脉。可以保持妊娠时正常的血供。

（13）取下宫颈标本送检，确定宫颈和阴道切缘距肿瘤边缘的距离。

2. 改良腹腔镜宫颈广泛切除术和盆腔淋巴结切除术

（1）腹腔镜下淋巴结的切除（图9-16-81）同上（1）~（8）。

（2）在完成盆腔淋巴结切除和活检后行改良腹腔镜下广泛子宫颈切除术，完成输尿管的分离和辨认后，打开膀胱腹膜反折，分离膀胱阴道间隙（图9-16-82），并将间隙的分离向侧方扩展，分离和建立阴道旁间隙。

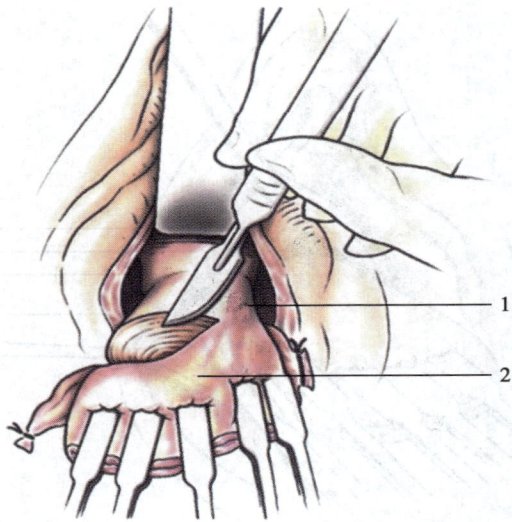

图 9-16-80　切除子宫颈
1：残端子宫下段；2：子宫颈。

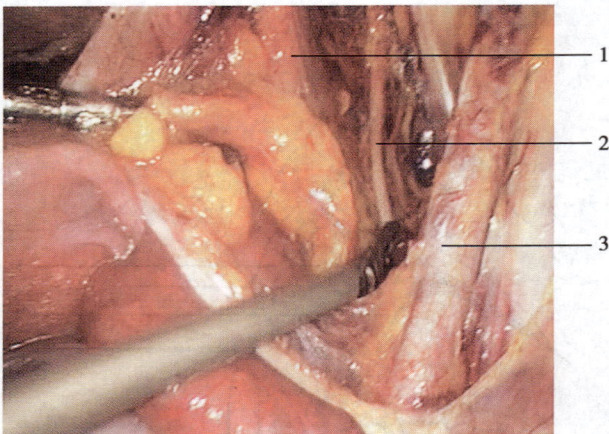

图 9-16-81　腹腔镜下盆腔淋巴结切除
1：闭锁脐动脉；2：闭孔神经；3：髂外动脉。

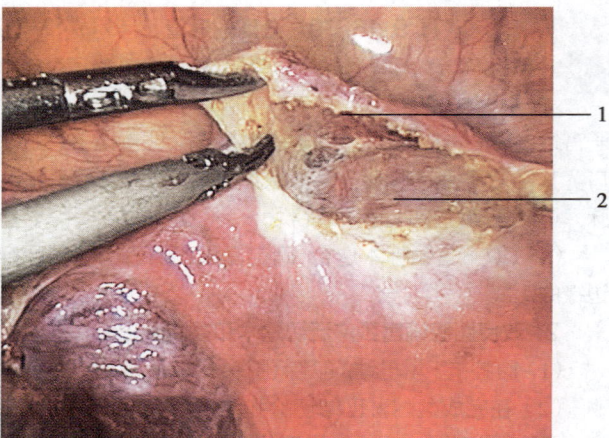

图 9-16-82　分离膀胱宫颈间隙
1：膀胱；2：子宫颈。

（3）再向侧方切开阔韧带（图 9-16-83），此时可见子宫动脉及其后方穿越的输尿管，于子宫动脉主干的下方提起膀胱子宫颈韧带的前叶，于距离子宫颈旁开约 2cm 处切断膀胱子宫颈韧带前叶，再继续分离和扩展阴道旁间隙，此时于子宫动脉主干下方见输尿管进入膀胱。

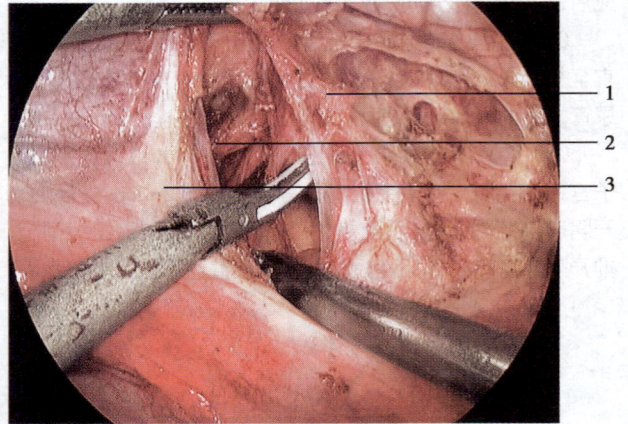

图 9-16-83　切开阔韧带，分离输尿管
1：子宫动脉；2：输尿管；3：阔韧带。

（4）用分离钳轻轻提起输尿管，并向侧方牵拉，使其远离子宫颈，继续分离切断膀胱子宫颈韧带后叶组织，此时输尿管被彻底游离（图 9-16-84）。此步骤要防止子宫动脉主干的损伤。

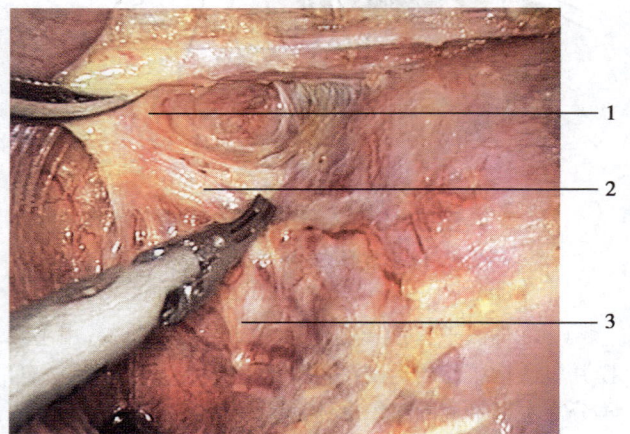

图 9-16-84　分离输尿管隧道
1：输尿管　2：膀胱宫颈韧带　3：子宫动脉。

（5）再打开直肠阴道腹膜，并钝性分离直肠阴道间隙（图 9-16-85），并于骶韧带侧方分离、建立直肠旁间隙。此时子宫颈周围的主韧带和骶韧带被完全分离和辨认。

（6）用超声刀于距离子宫颈旁开约 3cm 处，分别切断子宫骶韧带（图 9-16-86）和主韧带。至此，子宫颈周围的韧

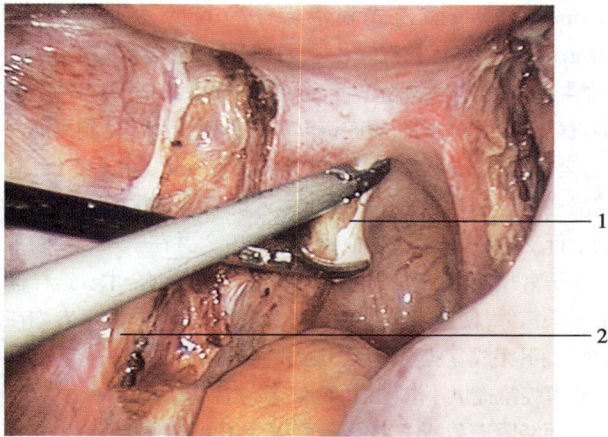

图 9-16-85　分离直肠阴道间隙

1:直肠阴道间隙;2:输尿管。

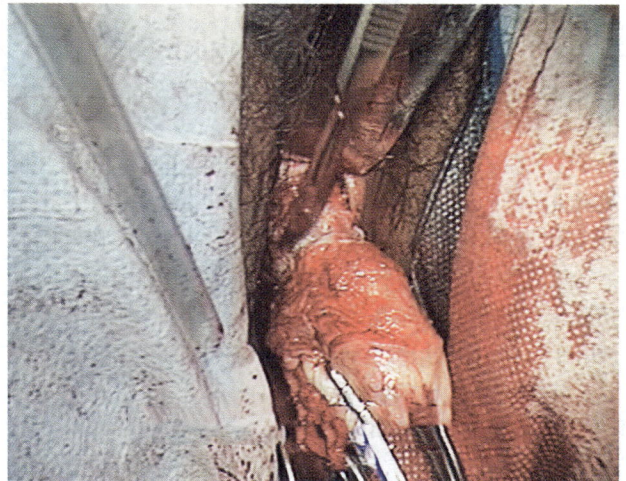

图 9-16-87　切除子宫颈

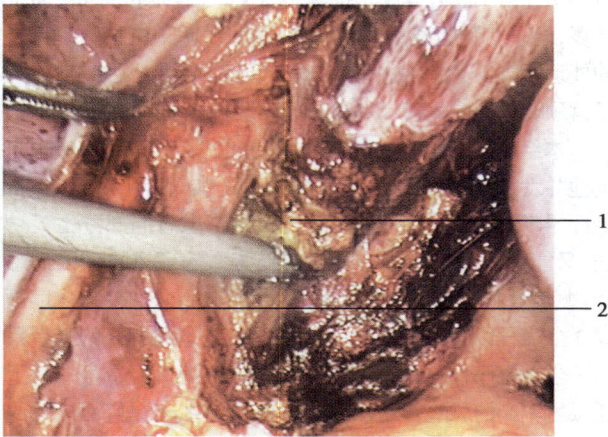

图 9-16-86　切断骶韧带

1:骶韧带;2:输尿管。

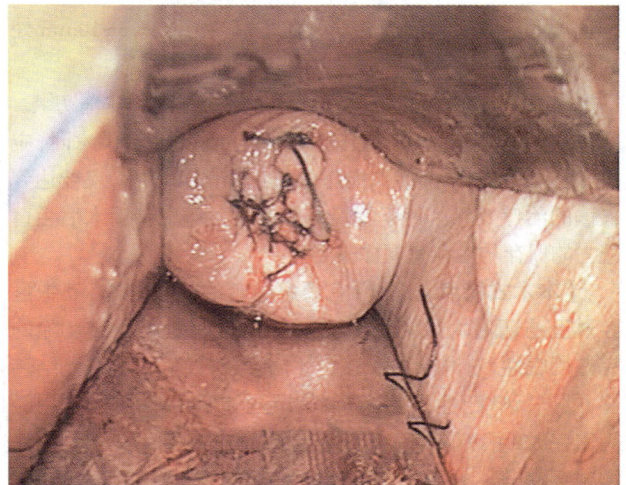

图 9-16-88　重建子宫断端

带被切断。

（7）同样,将操作步骤移至阴道,用组织钳钳夹子宫颈（图 9-16-87）,并向外牵拉,于距离子宫颈外口约 2~3cm 处环形切开阴道穹窿部,分离阴道壁和子宫颈之间的结缔组织间隙,推开阴道穹窿部,将子宫颈充分游离,直达子宫颈内口水平。

（8）余下步骤经阴道完成（图 9-16-88）。

（9）再转入腹腔镜路径,用不可吸收的编织线将双侧骶韧带断端与子宫颈上段缝合,重建盆底功能（图 9-16-89）。

（10）用可吸收线关闭膀胱腹膜反折和双侧的阔韧带腹膜。完成手术操作。

3. 腹腔镜下保留神经的子宫颈广泛切除术和盆腔淋巴结切除术　本术式的绝大多数操作步骤同"改良腹腔镜子宫颈广泛切除术和盆腔淋巴结切除术",只是在切断主韧带

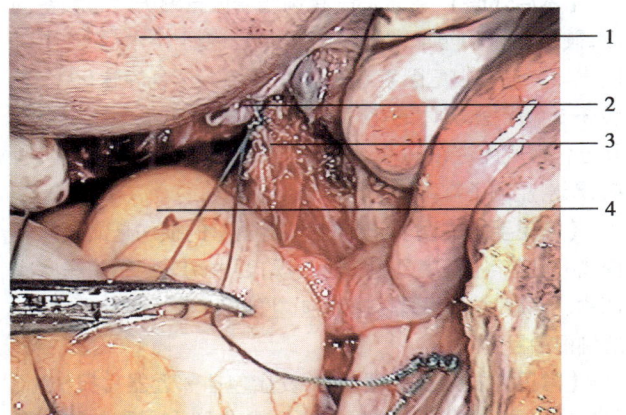

图 9-16-89　重建盆底功能

1:子宫;2:子宫颈上段;3:骶韧带;4:直肠。

之前先辨认 3 个自主神经的走向。

（1）打开侧腹膜，分离直肠旁间隙，并辨认腹下神经主干，直至其走向下方在子宫颈周围与盆内脏神经丛融合，分出下腹下神经子宫颈支和膀胱支。

（2）在切断膀胱子宫颈韧带时，先辨认子宫深静脉，并将其回流膀胱的静脉分支切断，向外侧方向牵拉子宫主韧带的神经和结缔组织部分，在充分分离和构建直肠旁间隙和阴道旁间隙的基础上，沿直肠旁间隙与阴道旁间隙的连线切断主韧带，将直肠旁间隙与阴道旁间隙融合，以保留膀胱子宫颈韧带后叶的神经结缔组织，从而达到保留神经的目的和效果。

其余操作同上述其他手术方式。

【手术要点及注意事项】

（1）与广泛性子宫切除术一样，行根治性宫颈切除术时也要充分切除主韧带，骶韧带及阴道组织。

（2）双侧子宫动脉一般只需结扎下行支，保留子宫动脉输尿管营养支及其上行支。

（3）子宫颈不应切除过多，以防止术后患者由于子宫颈过短而造成反复流产。一般在子宫峡部下方 5~10mm 处离断。

（4）为减少术后复发应至少留有 5~8mm 的安全切缘。

在为早期宫颈癌患者选择保留生育功能的手术时，应权衡利弊，严格掌握手术指征，既要避免过度治疗，又要达到最佳的治疗效果。对于年轻早期子宫颈癌患者手术后生育能力的保存与生存率同样重要。

【本术式特点】 保留宫颈癌患者的生育能力，其中盆腔淋巴结切除术在腹腔镜下完成，可以保证淋巴结切除的完整彻底性，对淋巴结转移的评估比较精确，如有淋巴结转移，则需行广泛性子宫切除术。而子宫颈的切除则采用经阴道完成，可以显著降低对患者的创伤，有利于患者的恢复和减轻痛苦。采用子宫颈环扎术再造子宫颈内口或峡部，可以使子宫颈具有一定的抗张力作用。手术本身并不难，但在切除子宫颈时不能将病灶留下，一定要切除彻底，才能避免复发。

【术后处理】 手术后子宫颈残端放置碘仿纱布填塞创面，兼具止血和防子宫颈粘连作用，一般于手术后 72 小时内拔除。具有中危因素者，1 周后开始行全身静脉化疗，一般 3~5 个疗程，具体的化疗方案，根据肿瘤的病理组织类型和分化程度而定，3~6 个月后复查 TCT、HPV、MRI 和阴道镜，严密监测子宫颈残端创面情况。

【常见手术失误】 出血和邻近器官的损伤是最大的失误，病灶切除不彻底是另一种失误，要求切下的组织送冰冻切片，了解残端切缘有否癌细胞，才能确定彻底切除了病变，达到根治目的。

【常见并发症及处理】 并发症包括邻近器官损伤、血管损伤出血、尿潴留和淋巴囊肿形成，处理详见腹腔镜盆腹腔淋巴结切除术章节。

【手术指征及术式评价】 根治性宫颈切除术是由 Schauta-Stoeckel 阴道式根治性子宫切除术改良而来，Dargent 于 1994 年首次描述了手术的基本操作，并用于治疗 1 例早期浸润性宫颈癌患者，该患者的病灶侵犯子宫颈侧壁但直径小于 2cm，同时腹腔镜淋巴活检无转移。到目前为止，全球约有 1 500 余例早期宫颈癌患者接受了此手术治疗，其治愈率与标准手术相当。该术式的特点是保留子宫动脉的上行支，因此子宫体的血供不受影响。并在子宫峡部以下切除子宫颈，再行子宫颈环扎和子宫颈阴道吻合术。这样保留了子宫体，使患者具有生育能力。笔者的 45 例患者均在腹腔镜下完成盆腔淋巴结切除和活检术，无 1 例中转开腹，因此腹腔镜提供了淋巴结切除的新途径。

而经阴道截断子宫颈，切除子宫颈的范围要足够，尽量完整切除子宫颈和子宫颈旁组织，以免留下微小浸润病灶，子宫体下端的环扎采用不可吸收缝线，缝线的抗张力强度以能维持足月妊娠为好，笔者选择的是 1 号 Prolene 缝线，效果较好。原始术式要求切断子宫动脉的阴道支，笔者的所有患者均单独游离和处理子宫动脉下行支，子宫体的创面出血量偏多，但子宫颈重建后均能有效止血，说明子宫动脉下行支的处理可以不必单独进行，或不必处理。手术中注意切除的子宫颈要行冰冻病理切片，检查残端有无残留病灶或细胞。

本组 15 例患者经 3~48 个月的随访，无 1 例复发，也无其他并发症，且有 2 例患者妊娠，1 例分娩，说明采用该手术治疗早期宫颈癌是可行的，既可以保留患者的部分生育功能，又能彻底治疗宫颈癌。对于临床和病理风险较大的患者，尤其是 I b 期或有脉管浸润的患者加用全身静脉化疗至少 3 个疗程以上，可以减少复发的机会，本组有 8 例患者采用了全身化疗，停药后 3 个月左右恢复正常月经周期。对于妊娠后流产的风险，一般认为采用宫颈环扎术是妊娠成功的关键，但究竟效果如何还需要继续观察。

笔者认为采用根治性子宫颈切除术是年轻需要保留生育功能子宫颈癌患者的又一选择，且采用腹腔镜行淋巴结切除术，具有微创手术的所有特点，能为大多数患者接受，有临床实用价值。

【关于妊娠及流产有关问题】 Covens 等报道术后总体妊娠率为 40%。由于宫颈功能不全而致早期流产、晚期流产、胎膜早破、早产、绒毛膜炎等均有报道。Mathevet 等报道 95 例 LRVT 中 42 例计划妊娠，33 例成功怀孕 56 次，晚期流产率 19%，34 例活产新生儿。2008 年 Shepherd 等综述了 906 例保留生育能力的广泛性宫颈切除术，其中 790 例阴式手术，116 经腹手术，共有 300 例妊娠并得到 195 次活产；早产率为 10%。在中国内地，笔者团队率先报道 12 例腹腔镜辅助阴式广泛性宫颈切除术后有 3 例成功妊娠。

由于有的患者在手术后主动要求采取避孕措施，真正的术后受孕率较难评估。广泛性宫颈切除术后患者所面临的实际问题是受孕后自然流产率和早产率较高。正常子宫有长 3~4cm 的子颈管组织，且子宫颈管内黏液栓形成，使子宫腔与外周环境隔绝，防止细菌进入。RT 手术后，子宫失去保护机制,妊娠时胎膜早破和宫内感染概率增加,因此,流产率和早产率升高。所以在行 RT 时,不要刻意地追求切净颈管组织,而应在子宫峡部下方留下 5~10mm 的颈管组织,并用不可吸收线做永久性子宫颈环扎。患者在准备妊娠前可行超声或磁共振检查,以评估子宫颈管和环扎线状况是否适合妊娠。妊娠期要在有经验的产科医生处随访,并且增加随访次数:18~28 周每 2 周 1 次,28 周以后每周 1 次。已行永久性宫颈环扎术的患者,分娩时须行剖宫产手术。

【关于复发率问题】 除了妊娠方面的相关问题外,有关早期宫颈癌行广泛性宫颈切除术后复发率问题也是临床关注的焦点,目前文献报道的手术后复发率为 4.2%~5.3%,而死亡率在 2.5%~3.2%。与早期宫颈癌行改良的广泛性子宫切除术后的情况相当。说明其具有满意的肿瘤安全性。

在所有的相关因素分析中,其复发与死亡率与肿瘤大小及其是否有子宫颈周围脉管侵犯相关,但也有少部分患者与上述因素无关,可能是由其自身的生物学行为决定。

【现存的争议问题】

（1）存在淋巴血管间隙浸润的患者存在较高的复发风险,但淋巴血管间隙浸润本身不是手术禁忌。有人建议常规进行宫颈锥切术,以检查肿瘤体积的大小和是否有淋巴血管间隙浸润存在。

（2）距肿瘤病灶之外的安全切缘距离具体是多少,目前仍没有达成共识。至少 5mm 似乎是一个现实的安全线。

（3）术中进行宫颈环扎重建子宫颈内口能有效地防止早期流产,但存在明显的负面影响。有些作者不建议将其作为常规的做法。

（4）对于较大的肿瘤,一些专家提倡进行新辅助化疗以减少肿瘤的大小,以便于进行手术,甚至进行非广泛的子宫颈手术如宫颈切除术。但需要进行进一步的前瞻性研究。

（凌开建　梁志清）

第八节　宫颈癌保留功能手术

一、保留卵巢功能的治疗

近年来宫颈癌发病年轻化十分明显,文献报道,小于 40 岁的宫颈癌发病率正逐年升高,而 >40% 的 I~II 期患者都是 50 岁以下。随着宫颈癌筛查的开展和普及,更多的早期患者能被及时发现,同时随着手术技术和放疗技术改善和各种手术方式和三维适形调强技术的应用、同步放、化疗技术的开展,许多年轻的中晚期患者获得了长期生存。这部分患者对治疗后的生活质量有进一步要求,期望保留卵巢功能。这就对目前宫颈癌的治疗提出了更高的要求:如何做到在提高疗效、减少复发的同时,又能保护年轻患者的卵巢功能,已成为年轻宫颈癌患者治疗中必须关注的方面。目前临床上主要通过自体卵巢保留达到保留卵巢功能的目的。

（一）宫颈癌患者保留卵巢的必要性

卵巢作为女性性腺器官,具有性激素分泌和代谢功能。手术切除、放疗、化疗等治疗方法均可造成患者直接或间接卵巢功能丧失。对于年轻的患者,卵巢功能的过早丧失对女性身体健康和生活质量有明显的负面影响:骨质疏松和心血管疾病发生率增加、血管运动性潮红、泌尿生殖系统功能障碍、性生活困难以及情绪不稳、心理障碍等。激素补充疗法可为部分切除卵巢造成功能低下的患者解除或改善上述症状,但需要患者有较好的依从性并需克服长期服药的不良反应,并且激素补充不能改善患者切除卵巢后的心理障碍等。保留卵巢更符合现代生物-心理-社会医学模式。

（二）宫颈癌患者保留卵巢的可行性

1. 宫颈癌的转移途径较少发生卵巢转移 宫颈癌转移途径主要以直接蔓延至阴道、子宫旁和子宫体为主,宫颈癌一般累及子宫体后才出现卵巢转移。子宫颈的淋巴引流方向主要是子宫颈旁淋巴结和髂淋巴结,淋巴转移与卵巢转移是独立存在的,卵巢转移与血管侵犯关系密切,但宫颈癌血行转移很少见,早、中期宫颈癌转移至卵巢的发生率很低。文献报道宫颈鳞癌的卵巢转移率为 0~1.3%,腺癌为 5.5%~12.5%。

2. 宫颈癌卵巢转移的高危因素 发生卵巢转移的高危因素有 FIGO 分期、组织学类型（腺癌常见）、子宫体浸润、血管侵犯、深间质浸润、肿瘤大小和淋巴结转移等。早期宫颈癌发生卵巢转移的可能性极低,IIb 期以上的卵巢转移率逐渐增高。鳞癌较腺癌卵巢转移风险明显降低。文献报道不同分期宫颈鳞癌卵巢转移率分别为 0.22%（IB 期）、0.75%（IIA 期）和 2.17%（IIIB 期),而不同分期宫颈腺癌的卵巢转移率分别为 3.72%（IB 期）、5.26%（IIA 期）和 9.85%（IIB 期),因此,认为 I~II 期、宫颈鳞癌术中保留卵巢较安全。

3. 保留卵巢与宫颈癌复发的关系 临床及试验研究证明,卵巢分泌的性激素与宫颈癌的发生无明确关系,卵巢的存在不是宫颈癌的发病原因和癌生长及复发的因素,且宫颈癌卵巢移位亦没有发现增加原发卵巢肿瘤的风险。文献报道宫颈癌广泛术中卵巢移位后卵巢转移的发生率约为 0.5%~2.0%,较为少见。

(三)影响保留卵巢的因素

宫颈癌组织学类型为腺癌、临床分期超过ⅡB期、癌组织有深肌层、子宫体、子宫旁组织浸润、淋巴管或血管浸润、盆腔淋巴结转移及局部肿瘤较大,卵巢转移的风险率较高,保留卵巢要慎重。其中组织学类型和脉管浸润是卵巢转移重要的独立危险因素。单因素而言,超过ⅡB期的临床期别是鳞癌卵巢转移的重要因素,局部肿瘤大小超过3cm是宫颈腺癌卵巢转移的重要因素。国内研究表明脉管内有癌栓可能是卵巢移位后复发的重要影响因素。年龄也是保留卵巢的影响因素,有研究提示年龄>40岁保留卵巢后,卵巢激素的分泌会受影响,因此不建议40岁以上的患者保留卵巢。另外家族既往有乳腺癌、卵巢癌病史者保留卵巢都要慎重。

(四)保留卵巢的适应证

目前保留卵巢的适应证尚无定论。综合多数学者研究意见认为年轻早期经手术治疗的宫颈癌患者保留卵巢的适应证为:年龄<40岁,术前月经周期正常,无围绝经期综合征;术中卵巢外观无异常;FIGO临床分期Ⅰ~Ⅱ期,高、中分化宫颈鳞癌,肿瘤局限于子宫颈,局部肿瘤直径<4cm,无盆腔内转移;术后可能需辅助放疗,应行卵巢异位保留术;无乳腺癌家族史,无家族卵巢癌高风险;患者有强烈保留卵巢功能的意愿,并签署知情同意书。

对于实施放疗的患者行卵巢移位术,Ⅱb期以前宫颈鳞癌患者值得尝试。而对于晚期、非鳞癌患者需综合评估慎重进行。

(五)保留卵巢手术操作技术

1958年,McCall首次报道宫颈癌广泛术中通过卵巢移位保留卵巢功能,此后卵巢移位被广泛应用于宫颈癌广泛术中。近年来,随着外科技术的提高和卵巢移位技术的改进,卵巢功能保留率有所提高。目前年轻宫颈癌患者卵巢保留主要包括卵巢在体保留和体外保留2种形式。在体保留是目前临床应用的主要手段,体外保留处于研究阶段,主要方式为卵巢体外冷冻/卵巢移植,临床应用方面尚极少有报道。

在体保留卵巢的方法分为原位保留和异位保留。原位保留卵巢主要适用于估计术后不需要辅助放疗的患者。其优点是操作简单,术后对卵巢功能影响小,患者不适感少,卵巢以后如果发生病变,在妇科检查时易被发现。异位保留卵巢适用于估计术后可能需行放疗者,术中将卵巢移出放射野,其目的是防止放疗对卵巢的损害。异位保留根据卵巢组织、血管处理方法不同可分为卵巢移位和卵巢移植2种,根据卵巢保留的部位不同可分为腹腔内和腹腔外2种。

目前异位保留年轻早期宫颈癌患者卵巢多在行宫颈癌广泛手术时,采用带血管蒂卵巢保留方法将卵巢移出盆腔。

中、晚期放疗为主非手术患者,采用腹腔镜进行放疗前保留卵巢更具有优越性。具体方法有:

1. **结肠旁沟外侧移位术**　是目前临床最常用来保留卵巢的一种腹腔内卵巢移位方法。将带血管蒂卵巢移位于结肠旁沟外侧,这种方法保留了卵巢移位前的生理环境,避免了卵巢周期性变化引起的下腹不适感,且手术操作简单,损伤小,并发症少,技术要求不高,不需特殊器械。该术式不离断卵巢血管,避免了卵巢重建期间出现的卵泡损伤,因而术后卵巢生存率高、功能恢复较快。术中最好使用银夹或者钛夹标记卵巢,方便术后监测。

2. **大网膜移植术**　不带血管蒂的腹腔内卵巢移植,将卵巢组织制成1.0cm×1.0cm的组织片,缝合至大网膜下缘血管丰富部位。移植后处于暂时的缺血期,一旦血管丰富的大网膜与移植的卵巢组织间形成新生血管,卵巢组织复苏,原始卵泡仍能生长、发育,释放激素。由于大网膜周围不易产生致密的纤维结缔组织包裹,激素易释放到血液中去。但是这种方法实际效果很差。卵巢新生血管不容易建立,所以临床很少应用。

3. **腹膜外带血管蒂游离卵巢器官移植术**　将卵巢及其一定长度的血管游离后移植于放射野之外的部位,如前臂、腋窝、乳房和腹股沟等部位。这些部位血管较稳定,直径与卵巢血管相近,适宜卵巢移植,而且使卵巢完全脱离盆腔淋巴系统,避免恶性细胞的转移,术后盆腔放疗不会影响卵巢功能。移植后的卵巢约有半年的"休眠期",此后可逐渐恢复功能。该法可使卵巢远离放疗部位,卵巢功能保留较好,但操作上较繁琐,且需要具备显微外科条件和技术,临床上很少采用。

4. **卵巢皮质移植术**　术中将卵巢切除,剥离其正常皮质,形成多个50mm×5cm×1cm~50mm×5cm×3cm的皮条,缝合于前臂或其他部位肌肉内。可新鲜移植,也可低温冰冻保存,在需要时再移植。移植后的卵巢皮质仍具有排卵及内分泌功能。由于该术式属于新的保留卵巢功能的方法,国内实施该手术尚不多见,有待于临床研究并观察。

5. **腹腔镜下卵巢移位术**　适用于早期经腹腔镜行广泛性子宫切除术以及中晚期放疗前卵巢移位患者。腹腔镜具有创伤小、恢复快、较少发生肠粘连或梗阻的特点,而不延误治疗时机,且可减少或避免一些开腹手术的不利因素,多移位于结肠旁沟。术中最好使用银夹或者钛夹标记卵巢,方便术后监测。

(六)保留卵巢功能方式结果评价与影响因素

目前临床对保留卵巢功能方式结果评价的研究多为小样本、回顾性研究,得出结果不一致。但总的认为实施卵巢功能保留手术结果对患者卵巢功能都有一定程度的保留。大量研究表明移位后的卵巢功能与患者年龄、手术操作技巧、移植位点以及放射治疗、化疗等因素有关。年龄轻,原位保留,术后未进行放疗者对卵巢功能的保留较肯定。

1. 年龄 研究表明,患者年龄可能是保留卵巢功能术后影响卵巢功能的独立因素。年龄较大的患者术后易出现卵巢功能的衰竭。年龄≤40 岁宫颈癌患者进行卵巢移位后,卵巢功能得以保留,术前术后血清激素水平无明显差异。而年龄>40 岁患者易出现卵巢功能衰退,认为在选择卵巢移位时的病例时应选择年龄≤40 患者。

2. 手术操作技巧以及移植部位 结肠旁沟外侧移位术操作过程中应注意游离的卵巢血管长度要充足,并注意保护覆盖血管的腹膜组织,保持游离的卵巢血管自然伸展,避免因张力大、血管扭曲压迫影响卵巢血液供应,增加卵巢功能衰竭的风险。对于术后辅助放疗的患者卵巢移位的位置,即卵巢与盆腔放射野的距离,是保留移位卵巢功能的决定性因素。由于放疗的散射作用,约总剂量的 5% 可存在于放射野外 4cm 范围内,从而影响卵巢功能,尤其移位卵巢位置较低如果卵巢位于髂嵴之下,50%~100% 的移位卵巢功能将丧失。移位卵巢位于髂嵴之上,则 90% 以上的移位卵巢能保留正常的内分泌功能。国内学者建议至少将卵巢移位于髂前上棘上 3.5cm 为避开盆腔放疗的安全区。但卵巢移植位置过高,易造成卵巢血运障碍,反而易造成卵巢功能衰竭。

3. 放射治疗 放疗对于卵巢功能的影响取决于患者的年龄、放疗总剂量和放疗的次数。例如,4Gy 的剂量导致年轻女性不孕的发生率为 30%,而年龄大于 40 岁则全部发生不孕。放疗剂量超过 3~5Gy,卵巢功能丧失的可能性极大,放疗剂量达到 6Gy 就可导致卵巢功能不可逆性衰竭。进行盆腔外照射和后装放疗时,宫颈癌患者正常位置卵巢的受量远超过该剂量。大量研究表明,卵巢移位术对保留需行盆腔放疗的宫颈癌患者的功能有肯定的疗效,但放疗过程中可能因为照射方法、靶区剂量分布不均匀等因素使卵巢受照射剂量不能控制在限定剂量范围内,从而造成移位后卵巢功能下降。另外也有部分学者认为,因卵巢移位手术创伤使其血供受损,功能衰退也较原位保留卵巢显著增加,若再接受放疗,可导致血供进一步受损,2 年内 50% 发生卵巢功能衰退,5 年内高达 83%,卵巢移位并不能达到完全避免放疗损害的效果。

4. 术前、后化疗 随着新辅助化疗以及同步放化疗在宫颈癌治疗中的应用,宫颈癌的治疗效果有了一定的提高,同时化疗在治疗中对卵巢功能的影响也逐渐被关注。化疗导致卵巢功能的损伤表现为卵母细胞凋亡,卵巢包膜增厚,间质纤维化。化疗药物对卵巢功能的影响与患者的年龄、用药方式、药物种类及用药时间有较密切的关系。>36 岁患者化疗相关性闭经的比例高于 <36 岁者,可达 90%~100%。化疗相关性卵巢功能早衰的比例由 <5% 上升到 >40%,其中烷化剂对卵巢功能影响较大。目前应用于宫颈癌化疗的细胞毒药物主要为顺铂、长春碱类和博来霉素,引起卵巢功能损伤多是可逆的。对术后提示有高危因素的患者行术后同步放化疗,研究认为放化疗同时进行可能一定程度上放大了化疗药物对生殖系统器官的损害作用,从而造成治疗后卵巢功

能一定程度的衰退。但近期有学者认为新辅助化疗能缩小肿瘤体积和范围,降低肿瘤分期,为不能手术的患者创造机会提高手术质量,使部分中、晚期患者保留卵巢成为可能。

(七) 保留卵巢后的并发症

保留卵巢后的常见并发症为侧腹和盆腔痛、卵巢功能衰退、症状性卵巢囊肿形成、腹壁皮下或乳腺内移植术后周期性肿痛及包块。症状性卵巢囊肿形成是主要的远期并发症。

宫颈癌根治术后卵巢移位患者中卵巢囊肿发生率约为 24%,原因不清,可能跟以下因素有关:①与周围粘连,移位卵巢排卵产生的卵泡液不能排入腹腔,从而形成囊肿;②移位卵巢周围炎症纤维化形成囊肿;③卵巢移位导致卵巢动静脉血流动力学的改变形成囊肿;④移位卵巢发生扭转和梗阻能产生继发性混合性肿块。主要表现为卵巢移位侧出现侧腹和盆腔疼痛。移位卵巢囊肿一般会自然消退,无需进一步治疗。对于持续症状性卵巢囊肿治疗方法有口服避孕药或高剂量孕激素阻断垂体-卵巢轴、B 超引导下囊肿穿刺引流、注射无水乙醇、放射治疗等。移位卵巢囊肿如发生扭转,则必须再次手术恢复扭转或直接切除。

卵巢坏死较少见,原因可能在于:①腹膜外卵巢移位,卵巢血管受压或扭曲;②卵巢移位点稍高,卵巢血管张力增加;③右卵巢血管在绕回盲部转折处被腹膜压迫成角;④手术创面大,炎症反应重,术后因心理因素及卧床,血流速度减慢,加剧卵巢静脉栓塞。因此,卵巢移位时游离血管不能太短,缝合腹膜将卵巢血管置于结肠旁沟腹膜外间隙。缝合时要避免压迫卵巢血管。认真检查卵巢血管张力、是否扭转及成角等问题,固定卵巢后要观察移位卵巢色泽是否正常。

(八) 存在的问题和展望

年龄≤40 岁,肿瘤直径 <3cm,手术中未发现高危因素的早期宫颈鳞癌以及估计术后需要辅助放疗的患者实施保留卵巢功能的手术是非常安全和有必要的。临床较广泛应用的保留卵巢的手术主要为腹膜内的结肠旁沟外侧移植术。该术式操作简单,损伤小,术后卵巢功能恢复较快。但由于移植后卵巢功能影响因素较多,报道的卵巢功能保留程度不一致。部分问题还有待解决:

1. 中、晚期宫颈癌能否保留卵巢 部分研究表明中、晚期宫颈癌存在一定的卵巢转移率,但总的转移率较低,特别是对于ⅡB 期宫颈鳞癌患者,卵巢转移率几乎与早期宫颈癌相近,而目前该类患者在接受放疗时很少考虑保留其卵巢功能。绝经前ⅡB 期宫颈鳞癌患者放疗前值得尝试行腹腔镜下卵巢移位术,以提高其放疗后的生活质量,该类研究尚需前瞻性、大样本和远期的研究。而对于非鳞癌及其他更晚期的绝经前宫颈癌患者放疗前行卵巢移位术需进行综合评估,慎重而行。

2. 宫颈腺癌能否保留卵巢 由于腺癌卵巢转移率约

5.5%~12.5%,明显高于鳞癌,对于年轻的宫颈腺癌患者是否可以保留卵巢有争议。目前部分研究认为术中应同时切除双侧卵巢。但有学者认为可以为卵巢转移低危的宫颈腺癌患者保留卵巢;目前已有大量研究对宫颈腺癌卵巢转移的高危因素进行研究,2019 年的一个荟萃分析提示,宫颈腺癌卵巢转移的高危因素包括患者的年龄、FIGO 分期、肿瘤大小、间质深层浸润、宫旁浸润、宫体侵犯、淋巴结转移、阴道受累、淋巴脉管浸润,如具备以上的高危因素,不建议保留卵巢,如无高危因素,可以在患者充分知情同意之后保留卵巢。腺癌保留卵巢不建议移位。部分研究显示在早期宫颈腺癌患者中保留卵巢随访 1~2 年并未发现转移情况,需进一步随访观察。

3. 如何确定保留的卵巢未发生转移或不增加日后复发率 发生卵巢转移的宫颈癌患者一般预后较差,大多数患者在 5 年以内死亡。如何确定保留的卵巢没有发生转移或日后复发率低,值得临床医生进一步思考。采取术中卵巢活检、术中快速病理,能否利于患者的选择?术中如果保留了卵巢,术后病理如发现有深肌层、子宫体、子宫旁组织受侵、淋巴管或血管浸润、盆腔淋巴结转移及局部肿瘤较大等卵巢转移高危因素,如何进一步处理,是否进行二次手术切除卵巢都有待于进一步研究。目前的观点是宫颈鳞癌的卵巢转移率低,保留卵巢后可以进行卵巢移位,而宫颈腺癌转移率高,术后辅助治疗的高中危因素均为卵巢转移的高危因素,因此保留卵巢后不建议移位,如术后需因高中危因素要补充放疗,卵巢在放疗野内,就算有转移,也可以通过放疗达到治疗。

综上应注意到,卵巢是非生命重要器官,如何保留卵巢功能应在综合考虑患者年龄、病理类型、转移卵巢的可能性、治疗方法等情况下选择适合患者个人病情的方式。

二、保留阴道功能的治疗

目前宫颈癌的治疗仍以手术和放疗为主,尤其是年轻早期患者大多采取手术治疗,既往宫颈癌根治手术时要切除阴道上段约 3cm 的长度,术后阴道变短,从而影响术后的性生活,降低了患者术后的生活质量。因此手术中延长阴道,保留阴道的功能在年轻宫颈癌患者中十分有必要。

目前对于不同分期的宫颈癌患者有以下几种方式保留阴道的功能:①宫颈锥切术;②单纯宫颈切除术(此术式目前尚无统一共识,谨慎选择);③广泛性宫颈切除术。前面 2 种手术方式可以完整保留阴道功能。第 3 种手术方式需切除部分阴道,导致阴道长度缩短。而术后常用的阴道延长术有 2 种手术方式,一种是腹膜代阴道延长术,另一种是肠管代阴道延长术。此外,还有少见的生物网片代阴道延长术、大网膜代阴道延长术、移植皮瓣代阴道延长术等。腹膜代阴道延长术应用的比较多,其中也有腹腔镜手术及开腹手术不同方式之分,但大体手术步骤相当:广泛子宫切除及盆腔淋

巴结清扫术完成后,用 1-0 或 2-0 可吸收线将阴道断端前壁黏膜与子宫膀胱反折腹膜切缘连续缝合,将阴道断端后壁黏膜与子宫直肠反折腹膜切缘连续缝合,阴道侧壁黏膜与同侧的膀胱、直肠表面腹膜缝合,最后在阴道断端上方约 3~4cm 处,用 2-0 或 3-0 可吸收线将膀胱与直肠腹膜及浆肌层间断缝合形成阴道顶部,用 4 号丝线加固间断缝合一层。术中需要注意几点:缝合阴道黏膜与反折腹膜时应采取内翻缝合,使阴道黏膜面保持光滑;阴道顶端的缝合要有合适的针距,一般以 0.3cm 为宜,而且不宜太深,以避免穿透膀胱或直肠黏膜;术后最好阴道内填塞碘伏或凡士林纱条,48 小时取出,以后酌情放置阴道模具。另外,病例的选择也要严格掌握,一般情况下年龄过大(>45 岁)、腺癌、低分化、有放疗史或术后需要补充放疗者不行阴道延长术。

腹膜代阴道延长术的治疗具有一定的效果。刘海虹等报道 45 例宫颈癌患者术后的性生活质量,其中 12 例在行宫颈癌广泛术同时行阴道延长术,测量术前、放疗后、术后 6 个月、术后 1 年、术后 2 年阴道的长度,随访术后 2 年性性生活质量均满意。而未行阴道延长术的 33 例患者随访至术后 2 年,性生活欠满意 27 例,性生活困难 6 例。刘智慧等以行宫颈癌根治术的 30 例患者为对照组,行宫颈癌广泛术联合阴道延长术并给予特殊护理干预的 30 例患者为治疗组,通过性功能状况问卷调查,比较 2 组患者的术后性功能状况,结果在恢复性生活、性欲、性生活次数、性生活满意度及是否性交不适、需要寻求医疗帮助方面差异均有统计学意义,行阴道延长术者可获得更佳生活质量。现今采用腹膜阴道延长术的研究日益见多,多数专家认为腹膜阴道延长术既不增加手术难度,又能延长阴道长度,可有效改善患者术后生存质量。

肠管代阴道延长术也可用于宫颈癌术后的阴道延长。一般选取乙状结肠或回肠肠段作阴道替代材料,手术时视具体情况切取一定长度的肠管(5~10cm 左右,保证良好的血供和足够的活动度),经 1% 新霉素溶液灌洗清洁,恢复原肠管连续性后,将切下的肠段远侧端与阴道断端用 2-0 可吸收线行端-端吻合术,肠段近端用同型线间断缝合封闭形成新的阴道顶端。术毕放置腹腔引流管及阴道碘仿纱条。方柔吟等曾用乙状结肠代阴道延长法对 15 例宫颈癌患者进行了阴道延长术,取得较好治疗效果。但该手术对患者相对损伤较大,有发生肠道吻合并发症的风险,应慎重选择。

三、保留生育功能的治疗

近年来宫颈癌患者渐趋年轻化,成为青少年和年轻成年女性癌症死亡的第二大原因,与 10 年前相比,宫颈癌的平均发病年龄减少了 5~10 岁。在中国有 57.7% 的宫颈癌患者小于 45 岁,其中 42.4% 的患者只有 1 个孩子或尚未生育。因此,宫颈癌保留生育功能的治疗,越来越受到临床医生和患者的关注。

目前治疗早期宫颈癌保留患者生育功能的常用手术方

法是宫颈锥切术和广泛性宫颈切除术（radical trachelectomy，RT）。

（一）宫颈锥切术

宫颈锥切术包括冷刀锥切术、电环锥切术和激光锥切术；主要用于宫颈癌前病变和原位癌的治疗，目前也有用于宫颈早期浸润癌的报道，其主要理论依据是对于淋巴结阴性、未浸润深层间质的早期宫颈癌（MRI提示浸润深度<50%，组织学上肿瘤直径≤1cm），发生宫旁转移的概率较低。近些年来，宫颈锥切术也被广泛接受用于FIGO ⅠA1期宫颈癌的治疗，对于淋巴脉管浸润（lymph vascular space invasion，LVSI）的患者，除了锥切外，还建议进行盆腔淋巴结切除或前哨淋巴结定位。这一共识是对SEER数据库中40岁ⅠA1期宫颈癌的女性进行分析后达成的，其中接受单独宫颈锥切和单纯子宫切除的5年生存率没有差异（98% vs. 99%）。

不论用何种方法行锥切术，最重要的是要保证足够的切除范围。锥切的手术切除范围包括：病变要距切缘至少3~5mm，锥高应达到2.0~2.5cm。锥切术后的并发症主要包括：出血、宫颈管狭窄粘连、病灶残留需要二次手术等。

锥切术后对妊娠结局可能有影响，主要是基于以下原因：①宫颈锥切术可能切除了部分结缔组织而使子宫颈弹性不足，影响子宫颈的伸展功能；②切除了部分可分泌黏液的组织，造成黏液分泌减少，可能使病原微生物容易侵入而导致炎症等，常引起胎膜早破。Kyrgiou等人在2016年通过荟萃分析对比了冷刀锥切术、激光锥切术、LEEP术的妊娠结局，发现早产的发生风险从高到低分别为冷刀锥切、激光锥切、宫颈环形电切，RR值分别为2.70、2.11、1.56，且随着锥切深度的增加，早产的发生风险增加。另Zhuang等人的研究表明，胎膜早破的发生率也呈现一样的趋势，从高到低分别为冷刀锥切、激光锥切、宫颈环形电切。Leiman等的回顾性研究中，将锥切高度≤2cm或体积<4cm³的称为"小锥切"，而锥切高度>2cm或体积大于4cm³的称为"大锥切"。大锥切患者妊娠中期流产率高于小锥切，因此对于宫颈锥切术后的患者，建议大锥切患者妊娠后须行预防性宫颈环扎术。

（二）广泛性宫颈切除术

传统意义上的浸润性宫颈癌应行广泛性子宫切除术或放射治疗，这2种方法均可导致患者丧失生育能力。为保留生育能力，Dargent等率先进行广泛性宫颈切除术（RT）及腹腔镜盆腔淋巴结切除术来治疗ⅠB1期子宫颈癌。这一技术可以被看作治疗年轻的早期宫颈癌患者真正意义上的突破。广泛性宫颈切除术（RT）是指对于浸润性宫颈癌，在不降低治愈率的前提下，广泛切除病变的子宫颈和子宫旁组织，保留子宫体和附件，从而保留患者的生育功能。Dargent在Schauta-Stockel经阴道根治性子宫切除术的基础上，创建

了Dargent术式，于1994年首次报道经阴道广泛性宫颈切除术（radical vaginal trachelectomy，RVT）的手术经验，该手术治愈了浸润性宫颈癌并使患者成功足月妊娠。RVT手术先在腹腔镜辅助下完成盆腔淋巴结切除术，然后经阴道行广泛性宫颈切除术，该术式切除约80%的子宫颈组织，留下的子宫颈术中也要进行快速病理检查，确定已无癌细胞残留，最后对保留的子宫颈进行环扎，并将剩下的子宫颈和阴道进行缝合衔接。经腹广泛性宫颈切除术（radical abdominal trachelectomy，RAT）于1997年由Smith等人提出，又称Smith术式，手术范围类似于传统的广泛性子宫切除术，保留子宫体，行广泛性的子宫颈及子宫旁组织的切除，将子宫峡部和阴道上端吻合。随着腔镜外科技术的发展，Lee等在2003年首次提出改良腹腔镜辅助经阴道根治性宫颈切除术（laparascopic radical trachelectomy，LRT），是目前较常用的根治性宫颈切除手术的方法，在腹腔镜下切除盆腔淋巴结，保存子宫动脉的上行支，分离子宫颈和阴道周围的韧带，随后经阴道进行阴道切开术、切除子宫颈和宫颈阴道重建。后来进一步开展了全腹腔镜或者机器人腔镜手术。3种术式各有利弊，可依病灶大小、医生的技术特长选择合适的术式。

1. 广泛宫颈切除术的适应证和禁忌证

（1）适应证：宫颈癌的临床病理学研究及自然生物学特性表明，其具有几个重要特点：①在生长转移方式中，肿瘤首先侵犯周围组织，累及子宫体者少见；②向输卵管、卵巢转移极少，不超过1%~2%；③播散可以是连续的也可以是跳跃的；④直接浸润主要为子宫旁浸润，转移主要为淋巴转移，血行转移较少见；⑤在淋巴转移中基本是沿淋巴管循序向上转移，少有逾越式转移。宫颈癌的这些生长转移特点，为早期宫颈癌患者实施保留生育能力的手术提供了充分的理论依据。目前较为公认的手术适应证为：①有强烈保留生育功能愿望的年轻患者；②患者不存在不孕的因素；③组织学类型为宫颈鳞癌或普通型腺癌；RT用于腺癌资料有限；④肿瘤直径最好不超过2cm，最大为4cm；⑤经子宫颈活检或锥切证实为早期浸润性宫颈癌（FIGO分期为ⅠA1期伴淋巴管浸润、ⅠA2期或ⅠB1期、部分ⅠB2期）；⑥原发病灶局限于子宫颈外口，未达到子宫颈管上方及内口；⑦无子宫旁或子宫体受累的证据；⑧无淋巴结转移。随着新辅助化疗技术的开展，有学者提出，对于>2cm的ⅠB2或ⅠB3，甚至ⅡA的患者，经术前化疗后也能行广泛子宫颈切除术，也能获得良好的临床效果。

1）宫颈原位癌/ⅠA1期伴淋巴脉管阴性：宫颈原位鳞状上皮细胞癌，如果手术切缘无肿瘤，一般认为锥形切除可以达到彻底治疗的目的。如果原位癌灶或高度鳞状上皮内病变（HSIL）距离切缘>3mm视为切缘阴性；切缘阳性者可重复宫颈锥切术或者扩大宫颈切除术，以排除浸润性疾病，并采用薄层细胞学及阴道镜检进行随访。宫颈原位腺癌通常无症状，且没有明确的阴道镜表现，病变常常位于子宫颈管内。Widrich等报道宫颈原位腺癌行冷刀锥形切除术后，

随访 81 个月有 6% 的患者复发,而以激光锥切或以 LEEP 切除移行带,分别随访观察 52 个月及 18 个月,复发率达到 30%。因此,宫颈原位腺癌的患者需要严格的随访,并进行子宫颈管内取样。对于 FIGO ⅠA1 期患者,无论是鳞状细胞癌或腺癌,只要无血管或淋巴管浸润,锥切边缘阴性,子宫颈管诊刮为阴性,则宫颈锥切术是一种安全的治疗。在这些病例,淋巴结转移的概率 <1%,疾病复发的概率较小。这一期别并不需要行广泛性宫颈切除术。

2)宫颈微浸润癌(ⅠA1 期伴 LVSI 阳性/ⅠA2 期):首选 RT 加前哨淋巴结(sentinel lymph node,SLN)示踪活检或盆腔淋巴结切除术(pelvic lymphadenectomy/pelvic lymph node dissection,PLND),肿瘤距子宫颈上段切缘≥8mm;次选宫颈锥切加盆腔淋巴结切除术或 SLN 示踪活检术,宫颈锥切术需达到切缘阴性,切缘阳性者则选择重复宫颈锥切术或广泛性宫颈切除术。

3)子宫颈浸润性癌(ⅠB1 期):推荐广泛宫颈切除术加盆腔淋巴结切除术 ± 腹主动脉旁淋巴结切除术(para-aortic lymphadenectomy/para-aortic lymph node dissection,PALND),肿瘤距离子宫颈上段切缘≥8mm。

4)宫颈浸润性癌ⅠB2 期:目前,有部分学者提出,对于肿瘤直径 >2cm 且 <4cm 的早期宫颈癌,经术前充分评估后(外生型、LVSI 阴性、浸润深度 <1/3),也能采用 RT 术式。Okugawa 等对比了 212 例接受 RT 的早期宫颈癌患者的生存结局,发现肿瘤直径 <2cm 组和≥2cm 组的无复发生存期(P=0.303)和总生存期(P=0.193)无显著差异。Bentivegna 等人的荟萃分析结果表明,对于肿瘤直径 >2cm 的ⅠB2 期宫颈癌患者,选择阴式和微创入路,复发率较开腹术式高。因此建议ⅠB2 期的患者(肿瘤直径≥2cm,但 <4cm),有强烈的生育愿望,则充分知情同意后可以考虑选择 C 型 ART+PLND+PALND,切除的子宫旁组织和阴道旁组织要求达 2cm 以上或贴近骨盆壁;我国吴小华教授团队针对这部分患者采用完全经腹术式,也获得了复发率与开腹广泛性子宫切除术相当的效果。也有研究新辅助化疗(neoadjuvant chemotherapy,NACT)后 RT+PLND+PALND,或缩小宫颈切除范围的尝试。ⅠB2 期宫颈癌经过 1~3 个疗程 NACT 后,多数肿瘤能够缩小至 <2cm,为实施保育手术创造了条件。NACT 方案选择以顺铂为基础的联合化疗,如紫杉醇联合顺铂(TP)、5-FU 联合顺铂(FP)、博来霉素联合长春新碱和顺铂(BVP)等。当 NACT 后肿瘤缩小至 <2cm 时,LRT、ART 或 VRT 均可行,其中 RVT 术后妊娠结局更佳,NACT 反应差、腺癌和/或 LVSI 阳性是术后复发的高危因素。

(2)禁忌证:Ib2 期以上的进展期宫颈癌,无生育要求者;恶性程度高的病理类型,如透明细胞癌、神经内分泌癌、胃型腺癌等恶性腺癌;存在难治性不孕症病因。

术前应该对所有的患者进行仔细的临床检查,由有经验的医生在麻醉下检查是最好的选择。应用视诊、触诊、阴道镜、宫颈内膜诊刮、CT、MRI 等检查进行准确的临床分

期。除了严格掌握手术适应证以外,还需同时满足以下条件者方可进行 RT。患者方面:①具有强烈的保留生育器官和功能的愿望;②育龄期妇女,具备受孕妊娠的卵巢功能;③合并不宜妊娠的疾病或围产期母体并发症高风险者,不宜行 RT 手术;④对患者充分解释手术方式、手术风险及预后等相关问题,签署知情同意。肿瘤方面:①肿瘤局限于子宫颈,最大直径≤2cm,子宫颈间质浸润深度 <1/2,肿瘤距宫颈内口≥1.5cm;②肿瘤直径 2~4cm 者可考虑 RAT,或进行 1~3 个疗程 NACT,评估肿瘤缩小至≤2cm 后实施保育手术;③神经内分泌癌、胃型腺癌等恶性腺瘤不适合 FSS;④盆腔淋巴结无转移。医生方面:具备 RT 手术技能以及平台条件。其中,患者术前有不孕临床证据、年龄≥40 岁是一个相对禁忌证,若经生殖医学专家评估术后能行辅助生育技术,也是手术的适应证。广泛性宫颈切除术后可能出现一些并发症,如不孕、宫腔粘连、宫腔积血导致周期性下腹痛、流产或早产;如果 20 周后出现死胎,需剖宫取胎等许多问题,这些问题需要和家属充分沟通,使其同意承担风险。无生育及保留子宫要求,肿瘤直径超过 4cm、Ⅱ期及以上分期的宫颈癌,肝、肾、凝血功能障碍者均为手术禁忌证。

2. 手术条件及手术器械

(1)熟悉子宫颈周围及盆腔脏器解剖:首先必须对该手术的步骤、方法及相关的解剖结构了解清楚。因此,手术者必须对子宫颈周围解剖、盆腔及盆底的结构有充分的掌握,同时还要有扎实腹式及阴式和腹腔镜广泛子宫颈切除及盆腹腔淋巴结清除术的基本功和经验。

(2)娴熟的操作技巧:术者应有扎实的基本功和良好的腹腔镜手术技巧,熟练掌握开腹、经阴道和镜下的各种操作技术,一般需要有完成腹腔镜辅助的经阴道子宫全切术的经验,而且要有配合默契的手术组。

3. RT 的手术方法及手术步骤 广泛性宫颈切除术可以经阴道或经腹部或经腹腔镜进行。经阴道者术中先用腹腔镜行盆腔淋巴结切除术,然后经阴道行广泛性宫颈切除术。经腹部者则开腹后先行盆腔淋巴结切除术,再实施经腹部广泛性宫颈切除术。用腹腔镜者,可以在镜下完成全部手术步骤。术中保留子宫体,广泛切除子宫颈及子宫旁组织及阴道上 1/3 组织,游离输尿管,结扎子宫动脉的子宫颈下行支和阴道支,切除 80% 子宫颈,保留 20% 子宫颈管,环扎宫颈内口,缝合残余宫颈间质与阴道黏膜边缘。需要强调的是,如果术中快速冰冻病理检查证实盆腔淋巴有肿瘤转移或宫旁组织有肿瘤浸润,则应放弃 RT 保育手术,改为宫颈癌根治术,以达到肿瘤根治和预防复发的治疗效果。

(1)腹腔镜手术范围和手术方式:广泛性宫颈切除术的类型根据宫颈癌的临床及生物学特点,1987 年 Dargent 首先设计并实施了腹腔镜辅助阴式广泛性宫颈切除术(LVRT),1994 年报道后被全球学者接受并进行改进,按照手术入路的不同形成了目前的 5 种术式:

1)腹腔镜辅助阴式广泛性宫颈切除术(LVRT):包括

腹腔镜下淋巴结切除术（LPL）和阴式广泛性宫颈切除术（RVT）。主要特点：腹腔镜下切除盆腔淋巴结，经阴道切除80%子宫颈和阴道上1/3组织。虽然其腹壁创伤小，但相对开腹手术发生术中损伤和出血发生率更高，并且存在因不打开输尿管隧道而致子宫旁组织切除不足的缺点。

2）改良的腹腔镜广泛性宫颈切除术（laparoscopic radical trachelectomy，LRT）：最先由中国台湾学者LEE等报道，其用腹腔镜完成Dargent术式中80%的VRT手术内容，包括腹腔镜下盆腔淋巴结切除术，腹腔镜下游离输尿管和子宫动脉，切除主韧带和子宫骶韧带，下推膀胱后打开阴道前壁和后壁，其余操作经阴道完成。结合Lee的术式和笔者的经验，通过腹腔镜下操作，可以更清楚安全地辨别子宫动脉上行支及输尿管，避免损伤。而且可以相对容易地切除部分宫颈旁组织，降低阴道手术的复杂程度。主要特点：全腹腔镜完成盆腔淋巴结切除术和80%的广泛性宫颈切除术在腹腔镜下完成，创伤更小，更符合微创的原则，但手术难度大，切除范围较广，术后并发症与广泛性子宫切除术相当。

3）全腹腔镜广泛性宫颈切除术（total laparoscopic radical trachelectomy，TLRT）：不保留子宫动脉上行支的TLRT由Cibula等于2005年首次报道，包括腹腔镜下广泛性宫颈切除和盆腔淋巴结切除术，以及宫颈功能重建和宫颈及阴道吻合术，所有操作均在腹腔镜下完成。技术要求高，手术难度更大，切除范围足够，但腹壁切口及创伤小。2018年LACC研究表明，接受微创的宫颈癌根治术（radical hysterectomy，RH）的早期宫颈癌患者的复发性和死亡率均比开腹手术的患者高，2020年NCCN指南也推荐早期宫颈癌RH术式首选开腹入路。由于腹腔镜术式存在争议，有很多专家针对腹腔镜的不利因素对腹腔镜宫颈癌手术进行了改良，包括不使用举宫器，阴道闭合性切开以及无气腹腹腔镜，这些改良手术技巧也同样适用于RT术中。

4）保留自主神经的腹腔镜广泛性宫颈切除术（laparoscopic nerve-sparing radical trachelectomy，LNSRT）：由于腹腔镜下行广泛性宫颈切除术，切除子宫颈周围组织的范围宽，因此术后患者出现排尿功能障碍的比例与RH术后的比例相当。因此，有学者提出了保留神经的RT，首先在韩国学者Park等描述，主要步骤是在切断膀胱宫颈韧带时，辨认神经并给予保留，而子宫主、骶韧带的切除范围适当缩短。但该术式的操作难度大，一般妇科肿瘤医师不易掌握。

5）机器人辅助腹腔镜根治性宫颈切除术（robot-assisted laparoscopic radical trachelectomy，RLRT）：近年来随着达·芬奇机器人腹腔镜技术逐渐为临床医生熟悉和掌握，机械臂操作更灵敏，术中分离解剖组织更精细，此术式的优点在于术中出血更少，手术时间、术中出血比初始阶段减少，并发症也明显下降。但对于术者的手术技术要求较高，学习曲线也较长。以上5种术式各有其优点和缺点，可根据实施手术团队的技术条件和患者的个体情况进行选择。

应强调个体化治疗：若把适应证扩大，将肿瘤直径从2cm扩展到4cm，子宫旁累及可能性较大，包括淋巴脉管浸润、病理类型为腺癌等，这就需要切除更广泛的子宫旁组织，更接近骨盆壁切除子宫旁韧带和组织，因此建议选择开腹术式。经腹手术子宫旁的切除范围可以更宽，手术也较安全、术后并发率降低。

（2）手术要点及注意事项：①与广泛性子宫切除术一样，行广泛性宫颈切除术时也要充分切除主韧带，骶韧带及阴道组织。②双侧子宫动脉一般只需结扎下行支，保留子宫动脉输尿管营养支及其上行支。③子宫颈切除的长度也应适宜，若子宫颈切除过长，子宫失去宫颈管黏液栓及宫颈残端基层的保护屏障，妊娠时胎膜早破和宫内感染概率增加。因此，流产率和早产率升高；若切除过短，存在切除范围不足而术后复发风险高。一般在子宫峡部下方5~10mm处横断。④为减少术后复发应至少留有5~8mm的安全切缘。

在为早期子宫颈癌患者选择保留生育功能的手术时，应权衡利弊，严格掌握手术指征，既要避免过度治疗，又要达到最佳的治疗效果。对于年轻早期宫颈癌患者，手术后生育能力的保存与生存率同样重要。

（3）手术步骤：行RT者，术中需要2次冷冻病理切片来决定下一步手术方式。首先经腹部或者在腹腔镜下行盆腔淋巴结切除术，切除的淋巴结送冷冻切片，如淋巴结为阳性，则行RH或者Schauta式经阴道子宫切除术（schauta vaginal hysterectomy）；如果淋巴结阴性，则行RT。无论何种RT术式，切除宫颈后需将切除的子宫颈标本再次送冷冻切片，切缘距肿瘤边缘小于5mm者改行RH术式；大于5mm者，则予以环扎子宫颈峡部以防止新的子宫颈外口粘连形成，将阴道黏膜缝合于子宫颈。

1）阴式广泛性宫颈切除术的手术步骤：患者取膀胱截石位，钳夹子宫颈，于子宫颈外口上2cm环切阴道穹窿，充分分离膀胱-阴道间隙，膀胱-宫颈间隙，打开膀胱侧间隙，分离剪断膀胱宫颈韧带，分离直肠宫颈间隙、直肠子宫间隙和直肠旁间隙，在子宫颈外2cm切断子宫骶韧带。分离游离主韧带上的子宫动脉和输尿管交叉。上推输尿管，结扎子宫动脉的下行支和阴道支，于子宫颈外2cm切断主韧带。在子宫颈峡部或稍下方，切除子宫颈，保留约20%子宫颈管，即0.8~1.0cm，并将阴道上1/3组织一并切除，McDonald法或者Shirodkhar法环扎子宫颈，缝合峡部内膜和阴道内膜。此种术式要求术者准确分离输尿管，结扎子宫动脉下行支，只有对经阴道手术非常熟悉者才可得心应手。

2）腹式广泛性宫颈切除术的手术步骤：手术步骤与经腹广泛性子宫切除术类似。直视下分离子宫动脉与输尿管交叉，推开输尿管，结扎子宫动脉的下行支和阴道支，充分分离直肠阴道间隙、直肠侧间隙、膀胱侧间隙，子宫外2cm或近骨盆壁处切除子宫骶韧带及主韧带，上于子宫颈峡部切断子宫颈，下于子宫颈外口水平下3cm切除阴道壁，缝合峡部和阴道黏膜。ART施行时因为保留了卵巢血管、子宫动脉主干而导致子宫颈部分手术操作不便。有的学者主张为了

第十六章 子宫颈浸润癌

操作方便,先切断子宫动脉,术后再吻合。Smith JR 在施术时先行子宫动脉离断,当子宫颈残余部分与阴道缝合后,再做子宫动脉吻合术。也有学者采用在输尿管下方打隧道,保留子宫动脉上行支,不需离断后重新吻合动脉。为了术野暴露范围足够,可先切断圆韧带,术毕再缝合圆韧带断端以固定子宫。

3)腹腔镜广泛宫颈切除术手术步骤:手术步骤类似于开腹术式。分离输尿管,打开直肠侧间隙和直肠阴道间隙,离断子宫骶韧带浅层和深层;分离膀胱宫颈间隙和膀胱阴道间隙,并向上延伸至圆韧带下缘,保留圆韧带,下推膀胱至子宫颈外口下 4cm,分离暴露输尿管隧道出口;暴露直肠侧间隙和膀胱侧间隙,提起子宫动脉,分离子宫动脉和输尿管至输尿管入口处,打开输尿管隧道,将输尿管自宫旁组织游离出来后,再切开膀胱宫颈韧带前后叶,进一步游离输尿管膝部;于子宫外 2cm 或近骨盆壁切除主韧带;分离并切断阴道旁组织,游离阴道长 3~4cm,荷包缝合环扎阴道壁;可吸收线缝扎子宫动脉下行支和阴道支,保留上行支(宫体支);在子宫峡部以下 5mm 处截断子宫颈,在阴道荷包缝合线的下方切断阴道;U 形缝合残余子宫颈及阴道。由于腹腔镜手术举宫杯的使用和开放式的阴道切开术均存在潜在的肿瘤细胞播散的风险,目前很多术者对腹腔术式进行改良,包括子宫悬吊牵拉方式以取代举宫杯、阴道切开前闭合阴道等方式以实现宫颈癌手术的无瘤操作原则。

(4)术式特点:保留宫颈癌患者的生育能力,其中盆腔淋巴结切除术在腹腔镜下完成,可以保证淋巴结切除的完整彻底性,对淋巴结转移的评估比较精确,如有淋巴结阳性,则需行 RH。而子宫颈的切除则采用经阴道完成,可以显著降低对患者的创伤,有利于患者的恢复和减轻痛苦。采用子宫颈环扎术再造子宫颈内口或峡部,可以使子宫颈具有一定的抗张力作用。手术本身并不难,但在切除子宫颈时避免复发。

(5)术后处理:手术后子宫颈残端放置碘仿纱布填塞创面,兼具止血和防子宫颈粘连作用,一般于手术后 48 小时内拔除。目前也有采用防粘连材料预防术后宫颈狭窄和粘连,包括硅胶管、Foley 尿管、Smit 套管、IUD 等。3 个月或 6 个月后复查阴道镜,严密监测子宫颈残端创面上皮化情况。

(6)常见手术并发症:大出血和邻近器官的损伤是最大的并发症,病灶残留同样被视为一种手术并发症,要求切下的组织送冷冻病理切片,了解残端切缘有否肿瘤细胞,才能确定彻底切除了病变,达到根治目的。

(7)常见并发症及处理:并发症包括邻近器官损伤、血管损伤、尿潴留和淋巴囊肿形成,处理详见腹腔镜盆腹腔淋巴结切除术章节。

(8)手术指征及术式评价:到目前为止,全球约有 2 500 余例早期宫颈癌患者接受了 RT,其治愈率与 RH 相当。该术式的特点是保留子宫动脉的上行支,因此子宫体的血供不受明显的影响。并在子宫峡部以下切除子宫颈,再行子宫颈

环扎和子宫颈阴道缝合术。这样保留了子宫体,使患者具有生育能力。到目前为止,原陆军军医大学第一附属医院共有 45 例患者在腹腔镜下完成广泛性宫颈切除术和盆腔淋巴结切除/活检术,无 1 例中转开腹,因此腹腔镜提供了进行保留生育功能手术的新途径。

而经阴道截断子宫颈,切除子宫颈的范围要足够,尽量完整切除子宫颈和子宫颈旁组织,以免留下微小浸润病灶,子宫体下端的环扎采用不可吸收缝线,缝线的抗张力强度以能维持足月妊娠为好,原陆军军医大学第一附属医院选择的是 1 号聚丙烯不可吸收缝合线,效果较好。也有术者认为在经阴道广泛宫颈切除术中行预防性宫颈环扎并不能降低术后流产概率,反而环扎线会引起宫颈狭窄,糜烂和慢性阴道分泌物,不利于妊娠,认为吻合子宫下段与阴道上段的缝合线形成的瘢痕可能具有类似环扎的效果。因此,对于 RT 术是否应该进行常规性宫颈环扎术尚无统一定论,两种做法均有人采用。若选择环扎,为了避免环扎线结对膀胱的刺激,环扎线打结应置于子宫颈后方,在残留的子宫峡部环扎;若未行环扎,术后应经阴道放置防子宫颈粘连材料。也有学者主张在患者妊娠 14 周时行宫颈环扎术。原始术式要求切断子宫动脉的阴道支,原陆军军医大学第一附属医院的所有患者均单独游离和处理子宫动脉下行支,子宫体的创面出血量偏多,但子宫颈重建后均能有效止血,说明子宫动脉下行支的处理可以不必单独进行,或不必处理。手术中注意切除的子宫颈要行冷冻病理切片,检查残端有无残留病灶或肿瘤细胞。

4. RT 手术涉及的几个重要问题

(1)术中病理评价的准确性:广泛性宫颈切除术中需要进行 2 次冷冻病理检查对淋巴结和切除的子宫颈及子宫旁情况进行判断,术者根据 2 次病理情况决定最终的手术方式。因此术中病理评价的准确性对于术式的决定起着至关重要的作用。对于切除的淋巴结,大部分术者会将高度可疑的淋巴结送检看是否有癌灶的微转移,这种做法可以提高术中冷冻病理的诊断速度和对所送检淋巴结诊断的准确性,但是存在漏检的风险。淋巴结示踪技术中 SLN 检出率为 89.2%~100%,敏感性为 90%~100%,阴性预测值 99.3%,假阴性率 3.6%,肿瘤体积小、分期早者假阴性率最低,可显示常规淋巴结切除区域外的 SLN。常用示踪剂有蓝色染料(亚甲蓝)、^{99m}Tc 标记物和吲哚菁绿(ICG)等,其中 ICG 具有更高的双侧 SLN 显影率,可能优于其他示踪剂。术中冷冻病理评价切除的子宫颈切缘情况是另一个挑战,Ismiil 等对进行广泛性宫颈切除术的 132 例宫颈癌患者的手术切缘情况进行了回顾性分析,其中包括 63 例腺癌、59 例鳞癌、7 例腺鳞癌、3 例其他类型宫颈恶性肿瘤,结果显示同一组病理医生根据冷冻病理切片的规范化操作流程进行操作,术中诊断切缘情况的准确性为 98.5%,假阴性率为 0,没有 1 例患者因为诊断的问题而导致治疗不足。术中对于腺癌患者的切缘评价较鳞癌困难,还有学者推荐用客观的评分系统,如 Ioffe

评分系统,认为可以提高诊断的准确性,与最后的石蜡切片结果一致性较高。

（2）保留子宫体血供:按照广泛性子宫切除术的一般做法,切除子宫颈时子宫动脉无论是在输尿管隧道上方切断或者在髂内动脉起始部切断子宫动脉,子宫体的血供都会受到影响。推测因为血供的减少,可能会影响到子宫肌层、子宫内膜和妊娠,所以手术应尽量保留子宫动脉的上行支以保留子宫体的血供。子宫动脉不要在主干切断,只切断下行支和阴道支,保留了上行支。保留子宫动脉上行支不仅保留了子宫的血管,也保证了和卵巢的血管沟通不受影响。Schlaerth等和Martin等的研究表明,术中损伤子宫动脉的RT患者术后发生明显的子宫颈峡部萎缩狭窄,导致月经流出受阻,出现继发性闭经或痛经,是术后妊娠率低、流产和早产的重要原因。有学者为了操作方便,先切断子宫动脉,术后再吻合。也有学者采用完整保留子宫动脉上行支,不需离断后重新吻合这项复杂的操作。然而,一项研究通过吲哚绿（ICG）在广泛性宫颈切除术中行激光血管成像,比较保留子宫脉和不保留子宫动脉的子宫灌注情况。该研究发现保留子宫动脉组和未保留子宫动脉组的ICG平均荧光强度差异无统计学意义,且2组所有患者在术后8周内都恢复了月经,保留子宫动脉组和未保留子宫动脉组的妊娠率分别为40%（4/10）和30%（3/10）,从而认为在根治性宫颈切除术中没有必要保留子宫动脉。所以,目前对保留子宫动脉上行支和切断子宫动脉主干问题意见尚不一致,两种做法均有人采用。

（3）关于妊娠及流产有关问题:2020年1篇关于保留生育功能手术（fertility sparing surgery,FSS）术后生育结局的综述表明,RT术后的总妊娠率大约为53.6%,其中阴式、开腹、腹腔镜术式分别为67.5%、41.9%、51.5%。由于宫颈功能不全而致早期流产、晚期流产、胎膜早破、早产、绒毛膜炎等均有报道。Mathevet等报道95例LRVT中42例计划妊娠,33例成功怀孕56次,晚期流产率19%,34例活产新生儿。2008年Shepherd等综述了906例保留生育能力的广泛性宫颈切除术,其中790例阴式手术,16例经腹手术,共有300例妊娠并得到195次活产;早产率为10%。

由于有的患者在手术后主动要求采取避孕措施,真正的术后受孕率较难评估。广泛性宫颈切除术后患者所面临的实际问题是受孕后自然流产率和早产率较高。正常子宫有长3~4cm的子颈管组织,且子宫颈管内黏液栓形成,使宫腔与外周环境隔绝,防止细菌进入。RT手术后,子宫失去保护机制,妊娠时胎膜早破和宫内感染概率增加,因此,流产率和早产率升高。所以在行RT时,不要刻意地追求切净子颈管组织,而应在子宫峡部下方留下5~10mm的子颈管组织,并用不可吸收线做永久性子宫颈环扎。也可以经阴道置入带硅胶管的IUD,术后半年取出,一方面IUD可以起到避孕作用,另一方面硅胶管于子宫颈管可以减少子宫颈管粘连的发生。患者在准备妊娠前可行超声或磁共振检查,

以评估子宫颈管和环扎线状况是否适合妊娠。妊娠期要在有经验的产科医师处随访,并且增加随访次数:18~28周每2周1次,28周以后每周1次。已行永久性宫颈环扎术的患者,分娩时须行剖宫产手术。

（4）减少对生育能力的影响:广泛性宫颈切除术在全世界实施已经24余年,理论上由于存在子宫颈黏液减少、峡部狭窄、宫颈功能不全,术前明显存在的或者亚临床型输卵管炎,因此存在潜在的不孕、晚期流产和胎膜早破的可能性。据报道,RT术后的总妊娠率约53%,实际上不孕可能会增加,术后妊娠率可能并没有这么高。术后28~35周易流产,主要是由于上述原因,使潜在晚期流产和胎膜早破成为可能。

5. RT手术的安全性及并发症 Xu等对前瞻性临床对照研究中的587例早期宫颈癌患者进行Meta分析,比较广泛性子宫切除术和广泛性宫颈切除术的复发率、5年无瘤生存率、5年生存率、术后病率、术中及术后的并发症情况。结果显示,2组手术的患者在复发率、5年无瘤生存率、5年生存率、5年病率、术中和术后并发症,输血率以及术中所切除的淋巴结数目之间均无明显差异。与广泛性子宫切除术组相比,广泛性宫颈切除术组的患者失血量少,术后尿管拔出快,并且住院时间短。因此,可以认为,对于早期宫颈癌患者而言,广泛性宫颈切除术与广泛性子宫切除术有效性和安全性相当。

ART手术并发症与AH相同。LVRT手术并发症包括腹腔镜手术的并发症和经阴道手术的并发症。其中常见的并发症包括:输尿管损伤、血管损伤、膀胱损伤、肠损伤、盆腔血肿、盆腔脓肿等,但RT这些并发症的发生率远比RH低,暂时性膀胱神经损伤也不需长期插尿管。尤其随着达·芬奇机器人技术的进步和更精确的手术操作,手术并发症也随之降低。Jonhansen等回顾了48例接受机器人LRT+PLN的早期宫颈癌患者,平均住院时间为2.4天,手术时间为321分钟（189~558分钟）,术中出血量为75ml（0~300ml）,1例术中膀胱损伤,1例筋膜室综合征。远期并发症如淋巴囊肿、子宫颈管狭窄、粘连、松弛;子宫颈黏液栓缺乏、亚临床感染;受孕困难、流产、早产、绒毛膜羊膜炎,子宫动脉吻合后妊娠期供血不足可能影响生育;盆底损伤等。

6. RT术后的生育能力 由于影响生育的因素多样,且部分行RT的患者暂时无生育要求,因此报道的术后妊娠率和生育率不一。Bentivegna等对文献进行回顾,统计了2777例接受FFS患者的术后妊娠情况,其中接受RT术式的患者总妊娠率为50%,开腹、经阴道、腹腔镜分别为44%、57%、65%,早产率为39%~57%。Smith等对47个研究的2566例接受RT的患者进行总结,在48个月（2~202个月）的中位随访时间内,有16例患者行RT术时为妊娠状态,其中4例（25%）足月分娩,7例（43.8%）早产,5例（31.3%）难产或流产,另在940例术后有妊娠计划的患者中,有225例（23.9%）成功怀孕,其中75.1%活产（39.6%足月分娩,

35.6% 早产分娩）。Li 等回顾了 2004 年 4 月~2010 年 9 月接受 ART 的 62 例患者，有 3 例在辅助放化疗后卵巢功能丧失，3 例为儿科患者，剩余 56 例患者具备生育条件，在中位随访 22.8 个月，由于各种社会、家庭和身体原因，56 例患者中只有 10 例（17.86%）尝试怀孕，2 例成功，其中 1 例接受辅助生殖技术，目前正在怀孕，另 1 例成功自然受孕至 39 周后通过剖宫产分娩，在备孕过程中最常见的并发症为宫颈狭窄，他们报告了 4 例患者不需要临床干预的宫颈狭窄，另 1 例患者宫颈狭窄经 3 次新宫颈扩张后痊愈。因此 RT 术后的患者进行辅助生育应该对患者进行精心的评估和准备，这些准备包括评价子宫颈是否需要扩张、由有经验的操作者进行胚胎移植，并避免多胎妊娠。

7. RT 的预后影响因素和随访 肿瘤体积是影响预后的主要危险因素，肿瘤直径大于 2cm 是复发的高危因素。其他影响预后的因素包括低分化和脉管浸润。手术切缘距癌灶的距离，对于鳞癌来讲 5mm 的正常组织切缘也许足够了，但是 5mm 对于腺癌可能不够，10mm 相对更安全。

广泛性宫颈切除术后随诊方法主要是定期进行峡部-阴道细胞学检查。Feratovic 等对随访的 44 例患者所获得的 223 份细胞学结果进行分析，了解所获得的细胞中良性颈管细胞、子宫下段腺细胞、子宫内膜间质细胞和子宫内膜细胞的分布情况。在 59%（131/223）的细胞涂片中包含子宫内膜细胞成分，选取其中 20 例及另外 5 例细胞学检查结果正常者进行活组织检查。结果发现 4 例异常，包括 3 例低度鳞状上皮内病变和 1 例腺鳞癌。所有被诊断为不典型腺细胞的患者最后均证实为管状化生、子宫下段腺细胞或者子宫内膜间质细胞。这一研究提示对于广泛性切除术后的患者进行细胞学涂片随访时，要注意其多样化的细胞来源容易被误诊为不典型腺细胞，细胞的管状化生也是一个潜在的陷阱。对于术前诊断为腺癌的患者，在术后的细胞学检查中需注意区分良性反应性腺细胞和肿瘤复发。另外，在随访时有必要进行高危型 HPV 的检测。

8. 宫颈癌保留生育功能手术的其他研究情况 对极少数在中期妊娠发现患有浸润性宫颈癌，有强烈要求保留胎儿的意愿的患者，妇科肿瘤医生尝试对这些患者进行孕期的腹式盆腔淋巴结切除术加经阴道广泛性宫颈切除术，待分娩结束后再切除子宫体。有报道，对于有保留生育功能要求的高危型 IB~IIA1 期患者，如病灶直径 >2cm 甚至 >4cm、脉管浸润、侵犯外 1/2 肌层者，采用新辅助化疗后再行广泛性宫颈切除术的处理方案。

关于早期宫颈癌的子宫旁切除情况，目前尚存在争议。研究发现对于临床病理特征情况好的患者，如肿瘤病灶直径 <2cm、无淋巴脉管浸润等，发生子宫旁侵犯的概率 <1%，发生子宫旁淋巴结转移的概率为 0.9%。因此，对于这些患者进行评估之后，无须广泛切除子宫旁组织。有学者对一些经过选择的早期宫颈癌患者进行宫颈锥切术加腹腔镜下盆腔

淋巴结切除术，术后发现妊娠情况及预后均较好。

吴小华团队对 2014 年 1 月~2019 年 7 月的 40 例接受宫颈锥切 + 盆腔淋巴结清扫的 IA1~IB1 期患者进行回顾性分析，结果显示有 1 例患者因为锥切后边缘呈阳性接受了 ART，其余患者在中位随访 35 个月（8~74 个月）后，只有 1 例（2.5%）患者在子宫颈残端出现复发，无患者死亡，术后 17 名试图怀孕的患者中有 4 人自然怀孕，其中 3 人足月分娩，1 人目前正在怀孕。但这些研究例数尚少，随访时间也较短，其长期疗效尚需进一步进行评价。

9. "逸仙妇瘤术式"的特点 "逸仙妇瘤"从 2004 年开始根据前人经验及文献报道对广泛性宫颈切除术式进行了改良，采用经腹手术，对所有患者均在术中即时进行了功能重建，取得了较好的效果。本术式的主要特点如下：

（1）术中完整保留双侧子宫动脉上行支，切断子宫动脉宫颈支和阴道支，保证了子宫体和卵巢的血液供应。

（2）子宫颈外口放置带节育环的硅胶管支架预防子宫颈外口粘连或狭窄。

（3）子宫颈内口环扎聚丙烯网片，预防宫颈功能不全。

（4）用聚丙烯网片形成人工主韧带和骶韧带，维持术后子宫正常位置。

迄今为止，该术式已施行 50 多例手术，妊娠患者均可至足月妊娠并行子宫下段剖宫产分娩出活婴。1 例因术前已有双侧输卵管间质部妊娠，术后行 IVF-ET 术，一次成功，剖宫产分娩。所有患者随访至今未发现复发。

10. 关于复发率问题 除了妊娠方面的相关问题外，有关早期宫颈癌行广泛性宫颈切除术后复发率问题也是临床关注的焦点，目前文献报道手术后复发率为 4.2%~5.2%，而死亡率在 0.9%~1.8%。与早期宫颈癌行改良的广泛性子宫切除术后的情况相当。说明其具有满意的肿瘤安全性。

在所有的相关因素分析中，复发与死亡率和肿瘤的大小及其是否有子宫颈周围脉管侵犯相关，但也有少部分患者与上述因素无关，可能由其自身的生物学行为决定。

11. 现存的争议问题

（1）对存在淋巴血管间隙浸润的患者而言，存在较高的复发风险，但淋巴血管间隙浸润本身不是手术禁忌。有人建议常规进行宫颈锥切术，以检查肿瘤体积的大小和是否有淋巴血管间隙浸润存在。

（2）距肿瘤病灶之外的安全切缘距离具体是多少，目前仍没有达成共识。至少 5mm 似乎是一个现实的安全线。

（3）术中进行宫颈环扎重建子宫颈内口能有效地防止早期流产，但存在明显的负面影响。有些作者不建议将其作为常规的做法。

（4）对于较大的肿瘤，一些专家提倡进行新辅助化疗以减少肿瘤的大小，以便于进行手术，甚至进行非广泛的宫颈手术如宫颈切除术。但需要进行进一步的前瞻性研究。

（卢淮武 李 莉 王沂峰 王丽娟 梁志清 林仲秋）

第九节 宫颈癌的新辅助化疗

一、有关新辅助化疗

肿瘤患者在手术或者放疗前给予系统的化疗,称为新辅助化疗(neoadjuvant chemotherapy,NACT)。NACT 的概念由 Frei 于 1982 年首次提出。Friedlander 等于 1984 年报道了 30 例宫颈癌患者先给予顺铂 + 长春新碱 + 博来霉素(PVB)化疗 3 个疗程后再行放疗或者手术治疗,化疗后肿瘤总体缓解率高达 67%。随后关于宫颈癌 NACT 的研究陆续出现,主要研究目的有 2 方面,一是宫颈癌术前行 NACT 是否可以降低手术风险和改善预后,二是放疗前行 NACT 患者的耐受性和是否可以改善预后。

NACT 在宫颈癌中无统一适应证,主要用于局部晚期宫颈癌(locally advance cervical cancer,LACC),如肿瘤体积较大无法直接行根治性手术、放疗难度大或其他客观原因所致根治性治疗暂时不能实施的患者,在根治性手术或同步放化疗前给予 2~3 个疗程的全身化疗以期缩小肿瘤。随着发达国家宫颈癌筛查及 HPV 疫苗接种的普及,宫颈癌的发病率和死亡率逐渐下降,但由于医疗资源的短缺,宫颈癌在发展中国家(包括中国)仍持续高发,患者就诊时多属于局部晚期。根据 2018 国际妇产科联盟(FIGO)分期标准,狭义的局部晚期宫颈癌定义为局部肿瘤直径≥4cm 的 I B3 及 II A2 期宫颈癌,而广义上的 LACC 泛指 I B3~IV A 期宫颈癌。NACT 在 LACC 治疗中的应用一直存在较大的争议,比如是否可以改善预后、适应证的选择、化疗方案的选择、反应标准的评判、术后辅助治疗的应用等。

宫颈癌根治术前行 NACT 的优势包括:缩小肿瘤体积、降低手术难度、减少手术出血、提高手术切除率及降低术后辅助放化疗率。同步放化疗前行 NACT 的优势有:降低局部肿瘤负荷、消除微肿瘤转移灶、降低潜在的转移风险、减少乏氧细胞数量增加放疗敏感性。此外,宫颈癌中应用 NACT 可以直观地观察化疗效果,筛选有效的化疗方案。NACT 的弊端在于如果患者对化疗不敏感,则导致治疗周期延长,用药过度以及医疗费用增加。而且,即使 NACT 有效,多数患者需要接受化疗、手术及放疗 3 种治疗方式,造成不良反应和治疗费用的增加。然而,NACT 是否应该用于 LACC 患者,最关键的还在于它是否能改善预后。

二、LACC 新辅助化疗相关研究

1. NACT 联合 CCRT 1999 年,基于 5 项宫颈癌同

期放化疗的前瞻性研究证据,NCCN 推荐以铂类为基础的同步放化疗(concurrent chemoradiotherapy,CCRT)作为 LACC 患者的标准治疗方案。然而,LACC 存在局部病灶难以控制、易发生远处转移等预后较差的高危因素,治疗效果不满意,总体 5 年生存率仅 60%。为提高 LACC 的治疗效果,研究者们进行了一系列探索研究,包括不同化疗方案的 CCRT、CCRT 后行辅助化疗及 NACT+CCRT 等。

2019 年一项来自巴西的二期随机对照临床试验入组了 107 例 FIGO II B~IV A 期或淋巴结阳性的 LACC,随机分入顺铂 + 吉西他滨新辅助化疗(3 周期)+CCRT 组或仅接受 CCRT 组。结果显示,NACT+CCRT 组和 CCRT 组患者 3 年 PFS 分别为 40.9% 和 60.4%[HR=1.84,95%CI(1.04,3.26),P=0.033],3 年 OS 分别为 60.7% 和 86.8%[HR=2.79,95%CI(1.29,6.01),P=0.006]。NACT+CCRT 组 的 3 年 PFS 及 OS 均差于 CCRT 组。因此,NACT+CCRT 的治疗模式并不能使患者受益,不推荐 LACC 患者在 CCRT 前行新辅助化疗。目前一项正在进行的前瞻性III期多中心随机临床试验(NCT01566240)计划招募 500 名 LACC 患者,旨在比较标准 CCRT 与新辅助化疗后进行相同的 CCRT 的治疗效果。其结果有望进一步揭示 CCRT 前新辅助化疗是否可以使患者真正获益。

2. NACT+ 根治性手术 LACC 根治术前新辅助化疗最早可以回溯到 20 世纪 80 年代,Friedlander 等及 Sardi 等在局部晚期宫颈癌患者中采用长春花碱/长春新碱 + 顺铂 + 博来霉素方案获得了较高的缓解率,使一部分不能手术切除的患者获得了根治性手术的机会。此治疗方案对于缺乏放疗设备和人员的地区提供了一个非常好的选择,尤其对于病理类型为鳞状细胞癌的宫颈癌患者。此外,NACT 后手术可以减少病理相关的风险因素,例如缩小肿瘤体积、减少深间质浸润和淋巴脉管间隙浸润,控制淋巴结转移,从而减少了术后辅助放疗的需要。故此后出现了大量针对 LACC 根治术前新辅助化疗的临床研究。

(1)NACT 联合手术与直接手术疗效比较:2007 年报道的一项美国III期随机对照临床研究(GOG141)显示巨块型 I B 期宫颈癌患者术前 NACT 与直接手术相比,5 年 PFS(NACT 56.2% vs. 直接手术 53.8%)及 OS(NACT 63.3% vs. 直接手术 60.7%)并无明显改善,此研究因为受试者纳入缓慢不得不提前终止。2013 年日本临床肿瘤研究组的 JCOG0102 研究中 NACT 组的 5 年 OS 为 70.7%,低于直接手术组的 74.4%,此项研究因为中期分析中 NACT 组的生存预后差于直接手术组也被提前终止。仍需要更多的临床

试验来进一步证实 NACT+ 手术用于治疗 LACC 的益处。

（2）NACT 联合手术与同步放化疗疗效比较：2018 年 Gupta 等发表了一项单中心Ⅲ期随机对照试验（NCT 00193739），633 例 I B2、ⅡA 或ⅡB 期的宫颈鳞状细胞癌患者按 1：1 比例随机分配到 NACT+ 手术组或 CCRT 组。NACT+ 手术组的治疗方案为每 3 周 1 次紫杉醇 + 卡铂新辅助化疗共 3 个周期，然后行根治性子宫切除术；CCRT 组的治疗方案为标准放疗同时顺铂化疗，每周 1 次，持续 5 周。结果显示，NACT+ 手术组 5 年 DFS 为 69.3%，CCRT 组为 76.7%［HR=1.38,95%CI（1.02,1.87），P=0.038］，2 组的 5 年 OS 分别为 75.4% 和 74.7%［HR=1.025,95%CI（0.752,1.398），P=0.87）］。提示与 NACT+ 手术相比，以铂类为基础的 CCRT 可以取得更好的 DFS，而 2 种治疗方式总 OS 并无显著差异。但对于此研究也存在一定的争议，如 NACT 中所用紫杉醇 + 卡铂方案是否合适、3 周期 NACT 疗程数是否过多以及研究中ⅡA 期患者是否应该进行亚组分析等。

2019 年 ASCO 会议上报道了另一项比较 NACT+ 根治性手术与 CCRT 的随机对照、开放Ⅲ期研究结果，（EORTC 55994/NCT00039338）。该研究于 2002~2014 年间共入组了 620 例 I B2~ⅡB 期鳞状细胞癌、腺癌或腺鳞癌患者，1：1 随机接受 NACT+ 手术或 CCRT 治疗。初步结果显示，NACT+ 手术组和 CCRT 组的 5 年生存率分别是 72% 和 76%，未见明显统计学差异。NACT+ 手术组的短期严重不良反应发生率较 CCRT 组更高（35% $vs.$ 21%，P<0.001）。NACT+ 手术组有 113 例（36.5%）患者在手术后接受了放疗；CCRT 组有 9 例（2.9%）患者在同步放化疗后接受了手术治疗。初步研究结果提示，2 组患者的 5 年总生存率无统计学差异，主要差异表现在患者的生活质量与长期不良反应上。这项研究结果可以作为临床选择治疗方案的一个依据，但仍需等待最终的研究数据。

总之，目前的研究显示，对于 LACC 患者，特别是病理类型为宫颈鳞癌者，无论 NACT+ 根治性手术还是 NACT+CCRT，均不能改善患者的预后。以铂类为基础的 CCRT 仍是局部晚期宫颈癌治疗的标准方案。仅建议在放疗条件相对短缺，等待放疗需比较长的时间的情况下考虑 NACT 的治疗策略。仍需要更多有积极意义的临床研究进一步证实宫颈癌中 NACT 的应用价值。但对于侵袭性强、易发生全身转移且预后差的宫颈神经内分泌癌（neuroendocrine carcinoma of the cervix，NECC），因其对化疗相对敏感及放疗疗效有限，局部晚期患者可以考虑给予新辅助化疗，后根据情况给予根治性手术或同步放化疗，且治疗后所有患者均推荐补充全身系统性治疗。

三、新辅助化疗常用方案

宫颈癌新辅助化疗开始被研究和应用以来，出现了多种不同的化疗方案，包括不同的药物、不同的剂量和给药间隔。

常见的化疗方案为以铂类药物为基础的单药或联合化疗。最常用的铂类药物为顺铂，常见的与顺铂联合应用的化疗药物有博来霉素、长春碱类、氨甲蝶呤、异环磷酰胺、紫杉醇等。对于 NECC，NACT 方案推荐顺铂 + 依托泊苷或卡铂 + 依托泊苷。

目前没有充分证据证实某个化疗方案为宫颈癌新辅助化疗的最佳方案。

（郑　虹　高雨农）

第十节　宫颈癌的其他治疗

一、中医治疗

西医认为宫颈癌的发生与 HPV 有密切关系，而中医认为本病属"崩漏""五色带下""痕聚"的范畴，主要由于多产、房劳、情志不舒或饮食失衡导致湿热瘀毒之邪内袭，或产后经行不慎，风寒湿热之邪内侵，或七情饮食内伤，导致脏腑功能失常，气血失调，冲任损伤，瘀血、痰饮、湿毒等有形之邪相继内生，留滞小腹、胞中、冲任，积结不解日久而成。随病程进展继而损伤冲任，带脉失约，湿浊下注，故见崩中漏红，带下赤白青黑。《医宗必读》云："积之成，正气不足，而后邪气踞之。"《华佗中藏经》曰："皆五脏六腑真气失而邪气并，遂万病生焉。"说明是由于人体正气内虚，机体免疫力低下，才使外邪长驱直入，客于体内，变生恶疾。

近年来，较多临床与试验研究表明，中医药在防治宫颈癌上显示出一定的作用。中医认为宫颈癌的形成是由于正虚邪实。癌为实证，是因湿热瘀毒外袭内蕴所致，当以攻邪为治；但癌症又有内虚的一面，"邪之所凑，其气必虚"。综观癌症的发生发展其实是一个正虚邪实的过程。中医抗癌治疗一般是扶正与祛邪并重。目前多数宫颈癌患者都经手术、化疗、放疗等，正气进一步受损，据此抗癌治疗中应扶正与祛邪并重，通过扶正来改善机体免疫状态，调节人体阴阳气血平衡，增强对外界恶性刺激的抵抗力；通过祛邪来抑制癌细胞生长，促进癌细胞凋亡，从而达到抗癌抑癌、巩固和加强宫颈癌的治疗效果。对早期宫颈癌，以中药局部外用为主和辨证施治内服中药为辅进行治疗，即使是晚期亦可应用中医中药辨证论治进行治疗，采取扶正与祛邪、攻与补、治标与治本相结合等措施，使宫颈癌患者的癌灶得到控制、癌肿缩小、症状减轻、生存期延长、治愈率提高乃至广泛康复。近年来一些研究发现，一些中药成分可促进宫颈癌细胞凋亡，可增加宫颈癌的放化疗敏感性，减轻放化疗的毒副反应，从而使放化疗顺利完成，并提高治愈率和生存率，对宫颈癌有明显的治疗作用。

本病的中医治疗遵循辨证施治的原则遣方用药，多采用内服或外用局部给药或内服与外治相结合的方法进行。中药外治即根据患者的病情状况、体质情况等将配制好的中药制剂直接塞、敷、涂、搽于病灶局部，使药物直达患处，具有起效快速、简便易行、毒副作用少的特点，尤其适合癌症晚期，脾胃吸收功能下降的患者，是中医治疗本病的一大特色，可用于保守治疗和改善放疗患者临床症状，减轻其痛苦，同时也可用于宫颈癌的术前准备用药。中药内治根据中医辨证论治的原则处方用药，煎汤或制成丸、散、胶囊等内服，是中医药治疗宫颈癌的重要方法。临床上常分肝郁气滞、湿热癖毒、肝肾阴虚、脾肾阳虚四型施治。肝郁气滞型证见胸胁胀满，心烦易怒，少腹胀痛，口苦咽干，白带微黄或夹血性，阴道流血夹有癖块，舌质暗红，苔薄白或微黄，脉弦。治以疏肝理气，解毒散结。药用逍遥散加味蚤休、半枝莲、败酱草、白花蛇舌草、茯苓、当归、柴胡、白芍、白术、郁金、川楝子、青陈皮等。湿热癖毒型证见带下赤白，少腹胀痛，纳呆脘闷，便秘溲黄，苔黄腻，脉弦数。治以清热利湿，化库解毒。药用四妙丸加味生薏仁、半枝莲、蒲公英、败酱草、八月札、蚤休、土茯苓、猪苓、莪术、苍术、怀牛膝、黄柏等。肝肾阴虚型证见眩晕耳鸣，腰膝酸痛，手足心热，心烦失眠，阴道不规则流血，白带色黄夹血，舌质红，苔少，脉弦细。治以滋补肝肾，解毒散结。脾肾阳虚型证见神疲乏力，腰膝酸冷，纳少便溏，阴道流血量多如崩或淋漓不净，舌质淡胖，苔白润，脉细弱。治以健脾温肾，补中益气。药用黄芪、生龙牡、党参、桑寄生、白术、茯苓、淮山药、补骨脂、吴茱萸、升麻、附子等。在临证时要根据患者的临床症状辨证施治，区别邪正孰盛孰衰，然后定出先攻邪后扶正，或先扶正后攻邪，亦或攻补兼施之法，达到祛邪不伤正，扶正助祛邪，扶正与祛邪相结合的良好的治疗效果。

总之，中医中药治疗宫颈癌迄今为止，尚不能替代疗效肯定的西医放化疗及手术治疗，但在辨证施治的原则基础上遣方用药，结合中药内服与外治两大疗法来治疗宫颈癌是目前中医药界普遍认可和推崇的一种结合疗法。对个别患者，因全身情况不能接受放疗，或已失去手术时机，或偏僻地区放疗未能普及，可单独使用中药治疗，特别是晚期患者，有一定姑息疗效。当前由于多数中草药的抗癌作用机制不清，是影响中药走向世界的一个重要因素，研究中药及其有效成分对人类靶基因的调节作用是阐明中药作用机制的有效途径，值得进一步深入研究。

二、热疗

热疗（hyperthermia）是用人工加热的方法治疗恶性肿瘤，利用各种物理能量在人体组织中所产生的热效应使肿瘤细胞升温到一定程度，并维持一定时间，达到杀灭癌细胞，并避免正常细胞遭受损伤的目的。热疗兴起于20世纪60年代初期，目前已成为继手术、放疗、化疗及免疫疗法后的又一种全新的治疗肿瘤的方法。热疗作为宫颈癌的一种辅助治疗手段目前已广泛用于临床，大量临床资料及实验证实，热疗对晚期及复发的宫颈癌治疗有一定疗效。

研究表明，热疗在体内及体外对肿瘤组织均具有选择性毒性作用。体外研究表明，当热疗温度超过40℃，对于多种肿瘤细胞具有直接的细胞毒性作用。此外，热疗还可以增加肿瘤细胞对放化疗细胞毒作用的敏感性，其原理可能是热疗增加了细胞膜通透性，提高了细胞内化疗药物浓度；同时，热疗抑制同源重组修复，从而阻断DNA损伤的修复。在实验模型中已证实热疗可与多种化疗药物起协同作用，如左旋苯丙氨酸氮芥（美法仑）、放线菌素D、顺铂及博来霉素等。近期研究显示，热疗可促进抗血管生成蛋白的产生，或提高肿瘤组织的宿主免疫防御能力。此外，正常组织的微循环与肿瘤组织的微循环对热疗的反应是不同的。研究表明，与肿瘤组织相比，在温度升高时正常组织的脉管系统能更有效地调节血管容积和血流情况，使热量消散，从而使正常组织可以在较高的温度范围内有效地代偿；而肿瘤组织在温度达到43~45℃时，会发生血管阻滞和血管内凝结。此外，热疗还有助于清除子宫颈的高危型HPV病毒。Yang Y等的一项多中心、随机、对照单盲研究，对比44℃与37℃热疗对子宫颈高危HPV病毒的清除，2个温度组按1:1比例入组，3个月的随访发现，44℃与37℃组的HPV清除率分别为85.19%（23/27）和50%（13/26），$P=0.014$；毒副反应的分析显示2组间无统计学差异；该研究说明不同温度热疗对清除HPV病毒的作用是有影响的。

1. 热疗与放疗联合 热疗除直接杀伤癌细胞外，还能增强放疗敏感性，产生协同作用。两者间的作用并非简单相加，其协同作用可能是由于热辐射诱导的组织细胞对放射线的敏感性增强，使两者的治疗作用具有互补性。研究表明，S期（DNA合成期）的肿瘤细胞对放射线耐受，不易被射线杀灭，而高温对S期细胞的杀灭作用特别明显；其次，乏氧细胞不易被射线杀灭但对热疗却敏感；从而使热疗和放疗效果得到很好的补充。

多项临床研究表明，热疗联合放疗可显著提高治疗有效性。荷兰热疗组研究发现，晚期盆腔肿瘤的患者接受放疗加热疗的联合治疗，有效率及总体生存率显著高于只接受放疗的患者。VandeZee等的一项前瞻性研究显示，热疗联合放疗能提高宫颈癌盆腔病灶的控制率及患者的总生存率，同时不增加放射线的不良反应。Hehr等总结的11个随机、Ⅲ期临床试验的1 000例患者资料，证实应用放疗联合热疗（40~42℃，至少1小时）治疗局部晚期宫颈癌（ⅡB~ⅣA期）患者，3年生存率为27%~51%。国内王义才等观察了放疗热疗同步治疗Ⅱb~ⅢB期宫颈癌的近期疗效及急性毒副反应,放疗采用加速器体外照射＋^{192}Tr腔内后装治疗,体外剂量50Gy/25f/5W(30Gy时中央挡铅),腔内照射A点总剂量42Gy/6f。射频热疗方案:热疗机频率40 168MHz,入射功率700~950W,反射功率7~30W,时间60~70分/次,每周2次,共6~10次;结果显示CR为70%,PR为23%,总有效率93%。不良反应为轻度的骨髓抑制和胃肠道反应,以及皮下脂肪硬结;结果提示放疗与热疗联合应用,能提高晚期宫颈癌局部控制率,同时可减轻放疗的急性反应,患者耐受性好。李玉民等对36例ⅢA~ⅢB期宫颈癌患者进行热放疗,结果提示热放疗组与对照资料比较,CR率分别为78%和50%,PR率为14%和25%,NC率为8%和25%,毒性反应无明显区别,提出热放疗作为中晚期宫颈癌的治疗模式疗效确切。

荷兰于1990~1996年进行了一项前瞻性多中心随机性研究(dutch deep hyperthermia trial,DDHT),共纳入358例局部晚期盆腔肿瘤患者,其中宫颈癌114例(ⅡB~ⅣA),随机分为单放疗组和热疗加放疗组,两组3年局部病灶控制率分别为41%和46%,3年生存率分别为27%和51%,经过12年的随访,单放组与联合治疗组的局控率分别是37%和56%,生存率分别是20%和37%,3级及以上的放射毒性反应两组相近。该研究指出热疗联合放疗治疗局部晚期宫颈癌,可改善局控率和长期生存率而并未增加毒性反应,尤其适用于不适合化疗的宫颈癌患者。

日本研究者进行了一项热疗联合放疗的随机临床试验,纳入了40例FIGO ⅢB期的局部晚期宫颈癌患者,结果显示3年的OS率分别为48%(RT)和58%(RT+HT),局部控制率分别为50%和80%,CR率分别为49%和80%,联合治疗组显示出了更好的局控率和CR率,同时两组间的毒性反应没有明显统计学差异。

Lutgens等对热疗联合放疗治疗局部晚期宫颈癌与单纯放疗的效果比较进行了一项系统评价。通过分析1987~2010年6项前瞻性随机对照试验,Lutgens发现,放疗与热疗联合治疗的效果显著好于单纯放疗,数据分析显示CR率显著升高[(RR=0.56,95% CI(0.39,0.79),P<0.001],局部复发率显著降低[HR=0.48,95% CI(0.37,0.63),P<0.001],总体生存显著提高[HR=0.67,95% CI(0.45~0.99),P=0.05]。两组间治疗后的急性毒性反应[RR=0.99,95% CI(0.30,3.31),P=0.99]及3~4级毒性反应[RR=1.01,95% CI(0.44,2.30),P=0.96]无显著性差异。由此认为,局部晚期宫颈癌患者热疗辅助放疗可提高局部肿瘤的控制率及总体生存率,而不会增加3~4级近期及远期毒性反应。提示热疗联合放疗可提高肿瘤的局部控制率和总体生存率,同时毒性反应没有增加,证实了热疗与放疗联合应用的协同作用。但是,需要注意的是,目前的临床试验以单中心为主,且以FIGO ⅢB期患者为主。

Franckena等回顾文献发现,放疗联合热疗可代替放化疗作为局部晚期宫颈癌的替代治疗方案,对于无法耐受化疗的患者更应该作为首选治疗方案。几项随机研究表明,热疗联合放疗的作用与化疗联合放疗的作用类似,同时热疗并不增加毒性反应。一项研究表明,经12年的随访,热疗的效果依然稳定。但对于其他宫颈癌患者,热疗与放疗的联合治疗是否是最合适的治疗选择尚需要进一步研究。

2. 热疗与化疗联合 热疗辅助化疗一直是临床关注的焦点,且热疗对化疗的增效作用也已被临床证实。热疗本身对细胞产生直接的细胞毒效应,43℃以上的高温对细胞有显著的杀伤作用。Mohamed等的动物实验证实,热疗与化疗联合应用可以起到协同的作用,热疗可以促进一些化疗药物如多西他赛、吉西他滨、奥沙利铂等的细胞毒作用,发挥增效作用,并可以提高肿瘤内部化疗药物的浓度,有助于逆转或延缓某些化疗药物的耐药性。亦有研究证实,化疗对热疗有增强作用。热疗化疗联合也开始用于宫颈癌的综合治疗。

热疗可增强以顺铂为主的宫颈癌联合化疗方案的效果。热疗联合应用可使顺铂的细胞毒作用随温度升高而增高,但其机制尚不清楚。推测热疗与化疗的协同作用可能与热疗增加肿瘤血流及氧供,增加细胞内顺铂吸收,增加DNA损伤及抑制DNA双链修复等。但是,既往研究表明,热疗可诱导产生HSPs,后者对肿瘤细胞具有保护和抗凋亡作用,从而减弱热疗化疗联合作用的效果。因此,阻滞HSPs表达可增强肿瘤细胞对热疗联合化疗的敏感性。

Richel等的一项Ⅱ期临床研究,纳入了25例复发或转移性宫颈癌患者,给予顺铂单药联合全身热疗,结果显示CR为5%,PR为28%,SD为43%,1年的OS率为36%。Franckena等随后报道了一组47例复发或转移性宫颈癌患者的结果,治疗的反应率为55%,中位OS为8个月。但是,Heijkoop等的一项纳入了38例复发或转移性宫颈癌患者的类似临床研究却没有得到相同结论,其研究结果显示,治疗反应率仅为14%,1年的OS率仅有23%。

3. 热疗、放疗、化疗三者联合 热、放、化三联疗法治疗宫颈癌逐渐为临床所重视,三者联合可以增强疗效,降低单用剂量,兼顾全身与局部,在增强局部治疗的同时,消灭远处微小的转移灶。动物实验研究显示,三联治疗的效果较单一模式或双重模式治疗疗效更好。而Ⅰ/Ⅱ期临床研究也显示出热、放、化三联治疗不同位置不同类型的肿瘤,是有效的、可行的并且毒性反应在允许范围内。

Tsuda等对15例局部复发的宫颈癌患者实施"三联疗法",首先用卡铂进行动脉化疗,然后进行盆腔外照射(1.8Gy/d),共28次,待放射剂量达20Gy后,加用射频加热治疗,每周1次共4次,其中卡铂的最大耐受剂量为25mg/m^2;试验结果显示,总反应率达93.3%,95% CI(59.4,100),71.4%的患者中肿瘤缩小;3~4级白细胞减少发生率为60%,腹泻发生率为20%,因此认为三联疗法对于局部复发的宫颈癌是一种安全有效的治疗方法。Jones等的一项临床试验亦用顺铂周疗联合局部热疗及放疗治疗局部晚期宫颈癌和局部复发宫颈癌12例,其中10例临床缓解和局部病灶得到控制。该研究显示,采用热疗联合放化疗的三联疗法对宫颈癌治疗具有良好的临床反应率及耐受性。Sreenivasa 等研究术前热疗联合放化疗治疗进展（PD）期宫颈癌，得出 3 种模式联合所介导的高反应率，能够使宫颈癌患者治愈性手术率提高，因此热疗联合标准的放化疗 ± 手术治疗，可能提高肿瘤治疗的疗效，同时降低并发症发生率。Westermann 等进行了一项纳入了 68 例美国、挪威和荷兰的晚期宫颈癌患者的多中心研究，采用内外照射，至少 4 周的顺铂周疗（40mg/m^2）以及 4 疗程的每周局部热疗；结果显示，三联治疗的毒性反应与单用放化疗的相当，平均总治疗时间为 45 天；其中 90% 的患者达到完全缓解，总生存率为 84%；平均随访 538 天，74% 的患者存活且无复发征象；该研究提示，热疗与全剂量放疗、化疗联合使用是晚期宫颈癌治疗的可行且有效的方法。Yea JW 等对同步放化疗联合热疗进行了系统回顾和荟萃分析，纳入了 536 例局部晚期宫颈癌患者，同步放化疗联合热疗组 268 例，同步放化疗组 268 例，FIGO Ⅰ~Ⅱ期患者 295 例（55.0%），Ⅲ~Ⅳ期患者 295 例（45.0%），同步放化疗联合热疗组的 5 年总生存显著优于同步放化疗组［$HR=0.67$，$95\%CI$（0.47，0.96）$P=0.03$］；同步放化疗联合热疗组的局部复发间隔时间（local relapse-free survival，LRFS）优于同步放化疗组［$HR=0.74$，$95\% CI$（0.49，1.12），$P=0.16$］，但两组间差异无统计学意义；两组间毒副反应的分析显示无统计学差异；该研究认为同步放化疗联合热疗可以改善局部晚期宫颈癌患者的 OS，同时并不增加毒副反应，说明多模式结合的治疗策略对于局部晚期宫颈癌患者是可行的。

随着热疗系统的发展，热疗进入了快速发展时期，越来越多新的基础研究和临床研究结果证实了热疗联合放疗及化疗治疗晚期宫颈癌的效果，使热疗越来越被临床所接受；热疗与其他治疗手段的结合，在宫颈癌治疗方面的作用得到了临床研究的验证；对于局部晚期宫颈癌患者，热疗联合放疗的治疗效果优于单用放疗，这种联合治疗模型尤其适合于有同步放化疗禁忌的患者；局部晚期宫颈癌的最佳治疗模式依然是一个值得探讨的问题，热疗对于宫颈癌治疗的证据在不断积累，但是，目前热疗并未得到全球各国指南推荐，使其成为宫颈癌的标准治疗手段。同时热疗需要严格的质控，热疗参数、应用时间、治疗频率、与放化疗联合应用时的间隔时间等，都是影响热疗效果与毒副反应的重要因素；由热疗引起的局部正常组织烧伤、纤维化，皮下脂肪坏死，热疗次数合理安排以及热疗间隔的最佳时间等问题，仍需要热生物、热工程学家及妇科肿瘤学家进一步探索。目前尚有多个热疗联合放疗和/或化疗治疗宫颈癌的临床研究正在进行，研究的结果值得期待。

随着科技进步和疾病治疗模式转变，肿瘤治疗亦向多学科、多手段的治疗方向发展。从事妇科肿瘤研究和临床工作的学者，应改变传统观念，扩充自己的知识，扩大眼界，结合当前其他领域的成就，探索治疗妇科肿瘤的新方法、新途径，改善患者的生存率及生存质量，并为制定个体化的肿瘤综合治疗方案提供新的选择。

（宋　亮　段瑞岐　郝明蓉　杨小芸　曹泽毅）

第十一节　宫颈腺癌

一、简介

过往，宫颈癌曾是中国台湾最常见的妇科癌症，然而随着宫颈癌筛检计划的推广普及，目前已成为女性生殖系统癌症中发生率最低的癌种。2018 年中国台湾的统计数据显示，宫颈癌的发生率为 11.7/10 万，占女性十大癌症的第 9 位。宫颈癌依照组织形态分布，目前最多的仍为鳞状上皮细胞癌（squamous cell carcinoma），约占所有宫颈癌的 70%~80%。排名第 2 的则是宫颈腺癌（adenocarcinoma），约占所有宫颈癌的 20%~25%，本节所要讨论的即是这种常发生在较年轻女性、预后略差、常有淋巴结侵犯、跳跃式病灶、不易经子宫颈抹片检查发现，以至于发生率逐年上升的特别的宫颈癌症。

二、宫颈腺癌的发生率

宫颈腺癌（adenocarcinoma）约占所有种类宫颈癌的

20%~25%。最近许多大规模的公共卫生与流行病学研究发现，宫颈腺癌的发生率有逐年上升的趋势，尤其在年轻女性的身上更容易发现这个趋势。一个大规模的队列研究（cohort study）统计了 1962~1991 年 60 个癌症登录系统数据并加以分析后发现，在总数达到 175 110 个宫颈癌的患者资料中，约有 19 960 个宫颈腺癌和鳞状腺癌的个案，约占总体个案数的 11.4%（根据地区性与国家的因素，其宫颈腺癌和鳞状腺癌比率约有从 4.2%~21.7% 的差别，发生率是随着地区的不同而有所差别）。这个研究报告出来的发生率是每年、每 10 万个妇女中 <2 个。然而宫颈腺癌和鳞状腺癌近年来比较特别的是，在发达国家的年轻妇女中，即使在这些国家已经有完整的子宫颈抹片检查或公共卫生筛检政策之下，还是观察到发生率上升的现象。

三、人乳头瘤病毒和宫颈腺癌的相关性

目前的流行病学研究已经发现人乳头瘤病毒和宫颈腺

癌之间有着非常密切的相关性。整体说来,90%以上的宫颈侵袭性腺癌为人乳头瘤病毒阳性,宫颈原位腺癌的人乳头瘤病毒阳性率甚至接近100%。在最近的一篇研究中已证实患者罹患宫颈腺癌,查体检出人乳头瘤病毒存在的概率高达97.5%。因为人乳头瘤病毒和宫颈腺癌之间存在高敏感度,可以用于排除来自其他或是转移到子宫颈上的腺癌,例如转移至子宫颈的子宫内膜腺癌、胃肠道腺癌等。

人乳头瘤病毒第16型和第18型在宫颈原位腺癌中的发现率可以达到93.5%,宫颈腺癌中发现率更高达94.8%。根据对于特定型别的高危险群人乳头瘤病毒研究其子宫颈感染后发展成子宫颈腺癌的研究结果而言,第18型病毒存在时,患者罹患此疾病的危险倍数(relative risk ratio)上升为410倍、第16型为164倍、第59型为163倍、第33型为117倍。除此之外,研究中与宫颈腺癌密切相关的人乳头瘤病毒还有第35型、第45型、第51型和第58型。

关于宫颈腺癌和高危险群的人乳头瘤病毒感染间的关联,近来的公共卫生研究依据宫颈腺癌和宫颈腺状鳞状细胞癌的不同和高危险群人乳头瘤病毒间的相对危险倍数,经过重新调整后的结果如下:第16为149 [95% CI(65,346)]和177 [95% CI(49,644)]。第18型为334 [95% CI(129,867)]和585 [95% CI(145,无穷大)]。第35型为28 [95% CI(3,279)]和52 [95% CI(4,669)]。第45型为76 [95% CI(20,293)]和34 [95% CI(3,380)]。而与宫颈腺癌完全无关的人乳头瘤病毒族群为:第39、52、56、68、73和82型。仅有1例患者是由第31型人乳头瘤病毒感染所造成。

综合以上数据,第18型人乳头瘤病毒与宫颈腺癌、抑或是鳞状腺癌都有着密切及牢不可分的关系,这正是目前人乳头瘤病毒疫苗所强调并且保护的部分,希望在16、18二价疫苗普遍使用之后,可以降低因感染第18型病毒所引发的宫颈腺癌与鳞状腺癌。

四、宫颈腺癌筛检的方法

相较于鳞状上皮细胞癌,针对宫颈腺癌的有效筛检手段尚未被确立。传统的子宫颈细胞学抹片对于宫颈腺癌的侦测有限,然而数篇近期的研究显示,人乳头瘤病毒检验(HPV test)作为筛检方法或可改善宫颈腺癌的侦测率。

1. 抹片检查 抹片检查(papanicolaou smear)是目前在筛检宫颈腺癌及子宫颈、阴道上皮病变(癌前病变CIN)时,最常被采用的方法。传统的细胞学上,用以判断子宫颈腺状细胞病变的特征如下:

(1)宫颈原位腺癌:宫颈原位腺癌(endocervical adeno-carcinoma in situ,AIS)的细胞学特征,包括柱状上皮细胞、细胞中的细胞核增大、细胞核内深度浓染(hyperchromasia)、具有分裂的特性(mitotic activity),然而却不具备有侵犯的细胞学特征。

(2)对照真正的宫颈腺癌细胞学特征,虽然和宫颈原位腺癌的细胞学发现上有相重叠的部分,然而却特别具备有侵犯的特征,例如二维或三维的细胞重叠丛聚、肿瘤细胞坏死的特异现象(two-three dimensional clusters or necrotic tumor diathesis)。

(3)使用传统的子宫颈抹片和新柏式子宫颈液态薄层抹片(thin-prep TM),在观察宫颈腺癌的细胞形态学上,其实并无差别。然而,事实上有专家认为,与其使用传统的抹片检查方法来检查难以正确判读的宫颈腺癌,倒不如直接使用细胞散布较均匀的新柏式液态薄层抹片来做筛检,姑且不论患者的年纪,一旦腺癌的细胞学特征可以在液态薄层抹片上观察到时,就可以直接确定诊断为腺癌。

子宫颈细胞学抹片单纯用于筛检鳞状上皮癌及子宫颈上皮病变存在不错的敏感度与特异度。但是一旦用在宫颈腺状上皮病变的检出率、敏感度时,不管是采样的准确度、或细胞学家的判读方面,仍存在着困难。事实上,针对子宫颈腺体细胞异常部分,抹片检查的敏感度的确不如子宫外颈的鳞状上皮异常。抹片检查当初的目的,本就是为了发现子宫颈外颈鳞状上皮的异常,采样的细胞中,可能因为采样的方式或子宫颈细胞移行区(transformation zone)位置的不良,玻片上缺乏子宫颈内颈的细胞或是细胞检验师、细胞病理学家缺乏对子宫颈内颈腺状细胞判读上的准确度。在一个临床报告中,细胞病理学家在判读子宫颈内颈腺状细胞的准确度仅有45%~76%。除此之外,人为判读的假阴性率(false negative rate)竟然可以达到40%~50%。一个回溯性研究发现,约有1/3在阴道镜下具有子宫颈内颈病变的患者,亦可以在抹片检查上出现疑似腺状上皮细胞异常的检查结果。

2. 人乳头瘤病毒检验 近年来的研究显示持续的高风险人乳头瘤病毒株感染是大多数宫颈癌致病的成因,随着对宫颈癌致病机制的了解,人乳头瘤病毒检验的角色便日趋重要。相较于传统子宫颈抹片的原理为细胞学检查,于显微镜下辨别细胞的形态,筛检是否有异常;人乳头瘤病毒检验则侦测子宫颈采样是否具有致癌性的高危险人乳头瘤病毒株之脱氧核糖核酸(HPV DNA)。对于子宫内颈腺癌,传统子宫颈细胞学抹片的检出率有限,数篇研究显示以人乳头瘤病毒检验作为筛检方法可增加子宫内颈腺癌及其癌前病变的检出率。

五、宫颈腺癌在病理学上的分类

宫颈腺癌是子宫颈上皮性肿瘤的一种,原发性宫颈腺癌是从子宫颈内颈的上皮所长出。其病理上主要分为人乳头瘤病毒相关腺癌及非人乳头瘤病毒相关腺癌。

1. 人乳头瘤病毒相关腺癌 次分类尚可包括常见型(usual-type)、绒毛腺管状(villoglandular)、黏液型(mucinous)等,约90%的案例可见P16染色之过度表现。

(1)常见型腺癌:常见型腺癌(usual-type adenocarcinoma)为最常见的宫颈腺癌种类,约占整体宫颈腺癌的70%~90%。

其所具备的病理学特征为黏液缺乏的上皮，即黏液细胞占比小于50%。细胞多为柱状上皮，具延长、增大、浓染、具粗糙染色质的细胞核，亦可见失去极性、细胞核重叠。

（2）黏液性腺癌：黏液性腺癌（mucinous adenocarcinoma）病理学特征则可见黏液上皮占比超过50%。又可分为非特异性黏液型（mucinous，NOS）、肠道型黏液型（mucinous，intestinal type）、指环细胞型黏液型（mucinous，signet ring cell type）、侵袭性复层产黏液型（invasive stratified mucin-producing carcinoma，iSMILE）等。

2. 非人乳头瘤病毒相关腺癌 次分类包括类子宫内膜型腺癌（endometrioid adenocarcinoma）、胃型腺癌（gastric-type adenocarcinoma）、浆液型腺癌（serous adenocarcinoma）、清亮细胞腺癌（clear cell adenocarcinoma）、间肾皮质癌（mesonephric carcinoma）、非特异性侵袭性腺癌（invasive adenocarcinoma，NOS）等。

（1）类子宫内膜型腺癌：类子宫内膜型腺癌（endometrioid adenocarcinoma）少见，其鉴别诊断可参考P16、CEA染色及ER、vimentin染色，亦可以考虑使用人乳头瘤病毒的脱氧核糖核酸（HPV DNA）检测来区分这种难以界定的宫颈癌。

（2）胃型腺癌：胃型腺癌（gastric-type adenocarcinoma）肿瘤细胞具有大量清澈、泡沫状、苍白嗜伊红性的细胞质（pale eosinophilic cytoplasm）、清楚的细胞质界线，通常具有较低的核质比以及不规则、位于基底的细胞核。微偏性腺癌（minimal deviation adenocarcinoma of mucinous type，MDA；adenoma maligunum）亦属于此类肿瘤，是一种高度分化且极罕见的宫颈腺癌（占所有宫颈腺癌1%以下），一般而言，患者通常会分泌大量的子宫颈黏液，然而却合并正常的阴道镜检查结果。病理学上可以发现在子宫颈腺体的底层藏有黏液分泌细胞，并常有子宫颈基质被侵犯的现象。由于不易于抹片中及内诊之下发现，一般在发现之时，通常是患者接受宫颈锥切或子宫切除之后才偶然被发现。临床上，此种肿瘤归于恶性度较高的肿瘤。

3. 浆液型腺癌 浆液型腺癌（serous carcinoma）极为少见，需与转移的浆液型癌、卵巢或子宫内膜的浆液型腺癌直接侵犯至子宫颈、或其他类型癌症具有浆液型表现等进行鉴别诊断。

4. 清亮细胞癌 清亮细胞癌（clear cell carcinoma）是与卵巢清亮癌、子宫内膜清亮细胞癌及阴道清亮细胞癌具备相同细胞类型的宫颈癌。病理学上的特征有：嗜伊红性的细胞质（eosinophilic cytoplasm）、腺体状的构造（glandular structure）和图钉状（hobnail）的细胞，都呈现出传统清亮细胞癌的诊断特征。

5. 间皮肾细胞癌 间皮肾细胞癌（mesonephric adenocarcinoma）这是非常少见的一种细胞型，此种肿瘤细胞是由子宫颈上残余退化不全的中肾管上皮长出。目前世界上仅有约40个案例。关于这种肿瘤的预后因子、最适当的治疗方式目前因案例太少，暂无法有详尽的认识。目前有些专家认为此种肿瘤的恶性度并不高、肿瘤较不活化，然而，还是曾有人观察到此种细胞型的宫颈癌合并多发的远处转移、复发、疾病快速恶化的案例。统计上而言，复发时间是治疗后的2.1年（中位数）及3.6年（平均数），且绝大多数的患者一旦复发，不论如何治疗，均会在1年内死亡。

六、宫颈腺癌的治疗

宫颈腺癌占宫颈癌的比率仅有1/5左右，为数较少的宫颈腺癌和数目较多的宫颈鳞状上皮癌之间，虽然有许多不尽相同之处，然而，为了真正了解这类患者的危险因子、有效的治疗方式、转移的可能及预后，大规模研究常常必须包括宫颈腺癌与鳞状腺癌的患者，而使得纯粹宫颈腺癌的分析统计受到限制。也因为案例数量的不足，统计与预后因子的探究十分困难。

目前宫颈腺癌的标准治疗和宫颈鳞状上皮癌的治疗准则是完全相同的。早期宫颈腺癌患者（FIGO分期ⅠA1~ⅠB2、ⅡA1）倾向于手术切除治疗。而早期巨大肿瘤（early bulky tumor，FIGO分期ⅠB3或ⅡA2）或是局部晚期肿瘤（locally advanced tumor，FIGO分期ⅡB~ⅣA）放射线照射协同化学治疗（concurrent chemo-radiation therapy，CCRT）仍为首选的治疗。远处转移的宫颈腺癌（FIGO分期ⅣB）则必须接受全身性治疗。针对分期的不同，详细说明如下：

1. 早期宫颈腺癌患者（FIGO分期ⅠA1~ⅠB2、ⅡA1） ⅠA1期且无淋巴血管侵犯的患者，治疗可以考虑进行子宫全切术。ⅠA2期以上至ⅡA1患者则可在仔细评估患者状况后考虑根除性子宫切除手术。某些ⅠB3、ⅡA1经谨慎评估后也可考虑手术切除治疗。化学治疗协同放射线治疗可以用于不适合接受手术患者的首选治疗。至于早期宫颈腺癌患者在接受手术后，再给予放射线照射来预防疾病的复发，是否可行？2010年循证医学数据库（Cochrane Database Systemic Review）对于早期宫颈腺癌的治疗方式所做的系统性回顾，曾提及一个随机性病例研究中大多数接受手术治疗的患者在术后接受了纯粹的放射线治疗（非放射线照射协同化学治疗），然而却得到了极多的并发症。目前的研究普遍认为放射治疗协同化学治疗的疾病局部控制率较传统纯粹的放射治疗为佳。依照目前情况，因为影像诊断技术日新月异，例如使用MRI或PET/CT往往都有助于找出及选择出没有淋巴结转移的早期腺癌患者来接受手术治疗，从而避免手术加上术后放射治疗对患者造成的双重伤害。

2. 生育保留手术 原位腺癌或早期、肿瘤较小（通常2cm以下较适合）的腺癌患者，经过特别挑选，可选择适宜其期别的生育保留手术方式。例如ⅠA1期、无淋巴血管侵犯者可接受锥切术，ⅠA1期、有淋巴血管侵犯者或ⅠA2者可接受根除性宫颈切除手术或锥切术、并淋巴结活检，而ⅠB1或某些经谨慎评估的ⅠB2期者可接受根治性宫颈切除术淋巴结活检。须注意若病理分类为胃型腺癌（gastric-type adenocarcinoma），则不建议施行生育保留手术。接受生育保留手术的患者若是已完成生育计划，是否须完成子宫切除手术可待医师及患者共同讨论后谨慎决定，但若有持续抹片异常或持续的人乳头瘤病毒感染，则强烈建议完成子宫切除手术。

3. 早期巨大肿瘤（FIGO 分期 I B3 或 II A2 ） 使用每周注射卡铂（cisplatin）的化学治疗协同放射治疗依然是最佳选择，这些患者若选择根治性子宫切除术，不可避免的，约 20% 的患者会因为病理上存在危险因子而需要术后放射治疗。如上所述，双重治疗所造成的并发症一向较多。然而临床上常认为这种巨大的腺癌有放射线抵抗性（relative radiation resistance），放射治疗的肿瘤反应一向较差，此部分仍待临床统计的证据证明。

4. 局部晚期型或晚期宫颈腺癌 局部晚期型（locally advanced stage）或晚期宫颈腺癌治疗方式将比照一般的宫颈鳞状上皮癌，每周注射卡铂的化学治疗协同放射治疗为最佳的治疗方式。

5. 远处转移的宫颈癌（FIGO 分期 IVB） 此类患者则必须考虑是否可进行局部治疗如切除或放射线治疗，以及接受全身性治疗，包含化学治疗合并免疫检查点抑制剂或靶向治疗。此外，针对其症状给予缓和治疗或处理其疾病所造成的并发症，提升患者生活质量。

6. 复发的宫颈腺癌 一般而言这类的患者生存率极差，治疗的方式应该要个别化，并依照复发的部位不同，或视之前的治疗不同而不同。若需进行全身性治疗，可以考虑化学治疗合并免疫检查点抑制剂或靶向治疗。

七、宫颈腺癌的预后

绝大多数的临床统计研究都发现，宫颈腺癌和宫颈鳞状上皮癌之间的预后并没有太大的差别。然而一些比较小型的研究指出，腺癌的预后比其同分期的其他上皮性宫颈癌来得差一些，例如 I 期、II 期、III 期的 5 年生存率约为 84%、50%、9%。期别相同时，宫颈腺癌的预后明显较鳞状上皮癌的患者差。

某些文献统计宫颈癌 5 年生存率较鳞状上皮癌差 10%~20%。然而更进一步分析后发现，真正影响疾病预后的因素，还是疾病本身的临床期别及淋巴结的转移。据统计，局部肿瘤体积越大，治疗的结果也会变差，可能的因素有：

1. 较大的肿瘤通常有比较大的淋巴结转移概率，淋巴结转移在宫颈癌的预后方面算是一个最重要的危险因子。

手术中一旦发现有淋巴结转移，术后患者都必须接受放射治疗来控制淋巴结转移。然而，腺癌的患者出现淋巴结转移时，是一个会大大降低预后的重要因子，也就是有淋巴结转移的宫颈腺癌，其预后变得相当差，主动脉旁淋巴结转移、远处转移（例如肺部的转移）的概率大幅增加，宫颈腺癌患者的生存率也间接大幅下降。临床上观察，可以发现宫颈腺癌有较多的子宫体下段肌肉层侵犯、卵巢转移的情形，也因此，腺癌常有跳跃病灶（skip lesion）发生，且一旦有了子宫肌肉层的侵犯或是子宫旁附属器的转移，主动脉旁淋巴结转移，甚至肺部、锁骨下淋巴结的远距离转移概率也会大幅上升，对预后是相当不利的因素。早期的宫颈腺癌，似乎有发生较多远处转移的情况，所以腺癌患者在治疗时，全身性筛检肿瘤可能的转移，将是非常重要的。

2. 在放射治疗中，较大的宫颈腺癌一般为内缩性、桶状、或向子宫体部内侧侵犯的形式出现，对放射线的照射上，近距离治疗（brachytherapy）穿透肿瘤的深度有限、肿瘤中较多的缺氧细胞也造成了宫颈腺癌的临床放射线抵抗性（relative radiation resistance）。相较之下，宫颈鳞状上皮癌一般是向外长出（exophytic）的形式，较容易接受近距离治疗的照射而治愈。对于放射治疗，同时治疗 FIGO 分期 I B2 和 II A2 的患者，也就是肿瘤大小 >4cm 的宫腺癌和鳞状上皮癌，可以发现虽然两者的局部疾病控制率相差无几，可是腺癌患者的死亡率明显较高，追根究底，或许和腺癌细胞的淋巴结转移率较高有关。

3. 腺癌预后较差的因素或许是统计的问题，有一部分的统计研究将鳞状腺癌（adenosquamous carcinoma）纳入子宫颈腺癌的族群中加以统计，发现腺癌这组的预后比起鳞状上皮癌差。可是，或许因为鳞状腺癌的预后远较鳞状上皮癌和非鳞状腺癌的一般腺癌来得差，因此才有这种统计的差异存在。若是腺癌剔除鳞状腺癌这组后，其实一般腺癌与鳞状上皮癌的预后，在没有淋巴结转移的基础之上，是相差不多的。

八、小结

宫颈腺癌是一种特别的宫颈癌，不但没有因为公共卫生政策的普及、抹片筛检的增加而减少，近年来反而有患者人数逐渐上升与患病年龄年轻化的趋势。也因为预后较一般鳞状上皮癌略差，因此，积极的预防和治疗非常重要。除了一般常识的安全性行为外，人乳头瘤病毒疫苗的出现，将对于预防这种因为高危险群人乳头瘤病毒（第 16、18 型）所引起的疾病，将有莫大的帮助。

（王功亮）

第十二节　宫颈癌几种特殊情况

一、意外发现的宫颈浸润癌

意外发现的宫颈癌(incidental cervical cancer)是指因良性疾病进行了单纯的子宫切除术,术后发现为宫颈癌,其中部分患者为宫颈浸润癌。最常见原因为术前未进行规范的宫颈癌筛查,也有可能是筛查结果为假阴性。子宫切除术后发现的宫颈癌,因失去天然子宫腔结构,不能行腔内放疗,因此,放射治疗的效果低于同期别可以行腔内放疗的患者;如果选择补充手术治疗,则手术难度和风险相对增加。意外发现的宫颈癌的报道并不多,病例数相对较少,也不可能进行前瞻性临床研究。对于这些患者来说,因为初次手术范围不足,绝大多数需要补充治疗,但何为合适的治疗策略,临床缺乏足够证据,处理颇为棘手。

(一)漏诊原因及处理对策

1. 缺乏筛查　自从宫颈涂片用于宫颈癌筛查以来,大部分宫颈癌可以被发现。但是,由于筛查仍未全面普及,或因急诊手术等原因未能在子宫切除前常规行宫颈涂片检查,使得一部分患者漏诊。

2. 宫颈细胞学检查漏诊　宫颈刮片巴氏检查法可以筛查出约70%的宫颈癌,但是仍然有约30%的宫颈癌未能被发现,漏诊的原因可能贯穿在整个取材、制片和读片的过程中。因此,因良性疾病切除子宫时,即使术前常规进行了宫颈涂片检查,术后切除的子宫颈标本中也有可能发现宫颈癌。与巴氏涂片相比,液基细胞学检查改进了取材方法,并采用计算机分析,大大提高了宫颈癌筛查的敏感性和准确性。此外,随着HPV-DNA检查较普遍地应用于临床,采用液基细胞学检查联合HPV-DNA检查可以显著提高筛查的敏感性和特异性。

3. 对异常细胞学结果缺乏认识,处理不当　当临床发现存在可疑的细胞学检查结果,特别是肉眼发现可疑病灶时,应该行阴道镜活检或者直接活检进行病理检查。碘和醋酸的应用有助于识别病变区域,提高活检的准确性。

4. 特殊类型的宫颈癌　在识别内生性宫颈癌及非鳞状细胞癌时,阴道镜检查存在不足。研究发现,即使是阴道镜下活检,也有约15%的宫颈浸润癌患者被漏诊,尤其是内生性或者腺癌的患者。因此,对于阴道镜检查不满意或者可疑内生性肿瘤时,可考虑行宫颈管搔刮术、LEEP或者冷刀锥切以取得足够标本,排除宫颈浸润癌。

(二)检查

需仔细询问病史并行体格检查,实验室检查除了常规检查外,鳞癌患者应查血鳞状细胞癌抗原(squamous cell carcinoma antigen,SCCA)。腺癌患者查血CA125、CA199和CEA,小细胞神经内分泌癌查血NSE。影像学检查包括胸片、CT或PET/CT,以评估颈部、胸腔、腹腔、盆腔、腹股沟有无转移病灶;MRI(增强)用于评估盆腔有无残留病灶时更有优势。

(三)治疗

子宫切除术后发现的宫颈浸润癌,治疗应该根据患者的基本状况、宫颈病灶的具体病理报告中危险因素的状况而定。

1. 补充放化疗　早期的研究中,子宫切除术后补充手术难度大大增加,大部分研究者采取放化疗,但是患者的预后普遍不如同期别有完整子宫而行根治性放疗的患者。随着手术技巧的提高,补充放疗的患者有所减少。目前一致认为直接采取放化疗的标准是:如果患者有多个危险因素(如切缘阳性、残留病灶、淋巴结阳性),或者符合Sedlis标准[包括肿瘤病灶大、淋巴脉管间隙浸润(lymphovascular space invasion,LVSI)、深肌层浸润],可直接采用放化疗。

2. 补充手术治疗　大约有2/3的患者可行补充手术治疗。补充手术是1961年Daniel等首先提出的,在他们报道的9例患者中有5例术后5年仍然存活。如果子宫切除术后病理报告没有明确的高危因素或者患者比较年轻需保留卵巢功能,可以考虑进行补充手术。补充手术范围应该包括子宫旁广泛切除术[阴道上段、阴道旁组织(相当于子宫骶韧带和主韧带组织)]+盆腔淋巴结切除术 ± 腹主动脉旁淋巴结切除术。手术难度超过常规的宫颈癌手术,风险也相应增加,主要在于子宫已经切除,盆腔粘连,膀胱输尿管与阴道残端和阴道旁组织的分离困难,术中损伤输尿管、膀胱、肠管以及出血等风险增加,术后可能出现尿潴留、膀胱阴道瘘、输尿管阴道瘘或者感染等并发症。随着手术技巧的提高,越来越多的医院开始开展这类患者的补充手术治疗,且发现补充手术的患者预后与相应期别的常规宫颈癌治疗效果类似。此外,术前行膀胱镜下输尿管双J管支架放置可以有效防止术中损伤输尿管和膀胱。术后再根据病理情况决定是否补充辅助放化疗。

根据NCCN宫颈癌2022指南的建议,如果是FIGO分期ⅠA1期伴LVSI,或ⅠA2/ⅠB期,或切缘阳性/病灶残留,则需要给予以下评估:①病史回顾和体格检查;②血常规;③肝功能/肾功能检查;④影像学检查。根据评估,治疗选择如下:①评估结果为切缘阴性且影像学阴性,则考虑盆腔外照射+后装放疗 ± 同期含铂方案的化疗。②切缘阴性且影像学阴性时,如切除的子宫标本不存在 Sedlis 标准中的中危因素时,可行子宫旁广泛切除术/阴道上段切除术 + 盆腔淋巴结切除术 ± 腹主动脉旁淋巴结取样术。如手术病理提示淋巴结阴性,且无残留病灶,则观察;如淋巴结阳性和/或切缘阳性和/或子宫旁阳性,则行盆腔外照射(如腹主动脉旁淋巴结阳性则行腹主动脉区域照射) + 同期含铂方案的化疗 ± 个体化的后装放疗(如阴道切缘阳性)。③切缘阳性、病灶残留、影像学异常发现或初次手术标本存在 Sedlis 标准中的中危因素时,则给予盆腔外照射(如腹主动脉旁淋巴结阳性则行腹主动脉区域照射) + 同期含铂方案的化疗 ± 个体化的后装放疗(如阴道切缘阳性)。虽然经腹手术是宫颈癌治疗的标准入路,腹腔镜手术也有报道,杨波等报道了 6 例患者行腹腔镜下子宫旁广泛切除 + 盆腔淋巴结切除术,认为如果腹腔镜手术技巧掌握熟练的话,是安全、可行的;但其随访时间短,仅为 14~27 个月。

3. 补充保留神经功能的手术 一般而言,子宫切除术后发现的宫颈癌大部分为早期,在切除范围上可以较肉眼有病灶的患者为小,可考虑行保留神经的子宫旁广泛切除术 + 盆腔淋巴结切除术。梁志清等报道了 28 例患者补充进行了腹腔镜下保留神经的根治性手术,既完成了补充根治手术,又保护了患者的自主神经功能,减少了术后尿潴留的发生。且在手术时间、术中术后并发症方面并没有增加。但该研究的数据仅局限于围手术期,缺乏中长期的预后资料。

4. 观察随访 如果是早期浸润癌,有研究者根据初次手术后的标本情况,如肿瘤浸润深度、肿瘤大小、LVSI 情况、切缘情况以及淋巴结情况进行综合评分,认为低危患者不需要行补充治疗。而根据 NCCN 宫颈癌 2022 指南的建议,如果是 FIGO 分期 I A1 的患者,仔细复习病理结果为无 LVSI 时,建议随访。

(四) 预后

早期的研究报道,子宫切除后发现的宫颈浸润癌,采取补充放疗和补充手术的患者 5 年生存率差别不大,前者为 30%~93%,后者为 32%~89%。影响预后的主要因素是残留病灶、切缘状况和淋巴结转移,其中残留病灶是影响手术患者生存的最主要因素。如果补充手术后无残留病灶,5 年生存率可达 100%,如果有残留病灶,则 5 年生存率在 80% 左右。近期的大部分报道显示补充手术的患者预后要优于补充放疗的患者。但因为缺乏大规模的前瞻性临床研究,各组数据之间的区别可能与病例的选择偏倚有关,因为选择补充手术的患者临床期别相对要更早。

(五) 随访

1. 随诊时间 一般情况下结束治疗 1 个月后返院复查。若病情稳定,2 年内每 3~6 个月检查 1 次;第 3~5 年每 6~12 个月 1 次,随后根据患者疾病复发的风险每年 1 次。

2. 随诊内容 ①全身检查:定期询问病情及体格检查,有无浅表淋巴结肿大、腹部情况、下肢是否水肿等;术后初次随诊主要观察患者治疗后恢复的情况、伤口是否完全愈合以及有无淋巴囊肿形成等。②行宫颈/阴道细胞学筛查,每年 1 次,以检查有无下生殖道瘤变。常规细胞学可用于检查下生殖道上皮内瘤变及免疫抑制状态的患者,但是其在检测宫颈癌是否复发方面价值有限,仅靠细胞学来检出无症状复发患者的可能性较低;此外,细胞学检查的准确性可受盆腔放疗的影响。③基于临床病理分期的影像学检查(如 MRI、CT、PET/CT,如无禁忌证,建议行增强扫描),复发治疗前必须有病理活检结果。④实验室评估,根据症状或体格检查,可疑转移时,需行包括血常规、血尿素氮、肌酐、SCCA 等在内的各项检查。⑤告知患者复发可能的症状、定期自我检查,如果可疑复发或疾病持续存在,可给予额外的影像学检查,并慎重决定患者是否进行手术探查。

3. 康复指导 康复治疗包括心理治疗和躯体治疗,要帮助患者建立信心,以积极乐观的态度正确对待疾病,进行适当的体育锻炼、营养以及必要的自我护理。对治疗后的性生活恢复给予正确指导(如应用阴道扩张器、润滑剂),并取得家属的理解和配合。同时戒烟、营养支持和治疗存在的长期副作用。为了提高生活质量,对治疗后丧失卵巢功能、提早进入更年期的患者要解除顾虑,给予对症治疗,必要时在医生指导及观察下进行激素补充治疗。

二、宫颈残端癌

(一) 概念

宫颈残端癌(carcinoma of the cervical stump)是指子宫次全切除术后所残留的子宫颈部分发生的癌变。宫颈癌的高发年龄为 40~50 岁。宫颈残端癌的发病年龄比一般宫颈癌大,相差 8.5~10 年,中位年龄为 58~64 岁,平均在 60 岁以上,原因可能是这些患者缺乏有效的宫颈癌筛查,所以发现较晚。近年来由于子宫次全切除术开展得越来越少,宫颈残端癌的发生率也呈明显下降趋势。根据子宫次全切除术至发现宫颈残端癌的时间间隔,可分为 2 类:

(1) 假性残端癌或残留癌:假性残端癌或残留癌(pseudo stump carcinoma)指子宫次全切除术后 2 年内发现者,不能排除在切除子宫体时子宫颈病变已经存在,可以归为漏诊的范畴。

(2) 真性残端癌:真性残端癌(genuine stump carcinoma)指在子宫次全切除术 2 年以后发现的宫颈癌,可占宫颈残端癌的 90% 以上。

因此,术后 2 年内发现残端宫颈癌变时不能诊断为宫颈残端癌,切除子宫 2 年后发现癌变才能诊断为宫颈残端癌。但上述分类方法并不准确,因为患者在行子宫次全切除术前可能未行宫颈癌筛查或筛查结果为假阴性,仅依靠时间间隔,而缺乏明确的细胞/组织病理学证据来进行诊断分类,缺乏充分的证据。Hellström 等的研究显示残端癌诊断距子宫次全切除术的时间间隔为 17.6 年（1~46 年）。

（二）发病率

子宫颈残端癌在临床上较为少见，为宫颈癌的一个特殊类型。在国外文献中报道的发病率为 0.33%~3%，占所有宫颈恶性肿瘤的 3%~9%；Hellström 等发现在 8 028 例宫颈浸润癌患者中（研究时间截止至 2004 年），宫颈残端癌占比 2.0%。中国医学科学院肿瘤医院 1996 年报道子宫颈残端癌占 0.5%。此外，由于宫颈腺癌容易漏诊，其发病率相对较高，在 Hellström 等的研究中约占 11%。文献报道的发病率差异较大，可能原因有二：一是该病罕见，文献研究的病例数有限，难免存在误差；二是该病发生率的高低与施行子宫次全切除术的病例数多少及术前术后是否实施了规范的宫颈癌筛查有关，而这一点在各个国家和地区之间的差异巨大。

病理类型：以鳞状细胞癌为主，占 87.6%~96%，腺癌占 4%~12.4%；而其他类型如腺鳞癌、小细胞癌、未分化癌共占约 1.5%。中国医学科学院肿瘤医院报告宫颈残端腺癌占 10.98%，鳞癌占 87.8%。

扩散方式：宫颈残端癌的扩散方式和一般宫颈癌一样。以局部蔓延及淋巴转移为主，其次为血道转移。

临床表现：宫颈残端癌的临床表现与一般宫颈癌类似。早期可无症状，多在体检时发现。随病变进展可出现阴道分泌物增多和阴道不规则流血，晚期可发生腰酸、下腹不适、尿频、尿痛、尿血、下坠和便血等症状。妇科检查可见子宫颈外观异常，如糜烂、菜花、结节和溃疡等。

（三）宫颈残端癌的诊断和临床分期

1. 诊断 根据患者有子宫次全切除术的病史、临床症状、体征及病理结果等进行诊断。检查与一般宫颈癌类似，早期发现和早期诊断非常重要。目前临床上常用的检查方法有以下几种：宫颈细胞学检查、阴道镜检查、活体组织检查和宫颈管搔刮术等。对可疑或难以确诊的病例，如高分化腺癌，可进行多次宫颈活检，宫颈管搔刮或宫颈锥切术，以免误诊和漏诊。

2. 临床分期 宫颈残端癌的临床分期原则按照国际妇产科联盟（FIGO）宫颈癌的分期标准，各期所占比例报道不一，基本上和一般宫颈癌相近。Nekayamak 等报道的宫颈残端癌各期所占比例分别为：Ⅰ期 22.6%~29.9%，Ⅱ期 40.8%~42.5%，Ⅲ期 21.8%~22.1%，Ⅳ期 2.2%~3.0%。

（四）宫颈残端癌的治疗

宫颈残端癌的治疗原则和一般宫颈癌相同，早期以手术为主，晚期患者则采取同期放化疗，或放疗、化疗和手术相结合的综合治疗。治疗效果与治疗前临床分期、组织病理形态、肿瘤生长方式及患者的全身状况有关。由于子宫体已切除，膀胱、直肠和宫颈残端粘连，加之周围形成的粘连和瘢痕，这些都会给手术和放射治疗带来不同程度的困难。因此，治疗宫颈残端癌必须强调个体化原则，要充分考虑年龄、肿瘤分期、瘤体大小、病理类型、解剖改变、残存宫颈管长短、患者全身状况和医疗技术水平等对治疗效果的影响。

1. 放疗 放疗是子宫颈残端癌的主要治疗手段。放疗适用于宫颈残端癌的各个期别，其总体原则与一般宫颈癌相同，但又不同于一般宫颈癌：①由于既往子宫次全切除术的影响，腔内放疗受到限制，使靶区剂量难以通过后装治疗来提高，放疗总剂量普遍比一般宫颈癌为低；②与保留了子宫的宫颈癌患者相比，残端宫颈癌的腔内放疗剂量常常更低，使得宫旁的放射剂量不足；③因为腔内剂量不足，会相应提高体外或阴道的放疗剂量，使放疗并发症（30%~48%）尤其是晚期并发症发生率较一般宫颈癌明显增加；④术后粘连、盆腔纤维化、血运障碍、对放射的耐受量降低等因素增加了并发症发生的概率。

与一般宫颈癌相同，宫颈残端癌单纯体外放疗预后较差，需参考宫颈癌的治疗方案，给予以铂为基础的同期放化疗。同时，要重视腔内放疗的重要作用，由于初次手术的影响（缺少子宫体及子宫颈管短小），约 1/3 的病例无法进行腔内放疗，腔内照射达不到总剂量，故增加了局部复发的可能性。提高腔内放射剂量可使宫颈残端癌的生存率达到一般宫颈癌水平。腔内治疗如何搭配是放疗科医生面临的难题。孙建衡总结了中国医学科学院肿瘤医院宫颈癌后装治疗的经验，认为可以采用组织内插植和阴道容器消除子宫颈的大体积肿瘤，如果子宫颈管长度为 2.5~3cm，可置入放射源者做腔内放射治疗，则增加腔内治疗剂量，有利于局部肿瘤的控制。但要减少体外全盆照射剂量，全盆腔照射的中平面剂量为 25~30Gy。如果子宫颈管腔内不能置入放射源，则可选用继续体外放射治疗，但应将放射野缩小或采用阴道穹窿处放入卵圆球施源器的腔内放射治疗，使中平面剂量达 40~50Gy，休息 2 周后行阴道容器放疗，给予黏膜下（1cm）剂量 16~24Gy；若能采用放射源排列合理，剂量分布较均匀的阴道腔内照射，管腔内照射剂量尽量达到一般宫颈癌子宫腔量的 1/2~1/3，体外照射在适当缩小照射野的情况下可将 B 点剂量提高 5~10Gy，则生存率同一般宫颈癌类似，且有助于减少严重放射性膀胱炎、直肠炎的发生。

由于腔内放疗在宫颈残端癌中的作用有限，需要根据腔内治疗的情况增加或减少体外照射的剂量。章文华认为体外放疗可采用全盆放射剂量 30Gy，后改为盆腔中央挡铅体外照射 15~20Gy，总剂量为 45~50Gy，每周 5 次，每日 1 次，每次 1.8~2.0Gy。腔内放疗则根据残留子宫颈长度、肿瘤大小、阴道弹性及体外照射剂量进行：①宫颈肿瘤巨大者，先给予消除量（即置阴道容器或行组织间插植），后置宫腔管；②残留子宫颈管较长（2.5cm 以上）者，可置宫腔管放疗；③如无法置宫腔管，则仅能采用阴道容器，可增加体外照射剂量。腔内剂量视体外剂量和局部肿瘤具体情况而定。体外加腔内给予盆腔中平面剂量 60~70Gy 较为合适。放射技术可采用：①延伸野照射技术，应注意并发症；②适形调强放疗，目前主要用于宫颈癌治疗后复发或淋巴结转移的患者，其优点是提高肿瘤靶区的剂量，减少周围器官的照射剂量，降低放疗并发症发生，提高治疗效果，宫颈残端癌是否可采用适形调强放疗值得研究。肿瘤侵犯阴道中、下 1/3 者，要追加剂量，给予黏膜下（0.5cm）剂量 20~30Gy；Ⅳ期则行姑息性治疗，给予全盆腔外照射，中平面剂量 50Gy，辅以阴道容器的放疗；子宫旁及阴道壁上边缘明确、孤立的残余病灶，可行组织间插植治疗，提高局部控制率。参照一般宫颈癌，髂总或腹主动脉旁淋巴结阳性者，应扩大放疗照射野范围。

2. 手术　一般宫颈癌的手术治疗指征为Ⅰ期~ⅡA 期。但对于同期别的宫颈残端癌来说，因为膀胱/直肠与宫颈残端粘着形成瘢痕，手术难度较大，多数学者认为手术治疗的适应证应局限于较早期的ⅠA~ⅠB 患者，但也有学者认为手术适应证可以包括ⅡA 期患者。手术范围包括残留子宫颈和子宫旁广泛切除＋阴道上段切除＋盆腔淋巴结切除术 ± 腹主动脉旁淋巴结切除术。选择手术治疗的比例文献报道不一，国内报道的为 2.4%~25.3%，国外报道的为 1.9%~23.5%。由于第 1 次手术的影响，再次手术时分离膀胱、游离输尿管下段及上提子宫颈较困难，因而，明显增加了手术并发症的风险，易损伤输尿管、膀胱和直肠。该手术要达到理想的子宫旁及韧带切除较为困难，术者需要有熟练的盆腔手术技巧及对宫颈残端癌手术的充分认识：①可给予卵圆钳夹持纱布自阴道内向头侧顶起残端宫颈，能起到较好的牵引作用；②预计手术困难者可给予术前放置输尿管双 J 管支架，降低输尿管损伤的概率；③可自未粘连的子宫动脉起始段入手，分离出膀胱侧间隙、直肠侧间隙等，以利用游离输尿管及暴露主韧带；④术中顺利找到膀胱宫颈间隙（避免损伤膀胱）是关键之一，如粘连严重，可以尝试从尚有间隙的侧方进入，然后分离粘连严重的膀胱宫颈间隙。

Barillot 等和 Porpora 等报道的 213 例和 59 例宫颈残端癌，手术治疗者仅为 CIN3 和ⅠA 期患者。宫颈残端癌若为局部晚期病灶，或已至ⅡA、ⅡB 期，则残端宫颈的周围组织、瘢痕多受癌肿不同程度的浸润，对这类患者进行手术操作，肿瘤常不能切除干净，并增加肿瘤播散的风险，应采用同期放化疗为宜。早期子宫颈残端癌的手术治疗尚须重视的问题有：①少数腺癌病例发生于子宫颈管，虽然子宫颈外观正常，但癌肿已向颈管浸润。②子宫颈结节浸润型肿瘤，子宫颈外形尚属早期，但其侵犯子宫颈深肌层已属较晚的ⅠB 期病例。对残端癌而言，这 2 种特殊类型一般不适宜进行手术治疗，须由妇科肿瘤医生、放疗科医生、影像科医生做详细检查并评估影像学资料后，慎重选择治疗方式。

3. 其他治疗　近 20 年来，一般宫颈癌综合治疗的研究主要集中在复发患者的抗血管生成、免疫治疗及靶向治疗药物上。宫颈残端癌特别是复发患者可加以借鉴。

4. 并发症

（1）手术并发症：如前所述，手术易损伤输尿管下段、膀胱及直肠，导致各种瘘的发生，症状多出现在术后 7~14 天。通过提高术者手术技巧及术中及时发现并处理损伤可以减少术后并发症的发生。手术＋放疗的并发症明显高于单纯放疗者，并且多为严重并发症，如小肠瘘、阴道直肠瘘。其他手术并发症如尿潴留、淋巴囊肿等和一般宫颈癌相似。

（2）放疗并发症：近期并发症包括放疗中出现的胃肠道反应，如恶心、呕吐、腹痛、腹泻，部分患者有尿频、尿痛等泌尿系统症状，此外，还有贫血、白细胞下降等骨髓抑制的表现。近期并发症多数能自行恢复。晚期并发症有放射性直肠炎、放射性膀胱炎、直肠阴道瘘、膀胱直肠瘘及阴道、直肠、膀胱纤维化，很难治愈。发生直肠阴道瘘和膀胱阴道瘘后，患者的生活质量将明显变差，而且较易引起感染和出血，患者可在短期内死亡，此时可以择机行盆腔廓清术。宫颈残端癌的晚期并发症发生率明显高于一般宫颈癌。原因如下：①子宫次全切除术后血供差，导致盆腔放疗耐受性下降；②膀胱和直肠可能黏着于宫颈残端上，缺少子宫体的屏蔽，导致粘连固定的直肠和乙状结肠接受的放射剂量增加；③而泌尿道和肠道并发症增加的原因除了以上 2 种外，可能还与残端癌的治疗强调体外放疗有关。Petersen 等报道 46 例残端癌放射治疗后发生并发症 22 例，严重膀胱坏死或膀胱阴道瘘为 7%，严重直肠炎或直肠阴道瘘为 31%，穿窿坏死为 8%。Barillot 和 Miller 报道有 30% 并发症的发生率，Miller 报道了 263 例残端宫颈癌，有 3%~3.7% 的放疗并发症导致了患者的死亡。为避免和减少子宫颈残端癌放射治疗引起的晚期并发症，临床医生必须合理控制放疗的剂量。因为放疗相关的并发症发生率高且严重，目前早期患者更倾向于行广泛性宫颈切除术，尽管手术难度较大，但并发症相对较少，且生存率与放疗相似。

（五）宫颈残端癌的预后

宫颈残端癌的预后与普通宫颈癌基本相同，主要与病变扩散的范围和临床分期相关。文献报道宫颈癌的 5 年生存率见表 9-16-16。

多数报道认为宫颈残端癌的预后与一般宫颈癌无明显差异，5 年生存率为 58.1%~68.5%。中国医学科学院肿瘤医院报道，晚期（Ⅲ、Ⅳ期）宫颈残端癌的预后明显低于一般宫颈癌。此外，宫颈残端腺癌比一般宫颈腺癌预后差，且疗效低于宫颈残端鳞癌。

影响预后的因素：宫颈残端癌的预后因素与一般宫颈癌类似，临床期别是影响预后的主要因素。其他因素有病理类型及淋巴结转移情况。Kovalic 认为肿瘤组织分化是影响预后的另一重要因素。张蓉等认为治疗方法也明显影响预后，体外加腔内后装放疗者较单纯体外放疗或残端宫颈切除术后单纯体外放疗者预后为好。隐性宫颈残端癌发生淋巴结转移更多见且较广泛，故预后比真性宫颈残端癌为差，可能原因是子宫体切除时肿瘤已经存在，手术使子宫颈周围组织包括淋巴系统遭受破坏，术后建立起广泛淋巴侧循环网，

表 9-16-16　宫颈残端癌的 5 年生存率

作者	年代	宫颈癌总例数	残端癌总例数	5 年生存率/%					总 5 年生存率/%
				0	I	II	III	IV	
Prempree,等	1979		100	—	83.3	75.0（IIA） 62.5（IIB）	50.0（IIIA） 48.0（IIIB）	20.0	63
Igboelip,等	1983	947	89	—	83.8	77.6	51.0	37.0	—
Miller,等	1984	6 306	263	100	91.0	77.00	46.0	38.0	67.0
Barillot,等	1993	3 873	213		82.0（IB）	80.0（IIA） 76.0（IIb）	51.9（IIIA） 38.0（IIIB）		—
陈洁,等	1997	10 590	83	100	87.5	64.4	30.0	—	61.4
Vahrson HW,等	1997		518	—	86.0	72.0	47.0	26.0	68.5
Jean-Michel,等	1997	1 171	77		71.0	70.0	41.0	—	66.4
Hellström AC,等	2001	6 635	145						58.1
张蓉,等	2002	16 422	82	—	90.0	66.7	48.5	0	59.8
陈鲁,等	2009	5 810	60	100	—	—	—	—	68

因而增加了淋巴转移的可能性。

治疗后复发和转移：因为腔内放射剂量普遍低于一般宫颈癌，宫颈残端癌患者的局部复发率高。治疗失败仍以盆腔复发，尤其是中心性复发为主。

（六）宫颈残端癌的随访

参考"意外发现的宫颈浸润癌"随访章节。宫颈残端癌治疗后严密的定期随诊，对了解病情变化、给予进一步处理及判断预后非常重要。

（七）宫颈残端癌的预防

因子宫次全切除术操作较简单，副损伤及并发症少，在 20 世纪 60 年代以前被广泛应用，因此，大多数文献发表于 20 世纪 50~80 年代。其中子宫肌瘤为子宫次全切除最主要的原因，占 80.1%。但残留子宫颈一旦发生癌变，则因正常解剖结构被破坏，治疗困难。因此，1957 年 Decker 提出减少子宫次全切除术，以降低残端癌的发生率。此观点得到多数学者的认同。随着子宫次全切除术明显减少，相应的宫颈残端癌的发病率也明显减少。但子宫次全切除术一直存有争论，部分学者认为保留正常的子宫颈对年轻患者维持正常的解剖和生理功能有好处，但术前必须详细地告知利弊。目前临床上一般建议行子宫全切术，而非子宫次全切除术。

有学者认为减少次全子宫切除病例数并非控制残端癌发生的关键因素。对要求保留子宫颈或切除子宫颈有困难而不得不保留的患者，最关键的是术前及术后进行常规的宫颈癌筛查，内容包括病史、妇科检查、HPV、宫颈细胞学等，如临床可疑或细胞学异常，转行阴道镜检查，在阴道镜指导下活检，必要时进行宫颈管搔刮术或分段诊刮术来获取内膜标本，明确子宫颈/子宫腔有无病变；加上术后的定期随访，才是预防宫颈残端癌的关键措施。对诊断为早期宫颈癌或漏诊宫颈癌而行单纯子宫切除术的患者，如果术中发现肿瘤超出手术范围，无法行规范的广泛性子宫切除术时，应停止手术，保留完整子宫体以利于放射治疗的操作。在宫颈癌和癌前病变年轻化趋势的今天，更应该强调宫颈癌筛查的意义，宫颈残端癌的早期发现、早期诊断、早期治疗也同样重要，因此，强调子宫次全切除术后的长期随访，特别是当术后发生阴道不规则出血，性交后阴道出血及血性白带时，更应提高警惕，以便及时发现异常，及时处理。

三、妊娠合并宫颈癌

宫颈癌是妊娠期最常见的妇科恶性肿瘤。近年来，年轻宫颈癌患者有增加的趋势，妊娠合并宫颈癌已成为亟须特别关注的问题。妊娠合并宫颈癌是指妊娠期和产后 6 个月内发现的宫颈癌，妊娠合并宫颈癌的发病率约在 1/1 200~1/10 000，严重影响母儿健康。了解妊娠合并宫颈癌患者的临床特征,重视妊娠合并宫颈癌的筛查,合理治疗不同妊娠阶段、不同分期宫颈癌,对孕产妇预后及围产儿结局意义重大,是妇科肿瘤医师、产科医师及儿科医师需要共同面对和思考的问题。

(一) 临床特征

1. 妊娠合并宫颈癌的临床特征　国内一项多中心临床回顾性研究指出近 20 年来国内妊娠合并宫颈癌发病平均年龄 33 岁,平均孕次 4 次,平均产次 1 次,诊断为宫颈癌时的平均孕周为 23^{+1} 周。接触性阴道出血、阴道不规则出血或异常分泌物是妊娠合并宫颈癌最常见的症状,其中 90.7% 的患者以阴道不规则出血为主诉,因筛查异常就诊患者仅占5.8%。但妊娠期阴道不规则出血应注意与先兆流产、前置胎盘等疾病鉴别。晚期或转移癌可出现盆腔痛、坐骨神经痛型下肢痛、侧腹部疼痛等肿瘤压迫症状及因长期出血导致慢性贫血。

妊娠期受孕激素及雌激素影响,子宫颈体积增大,质软,子宫颈内膜生理性外翻,因此妊娠期子宫颈的外观有时难以与 CIN 鉴别。美国阴道镜与宫颈病理学会(ASCCP)建议,对于产前 1 年内未行宫颈癌筛查的孕妇,初次产检时应常规行宫颈细胞学涂片和/或 HPV 检测。多数研究证实,任何孕周行阴道镜检查都是安全的,建议对宫颈细胞学异常的孕妇行阴道镜检查,必要时完善组织学病理检查,但妊娠期禁止行宫颈管搔刮术。

妊娠期盆腔充血、子宫体积增大变软,均可妨碍妇科双合诊和三合诊检查的可靠性,因此使得临床分期的可靠性被质疑,有学者建议组织学诊断宫颈浸润癌后,肿瘤的临床分期应该结合妇科检查、盆腔 MRI 等综合判断。

2. 妊娠合并宫颈癌患者临床分期的分布特征　妊娠合并宫颈癌患者临床分期的分布与非孕宫颈癌不同。表9-16-17 总结了近 20 年国内妊娠合并宫颈癌分布情况,约

表 9-16-17　妊娠合并宫颈癌临床分期及妊娠时期分布

期别	例数	百分比/%
	52	100
ⅠA1 期	2	3.9
ⅠB1 期	16	30.8
ⅠB2 期	13	25.0
ⅡA 期	9	17.3
ⅡB 期	5	9.62
ⅢB 期	5	9.62
妊娠时期	52	100
早孕期	15	28.8
中孕期	13	25.0
晚孕期	24	46.2

60% 的妊娠合并宫颈癌为 ⅠB 期以内的早期癌。综合文献发现与非孕宫颈癌比较,妊娠合并宫颈癌患者中早期癌的比例增大,晚期癌的比例下降。这同围产医学监护完善有关,由于妊娠的原因,给患者及医师均提供更多的机会,及早发现已经存在的宫颈癌。但由于妊娠期盆腔充血、软化,对临床分期的准确性产生影响。由于存在妊娠,异常阴道出血更多地考虑为妊娠因素,而忽视子宫颈病变的存在,导致延误诊断。对妊娠合并宫颈癌患者妊娠时期的相关分析发现,晚孕期确诊宫颈癌的比例明显高于早、中孕期确诊者。另一项研究发现宫颈癌的妊娠不同时期与宫颈癌的临床分期有关(表 9-16-18),确诊时孕期越晚,晚期宫颈癌的比例越高,孕晚期及产后确诊的晚期宫颈癌的比例明显高于早、中孕期确诊者。

3. 妊娠合并宫颈癌的病理特征　妊娠合并宫颈癌患者的病理学类型多为鳞状细胞癌,同非孕期宫颈癌,其次包括腺癌、腺鳞、宫颈肉瘤、透明细胞癌及神经内分泌肿瘤等。临床诊断早期癌患者淋巴转移率达 20% 左右,高于非孕宫颈癌,可能因孕期子宫增大、盆腔充血等,影响临床分期的判断,其中可能包括一部分晚期癌。Lee 等对 40 例妊娠合并宫颈癌与非孕宫颈癌的病例对照研究发现非孕宫颈癌子宫颈肌层浸润深度与淋巴脉管受侵有关、与淋巴转移有关,但妊娠合并宫颈癌肌层受侵深度与淋巴脉管受侵及淋巴转移无关。

4. 妊娠合并宫颈癌患者的预后及妊娠结局　资料显示,妊娠对于宫颈癌病变的发展、临床特征及生存情况无明显影响。妊娠合并宫颈癌 Ⅰ 期的 5 年生存率与非孕期宫颈癌无显著性差异,但晚期宫颈癌的 5 年生存率较非孕期低。妊娠期总的 5 年生存率同非孕期无显著性差异,同妊娠合并宫颈癌中的早期癌比例高有关。由于妊娠子宫增大,子宫腔容积扩大,子宫及子宫腔的几何结构改变,影响腔内治疗中剂量的合理分布,导致晚期宫颈癌生存率降低,也同妊娠妇女生殖道反复感染需中断治疗有关。对宫颈癌合并妊娠患者 5 年生存率及确诊宫颈癌时的妊娠期的分析发现:产前诊断者的 5 年生存率明显高于产后诊断者,随着孕龄的增加,5年生存率逐渐下降(表 9-16-19)。Stood 等通过对产后宫颈癌与妊娠合并宫颈癌患者进行生存资料分析的结果显示,分娩者产后 6 个月内诊断的宫颈癌的 5 年生存率显著低于产前诊断者。不同孕期生存率的不同,与不同孕期宫颈癌临床分期的分布不同有关。

对回顾性资料的单因素分析发现宫颈癌合并妊娠患者阴道分娩与剖宫产 2 种分娩方式的疗后 5 年生存率无显著性差异。但是这一结论忽略了分娩时肿瘤病灶的大小、临床分期等因素。子宫颈病变小、分期早的患者多选择阴道分娩;而大块型病变及晚期宫颈癌多选择剖宫产,这一单因素分析的结果缺乏可靠性。从理论上讲,妊娠合并宫颈癌由于子宫颈病变的存在,阴道分娩过程中可能发生不能控制的阴道出血,尤其是大宫颈型病变,阴道分娩可能增加脉管转移、阴道流血、产道梗阻、感染、子宫颈裂伤及会阴切口种植转移等风险。Rose 的结果发现剖宫产组生存率明显高于阴道分

表 9-16-18　宫颈浸润癌合并妊娠不同时期临床分期的分布情况

妊娠时期	ⅠB 期		Ⅱ期		Ⅲ/Ⅳ期		总计	
	例数	百分比/%	例数	百分比/%	例数	百分比/%	例数	百分比/%
早孕期	92	62.4	40	28.0	11	7.7	143	100
中孕期	63	60.6	32	30.8	9	8.6	104	100
晚孕期	58	50.0	24	20.7	34	29.3	116	100
产后 6 个月	141	46.5	89	29.4	73	24.1	303	100

表 9-16-19　不同孕期诊断宫颈癌的 5 年生存率

妊娠期	例数/例	5 年存活数/例	百分比/%
早孕期	137	94	68.3
中孕期	51	32	62.7
晚孕期	87	45	51.7
产后 6 个月	621	289	46.3
总数	896	460	51.3

娩组。Stood 等人的资料显示,妊娠合并宫颈癌患者阴道分娩后肿瘤复发率明显高于剖宫产组。因此,各指南及专家共识均推荐以剖宫产分娩结束妊娠。

国内回顾性分析妊娠合并宫颈癌患者预后及妊娠结局结果显示,早孕期 100% 选择终止妊娠后治疗宫颈癌;中孕期 46.2% 选择保留胎儿,平均终止孕周 33 周,患者结局死亡 1 例,新生儿结局均为存活,患者临床特点、孕期治疗方式和结局见表 9-16-20。晚孕期 79.2% 患者选择保胎治疗,除 1 例阴道分娩外,均行剖宫产后继续宫颈癌后续治疗,平均终止妊娠孕周 36 周,患者结局均为存活,新生儿结局均为存活。目前尚缺乏大样本妊娠合并宫颈癌患者新生儿预后及长期随访资料,尽管有文献报道早孕期化疗药物使用,可导致胎儿宫内发育迟滞及一过性骨髓抑制,但目前证据显示,与一般人群相比,早孕期后使用化疗药物,并不增加新生儿出生缺陷发病率。

(二) 处理

妊娠合并宫颈癌患者,由于妊娠因素的存在,机体内部发生变化,使宫颈癌的治疗策略及预后因素都发生改变,对妊娠合并宫颈癌的这一特殊状态的监测及处理,既要考虑宫颈癌的临床分期、肿瘤分级、患者年龄及一般状态,还要考虑妊娠因素,如孕龄、胎儿存活能力、家庭对妊娠的渴望程度等,强调个体化对待。

1. 对妊娠合并宫颈癌的评价

(1)对宫颈癌恶性程度的评估:当组织病理学诊断为宫颈癌时,应对宫颈癌的恶性程度进行评估:①组织学类型:通常妊娠期取子宫颈活检组织少,病理科应尽可能明确报告组织学类型。②临床分期:根据妇科检查,进行 FIGO(2009)分期。③影像学检查(MRI):MRI 可有助于评估肿瘤大小、间质浸润、阴道及子宫旁受侵程度,以及淋巴结转移情况。美国放射学会提出,到目前为止并未发现在妊娠期任何时间 MRI 暴露会对胎儿的发育产生影响。④肿瘤标志物:即鳞状细胞癌相关抗 SCCA 检测等。

(2)对妊娠情况的评估:①确诊子宫颈癌时的妊娠周数:妊娠早期(≤13 周),妊娠中期(14~27^{+6} 周)和妊娠晚期(≥28 周)。②评估胎儿情况:主要是对中、晚期妊娠者全面评估胎儿的情况。当决定保留胎儿时,应对胎儿生长发育情况做全面评估。

表 9-16-20　妊娠中期合并宫颈癌保留胎儿患者预后及新生儿结局

编号	年龄/岁	就诊孕周/周	期别	病理	治疗方案	终止孕周/周	患者结局	新生儿结局
1	35	27^{+4}	ⅠB2	鳞癌	NACT(TC×1)+CS+RH+ 化疗	31^{+5}	存活	存活
2	36	25^{+3}	ⅠB1	鳞癌	RT+ 不详	36^{+3}	存活	存活
3	23	26	ⅠB1	腺癌	CS+RH+CCRT	28	存活	存活
4	27	20^{+3}	ⅠB2	鳞癌	NACT(TC×4)+CS+RH+ 化疗	35^{+2}	存活	存活
5	23	22^{+5}	ⅡB	鳞癌	NACT(TC×1+BVP×4)+CS+CCRT	35	存活	存活
6	25	18	ⅠB1	腺癌	RT	34^{+2}	死亡	存活

注:NACT:新辅助化疗;TC:紫杉醇 + 卡铂;CS:子宫下段剖宫产;RH:广泛性子宫全切术;RT:广泛性宫颈切除术;CCRT:同步放化疗;BVP:博来霉素 + 长春新碱 + 顺铂;UNK 不详。

2. 决定治疗方案时需考虑的因素

（1）与非孕期不同，在选择治疗时要考虑胎儿的存活状态，依据肿瘤临床分期、孕龄、胎儿状态，综合评估孕妇和胎儿双方的危险和收益，因此对妊娠合并宫颈癌的治疗需要多学科的共同参与，包括妇科肿瘤医师、母儿医学医师、儿科医师、病理学及影像学医师，结合患者具体情况，综合宫颈癌的恶性程度、妊娠周数及胎儿发育情况，采取个体化的管理方案。多学科医师在妊娠期间严密监测患者病情发展及产科情况，并随时沟通；对这类患者的管理治疗应在有条件和经验的医院进行。

（2）患者及家属对妊娠的期望也是非常重要的因素，在决定治疗方案前，应让患者及家属有充分的知情权，结合病情，选择是否保留胎儿。对选择保留胎儿者，在整个妊娠期间应随时告知患者及家属母儿情况，并取得知情同意。孕妇担心疾病对胎儿影响、担心疾病对于其健康的影响，因此孕妇可能还需要心理医师的帮助。

3. 妊娠合并宫颈癌的处理原则

（1）不考虑继续妊娠，与非妊娠期的处理相同：①在妊娠期间，各期宫颈癌均可根据患者及家属的意愿，终止妊娠并治疗宫颈癌。文献报道妊娠合并宫颈鳞状细胞癌ⅠA2、ⅠB1期患者，孕期行子宫广泛切除术+盆腔淋巴结清扫术的手术时间、术中输血量、并发症及死亡率、住院时间、入住ICU率、术后发热率、淋巴囊肿发生率、深部血栓及生殖道瘘的发生率均同非孕期宫颈癌；术后膀胱恢复时间、平均住院日、伤口感染率、盆腔脓肿发生率同非孕组无显著性差异；但术中的平均出血量较非孕妇明显增高。因此在备好血源的情况下，行妊娠期子宫广泛切除术+盆腔淋巴结清扫术在技术上是可行的。②妊娠20周前发现ⅠA2期及以上的宫颈癌，原则上建议进行终止妊娠手术及子宫颈癌常规治疗。③对需要保留生育功能的早期宫颈癌患者，可以在终止妊娠后行保留生育功能的手术。④对于晚期宫颈癌患者，孕龄小的无生机儿不主张延期治疗，确诊后应接受全量放射治疗；宫颈癌放射治疗的适应证广泛，无绝对禁忌证，是晚期宫颈癌的首选治疗。但妊娠期盆腔组织血液供应丰富，组织供氧增多，组织对射线的敏感性增加，从理论上讲，与非孕期比较，放射治疗更易造成正常组织的放射性损伤。综合文献早孕合并宫颈浸润癌，体外照射过程中全部发生自然流产，流产的时间发生在体外治疗开始27~50天，平均33天。多数学者主张对于早孕合并宫颈浸润癌患者可先行全盆体外照射，使肿瘤体积缩小，降低自然流产及腔内治疗过程中肿瘤栓塞的发生率。流产后继续完成体外照射及腔内治疗。局部肿瘤较大，可先给予消除量。中期妊娠的胎儿对放射线的敏感性降低，体外照射后发生自然流产所需的时间长，流产通常发生在体外照射治疗开始的33~66天，平均43.9天。自然流产率70%左右。中孕早期患者先行体外照射，等待自然流产后，继续完成体外照射与腔内治疗。中孕晚期患者可先行剖宫取胎术+盆腔淋巴结活检术，术后7天开始全

盆照射及腔内治疗。

（2）对选择继续妊娠保留胎儿的患者，多采取个体化处理原则，应首先考虑孕妇的安全，同时考虑到胎儿的伦理。2009年及2014年国际妇科肿瘤学会（IGCS）和欧洲妇科肿瘤学会（ESGO）提出了关于保留胎儿的宫颈癌治疗，对于ⅠA2~ⅠB1，肿瘤直径<2cm、淋巴结阴性，可进行单纯的宫颈切除术或大的锥切，不推荐在妊娠期间进行根治性宫颈切除术；对于更高级别的子宫颈癌，新辅助化疗（neoadjuvant chemotherapy，NACT）是唯一可以保留胎儿至成熟的方案。等待胎儿成熟、延期宫颈癌的治疗必须在严密监护子宫颈病变的情况下实施，有报道显示妊娠合并宫颈癌患者在严密监测子宫颈病变的情况下适当延长孕周、延期宫颈癌的治疗对于孕妇是安全的。延期治疗期间的监护主张采用肉眼观察、阴道镜检查及妇科检查，但由于妊娠子宫增大，妇科检查的准确性降低，因此建议延期治疗期间结合盆腔MRI监测宫颈病灶体积和盆腔淋巴结，决定延期时间。延期过程中，如发现有病变进展的迹象时应停止延期，立即终止妊娠，开始宫颈癌的治疗。

1）妊娠合并早期浸润宫颈癌（ⅠA1期）：不论孕龄如何，均可考虑继续妊娠，保留胎儿和子宫。对于渴望胎儿的早孕期患者，继续妊娠至胎儿肺成熟后终止妊娠。资料显示早期浸润癌孕期病变进展缓慢，适当延期治疗对肿瘤预后无不良影响。在延期治疗期间严密监测管理，包括重复细胞学、阴道镜检查，如未发现肿瘤进展，可以在胎儿娩出后完成宫颈早期浸润癌的治疗。由于此种方法存在子宫颈癌进展的风险，需要患者及家属明确的知情同意。

2）妊娠合并宫颈癌ⅠA2、ⅠB1期：对于妊娠合并宫颈鳞状细胞癌ⅠA2、ⅠB1期患者依据其对胎儿的渴望程度选择不同的治疗。家庭对胎儿渴望程度高的患者依据孕期子宫颈病变的监测，对于妊娠20~30周无明显进展患者，可采用NACT 2~3疗程后，促胎儿肺成熟。文献报道，可在妊娠中期进行NACT，使患者得以完成妊娠，并到产后进行宫颈癌的手术治疗或放化疗。妊娠期的NACT推荐以铂类为基础的化疗方案，报道较多的是顺铂（70~75mg/m²）+紫杉醇（135~175mg/m²），每3周1次。目前采用的以铂类为主的化疗方案，未发现对新生儿造成损伤。妊娠30周以上发现的宫颈癌患者，也可以进行NACT，一般进行1个疗程，在化疗最后1个疗程到预计分娩时间，应有3周间隔，以避免化疗对母儿产生骨髓抑制（出血、感染及贫血）。欧洲肿瘤内科学会（ESMO）推荐，因妊娠34周后发生自发早产的可能性大，故不建议在妊娠33周后进行NACT。

3）妊娠合并晚期宫颈癌：对于晚孕期有生机儿可适当延期治疗、促胎肺成熟后剖宫产，延期治疗期间可予以新辅助化疗，剖宫产术后7天开始全盆照射，相继完成盆腔四野照射，治疗剂量同非孕宫颈癌。妊娠合并宫颈癌的处理原则见图9-16-90。

4. 妊娠合并宫颈癌终止妊娠时机及分娩方式 关于

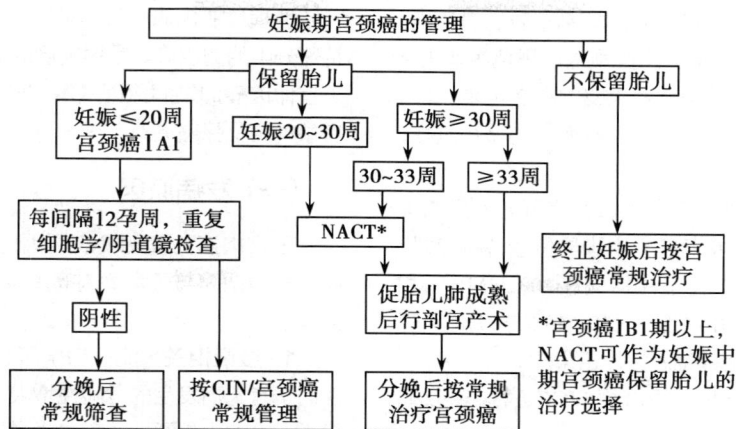

图 9-16-90　妊娠合并宫颈癌的处理原则

终止妊娠时机,IGCS 和 ESGO 关于妊娠合并子宫颈癌 2009 年共识认为,分娩应推迟至妊娠 35 周以后,2014 年共识认为分娩推迟至足月妊娠(≥7 周),但如孕妇状况恶化或需要放射治疗,可以尽早终止妊娠。我国的专家共识参照上述共识认为若病情无进展,可推迟至足月妊娠。关于分娩方式,对妊娠期子宫颈癌患者建议进行剖宫产,术中应仔细检查胎盘是否存在转移。

总之,妊娠合并宫颈癌的治疗需要在多学科参与、平衡母儿利益与危险的辩证中、动态监测宫颈病变进展中制定,新生儿重症监护医学、母胎医学的发展,为妊娠合并宫颈癌的治疗提供了更为便利的条件。随着相关学科的发展,妊娠合并宫颈癌的治疗策略也将逐渐变化,更能贴近母儿双方的利益。

（林仲秋　杨凌云　易　棵　郗明蓉）

第十三节　宫颈其他少见恶性肿瘤

一、宫颈恶性黑色素瘤

宫颈恶性黑色素瘤是一种罕见的恶性肿瘤,可分为原发性和转移性,本文讨论的是宫颈原发性恶性黑色素瘤(primary cervical malignant melanoma),下文统称宫颈恶性黑色素瘤。

(一) 流行病学

宫颈恶性黑色素瘤隶属于黏膜恶性黑色素瘤,文献报道女性黏膜恶性黑色素瘤发病率为 2.8/100 万,宫颈恶性黑色素瘤仅占女性生殖道恶性黑色素瘤的 3%~9%,占全身恶性黑色素瘤的 3%,发病率极低。宫颈恶性黑色素瘤多发生于绝经后妇女,Pusceddu 等总结国外报道 65.7% 的患者超过 50 岁,中位年龄是 59.0 岁,亚裔人群发病率较高。

(二) 病因和发病因素

宫颈恶性黑色素瘤病因和发病机制尚不明确。恶性黑色素瘤中超过 50% 表达雌激素受体,孕期瘤体黑色素表达增加,文献报道 2 例孕期发生宫颈恶性黑色素瘤患者,推测

高雌激素可能是宫颈恶性黑色素瘤的致病因素,Rohwedder 等报道 2 例患者 HPV16 阳性,推测 HPV 感染可能也是宫颈恶性黑色素瘤的致病因素之一。宫颈的恶性黑色素瘤细胞可能来源于神经嵴的黑色素前体细胞,并通过某种不明机制恶性变而来。也有文献报道宫颈恶性黑色素瘤被放疗诱发。

(三) 临床表现

宫颈恶性黑色素瘤临床表现与宫颈癌相似,表现为异常阴道出血和阴道排液,下腹胀痛,妇科检查发现宫颈肿块或糜烂,典型患者可见病灶表达色素而呈现棕黑色或黄色。疾病进展侵犯直肠或膀胱可出现便血或血尿,伴压迫症状。晚期患者有转移症状及恶病质。宫颈恶性黑色素瘤经血或淋巴途径全身转移一般较晚,倾向于局部侵袭。

(四) 诊断和鉴别诊断

宫颈恶性黑色素瘤典型患者表现为息肉样病变,可伴黑色素沉积。确诊需病理学检查,镜下恶性黑色素瘤细胞形态多样,典型者为纺锤状、上皮样,可见胞质表达色素,细胞核大,染色质粗块状,核仁明显,核分裂象多见,可侵犯黏

膜层伴间质结缔组织增生,但有 45% 的病例不表达黑色素。目前仍沿用 Norris 等总结的原发性宫颈恶性黑色素瘤的 4 条诊断标准:①肿瘤周围正常子宫颈上皮内存在色素;②无身体其他部位的黑色素瘤;③子宫颈中有病变的移行过程;④符合宫颈癌的转移规律。

原发性宫颈恶性黑色素瘤需与转移性宫颈恶性黑色素瘤、宫颈蓝痣、宫颈黑变病、宫颈子宫内膜异位症、宫颈鳞状细胞癌等相鉴别。免疫组织化学法检测 S-100、HMB45 和 Melan-A 有助于与其他疾病相鉴别。CT、MRI、PET/CT 等影像学检查有助于除外其他部位恶性黑色素瘤。

宫颈恶性黑色素瘤分期一般沿用 FIGO 宫颈癌分期标准。

(五) 治疗

早期宫颈恶性黑色素瘤手术是首选治疗方案,可行子宫全切术,也可行广泛性子宫切除术,一般同时行双附件切除 + 盆腔淋巴结切除或部分阴道壁切除。

辅助化疗常选用铂类药物、长春新碱、达卡巴嗪(DTIC)等药物,其中 DTIC 是被美国 FDA 批准用于恶性黑色素瘤的化疗药。

晚期患者综合黑色素瘤对放疗不敏感,一般不建议放疗,晚期或复发后的姑息治疗必要时可选用。

近年来,在恶性黑色素瘤领域,免疫治疗进展较快,其中伊匹单抗(细胞毒性 T 细胞抗原-4 抑制剂,CTLA-4)、纳武单抗和派姆单抗(PD-1 抑制剂)均证实在晚期转移性恶性黑色素瘤患者中有效,并获美国 FDA 批准。但对黏膜恶性黑色素瘤治疗效果不如皮肤恶性黑色素瘤。

因宫颈恶性黑色素瘤例数少,上述治疗方案均存在一定争议或不确定性,需进一步开展相关临床研究以优化。

(六) 预后

宫颈恶性黑色素瘤确诊时大多为进展期,无确切有效的治疗方案,该病预后很差。5 年生存率仅有 10.7%,87.5% 的患者 3 年内死亡。I 期患者中位生存时间为(31.5±20)个月,II 期为(22.8±10.5)个月,III 期为(14.5±11)个月,IV 期为(5.75±5)个月。

总之,原发性宫颈恶性黑色素瘤是一种极罕见的疾病,诊断时一般处于进展期或晚期,治疗以手术治疗为主,化疗效欠佳,放疗一般无效,免疫治疗可能有一定效果。预后差,死亡率高,发病率低限制了临床研究的开展。

二、宫颈肉瘤

宫颈肉瘤是起源于子宫颈肌层或间质等中胚叶组织的一类恶性肿瘤,文献报道占所有子宫颈恶性肿瘤的 1% 左右,占所有子宫肉瘤的 10% 左右。宫颈肉瘤以癌肉瘤为主,大约占 40%,其次是腺肉瘤及平滑肌肉瘤,其他罕见的还包括

胚胎性横纹肌肉瘤、子宫内膜间质肉瘤、粒细胞肉瘤以及未特殊分类的肉瘤等。宫颈肉瘤的确切发病原因尚不明确,与子宫体肉瘤的发病原因基本相同,同为宫颈肿瘤,其预后较宫颈鳞癌及腺癌更差。

(一) 发病原因

子宫肉瘤的确切发病原因仍不清楚,宫颈肉瘤的发病原因一般认为与子宫体肉瘤基本相同。相关的高危因素包括以下:

1. 激素相关 流行病学研究发现,长期口服避孕药女性的子宫肉瘤发生的危险性增大,主要为平滑肌肉瘤。长期暴露过高的内外源性雌激素也增加肉瘤发生的危险性,主要是癌肉瘤。乳腺癌患者使用他莫昔芬与子宫腺肉瘤的发生密切相关。

2. 体重指数相关 流行病学研究发现,高体重指数的妇女各种肉瘤的发生率明显增加,可能与这部分患者中血清雌激素水平增高有关。

3. 放疗 有报道盆腔接受放疗女性,后期发生宫体及宫颈肉瘤风险都升高。

(二) 临床表现

宫颈肉瘤的临床表现多为非特异性,并且不同病理类型的肉瘤表现也都不相同,根据文献报道,可有以下症状或体征:

1. 异常阴道出血 阴道异常出血是宫颈肉瘤最常见的表现,多为不规则出血,可表现为月经量多、月经期延长或非经期出血,绝经后女性表现为绝经后阴道出血,也有患者表现为接触性出血。

2. 盆腔包块 部分患者尤其是宫颈平滑肌肉瘤患者,可能由于出现较大盆腔包块而就诊,特别是子宫颈较大肿块直接压迫膀胱或直肠,出现尿频、排尿困难或尿潴留,逐渐加重的大便困难和里急后重感。

3. 异常阴道分泌物 表现为白带增多或性状异常,如水样白带,血性白带,部分患者常合并感染,可呈脓性白带并伴随有明显异味。

4. 腹痛 多见于肉瘤生长迅速,压迫周围脏器或神经,特别是对于比较晚期的患者,可出现下腹隐痛或持续性逐渐加重的腹胀伴随疼痛。

5. 妇科检查发现 不同病理类型的宫颈肉瘤表现不一样,癌肉瘤患者可有子宫颈外观的异常,如各种表现的子宫颈赘生物,包括外生型、息肉样、菜花状或结节状,质地脆,触碰后出血明显。宫颈平滑肌肉瘤表现为子宫颈增大,与宫颈肌瘤表现相似。

(三) 辅助检查

1. 实验室检查 目前认为肉瘤无特异性肿瘤标志物,部分宫颈肉瘤患者可有肿瘤标志物异常,多见于肿瘤超出子

宫颈,累及盆腔腹膜等脏器,表现为 CA125、CA199、CA153 等的轻度升高。贫血在宫颈肉瘤患者中常见,多数伴有中到重度的血红蛋白降低。

2. 影像检查

(1)彩色多普勒超声:宫颈肉瘤可表现为子宫颈血供丰富的异常占位,大小不等,回声不均匀与普通肌瘤不同,无明显的包膜,肿块边界不清。

(2)增强磁共振或 CT:可明确子宫颈占位的存在,与周围组织的关系,是否有子宫颈外的转移及盆腹腔淋巴结的情况。

(3)PET/CT:可以更加准确地判断良恶性,疾病的进展程度,尤其有利于判断肿瘤有无远处转移。

3. 阴道镜检查 对有肉眼可见的子宫颈异常,可行阴道镜评估,并活检,病理帮助确诊宫颈肉瘤。

4. 诊断性刮宫或宫腔镜 这 2 种方法是诊断子宫或宫颈内膜间质肉瘤、癌肉瘤或腺肉瘤非常有效的方法,但对平滑肌肉瘤诊断性价值不大,阳性率低。

(四)诊断

对于有上述临床表现及妇科检查或影像学检查特点的患者,要怀疑宫颈肉瘤的可能性,同其他部位肉瘤一样,宫颈肉瘤的确诊需要通过活检或完整切除后行常规病理及免疫组织化学检查,并结合相关分子检测结果,包括原位杂交,基因测序结果等,最终进行相应的病理分类。如通过检测 *JAZF 1-SUZ12* 融合基因诊断低级别子宫内膜间质肉瘤,*YWHAE-NUTM* 融合基因诊断高级别子宫内膜间质肉瘤。

(五)鉴别诊断

1. 宫颈癌 有时候从临床表现及妇科检查甚至影像检查都无法鉴别宫颈肉瘤与宫颈上皮性肿瘤包括宫颈鳞癌或腺癌,特别是某些特殊类型宫颈肉瘤表现为子宫颈赘生物,桶状增大,表面溃疡出血坏死等,此类患者可通过 HPV 结果及临床病理最终区分。

2. 转移性宫颈肉瘤 实际上真正的宫颈肉瘤罕见,临床更为常见的是子宫体肉瘤侵犯子宫颈,如子宫癌肉瘤,间质肉瘤,腺肉瘤等累及子宫颈间质,临床上通过影像及病理可判断原发病灶,其他非生殖系统部位肉瘤转移到宫颈的罕见。

3. 宫颈肌瘤 妇科检查及影像有时候无法区分宫颈肌瘤或平滑肌肉瘤及间质肉瘤,特别是对于无任何症状仅在常规妇科检查时发现的子宫颈占位。可通过生长速度,超声血流及磁共振强化表现初步判断,最终需要病理确诊。

(六)治疗

目前在美国 NCCN 指南中并无针对宫颈肉瘤的治疗推荐,国内外专家更倾向于参考子宫肉瘤或软组织肿瘤的相关 NCCN 推荐,对于少数罕见的特殊类型的宫颈肉瘤,可参考的资料目前也仅限于病例报道,建议进行 MDT 后制订个体化治疗方案。

治疗原则:与子宫体肉瘤一样,宫颈肉瘤需采用综合治疗,多数以手术治疗为主,放化疗为辅,对晚期或复发患者可结合不同病理类型选择合适的靶向药物治疗。

1. 手术治疗 对于早期患者或可切除患者一般选择子宫及卵巢切除,包括筋膜外全子宫,次广泛或广泛性子宫切除术,目的在于尽可能切干净病灶,对于年轻的平滑肌肉瘤女性可考虑保留双侧卵巢,手术方式可以开腹、腹腔镜或机器人手术,要注意无瘤原则,避免在无保护措施下切开或粉碎肿瘤。一般认为间质肉瘤或平滑肌肉瘤发生淋巴转移概率较低,在影像评估并结合术中探查未发现可疑淋巴结的情况下,无需行系统淋巴结清扫。对于癌肉瘤患者,淋巴结转移概率高,需常规行盆腔及腹主动脉旁淋巴结清扫。

2. 化疗 宫颈肉瘤的化疗根据具体病理类型与子宫体肉瘤相同,如针对癌肉瘤首选方案为 TC(紫杉醇 + 卡铂),针对内膜间质肉瘤、腺肉瘤或平滑肌肉瘤,可选用多柔比星(阿霉素)作为主要的化疗药物,也可选择多西紫杉醇 + 吉西他滨的联合化疗方案,其他可选的对宫颈肉瘤有效的化疗药物包括:顺铂、异磷酰胺、长春新碱、放线菌素 D、5-氟尿嘧啶、氮烯咪胺等。

3. 放疗 目前尚无明确关于放疗对宫颈肉瘤作用的文献,一般可参考子宫肉瘤,总的来说,放疗对子宫肉瘤的作用并不十分明确,不同文献报道差异较大。多数学者认为子宫肉瘤普遍对放疗敏感性较低,另有学者认为手术后辅助放射治疗可明显减少局部复发,使盆腔控制率提高。总的来说,不同病理类型对放射敏感性不同,低级别子宫内膜间质肉瘤及淋巴瘤可能对放射治疗敏感,癌肉瘤也有一定疗效。放射治疗分为体外盆腔照射和腔内照射,方法和剂量同宫颈癌。有作者总结以下几种情况可考虑放射治疗:①对某些大的肿瘤,术前放疗可提高手术切除率。②术后加盆腔照射对预防局部复发有一定效果。③对手术不能切净的病灶可于术后加用放射治疗。④对复发病灶局限于盆腔或腹腔者尽可能再次手术切除转移灶后加用放射治疗。⑤对不宜手术者可采用放射治疗及化疗。

4. 靶向治疗 关于宫颈肉瘤的靶向治疗目前尚无明确疗效的报道,但文献认为可参照子宫体或其他部位相同病理类型肉瘤的方案,针对目前已有的肉瘤的不同分子靶点的治疗,如免疫检查点治疗,抗血管生成小分子,NTRK 重排相关靶向药等都可能让某些特定的晚期或复发性宫颈肉瘤患者获益。

5. 激素治疗 低级别子宫内膜间质肉瘤,腺肉瘤及子宫平滑肌肉瘤均高表达雌孕激素受体,但目前仅在 NCCN 指南里推荐低级别子宫内膜间质肉瘤患者使用来曲唑维持治疗,目前尚无关于腺肉瘤及平滑肌肉瘤相关激素治疗临床试验及报道。

（七）预后

在相同临床分期的情况下，各种类型的宫颈肉瘤，除低级别子宫内膜间质肉瘤以外，预后均比普通的宫颈鳞癌或腺癌差，其5年生存率分别为：宫颈腺肉瘤90%左右，横纹肌肉瘤大约为67%，平滑肌肉瘤56%，高级别子宫内膜间质肉瘤32%，癌肉瘤30%。

三、宫颈小细胞癌

宫颈的神经内分泌癌有4种亚型：小细胞型、大细胞型、类癌、不典型类癌。其中小细胞型为主要类型，约占77.4%。宫颈小细胞神经内分泌癌的人群年发病率在0.02~0.12/10万左右，占所有子宫颈恶性肿瘤的2%左右。该病在22~87岁的女性中均有发生，但宫颈小细胞神经内分泌癌的平均诊断年龄约为45岁。

宫颈小细胞神经内分泌癌排列呈弥漫片状或巢团状，癌细胞较小，形态大小均一，呈圆形或卵圆形，核质比较大，部分癌细胞呈嗜银性，电镜下能在胞质内观察到圆形神经内分泌颗粒。宫颈小细胞神经内分泌癌可同时伴有鳞癌或腺癌成分。

宫颈小细胞神经内分泌癌常表现为不规则阴道流血或接触性出血。子宫颈可见赘生物或糜烂。部分患者因癌组织异位合成抗利尿激素、糖皮质激素等，而表现出相应症状。

通常，临床检查能够发现盆腔肿块。大多数患者在诊断时肿块的体积已经较大。例如，在一项关于188例宫颈小细胞神经内分泌癌患者的回顾性研究中，80%的病灶≥2cm。宫颈小细胞癌进展快，诊断时多已有远处播散。肺、肝、骨髓、脑是最常见的转移部位。因此除了传统的宫颈癌分期检查外，患者还应接受骨骼、肝、脑和肺部检查。宫颈小细胞神经内分泌癌早期即会出现淋巴转移，I期患者淋巴结阳性率可达27.5%。

宫颈小细胞神经内分泌癌的治疗通常包括手术、化疗和放疗。单纯的广泛性子宫切除很难达到治愈宫颈小细胞神经内分泌癌的目的。联合术后化疗能够明显改善患者的预后，考虑到肿瘤易早期播散和有多种治疗失败的情况（以远处转移为主），再加之小细胞神经内分泌癌对以铂类为基础的化疗很敏感，目前认为全身化疗是所有分期疾病标准治疗的一个关键部分。最重要的化疗药物是依托泊苷。联合化疗方案有VAC方案（长春新碱、阿霉素和环磷酰胺）、EP方案（VP-16和顺铂）。因小细胞癌易发生远处转移，故应严密随访。尽管缺乏相关资料，但大多数临床医生倾向于采用化疗和放疗的联合治疗，因为有强力证据支持其他亚型的宫颈癌中使用同步放化疗。

目前局限期宫颈小细胞神经内分泌癌患者的5年生存率约为30%。然而，很少有病变较广泛的患者可存活超过2年，其预后与分期、淋巴结转移明显相关。

（吴志勇　姜　伟　王宜生　徐丛剑）

第十四节　宫颈癌治疗后未控和复发的早期诊断

宫颈复发癌又称复发性宫颈癌，是指宫颈癌经广泛性治疗治愈后肿瘤再现的一种状况，大多发生于晚期宫颈癌（包括局部晚期）治疗后。复发性宫颈癌的治疗困难，预后差，是宫颈癌死亡最重要的原因。据统计，不管是手术还是放疗，宫颈癌未控或复发95%以上发生于治疗后2年之内，总体复发率约为35%。国际妇产科联盟（FIGO）分期为IB~IIA期宫颈癌患者的复发率为11%~22%，IIB~IV期患者的复发率为28%~64%。

一般来说，患者手术6个月以后，在手术局部再次发现肿瘤，即为复发。但值得注意的是，宫颈癌治疗后肿瘤复发与肿瘤未控制（简称未控）有着不同的区别与预后，而实际上两者在部分病例中又很难截然区分，故既往多将"未控"纳入复发癌中讨论。

1. 宫颈癌复发与未控本质区别　在于复发患者在初次治疗之后有一段较长时间的临床阴性阶段而未控患者可能一直处于临床阳性，此过程其实是对癌灶变化过程的动态描述，即从"无"到有、从小到大的过程。两者在定义上的区别如下：

（1）复发：是指患者接受治疗后，病灶清除干净，治疗6个月以后，发现新发病灶，且新发癌与初次治疗时癌细胞一致，称之为复发癌（recurrent carcinoma of the cervix）。

（2）未控：是指患者接受治疗后，肿瘤持续存在，或初次治疗后6个月之内即发现同种细胞的癌，称为未控癌（persistent carcinoma）。

2. 宫颈复发癌因不同的治疗手段、治疗后治愈情况及临床表现差异而有不同的定义

（1）手术后复发与未控：宫颈癌患者经广泛性手术彻底切除，且手术标本切缘无肿瘤，术后6个月再次出现肿瘤，则称术后复发。宫颈癌患者经广泛性手术，手术野内病灶继续存在（包括手术中肿瘤未能切除或切缘有肿瘤），或初次手术后6个月以内局部又有肿瘤生长者为手术后未控。

（2）放疗后复发与未控：是指宫颈癌经放射治疗后局部肿瘤消失（包括子宫颈原发肿瘤及阴道、子宫旁部位浸润灶），经一段时间（放疗结束后至少3个月）子宫颈创面完全愈合后，于盆腔内或远处又发现肿瘤，则称复发，3个月之内发生的病灶称为未控，也有考虑到足量放射后子宫颈局部伤口愈合较慢,将半年内仍可见病灶称为未控。截至目前,关于放射治疗后未控与复发的判断,主要还是根据创面组织曾经是否愈合而定,有些病例需结合临床动态观察。目前子宫颈组织愈合的时间标准计算有 2 种:①以放疗结束后 3 个月为界(Manetta 等,1992);②从放疗开始计算 6 个月为界(中国医学科学院肿瘤医院)。因此,放疗后未控是指放疗结束后 3 个月内、也有指 6 个月内、宫颈原发肿瘤和/或子宫旁浸润持续存在,或盆腔内出现新的病灶。

3. 按照复发所在的不同部位,宫颈复发癌又分为 3 类 ①中心性复发(包括子宫颈、阴道或子宫体);②子宫旁复发(包括盆壁);③远处复发(或转移),即盆腔外全身不同部位的肿瘤转移。

4. 复发与淋巴受侵犯的关系 淋巴结转移是宫颈癌重要的扩散方式,直接影响患者总生存期。有淋巴侵犯的复发率是 63.8%(184/288),没有淋巴侵犯的复发率是 11.0%(32/288)。有淋巴侵犯的患者中淋巴侵犯数目在≤2 的复发率是 26.6%;而数目在≥3 的复发率是 50.8%,因此凡有 1 个以上淋巴浸润均应该考虑辅助性治疗。

5. 复发与期别的关系 宫颈癌临床分期是患者术后复发的高危因素之一,临床分期高者发生淋巴转移及周围浸润的风险增加,术后复发率高;临床分期低者淋巴转移率低,间质浸润少,术后复发率低。宫颈癌临床分期与远处转移的关系见表 9-16-21。

表 9-16-21 宫颈癌期别与复发关系

项目	IB 期	IIA 期	IIB 期	III 期	IVA 期
放疗后复发	10%	17%	23%	42%	74%
远处转移	16%	31%	26%	39%	75%

宫颈癌远处转移的部位所占比率:肺 21%、骨 16%、腹主 11%、腹腔 8%、锁骨上 7%。

多数复发发生在初治 2 年内,复发的预后取决于复发的部位和可能治疗的方法。

6. 复发与未控、新发的区别

(1)因宫颈复发癌 95% 以上是在治疗后 2 年之内发生,虽有个别病例是在初次治疗 5 年后再发现肿瘤,然而究竟是真的复发癌还是新发生的癌尚有待鉴别和讨论,实质上对两者的临床诊治分析并无影响,但 10 年后发生的肿瘤应是新发生的肿瘤。有学者认为,经过 5 年无复发随访后,即可认为患者已达治愈,应重新归入年度人群筛查。故而,目前对于宫颈癌复发、未控及新发这几个含混且不易明确区分的概念,在定义上仍以时间节点予以区分。宫颈癌患者经放射治疗肿瘤已消除,未查出任何肿瘤,3~6 个月后再次发现肿瘤或初次根治性手术 6 个月以后子宫颈原发局部位置或盆腔内出现新的病灶,此为宫颈癌复发。短于上述时间,初次手术 6 个月之内局部有肿瘤生长,或者广泛性手术后手术野内病灶继续存在(包括手术中肿瘤未能切除或切缘有肿瘤)则为宫颈癌未控。

(2)宫颈晚期复发癌:是指初次治疗 5 年后子宫颈再现肿瘤,然而究竟是真的复发癌还是新发生的癌有待鉴别和讨论,实质上对两者的临床诊治分析并无影响,但 10 年后发生的肿瘤应该是新发生的肿瘤。

7. 复发的早期诊断

(1)治疗后定期复查:术后第 1 年内每 3 个月随访 1 次;第 2 年每 4 个月复查 1 次,3 年以后每 6 个月复查 1 次。治疗后第 1 年和第 2 年最重要。5 年后每每年随访 1 次。

(2)随访内容:①病史:应详细询问患者情况,有无疼痛、异常阴道流血、无法解释的体重下降等;②体格检查:尤其是窥阴器检查、妇科双合诊、三合诊,有时可发现阴道、盆侧壁复发病灶;③阴道细胞学检查:无症状复发者均为盆腔检查出来,无 1 例是脱落细胞学检查出来的;④阴道脱落细胞、HPV 检测:脱落细胞中高 HPV 病毒载量可用于识别疾病复发和进展风险增加的患者;⑤血清鳞状细胞癌抗原(SCC-Ag):治疗后血清 SCC-Ag 水平的升高往往先于临床发现,可能对复发的早期诊断具有一定价值。

(3)随复发部位及病变程度不同出现相应的临床症状和体征,早期可无症状。

(4)中心性复发最常见的症状有阴道不规则出血和/或白带增多。

(5)子宫旁(或盆壁)复发早期可有下腹不适感,随病变发展可出现患侧下肢疼痛、水肿、骶髂部(或髋部)疼痛、腰痛、下腹痛、排尿排便困难,有时可发现下腹或盆腔包块。

(6)远处复发转移如肺转移时有咳嗽、胸痛和/或背痛、咳痰、痰中带血或咯血等。骨转移时常有固定的局灶性疼痛。肝转移时常有肝区不适或疼痛、肝大等。锁骨上淋巴结肿大。恶病质晚期患者可出现全身消耗综合征,诸如食欲减退,短期内体重急骤下降或消瘦,甚至呈恶病质状态等。

8. 宫颈癌治疗结束需要注意的问题 宫颈癌治疗结束一段时间后出现上述症状及体征应警惕复发的可能,最后确诊仍需根据病理组织学检查。中心性复发经临床、细胞学和组织学检查常可诊断,而子宫旁及远处转移的诊断主要依靠病史、盆腔检查及辅助检查。一般认为放疗后盆腔内复发的早期诊断较为困难,其原因可能有:①复发的某些症状类似放疗后不良反应;②子宫旁(或盆壁)复发常缺乏明确的客观指标;③放疗后子宫颈萎缩、子宫旁纤维化等影响检查和取材;④放疗后脱落细胞的放射反应性改变常被误认为肿瘤未控或复发,故细胞学检查发现癌细胞时难以评估其实际的临床意义。

(1)全身检查:注意全身器官有无可疑病灶、浅表淋巴结有无肿大,尤其是左锁骨上淋巴结及下肢水肿等体征。

(2)盆腔检查:多数复发病灶是在治疗后随诊时发现的。手术后窥视阴道残端可见出血的癌灶或阴道黏膜下增厚僵硬的浸润灶(尤其是腺癌患者),或盆腔三合诊扪及任何在阴道、子宫颈周围、膀胱、直肠部位的(未做手术,仅放化疗患者)结节状包块可诊断术后复发,手术后患者在盆腔任何部位扪及结节状包块、增厚,均应高度怀疑复发,需进一步做 PET/CT 确定。

9. 放疗后复发的诊断

(1)放疗后已愈的子宫颈或阴道、外阴又出现充血、糜烂或类似肉芽状病灶时不应忽视,须进一步检查。章文华报道中心性复发中 85.7% 都有此症状。

(2)放疗后宫颈萎缩或组织愈合后又出现子宫颈增大、结节、不平甚至溃疡坏死。此时应高度怀疑复发,但需与放射性坏死鉴别,后者的子宫颈质地均匀一致,应取活检或经阴道冲洗局部消炎等短期处理渐趋好转后取活检证实。

(3)放疗后子宫增大应与子宫腔积液、积脓及其他子宫体恶性肿瘤区别,分段取子宫内膜做病理检查以明确诊断,B 超、CT 或 MRI 等辅助检查亦可协助诊断。

(4)子宫旁增厚要注意是均匀的片状增厚或是结节性增厚,结合临床动态观察,以区别复发还是放射性纤维化。

10. 细胞学及阴道镜检查
两者对手术后阴道残端、阴道下段及外阴部可疑病灶的诊断均有帮助,由于放疗后子宫颈局部变化及细胞的放射反应影响这两种检查及各自的可靠性,需要一定经验者才能诊断,如能将其作为宫颈癌治疗后随诊的常规检查,相信对中心性复发的早期诊断率会有所提高,章文华等(1990)运用阴道镜检查宫颈癌放疗后复发的病例,与细胞学合用诊断准确率由 4.7% 增加至 86.7%。阴道细胞学再查 HPV 对早期发现复发更有帮助。Sabeena 等对 1984~2018 年发表的 10 个队列研究进行荟萃分析结果提示,共 1 055 例宫颈癌接受放疗(加或不加化疗),HPV DNA 检测对提示宫颈癌早期复发的敏感性为 0.84 [95% CI(0.66,0.94)],特异性为 0.35 [95% CI(0.20,0.54)],阳性似然比为 1.3 [95% CI(1.0,1.7)],阴性似然比为 0.45 [95% CI(0.18,1.10)],诊断比值比为 3 [95% CI(1,9)]。

(1)病理检查:诊断复发必须要有活检来证明,可疑部位多点活检或阴道镜指示下活检、颈管内膜刮取术及分段取宫内膜,必要时穿刺活检以明确诊断。并要评价复发病灶的大小和是否有远处转移,通过检查或者是影像来确定,通常用 CT 检查腹部、骨盆或者胸部,必要时也可用 PET/CT。

(2)其他辅助检查:影像学及放射性核素诊断技术的进展和应用为盆腔内复发、腹膜后淋巴结转移及盆腔外器官转移提供了较为准确的诊断依据,除 X 线检查、静脉肾盂造影、放射性核素肾图外,盆、腹腔 B 超、CT、MRI、骨扫描及 PET/CT 均有重要的参考价值。2021 年欧洲泌尿生殖放射协会(European Society of Urogenital Radiology)发表并更新指南,认为对于宫颈癌怀疑复发者最佳的影像学检查方式为盆腔 MRI 评估局部复发、FDG-PET/CT 评估远处转移;弥散加权像磁共振(diffusion weighted imaging-magnetic resonance,DWI-MR)对复发宫颈癌能提供更准确的诊断信息;动态对比增强磁共振(dynamic contrast enhanced-magnetic resonance,DCE-MRI)可识别复发肿瘤为增强区域,目前主要应用于研究。

(3)关于 PET/CT 早期诊断宫颈癌复发的作用:目前应用 PET/CT 做术前检查有所增加,对复发患者很有价值。相对于 CT 检查,它能够很好地发现盆腔外如肺、纵隔、肝、脾、锁骨上淋巴结、腹股沟淋巴结是否转移,而且能够评价盆腔和腹主动脉旁淋巴的情况,PET/CT 的敏感性和特异性超过 85%。在患者被怀疑为宫颈复发癌的时候,PET/CT 的敏感性和特异性,明显高于常规的放射影像学检查,对治疗决策能提供有价值的信息。Zhou 等对 17 个研究的 707 例患者进行荟萃分析,认为对于怀疑宫颈复发癌患者,PET/CT 的敏感性为 0.97 [95% CI(0.95,0.99)],对 SCC 升高怀疑宫颈复发癌患者的敏感性为 0.99 [95% CI(0.93,1.00)],其中 57% 的患者因为 PET/CT 的结果改变了治疗计划。

一个回顾性报告说,对于 14 个怀疑有宫颈癌复发患者所作的常规的 CT 影像诊断,有 11 个复发,但是 PET/CT 检查的 32 个怀疑有宫颈癌复发患者中只有 1 个是假阳性,其他都是正确的。46 个患者中有 22 个患者因为 PET/CT 检查改变了治疗计划。

Manetta 等报道 80%~90% 的输尿管梗阻是肿瘤压迫所致,术后或放疗后出现输尿管梗阻或肾盂积水时应予以高度重视,多数为盆腔复发所致。

(4)肿瘤标记物:肿瘤出现复发或进展时 92% 的患者鳞状上皮癌抗原(SCC)上升。宫颈复发癌的诊断必须结合临床、盆腔检查及多种辅助检查,综合评估分析以及时早期诊断。Charakorn 等对 61 项研究进行荟萃分析,血清 SCC 值高者相比于血清 SCC 值低者更容易出现宫颈癌复发,术前风险比为 2.44 [95% CI(1.91,3.13)]、术后风险比为 3.91 [95% CI(2.96,5.16)],死亡风险比为 3.66 [95% CI(2.24,5.98)],认为血清 SCC 与宫颈癌的复发和死亡相关,可以用于宫颈癌患者的预后监测。

11. 复发部位及时间

(1)复发部位以盆腔为主,占 60% 以上。

1)宫颈癌术后复发:以阴道上段及原子宫颈部位最常见,占 1/4。李孟达报道局部复发 59.8%。

2)放疗后复发:盆腔内复发较盆外转移为多。中国医学科学院肿瘤医院报道,在宫颈癌传统放疗后复发的病例中,盆腔内复发占 70%,远处转移占 30%。20 世纪 80 年代后随放疗设备及技术的迅速发展,Manetta 等认为中心性复发已降低,孙建衡报道腔内后装放疗后盆腔内复发降至 41%,远处转移则占 59%。张晓春等报道盆腔复发率仅 19.7%,其中盆壁复发为 53.3%,中心性复发占 46.7%。

(2)复发时间:60% 以上发生在 2 年内。据中国医学科学院肿瘤医院统计,在宫颈癌放疗后复发的 95 例中,发生在第 1 年内占 42.1%,2 年内占 60%,5 年后占 10.5%,10 年后仍有 6.3%。

(侯敏敏 王卡娜 李 林 郜明蓉 陈春玲 曹泽毅)

第十五节　宫颈癌治疗后复发的治疗

一、宫颈癌复发的处理原则

宫颈复发癌的治疗极为困难,其原因主要有:①术后或放疗后由于解剖变异、组织粘连、纤维化或已存在的放射损伤等,不仅给再治疗增加难度,且易发生更严重的并发症;②广泛性放疗后复发(或未控)的再放疗,无论腔内还是体外照射,盆腔组织对放疗的耐受量明显降低,合理适中的放射剂量难以掌握,因此大多皆为姑息性治疗;③评估既往所致的放射损伤、周围正常组织的耐受程度及预测放射敏感性等,目前尚无有效办法;④手术瘢痕、放疗纤维化及机体免疫功能低下,影响瘤床的化疗药物浓度、机体对化疗的耐受程度及化疗效果均较差。

复发癌的治疗有上述特殊性及复杂性,因此,个性化治疗及综合治疗是十分重要的,应根据复发部位和时间、肿瘤范围及程度、初治方法、首次放疗剂量及全身状况等因素选择不同的治疗方案。尽管如此,复发转移癌的治疗仍是临床面临的一大难题。综合国内外治疗经验原则为:

1. 凡术后盆腔复发者首选同期放化疗,应争取再次手术的机会,若有手术切除可能时可行剖腹探查。

对较大的复发灶可采用化疗与放疗综合。

(1)术后阴道残端复发:可手术切除、体外照射与腔内放疗结合化疗的治疗方法。

(2)阴道中下 1/3 复发:如只是阴道复发可再手术,不宜手术者给予腔内放疗,辅以化疗和体外照射。

(3)术后盆腔复发:手术后复发癌的患者,由于大多数子宫颈癌复发癌以盆腔内局限性居多,因此能够手术再次切除者以此法为上策。切除后视病理组织学检查结果,再考虑同期放疗、化疗。

2. 放疗后中心性复发者以盆腔廓清手术治疗为主,不宜手术者可再考虑同期放化疗,但必须告诉患者并发症比较严重,如果患者是没有做过放疗的中心性复发,此类患者手术后生存率可以达到 50%,单纯、孤立的腹主动脉旁淋巴的复发可用放化疗,可以取得好的疗效或手术切除也可以达到很好的效果。

放疗(放化疗)后复发限于子宫颈、病灶小且静脉肾盂造影(intravenous pyelogram,IVP)正常的中心性复发者,适用于Ⅱ型广泛性子宫切除术。可免行盆腔脏器切除而受益,但尿瘘的发生率仍很高。Rubin 等、Coleman 等报道 5 年生存率为 62% 和 72%,直肠或膀胱阴道瘘发生率 47.6% 和 28%。手术死亡率 9.5%,术后并发症率为 42%。

3. 放疗后盆腔复发达盆壁或盆底者,宜行以化疗为主、辅以姑息性放疗的综合治疗。有条件的可选择盆腔脏器廓清术(LEER)或手术和放射治疗相结合(combined operative and radiotherapeutic treatment,CORT)手术治疗。

4. 远处转移多需综合治疗,可采取相应部位的放疗、手术或以化疗为主的综合治疗。

复发癌治疗前强调对既往治疗史、现病史做详细询问,评估以前所致的损伤及了解肿瘤与周围器官的关系,因此需全面检查,除有关的辅助检查外,还应做钡灌肠、全消化道造影、膀胱镜、乙状结肠镜、CT、MRI 或 PET/CT 等,重视这些检查的结果,结合患者当前的全身情况、免疫功能以及可能接受何种治疗情况,以考虑再治疗方案的可行性。

二、宫颈癌复发的盆腔廓清术治疗

原则上盆腔中心性复发宜手术者尽可能行盆腔廓清术切除,但在放疗区域内手术,难度较大,并发症较多,故须严格选择患者。

凡无手术禁忌证的中心性复发者,皆适于手术治疗。但需仔细了解、分析是否存在以下情况,否则不宜选择盆腔廓清术治疗,进一步考虑选择更扩大的 LEER 或 CORT 手术:①中心性复发伴临床难以判断的子宫旁复发已达盆壁或盆底;②术中探查发现固定于盆壁的肿块;③单侧下肢水肿、坐骨神经痛和输尿管梗阻,提示已达盆壁,压迫症状明显。

晚期中央复发癌侵犯膀胱多于侵犯直肠。由于病灶仍局限在骨盆腔中央,如果没有远处或淋巴转移,可以考虑将复发病灶邻近器官如膀胱或直肠切除,并做腹壁结肠造瘘和代膀胱,即标准的盆腔脏器廓清术。目前手术的死亡率是 0~1%,5 年生存率可达 40%~60%。

如果是手术后孤立的复发或中心性复发,可以再做手术治疗或放化疗,而不是单独放疗。手术切除包括肺的转移是一个对姑息性治疗的转变,需要非常慎重选择这种病例一定是孤立性的肺转移而无其他任何转移灶患者,可以做胸腔镜局部切除。

如果对宫颈癌复发患者准备进行手术治疗时,一定要有复发局部活检的证实,而且必须通过检查或者是 CT、PET/CT 证明患者是盆腔局部复发。如果患者之前做过放疗,且是复发病灶小于 2cm 孤立中心性复发,单纯广泛手术即可。如果是比较大或更广泛的中心性复发,而患者曾经做过广泛手术,或者也接受过治疗剂量的放疗,患者全身情况和其他条件允许,盆腔廓清术就是一个可选择的机会。

盆腔脏器廓清术是一个超广泛的外科手术,包括:完整切除所有女性生殖器官、膀胱或部分直肠和乙状结肠。尽管只有少数患者可能接受这种手术,但却给那些宫颈癌复发,不能用一般广泛手术切除,而又不能再做放疗的膀胱阴道瘘、直肠阴道瘘严重影响生活质量和面临死亡的患者提供了一个5年生存率40%~60%的治愈和生存最后的希望。如果癌变确实是局限在盆腔,这种手术可治愈的机会大约为50%。

自1946年Brunschwig首先用于宫颈复发癌的治疗以来,70多年的经验累积和相关学科的发展,至今已成为少数晚期及放疗后中心性复发(或未控)宫颈癌的一种可行的挽救性治疗方法。20世纪末M.Hockel报道甚至对复发到盆壁、底侵犯的病例用盆腔脏器廓清术(LEER)、手术和放射治疗相结合(CORT)超级盆腔廓清术同样可以达到5年生存率为50%。

1. 盆腔廓清术的种类 盆腔廓清术按照手术的前后范围可以分为全盆、前盆和后盆3种。全盆廓清术指的是切除子宫、输卵管、卵巢、全子宫旁、膀胱、直肠或部分直肠、阴道、尿道和部分肛提肌,有时还包括会阴部的切除(肛门、尿道和部分外阴切除)。前盆廓清术不包括直肠的切除,后盆廓清术不包括膀胱和尿道的切除。按照手术切除的上下结构又可以分为3型(表9-16-22),①Ⅰ型:肛提肌上切除;②Ⅱ型:肛提肌下不包括外阴切除;③Ⅲ型:肛提肌下同时切除外阴。因为手术的复杂性,没有常规的手术方式,手术范围的选择都应该根据癌灶的部位、范围、以往治疗方法和患者对于手术目标及期望等综合制定。

表9-16-22 盆腔廓清术分型及切除范围

切除范围	盆腔廓清术的Ⅰ~Ⅲ型		
盆腔结构	Ⅰ型	Ⅱ型	Ⅲ型
肛提肌水平	肛提肌上	肛提肌下	肛提肌下
肛提肌切除	不切除	部分切除	全部切除
泌尿生殖膈	不切除	部分切除	全部切除
外阴会阴组织	不切除	不切除	全部切除

2. 盆腔廓清术适应证 主要用于宫颈癌经过手术或放化疗后局部复发,癌灶累及膀胱或直肠但尚未达盆壁的中心性复发者。手术指征为中心性复发的患者指若能完全切除肿瘤,手术切缘阴性,则可能达到治愈,因此如果病变已经侵犯达到盆壁或盆底,这就很少有治愈的机会。这种手术仅仅用于那些治疗失败或者是晚期的病例。

凡未经放射治疗的晚期复发患者均应首先给予放化疗。如晚期、复发患者已因肿瘤侵犯形成膀胱阴道瘘或直肠阴道瘘或膀胱直肠瘘者,无论是否放疗过均应直接选择盆腔廓清术。盆腔廓清术最终的目标是治愈患者,即要求癌灶的完整切除和充足的无瘤边缘。

(1)宫颈癌的盆腔廓清术:对妇科恶性肿瘤复发病例,

21项系统的盆腔廓清术研究发现,有1/3~1/2的患者已经不可能手术切除,能手术者75%~97%手术切缘无癌,手术的死亡率0~1%,根据这种标准能手术者50%治愈,其余的仍然死于复发,虽然治愈的是少数,但是对那些极其痛苦、面临必然死亡的患者也是一个再生存的机会。由于手术太大和各种手术并发症的诸多危险,这种手术不能作为姑息性治疗。

对这些复发患者仔细评估后只有约1/4患者属于中心性复发,其余的患者已有远处转移或已达盆壁不再适合做盆腔廓清术。只有那些成功进行了盆腔廓清术(阴性手术切缘和无远处转移病灶)的患者有大约50%治愈的可能,其余的另一半还是会死于手术的并发症或癌症复发,但这仍是患者面临死亡唯一可能生存的机会(图9-16-91)。

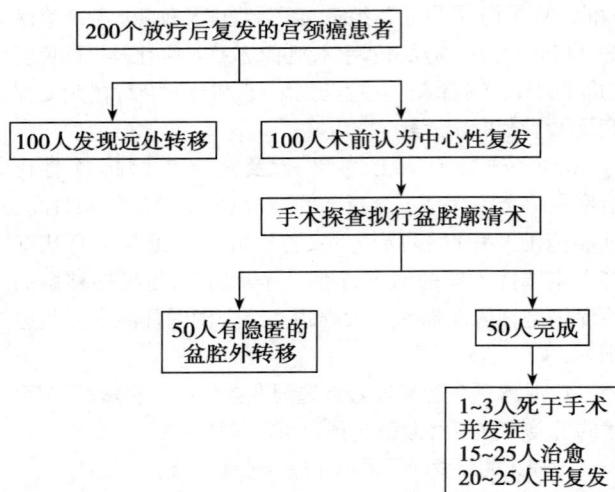

图9-16-91 放疗后复发宫颈癌的结局

(2)盆腔廓清术同样可用于卵巢癌、外阴癌、阴道癌、横纹肌肉瘤及其他一些罕见的肿瘤患者放化疗后的盆腔内中心性复发。

(3)姑息治疗:一般不可作为姑息治疗的方法,是针对放疗后出现盆腔器官坏死或形成瘘道的患者可采取的一种姑息治疗方法,有助于改善患者生活质量但不能延长生存时间,因此很少施行。

3. 禁忌证

(1)绝对禁忌证:①存在盆腔以外转移病灶,如腹腔脏器转移及肺或骨等远处多发转移;②严重的内科合并症不适合手术者。

(2)相对禁忌证:①侵犯盆底肌肉或有盆侧壁转移者;②考虑患者的年龄、全身情况和精神状况如:超过60岁、全身体质差、贫血体弱、不愿意接受假肛和代膀胱的患者。

盆腔廓清术的选择:我国在20世纪70年代开始,病例不多。选择宫颈癌(放射)治疗后中心性复发,没有盆腔外扩散的患者。复发癌累及膀胱和/或直肠时,如果要准备实行盆腔廓清术，需要十分慎重的对患者年龄、全身情况、思想、精神因素的考虑。最好年龄在 60 岁以下，全身状况良好，能接受腹部假肛门和尿道造口术，而且有一定的经济能力。

4. 术前准备

（1）患者的心理准备：首先患者要接受身体在手术后巨大的变化，还要有家庭的理解和支持，患者的精神应该是正常的，另外患者和曾经做过这种廓清术的患者交谈也很有帮助，护士对患者谈话时应有充分的信心和真诚，互相理解的态度，并对可能发生的并发症，必须要给予详细的说明。患者还必须了解她需要经历 10 小时左右的手术，手术有 0~1% 的死亡率，而且要在重症监护治疗病房（intensive care unit, ICU）待上好几天，住院的时间可能长达好几周，也要了解可能开腹探查以后，发现不适合手术而中途停止手术的这种可能性。

另外手术后性功能可能发生改变，还要面对在腹壁有 1~2 个的造口，她需要熟练地护理 1~2 个造瘘口，接受性功能的改变。最后要告诉她们即使这种巨大的手术只是治愈的一个机会及大约 50% 还有再次复发的可能，她必须认真、仔细、透彻地考虑是否接受。医师与患者的交谈，关于手术方面应由有经验的医师来进行，要诚实地回答患者提出的所有问题，要告诉患者最后的结果是手术后才能知道，她必须要了解和接受即使这样只可能做到 50% 治愈。

（2）医学评估：患者一般情况应该能耐受 8~10 小时手术，同时能接受大量的输液、输血和营养支持，也可能手术中发现严重的其他情况而停止手术，年龄大于 65 岁者会增加手术的死亡率。但是生理年龄要比实际年龄更重要。手术医师必须要仔细了解患者的全部情况，包括病史。身体检查、实验室检查和影像检查发现是否已有不能做盆腔廓清手术的证据，否则要考虑 LEER 或 CORT 手术。例如，单腿肿胀、单侧或者双侧的坐骨神经痛，这些都反映了可能是转移到盆腔侧壁或者后壁，应该在手术前用 PET/CT 探查后确定。体检主要是看全身情况、锁骨上淋巴或是腹股沟淋巴结是否肿大，肝或者腹内有没有包块，以及贫血、过分消瘦等免疫状态。

盆腔检查是不准确的，用来估计能否手术是不够的，因为不能判断是否有放疗后的纤维化，或者是癌症引起的炎症固定在盆壁，所以应开腹探查后确定。

（3）实验室和影像检查：慢性肝炎或者是 HIV（＋），绝对不能手术。转氨酶升高要排除是否有肝转移。血液、血小板、血糖、电解质、尿常规、尿培养、肾功能检查都是必需的。患者贫血必须在手术前纠正，任何感染必须控制。PET/CT 在手术前检查的敏感度 100%，特异度 73%，对盆壁的转移准确性很高，多数医师把 PET/CT 腹腔、盆腔和胸片都作为术前确定是否有转移的方法，超过盆腔上缘的病灶也不能手术，任何腹腔液体都需要做细胞学检查，对于是否采用腹腔镜常规做淋巴结活检、腹腔细胞学并不推荐。

CT 或者是 MRI 都不能确定阴道旁或肛提肌的受侵犯，因为放射治疗后的纤维化、慢性炎症、异物反应都和癌症的复发难以区别。输尿管梗阻在膀胱输尿管的交接处是可以切除的，但是一个大的或者是盆腔的淋巴结能不能切除？同样输尿管的梗阻并不影响手术抉择，关键是梗阻的原因必须清楚，是否要做骨扫描，根据患者是否有骨转移的症状来决定。

膀胱镜或者结肠镜的检查并不常规需要，除非手术准备要保留膀胱或者直肠，如果准备保留就必须检查，没有任何转移和侵犯才能保留，经过放射治疗的患者，从胚胎发生解剖学观点，膀胱通常都是要被切除的，因为留下膀胱可能增加复发和输尿管梗阻或者是输尿管瘘的危险。

（4）手术前的准备：患者一般情况应该良好，如果有营养不良，应该在术前给予补充纠正，预防性的抗生素使用应该在手术前半小时开始。如果要做造口，需要在手术前确定它的位置，要避免皮肤的皱褶、瘢痕，避开腰带的位置，要至少准备 6 个单位的血细胞，手术前纠正贫血给予铁剂，必要时用促红细胞生成素提高血红蛋白，达到 11g/L 以上才能手术。

肠道准备和静脉输液同时进行避免脱水。如果患者存在严重的营养不良，全胃肠外营养在术前就可以开始。术前监测肺功能，预防性应用广谱抗生素。术前尽量纠正贫血，如口服铁剂、静脉补铁或用促红细胞生成素使血红蛋白升到 11g/dl。手术当天准备至少 6 个单位的压缩红细胞，适当的血浆、纤维蛋白甚至血小板。在手术当天早晨标定造口位置，并在患者坐、站和躺下的时候分别检查。应小心避免皮肤皱襞、瘢痕，并且避免位置选在患者平时系腰带的地方。准备放置中心静脉管或经外周静脉穿刺的中心静脉导管（peripherally inserted central venous catheter, PICC）。

5. 手术技术

一般采用开腹手术，是否腹腔镜或机器人做这种手术还需要观察。

采用全身麻醉，正中的切口便于探查横膈膜、肝、胆囊、胃、脾和大网膜所有的肠管，同时也探查盆腔、腹膜检查有没有转移病灶或者继发病灶。盆腔检查用肉眼来检查和触摸发现是否有转移灶，腹膜后和腹主动脉旁的区域应该仔细检查，任何可疑发现都要做活检和冰冻检查，决定是否可进行手术。如果术前淋巴结没有切除，应做冰冻活检，结果阴性可以手术，尽管只有盆腔阳性，其治愈率就只能够是 10%~15%。

术中发现有小肠粘连，如果术前未经放射治疗，必须把它分开，因为容易导致术后肠梗阻，有时一段小肠粘连得非常紧密，而且这种粘连跟子宫不易分开，就需要把这一段肠管切除掉，做吻合，出现这种情况，生存率会下降。如果曾经做过放射治疗，就不宜分离肠管，因为分离肠管时容易破裂，而且修补或吻合肠管极易发生致死性肠瘘。

如果对盆腔淋巴结有怀疑，可以做淋巴结活检，但是不需要做淋巴结清扫，有些医师发现淋巴结阳性就终止手术不恰当。如只限于盆腔淋巴结阳性,手术还是可以进行,如果术前没有做过放射治疗,淋巴结清扫是合适的。

如果术前发现有肾盂积水,说明输尿管有梗阻,应该在梗阻部位取活检。即使梗阻是由于转移,也不是手术的禁忌证,可以继续手术,松解输尿管。如果需要切除膀胱,没有做过放射治疗的,可以做回肠代膀胱手术,然后把输尿管和肠管吻合,输尿管必须有相当的松解长度,必须距离癌症有一个清楚的边缘,重要的是要仔细地检查放射治疗以后的病例,就最好直接做输尿管皮下移植手术。要了解癌症是否侵犯了盆壁、直肠侧窝,应该很清楚地分离一直到直肠的侧面和后面,应该指出的是直肠前面由肛提肌支撑,直肠侧窝和直肠一直要下到骶骨凹,这里通常都不需要做血管的分离,肿瘤的两侧通常都有癌侵犯到子宫旁组织,应该一直分离到侧壁,注意分离髂内、外动静脉,还要分离子宫动脉、膀胱动脉和闭孔血管,保留腹下动脉让它完整,因为它要负责臀上和臀下血管的供应,并且对膀胱和低位直肠的血循环是很重要的,如果需要做直肠吻合,闭孔动脉也需要尽可能保留,因为它对壁部的肌肉和用皮瓣形成新的阴道都很重要。

主韧带分离到侧壁它有一个很宽的辅佐点,从直肠到底部都需要分离,阴道的顶端也附着于这个部位,它引导的动静脉在主韧带的两侧边缘,现在所有的部分都已经游离,就可以彻底分离直肠和阴道,从尾骨、髂骨、肌肉向下分离,一个联合腹部和盆腔的检查就可以进行,任何边缘有癌症的怀疑都需要做活检。

(1)术中活检:任何盆腔外可疑部位的活检是决定是否手术的关键。而在廓清术进行中对所切除组织的活检是确定切除边缘是否干净,所以应该从要保留侧的组织取,以确保切缘阴性。在活检前的对所切除组织界限的彻底分离。在前外侧和后外侧区域,肿瘤可以通过筋膜或肛提肌的肌纤维扩散到盆侧壁,往往取活检很困难,可以不用活检,仅凭手指检查就能明确盆壁已有转移灶,则需要考虑做 LEER 手术。如果所有的检查是阴性,盆腔廓清术可以继续进行。从笔者的术中检查和术后的病理检查对比经验看,绝大多数在术中手指检查都能确定癌灶,而不需术中活检。

当术中探查没有盆壁或盆底的可疑浸润转移时,就可以按廓清术(前盆、后盆、全盆廓清术)施行,如果检查浸润转移已达盆壁或盆底,手术就需要改为 LEER 手术,这时必须和患者家属详细沟通谈明,告诉 LEER 手术的扩大和风险以及术后可能发生的有关情况,取得家属的理解和同意后(签署同意书)方可进行手术,否则终止手术。

(2)前盆腔廓清术:前盆腔廓清术适合于病变局限于子宫颈和阴道的前上部分并已侵犯膀胱或尿道,目的是切除复发肿瘤并切除膀胱、尿道和前面阴道,但是保留阴道后部分和直肠,在做三合诊检查时,能够明确感觉到是否可以做前盆腔清扫,如果子宫颈复发肿瘤没有侵犯直肠,从直肠窝分离,从阴道的上段切开,至少距离肿瘤离开4cm的边缘,保留直肠和阴道后壁,并要取冷冻活检,了解是否有肿瘤的存

在,会阴的切口包括尿道和尿道周围组织,但是可以保留阴蒂和阴唇。

最后用 2 把钳子从耻骨弓下面分离阴道,在 3 点和 9 点部位把整个阴道旁组织钳夹切断,用大的缝合来止血。阴道后面从直肠上分开,整个标本就会从会阴切口拿走,然后用温热的湿纱布垫通过腹腔来压迫创面,通常用电凝或者是缝合止血,标本要用缝线来做标记,让病理科专家能够识别标本的位置,很多手术医师都希望和病理科医师一块检查手术标本,如果任何时候廓清术的进行遇到困难,在直肠或者阴道后壁遇到困难,必要时候切掉一部分直肠,保证边缘是合适的。阴道的再建如果没有需要那就不做,如果需要阴道重建,可以把大网膜从肝区域游离,留下 3~4cm 的血管根蒂后拉下来,形成新的阴道同时把盆腔的创面覆盖,会阴的切口很快地缝合关闭。如果不需要再造阴道,手术 72 小时后就开始冲洗会阴创面。

(3)尿路分流:对未经放疗的复发患者,标准的尿路分流是把输尿管吻合在未经放射的回肠上,放在右侧下腹部的造口。目前大家同意尿分流术(图 9-16-92)。用远侧的回肠或者升结肠,甚至部分横结肠。回肠分离 10~12cm,距离回盲瓣有 10~12cm,横结肠就分离到骶中动脉的远端,这个肠管折叠成一个 U 字形,把边缘关闭,这种方法能够更好地控制尿路的高压,克服不能自动排尿的困难。把输尿管吻合到肠管,将 14 号导管的一端放在回肠,另一端放在双侧输尿管,然后把肠管的末端带出来做一个造口,在手术 2 周以后去掉导管,这个结果非常鼓舞多数的妇女,可以使用尿袋很好地收集尿液,而且可以自己每天更换、清洁尿袋,非常方便。

手术后并发症发生率可能高达 50%,特别是放疗以后的患者,但是多数并发症都很容易处理,而且不需要再次手术。已经放射治疗的病例最好采用乙状结肠段代膀胱,从而避免小肠吻合口瘘的严重合并症。

(4)后盆盆腔廓清术是比较少做的,除非原来就是ⅣA期的患者侵犯了直肠,在手术之前计划后盆廓清术的时候,应该要很好地考虑放射治疗。如果患者在放疗后复发,那么全盆腔的廓清术和低位直肠吻合是首选,但是在放疗以后的宫颈癌复发,而且癌灶局限在阴道后壁和直肠,就应该选择后盆腔廓清术。

与前面手术的区别是,后盆腔廓清术要保留膀胱、阴道前壁和输尿管。后盆腔廓清术的患者会有明显的膀胱功能障碍,主要是因为广泛地切除了腹下神经丛,膀胱的支配神经受到影响,造成患者可能长期使用导尿管或者自行导尿。

后盆腔廓清术也不同于低位前壁切除直肠、乙状结肠,因为没有切除子宫和主韧带,因此输尿管和膀胱没有受到影响。所以,在分离圆韧带和膀胱直肠侧窝之后,就像一般的广泛手术一样,在膀胱和子宫间的腹膜,输尿管应该被分离、解剖一直到疏松的组织附着处。子宫动脉从起点处被分离,尽可能地保留髂内动脉的分支,主韧带从侧壁分开,输尿管一直分离到膀胱和阴道前壁,乙状结肠和直肠在后面被游

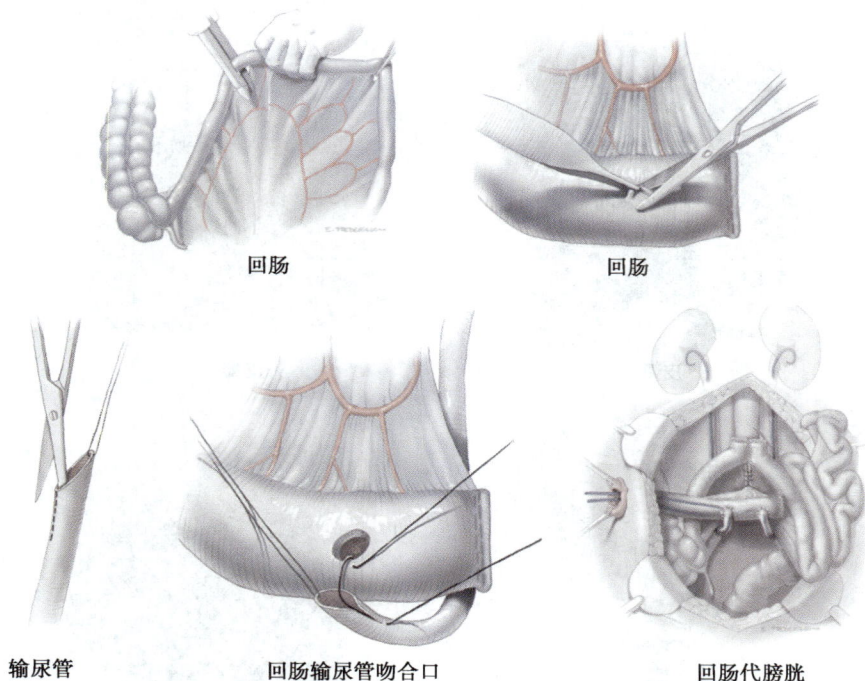

回肠　　　　　　　　回肠

输尿管　　　　回肠输尿管吻合口　　　　回肠代膀胱

图 9-16-92　尿流改道

离,子宫旁组织从中间分离,而且一直下到肛提肌。

需要强调的是,在实际临床病例中,盆腔廓清术的多数是做前盆腔廓清术或全盆腔廓清术,而较少做单独的后盆腔廓清术,原因是从胚胎解剖发生学(ontogenetic anatomy)的角度,子宫颈和膀胱尿道是胚胎同源发生的,因此宫颈癌的浸润,复发更多是累及膀胱(2/3),而较少侵及直肠,所以,多数宫颈癌复发做盆腔廓清术时都是前盆腔廓清术而切除膀胱,保留了直肠和肛门。

(5)全盆腔廓清术(Ⅲ型肛提肌下):如果准备进行全盆腔廓清术,那么乙状结肠和降结肠都要游离,把乙状结肠在盆腔上口边缘的部位切掉,然后把断端作为结肠造瘘口。会阴的伤口足够把尿道、整个阴道包括肛门用电刀全部切除,将直肠周围皮下组织切开,同时尿道和阴道前壁也要包括在内,就像前盆腔切除手术一样。另外,在耻骨、髂骨、肌肉附着的地方,把髂尾肌韧带切断然后缝合,标本从会阴部切除,然后用缝合或电刀止血,留下的一个巨大的盆腔缺损,最好是用带血管的肌肉来充填,或者是一个大网膜的皮瓣来盖住整个盆腔,作为一个新的盆底,然后再继续做结肠造瘘和膀胱造瘘。

肛提肌上的全盆廓清术,同时做低位的直肠吻合,适合那些宫颈癌扩散到阴道、会阴或直肠壁的患者。在膀胱输尿管和阴道前壁都充分游离之后,像前面所说的,在阴道后壁也要在肿瘤下4cm处做一个切口,然后把阴道后壁游离。最后留下肛门和一个直肠残端,这个残端的长度应该距离肛门括约肌远端6cm或者更多一点,这样才能保证吻合成功和保持正常的排便功能,在充分游离乙状结肠距肿瘤3cm

断离的低位标本之后,乙状结肠就做成假肛,如果在手术中发现乙状结肠的血液循环不好,必须放松直到看见有血液流出才能够继续进行,可以用吻合器来吻合直肠,在吻合之后用大网膜来覆盖整个的盆腔缺损。

是否需要做一个新的阴道,取决于手术剩下的需要充填的空间和患者的解剖情况。

(6)新阴道:根据患者要求可做阴道成形。阴道类型的选择依据需要被填充空间的大小和患者的解剖决定。可以用股薄肌、腹直肌、乙状结肠或者用大网膜,把网膜卷成一个模子下方缝到外阴的皮肤上,上方关闭(图9-16-93)。

6. 廓清术成功要点　严格手术指征,充分术前准备,一组配合良好的高水平手术队伍,熟悉盆、腹腔解剖,精细、熟练的手术技巧、高水平的术后处理和护理。

7. 手术后的护理　多数患者需要进入手术后的加护病房,因为患者有巨大的盆腔缺损,会不断地漏出血浆,就像烧伤患者一样,由于渗血和液体补充不足是主要的问题,需要高度重视。要重视血液的丢失,注意手术后平均有30%可能出血,为了避免血栓形成,最好应用新鲜的冻干血浆和维生素K,要监测患者的血液化验检查及血红蛋白,直到患者血凝标准稳定至正常。

总的护理原则:患者在48小时之后应该离床,起床活动,当然是在控制疼痛的基础之上。

(1)一般护理:术后48小时内主要监测血压、脉搏及各项生命体征。需放置中心静脉管,加强对输血、输液和电解质平衡的管理。观察各种引流和体液渗出,重视隐匿性出血和液体补充不足,维持稳定的血细胞比容,使用新鲜冻血浆、

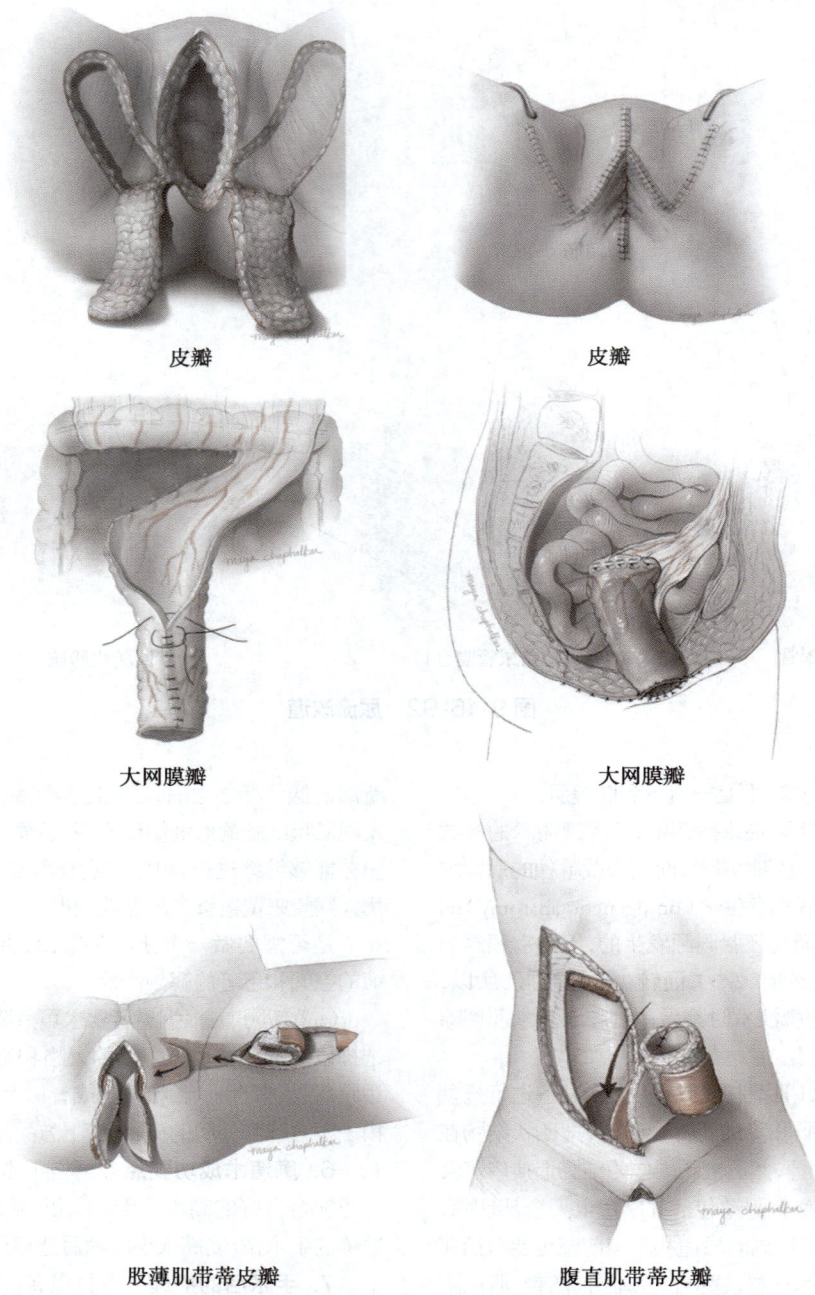

皮瓣

皮瓣

大网膜瓣

大网膜瓣

股薄肌带蒂皮瓣

腹直肌带蒂皮瓣

图 9-16-93　阴道重建

维生素 K,保持凝血酶原和部分促凝血酶原时间的正常,监测血清蛋白、血细胞计数及电解质,及时纠正和补充。由于创伤大,注重控制疼痛,尽早帮助患者活动肢体,防止血栓形成和预防压疮。

(2)呼吸护理:保证氧气的吸入和饱和度,连续监测氧饱和度正常时最好马上拔管。保证正常的肺功能,手术后胸部拍片是需要的,可以了解肺的扩张情况。包括刺激性肺活量测定法和调整患者体位在内的强有力的呼吸道清洁是术后护理的一个重要部分。如果发生急性呼吸窘迫时,需要考虑是否发生了肺栓塞、心肌梗死或充血性心力衰竭。所以,

需要 24 小时后重复拍片。手术后如果发生呼吸急促,则可能是肺栓塞,或者是心肌梗死,或者是心脏衰竭,这些要一直观察到患者稳定。

(3)发热:如可能尽快确定导致发热的病原体,选择合适的抗生素。在发热原因不明以前,要排除是否存在输尿管梗阻、吻合口瘘、盆腔缺损处脓肿。

(4)营养:术后的营养支持是极其重要的,准确计算每天所需要的蛋白、脂肪和碳水化合物、液体、电解质和维生素,可以在盆腔廓清术前就开始,术后患者可能在 21 周或更长的时间里不能通过消化道获得营养,所以术后先要行全胃

肠外营养，直到医师确定肠道已经通畅并完全愈合才可改为经口进食。

（5）引流：引流的作用是很重要的，放置负压引流和拔出引流的时间要根据病情而定。通常包括：盆腔最低点的引流（肠吻合后）；双侧输尿管内和新膀胱内的引流；腹腔内的引流；有时还包括皮下的各种引流等，保持所有引流管的通畅和准确记录引流量。

（6）肠道造口的问题：造口也需要每天冲洗几次，冲洗一直要到6周，要在出院之前教会患者自己置换尿袋和直肠囊，最后交给家庭照顾的护士。如果有低位的直肠吻合，大便次数很多可能是正常的。因为直肠的容量受到限制就变小了，患者可能每天有3~6次大便。6个月之后，慢慢地恢复正常，吻合在6个月之内，大便困难或者经常次数多是常见的问题。患者和曾经做过廓清术者交谈会有帮助，专门造口的治疗专家和家庭护理护士也会很好地帮助患者在手术后解决这些问题。

回肠代膀胱的贮尿池，每天要多次冲洗以除去黏液和凝块，时间要超过6周。肠造瘘口也要注意护理，观察吻合处的颜色，预防感染，可以涂抹烧伤软膏，7~14天拆除缝线。

（7）伤口护理：由于手术切口大，切口多，包括腹部切口、造瘘口（肠、膀胱）、会阴切口和各种引流管等，一定要注意伤口的清洁，要及时合理的换药，避免污染和感染，同时为了保持会阴清洁，会阴冲洗在术后72小时即开始。

（8）精神护理：经常和成功实施了盆腔廓清术的患者进行交流能使刚手术的患者振奋精神并更加积极应对。造口指导、医师术后和出院后的随访及沟通对患者的帮助也是非常重要的。

8. 手术并发症种类及预防

（1）并发症种类：在一个大宗病例研究中报道的并发症包括感染率（86%）、肠梗阻（33%）、瘘（23%）。围手术期死亡的发生率小于5%，其中超过65岁的患者有较高的危险性。脓毒血症、急性呼吸窘迫综合征、心力衰竭、肺栓塞和多脏器衰竭等是常见的死亡因素。

（2）术中并发症及预防：术中的并发症主要是由出血和盆腔重建所引起。

1）术中出血：平均出血>1 200ml。预防出血可以结扎双侧髂内动脉和必要时阻断腹主动脉（肠系膜上动脉以下），最长可达2个小时，开放15分钟后可以再次阻断。在腹主动脉断流过程中预防血栓的形成，阻断前给予全身抗凝处理；注意手术技巧，减少大血管损伤出血；适当的采用电凝止血和血管闭合器械，减少手术野的渗血，合理使用具有止血效果的凝血物质。术中及时监测凝血状况及血红蛋白量，及时补充血细胞及凝血因子等。迟发性出血主要发生在有盆腔创面感染的患者，预防和控制感染及充分引流是很重要的防范手段。

2）胃肠道并发症：发生胃肠道并发症主要是由于患者大多接受过放疗，放疗后的肠吻合往往容易出现吻合口的肠瘘，小肠吻合瘘是严重的并发症，死亡率达20%~50%，其中放疗后的回肠-回肠患者肠瘘的发生率在10%~32%，横结肠代膀胱和盆底重建可以减少小肠瘘的风险。在前盆腔廓清术中，为了保留直肠而进行的困难的延长剥离经常会引发肠瘘，在这种情况下，首选全盆廓清或低位直肠吻合术。或通过结肠造瘘避免了放射治疗后的肠道吻合，从而减少了吻合口瘘。

3）泌尿道并发症：过去常见的回肠末端代膀胱是标准的尿道改道手术，但是由于大量并发症的出现，现在多改为横结肠代膀胱或输尿管直接皮下移植，明显减少了肠吻合瘘的发生，而输尿管结肠吻合口瘘的发生也很罕见。可以通过放置输尿管支架及静脉营养起到预防作用。

4）迟发的并发症：包括肠梗阻、肠或输尿管瘘，由于输尿管梗阻、造口狭窄、肾盂肾炎等导致的肾功能减退或衰竭。同时一定要时常考虑癌症复发的问题。

9. 手术并发症的处理

（1）术中出血的预防处理：如果手术前探查决定手术并估计出血可能较多时，可以手术开始则结扎双侧髂内动脉及必要时阻断腹主动脉（肠系膜上动脉以下）。因为双侧髂内动脉的结扎可以减弱85%的血管压力，减少50%以上的出血。而腹主动脉阻断可减少70%的出血。

1）双侧髂内动脉结扎术：在髂内外分叉处，用直角钳分离动脉避免损伤下方髂外静脉。用7号丝线双重结扎动脉，远端结扎紧，近端可稍松，可避免动脉瘤形成。

2）腹主动脉阻断：在结扎髂内动脉近端做一小切口将12号导尿管插入髂内动脉向上至髂总动脉分叉以上腹主动脉3~4cm处肠系膜动脉处，用加压推入生理盐水15~20ml，以水囊阻断腹主动脉血流可持续2小时放松15分钟再次阻断。经过腹主动脉阻断和髂内动脉结扎盆腔出血可以减少80%。

3）术中快速止血：快速辨认出血的血管和止血，辨识解剖位置及输尿管等，避免盲目在血池中钳夹，以免造成更严重的出血和血管损伤。多数盆腔血管可以结扎；只有髂外和髂总血管不可以钳夹。因为需要维持下肢血供。尽管血管夹或电凝可以对小血管有效，对大血管却不行，反而会扩大血管的损伤，放很多的血管夹还会使出血部位辨别困难。遇到紧急大出血时，特别是盆底静脉出血很难止血，除非非常明确是哪根血管出血才能很容易地应用电凝或血管钳夹止血，其他情况下最快捷的做法是：①立即用一个手指压迫止血；②然后调整手术灯光，并通知麻醉师遇到出血，通知护士准备止血的器械和缝合针线，拉钩暴露手术野在出血点周围做3~4个"8"字缝合，再稍加压迫即可止血。③有时候为了止血方便甚至需要先分离输尿管或肠管或分开髂外动脉，使出血部位容易暴露和止血。

4）盆腔填塞：有时即使压迫止血30分钟后移动纱布再次出血，可保留所压长纱条（2m长）持续压迫，压迫时一定要尽可能地防止输尿管或膀胱肠管受压。如同时结扎髂内和腹主动脉阻断出血即可控制，留置纱布可由腹部伤口或阴道引出，然后快速连续缝合，关腹。此时要注意患者的输液、输血、抗感染、紧密监测水电解质、心、肺、肾功能，并在 ICU 监护 48~72 小时平稳后再到手术室谨慎、有序地抽取出填塞物，术中观察无出血后关腹。要动作轻柔，避免再次大出血的发生。有时候，腹腔内的填塞可以经阴道取出或者从腹壁小切口局麻下取出。

（2）胃肠道并发症：发生肠瘘后，要禁食和持续全胃肠外营养，请有经验的肠瘘专家协助处理。对于排出物少、远端没有梗阻的小肠瘘偶尔可能愈合。如果出现肠梗阻，可以行胃肠减压、禁食、补液等保守处理。再次探查和外科修补有很高的并发症和死亡率，因此需要非常慎重。

（3）泌尿道并发症：输尿管吻合口瘘发生时，要注意保持引流通畅和输尿管支架的正常位置，同时给予积极的预防感染和静脉高营养。严重时，经皮肾造瘘比试图再次手术重建更可取。

（4）迟发的并发症：对于肠梗阻、肠或输尿管瘘等，尝试保守治疗而不是手术探查永远是明智的选择。如果再次癌症复发，要考虑对症处理和临终关怀问题。

10. 总结和建议

（1）廓清术是一个超级外科手术，将妇女的生殖器官全部切除，包括部分泌尿系统和一部分直肠、乙状结肠。

（2）该手术针对晚期妇科肿瘤的中央性盆腔复发的患者，而且是不能够再做一般手术的或者不可能再做放疗的患者的一种治疗机会。

（3）准备手术的妇女必须认真地考虑这种手术的风险和长期的变化，必须要很好地估计手术的必要性，才能成为盆腔廓清术候选人。大约 50% 的患者可能在手术后发生重要的并发症，对于需要做这种抢救、挽救治疗的盆腔癌症患者来说，有 50% 的治愈希望。但这对患者和医师都是极大的挑战。

（4）手术后保持良好的营养治疗是保证生存率提高的重要因素。

三、其他类型手术治疗

手术后或放、化疗后盆腔复发已达盆壁或盆底者，而不能行盆腔廓清术，但是仍然可严格选择患者条件，考虑做扩大的盆腔廓清术或 CORT 手术并辅以放、化疗等综合治疗。

1. 扩大的盆腔廓清术（LEER） 1999 年德国 M.Hockel 报道 56 例，2 例手术死亡（3%），5 年生存率 50%。

（1）LEER/CORT 手术指征：宫颈癌复发已到盆壁或盆底，病灶 <5cm。其余同盆腔廓清术。

（2）LEER 手术

1）手术除包括膀胱或直肠肛门切除外，还将已侵犯到盆壁的闭孔内肌、耻尾肌/髂尾肌/肛提肌等盆壁和盆底的肌肉切除，保证切缘阴性。

2）手术步骤：剖腹探查，解剖，游离，切断，结扎髂内动脉、静脉、闭孔动脉、静脉，解剖、游离、切断受累的闭孔内肌、耻尾肌、髂尾肌、肛提肌，完整切除复发肿瘤和受累盆腔器官。

3）其余同盆腔廓清术。

2. 手术和放射治疗相结合（CORT）

（1）手术步骤：剖腹探查，同 LEER 手术切除受累器官和盆腔肌肉组织。在盆腔受累部位切除后安放后装金属导管支架和导管固定。术后 10~14 天开始给予后装放疗，6Gy 每周 2 次，总量 30~48Gy，完成后立即撤除后装装置。

由于我国目前尚无 CORT 术后盆腔内置管条件，经笔者改良采用放射性粒子植入，同样取得良好效果。

（2）2017 年《CT 引导放射性 ^{125}I 粒子组织间永久植入治疗肿瘤专家共识》推荐，^{125}I 粒子植入治疗复发性宫颈癌的处方剂量为 130~150Gy，粒子活度为 0.6~0.7mC（i 22.2~25.9MBq）发射出能量线为 31.4KeV 的 X 射线和 35.5Kev 的 γ 射线。其组织穿透能力为 17mm，其半衰期为 59.6 天，240 天衰变 94% 剂量。

（3）改良 CORT 手术：采用在术中 ^{125}I 放射性粒子植入复发癌灶切除区域，植入 70 粒 ^{125}I 放射性粒子剂量为 130~150Gy。

（4）γ 射线破坏肿瘤细胞核的 DNA 双链，使肿瘤细胞失去繁殖能力。

（5）肿瘤组织间植入放射性粒子所产生的 γ 射线能量能持续对肿瘤细胞起作用，由此能不断地杀伤肿瘤干细胞，经过足够的剂量和足够的半衰期，能使残留的肿瘤细胞全部失去繁殖能力，从而达到较彻底的治疗效果。

（6）进行组织间永久植入近距离治疗，其剂量随距离和时间的增加迅速衰减，减少对周围正常组织的损伤，^{125}I 总有效率 58%~70%，中位 OS 为 12~13 个月。

（7）盆壁复发患者采用植入治疗疗效明显优于中央型复发患者，笔者医院初步观察 CORT 手术 3 例，至今术后 5 年存活。

（8）LEER、CORT 手术后：同盆腔廓清术，更长时间恢复和护理。

3. 放疗后盆腔复发 盆腔内动脉灌注化疗药物和/或姑息性放疗对不宜手术的中心性复发是否予以再放疗，需根据复发时间、初次放疗的具体情况等决定再放疗的方式、剂量及分割，再次放疗的并发症会明显增加。多数学者对再放疗持否定态度，20 世纪 80 年代后虽有作者报道再放疗后的局部控制率达 62%~64%，但并发症仍达 15%~50%（Puthanala，1982）。

4. 远处复发的治疗 以化疗为主的综合治疗。常有全身广泛扩散或合并盆腔内复发，故宜予以化疗为主的综合治疗。少数病例如肺、肝的单发转移灶可行手术切除，术后也需配合区域性化疗。锁骨上淋巴结转移及骨转移一般采用局部放疗和辅以化疗。宫颈复发癌的治疗还包括近年开展的免疫治疗干细胞治疗等均有待深入研究。

今后期望:规范化治疗各期宫颈癌,减少治疗后复发并严格复查争取早期发现复发。如果确定复发病例,应将病例转诊到有治疗经验和条件的医疗中心会诊治疗。全国组织晚期和复发性宫颈癌的预防、早期诊断和治疗的专题研讨会,互相交流,提高诊治水平。

当前我国已可开展重离子(质子)放射治疗,有较好的治疗效果,对一般不能再做放疗患者可以选用,但价格昂贵,酌情选用。

四、宫颈癌复发的预后

宫颈复发癌的预后差,Manetta 等(1992)报道如复发后未经治疗或姑息治疗,1 年生存率为 10%~15%,5 年生存率<5%。影响复发癌预后的主要因素有:复发部位、病灶大小、复发间隔时间、初治方法及再治疗方案等。

1. 复发部位及病灶大小均明显影响预后,中心性复发较子宫旁及盆腔外复发预后好,有远处转移者预后更差,如骨转移。锁骨上淋巴结转移者平均生存均不到 10 个月。Coleman 等(1994)报道局限于子宫颈、小于 2cm 的复发病灶、静脉肾盂造影(IVP)正常者与病灶大于 2cm 者比较,采用广泛性子宫切除术后 5 年生存率有显著差异,分别为 90% 和 64%,10 年生存率为 80% 和 48%,中位生存 148 个月和 87 个月。

2. 复发间隔时间越长,组织对再放疗的耐受相对增加,并由于血管修复和侧支再建,达到局部病灶的化疗药物浓度增加,因此有利于改善复发再治疗的效果,张晓春等(1995)报道 2 年后复发的预后明显好于 2 年内复发者,中位生存分别为 18 个月和 10 个月。

3. 初始方法有放疗史者预后差,Verma 等(1994)报道盆腔放疗区域内复发灶对化疗的反应率仅 15%~20%,盆腔外转移的化疗反应率为 50%。张晓春等(1995)报道术后复发的预后明显好于手术加放疗及单纯放疗后复发,中位生存分别为 24 个月、12 个月和 10 个月。Long 等(1995)应用联合化疗治疗晚期复发癌,结果提示有无放疗史的反应率明显不同(61% vs. 83%)。

4. 再治疗方法与预后密切相关,经手术治疗的复发癌 5 年生存率高于其他手段治疗后的病例。刘炽明(1994)综合文献报道盆腔廓清术后的 5 年生存率为 22%~58%。张晓春等(1995)总结术后复发经放射治疗后中位生存 24 个月,而放疗后复发经再放疗和/或化疗者预后差,中位生存仅 10~12 个月。

综上所述,宫颈复发癌的预后虽差,但经再治疗后仍有不少患者能获得治愈机会,故不应轻易放弃。

五、影响子宫颈癌的预后因素

1. 诊断不准确 未明确病理分化、组织形态及临床分期。

2. 全身状况 具备良好的身体素质,营养充足,无贫血征、免疫功能正常,保持良好的心理状态。

3. 临床分期 I 期宫颈癌 5 年生存率 81.6%,II 期 61.3%,III 期 36.7%,IV 期 12.1%。

4. 组织形态 腺癌的治疗效果不如鳞癌。腺癌复发风险是鳞癌的 2 倍。

5. 病理分级 组织形态相同而病理分级不同生存率也不同,病理级别越高 5 年生存率越低,I 期腺癌 I~II 级 5 年生存率 85%,III 级 67%,高级别容易发生扩散和转移。

6. 肿瘤体积 肿瘤直径≤3cm 者 5 年生存率 69.9%,>3cm 者 38.4%,增大至 6cm 以上时,生存率下降至 30% 左右。肿瘤体积增大容易侵入深层间质,放疗难以控制,放疗后残存肿瘤可高达 40%~55%,因而极易复发。

7. 淋巴系统转移 宫颈癌 IB 期中有淋巴结转移的 5 年生存率为 59.0%,而无淋巴结转移的 5 年生存率为 89.5%。IIA 期中有淋巴结转移的 5 年生存率为 48.9%,无淋巴结转移的 5 年生存率则为 84.6%。淋巴结转移 <3 个者 5 年生存率 67.2%,>3 个者急骤下降至 39.4%,宫颈癌最重要的预后因素之一是较多部位的淋巴结转移。

8. 治疗方法 放射或手术治疗选择不当,治疗不规范,治疗剂量不足或手术不彻底是重要原因。如宫颈癌的手术指征均认为应是 IIA 期以前的病例,手术切除不彻底是失败的主要原因,主要表现为:①手术操作不规范;②术者技术不熟练;③手术标本切缘不净;④术中未能切除已有转移的淋巴结等,均可极大影响手术的效果。术后有淋巴结转移的患者需行放、化疗。

9. 手术切缘 (+)容易复发。

10. 其他有关因素

(1)年龄因素:年龄在 60 岁以上者,5 年生存率为 50.3%,而 40~60 岁者则为 61.9%。

(2)宫颈癌伴妊娠:容易淋巴转移。

(3)宫颈残端癌:治疗困难,并发症多。

(4)肿瘤间质反应:浆细胞:好;伊红细胞:差。

(5)贫血:差。

(6)吸烟:差。

(7)肿瘤组织低氧合度、放化疗效果差。

肿瘤患者的心理治疗:了解患者及家庭心理和精神上的巨大压抑,特别对患者危害更为严重,涉及女性征、生育和性生活等家庭和社会问题,使患者对疾病正确理解,增强信心,主动配合治疗,亲属、朋友的鼓励和帮助,治疗后性生活的指导和恢复,治愈后尽可能让患者能够回到正常人群中生活和正常工作。

(陈春玲 曹泽毅)

第十六节　宫颈癌手术治疗的生存率

近 20 年来宫颈癌的 5 年生存率无明显提高，影响因素很多。单因素分析显示肿瘤临床分期、分化程度、转移复发、盆腔淋巴结阳性、术后放疗、术后化疗是影响宫颈癌手术治疗疗效、决定生存率的临床病理因素。多因素 COX 模型分析显示肿瘤临床分期、分化程度、转移复发、盆腔淋巴结阳性、术后放疗是决定预后及生存率的独立因素。盆腔淋巴阳性患者，5 年生存率为 42%；淋巴阴性患者，5 年生存率高达 90% 以上。

2001 年 FIGO 年报中不同期别宫颈癌干预治疗后的 1、2、5 年生存率见表 9-16-23。

表 9-16-23　FIGO 年报 1999—2001 统计宫颈癌不同期别 1、2、5 年生存率

期别	病例数/例	1 年/%	2 年/%	5 年/%
ⅠA1 期	829	99.8	99.5	97.5
ⅠA2 期	275	98.5	96.9	94.8
ⅠB1 期	3 020	98.2	95	89.1
ⅠB2 期	1 090	95.8	88.3	75.7
ⅡA 期	1 007	96.1	88.3	73.4
ⅡB 期	2 510	91.7	79.8	65.8
ⅢA 期	211	76.7	59.8	39.7
ⅢB 期	2 028	77.9	59.5	46.5
ⅣA 期	326	51.9	35.1	22
ⅣB 期	343	42.2	22.7	9.3

（一）临床分期与生存率

FIGO 对不同时期、不同期别及不同国家约 30 年总的宫颈癌 5 年生存率做了统计（表 9-16-24）。

表 9-16-24　FIGO 年报 1990~2019 年宫颈癌不同期别 5 年生存率

分期	治疗例数/例	存活例数/例	生存率/%
Ⅰ期	12 143	4 441	81.6
Ⅱ期	10 285	2 752	61.3
Ⅲ期	8 206	1 267	36.7
Ⅳ期	1 378	70	12.1
未分期	40	8	52.3
总计	32 052	8 538	59.8

以往的 FIGO 年报，对不同时期（5 年内）、不同期别及 6 个不同国家以及总的宫颈癌 5 年收治例数、生存数与生存率做了统计（表 9-16-25）。

FIGO 另一组年报，曾对以往 12 年不同期别的宫颈癌治疗例数及其 1、3、5 年生存率做了统计（表 9-16-26）。

妊娠合并宫颈癌：四川大学华西第二医院 2010 年 1 月—2017 年 5 月收治的 12 例中晚期妊娠合并宫颈癌，随访母儿结局结果显示 4 例（33%）有强烈生育要求的患者中，3 例接受新辅助化疗 1~3 疗程至分娩、1 例保守治疗至胎儿成熟，延迟至分娩后行手术，平均随访 41.3 个月，患者无疾病进展，新生儿均健康存活；8 例（67%）确诊后即终止妊娠的患者中，3 例因肿瘤直径较大在手术前行新辅助化疗 1 疗程，平均随访 59.5 个月，患者无疾病进展，早产儿和胎儿均死亡。所有患者均行剖宫取胎术或剖宫产术终止妊娠，并同时行根治性子宫切除术 + 腹主动脉旁淋巴结取样术（部分加做盆腔淋巴结清扫）。结论：中晚期妊娠合并子宫颈癌患者选择延迟至分娩后行手术治疗对母儿结局无明显影响。新辅助化疗可延长孕周，避免孕期肿瘤进展。

宫颈癌保育手术：2005 年开展第 1 例经阴道广泛宫颈

表 9-16-25　FIGO 年报 1982~1986 年宫颈癌 6 国各期收治比及 5 年生存率（FIGO 年报，1991）

国家	单位数/个	总例数/例	Ⅰ期/% 收治/存活	Ⅱ期/% 收治/存活	Ⅲ期/% 收治/存活	Ⅳ期/% 收治/存活	Ⅰ~Ⅳ期/% 存活
中国	5	1 054	5.9/91.9	42.2/82.7	50.0/67.9	1.9/45	75.1
瑞典	4	1 153	45.0/82.7	31.1/52.1	18.6/26.0	5.2/6.7	58.6
英国	8	1 791	51.0/78.0	27.5/58.6	14.4/29.9	5.4/5.2	61.0
美国	15	1 868	60.3/74.7	23.21/52.1	11.3/28.9	5.3/10.0	60.9
日本	5	1 211	44.6/92.4	33.0/78.3	17.2/53.4	5.2/15.9	77.0
加拿大	10	1 731	9.5/84.9	29.5/61.1	21.1/30.9	4.6/6.3	62.8

表9-16-26 FIGO 1999~2001年宫颈癌治疗后1、3、5年生存率

期别	治疗例数/例	1年/%	3年/%	5年/%
ⅠA1期	829	99.8	99.5	97.5
ⅠA2期	275	98.5	96.9	94.8
ⅠB1期	3 020	98.2	95.0	89.1
ⅠB2期	1 090	95.8	88.3	75.7
ⅡA期	1 007	96.1	88.3	73.4
ⅡB期	2 510	91.7	79.8	65.8
ⅢA期	211	76.7	59.8	39.7
ⅢB期	2 028	77.9	59.5	46.5
ⅣA期	326	51.9	35.1	22
ⅣB期	343	42.2	22.7	9.3

（引自：曹泽毅. 中国妇科肿瘤学. 北京：人民军医出版社，2011.）

广泛切除术（RT），迄今为止，约完成70例，有生育要求并完成生育者近10例。

新辅助化疗：回顾性分析了2008年1月—2009年11月期间414名患者在四川大学华西第二医院接受NACT后根治性手术（NACT-RS）或单纯根治性手术治疗的临床病理资料，NACT的临床有效率为90%。在NACT后行根治性手术的患者中，化疗有效者的淋巴结转移（25% vs. 48%，P<0.05）和宫颈深部间质浸润率（68% vs. 91%，P<0.05）显著低于化疗无效者。与RS相比，NACT-RS对局部晚期宫颈癌患者没有显示出明显的优势。可以考虑将NACT作为替代治疗。对年轻患者保留卵巢和阴道功能有一定优势。

新辅助化疗还可减少宫颈癌患者行根治术的相关并发症，并减少术后放疗或放化疗的不良反应。

中山大学孙逸仙纪念医院近10年来宫颈癌患者收治情况：

（1）手术生存率：总例数1 998例，减去失访后，总例数为1 763例，死亡142例，总生存率91.7%，5年生存率91.9%。

（2）新辅助化疗例96例，非新辅助化疗1 311例，生存率分别为92.7% vs. 92%，P=0.583。

（3）放疗555例，非放疗965例，生存率分别为89.9% vs. 96.1%。

（4）鳞癌、腺癌生存率分别为92.3% vs. 93.2%，P=0.833。

（5）高、中、低分化生存率分别是96.6% vs. 91.3% vs. 88.2%，高 vs. 中（P=0.118），中 vs. 低（P=0.085），高 vs. 低（P=0.021）。

复旦大学附属肿瘤医院近10年宫颈癌手术患者生存率统计（表9-16-27）。

中国台北荣民总医院报道，1963—1995年中国台湾宫

表9-16-27 复旦大学附属肿瘤医院宫颈癌手术患者生存率统计

项目	例数	5年PFS/%	5年OS/%
ⅠA2期	63	96.8	98.3
ⅠB1期	2 451	91.6	94.5
ⅠB2期	369	82.6	84.9
ⅡA1期	1 381	83.5	87.0
ⅡA2期	544	79.8	82.3
手术治疗	4 808	87.4	90.4
淋巴结阳性	895	74.5	78.6
鳞癌	4 058	88.9	91.7
腺癌	448	84.0	86.9
术后放疗	2 560	81.3	85.0
保留卵巢	1 538	89.0	93.5
保留生育功能	333	96.3	98.6
术前新辅助化疗	未开展		

颈癌手术生存率：ⅠB1~ⅠB2期生存率86.3%~98.3%；其中85%以上都是ⅠB1患者。而且越是在后阶段行改进手术的患者，愈后更好；ⅡA期生存率78.9%；ⅡB期生存率68.2%；ⅢA期生存率38.58%；ⅢB~ⅣA期生存率31.9%。不同的医学中心报告的差异较大，总体而言，Ⅰ期5年生存率是69%~90%，与放疗的60%~93%几乎一样（表9-16-28）。

表9-16-28 中国台北荣民总医院广泛性子宫切除术后患者的5年生存率

FIGO期别	患者数/例	5年生存率 患者数/例	5年生存率 百分比/%
ⅠB1、2期	1 785	1 329	86.3~98.3
ⅡA期	738	582	78.9
ⅡB期	164	112	68.2
ⅢA期	13	5	38.5
ⅢB~ⅣA期	47	15	31.9

（二）肿瘤分化程度、病理类型与生存率

癌组织分化程度表示癌细胞生物学行为，分化越差，恶性程度越高，易引起转移。广西医科大学附属肿瘤医院及桂林医学院附属医院对经手术治疗的424例不同分化程度宫颈癌研究显示，低分化宫颈癌患者术后中位生存期为86.1个月，而中、高分化的患者术后中位生存期可达212.3个月，其术后1、3、5年生存率见表9-16-29。

表 9-16-29　424 例不同分化程度宫颈癌生存率

分化程度	术后生存率		
	1 年	3 年	5 年
低分化	95.0%	81.0%	57.0%
中、高分化	98.0%	89.0%	81.0%

Eifel 等对 1960—1989 年间治疗的 1 538 例宫颈鳞癌及 229 例宫颈腺癌资料分析,2 种不同病理类型的宫颈癌 5 年生存率比较,差异有统计学意义(P<0.010),可见肿瘤不同病理类型是影响宫颈癌术后生存率的又一独立因素(表 9-16-30)。

表 9-16-30　1 538 例不同病理类型宫颈癌 5 年生存率

类别	例数 / 例	5 年生存率
宫颈鳞癌	1 538	81%
宫颈腺癌	229	72%

对同一临床期别的患者,鳞癌和腺癌之间是否存在差异,各家报道不一。多数认为无明显差别,也有报道鳞癌的生存率高于腺癌(表 9-16-31)。可能与腺癌可以侵犯子宫肌层、卵巢以及跳跃式病灶的存在有关。

表 9-16-31　宫颈癌 IB 期 9 123 例 5 年生存率

类别	单纯放疗	单纯手术	手术 + 放疗	放疗 + 手术
宫颈鳞癌	68.0%	98.1%	76.9%	82.5%
宫颈腺癌	58.6%	89.0%	69.8%	9.9%

(引自:连利娟.林巧稚妇科肿瘤学.4 版.北京:人民卫生出版社,2008)

(三)淋巴结转移与生存率

1. 转移淋巴结的大小和数目与生存率　在众多的危险因素中,淋巴结转移被认为是影响预后的主要危险因素,宫颈癌患者出现盆腔淋巴结转移,生存率明显下降(J Monk,1994)。范红燕(2008)等报道,早期宫颈癌盆腔淋巴结总转移率为 23.25%,盆腔淋巴结转移与子宫颈肌层癌浸润深度和预后密切相关。

程玺等(2005)研究结果显示,无、1 枚和≥2 枚淋巴结转移的患者 5 年生存率分别为 79.33%,37.50% 和 31.96%(P<0.01)。

叶元等(2011 年)研究宫颈癌术后淋巴结阳性的中位生存期 77.2 个月,淋巴结阴性的中位生存期 194.2 个月。术后 1、3、5 年生存率见表 9-16-32,时间越长,生存率越低。

表 9-16-32　宫颈鳞癌淋巴结转移与生存率

淋巴结转移	术后生存率		
	1 年	3 年	5 年
术后淋巴结阳性	93.0%	77.0%	55.0%
术后淋巴结阴性	98.0%	96.0%	93.0%

[引自:叶元,尹茳平,李力,等.影响宫颈癌手术治疗疗效的临床病理因素分析.华夏医学,2011,24(1):10-15.]

Girardi 等总结 420 例宫颈癌 IB～IIB 期患者经广泛性子宫切除及盆腔淋巴结切除的患者,淋巴结大小和转移数目与生存率情况(表 9-16-33)。转移淋巴结为 2cm 以下者 5 年生存率为 70%,而大于 2cm 者降至 39%。也有报道,淋巴结 <1.5cm 和≥1.5cm 者的 5 年生存率分别是 84.62% 和 47.36%。

表 9-16-33　420 例 IB～IIB 期宫颈癌术后淋巴结转移数目与生存率

项目	淋巴结阴性	1 枚淋巴结转移	4 枚以上淋巴结转移
5 年生存率	89.3%	69.8%	37.3%

Panek 等 1997 年回顾分析 180 例 IB～IIA 期宫颈鳞癌患者手术治疗的预后,无转移者 5 年生存率为 91%,2 个以下淋巴结转移者为 57%,多于 3 枚淋巴结转移生存率仅为 36%。

2. 转移淋巴结的部位与生存率　不同部位淋巴结转移也影响手术后的生存率。有研究显示,髂总及腹主动脉旁淋巴结转移患者的 3 年无瘤生存率(15.1%)显著低于盆腔淋巴结转移者(55.8%)。腹主淋巴结阴性和阳性患者的 5 年生存率分别为 70.8% 和 47.4%,单、双侧淋巴结转移者 5 年生存率分别是 79% 和 50%(李胜泽,2004)。

中山大学肿瘤医院总结了 960 例 IB～IIB 期宫颈癌患者经根治性手术治疗后,髂总淋巴结转移特征、相关危险因素、治疗及预后,结果显示 288 例患者有盆腔淋巴结转移,转移率为 30.0%,其中 45 例有髂总淋巴结转移,转移率为 4.7%,合并有髂总淋巴结转移的宫颈癌患者 5 年总生存率为 46.1%,而合并其他盆腔淋巴结转移患者的 5 年总生存率为 67.5%(黄龙等,2010)。

(四)肿瘤大小与生存率

日本 Aichi 癌症中心对 566 例 IB 期宫颈癌患者进行分析,发现肿瘤大小是影响预后的独立因素。通常肿瘤直径 4cm 可作为不良预后的界限,Werner-Wasik 等报道宫颈肿瘤 >5cm 者和宫颈肿瘤 <5cm 相比,其 5 年生存率及无瘤生存率,分别为 53% vs. 83% 及 44% vs. 78%。

但国内较多此方面研究报道结果显示,单因素分析肿瘤大小并不是影响术后生存率的因素。

(五)术前辅助治疗与生存率

1. 术前放疗与生存率 术前放疗能有效地消灭肿瘤细胞,使宫颈局部肿瘤缩小或消失,增加手术切除的彻底性,提高手术的切除率,同时可以减低肿瘤细胞的活力,以免手术中造成肿瘤细胞的扩散,减少肿瘤的复发和转移。周业琴等研究ⅡB宫颈癌患者在经适量的术前放疗后进行广泛全子宫切除加盆腔淋巴结清扫术,其3年生存率明显高于其他治疗方式(表9-16-34)。中国医学科学院对2009年76例ⅠB~ⅡA期患者行放疗2周后手术,其5年生存率为83%。

2. 新辅助化疗与生存率 新辅助化疗的出现为宫颈癌的治疗提供了一种选择,主要目的在于缩小肿瘤体积,提高可手术性;增强肿瘤组织对放疗的敏感性,减少乏氧细胞的比例;降低病理危险因素,控制微转移。由于新辅助化疗进一步消灭肿瘤组织,能提高手术完整切除率,并获得切缘最宽的无瘤带,对患者的预后及生存率有重大意义。但目前对新辅助化疗是否能改善患者的生存率,研究结果存在分歧。过去20多年的经验证实了新辅助化疗加手术这一治疗方式对早期巨块型宫颈癌患者,能有效控制局部病灶。余江涛等报道了术前动脉介入新辅助化疗治疗60例巨块型宫颈癌,有效率为83.3%,其中完全缓解率为20.0%。与单纯手术组相比,3年和5年生存率均有显著改善($P<0.05$)。

然而,对于早期巨块型宫颈癌(FIGO分期ⅠB2~ⅡA期),是否进行新辅助化疗尚无统一意见。李蕊等针对165例早期巨块型宫颈癌患者化疗后手术与直接手术进行了比较,结果显示,新辅助化疗组较直接手术组5年生存率及总体生存率均有所提高,但差别无显著意义,这与EGOG研究结果、Rydzewska等关于新辅助化疗的综述结论以及叶元等的结果一致。至少说明新辅助化疗没有延误患者的治疗时机,不过仍然需要大样本量的随访研究加以证实。

部分临床研究甚至否定了新辅助化疗对提高患者复发和长期生存的影响。总之,新辅助化疗可以缩小病灶体积,降低淋巴结转移率,但能否改善生存情况还需要更多、更大型的前瞻性研究来证实,但对青年患者新辅助化疗后广泛性子宫切除术可保留卵巢内分泌功能和阴道性功能仍然有重要的治疗意义,能够提高治疗后的生活质量。

(六)术后放疗与生存率

术后放疗的目的是补充手术的不足,提高局部控制率,减少复发转移。由于放疗本身有并发症,并不是所有患者术后都需做放疗。在诸项危险因素中,淋巴结转移被公认是影响宫颈癌预后的主要危险因素之一,其次是手术后子宫旁组织或阴道切缘有病灶残留。因此,目前宫颈癌根治术后病理学检查结果若存在以上3个高危因素中任意1个高危因素均需补充放疗。但编者认为术后淋巴阳性可不做放射治疗,理由是阳性的淋巴结已被切除去掉而淋巴结清扫术并不能提高生存率。但术后的放疗容易导致淋巴水肿,严重影响生活质量,而且治疗困难。叶元等比较术后放疗与否的宫颈癌患者生存率(表9-16-35),并得出术后放疗组的中位生存期为87.7个月,明显高于术后无放疗组(54.2个月)。周业琴等研究也显示术后放疗的患者1、2、3年生存率明显优于单一手术。Kukura等对72例宫颈癌ⅠB期患者的治疗进行统计学分析后认为,宫颈癌ⅠB期无不利预后因素的患者行全盆放疗的价值也是很重要的。Stock等总结了143例有淋巴结转移的Ⅰ~Ⅱ期宫颈癌患者的临床资料,结果显示术后放疗的无瘤生存期,盆腔控制率及5年生存率均明显高于未放疗组。

持否定观点认为宫颈癌淋巴结转移者术后行补充放疗,5年生存率虽然有所提高,复发率下降,但与未行放疗的患者比较,差别并无显著意义。

(七)术后化疗与生存率

近年来,由美国妇科肿瘤协作组(Gynecologic Oncology Group,GOG)、肿瘤放射治疗协作组(Radiation Therapy Oncology Group,RTOG)、西南肿瘤协作组(South West Oncology Group,SWOG)报道的临床随机对照研究表明,同期放化疗较单纯放疗能明显提高晚期宫颈癌患者(ⅠB2~ⅣA期)的无瘤生存率和总体生存率,降低复发和死亡风险;其中以铂类为基础的同期放化疗较单纯放疗可减少死亡风险

表9-16-34 116例宫颈癌患者不同治疗方法的3年生存率比较

临床分期	单纯手术组	手术+术前放疗组	手术+术后放疗组	放疗+化疗组
ⅠB期	8(87.5%)	8(87.5%)	4(100%)	—
ⅡA期	5(60.0%)	14(85.7%)	4(75.0%)	—
ⅡB期	2(50.0%)	22(81.8%)	8(75.0%)	—
Ⅲ期	—	—	—	38(52.6%)
Ⅳ期	—	—	—	3(0)
合计	15(73.3%)	44(88.6%)	16(81.3%)	41(48.8%)

[引自:周业琴,谭榜宪.116例宫颈癌综合治疗的临床观察.中国肿瘤临床,2006,33(2):102-104.]

表 9-16-35　宫颈癌术后放疗与否的生存率比较

术后治疗	术后生存率		
	1年	3年	5年
放疗（179例）	94.0%	80.0%	60.0%
无放疗（77例）	95.0%	59.0%	37.0%

［引自：尹莊平，李力.影响宫颈癌手术治疗疗效的临床病理因素分析.华夏医学,2011,24（1）:10-15.］

30%~50%（Peters 等,2000；Whitney 等,1999；Morris 等,1999；Rose 等,1999；Keys 等,1999）。

1. 术后化疗与放疗对复发率的影响比较　Iwasaka 等报道行广泛性子宫切除后，发现有淋巴结转移、子宫颈间质深部受侵（大于厚度的 3/4）、子宫旁浸润者，分别给予化疗和放疗。化疗组盆腔内外复发率分别为 85% 和 23%，而放疗组复发率分别为 38% 和 71%（P<0.01）。因此认为：辅助化疗的应用，显著减少了盆腔外的复发。从而增加了术后生存率，提高了生活质量。而冯淑瑜等的预后研究分析结果显示，对于淋巴结转移的宫颈癌患者，辅助化疗既未能降低宫颈癌淋巴结转移率，也无助于预后改善。有学者认为经静脉全身化疗到达腹膜后淋巴结的药物浓度很低，所以全身化疗对妇科恶性肿瘤腹膜后淋巴结转移灶起不到治疗作用。这方面尚待进一步大规模前瞻性随机对照试验来评价。

2. 术后化、放疗与放疗 + 化疗的生存率比较　多数认为联合放化疗优于单纯化疗或放疗。程玺等报道，复旦大学附属肿瘤医院接受手术治疗的 IB1~ⅡB 期伴有淋巴结转移的 215 例宫颈癌患者。术后不同治疗方式对生存率的比较见表 9-16-36。可见，放疗加化疗组患者的 3 年无瘤生存率最高。Liu 等分析了 140 例行广泛性子宫切除术的 IB~ⅡA 患者，术后给予盆腔放疗，有或没有术后化疗，经过统计分析后认为辅助性化疗 + 放疗对 5 年生存率有意义，是改善预后的有利因素。

表 9-16-36　215 例宫颈癌术后治疗 3 年生存率

项目	放疗 + 化疗	化疗	放疗	无辅助治疗
3 年无瘤生存率	60.7%	53.5%	47.4%	36.0%

［引自：程玺，蔡树模，李子庭，等.淋巴结转移的 IB1~ⅡB 期子宫颈癌患者手术后的综合治疗及预后分析.中华妇产科杂志,2005,40（8）:539-543.］

Peters 等报道 127 例 IA2~ⅡA 期广泛性子宫切除术后证实有盆腔淋巴结转移、手术切缘阳性和/或子宫旁浸润的宫颈癌患者，接受了同步放化疗，结果显示，同步放化疗组 5 年无进展生存率和总体生存率均明显高于放疗组。Grigsby 等也认为，术后同步放化疗较术后单纯放疗可提高患者无瘤生存率。

（八）复发和转移与生存率

肿瘤复发和转移是生存率下降的主要原因，单一广泛性手术后肿瘤局部复发率高达 30%。叶元等研究宫颈癌术后有无复发或转移与生存率的比较见表 9-16-37，401 例术后无复发或转移的宫颈癌患者中位生存期（138 个月）明显高于 23 例术后复发或转移的宫颈癌患者中位生存期（46.4 个月）。

表 9-16-37　宫颈癌术后有无复发或转移与生存率

术后情况	术后生存率		
	1年	3年	5年
术后复发或转移（23例）	82.0%	47.0%	28.0%
术后无复发或转移（401例）	97.0%	86.0%	70.0%

［引自：叶元，尹莊平，李力，等.影响宫颈癌手术治疗疗效的临床病理因素分析.华夏医学,2011,24（1）:10-15.］

（九）手术方式与生存率

宫颈癌是最常见的妇科恶性肿瘤之一。手术切除仍然是早期宫颈癌最主要的治疗方法，根治性子宫切除术联合盆腔淋巴结清扫术是手术治疗宫颈癌的标准术式。根据手术路径的不同，根治性子宫切除术可分为开腹根治性子宫切除术和腹腔镜下微创根治性子宫切除术。

1. 腹腔镜手术与生存率　2018 年发表的 LACC 研究，入选 IA1 期（脉管阳性）、IA2 期或 IB1 期宫颈鳞状细胞癌、腺癌或腺鳞癌，随机接受开腹根治性子宫切除术或微创根治性子宫切除术，比较 2 组患者的无病生存率（disease-free survival, DFS）、总生存率（overall survival, OS）、复发率。随访 4.5 年时，发现微创手术和开腹手术组的 DFS 分别为 86.0% 和 96.5%，微创手术组的 OS 也明显下降（93.8% vs. 99%），微创手术组局部复发率明显升高［3 年无局部复发生存率为 94.3% vs. 98.3%；局部复发 HR 为 4.26,95%CI（1.44,12.60）］。接受微创手术的早期子宫颈癌患者复发的可能性几乎是接受开腹手术的 4 倍，死于肿瘤的可能性是接受开腹手术妇女的 6.6 倍。

腹腔镜手术虽然具有创伤小及视野开阔、清晰的特点，但是举宫器挤压癌组织造成肿瘤细胞的脱落对淋巴管、微血管转移有重要作用，离断阴道方式及切除范围造成肿瘤残留、脱落，腹盆腔淋巴结切除后不能立即取出及术野冲洗不彻底造成肿瘤播散等，导致其适应证和远期疗效差于开腹手术，是可能的重要因素，经由华西二院郑莹教授改进创新免举宫器宫颈癌广泛手术取得成功（腹腔镜子宫颈癌广泛切除手术的改进见视频 9-16-1、视频 9-16-2）。

2. 广泛性宫颈切除术与生存率　随着宫颈癌诊断技术的提高及发病的年轻化，30~40 岁育龄期妇女发病率明显上升，早期宫颈癌患者的比例不断增加，广泛性宫颈切除术

（RT）可做为早期宫颈癌患者保留生育功能的一种选择，适合 FIGO 分期 I A2~ I B1 期，区域淋巴结无转移者。手术切除子宫颈组织以及子宫旁主韧带，保留子宫体，使患者术后保留生育功能。并结合经腹或腹腔镜下盆腔淋巴结清扫术，提示无淋巴结转移后再行该术，能达到与传统的广泛性子宫切除术同样彻底的效果。Chen 等在 2000—2004 年对 16 例要求保留生育功能的 I A2~ I B 期宫颈癌患者施行此手术，无 1 例复发。Diaz 等对施行 RT 的 40 例宫颈癌患者与对照的 110 例行广泛性子宫切除术者比较，5 年生存率分别为 96% 及 86%，且 2 组患者术后并发症和复发率无明显差异。但手术的主要目的是术后足月活胎数，仅为 30%~40%，不甚理想。

3. 系统性保留自主神经的广泛性子宫切除术与生存率 广泛性子宫切除的手术范围广，可能引起膀胱功能障碍、性功能障碍、结直肠功能障碍等，从而严重影响了患者的生活质量。手术造成的神经损伤是引起上述术后并发症的主要原因。保留自主神经的广泛性子宫切除术（nerve sparing radical hysterectomy，NSRH）指在保证肿瘤治疗效果的同时可以减少膀胱功能损伤，改善宫颈癌患者生活质量和长期预后。Raspagliesi 等行腹式广泛性子宫切除术保留盆腔神经，术后第 7 天 91%（21/23）患者膀胱残余尿量 <100ml，膀胱功能恢复明显优于传统手术。NSRH 目前主要集中在保留盆腔自主神经的相对完整性，可能会减少子宫支持韧带的切除程度，但是否会降低肿瘤切除的彻底性，以及对患者复发率与生存率等方面的影响尚无定论。

4. 保留卵巢与生存率 因子宫颈的淋巴引流方向主要是髂总淋巴结和子宫旁淋巴结，所以早期宫颈癌很少转移到卵巢。美国妇科肿瘤组（GOG）认为保留的卵巢是否发生宫颈癌的转移，主要在于病期的早晚。研究发现，保留卵巢与否对宫颈低分化鳞癌的生存率无显著影响。但是保留卵巢对于改善患者的生活质量却有积极的意义，因此，对中青年宫颈癌患者均应争取手术治疗以保留患者的卵巢内分泌功能和阴道性功能。

（吴香达　颜上惠　罗　新　舒珊荣　曹泽毅）

第十七节　宫颈癌的随访

宫颈癌手术治疗后有复发的可能，复发癌的预后差。定期随访和检查的目的是希望早期发现复发病灶，及时处理，以期好的治疗效果。

（一）随访间隔时间

治疗结束 2 年内，每 3~6 个月随访 1 次，治疗结束 3~5 年，每 6~12 个月随访 1 次。根据患者疾病复发风险进行年度复查。

（二）随访项目选择

每次随访复查内容为全身体格检查（着重腹部检查，腹股沟和锁骨上淋巴结检查）、妇科检查、鳞癌抗原、细胞角蛋白等肿瘤标志物检测和子宫颈或阴道残端细胞学、HPV 检测，每年 1 次胸部 X 线检查。根据检查结果，增加阴道镜检查及活体组织病理学检查、胸片、胸部 CT、盆腔 MRI、超声、全身浅表淋巴结超声检查。根据症状、体征怀疑早期复发时应行泌尿系统、消化系统及结直肠检查，以及相关实验室检查，如血常规、血尿素氮、肌酐等和进一步影像学检查（PET/CT 检查）。

宫颈癌复发和转移的早期症状较为隐匿，约 1/3 的患者治疗后 2 年内出现复发或转移，预后较差。早期检出复发灶有利于改善预后。HPV 分型检测在随诊中有积极作用，通常 HPV 高危型阴性者复发率低。18 型阳性者复发和死亡率明显增高，其次为 16、31、52 型。PET/CT 可观察肿瘤的代谢活性，有报道监测早期复发的宫颈癌，其敏感度 90.3%，特异度为 76.1%。盆腔淋巴结转移是影响宫颈癌患者预后的重要因素，PET/CT 在诊断转移性淋巴结方面独具优势。Zhou 等利用 PET/CT 检查，发现盆腔淋巴结转移的总发生率为 10%，阳性预测值为 100%。并结合 18F-FDG 代谢活性，发现 PET/CT 检出淋巴结转移的敏感度、特异度、阳性预测值、阴性预测值和准确度分别为 100%、99.6%、81.0%、100% 及 99.6%。因此对 SCC 增高，细胞学检查异常，怀疑复发时可以选用 PET/CT。

（三）几种辅助的随访检查技术

1. 初善仪 最早是澳大利亚 Polartechnics 有限公司研制出来的宫颈癌筛查系统，是继宫颈细胞学巴氏涂片技术、薄层液基细胞学技术之后，可以由临床医生使用的一种检测子宫颈病变的技术。该技术可以通过手持的棒状探测器，轻轻地触碰子宫颈或阴道病变表面，发出低强度的光电信号，判断分析子宫颈或阴道被检局部的组织细胞。初善仪（tru screen）不仅能直接检测子宫颈或阴道上皮层的表面，其特殊频率的光还能传输到子宫颈组织中，同时通过微型电子脉冲测量子宫颈组织电容的衰减曲线，以检测基底层和副基底层的变化。包括检测出伴随癌前病变出现的血液循环加快、血管异常增生等。初善仪的主机内含有计算上述细胞组织差别的微型计算机,将所得出的结果与数据库中成千上万例来自不同地区和背景、并有不同组织病理学诊断结果妇女的子宫颈组织特性相比较,区别判断正常组织与异常组织,发现其间明显异常的细胞分化,异常的核分裂象等。

初善仪在筛查宫颈疾病中已显示出较好的敏感性,Abdul 等(2006)对 176 位妇女进行检查,结果显示初善仪对 CIN 2/3 的敏感度为 74%,特异性为 53%。此外,与 TCT 检查比较也显示了初善仪的优势,吕斯迹等(2009)对 487 例妇女进行 TruScreen 及 TCT 检查,TruScreen 敏感度为 73.3%(22/30),特异度为 54.7%(250/457),假阴性率为 26.7%,TCT 敏感度 46.7%(14/30),特异度为 93.9%(429/457),假阴性率为 53.3%。范雪梅等(2011)对 38 例 ASCUS 及以上的患者行初善仪及阴道镜下活检,比较初善仪与病理结果的符合程度,初善仪的敏感度、特异度及假阴性率分别为 73.33%、78.26% 和 26.68%,初善仪与病理诊断有较好的一致性。暨南大学附属第一医院罗新团队的张小鹏等(2011)、张翼婷(2013)同时报道单用初善仪、TCT,及初善仪联用 TCT,3 种方法与组织活检比较,显示初善仪联合 TCT 检查诊断宫颈疾病的敏感度明显优于任一单项检查,其漏诊率显著下降。

可见,初善仪用于宫颈疾病筛查不仅灵敏度和特异度高,同时与病理检查有较好的符合性,再加上其具有检测无创无痛、需时短,方法简便,可以用于宫颈癌术后随访,联合细胞学检查提高阴道残端早期复发的检出率。

2. 荧光原位杂交技术 荧光原位杂交(fluorescence in situ hybridization,FISH)技术是 20 世纪 80 年代末在放射性原位杂交技术的基础上发展起来的一项非放射性分子细胞遗传学技术。其原理是基于碱基互补原则,采用荧光素标记的探针与被检样本中的 DNA 或 RNA 杂交后,在荧光显微镜下检测荧光信号来显示特定核苷酸序列的存在、定位及数目,可用于组织切片、细胞涂片及染色体制片等组织标本。目前已成功应用于乳腺癌、膀胱癌和卵巢癌的检测,对肿瘤的诊断具有重要的应用价值。最近,美国国立卫生研究院针对宫颈癌的研究认为 FISH 技术同样可以应用于子宫颈癌的检测。

宫颈癌术后需要严密随访。三阶梯的诊断方案对于治疗后的筛查具有一定的局限性。由于术后子宫颈的解剖形态已被破坏,部分患者经过化学治疗或放射治疗后,卵巢功能下降,阴道及宫颈上皮菲薄,上皮细胞数量不足以判断结果,子宫颈经过相关治疗后可导致 HPV DNA 检测的灵敏度下降等原因。而染色体臂 3q 上最重要的基因是人类染色体端粒酶(human telomerase RNA component,hTERC)基因,因此,将 FISH 技术应用于宫颈癌预后的监测有重要的临床意义。FISH 技术凸显出其优越性在于操作简单,检测快速,结果容易观察。更重要的是,取材简便,既可使用液基细胞学检查或 HPV 检测剩余标本,也可用以石蜡包埋切片检测。21 世纪初原卫生部医药卫生科技发展研究中心组织了"荧光原位杂交技术检测子宫颈上皮细胞 hTERC 基因扩增的临床应用研究",全国共 83 家单位参与,利用 FISH 技术对 8 443 例宫颈脱落细胞标本进行 hTERC 基因检测。结果显示在宫颈液基细胞学结果为正常、良性细胞学改变、ASCUS、不排除高度病变的非典型鳞状上皮细胞(ASC-H)、低度鳞状上皮内病变(LSIL)、高度鳞状上皮内病变(HSIL)细胞中,hTERC 基因扩增率分别为 11.33%、23.81%、35.53%、59.52%、43.96% 和 81.41%。hTERC 基因检测对预测高级别宫颈病变的灵敏度、特异度、阳性预测值和阴性预测值分别为 77.52%、71.82%、66.42% 和 81.63%。暨南大学附属第一医院(2011 和 2013)罗新团队利用 FISH 技术检测 CIN1、CIN2、CIN3/原位癌、宫颈浸润癌共 118 例,hTERC 基因的表达阳性率分别为 13%、64%、81%、100%。临床应用研究后期,在采用宫颈脱落细胞检测 hTERC 基因的基础上,罗新团队进一步将 FISH 技术扩展应用到子宫颈石蜡包埋切片 hTERC 基因,结果示:玻片预处理后细胞满意度为 98.2%;杂交成功率为 89.2%。对照组、CIN 1、CIN 1~2、CIN 2、CIN 3 及宫颈癌组中 hTERC 基因在扩增率分别为 5.6%、10.0%、32.1%、65.7%、88.6% 及 95.0%。hTERC 基因的扩增率随着宫颈病变程度递增而逐渐增加。

由于 FISH 技术检测的对象是细胞中的 DNA,不易受环境条件影响,空间定位精确,灵敏度和特异性高。在细胞病理学技术薄弱或资源相对匮乏,不能进行 HPV 检测的地区,可利用 FISH 技术检查宫颈脱落细胞或组织切片中的 hTERC 基因扩增情况,这在预测宫颈病变治疗后的残留或复发,评估预后中具有较大优势。

3. DNA 异倍体定量分析 肿瘤的发生多由 DNA 分子突变引起,而基因突变引起染色体数目改变,出现非整倍体细胞。因此,DNA 异倍体的定量分析可作为评估肿瘤预后及随访的指标。

DNA 定量细胞学主要通过对细胞核内 DNA 含量或倍体的测定来判断细胞的生理和病理状态改变。其原理同流式细胞仪,基本步骤为:检测细胞核内的相对 DNA 含量,通过福尔根染色使 DNA 特异性着色,测量光密度并计算积分光密度值,用同一标本的正常细胞作为标准对照,用 DNA 直方图,散点图显示标本恶性度。出现 DNA 指数大于 2.5(5C)的异倍体细胞为阳性细胞。

4. 宫颈癌治疗后激素补充问题 宫颈癌治疗后常有卵巢功能下降或缺失,导致更年期症状或阴道干涩,可用 HRT,但必须在医生指导下应用,而且如果仍有子宫,必须加用孕酮以预防子宫内膜癌。宫颈癌如为年轻、中年患者,经双侧卵巢切除或放射治疗后,更应考虑激素补充治疗,以提高治疗后的生活质量。另外,宫颈癌根治术后,积极、尽早清除生殖道内的残留 hr-HPV,也应成为预防早期复发的随访必要内容。

(罗 新 舒珊荣)

第十八节　宫颈癌的预防

除了健康的生活习惯,宫颈癌是唯一能做到三级预防的恶性肿瘤。现已经明确高危亚型 HPV 持续性感染是宫颈癌发生的高危因素,从预防人乳头瘤病毒感染始,宫颈癌的预防可分为三级:一级预防为病因预防;二级预防包括对适合人群的定期筛查即对疾病的早发现、早诊断、早治疗;三级预防又称为临床预防,指在疾病的临床期患者施行的规范化治疗、提高治愈率和生命质量、延长寿命而采取的各项措施。

一、宫颈癌的一级预防

1. 健康教育　在宫颈癌综合防控项目中,健康教育必须贯穿始终。健康教育的目标人群为青少年女孩和适龄妇女、与宫颈癌防控相关的专业技术人员、社区领导和社区人员、政策制定者、卫生管理人员、非政府组织、社会团体和媒体等。健康教育的具体目标包括提高大众对疾病的认知、正确认识预防性 HPV 疫苗接种、宫颈癌定期筛查的重要性、癌前病变治疗的目的意义以及提高医护人员子宫颈癌防控的基本知识和技能等。

健康教育还包括建立个人良好的卫生习惯,要从小养成每日清洁外阴的习惯,如已婚也要求男性同样清洁,特别是阴茎包皮过长的男性尤为重要。

2. 宫颈癌的一级预防即预防性疫苗　HPV 疫苗主要诱导机体体液免疫反应,产生的中和性抗体在 HPV 进入机体时即可与病毒抗原结合,从而防止 HPV 感染。通过预防初次 HPV 感染和减少持续性 HPV 感染来阻断子宫颈癌前病变的发生和发展。疫苗产生的抗体可透过血管壁,在局部上皮组织形成较高浓度。当 HPV 通过黏膜上皮的细微伤口接触基底层细胞时,位于上皮组织中的抗体即可与病毒结合,发挥中和作用。

多价病毒样颗粒(virus-like particles,VLP)疫苗在 HPV 预防性疫苗研究中首先取得了可喜的进展。HPV 晚期编码基因 L1、L2 在真核细胞中表达的 L1 或 L1/L2 蛋白,可在体外自行组装成 VLP,VLP 的结构与天然病毒颗粒相似,但不含病毒 DNA,因此未感染的人群不会暴露给病毒抗原从而致癌,并且 VLP 具有良好的抗原性及免疫原性,可诱发体内高滴度抗体的产生,是目前理想的预防性疫苗。HPV 疫苗最先于 2006 年上市,四价疫苗(HPV6、11、16 和 18)和二价疫苗(HPV16、18)目前已在将近 100 个国家中得到应用。2014 年 12 月美国 FDA 批准了九价疫苗上市(HPV 类型增加了 31、33、45、52 和 58 型)。目前,上述 3 种 HPV 疫苗均

已在国内上市。Ault 等对 VLP 疫苗保护的持久性进行了研究,发现在接种 HPV16 L1 VLP 疫苗的 3.5 年后,仍存在良好的保护性抗体。在针对 2 392 名年轻女性进行的一项随机对照研究中,采用含 HPV16 L1 VLP 和铝佐剂的疫苗,获得了 99.7% 血清转阳率。在随后进行的一项随机、双盲、安慰剂对照研究中,其 4 价 HPV VLP 疫苗(16 和 18 型针对宫颈癌,6 和 11 型针对生殖器湿疣)可使这 4 型病毒的持续感染率较对照组减少 90%。国外临床研究显示,九价 HPV 疫苗对 16~26 岁女性的 HPV 6/11/16/18 相关持续性感染和宫颈癌的保护效力与四价 HPV 疫苗相当。九价 HPV 疫苗对 16~26 岁东亚女性亚组的 HPV 31/33/45/52/58 相关 CIN 1+ 的保护效力为 100%,对 HPV 31/33/45/52/58 相关的 6 个月及以上子宫颈、阴道、外阴、肛门持续性感染的保护效力为 95.8%。

关于预防性 HPV 疫苗接种时机的选择:由于可能导致宫颈癌的 HPV 感染是通过性传播的,女性性成熟后即有被感染的可能。因此,从理论上讲 HPV 疫苗的预防接种如果针对性活动开始前的青春期或青春前期女孩将能起到更为理想的效果。对于有性活动的女性,则只能在其还未暴露于疫苗所包含的 HPV 基因型的情况下,使其免受该亚型 HPV 病毒的感染,并不能使已经受感染的子宫颈细胞恢复正常。

目前上市的 HPV 疫苗均推荐 3 次接种,首次接种后第 1~2 个月及第 6 个月分别进行第 2 次、第 3 次接种。美国妇产科协会认为无论女孩或男孩,HPV 最佳接种年龄为 11~12 岁,对于未能在目标年龄接种者,可在 26 岁前补充完成。

HPV 预防性疫苗注射后的常见不良反应都较轻微、可迅速缓解,包括注射部位疼痛,发红,瘙痒,头痛和疲劳。HPV 疫苗中严重不良事件的发生率与安慰剂注射相似。

我国人群对 HPV 疫苗的接受度:中国百姓对 HPV 预防性疫苗有一种误解,以至于女性成年人接受度较高(77%~85%),但对其子女接种 HPV 疫苗的接受度较低(仅 36.2%)。调查发现,大多数人对 HPV 相关知识较为欠缺,且不知道 HPV 疫苗接种的最佳时间,因此开展相关健康教育活动,提高群众对 HPV 及 HPV 疫苗的认知度是未来推广疫苗接种的关键。见表 9-16-38。

3. HPV 疫苗接种　研究表明抗体与病毒结合防止宿主细胞感染 HPV,从而避免发生宫颈 CIN。研究发现 50% 妇女在 HPV 感染后可产生一些很微量不可测出的抗体反

表 9-16-38　我国国家药品监督管理局批准上市的 HPV 疫苗特点和接种程序

项目	国产双价 HPV 疫苗	进口双价 HPV 疫苗	进口四价 HPV 疫苗	进口九价 HPV 疫苗
全球上市时间		2007 年	2006 年	2014 年
中国上市时间	2019 年	2016 年	2017 年	2018 年
预防 HPV 型别	16/18	16/18	6/11/16/18	6/11/16/18/31/33/45/52/58
中国女性适宜接种年龄	9～45 岁	9～45 岁	9～45 岁	9～45 岁
预防 HPV 感染相关疾病 （中国批准）	宫颈癌、CIN1 级、CIN2/3 级、AIS, HPV 16/18 持续性感染	宫颈癌、CIN 1 级、CIN 2/3 级、AIS	宫颈癌、CIN 1 级、CIN 2/3 级、AIS	宫颈癌、CIN 1 级、CIN 2/3 级、AIS, 9 种 HPV 相关亚型感染
表达系统	大肠杆菌	杆状病毒	酿酒酵母	酿酒酵母
免疫量	共接种 3 剂, 每剂 0.5ml	共接种 3 剂, 每剂 0.5ml	共接种 3 剂, 每剂 0.5ml	共接种 3 剂, 每剂 0.5ml
接种方法和部位	肌内注射, 首选上臂三角肌			
免疫程序（接种方案）	第 0、第 1、第 6 个月, 9～14 岁接种 2 剂	第 0、第 2、第 6 个月	第 0、第 2、第 6 个月	第 0、第 2、第 6 个月

应,即使可以测出抗体,水平也很低,低水平的 HPV 抗体不可能保护再感染或起反应作用,但通过 HPV 疫苗接种则能使子宫颈的抗体起到保护作用（图 9-16-94）。

HPV 疫苗接种可以防治 HPV 感染,由接种诱导产生血浆抗体,通过输送、渗出到 HPV 感染部位并形成高浓度的抗体,接种后的抗体高峰可能会维持很长时间,接种产生的免疫反应增强,抗体中和病毒并防止病毒进入细胞（图 9-16-95）。

目前全球已上市的 HPV 疫苗有 3 种,分别是英国葛兰素史克公司生产的针对 HPV 16、HPV 18 型的双价疫苗（二价 HPV 疫苗）、美国默沙东公司生产的针对 HPV 6、HPV 11、HPV 16、HPV 18 型的四价疫苗和针对 HP V6、HPV 11、HPV 16、HPV 18、HPV 31、HPV 33、HPV 45、HPV 52、HPV 58 型的九价疫苗。总体上,预防性 HPV 疫苗有很好的耐受性和高度的免疫原性,能够诱导产生高滴度抗体,可以有效降低持续性 HPV 感染。疫苗对那些从未感染过 HPV 型别

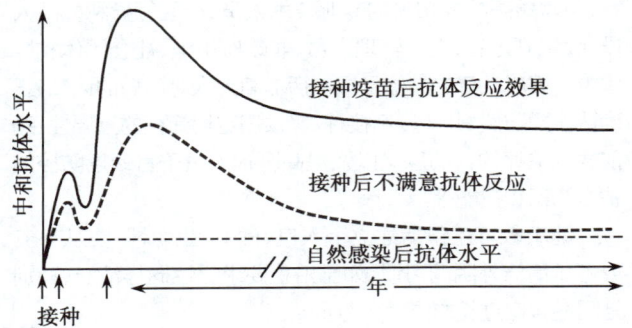

图 9-16-94　疫苗抗体对病毒的防御

标注：宫颈管、宫颈上皮、血管、上皮撕裂、基底膜

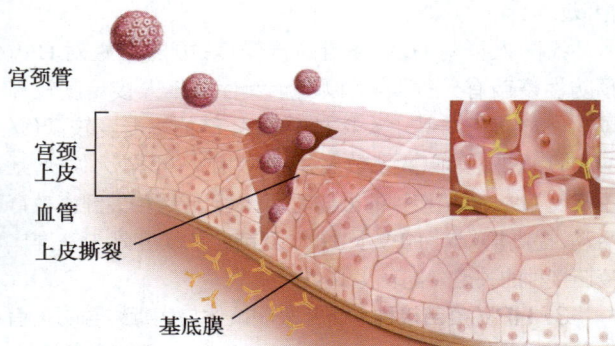

图 9-16-95　接种后抗体反应水平

标注：中和抗体水平、接种疫苗后抗体反应效果、接种后不满意抗体反应、自然感染后抗体水平、年、接种

的女性有明显作用,但是对正在感染 HPV 的女性作用较小几乎无效。

国内预防性 HPV 疫苗的临床应用:2007 年,全球疫苗安全咨询委员会（Global Advisory Committee On Vaccine Safety, GACVS）审核认为二价（HPV 16、HPV 18）和四价（HPV 6、HPV 11、HPV 16、HPV 18）这 2 种 HPV 疫苗均具有良好的安全性,均可用于预防青春期早期少女宫颈癌前病变和宫颈癌。此外,四价疫苗还可用于预防女性生殖道尖锐湿疣。而我国首个国产重组 HPV 疫苗也于 2019 年 12 月获批上市,2020 年我国第 2 个二价 HPV 疫苗已经批准上市,这意味着接种 HPV 疫苗将会有更多的选择。

4. 国内外对宫颈癌预防性 HPV 疫苗人群干预效果的评价　自 20 世纪 80 年代 HPV 被证实是宫颈癌的致癌原因以来,90 年代初 HPV 病毒样颗粒（virus-like particle, VLP）在体外成功制备,近 20 年来,以 HPV VLP 为核心的疫苗研

发成功,宫颈癌预防性疫苗也已在全球广泛应用。

鉴于 HPV 预防性疫苗的高度有效性和安全性,目前四价 HPV 疫苗和二价 HPV 疫苗已在全球 140 多个国家和地区上市(包括中国香港、中国澳门和中国台湾)。已有 58 个国家(占全球国家的 30%)在本国的免疫规划中针对女孩接种 HPV 疫苗。

5. WHO 对 HPV 疫苗适用人群、年龄和接种的建议 因为性行为是 HPV 感染的重要危险因素,在未发生性行为的少女中进行 HPV 疫苗的接种效益最高。2009 年 WHO 推荐在未发生性行为的 9~13 岁少女中进行 HPV 疫苗接种,该疫苗可采用 2 剂次接种程序进行接种(第 0、6 个月分别接种 0.5ml),我国学者认为根据我国实际情况,女孩接种年龄在 13~15 岁即可。在国家卫生行政部门的统一领导下,依托生殖健康部门、学校健康教育教部门的合作,实行 HPV 疫苗国际计划免疫政策,特别是我国近年来(2020—2021 年)针对新型冠状病毒的大范围、14 亿广大人群的免疫接种取得举世瞩目的防疫成就,积累了丰富的经验,而我国接种 HPV 疫苗的适龄少女,仅 1 个亿左右,完全可以在 2~3 年内完成这一目标。

最新证据表明,二价 HPV 疫苗接种所产生的抗体平均浓度不劣于其他疫苗接种所产生的抗体。根据苏格兰居民接种二价 HPV 疫苗随访结果显示,在 12~13 岁女孩中大规模接种二价 HPV 疫苗 7 年后,此人群的 5 种高危型 HPV(HPV 16/18/31/33/45)感染几乎消失。另一项研究显示,二价 HPV 疫苗可以预防 95% 以上 CIN 的发生,针对高危型 HPV 16、HPV 18 引起的 CIN 3[+] 的保护效力为 100%,针对所有高危型 HPV 引起的 CIN 3[+] 的总体保护效力为 93.2%。此外,二价 HPV 疫苗除预防 HPV 16、HPV 18 外,对 HPV 31、HPV 33、HPV 45 也具有持续的交叉保护效果,大规模临床研究和群体接种双重验证:二价 HPV 疫苗总体保护效力高达 90% 以上。

二价 HPV 疫苗诱导的应答可持续 9.4 年,模型预测高抗体水平长达 20 年以上。疫苗耐受性良好,大部分征集性不良反应程度为轻至中度。同时,二价 HPV 疫苗在中国进行了为期 8 年的临床研究结果与全球试验结论一致,因此,笔者建议中国宫颈癌疫苗接种采用二价疫苗即可。

因此,WHO 目前已在特定年龄的人群中推荐二价 HPV 疫苗接种。而且,据国际癌症研究机构 Basu 等 2021 年最新报道(Lancet Oncol. 2021)。二价疫苗 1 次接种和 2 次接种的效果没有差异,因此在我国可考虑对这些女孩采用二价疫苗 1 次接种即可。我国完全有能力做到二价 HPV 疫苗对所有适龄女孩(13~15 岁)实行国家计划免疫接种,就像对待新型冠状病毒疫苗免费接种一样,而且有了全国抗疫大范围接种的领导和组织实施经验,可以在短期内(2~3 年)完成这一目标任务。至于 15 岁以上的女性也要求接种,或符合年龄的女孩要求九价、十三价疫苗接种的,则由个人或家庭自行负担疫苗接种费用。

6. HPV 预防性疫苗与宫颈癌筛查应长期结合进行 2005 年,中国 15~54 岁中国女性致癌型 HPV 的平均感染率高达 15.0%。据此推算,中国很大一部分已婚妇女已经感染了 HPV,在今后 30 年内,筛查仍是成年妇女子宫颈癌预防的主要手段,因此,继续开展宫颈癌筛查仍然是子宫颈癌防控的必须举措。WHO 也指出,引进 HPV 疫苗不应影响制订和继续开展现行有效的子宫颈癌筛查项目。宫颈癌已有较成熟的二级筛查措施(如细胞学、HPV 检测等),后期应将 HPV 疫苗使用和二级预防筛查相结合,疫苗不能代替筛查。

7. 疫苗接种效果(图 9-16-96) 预防性 HPV 接种可

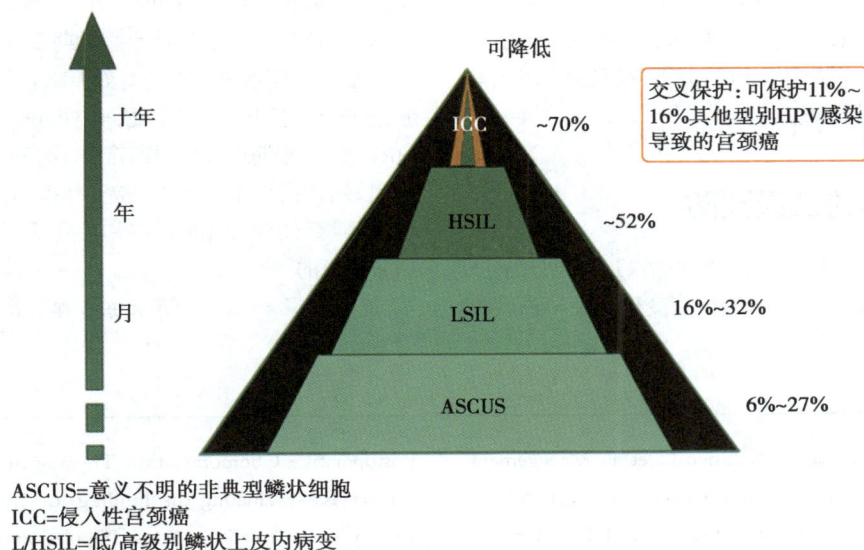

图 9-16-96 HPV16、18 疫苗接种后的效果

ASCUS=意义不明的非典型鳞状细胞
ICC=侵入性宫颈癌
L/HSIL=低/高级别鳞状上皮内病变

诱导产生 HPV 特异性免疫抗体防止 HPV 感染,由于 HPV 疫苗可产生抑制 HPV 16 和 HPV 18 型高水平、持续性的血浆抗体,这些抗体要比自然抗体高好多倍,而且可持续直到 10 年以上,而且 HPV 疫苗还可提供交叉保护免疫抑制由 HPV31 和 45 型引起的 CIN 2+。

2020 年 11 月 17 日 WHO 发布《加速消除宫颈癌全球战略》,得到全球 149 个国家共同承诺,同年 12 月,我国国务院官网正式发布《中国支持加速消除宫颈癌全球战略》,并要在 2030 年前做到:90% 的女孩在 15 岁之前完成 HPV(人乳头瘤病毒)疫苗接种;70% 的妇女在 35 岁和 45 岁之前接受高效检测方法筛查;90% 确诊宫颈疾病的妇女得到治疗(90% 癌前病变阳性妇女得到治疗,90% 浸润性癌病例得到管理)。

根据 WHO 的号召,中国宫颈癌预防的最佳策略是年轻女孩接种 HPV 疫苗预防新发感染,成年妇女定期参加宫颈疾病筛查以便早期发现,而对宫颈癌患者实行早期诊断和规范化治疗。结合一级预防(疫苗接种)和二级预防(疾病筛查)对子宫颈癌进行规范的治疗(三级),这一方案有望成为中国宫颈癌防治的最佳模式。

此外,教育女性减少可能导致 HPV 感染的高危行为,从小养成个人外阴清洁卫生的习惯,良好的生活习惯,不要多性伴。这里,需要特别强调的是:即使是和谐的单性伴婚姻,也可能由丈夫带来 HPV 感染,因此也要强调丈夫同样重视每天 1 次和性生活前的会阴部清洁,特别是阴茎包皮内的清洁,已经发现,男性包皮垢中的 HPV 是女性持续性子宫颈 HPV 阳性的重要原因。另外也要求不吸烟、少喝酒,保持开朗、阳光的性格,保持良好的免疫功能。

卫生部门为少女提供 HPV 疫苗接种,为成年妇女提供有关子宫颈癌筛查、早期诊断和治疗的医疗、科普、教育信息,以及罹患宫颈癌症后提供及时、规范的治疗等。这是依据中国国情建立的宫颈癌防治的最佳模式,一定可以在 2030 年以前,达到 WHO 对全球的要求,并在 2050 年使我国的宫颈癌的发病率下降到 2/10 万以下,在我国实现人类战胜癌症的第 1 个恶性肿瘤。

二、宫颈癌的二级预防

宫颈癌的二级预防主要指对所有适龄妇女定期开展子宫颈癌的筛查、对确定为子宫颈癌前病变患者及早进行治疗。对于已经接受 HPV 疫苗的女性,仍然需要定期进行筛查。目前宫颈癌筛查方法有多种,由于受筛查方法本身、技术人员操作水平、操作环境等因素的影响致使每种方法都有一定的局限性,没有任何一种筛查方法可以完全避免假阳性或假阴性。所以应选择尽量准确且适宜本地卫生技术条件和经济水平的筛查技术。目前常用的宫颈癌筛查方法包括细胞学筛查方法、醋酸染色肉眼观察法和 HPV 检查技术。筛查的起始年龄和终止年龄各国略有不同。美国推荐对 21 岁以上有性生活史的女性开始进行筛查,欧洲定为 25 岁以上。WHO 建议在 30 岁或以上的女性中筛查。鉴于我国目前宫颈癌发病年龄特点,推荐筛查起始年龄在 25~30 岁。65 岁及以上女性若既往 10 年内每 3 年 1 次连续 3 次细胞学检查无异常或每 5 年 1 次连续 2 次 HPV 检测阴性,无 CIN 病史,则不需要继续筛查。

三、子宫颈癌的三级预防

对子宫颈癌进行治疗的三级预防的主要措施是根据临床分期开展适宜的规范化的手术、放疗、化疗及姑息疗法。提高患者的生存率,减少因复发造成的死亡率并提高治疗后的生活质量。以肿瘤的大小和在盆腔及盆外器官的播散范围为基础,在治疗前进行病变范围的临床评估。给予最恰当的治疗和最优的治疗效果,对于微小浸润的子宫颈浸润癌,主要根据病灶起源上皮的浸润宽度和深度作为标准进行分期。做到精准治疗,保留功能提高生活质量。

四、小结

2018 年 WHO 总干事在《加速消除子宫颈癌》报告中提到"实践证明:接种 HPV 疫苗、进行宫颈癌筛查和治疗癌前病变、及早发现和及时治疗早期浸润性癌以及姑息治疗是防治宫颈癌系统工程的有效策略。"因此,宫颈癌是可以预防的;也是可以早期发现、早期确诊、早期治疗的。接种 HPV 疫苗,按期进行宫颈癌筛查,保持开朗、乐观的心态,保持良好的生活习惯,有利于提升免疫力,有效预防宫颈癌的发生;随着 HPV 疫苗的推广和普及,我们相信子宫颈癌是可以被消灭的。

(廖光东　郡明蓉　陈春玲　曹泽毅)

参考文献

1. Chuang LT, Feldman S, Nakisige C, et al. Management and Care of Women With Invasive Cervical Cancer: ASCO Resource-Stratified Clinical Practice Guideline. J Clin Oncol, 2016, 34(27): 3354-3355.

2. Trifiletti DM, Swisher-Mcclure S, Showalter TN, et al. Postoperative Chemoradiation Therapy in High-Risk Cervical Cancer: Re-evaluating the Findings of Gynecologic Oncology Group Study 109 in a Large, Population-Based Cohort. Int J Radiat Oncol Biol Phys. 2015, 93(5): 1032-1044.

3. 中国抗癌协会妇科肿瘤专业委员会. 子宫颈癌诊

断与治疗指南（2021 年版）. 中国癌症杂志, 2021, 31（6）: 474-489.

4. Querleu D, Morrow CP, Abu-Rustum NR. 2017 Update on the Querleu-Morrow Classification of radical hysterectomy. Ann Surg Oncol, 2017, 24（11）: 3406-3412.

5. Neerja B, Daisuke A, Daya NS, et al. Cancer of the cervix uteri: 2021 update. Int J Gynecol Obstet, 2021, Suppl 1（Suppl）: 28-44.

6. NCCN Clinical Practice Guidelines in Oncology, Cervical Cancer, Version 1.2023.

7. Liu P, Liang C, Lu A, et al. Risk factors and long-term impact of urologic complications during radical hysterectomy for cervical cancer in China, 2004-2016. Gynecol Oncol, 2020, 158（2）: 294-302.

8. Sakuragi N, Murakami G, Konno Y, et al. Nerve-sparing radical hysterectomy in the precision surgery for cervical cancer. J Gynecol Oncol, 2020, 31（3）: e49.

9. NCCN Clinical Practice Guidelines in Oncology, Cancer-Associated Venous Thromboembolic Disease, Version 1.2023.

10. Li Y, Kong Q, Wei H, et al. Comparison of the complication between minimally invasive surgery and open surgical treatments for early-stage cervical cancer: A systematic review and meta-analysis. Plos One, 2021, 16（7）: e0253143.

11. Wu X, Wu L, Han J, et al. Evaluation of the sexual quality of life and sexual function of cervical cancer survivors after cancer treatment: a retrospective trial. Arch Gynecol Obstet, 2021, 304（4）: 999-1006.

12. Bizzarri N, Anchora LP, Kucukmetin A, et al. Risk of ovarian recurrence after ovarian conservation in early-stage cervical cancer treated with radical surgery: A propensity match analysis. Eur J Surg Oncol, 2021, 47（8）: 2158-2165.

13. 曹泽毅. 中国妇科肿瘤学. 北京: 人民军医出版社, 2011: 885-908.

14. Cormier B, Diaz JP, Shih K, et al. Establishing a sentinel lymph node mapping algorithm for the treatment of early cervical cancer. Gynecol Oncol, 2011, 122（2）: 275-280.

15. Leblanc E, Gauthier H, Querleu D, et al. Accuracy of 18-fluoro-2-deoxy-D-glucose positron emission tomography in the pretherapeutic detection of occult para-aortic node involvement in patients with a locally advanced cervical carcinoma. Ann Surg Oncol, 2011, 18（8）: 2302-2309.

16. Ramirez PT, Jhingran A, Macapinlac HA, et al. Laparoscopic extraperitoneal para-aortic lymphadenectomy in locally advanced cervical cancer: a prospective correlation of surgical findings with positron emission tomography/computed tomography findings. Cancer, 2011, 117（9）: 1928-1934.

17. Robison K, Holman LL, Moore RG. Update on sentinel lymph node evaluation in gynecologic malignancies. Curr Opin Obstet Gynecol, 2011, 23（1）: 8-12.

18. Uzan C, Souadka A, Gouy S, et al. Analysis of morbidity and clinical implications of laparoscopic para-aortic lymphadenectomy in a continuous series of 98 patients with advanced-stage cervical cancer and negative PET-CT imaging in the para-aortic area. Oncologist, 2011, 16（7）: 1021-1027.

19. 刘智慧, 黄翀, 宋晓婕. 腹膜阴道延长对宫颈癌患者术后性生活质量及治疗态度的影响观察. 中国性科学, 2018, 27（03）: 45-48.

20. 王智, 曾昂, 龙飞, 等. 回肠阴道延长术修复宫颈癌手术结合放疗后阴道残端挛缩的临床应用. 中国医刊, 2016, 51（08）: p. 47-50.

21. Miller KD, Fidler-Benaoudia M, Keegan TH, et al. Cancer statistics for adolescents and young adults, 2020. CA Cancer J Clin, 2020, 70（6）: 443-459.

22. Li S, Hu T, Lv W, et al. Changes in prevalence and clinical characteristics of cervical cancer in the People's Republic of China: a study of 10 012 cases from a nationwide working group. Oncologist, 2013, 18（10）: 1101-1107.

23. Kyrgiou M, Athanasiou A, Paraskevaidi M, et al. Adverse obstetric outcomes after local treatment for cervical preinvasive and early invasive disease according to cone depth: systematic review and meta-analysis. BMJ, 2016, 354: i3633.

24. Zhuang H, Hong S, Zheng L, et al. Effects of cervical conisation on pregnancy outcome: a meta-analysis. J Obstet Gynaecol, 2019, 39（1）: 74-81.

25. Okugawa K, Yahata H, Sonoda K, et al. Safety evaluation of abdominal trachelectomy in patients with cervical tumors ≥2cm: a single-institution, retrospective analysis. J Gynecol Oncol, 2020, 31（4）: e41.

26. Bentivegna E, Gouy S, Maulard A, et al. Oncological outcomes after fertility-sparing surgery for cervical cancer: a systematic review. The Lancet Oncology, 2016, 17（6）: e240-e253.

27. Ramirez PT, Frumovitz M, Pareja R, et al. Minimally Invasive versus Abdominal Radical Hysterectomy for Cervical Cancer. N Engl J Med, 2018, 379（20）: 1895-1904.

28. Li X, Li J, Wu X. Incidence, risk factors and treatment of cervical stenosis after radical trachelectomy: A systematic review. Eur J Cancer, 2015, 51（13）: 1751-1759.

29. Schneider A, Erdemoglu E, Chiantera V, et al. Clinical Recommendation Radical Trachelectomy for Fertility Preservation in Patients With Early-Stage Cervical Cancer. International Journal of Gynecological Cancer, 2012, 22（4）: 659-666.

30. Escobar PF, Ramirez PT, Garcia Ocasio RE, et al.

Utility of indocyanine green (ICG) intra-operative angiography to determine uterine vascular perfusion at the time of radical trachelectomy. Gynecologic Oncology, 2016, 143 (2): 357-361.

31. Nezhat C, Roman RA, Rambhatla A, et al. Reproductive and oncologic outcomes after fertility-sparing surgery for early stage cervical cancer: a systematic review. Fertil Steril, 2020, 113 (4): 685-703.

32. Johansen G, Lonnerfors C, Falconer H, et al. Reproductive and oncologic outcome following robot-assisted laparoscopic radical trachelectomy for early stage cervical cancer. Gynecol Oncol, 2016, 141 (1): 160-165.

33. Bentivegna E, Maulard A, Pautier P, et al. Fertility results and pregnancy outcomes after conservative treatment of cervical cancer: a systematic review of the literature. Fertil Steril, 2016, 106 (5): 1195-1211 e5.

34. Smith ES, Moon AS, O'Hanlon R, et al. Radical Trachelectomy for the Treatment of Early-Stage Cervical Cancer: A Systematic Review. Obstet Gynecol, 2020, 136 (3): 533-542.

35. Li J, Li Z, Wang H, et al. Radical abdominal trachelectomy for cervical malignancies: surgical, oncological and fertility outcomes in 62 patients. Gynecol Oncol, 2011, 121 (3): 565-570.

36. Li X, Xia L, Chen X, et al. Simple conization and pelvic lymphadenectomy in early-stage cervical cancer: A retrospective analysis and review of the literature. Gynecol Oncol, 2020, 158 (2): 231-235.

37. 中国医师协会微无创医学专业委员会妇科肿瘤(学组)专业委员会,中国妇幼保健协会生育力保存专业委员会,熊光武,等.早期子宫颈癌保留生育功能手术的中国专家共识.中国微创外科杂志,2021,21(8):673-679.

38. Cohen PA, Jhingran A, Oaknin A, et al. Cervical cancer. The Lancet, 2019, 393 (10167): 169-182.

39. Verma J, Monk BJ, Wolfson AH. New Strategies for Multimodality Therapy in Treating Locally Advanced Cervix Cancer. Seminars in radiation oncology, 2016, 26 (4): 344-348.

40. da Costa SCS, Bonadio RC, Gabrielli FCG, et al. Neoadjuvant Chemotherapy With Cisplatin and Gemcitabine Followed by Chemoradiation Versus Chemoradiation for Locally Advanced Cervical Cancer: A Randomized Phase II Trial. J Clin Oncol, 2019, 37 (33): 3124-3131.

41. Katsumata N, Yoshikawa H, Kobayashi H, et al. Phase III randomised controlled trial of neoadjuvant chemotherapy plus radical surgery vs radical surgery alone for stages I B2, II A2, and II B cervical cancer: a Japan Clinical Oncology Group trial (JCOG 0102). British journal of cancer, 2013, 108 (10): 1957-1963.

42. Gupta S, Maheshwari A, Parab P, et al. Neoadjuvant Chemotherapy Followed by Radical Surgery Versus Concomitant Chemotherapy and Radiotherapy in Patients With Stage I B2, II A, or II B Squamous Cervical Cancer: A Randomized Controlled Trial. J Clin Oncol, 2018, 36 (16): 1548-1555.

43. Zou W, Hu C, Feng Y, et al. Treatment Protocols for Patients With Stage I B2, II A, or II B Squamous Cervical Cancer. J Clin Oncol, 2018, 36 (16): 2811-2812.

44. Kenter G, Greggi S, Vergote I, et al. Results from neoadjuvant chemotherapy followed by surgery compared to chemoradiation for stage Ib2-IIb cervical cancer, EORTC 55994. Journal of Clinical Oncology, 2019, 37: 5503.

45. Tempfer CB, Tischoff I, Dogan A, et al. Neuroendocrine carcinoma of the cervix: a systematic review of the literature. BMC Cancer, 2018, 18 (1): 530.

46. Yang Y, Zhang L, Zhang Y, et al. Local Hyperthermia at 44℃ Is Effective in Clearing Cervical High-Risk Human Papillomaviruses: A Proof-of-Concept, Randomized Controlled Clinical Trial. Clin Infect Dis, 2021, 73 (9): 1642-1649.

47. Van der Zee J, González González D, van Rhoon GC, et al. Comparison of radiotherapy alone with radiotherapy plus hyperthermia in locally advanced pelvic tumours: a prospective, randomised, multicentre trial. Dutch Deep Hyperthermia Group. Lancet, 2000, 355 (9210): 1119-1125.

48. Burchardt E, Roszak A. Hyperthermia in cervical cancer-current status. Rep Pract Oncol Radiother, 2018, 23 (6): 595-603.

49. Mei X, Ten Cate R, van Leeuwen CM, et al. Radiosensitization by Hyperthermia: The Effects of Temperature, Sequence, and Time Interval in Cervical Cell Lines. Cancers (Basel), 2020, 12 (3): 582.

50. Wootton JH, Hsu IC, Diederich CJ. Endocervical ultrasound applicator for integrated hyperthermia and HDR brachytherapy in thetreatment of locally advanced cervical carcinoma. Med Phys, 2011, 38 (2): 598-611

51. Heijkoop ST, van Doorn HC, Stalpers LJ, et al. Results of concurrent chemotherapy and hyperthermia in patients with recurrent cervical cancer after previous chemoradiation. Int J Hyperthermia, 2014, 30 (1): 6-10.

52. Westermann A, Mella O, Van Der Zee J, et al. Long-term survival data of triple modality treatment of stage II B-III-IVA cervical cancer with the combination of radiotherapy, chemotherapy and hyperthermia-an update. Int J Hyperthermia, 2012, 28 (6): 549-553.

53. Yea JW, Park JW, Oh SA, et al. Chemoradiotherapy with hyperthermia versus chemoradiotherapy alone in locally

advanced cervical cancer:a systematic review and meta-analysis. Int J Hyperthermia,2021,38(1):1333-1340.

54. Katki HA,Kinney WK,Fetterman B,et al. Cervical cancer risk for women undergoing concurrent testing for human papillomavirus and cervical cytology:a population-based study in routine clinical practice. Lancet Oncol,2011,12(7):663-672.

55. Stolnicu S,Barsan I,Hoang L,et al. International Endocervical Adenocarcinoma Criteria and Classification (IECC):A New Pathogenetic Classification for Invasive Adenocarcinomas of the Endocervix. Am J Surg Pathol,2018,42(2):214-226.

56. 李明珠,赵昀,郭瑞霞,等.妊娠期间宫颈癌52例临床分析.中国妇产科临床杂志,2018,1(19):3-5.

57. 魏丽惠,赵昀,谢幸,等.妊娠合并子宫颈癌管理的专家共识.中国妇产科临床杂志,2018,2(19):190-192.

58. Amant F,Halaska MJ,Fumagalli M,et al. Gynecologic cancers in pregnancy:guidelines of a second international consensus meeting. Int J Gynecol Cancer,2014,24(3):394-403.

59. Amant F,Han SN,Gziri MM,et al. Management of cancer in pregnancy. Best Pract Res Clin Obstet Gynaecol,2015,29(5):741-753.

60. Ilancheran A. Neoadjuvant chemotherapy in cervical cancer in pregnancy. Best Pract Res Clin Obstet Gynaecol,2016,33:102-107.

61. Amant F,Vandenbroucke T,Verheecke M,et al. Pediatric Outcome after Maternal Cancer Diagnosed during Pregnancy. N Engl J Med,2015,373(19):1824-1834.

62. Merz J,Bossart M,Bamberg F,et al. Revised FIGO Staging for Cervical Cancer-A New Role for MRI. Rofo,2020,192(10):937-944.

63. Zhu Y,Shen B,Pei X,et al. CT,MRI,and PET imaging features in cervical cancer staging and lymph node metastasis. Am J Transl Res,2021,13(9):10536-10544.

64. Pimple SA,Mishra GA. Global strategies for cervical cancer prevention and screening. Minerva Ginecol,2019,71(4):313-320.

65. Fu J,Wang W,Wang Y,et al. The role of squamous cell carcinoma antigen(SCC Ag)in outcome prediction after concurrent chemoradiotherapy and treatment decisions for patients with cervical cancer. Radiat Oncol,2019,14(1):146.

66. Sabeena S,Kuriakose S,Damodaran B,et al. Human papillomavirus(HPV)DNA detection in uterine cervix cancer after radiation indicating recurrence:a systematic review and meta-analysis. Journal of Gynecologic Oncology,2020,31(2):e20.

67. Manganaro L,Lakhman Y,Bharwani N,et al.

Staging,recurrence and follow-up of uterine cervical cancer using MRI:Updated Guidelines of the European Society of Urogenital Radiology after revised FIGO staging 2018. European Radiology,2021,31(10):7802-7816.

68. Zhou Z,Liu X,Hu K,et al. The clinical value of PET and PET/CT in the diagnosis and management of suspected cervical cancer recurrence. Nuclear Medicine Communications,2018,39(2):97-102.

69. Charakorn C,Thadanipon K,Chaijindaratana S,et al. The association between serum squamous cell carcinoma antigen and recurrence and survival of patients with cervical squamous cell carcinoma:A systematic review and meta-analysis. Gynecologic Oncology,2018,150(1):190-200.

70. Diab Y. Sentinel Lymph Nodes Mapping in Cervical Cancer a Comprehensive Review. Int J Gynecol Cancer,2017,27(1):154-158.

71. Cohen PA,Jhingran A,Oaknin A,et al. Cervical cancer. Lancet,2019,393(10):169-182.

72. Wallin E,Falconer H,Radestad AF. Sexual,bladder,bowel and ovarian function 1 year after robot-assisted radical hysterectomy for early-stage cervical cancer. Acta Obstet Gynecol Scand,2019,98(11):1404-1412.

73. 张小鹏,陈芳,王晓玉,等.初善仪联合TCT检查在宫颈疾病中的应用研究.肿瘤学杂志,2011,17(2):101-103.

74. 张翼婷,王晓玉,罗新.初善仪子宫颈癌筛查系统在宫颈病变筛查中的应用.中国计划生育和妇产科,2013,5(1):24-26,39.

75. 甘丹卉,蒋光愉,罗新.FISH技术检测hTERC基因对宫颈上皮内瘤变发展的前瞻性评估.中国计划生育和妇产科,2013,5(1):18-19.

76. 罗新,范瑾.hTERC基因检测技术在宫颈病变筛查中的地位(专家笔谈).中国计划生育和妇产科,2013,5(3):5-8,13.

77. 林丹,罗新,蒋学风,等.DNA倍体分析联合高危型人乳头瘤病毒检测筛查宫颈病变.实用妇产科杂志,2014,30(7):531-534.

78. 黄恩杰,罗新.中国大陆宫颈细胞学筛查技术实施的现状及缺憾.中国计划生育和妇产科,2016,9(8):4-7.

79. 黄晨玲子,罗新.清除下生殖道高危型人乳头瘤病毒感染的可行性与必要性.中国计划生育和妇产科,2016,9(8):8-10,23.

80. 周宏,罗新.细胞DNA倍体分析技术在人口大国宫颈病变先行筛查中的优势.中国计划生育和妇产科,2016,9(8):11-15.

81. 王元景,吴玉梅.PET/CT和PET/MRI成像在宫颈癌淋巴结转移诊断中的研究进展. 中国医药导报,2021,18(19):60-63.

82. Chen B, Wang L, Ren C, et al. The Effect of Neoadjuvant Chemotherapy on Lymph Node Metastasis of FIGO Stage IB1-ⅡB Cervical Cancer:A Systematic Review and Meta-Analysis. Front Oncol,2020,10:570258.

83. Gadducci A, Cosio S. Neoadjuvant Chemotherapy in Locally Advanced Cervical Cancer:Review of the Literature and Perspectives of Clinical Research. Anticancer Res,2020,40(9):4819-4828.

84. Hall IJ, Tangka FKL, Sabatino SA, et al. Patterns and Trends in Cancer Screening in the United States. Prev Chronic Dis,2018,15:E97.

85. Kneebone A, Fraser-Browne C, Duchesne GM, et al. Adjuvant radiotherapy versus early salvage radiotherapy following radical prostatectomy(TROG 08.03/ANZUP RAVES):a randomised, controlled, phase 3, non-inferiority trial. Lancet Oncol,2020,21(10):1331-1340.

86. Lee YS, Chong GO, Lee YH, et al. Robot-assisted total preservation of the pelvic autonomic nerve with extended systematic lymphadenectomy as part of nerve-sparing radical hysterectomy for cervical cancer. Int J Gynecol Cancer,2013,23(6):1133-1138.

87. Sakuragi N, Kato T, Shimada C, et al. Oncological Outcomes After Okabayashi-Kobayashi Radical Hysterectomy for Early and Locally Advanced Cervical Cancer. JAMA Netw Open,2020,3(5):e204307.

88. Wang S, Wang R, Wen H, et al. Association of pelvic floor function with postoperative urinary incontinence in cervical cancer patients after the radical hysterectomy. Neurourol Urodyn,2021,40(1):483-492.

89. Zhou Z, Liu X, Hu K, et al. The clinical value of PET and PET/CT in the diagnosis and management of suspected cervical cancer recurrence. Nucl Med Commun,2018,39(2):97-102.

90. 王临虹,赵更力. 中国子宫颈癌综合防控指南. 中国妇幼健康研究,2018,29(1):1-3.

91. 王卡娜,郜明蓉. HPV治疗性疫苗研究现状. 实用妇产科杂志,2017,33(2):89-91.

92. Arbyn M, Xu L, Simoens C, et al. Prophylactic vaccination against human papillomaviruses to prevent cervical cancer and its precursors. Cochrane database of systematic reviews,2018,5(5):CD009069.

93. 魏丽惠,赵昀,沈丹华,等. 中国子宫颈癌筛查及异常管理相关问题专家共识(一). 中国妇产科临床杂志,2017,18(2):190-192.

94. 魏丽惠,沈丹华,赵方辉,等. 中国子宫颈癌筛查及异常管理相关问题专家共识(二). 中国妇产科临床杂志,2017,18(2):286-288.

95. Yang Y, Zhang L, Zhang Y, et al. Local Hyperthermia at 44℃ Is Effective in Clearing Cervical High-Risk Human Papillomaviruses:A Proof-of-Concept, Randomized Controlled Clinical Trial. Clin Infect Dis,2021,73(9):1642-1649.

96. Burchardt E, Roszak A. Hyperthermia in cervical cancer-current status. Rep Pract Oncol Radiother,2018,23(6):595-603.

97. Mei X, Ten Cate R, van Leeuwen CM, et al. Radiosensitization by Hyperthermia:The Effects of Temperature, Sequence, and Time Interval in Cervical Cell Lines. Cancers(Basel),2020,12(3):582.

98. Yea JW, Park JW, Oh SA, et al. Chemoradiotherapy with hyperthermia versus chemoradiotherapy alone in locally advanced cervical cancer:a systematic review and meta-analysis. Int J Hyperthermia,2021,38(1):1333-1340.

99. 李明珠,赵昀,郭瑞霞,等. 妊娠期间宫颈癌52例临床分析. 中国妇产科临床杂志,2018,1(19):3-5.

100. 魏丽惠,赵昀,谢辛,等. 妊娠合并子宫颈癌管理的专家共识. 中国妇产科临床杂志,2018,2(19):190-192.

101. Merz J, Bossart M, Bamberg F, et al. Revised FIGO Staging for Cervical Cancer-A New Role for MRI. Rofo,2020,192(10):937-944.

102. Zhu Y, Shen B, Pei X, et al. CT, MRI, and PET imaging features in cervical cancer staging and lymph node metastasis. Am J Transl Res,2021,13(9):10536-10544.

103. Pimple SA, Mishra GA. Global strategies for cervical cancer prevention and screening. Minerva Ginecol,2019,71(4):313-320.

104. Fu J, Wang W, Wang Y, et al. The role of squamous cell carcinoma antigen(SCC Ag)in outcome prediction after concurrent chemoradiotherapy and treatment decisions for patients with cervical cancer. Radiat Oncol,2019,14(1):146.

105. Sabeena S, Kuriakose S, Damodaran B, et al. Human papillomavirus(HPV)DNA detection in uterine cervix cancer after radiation indicating recurrence:a systematic review and meta-analysis. Journal of Gynecologic Oncology,2020,31(2):e20.

106. Manganaro L, Lakhman Y, Bharwani N, et al. Staging, recurrence and follow-up of uterine cervical cancer using MRI:Updated Guidelines of the European Society of Urogenital Radiology after revised FIGO staging 2018. European Radiology,2021,31(10):7802-7816.

107. Zhou Z, Liu X, Hu K, et al. The clinical value of PET and PET/CT in the diagnosis and management of suspected cervical cancer recurrence. Nuclear Medicine Communications,2018,39(2):97-102.

108. Charakorn C, Thadanipon K, Chaijindaratana S, et al. The association between serum squamous cell carcinoma antigen and recurrence and survival of patients with cervical squamous cell carcinoma: A systematic review and meta-analysis. Gynecologic Oncology, 2018, 150 (1): 190-200.

109. Pusceddu S, Bajetta E, Carcangiu ML, et al. A literature overview of primary cervical malignant melanoma: an exceedingly rare cancer. Crit Rev Oncol Hematol, 2012, 81(2): 185-195.

110. Yin C, Yang A, Zhang Y, et al. Primary Cervical Malignant Melanoma: 2 Cases and a Literature review. Int J Gynecol Pathol, 2019, 38 (2): 196-203.

111. Yde SS, Sjoegren P, Heje M, et al. Mucosal Melanoma: a Literature Review. Curr Oncol Rep, 2018, 20 (3): 28.

112. Gellrich FF, Schmitz M, Beissert S, et al. Anti-PD-1 and Novel Combinations in the Treatment of Melanoma-An Update. J Clin Med, 2020, 9 (1): 223.

113. Matsuzaki S, Klar M, Matsuzaki S, et al. Uterine carcinosarcoma: Contemporary clinical summary, molecular updates, and future research opportunity. Gynecol Oncol, 2021, 160 (2): 586-601.

114. Zhu MMT, Shenasa E, Nielsen TO. Sarcomas: Immune biomarker expression and checkpoint inhibitor trials. Cancer Treat Rev, 2020, 91: 102115.

115. Tsuyoshi H, Yoshida Y. Molecular biomarkers for uterine leiomyosarcoma and endometrial stromal sarcoma. Cancer Sci. 2018, 109 (6): 1743-1752.

116. Aggerholm-Pedersen N, Maretty-Kongstad K, Keller J, et al. Serum Biomarkers as Prognostic Factors for Metastatic Sarcoma. Clin Oncol (R Coll Radiol), 2019, 31 (4): 242-249.

117. Chiang S, Cotzia P, Hyman DM, et al. NTRK Fusions Define a Novel Uterine Sarcoma Subtype With Features of Fibrosarcoma. Am J Surg Pathol, 2018, 42 (6): 791-798.

118. Matsuzaki S, Klar M, Matsuzaki S, et al. Uterine carcinosarcoma: Contemporary clinical summary, molecular updates, and future research opportunity. Gynecol Oncol, 2021, 160 (2): 586-601.

119. 刘涵瀚, 胡俊波, 陈琼荣, 等. NTRK 基因重排的子宫颈肉瘤 1 例临床病理分析. 临床与实验病理学杂志, 2021, 37 (10): 1240-1243.

120. Yamaguchi K, Shijubo N, Kodama T, et al. Clinical implication of the antidiuretic hormone (ADH) receptor antagonist mozavaptan hydrochloride in patients with ectopic ADH syndrome. Japanese journal of clinical oncology, 2011, 41 (1): 148-152.

121. Martínez A, Filleron T, Vitse L, et al. Laparoscopic pelvic exenteration for gynaecological malignancy: is there any advantage? Gynecol Oncol, 2011, 120 (3): 374-379.

122. Salani R, Backes FJ, Fung MF, et al. Posttreatment surveillance and diagnosis of recurrence in women with gynecologic malignancies: Society of Gynecologic Oncologists recommendations. Am J Obstet Gynecol, 2011, 204 (6): 466-478.

123. Surveillance, Epidemiology, and End Results. SEER registry data, 2000 to 2004. (Accessed on April 25, 2011).

124. Patel CN, Nazir SA, Khan Z, et al. 18F-FDG PET/CT of cervical carcinoma. AJR Am J Roentgenol, 2011, 196 (5): 1225-1233.

125. Barney BM, Petersen IA, Dowdy SC, et al. Intraoperative Electron Beam Radiotherapy (IOERT) in the management of locally advanced or recurrent cervical cancer. Radiat Oncol, 2013, 8: 80.

126. Tewari KS, Sill MW, Long HJ, et al. Improved survival with bevacizumab in advanced cervical cancer. N Engl J Med, 2014, 370 (8): 734-743.

127. Tewari KS, Sill MW, Penson RT, et al. Bevacizumab for advanced cervical cancer: final overall survival and adverse event analysis of a randomised, controlled, open-label, phase 3 trial (Gynecologic Oncology Group 240). Lancet, 2017, 390 (10103): 1654-1663.

128. Penson RT, Huang HQ, Wenzel LB, et al. Bevacizumab for advanced cervical cancer: patient-reported outcomes of a randomised, phase 3 trial (NRG Oncology-Gynecologic Oncology Group protocol 240). Lancet Oncol, 2015, 16 (3): 301-311.

129. Kitagawa R, Katsumata N, Shibata T, et al. Paclitaxel Plus Carboplatin Versus Paclitaxel Plus Cisplatin in Metastatic or Recurrent Cervical Cancer: The Open-Label Randomized Phase III Trial JCOG0505. J Clin Oncol, 2015, 33 (19): 2129-2135.

130. Lorusso D, Petrelli F, Coinu A, et al. A systematic review comparing cisplatin and carboplatin plus paclitaxel-based chemotherapy for recurrent or metastatic cervical cancer. Gynecol Oncol, 2014, 133 (1): 117-123.

131. Scatchard K, Forrest JL, Flubacher M, et al. Chemotherapy for metastatic and recurrent cervical cancer. Cochrane Database Syst Rev, 2012, 10: CD006469.

132. Alberts DS, Blessing JA, Landrum LM, et al. Phase II trial of nab-paclitaxel in the treatment of recurrent or persistent advanced cervix cancer: A gynecologic oncology group study. Gynecol Oncol, 2012, 127 (3): 451-455.

133. Chung HC, Ros W, Delord JP, et al. Efficacy and Safety of Pembrolizumab in Previously Treated Advanced Cervical Cancer: Results From the Phase II KEYNOTE-158

Study. J Clin Oncol, 2019, 37 (17): 1470-1478.

134. Frenel JS, Le Tourneau C, O'Neil B, et al. Safety and Efficacy of Pembrolizumab in Advanced, Programmed Death Ligand 1-Positive Cervical Cancer: Results From the Phase Ib KEYNOTE-028 Trial. J Clin Oncol, 2017, 35 (36):

4035-4041.

135. van Lonkhuijzen L, Thomas G. Palliative radiotherapy for cervical carcinoma, a systematic review. Radiother Oncol, 2011, 98 (3): 287-291.

第十七章

子宫肿瘤

第一节　子宫肌瘤

一、流行病学

（一）发病率与流行病学

子宫肌瘤（uterine myoma）由平滑肌和结缔组织组成，又称子宫平滑肌瘤（leiomyoma of the uterus），是女性生殖器官中最常见的良性肿瘤，也是导致子宫切除的主要原因之一。

1. 子宫肌瘤发病率　因研究方法、统计资料来源不同，文献报道的子宫肌瘤发病率差异很大。其统计资料来源于以下4种情况：①因子宫肌瘤引起临床症状而住院治疗的临床统计资料，这是目前文献中最常见的有关子宫肌瘤发病率的资料来源；②在普查中通过妇科检查、B超发现，这部分资料目前报道较少，但包含了很大部分无症状和小型子宫肌瘤的患者；③因其他疾病剖腹探查或尸检中发现的资料；④病理组织学诊断或连续切片所发现的资料。

子宫肌瘤引起的各种临床症状而住院治疗的临床统计

资料显示子宫肌瘤患病率约占育龄妇女的20%~25%，子宫肌瘤多见于30~50岁的妇女，其中40~50岁妇女发病率高达51.2%~60%，随年龄增长，子宫肌瘤发病率增加，50岁时子宫肌瘤发病率高达70%~80%，绝经后子宫肌瘤发病率降低。在我国，临床统计子宫肌瘤发病率仅为4%~11%。目前在总体女性人群中，子宫肌瘤的患病率仅能反映有症状的子宫肌瘤患者，为20%~50%。大部分肌瘤是无症状的，故很多患者因无症状或肌瘤较小，临床不易发现而被遗漏。常规病理检查亦有遗漏，曾有研究将常规病理检查后的100份标本，再用连续切片的方法，每份子宫标本以2mm间隔做连续平行切片，肉眼观察切面的子宫肌瘤数目及大小，发现子宫肌瘤检出率高达77%，远高于常规病理检出率。故根据临床诊断和常规病理检查得出的子宫肌瘤发病率与实际存在的肌瘤有较大的出入。近年来，在妇女普查中发现很多无症状肌瘤患者。在美国，通过盆腔检查、B超及子宫切除术或肌瘤切除术而诊断的全部子宫肌瘤发病率为12.8/1 000（妇女·年），仅通过手术诊断的子宫肌瘤发病率约为2/1 000（妇女·年），而且近20年来，通过子宫切除术确诊的子宫肌瘤发病率没有变化。

2. 子宫肌瘤发病率与人种的相关性 不同地区和不同种族子宫肌瘤的发病率不同，非裔妇女比其他种族妇女子宫肌瘤发病率高3~9倍，在美国，校正年龄后黑种人比白种人子宫肌瘤发病率高2~3倍，黑种人在所有年龄组发病率均较高，黑种人发病率峰值年龄(35~39岁)比白种人(40~44岁)早。在随机接受经阴道B超检查妇女中，美国黑种人妇女35岁时，子宫肌瘤发病率为60%，50岁时增加至80%，而白种人妇女35岁时子宫肌瘤发病率为40%，50岁时增加至70%，均提示黑种人妇女对子宫肌瘤的易患性倾向。

3. 子宫肌瘤发病的家族聚集现象 2000年Schwartz等进行了子宫肌瘤家族聚集研究，研究将638位年龄在18~59岁，经手术或B超检查确诊为子宫肌瘤的妇女作为病例组，617位年龄相匹配没有肌瘤的妇女作为对照组，患子宫肌瘤的比值比为2.5，按年龄段和亲属分层时，在年龄<45岁发病患者中，肌瘤比值比增至5.7。在俄罗斯，子宫肌瘤发生的平均危险对姐妹是26.06%，对女儿是19.73%。在我国也有家族中母亲、女儿以及姐妹同患子宫肌瘤而行手术的报道。我国杨慧云等通过遗传流行病学病例对照调查发现子宫肌瘤患者一级亲属患病率显著高于对照家系，采用Falconer回归法估算的子宫肌瘤遗传度为25.84%。这些研究证实家族所特有的肌瘤聚集现象，特别是在年轻发病的患者中更明显。澳大利亚学者还证实单卵双胎比双卵双胎患者的子宫肌瘤双胎配对性状相关性高2倍。种族的易患性、双胎和家族聚集的表现均明显提示子宫肌瘤有潜在的遗传学倾向。

(二) 子宫肌瘤发病的高危因素

子宫肌瘤的危险因素除有潜在的遗传学倾向外，还与其他因素有关。

1. 内源性激素 Marshall等研究发现初潮早(<10岁)子宫肌瘤的风险增加($RR=1.24$)，而初潮年龄>16岁者风险降低($RR=0.68$)。绝经后女性雌激素水平降低，手术切除的子宫标本病理检查发现肌瘤体积和数量明显减少，显微镜下肌瘤细胞的体积明显减小。

2. 体重 多项研究表明肥胖与子宫肌瘤发病率增加相关。1986年一项前瞻性的研究发现体重每增加10kg，子宫肌瘤的发病风险增加21%。肥胖与子宫肌瘤发病率相关的可能原因为脂肪过多增加外周雄激素向雌激素的转化，降低性激素结合球蛋白等相关。然而，亦有少数研究认为BMI与子宫肌瘤的发病率并不明确。

3. 饮食 有研究表明牛肉、其他红肉或火腿等肉类食品增加子宫肌瘤的发病，而水果、绿色蔬菜饮食减低其风险，但此项研究并没有衡量热量以及脂肪的摄入量。另一项研究发现黑种人妇女的乳制品摄入量与子宫肌瘤的风险呈负相关。研究发现婴幼儿期食用植物雌激素、孕前母亲糖尿病者子宫肌瘤患病风险增加。Radin等研究食物中高血糖指数和高血糖负荷与子宫肌瘤发病风险增加相关(分别为$IRR=1.09$；$IRR=1.18$)。维生素D缺乏会增加患肌瘤的风险($aOR=1.47$)。而牛奶和乳制品、纤维蛋白、植物雌激素的摄入情况是否与子宫肌瘤发生有关，仍不清楚。

4. 绝经后激素补充治疗 多数绝经后肌瘤患者，激素补充治疗一般并不促进肌瘤生长，但是与雌激素、孕激素的服用剂量有关。一项前瞻性研究绝经后肌瘤患者每天口服雌二醇2mg，随机口服甲羟孕酮(MPA)2.5~5.0mg，1年后通过超声检测肌瘤直径，研究发现口服2.5mgMPA者，77%肌瘤大小无改变或减小，23%肌瘤轻度增加，而口服5mgMPA者，50%肌瘤直径增加(平均直径增加3.2cm)。

5. 妊娠 多产减少子宫肌瘤的发生及数量。孕期肌瘤细胞同正常肌层细胞一样，产生细胞外基质，增加肽类、甾体激素受体表达。而到产后子宫肌层及肌瘤通过细胞凋亡和分化恢复至正常重量、血流、细胞体积，理论上肌瘤较产前减小或不变。

6. 吸烟 吸烟与子宫肌瘤的发病风险尚未确定。美国一项流行病学研究表明吸烟并不增加子宫肌瘤的发病风险。可能的原因为吸烟可降低雌激素在靶器官的生物利用度，减少雄激素向雌激素的转化，增加性激素结合球蛋白水平等。另一方面，也有报道显示吸烟可能对子宫产生雌激素相关效应，促进细胞增殖。

二、病因学

(一) 子宫肌瘤的组织发生

子宫肌瘤的组织起源目前意见尚未一致，有人认为是由未成熟的子宫壁平滑肌细胞增生所产生，也有人认为是发生于子宫血管壁的平滑肌组织。早在20世纪70年代初，Townsend通过对X连锁的葡萄糖6磷酸脱氢酶(glucose-6-phosphate dehydrogenase, G6PD)的同工酶分析发现从同一子宫而来的随机分布的不同肌瘤的平滑肌细胞都具有完全相同的G6PD电泳类型，提示这些肿瘤起源于一个单个的肌瘤平滑肌细胞，即每一个子宫肌瘤都是以单细胞起源的。随后的研究是在X染色体上，在雄激素受体基因中，包含三脱氧核苷酸重复的克隆试验显示这个基因座比G6PD同工酶基因座具有高度多态性，这种单克隆试验与多数肌瘤是单一起源的结果一致，故认为子宫肌瘤是衍生于单个肌瘤平滑肌细胞的单克隆肿瘤。多发性子宫肌瘤可能是由于在子宫肌层内多灶性潜伏的细胞所形成的多源性单克隆肿瘤。组织学研究发现生长时期不长的微小子宫肌瘤不但富有含肌丝的成熟平滑肌细胞，而且也发现有似孕18~20周胎儿子宫中见到的未成熟平滑肌细胞，推测人类子宫肌瘤的发生可能来自子宫内未分化的间叶细胞，在某些病理条件下增生，分化为平滑肌细胞而形成子宫肌瘤。

此外，有人认为子宫肌瘤的发生可能是一种损伤反应，类似于术后瘢痕形成。潜在的损伤可能与月经期间血管收缩物质释放增加有关，如前列腺素和垂体后叶素分泌增加。子宫肌瘤发病可能为肌瘤的平滑肌细胞对损伤的反应，类似血管平滑肌细胞，由收缩形态的肌细胞转化为增生-合成状态的肌细胞。月经期间平滑肌细胞损伤后，肌细胞不仅表现出增殖率增加而且细胞外纤维基质合成增加。子宫肌瘤中碱性成纤维细胞生长因子（basic fibroblast growth factor, bFGF）过度表达，该因子在血管损伤后，对于平滑肌增殖很重要。因此，月经相关的损伤久而久之导致肌瘤形成。而子宫肌瘤的高危因素如初潮早、未育等在另一方面增加了月经周期及损伤。

（二）子宫肌瘤的遗传学

早在 20 世纪 90 年代初 Rein 就指出体细胞突变是肌瘤形成中的起始事件，体细胞突变包括从点突变到染色体丢失和增多的多种染色体畸变，首先是单克隆起源的体细胞突变，并对突变肌细胞提供一种选择性生长优势，其次是多种与肌瘤有关的染色体的重排。细胞遗传学一致证实子宫肌瘤具有染色体的结构异常，一般认为在子宫肌瘤组织培养中有 53.9%~65.6% 为正常核型，有 34.4%~46.1% 为非随机的染色体异常核型。子宫肌瘤所涉及的常见畸变染色体为 6、7、10、12、14，还有 1、2、3、4、5、13、15、22 和 X，这些染色体或为单一改变或与其他染色体一起改变。常见的畸变区域为 7q21~22；12q14~15；14q21~24 和 6p21。最常见的染色体畸变类型为 t(12;14)(q14~q15;q23~24)；Tri(12)；t(6;10)(p21;q)；del(7)(q22q32)；del(3)(q)，此外还有 del(X)；rea(X)(p11~p22)；r(1)；t(5;12)；INV(5;12)；INS(3)。多种不同类型的子宫肌瘤染色体重排中，常见的包括易位（t）、三体（Tri）和缺失（del），易位能阻断基因序列或引起融合基因的形成，蛋白的功能完全消失或者转化成功能新颖的嵌合体蛋白。三体多通过增加基因量来增加基因表达。而染色体丢失通常引起基因功能的丢失。存在于子宫肌瘤中不同类型的染色体异常提示子宫肌瘤生长和发展具有特异的遗传学改变。

子宫肌瘤中最常见的染色体易位 t(12;14)(q14~15；q23~24)，在有核型重排的肌瘤中约占 20%。12 号染色体长臂 14~15 区（12q14~15）包含着肿瘤形成的关键基因，通过对子宫肌瘤易位研究发现子宫肌瘤存在高速泳动族蛋白（high mobility group protein, HMG）基因家族成员 HMGA2，它定位于 12q13~15，动物实验证实 HMGA2 是一个涉及间质组织细胞增殖和分化的 DNA-结合蛋白，内含 AT-钩与 DNA 特定区域结合参与多种靶基因调节，此外它还可以通过酸性末端与其他蛋白相互作用，在哺乳动物生长和发育中起着重要作用。子宫肌瘤细胞中 HMGA2 频繁重排提示这些基因直接包含在这些肌瘤的畸变生长调控中，一系列间质肿瘤的荧光原位杂交确认 HMGA2 在涉及 12 号染色体易位中是一个关键性基因。分子学研究也证实在子宫肌瘤中

有 HMGA2 表达，而在相邻的正常平滑肌组织中则无表达。此外，其他类型的 12q15 参与的染色体畸变也影响 HMGA2 表达，如 Tri(12) 中 HMGA2 表达量增加；HMGA2 能与位于 8q22~23 的细胞色素氧化酶基因 IVc（COX6C）发生融合，使 HMGA2 表达增加并可能影响间充质细胞分化。

与 HMGA2 相关的高速泳动族蛋白 HMGA1（HMGIY）定位于 6 号染色体短臂上，在具有 6p21 重排的肌瘤中发挥作用。细胞遗传学和分子遗传学研究发现 6 号染色体畸变组 HMGA1（HMGI-Y）基因在 mRNA 水平和蛋白表达率高于非 6 号染色体畸变组与染色体正常组，后两组蛋白表达率差别无显著性。提示 6 号染色体的畸变可以引起子宫肌瘤的发生，并通过调控对 HMGA1（HMGI-Y）基因的表达起作用。

HMGA2 和 HMGA1 均从属于不均质的高速泳动族蛋白家族，它们直接调节各种不同的 DNA 决定簇的活性，HMG 蛋白分担不同化学的和电泳的性能，它们的表达类型不同，故反映在调节和功能上也有区别。在子宫肌瘤中 12 号染色体易位的研究显示 HMGA2 功能失调的发病机制包括 mRNAs 融合、HMGA2 缩短和 HMGA2 调节序列瓦解等。HMGA2 在肿瘤形成过程中的作用机制尚不明确，最近的分子学研究发现肌瘤组织中 HMGA2 和 FGF2 表达高于正常肌层组织，FGF2 的表达水平与 HMGA2 和肌瘤的大小呈线性相关，HGMA2 能增加肌瘤组织中 FGF2 表达，另外 FGF1 通过使 HMGA2 表达升高增加 FGF2 的表达。

带有 t(12;14) 的子宫肌瘤中，14 号染色体有一定意义，雌激素受体 β 基因（estrogen receptor β gene, ESR₂）定位于 14 号染色体长臂（14q22~24）。由于子宫肌瘤的生长是对雌激素的应答，故雌激素受体 β 基因引人关注，ESR₂ 与 t(12;14) 断裂点位置的靠近，在构成肌瘤发病机制和病理学基础的分子学机制中可能有一定意义。此外，RAD51L1（RAD51B）位于 14q23~24，包含结合核苷酸结合域能够调节细胞周期和凋亡，参与 DNA 重组修复，使 TP53、CDK2、周期素蛋白 E 等蛋白磷酸化，参与细胞周期进展。t(12;14)(q15;q24) 导致 RAD51L1 基因 3′ 末端主要外显子丢失，可能是早期肌瘤病理机制的重要步骤。

7 号染色体丢失 del(7)(q22q32) 存在于大约 17% 核型异常的子宫肌瘤中，但也有报道 del(7) 发生率为 35.6%，在子宫肌瘤中这种丢失比任何其他实体瘤更常见。del(7)(q) 肌瘤通常是具有正常 46,XX 细胞的嵌合体，其基因最终定位于 7 号染色体长臂 22 区（7q22），由于该区含有高密度的基因，从而使肌瘤基因的识别工作复杂化。del(7)(q22q32) 可引起一系列基因表达发生改变，从而导致子宫肌瘤发生。

在肌瘤中其他细胞遗传学异常包括 rea(X;13)，rea(10;13)，Tri(12)，涉及 X 染色体畸变包括 del(X)，t(X,5)，t(X,12)，INV(X,5)，INV(X,12)，t(x,3)，der(x)，其中 X 染色体短臂 11~短臂 22（Xp11~p22）优先受累。子宫肌瘤中还有 1 号和 3 号染色体的重排，特别是 1 号环状

染色体形成 r（1）（p34q32）。3 号染色体以多种不同形式重排，包括 INS，del（q；p），t（3；7），其重排或单一发生或在其他染色体上与重排相伴随。10 号染色体以及其长臂的缺失（特别是 q22 区带）在肌瘤中也被发现，虽然没有此位点的候选基因被验证，但已知有两个肿瘤抑制基因定位于此处，即 PTEN/MMAC1 基因（10q23.3）和 DMBT1 基因（10q25.3~26.1），两者均位于染色体长臂。

在染色体异常的子宫肌瘤中，许多都是带有染色体正常细胞的嵌合体，这些异常核型与正常 46,XX 相连,这种嵌合体核型能准确反映体内肿瘤的遗传学状况。

子宫肌瘤的肿瘤基因型与临床表现型之间的研究表明核型重排的存在与肌瘤大小以及解剖定位相关联。Rein 等对 92 例患者的 114 个肌瘤标本进行染色体核型与肌瘤大小相关性分析指出：在总体肌瘤标本中,73 个（64%）核型正常,20 个（18%）核型异常但无嵌合体,21 个（18%）为嵌合体核型。核型异常无嵌合体者比核型正常者肌瘤平均直径明显增大[（10.2±5.9）cm vs.（5.9±4.2）cm],核型异常无嵌合体者中,肌瘤直径>6.5cm 者比<6.5cm 者有明显高的核型异常比率（75% vs. 34%）；具有 7 号染色体丢失的肌瘤 del（7）比具有 12 号染色体重排的肌瘤小（5.0cm vs. 8.5cm）,但与核型正常的肌瘤大小相似。Brosens 等发现黏膜下肌瘤的重排率（12%）比浆膜下肌瘤（29%）和壁间肌瘤（35%）低。

染色体畸变与组织学相比,染色体异常病例中全部组织学均显示为良性肿瘤,但染色体却表现一定程度的异质性,具有特殊组织学类型的子宫肌瘤有 80% 的核型异常,而组织学典型病例染色体核型异常者相对较少。细胞遗传学的多相性提示在子宫肌瘤发生中可能涉及多种不同的体细胞突变,而在个体肌瘤中单一的体细胞突变可能是个体肌瘤对不同生长促进因素不同反应的生物学基础。

除染色体异常,最新研究发现在基因突变方面,子宫肌瘤主要存在 3 种改变：MED12（mediator complex subunit 12）突变（70%）、HMGA2 基因重排（15%）、FH（富马酸）双等位基因失活（1%）。但是,还有一部分子宫肌瘤不包含以上 3 种基因改变。为了更全面地描述子宫肌瘤的分子亚群,Berta 等利用各种分子技术研究了来自 728 名女性的 2 263 个子宫肌瘤标本的基因组学特征,发现子宫肌瘤组织中存在 SRCAP 复合体的基因变化。SRCAP 复合体的作用主要是催化组蛋白 H2A.Z 进入染色质,从而调控染色质结构,而不改变 DNA 碱基序列。H2A.Z 主要参与基因转录、基因组完整性和 DNA 损伤修复。目前为止发现许多肿瘤存在 H2A.Z 过表达。进一步检测子宫肌瘤组织中 H2A.Z 的表达水平,存在 SRCAP 基因改变的子宫肌瘤呈现 H2A.Z 低表达,MED12 突变型和 FH 突变型呈现 H2A.Z 过表达,HMGA1 或 HMGA2 突变型呈现 H2A.Z 中度表达。SRCAP 基因改变的子宫肌瘤 H2A.Z 与染色质结合降低,MED12 突变型虽然存在 H2A.Z 过表达,但是也呈现 H2A.Z 与染色质结合降低。因此 SRCAP 复合物的改变可导致 H2A.Z 与染色质结

合减少,从而导致相关基因表达下降,促进子宫肌瘤生长。

另外,Miika 等人通过研究来自 60 例子宫肌瘤患者的 94 个肌瘤样本,发现子宫肌瘤的基因改变还包括一种Ⅳ型胶原蛋白 alpha 5-alpha6（COL4A5-COL4A6）基因删除,进一步分析子宫肌瘤与正常子宫平滑肌细胞中差异表达的基因发现,锌指基质蛋白 3（zinc finger,matrin type 3,ZMAT3）、催乳素、催乳素释放激素受体（PRLHR）等编码基因在所有基因亚型的子宫肌瘤组织中均表达上调。信号通路分析发现子宫肌瘤组织中 Wnt/β-catenin 信号通路被显著抑制,而催乳素信号通路显著活化。进一步分析每一种亚型发现,HMGA2 亚型子宫肌瘤中,显著上调的基因包括：HMGA2、IGF2BP2、原癌基因多形性腺瘤基因 PLAG1（proto-oncogene pleomorphic adenoma gene）等。MED12 亚型中,显著上调的基因包括：RAD51B、ADAM12 等。FH 亚型中,显著上调的基因包括：AKR1B10［aldo-keto reductase family 1, member B10（aldose reductase）］ 等。COL4A5-COL4A6 亚型中,显著上调的基因包括：胰岛素受体底物 4（insulin receptor substrate-4,IRS4）等。但是以上 2 项研究分别来自欧洲芬兰和瑞典,研究人群为白种人群,至于亚洲或我国人群中子宫肌瘤患者基因变化如何,尚需进一步大样本多中心研究。另外,国内杨芳等研究发现子宫肌瘤中存在一些新的差异基因表达,如 TRIM9 在子宫肌瘤组织及细胞中均表达升高,且通过活化 cyclin D1、survivin、cleaved-caspase 3 和 NF-κB 等蛋白,促进子宫肌瘤细胞增殖,抑制其凋亡。

（三）性甾体激素在子宫肌瘤病因学中的作用

虽然目前认为触发子宫肌瘤发生的起始事件涉及体细胞突变,但子宫肌瘤的发展和生长高度依赖于卵巢类固醇激素。

1. 雌激素与子宫肌瘤 大量研究表明雌激素是肌瘤生长的主要促进因素,临床上青春期前极少发生肌瘤,肌瘤随妊娠长大,绝经后缩小,由此证实雌激素在子宫肌瘤中具有重要作用。子宫肌瘤患者循环中雌二醇水平没有增加,而生物化学研究证实肌瘤组织中雌二醇浓度较邻近正常肌层组织明显增高,肌瘤中雌二醇向雌酮的转化浓度明显低于正常肌层组织,肌瘤中雌激素受体浓度明显高于周边肌层组织。子宫肌瘤中雌激素信号转导途径可能增强,通过分子杂交手段检测雌激素受体 mRNA 水平以及蛋白的数量和功能,发现雌激素受体基因表达增强和雌激素受体蛋白水平增加,进一步证实在子宫肌瘤中雌激素受体基因的转录和蛋白的翻译是增强的。近年来分子生物学研究证实子宫肌瘤及肌瘤旁正常肌层中芳香化酶表达及活性均高于正常子宫肌层,一定剂量的芳香化酶竞争性抑制剂使肌瘤局部雌激素合成减少,同时使卵巢合成的雌激素维持在持续的低水平,可有效减小子宫肌瘤的体积并控制子宫肌瘤的症状。上述研究表明肌瘤局部激素环境是高雌激素状态,且循环中雌二醇和孕激素水平均没有增加,反映了肌瘤的生长均来源于末端器官

对这些性激素敏感性的增加。

雌激素是高效的有丝分裂原,可促进子宫肌细胞、肌瘤细胞等靶细胞的增殖。Eker 鼠动物模型实验研究表明,子宫肌瘤 ELT3 细胞系在 Eker 鼠内 65% 可成瘤,且雌、孕激素受体增加,成瘤模型瘤内注射雌二醇后肿瘤增殖能力明显增加。体外实验研究发现雌二醇对 ELT3 细胞系增殖具有浓度依赖性。雌二醇可刺激子宫肌瘤细胞和正常子宫平滑肌细胞的增殖,使前者核分裂活性高于后者同时凋亡减少,研究雌二醇的这种致有丝分裂作用可能通过其他因子及其受体来调节,表现在雌激素可上调孕激素受体,上皮生长因子及胰岛素样生长因子而使肌瘤生长。Fukuhara 等研究发现在高雌激素状态下,分泌型卷曲相关蛋白 1(sFRP1)强表达,sFRP1 通过抗凋亡作用促进子宫肌瘤生长。在许多细胞系中性激素和生长因子的信号通路相互交叉,共同调节细胞增殖、凋亡、分化等生理病理过程,也成为近年来肌瘤细胞研究的焦点。研究发现雌激素能够诱导肌瘤血小板衍生生长因子(platelet derived growth factor,PDGF)分泌、增加表皮生长因子受体(epidermal growth factor receptor,EGF-R)和孕激素受体 PR 表达;另有研究表明植物雌激素染料木黄酮结合雌激素受体-α(estrogen receptor,ER-α)诱导 ER-α 和胰岛素样生长因子受体(insulin like growth factor receptor,IGF-R)的相互作用,从而使 Shc 和 MAPK 磷酸化,后者又激活 ER-α 形成正性循环,可见在刺激子宫肌瘤细胞增殖中 IGF-1 和雌激素存在交叉对话。此外,雌激素可直接刺激 I 型和III型胶原蛋白 mRNA 以及裂隙连接蛋白连接素-43 等基质蛋白的表达,亦间接通过生长因子介导影响细胞外基质(extracellular matrix,ECM)的合成和聚集。

近年研究发现,雌激素可刺激子宫肌瘤细胞(和正常子宫平滑肌细胞)分泌总的和活化的 TGF-β1 及信号通路的活化,如 MEK、ERK1/2 和 AKT 等的磷酸化;雌激素可刺激子宫肌瘤细胞内一系列信号蛋白活化,如 GAP(GTP 酶激活蛋白)、PI3K、PLCγ(磷脂酶-Cγ)等,进而促进子宫肌瘤生长。

2. 孕激素与子宫肌瘤 自 20 世纪 80 年代以来,愈来愈多的研究发现孕激素在肌瘤发病中有重要作用。组织学和生物化学的研究证实:采用醋酸甲羟孕酮治疗子宫肌瘤,其组织切片上每高倍视野有丝分裂象明显高于未治疗组;181 份子宫肌瘤标本中,分泌期有丝分裂数(12.7/100HP)明显高于增殖期(3.8/100HP)和月经期(8.3/100HP),这种分泌期所增加的肌瘤内有丝分裂活性显示子宫肌瘤的生长受孕酮的影响。子宫肌瘤和正常肌层组织的平滑肌细胞经培养,其超微结构显示在雌、孕激素条件下较单用雌激素或对照组培养的平滑肌细胞增生活跃,肌瘤细胞具有致密体的肌丝数目增加,提示孕激素与肌瘤的分化有关。后续更多的临床实践证实孕激素在子宫肌瘤发病机制中的作用:采用 GnRHa 加孕激素治疗子宫肌瘤,肌瘤体积无改变,而GnRHa 加安慰剂组肌瘤体积缩小,提示孕激素有抑制或逆

转 GnRHa 的作用;应用米非司酮治疗子宫肌瘤,可使子宫肌瘤体积缩小,血中孕激素、组织中孕激素受体水平降低,而雌激素受体无改变,故认为肌瘤萎缩可能是通过直接对抗孕激素,而不是通过抑制雌激素而发挥作用。肌瘤组织比其相邻近肌层中雌激素受体 mRNA 和孕激素受体蛋白表达均有增加,增殖相关核抗原 Ki-67 明显升高,提示这些被增强的孕激素受体介导的信号与肌瘤生长有关,肌瘤中孕激素受体 mRNA 和蛋白表达增加可能是功能性孕激素受体超表达导致末梢器官对雌激素敏感性增加的结果。动物模型实验证明孕激素对肌瘤的生长和体积维持是必不可少的:该动物模型将人肌瘤组织或细胞移植到卵巢切除的免疫缺陷鼠的肾被膜下,分别采用单孕激素、单雌激素和雌孕激素联合3 种方式替代处理,结果发现雌孕激素同时作用能促进细胞增殖和细胞内外成分增加,肌瘤增大,而且可被孕激素拮抗剂 RU486 阻断;孕激素撤退后肌瘤的体积显著减小,单独雌激素却不能增加和维持肌瘤体积。

以上研究结果表明孕激素也是肌瘤生长的主要促进因素,孕激素可通过多种途径参与这一病理过程。首先,孕激素参与增殖和凋亡相关基因的调节。在子宫肌瘤中,凋亡调控基因 bcl-2 蛋白表达增加,bcl-2 蛋白能防止细胞程序化死亡(即凋亡)的正常过程,它受性激素及生长因子等多种因素的调节。正是通过孕激素的上调作用,子宫肌瘤的平滑肌细胞中 bcl-2 蛋白产物显著增加,表明孕激素通过延迟或阻止子宫肌瘤中细胞程序化死亡,而影响细胞增殖率。研究发现孕激素可使体外培养子宫肌瘤细胞中 AKT 途径过度激活,其下游的效应子糖原合酶激酶-3b,转录因子-FOXO 1 磷酸化,从而提高子宫肌瘤细胞生存能力、减少其凋亡。孕激素相关靶基因的研究越来越受到重视:首先,孕激素可参与肌瘤中多种增殖、凋亡相关基因的调节如 Kruppel 样转录因子(KLF11)、左旋氨基酸转运体-2(LAT-2)及小RNA(miRNA)等。其次,孕激素也参与多种生长因子及其受体的调节。孕激素调节剂 asoprisnil 抑制 EGF、IGF-I、TGF-β3 及其受体在体外培养的肌瘤细胞中表达,而对其在正常肌层细胞的表达则无影响。子宫肌瘤中 IGF-I mRNA表达水平与 PRB 呈负相关。此外,孕激素影响肌瘤细胞中ECM 成分的表达。孕激素调节剂 CDB-2914 能够使体外培养的子宫肌瘤细胞中 I 和III型胶原蛋白表达减少,并参与调控细胞外基质金属蛋白酶诱导因子(extracellular matrix metalloproteinase inducer,EMMPRIN),金属蛋白酶(matrix metalloproteinase,MMPsP),组织金属蛋白酶抑制因子(tissue inhibitor of metalloproteinase,TIMPs)和胶原表达。

子宫肌瘤的发病机制中,卵巢甾体激素及其受体起着关键性作用,Shimomura 研究卵巢甾体激素对增殖细胞核抗原(proliferating cell nuclear antigen,PCNA)在肌瘤中表达的影响,发现正常子宫肌层细胞中雌二醇可增加 PCNA 表达,孕激素则不能;而在肌瘤细胞中,雌激素和孕激素均能显著增加 PCNA 表达,提示肌瘤细胞中,雌激素和孕激素对细胞

增殖活性都有上调作用,而正常子宫平滑肌细胞中仅雌激素对其有上调作用,由此可知子宫肌层细胞转变成肌瘤细胞受雌激素和孕激素的双重影响,雌激素和孕激素之间通过自分泌和旁分泌作用互相调节,雌激素可增加肌瘤细胞孕激素受体含量,孕激素反过来又可进一步促进和维持雌激素的变化,两者互相影响共同促进肌瘤的生长。

近期研究发现孕激素能抑制子宫肌瘤细胞中核心蛋白多糖 decorin 的 mRNA 及蛋白水平,进而促进 TGF-β 的活性;还能通过下调 miR-29b 的表达,促进胶原蛋白形成,从而实现多途径促进子宫肌瘤生长。

3. 催乳素与子宫肌瘤　催乳素(prolactin,PRL)可由垂体和多种垂体外组织产生(包括乳腺、前列腺、子宫肌层、子宫肌瘤及免疫细胞等),作为促有丝分裂因子,可通过促进细胞分裂和抑制细胞凋亡而调节肿瘤细胞增长。近年来研究还发现子宫肌瘤患者血清中 PRL 水平高于正常人群,子宫肌瘤组织局部 PRL 浓度、PRL 受体及 PRL mRNA 水平均显著高于正常子宫肌组织。通过对体外培养细胞的研究发现 PRL 能通过自分泌和旁分泌机制以剂量依赖方式调节子宫肌瘤细胞的生长,低浓度 PRL 能够促进细胞生长,高浓度的 PRL 能够抑制细胞生长。Nohara 等研究发现 PRL 促进子宫肌瘤细胞增生,其机制可能是通过有丝分裂原激酶连锁反应而实现。近期研究发现,催乳素能激活子宫肌瘤细胞中 STAT5 和 ERK1/2 通路,促进平滑肌肌动蛋白、纤连蛋白-蛋白和 1 型胶原蛋白等的表达,从而促进子宫肌瘤的生长。

4. 其他与子宫肌瘤相关的激素　在肢端肥大症中,子宫肌瘤发病率较高,这提示生长激素(growth hormone,GH)与肌瘤的生长有关。原位杂交方法证实生长激素受体 mRNA 定位于子宫肌层和子宫肌瘤细胞核和胞质,生长激素可以通过增加胰岛素样生长因子-Ⅰ的间接途径或与子宫生长激素受体相互作用的直接途径在子宫上发挥作用,生长激素受体 mRNA 的存在提示人类子宫是生长激素作用的靶器官,生长激素可能促进和维持肌瘤的生长。此外,还发现子宫肌瘤组织中存在 LH 受体、雄激素受体(androgen receptor,AR)、性激素结合球蛋白(sex hormone binding globulin,SHBG)、催产素受体以及 hCG 受体,其中 LH 受体和催产素受体含量低于周围正常子宫肌组织,而 SHBG 含量高于周围正常子宫肌组织。上述各种因素在肌瘤发生、发展中的具体生物学作用还有待进一步研究。

(四) 生长因子在子宫肌瘤病因学中的作用

近年研究表明性甾体激素在细胞增殖和分化中的作用是通过生长因子的产物调节。生长因子对雌激素诱导细胞的生长和分化以自分泌和旁分泌的方式在组织局部起作用。子宫肌瘤中许多异常表达的生长因子在其他间质衍生的疾病中也有异常表达,因此提出许多肽类生长因子及其受体是肌瘤生长和其他纤维组织生成性疾病的调节因子,根据生长

因子同源性和生物学性质,生长因子可分为不同的家族,包括转化生长因子-β 及其超家族成员、血小板来源的生长因子家族、成纤维细胞生长因子家族、表皮细胞生长因子家族和胰岛素样生长因子家族。

1. 转化生长因子-β 及其超家族成员　转化生长因子-β(transforming growth factor β,TGF-β)与创伤修复和各种纤维生成性疾病有关,TGF-β 以 5 种同工型存在,其中 1、2、3 已在哺乳动物细胞和组织中识别,TGF-β 在其靶组织中的生物活性通过 3 个特异细胞表面受体调节,分别为受体Ⅰ、Ⅱ、Ⅲ型,其中对细胞生长增殖效应由 TGF-βRⅡ 介导,促细胞外基质合成和聚集作用由 TGF-βRⅠ 介导。TGFβs 及其受体在正常子宫肌层组织和子宫肌瘤组织中均有表达,其中 TGF-β3 是生殖系统组织中最主要的亚型。对子宫肌瘤和正常子宫肌壁组织标本以及其原代体外培养的细胞系的研究发现,子宫肌瘤比正常平滑肌中 TGF-β3 mRNA 水平高 5 倍,TGF-β1 表达无差异;子宫肌瘤有较低的 TGF-βRⅡ(60%)表达;然而另有研究证明活化受体即磷酸化 p-TGF-βRⅠ 和 p-TGF-βRⅡ 在子宫肌瘤组织的表达高于较正常肌壁组织。TGF-β1 和 β3 可抑制正常子宫平滑肌细胞增殖,而肌瘤细胞对 TGF-β1 和 β3 的应答不同,TGF-β3 增加肌瘤组织 DNA 的合成无浓度依赖性,而 TGF-β1 仅在低浓度时刺激肌瘤细胞生长。肌瘤的平滑肌细胞对 TGF-β 的抗增殖反应的丢失与所观察的在动脉粥样硬化病变的血管平滑肌的反应相似,这些平滑肌细胞也有 TGF-βⅡ型受体的明显降低和 TGF-β1 表达的增加。

TGF-β 配体受体系统中的改变涉及许多其他纤维组织生成性疾病,如糖尿病肾炎,肺纤维化及肝硬化,在这些病变的细胞中都有 TGF-β1 水平的增加及细胞外基质胶原蛋白,纤连蛋白产物的增加。由于子宫肌瘤在 TGF-β 配体受体系统的改变与其他纤维生成性疾病相似,故有人把子宫肌瘤作为一种纤维组织生成性疾病。近年也有学说认为子宫肌瘤类似瘢痕疙瘩形成过程,以 ECM 过多蓄积及结构紊乱为特征,ECM 影响肿瘤的大小和质地。研究发现子宫肌瘤的平滑肌细胞中,TGFβ 也增加细胞外基质纤连蛋白,胶原蛋白Ⅰ型和Ⅲ型的产物。近期研究表明富含糖胺聚糖(glycosaminoglycan,GAG)的多功能蛋白聚糖在子宫肌瘤组织中的表达高于正常子宫肌层,TGF-βⅢ 使其在这 2 种组织中的表达增加,抗 TGF-β Ⅲ 使其在 2 种组织中的表达减少,尤其是肌瘤组织中降低更为明显,这种多功能蛋白聚糖破坏了 ECM 组织结构使肌瘤组织质地变硬,可能导致肿瘤的生长失常。Joseph 采用细胞培养的方法研究发现 TGF-βⅢ 使子宫肌瘤细胞和正常子宫肌细胞中与 ECM 生成相关Ⅰ型胶原、纤连蛋白(fibronectin,FN)和结缔组织生长因子(connective tissue growth factor,CTGF)的基因表达增加,与 ECM 降解相关的基质金属蛋白酶 MMP-2 和 MMP-11 基因表达减少,是导致 ECM 异常聚集的分子学机制。抗纤维化药物常山酮(halofuginone)通过抑制 DNA

合成抑制子宫肌瘤及正常子宫肌层细胞增殖并且能够介导细胞凋亡，同时还能降低Ⅰ型和Ⅲ型胶原和TGF-1 mRNA的水平。据此，一些已知的抗纤维生成的药物可能为子宫肌瘤的药物治疗提供了新的途径。John M利用逆转录聚合酶链反应（reverse tran-scriptase PCR，RT-PCR）方法发现TGF-βs活化受体即磷酸化的TGF-βRⅡ及其下游的信号调节蛋白磷酸化的Smad2/3复合物在子宫肌瘤中表达增高，产生抗增殖效应的Smad7表达降低。成纤维细胞与正常子宫肌细胞及肌瘤细胞的联合培养实验，也证实TGF-βRⅠ、磷酸化Smad2/Smad3增加，这些说明TGF-βR/MAPK/ERK/Smads介导的信号通路异常在子宫肌瘤的发生、生长过程中至关重要，可能成为控制肌瘤生长的重要途径。

其次，激活素-A（A）和肌肉生长抑制素（M）也属于TGF-β超家族，与TGF-β3相似，Smads蛋白参与调节细胞生长和分化，Smad7产生抗细胞增殖效应。Ciarmela实验研究表明A和M使体外培养的子宫肌细胞Smad7表达增加，而不影响子宫肌瘤细胞中Smad7表达，由此推测子宫肌瘤组织A和M的抗增殖效应敏感性丢失，使子宫肌瘤细胞异常增殖；进一步研究发现子宫肌瘤组织对A、M"抵抗效应"的产生可能与其通路抑制因子卵泡抑素相关基因（follistatin related gene，FLRG）和Cripto因子表达增加相关，提示我们需要进一步探索这两种因子在子宫肌瘤中的作用及机制。

此外，骨形态发生蛋白BMP-2也属于TGF-β超家族，具有调节细胞增殖和分化作用。Sinclair等研究发现TGF-β3降低子宫内膜骨形态发生蛋白受体BMPRs表达形成BMP-2抵抗，在子宫BMP-2抵抗会导致子宫内膜蜕膜化障碍，影响胚泡植入导致子宫肌瘤患者生育功能障碍。此外，TGF-β3还使与子宫内膜抗凝相关的蛋白纤溶酶原激活物抑制剂（PAI-1）、抗凝血酶Ⅲ（ATⅢ）和凝血调节蛋白（TM）表达减少，可能是导致子宫肌瘤患者经量增多的机制之一。

2. 血小板来源的生长因子 血小板来源的生长因子包括血小板衍生生长因子（PDGF）和血管内皮生长因子（vascular endothelial growth factor，VEGF）。PDGF是一种含125个氨基酸的二聚体糖蛋白，因其来源于血小板而得名，有PDGF-AA、PDGF-AB、PDGF-BB、PDGF-CC、PDGF-DD 5种亚型，是一种重要的促有丝分裂因子，可促进血管的形成与再生，为创伤修复提供保证。PDGF及PDGF-R在正常平滑肌组织和子宫肌瘤组织中均有表达。Liang M研究表明子宫肌瘤中PDGF-AA和PDGF-BB及其受体表达高于邻近正常子宫肌层组织；但Hwu的研究结果认为以上各因子及PDGF-DD亚型在2种组织中并无差异，因此以上各亚型PDGF在肌瘤组织中的表达水平尚需要进一步研究。而PDGF-CC的研究结果较为一致，其在子宫肌瘤组织及由肌瘤细胞衍生的平滑肌细胞中表达均显著高于相应的正常子宫肌细胞，并经PDGF-CC/PDGF-RA信号通路促进肌瘤细胞克隆性扩增。Mesquita研究证实PDGF可刺激肌瘤组织NADPH氧化酶衍生的活性氧产物（reactive oxygen species，ROS）增加，激活MAPKs通路调节细胞增殖和基质生成。此外，PDGF不仅可以促进肌瘤细胞增殖同时还可促进ECM过表达，如PDGF不仅可使肌瘤细胞中PCNA表达增加，还可使胶原蛋白a表达增加。

生长因子在调节子宫肌瘤生长中相互影响，PDGF受TGF-βⅠ的双向调节，低浓度的TGF-βⅠ可通过促进PDGF自分泌及PDGF受体合成而诱导细胞增殖；高浓度的TGF-βⅠ则下调PDGF受体的表达，因此PDGF/TGF-β比例增加对肿瘤生长有重要作用。此外，Mesquita研究发现PDGF还能够增加VEGF免疫活性，刺激细胞增殖。

子宫肌瘤是带有复杂血管网能形成血管腔的肿瘤，它们的生存取决于是否能形成足够的血液供给。子宫肌瘤也是血管结构和功能异常的疾病，故有人称子宫肌瘤是一个血管生成的肿瘤。血管内皮生长因子（VEGF）属血小板衍生生长因子家族的生长因子，是以六种亚型存在高度保守的同源二聚体糖蛋白。它们特异性地与3个血管内皮生长因子受体（VEGFR-1，2和3）结合发挥生物学作用，包括促进内皮细胞分裂增生及新生血管的形成、增加血管通透性、促进可溶解血管基底膜和间质的纤维酶表达、促进新生血管的生长等。国内钟一村等研究发现子宫肌瘤组织中VEGF及其受体蛋白表达水平较正常子宫肌壁组织呈持续性高表达，且VEGFR2表达水平明显高于VEGFR1，并且与肌瘤数量正相关，说明VEGFR2与子宫肌瘤病变的内在联系更紧密。此外，对其他肿瘤中VEGF的研究还发现它不仅间接通过局部血管生成促进肿瘤生长，还可以直接作用于肿瘤细胞自身的受体VEGFR促进肿瘤生长。

3. 成纤维细胞生长因子家族 成纤维细胞生长因子（fibroblast growth factor，FGF）家族是由碱性成纤维细胞生长因子（basic fibroblast growth factor，bFGF）、酸性成纤维细胞生长因子（acid fibroblast growth factor，aFGF）等23个成员组成的大家族。FGF是体内分布最广泛的生长因子之一，是中胚层和神经外胚层细胞的生长刺激剂，在胚胎发育、动脉粥样硬化、损伤组织修复及肿瘤血管形成等生理和病理过程中均发挥重要作用。在许多人类组织和癌细胞系中都证明干扰素（interferon，IFN）有降调和阻断bFGF产物的作用。IFN-α是子宫平滑肌细胞增殖有效的抑制剂。周身性给予IFN-α或IFN-β能引起血管肿瘤的退化。一位肝炎患者采用IFNs治疗6个月后，肌瘤直径缩小50%，而且在治疗停止17个月后子宫肌瘤大小并未增加，同时血清bFGF水平出现降低。有研究表明子宫肌瘤和子宫肌层组织中均表达aFGF、bFGF及其受体（FGFR-1和-2），子宫肌瘤中aFGF mRNA水平、aFGF和bFGF的含量、FGFR-1高于子宫肌层组织，亦有研究认为bFGF在以上两种组织中无差异性表达。虽然bFGF对子宫肌瘤细胞和正常子宫肌细胞均有促有丝分裂的作用,但是肌瘤细胞对 bFGF 致有丝分裂效应的应答较弱,因此有人也认为 FGF 在肌瘤生长中可能不是至关重要的。

4. 表皮生长因子家族　包括表皮生长因子(epidermal growth factor,EGF)、肝素结合性表皮生长因子(heparin-binding EGF-like growth factor,HB-EGF),两性调节因子(AR)等十几个成员。目前研究较多且在子宫肌瘤生长中发挥作用的主要是 EGF。EGF 分子量为 6 045kDa,是由 53 个氨基酸组成的单链多肽,通过与膜受体 EGF-R 结合调节多种类型细胞的增殖、分化、凋亡及参与肿瘤形成。EGF 存在于子宫内膜、蜕膜、胎盘等细胞中,对卵巢、子宫内膜、子宫肌细胞和子宫平滑肌瘤组织均有促有丝分裂作用。多项研究表明 EGF 及其受体在子宫肌瘤和正常子宫肌层中均有表达;酶联免疫吸附法测定结果显示子宫肌瘤组织中 EGF 质量浓度显著高于正常平滑肌组织,且肌瘤组织中分泌期高于增殖期,而正常平滑肌组织中增殖期和分泌期 EGF 水平无差别,然而 Dixon 等研究认为增殖期肌瘤中 EGF 蛋白水平低于正常肌层;EGFR mRNA 的表达水平显著高于肌瘤假包膜和肌层组织,且增殖期高于分泌期。以上证据表明 EGF 及其 EGFR 表达与性激素的调节作用密切相关。体外试验证实 EGF 可使离体肌瘤细胞迅速生长,选择性 EGF-R 阻断剂 AG1478 和抑制剂 TKSO50 能够阻断子宫肌瘤细胞增殖且不被生理浓度雌孕激素逆转,撤出阻断剂后不能恢复,说明 EGF 在子宫肌瘤细胞增殖中发挥作用。进一步研究发现 EGF 能够通过 EGFR/MAKP 信号通路下调抑癌基因 p27,刺激 DNA 合成和介导肌瘤平滑肌细胞的多倍化,对正常子宫肌层则无影响。与 PDGF 相似,EGF 也可刺激肌瘤组织 NADPH 氧化酶衍生的活性氧产物增加,激活 MAPKs 调节细胞增殖和基质生成。这些研究表明 EGF/EGFR/MAPK 信号通路在子宫肌瘤中的差异表达可能是其促进子宫肌瘤发展的机制,更为子宫肌瘤的治疗提供了新的靶点。

5. 生长因子是胰岛素样生长因子家族　胰岛素样生长因子系统(IGFs)包括 2 个多肽类生长因子(IGF-1 和 IGF-2),4 个受体(IGF1R、M6P/IGF2R、IR、IRR)和 10 种结合蛋白(IGFBPs)组成。很多研究证实 IGFs 在多种组织的肿瘤发生中有重要作用,主要影响肿瘤细胞的有丝分裂,细胞增殖与分化。IGF-1 由 70 个氨基酸组成,IGF-2 由 67 个氨基酸组成,传统认为只有肝产生,现证实许多非肝组织也含有免疫反应性 IGFs 和 IGF mRNA,动物实验证明子宫肌细胞可产生这 2 种生长因子,它们的表达通过卵巢甾体激素控制。人类的子宫肌层和子宫肌瘤都表达 IGF-1 和 IGF-2 的 mRNA 及其受体,一些研究曾对比了这两种生长因子在 2 种组织类型中的表达水平,但结果不一致,多数认为 IGF-1 mRNA 和蛋白的表达在子宫肌瘤比自体平滑肌要明显得高,部分研究报道肌瘤和自体平滑肌 IGF-1 mRNA 和蛋白表达水平无差异。Peng 等研究发现约 1/3 的子宫肌瘤组织中的 IGFs 及其下游信号分子表达失调,术中切除的

肌瘤组织中 IGF-1j 及 IGF-2 蛋白、IGF-2 mRNA 及 IGF1R 的表达水平高于邻近正常子宫肌层组织,而 IGF-1 mRNA 和 IGF2R 表达无差别。蔡健等近期研究发现子宫肌瘤患者血清及肌瘤组织中 IGFBP-3 表达均降低,从而使有生物活性的游离 IGF-1 浓度升高。这些研究提示我们 IGFs 在子宫肌瘤生长中有重要作用。

目前研究认为 IGF-1 可能通过多途径参与子宫肌瘤的生长调节。IGFs 与 IGF1R 结合经/Shc/Ras/Grb2/MAPK 通路影响细胞增殖,与胰岛素受体(IR)结合经 IRS/PI3K/AKT 信号通路影响细胞存亡。子宫肌瘤的体外试验发现 IGF-1 主要通过 IGF1R/Shc/Grb2/MAPK 信号通路影响细胞有丝分裂发挥促瘤作用;该实验还发现 IRS/PI3K/AKT 在子宫肌瘤并没有显著增加,因此推测延长细胞寿命和影响其凋亡在肌瘤致病过程中的作用并不重要,与其不一致的是 Peng L 的研究显示肌瘤中 p-AKT 和 p-S6K 表达增加,并与 IGF-1 呈正相关,因此 IGF-1 是否影响细胞存亡参与肌瘤生长的机制还需进一步探讨。IGF-1 对正常的子宫肌细胞和肌瘤的平滑肌细胞的促进有丝分裂和分化作用在与 EGF 和 PDGF 联合时更明显。

另有研究表明 IGF-1 影响多种细胞中芳香化酶的表达,Zhang 等通过细胞培养研究发现 IGF-1 能够抑制芳香化酶在溶酶体中自吞噬作用使芳香化酶含量增加,进而加强其催化雌激素合成的作用,IGF-1 是否影响子宫肌瘤组织中芳香化酶的表达需进一步的实验证明,此项研究提示 IGF-1 影响子宫肿瘤生长中的另一种可能的机制。

以上各生长因子家族成员均为受体酪氨酸激酶(receptor protein tyrosine kinase,RPTKs)配体,受体与配体结合诱导自身磷酸化并激活 Ras-Erk/MAPK、PI3K-AKT-mTOR 和 JAK-STAT 信号通路发挥生物学作用。A、M 也是子宫肌细胞中重要的生长因子,通过激活 Ser/Thr 蛋白激酶受体/Smad 通路参与生物学过程。子宫肌瘤中各生长因子之间存在相互作用并受性激素调节。

此外,近年来研究表明一些酶的表达异常和基因突变也与子宫肌瘤相关,如儿茶酚邻位甲基转移酶、延胡索酸酶、DNA 甲基转移酶等,通过影响子宫肌瘤的易感性在肌瘤的生长过程中有重要作用。另有研究表明肿瘤坏死因子 α(tumor necrosis factor-α,TNF-α)能活化子宫肌瘤细胞 ERK 和 NF-κB 信号通路,上调 MMP2 的表达,从而促进细胞迁移。

总之,子宫肌瘤是一种多发病、常见病,其发病率高,目前其发病机制尚未完全阐明。子宫肌瘤是单细胞起源的单克隆肿瘤,肌瘤的发生涉及体细胞突变,一些酶异常表达影响其易感性,雌孕激素和生长因子在肌瘤生长中起主要作用并存在交叉对话,局部生长因子可影响肌瘤细胞增殖、凋亡、细胞外基质形成以及血管生成等促进肌瘤进展。了解以上诸多因子在子宫肌瘤中的作用,有助于深化子宫肌瘤病因学认识从而更进一步探索其发病机制。

三、子宫肌瘤类型及病理

【类型】 子宫肌瘤可发生在子宫任何部位,子宫肌瘤开始时仅为肌壁内的单一瘤细胞所形成,随着肌瘤的增大逐渐从子宫肌壁内向不同的方向生长。

1. 根据肌瘤生长部位不同可分为子宫体肌瘤和子宫颈肌瘤,前者占子宫肌瘤的 90%~96%,后者仅占 2.2%~10%,子宫颈和子宫体同时存在肌瘤占 1.8%。

2. 根据子宫肌瘤与子宫肌壁的位置关系将其分为 3 类(图 9-17-1)

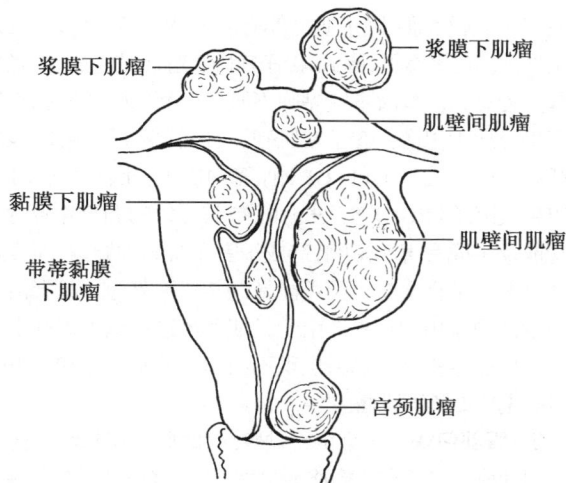

图 9-17-1 各类型子宫肌瘤

(1)肌壁间肌瘤(intramural myoma):又称子宫肌层内肌瘤。肌瘤位于子宫肌层内,周围均被正常肌层包绕,肌瘤与肌壁间界限清楚,常将围绕肌瘤被挤压的子宫肌壁称为假包膜。此类肌瘤最多见,占肌瘤总数的 60%~70%,肌瘤可为单个或多个,大小不一,小者如米粒或黄豆大小,不改变子宫形状;大者可使子宫增大或使子宫形状改变呈不规则突起,宫腔也往往随之变形。

(2)浆膜下肌瘤(subserous myoma):当子宫肌壁间肌瘤向子宫表面的浆膜层生长,以致肌瘤表面仅覆盖少许肌壁及浆膜层时称为浆膜下肌瘤,占肌瘤总数的 20%~30%。当肌瘤继续向浆膜下生长,形成仅有一蒂与子宫壁相连时称为带蒂浆膜下肌瘤(pedunculated subserous myoma)。肌瘤生长在子宫两侧壁并向宫旁阔韧带内生长时称为阔韧带肌瘤(intraligamentary myoma),此类肌瘤常可压迫附近输尿管、膀胱及髂血管而引起相应症状和体征。带蒂浆膜下肌瘤可发生扭转,由于血运受阻,肌瘤蒂断裂并脱落于盆腹腔内可发生坏死。若脱落肌瘤与邻近器官如大网膜、肠系膜等发生粘连,并从而获得血液供应而生长称为寄生性肌瘤(parasitic myoma)或游走性肌瘤。由于浆膜下肌瘤外突多使子宫增大,外形不规则,表面凹凸不平,呈结节状;带蒂浆膜下肌瘤

则可在子宫外触及,为可活动的实性肿物;阔韧带肌瘤则于子宫旁触及,活动受限。

(3)黏膜下肌瘤(submucous myoma):贴近于子宫腔的肌壁间肌瘤向宫腔方向生长,表面覆以子宫内膜称为黏膜下肌瘤,占肌瘤总数的 10% 左右。此类肌瘤突入子宫腔,可以改变子宫腔的形状,有些肌瘤仅以蒂与子宫壁相连称为带蒂黏膜下肌瘤,这种肌瘤在子宫腔内如异物引起反射性子宫收缩,由于重力关系,肌瘤逐渐下移至子宫颈内口,最终蒂被拉长,肌瘤逐渐被推挤于子宫颈外口或阴道口。由于肌瘤位于子宫腔内,子宫多为一致性增长。肌瘤的牵拉和肌瘤蒂的血液供应不足,可使子宫有轻度内翻及肌瘤表面内膜的出血、坏死、感染而引起阴道不规则出血及分泌物增多。

3. 2009 年国际妇产科联盟(FIGO)将子宫肌瘤分为 9 型(图 9-17-2)。0 型,有蒂黏膜下肌瘤,完全突出于子宫腔内;Ⅰ型,无蒂黏膜下肌瘤,不足 50% 的瘤体位于子宫肌层内;Ⅱ型,无蒂黏膜下肌瘤,≥50% 的瘤体位于子宫肌层内;Ⅲ型,肌壁间肌瘤,完全位于肌壁间,位置靠近子宫腔;Ⅳ型,肌壁间肌瘤,位置靠近浆膜层,但不向黏膜面或者浆膜面凸起;Ⅴ型,浆膜下肌瘤,≥50% 的瘤体位于子宫肌层内;Ⅵ型,浆膜下肌瘤,不足 50% 的瘤体位于子宫肌层内;Ⅶ型,有蒂

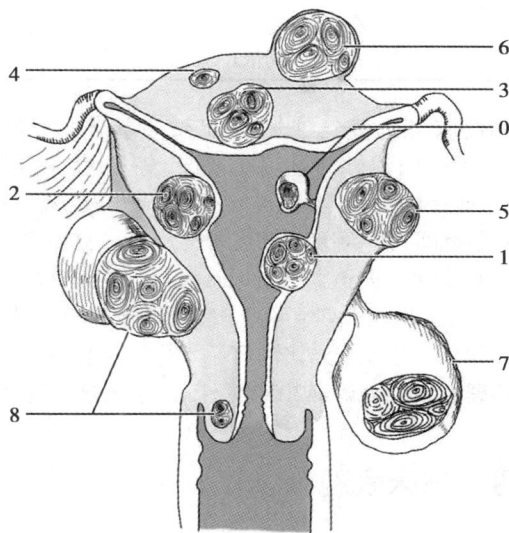

国际妇产科联盟(FIGO)子宫肌瘤分类

0:0型(有蒂黏膜下肌瘤)
1:Ⅰ型(无蒂黏膜下肌瘤,向肌层扩展≤50%)
2:Ⅱ型(无蒂黏膜下肌瘤,向肌层扩展>50%)
3:Ⅲ型(肌壁间肌瘤,位置靠近宫腔,瘤体外缘距子宫浆膜层≥5mm)
4:Ⅳ型(肌壁间肌瘤,位置靠近子宫浆膜层,瘤体外缘距子宫浆膜层<5mm)
5:Ⅴ型(浆膜下肌瘤,≥50%的瘤体位于子宫肌层内)
6:Ⅵ型(浆膜下肌瘤,<50%的瘤体位于子宫肌层内)
7:Ⅶ型(浆膜下肌瘤,肌瘤完全位于浆膜下,有蒂)
8:Ⅷ型(其他特殊类型或部位的肌瘤,子宫颈肌瘤)

图 9-17-2 各类型子宫肌瘤示意图(2009 FIGO 分类)

浆膜下肌瘤；Ⅷ型，其他与子宫肌层无关联的特殊类型，如宫颈肌瘤、圆韧带或阔韧带肌瘤、寄生性肌瘤等。各类型子宫肌瘤（FIGO，2009）见表9-17-1。

表 9-17-1　国际妇产科联盟（FIGO，2009）
子宫肌瘤亚分类系统

	型别	肌瘤部位
SM-黏膜下肌瘤	0	完全位于宫腔内的黏膜下肌瘤
	1	肌瘤大部分位于宫腔内，位于肌壁间的部分≤50%
	2	肌壁间突向黏膜下肌瘤，肌瘤位于肌壁间部分>50%
O-肌壁间肌瘤	3	肌瘤完全位于肌壁间，但紧贴黏膜
	4	肌瘤完全位于肌壁间，不突向浆膜面，也不突向黏膜层
	5	肌瘤突向浆膜，但位于肌壁间部分≥50%
O-浆膜下肌瘤	6	肌瘤突向浆膜，但位于肌壁间部分<50%
	7	带蒂的浆膜下肌瘤
	8	其他类型（特殊部位如宫颈、阔韧带）

子宫肌瘤常为多个，上述肌瘤可2种甚至3种同时发生在同一子宫上，称为多发性子宫肌瘤。子宫颈肌瘤可生长在子宫颈前唇或后唇黏膜下，突向颈管内可形成带蒂宫颈肌瘤；宫颈肌壁间肌瘤，可随肌瘤逐渐长大，使子宫颈拉长，或突向于阴道或嵌顿充满盆腔，此时正常大小的子宫体位于巨大的子宫颈上，巨大子宫颈可将子宫或膀胱上推至下腹部，使盆腔解剖关系发生变异，增加了手术的危险度和难度。

【病理】　见第九篇第二章第四节"子宫肿瘤病理学"。

四、临床表现

【症状】　大部分子宫肌瘤患者可无症状。有无症状及其轻重程度取决于肌瘤的部位、大小、数目以及并发症。肌瘤小、生长缓慢、无症状，可终身未被发现；也有不少患者并无症状，因常规查体，经B超检查发现子宫肌瘤。就医者多数因有症状而来。子宫肌瘤常见的症状包括月经改变、不规则出血、腹部肿块、白带增多、压迫症状等。

1. 月经改变　月经改变是子宫肌瘤最常见的症状。临床可表现为经量增多及经期延长。月经周期规律，经量增多，往往伴有经期延长，此种月经改变最多见；月经频多，月经周期缩短，月经量增多；不规则出血，月经失去正常周期性，持续时间长，时多时少且淋漓不断，多见于黏膜下肌瘤。月经改变以黏膜下肌瘤及肌间肌瘤为多见，浆膜下肌瘤很少

引起月经改变。月经改变的可能原因包括：①体积大或多发性肌间肌瘤随着子宫的增大、子宫腔内膜面积也随之增加，行经时子宫内膜脱落面大，修复时间相应较长导致出血多，经期长。②肌壁间肌瘤妨碍子宫以有效的宫缩来控制出血，因而造成大量出血。③子宫肌瘤多发生于生育年龄的晚期，甚至更年期，有些患者肌瘤不大但月经过多，可能由于伴发功能失调性子宫出血而引起，经刮宫检查子宫内膜可确定。④子宫内膜静脉丛充血、扩张所致出血。子宫浆膜下、肌壁间、子宫内膜均有较丰富的血管分布，无论黏膜下，肌间或浆膜下生长的肌瘤均可能使肿瘤附近的静脉受挤压，导致子宫内膜静脉丛充血与扩张，从而引起月经过多。黏膜下子宫肌瘤临床最突出的症状是经量增多，有学者认为出血是肌瘤表面溃疡所致，然而黏膜下肌瘤伴有溃疡者并不多见，但临床发生异常出血者常见；因此，以子宫内膜静脉丛充血、扩张来解释更为有力。有时子宫黏膜下肌瘤表面怒张的静脉破裂可直接导致大出血。⑤子宫肌瘤及肌壁组织所产生的碱性成纤维细胞生长因子（bFGF）、血管内皮生长因子（VEGF）、表皮生长因子（EGF）等生长因子或其受体的调节障碍对血管功能及生成有直接影响，造成子宫血管结构异常，而导致月经过多。子宫出血原因可能是以某一因素为主或者由几个因素协同作用的结果。由于长期月经过多或不规则出血可导致失血性贫血。临床出现不同程度的贫血症状。重度贫血多见于黏膜下肌瘤。

2. 腹部包块　子宫位于盆腔深部，肌瘤初起时腹部触及不到肿块。当子宫肌瘤逐渐增大，使子宫超过了3个月妊娠大小，或位于子宫底部的浆膜下肌瘤较易从腹部触及。肿块居下腹正中部位，实性、可活动但活动度不大、无压痛、生长缓慢；若患者腹壁厚，子宫增大达4~5个月妊娠大小，患者仍难自己发现。因此，子宫肌瘤患者因腹部包块就诊者少。巨大的黏膜下肌瘤脱出阴道外，患者可因外阴脱出肿物来就医，肿瘤多伴有感染坏死。

3. 白带增多　子宫黏膜下肌瘤或宫颈黏膜下肌瘤均可引起白带增多。一旦肿瘤感染可有大量脓样白带，若有溃烂、坏死、出血时可有血性或脓血性有恶臭的阴道分泌物。

4. 压迫症状　子宫肌瘤可产生周围器官的压迫症状。子宫前壁肌瘤贴近膀胱者可产生膀胱刺激症状，表现为尿频、尿急；宫颈肌瘤向前长大时也可以引起膀胱受压而导致耻骨上部不适、尿频、尿潴留或充溢性尿失禁（overflow incontinence）；巨型宫颈前唇肌瘤充满阴道压迫尿道可以产生排尿困难，患者可因泌尿系统症状就诊。子宫后壁肌瘤特别是峡部或宫颈后唇巨型肌瘤充满阴道内，向后压迫直肠，可产生盆腔后部坠胀，排便不畅。阔韧带肌瘤或宫颈巨型肌瘤向侧方发展嵌入盆腔内，压迫输尿管，使上泌尿道受阻，形成输尿管扩张甚至发生肾盂积水。由于肌瘤压迫盆腔淋巴结及静脉血流受阻产生下肢水肿者少见。

5. 疼痛　一般子宫肌瘤不产生疼痛症状，疼痛症状多因肌瘤本身发生病理性改变或合并盆腔其他疾病所引起；少

数黏膜下肌瘤可有痛经表现。

子宫肌瘤红色变性多见于妊娠期,表现为下腹急性腹痛,伴呕吐、发热及肿瘤局部压痛;浆膜下子宫肌瘤蒂扭转,或子宫底部巨型浆膜下子宫肌瘤在个别情况时可引起子宫扭转均可发生急腹痛;子宫黏膜下肌瘤由子宫腔向外排出时也可引起腹痛,但一般其排出的过程是缓慢渐近,而子宫颈松软,由于肌瘤刺激引起子宫收缩可有阵发性下腹不适,很少引起急性腹痛;黏膜下子宫肌瘤感染坏死引起盆腔炎者可致腹痛,但少见,文献曾有5例报道,患有子宫肌瘤妇女因服避孕药发生肌瘤内灶性出血而引起剧烈腹痛。肌瘤经组织学检查有多灶性出血,而称为肌瘤卒中(apoplectic leiomyomas)。肌瘤合并盆腔其他疾病可导致腹部疼痛,最常见的是子宫腺肌病或子宫内膜异位症,其疼痛具有特点,为周期性、进行性加重的痛经,常伴有肛门坠、性交痛而非急性腹痛。

6. 不孕与流产 子宫肌瘤患者多数可以受孕,妊娠直到足月。然而有些育龄妇女不孕,除肌瘤外找不到其他原因,而行肌瘤切除术后即怀孕,说明不孕与肌瘤有一定关系。肌瘤的部位、大小、数目可能对受孕与妊娠结局有一定影响。宫颈肌瘤可能影响精子进入子宫腔;黏膜下肌瘤可阻碍孕卵着床;巨型子宫肌瘤使子宫腔变形特别是输卵管间质部被肌瘤挤压不通畅,妨碍精子通过;子宫肌瘤引起的肌壁、子宫内膜静脉充血及扩张,特别是子宫内膜静脉的充血扩张,导致子宫内环境不利于孕卵着床或对胚胎发育供血不足而致流产。

7. 红细胞增多症 子宫肌瘤伴发红细胞增多症(erythrocytosis)者罕见。患者多无症状,主要的诊断依据是血红蛋白与红细胞计数增高,除子宫肌瘤外找不到其他引起红细胞增多症的原因。肿瘤切除后血红蛋白与红细胞均降至正常。国内吴葆桢于1964年报告1例子宫肌瘤合并红细胞增多症:患者35岁,腹部胀大如足月妊娠,剖腹探查全腹为一巨大的分叶状实质肿物充满,表面静脉纡曲扩张。肿瘤来自子宫左后壁,双侧附件正常,行子宫次全及双附件切除。病理报告为平滑肌瘤。术前血红蛋白为201g/L,红细胞为6.5×10^{12}/L,术后1周降至正常,术后3个月随访血红蛋白123g/L,红细胞为4.32×10^{12}/L。子宫肌瘤伴发红细胞增多症其原因是由于平滑肌细胞自分泌产生的红细胞生成素所引起。红细胞生成素本由肾脏产生,平滑肌不产生红细胞生成素,此种由非内分泌组织的肿瘤产生或分泌激素或激素类物质并由此引起内分泌功能紊乱的临床症状称为异位激素综合征(ectopic hormone syndrome)。

8. 低血糖症 子宫肌瘤伴发低血糖症(hypoglycemia)亦属罕见,主要表现为空腹血糖低,意识丧失以致休克,经葡萄糖注射后症状可完全消失。肿瘤切除后低血糖症状即完全消失。国内张丽珠于1980年报告1例子宫肌瘤并发低血糖症,患者39岁,未婚,因间歇性发作嗜睡、头晕、出汗,1个多月前先住内科,住院后发作6次,轻时头晕、心悸、全身无力、出汗、神志清楚;重时有嗜睡、全身出汗,每次发作均在早晨,静脉注射50%葡萄糖症状迅速好转,神志随即恢复。

共测空腹血糖8次,未发作及发作各4次。未发作的血糖除一次为3.7mmol/L以外,其余均在5.4~7.8mmol/L范围,发作时血糖分别为3.16mmol/L、1.6mmol/L、1.8mmol/L、1.9mmol/L。后经妇科会诊检查子宫增大如孕4个月大小,质硬,表面光滑,活动受限,右卵巢鸡蛋大囊肿,行子宫次全及右附件切除术,术时探查胰腺无异常发现,术后低血糖症消失。病理诊断为子宫肌间平滑肌纤维瘤,右卵巢滤泡囊肿。术后随访16个月未再发作,每隔4个月测空腹血糖1次均为正常。子宫肌瘤发生低血糖也是异位激素综合征的一种,其发生机制还未完全清楚。近年认为非胰岛素细胞肿瘤引起的低血糖与肿瘤细胞自分泌产生过多的大分子胰岛素样生长因子Ⅱ(big-IGF-Ⅱ)有关。非胰岛素细胞肿瘤患者发生低血糖症,多数肿瘤是来自间叶组织或纤维组织,肿瘤可以是良性,也可以是恶性,如纤维瘤、纤维肉瘤、平滑肌肉瘤等。肿瘤一般较大,通常见于胸腔、腹腔、腹膜后及盆腔。

【体征】

1. 腹部检查 小子宫肌瘤从腹部摸不到肿块,如子宫增大超过3个月妊娠大小或子宫底部肌瘤易于触及。于耻骨联合上方或下腹部正中触及肿物、实性,若为多发性子宫肌瘤则其外形不规则,肿物可活动、无压痛,若为阔韧带肌瘤则其活动受限。

2. 阴道检查 注意阴道是否通畅,有无肿物堵塞;子宫颈大小、外观有无变形、肿物、移位,是否易于暴露,颈管有无变形;阴道穹窿是否饱满。子宫体部肌瘤则子宫呈不同程度增大,肌瘤局部向外突起,子宫表面凹凸不平,肿瘤硬度与子宫肌壁一致,若肌瘤含纤维组织成分较多者则触之较硬;若肌瘤有退行性变则变软甚至呈囊性;若肌瘤有钙化则触之坚硬如石。移动子宫颈时肿瘤也随之移动。带蒂浆膜下肌瘤位于子宫表面,若蒂长,移动子宫颈则肌瘤不随之移动,此时与卵巢肿瘤易混淆。子宫黏膜下肌瘤位于子宫腔内者,子宫呈一致性增大,表面光滑,硬度正常而活动,若带蒂黏膜下肌瘤脱出于子宫颈外口处,则张开窥器即可看到宫颈口处有肿物,粉红色,表面光滑,宫颈四周边缘清楚,质软,肌瘤有时可缩回子宫腔形成时隐时现;若肌瘤大,一旦脱出于子宫颈外口即不易退缩回去,若时间长,肿瘤表面充血、水肿伴有感染,甚至形成溃疡、坏死而有脓性溢液排出。宫颈肌瘤则子宫颈局部增大可触及圆形瘤核,若为带蒂黏膜下肌瘤脱出于宫颈口处,则与子宫黏膜下肌瘤外观相似,用探针探测蒂根位于颈管内则为宫颈黏膜下肌瘤。宫颈肌瘤多是单发的,若为巨型宫颈肌瘤,肌瘤可达3~4个月妊娠子宫大小,盆腔改变较复杂,子宫颈有明显的移位及变形。肌瘤可来自前唇或后唇,以后唇多见,后唇被增大的肿物所代替,前唇则被肿物扩张变薄,宛如临产后近开全的子宫颈,而子宫则被推到肿物之上如高山上的小庙(图9-17-3);有时位于子宫颈上方近峡部的巨型肌瘤向直肠子宫陷凹处嵌入,子宫颈向上移位于耻骨联合的后方,呈扁片状而无法暴露,子宫则被高举于肿瘤之上方(图9-17-4)。来自前唇的巨型肌瘤使宫颈口

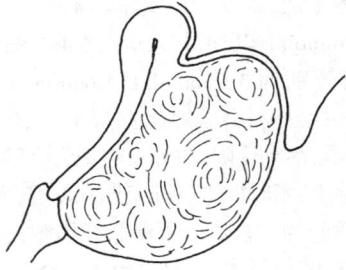

图 9-17-3　宫颈后唇巨型肌瘤

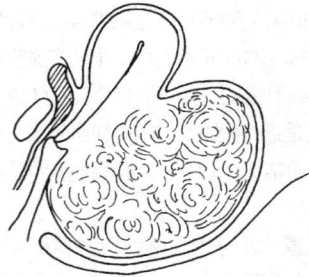

图 9-17-4　峡部肌瘤

移到后下方,亦难以暴露,前唇被巨大的肿瘤代替,子宫被高举于肿物之上(图9-17-5)。有时巨型宫颈肌瘤向下充满阴道,向上嵌入盆腔(图9-17-6)。由于肌瘤塞满阴道,子宫颈几乎触不到,巨型肌瘤嵌入盆腔,子宫体多触摸不清。有时宫颈肌瘤向侧方发展而形成阔韧带底部的肿瘤。三合诊可协助了解盆腔内的改变。

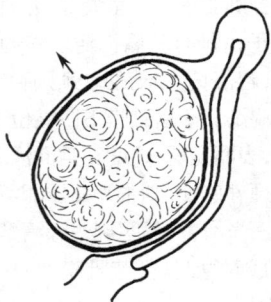

图 9-17-5　宫颈前唇巨型肌瘤

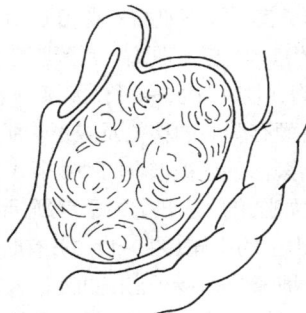

图 9-17-6　巨型宫颈肌瘤突入阴道并嵌入盆腔

五、诊断与鉴别诊断

【诊断】　依据临床症状或体征可对子宫肌瘤作出初步诊断,辅助的影像学诊断方法主要包括超声、MRI 及 CT 检查。超声是最常用的辅助检查方法,可较准确地提示子宫肌瘤的大小、位置及数量。对多发性小肌瘤(直径<0.5cm)及超声下声像图特征不典型的肌瘤,可选择 CT 或 MRI 协助诊断。

1. 临床症状及体征　子宫肌瘤的临床症状取决于肌瘤的部位、大小、生长速度、并发症等,常见于中年妇女,以白带增多、月经过多,不规则子宫出血及膀胱、直肠压迫症状为主诉,多伴发贫血、下腹部肿块或不孕等。对就诊患者应问清病史,查体时须注意一般情况及有无贫血貌,腹部检查若为大肌瘤可触及肿块。妇科检查:子宫体部肌瘤子宫呈不同程度的增大,肌瘤所在部位表面隆起,肿物较硬。

2. 超声检查　经阴道超声检查最常用,对超出盆腔的巨大包块、肥胖及无性生活女性应选择经腹超声检查。超声检查时肌瘤多呈类圆形或椭圆形低回声的实性结节,单发或多发,大多界限清楚。对于声像图特征不典型者,二维超声图像可结合彩色多普勒血流图(color doplor flow image,CDFI)判断。例如:较大肌瘤的内部回声不均,可见片状低回声,瘤体周围有较清晰的直条状血流信号,同时可见半环状、环状及弓状血流信号,肌瘤实质内可有稀疏或丰富点状、短线状、细条状或小分支血流信号;较大的带蒂黏膜下肌瘤可向下达子宫颈管,甚至达子宫颈管外,CDFI 在子宫腔内可探及条状蒂部动静脉血流信号,一直延伸至子宫颈或阴道内瘤体处。经直肠超声检查可用于不宜行经阴道超声的患者,如阴道出血、阴道畸形、阴道萎缩、阴道脱垂及无性生活的女性。三维超声的图像逼真,数据采集和重建更加准确,能明确肌瘤与子宫内膜及肌壁的关系,对于较小的黏膜下肌瘤或位置特殊的肌瘤等可选择经阴道三维超声检查。腹腔镜超声是配合腹腔镜手术的超声检查方法,有助于发现直径约 0.5cm 的小肌瘤,可帮助术者确定最佳的子宫肌层切口位置。

3. MRI 检查　MRI 软组织分辨率高,能够清楚显示子宫浆膜层、肌层及子宫内膜的结构,肌瘤的数量、大小、位置及与子宫腔的关系,能发现直径 0.3cm 的肌瘤,有利于多发性及较小的子宫肌瘤诊断。但费用较高,若有宫内节育器时也会影响对黏膜下肌瘤的诊断。

4. CT 检查　CT 对软组织的分辨能力相对较差,对肌瘤的大小、数目及部位特异性略差,一般不用于子宫肌瘤的常规检查。但 CT 空间分辨率高,在分辨脂肪、出血、钙化成分上具有优势,可避免盆腔其他脏器干扰,准确显示肿块的大小、位置及与周围组织的关系,可用于肌瘤的辅助诊断。

【鉴别诊断】　子宫肌瘤的诊断一般不困难,有时因为病史不清楚或症状、体征不典型,会给诊断带来一定困难,需与下列情况相鉴别：

1. 妊娠子宫 妊娠子宫与子宫肌瘤均有子宫增大，若停经史清楚，妊娠症状明显，妊娠子宫和子宫肌瘤不难鉴别。前者有停经史、早孕反应，且子宫增大与停经月份一致，子宫质软，而子宫肌瘤虽有子宫增大但质地较硬，无停经及早孕反应，且常有异常子宫出血病史。当子宫肌瘤合并妊娠时，妊娠试验亦可为阳性，诊断更为困难，常需观察病情发展，最后再作出确诊。妊娠试验和 B 超检查可资以鉴别。

2. 卵巢肿瘤 卵巢囊肿不易与子宫肌瘤混淆，因为两者硬度不同，前者为囊性而后者为实性。诊断遇到困难较多的是卵巢实性肿瘤与浆膜下子宫肌瘤，两者均为实性肿瘤。如果肌瘤在子宫的一侧，尤其带蒂浆膜下肌瘤有时鉴别困难，需借助 B 超。卵巢恶性肿瘤也为实性肿块，与子宫牢固粘连在一起融为一个团块时，虽属子宫外肿块但与之不能分开，有时被误诊为子宫肌瘤。若患者为绝经后妇女且合并肿瘤标志物升高，首先要考虑为卵巢恶性肿瘤，结合其他卵巢恶性肿瘤的体征如直肠子宫陷凹结节或肿块，子宫固定不动等均可鉴别。阔韧带内巨大子宫肌瘤触之为实性肿物，居子宫的一侧，有时被误诊为卵巢实性肿瘤。有时亦会遇到巨大子宫肌瘤囊性变可被误诊为卵巢囊肿。阴道检查：若为大肌瘤囊性变，摸不清宫体，而卵巢囊肿，除囊肿外可触及子宫体。超声、CT 检查可协助诊断，多层螺旋 CT 血管三维重建技术可显示女性生殖系统肿瘤供血动脉来源，为肿瘤定位提供依据。

3. 子宫内膜异位症 卵巢巧克力囊肿张力大，与子宫紧密粘连，阴道检查：肿物与子宫关系密切，如增大的子宫呈局部突起，因而被误诊为子宫肌瘤。子宫内膜异位症常为子宫骶韧带增粗或有结节，病史上有痛经，经期肛门坠痛等症状有助于鉴别，子宫肌瘤有月经过多或经期紊乱，但大部分患者无痛经。此外子宫肌瘤一般活动自如，而卵巢巧克力囊肿有盆腔粘连，活动受限。超声检查可协助鉴别。

4. 子宫腺肌病 子宫腺肌病也表现为子宫增大，月经过多，好发于中年妇女。与子宫肌瘤，从病史和阴道检查有类似之处，重要的鉴别点是子宫腺肌病的临床症状特点是进行性加重的痛经，阴道检查子宫呈均匀性增大，质地坚硬。子宫肌瘤的子宫多呈不规则增大、质韧，虽有月经过多症状但多无痛经。若子宫肌瘤合并子宫腺肌病，病史则可出现痛经症状。超声检查可辅助鉴别，子宫腺肌病的超声检查影像与子宫肌瘤不同，显示肌壁弥漫性增厚，病变回声不均且边界不清。

5. 子宫内膜癌 子宫内膜癌常见症状是不规则阴道出血，可合并子宫增大，从临床症状与体征均有相似之处。发病年龄不同，子宫内膜癌好发于老年妇女以绝经后出血为多见，而子宫肌瘤则多见于中年妇女。阴道检查均有子宫增大，子宫内膜癌的子宫为均匀性增大，质较软。对更年期妇女应警惕子宫肌瘤合并子宫内膜癌。因此子宫肌瘤患者术前常规做诊断性刮宫以排除子宫内膜癌。

6. 宫颈癌 宫颈癌症状为不规则阴道出血，白带增多或恶臭，而子宫黏膜下肌瘤脱出于宫颈口或宫颈黏膜下肌瘤伴有感染均可产生同样的症状，阴道检查可见阴道内肿物表面有溃烂、坏死，外观似菜花状。宫颈癌宫颈增大、质硬，肿物表面脆，极易出血，穹窿部被累及变硬；而黏膜下肌瘤表面光滑、不糟脆，子宫颈质软，穹窿完整质软，带蒂黏膜下肌瘤可以转动。宫颈液基细胞学及宫颈赘生物组织活检可鉴别。

7. 盆腔炎性肿块 结核附件炎性肿块，触之实性较硬，与子宫紧密粘连，包块不活动，子宫边界不清，易与子宫肌瘤混淆。但两者的病史与症状均不同。结核包块患者有结核病，尤其是肠结核及腹膜炎史，不孕史，月经量少甚至闭经，若为活动性结核则有低热、体弱、血沉快，而子宫肌瘤常以月经过多为主诉。诊断性刮宫若为子宫内膜结核即可确诊为结核性包块，B 超也可协助鉴别包块的来源。

8. 子宫内翻 下坠于宫颈口或阴道内的有蒂肌瘤和慢性子宫内翻有时亦难以区别，因两者都有不规则出血或阴道血性分泌物。检查时均可见到子宫颈膨大，肿物由子宫颈脱出，表面均为黏膜所覆盖。慢性子宫内翻阴道内脱出肿物，其表面为子宫内膜，可误诊为黏膜下子宫肌瘤脱出于阴道。仔细检查于肿瘤下方两侧可见到外翻的输卵管内口，进一步双合诊检查盆腔内空虚，触不到子宫体，而在子宫肌瘤时则仍可以扪及。也可用探条探测子宫腔，子宫内翻时子宫腔很浅，而子宫肌瘤则常和以往相似或稍深。再有用手指沿肿物上摸，在子宫肌瘤中，可摸到瘤蒂由子宫壁伸出，而在子宫内翻则摸不到瘤蒂。

9. 子宫肥大症或子宫纤维化 子宫肌壁组织平滑肌细胞肥大，肌层增厚，子宫均匀性增大。发生于育龄妇女，常伴有月经过多。一般子宫孕 8~10 周大小，多见于经产妇，B 超无瘤核，诊刮内膜无异常。

10. 子宫肉瘤 子宫肉瘤与子宫肌瘤均有子宫增大，阴道出血，有其相似之处。临床往往将子宫肉瘤误诊为子宫肌瘤。子宫肌瘤发生于育龄妇女，生长缓慢，绝经后逐渐萎缩为其特点，而子宫肉瘤好发于老年妇女，生长迅速，若子宫肌瘤增长迅速，特别是绝经后妇女子宫增大首先应考虑子宫肉瘤，并须注意是否有肿瘤侵犯周围组织出现腰腿痛等压迫症状。阴道检查肉瘤子宫增大、质软或硬，有时从宫口有息肉样赘生物脱出，暗红色，或粉色，质脆，触之易出血，诊刮可有帮助，若未侵及内膜则诊刮不易确诊，可选择 MRI 协助诊断。子宫肌瘤的 MRI 信号特征是 T_1 加权成像（weighted imaging，WI）信号强度与正常肌层相似，T_2WI 为低信号；伴变性时，可表现为 T_2WI 高信号；伴出血时，T_1WI、T_2WI 均表现为不均匀高信号。MRI 的磁共振扩散加权成像（diffusion weighted imaging，DWI）、动态增强磁共振成像等可发现子宫肉瘤的相应影像学特征性表现，子宫肉瘤在 T_1WI 以及 T_2WI 中呈现出高低混杂信号，在 DWI 上呈现出高信号，可与子宫肌瘤相鉴别。

六、子宫肌瘤的治疗与预后

【子宫肌瘤的治疗】 治疗原则:子宫肌瘤的特点是性激素依赖性肿瘤,多见于育龄期女性,于绝经后随着体内性激素的降低,多数肌瘤自然萎缩变小,少数甚至消失子宫肌瘤治疗方案的制订应根据患者的年龄、有无症状、肌瘤的部位、大小、数目、生育要求以及患者的全身情况等综合考虑,使治疗个体化,达到解除患者的病痛,提高生活质量的目的。

(一)非手术治疗

1. 期待疗法 期待疗法即定期随诊观察,不需要特殊处理。主要适用于无症状的子宫肌瘤,尤其<10 周妊娠子宫大小者,若为近绝经妇女,期待绝经后肌瘤可以自然萎缩。此外临床常见一些经健康查体发现的无症状的小肌瘤,患者往往带着焦虑的心情来就医,这些患者经过仔细检查确诊为子宫肌瘤者,可采用期待疗法,无必要行手术治疗。每 3~6 个月复查 1 次,随诊期间注意有无症状出现,子宫是否增大。每次随诊需做妇科检查并辅以 B 超检查。随诊过程中若出现月经过多、压迫症状或肌瘤增大尤其速度较快者,应行手术治疗。

2. 药物治疗 子宫肌瘤是性激素依赖性肿瘤,临床采用对抗性激素药物治疗,历时已逾半个世纪,曾试用过多种药物,但广泛治疗肌瘤的药物仍处于探索过程中。药物治疗对于短期内改善症状、纠正贫血、缩小肌瘤效果明显。

(1)促性腺激素释放激素类似物:促性腺激素释放激素(gonadotropin releasing hormone,GnRH)是由下丘脑促垂体区肽能神经元脉冲式分泌的十肽激素,对垂体起双重调节作用。当 GnRH 少量脉冲式分泌时,促进腺垂体细胞合成、储存以及释放促性腺激素 FSH 和 LH,当垂体受到大量持续的 GnRH 作用时,垂体细胞上的受体被激素占满,出现降调节作用,不能再合成和释放 FSH 和 LH,FSH 和 LH 水平下降,从而抑制卵巢功能。GnRH 类似物是在天然的 GnRH 分子结构进行修饰而合成的一系列肽类物质,包含促性腺激素释放激素激动剂(gonadotropin releasing hormone agonists,GnRH-a)和促性腺激素释放激素拮抗剂(gonadotropin releasing hormone antagonist,GnRH-A)两类。GnRH-a 通过改变 GnRH 的结构,在 5、6、8 位氨基酸进行取代,GnRH-a 使其与 GnRH 受体亲和力增强,比 GnRH 活性高出 5~50 倍。GnRH-A 通过竞争阻断 GnRH 受体,直接、快速抑制垂体性腺轴,但不具有 GnRH 刺激分泌促性腺素作用,给药后血浆卵泡刺激素 FSH 及 LH 水平数小时内降低,GnRH-A 无类 GnRH 作用,无应用 GnRH-a 后最初的垂体刺激作用。目前临床上使用的 GnRH 类似物主要为激动剂,GnRH-a 能竞争垂体细胞上 GnRH 受体,首次给药初期,GnRH-a 短暂刺激 FSH 及 LH 升高,即点火(flare-up)效应,使卵巢性激素短暂升高。持续应用后,垂体上的受体被全部占满和耗尽,对 GnRH-a 不再敏感,即垂体 GnRH 受体脱敏,使 FSH 和 LH 大幅下降,导致卵巢性激素水平大幅下降至绝经后水平。治疗子宫肌瘤是通过连续给 GnRH-a 使雌二醇抑制到绝经水平,造成假绝经状态或称药物性卵巢切除,借此抑制肌瘤生长并使其缩小。此药因能被胃多肽酶灭活,不能口服。常用的给药方式为鼻腔喷洒、皮下注射、肌内注射或植入。长效制剂可每月用药 1 次,方便患者。常用 GnRH-a 药品名称、剂量及给药方法见表 9-17-2。

表 9-17-2 常用 GnRH-a 药品名称、剂量、给药方法

药物名称	剂量	给药方法
亮丙瑞林(leuprorelin)	3.75mg	每 4 周 1 次,皮下或肌内注射
曲普瑞林(triptorelin)	3.75mg	每 4 周 1 次,皮下或肌内注射
戈舍瑞林(goserelin)	3.6mg	每 4 周 1 次,皮下
布舍瑞林(buserelin)	200~400μg	每日 1 次,皮下
那法瑞林(nafarelin)	50~500μg	每日 1 次,皮下
组氨瑞林(histerelin)	50~500μg	每日 1 次,皮下
丙氨瑞林(alarelin)	150μg	每日 1 次,皮下或肌内注射

20 世纪 80 年代初期首次报道应用 GnRH-a 治疗子宫肌瘤获得成功。各种 GnRH-a 制剂的临床试验及综述均显示 GnRH-a 能明显缩小子宫及肌瘤的体积,明显改善肌瘤相关症状如月经过多等,并能提升血红蛋白水平,有些患者可诱发闭经。用药 3~6 个月,肌瘤体积可缩小 50%~77%,有效率达 87%,但完全消失者仅见于小的肌瘤。用药 4~8 周即可看出效果,12~16 周效果最佳,继续用药效果却不再显著。子宫及肌瘤体积缩小的程度与体内雌激素下降水平有关。肥胖患者效果较差,可能与其皮下脂肪腺外转化的雌激素增多有关。然而有少数患者即使雌激素水平降至绝经水平,肌瘤缩小仍不明显,多见于年龄较大的妇女,原因不清。这些肌瘤可能是非雌激素依赖性;也有认为与肌瘤成分的异质性有关,肌瘤内的钙化或纤维组织对激素治疗反应差或无反应。报道中所用的 GnRH-a 药物有所不同,其疗效基本一致。用药的时间不等,一般为 12~24 周,患者在 GnRH-a 治疗期间闭经,停药后 4~10 周月经恢复。随着月经的恢复肌瘤在不同时间后又开始增大,在 6 个月内多数又重新恢复到原来的大小。在近绝经期的患者中,部分停药后继续闭经而过渡到绝经,肌瘤不再长大。

GnRH-a 使肌瘤缩小的机制除降低血中雌激素水平外,还可能通过抑制局部碱性成纤维细胞生长因子(bFGF)、血管内皮生长因子(VEGF)、血小板衍生生长因子(PDGF)表达以及减少 DNA 合成、细胞增殖及转化生长子的产生抑制肌瘤生长,并通过减少子宫或肌瘤血管直径及血流参数而使肌瘤缩小。

子宫肌瘤采用 GnRH-a 治疗的适应证包括：①术前辅助治疗，这是目前应用最多的适应证，大肌瘤伴有严重子宫出血，术前用药使肌瘤缩小后手术，术中出血减少且操作容易，尤其是肌瘤切除术。严重贫血者用药后闭经，术前可纠正贫血，减少输血的可能。用药后由于肌瘤缩小，使原本不能行肌瘤剥除者可行剥除，避免子宫切除，同时可因肌瘤缩小增加腹腔镜下肌瘤剥除或子宫切除及阴式子宫切除、宫腔镜下子宫肌瘤切除的可能，减小对患者的创伤。但也有些肌瘤因术前应用 GnRH-a 而缩小，行肌瘤切除术时难以发现而被遗漏，增加肌瘤切除术后"复发"的机会。②子宫肌瘤合并不孕患者，经药物治疗后肌瘤缩小，为受孕改善了条件，获得自然受孕的机会。③近绝经期患者采用 GnRH-a 治疗后，有些患者可以提前过渡到绝经，肌瘤随之自然萎缩。④子宫肌瘤患者有严重合并症暂不能接受手术者可以采用 GnRH-a 药物治疗，控制肌瘤生长，暂缓手术。

GnRH-a 的副作用主要是由于低雌激素水平所引起的绝经期综合征及骨质丢失。患者出现程度不同的潮热、燥汗，阴道干涩，情绪不稳定，最具威胁的副作用是引起骨吸收，导致骨质疏松，尤其以腰椎及股骨近端最为明显。用药 24 周，骨质可丢失 6%（4%~12%），一般停药后可以恢复，但有些患者即使停药后也不可逆。为了避免由于长期使用 GnRH-a 造成低雌激素状态带来的副作用，于 20 世纪 80 年代后期提出的反加添疗法（add back），即采用 GnRH-a 与性激素联合用药以期达到能减轻或制止潮热等绝经期症状及防止骨质丢失又能保持 GnRH-a 对子宫肌瘤的疗效，已得到临床肯定，先用 GnRH-a 12 周，收到子宫缩小的效果后，再加用相当于绝经后激素补充治疗所用的低剂量雌激素与孕激素，与之联合。用药选择因人而异。常用药物有替勃龙、雷洛昔芬、单孕激素及雌孕激素联合用药。方案包括：①先用 GnRH-a 3 个月使肌瘤缩小后，再加用天然雌激素与孕激素序贯或联合应用；②从治疗开始即采用 GnRH-a 与替勃龙 2.5mg 每天 1 次联合应用；③GnRH-a 治疗同时加用雷洛昔芬每天口服 60mg。Palomba 研究显示该方案治疗过程中及治疗后 BMD 和血清骨代谢标志物没有发生明显变化，而子宫和肌瘤的体积明显缩小。一般应用 GnRH-a 12 周的患者不需反加疗法。

过去一直主张 GnRH-a 治疗子宫肌瘤使用时间 3~6 个月，Jasonni 等对不同用药时间进行比较发现用药 2 个月和 6 个月子宫体积较用药前均显著缩小，但 2 组间子宫体积的缩小量和术中出血量无显著差异。Chia 等 2006 年报道，术前使用 GnRH-a 2 个月能够显著减少子宫及肌瘤的血流，治疗组的术中出血明显少于对照组。药物可通过使子宫动脉及肌瘤血管内血流量明显减少，抑制肌瘤生长。故对于术前用药后血红蛋白已升高到理想水平者无须延长用药，可避免或减轻 GnRH-a 治疗的副作用。对于近绝经期采用 GnRH-a 治疗者可适当延长用药时间。

GnRH-A 主要为多肽和小分子药物，目前共有 6 款药物上市。其中阿巴瑞克、西曲瑞克、加尼瑞克及阿巴瑞克为多肽药物，目前 GnRH-A 主要用于辅助生殖技术及前列腺癌。由于其为短效制剂，目前尚未见治疗子宫肌瘤的随机对照研究报道，但在小样本的研究中显示出良好的疗效。Flierman PA 报道 19 例绝经前有症状的子宫肌瘤患者每天使用加尼瑞克 2mg 皮下注射，使用 19 天时子宫及子宫肌瘤体积缩小最为明显，子宫及子宫肌瘤体积缩小分别为 42.7% 和 46.6%。

近两年上市的一种口服 GnRH 拮抗剂艾伯维（elagolix）和一种促性腺激素释放激素受体拮抗剂瑞卢戈利（relugolix），为小分子药物，另外一种小分子药物 GnRH 受体拮抗剂林扎戈利（linzagolix）已在欧盟提交上市申请。3 种小分子 GnRH-A 均为口服制剂，比针剂更方便，患者依从性更好。艾伯维作为第 1 个获 FDA 批准上市的小分子 GnRH-A，最初用于治疗子宫内膜异位症引起的中度至重度疼痛。最近多项 II 期临床试验已经证实艾伯维能明显减少子宫肌瘤引起的月经过多，降低经期失血量，缩小子宫体积，提升血红蛋白。一项 III 期临床试验纳入了 790 例子宫肌瘤患者，分为 3 组：安慰剂组 196 例；艾伯维单药 199 例（300mg，b.i.d.）；艾伯维联合治疗 395 例联合雌二醇（1mg，q.d.）+ 醋酸炔诺酮（0.5mg，q.d.），24 周；与安慰剂组相比艾伯维能显著减少月经量。与艾伯维单药相比，艾伯维联合治疗能改善骨密度。在另一项 III 期临床试验中，98 名子宫肌瘤患者接受艾伯维（300mg，b.i.d.）单药治疗，218 名患者接受联合治疗艾伯维 + 醋酸炔诺酮（0.5mg，q.d.），最常见的不良反应包括潮热、盗汗、头痛、恶心等。艾伯维 + 醋酸炔诺酮两药联合也能改善骨密度。因此，艾伯维可以用于治疗绝经前女性因子宫肌瘤引起的月经增多。

多项临床研究证实瑞卢戈利可改善子宫肌瘤引起的月经过多，日本首先于 2019 年 2 月批准瑞卢戈利用于治疗子宫肌瘤。最新的一项 III 期临床试验纳入了 768 例子宫肌瘤患者，分为 3 组：安慰剂组 256 例，瑞卢戈利联合治疗组 253 例（40mg 瑞卢戈利 +1mg 雌二醇 +0.5mg 醋酸炔诺酮，q.d.，治疗 24 周），瑞卢戈利序贯治疗组 259 例（40mg 瑞卢戈利单药 12 周，后续为 40mg 瑞卢戈利 +1mg 雌二醇 +0.5mg 醋酸炔诺酮，q.d.，治疗 12 周）。发现瑞卢戈利联合治疗组及瑞卢戈利序贯治疗组显著减少了由子宫肌瘤导致的月经量多、痛经和盆腔不适感；相比于瑞卢戈利序贯治疗组，瑞卢戈利联合治疗组同时还改善骨密度，减轻围绝经期症状。

林扎戈利的适应证包括子宫肌瘤、子宫内膜异位症和子宫肌腺病，尤其是与子宫肌瘤相关的月经过多，目前正在进行 II~III 期临床研究。林扎戈利治疗子宫肌瘤的 III 期临床试验有 2 项，结果显示林扎戈利能显著降低月经量，且能增加闭经率、提升血红蛋白、缩小子宫体积、减轻痛经、改善生活质量。与艾伯维不同，林扎戈利半衰期约为 15 小时，因此可每日单剂量给药，具有良好的药代动力学特点，因此给药方案灵活:①每日1次100mg,用于对反向添加疗法有禁忌的患者;②每日1次200mg联合反向添加疗法长期使用(超过6个月);③每日1次200mg短期使用,特别是当需要快速减小肌瘤体积时。

(2)米非司酮:米非司酮(mifepristone)又称RU486,是19-去甲睾酮的衍生物,具有抗孕激素、抗糖皮质激素的作用,前者的作用强于后者。能取代体内孕酮与其受体相结合,抑制孕酮活性,继而引起卵巢黄体溶解,致体内孕酮和雌二醇水平下降。20世纪80年代研究成功的药物,最初临床主要用于抗生育,近年逐渐扩大了其应用范围。Murphy等首次报道应用米非司酮治疗10例有症状的子宫肌瘤患者,使子宫肌瘤体积缩小。最初是每日服50mg,连续服用3个月。其后又进行了每日25mg及5mg不同剂量的观察,治疗3个月,25mg组用药3个月,肌瘤缩小49%,与50mg组同样的效果,而5mg组的疗效差。3组用药期间均出现闭经,部分患者出现轻度潮热。20世纪90年代后期国内陆续有较多的米非司酮治疗子宫肌瘤的报道。用量为每日口服10~25mg,连服3个月为1疗程,均收到肌瘤缩小的效果,体积缩小50%左右。有效率(缩小>20%)达85%~90%,服药期间闭经。不良反应轻,少数患者出现轻度潮热,个别转氨酶轻度增高,停药后即恢复正常。停药后15~40天恢复月经,个别延迟。月经恢复后子宫肌瘤体积的变化也因人而异,有的患者停药后3个月内肌瘤未见增大,随后逐渐增大。月经恢复后的经量也不尽相同,50岁左右近绝经期患者可诱发绝经,停药后继续闭经,肌瘤持续缩小,此点与GnRH-a有相同作用。也有文献显示低剂量米非司酮(5mg或10mg)均可使子宫肌瘤明显缩小,达到闭经、改善贫血的目的。Steinauer对米非司酮治疗子宫肌瘤的文章进行综述,显示米非司酮的使用剂量逐渐减小至25mg/d、10mg/d,甚至达5mg/d,使用3个月的有效率为26%±20%,6个月有效率为48%,与50mg/d使用3个月疗效相当。Eisinger及Fiscella等均对小剂量米非司酮治疗子宫肌瘤的疗效进行研究,显示5mg/d与10mg/d子宫肌瘤缩小的效果相同,与对照组比较具有明显缩小子宫肌瘤的作用。长期使用米非司酮有子宫内膜增生的报道,研究显示:使用米非司酮10mg/d,6个月,13.9%~28%出现子宫内膜过度增生(无不典型增生),使用12个月发生率降低至4.8%;5mg/d组未发现子宫内膜增生。米非司酮与GnRH-a治疗子宫肌瘤比较,疗效相同,适应证与GnRH-a基本相同。我国目前一般应用小剂量米非司酮10mg/d,口服,连续3个月治疗子宫肌瘤。

(3)三烯高诺酮:三烯高诺酮(gestrinone,R2323)是合成的19-去甲睾酮的衍生物,具有强抗孕激素、抗雌激素及中度抗促性腺激素及轻度雄激素作用,服用后患者血中LH、FSH、E、P均降低。1981年英国Coutinoho-EM报道1例R2323治疗子宫肌瘤的病例,该患者在停药后生育。此后研究显示给予子宫肌瘤患者不同剂量(2.5~5.0mg)和途径(口服或者经阴道给药)的三烯高诺酮,可使子宫肌瘤体积明显缩小,以服药最初6个月缩小最显著,6个月后缩小速度减慢;而且2.5mg每周3次比5mg每周2次更有效,阴道用药较口服用药肌瘤缩小更明显。所有患者在治疗过程中出现闭经,肌瘤引起的症状在用药1个月后消失。用药半年的患者,89%在停药后18个月,子宫仍比治疗前小。副作用主要包括体重增加、痤疮、皮质增多症和潮热等;肝功能异常较少见,对血脂血糖无明显影响,用药半年后骨密度无明显变化。停药后副作用一般于2个月内消退。

(4)选择性雌激素受体调节剂:选择性雌激素受体调节剂(selective estrogen receptor modulators,SERMs)的药理活性具有组织特异性,在中枢神经系统、骨骼、肝及心血管系统表现为雌激素受体激动剂,发挥雌激素保护心血管及代谢方面作用;在乳腺内表现为雌激素受体拮抗剂;在子宫则混合了拮抗剂和激动剂的作用。过去曾用他莫昔芬(tamoxifen)治疗子宫肌瘤,但由于它有刺激子宫内膜增生的作用现已不用。雷洛昔芬(raloxifene)是目前使用最广泛的一种选择性雌激素受体调节剂,已被批准用于治疗和预防绝经后的骨质疏松。因其无刺激子宫内膜增生的副作用,近年的临床研究显示雷洛昔芬对子宫肌瘤有治疗作用。最初采用每天60mg雷洛昔芬治疗绝经后子宫肌瘤,可使肌瘤体积缩小,并可持续至停药后1年,而此剂量对绝经前子宫肌瘤患者作用不明显,增加剂量至180mg/d作用仍不明显;这可能是雷洛昔芬的抗雌激素作用只能抵消绝经后低雌激素而不能抵消绝经前较高的雌激素水平。而Jirecek等的一项随机对照试验,给予25例绝经前的子宫肌瘤患者口服雷洛昔芬180mg/d,共3个月或不进行医疗干预,结果治疗组的肌瘤体积与对照组相比减少22.2%,与基线相比减少9.1%。有研究发现该药对肌瘤细胞有明显的抗增殖及诱导凋亡的作用。国内尚无雷洛昔芬治疗子宫肌瘤的报道。

(5)选择性孕激素受体调节剂:选择性孕激素受体调节剂(selective progesterone receptor modulators,SPRMs)是新近研发的一类合成的孕激素受体的配体,它们与受体结合表现出孕激素激动剂、拮抗剂、部分或者混合的激动剂与拮抗剂效应。

阿索普利尼(asoprisnil,J867)是其中的代表药物,具有混合的孕激素受体激动剂及拮抗剂的效应,动物实验显示其对子宫组织具有高选择性。Chwalisz等进行的一项多中心、双盲、随机、安慰剂对照的临床试验纳入129例符合标准的患者,口服不同剂量的Asoprisnil(5,10,25mg)或安慰剂,每天1次共12周,结果显示:试验组子宫及肌瘤体积明显缩小,其中25mg组平均肌瘤体积缩小36%,压迫症状改善。由低到高不同剂量的Asoprisnil减少患者子宫出血量分别达28%、64%及83%;以上各项改善有明显的剂量依赖性。Wilkens J等对33例子宫肌瘤患者术前给予Asoprisnil 10mg或25mg或给予安慰剂共12周,用药前及手术前测定子宫动脉的血流阻抗,子宫及肌瘤的大小及记录患者的月经周期及月经量,结果显示25mg组明显增加子宫动脉的血流阻力,提示子宫动脉血流量减少,子宫肌瘤体积缩小的中位数为25.8%;与安慰剂组比较,月经量明显减少,25mg组91%的患者闭经。目前尚无 Asoprisnil 治疗子宫肌瘤的大样本临床试验的结果,其适应证、禁忌证及副作用有待进一步总结。

醋酸乌利司他(uliprital acetate,CDB-2914)也是一种选择性孕酮受体调节剂。醋酸乌利司他是新的具有抗孕激素和抗糖皮质激素活性的物质,结构与孕酮和米非司酮相似。2008年 Levens 等报道用于治疗子宫肌瘤,其随机对照试验显示应用10mg、20mg醋酸乌利司他均能使子宫肌瘤体积明显缩小。Donnez J 等报道醋酸乌利司他与安慰剂及醋酸亮丙瑞林治疗子宫肌瘤对比,使用醋酸乌利司他治疗13周可有效地控制子宫肌瘤导致的出血过多,并且可使肌瘤缩小;在控制子宫出血方面,每日5mg和10mg剂量的醋酸乌利司他并不劣于每月1次的醋酸亮丙瑞林,并且引起潮热的可能性显著减小。

(6)左炔诺孕酮宫内缓释系统:左炔诺孕酮宫内缓释系统(levonorgestrel releasing intrauterine system,LNG-IUS)(曼月乐,Merina)是一种新型的避孕药具。每天释放20μg高效孕激素,使子宫内膜腺体萎缩,间质蜕膜样变,黏膜变薄,有效减少月经量。文献报道特发性月经过多患者使用LNG-IUS 3个月可使月经量减少94%,目前临床已用于特发性月经过多的治疗,并取得良好效果。基于此,LNG-IUS可用于治疗合并阴道出血过多的子宫肌瘤。Kriplani A 等一项前瞻性对照研究,54例子宫肌瘤伴月经过多患者及50例特发性月经过多患者使用LNG-IUS治疗,采用失血量评分图判断月经期失血量,使用1个月失血量减少86.8%,使用3、12、24、36及48个月,经期失血量分别减少92.1%、97.4%、97.4%、99.5%及99.5%,与特发性月经过多的效果相似。2组的子宫体积均明显减小,子宫肌瘤组子宫体积减小更明显,但子宫肌瘤的体积无明显减小。Socolov D 等也进行了一项前瞻性研究,102例因子宫肌间肌瘤造成月经过多或月经频发者采用LNG-IUS治疗,使用 Higham 评分评估经期失血量,结果使用12个月平均失血量评分由231.7分降至17.6分,经期持续时间明显缩短,子宫平均体积由145cm³降至129cm³,子宫肌瘤的体积改变不明显。

(7)芳香化酶抑制剂:芳香化酶是雌激素合成的限速酶,是很好的被选择性抑制的靶点。根据其作用机制不同,可分为2类:即非甾体类制剂(来曲唑、阿那曲唑等)和甾体类制剂(依西美坦等),目前临床上主要用于绝经后女性乳腺癌的治疗。芳香化酶抑制剂(aromatase inhibitor,AI)主要通过抑制组织中芳香化酶的活性,阻止绝经后女性体内雌激素的生成从而降低雌激素水平,还可通过抑制肿瘤细胞内芳香化酶活性,降低肿瘤组织内雌激素水平,从而达到抑制激素依赖性肿瘤细胞的生长目的。子宫肌瘤也是性激素依赖性肿瘤。以往研究结果显示,子宫肌瘤组织中芳香酶活性远远高于周围正常子宫肌组织。Mohammad 等的一项随机对照研究,将75名受试者随机分为2组,一组口服来曲唑

2.5mg/d,共12周,另一组注射曲普瑞林3.75mg/4周,共12周,结果显示来曲唑组子宫肌瘤体积缩小46.5%,较曲普瑞林组(33.2%)效果明显,而循环雌激素水平降低不明显。与GnRH-a 相比较,AI 具有起效快、副作用小的特点,尤其适用于准备生育者短期使用。Gurates 等给予60例有症状的子宫肌瘤患者来曲唑5mg/d,共3个月,子宫及子宫肌瘤的体积平均缩小21.67%及46.72%,临床症状明显改善,而对骨量没有明显影响。

(二)手术治疗

子宫肌瘤的手术方式包括肌瘤切除术、子宫全切术、子宫次全切除术。手术途径可经腹[包括(机器人辅助)腹腔镜和开腹]、经阴道及宫腔镜手术。手术适应证:子宫肌瘤合并月经过多或异常出血甚至导致贫血;压迫泌尿系统、消化系统、神经系统等出现相关症状,经药物治疗无效;子宫肌瘤合并不孕;子宫肌瘤患者准备妊娠时若肌瘤直径≥4cm建议切除;绝经后未行激素补充治疗但肌瘤持续生长。手术禁忌证:生殖道或全身感染的急性期;严重内科疾患如心、肝、肾功能衰竭的急性期;严重的凝血功能障碍及血液病;其他不能耐受麻醉及手术的情况;膈疝患者禁行腹腔镜;子宫肌瘤生长较快、影像学提示有恶性倾向者不适合行子宫肌瘤切除术。

1. 术前准备

(1)充分的术前准备及评估:通过妇科病史、查体、超声检查及相关的实验室检查可以初步判定子宫大小、肌瘤数目、大小、分型及定位,肌瘤血供情况,了解手术的难度及风险。若需精准评估可行 MRI 检查。

(2)术前的常规检查:包括血尿常规、出凝血时间、肝肾功能、血型及血清电解质等。

(3)阴道准备:检查白带常规,术前阴道消毒,经阴道手术和宫腔镜手术时需进行更充分的阴道准备。

(4)肌瘤预处理:①合并贫血时,应先纠正贫血(Ⅱ2A级证据)并除外其他病因;②对于肌瘤体积过大、经宫腔镜检查评估,一次手术难以切除或肌瘤血供应丰富的Ⅰ型、Ⅱ型黏膜下肌瘤或壁间内突肌瘤均需要酌情预处理,缩小肌瘤体积及减少瘤体血液供应,减少手术并发症的发生,具体参考前文子宫肌瘤的药物治疗。

(5)子宫颈预处理(针对宫腔镜手术):阴道后穹窿放置卡前列甲酯或米索前列醇软化宫颈,充分的子宫颈扩张便于手术顺利进行。

(6)宫颈肌瘤或阔韧带肌瘤压迫输尿管出现肾积水者,术前可放置双J管。

(7)手术时机:子宫肌瘤切除术宜在月经周期的前半期实施。

(8)手术方式:应根据术者的技术水平及患者自身条件,让患者及家属充分理解可选择的各种术式的利弊,知情同意后选择相应的治疗方案。

2. 手术方式

（1）肌瘤切除术

1）经腹子宫肌瘤切除术：为经腹切开子宫肌层的肌瘤假包膜，从假包膜中剥除肌瘤，不切除子宫，可保留生育功能的手术。适用于有生育要求或虽无生育要求，但不愿切除子宫而要求保留子宫者。术前对肌瘤的部位、大小、数目须作充分了解，行诊断性刮宫排除内膜病变。子宫肌瘤切除术经历了传统开腹手术、腹腔镜手术、机器人辅助下腹腔镜手术3个阶段，体现了外科微创理念不断发展的过程。虽然微创手术有着诸多优势，但下述情况宜选择开腹手术：肌瘤数目较多、肌瘤直径大（>10cm）、特殊部位肌瘤、盆腔严重粘连手术难度大或可能增加未来妊娠时子宫破裂风险者；对于可能存在不能确定恶性潜能的平滑肌肿瘤甚至平滑肌肉瘤者，肌瘤粉碎过程中可能存在肿瘤播散的风险（ⅢB级证据）者。子宫肌瘤切除术的患者术后3个月行超声检查，若发现仍有肌瘤为肌瘤残留；若此后检查出有肌瘤，为复发。远期随访子宫肌瘤切除的术后复发率约50%，约1/3的患者需再次手术治疗。

近年来机器人辅助腹腔镜在外科手术中得到日益广泛的应用，机器人手术系统克服了常规腹腔镜手术旋转角度小，术者视野受限的缺点，可为术者提供清晰真实的手术视野、精准的操作，降低手术并发症，提高手术安全性，但昂贵的一次性耗材会增加患者的经济负担。一项荟萃分析纳入20项研究，共2 852名患者，对比了机器人辅助腹腔镜子宫肌瘤切除术（robot-assisted laparoscopic myomectomy，RALM）、腹腔镜子宫肌瘤切除术（laparoscopic myomectomy，LM）及经腹子宫肌瘤切除术（transabdominal myomectomy，AM）。分析结果：RALM组并发症[$OR=0.52$，$P=0.009$]、术中失血量（EBL）[加权平均差$=-33.03$，$P=0.02$]、术后出血（$OR=0.18$，$P=0.03$）明显低于LM组。RALM组及LM组的术中失血量、术后疼痛程度、住院时间均优于AM组。

随着微创手术为了实现手术"创伤最小"目的，"无瘢痕手术"的设想被提出，自然腔道内镜手术（natural orifice transluminalendoscopic surgery，NOTES）随之问世。脐是胚胎时期的自然孔道，因其为腹壁最薄处，其内无脏器及血管，脐部皮肤的自然褶皱可遮蔽术后瘢痕，因此可达到"无瘢痕手术"目的。目前单孔腹腔镜手术（laparoendoscopic single-site surgery，LESS）在妇科手术中得到日益广泛的应用，其手术疗效与传统腹腔镜相似。但由于单孔腹腔镜手术中所有器械均从同一切口平行进入，器械与操作位于同一条直线上，违反了传统腹腔镜手术中的操作三角，影响了手术操作视野以及术者对深度及距离的判断，大大增加了操作的难度。因此，要求操作者必须具有丰富的传统腹腔镜操作经验，能从立体三角的操作空间过渡到平行的操作空间，方可顺利完成手术。一项荟萃分析纳入2项随机对照试验和6项队列研究，共907名患者，进行了单孔腹腔镜子宫肌瘤切除术与常规腹腔镜手术的安全性对比。2组手术并发症发生率无差异[$OR=1.33$，95% CI（0.67，2.63），$I^2=0\%$]，2组患者在手术时间、估计失血量及术后血红蛋白下降方面均无差异，单孔腹腔镜组的术后疼痛评分低于常规腹腔镜组[$MD-0.41$，（-0.63，-0.18），$I^2=3.7\%$]。因此单孔腹腔镜下子宫肌瘤切除术在安全性和可行性方面与常规腹腔镜相似，在降低患者术后疼痛方面更优。

2）经阴道肌瘤切除术：经阴道手术通过人体自然的穴道进行，能保持腹部皮肤及腹壁组织的完整性，与开腹手术相比，具有减少围手术期并发症，康复快、缩短住院时间，减少疼痛，无需昂贵医疗设备，医疗费用低等优点（Ⅰ级证据）。尤其是对于伴有肥胖、糖尿病、高血压、肺心病等内科合并症，不能耐受开腹或腹腔镜手术的患者是理想术式。对合并盆腔器官脱垂的患者，可同时进行盆底修复手术。但经阴道手术也有一定的局限性，由于阴道手术视野小，操作空间受到局限，手术难度大，若有盆腔粘连、子宫体积大等会增加手术难度，操作不当易损伤邻近器官，增加感染机会，对术者的操作技巧有较高要求，术前充分评估是保证手术成功的重要前提。经阴道子宫肌瘤切除术应选择子宫活动度好的已婚患者、肌瘤数目≤2个、肌瘤直径≤6cm，位于子宫颈、子宫颈峡部、子宫下段、子宫前后壁的子宫肌瘤。根据肌瘤的部位选择阴道穹窿切口，前壁肌瘤取阴道前穹窿横切口，后壁肌瘤取阴道后穹窿横切口，若子宫前后壁均有肌瘤，则可同时打开阴道前后穹窿。手术操作过程中向下牵拉子宫肌瘤，使子宫切口嵌顿在阴道切缘上，血管受压血流受阻，能明显减少术中出血。术中合理应用电外科器械处理子宫韧带、血管，可以减少缝扎操作，有效减少出血、缩短手术时间。缝合阴道残端前，应仔细检查有无膀胱和直肠的损伤，一旦损伤须立即修补。

3）宫腔镜手术：适合于0型黏膜下肌瘤；Ⅰ、Ⅱ型黏膜下肌瘤，肌瘤直径≤5.0cm；肌壁间内突肌瘤，肌瘤表面覆盖的肌层≤0.5cm；各类脱入阴道的子宫或子宫颈黏膜下肌瘤；子宫腔长度≤12cm；子宫体积小于孕8~10周大小，排除子宫内膜及肌瘤恶变。除通用禁忌证外，子宫颈瘢痕致子宫颈坚硬不能充分扩张者为宫腔镜手术的禁忌证。

① 手术方法。A. 0型肌瘤通常有根蒂，肌瘤体积较小时，直接切断瘤蒂钳出瘤体；若0型或Ⅰ型肌瘤体积较大不能直接钳出时，以环状电极于肌瘤左侧及右侧交替从上至下纵行电切瘤体两侧面，将肌瘤切成"沟槽状"，钳夹瘤体取出。对Ⅱ型及肌壁间内突肌瘤，通常可用电极切开肌瘤最突出部位的子宫内膜组织，使瘤核外突，以环状电极电切瘤体组织。深埋于子宫肌壁的瘤体部分，在切割的同时可注射宫缩剂，使肌瘤向子宫腔凸出，以便完全切净肌瘤。若肌瘤难以切除干净，也可切至肌瘤与周围肌壁组织平行为止。对于有生育要求的患者注意保护肌瘤周边的正常子宫内膜。B. 多发性黏膜下肌瘤处理时应按照宫腔内肌瘤的数量、部位和大小逐一进行切除，通常情况下首先切除较大体积的肌瘤以使手术视野清晰，肌瘤的切除方法同上。也可以

不切除肌瘤,仅行子宫内膜切除术(transcervical resection of endometrium, TCRE),用于治疗子宫肌瘤合并的异常出血。

C. 子宫颈肌瘤切除术:子宫颈肌瘤多数从子宫颈向子宫颈管内突起,并常有蒂,因而镜下切除较为容易并彻底。但应注意子宫颈组织结构以纤维结缔组织为主,肌肉组织较少,术后易于出血(特别在脱痂时),有时出血较多,一旦发生,要及时恰当处理,可采用局部压迫或缝合止血。

② 手术并发症。A. 子宫穿孔及出血:Ⅰ型、Ⅱ型肌瘤由于瘤体向子宫肌层内扩展,施术中时容易损伤到子宫肌壁引起肌壁组织损伤、大出血甚至子宫穿孔。因此,在施术中可采用 B 超监护,通过超声影像能够提示宫腔镜切割电极作用的方向和深度,提示并能够及时发现子宫穿孔。一旦发生,应停止手术,妥善处理。术后应继续观察有无子宫出血,若有出血,可应用止血药或宫缩剂。B. 子宫颈损伤:多由于肌瘤体积过大、术前没有充分进行子宫颈预处理。因此,施术前应进行充分的子宫颈预处理,术中避免暴力扩张子宫颈。C. 灌流液吸收与稀释性低钠血症:施术中应注意观察灌流液的入量和出量,警惕低钠血症的发生。初学者或肌瘤过大者,手术时间较长,往往造成膨宫液使用过多,负压量过大,结果引起水中毒,导致心肾功能障碍等。因此,术中、术后均应加强监测,以便及时防止和处理。

(2)子宫切除术

1)经腹(开腹/腹腔镜)子宫切除术

① 适应证:患者无生育要求,子宫≥12 周妊娠大小;月经过多伴失血性贫血;肌瘤生长较快;有膀胱或直肠压迫症状;保守治疗失败或肌瘤切除后复发。

② 术式选择:经腹子宫切除术有子宫全切术及子宫次全切除术 2 种术式。子宫全切术现已成为常规的子宫切除术式。它的优点是子宫切除的同时一并将子宫颈切除,可避免将来发生宫颈残端癌。宫颈残端癌由于术后盆腔局部解剖的变异,盆腔粘连,无论行放射治疗或手术治疗均较有完整子宫者困难,而且效果也较差,尤其是晚期的残端癌。因此,采用子宫全切术多于子宫次全切除术。子宫次全切除术具有操作简单,手术时间短,手术损伤及并发症少的优点。适用于一般情况危急需要争取时间抢救者;患者有严重内科合并症不能耐受时间较长的子宫全切术者;盆腔严重粘连切除子宫颈有困难者;40 岁以下年轻妇女要求保留子宫颈者。术前须向患者解释清楚子宫次全切除的利弊及术后需要定期随诊的重要性。

③ 术前准备:子宫切除术前除一般常规准备外,着重强调对子宫颈及子宫内膜检查的必要性。A. 无论做子宫全切或子宫次全切除,均需常规做宫颈细胞学检查,必要时阴道镜下子宫颈活检以及 ECC,以排除宫颈上皮内瘤样病变或早期宫颈浸润癌。若术前发现问题可以主动改变治疗计划,以免子宫次全切除术后,人为造成"残端癌",或子宫全切术后病理标本发现浸润癌,造成治疗不足的严重后果;B. 子宫切除术前若 B 超提示内膜异常声像,应做分段诊刮术,以排

除子宫内膜癌,对诊断某些子宫肉瘤也有一定的帮助。

④ 子宫次全切除术后随访:A. 宫颈残端癌:宫颈残端癌的发病率国内外文献报道为 0.24%~1.9%。子宫次全切除术后须定期做妇科检查,注意子宫颈外观、大小,除做常规宫颈筛查外,必须做内诊触知子宫颈的硬度,必要时需在阴道镜下做子宫颈活检;B. 宫颈残端肌瘤:宫颈残端肌瘤不多见。患者往往在子宫次全切除术后若干年,因压迫症状或腹内肿块就医。

2)阴式子宫切除术:该术式有其优点,对患者创伤小,盆腔脏器刺激少,术后恢复快,且无腹部切口瘢痕。其缺点是不能探查腹腔。该术式成功与否,关键在于手术指征的选择是否恰当。手术适应证:子宫小于 12 周妊娠大小,盆腔无粘连,无附件肿块;患者同时有膀胱或直肠膨出或合并子宫脱垂者手术时可同时予以修补;腹部过于肥胖者;个别患者不愿腹部留下手术瘢痕者。

3)腹腔镜辅助下阴式子宫(筋膜内)切除术:腹腔镜辅助阴式子宫(筋膜内)切除术(laparoscopy assisted intrafassial vaginal hysterectomy)是 2 种术式的综合改良,具体操作:腹腔镜下子宫圆韧带及附件处理后,从阴道后穹窿切开直肠子宫陷凹,暴露子宫后壁,用抓钳逐渐向上抓住后壁向阴道倒转拖出子宫体,继而断扎双侧子宫血管。若行筋膜内切除可用手术刀边向下牵拉子宫体,边环行柱状切除子宫颈黏膜及纤维结缔组织,不需推开膀胱,子宫颈管状残端缝合止血。最后关闭盆腔腹膜及阴道后穹窿。此术式保留子宫颈组织不破坏阴道及盆底结构,安全、节约手术时间。若行筋膜外切除,将阴道穹窿切开后,应向上向外钝性分离阴道壁,暴露子宫颈旁组织,断扎主、骶韧带及子宫血管。最后剪开子宫前后陷凹腹膜,子宫即可从阴道取出。注意剪开膀胱膜前,应推开膀胱与直肠,辨别清楚盆腹膜后方能否剪开,否则易损伤膀胱或直肠。子宫取出后先缝合腹膜,再缝合阴道穹窿,也可将盆腹膜与阴道穹窿同时缝合。

4)子宫切除与输卵管切除:子宫切除术的远期并发症中,盆腔包裹性积液较常见。由于手术损伤,腹膜损伤瘢痕化,吸收力下降,输卵管及卵巢分泌液和渗出液局限包裹形成。近年的研究发现输卵管伞端与卵巢癌的发生、发展有着密切的关系,其中"卵巢浆液性肿瘤来自输卵管黏膜上皮"的观点引起了广泛的关注。子宫切除术同时行输卵管切除可能降低输卵管癌、卵巢癌、残留卵巢综合征的发病率。因此,对绝经前子宫良性病变女性行子宫切除术的同时切除双侧输卵管旨在降低卵巢癌风险的策略,称之为预防性输卵管切除(prophylactic bilateral salpingectomy, PBS)或者选择性/机会性输卵管切除(opportunistic salpingectomy)。

随着腹腔镜技术的迅速发展,已能做到解剖切除输卵管,对周围组织的损伤非常小,子宫切除术的同时行输卵管切除术并不增加围手术期并发症。一项研究调查了 2013 年 1 月—2015 年 4 月美国密歇根州外科质量协作组的 19 090 例良性子宫切除术,其中 4 890 例患者同时行预防性

输卵管切除术（45.8%），输卵管切除术组与未切除组相比，手术失血量及围手术期并发症无差异。

由于腹腔镜手术具有放大、微创、解剖暴露更清楚等优点，输卵管切除能达到解剖性切除，因此能最大限度地避免影响卵巢功能。Strandell 等随机选取 26 例输卵管积水的不孕患者行腹腔镜下输卵管切除术（单或双侧），对比手术前后卵巢的反应性，患者在术后的获卵数及受精卵数量方面均与术前无显著性差异。一项荟萃分析纳入 6 项研究，在子宫切除术同时切除双侧输卵管为试验组共 325 例，单纯切除子宫保留输卵管为对照组共 312 例，分析结果显示：试验组和对照组患者术前雌二醇（E_2）、黄体生成素（LH）、卵泡刺激素（FSH）差异均无统计学意义（$P>0.05$），术后 6 个月试验组和对照组 E_2、LH、FSH 差异均无统计学意义（$P>0.05$）。因此根据有限的证据提示，子宫切除术的同时切除双侧输卵管或保留输卵管对卵巢功能的中远期影响未见明显差异。

（3）特殊部位的肌瘤手术

1）巨型肌瘤、阔韧带肌瘤及子宫颈、峡部肌瘤的手术要点：

① 巨型肌瘤：可大如 3~4 个月妊娠子宫大小，从而使子宫颈膨大，变宽，变长，使其与周围器官的正常解剖关系发生改变。由于肌瘤巨大，输尿管可被肌瘤推移向盆侧壁，或被压于肿瘤的下方。宫颈肌瘤有时向侧方发展，子宫血管及输尿管均可造成移位。峡部肌瘤有时可以呈巨型浆膜下肌瘤突向直肠子宫陷凹内。阔韧带肌瘤为子宫体部肌瘤长入阔韧带内，肌瘤居盆腔腹膜之外，对盆腔解剖影响较大。由于肌瘤造成解剖上的变异，给手术带来困难。手术前根据阴道检查结合 B 超检查，对肿瘤的部位、手术可能遇到的困难做初步估计。一般以盆腔内肿块以经腹部手术为主，个别肌瘤大部位于阴道内，上方有嵌顿于盆腔者则可采用腹部及阴道联合方式进行手术。

② 阔韧带肌瘤手术要点：子宫体部肌瘤长入阔韧带内，输卵管、卵巢覆于其上，圆韧带有移位，可被拉长变扁，可从子宫底顺其走行追踪到腹股沟腹侧环圆韧带入腹股沟处，不难识别。先将圆韧带切断后，打开阔韧带前叶进入阔韧带内疏松组织，轻轻剥离即可将肌瘤剥离出来。在剥离过程中，遇到任何条索状物不可盲目切断，先辨清不是输尿管方可处理。肌瘤剥出后仔细检查有无出血并探清输尿管的位置。一般阔韧带内肌瘤剥出后，底部无渗血，阔韧带两叶自然塌陷，贴近，不需要做螺旋状缝合，若有渗血，需缝合时，应注意勿刺伤盆底血管。

2）子宫颈、峡部肌瘤手术要点：首先探查肌瘤部位，与盆腔腹膜关系，若肌瘤位于盆腔腹膜外者，因盆腔解剖多有变异，肌瘤大，塞于盆腔深部，不活动，不能暴露术野，为了保证安全，其原则是先将肌瘤剥出，使局部解剖恢复原状，手术视野暴露好再做子宫切除。

（4）子宫肌瘤的其他微/无创治疗：随着医学技术的进步和循证医学的发展，子宫肌瘤的微创治疗理念在临床中得到了越来越多的体现，子宫肌瘤的微/无创治疗还包括以下方法：经导管子宫动脉栓塞术（transcatheter uterine artery embolization，UAE）、高强度聚焦超声（high intensity focused ultrasound ablation，HIFUA）及消融治疗等。与传统的子宫肌瘤切除术和子宫切除手术相比，这些方法多通过缩小肌瘤体积，或破坏子宫内膜达到缓解子宫肌瘤症状的目的，但不能取到肌瘤组织进行病理检查，其疗法各有优势及局限性。

1）经导管子宫动脉栓塞术（UAE）：通过介入栓塞肌瘤动脉的血管丛，阻断子宫肌瘤的血供，使肌瘤细胞液化坏死并钙化，肌瘤内纤维组织形成，并使瘤体内的激素水平下降促使瘤体进一步萎缩，内膜生长缓慢，从而使月经过多、腹胀等症状得到缓解；随着肌瘤萎缩，子宫体积缩小还可使子宫收缩的刺激性物质如前列腺素减少，从而改善痛经症状。

① 适应证：绝经前明确诊断有症状的子宫肌瘤患者（月经量多、不规则出血、慢性腰腹痛、腰腿疼痛、痛经、盆腔疼痛及尿频便秘等）；虽无症状但子宫肌瘤直径在 5cm 以上或多发肌瘤中最大直径在 4cm 以上并小于 8.5cm，经多种药物保守治疗无效而又不愿接受手术治疗者；子宫肌瘤切除术后复发、多次腹部手术史、排除子宫恶性病变可能者；合并内科疾病不能耐受手术者。黏膜下肌瘤（无蒂）或肌壁间肌瘤适合 UAE，较大肌瘤、浆膜下肌瘤行 UAE 应谨慎。

② 禁忌证：绝经无症状，子宫肌瘤已萎缩者；妊娠；子宫体积大于孕 16 周及高度怀疑子宫肌瘤恶变者；有血管造影的禁忌证，如心、肝、肾重要器官功能障碍、凝血功能异常；盆腔急慢性炎症患者；穿刺部位感染者；存在子宫动静脉瘘者。

③ 治疗效果：国内外文献报道，UAE 治疗可有效缓解子宫肌瘤患者的临床症状（有效率达 88%~94%）。由于 UAE 栓塞后肌瘤的缺血缺氧状态会促进肌瘤细胞分泌血管内皮因子刺激血管再生，因此仍有复发的可能。一项荟萃分析纳入 6 个随机对照试验，共 732 例患者，荟萃分析结果显示：UAE 组 2 年内随访到的 58 例患者中 6 例复发，子宫肌瘤切除术组 2 年内随访到的 62 例患者中 5 例复发，UAE 与手术相比，子宫肌瘤复发率差异无统计学意义（$P=0.67$）。

④ 术后并发症：A. 盆腔疼痛；B. 栓塞综合征，包括疼痛、发热、恶心、呕吐、阴道排液、不规则阴道出血、便秘、尿潴留、下肢酸胀乏力等；C. 坏死组织滞留排出，宫腔感染；D. 罕见并发症：如肺栓塞，感染性休克等。

⑤ 术后远期并发症：卵巢功能受损、子宫内膜萎缩导致一过性或永久性闭经。若栓塞剂经子宫卵巢动脉吻合支栓塞卵巢血管，则可能引起 UAE 术后卵巢功能衰竭。另外 UAE 全程都在 X 线透视指引下照射盆腔，也可能影响卵巢功能。文献报道，45 岁以下的患者卵巢衰竭的发生率约 2%~3%，45 岁以上患者发生率约 8%。由于接近绝经期的患者残留的卵巢功能有限，对损伤因素耐受力更低，因此术后出现卵巢功能衰竭的风险更高。由于内膜周期性发育与卵巢功能息息相关，UAE 术后亦可能影响子宫内膜。Stancato

等报道,约 92% 的子宫肌瘤患者栓塞术后 2~5 个月可恢复正常月经。谭毅等研究提示 UAE 对小于 40 岁患者的子宫内膜影响于半年后可基本恢复。

⑥ 对术后妊娠的影响:UAE 术后较肌瘤切除术后产科并发症增多,尤其是早产、自然流产、胎盘异常及产后出血,因此对有生育要求的患者应慎重选择。

2)高强度聚焦超声(HIFUA):该手术是在超声或 MRI 引导下,将体外低强度的超声波聚焦于体内的目标区域,由于适当频率超声波的束射 - 会聚特性,在人体组织中的具有良好穿透性和组织吸声性,所吸收声能转化为热能,使目标组织形成高能量密度焦点,致焦点区域的组织快速升温,温度可达到 60~100℃,短时间内即可发生凝固性坏死。HIFUA 可破坏 2mm 以下的肿瘤滋养血管,同时对大血管较安全,因此可使肌瘤坏死而不影响正常组织重建。HIFUA 治疗后坏死组织发生纤维化并被人体逐渐吸收,从而达到治疗目的。

① 适应证:基本同手术治疗,适用于要求保留子宫者,尤其适合于不能耐受或不愿意手术治疗者。

② 禁忌证:无安全声通道及无有效声通道的肌瘤,多见于部分位置低、深且最大直径<3cm;不能被焦域有效覆盖的肌瘤;合并胶原结缔组织病史;合并盆腔或生殖道急性或亚急性期感染;合并子宫及附件恶性肿瘤;不能俯卧 1 小时者;治疗相关区域存在皮肤破溃或感染;治疗相关区域皮肤接受过 45Gy 以上放疗者;重要器官功能衰竭的患者;严重凝血功能障碍的患者。

③ 治疗效果:研究提示 HIFUA 治疗子宫肌瘤的消融率可达(78.8±18.8)%,3 个月后复查肌瘤体积平均缩小(48.7±16.4)%。影响 HIFUA 疗效的因素,与子宫肌瘤的位置、大小、血供均有一定的关系。

A. 肌瘤的位置:在 HIFUA 治疗过程中,前壁肌瘤位置相对较浅,超声在传导过程中的衰减少,能量容易沉积,并且前壁肌瘤距离骶骨较远,相对较安全。后壁的肌瘤,距离骶骨较近,周边有神经组织和肠管,HIFUA 治疗时因骶骨反射,后场的反应(骶尾骨疼痛、臀部疼痛、肛门疼痛、双下肢疼痛等)较大,加之离体表较远可能需利用推挤水囊建立超声通道,超声波能量在传导过程中衰减,同时水囊增加了反射界面,降低疗效,而出现皮肤烧灼、水泡等损害的概率增加。因此后壁肌瘤消融所需时间较长,所需剂量多,出现并发症的风险更高。

B. 体积大的肌瘤,内部纤维组织含量高,容易吸收声能,消融率更高,但较大的肌瘤消融后肌瘤吸收、缩小以及症状改善的过程较漫长。

C. 血流丰富的肌瘤,消融时热量就很容易经过血液循环流失。因而肌瘤发生凝固性坏死的难度就越大,其疗效相对较差。

④ 并发症:A. 下腹部疼痛与不适,因肌瘤凝固坏死刺激引起,与消融时间、肌瘤大小有关;B. 骶尾部、臀部疼痛;

C. 术区皮肤损伤,出现治疗区水疱;D. 阴道淡血性分泌物,一般发生在靠近内膜的肌瘤,可能与治疗时内膜损伤有关;E. 下肢疼痛、麻木,且神经组织对超声敏感,容易受损伤;F. 发热,治疗后肌瘤组织坏死,周围组织炎性水肿,机体吸收坏死组织可出现发热,一般为短暂性低热。一项荟萃分析纳入 16 项研究,涉及 1 725 名患者。对比 HIFUA 与子宫肌瘤切除术/子宫切除术(MYC/HRM)的疗效。结果显示 HIFUA 在完全缓解率(CR/PR)和部分缓解率(CR/PR)方面的合并数据与 MYC/HRM 相当。在并发症方面,HIFUA 与 MYC/HMR 相比,在疼痛、发热方面具有显著优势,而在皮肤烧伤、泌尿道和神经系统并发症方面无明显优势。

3)射频消融术:射频消融术(radiofrequency ablation,RFA)是通过将高频率的交流电(300~500kHz)转化为热能,使目标肌瘤组织发生不可逆的凝固、变性坏死。常用的射频消融系统由发生器、自凝刀(射频电极针)和皮肤电极组成一组闭合环路,当发生器产生射频电流时,裸露的自凝刀头可使其周围组织内的正负离子振动、摩擦,继而转化为热能,使靶区肿瘤组织内的温度升高直至其发生变性、凝固性坏死,血管损伤闭合,瘤体缩小或消失,从而达到治疗的目的。RFA 治疗后可能出现发热、皮肤损伤、腹部疼痛、阴道分泌物异常、尿路感染、腹部血管损伤、盆腔相邻脏器损伤等并发症。一项荟萃分析纳入 22 项研究,共 11 124 名患者,对比子宫动脉栓塞术(UAE)组、高强度聚焦超声(HIFUA)组和射频消融(RFA)组与子宫肌瘤切除术组的疗效。与子宫肌瘤切除术相比,UAE 在生活质量评分、症状严重程度评分、性功能评分及卵巢功能评分方面都相似;HIFUA 术后性功能评分和再干预率相似;RFA 在生活质量评分、术后性功能评分及再干预率方面均相似。因此,子宫肌瘤的非切除性微/无创治疗与子宫肌瘤切除术有相似的疗效。

4)微波消融术:微波消融术(microwave ablation,MWA)是使用微波辐射器把某个频率的电磁波(常用为 2 450MHz 和 915MHz)能量转换成微波的辐射能,后者被组织吸收而转换成热能,致使被作用组织局部温度瞬间升高而发生凝固、坏死。治疗可采用超声影像实时引导,对子宫肌瘤进行精准靶向定位,在超声影像实时全方位监控下进行消融治疗。

5)冷冻治疗:冷冻治疗(cryosurgery)是通过子宫腔内冷冻治疗小型黏膜下肌瘤,或损坏子宫内膜以控制子宫肌瘤合并月经过多,改善贫血甚至达到闭经目的。其机制是运用冷冻外科系统形成冰球使局部快速降温,细胞内形成冰晶,结晶通过细胞之间的桥梁延伸到手术冷冻范围内的所有细胞,产生"多米诺骨牌"效应。在冷冻过程结束后,化冻亦能对组织细胞造成损伤。在温度从 −40℃ 逐渐回升到 −20℃ 的过程中,冰晶会发生膨胀现象,使在冷冻过程中形成的冰球膨胀爆裂,造成肌瘤细胞结构破坏从而导致细胞崩解死亡。个别病例治疗后有一过性发热、腹痛和出血等并发症,一般不严重。

6）子宫热球治疗：子宫热球治疗（uterine balloon therapy）是使子宫内膜受热而损毁，以控制子宫肌瘤引起的月经过多，尤其适用于因各种高危因素无法行手术治疗的月经过多患者。其治疗机制是通过加热介质膨胀放入子宫腔的球囊，使之与子宫内膜接触，通过高温作用使子宫内膜组织细胞蛋白凝固、坏死、剥脱、纤维化而达到内膜去除效果。行热球治疗，术前必须行诊刮术，不仅可排除子宫内膜癌及癌前病变，还可以薄化子宫内膜，增加治愈率。

【保留生育功能的肌瘤患者术后妊娠情况】

育龄期女性子宫肌瘤患病率约 25%~30%，随着我国生育政策的调整，越来越多的肌瘤患者面临术后妊娠的需求。对于有生育要求的患者，如何能更好的权衡利弊、选择最佳的方案是临床治疗的重点。

1. 子宫肌瘤切除术不同术式的术后妊娠情况 一项荟萃分析纳入 8 个随机对照试验和 21 个队列研究，包括 4 357 例患者。结果显示：腹腔镜与经腹子宫肌瘤切除术在肌瘤残留、肌瘤复发、术后流产、异位妊娠、妊娠距手术时间、妊娠率、剖宫产率、妊娠并发症等方面无明显差异。腹腔镜术后早产率更低[$OR=0.60,95\%CI（0.38,0.95）,P=0.03$]，但妊娠期间发生子宫破裂的可能性更大[$OR=3.19,95\%CI（1.29,7.89）,P=0.01$]。

2. 其他微/无创治疗方法的术后妊娠情况 传统的子宫肌瘤切除术造成医源性子宫瘢痕，增加妊娠期子宫破裂的风险，同时手术距离下次妊娠的时间间隔较长，因此肌瘤的其他微/无创治疗方法日益受到关注。一项荟萃分析纳入 2000—2018 年期间子宫肌瘤术后妊娠的患者共 2 419 例。其中子宫肌瘤切除术后妊娠 1 575 例，子宫动脉栓塞术后妊娠 424 例，子宫肌瘤消融术后妊娠 420 例。子宫肌瘤切除术和消融术后妊娠成功率较高，分别为 75.6% 和 70.5%，而子宫动脉栓塞术后妊娠的活产率最低（60.6%），流产率最高（27.4%）。另一项荟萃分析纳入了 17 项研究，共 989 例患者，对比 UAE 和肌瘤切除术后妊娠情况。UAE 后的妊娠率为 50%~69%，中位流产率为 25%。与上文荟萃分析得出相似的结论：UAE 术后妊娠率低于子宫肌瘤切除术后，流产率高于子宫肌瘤切除术。

【妊娠合并子宫肌瘤】

妊娠合并子宫肌瘤是一类较为特殊的妊娠期疾病，患者或在妊娠期间合并子宫肌瘤，或是在子宫肌瘤病程期间妊娠，估计发病率约为 0.1%~3.9%。随着我国生育政策的调整，今后妊娠合并子宫肌瘤的孕妇将越来越多。妊娠合并子宫肌瘤的患者发生流产、早产及胎盘、胎位异常高达 10%~30%，应纳入高危妊娠的管理范畴，予以足够的重视。妊娠合并子宫肌瘤对妊娠的主要影响如下：

1. 流产 肌瘤的存在有碍于受精卵的着床和生长、发育，自然流产的发生率约 20%~30%，是无肌瘤孕妇的 2~3 倍。合并多发子宫肌瘤的孕妇流产率为合并单个肌瘤的 3 倍，肌瘤的大小和位置与流产率无明显的相关性，常为不全流产，以致出血较多。

2. 早产 除巨大肌瘤压迫导致早产外，其他妊娠合并子宫肌瘤的早产率与一般妊娠无显著差异。3cm 以下的肌瘤一般不引发早产；3cm 以上的肌瘤，早产的发生率为 20%~28%。

3. 胎位异常 5cm 以上的肌瘤压迫子宫腔，可能导致胎儿生长受限，占据子宫腔的空间影响胎儿活动，引发不可逆转的胎位异常，导致剖宫产率上升。

4. 妊娠期肌瘤变性 由于妊娠期间子宫肌瘤快速增大，肌瘤内血液循环障碍，局部组织变性坏死，出现肌瘤红色变性、出血梗死、无菌性坏死、玻璃样变等，孕妇可表现出腹痛、恶心、呕吐等症状。首选保守治疗，包括卧床休息、补液及一般支持治疗，应用抗生素预防感染，有宫缩者给予宫缩抑制剂，必要时给予镇静剂、止痛剂。若保守治疗失败或诊断不明时，可考虑手术探查。

5. 子宫扭转 较大的浆膜下肌瘤位于一侧子宫底部时，孕早期由于妊娠宫颈软化，可能发生妊娠子宫扭转，动静脉血管的扭曲影响血供，患者会突发剧烈腹痛，严重者可致休克。

6. 前置胎盘和胎盘早剥 肌瘤可导致相邻部位蜕膜发育不良，孕卵着床时影响胎盘的附着，导致前置胎盘。另外由于肌瘤压迫，局部蜕膜血供受阻，胎盘早剥发生率上升。

7. 产后出血 一方面肌瘤导致相邻部位子宫蜕膜发育不良，影响胎盘附着，分娩时胎盘粘连不易自行排出，引起出血；另一方面，子宫肌瘤尤其是黏膜下子宫肌瘤，使得产后子宫收缩不协调，产后出血量增加，同时产后子宫复旧不良，恶露淋漓不尽，诱发宫内感染，引起晚期产后出血。

妊娠合并子宫肌瘤绝大多数孕妇无需特殊处理，但应定期监测肌瘤大小、与胎盘的关系及母儿状况。妊娠期子宫肌瘤切除术的适应证包括：①肌瘤短期增长迅速，高度怀疑恶变者；②肌瘤变性，经保守治疗无效；③浆膜下子宫肌瘤发生蒂扭转、继发感染等，经保守治疗无效；④肌瘤增大压迫邻近器官，出现严重症状。术前应告知孕妇手术的相关风险，做到充分知情同意。手术宜在孕 24 周前进行，并根据孕妇和胎儿情况决定是否终止妊娠。术后给予宫缩抑制剂和抗生素，加强胎儿监护。一项荟萃分析纳入相关文献 54 篇，患者共 97 例。子宫肌瘤切除术时的中位孕周为 16（范围 6~26）周，最常见的手术指征为腹部疼痛，保守治疗无效。患者切除的肌瘤数量中位数为 1（范围 1~5），开腹手术（78.4%）为主要手术方式，其余为腹腔镜和经阴道手术。平均手术时间 53（范围 20~150）分钟。组织病理学显示坏死和变性是切除的肌瘤的主要表现。大多数病例的妊娠结局良好，几乎没有并发症的报道。因此，孕期有症状的子宫肌瘤若经保守治疗无效，在对相关风险进行充分评估，并且孕妇及家属对手术风险充分知情同意后，可以考虑行孕期子宫肌瘤切除术。

妊娠合并子宫肌瘤的分娩方式，应根据肌瘤大小、部位及母儿情况而定。子宫肌瘤小，不影响产程进展，可选择阴道分娩。若子宫肌瘤位于子宫下段、子宫颈等位置，影响胎先露衔接和入盆，阻碍胎儿下降及娩出，应在足月后择期行剖宫产术。关于剖宫产术中是否行子宫肌瘤切除术的问题，目前尚存争议，应根据肌瘤大小、部位、孕妇的情况、术者的技术熟练程度、医院的输血急救条件等而定。对于直径>8cm、多发性肌瘤、不易暴露的肌瘤（如子宫下段、子宫颈肌瘤、黏膜下肌瘤）以及靠近子宫动静脉、输卵管间质部的大肌瘤应谨慎对待。对危重孕妇，不主张在剖宫产术同时行子宫肌瘤切除术。

（薛凤霞　王颖梅　王　平　林　琳）

第二节　子宫肉瘤

一、概述

子宫肉瘤（uterine sarcoma）发病率低，约占女性生殖道恶性肿瘤的1%，占子宫恶性肿瘤的3%~7%。多发生在40~60岁，各种类型肉瘤的发病年龄不同，宫颈葡萄状肉瘤多发生在幼女，子宫平滑肌肉瘤可发生于任何年龄，一般为43~56岁，平均发病年龄为50岁；子宫内膜间质肉瘤多发生于生育年龄妇女，平均年龄为34.5岁，未分化子宫内膜肉瘤多为围绝经期妇女，平均年龄为50.8岁，而子宫米勒管混合瘤多为绝经后女性，平均年龄为57.3岁。

子宫肉瘤来源于子宫间质、结缔组织或平滑肌组织等，虽少见，但组织成分繁杂，分类繁多，有学者将子宫肉瘤分为100多种类型。关于其命名也不规范，部分肿瘤的命名尚不一致，2014年WHO将子宫癌肉瘤归为子宫内膜癌，腺肉瘤仍属子宫肉瘤。2020年WHO第五版分类包括：子宫平滑肌肉瘤（leiomyosarcoma of uterus，LMS）、子宫内膜间质肉瘤（endometrial stromal sarcoma，ESS），以及血管等其他间叶组织来源的恶性肿瘤。

子宫肉瘤病因尚不明确，临床表现缺乏特异性症状和体征，术前诊断较为困难，常需术中冷冻切片及术后石蜡病理检查才能明确诊断。子宫肉瘤的组织学类型不同，其病理特征、分期标准和治疗原则均不完全一致。

子宫肉瘤的恶性度高，预后较差。由于不易早期诊断，易远处转移，术后复发率较高，放疗和化疗不甚敏感，死亡率高。根据国内外的综合资料报道其5年生存率为30%~50%。

二、病因及发病相关因素

子宫肉瘤占所有子宫体恶性肿瘤的3%~8%，由于相对少见，关于其病因的研究报道不多，子宫平滑肌肉瘤为单克隆来源，尽管通常认为其起源于良性平滑肌瘤，但是大多数情况并非如此。它们似乎是发源于独立的病变。支持这一理论的证据是平滑肌肉瘤的分子通路不同于平滑肌瘤或正常肌层。子宫内膜间质肿瘤有多种类型的染色体变异。然而，染色体重组模式显然不是随机的，常涉及染色体臂6p和7p。基因易位涉及多条染色体，因此造成的融合蛋白被认为参与了子宫内膜间质肿瘤的发生。

子宫肉瘤病因不明，临床研究发现其有如下发病高危因素。

1. 盆腔放疗史　盆腔放疗史与子宫肉瘤发病的关系尚有争论。有人认为本病与放疗史有关，孙建衡报道12例混合型中胚叶肉瘤中，有6例曾因宫体癌或宫颈癌接受盆腔放疗，此6例分别于放疗后5~10年发病。近年有报道，子宫恶性米勒管混合瘤及其他子宫内膜间质肉瘤（不包括平滑肌肉瘤）的患者，有盆腔放疗史者占7.0%~22.7%，而包括平滑肌肉瘤在内的子宫肉瘤患者有盆腔放疗史者，占比很少，为0~2.4%。有报道，子宫肉瘤有盆腔放疗史者为8.3%，从放疗到发现肉瘤间隔1.5~27年，一般10~20年。表明放疗史与子宫内膜间质肉瘤的发病有关，而与平滑肌肉瘤关系不大。

分析原因，多为盆腔内恶性肿瘤或功能性子宫出血行放射治疗后绝经者。因而认为这类患者可能本身已具有发生子宫肉瘤的潜在因素，并非放疗所致，有待进一步研究。

2. 雌激素刺激　有学者提出，子宫内膜间质肉瘤的发病与无对抗性雌激素长期持续性刺激子宫内膜有关，其报道的子宫肉瘤患者中，有的于绝经后曾长期应用雌激素补充治疗，有的患者同时伴有卵泡膜细胞瘤或多囊卵巢，或诊断性刮宫病理检查为子宫内膜非典型增生或复杂性增生。个别患者经检测，血中雌二醇水平升高，并于术后大幅度下降。因此，考虑这类患者发生子宫肉瘤，可能与内源性或外源性雌激素长期刺激子宫内膜有关。

三、组织学分类

子宫肉瘤组织类型较多，分类复杂，也经历了诸多变化。

1864年，Zenker首次提出了子宫肉瘤同源性和异源性的概念，以后逐渐被广泛接受。1959年，Ober首次系统地对子宫肉瘤的组织学类型进行了分类，其主要按肿瘤发生的来源部位不同分为平滑肌肉瘤、间质肉瘤、血管肉瘤、淋巴肉瘤及未分类肉瘤等五大类。其中间质肉瘤又分单纯型及混合型，将恶性米勒管混合瘤归入混合型间质肉瘤，该分类随即被广泛应用。1970年，Kempson和Bari对Ober的分类方法进行了修改，根据肉瘤属单纯型或混合型、同源性或异源性，分为单纯性肉瘤、混合性肉瘤、恶性米勒管混合瘤、未分类肉瘤及恶性淋巴瘤五大类（表9-17-3）。

表9-17-3　子宫肉瘤的组织学分类（Kempson&Bari,1970）

1. 单纯性肉瘤（pure sarcomas）
   单纯性同源性（pure homologous）
   　平滑肌肉瘤（leiomyosarcoma）
   　内膜间质肉瘤（endometrial stromal sarcomas）
   　　低度恶性内膜间质肉瘤（low grade endometrial stromal sarcoma）
   　　高度恶性内膜间质肉瘤（high grade endometrial stromal sarcoma）
   　血管肉瘤（angiosarcoma）
   　纤维肉瘤（fibrosarcoma）
   单纯性异源性（pure heterologous）
   　横纹肌肉瘤（包括葡萄状肉瘤）（rhabdomyosarcoma, including sarcoma botryoides）
   　软骨肉瘤（chondrosarcoma）
   　骨肉瘤（osteosarcoma）

2. 混合性肉瘤（mixed sarcomas）
   同源性（homologous）
   异源性（heterologous）

3. 米勒管混合瘤（mixed müllerian tumors）
   米勒管腺肉瘤（müllerian adenosarcoma）
   　同源性（homologous）
   　异源性（可有或无同源性成分）（heterologous with or without homologous elements）
   恶性米勒管混合瘤（malignant müllerian mixed tumor）
   　同源性（homologous）
   　异源性（heterologous）

4. 未分类肉瘤（sarcoma unclassified）

5. 恶性淋巴瘤（malignant lymphoma）

1992年,Clement等较系统地介绍了世界卫生组织（WHO）关于子宫间叶性肿瘤及其有关病变的组织学分类（表9-17-4）。

美国GOG将较常见的子宫肉瘤主要分为间质肿瘤和间质上皮混合瘤,根据混合瘤的上皮成分的良、恶性又分为腺肉瘤和癌肉瘤,根据癌肉瘤的组织成分又分为同源性和异源性。该分类简要明确,已逐渐被多数医师所接受,详见表9-17-5。

WHO 2003提出新的子宫肉瘤分类方法,NCCN 2009实践指南亦采用该分类方法。与传统分类相比,新分类中平滑肌肉瘤并无改变;子宫内膜间质肉瘤特指旧分类中的"低度恶性子宫内膜间质肉瘤";以往的"高度恶性子宫内膜间质肉瘤"自成一类,称为未分化子宫内膜肉瘤;子宫恶性中胚叶混合瘤不再作为子宫肉瘤的一种类型,归入特殊类型的子宫内膜癌中（表9-17-6）。

2014年WHO重新将子宫肉瘤分为以下4类:①子宫平滑肌肉瘤（LMS）;②子宫内膜间质肉瘤（ESS）,将高级别子宫内膜间质肉瘤又归入子宫内膜间质肉瘤;③子宫内膜未分化肉瘤（UES）,较少见;④其他类型:包括腺肉瘤、血管周

表9-17-4　子宫间叶肿瘤及相关肿瘤的组织学分类（WHO,1992）

1. 非上皮类肿瘤（nonepithelial tumor）
   子宫内膜间质肿瘤（endometrial stromal tumor）
   　间质结节（endometrial stromal nodule）
   　间质肉瘤（endometrial stromal sarcoma）
   　　低度恶性（low grade endometrial stromal sarcoma）
   　　高度恶性（high grade endometrial stromal sarcoma）

2. 平滑肌瘤（leiomyoma）
   各类平滑肌瘤
   　细胞性（cellular leiomyoma）
   　上皮性（epithelioid leiomyoma）
   　黏液样（myxoid leiomyoma）
   　怪异性（bizarre leiomyoma）
   　脂肪平滑肌瘤（fatty leiomyoma）
   不确定的平滑肌瘤（smooth muscle tumor uncertain）
   　恶性潜能（malignant potential）
   其他（others）
   　静脉内平滑肌瘤病（intravenous leiomyomatosis）
   　播散性腹腔平滑肌瘤病（leiomyomatosis peritonealis disseminata）
   　良性转移性平滑肌瘤（benign matastasizing leiomyoma）

3. 混合性肿瘤（上皮和间质）（mixed epithelial stromal tumor）
   良性（benign）
   　腺纤维瘤（adenofibroma）
   　腺肌瘤（adenomyosis）
   恶性（malignant）
   　恶性中胚叶混合瘤（malignant mixed mesodermal tumors）
   　　同源性（homologous）
   　　异源性（heterologous）
   　腺肉瘤（adenosarcoma）
   　　同源性（homologous）
   　　异源性（heterologous）
   癌纤维病
   混合细胞肿瘤

表9-17-5　常见子宫肉瘤的组织学分类（美国GOG）

1. 间质肿瘤（mesenchymal tumors）
   子宫平滑肌肉瘤（leiomyosarcoma）
   子宫内膜间质肉瘤（endometrial stromal sarcoma）
   　低度恶性（low grade）
   　高度恶性（high grade）

2. 上皮-间质混合瘤（mixed epithelial stromal tumors）
   腺肉瘤（adenosarcoma）
   癌肉瘤或恶性米勒管混合瘤（carcinosarcomas or malignant mixed müllerian tumor）
   　同源性（homologous）
   　异源性（heterologous）

3. 其他（others）

表 9-17-6　子宫肉瘤分类（WHO 2003）

平滑肌肉瘤（leiomyosarcoma）
子宫内膜间质肉瘤（endometrial stromal sarcoma，ESS）
未分化子宫内膜肉瘤（undifferentiated endometrial sarcoma，UES）
其他肉瘤

上皮样细胞肿瘤及横纹肌肉瘤等,较为罕见。最新的 2020 年《第五版 WHO 女性生殖器官肿瘤分类》中关于子宫肉瘤分类与《第四版 WHO 女性生殖器官肿瘤分类》变化不大（表 9-17-7）。

表 9-17-7　子宫间质肿瘤组织学分类（WHO 2014）

间质肿瘤
1. 子宫内膜间质和相关肿瘤
平滑肌肿瘤
富细胞平滑肌瘤
伴奇异核的平滑肌瘤
核分裂活跃的平滑肌瘤
水肿变性平滑肌瘤
卒中性平滑肌瘤
脂肪瘤性平滑肌瘤（脂肪平滑肌瘤）
上皮样平滑肌瘤
黏液样平滑肌瘤
分割性（绒毛叶状）平滑肌瘤
弥散性平滑肌瘤病
脉管内平滑肌瘤病
• 转移性平滑肌瘤
恶性潜能未定平滑肌瘤
平滑肌肉瘤
• 上皮样平滑肌瘤
• 黏液性平滑肌瘤
子宫内膜间质和相关肿瘤
• 子宫内膜间质结节
• 低级别子宫内膜间质肉瘤
• 高级别子宫内膜间质肉瘤
• 未分化子宫内膜肉瘤
• 类似于卵巢性索肿瘤的子宫肿瘤
杂类间叶源性肿瘤
• 横纹肌肉瘤
血管周上皮细胞肿瘤
• 良性
• 恶性
其他
2. 混合性上皮和间质肿瘤
腺肌瘤
不典型息肉状腺肌瘤
腺纤维瘤
腺肉瘤
癌肉瘤（恶性米勒管混合瘤,化生性癌）

注:2014 年 WHO 将癌肉瘤归入子宫内膜癌。

子宫间质肿瘤可大体分为单纯性和混合性肿瘤 2 种。另外,同源性指来源于子宫组织,异源性指来源于子宫外组织。单纯的肉瘤几乎都是同源性的,分化为常见于子宫的间质组织,如平滑肌(平滑肌肉瘤)或子宫内膜间质组织(子宫内膜间质肿瘤)。单纯的异源性肉瘤,如软骨肉瘤,极为罕见。

混合性肉瘤在恶性间质成分中混合有上皮性成分。如果上皮成分也为恶性,称为癌肉瘤。如果上皮性成分为良性,称为腺肉瘤。癌肉瘤可为同源性或异源性,反映了子宫始基的多向潜能。

四、转移途径及分期

（一）子宫肉瘤转移

子宫肉瘤的恶性生物学行为总体分为 2 种情况,平滑肌肉瘤、高级别子宫内膜间质肉瘤和未分化肉瘤表现为侵袭性生长方式,疾病进展迅速;低级别子宫内膜间质肉瘤和腺肉瘤表现为惰性生长方式,疾病进展缓慢。

子宫肉瘤的转移途径主要有以下 3 种。

1. 血行播散　是平滑肌肉瘤的主要转移途径,平滑肌肉瘤倾向于血行播散。例如,肺转移尤其常见,超过半数的患者在复发时会有远处播散。低级别子宫内膜间质肉瘤以子宫旁血管内瘤栓较为多见。

2. 直接浸润　在一定程度上所有子宫肉瘤都以直接扩散的方式侵袭,可直接蔓延到子宫肌层甚至浆膜层。高级别子宫内膜间质肉瘤和未分化子宫内膜肉瘤局部侵袭性强,常有肌层浸润及破坏性生长。

3. 淋巴结转移　高级别子宫内膜间质肉瘤和未分化子宫内膜肉瘤较易发生淋巴结转移。平滑肌肉瘤淋巴播散较少。在一项妇科肿瘤协作组（GOG）的临床病理研究中,少于 5% 的临床 I 期和 II 期患者存在淋巴结转移。

（二）子宫肉瘤分期

国际妇产科联盟（Federation International of Gynecology and Obstetrics，FIGO）和美国癌症联合委员会（AJCC）分别从 1958 年和 1964 年开始制定恶性肿瘤的分期标准,2 种分期系统中包含的预后相关参数不同。由于子宫肉瘤发病率低,上述组织一直未对其制定独立的分期标准。

大部分肉瘤按照 AJCC 的 TNM 系统进行分期,而大部分妇科恶性肿瘤则采用 FIGO 的手术病理分期,子宫肉瘤分期一直采用的是 FIGO 1988 年子宫内膜癌手术-病理分期标准。

近年的一项研究分析了 FIGO 和 AJCC 分期系统在子宫平滑肌肉瘤中的应用价值,旨在探讨现有分期系统能否将患者分为临床上有意义的不同亚群,是否具有预示预后价值。研究发现 230 例子宫平滑肌肉瘤按照 FIGO 分期,除 I 期和 IV 期,其他各期之间的无进展生存期（progression free survival,PFS)和总生存期(overall survival,OS)无显著性差异;子宫肿瘤的 FIGO 分期反映了上皮性肿瘤的发展、扩散规律,但忽视了肿瘤大小、分化程度、组织学类型等肉瘤预后相关因素,因此不适于间叶肿瘤的分期;根据 AJCC 分期系统,Ⅱ期和Ⅲ期子宫平滑肌肉瘤无疾病生存期和总生存期无显著性差别;该系统包含了肿瘤大小、分化程度和浸润深度,但缺乏肿瘤起源部位或组织学类型信息,也未考虑到手术时局部侵犯或区域扩散等细节,应用于子宫肉瘤也有很大缺陷。Zivanovic 等对比了 219 名子宫平滑肌肉瘤分别按照 FIGO 和 AJCC 系统分期后,相同期别患者的生存率。结果显示 2 种分期系统相应的Ⅰ、Ⅱ、Ⅲ期患者无疾病生存率和总生存率有很大差别;而 FIGO 各期病变用 AJCC 系统重新分期,期别通常升高;2 种系统的Ⅱ、Ⅲ期患者预后都存在重叠,在预示预后方面,两者均未显示更大优势。

上述研究结果表明 FIGO 和 AJCC 分期系统在子宫平滑肌肉瘤中的临床价值并不理想,其不能完全反映肿瘤的预后和生存,因此,迫切需要制定能反映各种子宫肉瘤生物学特性和预后的独立分期系统。经过 2 年筹备,FIGO 妇科肿瘤委员会联合国际妇科病理学协会(International Society of Gynecological Pathologists,ISGyP)、国际妇科肿瘤协会(International Gynecologic Cancer Society,IGCS)、国际妇癌组织(Gynecologic Cancer Inter Group,GCIG)、美国妇科肿瘤医师协会(Society of Gynecologic Oncology,SGO)和美国癌症联合委员会(AJCC)制定了新的子宫肉瘤分期标准,2008 年 9 月新分期通过 FIGO 审批,2009 年正式宣布使用新分期。新的分期系统包括 2 部分:①子宫平滑肌肉瘤和子宫内膜间质肉瘤分期(表 9-17-8);②腺肉瘤分期(表 9-17-9)。在子宫

表 9-17-8 子宫平滑肌肉瘤/子宫内膜间质肉瘤分期（FIGO,2009）

Ⅰ期	肿瘤局限于子宫体
ⅠA	肿瘤 <5cm
ⅠB	肿瘤 >5cm
Ⅱ期	肿瘤侵犯盆腔
ⅡA	附件受累
ⅡB	盆腔其他组织受累
Ⅲ期	肿瘤侵犯腹腔内器官(不仅仅是肿瘤突出达腹腔)
ⅢA	1 个部位被侵犯
ⅢB	1 个以上部位被侵犯
ⅢC	盆腔和/或腹主动脉旁淋巴结转移
Ⅳ期	累及膀胱和/或直肠黏膜及远处转移
ⅣA	累及膀胱和/或直肠黏膜
ⅣB	远处转移

表 9-17-9 子宫腺肉瘤分期（FIGO 2009 年）

Ⅰ期	肿瘤局限于子宫体
ⅠA	肿瘤局限于子宫内膜/宫颈内膜,无肌层侵犯
ⅠB	肌层浸润≤1/2
ⅠC	肌层浸润 >1/2
Ⅱ期	肿瘤侵犯盆腔
ⅡA	附件受累
ⅡB	盆腔其他组织受累
Ⅲ期	肿瘤侵犯腹腔内器官(不仅仅是肿瘤突出达腹腔)
ⅢA	1 个部位被侵犯
ⅢB	1 个以上部位被侵犯
ⅢC	盆腔和/或腹主动脉旁淋巴结转移
Ⅳ期	累及膀胱和/或直肠黏膜及远处转移
ⅣA	累及膀胱和/或直肠黏膜
ⅣB	远处转移

肉瘤分期中,不仅将肿瘤侵及深度、淋巴结受侵等列入分期中,对于子宫平滑肌肉瘤还将肿瘤大小纳入分期。

在新分期强调"肿瘤大小"的意义,局限于子宫的平滑肌肉瘤和子宫内膜间质肉瘤以 5cm 为界分为ⅠA 和ⅠB 期,研究表明肿瘤大小是平滑肌肉瘤重要的预后因素,肿瘤直径达 6~10cm 时,淋巴结转移率为 50%,而淋巴结阳性和阴性患者的 5 年疾病特异生存率分别为 26% 和 64.2%($P<0.001$)。

新分期不再以"子宫颈侵犯"作为Ⅰ、Ⅱ期的界定标准,因为上皮性肿瘤(子宫内膜癌)侵犯子宫颈间质代表疾病的更高期别,而子宫平滑肌肉瘤、内膜间质肉瘤是起源于子宫肌层和间质的间叶肿瘤,可通过肌层或间质扩散至子宫颈,这种直接蔓延在指示预后方面意义有限。随着对子宫肉瘤临床研究的深入和资料的进一步积累,将会发现更多的预后指标,有助于证实和检验新分期的合理性。

五、子宫平滑肌肉瘤

(一)概述

子宫平滑肌肉瘤(LMS)主要来源于子宫肌层的平滑肌细胞,可单独存在或与平滑肌瘤并存,是最常见的子宫肉瘤。原上海医科大学妇产医院报道,子宫平滑肌肉瘤占全部子宫肉瘤的 74.3%,北京大学第一医院、北京大学人民医院和北京大学第三医院报道为 63.2%。子宫平滑肌肉瘤约

占子宫平滑肌瘤的 0.64%。理论上,子宫平滑肌肉瘤可分为原发性和继发性 2 种,原发性平滑肌肉瘤发自子宫肌壁或肌壁间血管壁的平滑肌组织。此种肉瘤呈弥漫性生长、与子宫壁之间无明显界限,无包膜。继发性平滑肌肉瘤为原已存在的平滑肌瘤恶变。据统计,子宫肌瘤约有 0.5% 恶变为肉瘤,在多发性肌瘤中可仅有个别肌瘤恶变。肌瘤恶变常自瘤核中心部分开始,向周围扩展直到整个肌瘤发展为肉瘤,此时往往侵及包膜。继发性子宫肉瘤的预后比原发性者好。但有学者认为从临床上和病理学检查很难区分肉瘤是原发还是继发,不主张将平滑肌肉瘤分为原发性和继发性。

(二)病理特征

1. 大体标本检查

(1)子宫常增大,一般呈均匀性增大,也可不规则增大,质软。

(2)肿瘤多数为单个,体积较大,以肌壁间多见,浆膜下和黏膜下少见。

(3)肿瘤可有清楚的假包膜,也可弥漫性生长,与肌层界限不清。

(4)切面:由于肿瘤生长迅速,可出现出血、坏死,切面呈鱼肉状,典型的漩涡结构消失,有灶性或片状出血或坏死时,很难与子宫肌瘤红色变性区分。

2. 镜下特征
子宫平滑肌肉瘤显微镜下主要有 4 个特征。

(1)细胞异常增生:平滑肌细胞增生活跃,排列紊乱,漩涡状排列消失。

(2)细胞异型性:细胞大小形态不一致,核异型性明显,染色质多、深染、分布不均,根据细胞形态可分为梭形细胞型、圆形细胞型、巨细胞型及混合型。

(3)病理性核分裂象:肿瘤组织核分裂象多见,根据核分裂象多少可分为高分化和低分化,以核分裂象≥5 个/10HPF(高倍镜视野)为低度恶性子宫平滑肌肉瘤,以核分裂象≥10 个/10HPF 为高度恶性子宫平滑肌肉瘤。

(4)坏死:肿瘤细胞有 3 种坏死,即凝固性坏死(coagulatiate tumor cell necrosis)、透明性坏死(hyaline necrosis)和溃疡性坏死(ulcerative necrosis)。平滑肌肉瘤以凝固性坏死为主,其特征为坏死灶与周围组织的转变突然,其间无肉芽组织或透明变性的结缔组织为中间带。目前有学者认为,组织坏死是诊断子宫平滑肌肉瘤的不可或缺的指标。

(三)转移

子宫平滑肌肉瘤的转移途径主要有以下 3 种。

1. 血行播散
是主要转移途径,通过血液循环转移到肝、肺等处,因此,子宫平滑肌肉瘤的肝、肺等远处转移较多见,临床随访复查中,应密切注意。

2. 直接浸润
肉瘤可直接侵及肌层,甚至到达子宫的浆膜层,引起腹腔内播散和腹水。

3. 淋巴结转移
相对较少,尤其在早期阶段更少,因此,有人主张早期患者不必一律行淋巴结切除术。

(四)临床表现

1. 发病年龄
子宫平滑肌肉瘤,可发生于任何年龄,一般为 43~56 岁,平均发病年龄为 50 岁,绝经前占 48%,绝经后占 52%,围绝经期占 5%,年轻患者似较绝经后患者预后要好。

2. 症状
子宫平滑肌肉瘤一般无特殊症状,可表现为类似子宫肌瘤的症状。

(1)阴道不规则流血:阴道不规则流血为最常见的症状,往往持续流血多日,量多或量少,还可伴有突然阴道大量流血,可发生于 2/3 的患者。

(2)下腹疼痛、下坠等不适感:约占半数以上患者,由于肉瘤发展快,肿瘤迅速长大,常出现腹痛。这是由于肿瘤过度膨胀,或瘤内出血、坏死,或肉瘤侵犯穿透子宫壁,引起浆膜层破裂出血而发生急性腹痛。

(3)腹部肿块:子宫肌瘤迅速长大且在下腹部触到肿块时应考虑子宫肉瘤的可能,特别是绝经后肌瘤不萎缩,或反而又增大时,应考虑为恶性可能。

(4)压迫症状:肿物较大时则压迫膀胱或直肠,出现尿急、尿频、尿潴留、便秘等症状。如压迫盆腔则影响下肢静脉和淋巴回流,出现下肢水肿等症状。

(5)其他症状:肉瘤晚期可出现消瘦、全身乏力、贫血、低热等症状,如转移到肺,则咳嗽、咯血;如转移到脑,则出现头痛、下肢瘫痪等症状。

临床资料显示,子宫平滑肌肉瘤的常见症状有阴道不规则流血(67.2%)、阴道排液(23.9%)、腹部包块(37.3%)、下腹痛(26.4%)和压迫症状(22.4%)。

3. 体征
妇科检查缺乏典型的体征,很难与子宫平滑肌瘤区别。

(1)子宫平滑肌肉瘤可位于子宫黏膜下、肌层及浆膜下或阔韧带内,比子宫肌瘤质软,可与子宫肌瘤同时存在。

(2)子宫肉瘤生长迅速,尤其在绝经后,如原有子宫肌瘤生长突然加快,应考虑恶性的可能。

(3)晚期患者可转移到盆腔和腹腔各脏器,可出现腹水。

(五)诊断

1. 病史

(1)子宫平滑肌肉瘤的症状无特异性,因此术前诊断颇为困难。

(2)有子宫肌瘤病史,子宫增大迅速,尤其是绝经后不仅未缩小,反而不断增大,或伴阴道出血、腹痛等症状,应考虑子宫肉瘤的可能性。

2. 体征

(1)盆腹腔包块,或有腹水、腹痛和腰痛。

（2）妇科检查很难与子宫肌瘤区别，肿块可硬可软，表面可不平或呈结节样。

（3）晚期可转移至盆腹腔各脏器，并伴血性腹水。

3. 辅助检查

（1）阴道彩色多普勒超声检查：肿瘤组织受到血管内皮生长因子的作用，新生血管主要为内皮细胞，缺乏平滑肌，其血流阻力下降，在多普勒超声上表现出高舒张血流和低阻抗。Kurjak等采用阴道彩色多普勒超声鉴别诊断子宫肉瘤和子宫肌瘤。B超显示所有子宫肉瘤均有子宫形态不规则，子宫肌层回声有改变，有肉样团块侵入肌壁。多普勒检查所有子宫肉瘤都表现子宫动脉充盈，并在肿瘤周围和/或中央区有新生血管形成，而子宫肌瘤仅有66%可见血管形成。子宫肉瘤肌壁血管的平均阻力指数为0.37±0.03，子宫肌瘤为0.54±0.08。两者相比有明显统计学差别，建议以阻力指数≤0.40为标准预测子宫肉瘤，其敏感性为90.91%，特异性为99.82%，用本法检查有可能区别子宫肉瘤与子宫良性病变。

（2）诊断性刮宫：诊断性刮宫是早期诊断子宫肉瘤的方法之一，刮宫对子宫内膜间质肉瘤及恶性米勒管混合瘤有较大价值，对子宫平滑肌肉瘤的诊断价值较小，因为子宫平滑肌肉瘤病灶多位于肌壁间，诊刮很难刮出肉瘤组织，研究报道，诊刮阳性率为17%~42.9%，因此，诊刮为阴性，亦不能排除诊断肉瘤的可能。

4. 术时仔细检查切除的肿物标本
术前诊为子宫肌瘤而手术时。应在肌瘤切除后立即切开标本检查，注意切面是否呈鱼肉状，质地是否均匀一致，有无出血、坏死，有无包膜，有无编织状结构，必要时做冰冻病理快速切片检查。

5. 病理诊断
准确的病理诊断对判定患者的预后及正确处理很重要。典型的子宫平滑肌肉瘤不难诊断。如肿瘤多呈弥漫性生长，无包膜，与周围组织无明显界限，切面灰黄或鱼肉样，软脆。镜检核分裂象每10个高倍视野下达10个或10个以上，细胞有明显的异型性和凝固性坏死，即可诊断为平滑肌肉瘤。

但是，长期以来，子宫平滑肌肉瘤的诊断标准并非统一。有学者认为，在肿瘤最活跃区做核分裂象计数，以10个/HPF为区分良恶性的标准。但也有学者提出，肉瘤的诊断不应仅凭核分裂象的多少而诊断，应根据肿瘤细胞增生的密度、细胞异型性程度以及核分裂象的多少3项来诊断。当肿瘤细胞丰富、细胞程度异型伴核分裂象在5个/10HPF以上，或中、重度异型伴核分裂象超过2个/10HPF，或肿瘤细胞侵犯肌层或脉管，有病理性核分裂象时，均可诊为子宫平滑肌肉瘤。

近年来，妇科病理学家认为，诊断子宫平滑肌肉瘤不仅要考虑肿瘤细胞增生程度、细胞异型性以及核分裂象，而且更重要的是肿瘤的凝固性坏死，单凭任何一项指标，都无法诊断子宫平滑肌肉瘤，应综合上述4项指标，才能作出诊断。

子宫平滑肌肉瘤的病理诊断标准：目前认为，诊断子宫平滑肌肉瘤最重要的组织学指标包括细胞异型性、核分裂指数及瘤细胞的凝固性坏死3项，可以有以下几种情况：①核分裂象>10个/10HPF，有中、重度细胞异型性，无瘤细胞凝固性坏死；②核分裂可多可少，但有中、重度细胞异型性和瘤细胞凝固性坏死；③核分裂象>10个/10HPF，细胞异型性不明显，但有细胞凝固性坏死。

6. 关于平滑肌肉瘤恶变的问题
有学者认为子宫肌瘤可继发肉瘤变，其提出继发性平滑肌肉瘤有以下特点：

（1）恶变常由肌瘤中央开始，周边区域仍为良性表现。

（2）多发性肌瘤中常只有1~2个发生肉瘤变，其余仍为良性。

（3）肉眼及镜下观察可以见到假包膜。

（4）镜下可在同一张切片或同一个肿瘤中发现肉瘤病灶和良性肌瘤的结构。

（六）鉴别诊断

以下几种情况很容易与子宫平滑肌肉瘤混淆，需进行鉴别。

1. 恶性潜能未定型平滑肌瘤
诊断标准：符合以下任何1条即可诊断恶性潜能未定型平滑肌瘤（smooth muscle tumors of uncertain malignant potential，STUMP）。

（1）细胞轻、中度异型性，核分裂象5~10个/10HPF，无细胞凝固性坏死。

（2）核分裂象≥15个/HPF，但无细胞密集和异型性。

（3）核分裂象较少，且有不正常核分裂象和肿瘤细胞凝固性坏死。

恶性潜能未定型平滑肌瘤的诊断标准尚未统一，Peter等回顾性分析了50例曾诊断为子宫平滑肌肉瘤患者，其中32例仍为肉瘤，3例为平滑肌瘤，15例诊断为恶性潜能未定型平滑肌瘤，与肉瘤组比较，恶性潜能未定型平滑肌瘤组的复发率、死亡率均较低，复发后仍可长期存活，但有不确定性、多变的临床过程。年龄、病灶大小、绝经与否及流式细胞学测定DNA等均不能预测其临床过程，化疗未显示有效，手术切除复发转移病灶可提高生存时间。

2. 上皮样平滑肌肿瘤
上皮样平滑肌肿瘤（epithelioid smooth muscle tumor）又称平滑肌母细胞瘤（leiomyoblastoma）或透明细胞平滑肌肿瘤（clear cell smooth muscle tumor）。少数为良性，多数为恶性或潜在恶性，形态上很难区分良、恶性，单纯上皮样平滑肌瘤极少，多伴有梭形细胞平滑肌肉瘤，因此，临床上应多做切片检查，常能找到典型的肉瘤病灶。

病理特征：

（1）大体标本类似于典型的平滑肌瘤，具有完整的假包膜，常质地较软，剖面略呈棕黄色。

（2）镜下瘤细胞呈圆形或多角形，呈片块、巢状或条索状排列，有时呈丛状结构。瘤细胞胞质透明，核圆或卵圆，核形较规则，核分裂较少，一般少于3个/HPF，但如核分裂象增多则为潜在恶性;若核分裂象>5 个/10HPF 为上皮样平滑肌肉瘤。但上皮样平滑肌肿瘤即使核分裂象少见也可能发生转移。

（3）瘤细胞可侵犯周围肌层,但很少侵犯血管。

3. 黏液样平滑肌肉瘤　黏液样平滑肌肉瘤（myxoid leiomyosarcoma）是一种罕见的特殊类型子宫平滑肌肉瘤。大体标本的特点为肿瘤质地较软,切面可有呈棉絮状或有囊腔的区域,囊内含淡黄色黏稠黏液。镜下标本肿瘤细胞呈梭形、星状或上皮样,被大量黏液分隔,核分裂象少见,但肿瘤呈浸润性生长,几乎全是恶性。

由于不同标本取材部位,甚至同一切片的不同部位也可能存在很大不同,一些学者提出了以下措施,以尽量避免人为因素。

（1）切除标本应立即固定,否则,即使在缺氧状态下,核分裂仍可继续完成,而影响核分裂象的计数。

（2）切取组织块数量要充分,至少有 10 块以上,切片要薄。

（3）以切片中细胞最活跃和核分裂象最多的区域做诊断性计数,并计算 10 个高倍视野的平均数作为诊断依据。

4. 良性转移性平滑肌瘤　良性转移性平滑肌瘤（benign metastasizing leiomyoma）较罕见,表现为良性的子宫平滑肌瘤出现远处转移,患者常接受过子宫全切术,转移多发生于肺部、盆腔、腹部、颅底、脊柱等,最常见的转移部位是肺,肺内有 1 个或数个平滑肌瘤结节,大者可达 10cm,界限清楚,可有囊性变。发病原因尚不明确,可能与脉管播散或医源性种植有关,本病可能与雌激素相关。亦有人认为良性转移性平滑肌瘤是一种低度恶性的平滑肌肉瘤,临床上表现为良性过程,但可发生转移。患者可表现为曾有子宫肌瘤手术史,术后数年出现肺内病变,但子宫和肺内病变均为良性。其发病原因有几种学说:①可能是医源性扩散;②可能是静脉内平滑肌瘤病发生肺栓塞所致;③可能初次手术的子宫肌瘤是恶性,未进行连续切片,未发现小的平滑肌肉瘤病灶;④可能是肺源性平滑肌瘤。

与肺内原发性平滑肌瘤相鉴别:①良性转移性平滑肌瘤伴有子宫内多发肌瘤,盆腔内和腹膜后淋巴结转移;②妊娠时缩小,绝经后停止生长,并逐渐萎缩。因此,认为良性转移性平滑肌瘤系雌激素相关性肿瘤,可选用抗雌激素药物治疗。

5. 腹膜播散性平滑肌瘤病　腹膜播散性平滑肌瘤病（leiomyomatosis peritonealis disseminata）是一种形似恶性,实质上却是良性的平滑肌瘤病。其特点是平滑肌瘤呈多发性、良性增生。子宫有肌瘤,同时在腹膜、大网膜、肠系膜、肠管、卵巢及盆腔各器官的表面有多发的大小不等的结节,小者直径为 1~8mm,大者直径可达 8cm。外观似恶性种植。部分患者不伴发子宫肌瘤。发病原因有 2 种说法:①肌瘤多中心发生,与雌激素过高、孕激素过低有关。雌激素可能是其诱发因素。雌激素刺激腹膜上皮下间充质细胞

化生而来。此说法目前被大多数学者承认。②转移性种植,此观点目前已不成立,因为结节均在腹膜上,且无腹膜外转移。

显微镜检查可见结节为梭形平滑肌细胞组成,肌束交织呈漩涡状排列,瘤细胞大小一致,无非典型改变。无巨细胞形成,无核分裂象或偶见,无血管受侵犯现象,组织学上呈良性。行全子宫及双附件切除后,病变可退缩。已报道的病例发现,部分患者的病情可自然转归,但也可复发,复发后仍为良性,除手术外,无须特殊治疗。

具有以下特点:

（1）盆腹腔脏壁腹膜布满大小不等的平滑肌瘤结节,圆形,腹膜呈结节状或片状增厚。

（2）镜下形态为良性平滑肌瘤,无核异型性和分裂象。

（3）黑种人、妊娠、产后和口服避孕药者易发生。

（4）约 1/5 患者的肌瘤结节附近伴有子宫内膜异位。

（5）妊娠后或卵巢切除后肌瘤能完全或部分消失,说明此病为激素依赖性。

（6）其发病机制可能是腹膜下间质细胞化生转化形成,70% 病例为妊娠妇女或用外源性激素者。

6. 静脉内平滑肌瘤病　静脉内平滑肌瘤病（intravenous leiomyomatosis）是少见的肌瘤,多发年龄 42~45 岁,约 40% 的患者有月经异常,且伴有慢性盆腔痛。大体标本可见肿瘤延伸到血管腔隙内,镜下标本呈现出良性平滑肌瘤组织侵入平滑肌瘤外静脉内生长的特点,但肿瘤在组织学上呈良性改变。该病肿瘤具有浸润生长倾向,甚至累及下腔静脉和心脏而引起死亡。

关于此种病变发生的原因有 2 种学说:①来源于静脉壁的平滑肌组织,增生后突入静脉腔;②来源于子宫的平滑肌瘤,肌瘤组织侵入静脉生长并发展,此种情况多同时有子宫肌瘤存在。

肉眼可见在静脉内有蠕虫样索条状赘生物,由子宫肌壁扩展到阔韧带内的静脉。这种向远处扩展的病变在组织学上仍属良性。显微镜下可见良性的平滑肌束侵犯静脉,并伸展到静脉腔内,形成一个分叶状的平滑肌塞子。细胞呈良性,无核异型性改变,核分裂象极少,约 0~1 个/10HPF。据统计,约 75% 的静脉内平滑肌瘤病的病变不超出阔韧带范围,25% 病变扩展超出阔韧带。如果病变扩展到下腔静脉和右心房,则往往导致死亡。

本病主要应与子宫平滑肌肉瘤及低度恶性子宫内膜间质肉瘤鉴别。子宫平滑肌肉瘤常侵犯脉管,但细胞异型性明显,核分裂象多在 5 个以上/10HPF,并有病理性核分裂象。低度恶性子宫内膜间质肉瘤可侵入静脉内,有索条状组织附在静脉管壁上,肉眼下与血管内平滑肌瘤病不易区分,可依据特殊染色鉴别。用 Van Gieson 染色时,平滑肌瘤病的平滑肌纤维呈黄色,子宫内膜间质细胞质内可见红色胶原样物质。网状纤维染色时,平滑肌瘤病的网状纤维不增多,且无包围瘤细胞现象,而低度恶性子宫内膜间质肉瘤可见网状

纤维增多，并包绕瘤细胞。其具有以下特征：

（1）肌瘤主要生长在静脉内，常沿子宫静脉延伸至子宫外静脉，如卵巢静脉、阴道静脉及阔韧带静脉等，部分可达下腔静脉、右心、肺，造成死亡。

（2）子宫较大，肌层增厚，有多发结节状橡皮样肿物。

（3）肿瘤呈蚯蚓样位于血管内。

（4）镜下血管内肌瘤表面被覆内皮细胞，肌瘤位于血管腔内或附着于血管壁，肌瘤形态为一般的良性平滑肌瘤或上皮样平滑肌瘤。

（5）肌瘤可伴广泛性水肿变性、黏液变性或玻璃样变。

有报道分析了 75 例行子宫全切患者，17 例手术后半年到 15 年复发，复发部位几乎全在静脉内，以盆腔静脉、下腔静脉和右心为主。复发患者仍首选手术治疗。静脉内平滑肌瘤病瘤细胞的 ER、PR 多阳性表达，可考虑行激素治疗。

7. 分裂活跃的平滑肌瘤 大体标本类似于典型的平滑肌瘤，但是质地较软，剖面色白，半透明状。镜下标本主要表现为瘤细胞的核分裂象增多，可达 5~20 个/HPF，但无病理性核分裂象，细胞的异型性不明显，无瘤细胞的凝固性坏死，肿瘤边缘无浸润或血管内生长。

8. 富于细胞的平滑肌瘤 大体标本类似于典型的平滑肌瘤，具有完整的假包膜，肌瘤剖面呈漩涡状结构，但是质地较软，剖面略呈棕黄色，可以伴有出血和坏死。镜下标本细胞丰富，可以见到缺乏胶质分化的不成熟平滑肌细胞，但细胞无异型性。一般认为如核分裂象<10 个/10HPF 且无明显异型性，应诊断为富于细胞型平滑肌瘤。

（七）治疗

以手术治疗为主，辅以放疗和化疗。

1. 手术治疗 手术治疗是子宫平滑肌肉瘤的主要治疗方法。

（1）手术适应证：主要适用于 Ⅰ、Ⅱ 期患者，无严重内科疾患。

（2）手术目的：切除肿瘤，了解肿瘤侵及范围、期别、病理性质，以确定下一步治疗方案。

（3）术中探查：应注意仔细探查盆腔与腹腔脏器以及盆腹腔淋巴结有无肿大，探查前，应常规留取腹腔冲洗液送细胞病理学检查。

（4）当行子宫肌瘤切除术时，术中应常规切开肌瘤标本，注意观察有无肉瘤的可疑，如发现肌纤维无漩涡状结构排列，而为均质性、质脆、红黄相间结构时，应立即行冷冻病理检查。特别是发现子宫旁或卵巢血管内有蚯蚓状白色瘤栓时，更应提高警惕，以便手术中能够及时发现恶性，决定手术范围。

（5）手术范围：标准手术方式为全子宫及双附件切除术。

1）关于盆腔淋巴结是否切除，有不同的观点：有人认为，子宫平滑肌瘤早期即有盆腔淋巴结转移，应行盆腔淋巴结切除术。也有人认为，淋巴结切除术无助于改善预后，对长期生存率帮助不大，建议术中若探查发现淋巴结肿大，可行淋巴结活检或切除术。有人认为，淋巴结有转移，体积并不一定增大，若不常规行淋巴结切除术，无法全面了解病变情况，不利于肿瘤的分期和制订术后治疗方案，主张对诊断明确的子宫平滑肌肉瘤常规行盆腔淋巴结切除术。目前多数观点认为子宫平滑肌肉瘤发生腹膜后淋巴结转移率较低，不主张行系统的盆腔和腹主动脉旁淋巴结切除，而是建议术前系统评估，术中细致探查，发现可疑淋巴结，术中进行活检。

2）关于卵巢是否切除，也存在争论：主张切除者认为，双卵巢切除，有助于切净肿瘤，并可防止因雌激素刺激而导致肿瘤复发。但另一种观点认为，目前尚无明确的证据表明子宫平滑肌肉瘤与卵巢分泌的激素有关，因此，绝经前妇女子宫平滑肌肉瘤若未发生子宫外转移，卵巢正常，可以保留一侧或双侧卵巢。对于年轻、未育的患者，若迫切渴望生育时，可以考虑行肌瘤（含肉瘤）切除术，但必须根据肿瘤的恶性程度、边界是否清楚、有无子宫肌层及血管或淋巴管内浸润等情况慎重酌情决定。对保留生育功能者应密切随访。

综合多数学者观点，子宫平滑肌肉瘤应行子宫全切术。如存在子宫旁浸润，可行改良的广泛性子宫切除术或广泛性子宫切除术。在无其他肉眼可见病灶的情况下，卵巢或淋巴结累及概率较小。对于绝经前妇女，可考虑保留卵巢；只有临床怀疑淋巴转移时才进行淋巴结切除术。

2. 放射治疗 放疗对子宫内膜间质肉瘤及子宫混合性中胚叶肉瘤的疗效比平滑肌肉瘤为好。因此对子宫平滑肌肉瘤一般主张尽量手术治疗，术后可辅助放疗，有助于预防盆腔复发，提高 5 年生存率。一般采用盆腔外照射和阴道后装。对于复发或转移的晚期患者，可行姑息性放疗。

3. 化学治疗 子宫平滑肌肉瘤对化疗的敏感性不高。一般认为子宫平滑肌肉瘤的化疗敏感性高于子宫内膜间质肉瘤和子宫中胚叶混合瘤，化疗对肺转移的效果好于盆腹腔及肝转移，但疗效不肯定，可作为综合治疗措施之一。对平滑肌肉瘤的化疗以阿霉素的疗效最佳，文献报道单药有效率为 25.0%，而其他药物的疗效相对较差，异环磷酰胺、顺铂及依托泊苷的有效率分别为 14%、5% 及 11%。

常用化疗方案如下，有辅助化疗指征者，通常建议 4~6 疗程化疗。

（1）HDE 方案：羟基脲（Hu）+ 达卡巴嗪（DTIC）+ 依托泊苷（VP16）：Hu 500mg，q.6h.，p.o.，第 1 天；DTIC 700mg/m²，iv.gtt，第 2 天；VP16 100mg/m²，ivg.tt/i.p.，第 2~4 天；每 3 周重复。

（2）VAC 方案：长春新碱（VCR）、放线菌素 D（ACTD）

和环磷酰胺（CTX）组成。

Sutton 等对 34 例晚期或有转移的平滑肌肉瘤采用异环磷酰胺（ifosfamide）及表阿霉素（doxorubicin）治疗,总缓解率为 30.3%,平均缓解 4 个月。方法为:异环磷酰胺 $5.0g/m^2$,静脉滴注;美司钠（mesna）$6.0g/m^2$（在输表阿霉素前输入）;表阿霉素 $50mg/m^2$,静脉输入 15 分钟以上。每 3 周 1 次。

（八）预后

LMS 是一种无论就诊时疾病分期如何,复发和死亡风险均较高的侵袭性肿瘤。LMS 的预后很差,即使是疾病早期。Berchuck 及其同事在这组患者中未发现超过 2 年的幸存者。关于子宫平滑肌肉瘤的最大型的纳入了 1 396 例患者（71% 的患者的疾病分期为 I / II 期）的研究发现 5 年生存率为 66%。根据分期进行分层后,I 期、II 期、III 期和IV 期疾病的 5 年生存率分别是 76%、60%、45% 和 29%。FIGO 和美国癌症联合委员会（American Joint Committee on Cancer,AJCC）分期系统并不能充分提供子宫 LMS 患者 OS 的预后信息。Wu 等的研究表明,诊断时年龄>50 岁的子宫平滑肌肉瘤患者的死亡危险度较≤50 岁的患者增加 11 倍,年龄与总的生存时间明显相关,绝经前诊断的妇女 5 年生存率为 63.6%,绝经后妇女 5 年生存率为 5.5%。妇科肿瘤协作组（Gynecologic Oncology Group,GOG）发现:核分裂象数目多的患者更易复发,高于 20 个核分裂象/高倍视野的患者复发的比例为 79%,有 10~20 个核分裂象/高倍视野的患者的复发比例为 61%。子宫外转移患者的预后也很差。肿瘤分期、核分裂象数目和年龄为预测复发的独立因素。ER,PR,p53 和 MIB-1 的表达作为独立变量,影响平滑肌肉瘤预后,但在多变量模型中却没有意义。我国学者研究的 33 例 LMS 患者的 5 年生存率为 39.4%。

六、子宫内膜间质肉瘤及未分化肉瘤

子宫内膜间质肉瘤（endometrial stromal sarcoma,ESS）是来源于子宫内膜间质细胞的肿瘤,约占子宫肉瘤的 30%~40%,根据肿瘤的组织学和临床特征将其分为 2 类,即低度恶性子宫内膜间质肉瘤（low grade endometrial stromal sarcoma,LG-ESS）和高度恶性子宫内膜间质肉瘤（high grade endometrial stromal sarcoma,HG-ESS）。前者约占 80%,病情发展缓慢,预后较好,而后者恶性程度高,病情发展快,易侵袭和转移,预后差。

2014 年 WHO 分类系统纳入了高级别子宫内膜间质肉瘤（HG-ESS）和未分化子宫肉瘤（UUS）,不再使用未分化子宫内膜肉瘤（UES）。

（一）病理特征

1. 子宫内膜间质肉瘤 以往有很多名称,1909 年 Doran 及 Lockyer 首次描述此病,1940 年,Goodall 将此病命名为淋巴管内间质异位症（endolymphatic stromal endometriosis）,1946 年,Henderson 提出了子宫内膜间质异位症（stromal endometriosis）,还有学者将此病命名为淋巴管内间质肌病（endolymphatic stromal myosis）等,较为混乱。2003 年 WHO 将其命名为子宫内膜间质肉瘤的概念,避免了与子宫内膜异位症和子宫腺肌瘤相混淆。

（1）大体标本特征

1）子宫内膜间质肉瘤有 2 种大体形态:①肿瘤形成息肉状或结节,自子宫内膜突向子宫腔或突至宫颈口外,肿瘤体积比一般息肉大,蒂宽,质软脆,表面光滑或破溃而继发感染;②肿瘤似平滑肌瘤位于子宫肌层内,常浸润子宫肌层,呈结节状或弥漫性生长,与子宫肌层之间界限不清。

2）肿瘤切面质地柔软、均匀,似生鱼肉状,组织水肿,伴出血、坏死时,则可见暗红、棕褐或灰黄色区域;亦可见囊性变区。但出血、坏死不如未分化子宫内膜肉瘤多见。

3）大体特征:子宫旁组织或子宫外盆腔内可见似蚯蚓状淋巴管内肿瘤,质如橡皮,富有弹性。

（2）镜下特征

1）低级别子宫内膜间质肉瘤:ESS 由类似增殖期的子宫内膜间质细胞组成,仅有轻度核不典型性,特征是侵及肌层和淋巴血管间隙,肿瘤细胞坏死少见。免疫组化染色特点为:ER+,PR+,CD10+,波形蛋白（vimentin）+,部分区域（actin+）,结蛋白（desmin）-,钙调素结合蛋白-;约 36% 的 ESS 中有雄激素受体（AR）表达,70% 的 ESS 表达表皮生长因子受体。①瘤细胞像增殖期子宫内膜间质细胞,大小一致,卵圆形或小梭形;②核分裂象≤5~10 个/10HPF;③肿瘤内血管较多,肿瘤沿扩张的血管淋巴管生长,呈舌状浸润周围平滑肌组织;④具有广泛的间质透明变性;⑤部分肿瘤含 Call-Exner 小体样结构,部分肿瘤含上皮样分化区,形成子宫内膜样腺体、小管、细胞巢及条索,如果这些成分较多,则形成卵巢性索样成分（ovarian sex cord like）,这种成分呈 vimentin、desmin、actin 阳性,说明其为肌样分化成分,而非上皮成分;⑥雌激素受体（ER）和孕激素受体（PR）可阳性,DNA 倍体多为二倍体。

2）高级别子宫内膜间质肉瘤:其与低级别子宫内膜间质肉瘤相比,肿瘤体积更大,出血坏死更明显,缺乏蚯蚓状淋巴管内肿瘤的特征。镜下可见瘤细胞呈梭形或多角形,异型性明显;核分裂象≥10 个/10HPF;瘤细胞可排列成上皮样细胞巢、索和片状;瘤细胞可沿淋巴窦或血窦生长或侵入肌层,常常伴有坏死。

在诊断原发病变以前很难发现转移病灶。然而,淋巴管和血管累及是其典型特征。有超过 1/3 病例存在子宫外扩散,常表现为阔韧带和附件的血管内"蠕虫样"肿瘤栓子。手术时,这种表现可能类似于脉管内平滑肌瘤病或阔韧带平滑肌瘤。

2. 未分化子宫肉瘤

（1）大体形态：大体标本呈息肉样，质软，糟脆，剖面灰黄色，有显著的出血、坏死。有的病灶类似子宫内膜癌和子宫中胚叶混合瘤，缺乏蚯蚓状淋巴管内肿瘤的特征。

（2）镜下特征

1）瘤细胞呈梭形或多角形，大小不一，异型性明显，可找到瘤巨细胞。

2）核分裂象≥10个/10HPF，常超过20~30个/10HPF。

3）瘤细胞可排列成上皮样细胞巢、索和片状。

4）瘤细胞可沿淋巴窦或血窦生长或侵入肌层。

5）肿瘤组织广泛坏死。

6）形态上缺乏平滑肌或子宫内膜间质分化，必须广泛取材，以免误诊为癌肉瘤或未分化的子宫内膜癌。

高度恶性内膜间质肉瘤恶性程度高、生长快，常有局部复发及远处转移。可有肉眼侵犯肌层。

3. 腺肉瘤 这种罕见的双相性肿瘤特点为由良性上皮成分和肉瘤性间质成分构成。肿瘤可发生于任何年龄妇女。大体上腺肉瘤呈外生性息肉样生长，凸入子宫腔内。罕见的情况下腺肉瘤可生长在肌层内，可能来源于腺肌病。显微镜下，孤立的腺体散布于间质成分中，腺腔常扩张或被压成细缝状。典型的病例中，间质成分类似于子宫内膜间质肉瘤或纤维肉瘤，包含不同数量的纤维组织和平滑肌。总体而言，这些被认为是轻度核异型和相对低有丝分裂指数的低级别肿瘤。然而，有10%的病例由于肉瘤成分的增殖具有更恶性的生物学行为，这些过度增殖的成分常为高级别病变。这些腺肉瘤被定义为"肉瘤过度生长"，患者预后差，与癌肉瘤相同。

（二）转移

子宫内膜间质肉瘤的子宫旁血管内瘤栓及肺转移尤为多见，其次为局部浸润和淋巴转移。未分化子宫内膜肉瘤局部侵袭性强，常有肌层浸润及破坏性生长。

（三）临床表现

1. 年龄 子宫内膜间质肉瘤发病年龄为45~50岁，低度恶性者发病年龄较年轻，多为绝经前妇女，平均发病年龄为34.5岁，而高度恶性者多为绝经后妇女，平均年龄为50.8岁。

2. 症状 最常见的症状是不规则阴道流血、月经增多和阴道排液，贫血，下腹痛等。

3. 体征 可于宫颈口或阴道内发现软脆、易出血的息肉样肿物，如肿物破溃合并感染，可有极臭的阴道分泌物，也常合并贫血，子宫增大，盆腔肿物。

4. 盆腔检查 子宫有不同程度的增大，早期的盆腔检查所见与子宫壁间肌瘤相似，当肿瘤发展时，可见宫颈口息肉样或菜花样脱出物。

研究显示，子宫内膜间质肉瘤常见的症状有阴道流血

（69.6%），压迫症状（39.1%），下腹包块（30.4%），阴道排液（17.4%），下腹胀痛（17.4%）。

（四）诊断

子宫内膜间质肉瘤和未分化子宫肉瘤诊断主要有以下几个方面。

1. 临床表现 有不规则阴道出血，当盆腔检查见宫颈口有息肉样突出物，在诊断宫颈息肉、子宫内膜息肉及黏膜下肌瘤时，应警惕子宫内膜间质肉瘤的可能性。

2. 诊刮 术前诊刮对子宫内膜间质肉瘤有一定价值。文献报道，其诊刮阳性率达80%左右，高于子宫平滑肌肉瘤的40%，但低于子宫恶性中胚叶混合瘤的80%~90%。也有人认为子宫内膜间质肉瘤息肉样病变基底部宽，诊刮有一定的局限性，建议宫腔镜下行活组织检查。

3. 彩色多普勒检查 用彩色多普勒测定子宫及肿物的血流信号及血流阻力，有助于诊断。北京大学人民医院总结11例LG-ESS的血流阻力指数（resistance index，RI）平均为0.42，因此，建议对低阻血流者，要高度怀疑子宫肉瘤。

4. 大体标本检查 肿瘤形成息肉状或结节，自子宫内膜突向子宫腔或突至宫颈口外，肿瘤体积比一般息肉大，蒂宽，质软脆，肌层内肿瘤呈结节或弥漫性分布，但界限不清，不易完整剔除；肿瘤切面呈鱼肉样，可有出血、坏死及囊性变。对可疑病例，应行冷冻切片检查，但最终诊断还要靠石蜡切片检查。

北京大学人民医院曾收治1例ESS患者，41岁，主诉为"月经紊乱1年，水样白带1个月"，妇科检查发现由宫颈口脱入阴道内肿物8cm×7cm×7cm，子宫如孕8周，拟诊"黏膜下子宫肌瘤"。行经阴道黏膜下子宫肌瘤切除术和分段诊刮术。术后病理：子宫内膜间质肉瘤，低度恶性，子宫腔可见小块肿瘤组织。即行全子宫+双附件切除术和盆腔淋巴结切除术。术后病理发现浅肌层浸润，ER+++，PR+++，淋巴结无转移。诊断：低度恶性子宫内膜间质肉瘤ⅠB期。术后给予大剂量孕激素治疗1年，随访4年，无瘤生存。此例患者即为以息肉样肿物脱入阴道为主要表现，造成最初临床误诊为黏膜下肌瘤。

（五）鉴别诊断

1. 子宫内膜间质肉瘤和未分化子宫肉瘤存在许多不同之处，临床上常难区别，主要依靠病理学检查进行鉴别，详见表9-17-10。

2. 子宫内膜息肉 内膜息肉常为多发，有蒂，且较细，体积较小，而子宫内膜间质肉瘤多为单发息肉样肿物，基底宽或蒂粗，常伴有出血坏死和感染，阴道排液多等。

3. 子宫黏膜下肌瘤 子宫内膜间质肉瘤可由子宫腔脱出至阴道，临床表现与黏膜下肌瘤相似，鉴别诊断较为困难，多需手术病理确诊。但子宫内膜间质肉瘤生长快，

表 9-17-10　子宫内膜间质肉瘤和未分化子宫内膜肉瘤的鉴别诊断

项目	子宫内膜间质肉瘤	未分化子宫内膜肉瘤
年龄	35 岁	50 岁
月经状态	绝经前	绝经后
细胞形态	大小一致	大小不一,异型性明显
核分裂象	3~5 个/HPF	>10 个/HPF
DNA 倍体	2 倍体	多倍体、异倍体
激素受体	ER,PR 阳性	ER,PR 阴性
激素治疗	有效	较差,尤其含卵巢性索成分时效差
预后	好	差(易复发)

血流信号丰富,有低阻频谱,部分患者血清 CA125 可升高等。

(六) 治疗

1. 手术治疗　手术是主要的治疗方法,手术范围同子宫平滑肌肉瘤。

(1) 低度恶化子宫内膜间质肉瘤的恶性程度预后较好,手术应行全子宫及双附件切除术,但对年轻患者也不宜保留卵巢。因肿瘤易向子宫旁及附件浸润,子宫颈受侵也不少见,复发率也高,且为性激素依赖性肿瘤,如保留卵巢,其分泌的性激素可能刺激隐匿的肿瘤生长。因此,不宜缩小手术范围。有人认为,对于低度恶性的子宫内膜间质肉瘤,即使发生广泛转移,仍应将病灶尽可能切净,肺转移患者行肺叶切除术,术后行放疗和化疗,预后良好。

北京大学人民医院诊治 1 例 LG-ESS 患者,24 年前剖宫产同时行子宫肌瘤切除术,术后病理提示 LG-ESS,给予保守治疗,术后发生剖宫产腹壁切口部位皮下转移,行手术切除并内分泌治疗,之后再次发生皮下组织转移,随行双侧卵巢切除术及内分泌治疗,在初始治疗 10 年后,第 3 次发生腹部皮下转移,行第 4 次手术切除术及辅助内分泌治疗,初始治疗 20 年,第 4 次出现阴阜上方皮下转移,行第 5 次手术切除,目前应用芳香化酶抑制剂治疗,无瘤生存。通过该案例表明,LG-ESS 恶性程度低,预后好,尽管有多次复发,仍可长期生存。

(2) 未分化子宫内膜肉瘤及高度恶性子宫内膜间质肉瘤应行肿瘤细胞减灭术,对晚期患者,可做姑息性手术,以缓解症状,术后辅助放疗和化疗。

2. 放疗　许多作者认为,子宫内膜间质肉瘤对放射线较为敏感,放疗对子宫内膜间质肉瘤及子宫混合性中胚叶肉瘤的疗效比平滑肌肉瘤为好。孙爱达等认为,手术辅以放疗

能提高子宫肉瘤的疗效,对子宫内膜间质肉瘤尤为明显,混合性中胚叶肉瘤次之,而对低度恶性的平滑肌肉瘤,放疗则无助于改善预后。国外报道,手术加放疗和单纯手术进行比较,前者能降低子宫内膜间质肉瘤患者盆腔和远处复发,改善患者的生存情况。

楼洪坤报道,子宫肉瘤治疗后随访 5 年者 15 例,其中存活 6 例,6 例中有 4 例进行了包括放疗的综合治疗措施。Koss 报道 7 例子宫内膜间质肉瘤手术后辅以放疗,其中 5 例肿瘤消失,1 例无瘤存活 17 年以上。

目前多数学者认为子宫内膜间质肉瘤术后辅助放疗的适应证有:Ⅰ期以上患者;术后有残存病灶者;未分化子宫内膜肉瘤。

术后体外照射:需根据术后残留及转移灶的情况制订治疗方案,术后体外照射的设野与术前预防性盆腔照射大致相同,如盆腔中心部位有肉瘤残存,全盆腔照射肿瘤量可提高到 40Gy,中央挡铅四野照射仍为 15Gy,如盆壁肿块较大,在完成全盆及四野照射之后可再缩野照射 10~15Gy,如证实腹主动脉旁淋巴结阳性可另外设野,照射剂量为 45~55Gy,每周 8.5Gy,4~6 周内完成。当病变超出盆腔范围时,可再在上腹部增设一野,照射野面积根据病变范围划定,对肝、肾部位需要挡铅遮盖。如肺部转移灶范围较小,可以对肺部转移照射野行体外照射。

腔内放射:如术前明确诊断为子宫肉瘤,尤其是子宫内膜间质肉瘤时,可术前采用遥控后装腔内放疗,其剂量仍以宫颈癌腔内放疗的参考点(A 点)为准,最好能使子宫得到均匀分布的剂量。A 点的剂量以 15~20Gy 为宜。

术后阴道残端有肉瘤残存时,在体外全盆腔照射之后,可与盆腔四野照射同时补充腔内放射,剂量参考点为黏膜下 0.3cm,可给予总量 24~30Gy,分 3~5 次完成,间隔为 4~7 天,对术前误诊为良性疾病而施行子宫次全切除者,仍可利用颈管进行腔内放射。

3. 化疗　子宫内膜间质肉瘤术后或复发后化疗,预后良好,化疗多用以 DDP 或异环磷酰胺(IFO 1.5g/m²,q.d.,5d,q.3 周)为主的方案;而未分化子宫内膜肉瘤化疗效果较差,有用 IAP 方案(IFO+ADM+DDP)治疗有效的报道。

IAP 方案:IFO 4g/m²,iv.gtt(用美司钠 0.8g/m²,0,4,8h,i.v.);ADM 30~40mg/m²,iv.gtt 或 EPI ADM 40~60mg/m²,静脉滴注;DDP 75mg/m²,iv.gtt/i.p.;1 日化疗,每 3 周重复 1 次。

北京大学人民医院发现 1 例未分化子宫内膜肉瘤,肿瘤由子宫腔脱出到阴道内,肿瘤大小约 10cm×8cm×8cm,表面坏死感染,肿瘤侵犯子宫壁全层,右侧髂内外淋巴结和闭孔淋巴结均肿大,并与髂血管紧密粘连,术中子宫破裂,糟脆的肿瘤组织溢入盆腔,仅行全子宫和双附件切除术和右髂外淋巴结部分切除术。病理诊断:高度恶性子宫内膜间质肉瘤,侵犯浆膜层伴大片出血坏死,子宫颈可见肿瘤浸润,双子宫旁肿瘤浸润,右髂外淋巴结转移。术后给予 IAP 方案化

疗 6 个疗程，并口服甲羟孕酮 250mg/d，术后 1 年全面检查，未发现异常，行二次探查术，并切除盆腔淋巴结、大网膜和盆腹腔多点活检，术后病理均无异常。表明子宫内膜未分化肉瘤对化疗较为敏感。

4. 孕激素类药物治疗 子宫内膜间质肉瘤及一部分未分化内膜肉瘤为性激素依赖性肿瘤。孕激素受体、雌激素受体多阳性，对于受体阳性患者，孕激素类药物有较好的反应。Piver 等应用大剂量孕激素治疗子宫内膜间质肉瘤复发 13 例，有效率 46.0%，病情稳定 46.0%，其中持续有效达 5 年以上者 4 例，4 年以上者 3 例，仅 1 例无效。其他学者也有类似报道，多数复发患者经孕激素治疗获无瘤或带瘤长期生存。但孕激素治疗缺乏长期疗效，往往于停药后肿瘤又复发，不过经再次用药仍可有效。因此，应长期应用。

孕激素的常用剂量和用法如下：

（1）甲羟孕酮（medroxyprogesterone acetate，MPA）250~500mg 口服，每天 1 次，长期维持。

（2）甲地孕酮（megestrol acetate）160mg 口服，每天 1 次，长期维持。

有主张对孕激素受体阴性者，先应用他莫昔芬（TAM，10mg b.i.d.，p.o.），增加肿瘤对孕激素类药物的敏感性，然后再应用 MPA 或 MA。一般主张应用孕激素类药物 1 年以上，用药期间注意定期检查肝肾功能，部分患者可由于应用孕激素引起水钠潴留和食欲改善造成体重增加。对于有血栓倾向、孕激素类药物过敏、肝肾功能不全、心功能不全等患者应避免应用大剂量孕激素治疗。

（七）预后

1. 低级别子宫内膜间质肉瘤 复发常在 3~5 年内，也可在首次诊断后 30 年，其特点为晚期转移，即便是 I 期患者也有发生，应注意长期随访。随访内容包括：术后 2 年内每 3 个月、2 年后每 6~12 个月行体格检查；每年行胸部 X 线检查；临床需要时行 CT/MRI 检查；教育患者了解复发相关症状。考虑到放射线暴露问题，对初次治疗的年轻妇女，无症状时不推荐频繁行常规影像学检查。目前一致认为子宫内膜间质肉瘤即使发生复发和转移，预后也很好，5 年生存率为 67%~100%。5 年复发率约 30%，复发部位多为盆腹腔，肺及阴道较少。预后相关因素主要是：诊断时肿瘤范围，II 期及以上为独立的不良预后因素，I 期 5 年及 10 年生存率可高达 98% 和 89%。肿瘤分期是 ESS 患者复发及生存的最佳预测指标。即使晚期或复发性疾病患者，也通常有较长的生存期，可能有第 2 次或第 3 次减瘤手术和激素治疗的机会。这些肿瘤几乎都是 ER 和 PR 阳性，诊断时通常为 I 期（90%），Acharya S 等发表于 2005 年 Lancet Oncol 的研究提示：低级别子宫内膜间质肉瘤预后较好，未分化子宫内膜肉瘤与平滑肌肉瘤相似，5 年生存率约为 25%。LG-ESS 可能复发，通常距初次诊断超过 5 年。回顾性分析中，88% 的患者 80

个月时仍然存活。52 例 LG-ESS 患者中 47% 的 I 期患者在手术后复发。尽管如此，I 期患者的 5 年生存率仍达 88%。在一些研究中，没有血管浸润的低级别肿瘤的 5 年生存率高达 83%，而当血管浸润时，生存率为 17%。

2. 高级别子宫内膜间质肉瘤 侵袭性更强，与 LG-ESS 相比，更多患者处于晚期，生存期较短。HG-ESS 的预后与 LMS 相当。HG-ESS 患者的 5 年无病生存率（DFS）仅为 20%。中位复发时间为 7 个月。具有 10~20 个核分裂象/10 高倍视野患者的 2 年 DFS 约为 60%，而有 20 个核分裂象/10 高倍视野患者的 2 年 DFS 约为 10%。有研究报道 HG-ESS 的 5 年生存率在 20%~55% 之间。HG-ESS 的预后较 LG-ESS 差，但优于 UUS。预后相关因素主要为：血管侵犯，无血管侵犯的患者 5 年生存率为 83%，而存在血管侵犯的患者 5 年生存率仅为 17%。

3. 未分化子宫肉瘤 占所有子宫恶性肿瘤不到 0.5%，占子宫间质恶性肿瘤 10%~15%。侵袭性强，60% 的患者为 III 期或 IV 期。在大多数情况下，无论分期如何，预后都很差。中位无进展期和生存期不到 1 年。大部分患者在诊断后 2 年内死亡。最近一项研究表明，血管侵犯是唯一有统计学意义的重要预后因素，没有血管侵犯时 5 年总生存率为 83%，而出现血管侵犯时仅为 17%（P=0.02）。治疗主要为手术切除，因淋巴结转移率高，推荐行盆腔及腹主动脉旁淋巴结切除术。子宫外病灶是 UES 无进展生存期和总生存期的强相关因素，对子宫外病灶是否行肿瘤细胞减灭术尚存在争议：Nordalet 等认为首次手术彻底去除肿瘤及保证切缘干净是总生存期最重要的独立预测因素，甚至比肿瘤分期本身更重要；Leath 等报道当残余病灶小于 2cm 时，伴有子宫外病灶的"高度恶性子宫内膜间质肉瘤"总生存期显著延长。

七、其他少见子宫肉瘤

（一）子宫腺肉瘤

这种罕见的双相性肿瘤特点为由良性上皮成分和肉瘤性间质成分构成。肿瘤可发生于任何年龄妇女。大体上腺肉瘤呈外生性息肉样生长，凸入子宫腔内。罕见的情况下腺肉瘤可生长在肌层内，可能来源于腺肌病。显微镜下，孤立的腺体散布于间质成分中，腺腔常扩张或被压成细缝状。典型病例中，间质成分类似于子宫内膜间质肉瘤或纤维肉瘤，包含不同数量的纤维组织和平滑肌。总体而言，这些被认为是轻度核异型和相对低有丝分裂指数的低级别肿瘤。然而，有 10% 的病例由于肉瘤成分的增殖而具有更恶性的生物学行为，这些过度增殖的成分常为高级别病变。这些腺肉瘤被定义为"肉瘤过度生长"，患者预后差，与癌肉瘤相同。

腺肉瘤是低度恶性潜能的混合性肿瘤，大多为 I 期病变,无肉瘤生长及有肉瘤生长患者的 5 年生存率为 70%~80% 和 50%~60%。一项研究中 1/3 患者在诊断后 5 年出现复发。仅肌层浸润与复发风险增加有关。

(二)子宫淋巴肉瘤

原发于子宫的淋巴肉瘤罕见,患者有阴道流血、疼痛和子宫增大,内膜活检和诊刮可能误诊为低分化癌。有报道子宫淋巴瘤均是 B 淋巴细胞型,早期患者预后较好,首选手术,术后辅助放疗。

(三)子宫血管肉瘤

子宫血管肉瘤少见,文献报道发病年龄 17~76 岁,术后易复发,可辅助放疗。

(四)子宫横纹肌肉瘤

子宫内膜单纯多形性横纹肌肉瘤极少见。有学者复习文献报道 51 例,患者年龄 36~90 岁,小于 50 岁占少数,大部分患者在确诊后 1 年内死亡,预后极差。手术是首选治疗方法,术后可辅助放疗或化疗,但疗效均不肯定,可应用阿霉素为主的方案,如长春新碱、阿霉素和环磷酰胺。

(五)子宫骨肉瘤

目前经证实文献报道为子宫纯骨肉瘤仅 9 例,年龄最小 41 岁,最大 82 岁,8 例有阴道不规则流血,4 例肿瘤侵及子宫外,2 例存活 1 年以上。骨肉瘤患者术后一定要进行辅助治疗。

(六)子宫软骨肉瘤

子宫软骨肉瘤较罕见,文献报道常见的临床表现有阴道流血、腹痛、排尿困难、阴道排液和子宫增大等,少数患者可表现为肿瘤自宫颈口脱出。手术首选,术后易复发,复发部位多为腹腔、盆腔和肺。

八、特殊情况发现子宫肉瘤

手术后病理确诊为子宫肉瘤的处理:

由于子宫肉瘤很难术前明确诊断,部分患者在实施手术以后病理检查才得以确诊,多数患者需再次手术。再次手术之前应行影像学检查明确有无盆腔以外的转移灶。通常再次手术需切除遗留的子宫、子宫颈或附件等。对于子宫外转移病灶应予以切除。对于前次手术行子宫或肌瘤粉粹术的患者,应再次进腹清理散落病灶,尽可能彻底减灭肿瘤细胞,必要时行腹腔热灌注化疗。

许多子宫肉瘤和癌肉瘤是在术中甚至术后数天才根据病理报告进行诊断的。因此未完全分期的病例很常见,应尽早寻求妇瘤科医生进行咨询。如果诊断是在手术后做出的,会根据肉瘤的类型和其他临床情况对患者做出差异极大的

建议,包括仅随访,再次手术或放疗。总体来说,由于这类肿瘤少见,并且支持某一种方案比另一种方案好的数据相对有限,所以相对于典型的子宫内膜癌而言,对肉瘤的选择就没有那么明确了。

随着微创手术的开展,妇科医生面临着如何通过小切口取出子宫或肌瘤的问题。采用肌瘤粉碎器粉碎组织是方法之一,但可能导致子宫或宫颈恶性肿瘤粉碎和播散。总的来讲,在预计为良性疾病的手术中意外遇到肉瘤的情况罕见,在 0.09%~0.6%(Lieng,2015;Lin,2015)。研究也未发现明确的术前危险因素。然而,如果术中对隐匿的肉瘤进行粉碎造成无意的播散,将影响患者的预后(Perri,2009)。2014 年原国家食品药品监督管理总局警告围绝经期或绝经后妇女,或可经阴道或腹部小切口完整取出标本的妇女,不得使用粉碎器。同时,如果对不在上述范围内的妇女使用粉碎器,应充分告知其可能的风险。

九、子宫肉瘤预后与随访

子宫肉瘤的预后取决于肿瘤的分期和核分裂象数。5 年总生存率约为 20%,Ⅰ 和 Ⅱ 期患者的生存率为 40% 以上,而在 2018 年《奈特妇产科》中Ⅰ 和 Ⅱ 期患者的生存率分别为 75% 和 60%。病灶局限于子宫者,术后生存率达 60%~70%,子宫外病灶扩散者均将死于本病。患者生存曲线分析表明,确诊后 2 年内患者死亡率高,而 2 年后的生存曲线呈平台期,提示转移属早期事件,诊断时已存在。在一项 423 名患者的回顾性分析中,FIGO 分期为Ⅰ、Ⅱ、Ⅲ、Ⅳ 期的子宫肉瘤患者的 5 年生存率分别为 51%、13%、10% 和 3%。2001 年北京大学 3 家医院的 106 例子宫肉瘤患者的回顾性分析结果发表于《中华妇产科杂志》,其中 66 例随访至 5 年,5 年生存率为 51.5%(34/66)。临床分期早及患者越年轻预后越好。国内一项 49 例子宫肉瘤患者的预后研究发现患者的 5 年生存率为 38.78%,患者临床分期越晚,生存率越低,Ⅰ 期 5 年生存率为 64.7%,Ⅳ 期则为 0。绝经前及绝经后患者 5 年生存率分别为 64.3%(9/14)、28.6%(10/35)。2020 年一项 83 例子宫肉瘤患者的回顾性研究中,子宫肉瘤患者 5 年生存率为 44.6%。

(一)患者预后相关因素

主要包括组织类型、肿瘤分期、组织学分级及肿瘤大小等。

1. 组织类型 子宫内膜间质肉瘤预后较好,其次为子宫平滑肌肉瘤,高度恶性子宫内膜间质肉瘤和子宫恶性中胚叶混合瘤的预后最差。有报道以上 4 种类型子宫肉瘤的 5 年生存率分别为 100%、16%、25% 和 14%。廖秦平等报道 LMS 48 例,5 年生存率 62.5%,MMMT 11 例,5 年生存率 9.1%,ESS 7 例,3 例存活 5 年以上。子宫恶性米勒管混合瘤 25 例,5 年生存率为 28%。Lurain 综合 763 例子宫混合型

中胚叶肉瘤，5年生存率为24%。北京协和医院报告子宫平滑肌肉瘤、高度恶性子宫内膜间质肉瘤、低度恶性子宫内膜间质肉瘤、混合型中胚叶肉瘤的5年生存率分别为16.7%、25%、100%及14.3%，低度恶性子宫内膜间质肉瘤的预后较好。复旦大学附属妇产科医院报道7例低度恶性子宫内膜间质肉瘤，随访15年，6例存活，1例复发。北京协和医院妇产科报道11例低度恶性子宫内膜间质肉瘤，平均随诊10.8年，其中7例复发，平均复发时间为4.4年，复发后再次治疗，现存活10例，死亡1例。本瘤有局部浸润、远处转移及晚期复发的临床特点。

2. 临床期别 临床分期愈晚，预后愈差。有报道肿瘤仅限于子宫体者，2年生存率为53%，超出子宫体者，2年生存率仅为8.5%；有作者分析临床期别和预后的关系，Ⅰ、Ⅱ、Ⅲ、Ⅳ期的5年生存率分别为58%、33%、13%及0。

3. 子宫旁血管淋巴管受侵 子宫旁血管淋巴管受侵（lymphovascular invasion，LVI）与预后密切相关。文献报道，LVI是唯一的子宫肉瘤预后的独立指标，若发生LVI，则复发转移率明显上升。

4. 核分裂象 肿瘤组织中核分裂象多少与预后有关，一般认为，核分裂象≥10个/10HPF预后差，<5个/10HPF预后好，5~10个/HPF则介于两者之间，核分裂象的数字是决定肉瘤预后的一个重要因素。Gadducci等报道20例低度恶性子宫内膜间质肉瘤（分裂象<10/10HPF）及20例高度恶性者（分裂象≥10个/10HPF），后者生存率低，认为预后与分期及分裂象多少有关。Jones等分析了1970—1992年间28例有转移的平滑肌肉瘤，28例中17例为晚期。通过分析提出肿瘤大小>3cm、有丝分裂活性>5个/10HPF、核不典型性为Ⅱ级、Ⅲ级及凝固性肿瘤细胞坏死者，转移及复发多见。

5. 子宫肌层受侵 子宫肌层是否受侵及受侵程度与预后有关。有报道Ⅰ期子宫恶性中胚叶混合瘤浅肌层浸润的生存率为58%，浸润达1/2肌层者，生存率为29%。

6. 绝经状态 绝经后预后比绝经前差。有报道，绝经前子宫肉瘤5年生存率为66.7%，绝经后则为17.6%。绝经后患者预后差的原因，可能是绝经后患者常到出现阴道出血或排液时才就诊，而绝经前患者经常行妇科检查，能够早期发现，及时治疗；此外，绝经后患者所患肿瘤多为恶性程度较高的子宫恶性中胚叶混合瘤及高度恶性子宫内膜间质肉瘤，因此，预后较差。

7. 雌、孕激素受体状态 子宫肉瘤雌、孕激素受体多为阴性，但低度恶性子宫内膜间质肉瘤则多为阳性，应用孕激素类药物治疗有效，预后较好。而受体阴性者则孕激素治疗效果较差，预后不佳。

8. 治疗与预后的关系 对不能手术切除肿瘤的晚期患者，无论何种治疗方法，预后都极差。对能切除肿瘤的患者，及时采取手术、放疗及化疗等综合治疗方案，其预后比单纯手术为好。盆腔放疗可减少局部复发，全身性化疗可降低远处转移。章文华等报道37例子宫恶性中胚叶混合瘤，手术加放射治疗的盆腹腔复发率为42.9%，手术加化疗的盆腹腔复发率为72.7%，手术加放射治疗加化疗的复发率为16.7%，提出采用3种方法治疗可提高生存率，建议除Ⅰ期可单纯手术外，其他各期均应在手术后辅加放射治疗及化疗。化疗应采用多疗程联合化疗。

关于手术范围与预后的关系，虽然有些作者认为扩大手术范围并不能提高生存率，但近年来多数学者倾向于行广泛性子宫切除术，并有实例说明扩大手术包括淋巴切除可提高生存率。

综上，子宫肉瘤的总体预后较差，子宫肉瘤的临床症状非特异、组织类型多样、发病机制复杂，关于其生存率报道不一，其预后与多种因素相关，肿瘤分期是子宫肉瘤最重要的预后因素。肿瘤组织学类型是另一个重要的临床预后指标，平滑肌肉瘤预后最差，子宫内膜间质肉瘤及无肉瘤样过度增殖的子宫腺肉瘤通常预后较好。国内研究发现肿瘤直径≥5cm、肿瘤标志物CA125≥35U/L、淋巴脉管内癌栓及淋巴结转移是子宫肉瘤的预后相关因素。治疗方法也是影响子宫肉瘤预后的因素，美国梅奥诊所16名接受术中放疗和周期化疗的原发性或复发性子宫肉瘤患者（包括9名平滑肌肉肌瘤患者、4名间质肉瘤患者和3名癌肉瘤患者）5年总生存率为43%。目前的研究多为回顾性分析，样本量有限，基于一些预后相关因素的预测模型，尚未达成共识并广泛用于临床，需要多中心、大样本、前瞻性研究。随着诊疗技术的提高，子宫肉瘤内膜癌及肉瘤分子分型的推广，术前诊断准确性的提高，避免肿瘤粉碎，根据分子分型、基因检测结果实施精准的靶向治疗，有望实现患者生存的延长，减少或延迟子宫肉瘤的复发。

（二）随访

治疗后2~3年，每3个月随访1次，以后每6个月随访1次，5年后每年随访1次；复查内容包括全身体检及妇科检查、肿瘤标志物、影像学检查和健康宣教。

十、复发性子宫肉瘤临床处理

子宫肉瘤患者经治疗后，复发率仍很高，Ⅰ期复发率为50.0%~67.0%，Ⅱ期复发率可高达90.0%。所以，不少复发患者需要治疗。但复发后的治疗效果更差，除少数人外，生存时间一般在半年左右。

复发患者的治疗目的是缓解症状、延长生存期。

因大多数复发患者已失去再次手术治疗的机会，故多以放疗、化疗或孕激素治疗为主。少部分患者有可能再手术并放、化疗，以争取更佳疗效。

1. 化疗为主的综合治疗 无论何种组织类型、早期或晚期，都可发生复发，且远处转移比盆腔内复发更多见，可能与该报道的病例多数加用了放疗、降低了盆腔内复发有关。

因此,应用全身性化疗是合理的,对控制远处转移可能有利。但单用化疗的效果尚不理想,有效率一般仅为10%左右。Muss HB等报道104例复发及晚期(各占一半)病例,应用阿霉素或阿霉素加环磷酰胺的有效率均为19.0%。说明单用化疗的疗效有限,还需综合应用其他治疗方法及寻找更有效的抗肿瘤药物。

偶有复发瘤为孤立的转移灶,经再次手术切除,合并放疗和/或化疗,可获较好效果。Spanos等报道6例孤立复发的恶性米勒管混合瘤,行手术切除及放疗后,均生存24个月以上。

低度恶性内膜间质肉瘤复发后,用孕激素有效。Keen等复习文献报道,低度恶性内膜间质肉瘤复发13例,应用大剂量孕激素治疗,全部有效,其中完全缓解8例,部分缓解5例。

I期子宫肉瘤的预防性化疗:鉴于病变限于子宫的I期患者也有一半以上复发,且多超出盆腔以外,复发后治疗极为困难。为预防复发,强调对早期患者术后予以辅助治疗,预防性化疗为有效措施之一。有报道,I期子宫肉瘤术后加用化疗的复发率为28.0%~43.0%,比单纯手术的复发率(75.0%~78.0%)明显降低。Piver等对30例I A期患者的前瞻性研究中,术后用阿霉素化疗的5年复发率为46.0%,比单纯手术组的75.0%为低;5年生存率化疗组为63.0%,也明显高于手术组的36.0%。同一报道的另一组I期患者,术后加用环磷酰胺、阿霉素、长春新碱和达卡巴嗪联合化疗的复发率20.0%,5年生存率为89.0%。也有不同意见,如认为早期患者手术后加或不加化疗的生存率及复发率均无差别。但上述资料表明,确有一部分I期患者术后预防性化疗对降低复发率和提高生存率有一定效果。已经证明术后放疗能有效地降低局部复发率,术后化疗可减少远处转移,设想早期患者术后预防性化疗或与放疗并用,有可能减少复发及提高疗效。

2. 放疗 子宫肉瘤经治疗后复发,主张尽可能再次手术,术后辅以放疗、化疗等。

子宫肉瘤的复发部位以盆腔复发者最多。Covens等报道74例子宫肉瘤患者盆腔复发占51%,肺部次之,为31.4%,腹部为20.0%。楼洪坤指出,子宫肉瘤复发转移多数位于盆腔。刘天麟报道,23例子宫肉瘤经治疗后复发的部位以阴道残端为主,占50%,盆腔次之,占30%。

复发率和复发时间:章文华等报道子宫恶性中胚叶混合瘤的复发转移率为59.5%,其中86.4%在2年内发生。刘天麟报道的复发转移率为43.5%(10/23),复发时间多在6个月以内,占80%。2年内复发率为82%。文献报道子宫内膜间质异位症(低度恶性内膜间质肉瘤)有晚期复发的特点,甚至个别病例有长达26年复发者,故需要长期随访。

治疗复发肉瘤的经验:多数复发肉瘤经放射治疗,可取得满意疗效,尤其是子宫内膜间质肉瘤和子宫内膜间质异位症,孙爱达等报道3例子宫内膜间质异位症疗效明显,其中1例盆腔复发,^{60}Co放疗后包块消失,至今4年来无复发。有2例子宫内膜间质肉瘤术后放疗,其中1例复发,盆腔及肺部分别予以^{60}Co放疗后仍存活2年,说明有一定疗效。Koss报道1例子宫内膜间质肉瘤复发,扩散到阴道上段及腹腔,经放疗后肿块消失,11年后因其他原因剖腹探查未发现肿瘤。Rose报道2例子宫肉瘤阴道复发,经放疗后分别存活20个月和206个月;1例后来死于肉瘤复发,1例死于脑血管意外。孙建衡报道1例子宫内膜间质异位症手术切除子宫后2年盆腔复发,再次手术后行^{60}Co体外照射,放疗后10年仍生存。江西省妇幼保健院经治1例子宫内膜间质肉瘤,在外院手术后1年复发,再次手术加盆腔^{60}Co照射,4年后盆腔复发肠梗阻死亡。复发肉瘤的放疗需根据复发的部位和再次手术的可能性以及以前辅助治疗的情况来制订计划。

盆腔照射:复发肉瘤局限在盆腔时可采用^{60}Co和高能X线全盆体外照射,肿瘤量可控制在40Gy以内,全盆照射以后可采用中央挡铅;四野照射,肿瘤量15~20Gy,如一侧盆腔放疗效果不满意,可采用缩野或半盆不全旋转照射,并适当追加剂量。

腔内照射:复发肉瘤在阴道残端或术前误诊行子宫次全切除后宫颈复发者,可与体外照射配合行腔内放射,目前多采用高剂量率腔内后装照射。有子宫颈残者仍以A点为参考点给予30Gy,如阴道残端复发者,其剂量参考点在黏膜下0.5cm处,给予24~36Gy,如阴道中下段转移者可用阴道模型布镭进行,其剂量参考点也以黏膜下0.5cm处进行计算,给予24~36Gy。如复发转移灶增厚超过0.3cm,就必须先行体外照射治疗后,再行腔内放射,否则只能有姑息治疗作用。

远处转移灶照射:肺部转移灶可根据全身情况,局部给予肿瘤量15~30Gy,如肿块局限可单野或对野照射,弥漫性则使用移动条野全肺照射。腹部有转移时可在盆腔照射野外另设上腹部野,前后对照,肝肾区需挡铅,肿瘤量可达30Gy左右。也可采用全腹移动条野照射。骨转移多给予快速放射,5Gy(空气量)/(次·d),共6次或8~10Gy(空气量)/(次·d),共2~3次。照射野面积可根据病灶范围而定。

(魏丽惠 王建六)

第三节　子宫内膜增生

子宫内膜增生（endometrial hyperplasia）是临床常见的妇科疾病，属于良性病变，具有一定的癌变倾向。1987 年国际妇科病理协会（ISGP）提出了子宫内膜增生的分类：根据腺体拥挤程度，如是否出现背靠背群集等，分为单纯性增生（simple hyperplasia）和复杂性增生（complex hyperplasia）；并根据是否出现腺上皮细胞的异型性，即伴有或不伴有子宫内膜不典型增生（atypical hyperplasia），分为单纯性非典型性增生（simple atypical hyperplasia）和复杂性非典型性增生（complex atypical hyperplasia）。而非典型增生又根据组织学病变程度不同可分为轻度、中度、重度，此分类也同时与病变容易发生癌变的危险程度相关。2020 年 WHO 又将子宫内膜增生分为 2 类，子宫内膜增生不伴非典型性和子宫内膜非典型性增生（表 9-17-11），该分类主要依据子宫内膜病变性质和预后转归，临床治疗更加明晰。

表 9-17-11　WHO 对子宫内膜增生的分型（2020 年）

分型	同义语或曾用语
子宫内膜增生不伴非典型性	子宫内膜增生过长；子宫内膜增殖症；良性子宫内膜增生；子宫内膜单纯性增生；子宫内膜复杂性增生
子宫内膜非典型增生	子宫内膜复杂性非典型增生；子宫内膜单纯性非典型增生；子宫内膜样上皮内瘤变

一、危险因素与临床表现

（一）发病率

子宫内膜增生确切发病率不详，研究发现其在围绝经期妇女中发病率大约为 12%。大约 80% 的子宫内膜癌为子宫内膜增生逐步进展而来，即 I 型子宫内膜癌，因此子宫内膜增生的高发与子宫内膜癌的高发相一致。而不同种类的子宫内膜增生进展为子宫内膜癌的发生率不同，大部分子宫内膜增生经过治疗或期待疗法会逐步退化。子宫内膜增生的好发年龄早于子宫内膜癌大约 20 年左右，子宫内膜癌的高发年龄为 60~70 岁，而子宫内膜增生发病多见于中年妇女，虽也可发生于更年期或青春期，但大部分患者年龄超过 35 岁，只有 2%~5% 的病例发生于 40 岁以前。

（二）发病相关因素

子宫内膜增生与子宫内膜癌的高危因素一致。可能导致体内雌、孕激素代谢改变的各种内源及外源性因素，因打破了体内雌激素和孕激素的平衡，均为发生子宫内膜增生的高危因素。例如：分泌雌激素的卵巢颗粒细胞瘤导致的高雌激素血症（hyper estrogenism）以及多囊卵巢综合征（polycystic ovarian syndrome, PCOS）等导致的不排卵等女性激素代谢紊乱，均为子宫内膜增生的高危因素。同时，近年来的研究发现一些基因易感性也是子宫内膜增生的高危因素。

1. 年龄因素　虽然年轻患者也可发生子宫内膜增生，但大多数患者均发生在 40 岁之后，而绝经后出血更是子宫内膜增生的一个主要症状。在肥胖妇女中的研究发现，妇女绝经后患子宫内膜增生的风险增加至 1.19，而绝经并肥胖者对比正常人群患子宫内膜增生的相对危险性为 1.58，绝经并极度肥胖则增加至 2.72。而在生育年龄则危险性并不增加。说明年龄是子宫内膜增生的一项重要的危险因素。

2. 未生育　在 1985—2003 年间美国华盛顿州所有诊断复杂性增生和复杂性增生伴非典型增生的 446 例患者中，未生育是内膜增生的高危因素。

3. 过度肥胖　肥胖是子宫内膜增生和子宫内膜癌的高危因素。在 1985—2003 年间美国华盛顿州所有诊断复杂性增生和复杂性增生伴非典型增生的 446 例患者中，体重指数（body mass index, BMI）的增加是子宫内膜增生的高危因素。Viola 等研究显示在过度肥胖的妇女中，子宫内膜癌和子宫内膜增生在生育年龄妇女的发病率分别是 1.0% 和 5.8%，在绝经后妇女则是 3.0% 和 12.1%，均高于非肥胖妇女。而与 BMI 紧密相关的白色脂肪组织分泌的瘦素（leptin）在子宫内膜增生和子宫内膜癌患者中的表达均高于正常内膜组，提示其可能参与子宫内膜的增生过程。

4. 多囊卵巢综合征　PCOS 是一类女性内分泌功能失调性综合征，其临床主要表现有闭经、月经稀发、多毛、肥胖、不孕等。其确切病因不详，实验室检查多发现患者有不排卵、高雄激素血症以及胰岛素抵抗。因不排卵，缺乏孕激素保护，子宫内膜长期受雌激素影响，导致此类患者容易发生子宫内膜增生及子宫内膜癌。早在 1949 年人们就注意到不孕、月经稀发与子宫内膜癌高发相关，其后的许多研究证实 PCOS 为子宫内膜增生和子宫内膜癌的高危因素。研究发现 PCOS 患者对比正常妇女，患子宫内膜癌的相对危险性为 3.1［95%CI（1.1~7.3）］，在一项 97 例子宫内膜增生的患者的研究中发现 25% 的患者都有典型的 PCOS。

5. 应用外源性雌激素　应用口服避孕药，绝经后激素替代治疗（hormone replacement therapy, HRT）等外源性雌激素可导致体内过度的雌激素刺激子宫内膜，可诱发子宫内膜增生。美国20世纪70年代子宫内膜癌的发病率增高了1倍,其主要原因是60年代开始的持续约10年无孕激素保护的雌激素HRT。其后HRT中加用孕激素和低剂量雌激素加孕激素避孕药的应用后,至80年代子宫内膜癌的发病率开始下降。

6. 他莫昔芬 他莫昔芬又称三苯氧胺(tamoxifen,TAM)是第一代选择性雌激素受体调节剂(selective estrogen receptor modulators,SERMs)。SERMs是一类分子结构与甾体不同的化合物,可选择性结合雌激素受体(estrogen receptor,ER),并根据靶细胞不同产生类似雌激素或拮抗雌激素的效果。自1973年TAM进入临床以来,已经成为应用最广泛的乳腺癌内分泌治疗药物,每年使用患者超过了1 200万。但作为部分雌激素激动剂,TAM还有一定的雌激素样作用。TAM在子宫内膜中起部分激动剂作用,对内膜有促进增生的作用,同时TAM也上调ER,增加Ki-67及IGF-1表达。研究发现TAM可在内膜组织刺激孕激素受体B亚型(progesterone receptor B,PRB)下降,而孕激素受体A亚型(progesterone receptor A,PRA)增加,但对ER的表达无作用。因此,TAM的主要副作用是增加子宫内膜增生和子宫内膜癌的危险性。研究发现,尽管TAM显著改善乳腺癌患者的预后,但子宫内膜癌的发生率在应用TAM 1~2年的患者增加1倍,如用药超过5年,则内膜癌发生率达4倍。有研究发现经阴道超声通常提示应用TAM治疗的女性内膜增厚,当绝经后妇女应用TAM治疗后,内膜增厚(≥5mm),其组织学改变可有内膜息肉、子宫内膜增生或子宫内膜癌。又有研究提示当内膜厚度>5mm时,有2.15%的患者有子宫内膜增生存在。随机对照试验也显示,应用TAM治疗的患者39%有内膜异常,16%有非典型增生,当内膜厚度≥8mm时,100%的患者有非典型增生或内膜息肉。此外,如患者在应用TAM之前已存在子宫内膜增生,应用TAM可导致绝经后妇女子宫内膜增生发展为非典型增生。因此,ACOG建议是绝经后妇女应用TAM与子宫内膜增生及子宫内膜癌明确相关,而绝经前妇女应用TAM是否增加内膜癌风险尚不详,对于已经出现子宫内膜增生的患者,应停用TAM,并进行相应的治疗。

7. 米非司酮 米非司酮(mifepristone,RU486)是抗孕激素药物,通常用于药物流产,有病例报道长期应用米非司酮治疗子宫肌瘤及子宫内膜异位症,可导致子宫内膜单纯增生的发生。

(三)临床表现

子宫内膜增生较少见于月经周期正常的患者,虽临床上有些子宫内膜增生不伴有非典型增生的患者临床表现无症状,偶在子宫全切的标本中发现,但大部分子宫内膜增生患者会表现为月经不规律和异常子宫出血(abnormal uterine bleeding,AUB),如月经过多、经期延长,经间期出血以及绝经后出血等。据统计,在AUB患者中,有2%~10%的患者是由于子宫内膜增生所致。而绝经后出血的患者中有3%~10%的患者由子宫内膜增生引起。研究发现,子宫内膜增生的子宫不规则出血大多是由卵巢滤泡不排卵所致。由于卵巢持续分泌雌激素,一方面引起子宫内膜的过度生长,另一方面抑制腺垂体卵泡刺激素的分泌,导致卵泡因失去卵泡刺激素的支持而发生退化,因而雌激素分泌急骤下降,增生的子宫内膜由于雌激素突然不足而发生坏死脱落,引起子宫不规则的出血。因此,也称作功能性子宫出血。

二、诊断与鉴别诊断

因子宫内膜增生多伴有月经改变及不规则出血等临床症状,因此,结合病史、影像学检查、细胞学及组织学诊断,子宫内膜增生的诊断并不困难。

(一)诊断方法

1. 影像学检查

(1)经阴道超声:经阴道超声可判断子宫内膜的厚度,对子宫内膜增生有提示作用。子宫内膜厚度随月经周期改变,其厚度大约从卵泡早期的4mm到黄体期最后可达1.4~1.5cm。而绝经后妇女,如没有进行HRT,内膜厚度应小于4mm。当内膜出现增生时,往往内膜层会增厚,因此对有不规则出血的患者及绝经后出血患者应进行阴道超声检查子宫内膜厚度,对子宫内膜明显增厚的绝经后出血的患者,当子宫内膜厚度超过4mm,均应进行组织病理学评估以明确诊断。

(2)磁共振:磁共振(magnetic resonance imaging,MRI)对软组织分辨率高,成像质量清晰。可清楚辨别内膜层的厚度,因此,在子宫内膜增生的诊断中有一定价值,但因费用较高,而阴道超声往往能达到同样效果,因此很少用于单纯诊断子宫内膜增生。但MRI可明确判断子宫内膜层与肌层之间结合带的完整性,因此在评价子宫内膜癌肌层是否受侵有重要诊断意义,而且用于子宫内膜癌的诊断,可以观察到肿瘤大小、侵犯深度、是否累及盆腹腔淋巴结。对于评价子宫内膜癌分期极为重要。因此,MRI的主要作用在于判断肿瘤分期以提示临床选择手术方案。

(3)三维多普勒:有研究采用三维多普勒(three dimensional power doppler analysis,3DPDA)对围绝经期和绝经后有出血的患者行子宫内膜癌和子宫内膜增生的筛查,发现子宫内膜体积测量及3DPDA分析是很好的预测子宫内膜癌和子宫内膜增生的诊断工具。

2. 激素水平测定
多项研究显示激素水平测定对于子宫内膜增生的发生及其高危因素有提示作用,但对于绝经后妇女,循环雌、雄激素水平增高并不是子宫内膜癌形成的必要条件。而激素水平测量则对子宫内膜增生诊断指导意义不大。

3. 细胞学检查
近年来,各种各样的内膜细胞学样本

采集器用于临床进行子宫内膜增生及子宫内膜癌的早期筛查。如：内膜刷、Vabra 吸引器、Novak 刮匙取样器、Pipelle 薄塑料管装置等。这类内膜细胞学样本采集器的优势在于不必扩宫，操作过程快并疼痛轻，可用于门诊患者及大样本的筛查。由于直接取材子宫内膜，因此，内膜细胞学诊断的精确性优于阴道细胞学检查。文献报道采用宫颈细胞学相似的液基细胞学样本制备方法，对采用内膜刷收集的内膜样本，其诊断子宫内膜癌和子宫内膜癌的敏感性为 95%，特异性为 66%。而经典的 Novak 刮匙取样器对子宫内膜癌的诊断准确率达 80%~90%，当有出血时，阴性取样不能用于排除诊断。同时，限于内膜取材的较少组织量，而子宫内膜病变范围可能在整体子宫腔内并不一致，因此，子宫内膜的细胞学检查不能替代子宫内膜活检的组织学诊断。

4. 组织病理学诊断

（1）子宫内膜诊刮术：因能取得组织标本进行组织病理学诊断，分段诊刮术（fractionated curettage）在没有宫腔镜之前是作为子宫内膜增生和子宫内膜癌的"金标准"。目前我国采用内膜细胞学检查的并不多，大多数临床仍采用子宫内膜诊刮术（dilatation and curettage，D&C）作为不规则出血患者进行子宫内膜增生及子宫内膜癌筛查的主要手段。诊刮病理准确性文献报道为 82.2%~89.6%，其准确性与子宫内膜增生的严重程度相关。但 D&C 属创伤性检查，操作是盲刮子宫腔，容易漏刮，尤其双侧子宫角部位的病变容易漏诊，且对于子宫颈内口紧的患者需要扩宫器扩张子宫颈，患者有一定痛苦，尤其对于绝经后出血而子宫萎缩的患者，手术操作有一定难度，必要时需要在麻醉下进行，因此，临床上应用越来越少，有被宫腔镜取代之势。

（2）宫腔镜指导下子宫内膜活检：宫腔镜可直视下观察子宫腔内膜，可看到子宫腔内全貌，尤其双侧输卵管开口处，因此，理论上宫腔镜下子宫内膜活检（hysteroscopy and guided biopsy）优于 D&C。其对子宫内膜增生的诊断精确度较高，有报道在异常围绝经期出血或超声发现异常的 734 例患者中，采用 D&C 后对比宫腔镜下子宫内膜活检，宫腔镜活检漏诊 4 例，而 D&C 漏诊 21 例，4 例宫腔镜和 23 例诊刮存在取样不足，病理组织样本不能做出诊断。同时，宫腔镜下可进行病灶清除，兼具子宫内膜增生的治疗作用，在 734 例患者中，292 例患者宫腔镜完全切除了病灶。因此，宫腔镜下子宫内膜活检优于 D&C，目前应用越来越广。

（3）子宫内膜增生病理特征：子宫内膜增生的最终诊断依靠病理组织学诊断，其病理特征见表 9-17-12。

（二）鉴别诊断

1. 子宫内膜息肉 　子宫内膜息肉属良性病变，多发生于生育年龄妇女，具体病因不详，但与雌激素刺激子宫内膜生长相关。临床可表现为不规则出血或排卵期出血，经阴道超声下多表现为子宫内膜增厚或回声团，因此，应与子宫内

表 9-17-12　子宫内膜增生病理学诊断

	病理特征
子宫内膜增生不伴非典型性	子宫内膜过度增生，超出正常子宫内膜晚期增生的范畴。通常为弥漫性增生，当腺体表现为复杂性增生时可以为局限性。子宫内膜腺体与间质比例增加，腺体类似增生期腺体，但形态不规则，细胞核一致，缺乏异型性
子宫内膜非典型增生	子宫内膜腺体的增生明显超过间质，局限性或弥漫性。具有相同或相似于高分化子宫内膜样腺癌的细胞学特征，但缺乏明确的间质浸润。腺体增生出现背靠背、腺腔内乳头结构等，细胞增生呈复层改变，核形圆或卵圆，核染色质呈空泡状核形，胞质嗜双色或伊红，缺乏明显的浸润形态

膜增生相鉴别。内膜活检组织病理学检查可明确诊断。但应警惕两者并存的可能。有研究发现，有子宫内膜息肉合并非典型增生或子宫内膜癌的 29 例患者中，在进一步切除子宫的标本中发现大约 2/3 的子宫内膜增生位于息肉部位，而 90% 的子宫内膜癌发生在息肉部位。因此应重视子宫内膜息肉与子宫内膜增生及子宫内膜癌并存的可能。

2. 子宫内膜癌 　子宫内膜增生与子宫内膜癌的高危因素和临床表现均相似，因此，对于有不规则出血的患者怀疑有子宫内膜增生的可能时一定要首先除外有子宫内膜癌的可能。而除外诊断亦以组织病理学为准。同时，子宫内膜增生尤其是非典型增生往往与子宫内膜癌并存，有报道在 135 例最初诊断为子宫内膜增生的患者中，其中单纯性增生 49 例，复杂性增生 14 例，单纯性增生伴非典型增生 24 例，复杂性增生伴非典型增生 48 例，有非典型增生的患者中 27.8% 并存子宫内膜癌，其并存子宫内膜癌的可能性显著高于无非典型增生的子宫内膜增生患者。而单纯性增生并存子宫内膜癌可能性也显著低于复杂性增生。因此，临床确诊非典型增生时更应该警惕并存子宫内膜癌的可能。

三、治疗

（一）期待疗法

子宫内膜增生患者如不伴有非典型增生，在长期的随访中，仅有不到 2% 的患者进展为癌，而大多数患者可自行退化。因此，有部分学者主张对于不伴有非典型增生的患者可采用期待疗法。但限于我国国内现状，许多患者不能做到严密随访，诊刮和宫腔镜检查仍存在取材不完全的可能，并且期待观察本身有病变持续或进展的风险，建议积极治疗。特别是对于子宫内膜非典型增生患者，不主张期待观察，应

采用相应治疗措施。

（二）药物治疗

子宫内膜增生不伴非典型性首选药物治疗。根据子宫内膜增生的程度、患者年龄和对生育要求的不同，制订个体化治疗方案。对于不伴非典型增生的患者，年轻患者（年龄<40岁）可选用孕激素周期性治疗，疗程3~6个月，从月经来潮第5天开始用药，每月经周期用药22天，可再行分段诊刮或宫腔镜检查取内膜组织，评价治疗效果，如已经子宫内膜发生逆转后转为分泌相，对有生育要求者可促排卵治疗。对无生育要求者可继续严密观察。如治疗后仍未逆转，子宫内膜仍有增生，则再持续用药3个月，直到内膜完全逆转为分泌相。对于年龄较大患者（年龄>40岁或围绝经妇女），可采用炔诺酮治疗，持续用药3~6个月，围绝经期患者加用雄激素，能促使其内膜加速萎缩。对伴有非典型增生的患者，无生育要求患者及年龄较大的非典型增生患者，应考虑手术治疗。年轻有生育要求的患者可选用大剂量孕激素治疗，疗程3~6个月，可选择持续用药，并再行分段诊刮或宫腔镜检查取内膜组织，评价治疗效果，如子宫内膜已经发生逆转，对有生育要求者可促排卵治疗。但有研究显示孕激素治疗子宫内膜增生如达到稳固疗效，应持续用药不少于6个月。目前治疗子宫内膜增生可选择的药物有孕激素、芳香化酶抑制剂、LHRH类似物、SERMs以及含复方18甲基炔诺酮类宫内节育器等。

1. 孕激素类 孕激素适用于治疗各类子宫内膜增生患者及高分化子宫内膜癌患者，疗效明显，研究发现孕激素治疗后的内膜腺体和间质比率降低，结构异常如背靠背和腺体融合也减轻，细胞异形性可消失，胞质改变出现黏液分泌。并且孕激素治疗的患者耐受性良好，因此临床上较常用，副作用包括体重增加和肝功能异常及血栓类疾病。目前国内常用的有醋酸甲羟孕酮（medroxyprogesterone acetate，MPA）、地屈孕酮（dydrogesterone）、醋酸甲地孕酮（megestrol acetate，MA）及炔诺酮（anorethisterone）等。

（1）安宫黄体酮：又名MPA，为口服用药，小剂量的为2mg/片，可用于单纯增生患者，可10~12mg/d，连用21天，停药后，待撤退出血第5天又开始服第2个疗程，连用3~6个疗程。口服的大剂量MPA为250mg/片，日剂量可采用250~500mg，多用于治疗高分化子宫内膜癌和非典型增生。日本多中心研究的年轻妇女（<40岁）采用MPA治疗的28例ⅠA期子宫内膜癌和17例非典型增生的患者中，给予MPA并加用低剂量阿司匹林，治疗持续26周，在8周和16周进行评估时55%的子宫内膜癌和82%的非典型增生获得病理完全缓解，在3年的随访中，12例妊娠获得7例正常分娩，30例随访的患者中14例复发，复发率（47%），复发在7~36个月之间。

（2）甲地孕酮：小剂量为1mg/片，口服，日剂量可用5~8mg。大剂量为160mg/片，口服，日剂量可用160~320mg。

（3）地屈孕酮10mg/片，口服用药，日剂量可用10~20mg。

（4）避孕药：去氧孕烯（短效口服避孕药，每片含30μg炔雌醇和150μg地索高诺酮），1片/d，连服21天。停药后，待撤退出血第5天又开始第2疗程，优点是可长期用药。

2. 促性腺激素释放激素类似物 促性腺激素释放激素类似物（gonadotropin releasing hormone analogue，GnRHa）可用来治疗子宫内膜增生患者。但此类药物费用昂贵，且长期应用有雌激素撤退症状，如闭经、潮热、阴道干燥等，因此不适用于年轻患者。国内临床上常用的有：戈舍瑞林（3.6mg，皮下注射，每月1次）、曲普瑞林（3.75mg，肌内注射，每月1次），以及亮丙瑞林（3.75mg，肌内注射，每月1次）等，短期应用耐受性一般良好，副作用较少。

3. 芳香化酶抑制剂 芳香化酶负责将雄激素转化成雌激素。在绝经前妇女中，卵巢是雌激素合成的主要器官，该过程受垂体下丘脑轴的控制。在绝经后妇女中，卵巢不再有功能，雌激素的主要合成途径是通过对脂肪组织、肌肉、肝和皮肤的内源性雄激素进行芳香化酶转化而来，是一种细胞色素P450同工酶。芳香化酶抑制剂（aromatase inhibitors，AIs）与这种酶结合，抑制其活性，因此阻断了雌激素合成，血循环中的雌激素水平大幅度下降。AIs最早是用于乳腺癌中替代TAM治疗，文献报道采用芳香化酶抑制剂替代TAM治疗可逆转TAM导致的子宫内膜增厚。安鲁米特是在20世纪80年代获得批准的第一代AI。但由于其选择性差、副作用大而使用受限。新一代强力高选择性的AI分为2类：一类是非甾体型三唑类化合物，通过可逆性结合芳香化酶而产生竞争性抑制作用（如阿那曲唑和来曲唑），现已广泛用于治疗绝经后乳腺癌；另一类是甾体类雄激素底物类似物，能与酶产生不可逆作用（如依西美坦）。阿那曲唑（anastrozole）为绝经后乳腺癌一线辅助治疗药物，可能对内膜有保护作用。有报道对1例患有非典型增生的乳腺癌患者采用阿那曲唑治疗，其子宫内膜增生亦获得缓解。来曲唑（letrozole）治疗乳腺癌，应用前评估内膜，经历12个月后，行宫腔镜检查，发现AI不增加内膜厚度，并对TAM引起的内膜增厚可逆转。也有研究采用来曲唑每天2.5mg，连续3个月治疗子宫内膜增生，远期疗效尚在进一步观察中。

4. 左旋18甲基炔诺酮宫内节育器 有左旋18甲基炔诺酮宫内节育器（levonorgestrel releasing intrauterine system，ING-IUS）每天释放20μg的LNG，可用于治疗子宫内膜增生。因应用方便，患者依从性较好。对比MPA治疗，258例子宫内膜增生应用LNG-IUS治疗56~108个月，结果显示LNG-IUS优于口服MPA治疗和期待疗法。对于不伴非典型增生的患者，应用LNG-IUS在围绝经期和绝经后子宫内膜增生患者，随访2年发现，所有妇女都达到子宫内膜萎缩。而用于非典型增生患者也有长期随访（14~90个月）的报道，8例非典型增生患者中大部分获得缓解，只有1例在 3 年的随访中残存局灶非典型增生。采用 2 例 LNG-IUS 也可用于有生育要求的患者,有报道 1 例非典型增生患者采用 LNG-IUS 治疗 6 个月后,病理提示为分泌期内膜,在其后的辅助生育技术支持下成功妊娠并分娩健康婴儿的报道。但也有报道 LNG-IUS 治疗后疾病进展的报道,在 105 例子宫内膜增生在长期的随访中,每 3~6 个月随访 1 次,2 年后 90%(94/105)的患者达到内膜退化,其中 96%(90/94)的患者 1 年内退化。不伴非典型增生的 92% 退化,有非典型增生的患者 67%(6/9)退化。1 例发展为子宫内膜癌。1 例非典型增生的不孕妇女采用 LNG-IUS 治疗 6 个月,随访中 B 超发现子宫内膜增厚,内膜活检揭示进展为癌。因此有学者不推荐其用于治疗非典型增生。LNG-IUS 对内膜增生不伴非典型性的缓解率高于口服孕激素(85%~92% vs. 72%),且复发率更低(12.7% vs. 28.3%),副作用更少,是优选方案。

5. 降糖药 胰岛素耐受可能在 PCOS 患者中发生子宫内膜非典型增生起一定作用,对于孕激素耐受的患者可考虑应用二甲双胍治疗。有报道显示 2 例非典型增生患者伴发 PCOS 对高剂量孕激素治疗无反应,患者均为肥胖、胰岛素耐受患者,采用二甲双胍和口服避孕药治疗 3 个月后,内膜诊刮提示为增生期子宫内膜。

(三)手术治疗

鉴于非典型增生的癌变倾向,临床医师多主张对有非典型增生的患者行子宫切除术,对不伴非典型增生的患者可行孕激素等药物治疗,但研究发现药物治疗终止后仍有 30% 的复发率,而且有 12%~53% 的患者对孕激素无效。对于这些患者,如无生育要求,则可行手术治疗。

手术治疗包括子宫内膜切除术和子宫全切术。

1. 子宫内膜切除术 适用于无生育要求的妇女,当药物治疗无效时,切除或物理治疗方法去除子宫内膜功能层和基底层,可达到治疗内膜病变的目的。子宫内膜切除术(endometrial ablation)适用于不伴有非典型增生、无生育要求且药物治疗无效或不能耐受药物治疗的子宫内膜增生患者,手术之前应排除 EA 的可能。热球子宫膜去除术(thermal balloon endometrial ablation,TBEA)是第二代内膜去除术,最早见于 1994 年的报道。TBEA 是微创非宫腔镜技术,其治疗原理是通过加热的介质膨胀放入子宫腔的球囊,使之与子宫内膜接触,结合热及压力的作用使子宫内膜组织凝固、坏死、剥脱、纤维化,从而破坏子宫内膜和部分肌层,达到内膜去除的效果,适用于无生育要求的妇女。热球用于治疗子宫内膜增生的报道较少,多主张治疗对于孕激素治疗无效或治疗后复发的不伴非典型增生的子宫内膜增生患者。有报道对 34 例患者进行治疗,17 例采用热球治疗,17 例应用孕激素治疗,4 例经热球治疗后的患者在术后 6~12 个月仍有子宫内膜增生存在,而采用孕激素治疗则有 6 例患者仍有子宫内膜增生存在,说明热球治

疗效果等同于传统孕激素治疗。然而,有个案报道 1 例妇女因不能耐受子宫全切术而采用热球治疗复杂增生伴非典增生,其后一般情况纠正后行子宫全切术,病理未见增生及癌。

2. 子宫全切术 目前除有生育要求的患者,对于合并非典型增生的子宫内膜增生患者国内学者多主张积极手术治疗。即使对于有生育要求的患者,在采用药物治疗之前也应慎重评估。有文献报道 1 例 36 岁非典型增生未生育妇女,采用醋酸甲地孕酮每天 160mg 连续治疗 6 个月,治疗失败并疾病进展,经历了 18 个月的辅助生育治疗后,腹腔镜发现中分化子宫内膜癌,并子宫腔外转移,因此,对于复杂性增生伴非典型增生的患者,应慎重选择药物治疗,并应严密随访。同时,以上所述的药物治疗,尤其是甾体类药物,可导致明显体重增加和液体潴留,很多患者难以接受。并且如体内高雌激素状态无缓解的情况下,子宫内膜增生存在一定的复发率,且伴有非典型增生的患者对比不合并非典型增生的患者其复发率要高,因此,在无生育要求的患者中有非典型增生,或孕激素治疗后复发的患者,围绝经期和绝经后妇女,或不能耐受激素治疗副作用的患者可采用经腹部或阴道的子宫全切术。虽然最佳的治疗子宫内膜增生的方法目前仍有争议,但公认子宫全切是治疗年龄大的子宫内膜增生妇女最为有效的方法,而年轻妇女在严密监测下采用保守治疗是可接受的。

四、预后

子宫内膜增生虽具有一定的癌变倾向,属于癌前病变,但是可治愈的。研究发现 80% 的 I 型子宫内膜癌与子宫内膜增生明确相关,存在非典型细胞决定其肿瘤源性。因此,是否有非典型增生决定其治疗的积极性。子宫内膜增生患者如不给予治疗,到底有多少进展为子宫内膜癌的各家报道不一。单纯性增生是最常见的子宫内膜增生类型,文献报道进展为子宫内膜癌的危险性很低,大约为 1%。复杂性增生则通常为灶状,如不伴有非典型增生,进展为子宫内膜癌的危险性仅为 3%。

有研究对子宫内膜增生并未给予治疗患者的长期观察中发现,如不给予治疗,子宫内膜增生不伴有非典型增生的患者随访超过 15 年发现 1%~2% 的患者进展为癌,大约 80% 自行退化,在不伴有非典型增生的患者中,即使为复杂性增生,如不给予治疗随访 13 年,83% 逆转,只有 3% 进展为癌。但伴有子宫细胞异形性的子宫内膜增生患者 23% 会进展为癌。在单纯性增生合并非典型增生患者中,8% 进展为癌,复杂性增生伴有非典型增生则 29% 进展为癌。因此,有学者主张子宫内膜增生不伴有非典型增生的病变不列为癌前病变。而仅将伴有非典型增生的增生列为癌前病变。

(王建六 魏丽惠)

第四节　子宫内膜癌

一、概述

子宫内膜癌（endometrial carcinoma, EC）又称子宫体癌（carcinoma of uterine corpus），是指原发于子宫内膜的一组上皮性恶性肿瘤，其中多数为起源于内膜腺体的腺癌，称子宫内膜腺癌（adenocarcinoma of endometrium）。

（一）流行病学

子宫内膜癌为女性生殖道常见三大恶性肿瘤之一，约占女性总癌瘤7%，占女性生殖道恶性肿瘤20%~30%。多见于老年妇女，诊断时病变常局限于子宫，预后较好。近30多年由于手术-病理分期在世界范围内广泛应用以及适宜的术后辅助治疗，其5年总生存率已由67%上升为83%；Ⅰ期5年生存率由70%提高到88%~90%。

西方发达国家由于子宫颈疾病的筛查及HPV疫苗的应用，宫颈癌发病率明显下降，内膜癌与宫颈癌的发病比例已由20世纪50年代的1:（5~10），下降为1:3或1:（1.1~1.5）。2020美国EC:CC为1:0.22。国内尚缺乏确切的流行病学调查资料，从子宫内膜癌与子宫颈癌收治比率的变化也可反映出内膜癌发病率的改变。我国EC仍居妇科癌症第2位。复旦大学附属妇产科医院报道1952—1984年间，收治子宫内膜癌病例数由0.6%上升为1.2%；中国医学科学院肿瘤医院1985—1991年间内膜癌与宫颈癌收治比为在1:44~1:18.5之间；四川大学华西第二医院报道1955—1991年间3个阶段中内膜癌与宫颈癌的收治比分别为1:18、1:6.1和1:1.6。

人类寿命延长，使高龄妇女增多即内膜癌高发年龄人群增多。近代肥胖妇女增加已成为内膜癌发病率增加的主要原因，肥胖和与其相关的EC均已成为影响世界妇女健康的重要问题。内、外源性雌激素的增加，无孕激素拮抗的雌激素补充疗法应用已有一定程度减少，但晚婚、不孕、未育、无排卵性月经疾病增多，均可产生内源性雌激素；三苯氧胺（tamoxifen）长期应用使子宫内膜增生，非典型增生可致癌变。

国内研究等报道1989—2007年1 299例手术治疗子宫内膜癌临床病理资料对不同3个时段对比分析，年均手术治疗例数逐年上升，<45岁年轻者占比分别为5.5%、14.4%及18.6%，呈上升趋势（$P<0.05$）；特殊病理类型（Ⅱ型）占比分别为0.3%、7.6%及13.5%，显著上升。应对年轻妇女及绝经前妇女经量增多、紊乱及不孕、不育予以重视；使内膜癌得以早期发现、诊断。

近10多年世界范围内年龄标准化EC发病率以每年3.4%递增。EC的发病率在发达国家居女性生殖道恶性肿瘤首位，与女性生殖道及全身其他癌症发病有明显下降不同，EC发病率仍持续居高不下。WHO报道2020年世界范围子宫体癌发病率在不同地区、不同经济发达程度的国家、不同人种的妇女分布不同；年龄校正后EC发病率为1~25/10万，为女性全身恶性肿瘤第6位，死亡率为第14位。高发地区为发达国家如北欧、北美发病率>14/10万（美国黑种人妇女21.4/10万）；高速经济发展国家如中国、巴西EC发病率5.3~8.9/10万；低发地区如亚洲2.6~5.3/万（死亡率1.4/10万）。EC为美国女性生殖道最常见的恶性肿瘤，发病率持续上升居妇癌三大肿瘤首位。见表9-17-13。

表9-17-13　近年美国EC年均新增病例及死亡病例数

年份/年	新增病例数/例	死亡病例数/例
2015	54 870	10 170
2017	61 380	10 920
2018	63 230	11 350
2019	61 880	12 160
2020	61 738	11 460

2020年中国EC发病率为7.6/10万，新增病例81 964，居妇癌第2位（死亡病例16 607）。笔者医院2017—2020年间妇科收治三大恶性肿瘤根治术总数为7 105例，CC、EC、OVCa占比分别为49.37%、28.43%和22.2%；宫颈癌与EC的比例为1.74:1，与10年前的报道相近。

（二）病理类型及发病相关因素

按病理类型及发病与雌激素的相关性，EC分为2种类型，Ⅰ型子宫内膜样腺癌（endometrioid carcinoma, EEC），为雌激素依赖型，Ⅱ型非子宫内膜样腺癌（NEEC）为非雌激素依赖型。Ⅰ型EEC与雌激素相关，约占EC的85%，临床多见于围绝经期女性及绝经前肥胖女性。子宫内膜在无孕激素拮抗的雌激素长期刺激下出现增生，其前期病变为复杂性非典型性增生（complex atypical hyperplasia, CAH），继而发生癌变。肥胖及代谢性疾病导致的高胰岛素血症及胰岛素样生长因子刺激雄激素合成增加，加速芳香化酶将雄烯二酮转化为雌激素，导致雌激素水平升高；抑制性激素结合蛋白生成，使体内游离的活性雌激素增多；高水平雌激素刺激内膜增加癌症风险。*PTEN*、*KRAS*、*CTNNB1*和*PIK3CA*等基因突变以及微卫星不稳定性（microsatellite instability,MSI）等常在 I 型 EC 中发现。

EEC 既是激素依赖性肿瘤，又是代谢性疾病。代谢综合征（metabolic syndrome,MS）属一组以肥胖、高血糖、血脂异常以及高血压等聚集为特征的临床症候群疾病。肥胖已成为世界范围内严重的健康问题,影响多种肿瘤发病率和死亡率的高危因素,体重指数（BMI）及腰围是目前最常用的肥胖评价指标。不同年龄阶段的肥胖与 EC 发生的相关性有所不同。肥胖患者 EC 的发病风险是 BMI 正常者的 2.65 倍；重度肥胖者（BMI≥35kg/m²）发病风险是正常者的 4.66 倍。据统计 57% 的 EEC 与肥胖有关,是 EEC 重要的独立高危因素,体重指数（BMI）超过正常的 15%,EEC 的危险性增加 3 倍。肥胖既是发病高危因素,也是可能被干预的变化因素,世界范围内降低体重指数可为预防 EC 的重要措施。

ECC 中约 5% 与遗传相关,发病年龄比散发性 EEC 早 10~20 年。在与遗传相关的 EEC 中,林奇综合征（Lynch syndrome）是最常见的一种,也称遗传性非息肉结直肠癌综合征（HNPCC）,表现为常染色体显性遗传。常具有 MLH1、MSH2、MSH6 或 PMS2 基因突变,若同时存在错配修复基因缺失（MMR-D）可发生癌变。PTEN 错构瘤肿瘤综合征,如多发性错构瘤综合征（Cowden syndrome）,也属于常染色显性遗传,约 80% 存在 PTEN 突变,其发生 EC 的风险为 28%。

II 型 EC 为非雌激素依赖型（NEEC）,属少见的恶性程度高的病理类型,主要包括浆液性癌（ESC）、透明细胞癌（CCC）、低分化的子宫内膜样癌（EEC G3）、癌肉瘤（CS）等,多发生在绝经后妇女,高发年龄<60 岁,其真正癌前期病变尚不明确。p53 突变和 HER-2 的异常扩增是主要病因,p53 基因突变在低分化子宫内膜样癌中占 25%,而在浆液性癌的突变率可超过 90%,恶性程度高,多为晚期病变,是引起 EC 死亡的主要病理类型。

（三）EC 分期及治疗

1. 分期 近代 EC 分期及治疗均有一定的进展,EC 在 20 世纪 70 年代为临床分期,1989 年后采用病理手术分期,在累积大量临床病理及预后资料后于 2009 年修订,合并原 I A、B 期,II 期仅为子宫颈间质受累,III C 期淋巴结转移分 C1,C2;2019 年由于前哨淋巴结技术的采用及腔镜手术广泛开展,III C 期淋巴结转移合用 TNM 分期（美国癌症联合委员会）（前哨淋巴结的超微分期）为淋巴结（N）微浸润部分。

2. 治疗 手术治疗是子宫内膜癌治疗的重要治疗方法,自 1988 年 FIGO 实行手术分期以来,手术治疗已成为内膜癌的首选治疗手段。手术分期有助于准确判断癌变范围及预后,决定术后辅助治疗的选用。盆腔淋巴结及腹主动脉旁淋巴结切除是子宫内膜癌分期手术中的重要组成部分。淋巴结有无转移是决定术后是否采用辅助放疗的重要依据。

早期 EC（病变局限于子宫）分期为 I、II 期,晚期 EC（有宫外病变）分期为 III、IV 期。以 2009 年修订分期为准,术前根据临床、病理、影像学及生化检测对癌变范围及患者全身状况作术前评估。手术时行术中评估:冲洗液细胞学检查、腹膜多点取样活检、剖视子宫、冷冻病理检查等评估。治疗以病理手术分期为依据。

（1）早期（I A G1）子宫内膜癌的标准手术治疗:是筋膜外全子宫及双附件切除术、淋巴结评估。对于有生育要求的年轻早期 EC 患者,严格评估后可选择性地行保留生育功能的药物治疗。若患者无法耐受手术治疗,则行放疗±化疗。不保留生育功能患者的初始治疗为手术治疗。I 期行全子宫＋双附件切除术＋手术分期,术后根据病理结果决定是否选用辅助治疗。

1）标准手术术式:筋膜外全子宫及双附件切除术,可经腹、经阴道或腹腔镜或机器人手术进行;应完整取出子宫,腹膜多点活检。微创手术的并发症较少、恢复快,已成为早期子宫内膜癌手术的标准手术。对于仅累及浅肌层的高分化子宫内膜样腺癌 G1,G2 患者,在术中排除卵巢病变后,未绝经或 45 岁以下无乳腺癌和林奇综合征的未绝经患者,可酌情保留卵巢。

2）盆腔和/或腹主动脉旁淋巴结评估:是手术分期的重要内容,淋巴结切除有助于判断预后,为后续治疗提供依据。但系统性淋巴结切除术可致术后并发症升高,部分低危患者切除淋巴结无治疗益处,可不行淋巴结切除术,如高、中分化（I 期 I A G1,G2）的子宫内膜样腺癌患者、病灶浸润浅肌层及子宫腔病灶直径小于 2cm。高危患者,如深肌层浸润、高级别（G3）、II 型 EC 浆液性癌、透明细胞癌和癌肉瘤患者,需系统切除腹主动脉旁淋巴结或进行腹主动脉旁淋巴结取样（FIGO 指南推荐）。基于系统性淋巴结切除术的手术风险和术后并发症增多,近年来,前哨淋巴结活检术及病理超微分期的安全性及有效性是临床采用和关注的问题。前哨淋巴结活检可在部分患者中有效替代系统性淋巴结切除术,该技术在临床的应用价值尚需进一步探索及前瞻性临床治疗研究证实。

3）腹水细胞学检查:其结果不再作为 FIGO 分期的内容,仍推荐术中取腹水行细胞学检查并单独报告。浆液性癌和有子宫浆膜面受累的透明细胞癌和癌肉瘤患者可行大网膜活检或大网膜切除。术后选用辅助治疗的高危因素判断以深肌层浸润、低分化、高危组织类型及淋巴脉管间隙浸润（LVSI）为主,年龄>60 岁也列入高危因素。低危患者术后可观察随访;中危患者行阴道近距离放疗;高危患者及不良分子分型的标准治疗为盆腔外照射治疗（external beam radio therapy,EBRT）。在临床实践中对 II 期子宫颈间质受累的内膜癌患者行改良子宫广泛性切除术及子宫广泛性切除术疗效比较,后者并无生存获益,并增加手术并发症。多数术者认为选用改良子宫广泛性切除术＋双附件切除术为宜,并应切除腹膜后淋巴结。根据术后病理检查,可选择术后辅助治疗,盆腔外照射或近距离照射（brachtherapy）。

（2）晚期 EC：Ⅲ~Ⅳ期患者的首次治疗多采用综合性治疗，应行 MDT 会诊制订个体化治疗方案，适宜手术者行全子宫双附件切除术及手术分期；有大块病灶者行最大限度缩瘤术，达到无残留癌灶。因病灶扩散无法手术者，可行盆腔外照射 ± 阴道近距离照射和全身化疗后，再评估是否可以手术治疗；也推荐先行新辅助化疗，再根据治疗效果评估选用手术或放疗。远处转移者，应行全身化疗或局部放疗控制减轻症状和/或激素治疗，或行姑息性子宫 + 双附件切除术。

放疗仍为子宫内膜癌主要的治疗方法之一，术后放疗的主要争议是对手术分期确定病变局限于子宫时（Ⅰ、Ⅱ期），若无复发高危因素（低危组）可不行术后放疗；若有复发高危因素（中危组）术后不行外照射，可仅行阴道腔内照射后，其预后均好。因中危组中复发者均为ⅠC，G3，70%以上为阴道穹窿复发，故术后多采用阴道腔内照射，避免了外照射所致并发症。化疗已成为局部晚期或有远处转移的子宫内膜癌主要治疗方法。在对Ⅲ、Ⅳ期任何组织学类型内膜癌前瞻性研究中比较全腹照射（whole abdominal radiation，WAR）和 AP 方案 7 疗程化疗疗效，化疗组 5 年生存率较放疗组高 13%（55% vs. 42%，P=0.004）。晚期内膜癌对现代化疗方案敏感性较高，化疗中最有效的药物为铂类，常用化疗方案为 TP、AP 方案。激素治疗中以孕激素治疗为主，有毒性低的优点，多用于Ⅳ期、高龄、放疗后复发，或因血液毒性原因不能接受化疗等患者，但有效率仅 20% 左右。近年来雌激素受体抑制剂及芳香化酶抑制剂等药物也应用于晚期或复发性子宫内膜患者治疗。晚期 EC 治疗困难，术后多有复发。

（3）复发性 EC：是指 EC 接受初始治疗后出现局部、盆腔内复发或远处转移，ⅠA1 期 5 年总生存率高达 95%，EC 5 年总生存率为 83%。局限于盆腔的复发者 5 年总生存率为 55%，而盆腔外复发者低至 17%。

复发性 EC 多发生于初始治疗后的 3 年内。Ⅰ~Ⅱ期复发率仅为 15%，多有阴道流血、便血、尿血、下腹或腰背痛、下肢水肿、咳嗽、气紧、消瘦等全身症状。Ⅲ~Ⅳ期患者的复发率高且易出现盆腔外复发。若随访中 CA125 的上升大于初诊时 10U/ml，可能与疾病的复发相关。盆腔内复发患者放射治疗的疗效明显较阴道局部复发者差。无论既往是否接受放疗，盆腔脏器扩清术及术中放疗是治疗选择之一。复发部位接受过近距离治疗的患者可选择手术治疗，或术中放疗；复发部位接受过外照射的患者可选择手术治疗、综合治疗或者姑息性放疗。盆腔外复发则治愈可能性很小，多采用姑息治疗，仅 20% 的患者可获得较长的疾病缓解期。选择以姑息放疗的综合治疗模式，在支持治疗的同时可参加新药临床试验，以取得最大的临床获益。激素调节药物在雌孕激素受体阳性的 EC 复发患者中已行较多探索，孕激素、选择性雌激素受体调节剂（SERMs）、芳香化酶抑制剂和促性腺激素释放激素激动剂（GnRH-a）等。醋酸甲羟孕酮（MPA）在复发性 EC 中的客观有效率（ORR）为 18%~25%；他莫昔芬作为最常用的 SERMs，其 ORR 约为 10%；阿那曲唑和来曲唑 2 种芳香化酶抑制剂的 ORR 分别为 9% 和 9.4%。复发性 EC，优选化疗方案紫杉醇联合卡铂为一线化疗方案，若联合激素调节剂三药方案明显优于双药方案。手术治疗缺乏前瞻性随机对照研究，部分回顾性研究显示再次满意的缩瘤能使患者获益。满意缩瘤术与不满意缩瘤术比较其 5 年总生存率分别为 60% 和 30%，是影响患者预后的唯一因素。

（四）EC 的分子分型及免疫治疗

2013 年美国国家癌症中心的肿瘤基因图谱（the Cancer Genome Atlas，TCGA）项目对 EC 进行分子分型，并开展针对晚期及复发性 EC 的靶向治疗研究，包括抗血管生成剂、HER1/2 通路抑制剂，PI3K/AKT/mTOR 通路抑制剂。贝伐单抗在复发性 EC 中的疗效得到肯定，客观 ORR 较经典方案提高 31%，PFS 延长 2.8 个月。2019 年 NCCN 指南将其推荐为浆液性 EC 合并 HER2 基因阳性一线治疗方案。mTOR 抑制剂依维莫司联合来曲唑治疗同时服用二甲双胍的三药方案治疗 ORR 能达到 56%。2016 年 ASCO 报道前期数据显示，58 例病理类型为子宫内膜样癌的复发性 EC 中，三药联合方案能达到 29% 的 PR 率和 31% 的无进展率。

多腺苷二磷酸核糖聚合酶（poly ADP-ribose polymerase，PARP）在复发性 EC 中的临床研究也相继开展。尼拉帕利（NCT03016338）及奥拉帕利（NCT03745950）单药在晚期及复发性 EC 中的 2 项Ⅱ期临床研究均正进行中。近年免疫治疗的应用有了较大突破，MSI-H 微卫星高度不稳定的 EC 患者，派姆单抗（PD-1）ORR 达 37.7%；派姆单抗在 MMR-D 中的有效率高达 55.6%，其中临床受益率占 88.9%；获得 FDA 的批准，用于 MSI-H 和 MMR-D 实体瘤，为首位不以肿瘤发病部位而以肿瘤基因表达特征治疗恶性肿瘤的药物。

总之，阴道局部复发的 EC 患者预后较好，放射治疗为主要治疗方式；盆腔及远处转移的患者预后不佳，其治疗手段包括放射治疗、手术治疗、化学治疗及靶向治疗等综合治疗手段。我国各妇癌化疗中心也正积极参加国际性相关研究。

（五）EC 诊治进展中值得关注的问题

年轻 EC 妇女保留生育功能的相关问题及 TCGA 分子分型在 EC 诊治中的展望。

EC 保留生育功能探索：EC 病例中约有 85% 为Ⅰ型，为雌激素依赖型（子宫内膜样癌 EEC），多见于绝经前及围绝经期，分化好，进展缓慢。子宫内膜不典型增生（endometrial atypical hyperplasia，EAH），或 CAH，是 EEC 的癌前病变。近年来 EEC 及 CAH 的发病趋向于年轻化，世界范围内年轻肥胖，不孕 EEC、CAH 患者增多，以孕激素为首选药物治疗的保留生育功能的治疗已越来越受到临床重视和采用。

国际上对 EC 保留生育功能治疗的适应证尚无统一标准，多数指南及专家共识，认为符合以下全部条件者可试行保留生育功能治疗：①年龄≤40 岁，有强烈保留生育功能的需求；②组织学证实为ⅠA 期，组织类型为高分化（G1）子宫内膜样腺癌；③影像学检查证实病变局限于子宫内膜；④雌激素受体（ER）、孕激素受体（PR）均为阳性表达；⑤血清肿瘤标志物 CA125 表达水平正常；⑥无保守治疗相关禁忌证；⑦依从性好，具有良好的随访条件并签署知情同意。对有强烈保留生育功能要求的患者，临床医生充分评估患者病情，患者充分知情，在治疗期间严密监测评估。探索可否适当放宽纳入标准的研究（属探索研究例案），保证肿瘤安全及生育成功。

EC 保留生育功能治疗方案主要包括药物治疗、或手术及药物手术联合治疗。对年轻的 EC 合并不孕患者，在治疗前应全面评估，MDT 会诊制订个体化治疗方案。

（1）口服孕激素：高剂量孕激素是非手术治疗的首选方案，常用的孕激素制剂和用药方法为醋酸甲羟孕酮（MPA）250~500mg/d 和醋酸甲地孕酮（MA）160~320mg/d，用药 3 个月后起效，完全缓解率（CR）可达 76.3%，复发率为 30.7%，妊娠率为 52.1%。回顾性研究结果都表明孕激素治疗 EC 是有效的，应用高效孕激素治疗 2012 年前已有 210 余例成功报道，有效率为 77%。其药物不良反应，如肝功能损害、体重指数（BMI）增加、血栓性静脉炎、头痛、睡眠障碍和情绪变化等，常对肥胖、糖尿病、不孕 EC 及 CAH 患者难以承受。

（2）左炔诺孕酮宫内节育器（LNG-IUS）：LNG-IUS 直接作用于子宫内膜孕激素受体，子宫内膜局部的孕激素浓度为口服孕激素的 100 多倍，血清中孕激素水平低，减少了体重指数增加、血栓形成等发生的风险；一次性置入有长期保护作用，有效提高了患者的依从性。其完全缓解率可达 72.9%，复发率为 11.0%，妊娠率为 56.0%。对于子宫体积较大的患者应谨慎使用。在个体化治疗中，可考虑联合口服孕激素或 GnRH-α 治疗。

（3）宫腔镜病灶切除联合孕激素治疗可能是一种安全而较新的方法。一项荟萃分析表明宫腔镜手术联合孕激素治疗的患者完全缓解率可达 95.3%，复发率为 14.1%，妊娠率为 47.8%。宫腔镜检查优点，能全面评价子宫腔，完整切除全部可疑病灶；有利于分辨是否子宫肌层浸润，能尽可能保护正常子宫内膜，并能改善治疗的缓解率和复发率，缩短达到完全缓解的时间，从而能更早地寻求助孕技术。对小病灶浅肌层采用宫腔镜切除治疗，国内已有较多保育成功的报道，及对疑难病例个体化治疗保育成功的经验交流。应注意术后子宫腔粘连问题，配合其他辅助治疗如联合二甲双胍治疗肥胖、糖代异常之胰岛素抵抗。

（4）GnRH-α 二线治疗减少对肝功能损伤均在个体化治疗中应用。应注意对孕激素治疗的持久反应欠佳，多达 40% 的患者会复发；在完全缓解后用小剂量孕激素或放置 LNG-IUS 可显著降低复发率。重复治疗组的复发率显

著高于初始治疗组（81.1% vs. 63.2%），无复发生存率（RFS）较差，应排除子宫肌层浸润和卵巢受累可能。完全缓解后可选择合适的方式尽早妊娠，完成生育后建议实施全面分期手术，以保证良好预后。对 EEC G2 保守治疗指导选择 TCGA 分型有助于对预后判断。

（5）癌症基因组图谱研究项目对 EC 分子分型及 EC 临床诊治：2013 年美国癌症基因组图谱研究项目（TCGA）根据分子改变特征将 EC 分为预后不同的 4 种亚型：POLE 超突变型、微卫星不稳定型（MSI-H）、低拷贝型（CN-L）和高拷贝型（CN-H）（浆液样型及 EEC G3）。①POLE 超突变型占比例最少，为 5%~10%。此型为 POLE 核酸外切酶区域突变导致 DNA 复制碱基突变负荷升高数百倍，约 35% 为 P53 突变，多为 EEC Ⅰ期病变，患者的预后最好，5 年生存率近 100%。MSI-H 约占 EC 的 30%~40%，主要是 DNA 错配修复基因（MMR-D）缺陷导致（MLH1、MSH2、MSH6、PMS2），突变负荷较高，体细胞拷贝数变异较少。与林奇综合征关系密切，较多与晚期、深部肌层浸润、淋巴血管间隙浸润等有关，患者预后中等。②低拷贝型（CN-L）约占 EC 的 30%，无特异性的分子变异，突变负荷低，主要为中、低级别的 EEC，患者预后较微卫星不稳定型略好。③CN-H 约占 EC 的 20%，属于基因组不稳定型，绝大多数有 P53 突变。其中浆液性内膜癌 ESC P53 突变为 90%；EEC G3 P53 突变者 25% 细胞拷贝数高，预后差。

分子分型弥补了传统临床病理分型的不足，进一步阐述了 EC 的生物学特性。如分子分型将高级别 EEC 行危险分层；高级别 EEC 有的属 POLE 超突变型，其预后良好，术后可以仅观察随访；而有的高级别 EEC G3 则属于高拷贝型，TP53 突变预后差，此类患者能从强化治疗中获益。

在临床实际工作中选择靶点及药物治疗，采用对 TCGA 分型不可能以测序方法完成，临床实践中检测方法逐步发展为简化和更经济实用的方法。Pro MisE 即整合分子分型（简化分子分型方法），通过免疫组化检测 MMR 蛋白（MLH1，MSH2，PMS2 和 MSH6）来确定是否存在 MS1-H、P53 的 IHC 替代检测及 TP53 异常或突变。最后分为 4 个亚组，比较与 TCGA 亚型相似的生存曲线，分为：①POLE 核酸外切酶域突变型（EDM）；②MMR 缺陷型（MMR-d）；③无特定分子谱（no specific molecular profile，NSMP）；④P53 突变型（P53 abnormal）。Pro MisE 分型测定术前、后标本测定符合率 91%。

EC 的发生发展是多种信号转导通路及基因异常的相互作用，其组织形态及分子水平上均存在较大的异质性。单用基于病理组织学分类或基因改变的分子分型均不能全面反映 EC 生物学行为及预后。因此将临床病理特征与分子分型信息整合，可能为 EC 诊断预后评估提供更准确的依据。将有助于将 EEC 中 G3 预后好与不良分层诊治；为区分 ESC 与分型难定的 EEC 鉴别提供参考；在 EC 保留生育功能治疗中有助于个体化选择病例及治疗药物。在晚期或复发性 EC 诊治中 TCGA 分子分型将为更多靶向治疗提供

靶点,对进一步探索有效靶向治疗药物研究有重要意义,EC分子分型特点正成为指导 EC 晚期及复发癌选用治疗方案的重要依据,将为降低 EC 死亡率起重大作用。

二、子宫内膜癌病理(Ⅰ型、Ⅱ型)

见本篇第二章"妇科肿瘤病理"所述内容。

三、发病相关因素

子宫内膜癌的病因尚未完全清楚。传统认为子宫内膜癌分为 2 种类型即雌激素依赖性子宫内膜癌(Ⅰ型)及雌激素非依赖性子宫内膜癌(Ⅱ型)。早在 1983 年,病理学家 Bokhman 对 366 例子宫内膜癌患者进行前瞻性研究,根据临床及病理学特点,首先提出子宫内膜癌"二元论假说",即子宫内膜癌分为Ⅰ型、Ⅱ型 2 种类型。Ⅰ型子宫内膜癌约占 75%~85%,患者肥胖,发病年龄较Ⅱ型患者年轻。往往合并高雌激素、糖尿病、高血压等代谢紊乱症状,可同时伴发出现子宫肌瘤或子宫腺肌病。Ⅰ型主要与缺乏孕激素拮抗的长期雌激素刺激有关,包括内源性及外源性雌激素作用。分子生物学方面的研究显示此型子宫内膜癌与 *PTEN*、*K-ras* 等基因突变有关,多由子宫内膜不典型增生进展而来,病理学类型主要为中、高分化的子宫内膜样腺癌,大多有雌激素受体及孕激素受体表达,对孕激素治疗敏感,预后较好。Ⅱ型子宫内膜癌约占 10%,患者往往无肥胖,发病年龄较Ⅰ型晚,癌与子宫内膜增生无关,多来源于萎缩子宫内膜。Ⅱ型子宫内膜癌与雌激素刺激无关,多与 *P53* 等基因突变有关。肿瘤进展较Ⅰ型快,病理类型多为浆液性癌、癌肉瘤及未分化癌等特殊病理类型,分化差,癌细胞雌激素受体、孕激素受体不表达或仅有弱表达,对孕激素治疗不敏感,预后差。这一分型目前已被广泛接受,但有些内膜癌在归类于Ⅰ型还是Ⅱ型子宫内膜癌上尚存在困扰,其一是伴有肥胖、高血压等Ⅰ型子宫内膜癌所特有高危因素的透明细胞癌患者是否归类于Ⅰ型;其二是无高血压、肥胖、糖尿病等常见雌激素高危因素的低分化子宫内膜样腺癌是否归类于Ⅱ型,目前均尚无定论,需要进一步深入研究。

由于这种传统的子宫内膜癌分型存在一定的局限性,同时随着二代测序等技术的发展,陆续有学者或组织提出了一些新的分子分型。在 2013 年,美国癌症基因组图谱(TCGA)数据库基于高通量测序、全基因组分析提出了新的子宫内膜癌分子分型:DNA 多聚酶 E(polymerase E,POLE)超突变型、微卫星不稳定型、低拷贝数型/微卫星稳定型(microsatellite stability,MSS)和高拷贝数型。其中,POLE 超突变型预后最好,高拷贝数型预后最差。同样也是基于二代测序以及免疫组化的技术,针对子宫内膜癌的分子风险分类工具(ProMisE)将子宫内膜癌分成了 4 种类型:错配修复缺失型、*POLE* 基因突变型、*P53* 基因野生型及异常的 *P53* 基因型。在 TransPORTEC 分型研究中,将高危型子宫内膜癌分成 4 种类型:*POLE* 基因突变型、*P53* 突变型、微卫星不稳定型及没有特定分子改变的一型。这些新型的分子分型有助于识别子宫内膜癌的异质性,帮助临床医生更好的认识与治疗疾病。

(一)Ⅰ型子宫内膜癌发病相关因素

1. 雌激素暴露

(1)无排卵:主要见于无排卵性功能失调性异常子宫出血、多囊卵巢综合征(PCOS)。雌、孕激素相辅相承共同维持子宫内膜周期性变化,若排卵障碍子宫内膜长期受雌激素刺激而无孕激素拮抗,雌激素绝对或相对增多、孕激素绝对或相对缺乏都会使内膜稳态失调,缺乏正常周期性变化,继而发生癌变。长期无排卵导致子宫内膜增生不伴不典型增生、子宫内膜不典型增生,经过长达 10 余年时间甚至发生子宫内膜癌,通常为子宫内膜样腺癌,发病年龄年轻,多数有生育要求,目前对于年轻Ⅰa 期、高分化子宫内膜样腺癌、PR 阳性、迫切要求保留生育功能的患者,予以高效孕激素保守治疗,不仅子宫内膜转复正常,经促排卵等助孕治疗后成功妊娠的报道日渐增多。

(2)月经生育因素:初潮年龄小、绝经延迟、不孕、不育或少育均增加 EC 风险,这与子宫内膜累积的高雌激素和低孕激素暴露有关。研究证实≥15 岁较≤12 岁初潮者 EC 风险降低,≥55 岁较≤50 岁绝经者 EC 风险增加。很多研究已经证实不孕患者子宫内膜癌风险明显增加,不孕使子宫内膜癌风险增加 4.8 倍,其中慢性无排卵性不孕使内膜癌风险增加 10.3 倍。此外,未产妇女发生子宫内膜癌的风险增加 2~3 倍,随着产次的增加发生子宫内膜癌的风险有所下降。初产年龄对子宫内膜癌发病的影响还存在争议,但末次生产年龄晚是独立的 EC 保护因素已为大规模流行病学研究证实,而且这种保护作用对 2 个类型 EC 患者都存在,末次生产年龄≥40 岁较≤25 岁者 EC 风险降低 44%,末次生产年龄每推迟 5 年,EC 风险降低大约 13%。

(3)多囊卵巢综合征:是以稀发排卵或无排卵、雄激素过高的临床或生化表现、卵巢多囊样改变为特征的病变,伴随肥胖、胰岛素抵抗、糖尿病等全身代谢紊乱。多囊卵巢综合征以多重机制驱动子宫内膜癌发生发展。长期无排卵可使子宫内膜长期受到雌激素刺激,从而促进子宫内膜增生甚至癌变。雄激素及促黄体生成素升高可能与子宫内膜癌发生相关。流行病学及横断面研究证实 PCOS 患者中 EC 发生率高达 37%;在 40 岁以下的内膜癌患者中,大约有 19%~25% 患有 PCOS。中国台湾一项研究纳入 8 155 名 PCOS 患者发现其子宫内膜癌的风险增加 17 倍,PCOS 组和对照组的癌症发病率分别为 22.6/10 万(人·年)和 1.5/10 万(人·年)。多项系统性回顾分析表明 PCOS 使子宫内膜癌风险增加 2.7~2.9 倍。但现有研究中并未调整 PCOS 伴随的全身代谢异常如肥胖、糖尿病、胰岛素抵抗等潜在混杂因素。目前仍缺乏大样本、PCOS 诊断标准化、临床病例对照研究。

（4）卵巢肿瘤：产生雌激素的卵巢肿瘤，如颗粒细胞瘤和卵泡膜细胞瘤可以与子宫内膜癌并发。Nocito 等人对其所在医院收治的 50 例卵泡膜细胞瘤患者进行分析，其中 5 人并发子宫内膜癌，13 例并发子宫内膜单纯增生，4 人并发子宫内膜息肉。

（5）外源性雌激素：临床多见于长期单独应用雌激素补充治疗的绝经或早衰患者。许多研究指出了雌激素补充治疗与内膜癌的关系。应用雌激素补充治疗者患 EC 的风险是未应用者的 3~4 倍，其风险大小与雌激素的剂量，特别是与用药时间有关。用雌激素 10 年以上者，患内膜癌风险较不用者增加了 10 倍。应用雌激素补充治疗的性腺功能不全或特纳综合征（Turner syndrome）的年轻患者有 EC 报道。激素补充治疗已在半个世纪的国内外临床应用中获得较大进步，从循证医学方面提出了一些结论性意见：在激素补充治疗时，有子宫的妇女，必须加用孕激素，且孕激素使用时间每周期至少 10 天，可以阻止子宫内膜过度增生，EC 相对风险降低，提高激素补充治疗的安全性。

2. 代谢异常　代谢综合征（metabolic syndrome，MS）是指人体的蛋白质、脂肪、碳水化合物等物质发生代谢紊乱的病理状态，是一组复杂的代谢紊乱症候群，是多种代谢异常簇集发生在同一个体的临床状态，包括肥胖、高血压、胰岛素抵抗、糖尿病、血脂异常等。1998 年世界卫生组织（WHO）将此类疾病正式命名为"代谢综合征"。具备以下 3 项或更多项可诊断为代谢综合征：①中心型肥胖和/或腹型肥胖：腰围男性≥90cm，女性≥85cm；②高血糖：空腹血糖≥6.1mmol/L（110mg/dl）或糖负荷后 2 小时血糖≥7.8mmol/L（140mg/dl）和/或已确诊为糖尿病并治疗者；③高血压：血压≥130/85mmHg 和/或已确诊为高血压并治疗者；④空腹 TG≥1.7mmol/L（150mg/dl）；⑤空腹 HDL-C<1.04mmol/L（40mg/dl）。研究表明，代谢综合征与多种肿瘤相关，包括子宫内膜癌、乳腺癌、结肠癌、前列腺癌等。一项前瞻性病例-对照研究和一项回顾性病例-对照研究均指出，MS 是 EC 极为重要的危险因素，罹患 MS 将显著增加 EC 的发病风险。代谢综合征的各个组分及其交互作用与子宫内膜癌发生发展相关。

肥胖、糖尿病、高血压被称为子宫内膜癌"三联症"。以往认为肥胖者皮下及腹部脂肪堆积，雄烯二酮可在脂肪组织内经芳香化酶作用下转化为雌酮，雌酮是绝经后妇女雌激素的主要来源，使绝经后妇女子宫内膜发生恶性转化。绝经前肥胖患者往往伴有黄体期孕激素分泌不足，或伴有月经失调甚至闭经，绝经后肥胖患者脂肪组织多，其腺外转化作用强，故令子宫内膜长期受到缺乏孕激素拮抗的雌激素作用，进而增加了患子宫内膜癌的风险。而肥胖、糖尿病和高血压可能都是下丘脑-垂体-肾上腺功能失调或代谢异常引起的代谢综合征的表现。垂体功能异常，其促性腺功能也可能不正常，故卵巢无排卵功能，无孕激素分泌，使得子宫内膜受到雌

激素的持续刺激。目前对肥胖、糖尿病、高血压在子宫内膜癌发病机制方面有了进一步认识，主要是胰岛素抵抗及脂肪细胞内分泌系统对子宫内膜癌发生的意义。

代谢综合征的核心是中心型肥胖，病理生理学基础是胰岛素抵抗。流行病学显示子宫内膜癌患者的血清胰岛素水平高于正常人群，子宫内膜癌患者中普遍存在胰岛素抵抗。胰岛素抵抗、高胰岛素血症是联系肥胖、糖尿病、高血压与子宫内膜癌的桥梁。胰岛素作为生长因子在子宫内膜癌发生中的作用机制包括：①直接作用：胰岛素可通过 PI3K/Akt 和/或 MEK/ERK 信号通路直接促进子宫内膜癌细胞增殖和迁移，抑制其凋亡；②间接作用：胰岛素通过抑制性激素结合蛋白（sex hormone binding globin，SHBG）的合成，从而减少其与雌激素的结合，导致游离雌激素水平升高，持续作用于子宫内膜；胰岛素还通过降低血中胰岛素样生长因子结合蛋白-1（insulin like growth factor binding protein-1，IGFBP-1）及胰岛素样生长因子结合蛋白-3（insulin like growth factor binding protein-3，1GFBP-3）水平，减少两者与胰岛素样生长因子-1（insulin like growth factor-1，EGF-1）的结合，导致游离 IGF-1 水平升高，而 IGF-1 可以促进子宫内膜癌细胞的生长。此外，国内薛凤霞等人还发现胰岛素在致癌方面的协同作用，即与雌激素通过信号转导通路的串联对话（cross-talk），与雌激素协同发挥促进子宫内膜癌生长的作用。

（1）肥胖：肥胖一直被认为是子宫内膜癌的高危因素。30% 的子宫内膜癌患者合并肥胖，肥胖者患子宫内膜癌的发病风险增加 2~3 倍，且肥胖尤其是中心型肥胖与子宫内膜癌的不良预后相关。BMI 反映机体的肥胖程度，具体计算方法是以体重（千克，kg）除以身高（米，m）的平方，即 BMI=体重/身高^2（kg/m^2）。国际上通常用世界卫生组织（WHO）制定的体重指数界限值，即体重指数在 25.0~29.9kg/m^2 为超重，≥30kg/m^2 为肥胖。中国人的 BMI 标准以"24kg/m^2"为成人超重的界限，"28kg/m^2"为肥胖的界限；女性腰围≥80cm 为腹部脂肪蓄积的界限。研究发现高腰围值与 EC 不良预后相关，当腰围大于 88cm 时，每增加 5cm，总生存率下降 21%，无病生存率下降 11%，更大腰围与 EC 更高复发率相关［HR=1.04，95% CI（0.90，1.21）］。高内脏脂肪与 EC 不良预后相关，高内脏脂肪百分比是低 EC 特异性生存率（HR=1.05，P=0.041）的独立预测因子。Lindemarmk 等对 3 716 名女性平均随访 15.7 年，有 222 人发生子宫内膜癌。Furberg 等人对 24 460 名女性平均随访 15.7 年，有 130 人发现子宫内膜癌。人群中 BMI≥30kg/m^2 者发生子宫内膜癌的风险是 BMI<25kg/m^2 者的 2.6 倍。BMI 每增加 5，患 EC 风险就增加 50%，中心型肥胖与 EC 风险呈正相关，中心型肥胖的女性患 EC 风险为对照组的 1.5~2 倍，腰臀比升高会增加 EC 的风险，血清雌二醇水平与内脏脂肪百分比显著正相关（P=0.035）。天津医科大学总医院 2008—2021 年住院并手术治疗的 1 704 例患者中合并超重及肥胖（>24kg/m^2）

者占 69.95%。BMI 与 EC 风险呈正相关。2017 年美国一项观察性研究纳入 36 794 名绝经后（50~79 岁）女性，测量其入组时和 3 年后的体重，发现体重减轻>5% 的女性其 EC 风险显著降低[$HR=0.71$, 95% CI（0.54, 0.95）]，2018 年一项荟萃分析评估减重手术与 EC 发病风险，共纳入 5 项研究（113 032 名接受减重手术的女性以及 848 864 名对照肥胖女性），发现减重手术组的 EC 风险显著降低[$OR=0.317$, 95% CI（0.161, 0.627）, $P<0.001$]。研究提示肥胖在 EC 发病及进展中发挥重要作用。

肥胖患者脂肪组织增多，脂质是脂肪和类脂的总称，脂肪即甘油三酯，也称三酰甘油。类脂包括固醇及酯、磷脂和糖脂。研究发现 EC 患者血清总胆固醇升高，血清总胆固醇水平与 EC 患病风险呈正相关[$OR=2.06$, 95% CI（1.1, 4.0）]，≥55 岁女性中，总胆固醇水平升高 EC 发病风险增加 4 倍[（$OR=4.15$, 95% CI（1.8, 9.7）]，提示总胆固醇对绝经后女性患 EC 风险的影响更大。一项队列研究随访了 225 432 名 25 岁以上的女性（平均 12 年），发现血清甘油三酯升高的女性患 EC 风险增高（$HR=1.57$）。低密度脂蛋白胆固醇（low density lipoprotein cholesterol, LDL-C）与 EC 关系不确切，GWAS 数据库分析：低密度脂蛋白（low density lipoprotein, LDL）水平与 EC 风险呈负相关，广西医科大学第一附属医院报道 LDL 水平与 EC 风险正相关，LDL-C 与 EC 发病风险之间的关系尚需进一步大样本临床数据的支持。

脂肪组织是体内重要的内分泌器官，可分泌一系列激素和脂肪因子，肥胖症者脂肪组织增加，脂肪组织分泌功能紊乱，导致体内脂肪因子如脂联素、瘦素、抵抗素、内脂素等异常增加或降低，从而影响子宫内膜癌的发生。有研究发现子宫内膜癌患者血清脂联素水平明显低于对照组，是与子宫内膜癌呈负相关的独立危险因素。体外实验也证实脂联素可抑制子宫内膜癌细胞增殖。瘦素在调节体重和能量平衡方面具有重要作用，流行病学研究发现子宫内膜癌患者瘦素水平高于对照组。瘦素可通过 STAT、ERK、PI3K/Akt 等途径促进子宫内膜癌细胞增殖。肥胖者往往出现全身的低度炎症状态。天津医科大学总医院的研究发现：EC 患者血清及组织内内脂素水平高于健康对照，EC 组织中高内脂素表达与不良临床病理特征（如肿瘤大小、深肌层浸润、血管浸润、淋巴结转移、FIGO 晚期）显著相关，内脂素表达阴性组的 EC 患者总生存期明显高于内脂素表达阳性组，国外后续 2 篇报道均得到类似结论。同时通过体外实验发现内脂素通过 PI3K/AKT 和 MAPK/ERK 信号通路促进 Ishikawa 和 KLE 的增殖、促进 G_1/S 期进程、抑制细胞凋亡，体内实验发现内脂素促进小鼠模型 EC 肿瘤的生长，内脂素抑制剂 FK866 抑制小鼠模型 EC 肿瘤的生长。这与脂肪细胞分泌的炎症因子如 C 反应蛋白、TNF-α、IL-6、IL-1、趋化因子等增加，抗炎因子如 IL-10、IL-1α 等减少有关。也有研究发现这些炎症因子、抗炎因子与子宫内膜癌发生有关，但仍需更多深入的研究证据。

（2）糖尿病：众多流行病学研究均支持糖尿病是子宫内膜癌的独立危险因素。糖尿病患者发生子宫内膜癌的风险较非糖尿病人群增加 2~4 倍。Limlemann 等人自 1984—1986 年间开始，对挪威 36 761 名女性进行研究，追踪至 2002 年 12 月，平均随诊 15.7 年，共 222 名女性发生子宫内膜癌。糖尿病患者 1 010 人中 19 人发生子宫内膜癌，发生率为 1.88%；非糖尿病患者 35 751 人中 203 人发生子宫内膜癌，发生率为 0.57%；糖尿病患者发生子宫内膜癌的风险是非糖尿病患者的 3 倍[$RR=3.13$, 95% CI（1.92, 5.11）]。2011 年，瑞典一项前瞻性队列研究纳入 230 737 名女性，平均随访 11.7 年，共发生 1 070 例 EC，分析发现空腹血糖受损与 EC 风险增加有关[$HR=1.41$, 95% CI（1.08, 1.85）]。糖尿病与 EC 风险增加有关[$HR=1.46$, 95% CI（1.09, 1.96）]。2014 年，Liao 等纳入 17 项前瞻性研究和 12 项回顾性研究进行荟萃分析，发现糖尿病患者中 EC 的发生率是非糖尿病患者的 1.89 倍[95% CI（1.46, 2.45）, $P<0.001$]。2015 年，回顾性研究纳入 ≥65 岁的 16 323 例 EC 患者、100 751 例对照女性，发现空腹血糖受损与 EC 风险增加相关[$OR=1.36$, 95% CI（1.30, 1.43）]。最近的一项荟萃分析（包含了 9 项队列研究及 13 项病例对照研究）也表明，糖尿病是 EC 发病的高危因素，糖尿病患者的 EC 患病率是非糖尿病患者的 1.72 倍。这些研究都有充分的证据证明糖尿病对子宫内膜癌的发生发展有着促进作用。瑞典的一项包含 230 737 例妇女的队列研究显示，糖尿病患者 EC 患病风险是非糖尿病患者的 1.46 倍，糖代谢异常（空腹血糖 6.1~6.9mmol/L）患者 EC 患病风险是非糖尿病患者的 1.41 倍。肥胖人群中糖尿病者患癌风险是非糖尿病者的 3 倍；肥胖且患糖尿病人群的患癌风险是非肥胖且非糖尿病人群的 6 倍；肥胖、患糖尿病且缺乏运动者患癌风险是非肥胖未患糖尿病且积极锻炼人群的 10 倍；糖尿病患者中积极锻炼人群患癌风险并不增加。这个结果提示糖尿病是子宫内膜癌发病的独立因素；糖尿病、肥胖具有协同效应。

（3）高血压：国内外许多病例-对照研究表明，高血压是与子宫内膜癌发生相关的危险因素，但仍需进一步的证据加以证实。天津医科大学总医院 2008—2021 年收治的 1 704 例子宫内膜癌患者中合并高血压者占 43.37%。Furberg 等人 1974—1981 年间开始对 24 460 名女性进行平均 15.7 年的随访，结果有 130 人发生子宫内膜癌。此队列研究结果显示肥胖（BMI≥30kg/m²）人群发生子宫内膜癌的风险是非肥胖人群的 2.6 倍。Aune D 等进行了荟萃分析以探究高血压与 EC 发病风险的相关性，他们纳入了 6 项前瞻性队列研究和 19 项病例对照研究，结果表明高血压患者罹患 EC 的 RR 值为 1.61[95% CI（1.41, 1.85）]，亚组分析显示 6 项队列研究的 RR 值为 1.32[95% CI（1.12, 1.56）]。在肥胖人群中，高血压女性（BP≥140/90mmHg）患子宫内膜癌的风险是非高血压者（BP≤140/90mmHg）的 3.5 倍。

3. 他莫昔芬 他莫昔芬是乳腺癌常用的内分泌治疗药物。作为乳腺癌的基本辅助治疗药物，他莫昔芬的应用日渐增多。他莫昔芬是第一代选择性雌激素受体调节剂，与不同的靶组织受体结合后具有抗雌激素作用和类雌激素作用。因他莫昔芬在乳腺癌中发挥抗雌激素作用，能够明显降低乳腺癌的发病率、复发率和死亡率，改善乳腺癌患者的预后，1978年经美国FDA认证作为ER阳性乳腺癌预防和辅助治疗的基本药物在全国范围内广泛应用，但其类雌激素作用增加内膜癌的风险也随之受到关注。继1985年killackey首次报道乳腺癌术后长期应用他莫昔芬增加子宫内膜癌风险后，相关报道不断增加。对于他莫昔芬能否直接导致子宫内膜癌变，国内外研究尚存在争议，但是绝大多数研究认为长期服用他莫昔芬能增加子宫内膜癌的风险。其中，最有影响力的是美国国立乳腺癌和肠道外科辅助研究组（National Surgical Adjuvant Breast and Bowel Project，NSABP）的治疗项目，该大规模随机对照研究认为他莫昔芬在子宫内膜表现为雌激素样作用；服用他莫昔芬者EC的发生风险增加2.53倍，且这种风险随服用他莫昔芬时间的延长而增加。EC发生的累积风险从服用他莫昔芬5年后的1.5%增加到10年后的3.2%，在停药2年后恢复正常。他莫昔芬的使用与高危非子宫内膜样子宫内膜癌（透明细胞癌、浆液性子宫内膜癌）的发生之间存在关联。另有研究发现他莫昔芬增加子宫内膜癌风险是时间依赖而并非剂量依赖的，服用他莫昔芬超过5年不但不增加乳腺癌获益，还可能增加子宫内膜癌和心血管事件风险。服用他莫昔芬而导致的EC中FIGO Ⅲ期和Ⅳ的比例更高，且长期应用他莫昔芬的EC患者3年生存率较未应用他莫昔芬的患者低。另外，他莫昔芬增加内膜癌风险可能与患者是否绝经有关，NSABP研究发现他莫昔芬的子宫内膜癌风险突出表现在年龄≥50岁者，韩国服用他莫昔芬的乳腺癌患者发生子宫内膜癌的风险较美国低，可能是因为他莫昔芬在韩国的应用多限于绝经前，尤其是<40岁的乳腺癌患者。研究证实他莫昔芬在绝经前子宫表现为抗雌激素作用，而在绝经后子宫表现类雌激素作用，这就从某种程度上解释了一些研究未发现绝经前乳腺癌患者服用他莫昔芬增加内膜癌风险的原因。基于以上对他莫昔芬增加子宫内膜癌风险的报道，新型选择性雌激素受体调节剂雷洛昔芬受到关注。较他莫昔芬，雷洛昔芬在子宫内膜发挥抗雌激素或中性作用，具有相对低的子宫内膜病变率，同时它是一种被确认的防治骨质疏松有效的药物，因其在骨组织中发挥类雌激素作用而能增加骨量、防治骨丢失，故不失为乳腺癌患者的重要选择，尤其对于同时存在绝经后骨质疏松的患者。他莫昔芬和雷洛昔芬对于子宫内膜影响不同，机制可能在于两者对雌激素受体的不同亚型具有不同的亲和性，对子宫内膜雌激素生物合成和代谢过程相关基因表达产生不同调节。但是对于乳腺癌患者而言，服用他莫昔芬的获益是非常明显的，服用他莫昔芬可以预防121.3/1 000的乳腺癌相关事件发生，而同期引起子宫内膜病变的相关事件为6.3/1 000。所以要用风险/收益比来看待他莫昔芬的使用，对于服用他莫昔芬的乳腺癌患者至少每年要进行1次子宫内膜的评估和检验。研究表明，应用他莫昔芬治疗前检查并切除子宫内膜病变可预防药物促进的子宫内膜非典型增生及癌变。

4. 子宫内膜增生 子宫内膜增生主要是缺乏孕激素拮抗的雌激素长期作用的结果。1984年，Kunnan根据有无腺上皮的异型性，提出子宫内膜增生的分类方法，即子宫内膜增生分为单纯性增生、复杂性增生和不典型增生。不典型增生包括单纯不典型增生及复杂不典型增生。这一分类法很快被1987年国际妇科病理协会（International Society of Gynecological Pathology，ISGP）采用，随后被WHO国际妇科病理协会（1994年）及WHO女性生殖道肿瘤分类（2003年）所采用，在临床及病理学诊断中广为应用。2014年WHO子宫内膜增生分为无不典型子宫内膜增生（hyperplasia without atypical）和不典型子宫内膜增生（atypical endometrial hyperplasia，AH）。Kurman对170例"未给予治疗"的子宫内膜增生病例进行回顾性分析显示：子宫内膜单纯性增生者有1%发展为癌，子宫内膜复杂性增生者有3%发展为癌，单纯性不典型增生者有8%发展为癌，复杂不典型增生者有29%发展为癌。这说明子宫内膜单纯及复杂性增生的癌变可能小，子宫内膜不典型增生是子宫内膜癌的癌前病变。子宫内膜不典型增生者发生子宫内膜癌的风险是正常内膜的45倍。Lancey于1970—2003年间对138例子宫内膜增生者进行了随访，平均随访时间6.5年，结果显示子宫内膜不典型增生增加患癌风险（$RR=14$）。

术前刮宫或子宫内膜活检为子宫内膜不典型增生者，仍可能有25%~43%在子宫内膜手术时发现为高分化子宫内膜样腺癌。Eddib对1999—2006年期间因子宫内膜复杂性不典型增生行子宫切除的66例患者进行回顾性研究，结果显示其中11人（17%）术后诊断为子宫内膜癌，其分期均不低于Ⅰb期，其中7人出现<50%深度的肌层浸润。

5. 其他因素 不同地域子宫内膜癌的发病情况有差别，北美洲和欧洲的发病率较高，亚洲和中南美地区的发病率较低。同一地区不同人种的发病率也不尽相同，生活在北美和欧洲的亚洲人子宫内膜癌的发病率较当地人低。而我国是个多民族国家，目前尚缺乏各民族发病率的报道。此外，经济状况、饮食及生活习惯亦与子宫内膜癌的发病有关。一般而言，经济发达地区，高脂、高糖、低纤维饮食结构及缺乏锻炼人群子宫内膜癌发病率较高。

（二）Ⅱ型子宫内膜癌发病相关因素

与Ⅰ型子宫内膜癌不同，Ⅱ型子宫内膜癌的发生与雌激素刺激无关，确诊时多为晚期，生物学行为更具侵袭性。尽管Ⅱ型子宫内膜癌患者术后辅以化疗或放疗，但还是容易发生复发及转移，因此Ⅱ型子宫内膜癌虽然在总体子宫内膜癌病例中占比不到15%，但却在子宫内膜癌所致死亡病例中占到48%。从分子生物学角度来讲，大约有90%的Ⅱ型子宫内膜癌都存在p53基因突变，p53抑癌基因突变是其最重要的特征之一。另外,基因组学研究发现Ⅱ型子宫内膜癌存在体细胞突变,尤其是核小体重构和去乙酰化酶复合物(nucleosome remodeling and deacetylase complex, NuRD)、染色质调控因子 EP300、ARID1A、TAF1 等突变。就病理学角度而言,Ⅱ型子宫内膜癌多发生于萎缩性子宫内膜背景下,而在良性子宫内膜发展为癌的过程中,应该存在一个过渡的桥梁将两者连接起来。

子宫内膜浆液性上皮内癌(serous endometrial intraepithelial carcinoma, EIC)的概念在 1992 年首先被提出并被认为是子宫内膜浆液性癌的癌前病变。但随后发现 EIC 虽无间质或肌层浸润,但往往伴有子宫外癌灶,因此 EIC 并不符合癌前病变所应具备的特点。我国郑文新等人在这方面进行了大量研究,并自 2004 年开始发表系列文章,提出子宫内膜腺体异型增生(endometrial glandular dysplasia, EmGD)是Ⅱ型子宫内膜癌的癌前病变。EmGD 的发生与雌激素作用无关,即与Ⅰ型子宫内膜癌无关。EmGD 最常发生于包括萎缩性内膜在内的静止期子宫内膜,而很少与子宫内膜增生有关。EmGD 最重要的形态学特征在于其细胞核具有与良性静止期内膜不同的异型性,且此异型性明显小于 EIC,其细胞核显示 P53 染色中到强阳性。因此 EmGD 可能是最早可从组织形态上识别的Ⅱ型子宫内膜癌的癌前病变。

(三)林奇综合征相关子宫内膜癌发病相关因素

遗传因素作为发病相关的重要危险因素之一,在子宫内膜癌的研究中日益受到关注。研究显示,5%~10% 子宫内膜癌的发生与遗传因素有关,以错配修复(mismatch repair, MMR)系统基因胚系突变为特征的林奇综合征(LS)最为常见,又称遗传性非息肉性结直肠癌综合征(HNPCC)。LS 是一种常染色体显性遗传性疾病,根据肿瘤发生部位不同分为 2 型:Ⅰ型(即遗传位点特异性结直肠癌),肿瘤仅发生于结直肠;Ⅱ型即癌症家族综合征(cancer family syndmme, CFS),除结直肠外,肿瘤可累及子宫内膜、卵巢、胃、乳腺、小肠、肝、脑及胰腺等多个部位,其中,LS 相关子宫内膜癌(LS-EC)是最常见的肠外肿瘤。

LS-EC 主要由 MMR 系统基因(主要包括 MLH1、MSH2、MSH6、PMS2)胚系突变引起,MMR 基因表达产物为错配修复蛋白,是一种核酸水解酶,能特异性识别、双向切除并修复错配碱基从而使 DNA 能精确地进行复制,保证遗传保守性和稳定性。MMR 基因突变和/或特定位点的异常甲基化而失活,从而出现复制错误、"滑链错配"或有丝分裂、减数分裂期染色体交换不均,导致微卫星不稳定性(MSI),并最终影响正常细胞的增殖调控,使 DNA 在复制中产生的错误无法修复,产生遗传不稳定性,造成广泛的肿瘤易患性,从而促进肿瘤的形成。前瞻性林奇综合征数据库(PLSD)显示,MLH1、MSH2、MSH6 和 PMS2 突变的女性 75 岁时 EC 的累积风险分别为 37.0%、48.9%、41.1% 和

12.8%。LS-EC 作为一种前哨肿瘤,EC 为 LS 女性第一肿瘤的概率约为 40%~60%,远高于普通人群,并且家族中肿瘤聚集发生,HNPCC 相关性子宫内膜癌患者本人易合并结直肠等其他部位多原发癌,其家属患结直肠癌、胃癌、肝癌等 LS 相关恶性肿瘤的概率也较高,因此遗传因素在子宫内膜癌的研究日益受到重视。相比于散发 EC 患者,LS-EC 的发病年龄更早,许多研究显示 LS-EC 患者的 BMI 较低、病灶多发生在子宫下段,关于 LS-EC 分期、分级、预后的特点尚无统一结论,可能和种族、突变类型差异及病理组织分析方法有关。薛凤霞等研究发现,LS-EC 占全部患者的 6.4%,平均发病年龄 49.7 岁,33.3% 患者合并其他部位原发肿瘤,与散发性子宫内膜癌相比具有发病年龄早、高分化子宫内膜样腺癌多见、预后较好等特征,这对于遗传性子宫内膜癌的临床筛查十分有帮助。临床条件允许时,建议对所有 EC 患者进行 LS 的筛查,条件有限时,建议在对有显著家族病史和其他病理学危险因素的年轻患者及亲属进行 LS 的筛查,并对筛查阳性的人群采取密切随访和预防性手术等相应临床干预措施,以期有效降低高危人群子宫内膜癌的发病率。

(四)生殖道微生物群及肠道菌群

以往研究认为子宫是一个无菌环境,不存在微生物定植。然而,近期利用分子生物学技术研究证实了子宫内膜中微生物群的存在,在维持正常条件下子宫内膜的功能和妊娠的发展中起着重要的作用。研究发现与子宫内膜增生及子宫良性病变患者相比,EC 患者菌群多样性、丰富度均高于其他 2 组。另有研究发现盆腔炎患者 EC 发生的风险增加了 1.79 倍,其机制可能是继发于感染引起的炎症反应诱导癌变。生殖道微生物群在 EC 发生发展中的研究尚处于初步阶段。

肠道菌群可通过多种形式对子宫内膜癌发生发展产生影响,促进肥胖、糖尿病、高血压、PCOS、代谢综合征等发生,间接导致子宫内膜癌发生发展。

1. 肠道菌群失衡促进胰岛素抵抗及升高血糖 肠道的微生物定植与 IGF-1 产生的增加相关,激活 TLR-4 介导的炎症反应促进胰岛素抵抗。LPS 和 TLR 之间的相互作用可以引发炎症反应,从而导致肠道屏障的破坏,改变碳水化合物的吸收和新陈代谢,进而升高血糖。

2. 肠道菌群失衡促进慢性炎症状态、增强炎症反应 肠道菌群失衡导致肠道屏障的改变,循环 LPS 增多,进而通过微生物相关分子模式(MAMPs)及其激活模式识别受体(PRRs)增强炎症反应,其中研究最多的 PRRs 是TLRs,特别是 TLR-4,TLR-4 途径的激活促进子宫内膜细胞的增殖和免疫细胞的招募,促进良性病变向肿瘤转化。

3. 肠道菌群代谢产物(短链脂肪酸、胺类物质等)**促进子宫内膜癌发生发展** 肠道微生物参与雌激素的肠肝循环影响体内循环雌激素水平进而对子宫内膜癌的发生发展产生影响。内源性雌激素以 3 种生物活性形式存在:雌二醇

（E_2，绝经前）、雌酮（E_1，绝经后）和雌三醇（E_3，孕妇），雌激素代谢物具有不同的激素效力、生物利用度和半衰期，可通过葡萄糖醛酸化和磺化作用结合并于胆汁排泄。部分结合雌激素通过尿液或粪便排泄，另有部分被具有β-葡糖醛酸糖苷酶活性的肠道细菌解偶联并在小肠远端被重吸收，随后进入门静脉，返回肝中，此现象称为雌激素的肠肝循环。肠道菌群失衡产生大量的β-葡糖醛酸糖苷酶，分解肠道中的葡萄糖醛酸-雌激素结合物，使雌激素重新回到游离状态，进而通过肝肠循环重新被吸收入血。

总之，不同类型子宫内膜癌的发病机制不同，针对各类型的发病相关因素方能进行有效治疗和预防。积极治疗无排卵性功能失调性子宫出血、PCOS等以改善缺乏孕激素拮抗的雌激素作用状态；对高血压、肥胖、糖尿病患者，通过各种方式如运动、控制饮食、药物等控制体重、降低胰岛素抵抗以预防内膜癌的发生；饮食中含高脂肪、低糖类及低纤维者可增加子宫内膜癌的发病风险，而富含水果、蔬菜和胡萝卜素的饮食则可降低子宫内膜癌的发病风险；对于有显著家族病史的女性进行基因检测等筛查，对筛查阳性者密切随访甚至预防性手术有利于降低HNPCC相关子宫内膜癌的发生。

四、诊断

主要根据病史、临床检查、病理检查及各种辅助检查结果确定诊断及临床分期。

（一）发病年龄

子宫内膜癌多见于老年妇女，绝经后妇女占总数70%~75%，围绝经期妇女约占15%~20%，40岁以下仅占5%~10%。国内报告高发年龄为50~60岁，平均年龄为55岁左右，国外报道年龄中位数为61~63岁。复旦大学附属妇产科医院资料显示40岁以下子宫内膜癌占同期子宫内膜癌6.6%，年龄最小为21岁。哈尔滨医科大学于1993年报道，最小年龄16岁。北京协和医院108例年龄范围26~71岁，平均53.3岁，40岁以下占12%。四川大学华西第二医院报道290例内膜癌年龄范围22~78岁，平均年龄54.5岁，小于40岁占5.5%。

（二）主要临床症状

1. 症状 阴道流血、异常的阴道排液、子宫腔积液或积脓为子宫内膜癌的主要症状，应做进一步检查明确诊断。

（1）阴道流血：可表现为绝经后阴道流血，围绝经期的月经紊乱，40岁以下年轻女性的月经过多或月经紊乱多种形式，其中经绝后出血者占65%~70%。国外报道20世纪80年代以来，40岁以下妇女子宫内膜癌发病率已由2/10万上升到40~50/万，美国1988—1998年10年间内膜癌发病率倍增。近年来国内多家报道40岁以下年龄内膜癌患者有增加趋势，绝经后阴道流血妇女随年龄增加，由子宫内膜癌引起阴道流血的可能性明显增高，若年龄>70岁其概率为50%，若合并有未产及糖尿病则可为87%。任何围绝经期的月经紊乱及经量增多均应考虑有无内膜癌存在可能。

（2）异常阴道排液：为癌瘤渗出液或感染坏死的表现，多为血性液体或浆液性分泌物，恶臭，常伴有阴道异常出血。因阴道排液异常就诊者约占25%。

（3）下腹疼痛及其他：若癌肿过大，或累及子宫下段、子宫颈内口者，可引起子宫腔积液或积脓，出现下腹疼痛。累及附件或盆腹腔的晚期患者可有下腹包块等症状。若病变晚期累及或压迫盆腔神经丛，或伴感染时可引起发热及疼痛。

（4）重视与子宫内膜癌发病有关因素病史收集：对有家族癌瘤史，子宫内膜增生过长史，年轻妇女持续无排卵者（不孕及多囊卵巢综合征），卵巢性索间质肿瘤（颗粒细胞癌及卵泡膜细胞瘤），外用雌激素或长期激素代替疗法及乳癌术后有长期应用他莫昔芬病史者等，均应高度警惕有无子宫内膜癌存在，应进一步检查。对患者进行全面内科疾病史收集，如糖尿病、高血压等。

2. 体征 除做全面的体格检查外，妇科检查应排除外阴、阴道、子宫颈出血及由损伤感染等引起的出血及排液。应注意子宫大小、形状、活动度、质地软硬，子宫颈、子宫旁组织软硬度有无变化，附件有无包块及增厚等均应仔细全面检查。绝经后出血伴感染者可合并子宫腔积脓。

3. 遗传咨询和基因检查 约有5%的子宫内膜癌患者为遗传性，以林奇综合征相关的病例最常见，还有以PTEN基因突变为主要特征的Cowden综合征等。林奇综合征（LS）是常染色体显性遗传性癌症易感综合征之一，普通人群中发病率约1/600~1/3 000，因错配修复（MMR）基因突变导致患者对子宫内膜癌的遗传易感性增加，子宫内膜癌（endometrial carcinoma，EC）是最常见的LS相关肿瘤，终身风险高达25%~60%。

LS相关的MMR基因包括MLH1、MSH2、MSH6、PMS2。EPCAM基因突变也可导致MSH2的灭活，因此EPCAM也被视为LS的相关基因。MMR基因的主要功能是通过纠正DNA复制过程中产生的错配，以保持基因组稳定性。MMR功能异常导致表型异常和微卫星不稳定性（MSI），从而促进癌症的发生。根据"二次打击"学说，LS患者首先遗传了MMR突变基因，获得肿瘤易感性，随后另一等位基因后天获得性异常，导致DNA复制错误无法恢复，最终肿瘤发生。

目前，病理免疫组化、微卫星不稳定等方案联合检测为最常见的筛查策略，以靶位点的基因测序为诊断金标准。对于内膜癌患者及其亲属提供有关林奇综合征的遗传咨询和检测，结合针对性的筛查、随访和治疗，可显著降低相关癌症的风险。

诊断LS的金标准是MMR基因的胚系突变。目前最常应用的 LS 临床标准包括阿姆斯特丹 I / II 标准（Amsterdam criteria）和 Bethesda 标准及其修订版,这些标准以林奇综合征相关癌症的发病年龄、亲属关系等多项指标进行评估。Amsterdam 标准特异性较低（77%~82%）,敏感性较高（73%~91%）。在普通人群中新确诊的结直肠癌患者中使用修订的 Bethesda 指南,其敏感度可达 72%~100%,漏诊率约 6%~25%。在条件允许时,建议对所有子宫内膜癌患者行林奇综合征筛查。重点关注年龄≤60 岁的子宫内膜癌。一位或以上一级亲属患林奇综合征相关癌症,目前的检查包括:通过 IHC 检测 MSH2、MSH6、MLH1 和 PMS2 蛋白表达,预测 MMR 蛋白表达异常的基因突变。对高度怀疑 LS 而 MMR 蛋白表达无异常者,进行 MSI 检测,对 MSI 和 IHC 表达不一致的病例可以检查 *MLH1* 启动子甲基化。

4. 辅助检查及确诊

（1）病理检查确诊:

1）细胞学检查:子宫颈刮片、阴道后穹窿涂片及子宫颈管吸片取材做细胞学检查辅助诊断子宫内膜癌的阳性率不高,分别为 50%、65% 及 75%。老年妇女子宫颈管狭窄致使内膜脱落细胞较难排除子宫颈,且易溶解变性。近年来在细胞学取材方法上有新的进展,如内膜冲洗、尼龙网内膜刮取及子宫腔吸引涂片法等,后者准确率可达 90%,但操作较复杂,阳性也仅有筛选检查的作用,不能作确诊依据,故临床检查应用价值有限。

2）子宫内膜活检及分段诊刮:自 1920 年 Kelly 提出可从门诊活检取得相当的子宫内膜组织进行病理组织学诊断以后,目前国外在门诊多常规进行内膜活检确诊子宫内膜癌,免除了患者住院或要求麻醉。分段诊刮取子宫内膜活检仅用于少部分患者。子宫内膜活检诊断子宫内膜癌的准确性为 90% 以上。在拟诊子宫内膜癌的患者,取得足够的子宫内膜组织进行病理检查是最好的诊断方法。如果能在门诊进行活检,无须住院、麻醉和扩张子宫颈,则对医患双方均十分便利,如内膜活检不能取得足够的组织则需要进行子宫颈扩张和分段诊断性刮宫。对有症状,而子宫内膜活检和分段诊刮均不能取到足够组织进行诊断者应进行宫腔镜检查及活检以明确诊断。

NCCN 指南认为内膜活检是监测 LS-EC 的可行方案。结合 TVS 和内膜活检可提高 LS-EC 的检出率。内膜活检应从 30~35 岁开始,每 1~2 年进行 1 次。关注月经变化,重视阴道异常出血也是预防 LS-EC 的一种方案。保持健康的体重、进行规律的体育锻炼对降低 LS-EC 风险可能有益,但能否预防 LS-EC,尚没有明确证据。也没有证据表明药物可降低 LS-EC 的风险。目前预防性手术是降低 LS-EC 风险的主要手段:对不需保留生育功能的亲属,采取预防性手术切除子宫和双侧附件可有效降低 LS 患者妇科恶性肿瘤的发病率,可降低 EC 和卵巢癌的发生风险。

目前已有行子宫内膜活检的吸管或一次性刮匙,这些器械使得子宫内膜活检可在门诊进行,活检时无须扩张子宫颈,也不需要麻醉。Stovall 等评估了子宫内膜吸管用于子宫内膜活检的价值:对 40 例已确诊的子宫内膜癌进行内膜活检,其中 90% 的病例为绝经后妇女,结果只有 1 例患者行子宫内膜活检时没有取到足够的组织进行诊断,在另 39 例患者均取到了足够的内膜组织和正确的诊断。病理医师也认可内膜活检能取得足够的组织。行内膜活检时 80% 的妇女均无明显的疼痛,只有 5% 的妇女感到明显的疼痛并需要镇痛。因此,子宫内膜活检应该是子宫内膜癌的首选子宫内膜活检诊断方法,在不能得到足够的组织供病理检查时再选择扩宫和子宫分段诊刮。

分段诊刮是盲视下的操作,不可避免有局限性,特别是有子宫颈管狭窄、子宫肌瘤阻挡或肿瘤位于子宫角时常常发生漏诊,徐立礼等报道应用分段诊刮诊断子宫内膜癌的漏诊率为 5.6%~9.6%。因此,在进行分段诊刮时应由有经验的妇科医师主持,先刮子宫颈管以明确病变是否累及子宫颈,刮完子宫颈管后再探子宫腔、扩张子宫颈管、全面刮宫,特别注意刮取子宫底和双侧子宫角的内膜组织。

国外有吸管取样装置及妇科病理医师行病理检查,认为对有症状绝经后妇女应先行子宫内膜活检取样,若活检组织学检查阴性可观察,若仍有症状则应行分段诊刮。我国目前缺乏能行门诊取子宫腔活检装置,如吸管器械,亦缺乏对内膜活检能行正确诊断的妇科病理专家,故多先采用经阴道 B 型超声检查后决定是否行分段诊刮或宫腔镜取样,或暂观察,有减少内膜活检量,减少活检费用优点。

3）宫腔镜检查:目前宫腔镜检查已较广泛地用于子宫内膜病变的诊断,国内以纤维宫腔镜应用最广泛。经绝后阴道流血患者中约 20% 为子宫内膜癌。应用宫腔镜可直接观察子宫颈管及子宫腔情况,发现病灶并准确取活检,具有提高活检确诊率,避免常规诊刮漏诊,并可提供病变范围,子宫颈管有无受累等信息,协助术前正确进行临床分期。但因宫腔镜检查时多需注入膨宫液,有可能经输卵管流入盆腔内,导致癌细胞扩散,影响预后,此点应引起注意。

子宫内膜癌在宫腔镜下可表现为息肉型、结节型、弥散型、乳头型和溃疡型,理论上讲宫腔镜指导下进行活检应能避免常规诊断性刮宫的漏诊,宫腔镜检查可协助诊断子宫颈有无受累。但 Zorlu 等报道即使将分段诊刮和宫腔镜检联合应用,仍然有接近 20% 的假阴性,并且还有很多证据表明宫腔镜检可能引起子宫内膜癌细胞的腹腔内扩散,虽然现在没有证实腹腔冲洗液阳性对预后的影响,但宫腔镜检查诊断子宫内膜癌尚未作为常规的检查方法。

（2）影像学辅助检查:常用的检查方法为超声、CT 和 MRI。术前评估中对癌变范围及程度的准确判断,是制订治疗方案的重要依据。在辅助诊断各种检测方法的选用上,以超声检查最为简便、适用。在对有高危因素,高龄或有内科合并症患者术前评估中可选用 CT、MRI、PET/CT 等影像学检查,以便准确地进行术前评估。

1）超声检查:超声检查简便无创,能行动态观察,已成为子宫内膜癌术前检查中首选的检查方法,在临床Ⅰ期患者检查中,对内膜、子宫腔状况检查阴性预测值为90%以上,故已为常规采用,并以此检查结果对是否需采取内膜组织活检以及取活检方式的选择提供影像学参考资料。

近年来B型超声检查发展较快,特别是经阴道B型超声检查(transvaginal ultrasound examination,TUB)的广泛应用于妇科临床,在辅助诊断子宫内膜病变方面有一定的进展。经阴道B超检查可了解子宫大小、子宫腔形状、子宫腔内有无赘生物、子宫内膜厚度、肌层有无浸润及深度,为临床诊断及病理取材(子宫腔活检,或诊刮)提供参考。绝经后妇女子宫出血,可根据经阴道B超检查结果选择进一步确诊方法。据报道绝经后妇女经阴道测定萎缩性子宫内膜平均厚度为(3.4±1.2)mm,内膜癌为(18.2±6.2)mm,并认为绝经后出血患者若经阴道B超检查内膜厚度<5mm者,可不做诊断性刮宫。若B超检查确定局部小赘生物可选用宫腔镜下活检,若显示子宫腔内有大量赘生物,内膜边界不清,不完整,或肌层明显变薄或变形,则以简单子宫腔内膜活检为宜。

经阴道超声作为一项非侵入性的检查在子宫内膜病变的筛查中较常用,可准确测量子宫内膜的厚度,但很多内膜病变,如子宫内膜息肉、黏膜下子宫肌瘤、子宫内膜增生等均可引起子宫内膜增厚。在绝经后雌孕激素干预临床试验(the postmenopausal estrogen/progestin interventions,PEPI)中Robert等比较经阴道超声和子宫内膜活检用于检查子宫内膜病变的价值,448例接受激素补充治疗的绝经后妇女参加了这项对比研究,对448例妇女进行的577项检查中均同时进行了经阴道超声和子宫内膜活检,每年进行随访,取子宫内膜厚度5mm为超声检查的界点,经阴道超声检查子宫内膜病变的阳性预测值为9%,敏感性为90%,阴性预测值为99%,作为筛查,超过50%的妇女都须进行子宫内膜活检,而有内膜病变的妇女只有4%。因此经阴道超声诊断子宫内膜病变的阴性预测值较高,阳性预测值并不理想。经阴道超声检查可作为子宫内膜活检或宫腔镜检查的初筛,如检查发现子宫内膜与子宫肌层交界处结构清晰,内膜萎缩均匀,则基本可排除子宫内膜病变。

经阴道B型超声检查为评价妇女有不正常阴道流血,特别是对绝经后出血妇女重要的无创检查。Granberg等评估205例绝经后出血妇女,检测30例绝经后无症状妇女及30例已知内膜癌的绝经后妇女,绝经后无症状组与内膜癌组内膜厚度分别为3.2mm、17.7mm。对205例未知诊断的绝经后出血妇女进行内膜测定,其中18例为癌,无癌妇女内膜厚度≤8mm,以5mm为界值,诊断子宫内膜异常敏感性为100%,特异性为96%,阳性预测值为87%,阴性预测值为100%。Bourne等对选择性183例绝经后妇女做B超内膜厚度检测,其中34例无症状,12例为内膜癌,其发现与以上报道相近。但因内膜癌也可能发生内膜厚度<5mm,故对测定内膜厚度<5mm不需行内膜活检此点尚未能取得一致同意。吴等在对394例绝经后子宫出血临床诊刮病理与内膜癌相关性资料分析中指出,子宫内膜癌内膜厚度为(14±7)mm,非子宫内膜厚度为(7±4)mm,按国际常用内膜厚度<5mm,5~15mm,>15mm分组,发病率为0,6.4%和19.3%。认为对绝经后出血者先行B超检查按内膜厚度选择是否诊刮,对内膜厚度<5mm,因内膜癌发病概率为0,可暂不行诊断性刮宫术。内膜厚度超过5mm时,及时行诊刮术。

根据子宫内膜厚度筛查子宫内膜癌在子宫浆液性腺癌中有所变化,与Ⅰ型子宫内膜癌内膜多出现增厚的情况不同,子宫浆液性腺癌患者内膜可能表现为内膜萎缩,Wang等发现,35%的子宫浆液性腺癌患者内膜≤5mm,更有17%的患者内膜<4mm。此外,诊刮还可能导致漏诊子宫内膜癌的发生。考虑到子宫浆液性腺癌内膜萎缩的情况,漏诊风险更高,宫腔镜检查可全面观察子宫腔情况,对内膜癌的诊断具有更高的准确性。因此,对于绝经后反复阴道出血而诊刮阴性的老年病例,不能因为超声检查未发现子宫内膜增厚而排除子宫内膜癌的可能性,应采用宫腔镜检查以明确诊断。

B型超声检查可评估测量肌层受累深度,在对15例内膜癌患者行MRI及超声检查对肌层受累状况评估,以浸润深度≤50%肌层为浅肌层受累,>50%为深肌层受累为标准,B超对肌层受累深度预测准确率为75%。

我国妇科肿瘤诊治指南将B超此种无创检查列为辅助诊断首选方法,按内膜及子宫腔B超检查结果选用子宫内膜取样方法,对内膜厚度<5mm时可暂时观察,若仍有症状则行宫腔镜活检明确诊断;对内膜厚度>5mm行诊刮,对有大量癌灶或肌层受累者可直接取样确诊。

2)计算机断层扫描及磁共振成像:由于超声检查对软组织对比分辨率较差,相对视野较小,在对大范围子宫内膜癌评估中受到一定限制。CT、MRI诊断的优点是可以获得高度客观、可再现的稳定图像,能明确癌灶及淋巴结的转移状况。但在评价淋巴结有无转移时均仅从其大小,位置变化做出形态学诊断,即便增加处理也无法作出良、恶性之鉴别。由于CT检查有放射损伤,对淋巴结转移敏感性25%~70%,特异性78%~97%,准确率65%~80%与MRI相近似,对软组织之分辨不及MRI,故目前对内膜癌临床Ⅰ期术前评估内膜厚度、肌层受累状况、子宫腔有无受累等多选用MRI。

磁共振成像具有对软组织分辨高,能多方位、多序列成像优点,可准确显示盆腔及子宫解剖,在判断肿瘤的肌层浸润深度及淋巴结转移方面具有重要价值。目前已用于子宫内膜癌术前评估,特别是对高龄、肥胖、有内科合并症手术风险大的患者,作为制订治疗计划,选用治疗方式上重要的检查依据。对MRI在内膜癌术前评估价值相关国外报道较多,我国开展此项检查较晚,报道较少。

MRI对子宫内膜厚度,肌层浸润深度,浆肌层受累,淋巴结转移等诊断标准:①绝经前妇女内膜厚度>10mm,绝经后子宫内膜厚度>5mm为子宫内膜增厚。由局灶性或弥漫性异常信号区,但结合带完整,为肿瘤局限于内膜无肌层受累。②肌层受累表现为结合带不连续,增强扫描子宫壁内缘毛糙。浸润深度癌瘤外侧缘→子宫浆膜层最小距离/子宫肌层总厚度比值>50%为浅肌层受累,≤50%为深肌层受累。③浆膜层及子宫旁受累:子宫外形轮廓不规则,不完整,外缘连续性中断,或子宫旁有软组织影像等。④淋巴结转移:盆、腹腔淋巴结直径>1cm可为淋巴结转移。

Nagar等研究报道MRI对子宫颈受累诊断的准确率可达83%~92%,能较好地在术前作出评估。该研究对子宫颈受累预测值敏感性为100%,特异性为91.9%。MRI为能准确判断子宫颈受累方法。对淋巴结转移的评价,Cabrita等报道MRI对淋巴结转移的敏感性17%,特异性99%,准确性89%。多数研究以淋巴结>1cm作为有转移之指标,结果显示敏感性为60%,特异性为97.4%,阳性预测值75%,阴性预测值为94.9%,故认为MRI对淋巴结转移敏感性偏低,但特异性高,对无淋巴结转移预测准确性高。

3)正电子发射体层成像(18氟脱氧葡萄糖正电子发射体层成像,PET/CT):由于癌细胞葡萄糖代谢较正常组织旺盛,摄取18F-FDG量多,因而能被识别。PET显像为葡萄糖高密度聚积组织区,称为“功能影像诊断”,而CT、MRI诊断为对断层面地解剖构造,故为“形态影像诊断”。PET/CT为PET与CT结合,克服PET解剖结构分辨不足的缺点,提高分辨率,集中断层显像和全身显像的优点,提高了定位和定性的精确性,因而具有较高的诊断效能和准确性,能为确定治疗方案提供依据。为手术、放疗提供精确的生物靶区定位信息,为放疗提供准确部位。故为目前具有较高的诊断性能和临床应用价值的功能代谢影像学检查。

对淋巴结转移方面,PET/CT显示出比CT、MRI更高的敏感性。Reinhardet等报道PET/CT对淋巴结诊断敏感性、特异性、阳性预测值分别为91%,100%和100%;而MRI为73%,83%和67%。因价格贵,在我国内膜癌的诊断中很少应用,多用于监测和复发诊断。但应注意18F-FDG为显像剂可能有假阳性和假阴性的存在。假阳性可见于炎性病变、肉芽肿(如结核等),或放化疗后组织修复对18F-FDG摄取增多所致。假阴性可能为仪器分辨率限制,难于发现微小病灶,或葡萄糖转运蛋白变异,或某种肿瘤糖代谢偏低等。国外报道认为PET/CT术前诊断可减少剖腹探查,减少手术治疗及在选用术式方面提供信息。

Horowitz等应用PET/CT对子宫内膜癌盆腹腔淋巴结检查,其敏感性和特异性为60%和98%,提出不能因PET/CT阴性而不行盆腹腔淋巴清扫,但可协助选择治疗方式。Bristow等在对卵巢癌仅有CA125升高局限于淋巴复发患者PET/CT检测阳性预测值82.8%,PET/CT可发现5mm直径淋巴结,对腹膜后淋巴结有较高预测值。

正电子发射磁共振(F-FDG PET/MRI)提供更高的软组织对比和18F-FDG摄取的功能影像,不需要钆造影剂(gadoliniumbased)作为对比剂,有比PET/CT更好的诊断价值。在子宫内膜癌的诊断中PET/MRI的N段显影与PET/CT相当,T段显影比PET/CT更准确。用于检测子宫内膜癌的病变范围和淋巴转移较MRI和PET/CT更加准确,其检测淋巴结转移的敏感性,特异性和准确性可以达到100%、96.9%及97.0%。

(3)子宫内膜癌的肿瘤标志物检测:目前用于子宫内膜癌的标志物已有多种,但绝大多数敏感性和特异性都不高,其中有些标志物如CA125、PTEN、P53,在临床上较为常用,对子宫内膜癌的早期诊断、治疗选择及预后判断有重要的参考价值。

1)CA125:CA125是一种糖类抗原,广泛存在于体腔上皮来源的组织及相应肿瘤中,是上皮性卵巢癌最常用的指标之一,在子宫内膜癌患者血清中也可见升高。术前血清CA125检测与肿瘤分期、组织学分级、肌层浸润深度、子宫外转移、淋巴转移等有关。目前国内外报道血清CA125诊断子宫内膜癌的敏感度和特异性差异很大,有研究报道CA125以40U/ml为界值,敏感度和特异性分别为77.8%和81.0%;Koper等报道将CA125界值定为15U/ml时,敏感度和特异性分别为53%和76%;界值定为35U/ml时,敏感度和特异性分别为27%和95%。多数研究认为早期子宫内膜癌患者血清CA125阳性率不高,因此术前血清CA125的测定多用于晚期有无子宫外转移及病情的监测。CA125>35U/ml可伴有子宫外转移,淋巴浸润,而CA125<35U/ml则少有子宫外转移。术前血清CA125还对患者预后具有提示作用。王等对154例子宫内膜癌患者研究报道,CA125正常及异常患者的3年生存率分别为97.6%和69.2%,差异有统计学意义,因此认为CA125是对子宫内膜癌患者预后提示作用较强的肿瘤标志物。也有研究者将CA125>35U/ml作为子宫内膜癌患者预后差的独立预后因素。术后CA125水平的上升常与疾病的复发有关,CA125的检测可以作为诊断子宫内膜癌复发的有效指标之一。50%的复发患者血清CA125>35U/ml,而当CA125<20U/ml,96.2%的患者2年内无复发。正常绝经后妇女及子宫双附件切除妇女其CA125值均多低于10U/ml,值得在监测及随访中进一步关注。

综上,血清CA125在早期子宫内膜癌患者中敏感性差,但可以作为预后判断的重要指标之一,也可用于监测疾病的复发。

2)PTEN:PTEN定位于染色体10q23.3,由9个外显子,8个内含子组成。包括1 209个核苷酸,编码403个氨基酸组成的蛋白质。PTEN是目前发现唯一具有特异性脂质磷酸酶和蛋白磷酸酶双重磷酸酶活性的抑癌基因,其缺失突变与多种人类恶性肿瘤的发生发展密切相关,尤其是在子宫内膜癌中缺失率最高。有研究报道,PTEN在子宫内膜癌中的突变率为34%~55%,比K-ras、p53等基因的突变率更高,所以PTEN又被称为子宫内膜癌的看家基因。Risinger等对136例子宫内膜癌研究发现,PTEN在子宫内膜癌I~IV期中突变率分别为 44.6%、20.0%、19.0%、25.0%，而其中 Ⅰ A 期突变率最高，达 55.0%。说明 PTEN 基因的缺失或突变是子宫内膜癌发生的早期事件，在子宫内膜癌的发生中起着重要作用。PTEN 基因的缺失或突变可以加速子宫内膜病变进展，使子宫内膜由不典型增生发展为癌。多项研究显示，PTEN 基因在内膜样腺癌的突变率明显高于黏液性或浆液性腺癌，而其中单纯性腺癌突变率最高。这说明 PTEN 基因的缺失或突变更多见于 Ⅰ 型子宫内膜癌。

PTEN 的检测可以作为判断子宫内膜癌预后的一个指标，研究发现 PTEN 蛋白水平越低，肿瘤恶性程度越高，患者预后越差。Kanamori 等对 784 例子宫内膜癌患者的研究发现，PTEN 蛋白表达缺失率为 65.3%。正在接受化疗的患者中，PTEN 蛋白阳性表达者的生存率为 62.4%，明显高于阴性表达者（11.8%）。多因素分析显示，PTEN 蛋白阳性表达是一个有利于生存的独立预后因素，是晚期子宫内膜癌预后良好的指标之一。

因此，PTEN 基因的缺失或突变是 Ⅰ 型子宫内膜癌发生的早期事件，对子宫内膜癌的发生及预后判断有重要意义。通过测定 PTEN 蛋白的表达，可为临床筛查出子宫内膜癌的高危人群。

3）p53：p53 基因是与人类肿瘤关系最密切抑癌基因，定位于染色体 17p13.1，在细胞周期的调控和凋亡中起重要作用，可分为野生型和突变型 2 种。该基因的突变或缺失是许多肿瘤发生发展的重要原因。研究发现在子宫内膜和子宫内膜增生过长中无 p53 的表达，但在子宫内膜癌中却发现阳性表达。p53 在子宫内膜癌的阳性表达率为 16.7%~75%，随着临床分期、组织学分级以及肌层浸润深度的增加，p53 阳性表达率逐渐增高；淋巴转移越多，p53 阳性表达率越高，故该基因的突变被看做是子宫内膜癌变的相对晚期事件。

多项研究证实，p53 在 Ⅱ 型子宫内膜癌的表达明显高于 Ⅰ 型子宫内膜癌，p53 的阳性表达与子宫内膜癌的临床分期、病理分级、肌层浸润、淋巴转移成正相关。多因素分析，与临床分期、病理分级、患者年龄比较，p53 的过度表达是一个独立预测预后的指标。p53 过度表达的患者病情进展快，预后差，生存率低。因此，p53 可作为子宫内膜癌进展的标志物，对预后判断具有重要意义。

4）其他：大约 35% 的子宫内膜癌患者血清 CA199 升高，尤其在晚期患者中。CA724 水平的升高，可能与子宫内膜癌的转移有关，研究报道在子宫内膜癌 CA125 和 CA199 水平正常而 CA724 升高的 7 例患者中发现有 4 例出现肿瘤子宫外转移。CP2 是一种与 CA125 类似的肿瘤标志物。研究显示，Ⅲ~Ⅳ 期子宫内膜癌患者血清 CP2 水平明显高于 Ⅰ~Ⅱ 期，术前 CP2 正常患者术后均无瘤生存，目前相关研究报道不多。

5）联合标志：目前尚没有单一的肿瘤标志物可以达到理想的敏感性和特异性，因此，多数学者认为将多种肿瘤标志物联合起来检测可提高理想程度。如 CA125 与 CA199 联合，可提高复发检出的敏感性。有研究显示，子宫内膜癌复发患者中 CA125、CA199 及两者联合阳性检测率分别为 65.5%、43.7% 和 71.9%，其中 34.4% 的复发患者肿瘤标志物升高为首要复发线索。在治疗前血清肿瘤标志物升高，而治疗后保持正常的患者不易复发；而单一或多个血清肿瘤标志物高于正常，特别是 CA125 高于正常人 10 倍以上的患者，多在 6 个月内复发。

综上，多种肿瘤标志物的联合将更具有临床意义。但肿瘤标志物不能被孤立地看待，应该将其与临床表现、影像学检查联系起来综合评估，才能充分发挥指导和监测作用。

（三）诊断流程及术前评估

1. 诊断步骤 应根据直接子宫腔活检、分段诊刮、或宫腔镜下活检，最后病理组织学检查结果等作出诊断。应注意子宫内膜腺癌浸润子宫颈或癌组织掉入子宫颈管和宫颈腺癌的鉴别。根据病理检查结果确诊，配合影像学及其他辅助检查进行术前临床分期。

国内诊断步骤多先行阴道 B 超检查，根据检查结果选用取样方法。国外则多采用门诊吸管取样行内膜活检。

2. 术前评估 术前评估包括对患者全身情况及内膜癌变的评估。确诊后术前常规检查，包括血常规、肝肾功能、心电图及 X 线胸片，若疑有子宫外病变，可行计算机断层扫描（CT）或磁共振（MRI）检查，以获得更多的资料协助术前评估。MRI 较 CT 更能正确评估有无直肠、膀胱或子宫颈受累，若为原发结肠癌患者则应首先行结肠镜检查（colonoscopy），并进行癌胚抗原（carcinoembryonic antigen，CEA）检查。

目前对腹膜后淋巴结有无转移的评估仍多选择 CT 和 MRI，并从 CT 或 MRI 影像学资料中可了解肾、直肠、膀胱状态，可不再术前行肾静脉肾盂造影，乙状结肠镜或膀胱镜等检查。CT 和 MRI 对腹膜后淋巴结有无转移的敏感性为 40%~69%。目前 MD Anderson 等癌症研究中心均认为，CT 及 MRI 检查阴性者并不能归入低危组而不行淋巴结切除术。近年来研究资料认为手术分期切除腹膜后淋巴结将使所有患者获益，仅在"高危组"患者行手术分期和淋巴结切除是不恰当的。MRI 检查对子宫颈间质有无受累、术前评估具有重要作用。

血清 CA125 检测对术前判断子宫内膜癌宫外播散病变方面的意义亦不完全明确。绝经后妇女若 CA125 值 >20U/ml，组织学分级为 G3 时其淋巴结有转移可能性为 75%~87%（若患者 CA125 值为 >40U/ml，具有淋巴结转移的危险性为无转移者的 8.7 倍，若单为 CA125 值 >20U/ml，约 70% 患者术前需行淋巴结切除术）。虽然影像学及 CA125 检测对子宫内膜癌的术前评估均不完全肯定，但对内膜癌患者中老年、有内科合并症者、手术治疗风险大行术前全面评估,对确定手术范围是有益的。

约30% I 期的内膜癌患者行内膜活检确诊后再行子宫切除时需要手术分期,即行淋巴结切除的,25%~30% 组织分级为 I(G1),其分级将上升,或有深肌层受累。若术前对患者状况有较全面的评估,对于合并内科疾病者,确定是否行手术分期,扩大淋巴结切除及手术风险大小是有益的。若术前评估患者为高危组,需要行完全手术分期,应由妇瘤医师会诊或手术。若术前评估为低危组也可能选择行经阴道、腹腔镜或下腹横切口术式。术前评估中若联合应用病理组织学(类型、分级),CA125 检测及 MRI 盆腹腔影像学检查有可能降低对腹膜后淋巴结切除术的需要,将有助于临床医师对有手术禁忌证患者或合并症患者制订治疗计划。

(四)诊断步骤

子宫内膜癌诊断步骤见图 9-17-7。根据病理检查结果,配合其他辅助检查作出术前临床分期诊断(按 FIGO 1971 标准)。有关宫颈管搔刮术(诊刮)阳性的病理诊断见表 9-17-14。

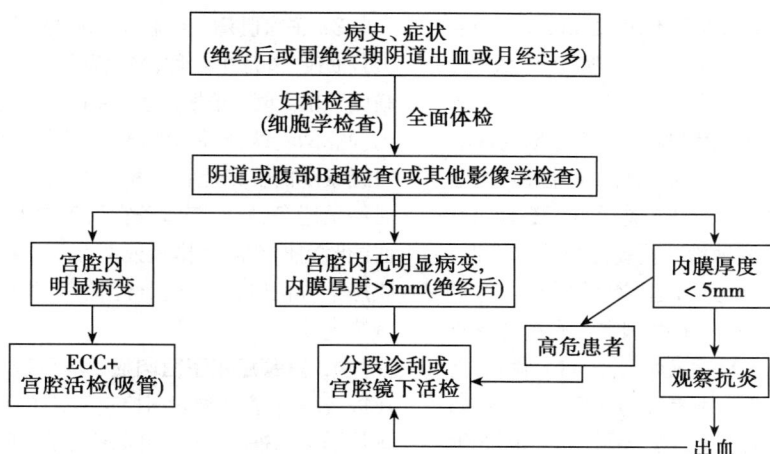

图 9-17-7 诊断及辅助诊断选择

表 9-17-14 子宫内膜腺癌浸及子宫颈与子宫颈原发腺癌的鉴别

项目	子宫内膜腺癌		宫颈腺癌(原发性)
	脱落子宫颈管	浸润子宫颈	
镜下			
病理类型	以内膜样腺癌和腺乳头状癌为多。透明、黏液、浆液乳头、分泌、纤毛等癌少见	同左	以黏液腺癌多见,内膜样、浆液、透明等癌少见
癌组织与子宫颈组织关系	无关,两者独立存在于切片内,或仅有癌组织	沿子宫颈内膜表面扩散,或侵入子宫颈深部,即癌与子宫颈上皮相连或深入子宫颈间质	由子宫颈内膜表面向深部浸润,深度超过正常腺体深度
大体	子宫颈管内无癌瘤	子宫颈管增大,子宫体内癌瘤与子宫颈病变相似	子宫颈菜花、浸润、糜烂、溃疡(子宫腔内多无癌)
免疫组织化学			
CEA+	0~20%		70%~100%
Vinemtin+	>65%-		
组织化学			
AB	-		+++
PAS	不抗消化 +		抗消化 +
标记物	CA125(+)		CEA(+)

五、鉴别诊断

1. 子宫内膜不典型增生 子宫内膜不典型增生多见于生育期妇女,可表现为月经紊乱也可无明显临床症状,体征无明显异常,为最重要的鉴别诊断,笔者医院郑明蓉等报道了子宫内膜不典型增生与子宫内膜癌鉴别诊断的复杂性,1987 年以前一般把子宫内膜增生分为囊性增生,腺瘤样增生和不典型增生,1987 年国际妇科病理协会把子宫内膜增生分为单纯性增生,复合增生和不典型增生,将 1998 年前诊断的 65 例子宫内膜增生性病变的病理和临床资料进行复核,结果发现 8 例与原诊断不符,误差率达 12.3%,有 4 例原诊断为不典型增生的病例复核诊断为子宫内膜复合性增生,4 例原诊断为子宫内膜灶性癌变及子宫内膜癌的病例复诊为子宫内膜不典型增生,而临床医生则根据病理诊断对误诊为子宫内膜癌的患者给予子宫及双附件切除及盆腔淋巴结清扫的过度治疗。而在新的分类标准实施后也不断有报道认为子宫内膜不典型增生的病理诊断重复性很差,Trimble 等报道,根据诊刮组织病理诊断为不典型增生的病理再次复核后仅有 40% 符合原诊断,不符合的病例中既有过度诊断也有诊断不足,有 30% 的病例复核后诊断为子宫内膜癌,更有其他的病例中只有内膜增生而没有细胞异型性。Kendall 报道,不典型子宫内膜增生与高分化子宫内膜癌的诊断的确很困难,不同的病理医生,甚至同一病理医生在不同时间阅片其结果都存在很大的变异。

因此,在鉴别高分化子宫内膜癌和子宫内膜不典型增生时一定要慎重,应注意以下几点:

(1)患者的年龄和生育要求:子宫内膜不典型增生的平均发病年龄 30~40 岁,而子宫内膜癌的平均发病年龄约 50~60 岁,两者相差约有 20 岁。笔者医院统计分析 1989—1995 年,290 例;第 2 阶段:1996—2003 年,499 例;第 3 阶段:2004—2007 年 6 月,510 例子宫内膜癌,3 个阶段患者平均年龄分别为(54.5±8.9)岁、(52.8±9.2)岁、(51.6±9.1)岁,<45 岁患者所占比例分别为 5.5%(16/290)、14.4%(72/499)及 18.6%(95/510)。对有生育要求,年龄小于 40 岁,病理上同时看到不典型增生、灶性癌变和高分化子宫内膜样腺癌时更要警惕,既然组织学诊断有困难,对年轻有生育要求者在做鉴别诊断时可以更倾向于子宫内膜不典型增生。当然,如果病理诊断考虑Ⅱ型子宫内膜癌,则不论年龄高低都应更多地倾向于子宫内膜癌。

(2)子宫内膜的取材方法:由于子宫内膜不典型增生和子宫内膜癌均可表现为散在性病变,理论上讲能取到子宫腔内所有的内膜组织进行检查至关重要,但在临床工作中很难办到。目前常用的子宫内膜的取材方法有子宫内膜活检、分段诊刮术、负压吸宫术和宫腔镜检查术。其中子宫内膜活检的代表性最差,分段诊刮能取到更多内膜,但往往会遗漏双侧子宫角和子宫底部的内膜组织,负压吸宫术能取到双侧子宫角和子宫底的组织,但由于是盲视操作难免有遗漏。宫腔镜检查不仅可全面细致观察子宫内膜,还可在宫腔镜直视下进行组织活检。因此宫腔镜检查是最可靠的诊断方法。

(3)治疗反应:根据患者对孕激素治疗的反应也有助于鉴别子宫内膜不典型增生和高分化子宫内膜癌,用药剂量小、治疗时间在 3 个月内就有效者多为不典型增生,而需大剂量,治疗 3~6 个月,甚至反复治疗的病例多为子宫内膜癌。

2. 子宫内膜增生和息肉 不规则阴道出血的症状和内膜癌相似,但血性分泌物或排液现象少见,及时行分段诊刮、宫腔镜检查及 B 型超声检查等,确诊并不困难,但最后鉴别需依靠子宫内膜病理检查。

3. 子宫肌瘤 浆膜下和肌壁间肌瘤常表现为子宫增大且质硬,外形不对称;当肌壁间肌瘤体积较大导致子宫内膜面积增大时,可表现为月经量增多;由于子宫肌瘤和子宫内膜癌两者的合并率较高,应避免单纯用子宫肌瘤来解释月经紊乱的临床症状。黏膜下肌瘤最常表现为月经紊乱、月经量增多,妇科查体子宫可正常大小或增大,质不硬,出血同时可伴有阴道排液或血性分泌物,临床症状与子宫内膜癌十分相似,可通过 B 超检查、子宫碘油造影、宫腔镜检查等鉴别。

4. 宫颈癌和子宫肉瘤 均可表现为不规则阴道出血及排液增多,宫颈癌妇科检查可见子宫颈外生性病变或子宫颈管增粗如桶状,子宫肉瘤多在子宫腔内导致子宫增大,宫颈活检和分段诊刮可鉴别。但如内膜癌或肉瘤累及子宫颈,则和原发性颈管癌难以鉴别,活检结果只能作为参考。

5. 原发性输卵管癌 临床表现为阴道排液、阴道流血和下腹疼痛;阴道分泌物和阴道排液涂片可能找到类似内膜癌的恶性细胞,但分段诊刮内膜检查为阴性,可查到子宫旁包块,可鉴别;如子宫旁包块较小,盆腔检查不易触及,可通过腹腔镜确诊。内膜癌分段诊刮阳性,盆腔检查阴性,子宫旁无包块扪及。

6. 老年性子宫内膜炎合并子宫腔积脓 常表现为阴道排液增多,浆液性、脓性或脓血性,子宫正常大小或增大变软,压痛明显,扩张子宫颈可见脓液或脓血性液体自子宫颈管流出,刮出物可见炎性细胞,无癌细胞。应注意内膜癌合并子宫腔积脓同时存在,刮宫漏诊时,常忽略内膜癌存在,以子宫腔积脓处理而延误病情。

六、分期

近 1 个世纪由于科学显著的进步和医学科学研究及实践进展,在癌瘤研究和治疗上有了飞跃进展。在 FIGO 的支持下,妇科癌症委员会在一定的阶段对某些妇科恶性肿瘤的分期系统做了复习和修改。子宫内膜癌在 1971 年、1998 年及 2009 年分别进行了分期修改,目的在于对疾病预后进行分类,合理科学地比较预后以及指导术后治疗(表 9-17-15~表 9-17-17)。

表 9-17-15 FIGO 子宫内膜癌临床分期(1971 年)

期别	肿瘤范围
Ⅰ期	癌瘤局限于子宫体
ⅠA	子宫腔长度≤8cm
ⅠB	子宫腔长度>8cm
Ⅱ期	癌瘤累及子宫颈
Ⅲ期	癌瘤播散于子宫体以外,盆腔内(阴道,子宫旁组织可能受累,但未累及膀胱,直肠)
Ⅳ期	癌瘤累及膀胱或直肠,或有盆腔以外的播散

注:应根据组织学病理腺癌分级:G1(高分化腺癌),G2(中分化腺癌,有部分实质区域的腺癌),G3(大部分或全部为未分化癌)。

表 9-17-16 子宫内膜癌手术-病理分期(1988 年)

期别	肿瘤范围
Ⅰ期ⅠA(G1、2、3)	癌瘤局限于子宫内膜
ⅠB(G1、2、3)	癌瘤浸润深度<1/2 肌层
ⅠC(G1、2、3)	癌瘤浸润深度>1/2 肌层
Ⅱ期ⅡA(G1、2、3)	子宫颈内膜腺体受累
ⅡB(G1、2、3)	子宫颈间质受累
Ⅲ期ⅢA(G1、2、3)	癌瘤累及浆膜和/或附件和/或腹腔细胞学阳性
ⅢB(G1、2、3)	阴道转移
ⅢC(G1、2、3)	盆腔淋巴结和/或腹主动脉淋巴转移
Ⅳ期ⅣA(G1、2、3)	癌瘤浸及膀胱或直肠黏膜
ⅣB(G1、2、3)	远处转移,包括腹腔内和/或腹股沟淋巴结转移

注:组织病理学分级:G1:非鳞状或桑葚状实性生长类型为≤5%;G2:非鳞状或非桑葚状,实性生长类型为 6%~50%;G3:非鳞状或非桑葚状实性生长类型为>50%。

2009 年 FIGO 新分期:由于手术病理分期为世界范围中绝大多数机构常规采用,手术分期资料收集显著增加,对预后相关特殊资料的证实和分析成为可能。FIGO(年报第 23、26 卷)对其收集的 42 000 例内膜癌手术分期资料行浸润深度统计分析,并评估预后相关性。对各期进行相应之修改见表 9-17-16。

分期修改的说明:①Ⅰ期:ⅠA,ⅠB 合并ⅠA,5 年生存率ⅠA G1、ⅠB G1、ⅠA G2、ⅠB G2 分别为 93.4%、91.6%、91.3%、93.4%,差异无显著性,故认为这 2 个亚期是可以合并的;②Ⅱ期:取消原ⅡA 期子宫颈管内腺体受累。对预后无显著影响,而间质受累预后显著不良;③Ⅲ期:原ⅢA 腹腔冲洗液细胞学检查阳性,对预后影响不明确,不作为独立影响愈后的因素,但应分开记录,故不作单一分期标准。取消ⅢA 中腹腔冲洗液阳性部分。ⅢB 期原阴道受累不变,增加了子宫旁受累。ⅢC 期:原为盆腔和腹主动脉旁淋巴结受累,现分为 2 组ⅢC1,ⅢC2。ⅢC1 为盆腔淋巴结受累,

表 9-17-17 子宫内膜癌手术病理分期(2009 FIGO,2017 AJCC)

TNM 分期	FIGO 分期	分期标准
原发肿瘤定义(T)		
TX		原发肿瘤无法评估
T0		无原发肿瘤证据
T1	Ⅰ	肿瘤局限于子宫体,包括子宫颈腺体累及
T1a	ⅠA	肿瘤局限于子宫内膜或浸润子宫肌层<1/2
T1b	ⅠB	肿瘤浸润子宫肌层≥1/2
T2	Ⅱ	肿瘤浸润子宫颈间质结缔组织,但未超出子宫。不包括子宫颈腺体累及
T3	Ⅲ	肿瘤累及浆膜、附件、阴道或子宫旁
T3a	ⅢA	肿瘤累及浆膜和/或附件(直接浸润或转移)
T3b	ⅢB	阴道累及(直接浸润或转移),或子宫旁累及
T4	ⅣA	肿瘤浸润膀胱黏膜和/或肠黏膜大泡性水肿不足以将肿瘤定义为 T4
区域淋巴结定义(N)		
NX		区域淋巴结无法评估
N0		无区域淋巴结转移
N0(i+)		≤0.2mm 的区域淋巴结中见孤立肿瘤细胞
N1	ⅢC1	盆腔淋巴结转移
N1mi	ⅢC1	盆腔淋巴结转移(病变 0.2~2.0mm)
N1a	ⅢC1	盆腔淋巴结转移(病变>2.0mm)
N2	ⅢC2	腹主动脉旁淋巴结转移,伴或不伴盆腔淋巴结转移
N2mi	ⅢC2	腹主动脉旁淋巴结转移(病变 0.2~2.0mm),伴或不伴盆腔淋巴结转移
N2a	ⅢC2	腹主动脉旁淋巴结转移(病变>2.0mm),伴或不伴盆腔淋巴结转移

如仅通过前哨淋巴活检发现有转移,N 前加 sn

TNM 分期	FIGO 分期	分期标准
远处转移定义(M)		
M0		无远处转移
M1	ⅣB	远处转移(包括转移至腹股沟淋巴结、腹腔内病灶、肺、肝或骨)(不包括转移至盆腔或腹主动脉旁淋巴结、阴道、子宫浆膜面或附件)

ⅢC2 为腹主动脉旁淋巴受累,资料显示:腹主动脉旁淋巴结阳性时,无论有无盆腔淋巴结受累,预后更差,故分为ⅢC1,ⅢC2 2 组预后不同之亚期。

临床手术分期和手术分期之差异:肌层浸润深度和癌组织分级是影响临床Ⅰ期内膜癌有无淋巴结转移,子宫外病变的独立影响因素。彭等在对 1989—1995 年间 290 例手术

治疗子宫内膜癌临床病理分期的比较中,除 64 例因内科并发症仅行 TH/BSO,226 例行盆腔淋巴结清扫,129 例同时行腹主动脉旁淋巴结取样,174 例(60%)比较临床分期与手术分期的误差,临床Ⅰ期术后 19.7% 升期,临床Ⅱ期术后 17.1% 降为Ⅰ期,63% 升为Ⅲ期,总误差率达 80%。病理类型术前、术后诊断不符合 25 例(9%),而术后组织分级分组其中 12 例(4.4%)术前子宫内膜样癌者,术后为腺鳞癌(11 例)、浆液性癌(1 例);而组织分级 G1 升级 23 例(17%),G2 降为 G1 9 例,升为 G3 10 例,误差率 31.7%。认为若仅按术前影像学及病理检查(分级)确定手术范围是不准确的。术中肉眼检查肌层浸润深度和冷冻切片检查有助于进一步确定肌层受累程度,但在组织学分级上诊断会存在一定困难。鉴于临床Ⅱ期误差率高达 80%,建议在手术范围可选用筋膜外或次广泛子宫切除术,根据术后病理检查分期,再选用辅助治疗。根据 FIGO 2009 年新手术病理分期,仅有子宫颈间质受累方为Ⅱ期,若术前行 MRI 可降低Ⅱ期术前、术后差异。王等评价术前诊刮后病理分级和术中肉眼判断肌层浸润深度预测,临床Ⅰ期子宫内膜癌高危因素,对 687 例临床Ⅰ期的病理资料进行比较,对有高危因素者进行了腹膜后淋巴切除术,与术后病理分期结果对比,敏感性 70.4%,特异性 80.2%,准确性 77.6%,假阳性率 43%,阳性预测值 57%,阴性预测值 88%。有关术前诊刮用于判断病理分级准确性报道较多,约 20% 检查标本在术后诊断升级,病理分级升级的这部分患者是应给予淋巴结切除而未切除,可造成分期误差和治疗之不足。在对临床Ⅱ期分期误差已有较多的报道,Disia 等报道临床Ⅱ期中术后病理约 3/4 宫颈为无癌或已存在宫外播散,诊断符合率低,多数文献报道符合率仅为 20%~30%。以往术前分期之诊断多采用分段诊刮活检结果作出做宫颈受累的诊断,而癌组织可由子宫腔脱落于子宫颈管内,亦可由子宫颈管间质受累向子宫旁及淋巴结扩散,均造成诊断的不准确性,可因分期误差率高,造成过度治疗或不足。

现代影像学的检查在判断肌层和宫颈受累方面有了较大的进展,特别是 MRI 应用可提供更准确的信息,有助于术前判断,正确分期,减少分期误差。但任何的辅助检查对淋巴结转移、子宫外病变的存在均可存在误差,故有学者认为在可能情况下(患者全身状况,无技术难度等)仍以全面手术分期为判断癌变程度及预后的最准确方法。

七、治疗

随着对子宫内膜癌转移播散规律认识的深入,对内膜癌病理组织学类型、分化程度、肌层受侵深度及淋巴转移等与预后相关因素的重视,使得 FIGO 1988 年采用的手术-病理分期(surgical-pathologic staging)在临床得以广泛应用,2009 年又在手术分期资料总结及分析后进行修改。根据手术探查及病理检查的分期结果,对病变范围及影响预后相关危险因素作出准确全面的评估,结合患者全身状况选择制订

最佳的治疗方案,对内膜癌患者进行个体化的治疗已成为当前总趋势。治疗的主要方法有手术(包括手术分期)、放射治疗(腔内,腔外放射)、化学抗癌药物及激素治疗。子宫内膜癌诊断时多为早期病变局限于子宫体,可用全子宫切除和双附件切除术,因而以往均认为其 5 年生存率高,是相对"好"的癌瘤,但若仔细地对内膜癌患者存活资料行全面评估,可发现即使病变局限于子宫的患者其治疗结局常有较大的差异。20 世纪 90 年代由于手术病理分期的实施,准确分期、术后治疗选择更为合适。1996—1998 年对 7 496 例子宫内膜癌 5 年总生存率为 77.6%,较以往(20 世纪 60~80 年代)63%~69% 有显著提高。手术病理分期Ⅰ期者 5 年生存率已为 88%,而临床Ⅰ期仅为 76%。

分子分型的提出,对子宫内膜癌的治疗又产生了重大推动。在 2013 年 TCGA 子宫内膜癌分子分型提出后,国际多个研究团队进一步对其进行了简化,极大地促进了其临床推广应用。目前已有的子宫内膜癌分型体系包括加拿大学者提出的 PromisE 分型,荷兰学者提出的 TranPORTEC 分型等。在此基础上,研究者进一步开展了以分子特征指导患者术后辅助治疗的相关工作。近年荷兰学者基于 PORTEC3 研究数据分析了不同分子特征对高危型子宫内膜癌患者接受辅助放化疗后疗效的影响,并正在设计开展基于 TransPORTEC 分型指导中高危型子宫内膜癌患者术后辅助放疗的前瞻性随机对照试验(即 PORTEC-4a 研究)。韩国学者近期则发表了关于 PromisE 分型与子宫内膜癌保留生育功能治疗后的疗效的分析。欧洲指南已将分子分型参与到危险分层及辅助治疗选择中。

(一) 常用治疗方法

目前总的治疗原则是早期以手术治疗为主,按分期及高危因素选择最适宜的辅助治疗(或仅手术治疗即可);晚期患者则以综合治疗为主,根据病变部位及全身状况(年龄,有无内科合并症等)选择手术缩瘤、术后再辅以放射、化疗;或以放射治疗为主辅以化疗及激素治疗。近年来,临床研究的进展,在手术(术式)选择、术后放射治疗的选择等已有进一步规范(表 9-17-18、表 9-17-19)。

(二) 各期手术治疗及术后辅助治疗选择

1. 手术目的及术式选择 手术目的有两方面,一是进行手术病理分期(surgical pathologic staging),探查病变的真实范围及确定预后相关的重要因素;二是切除病变子宫及其他有可能存在转移的病灶(包括附件、腹膜后淋巴结等)。子宫内膜癌临床分期的不准确性是选择适宜治疗的障碍,也是多年来过度治疗或治疗不足的主要原因。大宗的对临床Ⅰ、Ⅱ期内膜癌手术病理分期研究资料已表明临床早期内膜癌可存在较高的盆腔及腹主动脉淋巴结转移率。前瞻性手术分期的研究表明淋巴转移率随肌层浸润深度、组织分化程度和子宫颈或峡部受累而增高。癌瘤的分级,肌层受浸的深度

表 9-17-18　子宫内膜癌常用治疗方法

治疗名称	概念
单纯手术（surgery alone）	首次治疗为手术，术后 90 天内无其他任何治疗
单纯放疗（radiotherapy alone）	首次治疗为外照射同/或腔内照射，放疗结束后 90 天内无其他任何治疗
放疗及手术治疗（radiosurgery）	腔内照射同/或外照射治疗后 60 天内行手术治疗。以后可给予其他治疗
手术 + 辅助放疗（surgery+adjuvant RT）	首次治疗为手术，术后在 90 天内行外照射同/或腔内照射。以后可给予其他治疗
手术 + 辅助化疗（surgery+adjuvant chemotherapy）	首次治疗为手术，术后在 90 天内行外照射同/或腔内照射。以后可给予其他治疗
辅助激素治疗（adjuvant hormonal therapy）	手术或放疗，或化疗、放疗为首次治疗，后在 90 天内加用激素治疗。以后可给予其他治疗

表 9-17-19　Piver Rutledge 宫颈癌广泛子宫切除术术式分类

术式	宫颈癌术式	子宫切除术
Ⅰ类术式	筋膜外子宫切除术	切除全部子宫颈组织
Ⅱ类术式	改良广泛性子宫切除术	切除 50% 主、骶韧带，子宫血管在输尿管交叉处切除
Ⅲ类术式	广泛性子宫切除术	子宫血管从分支处切除，主、骶韧带靠盆侧、骶骨起点切除，输尿管分离入膀胱处，切除阴道（1/2）及阴道旁组织
Ⅳ类术式	广泛性子宫切除术	输尿管从膀胱蒂完全分离，膀胱上动脉结扎，阴道切除 2/3
Ⅴ类术式	扩大广泛性子宫切除术	可能扩大至膀胱，肠或输尿管部分切除

与预后有显著的相关性。临床分期对淋巴结转移，肌层的浸润深度，腹腔内播散，附件转移，腹腔细胞学检查等均不可能作出评估。在癌肿组织学分级上，子宫切除后的标本与诊刮标本有高达 20%~26% 的误差，子宫颈管活检的假阳性率可为 30%~34%；大量研究已表明临床Ⅰ期内膜癌中有 25% 已有子宫外的病变存在。临床Ⅰ期分期总误差为 12%~22%，而Ⅱ期可高达 60%~75%，即临床Ⅱ期患者中可有 60%~75% 实际为Ⅰ期或Ⅲ期病变。子宫内膜癌中约 75% 的患者临床分期为Ⅰ期，因此首选手术进行分期，了解癌变真实的播散范围，确定有无影响预后的危险因素，对患者术后辅助治疗的选择具有重要意义。手术病理分期所积累的病理资料，亦有助于对癌肿生物学行为的研究，有助于发现子宫外病变，增加处理依据，在同一期别上比较治疗效果。目前手术病理分期已积累大量资料，作为 2009 年分期修改之依据。

2. 术式选择依据

（1）术前临床分期：包括妇科检查，分段诊刮病理检查结果，影像学检查及其他辅助检查。

（2）术中探查发现：包括腹腔冲洗液细胞学检查，可疑病变部位活检及冷冻切片（frozen section）检查，剖视子宫肉眼检查癌灶大小、部位、肌层浸润深度、子宫颈管有无受累及冷冻切片检查结果。

（3）患者年龄，全身健康状况及有无内科合并症，综合考虑后决定手术范围。

3. 各期手术治疗

（1）临床Ⅰ期：临床Ⅰ期子宫内膜癌适宜的手术方式为经腹筋膜外子宫全切，双侧输卵管及卵巢切除术（extrafacial hysterectomy and bilateral salpingo oophorectomy，TH/BSO）及选择性的盆腔淋巴结及腹主动脉旁淋巴结切除术（selected pelvic and paraaortic lymphadenectomy or sampling）。子宫内膜癌临床Ⅰ期的手术-病理分期步骤见图 9-17-8。

注意：由于术前和术中对癌瘤分级和肌层受累完全不

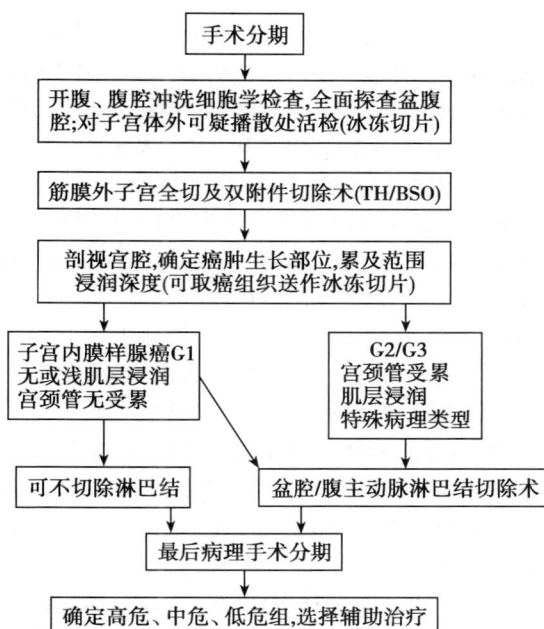

图 9-17-8　子宫内膜癌临床Ⅰ期的手术-病理分期步骤

准确和淋巴结切除对患者的获益不完全明确,使得根据术中检查决定淋巴结切除进行前瞻性研究困难。因行完全手术分期可获取充分的病理和预后资料,并以此决定术后辅助治疗,故 NCCN 认为对无内科合并症患者,无技术问题存在时,均应进行全面分期手术(应行淋巴结切除术)(NCCN 2011、2012)。

美国 GOG 研究报道对 895 例临床 I 期子宫内膜癌手术-病理分期研究中 G1、G2 占 77.7%,癌肿位于子宫底部为 77.8%;完全没有任何复发危险因素(深肌层浸润、淋巴转移、腹腔细胞学阳性、子宫外转移、子宫颈及峡部受累等)占 58.4%。患者若无任何与复发相关的危险因素则不需要做术后任何的放射治疗,亦可避免术后放射治疗所引起的并发症,节约治疗费用。

对临床 I 期患者来说进行彻底全面的手术病理分期的同时也是进行手术治疗。做下腹切口,开腹后术中应用生理盐水 200ml 冲洗盆腹腔,收集冲洗液送细胞学检查并全面探查及切除可疑的病灶送检。切除子宫后应立即剖视,肉眼检查癌肿大小、部位、肌层受累深度,并可取样做冷冻切片检查了解肌层受累情况。国内外均有报道认为术中剖视子宫,做冷冻切片检查是判断临床 I 期肌层浸润的最佳方法,其阳性符合率最高。因双侧附件常有镜下转移癌灶,原则上均应切除,对个别年轻妇女,经术中手术分期为 I A,G1 子宫内膜样腺癌,患者要求并有条件随访者可保留一侧卵巢,但需作一定前瞻性研究方可得出结论。哈尔滨医科大学、四川大学华西第二医院对内膜样癌 I A、I B G1 年轻患者保留了对侧卵巢(做楔形活检阴性),均有随访 10 余年患者健在无复发的报道。

有关腹膜后淋巴结切除术/取样术的问题,按 1988 年 FIGO 手术病理分期要求,若患者全身情况许可(无严重内科合并症如高血压、糖尿病、心血管疾患、过度肥胖及高龄等因素),应争取做腹膜后淋巴结切除术,因临床 I 期中多数腹膜后转移为组织学转移(即镜下转移),以淋巴切除术为佳。鉴于低危组 I A G1 患者淋巴转移率低(盆腔淋巴结转移率<2%,腹主动脉旁淋巴结转移率为 0,故可不做淋巴切除(FIGO 2006)。据报道临床 I 期中 I A 盆腔淋巴转移率为 1%~11%,腹主动脉旁淋巴结阳性率为 4%~7%,I B 期则分别为 10%~26%、7%~16%,I C G3 盆腔淋巴结转移率为 28%~30%,故除低危组外临床 I 期均应做淋巴切除术并有病理组织学检查作结论。盆腔淋巴切除术本身是分期手段,但临床 I 期患者中多数腹膜后淋巴结转移为组织学转移,对组织学转移的病例中淋巴结切除术除有诊断上的作用外,彻底切除亦有治疗作用,其 5 年生存率有显著改善。NCCN 指南(2010、2011、2012)均要求凡无禁忌,全身状况许可,手术无技术上困难,均应行淋巴清扫术。

Averette 等认为高危病例(high-risk cases)有以下 1 种或多种因素,即应做腹膜后淋巴结盆腔及腹主动脉旁切除或取样:①病理组织学检查高危特殊类型如浆液性乳头状腺癌(uterine papillary serous carcinoma, UPSC),透明细胞癌(clear cell carcinoma, CCC),鳞癌及腺鳞癌;②G2、G3 子宫内膜样腺癌同时有>50% 肌层受累者;③肉眼(大体)疑有盆腔淋巴结、附件、腹主动脉旁可疑转移者;④癌肿累及子宫腔 50% 以上或血清 CA125 值有显著升高者。切除或取样腹主动脉旁淋巴结有困难者,又有术后盆腔放射治疗禁忌者应做盆腔淋巴结切除,此为多数作者在临床治疗中采用。

腹膜后淋巴结切除的范围:①盆腔淋巴结切除术:切开盆壁腹腔进入腹膜后间隙,对于沿血管增大的任何淋巴结均应切除、并做组织学检查;若无增大的淋巴结则应从髂总动脉下段,髂外、内动脉至腹股沟整块组织切除,清除闭孔神经上方在闭孔窝中的全部组织,术后应于双侧闭孔窝处放置负压引流以免发生淋巴囊肿。②腹主动脉旁淋巴结切除/取样范围:上界应在十二指肠第 2、3 部跨腹膜后大血管处,下界为腹主动脉分支处,包括右侧、前、左侧、骶前组,共 15~20 个淋巴结。原则上应做系统切除或多区取样,若有明显增大可疑转移淋巴结可选择性切除(sampling)送检,若切除或取样困难可作细针穿刺活检(fine needle aspiration, FNA)明确有癌瘤转移的诊断即可。指出:切除淋巴结个数有重要预后价值,多数作者认为清扫淋巴结数应多于 20 枚,10~20 枚为取样,<10 枚则仅为活检。

近年来国内外已广泛开展子宫内膜癌前哨淋巴结活检(sentinel lymph node biopsy, SLNB),目前多认为对早期子宫内膜样癌患者 SLNB 可取代系统的淋巴结清扫,对于晚期/Ⅱ型内膜癌,尚存在争议。

NCCN 指南提示在子宫内膜癌中,行前哨淋巴结示踪切除结合病理超分期检查比系统性淋巴结切除术具有更好的准确性,并能提高淋巴结转移的检出率。常用的前哨淋巴结活检示踪剂包括:染料(异硫蓝、专利蓝、亚甲蓝)、纳米碳、荧光示踪剂吲哚青绿(indocyanine green, ICG),放射性锝-99(^{99m}Tc)等,ICG 正逐渐成为最广泛使用的示踪剂。进行淋巴示踪的注射部位主要有子宫底、子宫内膜和子宫颈,NCCN 推荐子宫颈注射,可注射 2 点或 4 点,采用浅层注射(1~3mm)和深层注射(1~2cm)相结合的方法,理想状态是把淋巴示踪剂注射到各个层次的淋巴管起始部,包括浆膜下,间质部和黏膜下层。

病理学超分期对前哨淋巴结进行连续切片及免疫组化检查,可以检测到常规组织病理不能发现的转移病灶,包括小体积转移(low-volume metastases)、微转移(micrometastases)和孤立肿瘤细胞(isolated tumor cell, ITC)。这些经病理超分期才能发现的转移病灶具有潜在的临床应用价值,对于只检测到 ITCs 的病例应清楚地记录为 pN0(i+)。

腹腔镜手术进行分期及在腹腔镜协助下经阴道子宫和双侧附件切除术(laparoscopic staging and conjunction with laparoscopic-assisted vaginal hysterectomy and adnexectomy),腹腔镜下行腹主动脉旁淋巴结切除术,已成为可选择的手术方式,但尚应对行腹腔镜手术的内膜癌患者做长期随访和与传统开腹手术的治疗结局进行大样本比较。选择性地应用于子宫内膜癌Ⅰ期低危患者的治疗近年来国内外已有较多报道,有分期可靠、损伤小、术后恢复快等优点,但术者应有熟练的手术技巧,必要时应能及时开腹手术(FIGO 2001、2003、2006;NCCN 2010、2011、2012)。临床Ⅲ期研究(GOG LAP2)对Ⅰ~ⅡA期内膜癌比较腔镜手术和开腹治疗疗效的报道中约24%转为开腹,在细胞学阳性、淋巴结阳性、分期结果方面,2个治疗组相近。特殊肥胖患者亦可选用经阴道切除子宫双附件。

2018年,美国学者发表了关于腹腔镜手术用于早期宫颈癌治疗的前瞻性及回顾性研究,结果提示,微创手术组患者的复发及死亡风险显著高于开腹手术组,其原因可能包括举宫杯使用、腹腔镜CO_2气腹的影响、手术医师经验等。微创技术的应用显著降低了患者围手术期并发症发生率,减少了术中出血量,缩短了平均住院日,但其远期安全性则是值得进一步深入探讨的重要问题。尽管目前已有LAP2、LACE等随机对照试验研究证实对于早期子宫内膜癌微创手术与开腹手术的远期预后相似。但子宫内膜癌腹腔镜手术中同样存在气腹、举宫杯等因素的影响,其是否同样会带来肿瘤腹腔内播散的潜在风险?北京大学人民医院基于TCGA数据分析了手术途径对于不同分子特征的子宫内膜癌患者预后的影响。初步研究提示,微卫星不稳定型内膜癌患者接受微创与开腹手术后预后相似,而微卫星稳定型子宫内膜样癌患者接受微创手术后无复发生存期显著短于开腹手术组,考虑微卫星不稳定型子宫内膜癌具有较高的突变负荷,其促进新抗原表达,并引起体内更强的抗肿瘤免疫应答,这一效应可能平衡了腹腔镜手术促进肿瘤播散的负面作用,而微卫星稳定型肿瘤中则不存在这一特点。子宫内膜癌手术途径相关问题仍需进一步研究。

鉴于子宫内膜浆液性乳头状癌(UPSC)等Ⅱ型子宫内膜癌恶性程度高,早期淋巴转移及盆腹腔转移的特点,其临床Ⅰ期手术范围应与卵巢癌相同。除分期探查、切除子宫及双附件以及腹膜后淋巴结外,亦应切除大网膜及阑尾(FIGO 2001、2003)。2009年后NCCN分期中将子宫癌肉瘤纳入子宫内膜癌范围,其手术治疗同Ⅱ型子宫内膜癌。

(2)临床Ⅱ期:由于Ⅱ期子宫内膜癌变已累及子宫颈间质,可直接或经淋巴蔓延,播散途径与宫颈癌相同。多选用经腹广泛性子宫及双附件切除术,盆腔淋巴及腹主动脉旁淋巴结切除/取样(radical hysterectomy,bilateral sappingo-oophorectomy,pelvic and para aortic lymphyadenctomy)。术式多选用宫颈癌子宫切除术Ⅱ类术式(modified radical hysterectomy)。盆腹腔冲洗液细胞学检查,全面探查对可疑病变部位取样做冷冻切片检查,术中剖视切除的子宫、附件、经手术及病理检查确定有无子宫外的病变存在;癌组织可做雌、孕激素受体检测等,作为术后选用辅助治疗的依据。对高龄、过度肥胖、有严重内科合并症的Ⅱ期患者,或宫颈癌肿过大者,可采用放射与手术联合治疗。

可先放射治疗后再做筋膜外子宫全切除术及双附件切除及淋巴结取样,有缩小手术范围,减少术中危险及术后并发症的优点。此类先放射后手术患者应按1971年临床分期。鉴于临床Ⅱ期(分段诊刮行分期)误差大,部分学者已提出以筋膜外子宫全切除及双附件切除及淋巴切除术为好,术后若确诊为Ⅱ期可补充放疗。目前(2009年后)术前行MRI检查子宫颈间质有无受累,以确定是否Ⅱ期和选用术式。

(3)临床Ⅲ期及Ⅳ期:属晚期癌,治疗应为综合治疗,首选手术的目的是明确分期及缩瘤,尽可能切除肉眼可见的癌瘤,要求达到镜下水平。晚期子宫内膜癌的诊断常在手术探查时确定,若能完成手术治疗做到尽可能缩瘤,为术后选用其他辅助治疗创造条件,提高疗效。与卵巢癌相比,子宫内膜癌对化学抗癌药物不够敏感,故手术缩瘤对患者来说更为重要。术中尽可能切除癌肿,切除大网膜,增大的淋巴结、子宫及双附件,术后辅以放射、化疗、激素等综合疗法,可延长患者生存时间。

1)Ⅲ期:阴道旁受累者应选择盆腔放射治疗,完成治疗后若有可能手术者应做手术探查,若有盆腔转移则应术后扩大照射或全身化疗。若为"附件包块"的临床Ⅲ期应首先手术切除,明确附件包块的性质,一些病例卵巢包块并非子宫内膜癌转移至卵巢,而是原发性卵巢癌,经手术切除,组织学标本方能明确诊断。行手术病理分期,对多数病例可完成肿瘤细胞减灭术(cytoreductive surgery)。

2)Ⅳ期:有盆腔外转移证据的患者应采用综合治疗,如全身化疗或激素治疗;局部放射治疗,放疗特别对脑、骨转移疗效好,盆腔放射治疗可能有助于控制复发及局部病灶所引起的并发症(如流血等);手术治疗方面,对晚期患者不主张做广泛性子宫切除术,因其可能影响晚期子宫内膜癌生存期及生存率,即便是USPC患者亦有作者主张对Ⅳ期患者尽可能行肿瘤细胞减灭术,并认为若缩瘤后残留癌灶<1cm,术后加用紫杉醇及铂类化疗可获较好疗效。

(4)术后辅助治疗的选择:见图9-17-9。

(三) 放射治疗

放射治疗(radiation therapy)是治疗子宫内膜癌有效的方法之一,但单纯放射治疗Ⅰ期子宫内膜癌的5年生存率仅为52%,疗效明显低于手术治疗或手术与放射联合治疗的5年生存率,平均低20%。目前多数学者认为单纯放射治疗仅用于有手术禁忌证的患者或无法手术切除的晚期子宫内膜癌患者。近20年来,随着子宫内膜癌转移途径及预后相关因素研究的深入及放射治疗技术的进展,已证实手术与放射联合治疗可明显降低局部复发,提高生存率,对子宫内膜癌放射治疗已进一步受到重视。放射治疗在子宫内膜癌治疗中的作用经历了几个发展阶段:①20世纪40年代之前,放疗在子宫内膜癌的治疗中几乎不占任何地位,没有引起足够的重视。此期子宫内膜癌的治疗方式以手术为主。②1940~1988年,放疗应用在子宫内膜癌的术前辅助放疗和

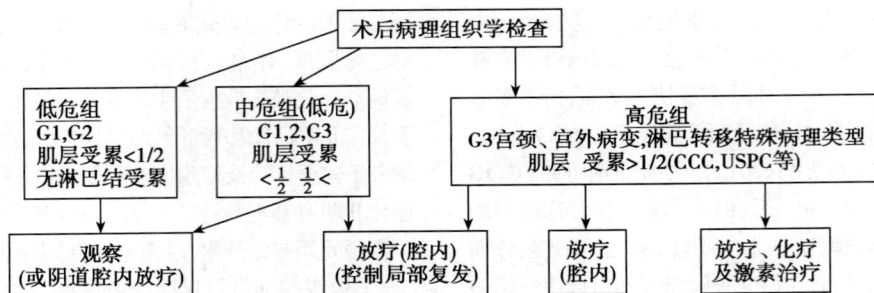

图 9-17-9　临床Ⅰ期术后辅助治疗的选择

G1:PR 阳性可加用激素治疗;G2:高危组;G3:可加用全身化疗。

术后辅助放疗中,手术方式为全子宫和双附件切除。③1988年 FIGO 分期后,治疗重点再次转向手术治疗,手术范围扩大,以全面分期手术为主,大多数患者均需要手术分期,因此术前放疗比例下降,而放疗主要应用于具有不良预后因素患者的术后辅助治疗。

1. 放射治疗方法及放射源　子宫内膜癌常用的放射治疗方法分为腔内照射(intracavitary radiation)及体外照射(external beam radiation)2 种。腔内照射多用后装腔内照射(afterloading systems),其放射源有低能放射源镭(radium)或铯 137(137 cesium),高能放射源为钴 60(60 cobalt)或铱192(192 iridum)。中国医学科学院孙建衡等采用 2 个剂量参照点(正常组织受量 A 点及肿瘤部受量 F 点)来评估腔内治疗剂量分布的合理性,临床简易可行,具有实用价值。体外照射常用 ^{60}Co 或直线加速器(linear accelerators)。

2. 外照射范围

(1)盆腔外照射:包括上界 L$_4$ 或 L$_5$,两侧为距骨盆侧壁 1~2cm,下界包括阴道上 1/2,一般使用 2 或 4 照射野(four field),后者用于肥胖患者可减少放射线对皮肤及皮下组织的损伤。

(2)腹主动脉旁淋巴结区:即盆腔照射区向头侧扩展区(cranial extension of the pelvic field),由盆腔外照射点向头侧扩展长 18cm,宽 8cm 包括腹主动脉旁淋巴结及肾动脉淋巴结。若仅有髂总淋巴结受累者则可用头侧扩展长 9cm 包括腹主动脉下段照射。

3. 全腹照射　全腹照射(whole abdominal radiotherapy,WAR)仅用于腹腔转移晚期患者,多用移动条形照射(moving stip)。

(1)单纯放疗:用于高龄,有严重内科合并症,无法手术或晚期患者,应按临床分期(FIGO,1971)选用放射治疗。腔内(后装)A 及 F 旁,总剂量为 45~50Gy,每周 1~2 次,分 6~7 周完成。体外照射总剂量 40~45Gy,6 周内完成。除临床ⅠA 期 G1,不能接受手术治疗者可选用单纯腔内照射外,其他各期均应采用腔内腔外照射联合治疗。

(2)术前放疗

1)术前放射治疗的目的及优点:降低术中癌肿播散的危险,预防复发,提高生存率。术前放射治疗对癌细胞有毒性作用,并可封闭淋巴管及微血管预防术中癌细胞播散和转移;放疗可缩小癌灶,创造手术条件或消除隐匿性的转移灶。

2)术前照射种类:①术前全剂量照射:即腔内加体外照射,剂量与单纯放射治疗相同。完成治疗后 2~3 个月行子宫全切及双侧附件切除;②术前腔内全剂量照射:剂量 45~50Gy,完成照射后 8~10 周可行子宫及双侧附件切除术;③术前腔内部分剂量照射:即在 A 及 F 点照射剂量大于20Gy,分 2~3 次,每周 1 次,放疗后 10~14 天可做手术切除子宫及双附件;④术前体外照射:不宜行腔内照射者(如子宫大于 10~12 周,或有子宫腔外播散病变者)。盆腔外照射剂量为 20Gy,2~3 周内完成,每周 1 次。

北京协和医院报道采用术前腔内全剂量放疗治疗子宫内膜癌临床Ⅰ期、Ⅱ期,其 5 年生存率分别为 96.5% 及 90%,高于术前非全剂量腔内照射组(84.8% vs. 51.4%)、单纯放疗组(62.5% vs. 62.7%)及单纯手术组(83.1% vs. 82.0%)。

(3)术后放疗

1)术后放疗的目的和优点。①目的:给予有或可能有淋巴转移区术后放疗可提高疗效;对盆腔残留或可疑区照射,减少复发;补充对阴道切除不足,减少阴道复发,提高生存率。②优点:可根据手术病理分期的结果明确癌变范围及有无高危因素,确定是否选用放射治疗及种类(腔内或体外),放射治疗的范围及部位。既可消灭残留或可疑残留的病灶,预防复发,又可避免不必要的放疗,减少因放疗引起的并发症及费用。对子宫内膜癌来说,因多数患者不存在复发高危因素,在适当的手术治疗后,约 58.1% 的Ⅰ期患者是不需要任何的辅助治疗的。大量的研究已报道,认为术后放射治疗不宜用于低危及中危组的Ⅰ期患者,包括:①全部 G1,无肌层受累者;②G2,肌层受累<1/2 者。高危患者已行全部手术分期排除子宫外病变存在,术后放射治疗的受益尚不能肯定,但目前仍采用术后外照射,预防盆腔复发。对于 G3,肌层受累>1/2,此种极高危的患者术后仍可采用辅助放疗。阴道腔内照射多用于术后发现有子宫颈受累的患者。Green 于 1983 年报道 10 例Ⅳ期内膜癌患者,经先做缩瘤术,残留癌灶≤2cm,经术后放疗其 5 年生存率为 70%,而残留癌灶>2cm 者,虽经术后放疗,但全部在 2 年内死亡。认为有可能先手术缩瘤满意者,术后放疗可提高晚期患者生存率。

对于子宫内膜Ⅰ期患者的术后辅助放疗存在很大争议。几项前瞻性研究证实Ⅰ期患者术后放疗能够降低局部复发率和延长无瘤生存期,但并不能改善总体生存率。另外2项研究则认为,术后辅助放疗能够提高深肌层浸润和组织学分级为G3级患者的总体生存率。一项系统评价证实,术后放疗对于子宫内膜癌Ⅰ期患者,能有效降低其局部复发率,但对远处复发率、总体生存率、无瘤生存率无明显改善,疗效和单纯手术效果相似;放疗的副作用较单纯手术大。2011年NCCN指南建议:如果患者有良好的依从性,所有Ⅰ期患者均可采用观察随访。若决定进行辅助治疗,具体方案的选择需要考虑组织学分级和其他一些潜在危险因素,包括:年龄>60岁、淋巴脉管间隙浸润、肿瘤较大、子宫下段和子宫颈腺体浸润,具有以上因素之一者定义为高危。多数情况下,首选阴道后装放疗;当患者同时存在深肌层浸润、组织学3级、高危因素或以上3项中的2项时,治疗方案可考虑加用盆腔外照射放疗;若同时存在3项,还可考虑加用化疗。

对于子宫内膜癌FIGOⅡ期患者的术后辅助治疗意见比较统一。GOG根据子宫内膜癌手术分期后复发率及复发部位,提出术后放疗适应证。将子宫内膜癌分为低危组:ⅠA、ⅠB期且G1/G2;中危组:G3、ⅠC期、Ⅱ期;高危组:Ⅲ期及以上。GOG根据G2/3、淋巴血管间隙受侵、外1/3肌层受侵将中危组分为高中危组(HIR组)和低中危组(LIR组)。高中危组定义为:①年龄在70岁以上,仅有1个高危因素;②年龄在50岁以上,有2个高危因素;③任何年龄有3个以上高危因素。建议术后放疗用于高中危组患者。2011年NCCN指南推荐Ⅱ期患者术后辅助治疗仍以放疗为主,可根据组织学分级选择阴道近距离放疗和盆腔放疗,组织学3级可用化疗。王刚等认为:对于FIGOⅡ期、高、中分化(G1,G2)子宫内膜样腺癌患者,分期手术后均应同时补充阴道近距离放疗和盆腔放疗;如为低分化(G3),分期手术后除补充阴道近距离放疗和盆腔放疗外,尚需酌情补充术后化疗。

2011年NCCN指南推荐Ⅲ期以上患者的辅助治疗以化疗为主,ⅢA期患者可选择化疗联合放疗,肿瘤靶向放疗联合化疗,或盆腔放疗联合阴道后装放疗;ⅢB及ⅢC期患者可选择化疗和/或靶向放疗。Ⅳ期以化疗为主,可根据情况加用放疗。在选择以上这些治疗方案时,更多时候需要考虑的是肿瘤的具体情况,如数量、部位、大小、有无术后残留等。

2)方法及剂量。①术后全盆腔照射:剂量为40~50Gy,每周2次,4~6周完成,每次180~200cGy,用于盆腔淋巴结受累,或附件有转移者。②腹主动脉旁扩大区照射:剂量30~40Gy,每周2次,3~4周完成。照射前应行肾扫描,定肾位,并行保护,若术前已行体外照射者应减少术后照射剂量。③术后腔内照射:适用于手术范围不够,如阴道切除长度

不足,有癌瘤残存或疑有残存者,剂量20Gy可于术后2周开始,2~3周完成。④术后腹腔内放射治疗(intraperitoneal radiation)为应用放射性核素³²P(radioactive phosphorous)的纯β射线作用于腹腔表面2mm深,每次剂量为15~20mci ³²P,加入500~1 000ml生理盐水中注入腹腔。

综上所述,放射治疗为子宫内膜癌重要的治疗方法之一,特别是手术与放疗的联合应用,对减少复发,提高5年生存率具有重要的作用。

放射治疗步骤见图9-17-10。

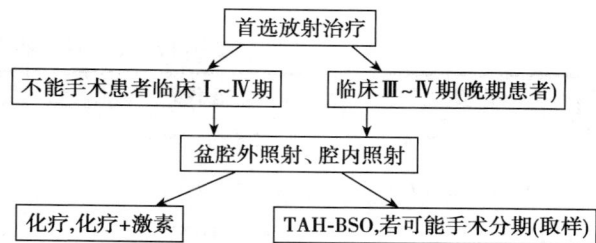

图9-17-10　子宫内膜癌放射治疗步骤

(四)化疗药物治疗

子宫内膜癌诊断时大约70%~75%是临床Ⅰ期,可选用手术治疗。对有高危因素的Ⅰ期及复发或晚期子宫内膜癌,除手术治疗外,放射治疗对控制局部复发效果较好,大剂量孕激素治疗对激素受体阳性者也有一定的效果。因此近年来不少作者对子宫内膜癌的细胞毒药物化学治疗进行了研究,尽管有不同的结果,但大多数学者报告的结果显示,化疗对具有高危因素的子宫内膜癌的盆腔外复发可能有一定的预防作用,复发及晚期癌对化疗有一定的客观反应率。现在一般认为子宫内膜癌化疗的适应证包括:①有高危因素的Ⅰ期子宫内膜癌,如肿瘤侵犯深肌层、低分化肿瘤、淋巴管癌栓、恶性程度高的病理组织类型如浆液性乳头状腺癌和透明细胞腺癌;②肿瘤累及子宫颈或子宫下段;③子宫外转移如肿瘤侵犯附件、腹膜、大网膜或腹膜后淋巴结等;④子宫内膜癌复发。

子宫内膜癌的化疗最早开始于20世纪60年代。早期的研究主要是单一药物化疗。目前发现氟尿嘧啶、长春新碱、甲氨蝶呤、依托泊苷等单一化疗药物对子宫内膜癌有一定的缓解率。比较多的资料表明顺铂(或卡铂)、阿霉素(或表阿霉素)、异环磷酰胺及紫杉醇等对子宫内膜癌有肯定疗效。一般来说,有效的单一药物化疗有效率在20%~40%,而有效时间(response duration)较短,一般只有4~8个月。关于单一药物治疗子宫内膜癌的研究报告见表9-17-20。

从表9-17-20可看出,子宫内膜癌单一药物治疗在20世纪80年代及90年代初期研究较多,近年研究已趋减少。上述研究的对象基本上都是晚期或复发有可测量病灶的患

者,但患者的具体情况并不完全一致,例如有的曾做过放射治疗或激素治疗,有的则没有,因此不同作者报道的不同化疗方案及疗效并不具有可比性。

总的来说单一药物化疗虽有一定效果,但疗效不满意。多年来,许多作者在联合化疗方面进行了一些探索,发现联合化疗的有效率可达40%~60%,目前单一用药已被联合化疗所取代。

在子宫内膜癌,最常用的联合化疗是顺铂加阿霉素(或表阿霉素)(PA方案),或者是顺铂加阿霉素(或表阿霉素)再加环磷酰胺(PAC方案),具体方案如下:

PAC方案:

顺铂	50~70mg/m²	
阿霉素	50mg/m²	3周重复
或表阿霉素	60mg/m²	
环磷酰胺	500~600mg/m²	

PA方案:

顺铂	50~70mg/m²	
阿霉素	50mg/m²	3周重复
或表阿霉素	60mg/m²	

PAC方案或PA方案治疗复发子宫内膜癌的研究报告见表9-17-21。

表9-17-20　单一药物化疗对子宫内膜癌的有效率

作者	药物	用药方法	病例数	反应率/%	反应时间/月
Horton(1978)	阿霉素(DOX)	50mg/m² q.21d.	21	19	—
Thigpen(1979)	阿霉素(DOX)	60mg/m² q.21d.	43	37	5.0
Deppe(1980)	顺铂(CDDP)	3mg/kg q.21d.	13	31	4.0
Seski(1982)	顺铂(CDDP)	50~60mg/m² q.28d.	26	42	5.0
Edmonson(1987)	顺铂(CDDP)	60mg/m² q.21d.	14	21	2.0
Long(1988)	卡铂(Carbo)	300~400mg/m² q.28d.	26	27	4.3
Thigpen(1989)	顺铂(CDDP)	50mg/m² q.21d.	49	20	2.9
Green(1990)	卡铂(Carbo)	400mg/m² q.28d.	23	30	4.8
Calero(1991)	表阿霉素(Epirubicin)	80mg/m² q.21d.	27	26	6.0
Burke(1993)	卡铂(Carbo)	360mg/m² q.28d.	27	33	2.7
Sutton(1994)	异环磷酸胺(Ifosfamide)	12g/m² q.28d.	52	15	—
Thigpen(1994)	阿霉素(DOX)	60mg/m² q.21d.	132	22	6.7
Ball(1996)	紫杉醇(TAX)	250mg/m² q.21d.	28	36	—
Poplin(1999)	依托泊苷(Etoposide)	50mg/d d1~21 q.28d.	44	14	—

表9-17-21　PAC方案或PA方案治疗复发子宫内膜癌的研究报告

作者	方案	病例数	反应率/%	反应时间/月
Trope(1984)	PA	20	60	12
Lovecchio(1984)	PAC 美可治40mg t.i.d.	15	60	0
Turbow(1985)	PAC	19	47	6
Edmonson(1987)	PAC	16	31	3
Hoffman(1989)	PAC 美可治20~40mg q.d.	15	33	4
Burke(1991)	PAC	87	45	6
Dunton(1991)	PAC	17	47	13
Thigpen(1993)	PA	101	45	—
Gaducci(1999)	PAC	19	43.7	10

有学者对PAC方案或PA方案治疗具有高危因素子宫内膜癌患者的应用效果进行了研究。Burke等于1985—1992年间，对具有高危因素的子宫内膜癌62例患者，手术后给予PAC方案化疗，共6个疗程。平均随访37个月。结果显示尽管化疗不能预防远处转移，但可提高患者的生存率，无子宫外扩散者3年生存率可达82%，有子宫外扩散者3年生存率为46%。Tsunoda等对161例手术后具有高危因素的子宫内膜癌患者，术后给予PAC方案，未用放疗，甚至获得了较术后放疗更好的生存率。O'Brien对26例具有高危因素的子宫内膜癌患者术后给予PAC方案化疗，4个疗程后给予盆腔外照射，随访46个月，结果4年生存率为58%。Smith等于1984—1992年间对39例具有高危因素的子宫内膜癌，术后给予PAC方案化疗，共6个疗程。然后再给予外照射，平均随访27.3个月，结果非浆液性乳头状癌的2年无瘤生存率72.5%，而浆液性乳头状癌的2年生存率为22.5%。Price等应用PAC方案治疗了19例子宫内膜浆乳癌患者，在手术基本切净的基础上，化疗后随访了24个月。其中8人死于肿瘤，11人仍存活。

紫杉醇联合铂类或其他药物在卵巢癌化疗中取得了较好的疗效，近年来也用于子宫内膜癌的化疗。Price用紫杉醇和卡铂对20例晚期、复发或组织学上高危的子宫内膜患者进行联合化疗，具体方案如下：

卡铂	AUC 5	静脉滴注	
紫杉醇	135~175mg/m²	静脉滴注3小时	3周重复

在其治疗的20例患者中，8例有可测量的病灶，其中5例肿瘤明显缩小，有效率为63%。作者认为该方案对子宫内膜癌有效，而且其不良反应可以接受。

Dimopoulous用紫杉醇和顺铂联合对24例转移或复发的子宫内膜癌进行化疗，化疗方案如下：

紫杉醇	175mg/m²	静脉滴注3小时	
顺铂	75mg/m²	静脉滴注	3周重复

在其治疗的24例患者中，最多化疗6个疗程，结果7例完全缓解，9例部分缓解，缓解率达67%，平均缓解时间7个月。但该方案有44%的患者出现神经毒性，22%出现3~4度的粒细胞减少。

其他作者也提出了一些联合化疗方案，并认为有较好的疗效。Bafaloukos用卡铂、甲氨蝶呤、5-氟尿嘧啶及甲羟孕酮（JMF-M方案）治疗了23例晚期或复发子宫内膜患者，JMF-M方案的具体用法为：卡铂300mg/m²，MTX 30mg/m²，5-FU 500mg/m²均第1天给药，每3周重复，同时服用醋酸甲羟孕酮300mg，每日1次。结果有17例缓解，缓解率达到74%，缓解时间超过10个月。患者对该方案的耐受性良好。

Lissoni用紫杉醇联合阿霉素和顺铂治疗了30例以前从未接受过放疗或化疗的年龄不超过75岁的晚期或复发性子宫内膜癌患者，结果总的临床和病理缓解率分别为73%

和35%，认为此方案可以作为一线化疗方案进一步研究。具体用法为：表阿霉素70mg/m²，紫杉醇175mg/m²，顺铂50mg/m²，每3周重复。

Pierga等报告了应用依托泊苷、5-氟尿嘧啶及顺铂联合化疗，治疗晚期子宫内膜癌，共49例。化疗方案如下：

VP-16	80mg/m²	静脉滴注	
5-FU	600mg/m²	静脉滴注	1~3天，间隔4周
DDP	35mg/m²	静脉滴注	

3~6个疗程后评价疗效，平均缓解率为41%，其中14.3%为完全缓解，平均存活14个月，有反应者的存活期是20个月，有3例于治疗后5年仍存活。3~4级不良反应包括：白细胞减少<25%，血小板减少为14%，5例有末梢神经毒性，6例有肾功能受损。无因治疗引起的死亡。为进一步提高疗效，该作者在上述方案的基础上在化疗的第1天加上阿霉素35mg/m²静脉滴注，结果平均缓解率达到45%，平均存活14个月，但副作用明显增加。

Long等对30例晚期或复发的子宫内膜癌，应用甲氨蝶呤、长春新碱、阿霉素及顺铂联合化疗。取得了67%的缓解率，其中27%完全缓解。平均存活9个月，有反应者平均存活11个月。主要副作用：胃肠道反应、神经毒性、肾毒性、脱发等，有2例死亡可能与化疗有关。

MTX	30mg/m²	静脉滴注	第1、15、22天	
VBL	3mg/m²	静脉滴注	第2、15、22天	每4周重复
ADM	30mg/m²	静脉滴注	第2天	
DDP	70mg/m²	静脉滴注	第2天	

Jenning等应用DDP+ADM+VP-16联合化疗，6~8个疗程，再联合放射治疗。共治疗18例低分化癌，浆乳癌或晚期的子宫内膜癌。其2年生存率达67%。

DDP	50mg/m²	静脉滴注	
ADM	50mg/m²	静脉滴注	每4周重复
VP-16	150mg/m²	静脉滴注	

近年Umesaki在对14例有淋巴结转移患者的化疗中，提出了与上述方案近似的方案（PVP方案），患者总的5年生存率为50%。该方案将阿霉素改为吡喃阿霉素，并调整各药用量如下：

顺铂	75mg/m²	第1天	
吡喃阿霉素	40mg/m²	第1天	4周重复，3个疗程
VP-16	75mg/m²	第2~4天	

另外，还有作者将细胞毒药物与激素治疗联合应用，取得了较好的疗效。Pinelli用卡铂、甲地孕酮及他莫昔芬治疗了18例晚期或复发的子宫内膜癌患者，卡铂300mg/m²，每4周重复，共6个疗程或至疾病进展，甲地孕酮80mg口服，每日2次，与他莫昔芬20mg口服，每日2次，每3周重复。结果在可评价疗效的13例患者中，CR 4例（30.8%），PR 6例（46.2%），SD 1例，完全缓解患者的存活时间为33个月。Piver等应用左旋苯丙氨酸氮芥0.2mg/m²，每日1次，口服4天及5-FU 10~15mg/m²，每日1次，静脉输注4天，每4周

重复以上化疗。同时应用甲羟孕酮400mg,肌内注射,每周2~3次(平均1g/周)。共治疗50例晚期或复发的子宫内膜癌,达到了48%的缓解率。化疗药物与激素联合应用值得探讨。

JGOG 2033对比化疗和放疗的治疗效果,1994—2000年纳入475例FIGO Ⅰ C~Ⅲ C、深肌层浸润的子宫内膜癌,患者年龄小于75岁,均行子宫及双附件切除术,96%的患者行盆腔淋巴结清扫,29%的患者做了腹主动脉旁淋巴结切除术。对照组193例接受前后区盆腔外照射4~6周,剂量45~50Gy,对6%的发生腹主动脉旁淋巴转移的患者行腹主动脉旁区照射,3%的患者接受了阴道近距离照射。治疗组192例接受化疗环磷酰胺333mg/m²、阿霉素40mg/m²、顺铂50mg/m²,间隔4周至少3疗程,平均随访时间60个月,99%患者完成放疗,97%完成化疗。3~4级毒副作用发生率在放疗组为2%、化疗组为5%。放疗组的主要副作用为肠梗阻,化疗组的主要副作用为骨髓抑制,没有治疗致死病例。病变进展率在放疗组为16%,在化疗组为17%,盆腔内疾病进展率在2组均为7%。

5年无进展生存率在放疗组为84%,化疗组为82%,5年总体生存率在放疗组为85%,在化疗组为87%。作者进行了分组分析:低到中危组(Ⅰ C期,高中分化腺癌,小于70岁,共190例)总体生存率没有差异,在放疗组为95%,在化疗组为91%。但在中到高危组(Ⅰ C期,腺癌,大于70岁低分化,Ⅱ或Ⅲ期,深肌层浸润,共120例)放疗组和化疗组的5年无进展生存率分别为66%和84%,放疗组和化疗组的总体生存率分别为74%和90%,高危组(Ⅲ B和Ⅲ C期,共75例)放疗组和化疗组的5年无进展生存率分别为79%和64%,放疗组和化疗组的总体生存率分别为76%和71%。作者发现在中到高危组中化疗明显好于放疗。

美国GOG对813例FIGO Ⅲ期或ⅣA期子宫内膜癌及Ⅰ期或Ⅱ期腹腔细胞学阳性的透明细胞癌或浆液性癌患者随机分组后,分别给予ERBT及TC方案化疗的序贯治疗以及单纯TC方案化疗,随访60个月,发现2组患者PFS无显著差异,亚组分析亦不能提示放化疗组疗效更好。

总之,手术后盆腔放疗可以消除放疗区域内潜在的微小转移病灶,但随机对照研究发现术后放疗并没有改善生存时间。因此对系统化疗寄予厚望,在子宫内膜癌,化疗对具有高危因素的晚期、复发子宫内膜癌的术后患者均有肯定疗效。尤其PA或PAC方案应用较普遍。但化疗不能代替手术及放疗,对生存时间的改善有限。在用药的选择、剂量、疗程以及手术、放疗及内分泌治疗的关系等还有待进一步研究。有必要开发更好的化疗药物,而对子宫内膜癌分子发病机制的研究也可能发现新的治疗靶点。而在晚期子宫内膜癌的治疗中已有研究发现放疗和化疗结合可能更为有效。

(五)内分泌治疗

早期的动物实验证明了无孕激素对抗的外源性雌激素对子宫内膜有持续的刺激作用,可使子宫内膜由增生发展到癌变。Kistner于1959年证实了孕激素可使子宫内膜癌的腺体向良性逆转。以后又有作者对488例内膜癌患者的子宫内膜进行手术前后的比较观察,结果发现术前给予孕激素治疗者,其子宫内膜较治疗前,在结构及功能上均向更好的方向转化。孕激素的作用机制,按"两步机制",即孕激素分子先进入胞质,与受体结合形成复合物再进入细胞核。激素受体复合物进入细胞核内是激素作用的关键一步,激素受体复合物影响着靶细胞内DNA的转录反应,可能延缓了DNA及RNA的复制,从而抑制肿瘤细胞的生长。可见孕激素与受体的作用是在基因水平上调节着细胞的生物活性。孕激素治疗后的组织表现为腺体与间质发生逆转改变,使癌细胞分化趋于成熟。陈晨等也证实,孕激素除抑制雌激素的促增生作用外,对肿瘤细胞有直接作用,使肿瘤细胞生长受抑,促使其向成熟转化,细胞发生凋亡及萎缩。

Kelley与Baker等于1961年首次报道应用中等剂量的孕激素治疗了21例复发的子宫内膜癌,达到了29%的缓解率。Kauppila复习了文献,在1 068例子宫内膜癌、乳腺癌及卵巢癌中,用孕激素治疗,达到了平均34%的缓解率。缓解持续时间为16~28个月,平均存活18~33个月。Randall TC等报告了12例年轻、高分化腺癌,应用孕激素治疗后,达到75%完全缓解率。但是,Levy T最近报告5例年轻、要求保留生育功能的高分化腺癌患者,应用甲地孕酮160~320mg/d,连续6~9个月,只有1例完全缓解。Lawton F报告了应用孕激素治疗晚期或复发、转移的内膜癌,其有效率<20%。

孕激素因其服用方便,毒性小,能耐受,在子宫内膜癌的治疗方面已应用了几十年。但疗效各作者的报告不甚一致。有诸多因素均可影响缓解率。最重要的是肿瘤的分化程度及雌、孕激素受体(ER、PR)状况。GOG组曾对47例已知肿瘤分级及ER、PR的子宫内膜癌患者进行孕激素治疗的观察:肿瘤分级1及肿瘤分级2的患者其缓解率分别为20%及40%,而12例肿瘤分级3的患者对孕激素治疗均无反应。

Kauppila等报告孕激素受体(PR)阳性的内膜癌对孕激素的反应明显,其缓解率可达89%,而PR阴性者,其缓解率只有17%。GOG组对51例内膜癌给予孕激素治疗,ER、PR均阳性者,其缓解率可达40%;反之ER、PR均阴性者,其缓解率只有12%。此外,肿瘤体积大、原发的晚期癌、近期复发,年龄大等均为对孕激素反应的不良因素。许多作者指出,年轻患者较老年患者对孕激素治疗反应较好。但也有作者认为,老年患者的肿瘤多为低分化,所以决定肿瘤对孕激素治疗的反应仍是组织分化程度而不是年龄。Reifenstein等观察到,术后半年内复发者服用孕激素,其缓解率只有

6%;而术后5年后复发者服用孕激素的缓解率可达65%。事实上,低分化患者的肿瘤复发及转移常较早,因此病程长短实际上也反映了肿瘤的分化程度。北京大学人民医院研究提示用药时长也与疗效有关,提出内分泌治疗12个月以上可在一定程度上改善患者预后。

有作者统计,在早期内膜癌,应用孕激素者死于心血管病的概率较不用孕激素者明显升高。因此,目前认为,在早期内膜癌,孕激素不作为术后的预防用药,除非患者具有高危因素,而且肿瘤的雌、孕激素受体为阳性。对晚期或复发癌;有手术禁忌证者;年轻的早期内膜癌希望保留生育功能者均可用孕激素治疗。对年轻、保留生育功能的内膜癌患者,孕激素治疗中,每3~6个月需B型超声及内膜活检或诊刮,以观察疗效。至于给药途径,Kauppila A等对287例患者给予肌内注射MPA,223例给予口服MPA,口服者缓解率似略高,但与肌内注射者相比无统计学差异。

关于用药剂量,Lentz SS等报告了应用大剂量的甲地孕酮(MA)800mg/d,连用1个月,治疗了63例复发及晚期的内膜癌患者,达到了24%的缓解。结果显示:对分化好的肿瘤效果好,低分化者效果差;大剂量与低剂量缓解率无不同;其缓解率在晚期癌及复发癌之间也无不同。总的存活时间是7.6个月,有3例出现高血糖;3例体重增加>20%;3例死于心血管病与糖尿病,不能除外与服药有关。因此,作者认为,既然大剂量与低剂量无明显差异,主张应用低剂量激素治疗。GOG推荐孕激素剂量为:口服甲羟孕酮200~250mg/d或甲地孕酮160~320mg/d。常用药物有:醋酸甲羟孕酮(medroxyprogesterone acetate,MPA)200~250mg/d;己酸孕酮(长效黄体酮,hydroxyprogesterone caproate,HPC)250~500mg,每周2次;甲地孕酮(megestrol acetate,MA)160~320mg/d。用药时间至少3个月。孕激素副作用较轻,可引起水钠潴留,水肿,体重增加,头痛。药物性肝炎,血栓性静脉炎及高血压偶有发生。一般来说,副作用于停药后即逐渐消失。

他莫昔芬(tamoxifen,TAM)是一种非甾体类抗雌激素药物,并有微弱的雌激素样作用。TAM与雌激素竞争受体,抑制了内源性雌激素与受体结合,减少了雌激素对子宫内膜促进增生的作用。TAM也可提高雌激素受体水平,PR水平低的肿瘤,可先用TAM使PR水平提高后再用雌激素;或TAM与孕激素同时应用,均在晚期或复发的内膜癌达到了一定的缓解率。TAM也可能直接作用于腺癌细胞,使之抑制有丝分裂。但是,TAM在动物实验及对乳腺癌的治疗中均有导致子宫内膜癌的报道,这可能与TAM的雌激素样活性有关。在一个1846例绝经后的乳腺癌的报道中,给予TAM 40mg/d,给药组内膜癌的发生率明显高于对照组,尤其在TAM应用2年以上者,内膜癌的发生率明显升高。但也有作者在实验室研究中,未发现TAM有刺激子宫内膜癌细胞系生长的作用。总之,在子宫内膜癌的治疗中,单独应用TAM要十分慎重。

TAM的不良反应主要是潮热、畏寒、急躁等类似更年期综合征的表现;也可有轻度骨髓抑制、头晕、恶心、不规则阴道出血或闭经。一般用量为10~20mg,每日2次。此外,有作者曾应用氯米芬(clomiphene citrate)在子宫内膜癌中看到组织学的改变。也有作者应用LH-RH类似物治疗晚期内膜癌,观察到了一定效果。但因例数太少,经验不多,难下结论。有作者对21例妇科恶性肿瘤患者,经腹壁皮下注射戈舍瑞林(gosorelin)3.6mg,每4周重复。有4例缓解,9例稳定,8例进展,无明显不良反应。但21例中只有7例子宫内膜癌,有待进一步研究。

(六)免疫和靶向治疗

随着分子特征和精准诊疗的发展,肺癌等肿瘤根据分子特征的精准诊疗迅猛发展。妇科肿瘤的免疫和靶向治疗起步较晚,但近年来也取得了一定的进展。

2017年研究报道对部分PD-L1阳性晚期复发子宫内膜癌患者,帕姆单抗有一定疗效。KN158研究提示对于MSI-H的晚期子宫内膜癌,帕姆单抗的ORR可以达到57.1%。基于此,NCCN将帕姆单抗列入TMB-H或MSI-H/dMMR的晚期复发子宫内膜癌全身治疗方案中。2020年JCO报道对于晚期转移性子宫内膜癌联合应用仑伐替尼与帕姆单抗的多中心单臂Ⅱ期研究,结果提示无论MSI状态如何,均可获得较好疗效,中位DOR达21.2个月,PFS为7.4个月。

NCCN指南报道的晚期和复发难治性子宫内膜癌的生物治疗:在一项小型队列研究(KEYNOTE-028)中发现PD-L1阳性的晚期子宫内膜癌对免疫治疗有效,dMMR型的内膜癌也对PD-1阻断有效,用派姆抗体(pembrolizumab)治疗的客观有效率为52%,疾病控制率为73%(N=15)。FDA在2017年批准派姆单抗用于无法切除或复发的实体肿瘤的治疗,包括MSI-H和dMMR的无替代治疗的实体肿瘤,因此NCCN同意把派姆单抗用于MSI-H/dMMR型子宫内膜癌的治疗。

在对复发和转移性子宫内膜癌的临床研究中发现,贝伐单抗的有效率为13.5%,OS为10.5月,西罗莫司(temsirolimus)用于复发或转移性内膜癌的有效率为5%,基于上述研究,NCCN同意贝伐单抗和西罗莫司可作为单药治疗用于经过细胞毒性药物治疗后无替代治疗的晚期子宫内膜癌病人。一项随机的二期临床研究对比初始治疗后卡铂/紫杉醇联合曲妥珠单抗(trastuzumab)治疗HER2阳性的Ⅲ/Ⅳ期子宫浆液性腺癌,治疗组和对照组的PFS分别为17.9个月和9.3个月,对于复发病例治疗组和对照组的PFS为9.2个月和6个月,并且加用曲妥珠单抗不增加总体毒副反应。

2021年SGO会议中有研究报道对于晚期、转移性或复发性子宫内膜癌,使用仑伐替尼联合帕姆单抗与多柔比星或紫杉醇单药化疗相比,pMMR患者中位PFS分别为

6.6 个月 *vs.* 3.8 个月,中位 OS 为 17.4 个月 *vs.* 12.0 个月,该联合治疗方案优于单药化疗的疗效,也被列入 NCCN 非 MSI-H/非 dMMR 的晚期复发子宫内膜癌全身治疗方案。随着免疫靶向治疗研究进展,越来越多的药物治疗方案被 NCCN 指南收录,给晚期复发子宫内膜癌患者带来新的希望。

八、疗效、影响预后的因素及随访

(一)疗效

子宫内膜癌因解剖及肿瘤生物学特点,具有生长缓慢、转移播散时间较晚和早期有较明显症状等特点,故患者就诊早;因确诊方法较简单,多数患者就诊时诊断为临床 I 期。在妇科恶性肿瘤中其治疗效果较好,总体 5 年生存率为 70% 左右,临床 I 期 5 年生存率可达 80%。复旦大学附属妇产科医院 516 例子宫内膜癌 5 年生存率为 85.9%。北京协和医院 76 例内膜癌 5 年生存率为 72.7%,华西医科大学 149 例 5 年生存率为 71.2%。

妇科肿瘤治疗年鉴对各年内膜癌 5 年生存率的总结如表 9-17-22。

表 9-17-22　内膜癌 5 年生存率

时间	患者数/例	5 年生存率/%
1979—1981 年	14 906	65.1
1982—1986 年	19 402	69.7
1987—1989 年	13 040	72.7
1990—1992 年	7 350	73.4
1993—1995 年	6 260	76.5
1996—1998 年	7 496	77.6

自手术病理分期在世界范围内广泛使用后,子宫内膜癌 5 年生存率亦有显著提高,对其临床研究亦引起了更多的关注,其研究报告更加准确可靠,各年生存率见表 9-17-23。

表 9-17-23　治疗后各年生存率(1996—1998 年)

患者 (*n*)	平均年龄	生存率/%				
		1 年	2 年	3 年	4 年	5 年
7 496 例	63.5 岁	94.0	88.1	83.6	80.5	77.6

(二)影响预后的因素

应用临床和病理经验,对子宫内膜癌患者治疗前后进行评估,判断与预后相关的各种因素,选用个体化治疗是提高疗效重要措施。对子宫内膜癌患者预后有显著影响的因素较多,常同时存在,或有相互影响(表 9-17-24)。

表 9-17-24　影响子宫内膜癌的预后因素

1. 年龄
2. 期别
3. 病理类型
4. 组织分级(G1,2,3)
5. 肌层受侵深度
6. 宫颈及峡部受累
7. 子宫外病灶部位　附件受累、淋巴结转移、脉管受累、腹腔细胞学检查阳性
8. 其他　雌、孕激素受体、DNA 倍体检测等
9. 治疗及并发症

肿瘤生物学恶性程度及病变状况(病理类型,分级,肌层受累,淋巴转移,期别等),宿主全身状况如年龄与全身健康状况及免疫状况相关,治疗方式是否适当及因治疗而引起的并发症及其严重程度均是影响治疗效果和患者预后的重要因素。总之,子宫内膜癌患者的预后(生存率)是与宿主全身状况,癌瘤生物学恶性程度相关,并受治疗及并发症的影响。

1. 年龄　就诊时的年龄是影响预后的显著因素之一。20 世纪 70 年代已有多篇文献报道(Frick,Jones 等)I 期内膜癌诊断时年龄在 59 岁以下者与 60 岁以上者比较其 5 年生存率分别为 80% 及 56%,有显著差异,认为较年轻者生存率高与诊断时多为早期,癌瘤分化较高,常无肌层受累有关,曾服用避孕药或妊娠过妇女亦有可能有较高的生存率。老年患者内膜癌常为特殊病理类型或低分化腺癌,有子宫外病变存在,即恶性程度高及期别晚,治疗困难。其他如免疫力低亦可能是影响老年患者的生存率因素。老年患者合并有内科疾患,选用治疗方式及治疗的彻底性均要受到一定限制(如手术等),治疗并发症较为严重,均可影响预后。Morrow 等报道在经手术治疗后证实无子宫外病变存在的子宫内膜癌患者中,75 岁者与 45 岁相比较,其复发的相对危险性为 18 : 1.0。多数报道均认为 80 岁以上内膜癌患者预后极差,与缺乏手术分期及术后充分之辅助治疗亦有一定关系。

2. 期别(临床及手术-病理分期)　治疗前临床分期为影响预后的重要因素,有关临床期别与生存率的大宗病理报道见表 9-17-25。

表 9-17-25　临床各期子宫内膜 5 年生存率

临床期别	随访病例数	5 年生存率/%
I 期	7 729/10 285*	75.1
II 期	1 089/1 885*	51.8
III 期	253/844*	30.0
IV 期	48/452*	10.6

注:* 总例数。

未作手术分期的内膜癌患者临床分期对生存率有显著的影响。现临床分期仍为术前或放射治疗者预后的重要因素。Petterson1991 年,在对 10 000 例内膜癌病例分析报道中指出临床 I 期占 70%, II 期 18%, III 期 8%, IV 期仅占 4%,5 年生存率在 I、II、III 期中分别为 76%、59%、29%。临床 I 期经手术-病理分期,期别上升率为 12%~23%。

子宫外不同部位的转移(淋巴、附件、腹腔转移)、肌层受累深度等,可能对预后均有不同程度的影响,故对已做手术-病理分期的患者应根据分期中的发现,分析判断预后,并直接指导选择辅助治疗。手术病理分期与预后(生存率)密切相关(表 9-17-26),是独立的影响预后的因素,国外已有多篇文献报道。

表 9-17-26　子宫内膜癌手术病理分期与 5 年生存率

作者	病例数/例	各期生存率/%		
		I B/C	II A/B	III A/C
Torrisi 等	46	82	—	—
Wolfson 等	156	94/75	84	45
Lanciano 等	283	95/87	84/53	56/54
Rush 等	87	83	—	—
Greven 等	394	89	74	74
Creasman 等	7 496	88	74	55

根据手术分期,选用合适的术后辅助治疗,使内膜癌总5 年生存率有一定提高,各期生存率世界范围内显著提高。

3. 病理类型　近年来随着对子宫内膜癌病理类型研究的深入,对大量病例生存率、预后的分析证实病理亚型与预后密切相关。一般认为子宫浆液性乳头状癌(UPSC/SPEC)、透明细胞癌(CCC)、鳞癌(SCC)5 年生存率低于腺癌及腺棘皮癌。未分化癌的预后不良,5 年生存率低于子宫内膜样腺癌(腺癌及腺棘皮癌)。Rosenberg 等分析了 841 例 I 期子宫内膜癌患者的病理类型,其中腺癌 789 例(93.8%),UPSC 42 例(5%),CCC10 例(1.2%)。1996—1998 年 FIGO 妇科恶性肿瘤年报病理组织学类型中子宫内膜样腺癌占 85%,浆液性乳头状癌及透明细胞癌共占 6%。

子宫内膜样腺癌(endometriod ademocarcinoma)是最常见的病理类型,其 1/3~1/2 可含有鳞状成分(若所含鳞状成分超过 10% 即可算为含鳞状成分的腺癌),其亚型中腺鳞癌预后极差,其组织分化程度愈低,预后亦愈差。子宫浆液性乳头状癌以含沙粒体的浆液性乳头结构为其病理特征,诊断临床 I 期时 50% 已有转移,恶性程度高,分化低,早期极易发生浸润,淋巴结及盆腹腔转移,复发率高(70%~80%),预后比同期的卵巢浆液性乳头状腺癌差,5 年生存率仅为 25%~36%,晚期低于 15%。国内孙建光报道此类型子宫外扩散率为 53.3%,深肌层累及率 75%,未控率 41.7%。透明细胞癌为另一类恶性程度高,易复发类型,较少见(1%~5.5%),

其中 5 年生存率仅为 40% 左右,若病变仅累及内膜,5 年生存率为 90%,累及肌层者仅为 10%。子宫内膜鳞状癌极少见,发生率占子宫内膜癌 0.1%,国内仅有少量个案报告。预后较腺鳞癌差,放疗化疗均不敏感。即使为 I 期,也有 40% 在 3 年内死亡。未分化癌极少见,可与其他类型子宫内膜癌或恶性中胚叶混合瘤共存,需做免疫组化染色方可鉴别,恶性程度高,多在短期内转移死亡。其他病理亚型文献报道较少。子宫内膜样腺癌的预后与组织分化的级别显著相关,低分化者有较高的复发率,其癌组织结构与核的分级是一致的,此点与 USPC 及 CCC 这些特殊病理类型不同,后者组织分级为 I 级时其核分级可高于 II、III 级,表明后者恶性程度更高。据对 7 496 例子宫内膜癌报道(1996 年妇科肿瘤年报)子宫内膜癌 6 868 例,其中 86% 子宫为 I、II 期,5 年生存率为 81%;浆液性乳头状癌(310 例)和透明细胞癌(1 919 例)仅占 6%,其 I、II 期分别为 57% 和 70%,5 年生存率分别为 48% 和 60%。

4. 组织分级　子宫内膜癌组织分级的级别是判断预后的重要指标。Jone 在 20 世纪 70 年代对此点作了综合分析报道,总结 3 990 例患者的文献指出,随分级上升,生存率明显下降,G1 5 年生存率为 81%,G2 为 74%,G3 为 50%。近期文献报道(2003,FIGO)G1、G2、G3 的 5 年生存率分别为 81%,80.9% 及 57%。Greasman 1987 年报道 621 例临床 I 期患者随组织分级的上升,盆腹腔淋巴结转移增加(表 9-17-27)。国内报道 G1、G2、G3 淋巴转移率为 3.2%,11.5%、38.5%。

表 9-17-27　组织分级与盆腔、腹腔主动脉淋巴结转移率

组织分级(grade)	病例数	盆腔淋巴结阳性率/%	腹主动脉淋巴结阳性率/%	总阳性率/%
G1	180	3	2	5
G2	288	9	5	14
G3	153	18	11	29

组织分级与肌层受侵亦有显著相关,北京协和医院报道 G1、G2、G3 肌层受侵率分别为 12%、21%、46%;原华西医科大学报道深肌层受累分别为 14.7%、26.4% 及 30%,G1 与 G2、G3 间有显著性差别。

对癌变局限于子宫的患者来说,癌组织分级是影响生存率的重要因素。文献报道子宫内膜腺鳞癌 G3 与 G1 相比较,其复发相对危险性为 8.1:1;腺癌 G3 与 G1 比为 15.0:4.7。Lanciano 报道病理分级为 G3 的 I 期患者组织分级为预测远处转移和盆腹腔复发,降低生存率的独立相关因素。经多变量因素分析指出,组织分级为与预后(生存率)相关的独立因素,组织分级为 G1、G2、G3 的 5 年生存率分别为 95%、66% 和 48%;最近大宗手术分期资料(FIGO,2003)显示,手术分期 I 期 G1、G2 及 G3 的 5 年生存率分别为 92.1%、87.5% 及 74.5%;II 期各级为 81.0%、80.9%、57.3%;

Ⅲ期各级为 69.7%,63.3%,39.6%。可见 G1、G2 在各期中 5 年生存率数字相近,明显高于各期中 G3。

对特殊类型的子宫内膜癌(UPSC,CCC,SC 等)进行组织分级时应重视细胞核的不典型改变,若与结构分级不符合时,应将组织分级升高 1 级(G1、G2 向上提 1 级)。含有鳞状成分的腺癌应根据腺体成分、核分级进行分级。

5. 肌层浸润深度 肌层受浸润的深度(depth of tumor invasion)是判断肿瘤恶性程度的重要指标,也是影响预后及复发的重要因素。对无显著子宫外癌变的患者来说,有肌层浸润的复发率比无肌层浸润者高 4 倍。深肌层受累的复发率危险性明显高于浅肌层受累者。文献报道Ⅰ期ⅠA,ⅠB,ⅠC 5 年生存率分别为 93.3%,95%,77.8%,深肌层受累组复发率增高 4.8 倍。近期经统计学分析指出,深肌层受累为影响预后的独立因素,1996—1998 年手术分期Ⅰ期的 5 017 例患者中ⅠA 期 5 年生存率为 91.1%,ⅠB 期为 89.7%,ⅠC 期为 81.3%。复旦大学附属妇产科医院Ⅰ期子宫内膜癌无肌层浸润组、浅肌层浸润组与深肌层浸润组因癌死亡率分别为 8.2%,14.6%,20%,有肌层浸润者死亡率高,差异有显著性。生存率的不同可能与深肌层受累后淋巴转移率增高或癌瘤易穿破浆肌层引起子宫外播散,使术后复发率升高有关。有深肌层受累者应注意有无子宫外播散癌变存在,属高危组,术后应给予辅助治疗。

6. 淋巴及脉管间隙受累 文献报道经手术分期确定为Ⅰ期的内膜癌,若病理组织学检查证实有淋巴及脉管间隙(invasion of lymph-vascular space 或 capillary-like space involvement,CLS)受累,约有 10% 已有淋巴转移故预后不良,生存率低。有癌瘤细胞侵入间隙者复发和死亡率为 27%,无者为 9%,复发的相对危险性增高 2.4 倍。对 819 例临床Ⅰ、Ⅱ期(病变局限于子宫者),采用相同治疗方法,有淋巴及脉管间隙受累者 5 年生存率为 61%,无受累者为 86%。若比较手术病理分期为Ⅱ期患者,淋巴及脉管间隙受累则不是独立影响预后的因素。CLS 常见于低分化及有深肌层受累者,无 CLS 与有 CLS 患者的复发率分别为 2% 和 44%,腹腔及盆腔淋巴结转移率分别为 7%、3% 与 27%、9%。Disaia 报道无盆腔淋巴结转移之复发率为 10.5%(21/199),而有淋巴结转移者为 56%(13/23)。

7. 淋巴结转移 长期以来,子宫全切及双侧附件切除术是治疗子宫内膜癌的主要术式,淋巴结转移(lymph node metastasis)的真正发生率是难以确定的。Javert 报道淋巴结转移率为 28%,据报道无淋巴结转移者 5 年生存率约为 85%,盆腔淋巴结转移者约为 70%,而腹主动脉淋巴结转移者则低于 40%。有无淋巴结转移与预后密切相关。

近年来对除ⅠA G1 期及Ⅳ期外,其他各期内膜癌腹腔后淋巴结转移的临床病理及生存率进行研究,Boronow 等对 222 例临床Ⅰ期手术分期研究指出,Ⅰ期盆腔及腹主动脉淋巴转移率各为 10.0%。有盆腔淋巴结转移中 57.1%(8/14)同时有腹主动脉淋巴转移,在盆腔无淋巴结转移中 8.2%

(4/49)有腹主动脉淋巴结转移。多变量因素分析显示,组织分化不良(分级高)及深肌层浸润是腹主动脉淋巴转移的独立相关因素,而淋巴脉管间隙受累和子宫颈受累为独立的与盆腔淋巴结转移相关的因素。在Ⅰ、Ⅱ期有淋巴结转移者其预后明显差于无转移者。进一步的分析表明腹主动脉淋巴转移预后明显较盆腔淋巴结转移差,其 5 年生存率分别为 44.4% 与 80.0%(P<0.05),因而认为腹膜后淋巴结,特别是腹主动脉淋巴结是否转移对子宫内膜癌生存率有很大的影响,除ⅠA G1 及Ⅳ期外,临床Ⅰ期转移率为 10%,临床Ⅱ期为 36.5%。若有子宫颈间质受累则其淋巴转移率可为 36%,无子宫颈间质受累者则仅为 17%。中山大学附属肿瘤医院报道 106 例手术治疗子宫内膜癌淋巴转移Ⅰ期为 7.9%,Ⅱ期 8.62%,Ⅲ期 38.4%,Ⅳ期 66.6%;原华西医科大学手术治疗 226 例患者,临床Ⅰ期淋巴转移率为 15.2%,Ⅱ期为 51.4%。转移率随癌组织分化级别升高及肌层浸润深度增加而升高。临床Ⅰ期内膜癌有淋巴转移患者,术后多进行放疗治疗,其 5 年生存率仅为 31%,而无淋巴转移者为 80%~90%。

8. 子宫颈受累及癌灶部位 子宫颈受累即Ⅱ期患者的预后明显差于Ⅰ期,经手术分期确定为Ⅱ期者其 5 年生存率为 74%,明显低于Ⅰ期(88%)。资料分析发现临床Ⅰ期中 92% 的癌灶位于子宫底部,位于子宫腔下部或累及峡部易早期转移,生存率低于前者。Matthew 报道 202 例子宫颈受累的子宫内膜癌临床、手术及病理资料,手术病理确定有子宫颈受累者 151 例(75%),51 例(25%)未发现子宫颈受累。其中子宫外有癌肿播散者 24 例(32%)应为Ⅲ期,实际为Ⅱ期者仅有 76 例(50%)。国内报道 41 例术前临床诊断为Ⅱ期内膜癌患者手术-病理分期,7 例子宫颈未发现癌肿(17.1%,下降为Ⅰ期),23 例发现有子宫外播散(56%)上升为Ⅲ期。分段诊刮中假阳性率可为 20%~30%,但因对术前诊断Ⅱ期时,术中剖视子宫颈中有癌灶而确诊者重视治疗范围,及术后辅助治疗疗效较好,对术前诊断Ⅱ期,术中或术后未发现子宫颈内有癌灶,仅有位于子宫腔下部癌肿者治疗范围则常不足,生存率低(表 9-17-28)。有作者认为对癌灶位于子宫腔下段的患者治疗应予重视并应密切随访。

表 9-17-28 子宫颈诊刮与术后-病理结果及 5 年生存率

分段诊刮	术中、宫颈病理	5 年生存率/%
阳性	阴性	83
阳性	阳性	76
阳性	子宫下段受累	57

近年来子宫颈受累对预后的影响是有争议的,有作者认为经手术病理分期确诊为Ⅱ期的内膜癌患者复发的相对危险性为 1.6,无统计学显著差异,子宫颈及子宫腔下段受累者局部复发率并无明显升高,可能与近代手术病理分期应用确定病变真实范围(排除有宫外病灶者),术后选择适宜辅助治疗,改善了预后有关。

FIGO 手术病理分期规定,子宫颈受累为 II 期,II 期中仅有腺体受累者为 IIA 期,累及宫颈间质者为 IIB 期,文献报道 IIA 5 年生存率为 95%,IIB 期为 90%。多数作者认为目前尚无充分资料表明 II 期 A、B 亚期在预后上有显著差别(表 9-17-29)。其原因可能与术前无法确定子宫颈受累程度(间质有无受累);较多的 II 期患者术前已接受过放射治疗,使术后难以判断间质受累状况;II 期患者常可能同时存在组织分级,深肌层受累或子宫外病变可能,对预后更有显著影响的因素同时存在有关。

表 9-17-29 子宫内膜 IIA IIB 期 5 年生存率比较

作者	年份	5 年生存率/%		P
		IIA	IIB	
Onsrud	1982 年	83	60	NS
Larson	1987 年	65	70	NS
Fanning	1991 年	100	37	<0.01
Andersen	1990 年	87	63	NS
FIGO	1998 年	77	67	NS
FIGO	2003 年	78.8	71	NS

9. 腹腔冲洗液细胞学检查及附件受累 腹腔细胞学:Disaia 报道在临床 I 期 167 例中 26 例(15.5)患者腹腔冲洗液阳性,其中 13 例(50%)在手术-病理探查中可发现有子宫外病灶同时存在(7 例复发死亡);仅有细胞学阳性 13 例患者中约 6 例(46%)出现腹腔内复发死亡。Creasman 报道 12% 子宫内膜癌腹腔细胞学为阳性。尽管对腹腔冲洗液之预后价值仍有争议但多数作者认为盆腹腔细胞学阳性预后不良,Milosevic 等分析 17 篇报道 3 820 患者腹腔冲洗液阳性率为 11%。对其中例数最多的 3 篇 1 700 例行多因素分析,指出细胞学检查阳性为与复发和生存率相关的独立因素,并有统计学意义。细胞学阳性说明有子宫外病变存在,即使病变局限于子宫亦为重要预后因素。

附件受累为内膜癌子宫外播散常见部位之一,临床 I 期腺癌中附件受累约 10%,常为卵巢隐匿性转移,与子宫大小、分级无显著相关。与肌层受累深度相关,IA 为 4% 而 IC 附件受累为 24%(手术分期)。GOG 报道 621 例手术分期,34 例淋巴转移占 5%。当附件为镜下转移时,仅 6% 有淋巴转移,若已为肉眼转移灶,盆腔及腹主动脉淋巴结转移率升高为 51% 及 23%,腹腔冲洗液细胞学检查阳性为 60%,复发率为 38%,预后不良。

10. 多个高危因素 近期文献报道经手术病理分期确定癌变局限于子宫的内膜癌患者预后不良的危险因素包括:组织分级差(G3),深肌层受侵,子宫颈间质及脉管淋巴间隙受累等。若患者具有 ≤2 个危险因素,生存率明显低于仅具有 1 个高危因素者,并有统计学上的差异。患者分别具有 1,2 或 3 个以上危险因素时其 5 年生存率分别为 88% 及 60%。

对于术后分期为 I 期或 II 期者,若术后全部接受放射治疗其生存率分别为 88%,85%~80%,高危因素的多少则不是影响判断预后的因素。经手术病理分期确定有子宫外转移者,转移部位的多少与复发有显著的相关性,有 1,2 或 3 处转移灶时,相对复发危险性分别为 12,18 及 45。转移灶的部位包括:腹膜后淋巴结(腹主动脉及盆腔淋巴结),阴道及子宫旁组织及附件,盆腹膜及腹腔冲洗液,其他经手术探查发现确定的转移灶。经多变量因素分析表明子宫外转移灶的部位与远处或腹腔内复发有显著相关性。

11. 分子生物学指标 现已明确子宫内膜癌可根据其发病机制分为 2 种类型,I 型和 II 型子宫内膜癌发生的信号通路改变及癌基因突变有明显的不同,I 型子宫内膜癌多与 *PTEN*、*K-ras*、*β-catenin* 等基因突变及错配修复基因缺失有关,而 II 型子宫内膜癌多与 *p53,p16* 和 *HER-2/neu* 等基因突变有关。癌基因变异与内膜癌恶性生物学状况之间尚无确切相关性结论,但有关各种生物学指标包括 H-ras,mTOR、4E-BP1,MSI,VEGF,CA125,HE4,YKL-40,c-myc 及 c-erb 等与内膜癌相关性研究已有报道。如 c-erBB2 的过度表达与内膜癌组织分化转移时间 c-myc 与低分化癌相关性等。目前尚需更多的大量病例研究方可证实,这些可检测的标记物与预后可能存在着相关性。

(1)组织学指标

1)核分级和 DNA 倍体:Symons 报道指出,内膜癌有转移组中存在着高比例的非整倍数(aneuploid),其 DNA 指数均大于 1.5,DNA 指数的增加与癌瘤转移成正相关。在 DNA 非整倍数体组中继发转移可能性为同期同级者 2 倍。应用流式细胞分光光度计(flowcytometry,FCM)对 76 例内膜癌患者 253 样本检测后比较 DNA 为二倍体组与非整倍体组的手术分期 I、II、III 各分期中非整倍体组为 3%、18%、42%(P<0.01);各组织分级 G1、G2、G3 为 17%、20%、67% 随分期及分级升高而上升(P<0.05);腹腔细胞学阴性及阳性之非整倍体各为 10% 及 50%(P<0.05);淋巴结无转移及有转移为 18% 及 60%(P<0.01)。随访 10~50 个月(平均 78 个月),二倍体组生存率为 100% 而非整倍体组仅为 50%(P<0.01)。目前多数作者认为 DNA 倍体可作为判断预后的重要因素。非整倍体比例增加,恶化程度高,预后癌肿增值活跃,即处于 S,G_2 及 M 期百分率高。近年来已有关于应用 FCM 测定癌瘤 DNA 倍体及增殖状况 S 期细胞比值(S-phase fraction,SpF)来预测癌瘤的恶性程度报道,认为非整倍体(aneuploidy)、四倍体(tetraploidy)百分率及 SpF 比值与癌瘤组织分级及预后不良密切相关。在一项前瞻性研究中,174 例子宫内膜癌患者的 10 年生存率在非整倍体肿瘤中为 53.2%,在二倍体肿瘤中为 91%,多因素分析发现非整倍体肿瘤患者死亡危险为二倍体肿瘤的 6.5 倍。而在晚期患者中,二倍体肿瘤患者的预后也明显好于非整倍体肿瘤患者。Mangili 回顾分析 222 例子宫内膜癌患者,1990—1998 年间治疗的 141 例患者中,IC 期患者都接受了盆腔外

第十七章 子宫肿瘤

照射,而在 1999—2003 年间治疗的 81 例患者中,ⅠC 期患者同时需有 DNA 非整倍体时才给予盆腔外照射,因此只有 30.6% 的ⅠC 期患者接受了盆腔外照射,没有接受盆腔外照射的ⅠC 期二倍体肿瘤患者也没有发生疾病相关的死亡,因此,作者认为 DNA 倍体可作为辅助治疗的参考。

有关核的分级文献报道较少,FIGO 1988 年分期指出,若核的不典型性与组织分级不相符合时,应将 G1 或 G2 者升高 1 级。多数核分级不典型患者其预后差。在对内膜癌Ⅰ期 G1 80 例的研究发现复发死亡 8 例癌组织中癌细胞有丝分裂均≥8 个/10HPF。目前对核分级是否能作为选择辅助治疗及判断预后因素尚需要更多的研究证实。

2)雌、孕激素受体:孕激素受体(PR)在癌组织中检测为阳性,常预示预后良好。有报道在对 309 例内膜癌研究的多变量因素分析中指出,检测 PR 对预后的判断价值高于组织学分级,阳性者孕激素治疗有效率为 68%,阴性者仅 9.9%,总有效率为 32%~40%。一般认为 PR 含量随分化程度而变化,分化高者 PR 含量高,而且 PR 阳性比 ER 更具有预后价值。但 Sivridis 的研究报道 ER 和 PR 与子宫内膜癌预后无关,因此 ER 和 PR 对于子宫内膜癌的预后作用尚有争议,测定甾体激素受体对于确立合理的治疗有一定帮助。

3)p53:p53 基因突变可在 7%~43% 的子宫内膜癌组织中检出,并且与临床病理分期、组织分级、深肌层浸润、非内膜样腺癌和淋巴转移相关,提示有 p53 基因突变过度表达的子宫内膜癌生存时间缩短。Lee 等用免疫组化和 PCR-SSCP 联合检测子宫内膜癌中 p53 基因的表达和预后的关系,结果发现有 p53 基因突变和没有 p53 基因突变的患者其 5 年无疾病生存率分别为 81.1% 和 97.7%,多因素分析显示有 p53 基因突变的患者其疾病相关死亡的危险增加 11 倍,p53 突变和过度表达在Ⅱ型子宫内膜癌中更多,常伴有其他高危因素和 PR 的缺失。

4)PTEN:Risinger 报道 PTEN 突变与早期病变,低 p53 表达等良好预后因素相关,在 115 例子宫内膜癌患者中,有 PTEN 突变者其 8 年总体生存率明显高于无 PTEN 突变者。Mackay 总结加拿大国立肿瘤所的研究发现 PTEN 失活对早期子宫内膜癌的预后没有影响,在晚期和复发病例中 PTEN 失活与预后好有关。

5)MSI:微卫星不稳定是 DNA 错配修复基因缺失的标志,在子宫内膜样腺癌中的发生率为 11%~45%。微卫星不稳定最初是在遗传性非息肉性结肠癌综合征中发现的,是直肠癌预后良好的指标,但在子宫内膜癌,微卫星不稳定与预后的关系还不确定,有研究发现 MSI 常伴有 PTEN 突变而少有 p53 突变、故与预后良好有关,有的报道 MSI 与预后不良有关,也有报道 MSI 与预后无关。

(2)血清学标志物:血清 CA125 水平在 11%~34% 的子宫内膜癌患者中升高,手术前 CA125 水平与分期、肌层浸润深度、组织分级、子宫颈受累和淋巴转移有关,22% 的无淋巴转移的子宫内膜癌患者 CA125 水平>65U/ml,而 58% 的由淋巴转移的患者 CA125 水平>65U/ml,用 CA125 预测子宫外病灶的 RR 为 6.5。手术前 CA125 水平还可能与患者的预后有关,Chung 等报道 CA125≤28.5U/ml 与 CA125>65U/ml 的子宫内膜癌患者比较其 5 年无瘤生存率分别为 85.6% 和 60.0%。

此外,Diefenbachetal 报道子宫内膜癌患者血清 YKL-40 明显高于正常对照,并且手术前 YKL-40>80ng/ml 的子宫内膜癌患者 5 年无进展生存率明显低于 YKL-40 阴性的患者(48% vs. 79%),认为 YKL-40 阳性与预后不良有关。Moore 报道 HE-4 在各期子宫内膜癌患者血清中均升高,比 CA125 敏感,在各期子宫内膜癌中比 CA125 敏感 24.6%,在Ⅰ期子宫内膜癌中的敏感性比 CA125 高 17.1%(37.9% vs. 20.8%)。HE-4 是否可用于子宫内膜癌的早期诊断或复发监测值得进一步研究。

12. 分子分型 2013 年,癌症基因组图谱(TCGA)基于体细胞拷贝数改变及肿瘤突变负荷,通过全基因组和转录组结合微阵列、二代测序技术分析及微卫星不稳定性(MSI)检测,将 EC 分成 4 个亚型:POLE 超突变型、MSI 高突变型、低拷贝数型(copy number low,CN-L)和高拷贝数/浆液样型(copy number high/serous.like,CN-H)。其中 POLE 超突变型预后最好,高拷贝数型预后最差;其余两者预后介于中间,MMR-d 亚型略优于 NsMP 亚型。TCGA 分子分型,理论上可以明确预后,但其操作复杂、价格昂贵,难以常规应用于临床。Stelloo 和 Talhouk 等简化了分子分型的检测(ProMisE),通过免疫组化检测 MMR 蛋白(MLH1、PMS2、MsH2 和 MSH6)来确定是否存在 MSI,p53 的免疫组织化学检测是否存在 TP53 基因突变,最终得到 4 个与相似的亚组,并观察到与 TCGA 分型相似的生存曲线,即 POLE 核酸外切酶域突变型(exonuclease domain mutations,EDM)、MMR 缺陷型(MMR.deficient,MMR-d)、无特定分子谱组(no specific molecular profile,NSMP)以及 p53 突变型(p53 abnormal,p53abn),此分型方法操作简便,易于在临床工作中推广应用,故被新版 WHO 采用。该分型首先进行 MMR 免疫组化检测,可以及时对林奇综合征疑似患者进行分流;并且在福尔马林固定石蜡包埋组织中即可进行,对样本要求较低。2018 年 Kommoss 等进一步验证了 ProMisE 分类模型的意义,并且证实了术前诊刮标本和术后标本中 ProMisE 结果高度一致(约为 91%)。这意味着术前应用 ProMisE 分型可较准确地进行分子分型并指导后续辅助治疗,并为有生育要求的年轻女性提供更多的选择机会,当然,这一分型需要更多的前瞻性研究来进行临床评估。值得注意的是,各组肿瘤之间的分子改变有时并非截然分开,比如 POLE 超突变型也可以同时携带 TP53 基因突变。ProMisE 分型检测方法如果不是序惯进行而是平行进行分类时,则对同时包含多个基因组突变(POLE 突变,dMMR 或 TP53 突变)的肿瘤无法进行准确分类;同时也无法检测出 CNL 组中的显著异质性。因此,Rajmohan 等建议在病理科实际检测工作中对 ProMisE 分型流程略作改动,即先进行 POLE 测序分组,再行 MMR 免疫组化检测。这一检测流程也是 2020 年第 1 版 NCCN 指南所推荐的流程。

2020 年 9 月,WHO 分类第 5 版增加了子宫内膜癌分子分型,同时,欧洲妇科肿瘤学会、欧洲肿瘤放疗学会和欧洲病理学会联合推出了一项结合分子分型的子宫内膜癌预后分层指南(表 9-17-30)。

表 9-17-30　预后危险因素定义和分组

危险分组	分组标准
低危	• 内膜样腺癌 I~II 期,POLE EDM • 内膜样腺癌 I A 期 MMR-d/NSMP 低级别腺癌,无论 LVSI
中危	• I B 期 MMR-d/NSMP,低级别内膜样癌,无论 LVSI • I A 期 MMR-d/NSMP 高级别内膜样癌,无论 LVSI • I A 期内膜样癌 *p53* 突变型,无肌层浸润 • I A 期非内膜样癌,无肌层浸润
高-中危	• I 期 MMRd/NSMP 内膜样癌有 LVSI • I B 期 dMMR/NSMP 高级别内膜样癌 • II 期 dMMR/NSMP 内膜样癌
高危	• III-IVA 期,内膜样癌无残留病灶 • I-IVA 期,*p53* 突变型内膜样癌伴肌层浸润,无残留病灶 • I~IVA 期非内膜样癌(浆液性癌、未分化癌、癌肉瘤),伴肌层浸润,无残留病灶
晚期转移性病变	• III~IVA 期伴残留病灶,无论分子分型 • IVB 期,无论分子分型

(引自:ESGO/ESTRO/ESP 2020 子宫内膜癌指南)

EC 的发生发展是多种信号转导通路及基因异常的相互作用,其在组织形态及分子水平上具有较大异质性,目前单纯基于组织病理学分类或基因改变的分子分型均不能很好地全面反映肿瘤的生物学行为及患者预后。因此,未来临床病理特征与分子分型信息的整合可能为内膜癌的诊断及预后评估提供了一个更合适的方式,这不仅有助于将 G3 EEC 中预后良好组与预后不良组(POLE 高突变和 CNH 亚型)区分开来,还能将浆液性癌与分型难定的类似于浆液性癌的低级别 EEC(如 POLE 高突变型及 dMMR 型)区别开来。然而对于 TCGA 分子分型的研究多是回顾性研究,缺乏前瞻性的临床试验验证,所以 4 个亚型与临床病理特征和生物学行为之间的关系需要进一步研究。此外,POLE 突变检测也需要临床医师的认可和更多医保政策的支持。现今仍然有很多问题需要解决,比如是否有必要将 *p53* 突变组/CNH 组中的 G3 EEC,浆液性癌和透明细胞癌鉴别诊断出来,以及 ProMisE 模型在术前活检标本的应用能否真正将患者分流至不同分期手术方式等均有待深入探究。

13. 治疗的影响　对内膜癌患者治疗是否恰当、适宜是影响预后的因素之一。治疗方案的制订,方法的选择应在对癌变播散范围准确了解和对患者全身健康状况全面评估的基础上进行。目前治疗的方法多选用手术或手术与放射联合治疗。对晚期无法手术或有严重内科合并症不宜手术者,可选用适宜的综合治疗(放疗、化疗、激素等)对术后确定有预后不良(高危)因素存在的患者应重视术后辅助治疗的选用,应使患者获得充分的适当的治疗。老年及有严重内科疾病者,则应考虑全身状况,能否承受放射治疗,放射方式、部位、剂量、化疗药物选择等全面考虑,密切观察,并加强全身支持疗法,方可获得最佳疗效。若对有子宫外播散或其他影响预后因素未能重视,使患者治疗不充分,或治疗不当将直接影响预后。

John K Chan 回顾性分析美国 1988—2005 年间治疗的 18 338 例子宫内膜癌患者,其中 21.4% 的病例接受妇科肿瘤医师的治疗,78.6% 的病例接受非妇科肿瘤医师的治疗。妇科肿瘤医师治疗的病例与非妇科肿瘤医师治疗的病例相比较,其中年龄大于 71 岁的比例分别为 49.6% 和 44%,手术获得淋巴结超过 16 枚的比例分别为 22% 和 17%,晚期病例的比例分别为 21.9% 和 14%,接受化疗的比例为 22.6% 和 12.4%。在 II~IV 期的患者中 5 年疾病特异性存活率(disease specific survival,DSS)在妇科肿瘤医师组与非妇科肿瘤医师分别为 79% 和 73%,在 III~IV 期患者中 5 年 DSS 在妇科肿瘤医师和非妇科肿瘤医师组中分别为 72% 和 64%,认为经妇科肿瘤医师治疗的子宫内膜癌患者比非妇科肿瘤医师治疗的患者更可能被给予全面分期手术和得到辅助放化疗,经妇科肿瘤医师的治疗可提高高危患者的预后。

(三) 随访

子宫内膜癌患者在治疗后应密切定期随访,争取及早发现有无复发,约 75%~95% 的复发是在术后 2~3 年内。常规随访应包括详细病史(包括任何新的症状)、盆腔检查、阴道细胞学涂片、X 线胸片、血清 CA125 检测及血常规、血化学检查等,必要时可做 CT 及 MRI 检查。一般术后 2~3 年内每 3 个月随访 1 次,3 年后可每 6 个月 1 次,5 年后 1 年 1 次。95% 复发病例均可经临床检查,阴道细胞学涂片检查及血清 CA125 检查发现。

九、争议与展望

(一) 基础研究

1. 雌激素在子宫内膜癌发生发展中的研究进展　从器官组织的细胞研究到亚细胞结构分析,再深入到分子水平的单基因表达和调控,进而演化到今天的基因组学、蛋白组学、后蛋白组学研究,越来越多的医学基础研究手段为我们认识子宫内膜癌的疾病发展提供了更为广阔的平台。多数学者已经认可根据子宫内膜癌致病机制中对雌激素的依赖与否分为I型——雌激素依赖型(或相关型)和II型——雌激素非依赖型(或非相关型)2种子宫内膜癌。子宫内膜癌细胞的生物学行为在一定程度上受到甾体激素的调控,这种调控涉及癌细胞转移侵袭的多个步骤:肿瘤细胞的脱落,肿瘤细胞对基膜的侵袭,基质活化因子的封闭,激活多种血管生长因子如基质成纤维因子、血管内皮细胞生成因子、血小板驱动内皮细胞生长因子等。雌激素增高造成子宫内膜增生乃至癌变的具体机制仍然不明确,本小节对雌激素及其受体家族在子宫内膜癌发生发展中作用的研究进行简要论述。

（1）雌激素升高的原因

1）内源性雌激素升高:内源性雌激素升高可分为2种来源,卵巢产生的活性甾体激素及肿瘤原位产生的雌激素,鉴于大部分患者为绝经后女性,有研究者认为原位产生的雌激素在子宫内膜癌发生发展中具有更重要且复杂的作用。较为肯定的是雌激素及其代谢物(雌二醇、雌酮及其硫酸盐)在未绝经及绝经子宫内膜癌患者中均高于正常健康对照。关键的雌激素合成及代谢酶的表达失衡是子宫内膜癌发生的原因。升高的雌激素经细胞色素P450成员(CYPs)进行代谢转化,使雌激素代谢产物具有额外的生物学功能。此过程中产生的致癌4-OHCEs形成的脱嘌呤加合物是子宫内膜癌发生的关键机制。

引起内源性雌激素升高的病因有以下几个方面:①无排卵:如伴有无排卵型或黄体功能不良的功能性子宫出血,长期月经素乱,使子宫内膜持续受雌激素刺激,无孕酮对抗或孕酮不足,子宫内膜缺少周期性改变,而长期处于增生状态;②肥胖:绝经后肾上腺分泌的雄烯二酮可在脂肪组织内经芳香化酶作用转化为雌酮,因此脂肪组织越多,转化能力越强,血浆中雌酮水平也越高,可导致内膜由增生到癌变;③多囊卵巢综合征(polycystic ovary syndrome,PCOS):子宫内膜处于持续的雌激素刺激之下,缺乏孕酮的调节和周期性内膜脱落,导致内膜发生增生改变。PCOS患者体内雄激素水平也增高,雄激素可转化为雌酮,导致内膜增生或增殖症,进而可发生不典型增生甚至子宫内膜癌;④产生雌激素的卵巢肿瘤,如颗粒细胞瘤和卵泡膜细胞瘤等。

2）外源性雌激素作用:选择性雌激素受体调节剂(SERMs)被用于乳腺癌治疗,然而他莫昔芬(TAM)的使用会增加子宫内膜增生和恶性肿瘤的风险。TAM对雌激素代谢/代谢物的影响是其诱导子宫内膜癌发生的潜在机制。尚永丰等发现PAX2(paired-type homeobox 2)基因启动子低甲基化引起的PAX2基因高表达在介导雌激素和他莫昔芬刺激的子宫内膜细胞的增殖和癌变过程中起着关键作用。他们还发现PAX2只在子宫内膜癌细胞中被雌激素和三氧苯胺激活表达,而在正常的子宫内膜上皮细胞中则不能被雌激素和三氧苯胺激活,这一发现阐释了TAM促进子宫内膜癌发生的分子机制,为子宫内膜癌的治疗和预防提供了思路和药物靶点。

（2）雌激素对子宫内膜癌的作用

1）雌激素促进子宫内膜癌的体外实验:目前尚无永生化的人或模式生物子宫内膜正常上皮细胞株,因此,体外实验无法确切验证雌激素对子宫内膜上皮细胞生物学行为的影响,而使用人子宫内膜癌细胞系测量雌激素刺激下的细胞增殖结果是不稳定的,通常需要联合免疫组织化学标记物,如Ki-67或细胞周期调控相关蛋白来评估细胞生长。此外,17β-雌二醇可通过上调子宫内膜癌细胞因子的合成,间接影响细胞的增殖、转移、与其他细胞信号转导。比如雌激素上调子宫内膜癌细胞白细胞介素(IL)-6的表达,继而发生免疫抑制和促进血管生成,促进子宫内膜癌的侵袭和迁移能力。

2）雌激素促进子宫内膜癌的体内实验:前面叙述已明确指出,"应用雌激素补充治疗者患子宫内膜癌的风险是未应用者的3~4倍,其风险大小与雌激素的剂量,特别是与用药时间有关。用雌激素大于10年者,患内膜癌风险较不用者增加10倍。"雌激素能促进子宫内膜增生,继而形成肿瘤;还可加速细胞减数分裂并降低防御系统对异常细胞的监视功能,导致子宫内膜癌发生。但单纯的雌激素作用于卵巢去势的小鼠是否会发生内膜癌,这一点目前没有明确报道。

子宫内膜癌原位种植模型实验中,研究者先建立了子宫内膜癌皮下瘤模型,后剥出瘤体,修剪成2mm³的组织块。对卵巢切除或不切除的小鼠进行子宫角种植,随后皮下埋植雌激素的释放给药系统。小鼠血清雌激素浓度为1.5μg/d(5.5nmol/d),肿瘤生长6周(总共8周;即2周的肿瘤植入期和6周的雌激素刺激期)。16只老鼠种植子宫内膜癌细胞的子宫角全部发生肿瘤;该研究证实雌激素促进肿瘤生长,转移,淋巴浸润。

Mig-6被认为是孕激素介导的抗雌激素信号的重要分子,在子宫内膜肿瘤发生中具有抑瘤功能。研究者发现Mig-6在人子宫内膜癌表达降低。子宫部位Mig-6敲除的小鼠发生子宫内膜增生,在雌激素刺激下发生子宫内膜癌。在此模型中观察到,Mig-6协调子宫内膜间质-上皮信号转导的抑瘤功能。并且,Pgr-cre/+Mig-6f/f Ptenf/f基因型的小鼠内膜癌发病速度更快,程度更重。Mig-6与Pten可能在子宫内膜癌发生发展中具有协同作用。

上述原位种植瘤模型和基因编辑联合雌激素刺激小鼠模型的建立,阐释了雌激素在子宫内膜癌发生发展中的重要作用。

（3）雌激素受体与子宫内膜癌:雌激素主要是通过结合雌激素受体(estrogen receptor,ER)发挥生物学作用。经典的雌激素信号通路始于雌激素与其受体的结合并形成同型二聚体,紧接着同型二聚体的结构发生改变,暴露雌激素反应元件结合位点。该雌激素同型二聚体在辅活化因子-核受体共激活因子(nuclear receptor coactivator,NCOA)的作用下与雌激素反应元件结合,然后发挥调节目标基因转录的作用。经典的ER主要分为ER-α和ER-β。

1）雌激素受体的编码基因:人ER-α和ER-β由不同

的基因编码,具有不同的 cDNA 和蛋白质分子结构。野生型人 ER-α（wild type human ER-α,whER-α）编码基因位于 6 号染色体的 6q25.1 区,由 140Kb 碱基构成,编码由 595 个氨基酸组成的蛋白质,蛋白质大小为 66kDa。ER-α 编码基因的外显子变异体有多种转录本:ERa 第 2~7 外显子单一的剪切变异体 ER-α-E2SV（Δ2~Δ7）;以及 ER-α 第 4、7 外显子双剪切变异体 ER-α-E4,7SV（Δ4,7）均有文献报道。野生型 ER-β 基因位于 14 号染色体的 14q22.24 区,其全长基因由 40Kb 碱基构成编码 530 个氨基酸组成的蛋白质。在对 ER-β 受体的研究中也发现了 ER-β 外显子 2~7 缺失的变异体（Δ2~Δ7）。于 ER-α 常见到外显子 7 缺失的 ER-α-E7SV（Δ7）不同,在 ER-β 最常见到的是外显子 6 的缺失形态 ER-β-E6SV（Δ6）,而外显子 6,7 区在编码 AF-2 功能区中有极为重要的作用。

2）雌激素受体的蛋白结构特点和功能分区:NR3 型核受体的典型结构从氨基 N 端到羧基 C 端通常可以分为 A~F 6 个功能结构域。氨基 N 端的 A/B 区为转录调节区,其氨基酸组成及长度高度可变该区有 1 个转录激活功能区（activation function-1,AF1）是受体-抗体的结合部位。研究表明不同受体亚型（isoforms）的区别主要就是在 N 端,尤其是 AF-1 序列的差异,这种差异序列具有启动子专一性和细胞专一性,并能选择性激活不同的靶基因。因此同种配体可以通过不同受体亚型的 AF-1 区而具有多种生理效应。C 区为 DNA 结合域（DNA binding domain,DBD）,通常含有一段 66~68 个氨基酸残基组成的高度保守序列。该序列富含碱性氨基酸和半胱氨酸（Cys）其中 8 个 Cys 形成 2 个锌指结构（zinc finger）。2 个锌指结构彼此协同,通过 DBD 区内被称 P-box 的模序特异性识别靶基因 DNA 序列上的激素反应元件,继而诱导核受体构象改变,并在共结合蛋白的帮助下使核受体能与反应元件（response element）DNA 序列主沟上的碱基对稳定结合产生应答,调控多种基因的转录活性,从而参与了细胞增殖,分化发育,凋亡,癌变,胞内信号转导,核内信号途径对话（cross talking）等过程。D 区为一多变铰链区,在与雌激素结合前,该区结合 1 个热休克蛋白（hot-shock protein,Hsp）二聚体,帮助 ER 进行适当的折叠以保护疏水的配体结合域（ligand binding domain,LBD）,使之处于非活性状态。在羧基 C 端的 E,F 区中,E 区含有疏水性的配体结合域 LBD。LBD 也就是激素（配体）/受体结合区,由 220~250 个氨基酸残基组成,是一段在进化上相对保守的序列。能够决定 ER 与特异性配体的结合并与许多共激活分子相互作用,具有与相应的配体结合,同源或异源二聚体化,结合热休克蛋白 Hsp,转录激活等多种功能。LBD 含有 1 个配体依赖性转录激活功能 AF2（activation function-2,AF-2）,对 ER 的转录激活起调节作用（图 9-17-11）。

3）雌激素受体亚型:由于 ER 的 mRNA 的可变剪接,现已鉴定出 3 种 ER-α 亚型:ER-αΔ3、ER-α46、ER-α36。ER-αΔ3 缺少了编码部分 DNA 结合结构域的 C 段外显

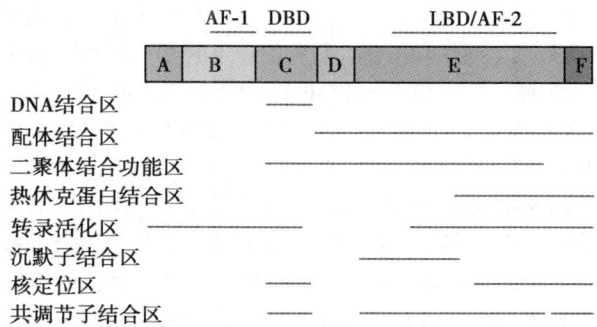

图 9-17-11　NR3 型核受体的结构模式和功能区分

子。ER-α46 缺乏编码转录激活域（AF-1）的 A/B 段,由于其分子量在 46kDa,故被称为 ER-α46。同理,分子量 36kDa 的亚型,ER-α36,其缺乏编码转录激活域 AF-1 和 AF-2 的 A/B 段和 E 段,而且最后 138 个氨基酸被独特的 27 个氨基酸序列取代。而传统的 ER-α 由 595 个氨基酸构成,其真实的分子量约 66kDa,又名 ER-α66。对于 ER-β,已经发现了至少 4 个 ER-β 亚型,分别称为 ER-β2,ER-β3,ER-β4 和 ER-β5。

由于 ER-α36 无法编码转录激活域 AF-1 和 AF-2,所以缺乏像传统 ER-α36 的转录活性,但是 ER-α36 可能具有比 ER-α 更强更广泛的配体结合光谱,也可能是线粒体的潜在介质。通过 ER-α36 作用于膜受体对细胞内信号转导途径具有快速的刺激作用,这种非基因组途径始于细胞核之外,与基因转录无关。此外,一种新的雌激素受体-G 蛋白偶联受体 1（G protein-coupled estrogen receptor 1,GPER1）也被报道介导子宫内膜癌的非基因转录效应。GPER1 首先在脑组织中发现,后来在乳腺癌中被鉴定为早期雌激素反应性基因。GPER1 基因序列跨物种高度保守,在许多器官组织中均有表达,包括脑、乳腺、卵巢、前列腺和子宫内膜,提示 GPER1 可能参与了这些组织的调控。作为一种 G 蛋白偶联受体,GPER1 的激活会导致 cAMP 生成和 PKA 激活,并通过 PLC 促进钙离子从内质网的动员。在子宫内膜癌细胞中,GPER1 的表达与 ER-α 活化呈正相关,敲除 ER-α 后 GPER1 的表达受到抑制,内膜癌细胞的增殖也受到抑制。NCOA6 是雌激素与 ER 结合的辅助活化因子。在子宫内膜癌 Ishikawa 细胞中,NCOA6 参与了雌激素对 GPER1 的转录调控,在这一调控通路中,NCOA6 可通过调控 GPER1 增强子和启动子的编码发挥作用。此外,GPER1 低水平表达可能与子宫内膜癌细胞的化疗耐药有关。

4）ER 家族的配体结合性及其介导的子宫内膜细胞癌变机制:70%~80% 的子宫内膜癌属于 I 型,这类患者癌细胞通常能检测到雌激素受体（ER）和孕激素受体（PR）的高表达;而 10%~20% 的子宫内膜癌属于 II 型,这类子宫内膜癌的发生似乎与雌激素-雌激素受体介导的信号通路并无确定的关系。正常子宫内膜中存在大量 ER 并随月经周期改

变而发生周期性变化。比较正常子宫内膜组织、子宫内膜不典型增生组织和子宫内膜癌组织中的 ER 表达发现:子宫内膜癌组织中 ER-α,ER-β 的 mRNA 表达量上升,但在子宫内膜癌组织中随着病理分期的升高 ER-α 和 ER-β 的 mRNA 表达量显著下降。有学者认为多数原发性子宫内膜癌的 ER-β/ER-α mRNA 比率与正常子宫内膜细胞的比例相似呈相对稳定,但在伴有远处转移的子宫内膜病例中,转移病灶的 ER-β/ER-α mRNA 比率显著高于原发病灶,而 ER-β/ER-α mRNA 比率增高的子宫内膜癌患者预后极差。这些研究的结果表明在子宫内膜癌的发生中,ER-α 和 ER-β 之间的相互作用、同二聚体和异二聚体不同的形成比例、ER-β 与 ER-α 比例的失衡在子宫内膜癌中具有极为重要的作用。

近年来研究表明,在激素依赖性肿瘤中,ER 介导的肿瘤细胞过度增殖机制可能有 2 种途径:①基因组效应(转录效应):雌激素对于细胞核 DNA 直接作用的经典机制就是激素与细胞核 ER 结合,然后以二聚体的形式与雌激素效应基因中的调控区作用而启动下游基因的转录,促进细胞过度增殖。②非基因组效应(非转录效应或快速转录效应):雌激素主要与细胞膜或胞质中的 ER 结合后迅速激活细胞内的信号转导通路,通过信号通路中的效应分子参与细胞增殖的效应。

ER 是一种糖蛋白具有特异性、高亲和力、低结合容量性的特点,生物特性极不稳定,受热后易被破坏,但与配体结合后形成的复合物能比较稳定的存在。体内 ER-α 和 ER-β 的天然配体都是雌二醇,两者能以相似的亲和力与雌二醇结合。在雌激素缺乏状态下,ER 与胞质中的热休克蛋白(Hsp)结合,处于非活性状态。当配体结合到 ER 的激素结合区后,ER 构象改变并与另一 ER 单体发生二聚化,Hsp 解离,丝氨酸与苏氨酸磷酸化 E-ER 复合物则转移到细胞核内以高亲和力与定位于靶基因启动子区域的雌激素反应元件(estrogen response element,ERE)结合,从而诱发或抑制基本转录机器的装配,调控靶基因的转录。二聚化作用不仅发生在同种 ER 分子之间,还可形成异二聚体。异型二聚体与 DNA 的亲和力与 ER-α 二聚体相近,但大于 ER-β 二聚体。ER-α 和 ER-β 在 DNA 结合域高度同源;而 A/B 区,链接区和 F 区不完全对应,只有部分同源,后者是两种受体形态对各种配体不同结合状态和不同反应性的分子基础。ER-α 和 ER-β 共存的细胞中,两者之间存在交叉对话(cross talking),两者可以共同调控雌激素应答基因的表达。Paech 等研究证实同一配体可以通过 ER-α 和 ER-β 介导不同的生物学活性。2 种受体的激活域不同,提示它们可能向转录复合体募集不同的蛋白质,从而改变基因组转录效果的特异性。另外,雌激素受体与共激活物蛋白(或称为共调节因子)相互作用而刺激其他转录因子如 AP-1 的活性(表 9-17-31)。ER-α 和 ER-β 的这种交叉信号作用,使雌激素可以在更多的层次上调控雌激素应答基因。除 ERE 机制外,ER 还能结合到 fos-jun 转录因子,然后结合到靶基因启

表 9-17-31 雌激素受体介导的信号转导事件

细胞核基因组 DNA 编码基因
受雌激素反应元件序列调控的基因发生配体依赖性,雌激素受体介导的激活与其他转录因子的配体依赖性,雌激素受体相互反应
AP-1
C-jun
由通过其他通路介导的雌激素受体磷酸化而产生的配体依赖性激活
EGF(表皮生长因子)
IGF-1(胰岛素生长因子-1)
MAPK(丝裂酶原激活蛋白激酶)
PI3K-AKT(磷脂酰肌醇 3 激酶)

线粒体基因组 DNA 编码基因
受雌激素反应元件样序列控制的线粒体 DNA 编码基因发生配体依赖性,雌激素受体介导的激活
细胞色素氧化酶亚单位 I 和 II
线粒体前转录因子
第二信使和蛋白激酶信号通路的膜雌激素受体介导的激活
cAMP 和 cAMP 反应基因的水平
MAPK 家族 II
ERK1(细胞外蛋白激酶 1)和 ERK2(细胞外蛋白激酶 2)
G-蛋白激活
抑制 JNK(c-jun N 末端激酶)和与抑制 JNK 相关的刺激 ERK 活化

动区的 AP1 位点,调节靶基因转录活性。

近年的研究表明,除了核内雌激素受体外还存在一种膜结合型受体。膜结合型受体与表皮生长因子受体和胰岛素样生长因子 I 受体信号转导通路相互作用,涉及雌激素的非基因组快速转录水平的信号调控。雌激素也可通过膜雌激素受体激活多种蛋白酶如丝裂原活化蛋白激酶,并在几分钟内增加第二信使如环 AMP(cAMP)的水平,从而促进雌激素信号转导过程中与其他信号转导通路间的相互对话,相互作用,基因组通路和第二信使通路的交互作用可能在雌激素控制细胞增生,抑制细胞凋亡中有重要的作用,在包括胞质膜和线粒体在内的非细胞核亚细胞成分中存在特异性,高亲和力雌激素结合位点及潜在的雌激素反应元件序列,提示这些部位可能有雌激素受体特别是膜雌激素受体的存在。研究表明儿茶酚胺雌激素代谢产物,4-羟基儿茶酚胺雌激素和 2-羟基儿茶酚胺雌激素可通过结合人膜雌激素受体参与基因表达和/或信号转导通路的调节;多种酪氨酸激酶生长因子受体可在无雌激素配体时通过磷酸化作用而激活雌激素受体。

(4)雌激素受体相关受体与子宫内膜癌:近年来利用核受体家族成员中高度保守的结构域作为诱饵,通过低严谨杂交技术对不同种、不同组织细胞的 cDNA 文库进行筛选,发现了许多与该家族成员结构上高度相关但功能上有显著差

异的蛋白质受体。这类受体能够以单体,同源二聚体,异源二聚体的形式,在共调节蛋白(co-regulators)的作用下直接通过 DNA 结合区(DNA binding domain,DBD)与多种转录因子、靶基因相互作用,以非配体依赖的组成性激活方式调节靶基因的转录,故称为孤儿受体(orphan receptor,OR)。利用 ER-α 受体的 DBD 区作为探针,采用低严谨杂交技术从肾 cDNA 文库中筛选得到与雌激素受体高度相关的孤儿受体——雌激素受体相关受体(estrogen receptor-related receptor,ERR)ERR-α、ERR-β,而 ERR-γ 则于 1999 年利用 GRIP1 蛋白为诱饵通过酵母菌双杂交技术筛选得到。ERR 家族现有 α、β、γ 3 种亚型,相应的核受体命名委员会编号为 NR3B1,NR3B2,NR3B3(核受体 3 型家族 B 亚类),与 ER 家族(NR3A)、糖皮质激素受体(glucocorticoid receptor,GR)、盐皮质激素受体(mineralocorticoid receptor,MR)、孕激素受体(progesterone receptor,PR)、雄激素受体(androgen receptor,AR)等一样均从属于 3 型核受体家族(NR3)。孤儿受体与 DNA 反应元件之间的作用方式可分为 4 型:Ⅰ型:需要与视黄酸 X 受体(RXR)形成异二聚体后结合 DNA 反应元件;Ⅱ型:孤儿受体自身间形成同源二聚体的方式结合 DNA 反应元件;Ⅲ型:孤儿受体以单体形式联结于 DNA 反应元件上扩展的半位点;Ⅳ型:某些缺乏 DBD 结合域(如 DAX1 受体)或者是缺乏 LBD 结合域(如 Drosophila Knirps)的独特结合方式。文献报道 ERRs 孤儿受体家族的主要作用方式属于第 3 种类型。

1)ERRs 的功能活化及其与 ERRs 家族在细胞内信号转导中的相互关系:越来越多的证据表明 ERR 与 ER 2 个亚家族,尤其是 ER-α 和 ERR-α 在核内信号通路上的相互作用(cross talking)比最初想象的要紧密得多。经典的雌激素信号转导借由 ER 的 DBD 识别靶基因 DNA 上完整的雌激素效应元件并在共调节蛋白的辅助下调控靶基因的转录活性,形成雌激素效应关系。ERE 元件以 AGGTCA 序列为核心,反向回文配对形成 5'-TGACCTnnnAGGTCA-3'序列(其中的 n 为任一核苷酸)。而 ERR 单体识别的是以半个 ERE 元件为核心向 5'端延伸 3 个核苷酸的序列 5'-TnA-AGGTCA-3',这一元件被称为 ERRE 效应元件(ERR response element,ERRE)。因该序列同时也是甾体生成因子-1(SF-1)的识别位点,故又称为 SFRE 元件(steriod factor-1 responsive element,SFRE)。研究表明各种 ERRs 亚型都可以以单体或二聚体的形式结合靶基因序列上的多种 ERE 元件的变异体:包括完整或不完整的 ERE 元件,ERRE 元件,以及回文性的甲状腺素反应元件(thyroid response element,TRE),由此可见 ERRs 参与了多种细胞核内信号转导通路。ERRs 的具体作用机制尚不清楚,但已经明确 ERRs 需要募集共调节蛋白如甾体受体共调节蛋白(steroid receptor coregular,SRC)家族的辅助而产生活化效应,特别是在组成性活化介导 ERRE 元件效应基因的转录过程中。

ERR 的家族成员可以调节雌激素诱导的 TFF1 基因(又

称为 pS2 基因),对该基因启动子位点进行序列分析和变异研究表明除了要有 TFF1 的 ERE 元件外还要在启动子区域有功能性的 ERRE 元件,TFF1 才能对 ER 和 ERR 通路均有完全效应作用,证实了 ER 和 ERR 的信号对话机制确实在某些共享的节点上发生。ERR-α 基因可以通过与 ER 形成异二聚体或与 ER 竞争性结合 ERE 元件的方式对雌激素效应基因产生调节作用。对多个基因的启动子鉴定显示,在多个基因的启动子区域均能见到 ERR 的结合元件,但在不同的基因中这种 ERR 与反应元件的结合所调节的转录效应不同。进一步研究发现是活化功能主要由 ERR 的 AF-2 区执行,而抑制功能主要由 N 端区和 DNA 连接域有关。ERRα 作用于 SF-1/FTZ-F1 反应元件时显示出转录活化的效应并与 SF-1 功能重叠,但两者是互为独立地作用于 SFRE 元件。在细胞培养株和非细胞转录系统中 ERRα 显示出 SV40 病毒晚期启动子的抑制子功能,并且可以通过蛋白质-蛋白质的形式与 ER 和/或转录因子 TF2B 相互作用。ERRs 这种作用形式受到转录共活化因子 PGC-1 家族的调节,有研究表明 PGC-1β 和 PERC 是 ERR-α、ERR-γ 的共激活蛋白。ERR 在体内的信号转导以及对 E-ER 信号通路 cross talking 的主要作用机制可能包括:①以非配体依赖的组成性活化的方式识别 ERRE 元件,调控 ERR 特异的效应基因表达;②可以通过直接与雌激素效应基因启动子的 ERE 元件结合,干扰 E-ER 信号通路作用;③与 ER 形成异二聚体干扰而阻止由 ER 介导的基因调控;④ERR 与 ER 竞争性结合共调节蛋白而对彼此作用产生调控。

2)ERRs 在子宫内膜癌中的表达和意义:Lu 的研究表明 ERRs 启动致癌基因机制在于 ERRs 能够结合 ERE 元件和/或 ERRE 元件,导致下游癌基因启动子的表达,从而诱导细胞过度增生、癌变。雌激素合成中芳香化酶是极为重要的调节限速酶。芳香化酶基因的转录启动子中存在 ERE 元件(S1 位点);ER-α 可以结合该位点并以正常的负反馈机制下调过多的异常雌激素合成,然而 ERR-α 以增强子的方式作用 S1 位点并大大增加雌激素的合成。甚至在特定的细胞类型中 ERR-α 可以直接以组成性激活的方式调节非 ER 依赖性的基因转录。

Ariazi E 首先采用实时定量 PCR 技术分析了 ERRs 家族、ERs 家族、BRCA 家族在乳腺癌中的表达和相互关系,并评价了 ERR-s 作为乳腺癌肿瘤标志物及其在癌症患者预后评估中的作用。结果表明 ERR-α 与 ER-α 呈现出明显相反的效应;ERR-α 表达与预后差相关,ERR-γ 的表达则提示预后好。Suzuki 证实了这一研究结果。Yang 等以 SFRE 元件为探针利用双杂交技术从子宫内膜癌 RL95-2 细胞中分离得到 ERR-α 最主要的异性体 ERR-α1。国内魏丽惠领导的研究小组首先在国际及国内报道了子宫内膜腺癌中 ERR 家族表达的临床意义,ER-α mRNA 表达似乎与 ERR-α mRNA 呈负相关:子宫内膜癌组织中 ER-α(+)者其 ERR-α mRNA 的表达水平明显低于 ER-α(-)者

（$P=0.032$）。ERR-β mRNA 的阳性表达率及表达水平在内膜癌与正常内膜之间差异无统计学意义。ERR-γ RNA 在内膜癌及正常内膜中均呈现高表达，内膜癌组织中 ER-α（＋）者 ERR-γ mRNA 的表达水平明显高于正常内膜组（$P=0.023$），而在 ER-α（－）者（$P=0.027$），子宫内膜癌中 ERR-α mRNA 阳性患者手术病理分期 I 期的比例明显低于阴性患者，Ⅱ~Ⅳ期的比例及深肌层浸润发生率明显高于阴性患者。ERR-β RNA 的表达与手术病理分期、病理分级、肌层浸润及淋巴结转移均无关。ERR-γ mRNA 阳性患者中，淋巴结转移的发生明显低于阴性患者，但与手术病理分期、病理分级及有无肌层浸润无关。

ERRs 家族与 ER 家族尽管在基因序列和蛋白结构上具有高度的同源性，其成员并不结合天然雌激素。ER 家族和 ERR 家族在调控基因表达的核内信号转导过程竞争性识别并结合相同的某些反应元件、共调节蛋白，这些现象揭示了另一层面的雌激素信号途径的调节，同时指出崭新的研究方向。ERRγ 表达是否提示恶性肿瘤对 SERM 的敏感性，而过度表达 ERRα 是否是造成激素相关性肿瘤耐受拮抗激素治疗的一种机制？在子宫内膜癌的激素治疗中，是否应同时拮抗 ERRα 才能达到治疗目的？然而限于对孤儿受体 ERRs 家族的研究才刚刚开始，这一家族成员在激素相关性肿瘤的体内信号转导通路和活化机制远未明了，上述假设还必须通过更多的研究来进一步论证。

（5）雌激素激活的钙离子流与子宫内膜癌：细胞内钙可以通过钙荧光探针（如 fluo-2、fluo-3、fluo-4 或 fluo-8）来测量，研究者从大鼠子宫分离的子宫内膜上皮细胞和 RL95-2 细胞（一种人子宫内膜癌细胞系）中检测到雌激素可以诱导的细胞内钙离子流增加。此外，雌激素及其膜不透性结合物雌激素和牛血清白蛋白（E2-BSA）都能在子宫内膜癌细胞系 Ishikawa 细胞中诱导钙内流。雌激素可能直接作用于细胞膜影响配体门控离子通道的活性。据报道，细胞内游离钙的瞬时增加可能促进细胞周期和生长，这可能是雌激素促进子宫内膜癌发生的原因之一。1nm 的 17β-雌二醇可以促进子宫内膜癌细胞钙离子内流增加，胞内钙离子浓度在雌激素作用后的 30 分钟内达到峰值，向内膜癌细胞 Ishikawa 中添加雌激素后，细胞内钙在约 300 秒达到峰值，并持续 600 秒，有趣的是 E2-BSA 刺激下，钙波在 30 分钟内显示出 2 个峰，这可能是 E2-BSA 通过多种途径促进钙离子内流的结果（图 9-17-12）。

雌激素诱发的胞内钙离子增加可能是由于钙离子从细胞外环境进入，或钙离子从细胞内释放的结果。研究表明，在无钙离子溶液中培养细胞或用钙通道阻滞剂（calcium channel blocker，CCB）预处理的细胞不会影响雌激素触发的钙离子内流，但在鸡颗粒细胞中用肌醇磷脂水解抑制剂培养细胞会消除这种现象。此外，雌激素主要通过细胞内储存诱导胞内钙离子增加。然而，一些研究发现雌激素诱导的钙升高对外部钙有严重依赖性。据报道，雌激素还可增加远端

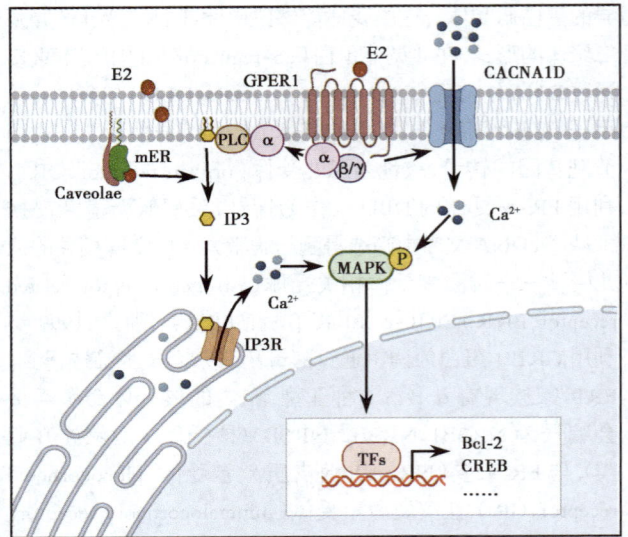

图 9-17-12 子宫内膜癌细胞中雌激素诱导钙离子内流增加

肾小管细胞质膜钙泵的活性。此外，钙通道阻滞剂硝苯地平可显著抑制雌激素诱导的海马神经元和子宫内膜癌细胞的快速钙离子内流。当将 RL95-2 细胞浸泡在外部无钙培养基中时，17β-雌二醇不能诱导胞内钙离子内流，这表明雌激素介导的钙离子内流依赖外钙水平，然而，细胞内钙库的耗竭使钙离子内流显著增加，而蛋白激酶 C（protein kinase C，PKC）抑制剂治疗后钙离子内流减少，这表明通过 PKC 途径从细胞内钙库释放的钙有助于雌激素诱导的细胞内钙增加，因此，雌激素诱导钙离子的来源可能同时依赖于细胞外钙和细胞内钙库。

研究表明，雌激素诱导的钙离子内流及钙通道蛋白（如 Cav1.3）表达水平增加可以促进子宫内膜癌细胞增殖和侵袭，但雌激素激活的钙离子流与子宫内膜癌发生或基因组改变是否相关还有待进一步研究。

2. 代谢综合征与子宫内膜癌发生发展的研究进展 子宫内膜癌多伴肥胖、糖尿病和高血压，临床上俗称"子宫内膜癌三联症"。流行病学研究显示：肥胖患者发生子宫内膜癌的风险是正常者的 2.65 倍，糖尿病患者的子宫内膜癌发病风险是正常者的 1.8 倍，高血压发生子宫内膜癌的风险是对照组的 1.53 倍。近期研究表明，多种代谢异常积累的组合即代谢综合征与子宫内膜癌的发病和不良预后密切相关。一项包括 6 项研究的荟萃分析显示，代谢综合征与女性子宫内膜癌的风险增加密切相关[相对风险（relative risk，RR）=1.89；95% CI（1.34,2.67）]。一项前瞻性对照研究发现，与正常妇女相比，子宫内膜癌妇女更易伴患高血糖，高密度脂蛋白胆固醇比率和 3 个或更多的心血管危险因素。然而，代谢综合征影响子宫内膜癌发生发展的确切机制尚不清楚，其可能与血清中血糖、胰岛素、胰岛素样生长因子和甘油三酯等代谢产物升高有关。

（1）肥胖与子宫内膜癌：荟萃分析显示，体重指数

（BMI）每增加5个单位，子宫内膜癌的发病风险将增加50%（RR=1.50；95% CI（1.42，1.59）。目前认为可能的机制为：肥胖患者伴随胰岛素抵抗（高胰岛素血症）、异常的脂肪代谢（瘦素、脂联素紊乱）、高血糖高血脂和慢性炎症等，这些因素可能通过多种途径促进肿瘤的发生和发展（图9-17-13）。探究肥胖诱导子宫内膜癌发生和发展的关键机制，有助于为临床合并代谢综合征患者的治疗提供新的干预靶点。

1）肥胖相关的雌激素信号：研究发现，脂肪组织中的芳香化酶将循环中的雄激素（androstenedione）转化成雌二醇，导致血清雌二醇水平升高，这种循环雌激素与雌激素受体α和β结合，最终导致转录因子的募集，激活基因转录。此外，肥胖可导致高胰岛素血症，其可通过增加IGF-1的生物利用度减少性激素结合蛋白（sex hormone binding globulin，SHBG）的合成，进而导致雌激素水平上升。一项荟萃分析研究表明，激素替代治疗（hormone replacement therapy，HRT）能够改善肥胖与子宫内膜癌风险相关性，而绝经状态和组织分型对相关性无明显影响。

2）肥胖相关的胰岛素抵抗信号：肥胖患者脂肪组织过度积累导致血液循环游离脂肪酸升高，血清脂肪因子如瘦素、内脂素、细胞因子等表达升高，促使患者产生胰岛素抵抗。胰岛素抵抗常常导致高胰岛素血症，血清水平胰岛素

样生长因子-1（insulin-like growth factor-1，IGF-1）结合蛋白下降，而IGF-1上调。肥胖诱导的炎症反应也是胰岛素抵抗的关键因素。在肥胖患者或动物血浆中发现C反应蛋白（C-reactive protein，CRP）、白细胞介素-6（interleukin-6，IL-6）、纤溶酶原激活物抑制剂-1（plasminogen activator inhibitor，PAI-1）、转化生长因子-α（transforming growth factor，TGF-α）等多种炎症介质表达升高且与胰岛素抵抗密切相关。肥胖诱导的炎症反应通过多种信号通路抑制脂肪细胞和肝细胞的胰岛素信号，包括抑制胰岛素信号途径中的胰岛素受体（insulin receptor，IR）和胰岛素受体底物-1（insulin receptor substrate 1，IRS-1）表达，抑制过氧化物酶体增殖物激活受体γ（peroxisome proliferator activated receptor γ，PPARγ）的功能，最终导致胰岛素抵抗。增加的胰岛素和IGF-1可通过与IR和IGF-1受体结合激活下游信号通路促进子宫内膜癌细胞的增殖。

3）胰岛素信号与雌激素信号协同交互作用：雌激素信号转导中既有转录效应也有非基因转录效应：雌激素与位于细胞核的雌激素受体α结合发挥基因型效应，也可以与位于细胞膜上的雌激素膜受体GPER结合发挥非基因转录效应。研究表明，雌激素与胰岛素的具有联合效应，比单一因素对子宫内膜癌细胞增殖的作用更强。雌激素和IGF-1可协同通过激活MAPK和AKT信号通路协同促进肿瘤

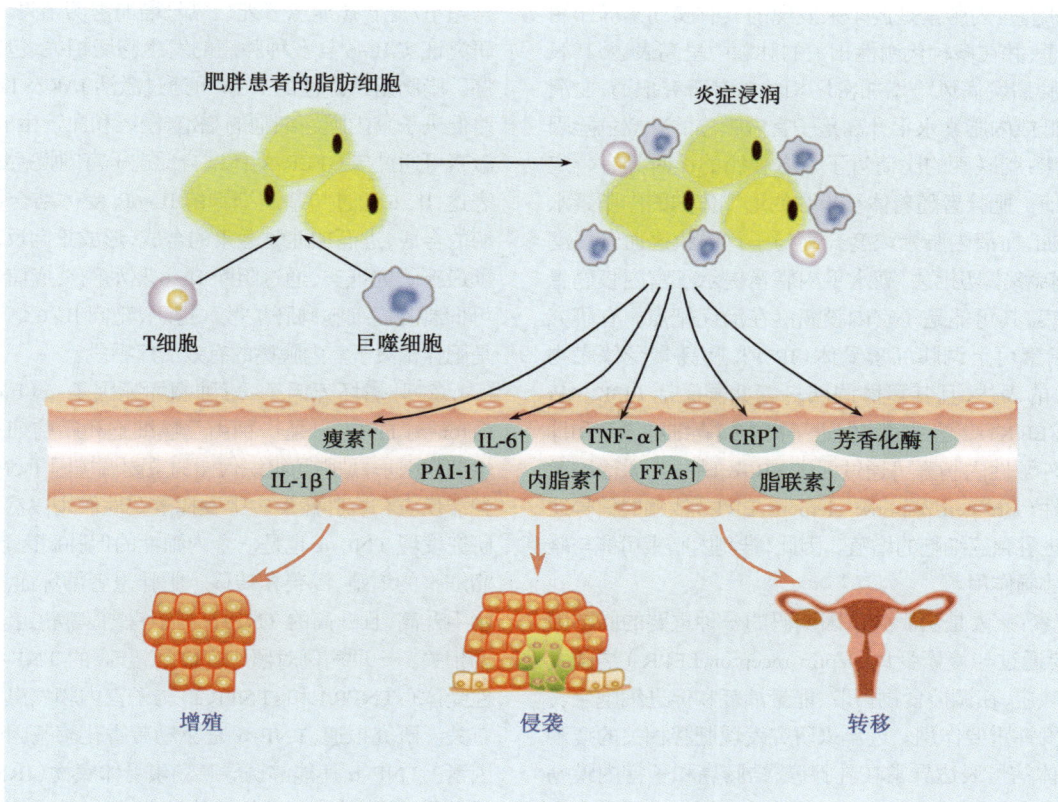

图9-17-13 肥胖相关因素在肿瘤中的作用

进展。胰岛素还可通过促进Tet甲基胞嘧啶双加氧酶（tet methylcytosine dioxygenase 1，TET1）的表达上调GPER的表达，增强子宫内膜癌细胞对雌激素的敏感性。此外，雌激素和高脂饮食协同处理C57BL/6小鼠，能够显著刺激小鼠子宫内膜腺体数目增加，NF-κB信号、PPAR信号通路和LXR/RXR信号途径可能参与此过程。

4）脂肪源性脂肪因子

①脂联素：一项荟萃分析研究显示，血清脂联素水平与子宫内膜癌发病风险呈负相关，特别是在绝经后未接受激素替代治疗的妇女中。脂联素每增加1μg/ml和5μg/ml，子宫内膜癌的发病风险分别降低3%和14%。脂联素主要通过与脂联素受体结合发挥生物学效应。目前已有3种脂联素受体被鉴定，分别是脂联素受体1（adiponectin receptor 1，AdipoR1）、脂联素受体2（adiponectin receptor 1，AdipoR2）和T-钙黏蛋白。研究表明，脂联素可通过与AdipoRs相结合启动下游LKB1-AMPK/mTOR/S6K1信号轴的表达进而抑制子宫内膜癌细胞的增殖、黏附和侵袭性。脂联素还可通过激活p38MAPK活性来发挥其增加胰岛素敏感性的作用。脂联素的高度保守13残基片段ADP-1可促进葡萄糖转运体4向细胞膜转位，并可降低db/db小鼠血糖水平促进胰腺β细胞分泌胰岛素，从而改善葡萄糖和脂肪酸代谢。研究显示，脂联素的抗增殖作用还与多种细胞周期调节因子、细胞周期蛋白D1、D2和信号蛋白ERK1/2、Akt相关。

②内脂素：内脂素是近年来发现的具有胰岛素样作用的脂肪因子，并在多种代谢性相关的肿瘤中呈高表达，其表达增高与肿瘤发病风险增加密切相关。有研究报道，血清脂联素降低或内脂素水平升高是子宫内膜癌的独立危险因素。内脂素：脂联素的比值对子宫内膜癌的诊断具有一定的参考价值。肥胖者随着体重指数的增加体内的内脂素水平显著增加，血清内脂素浓度升高与子宫内膜癌血管浸润和淋巴结转移密切相关，高水平内脂素提示子宫内膜癌患者预后不良，其可能是子宫内膜癌潜在治疗靶点。有研究报道，内脂素可上调胰岛素受体（IR）和胰岛素受体底物（IRS）1/2的表达，且其可协同胰岛素共同激活PI3K/Akt和MAPK/ERK1/2信号通路促进子宫内膜癌细胞增殖和抑制凋亡。外源性内脂素可通过促进ER-α磷酸化激活雌激素反应元件（estrogen response element，ERE）依赖的信号途径从而促进乳腺癌细胞的增殖。因此，推测内脂素可能与雌激素存在协同作用。

③瘦素：瘦素是由肥胖基因编码的一种重要的脂肪因子，其主要通过与瘦素受体（leptin receptor，LEPR）结合发挥生物学效应，在调控食物摄取、能量消耗和促进细胞生长等方面中发挥重要作用。近年来研究发现肥胖相关的瘦素和瘦素受体信号表达异常在乳腺癌、结肠癌和子宫内膜癌等多种肿瘤中发挥重要作用。一项荟萃分析研究显示高水平瘦素能够显著增加子宫内膜癌的患病风险（RR=2.55）。

在子宫内膜癌组织中，瘦素和瘦素受体的表达水平与患者BMI、淋巴结转移和不良生存预后呈正相关。血清瘦素水平升高与子宫内膜癌的临床分期密切相关。研究发现，瘦素可通过激活NIK/IKK信号途径抑制子宫内膜癌细胞的凋亡。瘦素水平升高可通过激活PI3K/Akt信号通路影响上皮极性促进细胞恶性转化。瘦素还通过激活信号转导与转录激活因子3（signal transducer and activator of transcription 3，STAT3）和ERK1/2、c-Jun氨基末端激酶（c-Jun NH2-terminal kinase，JNK）等信号通路促进子宫内膜癌细胞的增殖和侵袭，当阻断JAK/STAT3时，这种增殖作用被抑制。另有研究报道，瘦素的-2548 G/A单核苷酸多态性（single-nucleotide polymorphism，SNP）可能参与子宫内膜癌的发生和发展。

5）脂肪源性炎性细胞因子：炎症是肿瘤形成和发育的核心阶段，有报道称全球18%的癌症病例与慢性炎症有关，这暗示了癌症与炎症之间存在潜在联系。在正常体重状态下，脂肪细胞与免疫细胞之间存在的一种平衡能维持全身的正常代谢。但在肥胖者体内，这一平衡转变成促炎症的脂肪组织微环境。肥胖相关脂肪炎症可增加脂肪中促炎因子的分泌，造成全身代谢紊乱，并改变肿瘤微环境，从而使肥胖人群的患癌风险明显增加。已有多项研究证实肥胖相关的炎性细胞因子参与肿瘤发生。

①白介素-6：白介素-6（interleukin-6，IL-6）是一种炎性细胞因子，在多种生理和病理过程中发挥重要作用。IL-6与超重/肥胖癌症患者死亡风险增加密切相关。此外，多项研究证实IL-6与多种肿瘤的发生密切相关，包括子宫内膜癌。脂肪组织源性的IL-6可通过激活JAK/STAT3信号通路促进子宫内膜癌细胞的增殖、侵袭和血管生成。此外，雌激素可通过与GPER受体结合促进子宫内膜癌细胞IL-6的表达，IL-6通过与基质细胞的IL-6R受体结合促进芳香化酶的合成，进而加速雌激素的合成，形成正向反馈环路。一项最新研究证实，通过阻断IL-6驱动的炎症信号级联反应可抑制肿瘤细胞向肝扩散。提示，靶向IL-6信号通路可能是肥胖相关子宫内膜癌的有效治疗手段。

②肿瘤坏死因子-α：肿瘤坏死因子-α（tumor necrosis factor-α，TNF-α）是一种由巨噬细胞和脂肪细胞分泌的炎性细胞因子，是脂肪组织代谢的重要调控因子，在免疫调控、炎症反应和抗肿瘤反应中发挥重要性作用。然而近年来的研究发现TNF-α也是一个内源性的促肿瘤因子，可促进肿瘤细胞的增殖、侵袭和转移。肥胖患者循环血液中TNF-α水平升高，且升高的TNF-α与子宫内膜癌患者不良预后密切相关。一项病例对照研究显示，升高的TNF-α及其可溶性受体（sTNFR1和sTNFR2）与子宫内膜癌患病风险增加有关。研究报道，TNF-α是驱动芳香化酶基因表达的关键因素。TNF-α还能够诱导胰岛素受体底物（IRS-1）丝氨酸磷酸化，抑制其对下游信号的触发，导致胰岛素抵抗。胰岛素抵抗引起的高胰岛素和IGF-1血症又能反作用于TNF-α

信号通路,促进其生物学效应。因此,调控 TNF-α 的表达可能为肿瘤治疗提供新的方法。

③ 纤溶酶原激活物抑制剂-1:纤溶酶原激活物抑制剂-1(plasminogen activator inhibitor-1,PAI-1)是一种由脂肪组织中的血管内皮细胞、基质细胞和和脂肪细胞产生的蛋白酶抑制剂。近年来的研究发现 PAI-1 不仅在影响胰岛素信号中发挥重要作用,且在影响肥胖相关肿瘤侵袭、浸润和转移方面发挥重要的生物学功能。子宫内膜癌组织中 PAI-1 呈高表达,且与子宫内膜癌不良预后密切相关。最新研究报道,PAI-1 可能介导了脂肪干细胞对子宫内膜癌的转录调控作用。因此,PAI-1 可能是子宫内膜癌临床潜在治疗靶点。

6)脂肪源性干细胞:脂肪相关的干细胞在肿瘤微环境中发挥重要作用,肥胖有利于促进脂肪源性干细胞(adipose-derived stem cells,ASCs)向肿瘤相关成纤维细胞(cancer-associated fibroblasts,CAFs)转化,进而促进肿瘤细胞的增殖和侵袭表型。此外,脂肪干细胞能够独立于雌激素信号促进 ER 阳性乳腺癌细胞的转移。脂肪干细胞分泌的瘦素可通过增加 ER 受体和芳香化酶的表达促进 ER 阳性乳腺癌的生长和转移。有研究报道,ASCs 能够与子宫内膜癌细胞融合,而融合后的子宫内膜癌细胞呈现间充质表型的纤维母细胞样外观,并伴随 E-cadherin 的表达下调和 Vimentin 的表达上调。揭示 ASCs 在子宫内膜癌进展中发挥重要作用。

(2)糖尿病与子宫内膜癌:大多数流行病学研究表明,糖尿病是子宫内膜癌发病的一个重要危险因素。一项包含 16 项研究的荟萃分析表明,糖尿病与子宫内膜癌的发病风险增加显著相关$[RR=2.10,95\% CI(1.75,2.53)]$。此外,糖尿病与子宫内膜癌妇女癌症特异性死亡率$[HR=2.09,95\% CI(1.31,3.35)]$和非癌症死亡率的增加密切相关。提示糖尿病与子宫内膜癌发病风险和死亡率增加有关。

1)高血糖与子宫内膜癌:高血糖是糖尿病患者的重要临床特征之一。研究证实,血清水平升高的葡萄糖能够直接调控肿瘤相关的信号通路,尤其能够满足肿瘤细胞快速增殖需求,促进糖代谢重编程过程。葡萄糖转运体(glucose transporter,GLUT)是细胞摄取葡萄糖的主要转运体。葡萄糖进入细胞时,GLUT 通过变构将糖送入细胞支持高糖酵解速率。研究报道,高糖可通过调控 ER/GLUT4 的表达促进血管内皮生长因子(vascular endothelial growth factor,VEGF)/VEGFR 表达和 EMT 过程,进而促进子宫内膜癌细胞的增殖和侵袭。此外,高浓度葡萄糖可通过调控 AMPK/mTOR/S6 和 MAPK 通路增加葡萄糖摄取和糖酵解活性,导致子宫内膜癌细胞的侵袭性增加。高糖通过激活 STAT3 的表达促进子宫内膜癌细胞的增殖,而这种效应能够被二甲双胍抑制。腺苷酸活化蛋白激酶(5′-AMP activated protein kinase,AMPK)是感知胞外葡萄糖浓度的关键蛋白。一项研究报道,胞外高浓度葡萄糖水平通过减少 AMPK 磷酸化调控 CARM1 的蛋白水平,进而抑制甘油醛-3-磷酸脱氢酶(glyceraldehyde-3-phosphate dehydrogenase,GAPDH)甲基化,从而促进 GAPDH 酶活性及糖酵解代谢途径。此项研究揭示了细胞感知胞外葡萄糖水平并调控糖酵解速率的机制,为阐明肿瘤细胞感受并利用葡萄糖的机制提供了新思路。

乳酸是癌细胞糖酵解的关键代谢产物,细胞外乳酸的积累对癌细胞的代谢和非癌细胞向癌细胞的转化具有重要的调节作用,包括代谢重编程、肿瘤炎症和血管生成。近年来研究发现,癌细胞糖酵解产生的乳酸可通过缺氧诱导因子介导的机制抑制巨噬细胞的功能,诱导抗肿瘤 M1 型巨噬细胞转化为 M2,促进癌细胞的侵袭和迁移。其次,M2 型巨噬细胞已被证实是子宫内膜癌主要浸润的肿瘤相关巨噬细胞,其在肿瘤的发生和发展过程发挥重要性作用。单羧酸转运蛋白 1(monocarboxylate transporter 1,MCT1)是细胞摄取乳酸和丙酮酸的重要蛋白,而 MCT4 是细胞转运乳酸和丙酮酸的重要蛋白,在调节乳酸代谢中起重要作用。据研究报道,MCT1 是子宫内膜癌独立的预后标志物。最近的一项研究表明,使用单羧酸转运体抑制剂可以逆转乳酸对巨噬细胞溶酶体的抑制作用。以上研究结果提示,在高糖环境下,子宫内膜癌的糖酵解活性和代谢产物如乳酸的增强可能导致肿瘤微环境的酸化,而 MCT1 抑制剂的运用有望成为临床治疗子宫内膜癌的新方案。深入研究高糖在子宫内膜癌中的作用机制有望为糖尿病相关的子宫内膜癌临床治疗提供新的靶点。同时,临床上干预高血糖状态或靶向糖代谢过程可能是潜在子宫内膜癌的治疗策略。

2)胰岛素抵抗与子宫内膜癌:胰岛素抵抗和高胰岛素血症是肥胖和糖尿病的重要特征。糖尿病患者的胰岛素和 IGF-1 的表达水平显著上调。糖尿病患者体内的高胰岛素及 IGF-1/2 水平能够加速芳香化酶将雄烯二酮转化生成雌激素过程,并可通过抑制性激素结合蛋白(sex hormone binding globulin,SHBG)的合成增加雌激素水平,长期无孕激素对抗的雌激素刺激作用使得子宫内膜异常增生甚至恶变。有研究报道,在校正 BMI、年龄和组织学类型等因素后,IR/IGF-1R 高表达与子宫内膜癌进展期及淋巴结浸润等预后高危因素仍密切相关。

胰岛素可通过与 IR/IGF-1R 受体相结合激活 PI3K/AKT 或 MAPK/ERK 信号通路促进子宫内膜癌上皮间质转化(epithelial-mesenchymal transition,EMT)发生,导致子宫内膜癌细胞的增殖和侵袭增加,并抑制肿瘤细胞的凋亡,促进肿瘤血管生成。有研究报道,胰岛素可通过调控血管内皮生长因子的表达来参与肿瘤的发生和进展过程。最新研究报道,胰岛素信号依赖性磷酸化启动葡萄糖代谢途径先于葡萄糖的转运,从而使葡萄糖的代谢向特定的糖酵解方向分流。因此,胰岛素抵抗可通过间接途径或配体-受体直接作用途径促进子宫内膜癌的发生和发展。

胰岛素主要通过与胰岛素受体(IR)相结合发挥生物学

作用,IR-A对胰岛素和胰岛素样生长因子IGF-Ⅱ具有高度亲和力,但与IGF-Ⅰ具有低亲和力。然而,阻断IGF-IR和IR并不能完全阻止胰岛素样生长因子或胰岛素对肿瘤细胞的生长刺激作用,提示可能存在其他受体参与复杂的信号转导系统。前期研究发现并证实杂合受体(Hybrid-R)在子宫内膜癌中的表达,其可通过MAPK/ERK信号通路促进子宫内膜癌细胞的增殖和抑制凋亡。Hybrid-R有望为临床精准治疗子宫内膜癌合并胰岛素抵抗和高胰岛素血症患者提供一种新的药物治疗靶点和治疗策略。

3)二甲双胍与子宫内膜癌:胰岛素增敏剂二甲双胍具有抗癌效应。临床研究发现,对孕激素治疗不佳的子宫内膜癌患者,联合使用二甲双胍能够明显提高疗效。子宫内膜癌患者的血浆高血糖和高IGF-1水平可被常规剂量的二甲双胍逆转。二甲双胍能够显著抑制子宫内膜癌细胞的增殖,可能与AMPK信号的激活和mTOR信号途径抑制有关。然而,一些研究表明二甲双胍并不能降低患子宫内膜癌的风险,也不能改善患者总体的生存期。因此,二甲双胍在子宫内膜癌中的作用尚存在争议,深入研究糖代谢异常调控子宫内膜癌发生的机制,挖掘能够联合二甲双胍的新型有效预防或抗肿瘤药物具有重要的临床意义。

(3)其他代谢性疾病与子宫内膜癌:脂代谢异常与多种癌症的发病密切相关。研究报道,合并高血糖、高血脂和高血压的患者罹患子宫内膜癌的风险是正常者的2倍。患者体重指数与血清中不饱和脂肪酸包括软脂酸,硬脂酸,油酸的含量密切相关。肥胖者游离脂肪酸升高,其可通过间接增加雌二醇水平促进子宫内膜癌细胞增殖。脂代谢异常调控子宫内膜癌的可能机制为:细胞通过脂肪酸途径促进线粒体内活性氧的生成,导致细胞氧化应激的发生,细胞内产生的过量活性氧会进一步与DNA或者蛋白质相互作用,诱导细胞损伤的发生,促进细胞的基因组不稳定性,从而促进肿瘤的发生。最新研究报道,肥胖者血清胆固醇升高,胆固醇通过ER依赖性途径激活子宫内膜癌细胞转录活性,促进子宫内膜癌细胞的增殖。此外,循环游离脂肪酸升高可能是连接肥胖和肿瘤发生的重要因素,其可通过ER-α受体信号和mTOR信号通路促进乳腺癌细胞的增殖和侵袭。总之,血脂异常尤其是上升的游离脂肪酸与子宫内膜癌的进展密切相关。此外,研究还发现,甲状腺功能减退是子宫内膜癌常见的并发症,子宫内膜癌患者治疗前血清促甲状腺激素(thyroid-stimulating hormone,TSH)水平升高与预后不良有关。甲状腺功能减退症和子宫内膜癌的许多危险因素密切相关,包括代谢综合征、PCOS和不孕症。因此,甲状腺功能减退症与子宫内膜癌之间存在着复杂的关系,可能是通过间接干扰这些危险因素或直接作用于甲状腺相关受体从而促进子宫内膜癌的发生和发展。甲状腺功能和TSH水平可能成为子宫内膜癌患者预后随访监测的肿瘤标志物。

(4)结论:代谢综合征是一类代谢性疾病的总称包括胰岛素抵抗、高胰岛素血症、糖耐量受损、2型糖尿病、血脂异常和内脏肥胖等。在新诊断的子宫内膜癌患者中,代谢综合征的患病率明显增高。代谢综合征及其组分与癌症关联的潜在通路机制,如图9-17-14所示。肥胖相关的胰岛素抵抗、瘦素、内脂素水平升高与子宫内膜癌的发生发展密切相关,肥胖患者血清脂联素水平降低和慢性炎症增加是肥胖增加子宫内膜癌患病风险的重要因素。肥胖和糖尿病有许多共同的病理特征:包括胰岛素抵抗(高胰岛素血症)、异常的脂肪代谢(瘦素升高、脂联素降低)、高血糖、高血脂和慢性炎症。已有许多研究报道这些特征可通过直接作用于肿瘤细胞或调控肿瘤微环境的方式促进子宫内膜癌的发生发展。因此,迫切需要干预代谢综合征相关的慢性疾病来降低子宫内膜癌的发病率。已有研究表明,肥胖者接受减肥手术或药物减肥治疗可降低子宫内膜癌发病风险,且减肥可逆转子宫内膜异常增生。有研究评估了肥胖和减肥手术对子宫内膜形态和子宫内膜癌分子信号通路的影响,发现胰岛素抵抗(HbA1c,HOMA-IR)和炎症(hsCRP,IL-6)循环生物标志物减少,而生殖相关生物标志物(LH、FSH、SHBG)明显增加。子宫内膜癌患者体重减轻后、C-肽、胰岛素、C反应蛋白、瘦素、IL-1Rα和IL-6显著下降,而SHBG、IGFBP1和脂联素显著增加。因此,减肥手术可以通过改善肥胖引起的炎症来降低子宫内膜癌的发病风险。然而,减肥手术在治疗子宫内膜增生中的作用仍需要确凿或令人信服的证据。最近有学者基于胰岛素抵抗BMI敏感性通路的7个标记物:脂联素受体1、脂联素受体2、瘦素受体、胰岛素受体(β亚单位)、胰岛素受体底物1、胰岛素样生长因子1受体、胰岛素样生长因子2受体,拟开发新的子宫内膜癌分子分型系统。然而,并没有发现可有效用于子宫内膜癌分子分型的标志物。有研究提出实用性的子宫内膜癌风险预测模型,包括肥胖、生殖、胰岛素抵抗和遗传风险。该模型对识别子宫内膜癌高危人群和指导特定疾病靶点的预防治疗具有重要作用。同样有研究将生物标志物(脂联素、雌二醇、白细胞介素-1受体拮抗剂、肿瘤坏死因子-α和甘油三酯)纳入子宫内膜癌风险预测模型中发现其可略微提高子宫内膜癌的预测能力。尽管不同的研究已陆续报道发现新的分子标志物,但是到目前为止尚未有可靠的分子标志物能应用于临床分子分型。研究发现,在子宫内膜样癌患者中,血清总钙可能是一个比血脂更敏感的代谢综合征参数。然而,目前已筛选的生物标志物尚不能够代表与子宫内膜癌相关的全身代谢异常状态,仍需要基于全身代谢组学变化筛选新的标志物,并基于血清代谢组学变化挖掘新的子宫内膜癌分子分型方法和风险预后模型。

综上所述,迫切需要关注代谢综合征相关因素在子宫内膜癌中的作用和机制。随着蛋白组学、代谢组学和转录组学的广泛开展应用,鉴别代谢综合征相关疾病的关键分子在子宫内膜癌中的作用对于早期预防和治疗子宫内膜癌具有重要的意义。子宫内膜癌是一类代谢性疾病相关性肿瘤,深

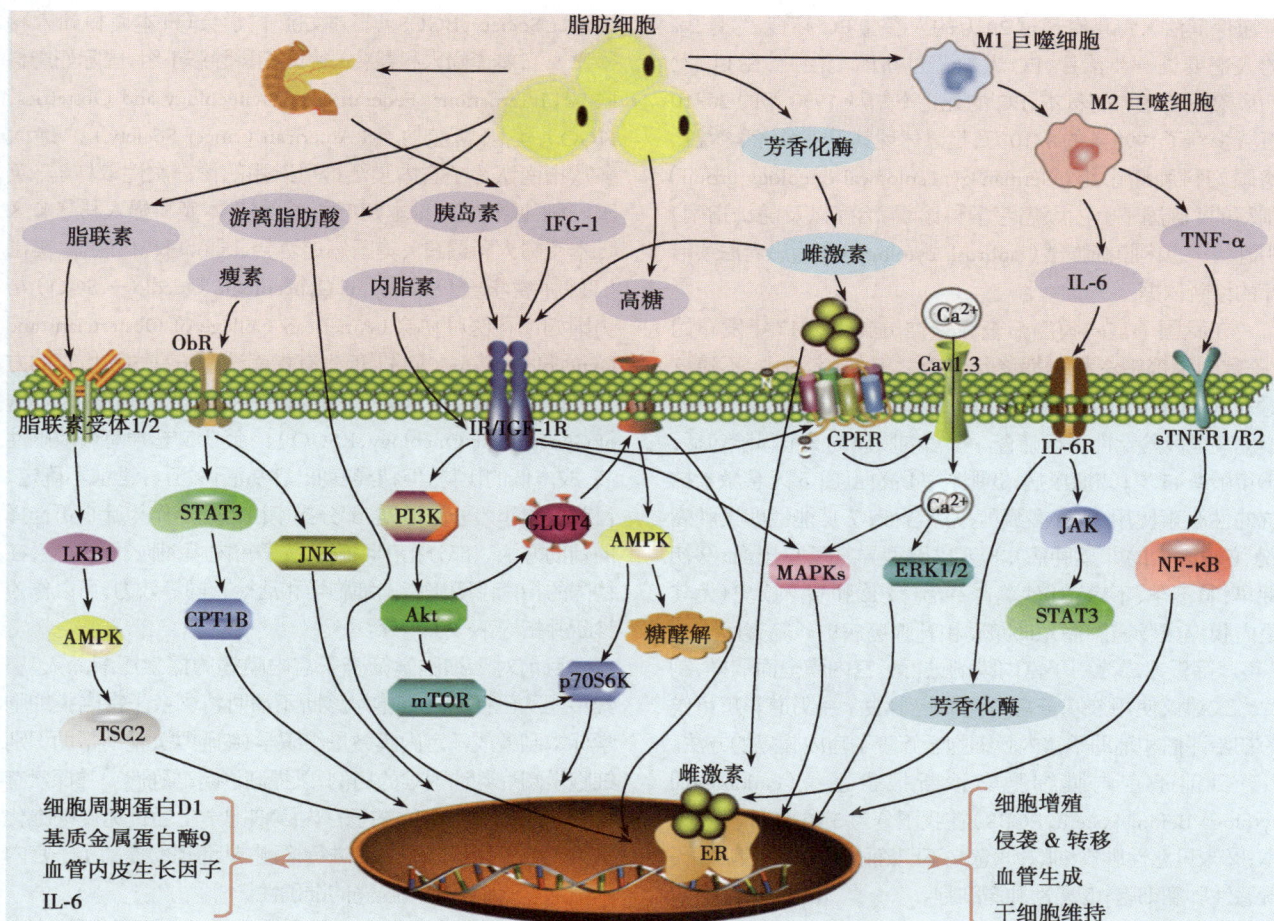

图 9-17-14　代谢综合征及其组分与子宫内膜癌相关的分子信号通路

入阐明代谢综合征相关疾病在子宫内膜癌中的具体作用分子及机制有望为子宫内膜癌的早期预防和治疗提供新的靶点。虽然研究代谢综合征及其组分和癌症之间的关联机制可能为子宫内膜癌提供有效治疗靶点，但改善生活方式仍然是预防代谢综合征相关子宫内膜癌发病率和死亡率最重要的组成部分。此外，针对代谢综合征相关子宫内膜癌的代谢微环境的靶向治疗尚需更深入的体内外和临床研究。

（二）有关子宫内膜细胞学筛查的评价

子宫内膜细胞学检测（endometrial cytologic test, ECT）是采用子宫内膜采集器直接留取子宫内膜细胞及组织，通过制片、阅片，出具子宫内膜内胞病理学报告，主要用于筛查子宫内膜癌和癌前病变。子宫内膜癌筛查的必要性曾有争议，但子宫内膜癌发病率逐渐上升，在发达国家及我国部分地区如北京、上海、广州、中山已超过子宫颈癌，成为女性生殖道恶性肿瘤的首位，并呈年轻化趋势。例如北京市，子宫内膜癌发病率在 2015 年是 18.67/10 万，是宫颈癌的 2 倍。同年统计，上海市为 8.23/10 万，广州市为 10.03/10 万，中山市为 16.71/10 万。同时死亡率也逐年升高，死亡率上升与新发肿瘤往往已期别晚，分化差相关。EC 发生的高危因素包括肥胖、糖尿病、高血压、雌激素用药史、他莫昔芬用药史、多囊卵巢综合征、不孕症等，而这些高危因素与发达国家的生活方式紧密相关。故在无症状高危人群中，EC 筛查就变得至关重要。在发达国家以及我国经济发达城市，EC 已经成为危害公共健康的严重问题，亟待确立有效的筛查方法来实现 EC 早期诊断与治疗。ECT 作为一个筛查手段，具有高取材满意率，高诊断准确性以及高阴性预测值。此外，ECT 还具有理想筛查手段的特点：成本合理，更好的患者接受度以及简便的操作（在门诊诊室就可以完成）。ECT 筛查减少肿瘤相关的死亡率所带来的益处，大于筛查带来的潜在坏处。

因液基细胞学对于所获得标本判读的极大改善，子宫内膜细胞学筛查子宫内膜癌的研究及应用也逐渐增多，诊断敏感性 78%～100%，特异性 66%～100%，阳性预测值 41.9%～100%，阴性预测值 96%～100%。子宫内膜液基细胞学具有对 EC 很高的诊断能力，高取材满意率，其标本取材不足的发生率极低，尤其针对某些高危人群，如绝经后女性、乳腺癌术后他莫昔芬使用患者。

日本于 1987 年已将子宫内膜细胞学检测列入《老年人

健康保健法》，每年有超过 20 万的人参加 EC 筛查，约有 2% 的人需要进一步治疗，EC 人数超过 0.1%。由此，在 EC 发病风险不断增加的日本，EC 的死亡率却从 1950 年的 20/10 万减少到了 1999 年的 8/10 万，足以体现其卫生经济学效益。德国妇科肿瘤小组（German gynecological oncology group）撰写的《德国子宫内膜癌跨学科诊断、治疗以及随访指南》明确将子宫内膜细胞学（taobrush cytology）作为患者后续治疗的诊断依据。

在我国子宫内膜癌筛查专家委员会于 2017 年发布的《子宫内膜癌筛查和早期诊断专家共识（草案）》中，不建议对子宫内膜癌平均风险人群进行常规筛查，建议对于子宫内膜癌高危风险女性进行筛查。子宫内膜癌的高危风险包括：①年龄≥45 岁；②糖尿病；③肥胖；④高血压；⑤无孕激素拮抗的性激素使用史；⑥多囊卵巢综合征；⑦功能性卵巢肿瘤（分泌雌激素的卵巢肿瘤）；⑧无排卵型异常子宫出血；⑨初潮早；⑩不孕、不育；⑪他莫昔芬治疗；⑫肿瘤家族史（尤其是内膜癌或肠道肿瘤）；⑬卵巢和乳腺癌病史。筛查间隔为 1 年。筛查方式为用子宫内膜刷进行子宫内膜全面取样，制片方式建议使用液基子宫内膜细胞学法。经阴道彩超可作为初始评估和辅助子宫内膜细胞学筛查子宫内膜癌的方法。

目前子宫内膜细胞学诊断报告系统（endometrial cytology Beijing system, ECBS）在我国分为 5 类：①不满意标本；②未见恶性肿瘤细胞；③意义不明确的非典型细胞；④可疑恶性肿瘤细胞；⑤恶性肿瘤细胞。

筛查结果的临床处理如下，①不满意标本：2~3 个月重复细胞学检查；②未见恶性肿瘤细胞：绝经后反复阴道流血、或绝经后子宫内膜厚度≥5mm，建议宫腔镜检查；育龄妇女，有阴道流血症状或超声子宫内膜增厚时，可先试用孕激素治疗，如果治疗无效者，建议宫腔镜检查；如为子宫内膜炎，可先行抗炎治疗，消炎后复查；无症状、超声子宫内膜无明显异常，12 个月后复查；③意义不明确的非典型细胞：无症状女性，应在 6 个月后复查子宫内膜细胞学；绝经后反复阴道流血、或绝经后子宫内膜厚度≥5mm，建议宫腔镜检查；育龄妇女，有阴道流血症状或超声异常（内膜不均，异常血流信号，明显占位等），建议行宫腔镜检查；④可疑恶性肿瘤细胞或恶性肿瘤细胞：应即行宫腔镜检查 + 分段诊刮取得子宫内膜组织，根据病理结果再进一步进行临床治疗。

也有部分地方沿用之前的诊断系统。分为 4 类：未见上皮内病变和恶性细胞；良性增生性改变；子宫内膜非典型增生；子宫内膜癌（EC）。但子宫内膜具有复杂的病理表现，尽管液基细胞学极大地改善了标本质量。过滤掉了血细胞、大多数炎症细胞以及模糊的细胞，而且背景清晰、没有细胞重叠。但子宫内膜细胞学的阅片与判读依然是较大的挑战，也是影响子宫内膜细胞学广泛推广的一个桎梏。

纵观国际上众多指南，对于子宫内膜癌的筛查态度差异较大：绝大多数现有的指南中建议对部分高危人群进行子宫内膜癌的筛查［英国妇科肿瘤学会（British Gynaecological

Cancer Society, BGCS）、日本妇产科学会（日本産科婦人科學會 & 日本産婦人科医會）、德国妇科肿瘤小组、国际妇产科联盟（International Federation of Gynecology and Obstetrics, FIGO）、美国癌症协会（American Cancer Society）］。绝大多数指南认为子宫内膜活检可以用门诊一次性取样器［英国妇科肿瘤学会、日本妇产科学会（日本産科婦人科學會 & 日本産婦人科医會）、美国癌症协会、国际妇产科联盟、美国妇科肿瘤学会（Society of Gynecologic Oncology, SGO）与美国妇产科医师协会（American College of Obstericians and Gynecologists, ACOG）］，但也有指南认为子宫内膜检查的方式仍推荐为诊断性刮宫［韩国妇科肿瘤学会（Korean Society of Gynecologic Oncology, KSGO）］。经阴道超声有着敏感性高、成本低的优势，但特异度低，容易漏诊，且标准值不确定，目前只能作为分流措施，部分指南认为超声作为筛查可选择的辅助方法。部分指南明确承认子宫内膜细胞学准确性，在德国的指南中明确指出细胞学和活检有同等效力，可以作为诊断并指导下一步治疗。

目前对于细胞学筛查子宫内膜癌的探索逐渐深入，廖秦平团队已探索在细胞学诊断不清时将剩余子宫内膜细胞学标本制备成子宫内膜微量组织学（细胞块），辅助帮助识别细胞学阅片判读困难的病例，以提高诊断准确性。并探索有特异性的肿瘤标志物在子宫内膜细胞学上通过免疫细胞化学染色或二代测序的方式进行检测，从而辅助提高了子宫内膜细胞学筛查子宫内膜癌的准确性。

EC 即将变成了越来越严重的公共卫生问题，而筛查变得更加急需。除了一级预防中的改变生活方式以及减少危险因素，二级预防需要进行人群中的干预，如需要在高危人群中行周期性的筛查。

目前数据支持，在 EC 高危人群中进行子宫内膜液基细胞学单独筛查，或者辅助阴道超声，都可以减少年龄校正后的死亡率，但需要通过随机对照研究进行进一步的证明。评价一个筛查项目需要看其正负两面，高级别证据支持在高危人群中进行 EC 筛查是很必要的。将来的研究重点会进行精确的经济效益数学建模，包括社会以及伦理问题。目前 EC 的筛查已经获得业界以及社会卫生层面的重视，特别是在经济发达地区、白领人群中的子宫内膜细胞学筛查内膜癌的工作已经普遍得到认可。相信子宫内膜细胞学筛查工作的普及将会极大地减少我国子宫内膜癌的发生，在降低死亡率方面将起到重要的作用。

（三）子宫内膜癌淋巴切除问题

子宫内膜癌的转移途径包括淋巴转移、血行转移和直接蔓延等，其中最主要的转移途径为经淋巴转移，因此传统的分期手术包括盆腔及主动脉旁淋巴结切除。中华医学会《妇科恶性肿瘤诊治指南》（第 3 版）以及 2011 年 NCCN 子宫肿瘤指南，对于病灶局限于子宫且可手术治疗的子宫内膜样腺癌患者，所建议的标准手术方式均为全子宫切除 + 双侧输卵管卵巢切除＋系统淋巴结切除术(包括盆腔和腹主动脉旁淋巴结),也就是传统的子宫内膜癌全面分期手术。从 2012 年开始,NCCN 子宫肿瘤指南提出,部分患者可能不适合行淋巴结切除术,而仅进行全子宫及双侧输卵管卵巢的切除。对于子宫内膜癌,尤其是其中早期、淋巴结转移低危的患者究竟是否必须常规进行系统的淋巴结切除,存在很多争议。近年国内外许多研究针对于早期低淋巴结转移风险患者的淋巴结切除价值及弊端进行了探讨,针对子宫内膜癌患者淋巴结转移风险进行临床评估后采取选择性淋巴结切除的理念逐渐被广大学者所接受,也就是存在淋巴结转移高危的患者进行系统淋巴结切除,而对于低危患者则不必进行系统淋巴结切除。2017 年 NCCN 子宫肿瘤指南及中华医学会《妇科恶性肿瘤诊治指南》(第 4 版)所提出的早期子宫内膜癌手术方式为全子宫切除＋双侧输卵管卵巢切除,而有选择性地进行系统淋巴结切除。但此种评估方式在术前评估低危的患者中存在漏诊风险,前哨淋巴结切除术的提出及发展使子宫内膜癌患者手术精准治疗的理念得到了进一步完善。目前 NCCN 子宫肿瘤最新版已将前哨淋巴结切除术用于术前评估肿瘤局限于子宫的子宫内膜癌患者列为ⅡA 级证据等级推荐应用于临床。国内专家建议对低危的子宫内膜癌,前哨淋巴结切除术是系统淋巴结切除术的可选替代方案。

本节对子宫内膜癌患者淋巴结切除的必要性、适应证及存在的问题、前哨淋巴结切除术的研究进展及专家共识等进行论述。

1. 子宫内膜癌淋巴结切除的必要性

(1) 系统淋巴结切除对子宫内膜癌的作用:对于恶性肿瘤进行淋巴结切除的临床价值主要包括明确肿瘤的分期,以协助确定辅助治疗的选择;切除可能存在的转移病灶,改善患者的预后。

1) 系统淋巴结切除对子宫内膜癌患者明确分期的作用:系统淋巴结切除对子宫内膜癌患者明确分期的作用如何,不同文献的结论并不相同。有学者对术前诊断为Ⅰ期的 514 例子宫内膜癌患者,随机分为淋巴结切除组(264 例)和对照组(250 例),淋巴结切除组切除全子宫、双附件,并进行系统的盆腔淋巴结切除,对照组切除全子宫及双侧附件,并只对可疑淋巴结进行活检或切除,结果发现淋巴结切除组患者淋巴结转移比例为 13.3%,显著高于对照组(仅为 3.2%),从而提出,即使患者术前考虑分期为Ⅰ期,仍有较高的淋巴结转移概率,应行淋巴结切除术。但本研究中仅根据术前诊断为Ⅰ期进行分组并不可靠,因为存在深肌层侵犯的Ⅰ期患者,其淋巴结转移率显著高于无深肌层侵犯的患者。国内学者 Wang 等对接受分期手术的子宫内膜样腺癌患者淋巴结转移情况进行回顾性分层分析发现,当不考虑淋巴结病理结果的情况下,诊断为 FIGO (2009 年分期)ⅠA 期(浅肌层浸润或无肌层浸润)161 例、ⅠB 期(深肌层浸润)29 例,而如加入淋巴结病理结果后,部分患者分期升级,对于之前考虑

为ⅠB 期的患者,20.7% 因淋巴结转移分期提高为ⅢC 期,与Ⅱ期、ⅢA 期和ⅢB 期相近(分别为 17.1%、1/8 和 1/6),而对之前考虑为ⅠA 期的患者仅为 2.5%,所以对术前诊断Ⅰ期患者整体进行分析,认为淋巴结转移率较高,并不可靠。因此,有学者提出应根据淋巴结转移的风险来区分对待。根据美国国家癌症研究所(NCI)的监测、流行病学和预后(Surveillance, Epidemilolgy and End Results,SEER)登记资料,对 1988—2010 年诊断为子宫内膜癌的患者进行回顾性研究发现,19 329 例进行手术分期的内膜癌患者中,1 035 例(5.3%)有淋巴结转移,其中根据美国梅奥诊所(Mayo clinic)标准确诊的淋巴结转移低危和高危患者分别为 4 095 例和 15 234 例,低危患者淋巴结转移率明显低于高危患者(分别为 1.4% 和 6.4%,P<0.001)。该研究是目前对子宫内膜癌淋巴结切除较为重要的大规模研究文献之一。因此,评价为淋巴结转移低危的子宫内膜癌患者,系统淋巴结切除对其明确分期的作用不大。

2) 系统淋巴结切除对子宫内膜癌患者预后改善的作用:目前认为切除淋巴结对早期患者预后的改善作用不明显。2009 年柳叶刀发表内膜癌治疗研究组(A Study in the Treatment of Endometrial Cancer,ASTEC)的一项多中心随机对照研究的结果动摇了子宫内膜癌常规的系统淋巴结切除观念。该研究包括 1 408 例术前评估病灶局限于子宫体的内膜癌患者,随机分为 2 组,即标准手术组患者 704 例进行全子宫及双附件切除、留取腹腔细胞学、并探查主动脉旁淋巴结,淋巴结切除组 704 例进行上述标准手术以及系统的盆腔淋巴结切除术。对患者进行随访,随访中位时间为 37 个月。共有 191 例患者死亡,其中标准手术组 88 例,淋巴结切除组 103 例。与标准手术组相比,淋巴结切除组患者死亡的 HR 为 1.16,5 年总生存率的绝对差异为 1%。251 例患者复发,其中标准手术组 107 例,淋巴结切除组 144 例,与标准手术组相比,淋巴结切除组患者复发的 HR 为 1.35,5 年无瘤生存率的绝对差异为 6%。调整基线和病理特征后,与标准手术组相比,淋巴结切除组总生存率和无瘤生存率的 HR 分别为 1.04 和 1.25,结果提示对于早期子宫内膜癌患者,盆腔淋巴结切除对于提高患者总生存率和无瘤生存率均无显著益处。国内 Wang 等的研究也提示,盆腔淋巴结切除除了对于ⅠB 期子宫内膜样腺癌患者提高无瘤生存率,而对全部其他各期患者并无明显的预后改善作用。

3) 系统淋巴结切除对子宫内膜癌患者的副作用:系统淋巴结切除术除了需要一定的手术条件和手术技术外,常规的系统淋巴结切除会明显延长子宫内膜癌患者手术时间和住院时间,同时存在术中血管损伤、神经损伤、输尿管损伤等并发症的风险。近年来,随着手术器械的改进和手术技术的提高,很多中心可以顺畅地进行系统淋巴结切除,损伤的并发症发生明显下降,但是淋巴囊肿形成、下肢淋巴水肿、下肢深静脉血栓形成等逐渐增多。有研究提示子宫内膜癌淋巴结切除组患者的手术失血量和输血概率并无差异,但该组患者的平均手术时间和住院日较对照组明显延长,并且淋巴

囊肿、淋巴水肿、下肢静脉血栓及肺栓塞等术后早期和晚期并发症的发生率淋巴结切除组均高于对照组。一项纳入了1 922例子宫内膜癌患者的荟萃分析提示,切除淋巴结未明显增加手术直接并发症,但手术相关全身并发症增加,尤其是淋巴水肿和淋巴囊肿明显增加,其相对危险度(RR)高达8.39。美国梅奥诊所的一项591例有随访资料的研究提示,子宫内膜癌手术后出现下肢淋巴水肿与肥胖、充血性心力衰竭、淋巴结切除手术等相关,内膜癌术后23%的淋巴水肿由淋巴结切除造成。淋巴水肿可显著影响患者的生活质量,有学者对子宫内膜癌患者进行术后生活质量测定,采用癌症患者生命质量测定量表(QLQ-C30)和内膜癌生活质量测定量表(QLQ-EN24),结果发现在各种症状中,淋巴结切除患者只有淋巴水肿评分显著高于对照组患者。

常规进行系统淋巴结切除还会明显增加患者的治疗费用,有学者对常规切除淋巴结进行了卫生经济学评价,发现选择性淋巴结切除的患者在韩国和美国花费分别为6 454和23 995美元,低于常规淋巴结切除患者(分别为7 079和26 318美元),而其质量调整生命年(quality-adjusted life years,QALYs)分别为6.91和6.87,高于常规淋巴结切除患者(分别为6.85和6.81),从而认为对子宫内膜癌患者,根据术前评估进行选择性淋巴结切除成本效益更好。

(2)子宫内膜癌患者淋巴结切除的适应证:正是由于SEER登记研究和ASTEC研究等结果提示,系统淋巴结切除对于淋巴结转移低危的子宫内膜癌患者分期作用不大,系统淋巴结切除对于子宫内膜癌患者的预后改善作用不明显,并且系统淋巴结切除存在延长手术和住院时间,存在损伤、淋巴囊肿、淋巴水肿风险,增加医疗费用等问题。所以提出,对于淋巴结转移低危的子宫内膜癌患者选择性地进行淋巴结切除,但是,如何界定淋巴结转移低危的子宫内膜癌患者呢?

有学者将淋巴结转移低危定义为术中大体标本和冰冻病理检查符合:①G1或G2子宫内膜样腺癌;②肌层侵犯<50%;③子宫颈没有受累;④没有腹腔内转移。经该标准确定为低危的179例患者,仅3例平均于术后43.7个月复发,5年总生存率达95.8%。除上述标准外,也有学者特别关注了病灶大小的情况,指出病灶直径是预后的重要相关因素,美国梅奥诊所淋巴结转移低危标准为:①组织学1级或2级;②肌层侵犯深度<50%;③肿瘤直径≤2cm。还有学者研究发现,肌层侵犯>50%、子宫颈侵犯、淋巴脉管间隙受累和腹腔细胞学阳性与腹膜后淋巴结转移相关,提出除肌层侵犯≤50%和无子宫颈侵犯以外,无淋巴脉管间隙侵犯也是判断淋巴结转移低危的重要指标。但有无淋巴脉管间隙侵犯在术前很难评估,北京大学人民医院认为子宫内膜癌淋巴结转移低危标准包括:病理类型为子宫内膜样腺癌、肿瘤分级G1或G2、肿瘤局限于子宫体、肌层侵犯深度<50%,以及肿瘤直径≤2cm,其中前2项活检病理结果可提供,后3项需结合彩超、MRI等辅助检查以及术中剖视标本肉眼观察或冰冻病理来进行判断。

近年来,有学者将子宫内膜癌分子分型指导淋巴结切除,认为POLE超突变型可以仅行前哨淋巴结切除,有待进一步扩大病例研究。

另外也有学者对子宫内膜癌淋巴结转移进行预测指标的研究。据文献报道,一些临床病理指标如组织学类型和分级、肿瘤直径、子宫肌层浸润深度、子宫颈间质浸润、淋巴脉管浸润、CA-125与淋巴结转移有关。然而,这些单独指标对于子宫内膜癌淋巴结转移的预测准确性较差,有学者尝试探索综合利用多个临床病理指标,建议子宫内膜癌淋巴结转移的预测模型。2013年Alhilli等人利用子宫肌层浸润深度、分级、肿瘤直径、子宫颈间质浸润和淋巴脉管浸润等指标建立了一个列线图预测模型,内部验证显示出良好的区分度(AUC=0.88),但是Bendifallah等人利用322名早期子宫内膜样癌患者的资料进行外部验证,其C指数仅为0.65,于是Bendifallah等人于2015年利用523名早期子宫内膜癌的资料,基于分级、肌层浸润深度、肿瘤直径、淋巴脉管浸润等4个因素,建立了一个预测模型,其C指数为0.83,但其亦无外部验证数据。2015年Pollom等人分析296名I~IV期子宫内膜癌患者的资料,使用淋巴脉管浸润、子宫肌层浸润深度、子宫颈间质浸润和肿瘤直径开发了一个预测模型,其内部验证的AUC为0.83;2017年Taskin等人分析279例I~IV期子宫内膜癌的临床资料,利用CA125、组织学类型、子宫颈间质受累和淋巴脉管浸润建立了预测模型,其内部验证的C指数为0.92;2017年Kang等人分析了307例I~IV期子宫内膜癌的临床资料,利用淋巴脉管浸润、分级、MI和肿瘤直径建立预测模型,内部验证的C指数为0.87,此3项研究样本量较小,且均未进行外部验证。2019年,国内王建六教授团队利用北京大学人民医院700例临床早期的子宫内膜癌资料为建模组,利用淋巴脉管浸润、子宫肌层浸润深度、分级和子宫颈间质浸润构建了临床早期子宫内膜癌淋巴结转移的列线图预测模型,其内部验证有良好的预测效能(AUC=0.85),该研究团队利用复旦大学附属肿瘤医院727名子宫内膜癌患者进行外部验证,该模型也展现出了良好的临床预测效能(AUC=0.78),该预测模型获得了国家发明专利,为临床早期子宫内膜癌患者是否行淋巴结切除提供了一种经济有效的评估手段,具有较好的临床实用价值。

总之,子宫内膜癌的淋巴结切除应根据具体情况个体化处理,对于淋巴结转移低危的患者可以不必进行淋巴结切除,以期改善患者预后并提高患者生活质量。因此又有前哨淋巴结切除方法在临床上开展起来,关于子宫内膜癌的淋巴结切除仍需不断探索。

2. 子宫内膜癌前哨淋巴结切除术　子宫内膜癌的淋巴转移沿着特定规律,癌灶局部浸润后侵入淋巴管形成瘤栓,随淋巴液引流进入局部淋巴结,在淋巴管内扩散。淋巴结转移影响子宫内膜癌患者的预后及生存期,故充分评价盆腔甚至腹主动脉旁淋巴结的转移情况十分必要。但子宫内膜癌患者中超过75%处于疾病早期,不伴淋巴结转移,淋巴结切除使患者术后生活质量下降，也降低了卫生经济学效益。前哨淋巴结（sentinel lymph node，SLN）检测在子宫恶性肿瘤中应用越来越多，使如何安全、可行地避免淋巴结切除术成为可能。

（1）前哨淋巴结活检术的概念：近10余年，国内外诸多学者进行了子宫内膜癌SLN的研究，通过检测SLN评估盆腔淋巴结转移状态，以期将SLNB代替传统的淋巴结清扫术。SLN最早是由Gould等在1960年发表的一篇关于腮腺癌的论文中提出的术语，Cabanas等于1977年对阴茎癌的治疗中解释了SLN的概念：SLN是解剖学区域或原发肿瘤淋巴引流最先累及的一个或一组淋巴结。SLN的转移状况应代表整个淋巴引流区，即：假如SLN为阴性，整个淋巴引流区非SLN就应为阴性。随着SLN在乳腺癌、外阴癌及黑色素瘤等浅表肿瘤研究取得进展，子宫内膜癌SLN的研究亦逐渐展开。

（2）前哨淋巴结识别方法：通过对SLN染色，术者得以在术中更好地识别并切除SLN。常用的SLN示踪方法有：①生物活性染料示踪法；②放射性胶体示踪法；③荧光示踪法；④联合示踪法。详见图9-17-15。

1）生物活性染料：异硫氰酸蓝是FDA批准的SLNB示踪剂，因费用高、过敏反应风险等不足，临床应用受限，该药品在国内没有上市。亚甲蓝是异硫氰酸蓝的替代品，价格低廉，临床用途广泛，安全性好。国内有采用亚甲蓝进行子宫内膜癌SLNB的研究，但此种生物活性染料易在组织中弥散，不利于发现SLN，文献报道以异硫氰酸蓝和亚甲蓝作为

示踪剂，SLN检出率约为60%~70%。

纳米炭混悬液（carbon nanoparticles，CNP）是由纳米级的炭颗粒制成的生物染料示踪剂，淋巴亲和性强，弥散速度慢，向周围组织泄漏不明显，对人体无害。已被国家食品药品监督管理总局（CFDA）批准用于SLNB，是我国特有的新型示踪剂。应用纳米炭示踪，方法简单，不需特殊设备，而且腹腔镜和开腹手术均可应用。国内已有子宫内膜癌的SLNB研究应用纳米炭示踪法，SLN检出率78%~96.5%。但与其他生物染料相同，纳米炭不具备组织穿透力，要依靠术中对染色淋巴管的精细解剖来识别SLN，存在对于组织深部的SLN漏检的风险，检出率相对较低。

2）放射性核素：放射性标记胶体锝99（^{99m}Tc）核素成像和/或术中伽马计数器检测联合也可用于子宫内膜癌的SLN识别与切除。核素具有穿透组织的能力，可以有效提高深部SLN的检出。但术前需要依赖核医学设备成像，操作过程复杂，有放射性污染需要特殊的防护，其临床应用受到限制。

3）荧光染料：吲哚菁绿（ICG）是一种水溶性三羰花青染料，可在近红外光谱（near infrared spectrum，NIR）范围内发出荧光信号，主要应用于腹腔镜手术和机器人手术。ICG的荧光信号可穿透组织，对于深部的SLN定位准确，在肥胖患者中有显著优势。ICG是NCCN指南推荐用于子宫内膜癌SLNB的示踪剂，目前在国外广泛应用，其检出率在各种示踪剂中较高，总体检出率可达到90%以上。但采用

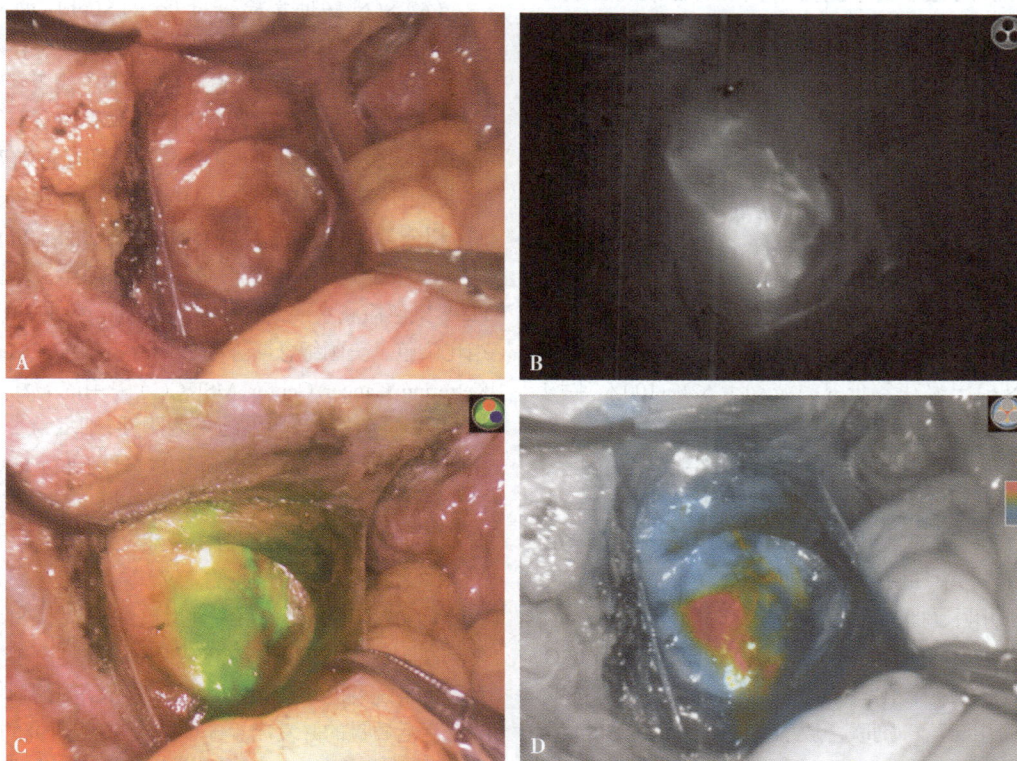

图9-17-15　ICG示踪的SLN
A. 自然光模式；B. 荧光模式；C. 荧光自然光组合模式；D. 蓝光模式。

ICG 荧光法需要荧光腹腔镜设备。

（3）示踪剂的注射方法：子宫内膜癌的最佳 SLN 示踪的注射方法目前仍存在争议。目前的方法主要为子宫颈注射、宫腔镜黏膜下注射和子宫底浆膜层注射。子宫颈注射法易于操作，近年来应用更多。结合浅（2~3mm）和深（1~2cm）子宫颈注射可使染料运送到子宫颈和子宫体上主要 3 层淋巴管起源处，即浅层浆膜下、中层间质和深层黏膜下的淋巴起源位置。染料通常在子宫旁组织浓缩，出现在阔韧带和子宫旁组织的主淋巴干，流向盆腔淋巴结，有时流向主动脉旁淋巴结。子宫颈浅、深结合也是最新 NCCN 推荐的注射方法。宫腔镜进行黏膜下注射操作困难、价格昂贵，对肿瘤较大者可能收效甚微。除此之外，还可在影像学引导下进行浆膜下瘤周注射；该技术根据超声或磁共振的结果在瘤周注射蓝染剂和 ^{99m}Tc。最后一种方法仍在研究中，即从8 个浆膜下位点（前和后）进行多点注射，该法符合整个子宫体的淋巴回流。可与子宫颈注射应用同样的放射性示踪剂；也可应用同样的生物活性染料。

（4）子宫内膜癌 SLN 准确性评价：文献报道子宫内膜癌 SLN 切除总检出率 60%~100%，阴性预测值约 99%。国内 ICG 和纳米炭联合示踪可达到 95% 的总检出率。高检出率和阴性预测值显示了以 SLNB 取代传统的系统淋巴结切除手术的可行性。SLN 预测淋巴结转移的准确性指标见表 9-17-32。

表 9-17-32　SLN 在子宫内膜癌患者中的诊断准确性评估

项目	淋巴结阳性[§]	淋巴结阴性[§]
SLN 阳性	真阳性	假阳性（不存在）
SLN 阴性	假阴性	真阴性

注：[§] 包括 SLN 和非 SLN。
假阴性率：假阴性（患者或单侧盆腔）在淋巴结转移（患者或单侧盆腔）中所占的比例。阴性预测值：真阴性（患者或单侧盆腔）在所有 SLN 阴性（患者或单侧盆腔）中所占的比例。

（5）影响前哨淋巴结检出率的因素：荟萃分析显示，子宫内膜癌 SLN 检出率在各研究中波动于 62%~100%，平均为 81%，双侧 SLN 检出率约 50%，灵敏度为 83%~100%。影响检出率的因素主要包括不同的示踪方法、患者相关因素、医生因素等。

1）不同示踪方法对检出率的影响：SLN 的检出率与示踪剂的类型相关。单独使用蓝染剂的 SLN 检出率最低，联合使用示踪剂可明显提高检出率。荟萃分析发现，ICG 示踪 SLN 的检出率及双侧检出率均明显高于蓝染剂，而 ICG 与放射性染料在 SLN 检出率上无显著差异。同时研究还发现，ICG 单独使用与蓝染剂联合放射性染料对比的 SLN 检出率也无显著差异。

2）患者因素对 SLN 检出率的影响：有研究认为，肿瘤过大或存在转移的淋巴结可能会影响淋巴液在淋巴管中的回流，从而降低 SLN 的检出率，而淋巴液引流方向的改变可能使示踪剂转运、吸收和浓聚，使 SLN 识别的准确性下降。但新近荟萃分析发现，肿瘤大小、不同病理类型对 SLN 的检出率均无显著差异。

一组由 Tanner 等研究认为 SLN 双侧检出率在体重指数（BMI）≥30kg/m² 后会显著下降，而且 BMI 越大，ICG 检出率的优势较蓝染剂会越大。而荟萃分析中发现，不同 BMI 对 SLN 检出率的影响并不显著。

3）手术医生对检出率的影响：在乳腺癌的研究中，学习曲线对 SLN 的成功检出是一个重要的影响因素。在子宫内膜癌的研究中，北京大学人民医院对 I 期子宫内膜样癌患者的研究发现，SLN 示踪技术存在学习曲线，单个中心的学习曲线大于 40 例时，SLN 的检出率可明显升高。故在研究过程中应考虑到该因素对 SLN 检出率的影响。

4）示踪剂注射部位：示踪剂的常见注射部位有子宫颈和经子宫腔注射到肿瘤周围，这 2 种注射方法各有优劣，子宫颈注射的总检出率较高而肿瘤旁注射对腹主动脉旁淋巴结的检出率较高。Sahbai 等对 ^{99m}Tc 在子宫颈周围（PC）和肿瘤周围（PT）注射后前哨淋巴结的检出进行了比较，结果发现，PC 的检出率为 83%，而 PT 的检出率为 69%，2 组总检出率有显著差异（P=0.049），但 PC 组腹主动脉旁淋巴结检出率为 60%，相对 PT 组（38%）有显著差异（P=0.02）。也有学者通过示踪剂宫腔注射观察 SLN 检出率情况，但因操作繁琐，临床未广泛应用。

（6）SLN 病理学检查：切除的 SLN 应做常规石蜡切片和苏木精-伊红（H&E）染色病理检查。有条件的医院推荐行病理"超分期"检查。"超分期"检查包括连续切片和免疫组织化学染色，可增加"低体积转移"（low volume metastasis）的检出率。目前 SLN 超分期检查尚无标准方法。按照美国病理学家学会（CAP）乳腺癌 SLN 处理指南推荐的"超分期"方法，需要沿着淋巴结长轴以 2mm 的间隔切片。并在显微镜下检查所有切片保证至少 1 张切片达到 H&E 染色检测水平，剩余切片可行进一步 H&E 检测或免疫组化染色。美国纪念斯隆·凯特琳癌症中心（Memorial Sloan Kettering Cancer Center，MSKCC）采用的方法为先进行常规 H&E 染色检查，如果结果为阴性，则从每个石蜡块切下相邻 2 张间隔 50μm 的 5μm 切片，分别进行 H&E 和细胞角蛋白 AE1/AE3 染色，遗漏 SLN 中的微小转移病灶的概率较低。这种方法简便易行，值得借鉴应用。

（7）前哨淋巴结检测的意义

1）减少不必要的系统性淋巴结切除术：SLN 的高检出率与高阴性预测值可能在未来使更多早期子宫恶性肿瘤患者避免系统淋巴结切除术，从而减少大范围手术带来的严重降低生活质量的并发症。一项纳入 55 组研究的荟萃分析发现，子宫内膜癌 SLN 检测的灵敏度高达 96%，阴性预测值高达 99.7%，超分期对该结果无显著差异。而在所有研究中，SLN 作为系统淋巴结中唯一转移的淋巴结者达到 66%。另有回顾性研究对比了病灶局限于浅肌层内的子宫内膜癌患者分别行系统淋巴结切除和仅行 SLN 切除的 3 年无病生存期，两者差异无统计学意义，证明 SLN 切除术对患者的安全性。根据 NCCN 指南的推荐，子宫内膜癌 SLN 切除的流程包括：①所有切除的 SLN 均送病理多层切片及免疫组化检查；②无论 SLN 检出结果如何，所有可疑的淋巴结均给予切除；③如仅有单侧 SLN 检出，对侧盆腔需行系统淋巴结切除；④根据主治医生的经验决定腹主动脉旁淋巴结切除范围。根据指南及上述研究，只要一侧盆腔淋巴结检出 SLN，同时处在疾病早期，无明显高危因素，避免行该侧系统淋巴结切除术是安全可行的。虽然目前仍缺少仅行 SLN 切除的大样本随机对照研究，但作者认为，选择特定的早期低危人群行 SLN 切除术将在未来逐渐替代系统淋巴结切除术，给患者带来福音。

2）利于提高微转移的检出率：学界普遍认为，临床转移由微转移发展而来。在乳腺癌、肺癌、胃肠道癌、肝癌、胰腺癌、食管癌等实体瘤的研究中，人们已发现，微转移的阳性检出率与患者的预后有密切关系。在子宫内膜癌的研究中，淋巴结微转移是否是患者生存期和复发的独立危险因素仍需更长时间的随访，但目前早期发现微转移可能有助于更有效地治疗子宫内膜癌。如果对所有行系统性切除的盆腔淋巴结均行连续切片超分期检查，费时费力，成本高昂，难以应用于临床。但选择少数有代表性的 SLN 行连续切片超分期检查及免疫组化法检测，能提高淋巴结微转移的检出率和检测效率，更准确地判断患者预后并指导治疗。

对于明确分期，欧洲临床肿瘤学会（ESMO）把早期子宫内膜癌患者按照复发风险高低划分为低、中危和高危，目前认为前哨淋巴结检和病理超分期能明确早期子宫内膜癌患者的分期，且超分期可检出传统组织学无法检出的转移淋巴结。Ballester 等回顾了 103 名术前根据复发风险高低划分为低、中危的早期子宫内膜癌患者，89 例前哨淋巴结被检出。因最终病理分析而分期提高的 14 例中，前哨淋巴结阳性 4 例，传统组织学阴性而超分期检测阳性 6 例，提示前哨淋巴结活检结合超分期对明确术前诊断早期内膜癌低、中危患者的分期准确性较高。Naoura 等对 180 例早期内膜癌患者进行回顾性研究，41 例最终病理分析为淋巴结转移阳性，159 例前哨淋巴结被检出，分期提高的 41 例中，有 17 例用传统组织学无法检测而被超分期检出，前哨淋巴结检测的总假阴性率（FN）是 6%，在低/中危组 2.3%，高危组 20%，两组间有显著差异（$P=0.000\ 8$），结果提示前哨淋巴结检测对明确早期内膜癌低/中危患者的分期准确性较高，而对术前诊断为早期高危的患者准确性较低，需要结合其他情况综合考虑。

3）利于发现非经典引流途径的淋巴结转移：研究发现，大多数子宫内膜癌的 SLN 位于髂内、髂外及闭孔区，但有少数患者 SLN 位于腹主动脉旁、骶前、腹股沟等非常规淋巴清扫区域。SLN 检测可能发现隐匿的淋巴结转移，从而避免

了这些可能的漏诊，有利于指导辅助治疗和改善患者预后。

4）指导对辅助治疗的选择：如果发生淋巴结转移，子宫内膜癌患者手术后均需行辅助性放疗。在治疗效果相当的前提下，仅行根治性放化疗的损伤和并发症小于根治性手术＋辅助性放疗。由于 SLN 的阳性预测值几乎为 100%，对于 SLN 有转移的患者，可考虑在切除可疑的淋巴结后不切除子宫，而行根治性放化疗，可减少患者并发症的发生率，提高生活质量。另有回顾性研究认为，在子宫内膜癌患者中经 SLN 检测的系统淋巴结切除术比仅行系统淋巴结切除术能够获得更多的转移淋巴结检出率，并因此而接受术后辅助治疗，也使患者的手术分期更准确。

（8）前哨淋巴结的共识与展望：随着 SLN 在早期子宫恶性肿瘤患者中的应用和临床经验的积累，未来越来越多的子宫内膜癌患者将从改良的恶性肿瘤手术治疗方式中获益，在保证生存期的前提下减小创伤，降低并发症。目前国内子宫内膜癌 SLN 临床应用已达成专家共识认：①术前评估病灶局限于子宫体的子宫内膜癌患者淋巴结状态，术中应先行 SLNB 术，临床可疑阳性的淋巴结应同时切除，对于 SLN 显影失败的患者应行系统淋巴结切除术；②子宫颈注射生物活性染料、荧光染料以及示踪剂联合示踪法可有效应用于子宫内膜癌前哨淋巴结活检（sentinel lymph node biopsy，SLNB）；③切除的 SLN 除行常规 H&E 染色病理检查以外，推荐有条件的医院行"超分期"病理检测，将假阴性率控制到最低；④早期低危子宫内膜癌 SLNB，具有微创和较好的肿瘤安全性，可以代替系统性淋巴结切除术，建议推广应用。

未来 SLN 用于子宫内膜癌的发展方向可能有几个方面：①进一步明确 SLN 活检术的适应证，使更多患者避免不必要的系统淋巴结清扫及损伤。②提高 SLN 术中病理诊断转移及超分期检测技术，针对子宫内膜癌低体积转移患者的标准化治疗方案进一步探索，规范精准诊疗。③对 SLN 示踪剂改进为肿瘤靶向示踪剂，提高术中 SLN 显影效率，术中特异性转移淋巴结的示踪技术将成为新趋势，为患者个体化治疗提供新思路。

3. 子宫内膜癌淋巴结切除的争议问题　目前针对子宫内膜癌淋巴结切除方面争议较多，过去对子宫内膜癌患者常规进行盆腔淋巴结切除及肠系膜下动脉水平以下的主动脉旁淋巴结切除，但近年来研究提示，可以选择性地对子宫内膜癌患者进行盆腔淋巴结切除，不必全部进行系统的盆腔淋巴结切除，那么，是否需要评估腹主动脉旁淋巴结？腹主动脉旁淋巴结切除的指征和范围是什么？另外随着 SLN 在子宫内膜癌中的应用，SLN 相关的问题如 SLN 能否成功示踪腹主动脉旁淋巴结？SLN 能否在合并淋巴结转移危险因素的患者中完全替代系统淋巴结切除等均存在争议。

（1）是否全部子宫内膜癌患者均需要进行腹主动脉旁淋巴结切除：关于子宫内膜癌患者是否均需要常规进行腹主动脉旁淋巴结切除，这方面研究文献报道不多，结果差异较大，且无一致的观点，研究的焦点在于子宫内膜癌腹主动脉

旁淋巴结转移率并不高,是否需要对全部患者切除主动脉旁淋巴结,以及切除主动脉旁淋巴结是否可以改善子宫内膜癌患者的预后。子宫内膜癌患者主动脉旁淋巴结转移概率较低,北京大学人民医院对子宫内膜癌患者进行回顾性研究,发现在227例行盆腔淋巴结切除术的患者中,仅22例(9.7%)有盆腔淋巴结转移,在138例同时行主动脉旁淋巴结切除术的患者中,存在主动脉旁淋巴结转移的患者更少,仅为6例(4.4%)。关于主动脉旁淋巴结切除是否可以改善子宫内膜癌患者的预后,有研究提示进行主动脉旁淋巴结切除并不改善患者的预后,Courtney-Brooks M 的研究中,尽管同时切除主动脉旁淋巴结的患者,其5年总生存率高于仅行盆腔淋巴结切除的患者(分别为96%和82%,$P=0.007$),但是,其5年疾病特异性生存率无显著差异(分别为96%和89%,$P>0.05$),考虑与未进行主动脉旁淋巴结切除的患者多为肥胖且存在较多内科合并症,从而影响患者的总生存率有关。但也有学者的研究发现,同时切除主动脉旁淋巴结的患者盆腔外复发机会显著低于仅行盆腔淋巴结切除的患者。也有学者对于放疗和化疗等辅助治疗是否可以代替主动脉旁淋巴结切除进行研究,May T 等对118例切除盆腔和主动脉旁淋巴结(PPALN 组)以及139例单纯切除盆腔淋巴结(PLN 组)的中高危子宫内膜癌患者进行研究,发现 PLN 组患者无瘤生存率较同时切除了主动脉旁淋巴结的 PPALN 组更高(分别为80%和62%,$P=0.02$),两组总生存率无明显差异,进一步分析发现单纯盆腔淋巴结切除患者更多地接受了放疗和化疗作为辅助治疗(分别为28.8%和17.81%,$P=0.002$),作者认为盆腔淋巴结切除联合放疗和化疗对中高危患者是有效的治疗方案。日本学者也认为,对于内膜癌患者如给予铂类、蒽环类药物和紫杉烷衍生药物化疗,不切除主动脉旁淋巴结对预后也没有明显不良影响。综上,子宫内膜癌主动脉旁淋巴结转移率不高,且切除主动脉旁淋巴结对改善生存的作用尚存在争议,因此,可以考虑不对全部的子宫内膜癌患者均进行腹主动脉旁淋巴结切除。

(2)哪些子宫内膜癌患者需要进行腹主动脉旁淋巴结切除:NCCN 指南建议,主动脉旁淋巴结切除适用于:深肌层侵犯、高级别以及浆液性腺癌、透明细胞癌和癌肉瘤等特殊病理类型的子宫内膜癌患者。但也有学者有不同观点,认为肌层侵犯深度对于评估主动脉旁淋巴结转移没有意义,而较多学者认为盆腔淋巴结转移对主动脉旁淋巴结转移有较重要的提示作用。Luomaranta A 等回顾性研究117例接受主动脉旁淋巴结切除的子宫内膜癌患者,发现肉眼阳性的盆腔淋巴结对主动脉旁淋巴结转移预测的敏感性为52.4%,特异性为93.8%,在中高分化浅肌层和深肌层侵犯患者,其阴性预测值分别高达99.7%和98.0%,作者认为对于中高分化子宫内膜样腺癌患者,无论肌层侵犯深度,均可考虑根据肉眼盆腔淋巴结情况,进行选择性腹主动脉旁淋巴结切除。Courtney-Brooks M 等的研究报道,在82例同时切除盆腔和主动脉旁淋巴结的患者中仅有1例(1.2%)主动脉旁

阳性而盆腔淋巴结阴性。Kumar S 等对514例符合美国梅奥诊所淋巴结转移高危标准的患者进行研究,在盆腔淋巴结阳性的患者中,51%存在主动脉旁淋巴结转移,而盆腔淋巴结阴性的患者中,仅3%存在主动脉旁淋巴结转移。北京大学人民医院的研究数据也显示138例患者同时进行盆腔淋巴结及主动脉旁淋巴结切除术,在6例存在主动脉旁淋巴结转移的患者中,5例合并有盆腔淋巴结转移,仅1例主动脉旁淋巴结阳性而盆腔淋巴结为阴性。综合相关研究结果,建议对特殊病理类型的子宫内膜癌和高级别子宫内膜样癌进行腹主动脉旁淋巴结切除,另外,对术中可疑盆腔淋巴结阳性或冰冻病理证实盆腔淋巴结阳性以及深肌层侵犯的患者,也建议切除腹主动脉旁淋巴结。

(3)腹主动脉旁淋巴结切除的范围:妇科恶性肿瘤腹膜后淋巴结切除分为以下几个水平,0水平即没有切除淋巴结,1水平为仅切除可疑淋巴结,2水平为切除盆腔淋巴结,3水平为切除腹主动脉旁淋巴结,其中3-低为切除肠系膜下动脉水平以下的腹主动脉旁淋巴结,3-高为切除至肾血管水平的腹主动脉旁淋巴结。关于腹主动脉旁淋巴结切除的范围也存在争议,焦点集中在是否需要切除肠系膜下动脉至肾静脉水平之间的腹主动脉旁淋巴结。Odagiri T 等研究了266例子宫内膜癌患者,在19例肠系膜下动脉水平以上腹主动脉旁淋巴结阳性的患者中,有6例肠系膜下动脉以下的腹主动脉旁淋巴结阴性,作者提出腹主动脉旁淋巴结切除应做到肾静脉水平。如何判断是否全部患者切除腹主动脉旁淋巴结均应至肾血管水平呢? Kumar S 等的研究中,在主动脉旁淋巴结转移的患者中88%存在肠系膜下动脉至肾静脉间淋巴结转移,且35%仅存在该区域淋巴结转移,并根据患者的临床病理特征提出单纯该区域淋巴结转移的患者集中出现于深肌层侵犯的 G2~3 内膜样癌。Alay L 等的研究也认为子宫内膜癌腹主动脉旁淋巴结切除应达到肾血管水平,但作者认为不能根据肿瘤分级、组织学类型和肌层侵犯情况来预测肠系膜下动脉水平以上区域主动脉旁淋巴结转移。因此,对于子宫内膜癌,由于其不同部位病灶可能存在不同的淋巴结转移途径,所以对于有腹主动脉旁淋巴结切除适应证的患者,其切除水平仍需深入研究。

(4)腹主动脉旁 SLN 示踪问题:SLNB 技术能否示踪子宫内膜癌患者腹主动脉旁淋巴结仍存争议。尽管子宫内膜癌孤立性腹主动脉旁淋巴结转移的风险约为3%,但是,如不能明确腹主动脉旁淋巴结是否发生转移,将影响术后选择辅助治疗。腹主动脉旁淋巴结是否示踪显影与示踪剂的注射部位有关。与子宫底注射或肿瘤旁注射相比,采用 NCCN 指南所推荐的子宫颈注射方法,腹主动脉旁淋巴结检出率相对较低。因此,建议采取如下措施作为补充:①具有淋巴结转移高危因素的患者进行术前影像学检查,以确定腹主动脉旁区域内可疑淋巴结;②对于存在腹主动脉区域可疑淋巴结,无论 SLNB 结果如何,均应行系统淋巴结切除;③术中应仔细检查腹主动脉旁区域,以确定真正的 SLN(而非第二站

淋巴结),特别是盆腔淋巴结未显影者,原则上只切除第一站淋巴结;④对有腹主动脉旁淋巴结转移风险的患者,术者可选择行腹主动脉旁淋巴结切除术,并严格遵循盆腔 SLNB 原则对盆腔淋巴结进行评估;⑤术后病理提示盆腔淋巴结阳性但未行腹主动脉旁淋巴结切除术的患者,应接受影像学检查对腹主动脉旁淋巴结进行评估,必要时采取适当的辅助治疗。

(5)SLN 切除术在高危型子宫内膜癌患者中的应用:在过去的几年里,研究人员开始关注 SLN 在高危型子宫内膜癌患者中的诊断准确性。目前 SLN 在高危型子宫内膜癌患者应用的最大前瞻性试验是 SHREC 临床试验,其中包括 257 名患者,SLN 切除术的敏感性为 98%,阴性预测值为 99.5%。在另一项 Cusimano 等人对高危型子宫内膜癌进行的 156 名患者的前瞻性试验中,SLN 切除术的敏感性为 96%,阴性预测值为 99%。有荟萃分析回顾了 SLNB 在高危型子宫内膜癌中的应用,敏感性和阴性预测值分别为 92% 和 97%,与 SLN 在低危型患者中的敏感性相当。北京大学人民医院的研究发现,低危患者 SLN 切除术的阴性预测值为 100%,高危患者为 92.9%。这些对高危患者可接受的诊断准确率为我们提供了令人信服的证据,证明 SLN 切除术可以安全地替代全淋巴结切除术。

另外 SLN 切除术与系统淋巴结切除相比是否影响患者预后也成为国内外研究的焦点。一项 Schlappe 等多中心的研究比较了 SLN 切除术与系统性盆腔及腹主动脉旁淋巴结切除术在 176 例深肌层浸润子宫内膜样癌患者中的预后分析,发现 SLN 切除术不会影响患者的 3 年无进展生存期及总生存期。他们后续的研究还比较了 214 例浆液性或透明细胞子宫内膜癌患者不同淋巴结评估的生存结果,发现 SLN 切除术与系统淋巴结切除术相比不影响 3 年总生存期,该结果在淋巴结阴性患者中更明显。在另一项来自意大利的多中心回顾性研究中,Buda 等人比较了 SLN 切除术和 SLN 切除术联合系统性盆腔淋巴结切除术对高危子宫内膜癌的影响,结果发现 171 例患者中两种策略的 5 年无病生存率没有统计学差异。基于大规模回顾性数据的证据,SLN 切除术在高危患者中的肿瘤学结果与系统性淋巴结切除术相当。但高危患者 SLN 切除术完全替代系统淋巴结切除术能否在临床工作中广泛开展仍需大样本前瞻性研究的证实。

(四)子宫内膜癌保留生育功能

约 25% 的子宫内膜癌患者发病在绝经前,40 岁及以下占 10%,并且近年来年轻子宫内膜癌患者发病率呈上升趋势。而这部分患者中有 60%~70% 尚未生育,不少患者渴求保留生育功能。标准的手术治疗方式,会使得患者生育能力彻底丧失,基于此类患者通常具有良好的组织病理分型及预后,寻求生育功能的保护成为一种重要的治疗策略。对于子宫内膜癌保留生育功能的治疗,已经有一些获得较高反应率和部分妊娠率的研究,国际和国内均有指南规范供临床参考。但是由于临床试验开展的困难,治疗需求的扩大,目前对于治疗适应证、用药方案、治疗后的生育问题等,都需要更深入的探索。

1.年轻子宫内膜癌患者保留生育功能的风险 子宫内膜癌保留生育功能的治疗目的是保留子宫,即在保留胎儿生长发育场所的同时,也保留了内膜癌发生、发展的器官。在治疗过程中有可能发生疾病的进展、恶化,如病理分级升级、肌层浸润增加、转移等甚至死亡。近年来已有数位作者对此作了个案报道,Kaku 等报道了 2 例保留生育功能的子宫内膜癌患者,有 1 例复发者发生了左闭孔转移。Ota 报道有 1 例对孕激素治疗无反应,并终因肝、脑转移死亡。Ferrandina 报道了 1 例高分化内膜癌患者,治疗前阴道超声检查未见宫外病变,在孕激素治疗缓解并成功生育后发现病变转变为低分化,并且出现广泛转移。Eftekhar 等报道 1 例高分化内膜癌患者复发后再次行孕激素治疗无效,因患者拒绝手术,后癌变发展为低分化及卵巢转移。由于对此项治疗经验不足,在治疗前评估、治疗方法、疗效评估等都在探索积累经验。故在治疗的各环节中都存在着风险与困难。

(1)年轻早期内膜癌有同时存在卵巢癌的风险。年轻子宫内膜癌患者可同时存在卵巢恶性肿瘤,包括原发卵巢肿瘤和子宫内膜癌转移卵巢的风险。但其发生率的研究样本量小,报道不一,多为 6.3%~27.3%,且各研究对其发生率在不同年龄段的差异有不同的看法。Walsh 等报道,≤45 岁的年轻患者中 25%(26/102)伴有卵巢上皮肿瘤,包括合并原发肿瘤者 23 例和内膜癌累及卵巢者 3 例。Lee 等报道子宫内膜癌同时存在卵巢癌为 7.31%(19/260),包括 7 例原发卵巢肿瘤和 12 例内膜癌累及卵巢。研究报道,388 例子宫内膜癌患者有 26 例(6.7%)发生了卵巢转移,其中≤45 岁患者的发生率为 8.2%,>45 岁者为 6.3%,无统计学差异。另一研究分析 191 例内膜癌患者,发生卵巢转移者 8.9%,其中≤40 岁为 27.23%,>40 岁者的发生率为 7.8%,但无统计学差异。虽然大多数研究表明,年轻并不是伴发卵巢肿瘤的危险因素,但年轻患者保留生育功能时仍应注意卵巢有无癌瘤存在。Morice 等总结了 85 例保留生育功能治疗的年轻患者,其中 41 例进展、复发或无完全缓解,行手术治疗后,发现 5 例有卵巢病灶存在。通常采取的辅助措施有影像学检查(阴道超声、MRI/CT)、CA125,必要时腹腔镜探查。但各种方法对卵巢的评估作用也是有限的。术前组织学分级为 G1 的年轻患者伴卵巢肿瘤的发生率为 19.4%(12/62);术前影像学检查正常者中的发生率 8.7%(4/46);隐性卵巢肿瘤的发生率 5.5%(4/73)。Sang 等报道,在术中未发现任何宫外病变的患者,其卵巢癌的发生率 0.95%(2/206),<45 岁者发生率为 0。Song 等总结了 471 例<40 岁的子宫内膜癌患者,同时性卵巢肿瘤的发生率为 4.5%,而符合低风险标准即:影像学评估无肌层浸润,影像学除外卵巢恶性病变,内膜样癌 G1,CA125<40IU/ml 的患者,无 1 例发生卵巢肿瘤。因此对于年轻低风险女性,保留生育治疗需基于术前

的严格评估,包括影像学、病理、肿瘤标志物等,如怀疑有卵巢肿物或子宫外转移,必要时可行腹腔镜探查。

(2)早期子宫内膜癌病理诊断的困难,在病例选择及疗效判断存在风险。高分化子宫内膜癌与各种类型的增生性病变,尤其是内膜不典型增生在很多时候难以鉴别,从而增加病例选择及疗效判断的风险。病理的复核和会诊有着重要的意义,也有着极大的难度。有文献报道,对内膜癌进行病理复核诊断,其中有一些病例并非癌,而是各种类型的增生性病变。不符合率 8.8%~50%,多属于过度诊断。不同专家阅片,其诊断结果互不相同,重复性差。Trimble 等报道 289 例活检提示子宫内膜非典型增生的患者,经 3 位妇科肿瘤病理专家复核,84 例(29.1%)为子宫内膜样腺癌,16 例(5.5%)无统一结论,仅 115 例(39.8%)仍为非典型增生。复核 12 周内对患者进行手术治疗,术后病理再次由上述专家审核,其中 42.6% 为内膜癌;在原有的活检复核的各病理类型中,手术后证实比例分别为:非典型增生者 39.1%,内膜癌者 64.3%,无统一定论者 62.5%。

(3)保留生育功能成功后的生育问题。在冒着风险保留生育功能治疗后,这部分患者能否顺利妊娠分娩尚未可知,同时面临妊娠前疾病复发的风险。并且这部分患者中约 15% 有不孕病史,存在各种可能导致不孕的因素,即肥胖、PCOS、子宫内膜薄,以及年龄增长导致的生育力下降,因此及时转诊至生殖内分泌科对缩短受孕时间至关重要。虽然辅助生殖技术的开展可提高妊娠率,改善妊娠结局,但是具体的助孕时机、方案、风险等问题仍需进一步研究。

2. 年轻子宫内膜癌患者保留生育功能的可行性

(1)年轻子宫内膜癌预后良好,病变多为早期、内膜样腺癌、分化良好、无或浅肌层浸润。年轻子宫内膜癌患者预后更好:45 岁以下中内膜患者较年龄更大的患者,分期更早,病灶更多局限于内 1/2 肌层,无复发生存率(disease-free survival,DFS)更佳;年轻患者 5 年总生存率(overall survival,OS)为 93%,而老年患者为 86%;45 岁以下患者中,有 18% 的患者病理符合组织学分级 G1、肌层浸润深度小于 1/2 且激素受体阳性(Ⅰ型),即有保留生育治疗的机会。病理为高分化且无肌层浸润的 EC 患者,其盆腔和/或腹主动脉旁淋巴结受累的风险不到 1%;且满足前 2 项的患者预后很好,5 年 DFS 可达 95%。Creasman 回顾了 621 例Ⅰ期 EC 患者的手术病理特征,发现分化好的 EC 具有较低的肌层浸润、子宫外转移(包括淋巴结、卵巢或腹腔转移),且肌层浸润与淋巴结转移相关:78% 的 G1 EC 患者为病变局限于内膜或浅肌层,而 58% 的 G3 病变有中或深肌层浸润;分化 G1、G2 和 G3 的患者的盆腔淋巴结转移率各为 3%、9% 和 18%;无肌层浸润、浸润肌层内 1/3、中 1/3 和外 1/3 的患者盆腔淋巴结转移率分别为 1%、5%、6% 和 25%。Quick 的回顾性研究提示,高分化子宫内膜样癌具有较早分期、较少的深肌层浸润:对 1998—2004 年 324 例子宫切除术后病理诊断为早期 G1 EC 患者,分析发现 92% 为Ⅰ期,36% 的患者病灶浸润小于

1/10 肌层,仅有 8% 的患者病灶浸润>50% 肌层。Ehrlich 研究表明分化好的 EC 更可能表达孕激素受体,因而对孕激素反应好。因此,对于肿瘤分化好、无肌层浸润的年轻 EC 患者,可以考虑保留生育功能的治疗。

(2)子宫内膜癌的发展相对缓慢,尤其是早期、高分化子宫内膜样腺癌患者,在进行保留生育功能的治疗时,只要密切监测,即使病变没有缓解或者复发,也可及时发现并行标准的手术治疗,基本不会影响预后。一项大样本的人群研究,比较 161 例激素治疗和 6 178 例手术治疗的 45 岁以下肿瘤局限于子宫的高分化 EC 患者,随访 15 年,总死亡率没有差别(14.1% vs. 9.3%),表明对年轻高分化的内膜癌患者行保留生育功能的治疗能达到与手术治疗相近、很好的长期生存率。保留生育功能治疗的患者,当孕激素治疗无效或者缓解后复发时,及时行手术治疗,很少发现子宫外转移,死亡病例则更少见。Ramirez 等总结了 81 例孕激素保守治疗早期高分化子宫内膜癌患者,15 例复发,10 例复发者行手术治疗,术中均未发现宫外转移,其中 6 例发现子宫残留病灶,仅 1 例在术后 13 个月发现阴道和淋巴结复发,经再次治疗已无瘤生存 2 年。孕激素治疗无反应的 19 例患者中,15 例采取手术治疗,也都未发现宫外转移。而且一般认为,治疗成功后的妊娠对子宫内膜也有保护作用。

3. 年轻子宫内膜癌患者保留生育功能的适应证及探索

(1)适应证:适合保留生育功能治疗的子宫内膜癌患者,需符合以下所有标准:①有强烈的生育愿望;②病理组织类型是子宫内膜样腺癌,高分化(G1);③影像学检查证实肿瘤局限在子宫内膜;④孕激素受体(PR)阳性;⑤外周血 CA125 正常;⑥无孕激素等药物禁忌;⑦治疗前评估生育功能;⑧签署知情同意书,并有较好的随访条件。其中渴望生育是保留生育功能治疗的首要条件,决定了患者对于治疗良好依从性。病理类型高分化子宫内膜样癌,PR、ER 常为高表达,对孕激素治疗反应较好。尽管有报道 PR 阴性患者经治后,可以获得完全缓解,因而 2020 年欧洲妇科肿瘤学会建议,对保留生育功能的子宫内膜癌患者无需常规检测 PR 表达。但是多数学者认为 PR 阴性表达是预后欠佳的标志,PR 表达阳性者,孕激素治疗有效率为 60%,而阴性患者仅为 18.8%。因此建议监测 PR 受体情况,对于 PR 弱表达或阴性患者采取谨慎的态度进行保守治疗。血清 CA125 的升高意味着可能有远处转移,但在炎症、子宫腺肌病、子宫内膜异位症等疾病中也可升高,因此对于 CA125 升高患者,应先除外肿瘤转移再行保守治疗,并密切注意其动态变化。治疗前患者经由生殖科医生评估,有无生育的其他障碍因素,如卵巢功能减退、男方因素不育等,从而有助于评估后续妊娠机会与助孕方式。此外,知情同意也尤为重要,需要告知患者保留生育功能治疗存在风险,有治疗失败、疾病进展、疾病复发、切除子宫的风险,治疗药物存在副作用,妊娠可能失败,远期预后可能受影响,治疗期间需密切监测随访。

（2）用药禁忌证：子宫内膜癌保留生育治疗的主要方式包括口服高效孕激素或宫内含孕激素的避孕装置（左炔诺孕酮宫内缓释系统，LNG-IUS）。口服孕激素的药物禁忌证包括：血栓高风险，对药物过敏，严重肝肾功能异常及乳腺癌。由于孕激素会导致水钠潴留、体重增加，因此肥胖的患者口服孕激素后，体重可能会进一步增加。血栓高风险的人群包括：合并静脉血栓或动脉血栓的个人史或家族史、肥胖（体重指数>30kg/m²）、吸烟（尤其是 35 岁以上吸烟者）、高血压及其他血栓形成高危因素的患者。研究表明，合成孕激素可能增加乳腺癌的风险，因此乳腺癌患者是孕激素治疗的禁忌证。对于上述全身用药禁忌的患者，可考虑使用局部孕激素，即 LNG-IUS 作为治疗方案。

（3）非适应证患者治疗的探索：近年来，随着生育的推迟完成，越来越多的子宫内膜癌患者要求保留生育功能，对于高龄、中分化、病灶侵犯肌层、林奇综合征相关子宫内膜癌，及保育治疗后复发患者，由于缺乏治疗经验，尚未作为临床适应证推广开展。不过，国内外均有对这部分患者的治疗进行初步探索的报道，可以作为有强烈意愿的上述患者的诊治参考。

1）40 岁以上患者：对于保留生育治疗的子宫内膜癌患者的年龄并没有限制，国内 2019 年专家共识推荐年龄应≤40 岁，最大不超过 45 岁。推荐保留生育治疗的合适年龄是基于以下考虑：①随着发病年龄增大，特殊组织学类型、组织学分级 G3、深肌层浸润等发生率增大，保留生育治疗的风险随之增大，高龄患者的肿瘤预后也更差。研究显示，年龄是影响 IA 期子宫内膜癌患者预后的危险因素，相较于 45 岁以下组患者，45~49 岁组孕激素治疗的死亡率明显升高（$OR=1.71$）。②完成生育需要具备良好的卵巢功能，卵巢功能会随着年龄的增长而衰减，抗米勒管激素（anti-Müllerian hormone，AMH）水平与年龄成反比，中国女性血清 AMH 在 35 岁以后急剧下降，40 岁后平均值仅 1.29ng/ml，45 岁后基本耗竭。随着年龄的增长，体外受精周期后的活产率逐渐降低，35 岁以下女性为 41.5%，41~44 岁的女性为 12.4%~5%，44 岁以上的女性为 1%；高龄妇女的自然流产率也随年龄而增高。文献报道，经过保留生育功能治疗后并成功分娩的女性，其中位年龄为 36 岁。对于 40~45 岁的患者，也有进行保留生育治疗并活产的报道。目前对于年龄是否影响疾病缓解和妊娠结局，结论尚不一致。因此，对于年龄大于40 岁并且有强烈意愿的患者，需要首先评估生育能力，告知妊娠失败、不良结局风险较高，如继续保留生育治疗，则需严密监测以尽快缓解，之后即由生殖专业医生接手给予后续助孕。

2）肿瘤中分化（G2）：目前对于中分化子宫内膜癌患者，能否安全有效地保留和实现生育，尚在积累经验阶段。文献多为小样本的案例报道，G2 子宫内膜癌患者进行保留生育功能治疗，其完全缓解率为 72.7%，复发率稍高为 50%。Park 的多中心研究中，这部分患者的完全缓解率为 76.5%

（13/17），复发率为 23.1%（3/17），并且能获得 50%（3/6）的妊娠率。Hwang 的前瞻性研究显示，给予口服孕激素联合曼月乐治疗，完全缓解率为 60%（3/5），平均随访期为 44.4 个月，无 1 例患者出现疾病进展。国内多中心资料显示，比较子宫内膜癌高分化与中分化患者的治疗疗效，两者的完全缓解率（91% vs. 82%）、复发率（30% vs. 33%）和妊娠率（5/18 vs. 6/8）无显著差异，但中分化组患者需要更长的治疗时间达到完全缓解（6 个月 vs. 8 个月）。基于短期的治疗效果和妊娠结局来看，中分化子宫内膜癌患者似乎可以尝试保留生育功能治疗。但一项来自美国国家癌症研究所的数据库研究表明，保留子宫对于 G2 或 G3 局限于内膜的子宫内膜癌患者，会显著降低 5 年生存率。另一项对 1 721 例中分化患者的长期队列研究显示，由于中分化组的患者整体死亡例数较少，目前对于孕激素或手术治疗是否影响患者预后，不足以得出结论。因此，对于中分化子宫内膜癌且有强烈生育意愿的患者，需在有经验的诊治中心，经过专家病理会诊，并充分告知远期预后不确定的风险，严密监测下可以尝试进行保留生育治疗。

3）肿瘤侵犯肌层：高分化子宫内膜样腺癌患者如果合并子宫浅肌层浸润，全面评估无淋巴结转移后，且不合并其他高危因素时，这部分患者能否保留生育功能治疗尚在探索阶段。通常子宫内膜癌肌层侵犯纳入排除标准，原因在于肌层侵犯程度与淋巴结、子宫外转移风险密切相关。但进一步评估 G1 子宫内膜癌患者发现，病灶局限于子宫内膜层与肌浅层侵犯（≤50%）的患者经全面分期手术后总生存期无差异（90.8% vs. 91.1%）。Casadio 对于 3 例单发病灶、G1、浅肌层浸润（1~2mm）患者，使用切除病灶、病灶下子宫肌层、周围内膜及肌层、子宫腔多点活检的四步法，给予孕激素联合促性腺激素释放激素激动剂（GnRHa）治疗，均获得完全缓解，并且 1 例经过辅助生殖技术（assisted reproductive technology，ART）后成功妊娠；2 例出现了复发。Giulia 对 5 例 G1 EC 伴肌层侵润深度 2~3mm 的患者予以口服孕激素治疗后完全缓解率、活产率、复发率分别为 100%、60%、40%。Park 的多中心研究中，对于 23 例 G1 分化伴有浅肌层浸润的患者和 8 例 G2~G3 分化伴有浅肌层浸润的 I A 期 EC 患者，保留生育功能治疗后完全缓解率为 73.9%，复发率为 47.1%。可见 G1 分化浅肌层浸润的子宫内膜癌患者保守治疗具有一定的缓解率，但是复发风险较高。判断子宫内膜癌患者是否合并肌层浸润的是临床中的难点。虽然盆腔增强 MRI 为推荐的影像学检查方法，但是 MRI 对于子宫肌层浸润判断的准确性为 82%，也并非绝对精准。对于特殊情况，宫腔镜操作后、子宫角处病灶、合并子宫肌瘤、子宫腺肌病等情况，以及阅片者经验，会影响 MRI 对于肌层浸润深度的判断。Li 的研究表明，保留生育经治后子宫切除的患者中有部分存在肌层浸润，可能是影响保守治疗效果的潜在不利因素。在这部分患者尝试保留生育功能治疗的研究中，具体的肌层浸润深度不一，有研究纳入浸润深度在 1~2mm 的患者,也有文献提出建议肌层侵犯局限于结合带(5mm 以内)的患者,也有提出局限于浅肌层浸润的患者可尝试保留生育治疗。总体来说这部分患者的处理经验尚少,需充分告知患者风险以及影像学的不确定性,临床处理需结合患者的具体情况,必要时结合核磁定位下行宫腔镜病灶活检及切除,治疗中严密监测,及早辅助生殖,完成生育后建议行全面分期手术。

4)林奇综合征患者:林奇综合征(LS)是一种由错配修复(mismatch repair,MMR)基因胚系突变引起的常染色体显性遗传病,表现为容易同时或异时发生 1 种或多种原发性恶性肿瘤,包括结直肠癌、子宫内膜癌等。小于 50 岁的内膜癌患者中,16%~34% 的年轻患者存在免疫组织化学 MMR蛋白表达缺陷。因此对于所有保守治疗的年轻女性,应接受遗传咨询,根据个人史和家族史,必要时行基因检测,其结果有助于评估林奇综合征相关的其他肿瘤,以及指导亲属及后代的监测。理论上此类患者发生子宫内膜病变是由基因突变所致,因此孕激素保留生育治疗的有效性未知。但是临床中也有对合并林奇综合征的患者进行保育治疗的探索。合并林奇综合征患者中内膜癌发病年龄较早,鉴于这部分患者年轻,更倾向于保守治疗。Singh 的研究中发现,林奇综合征患者给予口服避孕药(combined oral contraceptive,COC)或醋酸甲羟孕酮 3 个月后,子宫内膜腺体萎缩、间质蜕膜化、细胞增殖相关核抗原(Ki-67)的表达显著下降,发现孕激素可预防林奇综合征相关性子宫内膜癌的发生。另外,林奇综合征相关的子宫内膜癌患者,可能是由于同时存在高雌激素状态(如肥胖、胰岛素抵抗等)导致内膜癌的发生,而并非基因缺陷所致,因此这部分患者或许可从孕激素治疗获益。有文献报道,2 例合并林奇综合征的子宫内膜癌患者,分别给予甲羟孕酮及宫内孕激素释放系统治疗 3 个月后完全缓解,2 例均足月妊娠及分娩,随后均行子宫切除。也有文献报道,合并林奇综合征的患者保留生育治疗 1 年以上,因疾病持续无反应行手术治疗,术后病理提示为子宫内膜样癌合并卵巢子宫内膜样癌。因此,合并林奇综合征不是子宫内膜癌保育治疗的绝对禁忌证,但是需要充分告知患者遗传风险、其他部位肿瘤风险,以及治疗疗效的不确定性,需要密切随访。

5)复发患者:子宫内膜癌保守治疗后的复发率为15.8%~35.2%,长期缓解率小于50%,中位复发时间为 16 个月。部分专家共识建议子宫内膜癌保留生育功能治疗后复发患者应首选子宫切除术,但如果患者仍有保留生育能力的强烈意愿,可充分告知风险,严密监测下,继续保育治疗。复发后再次治疗仍然可以获得较高的缓解率(82.6%~90.7%),但是可能较低于初次治疗的缓解率;再次治疗后的妊娠率较初治无明显差异(20.8% vs. 22.7%),可能与复发后仍然选择保守治疗的患者妊娠意愿较为强烈有关。因此经治疗完全缓解后复发的子宫内膜癌,不是保留生育功能的禁忌。需结合患者意愿、复发后全面评估和前次治疗反应,制订再次治

疗方案。另外需注意,复发患者的二次复发风险增高,5 年无复发生存率明显低于初治患者(11.2% vs. 33.2%)。反复复发的患者可能具有子宫内膜癌的全身高危因素以及持续不孕的情况,建议行子宫切除。

4. 年轻子宫内膜癌患者保留生育功能治疗的方法及效果 NCCN 指南推荐子宫内膜癌保留生育功能治疗的一线方案为大剂量孕激素和 LNG-IUS。我国 2019 年专家共识及 2020 年中华医学会妇科肿瘤学分会指南中详细描述了保留生育功能治疗方案,包括药物治疗、手术治疗和一般治疗。

(1)药物治疗

1)口服大剂量孕激素,主要包括醋酸甲羟孕酮(medroxy progesterone acetate,MPA)、醋酸甲地孕酮(megestrol acetate,MA)等。Ramirez 等总结了 1966—2003 年孕激素保守治疗高分化子宫内膜癌的情况,约有 44%(36/81)采用MPA、35%(28/81)采用 MA 治疗。2 种药物的治疗缓解率接近,但也有研究报道 MPA 的反应率高于 MA,两者用药后的复发风险也结论不一。对于用药的剂量、疗程,各研究差异较大,ESGO 推荐 MPA 400~600mg/d,MA 160~320mg/d;我国指南共识推荐 MPA 250~500mg/d,MA 160~320mg/d。一般在孕激素用药后 12 周起效,多数病例在用药 3~6 个月后病变部位内膜病变逆转,达到完全缓解。建议完全缓解后需继续用原剂量巩固治疗 1~3 个月。

2)左炔诺孕酮宫内缓释系统(LNG-IUS):NCCN 指南推荐 LNG-IUS 作为子宫内膜癌保育治疗的一线方案。推荐 LNG-IUS 可用于联合治疗方案,与口服孕激素、促性腺激素释放激素激动剂(GnRH-a)、宫腔镜病灶电切术联合使用,或作为完全缓解后的维持治疗方案。LNG-IUS 置入宫腔后以每日释放 20μg 的左炔诺孕酮,使子宫内膜组织中的左炔诺孕酮浓度达到口服孕激素的数百倍,能更有效地促进病变内膜的萎缩;使子宫内膜向分泌期转化;同时约 10%的左炔诺孕酮释放入血,能抑制排卵、减少雌激素对内膜促增殖作用。

3)其他治疗方式:目前还有多种治疗方式的尝试。①GnRH-a:如果患者口服孕激素引起严重的全身副作用,或有用药禁忌时,可选择 GnRH-a 联合 LNG-IUS 作为治疗方案。GnRH-a 是天然促性腺激素释放激素的结构类似物,与受体的亲和力较 GnRH 高百倍,故活性高且半衰期延长。使用方式为每 28 天给予 3.75mg 皮下注射,至少连续使用 3~6 个月。②芳香化酶抑制剂(aromatase inhibitors,AI):芳香化酶是雌激素合成的限速酶,芳香化酶抑制剂可通过抑制芳香化酶活性阻断卵巢及外周组织(主要是脂肪组织)合成雌激素。常用药物有来曲唑、阿那曲唑。③二甲双胍(metformin):二甲双胍是一种具有胰岛素增敏作用的双胍类药物,最常用于 2 型糖尿病的一线治疗。近年大量体外实验证实二甲双胍具有抗肿瘤作用,还能改善肿瘤患者的预后。文献报道二甲双胍可增加孕

激素受体表达而增加机体对孕激素的敏感性,增强抗肿瘤效果。

随着基础研究的深入,北大人民医院王建六团队提出拮抗雌激素、降糖、降脂及降压联合治疗具有代谢综合征的内膜癌患者取得较好效果。

(2)手术治疗:宫腔镜下电切术,即在宫腔镜直视下尽可能切除病灶。可减少肿瘤负荷,缩短达到完全缓解所需时间,提高疗效。手术前后也可联合大剂量孕激素、LNG-IUS或GnRH-a治疗。文献报道160例患者(子宫内膜癌40例和非典型增生120例)联合口服孕激素和宫腔镜下病灶电切术治疗,完全缓解率达到97.4%,达到完全缓解平均时间为(6.7±0.3)个月。另一篇文献报道了69例子宫内膜非典型增生及内膜癌患者,联合宫腔镜下病灶切除术和LNG-IUS治疗,分别完全缓解率92.7%、78.6%,完全缓解者取出LNG-IUS后的总活产率为40%。

(3)一般治疗:子宫内膜癌常合并肥胖、2型糖尿病或高血压。而年轻患者中主要以肥胖和2型糖尿病为主。在Park的一项研究中发现$BMI \geq 30kg/m^2$是不能达到完全缓解的唯一独立危险因素($OR=3.00$)。大量研究证实代谢综合征,比如肥胖、高脂血症、高血糖与子宫内膜癌的发生有关。因此,在开始治疗时需同时对患者的不良生活方式给予干预,建议控制饮食入量、调整饮食结构、增强有氧运动,严格管控体重指数。

(4)疗效判定:每治疗12周为1个疗程。每疗程结束时,推荐宫腔镜下采集内膜组织标本进行子宫内膜病理学检查。疗效判定标准如下。①完全缓解(complete response,CR):组织病理中未见子宫内膜样腺癌的病灶;腺体完全萎缩退化、间质疏松水肿,甚至蜕膜样变;影像学检查未见胸、腹、盆腔内存在肿瘤的证据。通常被认为是癌灶完全消失。②部分缓解(partial response,PR):子宫内膜腺体拥挤程度降低,但是乳头、筛状等结构仍可存在;腺上皮的异型性减低。表现为上皮复层消失、密度减低、核染色质变细,也可以表现为腺体呈现;明显分泌反应或是化生性表现,包括鳞状化生、嗜酸性化生及黏液化生;影像学检查提示子宫内膜癌的病灶较前有所缩小。③治疗无反应(no response,NR或no change,NC):是指与治疗前病理结果比较,癌组织无改变,或仍有明确的残余病灶,癌灶内的子宫内膜无退化和萎缩,未见孕激素的治疗反应;影像学检查提示子宫内膜癌的病灶无变化。总体子宫内膜癌保留生育功能治疗的完全缓解率较高,为75.3%~88.7%,中位缓解时间为6个月。对于何时考虑保育治疗失败,指南建议治疗6~12个月后肿瘤仍存在则行标准手术,然而临床尚无统一的标准。Eftekhar等在研究中对3个月评估无反应的患者再次加大剂量治疗3~6个月,若仍治疗无反应,则考虑治疗无效。Wang的研究显示10%~13%的患者需要1年以上的时间达到完全缓解。因而终止保留生育治疗的时间需结合个体情况具体考虑。

5. 治疗成功后的助孕和生育问题 这部分患者都渴求在治疗内膜癌的同时能够完成生育。对于怀孕的时机,一般认为在病理两次完全缓解后开始准备妊娠。建议先进行生殖功能评估,明确是否存在影响妊娠的因素。根据不同情况实施个体化助孕方案。如监测排卵、诱导排卵,必要时采用辅助生殖技术(ART)助孕治疗。

针对卵巢储备功能良好、有排卵、输卵管通畅、精液基本正常的夫妇自然妊娠:监测排卵、指导性生活,期待3~6个月。如仍未孕,建议采用ART助孕。该情况也可直接采用ART助孕治疗。针对无排卵的患者建议诱导排卵、指导性生活。虽然目前尚无证据说明促排卵药物会增加内膜癌的复发风险,鉴于子宫内膜癌是雌激素依赖性肿瘤,建议可使用芳香化酶抑制剂如来曲唑诱导排卵,也有学者建议使用LNG-IUS在促排卵期间进行内膜保护。如3~6个月仍未孕,建议采用ART助孕,也可直接采用ART助孕治疗。Gallos等报道的子宫内膜非典型增生和子宫内膜癌患者的活产率分别为26.3%和28%,其中ART后的受孕率高于自然妊娠(39.4% vs. 14.9%)。多项研究均发现,相比于自然受孕,进行ART者妊娠结局更好。故ART的实施可增加受孕机会,缩短受孕时间。如果患者助孕过程时间较长或胚胎移植后未妊娠,应尽快将患者转诊至妇科肿瘤科,再次评价子宫内膜的情况。此外,在促排卵过程中,为避免过多卵泡发育导致雌激素水平异常升高,建议采用低剂量促性腺激素促排卵或温和方案(获卵量小于8个)进行促排卵治疗。Park等研究表明,助孕期间促排卵等药物的使用与内膜癌孕激素治疗后的复发风险并无明显相关性;而怀孕≥1次的患者,5年无病生存率高于未孕组(76% vs. 62%,$P=0.028$)。

分娩方式取决于产科指征,建议阴道分娩或剖宫产时取宫腔内膜送病理检查,以除外内膜病变。行剖宫产时,术中可进行全面的探查,包括仔细探查卵巢、盆腹腔及任何可疑病灶的活检。

总体孕激素治疗缓解后的妊娠率为22.5%~35.5%,活产率为12.8%~27.4%,中位妊娠时间为14个月。另一篇关于妊娠结局的综述显示,内膜癌保留生育功能治疗后的妊娠率为46%,且一半以上患者借助于辅助生殖技术助孕后妊娠,其中18%的患者自然流产;总体活产率为35%,其中8%的患者早产。Kim等研究中,IVF的中位移植时间在孕激素治疗完成后2个月,每次胚胎移植的妊娠率为26.5%,活产率为14.3%,累积妊娠率为50%(11/22)。

6. 生育后的处理 年轻内膜癌患者经保守治疗完成生育功能之后,是否应予以手术治疗,目前看法不一致。保留生育功能的治疗疗效较好,大部分患者能获得长期缓解,如果患者仍然希望保留生育功能,且没有预后的高危因素,可以考虑暂不行手术,建议采用后半周期口服小剂量孕激素、周期性口服避孕药或放置LNG-IUS维持治疗,保持的规律的月经,并每3~6个月定期进行子宫内膜的超声评估和血清 CA125 检测的随诊,必要时行诊刮或者宫腔镜下活检。但文献中有在剖宫产时发现复发,以及分娩后发现复发并手术发现卵巢肿瘤的报道。所以由于各种风险的存在,不少学者认为保留生育功能的治疗不能取代最后的手术治疗。仍建议在完成生育后进行手术治疗。

7. 存在的问题及前景

（1）孕激素耐药患者的治疗:子宫内膜癌保留生育功能治疗过程中,有 10%~30% 的患者为孕激素耐药,或随着治疗孕激素受体表达逐渐下降,表现为对孕激素治疗持续部分缓解、无反应或进展,这部分患者的处理较为棘手。对于孕激素治疗持续无反应者,建议标准手术治疗。但对坚决要求保留生育功能者,文献报道有其他不同的处理方式,如加大孕激素剂量、改换药物等。Eftekhar 对采用 MA 160mg/d 治疗 3 个月无缓解的 16 例患者,改为 MA 320mg/d 继续治疗 3~6 个月,再次评估 13 例治疗达到完全缓解,并认为加倍剂量的疗效更佳。Yamazawa 研究中 1 例患者给予 MPA 400mg/d 治疗 6 个月后仍有少量癌,再用 MPA 600mg/d 治疗 3 个月后复查仍为灶性癌,则给予紫杉醇联合卡铂方案化疗 4 疗程后得到完全缓解。也有研究在治疗无反应后改为他莫昔芬（20mg/d）和皮下注射醋酸 GnRH-a 治疗。Zhou 的研究对 82 例孕激素不敏感的子宫内膜癌及非典型增生患者,对比二线治疗方式,包括原方案延长治疗时间、孕激素联合二甲双胍、达英联合二甲双胍、曼月乐联合方案,发现完全缓解率无差别。对于孕激素不敏感患者,如患者有强烈生育要求,需告知治疗失败、疾病进展的风险,在严密监测下制定个体化治疗策略。将来预测孕激素的敏感性指标,将有助于保留生育功能患者的筛选。

（2）代谢综合征患者的治疗方案:肥胖、高血糖、胰岛素抵抗等代谢综合征,既是子宫内膜癌发病的危险因素,又与保留生育功能治疗的疗效及妊娠结局密切相关。这部分患者往往治疗效果不好,后续妊娠困难。多篇研究显示,体重指数>25kg/m²、胰岛素抵抗,与治疗反应不佳、妊娠率下降有关。合并 PCOS 的患者,治疗时间更长,疾病复发间隔更短。目前一些基础和临床研究逐渐开展,包括二甲双胍、胰岛素增敏剂等降糖药物,他汀类降脂药物,奥利司他等减重药物,代谢手术等用于协同治疗于子宫内膜癌,以期达到体重管理,改善糖脂代谢及慢性炎症状态,提高潜在的治疗疗效。Yang 的前瞻随机对照研究,比较二甲双胍联合孕激素治疗子宫内膜癌发现,联合用药对于子宫内膜非典型增生患者,能够提高早期缓解率。Mitsuhashi 的回顾性研究认为,联合二甲双胍用药对无复发生存期和妊娠率有改善。但也有研究认为二甲双胍对于疗效没有显著影响。研究显示,胃减容手术能够改善肥胖患者的血清胰岛素代谢和炎症指标,逆转子宫内膜非典型增生病变及内膜的 Ki-67 表达水平。对

于代谢综合征患者,需要多学科团队合作,内分泌科、营养科、胃肠外科、生殖医学科等共同制定治疗策略,提高肿瘤疗效,改善妊娠结局。

（3）分子分型与保留生育治疗:自 2013 年子宫内膜癌的分子分型逐渐在临床开展。四种分子分型在年轻患者中的发病率依次为 TP53 野生型（64%~78.9%）、dMMR 型（15.8%~19%）、POLE 突变型（3.5%~13%）、TP53 突变型（1.8%~4%）。分子分型对于保留生育治疗的作用可能在于筛选适合治疗的低危人群,以及预测对孕激素治疗的敏感性。POLE 超突变型预后很好,提示在该亚型人群中疾病进展的风险较低,可以筛选出更多适合保守治疗的患者。但是 POLE 超突变亚型中却有相当一部分呈现出 G3、淋巴脉管浸润等高风险病理特征,是否适合保守治疗尚不确定。dMMR 型预后中等,较 TP53 野生型患者保留生育治疗效果不佳,可能是保留生育治疗不良结局的指标。Zakhour 的研究显示,dMMR 型患者的孕激素治疗反应差,其治疗缓解率（0/6）低于 MMR 免疫组化正常组（41/77）。Chung 的研究同样提示,对于 57 例子宫内膜癌患者,dMMR 患者的反应率（44.4%）显著低于 p53 野生型（82.2%）,dMMR 患者中 4 例患者由于治疗失败行子宫切除,其中 3 例分期升高。对于 p53 突变型患者,则存在较高的远处转移和远期复发风险,是否适合保守治疗,推迟根治性手术至妊娠后,是否对预后有影响也缺乏经验。另外,多数患者为 TP53 野生型分型,这部分患者的孕激素治疗疗效也有区别,是否存在更好地筛选及分流该部分患者,将有助于精准地分层治疗。因此,如何将分子分型整合到临床实践,仍需要更多循证医学证据。

（4）子代安全性:较少有文献报道保育患者生育子代的安全性。仅有早期研究显示,宫内暴露于避孕剂量醋酸甲羟孕酮的患者,其子代的体格生长、一般健康状况、性腺发育和智力水平包括语言和空间能力,与非暴露组无明显差别。孕前大剂量孕激素的使用,对子代安全性的影响,尚需要长期随访研究的结果。

总之,对经适应证严格筛选的年轻子宫内膜癌患者,进行规范的保留生育功能治疗及长期严格随访,可以获得良好的肿瘤学结局及一定的生育结局。随着生育需求的扩大和治疗手段的进步,临床中不符合适应证、孕激素耐药等患者的治疗,疾病缓解后的助孕方案成为难点,通过多学科合作,开展临床研究,有望探索其个体化治疗方案。未来分子分型也将为子宫内膜癌保留生育功能的治疗,提供精准分层和治疗指导。

（张家文　彭芝兰　廖秦平　杨　曦　薛凤霞
田文艳　程　媛　王志启　王建六）

参考文献

1. 郎景和,冷金花,邓姗,等.左炔诺孕酮宫内缓释系统临床应用的中国专家共识.中华妇产科杂志,2019,54(12):815-825.

2. 全国卫生产业企业管理协会妇幼健康产业分会生殖内分泌学组.中国子宫内膜增生诊疗共识.生殖医学杂志,2017,26(10):957-960.

3. 谢辛,马丁,孔北华,等.中国妇科恶性肿瘤临床实践指南.6版.北京:人民卫生出版社,2020:68-69.

4. 尤玥,杨清.子宫内膜癌保留生育功能的治疗方式.实用妇产科杂志,2020,36(6):419-421.

5. 曾靖,尹如铁.复发性子宫内膜癌的诊治进展.实用妇产科杂志,2020,36(6):422-424.

6. 中国研究型医院学会妇产科专业委员会.子宫内膜癌前哨淋巴结切除临床应用专家共识.中国妇产科临床杂志,2020,21(4):438-440.

7. 王元芬,梁斯晨,陈家瑜,等.Ⅰ期子宫内膜样腺癌前哨淋巴结活检术学习曲线分析.中国妇产科临床杂志,2021,22(4):372-374.

8. 董阳阳,王建六.子宫内膜癌与代谢综合征的关系及内分泌治疗.实用妇产科杂志,2020,36(6):405-408.

9. 王益勤,周蓉,徐礼江,等.中分化Ⅰa期子宫内膜癌患者保留生育功能治疗的肿瘤结局和妊娠结局分析.中华妇产科杂志,2020(05):327-332.

10. 何翊姣,王益勤,王建六,等.子宫内膜非典型增生及早期子宫内膜癌复发后再次保留生育功能治疗的临床疗效及妊娠结局.中华妇产科杂志,2020,55(1):21-28.

11. 谢玲玲,林荣春,林仲秋.国际权威子宫内膜癌诊治指南解读.实用妇产科杂志,2020,36(6):428-430.

12. Ding DC,Chen W,Wang JH,et al. Association between polycystic ovarian syndrome and endometrial,ovarian,and breast cancer:A population-based cohort study in Taiwan. Medicine(Baltimore),2018,97(39):e12608.

13. Zhao S,Chen L,Zang Y,et al. Endometrial cancer in Lynch syndrome. Int J Cancer,2022,150(1):7-17.

14. Tian W,Teng F,Gao J,et al. Estrogen and insulin synergistically promote endometrial cancer progression via crosstalk between their receptor signaling pathways. Cancer Biol Med,2019,16(1):55-70.

15. Zhang G,Wang Y,Liang XD,et al. Microscale endometrial sampling biopsy in detecting endometrial cancer and atypical hyperplasia in a population of 1 551 women:a comparative study with hysteroscopic endometrial biopsy. Chin Med J(Engl),2020,134(2):193-199.

16. Lu KH,Broaddus RR. Endometrial Cancer. N Engl J Med,2020,383(21):2053-2064.

17. WHO Classification of Tumours Editorial Board. Female genital tumours. 5 ed. Lyon(France):International Agency for Research on Cancer,2020.

18. Guideline NCCN. NCCN Clinical Practice Guidelines in oncology,Uterine Neoplasms. 2020.

19. Chung YS,Woo HY,Lee JY,et al. Mismatch repair status influences response to fertility-sparing treatment of endometrial cancer. Am J Obstet Gynecol,2021,224(4):370.e1-.e13

20. Dai Y,Wang Z,Wang J. Survival of microsatellite-stable endometrioid endometrial cancer patients after minimally invasive surgery:An analysis of the Cancer Genome Atlas data. Gynecol Oncol,2020,158(1):92-98.

21. Fan Z,Li H,Hu R,et al. Fertility-preserving treatment in young women with grade 1 presumed stage IA endometrial adenocarcinoma:ameta-analysis.Int J Gynecol Cancer,2018,28(2):385-393.

22. Chen X.The current situation of the levonorgestrel intrauterine system(LNG-IUS)in conservative treatment for patients with early-stage endometrial cancer and atypical hyperplasia.J Gynecol Oncol,2019,30(4):e79.

23. Che Q,Xiao X,Xu J,et al. 17beta-Estradiol promotes endometrial cancer proliferation and invasion through IL-6 pathway. Endocr Connect,2019,8(7):961-968.

24. Wang Z,Gao S,Sun C,et al. Clinical significance of serum adiponectin and visfatin levels in endometrial cancer. Int J Gynaecol Obstet,2019,145(1):34-39.

25. Li M,Li X,Zhao L,et al. Spontaneous formation of tumorigenic hybrids between human omental adipose-derived stromal cells and endometrial cancer cells increased motility and heterogeneity of cancer cells. Cell Cycle,2019,18(3):320-332.

26. Liang S,Wang Z,Chen J,et al. Carbon nanoparticles combined with indocyanine green for sentinel lymph node detection in endometrial carcinoma. J Surg Oncol,2021,124(3)411-419.

27. Zhou R,Lu Q,Liu G,et al. Chinese expert consensus on fertility-preserving treatment for young women with early stage well differentiated endometrial cancer. Gynecology and Obstetrics Clinical Medicine,2021,1(1):49-53.

28. Yang B,Xu Y,Zhu Q,et al. Treatment efficiency of comprehensive hysteroscopic evaluation and lesion resection combined with progestin therapy in young women with endometrial atypical hyperplasia and endometrial cancer. Gynecol Oncol,2019,153(1):55-62.

29. Zhou S, Xu Z, Yang B, et al. Characteristics of progestin-insensitive early stage endometrial cancer and atypical hyperplasia patients receiving second-line fertility-sparing treatment. J Gynecol Oncol, 2021, 32(4): e57.

30. Wang Y, Yu M, Yang JX, et al. Prolonged conservative treatment in patients with recurrent endometrial cancer after primary fertility-sparing therapy: 15-year experience. Int J Clin Oncol, 2019, 24(6): 712-720.

31. Yamagami W, Susumu N, Makabe T, et al. Is repeated high-dose medroxyprogesterone acetate (MPA) therapy permissible for patients with early stage endometrial cancer or atypical endometrial hyperplasia who desire preserving fertility? . J Gynecol Oncol, 2018, 29(2): e21.

32. Tian W, Teng F, Gao J, et al. Estrogen and insulin synergistically promote endometrial cancer progression via crosstalk between their receptor signaling pathways. Cancer Biol Med. 2019, 16(1): 55-70.

33. Santoro A, Angelico S, Travaglino A, et al. New Pathological and Clinical Insights in Endometrial Cancer in View of the Updated ESGO/ESTRO/ESP Guidelines. Cancers, 2021, 13(11), 2623.

34. Schlappe BA, Weaver AL, McGree ME, et al. Multicenter study comparing oncologic outcomes after lymph node assessment via a sentinel lymph node algorithm versus comprehensive pelvic and paraaortic lymphadenectomy in patients with serous and clear cell endometrial carcinoma. Gynecol Oncol, 2020, 156(1): 62-69.

35. DiMauro A, Seger C, Minor B, et al. Prolactin is Expressed in Uterine Leiomyomas and Promotes Signaling and Fibrosis in Myometrial Cells Reprod Sci, 2022, 29(9): 2525-2535.

36. Kang EY, Wiebe NJ, Aubrey C, . Selection of endometrial carcinomas for p53 immunohistochemistry based on nuclear features. J Pathol Clin Res, 2022, 8(1): 19-32.

37. Meljen VT, Mittenzwei R, Wong J, et al. Endometrial Adenocarcinomas With No Specific Molecular Profile: Morphologic Features and Molecular Alterations of "Copy-number Low" Tumors. Int J Gynecol Pathol, 2021, 40(6): 587-596.

38. Al-Hendy A, Lukes AS, Poindexter AN, et al. Treatment of Uterine Fibroid Symptoms with Relugolix Combination Therapy. N Engl J Med, 2021, 384(7): 630-642.

39. Dababou S, Garzon S, Laganà AS, et al. Linzagolix: a new GnRH-antagonist under investigation for the treatment of endometriosis and uterine myomas. Expert Opin Investig Drugs, 2021, 30(9): 903-911.

40. Kho PF, Amant F, Annibali D, . Mendelian randomization analyses suggest a role for cholesterol in the development of endometrial cancer. Int J Cancer, 2021, 148(2): 307-319.

41. Boutriq S, Gonzalez-Gonzalez A, Plaza-Andrades I, et al. Gut and Endometrial Microbiome Dysbiosis: A New Emergent Risk Factor for Endometrial Cancer. J Pers Med, 2021, 11(7): 659.

42. Schreurs MPH, de Vos van Steenwijk PJ, Romano, A, et al. How the Gut Microbiome Links to Menopause and Obesity, with Possible Implications for Endometrial Cancer Development. J Clin Med 2021, 10(13): 2916.

43. Manning-Geist BL, Gatius S, Liu Y, et al. Diagnosis and management of an endometrial cancer patient with Cowden syndrome. Gynecol Oncol, 2021, 163(1): 14-21.

44. Bafligil C, Thompson DJ, Lophatananon A, et al. Association between genetic polymorphisms and endometrial cancer risk: a systematic review. J Med Genet, 2020, 57(9): 591-600.

45. Tsuyoshi H, Sujikawa T, Yamada S, et al. Diagnostic value of ^{18}F-FDG PET/MRI for staging in patients with endometrial cancer. Cancer Imaging, 2020, 20(1): 75.

46. León-Castillo A, De Boer SM, Powell ME, et al. Molecular Classification of the PORTEC-3 Trial for High-Risk Endometrial Cancer: Impact on Prognosis and Benefit From Adjuvant Therapy. J Clin Oncol, 2020, 38(29): 3388-3397.

47. Stossi F, Dandekar RD, Mancini MG, et al. Estrogen-induced transcription at individual alleles is independent of receptor level and active conformation but can be modulated by coactivators activity. Nucleic Acids Res, 2020, 48(4): 1800-1810.

48. Clarke MA, Long BJ, Sherman ME, et al. Risk assessment of endometrial cancer and endometrial intraepithelial neoplasia in women with abnormal bleeding and implications for clinical management algorithms. Am J Obstet Gynecol, 2020, 223(4): 549.e1-549.e13.

49. Mittermeier T, Farrant C, Wise MR. Levonorgestrel-releasing intrauterine system for endometrial hyperplasia. Cochrane Database Syst Rev, 2020, 9(9): CD012658.

50. Kim MK, Seong SJ, Park DC, et al. Comparison of diagnostic accuracy between endometrial curettage and aspiration biopsy in patients treated with progestin for endometrial hyperplasia: a Korean Gynecologic Oncology Group study. J Gynecol Oncol, 2020, 31(4): e51.

第十八章

输卵管肿瘤

第一节　输卵管良性肿瘤

输卵管、子宫及子宫颈都是由胚胎期副中肾管发育而成的。凡是子宫或子宫颈发生的肿瘤,在输卵管也可发生。输卵管良性肿瘤的种类很多,根据副中肾管内皮细胞的类型可分为以下几种:①上皮细胞瘤、腺瘤、乳头状瘤、息肉;②内皮细胞瘤、血管瘤、淋巴管瘤、包涵囊肿;③间皮细胞瘤、平滑肌瘤、脂肪瘤、软骨瘤、骨瘤等;④混合性畸胎瘤样瘤、囊性畸胎瘤、生殖细胞残迹等,其中腺瘤样瘤、平滑肌瘤、乳头状瘤、畸胎瘤相对多见。

一、输卵管腺瘤样瘤

输卵管腺瘤样瘤(adenomatoid tumor of fallopian tube)是输卵管良性肿瘤中相对多见的一种。迄今文献报道近百例。该瘤有许多同义词,如腺纤维瘤(adenofibroma)、腺瘤(adenoma)、腺肌瘤(adenomyoma)、间皮瘤(mesothelioma)及网状内皮瘤(reticuloendothelioma)等。可发生于不同年龄,但以生育期为多见。

【病理】 该瘤的组织来源有许多争论,有人认为系来自米勒管上皮残迹;也有人认为系间叶组织来源;还有人认为系由于炎症而来,依据为80%的患者同时伴有输卵管炎,不管是淋菌性或结核性输卵管炎,在炎症愈合过程中输卵管组织纤维化而且腺上皮增生。80%以上的输卵管腺瘤样瘤与子宫多发性平滑肌瘤合并发生。它是一种良性肿瘤,大体形态为实性,灰白或灰黄色,肿瘤体积小,直径为1~3cm。

通常皆位于输卵管肌壁或浆膜下,肿瘤轮廓清楚,与周围组织界限分明,但无完整包膜。剖面呈均质的灰色或桃红色组织。镜下可见肿瘤由许多大小不等的腺管状腔隙所组成,内衬扁平、立方形或低柱形上皮,细胞内常有空泡,空泡内含有黏液、黏多糖,PAS染色阳性。间质为胶原或平滑肌。有时细胞形成实心条索或呈空泡状,腔隙间有纤维组织或肌组织相隔,极少核分裂。由于细胞呈腺管样排列,易与高分化腺瘤相混淆。

【诊断】 临床表现多不典型,多以疾病如不孕症、子宫肌瘤、慢性输卵管炎及输卵管周围炎的症状而就诊。妇科检查:子宫一侧可及体积不大的肿块,多小于3cm,多为实性,活动度尚可。特殊检查:B超检查可见相应声像反应。CT及MRI检查可明确肿瘤生长的部位、形状和大小。输卵管造影术对诊断有一定帮助,但不能判定良恶性。

【鉴别诊断】

1. **卵巢囊肿** 可出现月经紊乱、下腹痛。瘤体较大,可移动,肿块边界清晰。B超、CT或MRI检查及手术可确诊。

2. **原发性输卵管癌** 好发于绝经期妇女,阵发性阴道排液,为黄色浆液性或血性,常伴阴道不规则出血及下腹痛。手术及病理检查可确诊。

【治疗】 切除患侧输卵管。

【预后】 本病预后良好,偶有切除术后复发,但尚无恶变病例报道。

二、输卵管平滑肌瘤

输卵管平滑肌瘤（leiomyoma of the fallopian tube）较少见。其发生来源同子宫肌瘤，虽然两处均为米勒管的衍生物，但可能由于输卵管的肌层对各种激素因素的敏感性降低，导致输卵管平滑肌瘤远较子宫平滑肌瘤少见。输卵管平滑肌瘤常无症状，在手术或解剖时意外发现，然而在某些情况下，它与输卵管慢性炎症的产生有关。

【病理】 输卵管平滑肌瘤常较小，偶尔见较大者。输卵管的任何部分均可为此瘤的发生部位，峡部更常见，常为单发，也有多发者。目前尚未明确肿瘤起源于输卵管肌层的外纵层，还是内环层。与子宫平滑肌瘤类似，输卵管平滑肌瘤亦可分为黏膜下、肌层内及浆膜下 3 种类型。肿瘤表面光滑或突起，质地坚韧，切面呈白色，显示有典型的漩涡状结构。镜检发现肿瘤由具有梭形胞核的纤维构成，无核分裂象。肿瘤有时由等量肌原纤维及结缔组织间质构成，在这些病例，肿瘤应正确地称之为肌纤维瘤。在某些情况下输卵管平滑肌瘤可有与子宫肌瘤相同的退行性变，如玻璃样变、囊性变、红色变性、钙化等。临床上亦报告有蒂输卵管平滑肌瘤发生扭转的病例。

【诊断】 小的输卵管平滑肌瘤多无临床症状，肿瘤较大可压迫输卵管管腔，因此引起不孕及输卵管妊娠。若肌瘤较大或发生扭转，则产生腹痛等急腹症的症状。术前难以确诊，往往是在手术探查时发现。

【鉴别诊断】

1. 卵巢囊肿 可出现月经紊乱、下腹痛。瘤体较大，可移动，肿块边界清晰。B 超、CT、MRI 检查及手术可确诊。

2. 子宫肌瘤 单发或多发，常伴月经改变，白带过多，下腹部压迫症状等临床表现。B 超、CT、MRI 检查及手术可确诊。

【治疗】 行肿瘤切除术或患侧输卵管切除。

【预后】 本病预后良好。

三、输卵管乳头状瘤

输卵管乳头状瘤（papilloma of the fallopian tube）罕见，组织发生学仍然不甚明确。多发生在生育年龄，常与输卵管炎及输卵管积水并存。

【病理】 输卵管乳头状瘤来源于输卵管上皮，通常肿瘤较小，约 1~2cm。患侧输卵管增粗、管腔扩大，剖面见肿瘤生长于输卵管黏膜向管腔内发展，管腔内充满疣状或乳头状突起，有时呈菜花状，常为多发性。镜下可见乳头状结构，乳头表面被覆单层柱状上皮，间质为含有丰富血管的结缔组织，常见较大的血管并可见炎性细胞浸润，间质为富含血管的结缔组织。乳头状瘤可恶变为乳头状癌。输卵管乳头状瘤的诊断仅在镜检下才能作出。在同黏膜息肉作鉴别诊断时，应考虑后者缺少结缔组织中心柱。

【诊断】 本病早期无症状，与输卵管积水并发率较高，偶尔亦与输卵管结核或淋病并存。因患者常常合并输卵管周围炎，故患者可主诉不孕、腹痛及月经过多等症状。随着疾病发展可有阴道排液，一般为浆液，无臭味，合并感染时呈脓性，当较大量液体通过部分梗阻的输卵管向阴道排出时，可出现腹部绞痛。如输卵管仍保持通畅，液体可流入腹腔形成腹水。妇科检查可触及一侧附件肿块，多呈实性，一般不超过 2cm。术前确诊困难，常误认为输卵管炎症。往往于手术中意外发现，经病理检查确诊。特殊检查：常借助 B 超检查，必要时可行 CT、MRI 检查，有条件时行腹腔镜或后穹窿镜检查。输卵管造影术虽然对诊断有一定帮助，但由于乳头状瘤可恶变为乳头状癌，此时行这种检查存在癌组织扩散可能，因而宜慎用。

【鉴别诊断】 同输卵管腺瘤样瘤。

【治疗】 任何可疑的输卵管乳头状瘤均应行手术探查，应切除患侧输卵管。手术中若疑为恶性，应行冰冻切片病理学检查。有恶变者参照原发性输卵管癌的治疗。

【预后】 本病无恶变者预后良好。

四、输卵管畸胎瘤

输卵管畸胎瘤（teratoma of the fallopian tube）是比较罕见的肿瘤，迄今世界各地报道不过数十例。常伴有不孕史。目前报道提示输卵管良性实性畸胎瘤仅见于生育年龄的妇女，多数病例发生在经产妇。

【病理】 输卵管畸胎瘤的发生来源尚不十分清楚，大部分病理学者认为来自始基生殖细胞，在其移行至卵巢的过程中，遗留在输卵管胚基中形成，偶尔可合并卵巢的原发性良性囊性畸胎瘤。基本上均为成熟性畸胎瘤，未成熟性畸胎瘤罕见。一般为单侧病变，双侧较少见，大部分肿瘤生长在输卵管峡部或壶腹部的腔内，少数外突并带蒂，偶尔有在肌层内者，呈囊性病变，亦有少数是实性病变。患侧输卵管肿胀，肿瘤大小不一，直径 1~20cm。与卵巢畸胎瘤相似，内含毛发、骨、牙、皮肤、脑组织，以及外胚叶、内胚叶或中胚叶起源的其他成分。镜下 3 个胚层的衍生物皆可见。

【诊断】 本病无典型临床症状。多在手术时偶然被发现。常见症状为下腹部疼痛、痛经、月经不规则及绝经后出血。临床多误诊为卵巢囊肿。输卵管造影术、B 超、CT、MRI 检查对诊断有一定帮助，但与卵巢畸胎瘤难以区别，需经手术及术后病理检查确诊。

【鉴别诊断】 同输卵管腺瘤样瘤。

【治疗】 手术切除肿瘤或患侧输卵管。若恶变则按照卵巢恶性生殖细胞肿瘤的处理原则进行处理。

【预后】 本病良性者预后良好，但仍存在恶变可能。

（王世宣）

第二节　原发性输卵管癌

原发性输卵管癌（primary fallopian tube carcinoma）是罕见的恶性肿瘤，1847年Renaud报道了首例输卵管腺癌，1886年Orthmann真正对该病进行了完整的描述。原发性输卵管癌占所有妇科恶性肿瘤的0.14%~1.8%，高发年龄为40~65岁的女性。年均发病率为3.6/1 000 000，近年一直呈上升趋势。病因学和卵巢癌相似。没有可推荐的筛查方法。临床上，该病常在术后病检时得以确诊，术前诊断较为困难。治疗方法与卵巢癌相同。5年生存率在22%~57%之间。

一、病因学

输卵管癌的病因尚不明确。以前一些学者认为输卵管慢性炎症刺激可能是诱因，但最近有研究显示衣原体或HPV感染并不增加输卵管癌的发生风险。*BRCA*基因突变和抑癌基因*p53*的过表达可能与输卵管癌的发生有关，癌基因*HER2/neu*和*c-myc*可能起了主要作用。有报道在输卵管上皮内癌中超过一半的病例可查到*p53*过表达。*p53*的过表达在输卵管癌或输卵管异型增生的上皮中常见，而在良性输卵管上皮中则罕见。在卵巢癌、乳腺癌或已知*BRCA*基因突变的高危人群中，不少病例的输卵管上皮都有非典型的形态学改变（输卵管上皮异型增生）。有报道26例因*BRCA1*、*BRCA2*胚系突变而进行预防性卵巢输卵管切除的妇女，组织学证实卵巢没有癌变，而22个*BRCA1*突变的妇女中，2个为输卵管上皮原位癌，2个为不典型增生。输卵管癌和卵巢癌有相似的基因异常及遗传突变频率。说明遗传因素可能在输卵管癌的病因中扮演着重要角色。

二、组织病理学

绝大多数原发性输卵管癌是浆液性癌（占90%），最常的见组织学类型是高级别浆液性癌。其他还有低级别浆液性癌、黏液性癌、子宫内膜样癌、透明细胞癌、浆黏液性癌、未分化癌等。少见的类型有癌肉瘤、腺肉瘤、平滑肌肉瘤、未成熟畸胎瘤和淋巴瘤等。原发性输卵管癌的病理学诊断标准：①肿瘤来源于输卵管内膜；②组织学结构中可见输卵管黏膜上皮；③有良性上皮向恶性上皮转变的移行区；④卵巢和子宫内膜可以正常，也可以有肿瘤，但肿瘤体积必须小于输卵管肿瘤。

三、诊断

原发性输卵管癌较为罕见，目前临床尚缺乏可靠的诊断方法，因此术前常被忽视或被误诊为卵巢肿瘤或其他疾病。大多数患者常常在手术后才得以确诊，术前诊断正确率为0~10%。因而重视临床症状与体征，配合一些辅助检查手段，可以使一些患者不致漏诊。输卵管癌的确诊必须有组织病理学依据。

（一）临床症状

好发于40~60岁妇女，文献报道年龄跨度17~88岁，60%以上的输卵管癌发生在绝经后妇女。早期患者可无自觉症状或症状不典型，最常见症状是异常阴道流血，阴道水样分泌物或下腹部隐痛不适、腹胀等。由于癌组织在输卵管内生长，渗出较多，加上输卵管伞端又常常阻塞封闭，因此液体向子宫腔排溢，经阴道流出。这是输卵管癌的重要临床症状。输卵管癌高发于近绝经期及绝经后妇女，此时的阴道血性液体应引起高度警惕。约有50%以上的患者有阴道排液，排出的液体多为浆液性或浆液血性，量较多。Latzko在1915年首先描述的外溢性输卵管积水（hydrops tubae profluens），指患者在阵发性阴道排液后，痉挛性下腹疼痛减轻，或双合诊挤压盆腔包块时肿块缩小。此症状被认为是输卵管癌所特有，但临床并不多见，仅占5%~10%。阴道流血、阴道流液、腹痛、盆腔包块是本病常见的"四联症"。但患者临床就诊时，同时出现"四联症"的概率较低。绝经后妇女如有阴道液体流出，即便时有时无也不要忽视就医。有时阴道流液是早期输卵管癌的报警信号。中晚期患者可出现排尿不畅、肠梗阻、消瘦、体重下降及恶病质表现等。

（二）体格检查

体检时应进行全身体检及妇科三合诊检查，着重检查附件肿块情况，如性质、大小、活动度及与周边脏器的关系等，特别要注意直肠子宫陷凹有无结节。此外，注意腹部膨胀、移动性浊音、全身浅表淋巴结情况，特别是锁骨上淋巴结及腹股沟淋巴结是否肿大等。

（三）辅助检查

1. 细胞学检查　由于输卵管管腔与子宫腔相通，理论上输卵管的脱落细胞可以经阴道排出。阴道细胞学检查有时可能找到癌细胞，但阳性率很低，为10%~36%。复旦大学附属妇产科医院报道49例宫颈涂片异常仅6例（巴氏Ⅱ级3例，Ⅲ级3例），占12.2%，且其中2例合并宫颈腺癌。Takeshima等报道20例宫颈涂片阳性率为25%（5例），而用聚乙烯吸管做子宫腔吸片可提高阳性率至50%。细胞学阳性者应行诊断性刮宫，以排除子宫内膜癌。若细胞学阳性而诊刮阴性,则要考虑输卵管癌的可能。

后穹窿穿刺或腹腔穿刺找脱落细胞可以帮助诊断,尤其是合并腹水的患者。但应注意穿刺可引起感染、穿破肿瘤囊壁造成囊内液外溢,以及穿刺部位的肿瘤种植等并发症。

2. 诊断性刮宫 诊断价值有限,诊断性刮宫阳性一般常考虑为子宫内膜癌或宫颈癌,若同时有附件包块,应想到输卵管癌可能。挪威镭锭医院报告 103 例输卵管癌术前诊断性刮宫,32 例(31%)提示腺癌,6 例(6%)提示不典型增生。复旦大学附属妇产科医院报道 38 例术前做诊断性刮宫,10 例(27.8%)发现异常。

3. 影像学检查 由于输卵管和卵巢及子宫的解剖位置很近,诸如阴道超声检查、计算机断层扫描(CT)、磁共振成像(MRI)等影像学检查尽管可能发现附件包块,但较难鉴别输卵管是否为原发灶,尤其是晚期患者。这些检查可以提示盆腔肿块,并可区分囊性或实性,是诊断输卵管癌必不可少的工具。临床常结合肿瘤标志物(如 CA125)来判断是否有卵巢或输卵管癌可能。影像学检查在患者的分期及治疗后的随访中价值也很大。

(1)超声检查:经阴道超声主要采用 5.0~7.5MHz 高频探头,直接接近盆腔的子宫颈及阴道部,使图像更加清晰。输卵管癌的声像图特点为:①附件区"腊肠样"囊性包块,其内有乳头状突起的实性成分;②囊壁呈"腊肠样"结构,囊腔内有大的实体组织填充;③卵圆形或椭圆形的实性肿块。彩色多普勒超声较二维超声提供了更加丰富的输卵管癌形态学和血流动力学信息,可提示肿瘤乳头内血流阻力指数(resistance index,RI)降低;有时附件区可以显示形态完整的卵巢,从而与卵巢癌鉴别。三维超声可以精确描述输卵管壁的不规则性,如乳头状突起或假隔膜;可以更好地评估肿瘤局部扩散及被膜浸润的程度。具有低 RI(通常在 0.29~0.40 范围内)的新生血管形成是典型的输卵管恶性肿瘤的特点。

(2)CT、MRI 和 PET/CT 检查:典型的输卵管癌在 CT 上可显示为伴有附壁结节的囊性包块或完全实性的结节。增强后显示附壁结节或实性病灶的强化程度与其他软组织肿块相同,但小于子宫肌层。MRI 则在多平面软组织对比上具有优势。如单纯的输卵管积水表现为浆液性积液,在 T_2 加权像上呈均一的高信号,T_1 加权像上则为低信号。如果为出血性或蛋白性积液,则 T_2 加权像上表现为不均匀的高信号,而 T_1 加权像上为高信号。CT 和 MRI 常常可以发现小的、实性的或分叶状的肿块。对判断肿瘤大小、性质、波及范围及提示盆腔或主动脉旁淋巴是否增大有一定价值。PET/CT 在判断输卵管癌原发灶上并无优势可言,但在判断肿瘤转移和复发上价值较大。

4. 肿瘤标志物 CA125 CA125 对诊断输卵管癌有一定参考价值,尤其是浆液性腺癌。一般 CA125 升高与肿瘤分期增高呈正比。Takeshima 等报道,Ⅰ、Ⅱ、Ⅲ和Ⅳ期患者 CA125 升高者分别占 20%、75%、89% 和 100%。CA125 还可以作为疗效评估及随访监测的重要指标。

四、分期

最常使用的分期是国际妇产科联盟(FIGO)2014 年提出的卵巢癌-输卵管癌-原发性腹膜癌的手术病理分期(表 9-18-1)。这一分期主要根据手术探查肿瘤累及腹、盆腔脏器的范围,经术后组织病理学证实,结合临床影像学评价加以修正。

五、治疗

由于输卵管癌的发病率低,至今文献报道也仅数千例,缺乏大样本的前瞻性随机对照研究。相关的文献报告均为回顾性分析。随着 FIGO 分期的广泛应用,逐步认识到输卵管癌的发病机制、组织学类型、预后相关因素等都与卵巢癌相似,因此输卵管癌的处理原则参照卵巢癌。

(一) 手术治疗

手术是治疗输卵管癌最主要的手段。其手术方式及切除范围与卵巢癌相同。根据患者肿瘤波及范围、分期、年龄及生育要求等综合考虑。早期患者应进行全面的手术分期,具体步骤见表 9-18-2。因各种原因在初次手术时未能行全面手术分期的患者,应考虑再次手术来完成全面探查和手术分期。尤其是那些术后无需化疗的早期低危患者。包括以下情形:①子宫未切除;②附件未切除;③大网膜未切除;④分期记录不完整;⑤残留灶有可能再切除;⑥淋巴结未切除;⑦预防性卵巢输卵管切除术后发现输卵管隐匿性浸润癌等。

对于年轻、渴望生育的妇女,无不孕不育因素,需仔细评估并谨慎决定。一般认为分化好的ⅠA 期或ⅠC 期;子宫和对侧卵巢外观正常;有随诊条件者可以考虑保留子宫和健侧附件。

晚期患者的标准手术方式是最大限度地肿瘤细胞减灭术,包括全子宫双附件切除,所有受累大网膜的切除,双侧盆腔和主动脉旁肿大或可疑淋巴结切除,根据需要切除受累的肠管、阑尾、脾、部分膀胱或输尿管、部分膈肌或肝等,尽可能剥除受累的腹膜或对粟粒样转移灶进行消融。应在患者可以耐受手术或无严重内科合并症的前提下进行。理想的肿瘤细胞减灭术一般指术后残留灶最大直径不超过 1cm,若有可能应力争做到无肉眼残留。对于初始减瘤术不能达到理想减灭的患者,可以先实施 3 个疗程左右的含铂联合化疗,再行间隔肿瘤细胞减灭术(interval debulking),并在术后完成剩余疗程的化疗,化疗的总疗程数为 6 个疗程。

有资料显示输卵管癌的腹膜后淋巴结转移率比卵巢癌高,尤其是腹主动脉旁淋巴结。对于早期输卵管癌患者,盆腔及腹主动脉旁淋巴结切除是必不可少的,淋巴结切除的目的是精确分期。但对于晚期患者是否有必要常规实施系

表 9-18-1 卵巢癌-输卵管癌-原发性腹膜癌分期标准（FIGO 2014）

Ⅰ期	肿瘤局限于卵巢或输卵管
ⅠA	肿瘤局限于一侧卵巢（包膜完整）或输卵管，卵巢和输卵管表面无肿瘤；腹水或腹腔冲洗液未找到癌细胞
ⅠB	肿瘤局限于双侧卵巢（包膜完整）或输卵管，卵巢和输卵管表面无肿瘤；腹水或腹腔冲洗液未找到癌细胞
ⅠC	肿瘤局限于一侧或双侧卵巢或输卵管，并伴有如下任何一项：
	ⅠC1：术中肿瘤包膜破裂
	ⅠC2：术前肿瘤包膜已破裂或卵巢、输卵管表面有肿瘤
	ⅠC3：腹水或腹腔冲洗液中找到癌细胞
Ⅱ期	肿瘤累及一侧或双侧卵巢或输卵管伴盆腔扩散（在骨盆入口平面以下）或原发性腹膜癌
ⅡA	肿瘤扩散至或种植到子宫和/或输卵管和/或卵巢
ⅡB	肿瘤扩散至其他盆腔内组织
Ⅲ期	肿瘤累及单侧或双侧卵巢、输卵管或原发性腹膜癌，伴有细胞学或组织学证实的盆腔外腹膜转移，或腹膜后淋巴结转移
ⅢA	腹膜后淋巴结转移和/或有显微镜下盆腔外腹膜转移
	ⅢA1：仅有腹膜后淋巴结转移（细胞学或组织学证实）
	ⅢA1（ⅰ）：淋巴结转移灶最大径≤10mm（注意是肿瘤径线而非淋巴结径线）
	ⅢA1（ⅱ）：淋巴结转移灶最大径>10mm
	ⅢA2：显微镜下盆腔外腹膜转移，伴或不伴腹膜后淋巴结转移
ⅢB	肉眼可见盆腔外腹膜转移，病灶最大径≤2cm，伴或不伴腹膜后淋巴结转移
ⅢC	肉眼可见盆腔外腹膜转移，病灶最大径>2cm，伴或不伴腹膜后淋巴结转移
Ⅳ期	超出腹腔外的远处转移
ⅣA	胸腔积液伴细胞学阳性
ⅣB	肝、脾实质转移和/或腹腔外器官转移（包括腹股沟淋巴结转移或腹腔外淋巴结转移）

注：肿瘤蔓延至肝、脾包膜属Ⅲ期；胸腔积液或腹水量多少不影响分期，须细胞学阳性才计入分期。

表 9-18-2 全面的手术分期步骤

- 术前肠道准备

- 术中探查评估整个盆、腹腔以了解肿瘤波及范围

- 抽取腹水或腹、盆腔冲洗液送脱落细胞检查

- 经腹全子宫、双侧输卵管卵巢切除，高位断扎骨盆漏斗韧带。尽可能完整地取出附件肿瘤，避免包膜破裂，并术中送快速冷冻切片病理学检查

- 横结肠下大网膜切除

- 盆腔及腹主动脉旁淋巴结切除

- 盆腔和腹腔腹膜可疑处活检，随机多点活检，包括直肠子宫陷凹、膀胱浆膜面、盆腔侧腹膜、两侧结肠旁沟、横膈面（也可膈面细胞刮片做细胞学检查）

- 术后详细记录病变大小及范围、术式、残留病灶部位及大小、肿瘤是否自发破裂或术中破裂等

统性盆腔及腹主动脉旁淋巴结清扫术仍有争议。胡元晶等回顾了天津医科大学总医院与天津市中心妇产科医院 67 例输卵管癌，分析腹膜后淋巴结清扫术对预后的影响，结果早期（Ⅰ期和Ⅱ期）患者行腹膜后淋巴结清扫者的总生存期和肿瘤无进展生存期均好于未行清扫者（P=0.025），而晚期患者是否行腹膜后淋巴结清扫术并不影响患者生存。浙江省肿瘤医院报告 64 例，腹膜后淋巴结阳性率为 40.4%，接受淋巴结清扫术患者的 3 年和 5 年生存率均高于未清扫者（分别 84.2% *vs.* 69.2%；63.1% *vs.* 53.8%），但统计学无差异。对于晚期患者，应切除肿大异常的淋巴结，以便完成理想的肿瘤细胞减灭术。

（二）化学治疗

输卵管癌的化疗一般参照卵巢癌，分化良好的ⅠA期或ⅠB期患者可以术后观察，无需化疗。分化差的ⅠA期或ⅠB期，或者任何分化的ⅠC期患者均建议化疗，一般选择紫杉醇＋卡铂化疗 3~6 个疗程。Ⅱ~Ⅳ期患者给予紫杉醇＋卡铂化疗 6 个疗程。对于紫杉醇过敏的患者可以改用多西他赛＋卡铂或脂质体多柔比星＋卡铂方案化疗。黏液性癌患者也可选择氟尿嘧啶＋甲酰四氢叶酸＋奥沙利铂或卡培他滨＋奥沙利铂化疗。

Peters 等回顾总结 115 例输卵管癌，对于病变局限在输卵管的早期患者术后单药化疗或者盆腔放疗均不改善生存；而病变超出盆腔的患者则因含顺铂的联合化疗而使生存受益。Gadducci 等也得出了类似结论，即Ⅰ期患者术后是否接受铂类联合化疗并不影响生存，而晚期患者则因化疗受益。Pectasides 等回顾了 64 例原发性输卵管癌的治疗，其中 48 例（75%）术后采用卡铂（AUC=6）与紫杉醇（175mg/m²）联合化疗，在 28 例有可测量病灶的患者中该方案总有效率高达 93%，其中完全有效 19 例（68%）。全组 5 年生存率为 70%，其中Ⅲ~Ⅳ期患者中位生存期 62 个月。美国 Memorial Sloan-Kettering 肿瘤中心总结了 24 例输卵管癌术后用紫杉醇与铂类联合化疗，其 1 年和 3 年生存率分别达到了 96% 和 90%；经理想减瘤术者 3 年肿瘤无进展生存率为 67%，而亚理想减瘤术者为 45%。显示了紫杉醇与铂类联合的非凡疗效。

（三）维持治疗

基于目前临床研究证据，患者在完成既定手术或化疗后达到临床缓解，可以继续应用靶向药物进行维持治疗，以延缓复发、延长生存。在晚期输卵管癌初始治疗或铂敏感复发治疗后，可以用作维持治疗的药物有贝伐珠单抗、奥拉帕利和尼拉帕利等。

（四）放射治疗

尽管放射治疗可用于输卵管癌的术后辅助治疗，但其确切价值仍不明确。Klein 等对 95 例Ⅰ、Ⅱ期输卵管癌术后采用辅助放疗或辅助化疗作了回顾性比较，结果辅助化疗组中位生存期 73 个月，高于辅助放疗组的 57 个月，但统计学无差异。由于放疗出现严重并发症的概率高于化疗，多数学者不推荐采用放疗。若患者有化疗禁忌证，放疗仍可用于那些肿瘤已穿破浆膜面的早期输卵管癌，以及无残留灶或仅有微小残留灶的晚期输卵管癌。包括全盆或全腹放疗，同位素 P-32 腹腔灌注等。

（五）内分泌治疗

输卵管上皮在胚胎学和组织发生学上与子宫内膜相似，在月经周期中会随着体内激素水平变化而改变。曾有用甲羟孕酮或醋酸甲地孕酮治疗输卵管癌的报道，但都是与化疗药物同时使用的，不能确定其中激素是否起到作用。在病理类型为高分化子宫内膜样癌或低级别浆液性癌的患者，在初始治疗后的维持治疗或复发治疗时均可选择内分泌治疗，尤其是 ER/PR 阳性的患者。主要药物有芳香化酶抑制剂（阿那曲唑、来曲唑、依西美坦）、醋酸亮丙瑞林、氟维司群等。

六、预后及随访

大多数的输卵管癌复发是在治疗后的前 2~3 年内，就诊时的肿瘤期别及首次手术后残留灶的大小是影响预后最重要的因素。Gadducci 等报道残留灶小于 1cm 的Ⅲ~Ⅳ期输卵管癌 5 年生存率为 55%，而大于 1cm 者仅 21%。Pectasides 等报道残留灶小于 2cm 的患者中位肿瘤进展时间为 86 个月，而大于 2cm 者仅 23 个月。美国监测、流行病和最终结果数据库（the surveillance, epidemiology, and end results database）于 1988—2004 年 1 576 例输卵管癌的统计资料显示，Ⅰ、Ⅱ、Ⅲ和Ⅳ期患者的 5 年肿瘤特异生存率分别为 81%、65%、54% 和 36%。与同期 54 249 例上皮性卵巢癌相比，输卵管癌早期患者预后与卵巢癌相似，但晚期患者预后却比卵巢癌好。

目前还没有证据表明患者治疗后的密切监测有助于改善预后或提高生存质量。但早期发现肿瘤复发，可以尽早采取补救措施。随访的目的是：①评价患者对治疗的近期反应；②及早认识、妥善处理相关并发症，包括心理紊乱；③早期发现持续性病灶或复发病灶；④收集有关治疗效果的资料；⑤对早期输卵管癌患者，提供乳腺癌筛查的机会；对保守性手术的患者，提供宫颈癌筛查的机会。

随访计划：建议治疗后的第 1~2 年，每 3 个月复查 1 次；第 3~5 年，每 4~6 个月复查 1 次；5 年以后每年复查 1 次。随访内容包括详细询问病史、仔细体格检查（包括乳房、盆腔和直肠）；定期复查 CA125，特别是初次诊断时 CA125 升高的患者；根据临床指征选择影像学检查，如 CT、MRI 或 PET/CT 等。特别是在 CA125 开始升高时要密切跟踪监测。

（朱笕青）

第三节 其他输卵管恶性肿瘤

一、输卵管恶性米勒管混合瘤

输卵管恶性米勒管混合瘤（malignant Müllerian mixed tumor of the fallopian tube）又称恶性中胚叶混合瘤，是一种较少见的输卵管恶性肿瘤，迄今世界报道50余例。其发生年龄为35~76岁，平均58岁，绝经后者占多数。I期临床表现与输卵管癌相似，主要是异常阴道出血及盆腔肿块。该瘤患者在手术时多为较晚期，肿瘤较大，输卵管腔已难分辨。肿瘤为白色或黄白色，实性，偶有退行性变或液化囊性变、出血及坏死。显微镜下可见米勒管上皮及间叶成分并存，比例相似。有时某一种成分明显超过另一种成分。上皮成分多为中分化或低分化腺癌。间叶成分并无特异，像平滑肌肉瘤、纤维肉瘤或低分化子宫内膜间质肉瘤。也可有异源的软骨肉瘤、成骨肉瘤及横纹肌肉瘤成分。异源部分以软骨肉瘤占多。免疫组织化学检测细胞角蛋白（cytokeratin）和波形蛋白（vimentin）或平滑肌肌动蛋白（smooth muscle actin，SMA）有助于诊断。输卵管恶性米勒管混合瘤的临床处理同输卵管癌。手术治疗是最主要的治疗方式。对中、晚期患者应行最大限度地减瘤术，术后辅以化疗或放化疗。从有限的文献来看，术后放疗或化疗并未能明显改善患者的生存期。该瘤的预后较差，据统计2年存活率为53%，而5年存活率仅为16%。其预后取决于肿瘤侵犯的范围及深度，仅局限于输卵管浅表者预后相对较好；若肿瘤广泛浸润或转移，则预后极差，多于术后数月内死亡。有异源性成分者，预后相对更差。

二、原发性输卵管绒毛膜癌

原发性输卵管绒毛膜癌（primary tubal choriocarcinoma）简称输卵管绒癌，是一种少见的肿瘤，迄今世界报道不足百例。输卵管绒癌的组织发生有2种情况：一种为妊娠性绒癌，是输卵管妊娠滋养细胞恶变的结果；另一种则为非妊娠性绒癌，来自异位的胚胎残余组织或畸胎瘤潜能未分化胚细胞，后者更属罕见。输卵管绒癌患者的年龄为16~56岁，平

均33岁。临床表现主要是急性腹痛，类似输卵管妊娠的症状；有时只感腹胀，在妇科检查时发现附件肿块；查血hCG水平异常增高。手术切除的输卵管标本组织脆软，血性肿块，呈海绵状，极似胎盘组织。输卵管绒癌很难与输卵管妊娠鉴别。有时输卵管妊娠也见不到胎盘绒毛组织，不能仅靠这一点而诊断绒癌，除非滋养细胞过度增生并有明显的异形及出血、坏死等典型的绒癌表现时，才可诊断为输卵管绒癌。输卵管绒癌的治疗可参照子宫绒癌的治疗原则，多采用手术与化疗或放疗的综合治疗。由于术前很难准确诊断，因此手术是必要的，可行患侧附件切除术。是否切除子宫则应根据患者的子宫有否病灶、年龄、对保留生育的要求等因素综合考虑，不能统一规定切除与否。有转移灶者一并切除转移灶。若转移灶在阔韧带内或盆壁等部位，考虑到手术的难度大、术中出血难以控制则可先行化疗，待肿瘤缩小或局限后再施行彻底的病灶切除术。

三、原发性输卵管肉瘤

原发性输卵管肉瘤（primary tubal sarcoma）更罕见，仅有数例报道，其中多为平滑肌肉瘤。输卵管肉瘤的组织病理类型类似于子宫肉瘤。肿瘤细胞减灭术是输卵管肉瘤的首要治疗方式，而术后放疗和化疗的方案及效果还有待研究。

四、继发性输卵管癌

继发性输卵管癌（secondary carcinoma of the fallopian tube）较原发性输卵管癌多见。常由同侧或对侧卵巢癌转移到输卵管。子宫内膜癌也较易转移到输卵管黏膜。亦有报道宫颈癌转移到输卵管，但较少见。非生殖系统肿瘤转移到输卵管极少，偶见报道。继发性输卵管癌的病理特点是肿瘤常见侵犯输卵管浆膜面并向内侵犯，也可经宫腔侵犯输卵管黏膜；恶性细胞的形态与原发肿瘤相同。治疗原则为肿瘤减灭术，并同时处理原发肿瘤。

（王世宣 李 亚）

参考文献

1. Kalampokas E, Kalampokas T, Tourountous I. Primary fallopian tube carcinoma. Eur J Obstet Gynecol Reprod Biol, 2013, 169 (2): 155-161.

2. Liao CI, Chow S, Chen LM, et al. Trends in the incidence of serous fallopian tube, ovarian, and peritoneal cancer in the US. Gynecol Oncol, 2018, 149 (2): 318-323.

3. Weiss AS, Swisher E, Pennington KP, et al. Inherited mutations in fallopian tube, ovarian and primary peritoneal carcinoma: Changes in diagnoses and mutational frequency over 20 years. Gynecol Oncol, 2020, 159 (1): 214-220.

4. Meinhold-Heerlein I, Fotopoulou C, Harter P, et al. The new WHO classification of ovarian, fallopian tube, and primary peritoneal cancer and its clinical implications. Arch Gynecol Obstet, 2016, 293(4): 695-700.

5. Balaya V, Metzger U, Lecuru F. Ultrasonographic features in the preoperative diagnosis of primitive fallopian tube carcinoma. J Gynecol Obstet Biol Reprod(Paris), 2016, 45(1): 11-20.

6. Shaaban AM, Rezvani M. Imaging of primary fallopian tube carcinoma. Abdom Imaging, 2013, 38(3): 608-618.

7. Mutch DG, Prat J. 2014 FIGO staging for ovarian, fallopian tube and peritoneal cancer. Gynecol Oncol, 2014, 133(3): 401-404.

8. 中国抗癌协会妇科肿瘤专业委员会. 中国卵巢上皮性癌维持治疗指南(2021年版). 中国实用妇科与产科杂志, 2021, 37(6): 640-649.

9. 卢淮武, 许妙纯, 张钰豪, 等. 《2021 NCCN 卵巢癌包括输卵管癌及原发性腹膜癌临床实践指南(第1版)》解读. 中国实用妇科与产科杂志, 2021, 37(4): 457-466.

10. Sikora-Szcz niak DL. Leiomyoma and leiomyoma cellulare of the fallopian tube: review of the literature and case reports. PrzMenopauzalny, 2016, 15(3): 143-147.

第十九章

卵巢肿瘤

第一节　概　述

一、卵巢恶性肿瘤的发病率

20 世纪 80 年代卵巢恶性肿瘤（malignant ovarian tumors）的新发病例在女性常见恶性肿瘤中的构成比为 2.4%~5.6%（表 9-19-1）。随着诊疗技术的进步，卵巢癌发病率从 20 世纪 90 年代起一直稳居女性生殖系统肿瘤发病率的前两位。上海市女性生殖系统恶性肿瘤发病率统计显示，卵巢恶性肿瘤病例数 1972—1999 年增长 44.2%，贵州省黔南州女性生殖系统恶性肿瘤发病率统计显示，卵巢癌发病率在

1999—2018 年仍呈明显上升趋势（表 9-19-2），且卵巢癌的发病率在 65~69 岁年龄段达到峰值，为 66.97/10 万。最近一项公共卫生大数据研究收集了全球健康数据交换数据库（the global health data exchange, GHDX）中 1990—2019 年中国女性卵巢癌发病数据，从 20 世纪 90 年代起至 2019 年期间我国女性卵巢癌共确诊 787 012 人，发病率呈现逐年上升趋势，从 1990 年的 2.21/10 万上升到 2019 年 6.52/10 万，平均每年上升 3.854%；并通过时间序列分析选用 ARIMA 模型进行预测，提示我国女性卵巢癌发病趋势在未来 10 年仍将处于上升趋势，2029 年将可能上升至 9.73/10 万（表 9-19-3）。

虽然近年来对宫颈癌及子宫体癌的防治取得了一定成效，但有关卵巢癌防治方面的收效相对比较小。卵巢癌作为"沉默的杀手"，发病隐匿，早期无明显症状，且缺乏有效筛查及早期发现的手段，约 70% 的患者在初诊时已是晚期，预后差，5 年生存率低于 45%。国际癌症研究机构（international agency for research on cancer, IARC）最新发表的《2020 年全球癌症统计》报告显示，2020 年女性癌症死亡病例 440 万例，卵巢癌占比 4.7%。是女性生殖系统肿瘤中仅次于宫颈癌死亡率的恶性肿瘤（表 9-19-4）。

卵巢恶性肿瘤中，各组织类型所占的比例见表 9-19-5。不论是国内或国外的资料，均以上皮性癌为最多见。我国恶性生殖细胞肿瘤的发病率，据几位作者的报道均比国外发病率高（表 9-19-6）。为什么会有这种国家之间的差别，是一个值得进一步探索的问题。

表 9-19-1　20 世纪 80 年代我国七省市 43 563 例女性常见癌中卵巢癌构成比

地区	恶性肿瘤总例数	卵巢癌/例数，%
北京	8 151	204（2.5）
济南	3 797	125（3.3）
上海（一医）	17 371	417（2.4）
上海（二医）	1 458	64（4.4）
广州	4 026	205（5.1）
沈阳	6 925	108（2.6）
福建	1 068	38（3.6）
广西	748	42（5.6）

表 9-19-2　1999—2018 年贵州省黔南州女性生殖系统主要恶性肿瘤发病情况

肿瘤	例数	构成比（%）	发病率（1/10 万）	中标率（1/10 万）	世标率（1/10 万）
宫颈癌	2 465	49.43	7.05	5.62	5.54
卵巢癌	1 325	26.57	3.83	3.06	3.01
宫体癌	1 197	24.00	3.45	2.74	2.71

表 9-19-3　ARIMA 模型对我国未来几年（2020—2029）女性卵巢癌的粗发病率的预测

年份/年	预测值（1/10 万）	95% 上限	95% 下限	年份/年	预测值（1/10 万）	95% 上限	95% 下限
2020	6.75	6.62	6.88	2025	8.44	7.69	9.20
2021	7.15	6.95	7.36	2026	8.84	7.93	9.75
2022	7.56	7.29	7.84	2027	9.12	8.02	10.22
2023	7.82	7.41	8.23	2028	9.38	8.07	10.69
2023	8.07	7.48	8.66	2029	9.73	8.21	11.27

表 9-19-4　2020 年全球及中国女性癌症死亡数据统计

项目	死亡顺位	死亡例数（万）	占比（%）	粗死亡率（/10 万）	标化率（/10 万）	0~74 岁累积风险（%）	占全球该类癌症病例数比（%）
全球	全部癌症	442.9	100	114.6	84.2	8.86	
	乳腺癌	68.5	15.5	17.7	13.6	1.49	
	肺癌	60.7	13.7	15.7	11.2	1.34	
	结直肠癌	42.0	9.5	10.9	7.2	0.73	
	宫颈癌	34.2	7.7	8.8	7.3	0.82	
	胃癌	26.6	6.0	6.9	4.9	0.55	
	肝癌	25.3	5.7	6.5	4.8	0.55	
	胰腺癌	21.9	4.9	5.7	3.8	0.41	
	卵巢癌	20.7	4.7	5.4	4.2	0.49	
	食管癌	17.0	3.8	4.4	3.2	0.38	
	白血病	13.4	3.0	3.5	2.7	0.26	
中国	全部癌症	118.3	100	167.7	98.1	10.59	26.7
	肺癌	24.3	20.6	34.5	19.7	2.38	40.0
	结直肠癌	12.1	10.2	17.2	9.4	0.95	28.9
	乳腺癌	11.7	9.9	16.6	10.0	1.16	17.1
	肝癌	10.3	8.7	14.6	8.6	1.00	40.8
	食管癌	9.4	8.0	13.4	7.4	0.88	55.6
	宫颈癌	5.9	5.0	8.4	5.3	0.61	17.3
	胰腺癌	5.4	4.6	7.7	4.2	0.45	24.6
	卵巢癌	3.8	3.2	5.3	3.3	0.40	18.1
	脑肿瘤	3.2	2.7	4.5	3.0	0.33	27.9

表 9-19-5　2012 年妇科癌瘤估计新患者数及死亡数（美国）

部位	新患者数/例	死亡人数/例	部位	新患者数/例	死亡人数/例
宫颈浸润癌	12 179	4 220	外阴癌	4 490	950
子宫体癌	47 130	8 010	妇科其他肿瘤	2 680	840
卵巢癌	22 280	15 500			

表 9-19-6　各类卵巢恶性肿瘤国内外主要文献的比较

类别	年份/年	总例数/例	上皮性肿瘤/%	性索间质肿瘤/%	生殖细胞肿瘤/%	转移性肿瘤/%
Axtell	1972	10 193	93.2	3.0	2.5	
Bonito	1988	940	94.0	1.8	2.8	
Quirk JT	1992—1999	23 484	95.4	1.23	2.53	
林巧稚	1979	477	64.6	7.0	15.3	10.3
范娜娣和王知难	1984	350	54.0	11.4	19.7	16.6
Gilani MM	2001—2003	152	67.1	9.2	17.1	6.6
石一复等	1980—1989	3 363	59.4	7.0	19.2	8.1
Chen 等	1980—1989	187	79.1	4.3	12.8	
石一复等	1980—1989	10 288	54.9	8.5	18.2	9.7

二、卵巢恶性肿瘤的转移和分期

卵巢恶性肿瘤是易于转移而广泛播散的肿瘤,在就诊时 70% 的病例已属晚期。认识卵巢恶性肿瘤这一生物学行为,全面的术前评估及确切的手术分期,对于治疗处理及预后随访至关重要。

(一)卵巢恶性肿瘤的转移

一般地说,恶性肿瘤的转移或扩散不外乎直接侵犯或浸润、种植、血行及淋巴系统转移,每种肿瘤由于其部位、生物学特征不同,转移途径以及以何种方式为主亦不尽相同。

1. 盆、腹腔直接种植播散　卵巢恶性肿瘤,特别是卵巢上皮癌脱落或游离的肿瘤细胞常常出现在腹水或腹腔冲洗液中,即使在早期病例亦然。在 Ⅰ 期及 Ⅱ 期病例中有近 30% 的腹水或腹腔冲洗液阳性,有时外观看上去肿瘤包膜可能是完整的。这种游浮细胞(free-floating cell)还可通过横膈的淋巴管道从腹腔进入胸腔。

卵巢恶性肿瘤在盆、腹腔内的种植播散和转移相当广泛,所有的腹膜、肠系膜、肠浆膜以及其他脏器的腹面包膜都可受累,这与腹水在其中的作用有关。图 9-19-1 显示了腹腔液的流动循环,呼吸时横膈穹窿上提,形成"唧筒式"负压,将腹腔液及瘤细胞抽吸至横膈下区域。在正常情况下,腹腔液亦可通过丰富的横膈淋巴道进入背部纵隔淋巴管和淋巴结,有些则进入胸导管。瘤细胞也可阻塞淋巴管,暂时阻挡了癌瘤的腹腔外扩散并促进腹水的产生。腹水的产生

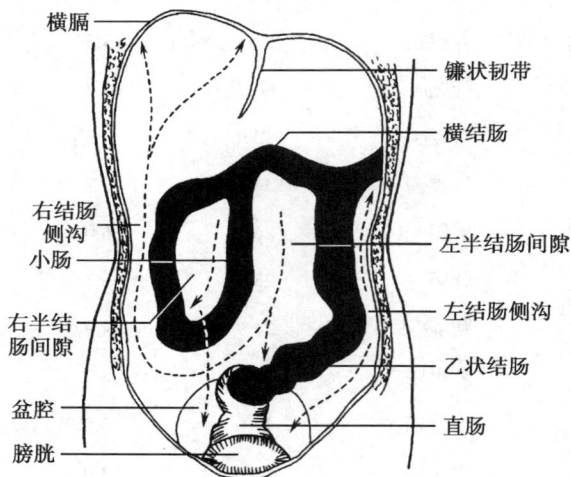

图 9-19-1　腹腔液循环

还可由于卵巢癌瘤本身的渗出,或来自广泛的种植表面及转移瘤。

从图 9-19-1 也可看出腹水或腹腔液流通及积蓄部位即卵巢癌种植转移的高发或高危区域(area of high risk),如横膈、结肠侧沟、肠系膜、骨盆腔,特别是其最低部位直肠子宫陷凹。这些区域是开腹探查及肿瘤细胞减灭术时应注意的地方。

(1)子宫及附件:子宫是卵巢最邻近而又密切相关的器官,卵巢上皮性癌有 16%~18% 伴有子宫转移,而在恶性生殖细胞肿瘤中,子宫受累的机会较少,甚至复发病例亦较少在盆腔和子宫。有时是子宫体和卵巢原发性双癌并存,临床

难辨其先后抑或原发与转移。1987年Young等提出,如果子宫内膜癌浸润深肌层及淋巴管和血管、肿瘤累及输卵管黏膜、侵犯卵巢表面和其淋巴管及血管,说明卵巢的癌瘤可能是继发的;反之,若子宫体癌灶很小、局限于子宫内膜或仅有浅肌层浸润,或有周围的不典型增生表现,无淋巴管及血管转移,卵巢的癌瘤又局限在卵巢中心,则说明这两个肿瘤都是原发的,而非互相转移。北京协和医院分析10年诊断的子宫体和卵巢原发性双癌19例,还得出原发性双癌预后较好的结论,提出在这种情况下应将Ⅱ期卵巢癌和Ⅲ期子宫内膜癌相区别。

卵巢上皮性癌特别是浆液性癌有相当高的双侧性,达60%。即使在对侧卵巢外观正常时,也可有2%~18%的阳性率。在恶性生殖细胞肿瘤,除无性细胞瘤外双侧性的机会不到5%。

卵巢癌瘤的浸润生长常造成子宫和双附件形成浑然一体的局面,全子宫和双附件切除是肿瘤细胞减灭术的基本内容。在早期病例,探查或行对侧卵巢楔形切除(或送冷冻病理检查)是常规的步骤,以决定其留舍。

(2)腹膜:大面积的盆、腹腔腹膜及脏器浆膜都可被卵巢癌细胞种植播散,特别是在横膈、结肠侧沟、肠系膜肠浆膜、膀胱浆膜及直肠子宫陷凹。种植和播散的癌灶呈细小颗粒状或结节状,或大小不等的团块,亦有形成厚厚的"铠甲状"。广泛腹膜种植是腹水的主要来源。手术中切除盆腔腹膜,所谓"卷地毯"式切除,不仅使肿瘤细胞减灭,也使腹水的一个来源断绝,是重要的治疗程序。

总体而论,卵巢恶性肿瘤有50%的横膈转移率,随期别的上升而增加。横膈转移可于术中触摸到,可及密布如麻的颗粒或结节,有时横膈转移不很明确,有主张术前用腹腔镜检查或术中用腹腔镜观察;或行横膈涂片细胞学检查,以增加其阳性检出率。

(3)肠道:卵巢恶性肿瘤的肠转移常见且后果严重,肠转移及继发的肠梗阻是卵巢恶性肿瘤患者死亡的主要原因。在Ⅲ期以上的病例中,小肠转移为26%~33%,大肠转移为30%~39%。吴鸣等对收治的151例卵巢癌Ⅲ、Ⅳ期患者的临床资料进行回顾性分析,133例有肠转移,高达88.1%。Tunca JC等报告的518例卵巢癌,127例发生了肠梗阻,占25%,并与分期有关:Ⅰ期17例(13.9%)、Ⅱ期17例(16.8%)、Ⅲ期72例(30.0%)、Ⅳ期20例(36.4%)、不详1例。

多数肠转移由于尚未引起肠梗阻而缺乏临床症状,只有16.1%的病例于术前已表现为部分梗阻。体格检查可扪及包块,通常在左侧,系乙状结肠、直肠受累。胃肠造影有外在压迫,亦可正常,但钡灌摄片可发现乙状结肠-直肠狭窄。

肠转移以大肠最为常见,多为盆腔癌瘤的直接侵犯,尤以直肠、乙状结肠为最,占95.2%。大肠转移常以大面积、大癌块形式为多,重者可占据肠管,由外向内,侵犯较深。小肠转移则以表浅、多发颗粒或结节为主要形式,肠管弥漫性浸润、僵直、变形、蠕动减弱,肠系膜呈挛缩状或消失,形同"麻

花",见于恶性间皮细胞瘤,使手术难以实施。上皮性癌多有更强的侵蚀力,侵及肠黏膜者可达21.6%;而恶性生殖细胞肿瘤则较少有肠壁的深层侵犯,常为向内"挤压"状。

肠梗阻是肠转移最终也是最严重的结果,肠梗阻的发生主要与分期、手术肿瘤的残留灶、弥漫性转移形式有关。小肠梗阻(51.9%)比大肠梗阻(33%)多见。

肠转移和肠梗阻是卵巢恶性肿瘤诊治的严重问题,对于这些病例,无论是孤立型或多发型,在可能的情况下均应争取积极、彻底的手术治疗,甚至不惜切除大段肠管,以完成理想的肿瘤细胞减灭术,是预防和减少肠梗阻发生、提高生存率的有效措施。

在卵巢恶性肿瘤的肠道转移中,阑尾转移及处理有其特殊意义。阑尾转移的发生率文献报告差异较大,张国楠等研究96例卵巢癌,阑尾转移的发生率为19.8%,且在Ⅰ、Ⅱ期病例无阑尾转移发生,结果似较合理。鉴于此以及阑尾在免疫能力方面的作用,目前多主张对Ⅰ、Ⅱ期病例可以不切除阑尾,而对Ⅲ、Ⅳ期患者应将阑尾切除作为肿瘤细胞减灭术的组成部分。但亦有学者认为对任何期别的卵巢上皮性癌,切除阑尾仍是利大于弊的做法。在腹膜黏液瘤(pseudomyxoma peritonei,PP)时,阑尾和卵巢常均有黏液性肿瘤(占1/3),提示两者的同源性。

(4)肝、脾:肝、脾表面常有细小的种植结节,有时在横结肠的肝曲和脾曲有癌瘤转移块并与肝、脾粘连,或向肝、脾侵入。传统的观点认为卵巢上皮性癌的肝实质转移并不多见,但随着新的诊断技术的应用、手术积极性的增加,以及患者生存时间的延长,临床上可见的肝实质转移日渐增多。北京协和医院15年的回顾性研究证实,肝转移占同期病例的6.9%(40/583),说明并不少见。诊断标准是:①B超扫描、CT或MRI发现肝实质有占位病变;②肝动脉造影或肝γ照相发现肝内有肿瘤血管和/或肿瘤染色;③手术或组织活检证实。肝动脉插管化疗对治疗肝实质转移有一定疗效。

在卵巢内胚窦瘤中亦偶见肝实质转移。用肝动脉插管给予PVB方案可得良好疗效,乃由于恶性生殖细胞肿瘤比上皮癌对化疗更为敏感之故。

(5)大网膜:卵巢恶性肿瘤特别是上皮癌有很高的大网膜转移率,约为23%~71%。有时大网膜外观正常而镜检已有转移癌。大网膜转移还形成了腹腔转移的"中间站"。大量癌瘤转移至大网膜可形成巨大的团饼(omental cake),有的可达10kg,是腹水的重要来源,也使患者出现腹胀、腹痛及沉重感,并影响腹腔化疗。手术时应紧靠横结肠将大网膜尽量切除干净,以提高治疗结果。

2. 腹腔外转移 卵巢恶性肿瘤可经淋巴及血行转移至腹腔外,主要是腹膜后淋巴结转移,以及胸腔或其他远处转移。

(1)腹膜后淋巴结转移:淋巴转移是卵巢恶性肿瘤的重要扩散途径,涉及转移规律、意义及处理。但长期以来,对其重视不够、认识不深。

1）卵巢的淋巴引流途径：淋巴转移与淋巴引流有关，卵巢的淋巴引流主要有 3 个途径：①上行路线（图 9-19-2），即从卵巢门走出 4~10 条集合淋巴管，沿卵巢蒂、骨盆漏斗韧带上行，横跨输尿管、髂外或髂总血管，直至肾下极，注入腰淋巴结或腹主动脉旁淋巴结。②下行路线（图 9-19-3），即卵

巢一部分集合淋巴管可沿阔韧带走向盆壁，进入髂内、髂外、髂间及髂总淋巴结。先前认为卵巢淋巴引流的下行路线只是在上行的流路受阻时方可反流至下行，但实际上、下行途径同时存在，这可以解释卵巢癌淋巴转移至盆腔及腹主动脉旁淋巴结概率几乎相等的现象。③沿圆韧带引流至髂外尾部及腹股沟淋巴结，这种情况较少见。

2）卵巢恶性肿瘤淋巴转移的规律：Wu 等根据系统腹膜后淋巴结清除术（包括腹主动脉旁及盆腔淋巴结切除）以及病理学检查，报告了淋巴转移的基本规律，即：①卵巢癌总的淋巴转移率高达 50%~60%，表明淋巴转移是卵巢癌扩散的重要途径；②卵巢癌几乎有相等的机会向盆腔淋巴结及腹主动脉旁淋巴结转移；③原发于左侧的卵巢癌，其盆腔淋巴转移率远较原发于右侧者高（约为 10：1）。关于各组淋巴结的转移发生率见图 9-19-4。

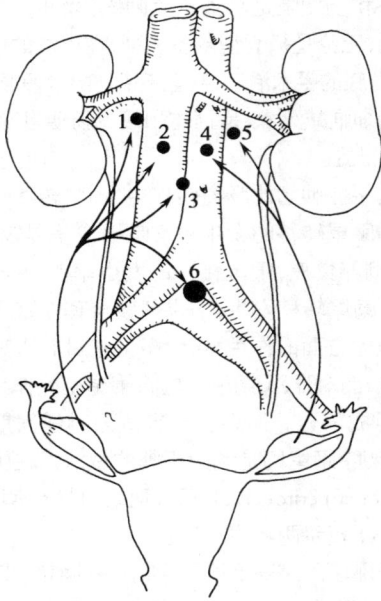

图 9-19-2　卵巢淋巴流向（上行路径）示意图

1. 腔静脉外侧淋巴结；2. 腔静脉前淋巴结；3. 主动脉、腔静脉前淋巴结；4. 主动脉前淋巴结；5. 主动脉外侧淋巴结；6. 主动脉下淋巴结。

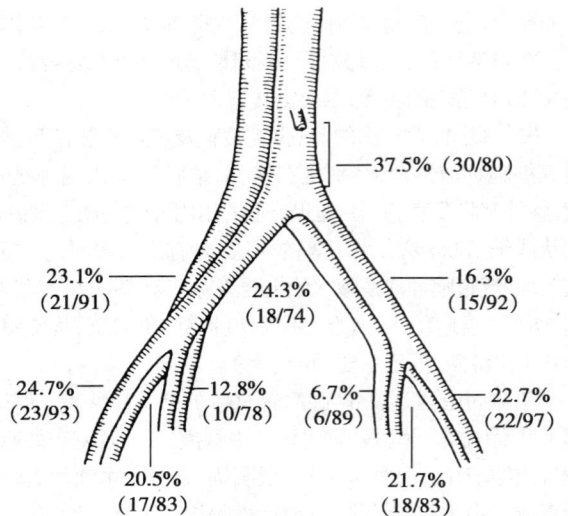

图 9-19-4　卵巢癌各组淋巴结转移的发生率

3）影响淋巴转移的有关因素：卵巢癌各期的淋巴转移率报告不一，但随期别的上升而增加。吴葆祯等报告Ⅰ~Ⅳ期淋巴转移率分别是 19%、44%、62% 和 62%。淋巴转移随细胞分化不良而增加，交界性瘤几乎无淋巴转移，1、2 级为 10%，而 3 级则达 26%。组织学类型分析以浆液性癌的淋巴转移率最高（26%~66%），黏液性癌最低（3%~33%），其他位于其间。未分化癌有高达 50% 的淋巴转移率。恶性生殖细胞肿瘤，特别是无性细胞瘤有很高的早期腹主动脉旁淋巴结转移率，值得重视。肿瘤硕大、腹膜或横膈有转移，都增加淋巴结转移的发生率。

4）淋巴结转移与预后：Burghardt 等的工作证实淋巴转移是影响卵巢癌的预后因素，90 例淋巴结阳性组的 5 年生存率是 42%，24 例阴性组为 55%。William 等分析经过化疗或化疗结合免疫治疗后施行"二次探查"的病例，发现尽管腹腔内无残余癌，但有腹膜后淋巴转移者预后不佳。因此认为，在卵巢癌早期即可有淋巴转移，这种转移的存在帮助我

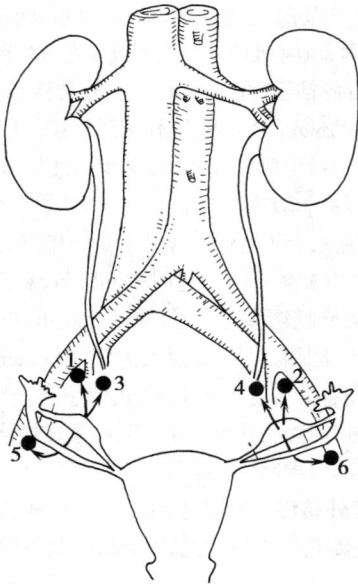

图 9-19-3　卵巢淋巴流向（下行路径）示意图

（右侧结扎卵巢悬韧带，左侧结扎卵巢悬韧带及固有韧带）

1、2. 髂间淋巴结；3、4. 髂内淋巴结；5、6. 髂外淋巴结。

们解释为什么患者在"二次探查"时阴性而后来又复发死亡。在早期病例,有淋巴转移也是预后不良的另一个原因,也提示在第一次手术或"二次探查"时仔细探查并清除淋巴结的重要性。

5)淋巴转移的发现和确定:术前检查评估淋巴结转移的存在对选择治疗有重要作用。淋巴造影(LAG)是比较好的方法,郎景和报告其准确率为 83.3%,还提出了异常征象的判定标准。放射免疫扫描显像亦有很好的敏感性和特异性。尽管影像学检查可于术前作出初步评估,但均有一定的局限性,存在假阴性和假阳性,最好的办法是取得活体组织。术中选择性切除淋巴结是不完善的,系统地进行盆腔及腹主动脉旁淋巴结切除,可全面了解淋巴结情况,做到确切分期。

(2)其他腹腔外转移:卵巢恶性肿瘤腹腔外的远处转移比较少见,多为血行播散所致。锁骨上淋巴结、腹股沟淋巴结转移则是淋巴转移延伸的结果。

卵巢癌合并胸腔积液以浆液性癌为多见,占 82.4%。绝大部分伴有横膈转移,双侧胸腔积液的瘤细胞阳性率为 90%。单侧胸腔积液绝大多数为右侧(占 85.7%),单侧胸腔积液不一定是胸腔转移,瘤细胞的阳性率只有 14.3%。胸腔积液也并非均是肺转移所致。胸腔内注入硬化剂平阳霉素,是一种较为有效的控制胸腔积液的方法。

随着卵巢癌患者生存期的延长,脑、肺甚至皮肤等部位的少见转移也相继有报道,它们可出现于顺铂化疗期间,提示传统治疗对这些部位的转移难以奏效。卵巢癌的生物学行为值得进一步探讨。

(二)卵巢恶性肿瘤的分期

(1)TNM 临床分期法:国际抗癌联盟(UICC)有传统的 TNM 临床分期法,并与其他癌瘤的 TNM 分期意义匹配,也简明易记,但妇科医师有时不擅长此法。现将 TNM 分期的几个原则记述如下,以供参考应用:

1)T、N、M 三个字母,分别代表原发肿瘤、局部淋巴结和远处转移。每个字母后附加 a、b 和 0、1、2 等,表示肿瘤大小、累及范围、有无淋巴结转移和远处转移。谙熟此法的妇科医师看到 T1b2N0M0 后,则立即判断出该患者的肿瘤限于双侧卵巢,无淋巴结转移和远处转移,但卵巢表面已有肿瘤侵犯和/或卵巢被膜破裂。

2)T、N、M 分期法限于首次治疗的患者。

3)T、N、M 分期法主要根据临床(包括腹腔镜和 X 线摄影术)检查,并以首次检查为基础,在不变更原始记录的前提下,可添加更详细的检查发现。无淋巴结转移和远处转移者,以 0 表示;淋巴结情况难于判断者,注明 X。

4)组织学分级有意义的肿瘤,注明细胞学分级 G1、G2 等,手术后的病理组织学分类以 P 表示,附加于 TNM 符号的左下角,如 pTNM,但与术前的类型应一致。

5)T、N、M 分期法可作为临床医师记录临床检查的辅助方法,但必须经组织学证实,以便作为有组织学类型的分期类。若不能分类者,须记载总例数。

6)T、N、M 分期法中各字母所代表的意义

N——局部淋巴结(包括髂窝、骶骨两侧、主动脉旁和腹股沟淋巴结)

　　N0=无局部淋巴结受累的证据

　　N1=有局部淋巴结受累的证据

　　Nx=至少应确定未查见局部淋巴结受累(临床检查包括腹腔镜和/或剖腹探查术和 X 线摄影术)

　　M——远处转移

　　M0=无远处转移证据

　　M1=有远处转移证据

　　Mx=至少应确定未查见远处转移(临床检查包括腹腔镜和/或剖腹探查术和 X 线摄影术)

pTNM——手术后病理组织学分类

pT=原发瘤(此 pT 类型应符合 T 类型)

　　G——组织病理学分级(根据肿瘤细胞分化程度)

　　G1=高分化

　　G2=中分化

　　G3=低分化

pN——外科手术后局部淋巴结(此 pN 类型应符合 N 类型)

pM——外科手术后远处转移(此 pM 类型应符合 M 类型)

(2)卵巢癌的 FIGO 分期:FIGO 分期是当今公认的流行分期,FIGO 2021 妇癌报告在卵巢癌的分期上无更新,仍延用 2014 FIGO 分期系统(表 9-19-7)。2014 年更新的 FIGO 分期将卵巢癌、输卵管癌和腹膜癌进行了合并,输卵管癌及原发性腹膜癌分期同卵巢癌。

1985 年 FIGO 分期中,卵巢癌Ⅲ期根据腹腔内转移范围的大小再分为Ⅲa、Ⅲb 和Ⅲc。相较于既往分期,2014 FIGO 分期删除ⅡC 期,并主要对Ⅲ期进行了修改,肿瘤扩散至腹膜后淋巴结但无腹腔内转移的患者,分期被调整为ⅢA1 期,这样调整的原因在于这些患者的预后显著优于发生腹腔内播散的患者;其次,腹膜后淋巴结转移应当使用细胞学或组织学进行证实;而肿瘤从大网膜扩散至脾或肝(ⅢC)应当与孤立性脾或肝实质转移相区别。详见图 9-19-5。

(3)FIGO 分期与 TNM 分期比较:见表 9-19-8。

(三)卵巢恶性肿瘤转移及分期的重要性

肿瘤的分期是依照其生物学行为特点、病程进展规律、治疗和预后诸因素而制定的。卵巢癌的 FIGO 分期不但是评估病期和预后的根据,更重要的是合理地选择治疗方案、比较各种治疗方法和效果不可缺少、不可模糊的内容。治疗对象要在同一分期(包括亚分期),其结果才有可比性。每种分期如何确定较好的治疗方案,必须有统一的分期标准和内容,否则会造成概念不清、资料混乱,影响结果的科学性。为此,对于卵巢恶性肿瘤的 FIGO 分期有以下几点值得讨论,

表 9-19-7　卵巢癌的 FIGO 分期（2014）

Ⅰ期	病变局限于卵巢
ⅠA	肿瘤局限于一侧卵巢（包膜完整），表面无肿瘤；腹水或腹腔冲洗液未找到癌细胞
ⅠB	肿瘤局限于双侧卵巢（包膜完整），表面无肿瘤；腹水或腹腔冲洗液未找到癌细胞
ⅠC	肿瘤局限于单或双侧卵巢，并伴有以下任何一项：手术中肿瘤破裂；手术前肿瘤包膜已破裂，或卵巢表面有肿瘤；腹水或腹腔冲洗液发现癌细胞
ⅠC1	手术导致肿瘤破裂
ⅠC2	手术前肿瘤包膜已破裂，或卵巢表面有肿瘤
ⅠC3	腹水或腹腔冲洗液发现癌细胞
Ⅱ期	病变累及一或双侧卵巢，并伴盆腔扩散（在骨盆入口平面以下）
ⅡA	肿瘤蔓延至或种植到子宫和/或输卵管
ⅡB	肿瘤蔓延至其他盆腔内组织
Ⅲ期	肿瘤累及单侧或双侧卵巢，伴有细胞学或组织学证实的盆腔外腹膜转移或证实存在腹膜后淋巴结转移
ⅢA	腹膜后淋巴结阳性，或显微镜下盆腔外腹膜转移
ⅢA1	仅有腹膜后淋巴结阳性（细胞学或组织学证实）
ⅢA1（ⅰ）	转移灶最大直径≤10mm
ⅢA1（ⅱ）	转移灶最大直径＞10mm
ⅢA2	显微镜下盆腔外腹膜受累，伴或不伴腹膜后阳性淋巴结
ⅢB	肉眼盆腔外腹膜转移，病灶最大直径≤2cm，伴或不伴腹膜后阳性淋巴结
ⅢC	肉眼盆腔外腹膜转移，病灶最大直径＞2cm，伴或不伴腹膜后阳性淋巴结（包括肿瘤蔓延至肝包膜和脾，但无转移到脏器实质）
Ⅳ期	超出腹腔外的远处转移
ⅣA	胸腔积液中发现癌细胞
ⅣB	腹腔外器官实质转移（包括肝实质转移和腹股沟淋巴结及腹腔外淋巴结转移）

表 9-19-8　FIGO（2014）分期和 TNM 分期比较

Ⅰ期	（T1-N0-M0）	T1	N0	M0
ⅠA 期	（T1A-N0-M0）	T1a	N0	M0
ⅠB 期	（T1B-N0-M0）	T1b	N0	M0
ⅠC 期		T1c	N0	M0
ⅠC1	（T1C1-N0-M0）	T1c	N0	M0
ⅠC2	（T1C2-N0-M0）	T1c	N0	M0
ⅠC3	（T1C3-N0-M0）	T1c	N0	M0
Ⅱ期	（T2-N0-M0）	T2	N0	M0
ⅡA 期	（T2A-N0-M0）	T2a	N0	M0
ⅡB 期	（T2B-N0-M0）	T2b	N0	M0
Ⅲ期	（T1/T2-N1-M0）	T3（T1/T2）	N0/N1	M0
ⅢA 期				
ⅢA1	（T3A1-N1-M0）	T3a	N1	M0
ⅢA2	（T3A2-N0/N1-M0）	T3a	N0/N1	M0
ⅢB 期	（T3B-N0/N1-M0）	T3b	N0/N1	M0
ⅢC 期	（T3C-N0/N1-M0）	T3c	N0/N1	M0
Ⅳ期	（任何 T，任何 N，M1）	任何 T	任何 N	M1

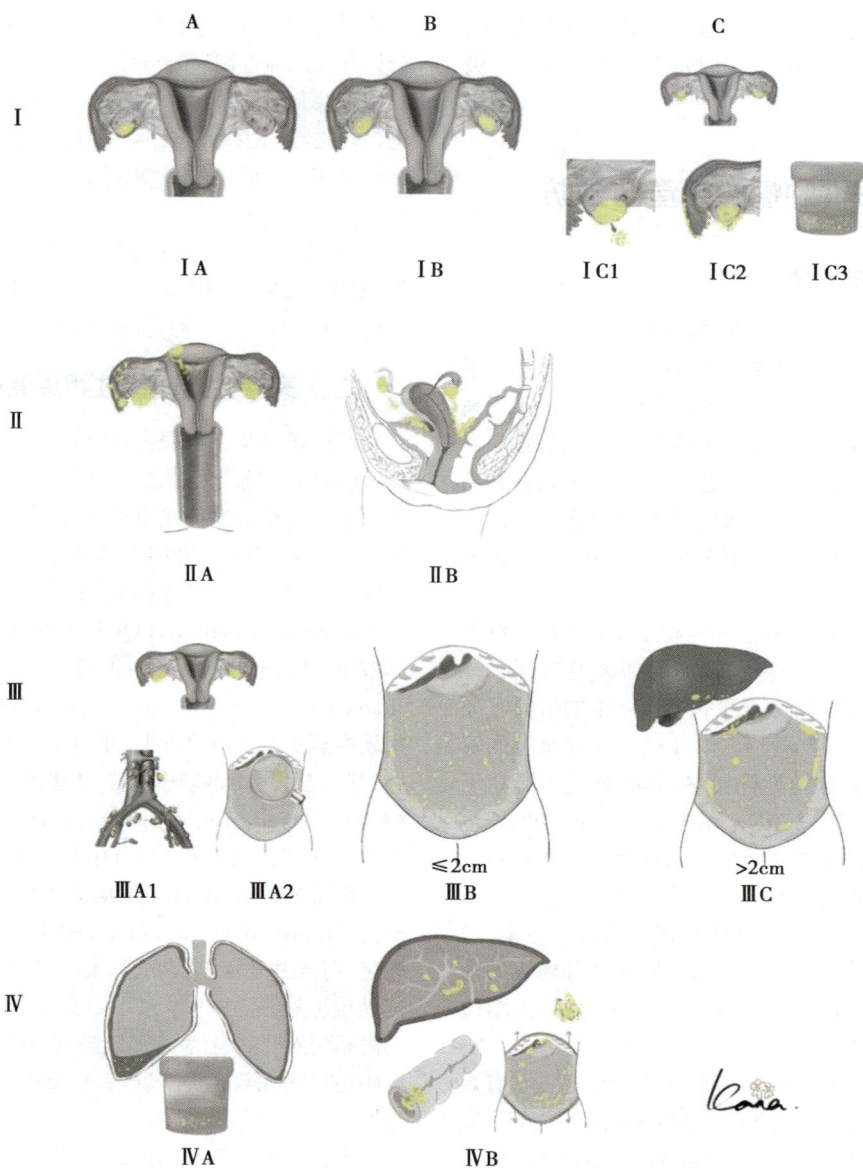

图 9-19-5　卵巢癌的 FIGO 分期（2014）

强调对其正确认识：

（1）手术时应进行全面细致的探查：卵巢恶性肿瘤在盆、腹腔的各个脏器、各个部位都可以发生播散转移，因此开腹后应进行全面细致的检查，眼看手摸，尽量不漏掉转移灶。应作腹水或腹腔液细胞学检查，在 I 期，腹水或腹腔冲洗液发现癌细胞即为 I C。要系统全面地检查盆、腹腔内各器官包括结肠、小肠、肠系膜及淋巴结、大网膜、横膈、结肠侧沟等，可疑部位要取活检。

（2）腹腔内转移肿瘤的大小：在 2014 年的 FIGO 分期中，仍然强调了转移瘤大小在亚分期中的地位，肉眼盆腔外腹膜转移，病灶最大直径≤2cm，伴或不伴腹膜后阳性淋巴结，分期为ⅢB 期；肉眼盆腔外腹膜转移，病灶最大直径>2cm，分期为ⅢC 期。病灶大小不管是在行肿瘤细胞减灭

术的可行性上有差别，其预后亦截然不同。

（3）腹膜后淋巴结转移及清除术：肿瘤扩散至腹膜后淋巴结但无腹腔内转移的患者，分期调整为ⅢA1 期，虽然在仅有腹膜后淋巴结阳性但无腹腔内转移的患者中，其预后优于发生盆腔内播散的患者。但也需要警惕的是，腹膜后淋巴结转移仅仅靠术中探查甚至选择性活检都是不确切的，应施行系统性腹主动脉旁及盆腔淋巴结清扫术。既往研究表明，术中分期为 I 期的病例有 10%~20% 在术后病检提示淋巴结转移。郎景和综合全国 9 家医院 116 例 I 期卵巢癌患者，均经系统性淋巴清除，阳性率为 10.3%，这 12 例其实应列为ⅢC。沈铿等在分析 I 期卵巢癌的处理时亦强调施行全面确定分期的手术（comprehensive staging operation），包括腹膜后淋巴结清扫术。所以，对早期卵巢癌施行系统性腹膜后淋巴结

清扫术是合理的、必要的。对于恶性生殖细胞肿瘤即使可以施行保留子宫和附件的保护生育功能的手术,仍主张切除腹膜后淋巴结。

三、卵巢恶性肿瘤的筛查与预防

(一)卵巢癌的筛查

加强高危人群的监测和筛查,提高卵巢癌的早期诊断率是妇科肿瘤学者一直追寻的目标与重点。20世纪80年代起,卵巢癌的筛查从以普通人群为筛查对象,转向筛查高危人群,从使用单一筛查手段,到多种模式相结合,以期在临床前期就诊断卵巢癌,获得良好预后。但总体来说,在卵巢癌的筛查中,还存在诸多困难,例如筛查的健康经济学、被筛查者的生活质量、假阳性结果的长期影响,也是应该慎重考虑的问题。

血清CA125检测和阴道超声检查(TVS)作为筛查手段已被广泛应用于所有大规模的卵巢癌筛查研究中。CA125在卵巢癌术前诊断和病情监测中的价值已经很明确。但是,由于其特异性较差,不适用于卵巢癌的筛查。超声用于筛查临床前期卵巢癌,其敏感性明显高于CA125,其阳性预测值(positive predictive value,PPV)也是可以接受的,但值得重视的是它的特异性。由于CA125和超声都存在一定的假阳性率,阻碍了它们单独用于普通人群的筛查。序贯应用CA125和超声筛查的方案,可以获得满意的特异性。一项研究提示采用多种模式的筛查(multimodal screening)可能会更有意义,阳性预测值(PPV)为20.7%。

研究表明,在死亡的峰值年龄前5年进行筛查是最有效的。既往研究显示,卵巢癌的死亡峰值在55~59岁之间。故而是否可以设定50岁为界,以此开始进行卵巢癌的普通人群筛查是值得商榷的一个问题。除此之外,卵巢癌的筛查还应该有的放矢,要确定筛查的目标人群(target population),尤其是有高危因素甚至中危因素的妇女,不论年龄,应定期行常规卵巢癌筛查。

卵巢癌危险因素

(1)卵巢癌高危妇女:欧洲家族性乳腺癌协作组(European Familial Breast Cancer Collaborative Group)指出,应该对以下高危妇女提供卵巢癌筛查:①*BRCA1*和*BRCA2*突变的携带者;②有乳腺癌/卵巢癌家族史的成员;③或者只有乳腺癌家族史,但是乳腺癌发病早的妇女。虽然目前尚缺乏大规模的前瞻对照性研究证实筛查可以降低卵巢癌的死亡率,但是对于以上高危妇女,比较一致推荐应用血清CA125和TVS进行筛查。

(2)中等风险的妇女:包括有1个一级亲属患卵巢癌的妇女,有1个以上远房亲属患卵巢癌的妇女,或者本人患乳腺癌的妇女。这部分妇女终身患卵巢癌的风险与正常人群相比是升高的,但仍处于一个很低的水平(<5%)。对这部分妇女进行筛查带来的一系列负面影响,如过度焦虑、过高的假阳性、不必要的手术创伤,远远超过任何可能的尚未被证实的益处。对接受过卵巢刺激治疗、最终没有受孕的妇女是否患卵巢癌的风险会增高还有争议,可以归结到本组妇女中。

(3)低风险的妇女:这部分妇女终身患卵巢癌的风险非常低(大约1%)。可不接受社区服务性筛查,但是可以列为大规模随机性对照性筛查研究的对象。

(二)家族性或遗传性卵巢癌的预防

既往研究及临床报告资料显示,卵巢癌家族史是卵巢癌发病的重要危险因素之一。详尽的家谱分析证实,卵巢癌在家族中的垂直性传递方式,符合常染色体显性遗传的规律。在很大一部分卵巢癌患者中,卵巢癌病例呈家族性传递现象,即家族性或遗传性卵巢癌综合征(familial or hereditary ovarian cancer syndrome,FOCS or HOCS)。目前在遗传学领域中主要分为以下几类:①遗传性乳腺癌-卵巢癌综合征(hereditary breast and ovarian cancer syndrome,HBOC),指家族中至少有3例早发型(年龄小于60岁)乳腺癌或卵巢癌,其中至少有1例卵巢癌。②遗传性位点特异性卵巢癌综合征(hereditary site-specific ovarian cancer),指家族中至少有3例卵巢上皮性癌(年龄不限),但在50岁以前没有乳腺癌病例。③遗传性非息肉性结直肠癌(hereditary nonpolyposis colorectal cancer,HNPCC),主要表现为结直肠癌,可合并子宫内膜癌、卵巢癌,但卵巢癌出现的概率比其他类型癌小。FOCS家系中的女性,患卵巢癌以及乳腺癌的概率明显升高,且发病风险随着一级亲属中患病人数、家族中总患病人数、每一代患者数及年轻发病的人数增加而增加。

目前,研究明确的卵巢癌-乳腺癌相关突变基因,除*BRCA1*和*BRCA2*外,还发现了其他几种可遗传的突变,均存在增加携带该基因的女性罹患卵巢癌的风险,但对于一些非*BRCA*遗传性卵巢癌突变的机制和干预尚需进一步研究。对于确诊的基因携带者,如母亲或女儿患卵巢癌,而且本人已经患有乳腺癌或结肠癌的妇女,从理论上来讲,其终身危险度近100%。针对有家系高风险的女性进行有选择性的筛查、诊断、咨询及预防性处理是预防家族性或遗传性卵巢癌的重要措施之一。现有研究表明,遗传性卵巢癌突变女性的输卵管病变系卵巢癌发生的早期事件,与卵巢癌的发生发展及恶性转化密切相关。因此,可建议对这部分患者进行预防性风险降低手术,如预防性切除输卵管和卵巢等。

此外,随着基因检测技术的进步和普及,对所有女性进行生殖系基因检测以预防和预警卵巢癌的发生,并对高风险家庭成员进行级联检测,也可能是未来卵巢癌筛查与预防的趋势与方向。

四、卵巢恶性肿瘤的诊断与治疗

卵巢恶性肿瘤是死亡率最高的妇科恶性肿瘤,近30年来,卵巢恶性肿瘤的诊断与治疗一直是我国妇科肿瘤领域研究的重点内容,并取得了可喜的进展。PVB/PEB化疗方案的应用使卵巢恶性生殖细胞肿瘤的治疗可达到根治性的疗效。手术技巧的提高、新型化疗药物的问世,也给卵巢上皮癌的治疗带来多重生机。尽管卵巢上皮癌患者的5年生存率并无明显提高,但患者的近期生存情况和其生活质量有了明显改善。卵巢恶性肿瘤的诊断与规范化治疗的实施与推广,卵巢癌基因检测及靶向药物的应用,加快了我国与国际水平接轨的步伐。以人为本、个体化治疗的观念成为卵巢恶性肿瘤诊断与治疗的发展趋势。

在既往的卵巢癌诊治中,组织学分类是卵巢癌诊断的重点,并以此分类分期为基础制订卵巢癌的诊疗方案。以上皮性卵巢癌为例,其又分为高级别浆液性癌(HGSC)、低级别浆液性癌(LGSC)、黏液性癌(MC)、子宫内膜样癌(EC)和透明细胞癌(CCC)5个亚型。不同亚型患者预后和生存率不同,治疗方案有所区别。但近年研究表明,即使同一亚型也存在不同预后。这一差异可能因不同组织类型起源于不同的细胞及细胞谱系而异。特异性免疫组织化学标记物和组织类型特异性癌基因的改变可能是同一亚型肿瘤预后差异大的主要原因。故而研究者认为,基于细胞谱系的分子分型对判断上皮性卵巢癌预后分析及指导术后治疗具有更高的准确性。目前研究最多的4个免疫组织化学标志如WT1、p53、napsin A、PR,能区分5种主要组织类型差异性,可在完成组织分类的同时,根据患者个体情况额外使用新的免疫组织化学标记进行进一步的分子分型,以使卵巢癌的诊断更为精确化。

(一) 卵巢癌的早期诊断

临床常用的卵巢癌术前诊断方法以影像学检查及肿瘤标志物检测为主。肿瘤标志物的异常出现往往较影像学表现早,上皮性卵巢癌中以CA125、HE4升高较明显。CA125容易受到炎症性疾病、子宫内膜异位症甚至妊娠和月经等影响,对早期卵巢癌的准确诊断缺乏特异性。HE4检测卵巢癌的特异性较CA125高,但灵敏度却较CA125低。故而临床目前多采用两者互补、联合检测的方法。针对卵巢癌的早期诊断研究一直在寻求灵敏度和特异度均较好的肿瘤标志物,从而有效提高早期卵巢癌的检出率,目前现有的肿瘤标志物尚无法满足这一要求。

随着分子生物学研究的进展,研究者发现微小RNA(miRNAs),如miR-145、miR-200b、miR-99a-5p等在诊断早期卵巢癌方面具有较高的特异性,在卵巢癌的诊断中具有广阔的应用前景,但其局限性在于目前其检测需要基于组织标本。故而研究者为突破这一限制,开始在外周血中搜寻可能存在的miRNAs。近期研究表明,血液中的外泌体存在特异性的miRNAs,可替代组织标本进行检测。外泌体是细胞之间信息交流的重要物质,具有细胞膜结构,在特定的条件下可以具有细胞趋向性,具有肿瘤的特异性,广泛存在于血液、组织液和细胞间隙中,参与了肿瘤细胞增殖、转移和耐药等过程。晚期卵巢癌患者体内存在较多的外泌体,但是否早期卵巢癌患者血液中有足够多的外泌体,满足miRNAs的特异性检测尚待进一步研究。

长链非编码RNA(lncRNA)是一类长度为200个核苷酸的非编码的RNA分子,可以通过对转录、翻译和蛋白活性等行为的调节,进而影响肿瘤细胞的增殖、转移和凋亡的过程,是近期研究被关注的另一种有潜力的生物学标记物。然而其是否在早期卵巢癌患者血清中存在稳定表达,也尚在研究中。

循环肿瘤细胞(circulating tumor cells,CTCs)是在血液中能够检测到的肿瘤细胞,仅需血液作为标本,采集方便,并能获取肿瘤的全部基因信息,排除非肿瘤的影响。循环肿瘤源性DNA(circulating free tumor-derived DNA,ctDNA)检测对卵巢癌的敏感性较高,且两次重复检测的准确率可达92%。然而,早期卵巢癌发生血行转移较少,能够在早期卵巢癌患者血清中采集到CTCs的可能性极低,故其临床运用的价值受到限制,故而是否能够在早期卵巢癌患者外周血中发现足够的ctDNA用于早期卵巢癌的检查尚有争议。

除此之外,还有一些新发现的分子标记物,如环状RNA等仍处于研究阶段。总体来说,卵巢癌的早期诊断任重而道远。在现有诊断指标不理想的状态下,多种方式联合检测可提高卵巢癌诊断的敏感性与特异性。一项研究联合检测血清miR-193a-5p、HE4和CA125,发现原发性卵巢癌患者血清miR-193a-5p、HE4和CA125表达水平明显高于健康对照组和良性卵巢肿瘤组,与肿瘤分级和淋巴结转移具有明显相关性。

(二) 卵巢恶性肿瘤手术治疗的意义

手术是卵巢恶性肿瘤最主要的治疗手段之一。卵巢恶性肿瘤的手术有三大类:①诊断性手术,主要目的是术中取活检获得病理诊断,明确肿瘤分期,评价治疗效果。②治疗性手术,其目的是尽量彻底切除肿瘤。③姑息性手术,主要目的为解除患者症状,改善生活质量。卵巢恶性肿瘤的手术目的、范围和操作,应根据肿瘤的组织学类型、临床分期以及患者的具体情况而有所不同。对早期(临床Ⅰ期、Ⅱ期)卵巢癌均应进行全面分期探查术或再分期手术,主要目的是准确分期,这对判断预后、指导术后治疗均有重要意义。对卵巢生殖细胞恶性肿瘤,有生育要求的患者不论期别早晚均可施行保留生育功能的全面分期手术。但对于上皮性卵巢癌,施行保留生育功能(保留子宫和对侧附件)的手术应该谨慎和严格选择。肿瘤细胞减灭术主要适用于晚期卵巢癌,满意的肿瘤细胞减灭术(残余瘤<1cm或切除所有肉眼可见病灶)

可明显改善患者的预后。中间性（或间隔性）肿瘤细胞减灭术可促使减灭术的成功,提高肿瘤细胞减灭术的质量,但并不改善患者的预后。也有一些研究显示这种手术对日后化疗不利,患者容易产生耐药,仍应力争尽早完成肿瘤细胞减灭术。对"二次探查"手术的临床价值,近年来也有较多的争论。尽管普遍认为,对晚期卵巢癌,"二次探查"的结果可用来指导今后的治疗,但是"二次探查"阴性的卵巢癌还会有50%复发,"二次探查"对卵巢癌患者是否有治疗价值受到质疑。在对卵巢癌患者施行手术时,应该明确手术的目的,掌握好指征。

(三) 卵巢恶性肿瘤化疗的意义

卵巢癌的化疗经历了3个里程碑的时代,即20世纪70年代的烷化剂、80年代的顺铂类药物和90年代的紫杉醇。近年来,卵巢癌的化疗发展很快,有很多新药问世,不少治疗方案也在改进,一些观点也逐步更新。但是,正规、足量、及时仍是最基本的原则。全面分期探查术是早期卵巢癌首选的基本治疗,以此来确定哪些患者需要化疗,哪些患者不需要化疗。以铂类为主的联合化疗是早期卵巢癌首选的辅助治疗。晚期卵巢癌对一线化疗的反应率可达70%~80%。紫杉醇/卡铂联合化疗推荐为卵巢癌首选的一线化疗方案。然而,绝大多数晚期卵巢癌容易复发,并可能发展为耐药。对复发性卵巢癌的处理是临床上较为棘手的问题。在制订二线化疗方案时,常把耐药性、顽固性和难治性卵巢癌考虑为一组,而对铂类药物敏感的复发癌常被分开考虑。但总的来说,对于复发性卵巢癌的治疗目的一般是趋于保守性的,因此,在选择卵巢癌二线化疗方案时,对所选择方案的预期毒性作用及其对整个生活质量的影响都应该加以重点考虑。理论上说,腹腔化疗是卵巢癌最为理想的化疗途径。NCCN推荐IV或IP化疗均可作为初始化疗方案,并且在已接受满意的细胞减灭数(残留肿瘤<1cm)的III期患者中推荐行IP化疗。但它确切的临床价值还有待于更多循证医学的证据来确定。就目前的资料来看,新辅助化疗的价值主要在于它可大大地改善卵巢癌肿瘤细胞减灭术的手术质量,但研究显示其尚不能有效改善患者的生存率,但接受新辅助化疗后行手术的患者,其相关并发症发生率更低。在给卵巢癌患者化疗时,不但要观察疗效,而且还要注意到化疗的毒副反应。只有高效低毒的化疗才是理想的化疗方案。卵巢癌化疗今后的研究方向:①新近研制的化疗药物哪些可以作为一线化疗?怎样配伍?②新辅助化疗在何种情况下可改善患者的生存率及生存质量?怎样进行化疗药物配伍及周期制定?③研究制订卵巢透明细胞癌的化疗方案。④巩固化疗能否改善预后?⑤化疗毒副反应的防治。

(四) 靶向治疗的意义

随着分子靶向药物的问世,卵巢癌的治疗出现了里程碑式的飞跃,卵巢癌患者的5年生存率显著提高,逐渐可达40%~50%。

(1) 多腺苷二磷酸核糖聚合酶抑制剂:多腺苷二磷酸核糖聚合酶[poly(ADP-ribose)polymerase,PARP]抑制剂的应用使一线获益人群从20%的BRCA突变患者延伸至50%的同源重组修复缺陷阳性患者,目前FDA批准的PARP抑制剂包括奥拉帕利、尼拉帕尼、卢卡帕尼和维利帕尼。奥拉帕利、尼拉帕尼、卢卡帕尼单药均可用于复发性卵巢癌的维持治疗,维利帕尼则多用于联合用药。2016年,FDA批准卢卡帕尼用于经过2次及以上化疗且BRCA突变相关的卵巢癌患者。2017年,FDA批准奥拉帕利用于卵巢癌维持治疗,批准尼拉帕尼用于铂敏感复发性卵巢癌的维持治疗。2019年,我国国家药品监督管理局批准奥拉帕利用于BRCA突变晚期卵巢癌患者的一线维持治疗。同年,尼拉帕尼正式在我国上市。研究表明,新诊断的BRCAm晚期卵巢癌患者采用奥拉帕利单药维持治疗,患者PFS可延长至50个月,3年无复发率提高至60%。奥拉帕利最常见的不良反应为贫血、腹痛及肠梗阻,但程度均较轻。而卢卡帕尼对BRCA突变、HRD阳性的复发性卵巢癌患者来说,获益更大,其最常见的不良反应仍然是贫血。对于尼拉帕尼来说,除了BRCA突变、HRD阳性者获益外,HRD阴性者也可获益,这使得尼拉帕尼成为第1个无论BRCA突变或HRD状态,均可单药一线维持治疗卵巢癌的PARP抑制剂,其最常见的不良反应为血栓、血小板减少、贫血和中性粒细胞减少,但因此中断治疗的发生率较低。

(2) 抗血管生成抑制剂:此类药物以贝伐单抗和拉唑帕尼为代表。贝伐单抗用于卵巢癌全程治疗,能使患者PFS较单纯化疗延长,常见不良反应有高血压、疼痛、中性粒细胞减少、胃肠穿孔及出血。NCCN指南推荐在卵巢癌一线化疗可联合应用贝伐单抗,并维持治疗12或22个疗程。拉唑帕尼也可有效延长卵巢癌PFS,但鉴于其不良反应较重,易发生高血压、中性粒细胞减少症、肝毒性和血小板减少等,随着贝伐单抗和PARP抑制剂的出现,此类药物已逐渐被替代。

除此之外,还有一些新的血管抑制剂以及其他信号通路抑制剂正在进行临床试验。但总的来说,目前能够从靶向药物治疗中获益的主要是BRCA突变、HRD阳性、铂敏感的卵巢癌患者,如何提高其余50%的HRD阴性患者生存率,可能是靶向药物及多药联合治疗进一步研究的方向。

(五) 免疫治疗的意义

免疫系统在卵巢癌的发生发展中发挥着重要作用,因此利用免疫治疗,通过激发或调动人体免疫系统从而控制和杀伤肿瘤细胞逐渐成为卵巢恶性肿瘤治疗的新方法,在中晚期卵巢癌尤其是在铂耐药/难治卵巢癌的治疗中具有较高的应用潜力。在肿瘤免疫研究中,免疫治疗根据其方案的不同划分为:主动免疫治疗、被动免疫治疗及联合免疫治疗。主动免疫治疗是通过诱导患者自身的免疫系统来识别和攻击恶性肿瘤细胞的方法,通过宿主自身的免疫系统刺激实现肿瘤细胞清除,具有效果持久、潜在的免疫记忆诱导特征等特点。目前主动免疫治疗制剂包括分子疫苗、重组病毒疫苗及树突状细胞(dendritic cell,DC)疫苗;被动免疫曾经也称过继性免疫治疗,是指给肿瘤患者输注具有抗肿瘤活性的抗体、细胞因子、免疫效应细胞等进行抗肿瘤治疗的方案,包括单克隆抗体、同种异体 T 细胞输注及细胞因子输注等。

目前,针对卵巢癌的免疫治疗主要集中在:免疫检查点抑制剂(immune checkpoint blockade,ICB)、治疗性疫苗和过继性细胞免疫治疗。免疫检查点抑制剂是通过靶向抑制免疫检查点中配体与受体的相互作用,恢复免疫系统的抗肿瘤应答,增强抗肿瘤反应。现有研究主要有 2 个免疫检查点:程序性细胞死亡蛋白(programmed death ligand-1,PD1)和细胞毒性 T 淋巴细胞相关抗原 4(CTLA4)。程序性死亡蛋白配体-1(PD-L1)的高表达通常与卵巢癌患者不良预后相关,PD-L1 在上皮性卵巢癌中高表达,在浆液性卵巢癌、透明细胞癌和卵巢癌腹水中均能检测到,是近年免疫治疗的重要靶点之一。PD-1 共抑制受体通过与配体 PD-L1 与 PD-L2 结合进而调节 T 细胞的增殖及免疫活性。在现有研究中,PD-1/PD-L1 抑制剂仅在一小部分卵巢癌患者中有效,单独应用 PD-1/PD-L1 抑制剂如纳武单抗(nivolumab)治疗卵巢癌多数处于 I~Ⅱ期临床研究中,对于晚期和复发性卵巢癌患者 ORR 在 8%~22% 之间。化疗可以增强患者的免疫激活状态,但是哪些患者、哪些化疗方案联合 PD-1/PD-L1 抑制剂的治疗会使卵巢癌患者获益尚无定论。CTLA-4 抗体伊匹单抗(ipilimumab)是美国食品药品监督管理局(FDA)批准的第 1 个免疫检查点抑制剂,在黑色素瘤的治疗中显示出良好的效果,但针对卵巢恶性肿瘤,CTLA-4 抗体的效果仍在研究中。

肿瘤治疗性疫苗可以增加抗原提呈细胞的抗原提呈能力,并且能诱导机体产生抗原特异性的 CD8+T 淋巴细胞来杀伤肿瘤细胞。目前卵巢癌治疗性疫苗已在各种临床试验中进行研究,卵巢癌细胞表面的一些高表达的肿瘤相关抗原被用于疫苗的靶点,如肾母细胞瘤基因 1(Wilms tumor 1,WT1)、黏蛋白(Mucin1,MUC1)、纽约食管鳞状细胞癌 1(New York esophageal squamous cell carcinoma 1,NYESO-1)、叶酸受体 α(folate receptor α,FRα)、人表皮生长因子受体-2(human epidermal growth factor receptor,Her-2)及 p53 等。根据提供所选肿瘤特异抗体的方法不同,肿瘤治疗性疫苗分类不同,分为细胞疫苗、肽/蛋白、表观遗传疫苗和基因疫苗等。

细胞过继免疫疗法(adoptive cellular immunotherapy,ACT)利用自体或异体的肿瘤浸润淋巴细胞或外周血淋巴细胞在体外培养后,体内激活进行抗肿瘤治疗,包括不依赖主要组织相容性复合体(major histocompatibility complex,MHC)的免疫效应物与人白细胞抗原(human leukocyte antigen,HLA)限制性肿瘤浸润淋巴细胞(tumor infiltrating lymphocyte,TIL)两大类型。其中又以 T 细胞受体嵌合型 T 细胞(T cell receptor-engineered T cell,TCR-T)和嵌合抗原受体 T 细胞(chimeric antigen receptor T cell,CAR-T)治疗为目前的主流方向。ACT 尽管在 B 淋巴细胞白血病和 B 细胞非霍奇金淋巴瘤等血液细胞肿瘤中取得了令人瞩目的成功,但由于 CAR-T 细胞在实体瘤中的活性有限,限制了其在卵巢恶性肿瘤免疫治疗中的应用,迄今为止,针对卵巢癌中不同 CAR 识别位点的研究正在进行,期待找到一个理想的肿瘤特异抗原从而解除这种限制。

总体来说,免疫治疗有望恢复肿瘤微环境的免疫反应性和对异质性肿瘤的完全靶向,有效改善卵巢癌患者预后。尽管免疫治疗在肿瘤领域已取得了一定进展,但单用免疫方法治疗卵巢恶性肿瘤还相当有限,目前临床多采取与化疗、靶向治疗联合的措施,尤其是针对化疗耐药的难治性上皮性卵巢癌可考虑采用免疫检查点抑制剂或联合化疗及靶向治疗。需制订个体化的综合治疗方案,警惕免疫相关不良反应,并在治疗前考虑到生物标志物如 PD-L1 等对于免疫治疗有效性的疗效预测。

(六)重视卵巢癌的病情监测,正确处理卵巢癌复发

卵巢癌治疗后容易复发是其一大特点,加强对卵巢癌治疗后的监测、尽早发现复发的可疑征象,是卵巢癌整个治疗过程中非常重要的一个环节。但对这一点临床并没有引起足够的重视,缺乏有效的监测手段。目前临床常用于卵巢癌病情监测的方法有:CA125 测定,盆腔检查,超声检查,CT 和 MRI 等,这些方法均有一定的局限性。新近的研究发现 PET 对卵巢癌的病情监测有很好的效果,有望成为卵巢癌病情监测的理想方法。对卵巢癌复发的诊断应该做到定性、定位和分型,并根据不同情况进行个体化治疗。为了正确合理地治疗复发卵巢癌及客观评价不同单位的治疗疗效,GOG 建议将复发卵巢癌患者进行如下分类:化疗敏感型卵巢癌;耐药性卵巢癌;持续性卵巢癌;难治性卵巢癌等四大类。在众多研究和临床实践中,常常把耐药性、持续性、难治性患者归为一组,与铂类敏感的患者分开考虑。

复发卵巢癌治疗总的原则是姑息而不是为了治愈。尽管二次治疗铂类敏感的患者,可能观察到无疾病进展期与总的生存时间得以延长;耐药性卵巢癌患者,对某些二线药物也能够产生暂时有意义的主观或客观缓解;但是,再次治疗并不具有真正的治愈价值。生存质量是再次治疗时最应该考虑的因素。手术对复发性卵巢癌的治疗价值尚未确定,手术的指征和时机还存在一些争论。复发性卵巢癌的手术治疗主要用于 3 个方面:①解除肠梗阻;②>12 个月复发灶的减灭;③切除孤立的复发灶。由于对复发性卵巢癌的治疗目的是趋于保守性的,因此,在选择卵巢癌二线化疗方案时,对所选择方案的预期毒性作用及其对生活质量的影响都应该加以重点考虑。可用于卵巢癌二线化疗的药物有:拓扑替康(topotecan),异环磷酰胺,紫杉醇,多西他赛,VP-16,六

甲蜜胺,吉西他滨(gemcitabine),脂质体阿霉素等,近年来新问世的生物靶向药物贝伐单抗经临床评价也体现出一定的治疗效果。应该指出的是,随着种类繁多、花样翻新的卵巢癌二线化疗药物不断问世,似乎让人们觉得二线治疗的选择有很大空间。但是,分析目前资料,总的有效率也就徘徊于10%~20%之间,疗效有限而且维持时间短。所以,综合相关的因素选择某二线化疗方案,2个疗程后就应该认真评价疗效,如果连续2次治疗失败,就不必再盲目尝试。不主张在临床试验之外采用超大剂量化疗治疗复发卵巢癌,也无证据表明有效的二线化疗药物经腹腔给药优于静脉途径。何时治疗较为恰当,尚未定论。有学者指出,单凭CA125升高就干预,可能太早;而等到出现广泛复发灶再治疗,又可能太晚。为了选择适宜的治疗时机,提出3个适应证:①无论CA125是否上升,出现症状和临床或影像学检查有复发证据;②无症状,CA125升高、临床或影像学检查提示复发灶大于2~3cm;③出现症状,CA125升高,但临床或影像学检查无复发证据。不管如何,姑息性治疗的原则要时刻牢记,否则会因为过于迷信新药、迷信手术而严重影响患者的生存质量。卵巢癌二线治疗的二期试验中极少去正式评价生存质量,经常是想当然地认为肿瘤的客观缩小与症状的改善有关。在未来的临床试验中,重视复发卵巢癌患者生存质量的研究是有积极意义的。

(七)卵巢恶性生殖细胞肿瘤的治疗

与卵巢上皮癌相比,卵巢恶性生殖细胞肿瘤较为少见,仅占卵巢恶性肿瘤的5%~15%。但是,由于其多发于年轻女性,格外受到临床医师的重视。近20年来,随着有效化疗方案的应用,使卵巢恶性生殖细胞肿瘤的治疗模式发生了根本变化,主要表现为以下3个方面:①卵巢恶性生殖细胞肿瘤对化疗十分敏感,化疗已成为卵巢恶性生殖细胞肿瘤非常重要的治疗手段。②化疗使卵巢恶性生殖细胞肿瘤的预后大为改观,生存率由过去的10%~20%提高到目前的80%~90%。③化疗为卵巢恶性生殖细胞肿瘤患者保留生育功能提供了有效保证。无论任何期别的卵巢恶性生殖细胞肿瘤,只要对侧卵巢和子宫未受肿瘤累及,都应该保留患者的生育功能。因此,化疗在卵巢恶性生殖细胞肿瘤的治疗中起着举足轻重的作用。手术在卵巢恶性生殖细胞肿瘤治疗中的价值是明确诊断、确定分期和切除肿瘤。PEB/PVB是目前卵巢恶性生殖细胞肿瘤最为理想的化疗方案,化疗疗程应根据肿瘤标志物下降的情况和患者的高危因素来决定。如果对侧卵巢外观正常,则不主张常规进行活检。卵巢恶性生殖细胞肿瘤对化疗很敏感,治疗效果和预后都很满意。

(八)卵巢恶性肿瘤保留生育功能的治疗

卵巢是女性生育的重要器官。卵巢患恶性肿瘤能否保留患者的生育功能,是妇科肿瘤医师必须面对的问题。随着治疗方法的改进和治愈率的提高,对卵巢恶性肿瘤患者能否

保留生育功能的观念有了很大的改变。不同组织学类型的卵巢恶性肿瘤在临床上的处理亦不尽相同。保留生育功能的治疗主要依赖于患者的年龄、组织学类型及分期。

1. 恶性生殖细胞肿瘤 卵巢恶性生殖细胞肿瘤多发生于年轻妇女,甚至是幼女。传统治疗方法为全子宫+双附件切除术,术后患者即丧失了生育功能。近年来由于化学治疗的重大进展,化疗在卵巢生殖细胞肿瘤的治疗中取得了满意的效果,使其生存率从10%提高到90%。另外,近年的研究还发现恶性生殖细胞肿瘤多为单侧性,即使复发也很少累及对侧卵巢和子宫。恶性生殖细胞肿瘤对化疗十分敏感,几乎可以达到根治性的效果。这些研究结果使我们必须重新审视卵巢恶性生殖细胞肿瘤传统治疗方法的合理性,同时也为保留生育功能的治疗提供了依据。北京协和医院报道,I期恶性生殖细胞肿瘤患者保守手术后的生存率为88%;III、IV期恶性生殖细胞肿瘤患者保守术后的生存率为73%,治疗后的妊娠率为75%~78.9%。因此认为,卵巢恶性生殖细胞肿瘤保留生育功能的治疗对预后无不利影响;对于年轻需要生育的患者,无论其临床期别如何,只要有正常卵巢组织存在均可保守治疗;即使无正常卵巢组织亦可保留子宫,术后予以激素补充治疗及IVF。Kurman报道6%的无性细胞瘤患者对侧卵巢肉眼正常,但是有隐匿性转移,识别正常卵巢组织后则可以做一侧附件切除及卵巢肿瘤切除术,或双卵巢肿瘤切除术,但对于46,XY染色体核型的患者需行双附件切除。Brewer报道1984—1998年26例无性细胞瘤患者中,16例行单侧附件切除术以保留生育功能,术后均行3~6个疗程的BEP化疗,随诊89个月,96%无复发,1例在残留卵巢复发后再次手术,16例患者中7人要求生育,已有5人共6次成功妊娠。

2. 上皮性卵巢癌 7%~8%的上皮性卵巢癌I期患者发病时年龄小于35岁,传统的治疗应行全子宫+双附件切除术,但这些患者常常要求保留生育功能。目前保留生育功能手术的一个危险是对侧卵巢存在隐匿性转移,有文献报道浆液性和黏液性卵巢癌的双侧发生率分别为33%和15%。

Zannetta报道了1982—1999年56例I期卵巢癌患者行保守治疗的经验,平均随诊96个月,2例(3.5%)对侧卵巢复发,其预后与根治性手术的预后无明显差别。56人中共有20人怀孕,17次为正常妊娠。最近有两组报道分别对IA期及IC期患者进行保守治疗和根治性治疗的对照研究,结果表明无论是IA期还是IC期患者,保守治疗与根治性治疗后其复发率相近。对于IB期患者如果肿瘤分化程度好,可以保留部分正常的卵巢组织,但应对任何可疑病变进行活检。IC期患者在卵巢包膜破裂或表面有浸润时,尽管存在肿瘤转移至整个腹腔的潜在危险,但并不意味着必须切除双附件;因为如果在术后进行积极治疗,将比手术切除双附件更有意义。因此,术后应严密随诊,注意一切特异性及非特异性症状。怀孕以及使用促排卵药过度刺激卵巢,可能会增加其复发率。Bandera报道了1例IC期患者保守治疗后使

用促排卵药物导致复发。晚期上皮性卵巢癌患者预后差且复发概率高，化疗后易造成卵巢衰竭致怀孕概率降低，因此Ⅱ期以上上皮性卵巢癌不适于保守治疗。

3. 交界性卵巢肿瘤 交界性卵巢肿瘤占卵巢恶性肿瘤的10%~15%，它具有一定的恶性上皮卵巢癌的组织学特征，但缺少可确认的间质浸润，恶性程度较低，易发生于生育年龄的妇女，多为早期，通常可切除一侧附件而保留生育功能，对于Ⅰ期患者多不主张进行分期手术，术后不需用化疗。交界性卵巢肿瘤双侧的发生率为38%。对于双侧交界性卵巢肿瘤，只要有正常卵巢组织存在，即可进行肿瘤切除而保留生育功能。研究表明，单纯行卵巢肿瘤切除术后的复发率为12%~15%，与一侧附件切除的复发率相近。Gotlieb报道了39例交界性卵巢肿瘤患者进行保守治疗，3例对侧复发，15例共22次妊娠。11例患者接受卵巢刺激治疗对预后无明显影响，其怀孕、生育与生存率均较高。

期别晚的交界性卵巢肿瘤，如无外生乳头结构及浸润种植也可考虑保守治疗。Seidman报道51例无浸润种植的患者，无论其治疗方式，5年内复发率为16%，而14例既有浸润种植又有外生小乳头样结构的交界性卵巢肿瘤，复发率为64%。目前尚无证据表明怀孕会加速交界性卵巢肿瘤的进展，交界性卵巢肿瘤的诊断无论发生于妊娠期间还是妊娠前均不影响预后。应用促排卵药物是否会造成交界肿瘤的发展尚有争议，但目前从文献中可得出助孕技术在交界性卵巢肿瘤患者中无使用禁忌证。Hoffman报道了1例ⅢC期浆液性交界肿瘤患者保守手术（一侧附件切除及切除所有可见病灶）后自然怀孕失败而行IVF成功。

综上所述，卵巢癌的诊治以及高危人群的预防已经取得了一定的进展，卵巢癌的治疗模式也逐渐发生改变，手术治疗与化疗、靶向治疗、免疫治疗、内分泌治疗等多种治疗方法联合应用可能成为卵巢癌未来的治疗趋势。目前卵巢恶性肿瘤患者保留生育功能的指征亦随之拓宽，在治疗年轻妇科恶性肿瘤患者的同时，需充分考虑患者的生育情况，若有可能应采取保留生育功能的治疗；并正确掌握妇科恶性肿瘤保留生育功能治疗的适应证、治疗方法、注意事项，及时处理治疗过程中出现的各种问题。由于生殖医学、分子生物学、组织工程学、药代动力学、母胎医学及产前诊断遗传学的渗入和交叉，卵巢的冻存和移植、卵巢的组织工程学研究、化疗中卵巢功能的监测、GnRH-a防止化疗药物对卵巢的损害及化疗对子代生长发育和遗传的影响等，已逐步成为这一领域的主要研究方向。但是，卵巢癌仍然是最致命的妇科恶性肿瘤，还有很多问题亟待解决，仍然缺乏精准的早期筛查手段及预防方法。可有针对性地对具有家族遗传性疾病的高危人群进行基因筛查及咨询，以达到预防及早期诊断、治疗的目的。相信随着研究的不断深入，卵巢恶性肿瘤防治策略将不断更新，"降低卵巢癌发病率、减少死亡率、提高患者生活质量"这一目标将更易实现。

（王卡娜　张　竹　郊明蓉　沈　铿）
（王卡娜　绘图）

第二节　卵巢上皮性肿瘤

卵巢上皮性肿瘤（ovarian epithelial tumor）是卵巢肿瘤中最常见的一种，约占所有原发卵巢肿瘤的2/3。来自卵巢上皮的恶性肿瘤占原发卵巢恶性肿瘤的90%。卵巢肿瘤常见于40~60岁女性，恶性肿瘤则绝大多数于绝经以后发病，但年龄在35岁以下的患者也占到卵巢恶性肿瘤患者的8%，近年卵巢恶性肿瘤发病率似有所上升。

卵巢上皮性肿瘤形态多样，常见的上皮性肿瘤的细胞特征分别与米勒管上皮所分化的组织上皮相类似。如浆液性肿瘤类似于输卵管上皮，黏液性肿瘤类似于子宫颈黏膜或肠上皮，子宫内膜样肿瘤则分化类似子宫内膜细胞，透明细胞肿瘤形态类似中肾管分化上皮。由于形态及临床表现不同，卵巢上皮性肿瘤传统上采用基于形态学的临床病理分类，这一分类于1973年由WHO明确并颁布，后来经多年改进，目前临床最新采用2020年《第五版女性生殖器官肿瘤分类》，其中卵巢上皮性肿瘤包括：浆液性肿瘤、黏液性肿瘤、子宫内膜样肿瘤、透明细胞肿瘤、布伦纳瘤及其他肿瘤（如：中肾样腺癌、未分化癌、去分化癌等）。新分类中还增加了罕见卵巢癌亚型，如混合性癌，仅占所有卵巢肿瘤中不足1%，

通常是子宫内膜异位症相关的2种组织学类型——子宫内膜样癌和透明细胞癌的混合。去分化癌则是子宫内膜样癌和未分化癌的混合。此外，癌肉瘤现也被认为是一种罕见亚型，而不是真正的混合性上皮和间叶性肿瘤。而浆黏液性癌现在认为是子宫内膜样癌的一种形态学亚型，来自浆黏液性交界性肿瘤的癌大多数是子宫内膜样型，因此从卵巢癌分类中被去除。根据组织学特性，上皮性肿瘤又可分为良性、交界性及恶性肿瘤。交界性肿瘤（borderline tumor）的组织学形态和生物学行为处于良性及恶性之间，相当于低度恶性，故又称低度恶性潜能肿瘤（low malignant potential，LMP），预后明显优于恶性肿瘤。

上皮性卵巢癌（epithelial ovarian cancer，EOC）占卵巢癌的80%以上，常见的EOC的亚型包括浆液性癌：70%~80%，内膜样癌：10%，透明细胞癌：10%，黏液性癌：3%，其他类型上皮性癌：1%。

在临床实践中，不同亚型和不同分化的EOC展现了不同肿瘤细胞的免疫表型，其肿瘤扩散方式、对化疗反应乃至临床结局均迥异，并可有不同的前驱病变，因此，临床上为指

导治疗，往往将其粗略地分成两型：Ⅰ型和Ⅱ型。Ⅰ型包括了高-中分化的浆液性癌、高-中分化的内膜样癌、透明细胞癌和黏液性癌。Ⅰ型 EOC 多有明确的前驱病变，并一步一步发展而来，如交界性肿瘤、卵巢的内膜异位症等。其典型表现为大包块、多局限于一侧卵巢，早期病例更常见，病程发展慢，多预后好，但往往属于铂类药物不敏感型。分子生物学方面，Ⅰ型卵巢癌多有相对稳定的基因型，通常有典型的体细胞突变，包括 *KRAS*、*BRAF*、*PIK3CA*、*CTNNB1*、*ARID1A* 和 *PPP2R1A* 等基因改变，而这些基因涉及明确的通路，此外，Ⅰ型肿瘤很少发生 *TP53* 基因突变。

相反的是，Ⅱ型 EOC 则包括低分化浆液性癌，低分化内膜样癌，恶性混合瘤和未分化癌。此类肿瘤临床多见于晚期癌患者，Ⅲ~Ⅳ患者占到 75%，肿瘤生长快速，侵袭性高，但对铂类化疗药物敏感。分子生物学方面，典型的低分化浆液性癌中超过 95% 的患者肿瘤染色体高度不稳定并有 *TP53* 基因突变，但却很少发生Ⅰ型肿瘤常见的基因突变。

近年来，随着分子生物学研究进展，逐步从分子特征角度划分 EOC 的亚型，从而对于临床量体裁衣式筛查及治疗提供了更多帮助。研究显示，依据独特的临床病理和分子基因学改变的特征，EOC 展现出不同的分子生物学改变及细胞生物学行为，如浆液性癌分为低级别浆液性癌和高级别浆液性癌。低级别浆液性癌具有高频的 *KRAS* 和 *BRAF* 突变，而 *p53* 突变罕见；高级别浆液性癌则以 *p53* 突变为特征，表现为遗传学高度不稳定性。因此，临床病理医师通常建议采用免疫组织化学来确定肿瘤病理组织学类型及肿瘤来源。

通常 EOC 被认为是单个疾病，其确切起源并不清楚，最初普遍认为 EOC 起源于卵巢表面上皮层并可能形成于卵泡破裂排卵后形成的包涵囊肿。流行病学调查显示慢性不排卵月经、多产及母乳喂养降低卵巢癌的发生率。观察发现每次妊娠降低卵巢癌的危险性 13%~19%。治疗不孕轻微增加卵巢癌风险，而 PCOS 患者 EOC 风险增加至 2.5 倍。HRT 增加卵巢癌风险。无孕激素保护的雌激素治疗显著增加 EOC 风险。而应用口服避孕药超过 5 年以上则降低 EOC 风险达 50%。饮食因素中，饱和动物脂肪增加风险，而酒精和奶制品是否增加卵巢癌风险未得到证实。因此"不间断排卵"为卵巢癌高危因素的普遍共识，但难以解释的是，不影响排卵的单纯孕激素避孕药也有降低卵巢癌发病危险的作用，并且多囊卵巢综合征（PCOS）患者虽然排卵少，但其卵巢癌发病率反而增高。此外，"性腺激素释放激素学说""高雄激素学说""炎症学说"，等虽都有一定的证据支持，但难以解释所有流行病学发现。

临床研究发现大约 85% 的卵巢癌为散发，10%~15% 的卵巢癌为遗传性卵巢癌，其中 90% 来自 *BRCA1* 和 *BRCA2* 基因突变，为预防遗传性卵巢癌，对有 *BRCA* 基因突变的患者进行预防性卵巢切除术，意外的是，在其病理检查中发现了输卵管伞端低分化浆液性腺癌的小病灶。同时，在 *BRCA1* 和 *BRCA2* 基因突变家族妇女的切除标本中发现其

输卵管黏膜 *P53* 基因高表达，类似于 EOC 的表现。基因组学研究也证实输卵管浆液性癌与卵巢浆液性癌非常相似，如共同表达 p53、p16、FAS、Rsf-1 和 cyclin E1。至此，人们开始大胆猜测卵巢浆液性癌是否起源于输卵管而播散至卵巢，而以往未发现的主要原因是未详细检查卵巢癌患者的输卵管。其后对输卵管进行详细检查，有了令人惊讶的发现，不仅有基因改变遗传学倾向的女性存在小的原位癌或微浸润癌灶，在没有 *BRCA* 基因突变的散发性卵巢癌妇女中也有 50%~60% 的患者有输卵管癌灶，这些癌灶多位于伞端，因此一种说法是当排卵时，输卵管伞端靠近卵巢，而输卵管上皮通过排卵破损的卵巢表面种植形成包涵囊肿，而肿瘤起源于包涵囊肿。由于临床上卵巢癌往往发现于晚期，其肿瘤表现特殊，大多播散至盆腹腔周围脏器，类似于腹膜癌的表现，因此，有人认为应当把浆液性卵巢癌的名字改为"浆液性盆腔癌"。

此外，在临床病例的不断积累中，子宫内膜异位症与卵巢子宫内膜样癌及卵巢透明细胞癌的相关性也逐步被认识，从而，卵巢透明细胞癌及部分子宫内膜样癌起源于卵巢子宫内膜异位症的观点也逐步被接受，似乎严格意义上来讲，真正起源于卵巢的恶性肿瘤似乎只包括生殖细胞来源及性索间质来源的肿瘤，EOC 这一名称已经丧失了其字面上的意义，而成为一类发生于女性盆腔主要累及卵巢的疾病名称。

EOC 起源的"二元论（dualistic model of carcinogenesis）"即 EOC 起源于输卵管上皮及子宫内膜异位症这些新观点逐步被接受，而随着近年来人类基因图谱的完善，临床靶向药的治疗需求，推动了卵巢癌基因检测的广泛开展。

遗传性乳腺卵巢癌综合征（hereditary breast-ovarian cancer syndrome, HBOCS）发病率在一般人群中为 1/800，为常染色体遗传，主要为 2 个基因，抑癌基因——乳腺癌易感基因（breast cancer susceptibility gene, *BRCA*），包括位于 17q21 的 *BRCA1* 和 13q12.3 的 *BRCA2* 基因，占到遗传性卵巢癌的 90%。此类患者终身都有较高的风险发生乳腺癌和卵巢癌，携带 *BRCA1* 基因突变的女性乳腺癌风险为 65%（51%~75%），浆液性卵巢癌的风险为 39%（22%~52%）。而 *BRCA2* 基因突变女性，70 岁前乳腺癌风险为 45%（33%~54%），卵巢癌风险为 11%（4%~18%），而正常人则为 1.3%。此外，这类女性输卵管癌及原发腹膜癌的风险也升高。*BRCA1/2* 基因突变导致的卵巢癌占总卵巢癌病例的 20% 左右。对于有 *BRCA* 基因突变患者，有人主张进行预防性卵巢切除。但值得注意的是，有证据显示 *BRCA* 基因突变的患者如果进行预防性卵巢切除术后，仍有大约 4.3% 的患者在 3 年内发生原发腹膜癌，而其表现与卵巢低分化浆液性癌一样。

Lynch 综合征（又称遗传性非息肉结肠癌综合征）女性患子宫内膜癌和卵巢癌的风险增高。Lynch 综合征为错配修复（MMR）基因缺陷导致的 DNA 复制过程中 MSI（微

卫星不稳定性)增加,从而引起患癌比率增加,包括 *MLH1*、*MSH2*、*MSH6*、*MSH3*、*PMS1*、*PMS2*、*TACSTD1* 基因缺陷,突变或甲基化失活等。Lynch 综合征大约占到遗传性卵巢癌的 10%。其患卵巢癌的风险为 9%~12%,确诊年龄平均 42 岁,肿瘤组织学类型则包括各种类型卵巢癌,但卵巢交界性肿瘤并非 Lynch 综合征的表现特征。此外,输卵管癌也被认为与 Lynch 综合征相关。

目前推荐对所有复发或未控 EOC 患者进行肿瘤分子检测。检测至少包括 *BRCA1/2*,MSI 或 dMMR。此外,除 *BRCA1/2* 基因突变外,其他同源重组修复基因(homologous recombination repair,HRR),如:*RAD51*、*ATM*、*PALB2*、*MRE11* 等,也对 EOC 的靶向治疗意义重大,因此,在条件允许的情况下,推荐同时同源重组修复缺陷(homologous recombinant repair deficiency,HRD)检测。成功的 HRD 检测在卵巢上皮癌中阳性人群比率达到 50% 左右,这些均成为靶向治疗(PARP 抑制剂)的获益人群。近年的 NCCN 指南推荐不论是初治、还是复发或未控的患者,都建议使用最近获得的肿瘤组织进行肿瘤分子检测。

一、卵巢浆液性肿瘤

卵巢浆液性肿瘤(serous tumors of ovary)在卵巢上皮性肿瘤中最为常见,构成比约占全部卵巢肿瘤的 25%。其特点为可见囊性肿物,直径 1~20cm;单房性多见,也可多房。囊液多清晰、草黄色、浆液性,偶可混浊,甚至带有血性。生长方式和形态变化较多,特别是乳头状生长较多,且方式多样化。双侧性较其他类型上皮性肿瘤多见,肿瘤内镜下常可找到砂粒体(psammoma mies)。组织类型在良性及交界性肿瘤中可分为浆液性囊腺瘤(serous cystadenoma)、乳头状囊腺瘤(papillary cystadenoma)、表层乳头状瘤(surface papilloma)、腺纤维瘤(adenofibroma)及囊腺纤维瘤(cystadenofibroma)。恶性肿瘤中可分为腺癌(adenocarcinoma)、乳头状腺癌(papillary adenocarcinoma)、表层乳头状腺癌(surface papillary adenocarcinoma)、腺癌纤维瘤(adenocarcino fibroma)及囊腺癌纤维瘤(cyst adenocarcinofibroma)。

(一)浆液性良性囊腺瘤

这类肿瘤约占所有卵巢良性肿瘤的 20%,自幼女至绝经后均可发生,大多数发生在生育年龄。

【临床表现】 可发生于任何年龄,自幼年至绝经后期,但以生育年龄居多。大多数为单侧性,但浆液性囊腺瘤较其他上皮性肿瘤多见双侧性。肿瘤不大时症状可以不明显,增大时可引起压迫症状,蒂扭转或肿瘤感染时可出现急性腹痛。有乳头生长特别是表面外生乳头者,应注意病理诊断与恶性鉴别。肿瘤标志物检测如 CA125 等有助于鉴别,恶变率约在 35% 左右,但乳头型恶变率更高。浆液性腺纤维瘤很少见,偶见内分泌失调症状。

【病理】

1. 单房性浆液性囊腺瘤 由于其表现为单房薄壁的囊肿,常被称为单纯性囊肿(simple cyst)。肿瘤外表光滑、壁薄,大小由数厘米至数十厘米不等。切面为单个囊腔,内壁光滑,有时也可见到扁平散在的钝圆乳头。囊腔内液体透明,淡黄色,浆液性,偶有黏稠的黏液性物质。上皮为单层立方形或柱形,常含有少量输卵管型上皮。

2. 多房浆液性囊腺瘤或浆液性乳头状囊腺瘤 囊腔因纤维组织被分隔为多房,表面可呈结节状,大小和质地取决于囊的大小和囊液的张力。一般包膜略厚,呈灰白色、光滑;房内可见乳头状生长,乳头可呈内生型、外生型或内生外生型均有。上皮大部分为输卵管型,细胞排列整齐,大小一致,无核分裂象(图 9-19-6)。肿瘤间质和乳头间有时可见到砂粒体。

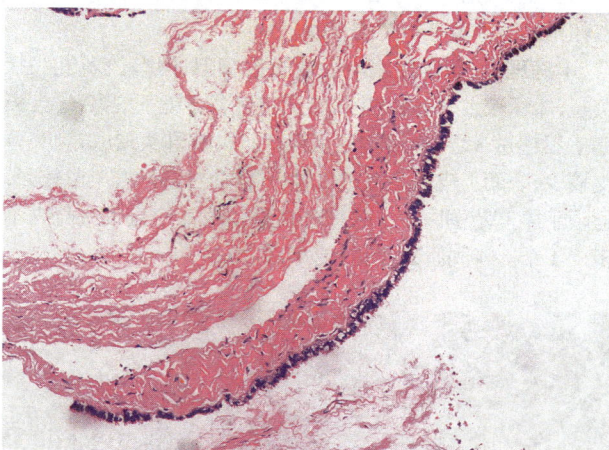

图 9-19-6　卵巢单房浆液性囊腺瘤

3. 浆液性表面乳头状瘤 较少见,特点是乳头全呈外生型,大小不等,镜下则可见卵巢间质或纤维组织,表面覆盖单层立方形或低柱状上皮,部分细胞有纤毛。这类肿瘤虽属良性,但上皮细胞可脱落,种植于腹膜或盆腔器官表面,甚至出现腹水,临床上应引起重视。

4. 纤维囊腺瘤和腺纤维瘤 来自卵巢表面上皮及其间质,腺纤维瘤以纤维间质为主,多为实性,有少量散在小囊腔;囊腺纤维瘤实质占一半或大部,其余为较大的囊腔。两者均为良性,平均 9cm 大小,一般为单侧性。间质内偶见成群的多边形大细胞,为黄素化的卵泡膜细胞,囊性腺腔则覆盖单层立方形上皮或柱形上皮。

【治疗】 切除患侧卵巢,预后良好。

(二)浆液性交界性肿瘤

浆液性交界性肿瘤(serous borderline tumors)是卵巢交界性肿瘤(borderline ovarian tumors,BOTs)中最常见的类型,其形态学特征介于良性浆液性肿瘤和低级别浆液性癌之间。

【临床表现】 临床表现无特异性,约有 30% 的患者常无任何症状,可在妇科检查或常规的妇科超声检查时偶然发现盆腔或腹部肿块,10%的患者可表现为阴道流血,随着肿瘤的生长,表现为相邻器官的压迫症状,如腹胀、腹痛、尿频、便秘等。少数患者可因肿瘤扭转或破裂引起急腹症而就诊。除有盆腔肿物的症状外,卵巢外扩散的机会较多,乳头易发生芽状增生,易于脱落种植,或引起腹水、肠粘连等合并症。

影像学检查中,由于BOTs与卵巢良、恶性肿瘤的超声影像学特征重叠较多,缺乏特异性表现,应由有经验的超声专科医师评估,对于手术前区分卵巢良性、交界性、恶性肿瘤具有一定的参考价值,此外,增强CT和MRI也有助于BOTs与卵巢恶性肿瘤的鉴别诊断。

血清学肿瘤标志物测定,主要有CA125、人附睾蛋白4(HE4)、癌胚抗原(CEA)、甲胎蛋白(AFP)以及CA19-9,可作为鉴别诊断的参考指标。CA125升高幅度对判断BOTs与卵巢恶性肿瘤有一定的帮助。

【病理】 与良性浆液性囊腺瘤相似,但有较多乳头状突起,体积较大,双侧发生机会比良性多。镜下观察:①上皮增生不超过3层,也可增生呈簇状。常有乳头形成,乳头分支较少,表面上皮也不超过3层。②细胞核异型,染色较深,但限于中度范围以下。③核分裂象较少,1个高倍视野内不多于1个。④间质无浸润(图9-19-7)。

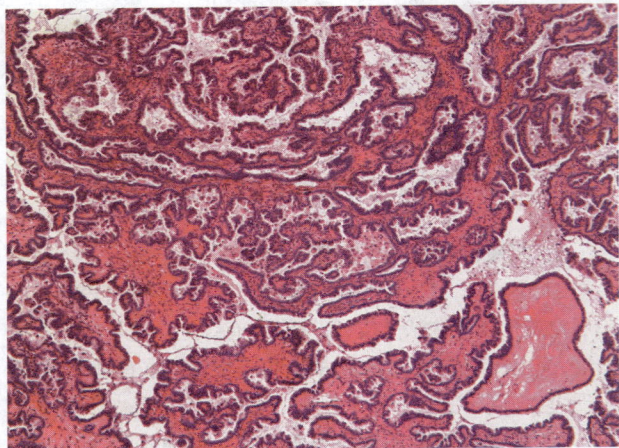

图9-19-7 卵巢交界性浆液性肿瘤

在浆液性交界性肿瘤中,微乳头亚型浆液性交界性肿瘤(MBOT)是BOTs中的一个特殊类型,又被称为非浸润性低级别浆液性癌,诊断标准包括肿瘤的融合性微乳头结构直径>5mm,且肿瘤细胞核的非典型性较普通的BOTs明显,该肿瘤较普通型的BOTs更易出现腹膜种植性病变,复发率高,预后较普通型BOTs差。值得重视的是BOTs中如出现浸润性种植,则肿瘤更具有侵袭性,容易转移、复发,生物学行为更倾向于低级别浆液性腺癌,临床处理也应该参照低级别浆液性癌的处理。

卵巢交界性肿瘤没有形成独立的分期系统,卵巢交界性上皮性肿瘤手术病理分期同卵巢癌分期。

【治疗】 手术治疗是BOTs的主要治疗方式,手术方式的选择应根据患者年龄、有无生育要求、组织病理学类型、肿瘤期别、初治还是复发等进行综合评估。临床实践中,术中快速冰冻病理学检查是指导手术范围的必要手段,依据术中冷冻病理结果,手术方式包括:①肿瘤为临床早期阶段时,对于围绝经期或绝经后患者,可行双侧输卵管卵巢切除和/或子宫切除;②对于年轻有保留生育力要求的患者,可保留子宫以及至少一部分卵巢;③伴有卵巢外种植的患者,应行全面分期手术,包括进行全面的盆腹腔探查和腹腔冲洗液细胞学检查,切除所有肉眼可见的可疑腹膜病变和腹膜多点活检,行大网膜切除术,年轻患者是否切除子宫可以作个体化处理。是否行淋巴结切除术目前仍存在争议。对于存在浸润性种植患者其治疗按照低级别浆液性上皮性癌处理。

BOTs术后是否需要辅助治疗仍存在争议,临床实践中往往个体化处理,参考组织学类型、FIGO分期以及是否行分期手术,对有高危因素的患者,包括肿瘤残留或破裂、分期晚、腹腔冲洗液细胞学检查阳性、浸润性种植等,术后可进行辅助化疗。化疗方案及剂量参考卵巢上皮性癌,一般化疗3~6个疗程。

对于复发性BOTs的治疗,由于大部分BOTs复发为交界性肿瘤,仍可采用手术治疗。浸润性种植是BOTs复发最主要的病理高危因素,有2%~4%的复发患者会进展为侵袭性卵巢癌。这类患者的治疗则参考上皮性卵巢癌的治疗。

BOTs具有远期复发倾向,术后需要长期随访。

(三)浆液性癌

【临床表现】 上皮性卵巢癌(epithelial ovarian carcinoma,EOC)约占卵巢恶性肿瘤的90%,浆液性卵巢癌(serous ovarian cancer,SOC)约占EOC的75%,浆液性乳头状囊腺癌是最常见的原发卵巢恶性肿瘤,占40%,好发年龄为40~60岁。其中双侧约占40%~60%。由于卵巢深居盆腔,肿瘤早期体积不大,未发生转移或并发症时很难出现症状。一旦合并有腹水或转移,则出现腹胀、胃肠道症状,如消化不良或排便困难等。因肿物大小及所在部位不同,可有隐痛或压迫性症状,表现为排尿困难或不畅等。妇科肿瘤患者强调必须进行三合诊,尤其对绝经后妇女,因阴道穹窿变浅,双合诊不易查到肿物,特别是后穹窿有转移结节,行妇科三合诊检查时往往容易发现肿物。

80%的卵巢浆液性癌血清CA125检测阳性,由于其他肿瘤及非肿瘤性疾病,如子宫内膜异位症等也有阳性可能,故用于追踪监测更有意义,鉴别诊断时还要配合其他方法。

此外,其他EOC的肿瘤标志物包括了血清学HE4,一项研究提示结合症状、CA125及HE4,如果3项中2项阳性,其敏感性和特异性可分别达到84%和98.5%。

【转移途径】

1. 直接扩散 浆液性乳头状囊腺癌直接蔓延扩散的机会较多,如腹膜、腹腔壁腹膜及腹腔脏器的腹膜,包括横膈、大网膜、小肠、直肠、直肠子宫陷凹、结肠、膀胱反折腹膜，以及输卵管和子宫的浆膜层等。约有 2/3 的患者合并腹水，因而引起的症状已如前述，有的患者可能无任何不适，仅仅感觉腹围增大。有无合并腹水与预后非常相关，近期报道Ⅲ及Ⅳ期卵巢癌无腹水的 5 年生存率较有腹水者可高出 5 倍。腹水的形成与淋巴管阻塞（主要是右侧横膈淋巴管）、腹膜受刺激，以及腹腔内液体流动不平衡等有关。癌细胞不仅可随液体流动而种植，而且腹壁穿刺放腹水的部位可出现穿刺部位癌瘤生长，形成皮下小结节或团块。有的患者因腹水误诊为结核性腹膜炎和肝硬化，在穿刺部位发生癌种植包块尚未能引起警惕。

2. 淋巴转移 淋巴转移以卵巢浆液性乳头状癌发生率最高，较黏液性癌高。病理分级似影响不大，而临床分期有腹膜后淋巴结转移者即属ⅢC 期。盆腔淋巴结与腹主动脉旁淋巴结的转移率相似，Di Re 等报道分别为 29.0% 及 22.5%。横膈转移除直接种植外，也受淋巴引流阻塞的影响，局限于盆腔的卵巢癌横膈转移率为 57%，超出盆腔时则达 77%；有横膈转移者 84.4% 有盆腔淋巴结转移，而腹膜后淋巴结转移者 55.9% 有横膈转移。Petru 进行 37 例左锁骨上淋巴结活检，仅 1 例临床可触及，其中 32 例为Ⅲ及Ⅳ期，Ⅲ期阳性率 12%，Ⅳ期 57%。

3. 血行扩散 血行扩散过去认为肺及肝实质转移不多，但近期报道也非罕见，甚至手术、化疗至一定时间也有又出现转移者。1995 年 Geisler 报道脑转移的发生率为 3.3%。阴道转移发生较少。北京大学人民医院妇科肿瘤中心曾收治过卵巢浆液性乳头状癌患者，由外院转来时已行子宫及附件切除，入院后发现阴道断端有菜花状组织，病理证实为卵巢浆液性乳头状腺癌转移，也有可能系手术时癌细胞脱落种植形成。

【病理】 浆液性癌为米勒管型上皮的恶性肿瘤，其癌细胞常以形成囊腔和乳头为特征，但或多或少仍保留原来的组织形态。有的肿瘤形成大且不规则的小囊腔，有时上皮突入腔内形成上皮簇或乳头（图 9-19-8）。

根据患者的临床特征、肿瘤生物学行为以及分子通路的不同，2014 年 WHO 将 SOC 分为Ⅰ型和Ⅱ型：Ⅰ型即低级别浆液性卵巢癌（low-grade serous ovarian carcinoma，LGSOC），Ⅱ型为高级别浆液性卵巢癌（high-grade serous ovarian carcinoma，HGSOC）。LGSOC 和 HGSOC 具有不同的形态学类型，分级主要是基于核异型性和核分裂指数：轻到中度异型性，每 10 个高倍镜下≤12 个核分裂，诊断为 LGSOC；具有明显核异型性，每 10 个 HPF>12 个核分裂，诊断为 HGSOC。

LGSOC 占浆液性卵巢癌的 6%~10%，其发病通常比 HGSOC 年轻 10 岁左右，中位年龄为 43~55 岁，常继发于浆液性交界性肿瘤，临床预后较好，5 年生存率高于 HGSOC，但往往对初始化疗耐药。LGSOC 其存在较高的 BRAF（0~33%，平均 5%）和 KRAS（19%~55%）基因突变，很少 TP53 突变。免疫组织化学显示较高的雌、孕激素受体表达，推测其发病机制与女性激素有关。

HGSOC 则在浆液性卵巢癌中的占比接近 90%，肿瘤生物学行为多具侵袭性，预后明显差于 LGSOC，导致的死亡则占到所有卵巢癌相关死亡的 2/3。分子生物学研究显示其多 TP53 突变，很少 Ras 基因突变。在所有亚型当中，高级别内膜样癌和高级别浆液性癌分子改变相似。

【治疗】 手术治疗是上皮性卵巢癌最主要的治疗手段，治疗原则遵循早期患者的全面分期手术和晚期患者的减瘤术。根据 FIGO 的手术病理分期，结合患者的年龄和对生育要求来决定手术方式。早期患者，即 FIGO Ⅰ期患者建议行全面分期手术，包括：子宫全切、双侧附件切除术+大网膜切除术+阑尾切除术+盆腔及腹主动脉旁淋巴结切除术+腹膜活检及腹腔冲洗液的细胞学检查。由于 LGSOC 发病具有年轻化倾向，对于希望保留生育功能的女性可以考虑保留生育功能，通常适用于年龄 <40 岁、手术病理证实为早期（ⅠA 期 G1/G2 和ⅠC 期 G1）的患者。标准的手术包括单侧输卵管卵巢切除术，腹腔冲洗液细胞学检查，切除所有可疑或粘连的腹膜病变，腹膜多点活检，大网膜切除术和盆腔及

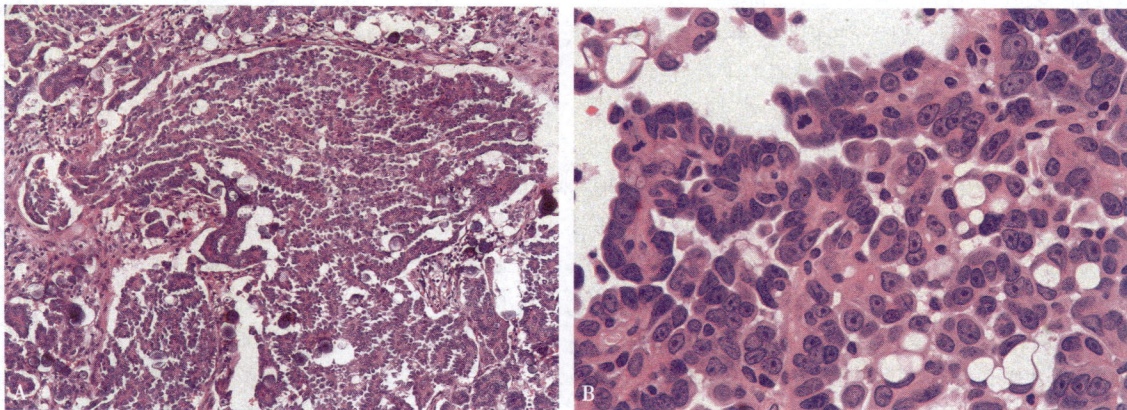

图 9-19-8 卵巢浆液性癌
A. 低级别浆液性癌；B. 高级别浆液性癌。

腹主动脉旁淋巴结切除术。在卵巢癌的分期手术中,应合理运用微创治疗,警惕医源性囊肿破裂风险,需要在具有一定技术条件的医疗机构由妇科肿瘤专业医师实施。

减瘤术适用于广泛扩散的晚期肿瘤患者,可根据患者病变累及范围及患者一般情况进行个体化治疗,并可结合辅助化疗灵活采用:初始减瘤术、间歇性减瘤术、再次减瘤术。初治的Ⅱ~Ⅳ期患者应最大限度地实现肿瘤细胞减灭,即初次肿瘤细胞减灭术(primary cytoreductive surgery),术后残留病灶大小是影响患者生存的最重要因素,最理想的结果是达到无肉眼残留病灶(R0)。对于Ⅲ期和Ⅳ期的患者不需要细胞学的评估,但所有腹膜表面,包括膈面、盆腹腔器官的浆膜面、整个胃肠道的系膜均应当仔细检查有无种植病灶,并应仔细检查大网膜并切除大网膜。一部分晚期患者会有上腹部大块的肿瘤转移灶,如果需要,可进行脾切除、胰尾切除、肝切除及门静脉部位的病灶切除、胆囊切除、全结肠切除、盆腔腹膜切除及膈面病灶去除,以获得满意的肿瘤细胞减灭术。最近有研究显示,手术技术改善对于Ⅳ期患者进行上腹部根治性手术并达到满意的肿瘤细胞减灭术后可以提高患者的生存率。在卵巢癌几项预后因素中,残存病灶大小是唯一可以通过医者的能力而改善争取的。但值得注意的是,应尽量避免手术并发症,以免影响患者的术后化疗,因为手术后化疗的敏感与否是最重要的预后因素。

初次手术后的辅助治疗取决于手术病理分期,组织学分级。ⅠA~ⅠB期LGSOC可术后观察。ⅠC期患者根据其术中情况和病理类型个体化治疗,酌情给予辅助治疗,Ⅱ期及以上患者术后采用6个周期的卡铂/紫杉醇辅助化疗。目前,铂类药物+紫杉醇(如:紫杉醇/卡铂,TC方案)的联合应用是临床治疗EOC的标准化疗方案。经过满意的肿瘤细胞减灭术和6~8个疗程的一线化疗,许多晚期患者能达到完全缓解,但其中仍会有3/4的患者复发。

复发患者可采用再次肿瘤细胞减灭术(secondary cytoreductive surgery,SCRS)。孤立的肝转移、腹腔外转移(包括肺转移、脑转移)也可以通过再次手术获益。对于一些复发或晚期不能通过手术达到减瘤术效果的患者,必要时可采用辅助性姑息手术治疗,包括一些辅助性手术,如缓解大量胸腹水的胸、腹腔穿刺术/置管术,缓解泌尿系统梗阻的输尿管支架放置或肾造瘘术,缓解肠梗阻的胃、肠造瘘术等。

对于部分晚期卵巢EOC,在术前评估时考虑手术难以切除,或难以达到满意的肿瘤细胞减灭术后,可以考虑新辅助化疗(neoadjuvant chemotherapy,NACT)。NACT指在经细胞学或组织学诊断后,对于难以完成满意的肿瘤细胞减灭术的患者应用化疗。这一过程最早在1979年应用于耶鲁大学。在Bristow等的荟萃分析中包括了6 885例晚期卵巢癌患者,仅42%达到了满意的肿瘤细胞减灭术,仅有少数患者达到肉眼无残留。一项GOG试验也显示在Ⅲ期患者中只有23%的患者和Ⅳ期患者中只有8%的患者能达到肉眼无残留。NACT能显著提高肿瘤切除率,降低手术并

发症。Kang和Nam荟萃21项研究,得出NACT更能获得满意的肿瘤细胞减灭术率,似乎增加中位生存时间,但差异并不显著的结论。为降低初治患者的复发,或治疗反复复发的患者,维持治疗一直在探索中,近年来靶向治疗与抗血管治疗取得的进展使其成为EOC治疗的重要一环。聚腺苷酸二磷酸核糖基聚合酶(PARP)主要通过碱基切除修复途径在DNA单链断裂修复中发挥作用,同时BRCA1/2在DNA修复双链断裂中起重要作用,BRCA1/2和其他同源重组HRR(homologous recombination,HRR)相关基因突变或失活会引起同源重组缺陷(homologous recombination deficiency,HRD),导致DNA双链断裂无法修复,这类患者应用PARP抑制剂(PARPi)可致DNA单链断裂、双链断裂均无法修复,存在"合成致死"效应。多项大型研究,包括一线维持治疗:SOLO-1、PRIMA、PAOLA-1、VELLA和复发患者治疗:SOLO-2、NOVA、ARIEL-3,其结果均表明晚期EOC患者采用PARPi可明显获益。目前中国抗癌协会妇科肿瘤专业委员会制订的中国卵巢上皮性癌维持治疗专家共识(2020版)对EOC患者临床推荐初治手术后即取肿瘤组织进行胚系和体细胞BRCA1/2检测,有条件进行HRD检测,根据检测结果,选择PARP抑制剂(PARPi)用于晚期EOC的初始治疗后和铂化疗敏感患者复发后的维持治疗。

此外,抗血管生成药物贝伐珠单抗用于复发性LGSOC显示有一定疗效。但其有效性尚缺乏临床获益证据;仅MEKi(曲美替尼)推荐用于复发性LGSOC的治疗。在允许的情况下应进行分子测序获得体细胞突变谱,以便确定最佳治疗靶点。

初治及复发LGSOC对化疗反应率低,ⅠC期和Ⅱ~Ⅲ期LGSOC患者术后均可选择内分泌治疗,包括阿那曲唑、来曲唑、依西美坦、亮丙瑞林和他莫昔芬等维持激素治疗(maintenance hormonal therapy,MHT),但其疗效尚期待大规模研究。

此外,EOC患者应进行严密的术后随访,尤其动态监测血清CA125水平可作为病情监测的肿瘤标志物。并鼓励患者积极参与临床试验。

二、卵巢黏液性肿瘤

卵巢黏液性肿瘤(mucinous tumor of ovary)在卵巢上皮性肿瘤中仅次于浆液性肿瘤,占卵巢上皮性肿瘤的10%~20%,良性较多,占77%~87%,交界性约10%,其余为恶性。以往依据组织学表现,分为宫颈内膜样型和肠型黏液上皮,现已将前者归入浆液黏液性肿瘤中,只保留肠型为黏液性肿瘤。约5%的黏液性肿瘤中混合有畸胎瘤,部分病例可合并阑尾黏液囊肿和腹膜假黏液瘤。良性及交界性几乎都是囊性,典型病变为多房性;黏液性癌可能以囊性为主,也可能以实性为主。其病变特点常有良性、交界性及恶性同时存在一个肿瘤内。组织学上良性及交界性又分为囊腺瘤、腺纤维瘤和囊腺纤维瘤,恶性又分为腺癌、囊腺癌。

（一）良性黏液性囊腺瘤

【病理】 黏液性肿瘤多为单侧，双侧仅占 10% 左右。黏液肿瘤大多数为多房，往往较大，平均达 16~17cm，也可长大充满整个腹腔，直径达 50cm。肿瘤灰色有光泽，囊壁略厚，有弹性，有时外壁可见数个囊性突起，表面略发淡黄色。囊内容物为黏液性，不透明，黏稠液似胶冻样，白色略淡蓝。检查时触及的实性部位往往是多数蜂窝状小房集聚，切开肿物即可发现。房大小相差极大，分布可疏可密，常在一个房内套有 1 个或数个子房。肿瘤内黏液为黏蛋白或糖蛋白，所以过去"假黏液性囊腺瘤"现已改称为黏液性囊腺瘤。肿瘤上皮为单层高柱状，核位于基底部，排列规则，和宫颈管型黏液上皮相同（图 9-19-9）。有时也能找到肠型上皮，包括杯状细胞（goblet cell）、帕内特细胞（又称潘氏细胞）及嗜银细胞。黏液性囊腺瘤常同时发生其他卵巢上皮性肿瘤，如浆液性、宫内膜样或性索间质肿瘤等。Peutz Jeghers 综合征即皮肤黏膜色素黑斑，同时有胃肠道多发性息肉，这些症状有时可伴随此瘤出现，但需注意有无恶性问题。

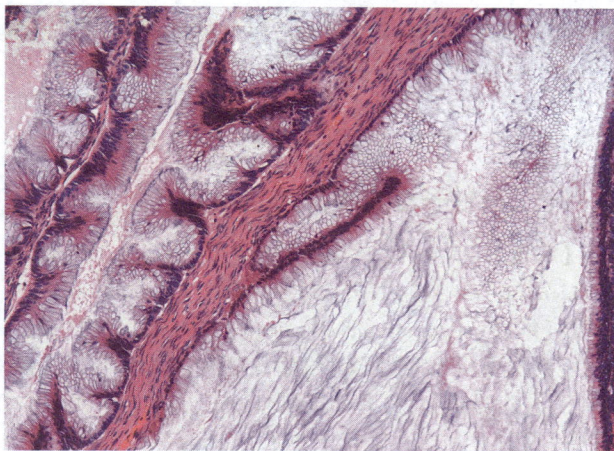

图 9-19-9　卵巢黏液性囊腺瘤

【临床表现】 卵巢黏液性良性肿瘤占所有卵巢良性肿瘤的 20%，双侧很少。好发年龄在 30~50 岁之间，一般较大，容易发生压迫症状。如腹部膨隆明显时检测有无移动性浊音，应与腹水鉴别。合并妊娠的机会较浆液性囊腺瘤多 3~4 倍。

【治疗】 手术切除预后较好。但需注意有无合并交界性或恶性黏液癌的情况。过大的肿瘤不易完整取出时，可先抽取囊内液体，但应防止内容物溢出，以免囊液污染腹盆腔形成种植，可能引起腹膜假黏液瘤（pseudo-myxoma peritonei）。

（二）交界性黏液性肿瘤

【病理】 较交界性浆液性肿瘤复杂，为多房性。可见到囊壁增厚区或出现乳头，而大多数乳头细小，也可呈息肉样。镜下特点：①上皮复层化达 2~3 层，但不超过 3 层，伴有乳头和上皮簇形成；②细胞轻度、中度非典型形，黏液分泌减少，可见杯状细胞；③核分裂象每 10 个高倍镜视野内不超过 5 个；④肿瘤细胞不侵及间质（图 9-19-10）。

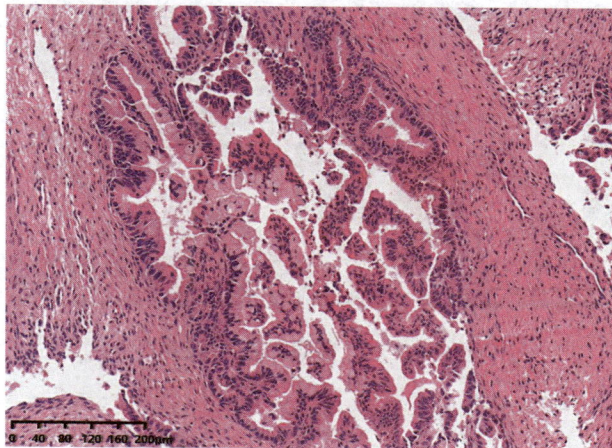

图 9-19-10　卵巢交界性黏液性肿瘤

【临床表现】 约 8% 的患者为双侧，以盆腔肿块及腹水为常见，也可出现腹痛或腹胀。

【治疗】 以手术为主，需根据临床分期来决定手术范围，应尽量切除一切肉眼所见的肿瘤。注意有无合并腹膜黏液瘤或假黏液瘤，最好同时切除阑尾，术后辅以化疗。

（三）黏液性囊腺癌

黏液性囊腺癌（mucinous cystadenocarcinoma）占 EOC 的 3%~5%，具有独特的临床、病理组织学及分子生物学特征，多认为由交界性肿瘤恶变形成，早期预后较好，但晚期患者由于肿瘤对化疗不敏感，则预后差。

【临床表现】 占卵巢恶性肿瘤的第 3 位。高发年龄在 20~50 岁。由于通常表现为盆腔巨大囊实性肿物，所以 80% 的患者能早期发现，包块较大的表现为腹部肿物、腹胀、腹痛或压迫症状。晚期出现腹水、纳差等表现，出现恶病质、消瘦，少部分患者也可有月经改变，合并妊娠的发生率较低。

【病理】 既往认为黏液性肿瘤分为胃型、宫颈内膜型、肠型，2014 年 WHO 将宫颈内膜型归类为浆-黏液性肿瘤，2020 年 WHO 新分类认为卵巢黏液性肿瘤仅分为胃型和肠型。MOC 大体标本多房性较多，双侧虽不多，但在卵巢黏液性肿瘤中较良性多，占 5%~40%。外观光滑、圆形或分叶状，切面囊性、多房，伴有实性区域。囊内壁可见乳头，但较浆液性癌少，乳头及实性区域较良性或交界性黏液性囊腺瘤多。囊腔内含血性胶状黏液，实性区常见出血、坏死。镜下特点为：①上皮复层超过 3 层；②上皮重度非典型增生，伴有黏液分泌异常；③腺体有背靠背现象；④核分裂活跃；⑤间质浸润（图 9-19-11）。2020 年 WHO 将显微镜下间质浸润灶最大直径超过 5mm 者诊断为侵袭性黏液癌，不足上述标准则归类为交界性黏液性种类的"微浸润"。

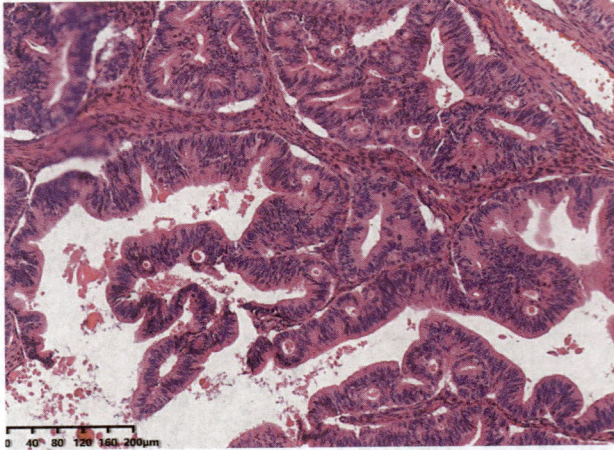

图 9-19-11　卵巢黏液性囊腺癌

组织分级：

（1）高分化（Ⅰ级）：上皮高柱形，上皮增生超过3层。乳头分支细长，形态不规则，间质极少。乳头表面细胞失去极性，排列无章，核大小不等，分裂象多。有时黏液分泌过多溢出细胞外，使胞界限消失。

（2）中分化（Ⅱ级）：上皮柱状或低柱状，形成共壁，细胞内有少量黏液，间质内有大量细胞巢浸润，核分裂象较多。

（3）低分化（Ⅲ级）：腺样结构不明显，上皮细胞呈簇状或弥漫状生长，细胞核异型性明显，核分裂象更多。细胞内黏液极少，有时与胃肠道转移癌难以区别。

MOC的免疫组织化学特征：CK7（+），CK20（+/-），CDX2（+/-），PAX-8（-/+），CEA（+），CA125（+/-），CA19-9（+），WT1（-），ER（-），PR（-），P16（-），STAB2（-）。分子生物学研究显示大约50%的黏液性癌中有*KRAS*基因的突变。

【治疗】　与浆液性癌相似。由于MOC患者相对年轻，早期发现多，因此有生育要求患者更常见。ⅠA和ⅠC1~2期MOC可行保留生育功能手术，肿瘤结局良好。不推荐ⅠC3及以上患者保留生育功能手术。早期MOC淋巴结转移概率低于3%，对于早期分期手术患者是否进行系统性淋巴结切除目前仍存争议。由于阑尾转移概率高，MOC患者应行阑尾切除术。

（四）腹膜假黏液瘤

腹膜假黏液瘤（pseudomyxoma peritonei，PMP）是腹腔内存在黏液性腹水，腹膜分泌黏液的肿瘤种植，其组织形态学、免疫组织化学、分子遗传学研究表明，几乎所有的PMP都起源于阑尾低级别黏液性腺瘤，卵巢为继发性受累。

这类肿瘤的病理形态虽呈低级别肿瘤，但病程迁延，极易复发，肿瘤对化疗药物不敏感，多次手术后易于出现肠粘连或肠梗阻，早年统计其5年存活率为45%~54%，10年存活率18%。反复手术及手术后化疗，疗效均不理想。近年来，腹腔热灌注化疗（hyperthermic intraperitoneal chemotherapy，

HIPEC）用于肿瘤发生腹膜腔转移的患者，对PMP有一定疗效。热灌注的治疗机制是热效应加用化疗药物杀死肿瘤细胞。HIPEC最初用于治疗和预防胃癌、结直肠癌、腹膜假黏液瘤、腹膜间皮瘤等恶性肿瘤的腹膜种植。2019年NCCN指南推荐用于卵巢癌的化疗。HIPEC适应证包括：①腹膜假性黏液瘤（Ⅰ级证据）；②初治晚期卵巢癌：尤其合并大量腹水、胸腔积液患者；③复发性卵巢癌，二次肿瘤细胞减灭术达到R0的铂敏感性复发患者（Ⅱ级证据）；铂耐药性复发患者用来控制恶性胸腔积液、腹水。

三、卵巢子宫内膜样肿瘤

卵巢子宫内膜样肿瘤（ovarian endometrioid tumors）良性极少见，交界性也不多，而恶性卵巢子宫内膜样癌（ovarian endometrioid carcinoma of ovary）多见，其组织结构与子宫内膜癌极相似。过去对此瘤认识不足，诊断较少。1964年国际妇产科学会正式命名，1973年国际卵巢肿瘤组织学分型中正式分为良性、交界性及恶性。后者除子宫内膜样癌外还包括腺肉瘤（adenosarcoma）、间皮混合瘤（mesodermal mixed tumor）或米勒癌肉瘤（Müllenan carcinosarcoma）、间质肉瘤（stromal sarcoma）。其组织来源可能为卵巢表面上皮向子宫内膜样上皮化生，故常见子内膜样腺癌合并浆液性或黏液性腺癌，也有可能来自卵巢内早已存在的子宫内膜异位灶。

（一）良性子宫内膜样肿瘤

【病理】　单纯子宫内膜样腺瘤和囊腺瘤（endometrioid cystadenoma）极少见，大多数为腺纤维瘤（adenofibroma）和囊腺纤维瘤（endometrioid cystadenofibroma）。一般中等大小，表面光滑，与浆液性腺纤维瘤及囊腺纤维瘤相似。切面为实性纤维结缔组织，其中有散在分布、大小不等的囊腔。囊壁光滑或有结节状突起，大小不一，为数不多。腺上皮呈单层立方或矮柱状，与增殖期子宫内膜相似。纤维结缔组织中有散在的内膜样腺体，大小不一，有时可见腺腔内分泌物，PAS消化酶染色阳性。

【临床表现】　多发生在更年期或绝经后，以单侧居多，常见症状为盆腔肿物及阴道不规则出血。

【治疗】　患侧卵巢、输卵管切除。

（二）交界性子宫内膜样肿瘤

【病理】　发生于腺纤维瘤及囊腺纤维瘤较多。外观与良性瘤相似，镜下可见腺上皮有非典型增生，根据腺上皮增生、细胞核异型性等可分为轻、中、重3级，但无间质浸润。

1. **轻度非典型增生**　腺腔较大，不规则外形，腺上皮轻度复层和异型性。

2. **中度非典型增生**　腺体排列较紧密，腺腔大小不等和不规则，腺上皮明显复层，有较明显的核异型性。

3. **重度非典型增生**　不规则腺体排列紧密，腺体可有

背靠背,间质少,腺上皮复层明显,排列乱,核异型性,偶见核分裂象。但无间质浸润。

【临床表现】 平均年龄为60岁左右,多发生于绝经后。或无症状,或有肿物及阴道出血。单侧多。

【治疗】 因多发生在绝经后,以子宫全切加双附件切除为宜,预后较好。

(三)子宫内膜样腺癌

1. 子宫内膜样癌 组织学上与原发于子宫体的子宫内膜癌极相似,后者的所有类型均可发生。占卵巢恶性肿瘤的16%~31%。

(1)病理形态:55%~60%为单侧,囊实性或大部分实性,有时伴有巧克力囊肿。外形光滑或结节状,或有表面乳头生长。大小不等,直径2~35cm;切面灰白色,脆,往往有大片出血。其乳头形态常短而宽,很少反复分支,可被覆单层或少数几层增生上皮(图9-19-12)。镜下有时可找到鳞化组织,个别情况酷似鳞癌,单纯卵巢鳞癌极少见。有时也能找到砂粒体。免疫染色CK7、PAX8、CA125和雌激素受体阳性,其外观与性索间质细胞瘤十分相似。

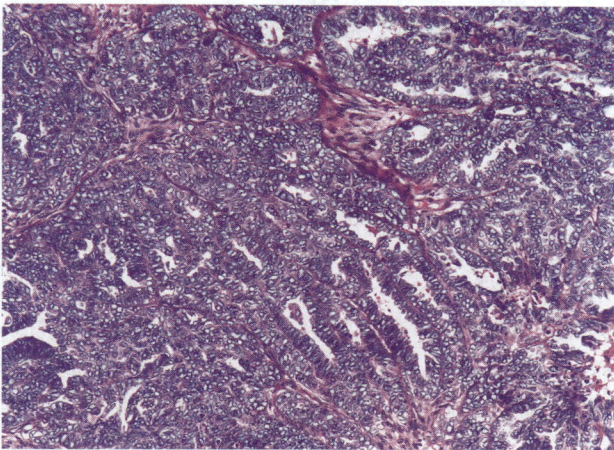

图9-19-12 卵巢子宫内膜样癌

卵巢子宫内膜样癌根据腺体形态排列结构及细胞分化程度,肿瘤可分成三级:

1)高分化(Ⅰ级):分化较好,以腺体结构为主,有少量核分裂象。

2)中分化(Ⅱ级):实性部分约占1/2,腺体形态不规则,有大量小腺体彼此相连,核分裂象明显。

3)低分化(Ⅲ级):腺体结构已很少见,肿瘤细胞大量增生破坏了腺腔,形成弥漫一片,核分裂象增多。

卵巢子宫内膜样癌与子宫内膜腺癌的关系:诊断原发性卵巢子宫内膜样癌,必须排除来自子宫内膜腺癌的转移,因为子宫内膜腺癌发病率高,常有转移。有5%~29%两者可同时发生,鉴别诊断两者均为原发的标准。1987年Scully提出以下几点:①两处肿瘤无直接联系;②肿瘤主要在卵巢和子宫内膜;③卵巢肿瘤局限于卵巢中心部分,子宫内膜腺癌病灶小于2cm;④无子宫肌层浸润或仅有轻度浅肌层浸润;⑤无淋巴管和血管浸润;⑥子宫内膜同时有非典型增生;⑦卵巢内有子宫内膜异位病灶。

近年来,对卵巢透明细胞癌及子宫内膜样癌的研究已有证据证实两者均与子宫内膜异位症有关。有研究显示,大约46%的透明细胞癌及30%的内膜样癌有*ARID1A*基因突变,导致其编码的BAF250a失表达,而BAF250a参与染色质重组,调节细胞周期、分化、增生、DNA修复及肿瘤抑制,相同发现也见于邻近的不典型增生的子宫内膜异位症,这些分子生物学的证据进一步证实两者与子宫内膜异位症的关系。分子生物学研究也提示异位的内膜其分子异常与正常内膜不同,主要是一些癌基因的激活。这些分子学改变导致这些内膜可以种植、生存并侵袭卵巢和腹膜组织,由此可能导致子宫内膜异位囊肿和盆腔子宫内膜异位病灶进展至低级别的子宫内膜样癌和透明细胞癌。

此外,在超过30%的内膜样癌中发现有调节细胞增生的Wnt通路中重要的基因——*CTNNBI*(β-catenin)的突变,而同样的突变却很少在其他类型的卵巢癌当中发现。*PTEN*基因突变见于15%的内膜样癌,也很少在其他亚型中发现。

(2)临床表现:腹部及盆腔肿块、腹胀及腹痛,约10%~15%的患者伴有腹水。不规则阴道出血或绝经后出血等症状较其他EOC多见。

(3)治疗:根据临床分期、病理分级等决定手术及辅助化疗。预后较浆液性或黏液性癌好。

2. 卵巢中胚叶混合瘤 即恶性混合米勒肉瘤(Müllerian malignant mixed tumor),也称为癌肉瘤。

(1)病理:可分为同源性(homologous)及异源性(heterologous),同源性中以癌肉瘤(carcinosarcoma)为主,瘤实性中等大小,表面不规则,呈分叶或结节状,镜下可见腺癌和肉瘤成分。异源性为中胚叶混合瘤(mesodermal mixed tumor),肿瘤内有腺癌和从中胚叶衍化而来的各种成分,如软骨、横纹肌、骨等各种组织。

(2)临床表现:好发于绝经后妇女,肿物生长迅速,常伴有腹痛,17%合并腹水,压迫症状较明显。

(3)治疗:应尽快手术,包括切除全子宫及双附件,是否切除淋巴结尚无定论,但根据肿瘤分期及EOC的治疗原则进行仍是大多数人的主张。术后辅以化疗或放疗,预后差。

3. 卵巢子宫内膜样间质肉瘤

(1)病理:卵巢子宫内膜样间质肉瘤(endometrioid stromal sarcoma)的肿瘤大小不等,圆或不规则形。切面以实性为主,也可有囊性,常伴有出血、坏死。由圆形或卵圆形细胞组成,肿瘤细胞围绕厚壁的小血管,呈漩涡状排列。

(2)临床表现:卵巢间质肉瘤(stroma sarcoma)较少见。发病年龄10~70岁,平均54岁。症状多为腹部肿物或腹痛。由于与邻近器官或组织粘连甚至侵犯,可引起胃肠道或泌尿系统症状,偶有不规则子宫出血。

（3）治疗：全子宫及双附件切除，根据情况考虑淋巴结摘除，低度恶性者可选用孕激素类药物作为辅助治疗，高度恶性者辅以化疗或放疗。

四、透明细胞肿瘤

过去曾认为透明细胞肿瘤（clear cell tumor）来自中肾管，现已明确透明细胞肿瘤来自米勒管上皮。组织学上透明细胞肿瘤也见于阴道、子宫颈、子宫内膜和阔韧带。有不少作者报道年轻妇女下生殖道尤其是阴道透明细胞癌，与母亲妊娠期间服用雌激素有关。从理论上讲，卵巢透明细胞肿瘤也可分为良性、交界性和恶性。

（一）良性透明细胞腺纤维瘤

由透明细胞和鞋钉细胞（hobnail cell）镶衬于纤维瘤样组织组成，极少见，手术切除预后较好。

（二）交界性透明细胞肿瘤

也比较少见。肿瘤大小不等，呈分叶状，实性或实性伴小囊形成。已诊断的为数不多的交界性透明细胞肿瘤多为腺纤维瘤（adenofibroma），其他有透明细胞腺瘤（clear cell adenoma）和囊性腺纤维瘤（cystadenofibroma）。瘤细胞巢的上皮由1~3层多角形细胞或鞋钉状细胞组成，非典型细胞可见，核分裂象每10个高倍野不多于3个，间质无浸润。手术切除预后好。

（三）恶性透明细胞肿瘤

卵巢恶性透明细胞肿瘤即透明细胞癌，是一种较常见的临床和分子生物学表现不同于其他类型的卵巢上皮性恶性肿瘤，占卵巢上皮性癌的5%~11%，也有报道达15%~25%。其发生率有明显的地理及种族差异，北美及欧洲的发生率低于日本，在美国的亚裔妇女约是白种人的2倍。日本妇科委员会的资料还显示卵巢透明细胞癌的发生率有上升趋势。

【病理】 卵巢透明细胞癌大体多为囊实性，大小不等，大者可达20~30cm，多为单侧，双侧可达24%。切面呈鱼肉状或淡黄色，常伴有出血坏死，仔细检查常可发现子宫内膜异位病灶。镜下可见透明细胞、鞋钉样细胞及嗜酸胞，细胞异型性明显，可见核分裂象，较交界性多，排列成实性片状、条索、腺管乳头状（图9-19-13）。30%的肿瘤有钙盐沉着。卵巢透明细胞癌常与其型的卵巢上皮癌混合存在，如子宫内膜样腺癌或浆液性囊腺癌。

【临床表现】 平均发病年龄48~58岁，但以45岁以上为多，几乎所有的病例都大于25岁。其平均年龄为55岁，较浆液性癌患者（平均年龄64岁）年轻。经常因腹部肿物、腹胀而就诊，半数患者有不孕史、月经紊乱或绝经后出血，易合并血栓性疾病，有报道40%的透明细胞癌患者出现合

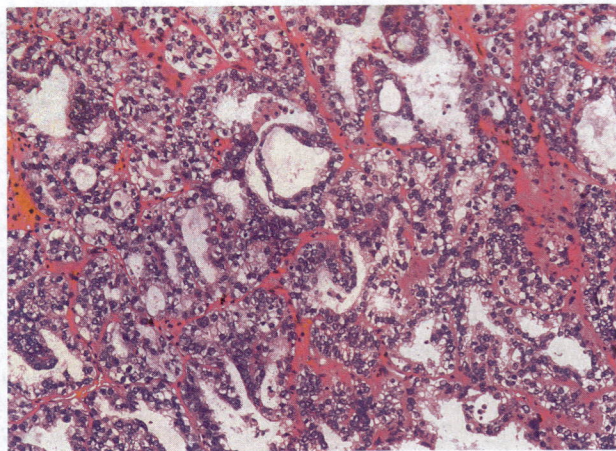

图9-19-13　卵巢透明细胞癌

并血栓性疾病，其发生率为其他卵巢癌的2倍。10%左右合并高钙血症，其典型症状为食欲减退、肌无力、多尿、烦渴等。手术切除肿瘤后高血钙往往于36小时内迅速恢复正常，若肿瘤复发，血钙又复升。透明细胞癌与子宫内膜异位症的关系密切，合并盆腔子宫内膜异位症可高达25%~50%，高于其他所有卵巢癌包括卵巢子宫内膜样癌。与子宫内膜异位症有关的透明细胞癌易发生于年轻的卵巢癌患者，其年龄较高级别的浆液性癌小5~6岁。有人认为非典型子宫内膜异位症可能是卵巢癌的癌前病变。卵巢透明细胞癌常因肿物较大，诊断时以早期居多，诊断时57%~81%为I~II期，这一点也不同于其他卵巢上皮性癌。

【治疗】 根据手术分期决定手术范围，术后辅以化疗。对手术分期确定为IA期者可不继续辅助化疗，对有生育要求者可考虑保留生育功能，但应慎重。患者常合并子宫内膜异位症，会增加手术难度，但因其对一线化疗的反应率较低，以及对一线化疗反应差者对二线化疗也常耐药，因此手术治疗尤显重要，应尽可能切除肿瘤。化疗方案除紫杉醇和铂类联合化疗外，有采用伊立替康（irinotecan，CPT-11）联合铂类或丝裂霉素化疗的报道，其疗效有待进一步观察。对IC及II期患者，有采用盆腔外照射联合铂类为基础的化疗，取得了较好的效果。尽管诊断时以早期居多，但复发率却较其他上皮性癌高。预后较浆液性癌差，合并子宫内膜异位症者其预后优于不合并子宫内膜异位症者。

五、移行细胞瘤

移行细胞瘤（transitional cell tumors）又称布伦纳瘤（Brenner tumor），约占所有卵巢肿瘤的2%，几乎99%为良性。1898年McNaughton-Jones首先报道了这种肿瘤，1917年Brenner报道了3例，以后WHO沿用布伦纳瘤这一名称。1992年Scully补充WHO的分类，归类于移行细胞瘤。这种肿瘤的上皮像泌尿道的正常移行上皮或膀胱移行上皮乳头状癌的上皮，被认为来源于卵巢的表层上皮，分为良性、

交界性及恶性布伦纳瘤及恶性移行细胞癌。恶性布伦纳瘤与恶性移行细胞癌的区别在于肿瘤内是否伴有良性布伦纳瘤成分，由良性布伦纳瘤转化为癌者，即肿瘤中同时存在良性和恶性布伦纳瘤成分者称为恶性布伦纳瘤（malignant Brenner tumor，MBT）。由卵巢表面上皮直接发生的恶性移行细胞肿瘤称为卵巢原发性移行细胞癌（transitional cell carcinoma，TCC），移行细胞癌中不伴有良性成分。另外移行细胞癌比恶性布伦纳瘤具有更强的侵袭性，2014 年后WHO 分类已经取消了移行细胞癌这一类型。

（一）良性布伦纳瘤

【病理】 绝大多数为单侧，仅约 6.5% 为双侧，体积多在 0.5~2cm³ 之间，因体积小常被偶然发现，少数可超过 10cm，达 30cm，偶有重达 8~9kg 者。多为实性，质硬韧，切面有砂粒感，灰白或浅黄色，编织样结构。有时有小囊腔，偶有较大者或多囊。镜下布伦纳瘤由上皮细胞巢和纤维间质组织构成。上皮巢周围由明显的基底膜围绕。巢内细胞为圆形或多角形，细胞界限清楚，胞质透明富含糖原。核圆形或卵圆形，有纵行核沟。布伦纳瘤细胞巢中心常见大小不等的囊腔，腔内壁被以扁平、立方或柱状上皮。有时柱状上皮可分泌黏液。纤维组织可显示灶性黄素化或呈卵泡膜细胞瘤样反应。常有玻璃样变和钙化。约 15%~30% 的双侧卵巢同时伴有另外一种肿瘤，最常见的为黏液性或浆液性囊腺瘤，其次为成熟性畸胎瘤。23% 的患者合并其他妇科恶性肿瘤，或其他部位恶性肿瘤。36% 的 CEA 免疫组织化学阳性。

【临床表现】 发病年龄 6~81 岁，57% 在 50 岁以下。大多数无症状，约半数在其他肿瘤诊断或手术时发现。患者很少出现 Meigs 综合征（参考本章第四节卵巢性索间质肿瘤"四、卵巢纤维瘤"有关部分）。15% 合并有子宫内膜增生及个别子宫内膜癌而出现不规则阴道出血，但无证据能产生雌激素。

【治疗】 患侧附件切除，预后较好，但需注意检查对侧卵巢有无其他病变。

（二）交界性布伦纳瘤

【病理】 大多数单侧发生，肿瘤直径一般在 8~10cm，有的达 28~32cm。切面有囊实性内容，常有较大囊腔，单房或多房，囊腔内含有透明液体或稀薄黏液，有些病例囊腔内衬光滑，但有些囊腔内有天鹅绒样柔软、易碎的乳头状组织或息肉样肿块突入囊腔。

镜检：可见分支的纤维血管乳头表面被覆移行细胞上皮，往往突入囊腔中。结构较良性复杂。细胞增生活跃，并可呈轻到重度异型及核的多形性，分裂象变异较大，但分裂活跃，无间质浸润，常有局灶性坏死。

【临床表现】 比较少见，占卵巢全部移行细胞肿瘤的 4%~7%。年龄约在 30~87 岁，平均 45~50 岁，一般认为交界性者发病年龄较良性者大 10 岁。多数患者因腹部肿块或腹部疼痛而就医，可有阴道出血、腹部增大，偶见 Meigs 综合征。

【治疗】 根据患者年龄和对生育的要求，可采取单侧附件切除或全子宫及双附件切除术。交界性布伦纳瘤很少复发，预后较好。尚未见布伦纳交界性瘤无间质浸润者发生转移或致患者死亡的报道。

（三）恶性布伦纳瘤

【病理】 单侧或双侧发生，体积较大，平均直径 14cm。切面实性，灰白色，大多伴有大小不等的囊腔，囊内充盈透明黏液性或血性液体，大囊内可见短粗乳头，瘤组织内有出血、坏死。瘤细胞呈梭形或多边形，构成分支梁状或团块状癌巢，类似子宫颈未角化性鳞状细胞癌。囊壁癌细胞向腔内突起，形成短粗乳头。不少肿瘤伴有浆液性癌或子宫内膜样癌，偶见过渡形态。肿瘤内伴有良性布伦纳瘤成分。

【临床表现】 患者年龄 34~87 岁，多见于中老年妇女。常见症状为阴道出血、腹胀、腹痛等，偶有腹水。

【治疗】 按卵巢恶性肿瘤的分期决定手术范围，术后辅以化疗。

（四）移行细胞癌

1987 年 Austin 首先报道，1988 年 Young 提出为原发癌，病理形态及生物学行为不同于恶性布伦纳瘤，来源于卵巢表面上皮。卵巢移行细胞癌的发生率较低，据统计占卵巢上皮性恶性肿瘤的 9.4%。其中单纯性移行细胞癌占卵巢上皮性恶性肿瘤的 1.0%。其他为卵巢癌伴部分移行性细胞癌。孙海燕等报道卵巢移行细胞癌占同期卵巢上皮性恶性肿瘤的 3.7%（14/380）。2014 年后 WHO 分类取消了移行细胞癌，认为这部分癌实际是高级别浆液性癌的特殊类型。

【病理】 肿瘤大小 5~27cm，一般为实性为主的囊实性肿块。41% 为双侧，切面有微小囊腔，囊内壁粗糙不规则，囊液淡黄色，偶呈血性。实性区域为灰黄色或灰白色，可见出血、坏死。镜下可见突向囊腔的粗大乳头被覆覆多层移行上皮，酷似典型的膀胱移行细胞癌，乳头中间有明显的纤维脉管轴心。细胞多边形，局部可见梭形细胞，细胞间有腔隙结构。大部分肿瘤为中低分化，近半数伴有灶状鳞状上皮分化或腺腔结构。

【临床表现】 患者年龄 30~78 岁，多见于中老年妇女，50~60 岁为高发年龄，平均年龄 58 岁。临床表现与常见的卵巢癌一样，早期多无症状，中晚期可表现为腹胀、腹水及腹部包块等，因肿瘤常与周围脏器粘连，活动差，患者常有腹痛。部分患者有不规则阴道出血。其恶性程度高，较早即可发生卵巢外扩散及转移，一般发现时已为晚期。血清 CA 125 检测均有不同程度升高。

【治疗】 按肿瘤分期决定手术范围，术后按卵巢上皮癌方案辅以化疗。该瘤对化疗较敏感，对放疗不敏感，预后较恶性布伦纳瘤差。

六、混合性上皮肿瘤

混合性上皮肿瘤（mixed epithelial tumors）是指在上皮肿瘤中有 2 种或 2 种以上的上皮成分，若次要的上皮成分不足 10%，则仍按占优势的肿瘤命名。此种肿瘤较少见，一般分别占良性及交界性上皮肿瘤的 2%~3%，占恶性上皮性肿瘤的 1%~2%。

混合性上皮肿瘤也可分为良性、交界性和恶性。良性混合性上皮肿瘤以浆液/黏液及黏液/布伦纳瘤混合最多。交界性混合性上皮肿瘤以浆液、黏液和/或子宫内膜样上皮成分居多。恶性混合性上皮肿瘤则以浆液、宫内膜样和/或透明细胞混合居多。图 9-19-14 显示透明细胞癌与子宫内膜样癌。

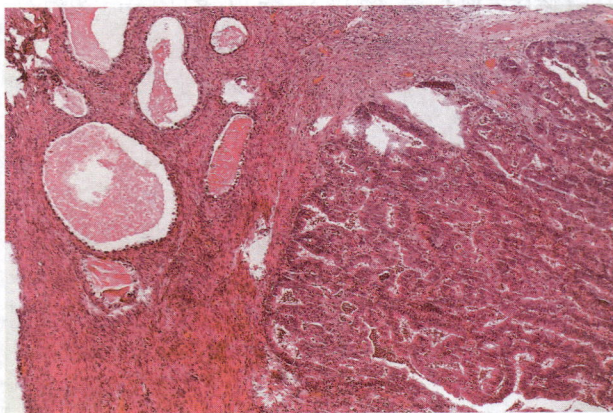

图 9-19-14　卵巢混合性上皮癌

七、未分化癌

由于癌组织分化太低，以致无法确定究竟属于何种上皮起源的恶性肿瘤，故被命名为未分化癌（undifferentiated carcinoma）。组织来源虽无法肯定，但和卵巢上皮性癌之间常有移行，故仍分类于上皮性肿瘤之中。半数以上为双侧卵巢受累，多为实性，确诊时 75% 已扩散至卵巢外。镜下见以大、小或大小悬殊的癌细胞为主，间变显著，常有瘤巨细胞及核分裂象，很难分出是哪一种类型的肿瘤细胞。间质成分缺乏特殊性，纤维组织极少，常有严重坏死或白细胞浸润。免疫组织化学有助于诊断，如 CA125 或 CEA 等，但也可能都是阴性。未分化癌的恶性程度高，预后极差，5 年生存率仅 15% 或更低。

八、未分类的上皮性肿瘤

未分类的（unclassified）上皮性肿瘤形态介于 2 种或多

种特殊类型之间，区分其性质很困难，免疫组织化学可协助证明其来源于表面上皮，如 CA125 或 CEA 等。

九、卵巢上皮癌的治疗

目前，卵巢癌的治疗方法仍以手术为主、化疗为辅，近年来，随着药物治疗的进展，靶向药物治疗和免疫治疗在卵巢癌中的应用逐渐得到认可。放疗在极晚期姑息性治疗中具有一定地位。生物治疗正在成为重要的辅助治疗方法之一。

（一）手术治疗

在卵巢癌的治疗中，手术是卵巢癌综合治疗的基石，特别是初次手术治疗的彻底性具有举足轻重的地位。手术目的包括切除肿瘤、明确诊断、准确分期、判断预后和指导治疗。早期卵巢癌的手术范围现已基本倾向一致，但晚期卵巢癌没有明确的术式，卵巢癌肿瘤细胞减灭术（cytoreductive surgery）（指尽可能切除所有原发灶和转移灶，使残余肿瘤病灶达到最小，必要时可切除部分肠管、膀胱、脾等脏器）的手术范围可因患者的不同情况而异，程序亦常需由易至难，常常还要在术前和术后配合化疗，因而具有相当的复杂性和多样性。

1. 早期卵巢癌的手术治疗　对早期卵巢癌的治疗意见较为一致，手术是最重要的治疗手段，主要包括以下手术术式。

（1）全面的开腹分期手术：适用于无生育要求的 I、II 期卵巢癌。标准的术式包括全子宫和双附件切除术、大网膜大部切除术、盆腔和腹主动脉旁淋巴清扫术、阑尾切除术。手术中应注意：①应有足够大的腹部纵切口，一般应达脐上 4cm 以上，手术切口太小常难以彻底分期，而不充分的分期可导致术后治疗不当和预后不良。②探查前留取腹水或腹腔冲洗液，以便行腹腔细胞学检查。③全面探查及活检（可疑的病灶、粘连、大网膜、肠系膜和膀胱腹膜反折、直肠子宫陷凹、双侧结肠旁沟腹膜、肝、膈、脾、胃肠道表面浆膜及盆、腹腔壁腹膜）。④原发肿瘤若局限于卵巢，应仔细检查包膜是否完整，探查和切除卵巢肿物时应注意尽量避免肿物破裂。⑤与肿物的粘连分解后可疑的粘连断端应送病理检查。⑥淋巴清扫应尽量彻底，不要以淋巴活检代替淋巴清扫，切除腹主动脉旁淋巴结时，上界至少达肠系膜下动脉水平，争取达肾静脉水平。⑦上皮性癌应常规切除阑尾，阑尾转移率高达 19.8%。

（2）腹腔镜手术分期：早期卵巢癌的全面分期手术也可以在腹腔镜下完成。但必须具备 2 个最基本的条件：一是肿瘤可以完整取出，避免取出时破裂，造成盆腹腔内的播散；二是术者应具备较熟练的腹腔镜下腹主动脉旁淋巴清扫术的技术。Melamed 和 Facer 等人对美国国家癌症数据的真实大数据进行研究，对 2010—2014 年临床 I 期上皮性卵巢癌接受微创手术（即机器人辅助腹腔镜手术或传统腹腔镜手术）和开腹手术的患者，进行线性回归分析以评估短期结果，使用 Kaplan-Meier 方法和 Cox 回归比较匹配队列之间的生存率。结果发现传统开腹手术和机器人辅助腹腔镜等微创手术在治疗临床 I 期上皮性卵巢癌的总死亡率相当。虽然手术时间相对较长，但术后恢复更快，还能够较早开始术后化疗。近期还有一项在 2 个三级肿瘤中心进行的多中心回顾性观察研究，获得了对卵巢癌腹腔镜分期手术后长期预后的观察结果，提示微创手术是一个有价值的治疗选择，但需要选择合适的患者。最近有研究发现，在接受卵巢癌微创分期的患者中，肿瘤破裂率增加，这引起了对这种分期方法的肿瘤安全性的更多关注。目前关于腹腔镜手术在早期卵巢癌全面分期手术中的应用仍需进一步探索，需更有力的证据来证实其对患者获益的影响。

（3）保留生育功能手术（fertility sparing surgery, FSS）：对于年轻、要求保留生育功能的早期患者，可考虑行保留生育功能的手术治疗，指征为临床 I 期、所有分级者。对于 IA 或 IC 期卵巢上皮癌，可行单侧附件切除＋全面分期手术，保留健侧附件和子宫。术中需对肿物行冰冻病理诊断及临床评估。对于临床判断为 IB 期者，可行双附件切除术＋全面分期手术，保留子宫。术前应充分知情同意。生育完成后可根据情况行二次手术切除子宫及对侧附件。I 期透明细胞癌恶性程度高，保留生育功能应谨慎。对于保留生育功能的患者，腹腔镜手术具有损伤小、恢复快的优点，能否成为这些患者的选择亦值得进一步研究。

2. 晚期和复发性卵巢癌的手术治疗 治疗原则上仍首选手术，辅以化疗、靶向药物治疗，内分泌治疗、放疗和生物治疗也有一定作用。对晚期卵巢癌来说，已无确切的术式可言。应注意将一般原则与个体化原则相结合。

（1）初次肿瘤细胞减灭术（primary cytoreductive surgery, PDS）：化疗开始前，初次剖腹手术时，为减少肿瘤负荷，同时明确肿瘤诊断和分期而进行的手术。原则是尽最大努力切除原发灶及一切转移瘤。若残余癌灶直径 <1cm，称为满意的肿瘤细胞减灭术（optimal cytoreductive surgery），残余癌灶直径 >1cm，称为不满意的肿瘤细胞减灭术（suboptimal cytoreductive surgery）。多数临床试验证实肿瘤细胞减灭术能明确肿瘤诊断和分期，减缩癌瘤，增加化疗敏感性，改善营养状态及生活质量，提高 5 年生存率，是卵巢癌的基本治疗手段。

初次肿瘤细胞减灭术的手术范围：手术范围取决于是否可做到残余癌灶 <1cm。在 2022 年版 NCCN 中更是强调，虽然标准定为 <1cm，但应尽可能达到无肉眼残留病灶。为了达到这一目标，除过去常在初次肿瘤细胞减灭术同时进行的肠切除、部分膀胱切除、输尿管部分切除＋吻合术等手术外，甚至可以考虑行根治性盆腔脏器切除术以及涉及上腹部的手术，如横膈肿瘤的切除术、脾切除术、肝部分切除术、胆囊切除术、胃部分切除术等。近年版 NCCN 指南又加上

了胰体尾切除术，集中体现了对上腹部手术尺度的放宽和重视。如无法做到满意的肿瘤细胞减灭术，则以是否有利于减瘤，同时又可最大限度地减少创伤、有利于术后恢复、尽早开始化疗为原则。残余癌灶和未切除的子宫、淋巴结等器官，可考虑在化疗后施行中间性肿瘤细胞减灭术。

总之，第 1 次手术的原则是尽量切除肿瘤病灶，明确肿瘤分期，然后根据不同分期、病理以及细胞分化等决定应用何种辅助治疗。有些晚期病例初次手术不能切净，而化疗后可进行二次手术切除残存肿瘤；也有初次手术难以进行的病例，经数次全身化疗后肿瘤能做到比较彻底地切除，以后再进行化疗。

（2）再次肿瘤细胞减灭术（secondary cytoreductive surgery）：泛指所有为再次减少肿瘤负荷而进行的二次手术。常常用于首次治疗后达到临床完全缓解又复发的患者。目前尚无临床随机对照试验证实手术治疗复发性卵巢癌的效果；二次手术并不改善化疗期间肿瘤进展和处于稳定状态患者的生存；确有部分患者二次手术后生存期延长，这部分患者绝大多数是经过初次手术和辅助化疗缓解达 1 年以上者。因为这些患者常为孤立病灶，或即使病灶多发但也可做到基本无肉眼残留。而实际上能否在二次手术中使残余灶缩减到 R0，是显著影响患者生存的唯一因素，因此对于拟行再次肿瘤细胞减灭术的患者，术前评估十分重要。一般认为复发性卵巢癌的二次手术死亡率与初次手术相同；手术时间、输血量及住院时间尚合理；术后病率 24%~63%，术后肠梗阻和发热是最常见的并发症，但通常不到危及生命的程度；术后发病率常与肿物未切净相关，提示大量切除肿瘤不增加手术并发症的危险；患者如挑选合适、可以耐受手术，则二次手术与初次手术的术后并发症在发生率和性质上相似。Landoni 等曾报道，38 例复发性卵巢癌患者，经二线化疗后实行拯救性二次手术。100% 的大块肿瘤得以切净，平均追踪 48 个月，平均存活 29 个月，无瘤生存达 39%。这一结果提示对此值得进行进一步的研究。

二次肿瘤细胞减灭术应注意：①对初次辅助化疗效果不满意或短期完全缓解（CR）后又复发的患者，无论是否继续治疗，预后均差；②化疗中肿瘤进展或稳定，二次手术不延长生存；③对这类患者可单药化疗，或姑息性放疗，或仅用支持疗法，特别是对一般情况较差者；④CR>1 年者可考虑二次手术，如可切净，则可延长生存；⑤复发后对铂类敏感者，似对铂化疗与手术＋化疗的生存相似；⑥仔细筛选合适的患者十分重要。

筛选患者应考虑下列因素：①初次手术时残余癌的大小；②既往化疗情况；③临床缓解至复发的时间间隔；④肿瘤复发部位；⑤肿瘤组织学分级；⑥术后有无敏感化疗药物可继续化疗；⑦全身一般情况及复发所致症状对患者的影响。

（3）中间性肿瘤细胞减灭术（interval cytoreductive surgery, IDS）：由于很多晚期卵巢癌患者就诊时已发生多处盆腹腔组织脏器的种植转移或肝、肺等远处转移，使得手术

难以进行。人们意图寻找到更合适个体化治疗晚期卵巢癌的方法,以提高减灭手术的成功率,延长患者的生存时间,同时更好地提高患者的生活质量。20世纪70年代,新辅助化疗和中间性肿瘤细胞减灭术应运而生,但在很长一段时间内两者的概念常混用。2011版NCCN指南初次治疗原则中指出,对不适合接受手术的Ⅲ~Ⅳ期患者,经细针穿刺活检或腹水细胞学诊断后,可以先进行"新辅助化疗"随后进行"中间性肿瘤细胞减灭术"。对初次手术不彻底的Ⅱ~Ⅳ期患者,如果评估有无法切除的残存病灶,可以化疗3~6个疗程后进行彻底的肿瘤细胞减灭术。这可以算是NCCN指南对IDS的推荐。目前认为中间性肿瘤细胞减灭术,适合于新辅助化疗后肿瘤缩小,达到完全缓解(CR)或部分缓解(PR)或稳定(SD),且经评估有可能满意减灭的晚期病例。IDS临床意义主要有:①缩小初次肿瘤细胞减灭术后的残余病灶的体积,松动肿瘤与正常组织的粘连,增加达到满意减灭术的可能性;②新辅助化疗(neoadjuvant chemotherapy,NACT)和IDS或许能够降低手术相关并发症。

1995年Burg等在278名患者中对中间性肿瘤细胞减灭术进行了前瞻性随机对照临床试验,其中140名患者在接受了3个疗程的环磷酰胺和顺铂后进行手术治疗。与138名未进行手术的患者相比,手术组的疾病无进展期和总生存期比非手术组明显延长(P=0.01)。经多因素分析,手术是独立的预后因素(P=0.012)。因此,他们认为中间性肿瘤细胞减灭术能提高晚期上皮性卵巢癌患者的生存率,延长患者的生存时间。北京大学人民医院亦在一项回顾性研究中证实,中间性肿瘤细胞减灭术可延长原本无法直接手术的晚期患者的生存期。

(4)腹腔镜用于晚期卵巢癌肿瘤细胞减灭术评估:卵巢癌肿瘤细胞减灭术后有无残留肿瘤或残留肿瘤的大小是影响晚期卵巢癌患者生存获益的重要因素。腹腔镜技术的优势在于确诊患者卵巢癌的同时,可进行比较准确的理想肿瘤细胞减灭术的可行性评估。但腹腔镜评估参数仍需多中心大样本数据分析来明确。

(5)姑息性辅助手术:对于接受姑息治疗的晚期患者,必要时可根据症状进行辅助性手术治疗:合并胸腹腔积液者行胸腔或腹腔穿刺引流术;肿瘤侵犯消化道导致肠穿孔或肠梗阻者,可考虑行肠造瘘术;肿瘤压迫输尿管导致泌尿系统梗阻可考虑输尿管支架置入术或肾造瘘术。术前需与患者及家属充分知情同意。

3. 辅助手术技术

(1)氩气束凝固术:氩气束凝固术(argon beam coagulation,ABC)又称为氩气刀。1987年由美国Bard公司推出。它在电能输出的同时,与电极同轴的喷嘴喷出一束直径约2mm的氩气束,当电极距组织1cm以下时,电极与组织间的电压可将氩气束电离成蓝色,电离的氩气束传递高频电能,在组织表面形成直径4~5mm的接触面,可在组织表面像喷漆一样反复喷扫,形成一层均匀的褐色结痂,起到止血(最大

凝固直径3mm血管)和减灭手术刀不易切除的片状或粟粒样肿瘤的作用。与普通电凝相比,ABC具有如下优点:氩气温度低,可在电凝的同时冷却组织,避免电凝点温度过高(<110℃,普通电凝可达270℃)。对周围组织热损伤小,术后愈合快;以电离的氩气束代替击穿空气形成的少量电弧,能量分布均匀,可用于肠道、膀胱等空腔脏器;与电极同轴的氩气束可吹走需电凝部位的血液和碎痂,使手术野清晰、作用迅速;由于通过电离的氩气束来传递电能,不接触组织,电极上不会形成结痂,方便使用;氩气是惰性气体,替代与组织接触部位的空气,减少组织氧化燃烧,不会产生烟和焦煳味;当ABC与电凝部位距离>1cm时自动停止,对手术人员和患者均安全。ABC的止血和减瘤作用相辅相成,应成为卵巢癌肿瘤细胞减灭术的重要辅助技术。

(2)放射免疫导向手术:放射免疫导向手术(radioimmunoguided surgery,RIGS)即将放射性核素标记的抗卵巢癌单克隆抗体注入体内,该抗体在体内与肿瘤抗原结合,在肿瘤部位形成特异性放射性浓聚,此时采用手持式放射性探测仪进行探测,判定肿瘤存在与否及其浸润范围和转移灶,可帮助术者进行手术分期并指导手术切除,使手术做到有的放矢。美国7家中心医院采用RIGS协助肿瘤切除手术,回顾性研究发现RIGS手术患者的生存率及生存质量较同期未行RIGS的手术患者明显提高,表明RIGS有利于改善肿瘤患者的生存率和生存质量,值得进一步研究。笔者所在中心已成功地用 ^{131}I-COC183-B2单克隆抗体对48例患者进行显像,敏感性94.7%,特异性89.7%。Ⅲ期卵巢癌显像组3年生存率63.5%,对照组25.0%。目前抗体的开发工作仍在进行。

(二)化疗

1. 卵巢癌化疗方案的变迁 近30年来,卵巢癌化疗方案发生了多次重大的变化,对这些变化的了解将有助于对卵巢癌化疗方案的选择。这些变化如下,①1970年:单药顺铂(cisplatin)开始用于临床。②1982年:开始应用PAC方案(顺铂+阿霉素+环磷酰胺),随后美国妇科肿瘤学组(GOG)的第47号研究奠定了以铂类为主的联合化疗在临床治疗卵巢癌中的地位。③1989—1990年:GOG52号研究经800多例卵巢癌化疗证实,PC方案的心脏毒性低于PAC方案,PC方案(顺铂+环磷酰胺)作为卵巢癌化疗的首选。④1990年初:紫杉醇(taxol)问世。⑤1990—1996年:GOG111和欧洲及加拿大的联合研究OV10同时发现,紫杉醇和顺铂(TP)方案在反应率、临床完全缓解率、二次探查阴性率、平均无进展期和总生存期等方面均优于PC方案,追踪60个月后,TP方案降低进展危险率28%,降低死亡率34%,奠定了TP方案作为首选的基础。⑥1996年:紫杉醇周疗开始用于临床。⑦1997年以来:新药不断被报道和批准上市,如拓扑替康(topotecan,TPT)、多西他赛(taxotere)、吉西他滨(gemcitabine)、脂质体阿霉素(pegylated liposomal doxorubicin,PLD)、长春瑞滨（vinorelbine,VNR）、奥沙利铂（oxaliplatin,L-OHP）等。⑧1999年：GOG158证实紫杉醇与卡铂联合化疗（TC）的毒副作用较紫杉醇与顺铂联合应用轻，两者的疗效无显著区别。⑨2001—2002年：经过长达6.5年的观察，TP方案的远期疗效仍优于PC方案。⑩2011年：MITO-2研究显示，脂质体阿霉素+卡铂可作为备选方案用于卵巢癌一线治疗。

卵巢癌的药物治疗已取得了多方面的进展。新的敏感药物的问世，使卵巢癌的治疗有多种选择。但如何利用这些药物设计出抗肿瘤活性最佳而毒性及耐药性最小的联合化疗方案，从而在最大限度地降低价/效比的基础上，提高卵巢癌患者的生存率和生活质量，仍是我们今后需要深入研究的重点。

2. 卵巢癌的一线化疗　目前，卵巢癌的一线辅助化疗可选择静脉化疗或腹腔化疗。腹腔化疗建议应用于完成满意肿瘤细胞减灭术（残留肿瘤<1cm）的Ⅱ、Ⅲ期卵巢癌患者，因为GOG172试验证实，在卵巢癌Ⅲ期患者中使用腹腔化疗与常规标准化疗相比，可以延长患者16个月的生存期（65.6 *vs.* 49.7个月，P=0.03），但由于其毒副作用较大，多数患者难以完成6个疗程的化疗。而对于不适合腹腔化疗的患者（例如一般情况较差、Ⅳ期、年龄较大有内科病无法耐受等），可以选择常规静脉TC方案化疗。此外，也可根据患者的具体情况选用多西他赛+卡铂、紫杉醇+顺铂、脂质体阿霉素+卡铂的方案，多西他赛+卡铂方案可用于有高危神经性疾病的患者（例如糖尿病）。应当鼓励所有的卵巢癌患者在诊疗过程中随时加入各种临床试验。用药前必须确保患者的一般情况和全身脏器功能可以耐受化疗，化疗时必须密切观察患者情况，及时处理化疗副作用，检测患者的各项血生化指标，根据患者的毒性反应和治疗效果及时调整用药方案和剂量。化疗结束后，应及时评估患者的化疗效果，决定后续治疗方案并密切监测患者的长期化疗不良反应。

（1）Ⅰ期卵巢癌的化疗：ⅠA和ⅠB期，病理分化G1的卵巢癌患者单纯手术治疗5年生存率大于90%，因此可选择随访观察，无须化疗，分化G2的患者在完成全面分期手术的前提下，可根据患者具体情况选择观察或化疗。分化为G3或透明细胞癌及ⅠC期的患者应给予3~6个疗程的TC方案静脉化疗。

（2）Ⅱ~Ⅳ期卵巢癌的化疗：一般建议化疗6~8个疗程，目前比较公认的化疗方案包括：

1）紫杉醇135mg/m²持续静脉滴注3小时或24小时d1；顺铂75~100mg/m²腹腔灌注d2；紫杉醇60mg/m²腹腔灌注d8。3周重复1次，共计6个疗程。

2）紫杉醇175mg/m²持续静脉滴注3小时d1；卡铂AUC 5~7.5静脉滴注1小时d1，3周重复1次，共计6个疗程。

3）多西他赛60~75mg/m²静脉滴注1小时d1；卡铂AUC 5~6静脉滴注1小时d1，3周重复1次，共计6个疗程。

4）紫杉醇80mg/m²静脉滴注，d1、d8、d15；卡铂AUC 6静脉滴注1小时d1,3周重复1次，共计6个疗程。

5）紫杉醇60mg/（m²·周），静脉滴注1小时，卡铂AUC 2/周，静脉滴注30分钟，共18周（适用于高龄、体弱难以耐受3周化疗方案的患者）。

6）卡铂AUC 5联合多柔比星脂质体30mg/m²静脉滴注，每4周重复，共6个周期。

7）紫杉醇175mg/m²持续静脉滴注3小时d1；卡铂AUC 6静脉滴注1小时d1；贝伐单抗7.5mg/m²静脉滴注30~90分钟d1,3周重复1次，共计5~6个疗程后，继续单药使用同剂量的贝伐单抗12个疗程。或者紫杉醇175mg/m²持续静脉滴注3小时d1；卡铂AUC 6静脉滴注1小时d1,3周重复1次，共计6个疗程。在化疗第2周期的第1天开始，给予贝伐单抗15mg/m²静脉滴注30~90分钟，每3周重复1次，共使用22个疗程。

这些化疗方案有各自不同的毒性反应，多西他赛/卡铂的方案主要会增加骨髓抑制的危险性，静脉使用紫杉醇/卡铂方案主要会引起周围感觉神经功能障碍，紫杉醇周疗则会增加患者发生贫血的危险性，脂质体阿霉素会出现手足综合征、黏膜炎等。而腹腔化疗可能会较静脉化疗带来更多更严重的毒性反应，以致在最初的试验中，仅42%的患者可以按计划完成6次腹腔化疗，然而，随着腹腔化疗方式的改进，使越来越多的患者可以耐受腹腔化疗，减量或分次使用顺铂可能会降低腹腔化疗毒性，GOG目前正对此开展临床试验中。腹腔化疗导管异常、严重腹痛、呕吐脱水是导致腹腔化疗中断的常见原因，对这些患者应给予静脉化疗替代。每个疗程的顺铂腹腔化疗前后，必须给予足够的静脉补液，以降低肾毒性，疗程结束后密切监测患者的血液学毒性、脱水、电解质紊乱、肝肾功能损害及其他化疗毒性反应。

紫杉醇周疗：减少用药间隔可以缩短两次化疗之间肿瘤生长的时间，提高化疗效果，是近年来卵巢癌化疗研究的热点之一。2009年，有日本学者提出了一种剂量密集型化疗方案——紫杉醇周疗法（JGOG-3016），与标准化疗方案（TC）相比较，紫杉醇周疗法不仅提高了中位无进展生存时间（28个月 *vs.* 17个月，P=0.001 5），还提高了3年总生存率（72% *vs.* 65%，P=0.03），这是近年来卵巢癌三期临床试验中生存率提高最多的。然而，这一方案毒性也较大，中断治疗的患者较常规化疗更为常见。MITO7研究结论恰恰相反，剂量密集型化疗方案与标准化疗方案对比，患者并未显示出更长的无进展生存期，但其化疗减量或延期的比例有所下降。这可能与紫杉醇和卡铂均采用周疗，并且每周紫杉醇用量低于JGOG-3016相关（60mg/m² q.w. *vs.* 80mg/m² q.w.）。GOG262研究亦未发现剂量密集型化疗对卵巢癌患者预后的延长，仅在未使用贝伐珠单抗的患者亚组中，剂量密集型化疗组较标准方案组中位无进展生存期延长。ICON8研究更加细致地将患者分为3组，分别为标准治疗组、紫杉醇周疗+卡铂3周组、紫杉醇周疗+卡铂周疗组。结果显示，3组患者预后相似，剂量密集型化疗可作为标准治疗的可选替代方案。

贝伐单抗：抗血管内皮生长因子（VEGF）单克隆抗体，是近年来在卵巢癌中研究最多，也最有希望的分子靶向治疗药物之一。2011年年底，《新英格兰医学杂志》报道了2个关于贝伐单抗在卵巢癌患者中应用的3期临床试验结果GOG218和ICON7。GOG218共纳入了1 873例FIGO Ⅲ~Ⅳ期初次肿瘤细胞减灭术后有残留的卵巢癌患者，随机分成3组：1组为常规标准化疗对照组，2组治疗组均在化疗同时给予贝伐单抗（15mg/kg），1组在化疗结束后继续给予16个疗程的贝伐单抗作为维持治疗，另一组则给予安慰剂16个疗程对照。结果使用贝伐单抗维持组的无进展生存时间较对照组延长4个月（14.1个月 vs. 10.3个月 P<0.001），安慰剂组的无进展生存时间与对照组相似（11.2 vs. 10.3个月，P=0.16）。但3组患者总生存率（OS）无显著性差异。ICON7分析了1 528例卵巢癌患者，绝大多数（70%）为晚期（ⅢC~Ⅳ期），但也纳入了少量有高危因素的早期（ⅠC~ⅡA期）患者（9%）。该研究将患者随机分为2组，对照组予以常规TC方案化疗，研究组则在常规化疗的同时加用低剂量的贝伐单抗（7.5mg/kg）6个疗程，化疗结束后，则继续单药使用同剂量的贝伐单抗12个疗程，每3周1次，共计使用18个疗程。随访42个月后，贝伐单抗组和对照组的平均无进展生存时间分别为24.1和22.4个月（P=0.04），而在有高危因素的晚期患者（Ⅳ期或Ⅲ期患者术后残留>1cm）中，使用贝伐单抗的效果更明显，两组平均无进展生存时间分别为18.1和14.5个月，预期中位总生存时间分别为36.6和28.8个月。两个研究均表明患者对贝伐单抗耐受良好。最常见的副作用为高血压，在GOG218中，22.9%（139/608）的患者治疗过程中出现2级以上的高血压，2.4%（15/608）的患者因此中止治疗，而ICON7患者中有18%出现2级以上的高血压（对照组<1%）。其余副作用如胃肠穿孔、蛋白尿等在2个研究中均较少见。值得注意的是，在GOG218研究中，由于疾病进展、化疗副作用等原因，仅19%的患者按计划完成了全部治疗。在贝伐单抗维持组患者中，有17%的患者因严重副作用中止治疗，而对照组为12%，而ICON7的贝伐单抗使用剂量较GOG218减半，且维持治疗周期缩短4个疗程，因此，42%（324/764）的患者按计划完成了全部疗程。此外，ICON7研究发现，使用贝伐单抗在前12个月最有效（约在给药结束时），而24个月后效力消失。因此，贝伐单抗的最佳使用方式可能是坚持使用直至病情复发或进展为止，OCEANS临床试验在复发性卵巢患者中已证实这一方案的有效性。

虽然这2个具有里程碑意义的临床试验奠定了贝伐单抗在卵巢癌一线治疗中的价值，但目前仍有诸多问题尚未完全解决，例如试验仅证实其提高了患者PFS，对OS的影响尚不明确，此外，使用剂量、疗程和病例选择等也存有争议，昂贵的费用更阻碍了其在临床中的广泛应用。但目前一系列相关临床试验已在进行中，例如AGO正在比较15个疗程和30个疗程贝伐单抗维持治疗效果。

高剂量率化疗：对于化疗高度敏感的上皮性卵巢癌，高剂量率化疗是否可以提高其疗效一直存在着争议。

（3）手术后化疗的时间：手术治疗虽然是卵巢恶性肿瘤的主要手段，但化疗的辅助作用也是不可忽视的重要因素。Potter等曾比较2组患者的生存率，一组是尽量扩大肿瘤切除术而后因某些原因延误了化疗，另一组是手术后有少量残存肿瘤但能及时化疗，结果前者不如后者。过去往往认为手术后化疗过早会影响伤口的愈合。Buller等观察了100例患者，提出如化疗与手术间隔时间大于3周，50%的患者CA125值升高较快，从而影响3年生存率。他们还将术后化疗的时间分成3组比较，即<10日、11~21日和>21日。伤口并发症并不与化疗开始时间有关。

既往关于卵巢癌患者手术至化疗间隔的研究结论不一。笔者所在中心回顾了625例于本医院行初次手术和辅助化疗的卵巢癌患者临床预后信息。结果显示，术后6周内给予第1次辅助化疗对患者预后无影响。Shahabi等研究回顾美国45 001例卵巢癌患者治疗信息指出，术后21~35天化疗患者获益最大。最近一项来自中国台湾的研究显示，术后23~43天化疗患者预后较好。因此，笔者主张，应根据患者恢复情况，在恰当时间给予患者辅助化疗。

3. 卵巢癌的二线化疗 二线化疗可用于治疗复发和难治性卵巢癌。根据患者的一般情况，全身脏器功能状态及既往的治疗方案和疗程，选择合适的个体化治疗方案，必须详尽告知患者不同治疗方案的益处及可能发生的毒副反应，必要时，可以和患者商量选择姑息对症治疗。由于既往使用铂类药物的毒性蓄积作用，在复发患者中使用血液学毒性的药物更容易产生骨髓抑制。此外，重复使用卡铂或顺铂，部分患者会产生高敏反应，可能危及生命，因而，当发现患者出现类似高敏症状时，须请专业医师及时处理。对复发性卵巢癌患者用药前，医师必须对该化疗药物的代谢和毒性反应非常熟悉，并确认该患者目前情况适合用此药物，出现化疗反应时能及时处理，并适当调整用量。

目前对于复发性卵巢癌尚无单一标准的挽救治疗方案。对于铂类敏感复发性卵巢癌患者，铂类为基础的联合化疗目前仍然是最佳选择，推荐的方案包括卡铂/紫杉醇、卡铂/紫杉醇周疗、卡铂/多西他赛、卡铂/吉西他滨（提高PFS）、卡铂/脂质体阿霉素（提高PFS）以及顺铂/吉西他滨。可根据患者既往的治疗方案和毒性反应情况个体化选择。2012年报道的Ⅲ期临床试验OCEANS则首次证实了贝伐单抗在铂类敏感复发患者中的使用价值。该试验纳入了484例一线化疗后铂类敏感复发性卵巢癌、输卵管癌和原发腹膜癌的患者，将其随机双盲分为2组，分别给予标准CG方案（卡铂+吉西他滨）和贝伐单抗（15mg/kg）+CG联合方案，均为3周1疗程，2组患者CG均使用6个疗程，而贝伐单抗则持续使用至患者疾病进展为止。中位随访24个月后，贝伐单抗组较对照组PFS延长了4个月（HR=0.484，

$P<0.000\ 1;12.4$ 个月 $vs.8.4$ 个月）。中位 OS 分别为 35.5 和 29.9 个月（$HR=0.751$，$P=0.094$）。其不良反应及发生率与一线化疗试验结果相似。

铂类耐药患者预后较差，中位生存期仅约 1 年。目前针对这些患者尚缺乏有效的治疗方案，相关药物临床试验有限，进展缓慢，Ⅱ、Ⅲ期研究均未能够证实某种治疗方案优于另外一种，也未能证实联合化疗较单药能够带来生存优势。一般主张对此类患者给予非铂类单药治疗，各可选药物反应率相似，例如口服依托泊苷（27%）、吉西他滨（19%）、脂质体阿霉素（26%）、托普替康（20%）等。对化疗不能耐受或不能使用毒性化疗药物的患者，也可以考虑内分泌治疗，例如他莫昔芬、来曲唑、阿那曲唑等。

分子靶向药物和免疫治疗是复发卵巢癌领域目前研究的热点。对携带有 BRCA1/2 基因突变的复发卵巢癌患者，可考虑使用奥拉帕利等 PARP 抑制剂进行单药治疗。对于铂敏感复发的 HRD 卵巢癌患者，可考虑使用尼拉帕利单药治疗。对于含有 NTRK 基因融合的肿瘤，可使用恩曲替尼、拉罗替尼治疗。MSI-H/dMMR/TMB 被认为对卵巢癌免疫治疗疗效具有参考作用。

4. 超大剂量化疗与自体外周血干细胞移植（HDC+APBSCT） 所谓超大剂量化疗即采用高于常规大剂量化疗 3~5 倍或更高剂量进行化疗。超大剂量化疗的副作用除肝、肾、胃肠道等功能损害外，主要为骨髓抑制及随后引起的感染、出血等并发症。为解决上述问题，人们把过去用于治疗白血病的造血干细胞移植方法用于治疗实体瘤。即在超大剂量化疗后，外周血白细胞和血小板降至极低水平的情况下回输自体外周血干细胞，促进血象恢复。

超大剂量化疗+自体外周血干细胞移植所需条件设备较高，费用较贵。该方法尚存在外周血干细胞的保存，及可能掺杂少量残留肿瘤细胞需要净化等问题，因此尚不能取代常规化疗。

5. 维持治疗 近年来，卵巢癌维持治疗蓬勃发展。前文已介绍了贝伐珠单抗在卵巢癌一线维持治疗和复发维持治疗中的重要作用。此外，对于特殊病理类型，如低级别浆液性癌/高分化内膜样癌，可考虑来曲唑等芳香化酶抑制剂进行内分泌维持治疗。而 PARP 抑制剂维持治疗的应用在卵巢癌中可谓里程碑式的意义。最初 PARP 抑制剂被批准用于铂敏感复发卵巢癌患者含铂化疗后的维持治疗，随后 PARP 抑制剂逐渐被应用于一线维持治疗。SOLO1 研究显示，在携带 BRCA1/2 突变的卵巢癌患者的一线维持治疗中，奥拉帕利用药组相对于安慰剂组复发风险降低了 70%，无进展生存期提高至 56 个月，远高于安慰剂组的 13.8 个月。PRIMA 研究更是将尼拉帕利一线维持治疗应用指征拓宽到全部卵巢癌患者。目前国内已经有多种 PARP 抑制剂获批应用于晚期卵巢癌维持治疗和后线治疗，如奥拉帕利、尼拉帕利、氟唑帕利、帕米帕利等。

6. 常见的化疗不良反应及处理 与其他肿瘤化疗时所出现的副作用相似，出现 3 级或以上不良反应须及时停药恢复后予以减量。

（1）血液学不良反应

1）骨髓抑制：包括粒细胞减少、贫血和血小板减少。可使用相应药物或输血等对症处理。同时，对于前次化疗中性粒细胞重度降低患者，可考虑使用长效 G-CSF 预防性治疗。对于血小板减少患者，亦可进行预防治疗。

2）继发恶性肿瘤（骨髓异常增生综合征 MDS/急性髓系白血病 AML）。其病因可能较难明确，化疗药物有潜在致癌的可能性，原发肿瘤亦可能存在相互关联。在患者化疗期间，出现血象异常，应警惕血液学肿瘤发生。

（2）非血液学不良反应

1）胃肠反应：呕吐为最常见的不良反应。卵巢癌患者多使用铂类为基础的化疗方案，为高致吐方案（如顺铂、卡铂 AUC≥4）。目前 NCCN 指南推荐地塞米松、5-HT3 受体拮抗剂和 nk-1 受体拮抗剂的联合治疗方案，预防急性和迟发性呕吐。笔者所在中心通常使用地塞米松+昂丹司琼/帕洛诺司琼+阿瑞匹坦的联合方案。奥氮平同样被推荐用于高致吐方案的预防和治疗，笔者所在中心目前该药物使用较少，尚缺乏临床实践经验。

2）肝功能损伤：较常出现影响化疗继续进行的并发症。化疗药物及其代谢产物多易引起药物性肝损害，常表现为转氨酶升高。既往有肝病史的患者或乙肝病毒携带者本身肝功能储备不足，化疗能加重肝功能损伤。保肝药物分为抗炎类（甘草酸二铵）、细胞修复类（多烯磷脂酰胆碱）、解毒类（谷胱甘肽）、抗氧化类（水飞蓟素）和利胆类（熊去氧胆酸）。首选口服用药，严重肝功能损伤可考虑静脉用药。同时，化疗期间应积极治疗原有基础肝疾病，如服用恩替卡韦治疗慢性乙肝。

3）肾功能损伤：顺铂易引起肾功能损伤，主要损害近端肾小管，并且呈剂量依赖性。因此，顺铂使用前后应进行大量水化，并嘱患者多饮水，使用利尿药物，以减轻相应肾毒性。卡铂肾毒性较顺铂轻，且用量受肌酐清除率限制。

4）低镁血症：顺铂除可引起肾功能损伤外，还可引起低镁血症。由于肾小管受损，镁的重吸收障碍，以致过度从尿中排出。虽不常见，但如患者出现可疑症状时，应注意检查有无低血镁。常见有肌无力、手抽搐、痉挛、颤抖、眩晕或末梢感觉异常。如出现上述症状，可口服氧化镁 250~500mg，每日 4 次，或肌内注射 25% 硫酸镁 10ml，或静脉滴注。

5）肺纤维化：博来霉素或平阳霉素易诱发，表现为憋气、胸闷或呼吸困难等症状，胸部 X 线检查往往可找到典型病变。此时应立即停止有关化疗药物，必要时应用激素（泼尼松）等治疗。博来霉素总量超过 450~500IU 时，毒性明显增加。

6）心肌毒性：蒽环类药物具有心脏毒性，且呈进展性和不可逆性。累积剂量超过 450~500mg/m^2 时须特别小心。因此在使用时应注意心脏功能监测，并控制总剂量使用。

（三）放射治疗

卵巢癌的治疗以满意的肿瘤细胞减灭术及系统的化疗为主,近年来卵巢癌的靶向治疗也取得了一定的进展。放疗由于有较高的并发症率,可能需要探查性手术治疗而增加病死率,并可导致盆腔粘连、骨髓抑制从而限制后续治疗的应用,目前,放疗多用于化疗失败、晚期、复发性或难治性卵巢癌的姑息性和局部治疗。

1. 体外照射放射治疗 研究显示,卵巢癌细胞在平均放疗剂量为 1.31~2.80Gy 时敏感。体外照射放疗适用于各期肿瘤,根据患者有无后续化疗、患者耐受性、分期方案,全腹放疗的总剂量通常为 22~30Gy,腹腔内重要脏器需进行遮盖保护。肾需要遮盖,最大剂量为 15~18Gy;肝也应部分遮盖,最大剂量不超过 22~25Gy。真骨盆区域放疗剂量通常较高,约 45~50Gy,总日均剂量不超过 180cGy。Firat 等报道,如患者全腹接受大于 30Gy 照射剂量,腹腔疾病控制率及生存率均可增加,但严重并发症随着放疗剂量的增加而增高。透明细胞癌不同于其他 EOC 病理类型,该病理类型对放疗更敏感,放疗可降低早期透明细胞癌复发。MD Anderson 的数据显示,在接受过多种治疗的卵巢癌患者中行受累区域放疗,5 年总体生存率和无进展生存期（progression free survival,PFS）分别为 40% 和 24%,其中透明细胞肿瘤组分别为 88% 和 75%。另一项纳入 215 例早期卵巢癌的回顾性研究显示,患者接受手术及放疗,24 例卵巢透明细胞癌显示出最好的预后,5 年生存率为 80%,高于总体生存率 60%。Dinniwell 等报道了 29 例 EOC 患者接受了铂类联合紫杉醇化疗和放疗,结果显示 4 年无疾病生产率在卵巢透明细胞癌/内膜样腺癌组和其他浆液性腺癌组分别为 77% 和 27%。

全腹腔放疗受限于多种正常组织的放疗剂量限制,很难对全解剖区域达到治疗剂量,外照射形成的放射性肠炎以及腹膜粘连等均给后续治疗带来困难,也限制了放疗的使用。如果能避免全区域放疗对正常组织的影响,使放疗剂量更加精准地作用于盆腹腔肿瘤病灶,放疗仍可作为卵巢癌系统治疗的重要补充治疗。近年来新放疗方案受累野放射治疗（involved field radiation therapy,IFRT）的进展使妇科肿瘤医生重新审视放射治疗在卵巢癌中的作用。IFRT 是作用于特定肿瘤的有限放疗的总称,包括三维适形放射治疗（three dimensional conformal radiation therapy）、调强放疗（intensity-modulated radiation therapy,IMRT）、体积调节电弧疗法（volumetric modulated arc therapy,VMAT）、全身立体定向放射治疗（stereotactic body radiation therapy,SBRT）和图像引导放射治疗（image-guided radiation therapy）等放疗方法,主要使放疗野适应肿瘤的形态,对正常组织的影响最小化。

越来越多的文献支持精准放疗在控制卵巢癌局部病灶中的作用,认为 IFRT 可提高 PFS,并推迟系统治疗的时间。德州大学 MD Anderson 癌症研究中心的一项回顾性研究报道,IFRT 用于卵巢癌局部复发患者的治疗,中位放疗剂量为 48Gy,5 年放射野控制率为 71%。随访 38 个月时,102 人中 35 人无疾病证据（no evidence of disease,NED）,随访 61 个月时,25 名患者仍然无疾病复发。Albuquerque 等报道针对既往已接受过多次治疗的卵巢癌患者行 IFRT,中位剂量 50.4Gy（40~60Gy）,5 年和 10 年无局部复发率分别为 70% 和 60%。Washington University 报道了 IMRT 用于治疗化疗耐药的局部复发卵巢癌,平均剂量 50.4Gy,单次剂量 1.8Gy,结果显示 2 年局部控制率为 82%,总体生存率为 63%。韩国的一项多中心前瞻性研究评价了 IFRT 在局部复发性和持续性 EOC 中的作用,患者接受三维适形放射治疗、IMRT 或近距离放射治疗,中位剂量 54Gy（45~66Gy）,单次剂量 1.8~3Gy。完全有效率为 50%,总体反应率为 85.7%,中位 PFS 为 7 个月。其中,铂类耐药的患者并未显示出疗效差于铂类敏感患者。可见,精准放疗在化疗耐药和/或复发患者中的作用仍然不可忽视,可延长无疾病生存期（disease-free survival,DFS）,并有望治愈一部分化疗无效的局部复发或持续肿瘤患者。

1995 年 Weichselbaum 和 Hellman 提出了寡转移（oligometastases）的概念,指肿瘤转移介于局部病灶和广泛转移之间的状态,通常指 1~5 个分散的转移病灶,针对这种寡转移病灶进行积极的局部治疗有利于提高 PFS。IMRT、SBRT 和适形放射治疗（conformal radiation therapy）为寡转移肿瘤提供了局部有效的治疗选择,即使患者已经对化疗药物多药耐药也可从中获益。这些放疗方案的应用可降低肿瘤负荷,减轻症状,有利于延长卵巢癌患者的 PFS 和无治疗间期。

Lazzari 等回顾了一家医院采用 SBRT 治疗寡转移病灶的卵巢癌患者（中位剂量 24Gy,共 3 次）,60% 的患者治疗有效。SBRT 治疗后中位无治疗间隙为 7.4 个月,2 年 PFS 率为 68%。69.5% 的患者无急性或远期毒性反应。2012 年,Kunos 等开展了 II 期临床研究,用 SBRT 治疗 50 例复发性妇科肿瘤患者,其中卵巢癌约占病例的一半。中位放疗剂量为 24Gy,SBRT 靶区反应率为 96%,总体 PFS 为 7.8 个月。最常见的不良事件是 1 级或 2 级疲劳和恶心。3 级或 4 级不良事件的发生率为 6%,包括非感染性腹泻、肠阴道瘘和高胆红素血症。Mesko 等报道了 SBRT 在 28 例妇科恶性肿瘤寡转移（其中 15 例为卵巢癌）的单中心经验,中位随访 12.8 个月,34% 的患者为疾病稳定（stable disease,SD）,32% 为部分有效（partial response,PR）,17% 为完全有效（complete response,CR）,17% 为疾病进展（progressive disease,PD）。中位 PFS 为 10.8 个月,2 例 G2 疼痛,1 例 G3 出血性膀胱炎。2017 年,一项意大利研究显示 SBRT 在治疗 45 例远处复发的寡转移妇科肿瘤（其中 21 例为卵巢癌）,中位随访时间为 40 个月,治疗后 3 个月 PET 扫描评估显示 CR 为 64.3%,PR 为 20.0%,SD 为 7.1%,PD 为 8.6%。该组患者没有发生 3~4 级急性毒性反应,也没有观察到晚期毒性反应。2018

年,Iftode C 等评估了 SBRT 在卵巢癌寡转移治疗中的作用。结果显示 59.1% 的 CR,20.5% 的 PR 和 6.8% 的 SD,没有发生 3 级急性毒性,也没有观察到晚期并发症,大多数失败远离照射病灶,证明了 SBRT 可实现的高度局部控制。2021 年,Johns 等采用 IMRT+/高剂量率(HDR)近距离放射治疗用于 17 例卵巢癌阴道/直肠周围寡转移患者。铂敏感患者的中位 PFS(6.5 vs. 13.4 个月,log-rank P=0.75)与铂耐药的患者相似,但 OS(71.1 vs. 18.8 个月,log-rank P=0.05)更长。4 名(23.5%)患者治疗失败,排除低级别组织学类型或接受姑息性放疗的患者,中位现场控制(IFC)为 14.2 个月(4.7~33.0 个月)。放疗耐受性良好,2 例(12.0%)出现 3/4 级胃肠道/泌尿生殖道毒性。因此,在重度先期治疗的 OC 患者中,用放射治疗局部复发的阴道/直肠周围病变是安全有效的。

在转移性卵巢癌中,越来越多的证据表明转移数量有限的患者预后更好,可以通过手术或立体定向放射治疗来治疗,从而显著改善肿瘤的预后。精准放射在治疗寡转移瘤时具有侵袭性小、毒性低的特点,因此即使对于不适合手术或化疗等较重治疗的患者也适用。因此,针对晚期复发患者开发更有效的系统性治疗方案,包括多线、靶向性及免疫治疗等,使广泛转移病灶降级为寡转移病灶,从而使局部的积极治疗成为可能,使患者从 IFRT 中获益。

2. 放射治疗联合免疫治疗 免疫治疗在多种肿瘤中的应用得到验证,但卵巢癌对免疫治疗的疗效欠佳。一项针对 20 例铂类耐药的卵巢癌采用 nivolumab(1~3mg/kg)治疗的 I 期临床研究显示,总体反应率为 15%,疾病控制率为 45%。另一项研究针对接受过一线治疗的卵巢癌患者使用 avelumab(一种抗 PD-L1 药物),结果显示总体反应率为 21%,而更加晚期的患者和接受过反复治疗者反应率为 9%。在晚期卵巢癌中,多种免疫抑制因素可导致 T 效应细胞功能减退,抑制对 PD-1 的反应。T 细胞可能受到调节性 T 细胞、髓源性抑制细胞(MDSCs)、肿瘤相关巨噬细胞及 IDO-1、精氨酸酶-1、IL-10 前列腺素、TGF-β 等负向代谢调节因子的抑制。此外,由于血管屏障,如血管内皮细胞中 FasL 上调,可选择性 T 细胞而保留调节性 T 细胞(Tregs),或由于血管内皮黏附分子 ICAM-1 和 VCAM-1 的降调,使 T 细胞被排除在肿瘤细胞岛之外。对免疫检查点抑制剂的反应有赖于肿瘤微环境中的肿瘤特异性 T 细胞(tumour-infiltrating lymphocytes,TILs)的聚集,肿瘤免疫治疗的重点在于将所谓的免疫荒漠区——"冷"区转变为肿瘤"热"区即肿瘤免疫反应区。因此,重建卵巢癌的免疫微环境对于释放肿瘤对免疫检查点抑制剂的反应至关重要。

放射治疗不仅可通过电离辐射导致细胞 DNA 损伤,还可诱导抗肿瘤免疫,与免疫治疗具有潜在协同作用潜能。肿瘤细胞接受放疗后可发生免疫原性细胞死亡,从而释放肿瘤相关抗原,可被抗原提呈细胞(antigenpresenting cell,APCs)识别并吞没,并传递给 CD8 T 淋巴细胞。低剂量辐射(0.6~2.4Gy)可能诱导 Tregs 细胞大量凋亡,较 T 效应细

胞相比显著。放疗还可通过上调细胞因子和趋化因子、正常化肿瘤血管系统来重建肿瘤微环境。这些事件可最终促进 T 细胞免疫,从而增加冷肿瘤的免疫原性。

随着放疗联合免疫治疗在卵巢癌中的应用,高精度 SBRT 和全腹放疗在免疫调节治疗中的作用都得到了重新评估。SBRT 用于促使肿瘤抗原的释放,诱导有活性的细胞毒性 T 淋巴细胞,同时低剂量的全腹部放射治疗可重新编程肿瘤微环境,使肿瘤中的 T 细胞能够大量浸润。全腹放疗可被用作放疗野内免疫调节的方法。对卵巢癌患者进行全腹放疗时,可配合药物治疗以进一步增加 APC 的激活(例如使用 CD40 激动剂或 TLR 激动剂)和免疫检查点抑制剂,如抗 PD-1、抗 PD-L1、抗 TLA-4 或抗 LAG-3。SBRT 已成为局部病灶免疫重调的一种重要干预措施,而低剂量全腹部放射治疗可作为在免疫治疗的背景下实现膈下肿瘤免疫功能重编的一种手段,有望在晚期肿瘤治疗或肿瘤的辅助治疗中发挥作用。PACIFIC 3 期试验提示,传统放化疗后行检查点免疫治疗效果更好。该研究中 713 名患者接受了至少 2 个疗程的铂类为主的化疗合并放疗,随后以 2：1 随机接受 PD-L1 抑制剂 durvalumab(10mg/kg,每 2 周 1 次,共 12 个月)或安慰剂。随访 14.5 个月,显示 durvalumab 和对照组中位生存时间分别为 23.2 个月和 14.6 个月(P<0.001)。该研究中免疫抑制剂 PD-L1 用在放化疗之后,推测 2 种治疗具有潜在的迟发型协同作用。

目前临床应用中发现,全腹部放疗也可能具有骨髓抑制作用,从而影响免疫检查点抑制剂治疗效果。2019 年,Pike 等报道,接受脊柱、肺、纵隔或胸壁三维适形放射治疗的患者出现显著的淋巴细胞减少并持续存在,并在免疫检查点抑制剂后加重,在多变量分析中与死亡率增加相关。因此,大剂量的低剂量辐射治疗仍应谨慎。为了避免对腹部进行大体积的照射,可选择对大体可见的肿瘤组织进行低剂量照射。目前,一项 1a/1b 期临床试验(NCT03728179)正在验证低剂量图像引导放射治疗与低剂量周期性环磷酰胺、抗 CTLA-4、抗 PD1 单克隆抗体和阿司匹林联合应用于冷肿瘤患者的转移性肿瘤。这些方案为卵巢癌的治疗提供了新机会,有望提高该疾病免疫治疗的疗效。

3. 术中电子束辐射治疗 术中电子束辐射治疗(intraoperative electron beam radiation therapy,IOERT)在复发性卵巢癌的治疗中有一定作用。Gao 等评价了 IOERT 在 45 例晚期及复发性卵巢癌中的临床效果及毒性反应。所有患者均接受满意的肿瘤细胞减灭术(≤1cm),术中全盆腔放疗采用 12Mev 的电子束,43 例放疗剂量为 18~20Gy,2 例为 10Gy。33 例接受了术后腹腔化疗,7 例接受静脉化疗,5 例拒绝后续化疗。随访 5 年的局部控制率为 68.9%,死亡率为 37.8%(7/45),16 例患者(35.6%)发现肿瘤复发与转移,其中 2 例为远处转移(4.4%)。Barney 等也对 IOERT 在 20 例接受肿瘤细胞减灭术后复发性卵巢癌中的效果及耐受性进行了研究,放疗区域包括盆腔(14)、腹主动脉淋巴结(6)、

腹股沟淋巴结（1）。IOERT 平均剂量为 12.5Gy（10~22.5Gy）。16 例接受了围手术期的外照射治疗（平均剂量 50Gy，剂量范围 20~54.3Gy）。结果提示，5 年生存率为 59%，IOERT 放射野的中心控制率为 76%，平均无疾病进展期为 14 个月，平均生存期为 30 个月。所有局部复发均发生于镜下切缘阳性的患者。术中电子束辐射治疗的主要并发症为神经毒性，包括 1~2 度外周神经病变。目前研究认为，术中电子辐射治疗对于晚期及复发性卵巢癌有效，联合术后腹腔化疗对控制局部病灶有效率高，能有效提高生存率，降低毒副反应。2021 年，Jablonska 等分析包括 58 例经初次手术和辅助放疗后盆腔区域内局部复发的妇科肿瘤患者进行补救性手术，术中行电子束辐射治疗。主要肿瘤诊断包括宫颈癌（n=47，81%）、子宫癌（n=4，7%）和其他类型（n=7，12%）。33 名患者接受了中位剂量为 15Gy（10~20Gy）的辅助性 IOERT（1984—2000 年），25 名患者接受了中位剂量为 32Gy（24~40Gy）的围手术期高剂量近距离放射治疗（perioperative high-dose radiation brachytherapy，PHDRB）。中位随访时间为 5.6 年（0.5~14.2 年）。29 例（50.0%）患者手术切缘阳性。3 级以上毒副反应有 34 例（58.6%），2 年的局部控制率为 51%，并在 14 年内保持稳定。2 年、5 年和 10 年的 DFS 分别为 17.2%、15.5% 和 15.5%。2 年、5 年和 10 年的 OS 分别为 58.1%、17.8% 和 17.8%。结果显示对于既往接受过盆腔放射治疗的患者，再次接受挽救性手术有边缘阳性的风险，可通过 IOERT 或 PHDRB 放射治疗获益。

（四）生物治疗

卵巢癌患者 70%~80% 就诊时已属晚期，传统的手术、化疗和放疗常常难以治愈，而且 70% 以上的患者最终将复发，5 年生存率约为 30%。近年来，生物治疗作为卵巢癌治疗的第四种模式取得了许多重要进展，主要包括小分子靶向药物、免疫检查点阻断治疗、基因治疗、免疫治疗等。目前卵巢癌患者的许多生物治疗制剂已进入临床研究阶段，用于消灭微小病灶，延缓复发。特别对仅有 CA 125 升高作为卵巢癌复发指标的患者，由于肿瘤负荷小，正适合应用生物治疗来获得最大可能的益处。

1. 小分子靶向药物 肿瘤靶向治疗指在细胞分子水平上，针对肿瘤生存至关重要的转导途径、蛋白或基因靶点等位点的一种药物治疗方式，例如抗血管生成药物血管内皮生长因子（vascular endothelial growth factor，VEGF）受体拮抗剂、聚腺苷二磷酸核糖聚合酶（poly ADP-ribose polymerase，PARP）抑制剂、表皮生长因子受体（epidermal growth factor receptor，EGFR）拮抗剂、小分子酪氨酸激酶抑制剂等。

（1）抗血管生成药物：血管生成与肿瘤生长、转移等密切相关，抗血管生成是肿瘤靶向治疗的重要环节之一。多项临床研究表明抗 VEGF 的贝伐珠单抗在卵巢癌、维持、复发治疗中疗效显著。2021 年美国国家综合癌症网络（National Comprehensive Cancer Network，NCCN）公布的《卵巢癌包括输卵管癌及原发性腹膜癌临床实践指南》（以下简称《NCCN 指南》）指出对于 Ⅱ~Ⅳ 期卵巢癌患者一线治疗采用含贝伐单抗的方案是系统性治疗原则之一；对于铂敏感患者推荐贝伐单抗的维持治疗。

（2）聚腺苷二磷酸核糖聚合酶抑制剂：PARP 抑制剂通过"合成致死"效应发挥抗肿瘤效应。常用的 PARP 抑制剂主要有：奥拉帕利、尼拉帕利、卢卡帕利。对于 Ⅱ~Ⅳ 期的卵巢癌患者，《NCCN 指南》推荐奥拉帕利作为 *BRCA1/2* 胚系突变或体系突变的一线维持治疗。同时，多年来该指南也指出所有卵巢癌患者都应积极考虑基因检测和咨询，例如包括 *BRCA* 突变、同源重组修复缺陷（HRD）、DNA 错配修复蛋白（MMR）、微卫星不稳定性等。

2. 免疫检查点阻断治疗 免疫检查点阻断治疗主要包括针对 T 淋巴细胞抗原 4（cytotoxic T lymphocyte-associated antigen 4，CTLA-4）的抗体、程序性死亡因子 PD-1/PD-L1 的抗体和其他潜在尚未应用于临床的新型免疫检查点分子如淋巴细胞活性基因 3（lymphocyte activation gene 3，LAG-3）、T 细胞免疫球蛋白黏蛋白 3（T cell immunoglobulin-3，TIM-3）等。大多数免疫检查点抑制剂在卵巢癌中的治疗仍处于 Ⅰ~Ⅱ 期临床试验阶段。目前的研究结果显示 PD-1 和 PD-L1 抗体在铂类耐药/复发/难治性晚期卵巢癌患者中有一定的抗肿瘤效果和良好的安全性，但总体反应率并不高，客观缓解率为 10%~30%。基于现有的临床试验研究，PD-1/PD-L1 抑制剂联合化疗或靶向药显示出一定疗效，《NCCN 指南》仅推荐帕博利珠单抗用于治疗伴有错配修复缺陷/微卫星高度不稳定性或高肿瘤突变负荷的复发型卵巢癌患者，但尚待更多研究证实。

3. 基因治疗 基因治疗是用正常或野生型基因修正或置换肿瘤细胞的某些基因，或引入有治疗价值的其他来源基因，达到治疗肿瘤的目的。基因治疗主要包括细胞毒性或自杀基因治疗、纠错性基因治疗、免疫增强性基因治疗等。由于关键技术问题限制和毒副作用问题未能取得理想的临床疗效，仍需更多研究。

4. 免疫治疗 卵巢癌的免疫治疗可以分为主动免疫治疗和被动免疫治疗。主动免疫治疗比较常见的是树突状细胞疫苗、蛋白和肽疫苗、抗独特性抗体疫苗等。被动免疫治疗主要有：单克隆抗体治疗、细胞因子治疗、过继性细胞治疗等。其中，过继性细胞治疗作为备受瞩目的生物治疗方式经历了 LAK（淋巴因子激活的杀伤细胞）、CIK（细胞因子激活的杀伤细胞）和 CIK-DC（细胞因子激活的杀伤细胞树突状细胞）三代，有多项临床试验正在开展中。CAR-T（嵌合抗原受体 T 细胞免疫疗法）利用经嵌合抗原受体（chimeric antigen receptor，CAR）修饰的 T 细胞，特异性地识别肿瘤相关抗原，并可克服肿瘤局部免疫抑制微环境，目前 CAR-T 治疗在血液系统恶性肿瘤治疗方面取得了良好的效果；CAR-NK（嵌合抗原受体自然杀伤细胞免疫疗法）则是以 CAR 修饰的自然杀伤细胞为基础达到靶向抗肿瘤效应。上述细胞治疗方法在卵巢癌治疗方面均取得了一定成果,有很广的应用前景。

总体来说,目前卵巢癌的生物治疗已取得了瞩目的成绩,例如贝伐单抗与化疗联合应用的治疗方案使很多患者受益,PARP抑制剂单药用于一线维持治疗 *BRCA* 突变的卵巢癌患者疗效和安全性良好。不过,很多生物治疗方法仍处于实验室和临床研究阶段,如要真正应用于临床还需要较长的时间和付出巨大的努力,甚至有待于某些技术上的重大突破。在精准医疗的时代,化疗、生物治疗等不同方式联合应用已成为卵巢癌的治疗趋势,生物治疗在控制微小残余癌灶、延缓复发、提高生存期和生存质量等方面发挥越来越重要的作用。

十、卵巢恶性肿瘤合并妊娠

随着女性生育年龄的推后,妊娠合并恶性肿瘤的发生率也在增加,其中卵巢恶性肿瘤的发生率为1/15 000~1/32 000次妊娠,在妊娠合并妇科恶性肿瘤中位列第二。在妊娠合并附件肿物中,恶性肿瘤发生率为2%~5%,各研究报告不一。妊娠期卵巢恶性肿瘤的组织病理学类型中,以交界性肿瘤、恶性生殖细胞肿瘤和性索间质肿瘤常见,上皮性卵巢癌较少,转移性癌(Krukenberg瘤)更为罕见。

(一)诊断

1. 孕妇通常没有明显的临床表现,多数是在常规产前保健中通过超声检查发现,少数患者因肿物扭转、破裂和腹腔内出血而表现为急腹症。诊断主要依靠超声检查。通常根据包块的超声影像将其分为单纯性肿物和复杂性肿物,后者一般是指超声显示肿物呈分叶状、有分隔、有实性成分或乳头凸起、边界不清、多普勒超声呈现丰富低阻血流信号、腹水及其他卵巢外受累表现等。有部分学者主张结合肿物大小及超声形态特征,并通过超声评分系统以判断肿物的良恶性。肿物越大,恶性程度可能越高,直径15cm以上的肿物较6cm以下的肿物恶性风险可增加11倍。需要注意的是,部分功能性囊肿由于可能存在囊内出血、丰富血流信号等复杂超声表现而被误诊为恶性。

2. 对于超声检查不明确的附件肿物,在妊娠期推荐磁共振成像(MRI)检查。后者能够提供更好的肿物内部组织特征,协助诊断超声无法全面扫查的较大肿物,帮助确定恶性肿物的范围、程度并有助于明确肿物的来源,特别是鉴别肠道肿物。尽管没有MRI导致胎儿畸形的报道,但安全起见,仍推荐在妊娠中晚期进行。而CT由于辐射剂量较高,一般不在孕期应用。

3. 肿瘤标志物在孕期的正常值变异范围较大,且在部分良性肿瘤中也会升高,故协助诊断的作用有限。例如,CA125在妊娠早期可以明显升高,妊娠中晚期下降,参考价值有限;内胚窦瘤常伴有AFP升高,但妊娠期AFP有生理性升高,不过极少超过200U/L;无性细胞瘤常伴有LDH升高,而妊娠并发子痫前期时LDH也可能升高。

(二)处理

妊娠合并卵巢恶性肿瘤的处理策略主要依据肿瘤的组织病理类型、分期、孕周,以及是否存在需要紧急手术(扭转、破裂等)的临床表现等。推荐多学科协作制订治疗方案,包括妇科肿瘤学、新生儿学、病理学、麻醉学及母胎医学。

1. 恶性生殖细胞肿瘤、性索间质肿瘤、交界性肿瘤 妊娠期诊断的上述肿瘤大多数为早期病变,处理原则相近。其中恶性生殖细胞肿瘤以无性细胞瘤和内胚窦瘤最多见,性索间质肿瘤以颗粒细胞瘤和卵泡膜细胞瘤多见,部分患者可能有男性化表现。

妊娠期通常可进行保留生育功能的手术,即腹腔冲洗液细胞学检查和患侧附件切除,根据术中冰冻结果,酌情切除大网膜。即便双侧卵巢受累,也极少需要双侧附件切除。对于早期病变,妊娠中期可谨慎选择微创的腹腔镜手术,有助于降低围手术期病率,但应采取预防措施以避免术中恶性细胞扩散(尤其是避免肿瘤破裂所致)。手术范围的选择往往较非孕期保守。如果子宫过大限制术野暴露或可能因过度操作干扰子宫增加流产和早产风险,也可暂不行盆腔或主动脉旁淋巴结切除。术后根据肿瘤组织学类型、分期及妊娠周数等,可在妊娠中晚期或产后进行辅助化疗,必要时在产后进行再次分期手术。

交界性肿瘤虽是恶性潜能较低的肿瘤,但在孕妇中往往呈现出更高的侵袭性组织学特征如微侵袭、腹膜种植、微乳头特征等。术中若没有肉眼可见的腹膜播散病灶,可进行常规腹膜分期手术(包括腹水细胞学检查、多点腹膜活检、大网膜切除术或大网膜活检,以及黏液性肿瘤的阑尾切除术),而不进行淋巴结切除术。此类患者产后接受再分期手术时,部分患者的肿瘤侵袭性特征呈现退化,提示其侵袭特征可能与妊娠生理有关。

2. 上皮性卵巢癌 妊娠期上皮性卵巢癌(epithelial ovarian cancer,EOC)发生率低,近一半是在妊娠早期被诊断出来的,以浆液性癌最常见。超声或MRI高度考虑恶性肿瘤时,需考虑行手术探查或肿物活检、腹水细胞学等获得病理学诊断依据。一旦诊断为EOC,根据诊断时的孕周、孕妇继续妊娠的意愿、肿瘤累及范围等制订个体化治疗方案。

对于Ⅰ期EOC,可考虑在患侧附件切除术加常规腹膜分期手术(手术要求见前述)的基础上继续妊娠,根据病理结果在妊娠中晚期进行化疗,产后进行全面分期手术。对于Ⅱ期及以上的EOC患者,治疗不应延误,妊娠早期诊断者需考虑终止妊娠同时进行肿瘤细胞减灭术。如果妊娠已到中晚期,孕妇有强烈继续妊娠的要求,可考虑进行有限的肿瘤细胞减灭术联合术后化疗或直接采用新辅助化疗,直到妊娠32~34周前后剖宫产终止妊娠,并根据孕周给予促胎儿成熟治疗,此时胎儿早产相关不良预后显著降低。其后在剖宫产术中或产后进行彻底的肿瘤细胞减灭术以及后续的辅助化疗。

3. 化疗 因化疗药物的致畸性,避免在妊娠早期应用。推荐在妊娠中晚期选择以铂和紫杉烷为基础的化疗方案,抗代谢药和烷化剂的致畸率较高,应尽量避免使用。阿霉素和表阿霉素较为安全。对恶性生殖细胞肿瘤,推荐PVB方案(铂类-长春新碱-博来霉素)。妊娠中晚期化疗药物的致畸性虽显著降低,但可能发生胎儿生长受限、骨髓抑制等,末次化疗与终止妊娠的时间间隔为3~4周。产后需要继续化疗者不建议母乳哺养。靶向药物贝伐单抗在妊娠期禁用,PARP抑制剂也缺乏妊娠期应用的相关数据。

4. 推荐对胎盘组织进行病理检查 肿瘤细胞可能侵犯胎盘绒毛,并通过血液向胎儿转移,转移发生率在25%以下。肿瘤侵犯胎盘时,新生儿属高危人群,需进行为期2年的严密随访。此外,也要随访化疗药物的远期影响。

十一、预防及追踪

(一)预防和筛查

卵巢癌的病因尚不完全明确,尽管人们已经做了大量的研究工作,但目前仍未能针对全人群提出有效的预防和早期诊断办法。在临床工作中,对有可疑症状的女性要提高警惕,如食欲缺乏、腹胀等消化道症状;常规定期做妇科体检,包括盆腔检查、盆腔超声、CA125和HE4等;注意患者的癌症家族史,特别是卵巢、乳腺、胰腺、前列腺或结直肠等处的恶性肿瘤。大部分卵巢癌为散发,遗传性卵巢癌约占所有卵巢癌的10%~20%,其中绝大多数与*BRCA1/2*致病突变有关。胚系*BRCA1/2*致病突变携带者终身卵巢癌患病风险高,一旦发现应进行终身监测(18岁开始乳房自检,25岁开始乳房检查,6~12个月1次),*BRCA1*突变携带者推荐35~40岁进行预防性输卵管卵巢切除术,*BRCA2*突变携带者推荐40~45岁进行预防性输卵管卵巢切除术,若家族中存在相同突变的已患病者,预防性输卵管卵巢切除的时间应提前至此病例的发病年龄之前;若不进行预防性输卵管卵巢切除术,应从30岁起进行盆腔超声联合CA125筛查,但尚不确定这种筛查方式是否可带来生存获益。

(二)追踪随访

卵巢恶性肿瘤和交界性肿瘤,治疗结束后均需密切随访。治疗结束后的第1~2年内每2~4个月随访1次,随访内容包括仔细询问各种可能出现的症状(如腹痛、阴道出血、消化道症状等)、体格检查及血清肿瘤标志物动态观察;定期进行影像学评估,行胸腹盆腔CT,必要且有条件时可做MRI或PET/CT检查。若随访无复发,2年后每4~6个月复查1次,5年后每6~12个月复查1次。若发现复发,可根据具体情况选择手术、化疗、靶向治疗、免疫治疗或参加临床试验,尽可能延长患者生命,改善生活质量。

十二、卵巢上皮性肿瘤合并肠梗阻

卵巢上皮性肿瘤常常出现肠梗阻,除少数患者在最初诊断时即合并肠梗阻外,大多数肠梗阻出现在肿瘤复发后。有报道5%~51%的晚期卵巢癌患者发生完全性或不全性肠梗阻,梗阻可出现在小肠或结肠或两者的1个或多个肠段。有统计超过半数的患者出现小肠梗阻,1/3出现结肠梗阻,1/6的小肠和结肠均有梗阻。肠梗阻通常由多种因素引起,包括肿瘤浸润或外压肠管、手术或放疗引起肠粘连、肿瘤在肠系膜内广泛浸润使肠道运动功能不良。另外,还有腹腔化疗导管引起肠梗阻的报道。卵巢癌合并肠梗阻常表现为逐渐加重的侵袭过程,最初为不全性肠梗阻,部分发展为完全性肠梗阻,患者常因营养不良、酸碱及水电解质平衡紊乱而衰竭死亡。患者生存期短,预后差。

【诊断】 主要根据病史、临床表现和影像学检查综合进行诊断。临床表现与肠梗阻的部位、程度有关。卵巢癌引起的肠梗阻大多数发病缓慢,开始时常呈现不全性肠梗阻的间歇性腹痛、呕吐、恶心、腹胀等症状,可自行缓解,症状发作时也可以排气排便。随着病情的进展,逐渐发展成持续性,且多呈逐渐加重趋势。

1. 症状及体征

(1)腹痛:持续性腹痛是复发性卵巢癌引起肠梗阻最常见的症状,几乎90%的患者出现该症状。75%的患者有间歇性绞痛。小肠梗阻早期腹痛症状不明显,主要为阵发性绞痛,依据梗阻程度可以是隐蔽的,也可是急剧的。若接近完全梗阻时,常表现为呼吸短促、呼吸困难、哮喘,患者常显焦虑、面色苍白、多汗。身体向前倾斜,试图减轻症状。常是先有部分性肠梗阻,而后突然转为接近完全性肠梗阻。如果大肠受累,则疼痛较轻微,部位更深在,且间隔时间更长。

(2)恶心、呕吐:因梗阻部位不同,吐出物也不同。胃肠道梗阻多为回流性呕吐,在胃、十二指肠、小肠梗阻中呕吐出现较早且量多,吐出大量不含胆汁的酸臭饭菜,为幽门梗阻的表现。高位梗阻一般无臭味。低位梗阻呕吐出现较晚,常带有粪臭味。

(3)腹胀:因肠管内积气,肠管内气体绝大部分由吞咽而来,小部分是因肠内容物发酵而引起,从而形成腹胀不适。在低位梗阻时远端小肠扩张、胀气,腹胀较明显。而在高位梗阻如十二指肠、近端空肠梗阻,腹胀常不明显。

(4)肛门中止排气:若24~48小时未曾排气或排便,并有腹胀和呕吐,首先应考虑肠梗阻。

(5)查体:腹部出现肠型与蠕动波,为机械性肠梗阻的证据。小肠梗阻蠕动波出现在腹中部,方向不固定。低位结肠梗阻可见从右往左的横结肠蠕动。一般肠鸣音每2分钟可听到1次,肠鸣音高亢或闻及气过水声或金属音,多为机械性肠梗阻。

2. X线检查 透视能看出横膈运动、膈下有无游离气体及胃肠积气、积液等。腹部平片(站立位)如出现肠积气、阶梯状液平面或孤立的扩张肠袢,都是肠梗阻的诊断依据。

【处理】 当未治疗过的卵巢癌患者出现肠梗阻时,一般通过手术治疗解除肠梗阻。而当治疗后复发的患者发生肠梗阻时,处理应因人而异。如估计患者的预期生存时间较短时,一般不主张手术治疗,而采用保守治疗。对预期生存时间较长、患者年轻、营养状况尚好、无大量腹水以及无其他严重合并症的患者,可考虑手术解除梗阻。但一般认为,对复发性卵巢癌引起的肠梗阻,其治疗的目标,改善生活质量是第一位的,延长生存是第二位的,宜遵循个体化姑息治疗的原则,根据疾病的阶段、预后、进一步接受肿瘤治疗的可能性、全身情况及患者的意愿制订治疗方案。

1. 手术治疗 目前手术治疗效果仍未得到完全肯定,术后生活质量的改善率报道不一(42%~85%),而生活质量的评价也缺乏一致性。手术前应综合考虑技术上的可行性以及患者是否可能从手术中获益,必须向患者和/或家属交代手术的高风险性及生存率改善有限、不能有效缓解梗阻的可能性的。资料显示,手术1个月内的死亡率为5%~32%,并发症发生率为10%~50%,患者的生存时间多在1年之内,手术治疗并不能改善复发卵巢癌合并肠梗阻患者的预后。手术治疗的预后不良因素包括:大量腹水、肿瘤广泛转移、可触及的腹内包块、多处肠梗阻。因此极度衰弱不能接受各种抗肿瘤治疗的终末期肿瘤患者,预计无法解除梗阻的患者不应接受手术治疗来缓解梗阻。有作者建议卵巢上皮性癌合并肠梗阻的治疗应兼顾生存期和生活质量,慎重把握手术指征和手术方式,建议应首选保守治疗。但也有报道采用姑息性手术治疗复发性卵巢癌合并肠梗阻,可使约1/3的患者获得较好疗效,而选择恰当的患者,是手术治疗的关键。单纯结肠发生梗阻和复发肿块位于盆腔,可作为采用手术治疗患者选择的参考指标。在肿瘤患者中,肠梗阻很少是急症,且少见绞窄。故在决定是否手术之前有时间监测一般情况,进行恰当的影像学等检查,回顾以往手术的结果,考虑有无良性原因的可能以及与以前肿瘤部位的关系。

如考虑手术治疗,应根据梗阻的部位及是否多处梗阻选择能最快、最安全和最有效地解除梗阻、缓解症状的方式。如梗阻主要位于一个部位,应根据是否能行再次肿瘤细胞减灭术而选择行部分肠管切除或改道。如为多个部位梗阻,一般不行肠道切除而行造瘘术。近年来肠吻合器的应用,为卵巢癌合并肠梗阻的手术提供了便利。

除常规开腹手术外,经皮内镜下胃造口(percutaneous endoscopic gastrostomy,PEG)已作为终末期卵巢癌小肠梗阻患者的姑息治疗。避免了开腹,并发症少,费用低,可在床旁操作,易于在家庭中护理。此方法并没有绝对禁忌证,相对禁忌证包括大块肿瘤、门静脉高压和腹水、以前曾行上腹部手术(包括胃造口术)、活动性胃溃疡以及凝血障碍。这种方法可以控制9%肠梗阻患者的恶心与呕吐。在幽门梗阻

或近端小肠梗阻的患者中,可同时置入胃造口管与空肠饲养管。

2. 保守治疗 保守治疗主要是通过药物治疗缓解肠梗阻患者的恶心、呕吐、腹胀和疼痛等症状,并给予输液、补充电解质及纠正酸碱失衡、静脉高营养等支持治疗。具体措施包括放置胃管胃肠减压、禁食、禁水以减少胃肠分泌、止痛药、抗分泌药和止吐药的应用。

治疗恶性肿瘤引起的肠梗阻的药物包括阿片类、抗胆碱药、止吐药和抗分泌药4类,可以通过直肠、敷贴、皮下、静脉等多途径给药,可以单独使用,也可以作为有创治疗的辅助治疗方法。选用药物的基本思路是:恶性肠梗阻的诊断一旦确定,就可以开始使用奥曲肽(开始剂量可选择150mg皮下注射每日2次,最大剂量可达300mg,每日2次)。奥曲肽是一种生长抑素的合成类似物,作用时间达8小时,可用于控制肠梗阻的症状。它抑制了几种胃肠道激素的释放,因此通过减少胃肠分泌、减缓胃肠道运动、减少胆汁分泌、减少内脏血流、增加水电解质的吸收而调节胃肠道功能以减少呕吐。

为了缓解持续性的腹痛,大多数患者需要使用强阿片类药物,通常是吗啡、芬太尼等,可缓解绞痛。根据WHO的指南给予镇痛药物可以使大多数患者的疼痛完全缓解。镇痛药物的用量应个体化,逐渐加药直至疼痛完全缓解。如果在使用阿片类药物的同时绞痛仍然持续,则可同时使用东莨菪碱,10~20mg,每4小时1次皮下注射以缓解疼痛。

止吐药物也用于缓解肠梗阻患者的呕吐症状。甲氧氯普胺只适用于不完全性肠梗阻,在完全性机械性肠梗阻中并不推荐使用,因其可能加剧绞痛、恶心和呕吐。氟哌啶醇是一种多巴胺拮抗剂,能强有力地抑制化学诱导区,较少有镇静作用,且抗胆碱能作用弱于吩噻嗪类。其他的止吐药有丁酰苯类、抗组胺类和吩噻嗪类。在一些国家,抗组胺类止吐药作为肠梗阻止吐的一线用药。在吩噻嗪类药物中,左美丙嗪、氯丙嗪和普鲁氯哌嗪经常使用并且有效。联合使用作用于不同部位的止吐药比单药更加有效。

皮质醇类药物在肠梗阻中有潜在的益处,首先是其止吐作用,其次能减轻肿瘤及神经周围的水肿,6~16mg静脉给药可能对缓解肠梗阻有效。

在肠梗阻患者中,由于摄入量极大的减少,即便给予充足的食物和水,50%的终末期肿瘤患者仍有饥饿或口渴感。使用全肠外营养(total parenteral nutrition,TPN)治疗无法手术的肠梗阻患者是一种传统的方法。TPN的主要目的在于支持或恢复患者的营养状况,纠正或预防营养不良相关的症状。

十三、原发性腹膜浆液性乳头状癌

原发性腹膜浆液性乳头状癌(primary peritoneal papillary serous carcinoma)由于其临床表现与原发性卵巢浆液性乳头

状癌非常相似,造成临床及病理诊断混淆,甚至术前很难有正确诊断者。近年来随着国内外报道的逐渐增多,临床研究和基础研究也逐渐深入,使得该病的诊断和鉴别诊断较为准确。

【命名】 1959 年 Swerllow 首先报道 1 例盆腔腹膜间皮瘤,与原发卵巢乳头状囊腺癌非常相似。2 年后 Rosenbloom 及 Foster 发现 1 例盆腔腹膜布满散在的小结节状肿瘤,称之为弥漫性乳头状间皮瘤。1977 年 Kannerstein 等报道腹膜上皮性间皮瘤与乳头状癌在组织学及组织化学方面的区别,以后相继有 500 例报道。曾经用过的名称有腹膜乳头状浆液性癌(papillary serous carcinoma of the peritoneum)、浆液性表面乳头状癌(serous surface papillary carcinoma)、腹膜表面乳头状浆液性癌(papillary serous cancer of the peritoneal surface)、腹膜乳头状癌(peritoneal papillary carcinoma)、卵巢浆液性表面乳头状癌(serous surface papillary carcinoma of the ovary)、多中心卵巢外浆液性癌(multiple focal extraovarian serous carcinoma)、正常大小卵巢癌综合征(normal sized ovary carcinoma syndrome)、卵巢外盆腔浆液性癌(extra ovarian serous carcinoma of pelvic peritoneum)、浆液性乳头状卵巢外癌(serous papillary extra ovarian carcinoma)、卵巢外腹膜浆液性乳头状(extraovarian peritoneal serous papillary carcinoma)、米勒类型腹膜腺癌(浆液性或其他亚型)[peritoneal adenocarcinoma(serous other subtype)of Müllerian type]、不明原发灶腺癌综合征(the syndrome of adenocarcinoma of unknown primary)等。比较近期文献,多采用原发性腹膜浆液性乳头状癌。

【组织来源】 Lauchlan 等提出第二米勒系统(secondary Müllerian system)的概念。第二米勒系统由女性盆腔和腹腔下部间皮层及其下方(体腔上皮下方)的间质组成。由于原发性腹膜浆液性乳头状癌的发生学和肿瘤组织结构与米勒管类似,故起源于第二米勒系统,也可以发现像原发性卵巢浆液性肿瘤的良性及交界性类型。此外,第二米勒系统具有多种分化潜能,文献中报道的原发性腹膜恶性肿瘤的种类除恶性间皮瘤和浆液性乳头状癌以外,还包括原发性腹膜子宫内膜样癌和透明细胞癌、腹膜恶性混合性米勒肿瘤(MMMT)。另一种理论则认为原发性腹膜浆液性乳头状癌起源于胚胎原始性腺迁移过程中残留在腹膜内的卵巢组织,这些残留组织随着细胞增殖分化累积致瘤突变,最终发生恶变。原发性卵巢浆液性肿瘤好发于女性,至今仅有 1 例发生于男性的报道。

【病理】 原发性腹膜浆液性乳头状癌的大体所见和显微镜下所见与原发性卵巢浆液性癌的病理非常相似,术中可见与Ⅲ期卵巢浆液性癌相似的表现,大网膜增厚、短缩呈饼状,主要肿瘤块位于网膜、腹膜、膈肌和肠系膜,多数情况下子宫和卵巢外观、大小基本正常。1995 年德国 Rothacker 分析了 30 年间该中心的尸检结果,从 670 例Ⅲ~Ⅳ期卵巢浆液性癌中确诊了 57 例(占 8%),为腹膜浆液性表面乳头状癌。

这些病例均符合以下标准:①主要肿瘤组织大块位于腹膜,非邻近器官来源;②组织学特点与浆液性卵巢癌相同;③可以识别正常卵巢,卵巢没有肿瘤侵犯,或者仅有表面和皮质受累;④患者有腹部手术史,可以提供组织切片和病理报告。

美国 GOG 对于原发性腹膜癌的定义为:①卵巢正常大小(最大径 4cm)或有良性增大;②卵巢外受累的病变大于累及卵巢的病变;③浆液性癌为主要的组织学类型;④表面受累病变的深与宽均小于 5mm。采用这一诊断标准,约 7%~20% 先前诊断为卵巢癌的病例被重新分类为原发性腹膜癌,因此美国癌症统计数据显示 1992 年至 1997 年期间,原发性腹膜浆液性乳头状癌的发病率为 0.3/百万人,而自 2011 年至 2014 年间,发病率上升至 6.2/百万人。由于缺乏大型多中心研究,全球发病率尚不清楚。有研究表明,原发性腹膜癌可能来自输卵管。

仅通过病理免疫组织化学和分子病理无法区别原发性腹膜浆液性乳头状癌与卵巢浆液性乳头状癌。肿瘤分化标志物(角蛋白及上皮膜抗原)、肿瘤相关蛋白(P53 和 BRCA)、跨膜糖蛋白(CA125)、黏附分子(LN1、LN2、MB2 和 LeuM1)以及血管生成(CD34)等分子的免疫组织化学在两者中均相似。值得注意的是,原发性腹膜浆液性乳头状癌患者 Her 2 阳性比例更高(34%~59% vs. 22%~39%,$P=0.05$),但雌激素和孕激素受体的表达水平低于卵巢癌。此外,与卵巢浆液性乳头状癌相比,原发性腹膜浆液性乳头状癌杂合性丢失(LOH)的发生频率更低(33% vs. 43%,$P=0.013$),遗传位点更少。这一发现可能解释了腹膜肿瘤的间变性和频繁的铂耐药。

原发性腹膜浆液性乳头状癌与腹膜恶性间皮瘤的鉴别,主要依据病理和免疫组织化学检查。Ordonez 指出组织学区分上皮性腹膜间皮瘤与腹膜受累的乳头状浆液性癌很困难,calretinin、血栓调节素和角质素 5/6 是识别间皮瘤最好的阳性标志物。间皮瘤对 MOC-31、B72.3、Ber-EP4、CA19-9 和 Leu-M1 呈阴性反应。此外,恶性间皮瘤与长期接触石棉密切相关,镜下表现出梭形细胞成分和砂粒小体较为少见,男性患者的比例偏高,而原发性腹膜浆液性乳头状癌由复杂的乳头状或腺状结构组成,有丰富的砂粒小体结构。

【临床表现】 原发性腹膜乳头状浆液性癌患者的平均发病年龄为 66 岁(47~84 岁)。发病年龄较卵巢癌患者高 3~7 岁(平均年龄 66 岁 vs. 55 岁),患者的月经初潮偏晚(13.3 岁 vs. 12.8 岁)。临床表现与晚期原发性卵巢浆液性癌非常相似,主要表现为腹痛、腹胀和大量腹水。有些患者可能在 1~2 周内腹部迅速膨隆,平卧时呼吸困难、食欲减退和少尿。腹水征是最突出的阳性体征。术前辅助检查包括:B 超可探及大量腹水、腹膜增厚、大网膜呈饼状,子宫和双侧卵巢回声正常。血清 CA125 升高。Stafford-Johnson 等描述了该病的 CT 表现,指出尤其在绝经后妇女 CT 检查出现腹腔多处肿块、广泛大网膜钙化而无卵巢肿瘤发现,应高度提示原发性腹膜乳头状浆液性癌。PET/CT 扫描通常显示腹水、腹膜结节和大网膜增厚、结节和结块，但很少能确定肿瘤的来源。主要通过腹膜转移，也可经腹膜后淋巴结以及血行转移。

原发性腹膜浆液性乳头状癌采用 FIGO/TNM 的手术和病理学分期系统进行分期。

【治疗】 目前还无针对原发性腹膜浆液性乳头状癌治疗的前瞻性随机研究。根据该病的组织学起源、形态学特点以及临床特征，美国 GOG 将卵巢癌/输卵管癌/原发性腹膜癌入组同等的随机临床试验。美国国家综合癌症网络制订的关于卵巢癌的 NCCN 指南也包括了输卵管癌和原发性腹膜癌。

原发性腹膜浆液性乳头状癌治疗原则与卵巢上皮癌相同，即在理想的肿瘤细胞减灭术的基础上辅助紫杉醇和铂类的联合化疗。与以卵巢为主要病变部位的晚期卵巢上皮癌相比，腹膜弥漫性病变为主的原发性腹膜浆液性乳头状癌由于病变广泛累及腹膜、肠系膜、形成包绕脾门的网膜饼等，手术治疗达到理想减灭的程度更为困难，有时需要外科协助完成手术。鉴于 60% 的肉眼正常的腹膜存在镜下肿瘤转移，部分专家认为应该进行全腹膜切除术。不同研究报道的达到理想肿瘤细胞减灭术的比率差异较大（13%~79%），提示应由富有经验的妇科肿瘤医生团队在具备处理疑难危重症的综合性医院进行此类手术。

原发性腹膜癌是对于化疗敏感的肿瘤。Fowler 等的资料表明接受顺铂化疗后 2 年和 3 年的生存率分别为 47% 和 33%，而接受其他方案的分别为 14% 和 0%。Menzin 等总结了 4 例原发性腹膜癌初次手术后，应用紫杉醇和顺铂联合化疗然后再次开腹探查的病理结果，结果为 1 例完全缓解，3 例部分缓解。Pentheroudakis 和 Pavlidis 回顾了 1995 年后原发性腹膜浆液性乳头状癌的辅助治疗，铂与紫杉烷联合用药的客观有效率为 53%~100%，中位总生存期为 15~42 个月。鉴于该病的生物学特性，对于手术达到理想减灭的病例可以考虑实施 GOG 推荐的紫杉醇+顺铂的静脉和腹腔的联合化疗方案。

【预后】 原发性腹膜乳头状浆液性癌患者的预后相比于卵巢癌患者预后更差。荟萃分析发现原发性腹膜乳头状浆液性癌患者中位生存期较原发性卵巢浆液性乳头状癌缩短 2~7 个月（报道中最大的生存期差异为 25 个月）。患者的生存与发病年龄、残留肿瘤大小、肿瘤分级、腹水量、化疗方案、二次探查结果以及 BRCA 突变状态有关。如果腹水 <1 000ml，残留病灶 <1cm 或者仅存在于盆腔预后较好。治疗后可监测血清 CA125 变化，血清 CA125 低于 10IU/ml 预后较好。BRCA1/2 胚系突变的发生率为 15.8%~40.9%，通常与多灶性、弥漫性肿瘤有关。对于具有胚系 BRCA 突变的患者，原发性腹膜乳头状浆液性癌的终身风险为 1.3%，预防性双侧输卵管卵巢切除术不能降低其发病风险。

（王　悦　魏丽惠　温宏武　崔　恒　祝洪澜　吴小华
杨小芸　郇明蓉　昌晓红　张　超　李　艺　潘凌亚）
（沈丹华　供图）

第三节　卵巢交界性肿瘤

卵巢交界性肿瘤（tumor of borderline malignancy，BOT）或"低度恶性潜能"（low malignant potential，LMP），占卵巢上皮性肿瘤的 10%~15%。估计发病率为 2/100 000（妇女·年），从分子遗传学与输卵管/卵巢癌相比较，BOTs 具有更低的 BRCA 突变率。卵巢交界性肿瘤的定义为：组织学特征和生物学行为介于良性与恶性之间，具有核异型性、核分裂象、细胞增殖，但对基底层无浸润破坏，是一组具有低度恶性潜能的卵巢肿瘤。卵巢交界性肿瘤依据上皮类型可分为浆液性、黏液性、子宫内膜样、透明细胞、Brenner 等类型。浆液性最常见（65%），其次黏液性（30%），其他类型均少见。BOT 发病年龄较卵巢恶性肿瘤年轻 10 岁，约 1/3 的患者在 40 岁之前诊断。诊断时 I 期占 70%~80%，多局限于一侧卵巢，与同样临床分期的卵巢癌相比预后好得多。其 5 年生存率 I 期高达 96%，其他各期平均约 92%。

一、组织病理学特点

2014 版 WHO 卵巢肿瘤分类将 BOTs 组织学特点定义为不伴有间质浸润的卵巢上皮细胞不典型增生。BOTs 常见的病理组织学类型为浆液性交界性肿瘤（serous borderline ovarian tumor，sBOT）、黏液性交界性肿瘤（mucinous borderline ovarian tumor，mBOT）以及其他少见类型如浆黏液性交界性肿瘤、子宫内膜样肿瘤、透明细胞肿瘤以及布伦纳瘤等。浆液性肿瘤是交界性卵巢肿瘤中最为常见的类型，其形态学特征介于良性浆液性肿瘤和低级别浆液性癌之间，在 2020 年版 WHO 卵巢肿瘤分类中分为 2 种：浆液性交界性肿瘤/非典型增生性浆液性肿瘤，微乳头变异型交界性肿瘤/非浸润性低级别浆液性癌，后者是原位癌。非浸润性低级别浆液性癌，诊断标准包括肿瘤的融合性微乳头结构直径 >5mm，且肿瘤细胞核的非典型性较普通的 sBOT 明显，该肿瘤较普通型的 sBOT 更易出现腹膜种植性病变，复发率高，预后较普通型 sBOT 差。

2014 版 WHO 卵巢肿瘤分类中还提出了交界性卵巢肿瘤伴微浸润以及微浸润性癌 2 个概念。交界性卵巢肿瘤伴微浸润是指间质中出现具有丰富嗜酸性胞质的上皮细胞簇，最大病变直径 <5mm，雌激素受体（ER）和孕激素受体

（PR）往往阴性，Ki-67 指数低，推测可能是组织细胞终末分化或老化的表现，对患者预后没有影响。临床微浸润性癌的诊断需特别小心，因为浸润在间质中的病灶最大直径虽然也 <5mm，但细胞异型性与低级别浆液性癌相同，常伴随上皮内低级别浆液性癌，此时应广泛取材，避免遗漏更为广泛的浸润性成分。

交界性肿瘤卵巢外病变现分为浸润性种植和非浸润性种植 2 种。前者病灶内以异型性的上皮细胞为主，后者则多为单层分化良好的上皮及纤维结缔组织增生。Seidman 统计 4 129 例交界性浆液性肿瘤中位随访 7.4 年，非浸润性腹膜种植者存活率达 95%，而浸润性腹膜种植者为 66%，应特别注意是否存在卵巢外的转移和种植。因此希望医师在手术时对腹腔应慎重地行多点活检以寻找病变，浆液性交界性肿瘤中发生浸润种植需要化疗。

Scully 提出卵巢交界性肿瘤存在淋巴结受累，发生率为 1%~16%，与临床分期无关。受累淋巴结多属盆腔、主动脉旁淋巴结。不论肿瘤是否伴发种植，其受累淋巴结的病变类似，预后报道不一。非浸润性种植者的淋巴结受累一般不影响预后，而浸润性种植者有较高的复发率，偶有转化为明显癌者则影响预后。Seidman 统计 43 例交界性浆液性肿瘤伴淋巴结受累者，经 6.5 年（中位数）随访，存活率达 98%。

二、治疗

交界性肿瘤的处理应根据组织病理学和临床特点，以及年龄和诊断时的分期综合考虑。卵巢交界性肿瘤的治疗主要为手术治疗，除特殊病例外，现多不主张加用辅助治疗。对于 I~IV 期要求保留生育功能的患者，均可以行保留生育功能的全面分期手术，即保留子宫以及至少一部分卵巢。对于 I~IV 期不要求保留生育功能的患者，进行标准的全面分期手术治疗，双侧输卵管卵巢切除和/或子宫切除是基本手术方式，应进行全面的盆腹腔探查和腹腔冲洗液细胞学检查，同时行大网膜切除术，切除所有肉眼可见的可疑腹膜病变和腹膜多点活检。建议子宫内膜样 BOTs 常规切除子宫，黏液性 BOTs 应同时行阑尾切除术。术后病理如果无浸润性种植，可随访观察。对于既往诊断为卵巢交界性肿瘤并经病理复审的患者，如果既往手术彻底，无浸润性种植可以观察；如果既往手术不彻底，疑有残留灶，需要完善行全面再分期手术，根据术后病理处理。对于既往手术不完善，没有残留灶，可观察。

是否行淋巴结切除术目前仍存在争议，微乳头型的浆液性 BOTs，或存在浸润性种植、淋巴结肿大以及不良预后因素时，推荐行系统性腹膜后淋巴结切除术；而肿瘤为临床早期阶段时，不推荐行淋巴结切除术。

（一）卵巢交界性肿瘤保留生育功能的手术

生育咨询应该纳入 BOTs 患者临床管理的一部分。约

1/3 的卵巢交界性肿瘤患者年龄小于 40 岁，很多患者有保留生育功能的要求。大量的临床研究结果提示保守手术患者的无病生存率和总生存率与进行了全面分期手术的患者无区别，都接近 100%。而且保守手术后患者的生育、妊娠结局也很好，但术后复发率要高，需严密随访。

保留生育功能的保守手术，包括卵巢肿瘤切除术和单侧卵巢输卵管切除术，保留子宫和至少部分卵巢组织。单侧 BOT 采用单侧附件切除术，术中仔细检查对侧卵巢，外观无异常者不推荐行活检或部分切除，因为有可能导致不必要的卵巢储备功能降低和/或腹膜粘连，如对侧附件已经切除则选择单纯卵巢肿瘤切除术以保留生育功能；双侧 BOT 采用一侧附件切除+对侧卵巢肿瘤切除术。术中应行全盆腹腔探查和腹腔冲洗液细胞学检查，切除所有肉眼可见的可疑腹膜病变和腹膜多点活检。若存在浸润性种植，保守性手术需慎重选择。双侧卵巢巨大肿瘤若保留卵巢困难，但患者有强烈的生育要求，可选择保留子宫，术后通过辅助生殖技术助孕。

保守性手术方式的选择也与病理类型存在关系。对于单侧浆液性 BOTs，单纯卵巢肿瘤切除术的复发率高于患侧附件切除术，但两者之间总体生存率无显著差异，保留生育能力的囊肿切除术是可接受的治疗方式；对于双侧浆液性 BOTs，双侧卵巢肿瘤切除术与单侧附件切除术+对侧卵巢肿瘤切除术的术后复发率无显著差异。黏液性 BOTs 复发率较浆液性 BOTs 低，但复发后侵袭性高，且有些病例会在复发过程中逐步癌变，由于大多数黏液性 BOTs 为单侧，建议行单侧附件切除术以降低潜在的侵袭性复发风险。

Vasconcelos 等的荟萃分析包括 39 项研究 5 105 例 BOT，其中 2 752 例行保留生育功能的手术（fertility-sparing surgery，FSS）。单侧 BOT 行单侧肿瘤切除术后复发率为 25.3%，单侧附件切除术后复发率为 12.5%［ OR=2.200，95% CI（0.793，2.841），P<0.000 1］，两者自然妊娠率分别为 40.3%、45.4%，差异无统计学意义（P=0.808）；双侧 BOT 行双侧肿瘤切除术和单侧附件切除+对侧肿瘤切除术后复发率分别为 25.6% 和 26.1%，两者无显著差异［ OR=1.569，95% CI（0.517，4.759），P=0.426］。因此，单侧 BOT 可选择单侧附件切除术，而双侧 BOT 应选择双侧卵巢肿瘤切除术以尽可能多地保留卵巢组织。

有作者又研究了交界性肿瘤患者行子宫+双附件切除、附件切除和单纯囊肿切除术后的复发率，分别为 5.7%、15.1% 和 36.3%。但复发后可再次行保守手术，仍可获得妊娠和长期存活。因此认为保守手术的复发风险虽然显著升高，但不影响最终生存。即使是晚期患者，行保守手术后也有机会获得自然妊娠。对年轻的要求保留生育功能的患者可行保守手术，但术后需严密随访。Yinon 比较了 40 例附件切除和 22 例卵巢囊肿切除术的结果，平均随访 88 个月。两组患者肿瘤复发率无差异，分别是 27.5% 和 22.7%；但是囊肿剥除组患者无瘤间期明显短于附件切除组，分别是 23.6

和41个月(差异无统计意义)。共25例患者获得妊娠38次,分娩35次。综上所述认为保守手术的复发风险显著升高,最常见的复发部位是保留的卵巢部位,所幸卵巢能通过再次手术继续得以保留。复发后绝大多数还是交界肿瘤,对生存预后无明显影响。进展为浸润癌的风险是2%~3%。因此即使是晚期患者行保守手术后也有机会获得自然妊娠。

在交界性肿瘤的手术中有两个问题值得注意。①对侧卵巢活检:浆液性交界性肿瘤双侧发生率为43%,许多作者建议对健侧卵巢行楔形活检;但也有人提出尽管目前微创技术和抗粘连制剂的应用能减少粘连的发生,术后仍然易出现卵巢周围粘连而导致不孕。有报道肉眼外观正常的卵巢镜下分析也无病灶,因此目前外观无异常者不推荐行活检或部分切除。②关于冷冻病理诊断:交界性肿瘤冷冻病理检查存在一定的困难和复杂性。冷冻病理的可靠性各家作者报道不一,尤其对黏液性交界性肿瘤。一般认为鉴别良、恶性较可靠,但鉴别交界性与恶性或交界性与良性则不是非常准确。Houck回顾分析了140例交界性肿瘤的病理,冷冻切片与石蜡切片的符合率为60%,冷冻病理将良性误诊为恶性者为10.7%,而将恶性误诊为良性者达29.3%。冷冻病理的阳性预测值为89.3%。Kayikcioglu分析了33例患者,冷冻切片与最终的符合率为72.7%,9%的误诊者为浆液性,36.6%为黏液性。冷冻病理的敏感性和特异性分别为86.95%和57.14%。冷冻病理的局限性提示,术中根据冷冻病理结果决定手术范围具有相当的风险性。术前与患者和术中及时与家属沟通是十分明智的。

行保守性手术的BOTs患者可以选择行腹腔镜手术,虽然有可能增加腹腔内肿瘤破裂、分期不全以及穿刺口转移等风险,但术中标本袋的使用可以降低术中肿瘤破裂以及切口部位种植转移的风险。尤其是对于有生育要求的患者,腹腔镜手术可以降低盆腔粘连的发生率,更好地保留患者的生育能力。所有的腹腔镜手术都应完整切除肿瘤,在遵循无瘤原则基础上,以期更好地保护生育功能,降低复发率。

生育问题是保守手术后值得关注的问题。交界性肿瘤患者妊娠并不增加复发风险。保留生育功能患者生育时机的选择十分重要,需要避开肿瘤复发高峰期以及化疗药物毒性期,无化疗患者术后尽快尝试妊娠,术后自然妊娠率55.6%~68.7%。化疗期间可在化疗前和化疗过程中应用促性腺激素释放激素激动剂(GnRH-a)保护卵巢功能,停用化疗药物6~12个月后方可妊娠。

Tinelli总结9篇文献共203例保守手术后患者,复发36例,获得106次妊娠。另一项大宗研究总结了19篇文献共923例患者保守手术的资料,妊娠率高达48%,16%复发,仅5例因病死亡。进一步分析发现有10%~35%的患者术前即存在不孕问题,保守手术术后自然妊娠率32%~65%,对持续不孕的病例可选择试管婴儿助孕。年龄与妊娠率密切相关,<35岁者妊娠率42%,35~40岁降为22%,>40岁没有妊娠。促排卵药是否增加癌变还有争议。目前认为早期交界

性肿瘤保守手术后促排卵治疗是安全的。晚期或微乳头变异型患者最好不要应用促排卵+试管婴儿,以免加速疾病进展。Fortin报道了30例交界性肿瘤的不孕症患者术后接受促排卵治疗,平均周期2.6个,中位随访时间93个月,在随访42个月时有4例复发(3例单纯卵巢囊肿切除术)。所有复发病例仍然为交界性肿瘤,通过再次手术治疗。目前所有患者无瘤生存,共有13例妊娠。保守手术后随访非常重要,保守手术后2年内,每3个月复查1次,以后每半年1次。5年时复发率可达20%,即使妊娠分娩后也要随访。分娩后是否切除卵巢有争议,需考虑多个因素:肿瘤组织类型、分期、保守手术的术式以及患者的意愿。既往主张在完成生育功能后切除保留的卵巢,目前认为对能常规随访的患者不必推荐切除卵巢,只有复发时再切除。有些患者因心理因素或想简化随访程序而在产后要求切除卵巢。

生育力保存方法的选择也是保守手术后重要的问题。生育年龄BOT患者术前应进行多学科会诊,包括妇科肿瘤、生殖医学、病理学和心理学医生,评估生育力保护的可行性和必要性,尤其对青春期及未婚女性。①卵巢组织冷冻保存是青春期前女性保存生育力的唯一选择,亦可用于青春期后未婚或已婚女性。对于单侧BOT,选取对侧健康卵巢皮质进行冻存;对于双侧BOT,选择病变组织影响小的卵巢且肉眼可见健康的卵巢组织冻存,以多处活检标本的形式采集卵巢组织并取卵巢皮质切成条状,对组织进行缓慢冷冻(或在4℃下运送到处理机构),拟行移植前解冻,如果没有传播恶性肿瘤细胞的风险,卵巢组织可以移植到卵巢髓质(如果至少还有1个卵巢)或植入腹膜窗内。在卵巢组织再植入盆腔后,超过95%的病例卵巢组织可恢复功能。但目前尚缺乏对冻存卵巢组织的筛选方法和标准,需要进一步探讨。Dolmans等报道欧洲五大中心285例冷冻卵巢组织移植,卵巢组织再次移植引入恶性细胞而导致原肿瘤复发的风险为4.2%。②卵母细胞冷冻保存是青春期后的未婚女性保存生育力的首选方法之一,亦可用于已婚女性。卵巢肿瘤患者术前卵母细胞收集可能导致肿瘤细胞扩散,进而影响预后,故术中或术后收集卵母细胞更安全。③胚胎冷冻保存技术是目前临床上应用最为广泛的生育力保存策略,适用于青春期后有配偶者。④控制性促排卵方案的选择。目前没有指南推荐应该使用何种促排卵药物,缺乏强有力的证据证明使用哪种方案是合理的,而使用来曲唑被认为是安全的。Bjrnholt等的研究表明,使用枸橼酸氯米芬、促性腺激素、人绒毛膜促性腺激素或GnRH-a并未增加BOT的复发风险,但使用孕酮会增加风险,特别是浆液性BOT,其风险几乎增加2倍。

(二)卵巢交界性肿瘤的其他手术

临床I期,不再需要生育的患者,可做全子宫、双附件、大网膜、阑尾切除术。由于常常在同一肿瘤中同时存在良性、交界性和恶性成分,如术中冷冻切片病理检查不能确定

交界性或恶性,则一般应进行淋巴结清扫;Ⅱ、Ⅲ、Ⅳ期者可行肿瘤细胞减灭术。术中应最大限度地减瘤,最好能做到无肉眼残留。Ⅳ期交界性肿瘤极少见。部分医师认为到了Ⅳ期,很难再将肿瘤称为交界性。Ⅱ、Ⅲ期浆液性交界性肿瘤的卵巢外病变如属于浸润性种植,也按低级别浆液性癌处理,通常不能保留生理和生育功能,术后需要化疗。

较晚期患者应行肿瘤细胞减灭术,但淋巴结是否切除值得质疑,因为它与生存期无关。目前认为交界性肿瘤伴淋巴结受累不影响患者的生存率,不需要化疗。虽然最近有研究指出某些特定形式的淋巴结受累,如在淋巴结内汇合性生长或不与输卵管子宫内膜异位症共存,或许导致患者的无疾病进展生存期缩短。因此,浆液性交界性肿瘤或低级浆液性癌伴淋巴结转移时,应该仔细检查那些"转移"病灶是否实际上是输卵管子宫内膜异位症的表现。

(三) 辅助治疗

BOTs 术后是否需要辅助治疗,取决于组织学类型、FIGO 分期以及是否行分期手术,但仍存在争议。目前并无证据支持任何特定类型的辅助治疗,如术后化疗、放疗或激素治疗可以降低 BOTs 的复发率或改善患者的预后,过度化疗还可引起并发症,增加患者的死亡率。尚无任何前瞻性随机研究支持化疗有益。因此,不推荐常规 BOTs 患者术后辅助治疗。Genadry 认为,卵巢外的交界病灶是多处原发,而不是转移,因此无须辅助治疗。卵巢外非浸润性种植的浆液性 BOTs 患者,初治后不推荐全身辅助治疗。Ⅱ、Ⅲ期交界性肿瘤手术后如果没有残余病灶,目前也不主张化疗。

某些具有高危因素的患者,包括肿瘤残留、分期晚、浸润性种植等,术后可进行辅助化疗。有报道交界性肿瘤对化疗并非完全不敏感,术后辅助治疗仍有一定的近期疗效。Sutton 等报道 32 例Ⅲ期交界性卵巢癌,手术后 40.6% 无残存,59.4% 仍有残存,经过化疗效果较好。特别是术后有残留病灶者,化疗可使肿瘤松动、病灶缩小,待条件许可时再次手术,可达到将肿瘤完全切除的目的。交界性肿瘤的肿瘤细胞增殖速度较上皮性癌缓慢,化疗应有别于卵巢上皮癌,宜选用较温和的方案,如 PC 方案较为理想,疗程不宜过于集中。

因此,关于交界性肿瘤的术后辅助治疗,提出以下几点:①应明确交界性肿瘤辅助治疗的目的是缩小病灶,有肿瘤残留者可给予化疗,为再次减瘤手术成功创造条件,但不能期待利用辅助治疗改善预后;②FIGO Ⅰ期及其他期别术后无肿瘤残留者,不必接受辅助治疗,但应严密随访;③没有腹膜浸润的患者不需要辅助治疗。

(四) 复发性交界性肿瘤的处理

BOTs 术后复发是指手术完全切除肿瘤后,经过一段时间后再出现与原切除肿瘤生物学类型相同的肿瘤。大部分

BOTs 术后复发为交界性肿瘤,约有 2%~4% 的患者会表现为侵袭性卵巢癌。浸润性种植是 BOTs 复发最主要的病理高危因素,而微乳头变异型且伴有浸润性种植的 BOTs 患者侵袭性更强,复发率更高,初次手术时更需强调全面探查盆腹腔,并彻底切除所有病灶。肿瘤残留是影响预后的最主要因素,因此,应特别重视再次手术的彻底性。

保守性手术后复发最常见于残余卵巢,根治性手术后复发可发生浸润性或非浸润性腹膜种植。手术治疗是 BOTs 患者复发后的主要治疗手段。肿瘤局限且不伴浸润种植的复发性 BOTs,若患者有生育要求,可再次行保留生育功能的手术,若无生育要求,可行双侧附件切除术和子宫切除术。若存在卵巢外复发或浸润性种植,则推荐行肿瘤细胞减灭术。若术后病理未发现浸润性病灶存在,可随访观察;若病理为低级别浸润性癌,则按照低级别浆液性上皮性癌处理;若复发为高级别浸润性癌,则按照卵巢上皮性癌处理。

(五) 妊娠期交界性肿瘤的处理

妊娠早期发现的可疑 BOTs,可以在中孕早期行腹腔镜或剖腹探查术;妊娠晚期发现的可疑 BOTs,可采取密切监测的处理方式直至分娩。若观察过程中发现肿瘤进行性增大、超声提示肿瘤实性组织出现异常血流,则需根据胎儿成熟度酌情提前终止妊娠。若为自然分娩则产后择期行保守或根治性手术治疗,若为剖宫产则术中同时行卵巢肿瘤切除术,并根据术中冷冻病理结果决定进一步手术方式。

三、随访

BOTs 具有远期复发的倾向,术后需要进行超过 10 年的长期严密随访。患者每 3~6 个月随访 1 次,共 5 年;以后每年随访 1 次。随访内容包括盆腔检查的体格检查;保留生育功能手术的患者有指征做超声,其中阴道超声检查是目前发现复发最有效的手段;其他影像学检查包括胸部/腹部/盆腔 CT、MRI、PET/CT 等,可做个体化选择。如首次确诊时有 CA125 或其他肿瘤标志物升高,则每次随访时复查。文献报告 75% 的浆液性交界性肿瘤患者术前 CA125 升高,平均为 156IU/ml;而黏液性仅 30% 升高,平均为 28IU/ml。Ⅰ A 期患者仅有 35% 升高,平均 67IU/ml;有卵巢外播散者则 89% 升高,平均 259IU/ml。黏液性交界性肿瘤 57% 有术前 CA19-9 升高,并建议黏液性肿瘤随访用 CA19-9。如有指征,行全血细胞计数和生化检查。

四、影响预后的因素

最重要的预后因素是卵巢外病变的性质,Ⅱ、Ⅲ期患者腹膜种植的形态学是主要的预后因素,预后不良者显示以下 3 种特征之一:微乳头型,被裂隙围绕的实质上皮巢,浸润其

下方组织。腹膜浸润性种植预后较差,50%以上有复发,10年存活率约35%,而非浸润性种植仅14%复发。浆液性交界性肿瘤微乳头变异型预后差,10年生存率仅60%。术后残留病灶的大小也有预后意义,初次手术后有残留病灶是预后不良的指标,要特别重视初次手术的质量。

(李 艺 崔 恒)

第四节 卵巢性索间质肿瘤

卵巢性索间质肿瘤(ovarian sex cord stromal tumor),又称性腺间质肿瘤(gonadal stromal tumor),是由性索和胚胎性腺的特异性间质衍化而来的肿瘤。关于性索的来源,目前认识尚不统一。胚胎发育至第5周时形成性腺。此时性腺尚未分化成男性或女性,为未分化的性腺。体腔上皮增厚,称"表面上皮"或"生发上皮"。一种观点认为,这些性腺表面的表面上皮生长穿入到间充质内,形成多个形状不规则的细胞索,即为原始性索。另一种观点认为原始性索可部分来源于中肾小泡,中肾小泡的细胞迁移到原始性索内,以后分化为男女性腺中除生殖细胞以外的其他各种细胞成分。

目前倾向于性索在胚胎发育的过程中将衍化为颗粒(granulosa)和/或支持细胞(sertoli细胞),胚胎性腺的特异性间质将衍化为卵泡膜(theca)、睾丸型间质细胞(leydig)及形态上非特异的细胞如成纤维细胞。上述细胞可单独或以多种组合形式混合构成各种类型的性索间质肿瘤,根据其主要成分的不同分为颗粒细胞瘤、卵泡膜细胞瘤、纤维瘤、支持-间质细胞瘤、两性母细胞瘤、伴环状小管性索瘤及不能分类的性索间质肿瘤等。偶伴异源性分化时,瘤内可出现软骨小岛及黏液上皮等成分。

卵巢性索间质肿瘤占卵巢肿瘤的1.7%~5%,其中颗粒细胞瘤最多见,约占该肿瘤的70%以上,占全部卵巢原发肿瘤的5%~8%。纤维瘤是最常见的卵巢间质瘤,约占全部卵巢肿瘤的3%~4%。支持-间质细胞瘤约占全部卵巢肿瘤0.1%~0.5%。不能分类的性索间质瘤约占该肿瘤的10%。

许多卵巢性索间质肿瘤可分泌类固醇激素。一般以颗粒细胞成分为主的肿瘤,主要分泌雌激素,临床上呈女性化表现,以支持细胞成分为主的肿瘤,主要分泌雄激素,患者呈男性化表现。卵泡膜细胞肿瘤则主要分泌雄激素,其次为孕、雌激素,睾丸型间质细胞瘤主要分泌雄激素。纤维细胞肿瘤则偶有甾体激素的分泌。故性索间质肿瘤患者在临床上常伴有相应的内分泌症状。

迄今为止,已有许多学者已经在卵巢性索间质肿瘤的发病机制方面做了大量的研究工作。如Mitsuaki等研究发现,成年型颗粒细胞瘤的发生发展与DNA复制错误及修复缺陷有关。抑制基因PTEN的低表达可能在一定程度上参与了成年型颗粒细胞瘤的发生、发展过程。此外,在卵巢性索间质肿瘤瘤细胞中发现12号染色体三体(trisomy 12),其中颗粒细胞瘤占12%~32%,纤维瘤占8%~22%,卵泡膜细胞瘤占8%,支持-间质细胞瘤占4%。Lindgren等报道在颗粒细胞瘤和纤维瘤中出现22号染色体单体(monosomy 22)等。但总的说来,卵巢性索间质肿瘤的发病原因至今尚不明确,还有待于更多的学者在今后的工作中做更进一步的探讨。

一、病理及分类

(一)卵巢性索间质肿瘤的分类

卵巢肿瘤组织来源复杂,病理类型多样。卵巢性索间质肿瘤是一组相对少见的异质性肿瘤,其形态学表现存在交叉重叠,免疫组织化学染色有助于证实卵巢性索－间质分化,但难以明确区分其具体类型。近年来,随着分子生物学的进展,发现了许多肿瘤携带某种特定的基因异常改变,可以协助明确这一类肿瘤的类别及其亚型,随着诊断技术的不断发展,卵巢性索间质肿瘤的组织分类得到了不断的完善。WHO女性生殖系统肿瘤组织学分类在2020年进行了第五版更新。

根据第五版更新的内容,卵巢性索间质肿瘤的病理分类如下:

1. 纯间质肿瘤

(1)纤维瘤,非特指。
    富于细胞性纤维瘤。
(2)卵泡膜细胞瘤,非特指。
(3)黄素化卵泡膜细胞瘤。
(4)硬化性间质瘤。
(5)微囊性间质瘤。
(6)印戒细胞样间质瘤。
(7)卵巢Leydig细胞瘤,非特指。
(8)类固醇细胞瘤,非特指。
(9)恶性类固醇细胞瘤。
(10)纤维肉瘤,非特指。

2. 纯性索肿瘤

(1)成年型颗粒细胞瘤。
(2)幼年型颗粒细胞瘤。
(3)支持细胞瘤,非特指。
(4)伴环状小管性索瘤。

3. 混合性性索间质肿瘤

(1)支持-间质细胞瘤,非特指。

1）支持-间质细胞瘤，高分化型。

2）支持-间质细胞瘤，中分化型。

3）支持-间质细胞瘤，低分化型。

4）支持-间质细胞瘤，网状型。

（2）性索肿瘤，非特指。

（3）两性母细胞瘤。

（二）卵巢性索间质肿瘤的组织学发生和病理

1. 单纯间质细胞肿瘤

（1）纤维瘤，非特指：常见的卵巢良性肿瘤，由梭形至卵圆形、产生胶原的纤维母细胞样细胞组成。

1）大体检查：几乎所有病例为单侧性，偶有双侧病例，特别是痣样基底细胞癌综合征（NBCCS Gorlin 综合征）患者。平均直径 6cm（3~15cm）。卵巢被膜通常光滑、完整，切面通常质硬，呈白色或黄白色。局部可见水肿和囊性变，特别是体积大的肿瘤。因扭转可继发出血或坏死。见图 9-19-15。

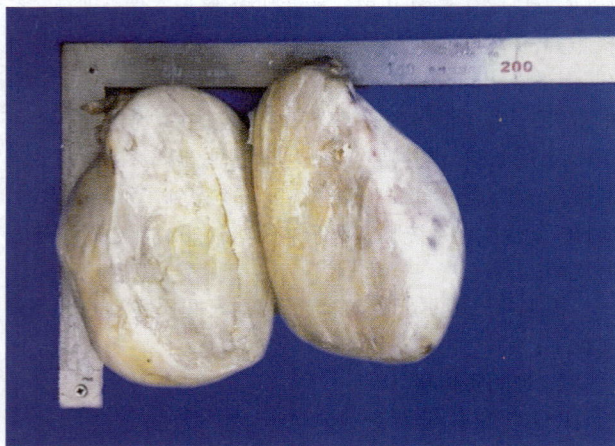

图 9-19-15　纤维瘤（被膜光滑，切面黄白色）

2）显微镜下检查：肿瘤细胞排列成交叉束状，有时伴席纹状结构，常见胶原束或透明变性斑块。肿瘤细胞梭形至卵圆形，胞质稀少，细胞核形态温和。肿瘤细胞的细胞质可能含有少量脂质或嗜酸性透明小球。大多数病例核分裂象少见。部分病例肿瘤细胞少伴水肿。罕见情况下，纤维瘤中可含有少量（<10%）聚集的黄素化细胞或性索成分。某些纤维瘤有类似于卵泡膜细胞瘤的区域，但应当根据肿瘤的主要成分和形态进行分类（图 9-19-16）。

3）免疫组织化学：纤维瘤可能表达 inhibin、calretinin 和其他性索标记物。

4）遗传学特征：纤维-卵泡膜细胞瘤组常见 12 号染色体三体和/或四体，但不特异。

5）富于细胞性纤维瘤：少见，约占纤维瘤的 10%。大部分病例为良性；也有小部分复发病例报道，这些复发病例多

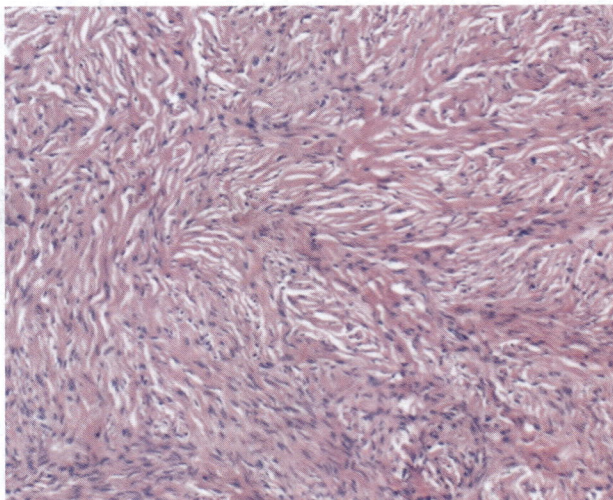

图 9-19-16　纤维瘤（肿瘤细胞呈梭形，胞质稀少，成交叉束状排列）

与肿瘤破裂和肿瘤卵巢外种植粘连相关，且复发多为晚期复发。

① 大体检查：与一般纤维瘤相比，富于细胞型纤维瘤体积略大，平均直径约 8cm，其他特点与纤维瘤无明显差别。

② 显微镜下检查：肿瘤细胞丰富，排列紧密，瘤细胞呈卵圆形或梭形，胞质界限不清，胞核无或轻度异型，核分裂象 1~3 个/10HPF。胶原成分较少。部分病例核分裂 >4 个/10HPF，但无病理性核分裂，若细胞无或仅有轻度异型，称为核分裂活跃的富于细胞性纤维瘤（图 9-19-17）。

③ 免疫组织化学：可表达 inhibin、calretinin 和其他性索标记物。

④ 遗传学特征：常有 9q22.3（PTCH）和 19p13.3（STK11）杂合性缺失。

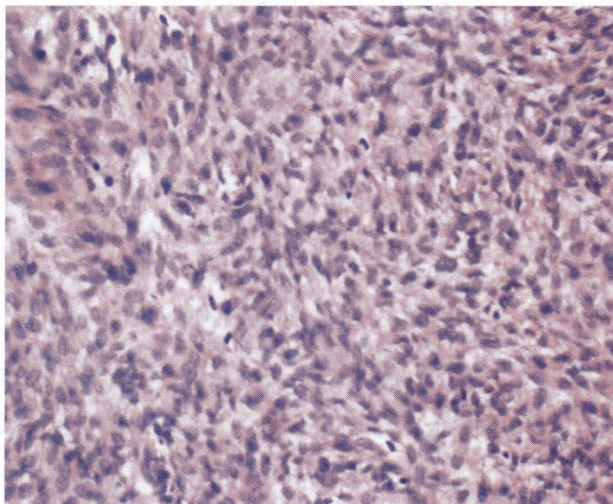

图 9-19-17　富于细胞性纤维瘤（肿瘤细胞呈卵圆形，胞质界限不清，胞核无异型，细胞丰富，排列紧密）

（2）卵泡膜细胞瘤，非特指：是一种主要由类似于卵泡膜细胞组成的卵巢间质肿瘤。通常发生在绝经后妇女（平均59岁）；不到10%发生于30岁以下妇女。患者可有卵巢肿块相关症状，或有雌激素增高表现。

1）大体检查：直径5~10cm。切面常为实性，黄色，偶尔局灶性白色。囊性变、出血、坏死和钙化少见（图9-19-18）。

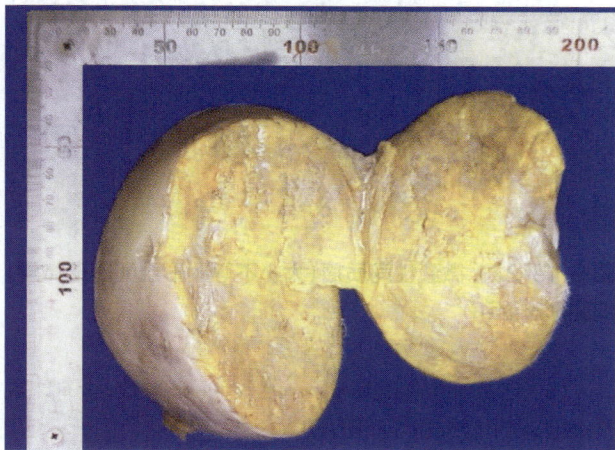

图9-19-18　卵泡膜细胞瘤（切面实性，淡黄色）

2）显微镜下检查：略成结节状分布，由纤维细胞分隔。肿瘤细胞一致，胖梭形或卵圆形，界限不清，胞质丰富，可见空泡，细胞核卵圆形或圆形，淡染，无核沟。核异型性轻微或无，核分裂象少见。常见透明斑块，可见局灶钙化。年轻妇女偶尔可发生广泛钙化的卵泡膜细胞瘤。罕见情况下，其内可含少量性索成分（图9-19-19）。

3）免疫组织化学及特殊染色：大多数肿瘤细胞表达inhibin、calretinin和其他性索标记物。在卵泡膜细胞瘤中网状纤维通常围绕单个细胞。

4）遗传学特征：未见异常发现报道。

（3）黄素化卵泡膜细胞瘤：一种独特的卵巢间质肿瘤，常伴有硬化性腹膜炎，有研究表明可能与使用抗癫痫药物有关。主要发生于绝经前妇女（中位年龄28岁），缺乏激素升高表现，几乎总是双侧发生，常伴腹部增大、腹水和肠梗阻等症状。

1）大体检查：卵巢呈结节状或脑回状，切面均质，灰白或灰红，通常质软。腹膜可见大量白色到褐色的结节状纤维性粘连。

2）显微镜下检查：病变位于卵巢皮质，肿瘤细胞丰富，通常有散在明显的水肿区，偶尔可见微囊。大多数肿瘤细胞呈梭形，但可见少数圆形伴淡染细胞质，代表微弱黄素化的细胞。常有非常显著的核分裂活性。典型特征包括：陷入的卵巢滤泡、弥漫性累及皮质、不累及髓质。腹膜病变可见纤维细胞或纤维母细胞增生，伴炎细胞浸润（图9-19-20）。

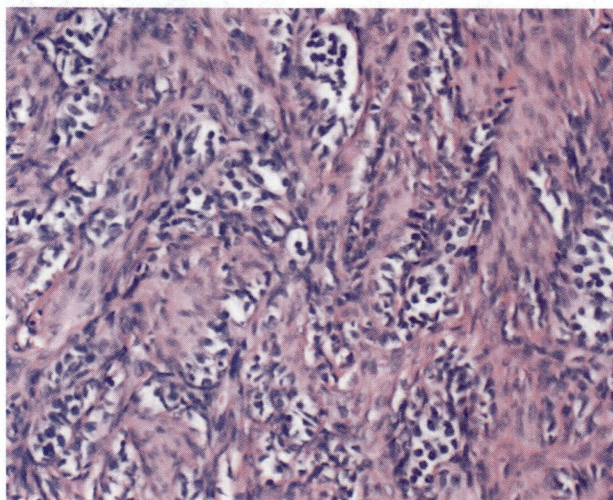

图9-19-20　黄素化卵泡膜细胞瘤（卵泡膜细胞瘤背景中散在少数圆形、胞质淡染的黄素化细胞）

3）免疫组织化学：卵巢病变偶有AE1/AE3、SMA、desmin、ER、PR阳性，EMA、inhibin、calretinin、CD34阴性。腹膜病变可表达AE1/AE3、CD34。

4）遗传学特征：未见异常发现报道。

（4）硬化性间质瘤：一种良性间质肿瘤，由上皮样和梭形细胞混合组成细胞丰富的结节，被水肿性或胶原化间质分隔。

1）大体检查：大多数直径<10cm，边界清楚。切面通常为实性、黄色至白色，质韧或软。常见水肿，可见囊腔形成。少数可形成单个大囊肿。罕见病例伴有钙化。

2）显微镜下检查：肿瘤形成具有特征性的假小叶结构，细胞丰富的小叶位于细胞少、胶原性或水肿性、偶尔黏液样间质背景中。可见典型的扩张薄壁血管呈血管外皮瘤

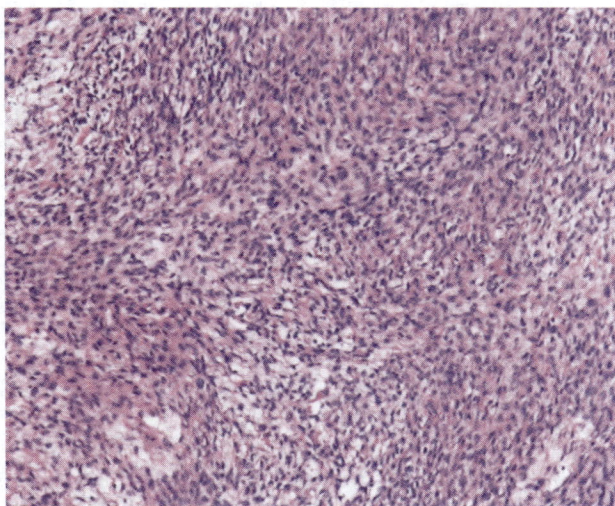

图9-19-19　卵泡膜细胞瘤（肿瘤细胞一致，胖梭形，界限不清，胞质丰富，细胞核卵圆形或圆形，淡染）

样改变。细胞丰富区域由形态温和的梭形细胞与圆形细胞混合组成。圆形细胞有小而规则的核和嗜酸性或空泡状细胞质；某些可能呈印戒样外观；有时可伴有显著黄素化，尤其是妊娠时。核分裂罕见，部分病例可伴有核分裂活跃（图 9-19-21）。

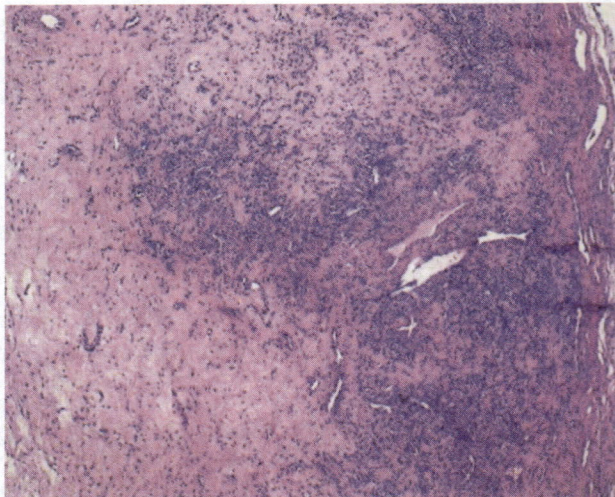

图 9-19-21 硬化性间质瘤（肿瘤见假小叶结构，细胞丰富区域由形态温和的梭形细胞与圆形细胞混合组成）

3）免疫组织化学：常表达 inhibin、calretinin 等性索标记，有报道部分病例表达 TFE3，不表达 CK、EMA。

4）遗传学特征：FISH 研究发现少数病例有 12 号染色体三体。

（5）微囊性间质瘤：一种罕见的良性卵巢间质肿瘤，具有特征性的不规则微囊改变。

1）大体检查：肿瘤通常为单侧，平均直径约 9cm。通常囊实性，少数仅为实性或囊性。实性成分通常质硬、褐色或灰白色。

2）显微镜下检查：有 3 种多少不等的成分，如微囊、实性的细胞丰富区和胶原性间质。通常以微囊为主，可见小的圆形至卵圆形囊性腔隙，有的区域融合成较大的不规则管道状腔隙；细胞质内常见空泡。实性区细胞丰富，由胶原化间质分隔，间质伴有透明斑块，细胞质中等量，颗粒状或嗜酸性，细胞核形态温和，圆形至卵圆形或梭形，有小而不清楚的核仁。有时可见退变的奇异形核。核分裂活性低（图 9-19-22）。

3）免疫组织化学：肿瘤细胞通常弥漫表达 β-catenin（细胞核和胞质）、CD10、WT1、FOXL2、cyclin D1、SF1，而 inhibin、calretinin、EMA 通常阴性；AR 通常阳性，ER 和 PR 则为阴性。

4）遗传学特征：57% 病例发现有 CTNNB1 基因 3 号外显子的点突变。此外，少数病例见 APC 突变，并可能是家族性腺瘤性息肉病的结肠外表现。

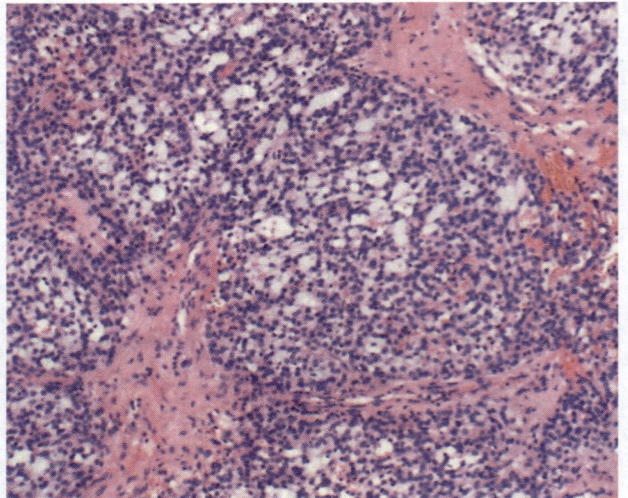

图 9-19-22 微囊性间质瘤（大小不等圆形至卵圆形微囊，细胞形态温和）

（6）印戒细胞样间质瘤：一种良性间质肿瘤，含有印戒样细胞，位于纤维瘤样间质背景中。

1）大体检查：均为单侧性，直径 2.5~13cm。表面光滑，切面实性或囊实性，灰白或灰黄，质韧。

2）显微镜下检查：数量不等的印戒样细胞位于富于细胞性纤维瘤样背景中。肿瘤细胞核偏位，缺乏异型性；胞质内可有单个大空泡，不含黏液、糖原或脂质。核分裂罕见或无（图 9-19-23）。

3）免疫组织化学及特殊染色：肿瘤细胞通常表达 calretinin、SF1、SMA，灶性表达 CK-P，不表达 inhibin 和 EMA；有报道部分病例可有核表达 β-catenin 和 cyclin D1，以及 CD10 阳性。PAS 和黏液染色均阴性。

4）遗传学特征：个别病例报告有 CTNNB1 基因异常。

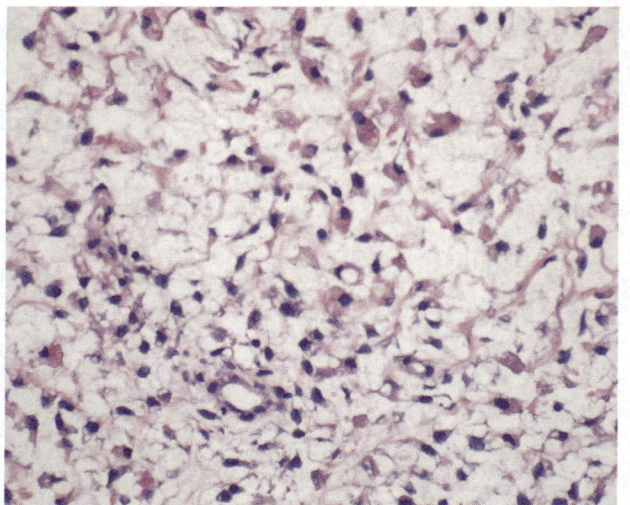

图 9-19-23 印戒细胞样间质瘤（印戒样细胞，肿瘤细胞核偏位，缺乏异型性；胞质内可有单个大空泡）

（7）卵巢 Leydig 细胞瘤，非特指：由 Leydig 细胞组成的一种良性类固醇细胞肿瘤，局限于或主要位于卵巢门部，细胞质常可见 Reinke 结晶。以往也称门细胞瘤。

1）大体检查：通常体积小，平均 2cm，界限清楚的孤立结节，切面实性，黄色、棕色，偶尔黑色，质软。

2）显微镜下检查：肿瘤边界清楚，由富含嗜酸性胞质的细胞组成，偶尔细胞质淡染、脂质丰富；常见脂褐素。细胞核簇集并形成疏密相间的嗜酸性无核区，是其特征性表现。细胞质常见 Reinke 结晶（长杆状嗜酸性包涵体）。细胞核圆形伴单个明显核仁；可能出现核内假包涵体；有时可见奇异形核。核分裂罕见或无。1/3 的病例可见血管壁的纤维素样坏死。在未累及的卵巢门部，常见非肿瘤性门细胞增生。偶尔肿瘤有明显的纤维性间质（图 9-19-24）。

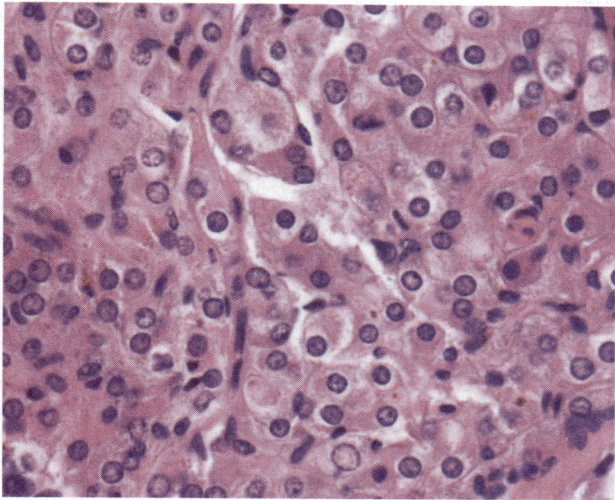

图 9-19-25　类固醇细胞瘤（切面实性，金黄色）

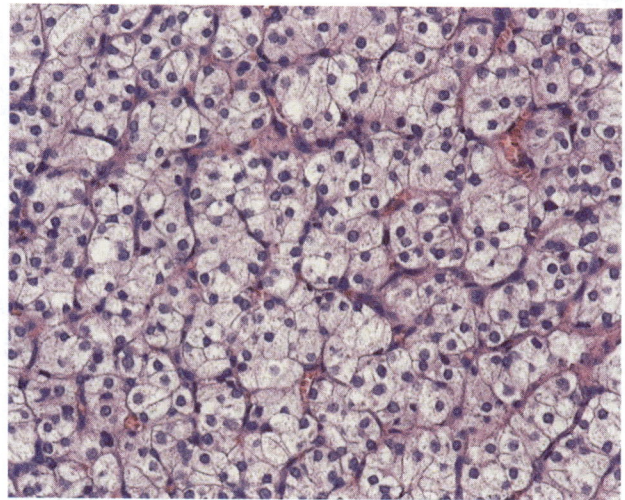

图 9-19-24　卵巢 Leydig 细胞瘤（肿瘤细胞圆形，富含嗜酸性胞质，可见脂褐素）

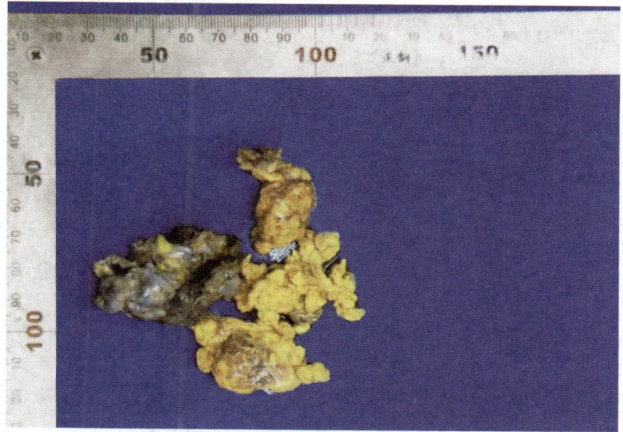

图 9-19-26　类固醇细胞瘤（肿瘤细胞多边形，胞质丰富，淡染）

3）免疫组织化学：肿瘤细胞瘤表达 inhibin、calretinin、SF1、Melan-A。

4）遗传学特征：未见异常发现报道。

（8）类固醇细胞瘤，非特指：完全由类似于类固醇分泌细胞、缺乏 Reinke 结晶的细胞组成的肿瘤。

1）大体检查：边界清楚，平均直径 8.4cm。切面实性，可见灶性出血或坏死，黄色、橘色、红色、褐色或黑色（图 9-19-25）。

2）显微镜下检查：肿瘤呈膨胀性生长，挤压周围组织。肿瘤细胞常排列成片，也可成巢状、条索状、假腺样或滤泡样排列。间质稀少至显著的纤维条索。肿瘤细胞呈多边形，胞质丰富，嗜酸性（脂质少）至淡染、空泡状（脂质丰富）。胞质内可见数量不等的脂褐素。核通常为圆形伴明显的中央核仁；罕见情况下，出现明显的核异型性和坏死，通常伴有核分裂活性增加（图 9-19-26）。

3）免疫组织化学：肿瘤细胞表达 inhibin、calretinin、SF-1、Melan-A，通常不表达 FOXL2。

4）遗传学特征：未见异常发现报道。

（9）恶性类固醇细胞瘤：约 1/3 的类固醇细胞肿瘤病例呈现恶性生物学行为。预测恶性生物学行为的特征包括：肿瘤直径 >7cm（78% 恶性）、核分裂象 >2 个/10HPF（92% 恶性）、坏死和出血（86% 恶性）和显著的核异型（64% 恶性）。但只有出现局部浸润才能从形态学上诊断为恶性（图 9-19-27）。

（10）纤维肉瘤，非特指：罕见，一种纤维母细胞性恶性卵巢肿瘤。

1）大体检查：通常单侧性，体积大，平均直径 17.5cm。实性，通常伴有出血或坏死。可能有卵巢外播散。

2）显微镜下检查：富于细胞，由长梭形细胞组成，细胞核中-重度异型，核分裂 >4 个/10HPF，常有病理性核分裂（图 9-19-28）。

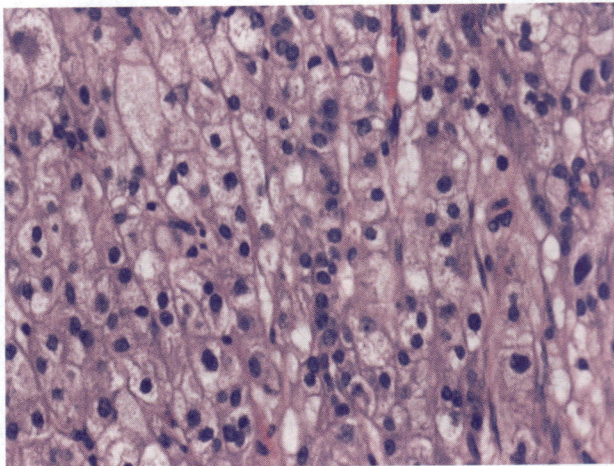

图 9-19-27　恶性类固醇细胞瘤（肿瘤细胞核质比增大，核异型）

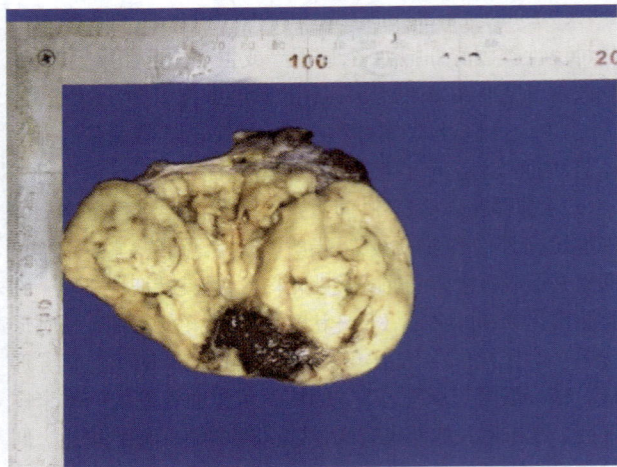

图 9-19-29　成年型颗粒细胞瘤（切面实性，灰黄色，灶区出血）

层细胞围绕小腔隙，形成微滤泡结构（Call-Exner 小体），腔隙含有嗜酸性分泌物，有时伴核碎屑，偶为透明变性物质。偶见较大滤泡（大滤泡结构）。呈囊性的颗粒细胞瘤的囊内壁被覆粒层细胞，外围卵泡膜细胞。部分病例中肿瘤细胞可呈梭形，貌似富于细胞性纤维瘤。也可能见到假乳头状结构。肿瘤细胞通常胞质稀少、淡染，偶尔胞质丰富、嗜酸性（黄素化）。细胞核通常形态一致、淡染，圆形至卵圆形，可见核沟。通常缺乏核异型性，少数（大约 2%）病例显示呈奇异形核，但核分裂活性不增加。该型肿瘤核分裂活性不定，有时非常显著。罕见颗粒细胞瘤含有异源性黏液性上皮或肝细胞样分化。颗粒细胞瘤含有多少不等的纤维瘤样或卵泡膜细胞瘤样间质。某些成年型颗粒细胞瘤含有幼年型颗粒细胞瘤的成分，此时根据主要成分进行分类（图 9-19-30、图 9-19-31）。

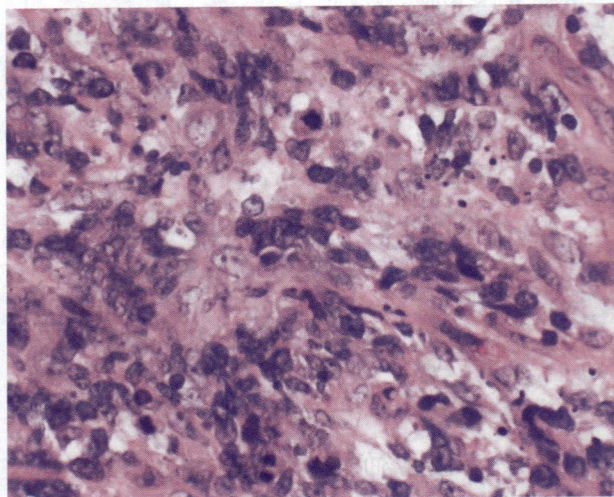

图 9-19-28　纤维肉瘤（异型明显的梭形细胞，核分裂易见）

3）免疫组织化学：纤维瘤可能表达（通常灶性）inhibin 或 calretinin，不表达 CD10。

4）遗传学特征：个别病例报道发现 8 号和 12 号染色体三体。

2. 单纯性索细胞肿瘤

（1）成年型颗粒细胞瘤：由颗粒细胞排列成不同模式组成的肿瘤，通常伴数量不等的纤维母细胞和卵泡膜细胞。

1）大体检查：常为单侧，大小不一，平均直径约 10cm。囊实性最常见，但可为实性，极少数完全囊性。实性区域通常质软，褐色至黄色。囊内通常含有血块。部分肿瘤特别是肿瘤破裂时，可伴明显出血（图 9-19-29）。

2）显微镜下检查：有多种生长方式，通常为混合性排列。弥漫性结构最常见，肿瘤细胞成片生长。其他常见的生长方式包括条索状、小梁状、缎带状和巢状（岛状结构）。粒

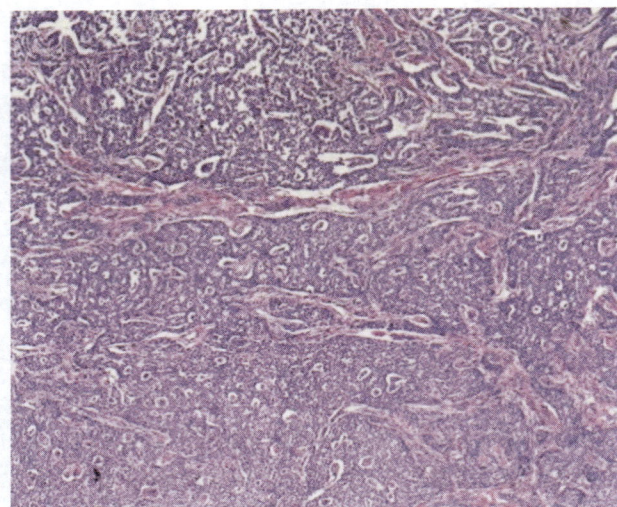

图 9-19-30　成年型颗粒细胞瘤（肿瘤细胞排列呈条索状、小梁状、缎带状和巢状，并见 Call-Exner 小体）

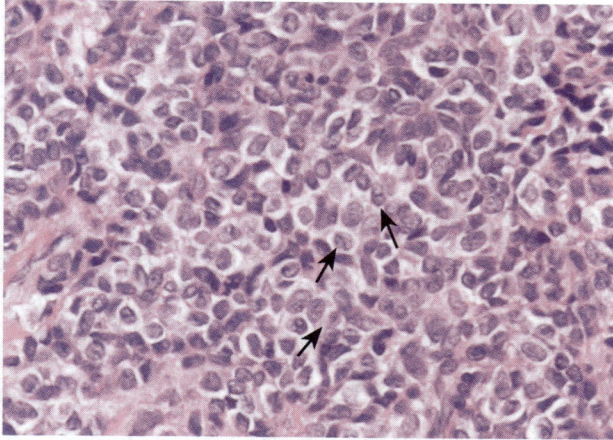

图 9-19-31　成年型颗粒细胞瘤（细胞核卵圆形，一致、淡染，核沟清晰）

3）免疫组织化学及特殊染色：通常表达 inhibin、calretinin、FOXL2、SF-1、WT1、CD56 和 ER，CK-P 和低分子量 CK（CK8 和 CK18）、SMA、desmin、CD10 可能阳性，但 PAX-8、CK7 和 EMA 通常阴性。颗粒细胞瘤的网状纤维围绕肿瘤细胞巢。

4）遗传学特征：绝大多数（97%~100%）成年型颗粒细胞瘤存在 FOXL2 密码子 134（402C>G）体细胞错义突变，该突变在成年型颗粒细胞瘤中较特异。少数病例有 12 号染色体三体。

（2）幼年型颗粒细胞瘤：由原始的粒层细胞排列成实性和滤泡性结构组成的性索间质肿瘤。

1）大体检查：常为单侧，平均体积大约 12cm（3~32cm），常呈实性、囊实性，少数为囊性。实性区切面黄色或褐色。常伴出血，尤其肿瘤破裂时（图 9-19-32）。

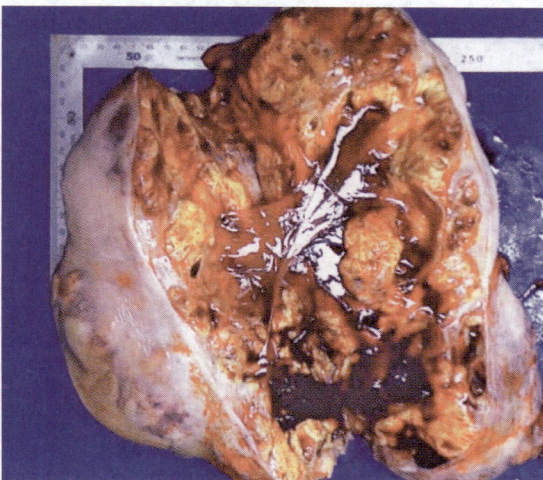

图 9-19-32　幼年型颗粒细胞瘤（肿瘤囊实性，切面黄褐色，伴出血）

2）显微镜下检查：肿瘤呈结节状或弥漫生长，大多数病例有形状不一、大小不等的明显滤泡。有时滤泡圆而一致，但不规则形更常见。滤泡内分泌物，通常呈嗜碱性，黏液染色阳性，也可呈嗜酸性。肿瘤细胞常见显著黄素化，体积均匀一致，胞质丰富，嗜酸性或透亮，胞核圆形，深染，核沟罕见。核分裂象常 >5 个/10HPF。显著核异型见于 10%~15% 的肿瘤。幼年型颗粒细胞瘤含有成年型颗粒细胞瘤的成分，此时根据主要成分进行分类（图 9-19-33）。

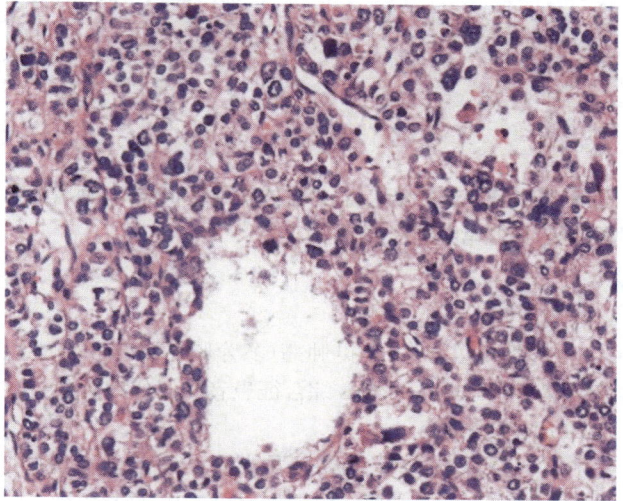

图 9-19-33　幼年型颗粒细胞瘤（可见滤泡腔样结构，瘤细胞胞质丰富，嗜酸性或透亮，胞核圆形，部分有异型）

3）免疫组织化学：肿瘤细胞表达 SF-1、inhibin、calretinin、CD99 和 CD56，也可表达 FOXL2（缺乏突变），EMA 仅罕见微弱的局灶性阳性。

4）遗传学特征：在 60% 和 30% 的病例中检测到 AKT1 和 GNAS（GSP 突变）的激活改变。其他遗传学异常包括 DICER1 体细胞突变、体细胞 IDH1 和 IDH2 突变（与 Ollier 病和 Maffucci 综合征相关）、胚系 TP53 和 PTEN 突变等。FOXL2 突变仅占约 13%。

（3）支持细胞瘤，非特指：由支持细胞（Sertoli 细胞）组成的肿瘤，可有多种排列结构，但最常为中空或实性小管。

1）大体检查：肿瘤为单侧性，平均大小 8cm。通常实性，但可能囊实性，少数仅囊性。实性区域呈褐色至黄色，可能有出血和坏死区域。

2）显微镜下检查：大多数肿瘤至少局灶呈现中空或实性管状结构。其他结构包括小梁状、弥漫性、腺泡状、假乳头状、网状和罕见的梭形细胞。胞质从淡染至嗜酸性。胞核通常为卵圆形或圆形伴小核仁，多数病例细胞学形态温和。肿瘤内出现极少量 Leydig 细胞不排除支持细胞肿瘤的诊断（图 9-19-34）。

3）免疫组织化学：大多数肿瘤表达 WT1、SF-1、CK-P、inhibin、calretinin 和 CD99。而 EMA、CK7、PAX8、GATA3、

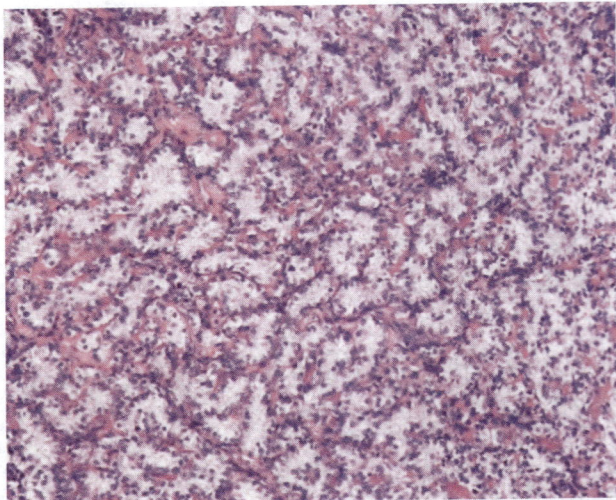

图 9-19-34　支持细胞瘤(中空或实性管状结构,肿瘤细胞质淡染,核通常卵圆形或圆形)

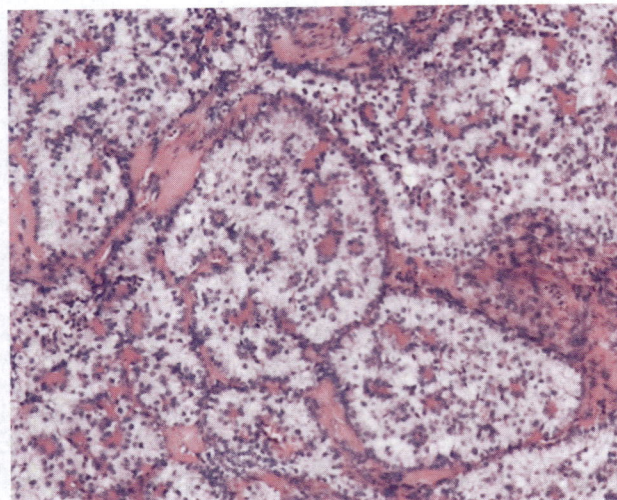

图 9-19-35　环状小管性索瘤(肿瘤由简单的或复杂的环状小管组成,瘤细胞呈柱状,胞质透明,核圆形或卵圆形)

CgA 为阴性。

4）遗传学特征:罕见肿瘤(多为脂质丰富和嗜酸性变异型)见于 Peutz-Jeghers 综合征患者。部分病例报道有 *DICER 1* 基因突变。

（4）伴环状小管性索瘤:一种少见的性索间质肿瘤,由简单的和复杂的环状小管形成独特结构。肿瘤发生于 2 种情形:散发性或伴发 Peutz-Jeghers 综合征。

1）大体检查:Peutz-Jeghers 综合征患者发生的肿瘤小、多为局灶性,通常双侧发生;许多是肉眼不可见;肉眼可见者,呈实性、褐色至黄色,体积 <3cm;由于钙化,有时伴砂砾感。散发性肿瘤一般单侧性,通常 >3cm,大多数肿瘤是实性,某些呈囊实性,罕见一致的囊性,切面褐色或黄色。

2）显微镜下检查:肿瘤由简单的或复杂的环状小管组成,或单个散在,或形成结节状聚集。小管通常缺乏管腔,被覆细胞的核呈反向排列(核靠近管腔)。间质呈纤维性,肿瘤细胞巢由嗜酸性透明物质围绕,这种透明物质与细胞巢的透明轴心相沿续。Peutz-Jeghers 综合征相关肿瘤常见钙化,细胞巢通常为多发局灶性,肿瘤背景可能是正常的卵巢间质。散发性肿瘤呈现更复杂的生长方式,包括拉长的小管、融合的肿瘤细胞巢、实性生长、囊肿或嗜酸性透明物质形成的无细胞区域。肿瘤细胞呈柱状,胞质透明或泡沫状,核圆形或卵圆形,深染,有小核仁。异型性和核分裂象少见。偶见小灶粒层细胞或 Sertoli 细胞分化,特别是散发病例(图 9-19-35)。

3）免疫组织化学:肿瘤细胞通常表达 inhibin、calretinin、FOXL2、SF-1、WT1 和 CD56。不表达 EMA 和 CD10。

4）遗传学特征:Peutz-Jeghers 综合征相关病例伴有 *STK11* 基因胚系突变。

3. 混合性性索间质肿瘤

（1）支持-间质细胞瘤,非特指:肿瘤由不同比例的 Sertoli 细胞和 Leydig 细胞组成,在中分化和低分化肿瘤中可能有原始的性腺间质成分,有时有异源性成分。罕见,占卵巢肿瘤的 0.5% 以下;中分化和低分化类型最常见。发生于 1~84 岁女性,平均年龄 25 岁。伴有 *DICER1* 胚系突变的肿瘤,中位年龄 13 岁。伴有明显的网状结构的肿瘤也发生于较年轻患者,中位年龄 15 岁。

1）大体检查:超过 97% 的支持-间质细胞瘤是单侧性。直径 2~35cm(平均 12~14cm)。实性、囊实性或罕见囊性。实性区域呈鱼肉样,淡黄色、暗红色或灰色。偶见出血坏死区域,也可能发生扭转和梗死。

2）显微镜下检查:①高分化型支持-间质细胞瘤:Sertoli 细胞形成中空或实性小管,缺乏显著的核异型性或核分裂活性。有纤细的纤维性间质,间质中有小管状、条索状或单个散在的 Leydig 细胞。罕见透明变性和骨化(图 9-19-36)。

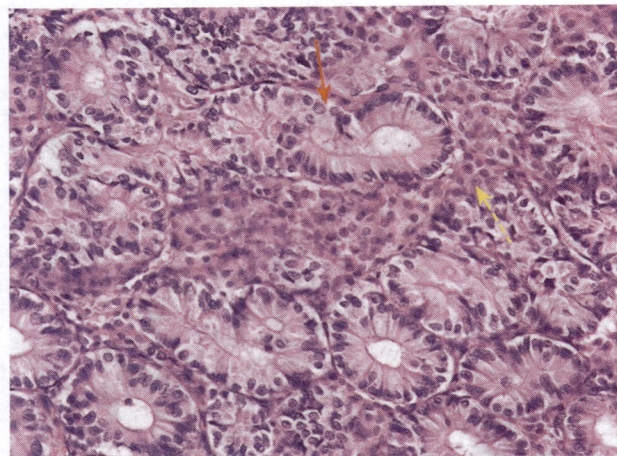

图 9-19-36　高分化型支持-间质细胞瘤(Sertoli 细胞形成中空或实性小管;间质中散在成簇 Leydig 细胞;实线箭头:支持细胞;虚线箭头:间质细胞)

②中分化型支持-间质细胞瘤:深染的 Sertoli 细胞形成细胞丰富的小叶状结构,胞质稀少,杂乱地混合着 Leydig 细胞,通常由水肿性间质分隔。某些病例可出现巢状至腺泡状排列的 Sertoli 细胞。Sertoli 细胞通常仅有轻度异型,但可能偶见奇异形退变性核。中分化肿瘤的平均核分裂象 5 个/10HPF。Leydig 细胞在富于细胞性小叶的周围成簇分布,或与其他成分混杂。Leydig 细胞可呈空泡状,含有脂褐素,或罕见 Reinke 结晶。Leydig 细胞罕见核分裂象,也缺乏细胞异型(图 9-19-37)。③低分化型支持-间质细胞瘤:以类似于原始性腺间质的肉瘤样间质为主要特征,通常只有很少程度的中分化肿瘤样小叶状排列,以致仅凭肿瘤的大多数区域无法诊断为支持-间质细胞瘤。低分化肿瘤的许多区域核分裂活跃,通常高达 20 个/10HPF(图 9-19-38)。④网状型支

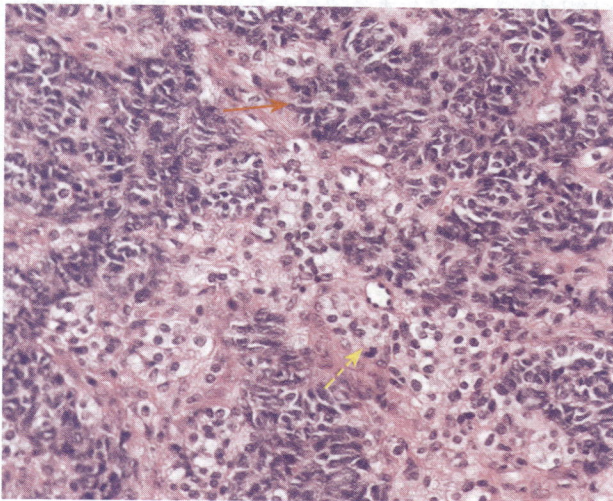

图 9-19-37 中分化型支持-间质细胞瘤(Sertoli 细胞呈条索状排列,深染,胞质稀少;杂乱地混合着 Leydig 细胞;实线箭头:支持细胞;虚线箭头:间质细胞)

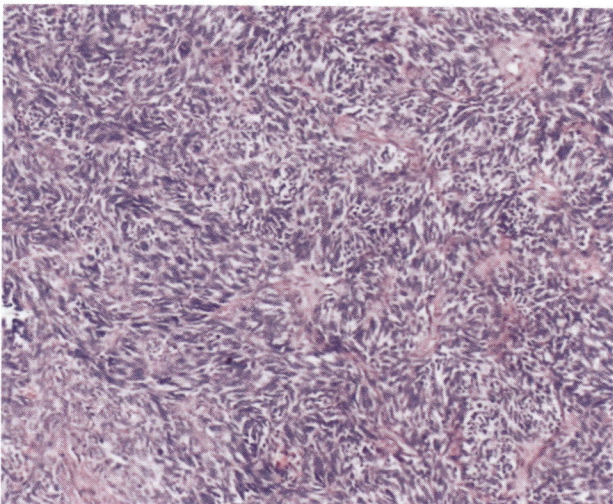

图 9-19-38 低分化支持-间质细胞瘤(肿瘤细胞类似由于原始性腺间质的肉瘤样细胞)

持-间质细胞瘤:肿瘤含有类似于睾丸网或吻合的裂隙样腔隙的区域,且网状成分需占瘤体 90% 以上。网状结构的形态学变化较大,从被覆立方或柱状上皮的裂隙样腔隙,至乳头状结构区域,直至被覆扁平形细胞的多囊性结构伴筛孔状腔隙(图 9-19-39)。灶性的网状成分可见于部分中或低分化支持-间质细胞瘤(图 9-19-36~图 9-19-39)。

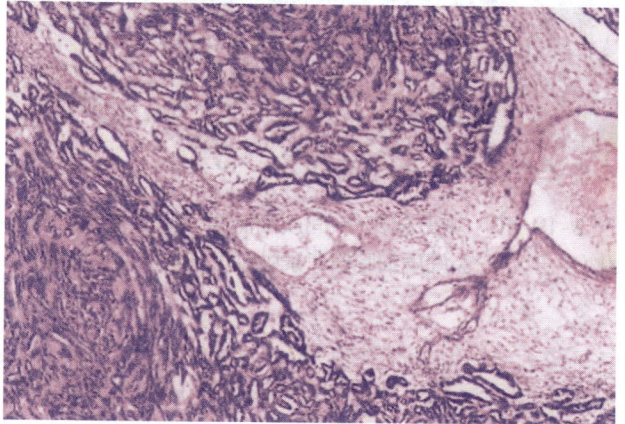

图 9-19-39 网状型支持-间质细胞瘤(肿瘤含大量有类似于睾丸网或吻合的裂隙样腔隙)

3)免疫组织化学:支持细胞表达 vimentin 和 CK-P,不同程度表达 a-inhibin、calretinin、SF1、WT1 和 FOXL2。间质细胞不表达或微弱表达 FOXL2 和 WT1,但通常表达 a-inhibin 和 melan-A。网状型和低分化肿瘤可能不表达以上标记。异源性成分显示各自的免疫表达谱。

4)遗传学特征:可分为 3 个不同的分子亚型。①DICER1 基因突变型:年轻女性,肿瘤呈中~低分化,可以伴有网状或异源性成分;②FOXL2 基因突变型:绝经后女性,肿瘤呈中~低分化,不伴有网状或异源性成分;③DICER1 或 FOXL2 基因野生型:中年女性,肿瘤多呈高分化,不伴有网状或异源性成分。

某些支持-间质细胞瘤含有不属于固有的性索-间质分类的成分,这种成分包括上皮性和/或间叶性组织和这些成分形成的肿瘤。出现异源性成分不会改变其临床表现,但某些病例可有血清甲胎蛋白(AFP)升高,因为出现异源性肝细胞。高达 20% 的支持-间质细胞瘤可见异源性成分,它们仅见于中分化或低分化或网状型肿瘤。最常见异源性成分是肠型黏液性上皮,其形态通常温和,但可能表现为增殖、交界性改变和癌。性腺间质成分和黏液性上皮亲密地并存,可能是那种貌似黏液性囊腺瘤,实为支持-间质细胞瘤伴明显异源性成分的唯一线索(图 9-19-40)。

罕见情况下,异源性成分为类癌。异源性间叶性成分比上皮性成分更少见,通常由软骨或骨骼肌组成,细胞丰富,呈胎儿型。它们可能与肿瘤的性索区域相混杂,或表现为独立的区域。

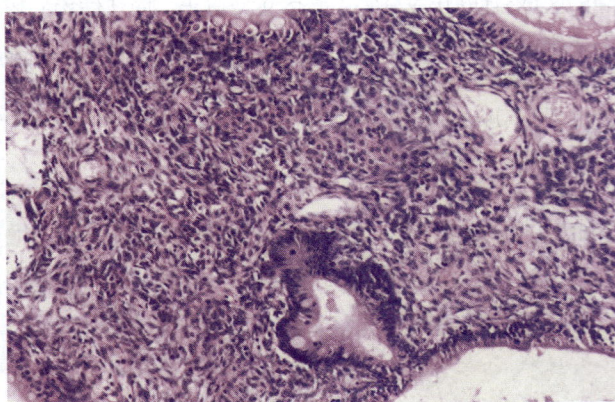

图 9-19-40 中分化支持-间质细胞瘤伴异源性肠上皮分化(中分化支持-间质细胞瘤背景中可见肠型黏液性上皮)

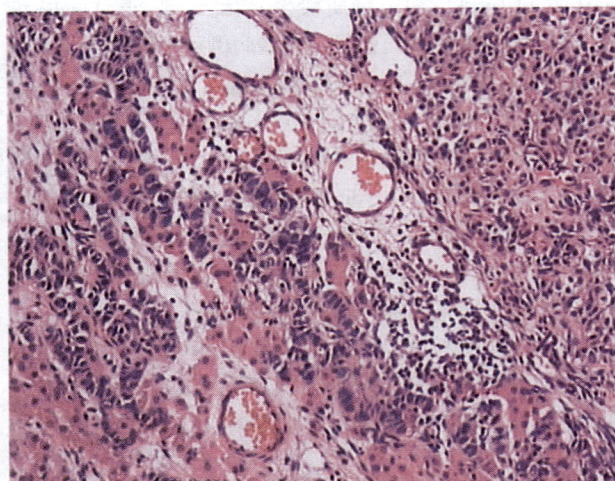

图 9-19-41 两性母细胞瘤(左下部分为中分化支持-间质细胞瘤,右上部分为幼年型颗粒细胞瘤)

（2）性索肿瘤,非特指:一种缺乏明确的特异性肿瘤类型的性索间质肿瘤。也称不能分类的性索间质肿瘤。

1）大体检查:单侧发生。肿瘤直径平均约 16cm。外观不定,切面实性或囊实性,偶为囊性,质韧,灰白或灰黄色。局部可有出血、坏死。

2）显微镜下检查:组织学特征不一,但是无法识别特异类型性索间质肿瘤分化。妊娠期可见明显水肿、黄素化和明显的 Leydig 细胞。

3）免疫组织化学:肿瘤细胞通常不同程度表达性索-间质标记,如 inhibin、calretinin、FOXL2、SF-1 等。

4）遗传学特征:少数病例可存在 DICER1 基因突变。

（3）两性母细胞瘤

同时具有女性和男性分化的一类性索间质肿瘤。

1）大体检查:通常为单侧,平均直径 11cm(5.5~20cm)。切面实性或囊性,灰黄或灰白。

2）显微镜下检查:可见女性成分(成年型或幼年型颗粒细胞瘤)和男性成分(支持细胞瘤或支持-间质细胞瘤)混合存在,2 种成分都至少占肿瘤细胞的 10% 以上。常见组合形式为显著的支持-间质细胞瘤成分,混合少量幼年型颗粒细胞瘤成分(图 9-19-41)。

3）免疫组织化学:2 种成分均表达性索-间质标记,如 inhibin、FOXL2 等。

4）遗传学特征:一组 16 例的病例研究发现,有 3 例病例中两种成分均存在 DICER1 突变;但所有病例均无 FOLX2 和 AKT1 突变,即使其中有 7 例含有成年型颗粒细胞瘤成分。因此含有支持-间质细胞瘤和幼年型颗粒细胞瘤的两性母细胞瘤可能只是纯的支持-间质细胞瘤的不同形态学变型,因为具有高频的 DICER1 突变。而含有成年型颗粒细胞瘤的两性母细胞瘤,与纯的成年型颗粒细胞瘤也不同,后者常有 FOXL2 突变。

二、卵巢颗粒细胞瘤

卵巢颗粒细胞瘤(ovarian granulosa cell tumors, GCT) 是一类最常见的卵巢性索间质肿瘤,其发病率为 0.05/10 万~1.7/10 万,约占性索间质肿瘤的 40% 左右,占所有卵巢恶性肿瘤的 2%~5%。呈低度恶性,预后通常较好,其 5 年生存率可达 90%,但具有晚期复发的特点。根据其病理组织特征,分为成年型颗粒细胞瘤(adult type granulosa cell tumor, AGCT) 和幼年型颗粒细胞瘤(juvenile type granulosa cell tumor, JGCT)2 种类型。

【发病年龄】 卵巢颗粒细胞瘤可发生于各年龄段,近 60% 的病例发生于绝经后,5% 发生于青春期前。根据其组织病理学表现,分为成年型和幼年型。成年型颗粒细胞瘤更为常见,可发生于任何年龄,但常见于围绝经期女性,以 45~55 岁最常见。幼年型颗粒细胞瘤约占所有颗粒细胞瘤的 5%,多发于儿童和青少年,占青春期前颗粒细胞瘤的 85%,97% 的患者发生于 30 岁以前,平均年龄 13 岁。据学者报道,在 125 例幼年型颗粒细胞瘤中,患者年龄从新生儿至 67 岁,平均年龄 13 岁。其中 44% 的患者为出生后至 10 岁,34% 的患者为 10~19 岁,19% 的患者为 20~29 岁。妊娠期切除的颗粒细胞瘤大多数为幼年型颗粒细胞瘤。

【发病因素】 卵巢颗粒细胞瘤的发病机制至今不明。近年来研究发现,不孕症及其治疗、避孕药的使用等均可能与其发病有关。也有很多学者从分子水平对卵巢颗粒细胞瘤的发病机制做了大量的研究。研究发现,人类颗粒细胞瘤的遗传学改变主要有染色体异常、抑癌基因灭活、DNA 错配修复缺陷、细胞周期调节异常、激素水平及受体表达改变等;如几乎所有成年型颗粒细胞瘤肿瘤细胞均有 sFOXL2 的错义突变(p.Cys134Trp);在 60% 的幼年型颗粒细胞瘤检测到 AKT1 的活化,30% 检测到 GNAS 的活化;也有研究发现 TP53 和 PETN 的胚系突变与幼年型颗粒细胞瘤相关;DICER1 综合征也与少数幼年型颗粒细胞瘤相关;但总的说来,发病机制并不明确,尚需进一步的研究证实。

【临床表现】 绝大多数患者表现为内分泌紊乱及腹部包块,另有 3% 左右患者病程中并无明显症状,仅偶然发现。

1. 雌激素刺激症状 大多数颗粒细胞瘤都具有分泌雌激素的功能,因此患者的主要临床表现与雌激素的增高及持续刺激有关。

青春期前儿童由于肿瘤刺激,可能出现假性性早熟(pseudo-precocious puberty)。临床可出现乳房提前发育、乳晕区色素沉着或并发乳腺囊性增生症及纤维瘤等,同时出现阴阜发育、阴毛及腋毛生长、内外生殖器提前发育,甚至出现无排卵性月经。还有的出现身高、骨龄过度超前发育。

若肿瘤发生于生育期妇女,由于肿瘤分泌的雌激素水平波动,可能导致子宫内膜病理性增生,临床上 2/3 左右的患者可表现为月经过多、经期延长、继发性闭经或不规则阴道流血等症状。由于雌激素的影响,颗粒细胞瘤患者患子宫内膜癌的机会是正常人的 10 倍,并且可能伴发子宫肌瘤、乳腺癌等。

肿瘤发生于绝经后妇女时,绝经后出血是典型的临床症状。并可能并发乳房增大、胀痛、阴道涂片鳞状上皮成熟指数右移等表现。在此年龄组患者中,其子宫内膜发生增生性疾病、癌前病变及癌的概率较育龄组妇女为高。

2. 男性化征象 卵巢间质黄素化及卵泡内膜细胞黄素化相关的雄激素分泌,可导致少数患者出现阴蒂肥大、多毛、声音粗哑、面部痤疮及月经稀发、月经周期不规则和闭经等男性化现象。

3. 腹部症状 患者可出现腹痛、腹胀、腹部包块。由于卵巢颗粒细胞瘤一般为中等大小,于腹部不易触及,故常仅为妇科检查或 B 超检查时发现,若患者自己扪及下腹包块就诊,其肿瘤往往已较大,可合并压迫症状等。

少数患者可出现梅格斯(Meigs)综合征,表现为腹水或胸、腹水,多属漏出液,患者出现胸、腹腔脏器受压迫症状,常常会有呼吸困难、腹胀、饱满感、排尿困难等其他症状,类似充血性心力衰竭、晚期肝硬化或恶病质等。肿瘤摘除术后,大多数患者胸、腹水迅速消失。

当肿瘤生长较快、包膜自发破裂或肿瘤发生扭转时,常导致急腹症。

4. 其他症状 少数颗粒细胞瘤可伴发黏膜息肉黑斑综合征(Peutz-Jeghers syndrome,PJS),PJS 的特征性表现为家族遗传性的消化道多发性息肉病及口腔黏膜、口唇周围、面部、生殖器和手掌的黑色素沉积。患者一般于出生时黑斑就出现于口腔黏膜和唇周,亦可出现于手指掌面及足趾,偶见于阴道黏膜,并随年龄增加而逐年增多,消化道黏膜多发性息肉病以空、回肠为主,息肉最多者达数百个,从米粒至核桃大小不等,稍隆起于黏膜层且均多带蒂,息肉往往随年龄增长而累及范围扩大。病理组织形态多属错构瘤,其癌变率为 2.4%~4.9%。患者偶因肠息肉病导致肠出血或肠梗阻等急腹症。文献上曾报道 8 例卵巢幼年型颗粒细胞瘤伴发 Ollier 病,临床上表现多发性内生软骨瘤。此外,偶见幼年型颗粒细胞瘤伴发血管错构瘤-软骨发育不良综合征(Maffucci syndrome)、双肾发育不全综合征(Potter syndrome)等。

【体征】 于腹部检查或妇科盆腔检查时可扪及附件区实性或囊实性包块,一般为中等大小,表面光滑,活动度可。三合诊时直肠子宫陷凹处多无结节感。育龄期妇女子宫可增大或合并子宫肌瘤,而绝经期妇女因激素作用,阴道黏膜光滑、红润,分泌物多,子宫亦不萎缩。若肿瘤较大或合并腹水,患者腹部膨隆,腹围增大。偶有患者合并胸腔积液。

【常用的辅助检查方法】

1. 影像学检查 B 超、CT、MRI 等影像学方法一般都可以明确盆腔包块的位置、来源、与子宫及周围脏器的关系、囊实性等。

卵巢颗粒细胞瘤 B 超检查多表现为卵巢内或子宫旁实性或囊实混合性肿物,边界清楚,形态尚规则,内部回声杂乱,结构疏松,实性成分内含囊性结构,以中低回声为主,伴有小片状无回声,无明显声衰减,或表现为大小不等的多房分隔状团块,其内以中强回声为主,后壁回声不增强。随着液化坏死组织的增多,囊内压力增大,导致分隔破坏,最终可融合成一个大囊肿,声像图上呈囊性表现。彩色超声可见肿瘤内部及周边实性成分内丰富的斑片状或条状血流信号,阻力指数 RI<0.5。

成年型颗粒细胞瘤 CT 和 MRI 多表现为盆腔内圆形或卵圆形的实性包块,多房囊性变或完全为囊性包块,边缘光滑,有完整包膜,囊变大小不等,囊内壁光滑,囊腔之间有厚薄不一的分隔,多数分隔较厚。增强后轻度强化或不强化。实性肿块内不均质密度提示瘤内出血、梗死、纤维化或肿瘤细胞的不规则排列。瘤体多局限于卵巢,且多为单侧性,周围浸润和腹腔种植转移灶少见。

2. 血清激素水平测定 由于卵巢颗粒细胞瘤常伴有内分泌紊乱,故测定患者血中雌激素、孕激素、睾酮、促性腺激素及尿中雌激素水平有利于颗粒细胞瘤的诊断。卵巢颗粒细胞瘤主要分泌雌二醇(estradiol,E₂),临床多以雌二醇作为此类肿瘤诊断和随访的参考指标。此外,阴道细胞学可检测出阴道壁细胞受雌激素刺激的影响,尤其是对于绝经后妇女的诊断有积极作用。

3. 血清肿瘤标志物

(1)抑制素:抑制素(inhibin)属转化生长因子家族,可抑制垂体分泌 FSH,是卵巢滤泡生长发育的调节因子。非黄素化颗粒细胞可产生抑制素,卵泡液中可分离提纯这种糖蛋白,并可作为颗粒细胞瘤的标记物。正常生育期妇女卵泡期血清抑制素 <250U/L,绝经后或双侧附件切除术后,血清中

α-抑制素 <50U/L,颗粒细胞瘤患者抑制素水平高于正常女性,进展期血清中 α 抑制素可高达 6 650U/L,当肿瘤消退后可持续下降至正常值,或在正常值上下波动,复发前再次升高,升高程度与肿瘤大小直接相关。测定血清抑制素水平有助于颗粒细胞瘤的诊断和随访。

(2)抗米勒管激素:抗米勒管激素(anti-Müllerian hormone,AMH)又称米勒管抑制物(Müllerian inhibiting substance,MIS),是由睾丸支持细胞产生的糖蛋白,参与男性胎儿米勒管退化的调节。AMH 也可由卵巢产生,但其值比睾丸支持细胞低。正常妇女绝经前为(2.76±0.80)μg/L,最高达 4.54μg/L,其正常值 <5μg/L,而绝经后 <2μg/L。Rey 等测定 9 例复发性成年型颗粒细胞瘤 AMH 值,除 1 例外 8 例均增高,达 6.8~117.9μg/L,一般 AMH 值升高在肿瘤复发前 11 个月~2 年发现,当临床症状消退后 AMH 降至 <2μg/L。AMH 可作为卵巢性索-间质细胞瘤的肿瘤标志物。Geerts 等认为抑制素和抗米勒管激素(AMH)在预测肿瘤进展上效果相当,但因黏液性上皮性卵巢肿瘤中也可能出现抑制素水平的增高,所以 AMH 较抑制素具有更高的特异性。

(3)CA125:CA125 对卵巢上皮性恶性肿瘤较敏感,对卵巢性索间质肿瘤敏感度较差,仅部分病例可有 CA125 轻度升高。

4. 诊断性刮宫 对于有阴道不规则流血、月经紊乱、子宫内膜异常增厚的妇女,使用诊断性刮宫有利于对其肿瘤刺激下的子宫内膜增生性病变、癌前病变或癌变作准确了解,从而制订适宜的治疗方案,求得满意的预后效果。

【诊断】 卵巢颗粒细胞瘤临床特征相对明显。大多数患者存在明显的雌激素刺激引起的内分泌紊乱症状,腹部及妇科检查发现附件包块,根据患者临床症状和体征,结合实验室和辅助检查可初步诊断。和其他肿瘤一样,组织病理学检查是该类肿瘤确诊的金标准。

【鉴别诊断】

1. 颗粒细胞瘤与其他导致临床内分泌紊乱的卵巢肿瘤 除卵巢颗粒细胞瘤以外,卵泡膜细胞瘤和某些上皮性肿瘤(如黏液性囊腺瘤)也可能出现内分泌紊乱症状,影响临床医师的判断。在鉴别卵巢颗粒细胞瘤与这些肿瘤时,应注意全面分析患者临床资料,加强与病理科专家的协作。近年来,随着病理学技术及免疫组织化学技术的不断提高,α 抑制素染色的应用使卵巢颗粒细胞瘤诊断的准确性得到了明显的提高。

2. 成年型颗粒细胞瘤与幼年型颗粒细胞瘤 鉴别见表 9-19-9。

【治疗】 卵巢颗粒细胞瘤的治疗原则是以手术治疗为主,术后辅以化疗或放疗,并应长期随诊。因卵巢性索间质肿瘤对化疗及放疗较敏感,预后也比卵巢上皮性肿瘤好,所以,对幼女或有生育要求的育龄期患者,尽可能在治疗时保留其生育功能。

1. 手术治疗 手术治疗是卵巢颗粒细胞瘤首选的治疗方案。手术方式和范围应根据患者的年龄、生育要求、肿瘤的期别、组织类型及细胞分化程度等决定。

(1)Ⅰ期患者:由于卵巢颗粒细胞瘤无瘤生存期较长,对侧卵巢很少受累,且对放、化疗相对敏感,因此对于要求保留生育功能的ⅠA 期年轻患者(<40 岁)可行患侧附件切除术。如对侧卵巢外观正常,不主张常规行对侧卵巢楔形活检。对于ⅠA 期以上或年龄 >40 岁的患者,则行子宫全切术+双侧附件切除术。同时术中应全面探查盆、腹腔脏器、腹膜、直肠子宫陷凹等处,并行多点活检。迄今尚未见早期颗粒细胞瘤有腹膜后淋巴结转移的报道,Ⅰ期患者术中可不必清扫盆腔淋巴结。颗粒细胞瘤具有晚期复发的特点,故术后应长期严密随访。

(2)临床Ⅱ期以上:应按照卵巢癌处理,施行肿瘤细胞减灭术,切除范围包括全子宫、双附件、大网膜、腹膜后淋巴

表 9-19-9 成年型与幼年型颗粒细胞瘤的鉴别

项目	成年型颗粒细胞瘤	幼年型颗粒细胞瘤
发病年龄	多 >30 岁	30 岁以上罕见
主要症状	多表现为月经增多或绝经后阴道流血等	同假性性早熟
大体检查	实性,部分呈囊性变	囊实性,出血囊性变明显
组织学特征		
核染色	核淡染	核深染
核沟	有核沟	核沟罕见
黄素化	少见	多见
瘤细胞排列特征	结构多样化:大滤泡型、小滤泡型、小梁状、脑回状、岛状等	多为弥漫分布,部分呈结节状,以小滤泡结构居多
黏液样结构	少见	多见
Call-Exner	多见	罕见
预后	低度恶性,晚期复发	一般呈良性,若为恶性,早期复发

结及肉眼所见的转移瘤,使残留肿瘤直径 <1cm,但系统性淋巴结清扫不是常规。

（3）复发肿瘤的手术治疗:对复发患者应尽量争取再次手术,尽可能地切除复发病灶,辅以放、化疗,提高患者生存率。

2. 化学药物治疗

（1）适应证

1）具有高危因素的Ⅰ期及Ⅱ期以上患者的术后辅助治疗及复发的患者。化疗的总体反应率为63%~80%。对于Ⅰ期无高危因素(肿瘤破裂、分化差)的患者,术后不必辅助化疗,以手术+随诊为宜。但是,对于有高危因素的Ⅰ期及Ⅱ期以上或复发的患者,术后需辅以化疗。但对于青少年和年轻患者,ⅠC1期,术后不行化疗也是一种选择;ⅠC2期和ⅠC3期的幼年型颗粒细胞瘤患者,术后建议补充化疗。

2）对于高龄、一般情况差,不能耐受手术的患者可先行化学药物治疗,待一般情况改善后再行评估,争取手术机会。

（2）化疗方案:颗粒细胞瘤对化疗药物相对敏感,目前多采用联合化疗方案,推荐化疗方案:BEP(博来霉素、依托泊苷、顺铂)、EP(依托泊苷、顺铂)、TC(紫杉醇、卡铂);其他可选化疗方案:VAC(长春新碱、放线菌素D、环磷酰胺)、PI(紫杉醇、异环磷酰胺)、BVP(博来霉素、长春新碱、顺铂)、CAP(环磷酰胺、阿霉素、顺铂)、贝伐珠单抗等。一般化疗3~6个疗程。给药途径包括静脉及腔内注射给药等。鉴于博来霉素的肺毒性,对于老年患者及有肺部基础疾病的患者应慎用。

3. 放射治疗 颗粒细胞瘤对于放射治疗亦较敏感。尽管放疗对颗粒细胞瘤的作用目前尚有争论,对于肿瘤呈弥漫生长及扩散、转移、难以实施较彻底手术者,术后的放射治疗可以提高生存率,减少复发率。对于肿瘤封闭、固定者,放疗更具意义。对于临床Ⅱ期及以上及复发患者,术后放、化疗联合治疗亦是有益的综合治疗手段之一。对于不能手术的患者,放疗后多数肿瘤可明显缩小,有效率可达50%以上,可达到临床消退。放疗可与化疗联合使用。

4. 激素治疗 多数卵巢颗粒细胞瘤可分泌雌激素,颗粒细胞瘤中存在激素受体表达,故而激素治疗可能是颗粒细胞瘤患者获益。文献报道激素治疗可选择的药物有促性腺释放激素激动剂(GnRHa)、他莫昔芬、孕激素和芳香化酶抑制剂。已有研究表明,甲地孕酮和他莫昔芬联合治疗后,肿瘤体积缩小,说明肿瘤组织对激素有反应,因此对耐药的颗粒细胞瘤患者可考虑激素治疗。近年来发现促性腺释放激素激动剂(GnRH)可降低促性腺激素水平,抑制卵巢活性,对激素依赖性晚期复发性肿瘤的治疗有一定的价值,可能成为卵巢颗粒细胞瘤等性索间质肿瘤治疗的新方法之一。Van Meurs等的系统评价报道,激素治疗的完全缓解率为25.8%,部分缓解率为45.2%,效果显著,但该研究纳入的病例数仅31例,数量较少。

【随访】 颗粒细胞瘤为卵巢低度恶性肿瘤,因为其有"晚期复发"的特征,长期随诊更为必要。随诊时间每2~4个月1次,2年后每半年1次,5年后每年1次,需长期坚持、终身随访,以便及时发现复发病例,有利于早期治疗。随诊内容包括全身体检及盆腔检查、阴道细胞学、激素水平、血清肿瘤标志物测定、影像学检查等。

【预后】 颗粒细胞瘤是一种低度恶性肿瘤,与卵巢上皮性癌相比,恶性程度较低,预后较好,具有晚期复发的特点,平均复发时间4~6年,最长可达37年。研究表明,患者年龄、肿瘤临床期别、肿瘤大小、是否破裂、组织学亚型、核分裂象、初次手术情况等因素都与患者的生存时间有关。其中,临床期别是决定颗粒细胞瘤预后的重要因素。早期(Ⅰ期)与晚期(Ⅲ~Ⅳ期)患者预后差别较大。成年型颗粒细胞瘤Ⅰ期患者的10年生存率为90%~95%,但Ⅱ~Ⅲ期的生存率仅44%;Ⅰ期患者的复发率约10%~15%,所有期别的复发率为20%~30%,常见复发部位为腹膜、网膜、肝和肺。一般认为瘤体大(>10cm)、核分裂多(≥5个/10HPF)、术前即有肿瘤破裂、伴有腹水、术后残留病灶大(>2cm)、卵巢外播散、高级别化生者预后差。局限于卵巢内的幼年型颗粒细胞瘤预后良好;肿瘤破裂、腹水细胞学阳性、有卵巢外播散则复发风险增高,且常于3年内复发。

三、卵巢卵泡膜细胞瘤

卵巢卵泡膜细胞瘤(ovarian theca cell tumors)是来源于卵巢性索间质的肿瘤。在性索间质肿瘤中,卵巢卵泡膜细胞瘤的发病率仅次于颗粒细胞瘤,据报道,其与颗粒细胞瘤的比例约为1:（3~4）,占所有卵巢肿瘤的0.5%~1.0%。绝大多数为良性,恶性者罕见。卵巢卵泡膜细胞瘤属功能性肿瘤,具有明显的内分泌功能(雌激素多见,雄激素少见)。偶有病例可见 FOXL2 突变。

【临床表现】

1. 发病年龄 年龄最大92岁,最小为14个月的婴儿,平均发病年龄为56岁左右,65%为绝经后女性,几乎不发生在月经初潮之前。

2. 症状和体征

（1）雌激素增高:一半以上的卵巢卵泡膜细胞瘤患者表现出雌激素分泌增多的症状,由于雌激素作用于子宫内膜,可导致子宫内膜增生性病变或癌变。临床常见阴道不规则出血、月经过多、闭经、绝经后出血等症状,与颗粒细胞瘤临床表现相似。

（2）男性化表现:少数患者由于卵泡膜细胞瘤出现黄素化、囊性变,血中睾酮水平升高,临床上患者出现闭经、多毛、发际后移、乳房萎缩、声音低沉、面部痤疮和阴蒂肥大等男性化征象,肿瘤切除后上述症状可逐渐消失。

（3）腹部不适、腹胀:由于包块长大,患者可出现腹痛、腹胀等症状,但不如颗粒细胞瘤表现突出。若肿瘤发生扭转、破裂、出血,可出现急性腹痛。个别患者可合并梅格斯综合征。

（4）罕见的合并症:黄素化卵泡膜细胞瘤合并硬化性腹膜炎者,与其他常见的黄素化卵泡膜细胞瘤类型相比,这类肿瘤多数为双侧,黄素化细胞更小。肿瘤本身为良性,但一些患者会死于合并的腹膜疾病。据 Clement 等报道,6 例该类型肿瘤患者均合并肠梗阻,其中 5 例有腹水,因此,对于合并腹水、肠梗阻、内分泌紊乱症状的卵巢实性肿瘤患者,要警惕硬化性腹膜炎的存在。

【诊断】 卵巢卵泡膜细胞瘤多发生于绝经后女性,多数患者常有雌激素刺激的征象,表现为绝经后阴道流血、月经紊乱、闭经等,少数患者呈现男性化。盆腔检查扪及附件区中等大小的实性或囊实性肿物,表面光滑,边界清楚。影像学检查提示附件区实性或囊实性占位。实验室检查示血清雌激素水平升高,呈现男性化者血清睾酮水平可升高。由于卵巢卵泡膜细胞瘤与颗粒细胞瘤在临床表现及辅助检查上很相似,术前往往很难鉴别,确诊仍需依靠组织病理学检查。此外,卵巢卵泡膜细胞瘤与颗粒细胞瘤一样,由于有雌激素的刺激,患者罹患子宫内膜癌的概率是同龄妇女的 17 倍,因此,尤其是对于围绝经期和绝经后、伴有月经紊乱或阴道不规则流血女性,应常规行诊断性刮宫术以除外子宫内膜病变。

绝大多数卵巢卵泡膜细胞瘤为良性,仅极少数表现恶性生物学行为性,一般认为恶性者占卵泡膜细胞瘤的 1%~5%,预后较差。多发生于 50 岁以上的患者,临床上多有腹膜的种植。鉴别上主要依靠组织病理学检查。

【治疗及预后】 卵巢卵泡膜细胞瘤绝大多数为单侧、良性,预后良好。一般可行患侧附件切除术。若发生在青春期前,可行部分卵巢切除术或患侧附件切除术。若为育龄期妇女,有生育要求者,亦可行附件切除。若发生在绝经后可行全子宫+双附件切除术。恶性卵泡膜细胞瘤较少见,约为卵泡膜细胞瘤的 1%~5%,预后较卵巢上皮性癌好。有关恶性卵泡膜细胞瘤治疗的文献报道较少。对于恶性卵泡膜细胞瘤,应行卵巢癌细胞减灭术。一般认为,恶性卵泡膜细胞瘤对放、化疗较敏感。对于复发和晚期的恶性卵泡膜细胞瘤,在强调手术彻底性的基础上,术后应辅以化疗,其方案及疗程可参照颗粒细胞瘤。

此外,由于卵泡膜细胞瘤患者常合并子宫内膜增生性病变甚至子宫内膜癌,所以子宫病变的处理亦应在治疗中加以考虑。

四、卵巢纤维瘤

纤维瘤起源于卵巢表面的体腔上皮和其下的卵巢间质,是最常见的性索间质肿瘤,也是一种常见的卵巢良性肿瘤,占卵巢性索间质肿瘤的 72.2%,约占卵巢所有肿瘤的 4%。卵巢纤维瘤常见 12 号染色体的三倍体和四倍体,*IDH1* 突变罕见;富于细胞性纤维瘤常见 9q22.3（PTCH1）he 19p13.3（STK11）的杂合性缺失;不伴有 *FOXL2* 突变。

【临床表现】 卵巢纤维瘤可发生于任何年龄段女性,但多发生于中老年妇女,国外报道的平均发病年龄为 48 岁,国内报道的平均发病年龄为 46 岁。发生于青春期前者极为罕见。

卵巢纤维瘤可无明显临床症状,于体检或手术时偶然发现。绝大多数为单侧,双侧少见;双侧卵巢纤维瘤常见于家族性基底细胞癌综合征（Gorlin syndrome）的年轻女性,而该综合征的女性大约有 75% 会罹患卵巢纤维瘤。有症状者主要表现为腹痛、腹围增大和肿瘤压迫症状,如尿频等。由于纤维瘤多为中等大小的肿瘤,实性,表面光滑、活动,有一定重量,较容易发生扭转而产生急腹症,据统计,纤维瘤扭转的发生率可达 25%~44%。卵巢纤维瘤伴有囊性变时,也可能因肿瘤破裂导致急腹症。

有 1%~2% 的纤维瘤患者合并胸、腹水,即梅格斯综合征。胸、腹水多属漏出液,患者出现胸、腹腔脏器受压迫症状,可出现腹胀、腹围增大、胸闷、气急、咳嗽、排尿困难、下肢困难等症状,严重时类似充血性心力衰竭、晚期肝硬化或恶病质等。肿瘤摘除术后,大多数患者胸、腹水迅速消失。研究认为,胸、腹水的发生机制可能与肿瘤大小、压迫和肿瘤间质水肿有关,少数纤维瘤亦存在内分泌功能,临床上患者可出现月经紊乱、绝经后出血等症状。这可能是由于在肿瘤发生学上,卵巢纤维瘤来源于性索间质,与颗粒细胞瘤或卵泡膜细胞瘤同源。

【诊断】 根据患者临床表现,结合实验室和辅助检查可初步诊断。中老年妇女,盆腔扪及质硬包块,表面光滑,活动,内分泌紊乱症状不明显,可考虑卵巢纤维瘤。影像学检查提示盆腔内实性包块,部分病例伴有大量胸、腹水。有时可伴有血清 CA125 水平升高。有些患者伴有胸、腹水,一般情况差,有时难以与卵巢癌难以区别,往往需手术及病理检查帮助鉴别。

若卵巢纤维瘤较大,可压迫子宫,盆腔检查及影像学上肿瘤与子宫分界不清,因此需与子宫浆膜下肌瘤、阔韧带肌瘤等相鉴别。

卵巢卵泡膜细胞瘤、纤维上皮瘤、腺纤维瘤,当肿瘤实性成分占优势时,盆腔检查触及的实性、质硬包块难以与纤维瘤鉴别,往往需术后病理检查才可明确肿瘤的组织来源。

【治疗和预后】 卵巢纤维瘤是一种常见的卵巢良性肿瘤,预后好。年轻妇女可行患侧附件切除或卵巢肿瘤切除术,同时探查对侧卵巢。中老年妇女可行全子宫+双附件切除。伴有胸、腹水的患者,术后胸、腹水自然消退。术后无须化疗。但应注意一小部分卵巢纤维瘤会出现卵巢表面破裂和卵巢外种植,几乎均为富于细胞性纤维瘤;这些患者有局部复发的风险,但复发间期通常较长。

五、卵巢硬化性间质瘤

卵巢硬化性间质瘤（sclerosing stromal tumor of the ovary）于1973年由Chalvardjian和Scully首次报告，是一种起源于性索间质的罕见的卵巢良性肿瘤，至今国内外文献报道仅百余例，其发病率占卵巢性索间质肿瘤的1.5%~7%。主要发生在年轻妇女，平均发病年龄约为29岁，也有发生于青春期前和围绝经期的报道。近年有研究发现，卵巢硬化性间质瘤中有 *FHL2-GLI2* 融合基因及 *GLI2* 基因重排。

【临床表现】

1. 发病年龄 卵巢硬化性间质瘤多发生于年轻妇女，30岁以下占75.8%，20~30岁为发病高峰，平均年龄约29岁。

2. 症状及体征 关于该肿瘤是否有内分泌功能，目前说法不一，但大多数学者认为卵巢硬化性间质瘤具有内分泌功能。临床上表现为月经紊乱，绝经后出血、原发或继发不孕以及男性化，半数病例首发症状为月经异常。血浆中雌激素、睾酮、雄烯二酮、脱氢表雄酮均有升高。且病灶切除后，卵巢内分泌功能可恢复正常，不孕者术后可怀孕。这些都证实了肿瘤内分泌功能的存在。

极少数患者可合并胸、腹水。

肿瘤多为单侧，左、右侧发生概率相当，盆腔检查可以扪及附件区实性、光滑包块，边界清楚。肿瘤小时往往盆腔检查不能扪及，仅于手术或镜下检查时发现。

【诊断】 由于该类肿瘤临床上少见，诊断起来有一定困难。年轻患者，尤其是30岁以下女性，有月经紊乱或不孕症状，盆腔内扪及实性光滑包块，应考虑卵巢硬化性间质瘤的可能。

硬化性间质瘤与卵巢纤维瘤、卵泡膜细胞瘤均为实性肿瘤，临床上可根据其发病年龄不同加以鉴别，前者多发生于30岁以下育龄妇女，而后两者则多发生在绝经前后的中老年妇女，确诊仍需依靠病理检查。颗粒细胞瘤虽然大部分发生在绝经后，但尚有一部分发生在生殖年龄妇女，加之类似的临床内分泌紊乱症状，有时鉴别诊断有一定困难，多需靠病理检查确诊。在病理检查中，硬化性间质瘤中的黄素化细胞有变性改变，有时与卵巢库肯勃瘤（Krukenburg tumor）中的印戒细胞不易鉴别，需综合细胞学特征及大体标本所见综合判断。

【治疗和预后】 卵巢硬化性间质瘤为良性肿瘤，预后良好。手术是唯一的治疗方式，可行卵巢肿瘤切除术或患侧附件切除术。不孕者肿瘤切除后月经恢复正常，可妊娠及正常分娩。至今仅发现1例复发病例，该病例伴有肿瘤包膜破裂、坏死和显著的有丝分裂活跃。

六、卵巢支持-间质细胞瘤

支持-间质细胞瘤（sertoli-leydig cell tumor of the ovary）是一类少见的肿瘤，占卵巢肿瘤的0.2%~0.5%，为支持细胞和间质细胞按不同比例混合组成，故其病理组织形态复杂，临床表现和生物学行为各异。该组肿瘤由性索和胚胎性腺间质衍化而来，但具体衍化来源尚不可知。按照其镜下组织学改变和生物学行为可将其分为四个亚型：高分化型、中分化型、低分化型和网状型。

卵巢支持-间质细胞瘤的热点突变为 *DICER1* 的核糖核酸酶Ⅲb域，mRNA进程所需的核糖核酸内切酶，该突变可以改变整个基因的表达，使卵巢细胞分化为支持细胞表型，从而产生雄激素症状；而FOXL2 c.402C>G（p.Cys134Trp）突变则会上调CYP19A1，导致雌激素表型产生。

卵巢支持-间质细胞瘤分为3个分子亚型：*DICER1* 突变型（患者年轻，中/低分化，网状型或有异源成分）、*FOXL2* c.402C>G（p.Cys134Trp）突变型（绝经后患者，中/低分化，不伴有网状型或异源成分）和 *DICER1/FOXL2* 野生型（患者年龄居中，不伴有网状型或异源成分，肿瘤分化好）。

【发病年龄】 该类肿瘤发病年龄范围1~84岁，平均年龄25岁。其中，高分化型平均年龄约35岁，中分化组平均年龄25岁，低分化组平均年龄25岁，网状亚型组平均年龄17岁。中分化型和低分化型最常见；网状型或伴有胚系 *DICER1* 突变的患者年龄更小。

【临床表现】

1. 内分泌紊乱 由于该类肿瘤细胞具有分泌雄激素的功能，临床约2/3的患者有失女性态或男性化表现，临床上主要表现为原发性或继发性闭经、多毛，此外还有声音变粗、乳房萎缩、阴蒂增大、痤疮和秃发等。一般而言，患者的男性化多为轻度，有的患者仅有一些可能失女性态的证据，如月经减少或不孕等。血清学检查雄激素水平，如睾酮、雄烯二酮及尿17-酮类固醇浓度明显升高。

在高、中分化型患者中，少数病例有雌激素分泌现象，临床表现为子宫异常出血，子宫内膜活检提示子宫内膜息肉、增生甚至癌变等。血清学检查示雌二醇水平明显升高。

2. 腹部症状 支持-间质细胞瘤常发生于单侧卵巢，瘤体大小相差很大，小至仅显微镜下可见，大至直径50cm以上，平均约10cm，其中低分化型和网状型肿瘤偏大。瘤体小者临床上一般无典型的腹部症状，仅少数患者以腹痛、腹胀为主诉就诊，患者往往因其他疾病就诊或剖腹探查时才被发现。约15%包块可发生自发破裂。部分患者可伴腹水。

3. 血清甲胎蛋白 研究发现，部分支持间质细胞瘤患者血清甲胎蛋白（alpha fetoprotein，AFP）水平升高，同时肿瘤免疫组织化学染色AFP阳性。AFP阳性的肿瘤细胞为单一的支持细胞、间质细胞或两者皆有，或来自异源成分的肝样细胞。患者血浆中的AFP水平则取决于肿瘤中有分泌功能的细胞数量、肿瘤体积以及合成的AFP到达血浆的能力等。在支持-间质细胞瘤中血清AFP水平升高的确切意义尚有待进一步研究。

【诊断】 支持-间质细胞瘤临床上少见，主要表现为雄激素水平的升高,部分患者可合并腹痛、腹胀、腹部包块等腹部征象,血清睾酮水平可升高,但总体说来,临床表现缺乏特异性,很难与支持细胞或间质细胞瘤鉴别,确诊需要依靠组织病理学检查。病理诊断时需注意与颗粒细胞瘤、腺癌、低分化肉瘤等疾病相鉴别。

【治疗及预后】 治疗上以手术为主,手术范围应根据患者的年龄、生育要求、组织学类型、临床分期等决定。

1. 高分化型支持间质细胞瘤 是良性肿瘤,治疗原则是行患侧附件切除,预后良好。

2. 其他类型支持间质细胞瘤 中分化型支持-间质细胞瘤中恶性比例为10%,低分化型恶性比例为60%,多在2年内复发。对年轻未育妇女,经术中仔细探查,临床分期为Ⅰ期,可行患侧附件切除,术后随诊。对中老年、无生育要求的妇女,行全子宫双附件切除术。若术中发现有肿瘤播散、转移或复发的患者,应行肿瘤细胞减灭术,术后辅以放、化疗。其他类型肿瘤的预后与肿瘤的组织学亚型、临床分期密切相关。中、低分化组均有肿瘤多发、转移、死亡的报告。网状亚型预后差。伴异源成分的肿瘤预后与所含异源成分的类型相关,含黏液上皮者,比含间叶异源成分患者的预后差。

七、支持细胞瘤

【发病率】 纯支持细胞瘤(sertoli cell tumor)十分罕见,国内外文献多为零星个案报道。

【临床表现】

1. 发病年龄 2~79岁,平均年龄30岁。

2. 临床症状

(1)内分泌变化:90%左右表现为内分泌紊乱,多数为雌激素刺激症状,青春期前患者可出现性早熟;育龄期妇女出现月经过多、不规则出血、不规则阴道流血;老年妇女出现绝经后出血等临床症状,偶可有性欲增强,子宫内膜在雌激素作用下亦会发生增生性改变。另外有20%左右的患者有男性化表现。文献中有3例因肿瘤分泌的肾素而表现出高血压的报道。此外肿瘤可分泌孕酮、醛固酮等。

(2)盆腔包块:由于肿瘤的大小差异很大,为0.8~28cm,所以小的肿瘤难以触及包块。中等大小或较大的肿瘤可以在附件区触及实性包块,大多数表面光滑,可以活动。约20%的病例因肿瘤达到一定体积而引起腹痛、腹胀及压迫症状。

(3)波伊茨-耶格综合征:文献报道,约11%的支持细胞瘤患者合并有遗传性波伊茨-耶格综合征(Peutz-Jeghers syndrome,PJS)(又称黑斑息肉综合征)。

【治疗及预后】

对年轻患者ⅠA期患者,仔细探查盆腹腔及对侧卵巢后,可行患侧附件切除。对年长、无生育要求者,应行全子宫+双附件切除。若术中发现肿瘤已有转移者,应行肿瘤细

胞减灭术,术后辅以化疗、放疗。

支持细胞瘤基本属良性肿瘤,绝大多数预后良好。偶有报道在短期内死亡的病例,这种肿瘤体积大,有出血、坏死,除典型的管状结构外,可找到细胞异型性明显核分裂活跃(24/10HPF)的区域。

八、卵巢莱迪细胞瘤

【临床表现】

1. 发病年龄 32~82岁,平均发病年龄58岁。

2. 内分泌紊乱 大多数患者会出现内分泌紊乱,大约80%表现为男性化,10%为雌激素刺激症状,其余为无功能或雌、雄激素均有升高。还有个别患者由于肾素、醛固酮水平升高,出现高血压、糖尿病、皮质醇增多症状。

(1)男性化表现:莱迪细胞瘤(Leydig cell tumour)临床上特征性的表现为阴蒂肥大,多毛,声音低哑等,此外,青春期前患者表现为身材短、肌肉及阴毛呈男性分布等纯男性变化。育龄妇女则表现为去女性化,如月经少、闭经、乳房萎缩等。绝经后妇女因子宫、乳房萎缩及绝经等均为正常生理变化,有时难以与肿瘤的内分泌影响鉴别。但若伴有阴蒂肥大、面部多毛、声音低哑等,则应考虑为肿瘤内分泌影响。

(2)雌激素刺激症状:子宫内膜在肿瘤分泌的雌激素刺激下,可发生增生性病变甚至癌变。临床上主要表现为月经过多、阴道不规则流血或绝经后出血。

(3)雌、雄激素同时作用:非常罕见,临床上可以出现轻度男性化表现伴有阴道不规则出血。

3. 盆腔症状 绝大多数肿瘤直径小于5cm,临床上一般不出现腹痛、腹胀及压迫症状等,有时盆腔检查难以发现,甚至B超检查亦可能未被查出。

【诊断】 临床上若患者出现内分泌紊乱症状、血清睾酮浓度明显升高时,应考虑该肿瘤的存在。但由于肿瘤体积小,往往临床检查不能发现,以剖腹探查为宜。确诊需依靠病理学检查。

【治疗和预后】 绝大多数间质细胞瘤为良性,预后良好。恶性者<5%,可导致广泛转移、死亡。

治疗上仍应以手术为主。

对年轻患者ⅠA期患者,仔细探查盆腹腔及对侧卵巢,证实肿瘤仅累及一侧卵巢,可行患侧附件切除术。

对于中老年妇女,可行全子宫+双附件切除术。

对晚期、广泛转移或复发者,应行肿瘤细胞减灭术,术后辅以化疗、放疗。

一般手术后患者内分泌紊乱可迅速得以纠正,但男性化症状往往不能完全消退。

九、卵巢伴环状小管性索瘤

环状小管性索瘤(sex cord tumor with annular tubules,

SCTAT)是瘤细胞呈环状小管花环样结构兼具颗粒和支持细胞部分分化特征的性索间质肿瘤。1970 年首先由 Scully 报道命名,临床上十分罕见,在卵巢肿瘤中约占 0.06%。本瘤的临床表现除有内分泌紊乱外,临床上约 1/3 患者伴有家族性黑斑息肉综合征(PJS)。属于低度恶性肿瘤,约有 20% 的病例可出现复发、远处转移,平均复发期为 6.3 年。

【临床表现】

1. 发病年龄 患者发病年龄为 4~64 岁,高发年龄在 21~40 岁之间,平均年龄 26.7 岁。

2. 临床表现

(1)盆腔包块:部分患者可触及盆腔内实性或囊实性包块,表面光滑,活动度好。合并 PJS 的肿瘤常为多灶性,2/3 发生于双侧卵巢,肿瘤体积小。不合并 PJS 者肿瘤常为单侧,体积大。当肿瘤有转移时,多于腹膜后、肾周形成固定的包块。若肿瘤发生扭转,可导致急腹症。

(2)内分泌紊乱:环状小管性索瘤可分泌较高水平的雌激素和少量的孕激素。月经紊乱是其临床最重要的症状,临床上可以出现不同程度的不规则阴道出血、闭经及绝经后出血等。青春期前患者可出现性早熟。上述患者血清雌激素和孕酮水平明显升高。子宫内膜在雌激素刺激下可发生子宫内膜息肉及增生性病变,部分患者在孕激素作用下,子宫内膜腺体萎缩、间质蜕膜样变。

(3)家族性黑斑息肉综合征:约 1/3 的性索瘤伴环状小管患者临床上伴黏膜息肉黑斑综合征。PJS 是一种常染色体显性遗传性疾病,其特征性表现为胃肠道息肉病及口腔黏膜、口唇周围、面部、生殖器和手掌的多发性黑色素沉积。患者可因肠息肉引起出血、肠梗阻。值得注意的是,环状小管性索瘤中仅部分患者合并 PJS,PJS 也并非卵巢环状小管性索瘤特有的合并症。

(4)子宫颈病变:约有 5.4% 的患者合并子宫颈恶性腺癌,且常为合并 PJS 者。患者有阴道不规则出血、接触性出血等症状,宫颈外观无明显异常或外口呈乳头状、结节状改变,甚至宫颈细胞学检查无恶性细胞检出。肿瘤为黏液腺癌,有高度恶性倾向,常常出现较广泛的浸润性生长,预后不良,因此,环状小管性索瘤患者做仔细的宫颈检查,必要时活检。

【诊断】 该肿瘤患者出现月经紊乱、体格检查及影像学提示附件实性包块、血清学检查雌孕激素均升高,尤其是合并 PJS 者,可发现典型的黏膜色素黑斑、消化道多发息肉征象,诊断多不困难。对于不伴有 PJS 的患者,与其他卵巢性索间质肿瘤的鉴别则主要依据血清激素测定。环管状性索间质肿瘤细胞分泌大量雌、孕激素,而支持-间质细胞瘤主要分泌雄激素,颗粒细胞瘤主要分泌雌激素。

【治疗及预后】

1. 合并 PJS 的患者肿瘤多为良性。治疗可行单侧附件切除或全子宫双附件切除。但由于消化道多发息肉的存在,应警惕消化道出血、肠梗阻甚至息肉恶变的发生,相关科室应长期随访。合并 PJS 者可合并宫颈腺癌,患者应常规行宫颈细胞学检查,必要时行阴道镜检查及活检。该组患者的预后与宫颈腺癌的临床期别、细胞分化程度等直接相关。

2. 不合并 PJS 的患者中约 20% 有转移、复发,但是与初治时间间隔较长,潜伏期可达几年甚至几十年,平均为 6.3 年。治疗上以手术为主,必要时辅以放、化疗。

对于年轻、有生育要求的 I 期患者,手术中探查对侧卵巢正常,可行患侧附件切除,术后长期随诊。

对临床 II 期以上及复发患者,均应行肿瘤细胞减灭术。对于复发的患者,也应积极争取再次手术。术后辅以放、化疗。

十、卵巢两性母细胞瘤

两性母细胞瘤(gynandroblastoma)是指肿瘤中有明确的典型的支持-间质细胞成分和颗粒-泡膜细胞成分,并且两种成分相互混杂,每种比例至少占 10%。该肿瘤来源不明,有研究认为该肿瘤可能来自具有向两性分化潜能的性腺间叶或性索组织。在临床上,两性母细胞瘤极为罕见。目前这类肿瘤的生物学行为尚不明确。就目前报道的病例数据,该肿瘤的热点突变为 *DICER1* 的核糖核酸酶 IIIb 域;混合幼年型颗粒细胞瘤或支持-间质细胞瘤成分者多为 *FOXL2* 野生型,而混合成年型颗粒细胞瘤成分者多为 *FOXL2*(c.402C>G.Cys134Trp)突变型。

【临床表现】

1. 发病年龄 14~80 岁,多发生于儿童及年轻女性,平均年龄约 24.5 岁。

2. 内分泌变化 由于肿瘤由颗粒-卵泡膜成分和支持-间质成分组成,临床表现主要为雌激素或雄激素分泌过多引起的内分泌异常。

(1)雌激素过多:患者可以出现初潮提前、月经过多、绝经后出血等临床症状,或伴发子宫内膜增生性病理改变。

(2)雄激素过多:部分患者可出现闭经、乳腺萎缩、多毛、声音低哑、阴蒂肥大等男性化征象。

(3)临床上亦有男、女性症状同时或先后存在者。

此外,部分患者可不表现内分泌紊乱。

3. 盆腔包块 两性母细胞瘤多发生于单侧卵巢,平均直径 6cm 以下,但也有表现为附件区巨大包块的病例。由于肿瘤一般较小,所以腹胀、腹围增大等症状并不明显。但通过仔细的盆腔检查及影像学检查,一般可发现。妊娠期合并肿瘤破裂时,可导致急性腹痛。

【诊断】 卵巢两性母细胞瘤罕见,临床表现上缺乏特异性,因此术前诊断较为困难,确诊主要依据病理诊断。找出明确的支持-间质细胞成分和颗粒-泡膜细胞成分是诊断的关键。诊断时应说明肿瘤的成分,如成年型/幼年型颗粒细胞瘤,以及支持-间质细胞瘤的分化程度及亚型等。免疫组织化学检查显示 α-抑制素阳性。

【治疗及预后】 根据患者年龄、生育要求、肿瘤期别、组织学类型等,可以分别采用患侧附件切除、全子宫+患侧附件、全子宫+双附件切除等不同的手术方式。

目前报道的卵巢两性母细胞瘤病例在临床上几乎均呈良性经过,几乎全部的患者就诊时均为临床Ⅰ期,术后尚无临床复发及转移的报道。由于目前卵巢两性母细胞瘤病例稀少,其长期的生物学行为难以确定,并且肿瘤中的颗粒细胞瘤成分具备低度恶性潜能,故对于该类肿瘤的患者,应坚持长期随访。

(宋 亮 李 雷 杨开选 郄明蓉)

第五节 卵巢生殖细胞肿瘤

一、卵巢畸胎瘤

(一)卵巢成熟畸胎瘤

卵巢成熟畸胎瘤(mature teratoma of the ovary)约占所有卵巢肿瘤的10%~20%,又称卵巢良性畸胎瘤(benign ovarian teratoma),是生殖细胞肿瘤中最常见的病理类型。是卵巢畸胎瘤家族的一部分(表9-19-10)。该类肿瘤起源于具有全能分化的生殖细胞,其成分包含外胚层、中胚层及内胚层结构。外胚层以皮肤和神经(包括大脑、小脑和脉络丛组织)为常见;中胚层有骨、软骨、肌肉和脂肪组织;内胚层主要为呼吸、胃肠结构和甲状腺组织等,这些组织常常形成器官样结构。卵巢成熟畸胎瘤可分为实性成熟畸胎瘤(mature solid teratoma)及囊性成熟畸胎瘤(mature cystic teratoma)。前者十分罕见,瘤体表面光滑,切面呈实性,可有蜂窝状小囊存在,瘤内三胚层衍化组织均分化成熟,成熟神经组织可能是最主要的成分。后者为卵巢最常见的良性肿瘤,故又称良性囊性畸胎瘤或皮样囊肿(dermoid cyst)。

表 9-19-10 畸胎瘤的分类

成熟畸胎瘤
• 囊性
• 实性
• 单胚层
未成熟畸胎瘤
• 低病理分级
• 高病理分级(根据出现的神经组织的量)
成熟畸胎瘤恶性变(一种成熟组织成分恶变)

【遗传学及发生机制】 细胞遗传学研究发现,绝大部分成熟畸胎瘤表现为正常46,XX核型,极少数病例畸胎瘤核型可为三体型或三倍体。细胞及分子遗传学研究表明,虽然畸胎瘤组织的核型为46,XX,但其与宿主的核型却存在遗传学差异。染色体着丝粒核异质性研究发现,女性宿主多表现为杂合子核型,而畸胎瘤组织则多为纯合子核型。有作者对染色体末端同工酶位点进行研究却发现,虽然畸胎瘤组织核型着丝粒异质性表现为纯合子,而其染色体末端同工酶位点却与宿主一样表现为杂合子,从而认为良性畸胎瘤起源于第二次减数分裂失败或第二极体与卵细胞融合的单一生殖细胞,即所谓单性生殖过程。随后有作者发现,有些成熟畸胎瘤的染色体着丝粒异质性标记与宿主细胞核型完全一致,而提出第一次减数分裂失败也是畸胎瘤的发生机制之一。1984年Parrington等对21例成熟畸胎瘤核型分析发现,13例为纯合性着丝粒异质性标记,8例表现为杂合性标记,而宿主核型均表现为杂合子,同时在13例染色体标记为纯合子畸胎瘤中,所有酶多态性分析亦表现为纯合性,从而提出畸胎瘤另一可能的发生机制,即成熟卵细胞核内自行复制而成。1987年Ohama等对128例卵巢畸胎瘤进行了染色体异质性及HLA多态性的研究,进一步提出了畸胎瘤形成的多起源机制。

归纳起来,关于卵巢成熟畸胎瘤的发生机制有以下5种可能:

1. 卵细胞第一次减数分裂失败或第一极体与卵子的融合(Ⅰ型) 表现为肿瘤组织与宿主细胞染色体着丝粒标记均为杂合性;而染色体末端同工酶位点表现为杂合性或纯合性则取决于染色体着丝粒与末端标记在减数分裂时是否发生互换及互换的频率,如不发生互换则表现为末端标记杂合性,发生1次互换的则50%表现为杂合性,如发生2次互换则75%表现为杂合性。

2. 第二次减数分裂失败或第二极体与卵子的融合(Ⅱ型) 表现为畸胎瘤染色体着丝粒标记均为纯合性,而染色体末端标记依减数分裂时互换与否可表现为纯合性或杂合性。

3. 成熟卵细胞基因核内自行复制(Ⅲ型) 该类型畸胎瘤着丝粒标记及染色体末端标记均表现为纯合性。

4. 原始生殖细胞第一次及第二次减数分裂均失败(Ⅳ型) 该类型不发生减数分裂,经有丝分裂之后形成的畸胎瘤,其染色体着丝粒及末端标记均与宿主一致,表现为杂合性。

5. 2个卵子融合所致(Ⅴ型) 该类型畸胎瘤染色体着丝粒及末端标记既可为杂合性,也可为纯合性。

成熟畸胎瘤核型分析90%以上均为46,XX,少部分可出现数目或结构异常,其中以三体型为多见,染色体异常在成熟畸胎瘤中的发生率约为7%;而在未成熟畸胎瘤中,染色体异常的发生率则高达 60% 以上，其中最多见的也是三体型，染色体结构异常也常可遇到，常发生结构异常的染色体有 3、5、7、8 及 9 号染色体。研究表明，未成熟畸胎瘤具有向成熟畸胎瘤转化的生物学特性，但当未成熟畸胎瘤逆转为成熟畸胎瘤后，其异常的染色体核型是否也同时转变为正常二倍体核型？ Gibas 等的研究表明，未成熟畸胎瘤经化疗诱导转为成熟之后，其异常的染色体核型并不发生逆转。

【临床表现】 成熟畸胎瘤可发生于任何年龄，最早可见于新生婴儿，也可发生于 80~90 岁的老人，是唯一绝经后仍经常发生的生殖细胞肿瘤，但绝大部分均发生于育龄期妇女（20~30 岁最常见）。北京协和医院曾报道 647 例成熟畸胎瘤，最小 7 岁，最大 77 岁，平均 34 岁。肿瘤多数为单侧性，左、右侧发生概率相近，双侧同时发生者占 8%~24%。由于肿瘤为良性，如无扭转或感染等并发症发生，常无特殊症状。如肿瘤发生扭转或破裂可出现突发性的下腹部疼痛，如肿瘤体积较大，可有腹胀感，轻度腹痛及压迫症状如尿频等。虽然少数患者有月经失调等内分泌症状，但多与肿瘤无关。国内范娣娣曾分析了 549 例该病患者，仅有 8 例月经过多及 14 例子宫不规则出血，极个别患者因发生肿瘤的卵巢间质有黄素化变化，而有毛发多的体征。

【辅助检查】

1. X 线诊断 Josephsen 于 1915 年首先经放射线检查确诊该肿瘤后，目前已将该方法作为常规术前检查。成熟畸胎瘤内，因常有油脂样物，牙及骨片等，故在腹部或盆腔 X 线摄片时可显示一些特点，如骨片及牙阴影、囊内容物钙化影等。如囊内容物仅仅为皮脂物质及毛发，则表现为透光度减弱或呈现轮廓清晰的圆形或卵圆形阴影。研究表明，成熟畸胎瘤 X 线检查时，41%~62% 可显示出以上协助诊断的特点，为避免与肠袢内气体混淆，在摄片前应进行通便或洗肠。另外，还应与盆腔内 X 线密度增加的病变进行鉴别，如子宫肌瘤、卵巢纤维瘤、输尿管结石及钙化淋巴结等。

2. 超声诊断 良性囊性畸胎瘤的超声所见常可分为以下几种类型：

（1）类囊型：多为圆形或椭圆形，囊壁较厚，多为单房，内为密集而反光强的光点，有时在内壁处可见一薄层液性区。离体标本见囊内为脂样物质，偶有少量毛发。

（2）类实质型：囊内充满均质点状回声，很难找到无回声暗区，边缘清楚光滑，可见散在星点状血流信号。离体标本见囊内为油脂类物质及毛发。

（3）囊内面团征：囊内出现一个或数个反光强的光团，多为圆形，也有不规则光块，可粘贴于内壁，光团后方无回声，团块内未见血流信号，囊壁可见星点状散在血流信号。离体标本见囊内为脂质颗粒粘结在一起的团块。

（4）囊内发团征：囊内可见一圆形光团，其上方呈月牙形反光强的回声，其后方衰减并伴明显声影。离体标本见囊内为强回声团为脂质物团块包裹大量毛发、牙齿及骨组织构成。

（5）囊内脂液分层征：上层为反光强、密集光点回声，此为一层脂类物；下层常为清亮液，有时亦可见液内漂浮少量光点，两层之间为脂液分层平面，较大的囊肿其液平面可随体位变动而变化。离体标本见囊内上方为黏稠的脂类物及毛发漂浮，下方为黏稠样液体。

（6）复杂型：囊内结构复杂，可有光点，脂液分层，强光团，发团征及面团征等。离体标本见囊内为牙齿、骨组织、钙化物、毛发及油脂样物质等。

3. CT/MRI B 超发现巨大包块、囊壁内不均质实性成分、囊壁全层受累并且肿瘤与周围组织粘连时，应该警惕恶变的可能。而增强 CT/MRI 对软组织分辨率较高，有助于判别卵巢成熟性畸胎瘤的早期恶变，可以提高术前诊断的准确性。当包块在 CT 表现下呈边界不清、不规则分叶或实性成分不均匀增强、腹水、腹膜反折处淋巴结增大时提示恶变可能。而在 MRI 影像中，当囊内脂肪同等强度的信号中出现实性增强、透壁性坏死以及与周围组织粘连时均提示恶变可能。对于卵巢畸胎瘤部分少见类型或不典型病例的定性诊断相对困难，MRI 特殊扫描序列或增强检查的应用能够进一步提供帮助。

4. 血清肿瘤标志物 对于可疑卵巢畸胎瘤的患者，建议术前常规检查血清肿瘤标志物：糖类抗原 19-9（CA19-9）、糖类抗原 125（CA125）、癌胚抗原（CEA）、甲胎蛋白（AFP）、鳞状细胞相关抗原（SCC）。

CA19-9 是一种单涎酸神经节苷脂，在胰腺癌患者血清中明显升高，胃肠癌、胆道癌、肺癌和卵巢癌中也可见升高。卵巢成熟性畸胎瘤患者血中 CA19-9 的升高可能来于畸胎瘤中支气管组织直接分泌入血或由畸胎瘤囊液中渗透入血。关于成熟性畸胎瘤的肿瘤标志物，国内外为数不多的研究均显示 CA19-9 似乎是唯一一个有临床意义的肿瘤标志物，阳性率为 38.8%~59%。而另一方面，由于 CA19-9 在一些卵巢癌中也会升高，所以盆腔肿物的超声表现也非常重要。虽然卵巢畸胎瘤的超声表现极其复杂，但是"缺乏血流信号"是其共同的特点。所以，需要将卵巢肿物的超声图像与肿瘤标志物综合考虑才能得出准确的术前诊断。有研究发现，随着肿瘤的增大 CA19-9 的水平也不断增加，CA19-9 的阳性率也逐渐增高。CA19-9 阳性的患者体积较大，当成熟性畸胎瘤的直径大于 5cm 时，患者 CA19-9 的含量明显高于正常。Dede 对 80 例成熟性囊性畸胎瘤患者进行回顾性研究发现：CA19-9 升高的患者肿瘤发生于双侧的概率明显高于单侧囊肿者（51.6% vs. 12.2%，P<0.05）。国内也有学者发现当肿瘤为多房表现时，血清 CA19-9、CA125 水平较单房者明显升高（P<0.05）；当肿瘤发生于双侧卵巢时，CA19-9 显著升高（P<0.05）。因此认为 CA19-9 在卵巢成熟畸胎瘤的诊断与鉴别诊断中具有一定的意义，并且建议当血清 CA19-9 水平升高时，无论对侧卵巢外观是否正常，手术时均应仔细检查对侧卵巢。

SCC：与卵巢成熟畸胎瘤恶变最相关，但在某些良性的卵巢成熟性畸胎瘤（约15%）中也会升高，并且SCC在恶变早期并不敏感。Mori等报道：年龄>40岁且SCC>2.5μg/L者，其敏感性达77%，特异性达96%。

AFP：甲胎蛋白是有胚胎的卵黄囊和不成熟的肝细胞产生的一种特异性蛋白，是一种公认的卵巢卵黄囊瘤的肿瘤标志物，如果未成熟畸胎瘤中混有卵黄囊成分，则会有AFP的升高。因此，当临床怀疑为畸胎瘤的卵巢囊实性肿物时，应当测定AFP以作为成熟性和未成熟性畸胎瘤的肿瘤标志物。

CA125和CEA：有学者提出CA125和CEA可能与卵巢成熟性畸胎瘤恶变的预后相关。因此，对于可疑卵巢畸胎瘤的患者术前都应该常规进行CA19-9、CA125、CEA、AFP、SCC的检查。

【并发症】

1. 扭转 由于肿瘤常有蒂，且密度大，有一定重量且同一肿瘤密度不匀，所以易发生扭转。其诱因常有妊娠、肠蠕动、膀胱充盈或排空、咳嗽、呕吐或意外暴力、体位改变等引起腹压骤变的因素。扭转发生率为9%~17%。扭转发生后，常有急腹痛、恶心及呕吐等典型症状。扭转早期，肿瘤蒂部有压痛，稍晚期则整个肿瘤均有压痛。如有这些典型的症状及体征，诊断并不困难。若扭转180°时，即可压迫肿瘤的动、静脉，严重者可扭转360°或720°以上，致使动脉供血中断，静脉回流受阻，导致囊内出血，囊壁卒中坏疽，如延误过久，手术时亦无法保留患侧卵巢。

2. 破裂 畸胎瘤破裂较少见。北京协和医院647例中，仅有4例发生破裂。而Malkasian的资料表明，妊娠期肿瘤破裂发生率高达15.8%，而非妊娠期仅1.3%。破裂的发生多因肿瘤创伤、扭转、感染或坏疽所致。囊内溢出皮质物质（含中性脂肪、脂肪酸等成分）、鳞状细胞碎屑等，均可刺激腹膜增厚形成慢性肉芽肿或伴发散在钙盐沉着。另外亦有肿瘤破入空腔脏器，如膀胱、肠道等个案报道，而发生尿频、尿痛、尿血，甚至尿内排出皮脂物质、毛发、骨片等，或肛门排出上述物质，因此而可获得确诊。

3. 感染 多经血源或淋巴源引起。可由盆腔炎、肠粘连、产后及阑尾脓肿等引起，或由于肿瘤穿刺、扭转、破裂等诱发。感染的致病菌多为链球菌、葡萄球菌、大肠埃希菌、结核分枝杆菌或产气杆菌。

4. 副肿瘤性疾病 包括溶血性贫血和抗-N-甲基-D-天门冬氨酸受体脑炎（anti-N-methyl-D-aspartate receptor encephalitis）。成熟畸胎瘤可合并溶血性贫血的发生，但十分罕见，其中多数患者脾大，Coomb试验阳性，此类患者服用肾上腺皮质激素或作脾切除均无效，或仅有短暂效果，但切除卵巢肿瘤后即可痊愈。有关这种自身溶血性贫血发生的原因，有如下假说：①因肿瘤抗原的刺激而产生的抗体与红细胞作用而溶血。②由于肿瘤产生的一种物质包被在红细胞上，使其抗原性或对溶血的抵力被改变。抗NMDAR脑炎常伴发于卵巢畸胎瘤，由于肿瘤的诱导产生抗NMDA受体的自身抗体，抗体选择性影响NMDA受体

分布的脑区，患者往往有上呼吸道感染的前驱症状或其他情绪诱因，从而引起典型精神或神经症状，运动障碍和癫痫发作。治疗主要包括卵巢肿瘤切除和免疫调节治疗，多数患者预后良好。

【治疗】 成熟畸胎瘤虽为良性肿瘤，但可发生扭转及感染等并发症，且极少数病例有恶变可能，故在治疗方面应采取手术切除，手术方式宜采取肿瘤切除术，以保留患侧卵巢的正常卵巢组织。剥除肿瘤时，应注意勿将肿瘤弄破而使肿瘤内容物污染腹腔。手术时可选择卵巢包膜最薄处以下做一浅切口，因在薄层包膜下即为肿瘤，在该处比较容易找到肿瘤与卵巢包膜的分界层次。如进入包膜下的层次正确，再继续剥离肿瘤时，一般都比较容易，可顺利并且完整地剥除。肿瘤剥除后，常常可剩不少正常卵巢组织，将其重叠缝合后，外表很像一个正常卵巢。采用这种方法剥除肿瘤，术后很少复发。北京协和医院260例成熟畸胎瘤切除术中，有5例术后复发，占1.9%，此5例原均为双侧性肿瘤，复发肿瘤中仅有2例为成熟畸胎瘤，1例甲状腺瘤，1例黏液性囊腺瘤，另1例不详。复发时间为手术后10~19年。由于复发率并不高，且复发时间间隔均超过10年，因此对年轻患者，为保留卵巢生理功能，仍应首选肿瘤切除术，而不做卵巢切除术。

由于成熟畸胎瘤双侧发生的可能性为8%~24%，且小的肿瘤仅数毫米直径，故以往的学者建议对于单侧成熟畸胎瘤患者，手术时均应做对侧卵巢剖开探查。但是目前大多数学者均认为，手术时如果发现对侧卵巢外观正常，则隐藏性卵巢成熟畸胎瘤的可能性仅为1.1%。因为将卵巢切开两半可能导致出血、感染和粘连形成，并且超声能很好地预测成熟畸胎瘤的存在，所以手术时仔细地检查对侧卵巢，可能是一种安全的替代对侧卵巢切开探查的方案。北京协和医院对1990—2000年695例卵巢成熟畸胎瘤的分析认为，手术时进行对侧卵巢剖开探查，虽然总的阳性率为15.1%，但是进一步分类发现如果肉眼见对侧卵巢无异常表现，剖开探查的阳性率仅为0.22%。此外不管是否行剖开探查，术后复发率（未剖开探查组为0，剖开探查组为2.1%，$P=0.93$）和妊娠率（未剖开探查组为33.3%，剖开探查组为25%，$P=0.76$）均相当。由于在腹腔镜手术中采用的是电刀切开、分离和止血，区别于开腹手术中可以采用结扎、缝合等方法，而电刀的热效应难免会对卵巢的结构和功能产生短期或长期的影响，而患者往往为育龄期妇女，保留卵巢功能很重要，因此在术中应尽可能减少对卵巢的切除和破坏。基于这一点的考虑，提出对侧卵巢肉眼未见异常的情况下是否可以考虑不常规行剖开探查术。当然，同时也要强调，如果对侧卵巢肉眼见有异常时，仍需要行常规剖开探查术，因为此时剖开探查的阳性率可达63.4%。

随着腹腔镜手术在妇科手术中越来越多的应用，许多研究表明腹腔镜手术可以作为治疗良性畸胎瘤的标准术式，其疗效肯定而且安全。腹腔镜手术可能的优点包括：术后疼

痛和失血量减少、住院日缩短,因而总住院费用下降。以往认为腹腔镜处理过程中一旦发生囊肿破裂,其内容物在腹腔内扩散可能会造成腹膜刺激征和肉芽肿形成,但是已经有越来越多的研究证实腹腔镜处理畸胎瘤是可行的。术后化学性腹膜炎可能是由于腹膜接触了诸如头发和油脂分泌物等物质所引起,最可能发生在长期接触未被发现的畸胎瘤渗漏或破裂时。因此,如手术中出现囊内容物溢出,最好用大量的温热生理盐水冲洗,直至冲洗液变为清亮,从而减少术后发生化学性腹膜炎、继发性肉芽肿、广泛盆腔粘连等风险。此外,腹腔镜术中当囊肿完整剥除后使用标本袋,在标本袋中进行囊内液吸引等操作,也可以明显减少畸胎瘤破裂、畸胎瘤内容物对腹腔造成感染。

【畸胎瘤的几种特殊情况】

1. 成熟畸胎瘤合并妊娠 因成熟畸胎瘤多半发生于育龄妇女,且不影响卵巢功能,故合并妊娠率较高,文献报道,合并妊娠者占10%~22%。该肿瘤亦是妊娠合并卵巢肿瘤中最为多见的一种。向阳等对39例妊娠合并卵巢肿瘤的分析表明,成熟畸胎瘤占46.2%,其次为子宫内膜异位囊肿(12.8%)及卵巢浆液性囊腺瘤(10.3%)等。

在妊娠早期发现卵巢肿瘤时,因不能完全排除妊娠期黄体囊肿,且早期妊娠进行手术易诱发流产,故可等待至妊娠4个月左右进行手术。因为此时胎盘已形成,可替代卵巢的妊娠黄体功能,流产率较低。18孕周以后,随着子宫增大,肿瘤易发生蒂扭转、破裂、恶变,或临产时阻塞产道,增加难产的发生率。而妊娠合并卵巢肿瘤蒂扭转以成熟畸胎瘤最多见,一经确诊,均应及早手术,以免卵巢及肿瘤发生坏死、出血、破裂。肿瘤蒂扭转时,静脉回流及动脉循环受阻,瘤体充血,静脉怒张而破裂,此时需行患侧附件切除术,但一般不影响妊娠结局。如在妊娠晚期发现肿瘤,且肿瘤已被推至盆腔外,无阻塞产道的可能,则可在产后行肿瘤手术切除。如肿瘤阻塞产道,可在足月妊娠期或临产后行剖宫产术并同时切除肿瘤。

2. 卵巢成熟畸胎瘤恶变 成熟畸胎瘤恶变发生率约为0.17%~2%,其恶变原因尚不明确。因肿瘤内有各种不同的组织成分,故可发生各种不同的恶性变化。镜下最多见的是鳞癌(75%~85%),其次为腺癌(6%~8%)、腺鳞癌、未分化癌,再次为肉瘤(如骨肉瘤、平滑肌肉瘤等),少见的有基底细胞癌、类癌、恶性黑色素瘤及胶质细胞瘤等。伴有恶变的肿瘤主要是局部侵袭扩散,很少有经淋巴及血行转移。北京协和医院647例中,11例发生恶变,占1.7%,其中有10例为鳞癌,多自瘤体内的呼吸道上皮、食管上皮或皮肤恶变而来。

肿瘤如有恶变,瘤体切开后,除油脂、毛发等常见内容以外,还有实质性部分,囊壁表面粗糙呈颗粒或乳头状,并且可以穿透全层囊壁后与周围组织粘连;肿瘤组织多呈灰白或浅黄色,质脆,常伴出血及坏死。恶性变化常发生在囊壁内"乳头""头节"附近或囊壁增厚的部分。因此术中应该仔细检查囊壁,发现结节或囊壁增厚应该警惕恶变可能,不能

盲目的依赖毛发、牙齿等卵巢成熟性畸胎瘤的典型表现而漏诊恶变。

曾有学者指出较大畸胎瘤(大于10cm)恶变的危险较大。近期有研究发现卵巢成熟性畸胎瘤发生恶变时其包块的直径通常在10cm以上,文献报道直径最大者达40cm,平均值13.8cm,其中最小直径5cm。肿瘤直径大于10cm时其恶变可能性为78%~86%。恶变畸胎瘤直径较大的原因可能与肿瘤内出血、坏死等有关。因此,对于直径大于10cm的卵巢畸胎瘤应该尽早手术以排除恶变,来自中国台湾的多种心研究提示包块直径大于15cm似乎更具侵袭性。而包块直径小于10cm并不意味着完全没有恶变的可能,因此临床医师对于体积较小的卵巢成熟性畸胎瘤发生恶变的可能性也要提高警惕。

恶变年龄一般在40~60岁。有报道最小者9岁,为基底细胞及腺癌变,最大的88岁,为鳞癌变。北京协和医院11例恶变者中,最小32岁,最大77岁,平均51岁。国外文献报道总结发现:恶变可以发生于任何年龄,但以绝经后患者多见,好发年龄为45.4~55岁,最大年龄为87岁。部分文献报道鳞癌变容易发生于大于50岁的绝经女性,包块直径大于10.8cm,且伴有实性成分。

恶变早期多无特殊临床症状,如恶变已扩散浸润周围脏器,或者淋巴结转移,则临床症状加重,如腹痛、腿痛、下肢及外阴水肿等。发生恶变的患者主要在绝经后且伴有腹痛症状,部分患者可以触及腹部肿块,阴道出血较少见。一项纳入64项临床研究的荟萃分析统计了130例卵巢成熟性畸胎瘤恶变患者的临床症状特征,发现腹痛和腹部包块最为常见,分别占54%和31%,其后分别为尿频(5%)、阴道出血(2%)、顽固性便秘(2%)、腹泻(2%)、体重下降(2%)、发热(1%)。这些患者可有仅以腹痛或腹胀就诊,或是合并有多项不适主诉而就诊,但是也有部分患者没有任何临床表现。

卵巢成熟性畸胎瘤恶变基本上依赖于手术病理诊断,文献报道手术中冷冻病理的准确性较高,故术中冷冻报告为卵巢成熟性畸胎瘤恶变,则可行全子宫、双附件及大网膜切除术。但是目前对于手术范围并没有可靠的前瞻性研究。由于卵巢畸胎瘤鳞癌变比较少见,故对于即使早期的患者,行保留生育功能的手术尚无足够的数据支持。尽管文献报道术后辅助化疗可以改善预后,但目前尚无标准的一线治疗。文献报道中基于铂类基础上的化疗方案应用最为广泛。有文献报道以铂类为基础的术后辅助化疗(如紫杉醇和卡铂)可以延长一些晚期患者的生存时间。对于肿瘤期别较高的患者,有学者建议术后给予盆腔放疗,对于Ⅰ C期或更晚期的Ⅱ期患者进行全盆腔放疗联合顺铂为基础的化疗可使患者受益。对于Ⅱ~Ⅳ期患者而言,有研究发现这些患者在肿瘤细胞减灭术后接受辅助性化疗或联合放化疗者比单独化疗或未接受辅助治疗者的生存时间明显延长,但对化疗方案目前还未达成一致。Hackethal等对277例卵巢成熟性畸胎瘤恶变患者进行荟萃分析后发现:大网膜切除术并不影

响患者预后,而淋巴结切除术可以改善晚期患者的预后。

发生恶变患者的预后比卵巢上皮性患者差,且与发病年龄、疾病分期和病理类型、手术切净程度密切相关,死亡率可达75%~86%。文献报道继发于卵巢成熟畸胎瘤的鳞癌患者2年无瘤生存率在Ⅰ期、Ⅱ期、Ⅲ~Ⅳ期分别为100%,30%和0。有卵巢外转移、肿瘤破裂、脉管受累和罕见的组织病理(腺癌、肉瘤)患者预后更差。发生鳞癌变的患者比卵巢原发鳞癌或子宫内膜异位症相关的鳞癌差。目前认为影响其预后的因素有:①囊壁是否受侵犯;②与邻近器官癌性粘连程度或分离粘连时囊壁有无破裂;③肿瘤有无淋巴或静脉侵犯;④腹水中有无瘤细胞。

3. 儿童和青少年卵巢畸胎瘤 卵巢成熟性畸胎瘤是儿童常见的卵巢肿瘤,临床症状主要由肿块压迫周围组织造成腹胀、腹部疼痛或不适,当肿瘤发生扭转、出血或破裂时,患儿可以出现类似阑尾炎的急性症状,肿瘤多为囊性或囊实性。在幼年和学龄前期,畸胎瘤常发生在骶尾区。卵巢尽管罕见畸胎瘤(占这一年龄组所有畸胎瘤的17%),但却是第二个最常见的部位。该年龄段卵巢畸胎瘤最常发生于5岁以后,且64%的病例集中在6~11岁年龄组。在儿童或青春期诊断的卵巢畸胎瘤的手术方式与成年人相同。目前,对青春期前儿童行腹腔镜手术的应用已日趋广泛,国内有学者报道了56例卵巢畸胎瘤患儿行腹腔镜下肿瘤切除术(腹腔镜组),将其手术效果与68例同期行开腹手术的卵巢畸胎瘤患儿(开腹组)比较,发现腹腔镜组术中出血量、手术切口长度、术后排气时间、术后住院时间、镇痛剂使用率均明显低于开腹组($P<0.05$)。两组均无须输血、无邻近器官损伤,未出现手术并发症。近期来自美国的多家儿童医院联合数据共计纳入了466例年龄在2~21岁的卵巢畸胎瘤患者,其中279例患者行腹腔镜手术,139例患者开腹手术,48例患者由腹腔镜中转开腹。统计结果显示:两种手术途径在肿瘤破裂、可疑复发以及再次手术方面均无统计学差异。但腹腔镜组住院时间明显短于开腹手术组(1天 vs. 2天)。因此认为腹腔镜下卵巢畸胎瘤切除术治疗儿童卵巢成熟性畸胎瘤安全、有效,与传统开腹手术相比具有损伤小、恢复快、痛苦小、住院时间短等优点。在手术范围方面,囊肿剔除手术与患侧附件切除相比有类似的复发率,但前者保留了卵巢组织,减少了卵巢功能早衰及不孕的风险。文献报道生殖细胞肿瘤在15岁以下的患者中有25%是恶性的,所以对于卵巢肿瘤直径较大,手术前肿瘤标志物明显升高,不能除外恶性患者,应采取直接开腹手术,不宜刻意追求微创技术。

(二)卵巢未成熟畸胎瘤

【发生率】 据国外报道,卵巢未成熟畸胎瘤在恶性生殖细胞肿瘤中的发生率占第3位,即其发生率比无性细胞瘤及卵黄囊瘤少见,卵巢未成熟畸胎瘤占卵巢畸胎瘤的2%~3%。在石一复总结的国内6省15个单位的资料,卵巢未成熟畸胎瘤与无性细胞瘤及卵黄囊瘤的发生率近似。在总数为14 006例的卵巢肿瘤中,有未成熟畸胎瘤133例、无性细胞瘤138例及卵黄囊瘤148例。

【转移及临床分期】 卵巢未成熟畸胎瘤大约1/3出现卵巢外播散,通常为腹膜种植的形式。因此最常见的转移部位是盆腔及腹腔腹膜、大网膜、肝表面、横膈、肠浆膜及肠系膜等。转移灶大多数为表面种植。淋巴结转移也不少见。北京协和医院曾对卵巢未成熟畸胎瘤进行盆腔淋巴结及腹主动脉淋巴结切除17例,5例有淋巴结转移,占29.4%。此5例均为有腹腔内广泛种植转移的临床Ⅲ期病例。临床Ⅰ期曾做淋巴结清扫手术者仅有3例,未发现有淋巴结转移。Norris组9例尸检材料中,4例有淋巴结转移。FIGO分期以Ⅰ期及Ⅲ期较多。种植成分通常为不成熟组织,但少数情况下可以完全由成熟组织(0级)的神经胶质组成而形成腹膜胶质瘤病(peritoneal gliomatosis),故对于转移病灶需充分取材,因为两者后续处理及预后不同,腹腔内仅仅有神经胶质者不应列为Ⅲ期。若腹腔内种植转移灶为病理Ⅰ级以上肿瘤,手术未切净或未进行有效的化疗,则病情将继续发展恶化,甚至死亡。

【临床表现】 卵巢未成熟畸胎瘤多发生于年轻患者。北京协和医院43例与Gershenson组41例患者平均年龄各为20岁及17岁,最小14个月,最大41岁。临床表现通常为可触及的腹部或盆腔包块,部分患者以囊肿破裂为急腹症行急诊手术。

【诊断】 肿瘤组织由不等量的成熟和不成熟的胚胎性组织构成,其中以出现胚胎性的神经外胚层成分包括菊心团(rosettes)和幼稚的神经管上皮、幼稚神经胶质、胶质母或神经母细胞成分为诊断依据。组织学中往往依据肿瘤内未成熟原始神经上皮含量进行分级。G1:任意一张切片中不成熟神经组织<1个低倍镜视野;G2:任意一张切片中不成熟神经组织达到2~3个低倍镜视野;G3:任意一张切片中不成熟神经组织≥4个低倍镜视野。另外一种更为简单,容易重复的方法则是将G1定义为低级别,而将G2~G3定义为高级别。应常规做血清甲胎蛋白(AFP)及hCG测定,以鉴别可能混合存在的其他生殖细胞瘤成分,如卵黄囊瘤或绒癌等。

【血清肿瘤标志物检测】

1. 血清甲胎蛋白(AFP) 资料显示儿童及成人的未成熟畸胎瘤手术前血AFP值范围分别约为(83±182.7)ng/ml,(63.2±155.18)ng/ml。单纯卵巢未成熟畸胎瘤血清AFP可能轻度升高,高水平的AFP提示可能有卵黄囊瘤成分,因此应考虑混合性生殖细胞肿瘤。

2. 血清绒毛膜促性腺激素(hCG) 北京协和医院有16例卵巢未成熟畸胎瘤曾检测血清hCG。仅有1例血清hCG值稍高于正常,而其他15例血清hCG值均无升高现象。

3. 神经细胞特异性烯醇化酶 卵巢未成熟畸胎瘤常含有未成熟的神经细胞,故有时血清内可测出神经细胞特异性烯醇化酶(neuron specific enolase,NSE),对诊断本病有参考意义。

【复发及恶性程度的逆转】

1. 复发率 肿瘤的复发率与分期晚、手术切净程度、术后是是否规范化化疗密切相关。手术后 4 周以内及早应用足量 PEB 或 PVB 联合化疗者极少出现复发,而未用化疗或采用的化疗药物及方法不恰当,则复发率很高,可达 66.7%~93.8%(表 9-19-11),肿瘤还有反复复发的倾向,北京协和医院 25 例复发瘤手术后又有复发者 10 例,占 40%,故行第 3 次手术,其中有 1 例又因再复发而接受第 4 次及第 5 次手术。复发部位大多数都在盆腔及腹腔内。同时伴有肝复发者 14 例,占有复发病例的 56%。14 例中有 11 例是大型肝表面种植转移(直径 8~20cm),另有 1 例复发瘤在肺。复发时间多在 5~12 个月之间,也有手术后 3 个月即很快出现复发。有 1 例初治与复发时间相距 7 年。Caldas 还报道 1 例复发时间在原发瘤切除及化疗后 11 年。此 2 例复发部位均在肝与横膈之间。再手术时病灶均较大,组织学分级为 0 级畸胎瘤。可能此瘤早已存在,患者直到有压迫症状才来就诊。

2. 复发瘤恶性程度的逆转 又称为卵巢畸胎瘤继续增长综合征(growing teratoma syndrome,GTS)。表现为患者在化疗的过程中或化疗后,肿瘤标志物恢复正常,而肿物没有缩小甚至增大,手术标本全部为良性成分(成熟畸胎瘤)。卵巢未成熟畸胎瘤复发尚具有自未成熟向成熟转化的特点,其复发性肿瘤具有一种特异、与其他恶性肿瘤不同的生物学特点,即病理恶性程度逆转(retroconversion of malignancy),最后逆转为病理分级为 G0 的良性成熟畸胎瘤,其临床经过也属良性,肿瘤可常年在体内保持稳定静止状态。其中有少数患者,经过一段时间,肿瘤又继续长大,甚至可长成为巨块型肿瘤而对周围脏器产生一系列压迫症状。北京协和医院在 1980—2018 年收治的 175 例卵巢未成熟畸胎瘤患者中,35 例发展为 GTS,发生率约 20%。从初次手术到诊断为 GTS 平均时间为 18.5 个月,最短者为 6 个月。来自法国的 Philippe Morice 的报道中,GTS 的发生率亦达到 19%(38/196),故临床不少见,需要引起临床医生关注。此外,部分患者未接受化疗,复发后即表现为成熟。对于发展为 GTS 的患者,因发病年轻较轻,亦可行保留生育功能的手术,因为有成功妊娠的报道。手术完全切净 GTS 病灶是减少 GTS 复发的重要因素。

3. 促使肿瘤恶性逆转的因素

(1)时间因素:北京协和医院 25 例复发性未成熟畸胎瘤 62 次手术切除的结果显示,复发瘤的病理分级与距离第 1 次手术的时间间隔有密切联系。时间在 1 年以内者大部分为未成熟型,故短期内复发者瘤细胞仍分化较差。复发越晚,超过一定的时间间隔,即随着时间的推移恶性程度逐渐减低,瘤组织向成熟分化。这种由未成熟向成熟转化的规律性倾向酷似一个正常胚胎的发育成长,有向成熟发展的自然倾向,而这种成熟的发展又需要一定的时间过程。其他作者报道的复发性未成熟畸胎瘤病例虽不多,但也揭示了这种病理分级逆转的时间规律性。

(2)化疗的影响:GTS 的病因尚不清楚,目前支持其发生发展有 2 种理论:化疗能够杀灭恶性肿瘤细胞,但成熟肿瘤细胞对于化疗不敏感而得以保存;化疗诱导恶性未成熟细胞向成熟细胞转化。Disaia 曾报道卵巢未成熟畸胎瘤恶性程度的逆转是由于化疗的影响,Gershenson 曾提出因为化疗抑制了肿瘤内未成熟的组织成分,故留下分化好的成熟组织持续存在。此外,少数患者未接受化疗,有自发逆转的报道。北京协和医院 4 例未接受化疗的复发瘤中也有 3 例有病理分级的逆转现象,Benjamin 报道的 1 例逆转也未曾进行化疗。

(3)细胞遗传学检查:Gibas 曾报道 1 例卵巢未成熟畸胎瘤病理 3 级,手术后虽经过化疗,但 1 年后仍在腹腔内及纵隔部位有肿瘤复发,其病理检查为成熟畸胎瘤。原发瘤及复发瘤在组织学上虽然不同,前者为未成熟畸胎瘤,后者为成熟畸胎瘤。但细胞遗传学分析结果原发灶及复发灶的核型完全相同,都是 4 号染色体为单体型及 1 号染色体假双着丝粒。说明化疗后复发肿瘤虽有良性转化,但其核型并未改变,仍保持原发瘤的恶性核型。这 1 例细胞遗传学的研究,可以说明肿瘤的良性转化并非由于化疗选择性抑制破坏了未分化的未成熟畸胎瘤,而留下成熟畸胎瘤继续生长。所以,有关未成熟畸胎瘤恶性程度的逆转机制,仍有待继续探讨研究。

4. 恶性程度逆转的临床意义 卵巢未成熟畸胎瘤的这种恶性逆转现象过去未被发现,是因为病理为 2 级和 3 级的肿瘤恶性程度极高,生长很快,常常在手术后半年内即已复发,故多数作者报道的复发瘤的病理分级仍与原发瘤相同。且肿瘤如再复发则放弃手术,患者在短期内死亡,因而没有机会观察到肿瘤分级的转化现象。所以只有对反复复发的肿瘤多次进行手术切除,使病情暂时缓解而使患者能存活 1 年或 1 年以上,肿瘤转化的生物特性才有可能显现出来。

认识未成熟畸胎瘤恶性程度逆转的生物学行为,有以

表 9-19-11 卵巢未成熟畸胎瘤复发率与手术后化疗的关系

项目	未用化疗		VAC 或 PVB 化疗		其他化疗	
	复发例/总例	复发率/%	复发例/总例	复发率/%	复发例/总例	复发率/%
Gershenson(1986)	15/16	93.8	0/21	0	3/4	75
北京协和医院(1993)	14/19	73.7	0/9	0	10/15	66.7

下临床意义：①了解肿瘤的良性转化规律，可以使我们对晚期或复发性肿瘤充满信心和勇气，采取一切措施积极进行治疗以延长患者的生命，使肿瘤有足够的时间演变成熟，向良性转化；②了解未成熟畸胎瘤良性转化所需的时间大约为1年，则可根据这个时间规律估计复发肿瘤的病理分级，作为治疗的参考，如估计已为成熟型畸胎瘤，则不要再采用化疗，因成熟畸胎瘤对化疗不敏感，继续化疗只能增加患者的痛苦，对肿瘤并无助益；③完成化疗后不必进行二次剖腹探查手术，因为根据时间的规律也可估计腹腔内的情况。时间超过1年，即使尚有残存瘤或复发瘤，也已是成熟型，故此，认识未成熟畸胎瘤的良性转化规律，对于指导临床实践是很有意义的。

【治疗】

1. 治疗原则 卵巢未成熟畸胎瘤是恶性程度很高的肿瘤，如若处理不当死亡率相当高，如果能正确掌握治疗原则，则可使这个恶性程度很高的肿瘤成为完全可治愈的肿瘤。未成熟畸胎瘤的治疗原则：①首先应该进行临床分期手术或肿瘤细胞减灭术，尽可能切净肿瘤；②手术后必须尽早采取规范、有效的联合化疗，能做到这两点即可减少肿瘤复发，提高存活率；③如果以上两点未能满意进行，则常常避免不了肿瘤复发。对于复发性肿瘤，应依据未成熟畸胎瘤恶性程度逆转的规律，结合不同的具体情况制订不同的具体方案。

2. 手术治疗

（1）手术范围：手术时应首先详细探查，特别是横膈、肝表面及腹膜后淋巴结，以进行正确的肿瘤分期。由于肿瘤绝大多数为单侧性，且患者多很年轻，故多主张做单侧附件切除，以保留生育功能。卵巢未成熟畸胎瘤双侧少见，故手术中如果对侧卵巢外观正常，则不必常规行对侧卵巢剖开探查，以免影响卵巢功能，或引起粘连而影响以后受孕。对于青少年及儿童的生殖细胞肿瘤，分期手术的范围越趋保守，手术中建议完整切除患侧卵巢，如输卵管正常可保留，检查触摸腹膜后淋巴结，仅仅对可疑处取活检。实际上腹膜后淋巴结切除是否应作为常规，尚无肯定意见。即使对于成人早期患者，淋巴结转移率低，如果手术前影像学无淋巴结增大，手术中探查不大，可以不必常规淋巴结清扫。对于晚期患者，应尽可能地做肿瘤细胞减灭术而达到肿瘤基本切净，减少复发。由于肿瘤多为表面种植，很少实质浸润，手术切除并不困难。手术的切净程度与肿瘤复发密切相关。Slayton报道28例卵巢未成熟畸胎瘤手术后采用VAC联合化疗的结果，肿瘤已切净的20例中仅1例治疗失败，而未切净的8例中有4例失败。因而近年来虽然所采用的VAC、BVP、BEP联合化疗效果很好，但手术将肿瘤切净仍是治疗成功的关键因素，对于广泛种植的病例仍旧可以保留健侧卵巢及子宫。

（2）复发性肿瘤的手术治疗：未成熟畸胎瘤的复发瘤仍以手术切除为主，再辅以有效的联合化疗。复发性肿瘤常常广泛散布在腹腔及盆腔内，常常位于肝部位或肝膈之间的大

型或中等大小的肿瘤，从外观看来手术切除的难度似乎很大，但不要轻易放弃手术，经过谨慎小心的努力，肿瘤的剥除还是可行的。如果粘连重而不能切净，可留下少量肿瘤组织，手术后进行化疗，亦能收到较好的效果。北京协和医院12例肝大型复发瘤（8~20cm直径），有5例不给予切除，此5例都在4~11个月内死亡，另7例进行手术切除者全部存活，迄今已有4~22年。Garden报道1例复发性未成熟畸胎瘤未给予手术反复抽腹水后死亡，尸检见腹腔布满0.2~20cm直径大小肿物，很容易自腹膜剥离下，无浸润性生长，病理形态比原发肿瘤较成熟。作者认为如果此例争取手术，则可避免死亡。

（3）对于未能切净的已转化为病理0级的残存肿瘤的手术治疗：对于这类肿瘤，可根据不同情况酌情处理。①肿瘤体积大、累及重要器官而产生症状，如紧贴肝或横膈，出现压迫症状甚至影响呼吸及产生大量腹水；或肿瘤位于肠系膜内，影响肠蠕动功能；或肿瘤紧贴盆壁，压迫输尿管等这些情况，须尽早手术，以解除症状。②患者已在近期内经过多次大的手术创伤，虽然腹腔内尚残存有一些病理0级肿瘤，但肿瘤并不大，无症状。可暂时紧密随诊观察，待一般情况好转后再择期手术。③由于个别病例为残存在腹腔内病理0级的肿瘤，在一定的时间间隔后尚有恶变可能。北京协和医院曾有2例含有未成熟畸胎瘤的混合型生殖细胞瘤，手术及化疗后情况好转，但以后又复发；手术探查这2例均为成熟畸胎瘤，分别有恶性类癌及腺癌，是成熟畸胎瘤继发恶性变的结果。手术后短期内死亡。Jumean也报道1例未成熟畸胎瘤，临床Ⅰ期，病理3级。手术后1年多，因肿瘤复发而手术探查，见有肝上肿瘤，行楔形活检，未做切除。病理检查仍为未成熟畸胎瘤，术后化疗，再隔5年又再次探查，肝上肿瘤仍无法切除，而病检显示肿瘤组织均为成熟畸胎瘤，术后又行肝动脉插管化疗。又隔7年后，患者死亡。尸检见肝上肿瘤5 800g，广泛转移至肺实质内及纵隔，病理检查显示为腺癌，未见神经上皮，此例为未成熟畸胎瘤，手术及化疗后存活13年。但因残留在肝表面的成熟瘤未能切除，最后恶变为腺癌而死亡。

虽然成熟型畸胎瘤向腺癌或类癌等恶变的概率不大，但一旦恶变，其恶性程度高、预后差。所以，如果患者一般情况恢复良好后，对残存的已转化为0级的成熟畸胎瘤，也争取切除为宜。

（4）二次探查手术：Vergote收集12位作者对卵巢未成熟畸胎瘤进行二次探查术共85例，这85例的临床表现及检查均无肿瘤迹象。其探查结果82例均为（－），仅有38例在二次探查时见有成熟性神经胶质，乃作为（－）论。3例二次探查（＋）者系第一次手术时残留有肿瘤，且病理为3级。故Vergote意见，仅在第1次手术未将肿瘤切净而有残留肿瘤者，才考虑第二次探查术。笔者的意见是，对于未成熟畸胎瘤，既然临床检查并无肿瘤复发迹象，则不必考虑二次探查手术。因为即使第1次手术后残存有肿瘤，由于该肿瘤有良

性转化的特点,在一定的时间间隔后转化为良性的成熟畸胎瘤,一般生长速度不快,也常常可经体格检查、B超或CT检查测出,不必进行二次探查术。Schwartz也认为近年来应用联合化疗后极少残存癌,故不推荐二次探查手术。

3. 化疗 化疗是卵巢未成熟畸胎瘤必不可少的治疗方法,在联合化疗问世以前,未成熟畸胎瘤的存活率仅20%~30%。因此仍应在初次手术后尽早采用联合化疗,防止复发而提高存活率。只是当化疗使用不当而治疗失败时,仍要依据肿瘤良性转化的生物特性,对反复复发的肿瘤进行反复手术,才能使患者免于死亡。

化疗药物的选择、应用的总疗程数及疗程间隔都有一定的要求,需要规律、足量、合适的化疗方案。化疗方案常常选用BEP、BVP及VAC等。药物的选择及疗程数尚可根据病情适当增减。化疗过程中需要严密监测患者的血常规、肺功能及肿瘤标志物。

对于成人及儿童的未成熟畸胎瘤,术后辅助治疗差别较大。在美国,青少年卵巢未成熟畸胎瘤往往属于儿科医生范畴,认为是低度恶性肿瘤,手术切净即可,即使病理分级为G3,亦无需化疗。在美国儿童肿瘤协作组的研究中,对于44例完全切净的卵巢未成熟畸胎瘤患者(中位年龄为12岁,范围6~20岁)进行严密随诊,其中组织学分级G1、G2、G3分别为18例、18例、8例,13例患者合并有微小卵黄囊瘤病灶。4年无瘤生存率和总体生存率分别为97.7%,100%。作者认为对于青少年的卵巢未成熟畸胎瘤手术切净即可,术后无需辅助化疗。此后来自法国和日本的学者亦做出了类似的报道。Pashankar募集了7项来自儿童及青少年协作组的数据,共计98例患者,90%的患者只接受手术治疗,只有9例患者复发(均为G3),5年无瘤生存及总体生存分别为91%及99%,作者认为辅助化疗并不能减少青少年卵巢未成熟畸胎瘤的复发。而对于成人的卵巢未成熟畸胎瘤的辅助治疗,指南中除了分期为ⅠA期,组织学分级为G1不需要辅助化疗,其他分期及分级的患者往往给予辅助化疗。但近年来的研究对于Ⅰ期G2~G3的患者是否辅助化疗有一定争议。来自意大利的一组多中心的研究发现(MITO-9),在28例Ⅰ期患者中(中位年龄为25.5岁),9例患者接受术后辅助化疗,共计6例患者复发(4例成熟复发,2例未成熟复发),所有患者均通过再次手术(2例辅助化疗)解救,统计显示总体复发率与辅助化疗无关。来自北京协和医院的诊治经验亦显示,成人Ⅰ期未成熟畸胎瘤预后良好,辅助化疗并未减少复发。目前国际生殖细胞肿瘤(MaGIC)正在开展临床试验(AGCT1531)用来评估成人未成熟畸胎瘤Ⅰ期G2~G3中手术后严密随诊的结局。

【预后】 卵巢未成熟畸胎瘤的恶性程度很高。在化疗问世以前死亡率很高,20世纪60年代文献报道存活率仅有20%~30%。北京协和医院在1967年以前的病例大多数未进行化疗,所治疗的11例存活率为27%。自1968年以后,由于对复发性肿瘤采取了积极的手术治疗,手术时尽可能将肿瘤切净,甚至肝部位的大型肿瘤亦予以手术切除。肿瘤反复复发就反复手术治疗,使存活率提高到97%。1984年以后,由于采用了有效的联合化疗,肿瘤很少复发,存活率也维持在97%。Gershenson报道的未成熟畸胎瘤,手术后未采用有效联合化疗者与采用联合化疗者比较,其4年存活率有显著差异,前者10%,而后者80%以上。因此近年来有效联合化疗的应用,使未成熟畸胎瘤的预后有了很大的改变,并有望达到100%的存活率。

二、卵巢卵黄囊瘤

卵巢卵黄囊瘤(yolk sac tumor)是一种恶性程度极高的卵巢肿瘤,过去又称卵巢内胚窦瘤(endodermal sinus tumor),是由于该瘤组织形态学与大鼠胎盘的内胚窦很相似,故当初称内胚窦瘤,实际上人类发育过程中根本没有内胚窦,而该肿瘤形态恰与人胚胎早期卵黄囊瘤类似,且肿瘤上皮犹如卵黄囊内胚层一样可产生甲胎蛋白,故最近世界卫生组织(WHO)在卵巢肿瘤分类中将原通用名卵巢内胚窦瘤改为卵黄囊瘤。

【发生率】 国外资料显示,在卵巢恶性生殖细胞瘤(MOGCT)中,以无性细胞瘤最为多见,卵黄囊瘤位居第二,其发生率占卵巢恶性肿瘤的1%,占恶性生殖细胞肿瘤的22%。而国内的资料显示在MOGCT中卵黄囊瘤的发生率居首位,是最常见的一种恶性生殖细胞肿瘤。

【临床表现】 与其他卵巢生殖细胞肿瘤一样,卵巢卵黄囊瘤好发于年轻妇女。发病年龄14个月~45岁,中位数年龄为19岁,超过40岁者少见。

临床上由于肿瘤增长快,体积较大,又易有包膜破裂及腹腔内种植,往往起病急,出现症状历时短,一般为2~4周,半数病例发生症状仅1周或短于1周。腹痛是本瘤最常见的主诉,故常见症状有腹部包块(76%)、腹胀、腹痛(50%)及腹水(86%)。肿瘤坏死、出血可使体温升高而有发热症状(50%)。少数患者尚因有胸腔积液而气憋,但胸腔积液并不意味着胸腔转移。有的于手术后10~14天消失,有的死后尸检也找不到胸腔器官内有转移,似为麦格征。患者的卵巢功能一般都很正常,少数患者有短期闭经或月经稀。病前生育功能一般也正常,已婚者多数有过妊娠分娩。有个别患者发现肿瘤时同时合并妊娠。

【诊断】 卵巢卵黄囊瘤在临床表现方面具有一些特点,如发病年龄轻、肿瘤较大、很易产生腹水、病程发展快。若警惕到这种肿瘤的可能性,则并不难诊断。卵黄囊瘤可以合成AFP,是一个很特异的肿瘤标志物。大多数卵黄囊瘤分泌AFP,因此血清AFP的检测有助于明确诊断。放射免疫检测方法对测定血清内AFP的敏感度极高,AFP含量的高低可灵敏地反映卵黄囊瘤中瘤组织的多少,有时在混合型生殖细胞肿瘤内的卵黄囊瘤成分非常少,必须作连续切片或反复切片才能发现极小块肿瘤。血清AFP的动态监测对病情的监测、复发的早期诊断极为重要,AFP 的升高往往早于临床表现。

【治疗】 原则上手术治疗与化疗的综合治疗,术后及时给予正规足量的多疗程化疗是提高生存率的关键。

1. 手术治疗

(1)全面手术病理分期和肿瘤细胞减灭术:对卵黄囊瘤进行全面手术病理分期,有助于指导术后治疗和正确评估预后。对于肉眼局限一侧附件者,行单侧附件切除,术中送冰冻切片病理检查进行诊断,在术中应进行腹水或腹腔冲洗液的细胞学检查,盆腹腔腹膜的多点活检,腹膜后淋巴结的切除或取样。此类肿瘤常为单侧性,只有腹腔其他部位有转移时才可能累及对侧卵巢,额外进行子宫切除和对侧附件切除并不能改善预后。多数研究显示,手术切净与否是影响预后的独立危险因素,故手术应尽力达到 R0 切除。

(2)保留生育功能的手术:卵黄囊瘤平均年龄为 19 岁,大部分患者是希望生育的年轻妇女,肿瘤常常局限于一侧附件,故手术范围应选择患侧附件切除,对侧卵巢经仔细检查无异常者,可保留对侧卵巢及子宫,以保留生理及生殖功能。对于病灶广泛的晚期患者,可考虑行 1~2 个疗程新辅助化疗后再行保留生育功能的手术。由于该肿瘤对化疗敏感,对于早期的青少年患者,是否需要行腹膜后淋巴清扫仍未定论。NCCN 指南建议,对于儿童或青少年患者,可以不进行淋巴结清扫,大网膜仅需活检。Nasioudis 等回顾行分析了 561 卵巢卵黄囊瘤患者,发现影响患者预后的主要因素是化疗、年龄、分期,而腹膜后淋巴结切除或取样、大网膜切除均不是影响患者预后的独立因素。

(3)复发性肿瘤的手术治疗:卵巢卵黄囊瘤原发肿瘤切除后,如果没有及时进行有效的联合化疗,或是化疗不足量,肿瘤常常很快复发。如果复发瘤比较局限、体积不大,也许单用联合化疗即可奏效。如果腹腔内的复发瘤分布较广而多,或是体积偏大,仍需要手术切除,以使联合化疗取得成功而满意的效果。

2. 化疗 卵黄囊瘤对化疗高度敏感,所有的卵黄囊瘤术后均需进行化疗,化疗是治疗过程中重要的组成部分。在使用如今常规的联合化疗之前,该类肿瘤的 2 年生存率仅为 25%,使用 VAC 方案后,2 年的生存率提高到 60%~70%,表明大多数卵黄囊瘤对化疗还是非常敏感的。美国 GOG 的研究中,大约仅有 20% 有残余灶的患者对 VAC 方案反应完全,而对 BVP 方案完全反应者约有 60%,BVP 还可用于 VAC 方案失败的患者。BEP 方案可使卵黄囊瘤持续缓解率达 96%。

目前国内外治疗卵巢生殖细胞性肿瘤常用的联合化疗方案是 BEP、BVP 和 VAC 方案(表 9-19-12),而最为推荐的是前两种方案,BEP 与 BVP 相比,毒性更低,尤其是神经和胃肠道不良反应,因此已被美国 NIH 和欧洲 15 个国家推荐为卵巢恶性生殖细胞肿瘤的标准化疗方案,其中博来霉素终身剂量为 250mg/m²,单次剂量不可超过 30mg。

英国的研究者使用了 POMB-ACE 方案用于高危的各种类型生殖细胞性肿瘤(表 9-19-13)。该方案使用了 7 种药物,从而在最大限度上避免药物抵抗,这一方案可用于有大块转移病灶或有肝、脑转移或广泛转移的患者(由于该方案用药较为繁琐,且毒副反应相对较大,而绝大多数卵黄囊瘤患者对 BEP 方案敏感,该方案目前已少用)。POMB-ACE 方案仅有适度的骨髓抑制,因此用药新间期可以控制在最多 14 天,通常 9~11 天,从而缩短化疗间期肿瘤生长的时间。经过 9 年的随访,研究组没有发现该方案有长期的副作用,儿童发育良好,并有多例患者有正常的妊娠和分娩。

目前的共识是,含铂的联合化疗,BEP 方案作为卵巢卵黄囊瘤首选的化疗方案。最佳疗程还未有明确的结论,GOG 主张每 4 周给药,进行 3~4 个疗程化疗。笔者主张 I 期和切除完全患者给予 3 个疗程化疗,化疗前有肉眼可见转移灶的患者,在肿瘤标志物转阴后再进行 2 个疗程的治疗。对于复发或耐药的患者可考虑使用 VAC 方案或 TIP 方案(紫杉醇,异环磷酰胺,顺铂)、VIP 方案(依托泊苷,异环磷酰

表 9-19-12　卵巢恶性生殖细胞性肿瘤的常用化疗方案

方案	药物	剂量及方法	疗程间隔时间
BEP	博来霉素(B)	15mg/m²,第 2 日,每周 1 次,静脉滴注或肌内注射或 15mg/(m²·d)第 1,2 日,静脉滴注 24 小时	3 周
	依托泊苷(E)	100mg/(m²·d)×3 天,静脉滴注	
	顺铂(P)	30~35mg/(m²·d)×3 天,静脉滴注	
BVP	博来霉素(B)	15mg/m²,第 2 日,每周 1 次,深部肌内注射	3 周
	长春新碱(V)	1~1.5mg/m²×2 天,I.V.	
	顺铂(P)	20mg/(m²·d)×5 天,静脉滴注	
VAC	长春新碱(V)	1.5mg/m²,IV	4 周
	放线菌素 D(A)	200μg/(m²·d)×5 天,静脉滴注	
	环磷酰胺(C)	200mg/(m²·d)×5 天,静脉滴注	

表 9-19-13　卵巢恶性生殖细胞性肿瘤的 POMB-ACE 化疗方案

POMB		
第 1 天	长春新碱 1mg/m² i.v.；甲氨蝶呤 300mg/m²,持续 12 小时	
第 2 天	博来霉素 15mg,静脉滴注持续 24 小时,开始使用甲氨蝶呤 24 小时后用亚叶酸钙 15mg,q.12h.×4 次解毒	
第 3 天	博来霉素 15mg,静脉滴注持续 24 小时	
第 4 天	顺铂 120mg/m²,静脉滴注持续 12 小时,同时水化并给予硫酸镁 3g	
ACE		
第 1~5 天	VP-16 100mg/(m²·d)×5 静脉滴注	
第 3、4、5 天	放线菌素 D 500μg/d 静脉滴注	
第 5 天	CTX 500mg/m²,静脉滴注	
OMB		
第 1 天	长春新碱 1mg/m² Ⅳ;甲氨蝶呤 300mg/m²,持续 12 小时	
第 2 天	博来霉素 15mg,静脉滴注持续 24 小时,开始使用甲氨蝶呤 24 小时后用亚叶酸钙 15mg,q.12h.×4 次解毒	
第 3 天	博来霉素 15mg,静脉滴注持续 24 小时	

注:本方案首先用 2 个疗程 POMB,然后 ACE 和 OMB 交替使用,直至生化缓解。通常 POMB 方案为 3~5 个疗程,生化缓解后交替使用 OMB 方案直到缓解大约 12 周,各疗程间隔通常为 9~11 天。如果 ACE 治疗后骨髓抑制明显,可在接下来的 ACE 方案中将前 2 天的 VP-16 省略。

胺,顺铂)等。

【预后】　卵巢卵黄囊瘤是恶性程度很高的肿瘤。在 VAC、PVB 联合化疗应用以前,预后极差,平均生存期不超过 1 年。采用 VAC 及 PVB 联合化疗后初治病例的存活率为 85.2%,复发病例的存活率为 45.7%,是预后最好的卵巢恶性肿瘤之一。对初治病例特别强调手术后立刻开始带有顺铂的 PVB、BEP 化疗,防止其复发,争取 100% 的存活率是很有希望的。

三、卵巢无性细胞瘤

卵巢无性细胞瘤(dysgerminoma)来源于尚未分化以前的原始生殖细胞,故名无性细胞瘤,为中度恶性的卵巢生殖细胞肿瘤。

【概述】　卵巢无性细胞瘤是较为常见的恶性生殖细胞肿瘤,占所有恶性卵巢生殖细胞肿瘤的 30%~40%,占卵巢恶性肿瘤的 2%~4%。75% 的无性细胞瘤发生于 10~30 岁,5% 发生于 10 岁前,在 50 岁以后发病者罕见。大约有 5% 的无性细胞瘤发生于生殖腺异常的女性。恶性无性细胞瘤患者常有单纯性性腺发育不全(46,XY,双侧条状性索),混合型性腺发育不全(46,XX/46,XY,单侧条状性索,对侧睾丸),及雄激素不敏感综合征(46,XY,睾丸女性化)。无性细胞瘤在卵巢恶性生殖细胞瘤中所占的比例,国内与国外的报道有一些区别。国外一般认为无性细胞瘤是其中最常见的一种,而国内统计的数据无性细胞瘤仅占 20%。北京协和医院 166 例恶性生殖细胞瘤中无性细胞瘤 18 例,仅占 11%。

【临床表现】　75% 的无性细胞瘤发生于 10~30 岁的年轻患者。盆腔包块是最常见的症状,包块虽然增长快、病程短,但又并非很恶性的表现,腹水较为少见,一般健康状况好。随着肿瘤的增大而出现腹胀、腹痛,有时肿瘤扭转破裂出血,可有急性腹痛。大多数患者的月经及生育功能正常,仅在极少数表现两性畸形的患者中有原发性无月经症状或第二性征发育差,或阴蒂大、多毛等男性特征。因此,还未月经初潮的患者发现盆腔包块应检查染色体组型。

【诊断】　对于年轻患者卵巢瘤的性质,应首先考虑生殖细胞肿瘤,血清肿瘤标志物可区分肿瘤的类型。在诊断过程中,应结合病史、体征和辅助检查。诊断要点有:

1. 患者多为年轻妇女。

2. 主要症状为盆腔包块,增长快,一般健康状况好。

3. 妇科检查约 85%~90% 的患者可触及单侧、10%~15% 可触及双侧实质性肿块,界清,表面光滑。腹水征不常见。

4. 血清 AFP 及 hCG 阴性,但血清 LDH 可升高。

5. 约 25% 的患者腹膜后淋巴结有转移,B 超、CT 或 MRI 检查可有助于了解淋巴结转移情况。

诊断方面尚应注意是否存在下列两种情况:

1. 混合型无性细胞瘤　无性细胞瘤内常混合存在其他类型的恶性生殖细胞肿瘤,如未成熟畸胎瘤、胚胎癌或绒癌等。若血清 AFP 及 hCG 检测阳性应考虑混合型的可能。病理标本应多做切片进行全面的病理取材,也是重要的诊断步骤。混合型肿瘤所含的卵黄囊瘤、未成熟畸胎瘤及绒癌,其恶性程度远远超过无性细胞瘤,应该给予鉴别,以便对其治疗及预后做出判断。

2. 两性畸形　如果有原发性闭经、第二性征差甚至有男性化体征,应注意无性细胞瘤合并两性畸形的可能,而进行其他检查,如染色体检查血 LH、睾酮、尿 17-羟、17-酮以及肿瘤侧性腺及对侧性腺的组织形态等检查。

【治疗】　手术联合化疗的综合治疗。对于年轻未生育者应尽可能地保留其生育及生理功能。

1. 手术治疗

（1）单侧附件切除：大多数患者的年龄为10~30岁，因此手术范围的选择应尽可能保留生理及生育功能，做单侧附件切除。因无性细胞瘤对化疗非常敏感，如果患者有强烈生育要求，即便有转移，也可仅做单侧附件切除，而保留对侧卵巢、输卵管和子宫，术后辅以化疗。最近的研究报道均为当肿瘤局限于单侧卵巢时，行单侧附件切除或双侧附件切除（不论子宫切除与否），两种手术方式的预后无明显差别。

在下列情况下，对保守手术治疗需要慎重考虑后酌情决定，或不考虑单侧附件切除。

1）患者的染色体为XY核型的两性畸形：为防止对侧发育不良的性腺再发肿瘤，应做双侧卵巢切除，子宫可能保留以便将来进行胚胎移植。

2）双侧性肿瘤：无性细胞瘤大多数为单侧，仅10%~20%为双侧。而这些双侧性肿瘤中有一部分大体外观为单侧肿瘤，只是通过切开对侧探查时才发现对侧卵巢有极小的肿瘤。由于无性细胞瘤属于恶性肿瘤，既然已是双侧性，就应选择双侧附件及子宫切除。但是近年来的研究发现，化疗对无性细胞瘤非常敏感，一些仅行单侧附件切除的双侧肿瘤患者，术后化疗效果非常满意，有的还能正常生育。因此在个别情况下，如若对侧卵巢瘤很小，且患者切盼生育、对本瘤的预后有所了解、能做到按医嘱严密随诊观察，也可以考虑单侧附件切除，对侧肿瘤进行剜除。

（2）分期手术：如果手术探查时肿瘤局限于卵巢，应该做仔细的分期手术以发现任何可能存在的隐蔽性转移病灶。留取腹腔冲洗液，所有腹膜的表面均应仔细地观察和触摸，对所有可疑的部位均应行活检。无性细胞瘤淋巴结转移的发生率比较高，常常随骨盆漏斗韧带内的脉管转移到腹主动脉旁乃至肾蒂周围的淋巴结，因此，对于增大的盆腔淋巴结和腹主动脉旁淋巴结应该手术切除或活检。无性细胞瘤是有双侧卵巢累及倾向的生殖细胞性肿瘤，10%患者有肉眼可见的双侧病变，而另外有10%的患者大体正常，但对侧卵巢有镜下病变，因此手术时应仔细观察和触摸对侧卵巢，对可疑病灶进行活检，若对侧卵巢存在小的病灶，也可单纯切除肿瘤而保留正常的卵巢组织。若对侧卵巢外观正常，可不需要常规楔形活检。由于无性细胞瘤对化疗高度敏感，近年来手术范围趋向于相对保守，NCCN指南建议，对于儿童或青少年的早期患者，在进行保留生育功能手术的同时可以不进行全面分期手术，但对于不保留生育功能的成年患者仍建议进行全面分期手术。

1）淋巴结清扫手术：对于卵巢无性细胞瘤是否需做淋巴结清扫手术，意见有分歧。赞成做清扫手术者的理由是无性细胞瘤的转移发生率高；而不赞成手术者的理由是肿瘤对化疗高度敏感性，认为既然单纯化疗对转移性无性细胞瘤的疗效很好，不必对可能并无转移或仅有小型转移的淋巴结行清扫手术。目前多数认为，对于儿童或青少年的早期患者，术前CT未发现转移淋巴结或术中探查未发现肿大淋巴结，在进行保留生育功能手术时可以不清扫淋巴结。但对于手术时探查发现有增大淋巴结者，应考虑选择性手术切除。

2）二次全面病理分期的手术：有些患者在外院初次手术时，仅做患侧附件切除，未行全面病理分期的详细探查。在没有发现肿瘤对化疗的高度敏感性以前，对这种病例往往再行二次全面病理分期及淋巴结清扫手术。现今既知以铂为基础的联合化疗对无性细胞瘤有奇效，则可通过B超、CT、血清肿瘤标志物（乳酸脱氢酶）等监测，有条件者可行PET/CT检查，没有证据表明有肿瘤残存者可考虑正规而有效的化疗，不必再行分期探查手术。

（3）复发性肿瘤的手术治疗：肿瘤复发部位如果在盆腔，仍可以再次手术切除。术后辅以化疗、放疗，仍然有很好的效果。如盆腔无复发仅有远处转移，如肝、肺及纵隔等部位，可不考虑手术，行放疗或化疗。

2. 化疗　近年来，大量文献报道联合化疗对无性细胞瘤非常敏感，能够治愈大多数无性细胞瘤患者甚至转移患者，与放疗相比，其明显的优势是能够避免放疗对卵巢功能的损害，从而能够保留患者的生育和生理功能。故化疗已经取代放疗在无性细胞瘤中的治疗地位。联合化疗的方案有BEP、PVB、VAC方案（具体见卵巢恶性生殖细胞化疗方案），BEP方案因疗效高，毒副反应低，被推荐为首选的标准方案。顺铂可以使用卡铂替代，也具有同样的疗效，且毒副作用更轻。为减轻毒副反应某些特定患者也可选择依托泊苷+卡铂代替BEP方案。

化疗的疗程数不必太多，可根据临床分期、手术后残存瘤的多少等因素确定。如果经过详细探查包括淋巴结活检或清扫术，证实肿瘤属临床ⅠA期，则在手术后不一定辅以化疗，但应密切随访观察。具有卵巢表面病变、肿瘤破裂、恶性腹水、对侧卵巢小病灶或镜下转移灶的患者，应给予BEP方案化疗3个疗程，当存在大块病灶时，通常采用BEP方案化疗6个疗程，若博来霉素已达终身剂量，以后的疗程可仅用EP。

3. 放射治疗　无性细胞瘤是一种对放射线高度敏感、放疗可治愈的肿瘤。25~35Gy的放疗剂量可使肉眼可见病灶消失。连利娟于1982年曾报道手术后加放疗，可使存活率达到100%。但由于无性细胞瘤多数为年轻患者，盆腔部放疗将影响生理及生育功能，因此其治疗上的作用受到了一定的局限，目前不作为初治患者首选的治疗方案。但是，对于晚期已生育的患者或转移、复发瘤较多的患者，放疗仍具有重要价值，特别是化疗药物难以进入的脑部转移病灶，以及化疗后残留的耐药病灶。

【预后】　卵巢无性细胞瘤发生转移或复发者并不少见。但是，如果初次手术后即常规予以化疗，则复发者很少见；如果有复发，由于对放射治疗及化疗都高度敏感，故预后很好。过去各作者报道的采用联合化疗的病例，存活率为72%~100%。治疗效果差者主要是未重视手术后放疗或化疗。最近几年各作者报道的采用联合化疗的病例，存活率为

92%~100%。而且，由于多数做单侧附件切除，治疗后大多数月经情况好，有生育要求者多数也能受孕生育。

四、原发性卵巢绒癌

【概述】 卵巢绒癌（ovarian choriocarcinoma）是罕见的卵巢肿瘤，可分为妊娠性卵巢绒癌（gestational ovarian choriocarcinoma，GOC）和非妊娠性卵巢绒癌（non-gestational ovarian choriocarcinoma，NGOC）。卵巢绒癌发病率低，临床症状不典型，早期诊断困难，对于其治疗、疗效更是缺乏长期随访资料。GOC 是妊娠滋养细胞发生恶变所致，大部分由子宫、输卵管妊娠性绒癌转移而来，极少来自卵巢妊娠。NGOC 也称为原发性卵巢绒癌（primary ovarian choriocarcinoma），是由卵巢生殖细胞中的多潜能细胞向胚外结构（滋养细胞或卵黄囊等）发展而来的，是一种恶性程度极高的卵巢肿瘤。它可分为单纯型或混合型。混合型即在其他恶性生殖细胞肿瘤中同时存在绒癌成分，如未成熟畸胎瘤、卵黄囊瘤、胚胎癌及无性细胞瘤等。NGOC 以单纯型多见，两者的治疗效果无明显差异。妊娠性绒癌一般不合并其他恶性生殖细胞肿瘤。此两类绒癌的诊断很难区别，对于青少年，无性生活史，根据病理可给予做出诊断；但是对于已婚育龄期女性，区别妊娠性和非妊娠性卵巢绒癌则比较困难，DNA 多态性分析可以辅助区别，若肿瘤成分仅来自母系，则可明确为非妊娠性卵巢绒癌，若有父源成分存在，则为妊娠性卵巢绒癌。非妊娠性卵巢绒癌的预后较妊娠性卵巢绒癌差，但经过手术和联合化疗后，总体预后尚可。北京协和医院统计收治 37 例非妊娠性卵巢绒癌，3 年和 5 年生存率分别为 80.0% 和 75.5%。

【发病率】 原发性卵巢绒癌是一种非常罕见的恶性肿瘤，迄今文献报道大多仍为个案。有关发病率各家报道不一。北京协和医院 1982 年 3 月—2020 年 3 月，38 年共收治非妊娠性绒癌共 37 例，其中 34 例为原发性卵巢绒癌，2 例发生于垂体，1 例发生于胃。

【病理】 NGOC 的特点：肿瘤多为单侧性，右侧较左侧多见。Axe 报道的 6 例中 5 例为右侧，北京协和医院报道的 34 例中 22 例为右侧，11 例为左侧，仅 1 例为双侧。肿瘤直径 8~30cm，为有包膜、实性、质软而脆易碎的出血性肿物。多为棕红色，有广泛出血、坏死，组织糟脆，紫褐色，常需从血凝块中取材寻找肿瘤组织，常常在肿瘤边缘找到少量存活的瘤组织，形态与子宫绒癌相同，如为混合型可出现其他生殖细胞肿瘤的形态。北京协和医院 34 例中 29 例为单纯型，5 例为混合型。混合成分包括无性细胞瘤、胚胎性癌、未成熟畸胎瘤、腺癌。

1. 镜下 肿瘤细胞由双向分化的细胞滋养叶和合体滋养叶细胞混合组成，构成条索或网状结构，伴有广泛出血、坏死。细胞滋养叶细胞胞质丰富透明，胞界清楚，细胞核位于中央，大小不一，异型较明显，核分裂易见。合体滋养叶细胞

胞质丰富，嗜酸性，边界不清，含有多个大小及数量不等的核。合体滋养细胞可分泌 hCG。免疫组织化学通常 hCG、HSD3B1、CD10、CD146 和 HLA-G 呈阳性。

2. 转移 主要为血行转移至全身器官，最常见的转移部位为肺，其次是肝、脑、肾、胃肠和盆腔脏器，非妊娠性卵巢绒癌的淋巴转移较妊娠性绒癌多见。卵巢绒癌的恶性程度极高，预后极差。

【临床症状】 NGOC 临床症状以腹痛、腹块和不规则阴道出血为主。

1. 年龄 年龄对鉴别妊娠性和非妊娠性卵巢绒癌有关，发生在青春期前者可肯定的诊断为非妊娠性卵巢绒癌。发生在生育年龄的妇女常不能除外妊娠性卵巢绒癌。Liu 等综述的 39 例 NGOC 患者平均年龄为 30 岁，多数年龄在 12~25 岁。

2. 腹部表现 腹痛、腹块是最常见的症状。焦澜舟等报道 21 例中 13 例主诉腹痛。腹痛可能由于肿瘤出血、坏死所致，也有急腹痛由于肿瘤破裂所致。

3. 不规则阴道出血 发生率较高，Liu 等综述的 39 例中有 24 例出现不规则阴道流血，而 Axe 报道 6 例中 4 例有不规则阴道出血，不规则阴道出血是因为卵巢绒癌分泌 hCG，常伴有功能性间质，即间质黄素化所致，子宫内膜可有蜕膜性反应。

4. 性早熟 发生在青春期前者可表现为性早熟。

5. 恶病质 由于肿瘤生长快，大量消耗致使患者极度衰弱出现恶病质。

6. 盆腔检查 可发现盆腔或腹部包块，大小不一。囊实包块常伴有血性腹水。

【辅助检查】

1. B 超 可表现为附件区实质性包块，边界可光滑，内部回声不均，血供丰富。肝转移的患者可显示肝实性占位。肿瘤增大压迫输尿管可显示有肾积水。

2. 胸部 X 线检查 是常规的检查方法。肺转移典型的 X 线征象为棉球状或团块状阴影。

3. CT 和磁共振检查 胸部 CT 可发现肺部较小的转移灶。对于诊断有无脑转移、肝转移应行 CT 或磁共振检查，磁共振对软组织的分辨率较高，对于脑、肝占位性病变显示更加清楚。

4. 实验室 hCG 是由合体滋养细胞产生，是绒癌诊断的主要依据，也用于治疗后的随访，多数患者 hCG 均较高，北京协和医院报道 37 例非妊娠性绒癌平均 hCG 值为 77 278（89.1~386 274）mIU/ml。AFP 升高只有在混合有卵黄囊瘤时才为阳性。

【诊断】 NGOC 在临床表现方面具有一些特点，如发病年龄轻，尤其是发生在青春期前的女性。盆腔包块增长速度快，伴腹痛或不规则阴道流血，应首先考虑为生殖细胞肿瘤，特别是血清 hCG 放射免疫实验测定，滴定度升高幅度大，应考虑绒癌的诊断。结合胸部 X 线、CT 和磁共振检查

有助于排除有无远处转移。但如为生育年龄的妇女，常常难以与妊娠性绒癌区别，DNA 多态性分析可以辅助区别。NGOC 属于卵巢生殖细胞恶性肿瘤，原则上其分期按照卵巢癌 FIGO 分期方法，但由于 NGOC 肺转移多见，对于肺转移患者治疗效果仍较好，故该分期方法不能很好地反映其预后。由于 NGOC 的临床特点与妊娠性绒癌极相似，故其分期方法也可参照妊娠性绒癌的分期。

【治疗】 与其他恶性生殖细胞肿瘤一样，原发性卵巢绒癌也应予以手术及化疗的综合治疗。对早期有生育要求的年轻患者可考虑保留正常子宫和健侧附件，以保留生育功能。尽管容易出现远处转移，但经过手术和联合化疗，NGOC 仍可取得较好的疗效。协和医院报道的 37 例非妊娠性绒癌，均经手术和联合化疗，3 年总生存率为 80.0%，5 年总生存率为 75.5%。原发性卵巢绒癌肺转移患者的预后明显好于其他卵巢恶性生殖细胞恶性肿瘤患者的预后。原发性卵巢绒癌很少见，治疗经验少，仍需要继续探索研究有效治疗方案。

1. 手术治疗 因卵巢绒癌多发生于青春期前幼女或年轻妇女，并以单侧多见，近年来 PVB 或 PEB 等联合化疗方案的疗效明显，卵巢绒癌的预后也发生了根本性变化，故多数情况下对于未婚的患者，如子宫和对侧卵巢无转移可采用保留生育功能的手术，切除患侧附件及病灶，切除大网膜及腹膜后淋巴结。Axe 报道的 6 例患者中 4 例未婚患者行右侧附件切除，2 例（35 岁及 36 岁）已婚已育患者行全子宫双附件切除，其中 1 例同时行淋巴清扫。北京协和医院 34 例 NGOC 患者中 18 例行保留生育功能的手术，16 例行卵巢癌减灭术。合并有肺转移患者 15 例，其中有 3 例患者接受肺叶切除。

2. 化疗 原发性绒癌是一血运转移恶性度很高的肿瘤，过去认为预后极差，但近年来以手术治疗配合积极而强有力的化疗是提高疗效的关键。

化疗方案可为单一药物及联合化疗，目前多数采用联合化疗。Axe 报道的 6 例中 4 例术后加用化疗，2 例单纯手术未加用化疗，4 例化疗中 2 例为 MTX 单一化疗，2 例采用联合化疗：甲氨蝶呤（methotrexate，MTX）、长春花碱（vineoleukblastine，VLB）、放线菌素 D（dactinomycin，Act.D）、博来霉素（bleomycin，BLE）、顺铂（cisplatinum，DDP）、环磷酰胺（cytoxan，CTX）。按 FIGO 分期法 6 例均为Ⅰ、Ⅱ期的早期病例，其中 5 例随诊 5 年以上仅 1 例死亡（Ⅱ期病例术后未行化疗），4 例无瘤生存达 8~19 年，另 1 例无瘤生存 9个月，其存活率达 83%。北京协和医院的 37 例非妊娠性绒癌患者经过手术治疗后，均给予规范的多药联合化疗 1~43 个疗程，平均 7.5 个疗程，以 EMA-CO 方案和 FAEV 的联合化疗方案为主。30 例（81.1%）完全缓解，中位随访时间 41个月，其中 5 例复发，经过继续化疗后 4 例获得完全缓解；另外，4 例部分缓解；3 例疾病进展。

（1）EMA-CO 方案：是用于治疗高危绒癌的方案，所用为 EMA 即 VP-16、MTX、Act.D，CO 即 CTX、VCR。若 EMA-CO 方案耐药，可选择 EMA-EP，EP 即 VP-16、DDP。

（2）FAEV 方案：即 FUDR+Act.D+VP-16+VCR。用法：第 1 天，VCR 2mg，静脉推注，在 Act.D 前 3 小时使用；第 1~5 天，Act.D 200μg/m² 静脉滴注，时间大于 30 分钟，依托泊苷 100mg/m² 静脉滴注，时间大于 30 分钟，氟尿苷 800mg/m² 静脉滴注，时间大于 8 小时。

（3）PVB 方案和 PEB 方案，详见生殖细胞肿瘤的化疗部分。

以上化疗方案在应用期间应注意毒副反应：用平阳霉素可产生发热，用药 2~3 小时后达高峰，以后下降至正常。如体温超过 39℃可口服吲哚美辛 1 粒，注意补液。并注意间质性肺炎及肺纤维化，应于化疗期间定期检查肺功能。DDP 的应用应注意尿量应 >100ml/h，给 DDP 前大量水化以减少肾毒性。

（4）PVE 方案：即 DDP、VCR、VP-16。用法：DDP 20mg/m² 静脉滴注，每天 1 次，共 5 天；VCR 1~1.5mg/m² 静脉入壶，第 1、2 天；VP-16 100mg/m² 静脉滴注，每天 1 次，共 5 天。注意事项：记出入量，化疗期间尿量应 >1 500ml/d；化疗期间复查血、尿常规，注意血象。

（5）DDP+5-FU 方案：DDP+5-FU 方案也有化疗成功的报道。刘鸣报道 1 例 25 岁女性原发性卵巢绒癌患者，经过卵巢癌减灭术后，行 DDP 100mg 腹腔灌注，5-FU 1 250mg 静脉滴注，hCG 逐渐正常，随访 2 年未见复发。

五、卵巢恶性生殖细胞肿瘤保留生育功能的治疗

卵巢恶性生殖细胞肿瘤（malignant ovarian germ cell tumor，MOGCT）主要包括卵黄囊瘤、未成熟畸胎瘤、无性细胞瘤、胚胎癌、原发性绒癌以及混合型生殖细胞肿瘤。这一组肿瘤好发于年轻妇女甚至未成熟的幼女，这类肿瘤恶性程度高，在没有找到有效的化疗方案之前，传统的治疗方法均行全子宫双附件切除，手术后患者即使获痊愈，却丧失了生育的可能。自有效的联合化疗方案的使用，治愈率不断提高，死亡率稳步下降，人们开始尝试为患者保留子宫和正常卵巢组织，使大多数渴望生育的妇女经治疗后获得了妊娠。

（一）保留生育功能的可行性

1. 卵巢恶性生殖细胞肿瘤是对化疗非常敏感的肿瘤，是疗效最佳的卵巢恶性肿瘤。20 世纪 70 年代以前采用单一烷化剂药物治疗，患者几乎 100% 死亡。20 世纪 70 年代中期的 VAC 方案（长春新碱、放线菌素 D 和环磷酰胺）和 20 世纪 80 年代初期的 PVB 方案（顺铂、长春新碱和博来霉素）以及 BEP 方案（博来霉素、依托泊苷和顺铂），是卵巢生殖细胞肿瘤化疗的两次重大突破，使过去几乎没有治愈希望的卵巢恶性生殖细胞肿瘤成为目前疗效最佳的卵巢恶性肿

瘤,使临床Ⅲ期的持续缓解率也达到了50%~100%。如果严格掌握用药时间及用药剂量,其疗效将更加提高,争取100%的生存率是有可能的。

2. 肿瘤多为单侧卵巢发病。除无性细胞瘤双侧卵巢受累率为10%外,绝大多数肿瘤仅侵犯一侧卵巢,肿瘤的转移和复发很少累及子宫和对侧卵巢。恶性生殖细胞肿瘤不同于上皮性癌,绝大多数仅侵犯一侧卵巢。初次手术时有90%~100%的肿瘤为单侧性,因此,手术时保留一侧正常卵巢和未受肿瘤侵犯的子宫是完全可行的。

3. 这些肿瘤往往有可靠的肿瘤标志物,手术后可定期追踪血清肿瘤标志物,以密切监测病情变化。卵巢卵黄囊瘤能产生大量甲胎蛋白(AFP),原发性绒癌能产生大量绒毛膜促性腺激素(hCG),混合性生殖细胞肿瘤和胚胎癌则可同时查到AFP和hCG或两者之一。AFP和hCG阳性患者治疗后转为阴性,即可认为体内肿物已被消灭。AFP除存在于胚胎组织及少数肝癌患者,hCG除存在于妊娠和滋养细胞肿瘤外,很少存在于其他肿瘤或正常人,故卵黄囊瘤和原发性绒癌的敏感性很高,可作为病情监测的可靠依据。

近年来,有人发现神经细胞特异性烯醇化酶(neuron specific enolase,NSE)在卵巢未成熟畸胎瘤及无性细胞瘤患者的血清中有升高现象,对未成熟畸胎瘤及无性细胞瘤的病情监测及治疗效果的观察有参考意义。此外,有研究发现,乳酸脱氢酶(LDH1、LDH2)在无性细胞瘤患者血清中常升高。由于有了这些敏感性高的肿瘤标志物,对了解保留生育功能患者对治疗的反应及长期随诊、监测病情变化起到了重要作用。

4. 联合化疗对患者的月经及生育功能无明显不良影响

(1)化疗药物对卵巢功能的影响:化疗药物对性腺功能的影响不尽相同,烷化剂(包括环磷酰胺、白消安、左旋苯丙氨酸氮芥和氮芥)对卵巢毒性作用最大,其次为顺铂、阿霉素;对卵巢毒性最小的化疗药物为氟尿嘧啶、甲氨蝶呤、放线菌素D、博来霉素、长春新碱和巯嘌呤。化疗药物对女性患者的卵巢具有细胞毒性作用。细胞毒性药物主要影响卵泡的生长和成熟过程,导致卵泡的破坏和卵巢的纤维化。从而引起月经不规律、不孕、过早绝经或合并潮热、盗汗、骨质疏松及泌尿系统、心血管系统症状等。即使所用化疗药物剂量较小,未引起不孕,其妊娠时出现流产、早产、低体重儿的危险性也增大。全身辅助化疗对卵巢功能的影响主要体现为卵巢的卵泡数量减少和黄体功能丧失。化疗对卵巢的破坏程度与卵泡的结构破坏成正比。化疗对卵巢的损伤主要反映在卵巢储备功能的下降。因此,对需保留生育功能的恶性生殖细胞性肿瘤,尽可能不用或少用烷化剂类抗癌药。

(2)目前采用的BEP、BVP方案对月经影响不大。北京协和医院报道,治疗前41例患者月经正常,17例尚未初潮,3例阴道不规则出血,2例正值妊娠期,治疗期间已行经的患者中30例(71.4%)月经正常,其他病例有闭经或月经不规律;尚未初潮的17例中有1例在化疗进行到第2个疗程后开始初潮。术前不规则出血者,术后阴道出血停止。与Gershenson报道的40例月经情况大致相同,该组病例在化疗期间68%月经正常,18%闭经,15%月经不规律,3例在化疗期间开始初潮。Park等报道的124例患者中,106例(85.5%)恢复月经规律,12例(9.7%)月经不规律,6例(4.8%)出现卵巢功能早衰。

停止化疗后的月经情况:停止化疗后,北京协和医院病例的月经情况大多数(89.4%)都很正常,3例不正常者中1例是因为曾经放疗而绝经,1例是XY核型性腺不发育,仅有1例特殊原因而迄今29岁尚未行经,该例于12岁时因卵巢卵黄囊瘤而行单侧附件切除,手术后用VAC方案治疗11个疗程。一直未行经,检查子宫呈幼稚型,第二性征发育差,阴道涂片雌激素水平低落,血清LH、FSH值升高,E₂值低下,提示卵巢性闭经。Gershenson总结的39例病例,治疗后27例(68%)月经正常,5例(13%)月经不规律,2例(5%)月经稀发,4例(10%)闭经,过早绝经1例(3%),与北京协和医院的病例相比较,Gershenson组化疗后月经异常的发生率较高,可能与该组患者在化疗前、化疗中以及化疗后同时服用避孕药物有关。根据一些作者对幼女以及成年妇女应用化学药物的经验,认为烷化剂类药物特别是环磷酰胺(CTX)可能杀伤始基卵泡中的生殖细胞,而引起卵巢功能失调。上述提到的北京协和医院至今29岁尚未行经的患者,其闭经是否与化疗方案中的CTX有关仍有待观察。但也有人提出青春期前女性卵巢对化疗药物的不利影响有较强的抵抗作用,故大多数在停止化疗后已到初潮年龄的有11例均届时初潮。北京协和医院尚有1例10岁患者曾在3年内接受化疗23个疗程,仍届时行经。对于既往月经规律的患者,化疗结束后,月经复潮的平均时间为2.5~6个月。

(3)生育:关于卵巢恶性生殖细胞肿瘤治疗后妊娠的报道已有不少,Forney等于1987年首先报道了1例18岁卵黄囊瘤患者经切除一侧附件及化疗后获得妊娠。1985年Gershenson等报道了45例生殖细胞肿瘤患者经保守手术后6例妊娠。此后国内外均有大量的文献报道了这类肿瘤保留生育功能的可行性。Morrison等报道的一项系统回顾分析显示,在42项研究的1980例患者中,有488例(24.6%)患者至少妊娠1次,在34项研究报道的1545例患者中,有307例(19.9%)至少活产1次,而在474例试图妊娠的患者中,有高达382例(80.6%)的患者获得妊娠。

5. 联合化疗对第二代的生育无明显不良影响。有关化疗后出生第二代的发育情况,根据北京协和医院对265例保留生育功能的恶性滋养细胞肿瘤患者的长期随诊结果,以及一些其他类型的恶性肿瘤如霍奇金淋巴瘤、非霍奇金淋巴瘤以及白血病等患者化疗后长期随诊的结果证明,化疗对于第二代的生长发育并无不良影响,其先天性畸形的发生率以及妊娠后自然产的发生率无明显增加。Gershenson报道,治疗后获得的22个孩子均正常。北京协和医院16例足月妊娠共获得17个孩子(1例双胎妊娠),除1例无性细胞瘤患者术后曾经历过放疗和化疗,所生的男婴发现有轻度尿道下裂畸形,其余 15 个孩子最小 1 岁,最大 30 岁,发育和智力均正常。Morrison 等报道的 MGCT 保留生育功能手术并化疗患者 261 例活产婴儿中有 3 例(1.2%)畸形,其中 1 例心房间隔缺损,1 例第四脑室孔闭塞综合征,1 例尿道下裂畸形。

(二) 保留生育功能手术适应证的选择

任何期别、任何组织学类型的恶性生殖细胞肿瘤均可行保守手术。临床期别并不能作为盆腔器官去留的依据,期别较晚并不一定意味着盆腔器官受累较重。事实上,对于已有腹腔转移的Ⅲ期病例甚至已有肝实质转移的Ⅳ期病例来说,切除未受肿瘤侵犯的子宫和对侧附件,显然不会对改善预后有所帮助。因此,对年轻要求生育的患者,除非对侧卵巢或子宫已受累,否则均可作为保守手术的对象。

(三) 手术方式的选择

手术方法应采取一侧附件切除,而不宜行单纯肿瘤剔除。另侧卵巢是否常规剖检尚有争议,大多数不支持,仅对无性细胞瘤行剖检。其他类型生殖细胞肿瘤如超声检查无异常,术中肉眼观察也无异常,无须常规剖检。目前对于是否行盆腔和腹主动脉旁淋巴结切除尚未达成共识,ESMO 建议只在手术探查和/或初始 CT 提示有淋巴结异常或化疗后仍残余病灶时才行淋巴结清扫;NCCN 指南建议,对于儿童、青少年和年轻成人(≤25 岁)的早期患者,可不需切除淋巴结,大网膜仅需活检。Nasioudis 等一项回顾性研究,共纳入了 2 774 例Ⅰ期的卵巢恶性生殖细胞肿瘤,其中 1 426 例(51.4%)进行了淋巴结清扫,尽管淋巴结转移率为 10.3%(147 例),但淋巴结清扫组和非淋巴结清扫组患者的 5 年生存率分别 96.5% 和 97.6%,无明显差异。对于Ⅱ期以上病例,应尽可能做到 R0 切除,如术前 CT 提示无腹膜后淋巴结转移,或术中触摸淋巴结不大,可不进行淋巴结清扫。Park 等报道的 171 例 MOGCT 行保留生育功能手术患者,其中Ⅰ期患者 125 例,Ⅱ~Ⅳ期患者 46 例,两组患者的 5 年生存率分别为 99% 和 91%。多因素分析发现,卵黄囊瘤、不全分期手术、术后肿瘤残留是无复发生存期的独立危险因素;卵黄囊瘤、术后肿瘤残留是影响总生存率的独立危险因素。

(四) 术后辅助治疗

卵巢恶性生殖细胞肿瘤以手术治疗为主,Ⅰ期无性细胞肿瘤或未成熟畸胎瘤只需手术治疗,Ⅱ期以上无性细胞肿瘤或未成熟畸胎瘤及Ⅰ期其他类型的卵巢恶性生殖细胞肿瘤术后均需要辅以化疗。术后均应加用辅助治疗,并以 BEP、PVB 联合化疗为主。

(五) 化疗期间对卵巢功能的保护

化疗药物,特别是烷化剂类,影响卵泡的生长和成熟过程,可能杀伤始基卵泡中的生殖细胞,导致卵泡的破坏和卵巢的纤维化,而引起卵巢功能失调,对卵巢有较大的损害。最常见的卵巢损害是卵巢功能早衰。卵巢功能早衰的发生率取决于化疗药物的种类、剂量、间隔时间及患者年龄,患病时年龄越大、烷化剂剂量越大,越容易导致卵巢衰竭,如何避免卵巢功能早衰、保护卵巢功能成为研究者面临的问题和挑战。目前的研究发现,促性腺激素释放激素激动剂(GnRHa)对化疗引起卵巢损害的保护作用较为肯定,其作用旨在使卵巢处于静止状态,抑制卵泡聚集,使卵巢避开化疗敏感期,以保护更多的始基卵泡。另外,GnRHa 还可使卵巢处于相对静止状态,减少局部血流,从而减少局部药物浓度等。自 1999 年 Blumenfeld 等报道了大样本、年轻女性患者化疗前及化疗期间辅以 GnRHa 治疗研究以来,随后许多临床开始报道其应用效果。2001 年 Pereyra Pacheco 等报道青春期前后化疗患者分别在月经初潮前进行 GnRHa 治疗,结果显示患者均能自发月经来潮或恢复正常月经。推测早期卵泡发育不是完全促性腺激素依赖;另外卵巢受抑制前,GnRHa 可刺激促性腺激素短暂增高,即所谓点火期作用时期,约 1~2 周,可促使原始卵泡发育为成熟卵泡(即分裂活跃的细胞),而化疗药物一般作用于分裂活跃细胞。这样使卵巢对化疗药物更为敏感。Blumenfeld 等研究了 92 例 15~40 岁的血液病患者,化疗前开始每月给予 GnRHa 1 次,连续 6 个月至化疗结束。对照组 82 例,结果 92 例患者除 5 例外,均恢复自然排卵及月经或妊娠。而对照组 53% 的妇女发生卵巢功能早衰。Del Mastm 等研究了 29 例年轻乳腺癌患者,平均 38(29~47)岁,术后化疗前及化疗中给予 GnRHa(戈舍瑞林)3.6mg 皮下注射,每 4 周 1 次,结果 21 例恢复月经,<40 岁的 17 例患者中 16 例恢复月经,而 >40 岁的 12 例患者中只有 5 例恢复月经。一项系统性回顾分析共纳入 873 例未绝经的早期乳腺癌患者,其中化疗期间给予 GnRHa 保护卵巢 436 例(GnRHa 组),未使用 GnRHa 患者 437 例(对照组),两组在年龄、分期、化疗时间等方面无差异,分析发现 GnRHa 组和对照组卵巢功能早衰率分别为 14.1% 和 30.9%,化疗后的妊娠率分别为 10.3% 和 5.5%,差异均具有统计学意义,在复发和总生存率上两组无统计学差异。另一项来自韩国的多中心回顾性研究,共纳入 227 例卵巢恶性生殖细胞肿瘤患者,所有患者均进行了保留生育功能的手术并联合化疗,其中化疗期间使用 GnRHa 组 63 例,未使用 GnRHa 组 164 例(对照组),主要研究目标是月经恢复率,分析发现 GnRHa 组和对照组的月经恢复率分别为 100% 和 90.9%,GnRHa 组减少了化疗后闭经的可能 [$OR=0.276$, 95% CI(0.004,1.317),$P=0.077$],但研究者指出该研究以月经恢复作为评估卵巢功能的指标可能欠缺,以 AMH 等作为评估卵巢功能的指标可能会更加准确。

目前实验及多项小样本临床研究显示:GnRHa 对卵巢功能具有一定的保护作用,且儿童应用 GnRHa 并不影响其发育速度和身高,但尚需要多中心大样本研究证实。GnRHa 的药物包括戈舍瑞林、亮丙瑞林等。因此,其使用的适应证一般是年轻欲保留生育功能的患者,采用的药物诺雷德、亮丙瑞林剂量为 3.75mg,在第 1 次化疗前皮下注射,化疗期间每间隔 28 天使用 1 次,直至化疗结束后 2 周。此外,目前辅助生殖技术在妇科恶性肿瘤生育力保护方面的应用取得长足发展,主要包括胚胎、卵母细胞冷冻保存技术,但该技术不使用于儿童、没有性伴侣的育龄妇女及肿瘤恶性程度高或已经化疗的患者;卵巢组织冻存与移植技术目前尚不成熟。

六、卵巢恶性生殖细胞肿瘤合并妊娠

妊娠期卵巢恶性肿瘤发生率极低,发生率为 2.8~11/10 000 次妊娠,主要为上皮性癌和生殖细胞肿瘤,且大部分为卵巢生殖细胞恶性肿瘤(malignant ovarian germ cell tumor,MOGCT)。MOGCT 合并妊娠以无性细胞瘤多见,其次为卵黄囊瘤(yolk sac tumor,YST)。

【诊断】

1. 临床诊断 MOGCT 多发生于年轻女性,妊娠时肿瘤生长快,易有包膜破裂及腹腔内种植,常见症状为腹部包块、腹胀、腹痛、腹腔积液,如肿瘤坏死、出血,可有腹痛加重、发热等。由于肿瘤恶性程度高,尤其是 YST,病情进展快,从出现症状至就诊时间均短,45% 患者≤3 个月,64% 的患者≤6 个月。

2. 影像检查 B 超所显示的盆腔肿物位置,可根据与子宫的解剖关系区别是子宫肿物或卵巢肿物、肿物囊性或实性、有无分隔及乳头或出血、坏死等,均可通过不同的声像图特点进行辨认。MOGCT 偏实性,形态尚规则,切面呈圆形或卵圆形,包膜完整(如瘤体破裂则包膜显示不清),肿瘤内部以实性低回声为主,可见网状结构,卵巢 YST 可呈典型"破絮状"回声。肿瘤内部及包膜血流丰富,阻力指数较低。磁共振成像(MRI)对软组织分辨率极高,辐射量极小,可安全用于整个妊娠期间的检查,特别对于肿瘤较大,超声无法充分评估或考虑恶性肿瘤可能性大时,MRI 可增加诊断价值。但增强 MRI 检查所使用的造影剂钆可通过胎盘,有潜在的胚胎毒性,建议慎用。

3. 血清肿瘤标志物 血清肿瘤标志物 CA125、AFP、hCG、LDH 水平的高低对 MOGCT 的诊断有参考价值。妊娠期检查血清各肿瘤标志物的水平,对诊断 MOGCT 很有帮助。动态随诊尚可监测病情变化,对临床处理有重要参考价值。

AFP 主要在胎儿肝和卵黄囊中形成,母体血清中 AFP 异常升高与母体、胎儿、胎盘因素均有关,多见于胎儿神经管畸形。妊娠合并 YST 时,AFP 常超过正常范围数倍或数百倍,其血清含量多为 1 万或数万 ng/ml。目前,临床已将血清 AFP 测定作为 YST 诊断与鉴别诊断、指导治疗、监测疗效、预示复发或恶化、随访的重要指标,也为病理检查提供参考,动态观察 YST 患者血清 AFP 值与肿瘤的治疗、缓解或复发密切相关。而卵巢未成熟畸胎瘤由于瘤体内胚层组织可分泌少量 AFP,且卵巢未成熟畸胎瘤中多为混合成分,因此未成熟畸胎瘤可合成少量 AFP,但其血清 AFP 水平较卵巢 YST 低,一般血清 AFP 1 500ng/ml,如组织成熟度差,所含未分化神经上皮多,血清 AFP 水平则升高。LDH1 和 LDH2 除了在妊娠子痫前期的患者会升高外,在正常妊娠期间通常保持正常水平,在无性细胞瘤的患者会异常升高。

【妊娠与肿瘤的相互影响】 卵巢 MOGCT 恶性程度高,在未应用多药联合化疗以前,预后极差、死亡率高。当这些肿瘤合并妊娠时,多数在手术切除肿瘤的同时进行终止妊娠的手术,故对妊娠与肿瘤两者的相互影响了解不多。自从多药联合化疗开展以来,本病的预后有了极大的改观,治疗方案也多数为保留胎儿继续妊娠。

1. 妊娠对肿瘤的影响 一般认为妊娠并不加速肿瘤生长和扩散,妊娠合并 YST 表现特点与非孕期一致,未发现妊娠加速肿瘤发展的证据。但妊娠期肿瘤有可能出现扭转、破裂等并发症。认为妊娠合并无性细胞瘤不会对肿瘤的发展、预后及胎儿结局造成不利影响,但妊娠是否会加快其他 MOGCT 的发展尚有争议。

2. 肿瘤对胎儿的影响

(1)流产、早产、难产:YST 恶性程度高,生长迅速,瘤体体积增大可挤压子宫,影响胚胎生长而导致流产、早产。因肿瘤为实性,体积较大,如维持至孕足月,可挤压胎儿引起胎位异常或阻碍产道影响胎先露下降导致难产。

(2)急腹症:MOGCT 质地较脆,孕期容易发生穿破、自发破裂引起急腹症造成妊娠不良结局。

(3)MOGCT 本身对胎儿无影响,但孕期肿瘤迅速生长、出现坏死、破裂等并发症以及孕期手术治疗或化疗会对胎儿产生相应影响,如胎儿生长受限等。

【治疗】 随着目前高龄孕妇越来越多,妊娠合并肿瘤的概率升高,妊娠合并 MOGCT 使患者及其亲属和医师的处境更加困难。其主要治疗方式包括手术切除肿瘤、化疗和终止妊娠,但应根据肿瘤分期、进展、复发的可能性,以及孕周、胎儿情况和患者对生育要求等,选择不同的治疗方法,实施个体化治疗。

MOGCT 发生率低,合并妊娠者更少见,目前尚无统一治疗方案。国内外对妊娠合并 MOGCT 的相关文献多为个案报道,各种治疗方法均有成功病例。

1. 手术治疗

(1)手术范围:年轻 MOGCT 患者,手术方式可选择保留生育功能的肿瘤细胞减灭术+淋巴结清扫术。对 YST 患者不强调行彻底肿瘤细胞减灭术,因手术范围及大小与预后差异无统计学意义。沈铿等认为,对有生育要求的 YST 患者,无论肿瘤分期早晚,只要有正常卵巢组织,均可行保守性手术,即使无正常卵巢组织也可保留子宫,术后行激素补充和体外受精。Ayas 等报道 1 名 22 岁的女性在孕 34 周时因巨大的卵巢内胚窦瘤引起肠梗阻,先行剖宫产和保留生育的手术,然后行 4 疗程联合化疗,19 个月后复查未见复发,但阴道超声发现宫内妊娠 6 周,39 周时剖宫产一名健康男孩。

（2）手术时间:MOGCT 即为恶性肿瘤,其中卵黄囊瘤和胚胎性癌的恶性程度还很高,故原则上发现肿瘤后应及时手术切除肿瘤。但根据诊断肿瘤的时间和孕期的早晚,处理上仍有所区别。Leslie 等建议在积极做好产科处理的条件下于孕 32 周行剖宫产及相应手术,长期预后接近正常足月儿而不影响母亲化疗。当然也有人主张在孕 34 周及以后行剖宫产及术后化疗更为妥当。

1）孕早期:孕早期发现 MOGCT,则根据肿瘤的大小、病期的早晚及患者对胎儿的期望,确定是否保留胎儿。若肿瘤为早期,患者很希望保留胎儿,则可在严密观察下等待到孕中期手术。如肿瘤为晚期,则不宜等待,应立即进行肿瘤的手术治疗。至于胎儿是否保留,可与患者及其家属协商酌情处理。

2）孕中期:妊娠中期发现合并 MOGCT,手术较早期相对有利:①妊娠中期胎盘已建立起血供系统,自然流产率低。②妊娠不再依赖黄体。③妊娠早期发现的功能性肿瘤在孕 14~16 周多自行消失,有利于鉴别诊断。手术在孕 16~18 周进行较好,孕 24 周后手术有增加早产的危险。妊娠中期术后若需化疗可酌情尝试。Malone 等报道妊娠 25 周合并卵巢 YST 患者 1 例,于妊娠期先行 2 个疗程联合化疗（长春新碱、博来霉素、顺铂）,于孕 32 周剖宫产分娩后再继续完成 3 个疗程化疗,产妇、新生儿结局良好。Shimizu 等曾报道妊娠 19 周合并卵巢 YST 患者 1 例,行开腹肿瘤切除术,术后维持妊娠至 36 周,剖宫产分娩一名活婴,继续进行 3 个疗程联合化疗,术后 3 年未见复发。Shimizu 等报道了 1 例 32 岁孕妇孕 19 周时行肿瘤切除术,术后诊断内胚窦瘤 I C 期,术后未化疗,至孕 36 周行剖宫产和二次探查术,分娩一名正常婴儿,未见复发病灶。Han 等报道了 2 例妊娠中晚期卵巢恶性生殖细胞肿瘤保守手术后化疗的病例,其中 1 例孕 22 周行右卵巢和网膜切除术,术后诊断:右卵巢内胚窦瘤 I C 期,术后 BEP 方案化疗 5 个疗程至分娩结束,至今 6 年,母儿均健康;另 1 例孕 30 周行右附件切除术,术后诊断:右卵巢未成熟畸胎瘤 I A 期,术后 BEP 方案化疗 2 个疗程至分娩结束,至今 2 年,母儿均健康。Motegi 等报道妊娠 18 周合并卵巢 YST 患者 1 例于孕中期行开腹手术切除患侧附件,术后辅以 3 个疗程联合化疗,于孕 31 周剖宫产分娩一名正常活婴,术后 5 个月发现肝转移,继续辅以 3 个疗程联合化疗,产妇及新生儿 5 年预后良好。Robova 等报道 1 例孕 22 周的 34 岁孕妇诊断为内胚窦瘤 I C 期,孕期间接受 4 疗程顺铂化疗,之后孕 35 周时剖宫产一名女婴,然后给予 3 疗程 PEB 方案化疗,女婴 2 岁内血液化验、儿科、神经系统检查正常,随访患者 28 个月未见肿瘤复发。故认为在孕期用顺铂化疗是有效和安全的。Malhotra 等有术后复发的报道:1 例 19 岁孕妇孕 15 周诊断妊娠合并左卵巢内胚窦瘤 I C 期,术后 BEP 方案化疗 2 个疗程后逃离医院,孕 31 周时发现广泛转移而

剖宫产,胎儿出生可,除新生儿肺透明膜病变外未见化疗对其的毒副作用,但患者死于肺栓塞。

3）孕晚期:妊娠晚期发现卵巢恶性生殖细胞肿瘤,可手术同时行剖宫产以有利于术后化疗和预后。Kishimoto 等报道了 1 例 28 岁孕 38 周入院行剖宫产及全子宫双附件及部分大网膜切除术加盆腔和腹主动脉旁淋巴结清扫,术后诊断:未成熟畸胎瘤ⅢC 期,术后化疗 5 个疗程,健在。Guven 等报道了 1 例 25 岁孕妇 G_0P_0 孕 31 周因子痫前期、盆腔恶性包块、胎儿生长受限入院,行剖宫产及保留一侧附件的保守治疗,术后诊断为卵巢无性细胞瘤 I C 期,8 个月后再次妊娠情况好。

Kodama 等进行的一项系统性分析,共有 102 例 MOGCT 合并妊娠的患者纳入研究,患者平均年龄为 25.8 岁,其中无性细胞瘤占 38.2%,卵巢内胚窦瘤占 30.4%,盆腹腔疼痛是最常见的症状（35.3%）,多数患者分期为 I 期（76.4%）,平均肿瘤大小为 17.9cm,多数病例足月（56.6%）活产（77.5%）。根据肿瘤诊断及手术时间分为 4 组,1 组主要为早期妊娠时诊断肿瘤,手术不保留胎儿,共 22 例（21.6%）;2 组主要为早、中期妊娠时诊断肿瘤,手术保留胎儿,共 46 例（45.1%）;3 组主要为孕晚期诊断肿瘤,分娩时同时手术或分娩后手术,共 13 例（12.7%）;4 组为产时或产后诊断肿瘤,分娩时同时手术或分娩后手术,共 21 例（20.6%）。2 组的活产率为 97.8%,3、4 组的活产率均为 100%,胎儿生长受限（fetal growth restriction,FGR）发生率为 22.8%。有 22 例患者保胎期间进行了化疗,化疗方案主要为顺铂/博来霉素,接受化疗与非化疗患者胎儿生长受限的发生率分别为 31.9% 与 19.3%,但两者的差异无统计学意义（$P=0.26$）,有 1 例患者孕 25 周时接受 1 疗程的 BEP 方案化疗,孕 27 周时检查发现胎儿脑室扩张畸形;有 3 例新生儿因早产死亡。妊娠期间出现难产、肿瘤破裂、肿瘤扭转的发生率分别为 2.9%、8.8% 和 1.0%。2 组的 5 年生存率最高,达 92.8%,其次是 4 组 79.5%,最差是 1 组 56.2%,但 1 组相对于 2 组患者的分期较晚,Ⅱ~Ⅳ期的构成比分别为 36.4% 与 11.4%。在多因素分析中显示,年龄≤20 岁和分期Ⅱ~Ⅳ期是总生存率的独立不良预后因素。文章表明,对于早期的 MOGCT 合并妊娠患者,肿瘤干预治疗及保胎管理是可取的治疗方案。

2. 化疗 自 20 世纪 70 年代有效的联合化疗方案问世以来,卵巢恶性生殖细胞肿瘤的预后大大改善。1975 年 Smith 和 Rutledge 的 VAC 方案,疗效显著,但长春新碱和放线菌素 D 均可引起周围性神经病变和骨髓抑制,环磷酰胺可致出血性膀胱炎和性腺功能紊乱。在 80 年代早期,Einhorn 和 Donahue 发展为 PVB 方案,顺铂的加入使预后进一步改善,且比 VAC 的 2 年标准化疗时间缩短,但 PVB 方案中顺铂和长春新碱均有致骨髓抑制和周围神经病变的作用,博来霉素则可引起肺纤维化和间质性肺炎。同时,Einhorn 和 Donahue 在睾丸癌治疗中发现了 BEP 方案,BEP 方案因降低了长春新碱和博来霉素的总剂量效应,而使该方

案毒性下降,但疗效未受影响。总体而言,VAC方案疗效较差,环磷酰胺可能有杀伤卵巢始基卵泡中生殖细胞的作用,现已少用,BEP与PVB疗效近似,但毒性较低,而且对晚期和复发性卵巢恶性生殖细胞肿瘤也有很好的疗效,目前美国国立卫生研究院(NIH)与欧洲15个国家均推荐BEP方案为卵巢恶性生殖细胞肿瘤的标准化疗方案。

有关人类妊娠期应用化疗药物的报道提示,致畸作用主要与接受药物的妊娠期、化疗的强度有关。几乎所有的细胞毒性药物均能通过胎盘,具有潜在毒性,其中在器官形成期,单一化疗药物具有10%的致畸率,联合化疗则高达25%。有报道建议特别是在孕5~10周应尽量避免。孕13周后除中枢神经系统和性腺外大体器官发育完成,此后化疗胎儿畸形率下降,但可增加非畸形病率,如胎儿生长受限(FGR)、低体重儿、短暂的骨髓抑制、早产及影响胎儿的中枢神经系统。Hansen等认为孕20周后使用强化联合化疗有这些副作用,其报道病例孕24周后化疗有胎儿生长受限和短暂羊水过少现象。Elit等认为妊娠中期手术后化疗可引起胎儿脑室扩大及大脑萎缩。妊娠期应用化疗辅助药物,如恩丹西酮等,尚未见有不良结局的报道。而对于确需化疗的患者,在妊娠早期宜终止妊娠,及时化疗,待治疗痊愈可再次妊娠。妊娠中、晚期可酌情尝试妊娠期化疗,尤其是妊娠中后期、晚期相对更安全些。

目前文献中6种化疗药物对妊娠期胎儿有影响。①羟化剂中环磷酰胺(CTX):属妊娠药物等级,D级。在妊娠早期使用CTX后正常和异常胎儿均有出生,包括隐性脑部畸形、冠状动脉缺陷、肛门闭锁、小头畸形、胎儿生长受限等。在妊娠中期和晚期使用CTX与胎儿畸形无关,但与胎儿生长受限、小头畸形及可能出现的新生儿全血细胞减少症有关,CTX可能与患者以后月经和卵巢功能早衰有关。母乳喂养是禁忌的,因CTX有可能引起新生儿中性粒细胞减少症、免疫抑制及肿瘤发生率升高。②羟化剂中的顺铂(CDDP):也属D级。对于母乳喂养问题有意见分歧。③拓扑酶Ⅱ抑制剂VP-16:D级。目前尚未见胎儿畸形的报道,但有胎儿生长受限和新生儿全血细胞减少的报道。母乳喂养的风险未知,但母乳可能导致新生儿骨髓抑制。④长春碱类的长春新碱:D级。是一种生物碱,在妊娠期应用与胎儿畸形有关,包括房间隔缺损、肾发育不全、全血细胞减少症。母乳喂养风险未知。⑤抗生素类的放线菌素D:C级。在妊娠中、晚期应用,出生胎儿均正常。可通过乳汁分泌,故不推荐母乳喂养。⑥抗生素类的博来霉素:为D级。对胎儿可引起髓细胞染色体畸变,但目前未见与妊娠期应用博来霉素致胎儿异常有关联,而且在妊娠中、晚期与其他联合化疗均分娩为正常胎儿。母乳喂养风险未知。

3. 放疗 相比化疗而言,仅对无性细胞瘤有疗效,而且对卵巢内分泌生殖能力破坏较大,鉴于BEP方案对无性细胞瘤的高效作用,化疗现已逐步取代放疗,而且在妊娠期,Arnon等指出,受孕后2周,放疗是致死而不致畸的,妊娠期内高剂量放疗可引起胎儿畸形,影响胎儿生长发育和致智力迟钝,也可导致儿童白血病发病率增加和后代的其他肿瘤发病率上升。

(向 阳 姚德生 韦有生)

第六节　卵巢类固醇细胞瘤

卵巢类固醇细胞瘤(steroid cell tumor of the ovary)是由类固醇激素分泌细胞构成的卵巢肿瘤。1949年首先由Barzilai称该类肿瘤为"类脂质细胞瘤"。1962年Haines根据肿瘤细胞含有脂质而提出"脂质细胞瘤"的名称。直到1987年,Hayes和Scully认为在该类肿瘤中,仅25%的肿瘤含少量脂质或者不含脂质,且肿瘤具有分泌类固醇激素的特征,故推荐更名为"类固醇细胞瘤"。目前"类固醇细胞瘤"这一术语包含了这一类肿瘤细胞的形态学和分泌类固醇激素两方面的特点,现已被广泛应用。1999年被世界卫生组织(WHO)列入性索间质肿瘤一类。2003年WHO将该类肿瘤分为间质黄体瘤、Leydig细胞瘤和非特异性类固醇细胞瘤。2014年WHO卵巢肿瘤分类标准将卵巢类固醇细胞瘤全部纳入单纯间质肿瘤范畴,不再将间质黄体瘤单独列出,并将恶性类固醇细胞瘤单列一类。2020年第5版女性生殖器官WHO肿瘤分类标准再次调整了命名,更名为非特异性莱迪细胞瘤和非特异性类固醇细胞瘤。但由于该类肿瘤发病率低,文献报道的病例数有限,难以进行病理复核及重新分类,故下文仍沿用WHO(2003)卵巢肿瘤分类标准诊断进行分类阐述。

卵巢类固醇细胞瘤临床上较罕见,约占卵巢肿瘤的0.1%。Wang等报道类固醇细胞瘤占卵巢肿瘤<0.1%。复旦大学附属妇产科医院1965—1990年共有卵巢肿瘤4 892例,其中3例为脂质细胞瘤,占0.06%;2007—2021年,类固醇细胞瘤13例,莱迪细胞瘤3例,间质黄体瘤8例,同期卵巢肿瘤26 034例,占0.092%,年龄16~69岁,平均45.2岁。浙江大学医学院附属妇产科医院1973—1993年共总结卵巢肿瘤5 569例,其中5例为脂质细胞瘤,占0.09%。北京协和医院报道1986—2008年间共收治卵巢类固醇细胞瘤14例,占同期卵巢肿瘤的0.19%(14/7 301)。四川大学华西第二医院报道2001—2007年间共收治卵巢肿瘤4 968例,其中非特异性类固醇细胞瘤8例,占0.16%。西安交通大学第一附属医院2010—2018年共收治卵巢肿瘤7 300余例,其中非特

异性类固醇细胞瘤仅 2 例,占卵巢肿瘤的 0.1%。

该瘤发病年龄不等,最小 2.5 岁,最大 93 岁。其中卵巢间质黄体瘤多发生于绝经后妇女,而非特异性类固醇细胞瘤多见于较年轻的女性,平均年龄 40 岁,偶见于青春期女性。

Young 和 Scully 根据组织来源和病理特征将卵巢类固醇细胞瘤分为间质黄体瘤、莱迪细胞瘤和非特异性类固醇细胞瘤三大类。

一、卵巢间质黄体瘤

【组织来源】 卵巢间质黄体瘤(stromal luteoma of the ovary)约占该类肿瘤的 25%,肿瘤来源于卵巢黄素化的间质细胞。1964 年由 Scully 首次命名。由于卵巢受垂体释放黄体生成素的持续刺激,促使间质黄素细胞增殖,并随年龄增长而更显著,呈瘤样增生结节而形成卵巢间质黄体瘤。

【病理】

1. 肉眼形态 肿瘤无包膜,位于卵巢间质内,直径 0.25~2.9cm。切面边界清,呈单个或多个灰白色、黄棕色实性结节,伴出血时呈灶状红色或棕色。Hayes 报告一组病例,24/25 例为单侧性。

2. 组织形态 肿瘤呈类圆形结节状分布,周围由卵巢间质包绕为本瘤的特征。瘤细胞直径 20~40μm,呈圆形或多边形。多数核小、圆、居中央或略偏位,核膜略有皱褶,有单个明显的核仁。少数核大,染色质粗糙,核仁不明显,核分裂象罕见。胞质丰富呈伊红色,有少量嗜酸性颗粒,或苍白,有脂质空泡。半数以上病例胞质内含不等量脂色素颗粒,未见赖因克(Reinke)结晶。瘤细胞排列成弥漫、巢状或索状。若细胞退变则形成类腺泡状结构,可伴灶性出血。多数肿瘤间质为纤细结缔组织所组成,少数间质增多伴玻璃样变。

90% 以上的病例同侧或对侧卵巢间质卵泡膜细胞增生伴黄素化。约 1/4 的病例伴卵巢门细胞增生,并出现莱迪细胞聚集围绕无髓鞘神经纤维与血管,少数病例的卵巢浅表呈异位蜕膜样变。

2014 年 WHO 卵巢肿瘤分类标准将已不再将间质黄体瘤单独列出,并提出当非特异性类固醇细胞瘤直径 <1cm,且局限于卵巢皮质内时,可诊断为间质黄体瘤。

【临床表现】 Hayes 和 Scully 报道 25 例卵巢间质黄体瘤,年龄 28~74 岁,平均 58 岁,其中除 3 例为 18~32 岁外,22 例均在 46~74 岁。复旦大学附属妇产科医院近 14 年共 8 例间质黄体瘤患者,平均年龄为 60.6 岁(54~68 岁),故本病以中老年妇女为主。60% 的患者伴有雌激素增高表现,引起阴道不规则流血、子宫内膜增生过长、内膜息肉、子宫内膜高分化腺癌等。青春期前患者可表现为同性性早熟。偶有雄激素升高,12% 伴有男性化症状。少数患者可无任何内分泌异常,在手术标本中偶然发现。

肿瘤多数为单侧性,一般直径小于 3cm。但复旦大学附属妇产科医院曾报道 3 例,其中 1 例为双侧性,肿瘤直径为 3.5cm,该医院近 14 年共 8 例间质黄体瘤,均为单侧,直径 0.5~2.8cm,其中 7 例同时行子宫切除术,6 例子宫内膜呈现不同程度的增生过长,从单纯性到不典型均存在。

影像学检查:包括经腹或经阴道超声,盆腔 CT 或 MRI 均有助于诊断,有条件的患者可行 PET/CT 检查,由于该类肿瘤具有内分泌功能,代谢旺盛,血供丰富,PET/CT 检查具有独特优势。

【鉴别诊断】

1. 妊娠黄体瘤 系发生于妊娠期的瘤样病变,细胞形态类似本瘤,形态上为多发性结节,常发生于双侧卵巢,黑种人妇女多见,多无症状,瘤样病变产后自行消失。间质黄体瘤多发生于老年妇女,肿瘤不能自行消失。

2. 卵巢门细胞增生 卵巢门细胞增生临床上亦可伴有男性化症状,两者的区别在于增生的门细胞结节为多发性病灶,常常局限于卵巢门区,且与正常卵巢组织无明显界限,细胞内常见赖因克结晶。间质黄体瘤多位于卵巢实质内,远离卵巢门,瘤细胞多被卵巢皮质间质围绕。

3. 黄素化卵泡膜细胞瘤 可见梭形细胞仍保持其束状或编织状排列,多少不等的含脂质的类圆形细胞散在分布其间,且瘤细胞结节不被卵巢间质围绕,故不同于间质黄体瘤。

【治疗及预后】 卵巢间质黄体瘤多为单侧性,肿瘤小,临床为良性经过,预后良好。多数行单侧附件切除术。由于子宫内膜受肿瘤分泌雌激素影响而发生增生过长病变,因此术前应对子宫内膜进行评估,必要时行诊断性刮宫。

文献报道术后随访 19 例卵巢间质黄体瘤患者 6 个月~17 年,其中 16 例存活良好,3 例死于其他疾病,与本瘤无关。Wang 等报道促性腺激素释放激素激动剂(GnRH-α)可作为卵巢类固醇细胞瘤术后的辅助用药,以减少体内升高的激素水平,取得良好疗效。

二、卵巢莱迪细胞瘤

肿瘤位于卵巢门部或瘤细胞内有明显赖因克结晶,是诊断莱迪细胞瘤的依据。

【组织来源】 卵巢莱迪细胞瘤(Leydig cell tumor of the ovary)为完全由莱迪细胞构成的肿瘤,约占本组肿瘤的 15%。1949 年 Sternberg 首次命名为"门细胞瘤"(hilus cell tumors),并提出 83% 的成人卵巢可证实门细胞的存在。妊娠期及更年期因体内促性腺激素水平上升而使门细胞增多,从而得以解释更年期为本病的高发年龄。少数莱迪细胞瘤位于卵巢门附近的卵巢间质内,称为"非门细胞型莱迪细胞瘤"(leydig cell tumor,non-hilar tumor)。最新版的 WHO 肿瘤分类将门细胞瘤作为莱迪细胞瘤的同义词。

【病理】

1. 肉眼形态 肿瘤无包膜,源自卵巢门细胞,少数来自卵巢门附近的卵巢间质内。几乎都为单侧性,直径 1~15cm,

绝大多数小于5cm。切面呈棕色、红色或粉红色,实性结节,伴出血时可形成囊腔。

2. 组织形态 肿瘤具有圆形或参差不齐的边界。瘤细胞圆形或多边形,多数胞质内有嗜酸性颗粒和稀疏分布的脂色素,偶见脂质空泡。半数以上病例胞质或核中可找到赖因克结晶。Paraskevas报告57%的门细胞瘤含赖因克结晶,比睾丸莱迪细胞含赖因克结晶的35%~40%为高。Maria将这一结果解释为可能遗漏了赖因克结晶阴性的门细胞瘤。瘤细胞核圆形或不规则形,居细胞中央,染色质丰富,含1个或多个核仁,偶见核分裂象。细胞排列成片,呈巢或索状,退变时形成类泡状结构。亦见瘤细胞聚集于血管周围或与无髓鞘神经纤维伴行,大血管壁常发生纤维素样退变。

如果类固醇细胞瘤位于卵巢门部而不论细胞是否有赖因克结晶,都诊断为"门细胞瘤"。具有门细胞瘤的特征而位于非门部,则命名为"非门细胞型莱迪细胞瘤"。

部分病例同侧或对侧卵巢的间质卵泡膜细胞增生,患者的子宫内膜可表现为萎缩、增生过长或分化好的腺癌。

【临床表现】 莱迪细胞瘤常见于绝经期妇女。Paraskevas、Scully报道含有赖因克结晶的莱迪细胞瘤的发病年龄为32~75岁,平均57岁。赖因克结晶阴性莱迪细胞瘤的发病年龄为34~82岁,平均61岁。62%的患者表现为男性化症状,如面部多毛、痤疮、阴蒂肥大、月经少或闭经、不孕等。无赖因克结晶的莱迪细胞瘤可表现为高雌激素症状,如月经增多、绝经后阴道流血、子宫内膜增生过长等。17%~23%无内分泌功能。肿瘤呈单侧性,偶尔有双侧性。肿瘤直径平均2.1cm,一般在5cm以下,有时妇科检查及B超均未能检出,在剖腹探查时偶尔发现。实验室检查发现血中睾酮水平升高,尿中17-酮类固醇排出正常或轻度升高。

【鉴别诊断】

1. 卵巢门细胞增殖 在显微镜下见增殖的门细胞群,体积小,多为双侧,常常局限于卵巢门区,且和正常的卵巢组织无明显界限。

2. 支持-莱迪细胞瘤 支持细胞呈腺管或条索状排列,伴有莱迪细胞巢,而莱迪细胞瘤单由单一莱迪细胞组成。

【治疗及预后】 肿瘤属于良性,预后良好。对年轻患者可行单侧附件切除术或肿瘤切除术。绝经后妇女或无生育要求妇女可行全子宫及双侧附件切除术。Paraskevas和Scully报道10例卵巢莱迪细胞瘤,术后随访1~17年,7例健在,3例于术后1~9年死亡,其中2例的死亡与本病无关,1例死因不详。术后男性化症状减轻,但不能完全消失。对于无法耐受手术或拒绝手术意愿强烈者,可考虑GnRHa治疗。现有文献已报道5例卵巢莱迪细胞瘤患者接受GnRHa治疗后,血睾酮水平显著下降,男性化症状明显缓解。

三、卵巢非特异性类固醇细胞瘤

【组织来源】 肿瘤的解剖部位不明确,又无赖因克结晶,但又具有本瘤的共性,故列入非特异性或未定型类固醇细胞瘤(steroid cell tumor, not otherwise specified, NOS),占类固醇细胞瘤的60%。

【病理】

1. 肉眼形态 肿瘤边界清,部分见完整包膜,呈分叶或结节状。直径1.2~45cm,平均8.5cm。6%为双侧性。切面呈黄色、橘黄色,或因胞质内脂色素量不等而呈红色、棕色。实性,偶可见出血、坏死、囊性变。

2. 组织形态 瘤细胞大圆形或多边形,胞质丰富呈伊红色,含嗜酸性颗粒,或因含丰富脂质而呈空泡或疏松如海绵状。胞膜清晰,核仁明显,核常有轻微不典型,约25%的病例核具有中至重度不典型,有核分裂象。瘤细胞排列成巢、索状,由丰富的血管分隔为其特征。间质纤维化或玻璃样变罕见。

WHO报道约1/3的非特异性卵巢类固醇细胞瘤为恶性。而单一从病理形态角度判断肿瘤良恶性是困难的,提示恶性的标准为:①肿瘤直径大于7cm,伴出血和坏死;②核分裂象每10个高倍视野≥2个,细胞核有中至重度异型。

3. 免疫组织化学特征 该肿瘤属性索间质来源,α-抑制素(inhibin)、钙结合蛋白(calretinin)和波形蛋白(vimentin)表达增高,细胞角蛋白(cytokeratin)、S-100、CD99和Melan-A也有一定阳性率。因此临床病理上α-抑制素和钙结合蛋白有助于非特异性卵巢类固醇细胞瘤诊断,但不能以此区分良恶性。

【临床表现】 Hayes、Scully报道非特异性卵巢类固醇细胞瘤63例,平均年龄43岁,发病年龄早于其他类固醇细胞瘤。瘤体直径平均8.5cm,94%为单侧性。临床表现为52%有男性化症状,如多毛、痤疮、阴蒂肥大及闭经等。8%有高雌激素表现,如月经过多、绝经后出血、内膜增生过长等。偶有分泌孕激素、皮质醇或伴有高血钙、高醛固酮等。6%伴有库欣综合征,血浆皮质醇升高。25%无内分泌症状,在妇科检查或手术时发现。韩国曾报道一例52岁非特异性卵巢类固醇细胞瘤患者表现为罕见的大量腹水和CA125升高。浙江大学报道一罕见病例,在副卵巢(accessory ovary)中发现非特异性卵巢类固醇细胞瘤。

【实验室检查】 血内睾酮、雄烯二酮、雌二醇、皮质醇均升高。尿17-酮、17-羟皮质类固醇升高。

【鉴别诊断】

1. 卵巢黄素化颗粒-卵泡膜细胞瘤 在梭形卵泡膜细胞的背景下,分散着程度不等的黄素化颗粒细胞巢。而本瘤为全部含有类脂质的瘤细胞。

2. 卵巢透明细胞瘤 癌细胞内充盈糖原,核多偏位。而本瘤细胞的胞质内充盈类脂滴,核居中央。电镜观察超微结构:透明细胞癌具有糖原、线粒体及粗面内质网,而本瘤具有众多的滑面内质网。

【治疗与预后】 以手术治疗为主。对于良性非特异性卵巢类固醇细胞瘤，年轻患者可行患侧附件切除术或肿瘤切除术；绝经后妇女可行全子宫及双侧附件切除术，术后不需化疗。恶性患者则需行瘤体减灭术，术后辅以化疗、放疗或促性腺激素释放激素激动剂（GnRH-a）治疗。

值得注意的是，如果术中冷冻见到核分裂象和出血坏死，或术中探查发现卵巢外病变，恶性容易诊断。但是部分患者因无卵巢外病变，肿瘤较小，术中冷冻无法确定良恶性，难以决策手术范围；另外少数医师临床上对该类肿瘤认识不足，而导致良性非特异性卵巢类固醇细胞瘤患者的过度治疗。因此，对于年轻有生育要求的患者，在不能明确良恶性的情况下，可先行一侧附件切除，待石蜡病理结果再来决定下一步治疗方案。

良性非特异性卵巢类固醇细胞瘤患者预后良好，四川大学华西第二医院报道8例非特异性卵巢类固醇细胞瘤患者，其中7例良性肿瘤患者分别行患侧卵巢肿瘤切除或附件切除术，术后随访最长7年，健在无复发。Hayes报道术后随访1~19年，其中24例为良性，21例术后3~19年健在，2例死于心肌梗死，1例死于系统性红斑狼疮。18例术前可疑恶性，其中15例术中已发现盆腔肿瘤转移，随访≥3年，其中14例死于其他疾患，3例死于肿瘤，1例失访。24例中17例有内分泌功能异常者，术后随访发现其中12例男性化

等症状缓解。另外3例因肿瘤复发而症状再现，4例合并库欣综合征者术后3例缓解。恶性非特异性卵巢类固醇细胞瘤的晚期患者往往预后不良。安徽省立医院报道1例58岁合并大网膜转移的非特异性卵巢类固醇细胞瘤患者，术后4个月化疗期间即出现乙状结肠转移。复旦大学附属妇产科医院报道1例双侧卵巢恶性非特异性卵巢类固醇细胞瘤伴广泛盆腹腔转移患者，接受手术及化疗10个月后死于肿瘤复发。

小结：卵巢类固醇细胞肿瘤属于一类特殊类型性索间质肿瘤，临床上罕见。

根据组织来源将卵巢类固醇细胞瘤分为间质黄体瘤、莱迪细胞瘤和非特异性类固醇细胞瘤三大类。因肿瘤分泌类固醇激素而表现为高雄激素血症和男性化特征；高雌激素患者，表现为阴道不规则出血和内膜增生，青春期前患者可表现为同性性早熟。血睾酮和/或雌激素水平升高；临床上常常需要与引起高雄激素的其他疾病相鉴别。治疗以手术为主，对于卵巢间质黄体瘤、莱迪细胞瘤和良性非特异性卵巢类固醇细胞瘤，年轻患者可行患侧附件切除术或肿瘤切除术；绝经后妇女可行全子宫及双侧附件切除术，术后不需化疗，预后良好。恶性非特异性卵巢类固醇细胞瘤患者则需行瘤体减灭术，术后辅以化疗、放疗或促性腺激素释放激素激动剂（GnRH-a）治疗。

（鹿　欣　陶　祥）

第七节　卵巢混合性生殖细胞-性索间质肿瘤

卵巢混合性生殖细胞-性索间质肿瘤（mixed germ cell-sexcord stroma tumor of the ovary）是一种非常少见、与一般性腺母细胞瘤不同的肿瘤。首次由Masson描述，认为是卵黄管来源的良性肿瘤，并于1923年命名为卵黄管上皮瘤（epithelioma pflugeriens）。Hughesdon和Kumarasamg提出混合性生殖细胞肿瘤（mixed germ cell tumor）。Mostofi、Sobin、Sermant等提出非典型的性母细胞瘤（atypical gonadoblastoma）。1972年Telerman首次将本瘤更名为混合性生殖细胞-性索间质肿瘤，以此与性腺母细胞瘤区别。此命名沿用至今。

【组织来源】 本瘤的组织发生尚不清楚，学者提出不同的观点：

1. 发生于原始生殖细胞与体腔上皮细胞 本瘤由生殖细胞及性索间质细胞组成，从卵黄囊衍化而来，原始生殖细胞具有多向分化的潜能，向胚体内分化则形成畸胎瘤成分，向胚外分化则形成内胚窦瘤及绒癌成分。另一类支持细胞及粒层细胞则属于性索间质成分，来源于体腔上皮，但又有学者提出来源于中肾管。

2. 单独生殖细胞发生 本瘤可单独源于生殖细胞，向

胚体内及胚外分化，也可分化及移行为性索间质成分的前身。

【发病率】 本瘤罕见，可能由于对本病缺乏认识或与其他卵巢肿瘤分类在一起，真正的发病率尚不清楚。文献共收集18例，国内仅胡世昌报告1例。

【临床表现】

1. 年龄 自新生儿至67岁妇女皆可发生，以婴儿及儿童最常见，文献中有年龄记载的16例中，9岁以下占8例，10~37岁占6例，60~67岁占2例。男性患本瘤者有3例，年龄为37岁、60岁、67岁。

2. 症状 主要症状为阴道不规则出血、腹痛及下腹部肿物。内分泌紊乱者共4例，均为10岁以下幼女，出现假性女性青春期性早熟表现，如乳腺发育、阴毛生长及阴道流血等。男性患者仅为睾丸增大，未发现性腺发育、外生殖器及身体结构等异常情况。

3. 遗传学检查 多数患者均做染色体核型测定，其社会性别均为女性。性染色体组型分析呈46,XX核型，2例成年妇女足月分娩正常胎儿，所有患者的性腺均为正常卵巢，内、外生殖器官及体态皆无异常。但有文献报道，在1例5个月大的女新生儿中发现其染色体呈22单体改变。

4. 内分泌检查 出现假性女性青春期性早熟症状者，可检测到尿雌激素升高、阴道细胞涂片有雌激素影响。肿瘤切除后尿中雌激素可转为正常，症状可消失。1 例 10 岁女孩术后随访发现，身体发育正常并且 15 岁时开始正常月经。

【病理检查】

1. 大体形态 多数肿瘤有完整包膜，表面光滑，呈圆、卵圆、分叶状或不规则的结节等，肿瘤直径为 2.5~30cm（平均 12cm），重量 100~1050g（平均 540g），肿瘤均为单侧。

切面呈灰白或淡黄色，实性鱼肉状，质脆伴有大小不等的囊腔，内含透明或乳白色液体，囊壁光滑，偶见坏死灶，一般缺乏钙化。

2. 显微镜检查 卵巢混合性生殖细胞-性索间质肿瘤由生殖细胞和性索间质细胞混合组成。Talerman 将其排列方式归纳为以下 3 种类型：

（1）瘤细胞呈长而狭的索状分支或小梁状，部分伸展成宽柱状，由大而圆的生殖细胞聚集成簇状，周边围以程度不等的致密及水肿结缔组织，上述结构内充满性索间质细胞与单个或成堆生殖细胞，部分区域呈现小的、圆的嗜酸性透明 Call-Exner 样小体结构，颇似性腺母细胞瘤的组织形态，但缺乏钙化球及退化（图 9-19-42、图 9-19-43）。

（2）瘤细胞呈管型但无腔隙，周边围绕纤细的结缔组织网，部分区域管型不清楚，肿瘤细胞由一小簇或大而圆或卵圆形的细胞构成实心瘤巢，周边围绕结缔组织（图 9-19-44）。

（3）单个或聚集的生殖细胞分散于丰富的性索间质细胞成分内。虽然这 2 种细胞成分的比例变化不同，但仍以性索间质细胞占优势（图 9-19-45）。

上述 3 种类型常混合存在，但往往以其中一种类型占优势。瘤细胞部分区域以生殖细胞占优势，部分区域以性索间质细胞占优势。

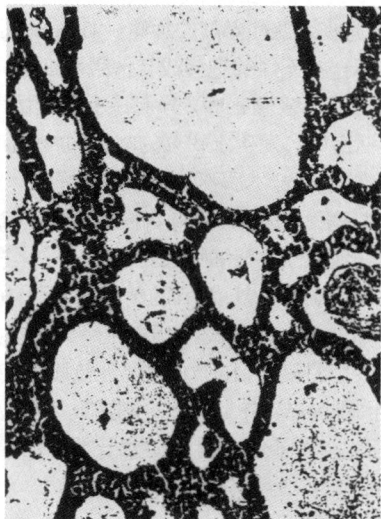

图 9-19-43 卵巢混合性生殖细胞-性索间质性肿瘤
（瘤细胞排列呈小梁状和大的细胞集团，周边围绕着致密的结缔组织 ×140）

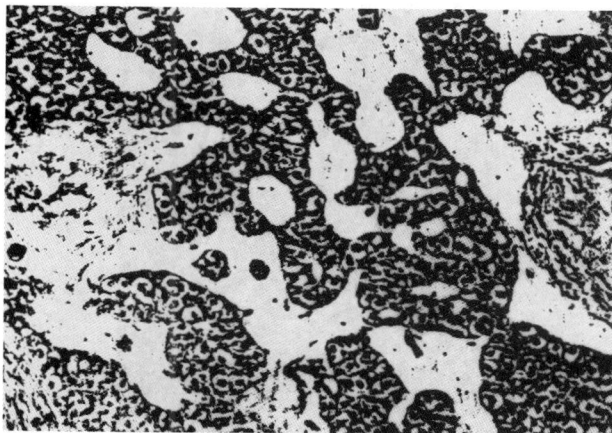

图 9-19-44 卵巢混合性生殖细胞-性索间质性肿瘤
（肿瘤由生殖细胞及性索衍生细胞组成，呈无腔隙的小管状周边围绕着纤细的结缔组织网 ×60）

瘤内生殖细胞类似无性细胞瘤，偶见双极或多极丝分裂。性索间质成分多倾向于衍化为支持细胞或粒层细胞的前身，被覆管腔壁或围绕单个或成群生殖细胞形成宽柱或团块。本瘤往往缺乏间质透明变性、钙化及退变，但间质内可见到睾丸型间质细胞或黄素化间质细胞。瘤旁可见残存的卵巢组织，青春期患者肿瘤内则含有始基卵泡及生长滤泡，若排卵后则见残存的黄体、白体等。

3. 电镜检查 Bolon 在电镜下观察本瘤有两种细胞：

（1）主要的梭形细胞（性索衍生的细胞）聚集成片，或疏松地分散在细胞外胶原纤维束之间或在胶原纤维束的外围，基板为多层包围在单细胞或群细胞外面，但无性腺母细胞的同心纹特征。梭形细胞常由桥粒连接，核不规则，在核内周围有致密的核质及小的核仁，胞质有单糖或多糖，少数有线

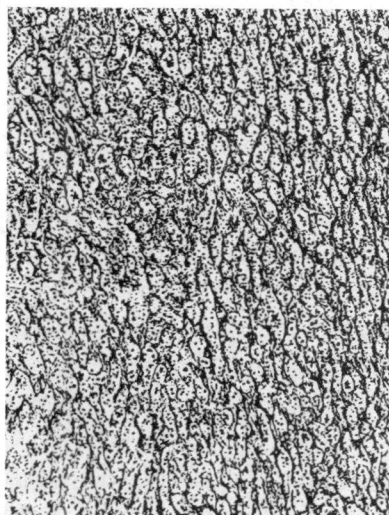

图 9-19-42 卵巢混合性生殖细胞-性索间质性肿瘤
（瘤细胞排列呈索状，周边围绕着疏松的结缔组织 ×140）

第十九章 卵巢肿瘤

3309

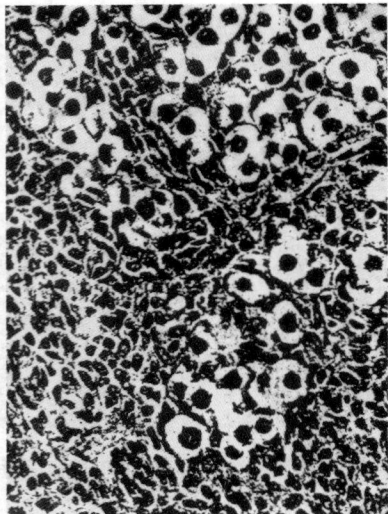

图 9-19-45　卵巢混合性生殖细胞-性索间质性肿瘤
（性索衍生细胞围绕着单个或聚集的大圆形核生殖细胞,呈混杂排列　×460）

粒体和短段粗面内质网。中等的细胞骨架系统较为明显,细胞骨架由 6~8nm 微丝构成,微丝常在细胞周围密集,因此与细胞膜增厚有关。

（2）生殖细胞在梭形细胞之间,与梭形细胞没有复合体连接,它们偶由黏着小带(又称桥粒带)连接及较少的胞质桥,胞质桥由局部细胞膜与毗邻的细胞之间胞质连续,胞质桥明显增厚。生殖细胞有规则的椭圆形细胞核,核浆纤细、均匀分布,核仁明显及疏松排列的核仁丝,胞质丰富(图 9-19-46),有少量细胞器,包括单糖体、多糖体及线粒体,未发现糖原,部分肿瘤的生殖细胞较成熟。

【合并症及转移】　本瘤有 4 例合并无性细胞瘤,属于恶性混合性生殖细胞瘤,均发生在青春期以后,其年龄分别为

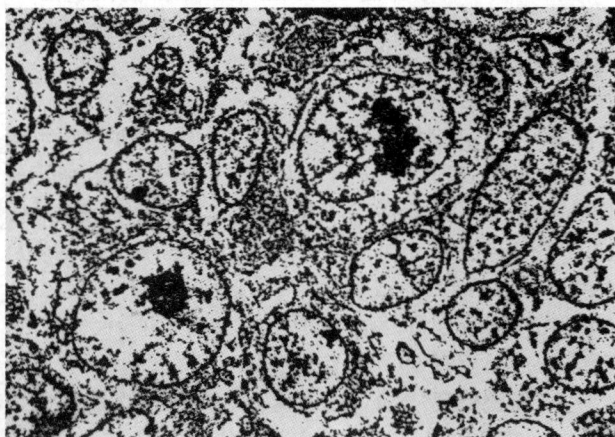

图 9-19-46　卵巢混合性生殖细胞-性索间质性肿瘤(超微结构)

[生殖细胞具有大而圆的核伴有显著的核仁丝(中央)及更多较小的具有卵圆形及长圆形核的性索衍生细胞　×4 100]

16 岁、22 岁、25 岁及 31 岁,其中 1 例 16 岁患者合并卵黄囊瘤(内胚窦瘤),3 例侵犯胞膜邻近组织,1 例侵犯阔韧带、腹膜后及主动脉旁淋巴结。

【鉴别诊断】

1. 性腺母细胞瘤　虽然本瘤与性腺母细胞瘤均由相同的 2 种成分组成,但不同点为本瘤的排列方式不同于性腺母细胞瘤,缺乏同心圆样排列的钙化球及瘤巢基底膜处嗜酸性纤维素沉着。本瘤比性腺母细胞瘤大。临床上无性腺发育不良,生殖器官发育也正常。染色质呈阳性,女性患者染色体核型呈 46,XX。

2. 无性细胞瘤　若本瘤以生殖细胞占优势时,可类似无性细胞瘤,但本瘤具有性索间质成分,故能区别。

3. 性索间质肿瘤　若本瘤以性索间质成分占优势,向粒层细胞衍化时颇似粒层细胞瘤,向支持细胞瘤衍化时颇似支持细胞,唯其缺乏生殖细胞成分,故可与本瘤鉴别。

4. 两性母细胞瘤　两性母细胞瘤内具有作为粒层细胞代表的 Call-Exner 小体,又有支持细胞组成小管作为支持细胞的代表,唯两性母细胞瘤缺乏生殖细胞成分,故可与本瘤鉴别。

【治疗】　对青春期前患者,虽肿瘤体积较大,但肿瘤尚活动,与邻近器官无粘连者,经术前测定患者为 46,XX 核型,及术中冷冻切片证实肿瘤不含其他恶性生殖细胞成分,仔细检查腹腔及对侧卵巢楔形活检确定正常者,可行患侧肿瘤摘除术或患侧附件切除术。反之,则根据患者的年龄、合并其他恶性生殖细胞成分进行治疗。施行全子宫和双附件切除术,并酌情施行肿瘤细胞减灭术及盆腔淋巴清扫术,术后辅助化疗和/或放疗。

【预后】　共随访 12 例病例,随访时间 1~8.5 年,存活 9 例,死亡 3 例(分别在术后 5 个月、5.5 个月及 1 年),其中 2 例系术后再次手术而死亡。3 例死亡病例中,1 例合并无性细胞瘤、1 例合并卵黄囊瘤及 1 例未合并其他生殖细胞肿瘤成分,故本瘤应视为恶性潜能的肿瘤。Talerman 报道全部青春期前患者不合并无性细胞瘤或其他生殖细胞成分(包括 1 例对侧卵巢为环小管性索瘤),分别在上述随访期 1~7 年内皆不带瘤存活良好。发生于睾丸的本瘤均为单侧,不合并其他恶性生殖细胞成分,术后不带瘤存活良好。

但另一些病例证实,卵巢混合性生殖细胞-性索间质肿瘤患者合并其他恶性生殖细胞成分者,有 4 例均发生在青春期后,且合并无性细胞瘤,她们的年龄分别为 16 岁、22 岁、25 岁及 31 岁,其中 1 例 16 岁的患者同时合并内胚窦瘤,切除肿瘤以后 5 个月复发,几个月后死于转移性疾病。其他 3 例合并无性细胞瘤者,有 1 例有对侧卵巢、腹腔及主动脉旁淋巴结转移,这 3 例患者在外科手术及放射治疗后随访,分别不带瘤存活 1 年、2 年、6 年。

总的来说,卵巢混合性生殖细胞-性索间质肿瘤预后良好,但需长期随访。

(刘福军　高国兰)

第八节　卵巢转移性肿瘤

凡原发肿瘤的瘤细胞经淋巴管、血管或体腔侵入卵巢,形成与原发病类同的肿瘤,且两者没有解剖部位关系,则称卵巢转移性肿瘤。

不少原发于消化道和乳腺的癌瘤常首先转移到卵巢。卵巢转移性肿瘤可来自胃肠道(如胃、乙状结肠、直肠、小肠、阑尾等)、乳腺、生殖器(子宫体、子宫颈、输卵管)、肺、肾、胆道、胰腺、皮肤,也有淋巴瘤和白血病等癌肿转移到卵巢,其中以胃肠道、乳腺、伯基特淋巴瘤(Burkitt lymphoma)等癌转移到卵巢多见。其次为生殖道转移、乳腺转移等,此与国外报道卵巢转移性瘤中以乳腺癌转移至卵巢有异。所以,卵巢转移性肿瘤可分为:

1. 女性生殖系统来源转移性卵巢恶性肿瘤(指女性生殖系统除卵巢外其他的肿瘤转移而来,其中子宫内膜癌、宫颈癌、输卵管癌均可转移至卵巢)。

2. 非生殖系统来源转移性卵巢恶性肿瘤(指生殖系统以外其他系统转移至卵巢的恶性肿瘤,其与原发性卵巢肿瘤临床表现相似,两者鉴别较为困难,易误诊、误治)。

克鲁肯贝格瘤(Krukenberg tumor,KT)是一种特指于来源于胃肠道的转移性恶性肿瘤。

【发病率】

确切的发病率,不同的作者报道数字差异很大,此与标本获得的方式不同,不同的大体和显微镜检查有无漏诊,不同地区、不同癌肿的转移,原发病灶有无发现,病理诊断水平等差异有关。

石一复2002年报道国内6省15个单位14 000例卵巢肿瘤组织学类型分析中卵巢转移性肿瘤共273例,占卵巢恶性肿瘤的8.1%,占全部卵巢肿瘤的1.9%,其中胃肠道转移最多见,占卵巢转移性肿瘤的67%,占卵巢恶性肿瘤中的5.4%,占全部卵巢肿瘤的1.3%,与近年(2020年)国外报道的库肯勃瘤占卵巢肿瘤的1%~2%相似。石一复统计我国10 288例卵巢恶性肿瘤的分布及组织学类型中卵巢转移性肿瘤占所有卵巢恶性肿瘤的9.7%。长江流域南北基本无差异,仍以胃肠道转移至卵巢为主,基本与1992年的统计类同。

【转移途径】

1. 浆膜面转移　癌细胞经腹腔或输卵管种植于卵巢表面,常伴发盆腔、腹膜内器官浆膜层及直肠子宫陷凹等处弥散种植性癌结节,由于肠系膜有倾斜附着的解剖位置,腹水流动的行走方向,有横膈负压吸引等因素,各器官或脏器脱落的癌细胞易进入右髂窝,累及右卵巢。

2. 直接蔓延　邻近盆腔的原发癌肿,如乙状结肠、阑尾、子宫、输卵管等处的癌细胞,易穿过黏膜层,通过浆膜等方式,直接蔓延到卵巢。

3. 淋巴管转移　上腹部器官的癌细胞,尤其是消化道癌,常形成癌栓,并栓塞淋巴道,造成癌栓沿淋巴道流至腰淋巴及盆腔淋巴结,而后入卵巢淋巴系统形成转移瘤。乳腺癌的癌细胞通过胸大肌、深筋膜的淋巴管下行,经肋间、腹壁淋巴管到达胃旁区,再沿上消化道转移至卵巢。盆腔内器官的淋巴通道沿髂动脉排列,且与腹主动脉淋巴管沟通,卵巢、输卵管、子宫和阴道淋巴管相互交通成淋巴网,卵巢有丰富的淋巴和血管,使得卵巢成为癌细胞容易生长和转移的器官。因此盆腔内任何器官的癌细胞均可与卵巢沟通而形成转移。

4. 血行转移　任何晚期癌肿均可通过血行而转移至卵巢。胃肠道的血液回流与卵巢血液回流有关,即肠系膜上、下静脉与卵巢静脉有直接或间接吻合。

5. 通过输卵管转移　如子宫内膜癌和输卵管癌脱落细胞可通过输卵管种植到卵巢表面,偶尔宫颈癌或子宫肉瘤也可通过此种方式播散到卵巢。

6. 医源性转移　手术操作、腹水穿刺、针吸活检、直肠子宫陷凹处穿刺和抽吸等操作,均有可能导致癌细胞的医源性转移。

7. 20世纪90年代早期就已经关注到辅助生殖技术(assisted reproductive technology,ART)与女性恶性肿瘤之间的相关性,并对此进行了实时的随访研究,报道已不少见。促排卵治疗后,盆腔丰富的血供及淋巴循环促进了胃肠癌来源的卵巢库肯勃瘤快速生长。卵巢刺激药物不仅有诱发原发性卵巢癌的风险,也有促进胃肠道恶性肿瘤快速转移至卵巢的风险。或使已经转移至卵巢的肿瘤细胞快速生长的可能。近年报告1例37岁女性在促排卵治疗后5天出现腹水、腹胀,双侧卵巢对称性多囊增大,按照卵巢过度刺激综合征治疗近1个月无好转,双侧卵巢囊肿由囊性变为实性,后在CT引导下卵巢肿瘤内部实性组织穿刺,病理检查为腺癌,剖腹探查及病理证实为缩窄性结肠低分化腺癌及双侧卵巢库肯勃瘤。卵巢刺激药物引起超生理剂量的雌激素水平和卵巢细胞的过度增殖,库肯勃瘤是少见的卵巢转移性恶性肿瘤,对转移性卵巢恶性肿瘤的影响也未见报道。此例促排卵药物对卵巢刺激是促使卵巢库肯勃瘤发展的诱因,本例提示患者结肠癌转移到卵巢的途径为淋巴和血液循环及医源性转移,而非种植性转移。应引起重视。

【临床和病理特点】

1. 卵巢转移通常发生于原发肿瘤诊断出后的几年内,因而是恶性肿瘤的晚期表现。但有时卵巢转移性癌类似原发癌,卵巢切除后数月甚至数年仍弄不清原发癌灶在何处;有时转移癌是剖腹手术或为控制乳腺癌的卵巢切除术时偶然发现。

2. 通常卵巢转移癌患者较原发癌的年龄为小。小部分卵巢转移癌患者有月经紊乱、绝经后阴道流血、男性化等症状。卵巢转移性癌约70%为双侧卵巢病变，所以当临床发现双侧卵巢癌时应考虑是否属转移性病变。

3. 大体观，卵巢中有多个分开的结点以及肿块位于表面，常提示卵巢病变为转移性。卵巢多是实性肿块，少数可是囊性变。镜下卵巢表面有肿瘤种植、有淋巴管或血管受累。

4. 卵巢转移性癌以来自胃肠道、乳腺和子宫癌的转移最多见，三者相加，几乎占90%。在我国，胃肠道肿瘤转移至卵巢最多见，其次为结肠癌，而小肠和食管肿瘤转移至卵巢少见。生殖系统癌除子宫内膜癌外，很少转移至卵巢。至于其他脏器如胰腺癌、泌尿系统癌、恶性淋巴瘤、恶性黑色素瘤等转移至卵巢者更少见。

一、胃肠道癌转移至卵巢

胃癌转移至卵巢最早由 Krukenberg 首次报道，此后有人把库肯勃瘤当作卵巢转移的同义词，也有人把起源于消化道的卵巢转移瘤统称为库肯勃瘤，从而在概念上造成很大的混乱。实际上，含有黏蛋白、小周边核的黏液细胞——印戒细胞的库肯勃瘤，只是卵巢转移瘤中重要的一种，既不能代表各种来自消化道的转移瘤，更不能代表全部形形色色的转移性卵巢瘤。

我国大多数库肯勃瘤来源于胃。胃肠道癌转移到卵巢的百分率报道不一，20%~67% 不等，与不同地区胃肠道癌肿发病率不一致有关。发病年龄多数为 30~50 岁，文献报道年龄最幼者 13 岁，最老者 82 岁。

库肯勃瘤是一种主要来源于胃肠道的转移性恶性肿瘤，占卵巢肿瘤的 1%~2%。库肯勃瘤患者可无症状或者有非特异性的消化道症状，如腹胀、腹痛等。80%以上的库肯勃瘤呈双实性，CA125 可升高。本例患者的肠癌为缩窄型、非肿块型或者溃疡型，病程中无明显的异常排便史，造成了影像学和临床诊断上的困难。库肯勃瘤从胃肠道肿瘤转移到卵巢的途径有 3 种：淋巴转移、血行转移和腹腔种植转移，现又多了一个促排卵药，也可引起转移。

【病理】

1. 大体形态 胃癌转移至卵巢，一般卵巢均保持原形，呈肾型或卵圆形，表面光滑，无粘连。常见结节状隆起，包膜完整但较薄，常为灰黄色或淡棕色，有光泽。肿瘤大小为 $3cm \times 3cm \times 3cm$~$30cm \times 26cm \times 20cm$，双侧性占绝大多数，也可见单侧。切面呈发白色，肿瘤基本为实质性，中等硬度，呈半透明胶样。瘤内具有小区退化。坏死、出血和囊性变，形成大小不等似海绵状小囊腔，囊腔内含有黏液或血性液，整个肿瘤呈囊性很少见。

2. 显微镜下 显微镜下表现多样，但各部分基本结构仍较典型。瘤细胞为黏液细胞，含有黏液，用 PAS 和黏液卡红染色均呈阳性；细胞的形状因黏液含量不同而异，肿瘤间质量多寡不等，其结构致密疏松不一，在镜下见有如下几种主要图像：

（1）印戒细胞结构：细胞内产生大量黏液，过多的黏液将细胞核挤向细胞边缘，核变得细长，贴近胞膜呈半月状，如戒指状，为典型的印戒细胞。

（2）索条状结构：黏液细胞数目多少不等，呈单个散在于间质中，聚集成堆，排列成索状。

（3）黏液腺癌：黏液细胞是小圆形、多角形或不规则形。胞质丰富，伊红染，核染色质浓染，在间质中呈腺泡状。

间质细胞呈集合状或交叉状，围绕着肿瘤细胞群，有时间质细胞呈片状增生。由于大量梭形细胞掩盖了杂于其中的散在印戒细胞，而易被误诊为纤维瘤、黏液纤维瘤等。若间质细胞疏松，且有明显水肿，核着色深，不规则，易误诊为肉瘤。

胃肠道肿瘤的血清肿瘤标志物 CA19-9、CEA、CA724升高，而原发性卵巢上皮性肿瘤的血清肿瘤标志物 CA125 不升高或升高不明显，据此则不难判断卵巢占位为转移肿瘤。胃肠道转移到卵巢的肿瘤通常 CK7（－）/CK20（＋），PAX8（－），而原发性卵巢肿瘤恰好相反：CK7（＋）/CK20（－），PAX8（＋）。

现今程序性死亡受体配体-1（PD-L1）表达在库肯勃瘤及其相同起源肿瘤中是一个明确的预后因素。复旦大学 2018 年已经发表库肯勃瘤不是常见的卵巢转移印戒细胞腺癌，大多从胃肠转移，乐观的预后和治疗有限。在临床试验中 PD-1（程序性死亡受体-1）/（PD-L1）抑制剂显示有显著的疗效。研究发现在库肯勃瘤中 PD-L1 表达和 T 细胞浸润与原发肿瘤相当一致。PD-L1 阳性肿瘤中 25.7% 是从胃肠道转移而来的，66.7% 是由结直肠癌（CRC）转移而来。患者生存与 PD-L1 和 T 细胞 CD8 阳性密度有密切关系。从胃肠道转移而来的库肯勃瘤 PD-L1（＋）表达则预后差，相反库肯勃瘤由结直肠癌转移而来者 PD-L1（＋）表达则可改善预后。分析不同库肯勃瘤的 *PD-L1* 基因，在 PD-L1 表达较高的病例中，库肯勃瘤 T 细胞密度和相同继发肿瘤进行比较：T 细胞 CD8$^+$，在原发肿瘤和库肯勃瘤中相同。此研究发现对从胃肠道和结直肠癌的靶向免疫基础治疗，在未来有较大的前景。

【临床表现】

1. 发病年龄 卵巢转移瘤患者年龄一般比原发卵巢癌小，这一现象已被多数报道所证实，主要解释为功能旺盛，血供丰富的卵巢更适于转移瘤的生长。顾人勋等报道半数年龄在 40 岁以下。Hwa 报道平均年龄为 43.7 岁，石一复报道 30~45 岁者占 62%，各专家报道结论基本一致。

2. 生育情况 生育情况是反映卵巢功能的最好指标，旺盛的生育能力说明卵巢功能正常。石一复报道一组胃肠道转移卵巢癌中均为已生育者，无原发不孕者。北京协和医院报道中 82.1% 为生育 2 次以上者,说明绝大多数患者均有良好的生育能力。

3. 症状 卵巢转移瘤如其他早期卵巢癌一样无症状,常伴有一些原发病灶的症状,若原发于胃肠道者可有腹痛、腹胀、肠道症状或体重下降等;原发于子宫内膜癌者可有不规则阴道出血或白带增多史。一般继发肿瘤的症状比原发瘤更为突出,而以盆腔症状,尤以腹痛和腹块来就医者为多。

4. 腹水 转移性卵巢癌中出现腹水者甚多,因病理检查中常可见到间质水肿和淋巴管内瘤栓,估计淋巴引流的阻塞和转移瘤渗出液体是产生腹水的主要原因。部分病例可能由大网膜和腹膜种植转移的瘤组织产生,也可因低蛋白血症所致。石一复报道一组患者 80% 有腹水,腹水最多达 9 000ml,>500ml 者占 60%,腹水黄色和血性者为多,也见有 1 例乳糜状腹水。将腹水做细胞学检查,半数可找到印戒细胞,腹水染色体检查也为非整倍体,均有数目和结构异常。

5. 盆腔肿块 几乎所有病例均可触及腹块,其中患者自己触及者甚多,余为医师检查时发现。个别因卵巢增大不明显或腹壁肥厚者,盆腔检查时难以发现,但若做 B 超,特别是阴道 B 超检查也不难发现。CT、MRI 对诊断也有优势,对探测原发病灶有帮助。

盆腔肿块以双侧性为多见,约占 75%,活动度尚好,少数因粘连、浸润而活动度差。

6. 原发肿瘤史 转移性卵巢肿瘤只有一部分患者先有原发瘤的病史和症状,然后出现卵巢转移瘤症状,但有较多患者,因原发病灶的症状不典型而未予以重视,故以转移瘤症状而就诊。石一复报道病例中有胃癌史者 48.6%,胃溃疡病史 13.5%,自觉有"胃病"史 35.1%,有 50% 以上在院外已做胃或肠道手术。从胃肠癌术后至卵巢转移性癌手术相距时间 0.5~1 年者 9 例,1~2 年者 5 例,2~3 年者 4 例,>3 年者 2 例。原发肿瘤史也有不易查核者。

7. 实验室检查 大多患者血沉可增快,平均值 >60mm/h,虽非特异性检测,但也有一定参考价值。癌胚抗原(carcinoembryonic antigen,CEA)测定也大多增高。若有腹水者,常可找到印戒细胞及检查到染色体有数目和结构异常,均可作为辅助诊断参考。

【诊断】 卵巢转移性瘤的术前诊断率不高,其原因是:①长期以来认为此类肿瘤罕见,在诊断前较少考虑,故易漏诊或误诊;②对此类肿瘤的临床特点不熟悉;③患者常以转移瘤之症状或体征就医,忽略原发癌有关症状和诉述;④医务人员分科诊治,均以重视和考虑本科内疾患为主,所以术前诊断率不高,仅 20% 左右术前诊断为卵巢转移性瘤。卵巢转移性肿瘤术前确诊较少,大多均通过手术及病理最后确诊。

凡查到双侧、实性活动的附件肿块,不论有无腹水,都应考虑到卵巢转移性瘤的可能性,仔细追问过去有关消化道、乳腺等部位恶性肿瘤病史,结合症状、体征全面考虑,可提高术前诊断率。

为提高卵巢转移性瘤,特别是来自胃肠道转移者的诊断正确率,石一复提出:

(1)凡内外科收治的消化道疾患的女性,特别考虑为肿瘤者,宜请妇科会诊或常规做盆腔检查。胃镜检查已经十分普及,但检查水平、仔细程度、肉眼镜下所见、取材部位、病理诊断水平各异,对诊治和预后关系密切。国内《医师报》报道消化科医师均有共识:为什么我国胃癌以晚期者相对多见,而日本以早期胃癌相对多,与上述因素均有关。

(2)女性胃切手术时宜常规探查盆腔,用手触摸盆腔组织或用无齿卵圆锥钳夹子宫角部以窥视盆腔及卵巢,疑有病变时可进一步做病理检查等处理,以免漏诊。

(3)妇科检查发现下腹部双侧实质性肿瘤时,首先应考虑卵巢转移性肿瘤,如生长迅速则可能性大。若伴有胃肠道症状者更应考虑本病,进一步做钡餐胃肠造影、胃镜或结肠镜检查以及早发现原发病灶。

(4)妇科手术发现双侧卵巢实质性肿瘤也需要常规探查胃肠道。

(5)有胃肠道肿瘤手术史的女性,除外科随访外,也应定期做妇科随访。

(6)有条件者可进行 CT 检查。

(7)行辅助生殖技术的女性,在治疗前后均应重视病史,完善相关检查和手术后随访。

(8)个别有妊娠合并卵巢库肯勃瘤者。

总之,内、外、妇科医师均应高度警惕,认识本病,互相配合,不仅可减少漏诊,同时可及时得到正确的治疗,使一些患者免遭外科、妇科两次手术之苦,也可了解卵巢转移性肿瘤较确切的发病率。积极防治女性胃肠道原发肿瘤,对日后减少卵巢转移性肿瘤的发生及延长生存均有益。内、外、妇科医师在防止本病发生中应起到主导作用。

诊断过程中寻找原发癌肿有时并不容易,少数情况下,即使采用胃镜、造影或术中探查等仍无异常发现,未能找到原发癌瘤。但积极寻找原发病对转移病的诊断、治疗方案的制订和预后观察等均有帮助。

【治疗】 手术治疗是基本原则。手术切除的基本目标是提高生活质量、减轻瘤负荷,延长生存期。转移性卵巢肿瘤往往生长迅速,可以短期内发展为巨大的双侧附件区囊实性占位,破裂可导致腹痛、腹胀,大网膜种植转移可产生大量腹水,严重影响生活质量,而 10~30cm 的卵巢占位很难通过化疗等非手术手段得到有效控制。

卵巢转移性瘤患者全身情况尚可,能耐受手术者仍应积极手术。其原因是:①手术后可明确诊断;②因原发或继发术前难以定论,如为原发,不给予手术将使患者失去治疗机会;③切除继发转移瘤对减少压迫,抑制腹水产生,减轻症状等也有利;④在探查的基础上明确原发瘤的部位、性质,估计能否切除等对患者不增加很多负担;⑤力争对原发灶同时切除,则预后更佳;单纯切除转移瘤,预后不佳,极易复发、扩散而致死亡。

妇科手术范围因患者情况而异,一般情况下可做全子宫及双附件切除、大网膜可做部分或横结肠以下切除;如患者身体情况差或术中发现腹部已广泛转移,可行双侧附件切除术;原发灶也可切除,或已切除但具有盆腔局限转移者,则可做全子宫加双附件切除,同时尽可能切除盆腔转移瘤。

原发癌肿病变范围不大,转移不明显,患者情况好,仍应积极争取同期外科切除,但临床上有许多患者对原发灶的切除已属难以实现。对恶性度较低的结肠癌,应争取和转移瘤一并切除。

妇科手术后,根据原发癌的部位、性质,可选用适当的抗癌药化疗。对胃肠道转移至卵巢的癌肿常用 5-FU、MMC、DDP 等化疗。放射治疗一般效果不显著。

【预后】 卵巢转移性肿瘤的预后甚差,平均术后生存时间为 3~10 个月,北京协和医院报道 90.9% 于术后 1 年内死亡,77% 在半年内死亡,生存 2 年者不到 10%。浙江大学医学院附属妇产科医院报道平均生存 13.3 个月。在卵巢转移瘤切除前已行原发肿瘤切除者平均生存 18.7 个月,仅做卵巢转移灶切除者,平均生存 6.8 个月,两组 $P<0.01$,说明仅做卵巢转移瘤切除者因原发病灶未去除,肿瘤与机体比势未能根本改变,肿瘤细胞过多,大量抗原及免疫抑制因子不断释放,全身免疫力低下,即使术后加用化疗也难以得到理想的效果。

陈鸿生报道卵巢转移性瘤以单一和多重变异分析不同临床及病理参数,探讨预后因子的重要性,结果显示:双侧病灶,临床表现为腹部肿瘤,原发肿瘤的组织分化程度,诊断转移性卵巢瘤的时机,腹水,转移性卵巢癌的组织学形态,在单一变异的分析中属有意义的预后因子。然而在多重变异分析中,腹部肿瘤的临床表现为唯一有意义的预后因子。不同原发性肿瘤转移至卵巢其平均存活时间不同,原发于胃部者仅 4 个月,大肠、直肠者为 12 个月,生殖道者为 10 个月,其他部位为 11 个月,有统计学意义。

二、乳腺癌转移至卵巢

乳腺癌也常可向卵巢转移,文献报道约 1/5 的乳腺癌患者有卵巢转移性癌。乳腺癌的癌细胞通过胸大肌深筋膜的淋巴管下行,经肋间、腹壁淋巴管到达胃分区,再沿上消化道转移至卵巢。也可直接侵犯胸膜及横膈再经腹膜种植到卵巢。

乳腺癌转移到卵巢多为实性、结节状,罕见表面种植,多数卵巢比正常增大 1/4~1/5 倍,双侧卵巢累及达66%~100%。显微镜下罕见分泌黏液的印戒细胞癌。常是单行细胞索排列,具有乳腺浸润性小叶的特征。少数病例有典型的髓样癌结构。卵巢间质的反应可以多种多样,其中可出现酶活性的黄素化间质细胞增生。绝大多数病例见到淋巴管内癌栓。

乳腺癌卵巢转移临床上病程较缓慢,患者多无感觉,详细询问有无乳腺癌的病史有助于诊断。患者也可出现类似继发于消化道癌的症状,但腹部包块、卵巢增大不如胃肠道癌转移卵巢明显。对乳腺癌患者如能测定雌激素水平或进行组织雌激素受体检测,对治疗和预后观察有意义。如雌激素水平高者,可考虑做预防性卵巢切除。年轻的乳腺癌患者易发生卵巢转移,因为雌激素受体阳性的肿瘤细胞可能与卵巢雌激素富有的特殊环境有某种内在联系。

乳腺癌发生卵巢转移一般间隔时间长短不一,但大多间隔时间较长,所以乳腺癌手术患者应定期做盆腔检查。现今采用雌激素测定及 B 超对卵巢监测,可不必提倡乳腺癌术后做常规的卵巢预防性切除术。乳腺癌有指征者术后化疗或用他莫昔芬治疗也有一定效果。

既往有乳腺癌病史的女性出现卵巢占位,应详细了解乳腺癌的组织类型,ER、PR、HER2 等分子标志物,有无肿瘤家族史,结合卵巢占位的特点、有无卵巢外种植转移、肿瘤标志物等情况判断是卵巢再发第二肿瘤还是乳腺癌发生卵巢转移。

三、女性生殖道癌转移至卵巢

女性生殖道癌瘤都可能转移至卵巢,其中子宫内膜癌、宫颈癌、输卵管癌均可转移至卵巢,尤以子宫内膜癌转移至卵巢为多见。

子宫内膜癌转移至卵巢的发生率报道为 4%~10%,即使是 I 期子宫内膜癌,卵巢中也可有隐匿性转移,故 I 期子宫内膜癌也主张做全子宫和双侧附件切除。

子宫内膜癌转移至卵巢的途径主要为直接经由输卵管管腔到达卵巢。在临床和病理上对卵巢的转移性子宫内膜癌与原发性卵巢子宫内膜样癌的区别可参考下列指标:如果子宫内膜肿瘤 <2cm,限于内膜层或仅轻微侵犯肌层,没有血管浸润或蔓延性扩散,则可诊断子宫及卵巢两个部位的肿瘤均为原发瘤。当子宫内膜肿瘤大于 2cm,分化差,明显浸润肌层及输卵管时,则可判断卵巢的肿瘤继发于子宫内膜癌。子宫内膜腺癌转移至卵巢者,可在大体及镜下见到卵巢表现为分离、多结节的结构。此外,子宫内膜有非典型增生背景,提示原发性子宫内膜腺癌。

宫颈癌卵巢转移的发生率仅次于子宫内膜癌,大多数宫颈癌卵巢转移的患者均因宫颈癌盆腔复发而就诊。宫颈癌卵巢转移必须注意区别相互独立的宫颈内膜腺癌与卵巢黏液性囊腺癌。

原发性输卵管癌是女性生殖道肿瘤中较少的一类,诊断标准:具有从良性到恶性移行过程的输卵管黏膜上皮,并累及子宫内膜及卵巢。输卵管癌可直接蔓延或经淋巴管转移到卵巢,其转移率高达 50%,甚至更高。转移性卵巢癌可将卵巢结构完全破坏,以致很难确定输卵管及卵巢何为原发,何为受累,故诊断时应予以鉴别。若输卵管与卵巢均有病变存在,而两者大小相似,可考虑卵巢为原发灶。输卵管癌与卵巢癌同时存在,若组织中见砂粒体,则应考虑为卵巢浆液性囊腺癌,此可作为特征性的鉴别依据之一。外阴及阴道癌转移到卵巢者极为少见。

女性生殖道癌转移至卵巢的治疗原则是积极治疗原发癌,转移癌则根据患者情况、病灶范围等选用手术、化疗、放疗等。

四、其他卵巢转移性癌

(一)胰腺癌转移至卵巢

十分罕见,胰腺癌转移至卵巢时,常已转移至肝、肠系膜、网膜及腹膜等处,转移病灶往往类似胰腺导管癌或黏液性腺癌。病理所见胰腺癌转移至卵巢者似卵巢原发性黏液性乳头状囊腺癌。

(二)泌尿系统癌转移至卵巢

泌尿系统与卵巢邻近,以膀胱印戒细胞癌转移至卵巢多见。

泌尿系统癌转移至卵巢时,尿路上皮肿瘤向深部浸润,一般其他部位已受累。卵巢常是双侧受累,肿瘤向卵巢表面种植,亦常侵犯尿路和/或卵巢淋巴和/或血管。

应与原发性卵巢移行细胞癌区别,一般尿路上皮肿瘤与卵巢肿瘤两者应相隔 3 年或更长,两者组织形态不相似,缺乏尿路上皮肿瘤或仅有浅表侵犯。若同时对侧卵巢出现布伦纳肿瘤时则归入卵巢原发肿瘤。

(三)恶性淋巴瘤转移至卵巢和白血病浸润卵巢

恶性淋巴瘤转移至卵巢和白血病浸润卵巢,均是全身性疾病在局部的表现之一,在女性患者中卵巢是常易累及的器官之一。若有卵巢累及,此类疾病已属晚期,除有恶病质外,常有全身淋巴结及肝脾大,伴有腹痛、腹胀、月经不调或绝经后出血等,也可有胸腔积液、腹水体征等。也有少数无症状经尸检发现。

恶性淋巴瘤和白血病转移卵巢或浸润卵巢时,前者以淋巴细胞、中小淋巴细胞和小核淋巴细胞转移为主,而白血病以髓性白血病浸润为主。卵巢以双侧性受累为主。

(四)恶性黑色素瘤转移至卵巢

本病十分罕见,且原发肿瘤很难发现,须与原发性卵巢恶性黑色素瘤鉴别。它由卵巢畸胎瘤恶变而来,且多为单侧性。若病史有卵巢外黑色素瘤存在,则卵巢有黑色素瘤常考虑为转移。疑为黑色素瘤,可用免疫组织化学法测定单克隆 S-100 蛋白。电镜下可找到黑色素小体或黑色素前体。

(五)其他肿瘤转移至卵巢

如胰腺癌、胆囊癌、肝外胆管癌、肾癌、类癌、肺癌、甲状腺癌、颌骨鳞状细胞癌等转移至卵巢。

(石一复)

第九节　卵巢非特异性组织肿瘤

本节所要讨论的是一组并非特异的发生于卵巢的肿瘤。这些肿瘤更常见于身体的其他部位,而在卵巢却较为罕见。但正因为如此,这些肿瘤对临床和病理医师来说,在诊断和治疗上均存在一些问题,且其组织学发生及生物学行为均有些尚不十分清楚。这些肿瘤有时易与原发于卵巢且含有间叶组织的肿瘤及其他部位转移或播散至卵巢的肿瘤相混淆。因此,在诊断时需要仔细地加以鉴别。例如:非卵巢特异性间叶肿瘤应与含有大量成熟或未成熟间叶成分的卵巢畸胎瘤,及由不同恶性结缔组织成分构成的混合性米勒管肿瘤鉴别。同样,卵巢原发性恶性淋巴瘤应与恶性淋巴瘤和白血病播散至卵巢鉴别。后者在临床上更为常见,且很少影响到卵巢。但在许多病例有时很难做到截然分开。值得注意的是,本节讨论的肿瘤均由单一的一种间叶成分构成,或为良性,或为恶性,而不像畸胎瘤或混合性米勒管肿瘤通常含有多种成分。本节将以肿瘤的组织来源分类,并逐一进行讨论。

一、肌肉来源的肿瘤

(一)平滑肌瘤

平滑肌瘤是最罕见的卵巢良性肿瘤之一,占 0.5%~1%。自 1862 年发现第 1 例病例以来,到目前为止报道的原发性卵巢平滑肌瘤(leiomyoma of the ovary)不到 100 例。大多数年龄在 17~79 岁,无症状,在常规盆腔检查、手术甚至尸检中偶然诊断。

【组织来源】　可能来源于卵巢皮层或黄体间质的血管平滑肌,或卵巢韧带内与卵巢相接点的血管壁平滑肌,但上述来源的价值尚不肯定。

【病理】　常为单侧,双侧病例主要发生在 16~25 岁的女性,肿瘤为实性、质硬、圆形或卵圆形,表面光滑,切面可见白色或灰白色实性漩涡状结构,有时可见出血、变性及坏死,由于坏死,可形成囊腔,也可出现钙化。

镜下：肿瘤具有典型平滑肌瘤的外观，与子宫平滑肌瘤相同。肿瘤由不均一的梭状或长条状平滑肌瘤细胞组成，内含长形、两端较钝的核，又称雪茄状核（cigar-shaped nuclei），核可呈栅栏状排列，且有时较突出，无核分裂象或极少，细胞和核的异型性不具特征性。肿瘤细胞成束，中间穿插纤维组织间隔，可以很宽，并呈明显玻璃样变，其他在子宫平滑肌瘤中见到的变性亦可存在，特殊染色和免疫组织化学染色可确定肿瘤属平滑肌瘤。Mira 曾报道 1 例 63 岁妇女患卵巢巨大脂肪平滑肌瘤，肿瘤几乎占据整个卵巢，脂肪组织取代并分割肿瘤内的平滑肌，无子宫平滑肌瘤。

【临床表现】 常发生于绝经期和绝经后妇女，但有时也发生于年轻妇女，年龄范围 20~65 岁，临床常无症状，多为意外发现。出现症状时，常与存在于附件的肿物有关，表现为腹部肿大和腹痛，可由于扭转造成急腹痛。盆腔检查常可发现卵巢实性肿物，腹水罕见，尚未见胸腔积液的报道。常合并有子宫肌瘤。

【鉴别诊断】 浆膜下子宫肌瘤有时可自行脱落，不再与子宫相连，而与卵巢相连以获得血供，形成所谓寄生性平滑肌瘤。应与原发于卵巢的平滑肌瘤鉴别。某些病例应与卵泡膜细胞瘤鉴别，后者的瘤细胞通常更纤细，细胞排列疏密不均，在发生黄素化时细胞呈圆形或多边形，胞质丰富，可见空泡。本病还应与卵巢纤维瘤鉴别，Van Gieson 染色胶原纤维呈红色，而肌原纤维呈黄色；Masson 染色胶原纤维呈绿色，肌原纤维呈红色。

【治疗和预后】 肿瘤属良性，手术切除即可治愈，可根据年龄选择手术范围，预后良好。曹云桂和王喜华曾报道 1 例合并妊娠者，妊娠 2 个月时手术切除患侧附件，随访 7 个月，顺产一男婴，术后 4 年母子健康。

（二）平滑肌肉瘤

原发性卵巢平滑肌肉瘤（leiomyosarcoma of the ovary）十分罕见，文献仅见 10 余例报道。约占所有卵巢恶性肿瘤的 0.1%。

【病理】 肿物通常较大，灰黄色，软，肌性，常见出血、坏死，镜下与平滑肌瘤不同，可见核分裂象、细胞和核异型性。分化好的平滑肌肉瘤与多细胞性平滑肌瘤的鉴别，唯一指标是核分裂象，现多认为在鉴别良、恶性方面，核分裂象较细胞和核的异型性重要得多。血管来源的肿瘤似乎对高分子量钙结合蛋白（h-caldesmon）呈阳性，对结蛋白呈局灶性阳性或阴性，而非血管来源的肿瘤对钙调蛋白呈阴性，结蛋白表达水平不一。免疫组织化学也主要用于诊断这种类型的肉瘤，平滑肌肉瘤诊断过程中使用的主要标志物有：结蛋白、波形蛋白、平滑肌肌动蛋白、S-100、钙结合蛋白。在某些情况下，雌激素、孕激素受体、p53 和 bcl-2 可能呈阳性。

Nogales 等提出了一种十分罕见的特殊类型，即卵巢黏液样平滑肌肉瘤（myxoid leiomyosarcoma of the ovary）。他们报道的 3 例肿瘤均较大，呈胶冻样，伴囊性变、坏死和出血，但子宫、韧带及对侧附件均正常，镜下肿瘤显示突出的拉长细胞网状结构，周围有丰富的嗜碱性物质包绕，抗平滑肌肌动蛋白单克隆抗体染色可证实为平滑肌来源。

【临床表现】 常发生于绝经后妇女，但也可见于年轻女性，症状和体征与腹、盆腔肿物相关。

【鉴别诊断】 原发性卵巢平滑肌肉瘤应与下列疾病鉴别：①含有明显平滑肌肉瘤成分的恶性中胚叶混合瘤；②含有明显平滑肌肉瘤样组织成分的未成熟畸胎瘤；③子宫或其他部位原发的平滑肌肉瘤转移至卵巢；④原发或转移至卵巢的低分化肉瘤和癌肉瘤；⑤黏液样平滑肌肉瘤还应与其他卵巢黏液样肿瘤鉴别，如卵巢水肿、黏液瘤、内胚窦瘤、癌肉瘤等。

【治疗与预后】 原发性卵巢平滑肌肉瘤主要经血行转移，尽管术后联合化疗可改善预后，但预后通常不佳。张凤珍和顾依群报道 1 例 41 岁患者，术后 2 个月死亡。由于黏液样平滑肌肉瘤的细胞密度较低，核分裂象计数亦较低，故有无包膜破裂及其临床分期似为更好的预后指标。Nogales 的报道，2 例Ⅲ期患者分别于诊断后 13 和 24 个月死亡；1 例 32 岁的Ⅰ期患者无瘤存活 3 年。

（三）横纹肌瘤

截止到目前，仅日本 Iizuka S 等人在 1992 年报道了 1 例原发性卵巢横纹肌瘤（rhabdomyoma of the ovary）。

（四）横纹肌肉瘤

原发性卵巢横纹肌肉瘤（rhabdomyosarcoma of the ovary）罕见。文献报道的病例并不都是纯粹的横纹肌肉瘤，其中有些属于恶性中胚叶混合肉瘤，有些属于畸胎瘤伴有显著的横纹肌母细胞成分，迄今明确诊断的仅 12 例。因此，在做出原发性卵巢横纹肌肉瘤的诊断之前应仔细取材，注意可能存在的其他肿瘤成分，如果存在，应排除纯粹的卵巢横纹肌肉瘤的诊断。

【组织来源】 尚不确定。可能来源于卵巢的结缔组织；可能为单向发展的畸胎瘤；也可能为伴有恶性成分过度生长的成熟性囊性畸胎瘤的恶性转化；或者为单向发展的恶性中胚叶混合瘤。McCluggage W Glenn 等人指出，原发性卵巢横纹肌肉瘤可能与 DICER1 突变（体细胞或胚系）有关。

【病理】 肿瘤单侧，但亦可见肿物转移而累及对侧卵巢，应与双侧受累鉴别。肿瘤通常较大，直径超过 10cm，实性，软，鱼肉样，暗粉色至黄褐色，部分区域出血、坏死，也可出血、坏死十分显著。

镜下：肿瘤整个由横纹肌母细胞构成，分为胚胎型、葡萄簇型和多形型，前两型多见于儿童和年轻妇女，而多形型多见于老年妇女。诊断多形型横纹肌肉瘤并不十分困难，因为较易找到呈现出横纹的典型横纹肌母细胞。而胚胎型横纹肌肉瘤的诊断要难得多，因为细胞分化较差，使横纹肌母细胞的鉴别十分困难。此外,有必要认识特征性的腺泡或葡萄簇型,这也并不容易。胚胎型横纹肌肉瘤由处于各种分化阶段的横纹肌母细胞构成,且至少可见部分小圆细胞聚集,胞质少,形成窄缘,分化差,因此与分化差的小细胞癌、恶性淋巴瘤、神经母细胞瘤和白血病鉴别困难。在小圆细胞中,偶尔可见分化较好的细胞伴有明显的嗜伊红胞质和偏心核,偶尔还可见大的、较典型的横纹肌母细胞。横纹是否存在不是诊断所必需的,但构成肿瘤的细胞可分化较好,并显示出横纹,已经证实电镜下见到 Z 带或其前体有助于诊断。免疫细胞化学证实,肌红蛋白(myoglobin)和结蛋白(desmin)也有助于诊断。肿瘤常受水肿、出血、坏死的影响,在此情况下诊断更困难,因此,彻底检查和取材对正确诊断极其重要。胚胎型横纹肌肉瘤可能并不像人们所相信的那样少,只不过由于分化差有可能被分入未分化卵巢肿瘤,或被诊为其他肿瘤。因此,当遇到年轻妇女患未分化、小圆细胞卵巢肿瘤时,应考虑是否为胚胎型横纹肌肉瘤,当下这一诊断时,也应除外存在其他肿瘤成分。

【临床表现】 年龄 25~84 岁。由于病例太少,难以说出好发于哪个年龄段。但其他部位横纹肌肉瘤的发生情况可作为参考,多形型常发生于老年患者,而胚胎型和葡萄簇型(腺泡型)多发生于年轻妇女。出现症状时常由于肿瘤较大而引起,通常生长较快,可发现腹部肿物,常伴有血性腹水,转移常见。

【治疗和预后】 过去认为横纹肌肉瘤的预后差,而且已报道病例中的绝大多数患者在诊断 1 年内死于广泛转移。Talerman 报道 2 例胚胎型横纹肌肉瘤患者,其中 1 人已有转移,经手术、化疗和放疗后生存良好。推荐联合化疗包括放线菌素 D(dactinomycin)、长春新碱(vincristine)和环磷酰胺(cyclophosphamide),此外加用甲氨蝶呤(methotrexate),并用四氢叶酸(folinic acid)和阿霉素(doxorubicin),也是有效的。刘国炳等报道 1 例 23 岁患者左卵巢多形型横纹肌肉瘤,术中取活检,冷冻病理检查为良性,仅行左附件切除术,术后给予放疗,随访 4 个月仍无瘤存活。

二、血管和淋巴管来源的肿瘤

(一)血管瘤

血管瘤(hemangioma)偶见原发于卵巢,明确诊断的病例不超过 40 例。尽管有些病例可能未被认识或记录下来,但所有的研究者均认为卵巢血管瘤罕见。这不免有些奇异,因为卵巢具有丰富和复杂的血供,卵巢血管瘤的发病机制仍有争议。一些作者认为,间质黄素化引起的高激素增生对血管系统有生长刺激作用。其他人认为,相关的间质黄素化是由于血管瘤的肿块效应,如卵泡增大诱导对邻近卵巢组织的压力效应,导致膜样黄素化的发展。

【组织来源】 卵巢血管瘤与全身血管瘤的起源均有争议。通常认为是一种错构瘤,或者是一种真性肿物,也许两者都对。

【病理】 肿瘤一般较小,红色或紫红色,圆形或卵圆形结节,直径数毫米至 1.5cm。有时可见较大肿物,最大直径达 11.5cm,切面通常为海绵状,并可见蜂窝结构,虽然卵巢各处均可见,但髓质和卵巢门似为最常见的部位。

镜下:卵巢血管瘤常见海绵状或毛细血管-海绵状。通常由汇集的血管间隙构成,间隙可大、可小,但通常较小,内衬单层内皮细胞,且腔内常有红细胞,偶见血栓,肿瘤内可有少量结缔组织。Yamawaki 等报道 1 例卵巢血管瘤伴间质黄素化及大量腹水。

【临床表现】 年龄 4 个月~63 岁。发生率无年龄差别。常于手术或尸检时偶然发现。较少数病例肿瘤较大,患者表现为由于卵巢肿物引起的腹部增大,或由于肿物扭转而引起急腹痛,伴间质黄素化时可有腹水。肿物通常为单侧,据报道仅 4 例为双侧。卵巢血管瘤也可伴有全身血管瘤,但其他生殖器官也有。1 例双侧卵巢血管瘤伴广泛盆腔血管瘤病的患者有血小板减少,切除患侧卵巢后血小板计数转为正常。

【鉴别诊断】

1. 血管增生 血管瘤必须与扩张的血管增生鉴别。后者常见于卵巢门区域。尽管非常小的血管瘤可能不易与这种血管增生区分,但血管瘤通常形成结节或小肿块。由血管间隙构成的局限性结节的存在,有助于区别血管瘤和血管增生,后者通常更小、更分散。

2. 淋巴管瘤 血管瘤的间隙内常存在大量红细胞,缺乏透明的嗜伊红均匀物质,是淋巴管瘤与血管瘤的区别。

3. 畸胎瘤 血管瘤必须与含有显著血管成分的畸胎瘤鉴别。仔细取材将有助于查出畸胎瘤成分,并排除血管瘤的诊断。

【治疗】 选择卵巢切除或附件切除,可痊愈。

(二)血管内皮肉瘤

卵巢血管内皮肉瘤(hemangioendothelial sarcoma of the ovary)又称血管肉瘤(hemangiosarcoma, or angiosarcoma),非常罕见,截至 2022 年文献报道仅有 39 例。

【组织来源】 不确定。可能来源于卵巢内的血管组织,或为单向发展的畸胎瘤。

【病理】 肿瘤通常较大,呈蓝棕色,伴有出血,质软,组织糟脆。可局限于卵巢,也可有周围组织浸润。

镜下:由大小和形态各异的血管构成,内衬内皮细胞。细胞通常较大,呈非典型性增生,奇形怪状的核及分裂象。在某些区域,肿瘤含有相当数量的结缔组织散布于血管之间。肿瘤可有局部浸润,转移主要通过血液循环。

【临床表现】 好发年龄在 11~81 岁。有人认为多发生在儿童期和青春期是不正确的。其实,可能仅对那些伴有明显血管成分的未成熟畸胎瘤才如此。肿瘤常为单侧,已报道的仅有 2 例为双侧。双侧者应与转移播散到对侧卵巢相鉴别。主要症状为下腹肿物,常伴扭转、破裂和出血。Lorenzo Aragon 等报道一位 39 岁女性,从左侧附件区切下 1 个 56kg 重的肿瘤,初步考虑为黏液囊腺瘤,3 个月后患者因肺转移及肺大出血死亡,尸检考虑为卵巢血管肉瘤肺转移。Peng Xt 等报道 25 岁的妇女在孕 24 周时因腹胀 1 个月就诊。超声检查提示右侧附件有肿块,因无法控制的腹腔内出血并伴有进行性贫血行两次手术治疗。依次切除右侧卵巢肿瘤及右侧附件。活检诊断为原发性上皮样血管肉瘤伴成熟囊性畸胎瘤。患者在第二次手术后 1 周死于无法控制的进行性出血。Nara 等报道 1 例 33 岁患者持续咳嗽,进而发展为咯血,并伴贫血。5 个月后患者死于呼吸衰竭。尸检发现并证实为右卵巢血管肉瘤肺转移,进而导致的弥散性肺泡出血。

【鉴别诊断】

1. 应与伴有突出血管成分的未成熟畸胎瘤鉴别,鉴别的要点为后者存在其他细胞成分。

2. 应与偶然可见的淋巴管肉瘤鉴别,该瘤由淋巴管构成,而不是血管。

3. 血管外皮细胞瘤由增生的外皮细胞构成,并呈不同的组织学类型,两者可进一步用血管网织纤维染色加以鉴别。

【治疗和预后】 尚无成熟的治疗方案。本瘤恶性度高,预后差,特别是就诊时已有转移的患者。

Swati Jha 等报道 1 例复发性卵巢血管肉瘤的长期存活病例,该患者行保留生育功能的手术,术后行阿霉素和异环磷酰胺化疗。她在原发肿瘤复发治疗 6 年后仍处于缓解状态,并在治疗后成功怀孕。因此对于希望保持生育能力的但有复发风险的女性可以考虑使用此方案。I Yonezawa 等报道 1 例 29 岁被诊断为卵巢血管肉瘤和可疑骨转移的妇女。术后给予吉西他滨为基础的化疗方案治疗,该患者获得了至少 7 年的无进展生存期。Erik Kudela 等研究发现抗血管生成治疗有望对血管肉瘤有效。Hong Ye 等报道 1 例卵巢血管肉瘤患者术后行放射治疗、靶向治疗和免疫治疗。该患者无疾病生存期为 9 个月。靶向治疗和免疫治疗是血管肉瘤潜在的治疗方向。

(三) 淋巴管瘤

卵巢淋巴管瘤(lymphangioma of the ovary)非常罕见,诊断明确的报道有 22 例。其组织来源尚有争议。有人认为是畸形或错构瘤,也有人认为是肿瘤。肿瘤多为单侧、小,表面光滑、灰色。切面呈黄色、蜂窝状,由无数小囊腔构成,内含清亮黄色液体。镜下卵巢淋巴管瘤由密集的薄壁淋巴管构成,内衬扁平的内皮细胞,含有清亮均一的嗜伊红液体。淋巴管瘤与伴有突出血管成分的畸胎瘤的区别,在于前者缺乏其他细胞成分。淋巴管瘤应与血管瘤鉴别,与血管瘤相比,淋巴管瘤的管腔内不含血细胞。此外,淋巴管瘤还应与腺瘤样瘤鉴别,后者含有薄壁、血管样管腔及实性区域。过

碘酸希夫染色(periodic acid-Schiff staining,PAS)和阿尔辛蓝染色(alcian blue staining)阳性。

(四) 淋巴管肉瘤

卵巢淋巴管肉瘤(lymphangiosarcoma of the ovary)仅见 Rice 等报道 1 例。肿瘤直径 15cm,患者 31 岁,症状为快速增大的腹部包块,肿瘤由增生的密集淋巴管组成,局部可见细胞和细胞核非典型性,广泛出血、坏死。诊断 1 年后死于广泛转移。

(五) 血管外皮细胞瘤

目前尚无明确诊断的卵巢血管外皮细胞瘤(hemangiopericytoma of the ovary)的报道。

三、骨和软骨来源的肿瘤

(一) 骨瘤

尚无充分证据的卵巢骨瘤(osteoma of the ovary)。虽然来源于卵巢间质是可能的,但更有可能的是发生于纤维瘤或平滑肌瘤的骨性化生,或可能为组织异位,而不是发生于卵巢结缔组织的肿瘤。肿瘤可大可小,组织学上由致密的骨皮质构成。

(二) 骨肉瘤

V Vyas 和 Oluwole Fadare 分别于 2006 年、2007 年各报道 1 例纯粹的卵巢骨肉瘤(osteosarcoma of the ovary)。前者报道患者 43 岁,因腹部肾盂肿物行手术治疗,发现左侧卵巢肿物浸润子宫、小肠和膀胱,术后组织病理学证实卵巢原发性骨肉瘤,术后用卡铂和表阿霉素联合化疗,反应差,很快去世。后者针对卵巢骨肉瘤对 2007 年前英国文献报道的卵巢骨肉瘤患者生存期进行了分析,均证实卵巢骨肉瘤是罕见的卵巢恶性肿瘤,预后差。组织学上与发生于骨骼的典型骨肉瘤相同,来源未定,常与卵巢畸胎瘤有关,但这种肿瘤不能与纯粹的卵巢骨肉瘤混淆,也不能与含有突出骨肉瘤成分的恶性米勒管混合性肉瘤混淆。

(三) 卵巢骨巨细胞瘤

Lorentzen 报道 1 例卵巢骨巨细胞瘤(giant cell tumor of the ovary)。组织学上与发生于骨的骨巨细胞瘤无区别。患者 31 岁,偶然发现,镜下肿瘤由小圆形或梭形间质细胞构成,间或可见多核巨细胞,其中许多细胞含有 50~100 个浓染的核,核较小,核分裂象活跃。患者切除附件后无瘤存活 4.5 年,后未见新病例报道。

(四) 软骨瘤

2011 年刘晓梅报道了卵巢软骨瘤(chondroma of the

ovary)1例,为25岁女性,剖宫产时发现右侧卵巢一质硬肿物,大小1.5cm×1.5cm,呈分叶状突出于卵巢表面。来源于卵巢间质,整个由成熟软骨组成。软骨瘤是一种常见的良性软骨性肿瘤,常见于手与足的小骨,发生于骨组织外的软骨瘤罕见,卵巢软骨瘤极其罕见,有人认为软骨瘤可能来源于卵巢纤维结缔组织化生的过程,但卵巢软骨瘤更可能的来源是呈软骨化生的纤维瘤,或畸胎瘤伴突出的软骨成分。

（五）软骨肉瘤

Talerman等报道了1例纯粹的卵巢软骨肉瘤(chondros arcoma of the ovary)。患者61岁,发现腹部肿物,显微镜检证实为一纯粹的高分化软骨肉瘤,单侧附件切除后6年,仍无瘤存活良好,该瘤组织的来源未定,但患者年龄和组织学表现提示,可能来源于伴有恶变或恶性软骨成分过度生长的畸胎瘤。Climie曾报道了1例成熟畸胎瘤(皮样囊肿)软骨成分恶变的患者,该患者死于广泛转移。

四、神经来源的肿瘤

来源于神经组织的卵巢肿瘤罕见,症状常与腹内肿物大小有关。肿物实性,一般较小,组织来源未定,但可能与其他卵巢间叶组织肿瘤相似。

（一）神经纤维瘤

神经纤维瘤病是一种多系统遗传和进行性疾病。1型神经纤维瘤(neurofibromatosis type 1,NF1)是一种癌症易感综合征。研究表明,患有NF1的<50岁女性乳腺癌(breast carcinoma,BC)发病率和BC相关死亡率增加。另有研究显示,NF1患者发生早发性乳腺癌的风险增加,然而,NF1与高级别浆液性卵巢癌(high-grade serous carcinoma,HGSOC)之间的关联尚不清楚。

Smith和Hegg各报道1例全身性神经纤维瘤病(von Recklinghausen disease),同时合并有卵巢神经纤维瘤(neurofibroma of the ovary)。其中1例系偶然发现。组织学表现与发生于其他部位者相似。

（二）神经纤维肉瘤

神经纤维肉瘤极其罕见,Dover报道1例伴发全身性神经纤维瘤病的卵巢神经纤维肉瘤(neurofibrosarcoma of the ovary)。患者38岁,被偶然发现,肿瘤占据患者整个卵巢,该肿物呈实性,组织学呈典型的神经纤维肉瘤表现,伴有中度细胞和核异型性及分裂象,无转移证据,在诊断1年后,患者无瘤生存良好。

（三）神经鞘瘤

关于起源于卵巢的神经鞘瘤,文献中仅报道了少数病例。Stone GC报道了一例恶性神经鞘瘤,出现在一名71岁

女性的左侧卵巢中。患者没有神经纤维瘤病的迹象,肿瘤位于左侧卵巢的位置,并已转移到整个腹膜腔,通过电子显微镜检查证实肿瘤的神经鞘起源,该肿瘤被认为起源于卵巢门中的小神经。

另一报道,患者因左侧腋窝部位有无痛性实体瘤入院就诊,切除肿瘤的组织学检查显示网状细胞肉瘤。2年后,由于单侧卵巢肿瘤,进行了卵巢切除术。不同染色的组织学检查结果与腋窝肿瘤的结果特别一致,最终诊断为卵巢恶性上皮样神经鞘瘤。

文献报道的3例卵巢神经鞘瘤(neurilemmoma schwannoma of the ovary)。其中Mishura报道的病例肿瘤大,实性切除肿物后,患者健康无瘤存活。组织学上与其他部位发生的神经鞘瘤相同。

（四）恶性神经鞘瘤

仅见Stone等报道1例卵巢恶性神经鞘瘤(malignant neurilemmoma of the ovary)。患者71岁,未产妇,因下腹增大和疼痛收住院,无全身神经纤维瘤病的病灶,肿物15cm,硬,伴出血,发生于左卵巢,腹腔内有许多瘤结节,施行大块肿瘤切除术,切除卵巢肿瘤和大网膜,组织学和电镜检查证实为恶性神经鞘瘤,术后用阿霉素和环磷酰胺联合化疗,但肿瘤进展,术后5个月死于腹腔内广泛转移。

（五）神经节细胞瘤

Schmeisser报道了1例卵巢神经节细胞瘤(ganglioneuroma of the ovary)。患者4岁,症状为腹部增大,肿瘤实性,重200g,几乎占据整个卵巢,组织学上,肿瘤由高分化的神经节细胞构成,肿物切除后有复发。真性神经节细胞瘤应与神经节细胞成分突出的畸胎瘤鉴别,也应与偶见于卵巢门部位的神经节细胞增生鉴别,后者不属于肿瘤,可能是一种错构瘤。

但也存在真性神经节细胞瘤和成熟型畸胎瘤同时并存的罕见情况,在成熟畸胎瘤中可以观察到神经外胚层和神经嵴的分化,但很少发现源自神经嵴谱系的继发性肿瘤。Coy S报道了1例26岁女性的成熟囊性畸胎瘤中同时出现神经节神经瘤。Stavros S也报道了1例神经节细胞瘤并存于囊性成熟型畸胎瘤中的罕见病例,患者19岁,希腊女性,因几个月前出现周期性下腹痛和刺激症状就诊,超声检查提示左侧卵巢肿块,大小约72mm×68mm,具有典型皮样囊肿的特征,给予腹腔镜卵巢囊肿切除术。术后病理提示囊性成熟型畸胎瘤,合并有一个小的难以发现的神经节细胞瘤。

（六）嗜铬细胞瘤

Fawcett报道了1例卵巢嗜铬细胞瘤(pheochromocytoma of the ovary)。患者15岁,伴高血压、惊厥,左侧腹部巨大包块,肿物扭转,重970g,实性,显微镜检示典型嗜铬细胞瘤的

表现,自肿瘤内提取出肾上腺素和去甲肾上腺素,肿瘤切除后症状消失,术后无瘤存活 15 个月。Liu H 报道了 1 例无妇科临床症状,通过 CTA 发现的从右侧卵巢动脉获得血液供应的卵巢嗜铬细胞瘤,边界清楚,高度血管化。

(七)原发性神经外胚层肿瘤

原发性卵巢神经外胚层肿瘤(primitive neuroectodermal tumors of the ovary)见第五节"卵巢生殖细胞肿瘤"有关部分。

五、脂肪组织来源的肿瘤

明确诊断的卵巢脂肪组织来源的肿瘤(adipose tissue tumor of the ovary)尚未见报道。已有一些关于脂肪组织构成的良、恶性肿瘤位于卵巢的报道,但均无充足的证据。卵巢组织内偶见脂肪细胞聚集形成无包膜的脂肪组织岛,可能与卵巢结缔组织化生有关。Hart 认为这些脂肪组织的聚集属脂肪组织异常分化。Fox 认为,在卵巢内见到的良性脂肪组织可能是伴有显著脂肪成分的畸胎瘤的一部分,而恶性脂肪组织则可能为伴有突出脂肪肉瘤成分的恶性米勒管混合瘤的一部分,或由其他部位发生的脂肪肉瘤转移而来。

六、间皮来源的肿瘤

(一)腺瘤样瘤

腺瘤样瘤(adenomatoid tumor)在女性最常发生于输卵管和阔韧带,偶见于子宫,靠近子宫浆膜面。发生于卵巢的腺瘤样瘤罕见。

【组织来源】 组织来源长期以来一直有争议,但自 Ferenczy 和 Taxy 先后发表了他们的研究结果后,现倾向来源于间皮。形态学、组织学及超微结构观察均支持这种观点。腺瘤样瘤属良性肿瘤,故可考虑为良性间皮瘤。

【病理】 肿物呈圆形或卵圆形,直径 0.5~1.5cm。通常见于卵巢门。组织学上与发生于其他部位的腺瘤样瘤相似。由裂隙和内衬立方、低柱状或扁平上皮样细胞的管腔构成,或由以上所述相同的细胞构成实性聚集区,周围围绕着结缔组织,可表现为疏松、水肿、致密等不同状态,也可有玻璃样变。上皮细胞可有明显的空泡形成,阿尔辛蓝染色阳性,阳性染色可被透明质酸酶消化。同样的染色也存在于裂隙和管腔。偶尔细胞可呈 PAS 弱阳性。超微结构观察支持这种肿瘤来源于间皮,可见丰富的微绒毛、胞质微丝束、紧密连接复合体及细胞间隙。

【诊断与治疗】 文献报道了约 10 余例,绝大多数为 30~40 岁妇女,且多为无意中发现。肿瘤为良性,手术切除可治愈。

(二)腹膜间皮瘤

腹膜间皮瘤(peritoneal mesothelioma)偶尔可累及卵巢表面。当影响到卵巢时,有可能与原发于卵巢的肿瘤或卵巢良性情况混淆。组织类型、超微结构、免疫组织化学观察、生物学行为和肿物分布,有助于做出正确诊断。绝大多数恶性腹膜间皮瘤患者为中年或老年妇女,男性更多见,儿童罕见。病理结果常常要和原发性腹膜浆液性癌和反应性间皮增生相鉴别,Calretin、BerEP4、EMA、IMP3 和 Desmin 等免疫组织化学的标志物及荧光原位杂交技术可以帮助确诊。

七、卵巢其他间叶组织来源的肿瘤

卵巢其他间叶组织肿瘤(other mesenchymal tumors of the ovary)包括卵巢硬化性间质瘤(sclerosing stromal tumor of the ovary)、性索间质肿瘤、类固醇细胞瘤和其他伴有内分泌、旁分泌表现的卵巢肿瘤等。卵巢硬化性间质瘤为良性肿瘤,预后好。肿瘤多为单侧,双侧罕见。该肿瘤大小不一,小至肉眼不可见,大至 20cm。患者年龄 <30 岁。卵巢性索间质肿瘤又称性腺间质肿瘤,包括由性腺间质来源的颗粒细胞瘤、卵泡膜细胞瘤、成纤维细胞瘤和支持细胞或间质细胞发生的肿瘤。这些肿瘤可由上述细胞单独形成或由不同细胞以不同组合形成。多为良性肿瘤,以颗粒细胞瘤最为常见,好发于育龄期妇女以及绝经后女性。卵巢类固醇细胞瘤能分泌类固醇激素,发病年龄广泛,50% 的患者具有雄激素引起的症状,10% 伴有雌激素症状。

八、未分化肉瘤

某些卵巢肿瘤分化差,尽管可做出肉瘤的诊断,但除肿瘤显示间叶组织来源外,尚无法进一步鉴别来源,称为卵巢未分化肉瘤(undifferentiated sarcoma of the ovary)。在这种情况下,仔细和彻底的组织学检查将有助于鉴别诊断,且有可能发现分化好的区域,做出更准确的诊断。未分化肉瘤恶性程度非常高,患者 5 年生存率相对较低,预后差,容易出现复发和转移。

九、造血细胞来源的肿瘤

(一)恶性淋巴瘤

恶性淋巴瘤(malignant lymphoma)影响卵巢可分为两种情况:卵巢原发性恶性淋巴瘤(primary malignant lymphoma of the ovary)和播散性恶性淋巴瘤影响卵巢。

卵巢原发性恶性淋巴瘤罕见,可进一步分为两类:①全身恶性淋巴瘤的表现;②局部的结外恶性淋巴瘤。转移性远多于原发性。前者又分为两种：①卵巢肿瘤可以是首发部位，也可以是全身性疾病的突出表现；②在全身性恶性淋巴瘤转移过程中发生卵巢受累，仅在手术或尸检后发现。

Burkett淋巴瘤是恶性淋巴瘤的一种特殊类型，常常影响卵巢，仅次于颌骨，卵巢是第二好发部位。卵巢可以为原发部位，也可为转移性。Burkett淋巴瘤的表现也可符合任何一种上述类型，包括转移性和原发性。原发性恶性淋巴瘤局限于卵巢和于上述或尸检组织学检查时发现的转移性患者，均少见。因此，Burkett淋巴瘤是最常见的累及卵巢并出现临床表现的恶性淋巴瘤，这也是本病重要的特点之一。

其他影响临床的血细胞来源肿瘤，如白血病、骨髓瘤或浆细胞瘤，也可按与恶性淋巴瘤相似的形式分类。值得注意的是，这类肿瘤原发于卵巢者极罕见，甚至还不如恶性淋巴瘤多见，而恶性淋巴瘤本身也很少见。

1. 卵巢原发性结外恶性淋巴瘤 在作出原发性结外恶性淋巴瘤（primary extra nodal malignant lymphoma）的诊断之前，必须仔细除外淋巴结、血液和骨髓有淋巴瘤存在。而且受累器官必须是首先发现，这一点极其重要。因为现已明确，原发性结外恶性淋巴瘤较影响淋巴结的恶性淋巴瘤的恶性度低。尽管原发性结外恶性淋巴瘤少见，且卵巢是罕见部位，但迄今为止文献报道明确诊断的病例已超过70例。其中Osborne、Fox和Monterosso的文章均为30~40例大宗报道。

（1）病理：肿物常为双侧，大小为3.5~27cm，质较软，白或灰白色。外观呈分叶状或结节状，切面实性，白色至暗粉色，伴出血和坏死。

镜下：卵巢组织几乎完全被弥散增生的恶性淋巴细胞取代，形成弥散型；偶尔也可见小结型（滤泡型），后者可以单独存在，亦可与弥散型同时存在。有时可见正常的卵巢结构，如黄体和白体，并被肿瘤细胞包绕或浸润。急性炎性细胞、浆细胞和正常淋巴细胞可与肿瘤细胞混合存在，从而使诊断困难。恶性淋巴瘤一般分化较差，难以分类。通常为淋巴母细胞型中的大裂缝或无裂缝型，或为组织细胞型。应用近代命名法，绝大多数可分类为弥散大细胞型或弥散大小细胞混合型，大多数为B细胞来源。

（2）临床表现：卵巢原发性恶性淋巴瘤的发生年龄范围较广，但倾向更常发生于绝经前。最常见的症状是腹部增大或腹痛，常被偶然发现。妇科检查可发现卵巢增大，且常常为双侧。

（3）诊断：诊断卵巢原发性恶性淋巴瘤的标准如下。①淋巴结、血液和骨髓未发现淋巴瘤；②诊断时肿瘤必须局限于卵巢。除卵巢受累外，如果仅有卵巢初级引流区淋巴结受影响，或如果存在卵巢周围组织局部播散，亦可诊断。

（4）鉴别诊断：卵巢恶性淋巴瘤必须与其他弥散或结节状增生的均一小圆细胞构成的肿瘤鉴别。恶性淋巴瘤特别是淋巴母细胞型或分化差的淋巴细胞型（小细胞和大裂细胞），应与分化差的转移癌鉴别。最常见为乳腺来源的转移癌，癌细胞常有不均一的倾向，通常核分裂象相对并不显著，常有纤维形成反应，可见腺泡形成。恶性淋巴瘤也应与原发或转移的小细胞癌鉴别。

白细胞共同抗原（leukocyte common antigen，LCA）免疫组织化学染色阳性，可区别恶性淋巴瘤和非淋巴网状内皮细胞构成的肿瘤，且是最有价值的鉴别诊断指标。对LCA阳性者可用各种轻、重链抗体和B及T细胞标记物抗体，进一步免疫组织化学分类。如可得到冷冻组织，也可进行分子生物学研究包括基因重组。

组织化学证实黏液和角蛋白免疫组织化学染色阳性是癌的特征，此点有助于区别癌与恶性淋巴瘤。偶然的情况下，分化好的横纹肌母细胞和玫瑰花环形成，分别有助于将恶性淋巴瘤与胚胎型横纹肌肉瘤及转移性神经母细胞瘤区别开来。

恶性淋巴瘤也必须与白血病卵巢受累鉴别。在这种情况下，血液和骨髓检测明显地有助于诊断。当使用氯乙酸-AS-D萘酚酯酶染色（naphthol-AS-D-chloroacetate esterase stain）时，肿瘤细胞胞质内存在红色颗粒状染色，可用于区别恶性淋巴瘤细和骨髓系统细胞。前者染色阴性，后者阳性。

恶性淋巴瘤还必须与呈弥散型的颗粒细胞瘤鉴别。后者在肿瘤内，至少某些部分明显可见其他类型的细胞。颗粒细胞瘤的核分裂象较少，而且细胞和核的外观不同。组织细胞型恶性淋巴瘤有时含有正常淋巴细胞，必须与无性细胞瘤鉴别。无性细胞瘤在大小和外观上较一致，胞质较丰富，且倾向于透明或浅淡的颗粒。胞质典型的含有丰富的糖原，PAS染色阳性，且可被淀粉酶消化去除。无性细胞瘤的细胞核不像恶性淋巴瘤的细胞核，一般较一致，在形状和大小上无明显区别。

（5）治疗与预后：卵巢原发性恶性淋巴瘤的病程变化较大。绝大多数在手术切除后几个月内可发展为全身性疾病，而有些患者无全身性疾病达数年。偶见患者疾病并不进一步发展，也有些仅有卵巢淋巴引流区的淋巴结增大，如主动脉旁和髂血管区淋巴结。目前尚无法确定哪些患者将发展为全身性疾病，而哪些不进一步发展。因此，所有的患者均应进行适当的分期和给予充分的治疗。一般应先行肿瘤细胞减灭术，使残余肿瘤减少到最低限度；术后联合化疗，必要时加用局部淋巴结放疗。少数病例在初次治疗后可无瘤健康存活2~5年。国内蒋泳曾报道5例卵巢非霍奇金淋巴瘤，均于术后加用化疗，其中2例还进行了放疗。1例术后15个月死亡，4例存活，其中2例已超过3年。

2. 局限于卵巢的霍奇金淋巴瘤 Bare和Long各报道1例局限于卵巢的霍奇金淋巴瘤（Hodgkin's lymphoma localized to the ovary）。2例均为单侧。镜下卵巢被恶性细胞浸润，其中含有淋巴细胞、嗜酸性细胞、浆细胞、非典型组织细胞和典型的里-施细胞（Reed-Sternberg cell）。明显有纤维化和坏死。2例于确诊后分别无瘤健康存活2年和6年。尽管仅凭2例难以得出结论，但似乎局限于卵巢的霍奇金淋巴瘤的预后较卵巢原发的非霍奇金淋巴瘤要好。

3. 播散性恶性淋巴瘤影响卵巢 播散性恶性淋巴瘤影响卵巢（disseminated malignant lymphoma affecting the ovary）如前所述分为两种：①卵巢肿瘤为首发，或者为疾病的突出表现；②卵巢受累发生于疾病过程中，且在手术或尸检时发现，包括肉眼和镜下所见。尽管第一种播散性恶性淋巴瘤比卵巢原发性恶性淋巴瘤更常见，但仍属少见，目前已报道了上百例。第二种类型常见，且越来越多，因为现代治疗已使恶性淋巴瘤患者的生存期延长。

（1）病理：肉眼和镜下同卵巢原发性恶性淋巴瘤。恶性淋巴瘤常为分化差的B细胞型，既可以是淋巴母细胞瘤、分化差的淋巴细胞瘤，也可以是网状细胞肉瘤。分型上或者为大裂、小裂或无裂型，或者为弥散性大细胞、弥散性大小细胞混合型。

值得注意的是，目前播散性恶性淋巴瘤尸检时发现50%以上有卵巢受累，但在播散性霍奇金淋巴瘤罕见。原因是由于治疗方面的进展，恶性淋巴瘤患者的生存期延长，但是一旦治疗失败，播散的范围将更广。而过去由于患者较早死亡，故常常仅累及淋巴网状系统，很少出现卵巢受累。卵巢多为双侧受累，可为正常大小或仅稍增大。镜下常可见恶性淋巴细胞广泛浸润，但有时也较轻。

（2）临床表现：恶性淋巴瘤有卵巢受累症状的患者从儿童至老年均有，但绝大多数为20~50岁。这些患者的症状与卵巢原发性恶性淋巴瘤患者极其相似，最常见的为腹部增大，且常合并腹痛。与卵巢原发性恶性淋巴瘤患者相比，这些患者常有不适、体重下降、苍白和乏力等主诉。体检时除可发现附件肿物（常为双侧）外，还可发现局部或广泛的淋巴结增大。可有肝、脾大。血细胞计数可发现贫血，血细胞涂片可观察到白血病细胞或各类血细胞减少。

（3）治疗与预后：参照播散性恶性淋巴瘤的治疗方案。全身性霍奇金病以这种方式为突出表现的极少见。尽管近年来在治疗上已取得了进展，但病程和预后与细胞分化差的全身性非霍奇金恶性淋巴瘤患者相似。

4. 伯基特淋巴瘤 伯基特淋巴瘤（Burkitt lymphoma）是恶性淋巴瘤的一种特殊类型。具有典型的患病年龄、临床和组织学特点，且具有特殊的地理分布。最早在撒哈拉沙漠南部的中非和西非以及巴布亚新几内亚发现，考虑为具有区域性的地方病。也见散发于其他地方。

（1）病理：伯基特淋巴瘤累及卵巢多为双侧。肿瘤大，稍呈分叶状。剖面实性，白色，硬。伴有坏死或出血时可有相应的改变。

镜下：卵巢全部或几乎全部由增生的原始淋巴网状内皮细胞取代。这些细胞呈圆形、卵圆形，或嗜碱性胞质呈窄缘凹陷。核大，饱满，通常为圆形，但有时也可为卵圆形或肾形。核膜锐，边界清，染色质粗，含有少量小核仁，核分裂象

活跃。肿瘤细胞胞质中含有无数小空泡，其内含脂质，做肿瘤组织切片时更明显。由于这种方法对诊断具有极好的帮助作用，故应作为常规。肿瘤细胞中散在许多非肿瘤性巨噬细胞（组织细胞），内含PAS染色和脂质染色阳性的吞噬物。正是这些散布于肿瘤细胞之间的巨噬细胞，使肿瘤具有典型的星空（starry sky）外观。值得注意的是，这种星空外观并不是伯基特淋巴瘤所特有的，在其他分化差的肿瘤也可见。组织学外观和上面提到的组织化学反应，是伯基特淋巴瘤的主要诊断依据。

（2）临床表现：伯基特淋巴瘤是分化较差的恶性淋巴瘤，呈多中心或多灶性发生。临床上可见于颌骨、卵巢、眼眶、肾、甲状腺、睾丸及其他部位，伴有淋巴结受累。在西非，卵巢受累常为首发症状。其他地域的散发病例也较常见。

38%的伯基特淋巴瘤患者以卵巢增大引起的腹痛和腹胀为最主要的症状。本病主要发生于儿童，4~7岁为高峰，青年也可发生。偶尔肿瘤仅限于卵巢而无其他部位受累。

（3）治疗与预后：伯基特淋巴瘤进展快，在不治疗的情况下可很快死亡。该瘤对抗生素类和烷化剂类化疗药敏感。化疗后可长期缓解，约20%可完全治愈。放疗可与化疗合并应用。散发性和非散发性伯基特淋巴瘤的生物学行为及对治疗的反应性均相同。

（二）白血病累及卵巢

尸检时发现白血病累及卵巢者较常见，占30%~50%。最近的报道表明，卵巢受累远较过去的报道为多。这和非霍奇金恶性淋巴瘤观察到的一样，与化疗、放疗使生存期延长有关。

儿童急性淋巴细胞白血病偶见卵巢复发，尽管这种情况远不如发生于睾丸者常见。有时卵巢增大可以是粒细胞白血病的第一体征，常被诊为卵巢粒细胞性肉瘤或绿色（肉）瘤。这种情况通常见于儿童，但也偶见于成人。外周血和骨髓检查有助于白血病的诊断，偶尔卵巢肿瘤的存在可先于白血病几个月。肿瘤多为双侧，尽管有时一侧卵巢大于对侧。

镜下肿瘤与恶性淋巴瘤相像，特别是如果肿瘤由早期或原始造血细胞构成时。肿瘤内存在原始粒细胞和分化较好的细胞，有助于诊断。应用萘酚-AS-D氯乙酸酯酶（Leders）染色可确诊。电镜也有助于做出诊断。

患者的预后一般较差，但也有些患者存活数年。粒细胞肉瘤患者的治疗选择联合化疗，与急性或亚急性髓性白血病相同。

（三）浆细胞病

恶性浆细胞病（malignant disorders of plasma cells, plasma cell dyscrasia）累及卵巢者极罕见，可表现为多发性骨髓

瘤累及卵巢。尽管 Bambirra 等曾报道一位 44 岁的妇女存活，但通常在尸检时发现，这点与原发性恶性淋巴瘤相似。也可表现为原发性结外浆细胞瘤。Talerman 报道 1 例 35 岁患者，下腹痛伴肿块，肿物单侧，实性，硬，灰白色，约 15cm×12cm×9cm 大小。卵巢组织被弥散增生的浆细胞取代，其中有许多未成熟浆细胞。无生化异常的证据，包括单克隆 γ-球蛋白病，且无骨和骨髓受累的证据。术后患者无瘤健康存活 9 个月，以后失访。Hautzer 和 Voegt 亦报道过类似的病例。

浆细胞瘤应与影响到卵巢的恶性淋巴瘤鉴别，也应与粒细胞性肉瘤鉴别。观察细胞可借助特殊染色，如甲基绿-派若宁等。电镜有助于鉴别诊断。包括电泳生化检查、全血和放射学检查，对区分播散性和原发性浆细胞瘤是必需的。由于卵巢原发性浆细胞瘤罕见，其预后只能推测，但是根据发生在其他部位的髓外浆细胞瘤推测，很可能好于多发性骨髓瘤。治疗为手术切除病灶，并密切追踪。可用化疗预防性给药，方案同多发性骨髓瘤。

（朱秀红　崔　恒）

第十节　其他种类的卵巢肿瘤

卵巢神经内分泌癌（ovarian neuroendocrine carcinoma）包括小细胞性和非小细胞性（small cell or non-small cell neuroendocrine carcinoma），是一种少见的卵巢恶性肿瘤，占据卵巢恶性肿瘤不足 1%。其中以小细胞性相对多见，被简称为小细胞癌（small cell carcinoma，SCC），又分为卵巢高钙血症型小细胞癌（small cell carcinomas of the ovary hypercalcaemic type，SCCOHT）和卵巢肺型小细胞癌（small cell carcinomas of the ovary pulmonary type，SCCOPT），又以前者居多。目前文献报道中关于 SCCOHT 不足 500 例，约 60% 合并高钙血症。高血钙型小细胞癌是一种侵袭性极高的恶性肿瘤，主要累及青少年及年轻女性。

【组织发生及命名】 多数作者认为很可能起源于卵巢体腔上皮、生殖细胞和性索间质这三类常见卵巢肿瘤中的一类。卵巢 SCC 与这三类肿瘤虽有明显的不同，但也都有相似之处。

卵巢 SCC 好发于儿童和年轻妇女，而卵巢常见"上皮性"肿瘤的好发年龄在 40~60 岁。在常见上皮性肿瘤分化差的地方可有类似卵巢 SCC 的未分化细胞，但在卵巢 SCC 未见有向浆液性、黏液性、子宫内膜样、移行细胞分化的任何迹象。在免疫组织化学研究方面，所有的上皮性肿瘤均对上皮性肿瘤相关抗原染色阳性，而 SCC 中也有 1/3 的肿瘤阳性。Young 对 150 例高血钙型的小细胞癌免疫组织化学结果证实了该肿瘤的上皮性质。

Ulbright 等曾认为本瘤由生殖细胞起源的可能性大，除其发病年龄类似生殖细胞肿瘤外，还在光镜、电镜下发现细胞外基底膜样物质及细胞内玻璃小体，颇似卵黄囊的结构。但据后来 Aguirre 等观察，所谓的基底膜样物质可以在多种类型的肿瘤中存在，玻璃样小体染色的强度和性质都与卵黄囊瘤不同。血清甲胎蛋白（AFP）及绒毛膜促性腺激素（hCG）皆阴性。临床上还注意到对生殖细胞敏感的化疗药对本瘤无效，北京协和医院 1 例卵巢 SCC 曾用目前认为对生殖细胞肿瘤疗效很好的 PVB 方案 6 个疗程，毫无效果，也不支持起源于生殖细胞肿瘤。

性索间质肿瘤的发病年龄分布广，一半见于绝经以后。幼年型颗粒细胞瘤的发病年龄较本瘤还早，平均 13 岁，44% 不到 10 岁。绝大多数颗粒细胞瘤分泌雌激素，有女性化作用，可引起性早熟、不规则阴道出血、绝经后出血，不伴有高钙血症；而本瘤无雌激素作用，常伴有高钙血症，两者组织学相像，卵巢 SCC 的细胞可排列成类似颗粒细胞瘤的滤泡样结构，容易混淆。

卵巢 SCC 的组织发生至今还是一个谜，因为此种有相对小的瘤细胞及超微结构的上皮性质（桥粒样连接、基膜），故暂以这种非特异性小细胞癌命名，准确的组织学命名有待于病理学家的进一步探讨。

【病理】

1. 大体　肿瘤直径在 14~20cm，重 500~2 000g，灰白、灰黄色，实性，结节状，常伴有出血、坏死和囊性变，少数情况下肿瘤以囊性为主。而肺型小细胞癌部分为双侧性（约半数），以实性为主。

2. 光镜检查　最常见的是弥漫成片的圆形、卵圆形、梭形或不规则形上皮样小细胞，细胞质很少，几乎完全由细胞核组成，核小深染，核分裂象常见。瘤细胞也可排列呈巢状或索状，在多数肿瘤中还可见到滤泡样结构，很像幼年型颗粒细胞瘤。在 50% 病例的肿瘤中部分细胞有含丰富嗜酸性胞质的大细胞，似浆细胞样即所谓大细胞成分，核呈泡状，核仁明显，两种细胞可混合存在或成群聚集，比例多寡不一，当肿瘤完全由大细胞组成时称为大细胞变异型高钙血症型小细胞癌。在 10% 的肿瘤中出现少量不明显的灶性黏液性上皮。而肺型细胞的一个特点是大部分病例伴随有卵巢上皮性肿瘤如子宫内膜样癌、布伦纳瘤或黏液上皮分化。

3. SMARCA4　越来越多的证据显示高钙血症型小细胞癌表现为 *SMARCA4* 基因出现胚系和体系的失活性突变，导致 SMARCA4 蛋白表达缺失。这是 SCCOHT 的一个敏感标志物。近期的研究显示 SMARCA2 和 SMARCA4 同时缺失是 SCCOHT 的特征性改变。

4. 组化及免疫组织化学 Grimelius 法染色细胞质内未见嗜银颗粒，网状纤维染色在一些肿瘤中显示纤维围绕着较大的细胞巢，而在另一些肿瘤中显示纤维伸入瘤细胞间，不规则、不完全地围绕着单个细胞。Ulbright 等 6 例甲胎蛋白（AFP）免疫组织化学均阴性。Aguirre 等报道 15 例中，3 种细胞角蛋白（AE-1/AE-3、902、CAM5.2）分别有 6、12、15 例阳性，上皮性肿瘤相关抗原（EMA）5 例阳性，波状蛋白（vimentin）8 例阳性。神经特异性烯醇化酶（NSE）10 例阳性。这些免疫组织化学结果未能揭示 SCC 的组织起源，无特异性发现。而在肺型小细胞癌中 CK 和 NSE 为阳性。

5. 电镜检查 小瘤细胞的直径为 6.3~15.0μm［平均（10.9±1.8）μm］。一些大瘤细胞直径为 12.5~23.8μm［平均（15.5±3.5）μm］。细胞团外围有断续的基膜（basal lamina），细胞间为桥粒样连接（desmosomelike junction），细胞核相对比较大，有丰富的常染色质及少量散在的斑块状异染色质。最有诊断价值的特征是细胞质内含有丰富的由粗面内质网（rough endoplasmic reticulum）扩张形成的池和大囊，其内充满轻-中度电子密度的细颗粒。RER 池或囊多数直径在 0.4~2.4μm，少数可达 10~12μm，细胞核被其扭曲、移位。在合并高钙血症或无高钙血症的肿瘤中，RER 池和囊在形态上、数量上无不同，在复发瘤和转移瘤中都可见。此特点在用甲醛固定石蜡包埋的普通标本中，常也能很清楚地辨别出来。其他细胞质成分有丰富的多核糖体、线粒体及少量高尔基复合体。一些细胞中含有丰富的脂滴、溶酶体等，一些细胞的游离面有少量微绒毛，个别肿瘤有少量类神经内分泌的致密颗粒。在一些比较大的细胞中，游离核糖体、粗面内质网（rough endoplasmic reticulum，RER）囊多些，未辨别出与小细胞不同的成分。

【鉴别诊断】 组织学上容易与本瘤混淆的有颗粒细胞瘤、转移性小细胞癌及恶性淋巴瘤。SMARCA4 免疫组织化学表达缺失有助于与其他肿瘤鉴别。

1. 颗粒细胞瘤 患者年轻，镜下有滤泡样结构，故需与颗粒细胞瘤鉴别。镜下卵巢小细胞癌呈弥漫性生长，不形成颗粒细胞瘤的结节状图像，明显的核分裂象，免疫组织化学提示 EMA 阳性，而 Inhibin、CD99 阴性有助于鉴别。成年颗粒细胞瘤的细胞排列规则，可见核沟，且具有胞核折叠或核沟，似细胞核呈"咖啡豆"样外观，或 Call-Exner 小体。缺乏高钙血症型小细胞癌的高度恶性核特征及活跃的核分裂象。而幼年颗粒细胞瘤通常有卵泡膜成分，肿瘤细胞胞质均匀嗜酸性。且颗粒细胞瘤常伴有雌激素增高的内分泌症状。

2. 转移性小细胞癌 子宫颈、子宫内膜小细胞癌的组织学同肺小细胞癌（燕麦细胞癌）。光镜下细胞质内存在嗜银颗粒，电镜下超微结构中存在胞质突起、带膜的致密颗粒（神经内分泌颗粒），被称为神经内分泌肿瘤（APUD 肿瘤）。而在原发性卵巢小细胞癌，除在个别肿瘤中有少量致密颗粒外，未发现有神经内分泌肿瘤的特征。

3. 恶性淋巴瘤 淋巴细胞标记的特异性抗体免疫组织化学染色及电镜观察，均不同于本瘤。

【临床表现】

1. 发病年龄 类似生殖细胞肿瘤，主要发生在儿童和年轻妇女。平均发病年龄为 28 岁。其中肺型发病年龄较大（50~60 岁）。

2. 高钙血症 1982 年 Diekersin 等收集的 11 例患者均具有高钙血症，以后报道的病例约有 2/3 合并高钙血症［血清钙值 2.94~4.49mmol/L（11.8~18.0mg/dl）］。血清磷值可以正常或低于正常水平。肿瘤切除后血钙、磷短期内即恢复正常，随着肿瘤复发和转移又复异常。血清甲状旁腺激素（PTH）值正常。血钙和磷可以作为监测肿瘤活动的可靠指标。高钙血症可以威胁患者的生命，文献报道有一例死于此症。血清 AFP 及 hCG 皆阴性。而肺型小细胞癌很少伴随高钙血症，但要注意抗利尿激素的分泌可能是其临床表现。部分患者可能出现副肿瘤综合征（库欣综合征和类癌综合征）。

3. 症状和体征 常见的症状和体征有腹胀、腹痛、下腹包块、腹水等，并无特异性。高钙型绝大多数肿瘤发生在单侧卵巢，两侧的发生率几乎相等，而肺型小细胞癌约半数为双侧。腹膜为最易发生转移的部位，可有盆、腹腔淋巴结转移及肝、肺、胸膜等远处转移。

4. 临床诊断 单侧附件包块的年轻妇女合并有高钙血症，除甲状旁腺、骨的疾患、卵巢无性细胞瘤外要高度怀疑此瘤，虽然少数卵巢浆液性乳头状囊腺癌、恶性脂质细胞瘤等也可合并有高钙血症，但年龄较大。

【治疗和预后】 卵巢小细胞癌少见，故治疗方案往往是基于既往的临床病例报道。大部分肿瘤诊断时处于晚期，20%~25% 的患者局限于卵巢早期。卵巢小细胞癌富于侵袭性，预后差。在 Young 关于 150 例卵巢小细胞的报道中，只有约 33% 的 IA 期肿瘤患者存活，而所有晚期肿瘤患者均死亡。病情进展迅速，大部分患者发病 2 年内死亡。卵巢小细胞癌的转移模式类似于卵巢高级别浆液性癌，其手术治疗方案多采取类似卵巢癌的肿瘤细胞减灭术。推荐对于患者采取个体化的治疗方案包括根治性手术、化疗以及放疗结合的 MDT 讨论。对于所有分期患者推荐顺铂和依托泊苷为基础的化疗防范，包括 BEP（博莱霉素、顺铂、依托泊苷），PAC（顺铂、阿霉素、环磷酰胺）、VAC（长春新碱、放线菌素 D、环磷酰胺）、PVB（顺铂、长春新碱、平阳霉素）、EP（依托泊苷+顺铂）。尽管卵巢小细胞癌患者初始化疗敏感，但治疗结束后仍有较多患者复发，而其他的化疗方案敏感性资料有限。文献报道中对于复发患者的化疗方案包括：环磷酰胺、阿霉素或卡铂联合紫杉醇及托泊替康。近期的研究数据显示，多模式的治疗方案，包括手术、联合化疗、自体干细胞移植、放疗结合是有效的治疗模式。采取该模式治疗的患者中，临床分期为 Ⅱ~Ⅳ 期的患者 5 年内生存率达到 71%。

（向　阳）

第十一节 卵巢瘤样病变

【概述】 卵巢瘤样病变(tumor-like lesion)是一类卵巢非肿瘤性囊肿或增生性病变,可为生理性,亦可为病理性。可发生于任何年龄,以育龄妇女多见。

1. 卵巢非赘生性囊肿

(1)卵泡来源的囊性变:囊状卵泡、卵泡囊肿、卵泡血肿。

(2)黄体的囊性变:囊状黄体、黄体囊肿。

(3)白体的囊性变:囊状白体、白体囊肿。

(4)黄素囊肿。

(5)表面上皮包涵囊肿。

(6)妊娠黄体瘤。

2. 卵巢增生性病变

(1)多囊卵巢综合征。

(2)卵泡膜细胞增殖症。

(3)卵巢皮质间质增生。

(4)卵巢重度水肿。

一、卵泡囊肿

正常生理情况下,卵泡发育为成熟卵泡时,平均直径不超过1.5cm。若在生长发育过程中,卵泡发生闭锁或不破裂,致卵泡液积聚,形成卵泡扩张,直径在1.5~2.5cm,称囊状卵泡,大于2.5cm称卵泡囊肿(follicle cyst)。卵泡囊肿与囊状卵泡相比,除大小差异外,前者常为单个囊肿,仅少数情况下可有数个囊肿,因此又称为孤立性卵泡囊肿。孤立性卵泡囊肿可发生在生育年龄妇女,尤多见于月经初潮不久或围绝经期妇女,也有见于胎儿或绝经后7年的妇女。胎儿、新生儿囊状卵泡和卵泡囊肿的标准,前者定为卵泡直径0.5~1cm,后者大于1cm。

(一)病理

1. 肉眼形态 卵巢表面光滑或囊肿处隆起,单发,偶可多发。位于皮质内或其下方。囊肿直径很少超过8cm。囊壁薄,腔面光滑,灰白色或暗紫色,囊液水样或呈血性。

2. 组织形态 囊壁由数层颗粒细胞和其外围的卵泡膜细胞组成,两者均可轻度黄素化,颗粒细胞可形成Call-Exner小体。随着囊液增多,囊壁受压细胞逐渐退化,最终仅剩下一层扁平的颗粒细胞和玻璃样变的卵泡膜细胞。

(二)临床表现

一般无自觉症状。囊肿可自然吸收、消退。个别病例因持续卵泡分泌雌激素引起子宫内膜增生过长、绝经后阴道流血,在幼女可引起假性性早熟。

(三)治疗

临床无症状者不需治疗。如囊肿破裂、扭转引起急腹症可行卵巢囊肿切除或一侧附件切除。如为儿童患者合并性早熟,系由中枢促性腺激素分泌过多引起,以药物治疗为宜。

二、黄体囊肿

黄体囊肿(corpus luteum cyst)多发生于生育年龄的妇女,妊娠妇女有形成黄体囊肿的倾向。正常和妊娠期黄体直径小于2cm,若黄体直径达2~3cm,称囊状黄体;直径大于3cm,则称黄体囊肿。当囊状黄体或黄体囊肿退变时,转变为玻璃样变的结缔组织,但仍保持囊腔及囊腔内液体,其直径在2~3cm,称囊状白体。直径大于3cm称白体囊肿。黄体囊肿的发生原因为:①供应黄体的血管、淋巴系统发生了紊乱;②黄体在其血管形成期出血过多,尤见于有凝血障碍的妇女,因黄体出血过多形成黄体血肿,待血液吸收后血清液滞留于黄体腔内,使黄体直径增大;③垂体促性腺激素过度分泌,促使黄体过度发育。

(一)病理

1. 肉眼形态 黄体囊肿为发生于单侧卵巢的孤立性囊肿,表面光滑,呈琥珀色,直径很少大于4cm,罕见超过8cm。单房性,壁薄,半透明。切面可见中央腔内含有淡黄色、嗜红色液体或凝血块,囊壁部分或全部为黄色,有时卷曲成花环状。

2. 组织形态 囊腔面贴附有薄层机化的纤维组织,囊壁内层为数层黄素化颗粒细胞,胞质内含嗜酸性颗粒。卵泡膜细胞呈楔形插入其中,细胞间有丰富的毛细血管。最终黄体囊肿退变,仅留下1~2层细胞。

(二)临床表现

一般情况下囊肿可自行退化。患者常诉月经延迟,妇科检查可扪及一侧附件增大。黄体囊肿的破裂大多数发生在月经周期的20~26天,也可在性生活过程中破裂。有凝血障碍的妇女更易发生黄体囊肿破裂。

(三)治疗

无临床症状时无须处理,多数囊肿可自行消退。若囊肿破裂引发急腹症,可根据病情保守治疗或行卵巢修补术。

三、卵巢黄素囊肿

卵泡膜黄素囊肿(theca lutein cyst of the ovary)临床上称为卵巢黄素囊肿。由于下丘脑-垂体-卵巢轴功能障碍,垂体分泌过多的促黄体生成激素促使卵泡增大和黄素化,分泌大量液体而形成囊肿。卵巢黄素囊肿通常在妊娠时发生,双侧卵巢受累。多胎妊娠、葡萄胎、绒癌、糖尿病等由于胎盘肿胀、增大或滋养细胞增生,产生过多的hCG,刺激闭锁卵泡的卵泡膜细胞黄素化,形成黄素囊肿。近几年来医源性的长期或大量应用氯米芬、HMG、hCG诱发排卵,引起卵巢过度刺激综合征,其卵巢的改变同黄素囊肿。

(一) 病理

1. 肉眼形态 双侧卵巢因多个薄壁囊肿而呈中到重度增大,最大的卵巢直径可达30cm。少数囊肿仅存在于一侧卵巢。受累卵巢表面呈分叶状,各囊大小不一,囊壁光滑,淡黄色,囊腔内含清亮液体或琥珀色液体,偶为血性液体。

2. 组织形态 囊壁由颗粒细胞和卵泡膜细胞组成,颗粒细胞常退变脱落,残留少量可有或无黄素化。而卵泡膜细胞则显著增生和黄素化。各囊间有薄薄的纤维结缔组织将其分隔。间质常水肿并伴灶性间质细胞黄素化。

(二) 临床表现

常无临床症状,偶有腹胀或腹痛。黄素囊肿可以自然退缩或吸收。如黄素囊肿发生扭转或破裂,可引起急腹症症状。

(三) 治疗

卵巢黄素囊肿一般不需处理,能自然消退。如黄素囊肿扭转引起急腹症时,则需行腹腔镜或剖腹探查。如扭转时间不久,卵巢外观无很大变化,可以抽去囊液自然复位,如有缺血、坏死则需切除囊肿修复卵巢或行卵巢切除术。

四、妊娠黄体瘤

妊娠黄体瘤(pregnancy luteoma)为妊娠过程中卵巢内含有单个或多个黄素化结节状病变。可能由闭锁卵泡的黄素化卵泡膜细胞发展而来,与过量hCG刺激有关。但妊娠黄体瘤很少伴有滋养细胞疾病。

(一) 病理

1. 肉眼形态 2/3的病例为单侧性,半数以上病例呈现多灶性。病灶自镜下所见小结节状至直径20cm,呈圆形或叶状。切面无包膜,边界清,实性,质软似鱼肉状,色淡黄或棕色。常因灶性出血而呈囊性变。

2. 组织形态 由形态一致的多边形细胞组成,细胞大

小介于黄素化颗粒细胞和卵泡膜细胞之间。排列成片,偶见排列成索状或巢状。胞质丰富,呈伊红色,含嗜酸性颗粒或少量脂质,少数细胞胞质稀疏呈空泡状。核圆形或有轻度多形性,深染,位于细胞中央或略偏位。核分裂象通常10个高倍视野(HPF)不超过3个,但亦有高达7个/10HPF。超微结构显示产生类固醇激素的细胞特征。

(二) 临床表现

妊娠黄体瘤是妊娠时发生的一种少见的非赘生性病变,出现于中期妊娠后。临床常无症状,仅在影像学检查或手术时偶然发现。病灶大小为1~20cm,多为双侧发生的卵巢实性肿块。血清睾酮水平升高,25%的母亲有男性化症状,部分女婴有男性化表现。妊娠黄体瘤可因扭转、破裂出血出现相应的并发症。产后妊娠黄体瘤可自行消退。

(三) 治疗

由于妊娠黄体瘤可自然消退,对高度可疑妊娠黄体瘤者,为避免不必要的手术治疗,严密的临床监测和产后随访时必需的。对临床表现不典型或出现肿物并发症者手术干预则有助于妊娠黄体瘤的诊断和治疗。对中期妊娠前出现的黄体瘤,临床表现较严重,常需手术治疗。

五、多囊卵巢综合征

多囊卵巢综合征(polycystic ovary syndrome, PCOS)是育龄妇女常见的内分泌代谢疾病。临床常表现为月经异常、不孕、高雄激素征、卵巢多囊样表现等,同时可伴有肥胖、胰岛素抵抗、血脂异常等代谢异常。超声检查示:一侧或双侧卵巢内直径2~9mm的卵泡数≥12个,或卵巢体积≥10cm³。

(一) 病理

1. 肉眼形态 60%~70%的患者表现为双侧卵巢对称性增大,为正常的1~3倍。但也有少数病例仅表现为一侧增大或双侧均增大不明显。卵巢保持原来的外形,表面灰白色,饱满,光滑,不见白体萎缩痕迹。切面显示白膜增厚,白膜下一排囊性卵泡,自数个至数十个不等,直径0.2~0.6cm,囊内含清亮液体。髓质区往往水肿。

2. 组织形态 白膜增厚,胶原化,厚度达100μm以上,最厚可达1500μm。白膜下囊性卵泡的粒层细胞常退变,较正常卵泡少,而其外围的内卵泡膜细胞常增生,可为正常囊性卵泡的2倍,且常发生黄素化。深部皮质和髓质常可见卵巢间质和卵泡膜细胞增生,约4/5的患者间质内可见黄素化卵泡膜细胞巢。

(二) 临床表现及治疗

详见多囊卵巢综合征章节。

六、卵巢间质增生

正常情况下,妇女自 35 岁起卵巢分泌性激素的功能开始下降,形态学上表现为皮质间质区逐渐退化变薄。如果相反,表现为间质细胞过度增生、皮质区增厚而致卵巢增大者称卵巢间质增生(hyperplasia of ovarian stroma)。亦有人提出以皮质区超过 2mm 为诊断依据。围绝经期和绝经早期卵巢间质细胞增生常见,推测与下丘脑-垂体功能紊乱或卵巢间质对垂体促性腺激素的反应性增加有关。在与卵泡无关的、增生的卵巢间质中出现黄素化的卵泡膜细胞,称间质卵泡膜细胞增生(stromal hyperthecosis)。

(一)病理

1. 肉眼形态 常累及双侧卵巢,卵巢保持原来形状,可略大。切面均质,硬,呈白色或淡黄色。

2. 组织形态 卵巢皮质区明显增宽,间质细胞增生显著而卵泡发育停止。增生的间质细胞为短梭形,嗜碱性,呈漩涡状排列。间质卵泡膜细胞增生的特点是在增生的间质中出现单个或成簇的黄素化细胞,胞质丰富,伊红色或有空泡,核小、圆、居中,有小核仁。

(二)临床表现

卵巢间质增生自 40 岁起发病率逐渐增高,70 岁左右达峰值。间质卵泡膜增生发病稍晚,两者常相伴行,多数起病缓慢。临床常表现为雄激素增高,也有雌激素或两者均增高。患者以闭经、不孕为主,其他有子宫内膜增生过长、腺癌、乳腺癌等。并常伴发糖尿病、高血压、肥胖、甲状腺功能减退等。

(三)鉴别诊断

本病需与多囊卵巢综合征相鉴别,两者有很多相似之处,如表现为有家族史、雄激素和促性腺激素过高、多毛、不孕等。但两者亦有差别,表现在:①本病多见于 40 岁以上妇女;②呈漩涡状排列的间质细胞弥漫性增生致卵巢增大;③除卵泡的内卵泡膜细胞黄素化外,间质中常散有成簇的黄素化细胞;④卵巢楔形切除术和氯米芬治疗促排卵对本病的疗效不肯定。

(四)治疗

一般不需治疗,但需严密监测,注意鉴别诊断。

七、卵巢重度水肿

卵巢重度水肿是由于水肿液在卵巢间质内潴留,分离正常的卵泡及间质组织,致使卵巢明显增大称卵巢重度水肿(massive edema of the ovary)。其病因可能由于卵巢系膜扭转,影响卵巢淋巴及静脉回流,水分淤积于卵巢所致。少数由于卵巢皮质内间质细胞增生,使卵巢体积和重量增加而导致扭转。

(一)病理

1. 肉眼形态 多数为单侧卵巢受累,受累卵巢直径 5.5~35cm 不等,平均为 11.5cm,重量最大达 2 400g。卵巢质软,表面光滑,呈苍白色或粉红色,有光泽,不透明。有扭转时卵巢可因卒中而呈暗紫色。切面湿润,常有淡黄色液体溢出。皮质浅层可见稀疏囊泡。

2. 组织形态 卵巢白膜完整,皮质浅层纤维增生,浅层下大片水肿组织包围残留的正常卵巢结构,包括各期卵泡和偶见黄体与白体。水肿区域附近间质内,有时可见灶性黄素化细胞或灶性纤维增生。髓质区淋巴管、血管高度扩张。

(二)临床表现

卵巢重度水肿的患者多数会出现腹胀、腹痛。部分患者有月经不规则或闭经。10% 的患者有男性化症状,血清睾酮水平增高。妇科检查可扪及附件肿块,90% 的卵巢呈单侧性增大,约半数患者有部分或完全性卵巢扭转。

(三)治疗

治疗方式要根据卵巢肿大的程度、卵巢系膜有无扭转、系膜血管有无栓塞、对侧卵巢是否正常、患者要求生育与否等决定。一般需行腹腔镜探查,术中送冷冻切片病理检查明确诊断。可行卵巢楔形切除术,亦可作卵巢多点穿刺放液术,并辅加卵巢固定术。

(朱关珍 凌 斌 潘晓玉)

第十二节 妊娠合并卵巢肿瘤

【发生率】 妊娠合并卵巢肿瘤是少见疾病,随着超声检查的普及和对产科检查的重视,其检出率已由 1/1 000 增加到 41/1 000。功能性卵巢肿瘤(卵泡囊肿、黄体囊肿和黄素化囊肿等)是妊娠期最常见的卵巢肿瘤类型,占妊娠期卵巢肿瘤总数的 54%。其他较常见的良性肿瘤为成熟畸胎瘤、浆液性囊腺瘤、卵巢冠囊肿、黏液性囊腺瘤和子宫内膜异位囊肿。恶性肿瘤仅占 1%~6%,恶性肿瘤中 50% 为上皮性瘤,30% 为生殖细胞肿瘤,其余为性索间质肿瘤及其他类型肿瘤。妊娠期卵巢肿瘤主要发生在妊娠早期，随着孕周增加，发生率逐渐下降。约70%在妊娠早期发现的卵巢肿瘤，随着孕周增加而自行消失。

【临床表现】　妊娠合并卵巢肿瘤多无特异性临床表现。超过50%的患者是在产前超声检查时发现卵巢肿瘤，剖宫产时发现者占4%。由于子宫增大导致盆腔解剖结构改变，肿瘤引起的症状多在妊娠16周后出现。与未妊娠时相比，妊娠期卵巢肿瘤发生扭转、破裂和感染的概率增加，这可能与妊娠妇女的解剖结构、激素水平和血管分布改变有关，但迄今尚无证据说明妊娠加速肿瘤的生长和播散。妊娠不影响卵巢肿瘤患者的预后。

【诊断】

1. 妇女在受孕前或受孕后最初3个月内，妇科双合诊和三合诊检查是发现卵巢肿瘤可靠的方法之一。

2. 超声检查　是首选的辅助检查方法。超声发现卵巢肿物的时间多为妊娠早期和中期，妊娠期卵巢肿瘤多为功能性，最常见的是黄体囊肿，可自行消失，而消退多发生于妊娠16周前。对26 110例早期妊娠的B超检查结果进行回顾性分析，妊娠早期发现的肿物只有26%的病例在妊娠16周后仍持续存在。B超检查不但能发现无症状的卵巢肿物，对判断肿物的性质亦有较高的价值。囊性肿物、单房、直径<5cm者恶性风险低。当卵巢肿物呈以下表现时应高度怀疑为恶性：直径>6cm、双侧、具有实性结构、囊性肿物中有>6mm的乳头、乳头突起中可探及血流、伴有腹水、持续存在至妊娠16周后。对初诊时肿瘤直径≥10cm、每周增长速度>0.35cm时，恶性肿物的可能性明显增加。

3. 磁共振成像　MRI能够反映肿物的形态学特点并对组织进行三维重建，不同的信号强度还可提示肿物的组织构成。因此，MRI可以为孕期B超发现的卵巢肿物提供进一步的影像学特征。已证实妊娠期妇女接受MRI检查的安全性，但使用静脉造影剂的安全性尚存在争议。孕期的MRI检查可应用于以下情况：①所需要的信息不能通过其他非电离辐射的方法获得。②这些信息在孕期对孕妇和胎儿是必须加以关注的。③医师认为延至产后再进行诊断是不谨慎的。孕期的前3个月是胎儿器官发育的重要时期，除非绝对必要，MRI的检查时间最好在妊娠12周后。对于孕期的急腹症，MRI可以提示炎症、脓肿形成、出血以及肠梗阻等病变的部位。MRI还有助于确定肿物的组织来源、组成及与周围组织器官的关系。

4. 其他影像学检查方法　有研究认为妊娠妇女接受CT检查时会受到大量的X线辐射，也有报道称进行盆腔和腹腔CT扫描时，胎儿受到的辐射量很少，远低于致畸量。但是由于妊娠期细胞分裂活动活跃，暴露于离子辐射会增加肿瘤的发生率，因此，只有在无法进行超声及MRI检查时才使用CT。

正电子发射断层显像（PET）对恶性肿瘤的诊断和分期有重要作用。但PET多与CT联合使用，而妊娠期使用PET的安全性也未得到评估。因此，只在其他辅助检查无法明确诊断时才考虑使用PET。

5. 肿瘤标志物　血清肿瘤标志物CA125、AFP、hCG、LDH水平的高低，对卵巢上皮性肿瘤和恶性生殖细胞肿瘤的诊断有参考意义。虽然这几种标志物在正常妊娠期也可升高，但其升高水平在不同的妊娠期都有一个正常范围。妊娠合并肿瘤时，肿瘤相关标志物的升高常超出正常范围数倍或数十倍。如果肿瘤标志物的检测值在孕期持续性增高或与影像学检查相结合，则有助于诊断及鉴别诊断。妊娠对CEA、CA15-3、CA19-9及HE4值的影响没有统计学意义，因此血清CEA、CA15-3、CA19-9及HE4的检测在妊娠期仍有较高的应用价值。

【治疗】

1. 期待治疗　多数妊娠早期的卵巢肿瘤（<5cm）会自行消失，若无症状不需要处理。对于妊娠早期的卵巢肿瘤（5~10cm），若恶性风险不高且无急腹症表现，可密切随访。妊娠中期（14~16周）再次超声和/或MRI评估：若可疑恶性则考虑手术；若无恶性风险仍可继续随诊（需向患者交待病情）。妊娠晚期若无临床症状并除外恶性可能，则继续观察，待剖宫产或阴道分娩后6周再评估。

2. 手术指征　对于无法明确肿瘤性质、高度怀疑为恶性肿瘤；出现肿瘤破裂、扭转、出血、感染等急腹症时；肿瘤直径大于10cm并持续存在；估计肿瘤会引起产道梗阻；出现严重的合并症等情况均要及时手术。术后应预防流产或早产，预防血栓形成。

3. 超声引导下的卵巢囊肿抽吸术　适应证：单纯的单房性囊肿，没有乳头的结构和/或没有提示实性的成分。但超声检查提示为良性的肿瘤，术后病理可能为低度潜在恶性。另外，超声引导下的肿物内容抽吸术，术后复发率在1/3左右。对于抽吸液的检查并不能准确判断肿物的良恶性。抽吸术漏出的囊液可能会在腹腔形成种植，如为恶性肿瘤将影响预后。因此，不推荐将肿物内容抽吸术作为一项常规实施的治疗方法。

4. 妊娠中期（14周后）是适宜的手术时机　手术途径可以个体化选择开腹手术或腹腔镜手术。腹腔镜手术时建议观察孔远离宫底4~6cm；腹压控制在12mmHg以内；孕妇取左侧倾斜卧位避免仰卧低压综合征；术后仔细缝合穿刺口避免切口疝。对于良性肿瘤建议行肿瘤切除而非卵巢切除。对于妊娠期卵巢囊肿扭转建议积极手术。术中解除扭转，无论卵巢外观和扭转持续时间，均建议保留卵巢；除非卵巢严重坏死、切除不可避免。目前无证据支持卵巢囊肿扭转复位与发生血栓栓塞的相关性，无充分证据表明卵巢固定术可降低扭转复发的风险。

5. 妊娠合并卵巢恶性肿瘤　参考本章第二节"十、卵巢恶性肿瘤合并妊娠"。

6. 麻醉方式的选择　没有证据表明麻醉方式与新生儿结局有关。无论采取何种麻醉方式都应避免缺氧、低血压、低血糖、低血容量、高碳酸血症的发生。

7. 终止妊娠方式 卵巢良性肿瘤,若无产科指征,可行阴道分娩,产后6周再评估;也可在剖宫产同时行卵巢肿瘤手术。妊娠合并卵巢恶性肿瘤建议剖宫产终止妊娠,可在剖宫产同时按照恶性肿瘤手术原则处理肿瘤。

（凌　斌　潘晓玉）

第十三节　卵巢恶性肿瘤的随诊与病情监测

一、随诊与病情监测的意义

卵巢癌是病死率最高的妇科恶性肿瘤,70% 的卵巢癌患者就诊时已是临床晚期。卵巢癌首选治疗模式为肿瘤细胞减灭术联合以铂类为基础的化疗。虽然大多数患者经过初始治疗可获得临床缓解,但仍有 70% 的患者在 3 年内复发,5 年生存率不足 50%。近年来,伴随肿瘤学的发展、基因检测技术的进步和新型靶向药物的不断研发,尤其是多腺苷二磷酸核糖聚合酶(poly ADP ribose polymerase,PARP)抑制剂的问世,卵巢癌的传统治疗模式发生了重大变革。一系列高级别循证医学证据表明,在初始治疗或铂敏感复发治疗获得完全缓解(complete response,CR)和部分缓解(partial response,PR)后应用 PARP 抑制剂,可显著延长卵巢癌患者的无进展生存期(progression free survival,PFS)时间。因此,"手术+化疗+维持治疗"已成为卵巢癌治疗的新模式。

在新治疗模式下,卵巢癌治疗呈现出"慢性病"的特点,"全程管理"逐渐成为卵巢癌治疗最重要的理念和策略。卵巢癌全程管理是"传统手术+化疗模式+基因检测、家族管理、靶向治疗、维持治疗、长期随访"相结合的产物。其中,随访与监测的目的包括:①及早认识及及时处理与治疗相关的并发症,包括提供心理支持;②早期发现复发疾病的症状或体征;③在临床研究中收集任何与疗效相关的数据和与治疗相关并发症的数据;④促进健康生活方式,包括在早期患者中进行乳腺癌筛查,在接受保守性手术治疗的患者中进行宫颈癌筛查。总之,通过随诊及病情监测控制预后,可以提供个体化、科学合理的医疗决策,对延长患者的生存时间、提高生存质量至关重要。

二、初始治疗阶段的随诊和病情监测

卵巢癌的初始治疗原则是手术为主,辅以化疗、放疗等综合治疗。化疗疗程间隔一般为 3 周。早期患者 3~6 个疗程,晚期患者 6~8 个疗程。所以,卵巢癌的治疗是一个较长期的过程,总疗程长达半年甚至更长。再加上化疗常伴有骨髓抑制、恶心、呕吐、脱发、周围神经病变等难以耐受的不良反应,故患者很难坚持。根据调查,如果没有专人负责管理、听之任之,至少有一半以上的患者不能严格按时化疗。不及时和不足量的化疗,自然得不到好的治疗效果。半途而废的

化疗只会使过去的肿瘤细胞减灭术等一系列艰巨的医疗措施成为枉费心机、徒劳无益的劳动。因此,有专人严格地随诊患者和监测病情变化,预防和及时处理化疗不良反应,鼓励和督促她们坚持长期治疗是很重要的。

初始治疗期间应密切观察和随访化疗患者,及时处理化疗过程中出现的各种并发症,监测患者的肿瘤标志物变化及血常规、肝肾功能等指标。需要根据化疗过程中出现的毒性反应和治疗目标对化疗方案及剂量进行调整。卵巢癌对化疗虽然敏感,但不同病理类型的敏感性有所区别,有的很敏感;有的虽然也有效果,但敏感性不是很高,或是暂时有效,很快出现耐药性。如果耐药,未能及时觉察,而继续沿用原来的化疗方案,则可能完全无效。所以,在初始治疗阶段,需根据随诊和病情监测的结果判断化疗是否有效,是否需要调整方案。如果发现治疗反应欠佳,则要及时进行调整,以尽可能保证正在进行的治疗方案的有效性。

如果患者在诊断卵巢癌或因卵巢癌接受治疗期间未进行基因检测,随访时可建议患者完成检测。基因检测可精准指导靶向治疗药物选择。对于初治高级别浆液性和高级别子宫内膜样卵巢癌患者而言,乳腺癌易感基因 1/2(breast cancer susceptibility gene1/2,BRCA1/2)、同源重组缺陷(homologous recombination deficiency,HRD)(BRCA1/2 阴性患者需要检测 HRD)、微卫星不稳定性(microsatellite instability,MSI)、肿瘤突变负荷(tumormutation burden,TMB)和神经营养因子受体酪氨酸激酶(neurotrophin receptor kinase,NTRK)是有用的检测项目。初治手术后获得的标本应立即进行基因检测,因为绝大多数卵巢癌患者最终会复发,并不是所有复发患者都能进行二次减瘤术获得肿瘤标本。复发时再取初治手术标本进行基因检测,有可能因为标本存放时间过长、质量不佳而影响检测结果。因此,初治手术时即进行基因检测显得十分重要。对于复发患者,最好能进行大基因包(gene panel)检测,包括对肿瘤特异性或泛癌靶向治疗存在潜在获益的分子。对于少见病理类型患者,由于目前缺乏有效的治疗手段,以及临床研究数据不足等原因,也推荐进行大 Panel 检测,以累积临床数据,探索潜在的治疗靶点。

因遗传性卵巢癌占所有卵巢癌的 15%~20%,故建议对卵巢癌患者在初期治疗阶段就要开展遗传风险评估与遗传咨询,通过询问家族史,勾画家系图谱,从遗传学角度分析和评估遗传学风险,对患者后续靶向药物治疗的选择、治疗效

果预估、治疗方案制订都有重要的意义,且可以对相关高危人群进行疾病预防和干预。

三、初始治疗后的随诊与监测

初始治疗结束后,需要对治疗效果、后续治疗及远期并发症的可能性进行评估。这不仅是基于卵巢癌好复发的特点,而且对探索有效的二线以及多线治疗方案具有积极意义。故建议医疗单位建立卵巢癌患者初始治疗后的随诊制度,并坚持执行,把随诊和病情监测工作切实做好。

(一)随访时间

目前虽无基于证据的合适的随访计划指南,但随访间隔一般推荐在治疗后的第1~2年,患者每2~4个月复查1次;第3~5年,每3~6个月1次;第5年后,每6~12个月1次。

(二)随访内容

1. 询问病史和症状 每次随访时,都应再次记录患者的病史,包括任何家族肿瘤史的变化和所有可能提示复发的症状。

2. 完成体格检查和盆腔检查 体格检查是费用和有创性损伤均较小的监测方法,与放射影像学检查相比也存在着出入较大、敏感性和特异性较低的缺点。几乎所有卵巢癌的随诊方案中都要求妇科肿瘤医师对患者实施体格检查。一项回顾性研究分析了80例复发患者在5年间的随诊中,如何通过体格检查首先发现肿瘤复发,结果41例(51%)患者具有阳性体征,3例患者是首次表现,没有1例患者是因为惟一的症状、体征被检测到复发的,其余的患者是因为CA125升高(61%)或临床症状(35%)而被发现。其他的一些研究也得到了类似的结果。虽然该方法具有一定的局限性,但是在卵巢癌的随访监测中仍然是不可缺少的。

3. 肿瘤标志物 包括血清糖类抗原125(carbohydrate antigen 125,CA125)、人附睾蛋白4(human epididymis protein,HE4)、甲胎蛋白(alpha fetoprotein,AFP)等传统肿瘤标志物,以及近年来液体活检分析的分子标志物。其中,CA125是监测卵巢癌病程和转归的重要标志物,然而其特异性不足;其他标志物包括HE4、AFP以及癌胚抗原CEA、糖决定簇CA19-9、上皮黏蛋白CA15-3等对卵巢癌的随访和预后缺乏敏感性和特异性,但若初始诊断时有异常增高,则治疗后随访过程中建议侧重性联合。

(1)CA125:自卵巢浆液囊腺癌中提取,是单克隆抗体OC125可识别的一种糖蛋白抗原。良性囊腺瘤所分泌的CA125进入肿瘤囊液中储存,由于组织屏障的存在,血浆中CA125浓度低。而对于浸润性囊腺癌,由于肿瘤细胞破坏了上皮基底膜的完整性,CA125得以进入血液循环,进而被检测出来。因此血清CA125的检测对卵巢恶性肿瘤特别是上皮性癌的诊断价值较高。目前CA125被认为是监测卵巢癌最重要的生物标志物之一,灵敏度较高,但特异度欠佳。研究显示,血清CA125预测卵巢癌的平均灵敏度为81.4%[95%CI(74.6%,84.2%)]、平均特异度为56.8%[95%CI(47.9%,65.4%)]。RADU等报道CA125在卵巢癌早期检测中敏感度较低,其中约50%的Ⅰ期患者血清CA125水平在正常范围内。

1)CA125可以预测铂类化疗耐药。Boivin等通过下调NIH:OVCAR3卵巢癌细胞系CA125的表达使顺铂诱导肿瘤细胞凋亡的半数抑制浓度(median inhibition concentration,IC50)下降了83.3%,表明肿瘤细胞CA125的表达可能与铂类化疗耐药相关。Rocconi等总结262例卵巢癌患者资料,以化疗完成后>6个月复发作为铂类敏感标准,将紫杉醇/铂类化疗3周期后血清CA125水平恢复正常组和未恢复正常组相比较,发现铂类敏感率差异有显著性(78%和22%,$P<0.001$),提示化疗3周期后血清CA125水平恢复正常可预测患者对铂类敏感。

2)血清CA125标志物在卵巢癌疗效评价和预后评估中的意义:Hogberg在一组72例晚期卵巢癌手术及化疗后系统定期追查血清CA125中,发现其半衰期<16天者5年存活率为68%,而>16天者5年存活率仅36%。Nyvang等比较了化疗前CA125、组织病理分级及DNA分布,指出CA125是重要的预后标志物,尤其是在3个疗程化疗后的CA125水平更有意义,作者认为化疗后CA125明显降低者生存期及病情稳定期延长,连续的CA125监测是评价疗效和预测病情转归可靠的方式。对于晚期卵巢癌接受肿瘤细胞减灭术患者围术期CA125变化和患者预后的关系,Zivanovic等通过对307例晚期卵巢癌患者资料的分析,发现满意减瘤术后患者围手术期CA125水平上升组和下降80%组比较,无进展生存率差异显著,认为围手术期的CA125水平变化与肿瘤预后相关。Paulse等对卵巢癌化疗患者进行CA125动态监测,发现完全缓解(CR)和部分缓解(PR)患者血清CA125水平均明显下降,而病情进展者均上升,化疗3个周期后,病情进展及稳定患者CA125即不再下降,而CR患者CA125仍持续下降。可见CA125能评估疾病有无进展,进行疗效评价,并能较早提示疾病发展,有效预测率达75.7%~78.5%。治疗后CA125下降的快慢也是估计预后的一个指标。一般认为手术后进行首次化疗后CA125下降>30%,3个疗程内CA125降至正常的患者预后相对较好。也有学者研究早期卵巢癌行标准分期手术后化疗6个疗程之后的CA125水平与患者预后的关系,例如Kang等对95例早期高危型卵巢癌患者的资料进行归纳,这些患者均接受了标准分期手术,并且术后均完成了辅助化疗6个疗程,以化疗结束后血清CA125水平≤12U/ml和>12U/ml分为两组,比较后发现两组5年无进展生存率差异有显著性(83.3%和37.5%,$P<0.001$)。经过多因素分析,Kang认为化疗结束后CA125水平>12U/ml是肿瘤复发的独立危险因素。另外,也有学者分析了CA125和交界性卵巢肿瘤之间的关系。Wu 等回顾性分析了交界性卵巢肿瘤 233 例,认为术前 CA125 水平(设定 144U/ml 为分割点)是预测交界性卵巢肿瘤复发、估计预后的独立危险因素。

3)血清 CA125 标志物对评价卵巢癌复发的意义:CA125 是卵巢癌患者治疗后随访的重要指标。Gadducci 对 225 例晚期卵巢癌手术及化疗后系统定期追查血清 CA125,根据完成治疗后二次探查手术结果,发现血清 CA125 半衰期 <25 天者,其二次探查所见的病情完全缓解率比 >25 天者多 3.6 倍,二次探查手术前血清 CA125 值 >35U/ml 者,几乎所有的病例腹腔内都有病灶,其阳性预测率为 90%~100%,而二次探查手术前血清 CA125 值 <35U/ml 者,其阴性预测值的准确性不高,仅为 45%~55%。假阴性结果主要与癌灶的体积大小有关。癌灶过小,释放的抗原量少,经全身血量的稀释后血中浓度很低,因此较难检测。Meyer 等在卵巢癌患者的随访过程中发现有 70% 患者的血清 CA125 水平上升预示着卵巢癌的复发,而且 CA125 的上升要比临床出现复发症状早 4 个月。Rustin 将治疗后患者的 CA125 正常上限值定为 23U/ml,复查时 CA125 值超过 23U/ml 且大于或等于最低值的 2 倍定义为 CA125 复发,按此标准对 300 例完成标准治疗的卵巢癌患者进行随访,结果发现 CA125 提示复发的敏感性达 94%,特异度为 67%,CA125 进展期比临床进展期平均提早 7 天。Wilder 等对治疗后达 CR 且 CA125<35U/ml 的卵巢癌患者进行随访,把 CA125 水平连续上升 3 次且大于化验的变异系数定义为"CA125 上升",100 例患者中 11 例复发,所有复发患者符合"CA125 上升"且均 <35U/ml,提示 CA125 在正常范围内进行性上升与肿瘤复发也有密切关系。因此对于之前临床症状缓解的卵巢癌患者应定期系统检测血清 CA125,如发现其异常,可及早对治疗方案进行必要的调整,或加大药物剂量,增加或改用其他药物,以期获得较好的治疗效果。

但 CA125 升高即开始二线化疗能否为患者带来临床益处一直存在争议。MRC OV05-EORTC 55955 发现,对于无临床症状的复发患者,仅根据 CA125 升高而给予化疗并不能延长患者的生存期,但会影响生存质量。从 CA125 升高到出现临床复发征象的中位时间是 2~6 个月,其血清升高水平与肿瘤负荷相关,CA125 血清水平增高往往预示着卵巢癌临床进展,连续的检测升高结果对于判断复发具有重要的参考价值。对若仅为 CA125 升高,可选择推迟到临床复发再治疗或立即按复发疾病治疗(2B 类证据)或参加临床试验。尚无证据表明,在完成初始手术和早期初始化疗后的随访期间,对无症状的复发性卵巢癌妇女进行密集的临床监测,可以提高患者的总生存期或生活质量。随访中发现,患者仅有 CA125 升高、无症状/病灶较小或影像学未发现复发灶,推迟开始化疗的时间是合适的,密切观察是一种合理选择,也可选择进入合适的临床试验,他莫昔芬、其他激素类药物都可作为推迟治疗期间可接受的治疗方式(2B 类证据)。

4)影响血清 CA125 检测的干扰因素:大多数实验表明,以血清 CA125 值的动态改变监测卵巢上皮癌的病情变化是确实可靠,但由于其特异性较差,血清 CA125 检测结果也会受到其他情况的干扰。在月经、妊娠早期或伴有子宫腺肌病、子宫内膜异位症等状态下,血清 CA125 水平也可能升高,因此假阳性率也较高。对于 CA125 的解释应该与患者年龄、血清水平以及动态变化相结合,因为除了一些放射免疫检查会干扰 CA125 抗原造成假阳性外,正常的体腔上皮衍生物包括胸膜、腹膜等组织,都可以产生 CA125 抗原。因此在以血清 CA125 监测病情时,应注意排除这些因素的干扰。

① 腹部手术:腹部手术对腹膜的刺激,可能会使血清 CA125 值出现短暂性升高。Yedema 的研究报道,手术后血清 CA125 升高者占 18%,其升高现象持续两周左右。而 Vanderzee 报道了更多的患者(82%)术后 CA125 有升高,并在第二周升高最明显(升高 3~336U/ml),以后逐渐下降,术后 8 周完全恢复正常。因此,术后短期内由于其特异性受腹部手术刺激的影响,血清 CA125 不一定能完全反映肿瘤的情况。

② 腹腔 ^{32}P 治疗:Makhija 对 61 例行满意的肿瘤细胞减灭术后或二次探查结果(-)的手术后给予腹腔 ^{32}P 治疗,并随诊 12 个月无肿瘤复发迹象的患者,回顾分析其每月定期检查的血清 CA125,发现腹腔 32P 治疗后,25 例(41%)血清 CA125 有升高现象。其中 23% 的 CA125 升高值在 30~100U/ml,升高值在 100~200U/ml 及 >200U/ml 者各占 11% 及 7%。25 例中有 11 例(44%)其血清 CA125 升高持续达 4 个月以上,但绝大多数(92%)均在 12 个月内恢复正常。作者提出,对于腹腔注射 ^{32}P 后 4~12 个月内血清 CA125 值的升高可能是由于 ^{32}P 的刺激,而不一定是由于肿瘤复发,需要结合其他检查结果综合分析做出判断。

③ 多次进行肿瘤放射免疫显像:也会干扰血清 CA125 的检测结果。Reinsberg 以及 Lieberman 报道 ^{131}I 碘标记的 OC125 作放射免疫显像 2~3 次,而使血清 CA125 的检测呈假阳性反应。其阳性反应并非由于病情的改变,而是因为放射免疫显像时所注射的鼠抗体 OC125,引起患者体内产生了抗鼠抗体,使检测 CA125 药盒内的 OC125 与抗鼠抗体结合,而得到一个很强的假阳性反应。

④ 大量放腹水:卵巢上皮癌腹水内有大量 CA125 抗原。一次放出大量腹水可使血清 CA125 值也随之下降。因体内癌块仍继续存在,血清 CA125 值不会下降至正常水平,只是使血清值有短暂的波动。

(2)HE4:最初从人附睾上皮细胞中分离出来,是一种由 WFDC2 基因编码的分泌型糖蛋白。HE4 作为一种新的生物标志物,目前已用于卵巢癌诊断。HE4 在卵巢癌组织中特异性高表达,尤其在子宫内膜样腺癌中 100% 表达,但在正常卵巢组织中不表达。一项纳入 17 项研究包含 3404 例患者的荟萃分析显示,HE4 预测卵巢癌的平均灵敏度为

79.4%［95%CI（74.1%，83.8%）］、平均特异度为84.1%［95%CI（79.6%，87.8%）］，特异度显著高于CA125。此外，不同于CA125的高假阳性率，HE4因不受怀孕或月经周期影响，在伴子宫内膜异位症或其他良性卵巢肿瘤患者血液中也不会升高，是绝经前妇女较理想的生物标志物。但是，HE4并非全能。研究显示，HE4在卵巢癌中的表达因肿瘤组织学亚型不同而相差很大，在子宫内膜样腺癌中100%表达，而在黏液性腺癌中不表达。同时，HE4的检测特异性同样未达到100%，其在子宫内膜癌中也有较高阳性率。因此，HE4在卵巢癌筛查诊断中的应用依然存在较大的局限性。

2008年Allard报道了HE4临床动态研究结果，样本均来自正在接受治疗或监测疾病复发的患者。纵向比较分析显示，78.8%患者CA125水平与临床状态相关，76.2%患者HE4水平与临床状态相关，提示血清HE4水平在临床预测方面的意义与CA125近似。在CA125水平与临床状态不相符的病例中，HE4的符合率为23.5%（4/17例）。该项研究进一步说明HE4可以作为临床上监测卵巢癌复发的标志物，可用于监测CA125水平与临床状态不相符患者的病情变化。由此可见，HE4可以作为临床上监测卵巢癌患者病情转归的手段之一。Havrilesky等通过回顾性分析发现，所有复发患者中，CA125的敏感性为96%，以HE4等血清指标的研究组敏感性为100%，其中56%患者升高，比CA125提前6~69周，这一结果说明HE4可以作为监测卵巢癌患者病情变化的标志物，能较早发现肿瘤复发。王术艺等的研究报道，卵巢癌组术前、术后，血清CA125、HE4水平均明显高于正常对照组和良性病变组，而正常对照组和良性病变组比较无统计学差异，卵巢癌组术后1个月复查CA125和HE4水平均明显下降。这与Moore等的研究结果一致，HE4作为单一指标对于卵巢癌的诊断敏感性及特异性均高于CA125。

目前越来越多的学者提出，联合其他指标监测可提高卵巢癌诊断的灵敏度和特异度。现今也已经开发了多种基于血清CA125和/或HE4水平并结合患者绝经状态等指标预测可疑良性卵巢肿瘤患者患卵巢癌风险的评估模型并表现出了良好的诊断价值，如卵巢癌风险算法（risk of ovarian malignancy algorithm，ROMA）、恶性风险指数（risk of malignancy index，RMI）、哥本哈根指数（Copenhagen index，CPHI）等，尤其ROMA已被纳入《卵巢恶性肿瘤诊断与治疗指南》。有研究报道，血清HE4、CA125和ROMA指数联合是诊断绝经后卵巢癌的最佳组合。RMI、CPHI与ROMA在卵巢癌诊断上具有同等的效能。总之，CA125与HE4的联合检测以及在此基础上ROMA指数的模型计算是目前临床上最简单高效的卵巢癌早期筛查手段之一。

（3）AFP：血清AFP检测对卵巢卵黄囊瘤的病情监测具有重要意义。AFP是胚胎时期卵黄囊和肝脏产生的一种特殊糖蛋白，是原发性肝癌最灵敏、最特异的肿瘤标志物。AFP具有癌胚生物学特性，妊娠期以及恶性生殖系统胚胎肿瘤（如睾丸畸胎瘤、卵黄囊瘤/内胚窦瘤等）的AFP水平多有升高。血清AFP的动态变化与卵黄囊瘤病情的好转或恶化是很符合的。临床完全缓解的患者，其血清AFP值轻度升高也预示癌瘤残存或复发。北京协和医院曾有1例卵巢卵黄囊瘤临床I期患者，在外院手术切除肿瘤后2个月后其血清AFP值略有升高（30ng/ml）。因外院未切除大网膜，故再次手术探查，发现大网膜上有1个单个孤立的黄豆大转移瘤，其他部位无转移。手术切除大网膜后AFP下降正常，并一直持续阴性。VAC化疗1年，随诊迄今18年仍健在，因此，化疗后取得临床完全缓解的患者一般须在前2年中的每2~4个月临床随访1次，监测AFP的变化。另1例卵黄囊瘤在手术后1年中定期进行化疗，血清AFP值一直正常，但突然转为弱阳性（35ng/ml）。盆腔检查发现阴道右上角结节1.5cm直径，手术探查该结节为复发肿瘤，其他部位无转移。手术切除该结节后血清AFP下降至正常。此2例说明血清AFP对0.5~1.5cm直径的病灶亦可测出。国际上已将血清AFP作为小儿肝母细胞瘤、胚胎性癌和卵黄囊瘤的有效标志物之一，并将其用于术后疗效观察和随访。一般肿瘤完整切除后，血清AFP即开始下降，并在7周内降至正常。

（4）新型卵巢癌标志物：近年来，一种利用人体体液作为标本来源检测获取肿瘤相关信息的技术——液体活检技术为卵巢癌的诊断研究开辟了新方向。液体活检分析的分子标志物包括循环肿瘤细胞（circulating tumor cells，CTCs）、循环肿瘤RNA（circulating tumor RNA，ctRNA）、循环肿瘤DNA（circulating tumor DNA，ctDNA）、肿瘤培养的血小板（tumor educated platelet，TEP）等。近年来液体活检技术发展迅速，在卵巢癌早期筛查诊断、动态检测、精准化治疗中扮演了越来越重要的角色，展现了广阔的应用前景。

（5）专有性不强的肿瘤标志物：恶性肿瘤具有某些蛋白质或生化代谢产物，也可作为标志物检测肿瘤的存在。这些标志物虽然并非某一种类型的恶性肿瘤所特有，其专有性不强，但可反映体内恶性肿瘤量的改变，作为恶性肿瘤治疗过程中的监测指标。这些普通的生化指标可以一些简便的生化方法检测。

1）血清乳酸脱氢酶：恶性肿瘤中糖酵解较正常组织高，血清乳酸脱氢酶（lactic dehydrogenase，LDH）是糖酵解过程中一个重要的酶。糖酵解增加时，血清LDH值也升高。卵巢癌的LDH平均值为623.8U/dl，全部高于正常值上限（245U/dl）。恶性肿瘤治疗前后，血清LDH值的动态改变与病情好转或恶化是一致的。

2）血清唾液酸：血清唾液酸（lipid associated sialic acid，LSA）在体液内的增加与恶性肿瘤细胞的自身物质合成增加紧密相关。Katopodis建立了检测血清LSA方法。北京协和医院检测了147例卵巢上皮癌患者血清的LSA值，并与血清CA125值比较，结果发现LSA与CA125敏感性分别为83.0%及92.5%。对于手术后随诊及化疗的患者，LSA及CA125的阳性预测率分别为89.4%及100%，阴性预测值各为 65.1% 及 76.7%。虽然 LSA 的结果稍次于 CA125，但其检测方法经济简便，临床应用价值更大。另外还有研究表明 LSA 与 CA125 两者的动态变化曲线是平行的。LSA 现已成为恶性肿瘤的监测指标，受到普遍重视和研究。

3）雌激素受体 α-1：雌激素受体（estrogen receptor, ER）信号通路在卵巢癌的发病机制中起重要作用。ERR 家族有 ERRα、ERRβ 两种亚型，而雌激素受体 α-1（estrogen receptor-related receptor α-1，ERRα-1）是 ERRα 体内最主要的表达形式。ERRα-1 可能通过结合 ERRE 元件而启动效应癌基因表达，并诱导卵巢细胞的过度增生进而发生恶性肿瘤样改变。ERRα 的表达是 E-ER-ERE 信号通路的雌激素扩增效应，同时也可能是卵巢癌耐受以拮抗雌激素与雌激素受体结合为基础的激素治疗的一种机制。2002 年，Giguere 的研究提示检测 ERRα-1 表达水平对判定卵巢癌患者的预后有一定价值，ERRα-1 阳性表达往往提示预后不良。

4）血清肝细胞生长因子及其受体 c-Met：血清肝细胞生长因子（hepatocyte growth factor，HGF）能刺激肿瘤细胞运动和诱导血管生成，被认为与恶性肿瘤的侵袭转移密切相关。山东大学齐鲁医学院的研究提示：进行理想的肿瘤细胞减灭术后，患者血清 HGF 水平迅速下降，因此，血清 HGF 水平可作为卵巢恶性上皮性肿瘤预后判断的指标。另外，c-Met 在卵巢良恶性上皮性肿瘤组织中的表达具有显著差异，提示 c-Met 的表达与卵巢肿瘤的恶性行为有关，该结果与 Huntsman 的报道一致。c-Met 可作为判断卵巢恶性上皮性肿瘤发生、发展及评估预后的指标。HGF/c-Met 受体表达上的一致性提示两者在评价肿瘤发展趋势时具有同等价值。

5）凋亡诱导配体：凋亡诱导配体属于肿瘤坏死因子（TNF）家族新成员。Kato 等用凋亡诱导配体溶解蛋白单独或与顺铂、阿霉素、紫杉醇分别联合作用，观察其细胞毒性，结果发现几乎所有对化疗药物耐药的卵巢癌细胞对凋亡诱导配体均有抗性，两者联合作用可使凋亡诱导配体细胞抵抗逆转为凋亡诱导配体细胞敏感。早期亦有研究证实凋亡诱导配体在卵巢癌上皮细胞中的表达高出正常上皮细胞 10 倍，超过 5 年生存期的患者，其凋亡诱导配体表达是 1 年内死亡患者的 2.2 倍。可见，高表达的凋亡诱导配体与卵巢癌患者的生存期密切相关。

6）血糖：恶性肿瘤细胞处于过度增殖状态，需要机体提供更多的能量和物质。癌细胞增殖、分化、转移所需能量由葡萄糖糖代谢提供，肿瘤组织中除糖酵解率增强外，葡萄糖代谢的第二类途径——磷酸戊糖循环也会增强，因而血糖水平愈高。Lamkin 研究了 74 例卵巢癌患者术前血糖水平与生存时间及无瘤间隔的关系，该研究通过单因素分析表明，血糖水平较高预示着生存时间较短，将分期纳入进行多因素分析，显示血糖水平与生存时间及无瘤间隔均呈反比。研究指出，血糖 7.8mmol/L 者的死亡率是血糖 3.9mmol/L 者的两倍。这一临床研究报道提示血糖水平可作为卵巢癌患者的预后指标。

7）肿瘤相关抗原自身抗体谱：在肿瘤形成过程中，肿瘤可刺激机体产生针对肿瘤相关抗原的免疫反应，其中最明显的特征就是抗体的产生，这种由广泛表达于肿瘤细胞的异常蛋白诱导产生的自身抗体，成为肿瘤自身抗体。2010 年 Ryan 等研究发现，检测抗原自身抗体的敏感度与特异性高于传统检测抗原的方法，且自身抗体在许多恶性肿瘤患者术前的血清中升高，术后明显下降。中国医学科学院肿瘤研究所（2011）的研究表明自身抗体谱与 CA125 联合检测可用于卵巢恶性肿瘤的病情监测。

4. 影像学检查 因卵巢癌术后易复发和转移，及早发现转移灶，给予恰当的治疗措施，对于患者的预后和生存质量的改善至关重要。卵巢癌的复发早期大多没有临床症状，只有在肿瘤负荷增大到一定程度时才会出现临床症状，体格检查和超声检查往往检查不到早期的复发病灶。且有些类型的卵巢癌无特异性标志物，因此应定期行影像学检查。当临床或肿瘤标志物提示复发时，就需要做影像学检查，如盆腔超声、CT、MRI 和/或 PET。

（1）盆腔超声检查：由于经济费用较低，超声检查在卵巢癌的随访中经常被采用，特别是作为出现一些新的临床症状的初步检查。通常在发现异常后需要通过 MRI 和/或 CT 来进一步确诊。超声在引导定位穿刺中也具有重要的作用。Tania 等研究发现 54 例患者中有 47 例通过阴道超声和腹部超声检查发现复发病灶，其中 43 例得到病理证实，30 例盆腔复发中有 24 例通过超声检查发现，其余 6 例复发者超声检查未发现病灶，另外 17 例患者出现盆腔外复发病灶阴道超声检查也未被发现。

（2）CT：CT 检查可以检测癌症区域病变的程度和性质，且辐射通常很小，人体可以承受。但建议每年做 1~2 次，最好每年不宜超过两次。如果 CT 平扫发现可疑病灶，则需要做 CT 增强扫描，即对无碘过敏反应的患者进行大剂量造影剂静脉快速注射增强扫描，提高诊断准确率，还可以观察病变与周围组织结构的关系，对手术治疗起到指导作用。

CT 盆腔增强检查对卵巢病变范围的观察及髂血管区淋巴结的鉴别更有意义。有人认为它可以检测出腹腔内小的癌灶或腹膜后淋巴结转移，但是有研究认为 CT 对早期卵巢浸润性病变的敏感性较差，特别是当肿块 <3cm 时，CT 仅表现为附件稍增厚致密，与正常卵巢组织难以鉴别。多数研究表明 CT 不能直接鉴别原发性或转移性卵巢癌，所以需结合辅助检查，但是当有明确原发病史时，卵巢转移的诊断不难。胡萍对 36 例患者 CT 检查结果分析发现准确率为 86.1%（31/36），漏误诊率 8.3%（3/36），性质待定 5.6%（2/36）。另一项研究 86 例患者检查结果也显示 CT 检查灵敏度为 82.56%（71/86），特异度为 72.73%（8/11），诊断符合率为 81.44%。所以 CT 检查在卵巢癌临床完全缓解病例的监测方面，由于敏感性低、假阴性率高，其监测意义有限而不

第十九章　卵巢肿瘤

（3）PET/CT：即正电子发射断层成像/计算机断层扫描，是将正电子发射扫描和CT整合为一体化，是功能显像与解剖显像的有机结合。PET/CT是利用正电子核素（如11C、13N、15O、18F等）标记葡萄糖等药物作为示踪剂，通过病灶对显像剂的摄取来反映其代谢变化，呈现病变的位置、形态、大小和代谢功能，对疾病进行诊断。目前应用最广泛的示踪剂为18PDG，即将^{18}F标记的氟化脱氧葡萄糖（^{18}F-FDG）作为显像剂注入体内，利用正常组织葡萄糖代谢与肿瘤组织葡萄糖代谢的差异，即恶性肿瘤组织葡萄糖的摄取率比正常组织要明显增高，故可在复发灶出现形态结构改变之前，发现肿瘤复发和转移灶。PET/CT不仅对PET显示的可疑病灶精确定位，还可以显示病灶密度等形态学特点，且经CT衰减校正后的PET图像分辨率大大提高。因此，PET/CT显像能更早期、准确的发现肿瘤的复发、转移，特别是容易发现B超、CT和MRI不易发现的部位或不易定性的软组织影，如腹膜、肠系膜、盆腔组织等，并做出定性和定位的诊断。

近年来，^{18}F-FDG PET/CT在卵巢癌原发灶和转移灶诊断中的应用越来越普遍。PET/CT可探测到5mm大小的卵巢癌病灶。据国外资料，PET/CT是评估可疑的复发卵巢癌的最精确的检查，尤其对CA125升高患者阳性检出率增高，分期更准确。PET/CT能在CA125水平未升至35IU/ml，甚至只有17.6IU/ml时就能发现复发病灶。Meta荟萃分析比较检测卵巢癌复发的各种技术，结果是PET/CT（敏感性91%；特异性88%）优于CT（敏感性79%；特异性84%）或MRI（敏感性75%；特异性78%）。代谢亢进的肿瘤转移灶，特别是位于膈肌下或肝下的病灶，在肠道浆膜表面的，或小结节中的病灶，用PET比其他传统影像检查更加显著。尽管PET/CT有一定的漏诊现象。但漏诊病灶均较微小，化疗对微小病灶效果较好，临床手术切除并无多大意义。故PET/CT对指导卵巢癌二次肿瘤减灭术有重要指导意义。

由于FDG为非特异性的显像剂，结核活动期、炎症、肉芽肿、肺不张、局部肌肉紧张以及注射部位显影剂外渗等，均可致FDG过量摄取而出现假阳性；手术瘢痕、放疗、化疗等因可干扰非肿瘤组织的糖摄取率，从而可能出现假阳性结果，所以卵巢癌在综合治疗后短期内不宜行PET检查；而糖尿病、肥胖可因正常组织摄取FDG过多而掩盖病灶。低度恶性肿瘤、直径<1cm的转移淋巴结因摄取FDG能力低下，则可表现为假阴性。目前PET/CT价格昂贵，对初次卵巢癌检测的敏感性（52%~58%）及特异性（76%~78%）均不高，故不推荐用于初次的卵巢癌检测。但在可疑复发的卵巢癌，PET/CT是最好的病灶检测技术及随访处理方式。总的来说，PET/CT显像在卵巢癌术后随访中具有重要价值。不仅能确定卵巢癌术后是否有复发或转移，而且能够提供卵巢癌复发转移灶的部位、形态、大小、数量等重要临床信息。但由于PET/CT检查费用比较昂贵，有一定的辐射危害，故在选择此项检查时要注意如何节省医疗资源、如何尽可能避免和减少医用辐射可能产生的潜在危害。

（4）MRI：是把人体放置在一个强大的磁场中，通过射频脉冲激发人体内氢质子，发生核磁共振，然后接受质子发出的核磁共振信号，经过梯度场3个方向的定位，再经过计算机的运算，构成各方位的图像。MRI与CT是截然不同的成像方法，各具有优势。CT能够三维成像，从各个角度观察病灶，并通过增强扫描显示病灶结构及与周围组织关系，为肿瘤的囊实性提供依据，有助于临床分期诊断，但是CT存在密度分辨效果一般、电离辐射、伪影等问题。MRI可做横断、矢状、冠状和任意切面的成像空间分辨率、密度分辨率高，可进行盆腔三维成像，准确显示肿瘤部位、大小、与邻近结构的关系等信息，且无损伤、无辐射，应用优势更为明显，而CT只能辨别有密度差的组织，对软组织分辨力不高，而MRI检查可凭借其良好的梯度场来获取更加准确和高分辨率图像，在各种肿瘤诊断中占据了重要的地位，对肌肉、脂肪、软骨、筋膜等软组织分辨率极佳。

MRI对膀胱、直肠、子宫、阴道、骨、关节、肌肉等部位的检查优于CT，其作为一种无创性术前准确评估卵巢肿瘤的影像技术越来越受到临床的关注。MRI可多序列、多参数、多方位成像，软组织分辨力较高，能够较清晰地显示卵巢及其周围结构，对诊断及鉴别卵巢病变具有重要作用。

四、PARP抑制剂维持治疗阶段的随诊与病情监测

目前，"手术+化疗+维持治疗"已成为卵巢癌治疗的新模式。现代治疗理念已将卵巢癌视为一种慢性病，维持治疗是卵巢癌治疗全程管理的重要组成部分。PARP抑制剂是维持治疗的主要药物，其问世是卵巢癌治疗史上的重大进步。一系列高级别循证医学证据表明，无论是卵巢癌初始治疗后的维持治疗，还是复发治疗后维持治疗，接受PARP抑制剂维持治疗均可能获益。PARP抑制剂的临床应用建立了卵巢癌的维持治疗新模式，有望延长患者总生存时间、改善生存质量。使用前医生需要与患者及其家属讨论好所选择的PARP抑制剂类型、毒性反应和潜在获益，对患者宣教，包括降低并发症严重程度和持续时间的预防措施，为做好维持治疗阶段的随诊和病情监测做好准备。

在使用PARP抑制剂维持治疗过程中，医生必须熟悉药物不良反应的处理以及适当减量原则，严密监测血常规、肝肾功能、血压等，并根据毒性反应调整合适的剂量。PARP抑制剂用药过程中，大部分患者会出现不同程度的不良反应，特点如下：①轻度或中度不良反应，即不良事件通用术语标准（common terminology criteria for adverse events，CTCAE）1~2级更为常见，患者耐受性高于化疗（细胞毒性药物）；②大部分不良反应出现在服药前期（前3个月），之后毒性症状逐渐缓解；③大部分不良反应通过减量、对症治疗

等方法可控制;④血液学和胃肠道不良反应最常见。大部分3~4级不良反应为血液学不良反应,且是调整药物剂量、中断和停止用药的最主要原因,10%~15%的患者因不良反应而终止用药。因此,在应用PARP抑制剂维持治疗过程中,需要密切随诊和监测,目的是早期发现3~4级不良反应,及时予以对症治疗,调整药物剂量、中断和停止用药,以保证用药安全性和促进患者可长期用药维持治疗的目标。以下介绍随诊和监测过程中常见的不良反应和处理方法。

1. 血液学不良反应 使用PARP抑制剂的患者需要每月检查血常规,并建议在开始用药的第1个月内每周检查血常规。

(1)贫血:贫血是使用PARP抑制剂最常见的血液学不良反应,总体发生率为37%~50%,3~4级不良反应发生率为19%~25%。处理方法:①血红蛋白水平降至80~100g/L者,可在监测血常规的情况下继续使用PARP抑制剂;②血红蛋白水平<80g/L者,暂停使用PARP抑制剂,必要时采用红细胞输注治疗,待血红蛋白水平恢复至>90g/L后减量恢复PARP抑制剂使用,恢复用药后每周监测血红蛋白水平至平稳;③如果停药28天内血红蛋白仍未能恢复至可用药水平,或减量至最低剂量仍再次发生血红蛋白降至80g/L以下,应停止用药。

(2)血小板减少:血小板减少的发生率为14%~61%,3~4级血小板减少的发生率为1%~34%。处理方法:①血小板计数<100×10⁹/L者,暂停使用PARP抑制剂,待血小板计数恢复至100×10⁹/L以上,根据血小板计数的最低值决定恢复使用PARP抑制剂的剂量:如血小板计数最低值为(75~100)×10⁹/L,可原剂量恢复PARP抑制剂使用;如血小板计数最低<75×10⁹/L,或2次以上发生血小板计数<100×10⁹/L,减量恢复PARP抑制剂使用,每周监测血小板计数至平稳;②必要时给予促血小板生成素等治疗;③如果停药28天内血小板计数仍未能恢复至可用药水平,或减至用药最低剂量仍再次发生血小板减少,停止用药;④对体重<77kg(尤其是<58kg)或血小板计数<150×10⁹/L的患者,建议尼拉帕利的初始剂量为200mg/d。

(3)中性粒细胞减少:中性粒细胞减少是第3种常见的血液学不良反应,总发生率为18%~30%,其中4%~20%为3~4级不良反应。处理方法:①中性粒细胞计数降至(1.5~2.0)×10⁹/L,在监测血常规的情况下可继续使用PARP抑制剂;②中性粒细胞计数<1.5×10⁹/L,暂停使用PARP抑制剂,必要时使用粒细胞刺激因子等药物治疗。待中性粒细胞计数恢复至1.5×10⁹/L以上,减量恢复PARP抑制剂使用,恢复用药后每周监测中性粒细胞水平至平稳;③如果停药28天内中性粒细胞计数仍未恢复至可用药水平,或减至用药最低剂量仍再次发生中性粒细胞计数降至1.5×10⁹/L以下,应停止用药。

2. 非血液学不良反应

(1)胃肠道不良反应:恶心是最常见的胃肠道不良反应,发生率为70%~76%。其他常见胃肠道不良反应包括便秘、呕吐和腹泻。1~2级不良反应多见,仅3%~4%的患者发生3~4级不良反应。在预防和管理方面:①告知患者发生恶心等胃肠道症状的可能性较大,给患者合理的预期;②对症治疗,可以参照细胞毒药物化疗引起胃肠道不良反应的管理,可使用胃肠动力药、5-羟色胺受体拮抗剂等止吐药物,必要时在睡前30~60分钟服用止吐药物,注意服用奥拉帕利时应避免使用阿瑞匹坦(CYP3A4抑制剂),PARP抑制剂在睡前服用有助于减少恶心的发生;③暂停PARP抑制剂用药及减量:CTCAE 2级以上不良反应经治疗后未能缓解,或出现3级以上不良反应,需暂停PARP抑制剂用药,直至不良反应降至1级或缓解,恢复PARP抑制剂用药时要考虑减量(特别是第2次暂停用药后)。PARP抑制剂剂量已降至最低,不良反应症状仍持续的患者要停止用药。

(2)疲劳:疲劳是常见的不良反应,59%~69%使用PARP抑制剂的患者有疲劳症状,大部分为1~2级症状,3级以上的疲劳症状发生率不足3%。在预防和管理方面:①给患者合理的预期,告知可能发生的疲劳症状;②对症治疗,必要的镇痛、抗抑郁治疗,可给予精神兴奋剂(如哌甲酯);③非药物干预,认知行为疗法和营养咨询;④如果疲劳仍然持续,出现CTCAE 2级以上不良反应,且处理后无法缓解,或出现3级以上不良反应,应暂停用药。待症状改善后原剂量或减量(特别是第2次暂停用药后)继续用药。对于剂量已减至最低、疲劳症状仍难以控制的患者要考虑停止用药。

(3)其他不良反应:美国FDA批准的3种PARP抑制剂(奥拉帕利、尼拉帕利、卢卡帕利)均有头痛(18%~25%)和失眠(6%~24%)的报道,但这些症状通常较轻微。呼吸道不良反应包括呼吸困难、鼻咽炎、咳嗽。心血管不良反应包括高血压、心动过速和心悸,主要见于使用尼拉帕利的患者。所以使用尼拉帕利必须监测血压,使用其他PARP抑制剂也推荐监测血压。临床研究中使用卢卡帕利和奥拉帕利后有部分患者出现血清肌酐水平升高。其他报道的不良反应包括关节痛和背痛,使用卢卡帕利后出现皮肤光敏反应、瘙痒症、皮疹和外周水肿等。上述大多数症状并不严重,对症处理可缓解。

虽然PARP抑制剂与细胞毒性化疗药物相比具有相对较轻的不良反应,但仍需严格管理,在随诊和监测中必须严密监测血常规、肾功能和肝功能。临床上应严格掌握PARP抑制剂适应证,推荐用药前常规检测*BRCA*突变,有条件者行HRD检测,以精准指导临床用药,评估预后。临床医生应了解PARP抑制剂药代动力学特点、配伍禁忌、耐药性等问题,并关注用药依从性,必须根据毒性反应调整合适的剂量,加强长期治疗管理。

五、二次手术

1. 二次探查术 现已不再推荐患者在完成一线化疗后

没有存在肿瘤的临床证据时行二次探查术(或腹腔镜检查术)(证据等级 C)。

2. 二次肿瘤细胞减灭术 是指在完成一线化疗后的某些阶段进行的肿瘤细胞减灭术。回顾性研究显示,如果二次肿瘤细胞减灭术可切除所有肉眼可见病灶,患者可从中获益。这种情况常意味着患者为孤立的复发灶及无瘤间期 >12~24 个月、仅有 1~2 处复发病灶者。最近关于复发性卵巢癌二次减瘤手术是否获益的相关的高水平证据研究有 3 项,分别是 GOG0213、DESTOP Ⅲ、SOC 1。DESKTOP Ⅲ 随机研究铂敏感复发患者接受手术或单纯化疗,接受手术治疗组中位无复发生存时间为 19.6 个月,单纯化疗者中位无复发生存时间为 14 个月。总生存率将在数年后公布(证据等级 C)。尽管 3 项研究结果有差异,观点不尽相同,目前,趋于一致的意见是在患有复发性卵巢癌的女性中,经过慎重筛选,手术能达到 R0 切除(所有肉眼可见的病灶都完全切除)的患者,二次肿瘤细胞减灭术可作为一种安全的选择(证据等级 B),其联合化疗后的总生存期与单独化疗相比更长。

六、保留生育功能的卵巢肿瘤术后随诊与病情监测

希望保留生育功能的早期患者或者低风险恶性肿瘤(早期上皮性卵巢癌、低度恶性潜能肿瘤、生殖细胞肿瘤或恶性性索间质细胞瘤)可行保留生育功能手术。即行单侧附件切除术或保留生育功能的全面分期手术,同时建议生殖内分泌专家进行咨询评估。

卵巢恶性肿瘤的发病年龄呈现年轻化趋势,随着医学手术技巧的提高和医学理念的转变,越来越多的年轻卵巢恶性肿瘤患者,接受保留生育功能的手术治疗。保留生育功能手术是年轻有生育要求卵巢交界性肿瘤(BOT)患者治疗的合适手术方式,早期 BOT 患者保留生育功能手术安全性已经过长期的验证,晚期无浸润性种植或种植灶可切除干净的患者亦可采用保留生育功能手术。术后妊娠结局好,多数为自然妊娠,相关并发症亦低。即使 BOT 的患者有较好的预后,复发的风险仍然存在,重要的是密切随访。因此,对 BOT 患者术后随访不容忽视,需要长期甚至终身随访,尤其是对于为满足生育要求行保留生育功能手术的患者。与上皮性癌相比随访间隔可适当延长。大部分学者认为可按照如下方法随访:术后 2 年内每 3 个月随访 1 次,术后第 3~5 年内每 6 个月随访 1 次,5 年之后每年随访 1 次。随访时相关检查:妇科检查、阴道超声和肿瘤标志物(以血清 CA125 为主)检查;保留卵巢者建议每 6 个月进行 1 次盆腔超声检查,或至少每年进行 1 次阴道超声检查(证据等级 C)。对于晚期患者或怀疑复发者需行盆腹部 CT 或盆腔 MRI;对怀疑伴有腹膜或腹膜外器官转移者还应做 CT 扫描或 PET/CT 检查。随访中不建议行 PET 评估。

七、非上皮性卵巢癌的随访与病情监测

非上皮性卵巢癌是一类少见的卵巢癌,约占卵巢癌的 10%,首发临床表现以亚急性盆腔痛为主,其肿瘤生物学行为不同于上皮性卵巢癌,且通过合理诊疗甚至可以治愈。包括卵巢癌肉瘤、卵巢性索间质细胞瘤、生殖细胞肿瘤、卵巢甲状腺癌、皮样囊肿伴鳞癌、小细胞和神经内分泌肿瘤等。

1. 癌肉瘤 通常只占所有卵巢肿瘤的 2%~4%,大多数患者都是按照卵巢上皮样肿瘤(EOCs)处理的。以往此类肿瘤患者的生存率很差,很少有存活超过 1~2 年者。但是按照积极的手术和以铂类为基础的治疗结果与按照过去 10 年遵循的卵巢上皮癌分期法分期得到的结果相同。治疗后的监测和随访推荐按照上皮性恶性肿瘤的随访方式进行随访(证据等级 C)。

2. 卵巢性索间质肿瘤 卵巢性索间质肿瘤(sex cord stromal tumors,SCSTs)是不常见的卵巢肿瘤,占卵巢肿瘤的 5%~8%,及卵巢恶性肿瘤的 7%。包括颗粒细胞瘤(成人型和幼年型)、纤维瘤、卵泡膜细胞瘤、纤维卵泡膜细胞瘤、支持细胞/间质细胞瘤和支持细胞-间质细胞瘤、两性母细胞瘤、类固醇细胞瘤、环管状性索肿瘤以及不能分类的性索间质细胞瘤。临床表现通常没有特异性,但一些肿瘤是有功能的并且可使女性男性化,或出现一些由于过量雌激素分泌而导致的症状,如性早熟、子宫内膜增生和绝经后阴道出血。

颗粒细胞瘤可发生晚期复发(如 30 年后发生复发),建议延长这些患者的随访时间。随访方法主要为临床随访,对于治疗前即有血清抑制素 B 和/或抗米勒管激素(AMH)升高的患者,这两种标志物可以早期发现残留和复发病灶。尚无证据提示抑制素 B 和 AMH 哪个更有价值。治疗前抑制素 B 升高的患者,随访时必须监测抑制素水平(2B 类证据)。各种血清学肿瘤标志物在随访中的意义不同,但是雌二醇、黄体生成激素(LH)、卵泡刺激素(FSH)、抑制素(A,B 和 pro-AC)均使用过,且对于绝经后或去势后患者更有助于监测;对于绝经后女性,血清抑制素 B 是有价值的肿瘤标志物(证据等级 C)。

3. 生殖细胞肿瘤 生殖细胞肿瘤(germ cell tumors,GCTs)占卵巢肿瘤的 20%~40%,多发生于年轻妇女及幼女,青春期前患者占 60%~90%,绝经后患者仅占 4%。除成熟畸胎瘤等少数组织类型外,大多类型为恶性肿瘤。恶性生殖细胞肿瘤主要包括无性细胞瘤、未成熟畸胎瘤、胚胎瘤和卵黄囊瘤(内胚窦瘤)以及单胚层高度特异的肿瘤,如卵巢甲状腺肿类癌、卵巢甲状腺肿伴类癌;混合型等。有生育要求者,子宫和对侧附件正常者可行保留生育功能的全面分期手术,术后可用超声随访监测,完成生育后可考虑接受根治性手术(2B 类证据)。无生育要求者行全面分期手术。治疗后随访可参照上皮癌随访方式。

Ⅰ期恶性生殖细胞肿瘤术后可观察,随访方案是基于Patterson 等和 Dark 等对男性精原细胞瘤患者的随访研究结果。这一随访方案的作用尚未在随机试验中得到验证。随访时间前两年较上皮癌紧凑,即第 1 年,患者每 1 个月复查 1 次;第 2 年,患者每 2 个月复查 1 次;第 3 年,每 3 个月 1 次;第 4 年,每 4 个月 1 次;第 5~10 年,每 6 个月 1 次。监测内容包括:胸部、腹部和盆腔 CT(术前未行者);术后 3 个月行腹部和盆腔 CT 或 MRI;术后 12 个月行腹部和盆腔 CT 或 MRI;非无性细胞瘤每两次随访进行 1 次盆腔超声检查(如不能行 CT 检查情况下),共 2 年;无性细胞瘤可按此方法随访 3 年;每两次随访进行 1 次胸部 X 线检查。肿瘤标志物复查包括血清 AFP、hCG、LDH、CA125(无论初始值有无异常),前 6 个月每 2 周化验 1 次;接下来 7~12 个月,每 4 周化验 1 次;第 13~24 个月,每 8 周化验 1 次;第 25~36 个月,每 12 周化验 1 次;第 37~48 个月,每 16 周化验 1 次;48 个月以上,每 6 个月化验 1 次直到第 10 年。

少数患者可能会复发,但复发时治愈率仍高。接受化疗者复发风险和 CT 扫描的频率会降低。每次随访均应行病史询问、体格检查和肿瘤标志物检测。诊断时肿瘤标志物阴性的患者则应重视影像学检查。可根据临床需要选择 CT 或 MRI。未接受化疗的患者应密切随访。除个别患者外,复发时多数患者都可被治愈(证据等级 D)。90% 的复发出现在 2 年内,而且最常见于腹腔和腹膜后淋巴结。肿瘤标志物检测可以提早发现肿瘤的复发,而且影像学检查可用于此类患者的监测。因此,应用这些监测可以在低危患者中选出大量可以挽救者。以往通常选用 CT 做影像学检查,然而,近年来随着科技的进步,对于年轻患者为了避免过多的放射线照射而更常选用 MRI。

恶性卵巢甲状腺肿如果采用最佳治疗方案,那么效果很好。但需要进行临床检查,以及能够完全抑制促甲状腺激素(TSH)作用的甲状腺激素替代治疗。对甲状腺球蛋白进行一系列的检测代替了全身放射性碘闪烁显像检查。甲状腺球蛋白在正常情况下是阴性的。如出现任何升高或新的甲状腺球蛋白抗体阳性将提示肿瘤的复发。到目前没有关于 PET/CT 扫描结果意义的报道。随访则建议采用终身检测甲状腺功能和甲状腺球蛋白来监测。

畸胎瘤伴鳞状细胞癌变罕见,随访再次提倡使用规范的随访模式,主要依赖于临床和影像学检查。肿瘤标志物意义很小。通常建议随访 5 年。

4. 小细胞和神经内分泌肿瘤 除小细胞癌外,此类肿瘤还包括类癌和神经内分泌癌,比较罕见。占卵巢癌的 1% 左右。仅有很少量的小细胞癌患者有较长的生存期,且通常为Ⅰ期患者。复发性肿瘤往往发生很早并且预后很差。随访时通常进行常规的临床和放射学检查。建议对神经内分泌肿瘤的患者进行规范的术后检查,包括胃肠激素分析和放射性核素显像。

5. 卵巢高钙血症型小细胞癌 卵巢高钙血症型小细胞癌(small cell carcinoma of the ovary hypercalcaemic type,SCCOHT)作为 40 岁以下女性中最常见的卵巢未分化癌类型,预后很差。即使接受标准治疗,长期存活率不足 30%~40%。潜在有利的预后因素,除了期别外(ⅠA 期预后较其他分期更好),还包括:年龄 >30 岁;术前正常血钙水平;肿瘤直径 <10cm;缺乏大细胞;彻底的肿瘤细胞减灭术。治疗后的监测和随访推荐按照上皮性恶性肿瘤的随访方式进行随访。

(王 丹 惠 宁)

第十四节　复发性卵巢恶性肿瘤的诊断和治疗

尽管卵巢癌的发病率位居妇科肿瘤第三,但其死亡率却居第一。随着手术技术的提高,化疗药物、生物免疫治疗的发展,卵巢癌的 5 年生存率已由 30% 提高至 50%,长期生存率也有一定的提高。然而经过系统规范的手术联合化疗治疗后,仍有 20%~25% 的早期患者出现复发,晚期患者复发率更是高达 70%。卵巢癌初次复发的平均时间 18~24 个月,其中一半患者的复发发生在一线治疗结束后 12 个月以上,1/4 可能发生于 6 个月以内。由于卵巢癌复发率高、复发时缺乏敏感可靠的诊断方法及有效的治疗手段,而初次治疗的不规范性又增加了复发时治疗决策的难度,因此,卵巢癌复发是所有妇科肿瘤专家面临的严峻挑战。

本节重点论述复发性卵巢癌的诊断、分型、手术、化疗和什么时候开始治疗等临床上最为关心的问题。

一、影响卵巢癌复发的危险因素

1. 临床分期　早期癌 5 年生存率明显高于中、晚期癌,中、晚期患者 1~2 年内大部分复发。

2. 病理类型　浆液性癌、透明细胞癌较黏液性癌更易复发。

3. 细胞分级　细胞分级Ⅱ~Ⅲ级易复发,这可能与肿瘤细胞的分化程度决定细胞分裂速度、转移能力等有关。

4. 残留病灶大小　初次减瘤术后残留病灶超过 1cm 直径易复发,且直接影响化疗的敏感性。

5. 术后化疗方案　选择以非铂类为基础的化疗者,复发明显高于铂类化疗者。

6. 身体一般状况较差、年龄偏大或有其他合并症者。

7. 化疗耐药　近年来许多研究发现,卵巢组织中某些基因或抑癌基因的改变与复发有关,如 *p53* 基因突变、多药耐药基因蛋白 P-gp 的高表达。

二、复发的部位

卵巢癌的特点是在腹、盆腔脏器表面广泛种植浸润,因此复发的部位绝大多数是在腹、盆腔及阴道残端,少数转移到肝、肺、脑、骨等。据报道,卵巢癌第 1 次复发的主要部位分别是:腹腔 29.4%,盆腔 25.9%,阴道穹窿 15.2%,腹膜后淋巴结 7.1%,肝脾 6.3%。

三、复发的诊断依据

1. 自觉症状　卵巢癌复发时并无特异性自觉症状,患者可再次出现腹胀和腹部不适等症状,常伴有不等量的腹水,病情严重的复发患者也可根据复发的部位不同而出现相应的症状,如:侵犯膀胱出现血尿;侵犯直肠出现便血;侵犯输尿管出现肾盂积水等,复发病灶广泛而严重时可直接以肠梗阻而就诊。

2. 客观体征　腹膨胀,肠胀气,可扪及肿块,或有胸、腹水征,盆腔检查最为重要。尤其是肛诊不能忽视,要仔细认真地检查盆腔情况,有增厚结节或肿块要详细描述,特别是减瘤术病灶残存部位应重点检查。

3. 肿瘤标志物水平升高　CA125 是目前临床应用最为广泛的卵巢癌相关标志物,也是唯一推荐的用于卵巢癌治疗疗效监测与复发诊断的肿瘤标志物。CA125 是卵巢癌复发的敏感指标,在 70% 的患者中 CA125 的升高较临床复发(症状、体征及影像学)早 3~5 个月,因而将一线化疗结束后,CA125 升高但无临床、影像学证据的诊断为生化复发。近来有学者提出,对于经治疗完全缓解、CA125 达到稳定最低值的患者,其血清 CA125 水平在正常范围内的进行性升高也高度预示着肿瘤的复发。特别强调动态观察有助于判断,提高警惕性。多数患者因病程时间长对疾病变化有所了解,因此对肿瘤标志物尤其敏感,严重影响情绪,但 CA125 既有假阳性可能(如炎症),也有假阴性,因此临床医师的解释显得极为重要。除了 Ca125,人附睾蛋白 4(HE4)也是常用的上皮性卵巢癌的标记物。

4. 影像学检查　影像学检查在复发性卵巢癌的诊断与病情监测中有举足轻重的作用,包括彩色多普勒超声检查、CT、MRI 及 PET/CT 等。彩超无创而价廉,可以作为常规随访项目,但敏感性最低,仅为 60% 左右;CT 对肝、脾、腹膜、肺等部位的病灶敏感;MRI 对淋巴结、盆腔软组织比 CT 敏感。PET/CT 结合了解剖和功能成像的双重作用,而且敏感性高,可发现直径 6~10mm 的小病灶,对确定复发病灶的个数和位置具有优越性。PET/CT 不仅能够定位复发灶的位置,而且能够反映病灶的代谢情况,对于复发性卵巢癌进行二次肿瘤细胞减灭术患者的筛选、手术满意程度的预测等有重要作用,同时 PET/CT 所提示的肿瘤大小、数目和 SUVmax 有望成为复发性卵巢癌患者的预后生物标记。PET/CT 在明确诊断和术前病情评估中有着明显的优越性,在复发性卵巢癌临床诊疗过程中占有重要地位,因而有条件的患者,应尽可能完善 PET/CT 检查。

四、复发性卵巢癌的分型

复发性卵巢癌一般是指患者经初次治疗达到完全缓解后再次发现病灶,根据美国国立综合癌症网络(NCCN)卵巢癌、输卵管癌和腹膜癌临床实践指南,以及中国抗癌协会妇科肿瘤专业委员会发布的卵巢恶性肿瘤诊断与治疗指南(2021 年版),主要根据无铂间期的长短进行分型。①初始治疗后达到完全缓解,停止化疗 <6 个月复发的病例为铂类耐药型复发;②初始治疗后达到完全缓解,>6 个月复发的病例为铂类敏感型复发;其中停化疗 6~12 个月复发的患者,也称为铂类部分敏感型;③对初始化疗无反应,如肿瘤稳定或肿瘤进展,包括在化疗后 4 周内进展者,为难治型卵巢癌;④仅有 CA125 升高,无临床表现及影像学证据者为生化复发。

五、复发性卵巢癌的治疗

1. 治疗目的　总的原则是姑息而不是为了治愈。尽管二次治疗铂类敏感型复发患者,可能观察到无疾病进展期与总的生存时间延长,耐药型复发患者对某些二线药物也能够产生暂时有意义的主观或客观缓解;但是,再次治疗并不具有真正的治愈价值。生存质量是再次治疗时最应该考虑的因素。

2. 治疗方案的选择和制订　应根据患者既往治疗的反应性、完全缓解的时间间隔和是否符合临床试验的入选标准等因素,制订个体化治疗方案。首先必须了解初次手术情况、有无先期化疗、术后化疗、包括方案、途径、疗效与副作用等,其中以停药与复发之间的时间间隔最为重要。间隔越长,再次治疗出现缓解的机会越大。时间间隔有助于制订二线的治疗方案,其时间长短起到判定化疗敏感与否的作用。按复发类型,并参考既往化疗史、毒性反应及残留情况选择挽救化疗方案。鼓励复发患者参加临床试验。总之,对卵巢癌复发的诊断应该做到定性、定位和分型,根据不同的情况进行个体化治疗。

3. 根据复发的类型制定治疗策略

(1)铂类敏感型卵巢上皮性癌:经评估能再次满意切除者(R0 切除),推荐二次(再次)肿瘤细胞减灭术。关于二次细胞减灭术患者的选择,国际上仍缺乏统一的标准。通常而言,接受二次细胞减灭术的患者,复发灶多为孤立或寡转移灶,应无腹水,也无广泛的腹膜癌灶。手术后再选择与一线化疗相似的方案。

对铂类敏感型复发上皮性癌,首选以铂类为基础的联合化疗或联合贝伐珠单抗,再予以PARP抑制剂或贝伐珠单抗维持治疗(表9-19-14)。

(2)铂类耐药型卵巢上皮性癌:铂类耐药的患者预后较差,通常不能从二次细胞减灭术中获益,在进行手术决策时应慎重选择和个体化考虑。治疗一般在于尽量延长生命,减轻肿瘤进展相关的临床症状,提高患者生活质量。对铂耐药型复发上皮性癌,则首选非铂类单药化疗或联合抗血管生成靶向药物的联合化疗(表9-19-15)。根据临床研究的结果、疗效、没有累积毒性以及耐受性来决定治疗方案,拓扑替康、脂质体阿霉素、吉西他滨更符合这一标准。单纯依据疗效选择化疗药物的顺序是:口服依托泊苷 > 脂质体阿霉素 > 拓扑替康 > 吉西他滨;基于慢性病理论选择化疗药物的合理顺序是:拓扑替康 > 脂质体阿霉素 > 口服依托泊苷 > 吉西他滨。当一种药物不再有效时,换另一种单药治疗。在可以接受的毒性反应层面上获得疾病稳定不变的疗效,应认为已经达到较为满意的临床目的了。如患者连续对两个单药无

效,建议转入最佳支持治疗或参与临床试验。

(3)难治型卵巢上皮性癌:治疗相当棘手,预后很差。总的原则是,可以单药治疗(见表9-19-15);或者鼓励参与临床试验,以期发掘并评价新的有效抗癌药物以及生物治疗方法;对体力状态差的患者采用支持疗法。

(4)生化型复发卵巢上皮性癌:处理可选择以下方法之一,①参加临床试验;②随诊观察直至临床复发再开始挽救治疗;③立即按复发肿瘤进行化疗。2012年版NCCN指南指出,对于生化型复发患者立即治疗(2B类证据)不能改善生存,却会降低患者的生存质量。

(5)复发性恶性生殖细胞和性索间质肿瘤:对复发的卵巢生殖细胞恶性肿瘤,如果仍有治愈可能,应该首先推荐在有条件做骨髓移植的中心进行大剂量化疗(high-dose chemotherapy)。放射治疗仅用于局部复发患者的姑息治疗(表9-19-16、表9-19-17)。

4. 复发性卵巢癌的手术治疗 手术在复发性卵巢上皮癌的治疗价值日益得到重视,2011年开始NCCN指南对铂敏感型复发性卵巢癌手术持积极态度,R0切除的肿瘤细

表9-19-14　铂敏感复发上皮性卵巢癌的二线化疗方案

类别	化疗方案	靶向治疗	内分泌治疗
首选方案	卡铂+吉西他滨 ± 贝伐珠单抗 卡铂+多柔比星脂质体 ± 贝伐珠单抗 卡铂+紫杉醇 ± 贝伐珠单抗 顺铂+吉西他滨	贝伐珠单抗 奥拉帕利[a] 尼拉帕利[b] 卢卡帕利[c] 氟唑帕利[a] 帕米帕利[a]	
备选方案	卡铂+多西他赛 卡铂+紫杉醇(周疗) 卡培他滨 卡铂 顺铂 环磷酰胺 多柔比星 异环磷酰胺 伊立替康 马法兰 奥沙利铂 紫杉醇 白蛋白结合型紫杉醇 培美曲赛 长春瑞滨	尼拉帕利+贝伐珠单抗 培唑帕尼	芳香化酶抑制剂 (来曲唑、阿那曲唑、依西美坦) 醋酸亮丙瑞林 醋酸甲地孕酮 他莫昔芬

特定患者其他可选方案

黏液性肿瘤	5-氟尿嘧啶+四氢叶酸+奥沙利铂 ± 贝伐珠单抗 卡培他滨+奥沙利铂 ± 贝伐珠单抗		
透明细胞癌	顺铂+伊立替康		
低级别浆液性癌		曲美替尼	氟维司群

注:对溶剂型紫杉醇溶媒(聚氧乙烯蓖麻油)过敏的患者,铂类药物联合方案中,可以选择白蛋白结合型紫杉醇进行替代。紫杉醇脂质体在国内获批用于复发性卵巢癌的治疗,在上表所列含紫杉醇的方案中,紫杉醇脂质体可替代使用。[a]:适用于2线及以上化疗且携带有BRCA胚系突变的晚期卵巢癌患者。[b]:适用于3线及以上化疗失败且存在HRD缺陷的患者,符合以下之一:①BRCA胚系/体系突变;②存在HRD并且距前次含铂化疗 >6个月。[c]:适用于2线及以上化疗且携带有BRCA胚系/体系突变的晚期卵巢癌患者。

表 9-19-15　铂耐药复发上皮性卵巢癌的二线化疗方案

类别	化疗方案	靶向治疗	内分泌治疗
首选方案	环磷酰胺(口服)+贝伐珠单抗 多西他赛 依托泊苷(口服) 吉西他滨 多柔比星脂质体 ± 贝伐珠单抗 紫杉醇周疗 ± 贝伐珠单抗 拓扑替康 ± 贝伐珠单抗	贝伐单抗 奥拉帕利[a] 尼拉帕利[b] 卢卡帕利[c] 帕米帕利[a]	
备选方案	卡培他滨 环磷酰胺 多柔比星 异环磷酰胺 伊立替康 马法兰 奥沙利铂 紫杉醇 白蛋白结合型紫杉醇 培美曲赛 长春瑞滨 索拉菲尼+拓扑替康	培唑帕尼	芳香化酶抑制剂 (来曲唑、阿那曲唑、依西美坦) 醋酸亮丙瑞林 醋酸甲地孕酮 他莫昔芬
特定患者其他可选方案			
低级别浆液性癌		曲美替尼	氟维司群

注:对溶剂型紫杉醇溶媒(聚氧乙烯蓖麻油)过敏的患者,铂类联合方案中,可以选择白蛋白结合型紫杉醇进行替代。紫杉醇脂质体在国内获批用于复发性卵巢癌的治疗,在上表所列含紫杉醇的方案中,紫杉醇脂质体可替代使用。[a]:适用于 2 线及以上化疗且携带有 *BRCA* 胚系突变的晚期卵巢癌患者。[b]:适用于 3 线及以上化疗且携带有 *BRCA* 胚系/体系突变的晚期卵巢癌患者。[c]:适用于 2 线及以上化疗且携带有 *BRCA* 胚系/体系突变的晚期卵巢癌患者。

表 9-19-16　复发性卵巢恶性生殖细胞肿瘤的二线化疗方案

可能治愈的方案	姑息化疗方案
化疗+骨髓移植	顺铂+依托泊苷
紫杉醇+异环磷酰胺+顺铂	多西他赛
	多西他赛+卡铂
	紫杉醇
	紫杉醇+异环磷酰胺
	紫杉醇+卡铂
	紫杉醇+吉西他滨
	顺铂+异环磷酰胺+依托泊苷(VIP)
	顺铂+异环磷酰胺+长春花碱(VeIP)
	长春新碱+达卡巴嗪+环磷酰胺(VAC)
	紫杉醇+异环磷酰胺+顺铂(TIP)

表 9-19-17　复发性卵巢恶性性索间质肿瘤的二线化疗方案

化疗方案	激素治疗	靶向药物
多西他赛	芳香化酶抑制剂	贝伐珠单抗
紫杉醇	醋酸亮丙瑞林 (用于颗粒细胞瘤)	
紫杉醇+异环磷酰胺	他莫昔芬	
紫杉醇+卡铂		
长春花碱+达卡巴嗪+ 环磷酰胺		

胞减灭术有利于提高患者的预后。对于复发性卵巢癌进行再次手术的研究焦点在于:手术治疗的合理性及可行性,手术的适应证及禁忌证、对患者总生存期及无疾病进展生存期的改善、围手术期并发症及其对后续治疗的指导作用等方面。

关于二次细胞减灭术患者的选择,国际上仍缺乏统一的标准。1998 年第 2 届 Ovarian Cancer Consensus Conference 建议的卵巢癌二次手术的适应证为:①无瘤间期 >12 个月;

②对一线化疗药物反应良好；③根据术前检查评估，二次手术可行无残留的肿瘤细胞减灭术；④患者生存状态良好；⑤年龄较轻。此后多位学者也先后提出二次肿瘤细胞减灭术的适应证，多以无瘤间期、复发病灶数、腹水、生存状态、年龄等因素作为选取标准，但是都缺乏前瞻性研究的证实。德国妇科肿瘤协会最近进行的 DESKTOP OVAR 系列试验探讨复发性卵巢癌二次肿瘤细胞减灭术适应证和疗效。DESKTOP-Ⅰ试验回顾性分析结果提示，对于铂类敏感型的复发性卵巢癌患者，若能达成无肉眼残留的彻底的手术可以明显改善患者预后，而与手术能够达成无肉眼残留相关的 3 个独立因素包括：①生存状态良好（ECOG 评分 =0）；②初次术后无肉眼残留病灶；③腹水 <500ml。DESKTOP-Ⅱ试验进行了多中心的前瞻性研究验证了该标准的预测能力，在进行手术治疗的 129 名患者中，肿瘤的完全切除率达 76%，而手术并发症的发生率仅为 11%，围手术期死亡率 0.8%。DESKTOP-Ⅲ试验是前瞻性的随机对照研究，结果显示达到 R0 切除的患者能延长生存期。因此，二次肿瘤细胞减灭术的目标是达到无肉眼残留。通常而言，接受二次细胞减灭术的患者，复发灶多为孤立或寡转移灶，应无腹水，也无广泛的腹膜癌灶。

对孤立淋巴结复发的患者进行二次肿瘤细胞减灭术对改善患者生存期有积极意义，且手术安全，若同时联合术后放化疗可能为更优的方案。Santillan 等报道，最常见的淋巴结复发部位为腹主动脉旁淋巴结（60%），其次为腹股沟淋巴结（20%）和盆腔淋巴结（15%），患者全部完成了无肉眼残留的肿瘤细胞减灭术，术中出血量少（平均 100ml）、住院时间短（平均 4 天）并且无严重术后并发症，其术后平均总生存期可达 37 个月。Fotiou 对 21 例孤立淋巴结复发患者的回顾性分析也提示手术联合放化疗可明显改善患者的生存情况，患者复发后的平均生存期为 47 个月、5 年生存率 68%。Gadducci 的一项多中心回顾性分析中提出，对于淋巴结复发的患者，进行手术联合术后化疗对初治后总生存期有明显改善，相较于单进行化疗的治疗方案死亡风险可降低 75%。此外，脾切除作为复发性卵巢癌二次肿瘤细胞减灭术的一部分疗效肯定。肝转移灶的处理也是手术治疗的难点。由于合并肝转移的患者总体预后较差，尤其是多发转移灶患者预后不佳，需严格并合理的选择手术人群。卵巢癌脑部转移灶手术治疗的价值尚需进一步探究。

复发性卵巢癌的手术禁忌证应包括：①初始治疗中为难治性、铂类耐药型复发性卵巢癌；②存在可能无法切除的腹腔外病灶，肝实质多发大块转移病灶，肝门部位的大块病灶，腹主动脉旁大淋巴结紧包肾静脉，小肠系膜根部和周围的多发转移，使整个小肠挛缩成"麻花"状，大块的横膈转移灶（>5cm），腹腔内弥漫病灶或腹水 >500ml；③一般情况差或有严重、控制不良的内科合并症，ECOG 评分 ≥3 分或

KPS 评分 <60 分；④患者无法进行术后的放化疗等辅助治疗；⑤高龄、难以耐受手术。

复发性卵巢癌进行二次减瘤术的并发症及死亡率、手术时间、出血量、术中损伤的发生率均在可接受范围内。2009 年 Bristow 等的荟萃分析显示，术中出血量加权平均值为 587ml（平均 300~1 000ml），手术时间加权平均值为 233 分钟（平均 130~588 分钟），术中进行肠切除的比率达 40.5%（0~80%），围手术期并发症平均发生率为 19.2%（0~88%），围手术期死亡率报道 0~5.5%（加权平均值为 1.2%）。各种并发症发生率均可控制于接受范围内，最常见的为术后延迟性肠梗阻、发热、感染等，围手术期死亡的常见原因包括感染性休克、肺栓塞及多器官衰竭等。

在对卵巢癌尤其是复发癌的治疗中，多学科合作的重要性越来越得到重视，对手术提高彻底性、满意率及减少并发症的发生率有很大意义。术中可能需行部分肝、脾、胰体尾、横膈、肺叶、脑组织的切除以及肾血管水平的淋巴结清扫，部分手术操作妇科肿瘤医师难以独立完成，若联合外科医师进行手术则可提高手术的满意率并减少并发症的发生。复发性卵巢癌的治疗，应以妇科肿瘤医师为主导、联合多学科医师（外科、内科、麻醉科、ICU、病理科等）组成医疗团队共同协作完成。

5. 靶向药物治疗 近年靶向治疗已经成为复发卵巢癌治疗的研究热点。抗血管生成的靶向治疗药物贝伐珠单抗是一种重组的人类单克隆 IgG1 抗体，作用靶点是抑制人类血管内皮生长因子（VEGF）的生物学活性。即可结合 VEGF 并防止其与内皮细胞表面的受体结合，使其不能刺激血管生长，从而使肿瘤生长所需的血液、氧气和其他营养被阻断，阻止其生长或向身体其他部位蔓延，最终实现抗癌的作用。NCCN 指南自 2009 年就推荐贝伐珠单抗用于复发性卵巢癌的治疗，不受肿瘤组织学类型限制，铂敏感或耐药患者均可以使用。

数种 PARP 抑制剂单药也被有条件推荐用于有 gBRCA 突变或者 HRD 阳性的复发的卵巢癌患者（表 9-19-13、表 9-19-14）。Study 42 研究显示奥拉帕利单药用于多线化疗复发卵巢癌患者依然显示较高的活性，ORR 高达 34%。2015 年 NCCN 指南推荐奥拉帕利用于既往接受过 3 线及以上化疗 gBRCA 突变晚期卵巢癌的单药治疗（2A 推荐），成为首个获得 NCCN 推荐的 PARP 抑制剂。此后，还有几种 PARP 抑制剂也获得有条件适应证批准上市。

靶向内分泌治疗在低级别浆液性癌和子宫内膜样癌患者列入可接受的复发治疗方案中，如芳香化酶抑制剂和氟维司群等。另外，MEK 抑制剂曲美替尼也是治疗复发性低级别浆液性癌的靶向药。

对于一些存在特定生物标志物的复发性上皮性卵巢癌患者，也可以考虑包括 NTRK 抑制剂、免疫检查点抑制剂在内的治疗（表 9-19-18）。

表9-19-18　上皮性卵巢癌中可使用的泛癌种适应证药物

适应证	药物
NTRK基因融合实体瘤	恩曲替尼或拉罗替尼
MSI-H或dMMR	帕博利珠单抗
TMB-H（≥10muts/MB）且缺乏其他满意替代治疗方案的实体瘤	帕博利珠单抗

NTRK:神经营养酪氨酸受体激酶（neurotrophic tyrosine receptor kinase）MSI-H:微卫星高度不稳定（microsatellite instability-high）;dMMR:错配修复缺陷（deficient mismatch repair）;TMB-H:高肿瘤突变负荷（tumor mutation burden-high）。

不同作用机制的靶向药联合使用是治疗复发性卵巢癌的策略,比如PARP抑制剂联合抗肿瘤血管生成药物:小分子酪氨酸激酶抑制剂或贝伐珠单抗,或者联合免疫检查点抑制剂,甚至三药联合方案。还有许多靶向药正在进行临床试验,期待给复发卵巢癌治疗带来突破。

6. 维持治疗　卵巢癌的维持治疗是近年来卵巢癌治疗中最大的进展,2018年NCCN指南,PARP抑制剂(奥拉帕利、尼拉帕利、rucaparib)被推荐用于铂敏感复发卵巢癌患者,含铂方案达到CR或PR后的单药维持治疗。复发后的化疗中已加入贝伐珠单抗,化疗结束后可继续使用贝伐珠单抗作为维持治疗。

7. 放疗　卵巢上皮癌对放射线的敏感性较差,部分患者的复发病灶位于盆腔或阴道残端,局部未控或单个转移病灶不宜手术或化疗耐药者,盆腔外照射和腔内照射放疗作为姑息性补充治疗。放射治疗应经过多学科会诊讨论决定。如可用于不适合手术切除或存在手术禁忌证的局灶性复发,或存在脑、骨转移需姑息放疗的患者。

8. 什么时候开始治疗复发性卵巢癌　适宜的治疗时机有3个适应证:①无论CA125是否上升,出现临床症状,临床或影像学检查有复发证据;②无临床症状,CA125升高,临床或影像学检查提示复发灶大于2~3cm;③出现临床症状,CA125升高,但临床或影像学检查无复发证据。对于随访期间单纯CA125升高,而影像学检查和临床检查阴性的情况,NCCN指南中推荐了3种处理选择:首选让患者参加临床试验,或延迟治疗直至临床复发,或立即进行化疗。2010年Rustin报告的一项欧洲的随机对照试验研究表明,与延迟治疗相比,CA125升高后立即进行化疗并未改善生存,这个结果可供在临床决策时参考。不管如何,个体化、人性化、姑息性治疗的原则要时刻牢记的,重点考虑患者的生存质量。在未来的临床试验中,重视复发卵巢癌患者生存质量的研究是有积极意义的。

总之,在复发性卵巢上皮癌的诊治中还存在一些有争论的问题,随着研究的不断深入和新的治疗方法的出现,治疗策略也会不断完善。

（李 艺 崔 恒）

第十五节　卵巢恶性肿瘤的手术治疗

手术是卵巢恶性肿瘤最主要的治疗手段之一。卵巢恶性肿瘤的手术目的有如下5类,①诊断性手术:可在卵巢癌治疗的任何一个时期进行,如为获取组织学诊断。②分期手术:应用于早期卵巢癌,肿瘤主要局限于卵巢或盆腔。③初次肿瘤细胞减灭术（primary debulking surgery,PDS）:手术目的是在初次诊断卵巢癌的患者中,尽可能最大限度地切除盆腹腔肉眼可见的肿瘤病灶。④中间性肿瘤细胞减灭术（interval cytoreductive surgery,IDS）:指在接受了新辅助化疗（通常为3个疗程）的患者中进行的肿瘤细胞减灭术,术中尽可能切除化疗后残留的盆腹腔所有肉眼可见,或怀疑肿瘤累及的腹膜。⑤复发性卵巢癌手术治疗:适用于初次治疗后获得完全缓解的卵巢癌复发患者,达到至少6个月的缓解期,手术目的是完全切除所有肉眼可见肿瘤病灶。⑥姑息性手术:解除患者症状,改善生活质量。卵巢恶性肿瘤的手术目的、范围和操作,应根据肿瘤的组织学类型、临床分期以及患者的具体情况而有所不同。近3年来,随着复发卵巢癌手术的1级循证医学证据,多项3期随机对照临床试验结果的公布,手术定位更加明确,进展性卵巢癌的手术不再作为可以选择的治疗手段,有关手术治疗研究主要集中在早期卵巢癌手术、肿瘤细胞减灭术的时机、复发性卵巢癌手术治疗等方面。出现了一些新观点、新证据,使卵巢恶性肿瘤的手术更加具体、更加明确。

一、初次肿瘤细胞减灭术

初次肿瘤细胞减灭术（PDS）,或称为卵巢癌的根治手术（radical surgery）,对象是ⅡB期以上的卵巢癌,要求尽可能最大限度地切除原发和转移肿瘤,使最大的残留病灶至少不超过1cm,最好达到无肉眼残留病灶（no gross residual,NGR）。专业素养固然重要,术者技术和经验需要长时间的训练提高,助手、围手术期的管理,完整的团队等诸多因素缺一不可,手术过程要求手术医师有信心、细致、耐心和专业精神。尽管单纯手术治愈的病例只占少数,但手术仍然是晚期卵巢上皮癌最重要的治疗手段,辅助化疗只有在满意的细胞减灭术基础上才能最大限度地发挥其治疗作用。细胞减灭术的理论基础是,人类实体肿瘤增长符合Gompertzian模型,由于血供和养料的相对缺乏,肿瘤增长速度随着体积增大而减缓;较大体积肿瘤包含较高比例的非增殖周期或休止期细胞,细胞毒性药物很难发挥作用。Griffiths 等总结了卵巢癌细胞减灭术意义:①降低肿瘤的倍增时间,加速瘤细胞的再增殖。大块肿瘤含有大量未分裂或处于"休止"期即 G0 期细胞。肿瘤细胞减灭术后使更多的肿瘤细胞进入增殖周期,利于药物的高效杀伤。②清除乏氧细胞,改善血供利于化学药物到达肿瘤内,更好地发挥化疗的功效。③Goldie-Coldman 假设(1979 年)。自发性耐药性来自肿瘤细胞的自发性突变,随着肿瘤体积和细胞数目增加,细胞突变和耐药的机会增加。瘤细胞增殖到一定程度,自发产生大量的耐药克隆,使化疗不再发挥作用。继发性耐药来自化疗药物长期使用,药物敏感细胞克隆被清除,耐药克隆细胞凸现;或原先敏感的细胞克隆基因突变后产生耐药性。整块肿瘤切除(En Bloc 手术)可以同时移除敏感细胞和耐药细胞在内的肿块,后续化疗,将减少耐药细胞克隆的产生。满意的细胞减灭术后,需要化疗的总周期缩短,减少产生耐药的机会。但这一假设对耐药复发肿瘤手术切除并不适用,耐药复发肿瘤往往不会是局限性的,多数做不到肿瘤切净。④细胞减灭术后,解除了肿瘤对机体免疫功能的抑制。大块肿瘤产生大量的肿瘤抗原,阻碍、消耗体内淋巴细胞,自身免疫系统对肿瘤细胞无法识别,手术清除肿瘤细胞、巨噬细胞和肿瘤相关成纤维细胞后,淋巴细胞能够攻击残余肿瘤细胞。⑤清除大部分肿瘤,缓解了胃肠道的压迫或梗阻,减少了肿瘤负代谢,营养代谢失衡得到纠正,能够耐受化疗,创造对抗肿瘤的主客观条件。

晚期卵巢癌手术治疗经历了几个重要历史阶段和观念转变:①姑息性手术时期(20 世纪 30 年代):认为晚期卵巢癌无法治疗。②减负荷(debulking surgery)手术时期(20 世纪 40 年代):转变为晚期肿瘤也可以治疗。③肿瘤细胞减灭术(cytoreductive surgery)时期(20 世纪 70 年代):首次提出卵巢癌可以手术治疗。肿瘤细胞减灭术也经历了两个时期,1975 年 Griffiths 首次提出了肿瘤细胞减灭术这一概念,其定义是最大的残留病灶不超过 2cm。④20 世纪 90 年代循证医学时期:GOG 进一步界定满意的细胞减灭为残癌不超过 1cm。医学发展跨越了经验医学的束缚。⑤21 世纪初:有人再次提出同样的卵巢癌存在不同的生物学行为。保守的顶级期刊,仍然沿用减瘤手术(debulking surgery),原因:其一,虽然卵巢癌手术奠基石地位约定俗成,但目前为止没有循证医学证据表明,卵巢癌的手术优于不手术(单纯化疗);其二,卵巢癌生物学特征仍然认识非常有限。靶向维持治疗药物的出现,在认识卵巢癌铂类药物敏感与耐药表面现象基础上又有了新的载体。更好地指引卵巢癌的基础研究、早期诊断和肿瘤预防。

下面讨论细胞减灭术的外科技术及其进展。卵巢癌初次手术原则见表 9-19-19。

1. 膈面腹膜切除和系统性上腹部手术 20 年前的卵巢癌手术技术集中在如何将盆腔肿瘤整块切除,而卵巢癌是腹膜播散性疾病,转移病灶可以在腹腔内任何腹膜和腹腔间隙,肿瘤细胞可以散落在任何一个角落。因此,卵巢癌手术医生需要有整体思维,不能过度关注某一个部分,某一项手术技能。近 20 年,国际卵巢癌手术团队,重点关注如何通过系统的上腹部手术,真正达到切净盆腹腔,乃至腹腔外的卵巢癌转移病灶,实现肉眼无残留(NGR)。2010 年我国在复发卵巢癌国际上首次引入 R0 概念,但初治卵巢癌,虽然目前的手术技术成熟,实际上很难达到病理学上无瘤状态的 R0。复发癌经过第一次广泛的手术,尤其是达到很长的无瘤间期,化疗敏感,肿瘤局限化,才有复发癌手术切除到 R0 的肿瘤生物学基础。

具体到晚期卵巢癌的个体病例,存在广泛的腹腔肿瘤种植,为减少术中出血,缩短手术时间,手术医生需要有手术步骤先后顺序上的考量。经过 10 多年系统性上腹部手术的经验积累,电外科手术器械的普及应用,笔者首先选择相对出血较少的上腹部手术。

(1)膈面腹膜转移灶的切除:切除方式主要有两种,一是肿瘤表浅者,可以完整保存膈肌,游离肝冠状韧带,暴露裸区,完整切除膈面腹膜;二是肿块较广泛并且有局部浸润,尤其在中心腱或近裸区部位,膈肌部分切除修补,并发症较少,而且需要做胸腔探查,壁层胸膜,即膈肌的胸膜面经常有肿瘤累及,其次脏层胸膜,特别是有大量胸腔积液者,直视下如果发现肿瘤病灶,同期一并切除,膈肌缺损多数直接缝合即可。

(2)肝表面转移灶切除和肝切除手术:晚期卵巢癌肝表面转移比较常见,只有极少数的病例出现肝实质的转移,绝大多数是表面转移,少数肝实质转移,也可以一期行部分肝切除。

(3)大网膜切除术:网膜是卵巢癌极易扩散的器官,转移率达 37%~71%,早期转移灶小而分散,临床不易发现,晚期转移灶多呈团块状,故无论肉眼有无转移均应切除。部分网膜切除较为简单,但全部网膜切除则困难得多。大网膜切除的范围一般在横结肠下缘,但当结肠肝、脾曲部网膜有转移性团块,或整个网膜浸润成饼状时,网膜的切除范围应向上延伸,尽量切除转移灶,包括切除胃网膜血管。值得注意的是:①手术切口必须为腹部正中切口,自耻骨联合至脐上 4cm 以上,才能充分切除大网膜,相应地麻醉平面应较高;②结肠脾曲、肝曲大网膜是肿瘤易转移而难切净的地方,应在充分暴露下切除之,必要时连同部分肠管切除;③沿胃大弯切除小网膜,应保留网膜左右血管,但如果该部位有肿瘤侵犯时,可断其一支;④手术后胃部常常扩张,会导致胃血管结扎处脱落出血,血管离断患者术后应留置胃管。

(4)脾和脾曲转移灶的处理:近年来大家对脾膈面和脾曲转移病灶切除比较关注。笔者在二次手术时发现,脾曲大网膜经常有复发病灶,主要是因为第一次手术时切除不够彻底,脾门血供丰富,第一次手术时一旦有肿瘤细胞残留,该处成为肿瘤培养基。有作者提出,脾曲有较大的病灶,估计保守手术难以达到理想的细胞减灭效果,或脾门脾实质转移,

表 9-19-19　卵巢癌初次手术原则（2022 年修改）[1]

腹部纵切口[2]

手术分期：临床ⅢC 期以下者（含ⅢC 期）。所有腹膜面均需直视探查评估，怀疑处尽可能活检。
（1）吸取腹水或腹腔洗液细胞学检查（临床ⅠC 期及以上者免做）。
（2）盆腔腹膜。
（3）有效的左右结肠旁沟腹膜活检；左右膈面腹膜活检。
（4）包膜完整者，尽可能完整取出肿瘤。
（5）横结肠根部大网膜切除，怀疑病灶处标注。
（6）早期卵巢癌或有条件的分期手术，条状腹膜后淋巴结活检，主动脉和腔静脉至少到达肠系膜下动脉，盆腔淋巴结活检。
（7）注意粘连处，并记录。

希望保留生育功能者

（8）选择性行单侧附件切除（USO）。性索间质或低度恶性卵巢肿瘤适合做 USO。

肿瘤细胞减灭术相关外科技术（每例患者，最大限度地达到残留病灶≤1cm，最好实现肉眼无残留）：

（9）全子宫，双侧附件切除（TAH+BSO）。
（10）（腹膜外）盆腔肿块切除，整块切除累及的直肠反折腹膜。
（11）饼块样大网膜，尽可能沿胃网膜左右血管切除，必要时切断其中一根血管。暴露小网膜囊，减灭其中存在的肿瘤结节。根据
肿瘤范围，需要时连同大网膜减灭结肠肝曲或脾曲肿瘤。
（12）膈面腹膜切除。
（13）肠段切除。小肠肠段或直肠切除吻合。
（14）部分肝叶切除，或脾切除。
（15）尽可能切除增大淋巴结；肉眼无残留基础上，非腹膜播散型的输卵管癌建议系统腹膜后淋巴结清扫。
（16）膈肌浸润性病灶，胸腔探查手术
（17）盆腹腔无肉眼残留基础上，腹腔外肿瘤病灶切除，包括胸腔病灶切除等。

需要注意的特殊情况

（18）Ⅰ期病例的微创手术一直存在争议，不作为治疗常规，可以在选择性病例进行，但需要经过训练的妇科肿瘤医师做。
（19）黏液性肿瘤：原发性卵巢黏液性肿瘤少见，需要仔细检查上、下消化道，尽可能切除阑尾。
（20）放置腹腔化疗管。

注：[1] 选择性阑尾切除。
　　[2] 建议妇科肿瘤医师或经过妇科肿瘤训练的医师。

可以做脾切除。解剖脾周围关系时，注意胰腺解剖结构，胰体尾损伤或病灶切除后，应仔细修补缝合，放置引流，避免术后胰瘘。

2. 腹膜外盆块切除术　晚期卵巢癌常伴有广泛的种植和转移，手术常涉及肠道和泌尿道。一般主要肿瘤位于盆腔，按常规腹膜腔内操作欲切除盆腔内已被广泛转移的肿瘤常较困难，不能达到肿瘤减灭的目的。1973 年 Hudson 采用逆行子宫切除，此手术方式有利于直肠子宫陷凹的癌瘤组织同直肠分离。Rutledge 提出经腹膜外手术的方法，这样能充分暴露髂血管和输尿管，能整块切除盆腔广泛而不规则的癌瘤。从左或右结肠旁沟进入腹膜后腔进行操作，充分暴露输尿管和髂血管，争取完整切除盆腔肿块。

事物总有其对立面，需要辩证看待腹膜广泛切除。腹膜外途径破坏了腹膜的完整性，也为肿瘤种植提供了良好的土壤。肿瘤复发后的二次手术难度增加，缺少正常的解剖间隙；而且因肿瘤缺少腹膜屏障，即使肉眼完整切除复发病灶，但肿瘤细胞残留隐患仍然存在。因此，笔者建议初次手术应根据肿瘤范围，采用合适的腹膜外途径，避免产生不必要的腹膜破坏创面。

3. 盆腔腹膜切除术（"卷地毯"手术）　卵巢癌生物学特点之一是地图样播散，最为常见的如Ⅱ～Ⅲ期病例的播散，以盆腹腔浆膜为主，尤为多见的如膀胱或直肠子宫腹膜的反折，可为散在性粟粒状，或形成片状或结节状的转移，对上述腹膜面的转移灶，理想的治疗方法是采用盆腔腹膜切除术，即所谓"卷地毯"手术，盆腔腹膜切除的范围，以病灶所侵范围而定。手术先打开两侧腹膜，暴露输尿管，沿输尿管内侧分离切除直肠子宫腹膜反折，达直肠并分离直肠前腹膜，包括直肠陷凹的腹膜。膀胱子宫腹膜反折同样视所侵范围切除。个别可自腹部下部的腹膜切口始，分离整片受侵腹膜，直达子宫颈前缘。

如果已浸入肌层或深肌层者，亦可考虑在做腹膜切除术的同时，行部分膀胱和/或直肠切除术。据笔者的经验，当此术进程中，由于癌灶的侵蚀，组织水肿充血，与膀胱或直肠分离时层次分明，出血少，操作基本没有困难。

4. 肠管切除术　确诊为卵巢癌须行手术的病例，术前均须做肠道准备，因为卵巢癌的肠道转移比较多见，某些病例肠管虽已被侵犯 1/3 或 1/2 圈，但临床可毫无症状出现。因此，肿瘤妇科医师应掌握肠管手术技巧，重视切除肠道相关的转移灶。对于多数肠管病灶属表浅转移，尽量切除后予以肠壁修补；对于侵及浆肌层的转移灶，要考虑行一段小肠

或结肠的切除及吻合术；对于回盲部或结肠肝曲较广泛转移可行右半结肠切除。术中充分考虑肠道吻合口瘘的危险因素，第一危险因素是吻合口血供差，肠吻合后注意观察肠管颜色和蠕动情况，及时处理隐患；第二危险因素是吻合口有张力，特别是低位直肠吻合时，吻合口距肛门太近，适当的减张加固，并放置好双套管是防治的主要方法；第三危险因素是术后引流不充分，吻合口周围感染，继发吻合口瘘，术后及时注意引流情况及时进行冲洗，加强抗感染治疗，完全可以控制。笔者的经验，低位直肠吻合采用手工缝合，经济实用，不受场地和环境等各种限制，但需注意缝合需平整，避免高低错落；吻合器操作简便，时间短，但膀胱截石位不利于盆腔肿块切除，助手台上空间不能充分施展，肿块暴露困难较平卧位大。

5. 腹主动脉旁淋巴清扫时，遇下腔静脉出血，一定不要慌乱，先以纱布压迫，分析破损血管范围和血管走行，细致解剖出血点周围组织，吸引器引导下暴露出血点。盲目血管钳钳夹于事无补，反而添乱。不慌乱，在助手协助下，用无损伤Allis钳夹或Addison镊子夹住后，Prolene 5-0 线缝合可快速见效。

6. 肿瘤细胞减灭技术进展　从掌握一门手术技术来讲，腹主动脉旁淋巴清扫肯定比较重要，然而晚期卵巢癌细胞减灭手术同时是否需要做亚临床转移淋巴结的清扫，随机对照LION研究表明，手术没有任何意义；单纯做盆腔淋巴清扫更是缺乏理论依据。

Chi等提出晚期卵巢癌根治性手术概念，有没有必要专门提出这样一个新词汇这里不作讨论。他们提出的根治性手术主要针对手术有难度的上腹部广泛转移病灶的切除（extensive upper abdominal procedures），包括肠段切除、膈肌切除、脾切除、胰体尾切除、肝叶切除、肝门肿块切除和胆囊切除等。他们的结果显示ⅢC和Ⅳ期卵巢癌的手术切除率从50%提高到76%，但新辅助化疗实施后，这一指标缺乏客观性，不宜过度追求其数值。但手术时间和失血量明显增加。经过训练，妇瘤科医师完全可以做这些上腹部手术，由于认识上的差异，过度依赖普外科医师，并不能给患者带来多少益处。事实上，不少普外科医师技术还不能胜任如此广泛的手术。

二、分期手术或诊断性手术

精确化影像学诊断手段，包括PET-CT，专业化的CT/MRI技术进步，手术分期正逐步隐退，但这里还是做一个简单的回顾。

分期手术：卵巢癌分期是按照FIGO（国际妇产科联盟）分期系统，属于手术病理分期；虽然还没有最终而可靠的循证医学证据，但近年来随着新辅助化疗后IDS手术的比例增高，AJCC TNM分期逐步代替FIGO分期，包括：临床分期-cTxNxMx，病理分期pTxNxMx，新辅助化疗后临床分期-ycTxNxMx，新辅助化疗后手术分期-ypTxNxMx，复发肿瘤分期-rTxNxMx；随着PET-CT的普及应用，分期手术应用场景正逐步减少，但需要提醒的是，任何期别的卵巢癌均建议妇科肿瘤医师实施。

诊断性手术目的是：①明确新辅助化疗前的卵巢癌病理学诊断；②判断肿瘤负荷，以决定实施PDS还是新辅助化疗后的IDS；③完善临床诊断。诊断性手术的路径包括开腹手术、气腹腹腔镜探查诊断手术、无气腹腹腔镜手术；腹腔镜手术还包括胸腔镜（video-eassisted thoracic surgery，VATS），目的是取材心膈角或内乳淋巴结、胸膜病灶等，以进一步完善临床诊断。虽然气腹腹腔镜手术广泛开展，但没有循证医学证据表明，气腹不会导致肿瘤扩散和诱导耐药，需要谨慎看待其临床应用。

分期手术的对象：临床初步考虑Ⅰ~ⅢC期卵巢癌。分期信息来自临床检查、手术探查、腹水或胸腔积液细胞学和组织学检查结果，必须进行盆腔以外怀疑部位的活检。手术分期的意义：①正确评价预后。没有仔细分期的Ⅰ期卵巢上皮癌，5年生存率60%。正确分期的ⅠA或ⅠB期卵巢癌5年生存率90%~100%。②解除患者的精神压力，给患者正确的指导。晚期卵巢癌通常在治疗中和治疗后有充分的思想准备，心理压力相对较轻。早期卵巢癌患者，往往是因良性肿瘤手术，"意外"发现是恶性肿瘤，身处良性肿瘤患者群中，得知真实病情后，思想负担较重，此时需要医师非常明确的指导。正确分期的信息是医师指导患者的科学依据。③选择恰当后续治疗方法。经过全面分期后的ⅠA期卵巢癌，可以保留生育功能。分期升级后应按相应期别卵巢癌选择适当的化疗疗程。④选择恰当的随访方法和预防复发。升级后的卵巢癌，复发危险增加，随访监测亦不同于早期患者。

过去将Ⅰ、Ⅱ期卵巢癌划分为早期，而Ⅲ、Ⅳ期划分为晚期，理由是：①Ⅰ、Ⅱ期复发率低，Ⅲ、Ⅳ期复发率达到80%左右；而且前组的复发情形接近，约为30%，以局部复发为主；后者一旦复发，往往盆腹腔病灶比较广泛；②临床Ⅰ、Ⅱ期卵巢癌需要进一步手术病理分期，而临床Ⅲ、Ⅳ期不需要；③前组与后组可能存在肿瘤发生上的本质区别，前者可能存在肿瘤前体，后者本身则是一种高度恶性行为。20世纪90年代后一些临床试验发现，Ⅰ、Ⅱ期卵巢癌放在一起研究，存在一些问题：①Ⅰ期与Ⅱ期患者的生存率有显著的差异。经过分期的Ⅰ期卵巢癌5年生存率在93%；而Ⅱ期患者70%。②Ⅰ期与Ⅱ期患者治疗上存在较大差别。Ⅰ期中不存在高危因素的患者不需要化疗。两期推荐的化疗疗程不一样，放在同一个临床试验中很难评价治疗效果。综合上述因素，目前除了美国的流行病学统计数据外，最新美国妇科肿瘤协作组卵巢癌治疗指导大纲中，早期卵巢癌指Ⅰ期病例。

经过分期手术，30%临床Ⅰ、Ⅱ期病例发现隐匿性的上腹部转移灶或腹膜后淋巴结转移。

分期手术的要求：①切口。正中或旁正中，以充分暴露腹腔。如果是低位横切口,可以将腹直肌分开或从耻骨联合处离断。如果不够,切口可以在一侧延长成 J 形切口,或改为 T 形切口。如果采用气腹腹腔镜探查或手术,建议在 PET-CT 指导下,并确保卵巢癌临床别期为 cT1aN0M0。②卵巢肿瘤尽可能完整切除,并送冷冻切片检查。恶性肿瘤确立后,有游离液体送细胞学检查;没有游离液体者,腹腔洗液送细胞学检查。③全面检查。腹腔表面和内脏依次检查,可按顺时针方向从阑尾、回盲部沿结肠旁沟升结肠、右肾、肝胆、右侧横膈、大网膜、网膜囊、胃及大小弯、横结肠、胰腺、左结肠旁沟、脾、左肾、降结肠乙状结肠直肠、小肠、腹主动脉和盆腔淋巴结。④如果没有病灶,应做腹膜多点活检。直肠子宫陷凹腹膜、两侧结肠旁沟、膀胱表面腹膜、肠系膜。横膈可以借助腹腔镜器械活检。⑤横结肠下大网膜切除。沿横结肠根部切断大网膜。⑥打开腹膜后间隙,条状可疑淋巴结活检。范围上自左肾静脉,下至髂外和闭孔,见表 9-19-18。

分期手术后,判断能够直接手术,其分期仍然可以按照 FIGO 分期,也可以采用 AJCC 临床分期;探查分期后,因肿瘤负荷高,临床判断不能切净肿瘤,选择新辅助化疗后手术,因为没有获取完全的手术病理信息和病理诊断,严格意义上不能归为手术病理分期,则宜采用 AJCC TNM 临床分期。

三、中间性肿瘤细胞减灭术

1. 新辅助化疗的 IDS 2010 年 EORTC55971 研究,比较了ⅢC/Ⅳ期卵巢癌患者行初次肿瘤细胞减灭术和新辅助化疗后中间肿瘤细胞减灭术患者的生存预后,报道显示接受 IDS 患者的预后并不差于前者,且其术后死亡率较前者低(0.6% *vs.* 2.7%)。但是,该研究中多个中心的患者达到完全肿瘤细胞减灭术的比例均偏低,为 19.4%(3.9%~62.9%);两组患者的中位总生存期分别为 29 个月和 30 个月,低于其他关于卵巢癌肿瘤细胞减灭报道的结果。这些数据,包括 2015 年 CHORUS 研究,均还有值得商榷的问题,有待进一步探讨。卵巢癌肿瘤生物学行为的认识还非常有限,哪些患者适合新辅助化疗后 IDS,哪些患者适合 PDS,我们证据仍然非常有限。因此,PDS 仍是晚期卵巢癌的标准治疗;一般情况较差、有明确的手术禁忌、肿瘤负荷高的患者,通过新辅助化疗,IDS 可作为一种选择。关于晚期卵巢癌的最佳手术时机,PDS 还是 IDS? 谁选择 PDS,谁选择 IDS? 期待欧洲的 TRUST 研究(NCT02828618)和亚洲的 SUNNY 研究(NCT02859038)的最终结果。

2. 第一次手术未切净,3 疗程化疗后再手术 1995 年 EORTC 研究对首次未满意减灭的病例,PC 方案 3 个疗程化疗后随机分组,手术组的无进展生存期和总的生存期均明显延长,分别是 18 个月 *vs.* 13 个月和 26 个月 *vs.* 20 个月(*P*=0.001)。美国 GOG152 号试验与 EORTC 相似的研究,所不同的是 IDS 术前化疗采用紫杉醇和顺铂,而不是环磷酰胺加顺铂,研究结果发现经过肿瘤专科训练的医师实施第一次手术,如果不能达到理想效果,通过 3 个疗程化疗再次手术与直接化疗相比,不能提高生存时间。

目前情况下,除非第一次手术不是妇科肿瘤专科医生实施,PDS+IDS 的临床价值已明确被否定,也不再有文献提及这一的问题。即使在中国,PDS 手术未切净,化疗敏感,腹水和肿瘤明显消退,患者一般情况明显好转,感觉良好,一般也不会再换医院寻求手术帮助。

四、复发性卵巢癌手术治疗

一线治疗后 82.5% 的中晚期卵巢癌会出现复发,复发性卵巢癌手术治疗,即再次肿瘤细胞减灭术(secondary cyreductive surgery)是恶性肿瘤治疗领域的一个特殊问题,也是目前晚期卵巢癌复发后挽救治疗的重要组成部分,并且认为能够延长生存时间,提高复发后生活质量。SCR 主要针对至少达到 6 个月的无治疗间隙(treatment-free interval, TFI),或无铂间隙(treatment-free interval of platinum-based therapy,TFIp)。随着贝伐单抗,PARP 抑制剂等有效生物学治疗手段的出现,判断化疗敏感是否按照无生物治疗间隙(treatment-free interval of biological therapy,TFIb),目前没有明确规定。一般而言,笔者仍然采用无化疗间隙作为判断化疗敏感的标准。但复发后选择 SCR 手术时,对于 TFIb,或较短间隙,包括长期使用 PARP 抑制剂,又疏于肿瘤指标和可靠的 CT 影像监测者,选择手术治疗需要非常慎重。SCR 手术的理论基础同 PDS。

1. SCR 的病例选择与治疗效果 复发性卵巢癌的再治疗是目前卵巢癌治疗中最为棘手的难题之一。尽管不断有新的化学药物问世,但二线治疗仍未取得突破性进展。不少学者对 SCR 做了有益的探索,较早见于 Berek 等的一份报道,他们对 32 例中位缓解期 12 个月的患者进行了 SCR,成功率 38%。残癌≤1.5cm 组与 >1.5cm 组的中位生存期分别是 20 个月和 5 个月(*P*<0.01)。回顾性研究基础上,复旦大学团队前瞻性研究结果显示,孤立复发病灶手术切除后,患者的 5 年生存率达到 49.8%。孤立或局限性复发病灶患者是二次肿瘤细胞减灭术首选对象。SCR 术后残留灶大小是预后的重要指标,无肉眼残留者的 5 年生存率 61.4%。经过分析发现,除复发病灶数目影响 SCR 结果外,肠切除可以达到理想的 SCR 效果。

2007 年起 NCCN 将病灶局限的复发性卵巢癌选择手术治疗写入新版卵巢癌治疗指南。至此对二次细胞减灭术的认识逐渐成熟,进一步明确手术的目的是理想切除肿瘤。接受二次肿瘤细胞减灭术患者有更好的预后。复旦大学团队牵头的国际多中心大样本回顾性研究,再次证实了复发性卵巢癌肿瘤减灭越彻底,预后越好,完全肿瘤细胞减灭术患者(R0)的中位总生存期达 57.7 个月。基于前期关于复发性卵巢癌手术治疗相关研究,及此次国际多中心大样本回顾性研究,设定了 SCR 评分系统的 iMODEL 拟合模型(表 9-19-20),评分≤4.7 为手术低风险,评分 >4.7 为手术高风险。

表 9-19-20　复发性卵巢癌二次手术国际合作拟合模型（iMODEL）*

评分内容	分值[a]					
	0 分	0.8 分	1.5 分	1.8 分	2.4 分	3.0 分
FIGO 分期	Ⅰ/Ⅱ	Ⅲ/Ⅳ				
初治手术残留病灶[b]	无残留		有残留			
无疾病进展间期（月）	≥16				<16	
ECOG 体力状态评分[b]	0~1				2~3	
复发 CA125（U/ml）	≤105			>105		
复发时是否有腹水[b]	无					有

注：[a] 低风险：≤4.7 分；高风险：>4.7 分。[b] AGO 评分标准。

中国的临床研究以 iMODEL 拟合模型为基础，结合 PET-CT 影像学评估，即如果 PET-CT 评估可以切除，iMODEL 中的 CA125 指标项被 PET-CT 代替；除此之外，患者入选标准仍然严格按照 iMODEL 模型评分，只有低危者入选临床试验。设计了一项随机对照Ⅲ期临床研究，比较二次肿瘤减灭术后续化疗对照单独化疗治疗铂类敏感复发性卵巢癌的疗效。三项平行随机对照临床研究——德国 DEKTOP 3，美国 GOG 213 和中国的 SOC-1 分别在 2017、2019、2020 年 ASCO 大会发言（表 9-19-21）。

2. 二次手术的技术及并发症　过去有关复发性卵巢癌二次手术文献报道较少的一个重要原因是，二次手术不像第一次手术，如果仅仅按照 CT 或 B 超诊断去找肿瘤病灶，加上医生没有经过专业训练，患者的实际获益非常有限。SOC-1 和 DESKTOP3 等随机对照临床研究均表明，手术不能切净，达到理想（客观）状态的 R0，手术无益。肠粘连、正常解剖结构的破坏以及肿瘤与盆腹腔重要脏器的密切关系无疑增加了寻找复发灶的难度。因此，术者除了对卵巢上皮癌的生物学行为要有充分的认识外，术中要耐心细致，尽可能切除病灶。如果术者具有丰富的临床经验和手术技能，将有助于增加手术的成功率；术者需要客观衡量自己的手术技能，复发卵巢癌手术量，合理选择足够真正切除干净，达到 R0 的患者，不宜盲目自信，最大限度地减少并发症。CT/MR、PET 对肠表面或系膜病灶诊断作用非常有限，因此选择 SCR，术中对肿瘤病灶再次评估与术前评估同样重要，术中如果发现腹腔内广泛病灶，特别是小肠系膜根部固定者应放弃继续手术。手术步骤见表 9-19-22。

经过验证模型选择的患者，SCR 手术并发症比较低，中国 SOC-1 研究中 3 级以上并发症发生率 5.2%，无手术死亡，其他 2 个研究也基本类似。在手术技术比较成熟的前提下，SCR 的并发症并不是妨碍二次手术的因素。国外报道 SCR 手术死亡率 1%~2%，肠瘘发生率约占肠道手术者的 4%，手术并发症达到 20% 左右。主要并发症有：肠粘连、肠梗阻或

表 9-19-21　复发卵巢癌手术的三项随机对照临床试验比较（2020 ASCO 摘要 6001）

因素	SGOG SOC-1	GOG-0213	AGO DESKTOP 3
入组时间	2012—2019	2007—2017	2010—2014
首要终点事件	PFS & OS	OS	OS
入组标准	iMODEL 模型+PET-CT	无客观标准	AGO 模型
相关研究背景	有	无	有
该国家/地区患者倾向性	手术	—	—
1~3 个复发灶占比	29.7%	>50% 患者 1~2 个病灶	—
手术组：拒绝手术比例	3.8%	6.3%	6.9%
化疗组：手术病例	6.3%	2.0%	8.9%
化疗组：再复发后手术病例比例	36.9%	—	11.0%
R0 比例（PP 集）	76.7%	67.0%	72.5%
中位 PFS（手术 *vs.* 化疗，月）	17.4 *vs.* 11.9	18.9 *vs.* 16.2	19.6 *vs.* 14.0
二线贝伐维持治疗占比	1.1%	84.1%	20.4%
二线 PARPi 维持治疗占比	10.1%	—	0.2%

表 9-19-22 卵巢癌二次肿瘤细胞减灭术手术原则

步骤	内容描述
切口	足够长的腹部直切口或其他相应切口*
病灶范围评估	解除肠段粘连,暴露腹盆腔视野,全面评估复发病灶范围
	探查(同第一次手术)。特别注意肝、脾、肠等重要脏器转移情况,及时判断,确定适当的手术范围
切除病灶	• 残存内生殖器和残存大网膜切除,包括漏斗韧带高位切除 • 上腹部转移灶切除 • 盆腔病灶包括阴道残端肿瘤切除,必要时游离输尿管、解剖盆腔血管和周边脏器,整块切除病灶;或腹膜外盆腔肿块切除 • 腹膜后淋巴结清除 • 肠道转移灶的处理:肠段切除吻合、造瘘或旁路手术
评估残留病灶	建议15~30分钟,细致检查影像学可能没有发现,但符合卵巢癌生物学行的隐匿病灶 客观评估残留病灶部位、大小或范围,并记录和图示

注:* 术前 CT 或 MRI 评估上腹部病灶情况,选择合适的切口。

肠瘘(11%),切口感染(2%),输尿管损伤、尿路感染(4%),肺部感染(6%)等。笔者资料无手术死亡率,手术并发症为5.7%,其中肠梗阻2.8%,切口感染0.9%,肠瘘0.9%,淋巴囊肿0.9%。

五、少见卵巢肿瘤的手术选择

1. 交界性卵巢肿瘤 交界性卵巢肿瘤(borderline ovarian tumor,BOT)亦称低度恶性潜能(low malignant potential,LMP)卵巢肿瘤。手术范围差别较大,从单纯囊肿切除到细胞减灭术,主要根据转移病灶的恶性程度和患者的生育要求,而期别不是保留子宫和对侧卵巢的依据。对侧卵巢活检阴性,转移病灶为非浸润性,患者要求保留生育功能者,可行保守性手术。LMP和已经行卵巢肿瘤切除的患者,病理确认后,没有必要行分期性手术。但黏液性肿瘤须切除阑尾和大网膜,并探查肠道、胰腺和胃等。

Trimble 等总结了 8 篇 148 例 LMP 保守性手术患者,肿瘤复发率为 6.8%。Kurman 等总结了 22 篇 95 例浆液性 LMP 肿瘤,Ⅰ期 5 年生存率为 99%,Ⅱ期和Ⅲ期 5 年生存率为 92%,据此他们认为,这类病例可行保守性手术,以保存生育功能,降低手术并发症。

多数研究认为,化疗和放射治疗对 LMP 患者不能提高生存率。

2. 早期上皮性卵巢癌

(1)手术原则:早期卵巢癌的治疗必须建立在严格分期手术的基础上。早期卵巢癌手术主要针对Ⅰ~Ⅱb 期患者,但目前严格意义上的早期仅指Ⅰ期卵巢癌。手术范围包括全子宫及双附件切除(TAH+BSO),大网膜切除。黏液性癌建议做阑尾切除。

(2)保留生育功能手术:保存子宫和对侧附件的卵巢癌手术在卵巢上皮癌中,大约15%"正常表现"的对侧卵巢藏有镜下腺癌,因此,必需要活检对侧卵巢。

早期卵巢癌保留生育功能的指征:①正确分期手术后ⅠA、ⅠC 期病例。②有生育要求和保留生育功能希望者。③术后有条件随访。④黏液性囊腺癌须除外继发可能。美国一项多中心研究报道,ⅠA 和ⅠC 期上皮性卵巢癌,保留生育功能患者的 5 年和 10 年生存率分别是 98% 和 93%。

3. 恶性生殖细胞肿瘤 这类肿瘤多发于年轻女性,主要有未成熟畸胎瘤、内胚窦瘤和无性细胞瘤等,虽为恶性,但对化疗敏感,且未成熟畸胎瘤可向良性逆转,故治疗结果有明显改善。此外,这类肿瘤除无性细胞瘤(恶性程度较低)外其他多呈单侧性,而复发多不在盆腔。鉴于上述特点,切除单侧附件几乎成为幼年、青年及有生育愿望患者的常规术式。

保留生育功能的手术适应证可不受期别的限制,对Ⅰ期患者只切除患侧附件、大网膜及腹膜后淋巴结。Ⅱ、Ⅲ、Ⅳ期患者,如子宫和对侧附件正常,可行患侧附件切除、转移灶切除、大网膜及腹膜后淋巴结切除,保留子宫及对侧卵巢。

4. 性索间质肿瘤 ⅠA、ⅠC 期要求保留生育功能患者可在全面分期基础上行保留生育功能手术。余行全面分期手术。

5. 复发性少见卵巢恶性肿瘤 上皮性卵巢癌复发见前述。非上皮性卵巢恶性肿瘤复发没有标准的治疗方法,复发常见部位在盆腔,但上腹部也会出现复发病灶。如果肿瘤局限,手术是有效的治疗方法,腹腔有转移将难以治疗。粒层细胞瘤远期复发不少见,放疗对复发的预防没有作用,复发后病灶可以选择手术切除。

六、卵巢癌围手术期处理

卵巢癌手术是妇科恶性肿瘤中最为复杂的手术,一般妇产科医院医师对卵巢癌围手术期相关问题处理的内容和方法缺乏必要的了解和系统的手术技能训练;对卵巢癌患者的预后而言,不仅手术技术是关键,围手术期相关问题的正确处理也直接关系到患者术后的生存。

1. 术前准备 术前,首先要对患者的全身情况进行评估。其次是术前的常规准备,高度怀疑卵巢癌的患者需行充分的肠道准备,一般术前两天开始流质饮食,术前一天给予全肠道灌洗;有胸、腹水患者术前适当控制胸、腹水。再次,也是很关键的一步是与家属谈话,以适当的方式告知患者家属疾病的性质、将要进行的手术的范围、手术风险、手术并发症、预后,尤其对个别病例有特殊情况,如术中肠道需改道,以及泌尿系统或血管等术中发生危象均需一一交待清楚,在患者家属知情、同意后签名。术者应明确切除肿瘤或细胞减灭术是卵巢恶性肿瘤首选的基本治疗,树立信心,不要轻易放弃手术机会。术者应有熟练的妇科手术基础,并应掌握腹部外科和泌尿外科的处理原则和技术,或应由有关科室协助。

肿瘤患者是静脉血栓栓塞症(venous thromboembolism, VTE)的高危人群,VTE包括深静脉血栓形成(deep venous thrombosis, DVT)和肺栓塞(pulmonary embolism, PE),在卵巢癌中均比较常见。晚期卵巢癌患者常需做下肢深静脉的超声和肺动脉 CTA(computed tomography angiography)检查。如果发现有深静脉血栓(deep vein thrombosis, DVT)或肺栓塞(pulmonary embolism, PE),低分子肝素钠 100U/Kg 皮下注射,q.12h.,1 周后手术比较安全。术后,包括化疗期间,结合 D-二聚体值,考虑继续维持治疗。多数患者术后 VTE 均可以迅速消退,部分患者仍然需要继续抗凝治疗。

2. 麻醉 可选择气管内插管全身麻醉或硬膜外麻醉。取平卧位,同时麻醉后将手术台摇成头低足高位,使手术台与水平面大约呈 10°~15°,这样有利于腹腔内的小肠移向上腹部,能很好的显露下腹腔及盆腔,有利于操作。术中最好进行中心静脉压及心、肺功能监护。

3. 手术切口 卵巢癌手术选择腹部正中切口,自耻骨联合向上,左侧绕脐直达其上 10cm 左右;根据需要切口可延长至剑突下。

4. 手术意外的处理 晚期卵巢癌肿瘤范围广,涉及的手术技术复杂,要达到满意的细胞减灭效果,要求手术者需要多学科综合外科技术,良好的品德和耐心,并且注意以下的技术错误及副损伤。

(1)术中出血:晚期卵巢癌膀胱面和直肠面操作时,渗血较多,应注意止血。初次手术盆腔肿块比较固定或界限不清时,首先离断卵巢和子宫血管可以显著减少出血。复发肿块与直肠关系密切时,先离断直肠系膜血管,可以减少直肠面的出血。上腹部操作面止血需更加严密。术后需要留置 1~2 根引流管,盆腔渗血可以通过压迫和止血药控制。

(2)肠道损伤:卵巢癌肠道损伤比较常见。浆肌层损伤可不需缝合,肌层完全破损黏膜层外露时应及时修补,浆肌层间断缝合即可;黏膜破损者按肠管端端吻合术修补;黏膜

面损伤较广者,宜行肠段切除端端吻合;特别注意的应避免肠管的电损伤,该情况术中不易发现,术后发生肠瘘,处理将变得复杂。

(3)血管损伤:腹膜后淋巴清扫时容易损伤静脉,其次是动脉分支。小静脉分支或营养血管损伤出血是该手术常出现的现象,预防的办法是解剖结构应充分暴露,手术操作一定轻柔、仔细。遇到损伤出血时,不可慌乱钳夹,这样往往事与愿违,不易奏效,我们的做法是:一旦有静脉损伤出血时,可以无损伤血管钳钳夹后缝扎或钛夹结扎,如损伤稍大时,可缝合 2~3 针,无一不奏效。

(4)膀胱损伤:初学者手术操作时比较常见。预防的措施是注意解剖层次,特别是仔细寻找膀胱子宫间隙。一旦出现膀胱损伤,多数发生在膀胱底部,2-0 或 4-0 可吸收线连续缝合即可。肿块较大时应避免损伤膀胱三角区。

(5)输尿管损伤:因输尿管走行于需清除的结缔组织中,故稍不注意,则易造成损伤。

笔者医院 1990 年以前卵巢癌手术操作时损伤率在 1%;20 世纪 90 年代以来基本没有发生,归功于大量的子宫颈手术操作时输尿管游离技术的娴熟。笔者的经验是盆腔肿块与盆壁关系密切时,常规游离输尿管隧道,不要图省事采用简单的钝性分离。过去有人认为游离盆段输尿管隧道会使其缺血坏死,事实证明这一看法是没有任何依据的,笔者团队操作了数千例,没有发现因此而发生输尿管瘘的。

(6)脾损伤:多数发生于大网膜的过度牵拉。及时发现不会产生任何后果,如果漏诊将导致患者生命危险。预防的措施是在切除大网膜脾曲时操作应避免暴力。脾损伤很少能够修补成功,小的破损可用生物胶喷涂后棉胶海绵压迫;大的破损或非常活跃的出血情况需要切除脾。

5. 术后常规处理

(1)手术范围比较大,体液丢失多,尤其是年老者及合并有其他内科疾病者,术后应对患者做全面的生命体征监护。卵巢癌患者术前多有腹水,蛋白丢失明显,术后根据血白蛋白水平情况予以补充蛋白。血红蛋白较低者,术后也应适当输血。术后引流量一直较多,考虑腹水没有控制,应加强支持治疗。

(2)抗生素使用应兼顾革兰阳性菌、阴性菌和厌氧菌,如甲硝唑类,第三代头孢菌素等,约 5 天。

(3)保持引流管通畅,记录引流量。

(4)术后应注意有无静脉血栓栓塞症(venous thrombo embolism, VTE)形成。围手术期做好 DVT 预防工作,如穿抗血栓弹力袜,使用抗血栓压力泵,术中注意保暖等措施;术后 24~48 小时皮下注射低分子量肝素等措施,设定必要的预警机制,同时术前术后注意与患者家属的充分沟通与风险告知。期间监测凝血功能和肝肾功能,如有出血倾向应减量或停药,并根据肌酐值,及时做出调整,避免术后大出血。术后给予低分子量肝素 4 100U,每天 1 支即可。少部分患者需要按照治疗剂量,但需要提醒患者检测出血情况,及时减

量或停药,注意保护肝功能。除了静脉抗凝药,口服抗凝药物患者使用比较方便,例如利伐沙班,20mg,q.d.,但需要在血管外科或呼吸科医生指导下服用。

(5)小肠吻合手术者,术后应持续胃肠减压,直至排气后1天,再拔出胃管为宜。次日起可进流食,以后可逐渐增加进食。保留胃管者,术后应足量补液,进食后逐渐减量,以

保持水电解质的平衡。

(6)术后应注意加强留置导尿的护理。低位直肠吻合者,盆腔自主神经丛损伤,术后排尿功能多有障碍。于1周左右拔出导尿管。

(7)肠吻合留置双套管者,术后注意观察体温变化。

(臧荣余)

第十六节　卵巢恶性肿瘤的靶向治疗

近年来,对肿瘤发生、发展分子机制的认识不断深入,探索恶性肿瘤分子特征,不仅使肿瘤个体化风险评估成为可能,也为寻找抗肿瘤新靶点、研制新型靶向药物提供了新的思路。针对不同靶点的新型药物不断问世,让生物靶向治疗在卵巢肿瘤中的应用也逐渐成为现实,尤其对于晚期、复发、耐药难治的患者,基于分子检测基础上的个体化、规范化的精准靶向治疗对于改善其治疗结局显得尤为重要。治疗方案的制订由既往仅以传统的疾病类型、病理类型为依据,发展到现今结合分子检测结果为患者制订精准治疗方案的新模式。

卵巢恶性肿瘤是多因素起因、多步骤发展的一类复杂的恶性肿瘤,在分子水平上具有高度异质性,不同病理类型的卵巢肿瘤具有不同的分子生物学特征。其精准靶向治疗

策略主要针对卵巢肿瘤发生常见异常基因通路及主要分子靶点。如图 9-19-47 所示,以上皮性卵巢癌为例,高级别浆液性癌常与 TP53 突变,BRCA1/2 基因突变、同源重组修复基因突变、NF1 基因突变等相关,低级别浆液性腺癌的发生可能与 BRAF、KRAS、NRAS 及 ERBB2 等基因异常相关,而透明细胞癌的发生可能与 ARID1A、PIK3CA、PTEN 及 CTNNB1 等基因突变有一定关系。由此可见,卵巢恶性肿瘤的精准靶向治疗需要重视其分子病理的异质性,结合患者临床特征与分子检测结果,以最大限度实现精准施治。由于上皮性卵巢癌占所有卵巢恶性肿瘤 90%~95%,目前在卵巢恶性肿瘤靶向治疗方面的进展多数集中于上皮性癌方面。根据不同的治疗靶点,卵巢恶性肿瘤的靶向治疗策略目前主要针对以下几个方面。

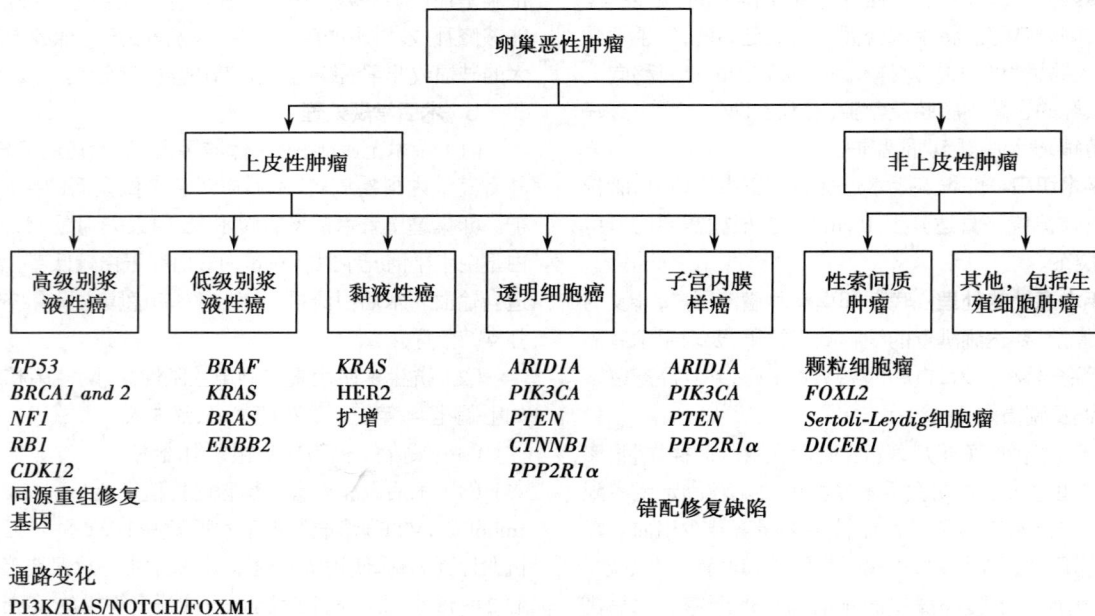

图 9-19-47　卵巢癌组织学类型及其相关的基因突变

[摘自:Banerjee S,Kaye SB. New Strategies in the treatment of ovarian cancer-current clinical perspectives and future potential.Clin Cancer Res,2013,19(5):961-968.]

一、抗血管生成治疗

(一) 血管内皮生长因子抑制剂

肿瘤生长和转移的关键步骤之一是病理性血管生成。肿瘤血管生成为肿瘤提供了生长侵袭的微环境,参与肿瘤形成、浸润等。血管内皮生长因子(vascular endothelial growth factor,VEGF)通过与血管内皮生长因子受体(vascular endothelial growth factor receptor,VEGFR)结合,促进新生血管生成,提高血管通透性。VEGF还有助于肿瘤细胞外基质形成及成熟,促使血浆蛋白外渗及活化基质蛋白酶 MMP,参与肿瘤细胞的侵袭及转移。研究表明,卵巢癌中 VEGF 及 VEGFR 的表达显著高于正常卵巢组织和卵巢良性肿瘤,患者血清和腹水中 VEGF 含量与疾病预后呈负相关,与肿瘤的分期及复发转移风险呈正相关;VEGF 通过黏附蛋白下调作用增加腹膜通透性,从而促进腹水的形成,提示 VEGF 在卵巢癌的发生和发展中起关键性作用。靶向 VEGF 的抗血管内皮生长因子抑制剂,通过结合 VEGF 并阻止其与内皮细胞表面的受体结合,中和血管内皮生长因子的生物活性,抑制肿瘤新生血管的形成,减缓肿瘤的生长和转移;另一方面使肿瘤组织血管结构正常化,提高药物输送效率,促进化疗药物有效到达肿瘤组织,与化疗发挥协同作用。抗血管生成治疗还有助于效应 T 细胞的招募和浸润,减少调节性 T 细胞的积累,解除免疫抑制状态。因此,靶向血管生成被认为是肿瘤的共同治疗靶点。贝伐珠单抗(bevacizumab)是首个经美国食品药品管理局(FDA)批准用于治疗晚期卵巢癌的靶向 VEGF 的人源化 IgG1 型单抗,在初始治疗、维持治疗和复发性卵巢癌治疗中得到广泛应用。

1. 初始和维持治疗 GOG0218 和 ICON7 两项随机临床试验评价了在卵巢癌一线含铂联合化疗期间添加贝伐珠单抗和一线化疗后贝伐珠单抗作为单药维持治疗的效果。GOG0218 在肿瘤未完全切除的Ⅲ/Ⅳ期新诊断卵巢癌、输卵管癌或原发性腹膜癌患者中对比了贝伐珠单抗同步化疗、同步化疗后维持治疗和单纯化疗的疗效。与单纯化疗相比,维持治疗显著延长患者无进展生存期(PFS)3.8 个月,降低复发风险 28.3%(14.1 个月 vs. 10.3 个月,$HR=0.717$,$P<0.001$),但 OS 并无改善。进一步分析显示,腹水患者从贝伐珠单抗的治疗中显著获益。2019 年该研究最新数据表明,在长期随访中,贝伐珠单抗治疗并不能带来三组的 OS 获益,这可能与组间交叉和其他治疗因素的影响有关。但Ⅳ期患者维持治疗组与单纯化疗组相比有较明显延长,中位 OS 分别为 42.8 个月和 32.6 个月。此外,对其中 1 195 名具有可测序 DNA 样本患者的探索性分析显示,无 *BRCA1/2* 或非 *BRCA* 同源重组修复基因突变的亚组,维持治疗较单纯化疗 PFS 改善 4.8 个月(15.4 个月 vs.10.6 个月,$HR=0.71$,$P=0.000\,1$),而 *BRCA1/2* 或非 *BRCA* 同源重组修复基因突

变的亚组中未观察到 PFS 的改善。上述结果表明预后较差的患者可能从贝伐珠单抗中获得最大的益处。国际妇科肿瘤合作组开展了相似的开放性随机对照研究 ICON7。该试验同时纳入了早期高风险Ⅰ~ⅡA 期(组织学分级 3 级或透明细胞癌)人群,结果显示贝伐珠单抗维持组中位 PFS 显著延长 2.4 个月,降低复发或死亡风险 13%(19.8 个月 vs.17.4 个月,$HR=0.87$,$P=0.04$),而 OS 无明显获益。复发高风险亚组临床获益更明显,显著改善 PFS 近 5.5 个月,降低复发风险 27%(16.0 个月 vs.10.5 个月,$HR=0.73$,$P=0.002$),显著改善 OS 7.8 个月,降低死亡风险 36%(36.6 个月 vs.28.8 个月,$HR=0.64$,$P=0.002$)。2015 年其最终 OS 分析显示,总人群 OS 无显著差异,复发高风险亚组中位 OS 延长 9.5 个月,降低死亡风险 22%(39.7 个月 vs. 0.2 个月,$HR=0.78$,$P=0.03$)。

基于上述 2 项研究结果,FDA 批准将贝伐珠单抗用于晚期卵巢癌一线及维持治疗;2017 年 FDA 批准第 1 个贝伐珠单抗生物类似药上市并被 NCCN 指南推荐可以替代贝伐珠单抗治疗卵巢癌。中华医学会妇科肿瘤学分会在妇科肿瘤抗血管内皮生长因子单克隆抗体临床应用指南中推荐具有高复发风险(Ⅳ期和未行手术及手术未达 R0 的Ⅲ期)的晚期卵巢癌患者术后可应用化疗联合贝伐珠单抗初始治疗,达到完全缓解、部分缓解者可给予序贯贝伐珠单抗维持治疗。

2. 复发治疗 OCEANS 试验是一项贝伐珠单抗用于铂敏感初次复发的上皮性卵巢癌、输卵管癌及原发性腹膜癌的随机双盲对照研究。贝伐珠单抗联合化疗与单纯化疗相比,显著改善 PFS 4.0 个月,降低复发风险 52%(12.4 个月 vs.8.4 个月,$HR=0.484$,$P=0.000\,1$),显著提高客观缓解率(overall response rate,ORR)21.2%,但 OS 无显著差异(33.6 个月 vs.32.9 个月,$HR=0.952$,$P=0.647\,9$)。GOG0213 探索了二次肿瘤细胞减灭术后贝伐珠单抗联合化疗对铂敏感型复发的卵巢癌、输卵管癌及原发性腹膜癌的疗效。与单纯化疗相比,化疗联用贝伐珠单抗显著延长 PFS 3.4 个月(13.8 个月 vs.10.4 个月,$HR=0.628$,$P<0.001$),提高 OS 12.3 个月(49.6 个月 vs.37.3 个月,$HR=0.823$,$P=0.044\,7$)。两项研究表明化疗联合贝伐珠单抗治疗铂敏感复发卵巢癌患者疗效明显优于单纯化疗。

AURELIA 试验是一项贝伐珠单抗联合化疗治疗铂类耐药复发性卵巢癌的开放标签随机Ⅲ期临床试验,纳入受试者为铂耐药上皮性卵巢癌、输卵管癌及原发性腹膜癌患者,结果显示,贝伐珠单抗联合化疗显著改善 PFS 3.3 个月,降低复发风险 52%(6.7 个月 vs.3.4 个月,$HR=0.48$,$P<0.001$),延长无铂间期至 6 个月以上。两组 ORR 分别为 27.3% 及 11.8%($P=0.001$),中位 OS 延长 3.3 个月(16.6 个月 vs.13.3 个月,$HR=0.85$,$P=0.174$),因组间交叉等原因,并未达到统计学差异。此外,根据 2013 年发表在 JGO 的一篇回顾性文章,NCCN 指南对铂耐药患者优选方案中,增加了口服环磷酰胺与贝伐珠单抗的治疗。该联合方案在铂耐药患者中

ORR 为 42.4%，CR 10.6%，PR 31.8%，临床获益率为 65.2%；对于有反应者中位 PFS 为 5 个月，中位 OS 为 20 个月，无反应者中位 OS 为 9 个月。

以上结果表明，尽管获益有限，贝伐珠单抗联合化疗仍为复发性卵巢癌带来了一定的生存益处。FDA 批准将贝伐珠单抗联合化疗用于铂敏感复发、铂耐药复发卵巢癌治疗。

贝伐珠单抗常见的毒性包括高血压、蛋白尿、血栓栓塞风险增加和胃肠道毒性。使用贝伐珠单抗治疗时，需动态监测患者血压。有动脉血栓栓塞史、糖尿病病史或年龄 >65 岁，以及易发心血管疾病（如心脏支架置入史）的患者，使用贝伐珠单抗时应慎重。

新诊断及复发卵巢癌治疗中贝伐珠单抗联合化疗的地位已有较成熟的证据支持，且随着临床研究的开展，贝伐珠单抗联合其他药物如 PARP 抑制剂、免疫检查点抑制剂等治疗策略在卵巢癌中的应用日渐广泛，但在卵巢癌新辅助治疗中应用贝伐珠单抗需谨慎，要考虑贝伐珠单抗在术前使用对切口愈合的影响。此外，探索在术后及复发治疗中贝伐珠单抗应用的最适剂量和持续时间，寻找潜在的生物标记物来预测贝伐珠单抗治疗的有效性和不良反应，探索贝伐珠单抗与其他新的治疗联合的安全性和有效性，重视成本效益分析，最大限度减少其严重不良反应，是合理应用贝伐珠单抗的关键。

（二）酪氨酸激酶抑制剂

由于单靶点抑制剂具有治疗范围窄、易出现耐药的问题，多靶点的小分子靶向药物可能较单靶点药物更具有应用优势。酪氨酸激酶是细胞外信号传递到细胞内的重要枢纽，在细胞增殖、细胞周期进程、细胞凋亡、血管生成、细胞迁移、基因转录、代谢反应以及各种调节机制中发挥重要作用。小分子酪氨酸激酶抑制剂（tyrosine kinase inhibitor，TKI）能够渗透通过细胞膜，特异性与胞内酪氨酸激酶活化位点相结合，抑制血管内皮生长因子受体、血小板衍生生长因子受体的激活，阻断肿瘤新生血管形成；还可通过抑制细胞增殖信号传导通路，抑制肿瘤生长，一定程度上可避免单通路阻断时出现的耐药现象。目前在卵巢癌中进行过临床研究的 TKI 包括帕唑帕尼（pazopanib）、西地尼布（cediranib）、索拉菲尼（sorafenib）以及我国自主研发的阿帕替尼（apatinib）、安罗替尼（anlotinib）等。

1. 帕唑帕尼 帕唑帕尼是一种血管内皮生长因子受体、血小板衍生生长因子受体的口服多靶点激酶抑制剂，在耐药复发性卵巢癌及初治卵巢癌维持治疗方面均进行了探索。MITO 11 研究纳入铂类耐药或无效的卵巢癌患者，随机分为紫杉醇单药周疗及紫杉醇周疗+帕唑帕尼组。结果表明，试验组 PFS 显著优于紫杉醇单药组（6.35 个月 vs.3.49 个月，HR=0.42，P=0.000 2），但 OS 无显著差异（19.1 个月 vs.13.7 个月，P=0.056）。AGO-OVAR-16 研究纳入了 940 例一线治疗后疾病无进展的 Ⅱ~Ⅳ 期卵巢癌、输

卵管癌和原发腹膜癌患者，随机入组帕唑帕尼或安慰剂维持治疗。治疗组 PFS 期显著改善（17.9 个月 vs.12.3 个月，P=0.002 1），但 OS 并无明显优势。对该研究的东亚患者进行亚组分析显示，帕唑帕尼组中位 PFS 缩短。治疗组出现的不良反应事件发生包括高血压、腹泻、恶心、头痛、疲劳和中性粒细胞减少等。鉴于 OS 未达到显著差异，且不良反应明显，FDA 目前尚未批准将帕唑帕尼用于晚期卵巢癌治疗，而 NCCN 指南以 2B 级证据将其列为复发卵巢癌的后线治疗可选药物。

2. 西地尼布 多靶点抗血管生成靶向抑制剂西地尼布是一种口服高选择性 VEGFR 抑制剂，可与胞内结构域的 3 种 VEGFR 结合，从而抑制 VEGF 信号；另一方面显著抑制 c-Kit、PDGFR-α、PDGFR-β 的酪氨酸激酶活性。在复发性卵巢癌的临床研究中，西地尼布显示了潜在的治疗价值。ICON6 比较了西地尼布联合含铂化疗对于铂敏感初次复发卵巢癌患者维持治疗的疗效及安全性。初步结果显示，与化疗组相比，西地尼布维持治疗组可改善 PFS 2 个月（11.4 个月 vs.9.4 个月，HR=0.68，P=0.002），并延长中位 OS 2.7 个月（20.3 个月 vs.17.6 个月，HR=0.70，P=0.042）。2017 年 ASCO 报道了其总体生存数据，化疗组平均生存时间 19.9 个月，维持治疗组 27.3 个月，HR 为 0.86。

2020 年 ASCO 会议报道的 GY004（NCT02446600）是在铂敏感复发卵巢癌中比较 PARP 抑制剂奥拉帕利单药或奥拉帕利联合西地尼布对比含铂化疗疗效的 Ⅲ 期临床研究。联合用药组与奥拉帕利单药组及标准化疗组相比，三组中位 PFS 分别为 10.4 个月、8.2 个月及 10.3 个月，ORR 分别为 69.4%、52.4%、71.3%。与含铂化疗相比，西地尼布与奥拉帕利的联合以及奥拉帕利单药均未达到改善 PFS 的主要终点；但亚组分析显示，BRCA1/2 突变亚组联合用药及奥拉帕利单药相较于含铂化疗有延长 PFS 的趋势（18.0 个月 vs.12.7 个月 vs.10.5 个月）。该研究中，西地尼布最常见的不良反应是腹泻、中性粒细胞减少、高血压、声音变化和甲状腺功能减退。这是第一个比较非铂类治疗方案与标准含铂化疗用于铂敏感复发卵巢癌的 Ⅲ 期试验，西地尼布与奥拉帕利的联合显示出与标准含铂化疗相似的活性。

3. 阿帕替尼 阿帕替尼为国产的小分子酪氨酸激酶抑制剂。通过选择性结合血管内皮生长因子受体 2 抑制肿瘤组织新生血管的形成。2014 年 CFDA 批准阿帕替尼用于治疗晚期胃癌，同时也开始了阿帕替尼在多个实体瘤治疗中的探索。在卵巢癌中也陆续进行了阿帕替尼联合化疗或联合 PARP 抑制剂、免疫治疗的多项临床研究，显示了其在抗肿瘤领域的前景。一项 Ⅱ 期单臂试验研究了阿帕替尼单药治疗多线治疗失败的复发性卵巢癌患者，阿帕替尼剂量为 500mg q.d. 时其客观缓解率为 41.4%，中位 PFS 为 5.1 个月，中位总生存期为 14.5 个月，低剂量阿帕替尼 250mg q.d. 也可获得相似疗效和较少的不良反应，其客观缓解率为 34.6%，中位 PFS 为 4.0 个月，中位总生存期为 25.3 个月。一

项在铂耐药复发/铂难治卵巢癌患者中开展的Ⅱ期研究表明阿帕替尼联合依托泊苷疗效良好，客观缓解率达到54%，且毒性可耐受。APPROVE研究探讨了阿帕替尼联合脂质体阿霉素对铂耐药或铂难治卵巢癌的疗效和安全性，显示对比脂质体阿霉素单药组，阿帕替尼联合脂质体阿霉素可以显著提高铂耐药或铂难治卵巢癌患者的中位PFS 2.5个月，不良反应可控。开展相关Ⅲ期临床研究具有一定价值。

4. 安罗替尼 安罗替尼作用于血管生成通路中VEGFR、PDGFR和FGFR等相关靶点，抑制c-Kit、Ret、FGFR、c-Met等靶点，控制肿瘤细胞增殖和转移。此外可通过增加T细胞活性及浸润，重塑肿瘤微环境，与免疫治疗、化疗以及放疗协同增效。在铂耐药卵巢癌中开展了多项安罗替尼的临床研究。一项前瞻性、单臂、单中心Ⅱ期研究纳入33例既往二线或以上化疗失败的铂耐药复发或难治性卵巢癌患者，安罗替尼单药治疗ORR和DCR分别为31.2%、75.5%，中位PFS为5.3个月，中位OS尚未达到。ANNIE研究是安罗替尼联合尼拉帕利用于铂耐药复发卵巢癌的一项单臂、多中心、开放标签的Ⅱ期研究，目的是评估安罗替尼联合尼拉帕利治疗铂耐药复发卵巢癌的有效性和安全性。截止到2021年12月，共40例患者入组，85%为高级别浆液型癌，Ⅲ~Ⅳ期患者占比92.5%。中位化疗线数为4线，且有67.5%的患者既往接受过抗血管生成药物治疗，87.5%患者为gBRCA野生型。ITT人群中，ORR为50%，DCR为85%，中位PFS为8.3个月。安罗替尼与化疗、免疫检查点抑制剂等联合的临床研究也在不断开展，其有效性和安全性的数据为临床提供了新的选择。

（三）抗血管生成素

近年来，人们又发现与血管生成相关的其他重要信号通路，血管生成素/酪氨酸蛋白激酶受体（angiopoietin/tyrosine kinase receptor tie-2，ANG/TIE-2）通路即是其中一条重要通路。ANG与TIE-2结合后，形成二聚体或多聚体并自身磷酸化，继而激活下游多条信号传导级联反应，促进内皮细胞生长。在多种肿瘤中，如乳腺、肺、卵巢和以及转移性黑素瘤等组织中，均发现有ANG-2的高表达，而其高表达往往提示预后不良。抗血管生成素药物trebananib已在初治和复发性卵巢癌治疗中进行了探索。TRINOVA1~3系列研究针对初治晚期及复发性卵巢癌，对比trebananib联合化疗组与单纯化疗组的疗效及安全性。TRINOVA-1及TRINOVA-3研究结果提示在铂耐药复发及一线治疗卵巢癌人群中，trebananib与化疗联合并不能改善患者的PFS，也不能减少患者的不良反应事件，联合方案疗效有限。TRINOVA-2主要评估trebananib联合聚乙二醇化脂质体阿霉素对铂敏感复发卵巢癌患者的疗效。结果显示，联合治疗能够显著改善ORR（46% vs. 21%）与中位DOR（7.4个月 vs. 3.9个月），但PFS并无显著获益。由于临床获益有限，抗血管生成素的临床应用尚待更多的证据支持。

二、聚腺苷二磷酸核糖聚合酶抑制剂

聚腺苷二磷酸核糖聚合酶（poly ADP-ribose polymerase，PARP）是一种广泛存在于真核细胞中的多功能蛋白质翻译后修饰酶，在DNA的损伤修复与细胞凋亡中发挥着重要作用。DNA损伤断裂后，PARP抑制剂通过捕获和抑制PARP活性，使DNA单链断裂不能正常修复，导致DNA单链断裂累积，在复制过程中转化为双链断裂，细胞需要同源重组修复或其他的修复机制来修正DNA复制过程的错误，才能得以继续分裂。若细胞本身已存在同源重组修复障碍，例如存在BRCA基因突变，则无法修复，导致细胞死亡。这种合成致死是PARP抑制剂发挥抗肿瘤作用的机制。以BRCA基因以及相关同源重组修复缺陷（homologous recombination deficiency，HRD）为靶点的靶向治疗和伴随诊断已成为肿瘤研究领域的热点之一，近年来在卵巢癌的靶向治疗中取得重大突破，PARP抑制剂在卵巢癌中的应用逐渐从后线前移到一线维持治疗，应用日渐普及。目前获得FDA批准用于晚期卵巢癌治疗的PARP抑制剂主要有奥拉帕利（olaparib）、尼拉帕利（niraparib）、卢卡帕利（rucaparib），我国研发的PARP抑制剂氟唑帕利和帕米帕利也从研发阶段走向临床应用。表9-19-23列出了在卵巢癌中PARP抑制剂获美国FDA及中国国家药品监督管理局（national medical products administration，NMPA）批准的适应证。

1. 奥拉帕利 奥拉帕利是第一个在卵巢癌的临床研究中取得较好疗效并获得FDA批准应用于临床的PARP抑制剂，在卵巢癌一线及复发维持治疗中均显示出良好的疗效及安全性。在中国，2018年8月，奥拉帕利被NMPA批准上市，用于铂敏感复发性卵巢癌的维持治疗。2019年12月，奥拉帕利获批作为一线维持疗法治疗BRCA突变的晚期上皮性卵巢癌、输卵管癌或原发性腹膜癌患者。

（1）一线维持治疗：SOLO1是一项在BRCA突变的FIGOⅢ~Ⅳ期卵巢癌患者中进行的评价一线含铂化疗后奥拉帕利单药维持治疗的Ⅲ期随机双盲安慰剂对照的多中心研究。随访5年的结果表明，奥拉帕利维持中位治疗时间为25个月，安慰剂组为13.9个月，主要终点中位PFS分别为56.0个月 vs.13.8个月，奥拉帕利维持治疗显著延长PFS 42.2个月，降低疾病复发风险67%。而维持治疗组中位无复发生存期尚未达到，安慰剂组为15.3个月。基于此研究，奥拉帕利获FDA及NMPA批准用于携带胚系或体细胞BRCA突变晚期上皮性卵巢癌、输卵管癌或原发性腹膜癌初治成人患者在一线含铂化疗达到完全缓解或部分缓解后的维持治疗。2022 ESMO发布SOLO1随访7年OS数据，奥拉帕利组中位OS仍未达到，7年OS率为67%，较安慰剂组降低45%死亡风险。奥拉帕利组与安慰剂组相比，中位TFST分别为64.0个月与15.1个月（HR=0.37，95%CI 0.28~0.48），中位TSST分别为93.2个月与40.7个月（HR=0.50，95% CI

表 9-19-23 PARP 抑制剂在卵巢癌的获批适应证（FDA 及 NMPA）

PARP 抑制剂	适应证	FDA 获批时间	NMPA 获批时间
奥拉帕利	经三线及以上化疗后,携带胚系 BRCA 突变的复发性上皮卵巢癌、输卵管癌或原发性腹膜癌成人患者的治疗	2014 年 12 月 [a]	
	铂敏感的复发性上皮性卵巢癌、输卵管癌或原发性腹膜癌成人患者在含铂化疗达到完全缓解或部分缓解后的维持治疗	2017 年 8 月	2018 年 8 月
	携带胚系或体细胞 BRCA 突变的（gBRCAm 或 sBRCAm）晚期上皮性卵巢癌、输卵管癌或原发性腹膜癌初治成人患者在一线含铂化疗达到完全缓解或部分缓解后的维持治疗	2018 年 12 月	2019 年 12 月
	奥拉帕利联合贝伐珠单抗用于新诊断含铂化疗后完全或部分缓解的 HRD 阳性晚期上皮性卵巢癌、输卵管癌或原发性腹膜癌成人患者维持治疗	2020 年 5 月	2022 年 9 月
尼拉帕利	铂敏感复发性上皮性卵巢癌、输卵管癌或原发性腹膜癌成人患者在含铂化疗达到完全缓解或部分缓解后的维持治疗	2017 年 3 月 [b]	2019 年 12 月
	经三线及以上化疗后,复发性上皮性卵巢癌、输卵管癌或原发性腹膜癌成人患者的治疗,满足以下 2 个条件之一：①BRCA 突变；②HRD 阳性且铂敏感	2019 年 10 月 [c]	
	晚期上皮性卵巢癌、输卵管癌或原发性腹膜癌成人患者对一线含铂化疗达到完全缓解或部分缓解后的维持治疗	2020 年 4 月	2020 年 9 月
卢卡帕利	经二线及以上化疗后复发,携带胚系或体细胞 BRCA 突变的（gBRCAm 或 sBRCAm）晚期上皮性卵巢癌、输卵管癌或原发性腹膜癌成人患者的治疗	2016 年 12 月 [d]	
	复发性卵巢癌、输卵管癌或原发性腹膜癌的成年患者对铂类化疗完全或部分缓解后的维持治疗	2018 年 4 月	
氟唑帕利	既往经过二线及以上化疗的伴有胚系 BRCA 突变（gBRCAm）的铂敏感复发性卵巢癌、输卵管癌或原发性腹膜癌患者的治疗		2020 年 12 月
	铂敏感复发性上皮性卵巢癌、输卵管癌或原发性腹膜癌成人患者在含铂化疗达到完全缓解或部分缓解后的维持治疗		2021 年 6 月
帕米帕利	既往接受过至少二线化疗、伴有胚系 BRCA（gBRCA）突变的晚期卵巢癌、输卵管癌或原发性腹膜癌患者的治疗		2021 年 5 月

注:a. 2022 年 8 月,FDA 撤回奥拉帕利用于治疗既往接受过三线或三线以上化疗的具有有害或疑似有害生殖细胞系 BRCA 突变（gBRCAm）的晚期卵巢癌患者的适应证。

b. 2022 年 11 月,FDA 调整尼拉帕利在铂敏感复发性上皮性卵巢癌、输卵管癌或原发性腹膜癌成人患者在含铂化疗达到完全缓解或部分缓解后的维持治疗适应证,限于有害或疑似有害的生殖系 BRCA 突变（gBRCAm）的患者。

c. 2022 年 9 月,FDA 撤回尼拉帕利用于治疗既往接受过三线或三线以上化疗的同源重组缺陷（HRD）阳性的晚期卵巢癌、输卵管癌或原发性腹膜癌成人患者的适应证。这些患者。HRD 阳性定义为存在有害或疑似有害的 BRCA 突变或基因组不稳定性,并且患者对最后一次铂类化疗有反应但 6 个月后疾病进展。

d. 2022 年 6 月,FDA 撤回卢卡帕利用于治疗既往接受过二线或二线以上化疗的有害 BRCA 突变（生殖细胞系和/或体细胞）的晚期卵巢癌患者的适应证。

0.37~0.67）,实现了更为持久的长生存获益。

PAOLA-1 研究是一项奥拉帕利联合贝伐珠单抗对比贝伐珠单抗单药用于新诊断晚期卵巢癌患者含铂化疗之后的维持治疗研究,目的在于明确奥拉帕利联合贝伐珠单抗双药维持治疗可否进一步改善患者的 PFS。该研究纳入的一线卵巢癌晚期患者不受手术结果和 BRCA 突变状态的限制。与贝伐珠单抗单药相比,奥拉帕利联合贝伐珠单抗维持治疗可使患者的中位 PFS 延长至 22.1 个月,贝伐珠单抗单药维

持治疗组的 PFS 为 16.6 个月（P<0.000 1）。亚组分析显示,tBRCA 突变和 HRD 阳性患者均有 PFS 获益和复发风险降低。两组 PFS 分别延长 15.5 个月与 19.5 个月,复发风险下降分别为 69% 与 67%；其 OS 数据尚未成熟。该研究表明,BRCA 突变/HRD 阳性的晚期卵巢癌患者可以从奥拉帕利联合贝伐珠单抗的维持治疗中获益。基于该研究结果,FDA 批准奥拉帕利联合贝伐珠单抗用于新诊断含铂化疗后完全或部分缓解的 HRD 阳性晚期上皮性卵巢癌、输卵管癌或原

发性腹膜癌成人患者的维持治疗。2022 年 ESMO 公布了 PAOLA-1 长期随访数据,在 HRD 阳性亚组中,联合用药组中位 PFS 达到 46.8 个月,46.1% 患者 5 年未发生疾病进展,中位 OS 显著延长(75.2 个月 vs. 57.3 个月,HR=0.62,95% CI 0.45~0.85),死亡风险降低 38%。基于其长期生存获益的结果,2022 年 9 月,NMPA 批准该适应证。

(2)复发维持治疗:Study 19 是一项针对铂敏感复发卵巢癌患者采用奥拉帕利与安慰剂维持治疗疗效对比的 II 期临床研究。该研究首次证实了 PARP 抑制剂对铂敏感复发卵巢癌的疗效,奥拉帕利组和安慰剂组的 PFS 分别为 8.4 个月和 4.8 个月(HR=0.35,P<0.001)。亚组分析显示,BRCA 突变患者中奥拉帕利组和安慰剂组的中位 PFS 分别为 11.2 个月和 4.3 个月(HR=0.18,P<0.000 1),BRCA 野生型患者中位 PFS 时间分别为 7.4 个月和 5.5 个月(HR=0.54,P=0.007 5)。长期随访数据显示,奥拉帕利组和对照组的中位 OS 分别为 29.8 个月和 27.8 个月(HR=0.73,P=0.024 83)。BRCA 突变患者亚组中,奥拉帕利组与对照组的中位 OS 分别为 34.9 个月和 30.2 个月(HR=0.62,P=0.002 48)。奥拉帕利治疗 BRCA 突变卵巢癌可降低 38% 的死亡风险,临床获益显著。接受奥拉帕利维持治疗的患者有 13% 治疗时间超过 5 年,11% 超过 6 年。

SOLO2 是在含铂化疗缓解后的铂敏感复发 BRCA 突变卵巢癌患者中,研究奥拉帕利单药维持的一项 III 期随机双盲安慰剂对照的多中心研究。该研究首要终点报告显示,研究者评估的实验组与对照组的中位 PFS 为 19.1 个月 vs. 5.5 个月(HR=0.30,P<0.000 1),盲法独立评审委员会(blinded independ review committee,BIRC)评估的中位 PFS 分别为 30.2 个月 vs. 5.5 个月(HR=0.25,P<0.000 1);奥拉帕利组在次要终点入组至第一次后续治疗时间(time to first subsequent therapy,TFST)、入组至下一线治疗疾病进展或任意原因导致的死亡(progression-free survival 2,PFS2)、入组至第二次后续治疗时间(time to second subsequent therapy,TSST)上也达到了显著延长。除贫血外,大多数毒性反应都是低级别不良反应,3 级以上的不良反应发生率 <5%。该研究结果显示奥拉帕利在铂敏感复发卵巢癌 BRCA1/2 突变患者中的维持治疗显著获益。

(3)后线治疗:SOLO3 在既往接受过≥2 线铂类化疗的 gBRCA 突变的铂敏感复发卵巢癌患者中,评估奥拉帕利对比医生选择的非铂类化疗(紫杉醇、拓扑替康、聚乙二醇化脂质体阿霉素或吉西他滨)的疗效。意向性治疗人群中,BICR 评估的中位 PFS 在奥拉帕利组和化疗组分别为 13.4 个月和 9.2 个月(HR=0.62,P=0.013);研究者评估的中位 PFS 分别为 13.2 个月和 8.5 个月(HR=0.49,P<0.001)。奥拉帕利单药治疗显著提高了患者的客观缓解率,延长了 PFS 时间。

奥拉帕利最常见的不良反应是恶心、疲劳、呕吐和贫血。奥拉帕利主要通过 CYP3A4 酶代谢,因此,在服用奥拉帕利时,不推荐合并使用强效 CYP3A 抑制剂或中效 CYP3A 抑制剂。

2. 尼拉帕利 尼拉帕利是全球第 1 个获批适用于所有铂敏感复发卵巢癌患者、无论其 BRCA 基因是否突变的 PARP 抑制剂。在卵巢癌一线维持治疗及后线治疗方面也有众多证据证实其疗效及安全性。

(1)一线维持治疗:PRIMA 研究是一项评价新诊断的晚期卵巢癌患者接受一线铂类化疗后进行尼拉帕利维持治疗的疗效和安全性的 III 期随机对照临床研究。该研究纳入新诊断的 FIGO III~IV 期高级别浆液性或子宫内膜样卵巢癌,无论其 BRCA 状态,III 期患者在初次手术后必须有可见的残留病灶。总体人群中,尼拉帕利组与安慰剂组 BICR 评估的 PFS 分别为 13.8 个月 vs. 8.2 个月(HR=0.62,P<0.000 1)。亚组分析显示,HRD 阳性亚组与安慰剂组 PFS 分别为 21.9 个月 vs. 10.4 个月(HR=0.43,P<0.000 1),HRD 阴性亚组 PFS 分别为 8.1 个月 vs. 5.4 个月(HR=0.68,P=0.02)。各预设亚组接受尼拉帕利维持治疗后 PFS 均有明显改善。PRIME 研究是中国首个卵巢癌全人群一线维持治疗 III 期临床研究。与安慰剂组相比,尼拉帕利维持治疗组中位 PFS 达 24.8 个月,延长总体人群中位 PFS 16.5 个月,降低 55% 复发风险。亚组分析显示无论 gBRCA 突变状态,尼拉帕利一线维持均有明确 PFS 获益。该研究结果与 PRIMA 研究结论一致。FDA 与 NMPA 批准,对于晚期上皮性卵巢癌、输卵管癌或原发性腹膜癌成人患者,一线含铂化疗达到完全缓解或部分缓解后可使用尼拉帕利进行维持治疗。

此外,贝伐珠单抗与尼拉帕利联合用于一线卵巢癌维持治疗的 OVARIO 研究也有阳性结果报道。联合用药组 18 个月 PFS 率为 62%,2022 年 SGO 会议上更新数据显示联合用药组中位 PFS 19.6 个月,OS 不成熟。HRD 阳性亚组的中位 PFS 更优。

(2)复发维持治疗:ENGOT-OV16/NOVA 试验是一项双盲、安慰剂对照的 III 期研究,纳入含铂化疗后获得缓解的铂敏感复发卵巢癌患者,按照 BRCA1/2 胚系突变(gBRCA)状况分为 gBRCA 突变队列和无突变队列。在 gBRCA 突变队列中,尼拉帕利维持治疗组与安慰剂组的 PFS 分别为 21.0 月及 5.5 月(HR 0.27,P<0.000 1),无突变队列中,两组 PFS 分别为 9.3 个月和 3.9 个月(HR=0.45,P<0.000 1);BRCA 野生型/HRD 阳性患者中,尼拉帕利组与安慰剂组的 PFS 分别为 12.9 个月 vs. 3.8 个月(HR=0.38,P<0.000 1)。尼拉帕利显著改善全组患者的 PFS,显著延长 2 个队列的无化疗间期并推迟再次治疗时间,且对于再次治疗疗效无影响。中国的 NORA 研究结论与该研究结果一致。FDA 及 NMPA 均批准尼拉帕利用于含铂化疗完全缓解或部分缓解的复发性上皮性卵巢、输卵管或原发性腹膜癌患者的单药维持治疗。

(3)后线治疗:QUADRA II 期临床研究评估了接受多线(至少 3 线或以上)治疗、HRD 阳性的铂敏感患者应用尼拉帕利治疗的疗效,客观缓解率为27%,疗效持续时间超过9个月,其中 BRCA 基因突变患者的疗效持续时间更长。

尼拉帕利血小板减少症发生率较高,可根据患者体重和基础血小板计数选择个体化初始剂量以减少该并发症的发生。与其他 PARP 抑制剂不同,尼拉帕利对细胞色素 P450 酶没有影响,且与伴随药物相互作用的可能性较小。

3. 卢卡帕利 卢卡帕利是口服的 PARP-1/2/3 多靶点抑制剂,目前尚未通过 NMPA 批准用于卵巢癌的治疗。ARIEL2 是一项采用卢卡帕利治疗高级别浆液性卵巢癌铂敏感复发患者的 Ⅱ 期临床研究。部分结果显示卢卡帕利治疗 BRCA 突变的复发性高级别浆液性卵巢癌患者 PFS 为 12.8 个月,BRCA-like 患者 PFS 为 5.7 个月,无突变患者 PFS 期为 5.3 个月。ARIEL3 研究对铂敏感复发卵巢癌患者应用卢卡帕利治疗,结果显示总体人群中位 PFS 较安慰剂组延长 5.4 个月。BRCA 基因突变组的中位 PFS 为 16.6 个月,安慰剂组为 5.4 个月($HR=0.23$,$P<0.000\ 1$);HRD 阳性/BRCA 野生型组的中位 PFS 为 9.7 个月,安慰剂组为 5.4 个月($HR=0.44$,$P<0.000\ 1$);HRD 阳性/BRCA 野生型组的中位 PFS 为 6.7 个月,安慰剂组为 5.4 个月($HR=0.58$,$P=0.004\ 9$)。研究结果证实了在铂敏感复发卵巢癌患者中,不论 BRCA 基因状态或是否存在同源重组缺陷,PARP 抑制剂均有临床疗效。以 BIRC 评估有无大块残余病灶(>2cm)作为亚组分析依据发现,无论是否有大块型病灶,卢卡帕利维持治疗均可使患者获益。FDA 批准卢卡帕利用于 ≥2 线化疗后 BRCA(胚系和/或体系)突变的晚期卵巢癌的单药治疗。

卢卡帕利最常见的最常见的不良反应包括恶心、乏力、呕吐和贫血,严重(3/4 级)不良反应包括贫血、肝功能异常、乏力等,可以通过调整卢卡帕利的剂量来监测和管理其不良反应。

4. 氟唑帕利 氟唑帕利是我国自主研发并拥有自主知识产权的创新药,2020 年 12 月获得 NMPA 批准,用于既往经过二线及以上化疗的伴有胚系 BRCA 突变的铂敏感复发性卵巢癌、输卵管癌或原发性腹膜癌患者的治疗。2021 年 6 月获批用于铂敏感复发性上皮性卵巢癌、输卵管癌或原发性腹膜癌成人患者在含铂化疗达到完全缓解或部分缓解后的维持治疗。

(1)复发维持治疗:FZOCUS-2 评价氟唑帕利用于铂敏感复发卵巢癌维持治疗的疗效及安全性。主要研究终点为 BIRC 评估的全人群及 gBRCA1/2 突变患者的 PFS。研究结果显示,相比安慰剂,氟唑帕利用于铂敏感复发卵巢癌维持治疗的 PFS 为 12.9 个月,安慰剂组为 5.5 个月,可显著降低疾病进展或死亡风险 75%($HR=0.25$,$P<0.000\ 1$),无论 gBRCA1/2 是否突变,患者均可从氟唑帕利治疗中获益。对 gBRCA 突变人群可降低 86% 疾病进展风险。

(2)后线治疗:FOCUS-3 是一项观察氟唑帕利治疗三线及以上的 gBRCA 突变、铂敏感复发卵巢癌的有效性和

安全性的临床研究。其主要研究终点 BIRC 评估的总体 ORR 为 69.9%,与研究者评估的 ORR 70.8% 高度一致,高于预设 ORR 值(55%)。截至 2020 年 3 月,BIRC 评估的 mPFS 为 12.0 个月,mOS 尚未达到,18 个月 OS 率为 89.2%。

氟唑帕利不良事件以 1~2 级为主,≥3 级 TRAE 以血液学为主,≥3 级乏力、胃肠道反应等非血液学不良事件较少见,未发现新的安全信号。

5. 帕米帕利 帕米帕利是我国自主研发的 PARP 抑制剂。BGB-290-102 是一项评估帕米帕利在携带 BRCA 突变的中国卵巢癌、输卵管癌及原发性腹膜癌患者的有效性和安全性的开放、多中心、Ⅱ 期研究。研究纳入既往接受过 ≥2 线化疗且携带胚系 BRCA1/2 突变的高级别上皮性、非黏液性卵巢癌、输卵管癌及原发性腹膜癌患者。入组包括铂敏感复发及铂耐药复发患者。对于铂敏感复发性卵巢癌,BIRC 确认的 ORR 为 68.3%,中位 DOR 为 13.8 个月,中位 PFS 为 15.2 个月。对于铂耐药复发性卵巢癌,ORR 为 31.6%,中位 DOR 为 11.1 个月,中位 PFS 为 6.2 个月。基于该研究结果,2021 年 5 月 NMPA 批准帕米帕利用于携带致病或疑似致病的胚系 BRCA 突变且既往接受过两线或两线以上化疗的晚期卵巢癌、输卵管癌或原发性腹膜癌患者的治疗,同时拥有铂敏感复发和铂耐药复发卵巢癌治疗的适应证。

从上述研究可以看出,PARP 抑制剂是近年来卵巢癌治疗领域取得的巨大进步。目前已有的研究数据表明,长期服用 PRAP 抑制剂的安全性较好,患者耐受性佳。常见不良反应为恶心、乏力、呕吐、贫血等。少见的严重不良反应为骨髓增生异常综合征(myelodysplastic syndrome,MDS)/急性髓细胞白血病(acute myelogenous leukemia,AML)。PARP 抑制剂在卵巢癌治疗中的良好表现让患者看到了新的治疗希望。为进一步提高临床疗效,克服耐药性,PARP 抑制剂与其他治疗策略的联合也在不断探索中,与抗血管生成治疗、免疫检查点抑制剂、DNA 损伤应答抑制剂等的联合,也在改变着晚期、复发、耐药卵巢癌患者的临床治疗实践。

三、增殖信号通路抑制剂

1. 表皮生长因子受体抑制剂 表皮生长因子受体(epidermal growth factor receptor,EGFR)是调节细胞内环境稳态的一种酪氨酸激酶,与配体结合后可影响细胞增殖、凋亡、迁移、血管生成和肿瘤发生等一系列复杂过程。在肿瘤细胞中 EGFR 常处于过度激活状态,使细胞周期失去调控,导致肿瘤细胞无限制生长。EGFR 抑制剂可通过影响细胞周期、DNA 损伤修复及抗血管形成等多种途径发挥抗肿瘤作用。目前用于临床的 EGFR 通路抑制剂主要有吉非替尼(gefitinib)、厄洛替尼(eriotinib)、曲妥珠单抗(trastuzumab)及西妥昔单抗(cetuximab)等,但此类药物在卵巢癌的临床试验结果显示获益有限。

2. 叶酸受体α 在生理情况下,叶酸受体α(folate receptor α,FRα)仅低度表达于少数正常组织细胞,在新生儿发育和癌症时发生明显上调。研究表明,FRα在各种上皮来源的非黏液性肿瘤中过度表达,肿瘤中高水平的FRα随着肿瘤分期和分级的增加而升高。由于FRα具有肿瘤特异性表达的特点,已成为抗肿瘤治疗的一个引人关注的靶点。法妥组单抗(farletuzumab)是一种人源化单克隆抗体,特异靶向于FRα,抑制叶酸受体活性。体外研究表明,farletuzumab在生理叶酸浓度下可阻断FRα过表达细胞的生长,但对正常细胞的生长没有影响。一项Ⅲ期临床试验对farletuzumab单药及联合化疗用于对铂敏感复发卵巢癌、输卵管癌以及原发性腹膜癌患者的临床疗效进行了评估,结果表明farletuzumab能够有效延长患者PFS及OS,但疗效仍有限。

索星-米妥昔单抗(mirvetuximab soravtansine,MIRV)是一种靶向FRα的抗体偶联药物(antibody-drug conjugate,ADC),将能与FRα结合的人源化单克隆抗体(M9346A)和能够产生细胞毒性的DM4分子通过磺基-SPDB连接子连接。ADC结合了单克隆抗体对肿瘤抗原的特异性,更具有靶向性,能在肿瘤组织内释放高活性的细胞毒药物。MIRV治疗铂耐药卵巢癌的安全性和疗效的Ⅰ期扩展性研究中,客观缓解率为46%,中位PFS 6.7个月。SORAYA试验(NCT04296890)评估MIRV在既往接受过1~3线治疗且接受过贝伐珠单抗治疗的铂耐药卵巢癌患者中的疗效,结果提示MIRV在FRα高表达的铂耐药卵巢癌患者中产生具有临床意义的抗肿瘤活性,研究者评估的ORR为32.4%,中位DOR为6.9个月,DCR为51%,中位PFS为4.3个月,OS数据尚未成熟;不良事件主要是低级别胃肠道和眼部事件,具有可接受的安全性和耐受性。上述研究结果显示了叶酸受体抑制剂在铂耐药卵巢癌中的治疗潜力。针对叶酸受体抑制剂与其他药物联合的研究正在进一步开展中。

3. PI3K-Akt-mTOR通路抑制剂 PI3K-Akt-mTOR通路在维持蛋白合成、细胞生长和迁移等方面发挥重要作用。该通路的异常激活与人类肿瘤的发生密切相关,研究表明,该通路在不同亚型的卵巢癌中有异常激活,如发生Akt2活性增加,PIK3CA扩增或体细胞突变,PTEN表达缺失或失活。进一步有证据表明PI3K/AKT/mTOR通路在卵巢癌化疗耐药发展中具有一定作用。因此,靶向PI3K/AKT/mTOR通路的关键节点具有一个潜在的治疗前景。而靶向PI3K-Akt-mTOR抑制剂的研究近年来取得了一定进展。

第一个PI3K/AKT/mTOR抑制剂是靶向mTOR的抑制剂依维莫司(everolimus),是目前在卵巢癌中研究最广泛的mTOR抑制剂。替西罗莫司(temsirolimus)在化疗抵抗性卵巢癌如透明细胞癌或黏液性癌中具有潜在的治疗优势,目前在晚期透明细胞癌一线治疗或难治性、铂耐药复发卵巢癌中的临床试验正在进行中。一项荟萃分析

对来自19项研究的PI3K/AKT/mTOR通路抑制剂单药治疗晚期或复发性卵巢癌的有效性进行了汇总,临床获益率(clinical benefit rate,CBR)为32%,ORR仅为3%。基于当前生物标记物来选择未能显著改善CBR。该荟萃分析显示PI3K/AKT/mTOR抑制剂单药治疗晚期或复发性卵巢癌患者的疗效有限,故建议PI3K/AKT/mTOR抑制剂应仅在临床研究中使用,需要进一步在基于可靠生物标志物的高选择人群中评估PI3K/AKT/mTOR通路的功能活性,建议优选与其他靶向药物的组合应用。目前的Ⅰ/Ⅱ期临床试验表明mTOR抑制剂与抗血管生成剂和/或化疗药物联合使用比单一疗法表现出更有希望的结果。

4. RAS/RAF/MEK/ERK通路抑制剂 RAS/RAF/MEK/ERK信号通路,是当前被了解最为透彻的信号通路之一。研究表明,编码该通路相关蛋白底物的基因突变、异常扩增会引起该通路的过度活化,从而导致细胞异常增殖、凋亡缺失、血管形成增加及对化疗药物耐药等。MEK作为该通路上的关键分子,对其特异性抑制剂的研究成为肿瘤治疗研究的热点之一。低级别浆液性癌较高级别浆样性癌具有更高的MAPK通路的突变频率,患者对化疗的应答率低,70%以上的患者容易复发。曲美替尼(trametinib)是一种治疗黑色素瘤的MEK抑制剂。GOG 281/LOGS研究对比复发性低级别浆液性癌患者中使用MEK抑制剂曲美替尼与医生选择的标准治疗的疗效。截止到2018年4月,260例患者入组,并随机分配至曲美替尼组或标准治疗组。在主要分析时,曲美替尼组的中位PFS为13.0个月,标准治疗组为7.2个月(HR=0.48,P<0.000 1),曲美替尼可使疾病进展风险降低52%。与来曲唑治疗相比,曲美替尼组中位PFS为15个月,来曲唑组为10.6个月,降低疾病进展风险42%。在该研究中,对134例肿瘤样本测序,分析KRAS、BRAF及NRAS突变状况与疗效关系,结果显示突变阳性组曲美替尼治疗ORR达50%,标准治疗组为9.1%。突变阴性组ORR分别为8.3%与7.1%。但经过统计学多重比较调整后差异未达到统计学显著性(P=0.11)。曲美替尼最常见的3级或4级不良事件是皮疹、贫血、高血压、腹泻、恶心和疲劳。本研究为第一项在低级别浆液性癌中获得阳性结果的随机试验,提示曲美替尼可作为进展性或复发性低级别浆液性癌患者的一种新的标准治疗选择。

5. WEE1抑制剂 WEE1为DNA损伤修复(DNA damage repair,DDR)通路的一个重要激酶,参与细胞周期的调控,在G₂/M期检查点发挥关键作用。50%以上的肿瘤存在p53基因缺失或突变,导致细胞周期G₁/S检查点的缺陷,肿瘤细胞DNA的复制及损伤修复过程更依赖于G₂/M检查点。使用WEE1抑制剂抑制WEE1激酶活性后,肿瘤细胞的DNA损伤不能及时修复便进入M期,造成基因组不稳定性和染色体缺失,有丝分裂异常,导致肿瘤细胞凋亡。

adavosertib是一种选择性WEE1激酶抑制剂,通过阻断p53突变型细胞中WEE1活性,消除DNA损伤检查点,并

阻断了 ATM 和 ATR 介导的 DNA 损伤应答通路,使 DNA 损伤得不到及时有效修复。在未经选择的铂耐药复发高级别浆液性卵巢、输卵管和原发性腹膜癌患者中,已证明单药或联合化疗的安全性和活性。在 *TP53* 突变的难治性或一线治疗 3 个月内复发的卵巢癌患者的 II 期研究中,使用 adavosertib 联合卡铂,结果显示,在入组的 24 例患者中,有 21 例可评估疗效终点。总体缓解率为 43%,中位无进展和总生存时间分别为 5.3 个月和 12.6 个月。adavosertib 联合卡铂显示出可控的毒性;最常见的不良反应是疲劳、恶心、血小板减少症、腹泻和呕吐,最常见的 3 级或 4 级不良事件是血小板减少症和中性粒细胞减少症。adavosertib 与 DNA 损伤化疗药物、DNA 损伤修复抑制药物或放射治疗联合使用,可增强其抗肿瘤作用和放射治疗效果。

卵巢癌的精准治疗在近年来取得了迅猛发展和长足进步,精准靶标、多靶向联合和实时监控是实现精准治疗的关键,但目前能改善卵巢癌患者生存状态的靶向治疗主要是血管生成抑制剂和 PARP 抑制剂,其他大部分药物仍在试验

中,具有显著疗效的靶向药物种类有限,故目前还存在许多亟待明确和解决的问题。首先,理想靶标的选择以及具有预测价值的生物标志物的探索是实现卵巢癌的个体化精准治疗的基础。其次,研究靶向药物的最佳用药时机,探索靶向治疗与其他治疗策略联合作用的疗效,比较不同机制的治疗方式联合能否能够得到疗效的叠加甚至更大的获益,其毒性反应是否增强,均需要在不断的临床实践和临床试验中获得高级别的循证医学证据。而有效靶向药物和抗体的设计、药物耐药性的克服、肿瘤微环境均有待进一步探索。近年来,研究人员致力于卵巢癌诊断、治疗、转移、耐药和预后等相关生物标志物及分子靶点的研究,期望通过基因、抗体、免疫细胞等生物标记物的检测预测患者预后及疗效,并寻找新的治疗靶点,研发出相关分子位点的新型靶向制剂,为实现卵巢癌的精准治疗奠定基础。靶向治疗时代下,如何让精准治疗更科学、更合理的应用于临床,实现个体化治疗,最大限度让患者获益,是医务工作者不断努力和前行的方向。

(李清丽　尹如铁)

第十七节　卵巢恶性肿瘤相关并发症的治疗

一、卵巢肿瘤蒂扭转

卵巢肿瘤的瘤蒂由骨盆漏斗韧带、卵巢固有韧带、输卵管及卵巢输卵管系膜组成,其中包括供应卵巢、输卵管血液的卵巢血管、子宫血管卵巢支等。大约 10% 的卵巢肿瘤患者因某种诱因导致其蒂扭转而发生急性下腹疼痛。蒂扭转是卵巢肿瘤最常见的并发症,是常见的妇科急腹症。

卵巢肿瘤蒂扭转一经确诊,应尽快行手术治疗,如不及时手术,病情将继续恶化,扭转的肿瘤易坏死、破裂、感染,导致弥漫性腹膜炎、脓毒血症、感染性休克。

手术方式一般采用剖腹探查,也可行腹腔镜手术。应将卵巢肿瘤及其瘤蒂、输卵管一并切除,并送快速冷冻病理检查。卵巢恶性肿瘤者原则上应行根治性手术,但对于年轻、渴望生育的早期患者可保留生育功能,但必须仔细检查对侧卵巢有无肿瘤。

蒂扭转后的卵巢肿瘤因血液循环障碍而发生水肿、质脆而易于破裂。因扭转后的瘤蒂的血管内的血栓可以达扭转部位以上,故钳夹切除瘤蒂必须在扭转以上的正常组织处,钳夹前切不可先恢复扭转,以防止血栓脱落进入血液循环,及瘤体内大量的坏死感染毒素入血播散,造成更严重的并发症,但近年来临床研究发现并不支持这一观点。McGovern 等回顾分析了近 1 000 例扭转病例,发现肺栓塞的发生率仅为 0.2%,而这些肺栓塞的发生与附件切除有关,

而与蒂扭转恢复无关。

对于早期扭转的患者在排除恶性的前提下可先给予松解附件扭转,如松解几分钟后充血减轻、卵巢容积和发绀明显缓解,可以采用肿瘤剥除的保守型处理。

二、卵巢肿瘤破裂

卵巢肿瘤在某些因素的作用下导致肿瘤囊壁破裂,囊液溢入腹腔,常引起急腹症、感染、肠粘连和肿瘤播散等。

对既往有卵巢肿瘤存在的患者,发生妇产科急腹症时应疑有卵巢肿瘤破裂,应立即行手术治疗。对于高度怀疑为卵巢非赘生性肿瘤破裂(滤泡囊肿、黄体囊肿、卵泡膜黄素化囊肿)的轻症患者可先予以止血、预防感染等保守治疗。手术方式以剖腹探查为主,对于倾向于非黏液性的良性肿瘤、有手术指征的非赘生性肿瘤破裂及卵巢子宫内膜异位囊肿破裂,也可考虑腹腔镜检查和手术。术中尽量吸净溢入腹腔的瘤体内容物,并取腹腔液送细胞学检查,彻底冲洗盆、腹腔。若为恶性卵巢肿瘤破裂,也可考虑应用铂类抗癌药生理盐水稀释液冲洗,术毕腹腔化疗或术后尽早开始化疗。若为卵巢黏液性囊腺瘤破裂,则用 5% 葡萄糖液反复冲洗盆、腹腔,以防止黏液性上皮细胞种植于腹膜。根据术中探查所见,取肉眼观察可疑恶变的肿瘤组织或肿瘤破口边缘组织常规送冰冻切片病理检查,对侧卵巢仔细检查及剖解,从而判断肿瘤性质及病变范围,再结合患者年龄及生育要求等具体情况决定手术范围。

三、感染

卵巢恶性肿瘤单纯并发感染者并不常见。多继发于蒂扭转、肿瘤破裂,也可来源于周围脏器的感染,如阑尾脓肿等,偶有因肠粘连而继发大肠埃希菌感染者。肿瘤并发感染时主要表现为在原有临床表现基础上,出现发热、腹痛、白细胞升高及不同程度腹膜炎,甚至感染性休克。因此卵巢肿瘤并发蒂扭转和肿瘤破裂应立即手术防止继发感染。对于卵巢恶性肿瘤并发感染者应以抗生素控制感染后尽早手术探查。

四、肠梗阻

国外文献报道,晚期原发性或转移性肿瘤并发肠梗阻的发生率为5%~43%,最常见并发肠梗阻的原发肿瘤为卵巢癌(5.5%~51%)。小肠梗阻较大肠梗阻更为常见(61%和33%),>20%的患者大肠和小肠同时受累。卵巢癌并发肠梗阻占癌性小肠梗阻的50%,占癌性大肠梗阻的37%。

1. 病因 明确病因对肠梗阻的治疗有重要意义,可分为癌性和非癌性两大类。

(1)癌性病因:癌症播散(小肠梗阻常见)和原发肿瘤(结肠梗阻常见)造成的梗阻。恶性肿瘤导致的机械性肠梗阻可能合并炎性水肿、便秘、肿瘤及治疗所致的纤维化、恶病质或电解质紊乱(如低钾)、肠道动力异常、肠道分泌降低、肠道菌群失调及药物不良反应等因素,从而使病情进一步复杂及恶化。

(2)非癌性病因:如术后出现肠粘连、肠道狭窄及腹内疝,年老体弱者粪便嵌顿。非癌性原因所致的肠梗阻发生率约占肠梗阻的3%~48%。即使是已知存在恶性肿瘤病灶的肠梗阻患者,也需要考虑非癌性病因导致的可能。

2. 诊断

(1)临床表现:大多缓慢发病,常为不全性肠梗阻。常见症状包括恶心、呕吐、腹痛、腹胀、排便排气消失等。初始症状通常为间歇出现可自发缓解的腹痛、恶心、呕吐和腹胀,症状发作时通常仍有排便或排气。症状随病情进展而逐渐恶化为持续性。症状与肠梗阻部位及程度相关。

(2)影像学检查

1)X线腹部平片:诊断肠梗阻的常用检查方法。可以显示肠梗阻的一些征象,如肠曲胀气扩大、肠内液气平面。结合临床表现,可以诊断肠梗阻及梗阻部位。

2)腹部CT扫描:推荐在有条件的情况下,作为肠梗阻影像学诊断的首选方法。腹部CT可评估肠梗阻部位及程度,还可能评估肿瘤病变范围,为决定进一步治疗方案(如抗肿瘤治疗、手术治疗、支架治疗或药物姑息治疗等)提供依据,同时还可用于术后随访。

3)胃肠造影:上段小肠梗阻(口服造影)和结直肠梗阻(灌肠造影)有助于确定梗阻的位置和范围以及伴随的胃肠运动异常。值得注意的是,钡剂虽能提供清晰的对比影像,但因不能吸收,可能导致严重的梗阻,肠梗阻禁忌使用;推荐使用水溶性碘对比剂,该造影剂可提供与钡剂相似的影像,并且在某些情况下对一些可逆性梗阻可能有助于恢复肠道正常运动;鉴于腹部CT的广泛使用,目前临床较少使用胃肠造影技术诊断肠梗阻。

3. 治疗 卵巢癌并发肠梗阻的处理与其他原因引起的肠梗阻的处理方法是相同的,约有80%的肠梗阻患者可通过手术解除梗阻。但是卵巢癌肠梗阻患者手术治疗的并发症和病死率相当高,故有人建议应该依靠妇科医师的判断和经验,以及患者有无姑息疗效和康复的机会,采取个体化原则进行处理。应该根据患者疾病的阶段、预后及进一步接受抗肿瘤治疗的可能性、全身状况以及患者意愿,决策治疗方案。北京大学人民医院屠铮等认为晚期或复发性卵巢上皮癌合并肠梗阻的治疗应首选保守治疗,并在肠梗阻缓解后予以化疗,可适当延长生命。当保守治疗无效、造成肠梗阻的转移灶相对孤立、无肠切除禁忌证、术后有敏感化疗辅助时,才考虑手术治疗,应兼顾生存时间和生活质量,慎重把握手术指征和手术范围。

卵巢癌并发肠梗阻治疗目标是改善生活质量,其治疗方法包括手术治疗、药物和其他姑息治疗。《晚期癌症患者合并肠梗阻治疗的专家共识》2007年版是在借鉴欧洲姑息治疗学会MBO治疗的指南及国外经验的基础上,结合国内临床实际情况,经过专家们1年多的努力达成的共识。因此,我们在处理卵巢癌并发肠梗阻时可遵循该共识。

(1)手术治疗:手术治疗仍然是卵巢癌并发肠梗阻患者主要的治疗方法之一,但应严格掌握手术指征。手术治疗的指征、方法选择等并无定论,存在高度的经验性和选择性。仅适用于机械性梗阻和/或肿瘤局限、单一部位梗阻,并且有可能对进一步化疗及抗肿瘤治疗获益的患者。对于经过选择的适宜患者,手术可以达到最佳的缓解症状、提高生活质量和延长生存时间的目的。手术治疗绝对禁忌证包括:近期开腹手术证实无法进一步手术、既往腹部手术显示肿瘤弥漫性转移和累及胃近端、影像学检查证实腹腔内广泛转移且造影发现严重的胃运动功能障碍、触及弥漫性腹腔内肿物、大量腹水和引流后复发。手术治疗相对禁忌证包括:有腹腔外转移产生难以控制的症状(如呼吸困难)、腹腔外疾病(如广泛转移、胸腔积液)、一般情况差、营养状态较差(如体重明显下降,甚至出现恶病质,明显低蛋白血症)、高龄和既往腹腔或盆腔放疗。可选择的手术方案有松解粘连、肠段切除、肠段吻合和肠造瘘。手术治疗效果评价指标包括:症状(包括恶心、呕吐、疼痛等)缓解的程度、生活质量、能够经口进食、能够接受固体食物、肠道功能恢复程度、术后肠梗阻持续缓解>60天等,多数学者认为术后生存时间>60天可以作为姑息手术治疗有效的标志之一。

（2）药物治疗：药物种类包括止痛药(主要为阿片类镇痛药)、止吐药、激素类药及抗分泌药。治疗目标：不使用减压装置或在使用胃肠减压装置的同时，控制恶心、呕吐、腹痛和腹胀等症状。药物治疗的剂量和给药途径需个体化，大多数肠梗阻患者不能口服给药；静脉给药最好经中心静脉置管给药；可选择皮下注射、经直肠或舌下途径给药。

（3）肠梗阻导管小肠内固定排列术：为预防术后粘连性肠梗阻的发生提供了新思路，已证实可使粘连性肠梗阻的非手术治疗成功率达到84%。肠梗阻导管主要由前导头、尾部和亲水性导丝3个部分结构组成。前导头由5个小金属球相接而成，主要起到在透视下确认导管位置以及利用金属球重力引导导管在肠腔内前进的作用。尾部由4个管口组成，分别为：负压抽吸口、补气口、前球囊口、后球囊口。抽吸口主要起负压引流或经导管内肠内营养的作用；前球囊内推入约15ml蒸馏水，用于辅助前导头带动导管前进；后球囊可用来行肠腔造影，在X线辅助下找寻前导头位置并判断肠管阻塞部位；补气口可预防因负压导致的导管侧孔吸附肠内壁。亲水性导丝为肠梗阻导管内部导丝，能在放置导管时起支持作用，增加导管韧性。肠梗阻导管的放置方法可以是胃肠镜监视放置或X线监视下放置；途径可以是经鼻或经肛门。肠梗阻导管的有效性判定主要通过导管移行情况、消化道引流液的量、患者症状的减轻情况及影像学检查指标等几个主要方面来综合判断。一般成功置管后1~2天内导管便可迅速移动至梗阻部位附近，胃肠减压液体量明显增多，2天后引流量可逐渐减少；随之患者的临床症状亦会减轻且恢复排气。相反，当经鼻肠梗阻导管置管成功后3天、导管在肠腔内仍无明显下移或置管5天以上，肠梗阻症状无明显改善，则仍需考虑手术治疗。需要注意的是，若刻度显示导管进入较深，但患者梗阻症状未明显减轻且胃肠减压液引流较少时，需进行腹部立位X线片来判断是否存在导管前端卷曲的情况。肠梗阻导管适用于以下几种情况，①单纯性肠梗阻：肠梗阻导管能比普通鼻胃管更加接近阻塞部位，有效地抽出肠腔储留的内容物，缓解肠管压力，减轻梗阻症状，改善肠管血供。一般放置1~2天就可减轻腹痛及腹胀症状。②肠梗阻导管小肠内固定术预防粘连性肠梗阻，利用导管的韧性，使小肠内固定排列有序粘连，避免肠管呈锐角折叠而导致肠梗阻复发。③肠瘘的治疗：肠梗阻导管置于瘘口的近端进行抽吸，可减少肠液沿瘘口外渗，从而减轻腹腔炎性反应，为瘘口愈合创造条件，防止病情恶化及感染的进展。肠梗阻导管置于瘘口远端肠管，可绕过瘘口进行肠内营养支持治疗，改善患者营养状态，加速康复。肠梗阻导管相关并发症包括：①消化道黏膜损伤、出血、穿孔，多由于置管不当或前球囊长时间压迫肠管黏膜所致；②导管前端胃内折曲或打结，多是由于人为将导管近端过急送入，但导管头端未能很好的通过幽门，导致在胃内成结或折曲；③导管前气囊破裂或堵塞，多是由于向气囊内注入液体较多，一般15ml左右为宜，不宜>25ml；④导管堵塞，肠梗阻导管放置完成后，可能会因为肠内容物黏稠或颗粒过大而堵塞。

（4）其他治疗

1）补液：补液适用于存在脱水症状的肠梗阻患者。肠梗阻患者的口干、口渴症状有时可能与静脉或口服补液量无关。口腔护理和反复吸吮冰块、液体或涂唇膏等措施，可能减轻口干、口渴症状。补液方法有静脉或皮下输液。静脉补液方法长期应用会给患者带来不适和不便，因此长期静脉补液仅适用于有中心静脉置管的患者。

2）全胃肠外营养：全胃肠外营养(total parenteral nutrition, TPN)的主要目的是维持或恢复患者的营养，纠正或预防与营养不良相关的症状。TPN在肠梗阻治疗中的作用存在争议，其一方面可延长患者的生存时间，另一方面可导致并发症，延长不必要的住院时间。TPN不应作为肠梗阻患者的常规治疗，仅选择性用于某些肠梗阻患者(肿瘤生长缓慢、可能因为饥饿而非肿瘤扩散而死亡者)。Cozzagliao等的研究结果显示，TPN适用于Karnofsky行为状态(Karnofsky Performance Status, KPS)评分>50%，而且预期生存时间>2个月的肠梗阻患者。

3）鼻胃管引流：鼻胃管引流(naso-gastric tube, NGT)仅推荐用于需要暂时性减少胃潴留的肠梗阻患者。长期使用NGT仅限于药物治疗不能缓解症状而又不适用于行胃造瘘手术的患者。NGT可产生严重明显不适感，引起鼻咽部刺激、鼻软骨腐蚀、出血或换管或自发性脱出等并发症。

4）胃造瘘：胃造瘘适用于药物治疗无法缓解呕吐症状的肠梗阻患者，慎用于既往多次腹部手术、肿瘤广泛转移、合并感染、大量腹水及出血风险的患者。

五、出血

卵巢良性肿瘤多因瘤蒂扭转或肿瘤破裂引起出血，恶性肿瘤则常因癌细胞浸润生长，破坏血管而致出血。卵巢肿瘤并发出血的临床表现为原有临床表现基础上合并不同程度的内出血征象，出血量多时可引起严重贫血伴剧烈腹痛，甚至休克，需急行手术治疗。

六、腹水

对于多数恶性肿瘤，出现大量腹水常提示病程已属终末期。但与其他恶性肿瘤不同，恶性腹水其实是卵巢癌临床表现的一部分，对于合并腹水的卵巢癌患者初次治疗时仍应采取积极的治愈性的手段。而对于复发、化疗耐药的卵巢癌出现恶性腹水时，治疗相当困难，多为缓解症状，常用的措施为利尿、限盐、重复腹腔穿刺外引流等。也可以采用免疫治疗来控制顽固性恶性腹水。

（吕卫国　沈源明）

1. 张予,林宗秀,刘开琴,等. 1999-2018 年贵州省黔南州女性生殖系统主要恶性肿瘤发病趋势分析. 现代预防医学,2020,47(10):4.

2. 徐杰茹,陈磊,王冕,等. 1990-2019 年中国女性卵巢癌发病趋势分析与预测. 现代预防医学,2021,48(19):3457-3460.

3. 王悠清. 2020 年全球癌症统计报告. 中华预防医学杂志,2021,55(03):398-398.

4. 李晶,吴妙芳,林仲秋.《FIGO 2021 妇癌报告》——卵巢癌、输卵管癌、腹膜癌诊治指南解读. 中国实用妇产科杂志,2022,38(3):301-309.

5. 李晶,吴妙芳,林仲秋.《FIGO 2018 妇癌报告》——卵巢癌、输卵管癌、腹膜癌诊治指南解读. 中国实用妇产科杂志,2019,35(3):304-314.

6. 林仲秋,吴妙芳,李晶,等.《FIGO 2015 妇癌报告》解读连载三——卵巢癌、输卵管癌、腹膜癌诊治指南解读. 中国实用妇产科杂志,2015,31(12):1074-1081.

7. Hang W,Feng Y,Sang Z,et al. Downregulation of miR-145-5p in cancer cells and their derived exosomes may contribute to the development of ovarian cancer by targeting CT. Int J Mol Med,2019,43(1):256-266.

8. Ren X,Zhang H,Cong H,et al. Diagnostic model of serum miR-193a-5p,HE4 and CA125 improves the diagnostic efficacy of epithelium ovarian cancer. Pathol Oncol Res,2018,24(4):739-744.

9. Samuel D,Diaz-Barbe A,Pinto A,et al. Hereditary Ovarian Carcinoma:Cancer Pathogenesis Looking beyond BRCA1 and BRCA2. Cells,2022,11(3):539.

10. De Leo A,Santini D,Ceccarelli C,et al. What Is New on Ovarian Carcinoma:Integrated Morphologic and Molecular Analysis Following the New 2020 World Health Organization Classification of Female Genital Tumors. Diagnostics(Basel),2021,11(4):697.

11. Köbel M,Kang EY. The Evolution of Ovarian Carcinoma Subclassification. Cancers(Basel),2022,14(2):416.

12. Marinelli O,Annibali D,Aguzzi C,et al. The Controversial Role of PD-1 and Its Ligands in Gynecological Malignancies. Front Oncol,2019,9:1073.

13. 蒋芳,向阳. 卵巢癌免疫治疗的现状与进展. 中国实用妇科与产科杂志,2021,37(6):630-634.

14.《肿瘤病理诊断规范》项目组. 肿瘤病理诊断规范(卵巢癌及交界性上皮性肿瘤). 中华病理学杂志,2018,47(5):324-327.

15. 中国研究型医院学会腹膜后与盆底疾病专业委员会. 黏液性卵巢癌诊断与治疗中国专家共识(2021 年版). 中国微创外科杂志,2021,21(7):577-588.

16. 刘继红,朱笕青. 卵巢恶性肿瘤诊断与治疗指南(第四版). 中国实用妇科与产科杂志,2018,34(7):739-749.

17. 中国抗癌协会妇科肿瘤专业委员会. 中国卵巢上皮性癌维持治疗专家共识(2020 版). 中国实用妇科与产科杂志,2020,36(3):234-238.

18. McCormack M. Radiation Therapy in Ovarian Cancer:An Overview and Future Directions. Clin Oncol,2018,30(8):504-506.

19. Jacobson G,Galvan-Turner V. Rethinking the Role of Radiation Therapy in the Management of Epithelial Ovarian Cancer. Diagnostics(Basel),2020,10(4):211.

20. Iftode C,D'Agostino GR,Tozzi A,et al. Stereotactic Body Radiation Therapy in Oligometastatic Ovarian Cancer:A Promising Therapeutic Approach. Int J Gynecol Cancer,2018,28(8):1507-1513.

21. Johns EA,Stanley JA,Toboni MD,et al. Radiation therapy for vaginal and perirectal lesions in recurrent ovarian cancer. Gynecol Oncol Rep,2021,37:100808.

22. Herrera FG,Irving M,Kandalaft LE,et al. Rational combinations of immunotherapy with radiotherapy in ovarian cancer. Lancet Oncol,2019,20(8):e417-e433.

23. Jablonska PA,Cambeiro M,Gimeno M,et al. Intraoperative electron beam radiotherapy and perioperative high-dose-rate brachytherapy in previously irradiated oligorecurrent gynecological cancer:clinical outcome analysis. Clin Transl Oncol,2021,23(9):1934-1941.

24. Armstrong DK,Alvarez RD,Bakkum-Gamez JN,et al. Ovarian Cancer,Version 2. 2020,NCCN Clinical Practice Guidelines in Oncology. Journal of the National Comprehensive Cancer Network:JNCCN,2021,19(2):191-226.

25. Tewari KS,Burger RA,Enserro D,et al. Final Overall Survival of a Randomized Trial of Bevacizumab for Primary Treatment of Ovarian Cancer. J Clin Oncol,2019,37(26):2317-2328.

26. Moore K,Colombo N,Scambia G,et al. Maintenance Olaparib in Patients with Newly Diagnosed Advanced Ovarian Cancer. N Engl J Med,2018,379(26):2495-2505.

27. Mirza MR,Bergmann TK,Mau-Sørensen M,et al. A phase Ⅰ study of the PARP inhibitor niraparib in combination with bevacizumab in platinum-sensitive epithelial ovarian cancer:NSGO AVANOVA1/ENGOT-OV24. Cancer Chemother Pharmacol,2019,84(4):791-798.

28. Morand S, Devanaboyina M, Staats H, et al. Ovarian Cancer Immunotherapy and Personalized Medicine. Int J Mol Sci, 2021, 22 (12): 6532.

29. Lheureux S, Braunstein M, Oza AM. Epithelial ovarian cancer: Evolution of management in the era of precision medicine. CA Cancer J Clin, 2019, 69 (4): 280-304.

30. Korenaga TK, Tewari KS. Gynecologic cancer in pregnancy. Gynecologic Oncology, 2020, 157 (3): 799-809.

31. Boussios S, Moschetta M, Tatsi K, et al. A review on pregnancy complicated by ovarian epithelial and non-epithelial malignant tumors: Diagnostic and therapeutic perspectives. J Adv Res, 2018, 12: 1-9.

32. DUSKI DF, RADZISAW MIERZYŃSKI, PONIEDZIAEK-CZAJKOWSKA E, et al. Ovarian Cancer and Pregnancy-A Current Problem in Perinatal Medicine: A Comprehensive Review. Cancers, 2020, 12 (12): 3795.

33. NCCN. NCCN clinical practice guidelines in epithelial ovarian cancer / fallopian tube cancer / primary peritoneal cancer (2022 Version 1). 2022-01-18.

34. NCCN. NCCN clinical practice guidelines in genetic / familial high-risk assessment: breast / ovarian / pancreatic (2022 Version 2). 2022-03-09.

35. Menon U, Gentry-Maharaj A, Burnell M, et al. Ovarian cancer population screening and mortality after long-term follow-up in the UK Collaborative Trial of Ovarian Cancer Screening (UKCTOCS): a randomised controlled trial. Lancet, 2021, 397 (10290): 2182-2193.

36. Lilyquist J, LaDuca H, Polley E, et al. Frequency of mutations in a large series of clinically ascertained ovarian cancer cases tested on multi-gene panels compared to reference controls. Gynecol Oncol, 2017, 147 (2): 375-380.

37. Suszynska M, Klonowska K, Jasinska AJ, et al. Large-scale meta-analysis of mutations identified in panels of breast / ovarian cancer-related genes-Providing evidence of cancer predisposition genes. Gynecol Oncol, 2019, 153 (2): 452-462.

38. NCCN clinical practice guidelines in oncology, ovarian cancer, including fallopian tube tumor and primary peritoneal cancer. 2022.

39. Dolmans MM, von Wolff M, Poirot C, et al. Transplantation of cryopreserved ovarian tissue in a series of 285 women: a review of five leading European centers. Fertil Steril, 2021, 115 (5): 1102-1115.

40. 中国优生科学协会肿瘤生殖学分会. 交界性卵巢肿瘤诊治专家共识. 中国实用妇科与产科杂志, 2019, 35 (9): 1000-1007.

41. 李艺, 崔恒. 卵巢交界性肿瘤术后生育时机妊娠率及分娩后处理. 中国实用妇科与产科杂志, 2015, 31 (11): 999-1001.

42. Bjrnholt SM, Kjaer SK, Nielsen TS, et al. Risk for borderline ovarian tumours after exposure to fertility drugs: results of a population-based cohort study. Hum Reprod, 2015, 30 (1): 222-231.

43. Donnez J, Dolmans MM. Fertility preservation in women. N Engl J Med, 2017, 377 (17): 1657-1665.

44. Candotti G, Peiretti M, Mangili G, et al. What women want: fertility sparing surgery in borderline ovarian tumours patients and pregnancy outcome. Eur J Surg Oncol, 2020, 46 (5): 888-892.

45. Dolmans MM, Donnez J. Fertility preservation in women for medical and social reasons: oocytes vs ovarian tissue. Best Pract Res Clin Obstet Gynaecol, 2021, 70: 63-80.

46. Masciangelo R, Bosisio C, Donnez J, et al. Safety of ovarian tissue transplantation in patients with borderline ovarian tumors. Hum Reprod, 2018, 33 (2): 212-219.

47. Li S, Lin H, Xie Y, et al. Live births after in vitro fertilization with fertility-sparing surgery for borderline ovarian tumors: a case series and literature review. Gynecol Obstet Invest, 2019, 84 (5): 445-454.

48. Marklund A, Eloranta S, Wikander I, et al. Efficacy and safety of controlled ovarian stimulation using GnRH antagonist protocols for emergency fertility preservation in young women with breast cancer: a prospective nationwide Swedish multicenter study. Hum Reprod, 2020, 35 (4): 929-938.

49. Filippi F, Martinelli F, Somigliana E, et al. Oocyte cryopreservation in two women with borderline ovarian tumor recurrence. J AssistReprod Genet, 2020, 37 (5): 1213-1216.

50. van Meurs HS, van Lonkhuijzen LR, Limpens J, van der Velden J, Buist MR. Hormone therapy in ovarian granulosa cell tumors: a systematic review. Gynecol Oncol, 2014, 134 (1): 196-205.

51. WHO Classification of Tumours Editorial Board ed. World Health Organization classification of tumours. 5th ed. Female genital tumours. Lyon: IARC Press, 2020.

52. Fashedemi Y, Coutts M, Wise O, et al. Adult Granulosa Cell Tumor With High-grade Transformation: Report of a Series With FOXL2 Mutation Analysis. Am J Surg Pathol, 2019, 43 (9): 1229-1238.

53. Goulvent T, Ray-Coquard I, Borel S, et al. DICER1 and FOXL2 mutations in ovarian sex cord-stromal tumours: a GINECO Group study. Histopathology, 2016, 68 (2): 279-285.

54. Goebel EA, McCluggage WG, Walsh JC. Mitotically Active Sclerosing Stromal Tumor of the Ovary: Report of

a Case Series With Parallels to Mitotically Active Cellular Fibroma. Int J Gynecol Pathol, 2016, 35 (6): 549-553.

55. Wang Y, Karnezis AN, Magrill J, et al. DICER1 hot - spot mutations in ovarian gynandroblastoma. Histopathology, 2018, 73 (2): 306-313.

56. Schultz KAP, Harris AK, Finch M, et al. DICER1-related Sertoli - Leydig cell tumor and gynandroblastoma: Clinical and genetic findings from the International Ovarian and Testicular Stromal Tumor Registry. Gynecol Oncol, 2017, 147 (3): 521-527.

57. Hanley KZ, Mosunjac MB. Practical Review of Ovarian Sex Cord-Stromal Tumors. Surg Pathol Clin, 2019, 12 (2): 587-620.

58. Chiang AJ, Chen MY, Weng CS, et al. Malignant transformation of ovarian mature cystic teratoma into squamous cell carcinoma: a Taiwanese Gynecologic Oncology Group (TGOG) study. J Gynecol Oncol, 2017, 28 (5): e69.

59. Knaus ME, Onwuka AJ, Afrazi A, et al. Laparoscopy versus laparotomy for pediatric ovarian dermoids. J Pediatr Surg, 2022. 57 (6): 1008-1012.

60. Wang D, Zhu S, Jia C, et al. Diagnosis and management of growing teratoma syndrome after ovarian immature teratoma: A single center experience. Gynecol Oncol, 2020, 157 (1): 94-100.

61. Bentivegna E, Azaïs H, Uzan C, et al. Surgical Outcomes After Debulking Surgery for Intraabdominal Ovarian Growing Teratoma Syndrome: Analysis of 38 Cases. Ann Surg Oncol, 2015, 22 (Suppl 3): S964-970.

62. Gershenson DM, Frazier AL. Conundrums in the management of malignant ovarian germ cell tumors: Toward lessening acute morbidity and late effects of treatment. Gynecol Oncol, 2016, 143 (2): 428-432.

63. Pashankar F, Hale JP, Dang H, et al. Is adjuvant chemotherapy indicated in ovarian immature teratomas? A combined data analysis from the Malignant Germ Cell Tumor International Collaborative. Cancer, 2016, 122 (2): 230-237.

64. Wang D, Zhu S, Jia C, et al. Role of staging surgery and adjuvant chemotherapy in adult patients with apparent stage I pure immature ovarian teratoma after fertility-sparing surgery. Int J Gynecol Cancer, 2020, 30 (5): 664-669.

65. Zhang X, Yang J, Wang J, et al. Early stage ovarian immature teratoma, surveillance or chemotherapy after surgery? A propensity score matched analysis. Gynecol Oncol Rep, 2022, 40: 100976.

66. Zhang GY, Zhang R, Wu LY, et al. Neoadjuvant Bleomycin, Etoposide, and Cisplatin (BEP) Chemotherapy in the Treatment of Extensively Advanced Yolk Sac Tumors: A Single Center Experience. Int J Gynecol Cancer, 2018, 28 (4): 713-720.

67. Nasioudis D, Chapman-Davis E, Frey MK, et al. Management and prognosis of ovarian yolk sac tumors: an analysis of the National Cancer Data Base. Gynecol Oncol, 2017, 147 (2): 296-301.

68. Nasioudis D, Mastroyannis SA, Latif NA, et al. Trends in the surgical management of malignant ovarian germcell tumors. Gynecol Oncol, 2020, 157 (1): 89-93.

69. Bandala-Jacques A, Estrada-Rivera F. Role of optimal cytoreduction in patients with dysgerminoma. Int J Gynecol Cancer, 2019, 29 (9): 1405-1410.

70. Mahdi H, Swensen R E, Hanna R, et al. Prognostic impact of lymphadenectomy in clinically early stage malignant germ cell tumour of the ovary. Br J Cancer, 2011, 105 (4): 493-497.

71. Chen Y, Ning Y, Zhang Q, et al. Prognostic Impact of Lymphadenectomy in Different Stages of Malignant Germ Cell Tumor of the Ovary Based on Propensity Score Matching. Comb Chem High Throughput Screen, 2018, 21 (9): 652-661.

72. Shah R, Xia C, Krailo M, et al. Is carboplatin-based chemotherapy as effective as cisplatin-based chemotherapy in the treatment of advanced-stage dysgerminoma in children, adolescents and young adults? . Gynecol Oncol, 2018, 150(2): 253-260.

73. Shao Y, Xiang Y, Jiang F, et al. Clinical features of a Chinese female nongestational choriocarcinoma cohort: a retrospective study of 37 patients. Orphanet J Rare Dis, 2020, 15(1): 325.

74. Savage J, Adams E, Veras E, et al. Choriocarcinoma in Women: Analysis of a Case Series With Genotyping. Am J Surg Pathol, 2017, 41 (12): 1593-1606.

75. Liu X, Zhang X, Pang Y, et al. Clinicopathological factors and prognosis analysis of 39 cases of non-gestational ovarian choriocarcinoma. Arch Gynecol Obstet, 2020, 301 (4): 901-912.

76. Moro F, Castellano LM, Franchi D, et al. Imaging in gynecological disease (22): clinical and ultrasound characteristics of ovarian embryonal carcinomas, non-gestational choriocarcinomas and malignant mixed germ cell tumors. Ultrasound Obstet Gynecol, 2021, 57 (6): 987-994.

77. Pedrazzoli P, Rosti G, Soresini E, et al. Serum tumour markers in germ cell tumours: From diagnosis to cure. Crit Rev Oncol Hematol, 2021, 159: 103224.

78. Park JY, Kim DY, Suh DS, et al. Analysis of outcomes and prognostic factors after fertility-sparing surgery in malignant ovarian germ cell tumors. Gynecol Oncol, 2017,

145（3）：513-518.

79. Morrison A, Nasioudis D. Reproductive outcomes following fertility-sparing surgery for malignant ovarian germ cell tumors：A systematic review of the literature. Gynecol Oncol, 2020, 158（2）：476-483.

80. Nasioudis D, Ko EM, Haggerty AF, et al. Performance of lymphadenectomy for apparent early stage malignant ovarian germ cell tumors in the era of platinum-based chemotherapy. Gynecol Oncol, 2020, 157（3）：613-618.

81. Lambertini M, Moore H, Leonard R, et al. Gonadotropin-Releasing Hormone Agonists During Chemotherapy for Preservation of Ovarian Function and Fertility in Premenopausal Patients With Early Breast Cancer：A Systematic Review and Meta-Analysis of Individual Patient-Level Data. J Clin Oncol, 2018, 36（19）：1981-1990.

82. Choi MC, Chung YS, Lee JW, et al. Feasibility and efficacy of gonadotropin-releasing hormone agonists for the prevention of chemotherapy-induced ovarian insufficiency in patients with malignant ovarian germ cell tumours（KGOG 3048R）. Eur J Cancer, 2020, 133：56-65.

83. Korenaga TK, Tewari KS. Gynecologic cancer in pregnancy. Gynecol Oncol, 2020, 157（3）：799-809.

84. Fruscio R, de Haan J, Van Calsteren K, et al. Ovarian cancer in pregnancy. Best Pract Res Clin Obstet Gynaecol, 2017, 41：108-117.

85. Kodama M, Grubbs BH, Blake EA, et al. Feto-maternal outcomes of pregnancy complicated by ovarian malignant germ cell tumor：a systematic review of literature. Eur J Obstet Gynecol Reprod Biol, 2014, 181：145-156.

86. 王婧, 吴焕文, 梁智勇. 卵巢类固醇细胞瘤19例临床病理分析. 诊断病理学杂志, 2017, 24（8）：561-570.

87. 赵建英, 杨喆, 张欢, 等. 卵巢非特异性类固醇细胞瘤临床病理分析. 诊断病理学杂志, 2020, 27（2）：81-84.

88. 李晓红, 朱婷. 卵巢非特异性类固醇细胞瘤2例分析及文献复习. 国际妇产科学杂志, 2011, 38（6）：591-593.

89. 吴大保, 杨霞, 蒋来, 等. 卵巢恶性非特异性类固醇细胞瘤伴大网膜转移一例. 中华妇产科杂志, 2013, 48（1）：75-78.

90. A Faria, R Perez, J Marcondes, et al. A premenopausal woman with virilization secondaryto an ovarian Leydig cell tumor. Nat Rev Endocrinol, 2011, 7（4）：240-245.

91. Shakir M, Snitchler A, Vietor N, et al. Bilateral ovarian Leydig cell tumors in a postmenopausal woman causing hirsutism and virilization. AACE Clinical Case Rep, 2021, 7（1）：26-28.

92. Numanoglu C, Guler S, OzaydinStromal I, et al. Stromal luteoma of the ovary：A rare ovarian pathology. J ObstetGynaecol. 2015, 35（4）：420-421.

93. 曹冬焱. 非生殖系统来源转移性卵巢恶性肿瘤的识别与处理. 中国现代医学杂志. 2021, 31（15）：1-5.

94. Agnes A, Biondi A, Ricci R, et al. Krukenberg tumors：Seed, route and soil. Surg Oncol, 2017, 26（4）：438-445.

95. Aziz M, Kasi A. Cancer Krukenberg tumor. Treasure Island（FL）：StatPearls Pupalishing, 2020.

96. Agnes A, Biond A, Ricci R, et al. Krukenberg tumors：Seed, route and soil. Surg Oncol, 2017, 26（4）：438-445.

97. Tai HY, Yang Q, Wu ZY, et al. PD-L1 Expression Predicts a Distinct Prognosis in Krukenberg Tumor with Corresponding Origins. J Immuno Resealogy, 2018, 2018：9485285.

98. Kubeček O, Laco J, ček J, et al. The pathogenesis, diagnosis, and management of metastatic tumors to the ovary：a comprehensive review. Clin Exp Metastasis, 2017, 34（5）：295-307.

99. Bharti Sushma, Khera Sudeep, Sharma Charu, et al. Unilateral primary ovarian leiomyoma masqueraded as ovarian fibroma：A histopathological diagnosis. J Family Med Prim Care, 2021, 10（9）：3494-3497.

100. Coy S, Meserve E, Berkowitz R, et al. De Novo Tumors of Teratoma：Ganglioneuroma Arising from a Mature Cystic Teratoma of the Ovary. Int J Gynecol Pathol, 2018, 37（3）：296-300.

101. Kawai T, Tominaga S, Hiroi S, et al. Peritoneal malignant mesothelioma（PMM）, and primary peritoneal serous carcinoma（PPSC）and reactive mesothelial hyperplasia（RMH）of the peritoneum. Immunohistochemical and fluorescence in situ hybridization（FISH）analyses. J Clin Pathol, 2016, 69（8）：706-712.

102. Kozłowski Mateusz, Nowak Katarzyna, Kordek Agnieszka, et al. Therapeutic Management of Rare Primary Ovarian Neoplasms：Carcinosarcoma, Leiomyosarcoma, Melanoma and Carcinoid. Int J Environ Res Public Health, 2021, 18（15）：7819.

103. Lee J, John VS, Liang SX, et al. Metastatic Malignant Ovarian Steroid Cell Tumor：A Case Report and Review of the Literature. Case Rep Obstet Gynecol, 2016, 2016：6184573.

104. Liu H, Li WZ, Wang XY, et al. A rare case of extra-adrenal pheochromocytoma localized to the ovary and detected via abdominal computed tomography angiography. Oncol Lett, 2015, 9（2）：774-776.

105. Liu XM, Wang YX, Niu CB. Primary chondroma of ovary：report of a case. Zhonghua Bing Li Xue Za Zhi, 2011, 40（12）：845-846.

106. McCluggage W Glenn, Apellaniz-Ruiz Maria, Chong Anne-Laure, et al. Embryonal Rhabdomyosarcoma of the Ovary and Fallopian Tube: Rare Neoplasms Associated with Germline and Somatic DICER1 Mutations. Am J Surg Pathol, 2020, 44(6): 738-747.

107. Norris EJ, Jones WD, Surleac MD, et al. Clonal lineage of high grade serous ovarian cancer in a patient with neurofibromatosis type 1. Gynecol Oncol Rep, 2018, 23: 41-44.

108. Qian L, Shen Z, Zhang X, et al. Ovarian steroid cell tumor, not otherwise specified: A case report and literature review. Mol Clin Oncol, 2016, 5(6): 839-841.

109. Stavros S, Kathopoulis N, Drakakis P. A Common Tumor with an Unusual Finding: Mature Cystic Teratoma Containing a Ganglioneuroma. J Pediatr Adolesc Gynecol, 2021, 34(1): 92-93.

110. Stepniak A, Czuczwar P, Szkodziak P, et al. Primary ovarian Burkett's lymphoma: a rare oncological problem in gynaecology: a review of literature. Arch Gynecol Obstet, 2017, 296(4): 653-660.

111. Suarez-Kelly LP, Yu L, Kline D, et al. Increased breast cancer risk in women with neurofibromatosis type 1: a meta-analysis and systematic review of the literature. Hered Cancer Clin Pract, 2019, 17: 12.

112. Tischkowitz M, Huang S, Banerjee S, et al. Small-Cell Carcinoma of the Ovary, Hypercalcemic Type-Genetics, New Treatment Targets, and Current Management Guidelines. Clin Cancer Res, 2020, 26(15): 3908-3917.

113. Zhu Y, Meng F, Fang H, et al. Clinicopathologic characteristics and survival outcomes in neuroendocrine carcinoma of the ovary. Int J Gynecol Cancer, 2020, 30(2): 207-212.

114. Witkowski L, Goudie C, Ramos P, et al. The influence of clinical and genetic factors on patient outcome in small cell carcinoma of the ovary, hypercalcemic type. Gynecol Oncol, 2016, 141(3): 454-460.

115. Watkins JC, Young RH. Follicle Cysts of the Ovary: A Report of 30 Cases of a Common Benign Lesion Emphasizing its Unusual Clinical and Pathologic Aspects. Int J Gynecol Pathol, 2021, 40(4): 359-368.

116. Chen L, Hu Y, Hu C, er al. Prenatal evaluation and postnatal outcomes of fetal ovarian cysts. Prenat Diagn, 2020, 40(10): 1258-1264.

117. Tsakiridis I, Dagklis T. Evolution of a corpus luteum cyst: how to avoid a pitfall due to its varying appearance. J Obstet Gynaecol, 2020, 40(8): 1184-1185.

118. Meczekalski B, Szeliga A, Maciejewska-Jeske M, et al. Hyperthecosis: an underestimated nontumorous cause of hyperandrogenism. Gynecol Endocrinol, 2021, 37(8): 677-682.

119. Teede HJ, Misso ML, Costello MF, et al. Recommendations from the international evidence-based guideline for the assessment and management of polycystic ovary syndrome. Hum Reprod. 2018, 33(9): 1602-1618.

120. Stasiv ID, Ryzhyk VM, Mishchuk VH, et al. Multiparametric Ultrasound Examination in Tumor-Like Formations of the Ovaries. J Med Life. 2020, 13(3): 388-392.

121. Rojewska P, Meczekalski B, Bala G, et al. From diagnosis to treatment of androgen-secreting ovarian tumors: a practical approach. Gynecol Endocrinol. 2022, 38(7): 537-542.

122. Azziz R. Polycystic Ovary Syndrome. Obstet Gynecol. 2018, 132(2): 321-336.

123. Teede HJ, Tay CT, Joham AE. Polycysticovarysyndrome: an intrinsic risk factor for diabetes compounded by obesity. Fertil Steril. 2021, 115(6): 1449-1450.

124. Wang L, Zhou C, Jiang J, et al. Clinicopathologic features of pregnancy luteoma. Int J Gynaecol Obstet. 2022, 159(2): 351-356.

125. Mukuda N, Ishibashi M, Murakami A, et al. Ovarian solid tumors: MR imaging features with radiologic-pathologic correlation. Jpn J Radiol. 2020, 38(8): 719-730.

126. Zhu L, Yang X, Zhao R, et al. Giant Ovarian Corpus Luteum Cysts Associated with Natural Pregnancy in Woman with Polycystic Ovary Syndrome. J Minim Invasive Gynecol. 2023, 30(1): 5-6.

127. Senarath S, Ades A, Nanayakkara P. Ovarian cysts in pregnancy: a narrative review. J Obstet Gynaecol, 2021, 41(2): 169-175.

128. Testa AC, Mascilini F, Quagliozzi L, et al. Management of ovarian masses in pregnancy: patient selection for interventional treatment. Int J Gynecol Cancer, 2021, 31(6): 899-906.

129. Montes de Oca MK, Dotters-Katz SK, Kuller JA, et al. Adnexal Masses in Pregnancy. Obstet Gynecol Surv, 2021, 76(7): 437-450.

130. McMinn E, Schwartz N. Adnexal Masses in Pregnancy. Clin Obstet Gynecol, 2020, 63(2): 392-404.

131. Cagino K, Li X, Thomas C, et al. Surgical Management of Adnexal Masses in Pregnancy: A Systematic Review and Meta-analysis. J Minim Invasive Gynecol, 2021, 28(6): 1171-1182.

132. Conte AB, Nyingone S, Jayi S, et al. Management of adnexalmasses' torsion during pregnancy. Pan Afr Med J, 2020, 37: 17.

133. Balci O, Energin H, Görkemli H, et al. Management

of AdnexalTorsion：A 13-Year Experience in Single Tertiary Center. J Laparoendosc Adv Surg Tech A, 2019, 29（3）：293-297.

134. Korenaga TK, Tewari KS. Gynecologic cancer in pregnancy. Gynecol Oncol. 2020, 157（3）：799-809.

135. Goidescu IG, Nemeti G, Preda A, et al. Krukenberg tumor in pregnancy：a rare case and review of the literature. J Matern Fetal Neonatal Med. 2022, 35（25）：7290-7295.

136. Wang L, Zhou C, Jiang J, et al. Clinicopathologic features of pregnancy luteoma. Int J Gynaecol Obstet. 2022, 159（2）：351-356.

137. Husby A, Wohlfahrt J, Melbye M. Pregnancy duration and ovarian cancer risk：A 50-year nationwide cohort study. Int J Cancer. 2022, 151（10）：1717-1725.

138.《2021NCCN 卵巢癌包括输卵管癌及原发性腹膜癌临床实践指南（第 1 版）》. 美国国家综合癌症网络（NCCN）. 2021.

139. 中国抗癌协会妇科肿瘤专业委员会. 卵巢恶性肿瘤诊断与治疗指南（2021 年版）. 中国癌症杂志, 2021, 31（6）：490-500.

140. 中华医学会妇科肿瘤学分会. 卵巢癌 PARP 抑制剂临床应用指南. 现代妇产科进展, 2020, 12（5）：321-328.

141. 中华医学会检验医学分会, 国家卫生健康委员会临床检验中心. 液体活检在临床肿瘤诊疗应用和医学检验实践中的专家共识. 中华检验医学杂志, 2018, 41（10）：724-733.

142. Colombo N, Ledermann JA, on behalf of the ESMO Guidelines Committee. Updated treatment recommendations for newly diagnosed epithelial ovarian carcinoma from the ESMO Clinical Practice Guidelines, Annals of Oncology, 2021.

143. Ray-Coquard I, Morice P, Lorusso D, et al. ESMO Guidelines Committee. Non-epithelial ovarian cancer：ESMO clinical practice guidelines for diagnosis, treatment and follow-up. Ann Oncol, 2018, 29（Suppl 4）：1-18.

144. Berek JS, Kehoe ST, Kumar L, et al. Cancer of the ovary, fallopiantube, and peritoneum. Int J Gynaecol Obstet, 2018, 143（Suppl 2）：59-78.

145. Mirza MR, Monk BJ, Herrstedt J, et al. Niraparib Maintenance Therapy in Platinum-Sensitive, Recurrent Ovarian Cancer. N Engl J Med, 2016, 375（22）：2154-2164.

146. Pujade-Lauraine E, Ledermann JA, Selle F, et al. Olaparib tablets as maintenance therapy in patients with platinum-sensitive, relapsed ovarian cancer and a BRCA1/2 mutation（SOLO2/ENGO-Ov21）：a double-blind, randomised, placebo-controlled, phase 3 trial. Lancet Oncol, 2017, 18（9）：1274-1284.

147. Mirza MR, Monk BJ, Herrstedt J, et al. Niraparib maintenance therapy in platinum-sensitive, recurrent ovarian cancer. N Engl J Med, 2016, 375（22）：2154-2164.

148. Coleman RL, Oza AM, Lorusso D, et al. Rucaparib maintenance treatment for recurrent ovarian carcinoma after response to platinum therapy（ARIEL3）：a randomised, doubl-lind, placebo-controlled, phase 3 trial. Lancet, 2017, 390（10106）：1949-1961.

149. Kim HJ, Lee SY, Shin YR, et al. The value of diffusion-weighted imaging in the differential diagnosis of ovarian lesions：A meta-analysis. PloS One, 2016, 11（2）：e0149465.

150. Liu D, Zhang L, Indima N, et al. CT and MRI findings of type I and type Ⅱ epithelial ovarian cancer. Eur J Radiol, 2017, 90：225-233.

151. 中国抗癌协会妇科肿瘤专业委员会. 卵巢恶性肿瘤诊断与治疗指南（2021 年版）. 中国癌症杂志, 2021, 31（6）：490-500.

152. NCCN guideline for Ovarian cancer including fallopian tube cancer and primary peritoneal cancer. Version 1. 2022.

153. Molina R, Escudero JM, Auge JM, et al. HE4 a novel tumour marker for ovarian cancer：comparison with CA 125 and ROMA algorithm in patients with gynaecological diseases. Tumour Biol, 2011, 32（6）：1087-1095.

154. Gourley C, Farley J, Provencher DM, et al. Gynecologic Cancer InterGroup（GCIG）consensus review for ovarian and primary peritoneal low-grade serous carcinomas. Int J Gynecol Cancer, 2014, 24（9 Suppl 3）：S9-13.

155. Coleman RL, Spirtos NM, Enserro D, et al. Secondary surgical cytoreduction for recurrent ovarian cancer. N Engl J Med, 2019, 381（20）：1929-1939.

156. Harter P, Sehouli J, Reuss A, et al. Prospective validation study of a predictive score for operability of recurrent ovarian cancer：the Multicenter Intergroup Study DESKTOP Ⅱ. A project of the AGO Kommission OVAR, AGO Study Group, NOGGO, AGO-Austria, and MITO. Int J Gynecol Cancer, 2011, 21（2）：289-295.

157. Zang RY, Harter P, Chi DS, et al. Predictors of survival in patients with recurrent ovarian cancer undergoing secondary cytoreductive surgery based on the pooled analysis of an international collaborative cohort. Br J Cancer, 2011, 105（7）：890-896.

158. Zang R, Zhu J. Which patients benefit from secondary cytoreductive surgery in recurrent ovarian cancer. J Gynecol Oncol, 2019, 30（6）：e116.

159. Tewari KS, Java JJ, Eskander RN, et al. Early initiation of chemotherapy following complete resection of advanced ovarian cancer associated with improved survival：

NRG Oncology/Gynecologic Oncology Group study. Ann Oncol,2016,27(1):114-121.

160. Gonzalez-Martin A,Pothuri B,Vergote I,et al. Niraparib in patients with newly diagnosed advanced ovarian cancer. N Engl J Med,2019,381(25):2391-2402.

161. Moore K,Colombo N,Scambia G,et al. Maintenance olaparib in patients with newly diagnosed advanced ovarian cancer. N Engl J Med,2018,379(26):2495-2505.

162. Marchetti C,Rosati A,Scaletta G,et al. Secondary cytreductive surgery in platinum-sensitive recurrent ovarian cancer before olaparib maintenance:still getting any benefit? A case-control study. Gynecol Oncol,2019,155(3):400-405.

163. Tian WJ,Chi DS,Sehouli J,et al. A risk model for secondary cytoreductive surgery in recurrent ovarian cancer: an evidence-based proposal for patient selection. Ann Surg Oncol,2012,19(2):597-604.

164. Kehoe S,Hook J,Nankivell M,et al. Primary chemotherapy versus primary surgery for newly diagnosed advanced ovarian cancer(CHORUS):an open-label, randomised,controlled,non-inferiority trial. Lancet,2015,386 (9990):249-257.

165. Zang RY,Harter P,Chi DS,et al. Predictors of survival in patients with recurrent ovarian cancerundergoing secondary cytoreductive surgery based on the pooled analysis of an international collaborative cohort. Br J Cancer,2011,105(7): 890-896.

166. Coleman RL,Spirtos NM,Enserro D,et al. Secondary Surgical Cytoreduction for Recurrent Ovarian Cancer. N Engl J Med,2019,381(20):1929-1939.

167. Hater P,Sehouli J,Vergote I,et al. Randomized Trial of Cytoreductive Surgery for Relapsed Ovarian Cancer. N Engl J Med,2021,385(23):2123-2131.

168. Banerjee S,Kaye SB. New Strategies in the treatment of ovarian cancer-current clinical perspectives and future potential. Clin Cancer Res,2013,19(5):961-968.

169. Tewari KS,Burger RA,Enserro D,et al. Final Overall Survival of a Randomized Trial of Bevacizumab for Primary Treatment of Ovarian Cancer. J Clin Oncol,2019,37 (26):2317-2328.

170. Oza AM,Cook AD,Pfisterer J,et al. Standard chemotherapy with or without bevacizumab for women with newly diagnosed ovarian cancer(ICON7):overall survival results of a phase 3 randomised trial. Lancet Oncol,2015,16(8): 928-936.

171. Aghajanian C,Blank SV,Goff BA,et al. Oceans: a randomized,double-blind,placebo-controlled phase Ⅲ trial of chemotherapy with or without bevacizumab in patients with platinum-sensitive recurrent epithelial ovarian,primary peritoneal,or fallopian tube cancer. Journal of Clinical Oncology,2012,30(17):2039-2045.

172. Coleman RL,Brady MF,Herzog TJ,et al. Bevacizumab and paclitaxel-carboplatin chemotherapy and secondary cytoreduction in recurrent,platinum-sensitive ovarian cancer (NRG Oncology/Gynecologic Oncology Group study GOG-0213):a multicentre,open-label,randomised,phase 3 trial. The lancet oncology,2017,18(6):779-791.

173. Banerjee S,Moore KN,Colombo N,et al. Maintenance olaparib for patients with newly diagnosed advanced ovarian cancer and a BRCA mutation(SOLO1/GOG 3004):5-year follow-up of a randomised,double-blind,placebo-controlled, phase 3 trial. Lancet Oncol,2021,22(12):1721-1731.

174. DiSilvestro P,Banerjee S,Colombo N,et al. Overall Survival With Maintenance Olaparib at a 7-Year Follow-Up in Patients With Newly Diagnosed Advanced Ovarian Cancer and a BRCA Mutation:The SOLO1/GOG 3 004 Trial. J Clin Oncol,2023,20:41(3):609-617.

175. Ray-Coquard I,Pautier P,Pignata S,et al. Olaparib plus Bevacizumab as First-Line Maintenance in Ovarian Cancer. N Engl J Med,2019,381(25):2416-2428.

176. Pujade-Lauraine E,Ledermann J,Selle F,et al. Olaparib Tablets as Maintenance Therapy in Patients With Platinum-Sensitive,Relapsed Ovarian Cancer and a BRCA1/2 Mutation(SOLO2/ENGOT-Ov21):A Double-Blind, Randomised,Placebo-Controlled,Phase 3 Trial. Lancet Oncol, 2017,18(9):1274-1284.

177. González-Martín A,Pothuri B,Vergote I,et al. Niraparib in Patients With Newly Diagnosed Advanced Ovarian Cancer. N Engl J Med,2019,381(25):2391-2402.

178. Mirza MR,Monk BJ,Herrstedt J,et al. Niraparib Maintenance Therapy in Platinum-Sensitive,Recurrent Ovarian Cancer N Engl J Med,2016,375(22):2154-2164.

179. Moore KN,Secord AA,Geller MA,et al. Niraparib monotherapy for late-line treatment of ovarian cancer (QUADRA):A multicentre,open-label,single-arm,phase 2 trial. Lancet Oncol,2019,20(5):636-648.

180. Li N,Zhang Y,Wang J,et al. Fuzuloparib Maintenance Therapy in Patients With Platinum-Sensitive, Recurrent Ovarian Carcinoma(FZOCUS-2):A Multicenter, Randomized,Double-Blind,Placebo-Controlled,Phase Ⅲ Trial. J Clin Oncol,2022,40(22):2436-2446.

181. Li N,Bu H,Liu J,et al. An Open-label,Multicenter, Single-arm,Phase Ⅱ Study of Fluzoparib in Patients with Germline BRCA1/2 Mutation and Platinum-sensitive Recurrent Ovarian CancerFluzoparib for BRCA1/2-mutated

Recurrent Ovarian Cancer. Clinical Cancer Research,2021,27（9）:2452-2458.

182. Xiaohua W,Jianqing Z,Jing W,et al. Pamiparib Monotherapy for Patients with Germline BRCA1/2-Mutated Ovarian Cancer Previously Treated with at Least Two Lines of Chemotherapy:A Multicenter,Open-Label,Phase Ⅱ Study.

Clin Cancer Res,2022,28（4）:653-661.

183. David MG,Austin M,William EB,et al. Trametinib versus standard of care in patients with recurrent low-grade serous ovarian cancer（GOG 281/LOGS）:an international, randomised,open-label,multicentre,phase 2/3 trial. Lancet, 2022,399（10324）:541-553.

第二十章

滋养细胞肿瘤

第一节　妊娠滋养细胞疾病概述

约公元7世纪中叶我国唐朝时期(公元659年),孙思邈所著《千金要方》中已出现葡萄胎的记载,"妇人方对月水不通症瘕条目之下,用药后又见到鱼子或虾馍子样物排出",可以肯定这是记载葡萄胎临床表现与药物治疗的最早资料,当时已经意识到并将其归入鬼胎而论。宋代时对该病的认识已有了新的飞跃,出现了对葡萄胎的鉴别诊断与治疗,《陈素庵妇科补解》中"妊娠腹内鬼胎者,由营卫虚损,精神衰耗,以致妖魅精气感入脏腑。状如怀妊,腹大如抱一瓮,按之无凹凸。不动者,是鬼胎也。间下黑血或浊水等物,不可作安胎治之。"

国外在2500年前关于葡萄胎最初的文字记载为希波克拉底(Hippocrates)所述,将其归为饮用不洁水致子宫水肿之故,1500年前拉丁文首次将其命名为Mola胎块,希腊语称为"一滴水",即充满水的囊泡,700年前欧洲一位女伯爵生出"365"子,与现用葡萄胎遗传学原理具有明显的逻辑关系。100—200年前肉眼观察到水肿膨大的绒毛,组织学水平发现合体和细胞滋养细胞增生。30~40年前分子遗传学水平证实亲代基因组在胎儿和胎盘发育中具有不同角色,来自父母双方的基因存在利益冲突,若干父源性基因在胎盘组织中出现沉寂(母源基因被印记掉),过多父源性染色体是葡萄胎发病机制的关键遗传学事件。在细胞遗传学水平完全性葡萄胎具有雄性属性。

*P57KIP2*基因定位于染色体11p15.5,编码的一种细胞周期蛋白依赖性蛋白激酶抑制剂属于父源性印记基因,而父源性基因图让胎盘尽可能生长,故该基因在胎盘组织中显示极强的父本基因组印记,仅母系等位基因表达。此外,P57KIP2的免疫组织化学在评判来自组织不同成分、诊断不同的葡萄胎中也有重要作用;分子基因短串联重复序列(short tandem repeat,STR)片段分析对葡萄胎、单/双雄二倍体、鉴定三体/单体、双雄三倍体等各种葡萄胎的诊断和鉴别诊断有重要意义;这些分子检测手段加深了临床对于"良性妊娠滋养细胞疾病""持续性妊娠滋养细胞疾病"的认识,为其鉴别诊断提供了更为明确的依据,对妊娠滋养细胞疾病的深入研究起到促进作用。

此后,随着科学发展及西方医学的传入,人们对葡萄胎及相关疾病的认识逐步加深。随着科学研究及临床诊治的不断发展,我国在妊娠滋养细胞疾病的研究和诊治等诸多方面作出了巨大贡献。自20世纪50年代开始,以北京协和医院宋鸿钊教授为首的团队(早期包括吴葆桢、夏宗馥等)对葡萄胎及相关疾病的流行病学、病理、诊治分期等,特别是6-MP、5-FU、Act D单药及联合治疗方面做出重要成绩,提出的疾病分期系统是国际分期系统的基础;同时,在妊娠滋养细胞疾病患者保留生育功能及子代遗传性问题等方面也作出重要贡献。时至今日,北京协和医院以向阳教授为首的团队承继和发扬宋院士的研究成果,并在多方面进行扩大和深入研究,也取得举世瞩目的成果,获得国内外的一致认可。凭借在滋养细胞肿瘤领域的卓越贡献,向阳教授荣任第18届国际滋养细胞肿瘤学会主席及多届执行委员,让世界滋养细胞肿瘤研究者听到中国声音,为我国争得荣誉,北京协和医院也自始至终是国内外妊娠滋养细胞疾病(gestational trophoblastic disease,GTD)/妊娠滋养细胞肿瘤(gestational trophoblastic neoplasia,GTN)的前沿诊治和研究中心之一。此外,我国浙江的石一复教授也坚持50余年带领临床医师、研究生等进行多次国内大宗流行病的调研研究,最早进行免疫治疗探讨,在宫腔镜和腹腔镜在本类疾病中的应用研究、化疗对卵巢功能的影响、病因学的分子生物学及基因、化疗方案、保留生育功能、中间型滋养细胞疾病诊治等多方面研究也取得一定成效,也是除北京协和医院以外的国内长期坚持对GTD进行基础和临床研究的团队之一。近年,研究生钱建华、李娟清等也青出于蓝胜于蓝,在GTD/GTN基因分子生物学和疑难GTN治疗等方面的研究也取得成就。我国国内也有少数散在非长期系统研究的医院,这与我国GTD/GTN病例相对较多有关。

本类疾病虽取得重大研究进展,但在病因、病理、诊断、治疗等方面还存在许多需商榷的问题,不断研讨、积累资料、时间、方案也是基础、临床、研究等必然的进程,是不同时代、不同年月、不同理论、不同药物、不同方案、不同效果、不同认可的必然,最终的研究成果将有效防治本病,有益于妇女健康。

总体而言,由于生育政策、避孕措施的落实,以及妊娠和生育率的下降,本类疾病的发病率已明显下降,尤其欧美国家已将葡萄胎列入罕见病和癌前病变,但第三世界尚未达罕见病标准;对本类疾病建议早期诊断,早期治疗,合理随访,防治恶变、耐药、难治病灶发生。本类疾病对化疗十分敏感,绒癌已成为人类第1个可通过化疗彻底治愈的癌肿,所以也有希望列入罕见病之列,若不及时规范化诊治可发展为耐药、难治,复发是本类疾病/肿瘤的难题,也是能否彻底治愈的难点。WHO、FIGO、NCCN及欧洲等10余年来时有GTD/GTN指南、规范出台,对引领临床诊治等发挥着积极作用。

在基础和临床工作中,要掌握有关GTD/GTN的基础、诊断、治疗等基本知识,也必须了解数十年间这一领域的发展及演变的概念。具体如下方面:

1. **妊娠滋养细胞种类的新认识**　妊娠绒毛的细胞滋养

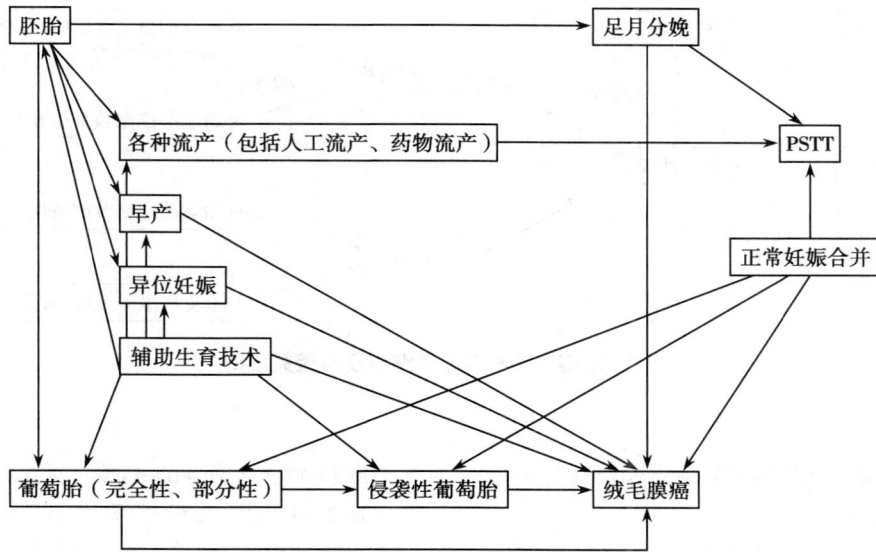

图 9-20-1　各种妊娠（正常和异常）与妊娠滋养细胞疾病的相互关系

细胞（朗格汉斯细胞）、合体滋养细胞（融合滋养细胞）、中间型滋养细胞，共三种滋养细胞，各有其生物学特性，均可发展成不同类型的妊娠滋养细胞相关疾病、癌前病变和肿瘤。这是一般教科书上及绝大多数妇产科医师和肿瘤学医师所不知和不熟悉的内容。

2. 本类疾病与各种妊娠的相互关系

（1）各种妊娠（正常和异常）与妊娠滋养细胞疾病的相互关系见图 9-20-1。

（2）常见妊娠滋养细胞疾病间互相关系见图 9-20-2。

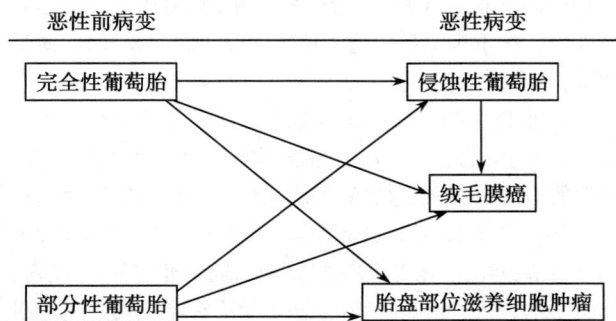

图 9-20-2　常见妊娠滋养细胞疾病间互相关系

（3）中间型滋养细胞及其相关疾病：人胎盘中与绒毛相关的滋养细胞称为绒毛滋养细胞，在其他邻位的滋养细胞称为绒毛外滋养细胞。绒毛滋养细胞主要由细胞滋养细胞（cytotrophoblastic cell，CT）和合体滋养细胞（syncytio-trophoblastic cell，ST）组成，除上述两种细胞外还有少量中间型滋养细胞（intermediate type trophoblastic cell，IT）。

绒毛外滋养细胞几乎全部由 IT 组成，主要浸润蜕膜、子宫肌壁间和胎盘部位的螺旋动脉。

细胞滋养细胞是滋养叶的干细胞，最终分化为合体滋养细胞。细胞滋养细胞在绒毛和绒毛外发育过程中，沿两个途径分化：①由细胞滋养细胞直接融合为合体滋养细胞，位于绒毛表面；②固定绒毛即绒毛接触胎盘床处的滋养细胞则分化为绒毛性中间型滋养细胞，其在孕 12 周时分化为绒毛膜中间滋养细胞和种植部中间滋养细胞。如图 9-20-3 所示。

3. 妊娠滋养细胞疾病的变迁　滋养细胞疾病经过数十年的诊断、治疗、流行病学调研，在社会生育观念等因素的影响下，也逐步发生了变迁，具体表现如下：

（1）全世界范围内总发病率下降，包括第三世界国家总体发病率也有所下降，与计划生育工作的开展密切相关。

（2）多产妇患本病减少，<2 胎的患者占比在 20 世纪 60 年代为 33%，而到 90 年代则为 94%。

（3）>30 岁的患者在 20 世纪 60 年代占 44%，而到 20 世纪 90 年代仅占 5%；<30 岁的患者则从 37% 上升到 70%。

（4）前次妊娠为葡萄胎者在 20 世纪 60~70 年代占比 6.5%，而 80~90 年代为 75%。

（5）由于知识水平的提高及诊断技术的改进，患者在疾病早期即被诊断，故治疗及时。

（6）hCG 测定：目前在临床已广泛开展，因该方法学灵敏，能早期诊断，故 hCG 高值者逐渐减少，低值者较多。加之对 hCG 认识深化，使 hCG 可作为敏感和特异的指标。目前，已知至少有 7 种 hCG 相关分子，可用于诊断和鉴别，也提出了真正低水平 hCG 的妊娠一过性甲状腺毒症（gestational transient thyrotoxicosis，GTT）综合征及静止型 GTT 的名称，更是认识到 hCG 的升高也会在非妊娠及其相

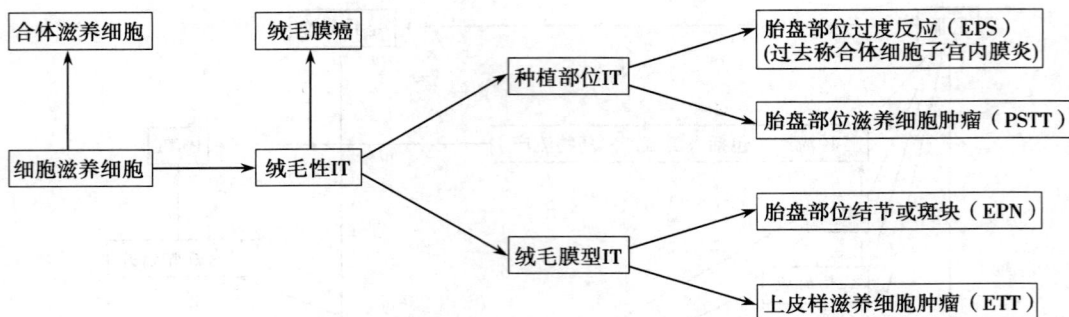

图 9-20-3　中间型滋养细胞及其相关疾病

关疾病中出现,比如某些子宫内膜癌、宫颈癌、卵巢上皮性癌及肺、脑、肾肿瘤中也可分泌。

(7)葡萄胎正确处理后恶变减少,又因加强随诊、及早诊断等,治愈率也得到了提高。

(8)部分性葡萄胎在许多国家或地区发病率相对高于完全性葡萄胎,主要系胎盘绒毛未完全变成水泡状时即能被诊断出之故。

(9)对高危因素认识水平的提高和重视,及早防治恶变。

(10)治疗方法进展,危险程度调整,化疗方案改进,手术在整体治疗中的作用应被重视,生命质量(quality of life,QOL)问题被逐渐重视、现代避孕方法等不断变化,使对妊娠滋养细胞疾病的总体认识不断深化。

(11)妊娠滋养细胞疾病分为临床疾病谱和组织病理疾病谱,以及中间型滋养细胞又衍生出相关良性和恶性疾病,临床和病理医师尤其是肿瘤医师(妇科和非妇科)对上述变化均应认识和加强学习,以利患者诊治。

(12)分期评分系统逐渐统一。

(13)预后评分系统的建立。

(14)妊娠滋养细胞肿瘤 FIGO 推荐使用期别:预后评分(期别以罗马字Ⅰ、Ⅱ、Ⅲ、Ⅳ表示,预后评分以阿拉伯数字表示)。

(15)目前大多数国家的临床医师对妊娠滋养细胞肿瘤(GTN)主要是依据临床,而临床鉴别侵蚀性葡萄胎(invasive mole,IM)和绒毛膜癌时有困难,而此两种疾病的症状、体征、hCG、影像学(超声、X 线等)及治疗均相同,所以 FIGO 的分期和预后中均未明显地区分两者,而是合二为一,因此国外的文献、教材或参考书中,除有组织学依据外,不强调去鉴别和区分侵蚀性葡萄胎和绒毛膜癌。侵蚀性葡萄胎的术语使用也少,而采用葡萄胎和持续性滋养细胞疾病的概念。

4. GTD/GTN 术语　有数十种之多,应知晓其意义,有利提高诊断和治疗水平。

5. 葡萄胎　葡萄胎(hydatidiform mole,HM)是 GTD 中最常见的类型,世界各地 HM 的发病率不同,欧洲的发病率为每 1 000 次妊娠中 0.5~3 次。在欧洲,当某种疾病的发病率在 2 000 人中 <1 例时,即被定义为罕见病。GTD 和 GTN 的发病率符合这个标准,所以被认为是罕见病。欧洲和北美 GTN 的发生率为 2~7/10 万次妊娠,而东南亚和日本为 5~200/10 万次妊娠,明显高于欧美。不同妊娠方式后滋养细胞肿瘤发病率不一,足月妊娠后 GTN 发生率为 1/15 万,自然流产后 GTD 发病率为 1/15 000,葡萄胎后恶变发病率高达 15%~20%。英国治疗性流产后 GTN 发病率约1/2 万,绒癌发病率约 1/5 万妊娠,胎盘部位滋养细胞肿瘤(placental site trophoblastic tumor,PSTT)和上皮样滋养细胞肿瘤(epithelioid trophoblastic tumor,ETT)约占所有 GTD 的 0.2%。

6. 2020 年欧洲滋养细胞疾病治疗组织(the European Organisation for Treatment of Trophoblastic diseases,EOTTD)和 NCCN 指南中首次提出部分性葡萄胎(partial hydatidiform mole,PHM)和完全性葡萄胎(complete hydatidiform mole,CHM)为癌前病变,说明其生物学行为特性应引起重视。我国因各地病理诊断尚有差异,应慎重对待。

7. 根据 FIGO 和 NCCN 指南,GTN 是目前唯一不需要组织病理学证据即可作出临床诊断的一种妇科恶性肿瘤。典型的 GTN 常可通过患者的临床病史、hCG 值、超声检查或 X 线、CT、MRI 综合分析确诊。不典型病例与不全流产、胎盘残留、异位妊娠等疾病难以鉴别,需要通过手术(刮宫、开腹手术、宫腔镜、腹腔镜等)获取组织标本或切取病灶组织经过病理检查才能明确诊断。

8. 现今辅助生育技术开展,与发生和发展为 GTD/GTN 也有相关性。

9. 有关本病的免疫治疗虽然有 50 多年的探索,但还在不断地摸索,期待还有重大进展,对临床难治、复发、多重要脏器转移者的治疗有益。

10. 有关存在争议问题尚需要通过经验总结、资料积累、知识扩展、精准治疗、循证医学等多方面合作逐渐统一认识。

(石一复)

第二节 妊娠滋养细胞疾病(肿瘤)的流行病学

一、发病率

(一)国外妊娠滋养细胞疾病发病率今昔

早年国内其他地区和国外文献报道葡萄胎和绒癌发病率情况见表9-20-1和表9-20-2。

根据报道,葡萄胎发病率在世界不同地区变化很大,亚洲国家比欧洲或北美高3~10倍,部分性葡萄胎和完全性葡萄胎的发病率分别为1:695次妊娠和1:1 945次妊娠。有自然流产史可增加完全性或部分性葡萄胎的危险。

从上述表中数字可见在亚洲如印尼、印度、菲律宾、泰国、日本等国家葡萄胎和绒毛膜癌的发病率均比欧美国家为高。过去认为在东南亚国家中约每300~500次妊娠

表9-20-1 世界一些国家和地区葡萄胎发病率

项目	国家(地区)	年份/年	千分率/‰		
			活产 [a]	妊娠 [b]	分娩 [c]
人群研究					
拉丁美洲	巴拉圭	1960—1969	0.2	—	—
北美洲	加拿大	1967—1973	—	—	0.7
	格陵兰	1950—1974	—	1.2	—
	美国	1970—1977	1.1	—	—
亚洲	日本	1974—1980	1.96	—	3.02
	新加坡	1963—1965	—	1.2	—
欧洲	挪威	1953—1961	—	0.8	—
	瑞典	1958—1965	0.6	—	—
医院研究					
非洲	尼日利亚	1969—1973	—	5.8	—
	尼日利亚	1974—1977	—	2.6	—
	尼日利亚	1966—1975	—	1.7	—
	乌干达	1967—1970	—	1.0	—
拉丁美洲	牙买加	1953—1967	—	1.0	—
	墨西哥	1961—1965	4.6	—	—
	墨西哥	[d]	1.6	1.9	2.0
	委内瑞拉	1938—1968	0.9	1.1	1.1
北美洲	美国	1930—1965	0.7	—	—
	(阿拉斯加)	1969—1974	—	3.9	—
	美国	1932—1942	—	0.5	—
	(夏威夷)	1951—1965	0.8	—	—
	(夏威夷)	1950—1970	—	—	1.0
	(夏威夷)	[d]	—	—	4.6
亚洲	中国台湾	1951—1960	—	8.0	—
	印尼	1962—1963	10.0	11.6	—
	伊拉克	1960—1964	4.5	—	—
	伊朗	1964—1965	7.8	10.6	—
	伊朗	1970—1975	3.2	—	3.7
	以色列	1950—1975	—	—	0.8

项目	国家(地区)	年份/年	千分率/‰		
			活产 [a]	妊娠 [b]	分娩 [c]
亚洲	日本	1972—1977	1.9	2.6	—
	黎巴嫩	1956—1960	2.6	—	—
	马来西亚	1972—1976	—	1.5	—
	菲律宾	1955—1957	1.1	—	—
	泰国	1966—1972	2.8	2.9	—
欧洲	意大利	1961—1974	—	0.8	—
大洋洲	澳大利亚	1940—1959	—	2.4	—
	澳大利亚	1950—1966	0.9	1.0	—

注：[a] 活产定义通常不明确；
[b] 妊娠包括活产、死胎、流产和宫外孕；
[c] 分娩包括活产和死胎；
[d] 不详细。
（引自：WHO.Scientific Group，Gestational Trophoblastic Disease，1983）

表 9-20-2　世界一些国家和地区绒癌发病率

项目	国家(地区)	年份/年	千分率/‰		
			活产 [a]	妊娠 [b]	分娩 [c]
人群研究					
拉丁美洲	巴拉圭	1960—1969	0.2	—	—
北美洲	加拿大	1967—1973	—	—	0.4
	牙买加	1958—1973	—	—	1.4
	波多黎各	1950—1965	—	0.3	—
亚洲	日本	1964—1980	0.53	—	0.83
	新加坡	1959—1964	—	—	1.1
	新加坡	1960—1970	—	2.3	—
欧洲	瑞典	1958—1965	0.2	—	—
医院研究					
非洲	尼日利亚	1969—1975	—	9.9	—
拉丁美洲	墨西哥	1961—1965	3.5	—	—
北美洲	美国	1959—1964	0.5	0.6	—
	美国	1932—1942	0.3	—	—
亚洲	中国台湾	1951—1960	—	20.2	—
	中国香港	1953—1961	—	7.5	—
	印度	1955—1964	19.1	—	—
	印尼	1962—1963	15.3	17.7	—
	以色列	1950—1965	—	—	0.5
	日本	1972—1977	1.2	1.7	—
	菲律宾	1950—1962	8.7	—	—
	菲律宾	1970—1974	—	—	1.7
	泰国	1966—1972	6.3	6.5	—
大洋洲	澳大利亚	1950—1966	0.7	0.8	—

注：[a] 活产定义通常不明确；
[b] 妊娠包括活产、死胎、流产和宫外孕；
[c] 分娩包括活产和死胎；
（引自：WHO.Scientific Group，Gestational Trophoblastic Disease，1983.）

中有 1 次葡萄胎，每 4 000~5 000 次妊娠中有 1 次绒癌，而在欧美国家则每 2 000~2 500 次妊娠中有 1 次葡萄胎，每 30 000~50 000 次妊娠中有 1 次绒癌。

近年国外报道 GTD/GTN 发病率概述如下：

1993 年来自爱尔兰的研究，对所有早期和中期妊娠流产物行病理检查，结果 CM 和 PM 的发病率分别为 1/1 945 和 1/695 次妊娠。

近 10 年葡萄胎妊娠的发病率在不同国家和地区差异较大，在北美每 1 000 次妊娠中有 0.6~1.1 次葡萄胎，而在东南亚和犹太人中，葡萄胎发生率约 7~10 倍于北美和欧洲国家发生率。

日本为 1/522 次妊娠，英国为 1/710~1 000 次妊娠，芬兰为 1/1 016 次妊娠，美国为 1/1 326~2 500 次妊娠。

2015 年 FIGO 妇癌报告：葡萄胎在亚洲一些地区较常见，发病率高达 2/1 000 妊娠，欧洲和北美发病率 <1/1 000。近年来亚洲国家葡萄胎发生率似也减少，可能与经济、饮食的改善，以及出生率下降相关。绒癌发病率为 1~9/4 万妊娠。

完全性葡萄胎与胎儿共存（complete hydatidiform molar and coexisting fetus，CMCF），发生率为 1~2/10 万妊娠，ART 应用 CMCF 报道逐渐增多。

2017 年西班牙绝大多数为（80%）良性葡萄胎，15% 为侵蚀性葡萄胎，5% 为绒癌。非葡萄胎恶变为 GTN 的发生率 2~7/10 万妊娠。2017 年西班牙医学肿瘤学会（Servicio de Oncología Médica，SEOM）发布妊娠滋养细胞疾病管理指南，指出良性妊娠滋养细胞疾病恶变为肿瘤最主要因素为母体年龄（>40 岁），其次为前次妊娠为葡萄胎妊娠或绒毛膜癌。既往流产史或引产史和母体血型为 A 或 AB 型与良性妊娠滋养细胞疾病发生恶变之间的相关性较弱。同时指出 PSTT 和 ETT 不适合用 WHO 系统对其预后进行评分，和这两类亚型的生物学行为和分泌 β-hCG 少有关，宜用 FIGO 解剖学分期系统进行分析。

2018 年 FIGO 肿瘤报告：非典型胎盘部位结节（atypical placental site nodule，APSN）中 10%~15% 合并或可进展为 PSTT/ETT。亚洲葡萄胎发病率多数为 1‰次妊娠，部分葡萄胎为 3‰次妊娠。

葡萄胎发病与年龄相关，35 岁以上发病率增加，<15 岁和 >45 岁更多见，>45 岁葡萄胎风险增加 5~10 倍，青少年风险增加 2 倍。

绒癌在欧洲、北美发病率中为 1/4 万次妊娠，南亚为 9.2/4 万次妊娠，日本为 3.3/4 万次妊娠。

PSTT 占 GTN 的 1%~2%。PSTT/ETT 共存或进展为 PSTT/ETT 比例高达 14%，认为也是一种癌前病变，新版 FIGO 指南中也将 APSN 列入 GTD 中。

妊娠滋养细胞疾/肿瘤属于罕见病，由于患者数量较少，零散地分布在各个国家，所以患者的管理更加复杂，要面临更多的挑战。目前，存在的问题是治疗方案缺乏循证医学证据以及临床专业人士有限，而国际合作和形成交流网络对解决这些问题至关重要。关于滋养细胞疾病的欧洲专家网络此前已经建立。2010 年成立的欧洲滋养细胞疾病治疗组织（EOTTD）致力于汇集来自欧洲许多国家 GTD 领域的专家和研究人员的临床知识和研究，对 GTD 的诊断、治疗、随访和研究进行优化。

（二）我国统计资料

1983 年宋鸿钊报道葡萄胎为 1/1 290 次妊娠，2006 年石一复统计 360 万次妊娠中葡萄胎为 2.5/1 000 次妊娠，侵蚀性葡萄胎为 0.9/1 000 次妊娠，绒癌为 0.4/1 000 次妊娠，2016 年石一复等统计 2010—2014 年 5 年间约 36 万次妊娠中葡萄胎为 0.44/1 000 次妊娠，GTN 为为 0.97/1 000 次妊娠，说明发病率明显下降，与我国开展计划生育、生育观念改变、生活水平提高、对本类疾病防治工作取得成效有关。具体我国发病率演变如下：

1. 我国宋鸿钊教授报道的发病率 1975 年我国宋鸿钊也综合报道我国 13 省市葡萄胎和绒毛膜发病率，见表 9-20-3。

上述以往国内外已报道的有关葡萄胎和绒毛膜癌发病率差异甚为明显，主要与各地区医院收治患者标准不一，大医院这类患者相对集中，以及流行病学统计方法不统一有关，常会给人们造成假象。

为了获得比较接近于真实的人群发病率，原北京协和医院绒癌研究组负责人，国际著名的滋养细胞肿瘤（疾病）专家宋鸿钊教授首先领导我国 23 个省市，开展了全国性的大规模回顾性调查，共调查 202 万余名妇女，其结果如下：

（1）平均发病率：各省、市、自治区调查结果所得数据虽有差异，但总的看来数据还比较集中，见表 9-20-4。

根据上述数据，综合全国葡萄胎平均发病率如下：

1）以 10 万妇女计算：$\dfrac{5\ 863}{2\ 023\ 621} \times 100\ 000 = 290/10$ 万

最高为江西 535/10 万，贵州 464/10 万。最低为山西 125/10 万，内蒙古 133/10 万。

2）以千次妊娠计算：$\dfrac{5\ 823}{7\ 561\ 879} \times 1\ 000 = 0.78‰$

最高为浙江 1.39‰，江西 1.37‰。最低为山西 0.29‰，内蒙古 0.31‰。

3）以多少次妊娠中有 1 次葡萄胎计算：$\dfrac{7\ 561\ 879}{5\ 863} = 1\ 290$，即 1∶1 290。

最高为江西 1∶729，广东为 1∶730。最低为山西 1∶3 506，内蒙古 1∶3 270。

（2）地理差别

1）南方和北方：中国南方的浙江、福建、广东等地发病率偏高，而北方各省发病率偏低。但上海和江苏发病率均偏低，其原因不明。

表 9-20-3　我国文献报道葡萄胎和绒毛膜癌发病率

地区	年份/年	葡萄胎发病率	绒毛膜癌发病率
上海 18 所医院	1953—1955	1∶209 妊娠	1∶4 533 妊娠
南京 5 所医院	1947—1956	1∶117 妊娠	1∶1 239 妊娠
广东 7 所医院	1950—1954	1∶147 妊娠	1∶1 367 妊娠
山东 4 所医院	1950—1955	1∶124 妊娠	−
北京 3 所医院	1945—1958	1∶105 妊娠	1∶514 妊娠
天津 2 所医院	1951—1956	1∶160 妊娠	1∶1 210 妊娠
原湖南医学院	1947—1956	1∶192 妊娠	*1∶363 妊娠
四川 2 所医院	1948—1956	1∶99 妊娠	*1∶226 妊娠
原大连医学院	1953—1956	1∶98 妊娠	1∶602 妊娠
原福建妇女保健院	1950—1956	1∶80 妊娠	*1∶289 妊娠
原贵阳医学院	1939—1956	1∶161 妊娠	−
原浙江医学院	1949—1954	1∶76 妊娠	
原江西医学院	1953—1956	−	1∶928 妊娠
平均		1∶150 妊娠	1∶2 882 妊娠

注:* 包括侵蚀性葡萄胎。

(引自:宋鸿钊,吴葆桢,唐敏一,等. 滋养细胞肿瘤的诊断与治疗. 北京:人民卫生出版社,1983.)

表 9-20-4　全国 23 省、市、自治区葡萄胎发病率调查

地区	调查方法	调查人数/人	妊娠总数/人	葡萄胎总数/人	占10万妇女数	妊娠总数 ‰	妊娠总数 比例	妊娠率/人	流产率/%
北京	普查	70 326	257 268	143	203	0.56	1∶1 799	3.7	20.0
河北	专题	116 707	644 493	448	394	0.69	1∶1 438	5.5	10.5
山西	妇女病	101 502	445 227	127	125	0.29	1∶3 506	4.4	13.8
内蒙古	普查	60 740	264 884	81	133	0.31	1∶3 270	4.4	17.5
河南	普查,专题	119 213	418 160	237	199	0.57	1∶1 764	3.5	13.0
黑龙江	普查	38 242	156 792	125	326	0.80	1∶1 254	4.1	11.0
吉林	普查	28 770	120 834	103	358	0.85	1∶1 173	4.2	−
辽宁	普查	40 751	134 478	101	247	0.75	1∶1 331	3.3	23.2
青海	普查	18 648	70 279	52	279	0.74	1∶1 351	3.8	20.6
陕西	普查	62 877	271 285	176	280	0.65	1∶1 541	4.3	13.4
宁夏	普查	21 005	90 321	75	357	0.83	1∶1 204	4.3	25.4
上海	普查	118 217	378 294	198	167	0.52	1∶1 910	3.2	−
江苏	普查	111 072	442 074	212	190	0.48	1∶2 085	3.8	21.2
山东	普查,专题	201 554	612 885	569	282	0.93	1∶1 077	3.0	11.5
浙江	普查,专题	97 473	245 648	342	350	1.39	1∶718	2.5	−
福建	普查,专题	125 418	446 856	460	366	1.03	1∶971	3.6	11.7
江西	普查,专题	104 258	406 221	558	535	1.37	1∶728	3.9	8.0
安徽	普查	45 644	159 682	121	265	0.75	1∶1 319	3.5	18.0
广东	普查	134 058	326 644	447	339	1.37	1∶730	2.4	17.7
四川	普查	113 181	462 729	272	240	0.58	1∶1 701	4.1	22.0
云南	普查	60 375	230 541	166	275	0.72	1∶1 389	3.8	−
贵州	普查	61 019	225 567	283	464	1.25	1∶797	3.7	20.1
广西	普查,专题	172 571	750 727	567	328	0.76	1∶1 324	4.4	−
合计		2 023 621	7 561 879	5 863	290	0.78	1∶1 290	3.7	

(引自:宋鸿钊,吴葆桢,唐敏一,等. 滋养细胞肿瘤的诊断与治疗. 北京:人民卫生出版社,1983.)

2）沿海和内陆：沿海各省如浙江、福建、广东等葡萄胎发生率均高于内陆各省。其他沿海各省虽总的数字不高，但如分地区计算，沿海地区发病率也比同一省的内陆地区为高。而对于山区、丘陵和平原，据河南、江西、山东、福建等省有意识地调查对比稍有差别，但结果不一致，差别也不明显。

3）生活条件：对比城市和农村，工人与农民，不同生活水平，居住环境，经济状况，各地报道结果不一致，山西、山东、贵州调查城市发病率一般比农村为高。认为这和城市工业化高、环境污染严重有关。但浙江省调查城市发病率比农村低，认为这和农村大量用农药有关。

4）民族差异：广西壮族发病率似高于汉族。内蒙古的蒙古族妇女发病率也高于汉族。福建、宁夏等地的资料显示不同民族间无差异。

5）高发地区：广西南宁地区和扶绥县葡萄胎发病率分别为1：316（或3.16‰）和1：483或2.07‰。浙江丽水市缙云县三联乡发病率高达1：111.5（或8.83‰），此为植棉区，施用杀虫农药较多，可能与此有关。

2. 国内7省143家医院统计分析 生育观念随着原计划生育的实施等历经30年左右的变迁，有关妊娠滋养细胞疾病的发生率情况从临床所见有明显减少，但实际变化如何？为此，浙江大学医学院附属妇产科医院石一复等联合国内7省143家医院对此进行统计分析。对1991—2000年间我国浙江、江苏、福建、安徽、江西、山西和河南7省143所医院进行妊娠滋养细胞疾病的调查，制定统一表格，要求专人负责，分别根据病案室、分娩室、手术室、病理科、计划生育科、门诊人工流产及药物流产统计，登记逐年的妊娠数，包括阴道分娩（自然分娩和各种阴道难产）、剖宫产、中期妊娠引产、各种异位妊娠、各种流产（先兆流产、难免流产、完全流产、不完全流产、感染性流产、过期流产和习惯性流产、人工流产和药物流产数），以及妊娠滋养细胞疾病，包括葡萄胎（完全性和部分性）、侵蚀性葡萄胎、绒毛癌和胎盘部位滋养细胞肿瘤数，以计算其多少次妊娠和千次妊娠中的妊娠滋养细胞疾病数。妊娠滋养细胞疾病又分别统计其年龄和有无病理诊断情况。以直接或间接了解该医院或地区20世纪末10年妊娠滋养细胞疾病的发病情况，以期对该类疾病的防治提供信息。

（1）共统计7省143所医院，但经检查因填表不完整有缺项的单位均给予删除，不作统计的共有25所医院，实际统计7省118所医院资料，其中省级17所医院，市、县级医院101所。

（2）7省118所医院1991—2000年妊娠数、妊娠滋养细胞疾病数见表9-20-5。

（3）1991—2000年7省118所医院总妊娠数为3 674 654例，其中GTD共14 222例。

每千次妊娠和多少次妊娠中有1例GTD计算如下：

$$每千次妊娠中滋养细胞疾病数 = \frac{14\ 222}{3\ 674\ 654} \times 1\ 000 = 3.87‰$$

$$多少次妊娠与GTD比 = \frac{3\ 674\ 654}{14\ 222} = 258 次妊娠$$

（4）7省118所医院1991—2000年GTD数见表9-20-6。

（5）7省118所医院1991—2000年GTD总数14 222例，其中HM占64.6%，IM占24.3%，CC占10.7%，PSTT占0.4%。

$$每千次妊娠中HM数为：\frac{9\ 194}{3\ 674\ 654} \times 1\ 000 = 2.5‰$$
（1：400次妊娠）；

$$每千次妊娠中IM数为：\frac{3\ 452}{3\ 674\ 654} \times 1\ 000 = 0.9‰$$
（1：1 065次妊娠）；

$$每千次妊娠中CC数为：\frac{1\ 521}{3\ 674\ 654} \times 1\ 000 = 0.4‰$$
（1：2 416次妊娠）。

（6）7省118所医院367万余例妊娠中各省1991—2000年每千次妊娠数中GTD数和多少次妊娠中有1例HM、IM和CC数，见表9-20-7。

从表中可看出每千次妊娠GTD排列为：福建7.48，江西7.32，安徽5.74，河南3.80，浙江3.66，江苏2.96，山西2.65；多少次妊娠中GTD发生率排列为：福建1：134，江西1：137，安徽1：174，河南1：263，浙江1：273，江苏1：338，山西1：377。

（7）7省118所医院GTD病理检查与临床诊断比例见表9-20-8。

HM中完全性葡萄胎7 079例（占77%），部分性葡萄胎2 115例（占23%）。

（8）7省118所医院GTD年龄分布：见表9-20-9。

GTD以20~34岁共10 275例，占85.5%，HM、IM和CC发病年龄段相仿，PSTT 20~39岁共51例，均以生育年龄期为主。

（三）国内外有关妊娠滋养细胞疾病和肿瘤（GTD/GTN）发病率统计的差异

1. 不同年代 国内外文献GTD发生率见表9-20-10。

通过不同年代，不同病例，不同妊娠等调查不难看出会有差异：

（1）继1957年及1980年后我国大数量联合调查妊娠滋养细胞疾病发病情况的报告，以医院为基础，7省118所医院共367余万妊娠数，包括各单位住院分娩数（剖宫产、其他手术产、死胎、死产和自然分娩）、中期妊娠引产、各种流产（人工流产、药物流产、先兆流产、完全流产、不完全流产、难免流产、反复自然流产、习惯性流产、感染性流产）、各种异位妊娠，以在医院门诊或住院处理的妊娠病例为基础，有别于以往国内外以分娩数、活产数或人群调查所得资料。

调查均由专人负责，统一表格和要求，结合病理诊断结果，虽限于人力、物力，仅7省118所医院，但10年间共367余万妊娠数，其调查结果具有可信性和代表性。

表 9-20-5　7 省 118 所医院 1991—2000 年 GTD 发病调查结果/例

年份	调查内容	浙江	江苏	福建	江西	安徽	河南	山西	总计
1991 年	妊娠数	82 386	83 006	7 999	20 252	36 735	86 482	56 797	373 657
	GTD 数	289	305	85	140	266	375	152	1 612
1992 年	妊娠数	79 598	83 742	8 765	20 946	36 337	84 706	57 972	372 066
	GTD 数	341	307	93	115	284	413	142	1 695
1993 年	妊娠数	76 040	78 508	7 881	20 055	34 487	78 532	57 256	352 759
	GTD 数	305	258	67	132	217	331	163	1 473
1994 年	妊娠数	72 549	70 427	7 526	18 969	37 152	79 117	60 631	346 371
	GTD 数	324	228	45	132	182	267	163	1 341
1995 年	妊娠数	73 419	77 318	7 107	19 418	40 195	80 685	62 682	360 824
	GTD 数	272	201	41	141	242	314	148	1 359
1996 年	妊娠数	72 986	71 835	6 394	20 659	41 120	84 478	58 502	355 974
	GTD 数	273	223	37	131	222	293	145	1 324
1997 年	妊娠数	74 570	78 035	6 232	19 264	42 099	86 909	59 636	366 745
	GTD 数	236	196	56	132	200	247	142	1 209
1998 年	妊娠数	71 926	79 229	6 197	18 796	37 624	91 477	54 717	359 966
	GTD 数	260	218	41	181	199	320	157	1 376
1999 年	妊娠数	76 329	94 410	6 236	19 774	37 700	96 734	58 711	389 894
	GTD 数	250	238	35	183	223	343	176	1 448
2000 年	妊娠数	80 046	86 738	6 950	22 813	40 685	97 398	61 768	396 398
	GTD 数	231	204	33	184	169	394	170	1 385
总计	妊娠数	759 849	803 248	71 287	200 946	384 134	866 518	588 672	3 674 654
	GTD 数	2 781	2 378	533	1 471	2 204	3 297	1 558	14 222

表 9-20-6　7 省 118 所医院 1991—2000 年 GTD 数

省份	葡萄胎（HM）例数/%	侵蚀性葡萄胎（IM）例数/%	绒癌（CC）例数/%	胎盘部位滋养细胞肿瘤（PSTT）例数/%	总数/例
浙江	1 888（67.9）	653（23.5）	233（8.4）	7（0.25）	2 781
江苏	1 626（68.4）	565（23.8）	179（7.5）	8（0.3）	2 378
福建	229（43.0）	202（37.9）	101（18.9）	1	533
江西	731（49.7）	508（34.5）	232（15.8）	0	533
安徽	1 418（64.3）	498（22.6）	287（13.0）	1	2 204
河南	2 152（65.3）	705（21.4）	411（12.5）	29（0.9）	3 297
山西	1 150（73.8）	321（20.6）	78（5.0）	9（0.6）	1 558
总计	9 194（64.6）	3 452（24.3）	1 521（10.7）	55（0.4）	14 222

表 9-20-7　7 省 118 所医院 1991—2000 年 10 年 GTD 发病比较（GTD/每千次妊娠即 1：妊娠数）

年份	浙江	江苏	福建	江西	安徽	河南	山西	合计
1991 年	3.51 （1：285）	3.67 （1：273）	10.62 （1：94）	6.91 （1：145）	7.24 （1：138）	4.34 （1：230）	2.68 （1：373）	4.31 （1：232）
1992 年	4.28 （1：234）	3.67 （1：273）	10.61 （1：94）	5.49 （1：182）	7.81 （1：128）	4.88 （1：205）	2.45 （1：408）	4.56 （1：219）
1993 年	4.01 （1：249）	3.29 （1：304）	8.50 （1：118）	6.58 （1：152）	6.29 （1：159）	4.21 （1：238）	2.85 （1：351）	4.18 （1：239）
1994 年	4.47 （1：224）	3.24 （1：309）	5.98 （1：167）	6.96 （1：144）	4.90 （1：204）	3.37 （1：297）	2.69 （1：372）	3.87 （1：258）
1995 年	3.70 （1：270）	2.60 （1：385）	5.77 （1：173）	7.26 （1：138）	6.02 （1：166）	3.89 （1：257）	2.36 （1：424）	3.82 （1：262）
1996 年	3.74 （1：267）	3.10 （1：323）	5.79 （1：173）	6.34 （1：158）	5.40 （1：185）	3.47 （1：288）	2.48 （1：403）	3.72 （1：269）
1997 年	3.16 （1：317）	2.51 （1：398）	8.99 （1：111）	6.85 （1：146）	4.75 （1：211）	2.84 （1：352）	2.38 （1：420）	3.30 （1：303）
1998 年	3.61 （1：277）	2.75 （1：364）	6.62 （1：151）	9.63 （1：104）	5.29 （1：189）	3.50 （1：286）	2.87 （1：349）	3.81 （1：263）
1999 年	3.28 （1：305）	2.52 （1：397）	5.61 （1：178）	9.25 （1：108）	5.92 （1：169）	3.55 （1：282）	3.00 （1：333）	3.71 （1：270）
2000 年	2.89 （1：346）	2.35 （1：426）	4.75 （1：211）	8.07 （1：124）	4.15 （1：241）	4.05 （1：247）	2.75 （1：364）	3.49 （1：287）
总计	3.66 （1：273）	2.96 （1：338）	7.48 （1：134）	7.32 （1：137）	5.74 （1：174）	3.80 （1：263）	2.65 （1：377）	3.84 （1：260）

表 9-20-8　GTD 有无病理检查结果

GTD	有病理检查		无病理检查（临床诊断）		总计	
	例数	%	例数	%	例数	%
HM	8 408	91.5	786	8.5	9 194	100.0
CM	6 459	91.2	620	808	7 079	
PM	1 949	92.2	166	7.8	2 115	
IM	1 882	54.5	1 570	49.5	3 452	100.0
CC	961	63.2	560	36.8	1 521	100.0
PSTT	55	100.0	0	0	55	100.0
总计	11 306	79.5	2 916	20.5	14 222	100.0

表 9-20-9　7 省 118 所医院 GTD 年龄分布

项目	<20 例/%	20~24 例/%	25~29 例/%	30~34 例/%	35~39 例/%	≥40 例/%	合计/例
GTD	263（2.2）	5 192（43.3）	3 701（30.9）	1 382（11.6）	601（5.1）	828（6.9）	12 018

注：安徽省年龄分布自行更改，未按本计划，未统计在内。

表 9-20-10　国内外文献 GTD 发生率

年份	国家或地区报告者	葡萄胎发生率(次妊娠)	侵蚀性葡萄胎发生率(次妊娠)	绒癌发生率
1957 年	中国宋鸿钊	1：150		1：2 888 次妊娠
1956 年	中国香港 King	1：530		
1956 年	英国 Stevensen	1：1 000		
	美国 Hertiz&Mausell	1：2 000		1：40 000 次妊娠
1990—1999 年	印度加尔各答妇儿医院	1：166		
1990 年	韩国	2：1 000		
1997—2000 年	菲律宾马尼拉医院	3.5：1 000		0.52‰
2003 年	英国 Charing Cross 医院	1：1 000		
	滋养细胞疾病中心	1：500~1 000		
2003 年	巴西	1：200		
1975 年	中国宋鸿钊教授第 1 次普查(202 余万次妊娠)	1：1 290		
1991—2000 年	中国石一复等 7 省 118 所医院 367 余万妊娠	1：400	1：1 065	1：2 416 次妊娠

(本表参考资料：宋鸿钊.滋养细胞肿瘤的诊断和治疗.北京：人民卫生出版社,2004：15-16.)

2001 和 2003 年国际滋养细胞疾病会议资料　{ 2001 美国 San Tafe / 2003 美国 Boston } ——北京协和医院向阳教授提供

（2）10 年间滋养细胞疾病的发生有明显下降趋势,以医院为调查基础,3 674 654 例妊娠中共有 GTD 14 222 例,平均为每 258 次妊娠中有 1 例(1：258 次妊娠)妊娠滋养细胞疾病;每千次妊娠中滋养细胞疾病为 3.87 次。而 1957 年报告以医院为基础的葡萄胎浙江为 1：76 次妊娠,福建 1：80 次妊娠,国内平均 1：150 次妊娠,绒癌为 1：2 882 次妊娠。本次调查中葡萄胎、侵蚀性葡萄胎和绒癌分别为 1：400,1：1 065 和 1：2 416 次妊娠。以医院为基础统计葡萄胎发生率明显下降,推测及临床 GTT 发生率的确明显减少。

1980 年公布全国 23 省市 200 余万人群普查和/或专题调查结果,我国以千次妊娠计算葡萄胎发生率为 0.78‰(5 863/7 561 879),以多少次妊娠中有 1 次葡萄胎计算为 1：1 290 次妊娠,由于调查基础不一,与本次以医院中所有妊娠数中 GTD 不能对比,但可供参考。

（3）GTD 发病年龄均以 20~34 岁的生育年龄妇女为多见,占 85% 左右,所以此年龄段妊娠妇女,应予以重视,积极做好防治工作。

（4）GTD 病理诊断十分重要,结果显示我国 7 省妇产科医师对该类疾病的病理诊断已予以高度重视,葡萄胎 91.5% 有病理诊断,无病理诊断者仅占 8.5%;GTT 中 IM 和 CC 有病理诊断分别占 54.5% 和 63.2%,PSTT 100% 有病理诊断。无病理诊断主要原因是该类疾病年轻患者需保留子宫及生育功能者甚多,均仅根据病史、hCG、超声、X 线或 CT 等诊断。病理诊断中值得引起重视的是完全性葡萄胎的诊断

还有待于进一步完善,涉及标本送检的取材(典型水泡状物和非典型水泡状物;子宫中间标本和邻近宫壁标本;若第 2 次刮宫,标本有无送检;病理诊断标准)等问题。对部分性葡萄胎也应予以重视。国内外均有部分性葡萄胎恶变报告,本调查中部分性葡萄胎占 23%,因各地病理诊断标准和水平以及第 2 次刮宫有无标本送检或取材标本等影响,实际会有出入。目前英国和日本等国均有报道部分性葡萄胎比例均高出完全性葡萄胎,如 1985—1999 年英国滋养细胞疾病中心共 7 968 例葡萄胎中部分性葡萄胎 4 222 例、完全性葡萄胎 3 746 例;日本东京 Aiiku 医院 8 605 次分娩中 33 例 GTD,其中部分性葡萄胎 20 例,完全性葡萄胎 12 例,侵蚀性葡萄胎 1 例。

（5）我国近年调查结果显示,以医院为基础统计 7 省 118 所医院 367 余万妊娠数中 GTD 发生率明显下降,葡萄胎发生率 1957 年为 1：150 次妊娠,至 20 世纪后 10 年为 1：400 次妊娠,但与欧美国家相比发生率仍高。此均与当时的妇女生育观念转变、计划生育开展有关,有许多妊娠后,滋养细胞尚未变化早已终止妊娠,或与医疗诊治水平提高有关。本调查显示生育年龄妇女虽开展计划生育后足月分娩率明显降低,但临床妊娠率仍高,因各种自然流产、人工流产、药物流产率均升高,此与 GTD 发病仍有关,仍应引起重视。

以上回顾性调查,葡萄胎的发生数字不可避免地会有遗漏,所以回顾性调查的平均数字,只是我国的一个最低数字,与国外公认的发生率每 2 000~2 500 次妊娠中有 1 次葡萄胎相比,我国葡萄胎的发病率比国外高。

2016年石一复又联合国内7所医学院校对2010—2014年5年间近40万例正常和异常妊娠统计分析中妊娠滋养细胞疾病和肿瘤共4950例，其中葡萄胎1572例，GTN共3374例，以每千次妊娠中本类疾病为1.38‰，较2005年石一复等对1991—2000年360余万次妊娠中妊娠滋养细胞疾病发病率（3.87‰）明显降低。

中国台湾报道葡萄胎发病率更高，可达1/125次妊娠（Ngan等）。2018年中国台湾学者在 *J Assist Reprod Genet* 杂志上曾提到葡萄胎发生率为1/600~800次妊娠。

2. 国内外发病率统计差异的影响因素 妊娠滋养细胞疾病和肿瘤（GTD/GTN）的发病率，全世界因地域、统计方法、登记和记录完全与否差异甚大，现今辅助生育技术后对本类疾病的发生也有一定影响。以人群统计有多少妊娠中有1次发病和与医院住院患者统计、病理统计之间也存在差异，其影响因素有：

（1）妊娠应统计内容多，包括足月产、剖宫产、阴道助产、阴道自然分娩、流产（人工流产、药物流产、完全流产、不全流产、难免流产、反复自然流产和习惯性流产、感染性流产、稽留流产）、异位妊娠（常见或少见计有30余种之多）、中期妊娠引产、死胎、死产和妊娠滋养细胞疾病和肿瘤，还有在家分娩、流产未报等。从如此之多的妊娠中分出妊娠滋养细胞疾病和肿瘤，许多单位进行人群流行病学调查或妊娠有关住院和门诊患者统计的总数，且各医院的病案室采用疾病分类的不同，从中计数出GTD/GTN的数据难免会有一些差错和遗漏。

（2）流产标本未送病理检查或病理科诊断水平因素，影响GTD/GTN的诊断。1993年来自爱尔兰的研究，对所有早期和中期妊娠流产物行病理检查，结果CM和PM的发病率分别为1/1 945和1/695次妊娠。

（3）对妊娠后中间型滋养细胞及其相关疾病认识的进展，对妊娠相关疾病的重新识别，目前尚未被产科医师或病理科医师广泛熟悉。

（4）现今，随着辅助生育技术的发展，对妊娠和流产有进一步认识，早期妊娠结果可有：①生化妊娠（biochemical pregnancy）：又称月经样流产（menstrual abortion），是指无外源性因素，在黄体后期β-hCG升高，但没有延迟月经周期；②临床前流产（preclinical abortion）是指黄体期11~13天起β-hCG上升数天，然后再次降低<5mIU/ml，β-hCG升高通常伴随第2次E$_2$和/或P升高。月经延迟，但未超出原月经周期14天；③临床流产（clinical abortion）：指β-hCG升高11~13天后仍继续妊娠，但在孕早期发生流产。正常妇女每个月经周期妊娠率约15%~20%，但不包括月经样流产和临床前流产，若用β-hCG监测在排卵周期妊娠丢失率为43%~62%，大多是临床前流产，所以正常流产率难以确定，不能肯定有无生化妊娠和早期妊娠的丢失。

由于上述多种原因，GTD/GTN的确切发病确实难以统计，过去和现在的发病率报道均是粗略和大概的发病情

况，但为系统了解本类疾病发病的过去和现今、不同人种和地域、不同统计方法得出的结果、对回顾整治和预防本类疾病和深入认识，以往的发病率数据仍可作为参考，再对照现今本类疾病发病率和防治效果，也可改变以往世界各国均认为我国是本类疾病发病大国的陈旧观点，数十年来在宋鸿钊教授的带领下，以北京协和医院为首，我国各地学者对本类疾病做出的贡献，可供各国借鉴。我国人口基数大，所以病例较国外为多，就我国国内来说，近几十年发病已在逐渐降低，计划生育、生育观念和经济生活改善起了重要作用。

（5）葡萄胎在妇科或病理医生中误诊率高，葡萄胎误诊率50%，部分葡萄胎误诊为75%。

（6）至今为止，国外滋养细胞肿瘤（疾病）的发病率尚无很好的统计，对以往已报道的该类肿瘤（疾病）的流行病学资料应持有分析态度，因为有多种情况限制了对许多已发表资料的可利用程度。

（7）许多报道中缺乏明确的疾病定义，1977年前发表的大多数资料中对葡萄胎的分类不明确，因葡萄胎包括了完全性葡萄胎和部分性葡萄胎两种不同类型的疾病。

（8）水泡样变性和葡萄胎之间尚有混淆。

（9）诊断侵蚀性葡萄胎需要有子宫肌层侵犯的证据。由于子宫切除术并不多，所以其诊断的正确率也受到限制。

（10）临床拟诊的绒癌，经化疗而无组织学证据时也与上述侵蚀性葡萄胎的情况相类似。

（11）已发表的文献资料中在确定妊娠滋养细胞肿瘤（疾病）时易出现错误，即估计过高或过低，因为与家庭分娩无并发症的妊娠相比，癌症或其他有异常的妊娠更多地发生在住院分娩中；也有某些早期葡萄胎不经任何治疗而自然排出；绒癌也可能因未经治疗而死亡，又未做尸检而漏诊。

（12）不同的统计学角度也会影响发病率，因只有已妊娠的妇女才有患妊娠滋养细胞肿瘤（疾病）的危险，若用人口学统计而不考虑生育因素，势必有误，所以对妊娠滋养细胞肿瘤（疾病）危险性的合理基础，也即统计时的分母，应是所有已经妊娠的妇女。

（13）组织学或疾病命名上的差异，也会影响对各种妊娠滋养细胞疾病统计的正确性。

此外，统计发生率的方法各种各样，以医院分娩或活产作为分母，则可得出在不发达国家妊娠滋养细胞疾病发病率更高的结果，尤其对那些有在家分娩风俗习惯的地区更是如此。若通过妇女的回忆来统计同样不可信。依靠中心病理研究单位和大医院监督的人群调查应该可对妊娠滋养细胞肿瘤（疾病）发病率作出较准确的估计。

一般来说，以往报道的葡萄胎和绒癌的发病率只是代表医院患者的收治情况或医院发病率（hospital incidence），而不是人群发病率（population incidence），特别是来自一些较大的医院，主要收治各地转诊患者，所以葡萄胎人群相对较为集中，则会造成发病率、恶变率增高的现象。

二、发病率变异的相关因素

（一）地理差异

尽管已报道葡萄胎的发生率有很大的地区差异（表9-20-1），但部分是由于前面提及的方法学所致。譬如，亚洲和拉丁美洲葡萄胎的高发生率的报告大多来自单一医院的研究。但是，将其与来自世界各地以人群为基础研究的发生率进行比较，差异形式则不相同。

根据以人群为基础的研究，在北美、南亚和欧洲的发生率并无显著性差异。但来自日本的资料表明有更高的发生率。相反，一份来自拉丁美洲的报道显示了最低的发生率。总体上以人群为基础的研究表明，葡萄胎的发生率为每1 000次妊娠中有0.2~1.96例。相反在以医院为基础的研究中，1 000次妊娠有0.7~11.6例。这样与医院为基础的研究相比，以人群为基础的研究所显示的葡萄胎的发生率更低，在各地间更趋统一。

有关绒癌发生率在各地区的差异看来有限。在以人群为基础的研究中，来自拉丁美洲和欧洲的报道均显示了相似的发病率，均为每10 000例妊娠中有0.2例，但来自日本的报道更高（为0.83例）。由于疾病定义，诊断所用统计分母的差异及所用研究方法各异等带来的问题，要更确切地了解妊娠滋养细胞肿瘤（疾病）在世界范围内的发病率尚有困难。

（二）时间趋势

葡萄胎在不同年代发生率报道并不多见，而且尚有矛盾。美国有两家医院在1930—1964年，葡萄胎的发生率在第二次世界大战期间下降，然后又上升达战前水平。以色列的犹太妇女在1950—1965年间持续上升。本土的格陵兰妇女在1950—1974年间，葡萄胎的发生率在1965年以后明显上升。美国葡萄胎的发生率在1970—1977年间变化更大，但资料不宜用于时间趋势的分析。

有关绒毛膜癌时间趋势的资料更为有限，以色列绒毛膜癌的发生率在1950—1965年间明显下降，其中1960—1965年只有1950—1954年的1/3。如此大幅度的变化是否由于妊娠滋养细胞肿瘤（疾病）的诊断与分类的改进所致，尚不清楚。

（三）发病年龄

滋养细胞肿瘤（疾病）一般均发生在生育年龄范围以内，文献报道最小为15岁，最大为57岁。北京协和医院平均年龄为31.68岁。文献报道滋养细胞肿瘤（疾病）易发生于生育年龄的两头，即20岁以下和40岁以上。北京协和医院分析1948—1975年的资料，年龄大于39岁葡萄胎占21%，侵蚀性葡萄胎占16.3%，绒毛膜癌占25.2%。浙江大学医学院附属妇产科医院资料显示，>40岁者恶性滋养细胞肿瘤占20.0%。母亲年龄超过35岁可增加2倍患完全性葡萄胎的危险，超过40岁者，其危险增加7.5倍。部分性葡萄胎与母亲年龄无关。

葡萄胎的发生与母亲的年龄也有关，母亲年龄>35岁时，妊娠后葡萄胎发生率将明显增加，如>40岁则为普通人群的7.5倍，此与精子、卵子老化，染色体易发生异常，异常受精不宜自然淘汰有关。且随年龄增大，葡萄胎恶变率也明显增加。

（四）孕产次

国外文献报道认为妇女孕产次多的发生率也高。北京协和医院统计滋养细胞肿瘤发生于经产妇亦多于初产妇，尤以6胎以上最为明显。浙江大学医学院附属妇产科医院资料也表明，本病发生与孕产次多少有关，但首次妊娠即为葡萄胎者为数也不少，若已有1个小孩子能采取避孕措施，则有1/2以上妇女可避免滋养细胞肿瘤（疾病），也可避免大多数滋养细胞疾病发生恶变。

目前根据1983年世界卫生组织妊娠滋养细胞肿瘤（疾病）科学组有关（妊娠滋养细胞疾病）报告中指出：据文献估计，在每1 000例活婴分娩中有0.5~8.3例发生葡萄胎。如果以每1 000例活婴分娩中发生1例葡萄胎计算，全世界每年有1.26亿婴儿出生，估计将有126 000例葡萄胎发生，实际数字可能比此更高。

上述病例中半数患者发生贫血，至少有10%的葡萄胎发展为绒毛膜癌或侵蚀性葡萄胎而需化疗。大约每100 000例正常妊娠中有2例发生绒毛膜癌，发生于流产的绒毛膜癌的比例也大致如此。总之，由此计算每年有2 000~4 000例患者因绒毛膜癌或侵蚀性葡萄胎而需要化疗。

（五）生育观念改变

计划生育普遍开展，避孕知识普及，药物或人工流产增多，晚婚、单亲等因素在绒毛尚未变性形成前已终止妊娠，或因生化妊娠，临床前妊娠早已终止妊娠等，均可引起GTD/GTN发病率的下降。

（六）葡萄胎概率

流行病学调查表明，有葡萄胎妊娠史的妇女，再次妊娠葡萄胎的发生率增加，英国1965—1992年的资料表明，1次葡萄胎后重复葡萄胎的风险是1%，而且2次葡萄胎之后，再发葡萄胎的风险可达15%~20%。此外，多次自然流产的妇女，发生葡萄胎的机会将增加，≥2次自然流产的妇女，再次妊娠后发生葡萄胎的可能性将是普通人群的3倍。

（七）流行病学研究方法

世界卫生组织妊娠滋养细胞疾病学组对本类疾病流行病学的研究认为，由于已发表的资料对反映妊娠滋养细胞肿瘤（疾病）的病因和地区性发生资料多不满意，推荐进行下列研究纠正其不足。

1. 进行病例对照研究以探讨妊娠滋养细胞肿瘤(疾病)的病因学,这一研究将特别有助于发生率不高地区的研究。所有葡萄胎应在病理形态学基础上区分完全性和部分性。可能的话,尚应进行遗传学研究。各单位之间的合作将有助于增加病例对照的样本和深度。

2. 研究葡萄胎后滋养细胞肿瘤的发病率,应开展有合作的前瞻性研究。参加单位应有大量的葡萄胎病例,有能力进行准确分类和有能力保证较高的随访率。

3. 提供有用的关于各不同地区的妊娠滋养细胞肿瘤发病率的资料,这类研究应以人群为基础。在统计发病率时,分母(危险人群)应包括所有调查期间已妊娠的妇女,但可选择调查期间所有的活产、死产和已知的流产作为分母。来自以医院为基础的妊娠滋养细胞肿瘤(疾病)发病率的统计结果并不可靠,一般不应采用。

(八) 对"妊娠"的不同认识,有无病理检查及病理诊断水平,各医疗机构的登记制度

滋养细胞疾病经过数十年的诊断和治疗,流行病学调研,以及全社会生育观念和计划生育等因素的影响,也均逐步发生了一些变迁,具体表现如下:

1. >30 岁的患者从 20 世纪 60 年代的 44% 下降至 90 年代的 5%;<30 岁的患者从 37% 上升到 70%。

2. 多产妇减少,<2 胎的患者 20 世纪 60 年代为 33%,到 90 年代上升至 94%。

3. 前次妊娠为葡萄胎者 20 世纪 60~70 年代为 6.5%,而在 80~90 年代则减少,前次为足月妊娠者也逐渐减少。

4. 患者发病后治疗时间提早。

5. hCG 测定广泛开展,方法学改进,灵敏度高,及时诊断治疗,故 hCG 高值者逐渐减少,低值者较多。

6. 葡萄胎的正确合理处理,发病后转移率逐步下降。

7. 治愈率提高。

8. 高危患者仍不少。

浙江大学医学院附属妇产科医院石一复总结 20 余年前后葡萄胎也均有一系列变化,葡萄胎与妊娠比率分别为 1∶67 和 1∶176;葡萄胎与分娩数比率分别为 1∶45 和 1∶126;孕产次明显减少;第 1 胎葡萄胎约占 1/3,第 2 胎葡萄胎减少;≥40 岁妇女患葡萄胎明显减少,<30 岁者葡萄胎发病情况基本类同;葡萄胎发病孕周及停经史均以 8~12 周为主,现今均因及时诊断更是在此期限内,99.4% 发生在 16 周以内;发病季节每年均以 1~3 月份为高。葡萄胎合并妊娠明显减少,子宫大于孕周明显减少,刮宫标本病理送检率达 96.7%;滋养细胞中、重度增生减少,合体细胞子宫内膜炎明显减少;预防性化疗和预防性子宫切除大为减少;恶变率前后分别为 14.19% 和 3.4%,且恶变以Ⅰ期和Ⅲ期为多;患者血型间无明显差异。总之,随着控制生育工作的顺利开展,孕产次数减少,加上辅助诊断技术进步、葡萄胎治疗的规范化、葡萄胎的早期诊断及合理正确处理,使恶变率下降,葡萄胎的流行病学发生了变化。

有关滋养细胞疾病流行病学资料全世界差异甚大,葡萄胎和绒癌发病率在印度尼西亚孕妇为 11.5‰,而美国为 1‰;绒癌的发生率中国台湾为 2‰,而美国和欧洲为 1/4 万。在高危区与低危区发病率差别高达 30 倍。

有关葡萄胎的流行病学研究在诊断和选择人群方面均有局限性,由于研究方法学上的各种限制,所以得出的发病率并非具有完全的真实性与可靠性。例如诊断标准,是否常规病理学检查,不同的取材,辅助诊断方法(hCG、X 线、超声、CT 等)应用,妊娠调查统计的对象,以医院为特定范围,还是以人群或地区调查或普查,回顾性或前瞻性调查等均可影响其结果。部分性葡萄胎发生率更是困难,从已发表资料葡萄胎变化范围为 3%~35%,而回顾性自然流产资料,部分性葡萄的发病率为完全性葡萄胎的 2 倍。

近年国外资料报告,葡萄胎在中国和日本发病率为 1‰~2‰,印尼、印度和土耳其为 12‰,北美、欧洲为 0.5‰~1‰。也有报道葡萄胎排出后,发生妊娠滋养细胞疾病中 70%~90% 为持续性或侵蚀性葡萄胎,10%~30% 为绒癌。

以上均为不同时期、不同国家和地区有关妊娠滋养细胞疾病的概况。

(石一复)

第三节　妊娠滋养细胞疾病的病因学

滋养细胞疾病的发生原因至今不明,目前虽假设甚多,但只能解释部分现象,有关病因大致可归纳为以下几个方面。

一、常见病因学说

(一) 营养不良学说

实验动物中缺乏叶酸可致胚胎死亡,推测母体缺乏叶酸可能和滋养细胞肿瘤的发生有关。特别在胚胎血管形成期(受孕后 13~21 天),如营养物质中缺乏叶酸和组氨酸,会影响胸腺嘧啶的合成,从而导致胎盘绒毛的血管缺乏以及胚胎坏死。葡萄胎的绒毛基本病理改变也符合此点。从葡萄胎的地理分布看,葡萄胎及滋养细胞肿瘤高发于以大米和蔬菜为主食的居民中,因食品烹煮过久,破坏和丢失大量蛋白质、维生素和叶酸、微量元素、胡萝卜素等。国外学者也证实滋养细胞疾病患者血清中叶酸活力很低。也有报道葡萄胎

者尿素、肌酐浓度较对照组明显升高,血浆白蛋白和总蛋白明显降低,认为上述发现系饮食不当和分解代谢异常所致。但此学说无法解释为何双胎妊娠中一胎发展为葡萄胎,而另一胎尚可正常发育的事实。有关葡萄胎饮食原因均无临床对照观察,无确切的资料可予以证实。近年来美国和意大利的研究表明胡萝卜素缺乏与葡萄胎的发生有关。故提出在葡萄胎高发地区的妇女可采用饮食补充胡萝卜及维生素A等方法来预防葡萄胎的发生。

(二)病毒学说

有报道认为葡萄胎与病毒感染有关,20世纪50年代,Ruyck曾报道在葡萄胎和绒癌组织中分离出一种滤过性病毒,称为"亲绒毛病毒",并认为这种病毒是导致滋养细胞疾病的原因。但迄今30余年,未再有人证实这种病毒的存在。20世纪60年代有作者通过电子显微镜检查滋养细胞肿瘤标本,见到一些细胞质内的包涵体,类似实验性白血病中见到的病毒颗粒,因此提出滋养细胞疾病由滤过性病毒诱致的观点,但也有异议。

石一复等(1994年)对50例妊娠滋养细胞肿瘤中人乳头状瘤病毒DNA进行检测,提示葡萄胎和绒癌中易检出HPV-18型DNA,但有必要进一步研究HPV在滋养细胞肿瘤中的生物学特性和潜在的致癌作用。

(三)内分泌失调学说

北京协和医院临床资料表明20岁以下和40岁以上妇女妊娠后发展成滋养细胞疾病的机会相对为高。WHO综合报告,15~20岁组葡萄胎发生率较20~35岁组为高,40岁以上发病的危险性增加,50岁以上妊娠后发生葡萄胎的危险性将是20~35岁者的200倍。此时期都有卵巢功能尚不完全稳定或已逐渐衰退特点,故联想到滋养细胞疾病是否与卵巢内分泌功能密切有关,卵巢功能紊乱是否与产生的卵子不健全有关。动物实验证明,怀孕早期切除卵巢,可使胎盘产生水泡样变性,因而认为雌激素不足可能是引起葡萄胎的原因之一。临床上见到停服口服避孕药的妇女,若在短期内妊娠后再流产者,常可见绒毛有水泡样变性,提示绒毛变性与卵巢内分泌不平衡有关。

(四)孕卵缺损学说

更多的作者认为,葡萄胎的发生与孕卵异常有关。如上所述,小于20岁或大于40岁妇女中葡萄胎发生率较高,该年龄组妇女妊娠后自然流产率及新生儿畸形率也高,可能与孕卵本身缺陷有关。国内有关出生缺陷的调研资料也证明,小于20岁或大于40岁妊娠者畸形等发生率为高,此也支持孕卵缺损的有关因素,异常的孕卵虽能着床,但其胚胎部分没有足够的生活力,而滋养细胞却有过盛的生长力,因而发展为葡萄胎。

(五)种族因素

葡萄胎多见于亚洲各国,特别是东南亚一带更为多见,有人认为可能与种族有关。但种族问题与环境、气候、饮食习惯、水源、传染病、动物媒介等因素相关。夏威夷的不同种族妇女中滋养细胞疾病的发病率不同,亚洲国家(包括日本、中国、菲律宾)占该地居民的49%,但占该地区滋养细胞疾病发病人数的72%。而占人口30%的白种人,发病占14%。夏威夷人占人口不到20%,占发病的9%。

在新加坡,欧亚混血人种葡萄胎发生率比中国人、印度人或马来西亚人高2倍。在以色列,出生在欧洲的45岁以上妇女葡萄胎的发生率较同年龄生在非洲、亚洲或以色列者明显为高。

印第安人和巴基斯坦人葡萄胎发生率高于白种人。美国墨西哥州1973—2002年间共1 153名滋养细胞疾病患者,其中非西班牙后裔的白种人377人,西班牙白种人504人,美洲印第安人241人,发生率分别为3.49、5.15和9.91(P<0.000 1),恶变与地理分布和种族有关。

二、细胞遗传学及分子生物学等基础研究

(一)细胞遗传学异常

多年来,葡萄胎的细胞遗传学研究已积累了大量资料,对探讨其发生有重要的临床价值和理论意义。染色质和染色体研究发现绝大多数葡萄胎的滋养细胞均为性染色质阳性。性染色质在人胚胎第11天的滋养细胞中出现,可存在于人的一生,在女性间质细胞中显示出2个性染色体的1个,在分裂期间可以染色,因此在低倍显微镜下可以看见。1957年由Park发现性染色质阳性占优势,大部分葡萄胎显示为女性。后来分别有许多作者先后证实,虽然阳性和阴性的比例不一,但总是以染色质阳性者占优势。

完全性葡萄胎广泛的绒毛囊泡状肿胀,滋养细胞增生,不出现胎儿成分。20世纪50年代发现90%~95%的葡萄胎为女性二倍体核型46,XX。60年代发现完全性葡萄胎核型为父源性,46条染色体均来自父系,杂合型为空卵和2个精子受精,纯合型为空卵和1个精子受精后精子染色体倍增。

1960年又有作者报道完全性葡萄胎不出现胎儿成分,其核型是父源性二倍体,即46条染色体均来源于父方,其核型表现为46,XX或46,XY。纯合子46,XX葡萄胎的发生很可能是无核卵与单倍体精子受精,继之染色体数目倍增所致。完全性葡萄胎染色体核型95%为46,XX,4%~5%为46,XY。染色体的分带技术研究证明,染色体46,XX的2个倍体均来自父方,而没有母方成分。父方成分倍增的原因:①2个精子同时进入卵子;②具有双倍体的异常精子进入卵子;③由于卵子染色体退化,而精子染色体发生内在的

自我复制。由于 Y 精子自我复制为 46,YY 无法继续生长，而只有 X 自我复制为 46,XX 才能生存下去。因此，葡萄胎染色体主要以 46,XX 形态出现。

但是也有罕见的多倍体完全性葡萄胎。一种为三倍体父源性葡萄胎，核型为 69,XXY；一种为四倍体葡萄胎为 92,XXXX。四倍体完全性葡萄胎，染色体的多态性显示所有染色体均为父源性，所见到的染色体核型可能是 46,XX 基础上的复制，其机制可能是 1 个正常单倍体卵子与 3 个精子，或 2 个精子其中之一是二倍体精子受精；还有另一种是亚二倍体或超二倍体葡萄胎，即二倍体父源性完全性葡萄胎少了或多了 1 条染色体。

1986 年，Surani 等报道鼠核配子移植实验，采用人工单性生殖方法，将父源或母源性早期生殖细胞核移植至不含卵原核的卵细胞内，当受精卵染色体全来自母方时，胚鼠可发育成 25 个中胚叶节阶段，但无滋养细胞生长；而当受精染色体均来自父方时，则滋养细胞增生活跃，且胚鼠仅发育成 6 个中胚叶节阶段，随后自行退变。说明父源和母源性基因对胚胎正常发育具有不同和必不可少的作用，父源性基因成分对控制滋养细胞增生十分重要，而母源性基因成分则对调节胚胎生长和发育十分重要。完全性和部分性葡萄胎均表现为过多的父源性染色体，从而促使滋养细胞过度增生而致发生葡萄胎。

近年来多个研究发现葡萄胎组织学分类和分子病理学分类存在差异部分病理学上诊断为完全性葡萄胎病例而细胞遗传学显示 DNA 为双亲来源（家属性遗传性双亲来源完全性葡萄胎，散发性双亲来源完全性葡萄胎）；也有一些组织学表现为部分性葡萄胎病例，细胞遗传学显示为 DNA 父系单亲来源。

遗传学诊断较为客观，对葡萄胎的发病机制、分类和临床转归相关因素的研究具有重要意义，已越来越多地被作为葡萄胎研究手段，但较为烦琐，费用昂贵，耗时多，与设备条件和人员技术水平相关，因此在临床应用中受到限制。

有关葡萄胎染色体核型与恶变关系也有一些报道。Wake 等分析纯合性和杂合性葡萄胎相比有较高的恶变趋势。Lawler 等报道纯合性者均为父系染色体复制，杂合性若为双精子受精起源，其雄性起源的双倍体完全性葡萄胎滋养细胞过度增生较明显，发生滋养细胞肿瘤的危险性较大。

部分性葡萄胎的染色体组成通常是三倍体，其中有一套多余的来自父方的染色体，几乎所有的三倍体部分性葡萄胎均是由一套母源性染色体和两套父源性染色体构成，是由双精入卵引起的。除上述通常所见的三倍体部分性葡萄胎外，还可有罕见的一种二倍体部分性葡萄胎，一种四倍体部分性葡萄胎，以及另一种亚倍体或超倍体部分性葡萄胎。

Ohama 等对部分性葡萄胎染色体核型和临床病理分析，部分性葡萄胎大部分为三倍体，其组织学特点是局部的轻至中度滋养细胞增生伴有基底滋养细胞包涵体。

浙江大学医学院附属妇产科医院也对葡萄胎患者外周血淋巴细胞染色体进行观察，并对其是否为肿瘤属性进行探讨，从染色体角度提示部分性或完全性葡萄胎的肿瘤属性。

滋养细胞肿瘤遗传学的研究已逐步深入。从 20 世纪 50 年代开始研究，80 年代前后越来越多的研究集中到葡萄胎的起源上，主要采用染色体多态性、酶的研究和 DNA 多态分析。多态性研究主要利用 Q 带和 C 带观察方法；酶的研究主要在染色体多态性基础上观察着丝点或接近着丝点区域的荧光标记，可以对远着丝点的位点上基因产物进行分析。确定葡萄胎的来源：DNA 多态性为采用限制性核酸内切酶以识别人体 DNA 最低程度的多态性。以上遗传学研究对葡萄胎的潜在恶性因素，如完全性葡萄胎比部分性恶变倾向大，杂合子葡萄胎比纯合子葡萄胎更易恶变等予以说明。

葡萄胎恶变采用细胞遗传学的染色体多态性、酶学和 DNA 多肽分析可知，完全性葡萄胎比部分性葡萄胎恶变率和倾向性为大。根据 1 个或 2 个单倍体精子与空卵结合，完全性葡萄胎又分为纯合子葡萄胎和杂合子葡萄胎，杂合子葡萄胎是否比纯合子葡萄胎更有恶变倾向也仍有争议。北京大学第三医院张小为等用短串连重复序列-PCR 方法研究完全父源性葡萄胎的 3 个位点（D16S539，D7S820 和 D135317）上的等位基因分布情况及杂合性发现 D7S820 位点等位基因 10 的频率高于未恶变葡萄胎，恶变葡萄胎的 D16S539 位点上等位基因 9 的频率均与葡萄胎恶变有关。

NLRP7 是与部分复发性家族性葡萄胎密切相关的基因，且家族系中有近亲结婚现象，常是母亲和女儿不发病，仅姐妹发病，属孟德尔常染色体隐性遗传性疾病。其遗传易感基因的候选区域定位于染色体 19q13.3~19q13.4。在家族性葡萄胎中常有 NLRP7 基因双位点突变和纯合子突变，而男性 NLRP7 基因双位点突变及 NLRP7 基因单位点突变均可有正常生育结局。

（二）原癌基因与抑癌基因

滋养细胞来源于胚胎的胚外层细胞，早期胎盘的滋养细胞具有许多类似恶性肿瘤的特性，表现为迅速增生并侵蚀子宫内膜。但是胎盘形成后滋养细胞即停止侵入，而变成肿瘤的滋养细胞却不断浸润，并发生转移。就单个细胞而言，细胞的增殖受基因控制，细胞周期出现的一系列变化是原癌基因的激活和/或抑癌基因失活的结果。同样，任何一种原癌基因或抑癌基因的异常表达都会导致滋养细胞增生的失控。

1. 原癌基因 原癌基因编码的蛋白质大多是对正常细胞生长十分重要的细胞因子及其受体。癌基因突变后编码的蛋白质与其正常产物有结构上的不同，并失去对正常产物生长的调节作用。如正常细胞的生长因子受体受到刺激后，ras 蛋白从非活化的与 GDP 结合的状态变为活化的与 GTP 结合的状态，从而引起核内的转录活化，产生 C-myc 蛋白，细胞进入周期，然后 GTP 被水解，ras 蛋白失活，细胞又可以恢复静止；而在 ras 原癌基因发生点突变后，产生的 ras 癌蛋白一旦与 GTP 结合后便不能水解，使得细胞持续处于增殖状态，从而为肿瘤产生提供条件。

C-erbB2 是 1984 年首先从大鼠神经母细胞瘤中分离出的一种癌基因，也称为 neu（鼠）、HER-2 等，定位于人染色体的 17q11~q22，编码产物为分子量 185kDa 的蛋白质（也称为 P185）。在人类肿瘤中，C-erbB2 基因活化主要表现为基因扩增及其产物的过度表达，激活的 C-erbB2 基因参与细胞的生长调控，促进细胞癌变和癌细胞的生长增殖，正常细胞中的野生型 P53 蛋白是细胞生长的负调节因子，而突变型 P53 蛋白则有癌基因活性，可引起细胞恶性增殖且具有抗凋亡作用。研究发现两者恶变葡萄胎中均明显升高。研究显示侵蚀性葡萄胎和绒癌组织中 C-erbB2 的表达明显高于妊娠中晚期的正常胎盘和良性葡萄胎，且随临床分期的增加逐渐增高，表明 C-erbB2 的过度表达与葡萄胎的恶变有关。

CyclinD1 基因是一类在细胞周期中呈周期性变化的细胞周期调节蛋白。CyclinD1 过度表达使 G1 期缩短，导致 DNA 修复障碍及细胞增殖周期加快，还可引起基因组不稳定及部分癌基因扩增。许多作者将此蛋白视为一种癌基因，认为其过度表达最终形成肿瘤。研究发现，CyclinD1 在滋养细胞疾病中的表达呈现出明显的趋势性，即绒毛膜癌组最高，侵蚀性葡萄胎组次之，葡萄胎组、正常绒毛组依次减低。CyclinD1 在妊娠滋养细胞肿瘤组中的表达明显高于正常绒毛组和葡萄胎组，差异有非常显著性（$P<0.01$）。表明 CyclinD1 的过度表达与滋养细胞疾病的恶性转化及侵袭行为有关，CyclinD1 基因可能参与滋养细胞由良性演变为恶性的过程，所以，通过连续观测葡萄胎组织中 CyclinD1 的表达，可能对妊娠滋养细胞疾病病变的监测起到一定的作用。研究还发现，CyclinD1 阳性表达随肿瘤临床期别的增高呈递增趋势，Ⅲ~Ⅳ期的病例中 CyclinD1 表达明显高于Ⅰ~Ⅱ期，差异有非常显著性，提示有 CyclinD1 表达的妊娠滋养细胞肿瘤可能具有更强的分裂增殖活动及浸润能力，因此，CyclinD1 基因可作为预测妊娠滋养细胞肿瘤转移的一种参考指标，对判断预后也具有一定的临床意义，CyclinD1 的过度表达提示肿瘤的预后不良。

2. 抑癌基因 P53 基因突变是人类肿瘤最常见的基因异常。在正常情况下，野生型 p53 基因在维持细胞正常生长、抑制增殖过程中起着重要作用。p53 能对复杂的 DNA 损伤系统进行调控，是一种核内磷酸蛋白，能启动 WAF/cip1 基因的表达。WAF/cip1 基因编码 P21 蛋白。P21 能抑制细胞周期依赖性激酶的活性，从而抑制细胞周期过程。在细胞 DNA 损伤时，p53 转录水平会升高，从而促进 p21 表达，抑制细胞分裂，为细胞修复赢得时间。不能得到及时修复的损伤细胞，在 p53 中介下进入细胞凋亡途径，以达到清除损伤细胞、抑制肿瘤发生的作用。突变的 P53 蛋白不但失去了对细胞增殖和分化的负调节作用，还能正向激活某些促生长基因的表达，促进细胞增殖，导致肿瘤发生。Uzunlar 等发现突

变型 P53 蛋白表达程度依次是绒癌 > 侵蚀性葡萄胎 > 完全性葡萄胎 > 部分性葡萄胎 > 自然流产伴绒毛水泡样变。石一复等（1996 年）对 p53 抑癌基因第 5~8 外显子 PCR 扩增后 DNA 测序也未发现 1 例突变，推测带有父源基因的具有部分胚胎干细胞特征性的滋养细胞具有顽强地抑制基因突变或修复已突变基因的能力。

多肿瘤抑制基因（MTS1/P16）是 1994 年发现的一个比 p53 更直接与正常细胞癌变有关的新抑癌基因，在 G1 期特异性抑制 Cyclin D1/CDK4（cyclin-dependent kinase，CDK）活性，可阻止细胞进入 S 期，控制细胞分裂而抑制癌细胞生长。当 p16 因为 MTS1 突变或丢失而不能正常表达时，不能竞争结合 CDK4 阻止细胞分裂，Cyclin D1 与 CDK4 的结合增加，使细胞增殖失去控制发生癌变。有研究发现，p16 基因在恶性程度高的滋养细胞肿瘤中的表达率明显低下，既低于正常绒毛，又低于恶性程度低的葡萄胎。说明 p16 基因表达低下是滋养细胞癌变或癌变后细胞增生失控的原因之一。

nm23 H1 基因是 1988 年分离鉴定并证实与肿瘤转移抑制相关的抑癌基因。nm23 基因定位于 17q/21，人类基因中存在 nm23H1 和 nm23H2 两种基因亚型，对肿瘤转移起抑制作用的主要是 nm23H1，nm23 基因的突变、缺失或低表达与许多肿瘤的转移潜能有关。研究结果显示，nm23H1 阳性表达率在滋养细胞肿瘤中的表达明显低于葡萄胎（$P<0.05$），nm23H1 和肿瘤转移与两方面的机制有关，一方面影响了肿瘤细胞中微管的聚合状态和细胞中有丝分裂纺锤体的形成，使细胞异常增殖并分化，导致染色体畸变和非整倍体产生，从而促进肿瘤转移；另一方面，可能通过影响 G 蛋白介导对细胞黏合素信号反应的变化，改变了肿瘤细胞对周围组织及基质的附着能力及自身的迁移能力，nm23 抑制肿瘤转移的能力减弱或消失，继而发生了转移。

视网膜母细胞瘤基因（Rb）编码 Rb 肿瘤抑制蛋白（pRb）。PRb 在细胞周期中起制动器作用，能与转录因子 E2F 结合并阻断相应基因转录，使细胞处于 G1 期停滞而停止生长。Rb 基因缺失或突变，将导致细胞丧失抑制 E2F 的能力，而进入非正常增殖状态，进而产生肿瘤。有研究发现 Rb 在滋养细胞肿瘤组织中的阳性表达率明显低于葡萄胎，在恶性滋养细胞肿瘤分期中，Ⅲ期的阳性表达率也明显低于Ⅰ期及Ⅱ期。

对葡萄胎表观基因修饰的研究也取得了一些研究结果。表观基因修饰是染色质 DNA 碱基及组蛋白等相关分子的修饰，这些变化不引起 DNA 碱基序列的改变但能改变基因的表达方式，并且在细胞分裂时可以从父代细胞传递给子代细胞。

表观基因修饰主要为以下 2 种类型：

（1）染色质中组蛋白的翻译后修饰，主要为组蛋白 H3 和 H4 尾部的修饰，核小体排列，DNA-染色质复合物高级结构的变化。

（2）DNA 中 CpG 岛中胞嘧啶残基的甲基化。这些变

化可以同时发生共同作用,影响 DNA 的功能和基因表达。

最常见也是研究最多的表观基因修饰是 DNA 中 CpG 双核苷酸中的胞嘧啶残基的甲基化,染色体中 CpG 双核苷酸序列(又称为 CpG 岛)多位于基因的启动子序列区,基因启动子序列 CpG 岛甲基化修饰是细胞常用的一个控制和调节基因表达的方式。研究发现,多种肿瘤组织中基因的甲基化方式发生改变,由此导致的抑癌基因失活及癌基因激活可能是发生肿瘤的关键事件。

各种类型的表观基因修饰具有以下共同特点:

(1)本质上表观基因修饰是一种可逆的过程,因为并没有发生 DNA 序列的改变,这是其与传统的基因改变最显著的不同,也因为这是一种可逆的经过,了解导致肿瘤发生的异常表基因变化的机制,从而加以纠正是一种有希望的新的肿瘤治疗方式。

(2)表观基因修饰具有位置效应,即 DNA 序列中一处发生的表观基因修饰可以对基因组中相邻的多个基因产生作用,通常影响程度随距离的增加而减弱,也可突然停止作用。

(3)基因组中表观基因修饰的发生率相当高,比基因突变的发生率高得多。

(4)环境因素对表观基因修饰有重要的影响,可以引起表观基因修饰的变化。

表观基因改变还具有的一个突出特征是其特有的生命周期:

(1)不同来源的配子及不同阶段的配子,不同发育阶段的同一组织及某一时期的不同组织之间都存在表观基因修饰方面的实质性不同,从而能互相区分。

(2)在受精之后,合子经历了一次大规模的表观基因重组,主要为去甲基化导致的基因组低甲基化状态,使得大量基因激活复制。

(3)胚胎发育到着床阶段时又出现一轮大规模的表观基因变化,主要特点为组织特异的染色质重组,包括组织特异的甲基化修饰,导致体内各种组织器官间甲基化状态上的异质性,而且这种组织依赖型的甲基化状态随时间流逝而消退。

(4)表观基因存在生命周期现象可能有助于解释包括癌症在内的年龄依赖型疾病,但目前对表观基因的自然生命周期了解不多,发生的机制及意义也不明确。表观基因修饰的时间性变化和肿瘤发生的年龄依赖性的关系是一个吸引人的课题。

在各种表观基因变化中,以 DNA 甲基化变化研究最容易,也研究最多,各种表观基因改变也常常最后以 DNA 甲基化调控的方式保存下来。肿瘤的表观基因变化可描述为一种失调节,如全局性的低甲基化,个别基因的过度或甲基化不足,染色质改变,基因组印迹改变等。这些变化在初始的肿瘤细胞群中表现出异质性,也因此可能和肿瘤的进展和转移有关。

另外,一个吸引人的肿瘤表观基因领域为基因组印迹改变(loss of imprinting, LOI),即来自父方或母方的特殊的等位基因的变化。肿瘤的 LOI 即指肿瘤中丢失了父母来源的特殊标记基因,导致基因表达的异常。

(1)基因印迹(genetic imprinting)指哺乳动物和人的某些等位基因受其父系或母系来源的影响选择性而非随机表达。目前已发现 80 多个人类基因有此现象,并报道与多种遗传性疾病和恶性肿瘤的发生发展有关。

(2)研究表明基因印迹在哺乳类胚胎发育中起重要作用,母系印迹而父系表达的基因主要调控胚外组织发育,父系印迹而母系表达的基因与植入后胚胎发育有关,只有父母双亲染色体共同参与才能保证基因组印迹的正常调控和胚胎的正常发育。

(3)目前已有多个学者报道了葡萄胎中印迹基因的改变。Fisher 等认为父系印迹基因 CDKN1C 及其蛋白产物 p57KIP2 在父源性和双亲来源完全性葡萄胎中均为低表达,p57KIP2 的免疫组织化学检测可用来辅助诊断葡萄胎。Thaker 等认为父系印迹基因 PHLDA2 的蛋白产物免疫组织化学在识别完全性葡萄胎中也有潜在重要作用。

(三)参与滋养细胞增殖与分化的分子机制

机体是由多细胞组成,细胞增殖同时也受生长因子及其他许多因素的调控。

1. 增殖细胞核抗原 能反映细胞增殖程度和所处周期,在多数肿瘤中表达,在正常组织中表达甚少。Ozbilim 等认为增殖细胞核抗原(proliferating cell nuclear antigen, PCNA)的阳性表达程度可判断 GTN 的良恶性和生长速度,也可以作为预测葡萄胎恶变的依据。但也有学者认为非整倍体 DNA 的葡萄胎易恶变,而滋养细胞增生程度不能作为评估预后的指标。

2. 细胞周期素 细胞周期受细胞周期素、CDK 及 CDK 抑制蛋白精密的调控。G_1 期转化到 S 期是细胞周期关键调控点,G_1 晚期,Cyclin E 和 CDK2 相结合,推动细胞进入 S 期。Cyclin E 的过度表达加速了 G_1 期转化到 S 期,可导致细胞增殖失控而形成肿瘤。P27kip1 能够抑制 Cyclin E-CDK2,从而抑制细胞从 G_1 到 S 期的转化。Cyclin E 是正调节因子,P27kip1 失活时,细胞迅速增殖而恶变。Olvera 等发现,CDK2 活性的表达随胎盘的成熟而下降,绒癌和完全性葡萄胎有高浓度的 Cyclin E 的表达,滋养层 P27kip1 的缺失可能是发展为绒癌的一个必要步骤。

浙江大学医学院附属妇产科医院石一复等发现,葡萄胎恶变者 Cyclin B1 和 PCNA 表达显著高于未恶变者,Cyclin B1 与 PCNA 呈正相关,Cyclin B1 和 PCNA 表达增高与葡萄胎的增生和恶变有关,可作为葡萄胎滋养细胞增殖的指标。

3. 细胞因子 在正常妊娠中,表皮生长因子受体(EGFR)富含于胎盘组织中,在胎儿、胎盘生长发育中发挥重要的生理调节作用。浙江大学医学院附属妇产科医院研究发现发生恶性变的葡萄胎、恶性滋养细胞肿瘤与正常早孕绒毛及未发生恶性变的葡萄胎相比较，EGFR 的蛋白表达量明显减少，提示 EGFR 的低表达可能在葡萄胎的恶性转变及恶性滋养细胞肿瘤的发生发展中起一定作用。EGFR 在葡萄胎组织中的低表达提示葡萄胎患者预后不良，有发生恶变之倾向，从而认为 EGFR 有望作为葡萄胎预防性化疗的筛选指标之一。分析还表明 EGFR 蛋白表达与恶性滋养细胞肿瘤临床分期有关，即临床期别越高，EGFR 蛋白表达越低。很多研究报道 EGFR 在许多恶性肿瘤及癌前病变中的表达量增高，而 EGFR 在恶性滋养细胞肿瘤中反而呈低表达。其原因可能有以下几点：①妊娠滋养细胞肿瘤是带有父源基因的胚外层滋养细胞起源的肿瘤，其形成及恶变机制可能与其他体细胞肿瘤有所区别。②正常滋养细胞需要较大量的 EGFR 促进其适当的增殖分化，如发生恶性变，细胞会失去其正常调节机制，包括 EGFR 的产生。③在恶性滋养细胞肿瘤中，由于 TGFα 与 EGFR 结合，导致 EGFR 的降调节至低水平。表皮生长因子受体-2，C-erbB-2，bcl 在绒癌组织中表达明显高于正常妊娠胎盘的表达；葡萄胎时滋养细胞 EGFR，C-erbB-3 表达增加，发生恶变可能增加。

转化生长因子-β1（transforming growth factor，TGF-β1）是一种具有同源双链的分子量为 25kDa 的多肽细胞因子，具有广泛的生物活性，是调节细胞生长、分化的重要物质。作用方式较复杂，可因细胞类型、代谢状态以及与其他细胞因子之间的相互作用不同，效应也完全不同甚至相反。TGF-β1 有刺激间质细胞如成纤维细胞生长的作用，也有强烈抑制多种上皮细胞生长的作用。近年来的研究发现 TGF-β1 与以细胞外基质聚集为特点的多种纤维化疾病有关，能调节细胞外基质成分的产生和降解。一方面，它可增加间质蛋白质的合成与分泌（包括各型胶原及纤维连接蛋白等）；另一方面，又可降低分解胞外基质的蛋白酶的合成，增加蛋白酶抑制物的合成，导致胞外基质的聚集。TGF-β1 上调金属蛋白酶抑制因子；下调激活胶原酶的尿激酶纤维蛋白原激活剂；增加侵蚀性滋养细胞向非侵蚀性多核细胞的分化。

胚胎干细胞转录因子 NANOG 对维持胚胎干细胞自我更新和多向分化潜能起关键作用，对维持早期胚胎的内细胞团和胚胎干细胞的亚全能性有意义。NANOG mRNA 和蛋白质在葡萄胎、绒癌中表达早于正常早晚期妊娠胎盘为高，在葡萄胎进展组中的表达较疾病消除组为高。干扰 NANOG 表达可减弱滋养细胞侵蚀力。此指标对预测葡萄胎恶变有意义。除上述外，Siu 等也先后研究 P21 活化激酶（PAK-1）为预测葡萄胎恶变有关指标之一，可供参考。

4. 端粒与端粒酶反转录酶　端粒与端粒酶反转录酶（telomerase reverse transcriptase，TERT）的研究表明，端粒酶 RNA 基因的表达和端粒酶的激活与许多恶性肿瘤的形成和发展密切相关。浙江大学医学院附属妇产科医院于 1998—

1999 年研究发现绒癌 JAR 和 BeWo 细胞株及绒癌组织中端粒酶 RNA 基因呈高水平表达，并检测到其端粒酶的活性，而人早孕绒毛和足月胎盘绒毛组织中呈阴性或低水平表达，再一次证实人端粒酶 RNA 和端粒酶的激活与癌细胞之间存在着特异性关系，侵蚀性葡萄胎和绒癌组织中端粒酶活性显著高于正常绒毛和葡萄胎组织。在恶性滋养细胞肿瘤的形成和发展中，端粒酶可能起到关键性作用。

5. DNA 合成酶　浙江大学医学院附属妇产科医院石一复等经免疫组织化学、免疫印迹和 RT-PCR 方法证实，在葡萄胎、绒癌 JAR 和 JEG-3 细胞株中，与 DNA 合成有关的胸腺嘧啶核苷激酶-1 和核苷酸还原酶小亚单位 M2（ribonucleotide reductase subunit M2，RRM2）的表达显著升高。进一步对正常绒毛、葡萄胎、侵蚀性葡萄胎和绒癌组织 RRM2 研究，结果表明葡萄胎、侵蚀性葡萄胎、绒毛膜癌的 R2 表达水平显著高于正常绒毛，葡萄胎、侵蚀性葡萄胎和绒癌之间的表达无差异，WHO Ⅲ期和 Ⅱ期的滋养细胞肿瘤患者 RRM2 蛋白表达显著高于 Ⅰ 期者，WHO 预后评分为中危和高危的滋养细胞肿瘤患者 RRM2 水平显著高于低危者，说明 RRM2 表达的增加可能与滋养细胞增生、葡萄胎恶变及滋养细胞肿瘤的高危耐药等生物学行为有关。并通过多种方法检测了 RRM2 的反义寡脱氧核苷酸（antisense oligodeoxynucleotide）对人绒毛膜癌细胞株 JAR 细胞体外生长的影响，结果发现 ASODN1 对 JAR 细胞的抑制作用呈剂量和时间效应，ASODN2 和对照寡核苷酸对 JAR 细胞增殖及 RRM2 蛋白和 mRNA 的表达无明显影响，但 ASODN2 与 ASODN1 联合应用，对 JAR 细胞生长的抑制作用和对 RRM2 蛋白和 mRNA 表达的下调作用显著强于单用 ASODN1，ASODN1 选择性和特异性抑制 JAR 细胞生长和 RRM2 的转录和翻译，联合应用针对 RRM2 基因不同位点的 ASODN 是提高反义药物的重要方法之一。

胸腺嘧啶核苷激酶（Thymidine kinase）是重要的嘧啶代谢途径酶，能催化胸腺嘧啶转化为单磷酸脱氧胸腺嘧啶核苷，是胸腺嘧啶进入 DNA 代谢的唯一途径，又称解救酶，与细胞分裂密切相关，属于细胞周期调节蛋白。复制因子 C 亚单位 2（replication factor C subunit 2，RFC2）与 DNA 的复制和修复及细胞周期信号检查点的功能有关。浙江大学医学院附属妇产科医院石一复等研究 TK、RFC2 蛋白表达与妊娠滋养细胞疾病关系表明，正常绒毛的 TK 阳性表达率为 33.33%，而葡萄胎的表达率为 100%。葡萄胎滋养细胞高度、中度增生者 TK 表达显著高于轻度增生者。葡萄胎、侵蚀性葡萄胎、绒癌组织中 RFC2 蛋白表达水平显著高于正常绒毛，WHO Ⅲ期者 RFC2 表达高于 Ⅰ 期者，WHO 预后评分高危者显著高于低危者，RFC2 及 TK 表达增高与葡萄胎的增生和恶变有关，可作为滋养细胞增殖的指标。

6. 乳腺丝氨酸蛋白酶抑制剂　乳腺丝氨酸蛋白酶抑制剂（mammary serine protease inhibitor，MASPIN）是一种肿瘤抑制蛋白，能抑制肿瘤细胞侵袭、运动、生长、转移和血管发生。葡萄胎者的核染色体比例比正常早期妊娠绒毛明显下降，而疾病进展的葡萄胎的 MASPIN 蛋白表达比自然消退的葡萄胎、绒癌和 PSTT 为低，说明 MASPIN 蛋白表达与 GTD 病因和葡萄胎的恶化有关。

（四）滋养细胞浸润与转移

肿瘤细胞通过释放蛋白水解酶降解细胞外基质和基底膜，侵蚀到周围组织中，再进入血管和淋巴管，并循环到远处，然后穿出管壁再次进入组织，增殖形成转移灶。

1. 基质金属蛋白酶及其抑制剂 恶性肿瘤细胞重要的生物学特征之一表现为细胞与细胞之间、细胞与细胞外基质之间黏附特性的异常，这种黏附特性的异常导致肿瘤细胞具有了从原发部位脱落并向周围组织侵袭及向远处器官转移的能力。金属蛋白酶（matrix metallo-proteinase，MMP）及其金属蛋白酶组织抑制物（tissue inhibitor of metalloproteinase，TIMP）和肿瘤的发生与转移有关。胚泡和胎盘形成时期，滋养细胞表达和分泌较多的 MMPS，尤其是 MMP2 和 MMP9，分解细胞外基质，启动滋养层黏附、迁移和分化，使滋养层穿透基底膜到达母体循环，促进胚胎种植。该过程受到体内精细的调节，使得滋养细胞仅浸润至蜕膜和基底的内 1/3，且在胎盘形成后即停止。而滋养细胞肿瘤的滋养细胞则失去控制，不断浸润溶解子宫内膜基质，从而进一步恶化、转移。研究显示葡萄胎未发生恶变组中 MMP、MMP9 表达增强，但由于 TIMP-1 和 TIMP-2 相应进行调节，MMPS 质与量的变化均未超出机体控制范围，故疾病不呈进展性恶化。而具恶性转化能力的滋养细胞则能表达与分泌较多的 MMPS，TIMPS 未能相应增加，导致子宫内膜基质破坏，为肿瘤生长提供空间，最终转化为侵蚀性葡萄胎或绒毛膜癌，进而转移。石一复等研究发现 MMP-2、MMP-9 在葡萄胎发生恶变组的表达明显强于正常绒毛组和葡萄胎未发生恶变组，而 TIMP-1、TIMP-2 在正常绒毛组和葡萄胎组之间表达无显著性差异，MMP-2/TIMP-2、MMP-9/TIMP-1 在葡萄胎恶变组织中的表达强于在正常绒毛组织中的表达。对葡萄胎患者首次清宫标本进行 MMPS、TIMPS 的检测，有望辅助其他观察指标对葡萄胎的恶变早期预测，指导临床预防性化疗。GTN 有极强的亲血管性，在发生及转移中必须多次溶解血管内皮及基底膜，MMP 解降解酶细胞外基质和基底膜的 Ⅳ 型胶原，促进恶变发生。正常妊娠胎盘和葡萄胎相比，绒癌细胞 MMP-1 及 MMP-2 表达明显增强。人工合成 TIMP 特异性抑制剂，竞争结合 MMP 抑制肿瘤生长和转移也有相关实验。

2. uPA 与 PAI uPA 与其细胞表面受体结合可使纤溶酶原激活变为纤溶酶。这种 uPA 激活级联促反应直接引起细胞外基质（extracellular matrix，ECM）及基底膜水解，同时还激活无活性 MMP 进而间接水解 ECM，引起直接、间接作用结果，可使几乎全部 ECM 降解，从而导致细胞的迁移和浸润。UPA 活性主要受其抑制因子 PAI-1 的控制。因此，uPA 和 PAI 之间的平衡与滋养细胞的侵入行为密切相关。

3. 钙黏附素 是一类介导同种细胞互相黏附的钙依赖性跨膜糖蛋白，是介导细胞间联结最重要的一类分子。上皮型钙黏附素（epithelial cadherin，E-cad）作为钙黏附素家族中的一类与肿瘤的浸润和转移有着密切的关系。在许多人类肿瘤，如结直肠癌、膀胱癌、乳腺癌、肝癌、胃癌、前列腺癌、肾透明细胞癌、胰腺癌的研究中都发现 E-cad 表达异常，结果显示恶性肿瘤，特别是肿瘤的转移灶，E-cad 表达呈不同程度的降低，甚至消失。结果显示，当滋养细胞由良性向恶性转变后，E-cad 开始出现阴性表达，E-cad 在葡萄胎→侵蚀性葡萄胎→绒癌的病程进展过程中，阳性表达存在依次逐渐减弱的趋势，E-cad 的表达分布存在不同。比较结果，侵蚀性葡萄胎与绒毛膜癌比较，差异无显著性，但良性滋养细胞疾病（葡萄胎）与恶性滋养细胞肿瘤（包括侵蚀性葡萄胎及绒毛膜癌）各组之间比较 E-cad 的表达差异均有显著性。特别是在恶性滋养细胞肿瘤中观察到侵袭入子宫肌层的细胞滋养细胞其 E-cad 表达完全缺失。另在侵蚀性葡萄胎及绒癌标本中，随浸润子宫肌层深度的不同，其 E-cad 的表达强度存在不同，差异有显著性。这些结果表明，滋养细胞的恶性行为与 E-cad 的表达异常之间存在着某种相关性，随着 E-cad 的表达逐渐下降甚至消失，正常细胞间的同型黏附下降或缺失、细胞的分化和黏着受到影响，肿瘤细胞间的连接也减弱，瘤细胞易于从母体脱离，发生组织浸润和转移，提示 E-cad 表达的改变与肿瘤细胞的高侵袭力及低分化密切相关，可导致肿瘤细胞分离并促进其浸润、转移。还有，绒毛滋养细胞向母体浸润首先是滋养细胞通过其表面受体与周围的细胞外基质（ECM）发生黏附，其次通过基质金属蛋白酶（MMP）降解 ECM。上述各种浸润内容中以 MMP 最为重要，是胚胎滋养层浸入的标志。有 21 种 MMP，其中以 MMP-2 与 MMP-9 起关键作用。

4. CD44 近年来备受关注，是在细胞恶性转化过程中其结构和功能均发生显著变化，从而影响转化后肿瘤细胞侵袭转移行为的细胞表面黏附分子。CD44 作为具有高度异质性的单链跨膜糖蛋白，在体内分布极广泛，能与透明质酸等多种配体结合，参与细胞与细胞、细胞与基质之间的粘连。其产生的亚型主要有标准型 CD44（CD44s）和变异型 CD44（CD44v））两种。在对脑肿瘤、结肠癌、恶性黑色素瘤、乳腺癌等研究中发现，CD44v 阳性表达者较阴性者易发生脉管浸润及远处转移，无瘤生存期短，生存率低，预后差。研究显示 CD44v6 在葡萄胎-侵蚀性葡萄胎-绒毛膜癌的进程中，CD44v6 的表达呈上升趋势，葡萄胎和滋养细胞肿瘤的 CD44v6 阳性表达率有显著差异；在滋养细胞肿瘤临床分期中，CD44v6 在出现阴道转移（Ⅱ期）、肺转移（Ⅲ期）中阳性表达率明显高于无转移者（Ⅰ期）。CD44v6 的过度表达意味着滋养细胞侵蚀能力的加强，可作为预测滋养细胞肿瘤远处转移的有效基因指标。浙江大学医学院附属妇产科医院李娟清等通过对上皮样滋养细胞肿瘤的临床病理特征和免疫组织化学分析,发现 CD44 呈局灶阳性,CK18 弥漫阳性,抑制素-α 和 Ki-67 呈局灶阳性。且多普勒超声显示上皮样滋养细胞肿瘤为不均质回声,病灶内血流丰富。

浙江大学医学院附属妇产科医院石一复等也利用基因芯片技术,筛选正常妊娠绒毛和葡萄胎绒毛组织差异表达的基因,以期探讨葡萄胎的分子发病和恶性转移化机制。通过对正常胎盘绒毛和葡萄胎组织取材,组织提取的 mRNA 表达探针的制备,芯片杂交,采用包含 4 096 个基因位点与基因表达芯片,并分别采用 Cy3-dUTP 及 Cy5-dUTP 两种探针混合杂交,结果 2 例葡萄胎组织中均有差异表达的基因有 89 条,占基因总数的 2.2%,均上调者 24 条基因,均下调者 65 条基因,此结果看出大部分基因在孕周接近的正常绒毛和葡萄胎组织中的表达水平基本一致,具有明显差异表达的基因仅占所检基因总数的 2.2%,且表达谱与其他肿瘤明显不同。通常基因分析发现了可能与葡萄胎发病相关的基因群,大部分基因在妊娠滋养细胞疾病中还没有证实。因此,需要从核酸和蛋白水平进行验证,全面了解葡萄胎的分子发病机制,最后用于临床疾病的诊断、预防和基因干预治疗。

5. miRNA 的研究 滋养层绒毛外滋养细胞向母体子宫内膜侵袭植入过度将引起侵蚀性葡萄胎绒癌等恶性疾病,涉及多基因多蛋白的网络控制,miRNA 调控滋养层细胞节制性侵袭,has-miRNA-200c 是一个致癌 miRNA,其在绒癌细胞中表达较高,可能通过转录后抑制或降解某些与离子转运、信号转导、侵袭相关基因表达影响蛋白表达,所以适时调控滋养层绒毛外滋养细胞的极性,可能控制其侵袭。

6. 丝裂原活化蛋白激酶 丝裂原活化蛋白激酶(mitogen-activated protein kinase,MAPK)在细胞恶变和肿瘤浸润转移中也起了重要作用,庞战军等的研究结果显示妊娠期滋养细胞的 MAPK 通路可能对滋养细胞的黏附、侵袭功能的影响起关键作用。

(五) 免疫学说

1. 有关人淋巴细胞抗原问题 对孕妇来说,胎盘是一种不被排斥的异体移植物。胚胎和妊娠滋养细胞肿瘤均有部分来自父方成分,因此,理论上讲在母体内生长,如同异体移植一样,会引起母体的免疫排斥。胚胎之所以不被排斥,系绒毛外层有一种缓冲物质,能阻止移植物抗原进入母体,因而不引起母体淋巴细胞反应。已知正常胎盘有人淋巴细胞抗原(human lymphocyte antigen,HLA),即完整胎盘所含有的细胞均可能表现有 HLA 抗原。至于滋养细胞是否表达 HLA 意见尚不一致,胎儿淋巴细胞在滋养细胞、绒毛间质细胞或间质血管中的存在部位也尚未阐明。少数葡萄胎含抗父系 HLA 抗原的特异性抗体。由于葡萄胎的绒毛缺乏间质血管,故胎儿淋巴细胞引起母体形成抗 HLA 抗体可以排除,但绒毛间质可通过胎盘完整性的破坏,直接与母体接触,仍有可能引起抗体产生,所以还不能得出究竟是葡萄胎滋养细胞,还是间质细胞在母体中导致免疫的结论。

现已表明,完全性葡萄胎具有 HLA 抗原,对 HLA 分析也支持细胞遗传学结论,完全性葡萄胎是由单倍体精子受孕所致,而不是由第二次减数分裂畸变的二倍体精子所致,其染色体复制在减数分裂之后。这一机制必将导致 46,XX 葡萄胎占优势,因为 YY 精子不能存活,在早期分裂时便死亡。当然其他原因引起的完全性葡萄胎也不能排除。

据报道,有关经治疗的妊娠滋养细胞肿瘤患者及丈夫 HLA 类型的研究,将患者按低危、中危和高危分成 3 组,225 例高加索地区患者 HLA-A 和 HLA-B 位点的总频率与正常对照人群相比无显著性差异,但是当检测抗原的不相容性时,发现患者与其丈夫的组织相容性有一倾向,即与丈夫 HLA-A 位点一致的患者更可能属于中或高危组中。当绒癌继发于活婴分娩之后时,孩子和肿瘤的基因应为一致,但与母亲在每一 HLA 位点上的某一等位基因可以不同。这种不同性的数目虽然可以确定,但由于存在某些尚未发现的特异性或仅表面上的同一性,所以,实际上其数目有时尚难以确定。39 例母亲和孩子配对资料表明,有 67% 的后代与其母亲在 A 和 B 位点并不一致,仅 8% 在这两位点上相同。在英国约 2% 的孩子在 A 和 B 两位点与其母亲相同。尽管资料表明大多数绒癌发生于 HLA 不相容胎儿,但有趣的是尚有少量 HLA 相容的病例,类似情况尚可在来自美国的资料中见到。因为大多数发生于足月产后的绒癌被认为是预后的高危因素,所以,有母亲和胎儿组织相容性的资料提示,在这些患者中,更多的是 HLA 系统相同的病例。

在需要治疗的葡萄胎病例中,证实葡萄胎的免疫遗传学特性为葡萄胎有免疫原性。首次妊娠即为葡萄胎患者比正常妊娠有更强的免疫原性,前者被致敏者为 41%,而后者仅为 20%。在完全性葡萄胎中致敏过程并非因为胎儿淋巴细胞,滋养细胞层和绒毛间质是致敏原。这种滋养层部位抗原的量很少,一般组织化学方法不能测得,但足以作为免疫原刺激母体发生反应。

HLA 基因控制对抗原各特殊部位的免疫反应,可将患者分为反应和无反应两组,采用预后评分系统,高危组患者比低危组患者更容易形成抗体,除外多次妊娠或输血等可能有机会刺激产生抗体的因素后,仍可在每一患者中观察到。因此,表明高危组患者中 HLA 抗体的存在可能有抗肿瘤作用。

2. 血型的问题 有关滋养细胞疾病患者与配偶血型的报道结果尚不一致。患者与配偶血型不一致者,如(A×O,O×A),治疗后死亡率高于相一致者(A×A,O×O)。B 型或 AB 型患者在一些国家发生率较低,但患者具有这种血型,预后相对较差,而当丈夫为 B 型或 AB 型时其预后较好。来自美国、英国和新加坡的资料表明,在绒癌患者中,A 型偏多,而 O 型较少。来自美国的资料还表明,患者丈夫的血型也为绒癌发生的危险因素,这种作用在足月产后绒癌尤为显著。在一个 A 型和 O 型比例相同的人群中,可假定不同血型的婚配的总和与相同血型婚配的总和为一样,也即(A×O+O×A)/(A×A+O×O)=1。在伦敦 Charing Cross 医院对 115 例足月产后或非葡萄胎后绒癌的婚配进行调查发现,不同/相同血型婚配的比例为 2.19,提示不同血型的婚配为绒癌的易患因素。来自日本的报道,葡萄胎患者中 Rh 阴性患者发生率低于总体人数。至今尚无血缘性或家族史对葡萄胎发生影响方面的报道。有关血型问题尚需要在世界范围内收集更多资料,有关这方面的回顾性资料也应鼓励学者们总结发表。

WHO 推荐对葡萄胎和继发于任何类型的妊娠滋养细胞肿瘤应检查患者与其丈夫的 ABO 血型,可能的话还包括 HLA 类型。如妊娠滋养细胞肿瘤发生于足月产后,对孩子的血型和 HLA 类型也应检查。如此研究可获得有关 ABO 和 HLA 对妊娠滋养细胞肿瘤发生的预后影响的信息。也可检测葡萄胎和妊娠滋养细胞肿瘤患者血清中 HLA 抗体,以研究患者对 HLA 的免疫反应。

3. 免疫功能 滋养细胞肿瘤者免疫功能变化研究较少。日本报道,葡萄胎时细胞免疫功能亢进;侵蚀性葡萄胎时无明显变化;绒癌在治疗后有下降,但较其他癌病患者为好,所以提出对绒癌不能只考虑一般细胞免疫功能的激活疗法,还需研究患者的特异免疫功能,采用特异免疫疗法。国内石一复等(1982 年)有关滋养细胞肿瘤植物血凝素(phytohemagglutinin,PHA)皮试测定的报告中指出,葡萄胎 PHA 皮试红斑反应直径为(8.0±7.6)mm,较良性肿瘤平均直径(12.4±6.8)mm 为小,侵蚀性葡萄胎、绒癌者则明显为小,平均为(3.1±3.2)mm。PHA 皮肤试验是一种迟发型的超敏反应,它与机体细胞免疫状态是平衡的,可反映机体内细胞免疫功能的状况。恶性滋养细胞肿瘤治疗前对 PHA 皮肤无反应或反应甚小,而治疗后临床症状消失,转移灶吸收后再复测 PHA 皮试,则皮肤红斑反应直径均可恢复到正常妇女皮试红斑反应直径 10mm 以上,与文献报道一致,PHA 皮试有可能作为滋养细胞肿瘤预测其治疗效果、预后等参考指标。

(六) 微血管密度

微血管密度(micro vessel density,MVD)是衡量微血管形成的定量指标,因血管生成与肿瘤生长、转移以及影响肿瘤生物学行为密切有关,采用特异性抗原标记血管的内皮细胞,在显微镜下计数。GTN 中血管生成增加,当持续性葡萄胎 MVD>100 时,则葡萄胎恶变机会增加。

(七) 其他

我国广西对葡萄胎病例进行病例对照调查研究发现葡萄胎病例中家庭有癌瘤史者发生率较高。江西调查结论为每年 3~5 月份的发生率较其他月份为高,结婚年龄小的发生率高。微量元素铜/锌比值在葡萄胎中增高,完全性葡萄胎血浆中锌含量较部分性葡萄胎为低,侵蚀性葡萄胎与非侵蚀性葡萄胎比较锌含量低,铜/锌比值最高。也有报道硒含量与滋养细胞肿瘤恶性程度呈负相关。有关微量元素与滋养细胞肿瘤发生的关系尚待进一步探讨。

总之,生长因子、细胞因子、黏附因子和激素以及免疫等多种因素可通过分泌和旁分泌方式参与滋养细胞浸润功能。与滋养细胞浸润相关的细胞因子有 IL-10,白血病抑制因子(leukemia inhibitory factor,LIF)和肿瘤坏死因子(TNF-α);与滋养细胞浸润相关的生长因子有表皮生长因子(epidermal growth factor,EGF)、转移生长因子(transforming growth factor-β,TGF-β)、胰岛素样生长因子(insulin like growth factor,IGF)和胰岛素样生长因子结合蛋白(insulin-like growth factor-binding protein-1,IGFBP-1)等;与滋养细胞浸润相关的黏附因子有整合素家族、钙调素家族、免疫球蛋白等;与滋养细胞浸润相关的免疫因子有 Th1 型免疫反应、HLA-G 等。

上述大多为基础和实验室研究,对病因和诊断可提供客观证据。有关细胞遗传学和病理组织学存在差异,遗传学结果较为客观,已越来越多的作为研究本类疾病的手段,但较为繁琐,费用昂贵,临床应用受到限制。近年表观基因修饰是 DNA 中 CpG 双核苷酸中的胞嘧啶残基的甲基化。多种肿瘤组织中基因的甲基化改变导致抑癌基因失活及癌基因激活,可能是肿瘤发生的关键。表观基因修饰的特点:①发生率比基因突变发生率高得多;②是一种可逆过程;③具有位置效益;④环境因素对表观基因修饰有重要影响;⑤有生命周期-不同来源和不同阶段的配子,不同发育阶段的同一组织;在受精后,胚胎发育到着床均可有变化。但目前对表观基因的自然生命周期了解不多,发生机制也不明确,表观基因修饰的时间变化和肿瘤发生的年龄依赖性的关系目前课题受欢迎,GTD/GTND 值得进一步研究。

(石一复)

第四节　葡萄胎

葡萄胎是一种异常的人类妊娠,以绒毛间质水肿同时缺乏胚胎发育或者异常的胚胎发育为特征。葡萄胎因妊娠后胎盘绒毛滋养细胞增生、间质水肿,而形成大小不一的水泡,水泡间借蒂相连成串,形如葡萄而名之,也称水泡状胎块(hydatidiform mole)。葡萄胎可分为完全性葡萄胎(complete hydatidiform mole)和部分性葡萄胎(partial hydatiform mole)两类。

【流行病学和病因学】 葡萄胎发生的确切原因,虽尚未完全清楚，但已取得一些重要进展。

1. 完全性葡萄胎 既往流行病学调查表明，亚洲和拉丁美洲国家的发生率较高，如韩国和印度尼西亚约 400 次妊娠 1 次，而北美和欧洲国家发生率较低，如美国约 1 500 次妊娠仅 1 次。近年来研究发现韩国和日本的发病率已与欧美国家一样低，发病率 0.57‰~2‰。

营养状况与社会经济因素是可能的高危因素之一。饮食中缺乏维生素 A 及其前体胡萝卜素和动物脂肪者发生葡萄胎的概率显著升高。年龄是另一高危因素，大于 35 岁和 40 岁妇女妊娠时葡萄胎的发生率分别是年轻妇女的 2 倍和 7.5 倍。相反小于 20 岁妇女的葡萄胎发生率也显著升高，其原因可能与该两个年龄段容易发生异常受精有关。既往的葡萄胎病史使散发性葡萄胎的发病率上升 10 倍。

细胞遗传学研究表明，完全性葡萄胎的染色体核型为二倍体，根据基因起源其可分为两组染色体均来自父亲的父系来源的完全性葡萄胎（androgenetic CHM，AnCHM）及两组染色体分别来自父亲和母亲的双亲来源的完全性葡萄胎（biparental complement hydatidiform mole，BiCHM），父系来源的完全性葡萄胎中 75%~80% 是由 1 个精子（23，X）与 1 个空卵受精后核内 DNA 自身复制形成，核型为 46，XX，另有 20%~25% 父系来源的完全性葡萄胎的核型为 46，XY，它是由 1 个空卵与 2 个精子同时受精而成。虽然完全性葡萄胎染色体成分均为父源性，但其胞质中线粒体 DNA 却是母源性的。BiCHM 代表 HM 的一种独特类型，约占完全性葡萄胎的 20%，常与家族性复发性葡萄胎相关。在这些家族中 2 个或 2 个以上的个体并发重复性葡萄胎妊娠。受累家族成员易患葡萄胎妊娠的遗传方式提示属于常染色体隐性遗传，同一患者与不同的性伴侣婚后再患葡萄胎的事实，提示这些妇女可能具有遗传缺陷影响卵子的功能。BiCHM 少见，除家族发病外，一些重复 HM 的散发妇女最近也被证实是 BiCHM，这些妇女可能代表着相同发病情况的个体。BiCHM 携带有父亲和母亲染色体基因组，NLRP7 和 KHDC3L 基因的突变可导致 BiCHM。BiCHM 与 AnCHM 基因起源不同，却具有相同的的组织学病理特征，表达形式一致。

2. 部分性葡萄胎 没有确切的流行病学资料。近年资料表明，部分性和完全性葡萄胎的比例基本接近甚至更高，可能与流产标本中发现部分性葡萄胎占的比例逐步上升有关，有文献报道 35 岁及以上患者部分性和完全性葡萄胎的比例为 2∶1，而 20 岁及以下患者中部分性和完全性葡萄胎的比例为 1∶2。一项病例对照研究显示，与部分性葡萄胎发病有关的高危因素有不规则月经、前次活胎妊娠均为男性和口服避孕药大于 4 年，但与饮食因素无关。

细胞遗传学研究表明，部分性葡萄胎其核型 90% 以上为三倍体，如果胎儿同时存在，其核型一般也为三倍体。最常见的核型是 69，XXY，其余为 69，XXX 或 69，XYY，为 1 个正常单倍体卵子和 2 个正常单倍体精子受精，或由 1 个正常单倍体卵子（精子）和 1 个减数分裂缺陷的双倍体精子（卵子）受精而成，所以 1 套多余的染色体也来自父方。已经证明，不管是完全性还是部分性葡萄胎，多余的父源基因物质是造成滋养细胞增生的主要原因。另外尚有极少数部分性葡萄胎的核型为四倍体，但其形成机制还不清楚。

【病理】

1. 完全性水泡状胎块 大体检查：绒毛膜绒毛弥漫性水肿，形成大小不等的簇状圆形水泡，其间由纤细的索带相连成串，形如葡萄。对于直径在 2mm 以下，肉眼不易发现的水泡状胎块，被称为"镜下葡萄胎"，此时诊断应慎重，注意与流产变性相鉴别。水泡状胎块看不到胎儿和妊娠的膜囊结构。镜检：水泡状胎块的基本病理形态是绒毛间质水肿、中心液化池形成、血管消失、滋养细胞增生。滋养细胞增生是诊断的必要依据，突出表现为滋养细胞增生的活跃性、弥漫性、无极向性、异型性和双细胞混杂性。极早期完全性葡萄胎（very early complete hydatidiform mole，VECM）。VECM 是指在妊娠 12 周前被终止的完全性葡萄胎，常因为临床表现及病理特征的不典型而造成完全性葡萄胎的误诊。其病理特征为：①正常大小的绒毛，外观呈息肉状或菜花样；②富于细胞、黏液样绒毛间质，伴有明显的细胞核碎片；③轻-中度滋养细胞增生，可呈环周型或无序增生。

2. 部分性水泡状胎块 大体检查：部分性水泡状胎块的肉眼外观与完全性水泡状胎块有许多不同，通常仅部分绒毛呈水泡状，散布于肉眼大致正常的胎盘组织中，有时需仔细检查方能发现。水泡常散在，大小不等，可为梭形或分支状与正常绒毛夹杂在一起。绒毛和水泡可以不同比例混杂，倾向于保留胎盘的形状，或有不明显增大的绒毛性团块，且常可伴胚胎或胎儿（12%~59%）。镜检：水泡状胎块与正常大小的绒毛混合存在。前者水肿过程缓慢形成，导致绒毛外形极不规则，形成扇贝样轮廓，中期以后更为明显，有迷宫样腔隙形成。绒毛间质中可见滋养细胞包涵体（系绒毛表面滋养细胞向间质内凹陷的滋养细胞团）。伴有中央池形成，但量不多。部分性水泡状胎块同样伴有滋养细胞增生，但增生程度不如完全性的明显，多以合体滋养细胞增生为主。

【诊断】

1. 临床诊断 完全性葡萄胎典型症状和体征主要有停经后阴道流血、子宫异常增大、腹痛、妊娠呕吐、妊娠高血压综合征征象、卵巢黄素化囊肿和甲状腺功能亢进征象。但由于诊断技术的进展，越来越多的患者在尚未出现症状或仅有少量阴道流血之时，已作出诊断并得以治疗，所以以症状典型的葡萄胎已越来越少见。尽管有部分完全葡萄胎患者可出现卵巢黄素化囊肿，但由于子宫异常增大，一般在葡萄胎排空前较难通过妇科检查发现，多由 B 型超声检查作出诊断。凡有停经后不规则阴道流血、腹痛、妊娠呕吐严重且出现时间较早，体格检查时有子宫大于停经月份、变软，子宫孕 5 个月大小时尚不能触及胎体、不能听到胎心、无胎动，应怀疑葡萄胎可能。较早出现妊娠高血压综合征征象，尤其在孕

28周前出现子痫前期、双侧卵巢囊肿及出现甲亢征象，均支持诊断。如在阴道排出物中见到葡萄样水泡组织，临床诊断基本成立。部分性葡萄胎可有完全性葡萄胎的大多数症状，但一般程度较轻。有时部分性葡萄胎在临床上表现为不全流产或过期流产，仅在对流产组织进行病理检查时才发现。

可选择下列辅助检查以进一步明确诊断。

（1）超声检查：B型超声检查是诊断葡萄胎最重要的辅助检查方法，最好采用经阴道彩色多普勒超声检查。完全性葡萄胎典型超声图像表现为子宫增大超过孕龄，子宫腔内无妊娠囊，无胎儿结构，取而代之的是大小不等的蜂窝样回声，这种回声是由于水泡组织的囊壁与囊内液体所构成的界面反射而形成，部分患者可伴有宫腔积血，同时50%左右的患者合并单侧或双侧卵巢黄素囊肿；彩色多普勒显示子宫肌层血流丰富，蜂窝样回声区域无血流。典型葡萄胎的超声诊断是比较容易的，但是部分葡萄胎患者在临床、病理和超声上往往表现并不典型，因此阴道超声过早过频的介入，有时会给诊断带来困难。Shioji曾经描述了1例葡萄胎患者从不典型到典型的超声图像演变过程，从演变过程中可以发现妊娠8周前的多次超声检查仅仅表现为子宫腔内空胚囊，直到妊娠60天才显示局部绒毛增厚，回声增强，妊娠70天以后出现典型的葡萄胎图像。因此对于hCG较高，子宫腔内仅仅出现胚囊而没有胚芽的患者要警惕葡萄胎的可能，注意绒毛回声有无增强，有时可以采取放大的方法，观察有无小水泡，并且加强随访。与完全性葡萄胎有所不同，部分性葡萄胎的超声诊断有一定的困难，据报道其诊断准确率只有17%~30%。典型的声像图表现为子宫增大与孕周相符，胎盘一部分呈蜂窝状回声，其他部分正常，可探查到羊膜腔和胎儿。不典型的患者易和难免流产水泡样变性相混淆，后者表现为局部绒毛内出现张力不大的不规则小暗区，两者单纯依据超声鉴别比较困难，最终仍须依据病理学检查进行鉴别。

超声难以区分PHM和CHM，Sebire等研究发现155例组织学证实为CHM或PHM的患者中，先前超声诊断为葡萄胎的仅34%，其余都误诊为流产，对于CHM超声诊断的准确率（58%）要高于PHM（17%），所以尽管超声对于诊断CHM/PHM很有用处，但是最终确诊仍有赖于病理。

（2）绒毛膜促性腺激素（hCG）测定：葡萄胎时滋养细胞高度增生，产生大量hCG，hCG测定可作为辅助诊断。由于正常妊娠、流产时滋养细胞也分泌hCG，因此选择hCG测定作为葡萄胎临床诊断的辅助手段时必须根据其动态变化或结合超声检查作出诊断。但也有少数葡萄胎，尤其是部分性葡萄胎因绒毛退行性变，hCG升高不明显。近年发现，hCG分子在体内经各种代谢途径生成各种hCG相关分子，包括糖基化hCG、缺刻hCG、游离α亚单位、游离缺刻β亚单位和β核心片段等。在正常妊娠时血液中的主要分子为完整hCG，尿中为β核心片段，而葡萄胎则产生更多的hCG相关分子，因此同时测定血液和尿中完整hCG及其相关分子，有助于葡萄胎的诊断和鉴别诊断。

2. 组织学诊断　组织学诊断是葡萄胎最重要和最终的诊断方法，葡萄胎每次刮宫的刮出物必须送组织学检查。取材时应注意选择近宫壁、近种植部位无坏死的组织送检。完全性葡萄胎组织学特征为滋养细胞呈不同程度的增生，绒毛间质水肿，间质血管消失或极稀少。部分性葡萄胎时，在水肿间质可见血管及红细胞，这是胎儿存在的重要证据。

近10年来出现典型病理变化的完全性葡萄胎仅占30%，可表现为不典型的形态学改变，因此容易将其误诊为部分性葡萄胎和流产。在这种情况下染色体核型的检查有助于鉴别诊断。完全性葡萄胎的染色体核型为二倍体，部分性葡萄胎为三倍体。

【处理】

1. 清宫　葡萄胎诊断一经成立，即应对患者状况进行评估，评估包括两个方面：全身一般情况评价和疾病进展评估。包括血常规、血型、凝血功能、肝肾功能、血清hCG定量和胸部X线检查等。对子宫大于停经16周的葡萄胎患者，其发生内科并发症的概率为25%，因此对该类患者实施清宫手术前必须迅速而及时地稳定全身状况。清宫应由有经验的医生操作。一般选用吸刮术，其具有手术时间短、出血少、不易发生子宫穿孔等优点，比较安全。即使子宫增大至妊娠6个月大小，仍可选用吸刮术。由于葡萄胎子宫大而软，清宫出血较多，也易穿孔，所以清宫应在手术室内进行，在输液、备血准备下，充分扩张宫颈管，选用大号吸管吸引。待葡萄胎组织大部分吸出、子宫明显缩小后，改用刮匙轻柔刮宫。为减少出血和预防子宫穿孔，可在术中应用缩宫素静脉滴注，但缩宫素可能把滋养细胞压入子宫壁血窦，导致肺栓塞和转移，所以缩宫素一般在充分扩张宫颈管和开始吸宫后使用。子宫小于妊娠12周可以一次刮净，子宫大于妊娠12周或术中感到一次刮净有困难时，可于1周后行第二次刮宫。葡萄胎每次刮宫的刮出物，必须送组织学检查。

在清宫过程中，有极少数患者因子宫异常增大或缩宫素使用不当，或操作不规范等原因，造成大量滋养细胞进入子宫血窦，并随血流进入肺动脉，发生肺栓塞，出现急性呼吸窘迫，甚至急性右心衰竭。及时给予心血管及呼吸功能支持治疗，一般在72小时内恢复。为安全起见，建议子宫大于妊娠16周的葡萄胎患者应转送至有治疗妊娠滋养细胞疾病经验的医院进行清宫。

2. 卵巢黄素化囊肿的处理　一般不需处理。若发生急性扭转，可在B超或腹腔镜下做穿刺吸液，囊肿也多能自然复位。如扭转时间较长发生坏死，则需做患侧附件切除术。

3. 预防性化疗　葡萄胎是否需要预防性化疗曾存在争议。Kim等报道，对高危患者（血清hCG>100 000IU/L，卵巢囊肿直径>6.0cm，子宫大于停经月份）实施预防性化疗其恶变率对照组为47.4%，治疗组为14.3%（ $P<0.05$ ），而对低危组给予预防性化疗不降低恶变率。另据Limpongsanurak报道，高危组给予预防性化疗后恶变率对照组为50%，治疗

组为 13.8%。因此认为对有高危因素的葡萄胎患者给予预防性化疗,可降低其恶变率。但 Kim 也发现经预防性化疗的患者若日后发生滋养细胞肿瘤则需要更多疗程的化疗。因此预防性化疗仅用于有高危因素和随访困难的葡萄胎患者,预防性化疗应在葡萄胎排空前或排空时开始,一般选用甲氨蝶呤、氟尿嘧啶或放线菌素-D 单一药物,化疗至 hCG 正常。部分性葡萄胎发生子宫局部侵犯的概率约为 4%,一般不发生转移,因此一般不做预防性化疗。

4. 子宫切除术 单纯子宫切除只能去除葡萄胎侵入子宫肌层局部的危险,而不能预防子宫外转移的发生,所以不作为常规处理。对于年龄较大、无生育要求者可行子宫全切术,应保留两侧卵巢,手术后仍需定期随访。

5. 部分性葡萄胎合并胎儿的处理 葡萄胎与胎儿共存罕见,由于大多数文献仅为个案报道,故至今尚未形成对这类疾病的处理指南。一般而言,当超声怀疑葡萄胎合并胎儿时,需再次复查 B 超,以排除胎盘后血肿,胎盘发育异常,子宫肌瘤变性等可能,如果诊断仍未能明确而患者又迫切希望维持妊娠,则需进一步检查胎儿染色体、孕妇胸片及血 hCG 动态变化,若胎儿核型正常,超声排除明显的胎儿畸形,胸片无转移灶迹象,则可在严密监护下继续妊娠,但必须向孕妇强调发生阴道流血、早产、妊娠高血压综合征等问题,产后一定要仔细检查胎盘,包括病理学检查,血清 hCG 动态监测。

【随访】

随访是葡萄胎患者清宫后处理的主要内容。随访应包括如下内容,①血 hCG 定量测定:葡萄胎清宫后每 1~2 周测定 1 次,PHM 在 hCG 转阴后 1 个月再测定 1 次阴性即可;CHM 正常后每月复查 1 次,直至 6 个月即可;②注意月经是否规则,有无异常阴道流血,有无咳嗽、咯血及其转移灶症状,并做妇科检查,可选择一定间隔定期或必要时做 B 超、X 线胸片或 CT 检查。

葡萄胎随访期间应避孕。如果 hCG 已转阴,但在随访期间意外妊娠,不建议终止妊娠。由于葡萄胎患者重复发生葡萄胎的概率可达 1%~2%,因此一旦停经应尽早行超声检查。避孕方式推荐口服避孕药。

(吕卫国 许君芬)

第五节 妊娠滋养细胞疾病的诊断与鉴别诊断

根据葡萄胎排空后或流产、足月分娩、异位妊娠后出现阴道流血和/或转移灶及其相应症状和体征,应考虑滋养细胞肿瘤可能。血 hCG 水平的测定是诊断滋养细胞肿瘤的主要依据,如有可能可以有影像学证据,但不是必要的。同样组织学证据对于滋养细胞肿瘤的诊断也并不是必需的。

【诊断】

1. 妊娠史 多数妊娠滋养细胞肿瘤继发于葡萄胎妊娠,葡萄胎的恶变率各家报告不同,占 8%~20%,CHM 的恶变率远高于 PHM。除葡萄胎外,妊娠滋养细胞肿瘤可继发于各种妊娠,包括流产、早产、足月产以及异位妊娠等。

2. 临床表现 妊娠滋养细胞肿瘤主要临床表现为葡萄胎排空、流产或足月产后,有持续的不规则阴道流血,或表现为一段时间的正常月经后再停经,然后又出现阴道流血。长期阴道流血者可继发贫血,以及子宫复旧不全或不均匀性增大,部分患者可出现卵巢黄素化囊肿、腹痛和假孕症状。肿瘤主要经血行播散,转移发生早而且广泛,最常见的转移部位是肺(80%),其次是阴道(30%),以及盆腔(20%)、肝(10%)和脑(10%)等。由于滋养细胞的生长特点之一是破坏血管,所以各转移部位症状的共同特点是局部出血。转移性滋养细胞肿瘤可以同时出现原发灶和继发灶症状,但也有不少患者原发灶消失而转移灶发展,仅表现为转移灶症状,若不注意常会误诊。

3. 血清 hCG 测定 血 hCG 水平测定是诊断 GTN 的主要依据。2000 年 FIGO 制定了葡萄胎后 GTN 的诊断标准,后多次修订,最后一次修订为 2018 年。修订后的葡萄胎后 GTN 诊断标准是凡符合下列标准中的任何一项即可诊断为 GTN:①葡萄胎排空后 4 次测定血 hCG 呈平台、且至少维持 3 周;②葡萄胎排空后连续 3 次血 hCG 上升、且至少维持 2 周;③组织学诊断。有关 hCG 呈平台和上升的标准大多采用美国妇产科学院 2004 年颁布的葡萄胎后 GTN 的诊断标准,hCG 每周变化小于 10% 为平台状态,hCG 每周变化 >10% 则为上升。由于非葡萄胎后 GTN 患者的临床症状和体征不典型或无,往往易误诊和漏诊,因此在鉴别诊断时要关注阴道异常流血或脏器部位出血等症状,应将血 hCG 测定作为鉴别流程的组成部分,以减少不必要的手术探查。

4. 组织学诊断 组织学证据对于滋养细胞肿瘤的诊断也并不是必需的。若在子宫肌层内或子宫外转移灶组织中见到绒毛或退化的绒毛阴影,则诊断为侵蚀性葡萄胎;若仅见成片滋养细胞浸润及坏死出血,未见绒毛结构者,则诊断为绒癌;若原发灶和转移灶诊断不一致,只要在任何一个组织切片中见有绒毛结构,均诊断为侵蚀性葡萄胎。

5. 影像学检查 影像学检查在 GTN 诊断、鉴别诊断和病灶确定方面具有重要意义。

(1)超声检查:超声诊断妊娠滋养细胞肿瘤时应结合临床病史。子宫超声表现:①肿瘤组织超出子宫腔范围向肌层浸润,子宫正常大或不同程度的增大,形态可不规则,病灶部位局部隆起。②子宫肌层光点粗糙或子宫腔内的杂乱回声,见到1个或数个边缘不整的光团,可显示为不规则的低回声、海绵状和蜂窝状回声,无明显边界,海绵状和蜂窝状回声内可见缓慢流动液体。③部分患者子宫局部或大部甚至全部表现为不规则的蜂窝状改变,易误认为葡萄胎残留,实际上为滋养细胞侵蚀子宫肌层后坏死出血的表现,严重时可达子宫浆膜层。侵蚀性葡萄胎和绒癌在彩色多普勒超声下的改变具有显著特征,表现在血管数目增加,分支多而杂乱;血管层次消失,走向紊乱;子宫壁动-静脉吻合丰富,静脉增粗膨大,形成大量的动静脉瘘等。病灶内血流信号极其丰富,呈"枯枝状"或"湖泊状",血流红蓝相间,色彩斑斓,阻力指数极低,大都为0.2~0.4。极低阻力的动脉性频谱和动静脉瘘频谱超声检查时可出现呈蜂鸣状声音,频谱包络线呈毛刺状,是血管受到妊娠滋养细胞肿瘤侵蚀后的特征性改变。血流频谱主要有3种类型:①高速低阻血流频谱,形态为毛刺状、低振幅的宽带频谱。②类滋养层周围血流频谱。③静脉化动脉频谱,为低阻力型动脉血流频谱。若肌壁内不均低回声内部无明显血流,仅周边有丰富血流时,表示该处病灶中央为坏死区。子宫动脉血流参数直接反映子宫血液灌注量的大小以及血流动力学的变化,妊娠滋养细胞肿瘤患者病灶内新生血管增加,血流丰富,致使子宫动脉在这些患者中表现为明显扩张,血流丰富,血流参数改变。肿瘤

的生长必定伴随新生血管的发生和体积的增大,而多普勒三维能量超声的血管造影术模式,可通过三维超声的不规则体积测量技术,评价不规则病灶的形态并进行准确定量。由于能量多普勒比普通彩色多普勒灵敏,而三维超声的显示更可以加强对肿瘤新生血管的细微循环进行精密呈现,相信三维能量多普勒超声检查可以取代一部分传统的放射血管造影术,用于妊娠滋养细胞肿瘤的辅助诊断。近年来超声计算机技术以及超声造影剂的快速发展,改善了超声血管内造影临床应用的技术难度,提高了其临床应用价值。由肘静脉注射超声微泡造影剂后通过肺循环到达全身,微泡进入血管,极大地增强了血管内的回声,增强彩色多普勒血流信号或灰阶信号,使肿瘤细微血管的显示度提高。超声实时动态下观察病灶内血流灌注情况,可见造影剂灌注肌壁浸润病灶明显早于正常子宫肌壁,消退则晚于正常子宫肌壁,治疗后侵蚀病灶灌注时呈现异常灌注停止,在后期显示灌注的瘢痕灶。目前第二代静脉超声造影剂的平均直径为2.5μm,远远大于CT、MRI的造影剂直径,无法透过血管壁的细胞间隙进入组织间质,且其稳定性较第一代造影剂明显增强,在微血管的显示上具有明显的优势。葡萄胎清宫术后超声表现见图9-20-4。

(2)X线检查:X线检查是妊娠滋养细胞肿瘤诊断中的一项重要辅助检查,主要用于肺部检查,是肺转移首选的检查方法,预后评分系统中肺部病灶个数是以胸片上所见个数

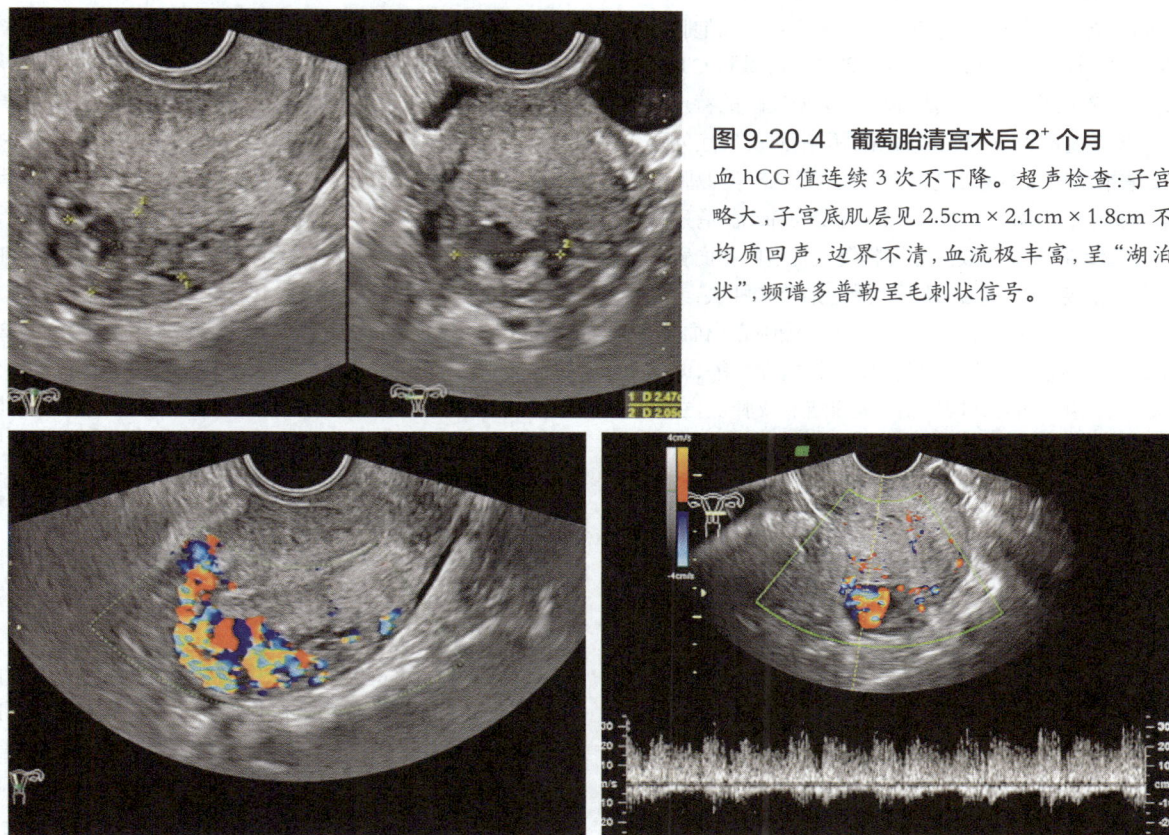

图9-20-4 葡萄胎清宫术后2⁺个月

血hCG值连续3次不下降。超声检查:子宫略大,子宫底肌层见2.5cm×2.1cm×1.8cm不均质回声,边界不清,血流极丰富,呈"湖泊状",频谱多普勒呈毛刺状信号。

为标准。肺转移的X线表现多种多样,但基本形态可分两类:①片状阴影:不规则形态有云片状阴影,常分布在肺的一侧或两侧,边界不清,阴影可仅只有一个片,也可满布双肺,如不结合病史和hCG很难和肺结核或不典型肺炎相鉴别,此种阴影常见于早期病例。②圆形阴影:转移灶呈圆形,密度不高。根据圆形阴影又可按其大小,再分为三种:①小豆或结节状阴影,直径<3cm;②中型或棉球状阴影,呈圆形,直径3~5cm;③大型或团块状阴影,直径>5cm。妊娠滋养细胞肿瘤肺转移病灶的分布两下肺较中、上肺为多,右侧较左侧肺转移灶易出现,外侧带比中、内侧带为多。妊娠滋养细胞肿瘤肺部转移宜进行动态观察,一般在治疗期间至少每月摄片1次,常为正位片,必要时须加摄侧位片,以了解肺部病灶大小及部位。肺部病灶经过几个疗程化疗,多数皆能逐渐消失。但也有少数虽经多个疗程化疗,临床症状消失,hCG也达正常水平,胸片仍有残存淡薄阴影,甚至持续时间较长,停止化疗后有时持续1年以上,甚至2~3年才逐渐消退,个别可长达4~5年。在此种情形中,胸片中残存的阴影并不表示肺部尚有滋养细胞病灶。

(3)CT检查:肺部是妊娠滋养细胞肿瘤最常见的转移部位。脑转移继发于肺转移,早期诊断肺、脑转移对明确预后评分、指导制订治疗方案极为重要,以往常用普通X线摄片诊断肺转移,但难以显示微小和隐蔽的病灶,对临床决策造成错误导向。靠临床判断是否有脑转移,常发现较晚,延误治疗。CT对肺部较小病灶和脑、肝等部位的转移灶有较高的诊断价值。在胸片阴性而改用肺CT检查时,常可发现40%的患者存在肺微小转移。应对妊娠滋养细胞肿瘤胸片阴性者常规检查肺CT,有肺转移者应常规做脑CT和肝CT。妊娠滋养细胞肿瘤肺转移病灶CT所反映的特点其实是转移的瘤细胞滞留、生长、侵蚀、破坏、出血及炎症的病理过程:①增粗的肺纹理(为最早期的肺部改变,类似肺部慢性炎症的表现);②不定性的斑片影(主要为肺动脉有瘤栓存在,部分血管壁向外突出或滋养细胞侵入肺泡内将血管内及肺泡内瘤变连接成片);③边缘不光滑的结节和肿块,或者是绒毛状的向肺内突起的结节(主要为转移瘤中心出血坏死,周围有滋养细胞聚集,周围的肺组织受积压而萎缩,并伴有水肿、炎性细胞的浸润);④边缘清楚的结节或肿块(主要为经治疗后,瘤周反应吸收、纤维化)。随着病情的变化,肺部CT的表现一般多按以上顺序演变。

(4)磁共振成像(MRI):MRI检查具有无创,软组织对比度好及多断面成像等优点。妊娠滋养细胞肿瘤的MRI表现:①病灶内有大量杂乱的等T_1、等T_2信号的分隔及大小不一致的长T_1、长T_2信号小囊,与病理上的滋养细胞浸润和多发囊变坏死有关;②病变包膜不完整,可呈囊实性或"蜂窝"状,其内可见片状高信号,主要与病变恶性度较高及坏死有关;③子宫内膜信号不连续,肿瘤侵犯子宫肌层,与子宫肌层界限不清;④病变周围及子宫腔内及肌层出现大量增粗、纤曲的血管流空信号,于T_1WI上显示最清楚,此与肿瘤

本身的生物学特性有关,肿瘤本身无固有的血管,而是依赖破坏邻近血管获取营养,加之异常增高的hCG激素水平刺激,使子宫原来的血管层次紊乱,甚至出现典型的"血湖"状表现;⑤DWI(高b值时)显示扩散受限,与病变恶性程度高、细胞排列密集及水分子扩散不顺畅有关;⑥增强扫描可见分隔及实性部分强化,囊内可有不规则片状强化,考虑与增粗、纤曲的血管显影有关;⑦一般均为血行转移,很少出现盆腔及腹股沟淋巴结转移。

(5)PET/CT:PET/CT可以诊断出胸片及CT无法发现以及容易误诊的病灶,可以检测到隐匿的绒癌,当传统的影像学方法不能检测到转移病灶时,PET/CT可能会有效地检测出隐匿的转移病灶。

【鉴别诊断】

典型的妊娠滋养细胞肿瘤通过临床病史、体格检查、超声检查和血清hCG检测、清宫术后病理检查等综合分析,常能确诊。但是,超声和hCG并不是十分特异,有时与不全流产、异位妊娠等难以鉴别,尤其是少见的胎盘部位滋养细胞肿瘤和上皮样滋养细胞肿瘤,常需要术后病检确诊。不同疾病治疗方案不同,异位妊娠、不全流产和葡萄胎通过刮宫或局部病灶切除术即可获得治愈,而GTN需要化疗或辅助手术才能治愈,毒副作用大,所以在治疗前明确诊断十分重要。

非葡萄胎后GTN临床病史、体征不明确,影像学特征不典型,常常会与妊娠物残余、特殊部位妊娠和特殊类型滋养细胞肿瘤相混淆。尽管宫、腹腔镜检查在GTN的诊断中并不作为常规推荐,但宫腔镜可直观子宫腔形态,明确占位病灶的解剖位置、大小及性状,协助定位、获取组织以明确诊断,腹腔镜检查也能直观、准确地定位子宫表面、子宫角以及盆腹腔脏器病变,因此在妊娠相关疾病的鉴别诊断和不明原因持续低水平hCG升高的诊断中,宫、腹腔镜技术可发挥特殊作用。冯凤芝等回顾性分析了2003年9月—2006年3月收治的外院疑诊为GTN或外院诊断为GTN并已接受化疗、转入北京协和医院后因不能确诊而进行宫腔镜和/或腹腔镜检查及治疗的27例患者的临床资料,并分析宫腔镜和腹腔镜在GTN、不全流产和异位妊娠鉴别诊断中的价值。研究发现最终诊断为GTN只有4例患者,23例为非GTN疾病,包括子宫角妊娠12例、子宫残角妊娠1例和不全流产10例,认为当通过临床病史、超声检查和血清hCG水平检测等综合分析,仍不能明确诊断妊娠终止后阴道流血的原因时,宫腔镜和/或腹腔镜检查是可供选择的诊断方法,并能同时进行有效的手术治疗。

总之,由于GTN的特殊生物学行为、特异而敏感的肿瘤标记——hCG和化疗的高度敏感性,是目前唯一可以没有组织病理学证据就进行临床诊治的恶性肿瘤,一旦误诊则会导致患者接受不必要的治疗,因此临床上应强调诊断的规范化。一般来讲,依据hCG值动态变化,结合影像学检查结

果,GTN 都能明确诊断。而对难以诊断的病例,可通过腹腔镜、宫腔镜、甚至开腹手术来明确诊断。

【诊断进展】

1. 肺结节不是诊断葡萄胎后 GTN 的依据 肺是GTN 最常见的转移部位,2012 年 FIGO 颁布诊断标准中认为胸片发现肺部结节可诊断为葡萄胎后 GTN。由于考虑到部分葡萄胎清宫后患者,甚至正常妊娠妇女胸片和/或 CT 检查可发现肺结节,因此在 2015 年 FIGO 公布的诊断标准中删除了胸片发现肺部结节诊断为葡萄胎后 GTN 的内容,但临床医师对此还存在一些困惑,主要是担心延迟诊断可影响疾病的进展,从而增加患者预后评分和治疗的难度。笔者研究团队回顾性分析了葡萄胎清宫时、清宫后胸片和/或 CT 发现肺结节、但血 hCG 未达到诊断标准的 53 例患者的临床资料,其中 17 例患者立即接受了化疗,18 例患者接受了随访、但随后达到诊断 GTN 标准而接受化疗,18 例患者接受随访、最后无任何干预而血 hCG 降至正常范围;且立即化疗组患者达到完全缓解所需化疗疗程和初次化疗的失败率高于经随访、但随后达到诊断标准而接受化疗的患者,差异有统计学意义($P<0.05$),因此认为葡萄胎后仅仅肺结节不是诊断 GTN 的依据,其规范的随访策略是安全的。

2. 持续低水平血 hCG 升高的诊断 第十一届(2001年)世界滋养细胞疾病学术大会首次报道了持续低水平血 hCG 升高,由于病例数较少,迄今临床对其认识知之甚少,其主要特点为:①血清 hCG 持续呈低水平升高,可持续 3 个月~10 年;②体格检查及影像学检查未发现病灶存在;③多数病例接受过化疗和/或手术,但血 hCG 水平未下降。持续低水平 hCG 升高可分为假性和真性,其中假性低水平血 hCG 升高是由于测定方法导致的一种假象,实际上其血清中并不真正存在异常水平的 hCG。目前文献报道判断 hCG 假阳性有如下方法,①尿液 hCG 试验:若血 hCG>50IU/L,而尿液阴性,则为假阳性;②血清稀释试验:若血清稀释试验无线性关系,则可能为异源性抗体干扰,可判断为假阳性;③异源性抗体阻断剂的使用:hCG 试验进行前使用阻断剂预处理待测定血清,若结果为阴性,判断为异源性抗体导致假阳性结果;④不同实验室、不同实验方法重复测定。真性低水平 hCG 升高是血清中确实存在着低水平升高的 hCG,包括如下内容,①静止期滋养细胞疾病:2002 年由美国 hCG 咨询服务中心首次提出,继发于葡萄胎清宫术后或 GTN 治疗后,血 hCG 下降到接近正常水平不再下降呈低水平升高,但大部分患者在发病后 6 个月内血 hCG 自行下降至正常范围,当血 hCG 出现反复持续上升时,往往提示它是侵袭性疾病。②无法解释的 hCG 升高:继发于正常妊娠、流产或异位妊娠,主要症状为不规则阴道流血,文献报道 10% 的患者日后诊断为 GTN。③垂体来源的低水平 hCG 升高:hCG 和 LH 有着相同的 α 亚基,垂体的促性腺激素细胞在促性腺激素释放激素的作用下会分泌 LH-β 亚基,并同时分泌少量 hCG-β 亚基,比较罕见的患者是继发于垂体肿瘤,其特点是水平更低和激素治疗后血清 hCG 可下降。持续低水平 hCG 升高患者诊断流程首先应排除假性 hCG 升高,若其 hCG 水平很低或是围绝经期妇女,应排除垂体来源的可能;排除上述两种可能后,应考虑静止期滋养细胞疾病或无法解释的 hCG 升高,建议密切随诊,不宜化疗或手术。

(吕卫国　张松法)

第六节　人绒毛膜促性腺激素测定在滋养细胞肿瘤中的临床应用

人绒毛膜促性腺激素(human chorionic gonadotrophin, hCG)是糖蛋白激素家族中的一员,一旦妊娠产生绒毛,即可在血循环中检测到 hCG,在正常与异常妊娠期有一定的分泌规律,滋养细胞的数量与活力与 hCG 的分泌密切相关,因此,血清 hCG 测定可以诊断妊娠及与妊娠有关的疾病,特别是对于滋养细胞肿瘤,hCG 监测可用于其诊断和指导疾病治疗,并在治疗中和治疗后的随诊中成为重要的监测指标。

一、人绒毛膜促性腺激素的生化及生理特性

1. hCG 的基本结构 hCG 是一种糖蛋白激素,相关分子组成了 hCG 分子家族,hCG 分子家族在分子水平的结构上具有多型性的特点。通常所说的 hCG 为整分子 hCG,其分子量约为 37 500,由 α 亚单位和 β 亚单位通过非共价键结合构成,其中 α 亚单位为非特异性,所有的糖蛋白激素均相同,其分子量为 14 000,由 92 个氨基酸组成,在 52 和 78 位氨基酸的残基上有 2 个通过 N 键连接的寡糖侧链,分别为双分支型和单分支型。β 亚单位具有激素特异性,其分子量为 23 500,由 145 个氨基酸组成,在 13 和 30 位氨基酸的残基上也含有 2 个通过 N 键连接的寡糖侧链,均为双分支型。此外,在 C 末端残基 122~145 位上还有 4 个通过 O 键连接的寡糖侧链,大多为三糖分子或四糖分子。其一级结构分子式如图 9-20-5 所示。

α 亚单位

```
                                          10
Ala—Pro—Asp—Val—Gln—Asp—Cys—Pro—Glu—Cys
                                          20
—Thr—Leu—Gln—Glu—Asp—Pro—Phe—Phe—Ser—Gln
                                          30
—Pro—Gly—Ala—Pro—Ile—Leu—Gln—Cys—Met—Gly
                                          40
—Cys—Cys—Phe—Ser—Arg—Ala—Tyr—Pro—Thr—Pro
                                          50        CHO
—Leu—Arg—Ser—Lys—Lys—Thr—Met—Leu—Val—Gln—Lys—Asn
                     60                                        70
—Val—Thr—Ser—Glu—Ser—Thr—Cys—Cys—VaI—Ala—Lys—Ser—Tyr—Asn—Arg—Val—Thr—Val
                CHO   80
—Met—Gly—Gly—Phe—Lys—Val—Glu—Asn—His—Thr
                                          90
—Ala—Cys—His—Cys—Ser—Thr—Cys—Tyr—Tyr—His—Lys—Ser
```

β 亚单位

```
                                 10         CHO
Ser—Lys—Glu—Pro—Leu—Arg—Pro—Arg—Cys—Arg—Pro—Ile—Asn
                          20                               CHO
—Ala—Thr—Leu—Ala—Val—Glu—Lys—Glu—Gly—Cys—Pro—Val—Cys—Ile—Thr—Val—Asn
                          40
—Thr—Thr—Ile—Cys—Ala—Gly—Tyr—Cys—Pro—Thr
                                 50
—Met—Thr—Arg—Val—Leu—Gln—Gly—Val—Leu—Pro
                                 60
—Ala—Leu—Pro—Gln—Val—Val—Cys—Asn—Tyr—Arg
                                 70
—Asp—Val—Arg—Phe—Glu—Ser—Ile—Arg—Leu—Pro
                                 80
—Gly—Cys—Pro—Arg—Gly—Val—Asn—Pro—Val—Val
                                 90
—Ser—Tyr—Ala—Val—Ala—Leu—Ser—Cys—Gln—Cys
                                100
—Ala—Leu—Cys—Arg—Arg—Ser—Thr—Thr—Asp—Cys
                                110
—Gly—Gly—Pro—Lys—Asp—His—Pro—Leu—Thr—Cys
                          120 CHO                         CHO
—Asp—Asp—Pro—Arg—Phe—Gln—Asp—Ser—Ser—Ser—Ser—Lys—Ala—Pro—Pro—Pro—Ser
     130      CHO                  CHO     140
—Leu—Pro—Ser—Pro—Ser—Arg—Leu—Pro—Gly—Pro—Ser—Asp—Thr—Pro—Ile—Leu—Pro—Gln
```

N-连接寡糖侧链   O-连接寡糖侧链

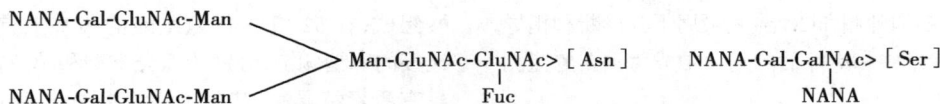

```
NANA-Gal-GluNAc-Man
                     >  Man-GluNAc-GluNAc> [ Asn ]    NANA-Gal-GalNAc> [ Ser ]
NANA-Gal-GluNAc-Man                  |                            |
                                    Fuc                          NANA
```

图 9-20-5　hCG 分子的 α、β 亚单位及其寡糖侧链分子式

NANA：N- 乙酰神经氨酸（唾液酸）；GluNAc：N- 乙酰基葡萄糖基；GalNAc：N- 乙酰基半乳糖基；Gal：半乳糖；Man：甘露糖；Fuc：岩藻糖。

2. hCG 的分子家族 在人类的血液和尿液中,hCG
以各种不同的形式存在,血清中存在的 hCG 相关分子包
括:常规 hCG、高糖化 hCG,缺刻 hCG、缺刻 ITA(invasive
trophoblast antigen,侵蚀性滋养细胞抗原)、β 亚单位羧基端
缺失的 hCG、游离 α 亚单位、游离 β 亚单位、羧基端缺失的
游离 β 亚单位、高糖化游离 β 亚单位和缺刻游离 β 亚单位;
尿液中除上述血液中的之外还有 β 核心片段。hCG 的相
关分子组成了 HCG 分子家族,其分子家族的相互关系如图
9-20-6 所示。

3. hCG 及其亚单位的功能

(1)整分子 hCG:通过其受体发挥作用,其主要功能是
在早孕期维持妊娠产物。在子宫和卵巢之外的许多其他组
织也有 hCG 受体的表达,因此 hCG 可能还有许多迄今为止
尚不知道的功能。整分子 hCG 的测定是发现和监测早孕的
主要指标,然而,经研究发现,在早孕期,整分子 hCG 的变异

很大,这常常会影响妊娠试验的结果,可能会影响倍增时间,
因此提倡同时检测几种 hCG 亚型可能会使结果更加可信。

(2)游离 α-亚单位(hCGα):指非结合状态的 α-亚
单位,是一条 14kDa 多肽,含有 92 个氨基酸残基和 2 个
N 连接的寡糖侧链,缩写为 hCGα。其结构和卵泡刺激素
(FSH)、黄体生成素(LH)及促甲状腺激素(TSH)的 α-亚
单位结构相同,故与上述 3 种激素均有交叉免疫反应,其
交叉免疫反应值可达 400~800IU/L(北京协和医院资料)。
hCGα 缺乏 hCG 活性,子宫内膜细胞能诱导 hCG 分解为 α
亚单位,与孕激素共同作用,可以介导子宫内膜细胞的蜕膜
化,hCGα 还可以刺激蜕膜细胞产生催乳素。

(3)游离 β-亚单位(β-hCG):指非结合状态的 β-亚单
位,是一条 23kDa 的多肽,含有 145 个氨基酸残基和 2 个
N 连接的和 4 个 O 连接的寡糖侧链,缩写为 β-hCG。β-亚
单位仅有羧端的 35 个氨基酸与 LH 相似,因此仅对 LH 有

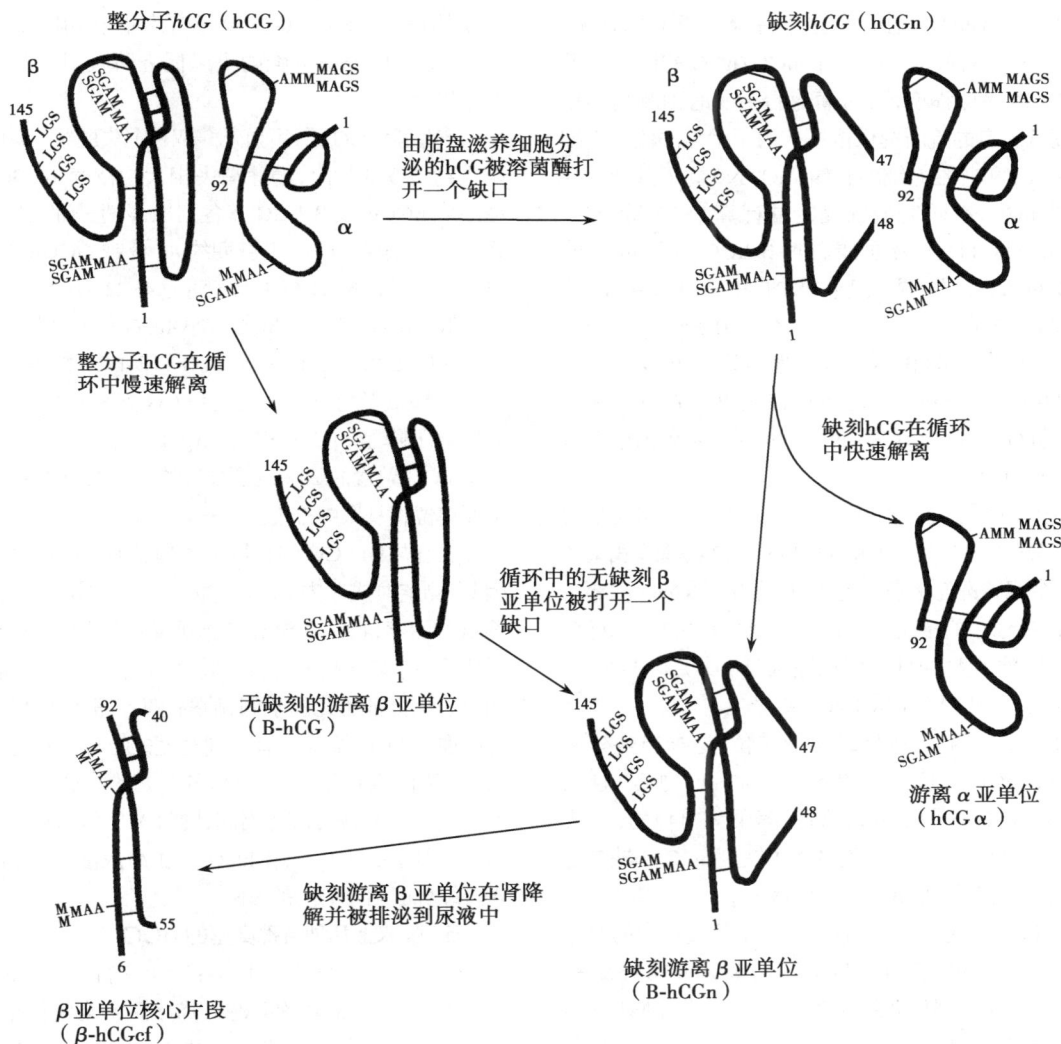

图 9-20-6 hCG 分子家族分子结构及代谢关系

A:N-乙酰基葡萄糖基;L:N-乙酰基半乳糖基;M:甘露糖;G:半乳糖;S:唾液酸。

交叉免疫反应,交叉免疫反应值为 8IU/L(北京协和医院资料)。β-hCG 也缺乏 hCG 活性,但却具有促进生长的活性。其机制尚不甚明了,可能与其结构和转化生长因子-β、血小板来源的生长因子-B、神经生长因子相似有关。Behtash 等将 β-hCG 用于葡萄胎清宫术后的监测,发现通过建立正常 β-hCG 的回归曲线,可以早在葡萄胎清除后(2.29±0.19)周时发现持续性滋养细胞疾病(persistent trophoblastic disease,PTD),比通常使用 β-hCG 平台或升高的方法[(4.21±0.33)周]诊断更早(P<0.001)。

许多非滋养细胞肿瘤仅产生 β-hCG,而不产生整分子 hCG,因此,β-hCG 常常作为侵袭性疾病的标志,血清中 β-hCG 的升高和预后不良明显相关。王小平等应用化学发光法对 GTD 患者及正常妊娠血清中的整分子 hCG、总 β-hCG 及游离 β 亚单位(F-β-hCG)进行了检测,结果表明,F-β-hCG 在葡萄胎及恶性 GTN 组明显高于正常妊娠组,F-β-hCG 与 hCG 的比值在正常妊娠、葡萄胎及恶性 GTN 之间呈上升趋势,且绒癌患者又高于侵蚀性葡萄胎患者。因此认为 F-β-hCG 可以作为妊娠后判断是正常妊娠、还是葡萄胎的一项辅助指标。F-β-hCG/hCG 的比值有助于判断 GTN 的恶性程度,可为葡萄胎恶变的预测与早期诊断以及高危患者的判断提供依据。由于胎盘部位滋养细胞肿瘤(PSTT)和非滋养细胞肿瘤(nGTN)均可以产生持续低水平的 hCG,有研究分别测定并计算 PSTT、nGTN、GTN 和静止期 GTD 患者血清游离 β-hCG 占总 hCG 的百分比(β-hCG%),结果发现:PSTT 和 nGTN 患者的 β-hCG% 较高,均值分别为 60%±19% 和 91%±11%,GTN 和静止期 GTD 患者的 β-hCG% 均值分别为 9.3%±9.2% 和 5.4%±7.8%。以 >35% 为切点可以将 PSTT、nGTN 与 GTN、静止期 GTD 区分开来,而以 >80% 为切点则可以鉴别 PSTT 和 nGTN。

(4)β 核心片段:是一个 10kDa 的双链多肽,与完整的 β-hCG 相比缺少 1~5、41~54 和 93~145 位的氨基酸残基,2 条链通过 5 个双硫键连接在一起,缩写为 β-hCGcf。主要在肾产生,所以在尿中的浓度较大,几乎为血清中的 4 000 倍。并且尿中的 hCG 免疫原性除了在妊娠第 1 个月以 hCG 为主产生外,其余时间均以 β-hCGcf 为主产生。

(5)缺刻 hCG 和缺刻游离 β-亚单位:是指当整分子 hCG 或游离 β-hCG 降解后,在 β 链的第 43~49 的某一位点间(通常在第 47 和 48 位点间,少数在第 43 和 44 位点间或第 44 和 45 位点间)出现缺刻,就产生了缺刻 hCG 和缺刻游离 β-亚单位,分别缩写为 hCGn 和 β-hCGn。

Kohorn EI 等通过对各型 GTD 患者治疗过程中的血样连续检测发现:开始时,整分子 hCG 占总 hCG 的 83.5%,而缺刻 hCG 则占 16.5%,随着滋养细胞疾病的消退,缺刻 hCG 的比例逐渐增加,而整分子 hCG 的比例逐渐下降,当各种原因导致 GTD 完全消退(例如:葡萄胎清宫后、GTN 化疗后)、总 hCG 下降后,这两种 hCG 的比例完全颠倒过来。这就提

示缺刻 hCG 与整分子 hCG 的比例可以作为监测 GTD 病情发展阶段的可靠指标之一。

4. hCG 的生物学性质 hCG 绝大多数是由合体滋养细胞分泌的,细胞滋养细胞也可产生,但是量很少。其糖基部分含有唾液酸,连续透析 hCG 可以改变电泳的活动和生物活性,但不影响免疫活性。在高浓度尿素中孵育后,hCG 可解离成 α 和 β 两个亚单位,对分离的 α 和 β 亚单位进行研究发现,这些游离的亚单位并没有生物学活性。将游离 α 和 β 亚单位在生理缓冲液中再孵化,可以使 α 和 β 链重组,生物学活性也能得到相应的恢复,重组分子的激素活性取决于 β 链,它可以非选择性地与任何糖蛋白激素的 α-亚单位结合。

hCG 在妊娠早期可使黄体分泌孕激素及胎儿睾丸产生睾酮,hCGα 和 β-hCG 则无促性腺激素的活性。研究发现,hCGα 在体外培养的蜕膜细胞中能刺激催乳素的分泌,认为 hCGα 在妊娠中可能担当催乳素的旁分泌调节器的角色。在正常月经周期中,hCGα 起促进孕激素分泌的作用。β-hCG 本身没有生物学功能,但近来认为 β-hCG 在 Leydig 细胞内可以促进磷酸甲基化,导致膀胱癌的发生。

当注射 hCG 后,可显示一双相消失曲线,其中快速消失相大约持续 5 小时,慢速消失相大约持续 24~36 小时。单独注射 hCGα 或 β-hCG 其各自血清消失速度比注射 hCG 要快,这时 β-hCG 的半衰期约 40 分钟,hCGα 的半衰期约 13 分钟,而 β-hCGcf 的半衰期为 4~22 分钟。若肌内注射 5 000IU hCG,第 2 天 hCG 和 β-hCG 的血清峰值浓度分别为 180IU/L 和 1μg/L,因此 hCG 和 β-hCG 的半衰期约为 1.5 天。如果患者尚未妊娠,注射 hCG 7~8 天后两者血清浓度分别会下降至 3IU/L 和 0.04μg/L。从肾排出的 hCG 占循环中 hCG 总量的 20%,大约 8% 的 β-hCGcf 及不到 1% 的游离亚单位将从尿中排出。

血和尿内 hCG 的含量和体内滋养细胞活动情况有关。因此,测定血或尿内 hCG 含量有助于正常和不正常妊娠的诊断和治疗,特别在滋养细胞肿瘤中应用价值更大。根据近代研究,一些非滋养细胞肿瘤亦可产生少量的 hCG,如唐氏综合征胎儿的孕妇、肺癌、胰腺癌、膀胱癌、睾丸癌患者的血清 hCG 浓度会有不同程度的上升。研究表明,在孕 14~16 周测定胎儿为 21-三体的孕妇的血清,其中 60% 的病例表现出 hCG 浓度较正常高,同时 AFP 和 E_3 浓度较正常低。因此,对比 AFP、E_3 和 β-hCG 的血清浓度进行监测有助于唐氏综合征胎儿的产前诊断。

5. 临床上几种特殊类型的 hCG

(1)持续性低水平 hCG:近年来,许多文献都提到了持续性低水平 hCG 的问题。临床医师常常把单纯的血清 hCG 水平升高看作是妊娠、GTD 或 GTN 复发,即使除了 hCG 升高以外没有任何临床证据支持该诊断。许多妇女由于怀疑为恶性肿瘤而接受了化疗或子宫切除术,而事实证

明所有这些治疗都是不必要的、也是无效的，这似乎是目前全球各个滋养细胞疾病中心均面临的尴尬。据 Zavadil M 等分析，持续性低水平 hCG 综合征（syndrome of persistent low levels of human chorionic gonadotrophin，S-PLL）可以分为以下 4 种情况，①假阳性 S-PLL：也叫作错觉 hCG，常由异源性抗体所致；②垂体性 S-PLL：主要见于围绝经期和绝经后的妇女；③静止期 S-PLL：为滋养细胞起源，见于有滋养细胞疾病病史的患者；④不明确的 S-PLL：无滋养细胞疾病病史，但过去有过生理性或病理性妊娠史。前两种情况显然对治疗不会有反应；后两种情况可能均为滋养细胞起源，其病理学基础是持续性滋养细胞的侵袭，常被诊断为滋养细胞疾病并给予不必要的化疗和手术，其发展为恶性滋养细胞疾病的可能性尚不明确，可能在 7%~25% 之间，因此仍应该对其按照滋养细胞疾病进行随访。另有报道家族性 hCG 综合征的患者（有 15 个家系），hCG 低水平升高（10~200IU/L），虽有波动但持续数年甚至终身，且在男女个体中均有发现。

（2）假阳性 hCG：hCG 测定时应注意假阳性结果的可能性。近年临床研究发现，在少数无妊娠、无滋养细胞疾病史的妇女血清中可测到持续低水平的 hCG，而被误诊为绒癌接受了不必要的化疗。该现象称为假阳性 hCG，又称为错觉 hCG（phantom hCG）及错觉绒癌综合征（phantom choriocarcinoma syndrome），这一概念最早由 Cole 提出。它是一种存在于血清中的干扰 hCG 免疫测定的物质，已知有两种原因可以引起错觉 hCG：模拟 hCG 结构的蛋白水解酶和嗜异染抗体（heterophilic antibody）。然而目前所用的 hCG 三明治免疫检测法基本上不会检测到蛋白水解酶，因此，能与动物抗体结合的人体内嗜异染抗体的存在是造成

hCG 假阳性反应的主要原因。当患者暴露于各种其他物种的血液、组织等抗原后在体内则可形成嗜异染抗体，它引起假阳性结果的机制与商业免疫试剂盒测定的原理有关。大多数 hCG 测定都应用至少种针对 hCG 的动物源性抗体：第一抗体（捕获抗体）通常是鼠单克隆 IgG，通过 hCG 分子上的一个位点与之结合；第二抗体（示踪抗体）是被酶或化学荧光剂包被，通过与 hCG 另一个远端位点结合，标记一抗固定的抗体。二抗通常是来源于鼠、兔或羊的多克隆抗体。嗜异染抗体可以在没有 hCG 存在的情况下桥接 hCG 抗体（捕获抗体和示踪抗体）而使检测结果呈持续性的假阳性（图 9-20-7）。错觉 hCG 的发生率不明确，但据文献报道，在健康人群中嗜异染抗体的阳性率约为 3.4%。幸运的是，嗜异染抗体是一种大分子糖蛋白 IgG，它不能以具有干扰性的原型形式从尿液中排泄，因此即使血清样本中发现有人嗜异染抗体所致 hCG 免疫活性，而同时采取的尿样本中却测不到 hCG 或 hCG 的降解产物，故不会影响尿液中 hCG 的检测结果，可见，尿液检测在鉴别错觉 hCG 时显得尤为重要。另外，捕获抗体-hCG-示踪抗体复合物中 hCG 的数量应该是与标记物的数量成比例的，而随着血清稀释倍数的增加，嗜异染抗体所致的假阳性 hCG 免疫测定结果不会出现相应的平行变化。此外，近来有人通过嗜异染抗体阻滞试剂盒中和患者血清中的嗜异染抗体后再进行检测，可以有效地消除其干扰而预防出现假阳性 hCG 结果。

由于 hCG 在滋养细胞中具有较高的敏感性和特异性，当血清 hCG 升高而子宫内未见到妊娠物或在妊娠物排出后而血清 hCG 仍不下降时，临床易于诊断为异位妊娠或 GTN，而且 GTN 是不需要组织病理学诊断就可以给予化疗

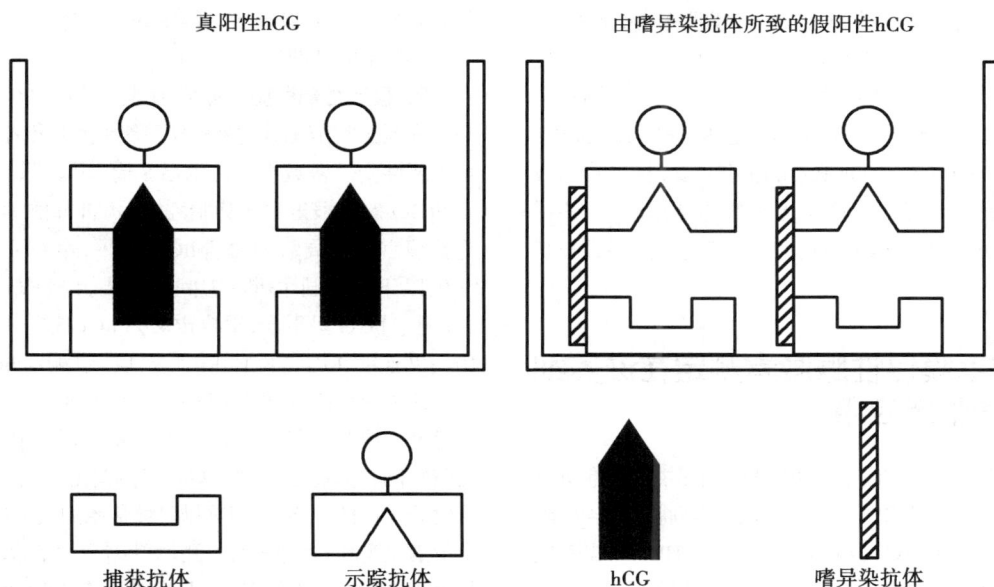

图 9-20-7　嗜异染抗体干扰 hCG 免疫测定的机制

的恶性肿瘤之一，因此常常导致患者接受了不必要的手术或化疗。美国耶鲁医学院报道了 12 例患者因 hCG 假阳性造成了不必要的手术和化疗。Olsen 等提出：当血清 hCG 结果提示有 GTD 或异位妊娠的可能，但与临床病史或其他检查结果不符时，应在进行化疗或手术前行尿液 hCG 分析，以排除错觉 hCG 的可能。否则可能会使患者接受不必要的过度治疗。有些后来被证实为错觉 hCG 的病例在接受手术或化疗后可以观察到短暂的 hCG 水平下降，从而误导临床医师的判断。这可能是由于施予患者的治疗削弱了其免疫系统而使体内的嗜异染抗体水平下降所致。

由此可以看出，虽然在大多数情况下血清 hCG 的检测结果极为可靠，但还是存在一些缺陷，错觉 hCG 的问题应当引起临床医师的足够重视。

（3）高糖化 hCG：是过度糖基化的 hCG 的变异体，常规 hCG 由分化良好的合体滋养细胞产生，而 hCG-H 则由细胞滋养细胞产生。高糖化 hCG（hyperglycosylated hCG, hCG-H）通过自分泌作用促进滋养细胞的侵袭和恶变，是恶性或侵袭性滋养细胞疾病的绝对标志物，并能用于鉴别活性和静止期疾病、评估化疗的必要性。

Cole LA 等通过对妊娠、绒癌和睾丸癌患者的 hCG-H 测定发现，hCG-H 的功能与 hCG 完全不同，它无论在体内还是在体外都有促进侵袭的作用，此外，通过给予 hCG-H 的特异性抗体，可以完全阻断这种侵袭性和肿瘤形成作用。因此认为 hCG-H 作为一种细胞因子样的分子，在妊娠、绒癌和睾丸癌的植入、侵袭中起重要的调节作用。在另一项研究中，他们分别测定 GTN 和静止期 GTD 患者的常规 hCG 和 hCG-H，结果发现两组患者在常规 hCG 检测中的差异无统计学意义，而 hCG-H 与总 hCG 的比值［hCG-H（%）］在 GTN 组明显升高，差异有统计学意义（$P<0.000\ 001$）。说明 hCG-H（%）可用于鉴别滋养细胞疾病有无活性，并提出可以将 hCG-H（%）作为滋养细胞疾病的早期肿瘤标志物。

hCG-H 的测定是区分有活性的病变和无活性的病变的理想方法，同时在发现疾病复发和持续性滋养细胞疾病上也比常规 hCG 测定更为敏感。因此，Khanlian 等提出：对于持续性低 hCG（<1 000mIU/ml）的妇女，在排除了假阳性 hCG、并且缺乏任何影像学上肿瘤的证据时，应该在开始化疗或手术前测定 hCG-H 以评估其是否需要进一步的治疗。

二、绒毛膜促性腺激素测定在滋养细胞疾病中的临床应用

在正常妊娠和滋养细胞疾病中，hCG 由滋养细胞所分泌。有研究表明，在组织培养中，每个滋养细胞每 24 小时产生的 hCG 约为 10^{-5}IU，也就是说每生产 1IU hCG 需要 10^5 个滋养细胞工作 1 天。滋养细胞疾病患者的血清中，hCG 的含量可以反映体内生长活跃的滋养细胞的含量。因

此，采用有效的化疗后，滋养细胞的生长受到抑制，也反映在血清 hCG 含量的降低上。如果连续化疗两个疗程，hCG 下降不到一个对数，说明药物无效、用量不足或用法不当，需要纠正或换用别的方案。可以肯定地说，hCG 的测定能够用于诊断和监测病情的变化并指导治疗。高于正常浓度的 hCGn、β-hCG 和 β-hCGcf 可能与滋养细胞疾病相关，尤其是 hCGn 和 β-hCG 常表现出典型的异常高浓度，其中 β-hCG 的血清浓度甚至可以比正常妊娠高 4~100 倍。滋养细胞疾病患者血清中很少有游离 α-亚单位，也没有 β-核心片段，β-核心片段主要存在于尿中，但血清中游离 β-亚单位的比例却很高。如果血清中游离 β-亚单位的值大于 hCG 水平的 3%，则提示为滋养细胞疾病。

最近的研究又发现，高糖化 hCG 在滋养细胞肿瘤患者中含量极高，它是绒癌细胞分泌的主要 hCG 相关分子，因此又称侵蚀性滋养细胞抗原（invasive trophoblast antigen, ITA），其分子含有 2 个 O 键连接的寡糖侧链及 1 个大的 N 键连接的寡糖侧链。另外在唐氏综合征妊娠时 ITA 含量也有所增高，而正常妊娠时其血清浓度则很低。因此，ITA 可作为鉴别正常与异常妊娠的重要指标，尤其对滋养细胞肿瘤的诊断具有独特的参考价值。

1. 葡萄胎　如前所述，正常妊娠妇女血清 hCG 测定呈双峰曲线，妊娠早期血清中有生物活性的 hCG 升高，而且每 2 天增加 1 倍，妊娠 10 周时达到峰值（自末次月经算起），中位数一般为 10 万 mIU/ml，于第 10 周到 20 周下降，降到峰值水平的 20%，然后维持在这个水平，在分娩前有少量增加，分娩后 1~3 周降到非妊娠时水平。多胎妊娠比单胎妊娠有较高的 hCG 浓度。宫外孕比正常妊娠的血清 hCG 浓度要低，然而也可能会有一段较长的无法对两者进行区别的时间。而葡萄胎患者血清 hCG 的含量远高于 20 万 mIU/ml，最高可达 240 万 mIU/ml，且持续不下降。为此，临床上怀疑葡萄胎时，可连续测定血清中 hCG 的含量，这对于正常妊娠和葡萄胎的鉴别是有意义的。

2. 侵袭性葡萄胎　葡萄胎排出后 60~90 天，血清 hCG 仍未降至正常范围，或持续不下降甚至上升者，提示可能已发生恶性变。多数患者在术后 8 周内即可降至正常。2018 年 FIGO 癌症报告中葡萄胎妊娠后 GTN 的诊断标准为，葡萄胎清宫后每周监测血清 hCG 水平，除外子宫腔残留后，发生以下之一即诊断：①间隔 3 周，4 次（即第 1、7、14、21 天）测定 hCG 呈平台，平台定义为 hCG 较上周波动不超过 10%；②连续 2 周、3 次（即第 1、7、14 天）测定 hCG 均较上周上升超过 10%；③有组织病理学诊断为绒癌。研究表明葡萄胎患者发展为持续性葡萄胎者，血清中游离 β-亚单位/hCG 比值较高。因此，可以根据葡萄胎排出后血清 hCG 及其亚单位的变化预测恶变，但需排除葡萄胎的残留或合并巨大卵巢黄素化囊肿的可能性，方法如下：①再次刮宫，如刮出葡萄胎组织，hCG 即转成正常，则为残余葡萄胎，如果未刮出组织或刮出若干组织，hCG 仍不恢复正常，则可诊断为侵袭性

葡萄胎。②通过妇科检查或 B 超检查,发现有黄素化囊肿存在,可继续观察至囊肿消失,如 hCG 仍不正常,则可诊断为侵袭性葡萄胎。

3. 绒毛膜癌 研究表明,若绒癌患者血清和尿 hCG 的生物活性与免疫活性的比值(B/I)较高,会有较好的预后。有研究报道绒癌患者血清 β-hCG/hCG 可达 7%~25%,明显高于葡萄胎患者和正常妊娠者。正常分娩和流产后血清 hCG 常在 1~3 周内转成正常,个别长达 4~8 周才消失。如超过这一时限,hCG 仍维持在高水平,则应高度怀疑为绒癌。如果合并有子宫增大,阴道不规则出血及出现阴道、肺或其他部位转移时,则可明确诊断。

4. 绒癌合并脑转移的诊断 绒毛膜促性腺激素进入血液后,即可渗透至各体液中去,因此在绒癌患者的脑脊液中常可测得 hCG,但含量不高。如绒癌发生脑转移,由于滋养细胞所分泌的 hCG 可直接进入脑脊液,因此,脑脊液中的 hCG 浓度常明显升高,和血中 hCG 浓度比值(血:脑脊液)常小于 60:1。因此,在国外常用此比值作为诊断绒癌合并脑转移的一个依据。但根据笔者医院对 23 例脑转移患者治疗前后血 hCG 测定结果,发现:①94% 的脑瘤期患者血和脑脊液 hCG 比值小于 60:1;②瘤栓期病例比值均大于 60:1;③无脑转移者亦有 5.5% 血脑 hCG 比值亦小于 60:1;④治疗后由于血中 hCG 的下降速度快于脑脊液中 hCG 的下降,在部分病例中亦可出现血脑比值小于 60:1。因此,诊断脑转移不能完全依靠血、脑 hCG 的比值,应当注意监测的时期,并应用其他辅助检查(如:头颅 CT 或 MRI 等影像学检查),以明确诊断。

5. 指导治疗,监测病情变化和评定疗效 患者血清 hCG 含量多少,在一定程度上反映体内生长活跃的滋养细胞多少,因而也反映着病情的变化。血清 hCG 的含量上升,说明体内生长活跃的滋养细胞增多,病情恶化。反之,病情有好转。采用有效化学药物治疗后,滋养细胞生长受抑制,也反映在血清 hCG 的含量上。化疗后,血清 hCG 含量下降,说明化疗有效。如上升,则说明化疗效果不佳,一般以下降一个对数为有效(即 hCG 测定值至少下降 1 个位数)。如连续化疗 2 个疗程而仍不能达到此结果,说明药物无效或用量不足或用法不当,亟待纠正或换用别药。但必须注意每次测定血清 hCG 时需求得其确切的数值,不能以大于多少出报告,否则不易看出治疗结果。例如化疗前患者血清 hCG 原为 6 万(mU/ml),但试验没有做全,做到 5 000 时不再向上做了,出来结果为 >5 000。经治疗后,血清 hCG 下降至 6 000,下降明显,但如也没有把化验做全,仍出报告为 >5 000,就看不出效果。滋养细胞肿瘤的化学治疗疗程多少,依病情转变而定,一般要达到完全缓解标准(即血清 hCG 每周 1 次,连续 3 次正常,阴道或肺转移完全消失或基本消失,临床急性症状消失),再加巩固治疗。这是因为即使当前用的放射免疫测定方法有较高敏感度,但至 1~5mIU/ml 即不易测出,而此时体内可能仍有几万或几十万生长活跃的滋养细胞,还需通过巩固化疗继续抑制其生长。

6. 远期效果随访 少数绒癌或侵蚀性葡萄胎患者,即使加用巩固疗程,仍有复发可能,若及时治疗仍可治愈。为此,患者出院后必须定时随诊。血清 hCG 测定值又上升或出现新的病灶,即为复发,需要再给予治疗。

如患者在更年期或双侧卵巢已切除(人工绝经)则由于垂体功能亢进,增加 LH 的分泌,和 hCG 发生交叉免疫反应,可出现假阳性(即使 β-hCG 测定也可能发生)。此时可给患者口服己烯雌酚,每日 1.0mg,连续 7~10 天或肌内注射丙酸睾丸酮,每日 25mg,共 7 天,再抽血复查 hCG,如转为正常,则是 LH 的交叉免疫反应结果,如仍不正常,则证明是复发。

如患者年轻,双侧卵巢功能良好。则在排卵前由于生理性 LH 上升,也可使 hCG 测定值高于正常。这种情况可过几天再复查一次,一般即转为正常。

(向 阳)

第七节 滋养细胞肿瘤临床分期与预后评分标准

滋养细胞肿瘤(gestational trophoblastic neoplasia,GTN)是由妊娠滋养细胞异常发育及增殖所致。由于其独特的组织学来源及生物学行为,使其成为最早可以治愈的实体肿瘤。为了更好地评估患者疾病进展的严重程度,预测患者对治疗的反应,以便进行个体化有效的治疗,近百年来很多人致力于完善 GTN 的分期以及预后评分系统。但是在不同国家同时存在多个分期系统,由于没有高质量的数据证明某一个系统优于其他系统,直到 2000 年前,在 FIGO 和 WHO 分类系统结合之前,一直没有全世界统一的分期系统。1965 年有一些学者(Ishizuka 等)在菲律宾一次会议上曾提出了一个临床和病理的分类,1967 年在国际抗癌联盟(UICC)会议上通过,成为国际性的分类方法(表 9-20-11)。这类分类方法,虽亦将病变有无转移及转移是否超出盆腔进行分类,但由于不够如实反映病变发展的过程,尚不是一个实用的临床分期。

1975 年 Jones 提出了另一种临床病理分类,主要分 4 类,I 类:病变无转移;II 类:有转移,低危组(low risk)(hCG 测定值 <10 万单位/24 小时尿,病程 <4 个月,无脑或肝转移);III 类:有转移,高危组(high risk)(hCG 测定值 >10 万单位/24 小时尿,病程 >4 个月,无脑或肝转移);IV 类:脑或肝转移。

表 9-20-11　国际抗癌联盟提出的滋养
细胞肿瘤的临床及病理分类

Ⅰ非妊娠性（non-gestational）
Ⅱ妊娠性（gestationgal）

A. 临床诊断（clinical diagnosis）
　1. 非转移性（non-metastatic）
　2. 转移性（metastatic）
　　a. 局部或盆腔内（local or pelvic）
　　b. 盆腔外（extrapelvic）（说明部位）
　3. 其他需要资料
　　a. 依据
　　　ⅰ. 病理的（morphologic）
　　　ⅱ. 非病理的（non-morphologic）
　　b. 前次妊娠
　　　ⅰ. 足月（正常）
　　　ⅱ. 流产
　　　ⅲ. 葡萄胎
　　c. 以往治疗
　　　ⅰ. 无治疗
　　　ⅱ. 有治疗（说明什么治疗）

B. 病理诊断（morphologic diagnosis）
　1. 葡萄胎（hydatidiform mole）
　　a. 非侵蚀性（non-invasive）
　　b. 侵蚀性（invasive）
　2. 绒毛膜癌（choriocarcinoma）
　3. 诊断不明确（uncertain）
　4. 其他需要资料
　　a. 诊断基础
　　　ⅰ. 刮宫（C）
　　　ⅱ. 切下的子宫（U）
　　　ⅲ. 尸检标本
　　　ⅳ. 其他（O）
　　b. 诊断日期（与开始治疗的间距）
　　c. 以后病理诊断的改变

随后有许多学者即沿用这种方法或稍加改变,用以指导临床治疗（Bageshave,1976;Goldstein,1977）。但是这种方法,作为分期尚不够理想,分级标准不一致,比较复杂,除脑及肝转移列为Ⅳ期外,Ⅱ期和Ⅲ期的差异不是根据病变发展过程而是依据发病时间及hCG测定结果。但发病时间有时很难确定,例如患者前次患葡萄胎,以后有一次流产或足月产,再发现有恶变,发病时间是从前次葡萄胎算起,还是从上次流产或足月产算起,很难确定下来。而且当时hCG测定方法很多,各地应用不同方法,不同方法测定值往往差异很大。此外,仅以转移分类,只分有转移和无转移以及有无脑或肝转移,其他不做区分,也不够清楚,因此,仍不能用以代替临床分期。

1962年起,宋鸿钊教授等根据大量和系统的临床和病理资料,总结了病变发展规律,提出了一个临床分期,经过几十年的应用,证明这种分期方法虽还存在一些缺点,但具有很好的临床实用价值,可以基本说明病变发展情况和患者预后。宋鸿钊教授提出的该临床分期标准随后被WHO和FIGO学术组织认可,并作为滋养细胞肿瘤分期的基本框架被广泛采用。

一、临床分期的依据

为制定临床分期,宋鸿钊教授等于1962年复习了113例绒癌和103例侵袭性葡萄胎病例,所有患者均经病理证实,在治疗过程中,均经过详细和系统的临床观察和实验室检查。有不少病例系由葡萄胎开始一直追踪到发展为绒癌,直至死亡(经尸检证实)。所有在笔者医院手术的患者,术中均做了详细的腹腔探查。有23例死亡病例做了详细的尸检。根据这些观察,笔者初步对这类肿瘤的发展有了比较清楚的了解。

开始时,病变均局限于子宫,经过一定时间之后(时间长短不一),即从子宫向外发展,其途径主要通过血液循环,只有6例绒癌是穿破子宫直接种植于附件/膀胱和直肠,9例有淋巴结转移。

通过血循环,瘤细胞首先由子宫侵入子宫壁内血窦进入子宫或卵巢静脉丛。临床常可见这两处静脉明显充盈,有的肉眼即可见血管内有瘤栓存在。有的在病理切片中可见到血管内有瘤栓或细胞团(图9-20-8)。这些瘤细胞如继续发展即可在宫旁或卵巢等处形成转移灶(图9-20-9)。如逆行至阴道静脉丛,继续发展即成为阴道转移灶(图9-20-10、图9-20-11),但更多的是沿卵巢静脉或子宫静脉向上,经下腔静脉流入右心,再侵入肺动脉,首先在肺动脉内形成瘤栓。经过一定时间,瘤细胞繁殖生长穿破血管壁而侵入肺泡,发展为肺转移瘤(图9-20-12、图9-20-13)。

根据临床病理检查及手术病例中所见,凡有脑、肝、脾、肾等脏器转移,都是继发于肺转移,是肺内转移癌细胞侵入肺静脉,回至左心,然后通过大循环而扩散到全身各处,在各处繁殖生长而形成转移瘤。此时病情往往发展至晚期,如无适当治疗,患者不久即死亡。

在这过程中,宫旁、阴道及附件转移瘤基本上均开始于静脉内形成瘤栓,然后再发展为转移瘤,因此,属于静脉转移。自肺内转移开始,继续扩散至其他器官,则都是先在动脉内形成瘤栓,然后发展成为转移瘤,故属于动脉转移。这种观点均经病理证实。只有很少晚期病例可见肺静脉内亦有瘤细胞,这是肺泡内的瘤细胞继续侵犯而至静脉内,是继发性病变。

由于肺内瘤细胞可来自子宫原发灶,也可来自宫旁、阴道或附件转移灶,也可来自肺本身的继发扩散(肺转移瘤内瘤细胞侵入肺静脉,回至左心,再由大循环转移至肺),甚至有时也可来自其他器官如肝、脾、肾等处转移的继发扩散。因此,肺内常可出现多处转移,在同一X线胸片上可见早晚不同的各种转移灶。

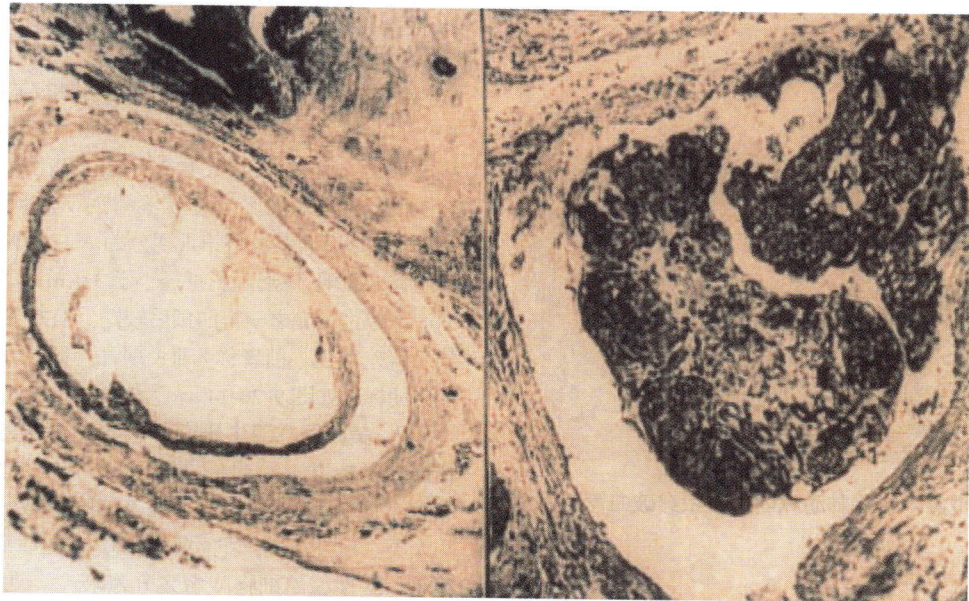

图 9-20-8　子宫旁血管内见滋养细胞形成的瘤栓与退化的绒毛结构

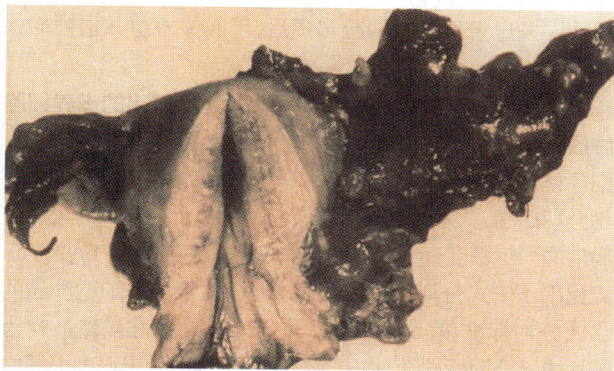

图 9-20-9　子宫左侧子宫静脉及卵巢静脉丛内瘤栓形成

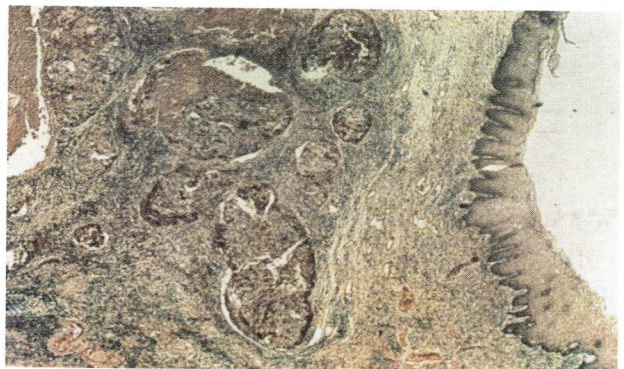

图 9-20-10　阴道黏膜下血管内滋养细胞瘤栓形成

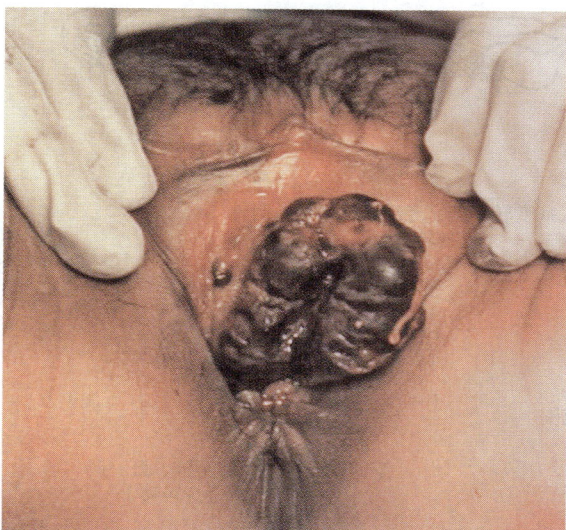

图 9-20-11　绒癌阴道转移瘤

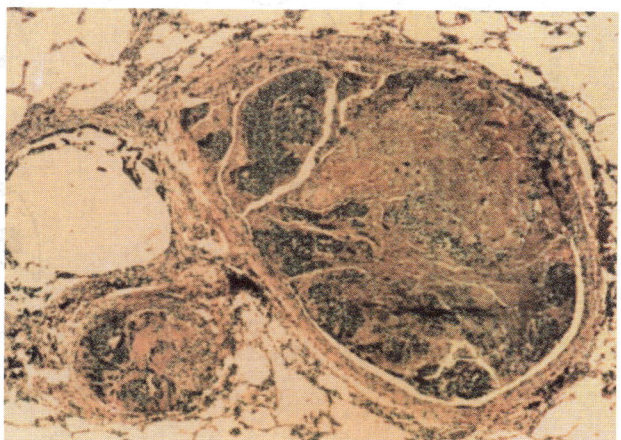

图 9-20-12　绒癌肺小动脉内瘤栓形成，HE×125

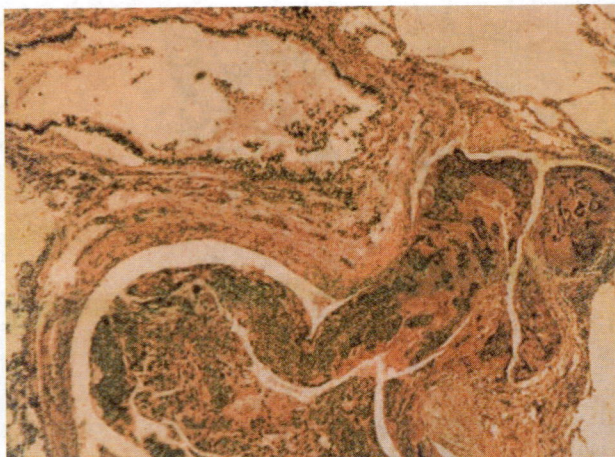

图 9-20-13　绒癌肺转移肺动脉内瘤组织穿破血管壁侵入肺组织

以上是宋鸿钊教授等根据 1962 年前的病例进行详细观察所见。1962 年后，又观察了更多的病例（绒癌共 429 例，侵袭性葡萄胎 441 例），共做了近 60 例尸检，均证实上述的所见符合于实际的情况。

二、临床分期的标准

1. 宋鸿钊教授提出的临床分期标准　根据以上所说，绒癌和侵袭性葡萄胎的发展过程大致可分为 4 个阶段。第 1 阶段为病变开始于子宫但仍局限于子宫，第 2 阶段为病变由子宫经肌层内静脉窦侵入子宫旁组织、附件或阴道，第 3 阶段为病变转移至肺，第 4 阶段为病变由肺继发扩散而广泛转移至全身各器官。根据这 4 个阶段将病变分为 4 期。

由于子宫旁及附件转移和阴道转移的临床表现、预后及处理方法不一样，故将它又分为两分期，子宫旁或附件转移属第 Ⅱ 期 A，阴道转移属第 Ⅱ 期 B。又由于肺内转移的多少和转移灶的大小，也标志着病变发展的早晚，肺内转移少和小的，一般说来尚属肺转移早期，而肺内转移多或大的，一般说来已属晚期，预后很不一样，在后者有一些病例常合并其他脏器转移，但因临床症状不明显，无法明确诊断，为区分这两种情况，笔者也将第 Ⅲ 期分为 A 和 B 两分期。根据不同的临床表现，球形阴影直径小于 3.0cm 或片状阴影总面积估计不超过一侧之一半的预后较好。但如超过上述范围，则预后就差得远。前者称为 ⅢA 期，后者称为 ⅢB 期。宋式临床分期标准如图 9-20-14 所示。

2. 美国国立卫生研究所（NIH）提出的滋养细胞肿瘤临床分类标准　20 世纪 70 年代，NIH 根据滋养细胞肿瘤的发生与临床发展过程，将滋养细胞肿瘤分为良性与恶性两大类。良性滋养细胞肿瘤包括完全性葡萄胎和部分性葡萄胎。恶性滋养细胞肿瘤又分为未转移性和转移性两类，转移性滋养细胞肿瘤又根据高危因素的存在与否分为许多亚类（表 9-20-12）。但由于滋养细胞肿瘤有极强的亲血管性，可发生全身各脏器转移，该分类方法并不能全面准确地反映许多患者的具体情况与预后，因而该方法并未被临床广泛应用。

3. 国际妇产科联盟（FIGO）1992 年提出的滋养细胞肿瘤临床分期标准　1982 年由世界卫生组织（WHO）推荐，国际妇产科联盟（FIGO）采纳了宋鸿钊教授提出的临床解剖分期标准，认为该标准可以较为客观地反映疾病的进展与病情的严重程度，稍经修改并附加高危因素后，于 1992 年正式提出了宋式分期法修改后的 FIGO 关于滋养细胞肿瘤的临床分期标准（表 9-20-13）。该临床分期标准虽然被定为国际统一分期标准，但临床实际应用过程中并未得到很好的使用。

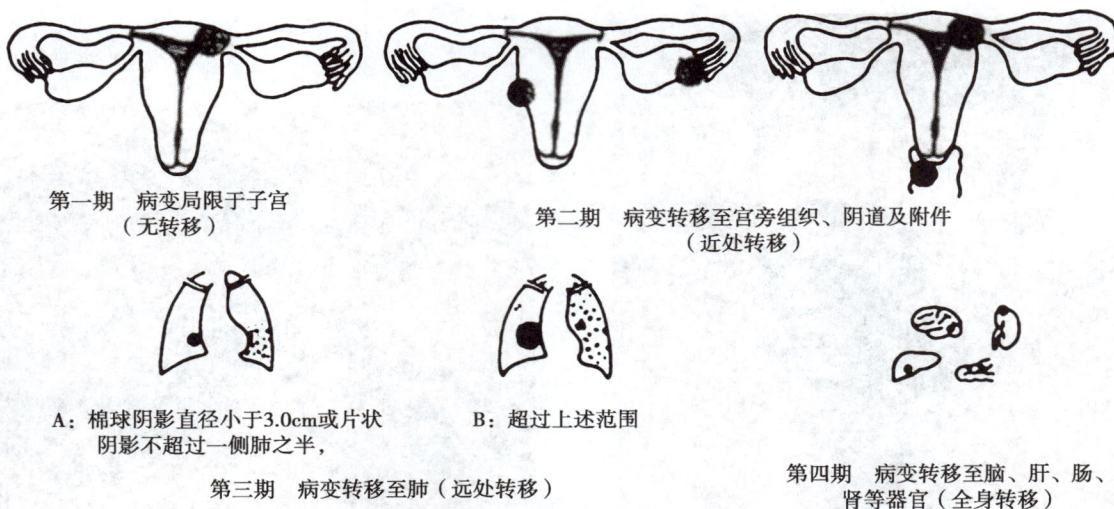

第一期　病变局限于子宫（无转移）

第二期　病变转移至宫旁组织、阴道及附件（近处转移）

A：棉球阴影直径小于3.0cm或片状阴影不超过一侧肺之半，

B：超过上述范围

第三期　病变转移至肺（远处转移）

第四期　病变转移至脑、肝、肠、肾等器官（全身转移）

图 9-20-14　绒癌及恶性葡萄胎的临床分期法示意图

表 9-20-12　NIH 关于妊娠滋养细胞肿瘤分类标准

类别	定义
I 期	良性滋养细胞疾病
A	完全性葡萄胎
B	部分性葡萄胎
II 期	恶性滋养细胞疾病
A	未转移性滋养细胞肿瘤
B	转移性滋养细胞肿瘤
1.	预后好,低危(无高危因素)
2.	预后差,高危(存在高危因素)
高危因素	
a	妊娠终止至化疗开始的间隔大于 4 个月
b	治疗前血 hCG>40 000mIU/ml
c	脑或肝转移
d	足月产后
e	曾接受过化疗

表 9-20-13　妊娠滋养细胞肿瘤 FIGO 临床分期标准(1992)

期别/期	定义
I	病变局限于子宫
I a	无高危因素
I b	1 个高危因素
I c	2 个高危因素
II	病变超出子宫但局限于生殖器官(子宫旁、附件及阴道)
II a	无高危因素
II b	1 个高危因素
II c	2 个高危因素
III	病变转移至肺伴或不伴有生殖道转移
III a	无高危因素
III b	1 个高危因素
III c	2 个高危因素
IV	病变转移至脑肝肠肾等其他器官
IV a	无高危因素
IV b	1 个高危因素
IV c	2 个高危因素
高危因素　1	hCG>10^5mIU/ml
2	妊娠终止至化疗开始的间隔大于 6 个月

三、滋养细胞肿瘤的预后评分标准

1976 年 Bagshawe 首先提出了主要与肿瘤负荷有关的预后评价指标。这些指标包括了 13 个影响预后的因素,即年龄、孕产次、前次妊娠史、组织学诊断、发病至化疗开始的间隔时间、hCG 水平、患者及其配偶的 ABO 血型、转移灶数量、转移部位、最大肿瘤直径、淋巴浸润与否、患者免疫状况以及化疗后再次复发。1983 年世界卫生组织(WHO)对 Bagshawe 的评分标准进行修改,提出了改良的预后评分系统,并根据累加总分将患者分为低、中或高危 3 组(表 9-20-14)。依此指导化疗方案的选择及进行预后判断。

四、FIGO 2000 年 GTN 临床分期与预后评分标准

FIGO 的临床分期标准(1992 年)是在宋氏分期的基础上附加了 2 个高危因素,从而在解剖分期的同时更仔细地区分了患者的病情。WHO 关于滋养细胞肿瘤的预后评分系统较为详细地综合了患者各方面的高危因素,从而使临床医师可结合临床分期与 WHO 预后评分,更为准确地评估患者预后及制订相应的化疗方案。

由于妊娠滋养细胞肿瘤的 WHO 预后评分和 FIGO 1992 年分期系统在实际使用过程中有其局限性,与临床实际情况有出入。并且,同时期有多种预后评价体系同时存在,无法统一,包括 Hammond 分期及预后评价标准、WHO (1983 年)预后评分系统、FIGO(1992 年)分期系统等,所以 1998 年国际滋养细胞肿瘤协会(International Society for the Study of Trophoblastic Diseases,ISSTD)即提出建立新的滋养细胞肿瘤分期与预后评分标准,并将修改意见提交 FIGO 讨论。FIGO 于 2000 年审定了新的分期及预后评分标准(表 9-20-15、表 9-20-16)。新的分期及标准其基本框架仍按宋鸿钊教授提出的解剖分期标准,仍分为 I、II、III、IV 期,删除了 a、b、c 亚期,但以修改后的 FIGO 评分替代。修改后的评分系统与原 WHO 评分标准的区别为:ABO 血型作为危险因素被去掉,肝转移的记分由原来的 2 分上升至 4 分。总记分 <6 分者为低危患者,≥7 分者为高危患者,删除了原来 WHO 评分系统中的中危记分,因为中危患者亦需进行联合化疗,故中危因素不再单独列出。临床诊断患者时应结合解剖分期与预后记分,如患者为绒癌肝转移,预后评分为 16 分,则应表注为 IV:16。该分期与评分系统更加客观的反映了滋养细胞肿瘤患者的实际情况,而且在疾病诊断的同时更加简明地指出了患者除分期之外的病情轻重及预后危险因素。一些期别较早的患者可能存在较高的高危因素,而一些期别较晚的患者可能仍属于低危组,新的分期与评分系统则能一目了然的给予诊断,更有利于患者治疗方案的选择及对预后的评估。以下是该分期方法的三个具体病例。

表 9-20-14　滋养细胞肿瘤预后评分标准（WHO）

预后因素	计分			
	0 分	1 分	2 分	4 分
年龄	<39 岁	>39 岁		
末次妊娠	葡萄胎	流产	足月产	
妊娠终止至化疗开始的间隔	<4 个月	4~6 个月	7~12 个月	>12 个月
HCG	>10^3IU/L	<10^4IU/L	<10^5IU/L	>10^5IU/L
ABO 血型（女 X 男）		OXA，AXO	B，AB	
肿瘤最大直径	<3cm	3~5cm	>5cm	
转移部位		脾、肾	胃肠道、肝	脑
转移瘤数目		1~3	4~8	>8
曾否化疗			单药化疗	多药化疗
总计分	0~4 低危；　5~7 中危；　≥8 高危			

表 9-20-15　妊娠滋养细胞肿瘤 FIGO 解剖分期（2000 年）

期别/期	定义
I	病变局限于子宫
II	病变超出子宫但局限于生殖器官（子宫旁、附件及阴道）
III	病变转移至肺伴或不伴有生殖道转移
IV	病变转移至脑肝肠肾等其他器官

表 9-20-16　FIGO 滋养细胞肿瘤预后评分标准（2000 年）

预后因素	计分			
	0 分	1 分	2 分	4 分
年龄	≤39 岁	>39 岁		
末次妊娠	葡萄胎	流产	足月产	
妊娠终止至化疗开始的间隔	<4 个月	4~6 个月	7~12 个月	>12 个月
HCG	<10^3IU/L	10^3~10^4IU/L	10^4~10^5IU/L	>10^5IU/L
肿瘤最大直径		3~4cm	>5cm	
转移部位		脾、肾	胃肠道	脑、肝
转移瘤数目 *		1~4 个	5~8 个	>8 个
曾否化疗			单药化疗	多药化疗
总计分	0~6 分：低危；　≥7：高危			

注：* 肺内转移瘤以 X 线胸片所见或者超过 3cm 者予以计数。

病例 1:45 岁患者,葡萄胎清宫术后 10 周,血 hCG 900mIU/ml,宫腔内无残留物,无转移灶。FIGO 分期与评分应为:Ⅰ:1。(低分期,低评分)

病例 2:40 岁患者,足月产后 7 个月,不规则阴道出血 5 个月,咳嗽 1 个月伴头痛 1 周。胸片提示 4 个转移灶,脑 CT 提示颅内转移瘤 5cm,腹部 CT 提示双肾转移瘤。血 hCG 42 000mIU/ml。FIGO 分期与评分应为:Ⅳ:15。(高分期,高评分)

病例 3:44 岁患者,流产后 8 个月伴不规则阴道出血。B 超显示子宫肌层内 8cm 多血管占位,血 hCG 18 000mIU/ml,同时发现阴道前壁 5cm 转移结节。曾给予单药化疗失败。未发现其他脏器转移。FIGO 分期与评分应为:Ⅱ:10。(低分期,高评分)

五、临床分期及预后评分标准的应用

FIGO 2000 临床分期与预后评分系统为动态评分系统,临床分期及预后评分的确定,主要依据入院时或治疗开始前临床检查所见。如近期(2 周内)手术,则可以根据手术所见加以修改,例如入院时胎相所见已属ⅢB 期,但手术时探查已有肝或脾转移,则可修正为Ⅳ期。但如手术是入院后或治疗后相隔很久才进行,则不能根据手术所见改变期别,因为这时所见并不代表入院时病情,可能在这过程中有所进展。对于复发的患者,则应依据 FIGO 滋养细胞肿瘤分期法,根据复发时的病情,重新进行分期诊断。

FIGO 2000 临床分期及预后评分系统的修订,主要依据 6 篇回顾性的临床研究(表 9-20-17)。然而这些研究在方法学上都不十分严谨,在研究对象的选择上有的仅包含转移性 GTN,有的仅包括绒癌,有些没有将病理诊断为 ETT 或 PSTT 的患者排除,预后评价也是依据不同的评分系统,至于化疗方案的选择就更加多样。

在 FIGO 2000 临床分期及预后评分系统引入后的 15 年间,一些回顾性的研究,对此系统也提出了一些质疑,FIGO 在 2018 年诊治指南中,也做了相应的修改:

1. 低危分组范围的问题 低危 GTN 患者的治愈率已经接近 100%,然而大约 30% 的低危患者在单药化疗后出现耐药,需要接受二线甚至三线的补救化疗。两项前瞻性临床研究(Osborne RJ 和 Hasanzadeh M),显示单药 Act-D 与单药 MTX 肌内注射治疗后,对于 5~6 分的绒癌患者,CR 率分别只有 41.7% 和 9.1%;MTX 静脉周疗(50~75mg/m²)在 FIGO 评分升高后 CR 率明显下降(5 分 61.5%,6 分 12.5%)。另外,一些中心的大样本回顾性数据也得到类似的结果,包括英国 Charing cross 医院 2000—2009 年的 618 例 GTN 患者,在 MTX 单药化疗的成功率在 6 分仅为 31%,5 分为 35%;美国西北大学滋养细胞疾病中心的 678 例低危 GTN 患者的数据显示对单药耐药的高危因素包

括病理诊断为绒癌(OR=2.67,P=0.007)治疗前 hCG 大于 10 000mIU/ml(OR=2.62,P=0.002)和 FIGO 预后评分增加(3~4 分:OR=2.02,P=0.027;5~6 分:OR=5.56,P<0.001)。北京协和医院的单药 Act-D 治疗葡萄胎后低危 GTN 的研究(n=135)显示,存在子宫体侵袭性病灶[OR=7.5,95% CI(2.7,20.8),P<0.001]、FIGO 预后评分≥5 分[OR=15.2,95% CI(1.5,156.1),P=0.022]和化疗前 β-hCG≥4 000IU/L[OR=3.1,95% CI(1.2,8.3),P=0.021]是单药耐药的高危因素。英国的 Sheffield 滋养细胞疾病中心 289 例低危 GTN 患者的数据,6 分的患者中有 81% 对一线单药化疗耐药,而 <6 分的耐药率仅为 34%;另外以 β-hCG 值是否 >10⁵IU/L 进行分组,两组耐药率分别为 84% 和 34%。以上结果均显示低危 GTN 患者中 FIGO 预后评分 5~6 分、病理诊断为绒癌、β-hCG 值高均是单药耐药发生的危险因素。因此,在 2018 FIGO 关于低危 GTN 的治疗选择建议进行分层处理。

2. 极高危的概念 2015 年 FIGO 妇癌报告中即提出了极高危患者的新概念,将 FIGO 评分≥13 分或伴随肝脑转移或广泛转移的患者定义为极高危患者。指南建议的初始治疗方案可直接选用 EMA/EP(依托泊苷、甲氨蝶呤、放线菌素/依托泊苷、顺铂)。二线化疗方案可采用 TE/TP(紫杉醇+依托泊苷/紫杉醇+顺铂)、FA(氟脲苷+放线菌素-D)、FAEV(氟脲苷+放线菌素-D+依托泊苷+长春新碱)、MBE(甲氨蝶呤+博来霉素+依托泊苷)、ICE(异环磷酰胺+顺铂/卡铂+依托泊苷)、BEP(博来霉素+依托泊苷+顺铂)等。

3. 预后评分是否可以简化 目前的 FIGO 2000 评分系统相对复杂,8 个预后因素,每项进一步分为不同权重的分值。这些项目以及所占分值在其准确性及可靠性上还存在一定问题。目前的很多研究都是基于数量有限的单中心的患者资料数据库,从科学的角度看缺少严谨性,可能缺少某些关键数据或者结果的置信区间很宽,很多曾经认为有意义的因素可能只是经验性的看上去有意义。

北京协和医院以 2002—2013 年的 1 420 例 GTN 患者资料进行回顾性研究,多因素分析结果显示,年龄以 40 岁分组、化疗前血 β-hCG 水平、肿瘤最大直径 3 项并不是预后的独立危险因素,其他 5 个因素在多因素分析中风险比(HR)与原评分也有所差别。

来自伦敦滋养细胞疾病中心的数据中,依据 2003—2012 年的 813 例 GTN 患者预后评分中各因素与预后的相关性计算显示,只有治疗前 hCG 超过 10 000IU/L[OR=5.0;95% CI(2.5,10.4)和 100 000IU/l[OR=14.3,95% CI(4.7,44.1)],化疗距末次妊娠间隔大于 7 个月[OR=4.1,95% CI(1.0,16.2)]和肿瘤直径大于 5cm[OR=2.2,95% CI(1.3,3.6)]是单药化疗耐药的独立预后因素。

不同的回顾性研究的结果有所差别,但均显示 8 个预后因素中,有些因素不是独立危险因素。FIGO 2000 预后分

第九篇 妇科肿瘤中

表 9-20-17　ISTTD 修改临床分期及预后评分系统所依据的研究结果

作者	方法	单因素分析结果	多因素分析结果	备注
Lurain 等, 美国	• 回顾性研究,1969—1988 年,单中心; • 391 例 GTN 患者,223(57%)例无转移,168(43%)例有转移病灶; • 治愈 363(93%)例,其中无转移病灶 223(100%)例,有转移 139(83%)例	• 有显著性:hCG 水平,病程,未次妊娠性质,转移部位,转移数目,肿瘤最大直径,临床病理诊断,既往化疗史	• 有显著性:转移数目,除肺与阴道外的转移,既往化疗失败史	认为 UICC 评分优于 WHO(1983)评分
Negan 等,中国香港	• 回顾性研究,1976—1988 年,两个中心; • 55 例转移性 GTN,FIGO 分期 II~IV,化疗方案为 CHAMOCA,16 例患者有既往化疗失败史; • 16(29%)例患者死亡	• 有显著性:治疗前尿 hCG 水平,未次妊娠终止到 GTN 诊断时间间隔,转移部位数目;WHO 评分 >8 分死亡率上升(P=0.003); • 无显著性:年龄(P=0.32),血型(P=1.0),未次妊娠性质,转移部位(P=0.48),转移数量(P=0.13),既往化疗史(P=0.33)	• 有显著性:未次妊娠终止到 GTN 诊断时间间隔,转移部位数目	建议选取研究中对预后有显著意义的因素将 WHO 系统进行简化
Soper 等,美国	• 回顾性研究,1968—1992 年,单中心; • 454 例患者,FIGO 分期 Ia~IVc; • 总体生存率 90%,初始化疗治愈率 96.3%,二线化疗治愈率 60%(P<0.0001)	• 有显著性:病程,未次妊娠性质,临床病理诊断,转移部位,转移数目,肿瘤最大直径(不包含子宫),既往化疗史,年龄(P<0.02); • 无显著性:hCG 水平,化疗类型(P<0.1)	• 有显著性:既往化疗史,未次妊娠性质,转移数目,病程; • 无显著性:临床病理诊断,治疗前 hCG 水平	比较了多种分类系统,认为没有一种可以准确地提示预后
Kim 等,韩国	• 回顾性研究,1982—1995 年; • 两个中心,165 例 GTN 患者一线治疗为 EMA/CO(高危患者,WHO 评分 ≥8 分,n=96)以及多种化疗药物失败,二线(n=61)或二线(n=8) • 吸后的患者,FIGO 分期 Ib~IVc; • 生存率 83.6%(n=136),27 例(16.4%)死亡	• 有显著性:病程,治疗前 hCG 水平 >10000mIU/ml,转移瘤数目,转移部位,既往化疗史,计划之外的手术,产次; • 无显著性:年龄(P=0.242),血型(P=0.290),肿瘤最大直径(P=0.715)	COX 回归结果:病程 ≥12 个月,转移器官数目 ≥2,转移部位(除肺及阴道),既往化疗无显著分	认为 WHO 评分系统中很多项目并不是影响预后的独立因素
Hancock 等,英国	• 回顾性研究,1986—1996 年,单中心; • 201 例 GTN 患者,FIGO 分期 I~IV 期; • 生存率 99%(198 例),3 例(1%)死亡; • 病理:85% 完全性葡萄胎,9% 绒毛膜癌,6% 部分性葡萄胎	• 分别根据 Sheffield,Charing Cross,WHO 1983,FIGO 1992,FIGO 2000 对患者重新评分,在化疗耐药和疗效方面,这些评分系统无显著区别; • 新的评分系统下,低危患者比例(86%)较 WHO 系统(46%),FIGO 系统(51%)升高	根据新评分系统 16 例患者应接受不同治疗,8 例根据 Sheffield 为低危而新系统下为高危,其中 3 例对单药化疗耐药;8 例根据 Sheffield 为高危而新系统下为低危的患者,其中 4 例对初始高危化疗方案耐药	新评分系统使高危患者比例减少,意味更少的患者需要接受多药联合化疗,建议使用新 FIGO 2000 评分系统

期系统还尚未通过前瞻性临床研究进行验证。并没有绝对的数据支持其所包括的危险因素真的会影响预后，每个因素所占比重也没有证据支持。也就是说现在临床医生仍是凭经验治疗，而不是基于可靠的循证医学证据。很多基层医院的医生对 GTN 的治疗经验仍然非常有限，因此还是很有必要进行多中心的合作，提出更合理的国际通用的分期及评分系统。

（向　阳　蒋　芳）

第八节　恶性滋养细胞肿瘤的化学药物治疗

化学药物治疗（简称"化疗"）是治疗恶性滋养细胞肿瘤的主要手段，为保证疗效、减少毒副作用，至少应当做到以下几点：①对于有关化疗的一些分子生物学、细胞动力学和临床药理学知识有较为清楚的了解；②结合滋养细胞肿瘤的特点，对于滋养细胞肿瘤化疗的特殊性建立清晰的认识；③对于所用药物与方案的特性、使用方法及其毒副作用的防治有深入的认识；④在临床实践中，对化疗的执行进行良好的管理。

一、滋养细胞肿瘤的常用化疗方案

滋养细胞肿瘤常用的化疗方案可分为单药方案和多药联合方案两类，前者多用于低危患者，后者多用于高危患者。具体化疗方案的选择主要依据患者的分期评分及既往治疗情况，同时必须考虑成本效益，重视有效率和毒副作用的处理，不能仅仅满足于有效。一般来说，初始治疗方案通常选择含 5-FU/FUDR、MTX 或 Act-D 的方案，含铂、紫杉醇类药物的方案通常为二线方案。

1. 常用单药方案　单药方案主要用于低危患者，临床较为常用的主要为下列第 1、第 2 种方案。预防性化疗现已很少使用，如行预防性化疗，宜考虑单药化疗。

（1）KSM（ActD）：每 2 周 1 个疗程，每次 1 天。

用法：　KSM　　1 250μg/m²
　　　　　5%GS　500ml　｜ i.v. drip　1 次

目前最为广泛使用的方案之一，副作用较轻。

（2）MTX：5 天为 1 个疗程，间隔 2 周。

用法：　MTX　0.4mg/（kg·d）
　　　　　NS　　4ml　　　　　｜ i.m. q.d.

化疗期间用小苏打 1g q.i.d.，记尿量，测尿 pH b.i.d.
尿量要求在 2 500ml/d 以上　尿 pH>6.5
本方案 MTX 药量较小，无须使用 CVF 解救。

（3）5-FU：8 天为 1 个疗程，间隔 12~14 天。

用法：　5-FU　28~30mg/（kg·d）
　　　　　5%GS　500ml　　　　　｜ i.v. drip

每天 8~10 小时，匀速滴入。

本方案为北京协和医院首创，主要用于低危患者。主要副作用为骨髓抑制、腹泻、口腔溃疡、脱发等。

（4）MTX+CVF：8 天为 1 个疗程，间隔 2 周。

用法：　MTX　1.0mg/（kg·d）　｜ i.m. q.d.
　　　　　NS　　4ml　　　　　　　｜（化疗第 1、3、5、7 天用）
　　　　　CVF　1/10MTX 量　　｜ i.m. q.d.
　　　　　　　　　　　　　　　　　｜（用 MTX 24 小时后开始）
　　　　　NS　　4ml　　　　　　　｜（第 2、4、6、8 天用）

化疗期间用小苏打 1g b.i.d.，记尿量，测尿 pH b.i.d.。
尿量要求在 2 500ml/d 以上　尿 pH>6.5。
本方案须使用 CVF 解救。主要用于低危患者。

（5）KSM（Act-D）：5 天为 1 个疗程，间隔 10~12 天。

用法：　KSM　500μg（10μg/kg）　｜ i.v. drip q.d.×5
　　　　　5%GS　200ml

本方案要用于低危患者。已较少使用。

2. 常用联合方案　联合方案多用于高危患者及使用单药失败的低危患者，常用方案有 FAV、FAEV、EMA/CO、EMA/EP 等方案。

（1）VCR+5-FU+KSM（ActD）：6~8 天为 1 个疗程，间隔 17~21 天。

用法：　VCR　2mg+NS　　i.v.　化疗前 3 小时
　　　　　　　　30ml　　　　（第 1 天用）床旁化药
　　　　　5-FU　24~26mg/
　　　　　　　　（kg·d）　　｜
　　　　　5% GS　500ml　　｜ i.v. drip q.d.（匀速，8 小时）
　　　　　KSM　4~6μg/
　　　　　　　　（kg·d）　　｜
　　　　　5% GS　200ml　　｜ i.v. drip q.d.（1 小时）

注意：　有脑转移的患者用 10% GS。
本方案为北京协和医院首创，副作用主要为骨髓抑制、腹泻、口腔溃疡、脱发等。

（2）VCR+FUDR+ActD（FAV 方案）：6 天为 1 个疗程，间隔 17~21 天。

第二十章　滋养细胞肿瘤

用法： VCR　2mg+NS　i.v.　化疗前 3 小时
　　　　　　　30ml　　　　（第 1 天用）床旁化药

FUDR　24mg/
（kg·d）　　i.v. drip q.d.（匀速,8 小时）
5% GS　500ml

Act-D　4~6μg/
（kg·d）　　i.v. drip q.d.（1 小时）
5% GS　200ml

注意：有脑转移的患者用 10% GS。

本方案为北京协和医院首创,副作用主要为骨髓抑制、腹泻、口腔溃疡、脱发等。

（3）VP-16+KSM（Act-D）:5 天为 1 个疗程,间隔 9 天。

用法： VP-16　100mg/（m²·d）　i.v. drip q.d.（1 小时）
　　　　NS　　500ml　　　　　　（化疗第 1~5 天用）

KSM　500μg
5% GS　200ml　　i.v. drip q.d.（化疗第 3~5 天用）

本方案主要用于评分为 4~6 分的低危患者,也经常用于围手术期患者和重症患者的初始缓和治疗,实际应用中可将第 1~2 天的 VP-16 去除,只用 3 天 VP-16+KSM。主要副作用为骨髓抑制、脱发等。

（4）VCR+5-FU+KSM（Act-D）+VP-16 化疗:5 天为 1 个疗程,间隔 17~21 天。

用法： VCR　2mg+NS　i.v.　化疗前 3 小时
　　　　　　　30ml　　　　（只用 1 天）

VP-16　100mg/
（m²·d）　　i.v. drip q.d.（1 小时）
NS　　500ml

KSM　200μg/
（m²·d）　　i.v. drip q.d.（1 小时）
5% GS　200ml

5-FU　800~900mg/
（m²·d）　　i.v. drip q.d.（匀速,8 小时）
5% GS　500ml

注意：有脑转移的患者用 10% GS。

本方案为北京协和医院首创,主要用于高危和/或耐药病例。主要副作用为骨髓抑制、腹泻、口腔溃疡、脱发等。

（5）VCR+FUDR+Act-D+VP-16（FAEV 方案）化疗:5 天为 1 个疗程,间隔 17~21 天。

用法： VCR　2mg+NS　i.v.　化疗前 3 小时
　　　　　　　30ml　　　　（只用 1 天）

VP-16　100mg/
（m²·d）　　i.v. drip q.d.（1 小时）
NS　　500ml

Act-D　200μg/
（m²·d）　　i.v. drip q.d.（1 小时）
5% GS　200ml

FUDR　800mg/
（m²·d）　　i.v. drip q.d.（匀速,8 小时）
5% GS　500ml

注意：有脑转移的患者用 10% GS。

本方案为北京协和医院首创,主要用于高危和/或耐药病例。主要副作用为骨髓抑制、腹泻、口腔溃疡、脱发等。

（6）EMA/CO:包括 EMA 及 CO 两个部分。

EMA 部分：

第 1 天　KSM　500μg
　　　　　5% GS　200ml　　i.v. drip（1 小时）

VP-16　100mg/m²
NS　　300ml　　i.v. drip（1 小时）

MTX　100mg/m²
NS　　30ml　　i.v. 推

MTX　200mg/m²
NS　　1 000ml　　i.v. drip（12 小时）

日补液总量 2 500~3 000ml,尿量应 >2 500ml/d,不足者应补液;
化疗当日小苏打 1g,b.i.d.,记尿量,测尿 pH,b.i.d.,共 4 天;
尿 pH<6.5,补 NaHCO₃;
脑转移的患者用 10% GS。

第 2 天　KSM　500μg
　　　　　5% GS　200ml　　i.v. drip（1 小时）

VP-16　100mg/m²
NS　　300ml　　i.v. drip（1 小时）

CVF　15mg
NS　　4ml　　i.m. q.12h.
（从静脉推 MTX 开始 24 小时后开始,共 4 次）

CO 部分:

第 8 天　VCR/VDS　2mg+NS i.v. 化疗前 3 小时
　　　　　　　　　　30ml

　　　　　　CTX　　600mg/m² ⎤
　　　　　　NS　　　500ml ⎦ i.v. drip（2 小时）

　　　　　　补液 1 500~2 000ml

第 15 天　重复下一疗程第 1 天。

本方案由英国 Charing Cross 医院首创,要用于高危和/或耐药病例。MTX 用量较大,应注意水化并使用 CVF 解救。主要副作用为骨髓抑制、口腔溃疡、肝肾功能损害、脱发等。

（7）EMA/EP 化疗

EMA 部分同 EMA/CO 方案,一般仅用第 1 天药物,第 2 天不用化疗药物,仅使用 CVF 解救。

第 8 天 EP　VP-16　100~150mg/m² ⎤
　　　　　　NS　　500ml ⎦ i.v. drip

　　　　　　DDP　　60~75mg/m² ⎤
　　　　　　3% NaCl　300ml ⎦ i.v. drip

第 15 天　　重复下一疗程第 1 天。

使用 DDP 时应水化,参见卵巢癌的化疗。

本方案由英国 Charing Cross 医院首创,要用于高危和/或耐药病例。MTX 用量较大,应注意水化并使用 CVF 解救。使用 DDP 时应水化。主要副作用为骨髓抑制、口腔溃疡、肝肾功能损害、脱发等。

（8）TE/TP 方案

TE 和 TP 2 周交替,4 周为 1 个疗程。

第 1 天　地塞米松　20mg　　⎤ p.o. 化疗前 12 小
　　　　　　　　　　　　　　时,6 小时
　　　　　西咪替丁　30mg　　i.v.
　　　　　NS　　　　100
　　　　　紫杉醇　　135mg/m² ⎤ 3 小时
　　　　　10% 甘露醇　500ml ⎦ i.v. 大于 1 小时
　　　　　DDP　　　　60mg/m² ⎤
　　　　　水化液　　1 000ml ⎦ 大于 3 小时
第 15 天　紫杉醇　135mg/m² i.v.
　　　　　VP-16　150mg/m² ⎤
　　　　　NS　　1 000ml ⎦ i.v.

注意:　　有脑转移的患者用 10% GS。

二、化疗药物的应用方法

滋养细胞肿瘤是一类高度恶性的肿瘤,病情发展快,病程短,很早就可以出现广泛转移。在治疗这些肿瘤时,必须针对这些特点,采取不同于一般的治疗方法。

1. 药物和方案的选择　一般地说,5-FU 和 KSM 疗效好,副作用轻,常作为首选药物。5-FU 不仅对肺转移有效,对消化道、泌尿道及生殖道转移亦有效。适用于这些方面的转移瘤治疗。同时药物刺激性小,可用于静脉滴注,亦可用于动脉插管给药,腔内或瘤内注射,也可以口服。KSM 虽对其他转移也有效,但对肺转移较好,特别是和 5-FU 或 AT1258 合用时,疗效更好。5-FU 对白细胞影响较大,KSM 则对血小板影响较大;5-FU 易致腹泻,KSM 则无此反应。5-FU 所致的口腔溃疡主要在面颊黏膜,而 KSM 所致的口腔溃疡则主要在舌边或舌根。5-FU 是细胞周期特异性药物,而 KSM 则为细胞周期非特异性药物,因此两者合并应用可提高疗效而不增加副作用太多。MTX 可鞘内给药,适用于治疗脑转移。6-MP 和 MTX 对肝和肾功能影响均较大,而 5-FU 和 KSM 则较轻,故肝功能不好的也用 5-FU 和 KSM 为好。

国外的一线方案大多含 MTX 和/或 Act-D。含 DDP 和/或 VP-16 的通常为二线方案。

一般情况下,低危患者可先采用单药方案,疗效不满意后再换用另一种单药方案或联合方案。高危患者则宜直接选用联合方案。需要注意的是,对于病情危重的高危患者,如广泛肺转移导致呼吸衰竭或晚期恶病质患者,在初始化疗适宜选用较为缓和(单药或双药方案)的方案,待一、二疗程后病情有所缓解,再选用多药联合方案,切勿一开始即选用强力的化疗方案,以免因药物反应剧烈而造成病情急剧加重甚至危及生命。

2. 给药的途径　一方面,同一药物,给药途径不同,所起作用往往也不相同;另一方面,不同部位的肿瘤,器官性质、伴随症状不同,在选药时也应考虑。滋养细胞肿瘤血行转移为主,静脉化疗是主要的化疗途径,但在某些情况下,可选择不同的给药途径。对于双重血供的器官,如子宫、肝等,动脉插管化疗(化疗栓塞)是重要的化疗手段,特别是对于那些有明显动静脉瘘伴阴道出血的患者,化疗结合超选择子宫动脉栓塞是良好的化疗途径。对于子宫旁转移,子宫旁局部注射化疗也曾是给药途径之一,现已少用。膀胱转移患者,膀胱灌注化疗有很好的疗效。对于脑转移脊髓转移患者,鞘内给药是重要的辅助化疗手段。对于手术患者,术中给药也是重要的化疗手段。有关内容可参见相关章节,这里不赘述。值得注意的是,在选择非静脉给药途径时,宜酌情相应减少静脉给药量。

3. 用药的剂量　要获得满意的效果,各药的用量必须达到患者最大耐受量,尤其是第一、二疗程更是关键。如第一、二疗程药物选择合适,用量足够,则多数可以迅速见效。副作用虽比较重些,但由于造血器官和机体其他功能初受抑制,自然恢复也较容易。反之,为怕药物副作用,任意减少用药剂量,则由于药物浓度不足,不但起不到应有的作用,相反地反而可诱使瘤细胞产生耐药,以后再加大剂量,疗效也不明显,同时因机体已反复受到药物抑制,贮备功能减退,一旦发生副作用,就不易恢复,危险更大。方案中所列各种药物用量,均经反复摸索,接近于最大耐受量。

当然,所规定的用量,也不是一成不变的,还需要根据具体情况,具体对待的原则酌情加减。如肥胖患者(体重超过60kg),耐受药物的能力较差,一般剂量按每公斤体重计算宜偏小(约在规定范围的低限),瘦小患者或未成年女孩(体重低于40kg)用药量可稍偏大(约在规定范围的高限)。对于体重偏重或偏轻的患者,其体表面积比体重更能准确地反映患者的药物代谢能力,可考虑采用一些按体表面积计算药物剂量的方案。未用过化疗或放射治疗的患者可稍大,已用过化疗或放射治疗的患者用药量宜多加斟酌,用药过程中早期出现各种反应者亦宜考虑减量或缩短疗程。

为了保证用量正确,用药前必须先测定体重1次(不可估计),测量也必须正确,要求在晨起时,空腹,排空大小便,穿最少衣服时进行。在用药半疗程时,还必须重测1次,根据所测的结果,修正用药剂量。这是因为用药时患者不能很好地进食,加以呕吐、脱水等原因,体重可锐降,如原来药量在高限,此时往往可超过规定量,不给予修正可因药物超量而加重药物副作用。此外,为保证疗效,计算所得的药量必须全部输给患者,如配药后皮管排气任意放走药液、输液时接针处渗漏未及时发现、拔针过早或药液未输完等都可影响药物用量,从而影响效果。

除注意化疗均量外,还需注意化疗的总剂量,不宜一味根据体重、体表面积不加限制地增大药物剂量。在我们的临床实践中,对于一些药物规定了每日极限药量:5-FU通常单药方案时不超过1 750mg/d,联合方案时不超过1 625mg/d;FUDR不超过1 625mg/d,KSM(Act-D)在FAV和FAEV方案中不超过400μg/d。而且,当这些化疗药物达到极量时,不应在整个疗程内每日都用极量,而是在化疗的后半程(一般2~3天)减为下一剂量。

4. 给药的速度 不同的药物,其作用机制和药代动力学不同,用药途径不同,给药速度也不同。细胞周期非特异性药物通常主要与用药剂量相关,可较快输入;使用细胞周期特异性药物时,在达到治疗浓度后,静脉持续时间长有利于覆盖更多细胞周期,增强疗效。5-FU静脉推注,副作用很大,疗效也不好,而静脉滴注8小时左右副作用较轻,疗效也最好。相反,MTX一次静脉注射20mg连续5天,副作用不致很大,而静脉滴注24小时即使每天5.0mg也往往可造成死亡。KSM一般1~2小时滴完为最好。对于需要较长时间静脉输注的患者,在输药过程中还需经常巡视,发现有渗漏或点滴太快或太慢均要及时纠正。如有条件可用经外周静脉穿刺的中心静脉导管(peripherally inserted central catheter, PICC)和静脉输液泵,以便减少血管刺激和控制输液速度。

5. 疗程的长短 疗程的长短也和疗效以及毒性有密切的关系。疗程过长,毒性就大,疗程过短,疗效就差。笔者医院创制的5-FU和/或KSM的方案,根据临床观察,1个疗程一般以8~10天为最适宜。这从细胞动力学的观点看也较合适,因为从肿瘤倍增时间看,1个细胞周期约为4天,8~10天可包括至少3个周期,在第1周期没有杀死的癌细胞,可以在第2、第3周期内被杀灭。国外方案也往往或疗程较长(如小剂量MTX方案、VP-16+Act-D方案等)或疗程较频繁(如EMA/CO、EMA/EP皆为周疗)。

6. 疗程的间隔 主要依靠病情需要和药物副作用消退情况而定。不同方案的化疗时间和疗程间隔差异很大,在使用时务必注意核实。特别提醒注意的主要有两点:首先,方案中所称间隔时间,是指停止化疗的天数,在使用时切勿把施行化疗的天数也计算在内,以免造成疗程间隔过短,加重化疗不良反应;其次,对于EMA/CO和EMA/EP等方案,实际上是每周给药,但是单数周和双数周所用的药物不同,并不是1个周期后停药2周或14天才用药。

7. 疗效的观察 与其他实体瘤的化疗疗效以病灶消退程度为标准有所不同的是,滋养细胞肿瘤化疗疗效的判定主要依据血清hCG的下降幅度。一般来说,1个有效的化疗疗程至少能够使患者的血清hCG下降1个数量级(如由数万mIU/ml下降到数千mIU/ml),有时甚至可达2~3个数量级的下降(如由数十万mIU/ml下降到数百mIU/ml)。由于log10=1,因此1个数量级的下降也就是1个对数的下降,所以这种下降又叫对数杀灭。尤其对于初始治疗的患者而言,有效的化疗必须能够达到血清hCG的对数下降,否则往往是方案选择不合适或患者化疗耐药的征兆。在患者血清hCG下降到数百甚至数十mIU/ml以下时,其下降速度会趋缓,有时就达不到对数杀灭了。

药物应用后,一般并非立即可见到效应。血清hCG的明显下降需在疗程结束1周后才出现,肺转移阴影吸收亦需在停药后2周才明显。因此,为观察疗效而进行这些检查均不宜过早进行,否则,常易造成错觉,以为无效。另一方面,由于滋养细胞的倍增时间较短,病情变化较快,hCG又是其敏感而特异的标志物,因此血清hCG的监测频度也不宜过疏,一般以1周复查1次为宜,以利于及时捕捉患者的病情变化,相应地调整治疗措施。

8. 换药的指标 在一般情况下,用完1个疗程即可出现明显疗效,但有时用完1个疗程后,疗效不十分明显,可以继续用同样方案行第2个疗程治疗,此时疗效才明显。因此,评定一个方案有无效果,通常至少要用药2个疗程,但如连续2~3个疗程仍未见明显疗效者,则宜及时更换化疗方案。有时开始应用疗效比较明显,但之后出现了耐药的表现,亦宜考虑换药。详见相关章节。

9. 停药的指征 为要达到根治,减少复发,治疗必须"彻底"。但目前尚无方法可以测定体内有无残存滋养细胞。既往认为,治疗需持续至完全恢复标准(即①临床无症状;②肺转移完全消失;③hCG测定持续正常)。但随着血清hCG定量测定的广泛应用,现在国内外普遍采用血清hCG测定为疗效判定的主要标准。这是因为:一方面,血清hCG

的定量测定远远高于既往的尿 hCG 半定量测定,血清 hCG 正常后,患者的症状通常都会消失,至于残留的动静脉畸形及其相应的症状等是肿瘤的后遗症状而非残留肿瘤;另一方面,肺部或其他部位的肿瘤在治疗后,有时难免残存纤维瘢痕,这些瘢痕用先前的影像手段(如胸部 X 线检查)一般不显示或不明显,而现代高精度 CT 等影像手段显示较为清楚,但定期系列复查往往提示其无明显变化。因此,不宜因影像学异常而无休止地化疗下去。

值得注意的是,所谓正常值是人为规定的一个数值,具有相对性,血清 hCG 达到正常值并等同于滋养细胞消失,即使血清 hCG 为 0mIU/ml 也仅仅意味着所用的测定方法已达到最低测定极限而已。通常把血清 hCG 达 2mIU/ml 作为滋养细胞肿瘤治疗的正常值标准,低于诊治其他疾病的标准。也就是说,hCG 正常并不完全等同于滋养细胞完全被杀灭。因此,巩固化疗是必要的,一般低危患者巩固 2~3 个疗程,高危患者巩固 2~4 个疗程,耐药患者的巩固化疗更须加强。同时,如前所述,化疗药物是比例杀灭肿瘤细胞,残余的细胞还需机体的免疫功能去杀灭,而且化疗药物绝大部分均为免疫抑制剂,也不是疗程越多越好。

三、滋养细胞肿瘤的化疗管理

化疗是滋养细胞肿瘤的主要治疗手段,对于大多数患者而言,可以仅通过化疗获得治愈。化疗管理质量直接关系到滋养细胞肿瘤的治疗水准,应当引起高度的重视。根据国内外滋养细胞肿瘤化疗的现状和北京协和医院滋养细胞疾病诊治中心日常工作所遇到的问题,笔者认为宜从以下四个方面入手提高滋养细胞肿瘤的化疗管理水平。

1. 倡导滋养细胞肿瘤化疗中心化管理 肿瘤的化疗是一项高度专业化的工作,具有很大的风险,需要具备相当高的专业素养才能胜任。在发达国家,肿瘤专科医师的资格认证已成为共识。在国内,肿瘤专科医师的资格认证工作方兴未艾。中华医学会妇科肿瘤学分会也一直在推动这项工作。

滋养细胞肿瘤是一种少见、高度恶性的妇科肿瘤,其临床、病理特点和治疗手段具有较高的特殊性,即使对于妇科肿瘤专科医师而言,也往往难以积累大宗的诊治经验。作为第 1 个仅通过化疗即有可能获得根治的实体瘤,滋养细胞肿瘤通过规范治疗能够获得极佳的治疗效果,这就使得因不规范治疗造成的恶果显得尤其遗憾。因而,滋养细胞肿瘤的治疗,包括化疗,尤其适宜集中于具有相当经验的中心进行。

关于中心化化疗问题,国际上也有类似的呼声。在国际滋养细胞疾病大会上,Kohorn 教授指出,在英国由于公费医疗制度带来的严格转诊程序,滋养细胞肿瘤集中于两家大医院进行治疗,总体治疗效果良好;而在美国,虽然也有几个滋养细胞肿瘤诊治中心,但并没有强制性的转诊制度,因而非中心不规范治疗的情况较为常见,耐药情况也就比较突出。

关于一个滋养细胞肿瘤诊治中心的成功标志,Newlands 教授认为应包括以下六个要素:①能够登记确诊/疑诊滋养细胞疾病患者的临床资料并安排 hCG 测定;②具备敏感而可靠的测定 hCG 的方法;③医护人员具备诊治经验并能够答复转诊医师、患者及其家属的疑问;④交通方便利于患者治疗与咨询;⑤能够可靠地为患者提供标本和报告的邮递工作;⑥患者对于寄送 hCG 和接受治疗具有良好的顺应性。

尽管大多数单位可能目前还难以达到以上标准,但是至少现阶段可以努力改变滋养细胞肿瘤治疗过于分散的局面,将患者尽量集中于具备相当经验的滋养细胞诊治中心进行治疗,以提高疗效,改善预后。

2. 化疗药物选择和化疗方案的规范化 如前所述,滋养细胞肿瘤具有 2 个突出的特点,即肿瘤细胞倍增时间短和能够分泌 hCG。这两个特点是滋养细胞肿瘤能够取得良好治疗效果的基础,前者决定了滋养细胞肿瘤对于化疗敏感,后者使得妇科肿瘤医师能够敏感而特异地观测肿瘤负荷的变化。

对于任何肿瘤而言,对于化疗药物和化疗方案的选择,必须从肿瘤本身的性质着手。对于滋养细胞肿瘤而言,由于其倍增时间短,大约 48 小时,其 DNA 合成活跃,因而对于以抗代谢药物为代表的细胞周期特异性药物极为敏感。从国内外的普遍经验来看,抗代谢药物(如 5-氟尿嘧啶、甲氨喋呤等)是滋养细胞肿瘤一线化疗的主力军,而含 VP-16 和铂类的方案往往是二线方案,用于耐药患者的治疗。

众所周知,初治成功与否对于滋养细胞肿瘤的预后具有重大影响。遗憾的是,在临床实践过程中,不乏在外院初治时使用化疗药物或化疗方案不规范导致耐药者,有的患者使用的方案甚至是临时拼凑、缺乏文献证据支撑的。由于滋养细胞肿瘤普遍的化疗敏感性,任何化疗药物往往都具有一定的疗效,再加上疗效不佳的患者往往转诊他处,如果缺乏严格的随诊,则这类方案的创制者往往会对于这些方案得出高估的评价,造成的危害也就会持续下去。创新是值得提倡的,但是笔者反对无根据的莽撞行事。特别是对于初治的滋养细胞肿瘤患者而言,由于已经有多套公认效果优异的化疗方案,再去贸然创新,使用一些未获公认的新方案,显然是不合适的。化疗药物的选择和化疗方案的创新是有一定规则可循的,需要反复的符合循证医学原则的临床验证,需要加倍谨而慎之。

在临床实践中常见的另外一类的化疗不规范现象就是化疗剂量和化疗间期的不规范。对于滋养细胞肿瘤而言,化疗的足量、适时尤为重要。化疗过程中,应当首先使用细胞周期非特异性药物,之后再使用细胞周期特异性药物。抗代谢药物作为细胞周期特异性药物,需要维持较长的有效浓度时间,以达到满意的治疗效果。化疗方案的使用,应当做到了解透彻、不打折扣,切忌随意减量、延长化疗间期,以免降低疗效、诱导耐药。值得注意的是,化疗间期通常指停用化疗天数,而不是本次化疗第 1 天到下次化疗第 1 天的时间间隔。对于 5-FU+KSM 这样每程化疗天数比较长的方案而言，误解化疗间期含义的后果往往是严重的，化疗间期过短造成严重毒副反应的事件也不时发生，应当引起高度注意。对于自己不熟悉的化疗方案，最好找出原始文献认真研读，免得以讹传讹，贻害无穷。

3. 化疗毒副作用的认识与处理 一般而言，医生对于化疗方案的兴趣远远大于对于该方案可能带来的毒副作用的兴趣。特别是开始使用一个新的化疗方案时，妇科肿瘤医师对于潜在的毒副作用的认识通常是远远不够的。而毒副作用的发生，不但损害患者健康、降低生活质量，还会造成后续治疗的延误，诱导化疗耐药，严重时甚至直接危及生命。

作为一名涉及肿瘤化疗工作的医生，除应当对于一些常见的化疗毒副作用具有足够的认识并能够应付以外，还应当对一些特殊的化疗方案毒副作用有深入的认识。对于滋养细胞肿瘤而言，由于使用的化疗药物无论从种类和/或剂量而言，均与其他恶性肿瘤有所不同，因而尤其应当注意其毒副反应的特殊性。像 5-FU 引起的菌群失调性腹泻和心肌损害、甲氨蝶呤引起的肾小管损害以及 VP-16 引起的继发肿瘤等，都是一般妇科肿瘤治疗中极少遇到而滋养细胞肿瘤治疗中可能遇到的问题。特别是 5-FU 可能引起菌群失调性腹泻问题，如果没有足够的认识，腹泻出现后贸然继续化疗和/或滥用收敛药物，不及时采取相应治疗措施，有时后果极为严重。

值得注意的是，粒细胞集落刺激因子（G-CSF）的使用为化疗导致的粒细胞减少的处理带来的革命性的改变，但使用中存在的问题也不少。不少单位在化疗过程中边打化疗边使用 G-CSF，这种不规范使用将实质上加重患者的骨髓抑制，切忌使用。规范用法应当是距离化疗至少 24 小时，且不在化疗的同时使用。

鉴于正确认识和恰当处理毒副作用的重要性，在使用任何化疗方案前，除对于化疗方案的内涵应当进行深入的理解与学习外，必须对于可能的毒副作用有清醒的认识并具备应对措施，再结合具体患者的具体情况实施个体化治疗。

4. 化疗是一个需要团队合作的系统工程 不但需要主管医师具有较高的理论与实践素养，而且需要本科室医护人员、协作科室医护人员、影像与化验人员和患者及家属的良好沟通与合作，才能取得良好的疗效。

为打造良好的团队，首先需要培训直接参与化疗工作的医护人员，使其对于滋养细胞肿瘤化疗的特殊性有着较为深入的掌握，从而能够从细节入手，切实执行有关医嘱。例如前述体重测定的准确性的保证措施、药品输注时的一些顺序/速度/彻底性的规定与意义、药物毒副作用防治的措施等，需要反复强调及领会以后才能得到严格执行，最终达到应有的化疗效果。

为达到良好的治疗效果，还需得到有关临床科室的通力协作。例如，肺转移瘤手术有以下三个细节：①围手术期需要同时给予化疗，这在一般外科手术时是禁忌的；②肺叶切除时，须先行结扎静脉，再结扎动脉，与通常的手术步骤相反；③胸腔引流管拔除时，一般通过它给予 5-FU 胸腔注射。再如对于一些极其危重的患者，有时需要在重症监护的条件下进行化疗，这无疑是非常具有挑战性与危险性的举措。还有滋养细胞肿瘤的动脉介入治疗，也有很多不同于其他肿瘤的特殊性。显然，如果没有良好的沟通与信赖，这些要求是很难达到的，最佳疗效也就难以获得。

血清 hCG 的测定和影像学检查是监测滋养细胞肿瘤病情变化的重要手段。敏感、可靠而及时的血清 hCG 测定是适时、准确地判断病情变化与疗效，从而相应采取恰当的治疗举措的必要条件。滋养细胞肿瘤患者血清 hCG 的成分、数量级和正常范围都与一般妊娠有所不同，实验室的监测技术水平直接关系到对于病情把握的准确性。化疗中，需要频繁监测血象、肝肾功能等，以便及时发现毒副作用，避免造成严重后果。因此，加强沟通与合作，打造高水平的辅助科室队伍是十分重要的。

患者与家属是化疗团队中重要的一方力量。不但应当让患者与家属了解滋养细胞肿瘤的性质和其可治性，让其树立战胜疾病的信心；还应让其了解治疗中可能出现的问题以及如何配合治疗，明白采取的治疗措施的目的和意义。因此，加强健康教育工作，取得患者与家属的理解与配合，是保证化疗有效进行的重要措施。

（万希润　向　阳）

第九节　妊娠滋养细胞疾病的手术治疗

妊娠滋养细胞疾病（gestational trophoblastic disease, GTD）是一组以胎盘滋养细胞异常增殖为特征的疾病，包括良性葡萄胎和妊娠滋养细胞肿瘤（gestational trophoblastic neoplasia, GTN）。既往在化疗普及前，GTN 多采用切除子宫的方法进行治疗，由于滋养细胞侵蚀血管的生物学特性，病灶在治疗前或治疗过程中可能发生出血，严重者可危及生命。凡肿瘤发生转移者，一经诊断几乎全部在半年内死亡，总的病死率高达 90%。仅一些病灶局限于子宫的 GTN 患者，通过手术可以达到治愈。然而，对于有子宫外转移的患者（尤其是绒癌患者），手术干预疗效差，难以使患者获益。自 20 世纪 60 年代开始，随着一系列有效化疗药物的应用，GTN 的治疗效果有了明显的提高，手术治疗已不再作为 GTN 的一线治疗。在 GTN 中，侵袭性葡萄胎和绒癌以化疗为主，即使多器官广泛转移的超高危 GTN 患者，也有机会获得根治。2002 年国际妇产科联盟（FIGO）推广了改良的 WHO 预后评分系统，将 GTN 分为低危（0~6 分）和高危（≥7 分），据此指导治疗。在这种以化疗为主的治疗模式下，低危 GTN 治愈率接近 100%，高危 GTN 的远期生存率超过 86%。

虽然 GTN（主要指侵袭性葡萄胎和绒癌）是公认的通过化疗可以治愈的恶性肿瘤，但仍有部分患者需要手术干预。近年来，手术治疗在葡萄胎、中间型 GTN、耐药 GTN 原发和转移病灶的切除、减少肿瘤负荷、GTN 紧急并发症以及与妊娠相关疾病鉴别诊断中仍然具有重要的应用价值。良性葡萄胎以清宫手术为首选。胎盘部位滋养细胞肿瘤（placental site trophoblastic tumor，PSTT）和上皮样滋养细胞肿瘤（epithelioid trophoblastic tumor，ETT）为中间型滋养细胞肿瘤，对化疗不敏感，临床上以手术治疗为首选。GTD 各种疾病有各自的手术指征和手术方式。本节将分别阐述各种情况下的手术治疗价值及其临床指征。

一、葡萄胎的手术治疗

葡萄胎是良性病变，清宫术是其首选治疗方法。葡萄胎清宫后可能进展为 GTN，因此术后需要规范随访（见第四节 葡萄胎）。对于接受清宫术的患者，完全性葡萄胎术后进展为 GTN 的比例约为 13%~16%，部分性葡萄胎约为 0.5%~5%。随着年龄增加，进展为 GTN 的比例随之增加。

1. 清宫术 对于大多数葡萄胎患者，清宫术是首选治疗。

（1）手术方式：清宫方式多采用吸刮术，最好在超声引导下，由有经验的妇科医师完成。其目的主要是降低子宫穿孔的风险并确保将子宫腔内的水泡状块组织彻底清除。不推荐采用子宫切开术来清除葡萄胎组织。与吸刮术相比，这种手术方式出血量更多，术后进展为 GTN 的风险更高，且增加了后续妊娠中瘢痕妊娠、子宫破裂等风险。对于多数葡萄胎患者，不推荐使用药物流产措施。诱导流产的药物往往难以使子宫腔内的胎块组织彻底排出，且药物所诱发的宫缩可能会增加滋养细胞播散的风险。但对于孕周较大的部分性葡萄胎或多胎妊娠合并葡萄胎，如果胎儿影响手术操作，可以考虑使用先使用药物，排出妊娠组织，而后进行手术操作。

（2）术前准备：术前应详细了解患者的一般情况和生命体征，完善血常规、生化检查、甲状腺功能、血 hCG 和血型检查，注意有无贫血、休克、子痫前期、甲状腺功能亢进等合并症及并发症。在充分备血、建立静脉通路的情况下进行手术。对有严重合并症或并发症的患者，应先进行必要的对症处理，待一般情况稳定、除外手术禁忌后再进行清宫。Rh 阴性血型患者应准备抗 D 人免疫球蛋白。

（3）术中操作及注意事项：推荐在超声引导下进行手术操作。充分扩张宫颈管，尽量选用大号吸管，以免葡萄胎组织堵塞吸管。吸宫后用刮匙沿宫壁搔刮 2~3 周。出血多时可给予催产素，但应在子宫已扩大、开始吸宫后使用，以免子宫口未开时子宫收缩，将葡萄胎组织挤入血管。对子宫体积小于妊娠 12 周者，争取一次清宫干净。对子宫体积超过妊娠 12 周者，若第 1 次清宫高度怀疑葡萄胎组织残留，则必须再次清宫术。所有宫腔清除物均应送病理学检查。对术前可疑葡萄胎患者，除送病理检查外，有条件的推荐行 STR 精准诊断。对罕见的多胎之一葡萄胎患者，胎儿和葡萄胎应分别送检病理和核型检测。手术记录表应详细记录术中探查子宫大小、子宫腔深度、清除物重量、出血量以及患者生命体征变化和术中用药情况。

（4）术后随访与注意事项：葡萄胎清宫术后详细观察生命体征、阴道出血和子宫收缩情况。告知患者全程随访方案。每周监测血 hCG，直至连续 3 次阴性。随后，完全性葡萄胎患者每月复查血 hCG，持续 6 个月阴性可停止随访。部分性葡萄胎患者在血 hCG 阴性后间隔 1 个月复查，如血 hCG 仍为阴性，即可停止随访。随访过程中应严格避孕，推荐措施为避孕套或口服避孕药，不建议放置宫内节育器。如血 hCG 下降不理想或降而复升，达到了 GTN 的诊断标准，则按 GTN 处理。如患者 Rh 血型为阴性，术后建议预防使用抗 D 人免疫球蛋白。

（5）关于二次清宫术：有些葡萄胎患者清宫后血 hCG 下降缓慢或降而复升，妇科超声检查提示宫腔占位。据文献报道，这些患者接受二次清宫术的获益十分有限。一项队列研究提示，如果在清宫后 7 天左右超声检查提示子宫腔占位，接受二次清宫与否进展为 GTN 的比例无显著差异。但接受二次清宫术者进展为 GTN 的预后评分相对较低。此外，二次清宫增加了子宫穿孔、感染和生育能力下降的风险。因此，对于这部分患者，二次清宫术不作为常规推荐。

2. 子宫全切术 对于高龄并且无生育需求的葡萄胎患者，子宫全切术可作为清宫术的替代方案。高龄葡萄胎患者清宫后进展为 GTN 的比例为 37%~60%，对于这些患者，子宫全切术可降低 GTN 的发生风险。2019 年发布的一项荟萃分析表明，对于年龄大于或等于 40 岁的葡萄胎患者，与接受清宫术者相比，接受子宫全切术者发生 GTN 的比值比为 0.19（0.08~0.48）。

术前应全面采集病史，重点关注患者月经情况、有无更年期症状和卵巢功能（如卵泡刺激素、雌激素和抗米勒管激素水平），并充分告知手术风险和替代方案。手术方式可根据子宫大小、术者经验等因素酌情选择开腹手术、腹腔镜下手术或阴式手术。术中可切除双侧输卵管，但建议保留卵巢，除非合并其他卵巢切除的指征。除无需避孕外，葡萄胎患者子宫全切术后的随访方案与清宫术相同。

3. 卵巢黄素化囊肿的处理 葡萄胎患者 hCG 水平通常较高，卵巢卵泡内膜细胞在其影响下发生黄素化形成囊性结构，称为卵巢黄素化囊肿。葡萄胎组织被清除后，随着血 hCG 水平的下降，卵巢黄素化囊肿多可在数月内自然消退，无需处理。但如发生囊肿破裂或扭转,则需及时手术探查并按相应的原则进行处理。在子宫全切术中,卵巢黄素化囊肿并不是切除卵巢的指征。

二、葡萄胎后 GTN 和绒癌的手术治疗

葡萄胎妊娠终止后,在随访中若血 hCG 连续 3 周呈平台或连续 2 周升高,即可诊断为 GTN。该诊断为临床诊断,在一些指南和研究中也被称为葡萄胎后 GTN。绒癌可以依据病理做出诊断,也可以在没有病理的情况下根据妊娠史、血 hCG 升高和典型的临床表现做出诊断。葡萄胎后 GTN 和绒癌的治疗原则基本相同,即都需要使用改良的 WHO 预后评分系统(FIGO,2002)进行评分,而后根据评分选择化疗方案。由于两者都对化疗高度敏感,多数患者通过化疗可实现治愈,因此手术通常不作为两者一线治疗。在不同的临床情境中,手术治疗的目的和作用不尽相同。以下分别论述。

1. 诊断性手术 一些特殊 GTN 病例的诊断较为复杂,尤其是对于前期妊娠为流产、足月产或前期妊娠难以明确的患者,须除外其他妊娠相关疾病,如妊娠物残留、异位妊娠等,很多时候需要借助病理诊断方能明确。北京协和医院的一项研究回顾了 27 例在外院被诊断为 GTN 后转至该院的患者,其中大部分无葡萄胎妊娠史。经过宫腔镜和/或腹腔镜手术和病理检查,最终确诊为 GTN 的只有 4 例(15%),其余全部为不全流产或异位妊娠。27 例中有 6 例在外院接受了化疗,而经过病理检查,只有 1 例是 GTN。除妊娠相关疾病外,GTN 还需要与非妊娠性绒癌进行鉴别。非妊娠性绒癌较为罕见,且与 GTN 的临床表现相似,但两者的诊疗原则并不相同。对于接受规范治疗后疗效不满意或有其他信息提示非妊娠性绒癌的患者,在条件允许的情况下可考虑对病灶进行活检或切除,而后通过短串联重复序列(short tandem repeat,STR)分析加以鉴别。

诊断性手术应在确保安全的前提下进行。对于影像学检查提示血供较为丰富的病灶,需做好大出血的预防措施和急救预案,例如对于子宫病灶在术前进行子宫动脉介入栓塞术,做好宫腔填塞压迫止血的准备,充分备血。对于计划行宫腔镜手术的患者,如子宫穿孔风险大,可考虑在腹腔镜监护下手术。

2. 初始手术治疗 子宫全切术可作为病变局限于子宫、无生育需求的 GTN 患者的初始治疗,是化疗的替代方案。近年发表的一些研究已证实其有效性和安全性。2017 年荷兰发表的一项研究回顾分析了 23 例病变局限于子宫并接受子宫全切术作为初始治疗的 GTN 患者,其中 11 例(47.8%)患者在术后达到了疾病完全缓解。对于术后仍需化疗的患者,手术减少了化疗疗程,缩短了治疗持续时间。2018 年发表的一项法国的研究回顾分析了 74 例未发生生殖系统外转移、初始治疗为子宫全切术的 GTN(70 例 FIGO

分期为 Ⅰ 期,4 例为 Ⅱ 期;10 例患者的术后病理检查未发现肿瘤或葡萄胎),其中 61 例(82.4%)术后达到疾病完全缓解,其余 16 例术后经过化疗也都达到了完全缓解。

上述研究为 GTN 提供了新的治疗选择,但需注意其局限性。首先,研究对象主要为低危 GTN。在高危 GTN 中,病变局限于子宫者相对较少,全子宫切除作为初始治疗的有效性和安全性需要更多的证据支持。其次,关于如何在术前除外子宫外转移,法国的研究所采用的方法是胸部 CT 检查,而荷兰的研究则未明确指出其采用的是胸部 CT 还是胸部 X 线检查。两种检查方法的选择在不同中心不尽相同,各有利弊。根据目前指南,胸部 CT 不是 GTN 初始治疗的必查项目,但毫无疑问的是胸部 CT 敏感性更高,可以发现 X 线检查难以发现的微小转移灶。而对于有微小转移灶的患者,全子宫切除作为初始治疗的疗效如何,根据现有研究尚无法确定。根据法国的研究,在没有其他证据支持的情况下,术前肺部检查选择 CT 更为妥当。此外,虽然上述研究中有少数研究对象的术后病理检查无阳性发现,另有少数患者有子宫外的生殖器官转移,但由于样本量过小,难以证明初始全子宫切除在这些人群中的获益情况。因此,FIGO 指出,在选择子宫全切术作为 GTN 的初始治疗时,子宫切除将永久失去生育能力,应谨慎掌握手术指征,充分知情告知治疗替代方案。

关于全子宫切除的手术方式,2021 年发表的一项小型回顾性研究提示开腹手术与腹腔镜手术对患者的复发率、5 年生存率无明显差异。术者可结合患者情况酌情选择。

对于其他手术,包括保留生育功能的子宫病灶切除术以及转移部位的手术,目前尚无高级别循证医学证据支持这些手术作为 GTN 初始治疗的安全性和有效性,除非有其他指征,否则在这些情况下仍应首选化疗。

3. 挽救性手术治疗

(1)子宫病灶切除:对化疗耐药或复发的 GTN 患者,手术是重要的挽救治疗方法之一,尤其对于孤立、可切除的病灶,具有较好的疗效。

若病变局限于子宫且患者无生育需求,可考虑进行子宫全切术。对于有生育需求的患者,可考虑将子宫病灶切除术作为替代手术方案。部分患者术后血 hCG 可下降至正常范围内,对于这些患者,既往报道中有中心采取单纯随访、不进行巩固化疗的策略。但这些研究的样本量较小,尚不足以证明不进行巩固化疗的安全性。

(2)肺部病灶切除:对于发生转移的耐药复发 GTN 患者,经过详细的影像学评估,如病灶孤立或相对局限,具备可切除性,可考虑手术切除。

肺转移在 GTN 中的发生率约为 70%。肺部手术是 GTN 中最常用的转移灶切除手术,手术方式多为肺楔形切除术,对于病灶较大者也可选择肺叶切除术。手术可在胸腔镜下或开胸进行。1980 年日本学者回顾分析了 21 例接受肺部手术的 GTN 患者,其中 19 例因耐药接受手术。在因

耐药手术的患者中,14/17例(82.4%)术前病灶孤立或局限于单侧肺部的患者术后疾病缓解,另外2例术前双肺转移者均死亡。病灶局限者术前尿hCG多小于1 000mIU/ml,仅1例尿hCG较高(8 000mIU/ml),该例术后在对侧肺中发现了转移瘤,最终死于疾病进展。由于该研究使用胸片评估肺部情况,不除外对侧肺转移在术前即已存在但未被发现的可能性。我国徐乐天教授和宋鸿钊教授团队于1985年发表的一项研究回顾性分析了43例因耐药接受肺部手术的GTN患者,其中29例分期为Ⅲ期,其余14例为Ⅳ期。Ⅲ期患者的5年生存率为41%,Ⅳ期患者5年生存率为28.6%。研究提示肺部病灶孤立、无其他器官转移、病灶直径小于5cm、对初始化疗有效者预后较好。值得关注的是,该研究发现,在化疗前肺部转移灶孤立的患者5年生存率为44.4%(8/18),而肺部多发转移者的5年生存率为32.0%(8/25);而在术前评估时,5年生存率对于肺部病灶孤立者和多发者分别为37.8%(14/37)和33.3%(2/6)。这提示有些病灶在影像学上的"消失"可能是假象。结合日本的研究,术前hCG水平对于预测手术的疗效具有一定的参考价值。对于hCG较高的患者,尤其需要系统、仔细的影像学评估。需要补充的是,以上两个研究开展的时间较早,彼时GTN的管理与现行方法有一定的差别。随着改良WHO预后评分系统的推广、影像学检查技术和化疗的不断发展以及GTN辅助治疗的进一步完善,接受挽救性肺部手术的患者的预后有了明显改善。2009年北京协和医院向阳教授团队报道的GTN复发患者挽救性肺部手术后的完全缓解率为88.9%,耐药患者术后的完全缓解率为78.6%;2015年美国John I. Brewer滋养细胞疾病中心报道的高危GTN肺部术后的治愈率为73%。

(3)阴道转移病灶切除:阴道转移在GTN中的发生率为4.1%~36%,仅次于肺转移的发生率。近年来其所占比例有下降趋势。此部位组织较脆、血管丰富,因此转移灶大出血的风险较高,治疗以化疗为主。除非阴道病灶是唯一耐药病灶,否则应尽量避免手术切除。在决定进行挽救性手术切除时,手术时机应尽量选择在充分化疗致使病灶缩小后,以降低出血的风险。

(4)其他转移病灶手术:GTN在生殖器官和肺以外的转移灶极少单独存在,因此其他部位的挽救性手术治疗报道十分有限,且多为个案报道。以肝转移为例,2018年北京协和医院向阳教授团队发表的一项研究回顾了该院40例肝转移的GTN患者,所有患者均合并肺转移,50%的患者除肺以外存在其他器官的转移。14例患者接受了挽救性手术,其中1例为肝病灶的切除。由于证据有限,此类挽救性手术的开展是高度个体化的。经过详细的评估和讨论后,手术可能使特定的患者获益,但需尽可能保护器官功能,转移病灶手术具体指征需要个体化评估和多学科诊疗。

综上所述,在对GTN患者实施挽救性手术前,需进行全面影像学评估。彻底切除所有病灶是保证疗效的关键。对多发转移者,选择性切除部分病灶很难使患者获益,除非

分次进行手术达到彻底切除。随着耐药GTN免疫治疗研究进展,对这些多发转移耐药患者,免疫治疗是很好的选择。此外,有些病灶难以被发现,即便进行了全面的影像学评估仍有可能低估患者的转移情况。因此,应尽量缩短围手术期化疗间隔时间。在患者能够耐受的前提下,术后尽快开始化疗。

4. 治疗紧急并发症 GTN的病灶大多血供丰富,具有自发性出血的风险。出血可能发生在治疗前,也可能发生在治疗过程中,尤其是治疗的初期。及时手术止血对于降低GTN死亡率十分重要。紧急的腹腔内转移灶出血需尽快手术探查,切除病灶以达止血目的。在条件允许、出血部位明确的情况下,也可考虑选择性血管介入栓塞术。阴道转移灶破裂出血首选局部填塞压迫止血,可联合选择性血管介入栓塞术提高止血成功率,通常栓塞下腹部动脉或肿瘤动脉供血支。如上述措施失败,可选择病灶缝合或病灶局部广泛切除作为补救措施,但应在开通静脉通路、充分备血的条件下手术。

脑转移患者除了颅内出血的风险外,还面临着脑水肿、颅内压增高、脑疝等风险,尤其是在转移瘤体积较大或多发的情况下。对出现神经系统症状和/或体征的脑转移患者,应积极予以降低颅内压、镇静及止血处理。如在短期内效果不满意,尤其是当患者出现昏迷、呼吸障碍时应紧急施行开颅去骨瓣减压、血肿清除或肿瘤切除术,以避免脑疝的发生,术后及时给予全身联合鞘内化疗,必要时联合放疗或立体定向放射治疗技术。

5. 预防复发 目前,各指南均推荐以血hCG作为判定GTN疗效的标准。在相当一部分患者中,影像学上"病灶"的消失滞后于血清学完全缓解,有些被认为是病灶的占位甚至在治疗后长期存在。低危GTN在达到血清学完全缓解后复发率较低(不超过5%),因此不论"病灶"是否消失,在达到血清学完全缓解后均不推荐对其进行切除。对于高危GTN,2020年,欧洲滋养细胞疾病治疗组织(EOTTD)GTD诊治指南建议,如果怀疑治疗后未消失的病灶内仍存在有活性的肿瘤细胞,可考虑对最大的病灶进行切除。但这一点目前并未达成共识,且该指南未给出这一建议的循证医学证据。而根据2018年发表的一项小型回顾性研究的结果,在达到血清学完全缓解后肺部残留的"病灶"并不影响患者的预后。因此,目前仍然无法确定这样的策略会使多少高危GTN患者获益。考虑到其潜在的过度治疗风险,在实施这类手术前应充分权衡其与规范随访的利弊,并让患者充分知情。

三、胎盘部位滋养细胞肿瘤和上皮样滋养细胞肿瘤的手术治疗

胎盘部位滋养细胞肿瘤和上皮样滋养细胞肿瘤对化疗敏感性不及绒癌,单纯化疗效果欠佳,治疗以手术为主。

1. I 期患者的手术治疗

（1）子宫全切术：子宫全切术是 I 期 PSTT、ETT 患者的首选治疗。切除卵巢对预后无明显改善作用,若无卵巢转移征象,对于年轻患者应保留卵巢。PSTT 和 ETT 存在淋巴转移可能,对临床分期为 I 期的患者,淋巴结转移的发生率为 5%~15%。因此,术中可考虑进行盆腔淋巴结活检或清扫术,尤其是对于病灶侵犯子宫深肌层的患者。总体上,I 期患者术后的生存率超过 90%。

（2）保留生育功能的手术：对于强烈要求保留生育功能的 PSTT 患者,需结合预后不良的危险因素评估是否符合保留生育功能的指征。PSTT 的危险因素包括:FIGO 分期为 III~IV 期、确诊距离前次妊娠的时间较长(分别有研究以 24 个月和 48 个月作为截断值,48 个月者居多)、深肌层浸润/高龄(部分研究以 35 岁作为截断值)、高核分裂现象计数(>5/10HPF)、肿瘤内见组织坏死和淋巴脉管浸润(LVSI)。若无危险因素,可考虑行保留生育功能的手术。术后应严密随访血 hCG 和影像学(注:对于术前血 hCG 不高的患者,血 hCG 非可靠随访指标)。如果血 hCG 没有下降到正常或升高,不论此时子宫内是否有病灶,仍需进行子宫全切术。ETT 比 PSTT 更为罕见,目前危险因素和治疗方法均参考 PSTT 进行。

需要注意,由于 PSTT 和 ETT 发病率低,截至目前保育手术的报道很少,不足以证实其安全性。因此,对于绝大多数患者,仍推荐子宫全切术作为首选治疗方案。

2. II~IV 期患者的手术治疗　PSTT 和 ETT 难以通过单纯化疗达到完全缓解。在一项纳入 23 例 III~IV 期 PSTT 患者的小型回顾性研究中,1 例患者通过手术治疗实现了疾病长期缓解,14 例患者接受了手术和化疗,其中 8 例(57.1%)获得疾病长期缓解,而在仅接受化疗的 8 例患者中,长期缓解的只有 2 例(25%)。对于疾病已经发生转移的患者,应尽可能切除原发灶(子宫全切术)和转移灶,术后辅以 EMA-EP 或 TP-TE 化疗和/或免疫治疗。对于弥漫转移患者,以系统治疗为主。对于有大的子宫或转移病灶的患者,可姑息手术减少肿瘤负荷,再辅以系统治疗。如术前影像学评估有后腹膜肿大淋巴结,术中应行淋巴活检或切除。在此基础上联合化疗、放疗或免疫治疗等其他治疗。

3. 关于 PSTT 和 ETT 淋巴切除问题　PSTT 和 ETT 患者是否常规行淋巴切除尚有争议。文献报道,PSTT 和 ETT 有盆腔和腹主动脉旁淋巴转移可能。因此,PSTT 和 ETT 患者术前均应完善影像学评估。如术前影像学评估或术中探查有盆腔和/或腹主动脉旁可疑肿大淋巴结,术中应行淋巴结活检和/或淋巴结清扫。

（鹿　欣　向　阳）

第十节　妊娠滋养细胞肿瘤各转移瘤的诊断和治疗

妊娠滋养细胞肿瘤的特点之一是转移发生早而广泛,全身各脏器和各组织几乎无一可以幸免。不同部位的转移瘤具有不同的临床表现,这些不同的临床表现对诊断和治疗极为重要。有些转移瘤较易发现,而有些转移瘤则较难发现,对后者需要熟悉这些转移瘤可能发生的症状,提高警惕,遇有可疑时即应做进一步检查,以便做到早期发现和早期诊断。

同时,各转移瘤所处的部位不同,全身用药后各转移瘤受药量也不一致,因而疗效也不同,为提高治疗效果,必须针对不同部位的转移瘤,采取不同药物和不同的用药方法,根据不同的临床表现加用不同的辅助治疗。为此,在了解各种药物的特点及其用法外,还必须针对不同部位转移瘤的临床特点,进一步地了解诊断方法和治疗要点。

一、外阴阴道转移瘤

滋养细胞肿瘤外阴阴道转移比较常见,发生率为 5%~16%,其中以阴道转移瘤尤为常见;外阴转移瘤较为少见,且都和阴道转移瘤同时存在。

1. 临床特点　阴道转移瘤的形成是由原发于子宫内的瘤细胞侵入子宫静脉,遇阻逆行而至阴道静脉内,先在静脉内形成瘤栓,继续发展而成阴道转移瘤,早期手术切除阴道转移瘤时,可见转移瘤外有一层包膜,病理检查为静脉管壁所组成。因此,阴道转移瘤是属于静脉性转移瘤。阴道前壁的静脉丛多于后壁,而静脉的末梢又集中在阴道口,因此阴道转移瘤多见于阴道前壁,尤以尿道口为多,这些转移瘤也多位于阴道黏膜下。处于阴道顶端的转移瘤多数由子宫旁或盆腔转移瘤向下扩展而成。阴道转移瘤以单发为多见,也可以多发。

阴道转移瘤的大小不一,根据北京协和医院资料,除来自子宫旁转移和处于阴道顶端的转移瘤可以较大外,一般原发于阴道的转移瘤直径为 2~3cm(0.5~5cm)。

阴道转移瘤小而未破溃的,阴道黏膜视诊时往往无明显异常,仅在指诊中可扪及阴道壁黏膜下有小结节;大而行将破溃的,则表面黏膜变薄,转移瘤透过黏膜而呈紫蓝色结节,且一般无自觉症状。由于阴道静脉丛丰富、缺乏静脉瓣膜并组织较脆,因此,一旦破溃出血则多较凶猛、难以控制、反复发生,可导致患者休克,甚至死亡。破溃的结节也易于感染,分泌物呈血性而臭。位于阴道穹隆,来自子宫旁的转移瘤,则很少破溃出血,但一旦破溃,很难处理。北京协和医院资料显示,发生破溃的阴道转移灶多为多发结节或为较大的单发结节(>3cm),因此,临床遇到这类患者,应高度警惕,做好充分的准备。

2. 诊断 阴道转移瘤的诊断通过常规阴道检查即可发现,但检查时,最好先做指诊,仔细探摸阴道四壁,以免漏诊小的转移瘤。探到转移瘤后,要注意其部位、大小、个数、表面是否破溃,诊查手指套上有无血液等,而且动作一定要轻柔,以免发生破溃出血。一般用指诊发现转移瘤后,无需再用窥器检查;如有必要用时,则需注意把窥具轻轻插入,以防盲目插入引起转移瘤破溃出血。

3. 处理

(1)静脉化疗:国外报道的12例阴道转移患者分别采用单药MTX、EMA/CO方案及MAC方案均取得了良好的效果,仅1例合并肺、脑、肝、脾转移的患者死亡。笔者医院总结了49例阴道转移的患者接受了单药5-FU以及5-FU为主的多药联合化疗治疗,取得了满意的效果。如阴道转移瘤尚未破溃,则可以单纯依靠5-FU静脉滴注用药的方法,多数均能自然消失。效果不好或转移瘤位于穹窿部时,可加用5-FU转移瘤内注射。用量可按转移瘤大小决定,常用量为5~10ml(未稀释5-FU 125~250mg),隔2~3天注射1次,至转移瘤明显缩小为止。但注射时,要注意:①严格遵守无菌操作,以免发生感染;②从健康部位进针,并经常改变进针部位,以免因反复穿刺而引起表面破坏;③每次注射药量不可过大,以免肿瘤内张力过大促致肿瘤细胞扩散。目前,阴道转移瘤局部药物在临床上已经很少应用。

(2)手术治疗:在个别情况下,全身用药或加局部注射,仍不能止血时,而转移瘤位于阴道下端,可考虑手术切除和缝合(详见本章第九节妊娠滋养细胞肿瘤的手术治疗)。为避免术中出血多、视野不清以及患者休克、无法手术、手术切除不净等问题。但对一些阴道转移瘤较大的,由于切除创面较大,伤口很难对合,阴道黏膜组织又很易脆裂,稍一使劲,缝线即易扯破黏膜,引起更多出血。治疗结果仍不够理想。

(3)并发症的治疗:有些病例入院时转移肿瘤即已破溃出血,此时,必须采取一些措施,先行止血。用纱布填塞阴道压迫创面止血配合全身静脉化疗的方法,较为理想。可先用纱布条压迫止血,同时立即开始静脉化疗(一般患者入院后需等待各项化验结果正常才开始化疗,此时,为争取早日控制出血,可不等化验结果即开始化疗,如化验有问题,再考虑早期停药或减量)。

纱布条填塞止血时,需注意:①必须先用指诊弄清转移瘤部位(如有几个转移瘤需弄清是哪个转移瘤出血),用手指紧压止血后,将阴道后壁牵开,再填塞纱布条,切忌不知出血部位盲目填塞,以免扩大破溃,引起更多的出血;②填塞纱布必须有条不紊,先将阴道穹窿填满,然后逐渐外填,直至阴道口;再退出压迫的手指,将纱布条紧压止血处,这样才能起到压迫止血的作用,切忌将纱布条只填在阴道口、里面空着,血液在里面存积,可将纱布条冲出,起不到止血的作用;③纱布条填塞24小时(第1次至多36小时)必须更换1次,以免填塞过久,引起感染;④更换纱布条时,要防止纱布条摩擦出血面,引起再次出血;⑤抽出纱布条后,如发现出血已止,仍应再次填塞,勿存侥幸心理,否则随时再出血形成被动局面,一旦抢救不及即发生休克;一般需填至静脉化疗5~6天后才可停填;⑥血止后勿存好奇心理,不宜过早做阴道检查,以免引起创面再次出血。

为避免换纱布条时,抽动纱条摩擦创面而再次出血,填塞纱条前,可先用方纱1块,放在手指上,按于出血创面上,然后,在方纱和手指下再填塞阴道。抽取纱条前,先将手指伸入阴道固定纱布,再抽取纱条,待纱条抽完后再取下方纱。

为促进止血作用,可将无菌止血药物放于方纱上。在许多止血药物中,最好的是云南白药,不仅止血效果好,且有防腐作用。一般纱布条填塞24小时后,抽出纱布条时,常闻到臭味,用云南白药后,则纱布条上仍为药味而无臭味。如无特好的止血药,任何粉剂如磺胺粉、乌贼鱼骨粉(无菌)等,也均有用,平时可备着以便急用。

外阴阴道转移瘤经上述方法治疗后,一般均能完全消失,很少复发。转移瘤消失后,局部很少遗留瘢痕(图9-20-15)。

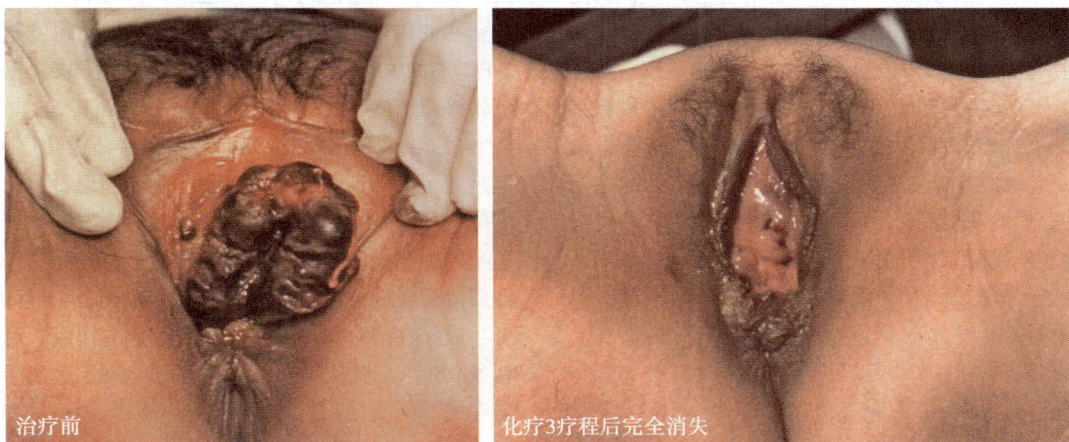

图 9-20-15　外阴阴道转移瘤

治疗前

化疗3疗程后完全消失

二、宫颈转移瘤

宫颈部位妊娠滋养细胞肿瘤病因具有三种假说:起源于子宫体的转移(子宫体病灶后来可消失)、子宫颈妊娠恶变、上次妊娠滋养细胞移行后恶变。其较阴道转移瘤少见,多以个案报道为主。

1. 临床表现及诊断 宫颈转移瘤可来自宫颈管,瘤体由子宫口伸出,呈紫黑色菜花样物,表面常盖有凝血块,极难和胎盘息肉、不全流产、脱出于子宫口的子宫黏膜下肌瘤以及宫颈癌相区分。宫颈转移瘤亦可发生在子宫颈上唇或下唇,未破溃的患处突出而呈紫蓝色结节,极似宫颈子宫内膜异位症,但一般比子宫内膜异位结节大且较深。宫颈转移瘤临床表现不典型,几乎所有患者均有不规则阴道出血甚至大量阴道出血。破溃后,表面呈不规则溃疡,难和溃疡型宫颈癌相区分。因出血也易于感染,因此,也常有血性臭水外流,在这点上也常和上述各情况相混淆。

宫颈转移瘤初诊正确率低,多误诊为宫颈妊娠、不全流产,也有误诊为宫颈息肉、宫颈肌瘤、宫颈癌,在诊断上首先需强调 hCG 检查,但明确诊断仍需依赖病理。多普勒超声、盆腔 CT、盆腔 MRI 等辅助检查可帮助诊断。在增强 MRI 上,病灶较清晰,在 T_1 和 T_2 加权成像中,子宫体或子宫周围可见丰富的流空血管影,呈管状纤曲无信号,出血灶在动态增强扫描的 T_1 加权成像中表现为较周围肌层组织稍高信号,坏死组织呈低信号。

2. 处理 宫颈转移瘤一旦确诊后,应尽快化疗。无急性出血者,一般可采用静脉化疗,即可使其迅速消失。必要时,也可加用局部(瘤内)注射 5-FU 等化疗药物,消失很快,但需防止注射后出血,应用纱布球压迫止血。

如有急性出血,则亦先用纱布条压迫止血,同时立即静脉化疗。一般于用药 5~6 天后即可止血,肿瘤亦见明显缩小。如纱布压迫不能止血,则出血处可能是在宫颈管内,需急诊行双侧子宫动脉栓塞或行子宫全切术。

宫颈转移瘤经规范化疗后,一般均很快消失,但极易复发,原因不明,这是宫颈转移瘤的一大特点。因此,合并宫颈转移的患者治愈后需要加强随诊,如无生育要求建议行子宫全切术。对于保留生育功能患者,早期发现复发再次积极治疗,仍可很快消失,如有反复发作,则宜考虑手术切除子宫颈或全子宫切除。北京协和医院资料显示,10 例宫颈绒癌患者在积极治疗后均获得完全缓解,其中 9 例患者在化疗过程中接受了全子宫切除,1 例保留子宫患者在结束化疗后 6 个月复发,后经全子宫切除和 4 疗程联合化疗后完全缓解,目前随访 12 个月无复发。

三、肺转移瘤

肺部是恶性滋养细胞肿瘤最常见的转移部位,据报道,滋养细胞肿瘤肺转移的发生率为 50%~70%。尽管肺转移被认为是不良预后的低危因素,但肺转移仍会增加患者复发和死亡的风险。由于滋养细胞栓子可导致肺动脉闭塞而引起肺动脉高压,有时会被误诊为原发性肺部疾病。

1. 临床表现及诊断 肺转移的临床表现不一,部分患者有咳嗽、咳血、胸闷、胸痛和憋气等症状,部分患者无症状;且症状的严重程度和病灶范围在病程中的不同时期有很大差异,其中以咳血为最常见。多数情况下肺转移患者咳血量小,但极少数患者可发生大咳血而导致窒息或死亡。

憋气则比较少见,除了少数极广泛的转移外,一般均见于肺转移合并肺部出血或炎症。此时,患者常伴有其他出血现象如鼻出血、牙龈出血、子宫病灶出血或皮下出血等或伴有发热等炎症症状。X 线胸片可见病灶周围一片模糊。如果肺内病变并不严重而患者突然出现明显憋气时,则需注意心脏问题,宜根据临床表现、体检和胸部 X 线等,考虑是否为急性肺源性心脏病。

胸痛亦不多见,但如病变累及胸膜,则可出现明显胸痛,此时宜注意可能发生血胸或气胸,尤以血胸为最常见。无论血胸或气胸,胸腔两侧发生机会似无差别。

肺转移常通过结合临床症状和影像学检查来诊断,常见的影像学检查包括胸片和胸部 CT。由于胸片不能发现微小病灶,胸片未发现肺转移的患者中约有 40% 经胸部 CT 检查可证实有肺部微小转移,因此目前多推荐肺 CT 检查,但单发的肺内微小结节(<4mm)不作为诊断依据。其常见的影像学表现为肺纹理增粗、片状或小结节影、棉球状或团块状阴影等(图 9-20-16)。

由于个别患者在诊断之前肺内已经合并有其他肿瘤或陈旧性结核灶等,或者因为化疗导致机体免疫力下降和肺部损伤而并发各种肺部感染,因此诊断前必须除外其他肺部疾病或肺内感染可能。

2. 处理 肺转移瘤的治疗首选化疗,其他治疗包括手术治疗和放疗。由于滋养细胞肿瘤对化疗敏感,通过静脉给药,药物沿血流经心脏,直接进入肺内,因此,肺是第 1 个接受药物的器官,受药量最大,效果亦最好。可依病情选用以 5-FU/FUDR 或 MTX 为主的单药或多药联合化疗。多数肺转移瘤经化疗后可缩小或完全消失(图 9-20-17)。

虽然绝大多数滋养细胞肿瘤患者通过化疗可以治愈,但是对于肺部存在复发或者耐药病灶的患者可以考虑手术治疗,且围手术期继续予以化疗,以最大限度减少手术操作引起的肿瘤扩散。肺部手术的指征包括:肺部病灶孤立,其他部位无活跃病灶,血 hCG 水平控制在正常或接近正常。

放疗在治疗肺转移瘤中也有一定的作用。对于部分患者多次化疗后肺部仍有孤立的耐药转移灶,且有手术禁忌时可考虑放射治疗;有文献报道对于直径 <2cm 的转移灶,照射剂量在 40Gy 可获得较好疗效。

对于通过规范的治疗使 β-hCG 降至正常后,再经过巩

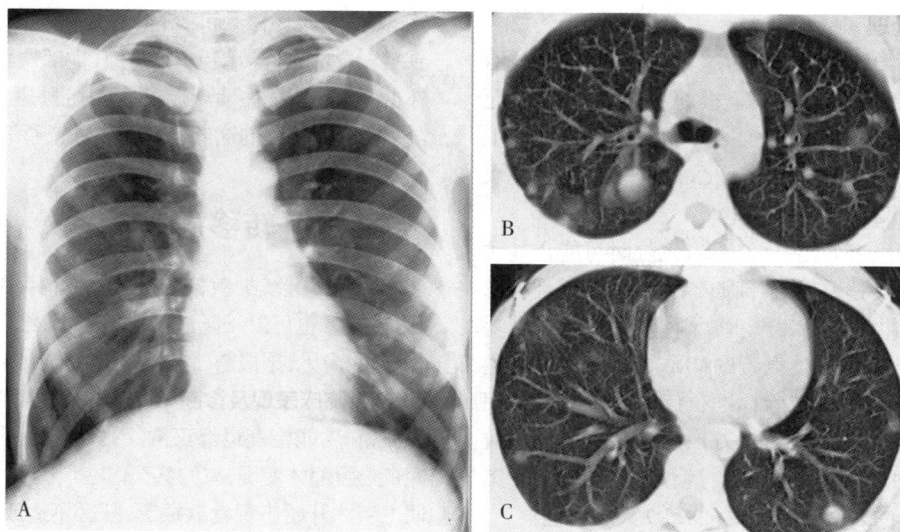

图 9-20-16 同一患者的肺转移瘤表现
A. 胸片可见肺纹理增粗;B、C. 胸部 CT 可见多发状结节影。

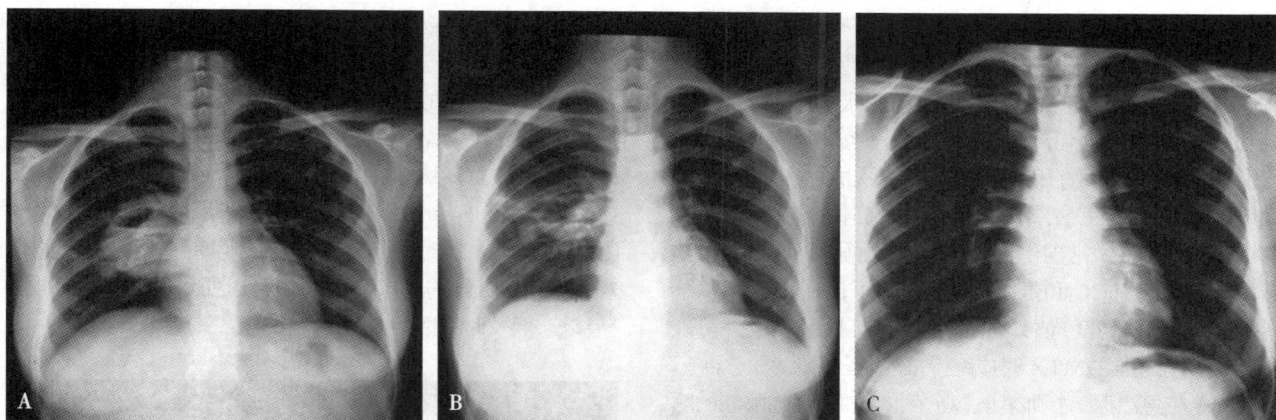

图 9-20-17 肺转移瘤
A. 右肺巨大肺转移瘤;B.(VCR+5-FU+KSM)化疗 2 疗程后,右肺巨大转移瘤明显吸收;C.(VCR+5-FU+KSM)化疗 4 疗程后,右肺巨大转移瘤完全消失。

固化疗后肺内转移灶不再继续缩小的患者,目前多认为肺内病灶是肿瘤坏死或局部纤维化所致,可以认为其为 CR 而出院随诊。

四、脑转移瘤

据报道,滋养细胞肿瘤脑转移的发生率为 8%~15%。当绒癌患者进入晚期,病变由肺向全身扩散时常发生脑转移,因此,绒癌患者合并脑转移在临床上比较常见。侵蚀性葡萄胎患者发生脑转移虽然比绒癌患者为少,但亦不少见。脑转移一旦发生之后,来势迅猛,抢救困难,死亡率极高,是患者死亡的一大原因。长期以来,多采用包括化疗、手术和放疗在内的综合治疗方法,取得一定疗效,治愈率可达 70% 左右。

1. 脑转移瘤的诊断 晚期脑转移的诊断一般并不困难,临床有各种典型症状和体征,实验室检查也易获得阳性结果。但早期脑转移诊断则比较困难。因此,如何发现早期脑转移,做到早期诊断和早期治疗是当前一个极为重要的课题。根据笔者体会,要做到早期发现,前驱症状极为重要。如患者出现比较肯定的一过性症状而未找到其他原因时,就应高度怀疑为脑转移,及时进行详细检查和密切观察。如又发现有相应的一过性体征,更应加强对脑转移的怀疑。如此时血内 hCG 含量又突然上升,则更有助于脑转移的诊断,继续观察患者,发现又有其他脏器如肝、脾、肾、肠、皮肤、肌肉等处转移,说明患者曾有大循环扩散,则脑转移的诊断基本上可以肯定。另外,对于肺内病灶大于 3cm 的患者应常规行头颅 CT 或 MRI,除外脑转移的发生。

2. 脑转移的处理

（1）静脉化学治疗：化疗是针对这类患者快速有效的治疗方法，其化疗方案及剂量的选择需根据患者的一般情况而选择。常用的化疗方案包括以 5-FU/FUDR 或 MTX 为主的多药联合化疗，如 FAEV 或 EMA/CO 方案，为加强脱水作用，应选用 10% 葡萄糖静脉输注。

多数脑转移的患者为超高危患者，入院时可能合并颅内出血或者多发肺转移并发的呼吸衰竭，病情较重且肿瘤负荷大，常规标准化疗可导致严重骨髓抑制、多器官衰竭而增加病死率。对于这一类患者的初始治疗采用低剂量较弱方案，病情缓解后，再转为标准化疗。笔者医院常用的方案为 AE 方案（VP-16 100mg/m²，Act-D 0.5mg d1~3，间隔 9~12 天）；2021 年 FIGO 指南中建议可应用 EP 方案（VP-16 100mg/m²，DDP 20mg/m²d1~2，每 7 天 1 疗程）。

（2）局部用药：鞘内给药主要用 MTX，每次 10~15mg，溶于 4~6ml 的灭菌注射用水中（不用盐水），每毫升中含 2.5mg，随着化疗疗程的应用，如 EMA/CO 化疗，则每周鞘内注射 1 次，每次 12.5mg；FAEV 或 FAV 化疗，则化疗期间隔天行鞘内注射 1 次（如化疗的第 1/3/5 天），每次 15mg，总量 40~45mg。为防颅内压过高所致穿刺时发生脑疝，操作时宜注意：①腰椎穿刺前先给予甘露醇等脱水剂，以降颅内压，至利尿开始，再行穿刺，必要时需于 6 小时后再给 1 次，然后行腰椎穿刺；②穿刺宜用细针，并要求一次成功，以免针眼过大或过多，以后发生脑脊液外渗，诱致脑疝；③穿刺时避免放取过多的脑脊液做常规化验，一般可把测颅内压时测管内脑脊液留下，进行 hCG 和蛋白含量测定即可，细胞计数可从脑脊液外观上（清亮度）估计，糖测定除非怀疑脑膜炎外可以免做。④鞘内推注 MTX 时应缓慢推注，至少持续 3 分钟。

（3）应急治疗：对颅内压过高、颅内出血、濒临脑疝的脑转移患者，经过保守治疗无效时应考虑急诊行开颅减压及转移瘤切除术，术后予以化疗可挽救患者的生命并提高治愈率。北京协和医院曾对 13 例颅内压过高、颅内出血、濒临脑疝的脑转移患者进行了急诊开颅术，其中 7 例（54%）完全缓解（CR），5 例（38%）部分缓解（PR），1 例（8%）患者因病情进展而死亡。所有患者共存活 10 例（77%，10/13），死亡 3 例（23%，3/13）。

（4）放射治疗：放射治疗脑转移在国外比较常用，通常在化疗的同时或化疗后行全脑放疗（200cGy，q.d.，总量 3 000cGy），推荐立体定向放疗。放疗是否比鞘内注射 MTX 对脑转移治疗有效仍存在争议，可根据相关医院的经验以及患者情况进行选择。

（5）脑转移的预后：应用上述治疗方法后，约有半数以上的脑转移患者可以获得治愈，且经化学药物治愈的脑转移患者很少有后遗症。部分脑转移患者疗效不佳，其原因可能为：①病情较晚：部分患者处于脑瘤期甚至脑疝期，处于疾病晚期状态，因此预后很差。②患者耐药：脑转移的患者多为高危患者，易发生耐药而导致治疗困难，影响预后。③脑转

移的患者多合并除肺以外的远处转移，北京协和医院资料显示 31.2% 的脑转移患者合并其他部位转移（除肺、脑转移外）。而多脏器转移是影响滋养细胞肿瘤预后的因素，因此，合并多脏器转移的这部分脑转移患者通常预后较差。

五、肝转移瘤

肺转移继续扩散，通过大循环，也可以转移至肝而形成肝转移瘤，也可以从肠道转移瘤扩散，经门脉系统而转移至肝，但较少见，据报道，肝转移发生率为 1%~4%。

1. 临床表现及诊断　肝转移瘤在早期常无明显症状和体征，肝功能检查也都正常，不少病例是在手术切除子宫时探查上腹部才发现，有的甚至仅在尸检中发现。肝转移至晚期患者才开始出现食欲缺乏，肝区不适或隐痛，肝肿大和压痛，但肝功能仍很少异常，黄疸亦不常见。有时患者出现所谓的"癌性发热"。

肝转移继续发展可因破裂出血，但多数是在肝包膜下，患者感到肝区剧痛，肝亦迅速增大，一般情况亦迅速恶化，不久死亡。亦有直接破裂至腹腔而成内出血，则患者迅速死亡，但不多见。

晚期肝转移的诊断并不困难，而一旦进入晚期，患者多处于衰竭状况，治疗效果极差。故肝转移的早期诊断是改善预后的重要因素。20 世纪 80 年代之后，随着超声及 CT 技术的发展与应用，使肝转移的早期诊断逐渐成为可能（图 9-20-18）。故对有肺转移特别是晚期肺转移病例，应常规进行腹腔脏器的超声及 CT 检查，以便尽早发现其他脏器转移灶，而及时采取相应的治疗措施。

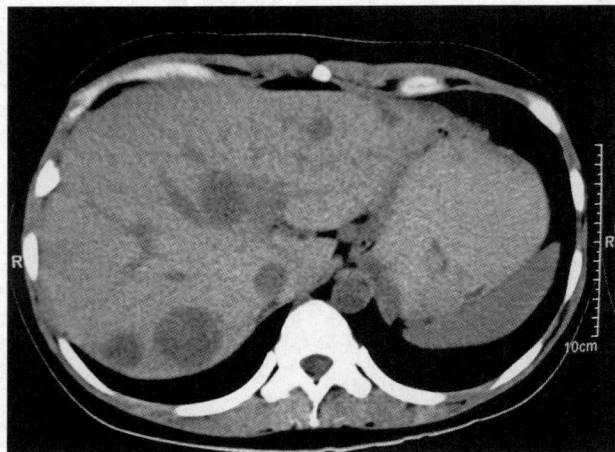

图 9-20-18　CT 示肝多发转移瘤

2. 处理　化疗为肝转移的标准治疗方案，因肝转移常继发于肺转移，而且还常合并脑、脾、肾或胃肠道等其他器官转移，故化疗应强调多药联合及多途径方案。一旦同时合并脑转移预后极差，Jones 的研究结果表明，肝转移合并脑转移者预后最差，他们观察的 10 例肝脑转移灶者无 1 例存活；而

7例无脑转移者中3例治愈（占43%）。Crawford研究表明，脑转移同时存在者的5年存活率只有10%，无脑转移者的5年存活率可达34%。

随着介入性放射技术的发展和应用，超选择性肝动脉插管局部灌注或肝动脉栓塞术对肝转移瘤的治疗也有一定的效果。北京协和医院1986—1998年间8例患者在全身化疗的同时进行选择性肝动脉插管化疗，其中3例因肝转移瘤破裂出血成功地进行了肝动脉栓塞止血。肝动脉插管化疗可提高肝转移瘤局部血药浓度，从而增强其抗癌作用。Lurain亦认为肝动脉插管介入化疗及肝动脉栓塞术对绒癌肝转移瘤的治疗及缓解肝转移瘤破裂出血均有明显的治疗效果。但肝动脉插管给药后，由于肝内药物浓度很高，肝一时不能适应，常可出现肝功能不正常现象，血清转氨酶等可迅速上升，但停药后，肝功能即可迅速恢复（有时在继续用药时即已开始恢复正常），不影响继续用药。另外，由于大部分药物在肝内已经分解，经肝至全身的药量很少，全身反应一般均不大。但由于动脉插管技术要求高，主要用于经全身用药疗效不好的病例。

随着手术技术的进步，手术除用于控制急性出血外，对于病灶局限的耐药性肝转移患者，也可考虑进行手术切除。但是，因为通常大部分肝转移患者都合并其他部位的活跃性病变或者肝病变呈弥散性，因此仅有很少的患者以化疗耐药为指征行肝孤立转移灶切除。

3. 北京协和医院肝转移患者的回顾性分析 北京协和医院1949—1998年共收治60例绒癌肝转移的患者，其中1949—1964年收治的14例患者主要采用单药6-MP或氮芥治疗，所有患者全部死亡；而1965—1985年收治的30例则采用全身和局部多药联合化疗，有7例存活，治愈率由0上升至23.3%。1986—1998年16例治疗效果表明，患者存活率提高到37.5%。

而对1999—2015年40例肝转移患者的数据分析显示，中位FIGO评分为16分，50%患者合并肺、肝以外其他转移。其中14例患者在化疗的同时接受了手术治疗，仅1例患者行肝病灶切除，其随访21个月完全缓解。67.5%患者在接

受联合化疗后获得完全缓解，18%的患者在治疗或随诊中死亡。多因素分析显示，多药化疗失败史是影响预后的独立危险因素。当患者FIGO评分大于16分时，预后更差。

总之，滋养细胞肿瘤肝转移患者的预后较差，远低于滋养细胞肿瘤高危患者的整体治愈率。如能做到早期诊断与及时的多药多途径联合化疗，是改善其治疗效果的重要环节。

六、泌尿系统转移

妊娠滋养细胞肿瘤侵蚀性强，很早就可以通过血运转移至全身各处。其常见的远处转移包括肺、肝、脑等，而合并泌尿系统转移比较少见，笔者医院资料显示泌尿系统转移的发生率为1.67%。泌尿系统转移主要包括肾、膀胱以及输尿管转移，多数患者可以通过影像学进行诊断。对于这部分患者，治疗上主要以化疗为主，包括氟尿嘧啶为主的多药联合化疗以及EMA/CO或EMA/EP方案；必要时辅以手术治疗。但是不同的泌尿系统转移部位的治疗及预后亦不相同。

1. 肾转移瘤 肾转移是全身性转移的一种，其转移途径多继发于肺转移的血运转移，因此常合并除肺以外的远处转移，文献报道GTN肾转移的发生率为1%~14%，笔者医院资料显示肾转移发生率为1.07%，且左右两侧发生机会似无明显差别。

（1）临床表现及诊断：早期肾转移的症状和体征较少，多数肾转移的患者在诊断GTN后可以通过超声、CT及磁共振等影像学检查明确诊断（图9-20-19）。部分患者在临床上可以表现为腰痛、血尿或无尿，也可以自发肾出血为首要症状。另有少部分患者以肾肿瘤为首要诊断进行手术治疗，术后病理诊断为GTN，因此对于有肾肿瘤的年轻女性患者，如果伴有月经不规律、大量血尿以及同时合并肺转移，可进行血HCG检查除外GTN。

此外，静脉肾盂造影（IVP）可以发现髓质转移，但有作者认为IVP缺少足够的敏感性和特异性，因此不建议GTN患者使用。

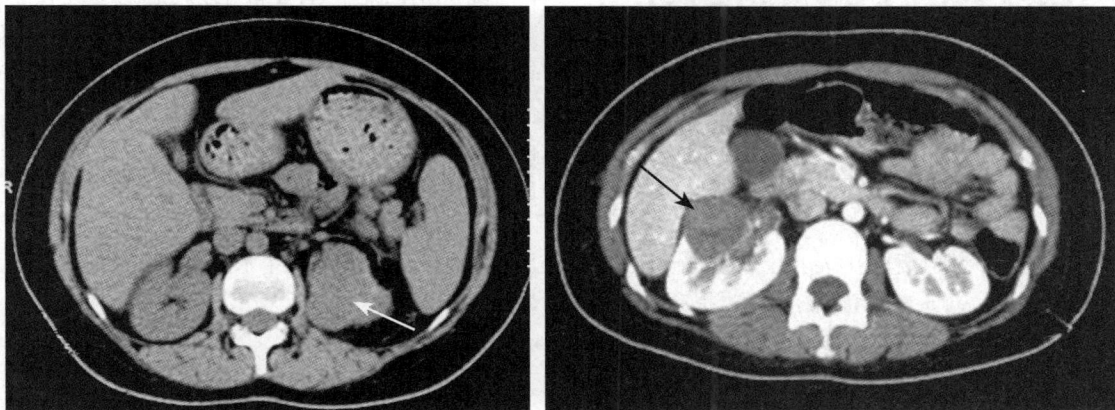

图9-20-19　左肾及右肾转移

（2）治疗及预后：在早年的文献报道中，对于肾转移的GTN患者通常采用手术+化疗治疗，有作者报道了8例肾转移的GTN患者，其中5例接受了肾切除手术，共有3例存活。近年来，随着化疗药物的进展，对于肾转移的患者仅通过单独的多药联合化疗即可起到很好的作用；手术治疗仅适用于单侧肾累及、无其他器官播散性转移的耐药患者；对于肾急性出血的患者，在栓塞止血失败后也可以考虑手术治疗。

虽然化疗药物通过肾代谢，肾局部血药浓度较高，但肾转移的患者由于常合并其他部位的远处转移，因此预后通常较差。北京协和医院总结了13例合并有肾转移的GTN患者中，有11例合并脑和/或肝转移，经治疗后仅7例获得CR（53.8%）。笔者前期的统计学分析结果也证实肾转移影响GTN IV期患者的预后。

2. 膀胱转移瘤 膀胱转移既可来自血运转移也可由盆腔肿瘤局部侵蚀所致。文献报道绒癌合并膀胱转移的发生率为2.8%，侵蚀性葡萄胎合并膀胱转移率为0.68%，笔者医院资料显示膀胱转移发生率为0.28%。

（1）临床表现及诊断：膀胱转移瘤的主要临床表现为血尿及下腹部不适，如凝血块堵塞尿道口，亦可引起排尿困难。在诊断上，除了通过影像学进行诊断（图9-20-20），还可以通过膀胱镜检查进一步明确诊断。虽然膀胱转移的诊断不困难，但还需和来自肾转移的血尿以及由某些化学药物如喜树碱、环磷酰胺等所致的血尿相区别。

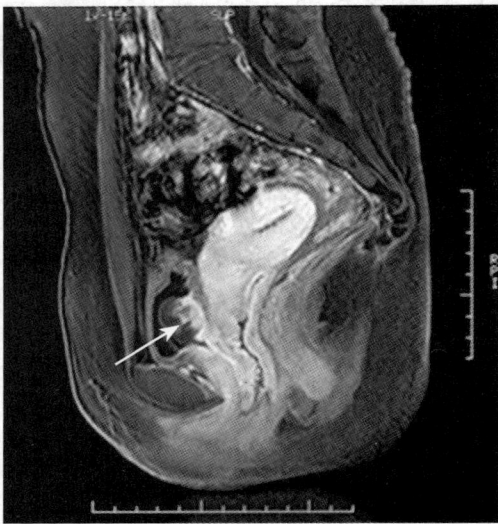

图9-20-20　膀胱转移的MRI影像

（2）治疗及预后：膀胱转移瘤在治疗上除了进行全身系统化疗，还可以辅以局部5-FU膀胱灌注，通过提高膀胱局部药物浓度来提高疗效。具体做法为：先在膀胱内插入导尿管，排空尿液，将500~1 000mg的5-FU加入盐水100ml中注入膀胱，夹闭尿管4小时，嘱患者采取卧式姿势，使病变部位得以浸泡于药液中，半小时后，采取自由位，每次间隔2~3

天，平均4次为1个疗程。安置导尿管时，要注意无菌操作，以免引起感染。

合并膀胱转移的患者通常预后较好。笔者医院回顾性分析了11例合并有膀胱转移的患者，有3例患者接受了局部膀胱灌注治疗，其中9例患者获得CR（81.8%）。

3. 输尿管转移 输尿管转移多为子宫旁转移蔓延至盆壁所致，表现为同侧输尿管扩张及肾积水，通过影像学可以明确诊断。在治疗上可以考虑输尿管内放置D-J管来缓解同侧的肾积水及输尿管扩张，同时及早进行多药联合化疗，争取时间来挽救受累的输尿管及肾。对于部分放置D-J管失败的患者可以考虑手术治疗，切除盆腔病灶的同时，切除部分输尿管，进行输尿管吻合或输尿管膀胱种植。

由于合并有输尿管转移的患者很少合并远处转移，因此通常预后很好，多药联合化疗即可达到满意的疗效。笔者医院回顾性分析了7例合并有输尿管转移的患者，有2例患者接受了D-J管植入术，有3例接受了输尿管移植吻合，经治疗后所有患者均获得CR（100%）。

4. 北京协和医院泌尿系统转移的病例分析 1990年1月—2018年12月，笔者医院共收治恶性滋养细胞肿瘤合并泌尿系统转移的患者53例，所有患者均接受了多药联合化疗2~40个疗程（平均11疗程）；化疗方案主要有5-氟尿嘧啶（5-FU）为主多药联合化疗、EMA-CO、EMA/EP以及TE/TP方案。除静脉化疗外有6例患者同时接受5-FU膀胱灌注，14例合并脑转移的患者同时接受了鞘内注射MTX。53例中有29例患者接受了37例次的手术治疗，包括子宫全切术16例次，开颅手术8例次，肺叶切除术5例次，另有3例患者接受了膀胱镜下膀胱病灶切除，3例患者因输尿管病灶引起梗阻接受了双J管置入术以缓解梗阻症状，有2例患者单侧肾巨大转移瘤因对化疗反应不佳而接受了单侧肾切除术。

53例患者经过上述治疗，有36例患者（67.9%）达到完全缓解，随诊3个月~12年均无复发迹象。其余17例患者中有9例患者在治疗过程死于疾病进展，另8例患者现继续化疗或带瘤生存。

综上所述，对于GTN合并泌尿系统转移的患者通常通过多药联合化疗可以达到满意的治疗效果，但是不同部位的转移经治疗后的预后不同；肾转移患者的完全缓解率低于其他泌尿系统转移的患者（58.3% *vs.* 88.2%），可能是由于肾转移多合并全身其他脏器如肝、脑转移。生存分析结果也显示合并肝和/或脑转移的泌尿系统转移患者预后不良。因此，对于明确诊断为合并肾转移的GTN患者，在治疗上要给予足够的重视，必要时辅以手术治疗，预防其耐药及复发的发生，改善其预后。

七、胃肠道转移瘤

胃肠道转移瘤多数来自肺转移继发的血运扩散，但也可直接来自子宫或盆腔转移瘤的直接浸润。胃肠道转移瘤可以单发，但多发更多，似无特殊的好发倾向。肠道转移在 GTN 中非常罕见，国内外关于肠道转移的相关报道较少，多以个案报道为主。

1. 临床表现及诊断 胃肠道转移瘤在早期症状很少，因之早期诊断比较困难。临床症状以肠道出血多见，严重者可引起肠梗阻。胃肠道造影不一定能明确诊断，多数需急诊手术探查时病理诊断。诊断时，应注意和化疗药物所致的血小板偏低所造成的胃肠道出血相鉴别，在这种情况下，除胃肠出血外，尚有其他各处出血。

2. 处理 通常情况下首选静脉联合化疗，以兼顾其他转移。如有明显腹腔内出血威胁患者生命时，应考虑手术切除。手术对于控制急性出血、解除梗阻、清除耐药病灶具有重要意义。胃肠道转移通常不只 1 处，但很少超过 2~3 处，因而手术切除的可能性较大。术后再予以化疗，预后较好。

八、其他部位转移瘤

由肺转移继续扩散，肿瘤细胞经大循环可传播到全身各处，几乎无一器官可以避免。除上述转移外，比较常见的其他转移为脾，皮肤及皮下，肢端，牙龈，肌肉，髂骨，乳腺等。除髂骨和肌肉转移外，一般诊断比较容易，肉眼可见紫蓝色结节。肌肉转移则可在患者感觉疼痛处扪到肌肉硬节，但最后诊断需行活检。髂骨转移则会感觉到一侧骨盆疼痛，常通过骨扫描检查辅助诊断。

治疗多采用多药联合的全身化疗，很少需要手术切除，一般均能完全消失，很少有后遗症发生。但由于这些转移常并伴有其他部位的转移，治疗时亦需兼顾其他转移。

（杨隽钧　向　阳）

第十一节　　良性中间型滋养细胞及其相关疾病

一、中间型滋养细胞

（一）滋养叶的分化

随着近年胚胎学、病理学及免疫组织化学的进展，逐渐证实在人胎盘中与绒毛相关的滋养细胞称为绒毛滋养细胞，而在其他部位的滋养细胞称为绒毛外滋养细胞。绒毛滋养细胞主要由细胞滋养细胞和合体滋养细胞组成，并有少量中间滋养细胞（intermediate type trophoblastic cell 或 intermediate trophoblast，IT）。而绒毛外的滋养细胞几乎全部由 IT 组成，它浸润在蜕膜，子宫肌壁间和胎盘部位的螺旋动脉。根据 IT 所在部位的不同又将其分为绒毛 IT、种植部位细胞以及绒毛膜型 IT。来自 IT 的肿瘤与病变是近年才被认识的。

细胞滋养叶细胞是滋养叶的干细胞，最终分化为合体滋养叶细胞，产生胎盘的大部分激素，调节 O_2 及 CO_2 的扩散，供应母体及胎儿之间的营养物质。在绒毛及绒毛外滋养叶发育过程中，细胞滋养叶细胞沿 2 个不同途径分化：

1. 由细胞滋养叶细胞直接融合为合体细胞滋养叶细胞，位于绒毛表面，并丧失增殖活力。

2. 固定绒毛系绒毛接触胎盘床处的滋养细胞柱，进入该处的细胞滋养叶细胞则分化为绒毛性 IT，其增殖活力由滋养细胞柱基底端至远端逐渐下降。妊娠 12 周时，当羊膜伴随包蜕膜与绒毛膜融合时，上述绒毛性 IT 分化为绒毛膜型 IT；位于胎盘床处绒毛性 IT，当具备广泛侵蚀蜕膜及肌层（基板）的螺旋动脉壁时，则已被分化为种植部位 IT，由于前者能分泌基质金属蛋白酶（matrix metallo-proteinase，MMP）等水解蛋白酶而获得侵蚀能力，能侵入胎盘底蜕膜和蜕膜肌层交界处及其螺旋小动脉管壁内，并创立母体-胎儿循环。而正常妊娠时，绒毛外滋养叶金属蛋白酶组织抑制因子（tissue inhibitors metalloproteinases，TIMPs）可抑制 MMP 的活性，使其侵蚀能力受到抑制，而 IT 的相关疾病缺乏上述能力。当妊娠进入 20 周时，因胎囊随妊娠月份的增加而膨胀导致子宫腔闭塞，使胎囊浅表的叶状绒毛膜与壁蜕膜融合，促使其内的绒毛膜型 IT 逐渐消失并丧失活力。3 种 IT 的来源及其引发的疾病如图 9-20-3 所示。

妊娠滋养细胞肿瘤的滋养细胞与正常妊娠的滋养细胞之间仍有许多相似之处，在形态学上可见到由滋养细胞分化为 ST、CT 和 IT，在功能上滋养细胞具有生长活跃和侵蚀本组织的特点，并均有取代血管内皮细胞即形成血管内皮层的生物学特性，从而使滋养细胞极易侵入母体血液中而发生血行远处转移。滋养细胞肿瘤与中间型滋养细胞亚型的关系示意图如图 9-20-21 所示。

（二）中间型滋养细胞亚型

以往将 IT 视为单核滋养叶细胞衍化为多核合体滋养叶细胞的中间阶段，故具备细胞滋养叶细胞及合体滋养叶细胞两者兼备的形态及功能。Shin（2001）研究 IT 细胞的组织来源后提出新概念，由细胞滋养叶另一途径即进入滋养细胞柱内的滋养叶细胞衍化为绒毛性 IT，依据解剖部位不同又分别转化为绒毛膜型 IT 及种植部位 IT，故上述 3 个型 IT 的形态、免疫表型略不同，其所衍化的肿瘤或瘤样病变也不相同。

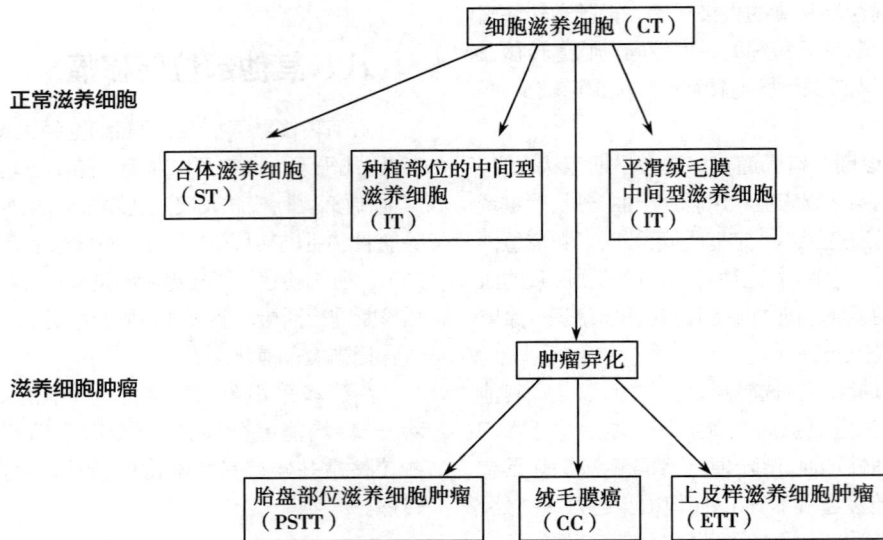

图 9-20-21 滋养细胞肿瘤与中间型滋养细胞亚型的关系示意图

IT 细胞体积较大,多边形,少数梭形,胞质嗜伊红或嗜双色或有空泡而透明。核常为单个,偶多核,核不规则,常有 1 个或几个核裂,核裂浅或深,可使核呈分叶状,核仁较大,Wan 等认为此种多裂核形态是 IT 的特征。IT 胞体较细胞滋养细胞小,核较合体滋养细胞少,可给予区别,形态学区别见表 9-20-18。

表 9-20-18 中间型滋养叶细胞形态

项目	IT		
	绒毛性	种植部位	绒毛膜型
部位	滋养细胞柱	胎盘基板	叶状绒毛膜
核	多角形	多形、大、深染、偶见多核	圆至多角形,规则
胞质	细胞边界清晰,胞质丰富,透明	胞质丰富,嗜酸	胞质丰富,嗜酸-透明
生长方式	黏合性	浸润性	黏合性

(三)中间型滋养叶细胞免疫组织化学

1. 绒毛性 IT 位于滋养细胞柱内,细胞呈单核多角形伴透明胞质,细胞之间高度集聚,有黏合性,大于细胞滋养叶细胞,但小于种植部位滋养叶细胞,可分化为细胞滋养叶细胞及合体滋养叶细胞,出现于绒毛表面。滋养细胞柱内绒毛性 IT 对黑色素瘤黏附分子(MelCAM)、人胎盘泌乳激素(HPL)及胎盘纤维连接蛋白(OF-FN)偶呈阳性表达,且随滋养细胞柱由近至远端,阳性表达率亦逐渐增加。

2. 绒毛膜型 IT 位于叶状或光滑绒毛膜内。细胞均匀一致,除伴随种植部位 IT 时呈多核外均为单核,胞质嗜酸或透明(富含糖原),多数小于种植部位 IT,但大于细胞滋养叶细胞,在胎膜绒毛板内排列成聚集层。上述绒毛膜型 IT常见于胎盘部位结节及上皮样滋养叶肿瘤内。大多数绒毛膜型 IT 对 MelCAM、HPL 及 OF-FN 偶呈阳性表达。

3. 种植部位 IT 以单核细胞为主,偶见多核,胞质丰富,嗜酸或嗜双色,核深染、核缘常不规则,位于子宫内膜者呈多角形,酷似蜕膜化间质细胞;位于肌层者常呈梭形,酷似平滑肌细胞。浸润蜕膜并围绕腺体和/或侵入肌束间,最具特征性的是侵入或取代螺旋小动脉平滑肌壁,乃至突入血管腔内,但基本保持血管结构完整,细胞周围常伴以嗜酸性纤维素样物质。大多数种植部位 IT 对 MelCAM、HPL 及 OF-FN呈强阳性表达,胎盘碱性磷酸酶(PLAP)偶呈阳性表达。上述 3 种中间型滋养细胞免疫组织化学区别见表 9-20-19。

表 9-20-19 3 种中间型滋养细胞免疫组织化学的区别

免疫组织化学	IT		
	绒毛性	种植部位	绒毛膜型
HPL	-/+++	+++	+
MelCAM	-/+++	+++	+
OF-FN	-/+++	+++	+
PLAP	-	-	++
Ki-67	>90%	0	50%
衍化病变	绒毛膜癌	EPS、PSTT	ETT、PSN

注:阳性细胞 <25% 为(+),>26% 为(++),>75% 为(+++),上述阳性细胞百分比为自滋养细胞柱的近端向远端逐渐上升,Ki-67则由近端向远端逐渐下降。

(四)有关 IT 与细胞滋养细胞和合体滋养细胞的免疫组织化学

IT 主要含 HPL,大多数细胞阳性,妊娠早期至末期反应强到弱;hCG 早期阳性,胎盘碱性磷酸酶(PLAP)和催乳素(prolactin)很少或阴性。角蛋白(Ker)全部妊娠过程阳性,EMA 早期阳性。有的 IT 对 HPL 阳性、HCG 阴性;有的相反,证明有两种亚群,在 IT 的免疫组织化学染色中,Ker、EMA、HPL 一组抗体最为有用,Ker 和 EMA 比 HPL 更敏感(表 9-20-20)。

细胞滋养细胞一般不产生 HPL 或 hCG,Ker 阳性,EMA 阳性,PLAP 和催乳素阴性。

合体滋养细胞可产生 HPL 或 hCG,HPL 从妊娠早期至末期反应弱到强,hCG 见于妊娠早、中期,末期渐减弱至阴性。绒癌时合体滋养细胞含较多 hCG,合体滋养细胞 Ker 呈阳性,EMA 不一致阳性,PLAP 灶性阳性,催乳素阴性。

其余妊娠特异蛋白:妊娠特异性 β 糖蛋白(pregnancy specific beta 1-glycoprotein,SP1)在合体滋养细胞中出现比 hCG 略晚。妊娠相关血浆蛋白 A(pregnancy associated plasma protein,PAPP-A)在合体滋养细胞中整个妊娠过程均阴性,但在妊娠早期的细胞滋养细胞中阳性,子宫内膜浅表上皮,种植部位蜕膜细胞和羊膜上皮细胞也阳性。

滋养层细胞产生 hCG 或 HPL,可能反映其处于不同成熟阶段。妊娠早期,胎盘绒毛主要含 hCG,以后逐渐减少。合体滋养细胞含 HPL 则可持续到妊娠中、晚期。因此,滋养层细胞肿瘤产生 hCG,提示滋养层处在较幼稚阶段;产生 HPL,提示滋养层细胞发育比较成熟。

IT 含所有胎盘蛋白,主要含人胎盘催乳素(human placental lactogen,HPL)。IT 是一种异源性细胞群,在绒毛外不同部位有不同抗原表达,大多数细胞 HPL 阳性,人绒毛膜促性腺激素(hCG)灶性阳性(阳性细胞和 HPL 者不在同一部位),细胞角蛋白(CK)和上皮膜抗原(EMA)均阳性。故在刮宫物中可与蜕膜细胞鉴别。蜕膜细胞质淡伊红色,核小而圆,CK、EMA、HPL 均阴性。IT 在子宫刮出物中出现,即使没有胎盘绒毛存在也可作为宫内妊娠的可靠指标。足以排除宫外孕。由于输卵管妊娠流产至子宫腔也可有绒毛,但不会出现 IT,故 IT 的检出甚至比绒毛更有价值,对其特征的识别就显得甚为重要。

上述疾病的各项免疫组织化学特异性均不理想,故近年来不断涌现出新抗体,企图加强其敏感性。Shin(1999)提出 MelCAM(CD146)系一种非特异性黑色素瘤细胞的黏附分子,属免疫球蛋白基因超家族成员,证实其不仅对黑色素瘤具备特异性,亦能表达于 IT,尤其是种植部位 IT 所衍化的胎盘部位滋养叶肿瘤(PSTT)和胎盘部位过度反应(EPS)呈弥漫性强阳性表达;而绒毛膜型 IT 所衍化的 ETT 及 PSN 则呈局灶性阳性表达;细胞滋养叶细胞及合体滋养叶细胞衍化的绒毛膜癌则不表达。Shin(1999)又提出,inhibin-α 是一种 32kDa 的大分子糖蛋白肽类激素,对卵巢性索间质肿瘤有特异性表达。现证实除细胞滋养叶细胞外,其他两型所衍化的疾病,PSTT、ETT 和 PSN 阳性表达率均为 100%,仅 EPS 阳性表达率为 40%。Bamberger(2001)提出,新抗体 CEA CAMI(CD66a、BGP、C-CAM)系癌胚抗原家族的一种黏附分子,对绒毛外滋养叶细胞及其相关的妊娠期滋养叶疾病敏感,由种植部位 IT 衍化的 PSTT 阳性表达率达 80% 以上,而绒毛性滋养叶细胞衍化的绒毛膜癌阳性表达率仅为 10%~20%。

以上 3 种新抗体均有助于对绒毛膜癌的鉴别,而上述 4 种中间型滋养叶细胞病之间的鉴别,ETT 时 PLAP、EGFR 呈强阳性表达,而 HPL、MelCAM 呈弱阳性表达,恰与 PSTT 相反,故尚需配合检测 Ki-67 标记指数,其中 ETT 高达 18%±5%,而 PSTT 为 14%±6.9%,PSN<10%,EPS 为 0%。

(五)中间型滋养叶细胞疾病的鉴别诊断

种植部位 IT 分别衍化为 PSTT 和 EPS,两者鉴别诊断尤为重要,前者为肿瘤,后者为胎盘床的超常反应。两者发病年龄均集中于生育期,病变部位不同,前者可发生于子宫、输卵管,而后者均限于胎盘床处,只是超出正常范围。两者均有妊娠史(流产、足月产、葡萄胎),PSTT 多数为妊娠后 1~3 年,而 EPS 为妊娠后立即发生;术前测定血清 hCG 值,PSTT 可高达 2 240IU/L,而 EPS 则正常。两者临床症状相同,均为子宫不规则出血,伴随病变 PSTT 为绒毛膜癌及 ETT,而 EPS 偶见伴发植入胎盘。病理检查 PSTT 呈息肉状或结节状突入子宫腔或侵入肌层,而 EPS 仅见胎盘床处组织粗糙、水肿、充血。镜检则两者均具备种植部位 IT 特征,唯前者呈浸润性生长,而后者局限于胎盘床单位,浸润深度不超过肌壁厚度的 1/3,常见蜕膜,偶见绒毛,免疫组织化学中仅 Ki-67 具有价值,因 PSTT 表达率为 14%±6.9%,而 EPS 为 0;CEA CAMI 则 PSTT 阳性表达率为 80%~90%。预后两者截然不同,PSTT 多数为良性肿瘤,少数为恶性,而 EPS 属生理反应能自愈。

表 9-20-20 3 种滋养层细胞免疫组织化学反应

项目	HPL	hCG	Ker	EMA	prolactin	PLAP	SP	PAPP-A
IT	+	±	+	±	−	±	不一致	−
CT	−	−	+	+	−	−	−	±
ST	+	+	+	±	−	±	+	−

注:Ker——角蛋白,EMA——上皮膜抗原;prolactin——催乳素;PLAP——胎盘碱性磷酸酶;SP——妊娠特异性糖蛋白;PAPP-A——妊娠相关血浆蛋白 A。

由绒毛膜型 IT 衍化为 ETT 是肿瘤,而 PSN 为瘤样病变。两者发病年龄均为生育期,唯发病部位略不同,除均可发生于子宫及子宫颈外,PSN 范围更广,可涉及输卵管,均有妊娠史,病程 ETT 可略长于 PSN,血清 hCG 值 ETT 可明显高于 PSN,ETT 伴随病变为 PSTT 及绒毛膜型,而 PSN 偶可伴发 ETT。病理大体检查 ETT 肿瘤体积为 0.5~5cm,呈结节或弥漫性,而 PSN 体积均在 1cm 以内,光镜两者均属绒毛膜型 IT,唯 ETT 常呈地图状排列伴纤维素沉着及凝固性坏死。瘤细胞常取代子宫颈鳞状上皮,颇似鳞癌,而 PSN 则瘤细胞随意排列伴伴透明变性。Ki-67 阳性表达率,ETT 为 18%±5%,PSN 则小于 10%。

异常绒毛(非葡萄胎)病变指形态学类似部分性葡萄胎的非葡萄胎病变,主要是非葡萄胎三倍体妊娠,三体综合征,水肿性流产等,发生持续性病变的概率极低。形态上,绒毛大小和轮廓不规则,滋养细胞无增生,基因分析可以证实。

滋养细胞肿瘤和瘤样病变:免疫组织化学鉴别诊断流程示意图如图 9-20-22 所示。

(六) 中间型滋养细胞的超微结构

电镜下 IT 之间有桥粒,膜表面有微绒毛,多为单核,胞质内散在各种细胞器,线粒体较多,有一定数量的游离核糖体和中等量的粗面内质网,少量脂滴和空泡,IT 的超微结构介于细胞滋养细胞和合体滋养细胞之间。

1. 正常胎盘绒毛"过渡型"滋养细胞 核似早期胎盘细胞滋养细胞核,常为数个聚集,圆、椭圆,核膜平滑,核膜薄,均匀的细粒染色质,1~2 个核仁,有的可见 1~4 个原纤维中心(fibrillar centers)。胞质丰富,电子密度高,深暗,似早期胚胎的合体滋养细胞质。细胞器丰富,多量小线粒体,基质电子密度高。扩张的内质网囊池,泡状滑面内质网。少量高尔基器,脂滴,糖原。少见微丝,见表 9-20-21。

密集的微绒毛,易见桥粒。概括其主要特征,可谓细胞核似细胞滋养细胞核,细胞质似合体滋养细胞质,由此构成的多核巨细胞,我们称作过渡型合体滋养细胞。此型细胞质可见细胞融合的其他形态。从发展的观点看,过渡型滋养细胞与合体滋养细胞没有根本的区别,只是从幼稚到成熟的发展阶段。

2. 胎盘床"过渡型"滋养细胞 底脱膜、小静脉内衬、螺旋动脉壁及子宫肌纤维间,浸润着绒毛外过渡型滋养细胞。胞质外基板围绕。胞体比细胞滋养细胞大,质膜有芽突或微绒毛,多在腔面,细胞器逐渐由少到多,呈发育的不同阶段。线粒体量较细胞滋养细胞多,体小,内质网狭窄,或多少不等的囊池。个别的扩张较大。多量光面内质网小囊泡。发达的高尔基器,丰富的游离核糖体。单核或多核,核椭圆或锯齿状,常染色质丰富,有较大的线团状核仁,有的见核内细粒状染色质脱失,残留细丝状结构,这与光镜下广泛的核内空泡相吻合。

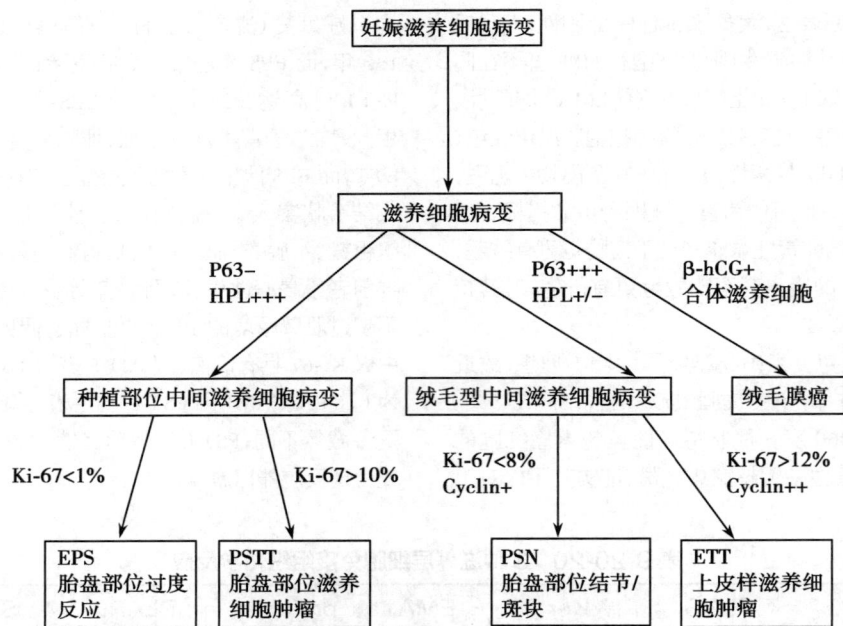

图 9-20-22 滋养细胞肿瘤和瘤样病变:免疫细化鉴别诊断流程示意图

使用商用抗体,依次使用 3 层免疫染色:
第 1 层用于鉴别滋养细胞病变与非滋养细胞病变;
第 2 层用于判断是否为了绒癌、种植部位或绒毛型中间滋养细胞相关病变;
第 3 层用于区分良性瘤样病变与中间型滋养细胞肿瘤。

表 9-20-21　IT 衍化的肿瘤、瘤样病变及生理反应的临床病理特征

项目	胎盘部位滋养叶肿瘤	上皮样滋养叶肿瘤	胎盘部位结节（瘤样病变）	胎盘部位过度反应（生理反应）
细胞类型	种植部位 IT	绒毛膜型 IT	绒毛膜型 IT	种植部位 IT
年龄分布	19~52 岁（生育期）	15~48 岁（平均 36 岁）	生育期	生育期
肿瘤部位	子宫、输卵管	子宫、子宫颈	宫颈、子宫下段、子宫浅肌层和内膜、输卵管浆膜	超过胎盘床范围达浅肌层 1/3 处
妊娠史	流产、足月产、葡萄胎	流产、足月产、葡萄胎、绒毛膜癌	流产、剖宫产	流产、足月产、葡萄胎
距前次妊娠时间	1 周~18 年（多数 1~3 年）	1~18 年（平均 6 年）	0.5~9 年（平均 3.2 年）	流产、足月产后
术前血清 hCG 值	14~2 240IU/L	<2.500IU/L	正常或略高	正常
临床症状	子宫不规则出血	子宫不规则出血	子宫不规则出血或宫颈 CIN 病变	流产或足月产后出血
伴发病变	绒毛膜癌，上皮样滋养叶肿瘤	胎盘部位滋养叶肿瘤，绒毛膜癌	上皮样滋养叶肿瘤	偶见植入胎盘
病理大体检查	瘤灶呈多发性息肉突入子宫腔或结节状，位于肌间或浆膜下	褐色，直径 0.5~5cm 不等，呈分散结节或弥漫生长型	子宫浅肌层，子宫内膜等处 0.1~1.4cm（平均 1cm），浅黄色或棕色结节或斑块	无明显结节，仅子宫胎盘床部蜕膜，肌层交界处粗糙，水肿，血管丰富
病理镜检	类似于种植部位 IT，单个、条索、巢状侵犯子宫内膜和肌层，穿透小动脉管壁取代血管内皮，常伴纤维素样物质沉着，缺乏绒毛	类似于毛膜型 IT，核分裂 0~9 个/10HPF（平均 2 个/10HPF），呈条索、巢状排列，巢内有纤维蛋白沉着及凝固性坏死，呈地图状分布，瘤细胞可取代宫颈内膜细胞，缺乏绒毛	类似于绒毛膜型 IT，呈单个、条索簇状或随意排列并向四周放射，其中央常透明变性或无细胞，核发裂 3~10 个/10HPF，偶见钙化，坏死，缺乏绒毛	类似于种植部位 IT，上述细胞分布超过胎盘床部位，可达子宫肌层 1/3 处，亦可取代小动脉壁内皮细胞或突入血管腔内，偶见绒毛但常见蜕膜
免疫组织化学				
PLAP	(+)	5%(+)	(+)	(+)
hCG	43%IT(+)	2%IT(4+)	IT(±)	IT(±)
HPL	大多数 IT(+)	64%IT(+)	78%IT(+)	IT(−)
抑制素 α	100%(+)	100%(+)	100%(−)	40%(+)
Ki-67/%	14±6.9	18±5	<10	0
Mel CAM	弥漫性(++)	局灶(++)	少数(+)	弥漫性(+)
CEA CAMI	80%~90%(++)	不详	50%~60%(++)	不详
CK(AE1/AE3)	(+)	(++)	(++)	(+)
CK18	(+)	(++)	(+)	(+)
EGFR	(−)	(++)	(−)	(−)
DNA 倍体	双倍体	双倍体	双倍体	双倍体
预后	大多良性，少数恶变转移至脑、肝	良性，极少数转移至肺、阴道	良性	自愈

3. 未化疗的滋养细胞肿瘤(疾病)的"过渡型"滋养细胞 葡萄胎、恶性葡萄胎、绒毛膜癌的过渡型滋养细胞与以上正常的过渡型极相似：①葡萄胎"过渡型"滋养细胞：在似正常细胞滋养层细胞基础上表现出不同程度的增大，形状不规则，细胞器增多。线粒体小，致密度高。附有微绒毛的质膜凹陷，小囊，甚至网囊沟通，微绒毛细长、参差不齐、缺乏规则性，桥粒或桥粒样结构增多。胞质游离核糖体增多，内质网扩张，高尔基器发达，偶见环板层(annulate-lamella)。大的电子致密颗粒，其大小和数量是细胞滋养细胞所没有的。单或多核，圆或椭圆有切迹，甚至变形，常染色质丰富，少许核膜边集的异染色质，较大的核仁，偶见核内假包涵体。②恶性葡萄胎"过渡型"滋养细胞：和良性相比，核仁变化加重，核膜曲折、凹陷、常染色质细粒粗大、核膜下异染色质增多，线粒体长椭圆或弯曲，可见微丝束，内质网囊池扩张，含低电子密度物质，大的圆形电子致密颗粒。③绒毛膜癌"过渡型"滋养细胞：在上述形态的基础上，细胞外形及细胞器异型性更突出，具备一般恶性肿瘤细胞的超微结构特征，为介于活跃增生的异型增生的异型瘤样细胞滋养细胞与瘤样合体滋养细胞之间的多种过渡形态，甚至几乎难以严格地与瘤样合体滋养细胞区别。细胞器异型，核内包涵体，染色质间颗粒。胞质见电子致密颗粒，充塞微绒毛的囊腔。微丝增多，核大，单核或多核，核形不规则或畸形。核膜下异染色质呈块状，分布不均。常染色质丰富。邻近子宫肌壁的细胞周围，有组织溶解空隙。

以上提示"过渡型"滋养细胞来源于细胞滋养细胞，经生长、分化演变成合体滋养细胞。包括两个过程：①细胞滋养细胞自身的生长、分化，表现在体积增大，细胞器的容量逐渐增多，细胞器由简到繁的转化。胞质膜由单一的微绒毛枝突，演变成长短不一的微绒毛丛。核增大，核膜下出现一定量的异染色质。②增生的细胞滋养细胞融合，彼此间或与合体滋养细胞间融合，表现在核似细胞滋养细胞核，胞质似合体滋养细胞质。细胞质内可含有界膜、桥粒等融合迹象，此点与文献报道相似。在良、恶性葡萄胎增生与绒癌组织中，仍保持着从细胞滋养细胞演变成合体滋养细胞的过渡形态。有人将滋养细胞分型，实为从细胞滋养细胞过渡到合体滋养过程，演变过程中的多变形态。

胎盘床的"过渡型"滋养细胞，向蜕膜和肌间血管浸润。细胞外面有基膜包绕，当其代替了血管内皮细胞，被覆成血管内衬(文献称血管内皮滋养细胞)时，腔内微绒毛茂盛，基膜侧不见微绒毛；在滋养细胞肿瘤中，相互靠近的滋养细胞，亦缺少微绒毛；当胞质形成网囊状结构时，腔面又充塞多量的微绒毛；被覆绒毛的与绒毛外的滋养细胞，虽然其形态相同，但比较两者，绒毛外滋养细胞普遍的大于被覆绒毛的滋养细胞。上述表明滋养细胞在分化、生长的过程中，其本身的形态受所处环境，周围营养条件等制约。绒毛外滋养细胞，游离于绒毛间隙的液体中，浸润细胞的微绒毛，游离于腔隙中，均有益于细胞直接吸收营养细胞，生长旺盛，分化

完善，核形多变，可能和浸润、侵袭生长，与受周围组织压挤有关。

正常增生的滋养细胞相互融合，胞质见大吞饮泡、吞噬体，滋养细胞肿瘤时更见胞质广泛融合成含微绒毛的各形网囊；胎盘床滋养细胞迁徙，绒癌边界区滋养细胞质插入，分隔等侵蚀现象，均表明"过渡型"滋养细胞具有活跃的运动功能。在此运动过程中，表现出复杂而多变的形态，胞质微丝可能是其动力因素。

二、良性中间型滋养细胞相关疾病

(一) 胎盘部位过度反应

非肿瘤性病变与正常妊娠流产和葡萄胎有关。镜下有绒毛或蜕膜，然而有广泛滋养细胞浸润，但无结构的破坏，不形成坏死或融合包块，核分裂罕见。

胎盘部位过度反应(exaggerated placental site，EPS)，又称超常胎盘部位反应，过去称为合体细胞子宫内膜炎或融合细胞子宫内膜炎，现已不用此类名称，因病变非炎症，浸润细胞也不以合体细胞为主，是指中间型滋养细胞(IT)部位反应程度加剧。侵蚀细胞也不以合体滋养细胞(ST)为主，而是以中间型滋养细胞为主，或混有少数合体滋养细胞，或不明确的异型核细胞。病变不仅局限于子宫内膜，还可达子宫浅肌层，同时保持原有组织结构，伴淋巴细胞浸润。

本病主要系指胎盘附着部位组织的过度反应性良性病变。1991年WHO将其列入滋养细胞疾病，但目前国内外对该病的诊断尚无统一标准，名称也不统一，特别是与胎盘部位反应和胎盘部位滋养细胞肿瘤的鉴别也存在一定困难，所以也需不断深入研究。

胎盘部位过度反应(EPS)是一种良性非肿瘤性疾病，指胎盘附着部位中间型滋养细胞的过度增生，伴有内膜和肌层组织的浸润。局部形态与胎盘部位滋养组织肿瘤相似。多发现于正常妊娠或流产后，葡萄胎后也常可发生。在妊娠初3个月的自然或选择性流产中约1.6%可发生EPS。不形成肿块，Ki-67指数不高有助鉴别。镜下细胞以多角形为主，多被纤维素分割成小片状，与蜕膜组织混在一起，呈条索状灶状分布在浅肌层，很少形成大片巢团。虽有一定非典型性，但无核分裂，细胞呈浸润性生长，分离平滑肌束，但不破坏肌层，常侵犯血管壁但不损坏血管壁。可发生在正常妊娠、流产、葡萄胎后造成子宫内膜损伤，与蜕膜形成不良有关，大量中间型滋养细胞向肌层浸润。

EPS对人胎盘催乳素(HPL)呈明确阳性反应。因此，免疫组织化学对其诊断和鉴别诊断有重要意义。

临床表现为产后或流产后或葡萄胎后反复阴道流血，常考虑为流产不全或胎盘粘连，多次妊娠刮宫造成蜕膜形成不良，大量中间型滋养细胞向肌层浸润增加，由于滋养细胞

浸润子宫面层及血管,造成肌纤维分离,淋巴细胞浸润增加,以致引起产后子宫收缩不良,产后或流产后出血增加。超声可提示子宫复旧不全或子宫周围血运较丰富;葡萄胎后hCG下降缓慢,病灶清除则很快下降,临床症状消失、月经恢复。

浙江大学医学院附属妇产科医院陈晓端、石一复等对EPS的临床特点和病理学进行专门研究,采用以病理检查为主,结合临床、免疫组织化学的综合指标进行诊断,EPS的组织学特征为由内膜向肌层构成的以中间型滋养细胞为主,或混有少数合体滋养细胞,或不明确的异型巨核细胞的良性浸润,不破坏原有组织结构,伴有淋巴细胞的灶性浸润,同时保持部分原有胎盘部位的结构特点。患者经过1~5年随访,情况良好。

本病与胎盘部位滋养细胞肿瘤(PSTT)的诊刮标本组织学相似之处较多,应结合临床综合分析,可参考以下几点:

1. 本病即EPS保持原有胎盘床特点,组织图像表现多样化;而PSTT缺乏该特点,组织图像相对单一。

2. EPS中,中间型滋养细胞多呈条索状分布,很少形成团块;PSTT则多呈团块状分布,细胞密集。

3. EPS中组织一般无核分裂,细胞无或轻度异型;PSTT常见核分裂,细胞多有异型。

4. EPS在肌层中浸润范围小,PSTT浸润范围大,多已在肌层形成结节团块,B超、CT等检查可提供参考。

5. EPS反应发生距前次妊娠的时间短;PSTT发生距前次妊娠的时间较长。

6. 当诊断困难时,随访观察更为重要,若hCG下降、月经恢复,B超显示子宫正常,可考虑EPS;反之,则可考虑PSTT,可再行子宫内膜诊刮。在诊断EPS时需提出不能排除PSTT的可能,请临床医师警惕。

EPS与PSTT的鉴别诊断见表9-20-22:

表 9-20-22　EPS 与 PSTT 的鉴别诊断

类别	EPS	PSTT
浸润肌层	浅	浅至穿破浆膜
肌层结节团块	无	有
胎盘床特点	存在	不明显
滋养细胞	较多,以中间型为主	密集,为单一中间型
核分裂	无	有或无
血管浸润	有	有
hCG	阳性或阴性	阳性或阴性
胎盘催乳素	阳性	阳性
预后	好	好或差

Rosenshein 将 PSTT、合体滋养细胞子宫内膜炎、浸蚀性葡萄胎和绒癌的鉴别归纳如表 9-20-23 所示。

表 9-20-23　各种滋养细胞疾病的鉴别

项目	PSTT	合体滋养细胞子宫内膜炎	侵蚀性葡萄胎	绒癌
出血	−	−	+	+
坏死	+/−	+/−	+	+
滋养细胞浸润	+	+	+	+
绒毛	−	−	+	−
血管浸润	+		+	+
合体细胞/朗格汉斯细胞	+/−	+/−	+/+	+/+

免疫组织化学:黑色素瘤黏附分子(MelCAM)和人胎盘催乳素(HPL)弥漫阳性,hCG和胎盘碱性磷酸酶(PLAP)阳性,Ki-67标记指数为零,但合并有葡萄胎时,Ki-67指数可在5%左右。肌动蛋白标记平滑肌组织均为强阳性,Vim多为阴性。

本病预后良好,是一种生理过程,不伴葡萄胎一般不会增加妊娠滋养细胞肿瘤的发生率。

早在20世纪70年代初,浙江大学医学院附属妇产科医院(原浙江医科大学)石一复即对合体滋养细胞子宫内膜炎(即现今的EPS)与恶性滋养细胞肿瘤之间的关系进行研讨,79例中64例为葡萄胎后,足月产后4例,流产后1例,其中葡萄胎后患者有14例(21.88%),发现恶变,足月产后1/4例发生恶变。主要是子宫或阴道、肺、脑等处出现原发或转移灶,hCG持续阳性。恶变者中10例经子宫切除病理检查为合体滋养细胞子宫内膜炎,而在阴道、肺等有转移。自1895年Marchard等提出合体滋养细胞子宫内膜炎名称后,均认为不是恶性的,特别是Novak认为是正常妊娠、流产或葡萄胎后滋养细胞的残余,并不认为它是新生物。此也为大家所公认。然而,一些临床工作者和病理学者通过实践观察对此提出异议,部分病例的滋养细胞并非是随着妊娠的结束而很快消失,而是较长期的异常存在,并有增殖性变化,出现临床病征,甚至出现远处转移,也有学者将此状态称为滋养细胞的持续存在,也有学者认为正常侵入子宫壁或转变为葡萄胎后其滋养细胞可能持续存在,分别可向自然消退或肿瘤性增殖(良性或恶性)方向发展,也有认为合体滋养细胞子宫内膜炎与侵蚀性葡萄胎是良性葡萄胎和绒癌之间的一种中间类型。Acosta-Sison在菲律宾曾遇5例本病,不加任何处理后均死于绒癌,认为合体滋养细胞子宫内膜炎应引起临床医师的重视。以往将本病误诊为绒癌者也不少,除使绒癌发病率增高外,还可引起误诊、误治。总之,葡萄胎后的本病应引起临床重视。

(二)胎盘部位结节和斑块

在清宫中意外发现,病变单发或多发,界限清楚,由丰富的玻璃样变间质和散在浸润的中间型滋养细胞构成。

患者常为生育年龄妇女,27~45岁多见,偶尔也可以是绝经后妇女。病变发生与最近一次的妊娠间隔3周~8年,平均3年。主要症状为不规则阴道流血,这些病变通常发现于因异常阴道流血而刮宫的标本中,大体观25%的病例可以在刮宫标本或子宫切除标本中见到小的、局灶片、边缘清楚的结节或斑块,结节一般呈黄棕色或棕红色或出血小结节。镜下可见单个或多个境界清楚的圆形、卵圆形或斑块样病变。结节也可出现在终止妊娠后的坏死或玻璃样变的绒毛组织中,病变结节也可发生灶状坏死、囊病变以及钙化。结节内的细胞为绒毛型中间型滋养细胞,免疫组织化学显示CK阳性,HPL灶性阳性,hCG罕见阳性。这种结节可在子宫中存留数年。

本病有时可与ETT和PSTT混淆,但其体积小,境界清楚,有广泛透明变性,以及核分裂活动不明显等区别,临床上本病常被发现于未考虑为妊娠患者的刮宫标本中,而PSTT典型者诊断于临床考虑为过期流产的刮宫标本中。对这些患者应进行hCG随访监测,如hCG值保持稍高则是重复刮宫的指征。

在ETT和PSNP累及下段子宫或子宫颈时应与宫颈鳞癌鉴别,也该与玻璃样变的蜕膜组织鉴别,Kurman认为上皮样滋养细胞肿瘤(ETT)是胎盘部位结节/斑块(PSNP)的肿瘤性病变。本病是非肿瘤性病变,手术切除可痊愈,不出现复发和转移。

(三)不典型胎盘部位结节

2018年将不典型胎盘部位结节(atypical placental site nodule,APSN)归为GTD胎盘部位结节(placental site nodule,PSN),形态学表现为细小、局限的子宫内膜结节形成绒毛膜型中央透明的中间滋养细胞,这些病灶通常在子宫切除术或内膜活检术后偶尔发现。而APSN的组织学特征则介于典型的PSN与胎盘部位滋养细胞肿瘤/上皮样滋养细胞肿瘤(PSTT/ETT)之间,因此命名为APSN,与PSN相对APSN体积更大,伴有中度的细胞或核异型和更高比例的Ki-67指数。APSN病例较少。

(石一复)

第十二节　胎盘部位滋养细胞肿瘤

胎盘部位滋养细胞肿瘤(placental site trophoblastic tumor,PSTT)是妊娠滋养细胞肿瘤(gestational trophoblastic neoplasm,GTN)中较为少见的类型。肿瘤由形态单一的中间型滋养细胞(IT)组成,可以继发于各种类型妊娠,包括:足月产、流产、异位妊娠和葡萄胎等,也可以和上述各种妊娠同时合并存在。Kurman等于1976年首次用"胎盘部位假瘤"描述了这种疾病,当时认为该病为一种良性疾病。1981年,Scully和Young提出该病有恶性潜能,并将其易名为PSTT。

一、发病机制

PSTT发生的原因不清,PSTT的基因型多为二倍体,但也有报道发现存在三倍体。有基因分析研究显示:PSTT大多数起源于女性胚胎,89%的PSTT性染色体核型为XX,可能来源于双亲源基因产物的正常妊娠或完全性父源性葡萄胎,拥有至少1个来自父系的功能性X染色体,说明PSTT的形成需要父源性X染色体的存在,并通过独特的基因调控。在对父源性X染色体雄激素受体位点甲基化状态的研究时发现,有活性的父源性X染色体雄激素受体位点表现为低甲基化,而相应的母源性位点则表现为高甲基化。由此推测父源性X染色体在PSTT发生中可能通过以下两种途径参与其发生:①父源性X染色体上存在显性致癌基因;②肿瘤基因发生了病理性扩增。因女性胎儿都拥有父源性X染色体,而PSTT却异常罕见,因此父源性X染色体的显性致瘤基因需经过突变或更多基因的协同作用。

另有研究报道(S.Zhao),在前次妊娠或致病妊娠为非葡萄胎的患者中,22%(10/46)的前次妊娠和10%(4/42)的致病妊娠为男性胚胎,未能支持来自父方的X染色体对PSTT的发展至关重要的假设。研究对其中3例男性胚胎病例进行X染色体位点的基因分型发现,在这3例肿瘤中均不存在唯一的父源等位基因,只有1个母源等位基因存在于所有的信息标记中,证实了父源X基因对肿瘤的发展是非必需的。

与正常的IT相比,PSTT的IT Ki-67染色指数明显增强,各种细胞周期调节蛋白及其激酶也有表达,说明肿瘤细胞的增殖能力明显增强。正常IT向PSTT的转化需特殊的分子调控机制,p53与环孢菌素A在肿瘤细胞中的一致表达可能在肿瘤发生中起一定作用。Nagai等对12例PSTT患者的研究发现,6例PSTT FIGO分期为Ⅱ期及以上的患者均有p53基因表达,而6例Ⅰ期患者中仅有1例表达p53基因,因此,认为p53基因可用于判断肿瘤是否有子宫外浸润、转移或复发,也可作为决定是否化疗的参考因素之一。并提出:即使是Ⅰ期患者,只要p53基因阳性,就应推荐使用化疗。

二、发生率

不同统计数据显示,PSTT占全部妊娠滋养细胞疾病(gestational trophoblastic disease,GTD)的2.3‰~20‰,占GTN的比例约为3%。根据北京协和医院的资料,1985—2000年共收治GTD 1 311例,其中绒癌553例,而PSTT仅4例,占总体 GTD 的 3.1‰，与绒癌的比例为 1∶138。2000—2005 年，共收治 GTN 635 例，其中绒癌 348 例，PSTT 11 例，占 GTN 的 17.3‰，与同期绒癌病例数之比为 1∶31.6。而 1998—2013 年，笔者医院共收治 GTN 3 984 例，其中绒癌 2 086 例，PSTT 57 例，占 GTN1.43%，与同期绒癌病例数之比为 1∶17.3。从笔者医院收治 PSTT 构成比的变化情况可以看出，近几年随着临床医师和病理医师对 PSTT 认识的增加以及各种诊断手段的应用，PSTT 的诊断水平有所提高，从而增加了 PSTT 的确诊率。

三、组织起源

PSTT 起源于绒毛外中间型滋养细胞，即：胎盘部位中间型滋养细胞，不同于上皮样滋养细胞肿瘤来源于绒毛膜型中间型滋养细胞（后者详见本章第十三节）。在胚胎早期绒毛形成前，滋养层分化为绒毛前滋养层。随着绒毛的形成，原来均匀分布的绒毛前滋养层分化为覆盖在绒毛表面的绒毛滋养层和位于绒毛外的绒毛外滋养层。绒毛外滋养层中的细胞滋养细胞（CT）分化为中间型滋养细胞（IT）。正常妊娠时，IT 浸润胎盘种植部位的子宫蜕膜、子宫浅肌层（内 1/3 层）、子宫螺旋动脉，建立母体-胎儿循环，并固定胎盘。当此类 IT 发生恶性转化并大量增生、且向子宫深肌层侵犯，甚至发生子宫外转移时，则形成 PSTT。

四、临床表现

（一）发病年龄及前次妊娠的性质

PSTT 最常发生于生育年龄，30~40 岁最为常见，亦有绝经后的病例报道。患者多为经产妇，据文献报道，前次妊娠大多数为足月妊娠（70.6%），其次为葡萄胎（10.9%）、自然流产（10.9%）、人工流产（5%）、死产（0.8%）、异位妊娠（0.8%）及未知原因（0.8%）。我国多中心研究资料显示，PSTT 的前次妊娠分别为足月或早产（62%）、人工流产（20.4%）、自然流产（8.3%）、葡萄胎（7.4%）和未知原因（1.9%）。

（二）症状及体征

PSTT 生长缓慢，长时间局限于子宫内，较少发生转移。症状出现距前次妊娠的时间长短不一，北京协和医院报道 1 例在剖宫产术中发现 PSTT，也有前次妊娠终止 33 年后并已绝经再发病的报道。

1. 停经和不规则阴道流血 是最常见的症状。患者可表现为一段时间停经后出现不规则阴道流血。停经时间从 1 个月到 1 年，停经原因可能是肿瘤细胞分泌 HPL，导致高催乳素血症。阴道流血可持续几天到 1 年，多为少量持续出血，有的患者可表现为大量出血或经间期出血。根据我国多中心临床研究的结果，停经和阴道流血分别见于 71.3% 和

35.2% 的患者。多数患者伴有血清低水平的 hCG，通常都低于 1 000mIU/ml，易误诊为早孕、异位妊娠、过期流产或不全流产。

2. 子宫增大 PSTT 可以伴有子宫轻度增大，当肿瘤弥漫性浸润子宫壁时，子宫均匀性增大，而局限性肿块常导致子宫不规则性增大。

（三）并发症及继发症

1. 子宫穿孔 当肿瘤穿透子宫肌层、浆膜可导致自发性穿孔。由于子宫肌层的浸润，诊断性刮宫常导致继发性子宫穿孔。因 PSTT 的血供丰富，子宫穿孔常伴有严重的腹腔内出血，危及患者生命，常需急诊手术治疗。

2. 副肿瘤综合征 约 10% 的 PSTT 患者会并发肾病综合征，表现为大量蛋白尿、低蛋白血症、高脂血症及全身水肿等典型症状。有的患者可伴有血尿及高血压。Robert H 等研究肾的病理发现，肾小球囊内有明显的嗜酸性物质沉积，使多数肾小球囊呈闭塞性病变，肾小球通透性增加。进一步研究证实这些物质多为纤维蛋白和免疫球蛋白 IgM，作者认为 DIC 和/或免疫复合物的形成在肾疾病中起重要作用。因为观察到子宫切除后肾病综合征自行消失，故推测肾病综合征的发病机制可能是由于肿瘤释放某些促凝物质激活了凝血系统导致 DIC 形成，使体内纤维蛋白裂解产物增多，形成免疫复合物沉积于肾小球，引起肾小球滤过膜的破坏所致。北京协和医院 Xiao 等回顾有文献报道的 5 例 PSTT 相关的肾病综合征，其中 1 例狼疮性肾炎、1 例血栓性微血管病、1 例膜性肾小球肾炎和 2 例其他肾病变。其特点为以肾病综合征表现起病，既往无肾病高危因素，活检病理可见肾炎病变但病理类型不尽相同。针对肾病的治疗效果不佳，可能伴有停经等妇科相关临床表现，在子宫切除后肾病症状迅速好转。

此外，PSTT 患者还可能会出现其他副肿瘤综合征，文献报道了 1 例与 PSTT 相关的肝副肿瘤结节性再生。

当患者可以用狼疮肾或其他副肿瘤综合征解释病情时，往往不再进一步追究其根本的病因，从而导致 PSTT 的漏诊。这是特别应该引起临床医师关注的问题。

3. 体内激素水平变化引起的症状 较少见，如高催乳素血症导致的溢乳、高红细胞血症、蜘蛛痣、男性化等，可作为肿瘤的伴发症状出现，并在肿瘤切除后消失。高红细胞血症可以表现为血红蛋白及血细胞比容的升高，Cheryl A 等认为这与 HPL 水平升高有关，HPL 可能通过促红细胞生成素起作用，为促红细胞生成素的作用提供有利的外周激素环境。Steve NB 认为男性化与患者体内游离睾酮水平升高有关，由于受 hCG 刺激的卵巢可产生过量的雄激素，肿瘤组织也可产生雄激素，而合体滋养细胞的缺乏可导致体内雌激素水平的相对不足，雌雄激素失衡、游离雄激素过多可以导致男性化的发生。

4. 转移 PSTT 进展缓慢，长时间局限于子宫内，但仍

有 15%～35% 的病例发生转移,多经血或淋巴道转移,并可有相应转移灶的症状。最常见的转移部位为肺、肝和阴道,也可转移到脑、肾、脾、卵巢、膀胱、胰腺、胃、肠等,还有头部皮肤转移引起脱发的报道。终末期的患者常有脑转移导致的中枢神经系统症状,发生脑转移的患者无 1 例存活,常死于脑出血。

五、诊断及鉴别诊断

(一) 诊断

由于 PSTT 的临床表现各异,并且缺乏特异性,因此,该病的诊断通常较为困难,需要结合血清学、病理学、免疫组织化学染色及影像学等多项检查综合判断。

1. 血清学 PSTT 主要由中间型滋养细胞组成,仅能分泌少量 hCG,因此血清 hCG 的水平一般较其他类型 GTN 低,约有 23% 的患者血 hCG 处于正常范围、31% 的患者中度升高。北京协和医院的资料显示,大多数 PSTT 患者在治疗前的 hCG 水平低于 1 000U/L,因此血清 hCG 的水平不能准确反映肿瘤负荷及良恶性,但对其进行动态监测可判断各种治疗的疗效及随访过程中肿瘤的复发和进展情况。患者血清 HPL 的水平一般也不高,说明 HPL 也不是 PSTT 的理想标志物。

2. 病理学检查 以刮宫的标本来诊断 PSTT 的正确率为 35%,根据北京协和医院的资料,所有接受了子宫全切术的患者中仅有 45.5% 的患者在切除子宫前曾行诊断性刮宫术,其中阳性(即:病理提示为 PSTT)占 40%,阴性(即:病理未提示为 PSTT)占 60%,说明诊刮阳性有助于 PSTT 的诊断,而诊刮阴性也不能除外 PSTT。因此,正确诊断 PSTT 应以切除的子宫标本为宜。Wjanni 认为在宫腔镜引导下行病变部位活检,尤其取包括部分子宫肌层的组织,可以提高诊断的准确性。

在正常胎盘中,根据滋养层细胞的部位和细胞学特性可将其分为绒毛滋养层和绒毛外滋养层,根据显微结构、免疫组织化学以及超微结构特征又可将滋养细胞分为 3 类:具有分裂增殖作用的细胞滋养细胞(cytotrophoblast,CT)、形成胎盘激素的合体滋养细胞(syncytiotrophoblast,ST)以及中间型滋养细胞(intermediate trophoblast,IT)。IT 是绒毛外滋养层的主要组成部分,在正常情况下 IT 可在蜕膜、子宫浅肌层浸润生长,并浸润螺旋动脉,主要起固定胎盘及促进母体营养向胎儿输送的作用,但在病理情况下可发生转化而大量增生,即有可能发展成 PSTT。

(1)大体标本:主要有三种类型,①结节、息肉型:为突向子宫腔内的息肉样团块,此类型可以通过刮宫获得诊断。小的病灶可通过刮宫去除,刮宫术后再行子宫切除术的子宫标本上无肉眼可见的病变;大的肿物可充满子宫腔,多浸润子宫肌层或子宫颈,可表现为宫颈管内的肿物。②肿块型:

为子宫壁内界限清楚的肿物。主要局限于子宫肌层,诊刮多无诊断意义,肿瘤可以有边界或边界不清,通常常有区域性出血和坏死。③弥漫浸润型:较为少见,肿瘤与子宫壁无明显界限,可浸润子宫深肌层,甚至达子宫浆膜层、浸润子宫旁组织,或扩散到卵巢。肿瘤切面多为棕褐色、黄色或白色,组织软脆,可有局灶性出血及坏死,但无绒癌样广泛出血。据 Bahtash 等研究表明:PSTT 的原发肿瘤多位于子宫肌层内,呈结节型或是息肉型,直径 0.7～9cm,其中有 50% 的肿瘤侵犯子宫肌层外 1/3,约有 10% 延伸至浆膜层。

(2)镜下检查:过度的中间型滋养细胞活性是 PSTT 最重要的诊断标准。PSTT 的病理特征为:主要为形态单一的中间型滋养细胞组成,呈束状、团状或针状浸润渗透至子宫肌束之间。无绒毛结构,见不到典型的细胞滋养细胞(CT)和合体滋养细胞(ST),可见少量的双核或多核细胞。肿瘤细胞形态及浸润方式与正常胎盘部位绒毛外滋养细胞相似。与 CT 相比,这些细胞体积大,形态多样,可为圆形、纺锤体、多面体形;胞质较 CT 丰富,透明或含有颗粒,嗜碱性或异嗜性,嗜酸性的程度明显弱于 ST。细胞核不规则,其大小、形状、染色各有不同,有的小而圆、染色浅,有的大而浓染、卷曲样或有空泡。核膜不规则,核仁明显,有时呈固缩核。核分裂象在同一肿瘤的不同区域、原发瘤和转移瘤之间各不相同,病理性核分裂象不常见。如果 PSTT 的有丝分裂数每 10 个高倍视野中多于 5 个,则提示预后不佳。此外,肿瘤细胞常侵犯血管内皮,细胞外可见大量的嗜酸性纤维组织物沉积,这两个显著的病理特点可用来与黑色素瘤、肉瘤、绒毛膜癌及胎盘部位反应等疾病鉴别。

最能反映 PSTT 特点的是瘤细胞的肌层浸润及血管浸润:这些单核的瘤细胞常融合成片状、巢状、条索状或单个细胞穿插浸润于子宫平滑肌间,可扩散到离原发瘤很远的部位,平滑肌束被分离或切断,但无平滑肌的坏死;血管浸润明显,成簇的瘤细胞浸润血管壁,或出现于血管腔内皮下,或形成腔内瘤栓,部分或整个血管壁均可被瘤细胞代替,但血管的轮廓仍保持完整,故无明显出血。在血管周围的病变区域内常有明显的纤维蛋白沉积。与肿瘤相邻的子宫内膜可出现蜕膜反应和/或阿-斯反应(Arias-Stell reaction,A-S)。

(3)超微结构:电镜下 PSTT 的 IT 与绒癌的 IT 有某些共同特点,如胞质成分较复杂,有扩张的粗面内质网、游离的核糖体及高尔基体,可见细胞间连接等。与绒毛 IT 细胞游离面纤细的微绒毛不同,PSTT 的 IT 微绒毛粗钝而不规则,两者显著的区别在于 PSTT 的 IT 核周有丰富的中间丝,显著的核周中间丝及丰富的粗面内质网是 PSTT 中 IT 的特征。

3. 免疫学检查

(1)hCG、HPL:免疫组织化学染色显示 hCG 阳性的细胞不足 10%,而 50%～100% 的细胞 HPL 染色呈阳性,虽然 HPL 并非 PSTT 的理想标志物,但大部分 PSTT 肿瘤细胞的 HPL 免疫组织化学染色呈阳性,这可能是由于肿瘤细胞分泌的 HPL 仅在原位表达,而在血液中游离的 HPL 水平并不高,说明组织病理学检查配合 HPL 免疫组织化学染色是有效的确诊手段。细胞形态与强 HPL 和弱 hCG 免疫组织化学染色有力地支持 PSTT 是中间滋养细胞肿瘤。

（2）p63:p63 是 p53 家族的转录因子,p63 和胚胎干细胞中具有重要功能的转录因子 SALL4 在该肿瘤中均未表达,这是将其与 ETT、胎盘床结节等来源于绒毛膜型中间型滋养细胞肿瘤相区分的有效标志物。PSTT 和超常胎盘部位反应（exaggerated placental site,EPS）的免疫组织化学结果为 p63 阴性、HPL 阳性,而 ETT 和胎盘床结节（placental site nodule,PSN）则是 p63 阳性、HPL 阴性。

（3）尿 β 核心片段:β 核心片段是缺刻游离 β 亚单位的最终代谢产物,在血浆中很快被清除,尿中较易测到,又称尿绒毛膜促性腺激素。尿促性腺激素片段（urinary gonadotropin fragments,UGF）是 PSTT 等分泌低水平 hCG 疾病的较好标志物。Kirsi R 等报道 UGF 能灵敏地反映肿瘤存在,与肿瘤的消长一致（阈值 >1.9fmol/ml）,是在 PSTT 诊断、治疗、随访监测中可代替 hCG 的指标。

（4）妊娠相关性主要碱性蛋白:免疫组织化学染色显示妊娠相关性主要碱性蛋白（pregnancy-associated major basic protein,pMBP）是 IT 的特异标志物,CT 和 ST 不着色。HPL 和 pMBP 染色在中间型滋养细胞疾病中有阳性关联但亦有不同:pMBP 在 IT 细胞内外都着色,但主要为细胞外类纤维蛋白区的着色,细胞内着色很不均匀;而 HPL 主要为细胞质较强的均匀染色。HPL 和 pMBP 联合是诊断中间滋养细胞疾病的极好方法,但不能区分 EPS（超常胎盘部位反应）和 PSTT。在嗜酸性粒细胞缺乏的情况下,pMBP 存在于所有孕妇的血清中,正常妊娠的低限在 500ng%,80% 的 PSTT 血 pMBP<500ng%。pMBP 在良性的 PSTT 中染色强,而在有恶性潜能的 PSTT 中染色弱,因此血清低水平的 pMBP 能够用于预测恶性 PSTT。因为只有 15%~20% 的 PSTT 有恶性表现,这就为预测 PSTT 的预后、确定合理的治疗方案提供了良好的筛查手段。

（5）其他:Shih 和 Kurman 等的研究提示,抑制素 α（inhibin α）在所有的 PSTT 中均有表达,而在细胞滋养细胞中为阴性;黑色素细胞黏附分子、Mel-CAM（CD146）、CD10、人白细胞抗原-G（HLA-G）、Mucin-4 等 IT 的免疫组织化学标记物在 PSTT 中呈阳性。另外,Ronit Machtinger 等的研究发现,抑制素 α、HPL、总角蛋白、细胞角蛋白[cytokeratin 8/18（CAM5.2）] 等在 PSTT 中均有表达。PSTT 增殖指数一般中度增加,Ki-67 表达率 10%~30%,Ki-67 指数超过 8% 是诊断 PSTT 的证据之一。Nagai 等研究发现,p53 免疫染色在复发或转移 PSTT 患者中阳性表达率显著高于病灶局限于子宫的患者,这提示 p53 可能在肿瘤进展中起作用。Lan 等报道了 5 例 PSTT 表皮生长因子受体（EGFR）和血管内皮生长因子（VEGF）的强阳性染色,而 HER2/neu 和 CD117 呈阴性染色。Veras 等研究发现,在 100%（7/7）的 CHM 和 73.3%（22/30）的绒毛膜癌中检测

到强而弥漫性的 PD-L1 免疫反应,但 PSTT 中的阳性率仅有 33.3%（2/6）,提示滋养细胞肿瘤可能利用 PD-L1 表达逃避宿主的免疫应答,从而促进其生存,而对 PD-L1 免疫治疗应答方面 PSTT 可能不及绒毛膜癌等其他类型 GTN。

4.影像学检查 超声显像、彩色多普勒及磁共振成像是诊断 PSTT 很有价值的影像学辅助诊断措施。

（1）彩超:虽然超声检查常常会将子宫的病灶误诊为其他疾病,如子宫黏膜下肌瘤或不全流产等,但是,超声诊断仍然是最常用的初步诊断 PSTT 的影像学方法,同时在一定程度上可以预测疾病的侵袭和复发。Zhou 等人认为 PSTT 可以呈现三种不同的超声模式:1 型表现为子宫腔内不均质实性肿块,伴有低至中度血管化（vascularization.）;2 型包括肌层内不均质的固体团块,伴有低至高度血管化;3 型表现为肌层内囊状病变,彩色多普勒血流显像见丰富血流。因此,阴道彩超能显示肿瘤浸润子宫肌层的程度。多普勒显示 PSTT 为血管化的肿瘤,整个肿瘤有显著的低阻血流指数,或子宫血供显著增加,可类似足月妊娠时的血供情况。有作者认为,根据临床表现、低水平的血 hCG、结合彩超及多普勒提供的肿瘤区有大的囊性病变,尤其当直径 >3cm,且有显著的低阻血流时,PSTT 的可能性极大。此外,对于超声影像下血管丰富的肿块,应尽量避免行刮宫术;而相对乏血管的肿瘤,病灶局限者可行保守性手术,保留其生育功能。

（2）磁共振成像:PSTT 的 MRI 表现无特异性,最常表现为子宫腔内或肌层内强度不均的肿物,其中绝大部分都显示有囊性区域和显著扩张的血管,少数为境界清楚的实性肿物。MRI 能显示超声未能发现的病变,在评估子宫外肿瘤的播散、肿瘤的血供及分期上具有举足轻重的作用。在 MRI 的 T_1 加权像上,PSTT 病灶表现为与健康子宫肌层等强度的团块,在 T_2 加权像上则表现为轻微的高强度信号,没有相关的囊性区域或明显的血管。由于上述这些磁共振表现均缺乏特异性,而在磁共振图像上的精确定位使得子宫病灶剔除术成为可能,患者可以免受子宫切除术而保留生育功能。可见,MRI 在 PSTT 患者中应用的意义不是确定诊断,而在于为保守性治疗提供依据。

SumiY 将 PSTT 影像学表现分为多血管型和少血管型,前者在 MRI 上显示为含多条血流信号,后者则表现为无明显血管的实性肿块,这种分类有助于指导治疗,因为在多血管型,刮宫容易导致大出血,应避免刮宫。

（3）X 线、CT 和 PET:胸部 X 线检查是发现肺部转移的最基本方法。CT 不仅对观察原发肿瘤的大小、位置以及浸润情况有作用,而且也是判断肿瘤是否转移、复发以及疗效评价的主要手段。PET 利用 [18]F-脱氧葡萄糖作为载体、以细胞的葡萄糖新陈代谢率为基础,在判断原发肿瘤和肿瘤转移上有巨大的潜力,其敏感度高于 CT 及 MRI,有报道利用 PET 技术鉴别 PSTT 的肺转移及陈旧性肺结核病灶,因此,对治疗起到了指导作用。Chang TC 等的研究发现 PET 在 PSTT 中具有重要价值,包括:发现化疗耐药病灶、排除 CT

的假阳性病灶、发现常规成像方法未能发现的新病灶、证实化疗后达到完全缓解（CR）。但是另一方面，PET 也有假阴性结果。总之，PET 对超出盆腔范围的转移性 PSTT 患者的肿瘤病灶定位、监测治疗反应、化疗后活性肿瘤的定位中具有潜在价值。

（4）血管造影术：无法区分 PSTT 和其他类型 GTN，但在疾病及其发症如大出血的处理上有一定意义。

（二）鉴别诊断

PSTT 是起源于中间型滋养细胞的罕见肿瘤，通常在血清中有较低的 hCG 免疫活性，因此需要与妊娠相关的良性疾病以及早期绒癌等其他类型 GTN、静止期 GTD 或可以分泌少量 hCG 的非滋养细胞肿瘤鉴别。

1. PSTT 与妊娠相关良性疾病的鉴别

（1）PSTT 与正常胎盘部位反应鉴别：正常胎盘部位反应保持胎盘床的特点，以合体滋养细胞为主，子宫肌层无或浅浸润，周围有炎症反应，妊娠结束后，这种浸润和炎症反应很快消失。这些都与 PSTT 不同。

（2）异位妊娠：非输卵管性的异位妊娠如子宫角妊娠、间质部妊娠、子宫肌壁间妊娠及剖宫产瘢痕妊娠等与 PSTT 具有相类似的症状和超声特点。除闭经、不规律阴道出血、盆腔痛或子宫增大外，超声可发现子宫角、子宫底或子宫肌层的占位。鉴别需结合停经时间、性生活史考虑，必要时需刮宫或腹腔镜探查明确。

（3）自然流产或胚胎停育：早孕期 hCG 水平与孕周相符，超声可见孕囊结构，子宫腔占位无子宫肌层浸润。在妊娠物排出或停育后血清 hCG 随之下降，病理检查可见妊娠绒毛结构。

（4）各种妊娠终止后的妊娠物残留：PSTT 可继发于各种类型妊娠终止后，症状出现早、伴有子宫内占位者须与妊娠物残留相鉴别。占位明确者可在评估后以刮宫、宫腔镜等方式去除占位，病理检查明确。残留物去除后 hCG 相应下降，若监测 hCG 水平下降不满意则需考虑滋养细胞肿瘤。

2. PSTT 与其他滋养细胞疾病的鉴别

PSTT 病灶以坏死性病变为主，而其他 GTN 则以出血性病变为主，这是由于 PSTT 的血管受累程度不如其他 GTN 明显。Harvey RA 等的研究指出：PSTT 患者的血清游离 β-hCG 占总 hCG 的百分比（hCGβ%）中位数为 45.5%，绒癌患者的 hCGβ% 则显著升高。通过对曲线的分析证实，用 hCGβ% 可以区分 PSTT 和其他 GTD，但并不是决定性的检测手段。

（1）绒癌：两者虽然都无绒毛结构，但有显著区别：绒癌由合体滋养细胞和细胞滋养细胞组成，hCG 水平显著升高，肌层、血管壁的浸润和破坏明显，造成广泛的出血。而 PSTT 由单一中间型滋养细胞组成，hCG 水平轻至中度升高，肌层和血管壁的浸润不造成明显的破坏，肌层无坏死、血管壁的轮廓保存。电镜下：绒癌肿瘤细胞微绒毛丰富，核周无中间丝，与 PSTT 的 IT 有显著不同。hCG、HPL 的免疫组织化学染色大多数情况下两者相反。因此鉴别并不困难，但要警惕两者可同时存在，最近，北京协和医院和中南大学湘雅二医院联合报道了 16 例混合性 GTN 患者，其中无 1 例患者在首诊时得到正确诊断：2 例患者通过诊刮宫术诊断为绒毛膜癌合并中间滋养细胞肿瘤（intermediate trophoblastic tumor，ITT）；另外 5 例患者最初诊刮组织学诊断为 PSTT，但在随后的子宫切除术后病理诊断为 PSTT 与绒毛膜癌混合；7 例患者最初临床诊断为绒毛膜癌，因化疗耐药而接受手术，其病理结果显示同时存在 ITT；其余 2 例在宫颈活检和肺叶切除术后发现绒毛膜癌与 ITT 共存。可见，临床上见到化疗耐药的难治性绒毛膜癌患者应考虑有 ITT 成分混合的可能。

（2）超常胎盘部位反应（EPS）：也是由胎盘种植部位的 IT 构成的疾病，多有近期妊娠史，被认为是 PSTT 的前期病变。两者的鉴别主要在病变程度，EPS 浸润肌层浅，在肌层内无结节团块的形成，原胎盘床的特点存在并常可见绒毛结构，IT 无核分裂象。而 PSTT 的 IT 核分裂象多少不一，多在肌层内形成肿块并可向深肌层浸润甚至穿透子宫浆膜层，破坏原胎盘床的结构。有时两者单从刮宫的标本难以做出正确的鉴别，需要免疫组织化学染色进行鉴别：Ki-67 指数是反应细胞增殖情况的指标，通常 EPS 的 Ki-67 小于 1%，而 PSTT 的 Ki-67 大于 8%。因 EPS 病变范围小而局限，通常刮宫可去除病灶，如刮宫后 hCG 的水平未降，即使滴度低，也应警惕 PSTT。在不能明确诊断时，应密切随访。

（3）上皮样滋养细胞肿瘤（ETT）：来源于绒毛膜型中间型滋养细胞，与 PSTT 相比 ETT 的显著特点是：广泛坏死伴有营养不良性钙化，且肿瘤周围围绕嗜酸性纤维样物质，使肿瘤外观呈"地图样"。血管浸润不明显。与 PSTT 的 HPL、Mel-CAM 较为均匀的强染色不同，在 ETT 中其染色呈片状、局灶性，而 p63 染色常呈阳性，可以与 PSTT 相鉴别。

（4）胎盘部位结节：也来源于绒毛膜型中间型滋养细胞，为 ETT 的前期病变。其典型特点为：病变界限清楚，中央部有大面积、无细胞性的玻璃样变性，呈强嗜酸性染色。核分裂象不明显。HPL 局灶染色，hCG 一般不染色，这些特点可与 PSTT 相鉴别。

3. PSTT 与非妊娠滋养细胞肿瘤（nGTN）的鉴别

非妊娠滋养细胞恶性肿瘤（如生殖细胞肿瘤等）也可以分泌低水平的 hCG，需要和 PSTT 鉴别。

上皮样的平滑肌肉瘤或子宫颈或子宫内膜的透明细胞癌：组织学检查可以类似 PSTT，但综合 PSTT 的临床特点、hCG 水平、免疫组织化学染色、相邻子宫内膜的蜕膜反应和/或 A-S 反应、特别是浸润肌层及血管的特点不难与上述疾病鉴别。

由于 PSTT 和 nGTN 均可以产生持续低水平的 hCG，有研究分别测定并计算 PSTT、nGTN、其他类型 GTN 和静止期 GTD 患者血清游离 hCGβ 占总 hCG 的百分比（HCGβ%），结果发现：PSTT 和 nGTN 患者的 HCGβ% 较高，均值分别为 60%±19% 和 91%±11%，其他类型 GTN 和静止期 GTD 患者的 hCGβ% 均值则较低，分别为 9.3%±9.2% 和 5.4%±7.8%。如果以 35% 为切点，可以将 PSTT、nGTN 与其他类型 GTN、静止期 GTD 鉴别，在这种情况下，PSTT 的检出率可以达到 100%，而没有假阳性，准确率为 100%；如果以 80% 为切点，则可以鉴别 PSTT 和 nGTN，检出率为 77%，假阳性率为 23%，准确率为 92%。由此，Cole 等提出可将 hCGβ% 作为鉴别 PSTT 的有效手段，推荐的切点分别为 >35% 和 <80%。Cole 等在另一项研究中测定了 128 例患者的游离 hCGβ 占总 hCG 的百分比（hCGβ%），其中 45 例为活性侵袭性滋养细胞疾病，83 例为持续低水平 hCG 的可疑患者。结果在这 128 例中，高比例（>30%）的有 18 例，通过随诊，子宫切除手术或活检病理诊断结果为：13 例为 PSTT，5 例为 nGTN。这说明用 hCGβ%>30% 识别 PSTT 和 nGTN 这些恶性疾病对于持续性低水平 hCG 的妇女以及有 GTD 病史的妇女是有意义的。可见，hCGβ% 在 PSTT 的鉴别诊断中具有意义，但具体数值的确定还需要更大样本的研究。

六、治疗

（一）手术治疗

由于 PSTT 主要由中间型滋养细胞组成，因此对化疗不如其他类型 GTN 敏感。长期以来，手术一直是治疗 PSTT 的主要手段，多数患者病灶局限于子宫，可以通过手术治疗（子宫切除术，甚至诊断性刮宫）就能达到完全缓解（CR）。然而，对于复发、转移或不宜手术治疗的患者，化疗也有重要作用，选择性地采用放疗。在这种较为罕见的疾病的处理中，应当强调多种疗法综合应用的价值。

1. 子宫全切术　考虑到 PSTT 的相对化疗耐药性，对于那些不再希望保留生育能力、病灶局限于子宫的患者，子宫切除术是首选的治疗方法。多项研究表明，I 期患者可以通过单纯子宫切除达到 CR。PSTT 患者的卵巢很少受累，若被累及，肉眼即可见明显病变。手术中肉眼观察正常的卵巢组织，仅有 3% 病理检查发现肿瘤浸润。因此，如果术中发现卵巢外观正常且患者要求保留卵巢功能时，可给予保留双侧或单侧卵巢。有研究报道 PSTT 淋巴结转移率约为 5%~6%，建议当存在深部肌层侵犯或淋巴结明显增大时，可实施淋巴结清扫术。另外，对于化疗后持续性的 PET 阳性病灶进行手术治疗亦有一定的意义。

2. 保留生育功能的手术　对于病灶局限、生育要求强烈的患者，可以行手术切除病灶，酌情辅以化疗来进行保留生育功能的治疗。我国多中心研究报道，108 例 PSTT 患者中 23 例采用保留生育功能治疗，该组患者的治疗结局及复发率均与切除子宫者的差异无统计学意义，其中 7 名患者成功怀孕。该组仅有的 1 例死亡病例是诊刮病理诊断为

PSTT 后给予联合化疗，但该例患者病情进展快，未能有机会接受子宫切除手术，并非选择性保留生育功能。但是，笔者也建议对于保留生育功能治疗应有严格的适应证，对于病变呈弥漫性、有不良预后因素者，即使有强烈的生育愿望，也不适合一味追求保留生育功能而延误对肿瘤的治疗。手术的方式也因人而异，需要制订个性化的治疗方案：对于子宫病灶局限于内膜局部者，可以考虑行宫腔镜手术切除病灶或超声监视下的诊断性刮宫术予以清除；而对于影像学检查（如磁共振或超声检查）提示子宫病灶外凸者，则宜行开腹或腹腔镜下的子宫病灶切除术，术中应注意切缘距离病灶 0.5cm，以保证手术的彻底性，术中尽量减少对病灶挤压，完整切除病灶。另外，在术中切除病灶的同时行子宫重建手术也非常重要，应予以严密缝合，不留死腔，以减少再次妊娠时孕期及产时子宫破裂发生的风险。术后还应关注病理结果，对于切缘阳性或有病理高危因素的患者术后还需积极化疗，并采用血清学及影像学检测手段严密随诊，以便及时发现病灶复发，必要时行根治性手术治疗。

3. 转移病灶手术　多处转移及复发并非手术治疗的禁忌证，相反，对于化疗无效并存在不良预后因素的 PSTT 患者来说，手术仍是合理的选择，常见手术包括阴道转移病灶切除、肺转移病灶切除、肺叶楔形切除等。

（二）化疗

Pisal 和 Newlands 认为局限于子宫的病灶可以行子宫切除术，肿瘤是否切除干净是术后是否需要辅以联合化疗的决定因素。大多数 PSTT 无转移，并且预后良好，目前研究不推荐 FIGO I 期行子宫全切术的患者应用联合化疗。但有 15%~35% 的病例发生转移，常可导致致命的后果，通常对于 II~IV 期的患者进行手术和化疗的联合治疗。有文献报道 FIGO III~IV 期 PSTT 患者的完全缓解率约为 30%。1998—2013 年间北京协和医院共收治 PSTT 57 例，其中 III~IV 期患者经过手术联合化疗等综合治疗，完全缓解率高达 87.5%。

组织学结果证实，化疗对 hCG 阳性的肿瘤细胞有效，而对 HPL 阳性的细胞作用较小，所以 PSTT 对化疗远不如绒毛膜癌和侵蚀性葡萄胎敏感。PSTT 对于单药化疗和适用于轻~中度危险性 GTD 的其他联合化疗无反应，或最多仅部分缓解。但随着 EMA/CO（VP-16、甲氨蝶呤、更生霉素/环磷酰胺、长春新碱）和 EMA/EP（VP-16、甲氨蝶呤、更生霉素/VP-16、顺铂）方案的应用，PSTT 的化疗效果出现了一些转机。现多将化疗作为手术后的辅助治疗，在术后有残余瘤、术后复发、或已有远处转移者中起着十分重要的作用，尤其对于肺转移的患者，化疗可获得完全缓解，现手术联合化疗已成为治疗转移性 PSTT 的标准治疗方案。

1999 年 W.Janni 总结了用 EMA/CO 方案治疗的 9 例 PSTT，总体反应率为 75%，完全缓解反应率为 38%。但与 EMA/EP 方案相比，EMA/CO 对 PSTT 的治疗效果并不理想。E.S Newlands 分析用 EMA/EP 方案化疗的 8 例转移性

PSTT，结果在 PSTT 发病潜伏期 >2 年者，化疗完全缓解率仅为 20%；而潜伏期 <2 年者，缓解率为 100%；总完全缓解率为 50%。Thomas.C 报道 EMA/CO 化疗后复发的 PSTT 用 EMA/EP 治疗的患者可获长期完全缓解。因此应强调顺铂对 PSTT 的重要作用，多数学者认为 EMA/EP 对 EMA/CO 耐药或化疗后复发及转移性的 PSTT 有明确作用，应作为 PSTT 首选的化疗方案，因为该方案在其他高危 GTN 的治疗中取得了较好的疗效，并认为 EMA/EP 方案是治疗转移性及复发性 PSTT 的最佳方案。EMA/EP 存在较大毒性反应，骨髓抑制可达Ⅲ~Ⅳ级，68% 的病例出现白细胞下降，40% 的病例血小板减少，21% 的病例血红蛋白下降，常使化疗难以坚持进行，粒细胞集落刺激因子（G-CSF）及自体骨髓干细胞移植在支持化疗中能起到一定的作用。同时，还应强调手术切除病灶在支持化疗取得完全缓解中所起的关键性作用。由于 EMA/EP 对潜伏期 >2 年者效果差，且副作用明显，因此还有待于开发更为有效的化疗方案。二线方案可选择其他以顺铂为中心的化疗如：BEP（顺铂、VP-16、博来霉素）或 VIP（VP-16、异环磷酰胺、顺铂）、CEC（顺铂、VP-16、环磷酰胺）等，但其效果尚未确定。Wang 等人以 TP/TE（紫杉醇、顺铂与紫杉醇、足叶乙苷交替使用）用于 EMA/EP 无效的肿瘤转移患者，有 1 例（共 4 例）得到了长期生存，且明显减少了毒副反应。北京协和医院采用以氟类为主的联合化疗方案及 EMA/CO 和 EMA/EP 方案治疗 PSTT，取得了较好的疗效。我国多中心临床研究显示，108 例 PSTT 患者中 37 例Ⅱ~Ⅳ期 PSTT 患者接受了氟尿苷类药物为基础的联合治疗，初始治疗的有效率为 92%，复发率为 20%。这说明化疗对 PSTT 仍然是有效的，手术切除局部病灶后继以强有力的化疗为转移性 PSTT 患者的治疗带来了新的希望。但另外也有报道发现，EMA/CO 化疗后继发其他恶性肿瘤，尤其是白血病的风险增加。

（三）放疗

一般认为 PSTT 对放疗不敏感，W.Janni 回顾性分析了 6 例行放疗的 PSTT 患者取得不同程度的疗效，有 2 例行盆腔外照射的患者获得缓解，因此认为放疗在控制耐药残余病灶及控制局部症状中能起一定作用，但一般推荐用于孤立病灶或局部复发的病例。

（四）复发、转移瘤的治疗

曾有作者报道，转移可以迟至原始诊断后 10 年再发生，由于肿瘤仅分泌少量 hCG，因而当首次发现血清 β-hCG 升高时体内就可能已存在较大的肿瘤负荷，而转移病灶多数对化疗耐药，放疗也只能用于局部控制和缓解症状，因此，对于较大的复发或转移瘤在积极化疗后手术切除将有助于减少复发概率。与其他类型滋养细胞肿瘤一样，PSTT 患者在治疗前后均应密切监测病情，定期随访。

（五）其他治疗

近年来，诸多靶向生物制剂在多种恶性肿瘤中显现出良好的应用前景，这些药物可能在难治性或复发性 PSTT 中得到合理应用。北京协和医院 Zong L 等研究发现，PD-L1、B7-H3 和 VISTA 在绒毛膜癌、PSTT 等 GTN 中高表达，且与临床结果无关，这些蛋白可能是治疗 GTN 时潜在的免疫治疗靶点。A Porter 等报告了 1 例Ⅳ期 PSTT 患者，最初采用新辅助化疗，随后进行手术治疗，病理分析显示 PD-L1 的高水平染色以及肿瘤浸润淋巴细胞（TIL）的存在，提示免疫治疗可能有效。随后患者接受了传统的 EP/EMA 方案化疗，并辅以彭布罗利珠单抗。最终该患者达到完全缓解、正在随访中。

七、预后

PSTT 的死亡率在 6.5%~27% 之间。PSTT 通常呈良性临床经过，绝大多数预后良好，有的病变单纯经刮宫可治愈；有的病变即使穿透子宫，也可通过单纯的子宫切除治愈。约有 15%~20% 的患者呈恶性行为，可发生远处转移导致患者死亡。以前认为只要发生了转移，无论其治疗和干预情况如何，预后均较差。有文献报道 FIGO Ⅲ~Ⅳ期 PSTT 患者的生存率约为 30%，而北京协和医院的资料显示：对Ⅲ~Ⅳ期患者经过 10~31 个月的随访，生存率达到 85.7%。最近，美国西北大学报道了 2003—2019 年在该中心确诊的 13 例 PSTT 患者，与该中心 1982—2003 年的数据相比，PSTT 的存活率从 57% 增加到 100%，其中转移性疾病的存活率从 33% 增加到 100%。

由于 PSTT 发病率较低，目前对于影响其预后的关键因素还缺乏共识。通常临床上用 FIGO 预后评分系统评价侵蚀性葡萄胎、绒毛膜癌等 GTN 的预后，但预后评分对于 PSTT 似乎并不适用。因此，寻求有价值的预后指标对治疗方案的选择很重要。

1. **肿瘤发生距前次妊娠的时间、前次妊娠的性质、患者的年龄、血 hCG 的水平、肌层浸润程度** 有研究表明发病距前次妊娠的时间是影响 PSTT 预后的关键因素，转移性 PSTT 从前次妊娠终止到有临床表现时的平均潜伏期为 24 个月，而非转移性 PSTT 的平均潜伏期为 12 个月，也有文献提出间隔 48 个月为独立预后危险因素，现一致认为 PSTT 发病潜伏期 >2 年为疾病预后不良最有意义的指标，而患者的年龄大于 35 岁、前次妊娠为足月妊娠、血 hCG 大于 1 000mIU/ml、肌层浸润超过 1/3，也和预后不良相关。也有研究提示前次妊娠的类型、与前次妊娠间隔时间、诊断时血清 β-hCG 水平与患者的整体生存率没有直接关系，但这些结论的不同可能与样本量不足有关。

2. **FIGO 分期** Yao-lung Chang 依据 GTD 的 FIGO 分期对 PSTT 进行分期以研究其预后，结果表明Ⅰ、Ⅱ期（病

变局限于生殖道)的患者对治疗的反应好,生存率明显高于Ⅲ、Ⅳ期的患者。我国多中心临床研究表明 FIGO 分期是影响 PSTT 预后及复发的主要因素。肝、脑转移是预后最差的因素。

3. 组织学方面的预后因素 Scully 等认为组织学上恶性 PSTT 的诊断标准为:细胞浓密、大面积坏死、大量具有透明细胞质的细胞、胞质中的颗粒稀疏、核分裂象 >5 个/HPF。核分裂象 >5 个/HPF 时,恶性的可能性增加 14 倍。但因有低核分裂象死亡病例的报道,且原发瘤与转移瘤的分裂象不一致,核分裂象对于预后的意义存在许多争论。多数学者认为:刮宫标本的核分裂象不能代表整个肿瘤的增生能力;在子宫标本中,由于肌细胞的存在使视野中的核分裂象降低,因此,通过核分裂象来衡量肿瘤的生物学行为虽然有用但不是绝对的。此外,出现透明细胞、深肌层浸润、侵袭性生长、血管间隙受累、广泛的凝固性坏死和 Ki-67 标记指数 >50%也是不良预后因素。

其他影响预后的因素包括:FIGO GTN 预后评分为高危、前次妊娠为足月分娩,以及一些不良病理特征,如高核分裂象、子宫深肌层浸润和伴有广泛坏死等。

4. DNA 倍性及 SPF 非整倍体 DNA、高 S 期比例与多数肿瘤的复发及转移有关。Patricia.K 对 PSTT 进行流式细胞学分析认为,细胞 S 期比例升高及非整倍体 DNA 可能是恶性 PSTT 的指标。但也有研究表明,绝大部分 PSTT(包括一些死亡病例)都为二倍体 DNA,DNA 倍性和 SPF 都与患者的预后无关。

5. 纤维蛋白酶原激活剂(PAs)和纤维蛋白酶原激活抑制剂(PAI) PSTT 的浸润和转移需经过组织及其基底膜的溶解,滋养细胞可以分泌尿激酶类型的 PAs,能降解细胞外基质,促进 IT 的浸润。这种酶与 PAI 结合后使水解过程灭活,因此测定血清中的 PAs 和 PAI 的水平可以衡量 PSTT 的浸润能力,从而估计预后。

总之,由于 PSTT 是一个不常见的疾病,目前对其生物学行为的理解和认识仍然有限,对其合理治疗方法的选择以及预后因素的评估也存在许多尚未解决的问题。随着临床及病理医生对疾病知识的积累,提高该病的诊断率,今后对于 PSTT 患者采取保留生育功能的疗法,以及治疗高危的转移性 PSTT 病例的新方法,仍有待进一步探索,设计合理的多中心临床研究对这种少见疾病进行标准化大样本的前瞻性临床研究值得推荐。

(赵 峻 向阳)

第十三节　上皮样滋养细胞肿瘤

上皮样滋养细胞肿瘤(epithelioid trophoblastic tumor,ETT)是最为少见的妊娠滋养细胞肿瘤(gestational trophoblastic neoplasia,GTN),仅占所有 GTN 病例的 1%~2%。

1982 年,Mazur 等在绒癌化疗后死亡的患者尸检标本中,发现肺转移病灶中的一些不寻常的细胞成分,随后在其他患者的肺转移病灶中也找到同样类型的细胞。这些细胞的特点是介于合体滋养细胞和细胞滋养细胞的中间类型,但又不同于胎盘部位滋养细胞肿瘤(placental site trophoblastic tumor,PSTT)。他认为这是特殊类型的绒癌,被描述为"不典型绒癌(atypical choriocarcinoma)"。1998 年 Shih 和 Kurman 首次报道了 ETT 的临床病理特征,2003 年世界卫生组织将 ETT 归类为 GTN。截至 2019 年 12 月,文献累计报道的 ETT 病例不足 200 例。与绒癌不同,ETT 起源于绒毛膜型中间滋养细胞,具有独特的临床特征,且大多数 ETT 病例具有较强的侵袭性及致命性的临床结局。

一、发病机制

ETT 是来源于中间型滋养细胞的肿瘤,发病机制尚不清楚。滋养细胞可分为细胞滋养细胞、合体滋养细胞和中间型滋养细胞三类。细胞滋养细胞作为干细胞,经双途径分别分化成合体滋养细胞和中间型滋养细胞,后者根据解剖部位的不同,又分为绒毛型、种植型和绒毛膜型 3 种亚型,各种亚型具有不同的形态和免疫组织化学特征,各自都可产生独特的滋养细胞疾病和肿瘤。ETT 来源于绒毛膜型的中间型滋养细胞,绒毛膜型中间型滋养细胞位于绒毛膜板中,细胞间相互黏着,排列成层状。细胞呈多边形,形态一致,体积小于种植型中间型滋养细胞,但大于细胞滋养细胞。

从滋养细胞发育的胚胎学过程看,中间型滋养细胞由细胞滋养细胞发育而来,通常认为它很少恶变,这可能也是其发病率低的一个原因。但是,在整个孕卵种植和胎盘形成过程中,都可能出现绒毛和绒毛外的各型滋养细胞分化异常,因而形成的滋养细胞肿瘤有可能是多种成分或者是多克隆起源的。也有推理认为 ETT 是绒癌或侵蚀性葡萄胎对大剂量化疗反应不好的结果,推测化疗延长了 GTN 的病程,允许细胞出现不典型的生长方式,或者化疗直接诱导了肿瘤的变异,在停止化疗后,这些细胞进一步生长成为 ETT。

Oldt 等对 ETT 的分子遗传起源进行了研究,结果发现,在 ETT 的肿瘤组织中含有 Y-染色质基因位点和新的等位基因(可能是父源性的),而在肿瘤周围的正常子宫组织中则没有这些成分。尽管父源性等位基因的身份尚不清楚,但可以推测 ETT 来源于妊娠,而不是来源于患者本身。尽管 K-ras 原癌基因的突变最常与许多人类肿瘤的发生有关,但是与绒毛膜癌和葡萄胎一样,ETT 仅在 13 密码子含有野生

第二十章　滋养细胞肿瘤

型 K-ras，这提示 K-ras 信号途径的畸变在滋养细胞肿瘤的发生中并不起重要作用。在对 ETT 免疫组织化学研究中，滋养细胞相关的标志物在 ETT 中的表达证实了 ETT 的滋养细胞起源。既往，认为 ETT 是绒毛膜癌或葡萄胎对化疗不完全反应的结果，因为在化疗作用后细胞的形态会发生改变。但是，1999 年的 14 例从未接受过化疗的 ETT 患者的报道，颠覆了这个理论，使人们意识到，ETT 是一种独立类型的滋养细胞肿瘤，而不是治疗作用于其他类型的结果。

二、临床表现

ETT 主要见于生育年龄的妇女，发病的中位年龄在 33~40 岁之间，年龄最小者为 15 岁，年龄最大者 68 岁。ETT 的临床表现缺乏特异性，阴道异常出血是最常见的症状，文献报道 59.1% 的患者表现为不规则阴道出血；其次是闭经、腹痛和腹胀。极少数病例以转移灶引发的症状为首发症状，如咳嗽、呼吸困难等。还有个别病例因怀疑腹部包块或异位妊娠进行宫腔镜或者腹腔镜手术时意外发现。

ETT 可继发于各种妊娠，包括足月妊娠、葡萄胎、自然流产和异位妊娠，其中继发于足月妊娠最为常见，约占 60%。发病距离上次妊娠的时间长短不一，可在 4 个月之内，也可长达 30 年，约 40% 的病例在距离上次妊娠时间大于 48 个月发病。

ETT 的原发部位为子宫，包括子宫体和子宫颈，而位于宫颈的 ETT 有时会被误诊为宫颈鳞癌。子宫之外的转移部位多见于肺，也可见于小肠、阴道、输卵管、阔韧带、肝等。孤立的子宫外 ETT 很少见，常表现为低水平的 β-hCG，诊断比较困难，需通过术后的病理诊断确诊。北京协和医院报道了 3 例孤立的子宫外 ETT，分别位于阴道、盆腔和肺。

三、辅助检查

（1）血 β-hCG：ETT 患者治疗前血 β-hCG 水平通常较低，14.0%~43% 患者的 β-hCG 在正常范围，约 70% 的病例 β-hCG 水平 <2 500IU/L，大于 10 000IU/L（7.1%）的情况均少见。Frijstein 等报道的 54 例 ETT 患者中，所有 FIGO Ⅰ期患者的治疗前 β-hCG 浓度均 <15IU/L，而 18 例晚期患者中有 14 例（78%）治疗前 β-hCG 浓度 >2 500lU/L。也有文献报道个别病例 β-hCG 可达 500 000IU/L，对于 β-hCG 很高（>10 万 IU/L）的 ETT，通常存在 ETT 与绒癌的混合成分。

（2）影像学检查：对于治疗前的诊断，影像学有一定的价值，但是特异性并不高，常用诊断方式包括超声检查和MRI。

超声检查的图像多表现为子宫和/或颈管肌壁内单发高度异质性边界清晰的低回声结节，不呈浸润性生长，可凸向子宫腔，多普勒血流信号值较低。文献报道，这一特征存

在于 12 例 ETT（100%）、21 例 PSTT（4.8%）和 16 例（6.3%）的侵袭性葡萄胎或者绒癌。轮廓分明的边界反映 ETT 膨胀性的生长方式，形成了肿瘤与周围纤维之间的界面，而低回声可能与肿瘤边界附近的淋巴管和血管扩张有关。

MRI 和 CT 可用于 ETT 与其他类型的 GTN 或其他肿瘤的鉴别诊断，并评估是否存在子宫外转移。MRI 中，ETT 表现为界限清晰的高信号，强 T_2WI 信号（长 T_2 等 T_1，DWI 增强），使用强化剂后异质性增强为实性占位，根据病灶大小不同可有出血、坏死、钙化等表现；肿瘤直径 0.5~15cm，形状多样，可以呈子宫肌层的实性结节或凸向子宫腔的分叶状，甚至剖宫产瘢痕处的不规则病变。胸部和腹部 CT 可用于评估疾病的程度和子宫外转移，并明确 ETT 的分期；PET/CT 不作为常规的影像学检查方法，但是对于个别病例可用于评估疾病程度以及复发后的评估。

四、诊断、分期及预后评分

由于 ETT 发病少，缺乏特异性的临床表现，并且 β-hCG 水平通常较低，因此 ETT 的治疗前诊断非常困难，常常是术后病理意外发现 ETT。子宫颈部位的肿瘤常被误诊为宫颈癌，而子宫体部位的 ETT 会被误诊子宫肌瘤或其他妊娠相关疾病如异位妊娠、绒癌等，还有个别病例是通过诊刮确诊 ETT。

ETT 属于中间型滋养细胞肿瘤，其诊断必须通过病理诊断来明确，因此，对于怀疑 ETT 的患者一定通过活检、诊断性刮宫、宫腔镜检查、腹腔镜检查等手术获取组织得到组织病理学结果。

ETT 的分期同 FIGO 2000 年颁布的 GTN 临床分期，但其预后评分系统并不适用于 ETT。

五、病理诊断

对于典型的 ETT 病例，病理标本的大体表现和组织学 HE 染色有一定的特点，可以确诊。大体标本肿瘤多为实性、囊性或囊实性结节状病灶，肿瘤切面呈灰黄、灰褐，质地偏软，大小不等，直径 0.5~15cm，边界清楚，位于子宫内膜及肌层内的结节，可伴有局灶性出血及囊性变。

ETT 是由一致的绒毛膜型中间滋养细胞组成，结节状或膨胀性生长，呈巢状或条索状或片块状排列，有不同程度的出血坏死或钙化；典型的病灶为滋养细胞岛被广泛坏死区及玻璃样基质围绕，呈"地图样"外观。肿瘤细胞呈圆形，单核，具有异型性，有透明的或者嗜酸性的胞质，清晰的细胞膜以及每高倍镜视野下 0~12 个核分裂象。肿瘤细胞可以替代子宫内膜的表层上皮及子宫颈内膜上皮，这是 ETT 特征性的改变。

从免疫组织化学染色上看，上皮来源的标记物呈阳性，如细胞角蛋白（AE1/AE3 和 CK18）、上皮膜抗原（epithelial membrane antigen,EMA)、上皮钙黏附蛋白（E-cadherin）及表皮生长因子（epidermal growth factor receptor,EGFR）；p63、细胞周期蛋白 E 及抑制素呈弥漫性阳性反应；滋养细胞标志物中，人胎盘催乳素（human placental lactogen,HPL）、人绒毛膜促性腺激素（human chorionic gonadotropin,hCG）和黑色素瘤黏附分子（Mel-CAM）以及胎盘碱性磷酸酶（placental alkaline phosphatase,PLAP）呈局部阳性；对 hCG、HPL、PLAP 和 Mel-CAM 呈局灶阳性反应。

六、鉴别诊断

（1）与 PSTT 鉴别：主要通过病理及免疫组织化学结果进行鉴别诊断。ETT 一般呈结节状或膨胀性生长，可围绕血管，但不侵犯血管；PSTT 主要在肌壁间浸润性生长。免疫组织化学染色 ETT 对 HPL 仅呈局灶阳性反应，而 PSTT 对 HPL 呈弥漫阳性反应。p63 在 ETT 呈弥漫性阳性反应，在 PSTT 中阴性，可用于区分 ETT 与 PSTT。

（2）与宫颈鳞状细胞癌鉴别：在组织学上，ETT 结节状增生伴有玻璃样变，而宫颈鳞癌表现为鳞状癌巢或伴有角化形成。在细胞学上，ETT 具有丰富的透明的或嗜酸性胞质；宫颈鳞癌表现为不同分化程度的鳞状细胞癌，可见细胞间桥。免疫组织化学染色，ETT 对 CK18 呈强阳性，对 hCG、HPL 呈局灶阳性反应；宫颈鳞癌对 CK18、hCG、HPL 及抑制素均呈阴性。p63 可区分 ETT 与 PSTT，而不能区分 ETT 与鳞状细胞癌，p16 用于鉴别宫颈鳞癌（阳性）和 ETT（阴性）。

（3）与上皮样平滑肌瘤鉴别：上皮样平滑肌瘤可以找到典型的平滑肌肿瘤的区域，有平滑肌标记的表达，而缺乏 HPL 及 hCG 的表达。

（4）与其他滋养细胞病变鉴别：对于绒毛膜型中间滋养细胞来源的病变，细胞周期蛋白 E 用于区别 ETT（阳性）和胎盘部位结节（阴性），Ki-67>10% 则考虑 ETT，Ki-67<10% 考虑胎盘部位结节或斑块。

在与绒癌鉴别时，进一步以 p40 进行区分，细胞滋养细胞 p63 和 p40 均阳性，ETT 中 p63 阳性而 p40 阴性。

七、治疗

与绒癌不同，ETT 对化疗不敏感，手术是主要的治疗手段，对于病变局限于子宫的 ETT，大部分患者可以通过子宫全切术达到完全缓解。对于 Ⅱ 期及晚期的 ETT，应采用手术联合术后化疗的治疗方案。对于复发的患者，如果可以手术切除复发病灶，仍然可以有效地改善。对于无法进行手术切除的 ETT 患者则可考虑补救性化疗方案。

（1）手术治疗：对于病变局限于子宫的 Ⅰ 期 ETT，子宫切除术是最主要的治疗方法。既往研究表明，Ⅰ 期 ETT 患者可以仅通过子宫切除术就达到治愈。有作者报道了 22 例 ETT Ⅰ 期患者仅接受了经腹子宫及双附件切除术 ± 盆

腔淋巴结清扫术或根治性子宫切除术，其中 21 例患者均获得完全缓解，仅 1 例患者带瘤生存。北京协和医院 2002—2017 年期间 8 例 Ⅰ 期 ETT 患者均接受了子宫切除术，其中有 5 例患者术后 β-hCG 水平异常而接受了辅助化疗，8 例患者均获得了完全缓解。尽管这些结果不能肯定辅助化疗在这些患者中的作用，但手术的作用是肯定的。关于卵巢是否保留，可根据患者年龄决定。由于该肿瘤并非激素依赖性疾病，卵巢转移的发生率也不高，所以不考虑常规切除卵巢。

对于 Ⅱ 期以上的 ETT 患者，手术切除转移病灶亦十分重要，手术及必要时结合化疗是其主要的治疗方法。Lei 等人报道了 1 例经胸腔镜下左下肺叶切除联合纵隔淋巴结清扫术治疗肺转移 ETT，术后随访 3 个月缓解。Kim 等人报道 1 例 42 岁盆腔包块伴腹痛的患者，开腹手术显示乙状结肠远端有瘘管穿孔并肠道多处结节，经 Hartmann 手术及切除肠道肿物及腹腔病变后病理诊断为 ETT，由于低水平的β-hCG 和影像学阴性结果，患者未接受辅助化疗，随访 9 个月无异常。Sobecky 等人报道的 5 例 ETT 患者，其中 4 例有肺转移，4 例均行子宫切除，3 例行肺转移病灶切除术，4 例患者接受 EMA/EP 化疗，所有患者随访无异常。

对于淋巴结是否切除目前仍有争议。现有文献报道的 11 例淋巴结切除的患者中，仅 2 例术后病理提示淋巴结转移。因此不推荐常规进行淋巴结切除术，但对于术前影像学或术中探查提示有盆腔淋巴结增大者，可以考虑行淋巴结清扫术。

对于 ETT 患者保留生育功能的相关数据很少。Tse 等人报道了 1 例 25 岁因急性腹痛行急诊开腹手术发现的子宫浆膜面从子宫底延伸至直肠子宫陷凹的囊性包块，切除包块后病理诊断为 ETT，患者未行子宫切除术及化疗，随诊期间一直无异常，并足月分娩两次。另有文献报道了 1 例子宫角病灶切除后诊断为 ETT 合并绒癌的患者，因合并肺转移，术后接受 6 个疗程的 EMA/EP 后达到完全缓解，随访 26 个月无异常。而在 Davis 报道的 2 例 ETT 病灶局限于子宫的患者均拒绝接受子宫切除术，2 例均复发。由此可见，ETT 保留生育功能治疗的安全性仍有待证实。考虑到 ETT 具有较强的侵袭行为和对化疗的不敏感性，目前不常规推荐保留生育功能的手术。

总之，手术是目前公认的 ETT 的有效治疗方法，子宫切除或子宫外转移病灶的切除可以明显提高患者的缓解率。

（2）化学治疗：虽然 ETT 对化疗不敏感，单靠化疗不足以治疗晚期、转移性或局部进展性疾病，但化疗在 ETT 患者的治疗中仍发挥着重要作用。虽然有文献报道对于 Ⅰ 期的 ETT 患者仅接受全子宫切除手术而不进行化疗就可以达到治愈，但是笔者医院的资料显示 8 例 Ⅰ 期 ETT 患者中 5 例 β-hCG 水平异常的患者接受了化疗，所有患者均获得了完全缓解，因此建议对于 Ⅰ 期 β-hCG 水平异常的患者术后也可以考虑化疗。对于 Ⅱ~Ⅳ 期患者，虽有部分报道手术彻底切除原发灶及转移病灶后未化疗而长期无疾病生存的病例，

但多数文献认为术后化疗对于转移病灶的治疗有帮助，可以考虑术后化疗。对于 ETT 患者术后复发或对于转移性难治性疾病，应采用多药化疗。由于 ETT 病例少，目前无明确的统一化疗方案，文献中报道的化疗方案包括 EMA-CO（放线菌素、VP-16、MTX、环磷酰胺、长春新碱）、EMA-EP（放线菌素、VP-16、MTX、顺铂）以及 FEAV（长春新碱、氟尿嘧啶、放线菌素、VP-16）、PEB（顺铂、博来霉素、VP-16）、ICE（异环磷酰胺、卡铂、VP-16）、TE/TP 等。Frijstein 等人总结的病例中接受 EMA/EP 化疗的 12 例患者中有 9 例患者无复发。笔者医院报道的 21 例 ETT 患者中有 18 例患者接受了多药化疗，其中 14 例（77.8%）达到了完全缓解。

（3）其他治疗：Ⅳ期或转移性 ETT 患者的治疗仍然是一个挑战。免疫检查点抑制剂的免疫治疗和抗血管生成的靶向治疗是近年来治疗肿瘤的新型治疗手段。Veras 等人的研究中发现 14 例 ETT 患者中有 8 例肿瘤中可检测到 PD-L1 水平。笔者医院的研究结果表明，11 例 ETT 肿瘤标本中 ETT 的肿瘤细胞中均表达 PD-L1，这表明阻断 PD-1/PD-L1 可能是 ETT 的潜在治疗靶点。Ghorani 和 Huang 报道了人源化抗 PD-1 单克隆抗体派姆单抗（pembrolizumab）治疗化疗耐药 ETT 的病例。Choi 等人报道了 1 例多次复发耐药伴阴道转移的Ⅳ期 ETT 患者，派姆单抗治疗 11 个疗程后 β-hCG 降至正常，截至文章发表时已经接受 4 个疗程的巩固治疗。而英国的 Charing Cross 医院报道的 1 例 ETT 合并 PSTT 的患者，在接受了子宫切除术和多药化疗后复发，因对化疗不敏感而接受了派姆单抗治疗 5 个疗程，4 个月后患者死于疾病进展。

此外，笔者的研究发现，ETT 肿瘤细胞和肿瘤浸润淋巴细胞中不仅表达 PD-L1，还表达 B7 家族的 PD-L2、B7-H3 和 VISTA，提示这些免疫检查点也可能成为转移性 ETT 免疫治疗的新靶点。笔者的研究还发现，11 例患者的病理组织标本中均检测到 CD105 的表达。Worley 等人报道了 1 例难治性绒毛膜癌的患者在接受抗 CD105 抗体（TRC105）和贝伐单抗治疗后，随访 28 个月，达到了完全缓解。因此，抗 CD105 单克隆抗体疗法也可能作为转移性或化学耐药性 ETT 的补救治疗。

八、预后及影响因素

关于 ETT 患者生存数据有限。文献中报道的 ETT 患者的死亡率（10.0%~24.2%）高于葡萄胎后 GTN（6.5%）和绒癌（13.4%）。Zhang 等人回顾了 62 例 ETT 患者的病例资料，随访时间 1~192 个月，复发率 30.6%，死亡率 24.2%。北京协和医院的资料结果显示，21 例 ETT 患者中有 4 例死亡，死亡率为 19.0%；另有 2 例 CR 患者分别在治疗后 1 个月和 3 个月复发，复发率为 11.8%。

由于 ETT 的罕见性，尚不清楚其预后因素，既往研究均认为其与 PSTT 相似。FIGO 评分系统在 PSTT 和 ETT 中不是预后指标，因为其与患者的临床结果无关。先前的研究表明，前次妊娠与 ETT 诊断之间的间隔 >4 年是不良预后的指标。然而笔者的数据多因素分析结果显示，Ⅳ期疾病是影响 ETT 患者复发率和死亡率的独立危险因素。

总之，ETT 是一种罕见的具有独特病理学特征的滋养细胞肿瘤，手术是最主要的治疗方式，对于转移或复发病灶，需手术结合多药联合化疗的个体化治疗，新兴的靶向治疗和免疫治疗可能为有效的补救治疗措施。

（杨隽钧　向　阳）

第十四节　辅助生育技术与滋养细胞疾病（肿瘤）

辅助生育技术（assisted reproductive technologies，ART）的发展为不孕不育夫妇带来了福音，但世界各地均有辅助生育技术后发生妊娠滋养细胞疾病和妇科肿瘤的报道。ART 术后会不会增加妊娠滋养细胞疾病和妇科肿瘤的发病率，目前报道不一。大多数学者报道 ART 并不增加妊娠滋养细胞疾病和妇科肿瘤的风险性，2004 年英国 Sheffield 医院统计 1991—2001 年该中心不孕治疗与妊娠滋养细胞疾病的关系后指出两者无关。2007 年 Huana 等也认为妊娠滋养细胞疾病不是体外受精（in vitro fertilization，IVF）技术所致，而是与其母体和性伴辅助怀孕后处在葡萄胎的危险之中有关。由于病例极为少见，至今为止尚无前瞻性的研究。

查阅国内外 1982—2019 年主要文献，发现至少有百余篇相关 ART 后妊娠滋养细胞疾病文献，但均为个案报告。20 世纪 90 年代起（尤其 90 年代后期）逐渐增多，近 10 年则相对较多，此与世界已有数百万试管婴儿相比，这仍是极小的比例，但此现象毕竟存在，对于研究妊娠滋养细胞疾病来说，"这是一个可研究的分支"，自然妊娠中滋养细胞可发生变异后形成各种不同的妊娠滋养细胞疾病（肿瘤），而通过促排卵、人工的精卵结合、通过损伤卵泡膜和/或培养、人工种植、人工制造内分泌环境等每一步骤，对卵泡发育、精卵结合后滋养细胞增生变化，或患者及其配偶精子或卵子异常，与妊娠滋养细胞疾病（肿瘤）的发生和发展到底有无关系等均应引起胚胎学、遗传学、生殖医学技术和妊娠滋养细胞疾病（肿瘤）工作者的重视。

有关 ART 后发生葡萄胎，Nickkho-Amiry 等于 2019 年报道 ART 后葡萄胎妊娠结果，主要收集 2000 年人类生育和胚胎管理局（human fertility and embryology，HFEA）和信息自由法（freedom of information act，FIA）收集的 1991—

2018年新鲜/冻胚移植后葡萄胎妊娠结果,同样询问多少患者患过葡萄胎后再有正常妊娠和多少例再次发生葡萄胎,以及治疗使用多少周期。结果显示此期间新鲜/冻胚分别有68和76例发生葡萄胎,新鲜精子ICSI葡萄胎发生率为1/4 302,新鲜精子IVF为1/4 333,以往有葡萄胎者ART复发葡萄胎的发生率比自然受孕者高。结论为:使用ICSI应防止三倍体葡萄胎妊娠,但回顾性资料除了ART外没有记录,应通过GTD中心继续仔细寻找相关记录资料。1991年从新鲜和冻胚移植周期中完全性和部分性葡萄胎数详见表9-20-24,自然受孕和ART葡萄胎妊娠比较见表9-20-25。

表9-20-24　1991年从新鲜和冻胚移植
周期中完全性和部分性葡萄胎数

治疗类型	妊娠	葡萄胎数(%)
新鲜ICSI	107 571	25~29(0.023~0.027)*
新鲜IVF	116 992	27(0.023)
新鲜IVF,ICSI	902	0(0)
冻融周期	46 334	16~20(0.035~0.043)*
IVM、PGS或分类不清	2 856	0(0)
总计	274 655	68~76(0.025~0.028)

注:*2015—2016年HFEA报告分类资料。

上述资料提示ART比自然受孕者葡萄胎发生率为高,冻融ART比非冻融ART又增高。

一、体外受精与妊娠滋养细胞疾病/肿瘤

1. 有关IVF后部分性葡萄胎与完全性葡萄胎　IVF后单纯发生部分性和完全性葡萄胎的报道,其均为单纯进行IVF后发生,也有移植冷冻胚胎后发生部分性葡萄胎的报道。南非Wiswedel报道行IVF后第1周期即妊娠,但未按常规进行随访,直至胚胎移植后4个月超声具有典型葡萄胎图像,后刮宫终止妊娠,同时获组织学证实。也有不少

IVF-ET后发生双胎妊娠(完全性葡萄胎与可存活胎儿)报道,这类病例胎儿易致宫内死亡,个别可获成活婴儿,但母体并发症也较多、较重,也有得知葡萄胎合并胎儿的双胎妊娠后而终止妊娠者。2009年墨西哥报道1例33岁因输卵管因素继发不孕者行IVF-ET后成功妊娠,早期超声发现为双胎,一囊为完全性葡萄胎,一囊为胎儿且胎盘前置,一直仔细随访、监护和使用宫缩抑制剂,最后于孕37周后行剖宫产和子宫切除,母婴安好。中国台湾报道46,XY女性性腺发育不良者,因接受赠卵后行IVF后发生三胞胎妊娠,合并葡萄胎和先兆子痫,孕中期超声发现隐匿性葡萄胎和2个胎儿,2个胎儿核型正常,整个孕期血清β-hCG随访,孕33周时出现先兆子痫、高血压和影响肾功能,剖宫产获存活双胎,为防恶变,双侧性腺预防性切除。胎盘病检为水肿绒毛,中心池形成,非极化,滋养细胞增生伴异型和坏死,符合完全性葡萄胎。性腺显示纹理状纤维组织,类似卵巢基质和门细胞,分娩期后hCG正常,该例证实延长孕期,并严密检测获2个成活胎儿。

Hsu等报道1例IVF单个卵母细胞种植后发现不同遗传型的完全性葡萄胎,胎盘和存活胎儿遗传体,使用短链重复DNA标记分析,发现葡萄胎组织是杂合的雄性遗传,胎盘与胎儿含有母体成分,但为不同的双亲遗传。可能机制为卵母细胞被双倍体精子受精,导致双雄性三倍体,未成熟的胞质变动,导致早期胞质分裂及精子染色体复制发展为杂合的完全性葡萄胎。一种可能是另一个被复制精子的染色体,在有性生殖中两极纺锤体被置换到卵母细胞,形成2个分裂体,各自形成胎儿和胎盘;另一种可能为卵母细胞被2个单倍体精子受精,之后被3极纺锤体构成。本例直接证实完全性葡萄胎直接从卵母细胞中含有母体遗传直接诱导而来。

Bates报道3例不孕者(2例原发不孕,1例继发不孕),年龄为25岁、33岁和48岁,均采用克罗米芬促排卵后行IVF发生葡萄胎,后均转为持续性滋养细胞肿瘤而进一步治疗,对照组也发生因不孕接受IVF治疗后均发生部分性葡萄胎。国内杭州等地也均有IVF-ET后发生葡萄胎的报道。

表9-20-25　自然受孕和ART葡萄胎妊娠比较

项目	英国人群中自然受孕	HFEA ART资料新鲜ICSI	HFEA的新鲜IVF	HFEA的冻融周期
发生率	1/700	1/3 709~1/4 302	1/4 333	1/2 317~1/2 896
危险因素				
年龄<15岁	增加20倍	无人口统计资料		
年龄>45岁	增加数百倍			
以前葡萄胎史				
以前有	1/80(1.25%)	1/6~1/29(3%~16%)	1/7~1/27(3%~14%)	
		以前葡萄胎妊娠者行ICSI再发最高风险为1/6,比自然妊娠者发生葡萄胎危险高		

Pal 等报道了 1 例因输卵管梗阻者行 2 次 IVF 发展为复发性妊娠滋养细胞疾病的病例,发现其三倍体胚胎发展为部分性葡萄胎,故提出采用 ICSI 技术,以最大限度减少三倍体的发生或采用赠卵方式均可作为减少部分性葡萄胎发生的可能。

2. 有关 IVF 后复发性妊娠滋养细胞疾病/肿瘤 Tanos 等报道不孕者行促排卵治疗无效,改用赠卵后做 IVF-ET 发生妊娠滋养细胞疾病,且日后复发为妊娠滋养细胞肿瘤,原先采用 MTX 治疗而获缓解,后试图再次做第 2 次 IVF,但诊断为复发性妊娠滋养细胞疾病,再使用 MTX 无效,遂改用二线化疗,采用 VP-16、MTX、Act.D、CTX 和 VCR 治疗,4 疗程后 β-hCG 降至正常,随访 26 个月无复发。作者认为在胚胎围种植期和采用赠卵做 IVF-ET 者具有妊娠滋养细胞疾病复发之风险。韩国也有 IVF-ET 后发展为非转移滋养细胞肿瘤的报道。

印度 2012 年 Rai 等报道家族复发性葡萄胎,1 个 29 岁妇女连续 5 次葡萄胎,第 4 次发展为低危持续性葡萄胎,WHO 评分 4 分,使用单药 MTX 治愈,2 年后发生第 5 次葡萄胎,夫妇双方核型均正常。其姐姐连续 7 次葡萄胎,前 4 次葡萄胎为她第 1 个丈夫,第 2 个丈夫婚后也有 3 次葡萄胎,此两姐妹均为自然的反复性葡萄胎,而无可存活有生命的受孕。此像似双亲起源,现尚无可能采用分子技术去发现这些葡萄胎的起源,他们建议采用捐助者的卵母细胞行 IVF,采用捐助者卵子,种植失败是由于子宫内膜异常的炎性反应,如 NLRPT 基因突变。如复发性葡萄胎是杂合子·雄性基因,适合采用 FISH 技术,ICSI/PGD。复发性葡萄胎的基因起源和处理如图 9-20-23 所示。

中国台湾报道 1 例 36 岁妇女,2013 年生产 1 个基因正常的孩子,2015 年患完全性葡萄胎,而 2016 年自然流产 1 次,2017 年行 ISCI,用 hMG、FSH、GnRH-α 控制卵巢过度刺激,孕 6 周超声证实妊娠和胎儿心跳,孕 12 周做绒毛取材,超声见正常胎盘合并部分性葡萄胎,孕 14 周时因 PM 治疗经基因分析,采用双亲外周血白细胞、葡萄胎胎盘组织、用特殊 X 和 Y 探针对未培养细胞做荧光原位杂交(FISH)试验分析,流式细胞技术行精子 DNA 测定,结果组织学发现典型的部分性葡萄胎图像,染色体证实是三倍体。最后证实胎儿性别为女性,DNA 为 X 染色体。丈夫精液为精子缺乏,精子形态学低于 2015 年 WHO 标准。流式细胞学检查发现单倍体和双倍体精子。

复发性葡萄胎的发生与精子、卵子表观遗传学,分子生物学,ART 技术因素有关,排除三倍体生殖细胞后可以做 ICSI,可考虑以后的治疗周期采用 PGD 技术以防止上述情况发生。

为避免复发性葡萄胎,可考虑如下措施:①行 ICSI 时应使用单一、成熟的卵母细胞,除去不成熟的卵母细胞。②应早期受精(授精后 15~18 小时,三倍体和二倍体胚胎在 40 小时后不易分清,因为受精早期男性合体闭合其核前比女性核前为大)。③种植前诊断其重要,因采用 Dual FISH 能发现 X 和 Y 特殊次序,一致的(同一的)三倍体在早胚胎期可发现 3 个性染色体。④早期子宫腔超声可发现典型葡萄胎图像。⑤行 CVS 或羊水穿刺确定染色体数目,核型分析是最后的步骤。

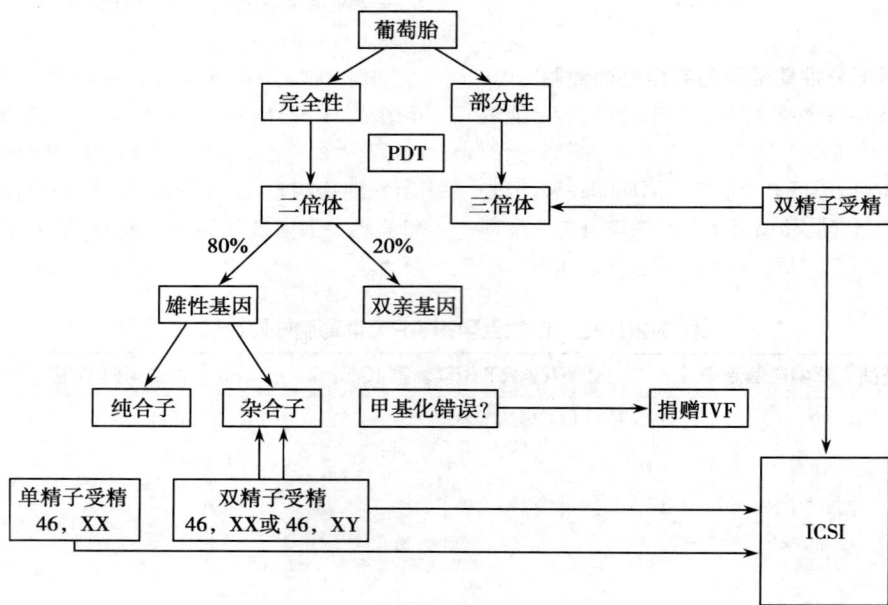

图 9-20-23 复发性葡萄胎的基因起源和处理
PDT:三倍体受精合子后;IVF:体外受精(试管内受精);ICSI:卵胞质内单精子注射。

NLRP7 基因与复发性妊娠滋养细胞疾病关系密切,已有不少报道,此与 IVF/ICSI 发生葡萄胎也有关。近来有报道个别家庭具有 *NLRP7* 和 *KHDC3L* 基因突变,双亲二倍体葡萄胎妊娠,这些基因获得印记和/或维持 DNA 甲基化有关。

有 *NLRP7* 突变基因者应劝告其取消有潜在风险的胚胎,或鼓励采用其他的处理方法,比如采用捐助者精子、卵子/胚胎的 IVF。

此外,P57KIP2 免疫组织化学技术能鉴别完全性葡萄胎和部分性葡萄胎。在完全性葡萄胎和绒毛间叶细胞中不表达,在绒毛滋养细胞岛和蜕膜中表达。而在部分性葡萄胎是正常表达,另一指标——PHL-DA2 是另外一种母源性印迹基因,在部分性葡萄胎中存在,但在完全性葡萄胎中无表达,也可协助诊断和鉴别。

3. 有关 IVF 后胎盘部位滋养细胞肿瘤 胎盘部位滋养细胞肿瘤(PSTT)是妊娠新生物中罕见的一种形式,国外文献记载中少于 200 例(实际 PSTT 数远不止 200 例,我国即有大量病例,只是未以外文形式报道而已)。有学者报道 1 例 IVF 后 PSTT 的患者,患者 32 岁,21 岁特发性卵巢功能早衰,使用激素替代治疗(HRT),无其他异常病史,无家族 GTD 史,2003 年行 IVF 治疗,卵母细胞由其妹妹捐赠,精子采用其丈夫的,第 1 周期即成功妊娠,2004 年 6 月出生一健康女婴,半年后出现左髂部疼痛,自尿测妊娠试验阳性,后测 β-hCG 190~260IU/L,子宫发现 2cm 包块行诊刮术,病理标本诊断符合 PSTT,后转入英国 Charing Cross 医院。2005 年 1 月 β-hCG 111IU/L,子宫超声具有 3cm 低回声,腹部及肺部 CT 均阴性,盆腔 MRI 无子宫扩散证据,后行子宫和双附件切除,病理证实为 PSTT。术后 β-hCG 正常,子宫切除标本显示肿瘤细胞已邻近浆膜面。术后采用辅助化疗,Taxol/Etoposide 与 Taxol/Platinnum 每 2 周 1 次,Paclitaxol 90mg/m², Cisplatin 60mg/m², 每 14 天交换使用 Paditaxol 90mg/m², Etoposide 90mg/m², Cisplatin 60mg/m²,化疗共 8 周,随访 6 个月 β-hCG 正常,影像学复查均阴性,之后其妹妹卵母细胞与其丈夫精子受精成功妊娠后,同样导致了 PSTT。

IVF 后形成滋养细胞疾病已有记载,患者距前次妊娠 >12 个月,较低的 hCG 值,B 超子宫有低血流,病理活检证实为 PSTT,预后好。所有生殖年龄妇女,有不规则阴道流血,hCG 升高或有恶性播散,应考虑为妊娠滋养细胞疾病可能。

也有报道行 IVF-ET 后 11 个月先诊断阴道息肉,之后出现闭经,经阴道息肉和刮宫标本病理检查诊断为 PSTT,之后子宫切除证实,此例最初转移发生于阴道。

4. 有关 IVF 后绒癌 1995 年的文献中首先报道 IVF-ET 后发生绒癌,以色列 Hebrew 大学医学院也报道 1 例行 2 次 IVF-ET 后发生妊娠滋养细胞肿瘤(绒癌),采用 MTX 和 EMA-CO 方案治愈。我国上海也有发生绒癌病例。

1989 年 Flam 等报道 1 例拟做 IVF-ET 者,在使用克罗米芬和绝经后绒毛膜促性腺激素后发生输卵管绒癌,后采用保守治疗,推测与使用超促排卵有关,进而刺激和诱导肿瘤的发生。

关于 ART 中使用促排卵药是否为持续滋养细胞肿瘤的高危因素时提到促排卵药与肿瘤发生有关,另与多次妊娠发生妊娠滋养细胞疾病的风险增高也有关。

5. 有关 IVF 后卵巢葡萄胎 一位 32 岁原发不孕妇女接受 IVF 治疗,4 周后超声检查中腹右侧髂窝发现包块,紧贴右侧卵巢,β-hCG 33 492IU/L,腹腔镜见右卵巢增大疑为右卵巢妊娠给予切除,组织学证实卵巢异位妊娠,但具有增大绒毛和不典型滋养细胞,证实有滋养细胞增生,高度疑为葡萄胎妊娠。后行免疫组织化学 P57 和 DNA 倍体检测除外葡萄胎妊娠。本例是疑似异位妊娠葡萄胎,在临床和组织病理学肯定诊断有困难。

该患者长期随访 β-hCG 逐渐下降至正常。绒毛间质组织和细胞滋养细胞 P53(+),经 3 位病理专家会诊除外完全性葡萄胎,但不能除外绒毛水肿流产和部分性葡萄胎,DNA 倍体荧光分析发现三倍体成分。根据形态学、免疫组织化学和细胞基因特征提示为非葡萄胎水肿异位妊娠。典型诊断依靠病理标本,但组织学评估葡萄胎妊娠在异位妊娠中有困难,如在异位妊娠中滋养细胞增殖程度比子宫内受孕更为困难。这类病例免疫组织化学 P57 和倍体分析有助于确诊。对此应注意如下要点:

(1)卵巢异位妊娠罕见发生,卵巢葡萄胎妊娠更是罕见。

(2)临床和手术诊断常困难,手术标本组织学检查是诊断金标准。

(3)形态学常不足以肯定组织学诊断,常需辅助技术协助。

(4)当有疑问时,应对组织学标本进行再次寻觅检查。

(5)推荐需行多种严格的相关检查和随访。

捷克报道 1 例 IVF-ET 后卵巢种植(妊娠),胚胎移植后 35 天,腹腔镜发现卵巢上有孕囊,像一个血性囊肿,直径 2cm,具有胚胎和卵黄囊,有典型的绒毛水泡样增殖的葡萄胎,提示早期葡萄胎伴滋养细胞增生。

二、卵胞质内单精子注射与 GTD/GTT

ICSI 作为第二代试管婴儿,主要针对男方少精症、弱精症等解决男性不育的主要治疗方法,在 ART 中使用较广泛,ICSI 操作是将 1 个选择过的精子注入卵子,防止发生部分性葡萄胎,故 ICSI 被提议作为有过 2 次或者多次部分性葡萄胎者减少复发的措施。但因 ISCI 治疗后发生的 GTD/GTT 的报道近年已不少见,其中发生葡萄胎和胎儿共存的报道不少。2000 年之后逐渐增多。ICSI 后完全性葡萄胎临床有报道,而 ICSI 后部分性葡萄胎最早在 2002 年由 Wood 等报道,也是 ICSI 和冻融胚胎联合治疗后部分性葡萄胎的首次报道。Petignat 等报道因丈夫少精症行 ICSI 获葡萄胎和正常胚胎为双胎妊娠,从 1 个受精的卵母细胞中获得 2 个分裂期胚胎(4 个 1~2 级的卵裂球)含有双原核和单原核。孕 15 周发生严重先兆子痫而终止妊娠,组织病理学检查和 DNA 倍体分析考虑为双胎(完全性葡萄胎和正常妊娠),其结论单原核是葡萄胎起源,此例主要是移植了单原核胚胎而导致的葡萄胎。Dalmia 等报道 1 例 ICSI 后三倍体妊娠,羊水穿刺检查核型为 69,XXY 后终止妊娠,该例提示 2 个雄性三倍体被双倍体精子受精。2004 年 Ulug 报道 ICSI 移植单个冷冻胚胎后发生部分性葡萄胎,此病例因丈夫少精症仅单个精子进入卵质后发生部分性葡萄胎。

Hamanous 等报道 ICSI 后双胎妊娠(完全性葡萄胎和早产可存活的正常婴儿),该例因丈夫少精症与 3 个卵行 ICSI,证实 2 个胚胎为双原核移植至子宫,孕 7 周时确诊为葡萄胎与胎儿共存,孕 33 周因早产终止妊娠,为双绒毛膜妊娠,含有 1 个正常胎儿和胎盘在一个绒毛膜,另一个绒毛膜为完全性葡萄胎。细胞分子分析说明 ICSI 能避免由于多个精子受精引起的部分性葡萄胎,但不能避免危险性甚低的完全性葡萄胎(性伴双倍体)。

2008 年日本 Yamade 等报道睾丸取精后 ICSI,获双绒毛膜双羊膜双胎(完全性葡萄胎和胎儿共存)。标准的 IVF 易引起多精子受精,增加三倍体部分性葡萄胎和完全性葡萄胎,易引起双精子受精,而 ICSI 能避免多个精子受精。日本也有报道 1 例葡萄胎组织用显微附染色体(染色纤丝与染色体连接之小圆体)分析显示双亲单倍体染色体组复制之后与 1 个不活动的卵母细胞单精子受精或 1 个不活动的卵母细胞与 1 个具有双倍体精子受精。患者希望继续妊娠,葡萄胎成分急速增长,15 周后因先兆子痫终止妊娠,因持续性滋养细胞疾病进行手术和化疗。

Vanderven 等报道辅助生育技术后 8%~10% 发生部分性葡萄胎,包括 ICSI。也有 ICSI 后、部分性葡萄胎之后整倍体存活儿出生和自然完全性葡萄胎发生者。

三、配子输卵管内移植(GIFT)与 GTD

1992 年 Van de GeIjn 等报道配子输卵管内移植("礼物婴儿")后发生 1 例葡萄胎和胎儿共存的双胎妊娠。此外,也有葡萄胎合并多胎妊娠的报道。

1998 年 Shozu 等报道 1 例 GIFT 后的三胞胎妊娠之一为完全性葡萄胎,每个胚胎均行基因检查,发现葡萄胎为雄性起源和可能是单精子起源,妊娠是双合子和三合子。DNA 多形核白细胞分析是葡萄胎合并可存活胎儿。

但现在配子输卵管内移植已基本弃用。

四、促排卵与 GTD

促排卵药物与癌症发生风险相关,此可能与外源性激素导致内源性激素分泌水平改变有关,促排卵药物长期安全性问题早已引起关注。世界范围内每年百万余人因不孕在 ART 中用到促排卵药,也有因治疗疾病(如多囊卵巢综合征者使用),所以明确促排卵药物与肿瘤发生之间的关系显得十分重要。

有关促排卵药物与妇科肿瘤的报道也逐渐增多,如促排卵药物与卵巢恶性肿瘤、卵巢交界性肿瘤、乳腺癌、子宫内膜癌、甲状腺癌、结肠癌、非霍奇金淋巴瘤、滋养细胞疾病/肿瘤等报道日见增多,但应研究其机制;应长期随访克罗米芬、促性腺激素类药物(FSH、LH)、人绒毛膜促性腺激素(hCG)、ART 技术和操作中的问题以及精子、卵子遗传学问题等。

ART 后 GTD/GTT 发生的可能因素:

1. 年龄因素 年龄增长,卵巢储备功能下降,卵子质量下降,能量异常,胞质老化细胞器异常增加(线粒体、皮质颗粒减少),胞核老化,纺锤体异常,非整倍体增加。

2. 男性因素 少、弱、畸形精子症,精子 DNA 损伤,睾丸,副睾取精,染色体异常,通过干扰分子表达、信号转导、表观遗传修饰等而影响受精、配子的生成和胚胎发育。

3. 药物因素 促排卵药——克罗米芬,hMG——促卵泡过多,影响卵子质量,黄体支持药的影响,高性激素状态(E/P/Gn),先前使用抗癌药对染色体的影响等。

4. 技术操作因素 培养基、pH、渗透压、电磁波、温度等,体外培养对滋养细胞影响较大,ICSI、透明带打孔、物理、化学损伤、外源性等。

ART 人为的引入非生理性操作,且均是在生命形成的关键时期,此时精、卵和胚胎早期发育阶段容易受到外界因素影响,对生殖过程进行非自然的干预可对配子和胚胎发育也造成影响,并在胚胎发育和细胞增殖过程中稳定传递,从而影响子代,乃至再下一代的健康。实际 ART 的各个操作步骤均可能引发子代健康或间接影响母体:

(1)IVF 和 ICSI 男性子代都出现生精基因(AIF)的突变(微缺失)。

(2)ART 可影响到基因、蛋白表达等多个方面,从而影响子代表型。

(3)动物的 ART,胚胎体外培养容易致巨型后代综合征(large offspring syndrome,LOS),与人类基因印记缺陷导致的贝-维综合征(Beckwith-Wiedemann syndrome,BWS)表现相似。

(4)ICSI 操作可能对 DNA 表现遗传修饰产生干扰。

(5)促排卵对卵子发育生长过程中的印记获得和胚胎发育过程的印记重构有影响。

(6)促排卵和穿刺取卵可影响卵巢的激素分泌及卵巢结构改变。

（7）精子和胚胎暴露于体外，冻存操作可能改变其原始结构及增加遗传风险。

（8）ICSI 技术跨越自然选择过程，有将精子的缺陷遗传给子代的危险。

（9）精卵结合后滋养细胞的增殖变化等易致妊娠滋养细胞相关疾病的发生。

（10）卵巢反复排卵，经历创伤与诱导卵巢肿瘤发生。

（11）促排卵和人绒毛膜促性腺激素对子宫及激素依赖性疾病/肿瘤的危险。

（12）近来有报道个别家庭具有 NLRP7 和 KHDC3L 基因突变，双亲二倍体葡萄胎妊娠，这些基因获得印记和/或维持 DNA 甲基化有关。

综上所述，ART 对子代、母体、子代的子代的安全性问题已引起基础研究和临床的重视，涉及妇产科、男性科、胚胎学、遗传、新生儿、儿科、生殖医学、药理、流行病学、循证医学、转化医学等学科，须共同关注，为母婴健康做不懈的研究和探讨，以提高人口素质，保护妇女和母婴健康。

（石一复　李娟清）

第十五节　滋养细胞肿瘤保留生育功能的治疗

妊娠滋养细胞肿瘤包括侵蚀性葡萄胎、绒毛膜癌和胎盘部位滋养细胞肿瘤、上皮样滋养细胞肿瘤等，并以前两者多见。在化学药物用于临床治疗前，妊娠滋养细胞肿瘤患者的死亡率极高，尤以绒毛膜癌为甚，凡有转移者几乎全部在短期内死亡，死亡率高达 90%，是严重威胁妇女生命的恶性肿瘤之一。随着有效化疗药物的应用，患者的治疗效果有了明显改善，治愈率达到 90% 以上。随着生物医学模式向社会心理医学模式的转变，临床医师和患者逐渐意识到肿瘤治疗的远期影响，如：生育能力的丧失将会对肿瘤患者产生一些负面的冲击，从而严重影响患者的生活质量，甚至影响对后续治疗的配合。妊娠滋养细胞肿瘤多发生于 35 岁以下的生育年龄妇女，患者通常都有生育要求，因此，在治疗疾病的同时还应注重保留患者的生育功能，这已成为临床医师面临的新挑战。在为妊娠滋养细胞肿瘤患者制订治疗方案时，应选择对生育力影响最小的方案。只要治疗适当，绝大多数患者可以获得长期缓解，多数可以保留生育功能。

妊娠滋养细胞肿瘤的治疗有其特殊性，化疗是其首选。对于诊断为妊娠滋养细胞肿瘤的患者，均可首选保留生育功能的治疗方案进行治疗。由于化学治疗的远期副作用有第二肿瘤的发生率、绝经年龄提前的风险稍有增加，因此，对这些患者长期严密随诊是很有必要的。一项来自加拿大的关于化疗所致的绝经（41 例）和自然绝经妇女（57 例）的前瞻性对照研究发现：化疗导致绝经的妇女发生中、重度潮热的症状（51%）比自然绝经的妇女（19%）多（P=0.003）。在初次评估中，病例组有疲劳症状的明显多于对照组（P=0.04），而在二次评估中差异不大，生活质量在两组之间没有显著差异。

另外，在开始化疗前必须告知患者：化疗的毒副作用、化疗有导致卵巢功能障碍或卵巢功能早衰的潜在风险，如果治疗过程中有化疗耐药的迹象，仍然有切除子宫的可能，一般无需切除卵巢，除非卵巢有转移。同时，在接受化疗前最好请生殖内分泌科医师会诊，以较好地评估其化疗前的基础生育力。

一、保留生育功能的治疗方案

（一）全身静脉化疗

妊娠滋养细胞肿瘤的治疗以化疗为主，尤其是侵蚀性葡萄胎和绒毛膜癌通常对化疗较为敏感，而 ITT 被认为是一种化疗耐药的疾病，治疗方法首选子宫切除术或局部病灶切除术，然而，对于强烈要求保留生育功能的患者，联合化疗在适当选择的病例中也是可行的治疗方法。常用于初治、低危患者的一线化疗方案有放线菌素 D（actinomycin D）或甲氨蝶呤（methotrexate，MTX）单药化疗，初治的高危患者可以选用长春新碱+氟尿嘧啶+放线菌素 D，对于耐药或复发的患者，则可选择多药联合方案，如：长春新碱+氟尿嘧啶+放线菌素 D+依托泊苷（etoposide，VP-16）、EMA/CO（依托泊苷+甲氨蝶呤+放线菌素 D/长春新碱+环磷酰胺）或 EMA/EP（依托泊苷+甲氨蝶呤+放线菌素-D/依托泊苷+顺铂）。

不同的化疗药物对于卵巢功能的损害程度不同。大量证据表明，烷化剂（特别是环磷酰胺）对于卵巢功能的损害较大。相比之下，广泛用于 GTN 的抗代谢药物对于卵巢的毒性则较小。临床工作中可以看到，使用单药化疗或 FAV（长春新碱+氟尿嘧啶+放线菌素 D）方案的患者，很少出现闭经，而使用 EMA/CO 方案者，在使用后出现闭经者则较多。值得注意的是，治疗 GTN 的另一个常用药物依托泊苷对于卵巢的损害也较大。Bi X 等的研究发现，使用含依托泊苷方案患者的抗米勒管激素（anti-müllerian hormone，AMH）下降幅度高于使用不含依托泊苷方案的患者，这种影响与依托泊苷的总剂量呈正相关，联合化疗对于卵巢功能的损害重于单药化疗。北京协和医院报道了 207 例 FIGO 评分 >5 分的 GTN 患者接受了 FAEV 作为一线化疗，61 名保留生育能力的患者希望怀孕，其中 56 名怀孕。Gadducci 等报道，虽然 95% 以上的 GTN 患者会在化疗后恢复月经，但与未经化疗的人群相比,化疗患者的平均绝经年龄提前了3年。基于以上因素,对于有生育要求的年轻患者,在满足治疗需求的情况下,尽量避免选择含有环磷酰胺、依托泊苷的方案是比较好的决策。

上述化疗方案的具体用法及注意事项如下:

1. 低危 GTN 一线单药化疗方案

(1)甲氨蝶呤单药 8 天方案:甲氨蝶呤 1.0~2.0mg/kg 加入 0.9% 氯化钠液 4ml 中肌内注射(第 1,3,5,7 天使用);甲氨蝶呤给药后 24 小时给予四氢叶酸 1/10MTX 量加入 0.9% 氯化钠液 4ml 中肌内注射(第 2,4,6,8 天使用)。8 天为 1 个疗程,每 2 周重复 1 次。

(2)甲氨蝶呤单药 5 天方案:甲氨蝶呤 0.4mg/kg(最大剂量 25mg)静脉注射或肌内注射,共 5 天。5 天为 1 个疗程,每 2 周重复 1 次。

(3)放线菌素 D 单药脉冲方案:放线菌素-D 1.25mg/m² 加入 5% 葡萄糖注射液 250ml 静脉滴注,1 天为 1 个疗程,每 2 周重复 1 次。

(4)放线菌素 D 5 天方案:放线菌素 D 0.5mg 加入 5% 葡萄糖注射液 200ml 静脉滴注,5 天为 1 个疗程,每 2 周重复 1 次。

2. 高危 GTN 化疗方案

(1)EMA/CO(依托泊苷+甲氨蝶呤+放线菌素 D/长春新碱+环磷酰胺)方案

第 1 天:依托泊苷 100mg/m² 加入 0.9% 氯化钠液 500ml 中,静脉滴注(至少 30 分钟滴完);放线菌素 D 500µg 加入 5% 葡萄糖注射液 250ml 中,静脉滴注(1 小时滴完);甲氨蝶呤 100mg/m² 加入 0.9% 氯化钠液 30ml 静脉推注;甲氨蝶呤 200mg/m² 加入 0.9% 氯化钠液 1000ml 中静脉滴注(共 12 小时滴完)。每日补液总量 2 500~3 000ml,尿量应 >2 500ml/d,不足者应补液,化疗当日碳酸氢钠碱化尿液,使尿 pH>6.5。

第 2 天:依托泊苷 100mg/m² 加入 0.9% 氯化钠液 500ml 中,静脉滴注(至少 30 分钟滴完);放线菌素-D 500µg 加入 5% 葡萄糖注射液 250ml 中,静脉滴注(1 小时滴完);四氢叶酸 15mg 加入 0.9% 氯化钠液 4ml 中肌内注射,每 12 小时 1 次(从静脉给药甲氨蝶呤 24 小时后开始,共 4 次)。

第 8 天:长春新碱(vincristine,VCR)1mg/m²(最大剂量 2mg)加入 0.9% 氯化钠液 30ml 中,化疗前 3 小时静脉推注;环磷酰胺 600mg/m² 加入 0.9% 氯化钠液 500ml 中,静脉滴注(2 小时滴完)。

第 15 天:重复下一疗程的第 1 天。

(2)长春新碱+氟尿嘧啶+放线菌素 D 方案(FAV):长春新碱 2mg 加入 0.9% 氯化钠液 30ml 中,第 1 天化疗前 3 小时静脉推注(仅用 1 天);氟尿嘧啶 24~26mg/(kg·d)加入 5% 葡萄糖注射液 500ml 中,静脉滴注(8 小时均速滴注);放线菌素 D 4~6µg/(kg·d)加入 5% 葡萄糖注射液 200ml 中,静脉滴注(1 小时滴完)。6 天为 1 个疗程,间隔 17~21 天。

(3)长春新碱+氟尿嘧啶+放线菌素 D+依托泊苷(FAEV)方案:长春新碱 2mg 加入 0.9% 氯化钠液 30ml 中,第 1 天化疗前 3 小时静脉推注(仅用 1 天);依托泊苷 100mg/(m²·d)加入 0.9% 氯化钠液 500ml 中,静脉滴注(1 小时滴完);放线菌素 D 200µg/(m²·d)加入 5% 葡萄糖注射液 250ml 中,静脉滴注(1 小时滴完);氟尿嘧啶 800~900mg/(m²·d)加入 5% 葡萄糖注射液 500ml 中,静脉滴注(8 小时均速滴注)。5 天为 1 个疗程,间隔 17~21 天。

(4)依托泊苷+甲氨蝶呤+放线菌素 D/依托泊苷+顺铂(EMA/EP)方案:

第 1 天:同 EMA/CO 方案中的第 1 天。

第 2 天:四氢叶酸 15mg 加入 0.9% 氯化钠液 4ml 中,肌内注射,每 12 小时 1 次(从静脉推注甲氨蝶呤 24 小时后开始,共 4 次)。

第 8 天:依托泊苷 150mg/m² 加入 0.9% 氯化钠液 500ml 中,静脉滴注(1 小时滴完);顺铂 75mg/m² 加入 0.9% 氯化钠 500ml 中,静脉滴注(1 小时滴完)。用顺铂后补液:5% 葡萄糖 1 000~1 500ml,胶体液 500ml,15% 氯化钾 20ml,呋塞米 20mg。保持尿量 >2 500ml/d。

第 15 天:重复下一疗程的第 1 天。

(5)其他方案二线或补救方案包括:TP/TE(紫杉醇+顺铂/紫杉醇+依托泊苷)方案、MBE(甲氨蝶呤+博来霉素+依托泊苷)方案、VIP 或 ICE(依托泊苷+异环磷酰胺+顺铂或卡铂)方案、BEP(博来霉素+依托泊苷+顺铂)方案、FA(5-氟尿嘧啶+放线菌素 D)方案等。北京妇产医院采用 BEP 方案作为一线方案治疗了 66 例 GTN 患者,其中有生育要求的患者中,活产率为 100%(10/10),表明 BEP 方案对患者的生育力影响不大。

(二)动脉栓塞/动脉插管化疗

由于妊娠滋养细胞肿瘤具有亲血管性,可能合并或继发子宫动静脉畸形(如:子宫动静脉瘘)而发生突发、致命性的大出血,笔者不推荐行清宫术控制出血,因为清宫术可能反而会加重出血,尤其对于出血严重并且超声检查见血流丰富的患者。传统的治疗方法主要是急诊行子宫全切术或子宫动脉结扎,都可以有效地控制大出血,挽救患者的生命。然而,上述方法并非处理大出血最理想的方法,因为有手术和麻醉双重风险。另外,因为肿瘤的亲血管性和肿瘤组织的质地较脆,使得手术止血有时较为困难,子宫动脉结扎并不总是能够成功,大约有 10% 以上的患者无法通过子宫动脉结扎控制盆腔大出血;而行子宫全切术后患者则永久性丧失了其生育功能。

近 40 年来,放射介入技术的发展带动了选择性血管造影和经导管栓塞技术的进步。通过介入治疗对盆腔肿瘤主要供血血管进行选择性栓塞在临床上已逐渐得到普及,它相对于其他治疗方法而言侵袭性较小,既避免了手术,又避免了生育力的丧失,患者可以在有意识的镇静状态下接受治疗,而无需特殊麻醉。Tse KY 等回顾性分析了 19 年（1986—2005 年）因妊娠滋养细胞疾病发生大出血需要急诊处理的病例共 17 例,其中 10 例阴道大出血,7 例腹腔内大出血。11 例患者接受了开腹全子宫切除（或加双附件切除）,2 例子宫动脉结扎,3 例接受了动脉栓塞治疗,1 例为阴道转移结节出血行阴道缝合止血。15 例患者术后均接受了化疗,除了 1 例患者死于术后并发症外,其他患者均存活。可见,妊娠滋养细胞肿瘤患者的大出血比较罕见,处理的方法包括:子宫切除、子宫动脉结扎和动脉栓塞,如果经验丰富,双侧子宫动脉栓塞非常适用于治疗生命体征平稳并要求保留生育功能的大出血患者。

子宫动脉栓塞具有手术时间短、创伤小、恢复快、止血效果肯定等优点。可供选择的栓塞剂主要有明胶海绵、钢丝圈或聚乙烯醇等。明胶海绵是一种中效栓塞剂,具有取材方便、无抗原性、无毒性、使用方便、易栓塞等特点。不锈钢圈是长效栓塞剂,适用于栓塞较大的动静脉瘘和动脉瘤。研究表明,选择性子宫动脉栓塞术对患者的月经及妊娠均无明显不良影响,是治疗子宫大出血安全、有效的保守治疗方法。

自 20 世纪 80 年代以来,北京协和医院不仅将血管造影栓塞技术应用于妊娠滋养细胞肿瘤大出血的治疗,同时还开展了动脉插管化疗,其突出的优点在于降低了化疗药物的总剂量,而肿瘤局部的药物浓度较高,既提高了疗效,又降低了化疗毒副反应的程度和发生率,甚至肝转移的患者都可以通过肝动脉插管化疗获得完全缓解。因此,只要影像学检查提示有子宫内血供丰富的病灶存在,或提示有肝转移,均为动脉插管化疗的适应证。常用于妊娠滋养细胞肿瘤动脉插管化疗的药物有甲氨蝶呤和氟尿嘧啶（5-FU）/氟脱氧尿苷（floxuridine,FUDR）,动脉插管灌注化疗可以分为三种形式。①一次性动脉灌注化疗法:主要适用于肺转移瘤的支气管动脉灌注化疗;②持续动脉灌注化疗:适用于盆腔及肝转移患者,可以有效提高时间依从性药物的疗效;③皮下植入贮液盒:对技术要求较高,但对患者的日常生活影响较小。一次性灌注后仅需局部加压包扎 24 小时即可,持续动脉灌注化疗需要保留动脉插管数天,因此下肢需要持续制动,术后需要观察双侧足背动脉搏动、臀部皮肤颜色及温度等,以便及时发现插管移位、药物外渗而造成的不良后果。

（三）保守性手术治疗

1. 择期手术　保留生育功能的术式是子宫局部肿瘤病灶切除+子宫重建术,它极大地减少了对子宫解剖上的破坏,从而保留了患者的生育功能。在接受了一定疗程的化疗后,患者的血清 β-hCG 水平持续在正常值的上限以上,并且排除了假阳性的可能,CT 或 B 超等影像学检查提示仍有局限性病灶存在,则应考虑手术治疗。以往的处理方式都是切除子宫,但是对于尚未完成生育计划的家庭而言,这是很难接受的事实。有报道对于低危患者采用病灶切除加子宫修补的方法保留患者的生育功能。

在行保守性手术治疗前,一定要有经阴道超声检查、磁共振成像（MRI）或正电子发射断层照相（positron emission tomography,PET）等影像学检查,以明确病灶的部位和范围,PET 对于发现子宫肌层内的持续性病灶很有意义。术中应仔细探查盆腹腔脏器,再次确定病灶的部位、范围、数目,以明确手术范围,确定为局限性病灶,方可施行保守性手术,切不可一味强调保留生育功能而忽视了对疾病治疗的彻底性。此外,切口要充分,操作轻柔,避免对病灶的挤压,锐性解剖。切除病灶时应包括肿瘤及其周边组织 0.5~1cm,其后在子宫肌层多点注入 5-FU 或 MTX,缝合时勿留死腔。手术以一期缝合（对合缝合或"8"字缝合）为宜,以避免二次手术导致剩余的子宫过小,再次妊娠时易于发生流产或早产,不足以完成生育功能。另外,在诸多成功手术案例外,也有保留生育功能手术术中因大出血而切除子宫的报道。除肿瘤本身的侵袭性原因外,更需强调慎重选择手术时机,术前充分评估,避免因预判不足导致患者丧失生育功能,并应在术前向患者交代相应风险。

应当强调的是:化疗应与手术同时进行,术前、术中、术后均需结合化疗,一般手术选择在化疗疗程的中间日进行,使体内保持一定浓度的化疗药,以防术中、术后瘤细胞播散和转移,而且术中即使有瘤细胞扩散也可得到控制。术前 1~2 天常规行全身静脉化疗,术后第 1 天应继续化疗,完成疗程。治疗到 hCG 恢复正常后,仍需巩固 2~4 个疗程。缺点是化疗药物阻碍纤维组织的生长,导致伤口延期愈合,拆线过早有可能发生伤口裂开,故需将拆线时间延迟到术后 11 天或该疗程化疗结束后,术后还需要进行影像学检查并监测血清 β-hCG。

2. 急诊手术　妊娠滋养细胞肿瘤具有很强的侵袭性,快速生长和肌层的侵袭可以继发子宫穿孔或子宫破裂,常可导致致命性的腹腔大出血、休克,此时往往需要急诊手术。这些患者往往在术前尚未接受过化疗,肿瘤体积较大,若追求切净肿瘤则可能导致残余的子宫容积过小,无法再完成生育。因此对于子宫肿瘤较大而破裂口相对较小者,在行急诊手术时,可切除部分肿瘤组织送冰冻病理检查,如病理类型为对化疗较为敏感的侵蚀性葡萄胎或绒毛膜癌,可以不必强调一次切除全部肿瘤,尤其是从未接受过化疗的初治患者,单针或"8"字缝合,以达到止血目的,术后再辅以强有力的化疗,亦有治疗成功的报道。但如果病理类型为对化疗不甚敏感的中间型滋养细胞肿瘤,则不建议行此术式。该术式仅以止血为主要目的,化疗后仍有二次手术切除子宫的可能。因此,该术式仅作为在治疗 GTN 子宫破裂、有强烈保留生育功能愿望的患者中一个备选方案,术后应立即开始全身化疗。

3. 手术适应证　有研究表明,对于 40 岁及以上的葡萄胎患者,子宫全切术与清宫术相比是一种更好的治疗方法,除非仍然需要保留生育能力。可见保留生育功能应当严格掌握适应证。根据笔者医院资料总结的妊娠滋养细胞肿瘤患者行保守性手术的适应证如下:经过多疗程的化疗后,子宫内仍存在1~2个病灶,血β-hCG水平达到正常或者接近正常,子宫外病灶少或无,患者无法再耐受多疗程化疗,并要求保留生育功能者,可行子宫内病灶剔除术;另外,对于妊娠滋养细胞肿瘤引起的子宫穿孔,则可行修补术。保守性手术切除病灶、保留子宫是可能的,并且也是可以获得临床缓解的。术后应严格避孕1年以上,妊娠期要按照高危妊娠处理,分娩后应对胎盘做病理检查,β-hCG水平应监测至产后6个月。

(四)其他治疗

妊娠滋养细胞肿瘤患者常常合并子宫出血,尤其是清宫术后的患者,通常的解决方法是行子宫切除术或子宫动脉结扎/栓塞。Kolomeyevskaya NV等报道在清宫术后通过子宫腔内插入双腔导尿管(Folley尿管)压迫止血,从而保留患者的生育功能。可见,子宫腔内双腔导尿管的放置可以控制子宫出血,并保留年轻患者的生育功能,它的使用还可以避免各种侵袭性操作,例如:子宫切除术和动脉栓塞等。

另外,对于侵蚀到子宫肌层的病灶,全身化疗效果不佳时,可以选择经阴道超声引导下局部注射MTX(50mg),此后常常可以观察到β-hCG水平的下降和肿块的缩小。

(五)特殊类型GTN保留生育功能治疗

中间型滋养细胞肿瘤包括胎盘部位滋养细胞肿瘤(PSTT)和上皮样滋养细胞肿瘤(ETT),这类肿瘤对化疗不敏感,手术切除子宫为主要治疗手段。近年来有研究提出对PSTT保留生育功能治疗的建议:对于病变局限于子宫、有强烈生育要求的PSTT患者,可考虑采取刮宫、宫腔镜病灶切除、子宫病灶切除术等手术,辅以EMA-EP或TP/TE(紫杉醇+顺铂/紫杉醇+依托泊苷)等全身化疗,以期保留生育功能。根据我国多中心研究报道,108例PSTT患者中23例采用保留生育功能治疗,该组患者的治疗结局及复发率均与切除子宫者的差异无统计学意义,其中7例患者成功怀孕。对于保留生育功能治疗应有严格的适应证,对于病变呈弥漫性、有不良预后因素者,即使有强烈的生育愿望,也不适合一味追求保留生育功能而延误对肿瘤的治疗。术后还应关注病理结果,对于切缘阳性或有病理高危因素的患者术后还需积极化疗,并采用血清学及影像学检测手段严密随诊,以便及时发现病灶复发,必要时行根治性手术治疗。而ETT的预后通常较PSTT差,复发率亦高于PSTT。因此,对于ETT患者采取保留生育功能的治疗应尤为慎重。

二、治愈后再次妊娠的结局及相关辅助生育技术的应用

(一)治疗后的妊娠结局

多项研究发现,化疗后妊娠者的流产率、胎儿畸形率及

产科并发症均无增加,长期随访患者治愈后的妊娠滋养细胞肿瘤患者所生婴儿染色体畸变率与正常人群亦无明显差异。甚至已有远处转移的患者(包括神经系统转移),治愈后仍能正常生育。患者在接受了栓塞治疗和/或动脉插管化疗后子宫及卵巢功能一般也不受影响,治愈后均可自然恢复正常月经,并已有成功足月妊娠的报道。

一项大样本的荟萃分析显示,在GTN行化疗后的2 657例次妊娠中,2 038例(76.7%)活产,71例(5.3%)早产,34例(1.3%)死产,378例(14.2%)自然流产。尽管死产的发生率增高,但其中先天畸形仅见于37例婴儿(占1.8%),与普通人群一致。其中接受化疗后希望妊娠的患者中仅有7%未能成功受孕。多药联合化疗后继发妊娠的结局与普通人群无异。Matsui H等对1986—1997年间曾采用VP-16作为初始治疗的低危GTN患者继发妊娠的调查发现:在治疗后希望生育的患者中有36例(92.3%)成功受孕,其中91.3%有至少1次活产。共计受孕56人次,42例次(75%)为足月活产,7例次(12.5%)早孕期自然流产,1例次(1.8%)中孕期自然流产,4例次(7.1%)治疗性流产,2例次(3.6%)为复发性葡萄胎。无先天畸形和死产,并且新生儿生长发育与正常人群无差异。另一项研究对250名低危GTN患者接受MTX单药化疗后的妊娠情况进行随诊,结果有141例(56.4%)在治疗后妊娠,其中128例(占90.7%)获得足月活胎。可见单药VP-16方案和MTX方案用于治疗低危GTN患者对于生育潜能和妊娠结局均无不利影响。新英格兰滋养细胞疾病中心(new England trophoblastic disease center,NETDC)的一项回顾性研究纳入了1965年7月—2013年12月间GTN治疗后患者的667例妊娠,通过化疗治愈后妊娠的患者中足月活产、自然流产、早产、重复葡萄胎妊娠、异位妊娠的发生率与正常人群无异,仅死产的发生率略有增加,为1.3%。可见化疗后患者妊娠的生育结局基本未受药物影响。

Robert通过对1 211例滋养细胞肿瘤患者的治疗结局总结发现:单药化疗与多药联合化疗的妊娠率与妊娠结局均无明显差异,妊娠率与正常人群亦无明显差异,但剖宫产率高于正常人群,死产率略增高,这可能与一些患者在化疗停止1年内妊娠有关。

根据北京协和医院的资料,绒毛膜癌或侵蚀性葡萄胎患者经多疗程化疗后,停化疗1年内妊娠的22例中足月分娩9例,流产6例,分别为停化疗后(9.78±2.2)个月和停化疗后(6.5±3.8)个月妊娠。Matsui等报道,在化疗结束后6个月内妊娠者,其妊娠异常率(流产、死产、重复性葡萄胎等)高于在化疗结束12个月以后妊娠者。因此,建议停化疗1年以内严格避孕,1年后如无复发迹象,则可以解除避孕。但Williams等总结255例在化疗结束后12个月以内妊娠者,发现其流产率、异位妊娠率、重复性葡萄胎率、死产率均与普通人群相当,因此不建议对此类患者施行人工流产。FIGO指南也提出,不建议对终止化疗后1年内妊娠者施行人工

流产。

子宫局部病灶切除加子宫重建术后获得成功的足月妊娠已有报道,甚至在剖宫产术中见到子宫病灶切除术的原瘢痕仍然完整。术后继发妊娠并非没有风险,与继发妊娠相关的风险主要包括:子宫腔内外的粘连导致不孕或妊娠后反复流产,此时则可能需要二次手术治疗,如:宫腔镜联合腹腔镜检查及治疗。即使成功妊娠,在妊娠晚期及分娩期仍有子宫破裂的风险,因此,妊娠期要按照高危妊娠加强监测、妊娠期监测血 β-hCG 水平等,多需选择性剖宫产术终止妊娠,也有阴道分娩的报道。分娩后应对胎盘做病理检查,β-hCG 水平应监测至产后 6 个月。

来自全球资料的荟萃分析表明,一次葡萄胎后再次葡萄胎的发生率小于 2%,2 次及以上葡萄胎后再次葡萄胎的发生率为 14%,因此治愈后的滋养细胞肿瘤患者在妊娠早期应行超声检查,以除外葡萄胎妊娠。对于反复多次患葡萄胎的妇女,高度怀疑为家族性复发性葡萄胎的患者,在其计划再次妊娠前,应当建议其行遗传学检查(参见本章相关内容)以预测再次妊娠发生葡萄胎的风险,并于妊娠后进行产前诊断,早期发现异常妊娠。

一项 25 年对全球资料的荟萃分析,虽然多药联合化疗后继发妊娠的结局与普通人群无异,但是由于多药联合化疗者远期发生第二肿瘤的发生率升高,对这些患者长期严密随诊是很有必要的。

(二) 辅助生育技术

大多数患者在解除避孕后可以自然受孕,因此应当在随诊中鼓励患者尽量自然受孕。但是化疗有可能对部分患者的卵巢功能造成一定影响,患者在化疗期间及停止化疗后可能出现闭经、经量减少、继发不孕等,则需积极采用辅助生育技术进行治疗,主要是促排卵治疗。有学者对辅助生育技术中常用的促排卵药物应用于妊娠滋养细胞肿瘤患者的安全性进行了荟萃分析,结果发现,虽然辅助生育技术后有继发妊娠滋养细胞疾病的风险,但是妊娠滋养细胞肿瘤患者治愈后用促排卵药物助孕发生葡萄胎及持续性滋养细胞疾病的风险与自然受孕者基本一致。随着体外受精胚胎移植术(IVF-ET)的广泛应用,继发于 IVF-ET 之后的 GTD 仍然较为少见,文献报道 2 例因输卵管不通导致的不孕患者接受 IVF-ET 治疗,取正常卵子受精植入后,病理证实为 GTD。这种罕见情况可能与辅助生育技术本身无关,而是患者及其

配偶自身原因导致易于发生妊娠滋养细胞疾病,处理原则是尽早清宫,术后定期随访。虽然促排卵药物的使用并不增加 GTN 的发生风险,但是更容易发生多胎妊娠,因此总体 GTN 的发病风险还是增加的。

另外,在化疗前采集、冻存部分卵巢组织,可以使由于化疗引起的卵巢功能早衰的患者保留生育功能,不需要卵巢刺激就可以保留大量卵子。但是该方法容易保留具有潜在恶性的细胞,所以必需经病理证实确为阴性后方可冻存。亦有研究提示注射促性腺激素释放激素激动剂(gonadotropin-releasing hormone agonists, GnRH-a)可能对化疗后卵巢功能早衰具有一定的预防作用。

AMH 是一种新兴的评估卵巢储备功能的指标,可以用于预测生育能力。其他指标包括卵泡刺激素以及闭经率等。有研究表明,血清 AMH 水平与年龄呈负相关,GTN 患者化疗期间 AMH 水平随化疗而下降。但对 AMH 水平与随后生育能力的相关性研究甚少。Ghorani 等研究中报告了 3 名患者在接受多药化疗 4~13 个月后进行 AMH 检测,其水平在 0.07~4.62pmol/L 之间,生育咨询评估其妊娠可能极小,但在此后的 2~9 个月内她们都自然受孕并最终产下健康的婴儿。这提示 GTN 化疗后短期内低血清 AMH 不是生育能力降低的可靠预测因素,在这种情况下对患者进行咨询时应谨慎解释。

(三) 相关心理问题

Carter J 等对因妇科肿瘤(包括妊娠滋养细胞肿瘤)而丧失生育能力或生育能力受损的患者的调查表明:77% 的患者有因生育能力的丧失或受损而导致的苦恼或沮丧等负面情绪,同时更年期症状较普通人群更为严重,性功能也受到一定的影响。可见,因生育功能丧失或受损导致患者情感和生理上的障碍在肿瘤幸存者中持续较久而且复杂。

目前,化疗对妊娠滋养细胞肿瘤的治愈率较高,并能保留其生育功能,Garner E 等的资料表明,在妊娠滋养细胞肿瘤治愈后,多数可以获得正常妊娠,并且妊娠结局与正常人群无显著性差异,但是患者及其配偶往往会担心疾病复发,并对以后妊娠的结局存在焦虑和恐惧,而且这种不良情绪会持续几年。可见,对患者及其配偶的心理咨询和疏导也是应当重视的内容之一。总之,妊娠滋养细胞肿瘤患者的生育问题还需要更多的关注和研究。

(赵 峻 向 阳)

参考文献

1. 石一复,郝敏,李娟清,等. 7 所医学院校 2010-2014 年正常和异常妊娠浅析. 中国计划生育和妇产科杂志,2016, 8(6):6-9.

2. 向阳. 滋养细胞肿瘤学. 4 版. 北京:人民卫生出版社. 2020:258-266,310-314,323-326.

3. Lok C, Trommel NV, Massuger L, et al. Practical clinical guidelines of EOTTD for treatment and referral of gestational trophoblastic disease. Eur J Cancer, 2020, 130: 228-240.

4. Abu-Rustum NR, Yashar CM, Bean S, et al.

Gestational Trophoblastic Neoplasia, Version 2. 2019, NCCN Clinical Practice Guideline in Oncology. J Natl Compr Canc Netw, 2019, 17(11): 1374-1391.

5. 石一复. GTD/GTN诊治进展和争议问题. 实用肿瘤杂志, 2016, 31(6): 488-490.

6. 李娟清, 杨建华, 石一复. 近年GTD/GTN诊治在EOTTD, NCCN和FIGO指南中的异同. 中国计划生育和妇产科杂志, 2021, 13(1): 24-27.

7. 石一复, 李娟清. 妊娠滋养细胞疾病/肿瘤医学专有名词汇集和解读. 国际妇产科杂志, 2021, 48(5): 569-574, 587.

8. Richard R. Barakat. 妇科肿瘤学原理与实践. 5版. 林仲秋, 李晶, 译. 北京: 人民卫生出版社, 2012: 973.

9. Santaballa A, Garcia Y, Herrero A, et al. SEOM clinical guidelines in gestational trophoblastic disease (2017). Clin Transl oncol, 2018, 20(1): 38-46.

10. Ngan HY, Kohorn EI, Cole LA, et al. Trophoblastic disease. Int J Gyneeol Obstet, 2012, 119(supp2): s130-136.

11. 向阳. 宋鸿钊滋养细胞肿瘤学. 4版. 北京: 人民卫生出版社, 2020: 13-24.

12. 李勇, 程琪, 钱建华, 等. 家系成员中有葡萄胎史的六例葡萄胎患者的家系分析及NLRP7基因突变的评估. 中华妇产科杂志, 2011, 46(8): 600-604.

13. 余婷, 王颉. 米非司酮辅助治疗滋养细胞肿瘤的作用机制及研究进展. 现代妇产科进展, 2017, 26(1): 76-77.

14. Fan J, Wang M, Wang C, et al. Advances in human chorionic gonadotropin detection technologies: a review. Bioanalysis, 2017, 9(19): 1509-1529.

15. Stenman U H, Alfthan H. Determination of human chorionic gonadotropin. Best Pract Res Clin Endocrinol Metab, 2013, 27(6): 783-793.

16. Cole LA. Familial HCG syndrome. J Reprod Immunol, 2012, 93(1): 52-57.

17. Ngan HYS, Seckl MJ, Berkowitz RS, et al. Update on the diagnosis and management of gestational trophoblastic disease. Int J Gynaecol Obstet, 2018, 143(Suppl 2): 79-85.

18. Parker VL, Pacey AA, Palmer JE, et al. Classification systems in Gestational trophoblastic neoplasia-Sentiment or evidenced based? Cancer Treat Rev, 2017, 56: 47-57.

19. Eysbouts YK, Ottevanger PB, Massuger L, et al. Can the FIGO 2000 scoring system for gestational trophoblastic neoplasia (GTN) be simplified? A new retrospective analysis from a nationwide data-set. Ann Oncol, 2017, 28(8): 1856-1861.

20. Jiang F, Wan XR, Xu T, et al. Evaluation and suggestions for improving the FIGO 2000 staging criteria for gestational trophoblastic neoplasia: A ten-year review of 1420 patients. Gynecol Oncol, 2018, 149(3): 539-544.

21. 沈铿, 崔恒, 丰有吉. 常见妇科恶性肿瘤诊治指南. 4版. 北京: 人民卫生出版社, 2014.

22. 中国医师协会肿瘤医师分会. 中国重组人粒细胞集落刺激因子在肿瘤化疗中的临床应用专家共识(2015版). 中华医学杂志, 2015, 95(37): 3001-3003.

23. 中国抗癌协会临床肿瘤学协作专业委员会. 肿瘤化疗所致血小板减少症诊疗中国专家共识(2018版). 中华肿瘤杂志, 2018, 40(9): 714-720.

24. 中国抗癌协会癌症康复与姑息治疗专业委员会. 肿瘤治疗相关呕吐防治指南(2014)版. 临床肿瘤学杂志, 2014, 19(3): 263-273.

25. Hershman DL, Lacchetti C, Dworkin RH, et al. Prevention and management of chemotherapy-induced peripheral neuropathy in survivors of adult cancers: American Society of Clinical Oncology clinical practice guideline. J Clin Oncol, 2014, 32(18): 1941-1967.

26. Balachandran K, Salawu A, Ghorani E, et al. When to stop human chorionic gonadotrophin (hCG) surveillance after treatment with chemotherapy for gestational trophoblastic neoplasia (GTN): A national analysis on over 4,000 patients. Gynecol Oncol, 2019, 155(1): 8-12.

27. Braga A, Mora P, de Melo AC, et al. Challenges in the diagnosis and treatment of gestational trophoblastic neoplasia worldwide. World J Clin Oncol, 2019, 10(2): 28-37.

28. Li L, Wan X, Feng F, et al. Pulse actinomycin D as first-line treatment of low-risk post-molar non-choriocarcinoma gestational trophoblastic neoplasia. BMC Cancer, 2018, 18(1): 585.

29. Maestá I, Nitecki R, Horowitz NS, et al. Effectiveness and toxicity of first-line methotrexate chemotherapy in low-risk postmolar gestational trophoblastic neoplasia: The New England Trophoblastic Disease Center experience. Gynecol Oncol, 2018, 148(1): 161-167.

30. Kong Y, Yang J, Jiang F, et al. Clinical characteristics and prognosis of ultra high-risk gestational trophoblastic neoplasia patients: A retrospective cohort study. Gynecol Oncol, 2017, 146(1): 81-86.

31. Yang J, Xiang Y, Wan X, et al. Primary treatment of stage IV gestational trophoblastic neoplasia with floxuridine, dactinomycin, etoposide and vincristine (FAEV): A report based on our 10-year clinical experiences. Gynecol Oncol, 2016, 143(1): 68-72.

32. Feng F, Xiang Y, Wan X, et al. Salvage combination chemotherapy with floxuridine, dactinomycin, etoposide, and vincristine (FAEV) for patients with relapsed/chemoresistant gestational trophoblastic neoplasia. Ann Oncol, 2011, 22(7):

第九篇

妇科肿瘤

1588-1594.

33. Osborne RJ, Filiaci V, Schink JC, et al. Phase III trial of weekly methotrexate or pulsed dactinomycin for low-risk gestational trophoblastic neoplasia: a gynecologic oncology group study. J Clin Oncol, 2011, 29(7): 825-831.

34. Brown J, Naumann RW, Seckl MJ, et al. 15years of progress in gestational trophoblastic disease: Scoring, standardization, and salvage. Gynecologic oncology, 2017, 144 (1): 200-207.

35. Soper JT. Gestational Trophoblastic Disease: Current Evaluation and Management. Obstetrics and gynecology, 2021, 137(2): 355-370.

36. Ngu SF, Ngan HYS. Surgery including fertility-sparing treatment of GTD. Best practice & research Clinical obstetrics & gynaecology, 2021, 74: 97-108.

37. Yamamoto E, Nishino K, Niimi K, et al. Evaluation of a routine second curettage for hydatidiform mole: a cohort study. International journal of clinical oncology, 2020, 25(6): 1178-1186.

38. Zhao P, Lu Y, Huang W, et al. Total hysterectomy versus uterine evacuation for preventing post-molar gestational trophoblastic neoplasia in patients who are at least 40 years old: a systematic review and meta-analysis. BMC cancer, 2019, 19 (1): 13.

39. Sugrue R, Foley O, Elias KM, et al. Outcomes of minimally invasive versus open abdominal hysterectomy in patients with gestational trophoblastic disease. Gynecologic oncology, 2021, 160(2): 445-459.

40. Eysbouts YK, Massuger L, IntHout J, et al. The added value of hysterectomy in the management of gestational trophoblastic neoplasia. Gynecologic oncology, 2017, 145(3): 536-542.

41. Dabi Y, Hajri T, Massardier J, et al. Outcome of First-Line Hysterectomy for Gestational Trophoblastic Neoplasia in Patients No Longer Wishing to Conceive and Considered With Isolated Lung Metastases: A Series of 30 Patients. International journal of gynecological cancer: official journal of the International Gynecological Cancer Society, 2018, 28(9): 1766-1771.

42. Lehman E, Gershenson DM, Burke TW, et al. Salvage surgery for chemorefractory gestational trophoblastic disease. Journal of clinical oncology: official journal of the American Society of Clinical Oncology, 1994, 12(12): 2737-2742.

43. Wang X, Yang J, Li J, et al. Fertility-sparing uterine lesion resection for young women with gestational trophoblastic neoplasias: single institution experience. Oncotarget, 2017, 8 (26): 43368-43375.

44. Kanis MJ, Lurain JR. Pulmonary Resection in the Management of High-Risk Gestational Trophoblastic Neoplasia. International journal of gynecological cancer: official journal of the International Gynecological Cancer Society, 2016, 26(4): 796-800.

45. Zong LJ, Yang JJ, Wang XY, et al. Management and prognosis of patients with liver metastases from gestational trophoblastic neoplasia: a retrospective cohort study. Cancer Management and Research, 2018, 10: 557-563.

46. Essel KG, Shafer A, Bruegl A, et al. Complete Resection Is Essential in the Surgical Treatment of Gestational Trophoblastic Neoplasia. International journal of gynecological cancer: official journal of the International Gynecological Cancer Society, 2018, 28(8): 1453-1460.

47. Bolze PA, Riedl C, Massardier J, et al. Mortality rate of gestational trophoblastic neoplasia with a FIGO score of ≥13. American journal of obstetrics and gynecology, 2016, 214 (3): 390. e1-8.

48. Lok C, van Trommel N, Massuger L, et al. Practical clinical guidelines of the EOTTD for treatment and referral of gestational trophoblastic disease. European journal of cancer (Oxford, England: 1990), 2020, 130: 228-240.

49. Gadducci A, Carinelli S, Guerrieri ME, et al. Placental site trophoblastic tumor and epithelioid trophoblastic tumor: Clinical and pathological features, prognostic variables and treatment strategy. Gynecologic oncology, 2019, 153(3): 684-693.

50. 陈盼, 胡旻, 邵明君, 等. 妊娠滋养细胞肿瘤阴道转移13例临床分析. 中国现代医生, 2017, 55(23): 62-65.

51. 王新宇, 谢幸. 妊娠滋养细胞肿瘤的辅助治疗. 实用妇产科杂志, 2011, 27: 731-732.

52. 李力, 张洁清. 妊娠滋养细胞肿瘤的放疗. 中国实用妇科与产科杂志, 2011, 27(9): 42-45.

53. 杨隽钧, 任彤, 王丹, 等. 妊娠滋养细胞肿瘤泌尿系统及肾上腺转移患者的治疗及疗效分析. 中华妇产科杂志, 2014, 49(10): 772-775.

54. Zhao J, Xiang Y, Zhao D, et al. Isolated epithelioid trophoblastic tumor of the vagina: a case report and review of the literature. OncoTargets and Therapy, 2013, 6: 1523-1526.

55. Mitrovic SLJ, Arsenijevic PS, Kljakic D, et al. Gestational Choriocarcinoma of the Cervix, Archives of Iranian Medicine, 2014, 17(11): 783-785.

56. Araujo Júnior E, Sun SY, Campanharo FF, et al. Diagnosis of ovarian metastasis from gestational trophoblastic neoplasia by 3D power Doppler ultrasound and dynamic contrast-enhanced magnetic resonance imaging: case report. Case Rep Oncol, 2012, 5(2): 359-366.

57. Jia N, Chen Y, Tao X, et al. A gestational choriocarcinoma of the ovary diagnosed by DNA polymorphic analysis: a case report and systematic review of the literature. J Ovarian Res, 2017, 10(1): 46.

58. Vree M, van Trommel N, Kenter G, et al. The influence of lung metastases on the clinical course of gestational trophoblastic neoplasia: a historical cohort study. BJOG Int J Obstet Gynaecol, 2016, 123(11): 1839-1845.

59. Yun JS, Kim GE, Na KJ, et al. Combined epithelioid trophoblastic tumor and contralateral synchronous adenocarcinoma of the lungs in a 69-year-old man. Thorac Cardiovasc Surg, 2012, 60(Suppl 2): e22-24.

60. Frijstein MM, Lok C, van Trommel NE, et al. Lung metastases in low-risk gestational trophoblastic neoplasia: a retrospective cohort study. BJOG, 2020, 127(3): 389-395.

61. Xiao C, Yang J, Zhao J, et al. Management and prognosis of patients with brain metastasis from gestational trophoblastic neoplasia: a 24-year experience in Peking union medical college hospital. BMC Cancer, 2015, 15: 318.

62. Gavanier D, Leport H, Massardier J, et al. Gestational trophoblastic neoplasia with brain metastasis at initial presentation: a retrospective study. Int J Clin Oncol, 2019, 24(2): 153-160.

63. Ko JK, Cha SH, Lee JH. Intramedullary spinal cord metastasis of choriocarcinoma. J Korean Neurosurg Soc, 2012, 51(3): 141-143.

64. Ishiguro T, Serikawa T, Yahata T. Gestational choriocarcinoma: Rare spinal metastasis during a viable pregnancy. J Obstet Gynaecol Res, 2017, 43(2): 421-424.

65. Barber EL, Schink JC, Lurain JR. Hepatic metastasis in gestational trophoblastic neoplasia: patient characteristics, prognostic factors, and outcomes. J Reprod Med, 2014, 59(5-6): 199-203.

66. Aloysius TMN, Shelat VG. Laparoscopic splenectomy for splenic rupture secondary to metastatic choriocarcinoma. Ann Hepatobiliary Pancreat Surg, 2018, 22(1): 79-82.

67. 刘彤华. 刘彤华诊断病理学. 4版. 北京: 人民卫生出版社, 2018: 605-606.

68. Kaur B, Short D, Fisher RA, et al. Atypical placental site module(APSN) and association with malignant gestational trophpblastic disease: a clinica-pathologic study of 21 cases. Int Gynecol Pathol, 2015, 34(2): 152-158.

69. 赵峻, 向阳. 胎盘部位滋养细胞肿瘤的诊治. 中国实用妇科与产科杂志, 2017, 33(4): 353-357.

70. Alexander AL, Strohl AE, Maniar KP, et al. Placental site trophoblastic tumor: Successful treatment of 13 cases. Gynecol Oncol Rep, 2020, 32: 100548.

71. Angiolo G, Silvestro C, Guerrieri ME, et al. Placental site trophoblastic tumor and epithelioid trophoblastic tumor: Clinical and pathological features, prognostic variables and treatment strategy. Gynecologic Oncology, 2019, 153(3): 684-693.

72. Porter A, Barcelon JM, Budker RL, et al. Treatment of metastatic placental site trophoblastic tumor with surgery, chemotherapy, immunotherapy and coil embolization of multiple pulmonary arteriovenous fistulate. Gynecol Oncol Rep, 2021, 36: 100782.

73. Goldstein DP, Berkowitz RS. Current management of gestational trophoblastic neoplasia. Hematol Oncol Clin North Am, 2012, 26(1): 111-131.

74. Veras E, Kurman RJ, Wang TL, et al. PD-L1 expression in human placentas and gestational trophoblastic diseases. Int J Gynecol Pathol, 2017, 36(2): 146-153.

75. Kd A, Maw A, Jd B, et al. Paraneoplastic nodular regenerative hyperplasia of the liver associated with placental site trophoblastic tumor. Gynecol Oncol Rep, 2019, 29: 16-19.

76. Seckl MJ, Sebire NJ, Fisher RA, et al. Gestational trophoblastic disease: ESMO clinical practice guidelines for diagnosis, treatment and follow-up. Ann Oncol, 2013, 24(Suppl 6): 39-50.

77. Davis MR, Howitt BE, Quade BJ, et al. Epithelioid trophoblastic tumor: a single institution case series at the New England Trophoblastic Disease Center. Gynecol Oncol, 2015, 137(3): 456-461.

78. Zong L, Zhang M, Wang W, et al. PD-L1, B7-H3 and VISTA are highly expressed in gestational trophoblastic neoplasia. Histopathology, 2019, 75(3): 421-430.

79. Zhang T, Zeng X, Xu H, et al. Clinical characteristics and outcomes of extrauterine epithelioid trophoblastic tumors. Arch Gynecol Obstet, 2019, 300(3): 725-735.

80. Yang J, Zong L, Wang J, et al. Epithelioid Trophoblastic Tumors: Treatments, Outcomes, and Potential Therapeutic Targets. J Cancer, 2019, 10(1): 11-19.

81. Lu B, Teng X, Fu G, et al. Analysis of PD-L1 expression in trophoblastic tissues and tumors. Hum Pathol, 2019, 84: 202-212.

82. Li JW, Hu CC, Shi HY, et al. Extrauterine epithelioid trophoblastic tumors presenting as lung mass: A case report and literature review. Medicine(Baltimore), 2019, 98(5): e14010.

83. Gadducci A, Carinelli S, Guerrieri ME, et al. Placental site trophoblastic tumor and epithelioid trophoblastic tumor: Clinical and pathological features, prognostic variables and treatment strategy. Gynecol Oncol, 2019, 153(3): 684-693.

84. Frijstein MM, Lok CAR, van Trommel NE, et al.

Management and prognostic factors of epithelioid trophoblastic tumors: Results from the International Society for the Study of Trophoblastic Diseases database. Gynecol Oncol, 2019, 152(2): 361-367.

85. Ferrier C, Majou D, Bekhouche A, et al. Laterally Extended Endopelvic Resection of Recurrent Epithelioid Trophoblastic Tumor by Laparoscopy. Journal of Minimally Invasive Gynecology, 2019, 26 (6): 1181-1186.

86. Choi MC, Oh J, Lee C. Effective anti-programmed cell death 1 treatment for chemoresistant gestational trophoblastic neoplasia. Eur J Cancer, 2019, 121: 94-97.

87. Tse KY, Chiu KWH, Chan KKL, et al. A Case Series of Five Patients With Pure or Mixed Gestational Epithelioid Trophoblastic Tumors and a Literature Review on Mixed Tumors. Am J Clin Pathol, 2018, 150 (4): 318-332.

88. Sobecki-Rausch J, Winder A, Maniar KP, et al. Surgery and platinum/etoposide-based chemotherapy for the treatment of epithelioid trophoblastic tumor. Int J Gynecol Cancer, 2018, 28 (6): 1117-1122.

89. Patel T, Oldan J. Imaging of Metastatic Epithelioid Trophoblastic Tumor With 18F-FDG PET/CT. Clinical Nuclear Medicine, 2018, 43 (6): e200-e202.

90. McGregor SM, Furtado LV, Montag AG, et al. Epithelioid Trophoblastic Tumor: Expanding the Clinicopathologic Spectrum of a Rare Malignancy. Int J Gynecol Pathol, 2020, 39 (1) 8-18.

91. Lei W, Zhang F, Zheng C, et al. Metastatic epithelioid trophoblastic tumor of the lung: A case report. Medicine (Baltimore), 2018, 97 (16): e0306.

92. Jiang F, Xiang Y, Guo LN. Laparoscopic diagnosis and treatment of an isolated epithelioid trophoblastic tumor in recto-uterine pouch. J Obstet Gynaecol Res, 2018, 44 (5): 960-965.

93. Rodriguez-Trujillo A, Martinez-Serrano MJ, Saco A, et al. Two cases of epithelioid trophoblastic tumors in postmenopausal women. Menopause, 2017, 24(11): 1304-1308.

94. Ohya A, Higuchi K, Shimojo H, et al. Epithelioid trophoblastic tumor of the uterus: A case report with radiologic-pathologic correlation. J Obstet Gynaecol Res, 2017, 43 (8): 1360-1365.

95. Kim JH, Lee SK, Hwang SH, et al. Extrauterine epithelioid trophoblastic tumor in hysterectomized woman. Obstet Gynecol Sci, 2017, 60 (1): 124-128.

96. Horowitz NS, Goldstein DP, Berkowitz RS. Placental site trophoblastic tumors and epithelioid trophoblastic tumors: Biology, natural history, and treatment modalities. Gynecol Oncol, 2017, 144 (1): 208-214.

97. Stanculescu RV, Bausic V, Vladescu TC, et al. Epithelioid trophoblastic tumor: a case report and literature review. Rom J Morphol Embryol, 2016, 57 (4): 1365-1370.

98. Park JW, Bae JW. Epithelioid Trophoblastic Tumor in a Postmenopausal Woman: A Case Report. J Menopausal Med, 2016, 22 (1): 50-53.

99. Zhang X, Zhou C, Yu M, et al. Coexisting epithelioid trophoblastic tumor and placental site trophoblastic tumor of the uterus following a term pregnancy: report of a case and review of literature. International Journal of Clinical and Experimental Pathology, 2015, 8 (6): 7254-7259.

100. Usubutun A, Selcuk I, Boyraz G, et al. An incidentally diagnosed epithelioid trophoblastic tumor in hysterectomy. Pathologica, 2015, 107 (3-4): 201-204.

101. Imamura Y, Tashiro H, Saito F, et al. Choriocarcinoma coexisting with epithelioid trophoblastic tumor of the uterine horn. Gynecol Oncol Rep, 2015, 14: 31-33.

102. Davis MR, Howitt BE, Quade BJ, et al. Epithelioid trophoblastic tumor: A single institution case series at the New England Trophoblastic Disease Center. Gynecol Oncol, 2015, 137 (3): 456-461.

103. Qin J, Ying W, Cheng X, et al. A well-circumscribed border with peripheral Doppler signal in sonographic image distinguishes epithelioid trophoblastic tumor from other gestational trophoblastic neoplasms. PLoS One, 2014, 9 (11): e112618.

104. Almarzooqi S, Ahmad Al-Safi R, Fahad Al-Jassar W, et al. Epithelioid trophoblastic tumor: report of two cases in postmenopausal women with literature review and emphasis on cytological findings. Acta Cytologica, 2014, 58 (2): 198-210.

105. Zhao J, Xiang Y, Zhao D, et al. Isolated epithelioid trophoblastic tumor of the vagina: a case report and review of the literature. Onco Targets Ther, 2013, 6: 1523-1526.

106. Zhang X, Lu W, Lu B. Epithelioid trophoblastic tumor: an outcome-based literature review of 78 reported cases. Int J Gynecol Cancer, 2013, 23 (7): 1334-1338.

107. Seckl MJ, Sebire NJ, Fisher RA, et al. Gestational trophoblastic disease: ESMO Clinical Practice Guidelines for diagnosis, treatment and follow-up. Ann Oncol, 2013, 24 (Suppl 6): 39-50.

108. Scott EM, Smith AL, Desouki MM, et al. Epithelioid trophoblastic tumor: a case report and review of the literature. Case Rep Obstet Gynecol, 2012, 2012: 862472.

109. Shen X, Xiang Y, Guo L, et al. Analysis of clinicopathologic prognostic factors in 9 patients with epithelioid trophoblastic tumor. Int J Gynecol Cancer, 2011, 21 (6): 1124-1130.

110. Li J, Shi Y, Wan X, et al. Epithelioid trophoblastic

tumor: a clinicopathological and immunohistochemical study of seven cases. Med Oncol, 2011, 28 (1): 294-299.

111. Jordan S, Randall LM, Karamurzin Y, et al. Differentiating squamous cell carcinoma of the cervix and epithelioid trophoblastic tumor. Int J Gynecol Cancer, 2011, 21 (5): 918-922.

112. 石一复, 李娟清, 杨建华. 人类辅助生育技术与妇科肿瘤. 中国实用妇科与产科杂志, 2011, 27 (12): 953-955.

113. Nickkho-Amiry M, Horne G, Akhtar M, et al. Hydatidiform molar pregnancy following assisted reproduction. J Assist Reprod Genet, 2019, 36 (4): 667-671.

114. Nobuhara I, Harada N, Haruta N, et al. Multiple metastatic gestational trophoblastic disease after a twin pregnancy with complete hydatidiform mole and coexisting fetus, following assisted reproductive technology: Case report and iterature review. Taiwan J Obstet Gynecol. 2018, 57 (4): 588-593.

115. Sills ES, Obregon-Tito AJ, Gao H, et al. Pathogenic variant in NLRP7 (19q13. 42) associated with recurrent gestational trophoblastic disease: Data from early embryo development observed during in vitro fertilization. Clin Exp Reprod Med, 2017, 44 (1): 40-46.

116. Colgan TJ, Chang MC, Nanji S, et al. DNA Genotyping of Suspected Partial Hydatidiform Moles Detects Clinically Significant Aneuploidy. Int J Gynecol Pathol, 2017, 36 (3): 217-221.

117. Nguyen NMP, Khawajkie Y, Mechtouf N, et al. The genetics of recurrent hydatidiform moles: new insights and lessons from a comprehensive analysis of 113 patients. Mod Pathol, 2018, 31 (7): 1116-1130.

118. Buza N, Hui P. Egg donor pregnancy: a potential pitfall in DNA genotyping diagnosis of hydatidiform moles. Int J Gynecol Pathol, 2014, 33 (5): 507-510.

119. Rai L, Shripad H, Guruvayare S, et al. Recurrent familial hydatidiform mole-a rare clinical problem. J Tur Ger Gynecol Assoc, 2012, 13 (4): 284-286.

120. Chung MT, Tzeng CR, Chen CH, et al. Live euploid birth and complete hydatid mole, followed by partial hydatid mole after ICSI. J Assist Reprod Genet, 2018, 35 (8): 1533-1536.

121. Obeidi N, Tchrakian N, Saadeh FA, et al. Suspected ovarian molar pregnancy after assisted reproductive technology conception: a diagnostic challenge. BMJ Case Rep, 2015, 2015: bcr2015209353.

122. 蒋芳, 向阳. 对上皮样滋养细胞肿瘤的再认识. 协和医学杂志, 2018, 9 (1): 31-35.

123. 薛薇, 杨隽钧, 赵峻, 等. 化疗对妊娠滋养细胞肿瘤

患者卵巢功能与生命质量的影响. 中华妇产科杂志, 2018, 53 (6): 377-383.

124. Bi X, Zhang J, Cao D, et al. Anti-müllerian hormone levels in patients with gestational trophoblastic neoplasia treated with different chemotherapy regimens: a prospective cohort study. Oncotarget, 2017, 8 (69): 113920-113927.

125. Cheng B, Liu Z, Zhou W, et al. Fertility-sparing partial hysterectomy for gestational trophoblastic neoplasia: an analysis of 36 cases. J Reprod Med, 2014, 59 (5-6): 274-278.

126. Gadducci A, Lanfredini N, Cosio S. Reproductive outcomes after hydatiform mole and gestational trophoblastic neoplasia. Gynecol Endoerinol, 2015, 31 (9): 673-678.

127. Ghorani E, Ramaswami R, Smith RJ, et al. Anti-müllerian hormone in patients treated with chemotherapy for gestational trophoblastic neoplasia does not predict short-term fertility. J Reprod Med, 2016, 61 (5-6): 205-209.

128. Gizelka David-West, Sumithra Jeganathan, Natalie Cohen, et al. Conservative management of uterine rupture in gestational trophoblastic neoplasia. Gynecol Oncol Rep, 2020, 32: 100539.

129. Hickman LC, Llarena NC, Valentine LN, et al. Preservation of gonadal function in women undergoing chemotherapy: a systematic review and meta-analysis of the potential role for gonadotropin-releasing hormone agonists. J Assist Reprod Genet, 2018, 35 (4): 571-581.

130. Kristin A Black, Kristen Simone, Cassandra Hirt-Walsh, et al. Epithelioid trophoblastic tumor presenting as a Caesarean scar defect: A case report. Gynecol Oncol Rep, 2021, 36: 100715.

131. Ming Wang, Lianna Shen, Xiaohong Xu, et al. Real-World Study of Cisplatin, Etoposide, and Bleomycin Chemotherapy Regimen in Gestational Trophoblastic Neoplasia. Biomed Res Int, 2021, 2021: 6661698.

132. Ngan H, Seckl M, Berkowitz R, et al. Update on the diagnosis and management of gestational trophoblastic disease. Int J Gynaecol Obstet, 2018, 143 (2): 79-85.

133. Peng Zhao, Yongchao Lu, Wei Huang, et al. Total hysterectomy versus uterine evacuation for preventing post-molar gestational trophoblastic neoplasia in patients who are at least 40 years old: a systematic review and meta-analysis. BMC Cancer, 2019, 19 (1): 13.

134. Siew-Fei Ngu, Hextan YS Ngan. Surgery including fertility-sparing treatment of GTD. Best Pract Res Clin Obstet Gynaecol, 2021, 74: 97-108.

135. Vargas R, Barroilhet L, Esselen K, et al. Subsequent pregnancy outcomes after complete and partial molar pregnancy, recurrent molar pregnancy, and gestational trophoblastic neoplasia:

an update from the New England Trophoblastie Disease Center. J Reprod Med,2014,59(5-6):188-194.

136. Williams J,Short D,Dayal L,et al. Effect of early pregnancy following chemotherapy on disease relapse and fetal outcome in women treated for gestational trophoblastic neoplasia. J Reprod Med,2014,59(5-6):248-254.

137. Yuan Li,Yujia Kong,Xirun Wan,et al. Results with Floxuridine,Actinomycin D,Etoposide,and Vincristine in Gestational Trophoblastic Neoplasias with International Federation of Gynecology and Obstetrics Scores ≥5. Oncologist,2021,26(12):e2209-e2216.

138. Zhao J,Lv W,Feng F,et al. Placental site trophoblastic tumor:a review of 108 cases and their implications for prognosis and treatment. Gynecol Oncol,2016,142(1):102-108.

第二十一章
青少年及小儿妇科肿瘤

第一节　发病情况及特点

青少年及小儿的女性生殖器肿瘤较少见,妇科恶性肿瘤仅占其恶性肿瘤总数的 2%~3%;其中相对多发生于卵巢,较少发生于外阴、阴道、子宫颈及子宫体。

新生女性婴儿外生殖器的先天性囊肿(congenital cyst)约占 0.6%,常为单发,如处女膜囊肿(hymenal cyst)。外生殖器良性肿瘤临床上可见尿道旁腺囊肿(paraurethral cyst)、血管瘤(hemangioma)、尖锐湿疣(condyloma acuminata),此外尚有纤维瘤、纤维腺瘤、先天性淋巴管瘤等的个别报道。外阴恶性肿瘤在青少年及小儿罕见,但葡萄状肉瘤(sarcoma botryoides)多发生于婴幼儿的外阴及阴道。曾有子宫内己烯雌酚接触史或少女曾用己烯雌酚治疗者患阴道腺病(vaginal adenosis)及阴道透明细胞癌(clear cell adenocarcinoma of vagina)的危险性增加,阴道腺病的发病率可高达 90%。青少年及小儿阴道癌(carcinoma of vagina)多为腺癌,其发病率 <0.1%。

子宫颈肿瘤在青少年及小儿很少见,一般良性多于恶性。良性者有平滑肌瘤;恶性者为宫颈癌,来自加特纳管(Gartner duct)或中肾旁管(paramesonephric duct),宫颈鳞状上皮癌反而少见。青少年及小儿的子宫体肿瘤极为罕见,近年来小儿子宫平滑肌瘤(leiomyoma of the uterus)可见报道,但小儿的子宫内膜腺癌迄今世界文献中仅有个别报道。

20 岁以下的青少年及小儿卵巢肿瘤虽不常见,但其在该年龄段生殖器肿瘤中最常见,其发病率一般为 5%~10%,约 1/5 发生于月经初潮前。卵巢肿瘤中约 1/3 为非赘生性囊肿(non-neoplastic cyst),2/3 为赘生性肿瘤(neoplastic tumor)。前者以卵泡囊肿(follicle cyst)及黄体囊肿(corpus luteum cyst)多见,后者以生殖细胞肿瘤(germ cell tumor)最多见,约占青少年及小儿卵巢肿瘤的 60%。在良性生殖细胞肿瘤中,以囊性畸胎瘤(cystic teratoma)最为常见;恶性生殖细胞肿瘤中,以未成熟畸胎瘤(immature teratoma)、无性细胞瘤(dysgerminoma)、内胚窦瘤(endodermal sinus tumor)及胚胎癌(embryonal carcinoma)较多见。恶性生殖细胞肿瘤发生于 1 岁以内者,与母体激素有关;近月经初潮显著增加者,系因此时内分泌活动之故。青少年及小儿卵巢上皮性肿瘤(ovarian epithelial tumor)较成人少见,多于初潮后发生,主要为浆液性及黏液性两种类型,前者较后者约多 2 倍,而成人这两种类型肿瘤的发生率相等。其他如内膜样癌(endometrioid carcinoma)、透明细胞癌(clear cell carcinoma)、布伦纳瘤(Brenner tumor)等在小儿罕见。卵巢性索间质肿瘤(sex cord stromal tumor)在月经初潮前少见,其中以颗粒细胞瘤(granular cell tumor)及卵泡膜细胞瘤相对较多见。颗粒-卵泡膜细胞瘤(granulosa-theca cell tumor)常引起性早熟。性腺母细胞瘤（gynandroblastoma）临床上虽罕见，但常发生于 20 岁以前。此外，卵巢的软组织恶性肿瘤（soft tissue malignant tumor）、未分类的恶性肿瘤（unclassified malignant tumor）及转移性肿瘤（metastatic tumor）在青少年及小儿均罕见。

文献中对青少年及小儿的输卵管肿瘤仅有个别报道，主要为来自中肾旁管及中肾管的囊肿。

随着更有效的多模式疗法的出现，青少年及儿童妇科癌症生存率在过去 40 年里持续提高，现在 80% 的患者能存活到成年。生育能力保存已成为许多青少年及儿童妇科癌症幸存者一个重要的生活质量问题。因此，青少年及小儿妇科肿瘤患者治疗时，要多学科综合治疗，注意保护患者的生育能力。

（刘福军　高国兰　马　丁）

第二节　妇科检查的特殊性

幼女及青春期少女在解剖、生理及心理方面，与成年女性有很大的不同，在就诊时采用适当的妇科检查手段，对正确判断病情、建立良好的医患信任关系以及顺利进行下一步治疗都有着重要的意义。

一、检查的适应证及检查前的准备

通过向患儿及其监护人详细地询问病史，初步判断是否只做外阴检查，还是需要同时行内生殖器官的检查。通常在下列情况下，建议行生殖器官的检查：①8 岁以前出现阴道出血、乳房发育。②16 岁尚未行经。③闭经、周期性下腹疼痛，或严重痛经。④月经不规则、过少或过多。⑤白带多，有臭味，白带颜色异常。⑥外生殖器外观异常，性别难辨。⑦外阴瘙痒、溃烂、创伤。⑧下腹触及包块。⑨急、慢性腹痛。⑩可疑受到性侵犯。对于青春期患者，在对其进行专科检查之前，应该进行身体一般状况的全面评估，包括身高、体重、乳房、皮肤等的检查，了解其营养状态及发育情况，同时也可帮助患者缓解紧张情绪，从而顺利过渡到妇科检查部分。对某些青春期患者，还可以进行盆腔检查。检查前，应尽可能征得患者的同意，切忌使用强迫手段，否则会对其造成不良的心理影响，增加后续检查及治疗的困难。医师要通过和蔼的态度和通俗易懂的语言，对被检查者及监护人详细说明检查的必要性，主要的检查步骤，以及检查结果可能对疾病的诊断和治疗有何影响等。幼女接受妇科检查时，通常由母亲或其他监护人陪同。对年龄大一些的女童或青春期少女可以让她们选择是让家长陪伴还是回避。

二、妇科检查的体位

检查体位可根据不同年龄、不同理解能力和症状而定，任何体位必须以能良好地暴露会阴前庭及外 1/3 阴道为前提。常用的体位有如下。①蛙腿位：较常用。适于有一定理解力的幼女，母亲可以在检查床的一旁帮助小儿双腿屈曲分开，因患儿可以直观地看到检查者以及相应的检查情况，容易沟通和配合。②改良的截石位：母亲坐在靠背椅上，将小儿坐放在母亲的大腿上，背向着母亲，母亲用双手将小儿的两腿向外屈曲分开。年龄较小的幼女，母亲可和衣躺在取膀胱截石位的检查床上，将小儿坐放在母亲的大腿上，背向母亲，母亲用双手将小儿的两腿向外屈曲分开。③胸膝卧位：对于年龄大于 2 岁的患儿采用胸膝卧位可以很好地暴露阴道，甚至可以看到子宫颈。对那些以阴道异常分泌物或阴道异物为主诉的患者尤为适合，有时也可借助检耳镜或检眼镜的照明及低倍放大作用来进行更直观的检查。但这种体位被检查者看不到医师的操作，容易产生恐惧心理，检查前，医师耐心而形象的解释会利于患儿的接受。④膀胱截石位：7 岁以上的儿童及青春期少女，在母亲或护士的协助下，可以自行采取仰卧膀胱截石位。

三、检查方法

1. 视诊与触诊　外生殖器的视诊与触诊内容包括外阴的形态，有无先天发育异常，大小阴唇两侧是否对称，有无粘连。阴蒂大小以阴蒂基底横径及阴蒂的长度进行评估。检查前庭时，检查者双手大拇指及示指分别向外下方或外上方拉开大小阴唇，阴道口可以得到较理想的暴露。但要注意小儿外阴皮肤敏感而薄弱，必须动作轻柔，否则会造成疼痛和损伤。对新生儿进行外生殖器官的检查时，要考虑到母亲体内雌激素的影响。新生儿的大小阴唇较丰满，质软，处女膜肿胀，有时呈紫红色，阴道口有灰白色黏液，一般出生后 3~4 周左右消失，此后进入幼儿期，大小阴唇肿胀消失，皮肤变光滑，与身体其他部分皮肤相同，处女膜变薄，边变锐，阴道分泌物极少，阴道黏膜呈淡红色。进入青春期，阴毛开始生长，阴阜渐渐隆起，大小阴唇开始丰满，大阴唇皮肤出现皱褶，阴蒂开始增大，处女膜和阴道黏膜受雌激素影响，色泽加深。

2. 直肠指诊及腹部直肠双合诊　将一手示指伸入直肠，另一手在腹部配合检查盆腔。如扪及直肠前方阴道部位有肿物，应判断肿物下缘与阴道口的距离，肿物的质地及活动度。必要时需在全麻下进行彻底检查。

四、阴道器械检查

阴道的器械检查并非幼女和青春期少女的常规项目，除非病史和一般常规的外阴检查无法提供充分的诊断依据，通过阴道的器械检查可以提供有力的诊断或鉴别诊断依据，才考虑进行阴道的器械检查。因此，小儿及无性生活史少女使用探针或阴道窥器检查前要掌握好适应证，并向患儿或监护人说明检查的必要性，征得同意方可进行。必要时在麻醉下进行。检查的器械通常包括阴道探针、各种小型窥器、鼻镜、阴道内镜等。

1. 阴道探针检查　外阴视诊未发现处女膜孔，或青春期少女无月经来潮伴周期性下腹痛怀疑处女膜闭锁、怀疑阴道横隔或斜隔要进行此项检查。检查处女膜是否有孔可用直径为 2~3mm 的细金属探针，也可用小儿饲管涂以润滑剂后探测检查。必要时在外阴及前庭喷 1% 丁卡因，或用浸湿 1% 丁卡因的纱布覆盖阴道口数分钟后进行检查，以减少痛感，也可以肌内注射地西泮 5mg，待小儿入睡后进行检查。

2. 阴道窥器检查　如发现阴道出血，异常阴道分泌物、怀疑阴道异物、阴道新生物、子宫颈病变等，可以进行阴道窥器检查。由于处女膜的限制，不同年龄的女孩可选用不同直径规格的阴道窥器。如可疑病变较靠近阴道口，可先用鼻镜检查，但鼻镜较短，撑开时易引起疼痛，也容易损伤处女膜，只适用于观察阴道下段近阴道口的部分，无法观察到子宫颈，使用上有一定的局限性。

3. 阴道内镜检查　阴道内镜和宫腔镜具有快速、安全和低侵袭性等特点，近年来，随着微创技术的普及和提高，内镜在幼儿及青春期妇科领域应用越来越广泛。对小儿外阴阴道疾病、性器官先天发育异常的诊断与治疗具有重要的意义。

（1）小儿阴道内镜检查的适应证：①阴道异物。②久治不愈的外阴阴道炎症。③阴道出血。

（2）检查方法：一般选用小口径（2~5mm）诊断性宫腔镜，取蛙腿位或膀胱截石位，对于能够配合良好的患者，可以选择阴道口表面麻醉，否则，需要麻醉医师帮助，实施麻醉下检查。如有必要，可于消毒外阴前，先用消毒棉签或巴氏吸管取阴道液做常规涂片检查或细菌学培养。以 5% 的葡萄糖作膨胀介质，小心将镜体放入阴道内 3~5mm，检查者用左手示指与大拇指分别置于两侧大阴唇外侧，向正中捏紧，中指顶压住会阴体，以减少液体外溢，待阴道充分膨胀后进行观察。观察顺序由外向内依次推进。阴道异物是阴道内镜检查时检出率最高的疾患。借助水流的冲力，异物可随水流移至阴道口，易于取出，对于位置较深的软性异物，可通过操作孔用抓钳取出，或用抓钳抓持住后连同镜体一起退出。对于质地较硬、表面光滑的异物，可以在宫腔镜直视下，以左手小指伸入肛门内将其推出阴道口。

除了硬性或软性的宫腔镜之外，其他可用于检查的阴道内镜还包括合适口径的膀胱镜，检查过程中同样可以用上述手动并拢大阴唇的方法，来减少膨胀介质外溢。无论何种检查手段，都要注意在检查过程中尽量减少镜体的活动幅度，保护阴道及处女膜，对尚未发育的青春期前患儿尤其需要注意。

五、小儿妇科检查有关的麻醉方法

小儿进行妇科检查时往往不合作，需要进行基础麻醉或全身麻醉，其操作应由专业麻醉医师进行。

1. 小儿呼吸系统解剖生理特点及其麻醉危险性　小儿呼吸道狭窄，舌头相对较大，会厌软骨相对较长，麻醉后肌肉松弛，舌根后坠，会厌下垂，易出现呼吸道部分或完全阻塞，导致缺氧、二氧化碳蓄积，严重者造成窒息。另外，鼻腔、声门、环状软骨及气管易被分泌物及黏膜水肿阻塞，导致呼吸困难。小儿妇科检查持续时间较短，出现麻醉意外多数由呼吸系统管理不当所致。

2. 麻醉前评估及麻醉前用药

（1）麻醉前评估：麻醉医师术前访视患儿时应和家长详细询问病史、用药及药物过敏史等。注意患儿身高、体重、发育情况、营养状态，重点检查牙齿有无松动，上下颌是否有畸形，扁桃体是否肿大以及心肺功能等。结合各种化验结果对麻醉耐受能力做出较为准确的评估。凡有发热 38℃ 以上，上呼吸道感染并有分泌物，严重心肺疾病及水电解质平衡紊乱，应待患儿情况好转后再行麻醉。

（2）麻醉前用药：1 岁以内的小儿通常只用阿托品，不用镇静剂，以免引起呼吸抑制。1 岁以上小儿除使用阿托品外常需再应用镇静剂。阿托品用量 0.02mg/kg，地西泮用量 0.2~0.4mg/kg。

3. 常用麻醉方法

（1）基础麻醉：最常用的基础麻醉方法是肌内注射氯胺酮，剂量为 5mg/kg，2~8 分钟入睡，维持 20~30 分钟。该法具有良好的镇静、镇痛作用，是一种安全有效的麻醉方法。对呼吸的抑制作用较轻，可兴奋心血管系统，使血压升高、心率加快。注药后须严密观察呼吸、循环功能，以免发生意外。由于氯胺酮可引起唾液及呼吸道分泌物增加，术前必须使用阿托品，或将阿托品与氯胺酮混合同时给予。术后患儿可能发生恶心、呕吐。苏醒比较迟，一般术后需观察 1~2 小时。

（2）静脉麻醉：对已经建立静脉通路的患儿可采用单一药物或复合药物静脉麻醉。该法较基础麻醉起效快，持续时间短，苏醒也较快。新型麻醉剂丙泊酚具备起效快、苏醒快而完全的特点，以 0.5~1mg/kg 静脉缓慢注射诱导，以 50~150μg/(kg·min) 持续静脉给药维持，停药后数分钟即可完全清醒。该药对心血管和呼吸系统的抑制作用与剂量密切相关。丙泊酚为脂肪乳剂型，应慎用于婴幼儿。静脉注射氯胺酮对呼吸抑制轻，并有心血管系统兴奋作用，可单独使用，也可与丙泊酚合用，单独使用时首次静脉注射1~2mg/kg，注射速度不宜过快，约1分钟注完，1次注射剂量可维持5~15分钟。追加量为首剂的1/4~1/2。丙泊酚与氯胺酮合用时应注意相应减少两者剂量。

（3）吸入麻醉：吸入麻醉有多种，其中七氟烷适用于小儿吸入诱导与维持，其他麻醉对小儿呼吸道有一定刺激，吸入诱导时可引起明显的咳嗽与屏息，不适于小儿。七氟醚对小儿呼吸道无明显刺激，且具有芳香味，小儿易于接受，可用于婴儿和幼儿。麻醉诱导时需吸入较高浓度，常用3%~4%。随麻醉的加深，可产生呼吸抑制，常需辅助呼吸，心血管系统抑制相对较轻。可以用面罩紧扣患儿口鼻吸入七氟醚，麻醉加深至患儿对妇科检查刺激手足不动即可。这种方法具有诱导快、维持平衡、苏醒迅速的优点，停止吸入七氟醚后数分钟患儿即可清醒。

4. 麻醉期间呼吸管理

相对于成人，小儿代谢率高，对缺氧耐受力差，易因缺氧导致心搏骤停或脑功能受损。因此，小儿麻醉后适当的呼吸管理是该项工作中最重要的内容。

（1）麻醉中呼吸功能的监测

1）呼吸运动的观察：直接观察呼吸运动的类型（胸式或腹式呼吸）、呼吸节律、频率和幅度，自主呼吸的患儿是否有"三凹征"，辅助呼吸的患儿是否存在挤压气囊时呼吸道阻力增加。

2）胸部听诊：通过胸部听诊可观察心率、心律、正常或病理性呼吸音，即使有其他先进的监测仪器，在左胸部固定一个听诊器同时监听小儿心音呼吸音也仍然是不可缺少的监测手段。

3）黏膜皮肤颜色的观察：应注意该法反应迟钝，影响因素较多，应结合其他指标对呼吸功能进行综合判断。

4）脉搏氧饱和度的监测：具有简单、方便、敏感、无创的特点，应作为必需的监测项目。

5）其他监测：心电图应作为必须监测项目。较大儿童监测血压，婴儿或幼儿可免血压监测。

（2）保持呼吸道通畅的基本措施

1）体位：采用仰卧位，肩下垫一薄枕，使头后仰。

2）托下颌法：以上述体位，单手或双手托住患儿下颌角，向前向上托起。对辅助呼吸的患儿，以拇指及示指紧扣面罩，其他三指扣住下颌角往上托。门齿发育且舌大，托下颌较困难时，以拇指扣住面罩向前推，有利于扩大口内空间，保持呼吸道通畅。

（3）呼吸道阻塞的预防与处理

1）舌后坠：由于下颌骨和舌肌松弛，仰卧位在重力作用下，舌体坠向咽部而形成上呼吸道阻塞，表现为强弱不等的鼾声。当呼吸道完全阻塞时，鼾声反而消失，只见呼吸动作而不见呼吸效果，SPO_2进行性下降，用面罩行人工呼吸时，手感呼吸阻力很大，处理以托下颌法为宜。

2）分泌物过多：引起呼吸道分泌较多的原因是术前未用颠茄类药物或用量不足、注射时间不当、麻醉较浅、缺氧及二氧化碳蓄积等。处理以吸除分泌物并追加颠茄类药物为宜。

3）误吸及窒息：麻醉药对中枢的刺激、分泌物对咽喉部的刺激以及缺氧等可引起患儿的呕吐，处理不当可能发生误吸及窒息。处理的重点在于预防，术前应按规定禁食水。发现患儿有呕吐动作应及时采取头低脚高头侧位，并及时吸除口内呕吐物及分泌物，应用激素及其他支持疗法。

（张淑兰　戴姝艳）

第三节　外阴肿瘤

青少年及小儿的外阴良性肿瘤包括色素痣、血管瘤、尖锐湿疣等，恶性肿瘤主要为外阴腺癌以及外阴葡萄状肉瘤，均罕见。

一、良性肿瘤

（一）平滑肌瘤

外阴平滑肌瘤很少见，仅占所有妇科肿瘤的0.03%，在青少年中罕见。

【诊断】　患者临床表现为外阴实性包块，边界清楚，无压痛。鉴别诊断包括巴多林囊肿、脓肿、纤维瘤、其他良性和恶性实质病变。

【治疗】　由于术前很难区别包块性质，故一旦发现建议手术切除；告知术后复发可能，推荐术后定期随访。

（二）色素痣

婴幼儿如出现外阴色素病变，应提高警惕，因有些外阴黑色素瘤是由外阴色素痣（pigmentosus nevus）恶化而来的。虽外阴黑色素瘤不多见，仅占外阴恶性肿瘤的3%，但极度恶性，经血行广泛转移，常为致死的恶性肿瘤之一。

【诊断】　外阴色素痣出现于外阴皮肤或阴道黏膜浅层，为扁平、稍隆起、乳头形、圆柱状、棕色或石墨色的色素痣，大小不等。必经组织学检查确诊，以排除黑色素瘤。

【治疗】　单纯性棕色色素痣每半年随访1次，石墨色色素痣每2个月随访1次，均持续2年以上，严密观察其生长情况。如有扩大或隆起，应行局部较广泛的切除，即除切除病灶外，还必须包括周围皮肤及皮下组织达0.5~1cm。

（三）血管瘤

血管瘤（hemangioma）为常见的体表肿瘤之一，也可见于婴幼儿外阴部。

【临床表现】 患儿内裤上常有血斑。外阴较正常肿大，外阴皮肤可见界限清晰、暗红色或蓝紫色区域，压迫时褪色，放松后恢复原状。一般无症状，大的海绵状血管瘤会引起压迫症状及坠胀感。

【诊断】 外阴血管瘤有毛细血管瘤及海绵状血管瘤两种。前者为暗红色斑块或鲜红色隆起；后者呈紫蓝色，表面粗糙，质软如海绵。外阴毛细血管瘤需与外阴损伤及硬化性苔藓（lichen sclerosis）相鉴别，经组织活检才能确诊。一般多位于大阴唇，小阴唇较少，阴蒂部罕见。

【治疗】 新生儿毛细血管瘤常随年龄增大而消失，一般不需要任何治疗，但在少数病例，可能有形态上、功能上甚至威胁生命的并发症。曾有报道外阴血管瘤患儿自发大出血危及生命，尤其是海绵状血管瘤由较大的血管构成，如损伤患处容易引起严重大出血。因此，待年龄稍大时，可行动脉栓塞治疗或结扎其供应血管或根治性切除，同时整形修补。一般不主张照射或激光。

（四）尖锐湿疣

一种外阴病毒性疾病，系感染人乳头瘤病毒（HPV）所致。外生殖器卫生不良、出汗、穿紧身内裤、外阴过分潮湿或阴道子宫颈分泌物过多，造成温暖、潮湿的外阴环境易于 HPV 的生长。HPV 有多种亚型，与生殖道尖锐湿疣（condyloma acuminata）有关的主要有 HPV 6、11、16、18 型。

【临床表现】 潜伏期 3 周~8 个月，平均 3 个月。临床症状常不明显，部分患儿主诉外阴瘙痒、潮湿，有赘疣感。由于内裤摩擦及尿液浸渍，有时剧痛。

【诊断】 外阴可见薹状广泛生长或有明显界限的息肉样上皮增生，呈红色，群集于大小阴唇、阴道口、会阴、肛门、尿道周围以及大腿内上侧，并常累及阴道下部。典型病例肉眼可作出诊断，体征不典型者需进行辅助检查。主要的辅助检查有细胞学检查、病理组织学检查、聚合酶链反应（PCR）、核酸 DNA 探针杂交等。需与扁平湿疣相鉴别。组织学检查镜下可见尖锐湿疣呈树枝样生长，被覆厚层鳞状上皮，其浅层有角化，上皮层下的结缔组织间有明显界限，结缔组织中常有炎性浸润，尤以浅层为著。在血管较丰富的结缔组织中，常出现鳞状上皮化生。

【治疗】 尚无根治 HPV 的方法。治疗原则为去除外生疣体，改善症状，并针对诱因进行治疗。注意外生殖器卫生，防止外阴皮肤过度潮湿，治疗白带增多。病灶较小者，局部可涂 0.25% 氟尿嘧啶冷霜；病灶较大者，需物理或手术治疗，包括激光、冷冻、电刀等，但要超过病变范围才能取得满意疗效，因病变表浅，一般较易进行。术时如有少量出血，压迫止血即可。此外，还可辅助应用干扰素抗病毒及调节免疫

治疗。

【预防】 随着青少年性行为年龄的不断提前，近年来欧洲及北美等国家已经在儿童及青少年中推行接种 HPV 疫苗以预防 HPV 感染，但是其效果和安全性有待进一步评估。

除上述外阴良性肿瘤外，儿童及青春期尚有纤维瘤、纤维腺瘤、先天性淋巴管瘤等的报道，治疗主要以病灶切除为主，部分患者术后可复发，也有部分学者主张激光疗法、电凝疗法、放射治疗或硬化治疗。

二、恶性肿瘤

外阴恶性肿瘤在青少年及小儿虽属罕见，但因其组织学特征与成人不同，治疗上困难较大。

（一）腺癌

腺癌（adenocarcinoma）发生于青少年及小儿者极为罕见。小儿的外阴癌并非鳞状上皮型，而为腺瘤，来源于中肾管及中肾旁管的胚胎组织。

【诊断】 外阴部如有原因不明而经治疗无效的疼痛，应考虑有恶性肿瘤的可能。腺癌往往发生在尿道旁腺或前庭大腺。外阴部如有经久不愈的溃疡或增生性结节，应做活体组织检查以确诊。

【治疗】 与成人相同，手术是首选的疗法。由于外阴癌的生长特点是局部侵犯较广泛，而且为多病灶，淋巴转移倾向性大，因此，外阴癌的常规性手术应包括外阴癌根治术及双侧区域性淋巴结清扫。术后辅以放疗，可提高疗效。

（二）肉瘤

外阴肉瘤（sarcoma）极为罕见，仅占外阴恶性肿瘤的 1.1%。婴幼儿发生的外阴肉瘤主要是葡萄状肉瘤，极度恶性。葡萄状肉瘤有各种不同程度的分化及成熟度，分为胚胎性横纹肌肉瘤（embryonal rhabdomyosarcoma）、多形性横纹肌肉瘤（pleomorphic rhabdomyosarcoma）及小泡性横纹肌肉瘤（alveolar rhabdomyosarcoma），后两型主要发生于青少年，前者多发生在 2 岁以前，部分出生前发生，5 岁后罕见。外阴肉瘤容易出血、坏死。

【临床表现】 一般因出血、疼痛而就诊，排出髓样物质，晚期往往大、小便功能障碍。

【诊断】 外阴部有葡萄状肿瘤，晚期病例可扩散至直肠、膀胱、阴道，甚至盆腔充满大量瘤块。腹股沟淋巴结可触及，有时如鸽蛋大小。文献报道晚期病例超过 5%，预后极差，5 年生存率低于 13%。

【治疗】 手术应尽可能彻底，术前必须详细检查，判断肿瘤的扩散程度，包括膀胱镜检、肠道检查、静脉肾盂造影、淋巴造影等。手术范围根据病变扩散程度而定，行外阴根治术或盆腔清扫术。此瘤大部分对放射线不敏感，故

一般术后不辅以放疗,可用长春新碱、阿霉素、达卡巴嗪化疗。

除上述葡萄状肉瘤外,在儿童期尚有外阴纤维肉瘤、肌

肉瘤、圆形细胞肉瘤、梭形细胞肉瘤、多形细胞肉瘤以及淋巴肉瘤的个别报道。

(刘福军　高国兰　马　丁)

第四节　阴道肿瘤

一、囊肿

阴道囊肿主要为加特纳囊肿,少数病例由于局部损伤后形成上皮包涵囊肿。

【临床表现】　青少年及小儿的阴道囊肿在下列情况时才出现症状:①囊肿较大,引起异物感或囊肿压迫邻近器官;②囊肿破裂,自阴道流出清亮或血性黏液。

【诊断】　阴道排出极少量液体或黏液分泌物。个别病例肛查时,触及阴道部有紧张弹性抵抗感。阴道窥镜检查常有珍珠串样连续排列或单个囊肿,豌豆至扁豆大小,甚至超过胡桃大,自然破裂时,有液体或黏液流出。

【治疗】　穿刺囊内液体,离心后行细胞学检查,小囊肿行摘除术,大囊肿行造口术。

二、良性肿瘤

(一)纤维瘤、平滑肌瘤、血管瘤

在小儿均罕见,其中血管瘤可引起出血,有时大出血危及生命。

由于小儿阴道狭小,还在发育中,一般不行外科手术。如手术切除,必须注意避免瘢痕形成,以后根据需要再做阴道成形术。如发生危及生命的大出血,则整个病灶可做冷冻治疗。

(二)阴道腺病

阴道壁表面或黏膜下结缔组织内出现副中肾管系统的腺体组织或腺囊肿,又称为阴道腺瘤病。近年来对阴道腺病有进一步认识,多数学者认为其是一种良性疾病。Poskkanzer曾对妊娠时母亲接触过己烯雌酚其后代的青少年进行阴道涂片检查,发现阴道、宫颈腺病的发生率为35%~90%,其中妊娠8周前母亲接触过己烯雌酚者,阴道、宫颈腺病的发生率为70%;妊娠18周后接触己烯雌酚者,其后代幼女阴道、宫颈腺病的发生率为0。说明此病的发生与母亲在妊娠期接触己烯雌酚的时间有关,妊娠期接触越早,发生率越高。另外,Kufman等人对母亲曾有宫内接触己烯雌酚史的28位女性(即第三代)进行详细的盆腔检查,包括阴道镜检查、阴道、子宫颈碘染色及巴氏涂片等,发现这些女性

的下生殖道没有类似于己烯雌酚暴露后的改变,说明第三代不会后续己烯雌酚暴露后效应。

但是近年来国内外有报道多例自发性或获得性阴道腺病,发病率在1%~10%,由于患者无母体接受己烯雌酚病史,其发病机制与有己烯雌酚暴露史患者不同:①可能与先天异常有关,有报道阴道腺病合并处女膜闭锁、阴道下段发育不良等多种下生殖道发育异常;②性激素可能在阴道腺病的发生、发展中具有促进和刺激作用;③可能与正常的阴道上皮被化疗药物、激光、产伤等破坏后导致阴道表面的复层鳞状上皮为柱状上皮所替代,并形成腺体有关。有研究报道局部应用化疗药物5-FU或激光治疗后继发阴道腺病,应用磺胺类药物引起Stevens-Johnson综合征后发生阴道腺病。

【病理变化】　典型的阴道腺病发生于阴道壁表面,由迷走的腺上皮构成,通常由子宫颈直接延伸而来。腺上皮位于固有层或被覆于阴道表面,常伴有慢性炎症和不同程度的鳞状上皮化生,可被误认为阴道上皮内瘤变(VaIN),甚或误诊为鳞癌。Hart对268例在胚胎时期其母亲接触过雌激素的少女进行阴道涂片检查,发现柱状上细胞与鳞状上皮化生同时存在者占37%。多数涂片中,可见腺上皮在不同程度上转化为未成熟的鳞状上皮。

【临床表现】　主要表现为出现一种特殊黏稠的黏液性白带,有时混有血液。阴道有灼热感,但也可无任何症状。

【诊断】　阴道内有天鹅绒样的红色区域,触之易出血。阴道涂片检查柱状上皮细胞与鳞状上皮化生同时存在。通过活体组织可确诊。

【治疗】　无自觉症状的隐性阴道腺病不需特殊治疗。有症状阴道腺病的治疗目标是破坏表面的柱状上皮,促进鳞状上皮化生。可用电凝疗法,治疗前需要做组织学检查以排除恶变。硝酸银烧灼无效。个别病例可先行手术切除,以后再作阴道成形术。

三、恶性肿瘤

(一)腺癌

阴道恶性肿瘤与外阴癌一样也为腺癌(adenocarcinoma),来源于尿生殖窦,包括加特纳管及中肾旁管。近年来文献报道,21岁以下妇儿阴道腺癌的发生率为0.14‰~1.4‰。

【临床表现及诊断】　见阴道腺病。

【治疗】 经阴道镜、膀胱镜、淋巴造影等检查,了解癌肿扩散情况,再行阴道切除术。手术范围根据术中快速切片决定,个别病例需行盆腔淋巴结清扫术。有人认为晚期病例术后再辅以放疗,但疗效不确切。术后 5 年可考虑阴道成形术。

(二)肉瘤

原发性阴道恶性肿瘤不常见,约占妇科恶性肿瘤的1%,阴道肉瘤占阴道恶性肿瘤的 2%。文献报道胚胎性横纹肌肉瘤(葡萄状肉瘤)在阴道肉瘤中最常见,多发生于婴幼儿,占该年龄段的所有软组织肉瘤的一半。胚胎性横纹肌肉瘤是中胚层混合瘤中的一个亚型,其来源各家意见不一。多数认为来源于中肾管中胚层组织,具有胚胎未成熟性,故名胚胎性横纹肌瘤。其病因和高危因素尚不明确。

【发病年龄】 阴道肉瘤多发生于 5 岁以下的婴幼儿,约占 90%,而 1~2 岁之间达高峰。几乎 2/3 在 2 岁以内发病,初生女婴也有报道。

【病变部位】 胚胎性横纹肌瘤多发生于阴道前壁,有时不能确定病变的准确部位。肿瘤初期呈小乳头状突起,直径 2~3mm,或在阴道皱襞内呈小结节状增生,继续发展成有蒂或无蒂的葡萄状肿物,有时直径大至 3cm。肿瘤开始从上皮下生长,起于一个中心或多个中心,继续增长扩大,使阴道黏膜膨胀,形成空腔。葡萄状组织突起后穿透阴道黏膜突向阴道,从而使阴道逐渐扩大,以至肿瘤充满整个阴道而突出于阴道口外。少数病例肿块突出后覆盖于外生殖器外。

【病理变化】

1. 肉眼观 胚胎性横纹肌肉瘤似息肉样、水肿状、半透明肿块,形成串珠,如葡萄样结构。肉瘤的类型颇多,而葡萄状肉瘤多发生于阴道,从黏膜下开始呈葡萄样生长(图 9-21-1)。

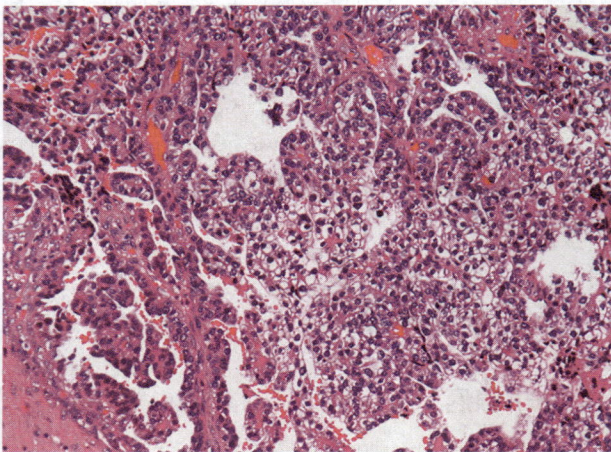

图 9-21-1 阴道透明细胞癌,主呈实性及乳头状生长;实性区域肿瘤细胞质透亮,乳头状区域胞质嗜酸,两者均具有高级别核特征(×100 倍)。

2. 镜下观 阴道内葡萄状肉瘤与阴道外葡萄状肉瘤的肉眼观与镜下观均相似,大体标本均呈多发性息肉样结构。Hilgers 报道 27 例阴道内、外葡萄状肉瘤,均显示胚胎性横纹细胞的特征。典型病例具有未成熟肿瘤细胞的特点:①有完整上皮覆盖;②上皮下有新生层;③未分化的圆形、梭形、多形细胞;④中央有混合性间质瘤(主要见于中胚层混合瘤)。未成熟的圆形、梭形或多形细胞由上皮下的细胞构成,胞质内有嗜酸性颗粒,边缘不整齐,胞核浓染,核异质、核大小不一,但巨核、畸形核不多见。

3. 确诊 需要免疫组织化学、分子遗传学或超微病理检查。

【临床表现】 主要症状是阴道突出肿物及阴道出血。有时在婴儿洗澡或换尿布时偶尔发现,有时患儿咳嗽、哭闹时由于腹压增加而将肿物逐出于阴道外。在肿物出现时,一般无疼痛。如阴道前壁病灶继续向盆腔器官浸润,则累及尿道、膀胱,而出现尿频、尿潴留等症状。肿瘤发展到晚期时,也与其他恶性肿瘤一样,出现食欲缺乏、体重减轻、恶心、呕吐、脱水、低热等现象,最后常因恶病质、呼吸衰竭或尿毒症而死亡。如肿块向上扩展至盆腔,则在盆腔内可触及包块,有时腹部增大伴腹水。如肿瘤转移至淋巴结,常在两侧腹股沟触及增大的淋巴结,或出现肺部转移症状。

【分期】 根据美国横纹肌肉瘤研究组分期法:

Ⅰ期:肿瘤局限,完全切除,区域淋巴结未累及。

Ⅱ期:肿瘤局限,肉眼观完全切除,有或无镜下残留。

Ⅲ期:未完全切除或仅行活检,原发灶或区域淋巴结有镜下残留。

Ⅳ期:诊断时已有远处转移。

【诊断及鉴别诊断】 根据临床表现及病理特征一般不难诊断,但在临床实践中不易早期确诊。当发现患儿阴道内有肿块时,往往肿块已相当大,甚至已有破坏性浸润或转移。有时病理组织学检查颇似良性,常易误解为良性肿瘤。学者们认为,在嗜酸性胞质中存在着纵横交叉的条纹状肌纤维,是确诊横纹肌肉瘤的主要依据,但在实践中很难发现这种条纹状结构,主要因为肿瘤细胞少而结构稀疏。电子显微镜检查有助于证实条纹肌结构的出现,组织切片中未成熟细胞的存在对诊断更为重要。临床上需与阴道息肉样腺癌、良性中肾管乳头状腺瘤、中肾管腺癌以及阴道血肿等相鉴别。

【转移】 阴道胚胎性横纹肌肉瘤以局部转移为主,同时也可经血行转移至肺,个别转移至脊椎及颅顶骨。肿瘤的发生起始于阴道前壁,逐渐向邻近器官或周围组织浸润,尤其以尿道、膀胱后壁、膀胱阴道隔等处较多见。膀胱阴道隔组织疏松,对肿瘤穿透无抵抗力。文献报道 15 例尸检结果,半数患者肿瘤仅限于盆腔生长,Mayo 医院报道 7 例广泛转移死亡的患者,尸检证实均有急性或慢性肾盂积水,其中远处转移至腹股沟淋巴结 3 例,肺转移 3 例,骨转移 3 例。肿瘤由阴道壁向后方转移者不多见,因直肠阴道隔较坚实,对晚期肿瘤的浸润有保护性屏蔽作用,即使直肠转移者也不是由阴道壁直接侵犯所致,而是先侵及直肠阴道侧窝,再达直肠。直肠转移偶见。

【治疗】 近30年来,阴道胚胎性横纹肌肉瘤的治疗有了很大改革,从而使疗效大大提高。在20世纪70年代初,多数学者认为高度恶性葡萄状肉瘤最好的治疗方法是迅速、及时的根治性切除。术前必须经组织学确诊,术后3~4周辅助放疗或化疗。

1. 手术治疗 应强调初次手术的准确性及彻底性,尽可能避免或减少复发。手术范围根据病情决定如下:

(1)子宫阴道联合切除:适用于病变局限于阴道、子宫颈者。

(2)子宫阴道联合切除及膀胱切除:适用于病变已侵及膀胱后壁或膀胱者。

(3)子宫、阴道、膀胱切除及盆腔淋巴结清扫:适用于病变已侵及一侧或两侧腹股沟淋巴结者。

(4)全盆腔内脏切除:适用于病变已转移至整个盆腔者。在盆腔内脏切除术的同时,行双侧输尿管、乙状结肠吻合术(ureterosigmoidostomy)或回肠造口术(ileostomy)。

除全盆腔内脏切除外,一般根治性手术均保留一侧或两侧卵巢,复发病例再次手术时则不宜保留卵巢。

这种广泛性手术虽取得了一定疗效,但手术并发症及手术死亡率均高。此后,美国横纹肌肉瘤研究协作组(intergroup rhabdomyosarcoma study group,IRSG)对该病做了一系列研究:对于化疗有完全反应者,不行局部的手术和放疗。因此,阴道横纹肌肉瘤的阴道/子宫手术切除率亦由IRS Ⅰ期的100%明显下降到IRS Ⅳ期的13%,但疾病缓解生存率却明显提高。

Ⅰ期研究(1972—1978年):自1975年后不再立即行子宫及阴道切除术,而是先做化疗或化疗加放疗后再行子宫及阴道切除。

Ⅱ期研究(1978—1984年):发现阿霉素化疗的疗效显著。

Ⅲ期研究(1984—1988年):认为阿霉素和顺铂联合化疗不但可使患者的生存率提高,且可减少手术并保留生育功能,其生存率可达83.3%(20/24)。因此,建议对儿童的阴道横纹肌肉瘤可先行化疗,再根据情况行保守性手术,必要时再考虑放疗。

Ⅳ期研究(1991—1997年):得出的结论是,化疗方案VAC(长春新碱、放线菌素D、环磷酰胺)、VAE(长春新碱、放线菌素-D、异环磷酰胺)、VAE(长春新碱、异环磷酰胺、依托泊苷)对局部或区域性横纹肌肉瘤有同等效果,尤其对胚胎性肉瘤更为有效。

2. 化疗治疗 以VAC化疗方案为例:对于复发性或难治性儿童横纹肌肉瘤,还可用环磷酰胺250mg/(m²·d)和拓扑替康0.75mg/(m²·d)各静脉滴注30分钟,5天为一疗程。

3. 放射治疗 放疗的指征:子宫阴道联合切除术后,加强根治性治疗;首次切除的标本边缘组织可见肿瘤细胞;病变已至晚期,不能耐受手术或复发病例无法根治性切除者。以上病例均可行姑息性放射治疗,放疗剂量依年龄、病变部位及范围而定。

【复发】 子宫阴道联合切除术后,复发病灶常出现于阴道及尿道、膀胱、盆腔结缔组织等处,也有在阴蒂复发者。盆腔内脏切除术后,在盆腔结缔组织、腹股沟淋巴结、卵巢及肺等处均可能复发。复发肿瘤的手术方法尚无一致意见。多以首次手术遗留的组织多少及复发部位而定。为防止或减少复发,必须注意下列内容:

1. 早期诊断。

2. 一旦确诊,根据浸润范围强调首次手术的彻底性。

3. 切除标本的边缘组织如发现肿瘤细胞,必须辅以放疗。

【预后】 阴道葡萄状肉瘤过去的预后极差,自Scheckman等推荐盆腔根治性手术后预后明显改善,有些患者根治术后辅以放疗或化疗可长期存活,5年生存率在10%~30%之间。Davos报道5年生存率为23%。Hilgers报道通过盆腔内脏切除、局部淋巴结清扫、部分或全部阴道切除后,5年生存率可达50%。目前随着新的化疗药物的出现,生存率已升至83.3%~90.7%。胚胎性横纹肌肉瘤的恶性度很高,如不及早诊治,一般3~6个月即死亡,早期诊断是改善预后的重要因素。

(三)透明细胞癌

近20年来,青少年透明细胞癌患者日益增多,14~24岁之间是青少年透明细胞癌的高危时期。

【病因】 青少年阴道或宫颈透明细胞癌的发生,与其母在妊娠期有无接受过雌激素治疗有关,尤其在孕18周前。20世纪40年代,己烯雌酚被广泛用于预防妊娠期不良反应,1971年美国FDA报道了其有导致女性后代阴道透明细胞癌的副作用。事隔50年,它的这种副作用仍引起广泛重视。Robboy认为患者母亲在妊娠期前3个月内接受雌激素治疗,虽仅持续1~2个月,但其后代就有发生癌的可能,因致癌因子的潜伏期可长达10~20年,至青春期受卵巢分泌的内源性激素刺激诱发所致。Paskanz研究110例用过雌激素的青少年进行阴道活体组织检查,证实35%发生阴道腺病,而未用雌激素组仅1%。

【发病部位】 多见于阴道上部,其次发生于子宫颈。按FIGO分类,阴道与子宫颈之比为10:7。肿瘤通常局限于阴道上1/3,前壁较后壁多见,偶尔也出现于侧壁或阴道下1/3。

【病理变化】 肿瘤呈囊性结构或管状排列,有的则为实性或乳头状。镜下多见鞋钉样细胞,为典型的中肾管上皮细胞。球状核突于囊内或管腔内,其胞质内含有丰富的糖原(图9-21-2)。透明细胞型腺癌与分泌型腺癌不同,在电镜下透明细胞癌的细胞中,线粒体不增大,无核仁,是糖原合成增加的表现。

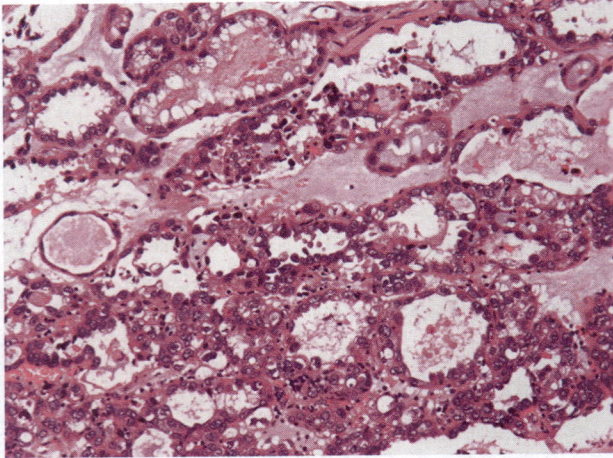

图 9-21-2　阴道透明细胞癌,腺管状生长,部分腺体囊性扩张形成"管囊状"结构,腔内含嗜酸性物质,腺管内衬靴钉样细胞(×200 倍)。

【临床表现】 阴道排液、血性白带、阴道不规则出血为其主要症状。有些患者无明显症状,妇科检查时才发现。青少年阴道异常出血易误诊为月经失调。因此,在透明细胞癌的高危年龄如有阴道异常排液或出血,应提高警惕。病变直径小至 3mm 时,临床上摸不到。有些病变直径可大至 10cm,呈结节状或息肉样,触之有颗粒样感,质硬而突起。有的肿瘤扁平,稍突出于阴道壁,有的穿透较深。

【诊断及鉴别诊断】 在胚胎时期母亲用过雌激素后,出生的青少年无论有无症状,均为阴道或宫颈透明细胞癌的高危对象,应每 6 个月进行阴道细胞学涂片检查及妇科检查。必要时在碘试验下多点活体组织检查;或在阴道窥镜直视下,于可疑处取活体组织病检,才能最后确诊。

1. 阴道涂片或宫颈刮片 Anderson 等认为 Papanicolaou 阴道涂片诊断透明细胞癌的准确性达 73%。假阴性可能因为标本收集不当或涂片、染色等技术问题;肿瘤位于上皮下层;大量炎性细胞干扰及多形白细胞覆盖;浸润病灶微小,脱落细胞少。癌细胞通常成丛或成堆,也有单个细胞。肿瘤细胞虽大小不一,但较正常子宫颈内膜细胞大、胞质多,偶尔出现核小、胞质少、拥挤或成堆的细胞团。细胞核圆形、卵圆形或不规则,形态大小不一,边缘有时较厚。有时涂片中出现裸核或多核,核大少见。阴道涂片不仅在筛查诊断方面有一定价值,并且有助于监测治疗及随访复查。治疗后如涂片持续阳性,则表示肿瘤未消退;如细胞已呈退行性变,但多次涂片有发现典型的瘤细胞,表示肿瘤复发,需进一步治疗。

2. 体检 青少年异常阴道出血时,如未经妇科检查,不能轻易确诊为功能性疾病。必须详细询问病史及在胚胎时期母亲的用药史,警惕有阴道器质性病变的可能。阴道检查时,注意阴道上部及子宫颈有无结节性、囊性或实性突起。必要时在肉眼可疑处或在阴道镜下多点活体组织检查,以提

高阳性率。

在鉴别诊断方面需与阴道腺病、子宫内膜样腺癌及阴道腺癌相鉴别。

【转移】 常由局部扩散至周围淋巴结。Aaserson 等认为,在子宫内母亲接触雌激素的阴道透明细胞癌患者,其淋巴结转移较同期未接触雌激素的阴道鳞状上皮癌患者更多见。Herbst 等报道淋巴结转移与肿瘤的大小及浸润深度有关。最小的病变为 2.0cm×1.5cm 时已发生淋巴结转移,或病变侵及组织深度 <3mm,盆腔淋巴结活体组织检查即为阳性,说明早期患者即有淋巴结转移的可能。

【治疗】 确诊后,治疗方法根据肿瘤大小、范围、深度及淋巴结有无转移而定。一般认为阴道或宫颈透明细胞癌的治疗与中胚层混合瘤或横纹肌肉瘤相似,以根治性手术为主,术后辅以放疗或化疗。

1. 手术治疗 根治性手术包括子宫、阴道切除及盆腔淋巴结清扫,早期病例手术治疗的疗效较好。手术治疗可避免大剂量放疗破坏卵巢功能造成的人工绝经,同时可重建阴道,保持性功能。但如手术不彻底,则易发生转移。Herbs 认为如肿瘤较大,手术切除时只能紧靠肿瘤边缘,术后易复发,并指出即使 I 期患者,也有 16% 发生盆腔转移。

2. 放射治疗

(1) 小的局限性肿瘤,建议行腔内或经阴道放疗,以便保留患者的卵巢和阴道功能;

(2) 多数播散性病变则需外照射,有时需要内外照射结合;

(3) 复发病例常发生肺转移,如为播散性转移,则无法手术,可行肺部大面积照射,有一定疗效。

3. 化学治疗 复发或晚期病例无法手术、也不能耐受放疗者,采用 ActFuCy 方案化疗,有一定疗效。具体用法见表 9-21-1。

表 9-21-1　ActFuCy 方案用法用量

药名	剂量及用法
放线菌素 D	0.01mg/(kg·d)×5 天,静脉滴注(最大量 0.5mg/d)
氟尿嘧啶	8mg/(kg·d)×5 天,静脉滴注
环磷酰胺	7mg/(kg·d)×5 天,静脉滴注

【预后】 Kottmeier 报道宫颈透明细胞癌的 5 年生存率为 55%,阴道透明细胞癌的 5 年生存率为 30%~50%。Senekjian 报道透明细胞癌的 5 年生存率:I 期阴道及宫颈透明细胞癌为 90%,II 期阴道及 IIA 期宫颈透明细胞癌为 82%,IIB 期宫颈透明细胞癌为 60%,III 期宫颈透明细胞癌为 37%,总的 5 年生存率为 80%。影响预后的因素如下:

1. 肿瘤大小、范围及深度 直径 >3cm 或浸润深度 >3cm 者,易于转移及复发。

2. 淋巴结及远处转移 远处转移者预后差,Herbst 等

报道肺转移的 5 年生存率仅 11%。

3. 复发 文献报道 346 例患者的复发部位:盆腔 60%,阴道 44%,子宫颈 8%,膀胱 8%,直肠 3%,肺 36% 及锁骨下淋巴结 20%。复发病例的预后差,但如复发限于阴道局部,则疗效好。Herbst 等报道局部复发治疗后,5 年生存率可达 40%。

4. 治疗的彻底性 早期病例如仅切除局部病灶,复发率仍高。因此,无论病期,均需行根治术。

青少年阴道恶性肿瘤中,除透明细胞癌外,文献报道在婴幼儿还可见到阴道胚胎性癌。通发生于 2 岁以下女孩。似息肉样生长,有时与葡萄状肉瘤很相似。

(四)内胚窦瘤

阴道内胚窦瘤又称为卵黄囊瘤,是小儿恶性生殖细胞肿瘤中最少见的一种,好发于 2 岁以下的婴幼儿。主要的临床表现是阴道不规则出血或阴道突出肿物。阴道内胚窦瘤的诊断主要依靠病理检查,易于透明细胞腺癌、中肾管样癌、沃尔夫管癌、未分化肉瘤和葡萄状肉瘤等相混淆。其组织学上的区别主要为:①典型的 Schiler-Duval 小体,即恶性内胚层细胞围绕血管呈放射状排列;②网状结构;③透明球;④抗淀粉酶 PAS 阳性;⑤此瘤能分泌 AFP。而 Schiler-Duval 小体和血 AFP 明显上升,对明确诊断有决定性的意义。此瘤恶性程度高,预后较差,但对 PEB、PVB 化疗方案敏感,化疗应作为阴道内胚窦瘤的主要治疗手段。2011 年北京协和医院妇产科通过对 6 例阴道内胚窦瘤患者的临床资料进行回顾性分析发现:平均 2.5 个周期 BEP 方案化疗后,患者血 AFP 基本下降至正常水平;平均 6 个周期 BEP 方案化疗后,患者完全缓解;在平均随访 75.5 个月的时间内没有患者复发。

(张　媛　王泽华)

第五节　子宫颈肿瘤

子宫颈肿瘤在青少年及小儿少见,一般良性多于恶性。

一、良性肿瘤

(一)宫颈息肉

女孩从新生儿至 16 岁时,子宫颈黏膜外翻并非罕见。一般出生后 6~9 个月内,宫颈外翻自然消退,但少数病例仍持续存在,在外翻基础上发展成宫颈息肉。

【临床表现】 有黏液性或血性黏液性白带。由于阴道分泌物增多,可在阴唇、阴道部位发生重复感染。

【诊断】 在阴道口可见黏液性或血性黏液性白带,部分为浆液性。重复感染时白带有臭味。阴唇发红,皮肤浸渍。宫颈口有息肉样物,大小不等,易接触性出血。重复感染时,伴有阴道炎征象。在鉴别诊断方面需要与子宫颈良性乳头状瘤、葡萄状肉瘤等鉴别。

【治疗】 通过阴道内镜摘除息肉并行组织学检查,排除葡萄状肉瘤及其他恶性肿瘤,以免延误治疗。

(二)宫颈潴留性囊肿

在宫颈外翻的基础上也可以形成宫颈潴留性囊肿,伴有子宫颈分泌物过多。

【临床表现】 由于子宫颈上皮外翻,有黏液性分泌物自阴道排出。

【诊断】 子宫颈典型外翻时,在外翻的某些部位可见移行带及子宫颈腺体囊肿(纳氏囊肿,Naboth cyst)。必须做活体组织学检查,以排除恶变。

【治疗】 一般不需要治疗,仅在潴留性囊肿较大时进行穿刺放液。

二、恶性肿瘤

青少年与小儿的子宫颈恶性肿瘤少见。在透明细胞癌中,发生于阴道者占 2/3,而发生于子宫颈者仅占 1/3。近年宫颈癌的发病年龄出现年轻化趋势,青少年与小儿也可发生宫颈癌,但均为腺癌。由 Gartner 管或副中肾管而来,相反宫颈鳞状上皮癌较罕见。子宫颈非典型增生转变成原位癌,在 20 岁以前也有所见。本节主要讨论宫颈癌。

【病因】 宫颈癌的病因迄今尚无定论,多数作者以为宫颈癌的发病与早婚、性生活过早过频、包皮垢、早育、多产、宫颈糜烂、宫颈裂伤、宫颈外翻、性激素失调及病毒感染有关。青少年女性发生宫颈癌的可能因素如下:

1. 雌激素作用 在胚胎时期如母亲接触过雌激素,其后代的宫颈腺病发生率高。有作者认为宫颈腺病发展为腺癌极少,但宫颈腺病与鳞状上皮化生同时存在,如受某种促癌因子激惹,则鳞状上皮细胞结构异常,有 0~5% 可转变成原位癌。

2. 宫颈外翻 正常子宫颈在解剖学上分为阴道部及子宫颈管两部分。前者由鳞状上皮覆盖,无腺体;后者由柱状上皮覆盖,有腺体。组织学上分为阴道部、移行带及子宫颈管三部分。移行带介于阴道部与子宫颈管之间,由子宫颈内膜间质及腺体组成,上覆鳞状上皮细胞。新生儿在体内受母体雌激素的影响,颈管柱状上皮过度增生,并向子宫颈外口生长。出生后母体激素影响消失,阴道酸度改变,阴道部鳞状上皮沿柱状上皮伸展覆盖,称鳞状上皮化生。这种生理性移行带如受致癌因子激化,最后可导致癌变。

3. 性行为 初次性交过早,早婚早育,多个性伴侣与宫颈癌密切相关。流行病学研究表明,性生活开始早者宫颈癌的发病率高。初次性交年龄在 18 岁之前,其宫颈癌的患病率比 20 岁以后者高 13.3~25 倍。因为青春期子宫颈上皮发育尚未成熟,抵抗疾病的能力差,且青春期少女的免疫系统相对未经致敏,易受致癌因素的刺激而致病。随着年龄和性经历的发展,女性生殖道系统才被致敏并发育成熟,从而具有正常的抗病能力。早婚、婚前性行为、性生活频繁,助长了包皮垢的致癌作用。过早分娩使宫颈裂伤、外翻及糜烂的机会增多,因而癌的发病率增高。此外,宫颈癌患病的危险性直接与性伴侣数成正比。>10 个性伴侣者较 <1 个性伴侣者的相对危险性高 3 倍以上,性伴侣者 >6 个且初次性交在 15 岁以前者,患宫颈癌的危险性上升 10 倍以上。

4. 母亲因素 生育年龄的妇女,如果在日常生活中长期受到某些物理或化学因素刺激,生殖细胞发生畸变,她们的后代出生后常易患癌症。如果妇女在怀孕期间服用避孕药或使用雌激素,其所生的女孩日后发生宫颈腺癌的可能性增大,此外,母亲的年龄、产次、多胎妊娠、先兆子痫的发生也可能与后代宫颈癌的发生有关。

5. 病毒及其他病原体感染 人乳头瘤病毒(HPV)、疱疹病毒(HSV)Ⅱ型、人类巨细胞病毒(CMV)以及 STD 感染等,均可导致宫颈癌的发病率升高。曾经感染过衣原体的妇女容易患宫颈癌。女性 AIDS 相关癌症中,浸润性宫颈癌的标准化发病率增高,达 9.1,AIDS 病后的相对危险为 6.5。人乳头瘤病毒是宫颈癌的主要危险因素,目前已被鉴定的 HPV 已达 100 余型,其中以 HPV16 型与宫颈癌的发病关系最为密切,其余相关类型有 10 余种。病毒感染为性传播疾病,如果夫妻双方或一方性生活不洁或性伴侣太多,就有可能使女方感染这种病毒或病原体,母亲存在上述感染因素又不注意女儿的性卫生,也可以造成母女之间的交叉感染,日后可能发生宫颈癌。以上病原体感染可以降低性器官的免疫功能,从而使子宫颈细胞无法抵抗外来不良因素的侵袭,而易患癌症。

6. 其他 青少年女性免疫功能低下,吸烟以及配偶性行为和其他行为方面的特点(配偶性伴侣数、患有 HPV 感染、生殖器尖锐湿疣及丘疹、阴茎癌、前列腺癌或其以前的配偶曾患宫颈癌者)都可能与宫颈癌的发生有关,吸烟者比不吸烟者患宫颈癌的机会高 2 倍。

【**临床分期**】 青少年与小儿宫颈癌的临床分期,对于治疗和预后同样有重要意义。目前一般应用 FIGO 的临床分期标准,与成人相同。

【**临床表现**】

1. 主要症状 为阴道不规则流血,并有典型的洗肉水样白带。青春期或青春期前出现不规则出血,常被误认为月经失调。对未婚少女常缺乏警惕性,一般不习惯做阴道检查而漏诊。Dally 报道 2 例(10 岁及 15 岁)患者,均有不规则阴道出血,而被误诊为月经失调,直至从阴道排出碎块组织,经病理检查才证实为癌。

2. 压迫症状 癌侵及子宫旁组织时开始仅有胀感,以后钝痛,累及腹膜则剧痛。如波及子宫旁组织可压迫或侵犯神经干,由间断性腰痛发展为持续性疼痛,并向下肢放射。压迫或侵犯输尿管引起肾盂积水时,则出现腰部钝痛。压迫或侵犯膀胱时,常表现为尿频、血尿及尿痛,严重者出现尿闭或尿瘘,甚至引起尿毒症,疼痛常为宫颈癌晚期表现。

3. 转移症状 根据转移的部位不同,其症状各异,除淋巴系统外肺部转移较多见,表现为胸痛、咳嗽、咯血等。胸部 X 检查可见转移癌阴影。有骨转移者可出现相应部位的持续性疼痛,X 线摄片可见骨质破坏。

【**病理**】 绝大多数宫颈癌的发生和发展是一个缓慢的过程:正常上皮-单纯性增生-不典型增生-原位癌-浸润癌。少数不经过原位癌阶段而直接发生浸润癌。大体标本和镜下结构与成人类似。

局部大体观:早期常呈糜烂状或颗粒状突起,可见浅表溃疡,质较硬,触之易出血。肿瘤进一步发展,按其生长的方向和外形可分为 4 型:

(1)糜烂型:大体呈糜烂或浅溃疡状,肉眼可能看不到肿瘤,与一般宫颈糜烂无法区别。也可呈颗粒样粗糙不平,质地较硬,触之易出血,多见于早期浸润癌。

(2)结节型:肿瘤向表面生长,呈明显突起,高低不平,质脆易出血。可以向子宫颈表面形成团块状结节。常常伴有深浅不等的溃疡形成,质地较硬或坚硬,触诊时出血明显。

(3)菜花型:呈菜花状、蕈状或乳头状增生,一般分类中称为外生型。瘤体较大,血管丰富,质地较脆,出血明显,常伴有感染和存在坏死灶。

(4)溃疡型:属内生型肿瘤。病变侵入子宫颈管内呈侵蚀状生长,形成溃疡甚至空洞,如火山喷口状,容易发生继发感染和大量出血。有时整个子宫颈及阴道穹窿部组织溃疡而完全消失,边缘不规则,组织坏死,质地变硬,分泌物恶臭。

上述四种分类与预后无关。

青少年宫颈癌以宫颈腺癌多见。腺癌的预后比鳞癌差,淋巴转移率比鳞癌高,对放疗不甚敏感。可以分为高、中、低分化三级。子宫颈腺癌中以子宫颈管内膜腺癌最为常见。病变开始发生在子宫颈管内,来自子宫颈管腺上皮,组织形态多样,常见为腺型,其次为黏液型。镜下多数可见到腺体结构。高度分化的腺癌有时与腺瘤样增生很难区别,易被漏诊;而分化不良的腺癌有时极似分化很差的鳞癌,必须注意鉴别。

此外,有时可见部分腺体或腺上皮呈鳞状化生,如腺癌中含有鳞状上皮化生而无间变,称为腺棘皮癌。如鳞状上皮有重度间变,则称为腺鳞癌或混合癌。有人根据腺癌的组织发生和预后分为五型:分化型、未分化型、腺鳞癌、腺棘皮癌及恶性腺瘤。

子宫颈原位癌很少见,可单独存在,亦可与浸润性腺癌与鳞癌并存。病变的组织学特点是子宫颈管黏膜及腺体的腺上皮被具有恶性形态的腺上皮细胞所取代,但病变仍局限于上皮层内,未穿透基底膜。但胞核间变明显,极性消失,具有恶性特征。

另外,在进行病理组织检查时,有时还可见到少数特殊组织起源、基本上呈腺癌样结构的透明细胞癌、中肾癌及恶性卵黄囊瘤(内胚窦瘤)三种特殊组织类型的癌。它们虽然起源于完全不同的组织成分,但在组织形态上有时却十分相似而难以区别,在诊断上有时互相混淆。

【诊断】 青少年宫颈癌的诊断,取决于详细的病史及警惕有宫颈癌的可能。

1. 临床表现 青春期或青春期前出现不规则出血,常被误认为月经失调。如伴有白带异常,要警惕宫颈癌的可能。

2. 一般检查 淋巴系统是宫颈癌转移的主要途径,左侧锁骨上淋巴结是远处转移的常见部位,应注意检查。

3. 妇科检查 注意阴唇、尿道口及阴道口有无肿瘤。检查阴道浸润范围、穹窿深浅、分泌物性质及颜色、子宫颈有无新生物生长及其他病变、子宫位置、大小、硬度及活动度。注意两侧附件及子宫旁组织有无肿块、增厚、结节及压痛等。三合诊了解盆腔后半部及盆侧壁情况,如阴道旁、子宫颈旁及子宫体旁组织有无浸润及与盆壁的关系等。

4. 宫颈细胞学检查 对早期发现宫颈癌有重要意义。用细胞刷在宫颈口鳞-柱交接部取材,细胞学诊断结果表示方法过去采用巴氏 5 级分类法,现 FIGO 建议推广应用贝塞斯达报告系统分类法。

5. 碘试验 当宫颈细胞涂片异常或临床为可疑癌而无阴道镜时,借助碘试验可发现异常部位。目前,常用的碘溶液是 Lugol 溶液或 2% 碘液。细胞不着色者为碘试验阳性,在此区取材活检可提高诊断率。

6. 阴道镜检查 阴道镜及阴道显微镜检查,对宫颈癌的早期发现、确定病变部位、提高活检阳性率有重要作用。阴道镜可将病变放大 6~40 倍,在强光源下用双目镜直接观察宫颈癌及癌前病变。阴道镜检查时主要观察血管形态、毛细血管间距、上皮表面、病变界限等,在异常部位进行定位活检即可明显提高诊断的准确性。

7. 子宫颈和子宫颈管活组织检查 这是确诊宫颈癌及癌前病变最可靠和不可缺少的方法,一般选择子宫颈外口鳞-柱交接部的 3、6、9、12 点处取 4 点活检,或在碘试验、阴道镜检查下观察到的可疑部位取活组织进行病理检查。所取组织要包括上皮组织和间质组织。若宫颈刮片为 3 级或 3 级以上涂片、宫颈活检阴性时,应用小刮匙搔刮子宫颈管,刮出物送病理检查。

8. 宫颈锥切术 当宫颈刮片多次检查为阳性,而子宫颈活检为阴性或活检为原位癌,但临床不能排除浸润癌时,可行宫颈锥切术,以明确诊断。

9. 其他检查 根据患者的具体情况确定宫颈癌患者的临床分期时,有时还须进行如下辅助检查,即胸部 X 线检查、超声检查、静脉肾盂造影、肾图、膀胱镜、直肠镜及 CT、MRI 等,有助于诊断。

【鉴别诊断】 需与以下疾病鉴别:

1. 宫颈息肉 为有蒂、扁圆形的赘生物,表面光滑,色红润,质软。息肉常来自子宫颈口内,突出于子宫颈口外,应切除行病理检查。

2. 宫颈结核 子宫颈外观可正常,也可呈肥大、糜烂、溃疡、乳头状或息肉样表观。宫颈结核好发于青年,多有月经异常,不孕及结核病病史,活检可鉴别。

3. 宫颈乳头状瘤 一般为局限性,呈乳头状生长,无浸润表现,常需活检确诊。

4. 宫颈透明细胞癌 生长形式似结节状或息肉样,质硬而突起。有些肿瘤扁平,稍突出于子宫颈。有的穿透较深,有的位于表面。

【治疗】 青少年患宫颈癌者,腺癌远比鳞状上皮癌多,由于腺癌对放疗的敏感性差,故手术治疗为宫颈腺癌患者的首选疗法。手术包括广泛性宫颈切除术、广泛性子宫切除术及盆腔淋巴结清扫术,适于ⅠA~ⅡA 期患者。如已至晚期,应采用放射治疗。对年轻患者,既要彻底清除病灶,又要注意保留不必要切除的血管、神经等组织。宫颈腺癌有 5% 的卵巢转移率,而宫颈鳞癌一般不发生卵巢转移,可以行卵巢移位或移植手术。年轻宫颈癌患者如合并妊娠,应按临床分期及妊娠月份采取有效的治疗措施。Ⅰ 期及ⅡA 期合并早期妊娠者,可行根治术;妊娠已达 4 个月以上者,可先剖宫取胎,同时再行根治术;各期宫颈癌合并晚期妊娠或已临产者,均应先行剖宫产,以后再做根治手术或放射治疗;晚期宫颈癌合并妊娠者,应尽早终止妊娠,并行放射治疗。

【预后】 青少年宫颈癌的预后差,多与发现晚、腺癌比例高、对放射治疗不敏感有关。

【随访】 宫颈癌患者治疗后出院时,尤其是年轻患者,一定要向其说明随诊的重要性,并核对通信地址。

随访时间一般在出院后第 1 年内,前 3 个月每月行 1 次随诊,以后每隔 2 个月复查 1 次。出院后第 2 年每 3 个月复查 1 次,出院后第 3~5 年每半年复查 1 次,第 6 年开始每年复查 1 次,随访内容除临床检查外,还应定期进行血常规检查、胸部 X 线、B 超、阴道残端细胞学涂片检查等。

青春期前女性在 HPV 暴露之前完成 HPV 疫苗的全程接种是宫颈癌一级预防的重点目标。发生初次性生活之前接种 HPV 疫苗能达到最佳的保护效果,对于预防青少年宫颈癌具有重要意义。HPV 疫苗接种率高的国家,宫颈高级别上皮内瘤变和宫颈癌的发病率都呈现明显下降的趋势,疫苗的安全性和耐受性也良好。因此,WHO 在 2020 年提出加速消除宫颈癌的目标,2030 年分别达到" 90-70-90"目标,即 90% 的女性在 15 岁之前完成 HPV 疫苗全程接种。目前在中国内地获批上市的 HPV 疫苗有四种:进口二价/四价/九价疫苗,国产二价疫苗。国产四价疫苗尚在研发过程中。

(张　媛　王泽华)

第六节　子宫体肿瘤

青少年及小儿的子宫体肿瘤极为罕见,分为良性肿瘤及恶性肿瘤。

一、良性肿瘤

子宫平滑肌瘤在青少年中罕见,尽管子宫平滑肌瘤在青少年的发生率很罕见,但当年轻女性出现异常子宫出血时,必须考虑到平滑肌瘤可能。

【临床表现】　经期延长,经量增多,多有不规则阴道出血甚至导致患者贫血,有时白带增多,呈白色或红白色。

【诊断】　临床上常与子宫平滑肌肉瘤相混淆,子宫黏膜下肌瘤需与子宫内膜息肉等鉴别。

【治疗】　有症状者行保留生育能力的子宫肌瘤切除,手术途径有经开腹、腹腔镜或宫腔镜。

二、恶性肿瘤

青少年及小儿的子宫体恶性肿瘤包括中胚层混合瘤(mesodermal mixed tumor)及中肾源性腺癌(mesonephrogenic adenocarcinoma)。中胚层混合瘤是一种副中肾管的恶性肿瘤,其母组织为内膜间质。除小细胞肉瘤组织外,还有黏液、软骨、骨及肌肉成分,与畸胎瘤无关,因子宫中胚层混合瘤仅由一个胚层形成。儿童的子宫内膜腺癌在国外文献中仅有个别报道,它来自个体发育不良的区域,即来自中肾管(Gartner管),并非来自内膜本身。

【病因】　青春期子宫内膜癌患者的发病原因不清,目前国内外学者多认为高危因素主要有无排卵、不孕不育和多囊卵巢综合征。由于不排卵或少排卵,导致黄体酮缺乏,使子宫内膜受雌激素持续性刺激,缺少周期性改变,而长期处于增生状态,易引起病变。而多囊卵巢综合征患者除能导致不排卵和不孕外,其体内的高水平雄激素可转化为雌酮,更易导致子宫内膜增生,进而发生不典型增生甚至子宫内膜癌。

【临床表现】　血性分泌物为早期症状,继之出现排便困难、恶心、呕吐及体重下降。部分病例由于肺转移而发生呼吸困难,病情已至晚期。

【诊断】　与成人相同。青少年子宫内膜癌与子宫内膜增殖症、不典型增生较难区分,诊断时应特别慎重。对于青少年及小儿长期出现不规则阴道出血,被诊断为月经失调、无排卵型功能失调性子宫出血者,尤其合并肥胖,伴有糖尿病、高血压以及肿瘤家族史的患者,应行阴道细胞学和子宫腔细胞学涂片检查,结合阴道B超了解子宫大小、子宫腔内有无赘生物、内膜厚度、肌层有无浸润、附件肿物大小及性质等;行血CA125检测;必要时行分段诊刮或宫腔镜检查,确诊或排除子宫内膜癌,并作为子宫内膜癌的临床分期依据。

凡有原发性不孕、继发性不孕并且卵巢异常增大等病史者,如出现月经异常应放宽诊刮指征,否则会影响早期诊断。对不排卵的年轻患者要调整月经、促进排卵,早期干预。对于月经紊乱的患者进行激素治疗时要系统、正规,雌孕激素合理应用,使子宫内膜定期剥脱,防止子宫内膜增生过长,发生癌变。对1次诊刮否定子宫内膜癌的患者如症状无改善,则需第2次甚至第3次诊刮。宫腔镜检查可直接观察子宫内膜变化,能对可疑病灶取材从而提高准确率。

未婚女性宫腔镜检查的可行性:未婚女性没有性生活,常规妇科检查和诊刮术往往会造成处女膜损伤,因此,常规的妇科检查和治疗被限制使用。据报道,无创宫腔镜检查技术有不损伤处女膜、不放窥器、不探子宫腔及低压膨宫等优点,因此对未婚异常出血患者可常规进行宫腔镜检查及定位活检,其对指导临床治疗有重要作用。

【治疗】　子宫内膜癌多发生于子宫底部和两侧子宫角处,常转移至输卵管及卵巢,经淋巴结至腹主动脉旁淋巴结。因此,子宫内膜癌的常规术式为子宫切除术和双侧附件切除术,并在手术时常规冲洗腹腔,腹腔液送检。子宫肉瘤偶见报道,起病隐匿,症状与体征不典型,治疗多主张行子宫全切术,保留附件,术后给予VAC(长春新碱、阿霉素、环磷酰胺)化疗为主的综合治疗。总体来说子宫肉瘤对化疗不敏感,预后较差。

2021年美国国立综合癌症网络(NCCN)指南提出,对于ⅠA~ⅠB期绝经前子宫内膜样癌患者来说,随访16年的数据表明保留卵巢是安全的,保留卵巢并未增加肿瘤相关死亡率,因此推荐绝经前卵巢外观正常,无乳腺-卵巢癌综合征或Lynch综合征家族史的子宫内膜样癌患者,可以保留卵巢。对年轻子宫内膜癌患者符合以下条件的可考虑保留卵巢:①组织学G1级子宫内膜样癌,不存在组织学的其他高危因素(包括肌层浸润≥1/2、LVSI阳性、淋巴结受累),肿瘤病灶≤2cm。②年龄≤45岁,有保留卵巢的迫切需求。③无遗传性高风险癌肿瘤家族史(排除遗传性乳腺癌-卵巢癌综合征及Lynch综合征家族史)。④术中探查卵巢外观无异常,排除卵巢转移。⑤腹腔冲洗液细胞学阴性。术后给予大剂量孕激素治疗并密切随访,同时除外复发。对于复发病例,在检测ER、PR情况下,可再行放疗、化疗或孕激素治疗。术前放疗能缩小肿瘤体积,降低肿瘤活性,可控制子宫旁、盆腔、淋巴管浸润的亚临床病灶,并减少手术所致种植的可能。

以保留子宫为目的的非手术治疗,即内分泌治疗正在探讨之中,其中孕激素治疗是目前应用最广的药物。可考虑先给予大剂量孕激素治疗,3个月诊刮1次,了解病情的变化。如果病情有逆转,可治疗6~12个月,停药后继续监测;如果病变进展或持续存在,则应考虑行子宫全切术。

在诊断和处理年轻子宫内膜癌时一定要慎重,采用什么方法治疗要反复权衡以后再做决定,要多考虑患者的生活质量和生育功能的问题,保留功能的治疗应放在优先考虑的地位。

三、子宫内膜不典型增生

对于青少年及小儿的子宫内膜不典型增生,在治疗中应重视患者年龄和内膜不典型增生的程度(轻、中、重度),采用保守性治疗保留子宫。可采用激素治疗,密切随访;轻度不典型增生可选用黄体酮(10~30mg/d)、甲羟孕酮(8mg/d),于经前7~8天周期性用药;中度以上不典型增生则应用大剂量孕激素持续治疗(甲地孕酮160mg/d),2~3个月,定期诊刮,检查内膜对治疗的反应,决定是否继续激素治疗或改用手术治疗。宫腔镜可起到诊断和治疗双重作用。

(刘福军 高国兰)

第七节 输卵管肿瘤

输卵管肿瘤在青少年及小儿仅见个别病例报道。在子宫功能正常时,由于阴道发育不良或闭锁、处女膜闭锁或宫颈闭锁引起的输卵管积血有临床意义。在附件区域可能形成来自副中肾管及中肾管的囊肿,如卵巢冠囊状附件(hydatid of morgagni)及浆膜下米勒囊肿(subserous Müller cyst)来自副中肾管;卵巢冠囊肿(parovarian cyst)可来自副中肾管或中肾管;科贝尔特囊肿(Kobelt cyst)、卵巢旁体囊肿(cyst of paroophoron)、卵巢冠纵管囊肿(加特纳囊肿,Gartners cyst)及卵巢网囊肿(cyst of rete ovarii)均来自中肾管(图9-21-3)。

【临床表现】 输卵管癌的术前确诊很难,目前该疾病以腹痛、阵发性阴道排液和盆腔包块三联症为其特点,常将后2项称为二联症。无论具有三联症、二联症或盆腔肿块的患者均应考虑到输卵管癌的可能。阴道排液为输卵管癌患

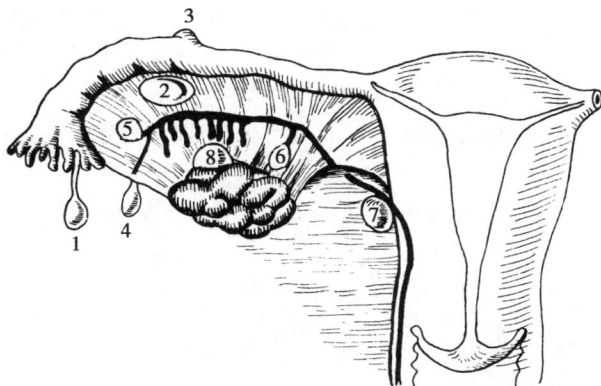

图9-21-3 附件区域形成的囊肿

1. 卵巢冠囊状附件;2. 卵巢冠囊肿;3. 浆膜下米勒囊肿;4. 科贝尔特囊肿;5. 卵巢冠囊肿;6. 卵巢旁体囊肿;7. 卵巢冠纵管囊肿(加特纳囊肿);8. 卵巢网囊肿。

者最具特征性的症状,排液多为黄水样、浆液性、黏液性及血性液,其原因可能是输卵管部分组织坏死产生积液,聚集于子宫腔内,自子宫颈管排入阴道。当肿瘤坏死浸润破坏血管时,表现为排血性液或阴道流血。

【常见误诊原因】 ①原发性输卵管癌的发病率低,其中有典型三联症的患者较少,其症状与卵巢肿瘤蒂扭转、输卵管卵巢囊肿的临床表现相似,临床医师对输卵管癌的认识不够充分,首先考虑的是这些常见病、多发病,而忽略了输卵管癌的可能性。②输卵管癌发生以单侧居多,好发于壶腹部,输卵管增粗形如腊肠,伞端有时闭锁,外观似输卵管积水,故易被误诊为输卵管积水。③因输卵管与卵巢解剖上位置相邻,输卵管位于盆腔内不易被扪及,检查不够准确,症状不明显,因此临床上极易误诊为卵巢肿瘤。④无论是阴道彩色多普勒超声还是CT,由于都是通过影像学的间接征象进行判断,故当早期肿瘤局限于输卵管,病变部位清楚地与周围分界清晰时,诊断的正确率高。而当肿瘤进入晚期,病变累及浆膜,侵犯卵巢、子宫及盆腔其他脏器,病变部位与周围种植灶融合,伴盆腔外腹膜、大网膜转移时,与卵巢癌或其他的转移癌鉴别困难,诊断的敏感性将明显降低。

【诊断】 阴道彩色多普勒超声及CT有助于提高输卵管癌的诊断率。前者由于探头直接与盆腔脏器接触,能显示盆腔内细微结构,并且能显示包块内血供及测定血流动力学,有助于原发性输卵管癌的术前诊断。超声检查需关注RI值,若RI值<0.5要考虑恶性肿瘤可能。输卵管癌CT主要表现为附件区实质性或囊实性肿块,典型征象是肿块呈梭形、蛇形或腊肠形。如果不伴输卵管积水,一般表现为附件较小的实质性肿块;当伴输卵管积水时,则表现为较大的混合囊实性肿块,输卵管积水为本病最重要的间接征象。

血清CA125可随着疾病期别的进展而升高,但无特异

性,不能作为输卵管癌的鉴别诊断指标。脱落细胞学检查和诊断性刮宫在输卵管癌的诊断中价值有限。有文献报道称行诊断性刮宫后刮出物查见腺癌细胞,而误诊为子宫内膜癌。因此对围绝经期发生盆腔包块、不规则阴道流血而行诊刮者,无论是否找到癌细胞,除了要想到子宫和卵巢的恶性肿瘤外,还要考虑到输卵管癌的可能。

【治疗】 对于原发性输卵管癌,因发现晚,早期患者较少见。治疗以手术为主,无论切除彻底与否,均应补充化疗,以提高治愈率。治疗原则及方法同卵巢上皮性癌。一般认为联合化疗较好,特别是含有顺铂的多种抗癌药物联合化疗,比单一药物化疗的效果好。

(刘福军 高国兰)

第八节 卵巢肿瘤

一、概述

青少年及小儿的卵巢肿瘤较成人少见,20岁以下卵巢肿瘤的发生率仅5%~10%,但于此年龄期间的生殖器肿瘤中却以卵巢肿瘤最常见。青少年的卵巢肿瘤可发生于任何年龄,约5%发生于月经初潮前。恶性生殖细胞肿瘤多发生于1岁以内,以后少见,直至月经初潮前发生又增加。1岁以内发病与其母亲体内激素有关;月经初潮前发病增加系此时内分泌活动之故。青少年及小儿卵巢肿瘤中,恶性肿瘤的发生率较高,为15%~32%或半数,且年龄越小恶性率越高,<10岁者其恶性率可高达81.5%。因患儿年龄不同,首次就诊可能会在儿科、外科、妇产科,及早明确附件包块的诊断,及时做出合理的附件包块的治疗,综合各个学科优势,联合儿科、影像科、病理科、妇科肿瘤医生、生殖内分泌专家及儿童青少年心理专家综合诊治、合理管理,使其在这一特殊时期得以规范治疗。青少年属于特殊发育阶段,这个年龄的妇科附件肿瘤的诊治关系其一生的生长生育,因此,重视青少年女性妇科肿瘤的早期诊断及治疗均是非常重要的。

(一)发病情况

青少年及小儿卵巢肿瘤的发病情况见表9-21-2。

表9-21-2 常见卵巢肿瘤的种类及恶性程度

肿瘤类型	恶性程度		
	良性	可疑	恶性
功能性肿瘤	卵泡囊肿▲		
	黄体囊肿▲		
生殖细胞肿瘤	囊性畸胎瘤▲		未成熟畸胎瘤△
			无性细胞瘤△
			内胚窦瘤△
			胚胎性癌△
			绒癌
上皮性肿瘤			
浆液性囊肿	浆液性单纯囊肿		
	浆液性乳头状囊肿	浆液性增生性囊肿	浆液性囊腺癌
黏液性囊肿	黏液性单纯囊肿		
	黏液性乳头状囊肿	黏液性增生性囊肿	黏液性囊腺癌
内膜样囊肿	内膜异位症		内膜样癌
性索间质肿瘤			
产生雌激素		颗粒细胞瘤◇	
		卵泡膜细胞瘤◇	
产生雌、雄激素		性腺母细胞瘤	
		两性母细胞瘤	
产生雄激素		睾丸母细胞瘤	

注:▲最多见;△多见;◇较多见。

(二)青少年及小儿卵巢肿瘤的特点

【临床表现】

1. 小儿卵巢肿瘤的发生率虽较低,但发生后肿瘤生长快,恶性程度比成人高。早期常无症状且小儿表述不清而易被忽视,多数患者因巨大腹部肿块就诊,如治疗不及时或不彻底,则预后不良。

2. 胚胎时期卵巢位于腹腔,至青春期才降至盆腔。小儿骨盆狭小,不能容纳大的肿块,故幼女患卵巢肿瘤,常以腹部包块为主要症状。

3. 腹痛为常见的症状,多为脐周或下腹部持续性疼痛,系因肿瘤刺激腹膜、腹腔内出血,压迫周围组织或粘连所致。有时恶性肿瘤自行穿破也可引起腹痛。

4. 小儿骨盆较小,肿瘤迅速上升至腹腔。卵巢固有韧带较长,肿瘤活动性大;同时小儿好动,囊性包块易发生扭转,引起急性腹痛,肿瘤增大、压痛、腹膜刺激征、恶心呕吐等消化道症状,有时难以与阑尾炎、肠扭转、肠套叠等鉴别。小儿卵巢肿瘤蒂扭转的急腹症发生率比成人显著高。

5. 有内分泌功能的卵巢肿瘤,如性索间质肿瘤中的颗粒细胞瘤、卵泡膜细胞瘤、环管状性索间质瘤、原发性绒癌等,因具有分泌雌激素的功能,均能引起性早熟症状。包括初潮年龄提前、乳房过早发育、阴毛生长、阴唇肥厚、色泽加深等。部分无性细胞瘤及混合性生殖细胞肿瘤患者也可能出现性早熟的症状。偶见报道青春期卵巢睾丸母细胞瘤的患者由于分泌雄激素出现男性化表现,如多毛、阴蒂肥大等。

6. 可出现气短、发绀及腹水等临床表现。

【病理类型】

幼、少女及成人的卵巢肿瘤有显著区别。成人的卵巢肿瘤70%~80%为上皮性肿瘤,而20岁以下患者的上皮性肿瘤仅占17%,其交界性肿瘤也少见。有人报道上皮性肿瘤的发生率,<9岁者为5%,10~13岁者为16%,14~17岁者为38%。青少年及小儿最常见的卵巢肿瘤是生殖细胞肿瘤,占75%以上,包括畸胎瘤、无性细胞瘤、内胚窦瘤、胚胎癌、原发性绒癌等,恶性程度高,死亡率高。国内文献报道,10岁以前的卵巢肿瘤,基本是生殖细胞肿瘤。

(三)青少年及小儿卵巢肿瘤的诊断

1. **详细询问病史** 对有腹痛、包块、腹胀、腹部增大等主要症状者,均应详细询问病史。此外,应注意小儿有否用过雌激素类药物,胎儿期母亲有无服用大量雌激素,对鉴别具有内分泌功能的肿瘤十分重要。如为非肿瘤所致的内分泌征象,停药后内分泌症状即自行消退;如为肿瘤所引起,则切除肿瘤后症状才能逐渐消失。

2. **妇科检查** 双合诊或肛腹诊可触及卵巢大小和形态,良性肿瘤通常表面光滑,有一定活动性,囊性感;而恶性肿瘤表面不平,结节感,活动差,与肿瘤组织及器官关系密切。年龄越小,肛门指诊的检查范围越大。

3. **腹部平片** 皮样囊肿患者可见肿块轮廓,其内可有钙化点及牙齿。

4. **超声检查** 提示腹部肿块的性质,对肿块的轮廓、形态结构、内部血流及其与周围器官的关系有很好的描述作用。如良性肿瘤以囊性成分居多,边缘清楚,囊壁光滑完整;恶性肿瘤以实质性或偏实性回声为多,囊壁不清或厚薄不均,常合并腹水。

5. **细针穿刺细胞学检查** 细针穿刺吸液行细胞学检查,可早期发现卵巢恶性肿瘤,其诊断正确率高达85%~90%。但穿刺囊性肿块时囊液外溢,可导致腹腔内粘连,给以后的手术带来困难;同时,穿刺后有引起囊肿破裂及癌细胞扩散的危险。此外,幼、少女的腹内肿块常将脏器压迫移位,腹腔压力较大,穿刺时易误伤脏器,必须特别慎重。

6. **腹腔镜** 可鉴别性质不同的腹部及盆腔肿块,卵巢肿瘤需与维尔姆斯(Wilms)肿瘤、巨脾、肠系膜囊肿、极度膨胀的膀胱以及新生儿期阴道积水相鉴别。腹腔镜对卵巢恶性肿瘤患者有早期诊断、重新分期、判断预后及指导治疗等意义。

7. **实验室检查** 甲胎蛋白(AFP)及绒毛膜促性腺激素(hCG)是敏感可靠的肿瘤标记,青少年及小儿卵巢肿瘤患者均应常规测定。

(1)血 AFP 测定:AFP 由胚胎的卵黄囊产生,内胚层组织也可合成少量的 AFP,因此内胚窦瘤、胚胎性癌及未成熟畸胎瘤患者 AFP 水平均可升高。

(2)血、尿 hCG 测定:卵巢原发性绒癌患者检测血、尿 hCG 均升高。

(3)血 CA125、CA199、CEA 等卵巢恶性肿瘤标记物检查,可以发现相关的肿瘤。

(4)血清乳酸脱氢酶(LDH):近年来发现 LDH 对无性细胞瘤的辅助诊断及随访有一定价值。

(5)血清抑制素:文献报道颗粒细胞瘤患者血清抑制素水平增高。

(6)E_2:对诊断性索间质肿瘤有帮助。

8. **CT、MRI** 对进一步明确肿块的性质、与周围组织的关系、有无转移及盆腔内淋巴结情况有很好的提示作用,尤其是对畸胎瘤多可做出明确诊断。

由此,对青少年以及幼、少女尤其是对发现腹部包块者,建议进行妇科检查。超声、CT、MRI 等影像学检查结合 CA125、AFP、hCG 等卵巢恶性肿瘤标记物检查,能提高早期诊断率。

(四)青少年及小儿卵巢肿瘤的治疗

治疗方案的制订不但要考虑治疗的彻底性,同时也要尽量保留青少年及小儿的内分泌及生育功能。卵巢只要保留直径1.5cm以上的组织,术后绝大部分患者月经正常,妊娠率可达71.4%。因此,良性卵巢肿瘤必须保留健侧卵巢或两侧部分卵巢组织。恶性肿瘤则根据患者的一般状况、临床分期及组织类型,手术时尽量保留生育功能,术后辅以化疗。

1. 手术治疗　儿童及青少年卵巢肿瘤一旦明确,即应手术(滋养细胞肿瘤除外)。由于年龄及发育的特殊性,治疗会影响患者日后的身心健康,手术时必须考虑到治疗的彻底性及生育功能保留的问题。Song 等报道保留生育功能的手术对预后无显著不利影响。术中需做冷冻切片检查来确定手术范围。对于"看似正常"的对侧卵巢不应行常规剖视或活检,美国妇产科医学会在 1998 年就曾提出此建议。应根据术中仔细触摸来评估对侧卵巢,对可疑部位进行活检。对于冰冻切片不能肯定恶性的病例,应尽量采取姑息态度,不可贸然进行根治性手术以免日后造成对患者不可挽回的损伤。

（1）如肿瘤为良性,无论单双侧,应尽量行切除术,保留其全部的正常卵巢组织;疑有蒂扭转者应及早手术治疗,扭转发生时间短和程度轻,卵巢未完全缺血坏死及继发感染者,可将卵巢复位后行卵巢肿瘤切除术;对于肿瘤蒂扭转卵巢已坏死者,应行患侧附件切除术。完整地剥除肿瘤,术前术中均严禁细针穿刺抽囊内液。

（2）对于交界性或临床期别早的恶性肿瘤患者,治疗也应尽可能保留其部分正常卵巢组织和生育功能,以保证患者日后的身心健康和生活质量。

（3）上皮细胞来源的青春期卵巢恶性肿瘤手术方案应兼顾考虑延长生命及保留生育功能。目前,对卵巢上皮性癌患者实施保守性手术的指征尚无统一意见,国内推荐的指征为:①患者年轻,渴望生育;②IA 期;③细胞分化好(G1);④对侧卵巢外观正常或活检阴性;⑤腹水细胞学阴性;⑥高危区域探查或活检均阴性;⑦有随诊条件;⑧完成生育后根据情况再行子宫和对侧卵巢切除术。根据肿瘤的具体分期决定手术方案,原则上只有IA 期高分化病例在全面分期的基础上可行一侧附件切除,术后密切随访观察,待完成生育功能后补充行根治性手术。其余期别均行根治性手术,不保留生育功能。

（4）卵巢恶性生殖细胞瘤对化疗十分敏感,足量和规范化疗使该病的预后大为改观,生存率由过去的 10%~20% 提高到目前的 80%~90%,其治疗原则亦发生变化,无论该病的临床期别早晚,只要对侧卵巢和子宫未累及,应尽量保留患者的生育功能,术后辅以化疗。性索间质肿瘤如颗粒细胞瘤、无性细胞瘤等对放射线极度敏感,也可以切除患侧附件,保留对侧卵巢和子宫,以保留生育功能,术后加以化疗。复发患者再次手术和化疗,必要时可行放疗。晚期不能根治者则尽量切除肿块,以提高术后化疗或放疗的敏感性。

2. 化学治疗　小儿对化疗的耐受性比成人强,必须坚持正规化疗。化疗不但可以治疗局部肿瘤,还有防止远处转移、保留生育器官等作用,故目前多数学者主张对恶性卵巢肿瘤术后均应辅以化疗,即使恶性度较低者。

但应注意的是化疗对于青春期女性卵巢功能有损害。化疗药物可影响卵泡的生长发育和成熟过程,导致卵泡的破坏和卵巢的纤维化,使卵巢总卵泡数的储存下降,从而损伤卵巢的内分泌功能,影响患者的生育能力。近年来研究发现促性腺激素释放激素激动剂(GnRH-a)对化疗患者的卵巢功能有保护作用,其机制包括阻断化疗期间卵泡发育、减少子宫和卵巢的血流灌注、直接作用于卵母细胞、颗粒细胞以及可能作用于生殖干细胞的更新。目前已在临床治疗中逐步被应用于青春期化疗患者的卵巢功能保护。

按组织学类型选择化疗方案。

（1）生殖细胞肿瘤:化疗敏感,过去采用 VAC 方案(表9-21-3),其播散型可用 BVP 方案(表 9-21-3),较 VAC 方案有效,但毒性较高。目前术后一线标准化疗方案首选 BEP,其完全缓解率可达 96% 或 97%。

（2）性索间质肿瘤:采用 BEP 方案。

（3）上皮性恶性肿瘤:采用以铂类为主的联合化疗,CP(环磷酰胺、卡铂或顺铂)或 TP(紫杉醇类、卡铂或顺铂)方案。

表 9-21-3　VAC BVP BEP 联合化疗方案

方案	药物	剂量	用法	疗程
VAC	长春新碱(VCR)	1.0~1.5mg/m²	静脉推注,第 1 天	6 天为 1 个疗程,3~4 周重复 1 次
	更生霉素(KSM)	5~7μg/kg	静脉滴注,第 2~6 天	
	环磷酰胺(CTX)	5~7mg/(kg·d)	静脉滴注,第 2~6 天	
BVP	博来霉素*(BLM)	18~20mg/m²	深部肌内注射,第 2 天	5 天为 1 个疗程,3 周重复 1 次
	长春新碱(VCR)	1.0~1.5mg/m²	静脉推注,第 1~2 天	
	顺铂(DDP)	20mg/(m²·d)	静脉滴注,第 1~5 天	
BEP	博来霉素*(BLM)	18~20mg/m²	深部肌内注射,第 2 天	5 天为 1 个疗程,3 周重复 1 次
	鬼臼乙叉苷(VP-16)	100mg/(m²·d)	静脉滴注,第 1~5 天	
	顺铂(DDP)	20mg/(m²·d)	静脉滴注,第 1~5 天	

注:*博来霉素可用平阳霉素或争光霉素代替。

3. 放射治疗 小儿的不成熟组织对放射性损伤较为敏感,对放疗的耐受性比成人差,故在必要时使用放疗,同时放疗时应注意保护重要脏器。现通常仅用于化疗复发的患者。

二、卵巢非赘生性囊肿

非赘生性囊肿是青少年卵巢增大最常见的原因。在青少年与小儿的卵巢病变中,非赘生性囊肿的发病率平均为35.9%。非赘生性囊肿常周期性发作,由于囊肿膨胀、出血或破裂,可引起腹痛。此外,还可出现月经紊乱、周期延迟或经期延长。

(一)卵泡囊肿

由于卵泡不成熟或成熟不排卵,致使卵泡内液体潴留而形成卵泡囊肿。一般为单房性,囊壁薄、透明,被一层颗粒细胞所覆盖,囊液清亮或微黄,含有一定量的雌激素。在正常情况下,婴幼儿的卵巢均有囊状卵泡。卵泡囊肿的发生,在新生儿期与青春期前达高峰。新生儿期卵泡囊肿的发生原因不明,有的认为与母体妊娠期高血压疾病、糖尿病有关;有的认为是受母体或胎盘激素的影响;也有的认为可能是对母体促性腺激素过度反应或反应异常所致。

【临床表现】 月经初潮前的卵泡囊肿可能并发性早熟,如乳房肥大、阴道周期性出血、小阴唇着色、阴毛生长及子宫增大。月经初潮后的卵泡囊肿直径2.5~10cm大小,通常不超过5cm,可引起停经或经期延长。个别病例由于囊肿破裂、扭转、出血及感染伴有腹膜刺激症状,甚至出现休克。

【诊断】 妇科检查时,在附件处可触及界限清楚、活动的包块,一般直径不超过5cm。需要与肾脏、胃肠道或胚胎性囊肿相鉴别。

【治疗】 新生儿的卵泡囊肿直径<1cm、无症状者,在母体妊娠激素撤退后可自然消失,多数卵泡囊肿不需治疗。由于液体被吸收或囊壁破裂,往往能自行消退。超声随访很重要,如囊肿持续增大,需行腹腔镜甚至剖腹探查术。如囊肿扭转伴有坏死,需行患侧卵巢或附件切除术,否则可行单纯囊肿切除术。如为双侧性,则行囊肿剥除术,以维持月经生理及生育功能。

(二)黄体囊肿

较卵泡囊肿少见,往往为黄体持续存在所引起。主要是因为卵巢本身供应黄体的血管及淋巴系统发生紊乱,或黄体出血过多而形成黄体血肿。血液被吸收后变为清亮液体,形成囊肿。囊肿直径为5cm左右,囊腔内有黄色积液。

【病理】 黄体囊肿多为单侧性,壁薄、半透明,表面光滑呈琥珀色。腔内有黄色液体,囊内有一层黄色膜样物质。囊壁由黄素化的卵泡膜细胞及颗粒细胞构成,并有不同程度的玻璃样变性,腔内最内层往往有一薄层机化的纤维组织。

【临床表现】 黄体囊肿一般无激素活性,但偶尔也可引起不规则阴道出血。如囊肿破裂液体流入盆、腹腔,则引起急腹症。囊肿破裂时可伴有内出血,此时症状与异位妊娠相似。

【诊断】 注意与异位妊娠相鉴别。异位妊娠时有停经史及早孕反应,妊娠试验有时阳性;黄体破裂无停经史,多在月经中期发病。

【治疗】 囊肿扭转或破裂引起急腹症者,需急诊手术,如无坏死应尽量行囊肿切除术,无并发症者一般不需处理。

三、卵巢赘生性肿瘤

(一)良性肿瘤

1. 浆液性囊腺瘤 青少年与小儿的卵巢上皮性肿瘤约占卵巢肿瘤的1/4,幼女发病罕见。上皮性肿瘤多为单侧性,双侧性在小儿仅为0~10%。多为良性,恶性倾向较成人低。在此年龄期间以浆液性及黏液性肿瘤为主,其他类型较少。

(1)病理变化:浆液性及黏液性囊腺瘤的组织发生系来自体腔上皮,两者之比为2∶1。浆液性囊腺瘤(serous cystadenoma)一般不如黏液性囊腺瘤大,平均直径约10cm,表面光滑,腔内乳头状物很少向囊外生长。囊腔为单房或多房,囊液清亮或淡黄色,如有陈旧性或新鲜出血才为血性。多房性囊腺瘤的上皮类似输卵管黏膜,单房性囊腺瘤多为单层柱状或立方上皮,结节状突出物的间质常很疏松,并有水肿。电子显微镜观察显示这些细胞为类固醇分泌细胞。纤维结缔组织构成肿瘤囊壁的间质及房隔。

(2)临床表现:腹部隆起或包块,有反复发作的下腹疼痛及膀胱、直肠压迫感。疾病初期一般肿瘤活动,约20%并发蒂扭转,引起腹膜刺激症状,下腹及中腹胀痛、恶心及呕吐,严重者可出现休克。蒂扭转后,久之可引起囊壁坏死及破裂,如不及时处理易继发感染,并发腹膜炎,最后与周围组织器官粘连,出现大、小便障碍。当卵巢间质黄素化时,因可产生雌激素而诱发阴道出血。

(3)诊断:较小的囊肿不易察觉,多在疑为阑尾炎行外科手术时才发现;较大的囊肿于双合诊或肛腹诊时,常触及圆形、活动、紧张有弹性感的肿瘤,大者位于直肠子宫陷凹(道格拉斯陷窝,Douglas pouch)。超声检查见明显的液性暗区,如为多房性囊肿,则液性暗区内有分隔光带。囊肿内有乳头状物突起时,则液性暗区内有光点或光团。

(4)鉴别诊断:在小儿必须与尾骨畸胎瘤及盆腔肾相鉴别。

(5)治疗:术前或术时禁忌穿刺,以免乳头状组织或增生活跃的细胞以及黏性液体溢出,引起腹水、粘连,甚至种植腹腔形成腹膜瘤。囊肿或附件切除时应扩大切口，以利肿瘤完整取出。术中应快速冷冻切片检查，以排除恶变。

2. 黏液性囊腺瘤

（1）病理变化：常为单侧，较浆液性囊腺瘤大，一般直径15~30cm。表面光滑，呈白色或蓝白色。肿瘤常呈圆凸形，多叶状，大小不等的多房。内容物为稠厚或稀薄黏液，草黄色，如有出血则呈褐色。囊腔内如有乳头状或实性区域，必须考虑有癌变可能。不论单房或多房、腔内是否有乳头，均有两种不同形态的上皮，即单层无纤毛细胞覆盖的高柱状上皮，与子宫颈管的柱状上皮相似，核位于细胞基底部；另一种为肠型上皮，但单纯的肠型上皮极少见，约半数为混合型。

（2）临床表现：黏液性囊腺瘤（mucinous cystadenoma）一般均有腹胀、腹痛、腹部包块及胃肠道症状。因表面光滑与周围组织常无粘连，易并发扭转而引起急腹症。黏液性囊腺瘤常可自然破裂发生腹膜种植，形成黏液性腹膜瘤（pseudomyxoma peritonei），此时囊肿虽为良性，但由于肿瘤生长消耗蛋白质，患者一般状况极度衰弱。

（3）诊断：肿瘤体积较浆液性囊腺瘤大。双合诊常有囊性或紧张弹性感。多房区常呈结节状。

（4）治疗：禁忌穿刺，应手术切除患侧肿瘤或附件。

3. 内膜样瘤 内膜样瘤（endometrioid tumor）是来自副中肾管上皮并向子宫内膜样上皮方向化生的肿瘤，也可来自已存在的子宫内膜异位症病灶。内膜样瘤的发生，与生殖器畸形如阴道闭锁、处女膜闭锁有一定关系。由于这种生殖器畸形使经血流通不畅，发生倒流，可能形成子宫内膜异位症。

（1）临床表现：部分患者表现为进行性周期性腹痛。卵巢内膜样瘤即使很小也有穿破倾向，经血溢出流入盆腔，引起种植或粘连。当肿瘤穿破时，可出现与异位妊娠破裂及急性阑尾炎相似的急腹症症状。

（2）诊断：生殖器发育异常或严重子宫后倾伴周期性腹痛者，则有患子宫内膜样肿瘤的可能。妇科检查在附件处可触及粘连性、质韧包块，其大小随月经周期而改变，经期增大，压痛加剧。腹腔镜检查可观察盆腔内病变，还可分离轻度粘连，并可通过腹腔镜作活检，以明确诊断。其他诊断方法同前。在鉴别诊断方面，需与卵巢恶性肿瘤及生殖器结核相鉴别。

（3）治疗

1）保守性手术：为主要的治疗手段。可以采用开腹或腹腔镜手术，包括切除患侧卵巢或剥出内膜囊肿、分离输卵管周围粘连等。

2）药物治疗：可以采用性激素疗法，因子宫内膜样瘤对卵巢激素有反应，长期服用性激素能抑制排卵或引起闭经，使肿瘤组织发生退行性变。常用孕激素如快诺酮，于月经周期第6~25天口服，5mg/d，连服3~6个周期；或假孕疗法，可以收到一定效果。

4. 囊性或成熟性畸胎瘤 囊性或成熟性畸胎瘤（mature teratoma）又名皮样囊肿（dermoid cyst），此瘤为青少年最常见的生殖细胞肿瘤，常由两个或三个胚层的多种成熟组织组成，以外胚层为主。囊性畸胎瘤占儿童卵巢肿瘤的38.6%，占儿童生殖细胞肿瘤的57.4%。年龄自3个月~19岁，平均15岁。在儿童多为单侧，直径2~23cm不等，平均10cm左右。

（1）病理：囊肿为圆形，表面光滑或呈结节状，灰白色，触之有囊性或韧性感。切面多为单房，囊内含有毛发及皮脂物质。囊性畸胎瘤可能与囊腺瘤尤其是黏液性囊腺瘤同时存在，成为混合性肿瘤。大部分囊壁由皮肤组织及其附件组成，上皮厚薄不等，一般无角化。在增厚的囊壁及坚实的结节处有多种组织成分，最多见者为皮肤及其附件，其次为脂肪组织、软骨、骨及神经组织，甲状腺组织在青少年与小儿罕见。一般外胚层及中胚层组织不同程度的存在，内胚层组织少见。

（2）临床表现：1/3~1/2的患者症状不明显，在术中或X线摄片时才发现。除腹痛外常有腹胀。如发生蒂扭转，则引起急腹症。少数囊肿破裂可导致化学性腹膜炎及腹膜粘连。

（3）诊断

1）妇科检查：囊肿圆整、光滑、有张力，常位于子宫前方，活动度大。

2）腹部平片检查：有三种特征，显示牙齿、骨组织或钙化点；放射透明阴影充满囊腔；围绕囊壁一圈放射密度增加。

3）超声检查：囊性畸胎瘤的内容物介于液性与实质之间。B超图像呈液性暗区，边界明显，如有牙齿则出现光团。

（4）治疗：小儿的囊性畸胎瘤均为良性，其恶变率随年龄增长而增加。有人报道小儿的成熟畸胎瘤不发生恶变。治疗时行卵巢囊肿剥出术（图9-21-4），并尽可能保留卵巢组织。仅于扭转或破裂时切除患侧卵巢或附件。

（二）恶性肿瘤

1. 生殖细胞肿瘤 生殖细胞肿瘤（germ cell tumor）多发生于青少年及小儿，约占卵巢恶性肿瘤的60%，月经初潮前常见。肿瘤常为单侧，表面光滑，无粘连，较少腹膜种植，但往往转移至腹主动脉旁淋巴结，近1/3为恶性或有恶性倾向。Smith等报道多数卵巢生殖细胞肿瘤在发现时已很大，而症状短暂，这些症状通常与肿瘤增大及发生并发症有关，如蒂扭转、出血、破裂以及由于粘连引起的疼痛、不适，并压迫周围组织。肿瘤标记物检测对诊断和病情监测有重要意义。

在治疗方面，由于卵巢生殖细胞肿瘤对于化疗十分敏感，对于年轻、有生育需求的患者，无论肿瘤分期的早晚，只要存在正常卵巢组织，均可行保留生育功能的治疗，术后补

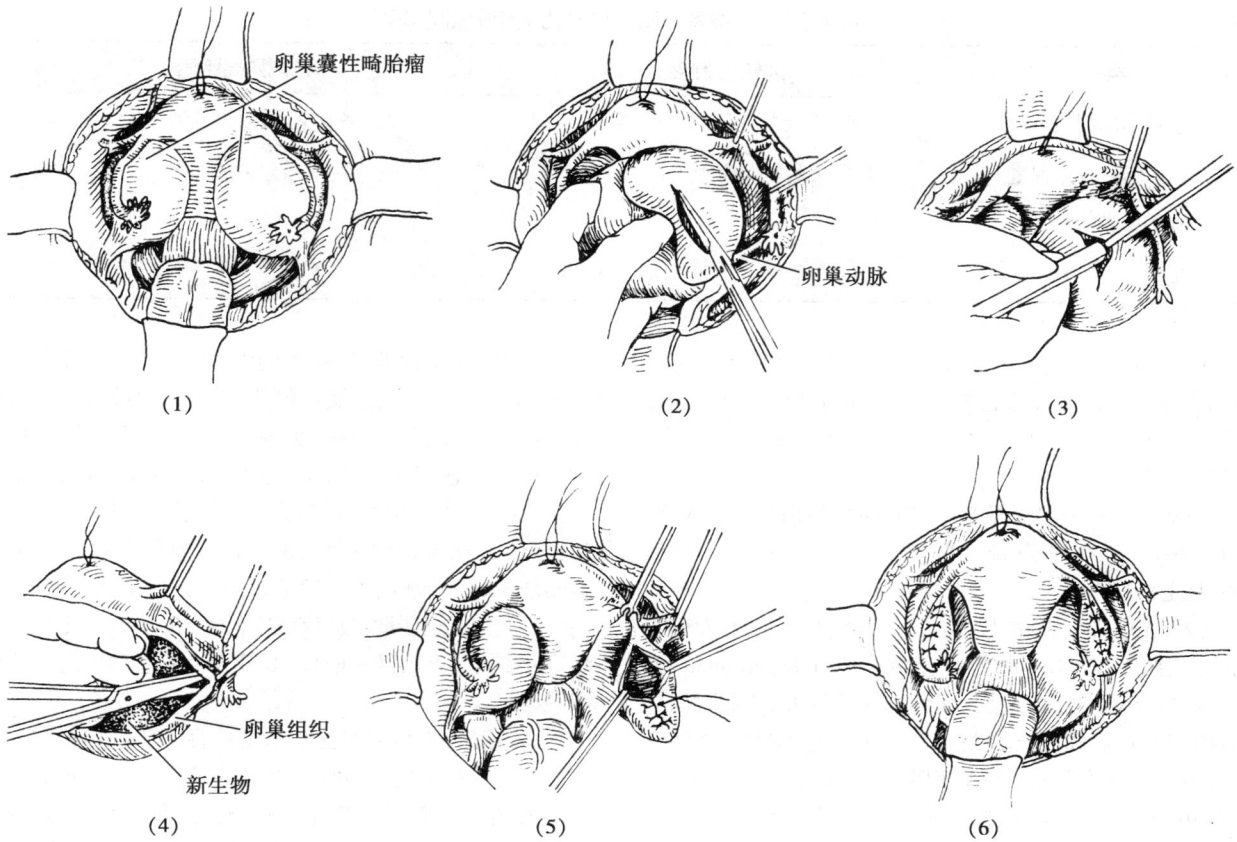

图 9-21-4　手术剜出双侧卵巢良性囊性畸胎瘤

（1）双侧卵巢囊性畸胎瘤；（2）离开卵巢动脉做纵形切口；（3）钝形分离囊肿的包囊；（4）继续分离；（5）取出肿瘤，缝合卵巢皮质；（6）两侧卵巢皮质缝合完毕。

充化疗；即使无正常卵巢组织，也可保留子宫，术后给予激素补充治疗及体外受精。是否实施全面分期手术对患者的预后无明显影响。但对恶性程度高，期别晚的患者进行保留生育功能手术时要严格选择对象且需密切随访。目前，保留生育功能的手术后补充化疗已成为卵巢恶性生殖细胞肿瘤的标准治疗模式。

（1）未成熟畸胎瘤：未成熟畸胎瘤（immature teratoma）为恶性实性肿瘤，来源于原始生殖细胞，由内、中、外三个胚层组成。多见于青少年及小儿，发生于 20 岁以内者占所有生殖细胞肿瘤的 12%~15%。发病年龄为 10~19 岁，平均年龄 14 岁，较胚胎性癌的发生年龄稍晚。

1）病理变化：多为单侧，圆形或卵圆形，呈分叶或结节状。由于肿瘤组织有穿破包膜的倾向，包膜常不完整，表面粗糙，与周围组织粘连。一般直径为 10~30cm，呈棕色或蓝灰色。切面由于组织的不同，而有不同的颜色及质地。肿瘤相对为实性，有部分囊性区域，囊内含有黏稠液体，但很少有毛发、脂肪或骨质等结构。在较软、分化不良的区域，可能出现坏死及出血。镜下多为胚胎性组织及未成熟的三种胚层组织，其中以未成熟的神经组织多见。腹膜种植物的组织学分级一般较原发肿瘤低。

2）临床表现：多数患者开始腹部增大，伴钝性腹痛。随着肿瘤迅速增长，出现相应的压迫症状。由于畸胎瘤组织软硬不均，加之肿瘤较重，韧带被拉长，较易发生蒂扭转。未成熟畸胎瘤可向周围浸润、播散，早期转移到腹主动脉旁淋巴结，晚期经血道广泛播散。20%~30% 的患者剖腹探查时包膜已穿破和/或发生腹膜种植，有时出现血性腹水。

3）诊断：肿瘤体积较大，某一区域的形态结构不能反映肿瘤的全貌，故需在多处进行活检。诊断标准主要根据组织学检查有无未成熟组织。在鉴别诊断方面需与成熟畸胎瘤相鉴别（表 9-21-4）。

4）治疗：如果对侧卵巢和子宫正常，无论临床分期的早晚，应尽量做保留生育功能的手术。尤其是早期患儿，切除患侧附件和大网膜活检，保留子宫及对侧卵巢及生育功能。儿童和青春期患者的手术范围与成人不同，早期患者不需切除淋巴结、大网膜，仅需活检。残余肿瘤越小，化疗效果越好。术后多用 BEP、VAC、VBP 化疗方案，可取得良好效果。ⅠA 期 G1 未成熟畸胎瘤可选择化疗或观察。

表 9-21-4　成熟畸胎瘤与未成熟畸胎瘤的鉴别

类别	成熟畸胎瘤	未成熟畸胎瘤
包膜与周围组织	光滑、多无粘连,常见皮肤组织	不光滑,多有粘连,很少见到皮肤组织
镜下组织分化程度	均为分化成熟的组织	为分化不良或未分化组织
肿瘤性质	良性	恶性
预后	良好	不良

5)预后:过去此瘤的预后较差,其 5 年生存率不超过 20%,近年行保留生育功能的手术后采用 BEP 方案化疗,几乎可以达到治愈。96% 的患者在化疗结束后能恢复正常月经和生育能力。

影响生存率的主要因素有:①FIGO 分期;②AFP 水平,AFP≥10 000μg/L 的患者生存率明显下降;③化疗方案:BEP 是金标准方案。

(2)无性细胞瘤:多数学者认为,肿瘤来自胚胎发育时期的原始生殖细胞,故命名为无性细胞瘤(dysgerminoma)。此瘤无内分泌功能,多发生于青春期前及小儿,为此时期常见的生殖细胞肿瘤之一,伴性腺发育异常及性染色体或性染色质不正常者较常见。高发年龄段在 20 岁以下,约 7% 发生于 10 岁以下。多为单侧,仅 5%~10% 为双侧,因右侧性腺分化及发育较左侧迟缓,因此右侧多于左侧。

1)病理变化:无性细胞瘤的大小不一,小者直径仅数厘米,大者可达 50cm,平均直径 10~15cm。包膜完整,晚期病例可以穿破包膜。瘤体呈圆形或卵圆形,表面光滑或呈结节状。肿瘤约 60% 活动,40% 有粘连。切面多为实性均匀的脑样组织。当肿瘤较大时色泽多样,呈淡红色、红色、棕黄色的出血、坏死。如肿瘤内混合绒毛膜癌或胚胎性癌成分,则出血较明显。瘤细胞排列成群,呈片状或条索状,并被纤维结缔组织分隔。瘤细胞大,呈圆形、卵圆形或多角形,边界清楚。胞质丰富、浅染或透明,核圆形、大而深染,核膜薄,核分裂象多见。瘤组织中常见出血、坏死。

2)临床表现:开始腹部增大,继之发现包块,随着肿块的增大渐感腹痛、腹胀,部分病例因肿瘤扭转、包膜破裂或肿瘤坏死而有急腹症表现。无性细胞瘤常并发畸形,约 10% 的患者月经异常,10%~15% 有性的改变,约半数为两性畸形,性染色体及性染色质均可能异常。生殖细胞肿瘤常合并 XY 性腺发育不全,表现为女性表型、发育不全的副中肾管、性腺发育不全或性腺缺乏,无月经初潮、染色体核型为 46,XY。

3)诊断:根据症状及体征。妇科检查肿块为实质性、结节状,约半数能推动。合并性腺发育不良或两性畸形者,应检查性染色体及性染色质,如有异常则无性细胞瘤的可能性大;合并胚胎性癌时,血清中 AFP 值升高;合并绒毛膜癌时,hCG 水平升高。

4)治疗:年轻妇女患无性细胞瘤,无论期别均应尽量保留子宫及对侧正常卵巢,切除患侧附件。ⅠA 期肿瘤直径 <10cm、腹膜冲洗液及对侧卵巢快速切片阴性者,可切除患侧肿瘤或附件。术后化疗有很好的疗效。无性细胞瘤对放疗较敏感,对转移病灶可全腹加盆腔和/或腹主动脉旁淋巴结照射。如腹主动脉旁淋巴结已有转移,则 3~6 周后再照射纵隔及左侧锁骨上淋巴结。但因卵巢组织对放疗非常敏感,较小剂量的放疗足以破坏卵巢功能。因此,目前术后化疗已逐步取代放疗作为无性细胞瘤的首要辅助治疗。儿童和青春期ⅠA 期和ⅠB 期无性细胞瘤可选择化疗或观察。

5)预后:单纯型无性细胞瘤预后良好,5 年生存率可达 80%~90%,平均为 70%~75%。混合型无性细胞瘤如合并未成熟畸胎瘤、内胚窦瘤、胚胎性癌、绒毛膜癌,则预后不良,5 年生存率仅 25%~30%。此瘤术后约半数复发,复发易见于下列情况:年龄在 20 岁以下者;肿瘤破裂或为双侧者;肿瘤直径 >15cm 者;血管丰富及合并未成熟畸胎瘤者。

(3)内胚窦瘤:内胚窦瘤(endodermal sinus tumor)又称卵黄囊瘤(yolk sac tumor)。1959 年 Teilum 对本瘤的组织发生、形态特点及生殖细胞肿瘤分类进行了深入研究,基本确立其为一种独立的特殊类型肿瘤。后来 Teilum 发现,此瘤的组织结构与大鼠胎盘的内胚窦相似,故称内胚窦瘤。人的胎盘并无此种组织,其形态与人的卵黄囊相似,故又称卵黄囊瘤。它是一种由胚外结构发生、高度恶性的生殖细胞肿瘤,多发生于幼、少女,预后极差。

1)病理变化:肿瘤一般较大,直径 3~30cm,多超过 10cm,呈圆形或卵圆形,表面光滑或结节状,常因瘤体较大、质软而脆,包膜易破裂或出血。通常腹腔内有血性液体,约半数患者术时即有转移。切面以实性为主,如豆腐脑样或蜂窝状,灰色或灰黄色,有大小不等的囊腔或海绵状区,囊内含胶样液体,常有广泛出血及坏死。内胚窦瘤的镜下结构较复杂,其特征为细胞排列呈疏松空网状;内胚窦结构(特殊的血管周围套状结构,多泡席勒-杜瓦尔(Schiller-Duval)小体;嗜酸性透明小球及基膜样物;腺泡状及腺管状结构,多泡性卵黄囊样结构;未分化的肿瘤细胞(胚细胞)排列成片状或形成细胞巢。

2)临床表现:患者首先有腹胀、腹痛。由于肿瘤生长迅速,常发生出血、坏死,可有发热现象;同时也常很早就穿出包膜外,浸润种植于腹腔内,引起急腹痛,并产生血性腹水。少数患者有胸腔积液,其发生机制可能与梅格斯综合征(Meige syndrome)中的胸腔积液相同。此瘤无内分泌功能,如临床上出现内分泌症状,可能是肿瘤混有其他成分。

3)诊断:根据内胚窦瘤的发病年龄轻、肿瘤体积大、多产生腹水、病程发展快、转移发生早的特点,一般不难诊断,但需与结核性腹膜炎相鉴别。测定血清中 AFP 值,对内胚窦瘤的诊断有很大帮助。AFP 主要由胎儿肝脏及卵黄囊产生,胎儿胃肠道也能分泌少量 AFP。新生儿血清 AFP 浓度极高(1 000 000μg/L),以后急剧下降,但仍高于成人,至青少年期逐渐降至成人水平。正常成人血清中 AFP 值<20μg/L,而内胚窦瘤患者血清中 AFP 水平升高。

4)治疗:卵巢内胚窦瘤虽为高度恶性肿瘤,多很早发生转移,但近年来均主张采用保留生育功能的手术。尤其是临床早期,局限于单侧卵巢者,可仅切除患侧卵巢,保留子宫及对侧附件。因内胚窦瘤绝大部分为单侧性,如复发,往往并非在对侧卵巢,而是在盆腔或腹腔的其他部位。内胚窦瘤的死亡率很高,对放射治疗不敏感。术后均辅以化疗,以延长缓解时间、改善预后。目前多采用 BEP 化疗方案,疗效好。也可用 VBP 或 VAC 方案。在治疗期间应监测 AFP,其含量与肿瘤大小及治疗效果有密切关系。因其变化往往先于临床表现,故有助于观察病情及指导治疗。一般原发肿瘤切除后血清 AFP 值在数天至 7~8 周内降至正常,如 AFP 水平升高,则提示有复发或转移的可能。ⅠA 期胚胎癌和ⅠA 期卵黄囊瘤可选择化疗或观察。

5)预后:此瘤发展快、病程短、死亡率极高,一般多在术后半年内复发。肿瘤局限于卵巢或直径 <10cm 者预后较好。混合型中,内胚窦瘤成分较少者预后略好。

(4)胚胎癌:胚胎癌(embryonal carcinoma)为卵巢癌中最恶性者,多数学者认为其来自原始生殖细胞。癌细胞极为幼稚,具有潜在多向分化能力,可分化成各种肿瘤。胚胎癌特别好发于青少年及小儿,约半数发生于儿童。

1)病理:肿瘤多为单侧性,左、右两侧卵巢的发生率几乎相等,双侧性 <5%。表面光滑,呈结节状,约 1/3 的病例穿破包膜与周围组织粘连。切面为实性,灰红或灰白色,质软而脆,有囊性间隙,其间含有黏性物质,常见出血及坏死。镜下为髓样未分化肿瘤,细胞有大的空泡,常见细胞分裂象。

2)临床表现:主要症状为腹内肿块、腹胀及腹痛。其次为内分泌紊乱症状,小儿常表现为性早熟;青春期患者常表现为闭经或不规则阴道出血。当卵巢支持间质黄素化时,可导致男性化。合并滋养细胞成分时,妊娠试验可出现阳性。由于肿瘤的恶性度极高,生长迅速,常出现血性腹水,发生转移早。

3)诊断:除根据临床表现外,胚胎癌患者的血清中有相当高水平的 AFP,检测腹水及血清中的 AFP 值有助于诊断。

含有滋养细胞成分时,hCG 升高。

4)治疗:胚胎癌虽高度恶性,但仍主张行保留生育功能的手术。此癌对放射线不敏感,术后照射仅用于肿瘤大部分为无性细胞瘤者。化疗能延长生命,胚胎癌对烷化剂单一化疗不敏感,约半数对联合化疗有效。联合化疗多采用 BEP 或 VAC 方案,必须持续 1~2 年。

5)预后:胚胎癌是一种生长迅速的肿瘤,很早即向局部器官及腹膜广泛浸润,或经淋巴扩散至腹膜后及腹主动脉旁淋巴结,晚期经血道转移至远处器官。在婴儿常迅速死亡,多数患者治疗后半年内死亡。

(5)绒毛膜癌:绒毛膜癌(choriocarcinoma)简称绒癌,卵巢绒癌是罕见而高度恶性的肿瘤,多发生于青春期前,约半数发生于儿童。卵巢绒癌可分为妊娠性及非妊娠性两类,前者来自卵巢妊娠,后者系由生殖细胞演变而来。

1)病理变化:非妊娠性绒癌与妊娠性绒癌的病理形态基本相同,但非妊娠性绒癌多与其他类型恶性生殖细胞肿瘤合并存在,如未成熟畸胎瘤、胚胎性癌、内胚窦瘤、无性细胞瘤等。常为单侧,肿瘤直径可达 15cm 左右,包膜薄,其下往往有出血。切面可见组织疏松、质脆,呈紫红色,有广泛出血及坏死。此肿瘤系由细胞滋养层及合体滋养层两种细胞组成,但镜下无绒毛结构。非妊娠性绒癌的转移途径与妊娠性绒癌不同,以腹腔内扩散及淋巴道转移为主,但也可经血循环转移至肺、肝、脑、肾、胃肠及盆腔等处。

2)临床表现:非妊娠性绒癌与妊娠性绒癌的临床表现不同。非妊娠性绒癌多见于青少年及小儿,由于产生 hCG 使儿童的卵巢发育,而出现性早熟,如月经初潮提前、腋毛、阴毛生长、乳房增大、乳晕着色及阴道少量出血等。

3)诊断:首先根据临床表现。卵巢绒癌患者的 hCG 浓度增高,妊娠试验有助于诊断。肺部拍片如发现转移灶,也有助于诊断。非妊娠性绒癌需与妊娠性绒癌相鉴别,病理切片难以区分,主要依靠病史及临床表现。非妊娠性绒癌患者多为未婚少女,发病前无妊娠史。

4)治疗及预后:此癌对化疗药物敏感,一般确诊后应尽快切除肿瘤。术后辅以化疗。但非妊娠性绒癌的化疗效果不如妊娠性绒癌好,预后极差,多于术后 1 年内死亡。

2. 上皮性肿瘤 青少年及小儿较成人少见,多于月经初潮后发生,上皮性肿瘤(epithelial ovarian tumor)的发生与月经周期的激素水平有关。主要为浆液性及黏液性两种细胞类型,其他类型较少。浆液性较黏液性约多 2 倍,而成人这两种细胞类型肿瘤的发生率基本相等。囊腺瘤的囊腔内常有乳头状物,但在儿童其乳头状物很少向外生长,恶性倾向较成人低。如发生囊腺癌,恶性度也高。其他如内膜样癌、透明细胞癌、布伦纳瘤等在儿童罕见。

(1)浆液性囊腺癌:浆液性囊腺癌(serous cystadenocarcinoma)多由乳头状浆液性囊腺瘤恶变而来。

1)病理:肿瘤常为双侧性。右侧略多于左侧。此癌的体积小于黏液性囊腺癌,直径为 5~30cm,一般中等大小。表面光滑或有乳头,有时包膜破裂发生粘连。切面常为多房性、半实质性,多有出血、坏死。囊内有混浊液体,部分病例乳头状新生物充塞囊腔,质脆。根据癌细胞的分化程度,可分为高分化、中分化及低分化3级。

2)临床表现:浆液性囊腺癌生长较慢。较大的肿块压迫膀胱时,可出现尿频、尿急;压迫直肠时,可有大便坠胀感等。由于癌肿容易直接蔓延或种植在腹膜及盆腔脏器的浆膜层,常引起血性腹水及冰冻骨盆。晚期肿瘤易经淋巴道转移,侵及髂区淋巴结及腹主动脉旁淋巴结。

3)诊断:除根据临床表现及超声检查外,可行腹腔穿刺液细胞学检查,如找到腺癌细胞则有助于诊断。

4)治疗:如肿瘤为单侧、包膜完整、细胞分化良好、对侧卵巢剖检未发现恶变的年轻患者,可考虑切除患侧附件,保留生育能力,术后辅以化疗。严密随访。晚期病例尽量切除癌灶,行肿瘤细胞减灭术,术后辅以化疗。目前多采用以铂类为主的联合化疗方案,CP方案最常用,有条件者可以采用紫杉醇和铂类联合化疗。

5)预后:因恶性程度较高,预后较差,5年生存率<20%。预后与肿瘤的临床分期及细胞分级有关,临床Ⅰ、Ⅱ期及细胞分化良好者预后较好。

(2)黏液性囊腺癌:黏液性囊腺癌(mucinous cystadeno-carcinoma)的发病率较浆液性囊腺癌为低。

1)病理:肿瘤为多房、实质性或部分囊性,表面光滑,灰白色,外生性乳头很少。肿瘤侵犯包膜时,则与邻近组织如大网膜、肠管粘连。切面有许多界限不清的囊性腔隙,并伴有出血、坏死,使囊腔内黏液混浊或呈血性。镜下见密集的腺样结构,间质较少。上皮细胞有明显的异型性,核分化不良,间质有明显浸润。根据细胞分化程度,同样分为高分化、中分化及低分化3级。

2)临床表现:黏液性囊腺癌的临床表现与浆液性囊腺癌相似,也易直接蔓延至盆腔、腹膜及各脏器的浆膜层,但很少形成冰冻骨盆。转移瘤多为实性癌组织,伴有出血、坏死。少数病例有腹主动脉、髂血管及肠系膜淋巴结转移。

3)诊断及治疗:同浆液性囊腺癌。

4)预后:黏液性囊腺癌的预后较浆液性囊腺癌好,较少复发。预后与临床分期及细胞分级有关。临床早期及细胞分化良好者,预后较好;反之,预后较差。

3. 性索间质肿瘤 性索间质肿瘤(sex cord stromal tumor)主要为颗粒细胞瘤及卵泡膜细胞瘤。一般认为颗粒细胞瘤起源于性索间质,卵泡膜细胞瘤起源于性腺间质。此类肿瘤多具有内分泌功能,恶性度低,青少年较少见。手术治疗同生殖细胞肿瘤,行保留生育功能的手术,术后辅以化疗或放疗。

(1)颗粒细胞瘤:多数学者认为颗粒细胞瘤(granular cell tumor)来自原始性索间质,5%~10%发生于青春期前。主要产生雌激素,临床表现为女性化。

1)病理:肿瘤多为单侧性,大小差别很大,从仅能在显微镜下发现到充满腹腔;常呈圆形或卵圆形、表面光滑或呈结节状;切面实质性,灰白色,常有出血、坏死区,质脆而软,多有囊性变,囊内含淡黄色清亮或血性液体。此瘤的组织学形态很多,且在同一肿瘤内混合存在。主要有如下类型,①小卵泡型:细胞分化较好。本型的结构特征是颗粒细胞环绕成小圆形囊腔,呈花冠样放射状排列,腔内有伊红色物质,PAS染色阳性,称为卡-埃二氏小体(Call Exner小体)。②梁状或圆柱形:瘤细胞被间质分隔成小梁或圆柱状的巢。③弥漫型:瘤细胞弥漫分布,有一定的异型性。按细胞的分化程度,又可分为高度、中度及低度分化型。

2)临床表现:青春期前表现为假性性早熟,如月经初潮提前、乳房增大、阴毛及腋毛生长以及性情改变等。出现性早熟时肿瘤多可从腹部触及,患者有腹胀、腹痛,如肿瘤扭转或破裂,则引起剧烈腹痛。囊性颗粒细胞瘤破裂时,往往引起腹腔积血。颗粒细胞有时可转化成典型的黄体细胞,称为黄素化颗粒细胞,能产生黄体酮效应,使子宫内膜出现分泌期变化,甚至发生蜕膜反应。

3)诊断:除根据临床表现外,血、尿雌激素水平升高,而垂体促性腺激素水平下降。此外,尿17-酮皮质类固醇含量增高,为肿瘤产生少量雄激素所致。

4)治疗:需行保留生育功能的手术。肿瘤切除后,性早熟特征逐渐消失。肿瘤恶性度高或有转移者或病变侵及双侧卵巢,则行全子宫、双侧附件及大网膜切除术,术后辅以化疗或放疗。化疗一般选用BEP方案。颗粒细胞瘤对放射线敏感,对残存病灶加用放射治疗可提高疗效。远期复发为其特点,多在治疗后5~10年复发,因此需长期随访。多为局部盆腔转移,半数转移至腹膜,其次为肠管及区域淋巴结,远处转移少见。

5)预后:此瘤为低度恶性,虽有远期复发,只要早期发现、及时治疗、长期随访,预后仍好。肿瘤细胞的分化程度、临床分期及肿瘤大小与预后有关。5年生存率为68%~84%,复发率为25%~30%。Norris等认为,除外其他原因致死者,其生存率可达90%。

(2)卵泡膜细胞瘤:卵泡膜细胞瘤(theca cell tumor)来源于卵巢的卵泡膜细胞,常与颗粒细胞瘤混合存在。一般卵泡膜细胞瘤产生的雌激素较颗粒细胞瘤为多,其恶变率为3%~10%,在青少年及小儿罕见。

1)病理:常为单侧,实质性,圆形或卵圆形,质地较坚硬,表面光滑,结节状或分叶状,肿瘤大小不等,通常中等大小。切面呈漩涡状,灰白色,有大小不等的黄色含类脂质区。肿瘤呈浅黄色,伴有灶性出血、坏死及囊性变。瘤细胞呈短梭形,胞质透亮呈空泡状,核卵圆。瘤细胞呈漩涡状或成束排列,细胞之间的纤维组织将其分开,纤维组织有时透明变性。卵泡膜细胞瘤与颗粒细胞瘤一样,也可有不同程度的黄素化。

2)临床表现:临床症状与颗粒细胞瘤很相似。假性性早熟罕见。肿瘤可引起腹胀及腹痛。此瘤多中等大小,实质性,易发生扭转,引起剧烈腹痛。有时卵泡膜细胞瘤可出现 Demons Meig 综合征。当卵泡膜细胞黄素化时常表现男性化征象,可能比颗粒细胞瘤并发男性化还多,约 2% 发生男性化。肿瘤切除后,男性化征象即可消失。

3)诊断:一般肿瘤很小时即可引起临床症状。从腹部往往不能触及肿块,血、尿中雌激素水平明显升高,当间质黄素化时,血、尿中的孕激素也增加,故激素测定有助于早期诊断。因卵泡膜细胞瘤比颗粒细胞瘤分泌更多的雌激素,并发子宫内膜癌的机会比颗粒细胞瘤高。因此,必要时可行诊断性刮宫以排除内膜病变。

4)治疗:行保留生育功能的手术。术后辅以化疗。卵泡膜细胞瘤对放射治疗的效果不确定,但对未能彻底手术者,也有人主张术后辅以放射治疗。

5)预后:多为良性,预后较好。恶性者预后不良。

(3)环管状性索间质瘤:1970 年 Scully 首次报道卵巢环管状性索间质瘤(sex cord tumor with annular tubules, SCTAT)。认为此瘤来源于性索间质,肿瘤组织具有特征性的环管状结构。临床上常合并黏膜色素沉着、黑斑息肉综合征(Peutz-Jeghers syndrome, PJS),即异常的皮肤、口唇黏膜及多发性消化道息肉综合征。在患 PJS 的病例中,5% 有不同类型的卵巢肿瘤,其中以 SCTAT 最多见;反之,约 1/3 的 SCTAT 患者伴有 PJS。过去认为此瘤与颗粒细胞瘤相似,仅分泌雌激素。近年来通过子宫内膜病检发现,子宫内膜腺体萎缩,间质呈蜕膜样变,与大量孕激素影响的改变相似,患者的雌、孕激素水平均明显增高。此瘤多发生于青少年。

1)病理变化:此瘤多为单侧。小者仅在光镜下发现,大者直径可达 28cm。肿瘤多为实性,包膜完整,质地柔软或坚实,或有明显钙化。切面呈淡黄或灰白色,少数为囊性,单房或多房,内有淡黄色液体。镜下特征为单一或复式环状小管的上皮巢,巢内或周围 PAS 阳性的玻璃样物质极丰富。超微结构见瘤细胞内有沙尔科-伯特歇尔(Charcot Bottcher)微粒,少数瘤细胞内有脂质沉积。有报道该瘤切除后几年或十几年复发,故倾向于将其归为低度恶性肿瘤,属恶性者其环状小管结构较多,核分裂多达 71~98 个/10 高倍镜视野,而良性者为 2~4 个/10 高倍镜视野。

2)临床表现:主要为内分泌功能紊乱症状,如月经初潮后不规则、经期延长、经血量多、继发性闭经、不孕、性早熟、假青春期等。肿瘤较大时有下腹不适等压迫症状。部分患者合并 PJS,而国内 PJS 的发生率极低。

3)诊断:临床上易误诊为颗粒细胞瘤或卵泡膜细胞瘤。SCTAT 患者的雌、孕激素增高十分明显,尤其孕激素增高对鉴别诊断有重要意义,故对有内分泌功能的妇科肿瘤均应测定雌、孕激素值。如发现 PJS,则有助于诊断。此外,SCTAT 的病理特征可与颗粒细胞瘤、睾丸母细胞瘤、性腺母细胞瘤等鉴别。

4)治疗:此瘤发生于年轻患者时,初次手术应保留生育

功能,仅切除患侧附件,剖检对侧卵巢。术时应切除大网膜,并清除腹膜后淋巴结,很少累及子宫和对侧卵巢,极少腹腔内种植。SCTAT 对放射线较敏感,晚期或复发病例可辅以放疗。

5)预后:此瘤的恶性程度虽较低,但仍可潜伏几年甚或几十年才发生复发或转移,必须长期随访。

4. 性腺母细胞瘤 性腺母细胞瘤(gynandroblastoma)罕见,产生甾体激素,常为性腺发育不全的结果。多数发生于 20 岁以前,少数发生于 10 岁以前。

(1)病理:常为单侧,右侧多于左侧,双侧性为 38%。单纯型肿瘤一般体积较小,直径多为数厘米;混合型肿瘤体积较大,混有无性细胞瘤、绒癌、内胚窦瘤、胚胎癌等生殖细胞来源的肿瘤成分。肿瘤表面光滑,呈圆形或卵圆形,有浅表分叶,质地略软或坚韧。切面呈灰白色或棕黄色,常有小囊腔,还有出血区及散在的钙化斑点,量多时有砂粒感。单纯型性腺母细胞瘤镜下可见细胞巢,细胞巢之间为纤维结缔组织,纤维间质水肿时组织疏松。肿瘤多有钙化灶,常位于细胞巢内。在钙化灶区的肿瘤细胞发生坏死退变。

(2)临床表现:主要表现为性腺发育不良,与染色体变异有关。多为表现型女性伴男性化症状,染色体核型为 46,XY、45,XO/46,XY 嵌合体;也有表现型女性不伴男性化症状者,染色体核型为 45,XO、46,XY 或 45,XO/46,XY 嵌合体。总之,患者性腺发育不良,性腺常为纤维条索的卵巢或隐睾。Park 认为,性腺母细胞瘤的患者中几乎都有 1 个 Y 染色体,无 1 例为正常女性核型(46,XX)。此瘤产生甾体激素,瘤内支持细胞、颗粒样细胞产生雌激素,表现为性早熟;而睾丸间质样细胞-黄素化卵泡膜样细胞产生雄激素,表现为男性化症状。

(3)诊断:肿瘤可有钙化,X 线腹部平片有助于诊断。血中睾酮及 17-酮类固醇水平升高。如有 Y 染色体或性腺染色质阴性,则可能患性腺母细胞瘤。重要的是根据肿瘤的组织学形态才能确诊。

(4)治疗:此瘤的恶性度较低,很少发生转移,一般仅切除患侧附件,保留生育能力。但 Scully 等认为,即使单侧性腺母细胞瘤,也需切除对侧卵巢,因对侧性腺常为纤维条索或不成熟的卵巢或睾丸,无卵巢功能,日后还可发展为肿瘤。肿瘤如为混合型,则根据其所含成分进行处理。

(5)预后:此瘤临床上属良性,半数合并无性细胞瘤,预后良好。如合并未成熟畸胎瘤、绒癌、内胚窦瘤、胚胎性癌等,则预后不佳。

5. 软组织肿瘤 软组织肿瘤(soft tissue tumor)也称纤维肉瘤(fibrosarcoma),此瘤可为原发性,也可由卵巢纤维瘤或囊腺纤维瘤恶变而来。在青少年与小儿少见,一旦发生则较成人患者发展快。

(1)病理:肿瘤呈分叶状,表面光滑,质地坚韧,切面有出血、坏死区。细胞分化好的纤维肉瘤与纤维瘤相似,由梭形细胞构成,成纤维细胞增生,细胞大小不一,并伴有显著的

细胞核、细胞多形性及不典型有丝分裂象。细胞分化差的纤维肉瘤则有明显的异型性,细胞大小及形态不一,核肥大、深染,核分裂象多见,瘤细胞多而胶原纤维甚少。

（2）临床表现：早期一般无明显症状或仅有盆腔包块,晚期常伴有腹水。由于肿瘤可经血循环播散,肺部早期发生转移。

（3）诊断：需与恶性卵泡膜细胞瘤鉴别。恶性卵泡膜细胞瘤脂肪染色阳性,而纤维肉瘤脂肪染色阴性。

（4）治疗：一般行全子宫及双侧附件切除术,术后辅以化疗或放疗。

（5）预后：纤维肉瘤的细胞分化程度与其临床表现有关,即分化好者,生长慢,转移及复发较少见;分化差者,生长快,多发生转移,切除后易复发,预后差。

6. 未分类的恶性肿瘤 未分类的恶性肿瘤（unclassified tumor）在青少年及小儿罕见,约占卵巢原发性恶性肿瘤的 4.2%。一般认为系中肾旁体腔上皮的衍生物,但细胞成分及组织形态与一般所见不同。

7. 转移性肿瘤 转移性肿瘤（metastatic tumor）很少发生于青少年及小儿。

（刘福军　高国兰）

参考文献

1. Fontinele Danilo Rafael da Silva, Silva Luiz Henrique Carvalho, Vieira Sabas Carlos, et al. LEIOMYOMA OF THE VULVA: CASE REPORT. Journal of Pediatric and Adolescent Gynecology, 2022, 35（3）: 391-392.

2. Murphy Courtney A, Zarudskaya Oxana, Kakish Carmen, et al. Uterine Fibroid in a 16-year-old adolescent managed with a fertility sparing approach: A Case Report and Review of the Literature. Journal of Pediatric and Adolescent Gynecology, 2020, 34（3）: 427-431.

3. 杨佳欣. 青少年附件包块的诊治策略. 中国实用妇科与产科杂志, 2020, 36（12）: 1140-1145.

4. 卢淮武, 霍楚莹, 许妙纯, 等.《2020 NCCN 卵巢癌包括输卵管癌及原发性腹膜癌临床实践指南（第 1 版）》解读. 中国实用妇科与产科杂志, 2020, 36（4）: 340-348.

5. National Comprehensive Cancer Network. NCCN clinical practice guidelines in oncology（NCCN Guidelines）: uterine neoplasms（Version 1. 2021）. 2021-01-01.

6. 中国医师协会微无创医学专业委员会妇科肿瘤学组, 中国研究型医院学会妇产科专业委员会. 早期子宫内膜癌保留卵巢适应证快速指南（2021 年版）. 中国实用妇科与产科杂志, 2021, 37（3）: 309-311.

7. Karen C Burns, Holly Hoefgen, Andrew Strine, et al. Fertility Preservation Options in Pediatric and Adolescent Patients With Cancer. Cancer, 2018, 124（9）: 1867-1876.

8. Simms-Cendan J. Examination of the pediatric adolescent patient. Best Pract Res Clin Obstet Gynaecol, 2018, 48: 3-13.

9. Crouch NS, Molyneux MK. Adolescent gynaecology: anaesthetic and peri-operative care implications. Anaesthesia, 2021, 76（Suppl 4）: 39-45.

第二十二章
女性生殖道其他肿瘤

第一节　女性生殖道黑色素瘤

一、恶性黑色素瘤

恶性黑色素瘤（malignant melanoma）是一种来源于上皮基底层黑色素细胞的高度恶性肿瘤。其发病率约占全部恶性肿瘤的 1%~3%，2020 年全球 185 个国家 36 种癌症的统计报告显示，新发皮肤恶性黑色素瘤 324 635 例，占所有肿瘤的 1.7%，死亡 57 043 例，占所有肿瘤的 0.6%，发病居全身肿瘤的第 19 位。本病发病有逐年升高之势，高发于老年患者。从全身解剖分布上看，头颈部占 25%，下肢占 30%，躯干占 25%，上肢占 20%，生殖道占 1%~5%。虽然发病率在全球有增高趋势，但其解剖部位分布并无改变。

【发病因素】　本病的确切病因并不清楚，许多研究认为强烈的阳光照射特别是紫外线照射、皮肤灼伤与本病的发病有明显关系。其发病与居住地的纬度有关，近赤道地区居住人群发病高于南北极者；童年期有过日光灼伤者发病率高。然而，女性生殖道并没有暴露在强烈的紫外线下，故日光并非生殖道黑色素瘤的主要致病因素。种族因素及遗传因素也与发病有关，白色人种较其他有色人种的发病率高。一部分患者有恶性黑色素瘤的家族史。内分泌紊乱、免疫缺陷及免疫功能减退者属高危人群。变化痣

（changing mole）、复合痣（compound navus）、结构不良痣（dysplastic navus）及先天或后天获得数量很多的痣，都是容易发生恶变造成恶性黑色素瘤的高危因素。只有了解这些高危因素才能加强对高危人群的监测，及时去除癌前病变，早诊早治。

【癌前病变】　恶性黑色素瘤的癌前病变（precancerous lesion）包括先天性黑色素细胞痣（特别是巨大痣）、获得性多数量的黑痣、结构不良痣及原位黑色素瘤（melanoma in situ）。

1. 先天性及获得性黑色素细胞痣　据估计有 50% 的黑色素瘤来自先天或后天获得的黑色素细胞痣。先天性黑痣在出生时或生后数月内即存在。巨大痣的恶变率增高，对巨大痣应加强监护，若有变化或增高应及时活检。预防性全层切除可减少恶变，但不能完全杜绝恶变的发生，因为黑色素细胞有时可伸向肌肉及筋膜，在预防性切除时不可能过深过大。后天获得性痣往往较小，但数量有时很多。若超过 100 个恶变危险性增加 10 倍，对数量很多的痣应特别注意观察痣的变化。

2. 结构不良痣　结构不良痣（dysplastic naevus）又称异型增生痣（atypical mole），在临床上表现为巨大痣（>6mm），多种颜色，如棕褐色、棕色、粉红色或混合色，边缘不规则，数

量很多并有逐渐增加之势。普通获得痣发生恶变的比例为7 000∶1,而结构不良痣发生恶变的比例则增加到1 000∶1。如在活检时发现结构不良痣应予以切除,包括2~5mm的安全边缘。

3. 原位黑色素瘤 黑色素瘤有其原位期,尽管在形态学上属恶性黑色素瘤,但生物特性上仍属良性阶段。其组织学特点为上皮内黑色素细胞数量增加,细胞增大,异型,结构杂乱,如Paget病样生长,但仍局限于上皮内,尚未突破基底膜。

【组织学类型与临床表现】 原发性恶性黑色素瘤可发生于身体任何部位,根据其组织学与临床表现可分为以下类型:

1. 浅表扩散型 浅表扩散型(superficial spreading melanoma)病变起初为斑疹,以后渐变为结节状,常呈弧形、褐色、黑色、粉红色或灰白色。多发生于头颈、躯干或小腿。生长较缓慢,发生转移也较晚。该型约占本病的70%。

2. 结节型 结节型(nodular melanoma)约占本病的15%~30%,仅次于浅表扩散型。病变初起为蓝黑色隆起结节,有红晕围绕,增长迅速,易破溃与出血,较早发生转移。好发于足底、外阴、下肢、头皮、颈部及甲板等处。

3. 恶性雀斑型 恶性雀斑型(lentigo malignant melanoma)约占本病的4%~10%,多发于老年人,平均年龄为70岁。好发于身体暴露处,尤其是头颈部及手背。病变初期为雀斑样,呈扁平状,褐色或黑色斑,颜色不等,深浅不一,生长较缓慢,转移较迟。

4. 肢端雀斑型 肢端雀斑型(acral lentiginous melanoma)在白色人种中较少见,仅占本病的2%~8%。而在非洲、亚洲及拉丁美洲则较多见,占本病的35%~90%。该型恶性黑色素瘤主要发生在手掌、足底或甲板,呈棕黑色不规则生长。一般直径3cm或更大。患者起病多在60岁以上。对于肢端色素加深并向近心端或甲襞扩散者,应高度怀疑为该型恶性黑色素瘤,应实施活检。

5. 少见的未能分型的恶性黑色素瘤 一些少见的亚型包括成纤维或嗜神经黑色素瘤(desmoplastic or neurotropic melanoma)、黏膜黑色素瘤(mucosal melanoma)、恶性蓝痣(malignant blue nevus)及软组织黑色素瘤(melanoma of soft parts)。所有这些罕见的类型总共不到本病的2%。

在前四型中,除结节型外都先表现为浅表扩散,沿表皮呈水平或放射性生长。缓慢地生长持续多月或多年,然后才强烈地侵袭并垂直浸润。而结节型则在开始就表现为垂直浸润,病程发展甚快,预后差。女性生殖道恶性黑色素瘤主要是前三型。

恶性黑色素瘤在组织学上主要有三种类型的细胞,即上皮样细胞、痣细胞及梭形细胞。有10%为无黑色素的。通过免疫组织化学S-100蛋白及黑色素瘤抗体HMB45染色,有助于恶性黑色素瘤的诊断。

近年来,随着精准医学的发展,发现28%的患者存在

KIT基因变异,10%为BRAF变异,5%为NRAS变异。可根据基因变异进行分型:趾端型、黏膜型、慢性日光损伤型(chronic sun damage,CSD)和非慢性日光损伤型(non-chronic sun damage,包括原发灶不明型),趾端型和黏膜型发生KIT基因变异较多,其次为BRAF突变;非慢性日光损伤型BRAF V600E突变率为60%,NRAS为20%。我国KIT基因总突变率为10.8%,扩增率为7.4%;BRAF突变率为25.9%。KIT和BRAF基因突变是恶性黑色素瘤患者独立预后不良因素。

【分期】 女性生殖道恶性黑色素瘤主要发生在外阴。采用的分期方法较多也较乱,国际妇产科联盟(FIGO)对外阴恶性黑色素瘤建议采用外阴癌的分期法。由于本病的病程及预后与侵犯皮肤的厚度(深度)密切相关,采用Clark分级(表9-22-1)和Breslow分级法(表9-22-2)进行分级。浸润深度是影响本病预后的最重要因素。浸润深度的确定是:"自邻近的表皮乳头上皮和间质交界处开始测量向下浸润的深度"。目前临床采用Breslow分级较多,因为简明,适用。

表 9-22-1 恶性黑色素瘤的 Clark 分级法

Ⅰ级	上皮内
Ⅱ级	穿透基底膜侵入真皮乳头
Ⅲ级	充满真皮乳头
Ⅳ级	侵犯网织真皮的胶原组织
Ⅴ级	扩展到皮下脂肪及组织

表 9-22-2 恶性黑色素瘤的 Breslow 分级法

Ⅰ级	自皮肤表面测量≤0.75mm
Ⅱ级	0.76~1.4mm
Ⅲ级	≥1.5mm

中国抗癌协会妇科肿瘤专业委员会推荐采用2017年美国癌症联合委员会(American Joint Committee on Cancer,AJCC)制定的黑色素瘤TNM分期系统(第8版),见表9-22-3。

【转移途径】 恶性黑色素瘤很容易发生转移,其转移途径主要有:

1. 浅表淋巴管扩散 除了肿瘤逐步增大与蔓延以外,最常见的扩散方式是向肿瘤四周放射状生长及出现卫星结节。这主要是皮肤浅表淋巴管扩散的结果。

2. 区域淋巴结转移 淋巴结转移的发生率与肿瘤的厚度有关。肿瘤增厚变大,淋巴结转移率升高。女性生殖道恶性黑色素瘤累及的区域淋巴是腹股沟淋巴及盆腔淋巴。

3. 血行转移 发生全身远处转移占10%~15%。肺、肝、脑、肾转移时有发生。

表 9-22-3　外阴黑色素瘤 TNM 分期

分期	厚度	溃疡
T		
TX：原发肿瘤不能厚度不能测量（如搔刮活检来诊断）	不适用	不适用
T0：没有原发肿瘤的证据（如不知原发肿瘤位置或原发肿瘤完全消退）	不适用	不适用
Tis：原位黑色素瘤	不适用	不适用
T1	≤1mm	不知道或未明确指出
T1a	<0.8mm	无溃疡
T1b	<0.8mm	有溃疡
	0.8~1mm	无或有溃疡
T2	>1.0~2.0mm	不知道或未明确指出
T2a	>1.0~2.0mm	无溃疡
T2b	>1.0~2.0mm	有溃疡
T3	>2.0~4.0mm	不知道或未明确指出
T3a	>2.0~4.0mm	无溃疡
T3b	>2.0~4.0mm	有溃疡
T4	>4.0mm	不知道或未明确指出
T4a	>4.0mm	无溃疡
T4b	>4.0mm	有溃疡
N	区域淋巴结受累个数	是否存在中途转移、卫星灶和/或微卫星灶
NX	区域淋巴结未评估（比如未进行前哨淋巴结活检，或者之前因为某种原因区域淋巴结已切除）例外：pT1cM0 黑色素瘤若临床检查无淋巴转移，记为 cN0，而非 pNX	无
N0	无区域淋巴结转移	无
N1	1 枚淋巴结受累，或无淋巴结受累但有中途转移、卫星灶和/或微卫星灶	
N1a	1 枚临床隐匿淋巴结受累（如前哨淋巴结活检发现）	无
N1b	1 枚临床显性淋巴结受累	无
N1c	无区域淋巴结转移	有
N2	2 或 3 枚淋巴结受累，或 1 枚淋巴结受累并有中途转移、卫星灶和/或微卫星灶	
N2a	2 或 3 枚临床隐匿淋巴结受累（如前哨淋巴结活检发现）	无
N2b	2 或 3 枚，其中至少 1 枚为临床显性淋巴结受累	无
N2c	1 枚临床显性或隐匿淋巴结转移	有
N3	4 枚或以上淋巴结受累，或 2 枚及以上淋巴结受累并伴有中途转移、卫星灶和/或微卫星灶，或任何数量的融合淋巴结伴或不伴中途转移、卫星灶和/或微卫星灶	
N3a	4 枚或以上临床隐匿淋巴结受累（如前哨淋巴结活检发现）	无
N3b	4 枚或以上，其中至少 1 枚为临床显性淋巴结受累；或存在任何数量的融合淋巴结	无
N3c	2 枚或以上临床显性或隐匿淋巴结转移和/或存在任何数量的融合淋巴结	有

分期	厚度	溃疡
M	转移部位	血清 LDH 水平
M0	没有远处转移证据	不适用
M1	有远处转移	
M1a	远处转移至皮肤、软组织(包括肌肉)和/或非区域淋巴结	没有记录或不明确
M1a(0)		不升高
M1a(1)		升高
M1b	远处转移至肺,包含或不包含 M1a 中的部位	没有记录或不明确
M1b(0)		不升高
M1b(1)		升高
M1c	远处转移至非中枢神经系统的内脏器官,包含或不包含 M1a 或	没有记录或不明确
M1c(0)	M1b 中的部位	不升高
M1c(1)		升高
M1d	远处转移至中枢神经系统,包含或不包含 M1a、M1b 或 M1c 中的	没有记录或不明确
M1d(0)	部位	不升高
M1d(1)		升高

二、外阴黑色素瘤

成年女性外阴部面积占体表面积的 1%~2%,而外阴恶性黑色素瘤占女性生殖道恶性肿瘤的 0.05%~0.5%,约占外阴部恶性肿瘤的 2.4%~10%,在所有黑色素瘤中占比不足 1%,发病率为 0.48/100 万~1.4/100 万女性。据报道发病年龄最小为 9 岁,最高 94 岁。60~70 岁为高发年龄,平均 54~60 岁。绝大多数系白种人,而在黑色人种及亚洲人发病者较少。雀斑型是外阴黑色素瘤最常见的组织类型,其次是浅表扩散型及结节型。无色素黑色素瘤占外阴黑色素瘤的 25%。外阴恶性黑色素瘤 5 年平均生存率约为 36%,明显低于其他皮肤黑色素瘤及外阴癌。

【临床表现】 外阴恶性黑色素瘤的主要临床表现是外阴部肿块,可伴外阴瘙痒、出血或疼痛。其发生以外阴中部无毛区域及黏膜部位为多,有时蔓延到尿道或阴道。肿块平坦或隆起,也可形成结节或息肉状。若伴出血,常预示预后较差。表面溃疡多属晚期,肿块呈棕色或蓝黑色。无黑色素的黑色素瘤约占 10%,表现为普通皮肤色的结节如外阴癌,若伴感染则在周围有红肿现象。腹股沟淋巴结是最早受累及的区域,在诊断时已有腹股沟淋巴结转移的占 17%~36%。

【诊断】 早期诊断将明显改善预后,特别是浅表扩散型及恶性雀斑型。本病的早期征象可归纳为四点。即 ABCD 征象:A(asymmetry),不对称病变;B(border irregularity),边缘不规则;C(color variegation),颜色多样;D(diame-ter enlarging),直径扩大。注意这四点往往可以得到较早的诊断。对任何外阴色素性疾病都应引起高度警惕,特别是呈结节型或色素加深者都应迅速取得组织学诊断。一般应将整个色素区域包括周边正常皮肤 2~3mm 一并切除活检。对于较大的病灶,也可在住院手术准备下行楔形活检或点活检(punch biopsy),活检时应注意组织深度以利于分期。完整的病理报告应包括描述病变厚度、侵犯皮肤的层次、病理类型、边缘状况、直径大小及有无溃疡等。过去认为活检可能会导致黑色素瘤扩散,近年大宗病例对照研究比较黑色素瘤的切开活检(incisional biopsy)及切除活检(excisional biopsy),结果显示:两组患者的复发率及死亡率皆无明显差异,切开活检并不影响患者的预后。有些患者迅速发生转移,这并非活检所致,而是由于疾病本身易转移的生物学特性所致。术前活检非常重要,清楚了解病变情况才能制定正确的手术范围,取得好的治疗效果。组织病理检查是诊断恶性黑色素瘤的金标准。除了活检以外,细针穿刺细胞学检查也是辅助诊断方法之一。病理标本的免疫组织化学检查 S-100 蛋白及抗黑色素瘤抗体 HMB45,有助于本病的诊断。近年有采用皮血管镜检查(dermatoscopy),又称上皮冷光显微镜检查(epiluminescence microscopy),可以较早发现恶性黑色素瘤,并减少不必要的活检。它的可视深度为 10~100μm,对恶性黑色素瘤深度 <0.76mm 的诊断敏感性达到 83%,较单纯临床检查的 43% 提高不少。当然这种检查的准确性与检查者的水平与经验密切相关。无色素黑色素瘤诊断困难,需借助波形蛋白(vimentin)、S-100、Melan A 和 HMB-45 等免疫组织化学指标协助诊断,其中 S-100 和 SRY-box10(SOX10)最敏感,但缺乏特异性。MelanA/MART-1、小眼畸形相关转录因子(MITF)、人抗黑素瘤特异性单抗(HMB-45)因特异性和敏感性均较高而被

广泛使用。

外阴恶性黑色素瘤应与外阴癌、外阴黑痣、血管瘤、Paget 病、乳头状瘤及尿道肉阜等疾病鉴别。通过局部切除或活检，组织学检查不难鉴别。

【治疗】

1. 手术治疗 手术治疗是外阴恶性黑色素瘤的主要治疗手段。在 20 世纪 70 年代以前，传统的治疗术式是外阴广泛切除及双侧腹股沟淋巴结清扫。而近年的观察发现，较广的边缘区域皮肤切除与较窄的边缘切除，两者的生存期及复发率并无差异。故提出手术范围不能千篇一律，应根据肿瘤的厚度区别对待。对于较薄及较浅的病灶，可以适当缩小手术范围。当前对于手术范围较一致的意见是根据肿瘤浸润深度决定安全切缘的范围：浸润深度 ≤1mm 的安全切缘为 1cm；1~4mm 的为 2cm，而且深度切缘至少应在 1cm 以上。对浸润较深的黑色素瘤应连同皮下脂肪一并切除并达皮下筋膜。虽然扩大安全边缘可减少肿瘤的复发，但并不能提高长期生存率。过于广泛的边缘皮肤切除对外阴恶性黑色素瘤有时很难做到。现有倾向施行局部广泛切除术（radical local excision）或较广泛的外阴切除术，取代全外阴广泛切除术。外阴广泛切除并不比外阴局部广泛切除的生存率高。

对外阴恶性黑色素瘤，局部病灶切除的原则可归纳为以下几点：

（1）即使较薄的病灶，在切除时也应有适当的安全边缘。

（2）由于黏膜部分也是经常受累及复发的部分，因此病灶的黏膜部分也应有足够的安全切缘。

（3）若累及阴道应行部分阴道切除，累及阴道范围广的行全阴道和子宫切除。

（4）若病变累及尿道或直肠，则应行盆腔脏器廓清术。

（5）对浅表病灶或中等厚度的病灶，单侧者推荐采用局部广泛切除或单侧外阴广泛切除。

（6）病灶较深并在中线部位如阴蒂、尿道周围，应行全外阴广泛切除。

关于区域淋巴结清扫问题，一些回顾性资料分析显示，当肿瘤厚度 <1mm 时单纯局部切除的生存率很高，该组患者并不能显示区域淋巴结清扫的优越性。而厚度超过 4mm 时区域淋巴结及远处淋巴结转移率很高，区域淋巴结切除并不能改善长期生存率，因此区域淋巴结清扫的意义不大。而病灶在 1~4mm 中等厚度者，行区域淋巴结清扫似乎是合理的。因该组的区域淋巴结转移远高于远处转移。

按照病灶的厚度决定区域淋巴结清扫的原则，已被广泛接受。腹股沟淋巴结清扫主要是针对中等厚度病灶（1~4mm）。淋巴结清扫的处理原则大致可归纳为三点：①薄型病灶或隐蔽型者（<0.76mm 或 Chung Ⅱ 级），未见有腹股沟淋巴结转移的报道，实施局部广泛切除并 1~2cm 安全边缘，不需腹股沟淋巴结清扫；②病灶中等厚度（0.76~4mm，Clark Ⅲ 级），应实施腹股沟淋巴结清扫；③病灶厚度超过 4mm，常伴远处转移，实施腹股沟淋巴结清扫也难改善长期

生存率，淋巴结清扫的价值不大。

有主张根据外阴恶性黑色素瘤的情况将患者分为低危及高危 2 组，在处理上区别对待。低危组为病灶 <3mm，无溃疡及出血。其治疗为局部广泛切除伴 2~3cm 的安全边缘。高危组为病灶厚 >3mm 或肿瘤有溃疡及出血，也可行局部广泛切除伴 3cm 的安全切缘，不必行腹股沟淋巴结清扫。若临床怀疑有腹股沟淋巴结转移（淋巴结增大），则应行外阴广泛切除及腹股沟淋巴结清扫。

前哨淋巴结的病理状态是最重要的预后因素。外阴恶性黑色素瘤以淋巴转移为主，最先到达腹股沟浅淋巴结，若腹股沟浅淋巴结阴性，切除腹股沟深淋巴结无意义。前哨淋巴结手术可能增加局部复发的风险且存在 15% 假阴性率。故仍未被列为本病标准手术步骤之一。2018 年 FIGO 指南明确外阴局部广泛切除是本病的标准术式，淋巴结切除的作用尚存争议。

2. 化疗 对于晚期及有转移的患者，化疗是一种主要的辅助治疗手段。许多药物曾被用于本病的化疗，如放线菌素 D（Act D）、阿霉素（ADM）、博来霉素（BLM）、达卡巴嗪（DTIC）、卡莫司汀（BCNU）、长春新碱（VCR）、长春碱（VLB）、羟基脲（HU）、洛莫司汀（CCNU）、铂类药物（platinum）、他莫昔芬（TAM）、替莫唑胺（temozolomide）及紫杉醇（paclitaxel）等。尽管化疗的药物与方案很多，但化疗对晚期病例总的有效率还不到 20%。在众多化疗药物中，迄今仍以 DTIC 为单药疗效最好的药物，这也是被美国 FDA 批准作为转移性黑色素瘤的治疗性药物，其疗效超过 20%，有效持续时间并不长（<6 个月）。迄今为止，DTIC 的主要副作用是骨髓抑制、恶心、呕吐。在联合方案中以 AD 方案（ADM 60~75mg/m²，静脉滴注，第 1 天；DTIC 250mg/m²，静脉滴注，第 1~5 天，每 3~4 周重复）疗效较好，其完全缓解率加部分缓解率达 33%。另外还有许多联合方案，如 BOLD 方案（BLM、VCR、CCNU、DTIC）、CVD 方案（DDP、VBT、DTIC）及 CBDT 方案（DDP、BCNU、DTIC、TAM），其有效率为 9%~55%。总之，传统细胞毒性药物在外阴恶性黑色素瘤中的疗效并不乐观。Ⅲ 期随机对照试验表明，所有化疗方案都未能提高总生存率。曾有报道在化疗中加用 TAM 可提高疗效，但综合 1960—2009 年有关 TAM 治疗恶性黑色素瘤的文献进行 meta 分析，显示化疗加 TAM 与不加 TAM 比较，虽然加 TAM 使总反应率及部分反应率提高，但 1 年死亡率并无明显改善。近年来，有学者探索了新辅助化疗在外阴恶性黑色素瘤中的疗效。结果表明新辅助化疗能缩小手术切除范围，为部分患者争取手术机会，且患者对新辅助治疗的反应可提示疾病预后。

3. 免疫治疗 本病的预后个体间差异甚大，曾有自发消退的报道。免疫抑制或免疫缺陷者发病率增高，这使人们考虑到免疫机制对本病的作用。早在 1970 年 Morton 等报道在病灶内注射卡介苗（BCG）使部分患者病灶消退，后来报道也证明其有效，但也有报道认为疗效不佳。近年的随机

性对照研究并未能显示卡介苗可改善高危患者的生存率,故现用卡介苗者逐渐减少。

20 世纪 90 年代开始应用大剂量干扰素 IFNα-2b 作为高危恶性黑色素瘤的治疗,使生存期明显延长。它已被美国 FDA 批准作为治疗ⅡB 及Ⅲ期恶性黑色素瘤的药物,其剂量为 2 000U/m²,静脉注射,4 周后改为 1 000U/m²,皮下注射,每周 3 次,共 48 周。大剂量 IFNα-2b 治疗恶性黑色素瘤可使无复发生存期延长,但对改善总生存期的效果并不明显。干扰素的应用由于受到适用指征和副作用限制,目前逐步被靶向治疗和免疫检查点抑制剂取代,2020 年第 4 版 NCCN 指南已不推荐干扰素作为恶性黑色素瘤的辅助治疗手段,并提出免疫治疗和靶向治疗是治疗不可切除或远处转移恶性黑色素瘤的有效选择。白介素 2(IL-2)、索拉非尼(sorafenib)及贝伐珠单抗(bevacizumab)等靶向药物治疗黑色素瘤有一定疗效,可以提高有效率,但对总生存率的提高尚不理想。程序性死亡受体(programmed cell death protein 1,PD-1)和细胞毒性 T 淋巴细胞抗原-4(cytotoxic T lymphocyte antigen,CTLA-4)是调节 T 细胞抗肿瘤免疫应答的重要分子。免疫检查点抑制剂 PD-1 单抗和 CTLA-4 单抗在治疗皮肤黑色素瘤方面的疗效可观。鉴于外阴恶性黑色素瘤的罕见性,很难进行大规模前瞻性随机试验,期待积累更多的病例。

4. 放疗 外阴对放疗耐受性差,辅助放疗对外阴恶性黑色素瘤的意义尚不明确。一般仅用于晚期、复发的孤立病灶的姑息治疗,特别是中枢神经系统及骨骼系统受累的治疗。通常放射治疗仅用于以下情况:①不能被切除的黑色素瘤,或坚决不愿手术者;②术前新辅助放疗,使肿瘤缩小,便于手术实施;③有淋巴结转移者,术后盆腔及腹股沟部放疗。小样本研究显示,碳离子放疗可能成为外阴恶性黑色素瘤可选择的治疗方法之一,值得进一步探索。

5. 靶向治疗 丝裂原活化蛋白激酶信号通路途径(mitogen-activated protein kinase,MAPK)在黑色素瘤发生发展过程中起重要作用。MAPK 通路下游效应因子 *BRAF* 突变可导致 BRAF 激酶的活性增加,细胞异常增殖。FDA 陆续批准 dabrafenib 和 trametinib 用于治疗 *BRAF* V600 突变无法切除或转移的恶性黑色素瘤患者。

2019 年一项随访 5 年荟萃分析研究是目前应用 BRAF 抑制剂联合 MEK 抑制剂治疗 *BRAF* V600 突变的、不可切除或转移性黑色素瘤患者的最大样本和最长随访的临床研究。结果显示,dabrafenib 和 trametinib 联合治疗提高了患者的 PFS 和 OS,可作为 *BRAF* V600E 或 V600K 突变黑色素瘤的标准靶向治疗。

此外,因生殖道黏膜黑素瘤的 *KIT* 突变率高于头颈部或胃肠道部位,原发性外阴恶性黑色素瘤的 *KIT* 突变率最高(18%~35%)。imatinib 是一种 KIT 抑制剂,个案报道对本病有效,但能否成为有 *KIT* 突变/扩增型女性生殖系统黑素瘤患者标准治疗,尚需进一步研究证实。

三、阴道黑色素瘤

阴道黑色素瘤发病率低,约占女性生殖道恶性黑色素瘤的 2%~5%,占全部恶性黑色素瘤的 0.7%,占女性恶性肿瘤的 0.5%~1%,每年每 100 万女性中仅有 0.46 例。约 3% 的成年女性阴道中存在黑色素细胞,是本病发生的根源。恶性程度高,5 年生存率仅为 5%~25%。

【临床表现】 阴道恶性黑色素瘤多数发生在绝经期以后。据报道最小的发病年龄 22 岁,最大的年龄 84 岁,平均 57 岁。阴道病变呈结节状、扁平斑块状或蕈样息肉状,蓝黑色或棕黑色。好发于阴道下 1/3 处,以前壁为多。主要症状为阴道出血或分泌物增多,少数患者自觉阴道内肿块。合并感染时,有阴道脓性或脓血性分泌物,约 10% 的患者无任何症状。晚期患者常有阴部疼痛、下肢水肿及腹股沟淋巴结肿大。若转移至其他器官,可出现相应的症状。

【诊断】 典型病变不难诊断,治疗前必须有组织病理与阴道痣相区别,建议完整切除送病理检查,若无法完整取材,确诊后需尽快进行治疗。阴道恶性黑色素瘤细胞呈多形性,为圆形、卵圆形、多角形或梭形。排列成巢、索或假腺泡样,核异形并有分裂象。病变多侵犯黏膜固有层及黏膜下组织。阴道痣甚少见,发生在黏膜浅层,似雀斑,有时范围较大。痣细胞较成熟,形成细胞巢,集聚于黏膜层内,一般不侵犯黏膜下组织。而根据阴道恶性黑色素瘤病变侵犯深度,参照外阴恶性黑色素瘤作出临床分期。Breslow 分期系统用于阴道黑色素瘤对预后判断有帮助。

【处理】 处理原则与外阴恶性黑色素瘤相似。

手术为主要治疗手段。手术范围应根据病变侵犯的深度而定。可行部分阴道切除或全阴道切除,近年的报道认为两者疗效相当,保守性手术明显更安全。但所切除的肿瘤需有足够的安全切缘,因目前并无统一标准。

现多主张根据病变厚度指导治疗。对多数患者的首选治疗是,局部广泛切除包括 1~2cm 的安全切缘。是否行区域淋巴结清扫存在争议,存在前哨淋巴结阳性的建议行区域淋巴结清扫,肿大的淋巴结建议清除。Baleh 等认为病变厚度超过 4mm 者远处转移率甚高,行腹股沟淋巴结清扫并不能提高生存率,对该组患者似不必施行淋巴结清扫。而病变厚度在 0.76~3.99mm 者施行区域淋巴结清扫,可以提高生存率。

阴道病灶对放射治疗不敏感。但对于中、晚期或局部转移或复发不适合手术者,可行外照射后再行腔内后装治疗。曾有报道对阴道恶性黑色素瘤复发者采用外照射(46Gy),并在超声引导下钯-130(palladium)后装插植(100Gy),使肿瘤局部完全缓解。近年来,放疗联合免疫治疗取得一定进展,成为研究的热点,特别是免疫检查点抑制剂(CTLA-4、PD-1/PD-L1),Nivolumab 和 pembrolizumab(两种 PD-1)被美国 FDA 批准与 CTLA-4(ipilimumab)双免疫检查点抑制剂用于治疗 *BRAF* V600 野生型转移的患者，但临床需注意免疫相关毒副反应的观察及处理。

对中、晚期患者可给予化疗及免疫治疗，其原则及方案可参照外阴恶性黑色素瘤的治疗。

四、尿道黑色素瘤

尿道黑色素瘤更少见，占全部恶性黑色素瘤不到1%，约为尿道恶性肿瘤的4%。在英文文献中已报道的尿道黑色素瘤仅约160例。发病年龄30~80岁，平均64岁。女性发生较男性多。

尿道黑色素瘤多起自尿道口，呈蓝黑色或棕红色，0.5~5cm，一般在3cm以下。多数自尿道外口向外突出，带蒂，与尿道肉阜很相似。易向外阴及阴道扩散。常有尿频、尿痛或血尿等症状。有时可有阴道不规则出血及分泌物增多等症状，这往往提示病期较晚。

由于病例较少，很难得出统一的治疗模式。其治疗原则应参照外阴黑色素瘤，根据浸润深度来决定手术范围。由于解剖的关系，扩大的手术往往需行尿道及膀胱部分切除，并应包括周围的器官，如阴道、子宫及外阴。尿道病变行腹股沟淋巴结清扫的价值尚难肯定。若已出现腹股沟淋巴结转移，应缩小手术切除的范围，因扩大的手术创伤大，并不能提高生存率。放疗仅适合于晚期或复发者，只能起到姑息性效果。从文献报道上看，尿道病变的治疗有采用外阴广泛切除后放疗、尿道次全切除加腹股沟淋巴结清扫、姑息性膀胱切除、膀胱及尿道切除加腹股沟淋巴结清扫、前半盆内脏廓清术加放疗等，有的可获5年以上的生存期。对尿道病变，应根据病变情况不同而采用因人而异的治疗方法。

靶向及免疫治疗方案可参考外阴、阴道恶性黑色素瘤。

五、其他部位黑色素瘤

除了外阴及阴道恶性黑色素瘤外，女性生殖道其他部位病变也偶见报道。

（一）宫颈恶性黑色素瘤

迄今约有60例宫颈恶性黑色素瘤的报道。曾有报道在正常子宫颈中有3.5%含有黑色素细胞。有人认为子宫颈间质内黑痣可能是宫颈恶性黑色素瘤的癌前病变。平均发病年龄为38岁。

宫颈恶性黑色素瘤的主要症状是阴道出血（85%）或分泌物增多及疼痛。宫颈病变部位呈红褐色或蓝黑色，呈外生型生长或有溃疡，常累及阴道穹窿。有时以转移灶的症状为首发症状。宫颈涂片可找到黑色素细胞。

手术治疗是主要的治疗手段之一。应行广泛性子宫切除，包括有2cm以上的阴道安全切缘及盆腔淋巴结清扫术。累及阴道者应行部分阴道切除术。对于期别较晚或不适宜

手术者可行放疗、腔内放疗及体外照射。曾有报道放疗可取得良好效果。对中、晚期患者，也可加用化疗或免疫治疗。

（二）子宫内膜恶性黑色素瘤

在子宫内膜中并无黑色素细胞，但曾有人发现子宫内膜息肉中有黑色素细胞。迄今世界仅有数例原发性子宫内膜恶性黑色素瘤的报道。年龄皆为50岁以上，主要症状为阴道出血。子宫切除是主要的治疗手段。但预后甚差，皆在1年内死亡。子宫转移性病变较原发性多见，皆来自皮肤原发灶。

（三）卵巢恶性黑色素瘤

原发性卵巢恶性黑色素瘤甚少见，迄今报道尚不足50例。许多病例合并卵巢囊性畸胎瘤。转移性卵巢黑色素瘤相对较多见，多来自皮肤原发灶。

原发性卵巢恶性黑色素瘤的发生年龄为19~86岁。症状主要是卵巢增大所致的盆腔或腹部不适。诊断往往是手术以后经组织病理检查而得出。其治疗原则与卵巢癌相似。但预后差，多数患者在短期内死亡。已报道的病例中生存最长者2年半，卵巢囊性畸胎瘤合并本病浅表浸润者预后较好。

六、预后

女性生殖道恶性黑色素瘤的预后较身体其他部位黑色素瘤预后差，较泌尿生殖道癌的预后也差。

这可能与解剖部位特殊，不易早期发现，手术很难彻底有重要关系。

此外，肿瘤浸润深度及大小、淋巴结转移、肿瘤溃疡出血及患者年龄等也与预后密切相关。

七、女性生殖道恶性黑色素瘤合并妊娠

罕见，据报道发生率为0.1~2.8/1 000次妊娠。多数在妊娠期间诊断，也有产后确诊的，有的报道甚至包括产后12个月的病例。由于病例少，各种治疗方式不一，很难得出统一的治疗模式。

（一）妊娠对恶性黑色素瘤的影响

早在1951年就有报道认为，妊娠可使恶性黑色素瘤的病程加剧，预后更差。Schmagel分析1 000例患者的资料，10例为妊娠期发生，其中半数在3年内死亡。也有报道系黑色素瘤在妊娠期发生恶变所致。但这些报道都缺乏对照研究。近年经随机对照分析，妊娠期与非妊娠期该病无论在生存率及无瘤生存期上都无统计学差异。妊娠可能使本病的诊断推迟，因为妊娠时黑色素痣往往色素加深，易被忽

略。妊娠期恶性黑色素瘤往往诊断较迟,病变较大,因此预后较差。

有比较未曾妊娠的恶性黑色素瘤与以前曾经生育过的患者的预后,有过5次或更多妊娠者的生存率明显提高,8年生存率为90%。而未产妇或生产2次以下者的生存率为73%,提示多次妊娠者预后较好。但由于资料有限,尚难以下结论。本病治疗以后再妊娠与未再妊娠的5年生存率未见有差异。总的看来,妊娠对本病的病程及预后并无显著影响。但一般建议在诊断为恶性黑色素瘤后最好在数年后再妊娠,因为本病很容易在数年之内复发,不管妊娠与否。

(二)恶性黑色素瘤对孕妇及胎儿的影响

虽然恶性肿瘤转移至胎盘及胎儿很少见,但本病却常见转移至胎盘及胎儿。曾有报道在胎儿及胎盘的转移瘤中,恶性黑色素瘤占31%。个别转移到胎儿的病例待胎儿出生后2年自然消退。转移至胎儿的部位有肝、肺、乳突等部位,也有全身广泛转移。妊娠合并本病,待分娩后一定要认真检查胎儿及胎盘。对胎盘进行认真的病理检查。

(三)妊娠合并生殖道恶性黑色素瘤的处理

处理原则与非妊娠期相同。鉴于妊娠对本病的预后并无严重影响,因此,应根据病期、孕期、母亲存活的可能性及对胎儿的要求程度综合考虑。由于恶性黑色素瘤总的预后较差,所以在早、中期妊娠时往往采取治疗性流产。对晚期妊娠者则根据其孕周及患者与家属是否迫切期望得到活婴,在充分知情告知并签署同意书情况下可考虑分娩后或立刻终止妊娠治疗。若病灶影响经阴道分娩,则应采用剖官产。

(尹如铁)

第二节　女性生殖道恶性上皮-非上皮混合性肿瘤

女性生殖道恶性上皮-非上皮混合性肿瘤(malignant mixed epithelial nonepithelial tumor of the female genital tract)是一类由上皮和间质成分构成的恶性混合性肿瘤。包括癌肉瘤(carcinosarcoma)和腺肉瘤(adenosarcoma),癌肉瘤又称为恶性米勒管混合肿瘤(malignant mixed Müllerian tumor)、恶性混合性中胚叶肿瘤(malignant mixed mesodermal tumor,MMMT),是由恶性上皮和恶性间质成分共同构成的肿瘤;腺肉瘤是由良性(偶尔非典型)腺上皮成分和恶性(通常为低度恶性)间质成分构成的肿瘤。

目前恶性上皮-非上皮混合性肿瘤的组织发生病因及发病机制尚不明确,组织病理变异复杂,尚无统一的命名和分类。1989年国际妇产科病理协会根据其所含组织来源的不同分为同源性和异源性肿瘤。将其分类如表9-22-4所示。

表9-22-4　女性生殖道恶性上皮-非上皮混合性肿瘤

名称	组织成分
恶性混合性中胚叶肿瘤(癌肉瘤)	癌组织与肉瘤组织并存
同源性	癌组织与生殖道本身固有组织来源的肉瘤并存
异源性	癌组织与生殖道以外来源的横纹肌、软骨、骨或脂肪等肉瘤组织并存
腺肉瘤	腺上皮为良性或非典型性,伴间质肉瘤变
同源性	肉瘤成分来源于生殖道
异源性	肉瘤成分含有生殖道以外来源的组织
癌纤维瘤	上皮组织癌变,间质为良性

一、癌肉瘤

癌肉瘤可以发生于女性生殖系统的任何部位,多见于子宫体,偶可见于卵巢,而输卵管、子宫颈和阴道罕见。癌肉瘤恶性程度高,病情进展快,总体预后差。

关于癌肉瘤的组织发生机制尚不明确。20世纪50~70年代,一些研究者认为癌肉瘤是由上皮和间叶同时独立发生的肿瘤碰撞而成。80年代后期,研究者支持单克隆起源学说日益增多,认为至少大多数癌肉瘤是同一细胞起源。自90年代中期起,肿瘤的上皮-间质转化(epithelial-mesenchymal transition,EMT)学说兴起,有研究者开始用EMT解释癌肉瘤的组织发生机制。1995年以后EMT的特征获得认可。此外,基因组学研究显示,尽管一些分子特征是单一肿瘤成分所特有,但是其他的特征,比如KRAS,TP53,微卫星不稳定或杂合性缺失一般是两者共有,也间接支持同一起源学说。

子宫癌肉瘤(uterine carcinosarcoma,UCS)由癌和肉瘤两种成分构成的米勒管来源的子宫内膜恶性肿瘤。子宫癌肉瘤的发病率为0.51/10万~0.69/10万,仅占所有子宫体恶性肿瘤的5%。尽管发生率低,但恶性程度高,其所引起的死亡占子宫恶性肿瘤所引起死亡的16.4%。由于易早期发生转移,子宫癌肉瘤患者5年生存率仅为34%~37%。

【发病原因】

其发病原因尚不清楚。有研究显示,吸烟、盆腔放疗、服用他莫昔芬及肥胖等被认为是可能的病因。

【病理】

1. 大体特征　肿瘤多位于子宫体底部或前壁,多自子宫内膜生长,呈单个或多个乳头状或息肉状肿物突入子宫腔,一般直径数厘米大小,大的呈分叶状,可充满宫腔,甚至脱出子宫颈口外,肿瘤质软,表面光滑或糜烂、溃疡。肉眼可见肿瘤侵犯肌层,切面呈生鱼肉状,灰黄或灰白,可有出血、坏死和充满液体的小囊腔。含有异源性骨或软骨成分时有砂粒感。

2. 镜下表现 子宫癌肉瘤包含来自上皮和间质两种成分的恶性肿瘤。上皮成分通常分化差,表现为单一成分或几种成分混合存在。其中子宫内膜腺癌占58%,其次为腺鳞癌(26%)、浆液性或黏液性腺癌(10%)、透明细胞癌(2%)和鳞癌(5%),有时可见角化珠。而间质成分可为同源性或异源性,同源性成分多为未分化肉瘤、平滑肌肉瘤、纤维肉瘤或子宫内膜间质肉瘤。异源性成分多为横纹肌肉瘤、软骨或骨肉瘤、脂肪肉瘤等,有时几种肉瘤组织可同时存在。

3. 免疫组织化学 子宫癌肉瘤免疫组织化学显示雌激素受体阳性率一般在20%~30%,其中雌激素受体的α异构体多在上皮成分中表达,而β异构体多在间质成分中表达。在一项研究中显示,孕激素受体的α型在5%的上皮成分和10%的间质成分中表达,而其β型在41%的上皮细胞和35%的间质细胞中表达。在一项关于免疫检查点抑制剂的研究中,共有37例肉瘤,其中子宫癌肉瘤为22例,该研究发现在肉瘤成分中有明确的T淋巴细胞反应,但只有少数患者为CTLA-4表达,并且几乎PD-L1没有被检测到。在另一项59例子宫癌肉瘤的研究中,PD-1和PDL-1的表达率都达到了25%。

4. 分子表达谱 从分子角度来看,多数子宫癌肉瘤的标本中可以观察到TP53缺失,尤其在含有非子宫内膜样肿瘤的患者中。目前,TP53和错配修复缺陷(dMMR)都被认为是癌肉瘤发生过程中的早期事件。在一项40例子宫癌肉瘤的研究中,dMMR的比例可达30%,并与PTEN缺失有关。但在另一项研究中,dMMR的发生率仅为6.2%,并且较错配修复稳定的患者更年轻(中位年龄分别为60岁和66岁),期别也相对较早,dMMR组65%为Ⅰ~Ⅱ期,而对照组52%为Ⅰ~Ⅱ期。Travaglino等人采用子宫内膜癌的TCGA-2013分型对子宫癌肉瘤分型,发现POLE/超突变型、微卫星不稳定/高突变型(MSI-H)和低拷贝(CN-L)/TP53野生型分别为5.3%、7.3%和13.5%。73.9%的患者属于预后最差的高拷贝(CN-H)/TP53突变型。

【分期和转移途径】

1. 手术病理分期 由于子宫癌肉瘤属于子宫内膜上皮性肿瘤,其分期参照子宫内膜癌的手术病理分期(表9-22-5)。

2. 转移方式 子宫癌肉瘤的转移方式主要为淋巴转移和直接蔓延,早期患者淋巴结转移率高达28%~30%。晚期可出现血行转移,如肺、肝、骨骼等。

【临床表现】

好发于绝经后妇女,平均发病年龄50~62岁,常见临床

表9-22-5 FIGO子宫内膜癌分期(2018)

FIGO分期
Ⅰ期 肿瘤局限于子宫体
ⅠA 肿瘤浸润深度<1/2肌层
ⅠB 肿瘤浸润深度≥1/2肌层
Ⅱ期 肿瘤侵犯子宫颈间质,但无子宫体外蔓延
Ⅲ期 肿瘤累及子宫浆膜层,阴道,附件或子宫旁
ⅢA 肿瘤累及浆膜层和/或附件
ⅢB 阴道(直接侵犯或转移)或子宫旁受累
ⅢC 盆腔淋巴结和/或腹主动脉旁淋巴结转移
ⅢC1 仅累及盆腔淋巴结
ⅢC2 腹主动脉旁淋巴结转移,伴或不伴盆腔淋巴结转移
Ⅳ期 肿瘤侵及膀胱和/或直肠黏膜,伴或不伴远处转移
ⅣA 肿瘤侵及膀胱和/或直肠黏膜
ⅣB 远处转移,包括腹腔内转移和或腹股沟淋巴结转移

表现如下:

1. 不规则阴道出血或排液 最为常见,占60%~80%。肿瘤在早期生长局限于子宫肌壁间,患者多无症状;当肿瘤生长突向子宫腔或超出子宫颈时多出现不规则阴道出血或排液。

2. 腹痛 肿瘤生长快或伴有出血、感染、坏死,患者可出现下腹坠痛或不适感。肿瘤浸润子宫肌层并穿破浆膜层可引起腹痛。

3. 腹部包块 部分患者肿瘤迅速增大,且在下腹部可触到肿块。

4. 压迫症状 肿瘤增大压迫或侵犯膀胱或直肠时,可出现尿急、尿频、尿潴留或大便困难等症状。若压迫盆腔则影响下肢静脉和淋巴回流,可出现下肢水肿等症状。

5. 其他症状 肿瘤发展到晚期可出现消瘦、乏力、贫血和低热等全身恶病质症状;若转移至肺,则出现咳嗽、咯血;若转移至脑,则可出现头痛、下肢瘫痪、意识障碍等症状。

6. 体征 妇科检查时多有不同程度的子宫增大,形状不规则或呈结节状,肿瘤可脱出宫颈口,呈大块柔软的息肉样肿物,伴有血水或血流出。肿瘤表面多呈紫红色,质软、糟脆,触之易出血,如继发感染可有坏死和脓性分泌物,易与黏膜下肌瘤相混淆。晚期子宫癌肉瘤可累及盆壁,子宫固定不活动。肿瘤远处转移至肠管、肝或腹腔等,可伴有腹水。

7. 影像学检查 B超检查时子宫癌肉瘤表现为呈息肉状突向子宫腔,局部有坏死,有时呈黏膜下肌瘤样,肿瘤充满子宫腔或突出于宫颈口外。肿瘤周边血流方向无规律,呈彩色"镶嵌样"血流。多数肿瘤内部、周边常呈非常丰富的血流信号。CT图像缺乏特异性,其诊断价值有限,但在临床上多用于对病灶远处转移的诊断。MRI图像具有较高的组织分辨能力,其T_1W_1、T_2W_2相可显示病灶与内膜、肌层的关系和浸润程度。PET/CT诊断子宫恶性病变的敏感性较高,但对恶性病变之间的鉴别能力有限且因其不显示病灶与周

边结构的形态学异常,故空间分辨能力不及 CT 和 MRI。

8. 肿瘤标志物检测 目前尚无明确具有敏感性和特异性强的肿瘤标志物用于子宫癌肉瘤的辅助诊断。Hoskin 等曾对 112 例子宫癌肉瘤患者进行回顾性研究分析,发现子宫癌肉瘤患者 CA125 随着手术病理分期而升高,患者术前 CA125 的平均值升高,Ⅰ期 53.4kU/L,Ⅱ期 122.5kU/L,Ⅲ期 147.1kU/L,Ⅳ期 428.4kU/L。需要进一步相关研究。

【诊断】 结合病史、症状、体征以及影像学检查等可以进行初步诊断。尤其绝经期妇女出现不规则的阴道出血或排液,子宫迅速增大,不能排除该病。治疗前应进行分段诊刮术,其诊断阳性率可达 80%~90%。但是对于早期局灶病变分段诊刮容易漏诊,或由于取材不够而漏诊或误诊,因此可结合宫腔镜检查,提高分段诊刮的准确率。B 超、CT、MRI 及 PET/CT 诊断该病有一定的参考价值,可以了解病灶浸润子宫肌层情况和子宫外转移情况。组织病理学诊断必须具有恶性上皮和恶性间质成分的证据。术中冷冻切片病理学检查可对该病做出初步诊断,确诊需要石蜡切片病理检查。必要时需要免疫组织化学进一步明确诊断。

【治疗】 子宫癌肉瘤的治疗与子宫内膜癌的治疗相同,首选手术治疗,术后辅以化学治疗和放射治疗。

1. 手术治疗 子宫癌肉瘤的手术原则和方式参照子宫内膜癌的 FIGO 或 TNM 手术分期系统。术中首先收集腹水或腹腔冲洗液做肿瘤细胞学检查,并全面探查盆腔、腹腔子宫外脏器或腹膜有无肿瘤种植或淋巴结转移病灶等,初步了解肿瘤的病灶范围。由于早期子宫癌肉瘤淋巴结转移率高,即使考虑早期患者,仍应行腹膜后淋巴结切除术,并最好到肾静脉水平。而且 Temkin 等的研究发现转移淋巴结的数量与子宫癌肉瘤的生存时间密切相关。故术中拟诊为Ⅰ期或Ⅱ期子宫癌肉瘤者,也应行全子宫/筋膜外或广泛性子宫切除术+双附件+大网膜切除+盆腔淋巴结+腹主动脉旁淋巴结切除术。晚期患者应行肿瘤细胞减灭术,残留病灶越少,预后越好。由于腹腔镜手术增加肿瘤破碎并播散的风险,因此不推荐作为首选的手术入路。

2. 术后辅助放化疗 子宫癌肉瘤的患者,术后补充放疗可以进一步提高患者的生存率。在一项 IA 期的子宫癌肉瘤的研究中,术后补充阴道近距离放疗,可以改善 3 年的 OS(放疗组 vs. 对照组:87% vs. 78%,P<0.001)。在另一项回顾性研究中,纳入了 1 069 例患者,不论盆腔外照射、阴道近距离放疗,还是两者联合照射,都能改善患者的总生存率和肿瘤特异性死亡率。在 GOG 的Ⅲ期 RCT 研究中,也证实了Ⅰ~Ⅱ期子宫癌肉瘤患者,术后盆腔放疗较单纯随访明显减少局部复发率(22% vs. 40%,P=0.004)。

相比较于辅助单纯性放疗,放疗联合化疗能进一步提高患者的 OS 和 PFS。一项针对放化疗联合的研究显示,在Ⅰ~Ⅱ期子宫癌肉瘤患者中,采用放疗联合顺铂和表柔比星的序贯模式治疗能进一步提高患者的生存率,在平均随访 55 个月后,放化疗组和观察组患者的生存率分别为 95%

和 47%(P=0.01)。在另一个纳入了 139 例子宫癌肉瘤的研究中,联合盆腔外照射和化疗能比单纯化疗[HR=2.49,95% CI(1.24,4.99),P=0.010]和单纯外照射[HR=2.53,95% CI(1.29,4.97),P=0.007]更能提高患者的总生存率。另有研究在 148 例Ⅰ~Ⅳ期的子宫癌肉瘤中比较了不同的放化疗模式,发现"三明治"的放化疗模式(即化疗-放疗-化疗)与化疗后放疗和放疗后化疗的模式相比,能提高患者的总生存期(分别为 34 个月和 14 个月,P=0.038)。

常用联合化疗方案有紫杉醇联合卡铂、异环磷酰胺联合顺铂等。GOG 0261 的Ⅲ期临床试验进行了子宫癌肉瘤术后辅助化疗方案的比较,共纳入了 537 例子宫癌肉瘤患者,紫杉醇联合卡铂和紫杉醇联合异环磷酰胺的中位总生存期分别为 37 个月和 29 个月[HR=0.87,90% CI(0.70,1.075),非劣效 P<0.01,优效 P>0.1]中位 PFS 分别为 16 个月和 12 个月(HR=0.73,非劣效 P<0.01,优效 P<0.01)。因此,更推荐紫杉醇和卡铂方案。

3. 复发和转移患者的化疗 有多个研究比较了复发或转移的子宫癌肉瘤中的单药或多药化疗方案。在单药治疗方案中,最早使用的药物是阿霉素,随后依次应用了顺铂、拓扑替康和异环磷酰胺。但是这几个药物都不能明显提高患者的预后。后续的临床试验转向联合化疗。在 GOG 的一项 194 例子宫癌肉瘤患者的Ⅲ期临床试验中,比较了异环磷酰胺联合顺铂或单药的方案,发现联用方案能略延长 PFS[(4 个月 vs.6 个月,HR=0.73,95% CI 上限 0.94,P=0.02)],但是不能改善 OS[(7.6 个月 vs. 4 个月,HR=0.80,95% CI 上限 1.03,P=0.071)],同时血液系统、消化系统和神经系统并发症明显增多(P<0.05)。GOG 后续的一项Ⅱ期临床试验纳入了 55 例持续性或复发的子宫癌肉瘤,发现紫杉醇联合卡铂方案,患者的总体反应率为 54%,PFS 为 8 个月,OS 为 15 个月,并且不良反应可以耐受。在另一项 GOG 的Ⅲ期临床试验中,对 179 例患者比较了紫杉醇联合异环磷酰胺与单纯紫杉醇,中位 PFS 分别为 5.8 个月和 3.6 个月[HR=0.71,95% CI(0.51,0.97),P=0.03)],OS 分别为 13.5 个月和 8.4 个月[HR=0.69,95% CI(0.49,0.97),P=0.03]。因此,推荐紫杉醇为基础的联合化疗作为子宫癌肉瘤治疗的一线方案。

4. 内分泌治疗 有少量研究报道了子宫内膜癌肉瘤中激素治疗的案例。Ioffe 等回顾了 6 例转移和 1 例局部晚期的子宫癌肉瘤。6 例复发患者的 ER 受体状态不详,在给予醋酸甲羟孕酮治疗后,有 3 例患者疾病稳定(有效时间:3~34 个月),另 3 例患者疾病很快进展。1 例局部晚期患者 ER 阳性,接受醋酸甲羟孕酮治疗后,维持了 57 个月的无进展生存时间。此外,有 1 例 69 岁的老年患者,子宫癌肉瘤在根治性手术 2 年后,后腹膜复发,病灶无法切除。该患者初始肿瘤的 ER 状态不详,在拒绝了化疗和放疗后,接受了来曲唑作为姑息治疗。在用药 11 个月后,初始肿瘤的体积缩小了 25%。在另一个个案报道了 1 例 54 岁的转移性子宫癌肉瘤患者,该患者 ER 受体阳性,在接受了来曲唑作为姑息治疗。在经过 10 个月的治疗后，原始病灶和转移肿瘤完全缓解，并维持了 5 年。

5. 免疫治疗 在免疫治疗时代，多项研究调查了子宫癌肉瘤患者中免疫检查点抑制剂（ICIs）的潜在价值。一项研究纳入了包括子宫癌肉瘤在内的 29 例妇科癌肉瘤，在以上皮成分为主的患者中，膜 PDL-1 染色阳性率可达 86%（25/29）。但也有其他研究认为比例没这么高。目前关于子宫癌肉瘤中 ICIs 的治疗多为个案报道。Bhangoo 等报道了 1 例高肿瘤突变负荷的患者在接受了帕博利珠单抗治疗后达到了部分缓解。另一项研究报道了 1 例铂耐药的患者 PDL-1 阳性并且 MSI-H，在接受帕博利珠单抗联合盆腔放疗后，达到了完全缓解（即远端效应），总的生存期达到 14 个月。在 NCI-MATCH 试验中，有 42 例治疗前 dMMR 的肿瘤患者接受了纳武单抗治疗，其中有 4 例是子宫癌肉瘤，总的反应率是 36%，中位 PFS 和 OS 分别为 6.3 和 17.3 个月。

6. 靶向治疗 由于缺少标准的二线治疗，多种靶向药物被尝试用于子宫癌肉瘤的治疗。帕唑帕尼是 VEGFR，PDGFR 和 c-kit 的小分子竞争性抑制剂。一项 Ⅱ 期临床试验评估了帕唑帕尼在 19 例至少一线以上治疗失败患者中的应用，总的中位 PFS 和 OS 分别是 2 个月（四分位数间距：1.6，4.0 个月）和 8.7 个月（四分位数间距：2.6，14.0 个月）。另一项回顾性研究纳入了 8 例转移性子宫和卵巢癌肉瘤，在一线治疗失败后接受了帕唑帕尼治疗，同样显示了不太明显的效果。该组的中位 PFS 和 OS 分别为 2.8 个月（四分位数间距：0.8，11 个月）和 6.5 个月（四分位数间距：1.7，12.4 个月）。

由于在子宫癌肉瘤中，HER2 过表达率为 25%，因此被作为另一个有潜力的靶标。针对该靶点的药物 trastuzumab emtansine（T-DM1）能诱导该类细胞系的细胞周期阻滞。后续研究比较了该药和 SYD985 的效果，SYD985 是一个基于倍癌霉素的 HER2 靶向抗体偶联药物，T-DM1 在子宫和卵巢癌肉瘤的体内外试验均比后者更有效。此外，基于 EMT 过程中的作用，靶向转化生长因子 β（TGF-β）的药物也被进行了尝试。Dwivedi 等评估了 TGF-β 受体 1 抑制剂，加鲁色替尼在体外试验中抑制了子宫癌肉瘤细胞系的活性、分化、克隆生长和侵袭，对未来临床应用具有潜在的价值。近期一项研究采用了抗体-药物偶联的赛伐珠单抗，即针对 Trop-2 抗体偶联伊立替康活性成分（SN-38），该药已被 FDA 批准用于三阴性乳腺癌。体外试验显示，Trop2-高表达的子宫癌肉瘤细胞系比 Trop2-低/阴性的细胞系对该药更敏感。该药能明显抑制肿瘤的生长。

【随访及预后】 子宫癌肉瘤转移早，手术切除后常有复发。一般复发在术后两年之内，以局部复发和肺转移最为多见。无论何处复发，再次化疗仍能延长生存期，甚至再次手术切除复发灶也可达到延长生存期的目的，故手术后随访非常重要。一般治疗结束后 2 年之内，每 3 个月复查盆腔，必要时行肝功能、腹部 B 超、CT、MRI 检测和/或肺部 CT 等检查。治疗结束后 2~5 年期间每半年随访 1 次。

已有研究结果表明，早期子宫癌肉瘤患者 5 年存活率不超过 34%~37%，Ⅰ、Ⅱ 期子宫癌肉瘤患者即使进行了正规治疗，5 年内的复发率高达 53%。多数研究显示 FIGO 分期是子宫癌肉瘤最重要的预后因素，其次为子宫肌层浸润深度、子宫外扩散、腹腔细胞学阳性和淋巴结转移等。在子宫癌肉瘤中淋巴结转移率为 28%~38%，手术切除淋巴结包括微转移灶，可以降低复发风险，改善预后，提高生存期。在美国的一项回顾性研究中，47 例Ⅰ~Ⅱ 期的子宫癌肉瘤患者接受了盆腔和腹主动脉旁可疑淋巴结的取样，结果发现在早期子宫癌肉瘤患者中所取淋巴结数量是影响复发风险及生存率唯一的重要因素，所以淋巴结切除对于癌肉瘤患者至关重要。此外，肿瘤的子宫肌层浸润深度是判断癌肉瘤预后的一个重要指标，约有 80% 的病例肌层浸润深度超过 1/3，而 40% 的病例有深肌层浸润。

二、卵巢癌肉瘤

卵巢癌肉瘤（ovarian carcinosarcoma，OCS）又称卵巢恶性混合性肿中胚叶瘤（ovarian malignant mixed mesodermal tumor，MMMT）或卵巢恶性米勒管混合瘤（ovarian mixed Müllerian tumor），约占卵巢恶性肿瘤的 1%~2%。是一类侵袭性强、进展快的高度恶性肿瘤，好发于绝经后妇女，平均发病年龄 65 岁。由于临床极为罕见，尚无大样本的流行病学调查资料，故发病原因及发病高危因素尚不明了。关于卵巢癌肉瘤的组织学来源一直处于争论之中，1988 年 WHO 将卵巢癌肉瘤划分为卵巢内膜样腺癌的一个亚型，属卵巢表面上皮-间质恶性肿瘤。已有研究证实，在不同的培养条件下，癌肉瘤可向上皮、间叶细胞或两种成分共存的方向转化。Ferrandina 等报道了 1 例浆液性卵巢癌患者经化疗后复发为癌肉瘤。但这只是个例样本的报道，目前尚不足以证明卵巢癌肉瘤的发生与某一原因有关。

【病理】

1. 大体特征 肿瘤多为实性或囊性，表面不规则，灰白色，多有出血区。切面有时呈实性黄白色区，可见广泛的出血及坏死。大多有盆、腹腔广泛浸润，并伴有血性腹水。

2. 镜下特征 与子宫癌肉瘤相似，卵巢癌肉瘤也由恶性上皮成分（腺癌）及肉瘤成分组成，上皮成分主要为分化较差的内膜样腺癌和浆液性腺癌，少数可有黏液性腺癌或透明细胞癌成分。同源性肉瘤成分类似于子宫内膜间质肉瘤、纤维肉瘤或平滑肌肉瘤。异源性肉瘤可含有异源成分，如未成熟软骨组织等。同一肉瘤中可含有单一或多种肉瘤成分，文献研究分析显示异源性癌肉瘤较同源性多见。Sonoda 等研究报道，卵巢癌肉瘤的发生与遗传性卵巢癌综合征相似，存在 *BRCA2* 等位基因的缺失和 *TP53* 基因的突变。

【分期及转移途径】 卵巢癌肉瘤的生物学行为与分化差的卵巢上皮性癌相似，其手术病理分期和转移途径同卵巢上皮性癌。在此不再赘述。

【临床表现】 临床症状同卵巢上皮癌一样缺乏特异性,多以消化道症状起病,表现为食欲缺乏、腹胀、腹部包块、腹水和贫血等,部分患者可有阴道出血或排液。妇科检查可及盆腔包块,一般在10cm以上,可伴有腹水、贫血等症状。80%患者就诊时已属晚期(Ⅲ、Ⅳ期)。

【诊断】 卵巢癌肉瘤的术前诊断困难,术前MRI、CA125等检查有助于诊断,但参考价值有限。最终由术后组织病理学诊断确诊。

【治疗】 卵巢癌肉瘤是一种恶性程度极高的肿瘤,临床进展迅速,预后极差。由于临床少见,故尚未形成规范化治疗方案。目前对卵巢癌肉瘤的治疗沿用卵巢上皮性癌的治疗方式——手术为主的综合治疗。手术原则同卵巢上皮性癌。

1. 手术治疗 手术范围和卵巢上皮性癌一样。早期患者行全面分期性手术:子宫+双附件+大网膜+阑尾+盆腔淋巴结和腹主动脉旁淋巴结切除术。晚期患者行肿瘤细胞减灭术,尽最大可能切除肿瘤病灶。

2. 化疗和放疗 卵巢癌肉瘤对化疗的敏感性不同于卵巢上皮性癌,最佳的治疗方案仍在探索之中。1994年英国圣玛丽医院调查了1980—1990年间共收治的20例晚期卵巢癌肉瘤患者,将患者分为三组,分别采用单纯手术、单纯化疗以及手术加化疗,结果发现45%的患者在术后1年内死亡,平均生存期14个月,手术联合化疗的综合治疗方案优于单纯手术或单纯化疗。2003年该中心再次调查了1991—2001年间共收治的40例卵巢癌肉瘤患者的临床资料,结果显示32例患者就诊时已属Ⅲ/Ⅳ期。该40例患者均进行了手术治疗,其中仅12例患者接受了满意的肿瘤细胞减灭术,27例(67%)患者术后残余病灶>2cm,40例中32例接受了辅助化疗,其中26例采用以铂类为基础的化疗(单用CBP或联合IFO/ADM等),化疗总有效率为42%,而其他化疗方案的有效率仅为33%。其中有9例患者计划用CBP/IFO联合化疗,但仅1个疗程后就有6例患者因不能耐受毒性反应而停药或改用单纯CBP治疗,这反映出卵巢癌肉瘤患者有更差的身体状况及化疗耐受性。该组患者平均生存期为8.7个月,1年生存率40%,5年生存率仅7.5%。经分析满意的肿瘤细胞减灭术和联用以铂类为基础的化疗可明显改善患者的预后。尽管以往有报道同源性癌肉瘤较异源性预后更差,但此调查中两组患者的平均生存期和1年生存率并无区别。该组患者中尚有5例患者接受了放疗,但无明显疗效,说明放疗对卵巢癌肉瘤的疗效并不确定。另一组资料来自美国耶鲁大学1993—2004年间22例卵巢癌肉瘤患者临床资料,其中18例接受了满意的肿瘤细胞减灭术(残留病灶<1cm),平均生存期46个月,4例接受了不满意的肿瘤细胞减灭术(残留病灶>1cm),平均生存期只有27个月。6例满意的肿瘤细胞减灭术加术后辅助化疗:顺铂(40mg/m²×1天)/异环磷酰胺[1200mg/(m²·d)×4天],28天为一周期,平均无瘤生存期13个月,平均生存期51个月,4例患者满

意的肿瘤细胞减灭术后辅助化疗:卡铂(AUC=5)/紫杉醇(175mg/m²),21天为一疗程,平均无瘤生存期是6个月,平均生存期38个月。顺铂/异环磷酰胺组与卡铂/紫杉醇组在生存期方面无显著性差异($P=0.48$)。作者认为卵巢癌肉瘤的治疗应由满意的肿瘤细胞减灭术加化疗完成,最有效的化疗方案为顺铂/异环磷腺癌或卡铂/紫杉醇。但是对于身体条件较差患者,单一用药也是有益的。

【预后】 Brown等研究结果发现术后有残余病灶的卵巢癌肉瘤患者对铂类为基础的化疗总体反应率仅为25%,有58%患者疾病进展;卵巢癌肉瘤患者平均复发期限6.4个月,平均生存期8.2个月,Ⅲ期患者术后残留病灶<2cm和≥2cm患者进行了生存期比较,结果前者明显高于后者(平均生存期4.8个月和3.1个月,2年生存率分别为39%和0),结果表明满意的肿瘤细胞减灭术可以明显提高患者的生存率。Zorzou等对9例卵巢癌肉瘤患者进行免疫组织化学分析发现,P53过表达是患者预后良好的一个指标。

三、生殖道其他部位的癌肉瘤

女性生殖道其他部位的癌肉瘤极为罕见,其组织学发生类似子宫癌肉瘤,由癌和肉瘤成分组成,肉瘤成分可以同源或异源性。子宫颈癌肉瘤活检时常被误诊为鳞癌或腺癌,临床上可表现为阴道出血、排液等。妇科检查可见宫颈口紫红色息肉样肿物,可有触血,子宫颈管增粗、质硬。有时肉瘤充满整个子宫颈管,突向阴道。治疗多采用以手术为主,辅以放疗和化疗的原则。

原发性输卵管癌肉瘤临床表现同原发性输卵管癌,可有腹痛、不规则阴道出血和腹部包块等。术前诊断困难,常被误诊为卵巢癌、输卵管炎、输卵管积水或输卵管癌。肿瘤转移方式以直接蔓延和淋巴转移为主,也可以血行转移。分期和治疗可参考卵巢癌肉瘤。

四、腺肉瘤

腺肉瘤又称米勒管腺肉瘤(Müllerian adenosarcoma),是1974年由Clement和Scully首次报道并命名,它是由良性的上皮和肉瘤性间质两种成分共同构成的肿瘤,恶性程度低于癌肉瘤。美国MD Anderson癌症中心总结了41例米勒管腺肉瘤,多数起源于子宫(71%),其余部位包括卵巢(15%),盆腔(12%)和子宫颈(2%)。

子宫腺肉瘤仅占子宫肉瘤的8%,主要发生于子宫内膜,偶尔来自子宫颈内膜和子宫肌层内,来自子宫肌层者可能起源于子宫腺肌病。其发病可能与外源性或内源性雌激素刺激有关。大多数子宫腺肉瘤中雌激素受体(ER)和孕激素受体(PR)表达阳性。其组织学特征和生物学行为介于良性的腺纤维和高度恶性的癌肉瘤之间,腺肉瘤多见于绝经期妇女,临床呈低度恶性,不易远处转移,但是局部复发率高。

此外,约10%的患者合并肉瘤成分过度增生,这部分患者中单纯的高级别肉瘤成分占25%以上。合并肉瘤成分过度增生的患者,细胞增殖活跃强,肿瘤更具有侵袭性,通常与手术后复发、转移、预后差有关。

子宫以外的腺肉瘤很少见,但侵袭性强,复发率、血行转移及病死率均高于子宫腺肉瘤。其组织学起源还不清楚,可能起源于子宫内膜异位症的恶性转化或具有多向潜能的盆腔间皮细胞、腹膜表面上皮或邻近间质,其中卵巢是子宫外腺肉瘤最高发的部位。卵巢腺肉瘤的组织学发生可能源于卵巢表面上皮或间质,也有研究表明可能起源于卵巢内异症。子宫颈腺肉瘤和阴道腺肉瘤极为罕见,子宫颈腺肉瘤呈恶性低度潜能,阴道腺肉瘤多起源于阴道的内异症。

【病理】

1. 大体特征 子宫腺肉瘤的大体标本与子宫癌肉瘤相似,典型病理表现为单个无蒂或有蒂的息肉样或乳头样肿块,肿块突向子宫腔或子宫颈管内,大者可充满子宫腔或子宫颈管,少数肿瘤表现为多个小的黏膜样息肉或分散的息肉样肿块。肿瘤表面呈棕黄、粉红或灰白色,质软或似橡皮,有些呈胶冻状。切面偶可见直径小于1cm、大小不等的多个囊腔,囊内为水样或黏液样物,也可见局灶性出血坏死。卵巢腺肉瘤一般为单侧,平均直径10cm左右,多以实性为主,同时可含有多个小囊腔,实性区域呈粉色、黄褐色、白色或黄白色,部分病例可见卵巢表面或囊腔内局灶性出血、坏死或息肉样生长区域。腺肉瘤也可发生于盆腔腹膜,在盆腔内形成含有多个囊腔的实性肿块,与周围组织,甚至邻近器官粘连。子宫颈腺肉瘤可见宫颈息肉样或乳头样赘生物,有时可见经子宫颈突向阴道。阴道腺肉瘤表现为阴道肿块以内膜异位症为基础,反复发生且生长快。

2. 镜下特征 子宫腺肉瘤可为良性或非典型性的腺体成分伴肉瘤样间质,腺体周围肉瘤间质细胞呈"套袖样"或息肉样突入腺腔的结构是其特征表现。腺上皮多为良性或非典型的增生型子宫内膜上皮,也可表现为子宫颈管黏液型上皮、浆液型上皮、分泌型内膜上皮或鳞状上皮。肉瘤成分可为同源性内膜间质、纤维结缔组织或平滑肌组织,20%~25%含有异源性成分,如横纹肌、胚胎软骨和脂肪组织等。Clement和Scully认为以下情况有助于诊断:①间质细胞核分裂象≥2个/10HPF。②间质细胞明显增生。③间质细胞核具有轻度以上的异型性。Takeshima等描述子宫腺肉瘤的细胞学特征:肉瘤间质细胞呈小的半圆形或椭圆形,可分散或成小团块排列,细胞质粗糙,边缘不清楚,细胞核椭圆形或圆形,可见明显的核分裂象;腺细胞呈小团状或成群排列,有时可见轻度不典型增生。

卵巢和盆腔腺肉瘤的组织结构与子宫腺肉瘤相似,可能起源于卵巢表面上皮和间质,也有研究表明可能起源于卵巢的内膜异位症。Eichhom等发现卵巢腺肉瘤中最主要的上皮成分是子宫内膜样上皮,其他上皮类型有纤毛状、黏液样、透明细胞及鳞状上皮成分,间质呈内膜样、细胞纤维瘤样或未分化肉瘤样表现,肉瘤间质细胞核分裂象1~25个/10HPF。约30%卵巢腺肉瘤合并肉瘤成分过度增生,15%的肿瘤中含性索间质样成分。盆腔腺肉瘤则可能来自盆腔内膜异位灶或盆腔间皮及其下的间质。子宫颈腺肉瘤组织学特征显示不规则形状的腺体,间质细胞的非典型性及核分裂象≥2个/10HPF,有时可见异源性成分如软骨和肌肉等。免疫组织化学检查:钙调结合蛋白(caldesmon)、结蛋白(des-min)和CD10均表达阴性。阴道腺肉瘤组织学特征为阴道间质细胞核的非典型性及间质"腺间套袖"样结构。

【临床表现】 子宫腺肉瘤多发生在绝经期妇女,平均年龄55~60岁,发病平均年龄低于子宫癌肉瘤。也可发生于年轻妇女,甚至儿童,文献报道最年轻患者14岁。临床症状以阴道不规则出血或绝经后阴道出血为主,少数患者可出现下腹疼痛。妇科检查多见子宫颈外口有息肉样或肿块突出,同时可伴子宫增大。子宫外的腺肉瘤发病年龄比子宫腺肉瘤患者平均年轻10岁。Eichomd等总结了40例卵巢腺肉瘤,患者发病年龄在30~84岁之间,平均54岁。卵巢腺肉瘤常见症状有腹部不适、腹胀和阴道异常出血。妇科检查可及盆腔包块,手术中可见包块占据盆腔并与周围器官广泛粘连,97.5%的肿瘤为单侧,最大直径5.5~50.0cm(平均14.0cm),血CA125水平升高。B超检查表现为实性包块,低阻血流信号丰富。子宫颈腺肉瘤多见于在初潮后的少女,多表现为异常阴道出血。妇科检查可见带蒂息肉或巨大包块占据整个子宫颈。阴道腺肉瘤发病年龄多见于42~56岁,表现为盆腔疼痛及异常阴道出血,阴道内包块生长快伴CA125水平升高。常表现为难治性复发性内异症。

【诊断与鉴别诊断】 子宫颈外口赘生物活组织检查或诊断性刮宫可作为诊断手段,但是因间质细胞少,伴有纤维化、透明样变或黏液样变时,显微镜检查可误诊为良性病变。文献报道,子宫腺肉瘤的初次组织病理诊断符合率仅为33%,良性病变易误诊为良性内膜、子宫颈息肉、腺纤维瘤和内膜间质增生过长。恶性病变易与恶性内膜间质肉瘤、癌肉瘤及葡萄状肉瘤等相混淆。子宫颈腺肉瘤易与良性的子宫颈息肉、子宫颈腺肌病相混淆。临床上如多次组织病理学检查诊断为子宫颈息肉或子宫内膜息肉以及阴道反复发生的内异症患者经多次切除后仍复发者,应考虑子宫腺肉瘤的可能。由阴道内异症发展而来的腺肉瘤通过浅表的阴道活检不易诊断,组织学上易被误诊为腺纤维瘤或内异症。

【手术病理分期】 FIGO 2009年为子宫腺肉瘤专门制定了分期系统,同子宫内膜间质肉瘤分期(表9-22-6)。

【治疗】 子宫腺肉瘤的治疗应以手术为首选,对于有高危因素的患者补充辅助治疗。

1. 手术治疗 局限于子宫的腺肉瘤患者的治疗应该完整地切除子宫。是否切除双侧附件,不同研究有争议。对年轻、肿瘤根蒂较浅的子宫颈腺肉瘤患者以及无高危因素的子宫腺肉瘤患者,可根据患者保留生育的意愿。若保育意愿强烈,可局部完整切除肿瘤,从而保留生育功能。但是需要与

表 9-22-6　子宫腺肉瘤分期 FIGO 2009

FIGO 分期
Ⅰ期肿瘤局限于子宫体
ⅠA 肿瘤局限于子宫内膜/子宫颈内膜,无肌层浸润
ⅠB 肌层浸润深度≤1/2
ⅠC 肌层浸润深度＞1/2
Ⅱ期肿瘤扩散到盆腔
ⅡA 附件受累
ⅡB 肿瘤扩展到子宫以外的盆腔组织
Ⅲ期肿瘤浸润腹腔组织(并非仅突向腹腔)
ⅢA 1 处受累
ⅢB 多于 1 处受累
ⅢC 盆腔淋巴结和/或腹主动脉旁淋巴结转移
Ⅳ期
ⅣA 肿瘤侵及膀胱和/或直肠
ⅣB 远处转移

患者充分沟通,局部病灶切除不符合肿瘤治疗的原则,术后建议给予大剂量高效孕激素治疗至少半年以上。

因为子宫腺肉瘤的患者多数为围绝经期患者,建议手术切除子宫时,同时切除双侧附件。文献报道子宫腺肉瘤卵巢转移率只有 2%,因此,对于局限于子宫的早期年轻患者保留卵巢是可行的。一项回顾性研究,纳入了 994 例子宫腺肉瘤的患者,淋巴结转移率仅有 2.9%,但是存在淋巴结转移的患者,预后明显更差。因此,是否需要常规行淋巴结切除尚有争议。但是在肿瘤期别晚、合并肌层浸润、肿瘤体积较大、肉瘤成分过度增生等高危因素的患者中,建议行淋巴结切除。

阴道腺肉瘤的治疗通常建议手术切除包块,明确诊断后辅以放疗或化疗,但是治疗价值并未确定。卵巢腺肉瘤及盆腔腺肉瘤的治疗以手术为主,一旦明确诊断,应行全面分期手术或肿瘤细胞减灭术。

2. 术后辅助治疗　由于腺肉瘤的发病率较低,既往研究都是将腺肉瘤与其他的子宫间质恶性肿瘤合并分析,因此缺少独立的证据。但对于伴有肉瘤成分过度增生的腺肉瘤,补充辅助治疗能延长无进展生存期。此外,对于存在肌层浸润、淋巴脉管间隙浸润、淋巴结转移、子宫外侵犯等的患者,因其复发率高,术后应补充辅助化疗。无上述高危因素的患者可观察。

3. 转移或复发患者的治疗　复发或转移的患者仍建议手术治疗,不能切除的病灶,可采用姑息性放疗。一项回顾性研究纳入了 78 例复发或转移的患者,总的中位生存时间仅有 1.8 年。手术能明显改善这部分患者的预后(26.3 个月 *vs.* 15.1 个月)。化疗、姑息放疗和激素治疗对预后的影响不大。但是多柔比星和异环磷酰胺联合化疗可以延长中位无进展生存期:多柔比星和异环磷酰胺为 15.4 个月,而吉西他滨和多柔比星为 5.0 个月,联合铂类为基础的化疗为 5.7 个月,基于多柔比星的其他化疗为 6.5 个月。因此,推荐多柔比星联合异环磷酰胺的化疗方案。

4. 内分泌治疗　对于无肉瘤成分过度增生的患者,姑息性的内分泌治疗与低级别子宫内膜间质肉瘤类似。但是对伴有肉瘤成分过度增生的患者,与高级别子宫内膜间质肉瘤和未分化肉瘤相似。内分泌治疗的方案为醋酸甲羟孕酮 250mg/d 或甲地孕酮 160mg/d。此外,还可以选择来曲唑 2.5mg/d,阿那曲唑 1mg/d 或依美西坦 25mg/d 口服。

【随访与预后】　子宫腺肉瘤恶性潜能低,远处转移率仅为 5%,但是局部复发率高达 25%~40%,阴道和盆腔复发率为 60%。文献报道子宫腺肉瘤Ⅰ期 5 年生存率 79%,Ⅲ期 48%。Clement 和 Scully 报道 100 例子宫腺肉瘤,1/3 的患者在接受最初治疗后的 5 年内复发,其中 48% 的患者死于肿瘤复发。复发的高危因素有深肌层浸润、淋巴脉管间隙受累、肉瘤成分过度增生、子宫外播散及合并异源性成分等,其中肉瘤样增生过长是影响预后的最重要因素。

卵巢腺肉瘤复发率高,多数发生在术后 5 年内。年龄<53 岁、肿瘤破裂、高级别间质成分、合并肉瘤样增生过长与卵巢腺肉瘤发生卵巢外播散、复发有关。复发或转移性腺肉瘤可能是单一肉瘤成分,也可能是腺肉瘤合并肉瘤样增生过长。卵巢腺肉瘤预后不及子宫腺肉瘤,5 年生存率仅 64%。子宫颈腺肉瘤和阴道腺肉瘤呈低度恶性潜能。

总之,腺肉瘤属于低度恶性肿瘤,预后相对较好。手术是主要治疗手段,由于复发率高,治疗后长期随访是必要的。

(吴玉梅)

第三节　女性生殖器官邻近组织和器官的肿瘤

女性生殖器官邻近组织和生殖器官是唇齿相依的关系,稳固和支撑生殖器官的韧带和结缔组织,以及其所包含的血管、神经和淋巴组织即生殖器官的邻近组织中多存在胚胎和胎儿时期发育过程中退化的中肾管和副中肾管的残迹,这些残迹和其他器官和组织一样可以发生原发性肿瘤以及受到邻近器官肿瘤的浸润发生转移性肿瘤。

原发性肿瘤发病率较低,术前诊断困难,术前往往被误诊为生殖器官的肿瘤,多需要通过手术探查或术中冰冻切片,甚至术后石蜡病理切片才能最后明确诊断。转移性肿瘤多来自生殖器官本身,肿瘤细胞通过直接浸润、淋巴结转移和血循环转移而来;也可由邻近器官包括结肠癌、阑尾癌、直肠癌、肛门癌、膀胱癌、输尿管癌、尿道癌和腹膜后肿瘤的浸润和转移而受累,转移性肿瘤较原发性肿瘤多见。下面主要介绍子宫韧带的肿瘤,简单介绍生殖器官邻近器官的肿瘤。

一、子宫韧带的肿瘤

(一)子宫圆韧带肿瘤

1. 良性肿瘤 圆韧带肿瘤发生率低,最常见的是平滑肌瘤,其次是内膜异位症和皮样囊肿,脂肪瘤、血管瘤、结节性筋膜炎等也有散在报道。患者的症状取决于受累的韧带段和疾病本身的大小、性质。

(1)子宫肌瘤:因圆韧带组织内表达雌激素和孕激素受体,故子宫肌瘤(leiomyoma)最常见,多发生在绝经前的育龄期妇女或接受激素补充治疗的绝经后妇女。由 Wells 于 1865 年首次报道,19 世纪中期到 1962 年共报道 100 例患者,近年来也只有散在的报道。肌瘤大小差别较大,直径 1~15cm 均有报道,患者多单侧圆韧带发病。可发生在圆韧带的盆腹腔、腹股沟和大阴唇段。若肌瘤发生在盆腹腔段,患者很少有症状,也可出现腹部长大等症状,妇科检查可扪及患侧界限清楚,无痛、活动、质中的包块;若肌瘤位于腹腔外段,可以扪及腹股沟或大阴唇处无痛的似腹股沟疝或肿大的淋巴结样包块,患者多意外自己发现而就诊,临床上易和浆膜下子宫肌瘤、卵巢肿瘤、腹股沟疝、腹膜后肿瘤等相混淆。

病理切片显示的组织结构同子宫肌瘤,也可出现变性或恶变。治疗应根据临床症状、肿瘤大小、生长速度以及有无变性等考虑,当无法和卵巢肿瘤鉴别时也是手术探查的指征之一,手术切除后未见有复发肿瘤的报道。若肿瘤小,无症状者,可定期随访。

(2)子宫内膜异位囊肿:子宫内膜异位囊肿(endometriotic cyst)发病率低,常合并盆腔内子宫内膜异位症。患者可表现为典型的周期性腹痛,包块周期性长大和缩小。因肿瘤内反复出血,CT 可见多个独立的囊肿内含高密度的碎片,需要与其他疾病如圆韧带肌瘤、疝气、浆膜下肌瘤、卵巢肿瘤相鉴别。

病理切片显示的肿瘤的组织结构、生物学行为均同子宫内膜异位症,也可以发生恶变,治疗原则同子宫内膜异位症。

(3)囊肿:以皮样囊肿最多见,浆液性囊腺瘤、多房性浆液性囊肿等都有散在报道。临床处理应该根据患者的症状、体征、疾病的进展、肿瘤标记物等决定,选择适当的时机进行手术探查。

(4)其他:如良性间叶瘤,含两种或两种以上的成熟间叶组织,很少有被膜,若手术不彻底切除,容易局部复发。脂肪瘤、血管瘤、神经膜瘤等均属于良性圆韧带肿瘤,术前诊断困难,多系术后确诊。

2. 恶性肿瘤 发生在子宫圆韧带的恶性肿瘤极其罕见,平滑肌肉瘤、恶性血管周围上皮细胞肿瘤、腺癌、纤维肉瘤等偶见报道。

(1)平滑肌肉瘤:1883 年由 Breen 首次报道,近 50 年仅有 2 例报道,均为育龄期女性,无特异性临床症状,极易与浆膜下肌瘤、卵巢肿瘤相混淆。术前 CT 显示盆腔内密度不均匀包块,局部有增强的斑点样钙化灶,子宫圆韧带明显增厚。术前仔细评估肿瘤与周围组织间的关系,手术可采用开腹或腹腔镜,2 例患者均为术中冰冻病理明确诊断,治疗原则是尽可能切除肿瘤。若术前评估手术困难,可考虑先行新辅助放/化疗后手术,手术范围包括肿瘤、圆韧带和包裹肿瘤的腹壁,缺失的腹壁组织可以用补片进行修复重建,术后予以放/化疗,预防肿瘤的复发,尚无应用靶向和免疫治疗的病例及本病的预后报道。

(2)恶性血管周围上皮细胞肿瘤:血管周围上皮细胞肿瘤(perivascular epithe-lioid cell tumor,PEComa)是一种盆腹腔罕见的软组织肉瘤,患者可表现为无痛性下腹部包块,缓慢生长,可达腹股沟环。显微镜下见,肿瘤细胞呈多边形,细胞质透明或嗜酸性,在大量的血管内排列成小巢状、小梁状或片状,细胞核大小不一。典型的免疫组织化学染色结果为 HMB-45(human melanoma black-45)阳性,角蛋白、平滑肌肌动蛋白、结蛋白、上皮膜抗原、S-100 和 CD117 均为阴性表达。治疗以手术切除为主,术后有文献报道随访即可,因病例数少,术后是否需要按肉瘤方案化放疗尚无定论,有待积累更多的病例。

(3)腺癌:腺癌(adenocarcinoma)可以由子宫内膜异位症恶变形成,也可以由圆韧带附近的中肾管或副中肾管残迹恶变而来,或者周围器官的恶性腺癌浸润和转移而来。治疗原则是手术及放化疗为主的个体化综合治疗。但其疗效和预后如何,因病例数极其有限,尚不得而知。

(二)子宫阔韧带肿瘤

大部分阔韧带内的肿瘤是良性肿瘤,原发性肿瘤可来源于阔韧带本身的肌肉、纤维、血管、淋巴管和神经等组织,也可来源于胚胎和胎儿发育过程中退化的残迹,如中肾管和副中肾管。继发性肿瘤多系邻近器官或组织的恶性肿瘤通过直接浸润、淋巴结转移或血循环转移而来或良性肿瘤恶变而来。

1. 良性肿瘤

(1)阔韧带囊肿:指位于阔韧带前后叶之间的囊性肿瘤,多系胚胎和胎儿发育过程中中肾管和副中肾管的残迹,患者多无明显临床症状,常在体检时意外发现,常常误诊为卵巢囊肿。

1)卵巢冠囊肿:卵巢冠囊肿(parovarian cyst)是位于输卵管系膜与卵巢门之间或靠近输卵管、卵巢的阔韧带囊肿。主要由中肾管囊性扩张、副中肾管结构未退化消失的残迹或腹膜间皮细胞所形成。

卵巢冠囊肿多为单侧囊肿,也可双侧发生,育龄期妇女高发。囊肿体积大小不一,小囊肿多无症状,常常是体检或盆腔手术时意外发现。当囊肿超过5cm时,可能出现腹胀或腹痛等不适,甚至出现破裂、扭转的急腹症症状或周围器官受压迫的症状。常见的阔韧带囊肿为5cm大小的薄壁囊肿,内含透明清亮的液体,直径大的囊肿内壁多光滑,常常来源于腹膜间皮细胞;直径小的囊肿常常在内壁可见乳头状凸起,多来源于中肾管残迹;副中肾管来源的囊肿大小常常介于两者之间。对囊壁内有乳头样结构的囊肿,建议手术台上送冰冻检查,以明确肿瘤性质,及时选择最佳的治疗策略。对体检意外发现的小囊肿,可在超声了解其内壁有无乳头状凸起、周围有无异常血供、肿瘤标记物水平以及患者有无症状等情况下,并在和患者充分沟通交流后,可定期随访,若囊肿短期内长大或出现其他异常情况,应该及时行手术探查,避免延误诊断和治疗。

2)卵巢冠纵管囊肿:卵巢冠纵管囊肿(cyst of the longitudinal epoophoron duct)属于Gartner囊肿,即中肾管残迹闭锁不全,导致管内液体潴留形成的囊肿。若为单一囊肿,处理简单,根据囊肿大小、患者有无症状、囊肿内有无异常血供或凸起、肿瘤标记物以及生长速度等进行随访或手术探查。若卵巢冠纵管囊肿形成串珠状,波及范围大,在中肾管退化的沿途均存在,小囊肿,无症状,无须处理;若囊肿大,沿阔韧带向下至子宫颈、阴道穹窿、阴道,甚至压迫致阴道狭窄,则手术彻底清除困难,常需要反复穿刺、注射硬化剂等办法对症处理,缓解症状。

3)卵巢冠横管囊肿:卵巢冠横管囊肿(cyst of the transverse epoophoron duct)即Kobelt囊肿,起源于中肾管末端的横小管。系带蒂、单一的薄壁小囊肿,治疗原则同卵巢冠囊肿。

4)瓦尔塔德细胞残迹:瓦尔塔德细胞残迹(Walthard cell rests)由Walthard在1903年首次描述的位于阔韧带表面或输卵管浆膜下的直径在3mm以下的双侧小囊肿,偶为实性,似慢性炎性渗出,临床易误诊为盆腔结核,这些小囊肿系腹膜上皮细胞增生形成。无明显临床意义,其显微镜下的细胞形态与Brenner瘤非常相似,但其是否与Brenner瘤有关,尚不得而知,需做进一步的研究。

5)皮样囊肿:皮样囊肿(demoid cyst)极为罕见。可能来源于卵巢或异位的卵巢组织,生物学行为与发生于卵巢的皮样囊肿相似,至今未见恶性皮样囊肿的报道。术前诊断常常误诊为卵巢皮样囊肿,手术探查切除时应将囊壁完全剥除或切净,如完整剥离困难,需用电刀或激光刀烧灼破坏囊壁,预防肿瘤复发,术中要特别注意输尿管的走行,避免损伤输尿管。

6)其他:文献曾报道1例女牧民患子宫阔韧带内巨大棘球蚴病的患者,超声提示盆腔内囊性占位,直径25cm×20cm×25cm,术后病理确诊。故对少数民族地区的妇女,还应该考虑到有没有特殊的寄生虫感染性疾病。

(2)阔韧带实性肿瘤

1)平滑肌瘤:是阔韧带内最常见的良性肿瘤,因无特异症状,且位置相对特殊,术前诊断准确率低,误诊率最高达95%。金力等报道了23例阔韧带肿瘤,术前仅1例确诊,确诊率为4.35%,39%误诊为子宫肌瘤,近57%误诊为卵巢肿瘤。超声检查时若探查到同侧卵巢,则有助于阔韧带子宫肌瘤和卵巢肿瘤的鉴别。CT或MRI检查,可发现盆腔内、子宫外有边界清楚的实性或以实性为主的包块,实性成分CT平扫密度与子宫相近或相等,MRI平扫T_2WI呈低信号,增强扫描强化程度与子宫肌层相当,是阔韧带平滑肌瘤较具特征的征象。当肿瘤变性,囊变区域较大,甚至病灶以囊变为主时鉴别诊断较为困难。

此外,还有一种外观特殊的双叶样平滑肌瘤(cotyledonoid leiomyoma),又叫斯腾伯格瘤(Sternberg tumor),肿瘤外观呈深红或棕红色,表面呈结节样或乳头状凹凸不平,酷似恶性肿瘤,但属于良性平滑肌瘤中的一种,手术台上送冰冻检查,需要靠病理证实,避免过度手术。

血管平滑肌瘤(angioleiomyoma)是来源于间叶组织的良性肿瘤,由平滑肌细胞和增厚的血管壁组成,好发于皮肤和下肢,原发于阔韧带的非常罕见,可表现为盆腔痛,查体可见附件区包块,超声显示血流非常丰富。其他还有脂肪平滑肌瘤(lipoleiomyoma)以及静脉内平滑肌瘤病(intravenous leiomyomatosis)。

小的肌瘤患者多无症状,无需处理。当肌瘤长大,可出现周围组织器官的压迫症状,个别患者甚至出现尿潴留、尿频、双下肢水肿、便秘或输尿管、肾积水、肾区叩痛等症状或体征。妇科检查常常可以发现,子宫颈暴露困难,单侧子宫旁实性、界限清楚的包块,质地中等,若出现变性,质地变软,术中应送冰冻检查,排除肉瘤。术中要特别注意辨析清楚输尿管的走行,避免损伤。此外,肌瘤剥除后,创面大,要充分止血,缝合关闭创面,尽量不留死腔,术后放置引流管,预防血肿的产生。

2)腺肌瘤:腺肌瘤(adenomyoma)较少见。郑秀等报道其发病率占阔韧带肿瘤的2.7%,患者合并或不合并盆腔其他器官或部位的子宫内膜异位症。Chung曾经报道1例40岁乳腺癌患者术后服用他莫昔芬发生本病的患者,认为本病发生和服用该药物有关。

Sciarra等报道一种具有特殊生物学行为的罕见腺肌瘤,即子宫内膜基质异位病(stromatosis),该病具有极大的局部浸润侵袭能力,可穿透阔韧带,浸润肠道或输尿管,引起肠梗阻或输尿管梗阻性肾功能损害。显微镜下间质增生明显,但核分裂少见,系良性病变,但具有恶性行为。手术应尽可能切除病变,术后辅助性药物的应用同子宫内膜异位症,并定期随访,预防复发或恶变。

3)浆液性乳头状囊腺瘤:浆液性乳头状囊腺瘤(serous papillary cystadenoma)起源于输卵管系膜内持续存在的副中肾管或中肾管囊肿,其镜下结构同卵巢浆液性乳头状囊腺瘤。郭东辉等报道了18年间其院共收治289例阔韧带囊肿，33例为阔韧带浆液性乳头状囊腺瘤，其中有5例（15.1%）系交界性阔韧带浆液性乳头状囊腺瘤。大体可见，肿瘤囊腔内见多个粗细不等的乳头状突起，覆盖单层输卵管内膜样上皮或扁平上皮，间质中偶可见砂粒体。临床表现无特异性，与同类卵巢肿瘤相同，术前确诊率低，CT/MRI有助于诊断，治疗原则是手术。

4）纤维瘤：质地坚硬，与周围组织界限清楚，偶有梅格斯综合征（Meigesyndrome）的表现。肿瘤切面呈灰白色漩涡状结构。镜下可见胶原纤维细胞呈梭形，细胞质嗜伊红，核细长两端尖。治疗同平滑肌瘤。

孤立性纤维瘤（solitary fibrous tumor）是一种罕见全身散在发病的间叶来源的肿瘤，绝大多数肿瘤的生物学行为系良性肿瘤，但也有一些呈进展性表现。1931年首例报道发生在胸膜，以后陆续有肾上腺、甲状腺、前列腺、胰腺、肝、肾等发病报道。肿瘤早期没有症状，多为体检时意外发现，当肿瘤长大后，其症状与生长部位以及周围所压迫的器官组织有关，有报道可以促进胰岛素样生长因子的分泌，诱发低血糖。Pavol首次报道发生在阔韧带的14cm大小的孤立性纤维瘤，显微镜下细胞呈密集的纺锤状，胶原基质透明样变性和血管扩张，部分细胞呈鹿角状，有丝分裂的细胞少，免疫组织化学染色Vimentin和CD99强阳性，CD34弱阳性，其余均为阴性。术后随访6年，无复发迹象。

5）颗粒细胞瘤：颗粒细胞瘤（granular cell tumor）属于少见的卵巢肿瘤，年发生率为0.9/100 000，发生在阔韧带的颗粒细胞瘤系个案报道，生物学行为及治疗同卵巢同类肿瘤。

6）嗜铬细胞瘤：嗜铬细胞瘤（pheochromocytoma）85%发生在肾上腺髓质，15%发生于肾上腺以外组织。起源于阔韧带内的肾上腺残迹实属罕见。手术若不彻底，数年后有复发报道。

7）肾上腺皮质细胞肿瘤或门细胞瘤：肾上腺皮质细胞肿瘤（tumor of the adrenal cortex）或门细胞瘤（hilar cell tumor）是一组具有内分泌功能的肿瘤，因雄激素分泌增加，患者多有一定程度的男性化趋势。肾上腺皮质细胞肿瘤多起源于胚胎发育时期异位在卵巢冠或阔韧带内的肾上腺组织，门细胞瘤多起源于阔韧带内多余的卵巢门组织。肿瘤呈橘黄色，较小，系良性，患者常常因为不孕或月经异常、多毛等原因来就诊，就诊时意外发现，治疗应行手术切除，术后患者男性化症状多可自然消退。

8）其他：如血管瘤、脂肪瘤、神经节瘤、淋巴管瘤等，生物学行为同身体其他部位的同类肿瘤。肿瘤小时，患者多无症状，若出现症状，应手术切除，注意要尽可能切除包膜，预防复发。

2．恶性肿瘤

（1）阔韧带肉瘤：阔韧带肉瘤（leiomyosarcoma）罕见，1957年首次报道阔韧带恶性肿瘤，多由平滑肌瘤恶变形成，全球英文文献报道<30例，其他如脂肪肉瘤、纤维肉瘤、血管内皮/外皮肉瘤、网织细胞肉瘤、胚胎横纹肌肉瘤、低级别纤维黏液样肉瘤等偶见报道。绝大部分患者系老年妇女，偶见于育龄期妇女。既往的报道认为，尽管患者经过根治性手术治疗，预后仍然差，部分术后行辅助放化疗的患者显示出不错的疗效。Massimo等在2006年报道1例阔韧带平滑肌肉瘤的患者，在术后4年超声检查时怀疑有胰腺和肝转移，后在超声监测下细针穿刺病理证实为胰腺转移和肝转移，此患者经过再次手术、化疗、放疗后至报道时已经存活56个月。日本学者报道了1例78岁老年妇女，13年前罹患阔韧带平滑肌肉瘤并行手术治疗，10年后因肝、肺转移行化疗联合靶向治疗（方案：阿霉素、艾瑞布林、培唑帕尼、曲贝替定），13年后发生胃转移。从这些少量的病例很难确定其自然病程及预后，有待积累更多的病例。

（2）神经母细胞瘤：神经母细胞瘤（neuroblastoma）是一种神经外胚层的肿瘤，好发于10岁以下儿童的肾上腺、胸腹部、颈部或盆腔，罕见于成人，且预后不良。美国安德森癌症中心的Michael等报道了1例40岁的原发性阔韧带神经母细胞瘤的患者，术前患者以急性肾功能不全、腹痛伴固定在盆侧壁的包块入外院，在麻醉下行腹腔镜下活检，见大网膜呈饼状，膀胱表面腹膜增厚、挛缩达盆腔侧壁，子宫受累，子宫和乙状结肠间有一囊性5.7cm×4.0cm的包块，术后病理证实为小细胞神经内分泌癌。数日后患者因恶心、下肢水肿、精神萎靡不振才到美国安德森癌症中心，此时CT发现包块已明显长大为7.5cm×7.0cm，子宫腔内有一4.4cm×4.0cm大小的包块。入院查肿瘤标记物正常后行对症处理，患者肾功能正常后行3个疗程的BEP新辅助化疗，疗效显著，包块已经缩小到5.8cm×5.7cm，子宫腔内包块消失，于是行经腹全子宫及双附件、大网膜、阑尾切除术，术后病理证实为本病，免疫组织化学染色CD99（－），CD56（＋），神经丝（＋），突触小泡蛋白（＋），P53（＋），MOC-31（＋）。BEP方案继续化疗1个疗程后，肿瘤进展，调整多个化疗方案后无果，术后20个月死亡。

（3）其他：原发性腺癌可能起源于副中肾管残迹或囊肿或异位的子宫内膜，其显微镜下的形态与子宫内膜腺癌相似，全球报道不到30例，因为本病罕见，其流行病学、治疗策略、预后尚不清楚，目前的处理原则同卵巢癌。原发性中肾样癌，可能起源于阔韧带内的中肾管或副中肾管残迹，显微镜下结构同卵巢透明细胞癌非常相似。恶性血管周围上皮细胞肿瘤、未分化癌等也偶见报道。

（4）转移性阔韧带肿瘤：多来自原发于内生殖器官的恶性肿瘤以及邻近器官恶性肿瘤的直接浸润、蔓延或淋巴结转移，如宫颈癌、子宫内膜癌、卵巢癌、输卵管癌、绒毛膜癌、结直肠癌、输尿管癌、乙状结肠癌、膀胱癌、腹膜后恶性肿瘤等。其中宫颈癌阔韧带内淋巴结转移和绒毛膜癌的阔韧带内血循环转移最常见，后者常常引起急腹症，需要行急诊手术治疗和化疗。治疗遵循转移癌的治疗原则：按原发肿瘤进行规范化的治疗。

（三）子宫骶韧带肿瘤

2005年南华大学周秀华等对子宫骶韧带进行了非常详细的解剖，将子宫骶韧带分为颈部、中间部和骶骨部，这三部分距离输尿管的长度分别为（0.8±0.5）cm、（2.4±0.8）cm、（4.0±0.7）cm，掌握好其精确的解剖学知识，有助于临床医生更好地处理发生在骶韧带上的肿瘤。子宫骶韧带是子宫内膜异位症和生殖器官恶性肿瘤以及其周围邻近器官肿瘤最容易直接浸润和转移的部位，原发于子宫骶韧带上的肿瘤仅见散在报道。

1. 子宫内膜异位症 子宫骶韧带是盆腔子宫内膜异位症最好发的部位，即使是Ⅰ期内膜异位症的患者也符合此规律，其次好发部位才是子宫后壁浆膜、直肠子宫陷凹和阔韧带后叶。病变在骶韧带的局部形成单个或多个紫蓝色、无包膜的质硬结节。病理组织学检查结果同子宫内膜异位症，可见子宫内膜腺体及间质，腺体内伴陈旧性出血以及周围纤维组织及平滑肌组织有不同程度的增生，形成腺肌瘤。临床可出现典型的子宫内膜异位症表现，主要是痛经、性交痛、肛门坠胀、不孕等。妇科检查子宫骶韧带明显缩短、增厚，可扪及质硬、触痛明显结节。

临床上需要与慢性炎症、转移性肿瘤以及原发性骶韧带恶性肿瘤相鉴别。必要时在充分准备好肠道的情况下行腹腔镜或开腹探查，术中应仔细解剖，辨识输尿管，小心分离包裹或粘连的肠道和膀胱，尽可能避免周围邻近器官的损伤，必要时术中送冰冻检查，明确疾病性质，若确诊为内膜异位症，其治疗原则同子宫内膜异位症，这里不再赘述。

2. 平滑肌瘤 起源于子宫骶韧带的平滑肌瘤偶见报道。肌瘤多体积小而质地硬，因其发生部位多被误诊为子宫内膜异位症或子宫浆膜下肌瘤，患者多无明显症状，体检或手术中偶然发现。若肌瘤生长较大，可较早出现直肠压迫和刺激症状，治疗需行手术切除。

3. 室管膜瘤 全球散在报道的盆腔室管膜瘤（ependymoma）发生部位包括卵巢、卵巢系膜、大网膜、阔韧带和骶韧带等，发生在骶韧带的极度罕见。Duggan报道1例48岁以盆腔包块就诊的病例，显微镜下可见真性或假性花环状细胞，电镜下细胞内可见纤毛、中间丝和双侧花环样结构，胞质内可见神经分泌颗粒，免疫组织化学染色胶质纤维酸性蛋白（glial fibrillary acidic protein，GFAP）为（+），细胞角蛋白（+），波形蛋白（+）。临床上需要与乳头状浆液性癌鉴别，因为两者都有乳头状结构含或不含砂粒体，但本病属于良性疾病，和乳头状浆液性癌的治疗策略和预后完全不同。

4. 其他 更为罕见，Heller曾报道过1例56岁的含垂体组织的骶韧带良性囊性畸胎瘤（pituitary-containing benign cystic teratoma）患者，手术切除即可。

5. 恶性肿瘤 原发于骶韧带内的恶性肿瘤非常罕见。Levine等报道了1例62岁乳腺癌患者，术后服用他莫昔芬，

因下腹坠胀不适就诊，盆腔检查发现子宫后有一直径15cm的包块，术中探查发现该肿瘤生长在子宫颈后和左侧骶韧带内，肿瘤切面呈烂鱼肉样、黄褐色内含黏液，局部明显坏死，显微镜下查见典型的脂肪肉瘤细胞，大量的多形性细胞和核分裂，免疫组织化学染色波形蛋白（+）、ER（+）、S-100（+），病理诊断多形性脂肪肉瘤（pleomorphic liposarcoma），患者术后9个月复发。因本病发病稀少，对其生物学行为了解甚微，需积累更多的病例。

生殖器官及其邻近器官的恶性肿瘤易直接浸润蔓延或转移到骶韧带形成继发性肿瘤。临床上最常见的为卵巢癌的种植，子宫内膜癌、宫颈癌、直肠癌、输尿管癌的浸润与转移也较常见。Vilos还报道了1例37岁回肠末端原发性类癌（midgut carcinoid tumor）种植在子宫骶韧带上的罕见病例。治疗原则按照原发性肿瘤进行处理。

二、生殖器官邻近器官的恶性肿瘤

为了更好地诊治疗妇科恶性肿瘤，本节简单介绍女性生殖器官邻近器官的恶性肿瘤，主要包括：结肠癌、阑尾癌、直肠癌、肛门癌、膀胱癌、输尿管癌、尿道癌和腹膜后恶性肿瘤。

（一）结肠癌

结直肠癌发病率和死亡率在全部恶性肿瘤中分别居第3位和第2位。就结肠癌而言，2020年全球估计有1 148 515例新发病例，死亡病例高达576 858。40岁以后高发，男女性发病的比例为（2~3）∶1，欧美人群的发病率高于亚太地区。近年来，欧美结肠癌新发病例和死亡病例逐年下降，但我国的发病率有明显上升趋势。2020年我国结直肠癌新发病例为555 477例，死亡286 162例。大量的研究显示：膳食纤维、叶酸和维生素C摄入过少，肥胖、缺乏体育运动、糖尿病及胰岛素抵抗、高脂肪饮食、食用红肉或加工肉、吸烟、饮酒、便秘、口服避孕药、溃疡性结肠炎、克罗恩病、血吸虫病是结肠癌发病的危险因素。除以上因素外，有6%~10%的结肠癌的发生与遗传有关，如林奇综合征，家族性腺瘤性息肉病等。

早期结肠癌可无明显症状，病情发展到一定程度，由于肿瘤生长入肠腔、压迫邻近组织器官及远处转移继而出现一系列症状。结肠癌发生的部位不同，患者临床症状有所差异。右半结肠的肿瘤多呈溃疡型或菜花样生长，肿瘤局部多破溃、出血伴感染，常表现为中毒症状。患者可出现右下腹持续性或间歇性不适、腹胀、腹痛、恶心、呕吐、排便习惯改变等症状，中晚期可出现腹腔包块、腹水、贫血、黄疸、恶病质等表现，但因肠腔直径大，患者很少出现肠梗阻的症状。左半结肠的肠腔相对较小，肿瘤多呈浸润性生长，常常导致肠腔狭窄，临床表现为部分或完全性肠梗阻、排便不适、里急后重，部分患者有肉眼可见的黏液血便或黏液脓血便。

常见的病理类型为腺癌，其次为黏液腺癌及未分化癌。大便隐血试验（主要针对直肠癌）、结肠镜检查（colonoscopy）活检是诊断的金标准。在病理检查确诊结肠癌后，推荐对复发或转移性结肠癌患者进行 KRAS、NRAS 及 BRAF V600E 基因突变检测，以指导肿瘤靶向治疗。推荐对所有结肠癌患者进行错配修复（MMR）蛋白表达或微卫星不稳定性（microsatellite instability，MSI）检测，用于林奇综合征筛查、预后分层及指导免疫治疗等。计算机断层扫描（CT）、磁共振成像（MRI）、正电子发射计算机体层显像（PET/CT）、癌胚抗原（carcinomaembryonic antigen，CEA）、CA19-9 有助于疾病分期、制定治疗策略和随访。

结肠癌可通过局部直接浸润与种植浸润周围组织与器官，也可通过淋巴结、血液循环转移到女性生殖器官、腹膜、肝、肺、脑、骨等器官。早期结肠癌首选手术治疗，包括相应结肠肠段的切除加区域淋巴结清扫。术后根据原发部位、病理分期、分子指标及术后恢复情况决定是否进行术后辅助治疗。对于复发性/转移性结肠癌，治疗以化疗及分子靶向治疗为主。另外，随着免疫治疗的进展，帕博利珠单抗和纳武利尤单抗等免疫检查点抑制剂也可应用于 MSI-H/dMMR 的晚期结肠癌患者。

该肿瘤复发率较高，病理类型、TNM 分期、淋巴结转移、细胞分化程度、肿瘤直径大小及发生部位等均是影响结肠癌患者预后的重要因素，术后应进行严格的随访。

（二）阑尾肿瘤

阑尾肿瘤是一组发生在阑尾的异质性肿瘤的统称。发病率低，每年新发病率为 6/1 000 000。阑尾癌无特异性症状，术前诊断困难，常常表现为急性阑尾炎，并在手术标本的病理评估中被发现。据估计，大约有 1% 的阑尾手术标本会发现肿瘤。阑尾恶性肿瘤根据其来源可以分为上皮来源肿瘤（如腺癌）和非上皮来源的肿瘤［如神经内分泌肿瘤（neuroendocrine tumors，NETs）］。

阑尾 NETs 是最常见的阑尾肿瘤，曾被称为阑尾类癌。1895 年由 Glazebrook 首次报道，发病率占所有阑尾肿瘤的 60%~88%。本病大多数为良性，少数系低度恶性肿瘤，约 0.35% 的患者可出现类癌综合征的表现。阑尾 NETs 在男性和女性发病率相似，诊断年龄多在 33~51 岁之间。60%~75% 阑尾 NETs 发生在阑尾的尾部，5%~20% 在阑尾体部，不到 10% 的病例发生在基底部。肿瘤直径小，绝大部分肿瘤 <1cm，极少数患者肿瘤 >2cm，质硬，呈黄褐色，界限清楚，无包膜，表面可伴红肿、渗出，呈"钟锤"样结构。显微镜下肿瘤细胞多呈团块状或巢状生长，岛状及腺管状排列，局限于黏膜，无浆膜转移。少数癌细胞分布弥散，呈浸润性生长，可直接浸润邻近器官，如生殖器官、盲肠、输尿管等，晚期可出现腹腔和腹膜后转移，也可出现淋巴结转移和远处转移，血循环转移非常罕见，最常见的是肝，其次为肺、脑、骨等器官转移。本病治疗成功的关键是能在术前或术中及时发现诊断本病，仔细探明病变的范围，选择正确的治疗方式。对于术后意外病理诊断为阑尾 NETs 的患者，应根据患者年龄和全身状况对患者进行评估，决定进一步治疗的策略。对于直径小于 1cm 且无预后不良因素者，进行阑尾及阑尾系膜切除术，这部分患者的总生存率为 100%。肿瘤介于 1~2cm 的患者及肿瘤小于 1cm 但切缘阳性的患者目前缺乏指导。高风险的特征包括：高有丝分裂率或增殖指数（G2/3）、切缘阳性、肿瘤位于阑尾底部、肿瘤侵袭阑尾系膜超过 3mm 和淋巴管浸润。肿瘤小于 2cm 的患者若具备以上任何 1 项特征则复发的风险增高。建议腹腔镜下切除右半结肠以彻底清除肿瘤并准确分期。若患者不愿意接受手术，也可选择断层扫描评估局部或远处转移情况。直径超过 2cm 的阑尾 NETs 发生转移的风险为 25%~40%，因此建议行右半结肠切除术。对于广泛的无法切除的肝转移或不适合手术的患者，生长抑素类似物已被证实能够改善神经内分泌癌的无病生存。CgA 联合定期影像学检查可用于评估治疗效果。肽受体放射性核素治疗和依维莫司可作为替代性的系统性治疗方案。本病预后总的来说较好，与肿瘤性质、直径大小、是否伴有局部浸润和转移等因素密切相关，局限期病灶患者 5 年生存率为 95%~100%。

阑尾腺癌（primary appendiceal adenocarcinoma，PAA）起源于阑尾黏膜腺上皮，1882 年由 Berger 首次报道。好发于阑尾的基底部，占整个阑尾癌的 4%~6%，其中阑尾黏液腺癌占阑尾腺癌的 60%（女性高发），其次是肠型腺癌（男性高发）和印戒细胞癌。高发年龄 >40 岁，发病隐匿，症状不典型，患者就诊的常见原因是腹胀、腹水、盆腔包块、急慢性阑尾炎甚至阑尾穿孔、脓肿等，本类型恶性程度高。特别是印戒细胞癌，有独特的生物学行为，常常伴腹腔浸润和种植，同卵巢癌的生物学行为非常相似。肠型阑尾腺癌建议行右半结肠切除术，对于淋巴转移（Ⅲ期）患者应行系统性化疗。阑尾肠型腺癌的远处转移发生率有报道为 23%~37%。腹膜（包括卵巢）是最好发的转移部位，其次为肝和肺。出现远处转移的患者建议行系统性化疗。仅有腹膜转移的患者如果能够完全暴露肿瘤可以考虑进行肿瘤细胞减灭术和腹腔化疗。阑尾黏液腺癌的治疗须根据组织学类型和疾病程度选择方案。手术建议行右半结肠切除术。若已经出现腹腔播散应行局部治疗，最理想的治疗方案是完整的肿瘤减灭术联合腹腔热灌注化疗。其全身化疗类似于结直肠癌，其对于转移性阑尾恶性肿瘤的作用目前仍在探索中。

转移性阑尾肿瘤通常来自胃肠道、卵巢等器官。免疫组织化学检测有助于区分肿瘤的来源。研究表明：细胞角化蛋白 7（cytokeratin 7，CK7）能在多种上皮内表达，而 CK20（cytokeratin 20，CK20）仅在尿道和胃肠道上皮表达。Yajima 等检测了 33 例阑尾癌，CK20 和黏液素核心蛋白 2（mucin core protein 2，MUC2）和 6（MUC6）均为阳性表达。Feng 等的研究发现卵巢癌只表达 MUC1。治疗以原发肿瘤为主。

（三）直肠癌

直肠癌是指从齿状线至直肠乙状结肠交界的恶性肿瘤。据估计，2020年全球有732 210直肠癌新发病例，死亡病例高达339 022例。我国直肠癌在结直肠癌中占比较高，近30年来，直肠癌在我国的发病率以平均每年4.2%的速度上升。高发年龄为30~60岁，男性多于女性。发病高危因素同结肠癌，有5%~10%的患者有明显的肿瘤家族史，包括家族性腺瘤性息肉病及遗传性非息肉性结直肠癌（hereditary nonpolyposis colorectal cancer，HNPCC）。

便血和排便习惯的改变是其最常见的症状，很多患者误认为是痔疮而未引起重视，大部分患者就诊时已属中晚期。晚期肿瘤甚至浸润骶丛神经，出现难以忍受的剧痛。若病变累及膀胱和生殖道可出现血尿、尿频及排尿不畅或阴道流血、盆腹腔包块等相应症状和体征。肿瘤常呈浸润型、溃疡型和菜花型三种生长类型。根据肿瘤发生的部位和生物学行为的不同可分成上段直肠癌和中下段直肠癌。上段直肠癌患者术后局部复发罕见，多系远处转移，如肝、肺转移；患者可从术后辅助化疗中获益。中下段直肠癌患者术后大部分系局部复发，患者可从术前新辅助放化疗中获益。直肠指检、全结肠镜检查+活检是诊断直肠癌的主要检查方法，盆腔高分辨MRI、经直肠超声、CT及PET/CT检查能对结直肠癌进行准确分期，CEA、CA19-9可作为预后和随访的指标之一。

淋巴结转移是直肠癌主要的扩散途径，此外，直接浸润蔓延也是其常见的扩散方式，虽然肿瘤沿肠管纵轴浸润的程度不及横向浸润快，但当肿瘤浸润肠壁全层后即可向邻近组织及器官蔓延，肝仍是血循环转移最常见的靶器官。治疗原则以全直肠系膜切除原则实施手术，术后应辅以化学治疗、放射治疗，术前判断暂时无法切除的病变可选择新辅助放化疗再评估后决定能否手术。术前同步放化疗+手术+辅助化疗的治疗策略仍是中低位局部晚期直肠癌（Ⅱ、Ⅲ期）的标准治疗策略。接受术前新辅助放化疗的患者，应接受术后辅助治疗，总的围手术期辅助治疗的疗程推荐为6个月。对于转移病灶可切除或潜在可切除的Ⅳ期直肠癌，建议化疗±原发病灶放疗或手术切除，对于转移病灶不可切除的Ⅳ期直肠癌，推荐化疗联合或不联合靶向药物全身治疗。

直肠癌术后5年生存率徘徊在50%左右，局部复发和肝、肺远处转移是治疗失败的主要原因。随访应严格按结肠癌的随访要求进行。

（四）肛门癌

肛门癌是发病率较低，仅占所有恶性肿瘤发病的不到1%，占新发胃肠道肿瘤的不到3%。最新数据显示，2020年全球新发肛门癌患者为50 865例，其中男性21 706例，女性29 159例，死亡19 293例。本病虽然发病率低，但美国1994—2000年间男、女性患者分别比1973—1979年间增加了1.9倍和1.5倍。近年来，我国肛门癌发病率也呈上升趋势。据估计，我国目前每年有肛门癌新发病例4 227例，男性2 405例，女性1 822例。肛门癌主要病理类型是鳞状细胞癌（80%），其次是腺癌（3%~9%），但Lintzeris等对60例希腊肛门癌的患者的研究发现，鳞癌占40%，腺癌占40%，他们考虑病理类型是否和种族有关，有待进一步研究。本病的中位发病年龄为60~65岁。发病原因不清，大量的研究认为本病和人乳头瘤病毒感染密切相关、肛交和性传播疾病史、宫颈癌、阴道癌史或实体器官移植后免疫缺陷或免疫缺陷病毒感染、血液系统恶性肿瘤、某些自体免疫缺陷性疾病和吸烟等是肛门癌患病的高危因素，其中高危型人乳头瘤病毒（HPV-16，HPV-18）的持续感染是诱发本病的主要原因。2010年12月22日美国食品与药品管理局批准Gardasil疫苗用于预防肛门癌，为肛门癌的预防提供了全新的武器。

根据肿瘤部位与齿状线的关系将肛门癌分成肛管癌和肛门周围癌。患者多表现为肛门部位的不适和瘙痒，便血及排便疼痛。出血是肛管癌最常见的症状，发生在45%的肛管癌患者中，常常会以为是痔疮而发生误诊或漏诊。随着疾病的进展，肛门癌可表现为肛门边缘肿块，生长缓慢，可形成火山口样的溃疡，当肿瘤侵犯肛管或括约肌时可出现疼痛、大便失禁，部分患者可扪及腹股沟淋巴结肿大。有关辅助检查参考直肠癌部分。

根据肿瘤部位和期别，选择手术、同步放、化疗个体化的多学科综合治疗。对于早期肛管癌患者，主要根治性治疗手段首选同步放化疗。对于早期肛门周围癌，除对于分化良好的$T_1N_0M_0$患者可考虑手术治疗，其余患者首选同步放化疗。放射治疗的患者要注意使用阴道扩张器，防止阴道狭窄。10%~20%的患者会出现远处转移，在这种情况下，全身化疗联合姑息性局部放疗是其主要治疗手段。尽管PD-1/PD-L1抑制剂在肛门癌中的疗效需要进一步研究，但最新NCCN指南已经将其作为一线方案治疗失败后的推荐方案。

综上所述，肛门癌发病率低，对于有肛门癌风险的人群进行患者教育，对高危人群的筛查和预防，是降低本病发病率的关键。

（五）膀胱癌

膀胱癌是泌尿系统中最常见的恶性肿瘤，发病率占泌尿道上皮肿瘤的90%以上。世界范围内，膀胱癌发病率位居恶性肿瘤第10位。2020年全球有573 278例新发病例，死亡病例高达212 536。膀胱癌的发生存在地区、种族及性别的差异，高发年龄为50~70岁，且发病率随年龄增长而增加。男性发病率及死亡率显著高于女性。根据全国肿瘤登记中心统计，2020年我国膀胱癌新发病例85 694例，其中男性66 242例，女性19 452例，死亡39 393例。病因尚未完全清楚，已知的高危因素有长期接触芳香族类化合物或产品、吸烟、长期慢性刺激，某些食物添加剂和药物，如接受过环磷酰胺化疗、滥用非那西汀及盆腔放疗等也能增加膀胱癌发病的风险。

膀胱肿瘤可来自上皮组织和非上皮组织，好发于膀胱侧壁及后壁，其次为膀胱三角区和顶部，可多中心发生，也可与肾盂、输尿管和尿道肿瘤同时发病。主要的病理类型有上皮性膀胱癌，其中90%以上为移行上皮性肿瘤，5%为鳞状上皮癌，预后差，1%~2%为腺癌，其中腺癌包括极罕见的来自胃、直肠、乳腺、子宫内膜、卵巢等的转移性膀胱腺癌。其次是非上皮性膀胱肿瘤，约占膀胱癌的1%~5%，来自间叶组织。

临床症状和肿瘤的部位、类型、大小、期别以及有无并发症或转移有关。5%的患者诊断时已属晚期，>70%的患者治疗后复发且30%复发肿瘤的恶性度增加。血尿是本病最常见的症状，80%~90%的患者以间歇性、无痛性全程肉眼血尿为首发症状。其他包括膀胱刺激症状、排尿困难，甚至出现尿潴留或尿失禁，若肿瘤侵及输尿管口可引起肾盂及输尿管口扩张积水，若伴感染可出现不同程度的腰酸、腰痛、发热等不适。若双侧输尿管口受累，可出现急性肾功能不全。此外，3%左右的患者行双合诊或三合诊检查时可扪及盆腔内表面凹凸不平、质硬且不活动的包块，需要与生殖器官及其邻近组织的肿瘤相鉴别。膀胱镜下活检可确诊，可根据需要选择尿液查癌细胞、B超、膀胱造影、CT检查、膀胱癌抗原、癌胚抗原、ABO（H）血型抗原制定治疗和随访策略。

淋巴结转移是膀胱癌最常见的转移途径，可转移到髂内、髂外、闭孔淋巴结及髂总淋巴结。肿瘤可直接蔓延到膀胱邻近器官，与盆腔粘连固定，或蔓延至膀胱顶部的黏膜或后尿道。晚期血循环转移最常见转移部位为肝，其次为肺及骨骼。皮肤、唾液腺、肾上腺、肾、胰腺、心脏、肌肉、胃肠道、卵巢等器官转移均有报道。

治疗原则是手术、膀胱灌注免疫治疗、新辅助化疗、同步放化疗、激光治疗等多学科综合治疗。非肌层浸润性膀胱尿路上皮癌（non-muscle-invasive bladder cancer, NMIBC）首选经尿道膀胱肿瘤电切术（transurethral resection of bladder tumor, TURBt），术后根据复发风险决定膀胱内灌注治疗方案。肌层浸润性膀胱尿路上皮癌（muscle-invasive bladder cancer, MIBC）、鳞状细胞癌、腺癌、脐尿管癌等以外科手术为主的综合治疗，手术主要为根治性膀胱切除术；部分患者可选择行膀胱部分切除术；T_2~$T_{4a}N_0M_0$期膀胱尿路上皮癌可选择术前新辅助化疗，术后根据病理结果的高危因素决定是否辅以术后全身化疗和/或放疗。转移性膀胱癌以全身化疗为主，可用姑息性手术、放疗缓解症状。近年来，免疫检查点抑制剂免疫治疗也逐渐成为转移性膀胱癌的标准治疗方案。

膀胱癌的预后与分期、肿瘤的形态及生长方式、肿瘤的发生部位、组织学类型、手术方式密切相关，移行细胞癌的预后明显优于腺癌和鳞癌。保留膀胱的手术患者需要密切随访。

（六）输尿管肿瘤

原发性输尿管癌罕见，约占泌尿系统肿瘤的3%，上尿路肿瘤的25%。北京大学泌尿外科研究所统计了1951—2000年50年间输尿管肿瘤患者267例，发病率从1951—1960年的1.5%（6/409）上升至1991—2000年的4.2%（167/3 981）。输尿管癌中移行细胞癌占95%以上，偶见鳞癌、腺癌，好发于45岁以上患者，平均好发年龄为55~60岁，男性多于女性，比例约为2∶1。本病有泌尿系统多器官伴发的特点，但75%的肿瘤发生在输尿管下1/3段。本病病因不清，但遗传（如林奇综合征）、吸烟、工业溶剂、染料污染以及滥用止痛药等可能与本病的发生有关。

最常见的首发症状为肉眼可见、间歇性、无痛血尿，当血凝块堵塞输尿管时，患者可出现腰背部难以忍受的绞痛或钝痛，但10%~15%的患者早期无症状。多数患者查体无明显阳性体征，5%~15%的患者可有肾变大，部分患者可有肾区叩痛、输尿管点压痛、腹部包块等，晚期患者可表现为恶病质以及其他受累器官的相应症状。

原发性输尿管癌早期确诊困难，应仔细结合病史、临床表现及辅助检查等多方面进行综合分析。B超或彩色多普勒超声检查能及时发现肾积水或输尿管扩张，亦可对病灶进行初步评估，可推荐采用超声进行患者筛查和初步评估。CT为目前临床价值及诊断准确性最高的影像学检查，可以判断肿瘤的位置、浸润深度及与周围器官的关系等，是目前首选的检查。此外，可根据需要选择尿脱落细胞学检查、核基质蛋白-22、泌尿系统平片及造影、MRI检查和内镜检查，其中，输尿管镜可直接观察病变并取活检，诊断准确率高达90%以上。但也有学者认为输尿管镜检查可能引起肾盂、输尿管内高压、输尿管黏膜不同程度的损伤，促进肿瘤的浸润和转移，故建议输尿管镜活检术确诊的输尿管癌患者，应及早行输尿管癌根治术。

淋巴结转移是输尿管癌最常见的转移途径，输尿管下段癌更易发生。血循环转移的发生率仅次于淋巴转移，癌细胞侵犯静脉，形成瘤栓，浸润下腔静脉到达右心房，引起广泛的血循环转移，其中最常转移的器官是肾和膀胱。此外，肿瘤可突破固有层直接侵犯局部血管、区域淋巴结及邻近脏器。

治疗以手术为主，方式应根据肿瘤的分期、分级、患者的全身状况、对侧肾的功能、肿瘤生长的部位及生长方式等确定。根治性肾输尿管切除术是输尿管癌手术治疗的金标准，随着近年来腹腔镜技术的发展和广泛应用，其与开放手术在肿瘤控制方面已无明显差异。化疗的利弊需综合评估患者全身情况后进行个体化选用。对于晚期输尿管癌，目前的治疗与膀胱癌类似。近年来，PD-1/PD-L1抑制剂在尿路上皮癌领域取得了很大的突破，有望显著改善晚期输尿管癌患者的生存期。输尿管癌对放射治疗的疗效尚不确定。

肿瘤细胞分化程度、浸润深度以及肿瘤部位是决定输尿管癌预后的主要因素。总的来说本病预后较好,3年、5年生存率分别为54%和46%,输尿管移行细胞癌预后差,输尿管下段癌预后最差。但原发性输尿管癌具有同步异时性、易复发的特点,所以随访非常重要。

(七) 尿道肿瘤

原发性尿道癌罕见,约占所有恶性肿瘤的不到1%。根据美国国家癌症研究所监测,流行病学和最终结果数据库的统计资料,原发性尿道癌在男性和女性的发病率分别为4.3/100万和1.5/100万,中老年好发。本病起源于尿道及周围组织、米勒管组织、腺性尿道炎和肠上皮化生组织等,可发生在尿道任何部位,临床上根据肿瘤发生部位分为远段和近段尿道癌。远段尿道癌指肿瘤发生于尿道口至尿道的前1/3段,病理类型多为鳞癌,占75%~80%,易早期发现,多转移到腹股沟淋巴结后转移到深淋巴结,再沿髂动脉淋巴结向上转移,预后较好。近段尿道癌多为移行细胞癌和腺癌,早期诊断困难,多数患者诊断时即已为晚期,多侵犯盆腔,淋巴结转移,可沿阴蒂背静脉淋巴管、耻骨上淋巴管及尿道旁淋巴管三条通路扩散至髂外淋巴结和闭孔淋巴结,预后差。此外,尿道癌可直接侵犯膀胱颈、前庭、阴唇及阴道,甚至形成尿道-阴道瘘。晚期可见血循环转移,较常见的转移部位是肺,也可转移到骨、肝、脑等处。

尿道癌病因不清,可能与卫生习惯不良、尿道慢性炎症、尿道肉阜、息肉、尿道白斑、尿道狭窄和性交刺激、人乳头瘤病毒(HPV)感染、放射治疗等有关。

尿道癌常见的临床症状有血尿(>50%)、排尿困难(>40%)、尿路梗阻(40%)、尿道口包块(30%)等。鳞癌多表现为尿道外口体积较小的包块,表面光滑或溃疡、糜烂伴出血、感染和异味,质地硬,固定不活动;腺癌多表现为突向阴道的僵硬固定、体积较大、表面凹凸不平的包块,常累及大部分尿道;移行细胞癌患者的尿道为结节状,质僵硬,与周围组织无界限。晚期患者,肿瘤可浸润阴道壁,使尿道与阴道壁完全固定,与外阴癌从外观上鉴别困难,可扪及双侧腹股沟淋巴结肿大,甚至形成尿道阴道瘘或膀胱阴道瘘以及消瘦、贫血等症状。

仔细询问病史、筛查高危人群及认真的体格检查有助于正确的诊断。可首先通过阴道检查了解尿道肿瘤的位置、大小、质地、是否活动、有无浸润等。根据包块的位置选择相应的方法进行活检,如果肿瘤浅表可见,可直接取活检;如果位置深,包块暴露困难,需通过尿道镜进行活检明确诊断。同时,可根据需要选用尿道冲洗液做细胞学检查、尿道造影、B超、膀胱镜、CT或PET/CT等检查来评估肿瘤与邻近器官的关系和全身状况,以决定进一步的治疗策略。

治疗以手术为主,辅以化疗和放疗。也可根据患者病情选择术前新辅助或术后的辅助放疗,以及晚期、无手术指征患者的姑息治疗。化学药物对尿道癌的疗效有限,尚无定论,但阿霉素、顺铂、甲氨蝶呤等化疗药物可能有一定疗效。

本病的预后与肿瘤发生部位和期别有关,早期患者预后较好,远段尿道癌预后明显优于近端。

(八) 腹膜后肿瘤

原发性腹膜后肿瘤(primary retroperitoneal tumor, PRT)是指起源于腹膜后间隙(包括骶前和盆腔间隙)的肿瘤,不包括肝、十二指肠、胰腺、脾、肾、肾上腺、输尿管、骨骼等脏器结构的肿瘤,以及源于他处的转移瘤。腹膜后组织构成繁杂,病理类型多样,主要有来源于间叶组织、神经内分泌组织、泌尿系统及胚胎残留组织的肿瘤以及来源不明的肿瘤。按生物学行为分为良性、恶性以及交界性肿瘤,其中以恶性肿瘤多见,恶性肿瘤以脂肪肉瘤、纤维组织肉瘤和平滑肌肉瘤多见。腹膜后肿瘤的发病率低,发病率为0.5/10万~1.0/10万,占全身肿瘤的0.07%~0.2%,约占软组织肿瘤的15%。美国每年新发病例数约1 000例,可发生于任何年龄(4~85岁),其中有15%的PRT发生于10岁以下的幼童,高发年龄为40~60岁,男女性患病的比例为1:1~1.3:1。

因腹膜后组织疏松,潜在间隙大,位置深且隐蔽,肿瘤早期(除嗜铬细胞瘤外)患者多无特异的症状,故早期诊断率低,发现多为晚期。肿瘤常常累及腹膜后血管、神经及脏器,手术难度大,切除率较低。多数患者因发现腹部肿块或腹痛就诊,伴或不伴有消化系统、神经系统、泌尿系统等压迫症状,如排便、排尿困难、腰痛、下肢麻木无力等受累器官的相应症状,晚期患者可出现体重减轻、食欲下降、乏力甚至恶病质等全身症状。腹膜后肿瘤分期的常用胸腹及盆部增强CT,MRI检查适用于对CT造影剂过敏或检查受限者,其余可根据需要选择血管造影检查(digital subtraction angiography,DSA)或术前定位细针穿刺活检术,该法在术前诊断腹膜后肿瘤的准确率高达74%,但可能导致肿瘤细胞的播散,大多数学者不建议术前行定位细针穿刺或腹腔镜下肿瘤活检术。但对于晚期无法切除的肿瘤患者,明确肿瘤性质,为放、化疗提供依据是十分必要的。

原则上首选手术治疗,辅以化疗和放疗。肿瘤广泛切除及根治性手术联合脏器切除是最有效的方法,即无瘤原则是治疗腹膜后肿瘤成败的关键。若肿瘤侵犯到周围脏器或血管,术中应尽可能切除相应的脏器和血管,并行血管重建术。Marinello等报道行PRT切除手术中有54%的患者同时行脏器切除术,切除最多的脏器是肾和结肠。故术前应完善各项检查和处理好各种合并症,准备好充足的血源,充分评估肿瘤与周围脏器及大血管的关系,制订详实的手术方案,配备足够的技术力量,最大限度地切除肿瘤,减少并发症。

化疗药物治疗PRT的敏感性取决于肿瘤的来源,来源于胚胎组织、淋巴组织和部分间叶组织的肿瘤化疗相对敏感,而来源于神经组织和部分间叶组织的腹膜后肿瘤则对化疗不敏感。化疗药物可通过静脉全身给药、动脉局部灌注给药、腹腔给药等途径输注。由于缺乏敏感和特异性的化疗药物,故目前国际上没有标准的化疗一线方案,常选用对软组织肿瘤相对敏感的药物如长春新碱、阿霉素、环磷酰胺等,近年来,安罗替尼等也在软组织肉瘤的治疗中取得了良好的效果。恶性淋巴瘤多采用经典的 CHOP 方案(环磷酰胺 750mg/m^2,静脉注射,d1;阿霉素 50mg/m^2,静脉注射,d1;长春新碱 1.4mg/m^2(每次不超过 2mg),静脉注射,d1;泼尼松 100mg/m^2,口服,d1~5,21 天重复 1 次。

目前,术后外照射因耐受性和不良反应的原因临床应用受限。近年来,腹膜后肿瘤的术中放疗(intraoperative radiation therapy,IORT)也越来越被重视,放疗剂量为外照射常规分割相同剂量的 2~3 倍。Gieshen 等报道了 37 例腹膜后肉瘤采用术前外照射、手术切除肿瘤和术中放疗的患者,与 13 例未加用术中放疗者相比,结果发现 IORT 能很好地预防局部复发和延长无瘤生存时间,但并没有提高 5 年生存率。

满意的肿瘤细胞减灭术是治疗本病的主要方法,但术后易复发,据报道复发率达可达 33%~88%,平均复发时间为术后 1~3 年,复发与肿瘤未切净、分化差、病理类型特殊恶性度高(脂肪肉瘤和平滑肌肉瘤)有关。复发后可再次行肿瘤全切术者,术后 1 年、2 年的生存率分别为 71.2% 和 65.3%,而未能切净者均在术后 1 年内死亡。术后 2 年内每 3 个月进行 B 超、CT 或 MRI 检查,以后 3 年每 6 个月检查 1 次,及便及时发现肿瘤复发,及时治疗。

(尹如铁　张鹏飞)

第四节　女性生殖道多部位原发癌

一、概述

随着医学科学的进步,多器官发生恶性肿瘤的理论已被人们所接受,多部位原发癌(multiple primary carcinoma,MPC)的发现和报告不断增多,随着癌症诊断及基因检测技术的进步,多原发癌的检出率也逐渐增高,而且越来越引起关注。

早在 1932 年 Warren 和 Gafe 就发现了这一现象,当时提出的诊断标准:①每一肿瘤必须具有明确的恶性特征;②每个肿瘤之间必须彼此分离;③必须排除来自其他肿瘤转移或复发的可能性。1975 年 Deligdisch 建议,女性生殖道 MPC 先后在 1 年内发生者,称"同期性";超过 1 年后发生者,称为"异期性"。近年来,"同时发生(synchronous)"的 MPC 也不乏报道。

由于 MPC 并不太多见,大宗的病例分析统计较少,各家报告的发病情况也不尽相同。Deligdish 等于 1 235 例癌症中发现 67 例 MPC,占 5.4%。刘复生等报告 172 例(357 个)MPC,占中国医学科学院肿瘤研究所 39 583 例恶性肿瘤中的 0.4%。Eisner 报告了 26 例同时发生的妇女生殖道 MPC,占同时收治妇科恶性肿瘤患者的 0.7%。

MPC 的组合方式多种多样。流行病学资料显示,女性 MPC 以卵巢及其他女性生殖器官癌并发乳腺癌较为常见,在女性生殖道 MPC 中,则以卵巢癌合并子宫内膜癌最为常见。其次为宫颈癌和卵巢癌,人乳头瘤病毒(HPV)持续感染发生宫颈癌和同时诱导发生黏液性卵巢腺癌,现已基本明确黏液性卵巢腺癌病例最初的癌变由发生于宫颈的腺癌所致,输卵管和卵巢的双原发癌也屡有报道,其病理类型见于输卵管癌和卵巢癌中的高级别浆液性癌(high-grade serous carcinoma,HGSC)。子宫内膜和卵巢双原发癌多见,而子宫内膜和输卵管的双原发癌相对少见。

关于子宫内膜和卵巢同时发生癌变的发生率报告不一,这主要是因为对这种癌变有不同的解释和使用不同的诊断标准。Doekerty 报告卵巢子宫内膜样癌伴发子宫内膜癌的发生率高达 67%,而 Schueller 等报告的发生率仅为 5.3%。综合其他文献报告,有 34%~40% 的子宫内膜癌患者在尸检中发现卵巢癌病变,反之,约 1/3 的病例卵巢子宫内膜样癌伴有子宫内膜癌。所报告的这些病例并不都是子宫和卵巢双原发癌,其中也包括 II 期卵巢癌和 III 期子宫内膜癌的病变累及。沈铿等报告子宫内膜和卵巢同时癌变占原发卵巢癌的 16%(116/723),占原发子宫内膜癌的 38.6%(116/300)。子宫内膜和卵巢原发性双癌(synchronous endometrial and ovarian carcinoma,SEOC)引起重视。

二、SEOC 认识过程

早在 1949 年,Munnell 和 Taylor 就注意到子宫内膜和卵巢可同时发生癌变,他们报告了 190 例卵巢上皮性肿瘤,其中 28 例(14.7%)伴有子宫内膜癌。1953 年 Kottmeier 总结了 30 年的经验,报告 8.4%(106/890)的子宫内膜癌患者同时伴有卵巢癌,18.6% 的卵巢伴有子宫内膜癌变,最常合并子宫内膜癌变的卵巢是卵巢子宫内膜样癌。

1961 年,Campbell 等人首次较为明确地提出子宫内膜和卵巢原发性双癌的诊断。1966 年,Scully 提出子宫内膜和卵巢的癌变都是子宫内膜样癌,而且病灶很小,不伴或仅有微小浸润,这两个肿瘤应该被认为是独立存在的。1982 年,Eifel 发现如果子宫内膜和卵巢的癌变都是子宫内膜样癌,预后好,则这两个肿瘤很可能是各自独立的。如果伴有浆液性或透明细胞癌的成分,预后差,那么这两个肿瘤很可能一个是原发,一个是转移。体积较大、期别较晚的肿瘤,很可能就是原发肿瘤。

1985 年，Ulbright 和 Roth 提出了 5 项标准，以区别子宫内膜和卵巢原发性双癌和子宫内膜癌伴卵巢转移，后来 Young 和 Scully 进一步将其细化，他们认为，如果子宫内膜癌浸润至深肌层及淋巴管和血管，肿瘤累及输卵管黏膜、侵犯卵巢表面和其淋巴管及血管，那么卵巢的癌变很可能是继发性的。反之，如不存在淋巴管和血管转移，子宫内膜肿瘤病变很小或局限在子宫内膜或仅有浅肌层浸润，其周围又可见子宫内膜不典型增生的表现，且卵巢肿瘤亦局限在卵巢的中心，常伴有子宫内膜异位症，那么这两个肿瘤很可能都是原发肿瘤。Young 和 Scully 的观点和诊断标准现已被广泛接受，根据不同的组织学类型，Eifel、Zaino 将子宫内膜和卵巢原发性双癌分为三组：A 组，子宫内膜癌合并卵巢子宫内膜样癌；B 组，子宫内膜和卵巢同是非子宫内膜样癌（例如，乳头状黏液性癌，透明细胞癌）；C 组，子宫内膜和卵巢是两个组织学类型不同的癌，例如子宫内膜为内膜癌，而卵巢为透明细胞癌。这样分组的意义在于其预后不同，A 组预后好，而 B 组和 C 组预后差。

三、发生机制

目前 SEOC 的病因尚不明确，主要的病因假说如下：

1. 延伸的米勒管系统　在胚胎发生过程中，卵巢的生发上皮与米勒管密切相关。在成人中，米勒管的衍生物和卵巢表面均可作为一种形态单位，对其周围的环境起反应。Gricouroff 和 Lauchlan 等人提出了"延伸的米勒管系统（extender Müllerian system）"的概念，来描述卵巢的表面、输卵管、子宫内膜和子宫颈。这个系统中的诸结构都有一个重要的相似之处，即它们均能形成组织类型相似的上皮性肿瘤，也可形成具有妇科特点的生殖道混合性间质瘤。通常子宫内膜癌大都是分化好的腺癌，但浆液性乳头状癌、黏液性癌和透明细胞癌也可起源于子宫内膜。延长的米勒管系统的另一个重要特征是，多个解剖部位可同时发生相同或独立的肿瘤性或瘤样增殖现象。人们还发现，当子宫内膜发展为腺癌时，卵巢可同时伴有子宫内膜癌和/或子宫内膜异位症，卵巢的上皮性恶性肿瘤也常伴有子宫内膜不典型增生。根据上述理论和临床病理的发现，不少学者认为子宫内膜和卵巢原发性双癌拥有一个共同的胚胎起源——"延伸的米勒管系统"。

2. 子宫内膜异位症恶变学说　早在 1952 年 Sampson 就指出子宫内膜异位症恶变学说，并报告了 7 例起源于子宫内膜异位症的卵巢癌。1966 年 Scully 较系统地报告了子宫内膜异位症的恶变情况，他认为恶变率很难估计，但恶变的情况是肯定存在的。除了子宫内膜样癌可起源于子宫内膜异位症，透明细胞癌、鳞癌、癌肉瘤和间质肉瘤也可起源于子宫内膜异位症。他还认为起源于子宫内膜异位症的卵巢癌常伴有子宫内膜癌，有时子宫内膜癌很小，临床上常被忽

视。Tamaya、Janne 等的研究结果还证实异位子宫内膜存在雌、孕激素受体，说明子宫内膜异位病灶有激素依赖性。尽管恶变的原因不清，但恶变现象是肯定存在的，已有文献证实子宫腺肌病和盆腔子宫内膜异位症都会发生恶变。Scully 分析了 950 例卵巢子宫内膜异位症的标本，发现其恶变率小于 1%，子宫内膜和卵巢原发性双癌伴发子宫内膜异位症的情况各家报告亦不统一，Ulbright 和 Rotl 报告其发生率仅为 5%，Deligoliach 认为 55.5% 的子宫内膜和卵巢原发性双癌伴有子宫内膜异位症。而 Campbell 报告的 5 例全部伴有子宫内膜异位症。近年来子宫内膜异位症的发病率不断提高，已经成为妇科范畴的多发病，子宫内膜异位症与子宫内膜和卵巢原发性双癌的关系值得进一步研究，研究表明，子宫内膜异位症与卵巢透明细胞癌发生相关，亦称之为"子宫内膜异位症相关性卵巢恶性肿瘤（Endometriosis-associated ovarian carcinoma，EAOC）"。

3. 基因克隆学说　这是近年来比较关注的，研究发现子宫内膜和卵巢双原发癌为基因变异相关疾病，比如与 PTEN、MMAC1、BRCA1/2、MKT24 基因相关。并且许多关于 SEOC 的分子层面的基因测序等研究发现，部分 SEOC 的卵巢病灶实际是由子宫内膜原发癌的微转移发展而来，与双原发理论有所冲突。但测序发现其中 KRAS、PIK3CA、PTEN、CTNNB1、ARID1A、PIIC3R1、ERBB2 等一些关键癌基因的突变在 SEOC 的子宫内膜和卵巢病灶却有所不同，这些研究结果均支持双原发理论。Kobayashi 等研究 SEOC 的 MLH1、MDH2 及 MSH6 等基因的错配修复蛋白表达，认为 SEOC 是子宫内膜及卵巢体两个部位细胞分别变异形成的双原发，而非卵巢转移。其他一些研究采用二代测序方法发现 SEOC 两个原发灶中具有不同的等位基因杂合性缺失（loss of heterozygosity，LOH）以及微卫星不稳定性（MSI）也从另一角度支持双原发理论。可看出目前从分子生物学层面也未能全面解释 SEOC 的发病机制。

随着二代测序技术的发展，近年来发现了 SEOC 患者中 EC 和 OC 之间的克隆联系，揭示大部分 SEOC 非独立形成而为转移性肿瘤，EC 和 OC 显示出相似的体系突变模式和基因拷贝数的变化，提示这些肿瘤是克隆相关性疾病，SECO 的发生可能为肿瘤转移造成。一般认为转移性肿瘤的预后较差，但 SEOC 的临床预后良好，与其转移性肿瘤的特征不相符。因此，有学者提出"限制性"转移潜能，即虽然肿瘤从原发灶分离播散，但由于在新发病灶处"限制性"微环境的作用，使播散转移的肿瘤只能局限在新病灶中。SEOC 的这种特点非常重要，尽管肿瘤是转移来源，但这种限制性转移使其预后区别于转移性肿瘤。

4. 遗传相关　研究发现 SEOC 与遗传性非息肉性结直肠癌（HNPCC）存在关系，但对于林奇综合征女性而言，其子宫内膜癌的终身发病风险高于结直肠癌，其中子宫内膜癌为 40%~60%，卵巢癌为 10%~12%，有研究报道约 40% 的 SEOC 中 MSH2、MSH6、MLH1、PMS2 癌基因变异特征与林

奇综合征类似,从而提出 SEOC 发生与林奇综合征有相似的遗传背景参与。

四、临床表现

1. 症状与体征 SEOC 患者一般在早期可出现相应的临床症状及体征,与子宫内膜癌伴卵巢转移或卵巢癌伴子宫内膜转移相比并无明显的特异性。邓俐斯等通过对 130 例子宫内膜及卵巢双原发癌病例的分析发现,最常见的临床表现为异常阴道出血(46%),其次为腹腔或盆腔疼痛(17%)。这或许是 SEOC 患者诊断时多为早期及其良好预后的原因之一,因为 90% 的子宫内膜癌患者有异常阴道流血症状。而卵巢癌诊断时常为晚期,主要原因也在于其缺乏特异性的症状。沈铿等从临床角度较为系统地分析了子宫和卵巢双癌的临床表现,结果表明:异常出血是子宫和卵巢原发双癌的主要症状,占 75.1%。在绝经后妇女中,绝经后出血占 81.8%,其次的症状中腹痛或腹胀占 58.6%,原发不育占 31%。除 B 组患者年龄较大、绝经后出血较常见外,两组患者的临床症状无显著差异(P>0.05)。腹部包块是子宫和卵巢原发双癌最主要的体征,占 89.3%,子宫增大占 44.48%,腹水征较少见,仅占 34.5%。

2. 辅助检查 手术前的影像学检查对于 SEOC 的预判有一定的意义。研究显示,78% 的 SEOC 卵巢病灶直径 >5cm,且 SEOC 的卵巢病灶显著大于子宫内膜癌转移至卵巢者(分别为 13.1cm、5.3cm),而 CT 检查有助于发现 SEOC 的卵巢病灶。超声检查对盆腔包块有较高的诊断率,为 94%,对腹水的诊断率为 77%。尽管 SEOC 与子宫内膜癌伴卵巢转移的卵巢包块通常均呈实性,但前者以单侧更多见(分别为 74%、53%)。超声检查对子宫增大的诊断率较低,仅为 39%。诊断性刮宫对子宫和卵巢原发性双癌的诊断很有帮助,术前患者行诊刮术,均获得子宫内膜癌的组织学证据。因此,凡是盆腔包块患者伴有不规则阴道流血,均应行诊刮术,除外子宫内膜癌。宫颈刮片对双癌和术前诊断的意义不大,阳性率仅为 17.4%。缺乏特异性肿瘤标志物,SEOC 患者术前血清 CA125 水平可升高,而其他肿瘤标志物如人附睾分泌蛋白 4、癌胚抗原及 AFP 等在研究中未见报道。研究发现,25%~73% 的 SEOC 患者术前血清 CA125 水平升高,中位数为 107~150kU/L。然而,转移性卵巢癌或转移性子宫内膜癌也可出现血清 CA125 水平升高,因此,术前血清 CA125 水平对于鉴别 SEOC 与单癌转移缺乏特异性。

五、诊断

1. 病理诊断 长期以来,子宫内膜和卵巢原发性双癌的诊断未能明确。异常阴道出血和腹部包块是主要的临床表现,因此大部分患者被诊断为卵巢癌或内膜癌,很少有人想到子宫内膜和卵巢原发性双癌的诊断。在病理上,也常常

与 II 期卵巢癌和 III 期内膜癌相混淆。目前 SEOC 的诊断标准仍依赖于病理学诊断,受术中探查、取材、病理医生的随机或主观因素影响较大,目前广为接受的病理标准是由 Scully 等于 1985 年制订的同时性子宫内膜与卵巢原发双癌的诊断标准:①两癌病灶间无直接联系;②子宫肌层无或仅有浅肌层浸润;③淋巴和血管一般无浸润;④癌灶主要局限于卵巢和子宫内膜内部,无卵巢表面浸润;⑤癌灶一般局限于原发灶,无转移或仅伴微小转移;⑥子宫内膜常有不典型增生;⑦卵巢有时会伴有子宫内膜异位症;⑧两个癌灶的组织学类型可以相同也可以不同。其中前五项较为重要。由于国际上缺乏更为客观的诊断标准,故临床上仍沿用此标准作为 SEOC 的诊断。

2. 分子诊断 鉴于 SEOC 传统病理诊断标准的局限性,分子诊断技术可以克服传统病理诊断复杂、主观的弊病,有望成为确诊该病的可靠方法。

(1)SEOC 中子宫与卵巢两个部位癌灶之间的克隆相关性检测:近期,多数分子研究主要致力于阐明 SEOC 患者子宫与卵巢的癌灶之间的克隆相关性以及其克隆的方向性。Perrone AM 等研究发现,子宫和卵巢的癌灶中同时出现线粒体 DNA 特异性突变,提示这两类肿瘤存在克隆相关性,实际为转移性肿瘤,可协助鉴别 SEOC 与单癌转移。Anglesio 等通过靶向深度基因测序技术和外显子组测序也发现,符合病理诊断标准的 11 例 SEOC 患者中,有 10 例子宫与卵巢的癌灶之间存在克隆联系,推测这些起源于子宫或卵巢的低级别肿瘤细胞有可能未经历细胞凋亡,即从原发肿瘤病灶播散至卵巢组织,并受其特定微环境的制约而无法向卵巢以外的部位转移,该种现象称为"微环境限制性"。SEOC 的这种特点非常重要,它与卵巢癌沿体腔上皮广泛种植不同,易通过血管、淋巴管及腹膜内转移等多种途径广泛播散。而 SEOC 病灶通常局限,可以通过手术完整切除,且预后较好。Reijnen 等通过二代测序方法检测肿瘤的基因特征,发现 92%(46/50)的 SEOC 存在高度克隆相关性,其分子图谱与美国肿瘤与癌症基因图谱(TCGA)中子宫内膜癌的分子图谱极其相似,故认为这些 SEOC 实际上为转移性子宫内膜癌;因此提出"SEOC 实际上为特殊类型的子宫内膜癌合并卵巢转移"这一假说,然而,目前的研究却未能解释可能导致双癌与单癌患者之间诸多差异的原因,仍需进一步探索、验证。Hdjkovd 等对 22 例 SEOC 患者进行了全面的临床病理及分子生物学分析,根据传统的临床病理诊断标准,将其分为独立性原发性肿瘤(10 例)和转移性肿瘤(12 例)。所有肿瘤均采用二代测序分析了 73 个基因(219kbp)组成的子集,通过至少存在 1 个共有的 PTEN、AKT1、PIK3CA、KRAS、TP53 和 ARED1A 突变,在所有病例中均证实了克隆起源。2 例患者的癌症易感基因(BRCA1 或 BRAD1)发生了种系致病突变。在 22.7%(5/22)的 SEOC 中发现微卫星不稳定表型,但只有 1 例患者只在子宫内膜肿瘤中发现上述表型。研究结果显示所有 22 例 SEOC

均存在克隆相关性，与这些患者的临床病理特征无关。部分低级别肿瘤和早期肿瘤虽然按照传统组织病理学标准已经划分为独立原发肿瘤，但这些卵巢肿瘤和子宫内膜肿瘤也有相同的克隆起源。从临床角度来看，只有传统的组织病理学标准才能用于这些肿瘤的分类和分期，但是这些肿瘤的分子学研究可能对患者的预后有预测意义。

（2）其他分子诊断方法：MSI、LOH、免疫组织化学法以及基因特异性分析（如 P53、β-catenin、PTEN 和 PIK3CA），有助于协助诊断 SEOC。研究发现，在 SEOC 中 MSI 出现的概率是原发性单癌的 2 倍，PTEN 和 β-catenin 突变率也更高；与单发的卵巢子宫内膜样癌相比，SEOC 患者出现 PTEN 蛋白缺失的概率更高（分别为 29%、52%）。Yang 等对 12 例入组的 SEOC 进行全基因组测序发现，所有患者的子宫内膜和卵巢的癌灶均检测出 PTEN、ARID1A、PIK3CA 和 FGFR2 基因突变，但两处肿瘤中的表达存在一定差异，提示两处肿瘤并非是同一起源。林奇综合征系常染色体显性遗传的家族性肿瘤综合征，由 DNA 错配修复基因（MMR）突变导致。近年来研究发现，19%（7/37）的林奇综合征相关卵巢癌患者可合并同期发生的子宫内膜癌；林奇综合征相关子宫内膜癌患者中，SEOC 发生率也高达 22%（8/37）。研究也显示，28%（13/46）的 SEOC 患者子宫内膜和卵巢的肿瘤中均发现 MMR 蛋白表达缺失。因此，应重视 SEOC 患者林奇综合征相关 MMR 蛋白联合 MSI 检测，并评估其肿瘤家族史，避免林奇综合征的漏诊，并对林奇综合征相关的其他恶性肿瘤风险进行长期监测、筛查和随访。

六、治疗

有关子宫内膜和卵巢原发性双癌的治疗，目前还没有一个标准的模式。SEOC 缺乏多中心、样本量足够的临床研究，尚无共识性诊疗意见，手术治疗是首选。但手术方式、术后辅助治疗仍存在争议，特别是针对 A 组情况。如将 SEOC 误诊为Ⅲ期子宫内膜癌或Ⅱ期卵巢癌，则需接受积极的术后辅助治疗，因此，避免 SEOC 的误诊是避免术后过度治疗的关键。SEOC 手术方式应依据卵巢癌全面手术病理分期及满意减瘤原则制定，手术切除应包括全子宫切除+双侧附件切除+盆腔淋巴结切除 ± 腹主动脉旁淋巴结切除+大网膜切除术，同时腹水细胞学检查；对于子宫内膜癌侵犯子宫颈间质者行广泛性子宫切除术。众所周知，70% 的卵巢癌在确诊时已属晚期，大都伴有盆腔内扩散和大网膜转移，腹水也较常见。有研究显示子宫和卵巢原发双癌的手术发现与一般的卵巢癌有很大不同，通常具备以下特征：①绝大部分肿瘤局限在卵巢或仅伴有盆腔内浸润（约占 86.2%），腹腔扩散和大网膜转移者（约占 13.8%）；②同时子宫增大（约占 44.8%）；③伴有腹水（约占 44.8%）。因此，若术前未能考虑子宫和卵巢原发性双癌的诊断，在术中发现以上这些情况时就应该考虑子宫和卵巢原发双癌的可能性。术中应留取腹水或腹腔冲洗液进行细胞学检查，术后应切开子宫仔细观察子宫内膜是否有癌变，同时也应提醒病理科医师警惕子宫和卵巢原发双癌的可能性。Solmaz 等的研究指出，手术是否能达到满意肿瘤细胞减灭是 SEOC 患者的独立预后影响因素，故初次手术时应尽量达到满意的肿瘤细胞减灭术。Bese 等指出，合并盆腔淋巴结转移对患者的预后并无显著影响，但是否实施盆腔淋巴结切除术却与 SEOC 患者的整体预后相关，建议常规行盆腔淋巴结切除术。对于术后辅助治疗存在诸多争议，Yoneoka 认为，对于病灶局限在子宫内膜和卵巢的 SEOC，术后不需行辅助性的放疗和/或化疗，是否接受辅助治疗，生存率并无显著差别。但也有文献指出辅助性放疗和/或化疗，能够改善 SEOC 患者的预后。应将 SEOC 患者两处癌灶各自的复发高危因素综合评判制定以决策术后辅助治疗，紫杉醇联合铂类为基础的术后辅助化疗为主要方案，同时，若 SEOC 中为晚期子宫内膜癌，仍然可考虑补充盆腔放疗及辅助化疗。

七、预后

1. 预后状况 由于早期居多，国内外多项研究表明 SEOC 预后较好，其 5 年生存率达 75%~79.75%。沈铿的研究显示，总生存率为 72.4%，其中 A 组为 80%，B 组为 55.5%，根据卵巢癌生存曲线，Ⅰ期卵巢癌的 3 年存活率为 68%~80%。Ⅱ期卵巢癌为 50%~60%，Ⅲ期子宫内膜癌的生存率低于Ⅱ期卵巢癌。原发性双癌的治疗效果较好，这与早期发现、早期治疗有关。由于子宫内膜病变，绝大部分患者伴有不规则阴道流血，76% 的患者是以不规则阴道流血为主诉就医的，则有可能早期发现。在患者中 55.6% 的双癌局限于子宫内膜和卵巢癌，尽管肿瘤已累及子宫和卵巢两个器官，但病变仍在早期，没有血管和淋巴管浸润，所以治疗效果较好。

2. 影响预后的有关因素

（1）肿瘤浸润：肿瘤分期是影响卵巢癌和子宫内膜癌预后的重要因素。然而，肿瘤分期用于子宫内膜和卵巢原发性双癌似乎不太合适，因为这两个癌是相对独立的，尽管大部分肿瘤局限在子宫内膜和卵巢，但有时卵巢肿瘤也可伴有盆腔内浸润，甚至腹腔和大网膜转移。若诊为Ⅱ期或Ⅲ期卵巢癌，那就意味着子宫内膜癌可能是继发病变，但实际上在病理表现和组织学类型上，子宫内膜癌和卵巢癌都是原发肿瘤。因此，直接用肿瘤浸润程度作指标来判断其对双癌预后的影响。研究结果显示，局限在子宫内膜和卵巢的双癌预后很好，生存率高达 100%，但若伴有盆腔内浸润，则 5 年生存率降至 66.6%，若伴有腹腔和大网膜转移，则生存率为零。肿瘤的浸润程度是影响双癌预后的重要因素。

（2）肿瘤分化：肿瘤的分化程度是影响双癌预后的因素之一。Zaino 的研究表明，双癌均为高分化肿瘤，其生存率为 85.7%；而其中有一个肿瘤为中分化时，生存率为 64.3%；有一个肿瘤为低分化时,生存率为33.3%。也有结果显示,高分化的双癌生存率为100%;中分化双癌的生存率为78.9%;而低分化双癌4例,无1例存活。肿瘤的组织学分级是具有统计学意义的预后因素。

(3)组织学类型:Eifel和Zaino的研究表明,患者典型的子宫内膜腺癌和卵巢子宫内膜样癌(A组)预后较好,生存率可达70%~100%;但若肿瘤是两个不同的组织学类型(B组),则预后较差,生存率为38%~45%。

(4)子宫肌层浸润:子宫肌层浸润是影响子宫内膜癌预后的重要因素,这是众所周知的。Zaino等人的研究也表明,子宫肌层浸润也是影响双癌预后的重要因素,双癌伴有子宫深肌层浸润者,其生存率为22.2%;而仅伴浅肌层浸润或无肌层浸润者,其生存率为91.6%,无肌层浸润或仅有浅表肌层浸润者24例,其中20例存活,占83.3%。而子宫深肌层浸润者5例,仅1例存活,占20%。因此,子宫深肌层浸润对双癌生存率的影响有显著意义($P<0.05$)。

(5)腹腔冲洗液细胞学:腹腔冲洗液细胞学检查对卵巢癌和内膜癌预后的影响已有不少研究。一般认为,腹腔细胞学阳性是卵巢癌预后不良的指标之一,但对子宫内膜癌腹腔冲洗液细胞学检查的意义还存在很多争议。邓俐斯及沈铿

的研究结果则显示,腹腔冲洗液细胞学检查阴性的双癌患者生存率较阳性患者提高2倍,腹腔冲洗液细胞学检查阳性是双癌预后不良的指标之一,具有统计学意义($P<0.05$),故认为应针对腹腔冲洗液细胞学阳性进行治疗。

(6)放疗与生存:放射治疗可改善SEOC子宫内膜癌预后,减少复发。目前,放射治疗已被视为治疗子宫内膜癌有效的手段之一。有研究分析了放射治疗对子宫内膜和卵巢原发性双癌预后的影响,在12例术后接受放疗的患者中存活率为91.7%;而17例术后未行放射治疗的患者,生存率仅为58.8%。结果提示,放射治疗对改善双癌的预后还是有帮助的。

目前仍然认为子宫内膜和卵巢原发性双癌是相对独立存在的妇科肿瘤,其临床和病理特征既有别于有转移的卵巢癌,也不同于有转移的子宫内膜癌,而且具有相对好的预后,将子宫内膜和卵巢原发性双癌与Ⅲ期子宫内膜癌、Ⅱ期卵巢癌分开来是十分必要的。诊断仍然可参照Young和Scully提出的诊断标准进行。治疗应根据分期、组织病理类型制定。子宫内膜和卵巢原发性双癌的病因和发病机制目前仍不清楚,值得更进一步研究。

(王冬 沈铿 周琦)

参考文献

1. Sung H,Ferlay J,Siegel RL,et al. Global Cancer Statistics 2020:GLOBOCAN Estimates of Incidence and Mortality Worldwide for 36 Cancers in 185 Countries. CA Cancer J Clin,2021,71(3):209-249.

2. 中国临床肿瘤学会指南工作委员会.中国临床肿瘤学会(CSCO)黑色素瘤诊治指南2021.北京:人民卫生出版社,2021.

3. 中国抗癌协会妇科肿瘤专业委员会.外阴恶性肿瘤诊断和治疗指南(2021年版).中国癌症杂志,2021,31(6):533-545.

4. 陈静红,尹如铁.外阴恶性黑色素瘤的研究进展.现代妇产科进展,2021,30(4):314-320.

5. Robert C,Grob JJ,Stroyakovskiy D,et al. Five-Year Outcomes with Dabrafenib plus Trametinib in Metastatic Melanoma. N Engl J Med. 2019,381(7):626-636.

6. Yamashita C,Otsuka A,Nomura M,et al. Successful treatment of metastatic mucosal melanoma with a Del579 c-KIT mutation by imatinib after treatment of anti-PD-1 antibody. J Eur Acad Dermatol Venereol. 2019,33(3):e92-e93.

7. Jamaer E,Liang Z,Stagg B. Primary malignant melanoma of the vagina. BMJ Case Rep. 2020,13(1):e232200.

8. 中国抗癌协会妇科肿瘤专业委员会.阴道恶性肿瘤诊断与治疗指南(2021年版).中国癌症杂志,2021,31(6):546-560.

9. Sumit K,Prashanth G,Shalini V,et al. Primary Broad Ligament Leiomyosarcoma:a Rare Case Report with Review of Literature. Indian J Surg Oncol,2020,11(Suppl 1):96-101.

10. Yutaka O,Shigetaka Y,Emi N,et al. Gastric metastasis from primary leiomyosarcoma of the broad ligament. Japanese Journal of Clinical Oncology,2021,51(5):846-847.

11. Arun E,Chinna BD,Minu CBM,et al. Primary broad ligament adenocarcinoma. Autops Case Rep,2020,10(4):e2020176.

12. Wang Z,Zhou C,Feng X,et al. Comparison of cancer incidence and mortality between China and the United States. Precis Cancer Med,2021,4:31.

13. 中华人民共和国国家卫生健康委员会.中国结直肠癌诊疗规范(2020年版).中华外科杂志,2020,58(8):561-585.

14. Overman MJ,Lonardi S,Wong KYM,et al. Durable Clinical Benefit With Nivolumab Plus Ipilimumab in DNA Mismatch Repair-Deficient/Microsatellite Instability-High Metastatic Colorectal Cancer. J Clin Oncol,2018,36(8):773-779.

15. Hoehn RS,Rieser CJ,Choudry MH,et al. Current Management of Appendiceal Neoplasms. Am Soc Clin Oncol

Educ Book,2021,41:1-15.

16. Glasgow SC,Gaertner W,Stewart D,et al. The American Society of Colon and Rectal Surgeons,Clinical Practice Guidelines for the Management of Appendiceal Neoplasms. Dis Colon Rectum,2019,62(12):1425-1438.

17. 中国医师协会结直肠肿瘤专业委员会,刘正,王锡山,等. 中国阑尾肿瘤多学科综合治疗专家共识(2021版). 中华结直肠疾病电子杂志,2021,10(3):225-231.

18. Lu Y,Li P,Luo G,et al. Cancer attributable to human papillomavirus infection in China:Burden and trends. Cancer,2020,126(16):3719-3732.

19. Rao S,Guren MG,Khan K,et al. Anal cancer: ESMO Clinical Practice Guidelines for diagnosis,treatment and follow-up. Ann Oncol,2021,32(9):1087-1100.

20. Benson AB,Venook AP,Al-Hawary MM,et al. Anal Carcinoma,Version 2. 2018,NCCN Clinical Practice Guidelines in Oncology. J Natl Compr Canc Netw,2018,16(7):852-871.

21. Moschini M,Gandaglia G,Dehò F,et al. Bladder cancer:ESMO Clinical Practice Guideline for diagnosis, treatment and follow-up. Ann Oncol,2022,33(5):561.

22. Flaig TW,Spiess PE,Agarwal N,et al. Bladder Cancer,Version 3. 2020,NCCN Clinical Practice Guidelines in Oncology. J Natl Compr Canc Netw,2020,18:329-354.

23. Rouprêt M,Babjuk M,Burger M,et al. European Association of Urology Guidelines on Upper Urinary Tract Urothelial Carcinoma:2020 Update. Eur Urol,2021,79(1):62-79.

24. Fradet Y,Bellmunt J,Vaughn DJ,et al. Randomized phase Ⅲ KEYNOTE-045 trial of pembrolizumab versus paclitaxel,docetaxel,or vinflunine in recurrent advanced urothelial cancer:results of >2 years of follow-up. Ann Oncol, 2019,30(6):970-976.

25. Gakis G,Bruins HM,Cathomas R,et al. European Association of Urology Guidelines on Primary Urethral Carcinoma-2020 Update. Eur Urol Oncol,2020,3(4):424-432.

26. Improta L,Tzanis D,Bouhadiba T,et al. Overview of primary adult retroperitoneal tumours. Eur J Surg Oncol,2020,46(9):1573-1579.

27. 中华医学会中华医学会肿瘤学分会,中华医学会杂志社,中国医师协会肛肠医师分会腹膜后疾病专业委员会,等. 中国腹膜后肿瘤诊治专家共识(2019版). 中华肿瘤杂志,2019,41(10):728-733.

28. Swallow CJ,Strauss DC,Bonvalot S,et al. Management of Primary Retroperitoneal Sarcoma(RPS) in the Adult:An Updated Consensus Approach from the Transatlantic Australasian RPS Working Group. Ann Surg Oncol,2021,28(12):7873-7888.

29. Chi Y,Fang Z,Hong X,et al. Safety and Efficacy of Anlotinib,a Multikinase Angiogenesis Inhibitor,in Patients with Refractory Metastatic Soft-Tissue Sarcoma. Clin Cancer Res,2018,24(21):5233-5238.

30. Zhang C,Li Y,Ji R,et al. The Prognostic Significance Of Pretreatment Albumin/alkaline Phosphatase Ratio In Patients With Stage ⅠB-ⅡA Cervical Cancer. Onco Targets Ther. 2019,12:9559-9568.

31. Chatterjee A,Grover S,Gurram L,et al. Patterns of cervical cancer brachytherapy in India:results of an online survey supported by the Indian Brachytherapy Society. J Contemp Brachytherapy. 2019,11(6):527-533.

32. Ishikawa M,Nakayama K,Nakamura K,et al. High frequency of POLE mutations in synchronous endometrial and ovarian carcinoma. Hum Pathol. 2019,85:92-100.

33. Wang T,Zhang X,Lu Z,et al. Comparison and analysis of the clinicopathological features of SCEO and ECOM. J Ovarian Res. 2019,12(1):10.

34. Stewart CJR,Crum CP,McCluggage WG,et al. Guidelines to Aid in the Distinction of Endometrial and Endocervical Carcinomas,and the Distinction of Independent Primary Carcinomas of the Endometrium and Adnexa From Metastatic Spread Between These and Other Sites. Int J Gynecol Pathol. 2019,38(Suppl 1):S75-S92.

35. 邓俐斯,张凤,李斌,等. 子宫内膜与卵巢原发双癌的临床病理特点及生存分析. 中国实用妇科与产科杂志,2021,37(9):943-947.

36. Moro F,Leombroni M,Pasciuto T,et al. Synchronous primary cancers of endometrium and ovary vs endometrial cancer with ovarian metastasis:an observational study. Ultrasound Obstet Gynecol. 2019,53(6):827-835.

37. Perrone AM,Girolimetti G,Procaccini M,et al. Potential for Mitochondrial DNA Sequencing in the Differential Diagnosis of Gynaecological Malignancies. Int J Mol Sci. 2018,19(7):2048.

38. Reijnen C,Küsters-Vandevelde HVN,Ligtenberg MJL,et al. Molecular profiling identifies synchronous endometrial and ovarian cancers as metastatic endometrial cancer with favorable clinical outcome. Int J Cancer. 2020,147(2):478-489.

39. Hájková N,Tichá I,Hojný J,et al. Synchronous endometrioid endometrial and ovarian carcinomas are biologically related:A clinico-pathological and molecular(next generation sequencing)study of 22 cases. Oncol Lett. 2019,17(2):2207-2214.

40. Yang L, Zhang L, Huang Q, et al. Combination of Scoring Criteria and Whole Exome Sequencing Analysis of Synchronous Endometrial and Ovarian Carcinomas. Int J Gynecol Cancer. 2018, 28 (4): 704-712.

41. Pezzicoli G, Moscaritolo F, Silvestris E, et al. Uterine carcinosarcoma: An overview. Crit Rev Oncol Hematol, 2021, 163: 103369.

42. Mbatani N, Olawaiye AB, Prat J. Uterine sarcomas. Int J Gynaecol Obstet, 2018, 143 Suppl 2: 51-58.

43. Powell MA, Filiaci VL, Hensley ML, et al. Randomized Phase III Trial of Paclitaxel and Carboplatin Versus Paclitaxel and Ifosfamide in Patients with Carcinosarcoma of the Uterus or Ovary: An NRG Oncology Trial. J Clin Oncol, 2022, 40 (9): 968-977.

44. McEachron J, Heyman T, Shanahan L, et al. Multimodality adjuvant therapy and survival outcomes in stage I-IV uterine carcinosarcoma. Int J Gynecol Cancer, 2020, 30 (7): 1012-1017.

45. Martin-Romano P, Jurado M, Idoate MA, et al. Durable complete remission with aromatase inhibitor therapy in a patient with metastatic uterine carcinosarcoma with poor performance status and coagulation disorders: a case report. J Med Case Rep, 2017, 11 (1): 115.

46. Bhangoo MS, Boasberg P, Mehta P, et al. Tumor Mutational Burden Guides Therapy in a Treatment Refractory POLE-Mutant Uterine Carcinosarcoma. Oncologist, 2018, 23 (5): 518-523.

47. Somaiah N, Van Tine BA, Wahlquist AE, et al. A randomized, open-label, phase 2, multicenter trial of gemcitabine with pazopanib or gemcitabine with docetaxel in patients with advanced soft-tissue sarcoma. Cancer, 2021, 127 (6): 894-904.

48. Nicoletti R, Lopez S, Bellone S, et al. T-DM1, a novel antibody-drug conjugate, is highly effective against uterine and ovarian carcinosarcomas overexpressing HER2. Clin Exp Metastasis, 2015, 32 (1): 29-38.

49. Boussios S, Karathanasi A, Zakynthinakis-Kyriakou N, et al. Ovarian carcinosarcoma: Current developments and future perspectives. Crit Rev Oncol Hematol, 2019, 134: 46-55.

50. Ulrich UA, Denschlag D. Uterine Adenosarcoma. Oncol Res Treat, 2018, 41 (11): 693-696.

第二十三章
用价值医学指导医学模式转变与妇科肿瘤临床决策

"历史洞察力贫乏,科学与人文断裂,技术进步与人道主义疏离是近代医学的三大困境"

"医生绝不只是在治疗疾病,而是在医治一个独一无二的人,一个活生生、有情感、正为疾病苦受煎熬的人"

——近代医学大师威廉·奥斯勒(1849—1919)

一、医学模式转变与医学研究发展

医学模式是人类对维护自身健康和抗击疾病斗争经验总结和高度的哲学概括,自17世纪以来,人类医学模式先后经历了以下几个阶段:神灵主义医学模式、自然哲学医学模式、机械论医学模式、生物医学模式、生物-社会医学模式。每个阶段的医学模式都集中体现了这一时期医学对象、方法范围以及指导实践的基本准则。

不可否认,19世纪以后生物医学模式的蓬勃发展对近代医学发展产生了重大影响。但是,生物医学模式忽视了人的情感和社会属性,只是注重身体健康和疾病,将身心分离是生物医学模式主要的缺陷。1977年,美国医学家恩格尔(Engle.GL)在国际权威 Science 上发表了《需要新的医学模式:对生物医学挑战》,标志着现代医学模式即生物-社会医学模式诞生。

随着传统生物医学模式向新的生物-社会医学模式转变,要求医学必须由传统以"病"为中心转向以"人"为中心。正如英国著名教育家弗列克斯所说:"把医学作为一种技术来掌握是非人道的",在临床工作中时时刻刻要充分体现"以人为本"的理念。

由于医学最终服务的对象是人,无论是从事临床医疗研究工作或进行基础科研工作,都必须从人性化的角度去考虑问题,应将患者是否获得利益作为评价诊断和治疗标准,而不是技术是否高超,医疗器械是否先进。在循证医学向价值医学转化过程中,很多传统或者"经典"诊治方法需要重新审视,要将患者"人"的地位放在首位,予以充分重视。

随着医学发展和医学模式由生物医学模式向生物-社会

医学模式转变,健康概念也发生变化,健康不仅是身体没有疾病,而且具有良好的心理状态和正常的社会适应能力。随着医学模式变化和新的健康概念建立,临床实践医学也经历了从经验医学-循证医学-价值医学转变历程,价值医学观念将对今后医学和临床实践起主导作用。

价值医学(value-based medicine)是美国 Gary Brown 医生在2002年提出的一个新的临床实践医学的理念,它是一种建立在循证医学最佳证据基础之上,将患者所期望的生命价值、治疗风险与治疗费用有机结合的实践医学。价值医学的产生顺应了现代医学模式即生物-社会医学模式的发展和新的健康概念的建立,代表了现代医学发展的趋势,它将改变临床决策过程,并对今后的医疗改革和临床医学的发展起到重要的推动作用。

临床决策(clinical decision making,CDM)是一个发现疾病问题,确定诊治目标,制订、分析、评估和优选临床诊治方案的过程。

追溯人类医学历史,不难看出,自从有医患关系以来,临床医学的发展就从未离开过临床决策。但是,临床决策目的和内容并不是一成不变的,随着医学模式改变,临床决策内涵也越来越丰富,越来越科学,越来越人性化。在循证医学层面,临床决策是指将临床专业知识与患者情况和最佳临床证据有机结合,以求最大限度提高临床决策质量,使患者获得更好的临床疗效和疾病转归。根据循证医学制订临床决策的特点是客观、明确、审慎地利用现有的最佳证据来制订患者的诊治方案,主要侧重于严格评价获得的最佳证据,强调诊治方法本身和疾病转归评价,而对患者个人意愿和期望疗价值较少考虑,忽略了诊治方法费用带来的患者生活质量的提高或者有效寿命延长的成本-效用分析,所以必须改正,应该将个人意愿和期望疗价值放在首位才是正确的。

妇科恶性肿瘤起源于子宫、卵巢等女性生殖器官,组织学类型繁多、生物学行为各异,病程可反复、迁延,治疗复杂,各肿瘤各阶段的治疗决策也不尽相同,其治疗目的除了消除肿瘤、提高生存和预防复发,保留生育器官和生理功能也是临床决策的重要部分,个人意愿、生育需求、治疗费用以及生活质量也是制订临床诊疗方案非常重要的考量部分,因此单是循证医学不能满足妇科恶性肿瘤临床决策的复杂性,还要用价值医学指导妇科恶性肿瘤的临床决策是非常必要的。

二、价值医学

价值医学是美国的 Garv Brown 医生在 2002 年提出的一个新的临床实践医学的理念,它是一种建立在循证医学最佳证据的基础之上,将患者所期望的生命价值与治疗费用有机结合的实践医学。价值医学的产生顺应了现代医学模式即生物-社会医学模式的发展和新的健康概念的建立,代表了现代医学发展的趋势,它将对今后医疗改革的推进和临床医学的发展起重要的推动作用。

三、价值医学指导妇科恶性肿瘤的诊断应注重个体化

在 20 世纪,妇科肿瘤医生对卵巢恶性生殖细胞肿瘤患者通常采用扩大的手术治疗以及术后常规化疗或者超大剂量化疗+骨髓移植(bone marrow transplantation,BMT)治疗,虽然患者一般都很年轻,但复发、死亡率极高。但是超大剂量化疗+骨髓移植具有很高的短期死亡的风险。当时医生们在这种情况下,不得不选择这种治疗方法。而现在医生可以在局部、简单的将患侧卵巢切除后选用常规 BEP 化疗即可,不仅预后良好,还能保留生育功能,而且治疗风险较低,价格便宜,同样有效。

治疗决策是通过治疗方案的制订和选优来实施的,而治疗目标是制订和遴选治疗方案的标尺。只有明确了治疗目标,才能根据治疗方案与治疗目标的贴近度,从治疗方案是否能够满足治疗目标的要求出发,来决定治疗方案的取舍。能够较好地实现既定治疗目标的方案才是可行的治疗方案,同时,随着医学的发展,治疗方案也应处于不断优化的过程中。此外,安全性也是评估治疗决策的决定性指标,脱离安全性的治疗决策常常会给患者带来不必要的痛苦,有时甚至是灾难性决策。

肿瘤的治疗是双刃剑,在治疗肿瘤的同时,也会对正常的组织和细胞造成损伤。因此,在制定治疗决策时,对治疗方法的毒副作用应有充分估计,并采取有效措施,加以预防或避免。肿瘤治疗不当造成患者身心危害的后果触目惊心,是治疗决策中不可忽视的问题。

四、临床决策

临床决策(clinical dicision making,CDM)是发现健康问题、确定诊治目标、制订、分析、评估、优选临床方案的过程。CDM 是临床医学实践中的主导程序、关键环节和核心内容,是每个临床医生在工作中时刻都必须去面对、思考和解决的问题。

临床决策的主要目的:

(1)安全诊疗,尽量减少不良反应和损害;

(2)优化诊疗,即提高临床诊治效果,得到最好的预后和最好的健康效果;

(3)节约诊疗,即尽可能节约医疗资源和成本,减少不必要的诊疗开支。

一般意义上,CDM 是指一个过程,据此来决定何人在何时需何种医学处置。每一位医生通过收集临床资料,根据自己对"事实(证据)"的解释或理解,确定对某个特定疾病状态的认识和诊治论点。因此,在诊治过程中会有一定的主观性和片面性。

五、临床决策中的价值医学观念

根据循证医学制订临床决策的特点是指将临床专业知识与患者情况和最佳医学证据有机结合,以求最大限度提高患者获得更好的临床疗效。客观、明确、审慎地利用现有的最佳医学证据来制订患者的诊治方案,强调诊治方法本身和疾病转归,而对患者的个人意愿和期望的治疗价值较少考虑,更忽略了诊治费用与由此带来的患者生命质量的提高或者有效寿命延长之间的成本-效用关系。

而在价值医学层面,临床决策是指在循证医学最佳证据的基础上,结合了患者对生命质量的期望,同时考虑了社会经济因素及患者的经济承受能力,利用成本-效用等分析方法对不同诊疗措施进行评价,制订个体化诊治方案。价值医学强调诊治方案的个体化,重视人的主观意愿,更加适用于微观个体的临床决策。

临床决策的目的和内容不应该是一成不变的,随着医学模式的改变,临床决策的内涵也越来越丰富,越来越科学,越来越人性化。

在制订妇科肿瘤临床决策时,首先必须考虑的问题是诊断是否明确。没有明确诊断而制订的治疗方案是错误的,甚至对患者是危险的。

临床诊断是一个逻辑推理的过程。准确的妇科恶性肿瘤诊断过程必须要考虑以下 3 个问题:患者是否确定患有恶性肿瘤? 患何种恶性肿瘤? 疾病的严重程度临床期别如何?

妇科肿瘤的诊断是以活组织检查的病理结果作为最重要的依据,但是,组织病理学诊断也存在假阳性、不确定性和假阴性结果。鉴于目前的医疗发展水平,组织病理学仍然是肿瘤诊断的"金标准"。

然而,在临床上不同患者间的差异很大,往往有许多问题错综复杂地交织在一起,特别是个体的免疫功能不同,同样诊断的肿瘤患者,甚至相同的临床期别,其肿瘤的预后可有很大的不同。因此要特别从价值医学的角度,在临床诊断

中一定要注意每个患者的免疫特点,关注患者的遗传背景和疾病的易感性,强调个体化。

妇科肿瘤一经病理学诊断确定,下一步就是通过分期来明确疾病的严重程度。分期信息可以通过非创伤性方法、实验室检查(各项肿瘤指标)和影像学检查(MRI、PET-CT)等为临床分期。但更多是通过肿瘤的组织病理学获得,即是手术病理分期。

从价值医学的观点出发,妇科恶性肿瘤制定治疗决策的原则如下:治疗的目标? 在实现目标时患者的风险? 患者潜在的收益和风险差异是否值得? 患者需要负担的经济代价?

六、价值医学在妇科肿瘤临床决策中的应用

例如 FIGO IB1 年轻宫颈癌患者的治疗,首先的问题是所选用的治疗方法可以治愈而且没有严重的合并症、后遗症。如果是肯定的,其次的重要问题是治疗的效果和风险? 治疗的价格? 如通过放射治疗可以治愈年轻患者的 IB1 宫颈癌,但多数患者几乎都会丧失内分泌和生育功能。因此最好选择腹腔镜或开腹广泛性子宫切除术或广泛性宫颈切除术(保留生育功能)。因为同样有效,手术对患者损伤小、能保留功能、术后恢复快。

对复发性卵巢癌,除非是对化疗敏感的单个病灶复发患者,可以考虑通过再次肿瘤细胞减灭术和后续化疗可以延长患者比较长的生存时间,但仍需要考虑治疗的收益和风险。而这种方式不适于耐药多病灶的复发性卵巢癌,因为治疗的并发症很高,风险大,而且生存时间很少因治疗而得以改善。

如果确定不能再次手术,应该考虑采用姑息和营养治疗以改善患者的生活质量。医生不会对复发性卵巢癌合并肝肾功能不全、免疫功能差的患者采用再次化疗,因为这时化疗不但不会改善患者的生存率,反而会严重的影响患者的生活质量,不但不能延长患者的生存时间而且增加患者家庭的经济负担。因此,医生应该选择支持性治疗。

七、临床决策依据要充分

寻求临床决策依据是一个不断发展过程,其主要形式和发展过程为:个人经验-书本理论-学术团体意见(mutiple discipline team,MDT)团队及循证医学证据。现阶段我国的临床决策在很大程度上还是经验决策,其弊端之一就是偶然性和主观性,只有在临床决策中运用循证/价值医学证据可提高决策准确性和可信度,针对患者具体情况,将临床经验、理论知识与当前最佳的价值医学证据有机结合起来,作为制定临床决策和治疗方案的依据,这样才可以获得最佳的治疗效果。

1. 治疗目标要明确 治疗目标是整个治疗过程的纲领,贯穿治疗过程的各个方面,是评估诊断水平和治疗效果的标尺。临床决策是通过治疗方案的制订和选优来实现其治疗目标。在临床实践中可以从不同的角度对治疗目标进行分类:减轻症状、改善生活质量、提高存活率、完全治愈等不同级别,不同层次,但又相互关联的多种目的。

2. 疗效优化要全面 疗效优化是针对治疗效果而言。任何治疗决策都必须追求最佳治疗效果。临床决策效果既包括近期治疗效果,避免复发和治疗期间的毒副反应等;同时还要包括远期后果,患者生存期延长、保留器官的功能和患者的生活质量等多个方面。

最佳治疗方案的高效性,是对医疗效果全面、综合、长期的评价。疗效优化不仅是药物疗效或手术效果,包括心理治疗的优化也是临床决策应该注重的重要方面。疗效优化并不等同于价格高昂的治疗手段或新颖的医疗器械,能够使患者获得最大上述利益才符合临床决策的基本精神。

3. 安全第一是关键 在制定治疗决策时,安全性是首先要考虑的决定性指标,没有安全性的治疗决策是错误的决策,甚至可造成是灾难性后果。由于任何治疗方法都有副作用,在考虑治疗手段疗效时,要注意副作用对患者可能造成的损害。治疗方法创新孕育着医学发展,但也有一定风险,因此创新的治疗决策尤其应该注重安全性。

治疗决策中的安全性,是指在争取治疗高效前提下的安全保证,特别要注重患者的生命安全。这是临床决策的基本原则。但安全保证不是消极地为安全而安全。瞻前顾后的等待、贻误宝贵时机也会给患者带来不良后果。因此对安全性必须辩证地看待,例如,对年轻早期宫颈癌患者在考虑手术方式时,一方面要争取根治病变,另一方面又要保留患者的生理和生育功能。

妇科肿瘤患者大多病情重、进展快、变化多,这就要求医生在很短时间里,能对患者的诊断和治疗做出决策,并及时治疗,否则病情会进一步恶化,危及患者生命。对病情复杂、急重和抢救的患者进行诊治决策是临床决策中最困难的,它集中表现了一个医生的知识水平和思维能力。既要全面观察、抓住重点,还要用发展的观点来及时处理是临床决策的基本原则。所以临床决策中要强调抓住病情的主要特点和主要问题,把握决定全局的关键因素,分清先后缓急,处理好主要矛盾和次要矛盾的关系。

疾病发展是一个不断转化的动态过程,在诊疗中必须把握时机,早期诊断,早期治疗,迅速处理是临床决策的主要要求。强调临床决策注重时效原则,但也要注意避免欲速则不达的情况发生。

4. 治疗中避免和减少错误 在临床决策中,尤其在处理复杂的妇科肿瘤患者时,有时可能也会出错。规范妇科肿瘤诊疗,是减少和避免错误最好的方法之一。另外,对于比较复杂的临床问题,在决策时还应准备几个不同的方案以备应用。根据患者和疾病当时的特征和制约条件分析、选择实

施方案。

妇科肿瘤诊治的复杂性决定了多学科协作（MDT）的必然性；治疗目标需结合循证医学证据，考虑临床研究的客观性；同时又应该注重患者沟通的重要性，全面了解患者对治疗目的、生活质量和医疗成本等相关信息，遵循价值医学理念，阶段性、个体化的为患者制定最佳诊治策略。

总之，将价值医学应用于妇科恶性肿瘤的临床决策是临床医学"以人为本"的具体体现，也是现代医学发展趋势的要求。价值医学不仅吸纳了循证医学的证据特点，通过提

出问题、寻找证据、评价证据和运用证据的四个步骤，提高了获得最佳治疗决策的概率；而且又发展了自己的优势，结合了患者对生活质量的期望，考虑了社会经济因素及患者的承受能力，并利用成本效用等分析方法对不同治疗措施进行评价。

以价值医学为主导制定的临床决策更加具有科学性，更加人性化。将价值医学应用于妇科肿瘤的临床决策中，是临床医学以人为本的具体体现，也是现代医学发展的需要。

（沈　铿　曹泽毅）

参考文献

1. Ersek JL, Nadler E, Freeman-Daily J, et al. Clinical Pathways and the Patient Perspective in the Pursuit of Value-Based Oncology Care. Am Soc Clin Oncol Educ Book, 2017, 37: 597-606.

2. Shah-Manek B, Galanto JS, Nguyen H, et al. Value Frameworks for the Patient-Provider Interaction: A Comparison of the ASCO Value Framework Versus NCCN Evidence Blocks in Determining Value in Oncology. J Manag Care Spec Pharm, 2017, 23 (6-a Suppl): S13-S20.

3. Baert T, Ferrero A, Sehouli J, et al. The systemic treatment of recurrent ovarian cancer revisited. Ann Oncol, 2021, 32 (6): 710-725.

4. Specchia ML, Frisicale EM, Carini E, et al. The impact of tumor board on cancer care: evidence from an umbrella. BMC Health Serv Res, 2020, 20 (1): 73.

5. SELBY P, POPESCU R, LAWLER M, et al. The value and future developments of multidisciplinary team cancer care. Am Soc Clin Oncol Educ Book, 2019, 39: 332-340.

中英文名词对照索引